TRATADO DE Farmacologia Clínica

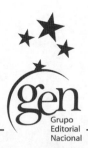

O GEN | Grupo Editorial Nacional – maior plataforma editorial brasileira no segmento científico, técnico e profissional – publica conteúdos nas áreas de ciências da saúde, exatas, humanas, jurídicas e sociais aplicadas, além de prover serviços direcionados à educação continuada e à preparação para concursos.

As editoras que integram o GEN, das mais respeitadas no mercado editorial, construíram catálogos inigualáveis, com obras decisivas para a formação acadêmica e o aperfeiçoamento de várias gerações de profissionais e estudantes, tendo se tornado sinônimo de qualidade e seriedade.

A missão do GEN e dos núcleos de conteúdo que o compõem é prover a melhor informação científica e distribuí-la de maneira flexível e conveniente, a preços justos, gerando benefícios e servindo a autores, docentes, livreiros, funcionários, colaboradores e acionistas.

Nosso comportamento ético incondicional e nossa responsabilidade social e ambiental são reforçados pela natureza educacional de nossa atividade e dão sustentabilidade ao crescimento contínuo e à rentabilidade do grupo.

TRATADO DE Farmacologia Clínica

Gilberto De Nucci

Graduado em Medicina pela Faculdade de Medicina de Ribeirão Preto da Universidade de São Paulo (FMRP-USP) e em Química e Tecnologia Farmacêutica pela Faculdade de Farmácia da Università degli Studi di Napoli Federico II, Itália. Doutor em Farmacologia pelo Royal College of Surgeons of England da University of London, Inglaterra. Livre-Docente pelo Departamento de Farmacologia da Faculdade de Ciências Médicas da Universidade Estadual de Campinas (Unicamp). Membro Titular da Academia Nacional de Medicina, da Academia de Ciências Farmacêuticas do Brasil e da Academia Brasileira de Ciências. *Fellow* da Sociedade Britânica de Farmacologia.

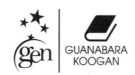

- O autor deste livro e a editora empenharam seus melhores esforços para assegurar que as informações e os procedimentos apresentados no texto estejam em acordo com os padrões aceitos à época da publicação, *e todos os dados foram atualizados pelo autor até a data de fechamento do livro.* Entretanto, tendo em conta a evolução das ciências, as atualizações legislativas, as mudanças regulamentares governamentais e o constante fluxo de novas informações sobre os temas que constam do livro, recomendamos enfaticamente que os leitores consultem sempre outras fontes fidedignas, de modo a se certificarem de que as informações contidas no texto estão corretas e de que não houve alterações nas recomendações ou na legislação regulamentadora.

- Data do fechamento do livro: 18/12/2020.

- O autor e a editora se empenharam para citar adequadamente e dar o devido crédito a todos os detentores de direitos autorais de qualquer material utilizado neste livro, dispondo-se a possíveis acertos posteriores caso, inadvertida e involuntariamente, a identificação de algum deles tenha sido omitida.

- **Atendimento ao cliente: (11) 5080-0751 | faleconosco@grupogen.com.br**

- Direitos exclusivos para a língua portuguesa
  Copyright © 2021 by
  Editora Guanabara Koogan Ltda.
  Uma editora integrante do GEN | Grupo Editorial Nacional
  Travessa do Ouvidor, 11
  Rio de Janeiro – RJ – 20040-040
  www.grupogen.com.br

- Reservados todos os direitos. É proibida a duplicação ou reprodução deste volume, no todo ou em parte, em quaisquer formas ou por quaisquer meios (eletrônico, mecânico, gravação, fotocópia, distribuição pela Internet ou outros), sem permissão, por escrito, da Editora Guanabara Koogan Ltda.

- Capa: Bruno Sales

- Editoração eletrônica: Anthares

- Ficha catalográfica

CIP-BRASIL. CATALOGAÇÃO NA PUBLICAÇÃO
SINDICATO NACIONAL DOS EDITORES DE LIVROS, RJ

N876t

Nucci, Gilberto de
Tratado de farmacologia clínica / Gilberto De Nucci. - 1. ed. - Rio de Janeiro : Guanabara Koogan, 2021.
1288 p. ; 28 cm.
Inclui índice

ISBN 978-85-277-3620-6

1. Farmacologia clínica. 2. Farmacocinética. I. Título.

19-61828 CDD: 615.1
CDU: 615

Leandra Felix da Cruz - Bibliotecária - CRB-7/6135

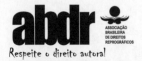

A Geraldo Mariolani
e Sérgio Henrique Ferreira (*in memoriam*).

Apresentação

Após 30 anos de docência na área de Farmacologia Básica e Clínica, tomei a decisão de escrever um livro didático que permitisse ao leitor não somente entender o mecanismo de ação e as indicações terapêuticas dos fármacos, mas também avaliar a real eficácia de cada um deles.

Em minha opinião, aproximadamente 80% das prescrições de fármacos são equivalentes a placebo, o que representa notável progresso, uma vez que, até o final do século 19, a quase totalidade das prescrições, além de não ser superior, era menos segura quando comparada ao placebo.

Assim, espero que as informações contidas neste livro possam contribuir para o uso crítico dos fármacos.

Gilberto De Nucci

Sumário

Parte 1 | Fundamentos da Farmacologia, 1
1. Farmacocinética Básica, 3
2. Farmacocinética Clínica, 19
3. Farmacodinâmica, 46
4. Farmacologia Clínica, 71

Parte 2 | Fármacos em Cardiologia, 105
5. Antiagregantes Plaquetários, 107
6. Anticoagulantes, 119
7. Anti-Hipertensivos, 129
8. Trombolíticos, 147
9. Arritmias, 152
10. Insuficiência Cardíaca Aguda, 173
11. Insuficiência Cardíaca Crônica, 183
12. Hiperlipoproteinemias e Aterosclerose, 198

Parte 3 | Fármacos em Pneumologia, 227
13. Asma, 229
14. Doença Pulmonar Obstrutiva Crônica, 246
15. Doença Intersticial Pulmonar, 263
16. Hipertensão Arterial Pulmonar, 270
17. Pneumonia, 281
18. Tuberculose, 294
19. Gripe, 302

Parte 4 | Fármacos em Gastrenterologia, 309
20. Farmacologia da Secreção Ácida e do *Helicobacter pylori*, 311
21. Constipação Intestinal, 327
22. Diarreia, 352
23. Doenças Inflamatórias Intestinais, 368
24. Hepatite B, 391
25. Fármacos Utilizados na Hepatite C, 403

Parte 5 | Fármacos em Moléstias Infecciosas, 417
26. Antibióticos, 419
27. Fármacos Utilizados em Infecções por Fungos, 453
28. Vírus da Imunodeficiência Humana, 488
29. Infecções Sexualmente Transmissíveis, 507

Parte 6 | Fármacos em Neurologia, 521
30. Doença de Alzheimer, 523
31. Doença de Parkinson, 535
32. Dor Neuropática, 563
33. Epilepsia, 574
34. Intoxicação por Anticolinesterásicos, 599
35. Meningite, 608
36. Miastenia Grave, 613
37. Migrânea, 623

Parte 7 | Fármacos em Psiquiatria, 635
38. Transtorno Depressivo Maior, 637
39. Esquizofrenia, 667
40. Insônia, 684
41. Narcolepsia, 711
42. Transtorno Bipolar, 719
43. Transtornos por Uso de Fármacos, 732

Parte 8 | Fármacos em Ortopedia e Reumatologia, 745
44. Espondilite Anquilosante, 747
45. Gota, 753
46. Osteoartrite, 764
47. Osteoporose, 771
48. Anti-Inflamatórios Não Esteroides, 782
49. Anti-Inflamatórios Esteroides, 804
50. Artrite Reumatoide, 812

Parte 9 | Fármacos em Ginecologia e Obstetrícia, 837
51. Antibióticos na Gravidez, 839
52. Hipertensão Arterial na Gravidez, Pré-Eclâmpsia e Eclâmpsia, 844
53. Reposição Hormonal Feminina, 850
54. Contraceptivos, 864
55. Síndrome do Ovário Policístico, 882
56. Hormonioterapia do Câncer de Mama, 889

Parte 10 | Fármacos em Urologia, 899
57. Bexiga Hiperativa, 901
58. Hiperplasia Benigna da Próstata, 915
59. Terapia Hormonal do Câncer de Próstata, 927

60 Disfunção Erétil Masculina, 935
61 Reposição Hormonal Masculina, 944

Parte 11 | Fármacos em Oftalmologia, 957
62 Farmacologia Oftalmológica, 959
63 Degeneração Macular, 980

Parte 12 | Fármacos em Pediatria e Hebiatria, 991
64 Febre e Antitérmicos, 993
65 Otite Média, 999
66 Amigdalite, 1003
67 Acne, 1007

Parte 13 | Fármacos em Endocrinologia, 1021
68 Acromegalia, 1023
69 Afecções da Tireoide, 1032
70 Diabetes Melito, 1042
71 Emergências Hiperglicêmicas, 1067

Parte 14 | Fármacos em Oncologia, 1071
72 Fármacos que Atuam na Síntese e Função dos Ácidos Nucleicos, 1073
73 Fármacos que Atuam nas Moléculas de Ácidos Nucleicos, 1090
74 Fármacos Oncológicos com Outros Mecanismos de Ação, 1120
75 Inibidores de Vias de Sinalização, 1146
76 Anticorpos Citotóxicos, 1174
77 Anticorpos Monoclonais Conjugados com Fármacos ou Toxinas, 1193
78 Anticorpos Monoclonais Imunomoduladores, 1202

Parte 15 | Fármacos em Anestesiologia, 1211
79 Bloqueio Neuromuscular, 1213
80 Analgésicos Opioides, 1224
81 Fármacos Utilizados em Anestesia Geral, 1241
82 Anestésicos Regionais, 1252

Índice Alfabético, 1264

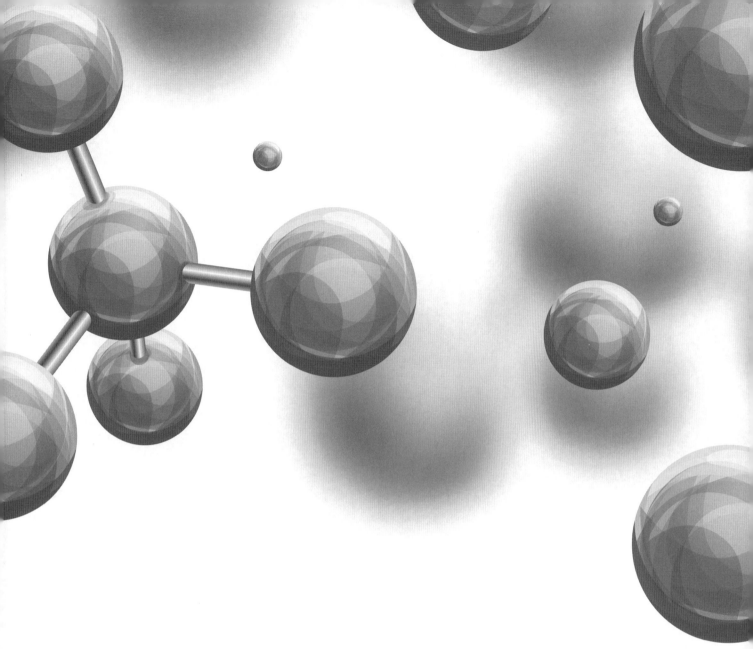

Parte 1

Fundamentos da Farmacologia

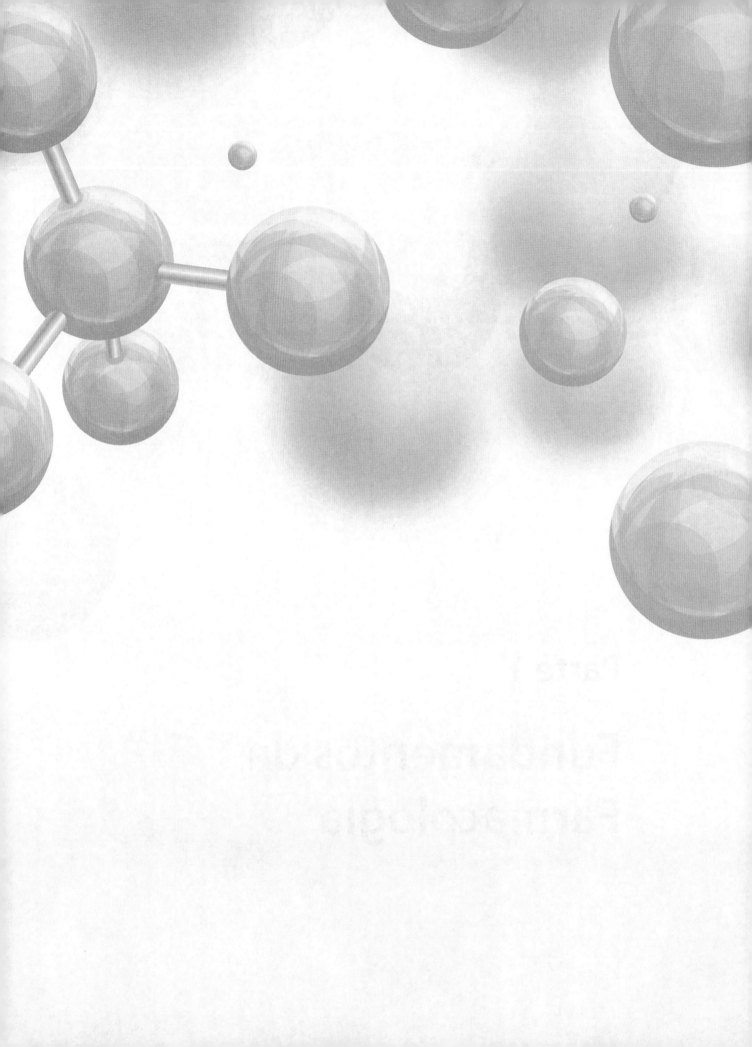

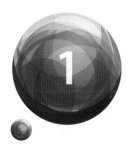

Farmacocinética Básica

INTRODUÇÃO

Farmacocinética refere-se à relação entre a administração de um fármaco, envolvendo vários aspectos, como dose, forma farmacêutica, frequência e via utilizada, e a concentração atingida em um líquido ou tecido biológico em função do tempo. Já farmacodinâmica corresponde à relação entre a concentração atingida e os efeitos tanto terapêuticos quanto adversos. De modo simplificado, farmacocinética descreve aquilo que o organismo faz com o fármaco, enquanto a farmacodinâmica refere-se às ações do fármaco no organismo. O fármaco é administrado com fins terapêuticos na forma de medicamento. O medicamento contém o fármaco (nesse caso, também denominado princípio ativo) e os excipientes, particulares para cada forma farmacêutica (comprimido, cápsula, creme, ampola etc.). As formas farmacêuticas visam a adequar a administração do medicamento a uma via específica (oral, inalatória, injetável, entre outras) ou a um fim específico (prolongar a ação do fármaco), de acordo com a prescrição do profissional de saúde.

O medicamento deve ser prescrito em determinada dose, especificando a forma farmacêutica, a via de administração, a frequência e a duração do tratamento. O conhecimento das características farmacocinéticas, farmacodinâmicas e da relação farmacocinética-farmacodinâmica do medicamento permite ao profissional da saúde optar pelo regime terapêutico mais adequado ao paciente. Para ilustrar os conceitos básicos utilizados em farmacocinética, serão utilizados dados obtidos da administração de um fármaco via intravenosa (IV) em forma de *bolus*.

CONSTANTE DE ELIMINAÇÃO (k_e)

A administração na forma de *bolus* (injeção rápida) é um excelente experimento para compreender o modelo farmacocinético atualmente utilizado. É importante ressaltar que nenhum modelo atende plenamente aos fenômenos que ocorrem dentro do organismo. Dada a infinita ignorância do ser humano, todos os modelos criados estão incompletos/errados. Contudo, alguns deles são úteis para o entendimento inicial do fenômeno biológico. Por exemplo, um fármaco, na dose de 200 mg, foi administrado via IV na forma de *bolus* a um voluntário sadio de 70 kg. Foi feita uma coleta antes e depois da administração do fármaco, em tempos sucessivos. A Tabela 1.1 mostra o protocolo com mais detalhes.

A concentração plasmática (equivalente à concentração sanguínea) do fármaco foi determinada por meio de metodologia apropriada (atualmente, a mais empregada é a cromatografia líquida de alta eficiência acoplada à espectrometria de massa), e os valores encontrados estão descritos na coluna da direita. Fazendo o gráfico em escala linear, nota-se uma queda exponencial, conforme ilustrado na Figura 1.1.

Pode-se concluir que a concentração plasmática de um fármaco, após uma administração IV em *bolus*, cai de maneira exponencial.

Newton notou o mesmo fenômeno em relação à queda da temperatura de um sólido em função do tempo e propôs a seguinte equação para descrevê-lo:

$$T = T(0) \times e^{-kt} \quad [1]$$

Em que:

- T: temperatura em um tempo t
- T(0): temperatura inicial do sólido
- k: constante da queda de temperatura
- e: número de Euller (2,718).

A farmacocinética utilizou a mesma equação proposta por Newton e, desta maneira, a equação a seguir passou a ser empregada neste modelo:

$$C = C(0) \times e^{-kt} \quad [2]$$

Em que:

- C: concentração plasmática em um determinado tempo t
- C(0): concentração no tempo 0 (esta é uma concentração ideal, ela não ocorre experimentalmente)
- k: constante da eliminação do fármaco
- e: número de Euller (2,718).

Utilizando uma escala logarítmica em vez de uma linear, obtém-se o gráfico ilustrado na Figura 1.2.

Tabela 1.1 Concentrações plasmáticas (mg × ℓ^{-1}) em função do tempo (h).

Tempo (h)	Concentrações (mg × ℓ^{-1})
0,5	12,6
1	10,6
1,5	8,9
2	7,5
2,5	6,3
3	5,3
3,5	4,5
4	3,8
5	2,7
6	1,9
8	0,91
10	0,44
12	0,2

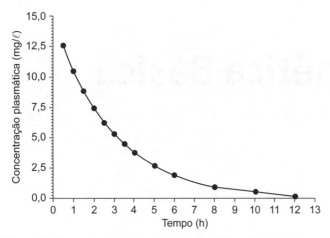

Figura 1.1 Concentrações plasmáticas (mg × ℓ⁻¹) em função do tempo (h) em escala linear.

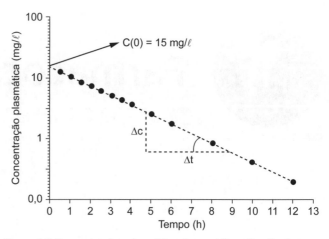

Figura 1.2 Concentrações plasmáticas (mg × ℓ⁻¹) em função do tempo (h) em escala logarítmica.

O gráfico ilustra uma reta que, prolongada até o eixo Y, determina a concentração plasmática no tempo 0, ou seja, C(0). Essa concentração C_0 é uma concentração virtual, a qual representa a concentração plasmática quando ainda não ocorreu eliminação do fármaco pelo organismo. A tangente indica a constante k, que, nesse caso, é chamada de constante de eliminação (k_e), pois a concentração está diminuindo em função do tempo. No caso de uma administração via oral (VO), será visto posteriormente que a concentração plasmática do fármaco aumenta inicialmente em função do tempo, caso em que se pode calcular uma constante de absorção (k_a).

TEMPO DE MEIA-VIDA

Tempo de meia-vida ($t_{1/2}$) significa o tempo que o organismo leva para que 50% do fármaco seja eliminado. Esse parâmetro pode ser calculado a partir do gráfico da Figura 1.3 e é representado por $t_{1/2}$. Nesse modelo farmacocinético, chamado de farmacocinética de primeira ordem, o $t_{1/2}$ de um fármaco é constante, independentemente da concentração.

ESTADO DE EQUILÍBRIO

O $t_{1/2}$ e seu conhecimento são úteis para determinar quanto tempo levará para o organismo entrar em "estado de equilíbrio" (*steady-state*) com o fármaco. A seguir, é exemplificado o conceito do estado de equilíbrio.

Administra-se via IV, na forma de *bolus*, 1 g de um fármaco a um voluntário sadio. Após passar uma meia-vida, este voluntário terá 0,5 g em seu organismo, visto que 50% do fármaco foi eliminado. Neste momento, é administrado mais 1 g do fármaco, de modo que o voluntário passa a ter agora 1,5 g do fármaco em seu organismo. Após passar nova meia-vida (no caso, a segunda meia-vida desde a primeira administração do fármaco), o voluntário terá em seu organismo 0,75 g. Repete-se o processo, ou seja, ao final da segunda meia-vida, administra-se mais 1 g do fármaco, fazendo o voluntário ter, então, 1,75 g em seu organismo. No final da terceira meia-vida, o voluntário terá eliminado 50% do que tinha, estando, portanto, com 0,875 g. Mais uma vez, o processo é repetido, administrando-se mais 1 g de fármaco, e o voluntário passa a ter 1,875. Ao final da quarta meia-vida, o voluntário terá 50% disto, ou seja, 0,9375 g. Ao se repetir o processo mais uma vez, ou seja, administrando mais 1 g do fármaco, o voluntário passa a ter 1,9375 g e, no final de sua quinta meia-vida, ele terá 0,97 g, ou seja, aproximadamente 1 g. Em uma sexta administração de 1 g, o voluntário terá 2 g em seu organismo e, passando uma meia-vida, ele terá novamente 1 g. Isso se repetirá *ad infinitum*, significando que, após 5 meias-vidas, a dose administrada é eliminada e a quantidade de fármaco no organismo não se altera. O mesmo raciocínio é aplicado em relação à eliminação de fármacos. Quando a administração do fármaco é suspensa, após uma meia-vida, restará no organismo 50% de fármaco. Após 2 meias-vidas, 25%, após 3, 12,5%, e assim subsequentemente. Considera-se clinicamente que, após 5 meias-vidas, todo o fármaco é praticamente eliminado pelo organismo.

Ao aplicar um logaritmo a ambos os membros da equação 1, obtém-se:

$$LnC = LnC(0) - kt \qquad [3]$$

que reflete a reta observada nas Figuras 1.2 e 1.3. O tempo de meia-vida tem relação definida com a constante de eliminação. Substituindo na equação t por $t_{1/2}$, a concentração C será 50% de C_0.

$$-kt_{1/2} = \frac{LnC(0)}{2} - Ln\, C(0) \qquad [4]$$

Ao reajustar a equação:

$$-kt_{1/2} = \frac{\frac{LnC(0)}{2}}{C(0)}$$

$$-kt_{1/2} = Ln\, 0{,}5$$
$$-kt_{1/2} = -0{,}693$$
$$kt_{1/2} = 0{,}693$$

Ou seja:

$$k_e = \frac{0{,}693}{t_{1/2}} \qquad [5]$$

Se um fármaco apresentar uma meia-vida de 3 h, o k_e será igual a 0,231 h⁻¹. Isso significa que o organismo elimina 23,1% do fármaco/h. Portanto, em 3 h, eliminará 50% (e não 69,3%, visto que a concentração está sempre diminuindo em função do tempo).

TEMPO MÉDIO DE RESIDÊNCIA

Quando uma molécula entra no corpo humano, ela geralmente permanece determinado tempo antes de ser eliminada. Se a molécula se distribui em vários tecidos (vários compartimentos do ponto de vista modelístico), o tempo total que a molécula fica no corpo humano pode ser dividido pelo tempo em que a molécula fica em cada tecido (compartimento). O tempo que leva para a molécula ser eliminada do organismo ou de um compartimento em particular é chamado tempo de residência dessa molécula, seja no corpo humano, seja em um compartimento em particular.

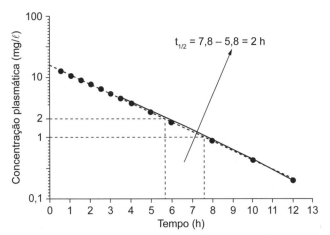

Figura 1.3 Ilustração do tempo de meia-vida ($t_{1/2}$) no qual a concentração plasmática do fármaco ser reduzida em 50%.

Quando uma coleção de moléculas iguais é considerada, como no caso da administração de um fármaco, pode-se calcular o tempo médio de residência (TMR, do inglês *mean residence time*), o qual reflete o tempo gasto em média pelas moléculas desde a sua entrada no corpo humano até a sua eliminação completa.

O tempo de permanência (*sojourn time*) refere-se ao tempo que as moléculas ficam em um compartimento *j*, por exemplo, quando elas vêm do compartimento *i*. A atividade farmacológica ou tóxica de um fármaco (ou de seus metabólitos) em relação ao seu sítio de ação depende da sua concentração nesse sítio e do tempo de permanência nele. Para entender melhor, observe-se o caso de um antibiótico betalactâmico. Para erradicar uma infecção no pulmão, é importante que o antibiótico chegue ao pulmão em uma concentração adequada para matar a bactéria e que fique nesse órgão tempo suficiente para tal, ou seja, o tempo de permanência do betalactâmico no pulmão deve ser maior que a taxa bactericida (quantas bactérias são mortas por unidade de tempo). Se o tempo de permanência do antibiótico betalactâmico for maior que a taxa bactericida, é possível erradicar a infecção somente com uma administração do antibiótico; caso contrário, serão necessárias várias administrações. Uma administração única do betalactâmico ceftriaxona (uma cefalosporina com meia-vida longa) é suficiente para o tratamento de infecções por *Neisseria gonorrhoae*. O TMR, que seria a somatória de todos os tempos de permanência do fármaco nos vários compartimentos (Segre, 1988), é calculado dividindo-se a área sob o momento da curva (essa área é calculada fazendo-se um gráfico concentração *versus* tempo na ordenada contra o tempo na abscissa) pela área sob a curva (ver fórmula a seguir). Em um sistema monocompartimental, o TMR pode ser calculado da seguinte maneira:

$$ASC = \int C \, dt$$

$$ASMC = \int tC \, dt$$

$$TMR = ASMC/ASC$$

Em que:
- ASC: área sob a curva (do inglês *area under the curve*)
- ASMC: área sob a curva do primeiro momento (do inglês *area under the first moment curve*)
- TMR: tempo médio de residência.

Completando a equação, chega-se à fórmula: $TMR = 1/k_e$. Por exemplo, quando o k_e é igual a 0,1 h^{-1}, o TMR será igual a 10 h, ou seja, enquanto 10% das moléculas do fármaco são eliminadas em 1 h, as moléculas desse fármaco ficam no organismo em média 10 h.

VOLUME APARENTE DE DISTRIBUIÇÃO

Para agir, o fármaco necessita chegar ao seu sítio de ação. Supondo-se que o sítio de ação localize-se no sistema nervoso central (SNC), após se tornar biodisponível na circulação, o fármaco precisa atingir o SNC e distribuir-se no tecido cerebral. Alguns poucos fármacos, como o anticoagulante heparina, apresentam como sítio de ação o próprio compartimento vascular, não havendo necessidade, portanto, de se distribuir em outros tecidos/compartimentos. Moléculas com baixo peso molecular e com alta lipofilicidade penetram nas membranas biológicas com facilidade e, assim, conseguem facilmente se distribuir em vários tecidos do organismo. Já moléculas polares, facilmente ionizáveis, ou macromoléculas, como anticorpos monoclonais, costumam ser distribuídas em volumes anatômicos particulares. O corpo humano é composto de 60% de água, 18% de proteínas, 15% de gordura e 7% de minerais. A água do corpo humano está distribuída entre o espaço intracelular (40% do total de água) e o chamado fluido extracelular (os 20% restantes), sendo o último dividido em líquido intersticial (15%) e plasma (5%). O volume de sangue é 9% da água total do corpo humano; além dos 5% de plasma, há 4% associados à água intracelular das hemácias.

Volume de distribuição, ou mais corretamente, volume aparente de distribuição (Vd) é um parâmetro farmacocinético fundamental para o cálculo da dose a ser administrada ao paciente. No modelo farmacocinético de primeira ordem, o valor do volume de distribuição (V) é constante, mas pode ser alterado em circunstâncias fisiológicas e patológicas, como será exposto posteriormente. A Tabela 1.2 ilustra o volume de distribuição de alguns fármacos utilizados clinicamente.

Os valores aparentam ser estranhos, variando de 5 até 40.000 ℓ em um paciente de 70 kg, dependendo do fármaco. Por isso, o volume de distribuição (Vd) também é chamado de volume aparente de distribuição. Esses valores foram obtidos experimentalmente, dividindo-se a dose administrada via IV em *bolus* pela concentração no tempo zero (C_0), visto que, nesse tempo, ainda não ocorreu eliminação do fármaco. O volume de distribuição de um fármaco é importante para o cálculo da dose do fármaco a ser administrada a um paciente, conforme exemplificado a seguir.

Caso clínico

Paciente do sexo masculino, 25 anos, 70 kg, apresenta-se ao pronto-socorro com crise asmática. Foi indicado o uso do broncodilatador aminofilina, administrado via IV. A aminofilina apresenta índice terapêutico estreito, ou seja, a dose terapêutica é próxima da dose tóxica (é calculado dividindo-se a concentração tóxica pela concentração terapêutica). A faixa terapêutica da aminofilina está entre 10 e 20 mg/ℓ; já na concentração de 25 mg/ℓ, observam-se reações adversas importantes. Considerando que o volume de distribuição da aminofilina é de 0,5 ℓ/kg, qual dose de aminofilina deve ser administrada via IV nesse paciente? A resposta correta seria entre 350 e 700 mg (V = 0,5 ℓ/kg; paciente tem 70 kg, portanto apresenta volume de 35 ℓ para aminofilina; considerando que a faixa terapêutica é de 10 a 20 mg/ℓ, multiplicando-se a concentração pelo volume, têm-se as doses mencionadas).

Tabela 1.2 Volume de distribuição de vários fármacos.	
Fármaco	**ℓ/70 kg**
Quinacrina	40.000
Cloroquina	20.000
Amiodarona	5.000
Clopromazina	2.000
Minoxidil	1.000
Digoxina	500
Morfina	200
Ampicilina	20
Ibuprofeno	10
Eritropoietina	5

É importante ressaltar que, no caso da aminofilina, tais doses devem ser administradas lentamente (1 a 2 min) para dar tempo de o fármaco se distribuir nos demais tecidos do organismo. Caso seja administrada rapidamente, em *bolus*, a concentração plasmática atingida será maior que a concentração terapêutica e, portanto, poderá causar importantes efeitos tóxicos.

A Figura 1.4 ilustra como a fase de distribuição se apresenta após a administração de um fármaco via IV em *bolus*.

Nesse gráfico, é possível calcular uma meia-vida para a fase de distribuição, chamada classicamente de $t_{1/2}$ alfa, assim como a meia-vida da fase de eliminação, chamada de $t_{1/2}$ beta. No caso do exemplo anterior, o volume de distribuição do fármaco é calculado dividindo-se a dose administrada pelo C_0, obtida por meio do prolongamento da reta da fase de eliminação. A distribuição de um fármaco para um tecido depende também da quantidade do fármaco que chega a esse tecido, ou seja, da perfusão do tecido, assim como da permeabilidade do fármaco a ele. Outros mecanismos, como diferenças em pH, ligação a macromoléculas, dissolução em lipídios, transportadores e ligação irreversível, modulam a distribuição de um fármaco no organismo.

A permeabilidade da membrana celular ao fármaco depende de vários fatores, como peso molecular, lipofilicidade, grau de ionização do fármaco, grau de ligação às proteínas plasmáticas e presença de transportadores (tanto de influxo quanto de efluxo).

Fármacos com peso molecular acima de 1.000 não conseguem, de maneira geral, atravessar a membrana celular (no caso dos anticorpos monoclonais, com altos pesos moleculares, o mecanismo de ação baseia-se na sua ligação a epítopos específicos da membrana celular). A maior parte dos fármacos de síntese (conhecidos também como moléculas pequenas) tem seu peso molecular entre 200 e 600 Daltons (Da). Lipofilicidade de um fármaco (calculada pelo coeficiente de partição octanol/água) é uma característica química importante relacionada com a facilidade do fármaco em atravessar membranas biológicas. Conforme ilustrado na Figura 1.5, quanto menor o peso molecular do fármaco e quanto maior a sua lipofilicidade, maior é a sua capacidade de permear a membrana celular (Potts e Guy, 1992).

LIGAÇÃO ÀS PROTEÍNAS PLASMÁTICAS

Conforme ilustrado na Tabela 1.2, o volume de distribuição de fármacos apresenta uma alta variabilidade, em virtude de vários motivos. No sangue, o fármaco pode ligar-se a vários componentes, como células sanguíneas e proteínas plasmáticas. Entretanto, apenas o fármaco livre (não ligado às células sanguíneas e/ou proteínas plasmáticas) pode interagir com seus receptores ou sítios de ação. Esse conceito é importante, uma vez que a ligação de um fármaco às proteínas plasmáticas pode variar de acordo com o estado de saúde do paciente. O grau de ligação de um fármaco às proteínas plasmáticas é frequentemente expresso como a razão entre a concentração do fármaco ligado às proteínas plasmáticas dividida pela concentração total do fármaco no sangue, a qual varia de 0 a 1. Fármacos que apresentam ligação superior a 0,9 são considerados fármacos extensamente ligados às proteínas. As principais proteínas plasmáticas a que os fármacos se ligam são albumina, alfa-1-glicoproteína ácida e lipoproteínas. De maneira geral, os fármacos neutros ou ácidos ligam-se à albumina plasmática, enquanto os básicos ligam-se à alfa-1-glicoproteína ácida ou às lipoproteínas.

A concentração do fármaco livre é relevante para o efeito terapêutico do fármaco. Assim a fração do fármaco não ligada às proteínas (fu, do inglês *fraction unbound*) pode ser calculada dividindo-se a concentração do fármaco não ligado às proteínas pela concentração total do fármaco no plasma. A fração não ligada às proteínas plasmáticas é determinada pela diálise. A variação do valor de fu entre fármacos utilizados rotineiramente na clínica é bastante alta. Na classe terapêutica dos medicamentos utilizados no tratamento da hipertensão arterial, o antagonista dos receptores AT_1 da angiotensina II (losartana) apresenta ligação às proteínas plasmáticas de 99,7%, enquanto a ligação do inibidor da enzima conversora (captopril) é de 25%. A relevância clínica desse conceito está relacionada com o fato de que, no caso de fármacos com alta ligação a proteínas plasmáticas, pequenas alterações na interação fármaco-proteína podem causar importantes efeitos tóxicos, principalmente se o fármaco em questão apresentar índice terapêutico estreito. Por exemplo, um fármaco que tenha ligação às proteínas plasmáticas de 99,9% apresenta um valor de fu de 0,1%. Caso ocorra redução da capacidade da proteína de se ligar ao fármaco, por exemplo, por administração de outro fármaco que também se liga ao mesmo sítio da proteína, e que altere apenas 0,1%, o valor de fu agora torna-se 0,2%, ou seja, pode haver um aumento de 100% da concentração livre (ativa) do fármaco.

A ligação às proteínas depende da afinidade do fármaco por elas, caracterizada por uma constante de associação (Ka). Como o número de sítios de ligação na proteína é limitado, a ligação do fármaco à proteína dependerá da concentração molar do fármaco e da proteína. No caso ilustrado na Figura 1.6, a fração livre do betabloqueador propranolol varia inversamente de acordo com a concentração plasmática da alfa-1-glicoproteína ácida.

Conforme mencionado anteriormente, alterações na ligação às proteínas plasmáticas, e consequentemente alterações da fração livre (fu) do fármaco, podem provocar alterações no volume de distribuição do fármaco (Figura 1.7). *Bolus* IV do betabloqueador propranolol (40

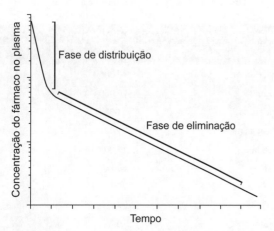

Figura 1.4 Distribuição e eliminação de fármacos após administração IV.

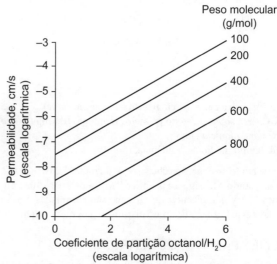

Figura 1.5 Efeito do peso molecular e lipofilicidade na permeabilidade através da pele.

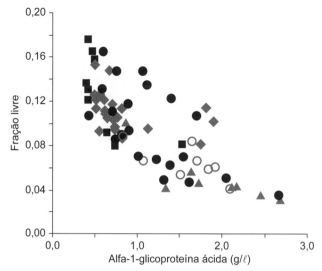

Figura 1.6 Variação da fração livre do betabloqueador propranolol de acordo com a concentração plasmática da alfa-1-glicoproteína ácida. A fração não ligada do propranolol varia de maneira inversa com a concentração plasmática da alfa-1-glicoproteína ácida, sua proteína de ligação, em 78 pacientes com várias doenças (●: renal; ○: artrite; ▲: doença de Crohn; ■: cirrose) e em voluntários saudáveis (◆). Em todos os casos, a proteína não está saturada; a concentração molar de propranolol é inferior à da alfa-1-glicoproteína ácida.

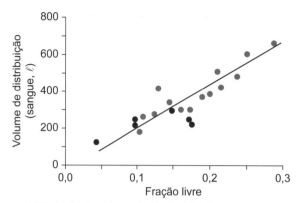

Figura 1.7 Variação do volume de distribuição de propranolol de acordo com a fração livre. A observação foi feita em 6 controles (●) e em 15 pacientes (●) com doença hepática crônica após dose IV de 40 mg de (+) - propranolol em *bolus*.

mg) em voluntários sadios e em hepatopatas crônicos demonstrou que quanto maior a fração livre do fármaco, maior é seu volume de distribuição (Branch *et al.*, 1976).

TRANSPORTADORES

A membrana celular é uma barreira complexa e efetiva, a qual previne o movimento de muitas moléculas, inclusive fármacos, em razão de sua estrutura de dupla camada lipídica. Por causa dessa restrição ao trânsito de substâncias através das membranas, o processo evolutivo levou ao desenvolvimento de proteínas com atividade de transporte de solutos. A contribuição dessas proteínas carregadoras de solutos é, possivelmente, o maior mecanismo responsável pela captação de xenobióticos pelas células (Dobson e Kell, 2008). Os transportadores de fármacos são atualmente reconhecidos como os principais determinantes da distribuição e do efeito dos fármacos. Do ponto de vista funcional, podem ser classificados em transportadores que permitem a captação de fármacos para dentro da célula ou em transportadores responsáveis pela excreção dos fármacos (conhecidos também como transportadores de efluxo) ou de seus metabólitos do interior da célula.

De acordo com o consumo de energia, os transportadores podem ser divididos em passivos e ativos. Transportadores passivos ou transportadores facilitadores catalisam a passagem de um substrato único, que pode ser neutro ou uma molécula orgânica ionizada, por uma membrana a favor do gradiente eletroquímico. A velocidade do transporte do substrato é específica, e a difusão facilitada é considerada mais rápida que a difusão simples. Transportadores ativos acoplam a translocação ao processo de consumo de energia, permitindo acúmulo do substrato contra um gradiente eletroquímico. Transportadores ativos primários geram energia ao induzirem mudanças conformacionais que requerem movimento do substrato por meio da hidrólise de ATP. Esses transportadores dependentes de ATP incluem os transportadores ABC (*ATP-binding cassete transporters*), que transportam uma variedade de substâncias para fora da célula ou para dentro de organelas intracelulares, e bombas iônicas (ATPases), que translocam íons para fora da célula ou para dentro de organelas para manter gradientes iônicos transmembrânicos (p. ex., a sódio-potássio-ATPase).

Cotransportadores catalisam o movimento de dois ou mais substratos na mesma direção. Trocadores catalisam a troca de um substrato por outro no lado oposto da membrana, podendo ser homólogos ou heterólogos. Com base no mecanismo de transporte, foram identificadas, até o momento, três grandes superfamílias de transportadores de membrana: os transportadores ABC humanos, as ATPases e os transportadores carregadores de soluto. Os transportadores carregadores de solutos são passivos ou transportadores ativos secundários, tendo sido identificadas, até o momento, 55 famílias diferentes, codificadas por um total de 362 genes do genoma humano. Entre essas famílias, encontram-se os transportadores de cátions orgânicos (OCT, do inglês *organic cation transporters*).

O transportador de cátion orgânico foi inicialmente identificado em estudos de eliminação renal. Uma gama enorme de compostos endógenos e exógenos que apresentam toxicidade ao corpo é eliminada pelo rim por meio da filtração glomerular e/ou secreção tubular ativa. Entre esses compostos, encontram-se os cátions orgânicos polares, que necessitam de um processo mediado por transportador para poderem atravessar a membrana e eventualmente ser excretados na urina. Os OCT são sistemas de transporte transcelular unidirecional, responsáveis pela secreção de cátions orgânicos de baixo peso molecular, primariamente pelo túbulo proximal e, em menor importância, pelas células do túbulo distal. Conforme mencionado anteriormente, o transporte transmembrana envolve a captação dos cátions orgânicos presentes no sangue pelas células epiteliais através da membrana basolateral e o efluxo desses cátions para o lúmen tubular através da membrana apical, utilizando, para isso, um trocador H^+ ou outro trocador catiônico. Os OCT são encontrados não somente no rim, mas também em outros órgãos, como fígado e intestino, onde são considerados importantes para determinar a absorção de fármacos e sua distribuição (Zhang *et al.*, 1998).

O transporte por meio dos OCT representa um processo dinâmico no qual substratos podem ser transportados em qualquer direção, dependendo primariamente do gradiente de concentração transmembrânico desses substratos. Substratos potenciais para os OCT são substâncias catiônicas ou anfifílicas com peso molecular entre 50 e 500 kDa. Histidilprolina dicetopiperazina, ergotioneína e carnitina foram identificadas como substratos fisiológicos para OCT2, OCTN1 e OCTN2, respectivamente. Uma ampla gama de fármacos clinicamente importantes apresenta interações relevantes com os OCT, como fármacos retrovirais, antiasmáticos, antidepressivos, entre outros (Tabela 1.3).

Os transportadores de ânions orgânicos (OAT, do inglês *organic anion tranporters*) eliminam os ânions orgânicos, isto é, substâncias químicas heterogêneas que apresentam uma estrutura orgânica com cargas negativas no pH fisiológico. Xenobióticos, fármacos, toxinas vegetais ou animais e metabólitos de compostos endógenos ou

Tabela 1.3 Fármacos catiônicos orgânicos que interagem com OCT1 e OCT2.

Classe	Composto	OCT1	OCT2
Retrovirais	*Inibidores nucleotídicos/ nucleosídicos da transcriptase reversa:*		
	Abacavir	x	x
	Emtri	x	x
	Lamivudina	x	x
	Tenofovina	x	x
	Zidovudina	x	x
	Zalcitabina	x	x
	Inibidor da protease:		
	Indinavir	x	x
	Nelfinavir	x	x
	Ritonavir	x	x
	Saquinavir	x	x
Anti-infecciosos frequentemente usados no HIV	*Antivirais:*		
	Aciclovir	x	
	Ganciclovir	x	
	Antiprotozoário/antibiótico:		
	Pentamidina	x	
	Trimetoprima	x	x
Anti-infecciosos	Quinina	x	x
Antiasmático	Beclometasona		x
	Budenosida		x
Antidepressivos	Desipramina	x	x
Antidiabéticos	Metformina	x	x
Anestésicos	Midazolam	x	
Citostáticos	Cisplatina		x
	Oxaliplatina		x
Agonistas dos receptores de membrana celular	*Acetilcolina:*		
	Nicotina	x	x
	Alfa-adrenérgico:		
	Clonidina	x	x
Antagonistas dos receptores de membrana celular	*Acetilcolina:*		
	Atropina	x	x
	Alfa-adrenérgico:		
	Fenoxibenzamina	x	x
	Prazosina	x	x
	Histamina H1:		
	Difenil-hidramina	x	x
	Histamina H2:		
	Cimetidina	x	x
	Famotidina		x
	Ranitidina	x	x
	N-metil-D-aspartato:		
	Amantadina	x	x
	Cetamina	x	x
	Memantina	x	x
Bloqueadores de canais iônicos	*Canal de cálcio:*		
	Verapamil	x	x
	Canal de sódio:		
	Procainamida	x	x
	Quinidina	x	
Bloqueadores de transportadores	*Noradrenalina:*		
	Cocaína	x	x
	Serotonina:		
	Citalopram	x	x

xenobióticos são classificados como ânions orgânicos. Visto que muitas dessas substâncias são consideradas tóxicas, a sua eliminação é essencial para a manutenção da homeostase. O fígado e o rim compreendem as principais vias de eliminação dos ânions orgânicos; no último, o processo ocorre principalmente no túbulo proximal. Os transportadores de ânions orgânicos também estão relacionados com a absorção de fármacos no intestino delgado. Substratos para os OAT incluem antibióticos betalactâmicos, diuréticos, anti-inflamatórios não hormonais (AINH), retrovirais e inibidores da enzima conversora da angiotensina (IECA). Substratos endógenos abrangem ânions orgânicos como nucleotídios cíclicos, dicarboxilatos, metabólitos de neurotransmissores e conjugados sulfatos, cisteínicos, glucoronídeos e glicínicos.

As glicoproteínas-P (gp-P) foram descobertas em razão de sua capacidade de conferir resistência a múltiplos fármacos nas células cancerosas (Juliano e Ling, 1976). As gp-P são proteínas de membrana glicosiladas de alto peso molecular localizadas sobretudo na membrana plasmática das células. Elas conferem resistência a fármacos por meio de um processo de extrusão dependente de ATP. Esse transporte pode ocorrer contra um gradiente de concentração e independe do potencial eletroquímico transmembrânico (Ruetz e Gros, 1994). A propriedade mais surpreendente desse transporte de fármacos feito pelas gp-P consiste na habilidade de transportar uma variedade enorme de compostos que não apresentam nenhuma similaridade estrutural aparente. Muito desses compostos são de origem natural (derivado de plantas, bactérias e fungos). Os compostos transportados podem variar de tamanho – desde 250 Da (cimetidina) até 1.900 Da (gramicidina D) e – conter muitos grupos aromáticos; compostos circulares ou lineares não aromáticos também podem ser transportados. Os compostos básicos ou neutros são transportados de maneira mais eficaz, embora compostos ácidos como fenitoína ou metotrexato também possam ser transportados, com eficácia reduzida (De Graaf et al., 1996). O único elemento estrutural comum é que todos os compostos transportados pela gp-P apresentam natureza anfipática, o que provavelmente está relacionado com o mecanismo de translocação de fármacos pelas gp-P. Dada a ampla variedade de ligações possíveis das gp-P, um grande número de fármacos utilizados clinicamente pode ser transportado por elas, incluindo antineoplásicos, como antraciclinas, alcaloides derivados da vinca, epipodofilotoxinas e taxanos, além de fármacos imunossupressivos, como ciclosporina A.

As gp-P são codificadas por 2 genes em humanos, o *MDR1* (do inglês *multiple drug resistance* gene) e o *MDR3*. Com raras exceções, as gp-P localizam-se em camadas de células epiteliais polarizadas principalmente na face apical (luminal) da célula. As gp-P foram inicialmente descritas nas células de ovário de hamster, e, posteriormente, verificou-se que são expressas de maneira constitutiva em vários outros tecidos, como fígado, intestino, rim, pâncreas, suprarrenal, endotélio capilar da barreira hematencefálica e da barreira hematotesticular, plexo coroide, trofoblasto placentário etc. A localização apical das gp-P permite que seus substratos sejam preferencialmente translocados da face basolateral para a face apical do epitélio, portanto limitando o influxo e facilitando o efluxo de seus substratos, além de prevenir seu acúmulo intracelular (Figura 1.8).

A função das gp-P pode ser dividida com base em sua localização anatômica em três etapas:

- As gp-P limitam a absorção intestinal de fármacos
- Uma vez que o fármaco atinja a circulação sistêmica, as gp-P evitam sua entrada em tecidos e/ou órgãos sensíveis a ele
- As gp-P também facilitam a eliminação de fármacos e metabólitos na bile e na urina.

Importante ressaltar que o efeito das gp-P é relevante somente nos casos em que o transporte ativo de um fármaco seja preponderante em relação à taxa de difusão passiva. Caso contrário, a atividade de efluxo das gp-P será facilmente superada pela difusão passiva do fármaco. A presença de gp-P em tecidos protege as células de compostos tóxicos,

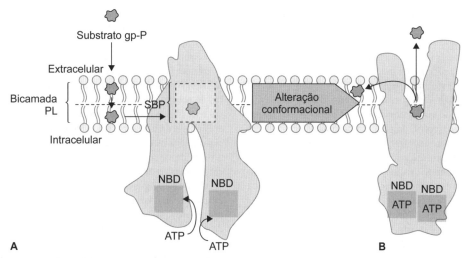

Figura 1.8 Modelo de transporte de substrato gp-P. **A.** Na sua conformação de ligação ao substrato, consistindo em dois feixes de 6 hélices transmembrânicas voltadas para dentro, a gp-P contém uma grande cavidade interna aberta tanto para o citoplasma quanto para o folheto interno da bicamada lipídica. Essa grande cavidade (6000Å), ou bolso de ligação ao substrato (SBP, do inglês, *substrate binding pocket*), compreende principalmente resíduos hidrofóbicos e aromáticos. As moléculas de substrato da gp-P lipossolúveis dividem-se no folheto interno da membrana da bicamada fosfolipídica (PL). A partir do folheto interno, a molécula viaja através de um dos dois portais, formados pelas hélices 4/6 e 10/12, para entrar na gp-P-SBP. Interações substrato-gp-P levam à ligação de duas moléculas de ATP ao NBD. **B.** A ligação do ATP aos NBD causa dimerização dos NBD. Isso leva a uma mudança conformacional, resultando em uma configuração voltada para fora. Esse arranjo facilita a liberação de substratos no ambiente extracelular ou o folheto externo da bicamada PL, impedindo estericamente que o substrato se desloque para o espaço intracelular. Assim, a gp-P atua como uma bomba de efluxo unidirecional. Acima da linha tracejada = folheto externo da bicamada PL. Abaixo da linha quebrada = folheto interno (citoplasmático) da bicamada PL. NBD: domínio de ligação de nucleotídios (do inglês *nucleotide-binding domain*).

mas, em compensação, pode evitar que fármacos entrem na circulação sistêmica (gp-P do intestino delgado) ou atinjam o sítio de ação (gp-P na barreira hematencefálica).

A barreira hematencefálica é uma estrutura fisiológica importante que blinda o cérebro das possíveis flutuações na composição e no conteúdo do sangue circulante. Na maior parte do cérebro, as células endoteliais dos pequenos capilares sanguíneos estão fortemente aderidas por meio das *tight junctions*, cobrindo completamente a parede do vaso. Em combinação com a ausência de fenestras e pinocitose nas células endoteliais, isso forma uma barreira física praticamente contínua, separando o cérebro da corrente sanguínea. Anatomicamente, as células endoteliais formam a barreira hematencefálica. Como consequência dessa barreira, fármacos hidrofílicos que não tenham peso molecular baixo suficiente para atravessar as *tight junctions* por difusão passiva serão excluídos do cérebro, a não ser que sejam translocados pelas células endoteliais por sistemas de transporte específicos. Entretanto, fármacos hidrofóbicos que podem passar pelas membranas lipídicas por difusão passiva serão capazes de atravessar a barreira hematencefálica e atingir o cérebro. Conforme ilustrado na Figura 1.9, fármacos que apresentam maior lipofilicidade (medida pelo coeficiente de partição octanol/H_2O e corrigida pelo peso molecular) dispõem de maior capacidade de entrar no cérebro.

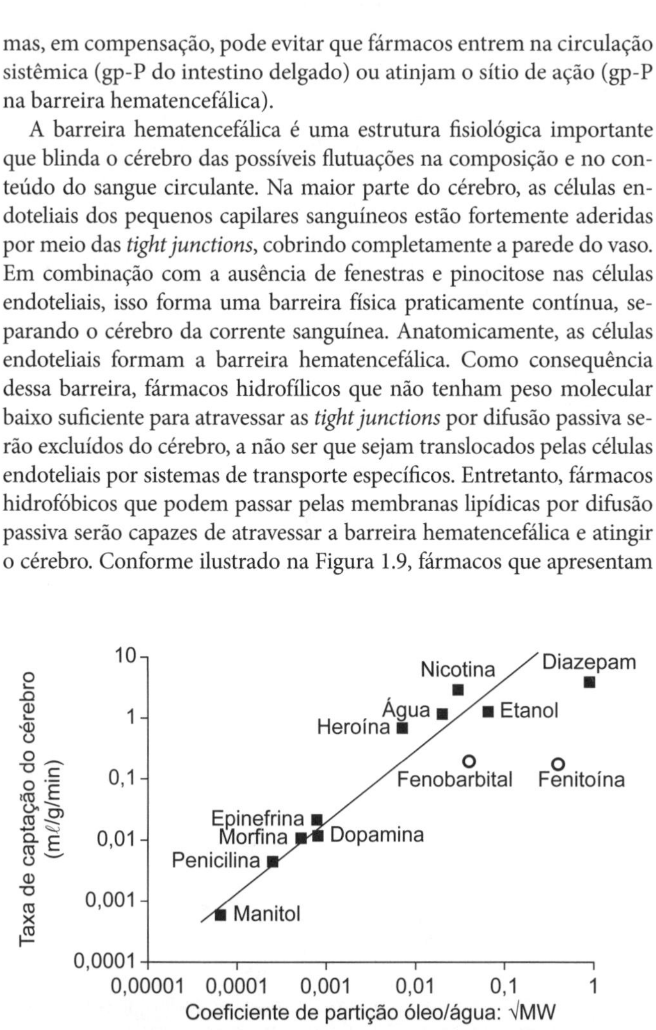

Fenobarbital e fenitoína, apesar de apresentarem maior lipofilicidade que heroína e água, têm menor captação cerebral, justamente por serem substratos para as gp-P da barreira hematencefálica (Levin, 1980; Bradbury, 1985).

CLEARANCE

O *clearance* representa a capacidade do organismo em eliminar um fármaco e constitui o parâmetro farmacocinético mais importante, por ser essencial para o cálculo da dose do fármaco a ser administrada ao paciente. A Figura 1.10 traz uma representação do *clearance* para melhor entendê-lo.

O fármaco chega a um dado órgão pela via arterial em uma concentração A (concentração arterial) e sai dele em uma concentração V (concentração venosa). Caso o órgão em questão elimine 100% do fármaco, $C_v = 0$, e caso não elimine nada do fármaco, $C_v = C_a$. A fração de extração (FE) de um fármaco é, então, obtida pela fórmula:

$$\text{Fração de extração (FE)} = \frac{C_a - C_v}{C_a}$$

Portanto, a FE pode variar entre 0 e 1. Multiplicando-se a FE pelo fluxo arterial do órgão, obtém-se o *clearance* deste órgão para

Figura 1.9 Fármacos que apresentam maior lipofilicidade e sua capacidade de entrar no cérebro.

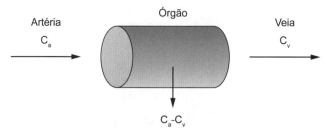

Figura 1.10 Representação do *clearance*.

determinado fármaco. Um órgão que apresenta alta capacidade de extração de um fármaco apresenta *clearance* dependente do fluxo desse órgão (Figura 1.11).

Um órgão que apresenta baixa capacidade de extração para um fármaco tem um *clearance* praticamente independente do fluxo. Para melhor elucidar o conceito de *clearance*, exemplifica-se a seguir a maneira experimental para cálculo do *clearance* de determinado fármaco.

O fármaco X é infundido via IV em voluntário sadio. A taxa de infusão (massa/tempo) é representada pelo símbolo R0. Com o início da taxa de infusão (TI), a concentração plasmática do fármaco aumenta. A variação da concentração plasmática do fármaco em função do tempo (dC/dt) depende de quanto do fármaco está chegando à circulação sanguínea (representado por R0) e o quanto de fármaco está sendo eliminado pelo organismo [representado pela capacidade do organismo em eliminar o fármaco, ou seja, o *clearance* (Cl)] e o quanto de fármaco o organismo tem naquele momento (C). O produto Cl × C representa a taxa de eliminação (TE; ver equação a seguir):

$$dC/dt = R0 \text{ (TI)} - Cl \times C \text{ (TE)}$$

Após 5 meias-vidas do fármaco, ele atinge sua concentração de equilíbrio (Css), na qual a variação da concentração plasmática em função do tempo é igual a zero. Portanto, obtém-se (Figura 1.12):

$$R0 = Cl \times Css$$

Portanto, para calcular o *clearance*, divide-se a taxa de infusão (massa/tempo) pela concentração no estado de equilíbrio (massa/volume), obtendo-se a unidade do *clearance* (volume/tempo, que é a unidade de fluxo).

Clearance renal

Assim como o fígado, o rim tem papel fundamental na eliminação de xenobióticos potencialmente tóxicos, como fármacos, toxinas e metabólitos endógenos. O rim é essencial na manutenção da homeostase do corpo humano ao conservar nutrientes essenciais e eliminar xenobióticos, metabólitos de xenobióticos e produtos de degradação potencialmente tóxicos. A conservação e a eliminação são feitas pela unidade funcional do rim, o néfron, cujo número é de aproximadamente 1 milhão por rim em um adulto jovem saudável. Os componentes funcionais do néfron incluem o glomérulo e os túbulos renais, sendo os últimos compostos por uma monocamada de células epiteliais e divididos em segmentos (túbulo proximal, alça de Henle e túbulo distal). Uma das principais funções das células epiteliais do túbulo renal é manter o balanço de soluto no organismo, ao reabsorver glicose, aminoácidos e outros nutrientes e secretar toxinas ambientais e concentrações altas de compostos endógenos que podem se tornar tóxicos. As funções de reabsorção e secreção do túbulo renal são feitas por uma variedade de transportadores de membranas localizados tanto nas membranas basolaterais quanto naquelas situadas no lúmen do epitélio tubular. A eliminação renal de fármacos abrange filtração glomerular, secreção tubular e reabsorção tubular. Desses três processos, tanto a secreção quanto a reabsorção tubular são saturáveis, conduzidos por proteínas carregadoras de solutos (transportadores de fármacos) da membrana celular do epitélio. O rim apresenta alta capacidade de sistema de transporte para evitar a perda urinária de nutrientes filtráveis, como d-glicose, aminoácidos e íons inorgânicos, além de, simultaneamente, facilitar a secreção tubular de uma variedade de xenobióticos que não sofrem extração e eliminação hepática.

Mais de 400 genes responsáveis pela expressão de transportadores de membrana foram identificados no genoma humano. Esses transportadores podem ser divididos em duas superfamílias, os carregadores de soluto (SLC) e a superfamília ABC (do inglês *ATP-Binding Cassette*). Tipicamente, os SLC estão integrados na membrana e transportam solutos para dentro ou para fora da célula, seja por transporte facilitado pelo gradiente eletroquímico, seja por cotransporte contra o gradiente eletroquímico ao utilizar o gradiente de concentração de outro soluto. Similarmente, os transportadores ABC também são proteínas de membrana, mas o transporte é feito contra um gradiente eletroquímico utilizando energia gerada pela hidrólise do ATP. Os transportadores têm papel fundamental na farmacocinética e, com as enzimas metabolizadoras de fármacos, são os maiores determinantes do *clearance* hepático e renal. Embora a eliminação fecal ocorra para alguns fármacos, a maior parte deles ou de seus metabólitos é eliminada pela urina. Dos 200 medicamentos mais prescritos, 32% são eliminados via renal. Os fármacos são considerados eliminados via renal quando > 25% da dose absorvida é excretada de maneira inalterada na urina (Figura 1.13).

O sistema de transporte responsável pela secreção tubular de fármacos é classificado em transportador de cátions ou ânions, com base na seletividade para o substrato (Ullrich, 1994). O processo de secreção é feito por duas classes distintas de transportadores: uma localizada na membrana basolateral para permitir a captação de substratos do sangue e a outra na membrana apical para possibilitar a secreção de substratos para o lúmen tubular (Pritchard e Miller, 1991; 1993; 1996).

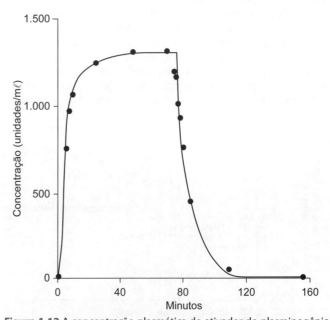

Figura 1.12 A concentração plasmática do ativador do plasminogênio tecidual recombinante (t-PA) rapidamente se aproxima da concentração de equilíbrio em um paciente que recebe 0,93 megaunidade/min (1,4 mg/min) por infusão constante por 80 min.

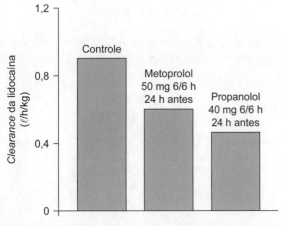

Figura 1.11 Influência do fluxo arterial no *clearance* da lidocaína.

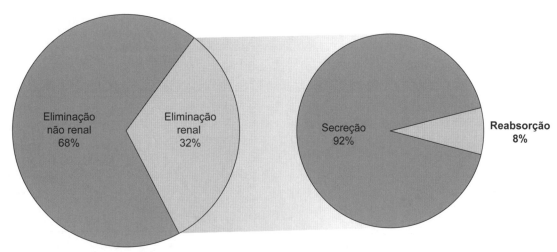

Figura 1.13 Contribuição do rim para a eliminação dos 200 principais fármacos prescritos nos EUA em 2010. Os fármacos são considerados eliminados via renal quando ≥ 25% da sua dose absorvida é excretada inalterada na urina. Secreção é designada para fármacos cujo valor de *clearance* renal é maior que a taxa de filtração glomerular.

Clearance de creatinina

Com o intuito de otimizar a eficácia e reduzir o potencial tóxico dos fármacos, o cálculo preciso da dose dos medicamentos para o paciente é fundamental. Assim, avaliar a função renal do paciente torna-se essencial quando se utilizam medicamentos que apresentam *clearance* renal. É importante ressaltar que 10% da população mundial apresenta algum grau de insuficiência renal crônica, o que torna complexo o cálculo da dose para esses pacientes. Na maioria dos quadros clínicos, o cálculo do *clearance* de creatinina pela equação de Cockcroft-Gault é o procedimento mais utilizado:

$$\frac{(140 - \text{idade}) \times \text{peso (kg)}}{\text{Concentração plasmática de creatinina} \times 72}$$

Essa equação foi deduzida a partir de 236 pacientes (92% do sexo masculino) com idades entre 18 e 92 anos, em um estudo realizado em 1976 no Hospital Queen Mary Veterans, no Canadá. O valor da creatinina plasmática usado na equação consistia na média de duas dosagens de creatinina plasmática medidas com intervalo de 24 h. A equação de Cockcroft-Gault teve um *clearance* de creatinina estimado em 80 ± 30% do valor do *clearance* de creatinina calculado com a coleta de urina por 24 h (Cockcroft e Gault, 1976).

Como leva um tempo razoável para a concentração de creatinina alcançar o estado de equilíbrio, a equação de Cockcroft-Gault pode superestimar o *clearance* de creatinina de maneira significativa nas fases iniciais da insuficiência renal aguda. Esse conceito tem grande relevância clínica. Por exemplo, em um paciente com função renal normal, caso a meia-vida do fármaco seja de 4 h, o tempo para atingir a concentração de equilíbrio é de 1 dia. Entretanto, em um paciente com redução de 75% na taxa de filtração glomerular, a meia-vida desse fármaco seria de 15 h e o tempo para atingir a concentração no estado de equilíbrio seria de 2 dias e meio. Nos casos de insuficiência renal oligúrica ou anúrica, a concentração plasmática de creatinina pode levar vários dias para atingir seu estado de equilíbrio (Chiou e Hsu, 1975). Em pacientes cirróticos, além do declínio da função hepática, alterações hemodinâmicas fisiológicas secundárias levam à redução da taxa de filtração glomerular. Entretanto, nesses pacientes também ocorre redução da produção de creatinina e da massa muscular, causando, portanto, níveis baixos de creatinina plasmática. Por isso, tais pacientes podem apresentar insuficiência renal, e o cálculo do *clearance* da creatinina, seja pela coleta de urina de 24 h, seja pela fórmula de Cockcroft-Gault, pode levar a valores superestimados na taxa de filtração glomerular em mais de 50% (Periyalwar e Dasarathy, 2012).

Outra variável a considerar reside no fato de que a equação de Cockcroft-Gault foi deduzida com base no princípio de que a creatinina plasmática representa a massa muscular do paciente como uma porcentagem definida do peso deste, e que ambos os valores caem de maneira linear com a idade do paciente. Em pacientes obesos, esse princípio não é mais válido, já que a gordura, e não a massa muscular, passa a ter um papel fundamental na contribuição do peso do paciente. Há outros algoritmos disponíveis utilizando, por exemplo, a superfície corpórea em vez do peso do paciente, entretanto todos apresentam alguma limitação, e a equação de Cockcroft-Gault é ainda o método mais popularmente utilizado por médicos e agências regulatórias para cálculo da dose com base na função renal do paciente (Scappaticci e Regal, 2017).

Alterações do pH urinário

Conforme visto anteriormente, o grau de ionização da molécula é um ponto importante em relação à sua capacidade de atravessar uma membrana. Quanto mais ionizada uma molécula, menor sua capacidade de atravessar a membrana. Dos 200 medicamentos mais prescritos, 32% são eliminados via renal; portanto, alterar o pH urinário é uma estratégia interessante para tornar o fármaco mais ionizável no túbulo renal e, assim, reduzir sua reabsorção, aumentando seu *clearance*.

De acordo com a equação de Henderson-Hasselbach, um fármaco que apresente pKa ácido estará mais ionizado em meio alcalino, assim como aquele com pKa básico estará mais ionizado em meio ácido. Alcalinização da urina é o tratamento no qual administra-se bicarbonato de sódio IV para aumentar o pH urinário acima de 7,5 (Proudfoot *et al.*, 2002).

A Figura 1.14 ilustra um experimento feito em cães no qual a alcalinização da urina causou aumento significativo do *clearance* do ácido salicílico (pKa de aproximadamente 3,0), o metabólito do ácido acetilsalicílico (Williams e Leonards, 1948).

No caso do fármaco metanfetamina, que apresenta um pKa de 9,9, a acidificação da urina causa aumento de seu *clearance*, enquanto a alcalinização o reduz (Figura 1.15; Beckett e Rowland, 1965).

Clearance metabólico

Muitos fármacos e demais xenobióticos, como produtos alimentícios, do meio ambiente e produtos químicos industriais, expostos a humanos têm como característica uma estrutura lipofílica, apolar. A

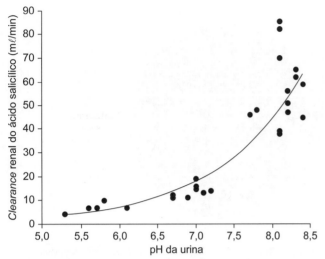

Figura 1.14 Efeito da alcalinização da urina no *clearance* do ácido salicílico.

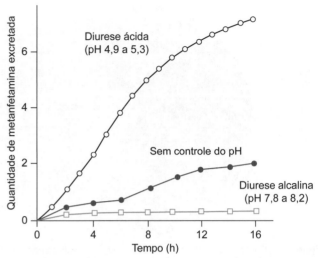

Figura 1.15 Efeito da variação do pH urinário no *clearance* da metanfetamina.

natureza lipofílica desses compostos facilita sua difusão pelas membranas biológicas e, subsequentemente, sua chegada ao sítio de ação. Contudo, essa característica lipofílica dificulta sua eliminação por excreção renal. Portanto, a conversão de moléculas lipofílicas para compostos mais polares (mais hidrofílicos) é crítica para eliminá-los via renal. Ao processo de alteração química das moléculas no organismo (xenobióticos ou produtos endógenos), dá-se o nome de metabolismo.

Fármacos podem ser semelhantes a substâncias endógenas e, portanto, interagir com sistemas de transporte específicos, proteínas transportadoras e enzimas. Análogos de purinas, pirimidinas, ácidos graxos, esteroides, aminoácidos e aminas biogênicas pertencem a esses grupos. Em geral, os fármacos que não apresentam semelhança estrutural com produtos endógenos são metabolizados por enzimas não específicas e transportados por difusão passiva ou por sistemas de transporte não específicos. Os fármacos podem ou não ser metabolizados.

O metabolismo de fármacos é classicamente abordado em termos de reações de fase I e reações de fase II. Essa classificação é inconveniente, porque implica uma sequência de processos que não necessariamente ocorrem. Uma classificação mais adequada é baseada em um aspecto mecanístico das reações, dividindo-as em reações de funcionalização, as quais envolvem a adição ou a exposição de um grupo funcional polar, tipicamente um hidróxi (–OH), carbóxi (–CO$_2$H) ou amino (–NH$_2$), e/ou reações de conjugação, as quais envolvem ligação covalente de um composto polar endógeno, como ácido glucorônico, glutationa, sulfato ou acetil, a um grupo funcional do substrato (Rowland *et al.*, 2013).

Reações de funcionalização e de conjugação envolvidas no metabolismo de fármacos ocorrem pela ação de enzimas. Quantitativamente, as enzimas mais importantes responsáveis pela funcionalização e pela conjugação de fármacos pertencem à família do citocromo P450 (CIP450) ou à família das UDP-glucoroniltransferase (UDP – uridina-5'-difosfo), respectivamente. Essas enzimas são responsáveis por mais de 90% dos fármacos que dependem do *clearance* hepático (CL$_H$) para serem eliminados do organismo. Na maioria dos casos, o metabolismo de fármacos funciona como um mecanismo de detoxificação, formando metabólitos que apresentam atividade farmacológica menor que o fármaco inalterado. Entretanto, em alguns casos, o fármaco é metabolizado em uma substância que apresenta atividade farmacológica aumentada ou o metabólito passa a ser toxicologicamente ativo. Outras vezes, o fármaco *per se* não apresenta atividade farmacológica, mas, quando metabolizado, gera um metabólito com atividade farmacológica, sendo nesse caso chamado de profármaco. O opioide codeína é metabolizado pelo CIP2D6 no metabólito ativo morfina, responsável pela analgesia induzida pela codeína (Caraco *et al.*, 1999). A morfina é, então, metabolizada pela UDP-glucoronosiltransferase (UGT) 2B7, formando a morfina–glucoronida, a qual é 100 vezes mais potente no receptor opioide μ que a morfina (Paul *et al.*, 1989).

Profármacos

Os metabólitos podem ser ativos ou não farmacologicamente, além de apresentar características farmacocinéticas distintas das do fármaco inalterado, como distribuição, meia-vida e eliminação. Os dois grandes sítios de metabolismo dos fármacos, quando administrados VO, são a parede do intestino delgado e o fígado. Como tais fármacos podem tornar-se biodisponíveis somente após sua absorção pelo intestino delgado e passagem pelo fígado, essa via apresenta alto potencial de metabolização de fármacos. A razão pela qual a indústria farmacêutica desenvolve profármacos é que, ocasionalmente, o fármaco que apresenta atividade farmacológica é muito hidrofílico, por exemplo, e, portanto, tem baixa biodisponibilidade quando administrado VO. Nesse caso, a indústria "oculta" esse grupo funcional responsável pela hidrofilicidade e, quando o fármaco passa pela parede intestinal e/ou pelo fígado, a modificação introduzida no fármaco original é retirada por metabolismo. A Figura 1.16 mostra a estrutura química do enalaprilato (metabólito ativo do enalapril) e do enalapril (fármaco inativo e, portanto, profármaco).

Nota-se, que o grupo funcional OH que aumenta a hidrofilicidade da molécula foi oculto pela adição de um etil no local do H (no caso, uma esterificação feita com etanol). O enalapril é bem absorvido pelo enterócito, visto ser menos hidrofílico que o enalaprilato. O laboratório que lançou o IECA enalapril foi o Merck, Sharp & Dohme (MSD). O nome comercial do enalapril é Renitec®. Interessante notar que o Renitec® na forma de comprimidos tem como princípio ativo o enalapril. Já o Renitec® injetável tem como princípio ativo o enalaprilato.

Geralmente, os profármacos existem na forma farmacêutica para administração oral, já que, por essa via, sofrem o chamado efeito da primeira-passagem, ou seja, todo fármaco administrado VO que apresente absorção passará pela parede intestinal e pelo fígado. Entretanto, os profármacos podem ser administrados por outras vias.

Os profármacos facilitam a biodisponibilidade (tanto *in vivo* quanto *in vitro*) e, com isso, podem aumentar a sua atividade. A Tabela 1.4 mostra a estrutura do inibidor de transcriptase reversa tenofovir (TFV) e de dois de seus profármacos, o tenofovir disoproxil fumarato (TDF) e o tenofovir alafenamida (TAF). Os profármacos apresentam maior

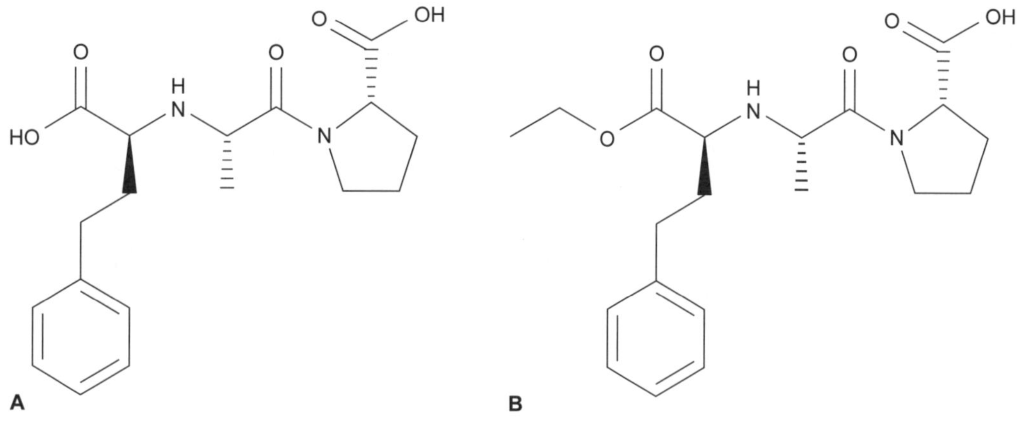

Figura 1.16 A. Estrutura química do enalaprilato. **B.** Estrutura química do enalapril.

lipossolubilidade, o que facilita sua entrada nas células (Balzarini *et al.*, 1993). Os inibidores de transcriptase reversa são amplamente utilizados no tratamento da infecção pelo HIV.

Nota-se, na Tabela 1.4, que o TAF é 10 vezes mais potente que o profármaco TDF, sendo o último 100 vezes mais potente que o fármaco original tenofovir (TFV). A enzima responsável pela ativação do TAF em TFV é uma carboxipeptidase lisossômica chamada catepsina A, encontrada em altas concentrações em tecido linfoide (sítio preferencial do HIV). Nota-se que o próprio TFV pode ser considerado um profármaco, visto que, para sua atuação, ele precisa ser fosforilado intracelularmente em TFV difosfato (TFV-DP). É importante ressaltar que, uma vez que o TAF é transformado em TFV, a saída do TFV da célula é bem mais lenta, visto apresentar menor lipossolubilidade, permitindo, assim, uma redução da dose de TFV (Figura 1.17) e, consequentemente, redução da toxicidade (Ray *et al.*, 2016).

Citocromo P450

Uma família importante de enzimas que metabolizam os fármacos é a do citocromo P450. Trata-se de uma família de enzimas expressas por genes diferentes. O conhecimento dessas isoformas e de sua expressão em pacientes apresenta grande relevância clínica. Por exemplo, a codeína é um opioide, porém atua como profármaco, sendo seu metabólito ativo a morfina (responsável pelo efeito analgésico da codeína). A transformação de codeína em morfina dá-se pela isoforma 2D6. Alguns fatores podem interferir nos efeitos metabólicos do citocromo P450, como ausência da síntese da enzima por variação genética ou menor eficácia da enzima em sua ação. Pacientes que não apresentam a isoforma 2D6 para metabolização da codeína não são capazes de gerar morfina, portanto a codeína não terá efeito analgésico nesses pacientes. A variabilidade no metabolismo de fármacos também apresenta grande relevância clínica. Na Figura 1.18, são ilustrados os níveis plasmáticos do antidepressivo nortriptilina de 263 pacientes recebendo esse medicamento na dose de 25 mg, 3 vezes/dia (Sjöqvist *et al.*, 1976). Vale notar que a concentração plasmática variou mais de 100 vezes entre pacientes, o que pode dificultar sobremaneira a eficácia clínica do medicamento.

A nortriptilina é metabolizada no fígado pela subfamília 2D6. A biodisponibilidade da nortriptilina varia bastante de acordo com a quantidade de cópias funcionais do gene *2D6* que o paciente apresenta (Figura 1.19; Dalén *et al.*, 1998). Assim, a questão não é apenas qualitativa (ter ou não a enzima), mas também quantitativa. O metabolismo de fármacos é um aspecto importante ao decidir sobre a prescrição de determinado fármaco, visto que pode apresentar grande variabilidade.

No caso da nortriptilina, essa variação existe mesmo entre gêmeos não homozigotos (Figura 1.20). Interessante ressaltar que a nortriptilina foi desenvolvida a partir de um antidepressivo mais antigo, chamado amitriptilina, que apresenta como metabólito ativo a nortriptilina (Alexanderson *et al.*, 1969).

Outro ponto importante a ser ressaltado reside no fato de que o metabolismo não depende somente da quantidade de cópias funcionais do gene, mas também das isoformas que ele apresenta. O anticoagulante varfarina, que apresenta índice terapêutico estreito, dependendo da isoforma da subfamília 2C9, apresenta diferença importante em seu *clearance* e, consequentemente, na dose necessária para manter o paciente anticoagulado (Scordo *et al.*, 2002). A enzima 2C9 é responsável pelo metabolismo do enantiômero ativo S-varfarina, formando a 10-OH varfarina. O enantiômero inativo R-varfarina é metabolizado pela subfamília 3A4. Quanto maior o *clearance*, maior a dose semanal, ou seja, quanto mais rápido o fármaco é eliminado, maior deve ser a dose para manter seu nível adequado. A abscissa apresenta isoformas do CIP2C9. Observa-se que a isoforma selvagem homozigota (CIP2C9*1/CIP2C9*1) é a mais eficiente para metabolizar a varfarina, sendo a isoforma homozigota (CIP2C9*3/CIP2C9*3) a menos eficaz.

Deve-se destacar que, dentro da família do citocromo P450, as isoformas 3A4 e 2D6 são as mais relevantes em relação ao metabolismo de fármacos (Figura 1.21).

UDP-glucoronosiltransferase

A enzima UDP-glucoronosiltransferase (UGT) catalisa sobretudo a reação de glucoronização, ou seja, a ligação covalente (conjugação) do ácido glucorônico, derivado do cofator ácido glucorônico-UDP para um substrato que tenha um grupo funcional adequado. Além da formação do conjugado com o ácido glucorônico, forma-se difosfato de uridina (Figura 1.22).

A conjugação com ácido glucorônico funciona como uma via de eliminação para muitos compostos exógenos e endógenos que apresentam estruturas químicas bastante distintas. Essa reação de conjugação está presente no metabolismo de muitas substâncias endógenas, como bilirrubina, ácidos biliares, ácidos graxos, hormônios esteroides, hormônios tireoidianos e vitaminas lipossolúveis (Burchell *et al.*, 1995; Kiang *et al.*, 2005), além de ser essencial para o *clearance* de várias classes de medicamentos, como analgésicos, AINH, anticonvulsivantes, antipsicóticos, antivirais e benzodiazepínicos (Miners e

Tabela 1.4 Atividade e meia-vida *in vitro* do tenofovir (TFV) e de seus profármacos TDF e TAF.			
	TFV	TDF	TAF
EC$_{50}$ HIV-1 (μM)	5	0,05	0,005
Meia-vida (min)	Estável	0,41	90

Adaptada de Lee *et al.*, 2005.

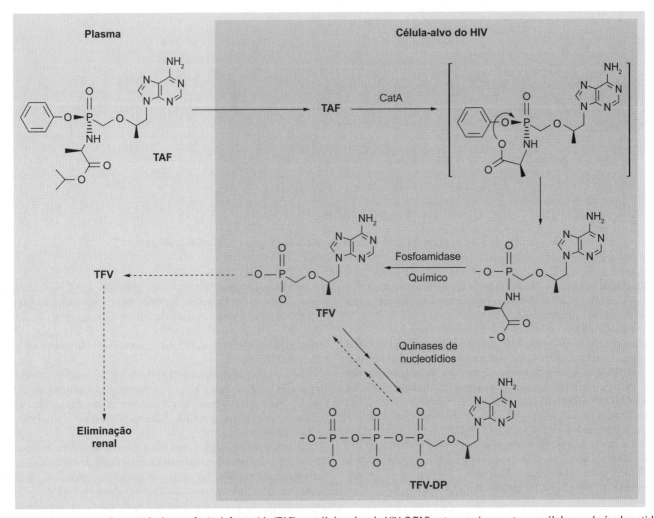

Figura 1.17 Mecanismo de entrada do tenofovir alafenamida (TAF) em células-alvo do HIV. O TAF entra passivamente nas células, onde é submetido à hidrólise do éster pela carboxipeptidase lisossomal catepsina A (CatA). Após a liberação química do fenol a partir de um metabólito instável, forma-se um metabólito-chave por meio da conjugação da alanina com o tenofovir (TFV). A remoção da alanina por degradação enzimática ou química gera o TFV, que é subsequentemente fosforilado no metabólito farmacologicamente ativo TFV-DP. O TFV é liberado lentamente das células para o plasma, sendo eliminado do corpo por via renal.

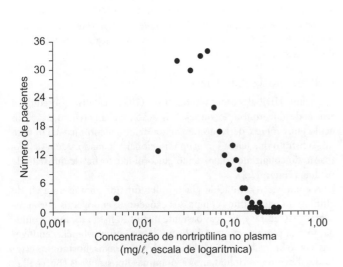

Figura 1.18 Níveis plasmáticos de nortriptilina em 263 pacientes recebendo esse fármaco na dose de 25 mg, 3 vezes/dia.

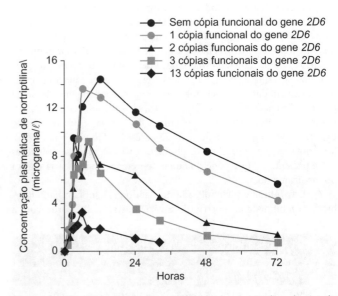

Figura 1.19 Variação da biodisponibilidade da nortriptilina de acordo com a quantidade de cópias funcionais do gene *2D6*.

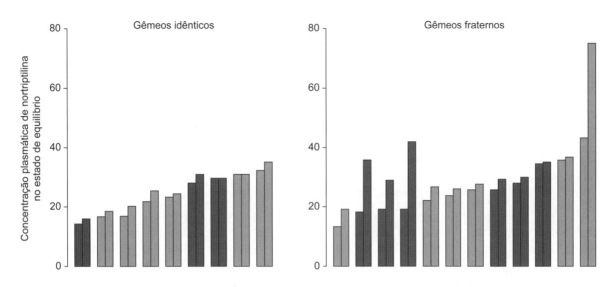

Figura 1.20 Variação da concentração plasmática de nortriptilina em gêmeos homizogotos e não homozigotos.

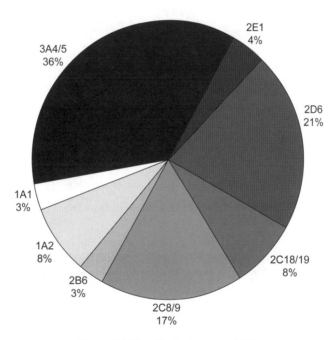

Figura 1.21 Família do citocromo P450.

Mackenzie, 1991; Sorich *et al.*, 2006). Conjugação com ácido glucorônico ocorre em todas as espécies mamíferas, mas há muita variabilidade entre elas. Por exemplo, codeína e zidovudina são extensamente conjugadas com ácido glucorônico em humanos, porém essa via é de menor importância no rato (Oguri *et al.*, 1990). Por isso, o estudo do metabolismo de fármacos em animais não pode ser extrapolado para a espécie humana, o que reforça a importância dos estudos fase zero para o desenvolvimento de fármacos. A versatilidade da UGT para metabolizar substratos estruturalmente tão diversos se deve ao fato de existir uma superfamília de UGT, com formas individuais de enzimas que apresentam seletividade distinta. Com base na identidade da sequência de nucleotídios, há 4 superfamílias de UGT (1 a 4), sendo as superfamílias UGT1 e UGT2 as mais relevantes no metabolismo de fármacos. O fígado compreende o órgão que apresenta a maior abundância de UGT (Court *et al.*, 2012), mas elas também são expressas em outros órgãos, como rim, intestino delgado, cólon, estômago, pulmão, epitélio, ovários, testículos, glândulas mamárias e próstata, entretanto, em termos de metabolismo extra-hepático de fármacos, o rim e o trato gastrintestinal (estômago, intestino delgado e cólon) são considerados os mais importantes. Intracelularmente, as UGT se localizam no retículo endoplasmático liso. A Tabela 1.5 apresenta uma lista de fármacos metabolizados pelas superfamílias UGT1 e UGT2.

Além da família do citocromo P450 e UDP-glucoronosiltransferase, há várias outras famílias de enzimas, como esterases, monoaminoxidases (MAO), mono-oxigenases que contêm flavina (FMA), N-acetiltransferases (NAT), entre outras eventualmente envolvidas no metabolismo de fármacos.

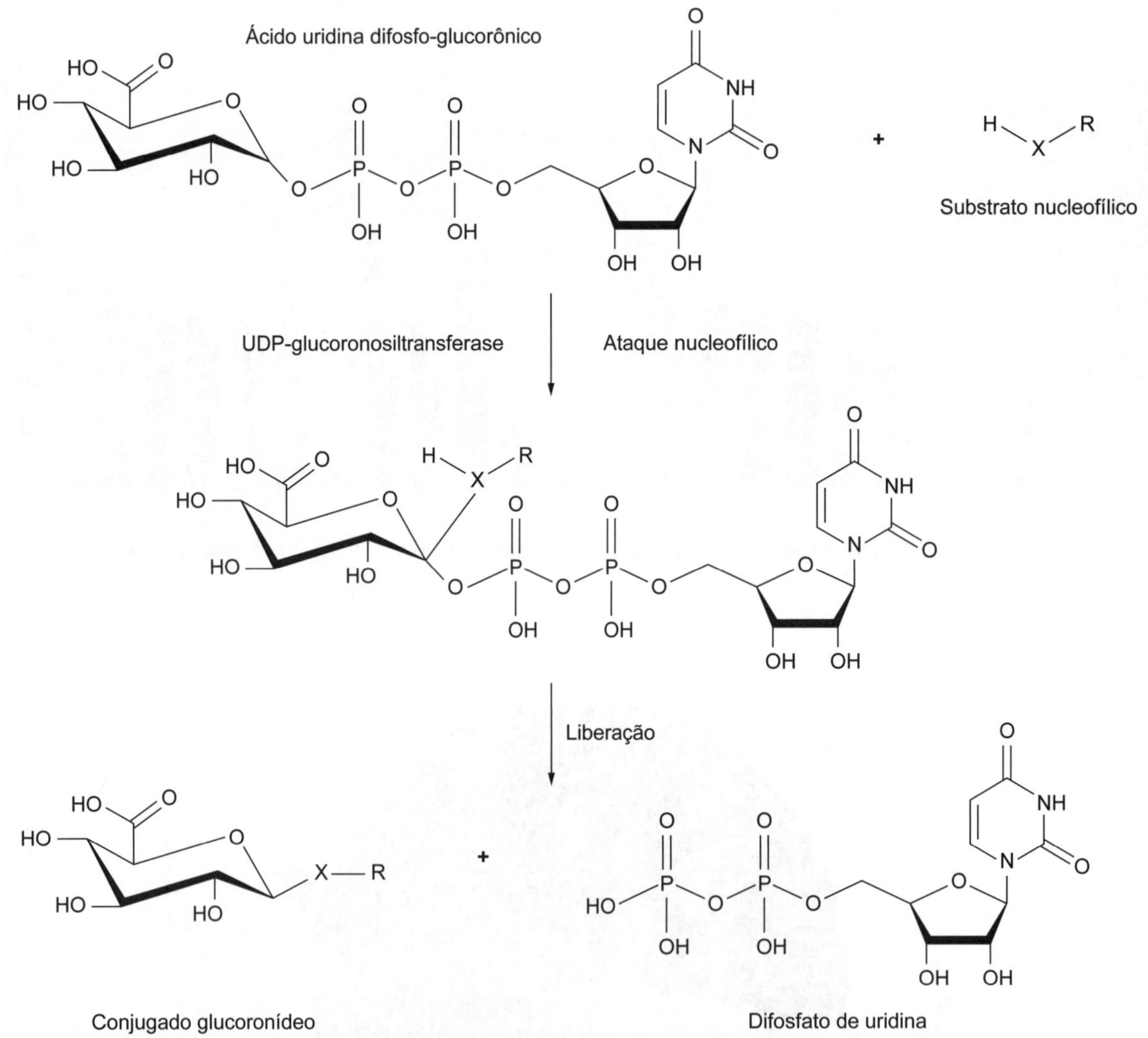

Figura 1.22 Formação de difosfato de uridina.

Tabela 1.5 Fármacos metabolizados pelas superfamílias UDP-glucoronosiltransferase (UGT).			
Enzima	**Substratos**	**Enzima**	**Substratos**
UGT1A1	R-carvedilol	UGT1A9	Entacapona
	Etoposídeo		Indometacina
	Betaestradiol		Ácido micofenólico
	Ezetimiba		R-oxazepam
	SN-38 (metabólito ativo do irinotecano)		Paracetamol
			Propofol
UGT1A3	Ezetimiba		Sorafenibe
	Telmisartana	UGT2B7	S-carvedilol
UGT1A4	Amitriptilina		Codeína
	Lamotrigina		Diclofenaco
	Midazolam 1-OH		Epirrubicina
	Olanzapina		Flurbiprofeno
	Trifluoperazina		Morfina
			Naloxona
UGT1A6	Deferiprona		Naproxeno
	Paracetamol		Zidovudina
		UGT2B15	Lorazepam
			S-oxazepam

REFERÊNCIAS BIBLIOGRÁFICAS

Alexanderson B, Evans DA, Sjöqvist F. Steady-state plasma levels of nortriptyline in twins: influence of genetic factors and drug therapy. Br Med J. 1969;4:764-8.

Balzarini J, Holy A, Jindrich J, Naesens L, Snoeck R, Schols D, De Clercq E. Differential antiherpesvirus and antiretrovirus effects of the (S) and (R) enantiomers of acyclic nucleoside phosphonates: potent and selective in vitro and in vivo antiretrovirus activities of (R)-9-(2-phosphonomethoxypropyl)-2,6- diaminopurine. Antimicrob Agents Chemother. 1993;37:332-8.

Beckett AH, Rowland M. Urinary excretion of methamphetamine in man. Nature. 1965;206:1260-1.

Bradbury MWB. The blood-brain barrier. Circ Res. 1985;57:213-22.

Branch RA, Jones J, Read AE. A study of factors influencing drug disposition in chronic liver disease, using the model drug (+)-propranolol. Br J Clin Pharmacol. 1976;3:243-9.

Burchell B, Brierley CH, Rance D. Specificity of human UDP Glucuronosyltransferases and xenobiotic glucuronidation. Life Sciences. 1995; 6:1819-31.

Caraco Y, Sheller J, Wood AJJ. Impact of ethnic origin and quinidine coadministration on codeine's disposition and pharmacodynamic effects. Journal of Pharmacology and Experimental Therapeutics. 1999; 290:413-22.

Chiou WL, Hsu FH. Pharmacokinetics of creatinine in man and its implications in the monitoring of renal function and in dosage regimen modifications in patients with renal insufficiency. J Clin Pharmacol. 1975;15:427-34.

Cockcroft DW, Gault MH. Prediction of creatinine clearance from serum creatinine. Nephron. 1976;16: 31-41.

Court MH, Zhang X, Ding X, Yee KK, Hesse1 LM. Finel M. Quantitative distribution of mRNAs encoding the 19 human UDP-glucuronosyltransferase enzymes in 26 adult and 3 fetal tissues. Xenobiotica. 2012;42:266-77.

Dalén P, Dahl ML, Bernal Ruiz ML, Nordin J, Bertilsson L. 10-Hydroxylation of nortriptyline in white persons with 0. 1, 2, 3, and 13 functional CYP2D6 genes. Clin Pharmacol Ther. 1998;63:444-52.

De Graaf D, Sharma RC, Mechetner EB, Schimke RT, Roninson IB. P-glycoprotein confers methotrexate resistance in 3T6 cells with deficient carrier-mediated methotrexate up-take. Proc Natl Acad Sci USA. 1996;93:1238-42.

Dobson PD, Kell DB. Carrier-mediated cellular uptake of pharmaceutical drugs: an exception or the rule? Nat Rev Drug Discov. 2008;7:205-20.

Juliano RL, Ling V. A surface glycoprotein modulating drug permeability in Chinese hamster ovary cells. Biochim Biophys Acta. 1976; 455:152-62.

Kiang TK, Ensom MH, Chang TK. UDP-glucuronosyltransferases and clinical drug-drug interactions. Pharmacology and Therapeutics. 2005;106:97-132.

Lee WA, He GX, Eisenberg E, Cihlar T, Swaminathan S, Mulato A, Cundy KC. Selective intracellular activation of a novel prodrug of the human immunodeficiency virus reverse transcriptase inhibitor tenofovir leads to preferential distribution and accumulation in lymphatic tissue. Antimicrob Agents Chemother. 2005;49:1898-906.

Levin VA. Relationship of octanol/water partition coefficient and molecular weight to rat brain capillary permeability. J Med Chem. 1980; 23:682-4.

Miners JO, Mackenzie PI. Drug glucuronidation in humans. Pharmacology and Therapeutics. 1991;51:347-69.

Oguri K, Hanioka N, Yoshimura. Species differences in metabolism of codeine: urinary excretion of codeine glucuronide, morphine-3-glucuronide and morphine-6-glucuronide in mice, rats, guinea pigs and rabbits. Xenobiotica. 1990;20:683-8.

Paul D, Standifer KM, Inturrisi CE, Pasternak GW. Pharmacological characterization of morphine-6 beta-glucoronide, a very potent morphine metabolite. J Pharmacol Exp Ther. 1989;25:477-83.

Periyalwar P, Dasarathy S. Malnutrition in cirrhosis: contribution and consequences of sarcopenia on metabolic and clinical responses. Clin Liver Dis. 2012;16:95-131.

Potts RO, Guy RH. Predicting skin permeability. Pharm Res. 1992;9: 633-69.

Pritchard JB, Miller DS. Comparative insights into the mechanisms of renal organic anion and cation secretion. Am J Physiol. 1991;261: R1329-R1340.

Pritchard JB, Miller DS. Mechanisms mediating renal secretion of organic anions and cations. Physiol Rev. 1993;73:765-96.

Pritchard JB, Miller DS. Renal secretion of organic anions and cations. Kidney Int. 1996;49:1649-54.

Proudfoot AT, Krenzelok EP, Vale JA. AACT/EAPCCT position paper on urine alkalinization. J Toxicol Clin Toxicol. 2004;42:1-26.

Ray AS, Fordyce MW, Hitchcook MJM. Tenofovir alafenamide: a novel prodrug of tenofovir for the treatment of Human Immunodeficiency Virus. Antiviral Research. 2016;125:63-70.

Rowland A, Miners JO, Mackenzie PI. The UDP-glucoronosyltransferases: their role in drug metabolism and detoxification. The International Journal of Biochemistry & Cell Biology. 2013;45:1121-32.

Ruetz S, Gros P. Functional expression of P-glycoproteins in secretory vesicles. J Biol Chem. 1994;269:12277-84.

Scappaticci GB, Regal RE. Cockcroft-Gault revisited: new deliverance on recommendations for use in cirrhosis. World J Hepatl. 2017;9:131-8.

Scordo MG, Pengo V, Spina E, Dahl ML, Gusella M, Padrini R. Influence of CYP2C9 and CYP2C19 genetic polymorphisms of warfarin maintenance dose and metabolic clearance. Clin Pharmacol Ther. 2002; 72:702-10.

Segre G. The sojourn time and its prospective use in pharmacology. Journal of Pharmacokinetics and Biopharmaceutics. 1988;16:657-66.

Sjöqvist F, Borga O, Orme MLE. Fundamentals of clinical pharmacology. In: Avery AGS (ed.). Drug treatment. Edinburgh: Churchill Livingstone; 1976. p.1-42.

Sorich MJ, McKinnon RA, Miners JO, Smith PA. The importance of local chemical structures for chemical metabolism by human uridine 5′-diphosphate- glucuronosyltransferase. Journal of Chemical Information and Modeling. 2006;46:2692-7.

Ullrich KJ. Specificity of transporters for "organic anions and cations" in the kidney. Biochim Biophys Act. 1994;1197:45-62.

Williams F, Leonards JR. The effect of sodium bicarbonate on the renal excretion of salicylate. J Pharmacol Ther. 1948;93:401-6.

Zhang L, Brett CM, Giacomini KM. Role of organic cation transporters in drug absorption and elimination. Annu Rev Pharmacol Toxicol. 1998; 38:431-60.

BIBLIOGRAFIA

Bjorkman IK, Fastborn J, Schmidt IK, Bernstein CB. Drug-drug interactions in the elderly. Annals of Pharmacotherapy. 2002;36:1675-81.

Conrad KA, Byers JM 3rd, Finley PR, Burnham L. Lidocaine elimination: effects of metoprolol and propranolol. Clin Pharmacol Ther. 1983; 33:133-8.

Decker CJ, Laitinen LM, Bridson GW, Raybuck SA, Tung RD, Chaturvedi PR. Metabolism of amprenavir in liver microsomes: role of CYP3A4 inhibition for drug interactions. J Pharm Sci. 1998;87:803-7.

Johnson TN, Tanner MS, Taylor CJ, Tucker GT. Enterocytic CYP3A4 in a paediatric population: developmental changes and the effect of celiac disease and cystic fibrosis. Br J Clin Pharmacol. 2001;51:451-60.

Klotz U, Avant GR, Hoyumpa A, Schenker S, Wilkinson GR. The effect of age and liver disease on the disposition and elimination of diazepam in adult man. J Clin Invest. 1975;55:347-59.

Koster RW, Cohen AF, Kluft C, Kasper FJ, van der Wouw PA, Weatherley BC. The pharmacokinetics of double-chain t-PA (duteplase): effects of bolus injection, infusions and administration by weight in patients with myocardial infarction. Clin Pharmacol Ther. 1991;50:267-77.

Morselli PL. Drug disposition during development. New York: Spectrum Publications; 1977. p.311-60.

Norrby SR, Alestig K, Björnegård B, Burman LA, Ferber F, Huber JL, et al. Urinary recovery of N-formimidoyl thienamycin (MK0187) as affected by coadministration of N-formimidoyl thienamycin dehydropeptidase inhibitors. Antimicrob Agents Chemother. 1983;23:300-7.

O'Brien FE, Dinan, TG, Grifin BT, Cryan JF. Interactions between antidepressants and P-glycoprotein at the blood-brain barrier: clinical significance of in vitro and in vivo findings. Brit J Pharmacol. 2012;165:289-312.

O'Reilly RA. Interaction of sodium warfarin and rifampin. Annals of Internal Medicine. 1974;81:337-40.

Piafsky KM, Borgá O, Odar-Cederlöf I, Johansson C, Sjöqvist F. Increased plasma protein binding of propranolol and chlorpromazine mediated by disease-induced elevations of plasma alfa1-acid glycoprotein. N Engl J Med. 1978;299:1435-9.

Strolin Benedetti M, Dostert P. Induction and autoinduction properties of rifamycin derivatives: a review of animal and human studies. Environ Health Perspect. 1994;102(suppl. 9):101-5.

Veronese L, Rautaureau J, Sadler BM, Gillotin C, Petite JP, Pillegand B, et al. Single-dose of pharmacokinetics of amprenavir, a human immunodeficiency virus type 1 protease inhibitor, in subjects with normal or impaired hepatic function. Antimicrob Agents Chemother. 2000;44:821-6.

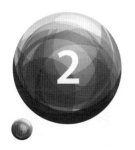

Farmacocinética Clínica

VIAS DE ADMINISTRAÇÃO DE MEDICAMENTOS

Trata-se da maneira pela qual os fármacos são administrados para atingir a circulação sistêmica ou o local de ação. Dependendo da via de administração, o fármaco necessita passar por várias membranas biológicas distintas ou barreiras para que, eventualmente, atinja o local desejado.

A permeação de xenobióticos por barreiras biológicas ocorre principalmente pela difusão passiva, em que as moléculas são transportadas de um meio aquoso ou hidrofílico para um meio lipofílico das membranas celulares. O grau de lipofilicidade da molécula é quantificado por seu coeficiente de partição. A teoria da partição do pH assume que somente as moléculas não ionizadas podem atravessar as membranas celulares por difusão passiva (Shore et al., 1957; Schaper et al., 2001). A difusão passiva transcelular e paracelular são os principais mecanismos envolvidos na biodisponibilidade de fármacos administrados por vias oral (VO), nasal, bucal, pulmonar, retal e vaginal. Moléculas hidrofílicas ou hidrofóbicas podem se tornar biodisponíveis por via bucal, vaginal ou retal por difusão paracelular. No trato gastrintestinal, ocorrem tanto absorção por difusão paracelular quanto difusão transcelular (Figura 2.1).

Para a maioria das barreiras biológicas, a difusão transcelular é a via preferida para absorção de xenobióticos por difusão passiva. A absorção via paracelular é limitada pelo tamanho da abertura paracelular e pela presença das *tight junctions*. Apesar dessas limitações, trata-se de um mecanismo importante para a absorção de compostos hidrofílicos com baixa permeabilidade para membranas celulares.

É importante reconhecer que nem todas as barreiras biológicas apresentam as mesmas características. No caso do trato gastrintestinal, a força motriz para a difusão é o gradiente de concentração entre o trato gastrintestinal e a circulação sistêmica. Considerando o alto volume da circulação sistêmica e o pequeno volume do fluido do trato gastrintestinal, a concentração do fármaco (massa/volume) no local da absorção será muito maior que a concentração do fármaco livre na circulação sistêmica.

Outro sistema pelo qual os fármacos são absorvidos consiste na difusão passiva facilitada, também conhecida como difusão transcelular mediada por transportadores de fármacos. Refere-se ao mecanismo de absorção facilitado pela presença de proteínas transportadoras ou carregadoras de fármacos, ou eventualmente pela absorção por meio de canais iônicos da própria membrana celular. O processo de absorção é ainda uma difusão passiva, pois o papel dos transportadores consiste somente em prover uma passagem para que os fármacos atravessem a membrana celular sem necessidade de energia. Isso significa que a difusão não se deve à ligação dos fármacos às proteínas com subsequente gasto energético necessário para mudança conformacional das proteínas, e sim à energia cinética das moléculas através do canal proteico (Figura 2.2).

Diferentemente da difusão passiva, a difusão facilitada não é diretamente proporcional ao gradiente de concentração do fármaco, e sim dependente da quantidade de proteína transportadora disponível para a absorção, do coeficiente de difusão e da taxa de interação reversível do fármaco com a proteína transportadora. Todos esses fatores podem atuar como limitantes da taxa de absorção do fármaco no processo de difusão passiva facilitada. Outra diferença importante é a possibilidade de ocorrer saturação do transportador.

Por último, existe o transporte ativo, que se refere ao transporte de moléculas contra um gradiente de concentração e que necessita de interação com uma proteína transportadora e gasto de energia. Portanto, é um processo endergônico (que consome energia) e que exige acoplamento com um processo exergônico (que libera energia), por exemplo, a hidrólise de ATP.

Via oral

A VO (*per os*) é a mais utilizada atualmente para a administração de fármacos, dadas a facilidade para administrar o medicamento ao paciente, sua adesão ao tratamento, a facilidade para o desenvolvimento de formas farmacêuticas adequadas (sólidas como comprimido e cápsulas, ou líquidas como soluções e suspensões) e a possibilidade de ingerir volume de líquido suficiente (geralmente água) para facilitar a rápida e completa dissolução da forma farmacêutica sólida. É a via mais utilizada para tratamentos crônicos. Na Figura 2.3, são apresentadas as características que a diferenciam da administração intravenosa (IV) na forma de *bolus*.

Os resultados apresentados na Figura 2.3 foram obtidos após a administração de uma cápsula de 500 mg do antibiótico amoxicilina a um voluntário sadio. Inicialmente, a concentração plasmática do fármaco aumenta em função do tempo, visto que a quantidade de fármaco que está entrando na circulação sanguínea é maior do que aquela

Figura 2.1 Difusão transcelular por tráfico intracelular e difusão paracelular por junções apertadas (*tight junctions*) danificadas.

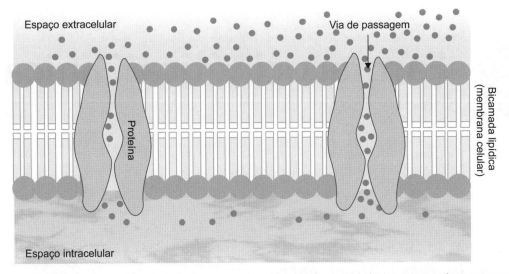

Figura 2.2 Transporte facilitado: processo que não requer energia e depende da quantidade de transportador presente na barreira.

que está sendo eliminada. Eventualmente, a concentração plasmática atinge um valor máximo, chamado concentração máxima ($C_{máx}$). O tempo no qual se observa a $C_{máx}$ é chamado de $T_{máx}$. Após atingir a $C_{máx}$, a concentração plasmática do fármaco começa a cair, visto que, agora, a quantidade de fármaco que está sendo eliminada da corrente sanguínea é maior que a quantidade que está entrando.

Já os dados apresentados na Figura 2.4 foram obtidos após administração de um comprimido de 5 mg do antagonista de canais de cálcio anlodipino. Nota-se que o $T_{máx}$ é bem maior que o $T_{máx}$ observado na administração da cápsula de amoxicilina, assim como a $C_{máx}$ é bem menor (µg).

Um parâmetro farmacocinético interessante a ser analisado na administração de medicamentos refere-se à área sob a curva (ASC), que representa, de maneira geral, a extensão da exposição do organismo ao fármaco e permite calcular um dado importante, a biodisponibilidade absoluta (F) de um fármaco. Biodisponibilidade significa o quanto de um fármaco chega a determinado local. A biodisponibilidade absoluta é calculada administrando-se um fármaco IV e determinando a ASC da IV (ASC_{IV}); após um *washout* adequado (5 meias-vidas), administra-se o mesmo fármaco na mesma dose VO e determina-se a ASC da VO (ASC_{VO}). A biodisponibilidade absoluta é obtida dividindo-se o valor da ASC_{VO} pela ASC_{IV}, e seu valor pode variar entre 0 e 1. Caso não seja possível administrar o fármaco na mesma dose em ambas as vias, basta fazer a correção conforme a fórmula:

$$F = \frac{ASC_{VO} \times dose\ IV}{ASC_{IV} \times dose\ VO}$$

O fato de um fármaco apresentar biodisponibilidade absoluta muito baixa não significa que ele não deva ser administrado VO. Os antibióticos pertencentes à classe dos aminoglicosídios apresentam biodisponibilidade absoluta próxima de 0 e, portanto, são administrados via parenteral para tratamento de infecções sistêmicas. Entretanto, os mesmos medicamentos podem ser administrados VO para esterilização do intestino grosso antes de cirurgias eletivas. Biodisponibilidade relativa é quando se compara a biodisponibilidade de duas formas farmacêuticas distintas (p. ex., cápsula e comprimido) ou de duas formas farmacêuticas idênticas, porém produzidas por laboratórios distintos (no caso dos estudos de bioequivalência) ou de vias de administração distintas (VO comparada com via intramuscular – IM).

A VO, apesar de ser a mais utilizada clinicamente, apresenta alto grau de complexidade. Para poder tornar-se biodisponível na circulação sistêmica, o fármaco precisa atravessar uma série de barreiras (Figura 2.5).

Inicialmente, o fármaco deve ser estável no pH ácido do estômago. Caso ele não seja estável nesse pH, há formas farmacêuticas sólidas que utilizam polímeros resistentes ao pH ácido do estômago para revestir o comprimido. Essas formas farmacêuticas sólidas (comprimidos ou cápsulas) são chamadas gastrorresistentes. Esses polímeros são dissolvidos no pH do duodeno e do jejuno, permitindo, assim, que o fármaco seja absorvido pelos enterócitos. Uma segunda barreira a ser atravessada é a luz intestinal, na qual se encontram bactérias, sais biliares, enzimas e outras substâncias que podem interferir na absorção do fármaco pelo enterócito. Caso o fármaco seja absorvido

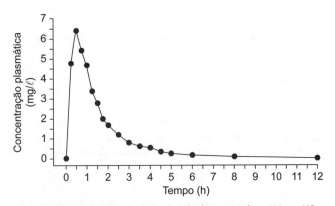

Figura 2.3 Administração de 1 cápsula de amoxicilina 500 mg VO.

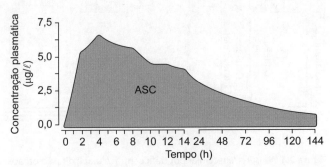

Figura 2.4 Administração de 1 comprimido de anlodipino 5 mg.

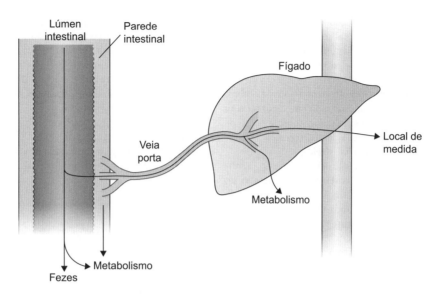

Figura 2.5 Barreiras na via oral.

pelo enterócito, ele pode ser metabolizado pelo próprio enterócito ou retornar à luz intestinal pelo enterócito, por exemplo, via o sistema de *clearance* da glicoproteína-P (gp-P). Esse é um conceito importante, visto que um fármaco pode ser 100% absorvido e apresentar biodisponibilidade absoluta 0, ou ser eliminado *in natura* pelo enterócito, ou, ainda, metabolizado por este. Caso o fármaco não seja totalmente metabolizado ou eliminado pelo enterócito, ele pode atingir a drenagem venosa do intestino delgado, caindo no chamado sistema da veia porta. Toda a drenagem do intestino delgado é centralizada no sistema da veia porta. Praticamente não ocorre absorção de fármacos no intestino grosso. A totalidade da absorção de medicamentos administrados VO ocorre essencialmente no intestino delgado, que apresenta uma área muito superior (180 m^2) à do estômago (0,11 m^2) e à do intestino grosso (0,25 m^2). Uma vez na circulação porta, o fármaco pode ser metabolizado pelo sistema enzimático do fígado e/ou eliminado pelo sistema biliar. Todas essas etapas são conhecidas como efeito de primeira passagem. Importante ressaltar que tal efeito só ocorre quando o fármaco é administrado VO. O conhecimento do efeito de primeira passagem pode ser utilizado no desenvolvimento de novos fármacos.

Na Figura 2.6, são ilustradas as dificuldades para um fármaco chegar à circulação sistêmica quando da análise dos mecanismos envolvidos em seu *clearance* não renal.

Após a administração VO, o fármaco ou seu metabólito (representado por M) entra em contato com os enterócitos do lúmen intestinal, onde ele pode atravessar a membrana por difusão (D) ou por captação pelo transportador aniônico orgânico (OAT), podendo, então, ser ou não metabolizado no interior da célula intestinal por enzimas do citocromo P450, por exemplo. O fármaco ou seu metabólito pode retornar ao lúmen intestinal pela ação das bombas de efluxo, como no caso da gp-P. E, alternativamente, pode ser translocado através da membrana basolateral para a circulação porta. Uma vez na circulação porta, o fármaco ou o seu metabólito pode atravessar a membrana do hepatócito por difusão ou ser captado novamente por transportadores aniônicos (ou catiônicos) orgânicos, e, agora, ser metabolizado ou não pelas enzimas hepatocelulares. O fármaco ou seu metabólito pode ainda ser eliminado pelo seu transporte (por difusão ou por bomba de efluxo, como a gp-P) para o canalículo biliar.

Uma característica da VO de administração é a possibilidade de o fármaco apresentar o chamado ciclo êntero-hepático, no qual o fármaco que chega ao intestino delgado VO pode ser absorvido pelos enterócitos, tornar-se biodisponível na veia porta, ser removido do sangue pelos hepatócitos, ser secretado na bile e, portanto, atingir novamente o intestino delgado, podendo ser reabsorvido pelos enterócitos (Roberts *et al.*, 2002). O ciclo êntero-hepático não está restrito somente ao fármaco, mas pode ocorrer também com metabólito(s) do fármaco. O uso de adsorventes químicos, como o carvão ativado, mostra a extensão do ciclo êntero-hepático para alguns fármacos, como no caso do estriol na Figura 2.7 (Heimer e Englund, 1986).

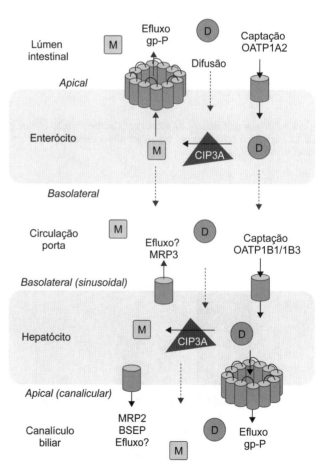

Figura 2.6 Dificuldades para um fármaco chegar à circulação sistêmica.

Outro aspecto complexo na administração de fármacos por VO consiste na influência de alimentos na sua absorção. Interação entre alimentos e medicamentos pode reduzir ou aumentar o efeito destes. A maioria das interações clinicamente relevantes entre medicamentos e alimentos está relacionada com a redução ou o aumento da biodisponibilidade causada pela administração concomitante de ambos. Idealmente, o medicamento pode ser administrado em jejum ou com alimentos, sem alteração de sua biodisponibilidade, como no caso da irbesartana (antagonista dos receptores AT1 da angiotensina 2), conforme mostra a Figura 2.8 (Vachharajani *et al.*, 1998).

As Figuras 2.9 a 2.11 exibem o efeito da alimentação na $C_{máx}$ (concentração máxima de um fármaco na circulação), $T_{máx}$ (tempo no qual se observa a $C_{máx}$) e ASC após administração de um comprimido do analgésico paracetamol em jejum ou após café da manhã continental (baixo teor de gordura) e café da manhã inglês (alto conteúdo de gordura).

Importante ressaltar que, apesar da alimentação não ter influenciado a biodisponibilidade (não houve diferença na ASC), ela pode afetar o efeito terapêutico do paracetamol (no caso em questão, tanto a redução da $C_{máx}$ quanto o aumento do $T_{máx}$ reduzem e retardam o efeito analgésico do paracetamol). A interação com alimentos, quando presente, não necessariamente é prejudicial do ponto de vista terapêutico. A Figura 2.12 mostra que a ingestão do antifúngico posaconazol com alimentos gordurosos aumenta de maneira significativa a biodisponibilidade sistêmica do fármaco.

Resultados semelhantes foram observados com o triazólico itraconazol (Zimmermann *et al.*, 1994; Barone *et al.*, 1993). Entretanto, o triazólico voriconazol apresenta maior biodisponibilidade quando administrado em jejum (Purkins *et al.*, 2003).

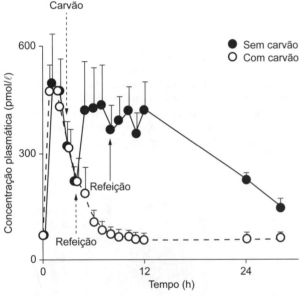

Figura 2.7 Níveis plasmáticos de estriol após administração oral de estriol 12 mg sem e com 20 g de carvão ativado. Valores representam a média ± erro padrão para n = 8.

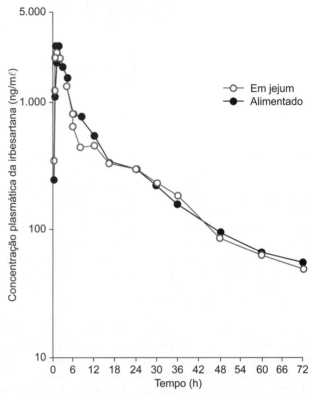

Figura 2.8 Média das concentrações plasmáticas da irbesartana após administração de 1 comprimido de 300 mg a 16 voluntários saudáveis em condições de jejum e alimentados.

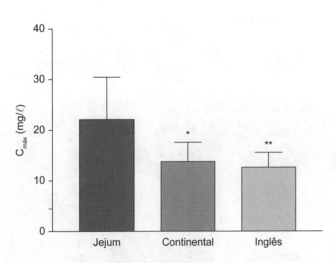

*p < 0,05 comparado com jejum
**p < 0,01 comparado com jejum

Figura 2.9 Influência do tipo de alimentação na $C_{máx}$ do paracetamol.

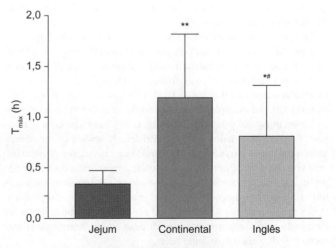

*p < 0,05 comparado com jejum
**p < 0,01 comparado com jejum
#p < 0,05 comparado com café da manhã inglês

Figura 2.10 Influência do tipo de alimentação no $T_{máx}$ do paracetamol.

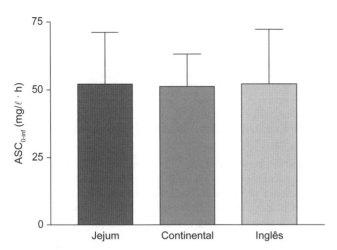

Figura 2.11 Influência do tipo de alimentação na ASC$_{0\text{-inf}}$ do paracetamol.

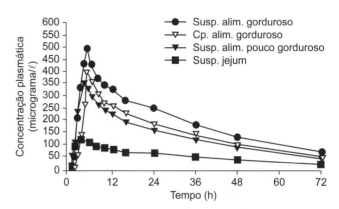

Figura 2.12 Efeito do tipo de alimentação na biodisponibilidade do posaconazol (suspensão 200 microgramas).

A administração da fluoroquinolona norfloxacino (200 mg) com leite (200 mℓ) reduz substancialmente sua biodisponibilidade em comparação com água (200 mℓ) em voluntários sadios (Figura 2.13). É possível que isso decorra da formação de quelação com cálcio (a água continha aproximadamente 2 mg de cálcio, enquanto o leite, 218 mg). A redução da biodisponibilidade da fluoroquinolona ciprofloxacino foi observada quando administrada tanto com leite quanto com iogurte (Neuvonen *et al.*, 1991). A administração de suplementos de ferro pode reduzir a biodisponibilidade da fluoroquinolona moxifloxacino em até 50%.

Interações farmacodinâmicas, isto é, aquelas em que o alimento altera o efeito do fármaco, podem ocorrer, mas são mais raras; por exemplo, a administração de alimentos ricos em vitamina K em pacientes que fazem uso do anticoagulante oral varfarina antagoniza os efeitos anticoagulantes do fármaco.

As vantagens da administração VO residem no fato de ser segura, conveniente, econômica e fácil de administrar a adultos, além de apresentar grande área para absorção do fármaco. As desvantagens consiste em seu início de ação do fármaco lento, terem gosto ruim em geral, a via não poder ser utilizada em pacientes inconscientes ou não cooperativos, nem em pacientes que apresentam vômitos, além do fato de que alguns fármacos como a penicilina são destruídos no pH ácido do estômago, os fármacos poderão sofrer efeito de primeira passagem e ter sua biodisponibilidade alterada por ingestão concomitante de alimentos ou certos grupos de alimentos.

Vias injetáveis

A administração de medicamentos por via injetável é um dos procedimentos mais comuns na área de farmacologia clínica, calculando-se que ocorram pelo menos 16 bilhões de injeções por ano. As vias de administração de medicamentos IV, IM ou subcutânea (SC) representam os três sítios mais utilizados. A administração IV é a introdução do medicamento nas veias utilizando uma agulha, feita quando se deseja alcançar rapidamente um determinado nível plasmático do fármaco, ou quando o fluido não pode ser administrado VO ou o medicamento é muito irritante quando administrado via IM ou SC.

Via intravenosa

O grande diferencial dessa via é que assegura 100% de biodisponibilidade, uma vez que não há necessidade de absorção. Outras potenciais vantagens se dão em relação ao cálculo preciso da dose; a concentração desejada pode ser atingida quase imediatamente e grandes volumes podem ser utilizados. Outras vantagens são similares às demais vias injetáveis, como poder ser utilizada em pacientes inconscientes, em situações de emergência, em pacientes com náuseas ou vômitos e não apresentar as barreiras clássicas da administração VO. Em relação às desvantagens, há o risco de infecção, tromboflebite, necessidade de pessoal tecnicamente habilitado para fazer a administração e a dificuldade de acesso em determinados pacientes, principalmente os pediátricos desidratados.

Via subcutânea

A injeção subcutânea (SC) permite que o fármaco chegue diretamente à hipoderme, o espaço intersticial localizado abaixo da derme. A hipoderme é composta predominantemente de colágeno, glucosaminoglicanos e elastina, responsáveis pela força, elasticidade e manutenção do volume da matriz. A matriz extracelular apresenta carga negativa, e o transporte de macromoléculas pelo interstício depende das interações físicas e eletrostáticas com os componentes da matriz. O transporte intersticial consiste no fator limitante na absorção das macromoléculas; após a injeção SC, as proteínas terapêuticas atingem a circulação sistêmica pelos capilares sanguíneos e linfáticos. Os capilares sanguíneos no espaço subcutâneo são de natureza contínua, caracterizados por *tight junctions* interendoteliais e por uma membrana basal contínua, formando uma barreira seletiva para permeação molecular. Os capilares linfáticos são formados por uma camada única de células endoteliais, a membrana basal é incompleta e não há

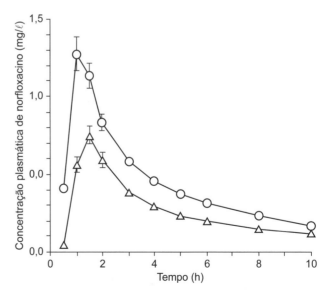

Figura 2.13 Efeito de 200 mℓ de água (O) ou de leite (Δ) sobre a biodisponibilidade de norfloxacino após administração oral de 200 mg do medicamento a voluntários saudáveis.

tight junctions (Swartz, 2001). A estrutura do sistema linfático permite fluxo unidirecional, e a linfa é formada pelo infiltrado do fluido intersticial nos capilares linfáticos, decorrente do gradiente de pressão hidrostática e osmótica. Após injeção SC, os fármacos podem ser absorvidos tanto pelos capilares sanguíneos quanto pelos linfáticos, entretanto, dependendo do tamanho molecular, a contribuição de cada sistema pode ser bastante diferente. Por exemplo, após injeção SC de insulina (5,8 kDa), 17% foi coletado em linfa durante 12 h, sendo que, nesse estudo, a biodisponibilidade da insulina após injeção SC foi calculada em 32%, indicando que a insulina foi absorvida em proporções praticamente iguais pelos capilares sanguíneos e linfáticos (Charman *et al.*, 2001). Entretanto, a absorção linfática torna-se mais importante para fármacos com peso molecular maior. Por exemplo, 60% da dose do hormônio de crescimento humano (22 kDa), e 90% de darboetina alfa (37 kDa) foram recuperados na linfa após injeção SC (Charman *et al.*, 2000; McLennan *et al.*, 2006). A Figura 2.14 exibe a relação entre o peso molecular e a absorção linfática após injeção SC.

A biodisponibilidade sistêmica de peptídeos e proteínas após injeção SC é bastante variável, oscilando entre 20 e 100%, variabilidade que não pode ser explicada completamente pelo tamanho molecular. Um fator importante que pode ter impacto significativo refere-se ao local da injeção SC. Em um estudo em voluntários sadios, hormônio de crescimento humano foi injetado em duas ocasiões distintas, uma no abdome e outra na coxa. Tanto a $C_{máx}$ quanto a ASC do hormônio de crescimento foi maior após injeção SC no abdome (103 µU/mℓ e 528 µU/mℓ × h, respectivamente) em comparação com injeção SC na coxa (41 µU/mℓ e 239 µU/mℓ × h, respectivamente). Esses resultados mostram que a administração SC de hormônio de crescimento humano é melhor no abdome que na coxa (Beshyah *et al.*, 1991). Entretanto, no caso da injeção SC de eritropoietina humana recombinante, tanto a $C_{máx}$ quanto a ASC foram maiores quando o hormônio foi injetado na coxa em relação ao abdome (MacDougall *et al.*, 1991). Quando comparada com a via IV, a SC costuma apresentar menor biodisponibilidade; no caso do infliximab, redução de 30 a 40%; adalimumab 64%; golimumab 53%; e omalizumab 62% (Keizer *et al.*, 2010). A constante de absorção (ka) é < 0,5/dia, o que significa que menos da metade da dose administrada torna-se biodisponível. Portanto, pode levar vários dias (1 a 8 dias) para atingir a $C_{máx}$ sanguínea após administração SC (dependendo do fluxo linfático).

A administração SC apresenta várias vantagens em relação às vias IM ou IV:

- Pode ser administrada pelo próprio paciente ou seu cuidador
- Apresenta melhor adesão ao tratamento
- Está associada a melhor qualidade de vida do paciente
- Custo menor
- Risco menor de infecção
- Permite um grande número de sítios para injeção no caso de doses múltiplas.

As desvantagens estão relacionadas com o pequeno volume (de preferência < 1 mℓ), pela possibilidade de degradação no local; isso pode levar a menor biodisponibilidade, tornando essa via não adequada para produtos que tenham efeito local irritante e/ou vesicante (Dychter *et al.*, 2012). Outra desvantagem em potencial é a possibilidade de a SC apresentar maior risco imunogênico para proteínas do que a via IV (Hamuro *et al.*, 2017).

Via intramuscular

A aplicação de um fármaco via IM em uma forma farmacêutica de liberação imediata assegura um início de ação rápido, embora não tão rápido quanto a IV, como mostra a Figura 2.15 (Narjes *et al.*, 1986). Contudo, não precisa de um acesso venoso, o que facilita no caso de uma emergência. Outra vantagem dessa via é que a taxa de absorção é uniforme, o que torna a aplicação mais segura em relação ao *bolus* IV. Semelhantemente à aplicação IV ou SC, ela pode ser realizada em pacientes inconscientes ou não cooperativos, a dosagem é precisa e não tem as limitações ao tipo de fármaco impostas pela VO (biodisponibilidade restrita, efeito de primeira passagem, incompatibilidade com o pH do estômago).

Quando a via IM é comparada com uma infusão IV, a diferença de $T_{máx}$ entre elas apresenta pouca relevância clínica. Na Figura 2.16, ilustra-se como exemplo a farmacocinética do antibiótico betalactâmico ertapeném, obtida em 26 voluntários após administração de 1 g IM e IV por meio de infusão por 30 min ou por 2 h. Há uma discreta redução da biodisponibilidade absoluta pela via IM (aproximadamente 8%) quando comparada com a IV, e o tempo para atingir a $C_{máx}$ foi maior. Assim, essas pequenas diferenças não foram consideradas clinicamente relevantes pelos investigadores, levando-os a propor a aplicação IM desse antibiótico como intercambiável com a aplicação IV (Musson *et al.*, 2003).

A via IM possibilita a manutenção de níveis plasmáticos prolongados por meio de formulações de depósito com características lipídicas. Essas formulações oleosas podem ser administradas via IM ou SC (Prettyman, 2005). Essas formulações são compostas de fármacos lipofílicos dissolvidos em óleos vegetais, como óleo de gergelim, de mamona ou de amendoim. Um aditivo comumente utilizado é o álcool

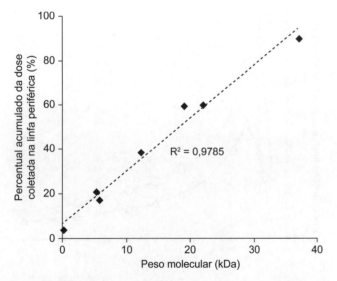

Figura 2.14 Relação entre a recuperação linfática na linfa periférica coletada no sítio de infecção subcutânea em ovinos e o peso molecular dos fármacos.

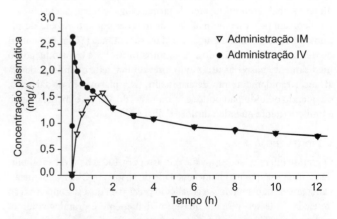

Figura 2.15 Média das concentrações plasmáticas após doses IM e IV de 15 mg de meloxicam a 11 voluntários do sexo masculino saudáveis.

benzílico, pois facilita a dissolução do fármaco lipofílico no óleo e diminui a viscosidade do óleo para facilitar a administração, além de proporcionar discreta anestesia local. Alguns fármacos em suspensão oleosa disponíveis no mercado são o decanoato de nandrolona, o undecanoato de testosterona, o valerato de estradiol e o haloperidol decanoato (Bagchus *et al.*, 2005; Morgentaler *et al.*, 2008; Düsterberg e Nishino, 1982; van Weringh *et al.*, 1994). Nesses casos, o fármaco é transformado em um profármaco lipofílico e pode ser administrado via IM a cada 2 a 3 semanas ou até mesmo em intervalo de vários meses. Após a injeção da formulação oleosa, o profármaco inativo é liberado na fase líquida, no caso, o fluido intersticial. Uma vez liberado, o profármaco necessita ser hidrolisado em fármaco para poder exercer seu efeito terapêutico. A hidrólise de profármacos criados pela ligação tipo éster pode ocorrer por via enzimática ou química. A carboxilesterase é a principal responsável por essa hidrólise do profármaco, a qual ocorre no sangue e está ausente tanto no plasma quanto no soro (Kalicharan *et al.*, 2016). Como o líquido intersticial tem uma composição semelhante à do soro, não se espera que haja hidrólise do profármaco no local da injeção. Desse modo, acredita-se que o profármaco inativo, uma vez que atinja o líquido intersticial, seja drenado pelo sistema linfático para a circulação sistêmica, onde será hidrolisado no fármaco. A carboxilesterase está localizada nas células sanguíneas, e a hidrólise não inicia imediatamente, e sim após aproximadamente 30 min, tempo necessário para que o profármaco lipofílico permeie a membrana das células sanguíneas.

Conforme discutido anteriormente, a via IM pode ser utilizada para formulações de depósito, o que assegura a adesão ao tratamento (pacientes psiquiátricos, contraceptivos, reposição hormonal). Importante ressaltar a compatibilidade com o excipiente; em um caso observado pelo autor, uma formulação injetável de dipirona, prescrita para ser diluída em glicose 50% e aplicada IV, foi erroneamente aplicada IM, resultando na necrose de parte substancial do deltoide.

As desvantagens dessa via consistem em restrição ao volume que pode ser injetado (máximo de 10 mℓ), dor local e risco de infecção e formação de abscesso, necessidade de aplicação por pessoal técnico, visto que a autoadministração é impraticável, e o potencial risco de lesão nervosa. Tradicionalmente, quando se aplica o medicamento IM, é realizada uma aspiração anteriormente à injeção do medicamento, para verificar se não foi atingido vaso, seguido de uma injeção lenta. Com exceção da aplicação no glúteo dorsal, esse procedimento de aspiração seguido de injeção lenta não deve ser realizado, pois não causa benefício ao paciente e aumenta a dor do procedimento (Sisson, 2015; Greenway, 2014). No caso particular da formulação oleosa da testosterona undecanoato, foi observado risco de microembolismo oleoso pulmonar.

Via intra-arterial

A administração intra-arterial de fármacos é utilizada principalmente na oncologia, com a infusão de fármacos citotóxicos. O princípio da administração de fármacos por via intra-arterial nos vasos que nutrem o tumor é baseado no fato de que o tecido tumoral recebe uma quantidade maior de fármaco pela circulação (Figura 2.17), ou seja, a vantagem esperada pela administração intra-arterial é estabelecida na primeira passagem do fármaco pelo órgão, antes que ele atinja a circulação sistêmica (Eckman *et al.*, 1974; Dedrick, 1988; Stephens, 1983).

Apesar de ser intuitivamente lógico que a administração intra-arterial seria melhor, há outros fatores que modulam a biodisponibilidade do fármaco no tumor. Um ponto importante refere-se à questão do *clearance* do fármaco pelo tecido tumoral. Caso o tumor apresente um baixo *clearance* para o fármaco, aumentar a taxa de administração do fármaco por meio da administração intra-arterial não apresentará benefício relevante. Outro fator importante e determinante da vantagem da administração regional consiste na fração do débito cardíaco que o órgão recebe. Caso essa fração seja pequena, o benefício é grande; entretanto, caso essa fração seja grande, como no caso do fígado, essa vantagem torna-se pequena. Esse conceito em que o fluxo sanguíneo do órgão é um fator de alta importância para administração de fármacos oncológicos por via intra-arterial gerou a possibilidade de modular o fluxo para uma aplicação intra-arterial do fármaco mais eficaz. Uma estratégia utilizada atualmente consiste em provocar oclusão vascular com o intuito de aumentar a extração causada pelo efeito primeira passagem. Isso pode ser obtido com o uso de microesferas degradáveis de amido. Após a injeção das microesferas na artéria hepática, o fluxo

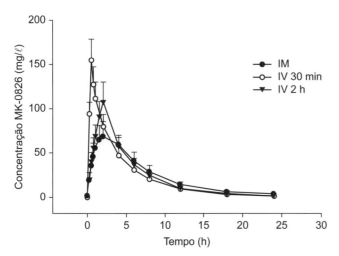

Figura 2.16 Concentrações médias de ertapeném total no plasma (± desvio padrão) de indivíduos saudáveis recebendo uma dose única de 1 g IM, 1 g IV ao longo de 30 min e 1 g ao longo de 2 h.

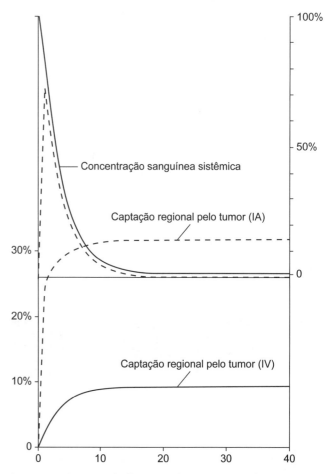

Figura 2.17 Captação do fármaco pelo tumor após administração via intra-arterial (IA) ou intravenosa (IV).

hepático foi reduzido consideravelmente (Lindberg et al., 1984). As microesferas são degradadas pela presença de alfa-amilase no sangue, gerando fragmentos de vários pesos moleculares. Com essa técnica, é possível reduzir de maneira significativa a exposição sistêmica de vários fármacos injetados em pacientes com câncer hepático, conforme ilustrado na Tabela 2.1 (Johansson, 1996).

A redução da exposição sistêmica é acompanhada do aumento da exposição ao tecido tumoral. Intuitivamente, a redução do fluxo sanguíneo deveria causar redução da exposição do tumor ao fármaco, mas, como visto no início deste tópico, a redução do fluxo favorece um maior acúmulo do fármaco quando administrado por via arterial. Importante ressaltar que a administração de fármacos por via intra-arterial em oncologia não está restrita aos fármacos citotóxicos. Atualmente, ela também é empregada para a administração intra-arterial de anticorpos monoclonais (News in Brief, 2010).

Outro uso da via intra-arterial é nos casos de síndromes isquêmicas. Recanalização parcial ou total com administração IV de ativador tissular de plasmogênio em acidente vascular cerebral (AVC) isquêmico ocorre em apenas 10% das oclusões da artéria carótida interna e em 25% das oclusões das artérias cerebrais médias (Wolpert et al., 1993). Atualmente, a administração intra-arterial de trombolíticos, associada ou não à tromboembolectomia, compreende um procedimento comum para recanalização vascular. A trombólise arterial pode ser feita pela administração distal, proximal ou diretamente dentro da oclusão usando um microcateter. Comparada com a administração IV, a trombólise intra-arterial oferece várias vantagens, como maior concentração do agente trombolítico no local onde ocorreu a oclusão e uma redução da exposição sistêmica ao trombolítico. Suas desvantagens estão relacionadas com risco de perfuração arterial com o microcateter, aumento do risco de hemorragia intracerebral por causa da administração de heparina para evitar trombose causada pela introdução do cateter na artéria e sua disponibilidade limitada, restrita basicamente aos hospitais de nível terciário (Samaniego et al., 2012).

Via intracavernosa

A injeção de fármacos via intracavernosa foi relatada no início da década de 1980 e tornou-se um método bastante utilizado para tratamento da disfunção erétil masculina antes do uso disseminado dos inibidores de fosfodiesterase V por VO (Virag, 1982; Brindley, 1983; Fallon, 1995). Mesmo com o uso dessa classe de fármacos, a injeção intracavernosa de fármacos constitui uma segunda opção interessante para pacientes nos quais o uso de inibidores de fosfodiesterase V por VO esteja contraindicado, que apresentem efeitos colaterais importantes ou naqueles em que a resposta não seja efetiva (Sung et al., 2014). Em uma revisão sobre as causas de desistência do uso de terapia intracavernosa para disfunção erétil em pacientes que não respondiam aos inibidores de fosfodiesterase V administrados VO, identificou-se que 60,2% obtinham rigidez satisfatória para o intercurso sexual. As razões para descontinuação da terapia foram resposta ineficaz (43,1%), inconveniência em relação ao uso (18,3%), mudança para outro tratamento (10,7%), perda de libido (6,7%), reações adversas (5,5%) e retorno de ereção espontânea (2,85 %). Dor foi a reação adversa mais comum (Sung et al., 2014). No uso dessa terapia, é importante fazer aconselhamento psicológico para reduzir a ansiedade causada pelo uso da injeção (El-Sakka et al., 2016). Outras reações adversas observadas com a terapia intracavernosa são: priapismo (causado pela ação dos fármacos, e não pelo procedimento; incidência estimada em 0,5%), dor, equimose e formação de hematoma (estes causados pelo procedimento) (Coombs et al., 2012). Além do tratamento para disfunção erétil, a via intracavernosa é utilizada para administração de fármaco para avaliação da disfunção erétil.

Via epidural

Utilizada há mais de um século (Bernards et al., 2003), também é chamada de via peridural ou via extradural de administração de fármacos. Os anestesistas franceses Sicard e Cathelin foram os primeiros a fazer anestesia peridural em humanos ao injetarem uma solução de anestésico regional no hiato sacral (Cathelin, 1901; Sicard, 1901). O médico obstetra alemão Stoeckel foi o pioneiro em introduzir a prática da analgesia epidural caudal na obstetrícia em 1909. A eficácia da analgesia induzida por administração epidural de opioides depende da biodisponibilidade do fármaco injetado aos receptores opioides espinais. Essa distribuição provavelmente decorre da passagem através da dura-máter para o líquido cefalorraquidiano e, consequentemente, para a medula. De maneira geral, o fluxo de moléculas por uma membrana é proporcional ao gradiente de concentração (diferença de concentração entre os dois compartimentos) e à área da membrana. Portanto, injetando um fármaco no espaço peridural em uma concentração mais alta deveria favorecer o fluxo de acordo com a primeira premissa (maior gradiente de concentração). Entretanto, esse aumento pode ser prejudicado por ter uma menor área atingida, dado o menor volume. A Figura 2.18 exibe as concentrações plasmáticas obtidas após administração epidural de morfina 2 mg, dado em volume de 2 mℓ e de 10 mℓ, em 13 e 10 pacientes, respectivamente, demonstrando que não há diferença significativa (Nordberg et al., 1987).

Tabela 2.1 Valor médio de redução da área sob a curva (ASC) de concentração-tempo em pacientes com câncer de fígado.		
Fármaco	Redução da ASC (%)	Número de pacientes
Mitomicina (mitomicina C)	33	87
Doxorrubicina	19	5
Carmustina (BCNU)	62	5
Fotemustina	53	4
Fluoruracila	38	8
Floxuridina	34	3

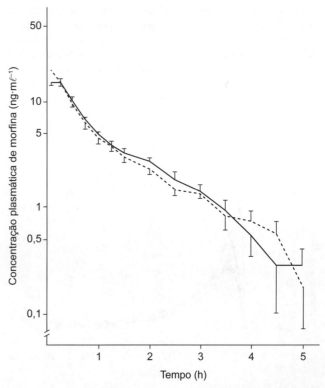

Figura 2.18 Média + DPM das concentrações plasmáticas de morfina após administração epidural de 2 mg de morfina em 2 mℓ (linha tracejada) ou 10 mℓ (linha contínua) em 13 e 10 pacientes, respectivamente.

Ensaio clínico comparando a administração do agonista opioide tramadol (2 mg/kg) em pacientes pediátricos (1 a 12 anos de idade) IV ou via epidural e monitorando os níveis plasmáticos do tramadol e de seu metabólito O-demetil-tramadol não identificou diferenças significativas entre os dois grupos (Murthy et al., 2000). Os dados para o tramadol são exibidos na Figura 2.19.

Entretanto, um ensaio clínico realizado em 24 mulheres (26 a 64 anos de idade) submetidas à cirurgia ginecológica eletiva mostrou diferenças quando comparou as vias de administração IV e epidural do agonista opioide oxicodona (0,1 mg/kg). O estudo foi controlado com placebo, em grupos paralelos, sendo que um grupo recebeu oxicodona IV e placebo via epidural e o outro oxicodona via epidural e placebo IV (Kokki et al., 2013). Foram monitorados os níveis plasmáticos e os níveis atingidos no líquido cefalorraquidiano e, como objetivo secundário, a eficácia analgésica, medida como a dose total de fentanila usada como medicação de resgate durante as primeiras 4 h pós-cirurgia. No grupo oxicodona epidural, a $C_{máx}$ e a ASC_{last} no líquido cefalorraquidiano foram 320 e 120 vezes, respectivamente, mais altas no grupo epidural em comparação com o grupo oxicodona IV. Não houve diferença significativa (p = 0,079) na ASC_{last} plasmática (expressa em ng/mℓ h) do grupo oxicodona epidural (mediana 201; limites de 142 a 501) comparado com o grupo oxicodona IV (mediana 157; limites de 90 a 339). Em relação à eficácia analgésica, a dose total de fentanila utilizada no grupo oxicodona epidural (7 pacientes necessitaram de 16 doses) foi significativamente menor que no grupo oxicodona IV (12 pacientes necessitaram de 71 doses). Não houve reações adversas sérias ou inesperadas. Esse ensaio clínico demonstra que a administração do opioide oxicodona via epidural oferece melhor eficácia analgésica do que a administração IV, por permitir níveis mais altos no líquido cefalorraquidiano.

Via intradural

Também conhecida como via raquidiana, espinal, subaracnóidea ou intratecal de administração de fármacos, começou a ser utilizada no século 19 quando o médico alemão Heinrich Quincke em 1887 utilizou a punção lombar para aliviar a pressão causada por uma hidrocefalia, baseando-se na comunicação existente entre os ventrículos cerebrais e o espaço subaracnóideo. Em 1893, von Ziemsen utilizou a punção lombar para diagnóstico de meningites epidêmicas, tuberculose, hidrocefalia, tumores cerebrais e outras enfermidades da medula espinal. Com base em tais experimentos, August Karl Gustav Bier foi o pioneiro na administração de um fármaco (o anestésico cocaína) por via raquidiana para obtenção de anestesia para procedimentos cirúrgicos (Bier e von Esmarch, 1899).

A anestesia raquidiana caracteriza-se por uma interrupção temporal da transmissão nervosa dentro do espaço subaracnóideo mediante a injeção de um anestésico regional no líquido cefalorraquidiano. A área de superfície das raízes nervosas e sua captação do anestésico regional no líquido cefalorraquidiano são consideráveis na medida em que este cruza o espaço subaracnóideo até seu ponto de saída pela dura-máter. A medula espinal capta o anestésico, seja por difusão passiva por um gradiente de concentração do líquido cefalorraquidiano diretamente pela medula, seja pela pia-máter, ou ainda pelos espaços de Wirchow Robin nos quais os vasos sanguíneos se aprofundam na medula (Atanassoff e Bande, 2000). As concentrações dos anestésicos regionais são maiores na medula espinal que nas raízes nervosas em razão do papel preponderante do conteúdo lipídico na captação do anestésico regional (Cohen, 1968). O fator mais importante para a duração de ação do anestésico regional administrado por via raquidiana consiste na presença do fármaco no local.

A via raquidiana para administração de fármacos é utilizada frequentemente para administração de anestésicos, mas também pode ser utilizada para administração de quimioterápicos para tumores do SNC. O anestésico é injetado por meio de uma punção lombar abaixo da vértebra L2 para evitar trauma na medula espinal. Oferece excelentes condições para:

- Procedimentos cirúrgicos abaixo do umbigo
- Procedimentos obstétricos e ginecológicos para útero e períneo
- Herniorrafias
- Procedimentos geniturinários
- Procedimentos ortopédicos abaixo da bacia.

Apresenta boa tolerabilidade em pacientes geriátricos, nos quais a anestesia geral costuma envolver maiores riscos. Uma limitação importante é que o procedimento cirúrgico pode eventualmente se prolongar e ultrapassar o efeito do anestésico aplicado por via raquidiana.

Quatro fatores afetam a absorção do anestésico regional injetado por via raquidiana: sua concentração, a área de superfície do tecido neuronal exposto, o conteúdo lipídico do tecido neuronal e o fluxo sanguíneo do tecido. As características da solução anestésica, como densidade, dose, concentração, temperatura e volume, afetam a distribuição do anestésico no espaço subaracnóideo. Densidade é o peso em gramas de 1 mℓ de uma solução à temperatura padrão. Gravidade

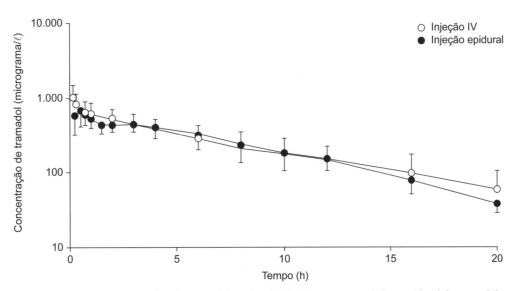

Figura 2.19 Concentrações séricas médias de tramadol total após injeção intravenosa (IV) ou epidural de tramadol 2 mg/kg^{-1}.

específica é a razão da densidade de uma solução comparada com a densidade da água. Baricidade é a razão comparando a densidade de duas soluções.

A baricidade da solução do anestésico regional tem efeito importante na altura do bloqueio (Figura 2.20). O movimento do anestésico dentro do líquido cefalorraquidiano depende da baricidade da solução do anestésico comparada com a densidade do líquido cefalorraquidiano, a qual é superior à da água (1.003 a 1.008 a 37 °C). A solução do anestésico regional pode ser hiperbárica, hipobárica ou isobárica. Solução hiperbárica significa que a solução anestésica é superior à do líquido cefalorraquidiano; dextrose é adicionada à solução do anestésico local para torná-la hiperbárica.

A distribuição do anestésico também é influenciada pela posição do paciente (se a cabeça do paciente estiver para cima, a solução hiperbárica se distribui caudalmente, enquanto a solução hipobárica se distribui em direção à cabeça). Quanto maior a concentração do anestésico, mais alto será o bloqueio; quanto maior o volume injetado, maior será sua distribuição.

A administração de anestésicos por via raquidiana é considerada um procedimento altamente eficaz, pelo fato de o líquido cefalorraquidiano que surge durante a punção assegurar que a agulha está corretamente localizada. Entretanto, o fato de conseguir um bloqueio com a administração intratecal do anestésico não assegura que o bloqueio seja adequado para a cirurgia, em virtude da extensão, da qualidade ou da duração deste (Fettes et al., 2009). Conforme mencionado anteriormente, a administração de fármacos diretamente no líquido cefalorraquidiano por meio da via intratecal ou mesmo intraventricular é utilizada como forma de quimioterapia regional no tratamento de metástases meníngeas de tumores malignos ou mesmo na prevenção de metástases no caso de leucemias e linfomas. Dado o pequeno volume do compartimento do líquido cefalorraquidiano, a administração regional é particularmente interessante, visto que oferece a possibilidade de alcançar grandes concentrações com pouca quantidade de fármaco injetada (Siegal e Zylber-Katz, 2002). Uma das grandes limitações da administração de fármacos por essa via para tratamento de neoplasias consiste na distribuição não uniforme do fármaco em todo o espaço subaracnóideo. Após a administração de metotrexato no líquido cefalorraquidiano, a sua concentração depende do local e do modo de administração, do fluxo do líquido cefalorraquidiano (0,4 mℓ/min em humanos), da absorção desse líquido, da captação do fármaco pelo plexo coroide e seu *clearance* e da difusão ou transporte do fármaco por meio do líquido cefalorraquidiano (Blasberg et al., 1977). Considerando que a direção do fluxo do líquido cefalorraquidiano é dos ventrículos laterais para o terceiro e quarto ventrículo e, depois, para a cisterna basal, não é surpreendente que isótopos injetados no líquido cefalorraquidiano lombar normalmente não entrem nos ventrículos laterais; desse modo, injeções por via lombar de metotrexato atingem concentrações baixas e não costumam ser eficazes terapeuticamente (Shapiro et al., 1975).

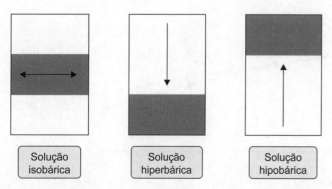

Figura 2.20 Influência da gravidade na baricidade.

Via intraóssea

O conhecimento sobre a relação entre a medula óssea e a circulação sistêmica foi adquirido no início do século 20 (Doan, 1922). Na década de 1940, a infusão intraóssea tornou-se o método padrão para aplicação de fármacos e fluidos em pacientes pediátricos (Tocantins e O'Neill, 1940). Na década seguinte, com a introdução das cânulas flexíveis de plástico para injeção IV, substituiu-se a via intraóssea na administração de fármacos em pediatria (Neuhaus, 2014).

Acesso venoso difícil, principalmente em pacientes pediátricos, compreende uma situação frequente e de manejo complexo. Em situações emergenciais, como em procedimentos anestésicos, a perda do acesso venoso é extremamente séria. Obviamente, a experiência profissional pode minimizar o problema, mas situações causadas por variações anatômicas ou emergência médica podem necessitar de um plano B, caso o acesso venoso realmente seja complicado. A cateterização de via central e cateterização da veia femoral causam certa morbidade e custo, e talvez não sejam factíveis ou adequadas para muitos pacientes (Dolister et al., 2013). Além disso, exige profissional com alto grau de qualificação, principalmente se o paciente pediátrico for muito jovem e estiver apenas sedado superficialmente (p. ex., paciente sedado com quetamina IM na ausência de jejum). As técnicas de ultrassonografia e transiluminação não estão disponíveis em todos os centros e somente ajudam pacientes pediátricos bem jovens. A via de administração intraóssea é fácil de ser aprendida e oferece uma série de vantagens combinadas com uma taxa relativamente baixa de complicações. Portanto, existem hoje várias recomendações para utilizar essa via não somente em situações emergenciais, mas também em situações perioperatórias na anestesia de pacientes pediátricos (Stewart e Kain, 1992). Atualmente, as indicações para uso da via de administração intraóssea são:

1. Situações emergenciais de risco de morte imediato:
   1.1 Parada cardiorrespiratória ou choque (p. ex., sepse meningocócica).
   1.2 Hipotermia, obesidade, edema, lesão térmica.
   1.3 Instabilidade hemodinâmica crítica antes ou durante a indução da anestesia.
   1.4 Processo comprometendo as vias respiratórias, como laringospasmo ou sangramento.
2. Indicação urgente (administração intraóssea após tentativas infrutíferas de canulação venosa):
   2.1 Desidratação relativa (como no caso de infecção gastrintestinal).
   2.2 Indução urgente de anestesia em paciente pediátrico na ausência de jejum.
3. Indicação semieletiva (administração intraóssea após tentativas infrutíferas de canulação venosa e após avaliação de risco-benefício cuidadosa):
   3.1 Cirurgia eletiva após indução anestésica por via inalatória.
   3.2 Indução intravenosa mandatória, como no caso de hipertermia maligna.

Nos casos 2 e 3, o baixo risco da infusão intraóssea, sua mínima necessidade de preparação e a baixa necessidade de profissional altamente qualificado devem ser considerados em relação aos riscos das demais alternativas, que costumam ser mais invasivas e consumir mais tempo. Um ensaio clínico descreveu o uso de infusão intraóssea em 30 pacientes pediátricos em estado crítico de saúde como procedimento perioperatório sem complicações (Hamed et al., 2013).

Via peritoneal

O peritônio é a membrana que reveste os órgãos viscerais formando o mesentério, responsável pela conexão das alças intestinais. O interstício do peritônio contém vasos sanguíneos e linfáticos intercalados com o líquido extracelular, uma matriz de consistência gelatinosa entre as fibras de colágeno, fibroblastos e gordura. A área superficial do peritônio é de aproximadamente 1 a 2 m², semelhante à superfície corpórea. As características fisiológicas da cavidade peritoneal vêm sendo utilizadas há décadas como via para remoção de metabólitos tóxicos, por meio do procedimento de diálise peritoneal. Essas mesmas características da membrana peritoneal podem ser utilizadas como via de administração de fármacos. Em pacientes submetidos à diálise peritoneal, é comum o uso de antibióticos administrados pela mesma via para tratar episódios de peritonite, uma complicação não infrequente do procedimento de diálise peritoneal. A via intraperitoneal também é utilizada com sucesso para tratamento de câncer de ovário, com resultados promissores (Unal et al., 2014). Uma vantagem nesse caso é que o fármaco atinge eficácia terapêutica na região de interesse com menores concentrações sistêmicas e, portanto, com menor toxicidade sistêmica. O uso da via intraperitoneal em pacientes que fazem diálise peritoneal cronicamente é conveniente, visto que já existe, nesse caso, o tubo que pode ser utilizado para administração do fármaco, evitando, assim, o uso de outra via (geralmente IV), o que acarreta riscos e custos adicionais. A taxa e a quantidade de fármaco transferido da cavidade peritoneal para a circulação sistêmica dependem de vários fatores, como a característica do fármaco e o esquema terapêutico utilizado na diálise. Entretanto, essas variáveis podem ser manipuladas para aumentar a eficácia do fármaco administrado por via intraperitoneal.

Após a administração do fármaco na cavidade peritoneal, ocorre sua transferência para os tecidos peritoneais e deles para a circulação sistêmica. O transporte através da membrana peritoneal dá-se por três processos simultâneos: difusão, ultrafiltração e reabsorção do fluido. A absorção de fármacos por via intraperitoneal é linear no tempo, independentemente da massa molecular ou da concentração do fármaco. O fármaco do dialisado peritoneal desparece rapidamente, visto que sua concentração é muito mais alta no dialisado (que geralmente apresenta um volume próximo de 2 ℓ) em relação ao volume de distribuição do fármaco no organismo (geralmente acima de 40 ℓ). Como os fármacos apresentam ligação às proteínas plasmáticas e há muito pouca ligação às proteínas no dialisado, isso também favorece a difusão de sentido único (do dialisado para o plasma).

Além do uso tópico, como no caso da administração de antibióticos via intraperitoneal para tratamento de peritonite e de quimioterápico no caso do câncer de ovários, a via intraperitoneal pode ser utilizada para administração de fármacos para uso sistêmico. A insulina administrada via intraperitoneal apresenta várias vantagens em relação à administração SC, como redução de absorção errática, conveniência, não necessidade de injeções SC com as complicações locais e a prevenção de hiperinsulinemia periférica. As doses de insulina em pacientes em processo de diálise peritoneal são maiores que aquelas utilizadas em pacientes em processo de hemodiálise, em virtude da exposição contínua à dextrose. Um aspecto negativo reside no fato de que a dose de insulina a ser utilizada via intraperitoneal é geralmente 2 a 3 vezes maiores que aquela administrada SC, o que torna o processo antieconômico (Chaudhart et al., 2010).

Via intradérmica

A história das vacinas é coroada de sucessos. As vacinas tradicionais induzem imunidade robusta contra micróbios bacterianos e virais, prevenindo o aparecimento de doenças infecciosas. As vacinas comumente aplicadas foram desenvolvidas por microbiologistas. Louis Pasteur descobriu que distintos micróbios causavam doenças e que micróbios atenuados poderiam induzir uma proteção duradoura contra uma infecção subsequente pelo micróbio não atenuado, ou seja, patogênico. Vacina pode ser definida como uma formulação que induz uma resposta imune específica, não tóxica e duradoura para prevenir doenças (Steinamnn, 2008). Tipicamente, isso se referia e ainda se refere às doenças infecciosas. As pesquisas em vacina atualmente tentam ampliar o espectro de antígenos com o qual as vacinas podem ser desenvolvidas, incluindo aí antígenos específicos para câncer, alergia ou autoimunidade. As vacinas são comumente administradas na pele por meio de injeção. A maioria das vacinas é injetada diretamente no tecido subcutâneo ou, em alguns casos, no músculo. Entretanto, poucas vacinas são aplicadas na derme (Nicolas e Guy, 2008). As células dendríticas são as indutoras e reguladoras primárias da imunidade e da tolerância, tendo sido reconhecidas por seu papel crítico no desenho de novas vacinas. As células dendríticas absorvem, processam, transportam e apresentam a vacina para os linfócitos T nos órgãos linfoides de drenagem. Vários subtipos de células dendríticas foram descritas na pele, sendo as células epidermais de Langerhans as mais conhecidas (Langerhans, 1868). Tanto a derme quanto a epiderme são densamente habitadas por uma rede de células dendríticas, em contraste com os tecidos subcutâneo e muscular, que apresentam poucas células dendríticas. Um exemplo recente de vacina intradérmica é a vacina contra influenza, administrada na derme e com boa resposta imunológica (Arnou et al., 2009). A administração intradérmica de vacinas oferece várias vantagens em potencial:

- Redução ou aumento de eficácia da dose do antígeno
- Sistemas para administração que podem ou não utilizar agulhas menores
- Redução do risco de acidentes com agulhas no pessoal médico e paramédico
- Aumento da adesão e conveniência para o paciente
- Estresse e dor menores para o paciente.

No momento, há quatro vacinas rotineiramente administradas via intradérmica, a saber: BCG (bacilo Calmette-Guérin), varíola, raiva e vacinas sazonais para influenza (gripe). Há três sistemas básicos para administração de vacinas ou de medicamentos via intradérmica, como:

- Um injetor intradérmico, tipo microinjetor, que acopla a seringa com uma agulha de pequeno calibre (utilizado para vacina contra influenza)
- Sistema balístico, no qual a vacina é administrada por meio de um jato líquido pressurizado e com alta velocidade, o qual acaba penetrando a pele. Apesar de esse sistema balístico não ter agulha, o som e o impacto do jato podem ser traumáticos para o paciente e resultar na formação de equimose local
- Sistema de microagulhas, aplicadas diretamente na pele e que atravessam o estrato córneo. Esse sistema apresenta a grande vantagem de ser autoadministrável, e as microagulhas podem ser feitas de polímeros que se dissolvem após a aplicação, liberando o conteúdo (antígeno ou medicamento).

Via pulmonar

O pulmão vem sendo utilizado como via de administração de fármacos há vários milênios. A origem das terapias inalatórias pode ser detectada há 4.000 anos na Índia, onde as pessoas fumavam as folhas da planta *Atropa belladonna* para suprimir a tosse. Nos séculos 19 e 20, pacientes asmáticos fumavam cigarros para asma que continham pó de estramônio misturado com tabaco para tratar os sintomas dessa doença. Além do tratamento de patologias pulmonares, a possibilidade de tratar doenças sistêmicas com agentes terapêuticos por via inalatória sem a necessidade de uso de agulhas (como no caso da administração de insulina por via inalatória) expandiu seu uso no campo médico. A Tabela 2.2 apresenta as vantagens do uso da via pulmonar como via de administração de medicamentos para doenças pulmonares e para doenças sistêmicas.

Fisiologicamente, o aparelho respiratório pode ser dividido em duas regiões: uma condutora, que abrange cavidade nasal, nasofaringe, brônquio e bronquíolos; e outra respiratória, composta pelas vias respiratórias distais dos bronquíolos e alvéolos. Anatomicamente, a composição dessas duas regiões é variável e distinta em termos de tipos de células, sua morfologia e função. As vias respiratórias superiores apresentam epitélio colunar, assim como células mucociliares e com

Tabela 2.2 Vantagens do uso da via pulmonar como via de administração de fármacos para doenças pulmonares e para doenças sistêmicas.

Tratamento de doenças respiratórias	Tratamento de doenças sistêmicas
• Entrega alta concentração de fármacos por via respiratória ao local da doença • Minimiza o risco de reações adversas sistêmicas • Tem resposta clínica rápida • Ignora as barreiras à eficácia terapêutica, como má absorção gastrintestinal e metabolismo de primeira passagem no fígado • Obtém um efeito terapêutico semelhante ou superior com uma fração da dose sistêmica. Por exemplo, salbutamol oral 2 a 4 mg é terapeuticamente equivalente a 100 a 200 μg/MDI	• Administração sistêmica "sem agulha" • É adequado para uma ampla gama de substâncias, de pequenas moléculas a proteínas muito grandes • A área de superfície absortiva é enorme (100 m^2) e tem uma membrana altamente permeável (0,2 a 0,7 μm de espessura) na região alveolar • Moléculas grandes com taxas de absorção muito baixas podem ser absorvidas em quantidades significativas; a depuração mucociliar lenta na periferia pulmonar resulta em residência prolongada no pulmão • Tem um ambiente enzimático menos agressivo e de baixa intensidade, desprovido de metabolismo hepático de primeira passagem • A cinética de absorção é reprodutível. A absorção pulmonar independe de complicação alimentar, enzimas extracelulares e diferenças metabólicas interpessoais que afetam a absorção gastrintestinal

cílios (Patton e Byron, 2007). O epitélio traqueobrônquico apresenta espessura de 58 a 66 μm, sendo composto de células neuroendócrinas, claras, serosas, em escova, ciliadas, caliciformes e basais. O epitélio dos bronquíolos terminais tem aproximadamente 10 a 13 μm de espessura sendo composto de células claras e ciliadas (Sporty et al., 2008). Já a monocamada que forma o epitélio alveolar apresenta 0,1 a 0,5 μm de espessura e compõe-se de pneumócitos tipos I e II (Agu et al., 2001). No lado aéreo do alvéolo, encontram-se os macrófagos alveolares, responsáveis pela captação e pela digestão de partículas insolúveis depositadas nos alvéolos. Portanto, para um agente terapêutico administrado via inalatória tornar-se biodisponível na circulação sistêmica por difusão passiva, ele precisa passar por várias barreiras dinâmicas, como o surfactante, o líquido broncoalveolar, o epitélio, a membrana basal e, finalmente, o endotélio, o qual é mais permeável que o epitélio pulmonar. A absorção pode ser mais complexa caso o fármaco seja sujeito a processos ativos, como interação com receptores ou transportadores.

O pulmão humano apresenta uma grande área epitelial de absorção quando comparado com o trato gastrintestinal. O epitélio do pulmão humano é altamente permeável e facilmente acessível com uma dose de aerossol inalatório (Patton, 1996). A administração de um fármaco via pulmonar para o tratamento de uma doença respiratória constitui um excelente exemplo de administração direcionada ao alvo terapêutico, como fibrose cística, asma, infecções pulmonares crônicas, câncer pulmonar etc. As vantagens são grandes, pois evita efeitos colaterais sistêmicos e pode aumentar a atividade terapêutica ao se administrar uma alta dose. A concentração do medicamento pode ser aumentada localmente para o nível desejado, enquanto a concentração sistêmica pode ser mantida baixa. Embora apenas uma pequena porcentagem das partículas inaladas chegue aos níveis mais profundos do pulmão, a dose, ainda assim, costuma ser menor que aquela necessária caso fosse feita a administração por outras vias (Labiris e Dolovich, 2003). Outra vantagem é que as partículas depositadas no pulmão são rapidamente absorvidas, o que pode ser benéfico para o tratamento de quadros agudos, como dor, ansiedade, espasmos, crise hipertensiva etc. Em contraste com outras vias de administração, a via pulmonar não apresenta as barreiras mencionadas na via de administração oral nem o efeito de primeira passagem. Assim, é particularmente apropriada para o tratamento de tumores pulmonares e terapias genéticas que utilizam produtos biotecnológicos de alto custo e produtos quimioterápicos tóxicos. Entretanto, o metabolismo de fármacos pode ocorrer no pulmão e, com isso, reduzir o impacto terapêutico para fármacos sistêmicos. Outra limitação é que fármacos inalatórios podem causar efeitos tóxicos locais, como dano às defesas tissulares, dano celular, edema etc. Se os excipientes ou propulsores não são removidos adequadamente pelo *clearance* mucociliar, eles podem causar resposta inflamatória pulmonar. Além disso, a alta variabilidade da capacidade pulmonar do paciente pode tornar a eficácia da administração pulmonar imprevisível em alguns casos.

Ao contrário da administração de fármacos VO ou IV, a administração de fármacos via inalatória permite a chegada do fármaco diretamente no lúmen interno das vias respiratórias e nos locais terapêuticos. Por essa razão, a dose sistêmica da maioria dos medicamentos administrados por aerossol é reduzida quando comparada com aquelas administradas VO ou IV. A administração direta aos pulmões permite uma broncodilatação mais rápida em resposta a agonistas beta-2 adrenérgicos e anticolinérgicos, e, com alguns medicamentos de longa duração, o efeito perdura por período maior quando comparado com tratamento realizado VO.

A tecnologia utilizada para a administração de fármacos via inalatória tem importância fundamental para determinar em qual região do pulmão o agente terapêutico será depositado e, portanto, a quantidade dele que será absorvida ou eliminada, processos fundamentais para a eficácia clínica. Os agonistas beta-2 precisam ser depositados nas vias respiratórias brônquicas, e não nos alvéolos. O local da deposição do fármaco administrado via inalatória depende das características físicas da partícula, como tamanho, forma e densidade. As partículas do aerossol devem ter um tamanho ideal, ou seja, não podem ser muito grandes, pois, nesse caso, ficam aprisionadas nas vias respiratórias superiores, nem muito pequenas, porque isso facilita a sua exalação. O tamanho ótimo para atingir as vias respiratórias é de 3 a 10 μm comparado com < 3 μm para atingir os alvéolos (Forbes, 2000). O *clearance* mucociliar elimina partículas insolúveis depositadas na árvore brônquica, enquanto os macrófagos alveolares fagocitam as partículas insolúveis depositadas nos alvéolos. Esses dois processos limitam o tempo de residência das partículas nas vias respiratórias. É importante ressaltar que a deposição de partículas no local de absorção não garante sua absorção. Conforme visto na administração VO, as propriedades físico-químicas do fármaco (tamanho e solubilidade) modulam a extensão de sua absorção, sua distribuição e sua farmacocinética. Os mecanismos envolvidos na absorção de fármacos pelo pulmão (transporte por poros da membrana, transporte mediado por transportadores, absorção pelo sistema linfático etc.) ainda não são bem conhecidos (Ibrahim e Garcia-Contreras, 2013). A Figura 2.21 apresenta os possíveis mecanismos de absorção pelo epitélio pulmonar.

Os mecanismos pelos quais os xenobióticos são eliminados pelo pulmão são bem conhecidos. Ao contrário do processo de absorção, muito similar ao de outras vias de administração de fármacos, os mecanismos de eliminação de fármacos pelo pulmão são únicos, assim como a anatomia e a fisiologia do pulmão. Dependendo do sítio onde ocorreu o depósito do fármaco, do tamanho da partícula e da composição química do fármaco, este pode ser eliminado via *clearance* mucociliar, degradação enzimática ou pela circulação linfática após captação por macrófagos.

O *clearance* mucociliar é a primeira linha de defesa que protege o pulmão dos efeitos deletérios de poluentes e patógenos inalados. O aparelho mucociliar é formado pelos cílios, por uma camada de gel solúvel que forma uma camada superior de muco e pelo fluido periciliar (Stannard e O'Callaghan, 2006). O muco é produzido pelas células caliciformes e compõe-se principalmente de água contendo 1% de NaCl, 0,5 a 1% de proteína, 0,5 a 1% de mucinas, gp-P ricas em carboidratos. Também contém lactoferrina, lisozimas e IgA, a qual tem papel importante na defesa imune local. O muco atua como a principal barreira física e química na qual as partículas e os organismos ficam aderidos e aprisionados. Os cílios praticamente varrem os xenobióticos por meio de uma força propulsiva que leva o muco para a orofaringe, onde ele pode ser deglutido ou expectorado. O fluido periciliar é considerado essencial para a manutenção do *clearance* mucociliar, visto que aumenta a eficiência da movimentação dos cílios. Moléculas que apresentam carga positiva têm alta afinidade pelas cargas negativas da mucina, tornando-se não disponível para absorção.

Via nasal

Classicamente, a via nasal é utilizada para administração de fármacos para tratamento de doenças locais, como rinite alérgica e congestão nasal. Entretanto, nos últimos 20 anos, a via nasal vem sendo considerada uma via alternativa para administração de fármacos sistêmicos para moléculas de baixo peso que tenham características hidrofílicas, peptídios e proteínas que geralmente só podem ser administrados via injetável (Illum, 2003). Comparada com as outras membranas biológicas, a mucosa nasal é mais porosa, apresenta membrana epitelial fina e fluxo sanguíneo rápido, com uma camada epitelial altamente vascularizada e uma vasta área de absorção (150 cm^2) oriunda das microvilosidades das células epiteliais (Ozsoy *et al.*, 2009). Assim, a via nasal oferece várias vantagens, como absorção de fármacos lipofílicos, ação rápida e baixo risco de superdosagem (Arora *et al.*, 2002). Aplicação de baixo volume (25 a 250 µℓ), baixa permeabilidade para moléculas de alto peso molecular, presença de condições patológicas, *clearance* mucociliar do fármaco, barreiras enzimáticas e irritação da mucosa constituem algumas das desvantagens da via nasal.

A via nasal consiste em três áreas funcionais, conhecidas como vestibular, olfatória e respiratória. Nesta última, ricamente vascularizada e com vasta área de absorção, ocorre predominantemente a absorção dos fármacos. A retenção dos fármacos aplicados via nasal é sujeita a vários fatores, como tamanho da partícula do fármaco, densidade, forma e higroscopicidade, respiração e presença de condições patológicas na cavidade nasal. Partículas maiores de 10 µm podem se acumular na via respiratória pela respiração, as menores de 5 µm são inaladas e chegam aos pulmões, e as menores de 0,5 µm são exaladas (Schipper *et al.*, 1991). A mucosa respiratória nasal é recoberta com muco, o qual apresenta 5 mm de espessura e tem um gel viscoso na sua parte superior e uma camada aquosa na sua parte inferior. O muco é composto de 95% de água, 2% de mucina, 1% de sais, 1% de albumina, imunoglobulinas, lisozimas, lactoferrina e outras proteínas e 1% de lipídios. O muco nasal também contém IgA, IgE e IgG. O epitélio nasal é recoberto com uma nova camada de muco a cada 10 min aproximadamente. Todos os componentes do ar inalado do ambiente externo pelas vias respiratórias aderem ao muco da cavidade nasal, na qual são dissolvidos, depois levados até a nasofaringe, onde são eventualmente adsorvidos ou dissolvidos no trato gastrintestinal. O *clearance* do muco e de seus componentes é chamado de *clearance* mucociliar. Fármacos aplicados via nasal são eliminados do nariz com uma meia-vida de aproximadamente 21 min (Jones, 2001).

A passagem de fármacos pela mucosa nasal se dá por três processos: paracelular, transcelular e transcitótico (Figura 2.22; Ingemann *et al.*, 2000).

O transporte paracelular é associado às junções apertadas (*tight junctions*) e aos espaços intercelulares, constituindo-se uma via importante particularmente para absorção de peptídios e proteínas. Na via transcelular, o transporte é feito por difusão passiva ou mecanismo de transporte ativo, sendo importante na absorção de moléculas lipofílicas reconhecidas pela membrana (transportadores ativos). No transporte transcitótico, o fármaco ou partícula é captado por uma vesícula e transferido pela célula, acumulando-se no espaço intersticial (Tuma e Hubbard, 2003).

Várias estratégias têm sido empregadas visando a superar as duas principais barreiras para administração de fármacos via nasal para fins sistêmicos: o transporte pela membrana epitelial e o eficaz *clearance* mucociliar. Uma estratégia interessante consiste no uso de sistemas nasais mucoadesivos, que, ao retardarem o *clearance* da formulação farmacêutica, permitem um contato prolongado entre tal formulação e os sítios de absorção na cavidade nasal (Figura 2.23; Illum, 1998).

A morfina é um agonista opioide utilizado no controle da dor, sendo importante obter um nível plasmático adequado rapidamente para obter alívio imediato. Quando administrada VO na forma farmacêutica de solução oral, leva de 30 a 45 min para atingir níveis plasmáticos necessários para aliviar a dor. Quando administrada via nasal em uma formulação simples, o $T_{máx}$ assemelha-se ao da VO, por volta de 40 min, sendo pouca quantidade absorvida via nasal (5 a 10%). Entretanto, quando administrada via nasal em uma formulação contendo quitosana, sua biodisponibilidade absoluta aumenta para 60% e o $T_{máx}$ fica por volta de 15 min, apresentando uma característica farmacocinética similar à de uma infusão IV (Illum *et al.*, 2002).

Outro aspecto interessante da via nasal é a possibilidade de administrar fármacos diretamente para o cérebro, evitando a barreira hematencefálica. Estudos anatômicos demonstram que a mucosa nasal

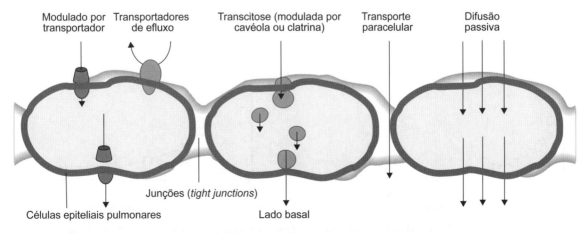

Figura 2.21 Mecanismos de absorção pelo epitélio pulmonar.

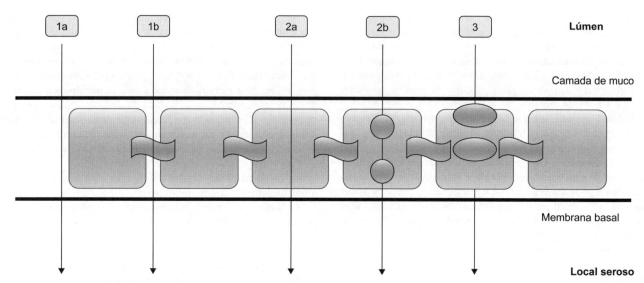

Figura 2.22 Processos de passagem de fármacos pela mucosa nasal. 1. Via paracelular; 1a espaços intercelulares, 1b *tight junctions*. 2. Via transcelular; 2a difusão passiva, 2b transporte ativo, 3 transcitose

apresenta uma mucosa respiratória e uma olfatória. A mucosa olfatória é uma membrana bem fina que separa a cavidade nasal do tecido cerebral, representando 5 a 10% da área total da mucosa nasal, e tem como característica ser bem menos restritiva que a barreira hematencefálica, permitindo, portanto, uma comunicação direta entre o cérebro e o meio externo. Quando um fármaco é administrado por via nasal, a maior parte dele é absorvida na circulação sistêmica pela membrana respiratória e uma parte atravessa a barreira hematencefálica e chega ao cérebro. Entretanto, uma pequena parte da dose pode ser absorvida pela mucosa olfatória e chegar diretamente ao cérebro sem precisar atravessar a barreira hematencefálica (Guo *et al.*, 2012). As concentrações de sulfametoxazol e cefalexina foram 10 e 30 vezes maiores no líquido cefalorraquidiano após administração nasal em comparação com administração IV, respectivamente (Sakane *et al.*, 1991). Essa via não é limitada para transporte apenas de pequenas moléculas, mas também de peptídios, como observado com o fator de crescimento neural (Zhao *et al.*, 2004).

O fármaco pode chegar ao SNC a partir da cavidade nasal por meio da via olfatória ou da via do trigêmeo (Khan *et al.*, 2010). A própria via olfatória pode ser dividida em vias intraneuronais, nas quais o epitélio olfatório capta as moléculas por processos como endocitose, as quais atingem o bulbo olfatório por transporte axonal, e extraneuronais, em que os fármacos cruzam o epitélio olfatório e são subsequentemente transportados ao bulbo olfatório, podendo entrar no cérebro por difusão (Mittal *et al.*, 2013). Transportadores encontrados em outros epitélios, como transportadores do sistema ABC e a gp-P, também são expressos no epitélio da mucosa nasal, entretanto sua relevância no transporte de fármacos ainda não está esclarecida (Anand *et al.*, 2014).

Via transdérmica

A via de administração oral é inapropriada para fármacos que apresentam biodisponibilidade absoluta baixa, seja por sua baixa

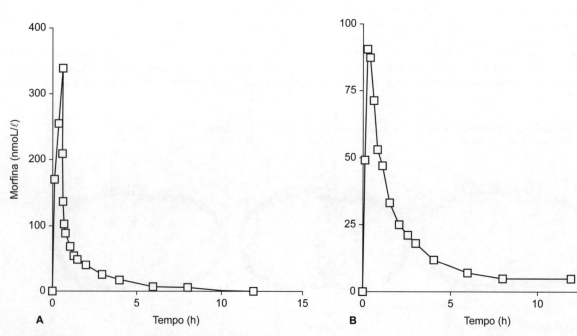

Figura 2.23 Comparação entre o perfil farmacocinético de morfina (10 mg) administrada em infusão lenta (30 min) (**A**) e morfina administrada via nasal em uma formulação de solução de quitosana (**B**).

hidrossolubilidade, baixa estabilidade na luz gástrica ou intestinal, baixa permeabilidade intestinal ou pelo fato de serem substratos para metabolismo de primeira passagem. Há muitos fármacos eficazes que atualmente necessitam ser administrados via injetável, por causa da baixa biodisponibilidade obtida quando administrados por outras vias. No entanto, as injeções apresentam desvantagens como dor, fobia de agulhas e risco de transmissão de doenças infecciosas. A pele é uma barreira natural desenvolvida para proteger o corpo humano. É composta de três camadas: epiderme (espessura de 50 a 150 μm), derme (espessura de 1 a 2 mm) e tecido subcutâneo, totalizando uma espessura final de aproximadamente 3 mm. A epiderme é a camada mais externa e a principal responsável pelas propriedades de barreira da pele. Há cinco subcamadas na epiderme: os estratos córneo, lúcido, granuloso, espinoso e basal. O estrato córneo é a principal barreira da pele, composto de 15 a 20 camadas de corneócitos estratificados ricos em proteínas e depletados de lipídios. Nas camadas abaixo do estrato córneo, a epiderme é formada por queratinócitos densamente empacotados, cercados de uma matriz lipídica (Figura 2.24).

Essa matriz lipídica é composta de ceramidas (50%), colesterol (25%) e outros ácidos graxos, tem espessura de aproximadamente 100 nm e limita a difusão passiva de pequenas moléculas lipofílicas. Com a remoção do estrato córneo, a epiderme representa a barreira para administração de fármacos via transdérmica. A remoção da epiderme junto com o estrato córneo resulta em aumento de 10 vezes da permeabilidade da pele. Várias tecnologias foram e estão sendo desenvolvidas para superar essa barreira, como iontoforese, sonoforese, microagulhas, nanocarregadores lipídicos, permeadores de peptídios, lipoplexos, conjugados de nanopartículas de ácido nucleico esférico e permeadores químicos.

Iontoforese

Envolve o uso de uma corrente elétrica de baixa intensidade para dirigir partículas ionizadas e neutras através da pele. Eletromigração e eletrosmose são os principais mecanismos envolvidos na iontoforese. A molécula ionizada é colocada abaixo de um dos eletrodos de modo que forças eletrorrepulsivas forcem a molécula para longe do eletrodo em direção à pele. Uma molécula carregada positivamente é colocada abaixo do eletrodo positivo, enquanto uma molécula carregada negativamente é colocada abaixo do eletrodo negativo (Figura 2.25).

No caso de moléculas neutras, o movimento das moléculas de água (eletrosmose) é o principal mecanismo transportador (Sieg *et al.*, 2004). Tipicamente, as correntes variam de 0,1 a 1 mA/cm².

Sonoforese

Trata-se do uso de ultrassom para aumentar o transporte transdérmico de medicamentos. A cavitação, o mecanismo principal da sonoforese, constitui o processo pelo qual o líquido é separado quando uma força em excesso de sua tensão de tração formando vazios. Como mostra a Figura 2.26, um sonicador gera o ultrassom. A câmera doadora é colocada sobre a pele, o sonicador é colocado na câmera preenchida de um meio líquido e o ultrassom é gerado (Herwadkar *et al.*, 2012).

A sonoforese emprega ultrassom de baixa frequência (< 100 kHz) para permeabilizar o estrato córneo. Quando o ultrassom é aplicado com o líquido, ele forma núcleo nas bolhas em solução. Essas bolhas tornam-se instáveis, em virtude do grande gradiente de pressão, e explodem, resultando em um jato de líquido que penetra o estrato córneo. O ultrassom é aplicado na pele com um agente químico que aumenta a permeabilidade, atuando de modo sinérgico e gerando um alto grau de fluidificação desse estrato. Neste local, a cavitação transitória próxima da superfície da pele causa sua ruptura.

Microagulhas

Trata-se de agulhas medidas em micrômetros, o que facilita o transporte transdérmico de fármacos ao criar poros na pele (Figura 2.27), utilizadas para atravessar o estrato córneo. Dado o seu comprimento restrito, elas não penetram o suficiente para atingir terminais nervosos, portanto sua aplicação é indolor. Há quatro tipos de microagulhas:

- Sólidas, utilizadas para pré-tratamento da pele seguido da aplicação de um creme tópico

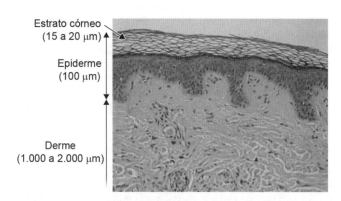

Figura 2.24 Corte histológico da pele. A camada mais externa da epiderme, o estrato córneo, é formada por corneócitos mortos aprisionados em uma matriz lipídica. Abaixo do estrato córneo localiza-se a epiderme, composta de queratinócitos. Abaixo da epiderme encontra-se a derme.

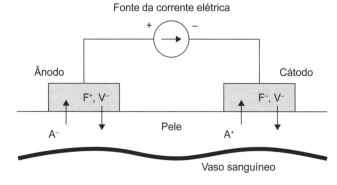

Figura 2.25 F⁺ e F⁻ são os íons do fármaco carregados positiva ou negativamente, respectivamente. V⁺ e V⁻ são os coíons carregados positiva ou negativamente na solução do fármaco. A⁺ e A⁻ são os contraíons que atravessam a pele em direção ao eletrodo para manter a eletroneutralidade.

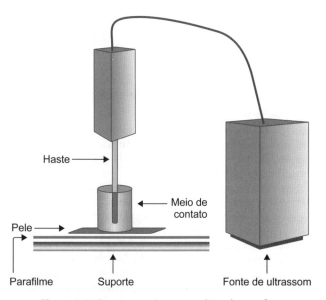

Figura 2.26 Representação esquemática da sonoforese.

- Ocas, para infusão de grandes quantidades de fármacos na pele
- Sólidas, porém recobertas com o fármaco
- Microagulhas que se dissolvem com o fármaco encapsulado dentro delas.

Eletroporação

Também usa corrente elétrica, entretanto visa a romper membranas celulares. Os pulsos elétricos são de centenas de volts, com duração de 10 μs a 10 ms em média, e a formação de poros aquosos nas camadas lipídicas do estrato córneo, assim como ruptura reversível das membranas celulares. Apesar de a corrente elétrica favorecer a penetração do fármaco, esta ocorre por difusão passiva através dos poros formados. A iontoforese, ao contrário da eletroporação, não causa efeitos na arquitetura da pele, dada a baixa intensidade da corrente elétrica utilizada.

Adesivos transdérmicos

A aplicação de cremes e emplastros apresenta alta variabilidade na biodisponibilidade do fármaco, além de ter o risco da transferência do fármaco para outras pessoas. Por essas limitações, surgiu a necessidade de haver um sistema fechado de administração transdérmica de fármacos para aumentar a segurança e permitir que a taxa de administração fosse controlada. Isso levou ao desenvolvimento dos chamados adesivos transdérmicos (Pastore *et al.*, 2015). Há várias tecnologias que podem ser empregadas para elaboração de um adesivo transdérmico, conforme discutido a seguir.

Reservatório com uma membrana para controle da taxa de liberação do fármaco

O adesivo transdérmico contém um reservatório com o fármaco e uma membrana que controla sua liberação, minimizando, assim, a variabilidade da permeabilidade intra e intersujeito e, consequentemente, dos níveis do fármaco na circulação. Um ponto básico dessa abordagem consiste no fato de que a administração do fármaco na circulação sanguínea é controlada pelo adesivo transdérmico, e não pela pele (Figuras 2.28 e 2.29).

O fármaco no reservatório atinge um equilíbrio com a membrana durante a aplicação na pele, e a concentração do fármaco na membrana acaba atuando como a dose inicial. A vantagem desse tipo de adesivo é que ele permite uma liberação constante do fármaco (cinética de ordem zero). Uma desvantagem dessa tecnologia é que, com o passar do tempo, após sua manufatura, o fármaco se difunde para todas as membranas do sistema, inclusive para a membrana responsável pela adesão na pele, podendo causar uma taxa de liberação do fármaco mais alta do que a inicial. Esse problema é particularmente relevante em fármacos que apresentam alta solubilidade e que necessitam de certo controle da taxa de liberação em razão do índice terapêutico estreito.

Adesivo com fármaco dissolvido ou suspenso no polímero da matriz

Esse tipo de adesivo não contém um reservatório de fármaco, dissolvido no polímero. Em princípio, quando o fármaco está dissolvido ou suspenso no polímero da matriz, a taxa de liberação pode ter característica de ordem zero (Figura 2.30).

Sabe-se que a penetração de fármacos na pele humana depende do local da aplicação (Feldmann e Maibach, 1967). Entretanto, algumas partes do corpo (tronco e braços) apresentam fluxos semelhantes, permitindo, portanto, que os adesivos sejam colocados de maneira intercambiável, atingindo as mesmas concentrações plasmáticas. Atualmente, há certo interesse no desenvolvimento de adesivos transdérmicos ativos, que usariam tecnologias minimamente invasivas como as já revisadas (iontoforese, sonoforese, microagulhas e eletroporação), com o intuito de melhorar a taxa de penetração de fármacos que apresentam baixa taxa de penetração ou baixa potência (Naik *et al.*, 2000).

Via bucal

A administração de fármacos via bucal é interessante principalmente para atingir níveis sistêmicos em pacientes pediátricos. A absorção de fármacos pela mucosa bucal pode evitar o efeito de primeira passagem hepático e a degradação química no trato gastrintestinal. Em razão do abundante fluxo sanguíneo e da permeabilidade relativamente alta da mucosa bucal, os fármacos podem rapidamente atingir concentrações altas. Essa é uma característica relevante, sobretudo em situações emergenciais nas quais o início de ação do fármaco é importante. Além disso, essa via é útil em pacientes desacordados ou incapazes de deglutir. Comparada com a administração de fármacos via parenteral,

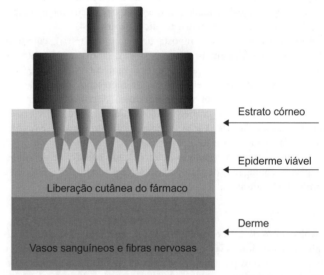

Figura 2.27 As microagulhas perfuram o estrato córneo, permitindo acesso dos fármacos diretamente à epiderme viável, sem atingir os vasos sanguíneos e terminais nervosos localizados na derme.

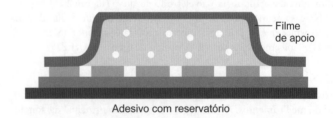

Figura 2.28 Reservatório do adesivo.

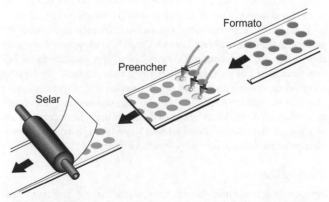

Figura 2.29 Passos de preenchimento na manufatura de adesivos.

a via bucal é relativamente fácil e não invasiva, possibilitando que pais ou cuidadores administrem os fármacos sem a necessidade de treinamento especializado. Além de evitar o risco de infecções pelo fato de não utilizar agulhas, essa via facilita a adesão do paciente pediátrico.

O epitélio bucal, localizado na face interna das bochechas e nas áreas entre as gengivas e os lábios superior e inferior, é composto de um epitélio estratificado escamoso com aproximadamente 40 a 50 camadas de células, resultando em uma espessura de aproximadamente 500 a 800 μm, com uma área de superfície de 100 cm² (Gandhi e Robinson, 1994). Sua função primária consiste em proteger os tecidos mais internos de danos mecânicos e químicos, além de evitar a entrada de corpos estranhos (Squier e Brogen, 2011). Estruturalmente, trata-se de um revestimento multilaminar composto por um epitélio externo com membrana basal, apoiado em tecido conjuntivo composto por lâmina própria e submucosa (Figura 2.31).

A superfície do epitélio é recoberta por muco. O epitélio apresenta quatro camadas distintas, e, nas mais profundas, as células estão mitoticamente ativas e se diferenciam em células maiores e chatas conforme se aproximam da superfície. A meia-vida do epitélio bucal é de 5 a 7 dias. Organelas secretórias liberam conteúdo lipídico nos espaços intercelulares nos 2/3 inferiores do epitélio, contribuindo para a sua função de barreira (Dawson *et al.*, 2013). A membrana basal é ondulada e formada por um tecido contínuo de material extracelular com espessura aproximada de 1 a 2 μm, e também contribui com a função de barreira. A lâmina própria é composta de tecido conjuntivo frouxo apresentando fibras de colágeno, musculatura lisa e capilares, e não apresenta papel relevante na permeação de fármacos. A submucosa consiste em tecido conjuntivo mais denso com algumas glândulas salivares acessórias cercadas de células mioepiteliais. O fluxo sanguíneo da mucosa bucal é de aproximadamente 2,4 mℓ/min/cm² (Sattar *et al.*, 2014). A mucosa bucal apresenta níveis de glicoproteína-P (gp-P) significativamente menores que a parede intestinal; entretanto, os níveis de CIP3A4 são similares aos do intestino delgado.

Além da forma farmacêutica de filmes orais, há outras formas farmacêuticas, como pastilhas ou gomas, para administração de fármacos VO. As pastilhas podem levar até 30 min para que haja a dissolução completa, limitando, portanto, a quantidade total de fármaco que pode ser administrada. A desintegração e a dissolução geralmente são controladas pelo paciente, dependendo da força empregada por ele para a sucção. Uma vez dissolvido, o fármaco é exposto à mucosa bucal e ao terço superior do esôfago (Zhang *et al.*, 2002). A forma farmacêutica de goma apresenta a vantagem de possibilitar uma liberação controlada do fármaco por um período prolongado e, com isso, reduzir a variabilidade observada na liberação do fármaco e do seu tempo de retenção na boca.

Via sublingual

A primeira descrição dos efeitos sistêmicos após absorção de um fármaco aplicado via sublingual foi feita por Sobrero em 1847, quando observou que a administração de pequena quantidade de nitroglicerina embaixo da língua causava cefaleia grave. Trinta anos depois, a nitroglicerina sublingual foi introduzida na prática médica para alívio imediato da angina de peito (Murrell, 1897). A via sublingual apresenta algumas vantagens sobre a via bucal. Estruturalmente, é semelhante à mucosa bucal, mas, por ser menos espessa (100 a 200 μm), a biodisponibilidade do medicamento pode ocorrer mais rapidamente e, dessa maneira, reduzir o efeito de primeira passagem. O fluxo sanguíneo na mucosa sublingual é mais lento que o da mucosa bucal, sendo da ordem de 1 mℓ/min/cm². Em comparação com outras vias, apresenta grande potencial para controlar o pH desse microambiente, permitindo, assim, otimizar a dissolução e a absorção do medicamento. Por exemplo, comprimidos efervescentes do opioide fentanila para uso sublingual permitem que este fique em sua forma não ionizada, propiciando uma rápida absorção. Fármacos comumente administrados via sublingual incluem medicamentos para o sistema cardiovascular, esteroides, barbitúricos e vitaminas. Comprimidos sublinguais dissolvem muito mais rapidamente do que os comprimidos para administração oral, por causa do uso de superdesintegrantes e por apresentarem natureza altamente porosa (liofilização). É fundamental que os comprimidos não apresentem gosto, para facilitar a adesão do paciente ao tratamento.

Filmes orais, também conhecidos como *strips* orais ou *patches* orais, são formas farmacêuticas mais modernas extremamente convenientes para pacientes pediátricos (Patel *et al.*, 2013). Trata-se de formas farmacêuticas semelhantes a selos, com 1 a 3 cm² de tamanho, mas podem ser feitas em tamanhos maiores para acomodar maiores doses do fármaco; apresentam espessura menor que 1 mm para facilitar a aplicação na mucosa. Em comparação com as formas farmacêuticas convencionais, como as formas sólidas orais (comprimidos e cápsulas), elas são ultrafinas, flexíveis e causam pouco desconforto oral, facilitando a adaptação de pacientes pediátricos (Lam *et al.*, 2014). Esses filmes orais dissolvem mais rapidamente que os comprimidos bucais e sublinguais. Os filmes orais são aplicados tanto na mucosa sublingual quanto na oral, mas alguns são desenhados para aplicação na mucosa gengival. Podem ser feitos com uma matriz biodegradável desenhada para liberar o fármaco imediatamente para a cavidade oral ou contendo uma camada mucoadesiva para prolongar seu tempo de retenção no sítio de aplicação. Entretanto, há filmes que não dissolvem e protegem o fármaco da ação da saliva, prolongando a liberação da substância por um período superior a 10 h; porém, eles precisam ser retirados após o uso e, portanto, não são tão convenientes para pacientes pediátricos. Filmes orais contendo citrato de fentanila e buprenofina/naloxona estão disponíveis comercialmente para adultos.

Imunoterapia específica para alergênios compreende uma estratégia utilizada para manuseio de alergias mediadas por IgE, como picada de inseto, rinite alérgica e asma provocada por alergênio. Ela induz uma tolerância imunogênica por meio da administração repetida de

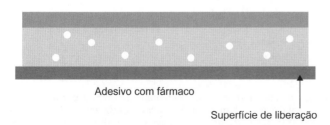

Figura 2.30 Adesivo com matriz.

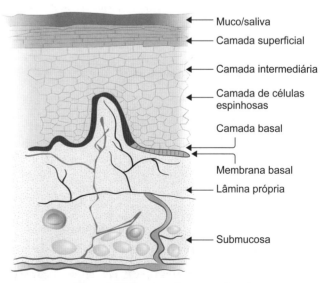

Figura 2.31 Estrutura da mucosa bucal.

alergênios específicos, sendo o único tratamento para alergias que apresenta efeito modificador da doença (Campbell, 2009). Atualmente, utilizam-se tanto a SC quanto a via sublingual para a administração dos alergênios, sendo a segunda preferível em pacientes pediátricos, por sua natureza não invasiva e facilidade de aplicação. Além disso, considera-se que a via sublingual nesse caso é mais segura que a SC, a qual está associada a eventos adversos sérios, como risco de anafilaxia fatal.

Conforme ilustrado na Figura 2.32, metanálise sobre controle de dor induzido por injeção autocontrolada de morfina ou uso de fentanila por via transdérmica (PCTS) ou sublingual com o SSTS (do inglês *sufentanil sublingual tablet system*) demonstrou superioridade deste último (Katz *et al.*, 2017).

Via retal

O reto humano representa uma cavidade no corpo em que os fármacos podem ser introduzidos com facilidade, retidos e eventualmente absorvidos. A via retal (VR) de administração é frequentemente empregada para efeitos locais ou sistêmicos. Há várias razões para que a VR seja empregada para administração sistêmica:

- Presença de náuseas ou vômitos, ou quando o paciente está inconsciente
- Doença no trato gastrintestinal superior que afeta a absorção do fármaco
- Gosto do fármaco, fator importante sobretudo em pacientes pediátricos
- Obtenção mais rápida de níveis plasmáticos quando o fármaco é administrado em solução, como alternativa à administração via injetável
- A absorção do fármaco pode ser interrompida facilmente no caso de superdosagem acidental ou tentativa de suicídio
- A velocidade de absorção e a biodisponibilidade do fármaco não são influenciadas por alimentos
- O efeito de primeira passagem é reduzido, visto que parte da drenagem venosa do reto tem a via cava inferior como seu principal leito
- Evita contato do fármaco com líquidos digestivos, por exemplo, ácido clorídrico, que pode degradá-lo.

O reto apresenta comprimento de 10 a 15 cm com diâmetro de 4 a 7 cm; em condições fisiológicas, encontra-se a maior parte do tempo vazio. O epitélio do reto é predominantemente colunar ou cuboide, com numerosas células caliciformes (*globet cells*). Pelo fato de o epitélio retal não apresentar vilosidades, sua superfície tem área de apenas 200 a 400 cm², bem menor que a do intestino delgado, calculada em 2.000.000 cm² (Wilson, 1962). Consequentemente, a área de absorção do reto tem um papel limitante na absorção de fármacos, mas isso não impede que a absorção seja rápida, dependendo da forma farmacêutica empregada (de Boer *et al.*, 1982). A drenagem venosa do reto é feita por três veias principais:

- Veia retal inferior, que drena a parte do canal anal abaixo da linha anorretal anatômica, incluindo o plexo hemorroidário externo situado no espaço perianal
- Veia retal média, que drena a parte inferior do reto até a linha anorretal anatômica e o plexo hemorroidário interno, situado no espaço do canal subanal
- Veia superior do reto, que drena a parte superior do reto.

A veia superior do reto drena pela veia mesentérica inferior para a veia porta, enquanto as veias inferior e média drenam diretamente para a veia cava inferior, pelas veias pudendas internas e veias ilíacas internas.

Entre as veias retais, há uma grande rede de anastomoses. Conforme já visto, parte da drenagem venosa do reto cai diretamente no sistema porta. Com o intuito de avaliar essa porcentagem, o fármaco lidocaína foi administrado a voluntários sadios vias IV (200 mg), VO (300 mg) e VR (300 mg). A lidocaína sofre extenso metabolismo de primeira passagem. Conforme mostra a Figura 2.33, a biodisponibilidade absoluta da lidocaína foi maior quando administrada VR (de Boer *et al.*, 1979).

Outro aspecto importante refere-se à forma farmacêutica utilizada. Em um ensaio clínico, a prometazina foi administrada a voluntários sadios na forma de solução oral (25 e 50 mg), solução retal (25 mg) e supositório sólido (25 mg). A forma de solução líquida (microenema líquido) favorece a biodisponibilidade quando comparada com a forma sólida de supositório (Figura 2.34; Moolenaar *et al.*, 1981).

Entretanto, há algumas limitações associadas ao uso de fármacos VR, como:

- Interrupção da absorção pela defecação, principalmente quando o fármaco apresenta características irritativas para a mucosa
- Menor superfície em relação à superfície do intestino delgado
- Conteúdo fluido muito menor que o do intestino delgado, o que pode acarretar problemas de dissolução da forma farmacêutica e do fármaco
- Possibilidade de degradação ou metabolização do fármaco por microrganismos no reto
- Aceitabilidade pelo paciente.

Via vaginal

A vagina tem 8 a 12 cm de comprimento e seu interior é recoberto por uma mucosa que apresenta invaginações, as quais permitem aumentar a sua área em torno de 60 cm² em condições normais (Platzner *et al.*, 1978). Histologicamente, identificam-se três camadas na vagina: a camada externa, composta por epitélio escamoso estratificado não secretório; uma camada média, composta por musculatura lisa; e uma camada interna, constituída pela mucosa vaginal, formada por tecido conjuntivo areolar (túnica adventícia – Figura 2.35; Sterneberg, 1992).

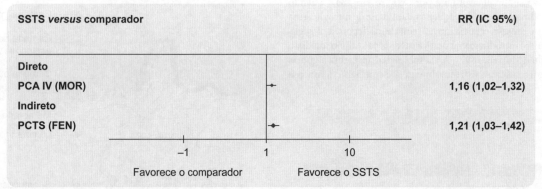

Figura 2.32 Fores plot mostrando controle de dor induzido por injeção autocontrolada de morfina ou uso de fentanil transdérmico (comparador) *versus* fentanil por via sublingual (SSTS). Avaliação da dor feita após 24 h pela escala PGA (do inglês *Patient Global Assessment*). IC: intervalo de confiança; MOR: morfina; FEN: fentanil; PCTS: *patient-controlled transdermal system*; SSTS: *sufentanil sublingual tablet system*; RR: risco relativo; IV: via intravenosa.

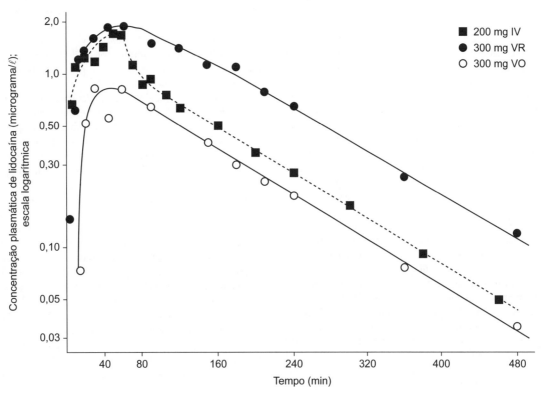

Figura 2.33 Influência da via de administração na biodisponibilidade da lidocaína. IV: intravenosa; VR: via retal; VO: via oral.

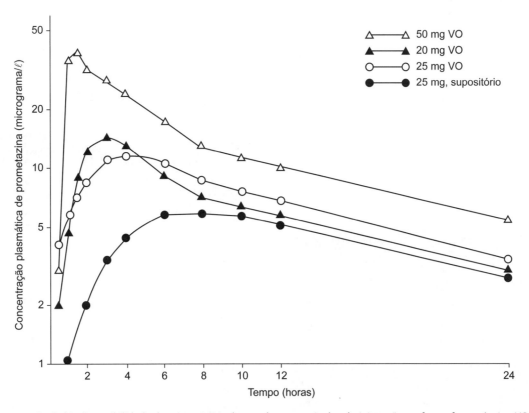

Figura 2.34 Comparação da biodisponibilidade da prometazina de acordo com a via de administração e a forma farmacêutica. VO: via oral; VR: via retal.

Em condições normais, o pH da vagina é mantido em torno de 4,5, o que favorece o desenvolvimento de uma flora saprofítica, composta principalmente por lactobacilos, os quais transformam o glicogênio em ácido láctico, mantendo, assim, o pH ácido e inibindo o crescimento de bactérias potencialmente patogênicas. Na vagina, como em outros tecidos, a passagem de fármacos através das membranas depende fundamentalmente do gradiente de concentração entre a luz da vagina e a concentração intravascular. Entretanto, pode ser influenciado por peso molecular, lipossolubilidade, grau de ionização, constante de difusão e tempo de duração do contato. A vascularização da vagina é bastante apropriada à absorção de fármacos, porém a drenagem venosa tem características distintas nos diferentes segmentos da vagina. Na porção superior da vagina, a rede venosa faz anastomose com o plexo uterino e ovariano, drenando diretamente na veia ilíaca interna e, portanto, evitando a passagem pelo fígado. Na parte inferior da vagina, a drenagem venosa faz anastomose com o plexo hemorroidário, que tem uma parte drenada para o sistema porta. Portanto, quando o objetivo do tratamento consiste no fato de que o efeito do fármaco seja restrito à vagina, como no caso do tratamento da atrofia vaginal, o ideal é administrá-lo no terço inferior da vagina, evitando, assim, que atinja o útero e a circulação sistêmica. Quando um fármaco é administrado no terço superior da vagina, seu efeito local é mantido intacto e a absorção sistêmica não sofre efeito de primeira passagem pelo fígado. Entretanto, a administração de fármacos no terço superior da vagina proporciona o acúmulo em outras estruturas uterinas, especialmente o endométrio, o chamado "efeito de primeira passagem uterina".

Com base no exposto, derivados hormonais utilizados com fins contraceptivos devem ser aplicados no terço superior da vagina. A captação de fármacos no epitélio vaginal não depende apenas de difusão passiva; há transportadores de captação tanto de efluxo quanto de metabolismo intracelular. Transportadores de efluxo comum como a gp-P, a proteína 2 associada à resistência múltipla a fármacos (MRP-2) e a proteína associada à resistência ao câncer de mama (BCRP) são expressos na vagina (Grammen et al., 2014). Em relação às chamadas enzimas de fase I, a vagina humana expressa somente CIP1A1 e CIP1B1; não foi detectada a presença de enzimas do CIP3A4. Entretanto, enzimas da chamada fase II são abundantemente expressas tanto na vagina quanto na ectocérvice (Tabela 2.3; Zhou et al., 2013).

Além do já mencionado, o epitélio da vagina contém proteases, exopeptidases e endopeptidases, as quais podem degradar peptídios ou pequenas proteínas (Lete et al., 2010).

Via intravesical

É amplamente utilizada no tratamento ou na prevenção de recidiva no câncer superficial da bexiga, após ressecção transuretral do tumor. Isso ocorre porque fármacos administrados VO são pouco eficazes, dada a baixa biodisponibilidade na bexiga. Por essa via, o fármaco é administrado por meio de uma sonda urinária que permite a instilação ou a irrigação da bexiga. A eficácia desse método depende do tempo de residência do fármaco na bexiga e da capacidade deste de ser absorvido pelo urotélio. O tratamento por essa via permite reduzir tanto a dose quanto a frequência de administração do fármaco, evitando a degradação da molécula que pode ocorrer na via sistêmica e reduzindo suas reações adversas (Moch et al., 2013).

A bexiga é um órgão de armazenagem periférico com capacidade de 400 a 600 mℓ, e o reflexo de micção é estimulado a partir de 150 a 300 mℓ (GuhaSarkar e Banerjee, 2010). Os músculos reagem ao enchimento e ao esvaziamento, por relaxamento ou contração da parede vesical. A parede vesical é composta pela adventícia que recobre a superfície externa, a camada muscular, a submucosa e a mucosa que fica em contato com a urina. A mucosa é constituída da lâmina própria e de um epitélio de transição estratificado conhecido como urotélio. O urotélio constitui uma cobertura impermeável no interior da bexiga, que evita a difusão das moléculas presentes na urina para o interior da parede da bexiga. A estrutura do urotélio a partir do detrusor em direção à luz é composta de três tipos distintos de células: células basais, células intermediárias e células em guarda-chuva (Lewis, 2000). Essas células em guarda-chuva são células hexagonais que podem se alongar entre 50 e 120 μm, que apresentam numerosas vesículas citoplasmáticas e cujas fibras do citoesqueleto se coalescem formando os chamados desmossomos, que asseguram a transferência de informações entre as células. O conjunto dessas células forma as placas poligonais que, juntas, formam uma rede densa e bastante resistente. As células basais se diferenciam em células intermediárias e, depois, em células epiteliais, assegurando a renovação constante da parede da bexiga. A impermeabilidade é assegurada, ainda, por uma camada de glucosaminoglicanos carregados negativamente, os quais impedem os fármacos de atingir o interior do urotélio. Dadas as suas características hidrofílicas e sua ação antiadesiva, eles evitam que as partículas se depositem na parede da bexiga (Grabnar et al., 2006).

Para que os fármacos possam apresentar efeito terapêutico após sua administração intravesical, eles devem inicialmente atravessar o urotélio, uma das barreiras mais impermeáveis do organismo. O urotélio é responsável por diversas ações fisiológicas, e sua eficácia não se restringe a impedir a entrada de urina, mas também a de fármacos (Melicow, 1978). Ele fica na interface entre a urina e o tecido conjuntivo formando uma barreira que impede a troca de solutos, íons e metabólitos

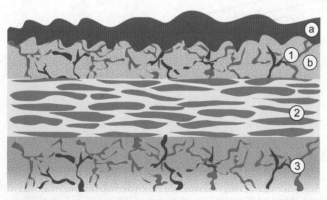

Figura 2.35 Corte histológico da parede vaginal. 1: epitélio escamoso estratificado não secretório; 2: camada média (muscular lisa); 3: túnica adventícia; a: muco cervical; b: epitélio.

Tabela 2.3 Níveis de enzimas fase II expressas em tecido cervicovaginal humano.

Enzimas da fase II humana	Nível de enzima em fase II humana (% do fígado humano)	
	Ectocérvice humana	Vagina humana
UGT1A1	+++	+++
UGT1A3	–	–
UGT1A4	++	++
UGT1A7	++++	++++
UGT1A8	+++	+++
UGT1A10	+++	+++
UGT2B4	+++	+++
UGT2B7	–	–
UGT2B15	+++	+++
UGT2B17	+++	+++

–: < 2% ou indetectável
+: 2 a 10%
++: 10 a 50%
+++: 50 a 100%
++++: > 100%.

tóxicos. A permeabilidade de substâncias como água, amônia e ureia, que cruzam barreiras epiteliais com facilidade, é extremamente baixa no urotélio. O urotélio apresenta uma resistência transepitelial bastante alta (10.000 a 75.000 Ω/cm^2), em razão da resistência paracelular das *tight junctions* com a resistência transcelular das membranas das células apicais. Microscopia eletrônica das células em guarda-chuva mostra um arranjo hexagonal de uroplaquinas, em que 6 unidades de cada partícula são ligadas para formar um anel hexagonal, com lipídios em sua cavidade central. A baixa permeabilidade do urotélio é resultado desse arranjo particular de proteínas e *tight junctions* das células em guarda-chuva (Hsu et al., 2013).

A administração de fármacos VO para tratamento de patologias vesicais é frequentemente utilizada, mas, em geral, são empregados em doses altas, já que somente uma pequena fração é absorvida e atinge, de fato, a bexiga. A biodistribuição no resto do corpo é indesejável, com risco de efeitos colaterais importantes. Considerando que a bexiga é um órgão oco e apresenta um conduto natural que é a uretra, o tratamento de patologias vesicais por administração de fármacos via intravesical apresenta benefícios terapêuticos. Entretanto, há várias limitações para a instilação intravesical dos fármacos; a diluição do fármaco instilado reduz sua concentração. Estratégias para evitar a diluição causada pela urina consistem em administrar o fármaco após o esvaziamento da bexiga, reduzir a produção de urina pelos rins e regular o consumo de líquidos antes e após a administração do fármaco. Ensaios clínicos recentes demonstraram que administrar mitomicina intravesical após eliminação do volume residual, fazer jejum durante a noite, dobrar a concentração de mitomicina para 40 mg em 20 mℓ e alcalinizar a urina com bicarbonato resultaram no dobro de eficácia de período sem tumor após 5 anos (Au et al., 1998). A acidez urinária constitui outro fator limitante para a terapia intravesical, por exemplo, com doxorubicina ou epirrubicina. Outra variável importante é a lipofilicidade do fármaco, a qual permite melhor incorporação e penetração através das membranas celulares. O paclitaxel, fármaco altamente lipofílico, atinge concentrações intrauroteliais bem mais altas que a mitomicina ou a doxorrubicina (Song et al., 1997).

Via uretral

Apesar da eficácia da administração de fármacos via intracavernosa para tratamento da disfunção erétil (71 a 78%), seu uso por período prolongado é acompanhado de alta taxa de desistência, variando de 37 a 80% nos primeiros 6 meses do tratamento (Virag et al., 1991). A administração de prostaglandina E1 via uretral representa um tratamento menos invasivo para disfunção erétil, tendo sido introduzida em 1997 (Padma-Nathan et al., 1997). A prostaglandina E1 é administrada pelo próprio paciente nas doses de 125 ou 250 μg na uretra distal com o uso de aplicador plástico. Como mostra a Figura 2.36, a prostaglandina E1 foi considerada eficaz comparada com o placebo em induzir ereção peniana mesmo em pacientes que não haviam respondido com aplicação intracavernosa (Engel e McVary, 1998).

Como reações adversas, foram relatadas dor peniana (7,8% das administrações de prostaglandina E1 em comparação com 1% das administrações de placebo) e trauma uretral (3,4% vs. 0,6%). Não ocorreu priapismo. Esses resultados indicam que a administração de prostaglandina E1 via uretral constitui uma alternativa segura e eficaz para a administração de fármacos para tratamento da disfunção erétil.

Via ocular

O olho é composto por tecido conjuntivo, vascular e neural. O tecido conjuntivo consiste na córnea transparente conectada à esclera branca por meio do limbo. O tecido vascular é composto da coroide e de dois corpos ciliares conectados pela íris na frente do globo ocular. A retina é constituída de tecido neural, cuja função é transmitir os impulsos elétricos para o cérebro pelo nervo óptico. Há também o cristalino, localizado atrás da íris e posicionado entre os corpos ciliares por dois ligamentos de suspensão. O globo ocular apresenta um segmento anterior (preenchido com o humor aquoso) e um segmento posterior (preenchido com o humor vítreo). O segmento anterior representa a menor parte do olho e constitui-se de córnea, conjuntiva, corpo ciliar, íris, cristalino e humor aquoso. Já o segmento posterior representa a maior parte da estrutura do globo ocular e é formado por esclera, coroide e retina cercada pela cavidade vítrea, a qual está preenchida por humor vítreo (Figura 2.37).

Administração tópica

Feita geralmente na forma farmacêutica de colírio, é empregada para tratamento das doenças do segmento anterior. Para a maioria dos fármacos aplicados topicamente, os locais de ação são a córnea, a conjuntiva, a esclera ou outros tecidos do segmento anterior, como a íris

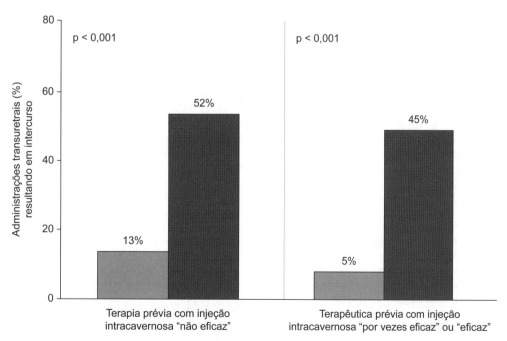

Figura 2.36 Porcentagem de administrações transuretrais de alprostadil (barras escuras) ou placebo (barras claras) que resultaram em intercurso sexual com aplicação feita em casa.

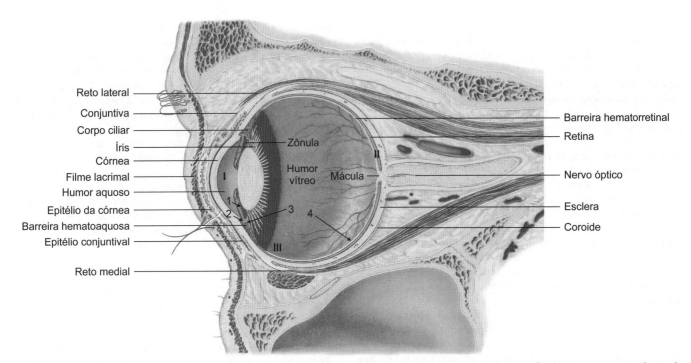

Figura 2.37 Ilustração esquemática das principais estruturas do olho e das barreiras oculares. A primeira barreira fisiológica contra a instilação de fármacos é o filme lacrimal. A córnea é a principal via de transporte de fármacos para a câmera anterior (I). O epitélio pigmentar da retina e o endotélio são as principais barreiras para os fármacos administrados sistemicamente (II). Injeção intravítrea é uma técnica invasiva para atingir o humor vítreo (III). Os fármacos podem ser eliminados da câmera anterior pela drenagem venosa após difusão através da superfície da íris (1) ou pelo efluxo do humor aquoso (2). Os fármacos podem ser removidos do humor vítreo por meio de difusão para a câmara anterior (3) ou através da barreira hematorretinal (4).

e o corpo ciliar. Após a administração tópica, fatores pré-corneais e barreiras anatômicas reduzem a sua biodisponibilidade (Gaudana et al., 2010). Os fatores pré-corneais incluem drenagem da solução, piscar dos olhos, filme lacrimal e lacrimejamento. O filme lacrimal, cuja composição e quantidade são determinantes da saúde da superfície ocular, oferece a primeira resistência, em razão de seu alto turnover. A mucina presente no filme lacrimal tem um papel protetor ao formar uma camada hidrofílica que ajuda a eliminar debris celulares e patógenos (Gipson e Argueso, 2003). O volume do filme lacrimal é de 7 $\mu\ell$ e o saco lacrimal pode conter aproximadamente até 30 $\mu\ell$ após a administração de uma gota de colírio. Entretanto, o filme lacrimal tem uma alta capacidade de renovação, sendo a maior parte da solução administrada eliminada em 15 a 30 s após a instilação. Considerando todos os fatores pré-corneais e o pouco tempo de contato com as membranas responsáveis pela absorção dos fármacos, menos de 5% da dose aplicada chega aos tecidos intraoculares (Ahmed, 2003).

Administração sistêmica

As barreiras sangue-aquosa e hematorretinal são as principais barreiras para a chegada do fármaco às câmeras anterior e posterior, respectivamente. A barreira sangue-aquosa consiste em duas camadas de células localizadas no segmento anterior do olho, ou seja, o endotélio dos vasos do corpo ciliar e o epitélio ciliar não pigmentado. Ambas as camadas celulares expressam tight junctions que previnem a entrada de solutos no ambiente intraocular, no caso o humor aquoso. A barreira hematorretinal restringe a entrada de agentes terapêuticos na câmera posterior do olho. Ela é composta de dois tipos de células: as células endoteliais dos capilares da retina e as células epiteliais pigmentadas da retina, conhecidas como barreira interna e externa, respectivamente. Esta última expressa também tight junctions que restringem a permeação de fármacos.

Administração periocular e intravítrea

Trata-se de empregadas para superar a deficiência das vias tópicas e sistêmicas para administrar fármacos na câmera posterior do olho.

Outra vantagem dessas vias reside no fato de que a administração sistêmica pode causar efeitos colaterais, o que a torna menos atraente para pacientes geriátricos. A via periocular inclui a subconjuntival, subtenoniana, retrobulbar e peribulbar, sendo menos invasivas que a administração intravítrea. O fármaco administrado via periocular pode chegar à câmera posterior por três vias: transcleral, circulação sistêmica através da coroide e através da câmera anterior (filme lacrimal, córnea, humor aquoso e humor vítreo). A injeção intravítrea oferece vantagens interessantes, visto que o fármaco é aplicado diretamente no humor vítreo. Entretanto, a distribuição do fármaco no humor vítreo não é uniforme. Pequenas moléculas facilmente se distribuem no vítreo, mas moléculas grandes apresentam difusão restrita. O vítreo funciona como uma barreira para a terapia genética, já que os glucosaminoglicanos carregados negativamente interagem com os complexos catiônicos lipídicos, poliméricos e lisossomais do DNA (Peeters et al., 2005). Essa interação leva à formação de agregados e a uma completa imobilização dos complexos catiônicos do DNA. A meia-vida do fármaco no humor vítreo é outro fator que pode determinar a eficácia terapêutica do fármaco. Após a injeção intravítrea, o fármaco pode ser eliminado por via anterior, que envolve a difusão do fármaco do humor vítreo para o humor aquoso pelos espaços zonulares, seguida da eliminação por meio da renovação do humor aquoso e do fluxo sanguíneo uveal, e por via posterior, que abrange permeação através da barreira hematorretinal com permeabilidade passiva ou mecanismos de transporte ativos. Por essas características, hidrofilicidade e alto peso molecular costumam aumentar a meia-vida dos compostos no humor vítreo (Urtti, 2006).

FARMACOCINÉTICA DOS ANTICORPOS MONOCLONAIS

Os anticorpos monoclonais representam uma classe de produtos biológicos amplamente utilizados no tratamento de doenças imunológicas e câncer e, mais recentemente, na prevenção ou no tratamento de doenças cardiovasculares. Anticorpos monoclonais são naturalmente produzidos por células B e conhecidos como imunoglobulinas (Ig), com seus respectivos subtipos (IgA, IgD, IgE, IgG e IgM). O subtipo IgG representa aproximadamente 80% de todos os anticorpos humanos e é o mais utilizado para a geração de hibridomas (linfócitos B "fundidos" com uma linha celular imortalizada).

As IgG são moléculas de peso molecular de 150 kDa, compostas por duas cadeias pesadas (50 kDa) e duas leves (15 kDa) ligadas por numerosas pontes dissulfeto e uma região de polipeptídios que gira sobre seu próprio eixo, formando um Y (Figura 2.38).

Elas são formadas por dois domínios que contêm os fragmentos onde se ligam os antígenos (Fab – *fragment antigen binding*) e um domínio cristalizável (Fc – *fragment crystallisable*), conforme mostra a Figura 2.38.

O Fc está associado à meia-vida de eliminação do anticorpo, e as moléculas intactas de IgG têm meia-vida mais longa do que os Fab. A meia-vida média de IgG1, IgG2 e IgG4 é de aproximadamente 21 dias, e a da IgG3 é de cerca de 7 dias (Dostalek et al., 2013).

Originalmente, a produção de monoclonais terapêuticos era feita com a inoculação de determinado antígeno em camundongos, produzindo, assim, anticorpos com altos níveis de imunogenicidade, mas com pouco efeito em humanos. A tecnologia de engenharia recombinante permitiu afastar-se de anticorpos monoclonais murinos (0% humano) para anticorpos quiméricos (65% humano) e, eventualmente, para anticorpos monoclonais humanizados minimamente imunogênicos (> 90% humano). Atualmente, há uma tecnologia que permite produzir anticorpos humanos a partir de baços de camundongos transgênicos. A seguir, é apresentada a nomenclatura utilizada para anticorpos monoclonais pela International Nonproprietary Name (INN) em relação à origem do anticorpo monoclonal (chamado de *mab*) e à característica da sua composição (Figura 2.39):

- Omab: anticorpo monoclonal murino
- Ximab: anticorpo monoclonal quimérico
- Zumab: anticorpo monoclonal humanizado
- Umab: anticorpo monoclonal humano.

É importante ressaltar que essa nomenclatura não está sendo mais implementada, porque gera expectativas que não foram comprovadas clinicamente e podem impactar no desenvolvimento do anticorpo monoclonal. Por exemplo, há uma expectativa de que o anticorpo monoclonal humano tenha menor potencial imunogênico em comparação com um anticorpo monoclonal quimérico, porém não há evidências clínicas para isso. Outro aspecto conflitante é que a diferença entre humanizado e humano nem sempre é clara o suficiente.

A questão dos prefixos é outro ponto importante, pois eles orientam em relação ao sistema envolvido, conforme exemplificado a seguir:

- *ci*: sistema circulatório (beva*ci*zumab)
- *li* (*lim*): sistema imunológico (go*lim*umab)
- *tu*: tumor (ri*tu*ximab)
- *vi*: viral (pali*vi*zumab)
- *os*: osso (den*os*umab)
- *bac*: bactéria (taxi*bac*umab)
- *ki*: interleucina (uste*ki*numab).

Essa nomenclatura também tem suas limitações: o rituximab é utilizado no tratamento de linfomas de células B (tumor), mas também no tratamento de artrite reumatoide.

Os anticorpos monoclonais são administrados via parenteral (SC, IM ou IV). Sua meia-vida costuma ser de 7 a 21 dias, e eles são eliminados fagociticamente pelo sistema reticuloendotelial. Um aspecto relevante é a resposta imune à administração (anticorpo contra o anticorpo) e suas reações adversas no sítio de injeção. Entretanto, com o uso de anticorpos monoclonais humanos, a reação imunológica foi drasticamente reduzida (Foltz et al., 2013).

Os anticorpos monoclonais se diferenciam dos medicamentos tradicionais (moléculas de síntese de pequeno peso molecular) de várias maneiras:

- Produção biológica: são extraídos de cultura de células
- Especificidade: são altamente específicos em relação ao alvo terapêutico, com um risco muito baixo de interação com outros medicamentos, visto que não são metabolizados pelo fígado nem pelo rim. Importante ressaltar que os anticorpos monoclonais ligam-se essencialmente à membrana extracelular

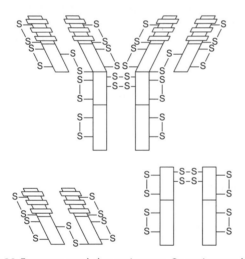

Figura 2.38 Estrutura geral dos anticorpos. Os anticorpos humanos apresentam estrutura comum composta dos domínios do fragmento Fc (do inglês *fragment crystallizable*) e do fragmento Fab (do inglês *antigen binding*), onde se liga o antígeno.

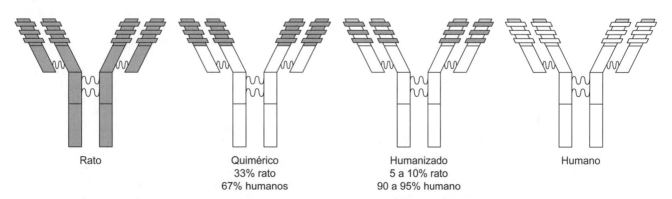

Figura 2.39 Nomenclatura utilizada para os anticorpos monoclonais empregados terapeuticamente.

- Administração: conforme mencionado anteriormente, são administrados via parenteral
- Intervalo de dosagem: por sua alta meia-vida, podem ser administrados semanal ou mensalmente.

Características farmacocinéticas

Absorção

Em virtude de seu alto peso molecular, da baixa permeabilidade para membranas biológicas e da instabilidade química nas condições do trato gastrintestinal, os anticorpos monoclonais são administrados exclusivamente via parenteral. Embora várias vias para administração sistêmica tenham sido tentadas, a maioria dos anticorpos monoclonais é administrada vias IV, SC ou IM. Por causa da restrição de volume que pode ser injetado via SC (menor de 5 mℓ) ou IM (2 mℓ) e pela baixa solubilidade dos anticorpos monoclonais nos excipientes utilizados como veículos, a administração SC ou IM de altas doses é impraticável. Quando é necessário administrar altas doses SC, pode-se fazer várias administrações. O anticorpo monoclonal contra IgE (omalizumab) é administrado com 3 injeções separadas quando é necessário aplicar dose de 375 mg (o máximo aplicado em um sítio é 150 mg; D'Amato et al., 2007).

Os mecanismos envolvidos na absorção dos anticorpos monoclonais após administração SC ou IM não são completamente entendidos. Estudos em animais revelaram que proteínas terapêuticas com peso molecular maior que 16 a 20 kDa são absorvidas via sistema linfático, enquanto moléculas menores podem ser diretamente absorvidas pelos capilares sanguíneos (Porter e Charman, 2000). Por seu alto peso molecular, os anticorpos monoclonais e seus derivados funcionais são absorvidos essencialmente via sistema linfático, no chamado processo de transporte convectivo, ou seja, por poros. O processo de absorção do tecido subcutâneo para o intravascular é bem lento (o fluxo linfático é de aproximadamente 120 mℓ/h); a $C_{máx}$ dos anticorpos monoclonais após administração SC é de 1 a 8 dias após a injeção. A biodisponibilidade dos anticorpos monoclonais após injeção SC geralmente é alta, mas varia de 12 a 100% (Kagan et al., 2012). Biodisponibilidade similar foi observada quando da administração IM (Vaishnaw e TenHoor, 2002). Outros fatores que influenciam a biodisponibilidade, além do tamanho do anticorpo monoclonal, são a formulação utilizada e o grau de degradação pré-sistêmica. A degradação pré-sistêmica representa um processo saturável que pode ser reduzido injetando-se uma dose mais alta do anticorpo (ter Braak et al., 1996).

Distribuição

Em razão do alto peso molecular e da polaridade, o extravasamento dos anticorpos monoclonais ocorre via transporte convectivo (através de poros), endocitose em fase fluida (conhecida também como pinocitose) e endocitose mediada por receptor (Flessner et al., 1997). Um importante determinante da distribuição do anticorpo monoclonal é a sua ligação com alta afinidade pelo alvo terapêutico, esteja ele no plasma ou no tecido.

Um dos maiores problemas no tratamento do câncer com anticorpos monoclonais consiste na dificuldade dessas proteínas em penetrar de modo eficiente os tumores. Nos tumores sólidos, a distribuição do anticorpo monoclonal depende da arquitetura e da fisiologia do tumor, além de características do anticorpo monoclonal. A conhecida baixa captação de anticorpos monoclonais em tumores geralmente resulta da baixa taxa de difusão e da longa distância a ser percorrida em tumores pobremente vascularizados (Tabrizi et al., 2010). Outro fator que limita a penetração dos anticorpos nos tumores, embora muitos tumores apresentem aumento da permeabilidade vascular quando comparados com vasos normais, está associado ao aumento da pressão intersticial, o que limita o extravasamento do anticorpo (Heldin et al., 2004). Estudos em animais demonstraram que as proteínas terapêuticas geralmente estão concentradas em uma região adjacente aos vasos (em um raio de cerca de 40 μm). Essa distribuição heterogênea de proteínas terapêuticas em tumores foi observada clinicamente utilizando-se tomografia de emissão de pósitron (Yokota et al., 1992).

A distribuição de anticorpos monoclonais no cérebro é ainda pouco entendida. Apenas fármacos lipofílicos, com peso molecular menor que 600 Da, conseguem difundir-se pelas células endoteliais da barreira hematencefálica e atingirem o cérebro. Isso sugere que moléculas hidrofílicas e moléculas com alto peso molecular, como os anticorpos monoclonais, não conseguem atravessar a barreira hematencefálica. Em humanos, a razão da concentração de IgG no líquido cefalorraquidiano e no plasma é de 0,002 em pacientes sem doença neurológica (Ganrot e Laurell, 1974).

Com o intuito de superar a difusão limitada dos anticorpos monoclonais nos tumores sólidos, diversos fragmentos de anticorpos (Fab, variáveis de cadeia única do Fab, variáveis de fragmento estabilizado com pontes dissulfeto, fragmentos diméricos conhecidos como *diabodies* ou fragmentos monoméricos chamados de *minibodies*) foram gerados, removendo parcial ou totalmente a região Fc das IgG. Esses fragmentos apresentam melhor penetração tissular, e novos fármacos estão sendo avaliados como agentes terapêuticos e/ou diagnósticos.

Eliminação

As pequenas moléculas são biotransformadas e eliminadas predominantemente pelo fígado e pelo rim. A filtração e o catabolismo renal também podem constituir uma via importante de *clearance* para peptídios (p. ex., insulina) e pequenas proteínas terapêuticas, entretanto os anticorpos monoclonais, com seu alto peso molecular (150 kDa), sofrem mínima filtração renal. Fragmentos menores que 60 kDa, como os Fab, são filtrados e eliminados de maneira eficaz pelo rim, sendo a taxa de eliminação aproximadamente igual à taxa de filtração glomerular (Maack et al., 1979). Em razão desse alto *clearance*, algumas vezes esses fragmentos são conjugados com polietilenoglicol (processo conhecido como peguilação) para aumentar seu peso molecular e evitar a filtração glomerular, aumentando, portanto, a meia-vida.

O processo de eliminação dos anticorpos monoclonais é feito em várias células do organismo humano e envolve diferentes mecanismos, como:

- Internalização nas células por pinocitose seguida de degradação lisossomal
- Degradação citosólica dos anticorpos monoclonais
- Degradação do complexo anticorpo monoclonal-alvo internalizado.

A meia-vida dos anticorpos monoclonais aumenta paralelamente ao seu grau de humanização. Anticorpos murinos têm meia-vida média de aproximadamente 1 dia (ibritumomab tiuxetana – 1 dia; muromonab – 18 h); anticorpos quiméricos, aproximadamente 10 dias (cetuximab – 3 dias; infliximab – 8 a 12 dias; rituximab – 2 a 11 dias); monoclonais humanizados, aproximadamente de 12 a 20 dias (alentuzumab – 15 a 21 dias; daclizumab – 20 dias; omalizumab – 26 dias); monoclonais humanos, de 15 a 20 dias (adalimumab – 15 a 19 dias). Apesar de a formação de anticorpos contra anticorpos monoclonais murinos ser um problema, a principal razão pelo seu alto *clearance* reside no fato de que monoclonais murinos não apresentam ligação significativa ao FcRn humano, o qual protege as IgG de serem degradadas.

A maioria dos anticorpos monoclonais apresenta um perfil farmacocinético caracterizado por um modelo linear de dois compartimentos com uma rápida fase de eliminação, caracterizada por uma curta fase de distribuição, seguida por uma fase de eliminação mais lenta, dependente de um *clearance* não específico (Ferri et al., 2016).

REFERÊNCIAS BIBLIOGRÁFICAS

Agu RU, Ugwoke MI, Armand M, Kinget R, Verbeke N. The lung as a route for systemic delivery of therapeutic proteins and peptides. Respir Res. 2001;2:198-209.

Ahmed I. The noncorneal route in ocular drug delivery. In: Mitra AK, editor. Ophthalmic drug delivery systems. New York: Marcel Dekker; 2003. p. 335-63.

Anand U, Parikh A, Ugwu MC, Agu RU. Drug transporters in the nasal epithelium: an overview of strategies in targeted drug delivery. Future Med Chem. 2014;6:1381-97.

Arnou R, Icardi G, De Decker M, Ambrozaitis A, Kazek MP, Weber F, et al. Intradermal influenza vaccine for older adults: a randomized controlled multicenter phase III study. Vaccine. 2009;27:7304-12.

Arora P, Sharma S, Garg S. Permeability issues in nasal drug delivery. Drug Discov Today. 2002;7:967-75.

Atanassoff PG, Bande MC. Anestesia subaracnoidea: 100 años de una técnica establecida. Rev Esp Anaestesiol Reanim. 2000;47:198-206.

Au JL, Badalament RA, Wientjes MG, Young DC, Warner JA, Venema PL, et al. Methods to improve efficacy of intravesical mitomycin c: results of a randomized phase III trial. J Natl Cancer Inst. 2001;93:597-604.

Bagchus WM, Smeets JMW, Verheul HAM, De Jager-Van Der Veen SM, Port A, Geurts TBP. Pharmacokinetic evaluation of three different intramuscular doses of nandrolone decanoate: analysis of serum and urine samples in healthy men. J Clin Endocrinol Metab. 2005;90:2624-30.

Barone JA, Koh JG, Bierman RH, Colaizzi JL, Swanson KA, Gaffar MC, et al. Food interaction and steady-state pharmacokinetics of itraconazole capsules in healthy male volunteers. Antimicrob Agents Chemother. 1993;37:778-84.

Bernards CM, Shen DD, Sterling ES, Adkins JE, Risler L, Phillips B, et al. Epidural, cerebrospinal fluid, and plasma phamacokinetics of epidural opioids (part 1): differences among opioids. Anesthesiology. 2003;99:455-65.

Beshyah SA, Anyaoku V, Niththyananthan R, Sharp P, Johnston DG. The effect of subcutaneous injection site on absorption of human growth hormone: abdomen versus thigh. Clin Endocrinol. 1991;35:409-12.

Bier AKG, Von Esmarch JFA. Versuche úber Cocainisierung des Rückenmarkes. Dtsch Z Chir. 1899;51:361-9.

Blasberg RG, Patlak CS, Shapiro WR. Distribution of methotrexate in the cerebrospinal fluid and brain after intraventricular administration. Cancer Treat Rep. 1977;61:633-41.

Brindley GS. Cavernosal alpha-blockade: a new technique for investigating and treating erectile impotence. Br J Psychiatry. 1983;143:332-7.

Campbell DE. Sublingual immunotherapy for children: are we there yet? Defining its role in clinical practice. Paediatr Respir Rev. 2009;10:69-74.

Cathelin F. Une nouvelle voie d'injection rachidienne. Methodes des injections epidurale par le precede du canal sacre. Applications a l'homme. C R Soc Dev Biol. 1901;53:452-3.

Charman SA, McLennan DN, Edwards GA, Porter CJH. Lymphatic absorption is a significant contributor to the subcutaneous bioavailability of insulin in a sheep model. Pharm Res. 2001;18:1620-6.

Charman SA, Segrave AM, Edwards GA, Porter CJH. Systemic availability and lymphatic transport of human growth hormone administered by subcutaneous injection. J Pharm Sci. 2000;89:168-77.

Chaudhart K, Haddadin S, Nistala R, Papageorgio C. Intraperitoneal drug therapy: an advantage. Current Clinical Pharmacology. 2010;5:82-8.

Cohen EN. Distribution of local anesthetic agents in the neuraxis of the dog. Anesthesiology. 1968;29:1002-6.

Coombs PG, Heck M, Guhring P, Narus J, Mulhall JP. A review of outcomes of an intracavernosal injection therapy programme. BJU Int. 2012;110:1787-91.

D'Amato G, Salzillo A, Piccolo A, D'Amato M, Liccardi G. A review of anti-IgE monoclonal antibody (omalizumab) as add on therapy for severe allergic (IgE-mediated) asthma. Ther Clin Risk Manag. 2007;3:613-9.

Dawson DV, Drake DR, Hill JR, Brogden KA, Fischer CL, Wertz PW. Organization, barrier function and antimicrobial lipids of the oral mucosa. Int J Cosmet Sci. 2013;35(3):220-3.

de Boer AG, Breimer DO, Mattie H, Pronk J, Gubbens-Stibbe JM. Rectal bioavailability of lidocaine in man: partial avoidance of first-pass metabolism. Clin Pharmacol Ther. 1979;26:701-9.

de Boer AG, Moolenaar F, de Leede LGJ, Breimer DD. Rectal drug administration: clinical pharmacokinetics considerations. Clinical Pharmacokinetics. 1982;7:285-311.

Dedrick RL. Arterial drug infusion: pharmacokinetic problems and piftalls. J Natl Cancer Inst. 1988;80:84-9.

Doan CA. The circulation of the bone marrow. Contrib Embryol. 1922;67:27-47.

Dolister M, Miller S, Borron S, Truemper E, Shah M, Lanford MR, et al. Intraosseous vascular access is safe, effective and costs less than central venous catheters for patients in the hospital setting. J Vasc Access. 2013;14:216-24.

Dostalek M, Gardner I, Gurbaxani BM, Rose RH, Chetty M. Pharmacokinetics, pharmacodynamics and physiologically-based pharmacokinetic modelling of monoclonal antibodies. Clin Pharmacokinet. 2013;52:83-124.

Düsterberg B, Nishino Y. Pharmacokinetic and pharmacological features of oestradiol valerate. Maturitas. 1982;4:315-24.

Dychter SS, Gold DA, Haller MF. Subcutaneous drug delivery. A route to increased safety, patient satisfaction and reduced costs. Journal of Infusion Nursing. 2012;35:154-60.

Eckman WW, Patlak CS, Fenstermacher JD. A critical evaluation of the principles governing the advantages of intra-arterial infusions. J Pharmacokinet Biopharm. 1974;2:257-85.

El-Sakka A. What is the current role of intracavernosal injection in management of erectile dysfunction? Int J Impot Res. 2016;28:88-95.

Engel JD, McVary KT. Transurethral alprostadil as therapy for patients who withdrew form of failed prior intracavernous injection therapy. Urology. 1998;51:687-92.

Fallon B. Intracavernous injection therapy for male erectile dysfunction. Urol Clin North Am. 1995;22:833-45.

Feldmann RJ, Maibach HI. Regional variation in percutaneous penetration of 14C cortisol in man. J Invest Dermatol. 1967;48:181-3.

Ferri N, Bellosta S, Baldessin L, Boccia D, Racagni G, Corsini A. Pharmacokinetics interactions of monoclonal antibodies. Pharmacol Res. 2016;111:592-9.

Fettes ODW, Jansson JR, Wildsmith JA. Failed spinal anaesthesia: mechanisms, management and prevention. British Journal of Anaesthesia. 2009;102:739-48.

Flessner MF, Lofthouse J, el Zakaria R. In vivo diffusion of immunoglobulin G in muscle: effects of binding, solute exclusion, and lymphatic removal. Am J Physiol. 1997;273:H2783-93.

Foltz IN, Karow M, Wasserman SM. Evolution and emergence of therapeutic monoclonal antibodies: what cardiologists need to know. Circulation. 2013;127:2222-30.

Forbes II. Human airway epithelial cell lines for in vitro drug transport and metabolism studies. Pharm Sci Technol Today. 2000;3:18-27.

Gandhi RB, Robinson JR. Oral cavity as a site for bioadhesive drug delivery. Adv Drug Deliv Rev. 1994;13:43-74.

Ganrot K, Laurell CB. Measurement of IgG and albumin content of cerebrospinal fluid, and its interpretation. Clin Chem. 1974;20:571-3.

Gaudana R, Ananthuyla HK, Parenky A, Mitra AK. Ocular drug delivery. AAPS J. 2010;3:348-60.

Gipson IK, Argueso P. Role of mucins in the function of the corneal and conjunctival epithelia. Int Rev Cytol. 2003;231:1-49.

Grabnar I, Bogataj M, Belic A, Logar V, Karba R, Mrhar A. Kinetic model of drug distribution in the urinary bladder wall following intravesical instillation. Int J Pharm. 2006;28:52-9.

Grammen C, Baes M, Haenen S, Verguts J, Augustyns K, Zydowsky T, et al. Vaginal expression of efflux transporters and the potential impact on the disposition of microbicides in vitro and in rabbits. Mol Pharm. 2014;11:4405-14.

Greenway K. Rituals in nursing: intramuscular injection. Journal of Clinical Nursing. 2014;23:3583-8.

GuhaSarkar S, Banerjee R. Intravesical drug delivery: challenges, current status, opportunities and novel strategies. J Control Release. 2010;148:147-59.

Guo L, Ren J, Jiang X. Perspectives on brain-targeting drug delivery systems. Curr Pharm Biotechnol. 2012;12:2310-8.

Hamed RK, Hartmans S, Gausche-Hill M. Anesthesia through an intraosseous line using an 18-gauge intravenous needle for emergency pediatric surgery. J Clin Anesth. 2013;25:447-51.

Hamuro L, Kijanka G, Kinderman F, Kropshofer H, Bu DX, Zepeda M. Perspectives on subcutaneous route administration as an immunogenicity risk for therapeutic proteins. J Pharm Sci. 2017;106:2946-54.

Heimer GM, Englund DE. Enterohepatic recirculation of estriol: inhibition by activated charcoal. Acta Endocrinol (Copenh). 1986;113:93-5.

Heldin CH, Rubin K, Pietras K, Ostman A. High interstitial fluid pressure: an obstacle in cancer therapy. Nat Rev Cancer. 2004;4:806-13.

Herwadkar A, Sachdeva V, Taylor LF, Silver H, Banga AK. Low frequency sonophoresis mediated transdermal and intradermal delivery of ketoprofen. Int J Pharm. 2012;423:289-96.

Hsu CC, Chuang YC, Chancellor MB. Intravesical drug delivery for dysfunctional bladder. Int J Urol. 2013;20:552-62.

Ibrahim M, Garcia-Contreras L. Mechanisms of absorption and elimination of drugs administered by inhalation. Ther Del. 2013;4:1027-45.

Illum L. Bioadhesive formulations for nasal peptide delivery. In: Mathiowitz E, Lehr CM, Chickering D. (eds.). Drug Delivery-issues in fundamentals, novel approaches and development. New York: Marcel Dekker; 1998. p. 507-39.

Illum L. Nasal drug delivery – possibilities, problems and solutions. Journal of Controlled Release. 2003;87:187-98.

Illum L, Watts P, Fisher AN, Hinchcliffe M, Norbury H, Jabbal-Gill I, et al. Intranasal delivery of morphine. J Pharmacol Exp Ther. 2002;301:391-400.

Ingemann M, Frokjaer S, Hovgaard L, Brøndsted H. Peptide and protein drug delivery systems for non-parenteral routes of administration. In: Frokjaer S, Hovgaard L, editors. Pharmaceutical formulation development of peptides and proteins. Philadelphia: Taylor & Francis; 2000. p.189.

Johansson CJ. Pharmacokinetic rational for chemotherapeutic drugs combined with intra-arterial degradable starch microspheres (SpherexTM). Clin Pharmacokinet. 1996;31:231-40.

Jones N. The nose and paranasal sinuses physiology and anatomy. Adv Drug Deliv Rev. 2001;51:5-19.

Kagan L, Turner MR, BaluIyer SV, Mager DE. Subcutaneous absorption of monoclonal antibodies: role of dose, site of injection, and injection volume on rituximab pharmacokinetics in rats. Pharm Res. 2012;29:490-9.

Kalicharan RW, Bout MR, Oussoren C, Vromans H. Where does hydrolysis of nandrolone decanoate occur in the human body after release from an oil depot? Int J Pharm. 2016;515:721-8.

Katz P, Takyar S, Palmer P, Liedgens H. Sublingual, transdermal and intravenous patient-controlled analgesia for acute post-operative pain: systematic literature review and mixed treatment comparison. Curr Med Res Opin. 2017;33(5):899-910.

Keizer RJ, Huitema AD, Schellens JH, Beijnen JH. Clinical pharmacokinetics of therapeutic monoclonal antibodies. Clin Pharmacokinet. 2010;49:493-507.

Khan S, Patil K, Bobade N, Yeole P, Gaikwad R. Formulation of intranasal mucoadhesive temperature-mediated in situ gel containing ropinirole and evaluation of brain targeting efficiency in rats. J Drug Target. 2010;18:223-34.

Kokki M, Välitalo P, Kuusisto M, Ranta VP, Raatikainen K, Hautajärvi H, et al. Central nervous system penetration of oxycodone after intravenous and epidural administration. Br J Anaesth. 2014;112:133-40.

Labiris NR, Dolovich MB. Pulmonary drug delivery. Part I: physiological factors affecting therapeutic effectiveness of aerosolized medications. Br J Clin Pharmacol. 2003;56:588-99.

Lam JKW, Xu YX, Worsley A, Wong ICK. Oral transmucosal drug delivery for pediatric use. Adv Drug Deliv Rev. 2014;73:50-62.

Langerhans P. Über die Nerven der menschlichen Haut. Virchows Arch [A]. 1868;44:325-37.

Lete I, Dueñas JL, Esplugues JV, Marti-Cabrera M. Is the vagina an adequate route for administration of hormonal contraceptives? Current Drug Metabolism. 2010;11:839-49.

Lewis SA. Everything you wanted to know about the bladder epithelium but were afraid to ask. American Journal of Physiology. 2000;278:F867-74.

Lindberg B, Lote K, Teder H. Biodegradable starch micro-spheres: a new medical tool. In: Davis SS, Ilium L, McVie JG, Tomlinson E, editors. Microspheres and drug therapy: pharmaceutical, immunological, and medical aspects. Amsterdam: Elsevier; 1984. p.153-88.

Maack T, Johnson V, Kau ST, Figueiredo J, Sigulem D. Renal filtration, transport, and metabolism of low-molecular-weight proteins: a review. Kidney Int. 1979;16:251-70.

MacDougall IC, Jones JM, Robinson MI, Miles JB, Coles GA, Williams JD. Subcutaneous erythropoietin therapy: comparison of three different sites of injection. Contrib Nephrol. 1991;88:152-6.

McLennan DN, Porter CJH, Edwards GA, Heatherington AC, Martin SW, Charman SA. The absorption of darbepoetin alfa occurs predominantly via the lymphatics following subcutaneous administration to sheep. Pharm Res. 2006;23:2060-6.

Melicow MM. The urothelium: a battleground for oncogenesis. J Urol. 1978;120:43-7.

Mittal D, Ali A, Md S, Baboota S, Sahni JK, Ali J. Insights into direct nose to brain delivery: current status and future perspective. Drug Deliv. 2014;21:75-86.

Moch C, Salmon D, Rome P, Marginean R, Pivot C, Colombel M, et al. Stratégies thérapeutiques innovantes pour l'administration médicamenteuse intravésicale. Progrès en Urologie. 2013;23:369-77.

Moolenaar F, Insing JG, Bolhuis BG, Visser J. Absorption rate and bioavailability of promethazine from rectal and oral dosage forms. International Journal of Pharmaceutics. 1981;9:353-9.

Morgentaler A, Dobs AS, Kaufman JM, Miner MM, Shabsigh R, Swerdloff RS, et al. Long acting testosterone undecanoate therapy in men with hypogonadism: results of a pharmacokinetic clinical study. J Urol. 2008;180:2307-13.

Murrell W. Nitroglycerine as a remedy for angina pectoris. Lancet. 1879;I:80-81, 113-115, 151-152, 225-227.

Murthy BV, Pandya KS, Booker PD, Murray A, Lintz W, Terlinden R. Pharmacokinetics of tramadol in children after i.v. or caudal epidural administrations. Br J Anaesth. 2000;84:346-9.

Musson DG, Majumdar A, Birk K, Holland S, Wickersham P, Li SX, et al. Pharmacokinetics of intramuscularly administered ertapenem. Antimicrob Agents Chemother. 2003;47:1732-5.

Naik A, Kalia YN, Guy RH. Transdermal drug delivery: overcoming the skin's barrier function. Pharm Sci Technolo Today. 2000;3:318-26.

Narjes H, Türck D, Busch U, Heinzel G, Nehmiz G. Pharmacokinetics and tolerability of meloxicam after i.m. administration. Br J Clin Pharmacol. 1986;41:135-9.

Neuhaus D. Intraosseous infusion in elective and emergency pediatric anesthesia: when we should use it? Curr Opin Anaesthesiol. 2014;27:282-7.

Neuvonen PJ, Kivistö KT, Lehto P. Interference of dairy products with the absorption of ciprofloxacin. Clin Pharmacol Ther. 1991;50:498-502.

Nicolas JF, Guy B. Intradermal, epidermal and transcutaneous vaccination: from immunology to clinical practice. Expert Rev Vaccines. 2008;7:1201-14.

Nordberg G, Hansdottir V, Kvist L, Mellstrand T, Hedner T. Pharmacokinetics of different epidural sites of morphine administration. Eur J Clin Pharmacol. 1987;33:499-504.

Ozsoy Y, Gungor S, Cevher E. Nasal delivery of high molecular weight drugs. Molecules. 2009;14:3754-79.

Padma-Nathan H, Hellstrom WJ, Kaiser FE, Labasky R, Lue TF, Nolten WE, et al. Treatment of men with erectile dysfunction with transurethral alprostadil. N Engl J Med. 1997;336:1-7.

Pastore MN, Kalia YN, Horstmann M, Roberts MS. Transdermal patches: history, development and pharmacology. Br J Pharmacol. 2015;172:2179-209.

Patel VF, Liu F, Brown MB. Advances in oral transmucosal drug delivery. J Control Release. 2011;153:106-16.

Patton JS. Mechanisms of macromolecule absorption by the lungs. Adv Drug Deliv Rev. 1996;19:3-36.

Patton JS, Byron PR. Inhaling medicines: delivering drugs to the body through the lungs. Nat Rev Drug Discov. 2007;6:67-74.

Peeters L, Sanders NN, Braeckmans K, Boussery K, Van de Voorde J, De Smedt SC, et al. Vitreous: a barrier to nonviral ocular gene therapy. Invest Ophthalmol Vis Sci. 2005;46:3553-61.

Platzner W, Poisel S, Hafez ESE. Functional anatomy of the human vagina. In: Hafez ESE, Evans TN (eds.), Human reproductive medicine: the human vagina. New York: North Holland Publishing; 1978. p. 271-81.

Porter CJ, Charman SA. Lymphatic transport of proteins after subcutaneous administration. J Pharm Sci. 2000;89:297-310.

Prettyman J. Subcutaneous or intramuscular? Confronting a parenteral administration dilemma. Medsurg Nurs. 2005;14:93-9.

Purkins L, Wood N, Kleinermans D, Greenhalgh K, Nichols D. Effect of food on the pharmacokinetics of multiple-dose oral voriconazole. Br J Clin Pharmacol. 2003;56:17-23.

Quincke H. Ueber Hydrocephalus. Verh Kong f. Inn Med. 1887;10:322-9.

Roberts MS, Magnusson BM, Burczynski FJ, Weiss M. Enterohepatic circulation – Physiological, pharmacokinetic and clinical implications. Clin Pharmacokinet. 2002;41:751-70.

Sakane T, Akizuki M, Yoshida M, Yamashita S, Nadai T, Hashida M, et al. Transport of cephalexin to the cerebrospinal fluid directly from the nasal cavity. J Pharm Pharmacol. 1991;43:449-51.

Samaniego EA, Linfante I, Dabus G. Intra-arterial thrombolysis: tissue plasminogen activator and other thrombolytic agents. Tech Vasc Interventional Rad. 2012;15:41-6.

Sattar M, Sayed OM, Lane ME. Oral transmucosal drug delivery – current status and future prospects. Int J Pharm. 2014;471:498-506.

Schaper K-J, Zhang H, Raivsky OA. pH-dependent partitioning of acidic and basic drug into liposomes – A quantitative structure-activity relationship analysis. 2001;20:46-54.

Schipper NG, Verhoef JC, Merkus FW. The nasal mucociliary clearance: relevance to nasal drug delivery. Pharm Res. 1991;8:807-14.

Shapiro WR, Young DF, Mehta BM. Methotrexate: distribution in cerebrospinal fluid after intravenous, ventricular and lumbar injection. N Engl J Med. 1975;293:161-6.

Shore PA, Brodie BB, Hogben CAM. The gastric secretion of drugs: a pH partition hypothesis. J Pharmacol Exp Ther. 1957;119:361-9.

Sicard MA. Les injections médicamenteuses extradurales par voie sacro-coccygienne. C R Soc Dev Biol. 1901;53:396-8.

Sieg A, Guy RH, Delgado-Charro MB. Electro-osmosis in transdermal iontophoresis: implications for noninvasive and calibration-free glucose monitoring. Biophys J. 2004;87:3344-50.

Siegal Y, Zykber-Katz E. Strategies for increasing drug delivery to the brain. Clin Pharmacokinet. 2002;41:171-86.

Sisson H. Aspirating during the intramuscular injection procedure: a systematic literature review. Journal of Clinical Nursing. 2015;24:2368-75.

Sobrero A. Sur pluriers composes detonants practu avec l'acide nitrique et Ie sucre. La dextrine, la lactine. La mannite et la glycerine. Comptes Rendus Hebdomadaires des Seances de l'Académie des Sciences. 1847;24:247-8.

Song D, Wientjes MG, Au JL. Bladder tissue pharmacokinetics of intravesical taxol. Cancer Chemother Pharmacol. 1997;40:285-92.

Sporty JL, Horalkova L, Ehrhardt C. In vitro cell culture models for the assessment of pulmonary drug disposition. Expert Opin Drug Metab Toxicol. 2008;4:333-45.

Squier C, Brogden K. Human oral mucosa: development, structure and function. Chichester: Wiley-Blackwell; 2011. p. 77-97.

Stannard W, O'Callaghan C. Ciliary function and the role of cilia in clearance. J Aerosol Med. 2006;19:110-5.

Steinman RM. Dendritic cells in vivo: a key target for a new vaccine science. Immunity. 2008;29:319-24.

Stephens FO. Pharmacokinetics of intra-arterial chemotherapy. Recent Results Cancer Res. 1983;86:1-12.

Sterneberg SS. Histology for pathologists. New York: Raven Press; 1992.

Stewart FC, Kain ZN. Intraosseous infusion: elective use in pediatric anesthesia. Anesth Analg. 1992;75:626-9.

Stoeckel W. Über sakrale Anäesthesie. Zentralblatt für Gynäkologie. 1909;33:1-15.

Sung HH, Ahn JS, Kim JJ, Choo SH, Han DH, Lee SW. The role of intracavernosal injection therapy and the reasons of withdrawal from therapy in patients with erectile dysfunction in the era of PDE5 inhibitors. Andrology. 2014;2:45-50.

Swartz MA. The physiology of the lymphatic system. Adv Drug Deliv Rev. 2001;50:3-20.

Tabrizi M, Bornstein GG, Suria H. Biodistribution mechanisms of therapeutic monoclonal antibodies in health and disease. AAPS J. 2010;12:33-43.

ter Braak EW, Woodworth JR, Bianchi R, Cerimele B, Erkelens DW, Thijssen JH, et al. Injection site effects on the pharmacokinetics and glucodynamics of insulin lispro and regular insulin. Diabetes Care. 1996;19:1437-40.

Tocantins L, O'Neill J. Infusion of blood and other fluids into circulation via the bone marrow. Proc Soc Exp Biol Med. 1940;45:782-3.

Tuma PL, Hubbard L. Transcytosis: crossing cellular barriers. Physiol Rev. 2003;83:871-932.

Unal OU, Yilmaz AU, Yavuzsen T, Akman T, Ellidokuz H. Intra-peritoneal cisplatin combined with intravenous paclitaxel in optimally debulked stage 3 ovarian cancer patients: an Izmir oncology group study. Asian Pac J Cancer Prev. 2014;15:6165-9.

Urtti A. Challenges and obstacles of ocular pharmacokinetics and drug delivery. Adv Drug Deliv Rev. 2006;58:1131-5.

Vachharajani NN, Shyu WC, Mantha S, Park JS, Greene DS, Barbhaiya RH. Lack of effect of food on the oral bioavailability of irbesartan in healthy volunteers. J Clin Pharmacol. 1998;38:433-6.

Vaishnaw AK, TenHoor CN. Pharmacokinetics, biologic activity, and tolerability of alefacept by intravenous and intramuscular administration. J Pharmacokinet Pharmacodyn. 2002;29:415-26.

van Weringh G, Komen BJ, Thieme RE, van der Hoeven RTM, Vos T. Comparative bioavailability study of two haloperidol decanoate containing products. Pharm World Sci. 1994;16:343-7.

Virag R. Intracavernous injection of papaverine for erectile failure. Lancet.1982;2:938.

Virag R, Shoukry K, Floresco J, Nollet F, Greco E. Intracavernous self-injection of vasoactive drugs in the treatment of impotence: 8-year experience with 615 cases. J Urol. 1991;145:287-93.

Von Ziemsen G. Ueber den diagnostischen und therapeutischen Werth der Punction des Wilbelcanales. Verth Kong f. Inn Med 1893;12:197-205.

Wilson TH. Intestinal absorption. Philadelphia: W.B. Saunders; 1962.

Wolpert SM, Bruckmann H, Greenlee R, Wechsler L, Pessin MS, del Zoppo GJ. Neuroradiologic evaluation of patients with acute stroke treated with recombinant tissue plasminogen activator. The rt-PA Acute Stroke Study Group. Am J Neuroradiol. 1993;14:3-13.

World's first delivery of intra-arterial bevacizumab directly into brain tumor of glioblastoma multiforme patients. Expert Rev Anticancer Ther. 2010;10:5.

Yokota T, Milenic DE, Whitlow M, Schlom J. Rapid tumor penetration of a single-chain Fv and comparison with other immunoglobulin forms. Cancer Res. 1992;52:3402-8.

Zhang H, Zhang J, Streisand JB. Oral mucosal drug delivery. Clin Pharmacokinet. 2002;41:661-80.

Zhao HM, Liu XF, Mao XW, Chen C.F. Intranasal delivery of nerve growth factor to protect the central nervous system against acute cerebral infarction. Chin Med Sci J. 2004;19:257-61.

Zhou T, Hu M, Cost M, Poloyac S, Rohan L. Short communication: expression of transporters and metabolizing enzymes in the female lower genital tract: implications for microbicide research. AIDS Res Hum Retroviruses. 2013;29(11):1496-503.

Zimmermann T, Yeates RA, Laufen H, Pfaff G, Wildfeuer A. Influence of concomitant food intake on the oral absorption of two triazole antifungal agents, itraconazole and fluconazole. Eur J Clin Pharmacol. 1994;46:147-50.

BIBLIOGRAFIA

Kola I, Landis J. Can the pharmaceutical industry reduce attrition rates? Nat Rev Drug Discov. 2004;3:711-5.

Tuan-Mahmood MT, McCrudden BM, Torrisi E, McAlister MJ, Garland MJ, Singh TR, et al. Microneedles for intradermal and transdermal drug delivery. Eur J Pharm Sci. 2013;50:623-37.

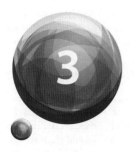

Farmacodinâmica

TEORIAS DA INTERAÇÃO FÁRMACO-RECEPTOR

A farmacocinética estuda o que o organismo faz com o fármaco. Já a farmacodinâmica é a ciência que estuda o que o fármaco faz com o organismo. Esforços para entender como uma substância provocava um efeito biológico, *in vitro* ou *in vivo*, começaram no final do século 19, nos primórdios da bioquímica. Uma ideia inicialmente sugerida foi o chamado modelo chave-fechadura, conceito desenvolvido em 1894 pelo professor de química da Universidade de Berlim, Emil Fischer, para ilustrar a necessidade de um encaixe espacial entre a enzima e o substrato como condição básica para sua interação química. O fisiologista inglês Langley, investigando efeitos de extratos da suprarrenal (epinefrina), propôs, em 1905, a existência de substâncias receptivas nas células. Segundo Langley, os fármacos ou hormônios ligavam-se a essas substâncias receptivas, alterando o metabolismo do que ele considerava a principal substância daquela célula, de modo que a função da célula sofria alteração (contração ou relaxamento no caso de uma célula muscular; aumento ou diminuição da secreção no caso de uma glândula). Langley sugeriu que a epinefrina contraía a musculatura lisa dos vasos, a nicotina contraía a musculatura esquelética e o curare causava relaxamento. Na mesma época, em 1907, o médico e imunologista Paul Ehrlich desenvolveu uma teoria paralela de receptor, com base na observação da ligação de toxinas e seus anticorpos, introduzindo o termo "quimiorreceptores" para os constituintes celulares específicos aos quais certas substâncias se ligavam. Ele postulou que, para que o fármaco tivesse alguma atividade, era necessária a sua ligação a alguma molécula no organismo ("*corpora non agunt nisi fixata*"); a essa molécula foi dado o nome genérico de receptor. O trabalho de Ehrlich levou ao desenvolvimento de fármacos para combate da doença do sono (tripanossomíase) e da sífilis, com base na observação de que certos corantes e derivados arsênicos se fixavam seletivamente nos patógenos, promovendo a morte destes sem afetar as células do hospedeiro. Tais observações sobre os receptores para fármacos foram de natureza essencialmente qualitativa. Entretanto, do ponto de vista terapêutico, a relação entre a dose ou a concentração do fármaco e o efeito biológico observado deve ser definida de maneira quantitativa. A introdução do derivado arsênico Salvarsan por Ehrlich em 1910 para tratamento da sífilis exigia atenção extrema em relação à dose, à frequência da administração e ao modo de aplicação, para evitar os riscos associados à intoxicação por arsênio.

A primeira abordagem do ponto de vista quantitativo sobre a relação fármaco-receptor foi apresentada pelo farmacologista britânico Alfred Joseph Clark, em 1926, na denominada teoria da ocupação do receptor. De acordo com essa teoria, existe uma relação matemática entre a ocupação dos receptores pelos fármacos e o efeito biológico observado; o ponto crítico dessa ocupação refere-se ao fato de que a magnitude do efeito causado pelo fármaco é diretamente proporcional ao número de receptores ocupados por ele, de modo que somente se obtém a resposta máxima quando todos os receptores são ocupados. Outro aspecto interessante dessa teoria é que uma única molécula interage somente com um único receptor, e que a quantidade de fármacos ocupando os receptores é insignificante em relação à quantidade de fármaco presente no banho isolado. Em outras palavras, a taxa de ligação do fármaco ao receptor é proporcional à concentração do fármaco na solução e ao número de receptores disponíveis. Na teoria de Clark, a porcentagem de receptores ocupados é igual à porcentagem de resposta obtida no tecido. Com 50% dos receptores ocupados, observa-se 50% da resposta; quando a resposta máxima é observada, significa que todos os receptores estão ocupados. Na teoria da ocupação de receptores proposta por Clark, há uma relação linear entre a ocupação destes e a resposta observada.

Apesar de Clark reconhecer que a ação dos fármacos depende de dois fatores — a fixação (ligação) do fármaco ao receptor e a capacidade do fármaco em produzir um efeito biológico após a fixação —, sua teoria abordava quantitativamente somente o primeiro fator. Um aprimoramento da teoria de Clark surgiu posteriormente com Ariëns, em 1954, e Stephenson, em 1956. Ariëns verificou que nem todos os derivados do ácido para-aminobenzoico são ativos, embora todos devessem supostamente se ligar ao mesmo receptor em razão da semelhança estrutural entre eles. Ele propôs que a ação biológica de um fármaco fosse dividida em dois parâmetros distintos e independentes. O primeiro foi denominado afinidade, descrita pela capacidade do fármaco de ligar-se ao receptor, de modo que essa ligação obedece à lei de ação das massas, conforme proposto por Clark. O segundo parâmetro era a atividade intrínseca, isto é, a capacidade do fármaco em induzir um efeito biológico após a sua ligação ao receptor. Utilizando, portanto, uma série de fármacos com alta semelhança estrutural, se tais compostos tiverem afinidade pelo receptor ("*corpora non agunt nisi fixate*", conforme Erhlich) e atividade intrínseca mensurável, são classificados como agonistas. Contudo, fármacos com afinidade pelo receptor, mas sem atividade intrínseca são classificados como antagonistas. Por sua vez, Stephenson aprimorou ainda mais esse conceito ao introduzir o termo "agonista parcial". Para melhor entender os conceitos, recomenda-se observar atentamente a Figura 3.1, que ilustra a curva concentração-resposta de vários alquiltrimetilamônios no íleo de cobaia.

Nota-se que butil, hexil e etil atingem um efeito máximo de contração, diferentemente de heptil, octil, nonil e decil. Pela classificação de Stephenson, butil, hexil e etil são considerados agonistas plenos (*full agonists*), enquanto os demais denominam-se agonistas parciais (*partial agonists*). Os agonistas plenos apresentam atividade intrínseca de 1, enquanto os agonistas parciais apresentam atividade intrínseca maior que zero e menor que 1. Em relação ao butil comparado com o etil, ambos são agonistas plenos, entretanto o butil apresenta maior afinidade pelo receptor que o butil (a EC_{50} do butil é menor que a do heptil). O termo "atividade intrínseca" foi eventualmente substituído por "eficácia" — embora não sejam sinônimos realmente, ambos estão relacionados com a habilidade de um agonista ativar o receptor após ligar-se a ele. Atividade intrínseca, como originalmente descrita, é determinada diretamente da curva concentração-resposta, representando a razão do efeito máximo de um agonista pleno de referência com um agonista teste. O butil tem a mesma atividade intrínseca que o etil, entretanto é mais potente, visto ter EC_{50} menor quando comparado com o etil.

A Figura 3.2 mostra que a resposta máxima atingida pela nafazolina é 50% da resposta máxima atingida pela fenilefrina. Portanto, a nafazolina tem uma atividade intrínseca de 0,5.

A eficácia não pode ser determinada pela curva concentração-resposta. Para calculá-la, é necessário transformar a curva concentração-resposta em uma curva ocupação do receptor-resposta. Conforme ilustrado na Figura 3.3, a eficácia da nafazolina em relação à fenilefrina é 0,07, bem diferente de 0,5, calculado para a atividade intrínseca.

Portanto, é possível que dois fármacos apresentem a mesma atividade intrínseca de 1 e, portanto, sejam considerados agonistas plenos, porém apresentando eficácia diferente.

Uma importante contribuição para a teoria dos receptores foi feita por Furchgott, em 1966, que indicou que eficácia é o produto da atividade intrínseca e a concentração de receptores ativos no tecido. Esse conceito é bastante importante, porque diz claramente que a eficácia não depende somente das características do fármaco, mas também das características do tecido em que o fármaco está atuando (número de receptores, número de receptores de reserva, acoplamento entre a ocupação do receptor e a resposta etc.). A atividade intrínseca representa, um parâmetro restrito ao fármaco, sendo independente do tecido.

Um conceito que também sofreu aprimoramento foi o de que, para obter a resposta máxima, não seria necessária a ocupação de todos os receptores. Essa modificação surgiu com base na observação do desvio paralelo para a direita da curva concentração-resposta de um agonista pleno na presença de um antagonista irreversível, sem ocorrer redução da atividade intrínseca. Essa observação indicava que, para haver redução da eficácia em alguns tecidos, era necessário o bloqueio de uma grande quantidade de receptores. Para acomodar essas observações, Nickerson (1956) propôs que, em certos tecidos, há excesso de receptores, ou seja, a resposta máxima pode ser alcançada sem a ocupação de todos os receptores. Segundo o autor, há uma reserva de receptores. Uma consequência importante dessa observação é que a resposta do tecido não necessita, portanto, ser linearmente proporcional à ocupação dos receptores.

Uma proposta interessante surgiu com Paton em 1961, que levantou a hipótese de que a resposta biológica é proporcional à taxa com a qual o fármaco se liga ao receptor. Paton considerava que essa taxa e a taxa com a qual o fármaco se desligava do receptor (taxa de associação e de dissociação, respectivamente) eram fundamentais para determinar a afinidade e a atividade biológica dos fármacos. Segundo a teoria da taxa de ocupação do receptor de Paton, um agonista pleno tem uma taxa de dissociação bastante alta, permitindo a ocorrência de outras associações do fármaco ao receptor e, portanto, aumentando a resposta biológica, enquanto antagonistas apresentam taxa de dissociação muito baixa, permanecendo bastante tempo ligados aos receptores e, portanto, reduzindo a capacidade de estimulação do tecido. Na teoria de Paton, agonistas parciais têm taxa de dissociação com valores entre as dos agonistas plenos e dos antagonistas. Um paradigma da teoria de Paton é que as taxas de associação e dissociação dos fármacos aos receptores são constantes, mas demonstrou-se que isso não ocorria na maioria dos casos (Roberts e Stephenson, 1976).

Em 1964, Belleau desenvolveu a teoria da perturbação macromolecular, que aborda aspectos mais qualitativos e ajuda a visualizar os eventos moleculares que causam a resposta biológica. Ele propôs que, a exemplo das enzimas, os receptores têm natureza proteica, e que as proteínas sofrem alterações conformacionais quando ligadas aos fármacos. Ele propôs dois tipos de alterações: uma perturbação conformacional específica, induzida por fármacos com ação de agonista que leva a uma resposta biológica, e uma perturbação conformacional não específica, induzida por fármacos com ação de antagonista que não leva a uma resposta biológica.

O modelo operacional proposto por Black e Leff, em 1983, não partia de nenhum pressuposto sobre a natureza da eficácia e da relação entre estímulo e resposta. Esse modelo baseou-se na observação obtida experimentalmente de que a relação entre a concentração do agonista e a resposta do tecido é de natureza hiperbólica. A Figura 3.4 ilustra o modelo operacional para ação de um fármaco.

Nota-se que o gráfico da direita reflete a relação entre o log da concentração do agonista e o efeito obtido, sendo que a EC_{50} reflete a concentração que causa 50% do efeito máximo – trata-se do gráfico-padrão de uma curva concentração-resposta. O gráfico da esquerda

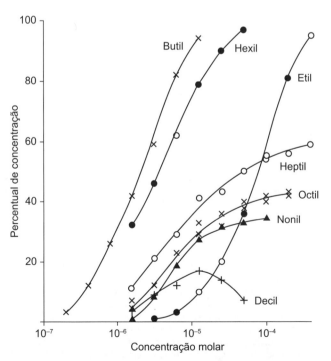

Figura 3.1 Curva concentração-resposta de alquiltrimetilamônios no íleo de cobaia.

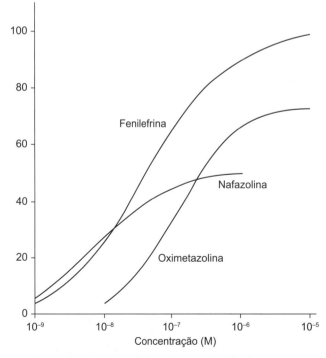

Figura 3.2 Atividade intrínseca da nafazolina.

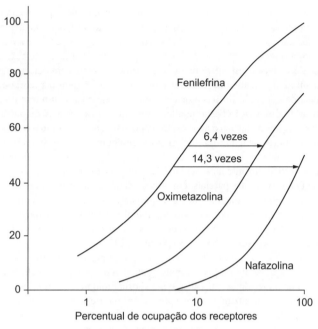

Figura 3.3 Eficácia da nafazolina.

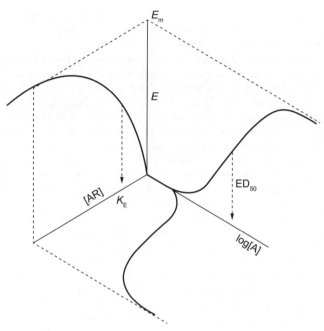

Figura 3.4 Modelo operacional para ação de um fármaco.

reflete a relação entre a porcentagem de ocupação do receptor pelo agonista e o efeito obtido. No caso, K_E indica a porcentagem de complexos agonista-receptor necessária para causar 50% do efeito máximo. O gráfico inferior reflete a relação entre o log da concentração do agonista e o grau de ocupação do receptor. Os autores definiram nesse modelo um parâmetro chamado razão de transdutor, denominado τ, que determina a medida da eficácia do agonista e é definido pela fórmula a seguir.

$$\tau = RT/K_E$$

Portanto, um valor baixo de K_E indica um receptor altamente ativado, ou seja, o valor de K_E é inversamente proporcional à eficácia do fármaco. Esse modelo operacional tornou-se extremamente útil para comparar a atividade de agonistas ou antagonistas. Uma de suas principais vantagens é que permite determinadas razões de eficácia, na forma dos valores de τ. Desde a sua introdução em 1983, esse modelo tem sido cada vez mais utilizado para caracterizar a relação fármaco-receptor em tecidos isolados e em sistemas celulares (Kenakin, 2004). O complexo ternário estendido é o modelo mais simples proposto para a função dos receptores acoplados à proteína G (GPCR, do inglês *G protein-coupled receptors*), conforme mostrado na Figura 3.5 (Kenakin, 2004). O receptor é capaz de espontaneamente ficar em uma conformação ativa (R_a) e, subsequentemente, ativar a proteína G; a probabilidade de isso ocorrer depende da constante alostérica L (R_a/R_i). A Figura 3.5 também ilustra a ação do agonista, o qual pode afetar o equilíbrio, visto que a interação do fármaco com o receptor pode levar a uma proporção diferente entre as conformações ativa e inativa (a afinidade do agonista pela conformação inativa é representado na figura como K_a e pela conformação ativa por $αK_a$). Caso a interação do fármaco com o receptor resulte em aumento de conformação ativa (α > 1), o fármaco terá efeito de agonista positivo. Caso a interação do fármaco com o receptor resulte em aumento da conformação inativa (α < 1), o fármaco terá efeito de agonista inverso.

Um ponto interessante ilustrado na Figura 3.5 é que a ativação dos GPCR não está restrita somente à proporção relativa do receptor em sua conformação ativa. Há um parâmetro gama (γ) indicando que a afinidade do complexo agonista-receptor pela proteína G difere da afinidade da conformação ativa do receptor pela proteína G, ou seja, a presença do ligante altera as propriedades moleculares do receptor em relação à ativação da proteína G. Assim como o parâmetro alfa, se gama > 1, a afinidade do complexo receptor-fármaco será maior para a proteína G e, portanto, resultará em agonismo positivo. Entretanto, se gama < 1, então o complexo receptor-fármaco terá uma afinidade menor pela proteína G, causando, portanto, efeito de agonismo inverso.

O modelo do complexo ternário estendido foi aperfeiçoado para o chamado complexo ternário cúbico, o qual introduz a possibilidade de o receptor, em sua conformação inativa, poder interagir com a proteína G (Figura 3.6). Ele é mais completo do ponto de vista termodinâmico, porém mais complexo. Neste capítulo, ele é apenas ilustrado,

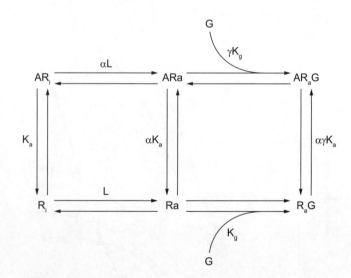

Figura 3.5 Complexo ternário estendido. Nesse modelo, parte-se do pressuposto de que receptores existem em duas conformações, uma ativa (R_a) e outra inativa (R_i). Essas conformações encontram-se em equilíbrio representado por uma constante alostérica L. A conformação ativa pode ativar espontaneamente a proteína G, produzindo uma resposta constitutiva (R_aG). Os ligantes têm uma constante de afinidade para a conformação inativa (K_a) e uma constante de afinidade para a conformação ativa ($αK_a$). A proteína G tem uma constante de afinidade pela conformação ativa (K_g) e uma constante de afinidade $γK_g$ pelo complexo AR_a.

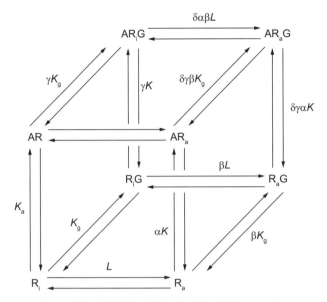

Figura 3.6 Complexo ternário cúbico.

mas não será aprofundado porque não está claro se a complexidade adicionada ajuda na interpretação dos resultados obtidos com a ativação de receptores da proteína G. Há evidências de que antagonistas podem formar complexos ternários não sinalizantes e, dessa maneira, sequestrar a proteína G.

ANTAGONISMO

É o nome que se dá à inibição do efeito de um agonista por um fármaco que não tem ação nesse tecido, o qual, por sua vez, é denominado antagonista. Gaddum et al. (1955) descreveram duas classes de antagonismo: superável (*surmountable*) e não superável (*unsurmountable*), com base no efeito do antagonista em uma curva dose-resposta do agonista. Conforme ilustrado na Figura 3.7 A, o antagonismo superável é caracterizado por uma manutenção do efeito máximo (ou seja, o efeito máximo pode ser atingido na presença do antagonista aumentando-se a concentração do agonista), sendo que um deslocamento paralelo para a direita geralmente ocorre nessas circunstâncias. Já o antagonismo não superável se caracteriza por uma incapacidade do agonista de causar o efeito máximo, sendo o deslocamento da curva dose-resposta do agonista não paralelo para a direita (Figura 3.7 B).

Antagonismo reversível competitivo

Por meio da lei da ação das massas, ocorre uma competição entre o agonista e o antagonista pelo mesmo sítio do receptor (Figura 3.8). Considerando que dois fármacos (um agonista e um antagonista) se ligam e se dissociam do receptor de maneira contínua, aumenta a probabilidade de uma molécula do agonista ligar-se a um receptor que ficou temporariamente desocupado por uma molécula do antagonista, pelo acréscimo da concentração do agonista. O agonista pode atingir o efeito máximo mesmo na presença do antagonista, caso seja atingida uma concentração alta suficiente. Portanto, caso a taxa de dissociação do antagonista do complexo antagonista-receptor seja suficientemente alta, o antagonismo competitivo deve ser sempre de característica superável.

O termo "antagonismo competitivo" descreve, portanto, a interação entre agonista e antagonista, em particular quando ambas as moléculas competem por um sítio comum no receptor. Nessas circunstâncias, a molécula com maior afinidade ou em maior concentração domina a ocupação do receptor, causando, portanto, um antagonismo superável. Contudo, é possível que interações ortostéricas entre agonista e antagonista (ou seja, competindo pelo mesmo sítio e, portanto, não havendo ligação simultânea das duas moléculas no receptor) causem antagonismo não superável. Por exemplo, quando a taxa de dissociação do antagonista do complexo antagonista-receptor é muito baixa comparada à de associação do agonista, o antagonismo tem características de antagonismo irreversível. Dependendo do número de receptores necessários para que o agonista cause uma resposta máxima, pode ocorrer uma depressão do efeito máximo causado pelo agonista na presença do antagonista. Nesse caso, do ponto de vista efetivo, o agonista não compete com o antagonista pelo mesmo sítio, mas, na verdade, o antagonista predomina e impede o agonista de ligar-se ao sítio no receptor. Esse tipo de antagonismo é classificado como não competitivo.

Entretanto, é importante ressaltar a importância da porcentagem de receptores ocupados e o efeito máximo observado. No caso de um agonista que consiga causar efeito máximo com ocupação de apenas 5% dos receptores, mesmo com a utilização de um antagonista ortostérico não competitivo que bloqueie 75% dos receptores, não ocorrerá redução do efeito máximo, mas a curva dose-resposta será deslocada para a direita, porque a probabilidade de o agonista ligar-se a um receptor

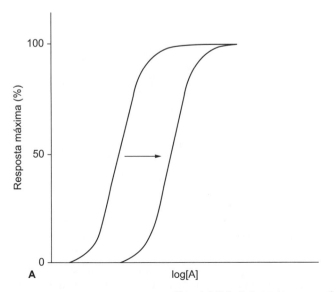
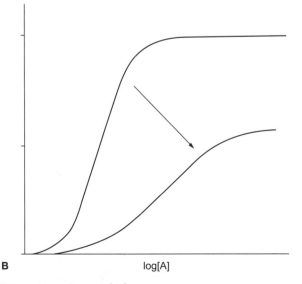

Figura 3.7 A. Antagonismo superável. **B.** Antagonismo não superável.

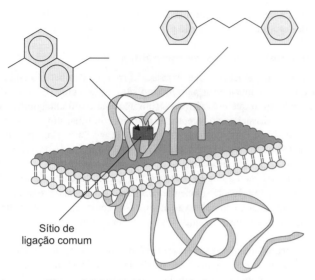

Figura 3.8 Antagonismo reversível competitivo.

livre diminui com o aumento da concentração do antagonista. A Figura 3.9 ilustra o efeito de um antagonista não competitivo na resposta de um agonista com alta eficácia.

Antagonismo alostérico

Mecanismo pelo qual um antagonista pode bloquear o efeito do agonista ligando-se em sítio distinto daquele em que o agonista se liga, mas, ao fazê-lo, altera a conformação do receptor de modo que o agonista agora não transmita o estímulo. No caso do antagonismo alostérico, o antagonista pode impedir ou não a ligação do agonista ao receptor. A maior parte dos fármacos que se ligam aos GPCR mimetiza a ação causada pelo ativador endógeno, podendo aumentar ou reduzir a sinalização para atingir o efeito terapêutico desejado. Os fármacos geralmente ligam-se no sítio chamado ortostérico na região transmembrânica do receptor, o qual é acessível pelo lado externo da célula. Entretanto, a afinidade responsável pela ligação do fármaco ao receptor pode ser aumentada pela ligação do receptor à proteína G, um efeito chamado alostérico. A proteína G liga-se na porção intracelular do receptor, enquanto os fármacos ligam-se frequentemente na parte extracelular do receptor. No entanto, conforme ilustrado na Figura 3.10, a ligação também pode ocorrer em um sítio alostérico intracelular (Sakmar e Huber, 2016).

Na Figura 3.10, o receptor de citocinas CCR9 está acoplado a um fármaco de atividade antagonista, denominado vercirnon. O sítio de ligação do vercirnon fica aproximadamente a 33 ångströms do sítio considerado ortostérico. A figura ilustra também o sítio de ligação de outro antagonista, o maraviroque, em outro receptor de citocina (CCR5).

Agonismo tendencioso

Historicamente, houve um consenso de que um receptor acoplado à proteína G primariamente a ligava a uma única via de sinalização. No paradigma clássico, o GPCR funciona como um interruptor binário, ativado pela ligação de um agonista ou inibido pelo bloqueio causado por um antagonista. O termo "agonismo tendencioso" (em inglês, *biased agonism*) descreve o fenômeno no qual um agonista preferencial ativa uma via de sinalização, enquanto outro agonista atuando no mesmo receptor ativa outra via (Patel *et al.*, 2010). A hipótese molecular para explicar esse fenômeno baseia-se no fato de que cada agonista (ligante) estabiliza uma conformação específica do receptor (Kenakin e Morgan, 1989).

As beta-arrestinas foram inicialmente caracterizadas como reguladores-chave do processo de dessensibilização e internalização dos GPCR. Elas têm função crítica na modulação da endocitose induzida pelos agonistas dos receptores acoplados à proteína, assim como modulam a ubiquitinação desses receptores, influenciando, dessa maneira, o tráfego dos receptores internalizados (Ferguson *et al.*, 1996; Ham *et al.*, 2013). Entretanto, foi identificado que as beta-arrestinas podem formar fragmentos para as quinases ativadas por mitógenos (MAPK, do inglês *mitogen activated protein kinases*), como as quinases de sinalização extracelular (ERK) 1 e 2 e a quinase 3 de N-terminal c-JUN (JNK3). A ativação dessas vias sinalizatórias pelas beta-arrestinas ocorre mesmo quando a atividade da proteína G está abolida (Whalen *et al.*, 2011).

Desse modo, pode-se considerar que a ativação dos GPCR tem um comportamento bimodal, sendo um primeiro mecanismo a ativação dependente da proteína G, e o segundo, modo-dependente da fosforilação da proteína G pelas quinases dos GPCR (GPCRK, do inglês *G protein-coupled receptors kinases*) e da sinalização dependente das

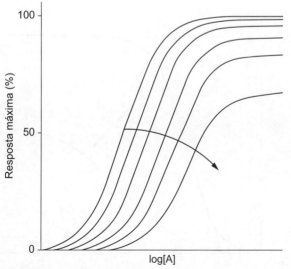

Figura 3.9 Efeito de um antagonista não competitivo na resposta de um agonista com alta eficácia.

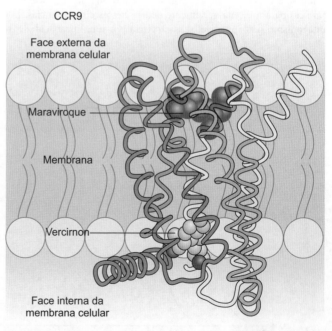

Figura 3.10 Ligação alostérica do vercirnon no sítio alostérico na porção intracelular do receptor. Comparar com a ligação do maraviroque em sítio ortostérico do receptor.

beta-arrestinas. Isso permite entender o chamado agonismo tendencioso (Figura 3.11).

A morfina e seus derivados são os analgésicos mais efetivos em terapêutica, embora sua eficácia seja acompanhada de algumas reações adversas sérias, como depressão respiratória, constipação intestinal, náuseas, vômito e dependência. A dependência de opioides analgésicos representa um primeiro passo para dependência à heroína, uma das formas mais sérias de dependência. Nos EUA, atualmente morrem cerca de 100 pessoas/dia por superdosagem de opioides. A ação antinociceptiva da morfina é iniciada pela ativação dos receptores opioides mi (μ), que são GPCR. Isso foi demonstrado pela supressão do efeito analgésico da morfina em camundongos *knock-out* para o receptor mi da morfina (Matthes *et al.*, 1996). O recrutamento de beta-arrestinas pelo receptor opioide mi parece contribuir para algumas dessas reações adversas dos opioides analgésicos. Estudos realizados em camundongos *knock-out* para a beta-arrestina demonstraram uma redução significativa da depressão respiratória e da constipação intestinal induzidas pela morfina, enquanto a analgesia aumentou (Raehal *et al.*, 2005; Bohn *et al.*, 1999). Nesse caso, um agonista tendencioso que ativasse o receptor μ da morfina sem causar o recrutamento de beta-arrestina seria um analgésico interessante e mais seguro, visto que causaria analgesia sem reações adversas. O fármaco oliceridine é um agonista de receptores mi da morfina que ativa a via de sinalização da proteína G, mas com pouca ação de recrutamento de beta-arrestina. Ensaios clínicos em voluntários sadios demonstraram que o oliceridine provocou analgesia similar ou maior que a morfina com menor depressão respiratória ou náuseas (Soergel *et al.*, 2014).

Agonismo inverso

Esse fenômeno foi identificado com a descoberta da atividade espontânea dos GPCR, atualmente referida como constitutiva do receptor. Agonismo inverso é a propriedade de um fármaco de produzir uma redução basal da atividade de sinalização após sua ligação ao receptor.

Estudos *in vivo* não permitem identificar essa característica, porque o efeito observado é complicado pelo possível deslocamento do agonista endógeno. Estudos *in vitro* conseguem demonstrar claramente que a redução da atividade basal não é causada pelo deslocamento do agonista endógeno. Portanto, a classificação de um fármaco como agonista inverso só pode ser feita *in vitro*, já que não há contaminação dos agonistas endógenos. O agonista inverso tem uma ação distinta da do antagonista, conforme ilustrado na Figura 3.12.

Torna-se importante ressaltar que a vasta maioria dos fármacos classificados anteriormente como antagonistas neutros é, na verdade, agonista inverso (> 85%); antagonistas neutros são raridade do ponto de vista farmacológico e considerados altamente improváveis do ponto de vista termodinâmico (Kenakin, 2004).

RECEPTORES

A maioria dos receptores existe e funciona como dímeros, tanto para receptores citosólicos/nucleares que se ligam ao DNA quanto para aqueles localizados na membrana celular. Dimerização pode ocorrer entre proteínas idênticas, nesse caso chamada de homodimerização, ou proteínas distintas, denominada heterodimerização. A dimerização permite ao receptor adquirir uma série de propriedades que o monômero não tem. Por exemplo, ambos protômeros de um complexo dimérico conseguem contribuir para o sítio de ligação do ligante; portanto, a natureza do segundo protômero pode determinar a especificidade para o ligante do receptor no dímero. Um exemplo clássico são os receptores membros da superfamília do fator de transformação de crescimento (TGF, do inglês *transforming growth factor*), compostos de duas classes de receptores acoplados à serina/treonina quinase, chamadas de tipo I e de tipo II.

Outro aspecto a se considerar é que, em um receptor dimérico, os dois domínios de ligação podem sofrer alterações de sua distância ou orientação relativa e, portanto, o ligante extracelular pode causar modificações das propriedades intracelulares dos receptores diméricos.

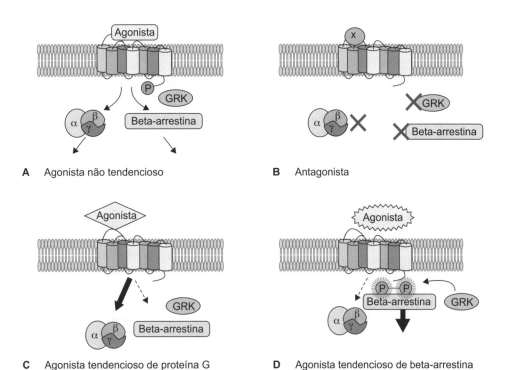

Figura 3.11 A. O agonista balanceado (sem *viés*) estabiliza a conformação do receptor para induzir a sinalização dependente tanto da proteína G quanto das beta-arrestinas. **B.** Um antagonista não seletivo bloqueia o receptor em seu estado inativo e, portanto, não permite sinalização nem pela proteína G nem pelas beta-arrestinas. **C** e **D.** Exemplos do chamado agonismo tendencioso (com *viés*). O agonismo tendencioso permite que o receptor adquira uma conformação na qual ele acaba selecionando a via da proteína G ou da beta-arrestina para a sinalização. O conceito de antagonismo com *viés* não está ilustrado, mas, com esse esquema, torna-se evidente. Adaptada de Jean-Charles *et al.* (2017).

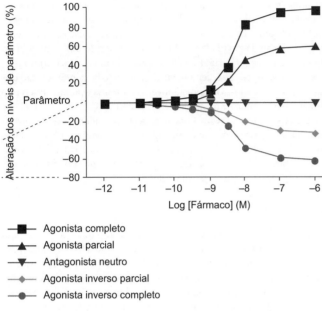

- ■ Agonista completo
- ▲ Agonista parcial
- ▼ Antagonista neutro
- ◆ Agonista inverso parcial
- ● Agonista inverso completo

Figura 3.12 Ação do agonista inverso.

Esse é o caso de muitos receptores acoplados à tirosinoquinase, a qual pode ser ativada não apenas por seus ligantes monoméricos ou diméricos, mas também por anticorpos que estabelecem uma ponte entre ambos os protômeros.

A dimerização de GPCR foi considerada controversa durante muito tempo. No caso dos receptores de rodopsina (família A), o GPCR na forma de monômero representa a unidade funcional mínima (Kuzak et al., 2009). Contudo, é evidente, atualmente, que os GPCR podem formar tanto homodímeros quanto heterodímeros em muitas células e tecidos (Ferré et al., 2014), podendo apresentar características farmacológicas distintas quando comparados aos monômeros correspondentes (Marsango et al., 2018).

No caso dos GPCR da família C (receptores metabotrópicos do glutamato, receptores de detecção de cálcio, receptores GABA$_B$ etc.), é bem estabelecido que eles formam homodímeros e heterodímeros constitutivamente (Kniazeff et al., 2011). No caso dessa família, os homodímeros são ligados de maneira covalente por pontes dissulfeto na sua alça extracelular; já os heterodímeros não são ligados de modo covalente. No caso dos heterodímeros, a dimerização é necessária para obter um dímero funcional, visto que uma das subunidades contém o sítio de ligação do agonista, enquanto a outra modula a tradução do sinal (Galvez et al., 2001).

Os GPCR podem formar não somente dímeros, mas também oligômeros de ordem superior quando mais de dois protômeros interagem como um complexo estrutural funcional (Navarro et al., 2016).

Os GPCR podem ser ativados independentemente da presença do agonista. Os receptores AT$_1$ do octapeptídio angiotensina 2 podem ser ativados por estresse mecânico ou autoanticorpos agonísticos sem que ocorra ligação da angiotensina II. Importante ressaltar que essa ativação independente do ligante pode ocorrer clinicamente, como em hipertensão, insuficiência cardíaca ou pré-eclâmpsia. Agonistas inversos, como a candesartana, podem inibir essa ativação independente do ligante e apresentar efeitos terapêuticos para essas doenças (Wei et al., 2011).

Os receptores podem ser divididos em quatro classes principais:

- Receptores acoplados à proteína G (GPCR)
- Receptores tirosinoquinases
- Receptores nucleares
- Canais iônicos controlados por ligantes (LGIC, do inglês *ligand-gated ion channels*) ou por voltagem (VGIC, do inglês *voltage-gated ion channels*).

Receptores acoplados à proteína G

Os GPCR, também denominados receptores com 7 domínios transmembrânicos, estão envolvidos em quase todos os processos fisiológicos de mamíferos. Os GPCR apresentam classicamente um domínio N-terminal extracelular, 7 domínios transmembrânicos conectados por três alças polipeptídicas extracelulares e três alças polipeptídicas intracelulares e uma cauda intracelular C-terminal citoplasmática. Quando o agonista se liga ao GPCR, o receptor é estabilizado em uma conformação ativa e, por meio de seus domínios intracelulares, estimula as proteínas G regulatórias heterotriméricas que se ligam ao nucleotídio guanina. Essas proteínas G regulatórias são formadas por três subunidades diferentes, alfa e beta e gama, as quais modulam a atividade de um ou mais efetores, como as adenilato ciclases, fosfolipases, fosfodiesterases e canais iônicos para cálcio e potássio. A subnidade alfa é formada por um domínio GPTase semelhante a Ras e um domínio alfa-helical com um sítio de ligação para guanina difosfato (GDP) ou guanina trifosfato (GTP) localizado entre os dois domínios. Há pelo menos 16 tipos diferentes de subunidades alfa, cinco de subunidades beta e 12 de subunidades gama, os quais podem formar um número substancial de combinações heterotriméricas associadas a várias funções em diferentes tipos de células (Zhou et al., 2017). Uma proteína G inativa liga-se a GDP na sua subunidade alfa. Um GPCR ativado recruta uma proteína G e induz a troca do GDP por GTP na subnidade alfa, causando, com isso, uma mudança conformacional da proteína G, a qual, por sua vez, libera a subunidade alfa do GPCR e do dímero beta-gama. A subunidade alfa livre pode ativar diferentes moléculas efetoras, como a adenilato ciclase, a qual, após essa ativação, converte ATP em cAMP, que é um segundo mensageiro importante em vários sistemas biológicos. O dímero beta-gama livre também pode ativar outros efetores, como canais de potássio ou fosfolipases.

Assim, em resposta aos diferentes ligantes extracelulares, como hormônios, neurotransmissores e lipídios, os GPCR adotam uma conformação ativa específica que leva à ativação de amplo espectro de respostas intracelulares. No paradigma clássico, as alterações conformacionais promovem ativação das proteínas G heterotriméricas, as quais trocam GDP por GTP, se dissociam em dímeros G-alfa e G-beta e estimulam a via de sinalização por meio do acúmulo de moléculas com ação de segundo mensageiro ou transdutores, como AMPcíclico, inositol trifosfato e diacilglicerol (Figura 3.13; Neves et al., 2002).

Para assegurar que os estímulos extracelulares sejam traduzidos em sinais intracelulares de magnitude e duração apropriada, a maior parte das cascatas sinalizatórias é bastante regulada. Para responder às rápidas alterações da concentração do agonista, os receptores ativados precisam ser inativados e recuperados para uma nova estimulação. Nos sistemas de sinalização intracelular, os efeitos do agonista são regulados em vários níveis, entretanto alterações no receptor parecem constituir o principal meio pelo qual a regulação ocorre nos GPCR. A regulação imediata no nível do GPCR, chamada de dessensibilização, é caracterizada pelo desaparecimento da resposta estimulada na presença contínua do agonista. Esse fenômeno também é conhecido como tolerância, adaptação ou taquifilaxia.

Os GPCR são sujeitos a três tipos principais de modo de regulação:

- Dessensibilização: o receptor fica refratário ao estímulo continuado
- Internalização: os receptores são fisicamente removidos da superfície celular por endocitose
- *Down-regulation*: o número total de receptores celulares está reduzido.

Dessensibilização

O fenômeno da dessensibilização pode ser subdividido: em específico para o agonista ou não específico para o agonista, dependendo

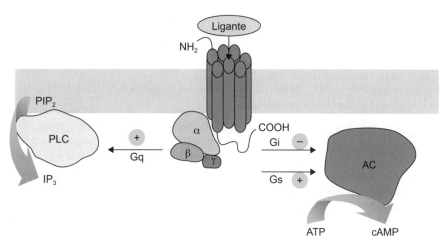

Figura 3.13 Conformação ativa dos GPCR.

da natureza do estímulo; rápido (segundos ou minutos) ou lento (horas ou dias); perda da função de sinalização do receptor (desacoplamento) ou perda do número de receptores (*down-regulation*). Dessensibilização específica para o agonista se caracteriza pela perda da responsividade do GPCR apenas para aquele agonista específico, enquanto a não específica para o agonista se define pela perda de responsividade para múltiplos agonistas após a aplicação do agente dessensibilizante.

Uma característica da dessensibilização específica para o agonista é que o desacoplamento funcional do GPCR com o sistema de sinalização ocorre rapidamente, e o número total de receptores permanece constante. O desacoplamento funcional do GPCR com o sistema de transdução é refletido na redução da sensibilidade ao efeito máximo do agonista.

O receptor adrenégico beta-2 foi um dos primeiros receptores não visuais purificado em quantidades substanciais e que demonstrou dessensibilização marcante. Após poucos segundos de exposição ao agonista adrenérgico, eram observados aumentos substanciais da concentração intracelular de cAMP, mas esses níveis atingiam um platô ou retornavam aos níveis basais em poucos minutos (Su *et al.*, 1979).

A dessensibilização dos GPCR é mediada primariamente por quinases dependentes de segundo mensageiro e pelas GPCRK, as quais fosforilam de maneira específica os receptores ativados e iniciam o recrutamento das arrestinas, as quais modulam a dessensibilização dos receptores, a endocitose e a sinalização (Krupnick e Benovic, 1998).

As arrestinas são uma classe de proteínas solúveis que funcionam em consonância com as GPCRK para parar a sinalização intracelular. Na contínua presença do estímulo, as arrestinas asseguram que cada GPCR ativado seja desligado antes que o processo de transdução do sinal se reinicie. O protótipo das arrestinas é uma proteína de 48 kDa, originalmente chamada de antígeno-S, descoberta inicialmente como um antígeno causador de uveíte autoimune experimental. Demonstrou-se depois que o antígeno-S da retina é uma proteína de 48 kDa que regula a transdução do sinal de luz nas células fotorreceptoras (Pfister *et al.*, 1985).

O papel potencial de uma proteína auxiliar reguladora na transdução hormonal que causava ativação dos receptores beta-adrenérgicos foi suspeitado quando se verificou que uma preparação parcialmente purificada de quinases de receptores beta-adrenérgicos inibia 80% da sinalização causada pela ativação desse receptor, enquanto preparações mais purificadas apresentavam inibição muito discreta (Benovic *et al.*, 1987).

O modelo proposto para a dessensibilização está representado na Figura 3.14. Após a fosforilação do receptor pela GPCRK (no exemplo a seguir, a GPCRK-2, a descrita para o receptor beta-adrenérgico), ele pode ser ligado de maneira estequiométrica a uma arrestina (na retina, pela beta-arrestina-1 e, em tecidos extrarretinais, pela beta-arrestina-2). Em virtude da ligação da beta-arrestina ao receptor, este torna-se agora impedido de ativar a proteína G e, portanto, de iniciar o processo de sinalização intracelular. Esse processo constituído de duas etapas pode reduzir em aproximadamente 70 a 80% a capacidade dos receptores beta-adrenérgicos de ativar suas proteínas G respectivas (Lohse *et al.*, 1992). Vale ressaltar que a ligação das beta-arrestinas aos GPCR fosforilados pelas respectivas quinases parece ser o passo inicial para que ocorra a internalização do receptor pelo processo de endocitose.

As beta-arrestinas também têm mecanismos adicionais para assegurar um bloqueio eficiente da transdução causada pela ativação do GPCR. Elas estimulam fosfodiesterases (PDE) e quinases do diacilglicerol (DGK), as quais degradam os segundos mensageiros gerados pela ativação dos receptores. As PDE da família da PDE4 terminam a sinalização induzida pelo AMP cíclico ao degradá-lo em AMP.

Internalização

A internalização dos receptores é outra maneira de interromper a ativação causada pelo agonista. Vários estudos demonstraram que a exposição ao agonista promove translocação dos GPCR da superfície da célula para os compartimentos intracelulares distintos da superfície celular. A translocação do receptor adrenérgico beta-2 da membrana celular para vesículas intracelulares é feita pela clatrina, uma proteína endocítica essencial para a formação das vesículas, as quais têm papel central na endocitose dos receptores.

A clatrina é composta de uma cadeia leve (25 kDa) e uma pesada (190 kDa), tornando-se necessária a associação de três moléculas dessa proteína para formar a estrutura básica das vesículas recobertas por ela (Kirchhausen, 2000). A clatrina é uma molécula semelhante a uma aranha, com três pernas que se irradiam de um núcleo central. Há outros componentes proteicos nas vesículas recobertas por clatrina, sendo os membros mais conhecidos os complexos proteicos adaptadores de clatrina, que modulam seletivamente a inclusão de proteínas ancoradas na membrana dentro das vesículas recobertas por clatrina. Essas vesículas são encontradas em todas as células nucleadas de fungos a mamíferos, incluindo humanos. Elas formam o mecanismo pelo qual proteínas e lipídios que se encontram na membrana celular são removidos e transportados para o compartimento interno (endossomo).

Embora vários estudos indiquem que o sequestro dos receptores adrenérgicos beta-2 pode contribuir para a rápida dessensibilização induzida pelo agonista, esse fenômeno não explica completamente a dessensibilização. Há muitos estudos indicando que talvez o sequestro dos receptores adrenérgicos beta-2 não contribua para a sua dessensibilização. Vários estudos demonstram que a dessensibilização causada pela exposição ao agonista ocorre mais rapidamente que a internalização do receptor (Toews et al., 1984). Foi também observado que a dimensão do sequestro dos receptores adrenégicos beta-2 é menor que a redução observada na estimulação da adenilato ciclase pelo agonista (Su et al. 1979).

Apesar de tais dados indicarem que o sequestro dos GPCR não é essencial para a dessensibilização rápida induzida pelos agonistas, é possível que tal sequestro tenha um papel importante na ressensibilização, ou seja, na recuperação da dessensibilização. O tratamento com isoproterenol resulta em rápido sequestro dos receptores adrenérgicos beta-2, entretanto os receptores sequestrados retornaram à superfície celular após a remoção do agonista (Waldo et al., 1983). Possivelmente, a internalização do receptor permite que ele seja defosforilado por uma fosfatase na vesícula e subsequentemente reciclado de volta para a superfície celular (Sibley et al., 1986). Interessante ressaltar que

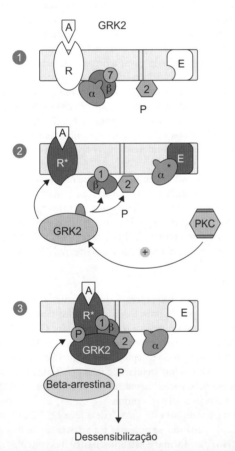

Figura 3.14 O painel 1 representa o sistema quiescente: o receptor (R) ainda não foi ligado pelo agonista (A); têm-se a proteína G heterotrimérica (alfa-beta-gama) e o efetor (E). No painel 2, é ilustrada a ativação do sistema: o receptor ativado pelo agonista ativa agora a proteína G, a qual se dissocia em uma subunidade G beta-gama e na subunidade ativa G alfa (α^*) que se liga ao GTP. A subunidade alfa-GTP estimula o efetor a produzir segundos mensageiros, os quais podem ativar a proteinoquinase C, além de outras proteínas. A subnidade beta-gama, com o fosfatidilinositol difosfato (PIP2), facilita a translocação da GPCRK2 para a membrana, onde se liga ao receptor ativado. Importante ressaltar que a atividade de fosforilação da GPCRK2 aumenta quando ela é fosforilada pela PKC. No painel 3, o receptor fosforilado liga-se à arrestina pela GPCRK2, não podendo mais ativar a proteína G. A ação do segundo mensageiro termina quando a subunidade G alfa hidrolisa o GTP e o GDP, inativando a si própria e ligando-se agora às subunidades G beta-gama.

caciculina A, um inibidor de fosfatases proteicas, bloqueia a ressensibilização dos receptores adrenérgicos beta-2 (Pippig et al., 1995). A Figura 3.15 ilustra o modelo de desenssibilização, internalização e ressensibilização do receptor adrenérgico beta-2.

Down regulation

É a redução do número de sítios de ligação de um fármaco marcado com radioisótopo em uma membrana, geralmente induzido por ativação repetida ou prolongada do receptor. Essa definição experimental pode ser confundida com o processo de internalização, entretanto a *down regulation* é diferenciada. No processo de internalização, ocorre uma redistribuição dos receptores da membrana celular para as vesículas endocíticas sem uma redução do número total de receptores.

Estudos realizados em vários GPCR indicam que ocorrem mudanças na taxa de biossíntese do receptor, assim como na taxa de sua degradação. Os níveis de RNA mensageiro do receptor adrenérgico beta-2 são modulados tanto por regulação transcricional do gene do receptor quanto por estabilidade do RNA mensageiro (Collins et al., 1989; Tholanikunnel e Malbon, 1997). Um mecanismo envolvido na *down regulation* consiste na translocação de receptores para lisossomos, entretanto é importante ressaltar que há evidências de proteólise de receptores não associada a lisossomos. Os receptores V2 da vasopressina sofrem proteólise induzida por estimulação do receptor por meio de uma metaloprotease associada à membrana celular (Kojro e Fahrenholz, 1995).

Uma vez que o receptor, soluto ou proteína de membrana sofre internalização, eles inicialmente localizam-se em endossomos nascentes (*early endosomes*). Para muitas proteínas de membrana e receptores, aproximadamente metade é reciclada de volta para a membrana celular (Gruenberg e Maxfield, 1995). Outras proteínas e receptores são transportados para endossomos tardios (*late endosomes*) e lisossomos, onde sofrem degradação. Por exemplo, a transferrina recicla seu receptor e o receptor de LDL é transportado para endossomos tardios e lisossomos (Klausner et al., 1983; Goldstein et al., 1985).

Imediatamente depois de internalizados, o receptor da transferrina e o receptor de LDL encontram-se nos endossomos nascentes, que apresentam uma morfologia tubulovesicular típica [vesículas com aproximadamente 0,3 a 0,4 μm em diâmetro com túbulos estreitos (< 60 nm) projetando-se para fora]. O pH interno varia entre 6 e 6,2. A maioria dos ligantes se dissocia dos receptores no pH baixo encontrado nos endossomos. Na ausência de qualquer outra informação, os receptores ligados às membranas saem das vesículas pelos túbulos e retornam para a membrana. Já os receptores de LDL acumulam-se na parte vacuolar do endossomo, formando eventualmente as vesículas carregadoras de endossomo (ECV, do inglês *endosomal carrier vesicle*) ou os chamados corpos multivesiculares (MVB, do inglês *multivesicular body*). Em razão de seu tamanho maior, esses corpos multivesiculares não conseguem sair pelos túbulos estreitos. O receptor da transferrina é encontrado nos túbulos, mas não os receptores de LDL. A Figura 3.16 ilustra esses processos.

Vale ressaltar que as vesículas formadas por clatrina se fundem com os endossomos nascentes, mas não com os endossomos tardios, apesar da proximidade de ambos. Essa especificidade reflete possivelmente a presença de receptores específicos na membrana do endossomo nascente. Proteínas que apresentam esse tipo de função de receptor são chamadas de SNARE (do inglês *soluble NSF attachment receptor*).

Com base na filogênese, os GPCR foram classificados em três famílias principais: classes A, B e C. Apesar de as três famílias terem a mesma função (converter um estímulo extracelular em uma resposta celular por meio da ativação da proteína G e de outras cascatas sinalizatórias), os mecanismos específicos de ativação diferem entre as classes, dadas as suas diferenças estruturais.

Receptores de tirosinoquinases

Trata-se de receptores localizados na membrana celular que controlam múltiplos processos celulares fundamentais durante o desenvolvimento e a vida adulta, como o ciclo celular, envolvendo a migração, o metabolismo, a proliferação e a diferenciação celular.

Em humanos, foram identificados 58 receptores tirosinoquinase, subdivididos em 20 famílias (Lemmon e Schlessinger, 2010). Os receptores de tirosinoquinase (RTK, do inglês *receptor tyrosine kinases*) são proteínas que apresentam um sítio de ligação extracelular e um domínio de quinase intracelular que distingue essa classe de receptores das demais classes. Embora a estrutura do domínio secundário extracelular seja conservada dentro de uma subfamília, um nível de especificidade é representado por aminoácidos particulares, os quais conferem especificidade para os ligantes no sítio de ligação.

Os RTK são nomeados de acordo com seus ligantes naturais. As tirosinoquinases transferem o fosfato gama do ATP para os grupos

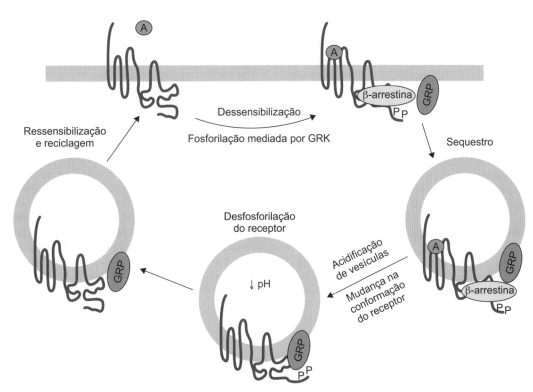

Figura 3.15 Após a ligação do agonista ao receptor, este se torna rapidamente dessensibilizado, resultado da fosforilação causada pela GPCRK e da subsequente ligação das arrestinas. O complexo receptor fosforilado-beta-arrestina sofre internalização pelo processo de endocitose mediado por clatrina. O baixo pH no interior da vesícula permite a ação de fosfatase, que defosforila o receptor fosforilado, possibilitando que ele, agora, seja reciclado para a superfície celular.

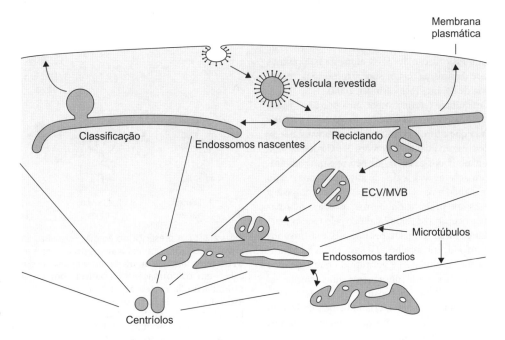

Figura 3.16 Processo de internalização e reciclagem do receptor de membrana.

hidroxila da tirosina nas proteínas-alvo (Hunter, 1998). O domínio extracelular dos RTK é geralmente glicosilado. O domínio do sítio de ligação é conectado ao domínio citoplasmático por uma hélice única transmembrânica. O domínio citoplasmático contém o domínio da proteinoquinase e outras sequências regulatórias sujeitas a autofosforilação e fosforilação por quinases heterólogas (Hubbard *et al.*, 1998).

Com exceção da família dos receptores de insulina, todos os demais RTK são monômeros na membrana celular. A ligação do agonista causa dimerização desses receptores, resultando em autofosforilação de seus domínios citoplasmáticos (Schlessinger, 1988). Os membros da família dos receptores de insulina são dímeros conectados por pontes dissulfeto de duas cadeias polipeptídicas formando um heterodímero alfa-2-beta-2. A insulina, ao se ligar no domínio extracelular de seu receptor, induz um rearranjo da estrutura quaternária heterotetramérica, a qual leva a um aumento da autofosforilação do domínio citoplasmático. Como as formas ativas do receptor da insulina e dos demais receptores mononéricos são diméricas, o mecanismo de sinalização desses dois tipos de receptores deve ser bastante semelhante.

Embora todos os RTK sejam ativados pela dimerização, diferentes ligantes utilizam estratégias diversas para induzir o estado dimérico ativo. Estudos estruturais feitos com o complexo hormônio do crescimento (GH) e seu receptor e com a eritropoietina (EPO) e seu receptor mostraram que essas citocinas são bivalentes e que um ligante se liga simultaneamente a duas moléculas de receptores para formar um complexo 1:2 (ligante:receptor), e a dimerização se torna ainda mais estável por interações adicionais receptor:receptor (Kossiakoff e De Vos, 1998).

Vários fatores do crescimento são homodímeros (VEGF, PDGF) fornecendo, dessa maneira, o mecanismo mais simples de dimerização. A família dos receptores dos fatores de crescimento de fibroblasto (FGF, do inglês *fibroblast growth factor*) consiste em pelo menos 21 fatores de crescimento (Maski e Ormitz, 1998). Os FGF não são capazes de ativar seus receptores sem a cooperação de uma molécula acessória, como um proteoglicano (p. ex., sulfato de heparina; Yayon *et al.*, 1991).

A Figura 3.17 ilustra como os receptores monoméricos ou heterotetraméricos são ativados. Acredita-se que os receptores monoméricos estejam em equilíbrio com os receptores diméricos. Uma população limitada de receptores diméricos existe com estruturas quaternárias nos seus domínios extracelulares e citoplasmáticos que são compatíveis com transautofosforilação e estimulação da tirosinoquinase (dímero ativo). A ligação do agonista ao domínio extracelular estabiliza a formação dos dímeros ativos e, consequentemente, estimula a tirosinoquinase. Importante ressaltar que há dímeros ativos na ausência de agonistas, visto que a autofosforilação dos RTK aumenta na presença de inibidores de fosfatase de tirosina ou por superexpressão de receptores mesmo na ausência de ligantes (Schlessinger, 2000).

O domínio da tirosinoquinase é formado por uma porção C (direcionada ao C-terminal), uma porção N (direcionada ao N-terminal) e uma alça de ativação. Para que a tirosinoquinase se torne ativa, é necessário que tanto a alça de ativação quanto as porções N e C adotem uma conformação ativa. Na maioria dos casos, o que ocorre é uma autoinibição-cis. Na sua conformação inativa, a alça de ativação ocupa o sítio catalítico da quinase, formando uma conformação estável que impede a entrada do ATP e do substrato proteico. Em outros casos, a conformação inativa é mantida pela ocupação do sítio catalítico pelo C-terminal.

Quando ocorre a dimerização induzida pelo agonista, a tirosinoquinase de um monômero pode transfosforilar essas tirosinas, liberando a tirosinoquinase de sua autoinibição e permitindo que a quinase adquira uma conformação ativa, com subsequente autofosforilação. A autofosforilação causa fosforilação de tirosinas localizadas na região próxima à membrana, no C-terminal, criando sítios de ligação para outras quinases e proteínas adaptadoras que tenham domínios SH2 (*Src Homology-2*) ou PTB (do inglês *phosphotyrosine-binding domains*). A autofosforilação do receptor acoplado à tirosinoquinase é fundamental para o recrutamento e a ativação de várias proteínas sinalizatórias. A maioria dos sítios contendo tirosina está localizada em regiões não catalíticas da molécula do receptor. Cada receptor tirosinoquinase deve ser considerado não somente um receptor com atividade de tirosinoquinase, mas também uma plataforma para reconhecimento e recrutamento de proteínas sinalizatórias (Schlessinger, 2000). As alterações conformacionais causadas pela autofosforilação recrutam uma série de proteínas sinalizatórias que apresentam domínios PTB ou domínios SH2. Esses domínios ligam-se a resíduos específicos de fosfotirosina no receptor e funcionam como mediadores que propagam vias de sinalização celular (Pawson *et al.*, 2001).

Em condições fisiológicas, a atividade da tirosinoquinase do RTK é altamente controlada pelos mecanismos mencionados e por ação de fosfatases. A alteração desse controle pode causar desbalanço no crescimento e na proliferação e morte celular (Schlessinger, 2000). A ativação constitutiva pode gerar propriedades oncogênicas em células normais e causar oncogênese induzida por tirosinoquinases acopladas a receptores (McDonell *et al.*, 2015). A seguir, serão revistos os quatro principais mecanismos de ativação constitutiva de tirosinoquinase que levam ao aparecimento de câncer em humanos.

Um desses mecanismos é a mutação que gera ganho de função. A Figura 3.18 A ilustra a ativação normal das tirosinoquinases dos receptores tirosinoquinase. Conforme mencionado, formam-se dímeros na presença de agonistas, resultando na ativação da quinase e na fosforilação da cauda do C-terminal. Já a Figura 3.18 B exibem a mutação que gera ganho de função. Essas mutações permitem ativação da tirosinoquinase mesmo na ausência do agonista. O painel ilustra outro mecanismo, no qual ocorre uma amplificação gênica com superexpressão de tirosinoquinases acopladas a receptores. Esse mecanismo promove um aumento local da concentração de receptores.

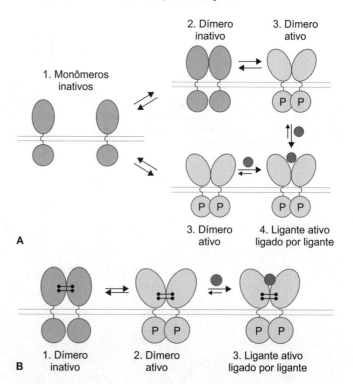

Figura 3.17 A presença do ligante estabiliza a formação dos dímeros ativos. **A.** Os monômeros inativos do receptor estão em equilíbrio com os dímeros inativos ou ativos do receptor. O dímero ativo do receptor existe em conformação compatível com a transautofosforilação e a estimulação da proteína tirosinoquinase (PTK). A presença do ligante estabiliza a formação do dímero ativo do receptor e, consequentemente, a ativação da tirosinoquinase. **B.** Os dímeros inativos do receptor de insulina que apresentam pontes dissulfeto estão em equilíbrio com a forma ativa. A ligação da insulina ao receptor estabiliza a conformação dimérica ativa, levando à ativação da tirosinoquinase.

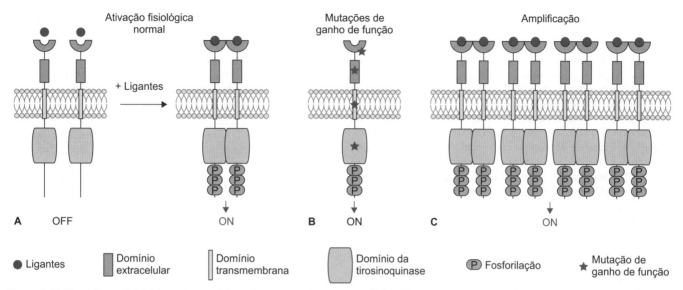

Figura 3.18 Mecanismos fisiológicos e oncogênicos da ativação dos receptores acoplados à tirosinoquinase (RTK). **A.** Representação esquemática da ativação fisiológica do RTK. Os RTK são ativados pela formação de dímeros intermoleculares na presença de ligantes, resultando na ativação da quinase e na fosforilação do C-terminal do receptor. **B.** Representação esquemática de mutações que geram potencial ganho de função nos vários subdomínios do RTK. As mutações causam ativação constitutiva do RTK, tipicamente sem presença do ligante. **C.** Superexpressão de RTK, geralmente resultante da amplificação genômica do gene do RTK, levando a aumento da concentração local de RTK.

Outro mecanismo de oncogênese relacionado com os RTK é o de rearranjo cromossômico. Nesse caso, ocorre a formação de novas proteínas quinases geradas por oncogenes (Figura 3.19 A). O primeiro caso descrito em humanos foi o chamado cromossomo Filadélfia (BCR-ABL), caracterizado em pacientes com leucemia mielogênica crônica e em alguns pacientes com leucemia linfoblástica aguda (Diamond et al., 1995). O rearranjo cromossômico resulta na formação dessa oncoproteína, que pode estar ligada à membrana celular (Figura 3.19 A, à esquerda) ou ao citoplasma (Figura 3.19 A, à direita); em ambos os casos, a consequência é que o domínio da tirosinoquinase permaneça ativado.

Outro mecanismo de ativação constitutiva consiste na duplicação parcial intragênica, conforme ilustrado Figura 3.19 B. A duplicação da tirosinoquinase permite que ela forme dímeros intracelulares, possibilitando a ativação das tirosinoquinases na ausência do agonista.

O quarto mecanismo é o da ativação autócrina, representado Figura 3.19 C. Nesse caso, o aumento da produção de agonistas aumenta a ativação da quinase e da cascata sinalizatória (Du e Lovly, 2018).

Receptores nucleares

A superfamília dos receptores nucleares é composta de 48 membros, entre eles os receptores para esteroides, hormônios tireoidianos,

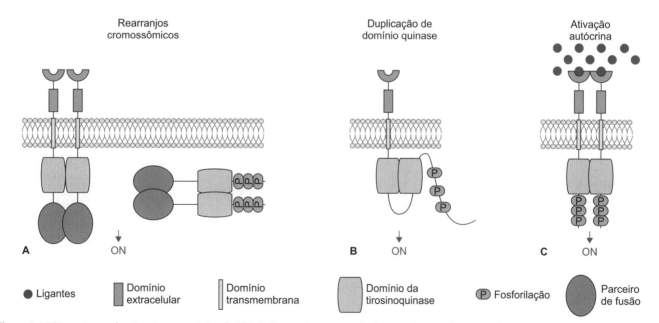

Figura 3.19 Mecanismos da ativação oncogênica do RTK. **A.** Rearranjos cromossômicos resultam na formação de uma oncoproteína híbrida formada pela fusão de um RTK com um parceiro de fusão (que representa uma proteína distinta, demonstrada na figura como uma estrutura ovalada). Essas proteínas formadas pela fusão podem ser ligadas à membrana celular (à esquerda) ou citoplasmáticas (à direita), dependendo da localização do ponto de quebra genômico. Em ambos os casos, isso resulta em um domínio de ativação da quinase. **B.** Duplicação do domínio da tirosinoquinase, podendo formar um dímero intramolecular na ausência do ligante, levando à ativação do RTK. **C.** Representação esquemática da ativação autócrina da sinalização do RTK. O aumento da concentração local do ligante causa elevação da dimerização do RTK, com consequente aumento da atividade da quinase e fosforilação do C-terminal do receptor.

vitaminas, ácidos graxos e seus derivados (Tice e Zheng, 2016). Os receptores nucleares são fatores de transcrição essenciais no desenvolvimento embrionário, na manutenção da diferenciação dos fenótipos celulares, no metabolismo e na morte celular. A disfunção da sinalização feita pelos receptores nucleares leva a doenças proliferativas, metabólicas e reprodutivas, como câncer, infertilidadae, obesidade e diabetes.

Os receptores nucleares são amplamente expressos em todos os tecidos humanos (Bookout et al., 2006). Isoformas do receptor ativado por proliferadores de peroxissomo (PPAR) e receptor hepático X (LXR) são expressas em tecidos como epiderme e tecido adiposo (Michalik et al., 2006). Isoformas do receptor de estrógeno (ER) e PPAR são também expressos em tecidos neurais, sendo o ER ainda expresso no trato reprodutivo, no hipotálamo e no pulmão (Fernandez, 2018).

A estrutura dos receptores nucleares inclui um domínio do N-terminal (Figura 3.20), que apresenta extensão e sequência de aminoácidos variáveis e é crítico para a transativação (Dieken e Miesfeld, 1992). Localizado próximo ao domínio A/B, encontra-se o domínio do sítio de ligação do DNA (DBD, do inglês *DNA binding domain*), o qual se liga na sequência de DNA (segmentos de seis nucleotídios em diversos arranjos) ou nos elementos responsivos. Um pequeno domínio conecta o DBD ao domínio do ligante no C-terminal (LBD, do inglês *ligand binding domain*).

Os receptores nucleares podem formar monômeros, homodímeros ou heterodímeros; eles se ligam aos elementos responsivos na região regulatória dos genes-alvo. Os elementos responsivos dos receptores nucleares são derivados da sequência canônica RGGTTCA (em que R é uma purina) e denominam-se elementos responsivos hormonais.

A Figura 3.21 ilustra o mecanismo de ação dos receptores nucleares. Após a difusão do agonista através da membrana celular, ele interage com seu receptor, o qual pode estar localizado no citoplasma ou no núcleo. A proporção entre a localização citoplasmática ou nuclear dos vários receptores depende da natureza do ligante. Importante ressaltar que o ligante, ao interagir com o receptor, pode causar efeitos não genômicos ao interagir diretamente com quinases citoplasmáticas

(Figura 3.21 A). Na ausência de ligantes, vários receptores nucleares encontram-se ligados às regiões regulatórias dos genes-alvo como correpressores ou em complexos com deacetilases de histonas (HDAC; Figura 3.21 B). A deacetilação de histonas é responsável pela condensação da cromatina, responsável pelo efeito do silenciamento no gene pelo receptores apo. Quando o agonista se liga ao complexo receptor-HDAC (Figura 3.21 C), ele causa recrutamento da acetiltransferase de histona (HAT) e complexos de remodelamento da cromatina (CRM; Figura 3.21 D). O passo final é o recrutamento da holoenzima polimerase II, que contém a enzima polimerase II, o TAF (do inglês *TATA-binding protein-associated factor*) e complexos mediadores, aumentando a frequência da iniciação da transcrição (Figura 3.21 E; Gronemeyer et al., 2004).

A Figura 3.22 ilustra o mecanismo de ação dos esteroides, que atravessam a membrana celular por mecanismos ainda desconhecidos. Alguns receptores de esteroides, como os receptores de glicocorticoides (GR) e de andrógenos (AR), estão localizados primariamente no citoplasma na forma de monômeros, ligados às proteínas HSP (do inglês *heat shock protein*). Outros receptores de esteroides, como os ER, estão localizados no núcleo na forma de monômero, embora uma pequena porcentagem desses receptores possa estar localizada no citoplasma, ligada às proteínas HSP. Quando os esteroides se ligam a seus receptores (GR ou AR), causam dissociação dos receptores da proteína HSP, dimerização e alterações da conformação e localização dos receptores. No caso do ER, a ligação do esteroide no receptor nuclear causa sua dimerização e altera a sua conformação estrutural. Em todos os casos, a dimerização dos receptores nucleares permite que eles se liguem aos elementos responsivos dos esteroides (SER, do inglês *steroid-response elements*) e interajam com vários corregulares para modular a transcrição gênica, seja por meio de repressão, seja por ativação (Figura 3.22; Leving e Hammes, 2016).

Um bom exemplo terapêutico é o fármaco tamoxifeno, o primeiro modulador de ER desenvolvido para uso clínico, indicado para tratamento do tumor de mama. O tamoxifeno pode se comportar como agonista ou antagonista, dependendo de quais fatores de transcrição são recrutados.

Depois dos RTK e dos GPCR, os canais iônicos constituem o terceiro maior grupo de moléculas sinalizatórias codificadas pelo genoma humano (Wulff et al., 2009). A seguir, serão revisados os mecanismos básicos dos canais iônicos associados a ligantes e canais iônicos dependentes de voltagem.

Canais iônicos

Trata-se de proteínas de membrana contendo um poro que permite a passagem de fluxo regular de íons pela membrana plasmática. A passagem de íons é passiva e conduzida por gradiente eletroquímico para os íons aos quais a membrana é permeável. Os canais iônicos são divididos em canais iônicos acoplados a ligantes e canais iônicos dependentes de voltagem.

Canais iônicos acoplados a ligantes

Os canais iônicos são abertos (ou *gated*) pela ligação de um neurotransmissor no sítio ortostérico, o que causa mudanças conformacionais no canal e resulta em condutância dos íons. A modulação da condutância dos íons pode ser feita pela ligação de agonistas endógenos, exógenos ou moduladores de sítios alostéricos. Os LGIC (do inglês, *ligand-gated ion channels*) modulam transmissões sinápticas rápidas, de milissegundos, no sistema nervoso central (SNC) e na placa neuromuscular somática. Essa transmissão envolve a liberação de um neurotransmissor do neurônio pré-sináptico e a ativação subsequente dos receptores pós-sinápticos que modulam o potencial pós-sináptico. Além de seu papel central na neurotransmissão fásica, alguns LGIC modulam a regulação neuronal de forma tônica, resultando na

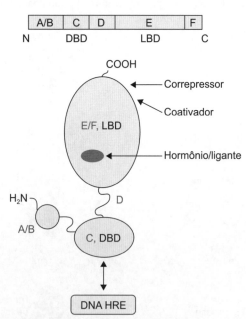

Figura 3.20 Topologia molecular e mecanismo de ação do receptor nuclear. A topologia do receptor nuclear e a organização funcional consistem no N-terminal (A/B) de: um domínio de ligação para o DNA (C; DBD, do inglês *DNA binding domain*), um ligante (D) e domínios de ligação (LBD, do inglês *ligand-binding domains*) do C-terminal (E/F). As flechas indicam locais de ligação para o ligante, coativadores/correpressores e os elementos responsivos a hormônios. HRE: *hormone responsive elements*.

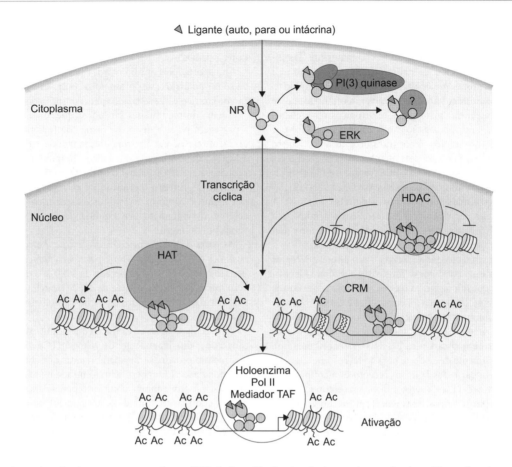

Figura 3.21 Mecanismo de ação dos receptores nucleares (NR). Após a difusão através da membrana citoplasmática, o ligante pode interagir com o receptor cognato, onde pode exercer um efeito "não genômico" ao interagir diretamente com quinases. A razão entre localização citoplasmática e nuclear pode variar entre receptores diferentes e é afetada pela natureza do ligante. A ligação do ligante ao receptor modula sua interação com uma pletora de fatores. Na ausência do ligante, vários receptores nucleares estão ligados a regiões regulatórias de genes-alvo, como correpressores ou complexo de deacetilases de histonas (HDAC, do inglês *histone deacetylase complex*). A deacetilação de histonas é a responsável pela condensação da cromatina, que causa o efeito silenciador dos genes dos receptores apo. A ocupação do local pelo ligante libera o complexo HDAC e resulta no recrutamento da acetiltransferase de histonas (HAT, do inglês *histone acetyltransferase*) e de complexos remodeladores de cromatina (CRM, do inglês *chromating-remodelling complexes*). Esses eventos ocorrem de maneira específica para receptor, gene e célula. No passo final, a holoenzima polimerase II – formada pela enzima pol II, o fator proteico associado à ligação ao TATA (TAF, do inglês *TATA-binding protein-associated factor*) e complexos moduladores – é recrutada e aumenta a frequência da iniciação da transcrição.

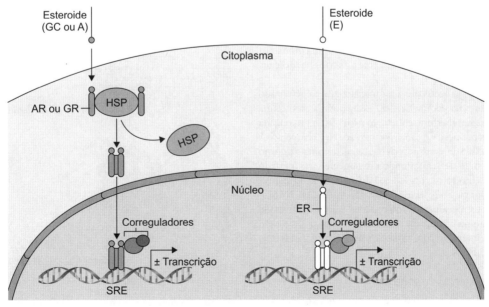

Figura 3.22 Mecanismo de ação dos esteroides.

ativação de receptores extrassinápticos (Alexander *et al.*, 2017). Importante ressaltar que os LGIC também se encontram na pré-sinapse.

Os receptores de neurotransmissores são tradicionalmente classificados de acordo com sua capacidade sinalizatória, a qual está normalmente associada às estruturas moleculares específicas. Os principais sistemas de neurotransmissão parecem envolver receptores que se classificam em duas categorias principais: ionotrópicos ou metabotrópicos. Os receptores ionotrópicos são canais iônicos formados por proteínas multiméricas que rapidamente transformam a mensagem química em uma variação do potencial da membrana. Já os receptores metabotrópicos pertencem à família dos GPCR, os quais estão associados a diferentes efetores (fosfolipase C, fosfolipase D, adenilato ciclase etc.) e sua sinalização é mais duradoura (segundos ou minutos). A sinalização neuronal feita por receptores ionotrópicos é denominada neurotransmissão, enquanto a sinalização mediada por receptores metabotrópicos chama-se neuromodulação (Schicker *et al.*, 2008).

Vale ressaltar que, atualmente, não se aceita a visão de que o receptor ionotrópico seja somente um condutor de íons, visto que foram identificadas muitas proteínas que interagem com esses receptores, com outros mecanismos de sinalização (Valbuena e Lerma, 2016). Essas novas vias de sinalização são denominadas não canônicas, pois desviam da via clássica (canônica) de sinalização. Esse tipo de classificação de via sinalizatória em canônica e não canônica baseia-se essencialmente na via sinalizatória originalmente descoberta para aquele estímulo.

Por convenção, fazem parte dos LGIC os receptores nicotínicos da acetilcolina, os receptores 5-HT$_3$ da serotonina, os receptores do glutamato, os receptores purinérgicos P2X, os receptores do GABA$_A$ e os receptores de glicina. Os receptores nicotínicos da acetilcolina, os receptores 5-HT$_3$, os receptores GABA$_A$ e da glicina são estruturas pentaméricas frequentemente referidas como receptores de alça Cis, pela presença de pontes de dissulfeto no domínio das alças extracelulares de suas subunidades. O receptor do glutamato e o receptor purinérgico P2X são estruturas tetraméricas e triméricas, respectivamente. Múltiplos genes codificam as subunidades dos receptores LGIC, sendo a maioria desses receptores heteromultímera. Essa diversidade de resultados dentro de cada classe de receptor LGIC resulta em uma ampla gama de receptores com propriedades biofísicas e farmacológicas distintas e com variedade de expressão tanto no SNC quanto em outros tecidos.

A Figura 3.23 ilustra de maneira esquemática dois LGIC: o receptor nicotínico da acetilcolina e um canal iônico controlado por nucleotídio cíclico. Nota-se que o receptor nicotínico da acetilcolina apresenta uma estrutura heteropentamérica e com dois sítios de ligação para a acetilcolina, ambos localizados fora da célula. Já o canal iônico acoplado a nucleotídios cíclicos (cAMP ou cGMP) apresenta uma estrutura homotetramérica com quatro sítios de ligação intracelular, para o cAMP ou o cGMP. Ambos os canais iônicos apresentam alta probabilidade de estarem fechados na ausência do ligante e abertos na presença do ligante (Einav e Phillips, 2017).

O receptor nicotínico da acetilcolina foi inicialmente caracterizado por Katz e colaboradores na década de 1950. A ligação da acetilcolina ao canal fechado induz sua abertura, entretanto a exposição prolongada promove uma dessensibilização do canal, levando ao seu fechamento. A dissociação da acetilcolina de seus sítios de ligação determina o retorno do canal ao seu estado de dessensibilizado diretamente para o estado inativo. A Figura 3.24 ilustra os três estados do canal iônico (inativo, ativo e dessensibilizado) para o receptor GABA$_A$ (Nemecz *et al.*, 2016).

Vale ressaltar que os mecanismos moleculares para a seletividade do cátion, como o fato de o agonista controlar a mudança do estado inativo para ativo e a interação com proteínas sinalizatórias a jusante, ainda não foram elucidados.

Canais iônicos dependentes de voltagem

As células são envoltas em membranas impermeáveis que contêm processos especializados para troca de vários átomos e moléculas entre os espaços intracelulares e extracelulares. Tradicionalmente, dois mecanismos de transporte transmembrânicos são conhecidos: transportadores e canais.

Transportadores tipo bomba de cálcio, trocador sódio-cálcio ou bomba sódio-potássio transportam íons contra um gradiente de concentração ou elétrico e são acoplados para consumo de energia metabólica.

Canais de membranas são poros que, quando abertos, permitem a passagem passiva de íons a favor do gradiente de concentração ou gradiente elétrico. A abertura do canal pode ocorrer de duas maneiras: a ligação de um ligante específico diretamente no canal ou em uma proteína acoplada ao canal ou pela alteração da voltagem transmembrânica. O primeiro mecanismo é característico dos canais ativados por ligantes, como os receptores muscarínicos de acetilcolina ou receptores do glutamato. Já a segunda via é característica dos canais ativados por voltagem.

As bases da análise biofísica dos canais iônicos dependentes de voltagem (VGIC, do inglês *voltage-gated ion channels*) foram estabelecidas por Hodgkin e Huxley na década de 1930, e o modelo do potencial de ação foi formulado na década de 1950 (Hodgin e Huxley, 1952). Os sinais elétricos iniciam todos os eventos fisiológicos rapidamente, na escala de milissegundos.

O início da sinalização elétrica requer a ativação de canais de cálcio ou canais de sódio dependentes de voltagem (Ca$_V$ ou Na$_V$, respectivamente), que são proteínas transmembrânicas que abrem poros em resposta à despolarização. Eles permitem a entrada rápida de sódio e cálcio para despolarizar a membrana e iniciar o potencial de ação. Imediatamente depois, ocorre a abertura dos canais de potássio dependentes de voltagem que causam efluxo de potássio para terminar o sinal elétrico e restabelecer a membrana ao seu potencial de repouso em preparação para um novo potencial de ação (Figura 3.25). As funções dos canais Na$_V$ e Ca$_V$ necessárias para iniciar o potencial de ação são: ativação abrupta voltagem-dependente, abertura rápida do poro, alta permeabilidade e seletividade para íon e inativação dependente da voltagem para terminar o influxo de cátions (Catterall *et al.*, 2017). A característica fundamental dos canais Na$_V$ e Ca$_V$ refere-se à a sua alta sensibilidade ao potencial transmembrânico. Centenas de proteínas transmembrânicas são sujeitas ao mesmo potencial transmembrânico, mas não são afetadas.

Conforme abordado anteriormente, os GPCR, quando ativados por seus ligantes, utilizam como mecanismo de sinalização as proteínas G

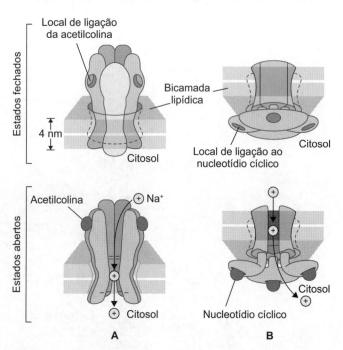

Figura 3.23 A. Receptor nicotínico da acetilcolina. **B.** Canal iônico controlado por nucleotídio cíclico.

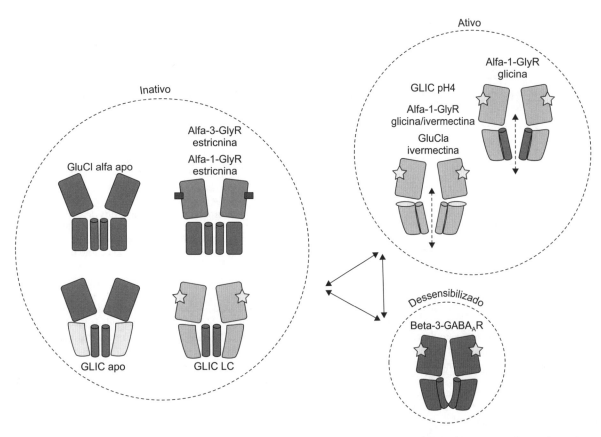

Figura 3.24 Os domínios extracelular (ECD, do inglês *extracellular domain*) e transmembrânico (TMD, do inglês *transmembrane domain*) estão representados pelos retângulos maiores e menores, respectivamente. A alfa-hélice M2 está representada pelo cilindro.

heterotriméricas, embora também utilizem a via de sinalização independente das proteínas G – nesse caso, utilizam a família das proteínas denominadas arrestinas, composta de quatro membros:

- Arrestina 1, também denominada arrestina visual
- Arrestina 2, também denominada beta-arrestina 1
- Arrestina 3, também denominada beta-arrestina 2
- Arrestina 4, também denominada arrestina cone.

As arrestinas visual e cone estão localizadas nos cones e nos bastonetes da retina e interagem principalmente com a rodopsina, enquanto as duas beta-arrestinas estão expressas de forma ubíqua.

Canais de sódio dependentes de voltagem

Iniciam potenciais de ação em neurônios e outras células excitáveis, estando sua disfunção associada a fenômenos como epilepsia, dor crônica e outras doenças relacionadas com a hiperexcitabilidade. O canal de sódio dependente de voltagem é formado pelo poro ativo, constituído pela subunidade alfa, de aproximadamente 260 kDa, e por uma ou duas subunidades beta de 30 a 40 kDa. A subunidade alfa dos canais de sódio dependentes de voltagem de eucariotas apresenta quatro seções homólogas, denominadas domínios I-IV (Figura 3.26). Cada domínio contém seis alfa-hélices transmembrânicas (S1-S6) ligadas entre si por meio de alças extracelulares e intracelulares. Consequentemente, o canal de sódio dependente de voltagem contém um total de 24 regiões transmembrânicas, com um total aproximado de dois mil aminoácidos. Os segmentos S1-S4 funcionam como um sensor de voltagem (Catterall, 2000).

O segmento S4, em particular, no qual um em cada três aminoácidos é uma arginina ou uma lisina, é considerado essencial para detectar a voltagem da membrana. No estado inativado, o segmento S4 é localizado próximo da face intracelular da membrana plasmática. Quando ocorre a despolarização da membrana, o segmento S4 se transloca em direção ao extracelular, e essa alteração da conformação estimula o canal a ficar no estado ativo. Os segmentos S5 e S6 e a alça que os conecta (alça P) a cada domínio ocupam aproximadamente um quarto da porção central da proteína, de modo que quatro domínios juntos formam a parede do canal iônico, conferindo a ele seletividade iônica.

Os mamíferos expressam nove isoformas de canais de sódio dependentes de voltagem (Na_v1-Na_v9). Uma proteína similar ao $Na_v1.7$, denominada Na_x, foi identificada em mamíferos, a qual não apresenta permeabilidade iônica, mas funciona como um sensor extracelular de sódio; atualmente, acredita-se que ela esteja envolvida na homeostase iônica do organismo (Hiyama *et al.*, 2002). As nove isoformas do Na_v apresentam um poro ativo como resposta à despolarização da membrana e seletividade iônica para permeação de sódio. O fluido extracelular em volta da célula contém uma alta concentração de sódio, enquanto a concentração intracelular de sódio é

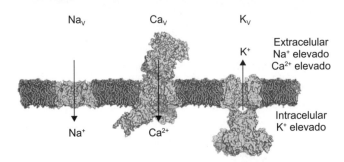

Figura 3.25 Após a entrada rápida de sódio e cálcio, provocando a despolarização da membrana, ocorre a abertura dos canais de potássio dependentes de voltagem, que causam efluxo do potássio para terminar o sinal elétrico e restabelecer o potencial de repouso da membrana.

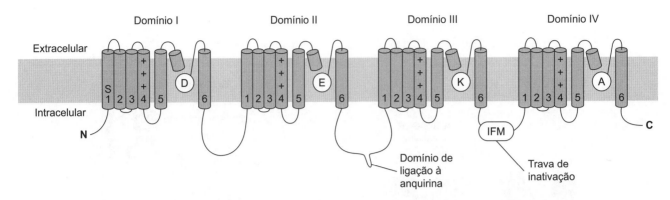

Figura 3.26 Subunidades alfa do canal Na$_a$1 de mamíferos. O Na$_v$1 tem 24 segmentos transmembrânicos compostos de domínios homólogos I-IV, cada qual contendo segmentos S1-S6. Os segmentos S4 abrigam resíduos carregados positivamente (+). Os aminoácidos no interior dos vértices das alças entre os segmentos S5 e S6 constituem o filtro de seletividade iônico. No caso do Na$_v$1, a assinatura do poro é Asp/Glu/Lys/Ala (D/E/D/A). A alça entre os domínios II e III contém um local de ligação para anquirinas. A sequência entre os domínios III e IV funciona como uma trava de inativação, sendo o *core* formado pelo *triplet* altamente conservado Ile-Phe-Met (IFM).

baixa. A abertura do canal de sódio dependente de voltagem permite que o sódio extracelular passe para o interior da célula e despolarize a membrana, de modo que o fechamento do canal iônico causa sua inativação. A inativação do canal pelas subunidades alfa permite a repolarização da membrana e, dessa maneira, modula a forma do potencial de ação.

Todos os canais de sódio dependentes de voltagem apresentam certo grau de inativação. Isso ocorre entre os domínios III e IV, em uma região denominada região do fecho (*latch region*). Esse fecho é modelado para encaixar-se no poro aberto e bloquear a permeabilidade iônica (Stühmer et al., 1989). Na sequência de aminoácidos desse fecho, há três aminoácidos hidrofóbicos (Ile-Phe-Met), conservados em todas as isoformas dos canais de sódio voltagem-dependente em humanos. A alça P entre os segmentos S5 e S6 de cada um dos quatro domínios constitui possivelmente o filtro iônico que confere a seletividade iônica do canal (Shen et al., 2017). Os resíduos para a seletividade ao íon sódio são dados por Asp no domínio I, Glu no domínio II, Lys no domínio III e Ala no domínio IV. Interessante ressaltar que, nos Ca$_v$ que apresentam uma conformação TM similar, como 24 TM, a seletividade iônica é dada pelo aminoácido glutamato (E/E/E/E; Heinemann et al., 1992).

Destaca-se que tanto a subunidade alfa quanto as subunidades acessórias sofrem extensas modificações pós-translacionais, incluindo glicosilação, fosforilação, ubiquitinação, palmitilação, sulfatação e S-nitrosilação (Onwuli e Beltra-Alvarez, 2016). Essa complexidade bioquímica dificulta, até o momento, estudos cristalográficos para entender melhor a ação de fármacos nesses canais. Questões fundamentais relacionadas com a base estrutural da ativação, da seletividade iônica, da inativação e da modulação ainda não foram respondidas, em razão da necessidade de se desenvolver tecnologia que proporcione melhor resolução para visualização desses canais (Clairfeuille et al., 2017).

Os subtipos Na$_v$1.1, Na$_v$1.2, Na$_v$1.3, Na$_v$1.6, Na$_v$1.7, Na$_v$1.8 e Na$_v$1.9 têm papel preponderante na eletrogênese em neurônios. Os subtipos Na$_v$1.1, Na$_v$1.2, Na$_v$1.3 e Na$_v$1.6 são expressos em níveis consideráveis no SNC, onde só podem ser alvos de fármacos que atravessem a barreira hematencefálica. Os subtipos Na$_v$1.1, Na$_v$1.6, Na$_v$1.7, Na$_v$1.8 e Na$_v$1.9 são predominantemente expressos no sistema nervoso periférico (Tabela 3.1). A eletrogênese e a condução nas células musculares esqueléticas e nos cardiomiócitos são realizadas pelo Na$_v$1.4 e Na$_v$1.5, respectivamente (Deuis et al., 2017).

Canais de sódio dependentes de voltagem também são expressos em células não excitáveis, como astrócitos, micróglia, macrófagos e células neoplásicas, onde têm papel de liberação de moléculas bioativas ou regulação da motilidade, atividade de sódio-potássio ATPase, fagocitose e atividade metastáticas (Black e Waxman, 2013).

As subunidades alfa, expressas isoladamente, demonstram atividade completa de Na$_v$, incluindo seletividade ao sódio, ativação e inativação rápida (Noda et al., 1986). Entretanto, quando *in vivo*, elas estão acopladas a uma ou duas subunidades beta, específicas conforme o tipo celular. Essas subunidades não formam poro, mas contribuem para a função do canal, visto que modificam as propriedades cinéticas e dependentes de voltagem, assim como a expressão do canal iônico e seu tráfego (O'Malley e Isom, 2015). Além de modificarem as propriedades do canal iônico, elas funcionam como moléculas de adesão.

A subunidade beta-4 funciona como bloqueador endógeno citoplasmático de canais abertos, que compete diretamente com a inativação rápida do canal (Lewis e Raman, 2013). Os genes *SCN1B*, *SCN2B*, *SCN3B* e *SCN4B* codificam as quatro subunidades beta (beta-1 a beta-4), assim como uma variante beta-1b. Todas são glicoproteínas com um peso molecular entre 30 e 40 kDa, consistindo de um único domínio transmembrânico (não presente na variante beta-1b) e um domínio extracelular tipo imunoglobulina. As subunidades beta-1 e beta-3 interagem de maneira não covalente com as subunidades alfa, enquanto as subunidades beta-2 e beta-4 se ligam de maneira covalente por meio de pontes dissulfeto às subunidades alfa.

As características principais dos canais de sódio dependentes de voltagem são o rápido ciclo de abertura e fechamento dependente de voltagem, a rápida inativação e a permeação seletiva para o sódio. Os sensores de voltagem do canal movem-se em resposta às mudanças do potencial da membrana celular e, portanto, determinam o estado no qual os canais se encontram com maior probabilidade. Os Na$_v$ encontram-se fechados no potencial de repouso da membrana e necessitam

Tabela 3.1 Expressão tecidual da família de canais de sódio dependentes de voltagem.

Canal	Expressão tecidual	Expressão em neurônios sensoriais vagais
Na$_v$1.1	SNC, SNP	Moderada
Na$_v$1.2	SNC, SNP	Moderada
Na$_v$1.3	SNC, SNP	Baixa
Na$_v$1.4	Músculo esquelético	Não
Na$_v$1.5	Músculo cardíaco	Não
Na$_v$1.6	SNC, SNP	Baixa
Na$_v$1.7	SNP	Alta
Na$_v$1.8	SNP	Alta
Na$_v$1.9	SNP	Alta

SNC: sistema nervoso central; SNP: sistema nervoso periférico.

de despolarização da membrana para serem ativados. A ativação dos canais leva a uma abertura rápida do domínio do poro em virtude de alterações conformacionais, resultando em influxo seletivo de sódio para dentro da célula e maior despolarização, contribuindo para a rápida subida do potencial de ação em células excitáveis. A subsequente inativação rápida leva a um estado de não condutância no canal milissegundos após sua abertura (Catterall, 2012). O $Na_v1.9$ é uma exceção, pois leva um tempo maior (> 100 milissegundos) para ficar inativado (Dib-Hajj et al., 2015).

Os canais de sódio dependentes de voltagem existem em pelo menos três estados diferentes: repouso (fechado), ativado (aberto) e inativado (Figura 3.27). No estado de repouso, presume-se que todos os quatro domínios dos sensores de voltagem (VSD) estão na posição baixa, porque as cargas positivas dos segmentos S4 estão forçadas para o interior da célula. Isso é consequência do forte potencial elétrico gerado pelo potencial de membrana em repouso, que é negativo em neurônios e em miócitos. A despolarização da membrana leva a ativação e rápida abertura do canal, visto que o potencial de membrana vai se tornando mais positivo, permitindo que as cargas negativas do segmento S4 se movam para uma posição alta em direção extracelular. Isso possivelmente envolve um movimento de parafuso, no qual as hélices do segmento S4 deslizam e rodam em torno de seu eixo, com os resíduos carregados trocando pares de íons entre si até se estabilizarem novamente pelas altas cargas negativas dos *clusters* dos outros segmentos (Chanda e Bezanilla, 2002). O movimento dos VSD é, em seguida, transferido para o domínio do poro (PD) por meio dos ligantes dos segmentos S4-S5, alterando a conformação do canal e permitindo que o poro se torne mais permeável aos íons sódio (Li et al., 2014).

A inativação rápida ocorre logo após a abertura do canal, resultando em um estado não condutor até que o canal se recupere da inativação e retorne para seu estado de repouso (fechado). São cruciais para a inativação os resíduos altamente conservados de isoleucina-fenilalanina-metionina na terceira alça intracelular entre os domínios III e IV (Vassilev et al., 1989), que se ligam a um sítio receptor desconhecido envolvendo vários resíduos dos ligantes de S4-S5 do domínio IV, próximo do poro intracelular e fechando-o. O ligante S4-S5 do domínio IV é altamente conservado, formado por 15 aminoácidos, dos quais 14 são idênticos nos nove Na_v humanos (Deuis et al., 2017).

Canais de potássio dependentes de voltagem

Com 78 membros, os canais seletivos para o íon potássio correspondem aproximadamente à metade dessa superfamília gênica, podendo ser divididos em quatro tipos estruturais baseados no seu modo de ativação e no número de seus segmentos transmembrânicos. Os canais de potássio dependentes de voltagem (K_v) correspondem a aproximadamente 40 genes que codificam os canais de potássio, incluindo os canais de potássio ativados por cálcio (K_{Ca}), os canais de potássio ativados pela corrente de retificação interna (K_{IR}) e pela família dos canais de potássio com 2 poros (K_{2P}). Os K_v são divididos em 12 subfamílias (K_{v1} a K_{v12}) e formam um grupo com uma diversidade maior do que a esperada, com base nos números de genes que os codificam. Essa diversidade se deve a vários fatores:

Heteromultimerização. Cada gene que codifica o K_v expressa uma subunidade peptídica; conforme exposto, são necessárias quatro subunidades para formar uma unidade funcional. K_v são geralmente homotetrâmeros, mas podem ser formados heterotetrâmeros com diferentes subunidades da mesma família (no caso das famílias do K_v1, K_v7 e K_v10), os quais expressam propriedades diversas dos homotetrâmeros.

Subunidades modificadoras. As famílias dos K_v (K_v5, K_v6, K_v8 e K_v9) codificam subunidades que atuam como modificadores. Embora esses genes não formem canais funcionais por conta própria, formam heterotetrâmeros com as subunidades da família K_v2, aumentando a diversidade funcional na família.

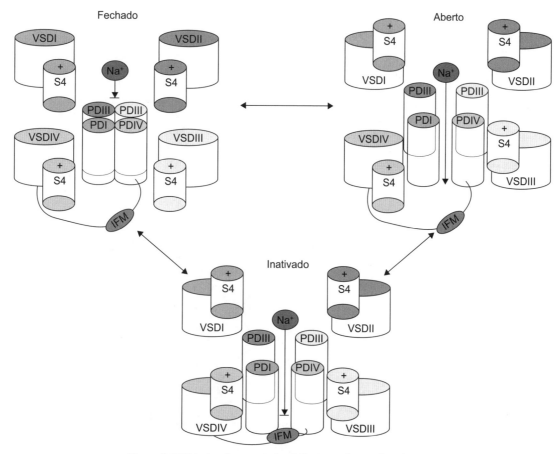

Figura 3.27 Estados dos canais de sódio dependentes de voltagem.

Proteínas acessórias. Uma variedade de outros peptídios pode se associar aos tetrâmeros dos K_v e modificar suas propriedades, incluindo várias subunidades beta (as quais se associam aos K_v1 e K_v2), calmodulina (K_v10), KCH1 P1 (K_v4) e minK (K_v11).

Splicing alternativo. Vários genes que codificam os K_v apresentam regiões de codificação sem íntron (*intronless coding regions*), incluindo todos da família K_v1 (exceto o $K_v1.7$) e $K_v9.3$. Embora o *splicing* alternativo dos éxons não codificadores seja importante para regular a expressão desses canais, um gene produz apenas um único tipo de subunidade proteica. Entretanto, os membros das famílias K_v3, K_v4, K_v6, K_v7, K_v9, K_v10 e K_v11 apresentam regiões codificadores feitas de vários éxons emendados (*spliced*) de maneira alternativa, representando, portanto, outra fonte de diversidade para os K_v.

Modificações pós-translacionais. Muitos K_v podem sofrer alterações pós-translacionais tipo fosforilação, ubiquitinilação e palmitoilação, que, por sua vez, modificam a função do canal.

Os K_v são poros localizados em células excitáveis que se abrem e se fecham em resposta à mudança da voltagem transmembrânica e permitem a passagem seletiva de íons potássio através da membrana celular. A existência dos K_v foi inferida há mais de 60 anos pela combinação dos resultados funcionais e teóricos obtidos por Hodgkin e Huxley (1952) com o axônio gigante da lula. Conforme mencionado na revisão dos demais VGIC (sódio e cálcio), o mecanismo pelo qual essas alterações transmembrânicas alteram a permeabilidade do canal ainda é desconhecido, dada a limitação da resolução atômica desses canais (Medovoy *et al.*, 2016).

Os K_v representam o protótipo dos VGIC. Na sua forma mais simples, são canais homotetraméricos (formados por quatro subunidades alfa), e cada subunidade contém um sensor de voltagem e contribui para a formação do poro central (Figura 3.28). Cada subunidade alfa apresenta seis segmentos transmembrânicos (S1-S6), e tanto o N-terminal quanto o C-terminal localizam-se no lado intracelular da membrana. A parte mais estreita do poro representa o filtro que dá seletividade ao canal e é formada por uma alça entre os segmentos S5-S6; o sensor de voltagem inclui a região do segmento S4 com suas múltiplas cargas positivas. Conforme mencionado anteriormente, há uma grande variabilidade nessa família de canais iônicos, sendo os K_v expressos por pelo menos 22 genes em mamíferos, havendo uma variedade adicional decorrente de *splicing* alternativo e heteromultimerização.

Alguns canais iônicos semelhantes aos K_v têm a mesma estrutura tetramérica, com seis domínios transmembrânicos, mas apresentam importantes diferenças funcionais: os canais sensórios dos neurônios fotorreceptores e olfatórios, que compreendem canais iônicos não seletivos (sódio e potássio) e controlados por nucleotídios cíclicos (CNG, do inglês *cyclic-nucleotide-gated*) e insensíveis à voltagem; e os canais de marca-passo encontrados no músculo cardíaco e nos neurônios, controlados por nucleotídios cíclicos e por voltagem.

Os canais de potássio são extremamente seletivos em relação aos íons que permeiam a membrana, de modo que a taxa de transporte é próxima do limite de difusão da água. Seletividade e rapidez são cruciais para as ações biológicas desses canais. Para que os íons possam cruzar a membrana lipídica rapidamente, eles precisam de uma interação extremamente favorável com as moléculas de água. Na proximidade de cargas positivas como o potássio, as moléculas de água se reorientam com seus polos negativos direcionados para o íon. Em meio lipídico ou proteico, não ocorre essa acomodação eletrostática, mesmo na presença do íon (essas substâncias são conhecidas como de baixa constante dielétrica quando comparadas com a água). Uma possibilidade para atrair o potássio para dentro do poro seria o uso de cargas negativas, mas há o risco de o potássio ficar muito atraído pela carga negativa e não sair do poro, o que afetaria a rapidez do transporte.

As proteínas dos canais de potássio usam alguns recursos, por exemplo, bastante água, para manter o íon estável como se estivesse mesmo em uma solução com água. Em vez de manter um poro estreito em dimensões atômicas por toda a espessura da membrana celular, uma parte do poro é extremamente larga e contém uma grande quantidade de moléculas de água (Figura 3.29). Os canais de potássio aparentemente estabilizam os íons e conseguem a seletividade catiônica utilizando influência eletrostática dos dipolos das hélices. Cada alfa-hélice tem um dipolo, por causa do alinhamento dos dipolos das pontes de hidrogênio, e o vestíbulo intracelular do canais de potássio expõe as cargas negativas dos dipolos das quatro hélices (Figura 3.29). Nos canais que permeiam cargas negativas, como os canais de cloro, os dipolos positivos das hélices apontam para o centro do canal.

Uma terceira característica dos canais de potássio para facilitar a permeação e a seletividade é a criação de uma série de gaiolas polares de oxigênio. Conforme o íon potássio se difunde na água, ele é mais ou menos cercado de gaiolas de átomos de oxigênio polares das moléculas de água. A água é extremamente flexível e se adapta facilmente à configuração da gaiola para acomodar íons de tamanhos diferentes, como sódio e potássio. O filtro de seletividade do canal de potássio é desenhado para mimetizar a estrutura da água em volta do íon potássio, e não para adotar uma estrutura mais compacta, como observada com o íon sódio. Cada íon de potássio é cercado por dois grupos de quatro átomos de oxigênio, como em solução de água; esses átomos de oxigênio são mantidos no local correto por proteínas e compreendem, de fato, a estrutura dos oxigênios carbonílicos das alças do filtro das quatro subunidades. Outra característica dos canais de potássio é que os íons de potássio passam através de canal em fila única, com ocupação simultânea de múltiplos íons. A repulsão eletrostática mútua causada por íons de potássio adjacentes desestabiliza o poro, permitindo outras interações favoráveis que resultam em seletividade sem produzir ligação forte que reduziria a velocidade do transporte (Yellen, 2002).

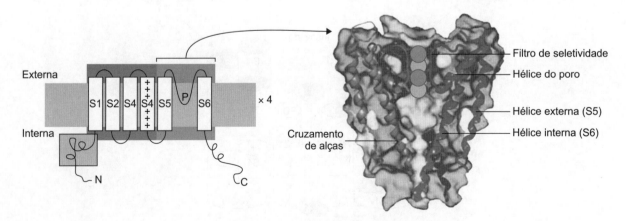

Figura 3.28 Canais homotetraméricos.

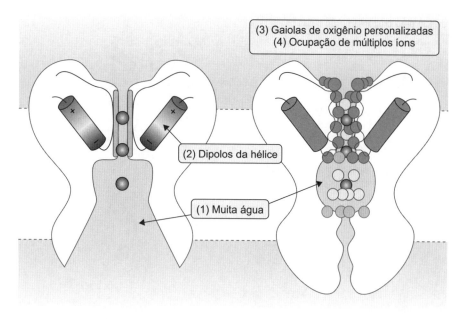

Figura 3.29 Características dos canais de potássio importantes para a permeação iônica.

Para usar esses poros transmembrânicos para sinalização elétrica ou mesmo na regulação do transporte iônico, é necessário regular a sua permeabilidade. Em uma escala de tempo bastante lenta, é possível controlar a expressão das proteínas responsáveis pela formação do canal por meio de um processo transcricional; em uma escala de tempo mais rápida, pode-se inserir ou remover múltiplos canais iônicos na membrana por meio de mecanismos de fusão de vesículas. Entretanto, para uma sinalização bastante rápida, como a de neurônios, é necessário um mecanismo rápido para fechar e abrir o canal.

Há três mecanismos estabelecidos sobre como os K_v podem ser fechados. Dois deles (Figura 3.30 A e B) envolvem a constrição conformacional da via de permeação, e outro abrange uma obstrução condicional do poro por uma parte autoinibitória da proteína que forma o canal iônico (Figura 3.30 C).

Os K_v funcionam como alças de retroalimentação para aumentar ou diminuir a atividade elétrica após a alteração do potencial de repouso das células excitáveis. As mudanças iniciais costumam resultar da abertura de canais de sódio e de cálcio dependentes de voltagem, os quais causam influxo de íons, resultando em despolarização celular. Essa despolarização aumenta a abertura dos canais de sódio dependentes de voltagem, resultando em maior influxo e, consequentemente, amplificando a despolarização. Essa retroalimentação positiva leva à despolarização rápida e massiva da membrana durante a fase de ascendência do potencial de ação, conferindo a característica "tudo ou nada".

A despolarização também causa abertura dos K_v, permitindo o efluxo de potássio que, com a inativação rápida do canal de sódio, rapidamente repolariza a membrana durante a queda do potencial de ação. Isso permite que a célula propague o sinal elétrico com rapidez e alta eficiência.

Canais de cálcio dependentes de voltagem

Na década de 1980, as proteínas do canal de cálcio dependente de voltagem foram purificadas (Borsotto et al., 1985), quando se verificou que elas eram formadas por várias subunidades. A principal subunidade do canal de cálcio dependente de voltagem foi denominada alfa-1, e as subunidades acessórias de beta, alfa-2, delta e gama (Figura 3.31). Até o presente momento, foram identificados 10 genes responsáveis pela expressão da subunidade alfa-1, 4 para a subunidade beta, 4 para o complexo alfa-2 e delta e 8 para a subunidade gama (Hofmann et al., 1999). Estudos na década de 1990 permitiram uma identificação precisa dos sítios de interação de ligantes de canais de cálcio tipo di-hidropiridinas, fenilalquilaminas e benzotiazepinas, assim como sítios de fosforilação e das estruturas moleculares responsáveis pela ativação e inativação dos canais de cálcio dependentes de voltagem (Lacinova, 2005).

Os canais de cálcio dependentes de voltagem podem ser subdivididos em dois subgrupos, de acordo com seu limiar de ativação: baixa voltagem (LVA, do inglês *low-voltage activated*) e alta voltagem (HVA, do inglês *high-voltage activated*). Os canais de baixa voltagem apresentam baixa amplitude de condutância e decaimento rápido, sendo também denominados canais de cálcio do tipo T (T para transitório ou *tiny*). Eles são ativados quando o potencial de membrana está –70 mV. Já os canais de cálcio ativados por alta voltagem apresentam limiar de ativação quando o potencial de membrana está –20 mV. Por sua alta capacidade de condutância e, portanto, alta amplitude e inativação lenta, foram também denominados canais de cálcio do tipo L (L para *large* ou *long-lasting*). Uma característica farmacológica única dos canais de cálcio do tipo L é sua sensibilidade para os fármacos que apresentam estrutura química de 1,4-di-hidropiridinas, como os antagonistas de canais de cálcio nifedipino, anlodipino e isradipino, ou os fármacos ativadores, como o Bay K 8644.

Experimentos na década de 1980 realizados em neurônios identificaram novos canais de cálcio insensíveis às di-hidropiridinas e com amplitude de condutância variando entre as condutâncias dos canais de cálcio de tipo T e de tipo L (Nowycky et al., 1985). Esses canais de cálcio neuronais foram denominados do tipo N (N para neuronal) e eventualmente subdivididos de acordo com a sua sensibilidade às toxinas peptídicas isoladas de caramujos e de aranhas. O canal de cálcio sensível a w-conotoxina GVIA manteve o nome de canal de cálcio do tipo N, enquanto o canal de cálcio sensível à conotoxina IVA foi chamado canal de cálcio tipo P/Q (P para Purkinje, visto ter sido encontrado nas células de Purkinje). Os canais de cálcio resistentes a essas toxinas foram denominados canais de cálcio do tipo R (R para resistente).

Uma segunda classificação dos canais de cálcio dependentes de voltagem foi desenvolvida com base na clonagem dos vários tipos individuais de canais de cálcio. Conforme mencionado anteriormente, a subunidade alfa-1 é a responsável pelas propriedades básicas fisiológicas e farmacológicas. Com base na subunidade alfa-1, a nova classificação foi feita baseada no esquema $Ca_v.x.y$, em que Ca_v representa canal de cálcio dependente de voltagem, "x" é o número da subfamília (L, N ou T)

66 Parte 1 • Fundamentos da Farmacologia

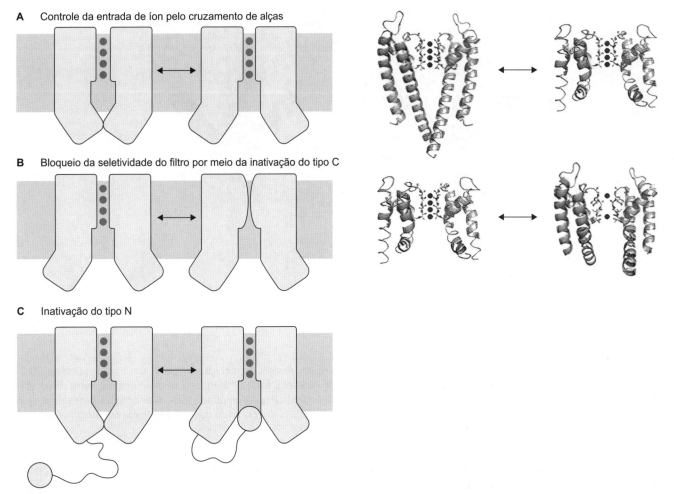

A Controle da entrada de íon pelo cruzamento de alças

B Bloqueio da seletividade do filtro por meio da inativação do tipo C

C Inativação do tipo N

Figura 3.30 Mecanismos de controle da abertura dos K_v. O painel à direita ilustra as estruturas disponíveis obtidas por cristalografia dos estados conformacionais.

e "y" representa o número dos membros das subfamílias (Ertel *et al.*, 2000). A Tabela 3.2 exemplifica a classificação dos canais de cálcio dependentes de voltagem (Dolphin, 2016).

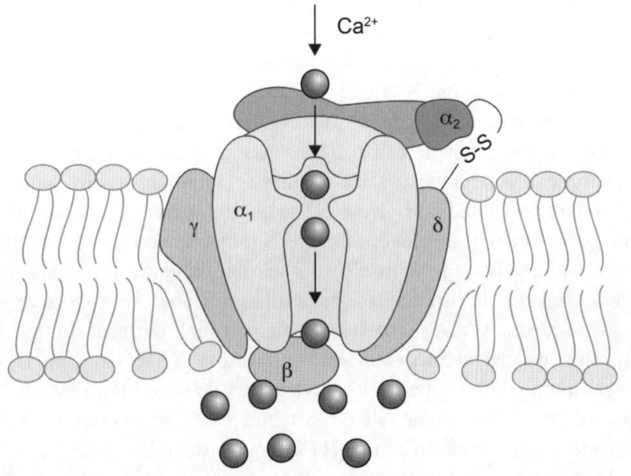

Figura 3.31 A principal subunidade alfa-1 é a proteína transmembrânica, responsável pelo poro de condutância por meio do qual os íons cálcio podem passar quando o canal está aberto. A subunidade alfa-1 é regulada pelas subunidades acessórias, sendo a subunidade beta intracelular, a subunidade gama transmembrânica e o complexo extracelular da subunidade alfa-2 e da subunidade transmembrânica delta conectados por ponte dissulfeto.

O $Ca_v1.1$ é a única isoforma presente nos túbulos T do músculo esquelético de mamíferos, sendo também pouco expressa no cérebro (Bannister e Beam, 2013). O $Ca_v1.2$ constitui a principal isoforma no músculo cardíaco ventricular, sendo também presente em células de músculo liso, tecido secretório e sistema nervoso (Striessnig *et al*, 2014). O $Ca_v1.3$ tem localização mais limitada que o $Ca_v1.2$, apresentando papel importante no nódulo sinoatrial e no sistema auditivo (Platzer *et al.*, 2000), embora esteja presente no cérebro. O $Ca_v1.4$ está restrito ao sistema visual. O $Ca_v2.x$ apresenta distribuição

Tabela 3.2 Classificação dos canais de cálcio dependentes de voltagem.

Canais	Isoforma da subunidade alfa-1		Número da subfamília e de membros da subfamília
HVA	Tipo L	Alfa-1S	$Ca_v1.1$
		Alfa-1C	$Ca_v1.2$
		Alfa-1D	$Ca_v1.3$
		Alfa-1F	$Ca_v1.4$
	Neuronal Tipo P/Q	Alfa-1A	$Ca_v2.1$
	Tipo N	Alfa-1B	$Ca_v2.2$
	Tipo R	Alfa-1E	$Ca_v2.3$
LVA	Tipo T	Alfa-1G	$Ca_v3.1$
		Alfa-1H	$Ca_v3.2$
		Alfa-1I	$Ca_v3.3$

HVA (*high-voltage activated*): alta voltagem; LVA (*low-voltage activated*): baixa voltagem.

primariamente neuronal e está envolvido com a liberação rápida de neurotransmissores (Takashi e Momiyama, 1993). O $Ca_v2.1$ está presente em todo o cérebro, mas é particularmente prevalente no cerebelo, onde é responsável pela corrente de cálcio de neurônios Purkinje (Mintz et al., 1992). O $Ca_v2.2$ é localizado tanto no SNC quanto no sistema periférico. O $Ca_v2.3$ inicialmente descrito como um canal do tipo T é considerado o correspondente ao canal de tipo R (Soong et al., 1993; Wilson et al., 2000). Está presente tanto pré quanto pós-sinapticamente em neurônios, sendo importante na liberação espontânea de glutamato (Ermolyuk et al., 2013). Os canais Ca_v3 são distribuídos extensivamente em neurônios e outras células excitáveis, prevalecendo no tálamo (Perez-Reyes, 2003). Eles também apresentam papel importante na excitabilidade cardíaca e na atividade marca-passo cardíaca (Putzier et al., 2009).

A função dos canais de cálcio dependentes de voltagem pode ser modulada por segundos mensageiros e por proteínas G. Três mecanismos são conhecidos. O primeiro corresponde à inativação e à facilitação dos $Ca_v2.1$, $Ca_v1.2$ e $Ca_v1.3$ por interação com a calmodulina associada ao C-terminal da subunidade alfa-1 (Dick et al., 2008). O segundo mecanismo é um processo de fosforilação responsável pela ativação cardíaca das correntes de cálcio induzida pela estimulação do receptor beta-adrenérgico (Fuller et al., 2010); esse mecanismo envolve a proteinoquinase dependente de AMPcíclico. O terceiro mecanismo é uma inibição dos canais de cálcio tipo Ca_v2 causada por GPCR, a qual é mediada por G-beta-gama (Dolphin, 2003).

A Figura 3.32 mostra o efeito da superexpressão da subunidade alfa-2-delta-1 nos níveis citosólicos de cálcio (D'Arco et al., 2015). Vale notar que a superexpressão causa um aumento da duração da despolarização induzida pelo aumento transitório do cálcio citosólico, medido com fura-2. O estímulo foi um choque elétrico de 100 Hz (indicado por um traço na figura).

Por sua vez, a Figura 3.33 ilustra a localização do Ca_v2 (canal de cálcio dependente de voltagem do tipo N) na membrana plasmática, próximo ao retículo endoplasmático e à mitocôndria. Nota-se que o cálcio é sequestrado pelo retículo sarcoplasmático pela bomba cálcio-ATPase (SERCA, do inglês *sarcoplasmatic-endoplasmic reticulum calcium-ATPase*) e pode ser liberado do retículo endoplasmático por meio da ativação do receptor de rianodina (RyR na figura). O cálcio é expelido de dentro da célula pela bomba cálcio-ATPase da membrana plasmática (PMCA, do inglês *plasma membrane calcium ATPase*).

RELAÇÃO ENTRE A CONCENTRAÇÃO DO FÁRMACO E O EFEITO FARMACOLÓGICO

O modelo mais comum utilizado para descrever essa relação baseia-se na lei de ação das massas. A resposta farmacológica deve refletir a combinação do fármaco com o seu receptor. Considere-se R a concentração de receptores não ocupados pelo fármaco, C a concentração do fármaco disponível no local do receptor e RC a concentração do complexo fármaco-receptor. Assumindo que a ligação do fármaco ao receptor seja reversível, tem-se:

$$R + C \xrightarrow{k_{on}} RC \xrightarrow{k_{off}} R + C$$

Uma vez que a reação atinge o equilíbrio, tem-se:

$$\frac{[R][C]}{[RC]} = \frac{k_{off}}{k_{on}} = K_d$$

Em que:

- k_{on}: constante de associação do fármaco ao receptor
- k_{off}: constante de dissociação do complexo fármaco-receptor
- K_d: constante de dissociação no equilíbrio.

Considere-se, agora, que RT representa a concentração total dos receptores, portanto tem-se RT = RC + R, sendo que R representa a concentração dos receptores não ocupados pelo fármaco. Substituindo R por R_T – RC, tem-se:

$$\frac{[R_T - RC][C]}{[RC]} = K_d$$

Expressando a equação em função de RC, tem-se:

$$[RC] = \frac{[R_T][C]}{K_d + [C]}$$

O efeito farmacológico (E) é uma função (f) do número de receptores ocupados pelo agonista (RC), portanto:

$$E = f(RC)$$

Assumindo que essa função seja linear (f, nesse caso, é uma constante), o efeito máximo deve ser ocorrer quando o número de RC for próximo de RT, portanto, tem-se:

$$E = \frac{E_{max}[C]}{K_d + [C]}$$

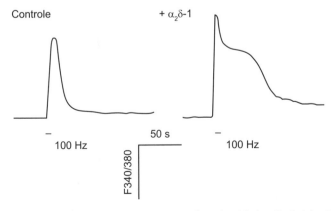

Figura 3.32 Efeito da superexpressão da subunidade alfa-2-delta-1 ($\alpha_2\delta$-1) nos níveis citosólicos de cálcio.

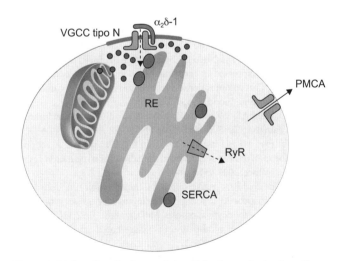

Figura 3.33 Localização do canal de cálcio dependente de voltagem $Ca_v2.2$ (tipo N) na membrana plasmática próximo do retículo endoplasmático (RE) e da mitocôndria. O cálcio é sequestrado para o RE através da SERCA (do inglês *sarcoplasmic-endoplasmic reticulum Ca^{2+}-ATPase*) e liberado pela ativação do receptor da rianodina (RyR, do inglês *ryanodine receptor*), e bombado para fora da célula através da membrana plasmática pela PMCA (do inglês *plasma membrane Ca^{2+}-ATPase*).

REFERÊNCIAS BIBLIOGRÁFICAS

Alexander SPH, Peters JA, Kelly E, Marrion NV, Faccenda E, Harding SD, et al. The concise guide to pharmacology 2017/2018. Ligand-gated ion channels. Brit J Pharmacol. 2017;174 Suppl 1:S130-S159.

Bannister RA, Beam KG. Cav1:1. The atypical prototypical voltage-gated Ca2+ channel. Biochim Biophys Acta. 2013;1828:1587-97.

Benovic JL, Kuhn H, Weyand I, Codina J, Caron MG, Lefkowitz RJ. Functional desensitization of the isolated β-adrenergic receptor by the β-adrenergic receptor kinase: potential role of an analog of the retinal protein arrestin (48- kDa protein). Proc Natl Acad Sci USA. 1987;84:8879-82.

Black JA, Waxman SG. Noncanonical roles of voltage-gated sodium channels. Neuron. 2013;80:280-91.

Bohn LM, Lefkowitz RJ, Gainetdinov RR, Peppel K, Caron MG, Lin FT. Enhanced morphine analgesia in mice lacking beta-arrestin 2. Science. 1999;286:2495-8.

Bookout AL, Jeong Y, Downes M, Yu RT, Evans RM, Mangelsdorf DJ. Anatomical profiling of nuclear receptor expression reveals a hierarchical transcriptional network. Cell. 2006;126:789-99.

Borsotto M, Barhanin J, Fosset M, Lazdunski M. The 1,4-dihydropyridine receptor associated with the skeletal muscle voltage-dependent Ca2+ channel. Purification and subunit composition. J Biol Chem. 1985;260:14255-63.

Catterall WA. From ionic currents to molecular mechanisms: the structure and function of voltage-gated sodium channels. Neuron. 2000;26:13-25.

Catterall WA. Voltage-gated sodium channels at 60: structure, function and pathophysiology. J Physiol. 2012;590:2577-89.

Catterall WA, Wisedchaisri G, Zheng N. The chemical basis for electrical signaling. Nat Chem Biol. 2017;13:455-63.

Chanda B, Bezanilla F. Tracking voltage-dependent conformational changes in skeletal muscle sodium channel during activation. Journal of General Physiology. 2002;120:629-45.

Clairfeuille T, Xu H, Koth CM, Payandeh J. Voltage-gated sodium channels viewed through a structural biology lens. Curr Opin Struct Biol. 2017;45:74-84.

Collins S, Bouvier M, Bolanowski MA, Caron MG, Lefkowitz RJ. cAMP stimulates transcription of the beta 2-adrenergic receptor gene in response to short-term agonist exposure. Proc Natl Acad Sci USA. 1989;86:4853-7.

D'Arco M, Margas W, Cassidy JS, Dolphin AC. The upregulation of α2δ-1 subunit modulates activity-dependent Ca2+ signals in sensory neurons. J Neurosci. 2015;35:5891-903.

Deuis JR, Mueller A, Israel MR, Vetter I. The pharmacology of voltage-gated sodium channel activators. Neuropharmacology. 2017;127:87-108.

Diamond J, Goldman JM, Melo JV. BCR-ABL, ABL-BCR, BCR, and ABL genes are all expressed in individual granulocyte-macrophage colony-forming unit colonies derived from blood of patients with chronic myeloid leukemia. Blood. 1995;85:2171-5.

Dib-Hajj SD, Black JA, Waxman SG. NaV1.9: a sodium channel linked to human pain. Nat Rev Neurosci. 2015;16:511-9.

Dick IE, Tadross MR, Liang H, Tay LH, Yang W, Yue DT. A modular switch for spatial Ca2+ selectivity in the calmodulin regulation of CaV channels. Nature. 2008;451:830-4.

Dieken ES, Miesfeld RL. Transcriptional transactivation functions localized to the glucocorticoid receptor N terminus are necessary for steroid induction of lymphocyte apoptosis. Mol Cell Biol. 1992;12(2):589-97.

Dolphin AC. G protein modulation of voltage-gated calcium channels. Pharmacol Rev. 2003;55:607-27.

Dolphin AC. Voltage-gated calcium channels and their auxiliary subunits: physiology and pathophysiology and pharmacology. J Physiol. 2016;594:5369-90.

Du Z, Lovly CM. Mechanisms of receptor tyrosine kinase activation in cancer. Mol Cancer. 2018;17:58.

Einav T, Phillips R. Monod-Wyman-Changeux analysis of ligand-gated ion channel mutants. J Phys Chem B. 2017;121:3813-24.

Ermolyuk YS, Alder FG, Surges R, Pavlov IY, Timofeeva Y, Kullmann DM, et al. Differential triggering of spontaneous glutamate release by P/Q-, N- and R-type Ca2+ channels. Nat Neurosci. 2013;16(12):1754-63.

Ertel EA, Campbell KP, Harpold MM, Hofmann F, Mori Y, Perez-Reyes E, Schwartz A et al. Nomenclature of voltage-gated calcium channels. Neuron. 2000;25:533-5.

Ferguson SS, Downey WE 3rd, Colapietro AM, Barak LS, Menard L, Caron MG. Role of beta-arrestin in mediating agonist-promoted G protein-coupled receptor internalization. Science. 1996;271:363-6.

Fernandez EJ. Allosteric pathways in nuclear receptors – potential targets for drug design. Pharmacol Ther. 2018;183:152-9.

Ferré S, Casadó V, Devi LA, Filizola M, Jockers R, Lohse MJ, et al. G protein-coupled receptor oligomerization revisited: functional and pharmacological perspectives. Pharmacol Rev. 2014;66:413-34.

Fuller MD, Emrick MA, Sadilek M, Scheuer T, Catterall WA. Molecular mechanism of calcium channel regulation in the fight-or-flight response. Sci Signal. 2010;3(141):ra70.

Gaddum JH, Hameed KA, Hathway DE, Stephens FF. Quantitative studies of antagonists for 5-hydroxytryptamine. Q J Exp Physiol Cogn Med Sci. 1955;40(1):49-74.

Galvez T, Duthey B, Kniazeff J, Blahos J, Rovelli G, Bettler B, et al. Allosteric interactions between GB1 and GB2 subunits are required for optimal GABA(B) receptor function. EMBO J. 2001;20:2152-9.

Goldstein JL, Brown MS, Anderson RG, Russell DW, Schneider WJ. Receptor-mediated endocytosis: concepts emerging from the LDL receptor system. Annu Rev Cell Biol. 1985;l:l-39.

Gronemeyer H, Gustafsson JA, Laudet V. Principles for modulation of nuclear receptor superfamily. Nat Rev Drug Discov. 2004;3:950-64.

Gruenberg J, Maxfield FR. Membrane transport in the endoctic pathway. Curr Opin Cell Biol. 1995;7:552-63.

Gubitosi-Klug RA, Mancuso DJ, Gross RW. The human Kv1.1 channel is palmitoylated, modulating voltage sensing: identification of a palmitoylation consensus sequence. Proc Natl Acad USA. 2005;102:5964-8.

Gutman GA, Chandy KG, Grissmer S, Lazdunski M, McKinnon D, Pardo LA, et al. International Union of Pharmacology. LIII. Nomenclature and molecular relationships of voltage-gated potassium channels. Pharmacol Rev. 2005;57(4):473-508.

Ham SA, Kang ES, Lee H, Hwang JS, Yoo T, Paek KS et al. PPARδ inhibits UVB-induced secretion of MMP-1 through MKP-7-mediated suppression of JNK signaling. J Invest Dermatol. 2013;133(11):2593-600.

Heinemann SH, Terlau H, Stühmer W, Imoto K, Numa S. Calcium channel characteristics conferred on the sodium channel by single mutations. Nature. 1992;356:441-3.

Henke G, Maier G, Wallisch S, Boehmer C, Lang F. Regulation of the voltage gated K+ channel Kv1.3 by the ubiquitin ligase Nedd4-2 and the serum and glucocorticoid inducible kinase SGK1. J Cell Physiol. 2004;199:194-9.

Hiyama TY, Watanabe E, Ono K, Inenaga K, Tamkun MM, Yoshida S, et al. NaX channel involved in CNS sodium-level sensing. Nat Neurosci. 2002;5:511-2.

Hodgkin AL, Huxley AF. Currents carried by sodium and potassium ions through the membrane of the giant axon of Loligo. J Physiol. 1952;116:473-96.

Hofmann F, Lacinová L, Klugbauer N. Voltage-dependent calcium channels: from structure to function. Rev Physiol Biochem Pharmacol. 1999;139:33-87.

Hubbard SR, Mohammadi M, Schlessinger J. Auto-regulatory mechanisms in protein-tyrosine kinases. J Biol Chem. 1998; 273:11987-90.

Hunter T. The Croonian lecture, 1997. The phosphorylation of proteins on tyrosine: its role in cell growth and disease. Philos Trans R Soc Lond B Biol Sci. 1998;353:583-605.

Jean-Charles PY, Kaur S, Shenoy SK. GPCR signaling via β-arrestin-dependent mechanisms. J Cardiovasc Pharmacol. 2017;70:142-58.

Jerng HH, Pfaffinger PJ, Covarrubias M. Molecular physiology and modulation of somatodendriti cA-type potassium channels. Mol Cell Neurosci. 2004;27:343-69.

Kenakin T. Efficacy as a vector: the relative prevalence and paucity of inverse agonism. Mol Pharmacol. 2004;65:2-11.

Kenakin TP, Morgan PH. Theoretical effects of single and multiple transducer receptor coupling proteins on estimates of the relative potency of agonists. Mol Pharmacol. 1989;35(2):214-22.

Kirchhausen T. Clathrin. Annu Rev Biochem. 2000;69:699-727.

Klausner RD, Ashwell G, Van Renswoude J, Harford JB, Bridges KR. Binding of apotransferrin to K562 cells: explanation of the transferrin cycle. Proc Natl Acad Sci USA. 1983;80:12263-6.

Kniazeff J, Prézeau L, Rondard P, Pin JP, Goudet C. Dimers and beyond: the functional puzzles of class C GPCRs. Pharmacol Ther. 2011;130:9-25.

Kojro E, Fahrenholz F. Ligand-induced cleavage of the V2 vasopressin receptor by a plasma membrane metalloproteinase. J Biol Chem. 1995;270:6476-81.

Kossiakoff AA, De Vos AM. Structural basis for cytokine hormone-receptor recognition and receptor activation. Adv Protein Chem. 1998;52:67-108.

Krupnick JG, Benovic JL. The role of receptor kinases and arrestins in G protein-coupled receptor regulation. Annu Rev Pharmacol Toxicol. 1998;38:289-319.

Kuzak AJ, Pitchiaya S, Anand JP, Mosberg HI, Walter NG, Sunahara RK. Purification and functional reconstitution of monomeric mu-opioid receptors: allosteric modulation of agonist binding by Gi2. J Biol Chem. 2009;284(39):26732-41.

Lacinova L. Voltage-dependente calcium channels. Gen Physiol Biophys. 2005;24:S1-S78.

Lemmon MA, Schlessinger J. Cell signaling by receptor tyrosine kinases. Cell. 2010;141:1117-34.

Leving ER, Hammes SR. Nuclear receptors outside the nucleus: extranuclear signalling by steroid receptors. Nat Rev Mol Cell Biol. 2016;17:783-97.

Lewis AH, Raman IM. Interactions among DIV voltage-sensor movement, fast inactivation, and resurgent Na current induced by the NaVβ4 open-channel blocking peptide. J Gen Physiol. 2013;142:191-206.

Li Q, Wanderling S, Paduch M, Medovoy D, Singharoy A, McGreevy R, et al. Structural mechanism of voltage-dependent gating in an isolated voltage-sensing domain. Nat Struct Mol Biol. 2014;21(3):244-52.

Lohse MJ, Andexinger S, Pitcher J, Trukawinski S, Codina J, Faure JP, et al. Receptor-specific desensitization with purified proteins. Kinase dependence and receptor specificity of beta-arrestin and arrestin in the beta 2-adrenergic receptor and rhodopsyn systems. J Biol Chem. 1992;267(12):8558-64.

Marsango S, Ward RJ, Alvarez-Curto E, Milligan G. Muscarinic receptor oligomerization. Neuropharmacology. 2018;136:401-10.

Maski MD, Ornitz DM. FGF signaling in skeletal development. Front Biosci. 1998;3:D781-D794.

Matthes HW, Maldonado R, Simonin F, Valverde O, Slowe S, Kitchen I et al. Loss of morphine-induced analgesia, reward effect and withdrawal symptoms in mice lacking the mu-opioid-receptor gene. Nature. 1996 Oct 31;383(6603):819-23.

McDonell LM, Kernohan KD, Boycott KM, Sawyer SL. Receptor tyrosine kinase mutations in developmental syndromes and cancer: two sides of the same coin. Hum Mol Genet. 2015;24:R60-66.

Medovoy D, Perozo E, Roux B. Multi-ion free energy landscapes underscore the microscopic mechanism of ion selectivity in the KcsA channel. Biochim Biophys Acta. 2016;1858:1722-32.

Michalik L, Auwerx J, Berger JP, Chatterjee VK, Glass CK, Gonzalez FJ, et al. International Union of Pharmacology. LXI. Peroxisome proliferator-activated receptors. Pharmacol Rev. 2006;58(4):726-41.

Mintz IM, Adams ME, Bean BP. P-type calcium channels in rat central and peripheral neurons. Neuron. 1992;9:85-95.

Navarro G, Cordomí A, Zelman-Femiak M, Brugarolas M, Moreno E, Aguinaga D, Perez-Benito L et al. Quaternary structure of a G-protein-coupled receptor heterotetramer in complex with Gi and Gs. BMC Biol. 2016;14:26.

Nemecz A, Prevost MS, Menny A, Corringer PJ. Emerging molecular mechanisms of signal transduction in pentameric ligand-gated ion channels. Neuron. 2016;90:452-70.

Neves SR, Ram PT, Iyengar R. G protein pathways. Science. 2002;296(5573):1636-9.

Nishino A, Okamura Y. Evolutionary history of voltage-gated sodium channels. Handb Exp Pharmacol. 2018;246:3-32.

Noda M, Ikeda T, Suzuki H, Takeshima H, Takahashi T, Kuno M et al. Expression of functional sodium channels from cloned cDNA. Nature. 1986;322:826-8.

Nowycky MC, Fox AP, Tsien RW. Three types of neuronal calcium channel with different calcium agonist sensitivity. Nature. 1985;316:440-3.

O'Malley HA, Isom LL. Sodium channel β subunits: emerging targets in channelopathies. Annu Rev Physiol. 2015;77:481-504.

Onwuli DO, Beltran-Alvarez P. An update on transcriptional and post-translational regulation of brain voltage-gated sodium channels. Amino Acids. 2016;48:641-51.

Patel CB, Noor N, Rockman HA. Functional selectivity in adrenergic and angiotensin signaling systems. Mol Pharmacol. 2010;78(6):983-92.

Pawson T, Gish GD, Nash P. SH2 domains, interaction modules and cellular wiring. Trends Cell Biol. 2001;11:504-11.

Perez-Reyes E. Molecular physiology of low-voltage-activated T-type calcium channels. Physiol Rev. 2003;83:117-61.

Pfister C, Chabre M, Plouet J, Tuyen VV, DeKozak Y, Faure JP, et al. Retinal S antigen identified as the 48 K protein regulating light-dependent phosphodiesterase in rods. Science. 1985;228(4701):891-93.

Pippig S, Andexinger S, Lohse MJ. Sequestration and recycling of β2-adrenergic receptors permit receptor resensitization. Mol Pharmacol. 1995;47:666-76.

Platzer J, Engel J, Schrott-Fischer A, Stephan K, Bova S, Chen H, et al. Congenital deafness and sinoatrial node dysfunction in mice lacking D L-type Ca2+ channels. Cell. 2000;102(1):89-97.

Putzier I, Kullmann PH, Horn JP, Levitans ES. Cav1.3 channel voltage dependence, not Ca2+ selectivity, drives pacemaker activity and amplifies bursts in nigral dopamine neurons. J Neurosci. 2009;29:15414-9.

Raehal KM, Walker JK, Bohn LM. Morphine side effects in beta-arrestin 2 knockout mice. J Pharmacol Exp Ther. 2005;314:1195-201.

Roberts F, Stephenson RP. The kinetics of competitive antagonists on guinea-pig ileum. Br J Pharmacol. 1976;58:57-70.

Sakmar TP, Huber T. Inside-out receptor inhibition. Nature. 2016;540:344-5.

Schicker KW, Dorostkar MM, Boehm S. Modulation of transmitter release via presynaptic ligand-gated ion channels. Curr Mol Pharmacol. 2008;1:106-29.

Schlessinger J. Cell signaling by receptor tyrosine kinases. Cell. 2000;103:211-25.

Schlessinger J. Signal transduction by allosteric receptor oligomerization. Trends Biochem Sci. 1988;13:443-7.

Shen H, Zhou Q, Pan X, Li Z, Wu J, Yan N. Structure of a eukaryotic voltage-gated sodium channel at near-atomic resolution. Science. 2017;355(6328). pii: eaal4326.

Sibley DR, Strasser RH, Benovic JL, Daniel K, Lefkowitz RJ. Phosphorylation/dephosphorylation of the β-adrenergic receptor regulates its functional coupling to adenylate cyclase and subcellular distribution. Proc Natl Acad Sci USA 1986;83:9408-12.

Soergel DG, Subach RA, Burnham N, Lark MW, James IE, Sadler BM et al. Biased agonism of the µ-opioid receptor by TRV130 increases analgesia and reduces on-target adverse effects versus morphine: A randomized, double-blind, placebo-controlled, crossover study in healthy volunteers. Pain. 2014;155:1829-35.

Soong TW, Stea A, Hodson CD, Dubel SJ, Vincent SR, Snutch TP. Structure and functional expression of a member of the low voltage-activated calcium channel family. Science. 1993;260:1133-6.

Striessnig J, Pinggera A, Kaur G, Bock G, Tuluc P. L-type Ca channels in heart and brain. Wiley Interdiscip Rev Membr Transp Signal. 2014;3:15-38.

Stühmer W, Conti F, Suzuki H, Wang X, Noda M, Yahagi N, et al. Structure parts involved in activation and inactivation of the sodium channel. Nature. 1989;339:597-603.

Su Y-F, Harden TK, Perkins JP. Isoproterenol-induced desensitization of adenylate cyclase in human astrocytoma cells. J Biol Chem. 1979;254:38-41.

Takahashi T, Momiyama A. Different types of calcium channels mediate central synaptic transmission. Nature. 1993;366:156-8.

Tholanikunnel BG, Malbon CC. A 20-nucleotide (A + U)-rich element of beta2-adrenergic receptor (beta2AR) mRNA mediates binding to beta2AR-binding protein and is obligate for agonist-induced destabilization of receptor mRNA. J Biol Chem. 1997;272:11471-8.

Tice CM, Zheng YJ. Non-canonical modulators of nuclear receptors. Bioorg Med Chem Lett. 2016;26:4157-64.

Toews ML, Waldo GL, Harden TK, Perkins JP. Relationship between an altered membrane form and a low-affinity form of the β-adrenergic receptor occurring during catecholamine-induced desensitization: evidence for receptor internalization. J Biol Chem. 1984;259:11844-50.

Valbuena S, Lema J. Non-canonical signaling, the hidden life of ligand-gated ion channels. Neuron. 2016;92:316-29.

Vassilev P, Scheuer T, Catterall WA. Inhibition of inactivation of single sodium channels by a site-directed antibody. Proc Natl Acad Sci USA. 1989;86:8147-51.

Waldo GL, Northup JK, Perkins JP, Harden TK. Characterization of an altered membrane form of the β-adrenergic receptor produced during agonist-induced desensitization. J Biol Chem. 1983;258:13900-8.

Wei F, Jia XJ, Yu SQ, Gu Y, Wang L, Guo XM, et al. Candesartan versus imidapril in hypertension: a randomised study to assess effects of anti-AT1 receptor autoantibodies. Heart. 2011;97:479-84.

Whalen EJ, Rajagopal S, Lefkowitz RJ. Therapeutic potential of beta-arrestin and G protein-biased agonists. Trends Mol Med. 2011;17:126-39.

Wilson SM, Toth PT, Oh SB, Gillard SE, Volsen S, Ren D, et al. The status of voltage-dependent calcium channels in α1E knockout mice. J Neurosci. 2000;20(23):8566-71.

Wulff H, Castler NA, Pardo LA. Voltage-gated potassium channels as therapeutic targets. Nat Rev Drug Discov. 2009;8:982-1001.

Yayon A, Klagsbrun M, Esko JD, Ledeer P, Ornitz, DM. Cell surface, heparin-like molecules are required for binding of basic fibroblast growth factor to its high affinity receptor. Cell. 1991;64:841-8.

Yellen G. The voltage-gated potassium channels and their relatives. Nature. 2002;419:35-42.

Zhou XE, Melcher K, Xu HE. Understanding the GPCR biased signaling through G protein and arrestin complex structures. Current Opinion in Structural Biology. 2017;45:150-9.

BIBLIOGRAFIA

Dib-Hajj SD, Waxman SG. Isoform-specific and pan-channel partners regulate trafficking and plasma membrane stability; and alter sodium channel gating properties. Neurosci Lett. 2010;486:84-91.

Fatt P, Katz B. The electrical properties of crustacean muscle fibres. J Physiol. 1953;120:171-204.

Han SO, Kommaddi RP, Shenoy SK. Distinct roles for beta-arrestin2 and arrestin-domain-containing proteins in beta2 adrenergic receptor trafficking. EMBO Rep. 2013;14:164-71.

Neves SR, Ram PT, Iyengar R. G protein pathways. Science. 2002;296:1636-9.

Pitcher JA, Freedman NJ, Lefkowitz RJ. G protein-coupled receptor kinases. Annu Rev Biochem. 1998;67:653-92.

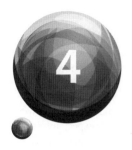

Farmacologia Clínica

ENSAIOS CLÍNICOS

Ensaio clínico é um estudo prospectivo cujo objetivo é verificar o efeito de determinada intervenção (procedimento cirúrgico ou tratamento farmacológico) em uma população predeterminada em um período de tempo definido. Ensaios clínicos de alta qualidade apresentam alta aderência a um desenho previamente estabelecido. Entretanto, nem todas as perguntas podem ser respondidas por meio de ensaios clínicos. No caso em que os benefícios do ensaio são menores que os danos causados por este aos participantes (p. ex., um ensaio clínico que exponha os participantes ao tabagismo, ou um grupo-controle que não recebe tratamento por período prolongado, sabendo-se que o tratamento é eficaz). Outra possibilidade é no caso em que o ensaio clínico é economicamente ou praticamente impossível de fazer, pois exige acompanhamento pelo período de 15 anos. Nesses casos, estudos observacionais podem ser utilizados para avaliar a intervenção (Ellimoottil et al., 2015). O objetivo de um ensaio clínico consiste em determinar, em uma população selecionada, se o tratamento é seguro e eficaz e se os resultados obtidos no ensaio podem ser extrapolados para uma população maior de indivíduos afetados pela mesma doença.

Histórico

Já na Bíblia Sagrada (Livro de Daniel, capítulo I), é possível encontrar a descrição de um ensaio clínico, quando Daniel instrui o guarda a quem o chefe do pessoal havia confiado Daniel, Ananias, Mizael e Azarias:

> Faze uma experiência com os teus servos: durante dez dias tu nos darás para comer apenas vegetais e só água para beber. Depois, vais comparar a nossa aparência com a dos outros jovens que comem do cardápio do rei. Então, poderás fazer dos teus servos o que quiseres.

A ideia de comparar tratamentos já era idealizada pelas pessoas há muito tempo, mesmo não sendo médicas. Em uma carta a Boccacio, Petrarca em 1364 escreveu:

> Eu afirmo de maneira solene e acredito que caso cem ou mil homens da mesma idade, em um mesmo ambiente, fossem atacados ao mesmo tempo pela mesma doença, sendo que metade seguiria a prescrição dos médicos e a outra metade não, eu não tenho dúvidas qual metade escaparia.

O primeiro ensaio clínico de uma nova terapia ocorreu acidentalmente pelo cirurgião Ambroise Parè em 1537. Ele era o responsável pelo tratamento dos ferimentos de batalha; o tratamento convencional na época era feito com óleo quente. Devido ao alto número de feridos e à quantidade insuficiente de óleo, ele aplicou em seu lugar uma mistura contendo gema de ovo, óleo de rosas e turpentina. Segundo sua descrição, ele não conseguiu dormir à noite, pois ficou preocupado com o novo tratamento, que poderia não ser suficiente para combater dor e infecção. Entretanto, para sua surpresa, os pacientes no dia seguinte estavam melhores do que aqueles tratados convencionalmente (Bhatt, 2010).

Outro exemplo histórico de ensaio clínico comparativo foi o realizado por Lind, em 1753, quando supostamente demonstrou que o uso de laranjas e limões era eficaz no tratamento de escorbuto em viagens náuticas. Lind era cirurgião naval e estava estarrecido com a alta mortalidade dos marinheiros causada por escorbuto. Planejou um ensaio clínico que comparava várias dietas para aqueles com sinais de escorbuto, uma delas contendo laranjas e limões. O ensaio contou com doze pacientes e os dois tratados com laranjas e limões tiveram, segundo Lind, uma melhora espetacular (Chalmers et al., 2008). Entretanto, uma revisão feita no diário de bordo do HMS Salisbury verificou que apenas um ou dois passageiros estiveram doentes durante a viagem. Além disso, Lind sabia que era impraticável carregar frutas cítricas no navio em viagens marítimas prolongadas, de modo que ele passou a ferver o suco cítrico. Entretanto, demonstrou-se posteriormente que o suco fervido perdia seu efeito terapêutico, possivelmente devido ao fato de o princípio ativo ácido ascórbico ser termolábil (Baron, 2009).

O ensaio clínico que avaliou a eficácia da estreptomicina em pacientes com tuberculose é considerado o primeiro ensaio clínico realizado de maneira randomizada (Medical Research Council, 1948). Um ponto interessante é que a avaliação feita pelo radiologista foi de maneira cega, embora o ensaio não tenha sido controlado com placebo, e tampouco tenha sido duplo-cego para pacientes e médicos (Hart, 1999). Todavia, foi o primeiro a utilizar randomização com sistema de alocação (anteriormente se utilizava alternância para mascarar os fármacos utilizados).

Tipos

Os ensaios clínicos podem ser classificados de acordo com o seu desenho experimental, como é o caso de ensaios clínicos randomizados em que um grupo de pacientes recebe o tratamento novo e o outro (controle) recebe um tratamento padrão ou placebo. Outra possibilidade é o ensaio clínico em que somente um grupo recebe o tratamento, cuja eficácia é comparada com controles históricos.

O ensaio clínico pode ter como objetivo demonstrar que o novo tratamento seja superior ao tratamento atual ou ao placebo, caso em que se denomina ensaio clínico de superioridade, ou ter como objetivo demonstrar que o novo tratamento seja não inferior ao tratamento já estabelecido, chamado de ensaio clínico de não inferioridade. As características principais desses ensaios serão abordadas a seguir.

Ensaios clínicos randomizados duplos-cegos controlados com placebo

Considerados robustos para demonstrar a eficácia de um tratamento, geralmente são necessários para registro de um novo fármaco. Seu objetivo é demonstrar a eficácia verdadeira do fármaco em relação ao efeito placebo e a outras formas de viés (*bias*).

Esses ensaios apresentam peso importante em critérios de sociedades médicas para avaliar níveis de evidência. Os princípios adotados pela medicina baseada em evidência (MBE) são responsáveis por provocar grandes mudanças, na prática médica, na educação médica ou em como os estudos clínicos são desenhados, relatados, apreciados e classificados. Apesar de os princípios gerais da MBE serem considerados padrão-ouro em relação a qualidade e força da evidência gerada, é importante ressaltar que eles apresentam sérias limitações. Os chamados níveis categóricos de evidência são:

- Nível I: ensaios clínicos randomizados bem conduzidos e com poder estatístico adequado
- Nível II: ensaios clínicos randomizados bem conduzidos, mas com número pequeno de pacientes e, portanto, com poder estatístico não adequado
- Nível III: ensaios clínicos não randomizados
- Nível IV: ensaios clínicos não randomizados com uso de controles históricos
- Nível V: série de casos clínicos sem controle.

Com base nessa classificação, foram propostos graus de recomendação, sendo grau A uma recomendação baseada em evidência de nível I, grau B uma recomendação baseada em evidência de nível II e grau C uma recomendação baseada em evidência de nível III ou mais baixo (Bagshaw e Bellomo, 2008). É importante ressaltar que várias intervenções médicas são aceitas universalmente, apesar de não embasadas em estudos clínicos randomizados (p. ex., transfusão de sangue em choque hemorrágico ou mesmo administração de insulina em pacientes com diabetes melito).

Há três componentes do ensaio clínico randomizado controlado com placebo: o placebo ou controle Sham, a randomização e o cegamento. O comportamento humano é influenciado por aquilo que se sabe ou acredita. Na pesquisa clínica, há o risco de expectativas influenciarem os resultados, principalmente quando há certa subjetividade, levando a resultados e conclusões tendenciosas. O objetivo do cegamento consiste justamente em reduzir esse risco. É um princípio básico dos ensaios clínicos randomizados que a alocação do tratamento para cada paciente não seja decidida até que este tenha sido incluído no ensaio de maneira irrevocável, para evitar tendência (*bias*) na inclusão.

No primeiro ensaio clínico randomizado multicêntrico (Medical Research Council, 1948) que comparou a eficácia de estreptomicina com ausência de tratamento, foi identificado que em alguns grupos a ausência de tratamento tinha efeito superior ao da estreptomicina. Uma investigação posterior revelou que a equipe de enfermagem responsável por administrar o fármaco ou a ausência de tratamento, quando verificava que o paciente estava com uma doença mais avançada, alterava a alocação do paciente do grupo placebo para o da estreptomicina. Esse exemplo ilustra a importância do cegamento no processo de alocação do tratamento e também na sua administração.

O placebo ou controle Sham envolve comparar o tratamento de interesse (supostamente o tratamento ativo) com um tratamento falso (placebo). Portanto, todos os pacientes participam do ensaio clínico, embora somente aqueles alocados para o tratamento ativo recebam o tratamento ativo.

A randomização refere-se à distribuição de maneira aleatória entre os pacientes para receber o tratamento ativo ou o placebo, com o intuito de evitar a distribuição segundo algum tipo de viés.

O cegamento envolve manter o ocultamento dos tratamentos atribuídos aos pacientes em relação ao pessoal envolvido no ensaio clínico. O ensaio clínico randomizado pode ser monocego (o paciente não sabe qual tratamento está recebendo), duplo-cego (o paciente e o pessoal envolvido na avaliação do paciente não sabem qual tratamento o paciente está recebendo) ou triplo-cego (além do paciente e do pessoal, o comitê de monitoramento não sabe qual tratamento corresponde aos grupos monitorados).

Por essas características, os ensaios clínicos randomizados duplos-cegos controlados com placebo gozam de prestígio perante a classe médica. Entretanto, há sérias limitações nesse tipo de estudo, conforme será visto adiante.

Um importante aspecto do ensaio clínico é a expectativa dos pacientes. Aqueles que participam de um ensaio clínico randomizado duplo-cego apresentam geralmente duas formas de expectativa: em relação à eficácia do tratamento (se acreditam ou não que o tratamento será eficaz) ou em relação ao grupo ao qual foram alocados (se estão recebendo o tratamento supostamente ativo ou placebo).

A expectativa pode tanto reduzir a eficácia quanto aumentá-la. Um ensaio clínico suíço realizado em fumantes avaliou o efeito da reposição de nicotina por 6 meses em pacientes que fumavam 20 ou mais cigarros por dia (Etter *et al.*, 2002). Os fumantes foram tratados com suplementação de nicotina (n = 265), com placebo que continha as mesmas características (n = 269) ou sem intervenção alguma (n = 389). O seguimento por 6 meses abrangeu 95% dos fumantes. Após esse tempo, o consumo médio de cigarros caiu em 10/dia no grupo tratado com nicotina, 7,5/dia no tratado com placebo e 2,5/dia no grupo sem intervenção (p < 0,04 para comparação entre todos dos grupos), ou seja, houve um efeito placebo, embora o efeito da suplementação de nicotina tenha sido maior que o do placebo. Um aspecto interessante desse ensaio clínico foi que tanto as entrevistas quanto o envio do tratamento ocorreram por correspondência, sem contato pessoa-pessoa, incluindo somente um contato telefônico mínimo. No final do estudo, foi perguntado aos fumantes sobre sua opinião em relação a qual grupo estavam (nicotina ou placebo ou não sabiam). Quando os fumantes foram separados em grupos com base nessas respostas e a análise estatística foi repetida por meio de análise de variância, a diferença original do grupo tratado com nicotina *versus* grupo tratado com placebo não foi mais significativa. Entretanto, houve diferença estatística do grupo que acreditava ter recebido nicotina em relação ao grupo que acreditava ter recebido placebo (Dar *et al.*, 2005).

Ensaios clínicos com controle histórico

Conforme visto anteriormente, uma grande proporção dos ensaios clínicos envolve a comparação de um novo tratamento com um grupo-controle, que pode ser representado por um placebo ou um tratamento padrão. Embora o controle forneça os dados para comparação com o novo tratamento, pode-se utilizar dados históricos em vez de um grupo-controle.

Uma característica do controle histórico é que todos os pacientes receberão o novo tratamento que o investigador espera que seja superior ao atual. Isso pode ser visto como uma vantagem ou desvantagem, dependendo do tipo de tratamento. Um dos maiores problemas em utilizar controles históricos é que se torna extremamente complicado assegurar compatibilidade entre grupos de pacientes e métodos de avaliação em relação ao novo tratamento. Inconsistências na avaliação do efeito da terapia, alterações de qualidade de vida e variação entre investigadores podem interferir seriamente em comparações históricas.

De maneira geral, os argumentos para o não uso de controle histórico também são embasados na qualidade dos estudos realizados previamente (Chalmers *et al.*, 1972). Esse é um ponto que deve ser contextualizado em relação ao tempo da observação; os ensaios clínicos apresentam solidez maior em relação à obtenção e à disponibilização de dados. O ensaio clínico realizado hoje será histórico amanhã, uma vez que todo conhecimento é histórico.

O controle histórico pode oferecer várias vantagens que devem ser consideradas. É mais interessante ao paciente e ao médico aceitarem um ensaio clínico quando há apenas um único tratamento envolvido. O objetivo de testar um novo tratamento se baseia em seu potencial benefício superior ao do tratamento convencional. É complexo oferecer ao paciente e ao seu médico a possibilidade de 50% de não receber o novo tratamento e eles a aceitarem.

Outra potencial vantagem de controles históricos é de permitirem uma redução substancial do número de pacientes e da duração do ensaio clínico (Gehan e Freireich, 1974). Na hipótese de comparar dois tratamentos, A e B, sendo B o tratamento padrão, será necessário um número fixo de pacientes para receber cada tratamento, de modo que um teste estatístico permita avaliar a diferença entre os tratamentos com determinado nível de significância e poder. Considerando que é necessário um número n de pacientes (tabelas de n são facilmente encontráveis na internet), ao se assumir, hipoteticamente, como alternativa, que a resposta ao tratamento B (padrão) seja muito bem conhecida e possa ser traduzida em uma quantidade fixa denominada p, não haverá, portanto, necessidade de pacientes receberem o tratamento B. Nesse caso, para poder realizar um teste estatístico para avaliar a diferença entre a proporção de pacientes que responderam ao tratamento A e que responderam ao tratamento B com o mesmo nível de significância e poder estatístico, só será necessária metade do número de pacientes previamente calculados para receberem o tratamento A, ou seja, apenas 25% do número de pacientes calculados para o ensaio clínico randomizado.

Não há necessidade de optar entre ensaio clínico randomizado e ensaio clínico utilizando controles históricos. O procedimento usual em um ensaio clínico randomizado consiste em alocar 50% dos pacientes no grupo do novo tratamento e 50% no grupo do tratamento padrão. Entretanto, se controles históricos do tratamento padrão estão disponíveis e são de boa qualidade, é possível reduzir a proporção de pacientes alocados ao tratamento padrão.

É importante reforçar que a interpretação de ensaios clínicos é bastante complexa e cheia de nuances. Na hipótese de um ensaio clínico randomizado que compare dois tratamentos, A e B, representando B o tratamento padrão, cujo resultado demonstre efeito benéfico de A em 40% dos pacientes, e de B em 20% dos pacientes, a conclusão que salta aos olhos é a de que o tratamento A seja bem superior ao tratamento B. Entretanto, em ensaio clínico prévio com B, havia sido demonstrado efeito benéfico de B em 35% dos pacientes, o que leva à observação de que agora o resultado de A não aparenta ser tão superior (Pocock, 1976).

Ensaio clínico de superioridade

Como o próprio nome diz, visa a demonstrar a superioridade do tratamento (fármaco novo), quando comparado a um tratamento clássico ou placebo. Um ponto importante a ser acordado previamente consiste em estabelecer o quanto melhor deve ser o novo tratamento em relação ao placebo ou ao tratamento clássico. Essa diferença causada pelo tratamento superior é conhecida como mínima diferença relevante ou como significância clínica (*least relevant difference or clinical significance*), e costuma ser representada pela letra grega *delta*.

Em um ensaio clínico de superioridade, é possível comparar um tratamento experimental (tratamento A) com um tratamento padrão (tratamento B) e a diferença entre os tratamentos ser avaliada por meio de um teste estatístico de superioridade. Caso o teste estatístico demonstre diferença significativa em favor de A, conclui-se que o tratamento A seja superior ao tratamento B. Entretanto, caso não seja demonstrada superioridade, isso não significa que o tratamento A seja equivalente ao tratamento B.

Conforme mencionado anteriormente, a interpretação de ensaios clínicos é bastante complexa. A utilização de ferramentas estatísticas pode auxiliar na interpretação, mas isso deve ser feito de maneira crítica. Veja-se um exemplo hipotético em relação à possível superioridade ou não de um tratamento em relação a outro: em um estudo em pacientes com infarto do miocárdio, comparou-se o uso de trombolítico com o de heparina. O objetivo primário avaliado foi mortalidade em 30 dias. A mortalidade no grupo tratado com trombolítico foi de 3% dos pacientes, enquanto a mortalidade no grupo tratado com heparina foi de 4%. Deve-se concluir que o tratamento com o trombolítico foi superior ao tratamento da heparina?

Um dos testes estatísticos clássicos para essa avaliação é o teste do qui-quadrado (x^2). Supondo que o estudo tenha sido realizado com mil pacientes, dos quais 500 foram tratados com trombolítico e 500 com heparina, os resultados de mortalidade em 30 dias seriam os apresentados na Tabela 4.1.

A estatística do qui-quadrado dá um valor de 0,7402, sendo o valor de p = 0,389599, considerado claramente não significativo para p < 0,05. Caso se faça a correção de Yates (a qual reduz a possibilidade do erro tipo I e torna, portanto, a análise mais rigorosa para superioridade), o valor de qui-quadrado será de 0,4737, e o de p = 0,491279, claramente também não significativo, considerando-se a significância para p < 0,05. Portanto, o tratamento com trombolítico não pode ser considerado superior ao tratamento com heparina.

Suponha-se agora que, em vez de o ensaio clínico ser feito com mil pacientes, ele seja feito com 2 mil pacientes. A eficácia continua a mesma: mortalidade no tratamento com trombolítico de 3%, e no tratamento com heparina de 4% (Tabela 4.2).

A estatística do qui-quadrado dá um valor de 3,0722, sendo o valor de p = 0,079642, considerado claramente não significativo para p < 0,05. Caso se faça a correção de Yates (a qual reduz a possibilidade do erro tipo I e torna, portanto, a análise mais rigorosa para superioridade), o valor de qui-quadrado é 2,7727, e o de p = 0,095887, claramente também não significativo, considerando-se a significância para p < 0,05. Portanto, o tratamento com trombolítico não pode ser considerado superior àquele com heparina.

Considerando agora que o estudo foi realizado com 5 mil pacientes. A eficácia continua a mesma, ou seja, a mortalidade no tratamento com trombolítico foi de 3% e no tratamento com heparina de 4% (Tabela 4.3).

A estatística do qui-quadrado dá um valor de 3,701, sendo o valor de p = 0,054381, considerado não significativo para p < 0,05. Caso se faça a correção de Yates (a qual reduz a possibilidade do erro tipo I, o que torna, portanto, a análise mais rigorosa para superioridade), o valor de qui-quadrado é 3,4108, e o de p = 0,064771, também não significativo considerando-se a significância para p < 0,05. Portanto, o

Tabela 4.1 Comparação da eficácia do trombolítico em relação à heparina em 30 dias.

	Vivos	Mortos	Total
Trombolítico	485	15	500
Heparina	480	20	500
Total	965	35	**1.000**

Tabela 4.2 Comparação da eficácia do trombolítico em relação à heparina.

	Vivos	Mortos	Total
Trombolítico	940	60	1.000
Heparina	920	80	1.000
Total	1.860	140	**2.000**

Tabela 4.3 Comparação da eficácia do trombolítico em relação à heparina.

	Vivos	Mortos	Total
Trombolítico	2.425	75	2.500
Heparina	2.400	100	2.500
Total	4.825	175	**5.000**

tratamento com trombolítico não pode ser considerado superior àquele com heparina.

Finalmente, imagina-se que o ensaio clínico tenha sido realizado com 10 mil pacientes. A eficácia continua a mesma, ou seja, a mortalidade no tratamento com trombolítico foi de 3% e no tratamento com heparina de 4% (Tabela 4.4).

Tabela 4.4 Comparação da eficácia do trombolítico em relação à heparina.

	Vivos	Mortos	Total
Trombolítico	4.850	150	5.000
Heparina	4.800	200	5.000
Total	9.650	350	**10.000**

A estatística do qui-quadrado dá um valor de 7,4019, sendo o valor de p = 0,006515, considerado significativo para p < 0,05. Caso se faça a correção de Yates (a qual reduz a possibilidade do erro tipo I, o que torna, portanto, a análise mais rigorosa para superioridade), o valor de qui-quadrado é 7,1088, e o de p = 0,007671, significativo considerando-se a significância para p < 0,05. Finalmente, pode-se agora considerar que o tratamento com trombolítico é superior àquele com heparina.

O exemplo anterior é obviamente hipotético. Entretanto, no estudo GUSTO-I (1993) foi comparado um grupo de pacientes com infarto do miocárdio tratados com estreptoquinase + heparina com um grupo tratado com ativador de plasminogênio tissular recombinante + heparina (GUSTO, 1993). O grupo tratado com estreptoquinase + heparina tinha 10.370 pacientes, e aquele tratado com ativador de plasminogênio tissular recombinante + heparina tinha 10.348 pacientes, ou seja, um ensaio clínico com pouco mais de 20 mil pacientes. A mortalidade de 30 dias no grupo tratado com estreptoquinase + heparina foi de 7,4%, e a mortalidade de 30 dias no grupo tratado com ativador de plasminogênio tissular recombinante + heparina de 6,3%. O ensaio clínico concluiu que o uso de plasminogênio tissular recombinante causa uma redução significativa (p = 0,0028) de mortalidade em comparação ao grupo tratado com estreptoquinase + heparina.

Ensaios clínicos de não inferioridade

A expressão *não inferioridade* refere-se ao ensaio clínico randomizado no qual um novo tratamento é comparado com um tratamento ativo padrão, em vez de comparado com um grupo tratado com placebo ou com um grupo não tratado. Uma decisão é tomada *a priori* no sentido de que o tratamento novo só deverá ser implementado caso seja tão eficaz quanto o tratamento ativo padrão. Naturalmente, a demonstração de superioridade do novo tratamento em relação ao tratamento ativo padrão seria desejável, mas no estudo clínico de não inferioridade o objetivo é assegurar que ambos os tratamentos apresentam eficácia equivalente. Ensaios clínicos de não inferioridade são frequentes nas áreas cardiológica e oncológica, tendo em vista que existem tratamentos padrões internacionalmente aceitos para a maioria das patologias nessas especialidades.

Uma potencial vantagem do estudo clínico de não inferioridade é que todos os pacientes receberão um tratamento efetivo ao participarem do estudo clínico. Configura-se como potencial porque, segundo o autor, 80% das prescrições médicas não são superiores ao placebo e, portanto, ao se realizar um estudo clínico de não inferioridade, é possível que o tratamento considerado ativo padrão seja na verdade um placebo não identificado. Isso significa que um ponto importante é considerar a qualidade da evidência de que o tratamento padrão efetivo seja de fato superior ao placebo. Algumas vezes, a evidência baseia-se em um ou dois estudos clínicos nos quais se observou uma diferença estatística de p < 0,05, embora a diferença estatística não seja evidência suficiente para assegurar eficácia.

Há várias circunstâncias nas quais é interessante o uso de estudo clínico de não inferioridade. O caso mais simples é quando se suspeita de que a eficácia do novo produto será igual à do produto ativo no mercado e, portanto, não se preveem diferenças no resultado. Isso é particularmente comum se os fármacos que estão sendo comparados pertencem ao mesmo grupo de fármacos, como no caso dos chamados *me too drugs*. Por exemplo, na comparação de eficácia de dois inibidores de enzima conversora, mesmo que não haja diferenças farmacocinéticas entre ambos, é possível que alguns pacientes se beneficiem mais com um fármaco do que com o outro. Ter opções terapêuticas é saudável aos pacientes, ao mercado farmacêutico e à saúde pública.

Outra possibilidade é quando o objetivo consiste em demonstrar não inferioridade do novo tratamento, mas há a suspeita de que ambos os tratamentos possam apresentar diferenças, como:

- O novo tratamento apresenta menor incidência de reações adversas. Por exemplo, ácido acetilsalicílico administrado em baixas doses, comparado com anticoagulantes em pacientes que receberam trombolítico para tratamento de infarto do miocárdio. Ambos os tratamentos apresentam a mesma eficácia, entretanto é possível que o tratamento com doses baixas de ácido acetilsalicílico cause menor incidência de sangramento quando comparado com o uso de anticoagulantes
- O novo tratamento favorece melhor aderência, como no caso mencionado anteriormente, em que o novo tratamento exige que o fármaco seja administrado 1 vez/dia, quando comparado com um fármaco administrado 2 vezes ou mais por dia
- O novo fármaco não é metabolizado, como no caso em que o tratamento apresenta novamente a mesma eficácia, mas o fato de o fármaco não sofrer metabolismo reduz substancialmente a possibilidade de interação farmacocinética com outros fármacos e/ou alimentos, assim como minimiza a variabilidade farmacogenética
- O novo fármaco é mais barato. Esse tipo de estudo tem importância para o sistema de saúde (tanto privado quanto público), visto que acarreta economia no custo da saúde.

Um conceito importante na análise dos estudos de não inferioridade é que o fato de não se demonstrar uma diferença estatisticamente significativa entre os dois tratamentos não leva necessariamente à conclusão de que o tratamento novo seja não inferior ao tratamento padrão. Se um estudo é conduzido com um número pequeno de pacientes, a probabilidade de detectar uma diferença estatística diminui. O primeiro passo para determinar o número de pacientes para um estudo clínico de não inferioridade consiste em determinar qual seria a magnitude da inferioridade que deve ser considerada clinicamente inaceitável. Assim, o fato de encontrar uma diferença estatística entre os dois tratamentos não necessariamente indica que um não possa ser considerado não inferior ao outro, visto que essa diferença, apesar de significativa estatisticamente, não apresenta relevância clínica. A base lógica disso é que, se for realizado um estudo clínico com um número extremamente elevado de pacientes, sempre será encontrada uma diferença estatística entre eles, ou seja, isso impossibilitaria a realização de um estudo clínico de não inferioridade. De modo geral, o compromisso no estudo clínico de não inferioridade é de uma diferença superior a 20% (embora diferenças menores possam ser propostas). Essa diferença considerada clinicamente relevante é chamada normalmente de *delta* (δ). A porcentagem antecipada de sucesso de cada tratamento, caso a equivalência de fato exista, é chamada normalmente de *pi* (π). Geralmente, os resultados são expressos como uma porcentagem estimada da diferença dos tratamentos, sendo calculado um intervalo de confiança de 95%. Com frequência, também se supõe que o poder de confiança seja de 90% (indicando que os tratamentos sejam de fatos equivalentes). A fórmula mais simples utilizada para o cálculo do número de pacientes é exemplificada a seguir:

$$2n = \frac{4 \times 10{,}5\pi(100-p)}{\delta^2}$$

A dificuldade maior reside na escolha dos valores para π e principalmente para δ. Por exemplo, na hipótese de um estudo clínico de não inferioridade que compare um novo fármaco capaz de erradicar a infecção por *Helicobacter pylori* com o omeprazol, a experiência prévia com omeprazol demonstra uma eficácia antecipada de 85%, ou seja, π será igual a 85%. Tendo sido planejado um δ de 20%, isso significa que o estudo clínico de não inferioridade foi planejado para que o novo fármaco seja considerado não inferior, conquanto se descarte a possibilidade de que ele seja 20% inferior ao omeprazol. Portanto, para esse estudo serão necessários:

$$2n = (4 \times 10{,}5 \times 85 \times 15)/400 = 134 \text{ pacientes}$$

O valor de δ foi escolhido como 20%. Caso fosse 15%, o número de pacientes necessário seria 238. Caso fosse de 5%, o número seria de 2.142 pacientes. Essa é uma decisão arbitrária, geralmente tomada em conjunto com o órgão regulatório, mas, ainda assim, arbitrária. De modo geral, há certo acordo em relação a evitar um número exagerado de pacientes para um estudo clínico de não inferioridade. Uma possibilidade é a de se considerar o tipo de estudo clínico de não inferioridade. Por exemplo, em um estudo clínico de não inferioridade comparando-se dois fármacos da mesma classe, pode-se considerar um δ mais generoso (p. ex., 20%), visto que não há expectativa de diferença entre os tratamentos. Já no caso de um estudo clínico de não inferioridade comparando dois fármacos de classes distintas, talvez o δ deva ser menor, visto que não há expectativa de que o resultado demonstre não haver diferença entre os tratamentos. No ensaio clínico de não inferioridade, a hipótese nula é a de que o objetivo primário do novo tratamento seja pior que o tratamento ativo por uma margem pré-especificada (geralmente essa margem é de 20%), e, portanto, a rejeição dessa hipótese nula em um nível pré-especificado de significância estatística permita a conclusão de não inferioridade. No exemplo anterior, a avaliação que interessa é a proporção (P) de eventos clinicamente indesejáveis (p. ex., infarto do miocárdio). O eixo X mostra a razão das proporções para o tratamento teste (P_T) em relação ao tratamento ativo (P_C). O procedimento estatístico para testar a não inferioridade é um teste monocaudal com um nível alfa de significância.

Conforme a Figura 4.1, há cinco possíveis resultados em um ensaio clínico de não inferioridade (no caso ilustrado, com intervalos de confiança de 95%). A não inferioridade e a superioridade do tratamento teste são demonstradas se o intervalo de confiança das razões é < 1. É importante ressaltar que o intervalo de confiança < 1 não é essencial para concluir não inferioridade. Se o intervalo de confiança não ultrapassa a margem pré-especificada (no caso 20%), a não inferioridade é demonstrada. Os resultados são considerados inconclusivos se o intervalo de confiança ultrapassa a margem de não inferioridade (no caso 20%) e inclui o 1; geralmente, isso reflete que o estudo não atingiu poder suficiente para que pudesse ser feita uma comparação. Observando-se a terceira e a quinta linha, em ambas houve demonstração de inferioridade (o intervalo de confiança não inclui o 1), embora, no caso da linha 3, o intervalo de confiança não ultrapasse a margem de 20%, podendo-se chegar à conclusão de não inferioridade. Assim, o fato de demonstrar que dois tratamentos apresentam diferença estatisticamente significativa entre eles não é razão para rejeitar a não inferioridade (Mauri e D'Agostino, 2017).

O comparador ativo geralmente é selecionado de um ensaio clínico de superioridade em que tenha ocorrido a demonstração de que ele foi considerado superior ao placebo. Entretanto, deve-se ter cautela para não se concluir que a demonstração de não inferioridade em relação ao comparador ativo assegure que o novo tratamento seja superior ao placebo. Conforme mostra a Figura 4.1, o novo tratamento pode ser inferior e ao mesmo tempo não inferior. Há consenso de que mesmo que o novo tratamento apresente eficácia inferior (e não inferior como ilustrado na linha 3), ele pode ser aceitável, visto ter menor incidência de reações adversas, facilitação de aderência, custo etc. Entretanto, isso pode futuramente levar à aceitação de fármacos que não apresentem eficácia superior ao placebo, fenômeno este denominado pela Food and Drug Administration (FDA) de *biocreep*.

Ensaio clínico com desenho adaptativo

Há uma percepção nas últimas décadas de que o aumento do investimento feito em pesquisa biomédica não foi acompanhado de aumento de sucesso no desenvolvimento de novos fármacos. Isso pode resultar de vários fatores, como:

- Redução da margem para melhora, o que causa aumento do nível de dificuldade para que o novo fármaco promova benefícios
- Desenvolvimento de genômica, proteômica e metabolômica, o qual ainda não atingiu o potencial translacional necessário
- Fusões de indústrias, que reduziram o número de interessados em desenvolver novos fármacos
- Altos custos no desenvolvimento, principalmente aqueles relacionados com a condução de ensaios clínicos, o que torna a decisão mais difícil para que novos fármacos entrem em avaliação na fase clínica.

Essas dificuldades geraram a necessidade de uma nova abordagem, estimulando o desenvolvimento de desenhos de ensaios clínicos adaptativos e o uso potencial de estatística bayesiana. O objetivo do desenho adaptativo é dar ao investigador a flexibilidade para identificar qual o melhor benefício terapêutico durante a condução do ensaio clínico, sem comprometer a validade e a integridade do ensaio (Chow e Chang, 2008).

Durante a condução de ensaios clínicos, não é incomum a modificação de procedimentos do ensaio e/ou procedimentos estatísticos com base na avaliação de dados interinos. O objetivo dessas modificações é melhorar a eficiência da detecção de benefícios clínicos do tratamento testado sob investigação e também aumentar a probabilidade de aumentar o sucesso de desenvolvimento do fármaco. Os procedimentos

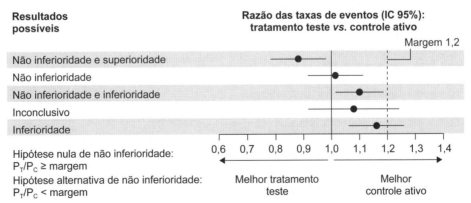

Figura 4.1 *Forest plot* de possíveis resultados de um ensaio clínico de não inferioridade. P: proporção de eventos clinicamente indesejáveis (p. ex., infarto do miocárdio); P_T: proporção observada com o tratamento; P_C: proporção observada no grupo-controle.

do ensaio incluem critérios de inclusão/exclusão, dose do fármaco, duração do tratamento, objetivos primários e secundários, critérios para avaliação e análise da resposta terapêutica. Os procedimentos estatísticos incluem randomização, desenho do estudo, objetivos do estudo, hipóteses do estudo, número de pacientes, análise interina, plano estatístico de análise e método de análise dos resultados. Isso significa que um desenho adaptativo é definido como um desenho que permite adaptações aos procedimentos do ensaio e procedimentos estatísticos após o início do ensaio clínico, sem comprometer a validade e a integridade do ensaio (Chow et al., 2005).

Avaliação

Os ensaios clínicos têm como objetivo tentar responder a perguntas científicas por meio da obtenção de dados apropriados. A pergunta considerada principal é explicitada no ensaio clínico, na elaboração do chamado objetivo primário. Este deve ser clinicamente relevante, facilmente interpretável, sensível ao desenho do ensaio clínico e medido de maneira sem viés (*unbiased*). Os objetivos primários mais comuns medidos em ensaios clínicos são classificados como contínuos (p. ex., dor avaliada por meio de uma escala visual analógica), categóricos (resposta ou não resposta) ou vinculados ao tempo de um evento (p. ex., avaliação da sobrevida).

O ensaio clínico apresenta vários objetivos, sendo então dividido em objetivo primário (que representa a principal pergunta) e objetivos secundários. O objetivo primário pode ser simples ou composto. Por exemplo, em um ensaio clínico para avaliar o efeito de determinado fármaco com atividade antiagregante em pacientes que tiveram um infarto do miocárdio, é possível estabelecer um objetivo primário simples, como mortalidade após 1 ano de tratamento. Entretanto, para avaliar esse objetivo de maneira estatística, é necessário que ocorra certo número de eventos, e, segundo a incidência desse evento, será calculado o número de pacientes necessários para que se possa fazer uma avaliação estatística adequada. Quanto mais baixa a incidência do evento, maior o número de pacientes necessário. Uma possibilidade é utilizar um objetivo primário composto. Nesse exemplo do antiagregante, poderiam ser combinados vários parâmetros, como mortalidade, mortalidade cardiovascular, novo infarto do miocárdio e acidente vascular cerebral. A incidência dessa medida combinada passa a ser maior e, portanto, para a avaliação estatística é necessário um número menor de pacientes.

Entretanto, o uso de objetivo primário composto apresenta algumas limitações. Por exemplo, a intervenção pode causar um efeito terapeuticamente benéfico em um parâmetro e um efeito prejudicial em outro, resultando em uma intervenção que não teve efeito no objetivo primário composto. Outro aspecto complexo reside na importância relativa de cada parâmetro, e o efeito sobre esses parâmetros também varia. Em um ensaio clínico que avaliou o uso de finasterida para prevenção de câncer de próstata, demonstrou-se que a incidência no grupo tratado com finasterida foi de 18,4%, comparada com 24,8% no grupo tratado com placebo (Thompson et al., 2003). Entretanto, tumores com escala de Gleason 7, 8 e 9 (com características mais agressivas) ocorreram em 37% dos tumores no grupo tratado com finasterida e em 22% dos tumores do grupo tratado com placebo.

Algumas vezes, pode-se levar muito tempo para observar um evento definitivo, como morte. Nesses casos, é comum a utilização de marcadores substitutos (*surrogate endpoints*), que têm como objetivo substituir uma observação clínica baseada em evidências epidemiológicas, terapêuticas, patofisiológicas ou qualquer outra evidência (Micheel e Ball, 2010). Intervenções terapêuticas visam a causar impactos em avaliações clínicas que podem incluir marcadores intermediários; portanto, avaliar o efeito de intervenções nesses marcadores resulta em economia de tempo. Por exemplo, a mortalidade pela AIDS está associada à disseminação do HIV pelo organismo e à destruição dos linfócitos CD4/CD8. Para demonstrar que um fármaco é eficaz no tratamento da AIDS, não é necessário atualmente demonstrar que ele reduz a mortalidade; marcadores substitutos aceitáveis são a supressão da viremia e a manutenção de níveis normais de linfócitos CD4/CD8. Entretanto, como será visto a seguir, deve-se ter cuidado em relação ao uso de marcadores substitutos.

O uso de marcadores substitutos é bastante frequente em ensaios clínicos cardiológicos. A dislipidemia está associada ao aumento de risco de eventos cardiovasculares. Vários ensaios clínicos utilizam esse efeito benéfico na dislipidemia como marcador substituto para redução de eventos cardiovasculares (Bidkeli et al., 2017). Entretanto, o torcetrapib, um inibidor da proteína de transferência do éster de colesteril, causou melhora marcante do perfil lipídico em ensaio clínico, mas não alterou o risco de eventos cardiovasculares, inclusive com certa sugestão de piora destes (Barter et al., 2007). O exercício físico reduziu a resistência vascular periférica e melhorou o débito cardíaco em pacientes com insuficiência cardíaca (Hambrecht et al., 2000), mas não causou redução de mortalidade ou hospitalização em pacientes com insuficiência cardíaca (O'Connor et al., 2009). A nesiritida reduziu de maneira significativa a pressão da oclusão da artéria pulmonar, quando comparada ao placebo em pacientes com insuficiência cardíaca (Colucci et al., 2000), mas seu uso não foi associado à redução de mortalidade ou hospitalização em pacientes com insuficiência cardíaca (O'Connor et al., 2011). Ensaios clínicos cardiológicos com frequência demonstram superioridade em marcadores substitutos, mas em aproximadamente 50% das vezes o marcador substituto utilizado não se encontra validado em relação ao efeito terapêutico final desejado.

A razão para a não correlação entre o marcador substituto e o evento do qual supostamente ele seria o intermediário pode ser multifatorial. Alguns marcadores substitutos podem ser de fato marcadores de risco, entretanto não estão associados à progressão dos eventos que levam à mortalidade e, portanto, intervenções que modifiquem esses marcadores apresentam pouco impacto do ponto de vista terapêutico. Por fim, também pode ser que haja outros cofatores que tenham papel importante e não tenham sido considerados na abordagem terapêutica.

Erro tipo I e erro tipo II

Ensaios clínicos representam proporção substancial no custo de desenvolvimento de novos fármacos, o qual é determinado por meio da complexidade do ensaio clínico, do tempo de duração e do número de pacientes necessário para uma avaliação estatística adequada, por meio do cálculo dos chamados erro tipo I e erro tipo II:

- Erro tipo I (alfa): descreve a probabilidade de um ensaio clínico encontrar um resultado positivo da intervenção, quando de fato esse resultado é falso, ou seja, um falso-positivo. De maneira geral, o valor de alfa para os ensaios clínicos é arbitrário e considerado menor que 0,05. Mais recentemente, o teste de hipóteses é feito por meio do cálculo de intervalos de confiança, mas o valor de alfa ainda é bastante utilizado para avaliação estatística e cálculo para estimar o tamanho amostral
- Erro tipo II (beta): descreve a probabilidade de, em um ensaio clínico, não ser encontrada diferença entre os tratamentos (ou seja, um efeito negativo da intervenção), quando de fato há uma diferença entre os tratamentos (falso-negativo). Para minimizar o risco desse tipo de erro, os ensaios clínicos devem ter *poder estatístico* suficiente. A exemplo do erro tipo I, de maneira arbitrária, a probabilidade de erro tipo II é aceita entre 0,1 e 0,2, ou seja, o ensaio clínico deve ter um poder estatístico de 80 ou 90%. O valor do poder estatístico entra também no cálculo do tamanho amostral.

A maior parte da análise estatística feita nos ensaios clínicos para registro de novos fármacos baseia-se em análise ITT (do inglês *intention to treat*), visto que esta minimiza o erro estatístico tipo I, ou seja, dificultando a demonstração de superioridade. A análise ITT, entretanto, aumenta a probabilidade de erro estatístico tipo II, ou seja, a análise ITT frequentemente utilizada para avaliação de ensaios clínicos de não inferioridade facilita a demonstração de não inferioridade, ao diminuir a diferença entre os tratamentos. É opinião desse autor que, sempre que eticamente possível, o ensaio clínico para demonstrar eficácia de um novo fármaco seja ensaio clínico de superioridade, comparando-o com placebo.

Valor de p

É frequente entre alunos e principalmente entre colegas a importância atribuída ao valor de p, utilizando-o como inferência em ensaios clínicos. Esse valor é obtido por meio do teste estatístico, sendo geralmente estabelecido um valor de alfa de 0,05, considerado significativo.

Há vários testes estatísticos frequentemente utilizados para o cálculo de p: testes paramétricos, como o teste t de Student (pareado ou não pareado), o teste do qui-quadrado e a análise de variância para comparação de mais de duas médias independentes; ou testes não paramétricos, como os testes de Wilcoxon e Kruskal-Wallis, que não se baseiam em distribuição normal dos dados. Não é objetivo revisar esses testes estatísticos, inclusive porque o autor não é qualificado para tal. Entretanto, é importante procurar contextualizar a informação fornecida pelo valor de p e discutir alternativas mais interessantes, como o estabelecimento de intervalos de confiança, para ajudar na interpretação dos resultados obtidos no ensaio clínico.

A Tabela 4.5 ilustra um estudo realizado com 10.674.945 residentes da província de Ontario, Canadá, com idade entre 18 e 100 anos, no ano 2000 (Austin et al., 2006). Utilizando os 223 diagnósticos mais comuns responsáveis por hospitalização, os autores procuraram verificar a associação desses diagnósticos com o signo astrológico dos pacientes.

Os pacientes do signo de Leão apresentam uma probabilidade alta de hemorragia gastrintestinal (p = 0,0047), enquanto sagitarianos têm alta probabilidade de apresentar fratura de úmero (p = 0,0123) e pacientes do signo de Touro têm altíssima probabilidade de ter divertículos intestinais (p = 0,0006). Nesse estudo, foi possível identificar associações estatisticamente significativas para todos os signos astrológicos. É frequente em ensaios clínicos examinar um objetivo primário (simples ou composto) e vários outros parâmetros que constituem os chamados objetivos secundários. Esse estudo canadense alerta que, conforme se eleva o número de objetivos secundários, aumenta-se o risco de encontrar uma associação significativa não apropriada.

Intervalos de confiança

Em um ensaio clínico no qual um fármaco antidepressivo causa uma resposta de 63% em pacientes com transtorno depressivo, não há garantia de que esse fármaco terá a mesma eficácia em outros estudos clínicos ou mesmo na prática diária de consultório. Isso significa que esse valor de 63% obtido no ensaio clínico representa apenas uma aproximação do suposto valor real em uma população de pacientes com transtorno depressivo. Todas as estatísticas descritivas de um ensaio clínico, como média da melhora dos sintomas/sinais, diferenças entre fármaco e placebo, número necessário para tratar etc., são consideradas aproximações para uma população. O intervalo de confiança fornece uma estimativa de qual seria o valor para uma população; por exemplo, o intervalo de confiança de 95% de um parâmetro qualquer representa os valores estimados para 95% da população.

Considere-se a seguinte informação extraída de um ensaio clínico: a armodafinila foi superior ao placebo na escala PANSS-N (*positive and negative syndrome scale, negative scale*) em pacientes esquizofrênicos, a diferença média foi de 0,27, com intervalo de confiança de 95% de 0,04 a 0,5 ponto. A primeira interpretação possível é de que existe a

Tabela 4.5 Diagnósticos cujo signo astrológico destacado teve maior probabilidade de doença (p < 0,05) em relação aos demais signos combinados.

Signo	Código ICD-9	Diagnóstico	Valor p	Risco relativo
Áries	733	Doenças do osso e da cartilagem	0,0402	1,27
	008	Infecções intestinais em decorrência de outros organismos	0,0058	1,41
Touro	820	Fratura do colo do fêmur	0,0368	1,11
	562	Divertículos do intestino	0,0006	1,27
Gêmeos	998	Outras complicações de procedimentos	0,0330	1,15
	303	Síndrome de dependência de álcool	0,0154	1,30
Câncer	560	Obstrução intestinal sem menção de hérnia	0,0475	1,12
	285	Outras anemias não especificadas	0,0388	1,27
Leão	578	Hemorragia gastrintestinal	0,0041	1,23
	V58	Encontro para outro procedimento e procedimento não especificado	0,0397	1,17
Virgem	823	Fratura da tíbia e fíbula	0,0355	1,26
	643	Hiperêmese na gravidez	0,0344	1,40
Libra	808	Fratura da pelve	0,0108	1,37
	430	Hemorragia subaracnoide	0,0377	1,44
Escorpião	566	Abscesso da região anal e retal	0,0123	1,57
	204	Leucemia linfoide	0,0395	1,80
Sagitário	784	Sintomas envolvendo cabeça e pescoço	0,0376	1,30
	812	Fratura do úmero	0,0458	1,28
Capricórnio	799	Outras causas ou morbidade e mortalidade mal definidas e desconhecidas	0,0105	1,29
	634	Aborto	0,0242	1,28
Aquário	413	Angina de peito	0,0071	1,23
	481	Pneumonias bacterianas	0,0375	1,33
Peixes	428	Insuficiência cardíaca	0,0013	1,13
	411	Outras formas agudas e subagudas de doença cardíaca isquêmica	0,0182	1,10

probabilidade de 2,5% da população ter um valor menor que 0,04, e de 2,5% ter um valor acima de 0,5 ponto. A armodafinila será, portanto, superior ao placebo em 0,04 em pelo menos 97,5% da população tratada, e, com base no mesmo raciocínio, em 97,5% não será superior ao placebo acima de 0,5 ponto. Quanto maior o grau de confiança desejado, maior será o intervalo; para qualquer grupo de dados, o intervalo de confiança de 95% será maior que o intervalo de confiança de 90%. Outro ponto importante reside no fato de que, quanto maior a amostragem, menor será o intervalo de confiança, e, quanto maior o desvio-padrão dos dados, mais amplo será o intervalo de confiança (Andrade, 2015).

Em um ensaio clínico hipotético randomizado e controlado com placebo, o fármaco experimental reduziu sintomas de depressão por 14 pontos (intervalo de confiança de 95% 12 a 16 pontos) e o placebo, 9,5 pontos (intervalo de confiança 95% 8 a 11). Nesse caso, o fármaco é superior ao placebo em eficácia? Por meio da análise dos intervalos de confiança apresentados, há 97,5% de chance de o placebo causar uma melhora de 11 pontos ou menos; entretanto, o fármaco experimental tem 97,5% de chance de causar melhora de no mínimo 12 pontos. Para saber se há diferença entre os dois pontos estimados, 14 e 9,5, é necessário avaliar os respectivos intervalos de confiança. Como os intervalos de confiança não se sobrepõem, é possível afirmar que há diferença significativa entre os dois grupos. Caso ocorra sobreposição dos intervalos de confiança, não se pode afirmar que há diferença significativa entre os dois grupos (Schenker e Gentleman, 2001).

Risco relativo

Refere-se à razão da probabilidade de um evento ocorrer em uma população particular com a probabilidade de o mesmo evento ocorrer em uma outra população. Estima-se por exemplo que 1 em cada 365 crianças negras ou afro-americanas apresentem anemia falciforme, ou seja, a probabilidade de uma criança negra ou afro-americana ter anemia falciforme é de 0,27%. Em relação a crianças hispano-americanas, estima-se que ocorra 1 caso em cada 16.300 (probabilidade de 0,006%). Portanto, o risco relativo seria de 0,27%/0,0006%, ou seja, uma criança negra ou afro-americana tem um risco relativo 450 vezes maior de apresentar anemia falciforme, quando comparada a uma criança hispano-americana. Ensaios clínicos frequentemente relatam a eficácia de determinado tratamento que utilize risco relativo, visto que ele pode causar um impacto maior em pacientes e na classe prescritora. Por exemplo, em uma reunião anual da American Heart Association, foi anunciado que a pravastatina reduziu o risco de morte em 22% de pacientes com hipercolesterolemia (Skolbekken, 1998), como é possível analisar na Tabela 4.6, extraída do trabalho mencionado.

De fato, a redução apresentada na forma de risco relativo é de 22%. Entretanto, ela poderia ser apresentada na forma de risco absoluto e, nesse caso, o valor seria de 0,9% (9 pessoas com hipercolesterolemia em mil deixam de morrer com o tratamento de pravastatina). Outra possibilidade que será discutida a seguir é representar o número necessário de pessoas a serem tratadas para se salvar uma vida (NNT, do inglês *number needed to treat*); no caso anterior, por exemplo, esse número seria 111 (há a necessidade de se tratar 111 pacientes com pravastatina para salvar a vida de 1). Apesar de a informação ser exatamente a mesma, a sua vinculação na forma de risco relativo influencia de maneira distinta a percepção da sua importância.

NNT

Outra maneira de comparar a eficácia de determinado fármaco é por meio da fórmula que calcula o número necessário de pacientes que necessitam ser tratados (NNT) para que um paciente seja beneficiado. Apesar de compreender um conceito estatístico, ele é intuitivo, visto que se sabe que, com qualquer medicamento, alguns pacientes são beneficiados, outros são prejudicados e alguns não são afetados. O NNT mostra quantos pacientes existem em cada grupo.

Um exemplo interessante da utilização desse conceito foi na comparação entre a eficácia de dois anticorpos monoclonais (alirocumabe e evolocumabe) utilizados no tratamento da hipercolesterolemia familiar ou em pacientes com alto risco aterosclerótico e de doença cardiovascular (Descamps et al., 2017). Em uma revisão sistemática, foram identificados 12 ensaios clínicos fase III do alirocumabe e 9 ensaios clínicos fase III do evolocumabe, incluindo, no total, mais de 10 mil pacientes com níveis altos de colesterol e, portanto, aumento do risco cardiovascular. Até o presente, não há ensaios clínicos que comparem em dois grupos o alirocumabe com o evolocumabe. Como medida de eficácia do tratamento, para evitar um evento cardiovascular (CVE – *cardiovascular event*), os autores dessa revisão utilizaram a seguinte fórmula para calcular o NNT por 10 anos:

$$NNT = 100/([1-X^n] \times \text{risco de CVE em \% em 10 anos})$$

Em que:

- n: redução de LDL-C em mmol/ℓ
- X: risco de CVE para redução de 1 mmol/ℓ de LDL-C.

O cálculo do NNT é simples. Para determinar o NNT de um tratamento com um fármaco A em relação a um tratamento com um fármaco B:

$$\text{Risco atribuído (AR)} = fA - fB$$

$$NNT = 1/AR$$

Em que:

- fA: frequência do sucesso com o fármaco A
- fB: frequência do sucesso com o fármaco B.

Se o fármaco A, por exemplo, tiver sucesso em 10% dos casos, enquanto o fármaco B apresentar sucesso em apenas 2%, isso significa que o tratamento A será cinco vezes superior ao B, embora isso não ajude do ponto de vista de cálculo do número de pacientes que serão beneficiados com o tratamento A. Os cálculos revelaram que 13 pacientes necessitam ser tratados com o tratamento A para que seja observado benefício em um paciente adicional, quando comparado com o tratamento B (o cálculo na verdade resulta no número de 12,5, embora a norma seja arredondar para o número inteiro superior). De maneira geral, aceita-se que um NNT razoável seja menor do que dez (o efeito de um tratamento sobre o outro deve ser superior a 10%), sendo melhor o tratamento quanto menor o número.

NNH

O mesmo cálculo se aplica para o número necessário de pacientes que necessitam ser tratados para que ocorra uma reação adversa (NNH, do inglês *number needed to harm*). Idealmente, deseja-se que o NNT seja baixo e o NNH alto. Caso o fármaco apresente um baixo NNT, mas também um baixo NNH, isso pode significar que o fármaco não representa uma boa opção terapêutica. Entretanto, é importante considerar que nem toda reação adversa deva ser pareada com o benefício clínico observado; por exemplo, a remissão de um quadro psiquiátrico acompanhado de náuseas transitórias de baixa intensidade pode ser admissível como uma boa opção terapêutica. Assim, um NNH baixo pode ser aceitável se a reação adversa observada for de intensidade baixa ou média, e que não leve à interrupção do tratamento.

Outro dado complementar pode ser obtido calculando-se a razão entre NNH/NNT, a qual indicaria a probabilidade do tratamento ajudar ou causar prejuízo ao paciente. O fármaco lurasidona, classificado

Tabela 4.6 Avaliação da eficácia da pravastatina em relação ao placebo.

Tratamento	Morte (por 1.000 pessoas com hipercolesterolemia)
Pravastatina	32
Placebo	41

como um antipsicótico de segunda geração, na dose de 160 mg/dia, tem um efeito significativo quando comparado com placebo em pacientes com diagnóstico de esquizofrenia. Para uma redução de 30% dos sintomas psicóticos, o NNT é de 4. Entretanto, esse fármaco causa como reação adversa o parkinsonismo. Nessa dose, quando comparado com placebo, o NNH é de 20, ou seja, a razão NNH/NNT é de 5 (20/4), o que pode ser interpretado como o fato de o tratamento com lurasidona em pacientes esquizofrênicos ter probabilidade cinco vezes maior de ser benéfico (redução de 30% dos sintomas psicóticos) do que causar parkinsonismo (Citrome e Ketter, 2013).

Metanálise

Trata-se de uma técnica clínico-estatística quantitativa que permite combinar dados de vários ensaios clínicos realizados com o mesmo objetivo terapêutico, promovendo um dado único conclusivo para responder à pergunta básica. Esse resultado é particularmente útil quando há incerteza na avaliação da eficácia de um tratamento, quando os resultados obtidos nos vários ensaios clínicos são controversos, quando os ensaios clínicos realizados envolvem poucos pacientes e quando a combinação dos dados diminui a imprecisão do resultado de um ensaio clínico único (L'Abbé et al., 1987). Entretanto, é importante saber como interpretar esses resultados no sentido de poder avaliar se, de fato, a conclusão da metanálise tem boa probabilidade de estar correta. No exemplo ilustrado a seguir (Figura 4.2), comparou-se a eficácia de antidepressivos com placebo.

A conclusão dessa metanálise é de que a eficácia de antidepressivos é superior à do placebo. Entretanto, pode-se observar que há certa variabilidade comparando-se a eficácia nos vários estudos clínicos, ou seja, essa coleção de estudos clínicos abordada na metanálise apresenta certo grau de heterogeneidade. Há várias razões para a heterogeneidade, geralmente classificadas em variabilidade de origem clínica (participantes, intervenções e resultados) e de origem metodológica (desenho e condução). Por exemplo, as intervenções podem ter a dose do fármaco ou a duração do tratamento diferentes. Algumas vezes, o estudo é duplo-cego; em outras, é triplo-cego. Tem grande importância a questão de o estudo ser duplo-cego, como abordado anteriormente, em especial para parâmetros subjetivos, como melhora da depressão (Day e Altman, 2000). O uso de escalas diferentes para medir o objetivo primário, a participação de pacientes ambulatoriais ou internados e a variação da duração do acompanhamento também podem contribuir para essa heterogeneidade (Moncrieff et al., 2004).

Analisando-se a última coluna da Figura 4.2, que reflete o peso atribuído a cada estudo, é possível notar que o primeiro e o terceiro estudos representam mais do que 50% do peso atribuído, visto terem um número maior de pacientes. Nesse modelo de metanálise, conhecido como modelo de efeitos fixos (*fixed effects model*), o número de pacientes é bastante valorizado. Isso significa que, em uma metanálise na qual há um estudo com número muito maior de pacientes que os demais, esse resultado acaba se sobrepondo aos demais.* Quando se detecta presença de heterogeneidade, recomenda-se utilizar outro tipo de análise, conhecido como modelo de efeitos aleatórios (*random effects model*). Nota-se que a metanálise realizada nesse segundo modelo já não demonstra superioridade dos antidepressivos sobre o placebo (Figura 4.3).

As revisões sistemáticas são consideradas a melhor evidência em relação aos benefícios e riscos de intervenções médicas e servem de base para decisões tanto na prática médica quanto de saúde pública. Essas revisões sistemáticas são geralmente baseadas em metanálises, definidas como análises estatísticas nas quais se combinam os resultados de vários ensaios clínicos independentes, considerados combináveis pelo analista (Huque, 1988). Entretanto, alguns achados de metanálises não foram confirmados em grandes ensaios clínicos, conforme exemplificado mais adiante. Essas discrepâncias trouxeram certo grau de incerteza sobre a técnica de metanálise (comparada jocosamente com a metafísica) e na chamada *evidence based medicine*, considerada por alguns uma *evidence biased medicine*. A publicação seletiva de achados positivos em ensaios clínicos randomizados

---

* Na verdade, no modelo de efeitos fixos, o peso é proporcional ao inverso da variância; quanto mais preciso o estudo comparado com os demais, maior será seu peso. Com o aumento do n amostral, reduz-se a variância (variância reflete a raiz quadrada do desvio padrão da média).

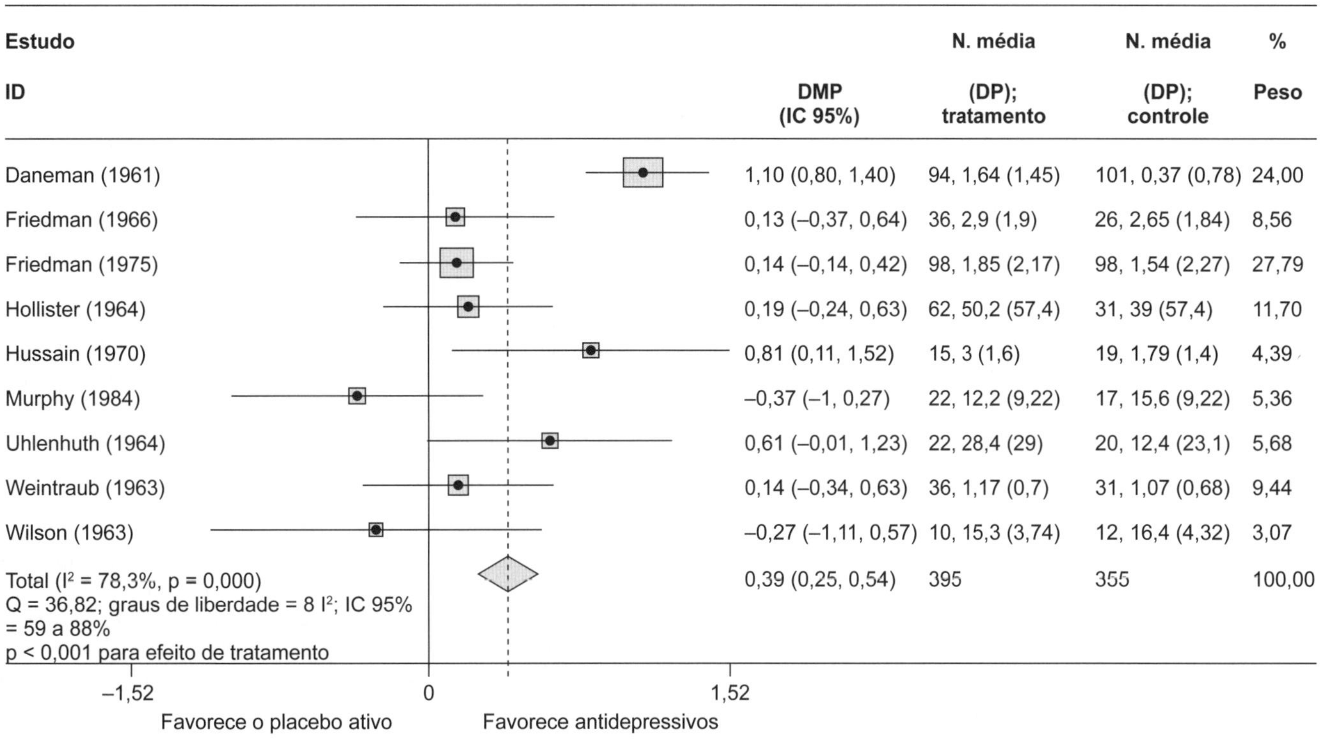

Estudo ID		DMP (IC 95%)	N. média (DP); tratamento	N. média (DP); controle	% Peso
Daneman (1961)		1,10 (0,80, 1,40)	94, 1,64 (1,45)	101, 0,37 (0,78)	24,00
Friedman (1966)		0,13 (−0,37, 0,64)	36, 2,9 (1,9)	26, 2,65 (1,84)	8,56
Friedman (1975)		0,14 (−0,14, 0,42)	98, 1,85 (2,17)	98, 1,54 (2,27)	27,79
Hollister (1964)		0,19 (−0,24, 0,63)	62, 50,2 (57,4)	31, 39 (57,4)	11,70
Hussain (1970)		0,81 (0,11, 1,52)	15, 3 (1,6)	19, 1,79 (1,4)	4,39
Murphy (1984)		−0,37 (−1, 0,27)	22, 12,2 (9,22)	17, 15,6 (9,22)	5,36
Uhlenhuth (1964)		0,61 (−0,01, 1,23)	22, 28,4 (29)	20, 12,4 (23,1)	5,68
Weintraub (1963)		0,14 (−0,34, 0,63)	36, 1,17 (0,7)	31, 1,07 (0,68)	9,44
Wilson (1963)		−0,27 (−1,11, 0,57)	10, 15,3 (3,74)	12, 16,4 (4,32)	3,07
Total (I^2 = 78,3%, p = 0,000) Q = 36,82; graus de liberdade = 8 I^2; IC 95% = 59 a 88% p < 0,001 para efeito de tratamento		0,39 (0,25, 0,54)	395	355	100,00

−1,52   0   1,52
Favorece o placebo ativo   Favorece antidepressivos

Figura 4.2 *Forest plot* de metanálise feita como modelo de efeitos fixo. DMP: diferença média padronizada; DP: desvio padrão.

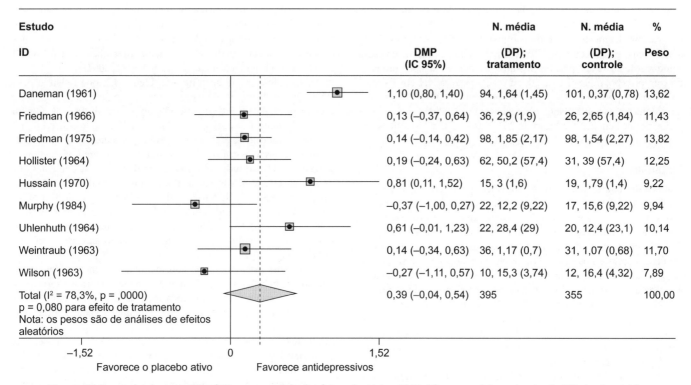

Figura 4.3 *Forest plot* de metanálise feita como modelo de efeitos aleatórios. DMP: diferença média padronizada; DP: desvio padrão.

introduz um viés importante nas revisões sistemáticas e metanálises baseadas na literatura científica. Uma maneira de tentar avaliar a presença de um viés importante na metanálise é a análise gráfica feita na forma de *funnel plot*.

Na Figura 4.4, há um exemplo de *funnel plot* não evidenciando viés de publicação. Cada ponto representa um estudo publicado (medindo, p. ex., o efeito de um fármaco em determinada variável). O eixo y representa, por exemplo, o número de pacientes que participaram do estudo (ou o desvio padrão), e o eixo x o resultado obtido com o fármaco (p. ex., o efeito médio observado em cada estudo).

O gráfico do efeito do ensaio contra o tamanho amostral ajuda na detecção de viés (*bias*) de publicação na metanálise. O *funnel plot* é baseado na evidência de que a precisão ao estimar determinado efeito aumentará com o tamanho da amostra. Os resultados com *n* pequeno de pacientes terão uma distribuição mais ampla na base do triângulo, enquanto os resultados com *n* maior terão uma distribuição menor na parte superior do triângulo. Na ausência de viés (*bias*), a imagem seria a de um funil simétrico (*funnel*) invertido, conforme ilustrado anteriormente. Caso ocorra *bias*, os *funnel plots* teriam imagens assimétricas. Um aspecto complexo na interpretação da simetria ou assimetria reside no fato de que a decisão é tomada com base em uma inspeção gráfica dele. Assim, dependendo do observador, a interpretação de que há ou não simetria pode variar (Egger *et al.*, 1997).

Uma metanálise publicada em 1992 sobre o uso de estreptoquinase no tratamento do infarto agudo do miocárdio concluiu que, após a inclusão de 15 ensaios clínicos realizados até 1977, já havia ocorrido uma redução significativa da mortalidade (Antman *et al.*, 1992). Entretanto, a trombólise só foi efetivamente recomendada 10 anos depois, quando o efeito benéfico foi confirmado em dois grandes ensaios clínicos (GISSI, 1986; ISIS-2, 1988). Já no caso da infusão de sulfato de magnésio no infarto do miocárdio, uma metanálise atualizada em 1993 com sete ensaios clínicos realizados concluiu que a administração intravenosa de sulfato de magnésio era segura, eficaz, facilmente praticável e barata, com o potencial de ter um impacto importante no tratamento de pacientes com infarto do miocárdio em todo o mundo (Yusuf *et al.*, 1993). Entretanto, um ensaio clínico publicado 2 anos após não confirmou efeito benéfico do sulfato de magnésio (ISIS-4,1995). A Figura 4.5 apresenta o *funnel plot* de ambas as metanálises; conforme pode ser observado, a assimetria é claramente bem maior no caso do estudo do magnésio. Na opinião dos autores dos dois *funnel plots* (Egger e Smith, 1995), o *funnel plot* da estreptoquinase é simétrico.*

Efeito placebo e efeito nocebo

Ocorrem quando uma substância supostamente inerte causa um efeito benéfico ou maléfico no paciente em que ela foi administrada. O efeito placebo (do latim, *agradarei*) descreve um efeito clínico desejável que supostamente é causado somente pelas expectativas positivas do paciente. A história da medicina é essencialmente a história do placebo.

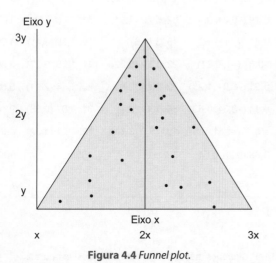

Figura 4.4 *Funnel plot*.

* Não é a opinião do autor deste livro, que tem restrições sobre a eficácia da estreptoquinase em pacientes com infarto agudo do miocárdio.

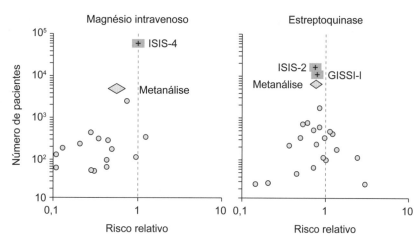

Figura 4.5 *Funnel plot* para metanálises refutados e confirmados por megatentativas subsequentes: magnésio intravenoso e estreptoquinase em infarto agudo do miocárdio. Os pontos indicam o risco relativo dos estudos de pequeno e médio portes; os diamantes indicam risco relativo combinados com intervalos de confiança de 95% da metanálise desses ensaios; e os quadrados indicam risco relativo com intervalos de confiança de 95% dos megaensaios.

Considerando o placebo um tratamento inefetivo para um sintoma ou doença, a vasta maioria das terapias desenvolvidas nos séculos passados poderia ser considerada placebo, com a ressalva de que o placebo, sendo uma substância possivelmente inerte, não causaria dano, enquanto grande parte das terapias desenvolvidas não era segura.

Na presença de um efeito positivo do placebo, é importante entender se esse efeito resultou do efeito placebo verdadeiro (por meio de mecanismos psicobiológicos) ou de um efeito placebo aparente (Ernst e Resch, 1995). Para melhor explicar esses conceitos, há um exemplo a seguir.

Um grupo de pacientes com sintomas de gripe é dividido em dois subgrupos: um tratado com um fármaco antigripal e outro com uma substância inerte (placebo). Após 1 semana, faz-se uma avaliação e verifica-se que tanto o grupo tratado com o fármaco antigripal quanto aquele com placebo apresentaram melhora sem diferença significativa entre os dois grupos.

Esse seria um caso de efeito placebo aparente (pela progressão natural da doença, haverá uma melhora significativa do quadro gripal independentemente do tratamento após 1 semana). A classe médica não costuma atentar-se para essa importante diferença conceitual e tampouco a literatura científica.

Outra observação de grande relevância para o desenho de estudos clínicos é que médicos, assim como investigadores clínicos, são suscetíveis a sugestão, imaginação e tendências (*bias*). Isso levou ao desenvolvimento dos estudos chamados duplo-cegos, nos quais nem o paciente nem o investigador sabem se o produto que está sendo administrado é o fármaco investigado ou o placebo. Entretanto, dependendo do fármaco a ser investigado, torna-se complexo utilizar uma substância inerte no estudo clínico duplo-cego, conforme exemplificado a seguir.

Imagine-se um estudo clínico duplo-cego para avaliar a eficácia de um fármaco antidepressivo com mecanismo de ação semelhante ao dos demais antidepressivos. Os fármacos antidepressivos clássicos costumam causar alta incidência de reações adversas, como xerostomia (boca seca), em virtude dos efeitos anticolinérgicos. Caso seja usada uma substância inerte como placebo, o paciente e, seguramente, o investigador clínico identificarão que o paciente que relata como reação adversa xerostomia deve estar no grupo que está recebendo o medicamento ativo, e não o placebo. Uma possibilidade para tentar manter o desenho duplo-cego seria comparar o fármaco com potencial antidepressivo não com uma substância inerte, mas sim com um placebo ativo – no caso, seria um fármaco capaz de induzir a mesma reação adversa observada com o fármaco ativo. Entretanto, o uso de placebos ativos apresenta algumas complexidades do ponto de vista ético, pelo fato de causar reações adversas no grupo placebo. Dependendo do fármaco em questão e/ou da forma farmacêutica, é extremamente complexo desenvolver um placebo. No caso de um fitoterápico administrado na forma líquida (p. ex., como chá), torna-se difícil desenvolver um placebo adequado em virtude do gosto.

É importante ressaltar que o cegamento não impede o paciente de criar expectativas sobre o fármaco ou sobre o placebo, como é o caso do estudo suíço com fumantes relatado no início deste capítulo. O efeito nocebo é encontrado tanto na prática médica quanto em pesquisa clínica, ocorrendo pelas expectativas negativas geradas pelo paciente. Pode ser causado por uma substância inerte ou uma substância ativa, com aumento das reações adversas. Um ensaio clínico realizado com o inibidor da 5-alfarredutase finasterida em pacientes com hipertrofia benigna da próstata demonstrou um aumento de 300% da incidência de disfunção erétil, quando essa potencial reação adversa foi comunicada aos pacientes (Mondaini *et al.*, 2007). Em um ensaio clínico similar utilizando o betabloqueador atenolol, apenas 3,1% dos pacientes masculinos relataram disfunção erétil quando não foram informados sobre o nome do medicamento que estavam tomando; 15,6% dos pacientes relataram disfunção erétil quando foram informados sobre o nome do medicamento, mas não sobre essa potencial reação adversa; e 31,2% dos pacientes se queixaram de disfunção erétil quando foram informados sobre o nome do medicamento e sobre a potencial reação adversa (Silvestri *et al.*, 2003). Outro exemplo foi um ensaio clínico feito com 34 alunos universitários, dos quais 2/3 relataram cefaleia de baixa intensidade quando foram informados que uma corrente elétrica (na realidade não existente) estava passando por seus crânios (Schweiger e Parducci, 1981). O efeito nocebo é muito prevalente em doenças neurológicas (Tabela 4.7), resultando em baixa aderência ao tratamento e influenciando negativamente o prognóstico.

As expectativas do paciente em relação às reações adversas do tratamento podem ter uma influência significativa no tipo e no número de sintomas que o paciente relata após o início do tratamento. As expectativas podem ser geradas durante o processo de esclarecimento sobre o fármaco em questão, por meio da experiência de observar outra pessoa tratada com o mesmo fármaco que apresentou sintomas, ou mesmo por meio de informação apresentada pela mídia. Medicamentos genéricos são associados a percepções negativas em relação a sua eficácia e capacidade de gerar reações adversas (Webster *et al.*, 2016). Muitos pacientes não confiam em medicamentos genéricos e

Tabela 4.7 Frequência de nocebo e desistências em testes clínicos.		
Doença	Frequência de nocebo (%)	Frequência de desistência (%)
Tratamento sintomático da enxaqueca	18,45	0,33
Tratamento preventivo para enxaqueca	42,78	4,75
Prevenção de cefaleia do tipo tensional	23,99	5,44
Epilepsia	60,8	4
Esclerose múltipla	74,4	Indisponível
Mal de Parkinson	64,7	8,8
Dor neuropática	52	6
Síndrome das pernas inquietas	45,36	Indisponível
Transtorno depressivo persistente	57	4

os consideram produtos de baixa qualidade e menor eficácia. Médicos e outros trabalhadores na área da saúde frequentemente têm a mesma opinião (Himmel et al., 2005).

A introdução de fármacos biológicos teve alto impacto terapêutico na evolução de muitas doenças crônicas e de alto potencial letal. Entretanto, o alto custo desses fármacos causa uma sobrecarga importante nos sistemas de saúde tanto público quanto privado, limitando dessa maneira a acessibilidade aos pacientes. Entretanto, com a expiração da patente desses produtos biológicos e a abordagem positiva das agências regulatórias, permitiu-se a introdução dos chamados biossimilares, os quais apresentam custo significativamente mais baixo para os sistemas de saúde. Desde 2007, foram aprovados mais de vinte biossimilares (Rezk e Pieper, 2017).

Um aspecto importante na questão do nocebo é a questão da prescrição de medicamentos. Com frequência, médicos recomendam o uso de medicamentos explicando aos pacientes as vantagens e os riscos do tratamento, basicamente enfatizando as possíveis reações adversas causados pelo medicamento. Assim, nesse processo de alertar os pacientes sobre as reações adversas que o medicamento pode causar, o médico pode estar na verdade induzindo o efeito nocebo e, portanto, causando mais mal ao paciente que alívio (Wells e Kaptchuk, 2012), o que vai contra o princípio hipocrático da não maleficência (*Primum non nocere*). Evidências indicam que o efeito nocebo pode aumentar de maneira significativa vários sintomas e sinais não específicos, resultando em abalos psicológicos, aumento de custos por redução da aderência ao tratamento, aumento de consultas médicas e, por fim, uso de maior número de medicamentos para tratar os sintomas/sinais causados pelo efeito nocebo (Barsky et al., 2002). Isso acaba levando a um dilema: do ponto de vista ético, o médico deve informar ao paciente todo tipo de reação adversa que o medicamento pode causar; entretanto, ao fazê-lo, pode estar estimulando o efeito nocebo, causando mal ao paciente. Conforme visto anteriormente, a incidência de reações adversas depende do tipo de informação veiculada aos pacientes. Não há uma resposta satisfatória para esse dilema; alguns autores propõem que a informação sobre as potenciais reação adversa seja dada de maneira *contextualizada*. A ideia em si é boa, mas na prática isso é nebuloso. Uma explicação clara e didática sobre o desenvolvimento dos medicamentos genéricos e biossimilares, seu histórico de segurança e conceito de identidade molecular dos genéricos seguramente consegue reduzir a ansiedade do paciente sobre o uso desses medicamentos. Entretanto, quando o efeito colateral resulta da ação farmacodinâmica do medicamento, como a sensação de boca seca no uso de um fármaco com ação anticolinérgica, a contextualização é bem mais complexa. Na opinião do autor deste capítulo, as bulas *enciclopédicas*

dos medicamentos mais atuais acabam amplificando em muito o efeito nocebo.

Um exemplo interessante sobre o aspecto nocebo pode ser identificado no ensaio clínico mostrado na Figura 4.6, realizado na Escandinávia (Skovlund, 1991). Foram feitos dois ensaios clínicos para avaliação de efeito analgésico de fármacos em dor pós-parto. No primeiro estudo, o paracetamol foi comparado com o placebo, e, no segundo, foi comparado com o naproxeno. Os ensaios clínicos foram idênticos, no mesmo hospital, feitos de maneira sequencial. A analgesia foi avaliada por meio da escala analógica visual, o método padrão para avaliação de dor. No ensaio clínico que comparou paracetamol (quadrado aberto) com placebo (esfera aberta), aquele foi superior a este. No segundo estudo, o paracetamol (quadrado fechado) foi superior ao naproxeno (triângulo fechado). Entretanto, como se pode observar na Figura 4.6, a eficácia do paracetamol no segundo estudo foi bastante superior à do primeiro estudo. No primeiro ensaio clínico, as pacientes sabiam que poderiam receber placebo (*não deve funcionar*); no segundo, as pacientes sabiam que receberiam um tratamento com um fármaco ativo de qualquer modo. Nota-se que a expectativa negativa de receber o placebo (efeito nocebo no caso) reduziu a eficácia do paracetamol.

Esse dilema não está restrito à consulta médica, mas também envolve a pesquisa realizada em ensaios clínicos, com a necessidade de obter o consentimento livre e esclarecido, justificado pelo princípio da autonomia. Beauchamp e Childress, no seu trabalho clássico *Principles of biomedical ethics*, colocam claramente que a função primária e a justificativa para o consentimento informado são garantir e proteger a escolha autônoma do indivíduo (Cohen, 2014).

MEDICAMENTOS GENÉRICOS E BIOEQUIVALÊNCIA

Medicamento de referência

Trata-se do medicamento produzido por um laboratório inovador (indústria farmacêutica), o qual goza de monopólio comercial por período determinado, de acordo com as leis que regulam a duração da patente em cada país em particular. Durante o período em que vigora a patente do medicamento, este só pode ser comercializado

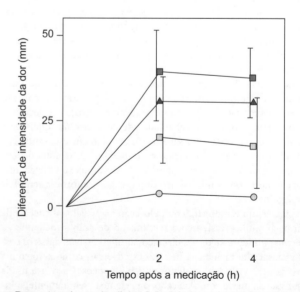

■ Paracetamol, ensaio clínico 2 (incluindo pacientes do estudo piloto)
□ Paracetamol, ensaio clínico 1
▲ Naproxeno, ensaio clínico 2
○ Placebo, ensaio clínico 1
Intervalos de confiança não paramétricos de 95% dados para comparar os dois grupos de paracetamol.

Figura 4.6 Intensidade média da dor entre 2 e 4 h após a medicação.

pelo laboratório detentor da patente ou por outro laboratório que tenha autorização para tal. É importante ressaltar que a patente pode estar relacionada com o fármaco em si, ou seja, a molécula química ser patenteada pelo laboratório inovador, ou estar relacionada com a forma farmacêutica. A Figura 4.7 ilustra esse conceito. A morfina, por exemplo, é um analgésico opioide há muito tempo conhecido, ou seja, a molécula de morfina não é patenteável. Ela apresenta meia-vida curta e, quando dada em solução, necessita de administração várias vezes ao dia para que seja mantido um nível plasmático adequado para produzir analgesia no paciente (no exemplo da figura, a morfina em solução é administrada em intervalos de 4 h). Entretanto, a morfina em forma farmacêutica de comprimido, no caso desenvolvido com nanotecnologia (Avinza®), pode ser administrada 1 vez/dia e manter níveis plasmáticos adequados para analgesia. Assim, a morfina como fármaco em si não é patenteável, mas a forma farmacêutica utilizada no Avinza® sim.

O medicamento de referência apresenta uma marca, ou seja, um nome comercial pelo qual é conhecido pela classe prescritora e pelos pacientes. Conforme será visto adiante, uma das dificuldades da comercialização do medicamento genérico quando a patente do medicamento de referência expira é justamente o desconhecimento da classe prescritora do nome do fármaco do medicamento de referência. No Brasil, com o intuito de facilitar a introdução de medicamentos genéricos, foi criada uma lei que faculta ao farmacêutico substituir o medicamento de referência prescrito pelo médico (ou outro profissional autorizado) por um medicamento genérico. Na maior parte dos países do hemisfério norte que têm medicamento genérico, a prescrição precisa ser feita para medicamento genérico.

Medicamento genérico

Trata-se do medicamento que contém o mesmo princípio ativo (fármaco) na mesma dose e na mesma forma farmacêutica, contendo os mesmos excipientes (embora a quantidade destes possa variar). Tais medicamentos apresentam a premissa de apresentar a mesma eficácia que o medicamento de referência, visto terem sido avaliados tanto por testes de equivalência farmacêutica (*in vitro*) quanto por testes de bioequivalência (*in vivo* em humanos). Até o presente momento, não há evidência de que medicamentos genéricos não apresentem a mesma eficácia terapêutica, quando comparados com medicamentos de referência, ainda que raramente seja realizado um ensaio clínico comparando a eficácia de ambos em pacientes. Embora a ausência de prova não seja prova de ausência, não há razão para suspeitar da eficácia dos medicamentos genéricos introduzidos no Brasil e no mundo. Conforme mencionado anteriormente, o medicamento genérico é intercambiável com o medicamento de referência. A função básica dos medicamentos genéricos consiste em reduzir o custo por meio da concorrência, ao findar o período do monopólio comercial concedido pela patente. Segundo a FDA dos EUA, cada oito de dez prescrições médicas são medicamentos genéricos. Somente no ano de 2010, o uso de medicamentos genéricos nos EUA levou a uma economia para o sistema de saúde da ordem de 158 bilhões de dólares. O medicamento genérico não tem marca comercial, e, no Brasil, sua embalagem é característica (Figura 4.8).

Medicamento similar

Atualmente, no Brasil, os medicamentos similares apresentam o mesmo princípio ativo e a mesma dose do medicamento de referência, entretanto podem ou não conter excipientes diferentes ou, finalmente, apresentar forma farmacêutica distinta – por exemplo, o medicamento de referência tem a forma farmacêutica de uma cápsula (Prozac® – cápsula de fluoxetina 20 mg) e o similar, a forma farmacêutica de comprimido (Psiquial® – comprimido de fluoxetina 20 mg). Eles apresentam a mesma eficácia terapêutica, visto terem sido avaliados por meio de ensaios clínicos de biodisponibilidade relativa. Do ponto de vista conceitual e prático, apresentam algumas diferenças em relação ao medicamento genérico:

- São vendidos com marca comercial
- Não são intercambiáveis (essa restrição tem motivação comercial, e não científica)
- A forma farmacêutica pode ser distinta da do medicamento de referência
- Os excipientes podem ser qualitativamente distintos quando comparados com aqueles utilizados no medicamento de referência
- Com frequência, apresentam preço menor que o dos medicamentos genéricos, embora tenham a limitação de que, pelo fato de não serem intercambiáveis, caso a farmácia não disponha do medicamento similar prescrito, o paciente precisará procurá-lo em outra farmácia.

Testes de equivalência farmacêutica

São testes realizados *in vitro* que avaliam o teor do princípio ativo na forma farmacêutica, suas características físicas (p. ex., dureza), sua desintegração e a dissolução do princípio ativo em função do tempo em meios aquosos. O exemplo da Figura 4.9 é bastante didático sobre o uso dos testes de equivalência farmacêutica, sua utilidade e suas limitações. A Figura 4.10 mostra a limitação dos testes de equivalência farmacêutica.

Teste de bioequivalência

Conforme visto nos capítulos referentes à farmacocinética, a absorção de um fármaco no trato gastrintestinal após a sua administração via oral é um processo complexo afetado por vários fatores, como

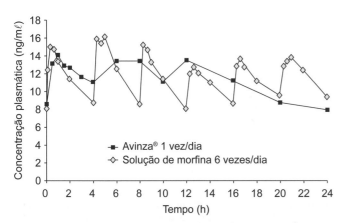

Figura 4.7 Concentrações plasmáticas de morfina no estado de equilíbrio.

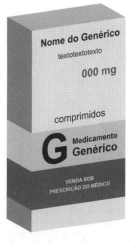

Figura 4.8 Exemplo de embalagem de um medicamento genérico.

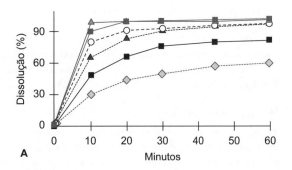
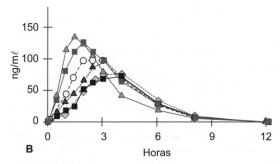

Figura 4.9 A. Perfil de dissolução de vários comprimidos de liberação imediata de glibenclamida 3,5 mg (de fabricantes diferentes). **B.** Curva de concentração do fármaco em função do tempo após a administração desses comprimidos a voluntários sadios. Conforme pode ser observado, há diferenças importantes no perfil de dissolução desses comprimidos, o que reflete em diferenças importantes da biodisponibilidade do fármaco *in vivo*.

propriedades físico-químicas do fármaco, a fisiologia do trato gastrintestinal e as propriedades inerentes da formulação da forma farmacêutica do medicamento (Karalist *et al.*, 2011). Apesar de as características da forma farmacêutica poderem ser avaliadas *in vitro* nos testes de equivalência farmacêutica, para alguns medicamentos a correlação *in vitro-in vivo* não é adequada.

Os testes de bioequivalência são, na verdade, testes de biodisponibilidade relativa que comparam, no caso da bioequivalência, duas formas farmacêuticas iguais, como é o caso de produtos genéricos. Em produtos similares, caso apresentem formas farmacêuticas distintas, o teste aplicado recebe o nome de biodisponibilidade relativa para diferenciar-se do teste de bioequivalência. Nota-se que o teste é o mesmo; o que muda é apenas a nomenclatura (biodisponibilidade relativa ou bioequivalência, no caso de genéricos). Os testes de bioequivalência em sua vasta maioria são realizados em voluntários sadios. De maneira geral, a biodisponibilidade relativa pode ser aferida por meio da medida da concentração do fármaco na circulação ou na impossibilidade deste, de seu metabólito. A matriz biológica utilizada geralmente é o plasma; entretanto, para alguns fármacos que se distribuem em glóbulos vermelhos, como a ciclosporina, recomenda-se que a quantificação seja realizada em sangue total. O objetivo do teste de bioequivalência é garantir que as duas formulações (teste e referência) apresentem a mesma biodisponibilidade, com uma variação menor ou igual a 20%. É importante ressaltar que essa diferença de 20%, aceita como não clinicamente relevante, não se baseou em evidências científicas ou clínicas.

O desenho clássico do ensaio clínico de bioequivalência é de um estudo randomizado, cruzado, monocego, de duas etapas. Na primeira etapa, 50% dos voluntários recebem a formulação de referência, e a outra metade, a formulação-teste. Após um *wash-out* de 7 a 8 meias-vidas, os voluntários que receberam a formulação de referência na primeira etapa recebem a formulação-teste, e os voluntários que receberam a formulação-teste na primeira etapa recebem agora a formulação de referência. O ensaio clínico é feito, em sua vasta maioria, em voluntários sadios de ambos os sexos. Os parâmetros farmacocinéticos utilizados para aferição da bioequivalência são a concentração máxima atingida e a área sob a curva (ASC). As razões teste/referência de cada voluntário são calculadas, transformadas por meio de logaritmo e, em seguida, determina-se o intervalo de 90%. Caso o intervalo de 90% calculado esteja entre o intervalo regulatório de 0,8 e 1,25, tanto para $C_{máx}$ quanto para a ASC, a formulação-teste pode ser considerada bioequivalente à formulação-referência.

Alguns produtos farmacêuticos apresentam alta variabilidade farmacocinética, tornando praticamente impossível a demonstração de bioequivalência por meio do intervalo regulatório de 0,8 a 1,25. Nesse caso, é permitido outro tipo de desenho, no qual o voluntário sadio é exposto à formulação-referência em duas ocasiões (para poder avaliar a variabilidade da formulação-referência com ela mesma) e posteriormente à formulação-teste.

Não são todos os medicamentos de referência que necessitam fazer estudos de bioequivalência. Em medicamentos cuja forma farmacêutica seja injetável, caso seja conhecido que o excipiente não altere as propriedades farmacocinéticas, a análise química é suficiente. Mesmo no caso de formas farmacêuticas sólidas para uso oral, dependendo da solubilidade do princípio ativo e da sua biodisponibilidade, ensaios farmacêuticos de dissolução podem ser utilizados em substituição aos ensaios de bioequivalência.

É importante ressaltar que os testes de bioequivalência se aplicam para moléculas de síntese, também chamadas de moléculas pequenas (*small molecules*). No caso de produtos biológicos como anticorpos monoclonais, a exigência regulatória para que o produto seja

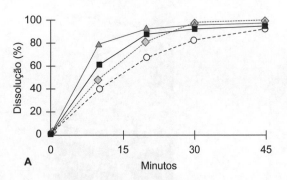
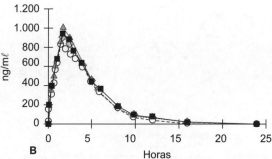

Figura 4.10 A. Perfil de dissolução de comprimidos de liberação imediata de ranitidina (de fabricantes diferentes). **B.** Curva de concentração do fármaco em função do tempo após a administração desses comprimidos a voluntários sadios. Conforme pode ser observado, há diferenças importantes no perfil de dissolução desses comprimidos; entretanto, isso não reflete em diferenças importantes da biodisponibilidade do fármaco *in vivo*.

considerado biossimilar (e, portanto, intercambiável) é a necessidade de realização de um ensaio clínico de não inferioridade.

Sistema de classificação biofarmacêutica

Desenvolvido em meados da década de 1990, o BCS (do inglês *Biopharmaceutical Classification System*) é baseado na solubilidade aquosa e permeabilidade intestinal do fármaco e tem como objetivo permitir a bioisenção para estudos de biodisponibilidade e de bioequivalência. O racional para a solicitação de bioisenção fundamenta-se nas seguintes condições:

- Quando duas formas farmacêuticas sólidas de liberação imediata se comportam no trato gastrintestinal como se fossem soluções orais, por sua alta solubilidade e rápida desintegração/dissolução
- Não ocorrência de precipitação do princípio ativo, quando este se encontra dissolvido
- Considerando que as duas formas farmacêuticas sólidas de liberação imediata apresentam o mesmo perfil de dissolução nas várias condições de pH luminal do intestino, elas devem ter as mesmas velocidade e taxa de absorção, devendo ser, portanto, bioequivalentes (Amidon *et al.*, 1995).

Usando os princípios de solubilidade e permeabilidade, os fármacos podem ser classificados em quatro classes:

I. Altamente solúvel e altamente permeável
II. Pouco solúvel e altamente permeável
III. Altamente solúvel e pouco permeável
IV. Pouco solúvel e pouco permeável.

Um fármaco *altamente solúvel* é definido como um fármaco que, na dose mais alta em que é comercializado, é solúvel em meio aquoso de 250 mℓ na faixa de pH do trato gastrintestinal (1,2 a 7,4). Portanto, correspondem a um fármaco que seria solúvel em toda a faixa de pH do trato gastrintestinal (do estômago até o final do intestino delgado). Um fármaco *altamente permeável* significa que a quantidade de fármaco absorvida (incluindo o metabolismo da parede intestinal e o efeito de primeira passagem) é maior que 90% da dose administrada. A absorção é considerada a entrada do fármaco no enterócito por meio de difusão ou transporte ou chegada no fluido intersticial por meio da passagem pelas *tight junctions* entre as células epiteliais intestinais. Com base nesse critério, os fármacos que pertencem à classe I (altamente solúveis e altamente permeáveis) cuja forma farmacêutica seja de liberação imediata podem ser avaliados por meio de testes de dissolução, sem a necessidade de realizar ensaios de biodisponibilidade e/ou bioequivalência. Esse critério de bioisenção no momento não se aplica a fármacos de índice terapêutico estreito. Essa restrição é baseada em considerações conservadoras sobre segurança, e não em evidência científica.

Analisando a classificação biofarmacêutica dos fármacos contidos nos medicamentos comercializados, observou-se que os fármacos das classes I e II são altamente metabolizados, enquanto os das classes III e IV são basicamente eliminados pelo fígado ou pelo rim de forma inalterada (Wu e Benet, 2005). Com isso, foi proposto outro sistema de classificação biofarmacêutica, o BDDCS (do inglês *Biopharmaceutics Drug Disposition Classification System*), baseado na fração metabolizada, enquanto o BCS fundamenta-se na fração absorvida.

MEDICAMENTOS BIOSSIMILARES

A introdução de produtos biológicos no mercado melhorou dramaticamente o tratamento de algumas doenças de características autoimunes e neoplásicas, como no caso dos monoclonais contra o TNF-alfa na artrite reumatoide, do trastuzumabe no câncer de mama e das epoetinas na insuficiência renal crônica. Esses produtos apresentam um alto custo, e cada vez mais novos produtos biológicos são introduzidos no mercado. Todavia, vários desses produtos biológicos perderam há pouco tempo a patente (expiração do prazo), havendo atualmente mais de 30 produtos biossimilares aprovados pela Agência de Medicamentos Europeia (EMEA) e pela FDA.

A expressão *produto medicinal biológico similar* foi utilizada pela primeira vez em 2001 pela Comissão Europeia e depois abreviada para *biossimilar* em 2005 pela EMEA, termo também adotado pela FDA e incorporado ao vocabulário de profissionais de saúde, ainda que frequentemente de maneira equivocada (de Mora, 2015). Distintamente de produtos biológicos, a síntese de fármacos de baixo peso molecular, como ibuprofeno, atorvastatina e metotrexato, não necessita de células, animais ou sistemas biológicos complexos. Quando uma fonte biológica não é envolvida na síntese do fármaco, geralmente pode-se produzir uma substância ativa estruturalmente idêntica, apesar de condições de síntese distintas. Quando uma indústria farmacêutica está desenvolvendo um produto genérico, ela necessita sintetizar o fármaco, caracterizar a identidade molecular deste e, por fim, fazer um estudo de bioequivalência (caso não se possa aplicar o critério de bioisenção) para mostrar que a taxa e a extensão de absorção do fármaco liberado pelo produto-teste sejam as mesmas que as do fármaco liberado pelo produto-referência. Já um biossimilar é um produto biológico, ou seja, a substância ativa é produzida por ou extraída de uma fonte biológica, e as suas caracterização e determinação de qualidade envolvem uma série de testes físico-químico-biológicos, além do controle de processo de produção.

A lista de produtos biológicos vem crescendo com o tempo, por exemplo: eritropoietina, interferonas, fatores de crescimento, hormônio de crescimento, fatores de coagulação, heparinas de baixo peso molecular, vacinas e anticorpos monoclonais. A maioria dos produtos biológicos disponíveis atualmente é feita por biotecnologia; geralmente produtos que necessitam de modificação ou engenharia genética. O fator VIII, por exemplo, utilizado no tratamento de hemofilia, pode ser extraído do sangue sem engenharia genética ou produzido por células modificadas geneticamente. A maioria das proteínas utilizadas é feita por meio de tecnologia recombinante, uma categoria que inclui os anticorpos monoclonais. Proteínas são moléculas grandes, funcional e estruturalmente complexas, e a variabilidade das proteínas recombinantes utilizadas terapeuticamente é bastante sensível às variações das condições ambientais durante a produção, a armazenagem e o uso. Sua composição é, portanto, micro-heterogênea, ou seja, o produto final é formado por uma diversidade de isoformas moleculares. Essas mudanças conformacionais podem alterar tanto o aspecto de eficácia terapêutica quanto de segurança (Schiestl, 2011).

Apesar de o avanço tecnológico atual permitir replicar de maneira confiável uma proteína recombinante complexa, é necessário haver estudos além da equivalência molecular e/ou bioequivalência para assegurar que não existe diferença significativa entre o produto biossimilar e o produto de referência. Conforme pode se apreciar, é complexo criar uma estrutura exatamente igual à da molécula original e replicar toda a sua composição micro-heterogênea, principalmente quando um novo processo de produção é utilizado. Além disso, não está disponível um teste analítico único que possa demonstrar a equivalência estrutural entre o produto-teste e o produto de referência. Portanto, além de testes não clínicos de eficácia e de estudos de biodisponibilidade, são necessários testes de eficácia clínica, geralmente conduzidos como testes de não inferioridade para assegurar que a eficácia do biossimilar seja equivalente à eficácia do produto de referência, mas também avaliar a segurança do produto biológico em relação ao seu potencial imunogênico.

Atualmente, calcula-se que o custo para desenvolver um produto biossimilar seja em torno de 20 a 100 vezes o custo do desenvolvimento de um produto genérico (Grabowski *et al.*, 2014). Conceitualmente, todo produto biossimilar é um produto biológico, mas nem todo produto biológico é um produto biossimilar. A classificação de um produto biológico como original ou biossimilar depende do grau de inovação do produto ou de sua aplicação terapêutica. Um produto biológico original pode ser uma nova molécula biológica ou uma molécula biológica discretamente modificada. O nível de inovação tecnológica se correlaciona com o nível de incerteza em relação ao possível custo-benefício resultante.

Os produtos biológicos, incluindo aí também os anticorpos monoclonais humanizados completamente, podem ser reconhecidos como antígenos não *self* pelo paciente e, portanto, causar resposta imunogênica. Essa resposta imune depende, por um lado, de pequenas variações na formulação, pureza e estrutura do fármaco e, por outro, das características individuais do paciente. Vários fatores relacionados com o paciente como idade, fatores genéticos que modulam a resposta imune do paciente, doença e uso concomitante de terapias imunomoduladoras, podem influenciar o desenvolvimento da resposta imune contra o produto biológico terapêutico (Strand *et al.*, 2017). A maioria dos efeitos clínicos causados pela resposta imunogênica decorre da produção de anticorpos contra o fármaco biológico. Esses anticorpos são específicos para o fármaco que causou a produção deles e não costumam apresentar reação cruzada, mesmo com moléculas que apresentam a mesma atividade farmacológica. Isso significa que um anticorpo que reconhece um monoclonal contra o TNF-alfa não reconhece outro monoclonal contra o TNF-alfa (Bendtzen *et al.*, 2009). Os anticorpos contra o fármaco biológico podem reduzir a sua biodisponibilidade, atuando como neutralizadores que bloqueiam o sítio ativo do fármaco, ou favorecer a formação de imunocomplexos que eventualmente aceleram o *clearance* do imunocomplexo, podendo, dessa maneira, reduzir ou mesmo eliminar o efeito terapêutico. Os anticorpos produzidos contra os fármacos biológicos podem ser assintomáticos ou causar reações adversas sérias (Cai *et al.*, 2012); entretanto, é importante ressaltar que a produção de anticorpos contra os fármacos biológicos não causa necessariamente perda de eficácia (Trifirò *et al.*, 2018).

Os produtos biossimilares são aprovados para utilização clínica com base em ensaios clínicos, nos quais foi demonstrado que não ocorreram diferenças clinicamente significativas entre o produto biossimilar e o produto de referência em termos de atividade biológica, eficácia e segurança. Os biossimilares permitem em média uma redução de 20 a 30% do custo, quando comparados ao produto de referência, mas a redução pode ser muito maior, dependendo do país e de algumas circunstâncias. Em um ensaio clínico fase IV, duplo-cego, de não inferioridade, avaliou-se a eficácia do biossimilar CT-P13 em pacientes clinicamente estáveis, em tratamento com o infliximab (Jørgensen *et al.*, 2017). Os pacientes (n = 482) foram randomizados para continuar a receber infliximab (n = 241) ou receber o biossimilar CT-P13 (n = 241) por 52 semanas. A margem de inferioridade foi estipulada em 15%. Conforme mostra a Figura 4.11, a mudança do infliximab para o CT-P13 não resultou em tratamento inferior; é importante ressaltar, contudo, que o ensaio clínico não foi desenhado para avaliar não inferioridade em doenças individuais.

A introdução de fármacos biossimilares no mercado farmacêutico mundial se deu há pouco mais de 10 anos. A mudança para produtos biossimilares em doenças crônicas é bastante frequente na prática clínica, ocorrendo entre 15 e 20% para as epoetinas (Ingrasciotta *et al.*, 2015) e 20% para a filgastrina (Marcianò *et al.*, 2016). Não há evidências de que a substituição do produto biológico de referência por produtos biossimilares apresentem menor eficácia ou maior incidência de reações adversas (Flodmark *et al.*, 2013; Rashid *et al.*, 2014).

Biobetter

Em razão do avanço tecnológico de proteínas, atualmente é possível introduzir pequenas alterações moleculares e obter, com isso, perfis farmacocinéticos e/ou farmacodinâmicos mais interessantes. Por exemplo, aumentar a meia-vida de um produto biológico ou alterar a sua potência, modificando desse modo o esquema terapêutico, não altera seu alvo terapêutico ou sua indicação. Nesse caso, o interesse da indústria farmacêutica não é somente demonstrar que o novo produto apresenta a mesma eficácia que a do mecicamento de referência, mas também que o novo produto é em alguns aspectos superior. Por exemplo, o Remicade® foi o primeiro anticorpo monoclonal contra o fator de necrose tumoral alfa (TNF-alfa) aprovado pela FDA em 1988. O Remicade® é um anticorpo monoclonal murino que neutraliza o efeito do TNF-alfa em vários tecidos. Apesar de ter boa eficácia, a estrutura murina resultava em altas taxas de imunogenicidade. Mais tarde, outra indústria farmacêutica lançou o Humira®, também um anticorpo monoclonal contra o TNF-alfa, mas é um anticorpo monoclonal humano ao qual foram introduzidas algumas regiões do anticorpo murino que neutraliza o TNF-alfa. A estrutura humana básica do anticorpo apresentou menor taxa de imunogenicidade, ou seja, o Humira® pode ser considerado um *biobetter* (Burchiel *et al.*, 2019).

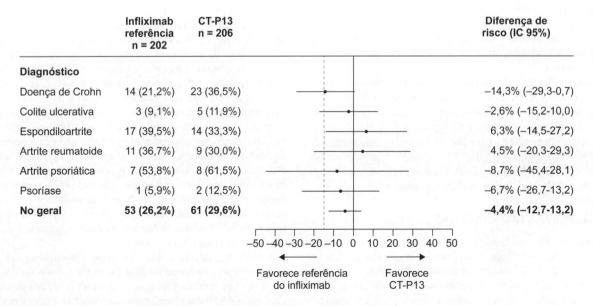

Figura 4.11 *Forest plot* da diferença de risco relativo de acordo com a doença.

DESENVOLVIMENTO DE UM NOVO FÁRMACO

O processo de desenvolvimento de um novo fármaco divide-se em várias etapas: descoberta, pré-clínica e ensaios clínicos (fase I, fase II e fase III). Na fase pré-clínica, o objetivo é selecionar qual o melhor composto da série de compostos identificados na fase de descoberta para ser avaliado por meio dos ensaios clínicos. *A priori*, os fármacos devem ser eficazes no tratamento da doença, não apresentar toxicidade e o esquema terapêutico a ser empregado ser conveniente para o paciente e para a doença. A toxicologia realizada em animais de experimentação na fase pré-clínica é baseada na premissa de que exposições similares do organismo ao fármaco produzirão resultados semelhantes no ser humano.

Toxicologia pré-clínica

A identificação de efeitos em animais que possam ser preditivos de reações adversas em humanos é a principal razão para testar em animais de laboratório a segurança de fármacos para uso terapêutico em humanos. A identificação de efeitos tóxicos em animais geralmente obedece a uma curva dose-resposta em relação à incidência e à gravidade, permitindo a determinação de doses (concentrações) que causam efeitos tóxicos importantes e de doses (concentrações) em que esses efeitos não ocorrem. A interpretação de determinado efeito no animal ser tóxico ou não pode mudar de acordo com a evolução do desenvolvimento da molécula. Por exemplo, uma alteração no nível de uma enzima hepática em um estudo pré-clínico de 2 semanas, sem uma correlação histopatológica, pode ser detectada, mas não considerada potencialmente tóxica. Entretanto, se estudos de administração prolongada desse fármaco indicarem uma progressão do efeito com a ocorrência de alterações histológicas no fígado, a interpretação da alteração do nível de enzima hepática observada no estudo de curta duração deverá ser outra.

A toxicologia pré-clínica representa o processo utilizado para identificar, avaliar e administrar o risco do novo fármaco. É importante saber se há realmente uma diferença entre o grupo-controle e o grupo tratado, e se essa diferença representa uma resposta tóxica. As seguintes perguntas devem ser avaliadas:

- Qual a dose (concentração) do novo fármaco que não produz efeitos tóxicos no modelo animal?
- O modelo animal utilizado é relevante como preditor de resposta tóxica em humanos?
- Quais foram os sinais e a duração da resposta tóxica?
- Os efeitos observados são diferentes se a administração for única, comparada com a administração de múltiplas doses?
- O efeito tóxico observado aumentou com a progressão da exposição ao novo fármaco?
- Quais são os órgãos ou sistemas-alvo dessa toxicidade?
- Os efeitos tóxicos são reversíveis?
- O fármaco foi metabolizado ou eliminado do organismo?
- Foram produzidos metabólitos tóxicos?
- Ocorreu uma acomodação dos efeitos tóxicos?
- A toxicidade foi consistente, quando comparada nas várias espécies de animais utilizadas?

Um estudo toxicológico completo inclui a condução de estudos de duração e dosagem suficientes para caracterizar efeitos tóxicos, dependência da dose, exposição, órgãos-alvo e biomarcadores como informação de apoio para o uso seguro de um novo fármaco (Dorato e Engelhardt, 2005). A Figura 4.12 ilustra um perfil toxicológico típico.

Entretanto, a relação temporal entre estudos de toxicologia pré-clínica e ensaios clínicos de desenvolvimento de fármacos varia de acordo com cada fármaco, dependendo de suas características, da população-alvo, das exigências regulatórias etc.

O valor preditivo dos modelos animais de toxicidade de fármacos para a espécie humana é tópico para apreciação tanto ética quanto científica. Em um dos primeiros estudos que avaliaram toxicidade comparativa de fármacos em ratos, cães e humanos, abrangendo seis fármacos, foi observado que: a toxicidade que ocorreu apenas em ratos era raramente observada em humanos; aquelas observadas em cães ocorriam apenas em uma pequena proporção em humanos; e a

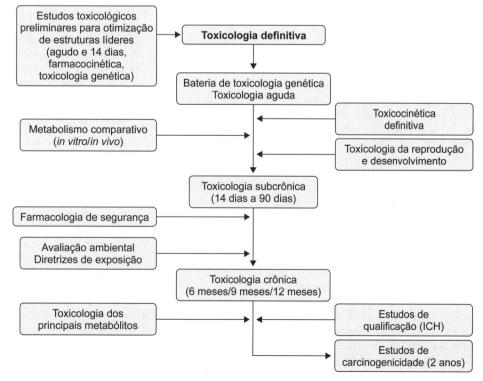

Figura 4.12 Exemplo de um perfil toxicológico típico.

toxicidade presente tanto em ratos quanto em cães apresentava em humanos um valor preditivo de 70% (Litchfield, 1962). É importante ressaltar que, em outra série avaliando ensaios clínicos que levaram à interrupção do desenvolvimento do fármaco por toxicidade, em 67% dos casos (16/24) a toxicidade não foi observada em animais (Lumley e Walker, 1990). Outra investigação encontrou 43% (39/91) de toxicidade clínica não observada em animais (Igarashi, 1994). Há certa evidência de que o valor preditivo depende do órgão afetado; as reações adversas cardiovasculares têm alta correlação entre animais de laboratório e humanos, e que fenômenos de hipersensibilidade e cutâneos têm muito pouco valor preditivo. Apesar de a toxicidade hepatobiliar ser comum nas várias espécies animais, o valor preditivo para humanos é muito baixo (Olson et al., 2000).

Conforme visto anteriormente, há várias limitações em relação à extrapolação de segurança observada em animais para toxicidade humana. É interessante ressaltar que fármacos utilizados como medicamentos em humanos há muito tempo, isto é, anteriores à necessidade regulatória de ensaios de toxicologia pré-clínica, quando testados em animais também podem apresentar toxicidade não preditiva. O ácido acetilsalicílico na dose de 50 mg/kg/dia apresentou toxicidade importante gástrica em *beagles*, mas é utilizado como analgésico ou antitérmico em pacientes pediátricos em doses de 60 a 80 mg/kg/dia, podendo, em caso de artrite reumatoide juvenil, chegar a doses de até 100 mg/kg/dia.

O uso de métodos alternativos *in vitro* ou *ex vivo* é uma opção cada vez mais considerada. O teste de Draize é um teste padronizado para avaliar o potencial irritativo ou corrosivo no olho, realizado em olhos de coelho *in vivo*. Entretanto, considerável esforço vem sendo feito para substituir esse teste por testes *in vitro* ou *ex vivo* a fim de avaliar a irritação e a corrosão oculares. Há no momento vários testes *in vitro* aceitos como métodos alternativos para avaliar a irritação ocular, como o teste de opacidade da córnea bovina, o teste da membrana corioalantoica do ovo da galinha (Luepke, 1985), o olho isolado de frango (Prinsen, 1996) e o olho isolado de coelho (Jester et al., 2010). Esses testes não usam olhos humanos, de modo que diferenças entre a fisiologia e a sensibilidade de olhos de animais e olhos humanos limitam a interpretação dos resultados obtidos. Uma possibilidade recentemente contemplada é a utilização de superfusão de córneas doadas para transplante de olhos, como modelo de irritação aguda ocular (Elbadawy et al., 2015).

Ensaios clínicos de desenvolvimento de fármacos

Ensaio clínico fase I

Também denominado ensaio clínico de primeira administração de um fármaco em humanos, é considerado ponte entre os ensaios realizados em animais para atingir os ensaios terapêuticos em humanos. Os objetivos de um ensaio clínico fase I são determinar a máxima dose tolerada (MTD), caracterizar a farmacocinética do fármaco em questão, avaliar a sua tolerabilidade e segurança, e recomendar a dose e o intervalo de dose para o ensaio clínico fase II. Dependendo do mecanismo de ação do fármaco, o ensaio clínico fase I pode permitir algum tipo de avaliação farmacodinâmica e, desse modo, avaliar o potencial do efeito terapêutico. A maioria dos ensaios clínicos fase I é feita em voluntários sadios. No campo da oncologia, entretanto, as características do ensaio clínico fase I são diferentes: os estudos geralmente são feitos em pacientes oncológicos que apresentam uma neoplasia em estado avançado, e a avaliação da toxicidade tanto aguda quanto acumulativa é complicada em virtude de outros tratamentos concomitantes.

O conceito de dose máxima tolerada foi desenvolvido com o aparecimento do tratamento do câncer com fármacos citotóxicos na década de 1940. O sucesso terapêutico dessa estratégia pressupõe que o paciente deva ser tratado com a dose máxima tolerada; por não terem especificidade e apresentarem de modo geral baixa eficácia para células tumorais, os fármacos citotóxicos obtêm os melhores resultados clínicos com as doses mais altas. Consequentemente, a toxicidade clínica é observada frequentemente em tecidos normais com alta taxa de proliferação celular, como células hematológicas, gastrintestinais e folículos pilosos, levando a pancitopenia, náuseas, vômitos, diarreias e alopecia, respectivamente. Em virtude dessa toxicidade não específica, os ciclos de quimioterapia são dados de maneira intermitente (cada 3 a 5 semanas) para permitir que os tecidos saudáveis se recuperem das reações adversas causadas pela quimioterapia. Esse raciocínio prevaleceu nas décadas de 1970 e 1980 na terapêutica oncológica, quando mais era considerado melhor e a máxima dose era a melhor (Hryniuk, 1988).

Entretanto, na década da 1990 verificou-se que o aumento da dose de fármacos citotóxicos não levou a melhor prognóstico para a maioria dos tumores sólidos metastáticos, como câncer de mama, pulmão, próstata e intestino grosso. Tentativas para maximizar as doses utilizando fatores estimuladores de neutrófilos não resultaram em melhora de prognóstico (Takimoto e Rowinsky, 2003). O paradigma da dose máxima tolerada foi atingido com a combinação de quimioterapia em altíssima dose, seguida de autotransplante de medula e esquema terapêutico, este demonstrando-se ineficaz para o tratamento do câncer de mama metastático (Stadtmauer et al., 2000).

Com o desenvolvimento de fármacos com alvo altamente seletivos para células cancerosas, como no caso do imatinibe, o paradigma da dose máxima tolerada acabou perdendo sua razão de ser. O objetivo agora é de encontrar a dose ótima do ponto de vista biológico, ou mesmo a dose mínima eficaz. Os fármacos modernos para uso oncológico apresentam alta seletividade para as células neoplásicas, promovendo toxicidade mínima ou ausente em células normais (Kummar et al., 2006). Assim, a dose ótima no caso da terapia do câncer deve ser definida com base no efeito farmacológico em seu mecanismo-alvo. É possível atingir máxima inibição, por exemplo de uma tirosinoquinase, em doses muito menores que a máxima dose tolerada. Administrar doses mais altas nesse caso não traria benefício ao paciente e incorreria no risco de causar toxicidade não relacionada com o alvo terapêutico (Takimoto, 2009).

Um objetivo sensível no ensaio clínico fase I consiste na determinação prévia da máxima dose segura a ser utilizada na primeira dose no ensaio fase II. A seleção da dose inicial humana é um fator fundamental de sucesso no ensaio clínico, baseando-se nas informações geradas nos ensaios de toxicologia pré-clínica. A utilização de doses iniciais muito baixas adicionam testes e custos desnecessários na fase I, podendo eventualmente levar à utilização de doses subterapêuticas em pacientes. Em ensaios clínicos fase I realizados em pacientes oncológicos, é interessante que a primeira dose utilizada permita que o fármaco atinja uma concentração alta o suficiente para que tenha efeito oncolítico. A predição da dose humana depende da integração das características farmacocinéticas e farmacodinâmicas do fármaco em uma variedade de estudos *in vitro* e *in vivo*. Idealmente, as medidas farmacológicas e toxicológicas devem ser obtidas na mesma espécie, entretanto não é infrequente os casos em que o modelo farmacológico para avaliar a eficácia do fármaco e o modelo toxicológico sejam feitos em espécies diferentes. Os testes farmacológicos geralmente são feitos em modelos animais validados do ponto de vista terapêutico, como terapia respiratória em cobaias e neurofarmacologia em ratos e camundongos. É importante ressaltar que a correlação fundamental se baseia na relação concentração-resposta e não na relação dose-resposta. Conforme será abordado na seção de "Ensaio clínico fase 0", a utilização de um fármaco que apresenta farmacocinética diferente em modelo animal em relação ao ser humano não acrescenta informação útil, mas apenas transmite uma falsa sensação de segurança.

Embora o objetivo dos estudos toxicológicos pré-clínicos consista em fazer uma avaliação das concentrações plasmáticas que causam efeitos farmacológicos e efeitos tóxicos, assim como estabelecer a máxima dose tolerada, o objetivo fundamental do estudo toxicológico pré-clínico é a determinação da margem de segurança (MDS). O conceito de margem de segurança é uma parte importante do perfil toxicológico do fármaco. Portanto, a determinação de toxicidade em um ensaio toxicológico pré-clínico é desejável, ou seja, o fármaco deve ser administrado em uma dose alta o suficiente para que cause uma resposta tóxica. O racional dessa informação não reside na informação da determinação da toxicidade absoluta (p. ex., como dose letal 50), e sim em relação à resposta clínica/exposição, indicação clínica, terapia disponível e análise de risco/benefício com o potencial do novo fármaco (Dorato e Engelhardt, 2005). Um conceito interessante do ponto de vista toxicológico é o denominado NOAEL (*no observed adverse effect level*), que basicamente reflete a concentração mais alta atingida que não tenha causado uma reação adversa. A Figura 4.13 ilustra a relação do NOAEL com a margem de segurança.

Entretanto, essa estratégia ficou um pouco abalada com o desastre que aconteceu no ensaio clínico fase I do anticorpo monoclonal TGN1412, um anticorpo monoclonal recombinante humanizado superagonista anti-CD28 da subclasse IgG4κ que estimula e expande as células T independentemente da ligação ao receptor da célula T (Lühder *et al.*, 2003). Seis voluntários sadios do sexo masculino, após receberem a primeira dose IV do anticorpo monoclonal TNG1412, apresentaram uma resposta inflamatória generalizada caracterizada por uma rápida indução de citocinas inflamatórias acompanhada de cefaleia, mialgia, náuseas, diarreia, eritema, vasodilatação e hipotensão. Após 12 a 16 h da infusão, eles ficaram em estado crítico, com infiltrado pulmonar, insuficiência renal e coagulação intravascular disseminada. Depleção grave de linfócitos e monócitos ocorreu após 24 h. Foram admitidos em unidade de terapia intensiva e tratados com altas doses de metilprednisolona, diálise e anticorpo com efeito antagonista no receptor da interleucina-2. Dois voluntários tiveram choque cardiogênico e síndrome de angústia respiratória, ficando em terapia intensiva por 8 a 16 dias. Todos os seis voluntários sobreviveram a esse episódio (Suntharalingam *et al.*, 2006). A dose estimada pelo NOAEL em macacos *Cynomolgus* foi de 30 mg/kg, e, em ratos, 100 mg/kg. Aplicando-se um fator de segurança de 10 vezes, a dose considerada segura pelo NOAEL foi de 3 mg/kg. A dose aplicada nos voluntários sadios foi de 0,1 mg/kg, ou seja, a resposta tóxica observada nos voluntários não foi prevista pelos ensaios realizados em animais (neste caso, em particular, foram utilizados inclusive primatas não humanos).

Uma nova estratégia proposta foi a do MABEL (do inglês *minimum anticipated biological effect level*), cujo objetivo consistiu em determinar qual a menor dose necessária para causar um efeito farmacológico *in vivo* ou *in vitro* em sistemas animais ou humanos. A Figura 4.14 ilustra a diferença entre NOAEL e MABEL no cálculo da dose máxima considerada segura para a primeira administração em humanos (Muller *et al.*, 2009).

Seguindo o critério MABEL, a dose que causava efeito biológico era de 0,5 mg/kg. Estudos farmacológicos que avaliaram a ocupação do receptor evidenciaram que, para a ocupação de 10%, a dose seria por volta de 0,0001 mg/kg. Acredita-se que 90% da ocupação dos receptores seja necessária no caso de um antagonista, embora no caso de um agonista a ocupação de apenas 10% possa ser eficaz. Portanto, com

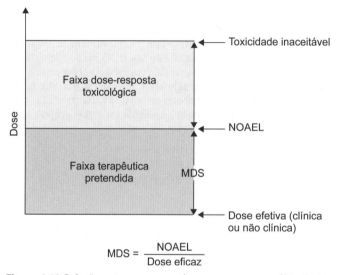

$$MDS = \frac{NOAEL}{Dose\ eficaz}$$

Figura 4.13 Relação entre a margem de segurança e o perfil toxicológico.

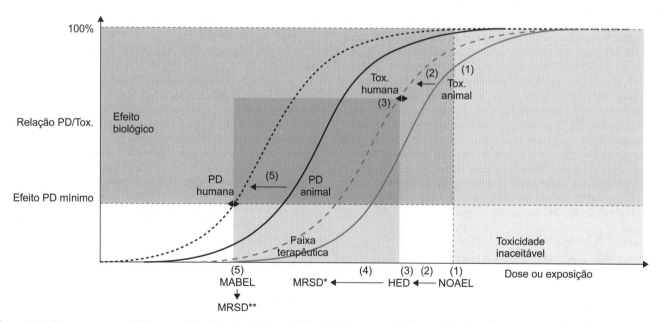

Figura 4.14 Diagrama esquemático para determinação da dose máxima inicial recomendada para primeira administração em humanos baseada em MABEL e em NOAEL. Passos 1-4 (toxicidade/exposição) propostos pela FDA. (1) A NOAEL é determinada em estudos realizados nas espécies animais relevantes, (2) convertida em dose equivalente em humanos (HED, do inglês *human equivalent dose*). (3) Seleciona-se o HED pela NOAEL da espécie mais sensível e (4) e aplica-se fator de segurança (10 x) a essa HED para obter a máxima dose inicial recomendada (MRSD, do inglês *maximum recommended starting dose*). (5) Dose farmacologicamente ativa e extrapolação entre as espécies, definida como MABEL. As linhas sólidas representam a dose-resposta em animais, e as linhas interrompidas representam a dose predita em humanos. PD (*pharmacodynamics*): farmacodinâmica. Adaptada de Muller *et al.*, 2009.

base no MABEL, a dose recomendada inicial para o TGN1412 seria entre 0,001 e 0,05 mg/kg, ou seja, 20 a 100 vezes menor que a dose inicial utilizada com base no NOAEL.

Apesar de todo o racional científico exposto anteriormente, 10 anos após o acidente com o TGN1412, uma nova catástrofe aconteceu em um ensaio clínico fase I com voluntários sadios, causando a morte de 1 voluntário e deixando 4 outros seriamente lesionados (Singh et al., 2018). O ensaio em questão envolvia 128 voluntários sadios (idade entre 18 e 55 anos), dos quais 90 receberiam o fármaco novo e o restante, placebo. O ensaio compreendia quatro etapas, sendo a primeira a da administração de dose única, de maneira ascendente. A dose inicial foi de 0,25 mg, aumentada posteriormente para 1,25 mg, 2,5 mg, 5 mg, 10 mg, 20 mg, 40 mg e 100 mg. A dose de 100 mg em humanos foi considerada segura com base em doses equivalentes em animais no modelo NOAEL. O fármaco em questão, BIA 10-2474, é um inibidor da hidrolase amídica de ácidos graxos (FAAH, do inglês *fatty acid amide hydrolase*). O ensaio previa também um estudo com administração de doses múltiplas por 10 dias. A primeira parte do ensaio (administração em dose única) não apresentou reações adversas. Entretanto, durante o estudo de administração de doses múltiplas, a dose de 50 mg/dia resultou em hospitalização de um voluntário no 5º dia da administração, e quatro outros voluntários foram também hospitalizados na sequência. Não há até agora uma explicação satisfatória para a dose de 50 mg/dia ter resultado nessa tragédia, indicando-se a dificuldade de estabelecer doses seguras até o presente momento em ensaio clínico fase I (Mallet et al., 2016).

Não existe um consenso sobre o desenho de ensaio clínico fase I, mas, na maioria das vezes, trata-se de um ensaio clínico com desenho paralelo, controlado com placebo, em que o fármaco novo é administrado em dose única de maneira ascendente em voluntários sadios (Buoen et al., 2005). O aumento da dose pode ser feito de várias maneiras: linear, logarítmica, Fibonacci modificado ou misto, incluindo regimes que combinam os três métodos mencionados anteriormente.

É importante ressaltar que essa visão clássica do desenho de ensaios clínicos fase I vem sendo modificada com o avanço do desenvolvimento de novas classes de fármacos. Conforme mencionado antes, historicamente os estudos fase I tinham como objetivos identificar a máxima dose tolerada e indicar qual a dose recomendada para o ensaio clínico fase II. O ensaio costuma envolver aproximadamente 80 a 100 voluntários sadios, na maior parte dos casos. O estudo fase II avaliaria a eficácia do fármaco e, no caso de resultado positivo, um ensaio clínico randomizado pivotal fase III seria realizado. Entretanto, esses conceitos vêm sendo mudados. No caso do anticorpo monoclonal ipilimumabe, os estudos iniciais envolveram 9 a 46 pacientes e, em seguida, o ensaio clínico foi feito com mais de mil pacientes (Postel-Vinay e Soria, 2015). Ensaios clínicos fase I para desenvolvimento de novos anticorpos monoclonais envolvem um número alto de pacientes com a finalidade de avaliar vários esquemas terapêuticos, tendo como objetivo primário a eficácia. No caso desses monoclonais que atuam nos pontos de controle imunológicos, atualmente é frequente o desenvolvimento passar da fase I diretamente para a fase III, e a aprovação do fármaco ocorrer com tempo de desenvolvimento menor que 5 anos.

Ensaio clínico fase II

Funciona como prova conceitual, no sentido de gerar informação crítica referente a dose e segurança e, com os dados obtidos, avaliar se um ensaio clínico fase III terá sucesso. A vasta maioria dos fármacos inovadores aprovados por órgãos regulatórios foi avaliada em ensaios clínicos fase II previamente aos ensaios clínicos pivotais fase III. Entretanto, ensaios clínicos fase II apresentam importantes limitações, como pequeno número amostral, heterogeneidade da população estudada, seleção do objetivo primário e competição por pacientes entre os vários ensaios clínicos disponíveis (Gomberg-Maitland et al., 2013).

O ensaio clínico fase II deve caracterizar um benefício para uma doença em particular que seja terapeuticamente convincente, por exemplo, 50% de redução do tamanho de um tumor sólido ou remissão completa no caso de leucemias ou reperfusão sanguínea de uma área lesada por acidente vascular cerebral isquêmico. Do ponto de vista logístico, o ensaio clínico fase II deve ter objetivos primários, cuja avaliação seja rápida (4 a 6 semanas para redução do tamanho do tumor sólido, 24 a 48 h para reperfusão de uma área isquêmica). A ideia básica é que o ensaio clínico fase II seja feito de maneira muito mais rápida e com um menor número de pacientes que o ensaio clínico fase III. Um ensaio clínico fase II típico deve avaliar basicamente um parâmetro único, avaliando-se o resultado por meio de teste estatístico monocaudal.

Conforme mencionado anteriormente, o ensaio clínico fase II deve ser rápido e feito com um número pequeno de pacientes, para acelerar a decisão de o fármaco novo ser avaliado em um ensaio clínico fase III ou não. Entretanto, essa abordagem carrega em si dois riscos. O primeiro está relacionado com o número de pacientes, pois, de acordo com um princípio básico de estatística, a confiabilidade da inferência estatística aumenta com o número de pacientes. O segundo está relacionado com o objetivo primário básico, o qual, uma vez atingido, causará uma resposta benéfica substancial no paciente.

Outro objetivo do ensaio clínico fase II é encontrar quais são as melhores doses para fazer o ensaio clínico fase III. O ensaio clínico fase II randomizado, duplo-cego e controlado com placebo avaliou a eficácia de injeção subcutânea de semaglutida 1 vez/semana (0,1, 0,2, 0,4 ou 0,8 mg), em pacientes com diabetes melito tipo 2 (Nauck et al., 2016). Os pacientes (n = 415) foram subdivididos em vários grupos, todos por 12 semanas:

- Semaglutida 0,1 mg/semana (n = 47)
- Semaglutida 0,2 mg/semana (n = 44)
- Semaglutida 0,4 mg/semana (n = 49)
- Semaglutida 0,8 mg (n = 45).

Outros grupos receberam:

- Semaglutida 0,4 mg na 1ª semana, seguido de semaglutida 0,8 mg/semana por 10 semanas (n = 45)
- Semaglutida 0,4 mg na 1ª semana seguido de semaglutida 1,6 mg/semana por 11 semanas (n = 45)
- Liraglutida 0,6 mg na 1ª semana seguido de liraglutida 1,2 mg/semana por 11 semanas (n = 45)
- Liraglutida 0,6 mg na 1ª semana e 1,2 mg na 2ª semana, seguido de liraglutida 1,8 mg/semana por 10 semanas (n = 50).

O placebo foi administrado por 12 semanas para 46 pacientes (Figura 4.15).

A semaglutida reduziu de maneira dose-dependente a porcentagem de hemoglobina glicada (Figura 4.16). Aproximadamente 81% dos pacientes atingiram hemoglobina glicada < 7% quando a dose de semaglutida foi de 1,6 mg/semana; entretanto, reações adversas ocorreram com maior frequência nessa dose. A incidência de reações adversas como náuseas, vômito e interrupção do tratamento por reações adversas intestinais aumentou paralelamente com o aumento da dose da semaglutida. A maioria das reações adversas foi de natureza leve ou moderada, transitória, e que melhorou com a redução da dose. Não foram observados casos de hipoglicemia grave.

Com base nos resultados obtidos, foram escolhidas as doses de 0,5 e 1 mg/semana para o ensaio clínico fase III.

Ensaio clínico fase III

Com base nos ensaios clínicos anteriores, nos quais foram demonstradas certa segurança e certa eficácia do fármaco novo, procede-se então ao denominado ensaio clínico fase III, também referido como confirmatório do ponto de vista terapêutico, de eficácia comparativa, ou, então, mais recentemente como ensaio clínico pivotal. Esse ensaio é conduzido com um número maior de pacientes, quando comparado ao ensaio clínico fase II, podendo chegar a 3 a 5 mil pacientes. O desenho do ensaio clínico fase III pode ser de um ensaio de superioridade, neste caso comparando o fármaco com placebo ou com um tratamento padrão, ou ainda ter um desenho de não inferioridade, neste caso comparando o fármaco com um tratamento padrão.

O ensaio clínico fase III costuma ser multicêntrico (em virtude do alto número de pacientes recrutados), randomizado e duplo-cego ou triplo-cego. Atualmente, aceita-se que o ensaio clínico fase III multicêntrico e randomizado representa o melhor tipo de ensaio clínico (*gold standard*) para avaliação de um novo tratamento. Isso se baseia em uma crença bastante comum, mas não correta, de que um ensaio clínico com número maior de pacientes terá uma resposta mais apropriada que um estudo clínico com um número menor de pacientes. Na opinião do autor deste livro, o importante é a qualidade dos dados obtidos. Deve-se procurar controlar as variáveis que possam influenciar a avaliação do ensaio clínico, como a aderência ao tratamento, o uso concomitante de outros fármacos ou a alteração da qualidade de vida, a fim de melhor entender a resposta do indivíduo ao fármaco. Considerar que a variabilidade será normalizada pela randomização de um grande número de pacientes é fantasioso. É interessante ressaltar que a análise comparativa entre resultados de ensaios clínicos observacionais e ensaios clínicos randomizados não demonstrou diferença entre ambos (Figura 4.17; Benson e Hartz, 2000).

Ensaio clínico fase IV

Uma vez que o fármaco esteja aprovado, o órgão regulatório pode solicitar à indústria farmacêutica a realização de outro ensaio clínico para avaliação de segurança em algum grupo especial de pacientes.

Os ensaios clínicos fase IV, também chamados de ensaios de uso terapêutico ou ensaios pós-*marketing*, podem ter vários objetivos, como identificar reações adversas mais raras, novas indicações terapêuticas, extensão para outras populações (p. ex., pacientes pediátricos) ou mesmo alteração da dose (Umscheid *et al.*, 2011). A detecção de reações adversas pode não ocorrer nos ensaios clínicos fase III, visto que ela depende da incidência dessas reações. Com base na regra de três (ou seja, quando é necessária a ocorrência de reações adversas em três pacientes para que uma seja detectada), a Tabela 4.8 ilustra a impossibilidade de detecção de reações adversas com incidência baixa em ensaios clínicos fase III.

Os ensaios clínicos fase I, II e III são de cunho regulatório, ou seja, necessários para o registro do novo medicamento junto ao órgão regulatório. O ensaio clínico fase IV pode ser uma exigência do órgão regulatório (questão de segurança) ou necessário para registro de uma nova indicação. A seguir, será descrito o ensaio clínico de microdose, conhecido também como ensaio clínico fase 0 (zero). No momento, esse ensaio clínico não é regulatório, mas suprime várias limitações dos ensaios clínicos fase I.

Ensaio clínico fase 0

Um aspecto fundamental no desenvolvimento de um novo fármaco consiste em suas propriedades farmacocinéticas. A farmacocinética não adequada é tida como uma das principais razões do insucesso

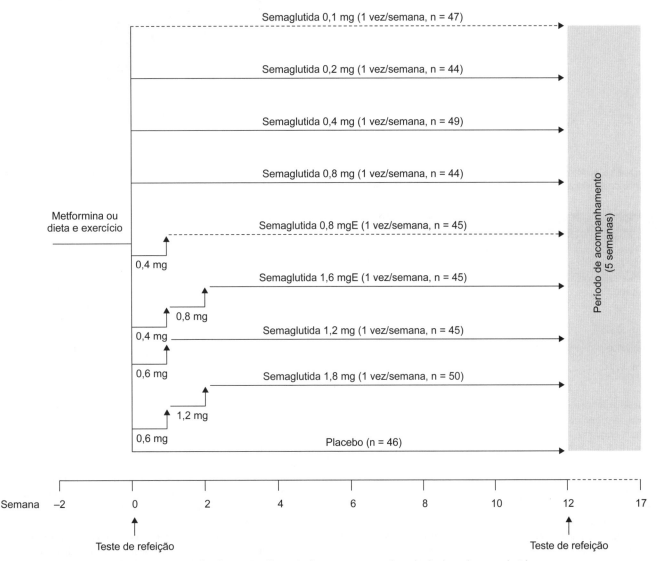

Figura 4.15 Desenho do ensaio clínico. Indica aumento escalonado da dose de semaglutida.

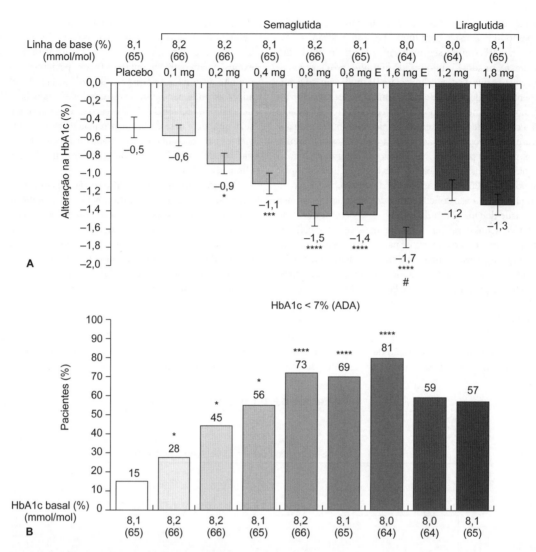

Figura 4.16 A. Alteração média da HbA1C (%) basal até semana 12. **B.** Porcentagem de pacientes que atingiram controle glicêmico segundo os critérios da American Diabetes Association (ADA) e da American Association of Clinical Endocrinologists (AACE).

Tabela 4.8 Detecção de reações adversas.			
Incidência esperada de uma reação adversa	Número de pacientes necessários para detecção do evento		
	1 evento	2 eventos	3 eventos
1 em 100	300	480	650
1 em 200	600	960	1.300
1 em 1.000	3.000	4.800	6.500
1 em 2.000	6.000	9.600	13.000
1 em 10.000	30.000	48.000	65.000

no desenvolvimento de um novo fármaco. Concentrações baixas nos órgãos-alvo por períodos inadequados levam a eficácia reduzida ou ausente, enquanto concentrações em órgãos não alvo podem resultar em toxicidade. Estudos em animais não necessariamente ajudam a predizer o que ocorre em humanos, visto que estes podem apresentar habilidades distintas tanto na absorção quanto na distribuição, no metabolismo e na eliminação do novo fármaco. Com base nisso, com os objetivos de acelerar o desenvolvimento de novos fármacos, reduzir o custo e minimizar o uso de animais em estudos pré-clínicos, uma nova abordagem chamada estudos clínicos fase 0 (zero) foi desenvolvida. No estudo clínico fase 0, o novo fármaco pode ser administrado ao ser humano com muito pouco estudo toxicológico (dose única em um roedor com observação por 2 semanas) para que possa ser administrado em voluntários sadios (Garner e Lappin, 2006). Essa abordagem é baseada no princípio de que microdoses seriam seguras quando administradas em humanos; o cálculo dessa microdose é ainda controverso, embora a FDA e a agência regulatória europeia EMEA tenham considerado que a dose máxima de um novo fármaco a ser administrada em um voluntário sadio seja de 100 μg. No caso de um produto biológico, a FDA fixou essa microdose em 30 nanomoles (Bertino et al., 2007).

Conceitualmente, uma microdose é uma dose tão pequena quando administrada em humanos que não causaria nenhum efeito farmacológico; portanto, o risco de uma reação adversa seria muito baixo. O pacote pré-clínico para desenvolvimento de um fármaco, a fim de que ele seja avaliado em humanos em estudo clínico fase I, leva aproximadamente 18 meses (Rani e Naidu, 2008), e os estudos pré-clínicos devem ser realizados em duas espécies animais (uma não roedora). No caso do estudo fase 0, o pacote pré-clínico e o estudo clínico com microdose levam no máximo 6 meses. Além do tempo economizado, o estudo pré-clínico é feito somente em uma espécie animal, e o número de animais empregados é bem menor quando comparado aos estudos pré-clínicos regulatórios para o estudo clínico fase I. Outra vantagem é o fato de já haver dados em humanos em termos de biodisponibilidade, metabolismo, distribuição e eliminação, o que permite a seleção do candidato ideal para o desenvolvimento do novo medicamento. O custo também é substancialmente menor (300 mil dólares, comparados com 1,5 milhão de dólares).

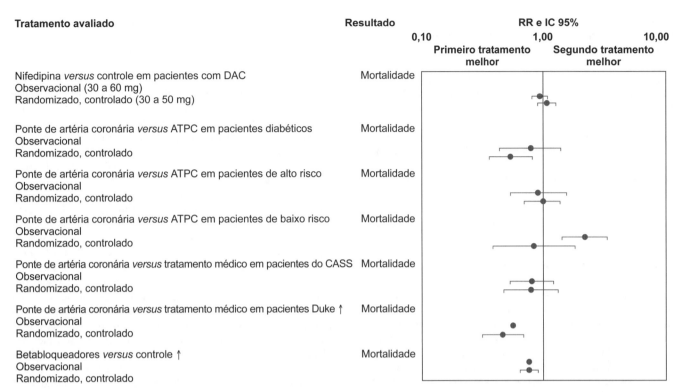

Figura 4.17 Resultados de estudos observacionais e ensaios clínicos randomizados e controlados de tratamentos cardiológicos. ATPC: angioplastia coronária transluminal percutânea; CAD: *coronary artery disease*; CASS: *coronary artery surgery study*; DAC: doença arterial coronariana; Duke: Duke University Cardiovascular Disease Databank; OR: *odds ratio*.

FARMACOGENÉTICA E FARMACOGENÔMICA

A farmacogenética foi definida como o estudo da variabilidade da resposta de um fármaco decorrente da herança genética. Mais recentemente, por causa do modismo em associar o sufixo ômica a uma área de pesquisa, introduziu-se termo *farmacogenômica*. Do ponto de vista literário, a *farmacogenética* ficou restrita ao estudo dos genes responsáveis pelo metabolismo de fármacos, enquanto a *farmacogenômica* englobaria todos os genes do genoma capazes de determinar/influenciar a resposta ao fármaco (Evans e Relling, 1999). Na opinião do autor deste livro, essa distinção pouco acrescenta do ponto de vista científico e, portanto, os termos podem ser utilizados de maneira intercambiável.

O conceito de farmacogenética foi inicialmente proposto por Arno Moltuksy (1957), quando começou a se tornar aparente que a variabilidade na resposta induzida por um fármaco poderia resultar, pelo menos em parte, da herança genética. Os exemplos mais conhecidos estão envolvidos com farmacocinética, por meio dos vários fatores que podem influenciar a concentração do fármaco que eventualmente atingirá o alvo terapêutico. Os fatores farmacocinéticos mais conhecidos são a variação genética na expressão e a função de enzimas metabolizadoras. Um dos estudos iniciais foi feito com a variação genética da butirilcolinesterase e a apneia prolongada, após o tratamento com o relaxante muscular succinilcolina (Kalow, 1956). É importante ressaltar que o metabolismo compreende um dos processos que pode resultar em diferenças individuais na resposta a um fármaco. Entretanto, várias reações adversas graves podem ser previstas e prevenidas por meio do conhecimento das variações da sequência que envolve os genes *HLA* (Weinshilboum e Wang, 2017).

A maior parte da informação genética está contida nos cromossomos localizados no interior do núcleo da célula (o restante encontra-se na mitocôndria, herdado somente pelo lado materno). Cada proteína produzida pela célula é codificada por uma sequência de DNA encontrada em um sítio específico (*locus*) do cromossomo, e essa sequência recebe o nome de gene. O projeto do genoma humano revelou que o genoma humano apresenta de 30 mil a 40 mil genes (International Human Genome Sequencing Consortium, 2001); entretanto, atualmente, calcula-se que o genoma contenha 19 mil a 20 mil genes codificadores de proteínas. Vale ressaltar que nem toda sequência do gene é traduzida em sequência de aminoácidos; a sequência codificadora do gene é intercalada por sequências não codificadoras que formam os éxons e íntrons, respectivamente. Os éxons constituem em média 5% do conteúdo do DNA do gene. No processo de transcrição, o DNA se desenrola e um RNA pré-mensageiro de fita única (pré-mRNA) é formado pela adição em sequência de bases complementares às do DNA. O transcrito inicial contém as sequências complementares dos éxons e íntrons, mas as sequências dos íntrons são removidas para formar o RNA mensageiro antes que este seja translocado ao citoplasma, para que o processo de tradução em sequência de aminoácidos ocorra (Searle e Hopkins, 2009). Além dos íntrons, há uma sequência não codificadora adicional no gene que fica *ascendente* ao primeiro éxon. Esse DNA contém regiões importantes na determinação de o gene ser expresso em algum tipo de célula em particular e, caso o seja, modular a regulação de sua expressão. Durante o processo de tradução, para serem incorporados à proteína, os aminoácidos são codificados por conjuntos de três bases (*triplets*), chamados de códon, na sequência do RNA mensageiro. O código genético refere-se à combinação das bases no códon que define qual aminoácido será sintetizado. Alguns aminoácidos são codificados por mais de um códon; isso é possível porque o ser humano tem 64 códons e apenas 20 aminoácidos. Há também um códon que inicia o processo de tradução e três códons que sinalizam a terminação da sequência do polipeptídio (chamados de códons terminais ou *stop codons*).

Mudanças do DNA alteram as reações metabólicas que ocorrem em cada célula do organismo e podem surgir de várias maneiras distintas, resultantes de tipos diferentes de mutações. Essas mutações incluem polimorfismos de único nucleotídio (SNP), deleções gênicas, duplicações e inserções e variação do número de cópias do gene. Também podem ocorrer mutações de elementos regulatórios dos genes. A farmacogenética visa a entender a significância dessas alterações na sequência normal dos genes, o que geralmente requer tanto estudo genotípico quanto fenotípico. A farmacogenética também se ocupa do entendimento das bases genéticas responsáveis pelas diferenças observadas nas respostas aos fármacos pelos indivíduos, podendo desse modo minimizar o risco e/ou a intensidade de reações adversas, aumentando, assim, a chance de sucesso terapêutico (Linares et al., 2015).

A medicina personalizada utiliza o genótipo para predizer resposta aos fármacos (Hamburg e Collins, 2010). Entretanto, o genoma do paciente pode apresentar somente informações qualitativas em relação ao metabolismo. A farmacocinética clínica pode prever terapia segura e eficaz para o paciente ao estudar a relação quantitativa entre os esquemas terapêuticos e perfis farmacocinéticos que eles geram. A combinação entre os aspectos genotípicos e os dados de farmacocinética clínica, levando em consideração também as interações farmacocinéticas causadas por outros fármacos, aumenta consideravelmente o potencial atribuído à medicina personalizada. A seguir, a problemática será exemplificada com o fármaco opioide codeína.

O efeito analgésico da codeína depende de sua conversão em morfina pelo CIP2D6. A morfina subsequente é conjugada com o ácido glicurônico por glucoronidases para formar dois metabólitos principais: a morfina-3-glucoronídeo, que é inativa, e a morfina-6-glucoronídeo, que é ativa (Christrup, 1997). Apesar de ser considerado um opioide fraco, a codeína causou mortes em crianças, quando administrada para controle de dor após amigdalectomia e adenoidectomia (Ciszkowski et al., 2009). Apesar de o polimorfismo genético do CIP2D6 ser bastante conhecido e caracterizado na literatura, não se sabem as contribuições relacionadas com os fenótipos da codeína e de seus metabólitos, quando se prescreve uma dose de codeína. Não há até o momento um conhecimento quantitativo da relação direta entre o fenótipo do paciente e as vias farmacocinéticas da codeína (Thorn et al., 2009). Assim, há a necessidade de construir um modelo para poder abordar essa problemática. A Figura 4.18 apresenta um resumo da via metabólica da codeína.

A Figura 4.19 ilustra o modelo construído com base na administração oral da codeína. Uma vez que esta atinge o trato gastrintestinal, uma porcentagem dessa codeína se tornará biodisponível na circulação sistêmica, sendo representada nesse caso pela dose versus F (biodisponibilidade absoluta). Nesse modelo, a codeína é transformada em codeína-6-glucoronídeo (C6G) pela enzima UGT2B7 com uma taxa de biotransformação de $k_{P \to C6G} h^{-1}$. A morfina é formada a partir da codeína pela ação da enzima CIP2D6, com uma taxa de biotransformação de $k_{P \to MO} h^{-1}$. A morfina é biotransformada em morfina-3-glucoronídeo pela UGT2B7 e pela UGT1A1 com uma taxa de biotransformação de $k_{MO \to M3G} h^{-1}$, e em morfina-6-glucoronídeo pela UGT2B7/UGT1A1 com uma taxa de biotransformação de $k_{MO \to M6G} h^{-1}$. A codeína e seus metabólitos são eliminados na urina e nas fezes. As linhas tracejadas na Figura 4.19 indicam metabólitos não incluídos nesse modelo.

Os dados experimentais serão ilustrados adiante. A Figura 4.20 mostra a concentração plasmática de codeína após a administração de codeína 30 mg, dose única VO para voluntários com características genotípicas distintas, ME (metabolizadores extensos tinham 2 alelos ativos), ML (metabolizadores lentos tinham 2 alelos inativos) e MU (metabolizados ultrarrápidos tinham 3 ou mais alelos ativos para 2D6). A figura ilustra a razão da ASC da concentração plasmática da morfina *sobre* a ASC da concentração plasmática da codeína *em relação* à atividade do CIP2D6 expresso pelo número de alelos ativos, que foram considerados com valor arbitrário de 1, e de alelos com atividade reduzida considerados com valor arbitrário de 0,5 (Kirchheiner et al., 2007).

Os exemplos anteriores abordaram os aspectos farmacogenéticos, ou seja, os aspectos relacionados com a disposição dos fármacos. O metabolismo de um fármaco tem papel fundamental no desenvolvimento e na eficácia dos fármacos. O exemplo a seguir aborda um aspecto farmacogenômico que possibilita investigar se o polimorfismo do receptor adrenégico beta-2 está associado a uma resposta farmacológica diversa da de agonistas beta-2 adrenérgicos (Asano et al., 2010). Nesse estudo, foi monitorado o aumento de volume expiratório forçado de 1 s (VEF_1) após inalação do agonista beta-2 adrenérgico procaterol, do antagonista muscarínico oxitrópio ou da inalação de ambos em sequência em pacientes com asma leve ou moderada (n = 81), e essa resposta estava associada ao polimorfismo do gene do receptor adrenérgico beta-2 (ADRB2). A Figura 4.21 relaciona o efeito broncodilatador com dois polimorfismos: o polimorfismo A46G (rs1042713), caracterizado pela substituição da arginina (Arg) 16 pela glicina (Gly); e o polimorfismo C79G (rs1042714), definido pela substituição da glutamina 27 por ácido glutâmico. Conforme ilustrado na Figura 4.21, a resposta broncodilatadora do procaterol é alterada em relação ao polimorfismo do A46G, tendo sido maior para os pacientes com homozigose A46, quando comparados com pacientes em heterozigose ou homozigose com G46. Não foi notada diferença significativa da broncodilatação induzida pelo procaterol em pacientes com polimorfismo C79G (não mostrado na figura).

É importante ressaltar que esse é um ensaio clínico com um número pequeno de pacientes, e outros estudos avaliando a resposta broncodilatadora de agonistas beta-2 adrenérgicos não identificaram associação com polimorfismo (Joos et al., 2003).

FARMACOCINÉTICA POPULACIONAL

A farmacometria é a ciência que emprega modelos matemáticos em diversas aplicações das ciências farmacêuticas. Esses modelos são utilizados para resumir de maneira concisa um grande número de dados que utilizam um pequeno número de valores numéricos e expressões matemáticas. Os modelos podem ser utilizados para explorar mecanismos ou resultados do sistema, seja um processo fisiológico, ação de um fármaco, progressão de uma doença ou impacto econômico de

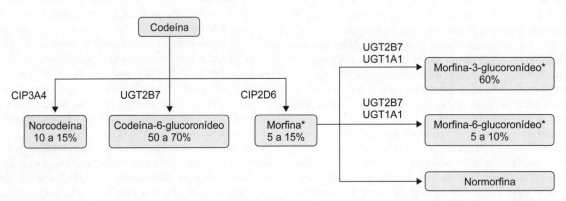

Figura 4.18 Via metabólica da codeína em um indivíduo com extenso metabolismo pelo CIP2D6. *Metabólitos ativos.

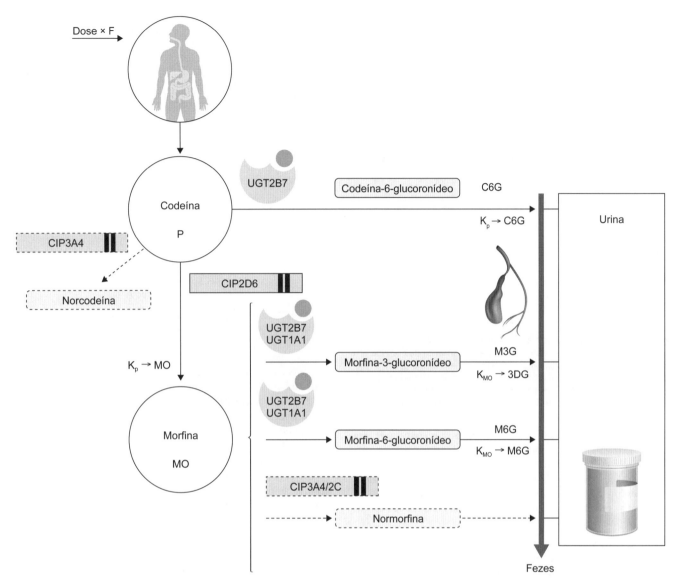

Figura 4.19 Modelo farmacocinético da administração de codeína VO. A codeína (fármaco não modificado, representado por P, do inglês *parent*) é metabolizada em codeína-6-glucoronídeo pela UGT2B7. Tanto a codeína quanto seus metabólitos são excretados na urina e nas fezes como fármacos livres ou conjugados glucorônicos. A excreção urinária de codeína é de aproximadamente 10% e a excreção fecal é negligível. As linhas e setas tracejadas indicam metabólitos não incluídos nesse modelo.

uma terapia em particular. Pode-se desenvolver e testar hipóteses nos modelos, o que pode levar a alterações de comportamentos, como alterar o esquema terapêutico de um fármaco com base em um parâmetro avaliado no paciente, como peso corporal.

Os modelos podem ser descritivos ou preditivos. Os modelos descritivos são utilizados para caracterizar dados obtidos e permitem simulações baseadas no modelo para testar condições para as quais não há dados coletados pelo pesquisador. São desenvolvidos com base no desenvolvimento de modelos descritivos e permitem interpolação ou extrapolação. Interpolação prediz novos valores dentro das condições em que o modelo foi criado. Por exemplo, é possível interpolar respostas causadas por uma dose de 150 mg utilizando-se um modelo construído com doses de 100 e 200 mg. A extrapolação é utilizada para predizer valores em uma faixa de condições fora dos limites em que o modelo foi construído.

O modelo farmacométrico é uma construção matemático-estatística que define uma relação entre variáveis dependentes, como concentração, e independentes, como tempo e dose. A função do modelo é descrever o sistema, criado pela coleta de dados. Os modelos têm três elementos necessários:

- Uma forma funcional matemático-estatística
- Parâmetros do modelo
- Variáveis independentes.

No exemplo a seguir:

$$\text{Concentração} = f(\Theta, \Omega \text{ e } \Sigma, \text{peso, tempo e dose})$$

a variável dependente *concentração* é relacionada com uma predição baseada em uma função matemática *f*, com os parâmetros Θ, Ω e Σ e variáveis independentes, *peso*, *tempo* e *dose* (Owen e Fiedler-Kelly, 2014).

A farmacocinética populacional estuda a extensão, a origem e outras causas da variabilidade farmacocinética de um fármaco em uma população de pacientes. Certas características dos pacientes, como idade, peso, comorbidades e uso de outros medicamentos, podem alterar os parâmetros farmacocinéticos. A farmacocinética populacional visa a avaliar o quanto esses parâmetros estão alterados em determinada população de pacientes e os fatores responsáveis por essa variabilidade. A farmacocinética populacional inclui:

- Avaliação da variabilidade global dos perfis da concentração plasmática na população de pacientes

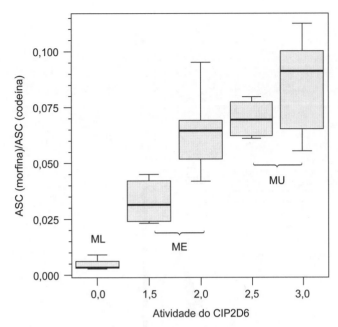

Figura 4.20 Razão da área sob a curva (ASC) da concentração plasmática da morfina sobre a ASC da concentração plasmática da codeína em relação à atividade do CIP2D6 expressa pelo número de alelos ativos (arbitrariamente definidos com atividade 1) e alelos com atividade reduzida (arbitrariamente definidos com atividade 0,5). ML: metabolizadores lentos; ME: metabolizadores extensos; MU: metabolizadores ultrarrápidos.

- Identificação do parâmetro farmacocinético responsável por essa variação (*clearance*, biodisponibilidade, metabolismo etc.)
- Explicação dessa variabilidade por meio da identificação de fatores demográficos, ambientais e uso de medicamentos concomitantes que possam influenciar esses parâmetros farmacocinéticos
- Estimativa quantitativa da magnitude da variabilidade não explicada na população de pacientes.

A média dos valores dos parâmetros farmacocinéticos permite a elaboração de um regime de dosagem padrão. A variabilidade decorrente de fatores conhecidos leva a uma dosagem específica para certas subpopulações. A variabilidade inexplicada reflete a reprodutibilidade da farmacocinética e é importante, visto que a eficácia e a segurança de um fármaco diminuem com o aumento dela. Um exemplo prático seria o das concentrações no estado de equilíbrio de um fármaco eliminado essencialmente pelo rim, geralmente maiores em pacientes que apresentam graus distintos de insuficiência renal.

Tradicionalmente, os valores médios dos parâmetros farmacocinéticos são obtidos realizando-se estudos detalhados em um número limitado de indivíduos. Várias medidas da concentração do fármaco são obtidas para cada indivíduo após administração de uma dose única ou quando ele se encontra em estado de equilíbrio. Os valores dos parâmetros são estimados por meio de regressão não linear, ponderada ou não, dos mínimos quadrados utilizando-se um modelo farmacocinético compartimental ou não compartimental. O valor estimado para o parâmetro de cada indivíduo é tido como o parâmetro verdadeiro para aquele indivíduo. Os valores individuais são então utilizados para calcular a média e a variância do parâmetro. Esse tipo de abordagem provoca alguns problemas em potencial. Os estimados do parâmetro individual podem ser imprecisos quanto ao valor verdadeiro do indivíduo em virtude da variação intrassujeito. Se um estudo idêntico for repetido no mesmo indivíduo em múltiplas ocasiões, valores um pouco diferentes serão obtidos a cada experimento. A variação intrassujeito do parâmetro estimado será pequena se for feito um número grande de observações no mesmo indivíduo. Entretanto, é complicado obter grande número de amostras de pacientes, e provavelmente o parâmetro estimado variará um pouco no dia a dia de pacientes, mesmo que

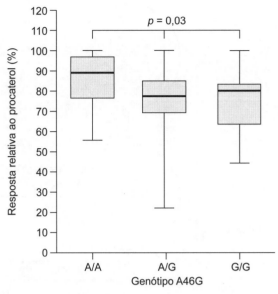

Figura 4.21 *Box plot* mostrando a resposta relativa ao procaterol estratificada pelo polimorfismo A46G do gene do receptor beta-2 adrenérgico.

eles se encontrem em situação clínica estável. É importante ressaltar que estimativas obtidas por meio de variâncias de estudos com poucos pacientes costumam ser não acuradas (Sheiner e Beal, 1983).

Diferentemente dos ensaios clínicos fase I, nos quais a farmacocinética é estudada com base em muitas amostras coletadas de voluntários sadios, a farmacocinética populacional permite o estudo do efeito de insuficiência renal e interações de fármacos com poucas amostras (*sparse samples*), mas de um grande número de pacientes, as quais são geralmente obtidas nos ensaios clínicos fase II. A abordagem da farmacocinética populacional apresenta várias vantagens, como:

- Os dados são gerados a partir da população de interesse (pacientes)
- O uso de mais dados é permitido, quando comparados com os dados possíveis de obter em estudos farmacocinético-farmacodinâmicos tradicionais, principalmente com dados não balanceados
- A análise de dados esparsos e a integração de dados obtidos de fontes diferentes são possíveis
- Covariantes importantes que explicam a variabilidade interindividual podem ser identificadas
- É um modelo que permite a inclusão de conhecimento prévio, facilitando, portanto, a interpretação dos resultados e o poder estatístico
- Limitações éticas ainda impostas em ensaios clínicos fase I, como pacientes pediátricos, podem ser superadas.

Todavia, é importante salientar que os métodos utilizados são complexos e análises diferentes geram modelos diferentes.

Um dos modelos mais utilizados para avaliação de relações farmacocinético-farmacodinâmicas é o programa computacional denominado NONMEM (Beal *et al.*, 2001), uma abreviação de *nonlinear mixed effects models*. Ele se baseia no princípio de que os parâmetros farmacocinéticos individuais de uma população de pacientes surgem de uma distribuição que pode ser caracterizada por uma média populacional e uma variância interindividual. Cada parâmetro farmacocinético individual pode ser expresso como média populacional e desvio, típico para um indivíduo. O desvio é a diferença entre a média populacional e o parâmetro individual e se assume que seja uma variável randômica com uma média esperada de zero e variância ω^2 (Vozeh *et al.*, 1982). Essa variância representa a variabilidade biológica da população. O NONMEM utiliza o método de regressão dos mínimos quadrados (ELS, do inglês, *extended least squares*).

MONITORAMENTO TERAPÊUTICO

Monitoramento terapêutico de um medicamento é a ciência que estuda a maneira de otimizar o tratamento feito com esse medicamento utilizando-se concentrações do fármaco em matrizes biológicas para aumentar a sua eficácia e reduzir a sua toxicidade. Fundamentalmente se baseia no conhecimento da farmacocinética e da farmacodinâmica do fármaco. Do ponto de vista prático, o chamado padrão-ouro é a quantificação do fármaco no sangue (na verdade, na maioria das vezes, a quantificação é realizada no plasma por questões técnicas), visto que este é mais fácil de coletar que outras matrizes biológicas, como líquido cefalorraquidiano, tecidos etc. O monitoramento terapêutico surgiu como disciplina clínica no final da década de 1960 e basicamente envolve a medida e a interpretação das concentrações plasmáticas dos fármacos, com o intuito de melhorar a eficácia e a segurança do tratamento. Há quatro princípios fundamentais para que ele seja implementado:

- Há uma boa correlação entre a concentração plasmática do fármaco e sua atividade farmacológica?
- Há grande variação entre os pacientes em relação a absorção, distribuição, metabolismo e eliminação do fármaco?
- O fármaco em questão apresenta um índice terapêutico estreito?
- A resposta farmacológica não pode ser facilmente monitorada?

Por exemplo, antibióticos como betalactâmicos, macrolídios e quinolonas apresentam alto índice terapêutico, portanto não é necessário realizar monitoramento terapêutico. Entretanto, antibióticos como aminoglicosídios e vancomicina apresentam índice terapêutico estreito e a toxicidade pode ser grave e irreversível. Aminoglicosídios apresentam farmacocinética relativamente simples. Eles são hidrofílicos, com baixa ligação às proteínas plasmáticas, eliminados por meio de *clearance* renal e não apresentam estereoisomerismo, sem estar sujeitos a polimorfismos genéticos. O volume de distribuição é semelhante ao volume de líquido extracelular, e o *clearance* renal é semelhante à taxa de filtração glomerular (Benet e Williams, 1990). A meia-vida de eliminação é de aproximadamente 2,5 h em pacientes com função renal normal. Os aminoglicosídios apresentam índice terapêutico estreito, sendo a sua eficácia diretamente relacionada com a $C_{máx}$ atingida, enquanto a toxicidade é relacionada com a exposição ao fármaco, a nefrotoxicidade costuma ser reversível e a ototoxicidade irreversível. Por causa do esquema terapêutico atualmente proposto (1 vez/dia), não há necessidade de monitorar os níveis plasmáticos de aminoglicosídios.

A vancomicina apresenta características farmacocinéticas semelhantes às características farmacocinéticas dos aminoglicosídios. Apresenta baixa ligação às proteínas plasmáticas, *clearance* renal, não apresenta metabolismo e também não é sujeita a polimorfismos genéticos. O volume de distribuição é de aproximadamente 0,4 ℓ/kg, e o *clearance* renal é semelhante à taxa de filtração glomerular, com meia-vida de eliminação de aproximadamente 6 h. A vancomicina também apresenta nefro e ototoxicidade. Distintamente dos aminoglicosídios, a farmacodinâmica da vancomicina é semelhante à dos betalactâmicos, ou seja, o ideal é manter o antibiótico em concentração acima do MIC durante o intervalo de dosagem. O ideal nesse caso seria a administração de vancomicina na forma de infusão. Caso seja administrada em intervalos de tempo, o fundamental seria verificar os níveis plasmáticos atingidos antes da administração da dose seguinte. Faixas terapêuticas baseadas no $C_{máx}$ não funcionam, visto que o tempo de coleta após a administração é fundamental; estudos verificaram que amostras de sangue coletadas imediatamente após a administração e até 3 h depois eram consideradas com referência à faixa terapêutica de 20 a 40 mg/ℓ (Duffull *et al.*, 1993), indicando-se o *nonsense* de aplicar faixa terapêutica com base na $C_{máx}$. De maneira geral, o MIC da vancomicina para a maioria das bactérias é de 1,5 mg/ℓ; levando-se em conta que a ligação às proteínas plasmáticas é de aproximadamente 50%, uma concentração mínima de 3 mg/ℓ seria aconselhável (Begg *et al.*, 1999).

O monitoramento de fármacos imunossupressores como a ciclosporina é feito rotineiramente, embora a melhor maneira de fazê-lo ainda não esteja estabelecida. As medidas dos níveis imediatamente anteriores à próxima dose (vale) não conseguem estimar com confiança a ASC, que é o melhor parâmetro para correlacionar a ASC com a eficácia clínica (Kahan *et al.*, 1995). Alguns trabalhos indicam três coletas para estabelecimento correto da ASC da ciclosporina (Johnston *et al.*, 1990), alguns com duas coletas (Johnston *et al.*, 1996) e outros com uma amostra após 6 h da administração (Cantarovich *et al.*, 1988).

O uso de monitoramento terapêutico para fármacos antiepilépticos começou há aproximadamente 60 anos (Buchthal *et al.*, 1960). Os antiepilépticos mais antigos como a fenitoína foram considerados candidatos excelentes para monitoramento terapêutico; visto que apresentam índice terapêutico estreito e alta variabilidade farmacocinética, a resposta terapêutica não pode ser avaliada imediatamente, pois o uso dos antiepilépticos é profilático e os sinais de toxicidade não são fáceis de reconhecer clinicamente (Perucca e Richens, 1981). Entretanto, deve-se tomar cuidado com a interpretação da faixa terapêutica nos antiepilépticos como a fenitoína. Inicialmente foi sugerido para a fenitoína que o paciente deveria ser mantido na faixa de 10 a 20 mg/ℓ para se obter controle ótimo das crises convulsivas (Neels *et al.*, 2004). Entretanto, aproximadamente um terço dos pacientes com diagnóstico recente de epilepsia com crises tônico-clônicas ou parciais conseguem controlá-las totalmente com concentrações séricas de fenitoína < 10 mg/ℓ (Shorvon *et al.*, 1978). Em outro estudo que analisou 25 pacientes com controle total de crises epilépticas, detectou-se que 64% dos tratados com fenitoína e 86% dos tratados com fenobarbital apresentavam concentrações séricas abaixo dos limites inferiores da faixa terapêutica para esses fármacos (10 mg/ℓ e 15 mg/ℓ, respectivamente; Feldman e Pippenger, 1976). Também notou-se que pacientes que apresentam quadros graves de epilepsia necessitam de concentrações acima do nível superior da faixa terapêutica; em um estudo, foi verificado que 17 de 30 pacientes necessitavam de concentrações séricas de fenitoína > 20 mg/ℓ (média de 31 mg/ℓ) para ter controle terapêutico eficaz, além de tolerarem bem o fármaco. Assim, a interpretação da faixa terapêutica não deve ser rígida. Pacientes que se encontram assintomáticos com concentrações séricas abaixo do limite inferior da faixa terapêutica podem passar a sofrer reações adversas, caso a dose seja aumentada (Woo *et al.*, 1988), enquanto pacientes que estejam bem controlados, mas com concentrações séricas acima do limite superior da faixa terapêutica, sem apresentar toxicidade, podem ter relapso de crises convulsivas caso a dose seja reduzida (Reynolds, 1979). Em razão do fato de existir uma proporção razoável de pacientes que conseguem controle terapêutico em concentrações abaixo do limite inferior da faixa terapêutica, há recomendação de que o limite inferior não seja considerado, levando-se em conta apenas o valor superior da faixa terapêutica como concentração eficaz. É importante ressaltar que, dependendo do tipo de epilepsia, podem ser necessárias concentrações acima do limite superior da faixa terapêutica, ou seja, é fundamental tratar o paciente, e não a concentração sérica do fármaco (Chadwick, 1987). Vale notar que, para os novos fármacos antiepilépticos, não se recomenda monitoramento terapêutico; e, embora tais medicamentos tenham sido avaliados cuidadosamente em relação às suas propriedades farmacocinéticas, não foram realizados estudos concentração-resposta, e em alguns casos de maneira deliberada, por se considerar desfavorável, do ponto de vista de *marketing*, a necessidade de fazer monitoramento terapêutico (Perucca, 2000). Os novos fármacos antiepilépticos apresentam índice terapêutico estreito, e as doses necessárias para obter eficácia estão associadas à incidência de reações adversas. Além disso, a exemplo dos antiepilépticos antigos, eles também apresentam alta variabilidade farmacocinética, tanto interindividual quanto intraindividual, em virtude da idade, da gestação, de doenças ou de outros fármacos associados. Portanto, também são bons candidatos ao monitoramento terapêutico, quando da realização de estudos para estabelecer a relação concentração-efeito.

REAÇÃO ADVERSA A MEDICAMENTOS

Reações adversas a medicamentos (RAM) são comuns, causadas por diferentes mecanismos e resultam em quadros clínicos distintos. Elas são subdivididas em tipos A e B (Rawlins e Thompson, 1977). As reações adversas tipo A são dependentes da atividade farmacológica do medicamento, sendo influenciadas pela farmacocinética, por comorbidades e/ou pela interação com outros fármacos. Sobredose e ligação do fármaco a receptores que não eram alvos (*off-target receptors*) apresentam importância central a esse tipo de reação farmacológica. Reações do tipo A ocorrem na quase totalidade dos indivíduos, são dependentes da dose, costumam ser previsíveis e o mecanismo é geralmente conhecido. Também são referidas como reações adversas do medicamento. Um exemplo típico é o caso de sonolência induzida pelos anti-histamínicos de primeira geração. Reações do tipo B (também denominadas reações do tipo não A) representam 15% de todas as reações adversas a medicamentos. Elas ocorrem em indivíduos que apresentam predisposição e também são chamadas de reações idiossincráticas. Consideradas não previsíveis, elas não resultam da ação farmacológica do medicamento e não são dependentes da dose. A maioria das reações tipo B envolve o sistema imunológico e leva o nome de reação de hipersensibilidade ao medicamento (RHM).

Várias tentativas foram feitas para melhorar essa classificação, principalmente no que se refere às reações do tipo B, para melhorar o entendimento de seus quadros clínicos e mecanismos fisiopatológicos (Pichler e Hausmann, 2016). Na prática clínica, várias abordagens são combinadas (Tabela 4.9). Uma delas avalia o tempo que leva para os sintomas aparecerem (1 h ou mais) e representa uma classificação das mais simples, embora não considere as características do fármaco, o tipo de resposta imune, a dependência da dose e a suscetibilidade individual. Outra classificação baseia-se em um mecanismo mediado pelo sistema imunológico, sendo os sintomas que aparecem imediatamente (urticária, anafilaxia) decorrentes da desgranulação mastocitária e IgE, enquanto os sintomas que aparecem tardiamente (exantema, hepatite) são dependentes da ativação de células T, raramente envolvendo anticorpos do tipo IgG. Algumas reações ocorrem principalmente com alguns fármacos e são classificadas segundo eles como alergia ao ácido acetilsalicílico, síndrome da hipersensibilidade aos antiepilépticos ou reações agudas causadas pela infusão de biológicos.

As classificações mencionadas anteriormente têm como princípio a formação de um novo antígeno causado pela ligação do hapteno como essencial para as reações de hipersensibilidade. A classificação a seguir inclui interações não covalentes entre o fármaco e o receptor como causa de reações de hipersensibilidade e permite, dessa maneira, dividi-las em três subtipos.

Estimulação imunológica alérgica

Baseia-se no princípio de que pequenas moléculas como fármacos e seus metabólitos são muito pequenos para causar uma resposta imune específica por si próprios. Os fármacos só podem causar uma resposta imune específica se ocorrer ligação entre eles e proteínas e, desse modo, um antígeno (complexo hapteno-proteína) ser formado (Whitaker et al., 2011). Alguns fármacos podem atuar como pró-haptenos e só conseguem se ligar de maneira covalente a proteínas após serem metabolizados. A ligação covalente é importante em razão de duas características dos haptenos:

- Habilidade de estimular células de imunidade inata (p. ex., células dendríticas): o fármaco ativa receptores de reconhecimento padrão, seja por meio de interação química direta com esses receptores, seja por indução de ativadores endógenos. Isso induz a expressão de CD40 ou outras moléculas coestimulatórias nas células dendríticas (Martin, 2012)
- A ligação covalente com o fármaco altera a estrutura da proteína e pode transformar uma proteína solúvel (tipo albumina, transferrina) ou ligada a células (integrinas, selectinas) em uma proteína modificada pelo fármaco, a qual passa a atuar como antígeno para o qual não há tolerância intrínseca. Essa resposta imune adaptativa

Tabela 4.9 Exemplos de subclassificações de hipersensibilidade a fármacos.

Características distintivas	Sintomas clínicos
Tempo de aparecimento de sintomas após a absorção do medicamento	
< 1 a < 6 h	Urticária, angioedema, anafilaxia por IgE (principalmente < 1 h) e pseudoalergia
Geralmente > 6 h, vários dias	Muitos sintomas em decorrência de células T, IgG
Mecanismos imunológicos	
Tipo I: IgE	Rapidamente, principalmente < 1 h: urticária, anafilaxia
Tipo II: IgC citotóxico	Retardado, após 1 a 14 dias: discrasia de células sanguíneas
Tipo III: complexo imune IgC	Retardado, após 2 a 14 dias: vasculite, doença do soro
Tipo IV (a-d): células T	Retardado, após 2 a 20 dias: vários exantemas, hepatite
Tipo de fármaco	
Anti-inflamatórios não esteroides (AINE)	Doenças respiratórias e/ou doenças cutâneas e exacerbações; principalmente pseudoalergia
Antiepilépticos	DRESS, SSJ/NET; principalmente via p-i, muitas vezes ligada a certo alelo HLA
Biológicos (proteínas)	Reações à infusão, IgE, IgG, complemento ou neutralização (perda de eficácia)
Modo de ação do fármaco com células imunes/inflamatórias	
Alérgico	Alergia à penicilina mediada por IgE, dermatite de contato, reações combinadas de IgE e de células T
p-i (HLA, TCR)	Apenas reações de células T
Pseudoalergia (p. ex., MRGPRX em mastócitos ou bloqueio de enzima intracelular)	Urticária/broncospasmo nafilático (com inflamação subjacente); não há IgE específica para fármacos ou células T

DRESS: *drug reaction with eosinophilia and systemic symptoms*; HLA: antígeno leucocitário humano; NET: necrólise epidérmica tópica; SSJ: síndrome de Stevens-Johnson; TCR: receptor de células T; MRGPRX: *Mas-related G protein-coupled receptor member X*.

reage via receptores específicos (receptores de linfócitos T para antígenos e receptores de imunoglobulina para linfócitos B), com esses novos antígenos formados (Ariza et al., 2015).

A ligação covalente do hapteno com a proteína carregadora é resistente ao processamento intracelular. Peptídios modificados pelo hapteno são finalmente apresentados em moléculas HLA para o receptor do linfócito T. Na maioria das vezes, o hapteno se liga a um aminoácido específico (p. ex., lisina) em diferentes posições na proteína. Portanto, após o processamento da proteína em vários peptídios menores, vários conjugados hapteno-peptídio são gerados e se ligam a diferentes moléculas HLA. Assim, a resposta imune gerada pelos complexos proteína-hapteno não é, portanto, restrita a uma única molécula HLA. Em resumo, o hapteno prova reações simultâneas de linfócitos T e linfócitos B e não é ligado a um único alelo do HLA. As reações causadas pelos haptenos são policlonais e funcionalmente heterogêneas, envolvendo anticorpos, citotoxicidade e liberação de citocinas por células T e células inflamatórias ativadas (Pichler, 2003). Elas podem ocorrer rapidamente, caso o mecanismo efetor seja dependente da liberação de IgE e, subsequentemente, da degranulação de mastócitos e basófilos. Também podem ocorrer tardiamente, caso o mecanismo efetor seja dependente da prévia expansão de linfócitos T estimulados pelo completo hapteno-peptídeo-HLA, seguido de recrutamento de células inflamatórias efetoras.

Estimulação farmacológica de receptores imunes

O conceito de que fármacos são moléculas muito pequenas para atuar como antígenos é correto. Entretanto, alguns fármacos desenhados para se ligar a sítios específicos de proteínas podem diretamente se ligar a receptores imunes como o do HLA ou de receptores de linfócitos T. Essa ligação de fármacos aos receptores imunes seria uma típica ligação *off-target* do fármaco, análoga à ligação do fármaco a outros receptores (ver reações do tipo A) e baseada em ligações não covalentes, como forças de van der Waals, pontes de hidrogênio e interações eletrostáticas. É importante ressaltar que o fármaco não se liga aos peptídios imunogênicos apresentados pelo HLA; portanto, o fármaco não está agindo como um antígeno ou substituindo um peptídio antigênico. O que está ocorrendo é uma interação do fármaco com o receptor imune (Pichler, 2002). Em contraste com as reações *off-target* observadas nas reações de tipo A, em que as células que expressam o receptor *off-target* são estimuladas, no caso da estimulação farmacológica de receptores imunes, apenas os linfócitos T são responsáveis pelos sintomas. Isso explica a característica do aparecimento tardio, visto que os sintomas somente aparecem após expansão do clone de linfócitos T e migração destes para os tecidos. A indução de linfócitos T, mas não indução de linfócitos B (IgE e IgG), é uma característica diferencial fundamental desse tipo de reação de hipersensibilidade.

Pseudoalergia

Caracteriza-se por reações sistêmicas imediatas similares a sintomas de anafilaxia, mas os mecanismos envolvidos são modulados pela liberação de mediadores de basófilos e mastócitos e não são estimulados por imunoglobulina E (Waller, 2011). A pseudoalergia ocorre geralmente após a administração da primeira dose do medicamento, o qual induz degranulação de basófilos e mastócitos. A pseudoalergia não induz respostas imunes dependentes de antígeno, mas causa liberação de histamina, síntese atípica de eicosanoides e inibição da degradação de bradicinina (Qiu et al., 2013). O quadro clínico de pseudoalergia é indistinguível de anafilaxia (He et al., 2013), e seus sintomas e sinais são praticamente idênticos àqueles causados por liberação de imunoglobulina E, como angioedema, urticária, broncoespasmo, sinais gastrintestinais, rubor facial, cefaleia, edema, hipotensão e choque (Wang et al., 2012). As reações pseudoalérgicas não necessitam de sensibilização prévia ou expansão celular, podendo os sintomas aparecer após a primeira dose. Os sintomas tipo urticária e anafilaxia geralmente aparecem depois de doses normais ou altas, uma diferença importante em relação aos indivíduos sensibilizados que apresentam reações alérgicas mediadas por IgE. A dependência da dose é bem caracterizada por meio de procedimentos de dessensibilização (Fruth et al., 2013). A Figura 4.22 resume a atual classificação das reações adversas a medicamentos.

As indústrias farmacêuticas e os órgãos regulatórios estão familiarizados com a teoria das reações adversas causadas pela resposta imune à formação de haptenos e, portanto, evitam desenvolver/registrar fármacos que possam atuar como haptenos com consequente modificação da proteína. O risco de esses fármacos causarem reações adversas de origem imunológica é muito alto. Um exemplo clássico são os antibióticos betalactâmicos, os quais frequentemente atuam como haptenos e ainda são a principal causa de respostas alérgicas a fármacos na prática médica diária (erupções maculopapulares, urticária e anafilaxia). Entretanto, a estimulação de receptores de células imunes pode causar resposta de hipersensibilidade grave mediada por células T. Uma possibilidade de evitar esse tipo de problema é fazer avaliação dos novos fármacos em relação à sua capacidade de se ligar aos alelos do HLA ou a certas regiões do receptor da célula T (Yun et al., 2014).

FARMACOCINÉTICA DE ORDEM ZERO

Também conhecida como farmacocinética de Michaelis-Menten, fundamenta-se na mesma base científica proposta por esses cientistas, a qual indicava que a velocidade de uma reação enzimática aumenta com a concentração do substrato, embora até certo valor, chamado de $V_{máx}$, quando ocorre saturação da enzima pelo substrato (Michaelis e Menten, 1913). A concentração do substrato na metade da velocidade máxima ($V_{máx}/2$) é chamada de k_m e é considerada a medida da afinidade da enzima pelo substrato, conhecida como constante de Michaelis-Menten. Na farmacocinética de primeira ordem, a quantidade de fármaco eliminada por unidade de tempo é variável, visto ser proporcional à concentração plasmática do fármaco; a quantidade de fármaco eliminada é uma porcentagem constante da quantidade de fármaco que se encontra no organismo (Figura 4.23). Na farmacocinética de ordem zero, a quantidade de fármaco eliminada pelo organismo por unidade de tempo é constante e independente da concentração plasmática ou da quantidade de fármaco no organismo. Na farmacocinética de primeira ordem, a meia-vida do fármaco na circulação é

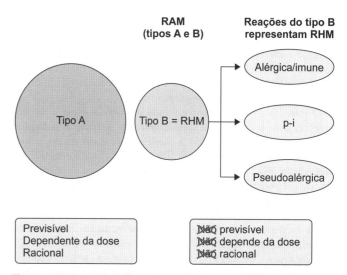

Figura 4.22 As reações adversas a medicamentos (RAM) são subclassificadas em tipos A e B. As reações de tipo B correspondem às reações de hipersensibilidade a medicamentos (RHM), as quais podem ser classificadas em alérgica/imune, p–i e reações pseudoalérgicas.

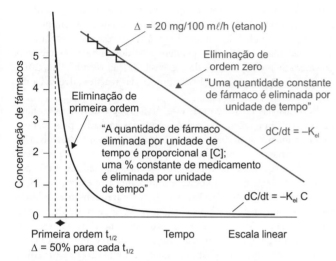

Figura 4.23 Diferenças entre farmacocinética de ordem zero e de primeira ordem.

constante, e, na farmacocinética de ordem zero, a meia-vida do fármaco na circulação é variável.

Fármacos que apresentam cinética de ordem zero e que tenham baixo índice terapêutico estão associados a alto risco de intoxicação. A fenitoína é um fármaco utilizado no tratamento de epilepsia desde 1930 (McNamara, 2001). Em doses terapêuticas, ela é completamente absorvida após administração oral, com picos de concentrações plasmáticas entre 1,5 e 3 h, apresentando alta ligação a proteínas plasmáticas (90%), especialmente a albumina. Os níveis de fenitoína no sistema nervoso central são maiores que os níveis plasmáticos. Metabolizada por enzimas microssomais hepáticas em metabólitos inativos, a fenitoína apresenta ciclo êntero-hepático, sendo eliminada na urina em forma inalterada ou formas conjugadas. A meia-vida média da fenitoína é de aproximadamente de 22 h no estado de equilíbrio, mas é variável e dependente da dose, indicando farmacocinética de ordem zero. As diferenças na taxa de metabolismo podem ser explicadas parcialmente por variabilidade genética no transporte de fenitoína, como também das enzimas do CIP450, particularmente CIP2C9. Alelos que diferem da forma selvagem (CIP2C9*1), como CIP2C9*2, CIP2C9*3 e CIP2C9*6, são associados a taxas reduzidas de metabolismo e, consequentemente, meias-vidas mais longas (13 dias no caso do CIP2C9*6) e aumento de toxicidade com doses normais de fenitoína (Craig, 2005). A via metabólica oxidativa é saturável na faixa terapêutica superior; portanto, a eliminação da fenitoína muda de cinética de primeira ordem para ordem zero, resultando em uma taxa constante de metabolismo e excreção, apesar das altas concentrações do fármaco (Abe et al., 1980). Nos EUA, no ano de 2002, a fenitoína provocou 4.107 casos de intoxicação, dos quais aproximadamente a metade (2.103) foi decorrente da intoxicação não intencional.

O etanol é o fármaco mais utilizado no mundo, e sua meia-vida aumenta com o incremento da concentração plasmática, indicando farmacocinética de ordem zero. A eliminação do etanol ocorre primariamente pelo metabolismo no fígado, onde o etanol é convertido em acetaldeído pela enzima álcool-desidrogenase. A taxa de eliminação do etanol do organismo é variável; entretanto, na média, estima-se que a taxa no sangue seja de 0,015 g/dℓ/h e 0,018 g/dℓ/h para homens e mulheres, respectivamente (Kelly e Mozayani, 2012). Outra via metabólica do etanol é o sistema microssomal de oxidação do etanol. Essa via utiliza as enzimas do CIP450, predominantemente a CIP2E1, a qual catalisa a oxidação do etanol e também ativa agentes hepatotóxicos. Com o consumo do álcool, há um aumento da expressão dessa enzima, de modo que pacientes alcoólatras ou que sejam grandes consumidores de álcool apresentam uma capacidade maior de metabolizar etanol (Mezey e Tobon, 1971).

REFERÊNCIAS BIBLIOGRÁFICAS

Abe K, Okano M, Sasaki H. Phenytoin elimination kinetics in two children with drug intoxication. Eur J Paediatr. 1980;135:69-71.

Amidon GL, Lennernäs H, Shah VP, Crison JR. A theoretical basis for a biopharmaceutic drug classification: the correlation of in vitro drug product dissolution and in vivo bioavailability. Pharm Res. 1995;12:413-20.

Andrade C. A primer on confidence intervals in psycopharmacology. J Clin Psychiatry. 2015;76:e228-31.

Antman EM, Lau J, Kupelnick B, Mosteller F, Chalmers TC. A comparison of results of meta-analyses of randomized control trials and recommendations of clinical experts. JAMA. 1992;268:240-8.

Ariza A, Mayorga C, Fernandez TD, Barbero N, Martín-Serrano A, Pérez-Sala D, et al. Hypersensitivity reactions to β-lactams: relevance of hapten-protein conjugates. J Investig Allergol Clin Immunol. 2015;25:12-25.

Asano K, Yamada-Yamasawa W, Kudoh H, Matsuzaki T, Nakajima T, Hakuno H, et al. Association between β2-adrenoceptor gene polymorphisms and relative response to β2-agonists and anticholinergic drugs in Japanese asthmatic patients. Respirology. 2010;15:849-54.

Austin PC, Mandani MM, Juurlink DN, Hux JE. Testing multiple statistical hypotheses resulted in spurious associations: a study of astrological signs and health. J Clin Epidemiol. 2006;59:964-9.

Bagshaw SM, Bellomo R. The need to reform our assessment of evidence from clinical trials: a commentary. Philos Ethics Humanit Med. 2008;3-23.

Baron JH. Sailor's scurvt before and after James Lind – a reassessment. Nutr Rev. 2009;67:315-32.

Barsky AJ, Saintfort R, Rogers MP, Borus JF. Nonspecific medication side effects and the nocebo phenomenon. JAMA. 2002;287:622-7.

Barter PJ, Caulfield M, Eriksson M, Grundy SM, Kastelein JJ, Komajda M, et al. Effects of torcetrapib in patients at high risk for coronary events. N Engl J Med. 2007;357:2109-22.

Beal SL, Sheiner LB, Boeckmann AJ, Bauer RJ, editors. NONMEM 7.2.0 users guides (1989-2011). Ellicott City, MD: Icon Development Solutions; 2001.

Begg EJ, Barclay ML, Kirkpatrick CJM. The therapeutic monitoring of antimicrobial agents. Br J Clin Pharmacol. 1999;47:23-30.

Bendtzen K, Ainsworth M, Steenholdt C, Thomsen OØ, Brynskov J. Individual medicine in inflammatory bowel disease: monitoring bioavailability, pharmacokinetics and immunogenicity of anti-tumour necrosis factor-alpha antibodies. Scand J Gastroenterol. 2009;44:774-81.

Benet LZ, Williams RL. Design and optimization of dosage regimens. In: Gilman AG, Rall TW, Nies AS, Taylor P. The pharmacological basis of therapeutics. 8. ed. New York: Pergamon; 1990. p. 1650-35.

Benson K, Hartz AJ. A comparison of observational studies and randomized, controlled trials. N Eng J Med. 2000;342:1878-86.

Bertino JS Jr, Greenberg HE, Reed MD; American College of Clinical Pharmacology. American College of Clinical Pharmacology position statement on the use of microdosing in the drug development process. J Clin Pharmacol. 2007;47:418-22.

Bhatt A. Evolution of clinical research: a history before and beyond James Lind. Perspect Clin Res. 2010;1:6-10.

Bidkeli B, Punnanithinont N, Akram Y, Lee I, Desai NR, Ross JS, et al. Two decades of cardiovascular trials with primary surrogate endpoints: 1990-2011. J Am Heart Assoc 2017;6:e005295.

Buchthal F, Svensmark O, Schiller PJ. Clinical and electro-encephalographic correlations with serum levels of diphenylhydanotin. Arch Neurol. 1960;2:624-30.

Buoen C, Bjerrun OJ, Thomsen MS. How first-time-in-human studies are being performed: a survey of phase I dose-escalation trials in healthy volunteers published between 1995 and 2004. J Clin Pharmacol. 2005;45:1123-36.

Burchiel SW, Aspbury R, Munday J. The search for biosimilars and biobetters. Drug Discov Today. 2019;24(5):1087-91.

Cai X-Y, Thomas J, Cullen C, Gouty D. Challenges of developing and validating immunogenicity assays to support comparability studies for biosimilar drug development. Bioanalysis. 2012;4:2169-77.

Cantarovich F, Bizollon C, Cantarovich D, Lefrancois N, Dubernard JM, Traeger J. Cyclosporine plasma levels six hours after oral administration. A useful tool for monitoring therapy. Transplantation. 1988;45:389-94.

Chadwick DW. Overuse of monitoring of blood concentrations of antiepileptic drugs. BMJ. 1987;294:723-4.

Chalmers I, Milne I, Tröhler U, Vandenbroucke J, Morabia A, Tait G, et al.; James Lind Library Editorial Team. The James Lind Library: explaining and illustrating the evolution of fair tests of medical treatments. J R Coll Physicians Edinb. 2008;38:259-64.

Chow SC, Chang M. Adaptive design methods in clinical trials – a review. Orphanet J Rare Dis. 2008;3:11.

Chow SC, Chang M, Pong A. Statistical consideration of adaptive methods in clinical development. J Biopharm Stat. 2005,15:575-91.

Christrup LL. Morphine metabolites. Acta Anaesthesiol Scand. 1997;41:116-22.

Ciszkowski C, Madadi P, Philips MS, Lauwers AE, Koren G. Codeine, ultrarapid-metabolism genotype, and postoperative death. N Engl J Med. 2009;361:827-8.

Citrome L, Ketter TA. When does a difference make a difference? Interpretation of number needed to treat, number needed to harm, and likelihood to be helped or harmed. Int J Clin Pract. 2013;67:407-11.

Cohen S. The nocebo effect of informed consent. Bioethics. 2014;28:147-54.

Colucci WS, Elkayam U, Horton DP, Abraham WT, Bourge RC, Johnson AD, et al. Intravenous nesiritide, a natriuretic peptide, in the treatment of decompensated congestive heart failure. Nesiritide Study Group. N Engl J Med. 2000;343:246-53.

Craig S. Phenytoin poisoning. Neurocrit Care. 2005;3:161-70.

Dar R, Stronguim F, Etter JF. Assigned versus perceived placebo effects in nicotine replacement therapy for smoking reduction in Swiss smokers. J Consult Clin Psychol. 2005;73:350-3.

Day SJ, Altman DG. Statistics notes: blinding in clinical trials and other studies. BMJ. 2000;321:504.

De Mora F. Biosimilar: what it is not. Br J Clin Pharmacol. 2015;80:949-56.

Descamps OS, Frass U, Dent R, März W, Gouni-Berthold I. Anti-PCSK9 antibodies for hypercholesterolemia: overview of clinical data and implications for primary care. Int J Clin Pract. 2017;71:e12979.

Dorato MA, Engelhardt JA. The no-observed-adverse-effect-level in drug safety evaluations: use, issues, and definition(s). Regul Toxicol Pharmacol. 2005;42:265-74.

Duffull SB, Chambers ST, Begg EJ. How vancomycin is used in clinical practice – a survey. Aust NZ J Med. 1993;23:662-6.

Egger M, Smith GD. Misleading meta-analysis. BMJ. 1995;310:752-4.

Egger M, Smith GD, Schneider M, Minder C. Bias in meta-analysis detected by a simple, graphical test. BMJ. 1997;315:629-34.

Elbadawy HM, Salvalaio G, Parekh M, Ruzza A, Baruzzo M, Cagini C, et al. A superfusion apparatus for ex vivo human eye irritation. Toxicol In Vitro. 2015;29:1619-27.

Ellimoottil C, Vijan S, Flanigan RC. A primer on clinical trial design. Urol Oncol. 2015;33:166-21.

Ernst E, Resch KL. Concept of true and perceived placebo effects. BMJ. 1995;311:551-3.

Etter JF, Laszio E, Zellweger JP, Perrot C, Pemeger TV. Nicotine replacement to reduce cigarette consumption in smokers who are unwilling to quit: a randomized trial. J Clin Psychopharmacol. 2002;22:487-95.

Evans WE, Relling MV. Pharmacogenomics: translating functional genomics into rational therapeutics. Science. 1999;286:487-91.

Feldman RG, Pippenger CE. The relation of anticonvulsant drug levels to complete seizure control. J Clin Pharmacol. 1976;16:51-9.

Flodmark C-E, Lilja K, Woehling H, Järvholm K. Switching from originator to biosimilar human growth hormone using dialogue teamwork: single-center experience from Sweden. Biol Ther. 2013;3:35-43.

Fruth K, Pogorzelski B, Schmidtmann I, Springer J, Fennan N, Fraessdorf N, et al: Low-dose aspirin desensitization in individuals with aspirin-exacerbated respiratory disease. Allergy. 2013;68:659-65.

Garner RC, Lappin G. The phase 0 microdosing concept. Br J Clin Pharmacol. 2006;61:367-70.

Gehan EA, Freireich EJ. Non-randomized controls in cancer clinical trials. N Eng J Med. 1974;290:198-203.

Gomberg-Maitland M, Bull TM, Saggar R, Barst RJ, Elgazayerly A, Fleming TR, et al. New trials and potential therapies for pulmonary artery hypertension. J Am Coll Cardiol. 2013;62:D82-91.

Grabowski H, Henry G, Guha R, Salgado M. Regulatory and cost barriers are likely to limit biosimilar development and expected savings in the near future. Health Aff (Project Hope). 2014;33:1048-57.

Gruppo Italiano per lo Studio della Streptochinasi nell'Infarto Miocardico (GISSI). Effectiveness of intravenous thrombolytic treatment in acute myocardial infarction. Lancet. 1986;i:397-402.

GUSTO Investigators. An international randomized trial comparing four thrombolytic strategies for acute myocardial infarction. New Engl J Med. 1993;329:673-82.

Hambrecht R, Gielen S, Linke A, Fiehn E, Yu J, Walther C, et al. Effects of exercise training on left ventricular function and peripheral resistance in patients with chronic heart failure: a randomized trial. JAMA. 2000;283:3095-101.

Hamburg MA, Collins FS. The path to personalized medicine. N Engl J Med. 2010;363:301-4.

Hart PD. A change in scientific approach: from alternation to randomised allocation in clinical trials in 1940s. BMJ. 1999;319:572-3.

He SH, Zhang HY, Zeng XN, Chen D, Yang PC. Mast cells and basophils are essential for allergies: mechanisms of allergic inflammation and a proposed procedure for diagnosis. Acta Pharmacol Sin. 2013;34:1270-83.

Himmel W, Simmenroth-Nayda A, Niebling W, Ledig T, Jansen RD, Kochen MM, et al. What do primary care patients think about generic drugs? Int J Clin Pharmacol Ther. 2005;43:472-9.

Hryniuk WM. More is better. J Clin Oncol. 1988;6:1365-7.

Huque MF. Experiences with meta-analysis in NDA submissions. Proc Biopharmaceutical Section Am Statist Assoc. 1988;2:28-33.

Igarashi T. The duration of toxicity studies required to support repeated dosing in clinical investigation – a toxicologists opinion. In: Parkinson C, McAuslane N, Lumley C, Walker SR, editors. The timing of toxicological studies to support clinical trials. Boston: Kluwer; 1994. p. 67-74.

Ingrasciotta Y, Giorgianni F, Bolcato J, Chinellato A, Pirolo R, Tari DU, et al. How much are biosimilars used in clinical practice? A retrospective Italian population-based study of erythropoiesis-stimulating agents in the years 2009-2013. Bio Drugs. 2015;29:275-84.

International Human Genome Sequencing Consortium. Initial sequencing and analysis of the human genome. Nature. 2001;409:860-921.

ISIS-2 Collaborative Group. Randomized trial of intravenous streptokinase, oral aspirin, both, or neither among 17187 cases of suspected acute myocardial infarction: ISIS-2. Lancet. 1988;ii:349-60.

ISIS-4 Collaborative Group. ISIS-4: a randomized factorial trial assessing early oral captopril, oral mononitrate, and intravenous magnesium sulphate in 58050 patients with suspected acute myocardial infarction. Lancet. 1995;345:669-85.

Jester JV, Ling J, Harbell J. Measuring depth of injury (DOI) in an isolated rabbit eye irritation test (IRE) using biomarkers of cell death and viability. Toxicol In Vitro. 2010;24:597-604.

Johnston A, Kovarik JM, Mueller EA, Holt DW. Predicting patients' exposure to cyclosporin. Transplant Int. 1996;9:110-3.

Johnston A, Sketris I, Marsden JT. A limited sampling strategy for the measurement of cyclosporine AUC. Transplant Proc. 1990;22:1345-6.

Joos L, Weir TD, Connett JE, Anthonisen NR, Woods R, Paré PD, et al. Polymorphisms in the β2 adrenergic receptor and bronchodilator response, bronchial hyper-responsiveness, and rate of decline in lung function in smokers. Thorax. 2003;58:703-7.

Jørgensen KK, Olsen IC, Goll GL, Lorentzen M, Bolstad N, Haavardsholm EA, et al. Switching from originator infliximab to biosimilar CT-P13 compared with maintained treatment with originator infliximab (NOR-SWITCH): a 52-week, randomized, double-blind, non-inferiority trial. Lancet. 2017;389:2304-16.

Kahan BD, Welsh M, Rutzky LP. Challenges in cyclosporine therapy: the role of therapeutic monitoring by area under the curve monitoring. Ther Drug Monit, 1995;17:621-4.

Kalow W. Familial incidence of low pseudocholinesterase level. The Lancet. 1956;2:576-7.

Karalis V, Symillides M, Macheras P. Novel methods to assess bioequivalence. Expert Opin Drug Metab Toxicol. 2011.

Kelly AT, Mozayani A. An overview of alcohol testing and interpretation in the 21st century. J Pharm Pract. 2012;25:30-6.

Kirchheiner J, Schmidt H, Tzvetkov M, Keulen JT, Lötsch J, Roots I, et al. Pharmacokinetics of codeine and its metabolite morphine in ultra-rapid metabolizers due to CYP2D6 duplication. Pharmacogen J. 2007;7:257-65.

Kummar S, Gutierrez M, Doroshow JH, Murgo AJ. Drug development in oncology: classical cytotoxics and molecularly targeted agents. Br J Clin Pharm. 2006;62:15-26.

L'Abbé KA, Detsky AS, O'Rourke K. Meta-analysis in clinical research. Ann Intern Med. 1987;107:224-33.

Linares OA, Fudin J, Schiesser WE, Linares ALD, Boston RC. CYP2D6 phenotype-specific codeine population pharmacokinetics. J Pain Palliat Care Pharmacother. 2015;29:4-15.

Litchfield JT. Evaluation of the safety of new drugs by means of tests in animals. Clin Pharmacol Ther 1962;3:665-72.

Luepke N. Hen's egg chorioallantoic membrane test for irritation potential. Food Chem Toxicol. 1985;23:287-91.

Lühder F, Huang Y, Dennehy KM, Guntermann C, Müller I, Winkler E, et al. Topological requirements and signaling properties of T cell-activating, anti-CD28 antibody superagonists. J Exp Med 2003;197:955-66.

Lumley CE, Walker SR, editors. CMR Workshop – Animal Toxicity Studies: their relevance for man. Lancaster, UK: Quay; 1990.

Mallet C, Dubray C, Dualé C. FAAH inhibitors in the limelight, but regrettably. Inr J Clin Pharmacol Ther. 2016;54:498-501.

Marcianò I, Ingrasciotta Y, Giorgianni F, Bolcato J, Chinellato A, Pirolo R, et al. How did the introduction of biosimilar filgrastim influence the prescribing pattern of granulocyte colony-stimulating factors? Results from a multicentre, population-based study, from five Italian centres in the years 2009-2014. Bio Drugs 2016;30:295-306.

Martin SF. Contact dermatitis: from pathomechanisms to immunotoxicology. Exp Dermatol. 2012;21:382-9.

Mauri L, D'Agostino R. Challenges in the design and interpretation of noninferiority trials. N Engl J Med. 2017;377:1357-67.

McNamara JO. Drugs effective in the therapy of the epilepsies. In: Hardman JG, Limberd LE, Gilman AG, editors. Goodman and Gilman's pharmacological basis of therapeutics. 10. ed. New York: McGraw Hill; 2001. p. 521-47.

Medical Research Council. Streptomycin treatment of pulmonary tuberculosis. Br Med J. 1948;2:769-82.

Mezey E, Tobon F. Rates of ethanol clearance and activities of the ethanol-oxidizing enzymes in chronic alcoholic patients. Gastroenterology. 1971;61:707-15.

Michaelis L, Menten ML: Die Kinetik der Invertinwirking. Biochem Z. 1913;49:333.

Micheel CM, Ball JR, editors. Evaluation of biomarkers and surrogate endpoints in chronic disease. Washington, DC: Academies Press; 2010.

Moncrieff J, Wessely S, Hardy R. Active placebos versus antidepressants for depression. Cochrane Database Syst Rev. 2004;CD003012.

Mondaini N, Gontero P, Giubilei G, Lombardi G, Cai T, Gavazzi A, et al. Finasteride 5 mg and sexual side effects: how many of these are related to a nocebo phenomenon? J Sex Med. 2007;4:1708-12.

Muller PY, Milton M, Lloyd P, Sims J, Brennan FR. The minimum anticipated biological effect level (MABEL) for selection of first human dose in clinical trials with monoclonal antibodies. Cuur Opin Biotechnol. 2009;20:722-9.

Nauck MA, Petrie JR, Sesti G, Mannucci E, Courrèges JP, Lindegaard ML, et al. A phase 2, randomized, dose-finding study of the novel once-weekly human GLP-1 analog, semaglutide, compared with placebo and open-label liraglutide in patients with type 2 diabetes. Diabetes Care. 2016;39:231-41.

Neels HM, Sierens AC, Naelaerts K, Scharpe SL, Hatfield GM, Lambert WE. Therapeutic drug monitoring of old and newer anti-epileptic drugs. Clin Chem Lab Med. 2004;42:1228-55.

O'Connor CM, Starling RC, Hernandez AF, Armstrong PW, Dickstein K, Hasselblad V, et al. Effect of nesiritide in patients with acute decompensated heart failure. N Engl J Med. 2011;365:32-43.

O'Connor CM, Whellan DJ, Lee KL, Keteyian SJ, Cooper LS, Ellis SJ, et al.; HF-ACTION Investigators. Efficacy and safety of exercise training in patients with chronic heart failure: HF-ACTION randomized controlled trial. JAMA. 2009;301:1439-50.

Olson H, Betton G, Robinson D, Thomas K, Monro A, Kolaja G, et al. Concordance of the toxicity of pharmaceuticals in humans and in animals. Regul Toxicol Pharmacol. 2000;32:56-67.

Owen JS, Fiedler-Kelly J. Introduction to population pharmacokinetic/pharmacodynamic analysis with nonlinear mixed effects models. Hoboken: John Wiley & Sons; 2014.

Perucca E. Is there a role for therapeutic drug monitoring of new anticonvulsivants? Clin Pharmacokinet. 2000;38:191-204.

Perucca E, Richens A. Antiepileptic drugs: clinical aspects. In: Richens A, Marks V, editors. Therapeutic drug monitoring. Edinburgh: Churchill-Livingstone; 1981. p. 320-48.

Petrarca F. *Rerum senilium libri*. Liber XIV, *Epistola* 1. Letter to Boccaccio (V.3). 1364.

Pichler WJ. Delayed drug hypersensitivity reactions. Ann Intern Med. 2003;139:683-93.

Pichler WJ, Hausmann O. Classification of drug hypersensivity into allergic, p-I, and pseudo-allergic forms. Int Arch Allergy Immunol. 2016;171:166-79.

Pichler WJ. Pharmacological interaction of drugs with antigen-specific immune receptors: the p-i concept. Curr Opin Allergy Clin Immunol. 2002;2:301-5.

Pirmohamed M. Pharmacogenetics and pharmacogenomics. Br J Clin Pharmacol. 2001;52:345-7.

Pocock SJ. The combination of randomized and historical controls in clinical trials. J Chron Dis. 1976;29:175-88.

Postel-Vinay S, Soria JC. Phase I trials in oncology: a new era has started. Ann Oncol. 2015;26:7-9.

Prinsen M. The chicken enucleated eye test (CEET): a practical (pre) screen for the assessment of eye irritation/corrosion potential of test materials. Food Chem Toxicol. 1996;34:291-6.

Qiu S, Liu Z, Hou L, Li Y, Wang J, Wang H, et al. Complement activation associated with polysorbate 80 in beagle dogs. Int Immunopharmacol. 2013;15:144-9.

Rani PU, Naidu MUR. Phase 0 – microdosing strategy in clinical trials. Indian J Pharmacol 2008;40:240-2.

Rashid N, Saenger P, Wu YL, Woehling H, Frankel M, Lifshitz F, et al. Switching to Omnitrope (registered trademark) from other recombinant human growth hormone therapies: a retrospective study in an integrated healthcare system. Biol Ther 2014;4:27-39.

Rawlins MD, Thompson JW. Pathogenesis of adverse drug reactions. In: Davies DM, editor. Textbook of adverse drug reactions. Oxford: Oxford University Press; 1977. p. 10.

Reynolds EH. Serum levels of anticonvulsant drugs: interpretation and clinical value. Pharmacol Ther. 1979;8:217-35.

Rezk MF, Pieper B. Treatment outcomes with biosimilars: be aware of the nocebo effect. Rheumatol Ther. 2017;4:209-18.

Robertson JS, Chui WK, Genazzani AA, Malan SF, López de la Rica Manjavacas A, Mignot G et al. The INN global nomenclature of biological medicines: a continuous challenge. Biologicals. 2019;60:15-23.

Schenker N, Gentleman JF. On judging the significance of differences by examining the overlap between confidence intervals. Am Stat. 2001;55:182-6.

Schiestl M. Acceptable changes in quality attributes of glycosylated biopharmaceuticals. Nat Biotechnol 2011;29:310-2.

Schweiger A, Parducci A. Nocebo: the psychologic induction of pain. Pavlov J Biol Sci. 1981;16:140-3.

Searle R, Hopkins PM. Pharmacogenomic variability and anaesthesia. Br J Anaesth. 2009;103:14-25.

Sheiner LB, Beal SL. Evaluation of methods for estimating population pharmacokinetic parameters. III. Monoexponential model: routine clinical pharmacokinetic data. J Pharmacokinet Biopharm. 1983;11:303-19.

Shorvon SD, Chadwick D, Galbraith AW, Reynolds EH. One drug for epilepsy. BMJ. 1978;1:474-6.

Silvestri A, Galetta P, Cerquetani E, Marazzi G, Patrizi R, Fini M, et al. Report of erectile dysfunction after therapy with beta-blockers is related to patient knowledge of side effects and is reversed by placebo. Eur Heart J. 2003;24:1928-32.

Singh H, Sarangi SC, Gupta YK. French Phase I clinical trial disaster: issues, learning points, and potential safety measures. J Nat Sc Biol Med. 2018;9:106-10.

Skolbekken JA. Communicating the risk reduction achieved by cholesterol reducing drugs. BMJ. 1998;316:1956-8.

Skovlund E. Should we tell trial patients that they might receive placebo? Lancet. 1991;337:1041.

Stadtmauer EA, O'Neill A, Goldstein LJ, Crilley PA, Mangan KF, Ingle JN, et al. Conventional-dose chemotherapy compared with high-dose chemotherapy plus autologous hematopoietic stem-cell transplantation for metastatic breast cancer. N Engl J Med. 2000;342:1069-76.

Strand V, Balsa A, Al-Saleh J, Barile-Fabris L, Horiuchi T, Takeuchi T, et al. Immunogenicity of biologics in chronic inflammatory diseases: a systematic review. Bio Drugs 2017;31:299-316.

Suntharalingam G, Perry MR, Ward S, Brett SJ, Castello-Cortes A, Brunner MD, et al. Cytokine storm in a phase 1 trial of the anti-CD28 monoclonal antibody TGN1412. N Engl J Med. 2006;355:1018-28.

Takimoto CH. Maximum tolerated dose: clinical endpoint for a bygone era? Targ Oncol. 2009;4:143-7.

Takimoto CH, Rowinsky EK. Dose-intense paclitaxel: deja vu all over again? J Clin Oncol. 2003;21:2810-4.

Thompson IM, Goodman PJ, Tangen CM, Lucia MS, Miller GJ, Ford LG, et al. The influence of finasteride on the development of prostate cancer. N Engl J Med 2003;349:215-24.

Thorn CF, Klein TE, Altman RB. Codeine and morphine pathway. Pharmacogenet Genomics. 2009;19:556-8.

Trifirò G, Marcianò I, Ingrasciotta Y. Interchangeability of biosimilar and biological reference product: updated regulatory positions and pre- and post-marketing evidence. Expert Opin Biol Ther. 2018;18:309-15.

Umscheid CA, Margolis DJ, Grossman CE. Key concepts of clinical trials: a narrative review. Postgrad Med. 2011;123:194-204.

Vozeh S, Katz G, Steiner V, Follath F. Population pharmacokinetic parameters in patients treated with oral mexiletine. Eur J Clin Pharmacol. 1982;23:445-51.

Waller DG. Allergy, pseudo-allergy and non-allergy. Br J Clin Pharmacol. 2011;71:637-8.

Wang Z, Wang D, Sui Y, Cui H, Yu Y. Experimental study on anaphylaxis of qingkailing injection and its components on Beagle dogs. J Tradit Chin Med. 2012;32:641-5.

Webster RK, Weinman J, Rubin GJ. A systematic review of factors that contribute to nocebo effects. Health Psychol. 2016;35:1334-55.

Weinshilboum R, Wang L. Pharmacogenomics: precision medicine and drug response. Mayo Clin Proc. 2017;92:1711-22.

Wells RE, Kaptchuk TJ. To tell the truth, the whole truth, may do patients harm: the problem of nocebo effect for informed consent. American J Bioeth. 2012;12:22-9.

Whitaker P, Meng X, Lavergne SN, El-Ghaiesh S, Monshi M, Earnshaw C, et al. Mass spectrometric characterization of circulating and functional antigens derived from piperacillin in patients with cystic fibrosis. J Immunol. 2011;187:200-11.

Woo E, Chan YM, Yu YL, Chan YW, Huang CY. If a well stabilized epileptic patient has a subtherapeutic antiepileptic drug level, should the dose be increased? A randomized prospective study. Epilepsia. 1988;29:129-39.

Wu CY, Benet LZ. Predicting drug disposition via application of BCS: transport/absorption/elimination interplay and development of a biopharmaceutics drug disposition classification system. Pharm Res. 2005;22:11-23.

Yun J, Marcaida MJ, Eriksson KK, Jamin H, Fontana S, Pichler WJ, et al. Oxypurinol directly and immediately activates the drug-specific T cells via the preferential use of HLA-B*58:01. J Immunol. 2014;192:2984-93.

Yusuf S, Koon T, Woods K. Intravenous magnesium in acute myocardial infarction. An effective, safe, simple, and inexpensive intervention. Circulation. 1993;87:2043-6.

BIBLIOGRAFIA

Baigent C, Blackwell L, Emberson J, Holland LE, Reith C, Bhala N, et al. Efficacy and safety of more intensive lowering of LDL cholesterol: a meta-analysis of data from 170,000 participants in 26 randomised trials. Lancet 2010;376:1670-81.

Bubbar VD, Kreder HJ. The intention-to-treat principle: a primer for orthopaedic surgeons. J Bone Joint Surg Am. 2006;88:2097-9.

De Craen AJM, Roos PJ, de Vries AL, Kleijnen J. Effect of colour of drugs: sytematic review of perceived effect of drugs and of their effectiveness. BMJ. 1996;313:1624-6.

Lind J. A treatise of the scurvy: in three parts, containing an inquiry into the nature, causes and cure, of that disease, together with a critical and chronological view of what has been published on the subject. Bull World Health Organ. 2004;82(10):793-6.

Motulsky AG. Drug reactions enzymes and biochemical genetics. JAMA. 1957;165:835-7.

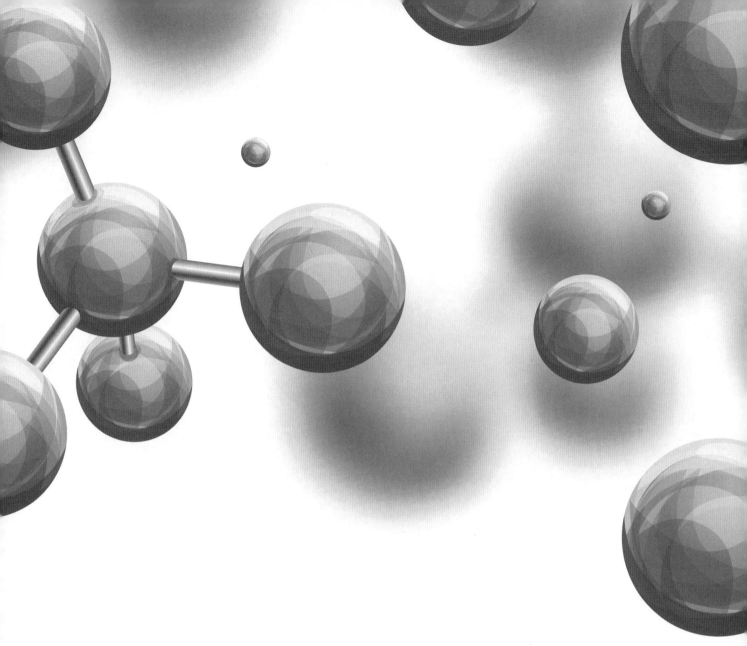

Parte 2

Fármacos em Cardiologia

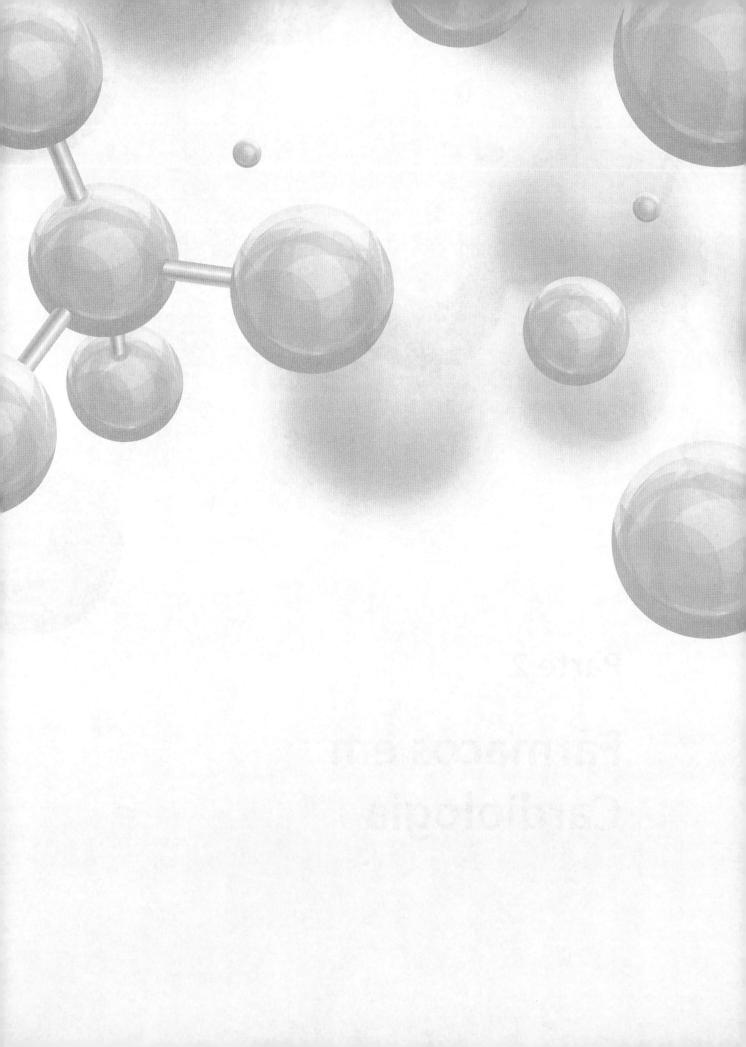

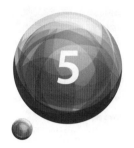

5 Antiagregantes Plaquetários

INTRODUÇÃO

As plaquetas ou trombócitos agregam-se formando "rolhas" hemostáticas no local de uma lesão vascular, atuando para limitar o sangramento e amplificar o processo de coagulação; dessa maneira, apresentam uma função vital na perda do volume sanguíneo. Nos processos patológicos, como a aterosclerose, podem agregar-se intravascularmente como trombos arteriais em resposta às modificações morfológicas da parede do vaso e fissuras de placas ateroscleróticas; nesse caso, tal agregação pode ser fatal. Em ambas as situações, fisiológica e patológica, o mecanismo de agregação é o mesmo, de modo que separar o efeito terapêutico de inibidores da agregação plaquetária do efeito danoso é complexo. Na prática, um balanço favorável ocorre tratando-se pacientes cujo risco trombótico claramente é superior ao risco de complicações hemorrágicas (Patrono *et al.*, 2004).

MEDICAMENTOS ANTIAGREGANTES PLAQUETÁRIOS

Inibidores da ciclo-oxigenase

Conhecido comercialmente pelo nome de aspirina, o ácido acetilsalicílico (AAS) foi desenvolvido pelos Laboratórios Bayer no final do século 19 pelo químico Felix Hoffman, como substituto do ácido salicílico, até então utilizado como analgésico e anti-inflamatório. O AAS tem como principal mecanismo de ação a inibição irreversível da enzima ciclo-oxigenase. Na plaqueta, o metabolismo do ácido araquidônico pela ciclo-oxigenase produz principalmente o tromboxano A2, o qual tem importante efeito vasoconstritor e provoca a agregação plaquetária. O efeito benéfico do uso do AAS nos fenômenos trombóticos, como o infarto do miocárdio, possivelmente decorre da inibição da síntese desse eicosanoide. Conforme ilustrado na Figura 5.1, a administração do AAS (160 mg/dia) nas primeiras 24 h após o início dos sintomas de infarto agudo do miocárdio (IAM) causou redução significativa da mortalidade vascular nesses pacientes.

Uma vez demonstrado que o AAS reduz a mortalidade causada pelo IAM, o próximo passo foi descobrir se o seu uso profilático poderia reduzir a incidência de IAM e de outros eventos tromboembólicos em pessoas saudáveis ou mesmo em pacientes que apresentam doença vascular de característica isquêmica. A Tabela 5.1 ilustra vários estudos realizados que demonstraram a eficácia do AAS na prevenção primária de morte cardiovascular e IAM. É importante ressaltar que, no estudo feito em mulheres saudáveis, a eficácia do fármaco só foi demonstrada em pacientes com idade acima de 65 anos. Outro ponto interessante é que o papel benéfico do AAS é claro na prevenção de IAM e morte cardiovascular. Esse efeito protetor não foi observado em pacientes com diabetes melito tipo 2 (Saito *et al.*, 2017). Em relação ao acidente vascular cerebral isquêmico (AVCI), a eficácia do AAS na prevenção primária é controversa (Lei *et al.*, 2016).

Em relação à prevenção primária do IAM ou mesmo no tratamento pós-IAM, um ponto terapêutico importante ainda não resolvido refere-se à dose diária de AAS. A inibição da ciclo-oxigenase na mucosa gástrica é a grande responsável pelos efeitos colaterais importantes da terapia com esse fármaco, que causam gastrite e sangramento. O objetivo de reduzir a dose seria minimizar esse efeito na mucosa gástrica; entretanto, o uso de AAS em baixas doses em pacientes japoneses, sem história prévia de úlcera péptica, foi associado ao aumento da incidência de úlceras gástricas e duodenais (Kawamura *et al.*, 2013). Uma abordagem interessante é o uso do AAS em dose baixa, mas não diário, visto que a plaqueta não apresenta capacidade de síntese proteica e, portanto, uma vez que a ciclo-oxigenase é inibida, estará inibida até o fim da vida útil da plaqueta. Um ensaio clínico recente mostrou que a administração de AAS (81 mg) a cada 3 dias em voluntários sadios provocou o mesmo grau de inibição de agregação plaquetária do seu uso diário (81 mg). Além disso, a administração de AAS a cada 3 dias não acarretou redução da síntese de PGE_2 pela mucosa gástrica do voluntário, enquanto na administração diária houve redução de aproximadamente 50% (Figura 5.2; Ferreira *et al.*, 2016).

O uso de AAS tamponado ou AAS em comprimidos gastrorresistentes para minimizar dano gástrico é inefetivo. O AAS não causa dano gástrico por ser ácido, mas por inibir a ciclo-oxigenase da

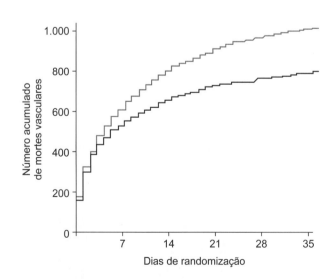

—— Placebo: 1.016 mortes vasculares (11,8%)
—— AAS: 804 mortes vasculares (9,4%)

Figura 5.1 O ácido acetilsalicílico (AAS) em baixa dose (160 mg/dia) reduz a mortalidade vascular *versus* placebo em pacientes com infarto agudo do miocárdio tratados dentro de 24 h do início dos sintomas. Adaptada de ISIS Collaborative Group (1988).

Tabela 5.1 Ensaios clínicos envolvendo ácido acetilsalicílico (AAS) na prevenção primária.						
Estudo	N	Descrição	Mulheres (%)	Dose	Resultados (AAS versus placebo)
Physician's Health Study (PHS)	22.071	Médicos aparentemente saudáveis	0	325 mg em dias alternados	AAS resultou em redução de 44% no risco de IM
British Doctor's Trial (BDT)	5.139	Médicos aparentemente saudáveis	0	500 mg/dia	Redução significativa da incidência de morte por IM ou AVC em indivíduos tratados com AAS
Thrombosis Prevention Trial (TPT)	5.085	Homens sob alto risco de doença cardíaca isquêmica	0	75 mg/dia	AAS resultou em redução de 32% na incidência de eventos cardiovasculares não fatais
Sypertension Optimal Treatment Trial (HOT)	18.790	Indivíduos hipertensos	47	75 mg/dia	AAS resultou em uma diminuição de 15% na incidência de IM, AVC e morte por DCV (p = 0,03) e IM especificamente, 32% (p = 0,002)
Primary Prevention Project (PPP)	4.495	Indivíduos com pelo menos um fator de risco cardiovascular	58	100 mg/dia	Entre 8,2 e 6,3%, observaram-se redução na incidência de DCV e uma diminuição da mortalidade DCV de 1,4% para 0,8% em indivíduos tratados com AAS
Women's Health Study (WHS)	39.876	Profissionais da saúde aparentemente saudáveis	100	100 mg em dias alternados	A eficácia significativa da AAS na prevenção de eventos cardiovasculares foi observada apenas em mulheres ≥ 65 anos

IM: infarto do miocárdio; AVC: acidente vascular cerebral; DCV: doença cardiovascular.

mucosa gástrica (isso só acontecerá quando o fármaco atingir a circulação sistêmica, ou seja, tornar-se biodisponível). A administração da formulação de liberação entérica de AAS em voluntários sadios causa menor biodisponibilidade e, portanto, redução de sua eficácia em inibir a agregação plaquetária (Cox et al., 2006). Por sua vez, a terapia com AAS é associada a certa variabilidade individual em relação à sua eficácia em inibir tal agregação (Kuliczkowski et al., 2009). Pacientes com resistência ao AAS (identificada pelo teste de laboratório Verify-Now) apresentam um risco aproximadamente 2,4 vezes maior de um evento cardiovascular quando comparados a pacientes que não apresentam essa resistência (Li et al., 2014). É possível que os fatores capazes de contribuir para a resistência estejam relacionados com a baixa aderência ao tratamento, a presença de polimorfismo do gene para a ciclo-oxigenase, o aumento do *turnover* de plaquetas ou o aumento do receptor GPIIIa da plaqueta (Zimmermann et al., 2003).

Pedir ao paciente que apresenta suspeita de síndrome coronariana aguda (dor no precórdio) que mastigue alguns comprimidos de AAS e os retenha na boca para aumentar a possibilidade de absorção por via bucal e sublingual continua sendo um procedimento recomendado nas rotinas de pronto-socorro. Entretanto, é possível que em breve essa recomendação deixe de existir devido ao desenvolvimento de antiagregantes mais potentes que o AAS.

Antagonistas purinérgicos

A estimulação dos receptores $P2Y_{12}$ do ADP causa agregação plaquetária. Antagonistas desses receptores constituem uma classe importante, possivelmente a mais importante do ponto de vista terapêutico, de antiagregantes plaquetários. Esses antagonistas podem ser divididos para fins didáticos em duas classes: as tienopiridinas (ticlopidina, clopidogrel e prasugrel) e os ciclopentanos (cangrelor e ticagrelor).

Tienopiridinas

Há três tipos de tienopiridinas no mercado farmacêutico atualmente: ticlopidina, clopidogrel e prasugrel. Conforme ilustrado na Figura 5.3, os três são profármacos, ou seja, necessitam de ativação metabólica para formar o metabólito ativo. Atuam como inibidores irreversíveis dos receptores $P2Y_{12}$ da plaqueta e, portanto, inibem a agregação induzida por ADP.

A ticlopidina compreende o fármaco mais antigo dessa classe de medicamentos e, atualmente, seu uso como antiagregante plaquetário é bastante limitado, porém há algumas evidências de que possa apresentar efeito em vasculites. Sua biodisponibilidade é de 80%, com início de ação entre 24 e 48 h após a ingestão, atingindo a atividade máxima em 3 a 5 dias de tratamento. A inibição da agregação plaquetária é

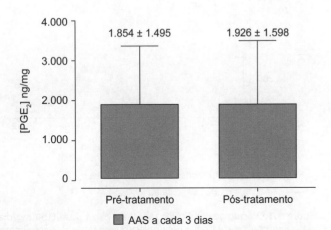
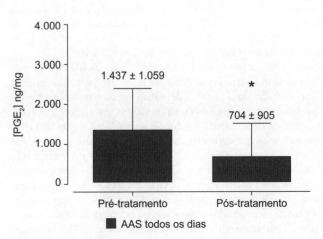

Figura 5.2 Níveis médios (± desvio padrão) de PGE_2 em biopsias de antro coletadas antes e após o tratamento de 30 dias para ambos os grupos. Ácido acetilsalicílico (AAS) diário, p = 0,0016 *versus* linha de base; AAS a cada 3 dias, *p = 0,4193 *versus* linha de base.

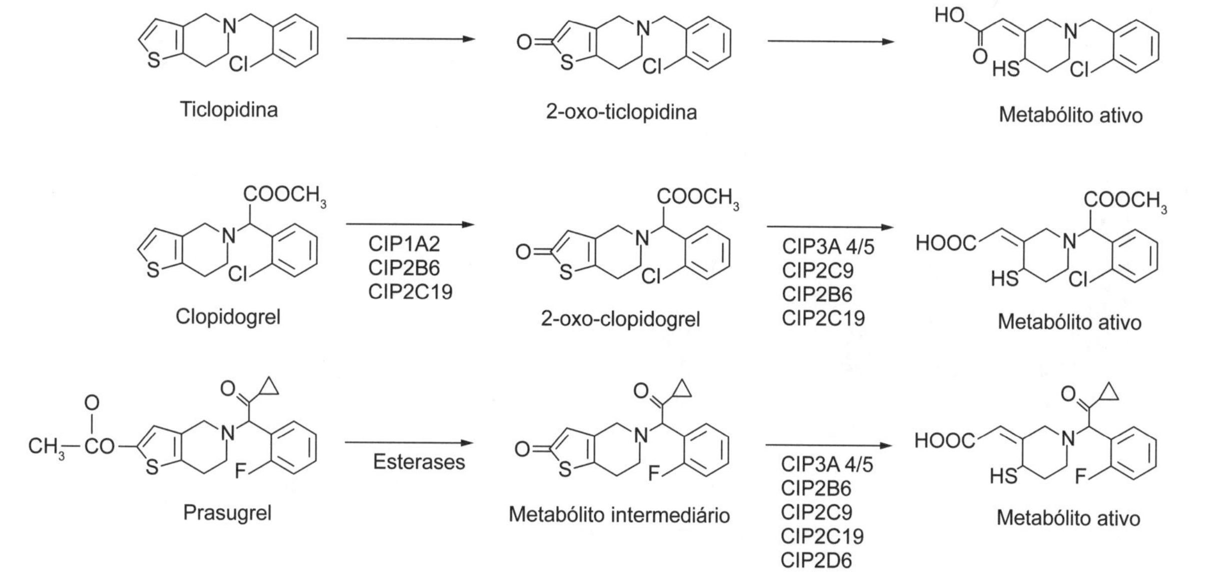

Figura 5.3 Estrutura química dos antagonistas de receptores de ADP do subtipo P2Y$_{12}$ de plaquetas.

ainda observada até 72 h após a última dose. A ticlopidina e o clopidogrel necessitam da oxidação do tiofeno para formar seu metabólito ativo. Essa oxidação aparentemente é controlada pelo citocromo 2C19. O prasugrel já apresenta esse anel oxidado (ver Figura 5.3), portanto não necessita do citocromo 2C19 para esse importante passo metabólico. Entre os três fármacos, o clopidogrel é, seguramente, o mais utilizado atualmente. Entretanto, seu uso é complexo, pela alta variabilidade de sua capacidade de inibir a agregação plaquetária (Figura 5.4).

Essa alta variabilidade está parcialmente relacionada com as isoformas do citocromo 2C19. Conforme ilustrado na Figura 5.5, o clopidogrel em metabolizadores extensos causa maior inibição da agregação plaquetária do que pacientes com com menor capacidade de metabolização. Em 2010, o Food and Drug Administration (FDA) alertou para o fato de que 2 a 14% da população norte-americana não apresenta citocromo 2C19. Testes para genotipagem do 2C19 estão disponíveis comercialmente, e estudos farmacoeconômicos indicam que são custo-efetivos para o uso do clopidogrel (Jiang e You, 2015).

Atenção especial deve ser tomada em relação à interação de fármacos com o citocromo 2C19. É comum associar protetores da mucosa gástrica, como inibidores de bomba de prótons, quando o paciente está tomando antiagregantes plaquetários. A associação de clopidogrel e inibidores de bomba de próton (omeprazol, lansoprazol, entre outros) em pacientes infartados causou aumento de 93% do risco de nova internação por infarto ou de colocação de *stent* em comparação ao grupo utilizando apenas clopidogrel (Stock *et al.*, 2010).

O prasugrel atua mais rapidamente, cerca de 30 min, que o clopidogrel (2 a 8 h, dependendo da dose) e a ticlopidina (3 a 7 dias), e a formação de seu metabólito ativo se dá por ação de esterases. Assim, sofre menor variabilidade ao inibir a agregação plaquetária, quando comparado ao clopidogrel, como mostra o gráfico da Figura 5.6. Essa menor variabilidade é acompanhada por maior eficácia, conforme mostra a inibição da agregação plaquetária em voluntários sadios (Figura 5.6).

Essa maior eficácia do prasugrel para inibir a agregação plaquetária também é observada em ensaios clínicos com pacientes infartados. Observou-se que a incidência de morte cardiovascular, IM e AVC (*endpoint* primário composto) foi menor no grupo com prasugrel quando comparada com pacientes que receberam clopidogrel (Figura 5.7).

Ciclopentanos

Em relação ao grupo dos ciclopentanos, há atualmente dois produtos no mercado: ticagrelor e cangrelor. Ambos são antagonistas alostéricos reversíveis do receptor P2Y$_{12}$. O ticagrelor (Brilinta™) é ativo, mas

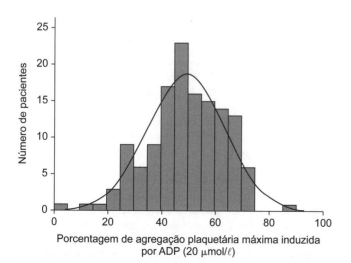

Figura 5.4 Distribuição gaussiana para a ação dos inibidores de ADP (20 μmol/ℓ) em pacientes.

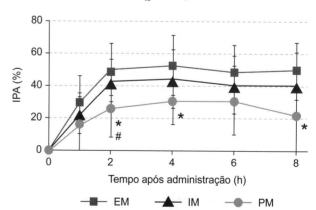

Figura 5.5 Influência do grau de metabolização na eficácia do clopidogrel em inibir a agregação plaquetária induzida por ADP. EM: do inglês *extensive metabolizer*; IM: do inglês *intensive metabolizer*; PM: do inglês *poor metabolizer*.

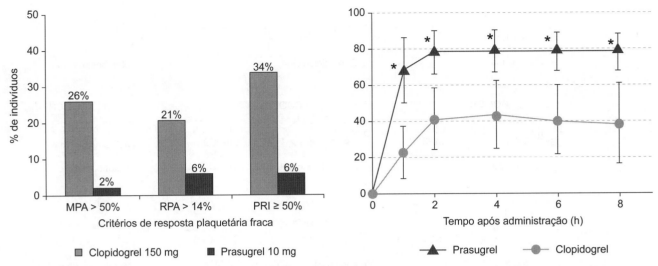

Figura 5.6 Comparação da eficácia do prasugrel com clopidogrel na inibição da agregação plaquetária induzida por ADP.

apresenta metabólito ativo; sua meia-vida é de 7 h, e de seu metabólito, 9 h. A administração deve ser feita de 12/12 h, o que representa certa dificuldade em relação à aderência ao tratamento (o prasugrel é administrado 1 vez/dia). Os ensaios clínicos comparativos de ticagrelor e clopidogrel demonstram que o primeiro apresenta maior eficácia terapêutica do que o segundo (Figura 5.8).

O cangrelor (Kengreal™) apresenta formulação apenas para uso intravenoso. Sua meia-vida é de 2 a 3 min, e seu efeito desaparece após 1 h da administração (conveniente para controle de hemorragia). Cangrelor comparado a clopidogrel em pacientes submetidos a cateterismo demonstrou superioridade em relação ao *endpoint* primário composto até 48 h após a aleatorização (Figura 5.9).

Uma metanálise recente de vários ensaios clínicos demonstrou que os novos antagonistas purinérgicos (prasugrel, ticagrelor e cangrelor) são superiores ao clopidogrel em evitar eventos trombóticos nos pacientes com síndrome coronariana aguda e naqueles submetidos a cateterismo cardíaco, reduzindo a mortalidade (Figura 5.10), os eventos cardiovasculares graves (Figura 5.11), o IM (Figura 5.12) e o AVC (Figura 5.13; Gan *et al.*, 2015).

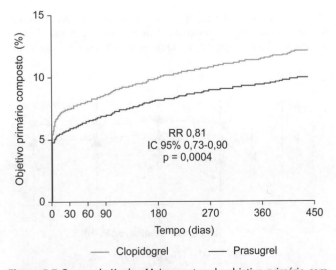

Figura 5.7 Curvas de Kaplan-Meier mostrando objetivo primário composto para prasugrel e clopidogrel no ensaio clínico TRITON-TIMI 38. FC: frequência cardíaca; IC: intervalo de confiança. *Morte por causas cardiovasculares, IM não fatal e AVC não fatal. Adaptada de Wiviott *et al.*

Antagonistas dos receptores ativados por protease

Receptores ativados por protease (*protease activated receptor* – PAR-1, PAR-2, PAR-3 e PAR-4) são receptores acoplados à proteína G e expressos em plaquetas e outras células não envolvidas em ativação plaquetária (neurônios, miócitos, fibroblastos e células endoteliais). A trombina tem alta afinidade pelo PAR-1, mas também ativa os receptores PAR-3 e PAR-4, enquanto o PAR-2 é ativado por tripsina e outras proteases, mas não pela trombina. A plaqueta expressa apenas PAR-1 e PAR-4.

A trombina é uma serino-protease envolvida principalmente no processo de coagulação, por meio da transformação de fibrinogênio em fibrina. Além disso, a trombina provoca agregação plaquetária pela sua interação com o PAR-1, em que ocorre a clivagem de uma parte da alça externa do receptor na membrana plaquetária (Ossovskaya e Bunnett, 2004). A ativação do PAR-1 pela trombina causa liberação de ADP pela plaqueta, que leva à ativação dos receptores purinérgicos, provocando o processo de agregação plaquetária (Figura 5.14).

Vários estudos pré-clínicos indicaram que a ativação do PAR-1 está envolvida em várias complicações tromboembólicas patológicas e pode não ser essencial para hemostasia fisiológica (Coughlin, 2005; Andersen *et al.*, 1999). Portanto, sugeriu-se que a possibilidade de inibição dos PAR, principalmente o subtipo PAR-1, poderia ter efeitos antitrombóticos benéficos sem causar complicações hemorrágicas.

O vorapaxar é o primeiro antagonista do PAR-1, disponível VO. Seus parâmetros farmacocinéticos não são influenciados por alimentação (Behn *et al.*, 2013). Não é necessário ajuste de dose para pacientes com insuficiência renal, visto que não apresenta *clearance* renal (Kosoglou *et al.*, 2012). O vorapaxar é metabolizado pelos citocromos 3A4 e 2J2 da família do P450, o que resulta na formação de um metabólito ativo com mesma potência. Não é necessário ajuste de dose para hepatopatas leves e moderados, porém o vorapaxar não deve ser administrado em hepatopatas graves pelo risco aumentado de sangramento que esses pacientes apresentam (Statkevich *et al.*, 2012).

Em ensaios clínicos fase II, o vorapaxar adicionado ao tratamento com AAS e clopidogrel em pacientes com síndrome coronariana aguda não foi associado ao aumento de sangramento (Becker *et al.*, 2009). Entretanto, em ensaios clínicos seguintes, houve aumento significativo de sangramento intracraniano, assim o vorapaxar é formalmente contraindicado para pacientes com história de AVC ou isquemia transitória (Morrow *et al.*, 2013; Bonaca *et al.*, 2014). Um ensaio clínico mais recente demonstrou que esse fármaco pode ser interessante na

Capítulo 5 • Antiagregantes Plaquetários 111

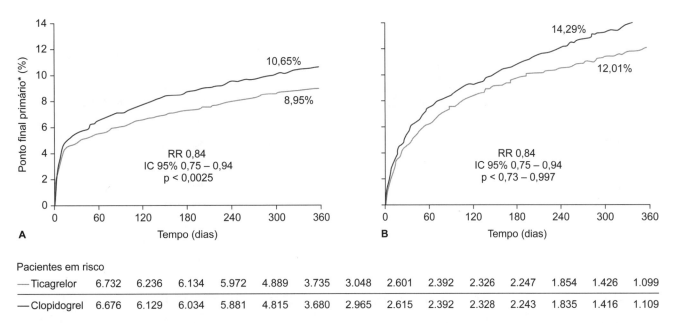

Figura 5.8 Curvas de Kaplan-Meier mostrando objetivo primário composto para pacientes tratados com ticagrelor ou clopidogrel em PLATO em relação à estratégia de gerenciamento planejada no momento da randomização. **A.** Estratégia invasiva (72% dos pacientes em PLATO). **B.** Estratégia conservadora (28% dos pacientes em PLATO). IC: intervalo de confiança. *Morte cardiovascular, infarto do miocárdio e acidente vascular cerebral. Adaptada de James et al. (2009).

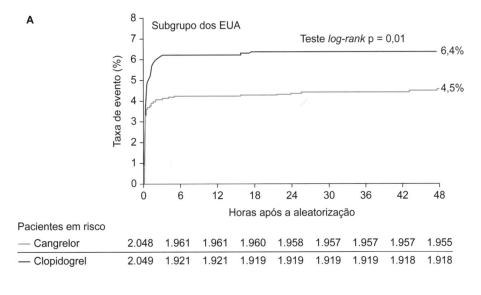

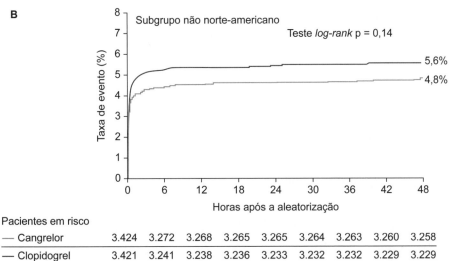

Figura 5.9 Curvas de Kaplan-Meier mostrando pacientes que tiveram morte por qualquer causa, infarto do miocárdio, isquemia que necessitou revascularização ou trombose no *stent* após 48 h da randomização. Objetivo de eficácia primária em subgrupos dos EUA (**A**) e fora dos EUA (**B**).

Grupo e subgrupo	Novos antagonistas dos receptores P2Y$_{12}$		Clopidogrel			Risco relativo	Risco relativo
	Eventos	Total	Eventos	Total	Peso	M-H, fixo, IC 95%	M-H, fixo, IC 95%
CHAMPION PCI 2009	40	4.433	47	4.444	6%	0,85 [0,56, 1,30]	
CHAMPION PHOENIX 2013	18	5.470	18	5.469	2,3%	1,00 [0,52, 1,92]	
CHAMPION PLATFORM2009	6	2.654	18	2.641	2,3%	0,33 [0,13, 0,83]	
ERASE MI 2009	0	34	0	36		Não estimável	
INFUSE 2014	2	155	25	297	2,2%	0,14 [0,03, 0,61]	
INNOVATE PCI 2010	1	404	0	208	0,1%	1,55 [0,06, 38,22]	
JUMBO 2005	3	650	0	254	0,1%	2,75 [0,14, 53,45]	
PLATO 2009	399	9.333	506	9.291	62,3%	0,78 [0,68, 0,89]	
TRIGGER PCI 2012	0	212	1	211	0,2%	0,33 [0,01, 8,15]	
TRITON TIMI38 2007	188	6.813	197	6.795	24,6%	0,95 [0,78, 1,16]	
TOTAL (IC 95%)	–	30.158	–	29.646	100%	0,81 [0,73, 0,90]	
Eventos totais	657	–	812	–	–		
Heterogeneidade: Chi^2 = 13,5, df = 8 (p = 0,10); I^2 = 41%							
Teste para efeito global: Z = 4,03 (p < 0,0001)							0,01 0,1 1 10 100

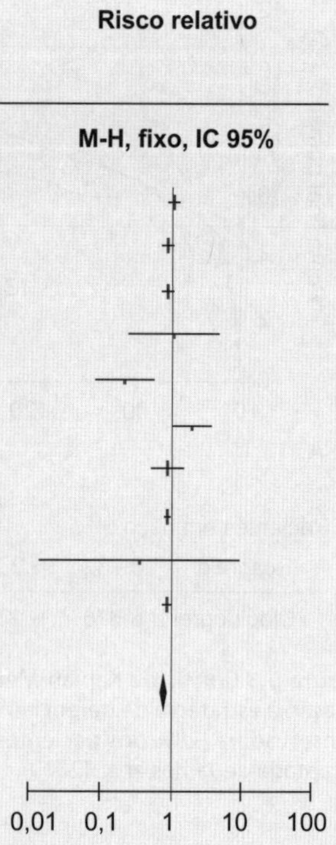

Figura 5.10 *Forest plot* mostrando a eficácia de novos inibidores de P2Y$_{12}$ e clopidogrel em morte por todas as causas.

Grupo e subgrupo	Novos antagonistas dos receptores P2Y$_{12}$		Clopidogrel			Risco relativo	Risco relativo
	Eventos	Total	Eventos	Total	Peso	M-H, fixo, IC 95%	M-H, fixo, IC 95%
CHAMPION PCI 2009	381	4.433	373	4.444	17,8%	1,03 [0,88, 1,19]	
CHAMPION PHOENIX 2013	257	5.470	322	5.469	16,6%	0,79 [0,67, 0,93]	
CHAMPION PLATFORM2009	185	2.654	210	2.641	14,3%	0,87 [0,71, 1,07]	
ERASE MI 2009	4	34	4	36	0,6%	1,07 [0,24, 4,65]	
INFUSE 2014	5	155	42	297	1,5%	0,20 [0,08, 0,52]	
INNOVATE PCI 2010	40	404	12	208	2,9%	1,79 [0,92, 3,50]	
JUMBO 2005	47	650	24	254	4,5%	0,75 [0,45, 1,25]	
PLATO 2009	864	9.333	1.014	9.291	21,3%	0,83 [0,76, 0,92]	
TRIGGER PCI 2012	0	212	1	211	0,1%	0,33 [0,01, 8,15]	
TRITON TIMI38 2007	643	6.813	781	6.795	20,4%	0,80 [0,72, 0,90]	
TOTAL (IC 95%)	–	30.158	–	29.646	100%	0,85 [0,76, 0,96]	
Eventos totais	2.426	–	2.783	–	–		
Heterogeneidade: Tau^2 = 0,02; Chi^2 = 22,41; df = 9 (p = 0,008); I^2 = 60%							
Teste para efeito global: Z = 2,62 (p = 0,009)							0,01 0,1 1 10 100

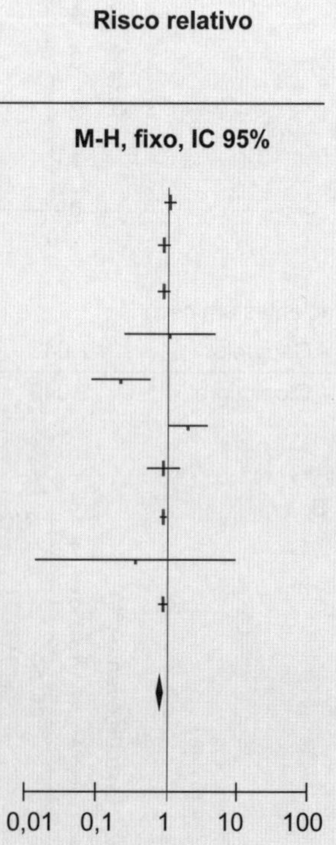

Figura 5.11 *Forest plot* mostrando a eficácia de novos inibidores de P2Y$_{12}$ e clopidogrel em eventos cardiovasculares graves.

Capítulo 5 • Antiagregantes Plaquetários   113

Grupo e subgrupo	Novos antagonistas dos receptores P2Y$_{12}$		Clopidogrel		Risco relativo		Risco relativo
	Eventos	Total	Eventos	Total	Peso	M-H, fixo, IC 95%	M-H, fixo, IC 95%
CHAMPION PCI 2009	278	3.889	256	3.865	17,6%	1,09 [0,91, 1,29]	
CHAMPION PHOENIX 2013	218	5.470	273	5.469	17,2%	0,79 [0,66, 0,95]	
CHAMPION PLATFORM 2009	181	2.654	199	2.641	15,5%	0,90 [0,73, 1,11]	
ERASE MI 2009	0	34	0	36	–	Não estimável	
INNOVATE PCI 2010	37	404	12	208	3,2%	1,65 [0,84, 3,23]	
JUMBO 2005	37	650	20	254	4,3%	0,71 [0,40, 1,24]	
PLATO 2009	504	9.333	593	9.291	21,2%	0,84 [0,74, 0,95]	
TRITON TIMI38 2007	475	6.813	620	6.795	21,1%	0,75 [0,66, 0,85]	
TOTAL (IC 95%)	–	29.247	–	28.559	100%	0,87 [0,76, 0,99]	
Eventos totais	1.730	–	1.973	–	–	–	

Heterogeneidade: Tau² = 0,02; Chi² = 16,61; df = 6 (p = 0,03); I² = 64%
Teste para efeito global: Z = 2,17 (p = 0,03)

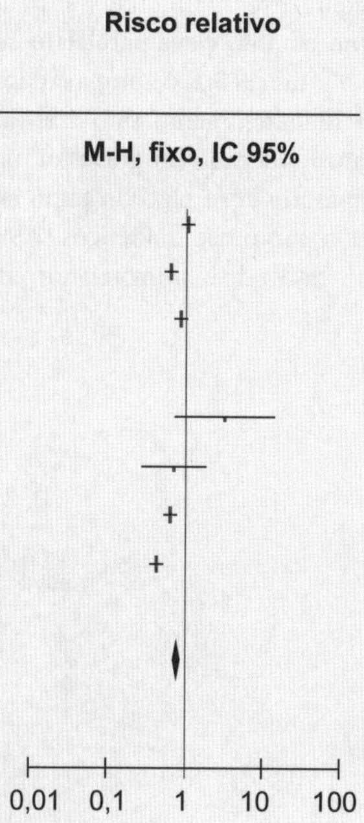

Figura 5.12 *Forest plot* mostrando a eficácia de novos inibidores de P2Y$_{12}$ e clopidogrel no infarto do miocárdio.

Grupo e subgrupo	Novos antagonistas dos receptores P2Y$_{12}$		Clopidogrel		Risco relativo		Risco relativo
	Eventos	Total	Eventos	Total	Peso	M-H, fixo, IC 95%	M-H, fixo, IC 95%
CHAMPION PCI 2009	27	4.433	30	4.444	7,9%	0,90 [0,54, 1,52]	
CHAMPION PHOENIX 2013	46	5.470	74	5.469	19,4%	0,62 [0,43, 0,90]	
CHAMPION PLATFORM 2009	5	2.654	16	2.641	4,2%	0,31 [0,11, 0,85]	
INFUSE 2014	0	155	7	297	1,4%	0,12 [0,01, 2,20]	
INNOVATE PCI 2010	5	404	0	208	0,2%	5,74 [0,32, 104,33]	
JUMBO 2005	4	650	6	254	2,3%	0,26 [0,07, 0,91]	
PLATO 2009	71	5.640	106	5.649	27,6%	0,67 [0,49, 0,90]	
TRIGGER PCI 2012	0	212	0	211	–	Não estimável	
TRITON TIMI38 2007	68	6.813	142	6.795	37,2%	0,47 [0,35, 0,63]	
TOTAL (IC 95%)	–	26.431	–	25.968	100%	0,58 [0,49, 0,69]	
Eventos totais	226	–	381	–	–	–	

Heterogeneidade: Chi² = 12,17; df = 7 (p = 0,1); I² = 42%
Teste para efeito global: Z = 6,43 (p < 0,00001)

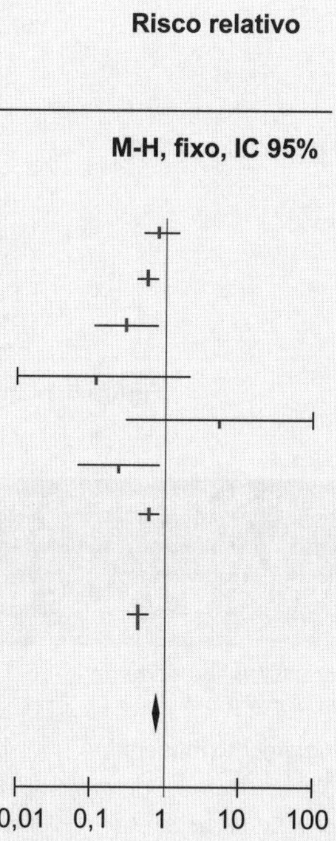

Figura 5.13 *Forest plot* mostrando a eficácia de novos inibidores de P2Y$_{12}$ e clopidogrel no acidente vascular cerebral.

prevenção de AVC em pacientes sem história prévia desse evento cardiovascular (Bonaca *et al.*, 2014).

O vorapaxar é atualmente utilizado como uma terceira classe de fármacos a ser adicionada a uma terapia dupla. Esse tipo de associação aumenta, eventualmente, a eficácia na inibição da agregação plaquetária, no entanto eleva paralelamente o risco de fenômenos hemorrágicos. Na Tabela 5.2, o vorapaxar apresentou eficácia maior em pacientes com diabetes melito tipo 2 (Moschonas e Tselepsis, 2017). Sangramento moderado ou grave foi maior no grupo do vorapaxar quando comparado com placebo tanto em pacientes diabéticos (4,4% *versus* 2,6%) quanto não diabéticos (2,9% *versus* 1,9%). Não houve diferença significativa de hemorragia intracraniana nos tratamentos.

Antagonistas da integrina IIb/IIIa

A ativação dos receptores de tromboxano A2, ADP e outros levam a uma série de eventos no interior da plaqueta que culminam com a fosforilação dos receptores compostos pela glicoproteína IIb/IIIa. A fosforilação desses receptores permite a fixação do fibrinogênio e, consequentemente, torna a agregação irreversível. A importância dessa integrina na hemostasia é exemplificada em pacientes com tromboastenia de Glanzmann, em que uma deficiência genética dessa integrina causa diátese hemorrágica (Nurden *et al.*, 2011). Essa integrina é o receptor de vários ligantes, como fibrinogênio, fibronectina, fator de von Willibrand e vitronectina (Giordano *et al.*, 2016). Assim, fármacos que

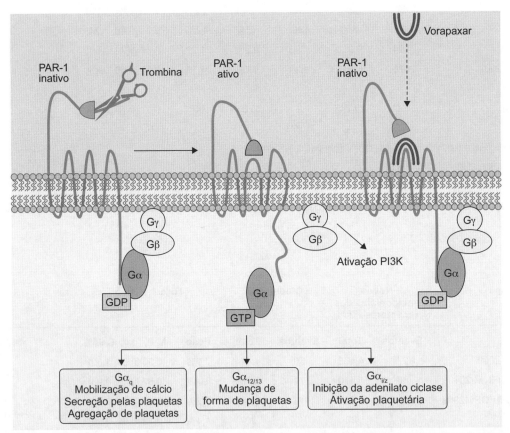

Figura 5.14 Interação trombina–PAR-1 em plaquetas e sua via de sinalização. Adaptada de French *et al.* (2014).

Tabela 5.2 Comparação entre a eficácia e a segurança, bem como o resultado entre os pacientes com T2DM (vorapaxar *versus* placebo) e não T2DM (vorapaxar *versus* placebo) do ensaio clínico TRA 2°P-TIMI 50.

Ponto final	Pacientes com diabetes tipo 2				Pacientes sem diabetes tipo 2			
	Vorapaxar (%)	Placebo (%)	RR; 95% IC	*P*	Vorapaxar (%)	Placebo (%)	RR; IC 95%	*P*
Morte CV, IM ou acidente vascular cerebral	11,4	14,3	0,73; 0,60 a 0,89	0,002	6,3	7,6	0,81; 0,71 a 0,93	0,003
Sangramento moderado/grave	4,4	2,3	1,60; 1,07 a 2,40	0,02	2,9	1,9	1,56; 1,22 a 2,00	< 0,001
Morte CV, IM, acidente vascular cerebral ou isquemia recorrente mais sangramento moderado/grave	16,7	19,6	0,79; 0,67 a 0,93	0,005	10,4	10,9	0,95; 0,85 a 1,06	0,32
Morte CV, IM ou acidente vascular cerebral mais sangramento grave	13,6	16,4	0,77; 0,65 a 0,93	0,006	8,2	9,2	0,88; 0,77 a 0,99	0,04

IC: intervalo de confiança; CV: cardiovascular; RR: risco relativo; IM: infarto do miocárdio; TRA 2°P-TIMI 50: *thrombin-receptor antagonist in secondary prevention of atherothrombotic ischemic events*.

atuam nesses receptores praticamente abolem a agregação plaquetária, entretanto o risco de hemorragia é consequentemente maior.

A Tabela 5.3 mostra as principais características farmacocinéticas dos inibidores da integrina alfaIIb/betaIII disponíveis comercialmente.

- Abciximab: anticorpo monoclonal quimérico (parte murino e parte humano) contra o receptor GP IIb/IIIa. É um inibidor não competitivo e liga-se ao receptor da plaqueta de maneira irreversível. Apresenta uma meia-vida curta devido à sua rápida ligação ao receptor. O abiciximab livre na circulação é eliminado em poucos minutos, enquanto o ligado à plaqueta dura até 1 semana, dependendo do *turnover* da plaqueta. Assim, o abciximab pode ser administrado seguramente em nefropatas moderados ou graves, incluindo pacientes em diálise, sem necessidade de ajuste de dose
- Eptifibatida: heptapeptídeo cíclico que atua como inibidor competitivo, seletivo para o receptor GP IIb/IIIa da plaqueta. É eliminado pelo rim de maneira não modificada. A dose deve ser reduzida para pacientes com insuficiência renal, e ele não deve ser administrado em pacientes em diálise
- Tirofibana: derivado tirosínico não peptídico. Atua também como antagonista competitivo, e sua afinidade pelo receptor GP IIb/IIIa é intermediária entre o abciximab e a eptifibatida. Apresenta *clearance* renal, e, em pacientes com insuficiência renal grave (*clearance* de creatinina < 30 mℓ/min), a dose deve ser reduzida em 50%.

O tempo para o início do tratamento no caso de um IM é um fator determinante em relação à extensão do infarto, à perfusão cardíaca e à mortalidade nos pacientes com infarto com supradesnivelamento ST (STEMI). Assim, maiores benefícios são esperados com a reperfusão farmacológica precoce em pacientes de alto risco ou que necessitam de transporte com longa distância. A administração pré-hospitalar do tirofibana em pacientes com STEMI foi superior na redução de mortalidade em relação ao placebo (observada após 1 ano), sem aumento significativo de sangramento grave (Figura 5.15; Van't Hof *et al.*, 2008).

A administração intracoronariana dos inibidores de GP IIb/IIIa não trouxe diferença significativa quando comparada à administração intravenosa (De Luca *et al.*, 2015). De acordo com ensaios clínicos realizados até o momento, os inibidores de GP IIb/IIIa podem ser recomendados para pacientes com síndrome coronariana aguda considerados graves (classe Killip avançada ou com história de infarto anterior) e devem ser administrados precocemente (possivelmente durante o transporte).

Inibidores de fosfodiesterase

Cilostazol

É um inibidor seletivo de fosfodiesterase III com efeito inibidor sobre a agregação plaquetária, vasodilatador, antiproliferativo na musculatura lisa vascular e efeitos benéficos nos níveis de HDL e triglicerídios. Vários ensaios clínicos avaliaram sua ação na prevenção da reestenose, sugerindo efeitos benéficos na inibição da adesão de leucócitos ao endotélio e, portanto, reduzindo o grau de inflamação (Figura 5.16).

O cilostazol é bem tolerado, sendo as reações adversas mais frequentes cefaleia e alterações gastrintestinais, ambos transitórios e de intensidade leve para moderada. Não deve ser administrado em

Tabela 5.3 Características dos inibidores intravenosos de GP IIb/IIIa.			
Características	Abciximab	Eptifibatida	Tirofibana
Tipo	Anticorpo	Ciclopeptídeo	Não peptídico
Peso molecular (Da)	47,600	832	495
Inibição	Não competitivo	Competitivo	Competitivo
Ligação	Irreversível	Reversível	Reversível
Afinidade plaquetária	Alto	Baixo	Baixo
Meia-vida plasmática	10 a 30 min	2,5 h	2 h
Recuperação da função plaquetária	Lento (24 a 48 h)	Rápido (< 4 h)	Rápido (4 a 8 h)
Antigenicidade	Presente	Ausente	Ausente
Clearance	Ligação de plaquetas, substância não ligada por meio de clivagem proteolítica	Renal (60 a 70%) Biliar (20 a 30%)	Renal (98%)
Dosagem recomendada			
Bolus	0,5 μg/kg	180 μg/kg × 2	25 μg/kg
Infusão	0,125 μg/kg/min (12 h)	2 μg/kg/min	0,15 μg/kg/min

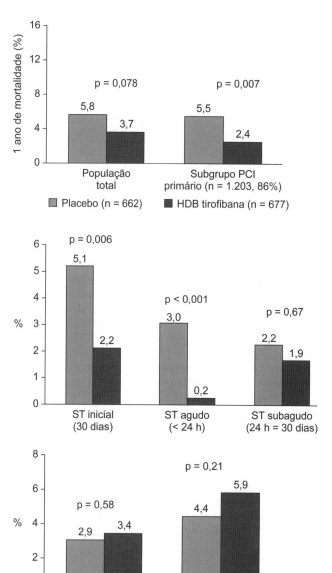

Figura 5.15 Análise agrupada do ensaio clínico ON-TIME 2. (compreendendo pacientes incluídos na fase não modificada). PCI: *percutaneous coronary intervention*; ABD: alta dose em *bolus*; TIMI: *thrombolysis in myocardial infarction*.

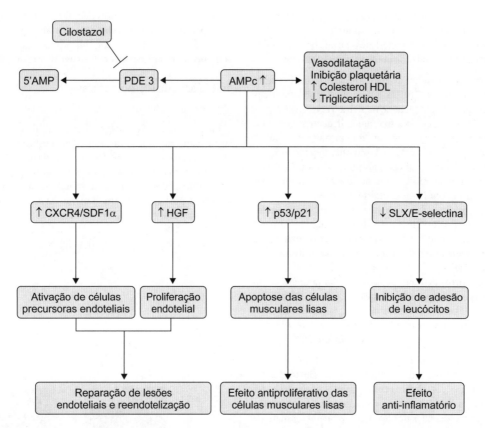

Figura 5.16 Mecanismo de ação e efeitos farmacológicos do cilostazol. AMP: monofosfato de adenosina; PDE: fosfodiesterase; AMPc: monofosfato de adenosina cíclica; CXCR4: receptor de quimiocinas C-X-C tipo 4; HDL: lipoproteína de alta densidade; HGF: fator de crescimento de hepatócitos; SDF1α: fator 1α derivado das células do estroma; SLX: Sialil-Lewis[x].

pacientes com insuficiência renal grave ou insuficiência hepática moderada ou grave, ou pacientes com risco aumentado de sangramento ou que já estejam tomando dois antiagregantes plaquetários. O cilostazol apresenta dois metabólitos ativos (de-hidro cilostazol e 4-trans-hidroxicilostazol) ativos como antiagregantes plaquetários; a dose deve ser reduzida em pacientes utilizando inibidores de CIP3A4 (cetoconazol, itraconazol ou eritromicina) ou CIP2C19 (omeprazol). A dose utilizada rotineiramente é de 100 mg/dia. Metanálise incluindo mais de 5.000 pacientes comparando cilostazol adicionado a outro agente antiplaquetário em reestenose após colocação de *stent* demonstrou uma redução significativa (–40%; p < 0,001) no grupo tratado com cilostazol (Biondi-Zoccai *et al.*, 2008). Até o presente momento, cilostazol é o único fármaco eficaz para prevenir reestenose em revascularização de carótida, coronária ou artérias de membros inferiores.

Dipiridamol

Apresenta vários efeitos antiplaquetários, entre eles inibição da fosfodiesterase V, inibição da recaptação de adenosina pela plaqueta, estimulação da síntese de prostaciclina pelo endotélio e efeito antioxidante (Chakrabarti e Freedman, 2008). O dipiridamol é indicado como adjunto a anticoagulantes cumarínicos na prevenção de complicações tromboembólicas no pós-operatório da troca de válvula cardíaca (Stein *et al.*, 1998; Chesebro *et al.*, 1985). Dipiridamol também é administrado em combinação com baixa dose de AAS para prevenção de AVCI recorrente; uma metanálise revelou que pacientes que receberam dipiridamol tiveram redução significativa do risco de AVCI (Eisert, 2007; Verro *et al.*, 2008). Similar ao cilostazol, a principal reação adversa é cefaleia no início da terapia.

TERAPIA DUPLA ANTIPLAQUETÁRIA

Trata-se do principal tratamento para prevenção secundária de um novo evento cardiovascular grave (morte cardíaca, IAM, trombose no *stent* ou necessidade de revascularização) em pacientes que sobreviveram a uma síndrome coronariana aguda ou receberam um *stent*. Isso foi demonstrado no ensaio clínico CURE (*Clopidogrel in Unstable Angina to Prevent Recurrent Events*), que comparou a eficácia e a segurança da administração precoce e por período prolongado de clopidogrel em combinação com AAS com AAS apenas em pacientes com síndrome coronariana aguda e infarto sem elevação ST (Figura 5.17; Yusuf *et al.*, 2001). Sangramento grave ocorreu mais frequentemente no grupo do clopidogrel + AAS (3,7% *versus* 2,7%).

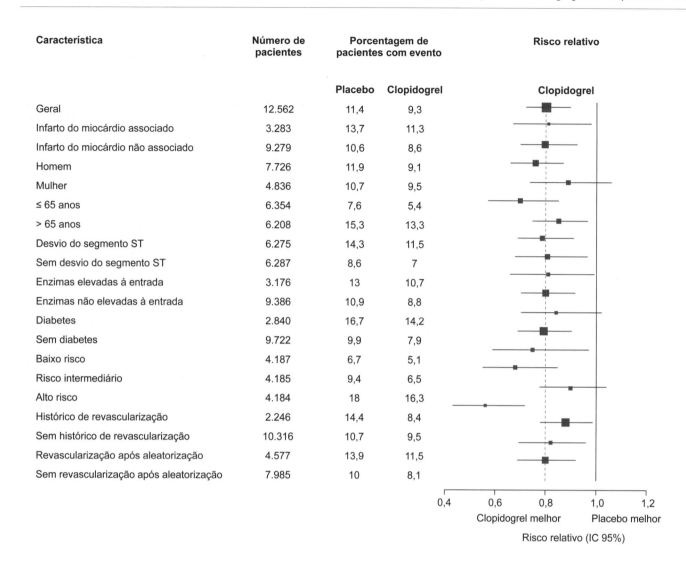

Figura 5.17 *Forest plot* mostrando (morte por causas cardiovasculares, infarto do miocárdio não fatal ou acidente vascular cerebral) em vários subgrupos.

REFERÊNCIAS BIBLIOGRÁFICAS

Andersen H, Greenberg DL, Fujikawa K, Xu W, Chung DW, Davie EW. Protease-activated receptor 1 is the primary mediator of thrombin-stimulated platelet procoagulant activity. Proc Natl Acad Sci USA. 1999;96:11189-93.

Becker RC, Moliterno DJ, Jennings LK, Pieper KS, Pei J, Niederman A, et al. Safety and tolerability of SCH 530348 in patients undergoing non-urgent percutaneous coronary intervention: a randomised, double-blind, placebo-controlled phase II study. Lancet. 2009;373:919-28.

Behm MO, Kosoglou T, Miltenburg AMM. The absence of a clinically significant effect of food on the single dose pharma-cokinetics of vorapaxar, a PAR-1 antagonist, in healthy adult subjects. Clin Pharmacol Drug Dev. 2013;2(4):310-5.

Biondi-Zoccai GG, Lotrionte M, Anselmino M, Moretti C, Agostoni P, Testa L, et al. Systematic review and meta-analysis of randomized clinical trials appraising the impact of cilostazol after percutaneous coronary intervention. Am Heart J. 2008;155(6):1081-9.

Bonaca MP, Scirica BM, Braunwald E, Wiviott SD, Goto S, Nilsen DW, et al. New ischemic stroke and outcomes with vorapaxar versus placebo: results from the TRA 2°P-TIMI 50 trial. J Am Coll Cardiol. 2014;64(22):2318-26.

Chakrabarti S, Freedman JE. Dipyridamole, cerebrovascular disease, and the vasculature. Vascul Pharmacol. 2008;48(4-6):143-9.

Chesebro JH, Steele PM, Fuster V. Platelet-inhibitor therapy in cardiovascular disease. Effective defense against thromboembolism. Postgrad Med. 1985;78(48-50):57-71.

Coughlin SR. Protease-activated receptors in hemostasis, thrombosis and vascular biology. J Thromb Haemost. 2005;3:1800-14.

Cox D, Maree AO, Dooley M, Conroy R, Byrne MF, Fitzgerald DJ. Effect of enteric coating on antiplatelet activity of low-dose aspirin in healthy volunteers. Stroke. 2006;37(8):2153-8.

De Luca G, Savonitto S, van't Hof AW, Suryapranata H. Platelet GP IIb-IIIa receptor antagonists in primary angioplasty: back to the future. Drugs. 2015;75:1229-53.

Eisert WG. Dipyridamole. In: Michelson AD, editor. Platelets. San Diego, CA: Academic; 2007. p. 1165-79.

Ferreira PM, Gagliano-Jucá T, Zaminelli T, Sampaio MF, Blackler RW, Trevisan MS, et al. Acetylsalicylic acid daily vs acetylsalicylic acid every 3 dayis in healthy volunteers: effect on platelet aggregation, gastric mucosa and prostaglandin E2 synthesis. J Clin Pharmacol. 2016;56:862-8.

French SL, Arthur JF, Tran HA, Hamilton JR. Approval of the first protease-activated receptor antagonist: Rationale, development, significance, and considerations of a novel anti-platelet agent. Blood Rev. 2015;29:179-89.

Gan XD, Wei BZ, Fang D, Fang Q, Li KY, Ding SLY, et al. Efficacy and safety analysis of new P2Y12 inhibitors versus clopidogrel in patients with percutaneous coronary intervention: a meta-analysis. Curr Med Res Opin. 2015;31:2313-23.

Giordano A, Musumeci G, D'Angelillo A, Rossini R, Zoccai GB, Messina S et al. Effects of glycoprotein IIb/IIIa antagonists: anti platelet aggregation and beyond. Curr Drug Metab. 2016;17:194-203.

ISIS-2 Collaborative Group. Randomised trial of intravenous streptokinase, oral aspirin, both or neither among 17,187 cases of suspected acute myocardial infarction: ISIS-2. Lancet. 1988;2:349-60.

Jiang M, You JH. Review of pharmacoeconomic evaluation of genotype-guided antiplatelet therapy. Expert Opin Pharmacother. 2015;16:771-9.

Kawamura N, Ito I, Sasaki M, Iida A, Mizuno M, Ogasawara N, et al. Low-dose aspirin-associated upper gastric and duodenal ulcers in Japanese patients with no previous history of peptic ulcers. BMC Research Notes. 2013;6:455.

Kosoglou T, Kraft WK, Kumar B, Statkevich P, Xuan F, Ma L, et al. Pharmacokinetics and pharmacodynamics of the novel PAR-1 antagonist vorapaxar with end-stage renal disease. Eur J Clin Pharmacol. 2012;68(7):1049-56.

Kuliczkowski W, Witkowski A, Polonski L, Watala C, Filipiak K, Budaj A, et al. Interindividual variability in the response to oral antiplatelet drugs: a position paper of the Working Group on antiplatelet drugs resistance appointed by the Section of Cardiovascular Interventions of the Polish Cardiac Society, endorsed by the Working Group on rombosis of the European Society of Cardiology. Eur Heart J. 2009;30:426-35.

Lei H, Gao Q, Liu SR, Xu J. The benefit and safety of aspirin for primary prevention of ischemic stroke: a meta-analysis of randomized trials. Front Pharmacol. 2016;7:440.

Li J, Song M, Jian Z, Guo W, Chen G, Jiang G, et al. Laboratory aspirin resistance and the risk of major adverse cardiovascular events in patients with coronary heart disease on con rmed aspirin adherence. J Atheroscler Tromb. 2014;21:239-47.

Morrow DA, Alberts MJ, Mohr JP, Ameriso SF, Bonaca MP, Goto S, et al. Efficacy and safety of vorapaxar in patients with prior ischemic stroke. J Am Heart Assoc. 2013;44(3):691-8.

Morrow DA, Braunwald E, Bonaca MP, Ameriso SF, Dalby AJ, Fish MP, et al. Vorapaxar in the secondary prevention of atherothrombotic events. N Engl J Med. 2012;366(15):1404-13.

Moschonas IC, Tselepis AD. Increased benefit with vorapaxar use in patients with history of myocardial infarction and diabetes mellitus: what the data show us. J Cardiovasc Pharmacol Ther. 2017;22(2):133-141.

Nurden AT, Pillois X, Fiore M, Heilig R, Nurden P. Glanzmann thrombasthenia-like syndromes associated with macrothrombocytopenias and mutations in the genes encoding the αIIbβ3 integrin. Semin Thromb Hemost. 2011;37:698-706.

Ossovskaya VS, Bunnett NW. Protease-activated receptors: contribution to physiology and disease. Physiol Rev. 2004;84(2):579-21.

Patrono C, Coller B, Fitzgerald GA, Hirsh J, Roth G. Platelet-active drugs: the relationships among dose, effectiveness, and side effects. The seventh ACCP conference on antithrombotic and thrombolytic therapy. Chest. 2004;126:234S-264S.

Saito Y, Okada S, Ogawa H, Soejima H, Sakuma M, Nakayama M et al. Low-dose aspirin for primary prevention of cardiovascular events in patients with type 2 diabetes mellitus: 10-year follow-up of a randomized controlled trial. Circulation. 2017;135:659-70.

Statkevich P, Kosoglou T, Preston RA, Kumar B, Xuan F, Trusley C, et al. Pharmacokinetics of the novel PAR-1 antagonist vorapaxar in patients with hepatic impairment. Eur J Clin Pharmacol. 2012;68(11):1501-8.

Stein PD, Alpert JS, Dalen JE, Horstkotte D, Turpie AG. Antithrombotic therapy in patients with mechanical and biological prosthetic heart valves. Chest. 1998;114:602S-610S.

Stockl KM, Le L, Zakharyan A, Harada ASM, Solow BK, Addiego JE & Ramsey S. Risk of rehospitalization for patients using clopidogrel with a proton pump inhibitor. Arch Intern Mede. 2010;170:704-10.

Van't Hof AW, Ten Berg J, Heestermans T, Ongoing Tirofiban In Myocardial infarction Evaluation (On-TIME) 2 study group, et al. Prehospital initiation of tirofiban in patients with ST-elevation myocardial infarction undergoing primary angioplasty (On-TIME 2): a multicentre, double-blind, randomised controlled trial. Lancet. 2008;372:537-46.

Verro P, Gorelick PB, Nguyen D. Aspirin plus dipyridamole versus aspirin for prevention of vascular events after stroke or TIA: a meta-analysis. Stroke. 2008;39(4):1358-63.

Yusuf S, Zhao F, Mehta SR, Chrolavicius S, Tognoni G, Fox KK. Effects of clopidogrel in addition to aspirin in patients with acute coronary syndromes without ST-segment elevation. N Eng J Med. 2001;345(7):494-502.

Wallentin L, Becker RC, Budaj A, Cannon CP, Emanuelsson H, Held C et al. Ticagrelor versus clopidogrel in patients with acute coronary syndromes. N Engl J Med. 2009;361:1045-57.

Wiviott SD, Braunwald E, McCabe CH, Montalescot G, Ruzyllo W, Gottlieb S et al. Prasugrel versus clopidogrel in patients with acute coronary syndromes. N Engl J Med. 2007;357:2001-15.

Zimmermann N, Wenk A, Kim U, Kienzle P, Weber AA, Gams E, et al. Functional and biochemical evaluation of platelet aspirin resistance after coronary artery bypass surgery. Circulation. 2003;108:542-7.

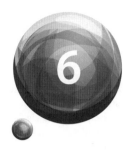

6 Anticoagulantes

COAGULAÇÃO

A coagulação do sangue ocorre tanto na hemostase quanto na trombose. Hemostase é o processo normal pelo qual a cascata de coagulação limita o dano vascular para reduzir a perda sanguínea após um trauma. Trombose é o nome que se dá a um grupo de processos patológicos em que a cascata de coagulação é estimulada na luz do vaso, levando à formação de um coágulo sanguíneo (trombo) dentro do vaso, no qual impede o fluxo de sangue. A trombose grave pode bloquear o fluxo de sangue para um tecido, causando isquemia e morte tecidual.

Há duas vias principais para iniciar a cascata de coagulação, conhecidas como via do fator tissular e via do contato. A via do fator tissular é também chamada via extrínseca, porque necessita que o plasma entre em contato com algo *extrínseco*, por exemplo, o fator tissular (proteína da superfície celular de células que não estão em contato direto com o sangue). A via do contato, também nomeada via intrínseca, ocorre quando o sangue entra em contato com certos tipos de superfícies artificiais, por exemplo, a parede de vidro de tubos de ensaio ou um aparelho de circulação extracorpórea. A via intrínseca não participa do processo de hemostasia normal, entretanto está envolvida nos processos trombóticos. A via extrínseca está envolvida tanto nos processos trombóticos quanto no processo fisiológico da hemostasia (René, 2013). A ativação dessas vias culmina na formação de trombina, que, ao transformar o fibrinogênio em fibrina, inicia o processo de formação do coágulo (Figura 6.1).

INIBIDORES ENDÓGENOS DO PROCESSO DE COAGULAÇÃO

O inibidor mais importante das proteases de coagulação é a antitrombina (AT), também conhecida como antitrombina III. A maior parte dos fatores de coagulação e da AT é sintetizada no fígado; pacientes com doença hepática podem apresentar problemas de coagulação e hemostasia, que eventualmente levam a hemorragias ou tromboses. A AT encontra-se no sangue em uma forma inativa; quando se liga a glicosaminoglicanos, torna-se ativa e inibe a trombina e os fatores IXa e Xa (Olson e Bjork, 1994). A base farmacológica da terapia com heparina é a ativação da AT, que inibe, assim, a trombina e os fatores IXa e Xa. A AT é utilizada no tratamento dos estados de hipercoagulação observados em pacientes com sepse (Iba e Thachil, 2016).

A trombomodulina (TM) é uma proteína expressa na superfície da célula endotelial, responsabilizando-se pela aceleração da ativação da proteína C pela trombina. A ligação da TM à trombina inibe a conversão do fibrinogênio em fibrina e do fator V em fator Va, assim como a ativação do fator XIII. A ativação de plaquetas pela trombina por meio de sua ação nos receptores ativados por protease 1 (PAR-1 – *protease activated receptors*) também é inibida pela TM. A ativação da proteína C apresenta igualmente importante efeito anticoagulante, devido à inativação dos fatores Va e VIIIa. A importância clínica está ilustrada nas mutações do fator Va (fator V de Leiden), que sofre baixa inativação pela proteína C ativada e o paciente apresenta um estado pró-trombótico. A TM recombinante é utilizada no tratamento dos estados de hipercoagulação observados em pacientes com sepse (Ito *et al.*, 2016).

Os fármacos aplicados como inibidores do processo de coagulação podem ser divididos, para fins didáticos, em dois grandes grupos de acordo com a via de administração: anticoagulantes injetáveis e anticoagulantes orais.

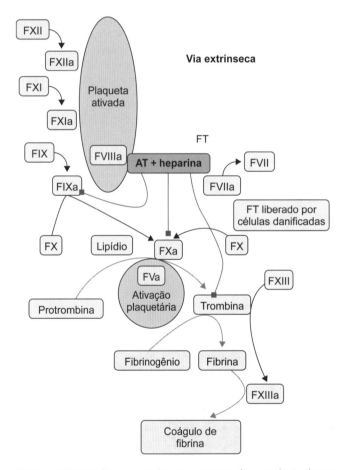

Figura 6.1 Vias intrínseca e extrínseca na cascata de coagulação do sangue. A via extrínseca começa como tecido que expõe o fator tissular (FT) e matrizes proteicas ao sangue. Em seguida, as plaquetas aderem ao colágeno e o fator (F) VIIa é ativado pelo FT. O complexo FVIIa-TF então ativa FX, e FXa, na presença de FVa, produz trombina. Nessa situação, a trombina é produzida para formar um coágulo inicial. Se muito mais trombina não for produzida rapidamente, o coágulo não persistirá. O complexo FIXa-FVIIIa é Xase intrínseco na via intrínseca que se forma na superfície de plaquetas ativadas para produzir FXa.

Anticoagulantes injetáveis

Heparina não fracionada

O anticoagulante mais conhecido é a chamada heparina, ou, mais corretamente, heparina não fracionada (HNF), descoberta há mais de um século (1914) por Jay McLean, estudante de medicina da Universidade de John Hopkins, nos EUA, e introduzida na prática clínica somente em 1940. A HNF é um glicosaminoglucano que requer um cofator para produzir o efeito anticoagulante (trata-se de um anticoagulante de ação indireta), apresenta peso molecular de 3 a 30 kDa e pode ser administrada tanto subcutânea (SC) quanto intravenosa (IV). Liga-se à antitrombina, aumentando sua eficácia em inibir a trombina e os fatores Xa e IIa. Seu efeito terapêutico é monitorado por meio da medida do tempo de ativação parcial da tromboplastina. Uma reação adversa importante no uso da HNF é o aparecimento de trombocitopenia, que se deve a uma reação imunológica capaz de causar um grave estado pró-trombótico e ocorre em aproximadamente 5% dos pacientes que recebem HNF (Warkentin et al., 2000). O risco é modificado segundo a categoria do paciente (cirúrgico > clínico), a origem da HNF (bovina > porcina), o sexo (feminino > masculino) e é menor com as heparinas fracionadas (Salter et al., 2016). A resposta imunológica é causada pela formação de complexos multimoleculares da HNF e o fator plaquetário 4 (Figura 6.2; Greinacher et al., 1994; Kelton et al., 1994).

A HNF pode ser administrada via IV, na forma de *bolus* seguido de infusão, ou SC, conforme ilustrado na Tabela 6.1.

Similar ao que acontece com o ácido acetilsalicílico (AAS), pacientes podem apresentar resistência à heparina. Doses diárias acima de 35.000 U são normalmente aceitas como quadro dessa resistência, que pode surgir por deficiência de antitrombina, aumento do *clearance* da heparina ou aumento de proteínas que se ligam a ela. É aconselhável fazer monitoramento do tempo de tromboplastina parcial ativada e dos níveis de anti-Xa. Se apesar de aumentos da dose de heparina ambos se mantiverem em níveis baixos, a suspeita de resistência é confirmada (Dobesh, 2004).

Heparinas fracionadas

As heparinas fracionadas, também conhecidas como de baixo peso molecular, são obtidas por meio de reações químicas ou processos enzimáticos de despolimerização e administradas essencialmente via SC. Desde a sua introdução, na década de 1980, as heparinas fracionadas vêm gradualmente substituindo a HNF. A Tabela 6.2 mostra as várias heparinas fracionadas disponíveis comercialmente, assim como uma característica farmacodinâmica interessante, ou seja, quanto menor o peso molecular, maior sua especificidade para o fator Xa.

As heparinas fracionadas apresentam uma biodisponibilidade mais previsível, além de maior segurança. Por exemplo, a trombocitopenia induzida por heparina ocorre em 1% dos pacientes hospitalizados recebendo heparina, e, no caso de pacientes ortopédicos, a incidência é de 4,8% e 0,6% nos que receberam HNF ou heparina fracionada, respectivamente (Warkentin et al., 2003). A Figura 6.3 ilustra a superioridade da heparina fracionada sobre a HNF quando associada à trombólise em pacientes com infarto agudo do miocárdio com elevação de segmento ST (STEMI) (Rubboli, 2008).

O sulfato de protamina reverte o efeito anticoagulante tanto da HNF quanto das heparinas fracionadas. Sua administração é associada a reações adversas como reações anafiláticas, hipotensão sistêmica e hipertensão pulmonar, o que torna complexo o cálculo da dose de protamina a ser administrada (Hall, 1998). No caso da HNF, recomendam-se 1 mg IV para cada 100 U de HNF infundidas nas últimas 2 a 3 h, e, no caso de heparinas fracionadas como a enoxaparina, 1 mg de protamina IV para cada mg de enoxaparina administrada nas últimas 8 h.

Fondaparinux sódico

É um análogo sintético do pentassacarídio encontrado tanto na HNF quanto nas heparinas fracionadas, o qual se liga no sítio da antitrombina

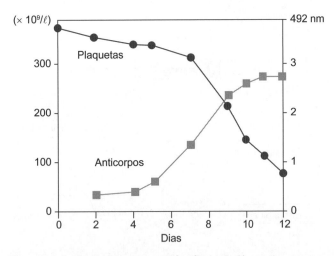

Figura 6.2 Evolução da contagem de plaquetas (•) e anticorpos para H-PF4 (■) em um paciente que desenvolveu trombocitopenia induzida por heparina grave do tipo II no dia 12.

Tabela 6.2 Dados de peso molecular (MW) e atividades anticoagulantes dos produtos LMWH atualmente disponíveis.

LMWH	Peso molecular médio	Razão da atividade anti-Xanti-IIa
Bemiparina	3.600	8,0
Nadroparina	4.300	3,3
Reviparina	4.400	4,2
Enoxaparina	4.500	3,9
Parnaparina	5.000	2,3
Certoparina	5.400	2,4
Dalteparina	5.000	2,5
Tinzaparina	6.500	1,6

Tabela 6.1 Dose recomendada para HNF no tratamento de tromboembolismo venoso.

Rota	Referência	Dose de *bolus*	Dose de manutenção
Infusão contínua			
Dose fixa	Hull et al. (1986)	5.000 U	1.250 a 1.280 U/h*
Baseada em peso	Raschke et al. (1993)	80 U/kg	18 U/kg/h
Subcutânea			
Dose fixa	Kearon et al. (2006)	333 U/kg	250 U/kg a cada 12 h
Dose ajustada	Prandoni et al. (2004)	5.000 U/kg	17.500 U a cada 12 h ajustadas para TTPa

*Precaução é necessária com pacientes com baixo peso corporal; dose individualizada deve ser considerada.
TTPa: tempo de tromboplastina parcial ativada.

Reinfarto durante a hospitalização aos 7 dias.

Ensaio clínico	HBPM	HNF	RR	IC 95%
ASSENT 3, 2001	53/2.040	86/2.038	0,61	0,43-0,86
ASSENT 3 Plus, 2003	29/818	49/821	0,58	0,36-0,93
ASSENT Plus, 2003	3/221	11/213	0,25	0,07-0,92
BAIRD *et al.*, 2002	16/149	22/151	0,71	0,35-1,40
ENTIRE-TIMI 23, 2002	2/160	7/82	0,14	0,03-0,67
HART II, 2001	5/200	6/200	0,83	0,25-2,76
Total	**108/3.588**	**181/3.505**	**0,57**	**0,45-0,73**

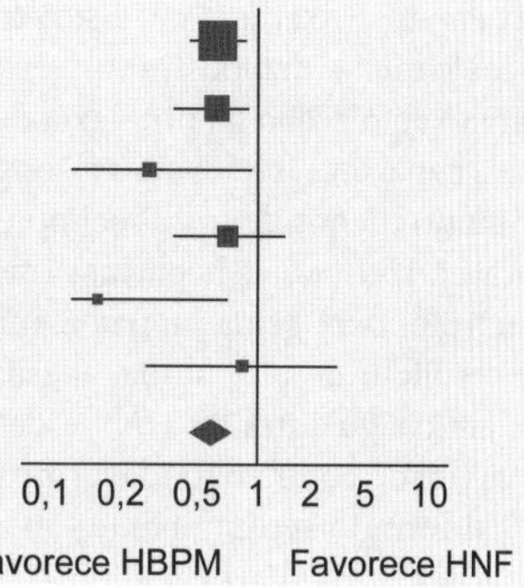
0,1 0,2 0,5 1 2 5 10
Favorece HBPM
Favorece HNF

Morte durante a hospitalização aos 7 dias.

Ensaio clínico	HBPM	HNF	RR	IC 95%
ASSENT 3, 2001	91/2.040	112/2.038	0,80	0,60-1,07
ASSENT 3 Plus, 2003	59/818	45/821	1,4	0,90-2,00
ASSENT Plus, 2003	5/221	8/213	0,59	0,19-1,84
BAIRD *et al.*, 2002	6/149	8/151	0,75	0,25-2,22
ENTIRE-TIMI 23, 2002	3/160	3/82	0,50	0,10-2,55
HART II, 2001	8/200	9/200	0,88	0,33-2,34
Total	**172/3.588**	**185/3.505**	**0,92**	**0,74-1,13**

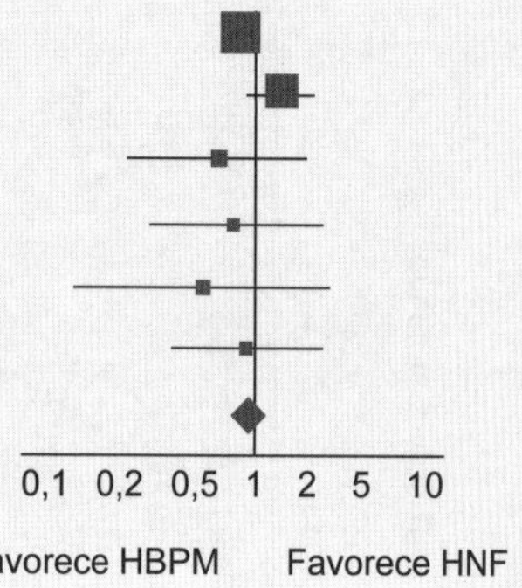
0,1 0,2 0,5 1 2 5 10
Favorece HBPM
Favorece HNF

Reinfarto aos 30 dias.

Ensaio clínico	HBPM	HNF	RR	IC 95%
ASSENT 3, 2001	56/2.040	88/2.038	0,63	0,44-0,88
ASSENT Plus, 2003	14/221	14/213	0,96	0,45-2,07
BAIRD *et al.*, 2002	22/149	30/151	0,70	0,38-1,28
ENTIRE-TIMI 23, 2002	3/160	10/82	0,14	0,04-0,52
HART II, 2001	8/200	8/200	1,00	0,37-2,72
Total	**103/2.770**	**150/2.684**	**0,65**	**0,50-0,84**

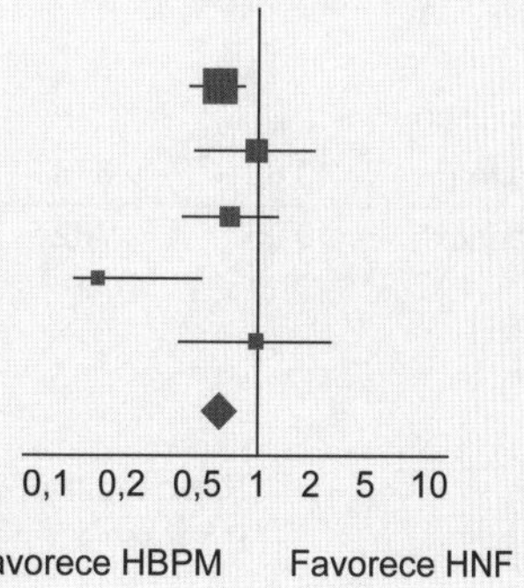
0,1 0,2 0,5 1 2 5 10
Favorece HBPM
Favorece HNF

Morte aos 30 dias.

Ensaio clínico	HBPM	HNF	RR	IC 95%
ASSENT 3, 2001	109/2.040	122/2.038	0,89	0,68-1,16
ASSENT 3 Plus, 2003	61/818	49/821	1,27	0,86-1,87
ASSENT Plus, 2003	9/221	11/213	0,78	0,32-1,92
BAIRD *et al.*, 2002	9/149	16/151	0,54	0,23-1,27
ENTIRE-TIMI 23, 2002	4/160	3/82	0,68	0,15-3,09
HART II, 2001	9/200	10/200	0,90	0,36-2,25
Total	**201/3.588**	**211/3.505**	**0,94**	**0,77-1,14**

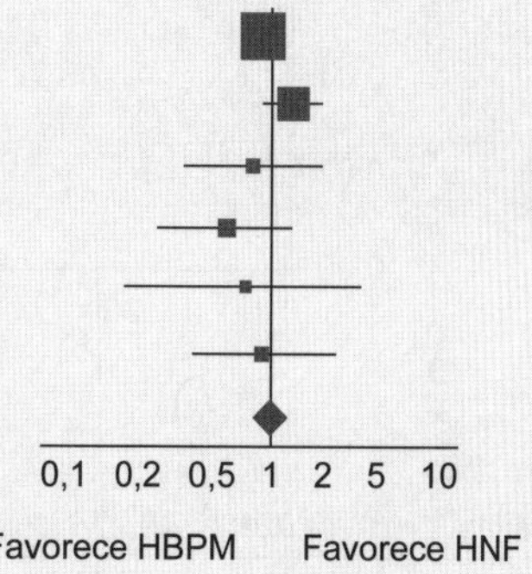
0,1 0,2 0,5 1 2 5 10
Favorece HBPM
Favorece HNF

Figura 6.3 *Forest plot* mostrando a eficácia de heparinas de baixo peso molecular (HBPM) em comparação à heparina não fracionada (HNF) em seis ensaios clínicos randomizados. Adaptada de Rubboli (2008).

e, dessa maneira, inibe seletivamente o fator Xa, em razão de sua pequena massa molecular (Petitou *et al.*, 2002). Por sua completa biodisponibilidade após injeção SC e meia-vida plasmática de 17 h, o fondaparinux é administrado 1 vez/dia em dose fixa, sem necessidade de monitoramento laboratorial. Ensaios clínicos demonstram que o fondaparinux é efetivo quando comparado ao placebo na profilaxia de tromboembolismo venoso e, também, às heparinas fracionadas (Dong *et al.*, 2016). Ele apresenta incidência muito menor de trombocitopenia e pode ser utilizado como alternativa à HNF ou às heparinas fracionadas em pacientes que apresentam trombocitopenia induzida por heparina. É importante ressaltar que o sulfato de protamina, apesar de ser efetivo para reverter os efeitos anticoagulantes da HNF e das heparinas fracionadas, não apresenta atividade contra o fondaparinux (Bernat *et al.*, 1996). O uso de fator VII ativado recombinante (30 a 90 μg/kg) em *bolus* é o recomendado nesses casos (Vavra *et al.*, 2010). Em pacientes com síndrome coronariana aguda, o fondaparinux demonstrou eficácia superior comparado à enoxaparina (Figura 6.4; Yusuf *et al.*, 2006).

Inibidores diretos da trombina

A trombina apresenta efeitos pró-coagulantes, anticoagulantes e antifibrinolíticos e outras funções não relacionadas com a hemostasia (Figura 6.5). Além de converter o fibrinogênio em fibrina, a trombina autocatalisa sua própria formação ao ativar os fatores V, VIII, XI e XIII e causar agregação plaquetária por meio dos receptores PAR-1. A trombina modula a hemostasia também por sua ligação com a TM, atuando na cascata da proteína C, via que apresenta efeito anticoagulante. Além disso, ela atenua a fibrinólise pela ativação do inibidor de fibrinólise (TAFI, do inglês *thrombin activable fibrinolysis inhibitor*).

Os inibidores diretos da trombina são anticoagulantes que se ligam diretamente à trombina e, consequentemente, inibem sua atividade. Anteriormente ao seu desenvolvimento, os anticoagulantes injetáveis utilizados na clínica (HNF ou heparina fracionada) eram classificados como inibidores indiretos pelo fato de não terem atividade intrínseca: a ação desses anticoagulantes acontece por meio da ativação da antitrombina. Esta representa uma limitação importante dos inibidores

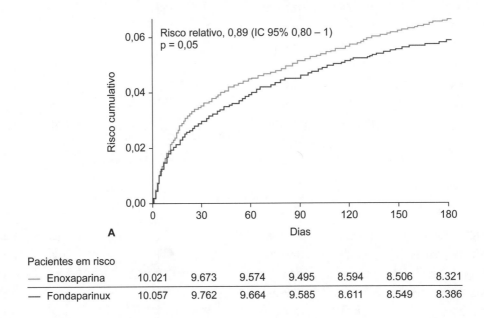

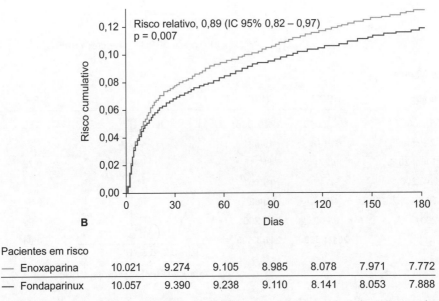

Figura 6.4 Curvas de Kaplan-Meir mostrando riscos cumulativos de morte (**A**) e morte, infarto do miocárdio (IM) ou acidente vascular cerebral (AVC) (**B**) após 180 dias. Os riscos relativos são calculados para o grupo fondaparinux em comparação ao grupo enoxaparina. IC: intervalo de confiança.

indiretos, visto ter sua atividade anticoagulante extremamente reduzida em pacientes que apresentam deficiência grave de antitrombina. É sabido que determinados pacientes apresentam níveis mais baixos de antitrombina, como neonatos, pacientes submetidos a *bypass* cardiopulmonar ou mantidos em circulação extracorpórea (Perry *et al.*, 2013; Ryerson *et al.*, 2014).

Outra vantagem em potencial dos inibidores diretos de trombina é a capacidade de inibir tanto a trombina livre quanto aquela ligada à fibrina. Após converter o fibrinogênio em fibrina, a trombina permanece ligada a esta, podendo, assim, facilitar o crescimento do coágulo, visto que nesse local está protegida da ação da antitrombina, mesmo na presença de heparina. Ao inativarem a trombina ligada à fibrina, os inibidores diretos daquela podem reduzir a duração do tratamento anticoagulante e apresentar uma eficácia maior; entretanto, isso ainda não foi confirmado em ensaios clínicos.

Haycraft (1894) demonstrou que a sanguessuga *Hirudo medicinalis* produzia uma substância que tinha propriedades anticoagulantes. Um extrato anticoagulante foi isolado dessa sanguessuga e nomeado hirudina, a qual foi posteriormente isolada e sequenciada (65 aminoácidos) (Franz, 1903). O desenvolvimento clínico da hirudina purificada foi complexo devido às dificuldades do seu processo de purificação. A hirudina recombinante foi desenvolvida em 1986, e diferencia-se da hirudina natural na tirosina da posição 63, que, na recombinante, não é sulfatada. Essa diferença reduz marginalmente a afinidade por trombina, porém a hirudina recombinante é um potente e específico inibidor desta (Bergmann *et al.*, 1986; Harvey *et al.*, 1986).

Há duas formas de hirudina recombinante – *lepirudina* e *desirudina* –, estruturalmente idênticas, exceto pelo N-terminal (Leu^1-Tyr^2 na lepirudina e Val^1-Val^2 na desirudina). As hirudinas recombinantes causam desenvolvimento de anticorpos em 40% dos pacientes. Apesar de esses anticorpos apresentarem pouca relevância clínica, eles aumentam a meia-vida das hirudinas e podem causar sua acumulação no organismo. Em ensaios clínicos, as recombinantes demonstraram, de maneira geral, eficácia discretamente superior à heparina na prevenção de eventos cardiovasculares, mas foram associadas a maior sangramento (Antman, 1996). O alto custo dessas hirudinas, preocupações com a imunogenicidade e o maior risco de sangramento acabaram por limitar o seu uso clínico.

Para evitar os problemas da imunogenicidade das hirudinas recombinantes, foram desenvolvidas hirudinas sintéticas. A mais recente foi a bivalirudina, que apresenta meia-vida menor que a hirudina, e cujos estudos em animais indicaram um índice terapêutico superior, além de não causar resposta imunogênica (Garcia *et al.*, 2012). A bivalirudina, diferentemente da heparina, inibe tanto a trombina livre quanto a trombina ligada à fibrina, não é inativada pelo fator 4 plaquetário, não requer antitrombina para a sua atividade terapêutica, não se liga a outras proteínas plasmáticas ou matrizes sanguíneas, tem baixo potencial imunogênico e não causa trombocitopenia (Warkentin *et al.*, 2008). Sua meia-vida é de aproximadamente 25 min, sendo indicada para pacientes com síndrome coronariana aguda, pacientes submetidos a intervenção coronariana percutânea e aqueles que apresentam risco de desenvolver trombocitopenia induzida por heparina.

A argatrobana é um inibidor reversível da trombina e ativador dos fatores de coagulação V, VIII, XIII e proteína C (Swan e Hursting, 2000). Ela também é capaz de inibir a agregação plaquetária e a geração de tromboxano A2 induzida por trombina livre ou aderida ao coágulo sanguíneo. Essas propriedades farmacológicas são diferentes da hirudina e da heparina, que necessitam de concentrações muito mais altas para inibir a trombina aderida ao coágulo (Berry *et al.*, 1994). A argatrobana apresenta farmacocinética linear e atinge o estado de equilíbrio em torno de 1 a 3 h após o início da infusão. A ação anticoagulante desaparece após 2 a 4 h da interrupção da administração (meia-vida de 50 min). Similarmente à bivalirudina, a argatrobana não tem fármaco específico para reverter seu efeito anticoagulante. Em ambos os casos, tanto para a bivalirudina quanto para a argatrobana, recomenda-se o uso do fator VII ativado recombinante em caso de hemorragia grave; em caso de hemorragia leve ou moderada, a suspensão do medicamento deve ser suficiente, visto que os dois apresentam meia-vida curta (25 e 50 min, respectivamente).

Anticoagulantes orais

Inibidores diretos da trombina

A dificuldade de desenvolver um inibidor direto da trombina com boa biodisponibilidade absoluta originou-se do fato de que o sítio ativo da trombina é hidrofílico, e produtos hidrofílicos geralmente apresentam baixa biodisponibilidade. Essa dificuldade foi contornada com a introdução de estruturas lipofílicas que pudessem ser removidas no efeito de primeira passagem. O etexilato de dabigatrana é o profármaco da dabigatrana, um potente inibidor da trombina (serinoprotease responsável pela conversão de fibrinogênio em fibrina). A dabigatrana inibe tanto a trombina livre quanto aquela ligada à fibrina, prevenindo a formação do trombo. É um inibidor reversível e altamente seletivo para a trombina (700 a 10.000 × mais seletivo para trombina quando comparado a outras serinoproteases). O etexilato de dabigatrana torna-se rapidamente biodisponível após administração oral, sendo

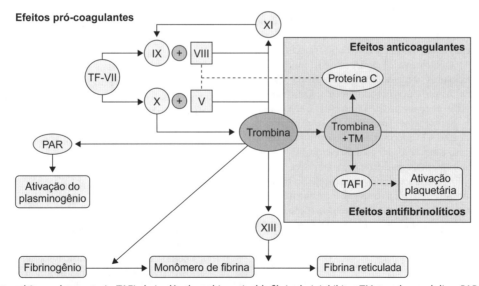

Figura 6.5 Efeitos da trombina na hemostasia. TAFI: do inglês *thrombin activable fibrinolysis inhibitor*; TM: trombomodulina; PAR: receptor ativado por protease (do inglês *protease-activated receptor*); TF: fator tissular (do inglês *tissue factor*).

completamente convertido em dabigatrana por meio de hidrólise catalisada por esterases. A dabigatrana apresenta farmacocinética linear e sua eliminação ocorre predominantemente via renal. O *clearance* renal da dabigatrana é de aproximadamente 100 mℓ/min, ou seja, muito próximo da taxa de filtração glomerular. Apresenta meia-vida de 12 a 14 h e sua biodisponibilidade não é afetada em hepatopatas moderados. A dabigatrana e o etexilato de dabigatrana não são metabolizados por enzimas da família do citocromo P450, porém, este é substrato para a glicoproteína-P (gp-P). Assim, o uso de inibidores potentes de gp-P, como cetoconazol, ciclosporina, dronedarona ou itraconazol, é contraindicado durante o tratamento com esse inibidor direto de trombina, e, no caso do imunossupressor tacrolimo, não recomendado. A coadministração de dabigatrana com indutores da gp-P, como carbamazepina, rifampicina e erva-de-são-joão, deve ser evitada.

Nos ensaios para prevenção de tromboembolismo venoso em pacientes submetidos a cirurgia ortopédica de quadril e/ou joelho, o etexilato de dabigatrana foi associado com eficácia e segurança semelhante à enoxaparina (Eriksson *et al.*, 2007; Ginsberg *et al.*, 2009). No tratamento do tromboembolismo venoso sintomático, foi considerado não inferior à varfarina (Schulman *et al.*, 2009). Para prevenção de acidente vascular cerebral (AVC) em pacientes com fibrilação atrial crônica, a dabigatrana foi administrada em duas doses distintas e comparado com a varfarina em mais de 18.000 pacientes (Connolly *et al.*, 2009). Pacientes que receberam a dose mais alta tiveram menor risco de AVC e risco similar de sangramento, enquanto aqueles que receberam a dose mais baixa apresentaram um risco similar de AVC e um risco inferior de sangramento, em comparação à varfarina. O etexilato de dabigatrana foi dado em doses fixas e sem a necessidade de exames de laboratório rotineiros para monitorar o seu efeito anticoagulante.

Inibidores do fator Xa

Os inibidores seletivos para o fator Xa não necessitam de cofatores, como a antitrombina III, para a inibição do processo de coagulação. Há três inibidores disponíveis comercialmente: rivaroxabana (Xarelto®), apixabana (Eliquis®) e edoxabana (Savaysa®), todos aprovados pela Food and Drug Administration (FDA) para prevenção de AVC isquêmico em pacientes com fibrilação atrial não valvular e para o tratamento de tromboembolismo venoso e pulmonar.

Rivaroxabana

Primeira a ser introduzida na prática médica, liga-se de maneira direta e reversível ao fator Xa, inibindo tanto a forma livre quanto a forma ligada ao coágulo. A rivaroxabana, assim como os demais inibidores do fator Xa, inibe a geração de trombina (diferentemente do dabigatrana, que inibe a ação da trombina). Apresenta alta biodisponibilidade, atingindo $C_{máx}$ 2 a 4 h após a administração. É parcialmente eliminada pelo rim (33%), tem meia-vida de 7 a 11 h e apresenta farmacocinética linear (Graff *et al.*, 2007). Quatro ensaios clínicos fase III randomizados compararam rivaroxabana (10 mg dia) com enoxaparina (40 mg/dia ou 30 mg 2 vezes/dia) na prevenção de tromboembolismo venoso após artroplastia do quadril ou do joelho (Eriksson *et al.*, 2008; Kakkar *et al.*, 2008; Lassen *et al.*, 2008; Turpie *et al.*, 2009). A rivaroxabana reduziu de maneira significativa a incidência de objetivo primário duplo (tromboembolismo venoso e mortalidade) quando comparada com os tratamentos à base de enoxaparina, sem diferença significativa na incidência de sangramento. Em relação ao tratamento agudo do tromboembolismo venoso, demonstrou-se que a rivaroxabana é não inferior à enoxaparina ou à varfarina, entretanto, apresenta uma redução de 41% no risco de sangramento (Turpie et al, 2011; EINSTEIN Investigatiors *et al.*, 2010).

Apixabana

Apresenta um rápido início de ação com picos plasmáticos ocorrendo 1 a 4 h após administração oral. Sua meia-vida é de aproximadamente 12 h, administrada 2 vezes/dia (Heidbuchel *et al.*, 2015; Bhanwra e Ahluwalia, 2014). A apixabana foi considerada superior à varfarina na prevenção de AVC isquêmico ou embolismo sistêmico em pacientes com fibrilação atrial não valvular, e não inferior no tratamento de tromboembolismo venoso (Granger *et al.*, 2011; Agnelli *et al.*, 2013). Em ambos os estudos, o risco de sangramento moderado ou grave foi significativamente mais baixo do que o causado pela varfarina. Um dos maiores problemas na terapia com anticoagulantes é a aderência do paciente ao tratamento. Em um levantamento com 24.596 pacientes que estavam utilizando anticoagulantes orais, a interrupção do tratamento com apixabana foi menor em comparação à varfarina (RR: 0,55; IC: 0,46 a 0,66) e mesmo ao etexilato de dabigatrana (RR: 0,55; IC: 0,46 a 0,66) e à rivaroxabana (RR: 0,68; IC: 0,57 a 0,82) em um período de 210 dias (Pan *et al.*, 2014). Um estudo modelístico realizado na Dinamarca revelou que o uso de apixabana em vez de varfarina reduziria o tromboembolismo em 25%, o sangramento grave em 75% e morte em 12% (Pisters, 2013).

Edoxabana

Mais recente inibidor do fator Xa registrado comercialmente (2011), apresenta início de ação 1 a 2 h após administração, meia-vida de 10 a 14 h e 50% é eliminada por *clearance* renal. Como os demais novos anticoagulantes orais (NOAC, do inglês *novel oral anticoagulants*), a edoxabana é administrada em dose fixa, não requer monitoramento laboratorial e apresenta menor interação com outros medicamentos quando comparada à varfarina. Ela é substrato para a gp-P e, portanto, sujeita a interações com inibidores (azitromicina, claritromicina, quinidina, itraconazol, cetoconazol) ou indutores (rifampicina não deve ser coadministrada) desta. A edoxabana não apresenta interações clinicamente relevantes com medicamentos que afetam as enzimas do citocromo P450. Ensaios clínicos comparando a eficácia da edoxabana (60 mg diário) com varfarina em pacientes com tromboembolismo venoso acompanhados por 1 ano demonstrou que a recorrência foi similar em ambos os grupos (3,2% e 3,5% para edoxabana e varfarina, respectivamente) com menor incidência de sangramento para edoxabana (8,5%) do que varfarina (10,3%) (Hokusai-VTE Investigators, 2013). É importante notar que foi observado aumento do risco de AVC isquêmico em pacientes com fibrilação atrial não valvular que apresentavam *clearance* renal de creatinina > 95 mℓ/min, possivelmente devido às baixas concentrações de edoxabana. Não deve ser utilizada em pacientes com insuficiência renal grave (*clearance* de creatinina < 15 mℓ/min).

Antagonistas da vitamina K

Principal grupo de anticoagulantes dos últimos 50 anos, são utilizados cronicamente para prevenção de AVC em pacientes com fibrilação atrial crônica e no tratamento e profilaxia do tromboembolismo venoso. A varfarina continua sendo o anticoagulante oral mais prescrito, apesar da aprovação nos últimos 5 anos de quatro novos anticoagulantes orais (etexilato de dabigatrana, rivaroxabana, apixabana e edoxabana), os NOAC.

A história da vitamina K começa em 1929, quando se observou que galinhas alimentadas com dieta pobre em gordura e colesterol desenvolviam hemorragias subcutâneas e musculares (Dam). Um fator lipossolúvel anti-hemorrágico foi isolado e recebeu o nome de vitamina K (por causa da palavra alemã *Koagulation*) (Dam, 1935). A descoberta do primeiro antagonista de vitamina K foi acidental. Na década de 1920, foi verificado que gado alimentado com uma substância isolada do trevo doce apresentava fenômenos hemorrágicos. Essa substância foi caracterizada como 3,3-metil-bis(4-hidroxicoumarin) e ficou conhecida como dicoumarol (Strahmann *et al.*, 1941). Após esse período, vários derivados do dicoumarol foram sintetizados, e um deles, o 3-(alfa-acetonil-benzila)-4-hidroxicoumarin, conhecido como varfarina, vem sendo utilizado como anticoagulante desde 1941 (Suttie,

2009). Como mostra a Figura 6.6, a gamacarboxilação dos resíduos de glutamato é catalisada pela gamaglutamil carboxilase (GGCX), em uma reação que requer a forma reduzida da vitamina K, hidroquinona, CO_2 e oxigênio.

A varfarina é metabolizada por enzimas do citocromo P450 no fígado, incluindo o citocromo CIP2C9, o qual a converte em metabólitos inativos. A variante CIP2C9*2 apresenta 12% da eficácia da variante selvagem, e a CIP2C9*3, menos do que 5% de eficácia; portanto, ambas estão associadas a doses menores para obter o mesmo grau de anticoagulação. Polimorfismos genéticos também modulam a expressão da enzima vitamina K epóxido-redutase (VKORC1), responsável pela conversão da vitamina K em sua forma ativa e inibida pela varfarina. Polimorfismo de um único nucleotídio (*SNIP*) afeta a expressão da VKORC1 e está associado a aumento da sensibilidade aos antagonistas da vitamina K (Rost *et al.*, 2004). Em 2007, a FDA passou a recomendar testes genéticos para VKORC1 e CIP2C9 para cálculo da dose de varfarina. Uma metanálise de dez ensaios clínicos demonstrou benefício terapêutico de um algoritmo para cálculo de dose de varfarina com base em estudos genéticos quando comparado ao uso tradicional fundamentado apenas no *International Normalised Ratio* (INR) (Li *et al.*, 2015).

Antagonistas da vitamina K apresentam algumas vantagens sobre os NOAC. Eles não têm *clearance* renal, por isso podem ser utilizados em pacientes com insuficiência renal grave. A necessidade de controle do INR exige do paciente um contato mais frequente com o médico; no entanto, isso é inconveniente para o paciente e implica um custo adicional ao tratamento. É importante ressaltar que não há evidência de que consultas mais frequentes influenciem a aderência ao tratamento (Brown e Nussell, 2011). No caso do esquecimento de tomar uma dose, o paciente tem menor risco de desenvolver um episódio trombótico; porém, o uso dos antagonistas de vitamina K apresenta várias desvantagens. O fato de ser um anticoagulante com mecanismo de ação indireta que envolve a inibição da síntese de vários fatores de coagulação (ver Figura 6.6) resulta em início lento do efeito e de difícil manejo. Um ponto importante frequentemente não lembrado pelos médicos é que, no início da terapia, os antagonistas de vitamina K causam um efeito pró-trombótico porque inibem as proteínas anticoagulantes C e S mais rapidamente do que os fatores de coagulação X, IX, VII e II, o que provoca um desequilíbrio temporário favorável aos fatores pró-coagulantes (Azoulay *et al.*, 2014). O uso de varfarina foi associado com aumento de 71% do risco de AVCI em pacientes com fibrilação atrial crônica *non-valvular* nos primeiros 30 dias, em relação a períodos mais longos de tratamento. Portanto, é necessário um período de ponte com uso de anticoagulante parenteral (HNF ou heparina fracionada) no início da terapia com esses antagonistas. Esse período pode ser estendido para assegurar um nível de anticoagulação eficaz. Antagonistas de vitamina K apresentam índice terapêutico estreito (Figura 6.7), e, portanto, conforme mencionado anteriormente, há necessidade de constante monitoramento laboratorial para ajuste da dose. Apenas 60%, aproximadamente, dos pacientes que utilizam antagonistas da vitamina K apresentam níveis de anticoagulação adequados (Mearns *et al.*, 2014).

A partir das evidências acumuladas nesses anos, é paradoxal que os antagonistas de vitamina K ainda constituam os anticoagulantes orais mais prescritos. Um ponto importante em relação ao tratamento médico, além de eficácia e segurança, é o custo. O valor dos antagonistas da vitamina K é mais baixo do que os do NOAC, mas o custo real do tratamento com aqueles deve incluir despesas como monitoramento laboratorial, reações adversas durante o tratamento (eventos

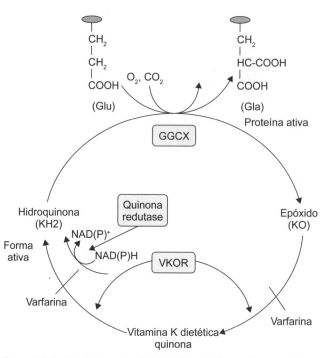

Figura 6.6 O ciclo da vitamina K. O VKOR é inibido por fármacos de tipo cumarina, como a varfarina; o mesmo não ocorre com a redutase dependente de NAD(P).

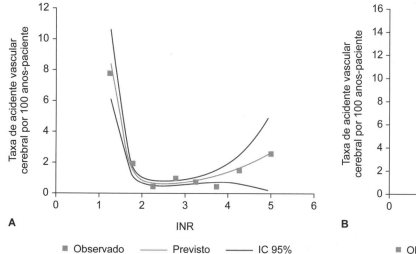
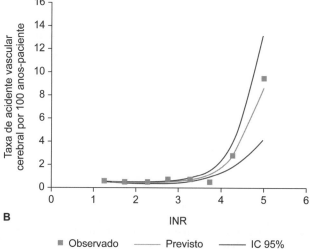

Figura 6.7 Risco observado e previsto de AVC isquêmico (**A**) e AVC hemorrágico (**B**) de acordo com INR. Adaptada de Amouyel *et al.* (2009).

tromboembólicos ou sangramento), bem como o resultado da não aderência do paciente, o que aumenta o custo. Em uma análise farmacoeconômica baseada no número esperado de eventos trombóticos ou de sangramento evitados com o uso de NOAC e varfarina, os custos para o sistema de saúde são menores quando se usam os NOAC em pacientes com fibrilação atrial não valvular ou no tratamento de tromboembolismo venoso (Janzic e Kos, 2015).

REVERSÃO DO EFEITO ANTICOAGULANTE

Tão importante quanto os efeitos terapêuticos dos anticoagulantes, independentemente dos mecanismos pelos quais atuam, a reversão de seus efeitos é fundamental na prática médica, uma vez que suas reações adversas estão estreitamente relacionados com sangramento potencialmente fatal para o paciente.

Com relação aos antagonistas da vitamina K, caso surja uma necessidade imediata por um sangramento (AVC hemorrágico, por exemplo), a administração da própria vitamina K é indicada. É importante ressaltar que, apesar de a vitamina K compreender um agente que diretamente reverte o efeito do seu antagonista, a reversão para o INR normal ocorre somente após 24 h de sua administração. Assim, é fundamental que a administração de fatores de coagulação ocorra paralelamente à de vitamina K para que se atinjam rapidamente níveis normais de hemostasia (Sarode et al., 2013).

No caso dos inibidores seletivos do fator Xa (rivaroxabana, apixabana e edoxabana), foi desenvolvido um fator Xa modificado sem sítio catalítico que sequestra esses inibidores da circulação (Figura 6.8). A administração IV em *bolus* desse fator Xa modificado (andexanet alfa) causou reversão > 90% da inibição do fator Xa provocada por rivaroxabana, apixabana ou edoxabana, 2 a 5 min após o início da infusão em voluntários sadios.

Com relação à dabigatrana, foi desenvolvido o idarucizumab (Praxbind®), um anticorpo monoclonal seletivo para reverter o efeito desse anticoagulante. A interação de idarucizumab com dabigatrana se caracteriza por ser rápida e irreversível. Concentrações máximas de idarucizumab são atingidas ao final de uma infusão de 5 min; sua meia-vida é de aproximadamente 45 min, e apenas 4% da concentração máxima é encontrada na circulação após 4 h. O idarucizumab é eliminado essencialmente via renal; suas concentrações plasmáticas estão aumentadas 43,5% e 83,5% em pacientes que apresentam insuficiência renal leve ou moderada, respectivamente. Isso é benéfico em pacientes com esse problema, pois eles geralmente têm níveis mais altos de dabigatrana (Figura 6.9; Glund et al., 2015).

Uma nova abordagem para a reversão dos anticoagulantes consiste no emprego de ciraparantag, uma molécula catiônica que se liga diretamente à heparina fracionada, à HNF, ao fondaparinux, aos inibidores do fator Xa e à dabigatrana. O ciraparantag não se liga a fatores de coagulação plasmáticos, portanto não apresenta efeitos anti ou pró-coagulantes (Bakhru et al., 2013). O ciraparantag está sendo desenvolvido como um reversor *universal* de anticoagulantes, entretanto é importante ressaltar que esse agente não apresenta eficácia para reverter os antagonistas da vitamina K. A Tabela 6.3 resume os principais efeitos farmacodinâmicos desses agentes.

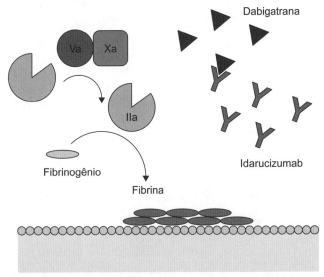

Figura 6.9 Mecanismo de ação do idarucizumab. O complexo de protrombinase consiste nos fatores Xa (Xa) e Va (Va) e catalisa a conversão de protrombina inativa para a protease ativa, a trombina (IIa). Isso leva à geração de fibrina e à formação de coágulos. O efeito do inibidor da trombina dabigatrana é revertido pelo idarucizumab, um anticorpo monoclonal humanizado.

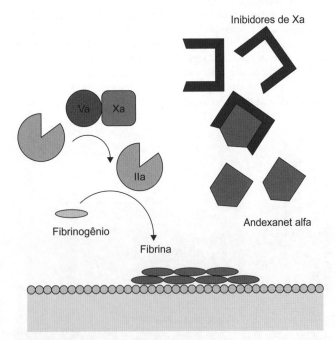

Figura 6.8 Mecanismo de ação de andexanet alfa. O efeito dos inibidores do fator Xa (rivaroxabana, apixabana e edoxabana) pode ser revertido pelo andexanet alfa, uma molécula que apresenta alta afinidade de ligação para os inibidores desse fator. Isso resulta em redução rápida da concentração plasmática livre de inibidores de fator Xa e na neutralização de seu efeito anticoagulante ao restaurar a geração de trombina.

Tabela 6.3 Antagonistas de inibidores do fXa e ciraparantag.

Anticoagulante	Andexanet alfa	Ciraparantag
FXa		
Apixabana	✓	✓
Edoxabana	✓	✓
Rivaroxabana	✓	✓
FIIa		
Dabigatrana	–	✓
Heparina		
HNF	✓	✓
HBPM	✓	✓
ATIII-FXa		
Fondaparinux	✓	✓
AVK		
Varfarina	–	–

ATIII-FXa: antitrombina III fator Xa; FIIa: fator IIa; FXa: fator Xa; HBPM: heparina de baixo peso molecular; HNF: heparina não fracionada; AVK: antagonista de vitamina K.

REFERÊNCIAS BIBLIOGRÁFICAS

Agnelli G, Buller H, Cohen A, Curto M, Gallus A, Johnson M, et al. Oral apixaban for the treatment of acute venous thromboembolism. N Eng J Med. 2013;369:799-808.

Amouyel P, Mismetti P, Langkilde LK, Jasso-Mosqueda G, Nelander K, Lamarque H. INR variability in atrial fibrillation: a risk model for cerebrovascular events. Eur J Intern Med. 2009;20(1):63-9.

Antman EM. Hirudin in acute myocardial infarction: Thrombolysis and thrombin inhibition in myocardial infarction (TIMI) 9B trial. Circulation. 1996;94:911-21.

Azoulay L, Dell'aniello S, Simon TA, Renoux C, Suissa S. Initiation of warfarin in patients with atrial fibrillation: early effects on ischaemic strokes. Eur Heart J. 2014;35:1881-7.

Bakhru S, Laulicht B, Jiang X, Chen L, Grosso MA, Morishima Y, et al. A synthetic small molecule antidote for anticoagulants. Eur Heart J. 2013;34(suppl 1):1078.

Bergmann C, Dodt J, Kohler S, Fink E, Gassen HG. Chemical synthesis and expression of a gene coding for hirudin, the thrombin-specific inhibitor from the leech Hirudo medicinalis. Biol Chem Hoppe Seyler. 1986;367:731-40.

Bernat A, Hoffmann P, Herbert JM. Antagonism of SR 90107A/ORG 31540 induced bleeding by protamine sulfate in rats and mice. Thromb Haemost. 1996;76(5):715-9.

Berry CN, Girardot C, Lecoffre C, Lunven C. Effects of the synthetic thrombin inhibitor argatroban on fibrin-or clot-incorporated thrombin: Comparison with heparin and recombinant Hirudin. Thromb Haemost. 1994;72:381-6.

Bhanwra S, Ahluwalia K. The new factor Xa inhibitor: apixaban. J Pharmacol Pharmacother. 2014;5:12-4.

Brown MT, Bussell JK. Medication adherence: WHO cares? Mayo Clin Proc. 2011;86:304-14.

Connolly SJ, Ezekowitz MD, Yusuf S, Eikelboom JW, Oldgren J, Parekh A, et al. Dabigatran versus warfarin al in patients with atrial fibrillation. N Engl J Med. 2009;361:1139-51.

Dam H. Cholesterinstoffwechsel in Hühnereiern und Hühnchen. Biochem Z. 1929;215:475-92.

Dam H. The antihaemorrhagic vitamin of the chick. Occurrence and chemical nature. Nature. 1935;135:652-3.

Dobesh PP. Unfractionated heparin dosing nomograms: road maps to where? Pharmacotherapy. 2004;24(8 Pt 2):142S-145S.

Dong K, Song Y, Li X, Ding J, Gao Z, Lu D et al. Pentasaccharides for the prevention of venous thromboembolism. Cochrane Database Syst Rev. 2016;10:CD005134.

EINSTEIN Investigators, Bauersachs R, Berkowitz SD, Brenner B, Buller HR, Decousus H, Gallus AS, et al. Oral rivaroxaban for symptomatic venous thromboembolism. N Engl J Med. 2010;363(26):2499-510.

Eriksson BI, Borris LC, Friedman RJ, Hass S, Huisman MV, Kakkar AK, et al. Rivaroxaban versus enoxaparin for thromboprophylaxis after hip arthroplasty. N Engl J Med. 2008;358(26):2765-75.

Eriksson BI, Dahl OE, Rosencher N, Kurth AA, van Dijk CN, et al. Oral dabigatran etexilate vs subcutaneous enoxaparin for the prevention of venous thromboembolism after total knee replacement: the RE-MODEL randomized trial. J Thromb Haemost. 2007;5:2178-85.

Eriksson BI, Dahl OE, Rosencher N, Kurth AA, van Dijk CN, Frostick SP, et al. Dabigatran etexilate versus enoxaparin for prevention of venous thromboembolism after total hip replacement: a randomised, double-blind, non-inferiority trial. Lancet. 2007;370:949-56.

Franz F. Über den die Blutgerinnung aufhebenden Bestandteil des medizinischen Blutegels. Naunyn Schmiedebergs Arch Exp Pathol Pharmakol. 1903;49:342-57.

Garcia DA, Baglin TP, Weitz JI, Samama MM. Parenteral anticoagulants: Antithrombotic Therapy and Prevention of Thrombosis. 9. ed. American College of Chest Physicians Evidence-Based Clinical Practice Guidelines. Chest. 2012;141:e24S-e43S.

Ginsberg JS, Davidson BL, Comp PC, Francis CW, Friedman RJ, Huo MH, et al. Oral thrombin inhibitor dabigatran etexilate vs North American enoxaparin regimen for prevention of venous thromboembolism after knee arthroplasty surgery. J Arthroplasty. 2009;24:1-9.

Glund S, Moschetti V, Norris S, Stangier J, Schmohl M, van Ryn J, et al. A randomised study in healthy volunteers to investigate the safety, tolerability and pharmacokinetics of idarucizumab, a specific antidote to dabigatran, Thromb. Haemost. 2015;113(5):943-51.

Graff J, von Hentig N, Misselwitz F, Kubitza D, Becka M, Breddin HK, et al. Effects of the oral, direct factor Xa inhibitor rivaroxaban on platelet-induced thrombin generation and prothrombinase activity. J Clin Pharmacol. 2007;47(11):1398-407.

Granger C, Alexander J, McMurray J, Lopes R, Hylek E, Hanna M, et al. Apixaban versus warfarin in patients with atrial fibrillation. N Eng J Med. 2011;365: 981-92.

Greinacher A, Pötzsch B, Amiral J, Dummel V, Eichner A, Mueller-Eckhardt C. Heparin-associated thrombocytopenia: isolation of the antibody and characterization of a multimolecular PF4-heparin complex as the major antigen. Thromb Haemost. 1994.

Hall RI. Protamine dosing: the quandary continues. Can J Anaesth. 1998;45:1-5.

Harvey RP, Degryse E, Stefani L, Schamber F, Cazenave JP, Courtney M, et al. Cloning and expression of a cDNA coding for the anticoagulant hirudin from the bloodsucking leech, Hirudo medicinalis. Proc Natl Acad Sci U S A. 1986;83:1084-8.

Haycraft JB. Über die Einwirkung eines Sekretes des officinellen Blutegels auf die Gerinnbarkeit des Bluts. Naunyn Schmiedebergs Arch Exp Pathol Pharmakol. 1894;18:209-17.

Heidbuchel H, Verhamme P, Alings M, Antz M, Diener H, Hacke W, et al. Updated European Heart Rhythm Association practical guide on the use of non-vitamin K antagonist anticoagulants in patients with non-valvular atrial fibrillation. Europace. 2015;17:1467-507.

Hokusai-VTE Investigators, Büller HR, Décousus H, Grosso MA, Mercuri M, Middeldorp S, et al. Edoxaban versus warfarin for the treatment of symptomatic venous thromboembolism. N Eng J Med. 2013;369:1406-15.

Hull RD, Raskob GE, Hirsh J, Jay RM, Leclerc JR, Geerts WH, et al. Continuous intravenous heparin compared with intermittent subcutaneous heparin in the initial treatment of proximal-vein thrombosis. New Engl J Med. 1986;315:1109-14.

Iba T, Thachil J. Present and future of anticoagulant therapy using antithrombin and thrombomodulin for sepsis associated disseminated intravascular coagulation: a perspective from Japan. Int J Hematol. 2016;103(3):253-61.

Ito T, Kakihana Y, Maruyama I. Thrombomodulin as an intravascular safeguard against inflammatory and thrombotic diseases. Expert Opin Ther Targets. 2016;20(2):151-8.

Janzic A, Kos M. Cost effectiveness of novel oral anticoagulants for stroke prevention in atrial fibrillation depending on the quality of warfarin anticoagulation control. Pharmacoeconomics. 2015;33:395-408.

Kakkar AK, Brenner B, Dahl OE, Eriksson BI, Mouret P, Muntz J, et al. Extended duration rivaroxaban versus short-term enoxaparin for the prevention of venous thromboembolism after total hip arthroplasty: a double-blind, randomised controlled trial. Lancet. 2008;372(9632):31-9.

Kearon C, Ginsberg JS, Julian JA, Douketis J, Solymoss S, Ockelford P, et al. Comparison of fixed-dose weight-adjusted unfractionated heparin and low-molecular-weight heparin for acute treatment of venous thromboembolism. JAMA. 2006;296(8):935-42.

Kelton JG, Smith JW, Warkentin TE, Hayward CP, Denomme GA, Horsewood P. Immunoglobulin G from patients with heparin-induced thrombocytopenia binds to a complex of heparin and platelet factor 4. Blood. 1994;83:3232-9.

Lassen MR, Ageno W, Borris LC, Lieberman JR, Rosencher N, Bandel TJ, et al. Rivaroxaban versus enoxaparin for thromboprophylaxis after total knee arthroplasty. N Engl J Med. 2008;358:2776-86.

Li X, Yang J, Wang X, Xu Q, Zhang Y, Yin T, et al. Clinical benefits of pharmacogenetic algorithm-based warfarin dosing: meta-analysis of randomized controlled trials. Thromb Res. 2015;135(4):621-9.

Mearns ES, White CM, Kohn CG, Hawthorne J, Song JS, Meng J, et al. Quality of vitamin K antagonist control and outcomes in atrial brillation patients: a meta-analysis and meta-regression. Thromb J. 2014;12:14.

Olson ST, Bjork I. Regulation of thrombin activity by anti-thrombin and heparin. Semin Thromb Hemost. 1994;20:373-409.

Pan X, Kachroo S, Liu X, Kawabata H, Phatak H. Real world discontinuation rates with apixaban versus warfarin, dabigatran, or rivaroxaban among atrial fibrillation patients newly initiated on anticoagulation therapy: early findings. J Am Coll Cardiol. 2014;63:A415.

Perry R, Stein J, Young G, Ramanathan R, Seri I, Klee L et al. Antithrombin III administration in neonates with congenital diaphragmatic hernia during the first three days of extracorporeal membrane oxygenation. J Pediatr Surg. 2013;48(9):1837-42.

Petitou M, Duchaussoy P, Herbert JM, Duc G, El Hajji M, Branellec JF et al. The synthetic pentasaccharide fondaparinux: first in the class of antithrombotic agents that selectively inhibit coagulation factor Xa. Semin Thromb Hemost. 2002;28(4):393-402.

Pisters R, Nieuwlaat R, Lane D, Crijns H, Lip G. Potential net clinical benefit of population-wide implementation of apixaban and dabigatran among European patients with atrial fibrillation. A modelling analysis from the Euro Heart Survey. Thromb Haemost. 2013;109:328-36.

Prandoni P, Carnovali M, Marchiori A. Subcutaneous adjusted-dose unfractionated heparin vs fixed-dose low-molecular-weight heparin in the initial treatment of venous thromboembolism. Arch Intern Med. 2004;164:1077-83.

Raschke RA, Reilly BM, Guidry JR, Fontana JR, Srinivas S. The weight-based heparin dosing nomogram compared with a "standard care" nomogram. A randomized controlled trial. Ann Intern Med. 1993;119:874-81.

Renné T. The factor XII-driven plasma contact system. In: Marder VJ, Aird WC, Bennett JS, Schulman S, White GC, editors. Hemostasis and thrombosis: basic principles and clinical practice. 6. ed. Philadelphia: Lippincott Williams & Wilkins; 2013.

Rost S, Fregin A, Ivaskevicius V, Conzelmann E, Hörtnagel K, Pelz HJ, et al. Mutations in VKORC1 cause warfarin resistance and multiple coagulation factor deficiency type 2. Nature. 2004;427:537-41.

Rubboli A. Efficacy and safety of low-molecular-weight heparins as an adjunct to thrombolysis in acute ST-elevation myocardial infarction. Curr Cardiol Rev. 2008;4(1):63-71.

Ryerson LM, Bruce AK, Lequier L, Kuhle S, Massicotte MP, Bauman ME. Administration of antithrombin concentrate in infants and children on extracorporeal life support improves anticoagulation efficacy. ASAIO J. 2014;60:559-63.

Salter BS, Weiner MM, Trinh MA, Heller J, Evans AS, Adams DH et al. Heparin-induced thrombocytopenia: a comprehensive clinical review. J Am Coll Cardiol. 2016;67(21):2519-32.

Sarode R, Milling TJ Jr, Refaai MA, Mangione A, Schneider A, Durn BL, et al. Efficacy and safety of a 4-factor prothrombin complex concentrate in patients on vitamin K antagonists presenting with major bleeding: a randomized, plasma-controlled, phase IIIb study. Circulation. 2013;128:1234-43.

Schulman S, Kearon C, Kakkar AK, Mismetti P, Schellong S, Eriksson H, et al. Dabigatran versus warfarin al in the treatment of acute venous thromboembolism. N Engl J Med. 2009;361:2342-52.

Strahmann MA, Huebner CF, Link KP. Studies on the hemorrhagic sweet clover disease. V. Identification and synthesis of the 22 hemorrhagic agent. J Biol Chem. 1941;138:513-27.

Suttie JW. Vitamin K in Health and Disease. Boca Raton (FL): CRC Press, 2009.

Swan SK, Hursting MJ. The pharmacokinetics and pharmacodynamics of argatroban: Effects of age, gender, and hepatic or renal dysfunction. Pharmacotherapy. 2000;20:318-29.

Turpie AG, Lassen MR, Davidson BL, Bauer KA, Gent M, Kwong LM, et al. RECORD4 Investigators. Rivaroxaban versus enoxaparin for thromboprophylaxis after total knee arthroplasty (RECORD4): a randomised trial. Lancet. 2009;373:1673-80.

Turpie AG, Lassen MR, Eriksson BI, Gent M, Berkowitz SD, Misselwitz F, et al. Rivaroxaban for the prevention of venous thromboembolism after hip or knee arthroplasty. Pooled analysis of four studies. Thromb Haemost. 2011;105(3):444-53.

Vavra KA, Lutz MF, Smythe MA. Recombinant factor VIIa to manage major bleeding from newer parenteral anticoagulants. Ann Pharmacother. 2010;44(4):718-26.

Yusuf S, Mehta SR, Chrolavicius S, Afzal R, Pogue J, Granger CB, et al. Comparison of fondaparinux and enoxaparin in acute coronary syndromes. N Engl J Med. 2006;354:1464-76.

Warkentin TE, Aird WC, Rand JH. Platelet-endothelial interactions: sepsis, HIT, and antiphospholipid syndrome. Hematology Am Soc Hematol Educ Program. 2003:497-519.

Warkentin TE, Greinacher A, Koster A. Bivalirudin. Thromb Haemost. 2008;99(5):830-9.

Warkentin TE. Venous thromboembolism in heparin-induced thrombocytopenia. Curr Opin Pulm Med. 2000;6:343-51.

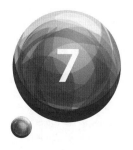

Anti-Hipertensivos

INTRODUÇÃO

As doenças cardiovasculares causam aproximadamente um terço das mortes no mundo, 50% delas atribuídas diretamente à hipertensão arterial. Estudos epidemiológicos demonstram a importante relação entre pressão arterial sistêmica e incidência de eventos cardiovasculares, sendo um dos mais prevalentes problemas de saúde pública. Estima-se que, no ano 2000, aproximadamente um quarto da população mundial apresentava hipertensão arterial. Há várias classes de medicamentos que podem ser utilizados em seu tratamento, no entanto algumas são mais frequentemente empregadas em decorrência da existência de comorbidades ou dos novos estudos de eficácia desses medicamentos. Os medicamentos anti-hipertensivos utilizados em circunstâncias especiais, como gravidez, serão abordados em outros capítulos. Neste capítulo, serão descritos os medicamentos anti-hipertensivos rotineiramente aplicados no tratamento da hipertensão arterial essencial (GBD 2013, 2015; Lim et al., 2012).

MEDICAMENTOS QUE ATUAM NO SISTEMA NERVOSO SIMPÁTICO

Bloqueadores de receptores adrenérgicos beta

Os betabloqueadores são utilizados clinicamente para tratamento de doenças cardiovasculares, como hipertensão arterial, insuficiência cardíaca aguda ou crônica e angina de peito, além de outras condições clínicas não relacionadas com o sistema cardiovascular, como tremor essencial e hemicrânia. Seu mecanismo de ação não é totalmente conhecido e, provavelmente, depende do tipo do betabloqueador.

Os receptores adrenérgicos foram inicialmente divididos em duas grandes categorias, alfa e beta, com base na capacidade distinta de várias catecolaminas de estimular respostas fisiológicas. O desenvolvimento de estudos de ligação com fármacos radioativos e técnicas de farmacologia molecular permitiu uma melhor caracterização dos subtipos dos receptores adrenérgicos, sendo alfa-1, alfa-2, beta-1, beta-2 e beta-3 os atualmente conhecidos (Lands et al., 1967; Nagatomo et al., 2001). O conhecimento dos efeitos da ativação dos receptores adrenérgicos nos vários tecidos e da atividade dos nervos simpáticos que inervam esses tecidos facilita o entendimento das suas propriedades farmacológicas nos vários betabloqueadores utilizados clinicamente.

Os receptores beta-1 adrenérgicos ocorrem predominantemente no coração, representando 75 a 80% do total da população dos adrenorreceptores beta nesse órgão. Os receptores beta-2 adrenérgicos são encontrados principalmente no pulmão, no fígado, no rim, no útero e nos vasos periféricos, estando envolvidos em diversas funções, como as endócrino-metabólicas (glicogenólise e secreção de insulina) e a vasomotricidade. Os subtipos de receptores beta-3 adrenérgicos aparentemente estão envolvidos no metabolismo de gordura, mais particularmente lipólise, como também na regulação do tônus da musculatura lisa do trato urinário (Arner, 1995).

Os receptores beta-adrenérgicos (Tabela 7.1) fazem parte da grande família de receptores acoplados à proteína G. A ativação desses receptores causa aumento dos níveis intracelulares de AMPc. Há um processo autorregulatório de dessensibilização ou *up-regulation* dos receptores beta-adrenérgicos, associado à sua ativação ou ao seu bloqueio, respectivamente. Assim, a estimulação excessiva de tais receptores durante exposição prolongada às catecolaminas ou aos agentes simpatomiméticos acarreta sua dessensibilização. A exposição crônica aos betabloqueadores, por sua vez, aumenta o número de adrenorreceptores e, portanto, a sensibilidade a beta-agonistas. Esse fenômeno de *up-regulation* tem relevância clínica, visto que a suspensão aguda de betabloqueador pode precipitar angina de peito ou infarto do miocárdio (IM) em pacientes suscetíveis a essa *up-regulation*. É importante ressaltar que a sensibilidade dos tecidos aos betabloqueadores depende da densidade dos receptores nas células desses tecidos.

A fisiopatologia da hipertensão arterial é complexa e, seguramente, o sistema nervoso simpático tem nela um papel importante. O mecanismo de ação dos betabloqueadores como anti-hipertensivos não é

Tabela 7.1 Subtipos de receptores beta-adrenérgicos.

Receptor	Tecido	Reação
Beta-1	Coração	Efeito inotrópico e cronotrópico positivo e aumento de condução nodal atrioventricular
Beta-2	Células justaglomerulares	Aumento da secreção de renina
	Músculo liso	Relaxamento do músculo liso vascular, brônquios, trato gastrintestinal e trato geniturinário
Beta-3	Músculo esquelético	Glicogenólise; captação de potássio
	Fígado	Glicogenólise; gliconeogênese
	Pâncreas	Secreção de insulina glucagon
	Tireoide	Conversão T4 → T3
	Tecido adiposo	Lipólise; termogênese

claro; entretanto, deve envolver redução do débito cardíaco e inibição do sistema renina-angiotensina. A liberação de renina do aparelho justaglomerular é estimulada pelo sistema nervoso simpático via receptores beta-1 e bloqueada de maneira eficaz com os betabloqueadores (Prichard e Owens, 1988). É improvável que a ação anti-hipertensiva se dê por mecanismo central, uma vez que os betabloqueadores têm muito baixa biodisponibilidade no sistema nervoso central (SNC).

A Tabela 7.2 resume as principais características dos betabloqueadores registrados para uso clínico.

A seletividade para o receptor adrenérgico beta é importante porque a maior parte da ação terapêutica dos betabloqueadores se deve ao bloqueio do subtipo beta-1. Os betabloqueadores mais recentes apresentam atividade vasodilatadora periférica adicional, como o carvedilol (com atividade bloqueadora beta-1 e alfa-1) e o nebivolol, que causa vasodilatação por liberação de óxido nítrico por meio da ativação de receptores beta-3 (Yue et al., 1992; Boreders et al., 2000).

Durante muito tempo, os betabloqueadores foram considerados a primeira opção para tratamento da hipertensão arterial (European Society of Hypertension, 2003). Entre eles, o atenolol compreendia um dos mais utilizados clinicamente, tendo sido considerado frequentemente o medicamento de referência nos ensaios clínicos randomizados de tratamento de hipertensão arterial. Entretanto, o uso de betabloqueadores como primeira opção vem sendo questionado há aproximadamente 10 anos, particularmente a eficácia do atenolol. Uma metanálise de quatro ensaios clínicos randomizados comparando atenolol com placebo ou não tratamento demonstrou que, apesar de o atenolol causar redução significativa da pressão arterial, não houve diferença nesses ensaios (6.825 pacientes), acompanhados por aproximadamente 5 anos, em mortalidade por qualquer causa (RR 1,01, IC 95% 0,89 a 1,15), mortalidade cardiovascular (RR 0,99, IC 95% 0,83 a 1,18) ou IM (RR 0,99, IC 95% 0,83 a 1,19). O risco para acidente vascular cerebral (AVC) foi menor no grupo do atenolol (RR 0,85, IC 95% 0,72-1,01); entretanto, esse resultado é influenciado por um estudo (*Hypertensive in Elderly Patients*) em que o tratamento ativo causou uma redução do risco de AVC de 43% em relação ao grupo sem tratamento. É importante ressaltar que, no grupo tratado com atenolol, 60% dos pacientes receberam outro medicamento anti-hipertensivo além do atenolol. Quando o atenolol foi comparado com outras classes de anti-hipertensivos, não houve diferença significativa da redução dos níveis de pressão arterial, entretanto o tratamento com atenolol causou aumento significativo da mortalidade (RR 1,13, IC 95% 1,02 a 1,25) (Carlberg et al., 2004).

No ensaio clínico LIFE (*Losartan Intervention For Endpoint reduction*), 9.193 pacientes, com idade de 55 a 80 anos, com hipertensão arterial essencial (sistólica sentada 160 a 200 mmHg; diastólica 95 a 115 mmHg) e hipertrofia ventricular esquerda, avaliada por eletrocardiograma, receberam losartana ou atenolol e foram acompanhados por no mínimo 4 anos ou até que 1.040 pacientes tivessem tido um evento cardiovascular primário (morte, IM ou AVC). A Figura 7.1 demonstra que o atenolol e a losartana reduziram eficazmente a pressão arterial sem diferença significativa entre eles. No entanto, conforme observado na Figura 7.2, a losartana foi mais eficaz para redução do evento cardiovascular primário.

Em relação à segurança, o tratamento com losartana causou menor incidência de reações adversas (Figura 7.3).

A losartana também foi mais efetiva na remodelação do ventrículo esquerdo [importante ressaltar que a redução dos índices de hipertrofia ventricular esquerda (produto Cornell ou voltagem de Sokolow-Lyon) está associada a melhor prognóstico e sobrevida independentemente da redução da pressão arterial (Figura 7.4)] (Bang et al., 2014).

O atenolol é um betabloqueador hidrofílico e cardiosseletivo para receptor beta-1; quando comparado com betabloqueadores lipofílicos, não foi associado à redução de arritmias ou mortalidade após IM

Tabela 7.2 Características farmacológicas de betabloqueadores.

Fármaco	Seletividade beta-1/beta-2	Meia-vida (h)	ASI	Lipofilicidade	MSA	Propriedades adicionais
Antagonistas beta-adrenérgicos não seletivos						
Carteolol	0	5 a 6	+	Baixa	0	N/A
Nadolol	0	12 a 24	0	Baixa	0	N/A
Penbutolol	0	27	+	Moderada	0	N/A
Pindolol	0	3 a 4	++	Alta	+	N/A
Propranolol	0	3 a 4	0	Alta	++	N/A
Sotalol	0	12	0	Baixa	0	Propriedades antiarrítmicas adicionais
Timolol	0	4 a 5	0	Alta	0	N/A
Antagonistas beta-1 adrenérgicos seletivos						
Acebutolol	+	3 a 4	+	Moderada	+	N/A
Atenolol	+	6 a 9	0	Baixa	0	N/A
Betaxolol	++	15	0	Moderada	0	N/A
Bisoprotolol	++	9 a 12	0	Moderada	0	N/A
Esmolol (somente IV)	++	9 min	0	Baixa	0	N/A
Metoprolol	++	3 a 4	0	Alta	0	N/A
Antagonistas beta-1 adrenérgicos seletivos com propriedades adicionais						
Nebivolol	+++	8 a 27	0	Alta	0	Vasodilatação dependente do endotélio e mediada por óxido nítrico
Antagonistas alfa-1 adrenérgico e beta-adrenérgico						
Labetalol	+	3 a 4	0	Baixa	0	Ação de bloqueio alfa-1 adrenérgico; ação vasodilatadora direta em receptores beta-2 adrenérgicos
Carvedilol	0	7 a 10	0	Moderada	++	Ação de bloqueio de alfa-1 adrenérgico; vasodilatação

ASI: ação simpático-mimética intrínseca; MSA: ação estabilizadora de membrana; N/A: não aplicável.

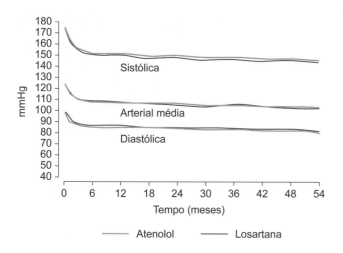

Figura 7.1 Pressão sanguínea durante o acompanhamento.

(Biccard *et al.*, 2006). A Tabela 7.3 mostra que, no tratamento da hipertensão arterial, o atenolol é inferior quando comparado com outros betabloqueadores.

Uma razão para o baixo desempenho do atenolol e de outros betabloqueadores em pacientes idosos pode estar relacionada com a fisiopatologia da hipertensão arterial nessa população (Franklin, 2012). A hipertensão em idosos é caracterizada por uma diminuição da complacência da aorta, o que faz com que a velocidade do sangue causada pela onda de pulso da aorta aumente e o retorno dessa onda da periferia chegue à aorta ainda na sístole, e não na diástole. Desse modo, isso aumenta a pressão sistólica e a pós-carga, diminuindo a pressão diastólica e o fluxo coronariano, em um fenômeno conhecido como dissincronia da onda de pulso (Tabriziani *et al.*, 2012; Cohen e Townsend, 2011; Chobanian, 2007). Essa dissincronia da onda de pulso é exacerbada pela bradicardia induzida pelos betabloqueadores, que aumenta a duração da sístole e, portanto, aumenta a probabilidade de que o retorno da onda de pulso ocorra na sístole em vez da diástole. Um ensaio clínico comparando anlodipino com atenolol na pressão aórtica

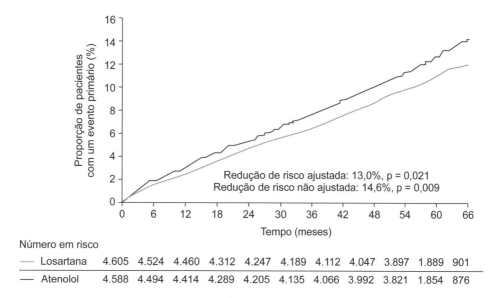

Figura 7.2 Curvas de Kaplan-Meier para o objetivo primário composto.

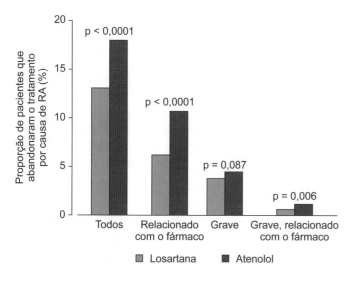

Figura 7.3 Reações adversas (RA).

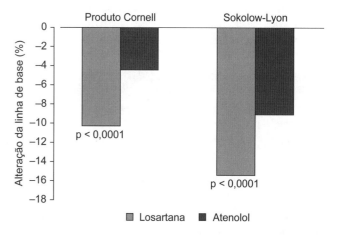

Figura 7.4 Alteração do produto Cornell e Sokolow-Lyon em relação à linha de base.

Tabela 7.3 Principais análises sistemáticas sobre ensaios clínicos randomizados com betabloqueadores em hipertensão.

Estudo	Número de testes/ participantes	Objetivo principal	Risco de AVC, betabloqueadores versus outros agentes	Conclusão
Messerli et al. (1998)	10 de 16/164	Betabloqueadores versus diuréticos em idosos hipertensos	Redução de risco não significativo do betabloqueador para mortalidade por AVC	Betabloqueadores não devem ser usados em pacientes idosos com hipertensão
Lindholm et al. (2005)	13 de 105/951	Atenolol versus outros betabloqueadores em pacientes hipertensos de todas as idades	Redução de risco 1,16 para todos os betabloqueadores, 1,26 para atenolol	Betabloqueadores não devem ser usados em nenhum paciente hipertenso
Khan e McAllister (2006)	21 de 145/811	Eficácia de betabloqueadores em jovens versus idosos	Redução de risco 1,18 em idosos, 0,99 em jovens	Betabloqueadores não devem ser utilizados em pacientes idosos com hipertensão, mas sim em jovens
Kuyper e Khan	21 de 145/811	Eficácia do atenolol e dos betabloqueadores, excluindo o atenolol, em pacientes hipertensos jovens e idosos	Redução de risco 1,17 para atenolol em idosos, 0,78 para atenolol em jovens	Atenolol não deve ser usado em pacientes idosos com hipertensão, mas o efeito da classe é incerto; betabloqueadores são opção razoável para os jovens

AVC: acidente vascular cerebral.

central em 2.199 pacientes demonstrou que o tratamento com anlodipino foi mais eficaz do que aquele com atenolol, e que a pressão aórtica central está significativamente associada a eventos cardiovasculares e desenvolvimento de insuficiência renal (Williams et al., 2006).

Bloqueadores de receptores alfa-1 adrenérgicos

Os antagonistas seletivos de receptores alfa-1 adrenérgicos pós-sinápticos (também conhecidos como bloqueadores alfa-1) reduzem a pressão arterial quando utilizados em monoterapia ou em associação a outros agentes anti-hipertensivos, como betabloqueadores, antagonistas de canais de cálcio, inibidores da enzima conversora de angiotensina ou antagonistas dos receptores AT1 da angiotensina II. Eles apresentam efeitos favoráveis no perfil metabólico de pacientes hipertensos; o bloqueio de receptores alfa-1 adrenérgicos hepáticos modula a glicogênólise e a gliconeogênese, reduz a liberação de triglicerídios do fígado, reduz a síntese de colesterol e acelera o sequestro de lipoproteínas LDL colesterol pelos receptores hepáticos (Chu et al., 2000; Deshaies e Belahsen, 1993; D'Eletto e Javitt, 1989). O bloqueio dos receptores alfa-1 presentes no colo vesical e na cápsula prostática causa importante alívio de sintomas prostáticos em pacientes com hipertrofia benigna da próstata. A Tabela 7.4 apresenta uma lista dos antagonistas de receptores alfa-1 adrenérgicos disponíveis atualmente.

Doxazosina

É um antagonista seletivo para os receptores alfa-1 adrenérgicos pós-sináptico, que reduz, dessa maneira, a resistência vascular periférica e a pressão arterial. Pelo fato de não interferir no receptor adrenérgico pré-sináptico alfa-2, causa menor queda do débito cardíaco, frequência cardíaca e liberação de renina quando comparado com bloqueadores alfa-adrenérgicos não seletivos, como a fentolamina (Dell'Omo et al., 2007). Há duas formas farmacêuticas disponíveis comercialmente: uma de liberação imediata e outra de liberação prolongada (GITS, do inglês *gastrintestinal therapeutic system*). Após a administração do comprimido de liberação imediata, a doxazosina é rapidamente absorvida, atingindo o $C_{máx}$ em 2 a 3 h. Com a formulação de liberação imediata, a dose inicial de doxazosina deve ser de 1 mg/dia (de manhã ou à noite), devendo ser dobrada a cada 1 a 2 semanas até uma dose máxima de 16 mg/dia. Com essa formulação de liberação imediata, hipotensão postural e tontura não são incomuns e costumam ocorrer 2 a 6 h após a administração do medicamento (Steers e Kirby, 2005). O objetivo da formulação GITS foi tornar a absorção gastrintestinal mais gradual, mantendo, assim, a eficácia e reduzindo as reações adversas. A Tabela 7.5 mostra as principais diferenças entre ambas as formulações.

A doxazosina é eficaz no controle da pressão arterial quando administrada em monoterapia. Doxazosina administrada 1 vez/dia reduziu de maneira significativa a pressão arterial em média de 20 mmHg para sistólica e 10 mmHg para diastólica quando comparada com placebo (Grimm et al., 1996). O efeito redutor da pressão arterial causado pela doxazosina é maior em pacientes com níveis tensionais mais altos quando comparados com pacientes com hipertensão essencial leve. No caso da formulação GITS, a administração de 4 mg à noite (antes de deitar-se) demonstrou controle mais eficaz da pressão arterial quando comparada com administração pela manhã (Hermida et al., 2004). O ensaio clínico ALLHAT tinha um braço no qual foi avaliado a doxazosina, de formulação de liberação imediata. Nesse ensaio clínico, a doxazosina provocou redução da pressão arterial menor do que os

Tabela 7.4 Lista de fármacos de bloqueio adrenérgico seletivo alfa-1 disponíveis para uso humano.

Compostos	Subtipo de alfa-1 adrenorreceptor	Plasma meia-vida (h)	Dose (mg)	Dosagem
Alfuzosina	1a, 1b, 1 d	Cerca de 9	10	1 vez/dia
Bunazosina	1a, 1b, 1 d	Cerca de 12	3 a 12	1 vez/dia
Doxazosina	1a, 1b, 1 d	Cerca de 22	4 a 8	1 vez/dia
Indoramina	1a, 1b, 1 d	Cerca de 5	25 a 75	2 vezes/dia
Prazosina	1a, 1b, 1 d	Cerca de 3	10	2 vezes/dia
Tansulosina	1a, 1 d	Cerca de 14 a 15	0,4 a 0,8	1 vez/dia
Terazosina	1a, 1b, 1 d	Cerca de 12	2 a 10	1 vez/dia
Urapidil	1a, 1b, 1 d	–	10 a 50	Intravenosa

Tabela 7.5 Resumo dos parâmetros farmacocinéticos e clínicos selecionados para a formulação padrão e GITS da doxazosina.

Parâmetros	Doxazosina padrão	Doxazosina GITS
Doxazosina 4 mg $C_{máx}$ (ng/mℓ)	29,3 ± 8,4	11,3 ± 5,6
Doxazosina 4 mg $T_{máx}$ (h)	3,7 ± 1,5	8,2 ± 3,7
Doxazosina 8 mg $C_{máx}$ (ng/mℓ)	66,8 ± 17,6	28 ± 12,1
Doxazosina 8 mg $T_{máx}$ (h)	3,9 ± 1,2	9,1 ± 4,7
Pressão arterial sistólica	↓	↓
Pressão sanguínea diastólica	↓	↓
Ritmo cardíaco em repouso	↑/0/↓	0/↓
Frequência cardíaca de pé	↑↑	↑
Palpitações	↑↑	0/↑
Hipotensão postural	↑↑	0/↑

demais anti-hipertensivos utilizados. Outro ponto importante identificado nesse ensaio clínico foi que o uso de doxazosina na forma de liberação imediata estava associado a aumento do risco de insuficiência cardíaca, AVC, angina e revascularização coronariana, particularmente em adultos com idade > de 55 anos. Após esse ensaio clínico, boa parte dos consensos de hipertensão deixou de recomendar doxazosina como monoterapia na hipertensão, podendo ser adicionada a outro agente anti-hipertensivo, se necessário.

O ensaio clínico ASCOT (*Anglo-Scandinavian Cardiac Outcomes Trial*) avaliou o uso de doxazosina GITS adicionada como terceiro fármaco em pacientes com hipertensão arterial que utilizavam anlodipino ou atenolol e, como segunda opção, perindopril ou bendroflumetiazida. Do total de 19.527 pacientes, 11.768 foram tratados com doxazosina GITS. Durante um acompanhamento de 12 meses de tratamento contínuo, a queda média da pressão arterial foi de 12/7 mmHg; houve redução significativa de pressão em todos os subgrupos de pacientes e o controle de pressão arterial foi conseguido em 30% deles. Em relação aos efeitos metabólicos, no grupo tratado com doxazosina GITS houve redução significativa de colesterol total (0,28 mmol/ℓ; 4,7%), LDL colesterol (0,21 mmol/, 5,5%) e triglicerídios (0,17 mmol/ℓ; 9,1%), consistente com estudos prévios. Não foi observado efeito no colesterol HDL (Gupta *et al.*, 2008). Diferentemente do estudo ALLHAT, não foi detectado aumento do risco de desenvolvimento de insuficiência cardíaca. Se isso resultou do uso da formulação GITS no estudo clínico ASCOT ou, o que este autor considera mais provável, do uso de medicamentos eficazes no tratamento da insuficiência cardíaca (inibidores de enzima conversora, diuréticos tiazídicos), não está esclarecido. O fato é que doxazosina GITS adicionada a outros medicamentos anti-hipertensivos não está associada ao aumento de risco para desenvolvimento de insuficiência cardíaca.

A hipertensão arterial está frequentemente associada ao aparecimento de alterações metabólicas que aumentam a morbidade cardiovascular e a mortalidade. Essa série de alterações metabólicas foi denominada síndrome metabólica, que triplica o risco de aparecimento de diabetes melito e dobra a incidência de eventos cardiovasculares (Ford, 2005). Devido aos efeitos benéficos no metabolismo, pelo bloqueio dos receptores alfa-1 adrenérgicos hepáticos, o uso de doxazosina em pacientes que apresentam hipertensão arterial e síndrome metabólica ou hipertensão arterial e diabetes melito é atraente. Uma metanálise avaliando o uso de doxazosina em pacientes hipertensos e com diabetes melito tipo 2 revelou queda média de 8,8% na concentração de triglicerídios e aumento de 10,8% na concentração de HDL com o uso da doxazosina (Glanz *et al.*, 2001).

A doxazosina costuma ser bem tolerada por pacientes com hipertensão arterial essencial e pelos normotensos que utilizam esse medicamento para tratamento de hipertrofia prostática. As reações adversas mais comuns estão relacionadas com o SNC (tontura, cefaleia, fadiga e sonolência), acompanhados de hipotensão ortostática, edema periférico, palpitação e síncope.

MEDICAMENTOS QUE ATUAM NO SISTEMA RENINA-ANGIOTENSINA

Inibidores da enzima conversora de angiotensina

O efeito hipertensor de extratos de rim de coelho foi descrito inicialmente por Tigerstedt e Bergman, no final do século 19. Essa substância, chamada de renina, foi relacionada quase 40 anos depois com aumento de pressão arterial em modelos experimentais de hipertensão (Goldblatt *et al.*, 1934). Eduardo Braun-Menéndez, em Buenos Aires, e Irvine H. Page, em Indianapolis, isolaram um peptídio, chamado de hipertensina e angiotonina, respectivamente, que foi denominado angiotensina (Braun-Menendez e Page, 1958).

A ativação do sistema renina-angiotensina causa liberação da renina do aparelho justaglomerular. Um dos substratos da renina é o angiotensinogênio, o qual dá origem ao decapeptídio angiotensina I, que subsequentemente é metabolizado pela enzima conversora de angiotensina (ECA), produzindo, assim, o octapeptídio vasoativo denominado angiotensina II. A ECA também inativa um peptídio vasodilatador denominado bradicinina. Acreditava-se no início que a angiotensina II atuava como hormônio circulante e agia em dois subtipos de receptores (AT_1 e AT_2). A ativação dos receptores AT_1 causa vasoconstrição, liberação de aldosterona, hipertensão, redução do fluxo renal (mas com aumento da taxa de filtração glomerular pelo fato de a angiotensina II ter efeito vasoconstritor mais potente na arteríola eferente do que na aferente) e aumento da atividade noradrenérgica periférica. Essa ideia precisou ser modificada quando se verificou que os níveis teciduais de angiotensina II eram muito maiores do que os plasmáticos, e que os inibidores da ECA reduziam a pressão arterial mesmo em pacientes hipertensos que tinham concentrações normais de angiotensina II e renina. Assim, o conceito atual é que o sistema renina-angiotensina atua tanto sistemicamente (endócrino) quanto localmente (parácrino e autócrino) (Paul *et al.*, 2006). Além dos efeitos vasculares e renais, a angiotensina II influencia o crescimento e a diferenciação celular, e pode modular a apoptose.

A angiotensina II pode ser produzida independentemente da ação da enzima conversora, por meio da enzima quimase (Prosser *et al.*, 2009). Como ilustrado na Figura 7.5, uma família de angiotensinas origina-se de várias enzimas atuando na angiotensina I. A angiotensina-(1 a 7) antagoniza vários efeitos da angiotensina II, potencializa a ação da bradicinina e tem seu próprio receptor. Mas, devido ao seu efeito vasodilatador e natriurético, a angiotensina-(1 a 7) potencialmente contrabalança os efeitos hipertensivos da angiotensina II.

Os inibidores da ECA são utilizados frequentemente no tratamento da hipertensão arterial. Estima-se que mais de 40 milhões de pacientes estejam usando essa classe de medicamentos atualmente. A reação adversa mais comum é uma tosse seca não produtiva, que ocorre em 15 a 30% dos pacientes. Angioedema pode ocorrer em 0,1 a 0,7% dos pacientes (Miller *et al.*, 2008). Ele é mais comumente observado no início do tratamento, mas pode ocorrer após um longo período do início da terapia.

Captopril

O captopril foi o primeiro inibidor de enzima conversora a ser introduzido na clínica (Cushman *et al.*, 1977; Heel *et al.*, 1980). Sérgio Ferreira (1965) demonstrou que o veneno da serpente *Bothrops jararaca* apresentava um fator que potencializava a ação da bradicinina. Esse fator, chamado na época de BPF (*Bradykinin Potentiating Factor*), inibia

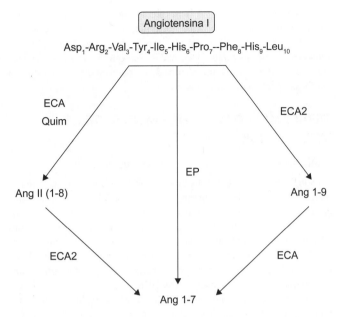

Figura 7.5 Principais rotas da produção de angiotensina (Ang) II e angiotensina 1-7. Quim: quimases; ECA: enzima conversora da angiotensina I; EP: endopeptidases teciduais.

a conversão da angiotensina I em angiotensina II, e o sequenciamento desse peptídio levou a eventual síntese do captopril (Bakhle, 1968; Ondetti *et al.*, 1971). Por sua meia-vida curta, necessita ser administrado até 3 vezes/dia; algumas reações adversas (neutropenia, *rash* cutâneo e gosto metálico na boca) estão associadas ao seu radical sulfidril — este foi substituído por um grupo fosfinil no caso do fosinopril e por um grupo carboxil em todos os demais inibidores da ECA. A biodisponibilidade do captopril é reduzida em até 40% quando administrado com alimentos, o que dificulta ainda mais sua aderência ao tratamento. A Tabela 7.6 mostra as principais características farmacocinéticas dos atuais inibidores de ECA disponíveis na clínica.

A maioria dos inibidores da ECA (IECA) constitui-se por profármacos, necessitando de hidrólise no intestino ou no fígado para se tornar ativos. Lisinopril e captopril são os únicos que não necessitam desse tipo de ativação. Os IECA reduzem a produção de angiotensina II e inibem a inativação da bradicinina. Níveis reduzidos de angiotensina II na circulação causam aumento da atividade plasmática de renina e, consequentemente, aumento da liberação de angiotensina II. Como consequência, mais angiotensina I fica disponível para enzimas alternativas, como quimases, o que contribui para o chamado *escape da angiotensina II*.

Um ensaio clínico comparando tratamento de pacientes hipertensos idosos com IECA (7.044 pacientes) ou com diurético (3.039 pacientes), acompanhados por aproximadamente 4 anos, demonstrou que ambos apresentaram a mesma eficácia no controle da pressão arterial (Figura 7.6).

Entretanto, o objetivo primário (eventos cardiovasculares ou morte por qualquer causa) foi menor no grupo de pacientes tratados com o IECA, sendo essa diferença observada primariamente em pacientes do sexo masculino (Figura 7.7).

Antagonistas dos receptores AT$_1$ da angiotensina II

Na década iniciada em 1990, vários antagonistas dos receptores AT$_1$ da angiotensina II ficaram disponíveis para uso clínico. O bloqueio desses receptores reverte a vasoconstrição, assim como inibe a secreção de aldosterona, resultando em uma abordagem farmacológica efetiva para o controle da pressão arterial, doença cardiovascular e doença renal. A Tabela 7.7 ilustra as principais características farmacocinéticas dos atuais antagonistas dos receptores AT1 da angiotensina II disponíveis na clínica.

Tanto a losartana quanto o seu metabólito ativo bloqueiam os receptores AT1 da angiotensina II; o bloqueio causado pela losartana é reversível e o causado pelo metabólito é irreversível. A losartana é rapidamente absorvida no trato gastrintestinal e não sofre ação de alimentos; tanto ela quanto seu metabólito ativo apresentam *clearance* renal com meias-vidas de 2,1 e 6,4 h, respectivamente (Yasar *et al.*, 2002).

Ensaios clínicos comparando losartana com enalapril não demonstraram diferença significativa de eficácia. Entretanto, a incidência de reações adversas foi menor no grupo com losartana (incidência de tosse 2% no grupo da losartana, 12% no grupo do enalapril; De Rosa *et al.*, 2002). Foram feitos ensaios clínicos comparativos de losartana com captopril, fosinopril, perindopril, quinapril e ramipril. De maneira geral, não houve diferença em relação à eficácia, porém a losartana foi mais bem tolerada (Roca-Cusachs *et al.*, 1997).

Um aspecto interessante é a associação de hiperuricemia, gota e hipertensão arterial. O uso de diuréticos em pacientes hipertensos está associado a aumento do risco de hiperuricemia e gota; esse risco é menor quando comparado com antagonistas de cálcio tipo anlodipino e com a losartana (Tabela 7.8; Choi *et al.*, 2012).

A doença crônica renal atingiu proporções epidêmicas. Com base na presença de albuminúria e na queda da taxa de filtração glomerular estimada, a prevalência de estágios 1 a 4 de doença renal crônica aumentou de 10%, durante o período de 1988-1994, para 13,1%, no

Tabela 7.6 Inibidores da enzima conversora da angiotensina.						
Fármaco	Dose diária comum (mg)	Meia-vida (h)	Pró-fármaco	Metabolismo	Metabólito ativo	Via de eliminação predominante
Benazepril	10 a 80 em 1 a 2 doses	10 a 11, terminal 22	Sim	Hepático	Sim	Urina e fezes
Captopril	50 a 150 em 3 doses	1,9	Não	Hepático	Não	Urina
Cilazapril	2,5 a 5 em 1 dose	36 a 49	Sim	Hepático	Sim	Urina
Enalapril	10 a 40 em 1 a 2 doses	11	Sim	Hepático	Sim	Urina
Fosinopril	10 a 40 em 1 dose	12	Sim	Hepático	Sim	Urina e fezes
Lisinopril	10 a 40 em 1 dose	12	Não	Nenhum	Não	Urina
Moexipril	7,5 a 30 em 1 a 2 doses	2 a 9	Sim	Hepático	Sim	Urina e fezes
Perindopril	2 a 8 em 1 dose	3 a 10, terminal 30 a 120	Sim	Hepático	Sim	Urina
Ramipril	2,5 a 20 em 1 a 2 doses	13 a 17, terminal > 50	Sim	Hepático	Sim	Urina
Quinapril	10 a 40 em 1 dose	1,9 a 2,5, 25 terminal	Sim	Hepático	Sim	Urina
Trandolapril	1 a 4 em 1 dose	15 a 24 terminal	Sim	Hepático	Sim	Urina e fezes

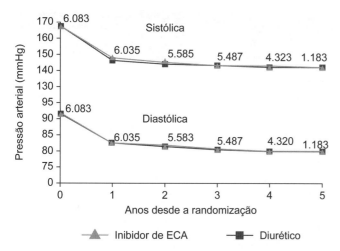

Figura 7.6 Pressão arterial sistólica e diastólica após a randomização. Os números acima das curvas indicam a quantidade de indivíduos cuja pressão arterial foi medida. ECA: enzima conversora da angiotensina.

período de 1999-2004 (Coresh *et al.*, 2007). Esse aumento dramático é atribuído ao aumento da prevalência de obesidade, diabetes melito e hipertensão arterial. Losartana, irbesartana, valsartana e telmisartana demonstraram eficácia em reduzir a progressão da doença renal crônica em pacientes hipertensos com ou sem diabetes melito. Telmisartana foi superior à losartana na redução de albuminúria, e também superior ao ramipril na prevenção de aumento de albuminúria (Bakris *et al.*, 2008; Yusuf *et al.*, 2000). Distintamente dos IECA, a dose dos bloqueadores dos receptores AT_1 pode ser aumentada para maximizar o benefício renal (aumento da dose dos IECA está associado a glomerulonefrite; Sturgill e Shearlock, 1983). Antagonistas dos receptores AT_1 são mais bem tolerados que os inibidores de ECA.

Inibidores de renina

O alisquireno inibe a renina ao se ligar com alta afinidade ao sítio catalítico da enzima, bloqueando dessa maneira o sistema renina-angiotensina no seu ponto inicial de ativação. Esse fármaco reduz a atividade plasmática da renina e, subsequentemente, as concentrações plasmáticas de angiotensina I e angiotensina II, com aumento das concentrações plasmáticas de renina. Apresenta muito baixa biodisponibilidade oral (aproximadamente 2,5%), e é reduzido quando administrado com alimentos, ainda que essa redução não apresente efeito clínico relevante. Sua meia-vida é de aproximadamente 24 h, e 81% é eliminado de maneira não modificada pela bile. A farmacocinética do alisquireno não é influenciada por sexo, idade, raça, doença hepática ou renal (Duggan *et al.*, 2010). Quando comparado com placebo, a monoterapia com alisquireno (150 a 300 mg/diário) reduziu tanto a pressão diastólica quanto a sistólica em pacientes com hipertensão arterial (estágio 1 e 2). A redução causada com a dose de 300 mg foi significativamente maior do que aquela causada com a dose de 150 mg (Gradman *et al.*, 2005). Alisquireno pode ser combinado com outros anti-hipertensivos, como hidroclorotiazida, valsartana, ramipril, anlodipino ou atenolol, sendo bem tolerado e apresentando eficácia maior do que os medicamentos administrados individualmente (Villamil *et al.*, 2007; Oparil *et al.*, 2007; Uresin *et al.*, 2007; Littlejohn *et al.*, 2009; Dietz *et al.*, 2008).

DIURÉTICOS

Essa classe de medicamentos é largamente utilizada no tratamento da hipertensão arterial, principalmente os tiazídicos, empregados há mais de 50 anos. Diuréticos são um grupo heterogêneo de medicamentos, porém algumas generalizações são possíveis. Com a exceção do manitol e dos antagonistas dos receptores de vasopressina, todos os diuréticos causam natriurese por inibirem a reabsorção de sódio em vários sítios distintos dos túbulos renais. O transportador de ácidos orgânicos secreta para o túbulo renal os inibidores da anidrase carbônica, os

Todos os participantes

Objetivo primário	Risco relativo	Valor p
Todos os eventos cardiovasculares ou morte por qualquer causa	0,89 (0,79-1,00)	0,05
Primeiro evento cardiovascular ou morte por qualquer causa	0,89 (0,79-1,01)	0,06
Morte por qualquer causa	0,90 (0,75-1,09)	0,27

Homens

Objetivo primário	Risco relativo	Valor p
Todos os eventos cardiovasculares ou morte por qualquer causa	0,83 (0,71-0,97)	0,02
Primeiro evento cardiovascular ou morte por qualquer causa	0,83 (0,71-0,97)	0,02
Morte por qualquer causa	0,83 (0,66-1,06)	0,14

Mulheres

Objetivo primário	Risco relativo	Valor p
Todos os eventos cardiovasculares ou morte por qualquer causa	1,00 (0,83-1,21)	0,98
Primeiro evento cardiovascular ou morte por qualquer causa	1,00 (0,83-1,20)	0,98
Morte por qualquer causa	1,01 (0,76-1,35)	0,94

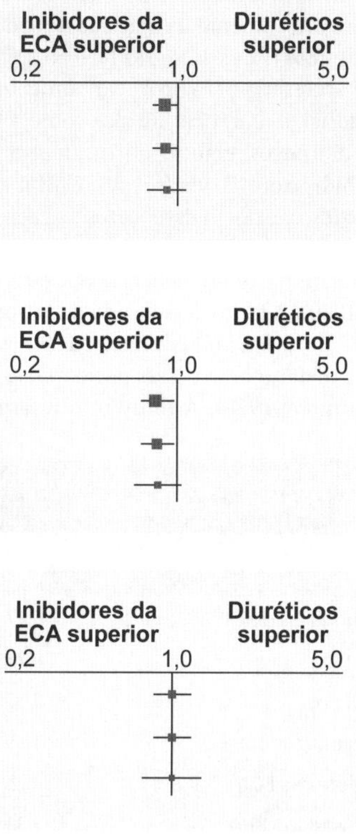

Figura 7.7 *Forest plots* comparando os objetivos em pacientes hipertensos idosos de ambos os sexos tratados com inibidores da enzima conversora ou diuréticos. ECA: enzima conversora de angiotensina.

Tabela 7.7 Bloqueadores dos receptores AT1 da angiotensina II.

Fármacos	Dose diária comum (mg)	Meia-vida (h)	Metabolismo	Metabólito ativo	Via de eliminação predominante
Azilsartana	40 a 80 em 1 dose	11	Na parede intestinal ao composto ativo	Sim	Fezes (55%) e urina (42%)
Candesartana	8 a 32 em 1 a 2 doses	5 a 9	Na parede intestinal ao composto ativo	Sim	Urina
Eprosartana	400 a 800 em 1 a 2 doses	5 a 9	Hepático mínimo	Não	Fezes
Irbesartana	150 a 300 em 1 dose	11 a 15	Hepático, principalmente via CIP2C9	Não	Fezes
Losartana	50 a 100 em 1 a 2 doses	2 (6 a 9 para metabólito ativo)	Hepático, principalmente via CIP2C9	Sim	Urina
Olmesartana	20 a 40 em 1 dose	13	Na parede intestinal ao composto ativo	Sim	Fezes (50 a 65%) e urina (35 a 50%)
Telmisartana	40 a 80 em 1 dose	24	Conjugação via hepática	Não	Fezes
Valsartana	80 a 320 em 1 a 2 doses	6	Hepático mínimo	Não	Fezes

diuréticos de alça e os diuréticos tiazídicos. Os antagonistas de aldosterona atingem seu sítio de ação (as células principais do ducto coletor cortical) por meio da circulação.

O mecanismo de ação dos diuréticos como agentes anti-hipertensivos não é conhecido. Apesar de esses medicamentos causarem um aumento da diurese agudamente (conhecido de todos os pacientes), após um período crônico de sua administração, o organismo retorna ao equilíbrio de água e sódio, não ocorrendo de fato um aumento da diurese. Um ensaio clínico conduzido por van Brummeln et al. (1979) acompanhando pacientes hipertensos por 9 meses de terapia com hidroclorotiazida demonstrou que a excreção urinária de sódio de 24 h manteve-se inalterada. No mesmo ensaio clínico, um regime de furosemida administrada de 12/12 h foi associado a um ciclo de diurese aumentada por 6 h, seguido de um ciclo de diurese reduzida por 6 h. De maneira geral, também não ocorreu alteração da excreção urinária de sódio em 24 h. A possibilidade de que a terapia crônica com diuréticos levasse a um aumento da ingestão de sódio não foi confirmada nos ensaios clínicos (Roos et al., 1981). Não há correlação entre a dose do tiazídico necessária para provocar aumento da diurese e reduzir a pressão arterial, e diuréticos de alça como a furosemida são mais efetivos como diuréticos, embora apresentem menor efeito anti-hipertensivo que a hidroclorotiazida (Flack e Cushman, 1996; Araoye et al., 1978). Os tiazídicos são mais eficazes para reduzir a pressão arterial em afro-americanos do que em norte-americanos caucasoides, apesar de apresentarem a mesma eficácia diurética em ambos os grupos (Ripley et al., 2000). A hidroclorotiazida dada por 6 semanas reduziu a pressão arterial (13/5 mmHg) em nove pacientes com insuficiência renal grave, sem afetar o peso desses pacientes ou a excreção de sódio (Beavers e Blackmore, 1958). A infusão intra-arterial de hidroclorotiazida na artéria braquial causou vasodilatação dose-dependente no antebraço, sem causar efeitos sistêmicos (Pickkers et al., 1998). Considerando que o mecanismo de ação dos diuréticos como agentes anti-hipertensivos é desconhecido e não está relacionado com o efeito diurético, evidências mostram que o efeito anti-hipertensivo dos tiazídicos possa estar relacionado com efeito vasodilatador, principalmente na arteríola aferente.

Diuréticos tiazídicos

Os tiazídicos atingem seu sítio de ação por meio da secreção pelo transportador de ácido orgânico e inibem o cotransportador eletricamente neutro Na^+Cl^- localizado na membrana apical do túbulo convoluto distal (Reilly e Ellison, 2000). Eles competem pelo sítio do cloro do transportador. Ao inibirem os canais de sódio epiteliais sensíveis à amilorida, eles causam natriurese e, concomitantemente, perda de água. Ao inibirem a capacidade do rim de alterar o *clearance* de água livre, eles predispõem o paciente à hiponatremia. Além disso, os tiazídicos promovem excreção do K^+, H^+ e Mg^{++}, causando uma alcalose metabólica hipopotassêmica. Os tiazídicos também causam hiperuricemia e hipercalcemia, esta última pela redução da excreção urinária de cálcio. Os tiazídicos inicialmente diminuem o volume extracelular e o débito cardíaco, mas o volume extracelular retorna ao normal após um período de semanas ou meses. Após algum tempo de seu uso, há evidências que indicam que os efeitos no volume de plasma e débito cardíaco não explicam o efeito anti-hipertensivo dos tiazídicos.

Hidroclorotiazida

É o tiazídico mais utilizado clinicamente, tendo um início de ação em 2 h, atingindo seu pico em 4 a 6 h. Apesar de sua meia-vida ser curta, aproximadamente 12 h, sua resposta farmacodinâmica é mais longa daquela prevista por sua farmacocinética, permitindo que seja administrada 1 vez/dia. Entretanto, quando comparada com outras classes de medicamentos anti-hipertensivos monitorando a pressão arterial ambulatorial por 24 h, a hidroclorotiazida mostrou-se menos eficaz no controle da hipertensão arterial (Figura 7.8; Ernst et al., 2006; Messerli et al., 2011).

Essa menor eficácia no controle da hipertensão arterial aparentemente também ocorre em relação à redução do risco relativo de eventos cardiovasculares (Figura 7.9; Roush et al., 2012).

Clortalidona

Apresenta um período de duração de ação mais longo do que a hidroclorotiazida, possivelmente por seu alto volume de distribuição, uma vez que sofre captação (*uptake*) pelas hemácias e fica ligada à anidrase

Tabela 7.8 Riscos relativos multivariados de gota incidente com fármacos anti-hipertensivos em pessoas com hipertensão (n = 10.195).

Medicamento	RR	IC 95%
Antagonistas do canal de cálcio	0,87	(0,82-0,93)
Losartana	0,78	(0,67-0,92)
Diuréticos	2,35	(2,19-2,53)
Betabloqueadores	1,49	(1,40-1,59)
Inibidores da ECA	1,25	(1,17-1,22)
Não losartana BRA	1,31	(1,17-1,47)

ECA: enzima conversora de angiotensina; BRA: bloqueadores de receptores AT1 de angiotensina II.

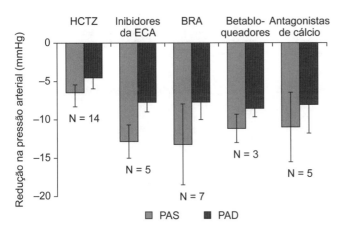

Figura 7.8 Comparação da eficácia da hidroclorotiazida (HCTZ) nas doses de 12,5 a 25 mg com outros fármacos anti-hipertensivos. A presssão arterial foi avaliada por meio de MAPA (monitorização ambulatorial da pressão arterial) por 24 h. As barras representam os intervalos de confiança de 95%. N: número de ensaios clínicos; ECA: enzima conversora de angiotensina; BRA: bloqueador de receptor AT1 de angiotensina II; PAS: pressão arterial sistólica; PAD: pressão arterial diastólica.

Tabela 7.9 Farmacocinética e farmacodinâmica da hidroclorotiazida e da clortalidona.

Característica	Hidroclorotiazida	Clortalidona
Início	2 h	2,6 h
Pico do efeito	4 a 6 h	1,5 a 6 h
Absorção	Bem absorvida	65%
Duração	6 a 12 h	48 a 72 h
Ligação proteica	40 a 68%	75%
Metabolismo	Não metabolizada	Hepática
Meia-vida de eliminação	10 a 12 h	40 a 89 h
Via de excreção	Urina (como fármaco inalterado)	Urina

carbônica. Isso pode formar um tipo de "reservatório" e assim manter a concentração plasmática alta por um período maior. Uma vantagem dessa meia-vida longa é que os pacientes não apresentam efeito rebote quando esquecem de tomar uma dose, fenômeno este frequente com a hidroclorotiazida. Tanto a hidroclorotiazida quanto a clortalidona são eficazes quando administradas 1 vez/dia. A Tabela 7.9 resume as principais características farmacocinéticas desses dois tiazídicos.

Apesar de seu mecanismo de ação ser semelhante ao da hidroclorotiazida, a clortalidona atua no segmento mais proximal do túbulo convoluto distal. Além disso, esse fármaco é mais potente que a hidroclorotiazida em inibir a anidrase carbônica, bem como inibe a agregação plaquetária induzida por epinefrina. Uma metanálise recente indica que a clortalidona aparenta ser mais eficaz que a hidroclorotiazida na prevenção de eventos cardiovasculares em pacientes com hipertensão arterial essencial (Figura 7.10; Roush *et al.*, 2013).

Indapamida

Similarmente à clortalidona, atua também no segmento mais proximal do túbulo convoluto distal. Apresenta efeito vasodilatador, tendo ação anticontrátil aos agentes vasoconstritores e em canais de cálcio do músculo liso vascular (Campbell e Brackman, 1990). Uma metanálise recente demonstrou que a indapamida é mais eficaz em reduzir a pressão arterial do que a hidroclorotiazida (Roush *et al.*, 2015). A indapamida reduziu o índice de massa ventricular esquerda em 17%, enquanto hidroclorotiazida teve efeito neutro nesse parâmetro (Senoir *et al.*, 1993). Indapamida pode ser utilizada com segurança em pacientes idosos (Beckett *et al.*, 2008).

Reações adversas dos diuréticos tiazídicos

As reações adversas dos tiazídicos são hiponatremia, hipopotassemia, hiperuricemia, hiperlipidemia e aparecimento de diabetes melito. Outras reações adversas incluem hipercalcemia, disfunção erétil e impotência (Ernst e Moser, 2009). Hiponatremia ocorre em 7 a 21% dos pacientes e é responsável pelo aumento do custo do tratamento e da mortalidade (Boscoe *et al.*, 2006). O risco relativo de desenvolver hiponatremia é 60% maior com os tiazídicos do que outras classes de medicamentos anti-hipertensivos. Hipopotassemia é uma complicação mais séria, pois está associada ao aumento do risco de arritmias ventriculares e parada cardíaca (Hoes *et al.*, 1997; Cohen *et al.*, 1987). Os tiazídicos reduzem as concentrações plasmáticas de potássio em aproximadamente 0,2 a 0,4 mmol/ℓ (Cushman *et al.*, 1991). Uma metanálise revelou que a hipopotassemia causada pela hidroclorotiazida e pela clortalidona é dose-dependente e não há diferença na incidência causada pelos dois tiazídicos (Ernst *et al.*, 2010). Um estudo comparando indapamida 2,5 mg/dia com hidroclorotiazida 50 mg/dia identificou maior incidência de hipopotassemia com a hidroclorotiazida (9 *versus* 63%; Plante e Robillard, 1983). Os tiazídicos competem com o ácido úrico na secreção tubular e aumentam a concentração de ácido úrico no sangue em 35%, a qual pode precipitar ataques de gota, especialmente em pacientes que apresentam história prévia de gota (Sica e Schoolwerth, 2004).

Reflexão sobre o uso da hidroclorotiazida no tratamento da hipertensão arterial

A hidroclorotiazida é o anti-hipertensivo mais prescrito nos EUA e, possivelmente, no mundo (Messerli e Bangalore, 2011). Entretanto,

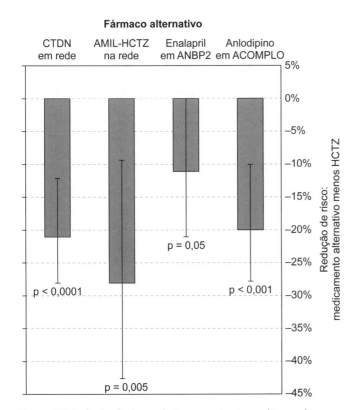

Figura 7.9 Redução do risco relativo nos eventos cardiovasculares naqueles que receberam hidroclorotiazida (HCTZ) *versus* fármacos alternativos na análise de redes de clortalidona (CTDN), a análise de rede de amilorida-hidroclorotiazida (AMIL-HCTZ), o ensaio clínico ANBP2 de enalapril e o ensaio clínico ACCOMPLISH de anlodipino.

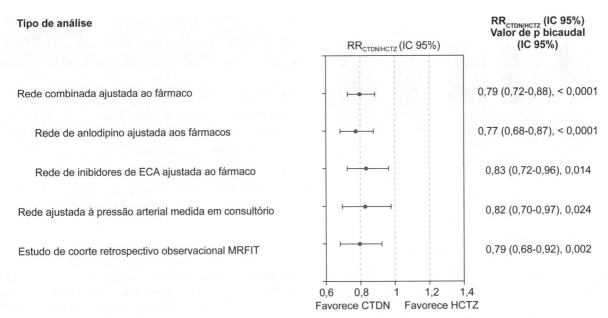

Figura 7.10 Risco relativo (RR) de clortaliclona/hidroclorotiazida (CTDN/HCTZ) para eventos cardiovasculares. ECA: enzima conversora de angiotensina; MRFIT: *Multiple Risk Factor Intervention Trial*.

como visto anteriormente, é menos eficaz em reduzir a pressão arterial, bem como reações adversas cardiovasculares, quando comparado com outras classes de anti-hipertensivos. Entre o grupo dos tiazídicos, o desempenho da hidroclorotiazida também é pior quando comparado com o da clortalidona ou da indapamida. A aderência ao tratamento com hidroclorotiazida também é menor quando comparada com a outros anti-hipertensivos.

A razão para esse aparente paradoxo pode ser, primeiro, pelo fato de que evidências científicas demoram a ser incorporadas na prática médica. Com raríssimas exceções, a maior parte dos chamados consensos não diferencia os diuréticos tiazídicos, ou seja, a evidência científica demora até mesmo para atingir os chamados formadores de opinião. As evidências mostram claramente que, caso seja necessário o uso de um tiazídico, clortalidona ou indapamida devem ser utilizadas no lugar da hidroclorotiazida. Após 60 anos de uso de tiazídicos, chegou a hora de separar o joio do trigo (Messerli e Bangalore, 2011).

Diuréticos poupadores de potássio

Podem ser divididos em duas subcategorias: os análogos pteridínicos (triamterene e amilorida), que inibem o canal epitelial de sódio (*epithelial sodium channel* – ENaC), e os antagonistas dos receptores de mineralocorticoides, também chamados de antagonistas da aldosterona.

No túbulo distal e no ducto coletor, há um canal transportador de sódio, conhecido como canal epitelial de sódio (ENaC), que está localizado nas células principais na membrana apical. Esses canais são sensíveis a aldosterona e inibidos pela amilorida e pelo triamtereno. É muito importante a relação entre a quantidade de sódio que chega ao túbulo coletor e a consequente secreção de potássio que sairá na urina. O sódio entra na célula devido ao gradiente elétrico favorável dado pela ação da sódio-potássio ATPase, localizada na membrana basolateral. A força para a entrada no sódio é maior, portanto, que a força para a saída do potássio, e o resultado disso é um lúmen com voltagem transepitelial negativa de 10 a 50 mV. É justamente essa voltagem que permite uma secreção de potássio para o lúmen por meio dos canais ROMK (*Renal OutMedullary Potassium channels*). E é também essa diferença de voltagem que modula a secreção de íon H+ para o lúmen por meio de uma bomba de prótons. Os diuréticos de alça (fortemente) e os diuréticos tiazídicos (moderadamente) aumentam a quantidade de sódio que chega ao ducto coletor. Se esse sódio chegar com ânion que não seja facilmente reabsorvível como o cloro, então o potencial do lúmen ficará negativo, e, portanto, ocorrerá um aumento da secreção de potássio. Além desse mecanismo, o aumento da concentração de sódio no lúmen causará a estimulação da liberação de aldosterona. Ambos os mecanismos causarão perda de potássio, a qual leva à hipopotassemia e à perda de íons H+, acarretando alcalose metabólica. A inibição da reabsorção do sódio, seja pela ação sobre o EnaC (amiloria e triantereno) ou bloqueando os receptores da aldosterona, levará, portanto, a uma hiperpotassemia e, consequentemente, a uma acidose metabólica.

Hipopotassemia frequentemente resulta do uso de diuréticos tiazídicos. No ensaio clínico ALLHAT (*Antihypertensive and Lipid-lowering Treatment to Prevent Heart Attack Trial*), em que 33.357 pacientes foram avaliados, a concentração plasmática de potássio caiu em média 0,2 mEq/ℓ nos pacientes tratados com clortalidona, e a concentração plasmática de potássio caiu abaixo de 3,5 mEq/ℓ em 8,5% dos pacientes tratados com clortalidona, após 4 anos, comparado com 1,9% dos pacientes tratados com o antagonista de cálcio anlopidino. A hipopotassemia, quando ocorre, geralmente aparece 2 semanas após o início do tratamento com o diurético. Triantereno e amilorida são considerados diuréticos poupadores de potássio, atuam na parte distal do túbulo convoluto e na parte proximal do túbulo coletor cortical e inibem a reabsorção de sódio ao bloquear o ENaC do túbulo. Eles têm pouca ação diurética, visto que somente 3% do sódio filtrado é reabsorvido no túbulo coletor, e apresentam pouco efeito anti-hipertensivo quando utilizados em monoterapia. Geralmente, são utilizados para corrigir deficiência de potássio e administrados com tiazídicos (no mesmo comprimido, o que facilita a aderência ao tratamento).

Amilorida

Bloqueia o EnaC do túbulo, uma ação que acaba indiretamente reduzindo a ação do trocador sensível a aldosterona de sódio-potássio do túbulo distal, aumentando, assim, a excreção de sódio urinário, com redução relativa da excreção de potássio. Na hipertensão essencial, não é utilizada como monoterapia, mas sempre associada à hidroclorotiazida. Reações adversas são geralmente leves e transitórias e tipicamente consistem de desconforto gastrintestinal e câimbras musculares. Hiperpotassemia pode ocorrer com amilorida principalmente em pacientes com doença renal crônica ou em uso de fármacos que reduzem a excreção de potássio, como inibidores de ECA, antagonistas dos receptores AT_1 da angiotensina e anti-inflamatórios não esteroidais. Pode ser usada em pacientes com síndrome de Liddle.

Trianfereno

Também bloqueia o ENaC, mas é menos potente do que a amilorida. Na hipertensão essencial, não é usado como monoterapia, mas sim associado aos diuréticos tiazídicos. Frequentemente, causa cristalúria e pode provocar hiperuricemia e hiperpotassemia; raramente causa litíase renal e insuficiência renal aguda (Perazella, 1999). O risco de lesão renal é aumentado com o uso concomitante de anti-inflamatórios não esteroidais. Pode ser usado em pacientes com síndrome de Liddle (doença autossômica dominante caracterizada por mutações no ENaC associadas a ganho de função; Cui *et al.*, 2016).

ANTAGONISTAS DE CANAIS DE CÁLCIO

Canais de cálcio dependentes de voltagem em células excitáveis, como miócitos cardíacos, músculo liso vascular e neurônios, têm papel importante nos fenômenos de estimulação-contração e estimulação transmissão. Os canais de cálcio são classificados em cinco subtipos (L, N, P, Q e R), dependendo da formação de um poro na subunidade alfa-1 (Tsien *et al.*, 1991). Os bloqueadores de canais de cálcio consistem atualmente em três classes baseadas em sítios distintos de ligação ao receptor do canal de cálcio: os derivados di-hidropiridínicos (nifedipino e demais derivados), o benzotiazepínico (diltiazem) e a fenilaquilamina (verapamil). Todos eles são considerados bloqueadores dos canais de cálcio do subtipo L. Entretanto, é sabido que as di-hidropiridinas bloqueiam outros subtipos de canais de cálcio, como o subtipo N em certos tecidos ou em órgãos como o cérebro e o sistema nervoso periférico. Do ponto de vista cardiovascular, os derivados di-hidropiridínicos apresentam um efeito vasodilatador maior que o verapamil e o diltiazem, enquanto esses últimos apresentam um efeito inotrópico negativo maior do que os derivados di-hidropiridínicos.

Antagonistas de canais de cálcio di-hidropiridínicos

Os derivados di-hidropiridínicos são muito utilizados para o tratamento da hipertensão arterial e de outras patologias cardiovasculares. Após sua introdução na década de 1960, as di-hidropiridinas passaram por várias modificações para otimização de sua eficácia e segurança. No momento, estão disponíveis clinicamente quatro gerações de di-hidropiridinas. A primeira consiste no nifedipino e no nicardipino, que demonstram eficácia no tratamento da hipertensão arterial. Entretanto, pelo efeito vasodilatador rápido e pela curta duração da ação anti-hipertensiva, esses antagonistas de canais de cálcio foram associados ao aumento do risco de infarto do miocárdio (Psaty *et al.*, 1995). Uso de nifedipino de liberação imediata no tratamento de pacientes hipertensos idosos (> 71 anos) foi associado à diminuição da sobrevida quando comparado com outras classes de anti-hipertensivos (Pahor *et al.*, 1995). A segunda geração trouxe formulações de liberação prolongada, para permitir melhor controle do efeito terapêutico e reduzir as reações adversas. Por exemplo, as di-hidropiridinas de primeira geração causam taquicardia reflexa, por ativação simpática; essa reação adversa foi bastante reduzida nas formulações de liberação prolongada. A terceira geração consistiu no desenvolvimento do anlodipino e do azeldnidipino, os quais apresentavam farmacocinética com meia-vida mais longa, eram menos cardiosseletivos e, consequentemente, mais bem tolerados em pacientes com insuficiência cardíaca. A quarta geração consiste em di-hidropiridinas bem mais lipofílicas, como o lercanidipino e o lacidipino, que apresentam também duração prolongada e redução de reações adversas. A Tabela 7.10 ilustra as primeiras diferenças entre as várias gerações de canais de cálcio di-hidropiridínicos.

Anlodipino

É um derivado di-hidropiridínico de terceira geração que apresenta maior seletividade para o tecido vascular e maior duração de ação. Apresenta um início de ação lento e, com uma administração diária (5 a 10 mg), proporciona efetivo controle da pressão arterial por 24 h. Em pacientes idosos, o tratamento da hipertensão arterial pode ser iniciado com dose de 2,5 mg. A atividade bloqueadora do canal de cálcio está restrita basicamente ao enantiômero S, visto que o enantiômero D é mil vezes menos potente (Park *et al.*, 2006). Devido ao início lento de ação, não ocorre ativação significativa dos mecanismos reflexos neuroendócrinos, como taquicardia reflexa e aumento da resistência periférica (comumente observado nos antagonistas de cálcio di-hidropiridínicos de primeira geração). A reação adversa mais frequente é edema de tornozelo; entretanto, sua incidência pode ser minimizada se a administração for feita à noite, antes de deitar-se (Hermida

Tabela 7.10 Resumo das ações anti-hipertensivas, farmacocinéticas e reações adversas de quatro gerações de BCC de DHP.

BCC DHP	1ª geração	2ª geração	3ª geração	4ª geração
Ações anti-hipertensivas				
Bloqueio do canal de cálcio do tipo L	+++	+++	++	++
Bloqueio do canal de cálcio do tipo N	–	–	–	+
Início	Rápido	Gradual	Devagar	Devagar
Potência	Potente	Potente	Potente	Potente
Duração	Curta	Moderada	Longa	Longa
Renoproteção	–	–	+	++
Vasodilatação	+++	+++	+++	+++
Ativação simpática	+++	++	+	–
Norepinefrina plasmática	↑	↑	–	–
Tolerância	Ruim	Ruim	Boa	Boa
Farmacocinética				
Meia-vida (h)	2	7	10 a 36	7,5 a 10
Lipofilicidade	+	+	++	+++
Reações adversas				
Hipotensão	+	+	+	+
Taquicardia	+++	++		
Cefaleia	+++	++	+	
Rubor	+++	++	+	+
Edema	++	++	+	–

BCC: bloqueador de canais de cálcio; DHP: di-hidropiridina; +: forte; ++: muito forte; +++: extremamente forte.

et al., 2008). O ensaio clínico ASCOT (*Anglo-scandinavian Cardiac Outcomes Trial*) incluiu 19.257 pacientes com hipertensão arterial (164/95 mmHg) e, no mínimo, mais três fatores de risco. Conforme ilustra a Figura 7.11, a combinação anlodipino + perindopril causou uma redução significativa de mortalidade de qualquer causa quando comparada com a associação atenolol/tiazídico (Dahlof *et al.*, 2005). A mortalidade cardiovascular foi reduzida em 24% (Figura 7.11), os eventos coronarianos em 13% e os AVC em 23%.

Lercanidipino

Altamente lipofílico, este similar ao anlodipino tem um início de ação lenta, mas com duração prolongada. É seletivo para os vasos, apresentando atividade inotrópica negativa menor que o nitrendipino e o felodipino. Nas doses utilizadas para o tratamento da hipertensão arterial (5 a 40 mg/dia), o lercanidipino não interfere na excitação e na condução cardíaca. A concentração máxima do S-lercanidipino é atingida em 2 a 3 h após a administração do medicamento e a ingestão com alimentos aumenta a sua biodisponibilidade. Portanto, recomenda-se que o lercanidipino seja tomado antes das refeições. O lercanidipino sofre extenso metabolismo de primeira passagem primariamente pelo citocromo P450 família 3A4. A meia-vida do lercanidipino é de 8 a 10 h, mas não está relacionada com a duração da atividade anti-hipertensiva. A sua alta propriedade lipofílica causa um efeito duradouro no receptor e nas membranas celulares, permitindo desse modo a sua administração 1 vez/dia. Lercanidipino 5 a 20 mg/dia reduziu significativamente a pressão arterial em pacientes com hipertensão arterial leve ou moderada quando comparado com placebo, sem afetar a frequência cardíaca. Ensaio clínico utilizando monitoramento ambulatorial da pressão arterial revelou que lercanidipino 10 mg/dia, mas não 2,5 ou 5 mg/dia, manteve efeito sobre a pressão arterial durante 24 h (Figura 7.12; Omboni e Zanchetti, 1998).

Quatro semanas de tratamento com lercanidipino 10 mg/dia tiveram eficácia semelhante ao atenolol 50 mg/dia, ao captopril 25 mg/2 vezes/dia, a nifedipino SR 20 mg 2 vezes/dia em pacientes com hipertensão arterial leve ou moderada. Lercanidipino é bem tolerado, e análise de 20 ensaios clínicos somando aproximadamente 1.800 pacientes revelou que pacientes que tomaram 10 ou 20 mg/dia de lercanidipino apresentaram 11,8% de reações adversas, comparando com 7% no grupo tratado com placebo. As reações adversas mais comuns foram cefaleia, rubor, astenia, vertigem, palpitações e edema de tornozelo.

Antagonistas de canais de cálcio não di-hidropiridínicos

Verapamil

Derivado da papaverina, foi o primeiro bloqueador de canal de cálcio desenvolvido para uso clínico (Fleckenstein, 1970). Sofre extenso metabolismo de primeira passagem pela ação do citocomo P450 (predominantemente pela isoforma 3A4), sendo 70% do verapamil e de seus metabólitos eliminado por *clearance* renal. A meia-vida varia de 2,8 a 7,4 h, sendo necessária a administração 2/3 vezes/dia. Para minimizar esse problema que seguramente afeta a questão da aderência ao tratamento, foram desenvolvidas formulações de liberação prolongada, com o intuito de reduzir a frequência da administração para 1 vez/dia. No estudo VHAS (*Verapamil in Hypertension and Atherosclerosis Study*), 1.414 pacientes com média de pressão arterial de 169/102 mmHg receberam verapamil 240 mg (formulação de liberação prolongada) ou clortalidona 25 mg 1 vez/dia durante 2 anos (Rosei *et al.*, 1997). Captopril, 25 ou 50 mg, poderia ser adicionado caso não houvesse controle efetivo da pressão arterial. O controle da pressão arterial foi similar em ambos os grupos, sendo a complementação com captopril necessária em 22,6% dos pacientes que receberam verapamil e 26,2% daqueles que receberam clortalidona. As reações adversas mais comuns nos pacientes que receberam verapamil são constipação intestinal (13,7%) e astenia (8,4%) nos pacientes tratados com clortalidona. Verapamil apresenta interação com outros medicamentos; os níveis de carbamazepina, ciclosporina, digoxina, etanol, sulfonilureias, quinidina, teofilina e antidepressivos tricíclicos aumentam com o uso concomitante de verapamil. O verapamil é substrato e inibidor do sistema da glicoproteína-P. O verapamil não deve ser associado ao tratamento da hipertensão arterial com betabloqueadores, visto que ambos apresentam efeitos inotrópicos e cronotrópicos negativos.

Diltiazem

É um antagonista não di-hidropiridínico de canais de cálcio que reduz a demanda de oxigênio do miocárdio por apresentar efeito cronotrópico e inotrópico negativo, reduzindo dessa maneira a hipertensão arterial. Pode ser usado como monoterapia ou associado a outros medicamentos anti-hipertensivos, entretanto sua associação a betabloqueadores não é indicada. A dose inicial é de 120 a 240 mg/dia e pode ser aumentada até 540 mg/dia. O uso de formulação de liberação controlada permite uma administração 1 vez/dia. Ensaio clínico em pacientes com hipertensão arterial leve ou moderada que receberam diltiazem formulação controlada (120, 240, 360 ou 480 mg/dia) ou placebo por 4 semanas demonstrou queda

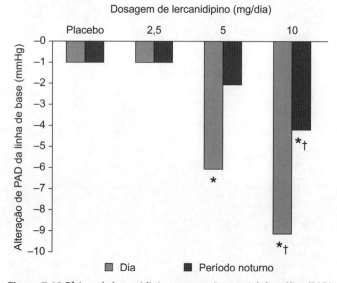

Figura 7.12 Efeitos da lercanidipino na pressão arterial diastólica (PAD) diurna e noturna. 105 pacientes avaliáveis com hipertensão leve a moderada receberam placebo ou lercanidipino 2,5, 5 ou 10 mg/dia diariamente durante 4 semanas em estudo randomizado e duplo-cego. A PAD foi avaliada pelo monitoramento da pressão arterial ambulatorial. PAD diurna: 7 h às 22 h; PAD noturna: 22 h às 7 h; *p < 0,01 *versus* linha de base; †p < 0,05 *versus* PL.

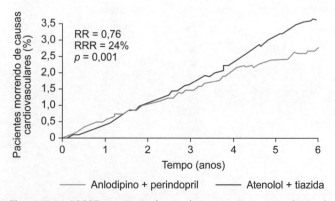

Figura 7.11 ASCOT: ensaio randomizado que mostra uma redução da mortalidade cardiovascular em pacientes tratados com anlodipino/perindopril em comparação à terapia com atenolol+hidroclorotiazida. RR: risco relativo; RRR: redução do risco relativo.

significativa da pressão sistólica e diastólica em pacientes com doses acima de 120 mg/dia, quando comparados com administração de placebo (Graney, 1992). No ensaio clínico NORDIL (*the Nordic Diltiazem*), que avaliou 10.881 pacientes com pressão diástolica acima de 100 mmHg, os pacientes foram randomizados para receberem diltiazem, diuréticos, betabloqueadores ou ambos (diurético/betabloqueador). O objetivo primário composto era AVC fatal ou não fatal, IM ou morte cardiovascular. A redução da pressão sistólica e diastólica no grupo do diltiazem dos grupos do diurético e betabloqueador foi eficazmente reduzida, mas não houve diferença significativa entre os grupos. Não houve diferença significativa no objetivo primário composto, entretanto o grupo do diltiazem teve uma redução de 25% do risco de AVC fatal e não fatal (Hanson *et al.*, 2000). Metanálise de 13 estudos envolvendo 103.793 pacientes com hipertensão revelou um decréscimo do risco de AVC no grupo de pacientes tomando antagonistas de cálcio ((IC 95% 0,84-0,96; p = 0,002). Entretanto, é importante ressaltar que a redução do risco de AVC ocorreu de maneira significativa no grupo que utilizou antagonistas de canais de cálcio di-hidropiridínicos; no grupo que utilizou antagonistas de canais de cálcio não di-hidropiridínicos, a redução não foi significativa (Angeli *et al.*, 2004).

USO DE ANTI-HIPERTENSIVOS E APARECIMENTO DE DIABETES MELITO

O benefício do tratamento da hipertensão arterial consiste na redução do risco de morbidade e mortalidade cardiovascular, assim como da progressão da doença renal. Entretanto, é sabido que o uso de alguns medicamentos anti-hipertensivos pode estar associado a algumas alterações metabólicas, como aumento da glicemia, trigliceridemia e colesterolemia. A Figura 7.13, extraída de metanálise, ilustra os achados relacionados com o aparecimento de diabetes melito e a classe de anti-hipertensivos utilizada (Elliott, 2005).

O uso de diuréticos tiazídicos e betabloqueadores está aparentemente associado a aumento significativo do risco de desenvolvimento de diabetes melito. É dito aparentemente, visto que não se sabe com certeza se ocorre um aumento com o uso de diuréticos ou betabloqueadores ou que os outros anti-hipertensivos como bloqueadores do sistema renina-angiotensina e antagonistas de canais de cálcio tenham um efeito protetor sobre o aparecimento do diabetes melito. Considerando o exposto, diuréticos tiazídicos e betabloqueadores deixaram de ser a primeira ou a segunda opção no tratamento da hipertensão arterial essencial.

ASSOCIAÇÃO DE ANTI-HIPERTENSIVOS

A monoterapia para o tratamento da hipertensão arterial essencial controla geralmente 30 a 40% dos pacientes hipertensos com grau leve e moderado, e geralmente não é eficaz no caso de pacientes com grau 3 de hipertensão (Mancia *et al.*, 2013). Em pacientes de alto risco, um objetivo importante é normalizar a pressão arterial rapidamente. A associação de anti-hipertensivos induz uma normalização da pressão arterial mais rápida e causa uma redução significativa global de eventos cardiovasculares, coronarianos e cerebrais em comparação com monoterapia (Figura 7.14).

Do ponto de vista clínico, a associação ideal de anti-hipertensivos deve se basear no fato de os dois fármacos apresentarem mecanismo complementares, otimizando assim a possibilidade de um efeito sinérgico do ponto de vista de eficácia clínica, sem aumentar a incidência de reações adversas. Um ponto importante a ser considerado na monoterapia é a ativação de mecanismos reflexos compensatórios que limitam o grau de redução da pressão arterial. Diuréticos e antagonistas de canais de cálcio causam ativação reflexa do sistema renina-angiotensina, assim como ativação do sistema nervoso autônomo. Portanto, associação de um antagonista de cálcio com um diurético não é racional, visto que ambos os compostos são natriuréticos e ambos causarão ativação do sistema renina-angiotensina (Salvetti *et al.*, 1989). No ensaio clínico ALLHAT, foram comparados o diurético tiazídico clortalidona, o antagonista de cálcio di-hidropiridínico anlodipino e o inibidor de ECA lisinopril. Caso a pressão arterial não fosse controlada com a monoterapia, um betabloqueador era adicionado. Entretanto, é sabido que a associação de betabloqueador a antagonistas de canais de cálcio di-hidropiridínicos ou de betabloqueador com diuréticos tiazídicos é sinérgica, visto que o betabloqueador inibe a ativação do sistema de renina-angiotensina causada pelo antagonista de cálcio di-hidropiridínico ou pelo diurético tiazídico. Porém, a associação de betabloqueador com inibidor de ECA não é sinérgica, visto que ambos inibem a ativação do sistema renina-angiotensina. Como consequência do ensaio clínico ALLHAT, pacientes que estavam no braço do lisinopril tiveram pior controle da pressão arterial. O Quadro 7.1 exemplifica algumas associações irracionais de anti-hipertensivos.

Enquanto algumas associações podem não apresentar efeitos sinérgicos sobre a redução da pressão arterial, outras têm eventuais efeitos negativos. Por exemplo, a associação do agonista de receptores alfa-2 adrenérgicos clonidina com o antagonista alfa-1 doxazosina (ou qualquer outro antagonista alfa-1) apresenta um efeito negativo. A seletividade não é absoluta (o antagonista alfa-1 bloqueará parcialmente o efeito do agonista alfa-2, e o agonista alfa-2 também terá efeito agonista no receptor alfa-1). E essa associação, além de não causar redução maior da pressão arterial, acaba causando o seu aumento. Conforme já mencionado anteriormente, os antagonistas de canais de cálcio não di-hidropiridínicos (verapamil e diltiazem) não devem ser associados aos betabloqueadores devido ao efeito negativo adicional no cronotropismo, dromotropismo e inotropismo cardíaco. Uma metanálise recente revelou que a associação de um antagonista de receptores de AT_1 da angiotensina II com um inibidor de ECA aumentou o risco de reações adversas, como hiperpotassemia, aumento da creatinina plasmática e hipotensão (Makani *et al.*, 2013).

No ensaio clínico ACCOMPLISH (*Avoiding Cardiovasular Eventus through Combination Therapy in Patients Living with Systolic Hypertension*), foi comparado o uso do inibidor de ECA benazepril associado ou a um antagonista de canais de cálcio (anlodipino) ou a um diurético tiazídico (hidroclorotiazida). Foram avaliados 11.506 pacientes com hipertensão arterial que apresentavam alto risco de eventos cardiovasculares. O objetivo primário era composto de morte cardiovascular, IM não fatal, AVC não fatal, hospitalização por angina, ressuscitação após parada cardíaca e revascularização coronariana (Jamerson *et al.*, 2008). Após um acompanhamento médio de 36 meses, o ensaio foi interrompido, pois se detectou diferença significativa entre os tratamentos (Figura 7.15).

Metanálise que avaliou duplo bloqueio do sistema de renina-angiotensina em pacientes hipertensos (inibidor de ECA + antagonistas dos receptores AT_1 da angiotensina II) não demonstrou redução da mortalidade em comparação à monoterapia. Além disso, causou aumento do risco de reações adversas como hiperpotassemia, hipotensão e insuficiência renal (Makani *et al.*, 2013).

Todos esses achados confirmam a importância da otimização dos efeitos sinérgicos das interações dos anti-hipertensivos levando a uma melhor eficácia e ao controle do quadro hipertensivo, bem como de seus eventos adversos.

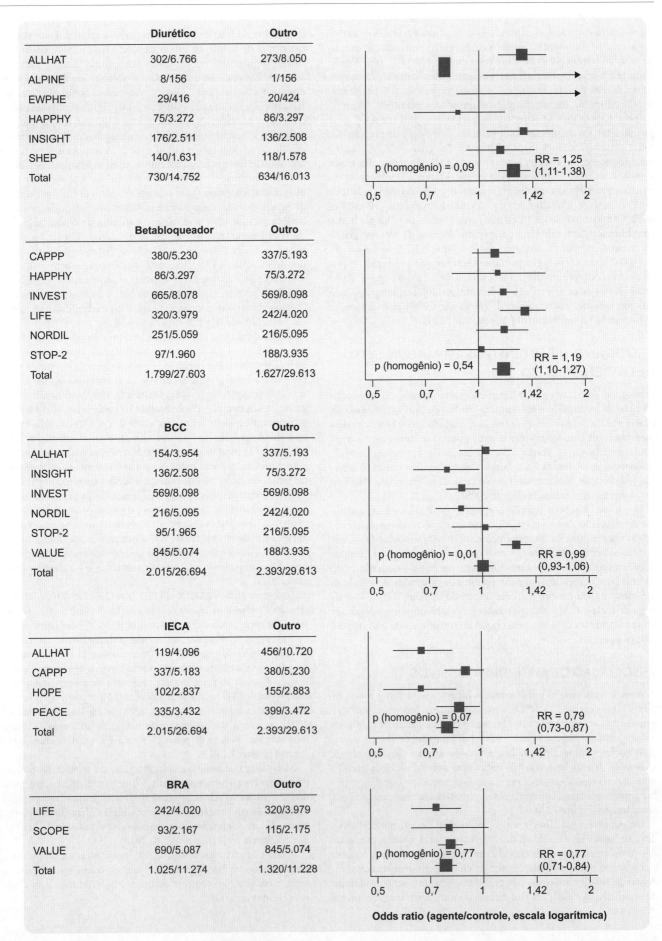

Figura 7.13 Metanálise do risco de incidência de diabetes melito observada em ensaios clínicos de longa duração para cada classe maior de fármacos anti-hipertensivos *versus* as demais terapias. Para cada ensaio, o ponto estimado do efeito é dado pela taxa entre os limites do IC de 95%.

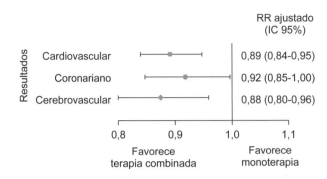

Figura 7.14 Eficácia da terapia combinada na prática clínica: valores de risco relativo (IC 95%) para resultados cardiovasculares não fatais em geral, doença cardíaca coronariana ou eventos cerebrovasculares.

Quadro 7.1 Combinações irracionais de fármacos anti-hipertensivos.

Combinação de fármacos sem efeito aditivo de redução de pressão sanguínea

Diurético + canal antagonista de Ca^{2+}
Bloqueador beta-adrenérgico + inibidor de ECA (ou bloqueador de receptor AT_1)
Inibidor de ECA + bloqueador de receptor AT_1

Combinação de fármacos com interação negativa sobre o efeito de redução da pressão sanguínea

Bloqueador de alfa-1 adrenérgico + clonidina

Combinação de fármacos potencialmente perigosos

Bloqueador beta-adrenérgico + clonidina
Bloqueador beta-adrenérgico + antagonista de canal de cálcio não di-hidropiridínico

ECA: enzima conversora de angiotensina; AT: angiotensina.

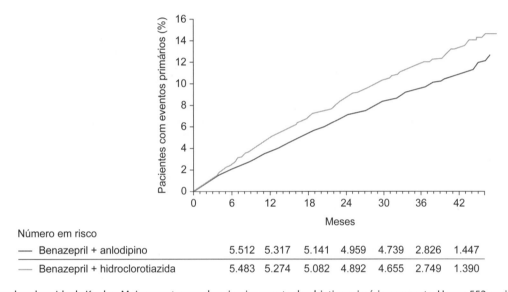

Figura 7.15 Curvas de sobrevida de Kaplan-Meier para tempo do primeiro evento do objetivo primário composto. Houve 552 pacientes com eventos primários (9,6%) no grupo de benazepril + anlodipino, comparado com 679 pacientes com eventos primários (11,8%) no grupo benazepril + hidroclorotiazida. A redução do risco relativo foi de 20% (RR 0,80, IC 95% 0,72-0,90, p < 0,0001).

REFERÊNCIAS BIBLIOGRÁFICAS

Angeli F, Verdecchia P, Reboldi GP, Gattobigio R, Bentivoglio M, Staessen JA, et al. Calcium channel blockade to prevent stroke in hypertension: a meta-analysis of 13 studies with 103,793 subjects. Am J Hypertens. 2004;17(9):817-22.

Araoye MA, Chang MY, Khatri IM, Freis ED. Furosemide compared with hydrochlorothiazide. Long-term treatment of hypertension. JAMA. 1978;240:1863-6.

Arner P. The b3-adrenergic receptor a cause and cure of obesity? New Engl J Med.1995;333:382-3.

Bakhle YS. Conversion of angiotensin I to angiotensin II by cell-free extracts of dog lung. Nature (London). 1968;220:919-21.

Bakris G, Burgess E, Weir M, Davidai G, Koval S; AMADEO Study Investigators. Telmisartan is more effective than losartan in reducing proteinuria in patients with diabetic nephropathy. Kidney Int. 2008;74:364-9.

Bang CN, Devereux RB, Okin PM. Regression of electrocardiophic left ventricular hypertrophy or strain is associated with lower incidence of cardiovascular morbidity and mortality in hypertensive patients independent of blood pressure reduction – a LIFE review. Journal of Electrocardiography. 2014;47:630-5.

Beavers WR, Blackmore WP. Effect of chlorothiazide on vascular reactivity. Proc Soc Exp Biol Med. 1958;98:133-5.

Beckett NS, Peters R, Fletcher AE, Staessen JA, Liu L, Dumitrascu D, et al. Treatment of hypertension in patients 80 years of age or older. N Engl J Med. 2008;358:1887-98.

Biccard BM, Sear JW, Foex P. Are lipophilic beta-blockers preferable for perioperative cardioprotection? S Afr J Anaesth Analg. 2006;12:141-6.

Boscoe A, Paramore C, Verbalis JG. Cost of illness of hyponatremia in the United States. Cost Eff Resour Alloc. 2006;4:10.

Braun-Menendez E, Page IH. Suggested revision of nomenclature: angiotensin. Science. 1958;127:242.

Broeders MA, Doevendans PA, Bekkers BC, Bronsaer R, van Gorsel E, Heemskerk JW et al. Nebivolol: a third-generation beta-blocker that augments vascular nitric oxide release: endothelial beta(2)-adrenergic receptor-mediated nitric oxide production. Circulation. 2000;102:677-84.

Campbell DB, Brackman F. Cardiovascular protective properties of indapamide. Am J Cardiol. 1990;65:11-27H.

Carlberg B, Samuelssson O, Lindholm LH. Atenolol in hypertension: is it a wise choice? Lancet. 2004;364:1684-9.

Chobanian AV. Isolated systolic hypertension in the elderly. N Engl J Med. 2007;357:789-96.

Choi HK, Soriano LC, Zhanna Y, Rodriguez LA. Antihypertensive drugs and risk of incident gout among patients with hypertension: population based case-control study. Br Med J. 2012;344:d8190.

Chu CA, Sindelar DK, Igawa K, Sherck S, Neal DW, Emshwiller M, et al. The direct effects of catecholamines on hepatic glucose production occur via $\alpha(1)$-and $\beta(2)$-receptors in the dog. Am J Physiol Endocrinol Metab. 2000;279:E463-E473.

Cohen DL, Townsend RR. Update on pathophysiology and treatment of hypertension in the elderly. Curr Hypertens Rep. 2011;13:330-7.

Cohen JD, Neaton JD, Prineas RJ, Daniels KA. Diuretics, serum potassium and ventricular arrhythmias in the Multiple Risk Factor Intervention Trial. Am J Cardiol. 1987;60(7):548-54.

Coresh J, Selvin E, Stevens LA, Manzi J, Kusek JW, Eggers P, et al. Prevalence of chronic kidney disease in the United States. JAMA. 2007;298(17):2038-47.

Cui Y, Tong A, Jiang J, Wang F, Li C. Liddle syndrome: clinical and genetic profiles. J Clin Hypertens. 2016;1-6.

Cushman DW, Cheung HS, Sabo EF, Ondetti MA. Design of potent competitive inhibitors of angiotensin-converting enzyme. Carboxyalkanoyl and mercaptoalkanoyl amino acids. Biochemistry. 1977;14:5484-91.

Cushman WC, Khatri I, Materson BJ, Reda DJ, Freis ED, Goldstein G, et al. Treatment of hypertension in the elderly. III. Response of isolated systolic hypertension to various doses of hydrochlorothiazide: results of a Department of Veterans Affairs cooperative study. Arch Intern Med. 1991;151(10):1954-60.

D'Eletto RD, Javitt NB. Effect of doxazosin on cholesterol synthesis in cell culture. J Cardiovasc Pharmacol. 1989;13(Suppl 2): S1-S4.

Dahlof B, Sever PS, Poulter NR, Wedel H, Beevers DG, Caulfield M, et al. Prevention of cardiovascular events with an antihypertensive regimen of amlodipine adding perindopril as required versus atenolol adding bendroflumethiazide as required, in the Anglo-Scandinavian Cardiac Outcomes Trial-Blood Pressure Lowering Arm (ASCOT-BPLA): a multicentre randomised controlled trial. Lancet. 2005;366:895-906.

De Rosa ML, Cardace P, Rossi M, Baiano A, de Cristofaro A. Comparative effects of chronic ACE inhibition and AT1 receptor blocked losartan on cardiac hypertrophy and renal function in hypertensive patients. J Hum Hypertens. 2002;16(2):133-40.

Dell'Omo G, Penno G, Del Prato S, Pedrinelli R. Doxazosin in metabolically complicated hypertension. Expert Rev Cardiovasc Ther. 2007;5:1027-35.

Deshaies Y, Belahsen R. Postprandial plasma triacylglycerols in rats under α 1-adrenergic blockade. Am J Physiol. 1993;264:E541-E547.

Dietz R, Dechend R, Yu CM, Bheda M, Ford J, Prescott MF, et al. Effects of the direct renin inhibitor aliskiren and atenolol alone or in combination in patients with hypertension. J Renin Angiotensin Aldosterone Syst. 2008;9:163-75.

Duggan ST, Chwieduk CM. Curran, MP. Aliskiren. Drugs. 2010;70: 2011-49.

Elliott WJ. Differential effects of antihypertensive drugs on new-onset diabetes? Current Hypertension Reports 2005, 7:249-56.

Ernst ME, Carter BL, Goerdt CJ, Steffensmeier JJ, Phillips BB, Zimmerman MB, et al. Comparative antihypertensive effects of hydrochlorothiazide and chlorthalidone on ambulatory and office blood pressure. Hypertension. 2006;47:352-8.

Ernst ME, Carter BL, Zheng S, Grimm RH Jr. Meta-analysis of dose-response characteristics of hydrochlorothiazide and chlorthalidone: 52 effects on systolic blood pressure and potassium. Am J Hypertens. 2010;23:440-6.

Ernst ME, Moser M. Use of diuretics in patients with hypertension. N Engl J Med. 2009;361:2153-64.

European Society of Hypertension-European Society of Cardiology Guidelines Committee. 2003 European Society of Hypertension-European Society of Cardiology guidelines for the management of arterial hypertension. J Hypertens. 2003;21:1011-53.

Ferreira SH. A bradykinin-potentiating factor (BPF) present in the venom of Bothrops jararaca. Br J Pharamcol Chemother. 1965:24;163-9.

Flack JM, Cushman WC. Evidence for the efficacy of low-dose diuretic monotherapy. Am J Med. 1996;101:53S-60S.

Fleckenstein A. Control of myocardial metabolism by verapamil. Sites of action and therapeutic effects. Arzneimittelforschung. 1970;20:Suppl 9a:1317+.

Ford ES. Risks for all-cause mortality, cardiovascular disease, and diabetes associated with the metabolic syndrome: a summary of the evidence. Diabetes Care. 2005;28:1769-78.

Franklin SS. Elderly hypertensives: how are they different? J Am Soc Hypertens. 2012;14:779-86.

GBD 2013 Mortality and Causes of Death Collaborators. Global, regional, and national age-sex specific all-cause and cause-specific mortality for 240 causes of death, 1990-2013: a systematic analysis for the global burden of disease study 2013. Lancet. 2015;385:117-71.

Glanz M, Garber AJ, Mancia G, Levenstein M. Meta-analysis of studies using selective α1-blockers in patients with hypertension and Type II diabetes. Int J Clin Pract. 2001;55:694701.

Goldblatt H, Lynch J, Hanzal RF, Summerville WW. Studies on experimental hypertension: I. The production of persistent elevation of systemic blood pressure by means of renal ischaemia. Exp Med. 1934;59:347-79.

Gradman AH, Schmieder RE, Lins RL, Nussberger J, Chiang Y, Bedigian MP. Aliskiren, a novel orally effective renin inhibitor, provides dose-dependent antihypertensive efficacy and placebo-like tolerability in hypertensive patients. Circulation. 2005;111:1012-8.

Graney WF. Clinical experience with a once-daily, extended-release formulation of diltiazem in the treatment of hypertension. Am J Med. 1992;93:56S-64S.

Grimm RH Jr, Flack JM, Schoenberger JA, Gonzalez NM, Liebson PR. Alpha-blockade and thiazide treatment of hypertension. A double-blind randomized trail comparing doxazosin and hydrochlorothiazide. Am J Hypertens. 1996;9:445-54.

Gupta AK, Dahlof B, Dobson J, Sever PS, Wedel H, Poulter NR; Anglo-Scandinavian Cardiac Outcomes Trial Investigators. Determinants of new-onset diabetes among 19,257 hypertensive patients randomized in the Anglo-Scandinavian Cardiac Outcomes Trial-blood pressure lowering arm and the relative influence of antihypertensive medication. Diabetes Care. 2008;31:982-8.

Hansson L, Hedner T, Lund-Johansen P, Kjeldsen SE, Lindholm LH, Syvertsen JO, et al. Randomised trial of effects of calcium antagonists compared with diuretics and beta-blockers on cardiovascular morbidity and mortality in hypertension: the Nordic Diltiazem (NORDIL) study. Lancet. 2000;356:359-65.

Heel RC, Brogden RN, Speight TM, Avery GS. Captopril: a preliminary review of its pharmacological properties and therapeutic efficacy. Drugs. 1980;20:409-52.

Hermida RC, Ayala DE, Mojón A, Fernández JR. Chronotherapy with nifedipine GITS in hypertensive patients: improved efficacy and safety with bedtime dosing. Am J Hypertens. 2008;21:948-54.

Hermida RC, Calvo C, Ayala DE, Domínguez MJ, Covelo M, Fernández JR, et al. Administration-time-dependent effects of doxazosin GITS on ambulatory blood pressure of hypertensive subjects. Chronobiol Int. 2004;21:277-96.

Hoes AW, Grobbee DE, Lubsen J. Sudden cardiac death in patients with hypertension: an association with diuretics and beta-blockers? Drug Saf. 1997;16:233-41.

Jamerson K, Weber MA, Bakris GL, Dahlo B, Pitt B, Shi V, et al.; ACCOMPLISH Trial Investigators. Benazepril plus amlodipine or hydrochlorothiazide for hypertension in high-risk patients. N Engl J Med. 2008;359:2417-28.

Lim SS, Vos T, Flaxman AD, Danaei G, Shibuya K, Adair-Rohani H, et al. A comparative risk assessment of burden of disease and injury attributable to 67 risk factors and risk factor clusters in 21 regions, 1990-2010: a systematic analysis for the global burden of disease study 2010. Lancet. 2012;380:2224-60.

Littlejohn TW 3rd, Trenkwalder P, Hollanders G, Zhao Y, Liao W. Long-term safety, tolerability and efficacy of combination therapy with aliskiren and amlodipine in patients with hypertension. Curr Med Res Opin. 2009;25:951-9.

Makani H, Bangalore S, Desouza KA, Shah A, Messerli FH. Efficacy and safety of dual blockade of the renin-angiotensin system: meta-analysis of randomised trials. BMJ. 2013;346:360-74.

Mancia G, Fagard R, Narkiewicz K, Redon J, Zanchetti A, Bohm M, et al. 2013 ESH/ESC Guidelines for the management of arterial hypertension: The Task Force for the management of arterial hypertension of the European Society of Hypertension (ESH) and of the European Society of Cardiology (ESC). J Hypertens. 2013;31:1281-357.

Messerli FH, Bangalore S. Half a century of hydrochlorothiazide: facs, facs, fiction, and follies. Am J Med. 2011;124:896-9.

Messerli FH, Makani H, Bejo A, Romero J, Alviar C, Bangalaore S. Antihypertensive efficacy of hydrchorothiazide as evaluated by ambulatory blood pressure monitoring. J Am Coll Cardiol. 2011;57:590-600.

Miller DR, Oliveria SA, Berlowitz DR, Fincke BG, Stang P, Lillienfeld DE. Angioedema incidence in US veterans initiating angiotensin-converting enzyme inhibitors. Hypertension. 2008;51:1624-30.

Nagatomo T, Ohnuki T, Ishiguro M, Ahmed M, Nakamura T. Beta-adrenoceptors:et al three-dimensional structures and binding sites for ligands. Jpn J Pharmacol. 2001;87:7-13.

Omboni S, Zanchetti A. Antihypertensive efficacy of lercanidipine at 2.5, 5 and 10 mg in mild to moderate essential hypertensives assessed by clinic and ambulatory blood pressure measurements. J Hypertens. 1998;16:1831-8.

Ondetti MA, Williams NJ, Sabo EF, Pluscec J, Weaver ER, Kocy O. Angiotensin-converting enzyme inhibitors from the venom of Bothrops jararaca. Isolation, elucidation of structure, and synthesis. Biochemistry. 1971;10:4033-9.

Oparil S, Yarows SA, Patel S, Fang H, Zhang J, Satlin A. Efficacy and safety of combined use of aliskiren and valsartan in patients with hypertension: a randomised double-blind trial. Lancet. 2007 ;370(9583):221-9. Erratum in: Lancet. 2007;370(9598): 1542.

Pahor M, Guralnik JM, Corti CM, Foley DJ, Carbonin P, Havlik RJ. Long-term survival and use of antihypertensive medications in older persons. J Am Geriatr Soc. 1995;43(11):1191-7.

Park JY, Kim KA, Park PW, Lee OJ, Ryu JH, Lee GH, et al. Pharmacokinetic and pharmacodynamic characteristics of a new S-amlodipine formulation in healthy Korean male subjects: a randomized, open-label, two-period, comparative, crossover study. Clinical therapeutics. 2006;28:1837-47.

Paul M, Mehr AP, Kreutz R. Physiology of local renin-angiotensin systems. Physiol Rev. 2006;86:747-803.

Perazella MA. Crystal-induced acute renal failure. Am J Med. 1999;106:459-65.

Pickkers P, Hughes AD, Russel FG, Thien T, Smits P. Thiazide-induced vasodilation in humans is mediated by potassium channel activation. Hypertension 1998;32:1071-6.

Plante GE, Robillard C. Indapamide in the treatment of essential arterial hypertension: 53 results of a controlled study. Curr Med Res Opin. 1983;8(Suppl 3):59-66.

Prichard BNC, Owens CWI. β-Adrenoceptor blocking drugs. In: Doyle AE, ed. Handbook of Hypertension. Amsterdam: Elsevier; 1988. p. 187-243. (Birkenhäger W, Reid J, editors. Clinical Pharmacology of Antihypertensive Drugs; vol 11).

Prosser HC, Foster MF, Richards AM, Pemberton CJ. Cardiac chymase converts rat proangiotensin-12 (PA12) to angiotensin II: effects of PA12 upon cardiac haemodynamics. Cardiovasc Res. 2009;82:40-50.

Psaty BM, Heckbert SR, Koepsell TD, Siscovick DS, Raghunathan TE, Weiss NS, et al. The risk of myocardial infarction associated with antihypertensive drug therapies. JAMA. 1995;274(8):620-5.

Reilly RF, Ellison DH. Mammalian distal tubule: physiology, pathophysiology, and molecular anatomy. Physiol Rev. 2000;80:277-313.

Ripley E, King K, Sica DA. Racial differences in response to acute dosing with hydrochlorothiazide. Am J Hypertens. 2000;13:157-64.

Roca-Cusachs A, Oigman W, Lepe L, Cifkova R, Karpov YA, Harron DW. A randomized, double-blind comparison of the antihypertensive efficacy and safety of once-daily losartan compared to twice-daily captopril in mild to moderate essential hypertension. Acta Cardiol. 1997;52(6):495-506.

Roos JC, Boer P, Koomans HA, Geyskes GG, Dorhout Mees EJ. Haemodynamic and hormonal changes during acute and chronic diuretic treatment in essential hypertension. Eur J Clin Pharmacol. 1981;19:107-112.

Roush GC, Buddharaju V, Ernst ME. Is chlorthalidone better than hydrochlorothiazide in reducing cardiovascular events in hypertensives? Curr Opin Cardiol. 2013;28:426-32.

Rosei EA, Dal Palù C, Leonetti G, Magnani B, Pessina A, Zanchetti A. Clinical results of the Verapamil in Hypertension and Atherosclerosis Study. J Hypertens. 1997;15(11):1337-44.

Roush GC, Ernst ME, Kostis JB, Tandon S, Sica DA. Head-to-head comparisons of hydrochlorothiazide with indapamide and chlorthlidone: antihypertensive and metabolic effects. Hypertension. 2015;65(5):1041-6.

Roush GC, Holford TR, Guddati AK. Chlorthalidone compared with hydrochlorothiazide in reducing cardiovascular events: systematic review and network meta-analyses. Hypertension. 2012;59(6):1110-7.

Salvetti A, Magagna A, Innocenti P, Cagianelli A, Cipriani M, Gandolfi E, et al. Chlorthalidone does not increase the hypotensive effect of nifedipine in essential hypertensives: a crossover multicentre study. J Hypertens. 1989;7(Suppl 6):S250-1.

Senior R, Imbs JL, Bory M, Amabile G, Denis B, Zannad F, et al. Indapamide reduces hypertensive left ventricular hypertrophy: an international multicenter study. J Cardiovasc Pharmacol. 1993;22(Suppl. 6):S106-10.

Sica DA, Schoolwerth A. Renal handing of organic anions and cations and renal excretion of uric acid. In: Brenner B, 55 Rector F, editors. The kidney. 7. ed. Philadelphia: WB Saunders; 2004. p. 637-62.

Steers WD, Kirby RS. Clinical ease of using doxazosin in BPH patients with and without hypertension. Prostate Cancer Prostatic Dis. 2005;8(2):152-7.

Sturgill BC, Shearlock KT. Membranous glomerulopathy and nephrotic syndrome after captopril therapy. JAMA. 1983;250:2343-5.

Tabriziani H, Steiner J, Papademetriou V. Dilemmas in treating hypertension in octogenerians. J Am Soc Hypertens. 2012;14:711-7.

Tigerstedt R, Bergman PG. Niere und Kreislauf. Skand Arch Physiol. 1898;8:223-7.

Tsien RW, Ellinor PT, Horne WA. Molecular diversity of voltage-dependent Ca2+ channels. Trends Pharmacol Sci. 1991;12:349-54.

Uresin Y, Taylor AA, Kilo C, Tschöpe D, Santonastaso M, Ibram G, et al. Efficacy and safety of the direct renin inhibitor aliskiren and ramipril alone or in combination in patients with diabetes and hypertension. J Renin Angiotensin Aldosterone Syst. 2007;8(4):190-8.

Van Brummelen P, Woerlee M, Schalekamp MA. Long-term versus short-term effects of hydrochlorothiazide on renal haemodynamics in essential hypertension. Clin Sci. 1979;56:463-9.

Villamil A, Chrysant SG, Calhoun D, Schober B, Hsu H, Matriscano-Dimichino L, et al. Renin inhibition with aliskiren provides additive antihypertensive efficacy when used in combination with hydrochlorothiazide. J Hypertens. 2007;25(1):217-26.

Williams B, Lacy PS, Thom SM, Cruickshank K, Stanton A, Collier D, et al. Differential impact of blood pressure-lowering drugs on central aortic pressure and clinical outcomes: principal results of the Conduit Artery Function Evaluation (CAFE) Study. Circulation. 2006;113(9):1213-25.

Yasar U, Forslund-Bergengren C, Tybring G, Dorado P, Llerena A, Sjöqvist F, et al. Pharmacokinetics of losartan and its metabolite E-3174 in relation to the CYP2C9 genotype. Clin Pharmacol Ther. 2002;71(1):89-98.

Yue TL, Cheng HY, Lysko PG, McKenna PJ, Feuerstein R, Gu JL, et al. Carvedilol, a new vasodilator and beta adrenoceptor antagonist, is an antioxidant and free radical scavenger. J Pharmacol Exp Ther. 1992;263:92-8.

Yusuf S, Sleight P, Pogue J, Bosch J, Davies R, Dagenais G. Effects of an angiotensin-converting-enzyme inhibitor, ramipril, on cardiovascular events in high-risk patients. N Engl J Med. 2000;342:145-53.

BIBLIOGRAFIA

ALLHAT Officers and Coordinators for the ALLHAT Collaborative Research Group. The Antihypertensive and Lipid-Lowering Treatment to Prevent Heart Attack Trial. Major outcomes in high-risk hypertensive patients randomized to angiotensin-converting enzyme inhibitor or calcium channel blocker vs diuretic: the Antihypertensive and Lipid-Lowering Treatment to Prevent Heart Attack Trial (ALLHAT). JAMA. 2002;288(23):2981-97.

Ando S, Rahman MA, Butler GC, Senn BL, Floras JS. Comparison of candoxatril and atrial natriuretic factor in healthy men. Effects on hemodynamics, sympathetic activity, heart rate variability, and endothelin. Hypertension. 1995;26:1160-6.

Antihypertensive and Lipid-Lowering Treatment to Prevent Heart Attack Trial Collaborative Research Group. Diuretic versus alpha blocker as first-step antihypertensive therapy. Final results from the antihypertensive and lipid lowering treatment to prevent heart attack trial (ALLHAT). Hypertension. 2003;42(3):239-46.

Ayalasomayajula SP, Langenickel TH, Jordaan P, Zhou W, Chandra P, Albrecht D, et al. Effect of renal function on the pharmacokinetics of LCZ696 (sacubitril/valsartan), an angiotensin receptor neprilysin inhibitor. Eur J Clin Pharmacol. 2016;72:1065-73.

Bauersachs J, Jaisser F, Toto R. Mineralocorticoid receptor activation and mineralocorticoid receptor antagonist treatment in cardiac and renal diseases. Hypertension. 2015;65:257-63.

Broeders MA, Doevendans PA, Bekkers BC, Bronsaer R, van Gorsel E, Heemskerk JW, et al. Nebivolol: a third-generation beta-blocker that augments vascular nitric oxide release: endothelial beta(2)-adrenergic receptor-mediated nitric oxide production. Circulation. 2000;102:677-84.

Burgess ED, Lacourciere Y, Ruilope-Urioste LM, Oparil S, Kleiman JH, Krause S, et al. Long-term safety and efficacy of the selective aldosterone blocker eplerenone in patients with essential hypertension. Clin Ther. 2003;25:2388-404.

Dahlöf B, Devereux RB, Kjeldsen SE, Julius S, Beevers G, de Faire ULF, et al. Cardiovascular morbidity and mortality in the Losartan Intervention For Endpoint reduction in hypertension study (LIFE): a randomised trial against atenolol. Lancet. 2002;359:995-1003.

de Bold AJ. Atrial natriuretic factor: a hormone produced by the heart. Science. 1985;230:767-70.

Epstein M, Williams GH, Weinberger M, Lewin A, Krause S, Mukherjee R, et al. Selective aldosterone blockade with eplerenone reduces albuminuria in patients with type 2 diabetes. Clin J Am Soc Nephrol. 2006;1:940-51.

Epstein M. Aldosterone blockade: an emerging strategy for abrogating progressive renal disease. Am J Med. 2006;119:912-9.

Flack JM, Oparil S, Pratt JH, Roniker B, Garthwaite S, Kleiman JH, et al. Efficacy and tolerability of eplerenone and losartan in hypertensive black and white patients. J Am Coll Cardiol. 2003;41:1148-55.

Funder JW. Reconsidering the roles of themineralo corticoid receptor. Hypertension. 2009;53:286-90.

Gee NS, Kenny AJ. Proteins of the kidney microvillar membrane. The 130 kDa protein in pig kidney, recognized by monoclonal antibody GK5C1, is an ectoenzyme with aminopeptidase activity. Biochem J. 1985;230:753-64.

Jaffe AS, Babuin L, Apple FS. Biomarkers in acute cardiac disease: the present and the future. J Am Coll Cardiol. 2006;48:1-11.

Kolkhof P, Delbeck M, Kretschmer A, Steinke W, Hartmann E, Bärfacker L, et al. Finerenone, a novel selective nonsteroidal mineralocorticoid receptor antagonist protects from rat cardiorenal injury. J Cardiovasc Pharmacol. 2014;64:69-78.

Lieb W, Larson MG, Benjamin EJ, Yin X, Tofler GH, Selhub J, et al. Multimarker approach to evaluate correlates of vascular stiffness: the Framingham Heart Study. Circulation. 2009;119:37-43.

McGrath MF, de Bold ML, de Bold AJ. The endocrine function of the heart. Trends Endocrinol Metab. 2005;16:469-77.

Medical Research Council trial of treatment of hypertension in older adults: principal results. MRC Working Party. BMJ. 1992;304:405-12.

Mukoyama M, Nakao K, Hosoda K, Suga S, Saito Y, Ogawa Y, et al. Brain natriuretic peptide as a novel cardiac hormone in humans. Evidence for an exquisite dual natriuretic peptide system, atrial natriuretic peptide and brain natriuretic peptide. J Clin Invest. 1991;87:402-12.

Pandey KN. Biology of natriuretic peptides and their receptors. Peptides. 2005;26:901-32.

Prevention of stroke by anti-hypertensive drug treatment in older persons with isolated systolic hypertension. Final results of the Systolic Hypertension in the Elderly Program (SHEP). SHEP Cooperative Research Group. JAMA. 1991;265(24):3255-64.

Ruilope LM. Aldosterone, hypertension, and cardiovascular disease: an endless story. Hypertension. 2008;52:207-8.

Schwenk MH, Hirsch JS, Bomback AS. Aldosterone blockade in CKD: emphasis on pharmacology. Adv Chronic Kidney Dis. 2015;22:123-32.

Tomaschitz A, Pilz S, Ritz E, Obermayer-Pietsch B, Pieber TR. Aldosterone and arterial hypertension. Nat Rev Endocrinol. 2010;6:83-93.

Vellaichamy E, Khurana ML, Fink J, Pandey KN. Involvement of the NF-kappa B/matrix metalloproteinase pathway in cardiac fibrosis of mice lacking guanylyl cyclase/natriuretic peptide receptor A. J Biol Chem. 2005;280:19230-42.

White WB, Duprez D, St Hillaire R, Krause S, Roniker B, Kuse-Hamilton J, et al. Effects of the selective aldosterone blocker eplerenone versus the calcium antagonist amlodipine in systolic hypertension. Hypertension. 2003;41:1021-6.

Williams H, Burgess E, Kolloch RE, Ruilope LM, Niegowska J, Kipnes MS, et al. Efficacy of eplerenone versus enalapril as monotherapy in systemic hypertension. Am J Cardiol. 2004;93:9906.

Yoshimura M, Yasue H, Morita E, Sakaino N, Jougasaki M, Kurose M, et al. Hemodynamic renal and hormonal responses to brain natriuretic peptide infusion in patients with congestive heart failure. Circulation. 1991;84:1581-8.

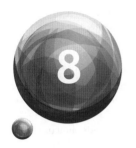

8 Trombolíticos

INTRODUÇÃO

A lise espontânea de coágulos sanguíneos foi descrita inicialmente por Albert Dastre (1893). A expressão "terapia trombolítica" refere-se à tentativa de remover oclusões intravasculares causadas por fibrina utilizando-se fármacos fibrinolíticos. A história da terapia trombolítica começa em 1933, quando Tillett e Garner (1933) descobriram que certas cepas (hemolíticas) de *Streptococcus* dissolviam coágulos sanguíneos. O agente fibrinolítico produzido por essa bactéria foi chamado inicialmente "fibrinolisina", a qual não degradava a fibrina diretamente, mas por meio da ativação de um zimogênio ou uma proenzima que existia no plasma (Christensen, 1945). Considerando o plasma a origem dessa proenzima, Christensen nomeou-a "plasminogênio", e sua forma ativa, "plasmina". Macfarlane e Pilling (1946) consideraram que o plasma também apresentava um fator antiproteolítico, o qual seria responsável pela ausência de fibrinólise no sangue normal, e o classificaram como "antiplasmina". Astrup e Permin (1947) descreveram o ativador endógeno do plasminogênio, chamando-o "ativador tecidual do plasminogênio", e Sobel *et al.* (1952) definiram a atividade fibrinolítica da urina humana, levando à extração da uroquinase, como um potente ativador do plasminogênio em plasmina. O ativador do plasminogênio tecidual é um agente fibrinolítico endógeno produzido pelas células endoteliais. Até o momento, esses dois ativadores – uroquinase (u-PA) e ativador tecidual do plasminogênio (t-PA) – são os únicos ativadores endógenos de plasminogênio conhecidos.

Apesar de o u-PA e o t-PA apresentarem a mesma ação enzimática, atuando na mesma ligação peptídica do plasminogênio, essa ação necessita de condições distintas para a sua otimização. A ativação do plasminogênio pelo t-PA se dá principalmente na superfície dos coágulos sanguíneos, enquanto a do u-PA ocorre independentemente da presença de fibrina. Quanto maior a seletividade para fibrina, mais seguro é o agente fibrinolítico, visto que haverá menor geração sistêmica de plasmina e menor redução dos níveis circulantes de fibrinogênio. O t-PA, liberado do endotélio, liga-se à fibrina do trombo e transforma o plasminogênio em plasmina, dando início, assim, à fibrinólise. Quanto mais a fibrina é inativada, mais sítios de ligação tornam-se disponíveis, permitindo, desse modo, maior ligação do plasminogênio. Isso amplifica, portanto, o processo ao permitir maior formação de plasmina (Figura 8.1).

A formação da plasmina é controlada em três níveis distintos, sendo dois deles inibidores específicos da protease:

- Inibidor do ativador de plasminogênio tipo 1 (PAI-1) e inibidor do ativador de plasminogênio tipo 2 (PAI-2), os quais inibem tanto o t-PA quanto a uroquinase
- Antiplasmina, que inibe a plasmina e é o inibidor mais eficiente da fibrinólise.

Os níveis plasmáticos de antiplasmina são altos (1 μM), e sua longa meia-vida (2,6 dias) assegura que a meia-vida da atividade fibrinolítica causada pela plasmina seja em torno de 10 milissegundos (Collen e Wiman, 1979). O terceiro nível não envolve inibição da protease, sendo realizado por uma carboxipeptidase que estabiliza os coágulos. Essa enzima remove os resíduos de lisina da fibrina e, portanto, reduz a capacidade do plasminogênio e do t-PA de ligar-se à fibrina. Essa carboxipeptidase é ativada pela trombina, por isso recebe o nome de *thrombin activable fibrinolysis inhibitor* ou TAFI (Bajzar *et al.*, 1996).

Em resumo, a fibrinólise é um dos componentes do sistema hemostático que funciona para contrabalançar o processo de coagulação e dissolver os trombos insolúveis de fibrina.

O infarto agudo do miocárdio (IAM) é geralmente precipitado pela ruptura de uma placa aterosclerótica acompanhada de trombose coronariana. A recanalização rápida, por meio da trombólise ou de uma angioplastia – realizada por cateterismo –, é teoricamente a maneira mais interessante de melhorar o prognóstico desses pacientes. Ainda é controverso qual seria a terapia mais eficiente: trombólise ou angioplastia. A trombólise é muito mais utilizada porque está, *a priori*,

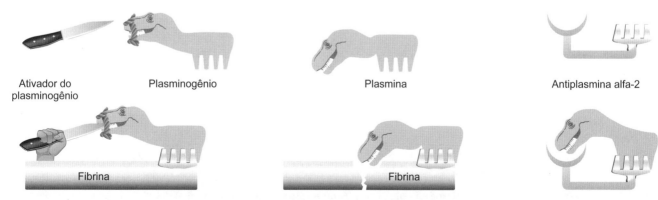

Figura 8.1 Interação t-PA-plasminogênio-fibrina na fibrinólise.

disponível em qualquer pronto-socorro, enquanto a angioplastia deve ser realizada em um centro terciário de atendimento. É importante ressaltar que os fármacos trombolíticos podem ser utilizados em conjunto com o procedimento de angioplastia.

FÁRMACOS TROMBOLÍTICOS

Hoje, existem oito fármacos trombolíticos utilizados clinicamente:

- Estreptoquinase
- Uroquinase
- Anistreplase
- Ativadores teciduais do plasminogênio (alteplase, reteplase, tenecteplase, lanoteplase e desmoteplase).

Estreptoquinase

Enzima proteolítica elaborada pelo estreptococo beta-hemolítico do Grupo C (Lancefield), sua atividade trombolítica resulta da ativação indireta do sistema fibrinolítico após a sua combinação com o plasminogênio, para formar o complexo ativador deste. Na presença de fibrina, esse complexo é rapidamente transformado em plasmina-estreptoquinase (Takada e Takada, 1989). A fibrina insolúvel no trombo é lisada pela plasmina e transformada em produtos de degradação, resultando na dissolução do trombo. A estreptoquinase forma um complexo trimolecular com o plasminogênio e com a fibrina (ou fibrinogênio), e esse complexo é convertido em estreptoquinase-plasmina-fibrina (ou fibrinogênio). A estreptoquinase é antigênica em humanos; consequentemente, é capaz de provocar reações alérgicas. Anticorpos tipo IgG e IgG1 contra estreptococos e que apresentam reação cruzada com estreptoquinase são muito comuns na população em geral, pela exposição prévia a infecções por estreptococos. Em um estudo com aproximadamente 48 pacientes, 75% apresentaram níveis de anticorpos contra estreptoquinase, apesar de nenhum deles ter recebido previamente a enzima (Lynch et al., 1991). Para que a trombólise seja eficaz, a dose de estreptoquinase deve ser suficientemente alta para superar a inativação causada pela ligação aos anticorpos e a subsequente eliminação da circulação (Jalihal e Morris, 1990). Na maioria dos pacientes, isso ocorre quando a dose é maior que 250.000 U (Kostering et al., 19778; Verstraete et al., 1966). Após tratamento com estreptoquinase, os títulos dos anticorpos aumentam substancialmente e podem permanecer elevados por vários anos (Lynch et al., 1991). Títulos elevados de anticorpos antiestreptoquinase estão associados ao fracasso de uma resposta terapêutica, portanto é prudente evitar readministração de estreptoquinase após 3 dias, e não antes de 4 anos após a administração inicial (Lew et al., 1984; Elliott et al., 1993). Durante esse período, um fármaco trombolítico alternativo tipo rt-PA ou a uroquinase devem ser utilizados, se necessário. O rSKdelta59 é um mutante da estreptoquinase desenvolvido para produzir lise do coágulo sem causar redução do fibrinogênio (Reed et al., 1999). É importante ressaltar que a atividade da estreptoquinase, independentemente da presença de fibrina, produz plasmina na circulação e aumenta o risco de sangramento.

Durante as décadas de 1960 e 1970, vários ensaios clínicos com fibrinolíticos para o tratamento do infarto do miocárdio (IM) utilizando principalmente estreptoquinase foram realizados, entretanto, na sua maioria, o número de pacientes foi pequeno e apresentou resultados conflitantes. O estudo ISIS-2 (*Second International Study of Infarct Survival*), que utilizou um grande número de pacientes, demonstrou que a infusão de estreptoquinase associada ou não a ácido acetilsalicílico (AAS) nas primeiras 24 h foi relacionada com o aumento de sobrevida quando comparada com placebo (Figura 8.2; ISIS-2, 1988).

Essa redução de mortalidade observada nos primeiros 35 dias foi mantida após reavaliação de 10 anos (Baigent et al., 1998).

Uroquinase

Sintetizada pelo rim, apresenta peso molecular de 5.400 e é também secretada por células neoplásicas em uma forma inativa de cadeia única, eventualmente clivada por proteases para formar uroquinase de cadeia dupla, a qual apresenta atividade catalítica. A expressão de uroquinase por células malignas está correlacionada com potencial invasivo e metastático. A uroquinase é utilizada como fármaco trombolítico em várias patologias, como infarto agudo do miocárdio (IAM), tromboembolismo pulmonar e oclusão arterial periférica (Crippa, 2007). Entretanto, sua produção é complexa e seu uso clínico tornou-se restrito com o desenvolvimento dos fatores de ativação do plasminogênio por biologia recombinante.

Anistreplase (*anisoylated plasminogen streptokinase activator complex* – APSAC)

Complexo formado por plasminogênio humano purificado e estreptoquinase bacteriana acilada para proteger o sítio ativo da enzima. Quando esse complexo é administrado, o grupo acil é hidrolisado espontaneamente, liberando a estreptoquinase ativada e o plasminogênio. Isso permite uma ação mais rápida, maior seletividade para o coágulo e maior atividade trombolítica.

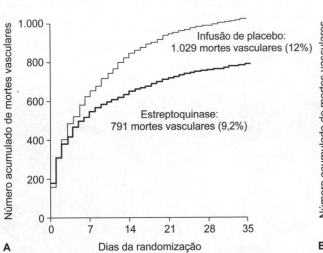
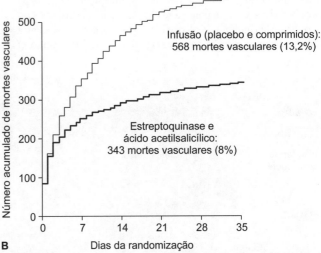

Figura 8.2 Sobrevida de pacientes após a infusão de estreptoquinase (**A**) ou em associação ao ácido acetilsalicílico (**B**) em comparação com o placebo. Adaptada de ISIS-2 (1988).

Alteplase

Forma recombinante do t-PA, é uma glicoproteína purificada de 527 aminoácidos. O t-PA endógeno é encontrado no espaço intravascular, na unidade neurovascular (interface entre o cérebro e o sangue) e no parênquima cerebral (neurônios, astrócitos e micróglia). No plasma, o t-PA tem um efeito benéfico, visto que ele e o plasminogênio são adsorvidos na superfície de coágulos de fibrina, o que permite a conversão do plasminogênio em plasmina (ver Figura 8.1). Na ausência de fibrina, o t-PA causa limitada conversão do fibrinogênio em fibrina, o que explica a baixa atividade da alteplase no sistema circulatório quando administrado via intravenosa (IV). Após a administração de 100 mg de alteplase IV em 83 pacientes, os níveis de fibrinogênio plasmático após 3, 5 e 27 h foram 92%, 86% e 94%, respectivamente, dos níveis prévios à administração. Administração de alteplase IV constitui o principal tratamento do acidente vascular isquêmico (AVCI), e a recomendação consiste em realizar a administração nas primeiras 3 h do início dos sintomas (Adams et al., 2007).

É importante ressaltar que não houve diferença nos ensaios clínicos da mortalidade após 3 meses entre o grupo alteplase e placebo, e que no grupo que recebeu alteplase a incidência de hemorragias intracranianas foi significativamente maior do que no grupo placebo. Alguns ensaios clínicos indicam que a alteplase causa um aumento da permeabilidade da barreira hematencefálica induzida pela isquemia, o que resulta na passagem de líquidos do espaço intravascular para o cérebro isquêmico, causando, portanto, edema e transformação hemorrágica do AVCI (Yepes et al., 2009). Esses resultados levaram à hipótese de que o efeito benéfico da alteplase em recanalizar os vasos e, portanto, o fluxo cerebral seria reduzido devido ao seu efeito maléfico por sua neurotoxicidade, aumentando o volume do infarto e o risco de transformá-lo em hemorrágico. A Figura 8.3 ilustra os efeitos benéficos da infusão de alteplase nas primeiras 3 h; a Figura 8.4, os efeitos indesejáveis.

Reteplase

Outro t-PA feito por tecnologia recombinante, apresenta uma meia-vida maior que a alteplase (13 a 16 min), o que o torna mais fácil para administração, permitindo administração em *bolus* em vez de infusão. A reteplase apresenta especificidade para fibrina similar à alteplase, mas com menor afinidade, permitindo, desse modo, penetração mais

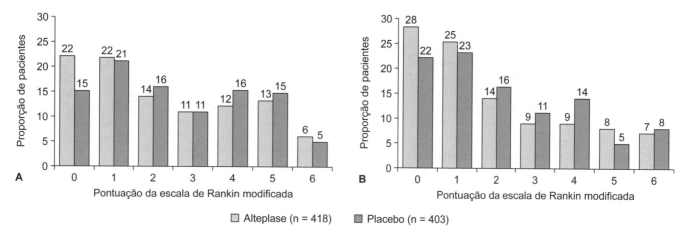

Figura 8.3 Uma avaliação *post hoc* da distribuição de pontuações na escala de Rankin modificada em pacientes que receberam tratamento para AVCI agudo no ensaio ECASS III randomizado e duplo-cego. Os pacientes receberam placebo (0,9 mg/kg) ou placebo entre 3,5 e 4 h do início dos sintomas. São apresentados os escores nos dias 30 (**A**) e 90 (**B**) na população ITT (do inglês *intention-to-treat*). Os resultados indicam: 0 = nenhum sintoma; 1 = nenhuma deficiência significativa apesar dos sintomas; 2 = pequena incapacidade; 3 = incapacidade moderada; 4 = incapacidade moderadamente grave; 5 = incapacidade grave; 6 = morte. A distribuição de pontuação em ambos os pontos de tempo mostrou uma diferença significativa entre os grupos de tratamento, favorecendo a alteplase em relação ao placebo (p ≤ 0,02).

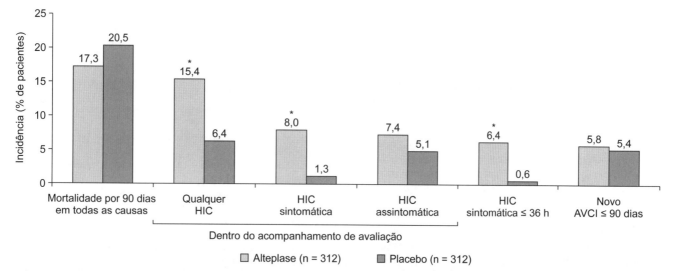

Figura 8.4 Tolerabilidade da alteplase administrada dentro de 3 h após o início do acidente vascular isquêmico (AVCI) em pacientes com AVCI agudo. São apresentadas as incidências de reações adversas primárias com base nos resultados combinados das partes 1 e 2 do ensaio NINDS, nos quais os pacientes receberam alteplase 0,9 mg/kg ou placebo. HCI: hemorragia intracraniana; *p < 0,01 *versus* placebo.

eficiente no trombo e melhor reperfusão do vaso. Ensaios clínicos não demonstraram diferença de eficácia ou segurança da reteplase quando comparada com alteplase em pacientes com IAM. O *clearance* da reteplase é hepático e renal; o da alteplase é essencialmente renal.

Tenecteplase (TNKase)

Trata-se de um análogo da alteplase com três alterações que causam aumento da meia-vida (aproximadamente 8 vezes), aumento da resistência ao PAI-1 (200 vezes) e aumento da potência fibrinolítica. Comparada com outras moléculas usadas clinicamente, a TNKase apresenta maior seletividade para a ligação com a fibrina. No estudo clínico ASSENT-2, 16.949 pacientes com diagnóstico de STEMI (IM com supradesnivelamento do segmento ST) receberam nas primeiras 6 h TNKase ou alteplase, com ácido acetilsalicílico (AAS) e dose reduzida de heparina não fracionada. Em 30 dias, não foram observadas diferenças na mortalidade (6,18% *versus* 6,15%) e na ocorrência de AVC (0,93% *versus* 0,94%). Entretanto, foi observada redução significativa de sangramento não cerebral (26,43% *versus* 28,05%), sangramentos graves (4,68% *versus* 5,94%) e da necessidade de transfusão (4,24% *versus* 5,49%; ASSENT-2, 1999). Esses resultados positivos permaneceram após 1 ano de observação (Sinnaeve *et al*., 2003).

Lanoteplase

É outro análogo do t-PA que apresenta uma mutação que impede seu *clearance* pelo receptor da manose (principal receptor responsável pelo *clearance* do t-PA no hepatócito). Portanto, apresenta um aumento de sua meia-vida (aproximadamente 37 min), o que permite administração por meio de *bolus*, e não infusão, como a alteplase.

Desmoteplase

Extraída da saliva de morcegos-vampiros (*Desmodus rotundus*), é estruturalmente semelhante à alteplase, mas mais seletiva para a fibrina e não apresenta efeito na barreira hematencefálica. A desmoteplase apresenta meia-vida de 4 h, comparada com a alteplase, de 5 min, a reteplase, de 13 min, e a tenecteplase, de 17 min. Em camundongos *knock-out* para o t-PA, a infusão de desmoteplase não causou neurotoxicidade, enquanto, para a alteplase, graus importantes de neurotoxicidade foram observados (Liberatore *et al*., 2003). Entretanto, ainda não há evidência clínica de que a desmoteplase seja superior à alteplase no tratamento de AVCI.

ANÁLISE SOBRE A EFICÁCIA TERAPÊUTICA DE TROMBOLÍTICOS

Infarto agudo do miocárdio

A prova de que trombolíticos são eficazes no tratamento do IAM é baseada em nove ensaios clínicos randomizados com um total de 58.511 pacientes. A metanálise desses estudos revelou um aumento de sobrevivência de aproximadamente 2% (11,5% *versus* 9,6%) em favor da trombólise. Mortes iatrogênicas por complicações da trombólise ocorreram em aproximadamente 1% dos pacientes. Esses ensaios clínicos não foram controlados em relação ao uso concomitante de AAS. Nos quatro estudos em que AAS foi dada concomitantemente (n = 21.144), não houve diferença estatística entre trombolíticos e placebo em relação à sobrevida (Cundiff, 2002). Em três grandes ensaios clínicos realizados em pacientes com IM, foram necessários 94.720 pacientes para demonstrar uma redução significativa em mortalidade comparando alteplase com estreptoquinase. Na verdade, nos dois primeiros ensaios clínicos não houve redução em mortalidade; no terceiro, foi identificada uma pequena, mas significativa redução de mortalidade em apenas um subgrupo. A alteplase não foi considerada segura nesses estudos, visto que sangramento intracraniano ocorreu mais frequentemente no grupo que recebeu esse trombolítico do que no grupo da estreptoquinase.

Acidente vascular cerebral isquêmico (AVCI)

Em uma recente metanálise de 26 estudos com um total de 10.431 pacientes, o uso de trombolíticos foi associado a melhor evolução (RR 1,14), mas também aumento do risco de hemorragia intracraniana (RR 4,28) e aumento do risco de mortalidade precoce (RR 1,51). Não houve diferença estatística entre o efeito de t-PA recombinante e outros agentes trombolíticos. Ocorreu também aumento de mortalidade no final do acompanhamento (RR 1,17). Esses dados reforçam a ideia de que o uso de trombolíticos no AVCI é de fato controverso e que mais estudos são necessários para resolver essa dúvida (Donaldson *et al*., 2016). Um fator importante que influencia a introdução de tratamentos na prática clínica é a citação tendenciosa de trabalhos que apoiam a opinião dos autores sobre a eficácia de determinado tratamento. A citação tendenciosa (*citation bias*) resulta frequentemente em uma citação desproporcionalmente alta de resultados *positivos*, o que pode afetar a percepção da eficácia do tratamento médico (Greenberg, 2009). Conforme mencionado anteriormente, o uso de trombolíticos no AVCI é controverso (Alper *et al*., 2015). Em uma revisão recente sobre o uso de trombolíticos nessa situação, mostrou-se que os estudos que apresentaram efeito positivo do t-PA foram citados três vezes mais do que os estudos neutros, e dez vezes mais do que os estudos cujos resultados eram considerados negativos (Misemer *et al*., 2016).

REFERÊNCIAS BIBLIOGRÁFICAS

Adams HP Jr, del Zoppo G, Alberts MJ, Bhatt DL, Brass L, Furlan A, et al. Guidelines for the early management of adults with ischemic stroke: a guideline from the American Heart Association/American Stroke Association Stroke Council, Clinical Cardiology Council, Cardiovascular Radiology and Intervention Council, and the Atherosclerotic Peripheral Vascular Disease and Quality of Care Outcomes in Research Interdisciplinary Working Groups: the American Academy of Neurology affirms the value of this guideline as an educational tool for neurologists. Stroke. 2007;38:1655-711.

Alper BS, Malone-Moses M, McLellan JS, Prasad K, Manheimer E. Thrombolysis in acute ischaemic stroke: time for a rethink? BMJ. 2015;350:h1075.

Assessment of the Safety and Efficacy of a New Thrombolytic (ASSENT-2) Investigators, Van De Werf F, Adgey J, Ardissino D, Armstrong PW, Aylward P, et al. Single-bolus tenecteplase compared with front-loaded alteplase in acute myocardial infarction: the ASSENT-2 double-blind randomized trial. Lancet. 1999;354:716-22.

Baigent C, Collins R, Appleby P, Parish S, Sleight P, Peto R. ISIS-2: 10 year survival among patients with suspected acute myocardial infarction in randomised comparison of intravenous streptokinase, oral aspirin, both, or neither. BMJ. 1998;316:1337-43.

Bajzar L, Morser J, Nesheim M. TAFI, or plasma procarboxypeptidase B, couples the coagulation and fibrinolytic cascades through the thrombin-thrombomodulin complex. J Biol Chem. 1996;271:16603-8.

Christensen LR. Streptococcal fibrinolysis: a proteolytic reaction due to a serum enzyme activated by streptococcal fibrinolysin. J Gen Physiol. 1945;28:363-83.

Collen D, Wiman B. Turnover of antiplasmin, the fast-acting plasmin inhibitor of plasma. Blood. 1979;53:313-24.

Crippa MP. Urokinase-type plasminogen activator. Int J Biochem Cell Biol. 2007;39:690-4.

Cundiff DK. Thrombolysis for acute myocardial infarction: drug review. MedGenMed. 2002;4:1.

Dastre A. Fibrinolyse dans le sang. Arch Physiol. 1893;5:661.

Donaldson L, Fitzgerald E, Flower O, Delaney A. Review article: Why is there still a debate regarding the safety and efficacy of intravenous thrombolysis in the management of presumed acute ischaemic stroke? A systematic review and meta-analysis. Emerg Med Australas. 2016;28(5):496-510.

Elliott JM, Cross DB, Cederholm-Williams S, White HD. Neutralizing antibodies to streptokinase four years after intravenous thrombolytic therapy. Am J Cardiol. 1993;71:640-5.

Greenberg SA. How citation distortions create unfounded authority: analysis of a citation network. BMJ. 2009;339:b2680.

Jalihal S, Morris GK. Antistreptokinase titres after intravenous streptokinase. Lancet. 1990;335:184-5.

Kostering H, Barth U, Naidu R. Changes of anti-streptokinase-titre following long term streptokinase therapy. In: Martin M, editor. New Concepts in Streptokinase Dosimetry. Bern: Huber;1978. p. 110-5.

Lew AS, Neer T, Rodriguez L, Geft IL, Shah PK, Ganz W. Clinical failure of streptokinase due to an unsuspected high titer of antistreptokinase antibody. J Am Coll Cardiol. 1984;4:183-5.

Liberatore GT, Samson A, Bladin C, Schleuning WD, Medcalf RL. Vampire bat salivary plasminogen activator (desmoteplase): a unique fibrinolytic enzyme that does not promote neurodegeneration. Stroke. 2003;34:537-43.

Lynch M, Littler WA, Pentecost BL, Stockley RA. Immunoglobulin response to intravenous streptokinase in acute myocardial infarction. Br Heart J. 1991;66:139-42.

Macfarlane RG, Pilling J. Observations on fibrinolysis; plasminogen, plasmin, and antiplasmin content of human blood. Lancet. 1946;2:562-5.

Misemer BS, Platts-Mills TF, Jones CW. Citation bias favoring positive clinical trials of thrombolytics for acute ischemic stroke: a cross-sectional analysis. Trials. 2016;17:473-9.

Randomised trial of intravenous streptokinase, oral aspirin, both, or neither among 17,187 cases of suspected acute myocardial infarction: ISIS-2. ISIS-2 (Second International Study of Infarct Survival) Collaborative Group. Lancet. 1988;2:349-60.

Reed GL, Houng AK, Liu L, Parhami-Seren B, Matsueda LH, Wang S, et al. A catalytic switch and the conversion of streptokinase to a fibrin-targeted plasminogen activator. Proc Natl Acad Sci U S A. 1999;96:8879-83.

Sinnaeve P, Alexander J, Belmans A, Bogaerts K, Langer A, Diaz R, et al. One-year follow-up of the ASSENT-2 trial: a double-blind, randomized comparison of single-bolus tenecteplase and front-loaded alteplase in 16,949 patients with ST-elevation acute myocardial infarction. Am Heart J. 2003;146:27-32.

Takada Y, Takada A. The conversion of streptokinase-plasminogen complex to SK-plasmin complex in the presence offibrin or fibrinogen. Thromb Res. 1989;54:133-9.

Tillett WS, Garner RL. The fibrinolytic activity of hemolytic streptococci. J Exp Med. 1933;58:485-502.

Verstraete M, Vermylen J, Amery A, Vermylen C. Thrombolytic therapy with streptokinase using a standard dosage scheme. Br Med J. 1966;1:454-6.

Yepes M, Roussel BD, Ali C, Vivien D. Tissue-type plasminogen activator in the ischemic brain: more than a thrombolytic. Trends Neurosci. 2009;32:48-55.

BIBLIOGRAFIA

GISSI-2: a factorial randomised trial of alteplase versus streptokinase and heparin versus no heparin among 12,490 patients with acute myocardial infarction. Gruppo Italiano per lo Studio della Sopravvivenze nell'Infarto Miocardico. Lancet. 1990;336:65-71.

GUSTO Investigators. An international randomized trial comparing four thrombolytic strategies for acute myocardial infarction. N Engl J Med. 1993;329:673-82.

ISIS-3: a randomised comparison of streptokinase vs tissue plasminogen activator vs anistreplase and of aspirin plus heparin vs aspirin alone among 41,299 cases of suspected acute myocardial infarction. ISIS-3 (Third International Study of Infarct Survival Collaborative Group). Lancet. 1992;339:65-71.

9 Arritmias

ELETROFISIOLOGIA DO POTENCIAL DE AÇÃO

A estimulação elétrica normal do coração inicia-se no nódulo sinusal, propagando-se através das células musculares atriais e continuando até o nódulo atrioventricular. O nódulo atrioventricular retarda a ativação dos ventrículos, otimizando o tempo para enchimento dos ventrículos por meio da contração atrial. Nos ventrículos, o nódulo atrioventricular é conectado com o sistema das fibras de His-Purkinje, que atua como uma via rápida para a distribuição do estímulo elétrico para as células miocárdicas ventriculares. As células especializadas que formam o sistema de condução são conhecidas como células marca-passo (nódulo sinoatrial, nódulo atrioventricular e células de His-Purkinje), enquanto as unidades contráteis do coração são conhecidas como células miocárdicas (atrial e ventricular).

Todas as células miocárdicas apresentam duas características inerentes que podem contribuir para o desenvolvimento de arritmias: condutibilidade (habilidade para transmitir um impulso elétrico) e excitabilidade (capacidade de responder a um impulso elétrico). As células marca-passo possuem uma característica extra, que pode causar arritmias, automaticidade, ou seja, a habilidade de espontaneamente gerar impulsos elétricos. O potencial de ação é fundamental para que a célula possa fazer qualquer dessas funções (Figura 9.1).

O potencial de ação é regulado por movimentos iônicos através de membranas da célula miocárdica, utilizando proteínas transmembrânicas especiais chamadas de canais iônicos dependentes de voltagem. Quando um estímulo chega a uma célula miocárdica em repouso, alterações do potencial de membrana causam abertura de canais de sódio dependentes de voltagem. A abertura desses canais permite a entrada rápida de sódio na célula, resultando na despolarização cardíaca, sendo considerada a fase 0 do potencial de ação (I_{Na}).

Na fase 1 do potencial de ação, o potencial de membrana chega ao seu valor máximo, provocando o fechamento dos canais de sódio dependentes de voltagem e a abertura de múltiplos canais de potássio, permitindo a saída desse íon para o espaço extracelular e causando uma queda no potencial de membrana da célula, dando início ao processo de repolarização. Essa repolarização é resultado da ativação de duas correntes iônicas que transportam o potássio para fora da célula, a corrente transitória para fora (I_{to} – *transient outward*) e a corrente tardia retificadora ultrarrápida (I_{Kur}).

Essa rápida repolarização causa a ativação das correntes da fase 2 do potencial de ação, onde um platô no potencial de membrana é observado devido ao balanço dado pela saída de potássio e entrada de cálcio. Esse balanço se deve ao equilíbrio entre as correntes que transportam cálcio para dentro da célula (correntes de cálcio do tipo L – I_{CaL}) e o componente tardio da corrente de sódio (I_{NaL}), o qual transporta sódio para dentro da célula, compensando desse modo as correntes que transportam potássio para fora da célula, como a I_{Kur} e os componentes rápidos e lentos da corrente tardia retificadora de potássio (I_{Kr} e I_{Ks}). Durante essa fase há um equilíbrio fino entre as correntes que transportam cálcio para dentro da célula e as correntes que transportam potássio para fora da célula. Durante essa fase, a alta concentração intracelular de cálcio contribui para uma cascata de ações, resultando na contração mecânica da célula miocárdica.

Com o fechamento dos canais de cálcio, inicia-se a fase 3 do potencial de ação, também conhecida como a fase da repolarização tardia. A fase 3 é a responsável pela repolarização final do potencial de ação e é devida predominantemente às correntes que transportam potássio para fora da célula, como a I_{Kr} e I_{Ks}. Durante a fase 3 do potencial de ação, a saída de potássio ainda é o fenômeno iônico dominante,

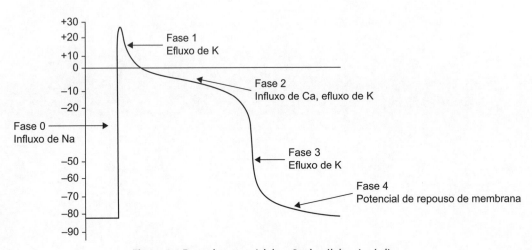

Figura 9.1 Fases do potencial de ação da célula miocárdica.

levando o potencial de ação para níveis abaixo do limiar, tipicamente -70 mV, e finalmente à fase 4 do potencial de ação.

Uma vez que a repolarização se completa, a manutenção do potencial de ação durante a fase 4, também conhecida como fase de repouso, é controlada pela condutância da grande corrente retificadora de potássio (I_{K1}), a qual transporta potássio para dentro da célula. A condução do potencial de ação é governada pela fase 0, ou seja, pela corrente que transporta sódio para dentro da célula (I_{Na}), enquanto o período refratário (o qual representa o tempo necessário para que a célula se torne novamente excitável) é determinado pelo período desde que a célula é estimulada até retornar ao estado de repouso na fase 3 do potencial de ação.

A morfologia do potencial de ação varia de acordo com as diferentes regiões do coração (Figura 9.2) em virtude da expressão heterogênea das correntes iônicas mencionadas, assim como das contribuições de outras correntes de membrana, como a corrente de potássio dependente de adenosina trifosfato (I_{KATP}), corrente de cloro dependente de cálcio (I_{CaCl}) e corrente do trocador sódio-cálcio (NCX).

É importante ressaltar que tipos diferentes de célula apresentam potenciais de ação característicos que são importantes para o funcionamento normal do coração. A atividade das células marca-passo é dependente por exemplo da entrada lenta de cálcio, e não da entrada rápida de sódio observada nas células miocárdicas. Distintamente das células miocárdicas, as células marca-passo nunca ficam em um estado de repouso e estão sempre ativas. Após a repolarização, o potencial transmembrânico gradual e espontaneamente começa a se despolarizar novamente, e é essa ação rítmica contínua o mecanismo que controla basicamente a frequência cardíaca (Katz, 2011).

ARRITMIAS CARDÍACAS

As arritmias são definidas como qualquer ritmo cardíaco que seja distinto do ritmo sinusal. Elas podem ser classificadas de acordo com o local de origem em supraventriculares (incluindo aquelas com origem no nódulo sinoatrial, átrio ou junção atrioventricular) e ventriculares. Do ponto de vista clínico, as arritmias podem ser classificadas em paroxísticas, permanentes ou incessantes. As arritmias paroxísticas ocorrem repentinamente e desaparecem espontaneamente. As arritmias permanentes estão sempre presentes, como a fibrilação atrial crônica. As incessantes ocorrem em períodos curtos e repetitivos de taquicardia ventricular ou supraventricular. Perturbações das correntes iônicas podem levar a instabilidades do ritmo cardíaco, causando, portanto, arritmias. Doenças como coronariopatias, doença congênita do coração, pericardite, valvulopatia mitral, hipertensão arterial, doença isquêmica e insuficiência cardíaca congestiva tornam o miocárdio suscetível às arritmias.

A atividade estimulada é quando um impulso causa despolarização da célula miocárdica antes que a repolarização seja totalmente completada. Esses tipos de despolarizações são conhecidas como *pós-despolarizações* e podem ocorrer na fase 2 do potencial de ação, como a pós-despolarização precoce (EAD, do inglês *early afterdepolarization*), ou mais tarde durante a fase 3 do potencial de ação, como a pós-despolarização atrasada (DAD, do inglês *delayed afterrepolarization*), conforme ilustrado na Figura 9.3.

Dependendo da intensidade da pós-despolarização, o impulso pode ultrapassar o potencial de limiar, causando despolarização total da célula, e se as células vizinhas estiverem próximas do potencial limiar, podem propagá-lo causando a arritmia. Fatores que podem contribuir para a suscetibilidade do coração em desenvolver arritmias incluem anormalidades eletrolíticas, acidose, hipoxemia e um aumento dos níveis de catecolaminas.

Mecanismo

Há quatro mecanismos conhecidos de arritmias cardíacas: EAD, DAD, automaticidade anormal e reentrada.

Pós-despolarização precoce | EAD

Pós-despolarização precoce é o nome que se dá à despolarização que ocorre antes do término da repolarização do potencial de ação. A EAD ocorre geralmente quando a duração do potencial de ação é prolongada, refletindo um desequilíbrio nas correntes de platô, favorecendo a despolarização (i. e., redução do transporte de potássio para fora da célula ou aumento do transporte de sódio ou cálcio para o interior da célula). As EAD ocorrem mais frequentemente nas fibras de Purkinje e nas células ventriculares do tipo M, quando comparadas com o tecido atrial ou ventricular. As EAD podem ocorrer durante o platô (fase 2) ou durante a fase 3 do potencial de ação; as que ocorrem na fase 2 apresentam importância particular, visto que ocorrem com maior frequência do que as que ocorrem durante a fase 3 do potencial de ação. O desequilíbrio é mais frequentemente causado pelo decréscimo das correntes que transportam potássio para fora da célula, como I_K, I_{to} e I_{K1}.

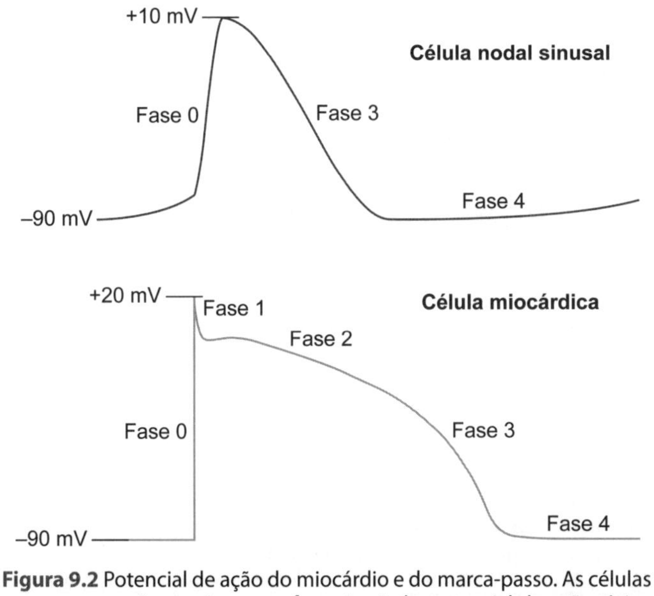

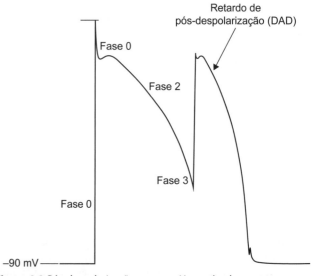

Figura 9.2 Potencial de ação do miocárdio e do marca-passo. As células marca-passo não exprimem as fases 1 e 2 do potencial de ação típico de células miocárdicas e nunca atingem verdadeiramente um "estado de repouso".

Figura 9.3 Pós-despolarização precoce. Um estímulo externo provoca despolarização durante a fase 3 do potencial de ação, antes que ocorra a repolarização completa. Entretanto, como a célula já havia se repolarizado suficientemente abaixo do limiar do potencial de ação, ocorre uma nova despolarização.

A prolongação do potencial de ação, acompanhada pela redução das correntes que transportam potássio para fora da célula, permite que as correntes que transportam cálcio (I_{CaL}) ou sódio (I_{Na}) para o interior da célula e NCX causem uma despolarização precoce. As EAD são responsáveis pelas arritmias observadas em pacientes com síndrome do QT longo (LQTS), nos quais o prolongamento do intervalo QT reflete uma repolarização defeituosa. Pacientes com LQTS congênita apresentam uma ou mais mutações nos genes das subunidades do canal de potássio, como KvLQT1 (LQT1), HERG (LQT2), KCNE1 (LQT5) e KCNE2 (LQT6). Além das mutações no canal de potássio, podem ocorrer mutações que causem inativação defeituosa dos canais de sódio. Fármacos podem causar EAD ao induzir uma síndrome adquirida do QT, ao prolongar o intervalo QT.

Pós-despolarização atrasada | DAD

A pós-despolarização tardia ocorre no final da repolarização da fase 3, podendo ocorrer nos ventrículos, fibras de Purkinje e nos átrios. A DAD é causada pelo excesso de cálcio intracelular, o qual causa uma liberação secundária de cálcio do retículo sarcoplasmático após a repolarização do potencial de ação. A liberação espontânea de cálcio aciona a atividade do NCX, o qual troca um íon de cálcio por três íons de sódio, aumentando portanto a entrada de íons com carga positiva para dentro da célula. A I_{CaL} é a principal determinante do influxo de cálcio e por isso tem papel preponderante nesse tipo de arritmia. O sistema nervoso simpático está geralmente ativado no miocárdio patológico e causa um aumento da I_{CaL}, a qual contribui para o excesso de cálcio intracelular. As DAD estão associadas à fisiopatologia das taquiarritmias observadas na toxicidade digitálica, visto que os cardiotônicos glicosídicos causam DAD ao inibir a bomba sódio-potássio ATPase, resultando em aumento do cálcio intracelular.

Automaticidade anormal

As células do marca-passo têm capacidade inerente de espontaneamente atingir o potencial de limiar e despolarizar. O tempo que a célula marca-passo leva para fazer essa função, chamado de duração do potencial de ação, é dependente da localização da célula no coração. Por exemplo, a duração do potencial de ação no nódulo sinoatrial é muito menor quando comparado à duração do potencial de ação no nódulo atrioventricular ou nas fibras de Purkinje. Por essa razão é que o nódulo sinoatrial funciona como sendo o principal marca-passo do coração, controlando tanto a frequência como o ritmo cardíaco. Quando o nódulo sinoatrial não consegue exercer sua função primária de marca-passo, isso pode gerar arritmias. Arritmias ocorrem quando uma célula ectópica ao nódulo sinoatrial gera e propaga impulso elétrico e se sobrepõe ao controle do nódulo sinoatrial. As fibras de Purkinje são particularmente sensíveis à automaticidade anormal quando estão sob influência de uma hiperestimulação simpática. A automaticidade anormal pode ocorrer tanto em átrios como em ventrículos de corações patológicos. Embora essas regiões normalmente não tenham automaticidade, em tecidos patológicos o potencial de repouso de membrana costuma em geral ficar despolarizado, possivelmente em razão da menor expressão de I_{K1}. Quanto mais positivo for o potencial de membrana de repouso, mais fácil ocorrer a iniciação de um potencial de ação durante a repolarização diastólica.

Reentrada

Durante a atividade normal cardíaca, a onda de despolarização se inicia no nódulo sinoatrial e se propaga por vias especializadas em uma sequência organizada pelo coração. Essa onda para quando o estímulo elétrico atinge células que estão no período refratário e são, portanto, incapazes de propagar a ativação. No caso da reentrada, o estímulo elétrico original continua a ser propagado por uma via aberrante como resultado de uma doença como o infarto do miocárdio, por exemplo (Figura 9.4).

Causas comuns de arritmias de reentrada são doenças estruturais cardíacas que causam condução lenta ou conduções anormais em decorrência da cicatrização de lesões, como quando há dois tipos distintos de células no nódulo sinoatrial, uma com ação rápida e período refratário longo e outra com ação lenta, mas com períodos refratários menores, ou como no caso da síndrome de Wolf-Parkinson-White, em que uma anomalia congênita do tecido cardíaco de condução permite a passagem do estímulo elétrico do átrio diretamente para o ventrículo.

Tratamento farmacológico | Histórico

Antes de abordar os vários fármacos utilizados no tratamento das arritmias supraventriculares ou ventriculares, é importante revisar alguns ensaios clínicos que demonstraram que a supressão da arritmia não necessariamente é benéfica ao paciente.

A ocorrência de despolarizações prematuras ventriculares em sobreviventes de um infarto do miocárdio é considerada como fator de risco para morte súbita (Bigger *et al.*, 1984). Em um ensaio clínico piloto, os fármacos encainida, flecainida e moracizina foram eficazes em suprimir arritmias ventriculares em pacientes pós-infarto do miocárdio (CAPS, 1986). Com base nisso, foi desenhado um ensaio clínico multicêntrico realizado em pacientes com infarto do miocárdio prévio (6 dias – 2 anos) que apresentassem no mínimo seis ou mais episódios de despolarizações ventriculares precoces por hora, documentados por Holter. As doses de encainida foram de 35 mg 3 vezes/dia (dose 1) ou 50 mg 3 vezes/dia (dose 2); as de flecainida foram de 100 mg 2 vezes/dia (dose 1) ou 150 mg 2 vezes/dia (dose 2); e as de moracizina foram de 200 mg 3 vezes/dia (dose 1) ou 250 mg 3 vezes/dia (dose 2); ou placebo. Esses fármacos pertenciam à classe I segundo Vaughan Williams. As doses eram tituladas até que ocorresse a supressão das arritmias (CAST, 1989). O ensaio clínico teve que ser interrompido precocemente, visto que a mortalidade por arritmia e/ou parada cardíaca (Figura 9.5) ou mortalidade por

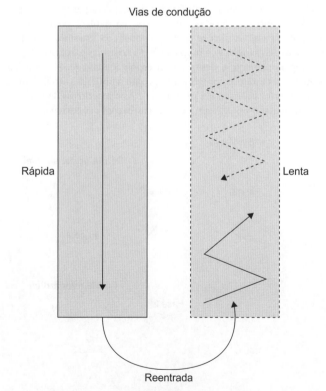

Figura 9.4 Atividade de reentrada. O potencial de ação se propaga rapidamente pela via rápida, chegando ao final antes que ocorra a despolarização completa da via lenta. Como as células localizadas na porção distal da via lenta ainda estão aguardando serem ativadas, a ativação pode ocorrer pelo potencial de ação da via rápida e se propagar em sentido retrógrado. Essa é a base da AVNRT (do inglês, *AV-nodal reentrant tachycardia*).

qualquer causa (Figura 9.6) havia sido significativamente maior no grupo tratado com os fármacos antiarrítmicos, quando comparado com o grupo placebo.

Após o resultado decepcionante com os fármacos que bloqueavam predominantemente o canal de sódio, tentou-se o uso do bloqueador de canal de potássio *d*-sotalol (fármaco classificado como classe III segundo Vaughan Williams), o qual não possui ação beta-adrenérgica, visto esta se dever ao isômero L. O ensaio clínico SWORD foi um ensaio randomizado e controlado com placebo em pacientes que tiveram infarto do miocárdio, com fração de ejeção menor que 40% (classe II ou III da New York Heart Association – NYHA). O estudo foi planejado para 6.400 pacientes; entretanto, foi interrompido precocemente, visto que a mortalidade no grupo tratado com *d*-sotalol foi superior à do grupo placebo, conforme mostrado na Figura 9.7 (Waldo *et al.*, 1996).

Fármacos antiarrítmicos

Há duas classificações propostas para os medicamentos antiarrítmicos com base em suas propriedades farmacológicas. A classificação de Vaughan Williams é a mais utilizada e é baseada no efeito do fármaco no potencial de ação do cardiomiócito (Vaughan Williams, 1970). Os fármacos classe I bloqueiam os canais de sódio, diminuindo portanto o potencial de ação que gera a despolarização na fase 0, e diminuindo a condução do impulso nervoso pelo coração. Os fármacos pertencentes

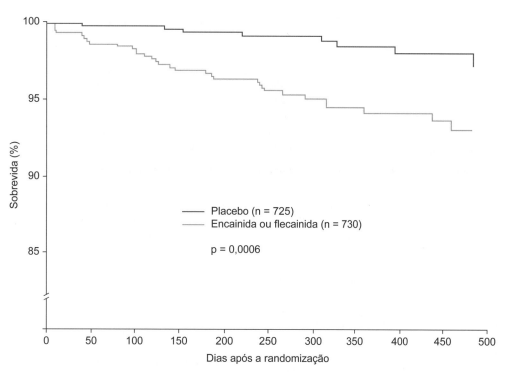

Figura 9.5 Mortalidade por arritmia e/ou parada cardíaca.

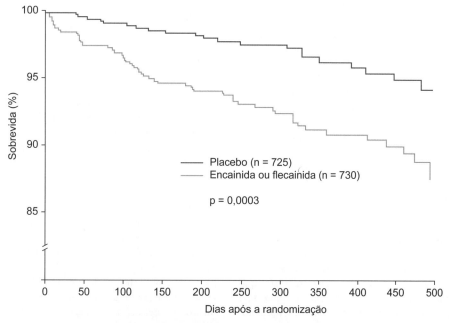

Figura 9.6 Mortalidade por qualquer causa.

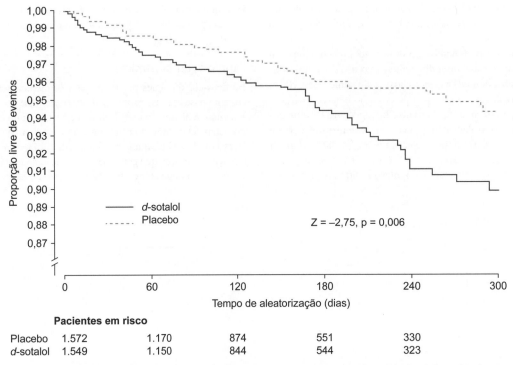

Figura 9.7 Sobrevida de 3.121 pacientes distribuídos aleatoriamente com uso de *d*-sotalol ou placebo.

à classe II são os antagonistas beta-adrenérgicos, que previnem a ativação da adenilato ciclase e o aumento do AMP cíclico (AMPc), que normalmente ocorre durante uma hiperestimulação adrenérgica. Os fármacos pertencentes à classe III são bloqueadores dos canais de potássio, que aumentam a duração do potencial de ação e consequentemente aumentam o tempo que o músculo cardíaco fica refratário a uma estimulação prematura. A vasta maioria dos fármacos classe III bloqueiam a I_{Kr}. Os fármacos classe IV reduzem a condução nodal atrioventricular, geralmente por intermédio do bloqueio dos canais de cálcio tipo L. Entretanto, apesar de simples do ponto de vista didático, essa classificação é limitada, pois os fármacos costumam bloquear várias correntes iônicas. A amiodarona, por exemplo, apresenta propriedades farmacológicas que lhe permitem ser classificada como fármaco das classes I, II, III e IV. A procainamida é um fármaco que apresenta mecanismo classe I, mas seu metabólito, N-acetil-procainamida, tem propriedades de fármaco de classe III.

Outra classificação proposta é a chamada de gambito siciliano, que foi proposta após o ensaio clínico CAST (ver adiante sobre tratamento de arritmias). Nessa classificação, uma série de alvos potenciais para ação dos fármacos é identificada, tais como canais iônicos (sódio, potássio, cálcio, cloro), receptores (alfa-adrenérgicos, beta-adrenérgicos, muscarínicos, purinérgicos) e bombas (sódio-potássio ATPase). Todos os fármacos que possuem atividade antiarrítmica ou que afetam a eletrofisiologia cardíaca são caracterizados por suas ações em cada canal, receptor ou bomba. A abordagem do gambito siciliano se dá por meio da identificação dos mecanismos que causam uma arritmia em particular; determinação do chamado *parâmetro vulnerável* da arritmia mais suscetível à modificação, definindo portanto o alvo mais provável responsável por esse parâmetro vulnerável; e então seleção do fármaco que irá modificar esse alvo. Apesar de ser uma abordagem mais completa que a proposta por Vaughan Williams, a dificuldade reside no fato de que os mecanismos precisos das arritmias e as consequências clínicas de ações de canais ou receptores particulares são desconhecidos até o presente. Por exemplo, a diferença entre o fator que causa a arritmia e a manutenção desta geralmente não é conhecida. Sendo assim, a classificação não apresenta utilidade clínica e, portanto, não será explorada neste livro.

Para a maior parte das arritmias comuns, como taquicardia ventricular em miocárdio patológico ou fibrilação atrial, a escolha do fármaco não é baseada em seu(s) mecanismo(s) de ação, e sim de maneira empírica, apoiada por ensaios clínicos, levando-se em conta a eficácia, bem como as reações adversas. Assim sendo, o autor optou por dividir os fármacos utilizados no tratamento das arritmias cardíacas em duas classes:

- Fármacos utilizados no tratamento das arritmias supraventriculares, com foco na fibrilação atrial, visto ser a arritmia cardíaca mais frequente
- Fármacos utilizados no tratamento das taquicardias/arritmias ventriculares. É importante ressaltar que há fármacos que podem ser indicados em ambas as situações.

FÁRMACOS UTILIZADOS NO TRATAMENTO DAS ARRITMIAS SUPRAVENTRICULARES

A fibrilação atrial é a arritmia cardíaca mais frequente, com um risco de 20% em pacientes acima de 80 anos de idade (Magnani *et al.*, 2011). A fibrilação atrial aumenta 3 a 5 vezes o risco de acidente vascular cerebral, 3 vezes o risco de insuficiência cardíaca, 2 vezes o risco de demência e aumenta o risco de mortalidade (Prystowsky e Katz, 2002). O tratamento farmacológico oferece algumas vantagens sobre a cardioversão, entre elas a não necessidade de anestesia geral ou sedação contínua, um risco menor de recorrência da fibrilação atrial e obviamente redução do estresse psicológico no paciente. De maneira geral, o tratamento da fibrilação atrial é baseado na decisão de se tentar ou não restaurar o ritmo sinusal ou tratar a fibrilação atrial controlando-se a frequência ventricular. A fibrilação atrial pode ser classificada em paroxística, persistente e permanente. O termo *fibrilação atrial isolada* refere-se ao paciente com fibrilação atrial sem alteração estrutural aparente do coração. A fibrilação atrial paroxística termina espontaneamente ou com intervenção em até 7 dias após o início. A fibrilação atrial persistente dura mais que 7 dias e requer cardioversão elétrica ou farmacológica; é a fibrilação atrial contínua com duração maior do que 12 meses e que não respondeu à cardioversão. A fibrilação atrial não valvular é a fibrilação atrial em pacientes com ausência de estenose mitral, válvula mecânica ou bioprotética ou com cirurgia valvular.

Os medicamentos antiarrítmicos estão disponíveis há mais de um século e constituem um importante recurso no tratamento da fibrilação atrial (Zimetbaum, 2012). O objetivo do tratamento não é apenas reduzir a frequência e a duração da fibrilação atrial, mas também reduzir a hospitalização associada com a fibrilação atrial. A cardioversão farmacológica pode ser obtida com medicamentos dados por via oral (VO) ou intravenosa. É importante ressaltar que pacientes com fibrilação atrial repentina apresentam conversão espontânea para ritmo sinusal de 60% nas primeiras 24 h (Naccarelli et al., 2003). Outro dado interessante é que nos pacientes que respondem à cardioversão elétrica, a recorrência da fibrilação atrial é alta, atingindo de 74 a 81% no primeiro ano. Esse risco pode ser reduzido para 30 a 50% com o uso de fármacos antiarrítmicos (Sardar et al., 2016). Em ambos os casos, seja cardioversão elétrica ou farmacológica, é necessário que o paciente seja anticoagulado previamente à cardioversão e que essa anticoagulação seja mantida por um período de pelo menos 4 a 6 semanas após a cardioversão. O risco de tromboembolismo sem anticoagulação é o mesmo, independentemente de a cardioversão ser elétrica ou farmacológica.

O tratamento farmacológico pode ser baseado no restabelecimento do ritmo sinusal (*rhythm control*) ou no controle da frequência ventricular (*rate control*). Vários ensaios clínicos avaliaram a eficácia das duas estratégias. Nos ensaios clínicos AFFIRM (*Atrial Fibrillation Follow-up Investigation of Rhythm Management*) e RACE (*Rate Control versus Electrical Conversion for Persistent Atrial Fibrillation*) não houve diferença de eficácia comparando as duas estratégias (Van Gelder et al., 2002; Wyse et al., 2002). A ausência de diferença de eficácia também foi observada nos ensaios clínicos PIAF (*Pharmacological Intervention in Atrial Fibrillation*; Hohnloser et al., 2000) e STAF (*Strategies of Treatment of Atrial Fibrillation*; Carlsson et al., 2003). Possíveis vantagens da terapia do controle do ritmo são uma função cardíaca melhor e a prevenção de eventos tromboembólicos. Vantagens da terapia do controle da frequência ventricular são o fato de não ter que usar fármacos que mantêm o ritmo sinusal, fármacos estes com importantes reações adversas e uma necessidade reduzida de cardioversões por recorrência da fibrilação atrial.

Vernacalanto (Brinavess®)

Seu principal mecanismo de ação é o bloqueio seletivo para o átrio da corrente de pico de sódio. O período refratário efetivo está diminuído na fibrilação atrial; assim, o aumento do período refratário efetivo pode levar ao término da fibrilação atrial. Isso pode ser obtido prolongando-se a duração do potencial de ação, primariamente por bloqueio dos canais de potássio ou por bloqueio dos canais de sódio, os quais aumentam o limiar para a excitação cardíaca, reduzem a condução elétrica e criam um período de refratariedade após o potencial de ação ter sido repolarizado sem prolongar significativamente a duração do potencial de ação, reduzindo dessa maneira o risco de causar arritmia.

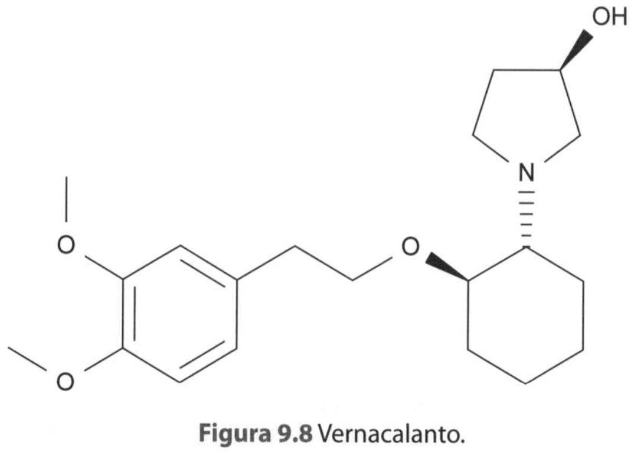

Figura 9.8 Vernacalanto.

Esse efeito é chamado de refratariedade pós-repolarização (Burashnikov et al., 2012).

A seletividade para o átrio é fundamental para reduzir o risco de arritmias ventriculares, complicação frequente no uso de medicamentos antiarrítmicos. O vernacalanto apresenta volume de distribuição de aproximadamente 2 ℓ/kg, com um *clearance* sistêmico de 0,41 ℓ/h/kg, sendo eliminado por metabolismo pelo CIP2D6 em O-desmetilação. A meia-vida de eliminação é de aproximadamente 3 h em metabolizadores extensos e 5,5 h em metabolizadores lentos.

Nos ensaios clínicos ACT I, II e III (*Atrial Arrhythmia Conversion Trial*), comparou-se o uso do vernacalanto com placebo e verificou-se que o vernacalanto aumentou significativamente a conversão para ritmo sinusal dentro de 90 min após a administração, sem diferença significativa de eventos adversos (Buccelleti et al., 2012). O vernacalanto demonstrou eficácia semelhante à cardioversão elétrica em um estudo observacional (Conde et al., 2013). O pouco tempo necessário para causar a cardioversão e a rapidez com que é eliminado do organismo (aproximadamente 2 h) faz do vernacalanto um fármaco interessante para uso agudo em hospitais ou em serviços de emergência. O vernacalanto é custo-efetivo quando comparado com cardioversão elétrica ou com amiodarona (Lamotte et al., 2014). Atualmente, é recomendado para tratamento da fibrilação atrial com duração menor que 3 dias em pacientes operados ou com duração menor que 7 dias em pacientes não operados (EMEA, 2011). As Figuras 9.9 e 9.10 mostram a eficácia do vernacalanto comparado com placebo e amiodarona ou com flecainida ou propafenona, respectivamente, na conversão ao ritmo sinusal em pacientes com fibrilação atrial (Savelieva et al., 2014). A hipotensão arterial costuma ser transitória (15 a 20 min) e pacientes com insuficiência cardíaca apresentam risco maior de arritmias ventriculares (7,3% *versus* 1,6% nas primeiras 2 h, comparados aos que receberam placebo).

O vernacalanto é administrado por via intravenosa na forma de infusão. A dose recomendada é de 3 mg/kg, infundidos em 10 min. Caso não ocorra conversão para o ritmo sinusal em 15 min após o término da infusão e o paciente continue hemodinamicamente estável, uma segunda infusão de 2 mg/kg em 10 minutos pode ser administrada. As reações adversas mais frequentes com incidência 5% superior ao placebo foram disgeusia, espirros e parestesia.

Amiodarona (Cordarone®)

É um derivado benzofurânico lipossolúvel iodinado (Figura 9.11) com ação em múltiplas correntes iônicas e inibição não seletiva para receptores alfa- e beta-adrenérgicos, que apresenta biodisponibilidade variável e geralmente baixa.

A absorção da amiodarona após administração oral é lenta e altamente variável. A biodisponibilidade absoluta é de aproximadamente 50%, entretanto pode variar entre 35 e 65%. O $T_{máx}$ ocorre entre 3 e 7 h após dose única, mas o início da ação ocorre após 2 a 3 dias ou mais frequentemente 2 a 3 semanas, mesmo com doses de ataque. A alimentação aumenta a biodisponibilidade da amiodarona, tanto em relação à taxa como à extensão. O $C_{máx}$ e a área sob a surca (ASC) aumentam 2,3 (1,7 a 3,6) e 3,8 (2,7 a 4,4) vezes, respectivamente, quando a amiodarona é ingerida com alimentos. A amiodarona apresenta enorme volume de distribuição (60 ℓ/kg) em virtude da extensa distribuição em vários tecidos, principalmente tecido adiposo, fígado, pulmões e baço. A ligação às proteínas plasmáticas é de 96%. É metabolizada em desetilamiodarona (farmacologicamente ativa) pelos CIP3A4 e CIP2C8, sendo eliminada primariamente por metabolismo hepático e excreção biliar. Não se detecta amiodarona ou desetilamiodarona na urina. Não há necessidade de ajuste de dose em pacientes com insuficiência renal ou hepática. A meia-vida de eliminação da amiodarona e de seu metabólito ativo desetilamiodarona é de 58 (15 a 42) e 36 (14 a 75) dias, respectivamente.

Por sua toxicidade cumulativa, a amiodarona deve ser evitada em pacientes jovens. Pacientes em uso crônico de amiodarona devem ser examinados anualmente para avaliar possíveis danos ao fígado,

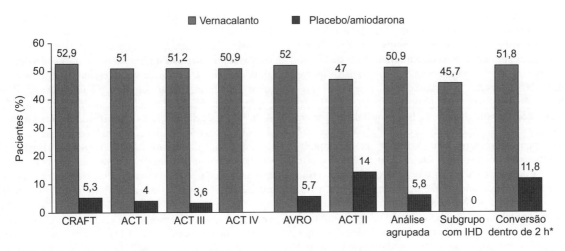

Figura 9.9 Proporção de pacientes que apresentaram conversão para ritmo sinusal quando tratados com vernacalanto, comparado com placebo ou comparador ativo. IHD, do inglês *ischemic heart disease*. *A taxa de conversão ao ritmo sinusal causada pelo placebo inclui dados históricos. (13 estudos, 583 pacientes).

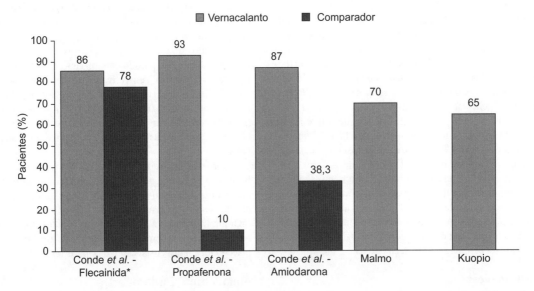

Figura 9.10 Proporção de pacientes que apresentaram conversão ao ritmo sinusal tratados com vernacalanto em ensaios clínicos não randomizados. *As taxas de conversão para o vernacalanto são após 2 h, e as da flecainida após 8 h.

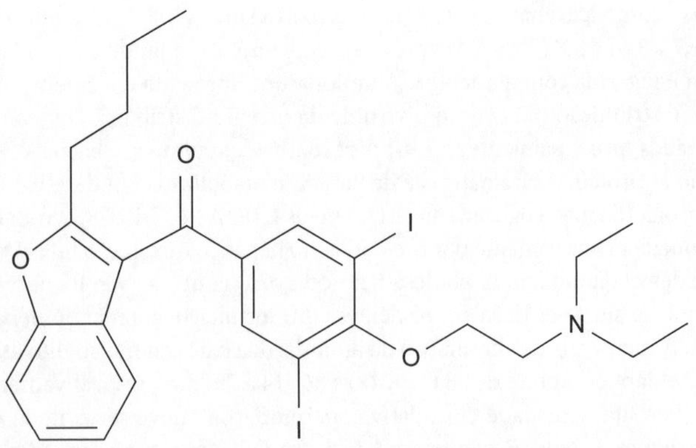

Figura 9.11 Amiodarona.

tireoide, pulmão e olhos. O aumento da duração do intervalo QT é comum, entretanto raramente associado a *torsade de pointes* (0,5%). No ensaio clínico SAFE-T (*Sotalol Amiodarone Atrial Fibrillation Efficacy Trial*), 665 pacientes com fibrilação atrial persistente foram tratados com amiodarona, sotalol ou placebo e foram acompanhados por 1 a 4,5 anos. A reincidência da fibrilação atrial no primeiro ano foi de 48%, 68% e 87% para os grupos tratados com amiodarona, sotalol e placebo, respectivamente (Singh *et al.*, 2005). A amiodarona interfere na ação da varfarina, e nesse ensaio clínico os pacientes do grupo da amiodarona apresentaram maior sangramento, quando comparados aos do grupo placebo. Resultados semelhantes foram observados no *Canadian Trial of Atrial Fibrillation*, no qual 403 pacientes receberam amiodarona, sotalol ou propafenona. Após um seguimento médio de 16 meses, a recorrência de fibrilação atrial foi de 35% no grupo da amiodarona, comparado com 63% nos grupos que foram tratados com sotalol ou propafenona (Figura 9.12).

Em ensaio clínico realizado na Europa, foram comparados vários antiarrítmicos (amiodarona, sotalol, propafenona, dronedarona e flecainida) no tratamento da fibrilação atrial ou *flutter* atrial, e o mais eficaz em reduzir a recorrência foi a amiodarona (Freemantle *et al.*, 2011), embora associada a um maior número de reações adversas e desistência do tratamento. A amiodarona não é eficaz para causar reversão ao ritmo sinusal (Galve *et al.*, 1996). Em pacientes com insuficiência cardíaca, no ensaio clínico SCD HeFT (*Sudden Cardiac Death in Heart Failure Trial*), o tratamento com amiodarona foi associado com o aumento da mortalidade em pacientes classe III da NYHA (Bardy *et al.*, 2005).

A amiodarona é também indicada no caso de fibrilação ventricular recorrente ou taquicardia ventricular recorrente acompanhada de instabilidade hemodinâmica. Em virtude do uso emergencial nessas indicações, a administração da amiodarona deve ser feita com o paciente hospitalizado e monitorado. Doses de ataque de 800 a 1.600 mg/dia ou 1 a 3 semanas (eventualmente até por período mais prolongado) são necessárias até que o efeito seja observado. Caso seja observada toxicidade, a dose deve ser reduzida. Quando o controle da arritmia é atingido, a dose deve ser reduzida para 600 a 800 mg/dia durante 1 mês, sendo a dose de manutenção mais frequente a de 400 mg/dia. Reações adversas são muito comuns em quase todos os pacientes com arritmia ventricular tratados com amiodarona (75%), e eventualmente o tratamento é interrompido em 7 a 18% dos pacientes. As reações adversas mais sérias são toxicidade pulmonar, exacerbação da arritmia e, em casos mais raros, lesão hepática. A toxicidade pulmonar é dependente da dose e pode ser fatal. As reações adversas costumam ser reversíveis por ocasião da suspensão do tratamento. Reações adversas neurológicas como fadiga, tremor, movimentos involuntários e neuropatia periférica ocorrem entre 20 e 40% dos pacientes. Queixas gastrintestinais como náuseas, vômito, constipação intestinal e anorexia ocorrem em aproximadamente 25% dos pacientes. Essas reações adversas costumam ocorrer durante o período de administração de doses de ataque e geralmente respondem à redução da dose ou ao fracionamento desta.

Dronedarona (Multaq®)

A exemplo da amiodarona, a dronedarona é um derivado benzofurânico, mas não iodinado (Figura 9.13). É um análogo da amiodarona, só que sem iodo, de modo que causa menor incidência de reações adversas extracardíacas, quando comparada com a amiodarona (Piccini *et al.*, 2009). Apresenta o mesmo mecanismo de ação da amiodarona (ação em múltiplas correntes iônicas e inibição não seletiva para os receptores alfa e beta).

Em razão do efeito de primeira passagem, a biodisponibilidade absoluta da dronedarona é muito baixa (4%) quando ingerida em jejum, aumentando para 15% quando ingerida com alimentos gordurosos. Após a administração oral, o $T_{máx}$ da dronedarona e de seu metabólito ativo N-desbutil-dronedarona varia entre 3 e 6 h. A ligação às proteínas plasmáticas da dronedarona e da N-desbutil-dronedarona é > 98% e o volume de distribuição após administração intravenosa é de 1.400 ℓ. A dronedarona é extensamente metabolizada pelo CIP3A, gerando o metabólito ativo N-desbutil-dronedarona, mas também pode sofrer deaminação para formar o metabólito inativo ácido propanoico ou oxidação direta. A N-desbutil-dronedarona tem de 1/10 a 1/3 da potência da dronedarona. Após a administração intravenosa, o *clearance* sistêmico foi estimado entre 130 e 150 ℓ/h. Após a administração VO do fármaco marcado com radioisótopo, 6% da dose foi excretada na urina e 84% nas fezes, na forma de metabólitos. A meia-vida da dronedarona varia entre 13 e 19 h. Não há necessidade de ajuste de dose em pacientes com insuficiência renal leve, moderada ou grave. Em pacientes com insuficiência hepática moderada, a farmacocinética da dronedarona foi muito mais variável.

O ensaio clínico DAFNE (*Dronedarone Atrial Fibrillation Study after Electrical Cardioversion*; Touboul *et al.*, 2003) foi realizado para determinar a melhor dose de dronedarona para prevenção da recorrência da fibrilação atrial após cardioversão. A melhor dose foi a de 800 mg e as complicações extracardíacas vistas com a amiodarona (toxicidade na tireoide, pulmonar, ocular e hepática) não foram observadas com a dronedarona. O ensaio clínico EURIDIS (*European Trial in Atrial Fibrillation or Flutter Patients Receiving Dronedarone for the Maintenance of Sinus Rhythm*) demonstrou que a dronedarona 400 mg 2 vezes/dia foi efetiva em prevenir recorrência sintomática ou assintomática

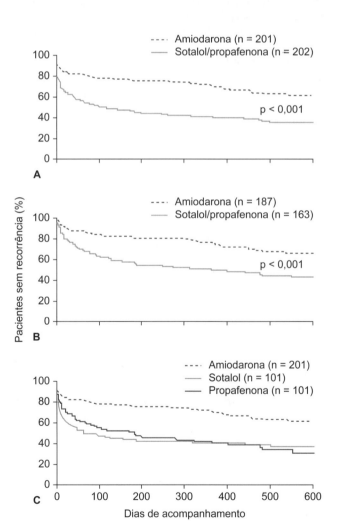

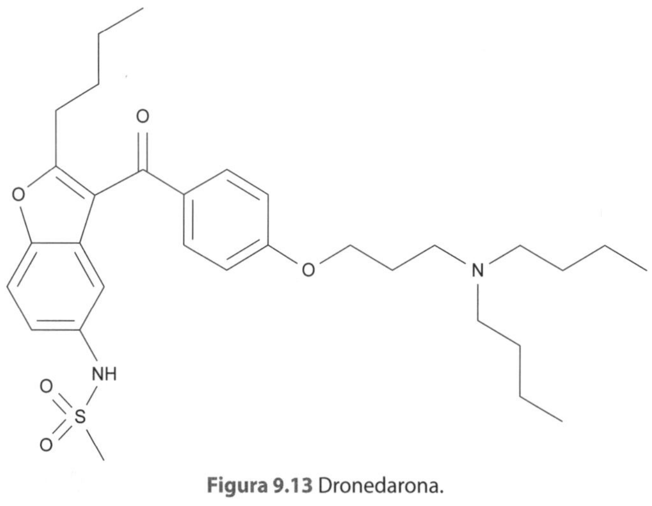

Figura 9.12 Curvas de Kaplan-Meier mostrando porcentagem de pacientes livres de recorrência de fibrilação atrial no ensaio clínico CTAF. **A.** Proporção de pacientes livres de recorrência de fibrilação atrial nos grupos estudados, sendo o risco relativo para amiodarona de 0,43 com IC de 95% 0,32-0,57. **B.** Pacientes que permaneceram em ritmo sinusal 21 dias após randomização. **C.** Proporção de pacientes livres de recorrência de fibrilação atrial nos pacientes tratados com amiodarona, sotalol ou propafenona.

Figura 9.13 Dronedarona.

da fibrilação atrial e as reações adversas foram semelhantes aos do placebo; entretanto, a toxicidade gástrica foi mais acentuada no grupo da dronedarona (Singh *et al.*, 2007). É importante ressaltar que no ensaio clínico ANDROMEDA (*Antiarrhythmic Trial with Dronedarone in Moderate to Severe Congestive Heart Failure*), que avaliou a tolerabilidade da dronedarona em pacientes com insuficiência cardíaca e disfunção ventricular, comparando-se de maneira duplo-cega, randomizada e com placebo (Køber *et al.*, 2008), observou-se aumento significativo de mortalidade no grupo dos pacientes que receberam dronedarona, e o ensaio clínico foi interrompido precocemente. A dronedarona está contraindicada em pacientes com descompensação aguda da insuficiência cardíaca, pacientes com depressão da função ventricular esquerda ou com insuficiência cardíaca graus III e IV da NYHA. A dronedarona só deve ser indicada para prevenção da fibrilação atrial em pacientes cujo ritmo sinusal já foi restaurado. Em contraste com a amiodarona, a dronedarona não interfere na varfarina. Ela deve ser considerada como um antiarrítmico que atua controlando o ritmo e pode ser utilizada em pacientes que não apresentam insuficiência cardíaca ou quando as reações adversas extracardíacas da amiodarona devem ser evitadas. A dronedarona não deve ser utilizada em pacientes com fibrilação atrial permanente e está indicada para reduzir o risco de internação hospitalar em pacientes com fibrilação atrial persistente ou paroxística ou *flutter* atrial, em associação com fatores de risco cardiovascular, como hipertensão arterial, diabetes melito, fração de ejeção do ventrículo esquerdo < 40% e que estejam em ritmo sinusal ou serão cardiovertidos. A dose recomendada é de 400 mg, 2 vezes/dia (de manhã e à noite com refeições). As reações adversas mais comuns com incidência igual ou superior a 2% são diarreia, náuseas, dor abdominal, vômitos e astenia.

Sotalol (Betapace AF®)

É um derivado sulfonamídico (Figura 9.14) bloqueador de canais de potássio com propriedades betabloqueadoras não seletivas dadas pelo isômero L. Não é utilizado para cardioversão, mas pode ser utilizado para prevenção da recorrência da fibrilação atrial. No ensaio clínico SAFE-T, o sotalol reduziu de maneira significativa a recorrência de fibrilação atrial em 30 a 50%, quando comparado com placebo, mas não mostrou benefício em comparação com a amiodarona. O sotalol é eliminado 100% por excreção renal e, portanto, deve ser utilizado com muito cuidado em pacientes com insuficiência renal. O sotalol aumenta o intervalo QT e, portanto, pode causar *torsade de pointes*, não devendo ser utilizado em pacientes com hipertrofia ventricular esquerda ou com insuficiência cardíaca.

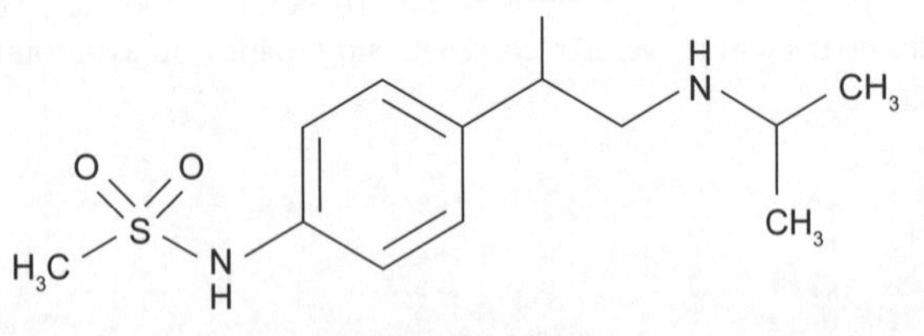

Figura 9.14 Sotalol.

A farmacocinética do sotalol é linear entre as doses de 160 a 640 mg. A biodisponibilidade absoluta do sotalol após administração oral em voluntários sadios é de 90 a 100%, com $T_{máx}$ entre 2,5 e 4 h. O sotalol não se liga às proteínas plasmáticas, o volume de distribuição é estimado em 1,6 a 2,4 ℓ/kg e o fármaco não é metabolizado. É eliminado por filtração glomerular e em menor proporção por secreção tubular; 75% da dose é eliminada na urina na forma de fármaco inalterado e 10% nas fezes. A meia-vida de eliminação do sotalol é de 12,7 ± 1,6 h. Por causa do alto *clearance* renal, a dose deve ser ajustada em pacientes com insuficiência renal moderada e o uso do sotalol é contraindicado em pacientes com *clearance* de creatinina < 40 mℓ/min.

O sotalol é indicado para manutenção do ritmo sinusal em pacientes com fibrilação atrial ou *flutter* atrial recorrente sintomático. Em virtude do risco de causar arritmia ventricular, o sotalol só deve ser utilizado em pacientes nos quais a fibrilação atrial seja de fato muito sintomática. O objetivo da terapia com antiarrítmicos em pacientes com fibrilação atrial ou *flutter* é aumentar o tempo que o paciente permanece em ritmo sinusal. A dose inicial recomendada do sotalol é de 80 mg, 2 vezes/dia, se o *clearance* de creatinina for > 60 mℓ/min ou 80 mg, 1 vez/dia, caso o *clearance* de creatinina esteja entre 40 e 60 mℓ/min. A dose pode ser incrementada até 120 mg, se necessário. O tratamento deve ser iniciado em ambiente hospitalar com monitoramento eletrocardiográfico e o paciente deve ser mantido hospitalizado por pelo menos 3 dias, após estabelecida a dose de manutenção. Se o intervalo QT for superior a 450 ms, o uso de sotalol está contraindicado.

Dofetilida (Tykosin®)

É um bloqueador de canais de potássio (Figura 9.15) que aumenta o período refratário efetivo ventricular e atrial sem causar inotropismo negativo. É eficaz para restaurar o ritmo sinusal e para manter o ritmo sinusal restaurado. Nos ensaios clínicos DIAMOND (*Danish Investigations of Arrhythmia and Mortality on Dofetalide*), demonstrou-se que pacientes com insuficiência cardíaca e fibrilação atrial ou *flutter* atrial tratados com dofetilida tiveram 44% de conversão para o ritmo sinusal, comparados com 14% no grupo placebo. Após 1 ano, 79% dos pacientes do grupo dofetilida permaneceram em ritmo sinusal, comparados com 42% do grupo placebo. A incidência de *torsade de pointes* foi de 3,3%, e 76% dessas arritmias ocorreram nos primeiros 3 dias do tratamento com dofetilida (Torp-Pedersen *et al.*, 1999). Nos EUA (onde é registrada), o início do tratamento deve ser feito com o paciente internado e acompanhado por 3 dias (5 doses).

Propafenona (Rythmol SR®)

É um derivado fenilpropriofenônico (Figura 9.16) que atua como antagonista de canais de sódio; ambos os enantiômeros apresentam a mesma potência, entretanto o enantiômero S é mais potente como antagonista dos receptores beta-adrenérgicos, quando comparado com o enantiômero R. Estudos eletrofisiológicos em pacientes com taquicardia ventricular demonstraram que a propafenona prolonga a condução atrioventricular e não apresenta efeito no nódulo sinoatrial. A propafenona aparentemente não tem efeito no canal de sódio no estado de repouso, ligando-se somente ao canal de sódio quando

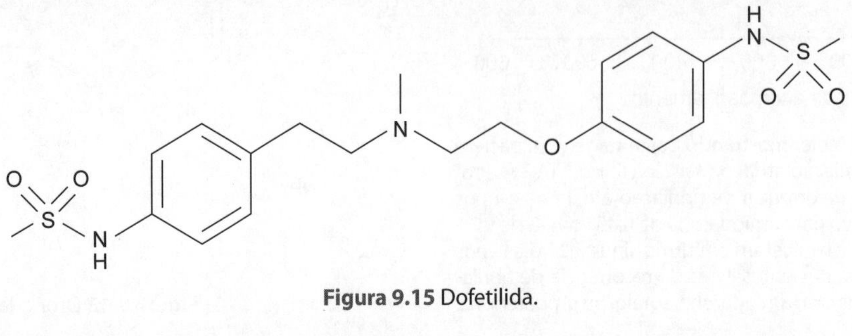

Figura 9.15 Dofetilida.

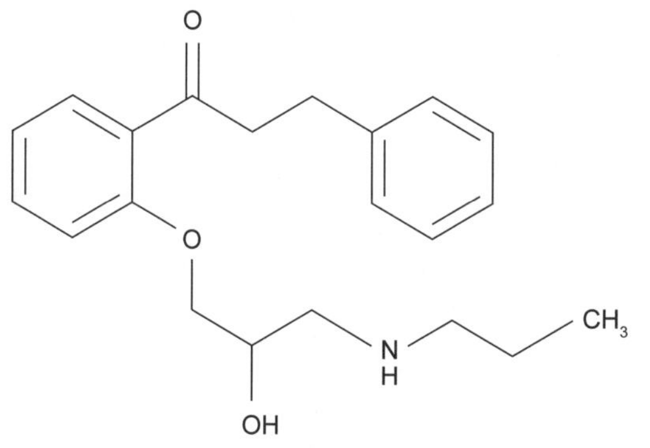

Figura 9.16 Propafenona.

ativado ou inativado (Honjo *et al.*, 1989). Essa propriedade diferencia a propafenona de outros antagonistas de canais de sódio, como a quinidina e a disopiramida, que se ligam ao canal de sódio ativado, e da lidocaína, mexiletina, tocainida e aprindina, que se ligam ao canal de sódio inativado.

Após administração oral de Rythmol SR, o $T_{máx}$ é atingido entre 3 e 8 h. A farmacocinética da propafenona administrada VO não é linear, visto que a propafenona sofre metabolismo pré-sistêmico extenso e saturável, o que resulta em uma biodisponibilidade absoluta dependente da dose e da forma farmacêutica. A biodisponibilidade absoluta após administração de 150 mg na forma farmacêutica do comprimido de liberação imediata é de 3,4%, enquanto a do comprimido contendo 300 mg é de 10,6%. A biodisponibilidade absoluta após administração de 300 mg em solução foi de 21,4%. Após a administração por via intravenosa, os níveis plasmáticos de propafenona caem de maneira bifásica compatível com um modelo farmacocinético de dois compartimentos. A meia-vida de distribuição é de aproximadamente 5 min, o volume de distribuição é de 252 ℓ e a ligação às proteínas plasmáticas é superior a 95%. Há dois padrões genéticos de metabolismo da propafenona; em 90% dos pacientes o fármaco é rápida e extensivamente metabolizado, com uma meia-vida de eliminação variando entre 2 e 10 h. Esses pacientes geram dois metabólitos ativos: 5-hidroxipropafenona, formado pelo CIP2D6 e N-despropil-propafenona, formados pelos CIP3A4 e CIP1A2. Em menos de 10% dos pacientes, o metabolismo da propafenona é mais lento e o metabólito 5-hidroxipropafenona não é formado (Bryson *et al.*, 1993). Portanto, a concentração plasmática de propafenona apresenta diferenças significativas, e essa alta variabilidade interindividual implica que a dose seja cuidadosamente titulada e monitorada clinicamente por eletrocardiograma para evitar toxicidade.

A eficácia e a segurança da propafenona foram avaliadas em ensaio clínico randomizado, multicêntrico e controlado com placebo, realizado em pacientes com quadro agudo de fibrilação atrial (Capucci *et al.*, 1999). Pacientes (n = 246) com diagnóstico de fibrilação atrial de duração < 48 h foram alocados em quatro grupos: digitálico 0,75 a 1 mg intravenoso mais quinidina 1.100 mg (D + Q, n = 70), propafenona 450 a 600 mg VO (PNF, n = 66), propafenona 450 a 600 mg VO mais digitálico 0,75 a 1 mg intravenoso (PNF + D, n = 70) e placebo (PL, n = 40). Todos os pacientes foram submetidos a Holter de 24 h. A segurança foi avaliada por meio de reações adversas classificadas como leves, moderadas ou graves. A propafenona no tempo de 3 h foi superior ao placebo em relação à conversão para ritmo sinusal. É importante ressaltar que na avaliação realizada em 24 h, não houve diferença entre os tratamentos com fármacos e o placebo (Figura 9.17).

Outra abordagem farmacológica no tratamento da fibrilação atrial se dá por meio do controle da frequência ventricular. O objetivo do tratamento é regular a frequência ventricular durante a fibrilação atrial, mas sem reduzi-la perigosamente durante os períodos de ritmo sinusal, e também reduzir ou eliminar sintomas, prevenir o desenvolvimento de insuficiência cardíaca e reduzir os riscos de reações adversas cardiovasculares. O controle de ritmo com fármacos é moderadamente efetivo na manutenção do ritmo sinusal, apresenta reações adversas importantes e não cura a fibrilação atrial; pode

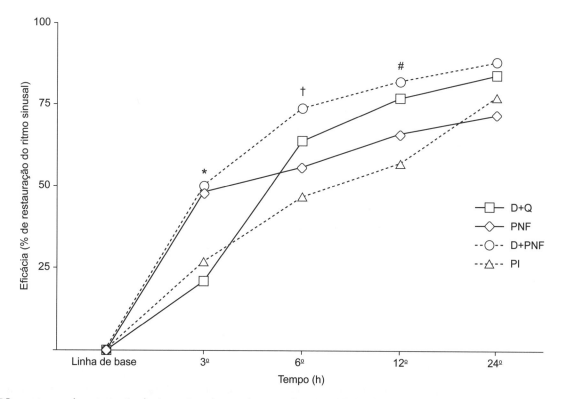

Figura 9.17 Porcentagem de restauração do ritmo sinusal em cada grupo. *p < 0,05 PNF e PNF + D *versus* os outros dois grupos. †p < 0,05 PNF + D *versus* todos os outros grupos. #p < 0,05 PNF + D e D + Q *versus* os outros dois grupos. D: digitálico; Q: quinidina; PNF: propafenona.

reduzir ou atrasar a recorrência da fibrilação atrial, mas não a elimina (Camm, 2012). A frequência ventricular durante a fibrilação atrial é determinada pelas características intrínsecas da condução do nódulo atrioventricular (efeito dromotrópico) e das atividades do sistema nervoso simpático e parassimpático. A abordagem farmacológica baseada no princípio do controle da frequência é a mais utilizada no controle da fibrilação atrial. Um ponto a ser considerado é qual frequência cardíaca é a ideal. Em um ensaio clínico multicêntrico, 614 pacientes com fibrilação atrial permanente foram randomizados para serem tratados com o objetivo de atingir um controle estrito da frequência cardíaca (< 80 bpm em repouso e < 110 bpm durante exercício moderado) ou leniente (< 110 bpm em repouso). O objetivo primário composto foi detectar morte por causas cardiovasculares, hospitalização por insuficiência cardíaca, AVC, embolismo sistêmico, sangramento e arritmias graves com risco de vida (Van Gelder et al., 2010). Não houve diferença significativa entre ambos os grupos (Figura 9.18).

Três classes de fármacos podem ser utilizadas no controle da frequência ventricular durante a fibrilação atrial: betabloqueadores, antagonistas de canais de cálcio e glicosídeos cardíacos.

Betabloqueadores

A estimulação adrenérgica promove arritmogênese por meio de vários mecanismos. Ela aumenta a entrada de cálcio na célula, aumentando dessa maneira a pós-despolarização atrasada e facilitando a despolarização. Em pacientes com doença coronariana, a estimulação seletiva de receptores beta-2 adrenérgicos com salbutamol ou a estimulação de receptores beta-1 e beta-2 adrenérgicos com isoprenalina aumenta a duração do intervalo QT, enquanto em pacientes sem doença coronariana a estimulação causa redução do intervalo QT (Lowe et al., 2001). O aumento do intervalo QT está associado ao aumento de susceptibilidade da fibrilação ventricular. A administração de agonistas beta-1 adrenérgicos está associada ao aumento de mortalidade em pacientes com insuficiência cardíaca (O'Connor et al., 1999). A dobutamina aumenta aparentemente o risco de arritmias ventriculares e morte súbita (Chatterjee e De Marco, 2003). Mais de 50% dos pacientes que apresentam insuficiência cardíaca apresentam fibrilação atrial persistente ou permanente (Anter et al., 2009). A prevalência da fibrilação atrial é maior em pacientes com insuficiência cardíaca com fração de ejeção preservada do que na insuficiência cardíaca com fração de ejeção reduzida (Castagno et al., 2012). Vários ensaios clínicos randomizados demonstraram que em pacientes com insuficiência cardíaca com fração de ejeção reduzida, o uso de betabloqueadores está associado com redução de hospitalização por descompensação da insuficiência cardíaca, de mortalidade cardiovascular e mortalidade por qualquer causa (Kotecha et al., 2014). Entretanto, não há evidência de que o uso de betabloqueadores seja benéfico para pacientes que tenham insuficiência cardíaca com redução da fração de ejeção e fibrilação atrial (Figura 9.19).

É possível que nos pacientes que apresentam ritmo sinusal a frequência cardíaca tenha um papel importante na questão de sobrevivência. Uma metanálise indica que o efeito benéfico nesses pacientes está mais associado com o efeito do betabloqueador na frequência do que na dose (McAlister et al., 2009; Figura 9.20).

A razão pela qual os betabloqueadores não são benéficos na fibrilação atrial crônica é desconhecida. Eles bloqueiam receptores adrenérgicos em vários tecidos, incluindo tecido cardiovascular, cérebro e tecido adiposo. Conforme visto anteriormente, alguns betabloqueadores são seletivos para alguns receptores em particular, enquanto outros têm ação agonística parcial. Uma possibilidade seria que nos pacientes com insuficiência cardíaca e fibrilação atrial, a frequência ventricular costuma ser por volta de 85 bpm (Rienstra et al., 2013); assim sendo,

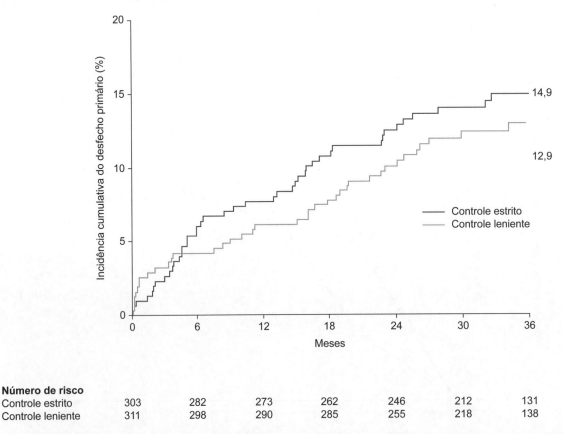

Figura 9.18 Incidência de morte por causas cardiovasculares, hospitalização por insuficiência cardíaca, AVC, embolismo sistêmico, sangramento e arritmias graves com risco de vida em pacientes com fibrilação atrial permanente submetidos a controle estrito da frequência cardíaca (< 80 bpm em repouso e < 110 bpm durante exercício moderado) ou leniente (< 110 bpm em repouso).

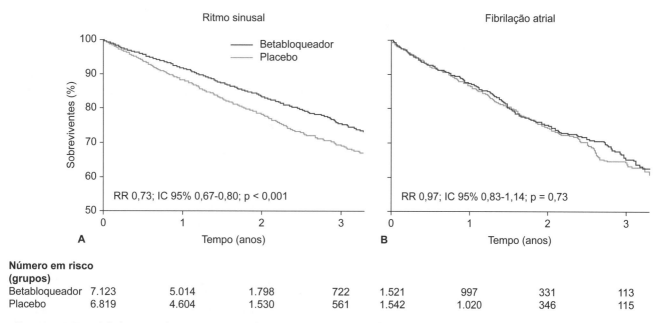

Figura 9.19 Mortalidade por qualquer causa em pacientes com ritmo sinusal e fibrilação atrial. RR: risco relativo; IC: intervalo de confiança.

com o uso de betabloqueadores, ela deve ser reduzida em 15 a 20 bpm (Poole-Wilson et al., 2003). Em muitos pacientes a frequência ventricular diurna deve ficar abaixo de 60 bpm e a frequência ventricular noturna menor ainda, com pausas frequentes (Khand et al., 2003).

O ensaio clínico *Cardiac Arrhythmias and Risk Stratification after Acute Myocardial Infarction* demonstrou que bradicardia era melhor indicador de prognóstico adverso do que taquicardias ventriculares (Gang et al., 2010). Antagonistas beta-1 parciais como o bucindolol (Black-Maier et al., 2015) ou o xameterol (Ang et al., 1990) funcionam como bloqueadores beta-1 durante um período de alta atividade simpática, mas como agonistas adrenérgicos quando a atividade simpática está reduzida, como durante o sono. Entretanto, o papel deles no tratamento da fibrilação atrial em pacientes que apresentam insuficiência cardíaca ainda é incerto. Entretanto, antagonistas beta-1 adrenérgicos são úteis no tratamento da fibrilação atrial aguda, causada ou não por cirurgia cardíaca aberta. Conforme mencionado anteriormente, a conversão farmacológica é uma alternativa interessante à cardioversão elétrica, e a disponibilidade de antagonistas beta-1 adrenérgicos de ação rápida com meia-vida de eliminação ultracurta (poucos minutos) acrescenta um importante aspecto de segurança.

Esmolol (Brevibloc®)

É um antagonista cardiosseletivo para receptores beta-1 adrenérgicos (Figura 9.21), com rápido início de ação e meia-vida extremamente curta (9 min), o que fornece um elemento de segurança único, comparado com os demais antagonistas beta-1 adrenérgicos. Quando o esmolol é administrado por via intravenosa em *bolus* seguido de infusão contínua, seu início de ação ocorre após 2 min, sendo

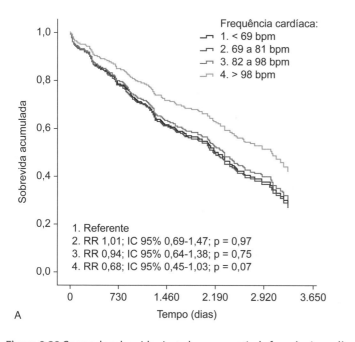
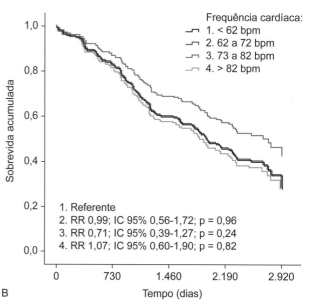

Figura 9.20 Curvas de sobrevida ajustadas por quartis de frequência cardíaca para pacientes com insuficiência cardíaca e fibrilação atrial antes (**A**) e após (**B**) intensificação da terapia para insuficiência cardíaca, incluindo betabloqueadores. RR: risco relativo.

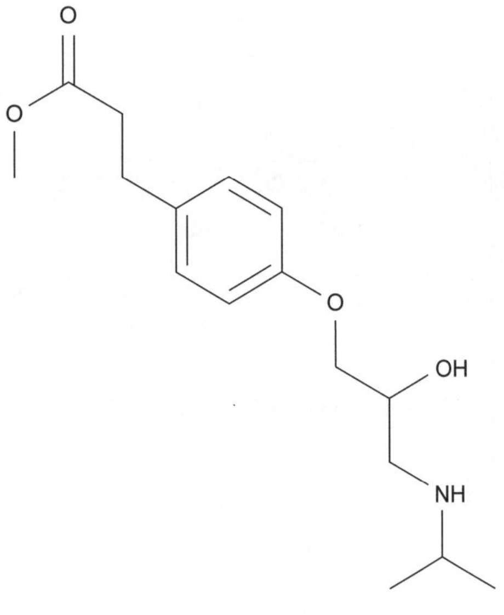

164 Parte 2 • Fármacos em Cardiologia

Figura 9.21 Esmolol.

observado 90% de bloqueio dos receptores beta-1 adrenérgicos em 5 min. A reversão total do bloqueio ocorre depois de 18 a 30 min após o término da infusão.

A farmacocinética do esmolol é linear, na faixa entre 50 e 300 mg/kg/min. A meia-vida de distribuição é de aproximadamente 2 min, e a ligação às proteínas plasmáticas é de 55%. O *clearance* sistêmico varia entre 128 e 285 mℓ/min/kg e é independente da circulação hepática (Garnock-Jones, 2012). Esterases presentes em eritrócitos metabolizam o esmolol em um metabólito ácido e metanol, eliminando portanto a necessidade de ajuste de dose em pacientes com insuficiência renal ou hepática (Wiest e Haney, 2012). A eliminação ocorre principalmente por via renal e menos de 2% do fármaco é eliminado na forma inalterada. A meia-vida de eliminação varia entre 7 e 10 min.

A eficácia e a segurança do esmolol foram avaliadas em ensaio clínico randomizado, multicêntrico, duplo-cego e controlado com placebo em pacientes (n = 71) com taquiarritmias supraventriculares (Anderson *et al.*, 1986). O objetivo primário composto foi observar redução igual ou maior que 20% da frequência cardíaca, frequência cardíaca menor que 100 bpm ou conversão ao ritmo sinusal. A dose de ataque do esmolol foi de 500 μg/kg/min infundidos por 1 min, seguida de doses de 50 a 300 μg/kg/min por 4 min. Uma porcentagem significativamente maior de pacientes tratados com esmolol obteve resposta terapêutica (72%) quando comparados com o grupo placebo (6%). Aproximadamente um terço dos pacientes responderam com dose baixa de esmolol (50 μg/kg/min) e dois terços com doses próximas de 200 μg/kg/min. A principal reação adversa observada no grupo tratado com esmolol foi hipotensão arterial, rapidamente resolvida após interrupção do tratamento com esmolol.

O esmolol é indicado para controle da frequência ventricular nas taquicardias supraventriculares, tais como fibrilação atrial ou *flutter* atrial ou nos casos de taquicardia sinusal não compensatória.

Geralmente é administrado na dose de ataque de 500 μg/kg/min em 1 min, seguida de infusão cuja taxa varia entre 50 e 300 μg/kg/min.

Landiolol (Onoact®)

É um antagonista cardiosseletivo para receptores beta-1 adrenérgicos (Figura 9.22), inibindo portanto os efeitos cronotrópicos positivos da epinefrina e norepinefrina no coração. A especificidade do landiolol para os receptores beta-1 adrenérgicos foi de 62,1 nM, comparada com a dos receptores beta-2 adrenérgicos *in vitro*, que foi de 1.890 nM (Plosker, 2013). Essa cardiosseletividade (atividade beta-1/beta-2) do landiolol é 8 vezes maior, quando comparada com a do esmolol, e 375 vezes maior quando comparada com a do propranolol (Iguchi *et al.*, 1992). A exemplo do esmolol, o landiolol apresenta rápido início de ação e meia-vida extremamente curta (3 a 4 min).

O landiolol é rapidamente metabolizado pela pseudocolinesterase plasmática e pela carboxiesterase hepática, sendo o metabolismo hepático responsável por aproximadamente 50% do *clearance* sistêmico, sendo o fluxo hepático o fator determinante do *clearance* hepático. O principal metabólito do landiolol é o ácido carboxílico e 99% da dose é eliminada na urina nas primeiras 24 h, primariamente como metabólitos e < 10% na forma de fármaco inalterado. Os metabólitos não apresentam atividade antagonista beta-adrenérgica. A meia-vida de eliminação do landiolol é de 3 a 4 min, a ligação às proteínas plasmáticas é negligível (1,5 a 7%), o volume de distribuição é de aproximadamente 242 mℓ/kg e o *clearance* sistêmico é de 41,8 mℓ/min/kg.

Ensaios clínicos randomizados realizados em pacientes submetidos à cirurgia cardíaca aberta demonstraram que o landiolol administrado nas doses de 0,5 a 40 μg/kg/min foi mais efetivo que o diltiazem para converter a fibrilação atrial pós-operatória em ritmo sinusal durante as primeiras 8 h do pós-operatório (Sakamoto *et al.*, 2012), assim como mais efetivo que placebo em prevenir o aparecimento de fibrilação atrial durante a primeira semana pós-cirurgia. A principal reação adversa ao landiolol é a hipotensão arterial. Quando utilizado no intraoperatório para tratamento de taquiarritmias, a dose recomendada é de 125 μg/kg/min por 1 min, seguido de infusão de 40 μg/kg/min, esta dose podendo ser aumentada entre 10 e 40 μg/kg/min com base no monitoramento da frequência cardíaca e da pressão arterial.

Antagonistas de canais de cálcio não di-hidropiridínicos

Os antagonistas de canais de cálcio não di-hidropiridínicos, diltiazem e verapamil, aumentam o período refratário e prolongam o tempo de condução do estímulo no nódulo atrioventricular. Esses fármacos podem efetivamente reduzir a frequência ventricular em pacientes com fibrilação atrial crônica, tanto em repouso como durante o exercício. O diltiazem apresenta menor efeito inotrópico negativo quando comparado com o verapamil, o que o torna mais vantajoso no tratamento da fibrilação atrial.

Diltiazem (Cardizem®)

Derivado benzodiazepínico (Figura 9.23) que atua como antagonista de canais de cálcio não di-hidropiridínico, inibindo portanto o influxo de cálcio que ocorre na fase 2 do potencial de ação. A exemplo de

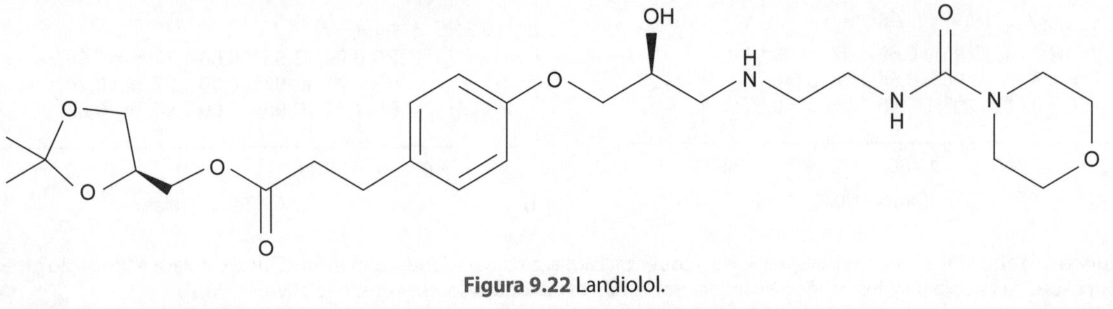

Figura 9.22 Landiolol.

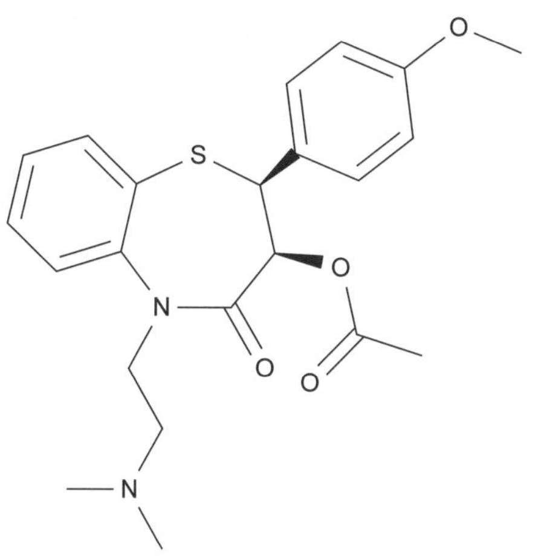

Figura 9.23 Diltiazem.

outros antagonistas de canais de cálcio, o diltiazem reduz a condução do estímulo nervoso nos nódulos sinoatrial e atrioventricular e apresenta efeito inotrópico negativo em preparações isoladas. Uma dose intravenosa de 20 mg de diltiazem aumenta o intervalo AH (representa o tempo de condução internodal AV, com valores normais entre 50 e 120 ms) e o período refratário efetivo em aproximadamente 20%. A administração de dose única de 300 mg de diltiazem VO a voluntários sadios aumentou o intervalo PR em 14%, sem contudo causar bloqueio de primeiro grau.

O diltiazem é bem absorvido pelo trato gastrintestinal, com biodisponibilidade absoluta de 40% em virtude do extenso metabolismo, e apenas 2 a 4% do fármaco inalterado é encontrado na urina. A ligação às proteínas plasmáticas varia entre 70 e 80%, e a meia-vida de eliminação entre 3 e 4,5 h. As reações adversas mais comuns são edema, cefaleia, náuseas, tontura, *rash* cutâneo e astenias.

A eficácia e a segurança do diltiazem (270 mg/dia) e do verapamil administrados por 3 semanas foram avaliadas e comparadas com placebo em pacientes (n = 18) com fibrilação atrial crônica. A avaliação foi feita com Holter de 24 h (Lundström e Rydén, 1990). Na Figura 9.24, a frequência cardíaca ventricular foi significativamente menor com diltiazem e verapamil, quando comparado com tratamento com placebo (Figura 9.24).

DIGITÁLICOS

A digoxina é utilizada há décadas para controlar a frequência ventricular em pacientes com fibrilação atrial. O uso de digitálicos na insuficiência cardíaca vem de séculos, mas ainda é controverso (Uretsky *et al.*, 1993) por causa de seu índice terapêutico estreito e do potencial de induzir taquiarritmias ventriculares e bradiarritmias. Níveis plasmáticos elevados de digoxina estão associados com aumento de mortalidade (Rathore *et al.*, 2003). No ensaio clínico AFFIRM (*Atrial Fibrillation Follow-up Investigation of Rhythm Management*), 2.816 pacientes (69,4%) receberam digoxina durante o estudo. O uso de digoxina foi associado com aumento de risco de mortalidade por qualquer causa (1,41; IC 95% 1,19 a 1,67, p < 0,0001), mortalidade cardiovascular (1,35, IC 95% 1,06 a 1,71, p = 0,016) e aumento de mortes por arritmia (1,61; IC 95% 1,12 a 2,30, p = 0,009; Figura 9.25).

Em pacientes com fibrilação atrial, mas sem insuficiência cardíaca, a digoxina foi associada com aumento de 37% da mortalidade. Apesar de a digoxina ter efeito inotrópico positivo e portanto ser potencialmente benéfica em pacientes com fibrilação atrial e insuficiência cardíaca, a análise do ensaio clínico AFFIRM revelou que o uso de digoxina foi associado com aumento de 41% da mortalidade (Whitbeck *et al.*, 2013). Outra análise realizada sobre os mesmos dados não encontrou diferença significativa de mortalidade (Gheorghiade *et al.*, 2013), ou seja, seu uso continua ainda sendo controverso.

FÁRMACOS UTILIZADOS NO TRATAMENTO DAS ARRITMIAS VENTRICULARES

Apesar de muitos avanços no manejo não farmacológico das arritmias ventriculares, fármacos constituem um recurso importante tanto no tratamento agudo como na prevenção de arritmias ventriculares, como contrações ventriculares prematuras, taquicardia ventricular permanente ou incessante. e na fibrilação ventricular. Fibrilação ventricular é a arritmia mais associada com morte súbita, visto poder causar *flutter* ventricular dessincronizado, resultando em uma redução da fração de ejeção do ventrículo esquerdo.

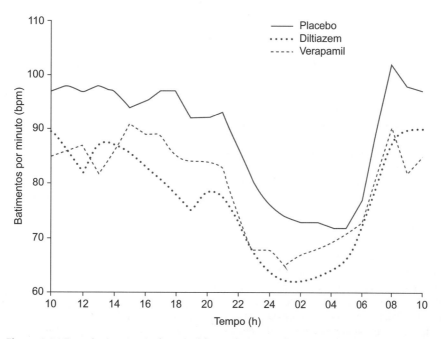

Figura 9.24 Frequências ventriculares (média por hora) monitoradas por 24 h em 18 pacientes.

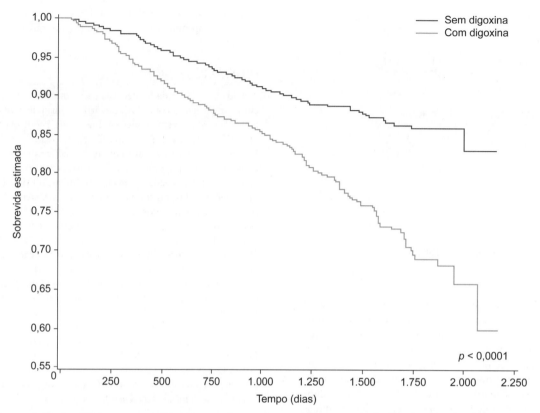

Figura 9.25 Curvas de Kaplan-Meier para mortalidade por qualquer causa com base no uso de digoxina. O valor de p para esta comparação é < 0,0001 pelo teste da razão de verossimilhança (*likelihood ratio test*).

As arritmias ventriculares podem ocorrer após infarto do miocárdio em doenças cardíacas estruturais que precedem o infarto do miocárdio, em corações não isquêmicos, em alterações de canais iônicos cardíacos e também em corações normais. As arritmias ventriculares podem se apresentar como complexos ventriculares prematuros, que é a forma mais frequente, podendo o quadro clínico ser sintomático ou assintomático, com taquicardia ventricular não sustentada, taquicardia ventricular sustentada mais alterações hemodinâmicas mínimas ou com colapso hemodinâmico, sendo esta última responsável por morte súbita (Markman e Nazarian, 2018).

Complexos ventriculares prematuros, mais conhecidos como extrassístoles, representam a arritmia ventricular mais frequente. Aproximadamente 40% dos adultos apresentam complexos ventriculares prematuros quando examinados por Holter de 24 h (Hingorani *et al.*, 2016). Entretanto, o prognóstico não pode ser avaliado sem considerar a presença ou ausência de alguma condição cardíaca associada. Na ausência de doença cardíaca, os complexos ventriculares prematuros são considerados benignos. Por outro lado, estudos recentes sugerem que dependendo da frequência dos complexos ventriculares prematuros, estes podem induzir cardiomiopatia. Nas décadas de 1970 e 1980, acreditava-se que esses complexos ventriculares prematuros poderiam ser o gatilho de arritmias ventriculares, fibrilação ventricular e morte súbita em pacientes com infarto do miocárdio; sua supressão, portanto, teria efeito terapêutico benigno. Entretanto, conforme visto no histórico do tratamento das arritmias, o ensaio clínico CAST (*Cardiac Arrhythmia Supression Trial*) demonstrou que a supressão dos mesmos com fármacos antiarrítmicos aumentou a mortalidade dos pacientes com infarto do miocárdio prévio em relação ao placebo. Até o presente momento, não há evidência de que pacientes assintomáticos que apresentem complexos ventriculares prematuros e fração de ejeção do ventrículo esquerdo preservada tenham benefício com o tratamento. Entretanto, complexos ventriculares prematuros podem causar sintomatologia e, nesse caso, os pacientes se beneficiam do tratamento. A primeira linha de tratamento nesse caso é com os fármacos betabloqueadores. Caso os sintomas não consigam ser controlados com esses fármacos ou seu uso não seja tolerado, uma segunda abordagem farmacológica pode ser feita com os antagonistas de canais de cálcio não di-hidropiridínicos.

Atenolol (Tenormin®)

A eficácia do atenolol no tratamento de arritmia ventricular sintomática sem evidência de doença cardíaca foi avaliada em ensaio clínico randomizado, duplo-cego e controlado com placebo (Krittayaphong *et al.*, 2002). Pacientes (n = 52) foram avaliados em relação à gravidade dos sintomas com Holter de 24 h para quantificação das extrassístoles e questionário sobre qualidade de vida antes e após 1 mês de tratamento com atenolol ou placebo. A quantidade média de extrassístoles era de 21.407 ± 1.740 em 24 h. O atenolol e o placebo reduziram de maneira significativa a frequência de sintomas; entretanto, o atenolol reduziu a frequência das extrassístoles (p = 0,001) e da frequência cardíaca (p < 0,01), enquanto o placebo não.

Metoprolol (Lopressor®)

É um bloqueador adrenérgico seletivo para os receptores beta-1. A seletividade para os receptores beta-1 foi confirmada por meio de experimentos em humanos, demonstrando que o metoprolol (Figura 9.26)

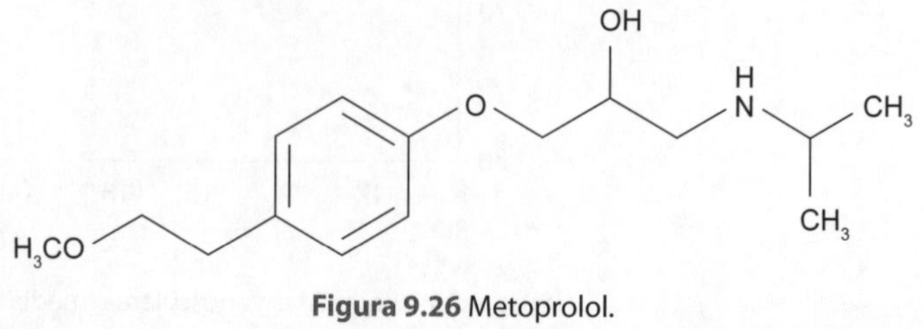

Figura 9.26 Metoprolol.

não reverte os efeitos vasodilatadores da epinefrina, e em pacientes asmáticos, demonstrando que a redução do volume expiratório forçado de 1 s causada pelo metoprolol é bem menor que a causada pelo propranolol.

A biodisponibilidade absoluta do metoprolol após administração VO é de aproximadamente 50%, indicando importante efeito de primeira passagem. O volume de distribuição do metoprolol é estimado entre 3,2 e 5,6 ℓ/kg e a ligação às proteínas plasmáticas é negligível (10%). O metoprolol é metabolizado primariamente pelo CIP2D6. Ele é uma mistura racêmica de enantiômeros R e S e, quando administrado VO, apresenta metabolismo estéreo-seletivo, o qual é dependente do fenótipo oxidativo. A eliminação do metoprolol dá-se essencialmente por biotransformação hepática; a meia-vida de eliminação é de 3 a 4 h, embora em pacientes que são metabolizadores pobres a meia-vida possa chegar a 7 a 9 h. Aproximadamente 95% da dose pode ser recuperada na urina, e a porcentagem recuperada na urina na forma de fármaco inalterado depende do fenótipo de metabolização do CIP2D6 do paciente.

Carvedilol (Coreg®)

É um antagonista dos receptores beta-adrenérgicos de terceira geração, atuando tanto em receptores beta-1 como beta-2, assim como alfa-1 (Kowey, 2005). O carvedilol (Figura 9.27) é lipofílico, apresenta atividade estabilizadora de membrana e bloqueia vários canais iônicos como canais de cálcio, sódio e potássio (Karle et al., 2001), além de ter propriedades antioxidantes (Kawai et al., 2004). A atividade betabloqueadora está associada ao enantiômero S(–), enquanto a atividade alfabloqueadora se associa ao enantiômero R(+).

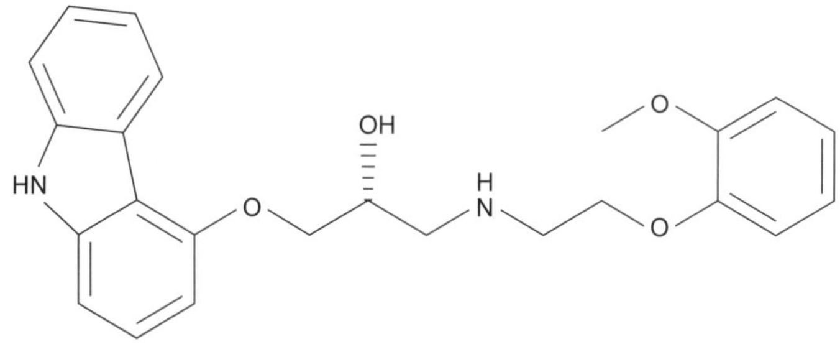

Figura 9.27 Carvedilol.

O carvedilol é absorvido rápida e extensivamente após administração oral, com biodisponibilidade absoluta entre 25 e 35% em virtude do efeito de primeira passagem bastante significativo. Após a administração do fármaco marcado com radioisótopo, apenas 7% da radioatividade encontrada no plasma era devida ao carvedilol. O carvedilol é metabolizado primariamente por oxidação do anel aromático e glucuronidação e sua desmetilação e hidroxilação geram 3 metabólitos ativos com atividade betabloqueadora, sendo o metabólito 4'-hidroxifenil aproximadamente 13 vezes mais potente que o carvedilol em atividade betabloqueadora. Os enantiômeros R(+) e S(–) são metabolizados pelo CIP2D6 e CIP2C9 e o carvedilol apresenta polimorfismo genético em metabolizadores lentos de debrisoquina (marcador do CIP2D6), apresentando concentrações 2 a 3 vezes superiores do R(+) enantiômero quando comparado com metabolizadores extensos. Já os níveis do enantiômero S(–) são apenas 20 a 25% maiores nos metabolizadores lentos, comparados com os metabolizadores extensos. O carvedilol é extensamente ligado às proteínas plasmáticas (98%), com volume de distribuição de 115 ℓ e *clearance* sistêmico entre 500 e 700 mℓ/min. A meia-vida de eliminação do enantiômero R(+) varia entre 5 e 9 h, enquanto a do enantiômero S(–), entre 7 e 11 h.

A eficácia e a segurança do carvedilol no tratamento de arritmias ventriculares foram avaliadas em ensaio clínico randomizado, multicêntrico, controlado com placebo, realizado em pacientes (n = 1.959) com redução da fração de ejeção do ventrículo esquerdo e infarto prévio do miocárdio (McMurray et al., 2005). O carvedilol foi superior ao placebo na redução de arritmias ventriculares (Figura 9.28) e na redução da fibrilação atrial e do *flutter* atrial (Figura 9.29).

Quinidina

Pode ser utilizada no tratamento ou na prevenção de tempestade elétrica na síndrome de Brugada ou na síndrome da repolarização precoce (Sacher et al., 2014). Em ensaios clínicos em pacientes com síndrome de Brugada, a recorrência de taquicardia ventricular foi rara quando os pacientes começaram a tomar quinidina (Hermida et al., 2004; Mizuwawa et al., 2006). Na síndrome de repolarização precoce, 27% dos pacientes apresentaram recorrência de fibrilação ventricular, mas que cessaram com o uso de quinidina (Haïssaguerre et al., 2009). A quinidina (Figura 9.30) também pode ser utilizada no tratamento da síndrome do QT curto (Inama et al., 2010) e é raramente utilizada no tratamento da fibrilação atrial por causa de seu efeito pró-arrítmico e

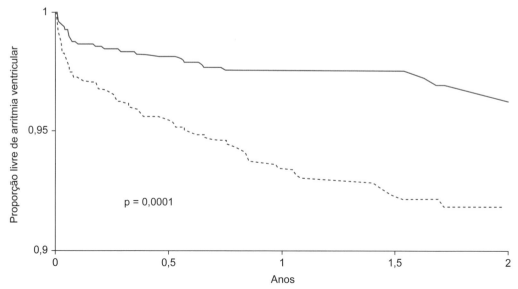

Figura 9.28 Superioridade do carvedilol (*linha cinza*) em relação ao placebo (*linha tracejada*) na redução de arritmias ventriculares.

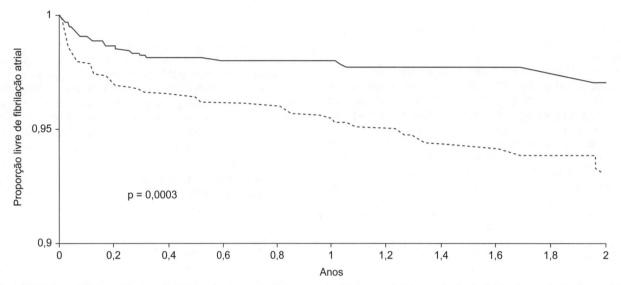

Figura 9.29 Superioridade do carvedilol (*linha cinza*) em relação ao placebo (*linha tracejada*) na redução da fibrilação atrial e do *flutter* atrial.

efeitos não cardiovasculares. Um dos problemas atuais é que a produção da quinidina foi descontinuada em vários países e, portanto, seu uso está comprometido.

Ivabradina (Corlanor®)

Diminui a frequência cardíaca ao inibir seletivamente a corrente elétrica I*f* (*funny*) no nódulo sinoatrial, sem afetar a contratilidade ou o relaxamento cardíaco, a repolarização ventricular ou a condução intracardíaca (Manz *et al.*, 2003). Esse mecanismo cronotrópico negativo é distinto daquele utilizado pelos betabloqueadores que causam inotropismo negativo e dos bloqueadores de canais de cálcio que causam inotropismo negativo, hipotensão arterial e constipação intestinal. A I*f* é uma corrente elétrica mista sódio-potássio que ativa a hiperpolarização da membrana e que originalmente se acreditava estar presente somente no nódulo sinoatrial. Atualmente há evidências de que seja expressa funcionalmente também no nódulo atrioventricular, e fármacos que bloqueiam essa corrente podem portanto modular a condução atrioventricular nodal.

A farmacocinética da ivabradina (Figura 9.31) é linear entre as doses de 0,5 a 24 mg. Após a administração oral em jejum, o $T_{máx}$ é de aproximadamente 1 h. A biodisponibilidade absoluta após administração oral é de aproximadamente 40%, sendo aumentada em 20 a 40% quando ingerida com alimentos. A ligação às proteínas plasmáticas é discreta (70%) e o volume aparente de distribuição é de aproximadamente 100 ℓ. A ivabradina é extensamente metabolizada no intestino e no fígado por oxidação feita pelo CIP3A4. O principal metabólito é o derivado N-desmetil, que é equipotente à ivabradina e cujas concentrações plasmáticas correspondem a 40% das concentrações plasmáticas da ivabradina. O *clearance* sistêmico da ivabradina é estimado em 24 ℓ/h, sendo o *clearance* renal de 4,2 ℓ/h, e aproximadamente 4% da dose oral da ivabradina excretada na forma de fármaco inalterada. A excreção de metabólitos ocorre em proporções semelhantes nas fezes e na urina. Por ser um fármaco de índice terapêutico estreito, é necessário haver muita atenção com as interações farmacocinéticas, conforme a Figura 9.32. Não há necessidade de ajuste de dose em pacientes com insuficiência hepática leve ou moderada (Child-Pugh A ou B) ou em pacientes com insuficiência renal que apresentam *clearance* de creatinina acima de 15 mℓ/min.

A ivabradina é indicada no tratamento da insuficiência cardíaca crônica descompensada com fração de ejeção menor ou igual a 35%, que esteja em ritmo sinusal e com frequência acima de 70 bpm e que esteja na dose máxima de betabloqueadores ou em pacientes nos quais o uso de betabloqueadores esteja contraindicado. A dose inicial recomendada é de 5 mg, 2 vezes/dia. O objetivo é atingir frequência cardíaca entre 50 e 60 bat/min. A dose máxima recomendada é de 7,5 mg, 2 vezes/dia. As reações adversas com frequência superior ou igual a 1% são bradicardia, hipertensão arterial, fibrilação atrial e fenômenos luminosos temporários (variação abrupta da intensidade de luz).

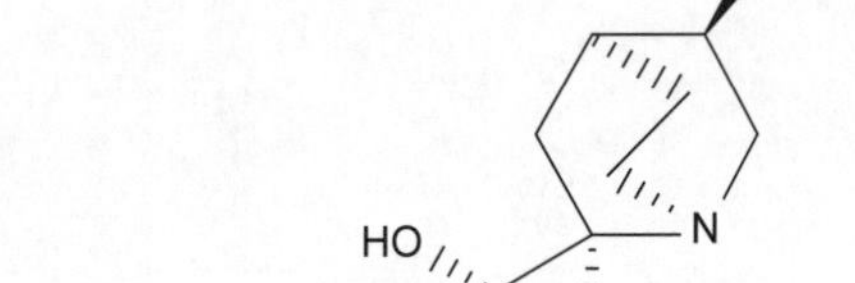

Figura 9.30 Quinidina.

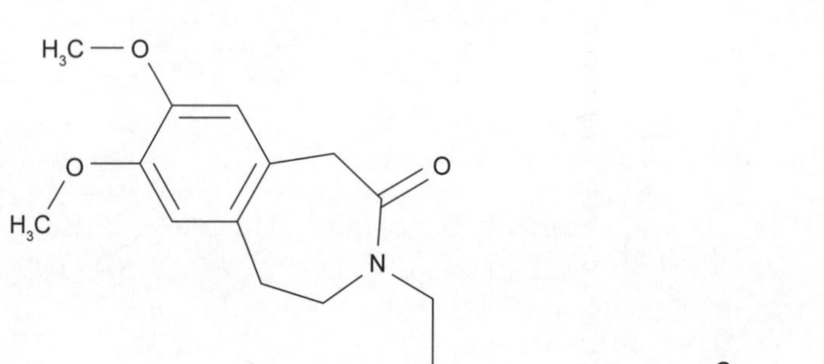

Figura 9.31 Ivabradina.

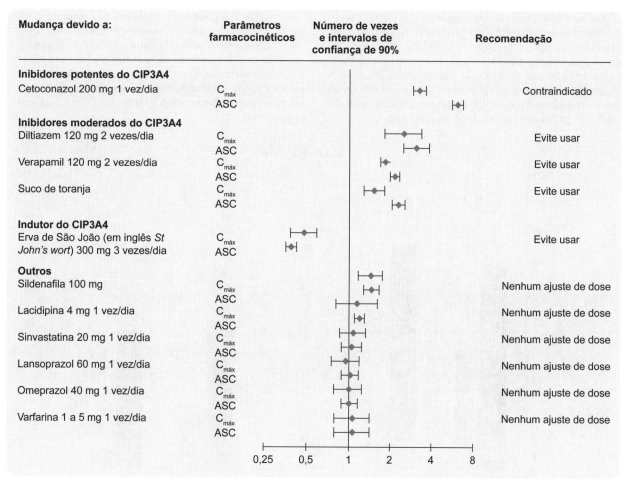

Figura 9.32 Mudança comparada com a ivabradina sozinha. ASC: área sob a curva.

Ranolazina (Ranexa®)

Derivado piperazino-acetamídico (Figura 9.33), a ranolazina inibe vários canais iônicos cardíacos com diferentes potências, atuando principalmente nas correntes de sódio (I_{Na}) de pico e tardias, também com algum feito nas correntes de potássio retificadoras tardias (I_{Kr}) e canais de cálcio tipo L. A potência da ranolazina para inibir as correntes de sódio de pico e tardias depende do tecido, apresentando importante diferença entre os efeitos nos canais de sódio atriais e ventriculares (Antzelevitch et al., 2011). A ranolazina inibe a corrente de sódio tardia do miócito ventricular em concentrações 30 a 38 vezes mais baixas que as necessárias para inibir a corrente de sódio de pico (Gupta et al., 2015). Nos miócitos atriais, a ranolazina é mais potente em inibir a corrente de sódio de pico, levando a uma redução da taxa de *upstroke* da fase 0 do potencial de ação, reduzindo a velocidade de condução, assim como aumentando a refratariedade pós-repolarização (Gupta et al., 2015). Esses efeitos da ranolazina em inibir as correntes de sódio de pico e tardias são dependentes da voltagem e da frequência, sendo mais potentes na taquicardia em relação à frequência normal do coração.

A inibição causada pela ranolazina nas correntes de potássio retificadoras tardias (I_{Kr}) gera aumento da dispersão transmural da repolarização e do intervalo QT_c; entretanto, apesar desses efeitos, a ranolazina não aumenta o risco de arritmias ventriculares ou *torsade de pointes* em virtude do seu efeito inibitório na corrente de sódio tardia. Em pacientes com a síndrome do QT longo, em que o mecanismo eletrofisiológico da arritmia ventricular é o aumento secundário da corrente de sódio tardia, a ranolazina suprime a arritmia ventricular ao reduzir o QT_c de maneira dose-dependente (Moss et al., 2008). A inibição causada pela ranolazina nos canais de cálcio de tipo L é mínima. A ranolazina apresenta fraco efeito vasodilatador e mínimo efeito direto na condução do nódulo atrioventricular.

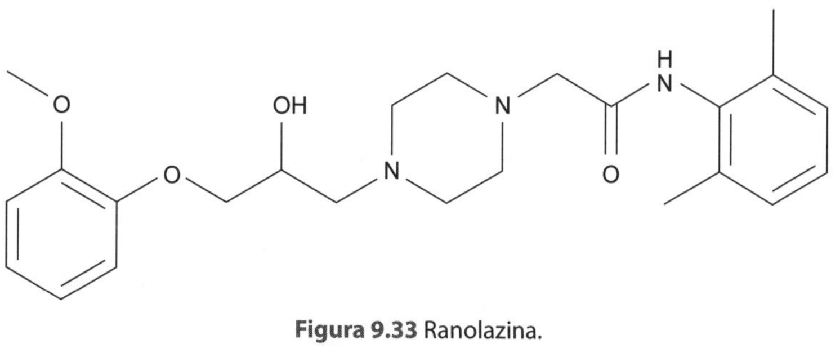

Figura 9.33 Ranolazina.

Após administração VO, o $T_{máx}$ é atingido entre 2 e 5 h. A ranolazina é extensamente metabolizada pelo intestino delgado e fígado, e o metabolismo não apresenta estéreo-seletividade. O metabolismo dá-se primariamente pelo CIP3A e secundariamente pelo CIP2D6. Após a administração oral, 75% da dose é eliminada na urina e 25% nas fezes, menos de 5% na forma de fármaco inalterado. A ranolazina é substrato para a glicoproteína-P (gp-P); portanto, a administração de inibidores da gp-P aumenta a sua biodisponibilidade.

A eficácia e a segurança da ranolazina para reduzir episódios de arritmias ventriculares foram avaliadas em ensaio clínico aberto em pacientes com implante de desfibrilador (n = 17) e em pacientes com implante de desfibrilador e angina de peito (n = 12) que eram resistentes a fármacos antiarrítmicos. A incidência de arritmias foi avaliada antes e após 6 meses de tratamento com ranolazina (Curnis et al., 2017). A ranolazina foi eficaz em reduzir os episódios de arritmias ventriculares (Figura 9.34).

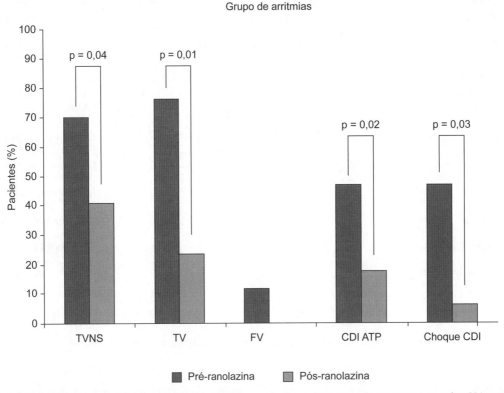

Figura 9.34 Eficácia da ranolazina na redução de episódios de arritmias ventriculares. ATP: estimulação antitaquicardia; CDI: cardioversor desfibrilador implantável; TVNS: taquicardia ventricular não sustentada; FV: fibrilação ventricular; TV: taquicardia ventricular.

REFERÊNCIAS BIBLIOGRÁFICAS

Anderson S, Blanski L, Byrd RC, Das G, Engler R, Laddu A, et al. Comparison of the efficacy and safety of esmolol, a short-acting beta blocker, with placebo in the treatment of supraventricular tachyarrhythmias. Am Heart J. 1986;111:42-8.

Ang EL, Chan WL, Cleland JG, Moore D, Krikler SJ, Alexander ND, et al. Placebo controlled trial of xamoterol versus digoxin in chronic atrial fibrillation. Br Heart J. 1990;64:256-60.

Anter E, Jessup M, Callans DJ. Atrial fibrillation and heart failure: treatment considerations for a dual epidemic. Circulation. 2009;119:2516-25.

Antzelevitch C, Burashnikov A, Sicouri S, Belardinelli L. Electrophysiologic basis for the antiarrhythmic actions of ranolazine. Heart Rhythm. 2011;8:1281-90.

Bardy GH, Lee KL, Mark DB, Poole JE, Packer DL, Boineau R et al. Amiodarone or an implantable cardioverter-defibrillator for congestive heart failure. N Engl J Med. 2005;352:225-37.

Bigger JT Jr, Fleiss JL, Kleiger R, Miller JP, Rolnitzky LM; Multicenter Post-Infarction Research Group. The relationship among ventricular arrhythmias, left ventricular dysfunction and mortality in the 2 years after myocardial infarction. Circulation. 1984;69:250-8.

Black-Maier E, Steinberg Ba, Piccini JP. Bucindolol hydrochloride in atrial fibrillation and concomitant heart failure. Expert Rev Cardiovasc Ther. 2015;13:627-36.

Bryson HM, Palmer KJ, Langtry HD, Fitton A. Propafenone – a reappraisal of its pharmacology, pharmacokinetics and therapeutic use in cardiac arrhythmias. Drugs. 1993;45:85-130.

Buccelletti F, Iacomini P, Botta G, Marsiliani D, Carroccia A, Gentiloni Silveri N, et al. Efficacy and safety of vernakalant in recent-onset atrial fibrillation after the European medicines agency approval: systematic review and meta-analysis. J Clin Pharmacol. 2012;52:1872-8.

Burashnikov A, Pourrier M, Gibson JK, Lynch JJ, Antzelevitch C. Rate-dependent effects of vernakalant in the isolated non-remodeled canine left atria are primarily due to block of the sodium channel: comparison with ranolazine and dl-sotalol. Circ Arrhythm Electrophysiol. 2012;5:400-8.

Camm J. Antiarrhythmic drugs for the maintenance of sinus rhythm: risks and benefits. Int J Cardiol. 2012;155:362-71.

Capucci A, Villani GQ, Aschieri D, Piepoli M. Safety of oral propafenone in the conversion of recent onset atrial fibrillation to sinus rhythm: a prospective parallel placebo-controlled multicentre study. Int J Cardiol. 1999;68:187-96.

Carlsson J, Miketic S, Windeler J, Cuneo A, Haun S, Micus S, et al. Randomized trial of rate-control versus rhythm-control in persistent atrial fibrillation: the Strategies of Treatment of Atrial Fibrillation (STAF) study. J Am Coll Cardiol 2003;41:1690-6.

CAST. Preliminary report: effect of encainide and flecainide on mortality in a randomized trial of arrhythmia suppression after myocardial infaction. N Engl J Med. 1989;321:406-12.

Castagno D, Skali H, Takeuchi M, Swedberg K, Yusuf S, Granger CB, et al. Association of heart rate and outcomes in a broad spectrum of patients with chronic heart failure: results from the CHARM (Candesartan in Heart Failure: Assessment of Reduction in Mortality and morbidity) program. J Am Coll Cardiol. 2012;59:1785-95.

Chatterjee K, De Marco T. Role of nonglycosidic inotropic agents: Indications, ethics, and limitations. Med Clin North Am 2003;87:391-418.

Conde D, Lalor N, Rodriguez L, Elissamburu P, Marcelo T. Vernakalant versus electrical cardioversion in recent-onset atrial fibrillation. Int J Cardiol 2013;168:4431-2.

Curnis A, Salghetti G, Cerini M, Vizzardi E, Sciatti E, Vassanelli F, et al. Ranolazine therapy in drug-refratory ventricular arrhythmias. J Cardiovasc Med (Hagerstown). 2017;18:534-8.

Dittrich HC, Feld GK, Bahnson TD, Camm AJ, Golitsyn S, Katz A, et al. COR-ART: a multicenter, randomized, double-blind, placebo-controlled dose-ranging study to evaluate single oral doses of vanoxerine for conversion of recent-onset atrial fibrillation or flutter to normal sinus rhythm. Heart Rhythm. 2015;12:1105-12.

European Medicines Agency. Assessment Report for Brinavess. International nonproprietary name: Vernakalant. [Acesso em: 30 ago 2019]. Disponível em: http://www.ema.europa.eu/docs/en_GB/document_library/EPAR_Public_assessment_report/human/001215/WC500097150.pdf.

Freemantle N, Lafuente-Lafuente C, Mitchell S, Eckert L, Reynolds M. Mixed treatment comparison of dronedarone, amiodarone, sotalol, flecainide, and propafenone, for the management of atrial fibrillation. Europace. 2011;13: 329-45.

Galve E, Rius T, Ballester R, Artaza MA, Arnau JM, García-Dorado D, et al. Intravenous amiodarone in treatment of recent-onset atrial fibrillation: results of a randomized, controlled study. J Am Coll Cardiol. 1996;27:1079-82.

Gang UJ, Jøns C, Jørgensen RM, Abildstrøm SZ, Haarbo J, Messier MD, et al. Heart rhythm at the time of death documented by an implantable loop recorder. Europace. 2010;12:254-60.

Garnock-Jones KP. Esmolol – a review of its use in the short-term treatment of tachyarrhythmias and the short-term control of tachycardia and hypertension. Drugs. 2012;72:109-32.

Gheorghiade M, Fonarow GC, van Veldhuisen DJ, Cleland JGF, Butler J, Epstein AE, et al. Lack of evidence of increased mortality among patients with atrial fibrillation taking digoxin: findings from post hoc propensity-matched analysis of the AFFIRM trial. Eur Heart J. 2013;34:1489-97.

Gupta T, Khera S, Kolte D, Aronow WS, Iwai S. Antiarrhythmic properties of ranolazine: a review of the current evidence. Int J Cardiol 2015;187:66-74.

Haïssaguerre M, Sacher F, Nogami A, Komiya N, Bernard A, Probst V, et al. Characteristics of recurrent ventricular fibrillation associated with inferolateral early repolarization: role of drug therapy. J Am Coll Cardiol. 2009;53:612-9.

Hermida JS, Denjoy I, Clerc J, Extramiana F, Jarry G, Millez P, et al. Hydroquinidine therapy in Brugada syndrome. J Am Coll Cardiol. 2004;43:1853-60.

Hingorani P, Karnad DR, Rohekar P, Kerkar V, Lokhandwala YY, Kothari S. Arrhythmias seen in baseline 24-hour holter ECG recordings in healthy normal volunteers during phase 1 clinical trials. J Clin Pharmacol. 2016;56:885-93.

Hohnloser SH, Kuck KH, Lilienthal J. Rhythm or rate control in atrial fibrillation – Pharmacological Intervention in Atrial Fibrillation (PIAF): a randomised trial. Lancet. 2000;356:1789-94.

Honjo H, Watanabe T, Kamiya K, Kodama I, Toyama J. Effects of propafenone on electrical and mechanical activities of single ventricular myocytes isolated from guinea-pig hearts. Br J Pharmacol. 1989;97:731-8.

Iguchi S, Iwamura H, Nishizaki M, Hayashi A, Senokuchi K, Kobayashi K, et al. Development of a highly cardioselective ultra short-acting b-blocker, ONO-1101. Chem Pharm Bull. 1992;40:1462-9.

Inama G, During O, Pedrinazzi C, Berisso MZ, Furlanello F. Orphan drugs in cardiology: nadolol and quinidine. J Cardiovasc Med (Hagestown). 2010;11:143-4.

Karle CA, Kreye VA, Thomas D, Röckl K, Kathhöfer S, Zhang W, et al. Antiarrhythmic drug carvedilol inhibits HERG potassium channels. Cardiovasc Res. 2001;49:361-70.

Katz AM. Physiology of the heart. 5. ed. Philadelphia: Wolters Kluwer/Lippincott Williams & Wilkins; 2011. p. 576.

Kawai K, Qin F, Shite J, Mao W, Fukuoka S, Liang CS. Importance of antioxidant and antiapoptotic effects of beta-receptor blockers in heart failure therapy. Am J Physiol Heart Circ Physiol. 2004;287:H1003-12.

Khand AU, Rankin AC, Martin W, Taylor J, Gemmell I, Cleland JG. Carvedilol alone or in combination with digoxin for the management of atrial fibrillation in patients with heart failure? J Am Coll Cardiol. 2003;42:1944-51.

Køber L, Torp-Pedersen C, McMurray JJ, Gøtzsche O, Lévy S, Crijns H, et al. Increased mortality after dronedarone therapy for severe heart failure. N Engl J Med. 2008;358:2678-87.

Kotecha D, Holmes J, Krum H, Altman DG, Manzano L, Cleland JG, et al. Efficacy of β blockers in patients with heart failure plus atrial fibrillation: an individual-patient data meta-analysis. Lancet. 2014;384:2235-43.

Kowey PR. A review of carvedilol arrhythmia data in clinical trials. J Cardiovasc Pharmacol Therapeut. 2005;10:S59-68.

Krittayaphong R, Bhuripanyo K, Punlee K, Kangkagate C, Chaithiraphan S. Effect of atenolol on symptompatic ventricular arrhythmia without structural heart disease: a randomized placebo-controlled study. Am Heart J. 2002;144(6):e10.

Lamotte M, Gerlier L, Caekelbergh K, Lalji K, Polifka J, Lee E. Impact of a pharmacological cardioversion with vernakalant on the management cost of recent atrial fibrillation in Belgium. Value Health. 2014;17:A490.

Lowe MD, Rowland E, Brown MJ, Grace AA. Beta(2) adrenergic receptors mediate important electrophysiological effects in human ventricular myocardium. Heart. 2001;86:45-51.

Lundström T, Rydén L. Ventricular rate control and exercise performance in chronic atrial fibrillation: effects of diltiazem and verapamil. J Am Coll Cardiol. 1990;16:86-90.

Magnani JW, Rienstra M, Lin H, Sinner MF, Lubitz SA, McManus DD, et al. Atrial fibrillation: current knowledge and future directions in epidemiology and genomics. Circulation. 2011;124:1982-93.

Markman TM, Nazarian S. Treatment of ventricular arrhythmias: what's new? Trend Cardiovasc Med. 2019;29(5):249-61.

McAlister FA, Wiebe N, Ezekowitz JA, Leung AA, Armstrong PW. Meta-analysis: beta-blocker dose, heart rate reduction, and death in patients with heart failure. Ann Intern Med. 2009;150:784-94.

McMurray J, Køber L, Robertson M, Dargie H, Colucci W, Lopez-Sendon J, et al. Antiarrhythmic effect of carvedilol after acute myocardial infarction. J Am Coll Cardiol. 2005;45:525-30.

Mizusawa Y, Sakurada H, Nishizaki M, Hiraoka M. Effects of low-dose quinidine of ventricular tachyarrhythmias in patients with Brugada syndrome: low-dose quinidine therapy as an adjunctive treatment. J Cardiovasc Pharmacol. 2006;47:359-64.

Moss AJ, Zareba W, Schwarz KQ, Rosero S, McNitt S, Robinson JL. Ranolazine shortens repolarization in patients with sustained inward sodium current due to type-3 long-QT syndrome. J Cardiovasc Electrophysiol. 2008;19:1289-93.

Naccarelli GV, Wolbrette DL, Bhatta L, Khan M, Hynes J, Samil S, et al. A review of clinical trials assessing the efficacy and safety of newer antiarrhythmic drugs in atrial fibrillation. J Interv Card Electrophysiol. 2003;9:215-22.

O'Connor CM, Gattis WA, Uretsky BF, Adams KA, McNulty S, Grossman SH, et al. Continuous intravenous dobutamine is associated with an increased risk of death in patients with advanced heart failure: Insights from the Flolan International Randomized Survival Trial (FIRST). Am Heart J. 1999;138:78-86.

Piccini JP, Hasselblad V, Peterson ED, Washam JB, Califf RM, Kong DF. Comparative efficacy of dronedarone and amiodarone for the maintenance of sinus rhythm in patients with atrial fibrillation. J Am Coll Cardiol. 2009;54:1089-95.

Plosker GL. Landiolol: a review of its use in intraoperative and postoperative tachyarrhythmias. Drugs. 2013;73:959-77.

Poole-Wilson PA, Swedberg K, Cleland JG, Di Lenarda A, Hanrath P, Komajda M, et al. Comparison of carvedilol and metoprolol on clinical outcomes in patients with chronic heart failure in the Carvedilol or Metoprolol European Trial (COMET): randomised controlled trial. Lancet. 2003;362:7-13.

Prystowsky EN, Katz A. Atrial fibrillation. In: Topol EJ, editor. Textbook of cardiovascular medicine. 2. ed. Philadelphia, PA: Lippincott-Raven Publishers; 2002. p.1403-28.

Rathore SS, Curtis JP, Wang Y, Bristow MR, Krumholz HM. Association of serum digoxin concentration and outcomes in patients with heart failure. J Am Med Assoc. 2003;289:871-8.

Rienstra M, Damman K, Mulder BA, Van Gelder IC, McMurray JJ, Van Veldhulsen DJ. Beta-blockers and outcome in heart failure and atrial fibrillation: a meta-analysis. JACC Heart Fail. 2013;1:21-8.

Sacher F, Derval N, Horlitz M, Haïssaguerre M. J wave elevation to monitor quinidine efficacy in early repolarization syndrome. J Electrocardiol. 2014;47:223-5.

Sakamoto A, Kitakaze M, Takamoto S, Namiki A, Kasanuki H, Hosoda S, et al. Landiolol, an ultra-short-acting β1-blocker, more effectively terminates atrial fibrillation than diltiazem after open heart surgery. Circ J. 2012;76:1097-101.

Sardar MR, Saeed W, Kowey PR. Antiarrhythmic drug therapy for atrial fibrillation. Heart Failure Clin. 2016;12:205-21.

Singh BN, Connolly SJ, Crijns HJ, Roy D, Kowey PR, Capucci A. et al. Dronedarone for maintenance of sinus rhythm in atrial fibrillation or flutter. N Engl J Med. 2007;357:987-99.

Singh BN, Singh SN, Reda DJ, Tang XC, Lopez B, Harris CL, et al. Amiodarone versus sotalol for atrial fibrillation. N Engl J Med. 2005;352:1861-72.

Task Force of the Working Group on Arrhythmias of the European Society of Cardiology. The 'Sicilian Gambit.' A new approach to the classification of antiarrhythmic drugs based on their actions on arrhythmogenic mechanisms. Eur Heart J. 1991;12:1112-31.

The CAPS Investigators. The Cardiac Arrhythmia Pilot Study. Am J Cardiol. 1986;57:91-5.

Torp-Pedersen C, Møller M, Bloch-Thomsen PE, Køber L, Sandøe E, et al. Dofetilide in patients with congestive heart failure and left ventricular dysfunction. Danish Investigations of Arrhythmia and Mortality on Dofetilide Study Group. N Engl J Med. 1999;341:857-65.

Touboul P, Brugada J, Capucci A, Crijns HJ, Edvardsson N, Hohnloser SH. Dronedarone for prevention of atrial fibrillation: a dose-ranging study. Eur Heart J. 2003;24:1481-7.

Uretsky B, Young JB, Shahidi FE, Yellen LG, Harrison MC, Jolly MK. Randomized study assessing the effect of digoxin withdrawal in patients with mild to moderate chronic congestive heart failure: results of the Proved trial. J Am Coll Cardiol. 1993;22:955-62.

Van Gelder IC, Hagens VE, Bosker HA, Kingma JH, Kamp O, Kingma T, et al. A comparison of rate control and rhythm control in patients with recurrent persistent atrial fibrillation. N Engl J Med. 2002;347:1834-40.

Vaughan Williams EM. The experimental basis for the choice of an antiarrhythmic drug. Adv Cardiol. 1970;4:275-89.

Waldo AL, Cam AJ, deRuyter H, Friedman PL, MacNeil DJ, Pauls JF, et al. Effect of d-sotalol on mortality in patients with left ventricular dysfunction after recent and remote myocardial infarction. Lancet. 1996;348:7-12.

Whitbeck M, Charnigo RJ, Khairy P, Ziada K, Bailey AL, Zegarra MM, et al. Increased mortality among patiens taking digoxin – analysis from the AFFIRM study. Eur Heart J. 2013;34:1481-8.

Wiest DB, Haney JS. Clinical pharmacokinetics and therapeutic efficacy of esmolol. Clin Pharmacokinet. 2012;51:347-56.

Wyse DG, Waldo AL, DiMarco JP, Domanski MJ, Rosenberg Y, Schron EB, Kellen JC, et al. A comparison of rate control and rhythm control in patients with atrial fibrillation. N Engl J Med. 2002;347:1825-33.

Zimetbaum P. Antiarrhythmic drug therapy for atrial fibrillation. Circulation. 2012;125:381-9.

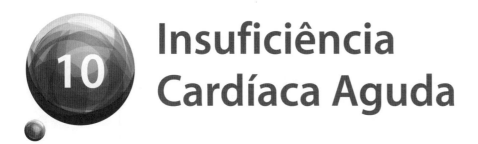

10 Insuficiência Cardíaca Aguda

INTRODUÇÃO

A insuficiência cardíaca é definida como uma síndrome clínica caracterizada por inadequação da perfusão sistêmica para suprir as necessidades metabólicas do organismo devido ao comprometimento funcional do coração. Ela afeta atualmente cerca de 23 milhões de pessoas no mundo (Bui et al., 2011). Dependendo da gravidade e da duração, pode ser classificada em insuficiência aguda ou crônica, e também em insuficiência cardíaca com fração de ejeção do ventrículo esquerdo preservada ou reduzida. Houve progresso razoável no tratamento da insuficiência cardíaca crônica (uso de inibidores da enzima conversora de angiotensina I, antagonistas dos receptores de angiotensina II, antagonistas dos receptores mineralocorticoides, diuréticos etc.). Entretanto, o tratamento da insuficiência cardíaca aguda continua restrito ao uso de diuréticos, vasodilatadores e fármacos inotrópicos com eficácia controversa.

A insuficiência cardíaca aguda é uma síndrome que pode causar morte súbita e geralmente requer hospitalização para tratamento. Trata-se de uma síndrome heterogênea, porém o maior grupo de pacientes desenvolve congestão periférica e pulmonar durante dias ou semanas antes da internação. Pode ocorrer em pacientes com insuficiência cardíaca crônica e, em casos extremos, no choque cardiogênico, com sintomas e sinais de perfusão baixa devido ao baixo débito cardíaco e à baixa pressão arterial. A maioria dos pacientes (85%) apresenta quadro clínico de dispneia e sinais de sobrecarga de volume. A insuficiência cardíaca aguda envolve anormalidades hemodinâmicas e danos a outros órgãos. As alterações hemodinâmicas são responsáveis pelos sintomas de congestão, enquanto os danos a outros órgãos contribuem para a morbidade e a mortalidade a longo prazo (Díez, 2014).

Diuréticos de alça constituem a principal classe terapêutica no tratamento da insuficiência cardíaca aguda, e, eventualmente, podem receber a associação de vasodilatadores. Em um levantamento feito na Europa, diuréticos de alça administrados por via intravenosa (IV) foram utilizados em mais de 80% dos pacientes, seguidos por vasodilatadores (principalmente nitroglicerina), em 41,1% dos pacientes. O uso de fármacos inotrópicos variou muito de acordo com o país (26 a 51%), conforme o registro do ALARM-HF (Follath et al., 2011).

MEDICAMENTOS PARA TRATAMENTO DA INSUFICIÊNCIA CARDÍACA AGUDA

Diuréticos de alça

O objetivo primário do tratamento da insuficiência cardíaca aguda é causar descongestão com uso de diuréticos. Os diuréticos de alça bloqueiam o transportador $Na^+-K^+-2Cl^-$, localizado na parte espessa da alça ascendente de Henle. Esse transportador é eletricamente neutro e ativado somente quando os quatro sítios estão ocupados. O sódio transportado para o interior da célula é bombeado para a circulação sistêmica pela bomba Na^+-K^+-ATPase, a qual cria um gradiente elétrico favorável (efluxo de 3 moléculas de sódio e influxo de 2 moléculas de potássio) para o transporte do sódio, do lúmen para a célula. Um canal para o cloro, basolateral, permite a saída basolateral para o cloro. A disponibilidade do potássio no lúmen limita a atividade do transportador $Na^+-K^+-2Cl^-$, de modo que o potássio que entra na célula é reciclado de volta ao lúmen, via canal de potássio na área medular externa. Este é um canal de potássio dependente de trifosfato de adenosina (ATP) na membrana apical, a qual tem um papel importante não somente na parte espessa da alça ascendente de Henle, mas também nos ductos coletores corticais. A despolarização da membrana basolateral causa uma diferença de voltagem transepitelial (10 mV aproximadamente), sendo o lúmen positivo comparado com o espaço intersticial. Em virtude da estequiometria assimétrica causada pela bomba de Na^+-K^+-ATPase, essa voltagem força para que a reabsorção de cátions como cálcio e magnésio ocorra por via paracelular. Essa região do néfron é impermeável à água porque, contrariamente ao tubo proximal, não há canais de água (aquaporinas). Portanto, a ação do transportador $Na^+K^+-2Cl^-$ é remover sódio e cloro, mas não água, diluindo efetivamente o fluido tubular, sendo 25 a 35% do sódio filtrado reabsorvido nessa área. A inibição do transportador $Na^+K^+-2Cl^-$ pelos diuréticos de alça, furosemida e bumetamida, implicará, portanto, que 25% do sódio filtrado acabe não sendo reabsorvido, permanecendo assim no fluido tubular que chegará aos ductos coletores, onde, sob a influência da aldosterona, parte será reabsorvido à custa de secreção de potássio. Outra consequência importante desse bloqueio consiste na redução da diferença de voltagem entre o lúmen e o interstício, acarretando redução ou abolição da reabsorção de cálcio e de magnésio. Desse modo, o uso de diuréticos de alça promove natriurese substancial, podendo levar à hiponatremia. Hipopotassemia, hipocalcemia e hipomagnesemia também podem ocorrer com o uso desses diuréticos. Acesso ao lúmen do túbulo é fundamental para a ação; os diuréticos de alça atingem o lúmen por meio de secreção ativa por transportadores de ácidos orgânicos, visto que apresentam alta ligação às proteínas plasmáticas. Entretanto, a coadministração de probenecida aumenta a ação diurética e natriurética da furosemida (Brater, 1978).

Os diuréticos de alça são os mais eficazes no tratamento da insuficiência cardíaca aguda, pois causam perda substancial de sódio e água quando comparados com os demais diuréticos. Os diuréticos de alça tipo furosemida e o ácido etacrínico aumentam a capacitância venosa, diminuindo dessa maneira a pressão de enchimento do ventrículo esquerdo. Eles também inibem a Na^+-K^+-ATPase e a bomba microsomal de cálcio, sendo este último mecanismo o responsável pela vasodilatação. Esses efeitos vasodilatadores são considerados o principal mecanismo pelo qual a furosemida e o ácido etacrínico, quando infundidos IV, aliviam imediatamente os sintomas da congestão pulmonar antes que ocorra a diurese. Uma metanálise demonstra que o uso de diuréticos de alça reduz significativamente a mortalidade e evita a deterioração da insuficiência cardíaca (Figura 10.1; Faris et al., 2002).

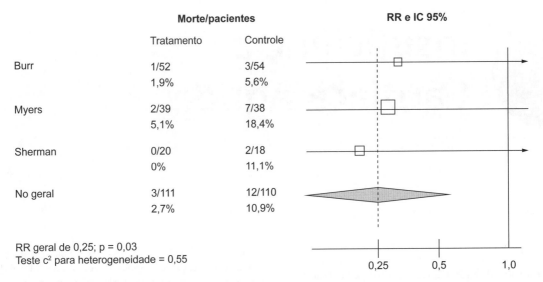

Figura 10.1 Efeitos da terapia diurética na mortalidade de pacientes com insuficiência cardíaca congestiva (ensaios clínicos teste/placebo). São apresentados o risco relativo (RR) e o IC 95% para cada um dos ensaios. Os quadrados representam a estimativa pontual do risco relativo; e as linhas longitudinais, do IC 95%. O tamanho do quadrado é aproximadamente igual à quantidade de informação estatística no teste (peso estatístico). Os pontos à esquerda da linha vertical contínua sugerem que os diuréticos têm um efeito benéfico. A linha vertical pontilhada representa o risco relativo geral, e o diamante representa o IC 95% em torno disso.

Há vários diuréticos de alça disponíveis comercialmente. A furosemida apresenta uma meia-vida curta, aproximadamente 1,5 h, e sua eliminação é tanto renal quanto metabólica. O ácido etacrínico apresenta as mesmas características farmacocinéticas, entretanto é o único diurético de alça que não dispõem de um derivado de sulfa na molécula e, portanto, pode ser utilizado em pacientes alérgicos à sulfa. A bumetanida é mais potente que a furosemida em termos de mg/kg, além de apresentar meia-vida curta e eliminação mista. A torasemida apresenta duração de ação mais longa (meia-vida de aproximadamente 4 h) e é eliminada essencialmente por metabolismo hepático. Os diuréticos de alça podem causar ototoxicidade, sendo que em termos de risco de menor para maior tem-se a ordem: torasemida < bumetanida < furosemida < ácido etacrínico. A incidência de ototoxicidade com furosemida pode chegar a 6,8%, enquanto com bumetanida e torasemida é de 1% e < 1%, respectivamente (Min e White, 2009). A ototoxicidade pode ser minimizada dependendo do esquema terapêutico; em um ensaio clínico randomizado, 20 pacientes com insuficiência cardíaca aguda receberam dose alta de furosemida administrada em *bolus* ou em infusão contínua (mesma dose total). A diurese e a natriurese foram significativamente maiores no grupo que recebeu infusão contínua, enquanto perda auditiva só foi observada em 5 pacientes que receberam *bolus* de furosemida (Dormans *et al.*, 1996). Menor toxicidade e maior eficácia do uso da infusão contínua sobre o *bolus* foram confirmadas em vários outros ensaios clínicos; no entanto, em pacientes que apresentam grau muito grave de desconforto respiratório, um *bolus* seguido de uma infusão deve ser considerado (Lahav *et al.*, 1992). A taxa de infusão costuma variar de 0,1 a 0,4 mg/kg/h, e o *bolus*, de 0,5 a 1 mg/kg (Gulbis e Spencer, 2006). Um alvo terapêutico importante com o uso dos diuréticos de alça em pacientes com insuficiência cardíaca aguda é conseguir uma diurese de 3 a 5 ℓ de urina/dia; doses altas em *bolus* de furosemida são mais eficazes do que doses baixas para atingir esse objetivo (Shakar e Lindenfeld, 2014).

Vasodilatadores

Na ausência de hipotensão sintomática, vasodilatadores como nitroglicerina, nitroprusseto de sódio e nesiritida podem ser administrados com diuréticos para alívio imediato da congestão em pacientes hospitalizados com insuficiência cardíaca aguda.

Nitrovasodilatadores

A classe dos nitrovasodilatadores é composta por nitroglicerina, mononitrato de isossorbida, dinitrato de isossorbida e nitroprusseto de sódio. Todos eles atuam por meio da liberação exógena de óxido nítrico, o qual se liga a guanilato ciclase solúvel, produzindo GMPcíclico (GMPc), e consequente relaxamento da musculatura lisa vascular. Em doses baixas, esse efeito ocorre predominantemente na circulação venosa, o que resulta no aumento da capacitância e na redução importante da pré-carga. Em doses altas (> 150 a 250 μg/min), os nitratos podem dilatar artérias, inclusive as coronárias.

A nitroglicerina IV reduz a pressão de enchimento do ventrículo esquerdo e a congestão pulmonar por meio de seu efeito venodilatador (aumento da capacitância venosa diminuindo a pré-carga); em doses mais altas, pode reduzir a resistência vascular periférica e, portanto, aumentar o volume sistólico e o débito cardíaco. A administração IV de nitroglicerina pode melhorar a perfusão coronariana e tornou-se o vasodilatador de escolha em caso de pacientes que apresentam isquemia miocárdica ou infarto do miocárdio junto com insuficiência cardíaca aguda. A dose inicial é de 5 μg/min, aumentando a cada 5 a 10 min (aumento não superior a 5 μg/min) até um máximo de 60 μg/min. Aproximadamente 20% dos pacientes hospitalizados com insuficiência cardíaca aguda são resistentes aos efeitos hemodinâmicos da nitroglicerina (mesmo na dose máxima), e o desenvolvimento de taquifilaxia pode ocorrer rapidamente durante a infusão (Fung e Bauer, 1994; Verma *et al.*, 1987). Foram randomizados 430 pacientes com insuficiência cardíaca aguda com doença renal crônica para receber placebo (grupo A), diurético de alça (grupo B) ou diurético de alça mais nitroglicerina (grupo C). Conforme a Figura 10.2, pacientes do grupo C tiveram redução substancial dos níveis do peptídio natriurético cerebral (BNP, do inglês *brain natriuretic peptide*), importante preditor da função ventricular, por ocasião da alta.

O objetivo primário composto (mortalidade por qualquer causa e reinternação por insuficiência cardíaca aguda) foi observado em 56% dos pacientes do grupo A, 53% do grupo B e 48% do grupo C (diferenças não significativas). Entretanto, a sobrevivência após 24 meses foi significativamente maior no grupo C (87%), comparado com o grupo A (79%) e o grupo B (82%), o que indica benefício da adição de nitroglicerina a furosemida nesses pacientes (Aziz *et al.*, 2011).

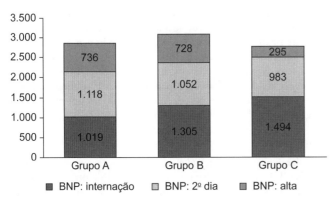

Figura 10.2 Mudança no peptídio natriurético cerebral (BNP) de acordo com o braço de tratamento.

O nitroprusseto de sódio é outro potente agente vasodilatador que apresenta efeitos mais balanceados no tônus venoso e arteriolar. A administração IV deve ser feita de maneira cuidadosa, com monitoramento da pressão arterial, visto que a sensibilidade de pacientes a esse medicamento é altamente variável. O nitroprusseto de sódio melhora tanto o débito cardíaco quanto a congestão pulmonar. A toxicidade pelo acúmulo de tiocianato é um evento adverso que ocorre somente com o nitroprusseto, particularmente, em pacientes que apresentam insuficiência renal ou que necessitam de doses altas por períodos prolongados (Mullens et al., 2008). É infundido na dose de 0,3 µg/kg/min.

Peptídios natriuréticos atriais

O sistema dos peptídios natriuréticos consiste em uma família de hormônios que apresentam efeito natriurético, vasorrelaxante e antiproliferativo, todos eles direcionados à homeostasia da volemia e da pressão arterial (McGrath et al., 2005). Esse sistema é formado por três peptídios: atrial, cerebral e natriurético tipo C. O peptídio atrial (ANP ou atriopeptina) é liberado predominantemente em resposta à distensão atrial; o BNP é sintetizado e secretado pelos ventrículos, enquanto o peptídio natriurético tipo C (CNP) é predominantemente localizado no sistema nervoso central e no endotélio, mas considerado não circulante (de Bold, 1985; Mukoyama et al., 1991; Vellaichamy et al., 2005). Tanto a produção do ANP quanto a do BNP estão aumentadas na sobrecarga e na hipertrofia do ventrículo esquerdo, na insuficiência cardíaca congestiva e na hipertensão arterial. Nesses casos, o ventrículo esquerdo torna-se o sítio primário para a síntese de ambos os peptídios, sendo os níveis de BNP 10 a 50 vezes mais altos do que os do ANP (Yoshimura et al., 1991). O BNP é mais potente como agente natriurético e exerce duração mais longa quando comparado com o ANP (Jaffe et al., 2006). Ambos modulam a pressão arterial e o volume intravascular por meio da interação com a ativação do receptor para ANP e da consequente estimulação da enzima guanilato ciclase particulada e da geração de GMPc (de Bold, 1985; Pandey, 2005). Há três receptores para os peptídios natriuréticos (RPN):

- RPN-A, localizado primariamente na superfície endotelial dos grandes vasos, rins e glândulas adrenais
- RPN-B, localizado nas células da musculatura lisa vascular cerebral
- RPN-C, que atua como um receptor de *clearance* para remover os peptídios natriuréticos da circulação.

Os peptídios natriuréticos estão aumentados na insuficiência cardíaca e exercem efeito compensatório ao inibirem o sistema renina-angiotensina-aldosterona e induzirem vasodilatação e natriurese (Woodard e Rosado, 2008). Tanto o BNP quanto o peptídio inativo formado pela porção N-terminal do pró-hormônio proBNP (NT-proBNP) são utilizados para confirmação do diagnóstico de insuficiência cardíaca aguda. A medida da concentração plasmática desses biomarcadores é recomendada quando o diagnóstico de insuficiência cardíaca aguda é incerto. No ensaio clínico PRIDE (*N-terminal Pro-BNP Investigation of Dyspnea in the Emergency Department*), a medida do NT-proBNP foi utilizada para excluir o diagnóstico de insuficiência cardíaca aguda em pacientes com quadro clínico de dispneia. A mediana dos níveis de NT-proBNP nos pacientes com insuficiência cardíaca aguda foi de 4.054 pg/mℓ. Considerando que os níveis de BNP e NT-proBNP aumentam com a idade, os investigadores desse estudo recomendaram um valor de corte (acima do qual o diagnóstico de insuficiência cardíaca aguda seria provável) de 450 pg/mℓ para pacientes abaixo de 50 anos de idade, 900 pg/mℓ para pacientes entre 50 e 74 anos e 1.800 pg/mℓ para aqueles com mais de 78 anos (Januzzi et al., 2005). A descongestão é um aspecto importante na terapia da insuficiência cardíaca, aguda e crônica, e a retenção de sódio tem um aspecto fundamental. Peptídios natriuréticos sintéticos como a carperitida (forma recombinante do ANP) e a nesiritida (forma recombinante do BNP) são utilizados atualmente para tratamento da insuficiência cardíaca. Quando administrados a pacientes com descompensação aguda da insuficiência cardíaca, uma rápida redução da pressão capilar pulmonar e, consequentemente, um alívio da dispneia ocorrem devido a natriurese, diurese e dilatação arterial e venosa.

Nesiritida

Peptídio natriurético do tipo B recombinante, aprovado para uso em pacientes com insuficiência cardíaca aguda por sua capacidade de reduzir a pressão capilar pulmonar e melhorar a dispneia. No ensaio clínico ASCEND-HF (*Acute Study of Clinical Effectiveness of Nesiritide and Decompensated Heart Failure*), 7.141 pacientes foram randomizados para receber nesiritida (0,01 µg/kg/min por 24 h ou mais) ou placebo, além do tratamento padrão. Não houve diferença significativa entre o grupo da nesiritida em relação a alívio da dispneia, piora da função renal, re-hospitalização em 30 dias ou mortalidade, quando comparado com o grupo que recebeu placebo. Com base nas evidências até o momento, o papel terapêutico da nesiritida na insuficiência cardíaca aguda é limitado.

Carperitida

Peptídio cíclico constituído por 28 aminoácidos chamado ANP humano, sintetizado por biologia recombinante. A carperitida pode ser usada no tratamento da insuficiência cardíaca aguda em razão de seus efeitos farmacológicos: vasodilatação reduzindo tanto a pré-carga quanto a pós-carga e a sua ação natriurética.

Ularitide

Forma sintética da urodilatina, isolado inicialmente da urina humano, é produzido principalmente pelas células do túbulo distal, secretado na urina e está envolvido no balanço de sódio. No ensaio clínico SIRIUS-II, o ularitide foi comparado com placebo em 221 pacientes com descompensação aguda da insuficiência cardíaca. O ularitide (urodilatina sintética) foi infundido por 24 h (7,5, 15 e 30 ng/kg/min) e causou redução significativa da pressão capilar pulmonar. Na dose mais alta, promoveu também redução da resistência vascular periférica e aumento do índice cardíaco, além de melhora da dispneia (Mitrovic et al., 2006). Em ensaio clínico mais recente, 2.157 pacientes com insuficiência cardíaca aguda foram randomizados para receberem ularatide (15 ng/kg/min) ou placebo por 48 h, além do tratamento padrão (Packer et al., 2017). Não ocorreu diferença na mortalidade cardiovascular entre os grupos, entretanto houve uma redução na pressão sistólica arterial e nos níveis de NT-proBNP no grupo tratado com ularatide, o que indica redução do estresse da parede ventricular.

Cenderitide

Peptídio natriurético atrial quimérico, é atualmente estudado para tratamento da insuficiência cardíaca aguda. Especificamente, foi desenhado para atuar em dois receptores da guanilato ciclase particulada

(A e B), diferentemente dos peptídios natriuréticos humanos. O cenderitide também é mais resistente à degradação pela neprilisina do que os peptídios natriuréticos ANP, BNP e NP tipo C.

Fármacos inotrópicos

Desde a introdução da digoxina na prática clínica, fármacos inotrópicos são utilizados no tratamento da insuficiência cardíaca. No entanto, o entusiasmo baseado no racional fisiopatológico da doença e no mecanismo de ação dos fármacos inotrópicos vem sendo progressivamente reduzido pelos ensaios clínicos realizados, demonstrando que sua administração está associada a eventos adversos sérios e ao aumento da mortalidade. É importante ressaltar que, nesses ensaios, nem sempre o fármaco inotrópico é administrado de acordo com as indicações. No ensaio clínico ADHERE (*Acute Decompensated Heart Failure National Registry*), fármacos inotrópicos foram administrados IV a 8% de pacientes com insuficiência cardíaca aguda, com função ventricular sistólica preservada *versus* 19% dos pacientes com função ventricular sistólica reduzida (Yancy et al., 2006). Em teoria, os fármacos inotrópicos melhoram os parâmetros hemodinâmicos ao aumentar o débito cardíaco e reduzir a pressão de enchimento dos ventrículos direito e esquerdo por meio do aumento da contratilidade cardíaca. Assim, os inotrópicos são indicados em pacientes que apresentam sinais de hipoperfusão periférica e retenção hídrica causada por redução da contratilidade cardíaca. Pressão arterial sistólica baixa é uma indicação para uso de fármacos inotrópicos. Entretanto, eles também são frequentemente administrados a pacientes com pressão sistólica normal ou alta, ou seja, em vários estudos clínicos, pacientes com insuficiência cardíaca aguda que não necessitam de fármacos inotrópicos acabam sendo tratados com esses fármacos, fator que complica a interpretação dos resultados.

O Quadro 10.1 indica alguns critérios para o uso de fármacos inotrópicos em pacientes com insuficiência cardíaca aguda (Teerlink et al., 2009).

As limitações do uso dos fármacos inotrópicos consistem, dependendo do seu mecanismo de ação, no aumento de arritmias ventriculares na presença ou não de fibrilação atrial, isquemia miocárdica pelo aumento do consumo de oxigênio pelo cardiomiócitos e toxicidade direta ao miocárdio, por sobrecarga de cálcio intracelular.

Dopamina

Catecolamina endógena, tem mecanismo de ação dependente da dose e é a precursora imediata da norepinefrina. Na dose de 2 a 3 µg/kg/min (dose renal de dopamina), ela age em receptores periféricos dos subtipos D1 e D2, causando vasodilatação na circulação renal, coronariana, esplâncnica e cerebral. Entretanto, o benefício das doses renais ainda é controverso. Não foram observados aumento da taxa de filtração glomerular nem aparente efeito protetor renal com doses baixas de dopamina em comparação com placebo (Bellomo et al., 2000). No ensaio clínico ROSE AHF (*Renal Optimization Strategies Evaluation in Acute Heart Failure*), o uso de baixas doses de dopamina ou nesiritida

Quadro 10.1 Indicações para a terapia inotrópica.

1. Disfunção hemodinâmica com baixo débito cardíaco (p. ex., índice cardíaco < 2 ℓ/min/m²) e aumento das pressões de enchimento do ventrículo esquerdo e/ou direito (i. e., pressão em cunha capilar pulmonar > 18 a 20 mmHg e pressão atrial direita > 10 a 12 mmHg)

2. Tratamento médico ideal, incluindo inibidores do sistema renina-angiotensina, antagonistas de aldosterona, quando tolerados, e diuréticos e nitratos, quando necessário

3. Condições críticas do paciente causadas por hemodinâmica anormal e incluindo qualquer um dos seguintes:
- Limitação de exercício grave
- Sobrecarga de fluido resistente a diuréticos
- Disfunção renal e hepática, conforme demonstrado por exames laboratoriais anormais (creatinina sérica, BUN, bilirrubina etc.)

não foi superior ao placebo, quando adicionado ao tratamento padrão (Chen et al., 2013). Nas doses de 3 a 5 µg/kg/min (ou até 10 µg/kg/min), atua como um beta-agonista, aumentando o inotropismo e o cronotropismo, como também a liberação de norepinefrina e inibindo sua recaptação em terminais simpáticos pré-sinápticos periféricos (Francis et al., 2014). Em doses mais altas (5 a 15 µg/kg/min), atua como um agonista de receptores adrenérgicos do subtipo alfa, causando vasoconstrição periférica (McMurray et al., 2012).

Dobutamina

Catecolamina com propriedades agonistas dos receptores adrenérgicos dos subtipos beta-1 e beta-2, apresenta efeito inotrópico positivo, com menor efeito cronotrópico positivo e sem efeito vasoconstritor (Sonnenblick et al., 1979). A infusão de dobutamina causa aumento de pressão arterial por elevar o débito cardíaco, enquanto o aumento da pressão arterial causada por norepinefrina acontece por meio de vasoconstrição periférica. Tanto a dobutamina quanto a dopamina reduzem a pressão do final da diástole do ventrículo esquerdo (LVEDP). Devido a esse último efeito e ao aumento do débito cardíaco com pouco efeito cronotrópico positivo, a dobutamina tornou-se muito popular para o tratamento da insuficiência cardíaca grave. Infusões de dobutamina por períodos acima de 72 h são associadas ao desenvolvimento de tolerância farmacodinâmica (Unverferth et al., 1980). Em pacientes em choque cardiogênico por insuficiência cardíaca descompensada, a dobutamina diminui a pressão do final da diástole no ventrículo esquerdo e aumenta a pressão arterial ao elevar o débito cardíaco. Em alguns pacientes, pode causar hipotensão arterial em razão do efeito nos receptores adrenérgicos do subtipo beta-2, presentes nos vasos sanguíneos. Vários ensaios clínicos demonstram melhora dos sintomas da insuficiência cardíaca com infusão de dobutamina nas doses de 5 a 7 µg/kg/min. Betabloqueadores como carvedilol e metoprolol são muito utilizados no tratamento da insuficiência cardíaca com disfunção ventricular esquerda, podendo naturalmente mascarar o efeito da dobutamina. A meia-vida desta é de alguns minutos, o que se torna vantajoso quando comparado com outros fármacos inotrópicos. Uma metanálise comparando uso de dobutamina com nesiritida no tratamento de descompensação de insuficiência cardíaca revelou maior mortalidade e readmissão hospitalar por descompensação no grupo tratado com dobutamina (Wang et al., 2015).

Norepinefrina

Catecolamina endógena que atua em receptores adrenérgicos dos subtipos alfa e beta. Portanto, tem efeito cronotrópico e inotrópico positivo, além de causar vasoconstrição periférica. É usada frequentemente em pacientes com choque séptico. Por sua atividade beta-agonista, a norepinefrina causa taquicardia, o que não é benéfico em pacientes com infarto do miocárdio recente, já que a taquicardia aumenta o consumo de oxigênio pelo coração. Quando comparada com dopamina no tratamento do choque cardiogênico, o uso de norepinefrina foi associado à redução da mortalidade (De Backer et al., 2010). A norepinefrina é tipicamente infundida nas doses de 0,2 a 1 µg/kg/min, utilizada preferencialmente em relação à epinefrina no choque cardiogênico, visto que esta última pode causar trombose coronariana. Pacientes que apresentam choque cardiogênico podem, ocasionalmente, apresentar hipotensão devido à vasodilatação sistêmica, situação em que a norepinefrina deve ser usada.

Milrinona

Bipiridina que inibe a enzima citoplasmática fosfodiesterase III, portanto, previne a degradação do monofosfato de adenosina cíclico intracelular (AMPc). O aumento desse nucleotídio causa ativação da enzima proteinoquinase A (PKA), que promove aumento do influxo de cálcio para dentro dos cardiomiócitos, o que, por sua vez, estimulará a contratilidade cardíaca. O efeito inotrópico positivo da milrinona é independente da estimulação dos receptores adrenérgicos beta das células miocárdicas, o que a diferencia da dobutamina e da dopamina. A milrinona apresenta também efeito lusitrópico positivo, melhorando a função diastólica. Esse mecanismo de ação torna preferível o uso da milrinona em pacientes com insuficiência cardíaca grave, os quais geralmente já estão utilizando betabloqueadores como parte do tratamento. A milrinona pode reduzir a pressão da artéria pulmonar por promover vasodilatação pelo aumento de AMPc, eventualmente contribuindo para a melhora da função do ventrículo direito. Atualmente, estão sendo realizados ensaios clínicos para avaliar a eficácia do tratamento com milrinona na hipertensão pulmonar. No ensaio OPTIME-CHF (*Outcomes of Prospective Trial of Intravenous Milrinone for Exacerbations of Chronic Heart Failiure*), a milrinona foi adicionada ao tratamento médico clássico e avaliada contra placebo em pacientes com exacerbação (descompensação) da insuficiência cardíaca (Cuffe *et al.*, 2002). Um total de 951 pacientes, com fração de ejeção do ventrículo esquerdo de 23%, foi randomizado para receber milrinona ou placebo por 48 h e acompanhado por 60 dias. A milrinona foi associada a aumento significativo de hipotensão prolongada e arritmias atriais quando comparada com o grupo placebo. Não houve diferenças de mortalidade hospitalar, mortalidade após 60 dias ou readmissão hospitalar. Uma análise *post-hoc* verificou que pacientes com milrinona infundida na dose de 0,5 μg/kg/min foi associada a maior mortalidade entre aqueles que apresentavam cardiopatia isquêmica e um efeito benéfico neutro naqueles que apresentavam cardiopatia não isquêmica (Felker *et al.*, 2003). O ensaio clínico ADHERE (*Acute Decompensated Heart Failure National Registry*) também mostrou aumento de mortalidade intra-hospitalar em pacientes internados por descompensação da insuficiência cardíaca que receberam dobutamina ou milrinona IV quando comparados com administração IV de nitroglicerina ou nesiritida (Abraham *et al.*, 2005). Considerando o risco aumentado de causar arritmias e mortalidade, a dobutamina e a milrinona só devem ser utilizadas em grupos seletos de pacientes, por exemplo, naqueles com choque cardiogênico ou com insuficiência cardíaca descompensada que não conseguem ser compensados pelo uso de diuréticos (Dec, 2005). A milrinona pode ser utilizada como fármaco inotrópico positivo em pacientes que estejam sendo tratados com betabloqueadores, visto que, ao contrário da dopamina e da dobutamina, não atua como beta-agonista para aumentar a contratilidade cardíaca. Por apresentar *clearance* renal, não deve ser utilizada em pacientes com insuficiência renal. Em ensaio clínico recente comparando uso de dobutamina e milrinona em pacientes com insuficiência cardíaca aguda, dobutamina foi associada a maior mortalidade (18%) após 180 dias quando comparada com milrinona (12%) (King *et al.*, 2017).

Levosimendana

Trata-se de um fármaco que aumenta a sensibilidade ao cálcio e apresenta efeito inotrópico positivo, potencializando a interação dos íons cálcio à troponina C nos cardiomiócitos. Aumentar o efeito inotrópico sem elevar a concentração intracelular de cálcio pode prevenir o aumento de risco de arritmias cardíacas. A levosimendana também apresenta efeito vasodilatador ao abrir os canais para potássio sensíveis ao ATP na musculatura lisa vascular. Este último mecanismo reduz tanto a pré-carga quanto a pós-carga, o que pode ser benéfico no tratamento de pacientes com descompensação aguda da insuficiência cardíaca. Ele também ativa os canais para potássio sensíveis ao ATP da mitocôndria, efeito aparentemente chave na proteção do miocárdio e de outras células contra isquemia (Figura 10.3).

A levosimendana causa uma melhora dose-dependente no perfil hemodinâmico de pacientes com insuficiência cardíaca grave, em geral é infundido nas doses de 0,1 a 0,4 μg/kg/min (aumento gradativo) em um período de 4 h. No estudo LIDO (*Levosimendan Infusion versus Dobutamine*), a levosimendana IV foi comparada com dobutamina em pacientes com grave insuficiência cardíaca. Notaram-se uma melhora na hemodinâmica (aumento do débito cardíaco e diminuição da pressão capilar pulmonar) e redução da mortalidade após 1 e 6 meses (Follath *et al.*, 2002). No ensaio clínico SURVIVE, em que a levosimendana foi comparada com dobutamina em 1.327 pacientes, não se notou redução significativa de mortalidade após 6 meses de

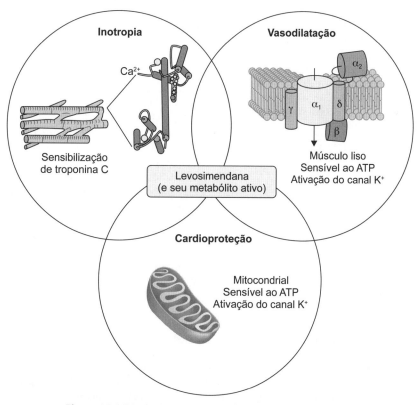

Figura 10.3 Principais mecanismos de ação da levosimendana.

acompanhamento (Mebazaa et al., 2007). É importante ressaltar que, quando comparada com placebo, a levosimendana não demonstrou redução de mortalidade (Ribeiro et al., 2010; Delaney et al., 2010).

Omecamtiv mecarbil

Fármaco inotrópico que atua como ativador específico da miosina cardíaca, melhorando a função sistólica do coração sem aumentar a demanda energética. Os cardiomiócitos se contraem por meio da interação da actina com a miosina; e a energia química necessária para essa interação é obtida pelo consumo de ATP. O omecamtiv mecarbil ativa a ATPase miocárdica, permitindo desse modo uma interação eficaz dos miofilamentos miosina e actina (Teerlink, 2009). Esse aumento de atividade resulta em aumento do tempo que a miosina cardíaca fica ligada à actina, produzindo um estado de contração (Figura 10.4).

A variação transitória da concentração de cálcio não se modifica com o omecamtiv mecarbil, contrariamente ao observado com fármacos inotrópicos tradicionais como a dobutamina, os quais aumentam a concentração intracelular de AMPc e os níveis das concentrações transitórias de cálcio. Por meio desse mecanismo, o omecamtiv mecarbil aparentemente não aumenta a demanda de energia do coração, melhorando a função sistólica ao permitir que o miocárdio utilize a energia de maneira mais eficiente (Shen et al., 2010). Em um ensaio clínico fase II em pacientes com descompensação aguda da insuficiência cardíaca (ATOMIC-AHF – *Acute Treatment with Omecantiv Mecarbil to Increase Contractility in Acute Heart Failure*) que apresentavam os critérios de inclusão fração de ejeção < 40%, níveis elevados do fator natriurético e dispneia persistente 2 h após administração de furosemida (40 mg) IV, a infusão de omecamtiv mecarbil foi bem tolerada, aumentou a fração e ejeção e melhorou a dispneia (apenas no grupo de dose mais alta). Ensaio clínico fase III está em andamento (GALACTIC-HF).

Istaroxima

O cálcio tem um papel crítico nas fases de contração e relaxamento do ciclo cardíaco. A Ca^{2+}-ATPase do retículo sarcoplasmático (SERCA2a) é a enzima responsável tanto pelo relaxamento miocárdico por meio da recaptação do cálcio para dentro do retículo sarcoplasmático como pela contratilidade miocárdica por meio do controle da quantidade de cálcio no retículo sarcoplasmático. Istaroxima é um fármaco que tanto inibe a Na^+/K^+-ATPase como estimula a Ca^{2+}-ATPase do retículo sarcoplasmático (Figura 10.5). Esse duplo mecanismo possibilita que a istaroxima tenha ação inotrópica, por permitir acúmulo de cálcio durante a contração, e efeito lusitrópico, ao sequestrar o cálcio durante o relaxamento (Gheirghiade et al., 2008). O ensaio clínico

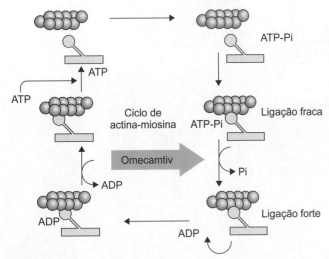

Figura 10.4 Efeito do omecamtiv no ciclo de ponte cruzada (*crossbridge cycle*).

HORIZON-HF (*Hemodynamic, Echocardiographic, and Neurohormonal Effects of Istaroxime, a Novel Intravenous Inotropic and Lusitropic Agent: a Randomized Controlled Trial in Patients Hospitalized with Heart Failure*) verificou o efeito da infusão de istaroxima em pacientes com insuficiência cardíaca aguda. A pressão capilar pulmonar foi reduzida pela istaroxima de maneira dose-dependente e significativa quando comparada com o placebo. Interessante foi que os pacientes apresentaram redução da frequência cardíaca, em contraste com a taquicardia observada quando da utilização de fármacos inotrópicos tradicionais. Não foi observada alteração de função renal, níveis de neuro-hormônios ou de troponina com o uso de istaroxima (Gheorghiade et al., 2008).

Serelaxina

É a forma recombinante do hormônio humano relaxina, naturalmente produzido pelo corpo lúteo, pela placenta, pela vasculatura e pelos cardiomiócitos (Samuel et al., 2006; Novak et al., 2006). A relaxina atua via receptor acoplado à proteína G, levando a um aumento de AMPc, o que provoca, por sua vez, aumento da expressão da sintase de óxido nítrico endotelial e, consequentemente, de óxido nítrico. A relaxina também causa *up-regulation* da metaloproteinase-2, a qual ativa a endotelina-1, levando à ativação do receptor B da endotelina-1 (ET_B), com consequente produção de óxido nítrico. A ativação do ET_B é o provável mecanismo pelo qual a relaxina aumenta o fluxo arterial renal. A relaxina aumenta o débito cardíaco, a complacência vascular e o fluxo renal, modulando, assim, as importantes mudanças fisiológicas que ocorrem durante a gravidez. Devido à sua potência como fármaco vasodilatador e à sua capacidade de aumentar o fluxo renal, a relaxina foi avaliada como terapia potencial para a insuficiência cardíaca aguda. No ensaio clínico RELAX_AHF (*Relaxin in Acute Heart Failure*), foram incluídos 1.161 pacientes com descompensação aguda da insuficiência cardíaca, que apresentavam pressão arterial sistólica acima de 125 mmHg e disfunção renal. Esses pacientes receberam placebo ou relaxina (30 µg/kg) administrado por infusão durante 48 h. A serelaxina causou melhora significativa da dispneia, reduziu o período de internação hospitalar e diminuiu a gravidade da insuficiência cardíaca quando comparada com o placebo. Foi observada também redução da mortalidade em 6 meses, e não houve evidência de reações adversas na função renal (Metra et al., 2013).

Aquaréticos

Arginina vasopressina é um hormônio peptídico composto por 9 aminoácidos que tem papel fundamental na preservação do balanço hídrico, da osmolalidade e do volume sanguíneo. É sintetizada no hipotálamo, armazenada na parte posterior da hipófise e liberado na veia porta hipofisária quando necessário. Em condições normais, a liberação da arginina vasopressina é controlada primariamente pela osmolalidade plasmática. O aumento da osmolalidade plasmática em 1% é suficiente para estimular a liberação do hormônio antidiurético e aumentar a reabsorção de água no túbulo renal. A redução da volemia é outro mecanismo que estimula a liberação da arginina vasopressina detectada pelos barorreceptores no seio carotídeo e os receptores sensíveis ao estiramento das grandes veias, dos átrios e do tronco pulmonar. A redução de 5 a 10% da volemia é suficiente para provocar aumento da liberação do hormônio arginina vasopressina. Os receptores para arginina vasopressina são acoplados à proteína G e modulam as funções cardiovasculares e renais desta, sendo classificados em três subtipos: V1A, V1B e V2. A Tabela 10.1 resume a localização e a função dos receptores.

Hiponatremia é o distúrbio eletrolítico mais comum encontrado em pacientes com insuficiência cardíaca. A redução do débito cardíaco leva a uma redução do fluxo sanguíneo renal, causando redução da taxa de filtração glomerular e, consequentemente, a oferta de sódio e água para os seguimentos distais do néfron. Isso estimula o aumento

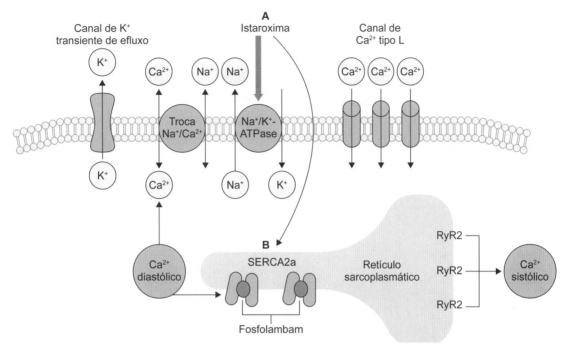

Figura 10.5 A. Mecanismo de ação de istaroxima. **B.** Atividade de SERCA2a.

Tabela 10.1 Receptores de arginina vasopressina.		
Receptor	Local	Função
V_{1A}	Células do músculo liso vascular, hepatócitos, plaquetas, útero, células renais, adrenais e cerebrais	Vasoconstrição, glicogenólise, agregação de plaquetas e hipertrofia de miócitos
V_{1B}	Hipófise anterior	Mediar a liberação de hormônio adrenocorticotrófico e endorfinas
V_2	Ductos coletores renais	Mediar a absorção de água livre por meio da mobilização de vesículas intracelulares de aquaporina-2 (AQP2) para a membrana plasmática apical das células do ducto coletor, causando um aumento na permeabilidade da água e efeito antidiurético

da reabsorção de sódio e água no túbulo proximal, reduzindo ainda mais a oferta de água e sódio, e diminuindo, assim, a capacidade do rim de eliminar urina diluída. A queda do débito cardíaco também causa ativação dos barorreceptores, que, por sua vez, provocam estimulação dos terminais simpáticos, do sistema renina-angiotensina e da secreção de hormônio antidiurético. Pacientes com insuficiência cardíaca grave frequentemente apresentam hiponatremia com níveis altos do hormônio arginina vasopressina, resistentes mesmo com administração aguda de líquidos. Hiponatremia em pacientes com insuficiência cardíaca está associada a prognóstico reservado com redução da sobrevida (De Luca et al., 2005).

Conforme discutido neste capítulo, o uso de diuréticos de alça é essencial no tratamento da insuficiência cardíaca aguda. Entretanto, esses diuréticos causam reações adversas importantes, como, redução da função renal, ativação do sistema nervoso simpático e ativação do sistema da renina-angiotensina. Ao afetarem a mácula densa para ativar a renina, os diuréticos de alça causam vasoconstrição da arteríola aferente e deterioram ainda mais a função renal (Sarraf e Schrier, 2011). A vasoconstrição e a retenção hídrica causada pela ativação do sistema nervoso simpático, do sistema renina-angiotensina e pela secreção do hormônio antidiurético acabam acelerando a progressão da insuficiência cardíaca. O hormônio antidiurético controla o tônus vascular e a reabsorção de água livre por meio dos receptores V1A e V2. A tolvaptana e a lixivaptana são potentes antagonistas seletivos dos receptores V2 da arginina vasopressina e disponíveis VO. A conivaptana é um antagonista dos receptores V1A e V2. A indicação primária dos vaptans é para tratamento de hiponatremia (< 135 mEql/ℓ Na$^+$ em duas medidas em 2 dias consecutivos). Eles realmente são efetivos, pois causam aquarese, o que leva ao aumento da concentração plasmática de sódio (Rai et al., 2006). No ensaio clínico EVEREST (*Efficacy of Vasopressin Antagonism in hEart failuRE: Outcome Study With Tolvaptan*), verificou-se que pacientes hospitalizados por descompensação da insuficiência cardíaca sob administração de tolvaptana apresentaram melhora do quadro clínico e aumento da concentração plasmática de sódio. No entanto, não foi observada redução da mortalidade ou reinternação por insuficiência cardíaca (Gheorghiade et al., 2007).

Em ensaio clínico mais recente, 60 pacientes internados com insuficiência cardíaca aguda foram randomizados para receber furosemida (40 mg/dia IV) ou tolvaptana (7,5 mg/dia VO) por 5 dias após a internação. O grau de descongestão pulmonar obtido foi semelhante entre os dois grupos, porém, conforme ilustrado na Figura 10.6, a função renal foi mais preservada no grupo que recebeu a tolvaptana (Jujo et al., 2016).

Conforme esperado, no grupo tratado com furosemida houve aumento da atividade plasmática da renina, o que não ocorreu com o grupo tratado com o aquarético (Figura 10.7).

Uma possibilidade estudada no momento é o uso do aquarético em conjunto com o diurético de alça, para minimizar os distúrbios eletrolíticos causados por este último e, desse modo, preservar a função renal.

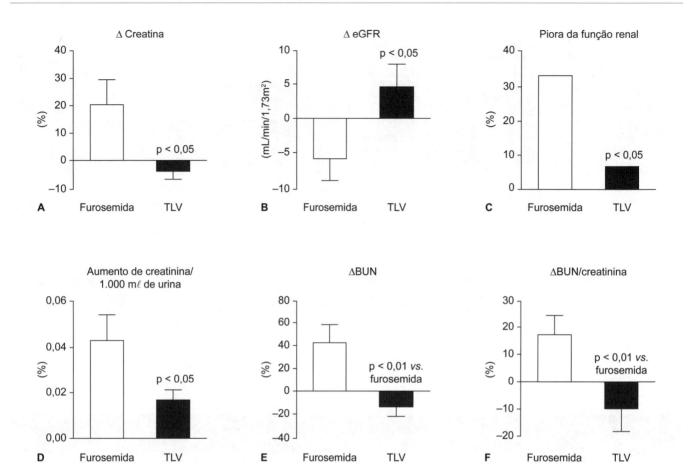

Figura 10.6 Tolvaptana (TLV) preservou funções renais e reduziu a razão nitrogênio da ureia do sangue/creatinina. Alterações em relação à linha de base da creatitina sérica, taxa de filtração glomerular (eGFR), piora da função renal (PRF), aumento da creatinina eliminada em 1 ℓ de urina, nitrogênio da uréia do sangue (BUN) e relação entre BUB e creatinina.

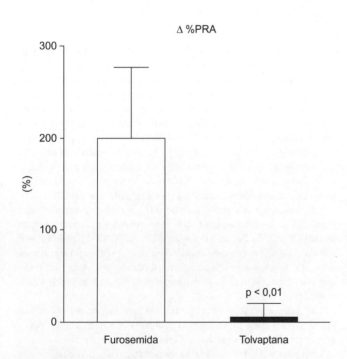

Figura 10.7 Tolvaptana não causou aumento da atividade de renina plasmática comparado a furosemida.

REFERÊNCIAS BIBLIOGRÁFICAS

Abraham WT, Adams KF, Fonarow GC, Costanzo MR, Berkowitz RL, LeJemtel TH, et al. ADHERE Scientific Advisory Committee and Investigators; ADHERE Study Group. In-hospital mortality in patients with acute decompensated heart failure requiring intravenous vasoactive medications: An analysis from the Acute Decompensated Heart Failure National Registry (ADHERE). J Am Coll Cardiol. 2005;46:57-64.

Aziz EF, Kukin M, Javed F, Pratap B, Sabharwal MS, Tormey D, et al. Effect of adding nitroglycerin to early diuretic therapy on the morbidity and mortality of patients with chronic kidney disease presenting with acute decompensated heart failure. Hosp Pract. 2011;39:126-32.

Bellomo R, Chapman M, Finfer S, Hickling K, Myburgh J. Low-dose dopamine in patients with early renal dysfunction: a placebo-controlled randomised trial. Australian and New Zealand Intensive Care Society (ANZICS) Clinical Trials Group. Lancet. 2000;356:2139-43.

Brater C. Effects of probenecid on furosemide response. Clin Pharmacol Ther. 1978;24:548-54.

Bui AL, Horwich TB, Fonarow GC. Epidemiology and risk profile of heart failure. Nat Rev Cardiol. 2011;8:30-41.

Chen HH, Anstrom KJ, Givertz MM, Stevenson LW, Semigran MJ, Goldsmith SR, et al. Low-dose dopamine or low-dose nesiritide in acute heart failure with renal dysfunction: the ROSE acute heart failure randomized trial. JAMA. 2013;310:2533-43.

Cuffe MS, Califf RM, Adams KF Jr, Benza R, Bourge R, Colucci WS, et al. Short-term intravenous milrinone for acute exacerbation of chronic heart failure: A randomized controlled trial. JAMA. 2002;287:1541-7.

De Backer D, Biston P, Devriendt J, Madl C, Chochrad D, Aldecoa C, et al. Comparison of dopamine and norepinephrine in the treatment of shock. N Engl J Med. 2010:362:779-89.

De Bold AJ. Atrial natriuretic factor: a hormone produced by the heart. Science. 1985;230:767-70.

De Luca L, Klein L, Udelson JE, Orlandi C, Sardella G, Fedele F, et al. Hyponatremia in patients with heart failure. Am J Cardiol. 2005;96:19L-23L.

Dec GW. Acute decompensated heart failure: The shrinking role of inotropic therapy. J Am Coll Cardiol. 2005;46:65-7.

Delaney A, Bradford C, McCaffrey J, Bagshaw SM, Lee R. Levosimendan for the treatment of acute severe heart failure: a meta-analysis of randomised controlled trials. Int J Cardiol. 2010;138:281-9.

Díez J. Serelaxin: a novel therapy for acute heart failure with a range of hemodynamic and non-hemodynamic actions. Am J Cardiovasc Drugs. 2014;14:275-85.

Dormans TP, van Meyel JJ, Gerlag PG, Tan Y, Russel FG, Smits P. Diuretic efficacy of high dose furosemide in severe heart failure: bolus injection versus continuous infusion. J Am Coll Cardiol. 1996;28:376-82.

Faris R, Flather M, Purcell H, Henein M, Poole-Wilson P, Coats A. Current evidence supporting the role of diuretics in heart failure: a meta-analysis of randomized, controlled trials. Int J Cardiol. 2002;82:149-58.

Felker GM, Benza RL, Chandler AB, Leimberger JD, Cuffe MS, Califf RM, et al. OPTIME-CHF Investigators. Heart failure etiology and response to milrinone in decompensated heart failure: Results from the OPTIME-CHF study. J Am Coll Cardiol. 2003;41:997-1003.

Follath F, Cleland JG, Just H, Papp JG, Scholz H, Peuhkurinen K, et al. Efficacy and safety of intravenous levosimendan compared with dobutamine in severe low-output heart failure (the LIDO study): A randomised double-blind trial. Lancet. 2002;360:196-202.

Follath F, Yilmaz MB, Delgado JF, Parissis JT, Porcher R, Gayat E, et al. Clinical presentation, management and outcomes in the Acute Heart Failure Global Survey of Standard Treatment (ALARM-HF). Intensive Care Med. 2011;37:619-26.

Francis GS, Bartos JA, Adatya S. Inotropes. J Am Coll Cardiol. 2014;63:2069-78.

Fung HL, Bauer JA. Mechanisms of nitrate tolerance. Cardiovasc Drugs Ther. 1994;8:489-99.

Gheorghiade M, Blair JE, Filippatos GS, Macarie C, Ruzyllo W, Korewicki J, et al. Hemodynamic, echocardiographic, and neurohormonal effects of istaroxime, a novel intravenous inotropic and lusitropic agent: a randomized controlled trial in patients hospitalized with heart failure. J Am Coll Cardiol. 2008;51:2276-85.

Gheorghiade M, Konstam MA, Burnett JC Jr, Grinfeld L, Maggioni AP, Swedberg K, et al. Short-term clinical effects of tolvaptan, an oral vasopressin antagonist, in patients hospitalized for heart failure: the EVEREST Clinical Status Trials. JAMA. 2007;297(12):1332-43.

Gulbis BE, Spencer AP. Efficacy and safety of a furosemide continuous infusion following cardiac surgery. Ann Pharmacother. 2006;40:1797-803.

Jaffe AS, Babuin L, Apple FS. Biomarkers in acute cardiac disease: the present and the future. J Am Coll Cardiol. 2006;48:1-11.

Januzzi JL Jr, Camargo CA, Anwaruddin S, Baggish AL, Chen AA, Krauser DG, et al. The N-terminal Pro-BNP investigation of dyspnea in the emergency department (PRIDE) study. Am J Cardiol. 2005;95:948-54.

Jujo K, Saito K, Ishida I, Furuki Y, Kim A, Suzuki Y, et al. Randomized pilot trial comparing tolvaptan with furosemide on renal and neurohumoral effects in acute heart failure. ESC Heart Failure. 2016;3:177-88.

King JB, Shah RU, Sainski-Nguyen A, Biskupiak J, Munger MA, Bress AP. Effect of inpatient dobutamine vs milrinone on out-of-hospital mortality in patients with acute decompensated heart failure. Pharmacotherapy. 2017;37:663-72.

Lahav M, Regev A, Ra'anani P, Theodor E. Intermittent administration of furosemide vs continuous infusion preceded by a loading dose for congestive heart failure. Chest. 1992;102:725-31.

McGrath MF, de Bold ML, de Bold AJ. The endocrine function of the heart. Trends Endocrinol Metab. 2005;16:469-77.

McMurray JJ, Adamopoulos S, Anker SD, Auricchio A, Böhm M, Dickstein K, et al. ESC guidelines for the diagnosis and treatment of acute and chronic heart failure 2012: The Task Force for the Diagnosis and Treatment of Acute and Chronic Heart Failure 2012 of the European Society of Cardiology. Developed in collaboration with the Heart Failure Association (HFA) of the ESC. Eur J Heart Fail. 2012;14:803-69.

Mebazaa A, Nieminen MS, Packer M, Cohen-Solal A, Kleber FX, Pocock SJ, et al. Levosimendan vs dobutamine for patients with acute decompensated heart failure: the SURVIVE randomized trial. JAMA. 2007;297:1883-91.

Metra M, Cotter G, Davison BA, Felker GM, Filippatos G, Greenberg BH, et al. Effect of serelaxin on cardiac, renal, and hepatic biomarkers in the Relaxin in Acute Heart Failure (RELAX-AHF) development program: correlation with outcomes. J Am Coll Cardiol. 2013;61:196-206.

Min B, White CM. A review of critical differences among loop, thiazide, and thiazide-like diuretics. Hosp Pharm. 2009;44:129-49.

Mitrovic V, Seferovic PM, Simeunovic D, Ristic AD, Miric M, Moiseyev VS, et al. Haemodynamic and clinical effects of ularitide in decompensated heart failure. Eur Heart J. 2006;27:2823-32.

Mukoyama M, Nakao K, Hosoda K, Suga S, Saito Y, Ogawa Y et al. Brain natriuretic peptide as a novel cardiac hormone in humans. Evidence for an exquisite dual natriuretic peptide system, atrial natriuretic peptide and brain natriuretic peptide. J Clin Invest. 1991;87(4):1402-12.

Mullens W, Abrahams Z, Francis GS, Skouri HN, Starling RC, Young JB, et al. Sodium nitroprusside for advanced low-output heart failure. J Am Coll Cardiol. 2008;52:200-7.

Novak J, Parry LJ, Matthews JE, Kerchner LJ, Indovina K, Hanley-Yanez K, et al. Evidence for local relaxin ligand-receptor expression and function in arteries. FASEB J. 2006;20:2352-62.

Packer M, O'Connor C, McMurray JJV, Wittes J, Abraham WT, Anker SD, et al. Effect of ularitide on cardiovascular mortality in acute heart failure. N Engl J Med. 2017;376:1956-64.

Pandey KN. Biology of natriuretic peptides and their receptors. Peptides. 2005;26(6):901-32.

Rai A, Whaley-Connell A, McFarlane S, Sowers JR. Hyponatremia, arginine vasopressin dysregulation, and vasopressin receptor antagonism. Am J Nephrol. 2006;26:579-89.

Ribeiro RA, Rohde LE, Polanczyk CA. Levosimendan in acute decompensated heart failure: systematic review and meta-analysis, Arq Bras Cardiol. 2010;95:230-7.

Samuel CS, Du XJ, Bathgate RA, Summers RJ. 'Relaxin' the stiffened heart and arteries: the therapeutic potential for relaxin in the treatment of cardiovascular disease. Pharmacol Ther. 2006;112:529-52.

Sarraf M, Schrier RW. Cardiorenal syndrome in acute heart failure syndromes. Int J Nephrol. 2011;2011:293938.

Shakar SF, Lindenfeld J. Treatment approaches to congestion relief in acute decompensated HF: Insights after DOSE-AHF and CARRESS-HF. Curr Treat Options Cardio Med. 2014;16:330-43.

Shen YT, Malik FI, Zhao X, Depre C, Dhar SK, Abarzúa P, et al. Improvement of cardiac function by a cardiac Myosin activator in conscious dogs with systolic heart failure. Circ Heart Fail 2010;3:522-7.

Sonnenblick EH, Frishman WH, LeJemtel TH. Dobutamine: a new synthetic cardioactive sympathetic amine. N Engl J Med. 1979;300:17-22.

Teerlink JR. A novel approach to improve cardiac performance: Cardiac myosin activators. Heart Fail Rev. 2009;14:289-98.

Teerlink JR, Metra M, Zacà V, Sabbah HN, Cotter G, Gheorghiade M, et al. Agents with inotropic properties for the management of acute heart failure syndromes. Traditional agents and beyond. Heart Fail Rev. 2009;14:243-53.

Unverferth DA, Blanford M, Kates RE, Leier CV. Tolerance to dobutamine after a 72 hour continuous infusion. Am J Med. 1980;69:262-6.

Vellaichamy E, Khurana ML, Fink J, Pandey KN. Involvement of the NF-kappa B/matrix metalloproteinase pathway in cardiac fibrosis of mice lacking guanylyl cyclase/natriuretic peptide receptor A. J Biol Chem. 2005;280:19230-42.

Verma SP, Silke B, Hussain M, Nelson GI, Reynolds GW, Richmond A, et al. First-line treatment of left ventricular failure complicating acute myocardial infarction: a randomised evaluation of immediate effects of diuretic, venodilator, arteriodilator, and positive inotropic drugs on left ventricular function. J Cardiovasc Pharmacol. 1987;10:38-46.

Wang XC, Zhu DM, Shan YX. Dobutamine therapy is associated with worse clinical outcomes compared with nesiritide therapy for acute decompensated heart failure: A systematic review and meta-analysis. Am J Cardiovasc Drugs. 2015;15:429-37.

Woodard GE, Rosado JA. Natriuretic peptides in vascular physiology and pathology. Int Rev Cell Mol Biol. 2008; 268:59-93.

Yancy CW, Lopatin M, Stevenson LW, De Marco T, Fonarow GC. ADHERE Scientific Advisory Committee and Investigators. Clinical presentation, management, and in-hospital outcomes of patients admitted with acute decompensated heart failure with preserved systolic function: a report from the Acute Decompensated Heart Failure National Registry (ADHERE) Database. J Am Coll Cardiol. 2006;47:76-84.

Yoshimura M, Yasue H, Morita E, Sakaino N, Jougasaki M, Kurose M et al. Hemodynamic, renal, and hormonal responses to brain natriuretic peptide infusion in patients with congestive heart failure. Circulation. 1991;84:1581-8.

BIBLIOGRAFIA

Gheorghiade M, Braunwald E. Reconsidering the role for digoxin in the management of acute heart failure syndromes. JAMA. 2009;302: 2146-7.

O'Connor CM, Starling RC, Hernandez AF, Armstrong PW, Dickstein K, Hasselblad V, et al. Effect of nesiritide in patients with acute decompensated heart failure. N Engl J Med. 2011;365:32-43.

Potter LR, Yoder AR, Flora DR, Antos LK, Dickey DM. Natriuretic peptides: their structures, receptors, physiologic functions and therapeutic applications. Handb Exp Pharmacol. 2009;341-66.

Insuficiência Cardíaca Crônica

INTRODUÇÃO

A insuficiência cardíaca é uma síndrome complexa resultante da redução do enchimento do ventrículo esquerdo ou do volume ejetado por este associada a sintomas de dispneia, fadiga e edema periférico ou pulmonar. A insuficiência cardíaca crônica pode ser dividida em dois grupos, baseando-se na fração de ejeção do ventrículo esquerdo:

- Pacientes que apresentam fração de ejeção do ventrículo esquerdo menor que 40% (também chamada de insuficiência cardíaca sistólica)
- Pacientes com fração de ejeção do ventrículo esquerdo conservada (50% ou mais).

Deve-se enfatizar que pacientes com insuficiência cardíaca com redução da fração de ejeção apresentam maior mortalidade. A insuficiência cardíaca crônica afeta aproximadamente 2% da população mundial e é dependente da idade, variando de < 2%, em pessoas abaixo de 60 anos, para mais de 10%, em pacientes acima dos 75 anos. Com o crescente envelhecimento da população e a melhora da eficácia do tratamento dos eventos cardiovasculares agudos, a prevalência da insuficiência cardíaca crônica pode atingir cerca de 25% da população mundial nos próximos 20 anos.

A fisiopatologia da insuficiência cardíaca crônica com fração de ejeção reduzida, também chamada de insuficiência cardíaca crônica sistólica, tem características de uma doença progressiva. A perda de miócitos cardíacos e o aumento do estresse miocárdico causam hipertrofia excêntrica nos miócitos remanescentes, diretamente ou por meio da ativação neuro-hormonal, levando à fibrose, dilatação progressiva do ventrículo esquerdo, mudança da forma do ventrículo esquerdo de elíptica para esférica e, frequentemente, regurgitação mitral. Essas modificações são conhecidas como remodelamento do ventrículo esquerdo e resultam em aumento do consumo de oxigênio pelo miocárdio e redução da eficácia de sua contração. A ativação neuro-hormonal causa retenção de sódio, sobrecarga hídrica e edema, e a concomitante disfunção renal reduz a resposta aos diuréticos e agrava o prognóstico do paciente. Apesar de a insuficiência cardíaca crônica sistólica ser uma condição heterogênea com várias causas distintas, todas as etiologias acabam levando a uma via comum com mecanismos similares parcialmente independentes da causa inicial (Metra e Teerlink, 2017). A fisiopatologia da insuficiência cardíaca crônica com fração de ejeção preservada, também chamada de insuficiência cardíaca crônica diastólica, é altamente controversa e elusiva, assim como o seu tratamento.

INSUFICIÊNCIA CARDÍACA CRÔNICA SISTÓLICA

Fármacos utilizados no tratamento da insuficência cardíaca sistólica

O tratamento é feito com base no uso de diuréticos para aliviar os sintomas associados à congestão pulmonar e de antagonistas neuro-hormonais, como inibidores da enzima conversora de angiotensina II, antagonistas dos receptores AT_1 da angiotensina II, betabloqueadores, antagonistas dos receptores mineralocorticoides e, mais recentemente, antagonista dos receptores AT_1 da angiotensina II (valsartana) associado ao inibidor de neprilisina (sacubitril). Os inibidores da recaptação tubular de glicose (SGLT2), como a empagliflozina, também podem ser benéficos nesse quadro. No final do capítulo, é revisto o uso do cardiotônico clássico digoxina, apesar de sua importância cada vez menor no tratamento da insuficiência cardíaca crônica sistólica.

Inibidores da enzima conversora de angiotensina II

O ensaio clínico CONSENSUS (*Cooperative North Scandinavian Enalapril Survival Study*) foi o primeiro a investigar o efeito de inibidor de enzima conversora de angiotensina II na mortalidade de pacientes com insuficiência cardíaca crônica grave (CONSENSUS, 1987). Pacientes com classe funcional IV da New York Heart Association (NYHA) foram randomizados para receber enalapril (n = 127) ou placebo (n = 126) e seguidos por 188 dias, em média (1 dia a 20 meses). Conforme a Figura 11.1, a mortalidade após 6 meses foi de 26% no grupo enalapril e 44% no grupo placebo (p = 0,002).

É interessante ressaltar que esse estudo foi interrompido antes do tempo em virtude do resultado observado. Além do efeito sobre a mortalidade, 16 pacientes que apresentam classe IV no grupo do enalapril evoluíram para classe I ou II, enquanto somente dois do grupo placebo tiveram a mesma evolução. O uso do enalapril foi bem tolerado quando comparado com o placebo. Entretanto, alguns pacientes apresentaram hipotensão, sendo, portanto, recomendado o início da terapia com enalapril em dose baixa, particularmente em pacientes com alto risco de desenvolver hipotensão.

No ensaio clínico anteriormente mencionado, o tratamento foi restrito a pacientes que apresentavam classe IV da NYHA. No ensaio clínico SOLVD (*Effect of Enalapril on Survival in Patients with Reduc Left Ventricular Ejection Fractions and Congestive Heart Failure*), 90% dos pacientes apresentavam classes II e III da NYHA. Pacientes foram randomizados para receber enalapril (n = 1.284) ou placebo (n = 1.285) e acompanhados, em média, por 41,4 meses. O uso do enalapril reduziu de maneira significativa a mortalidade e a hospitalização por insuficiência cardíaca (Figura 11.2; SOLVD, 1992).

No ensaio seguinte, testou-se o uso de enalapril em pacientes com insuficiência cardíaca crônica com fração de ejeção reduzida, mas assintomáticos seria benéfico (SOLVD, 1992). Enalapril (n = 2.111) e placebo (n = 2.117) foram administrados aos pacientes com fração de ejeção de 35% ou menor e os pacientes foram acompanhados em média por 37,4 meses. Ocorreram 334 mortes no grupo placebo e 313 no grupo enalapril (não significativo). Entretanto, quando foi calculado um objetivo composto (morte ou hospitalização por descompensação da insuficiência cardíaca), observou-se uma redução significativa no grupo do enalapril quando comparado com o placebo (Figura 11.3).

Os ensaios clínicos citados estabeleceram de maneira conclusiva que inibidores da enzima conversora de angiotensina II são eficazes no tratamento da insuficiência cardíaca crônica com fração de ejeção de ventrículo esquerdo reduzida. Efeitos similares foram observados com vários outros inibidores de enzima conversora (Garg *et al.*, 1995).

Antagonistas dos receptores AT_1 da angiotensina II

O benefício observado com os inibidores da enzima conversora de angiotensina é atribuído em grande parte à inibição da síntese de angiotensina II e à acumulação da bradicinina. Entretanto, esta última ação, aparentemente, está mais associada a reações adversas do que benéficos. Considerando que antagonistas dos receptores AT_1 da angiotensina II bloqueiam esses receptores sem causar acúmulo de bradicina,

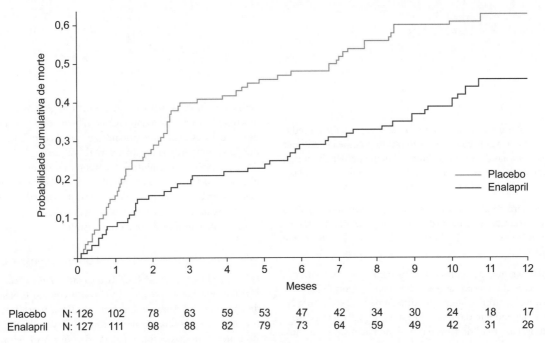

Figura 11.1 Curvas de Kaplan-Meier mostrando a probabilidade cumulativa de morte nos grupos placebo e enalapril.

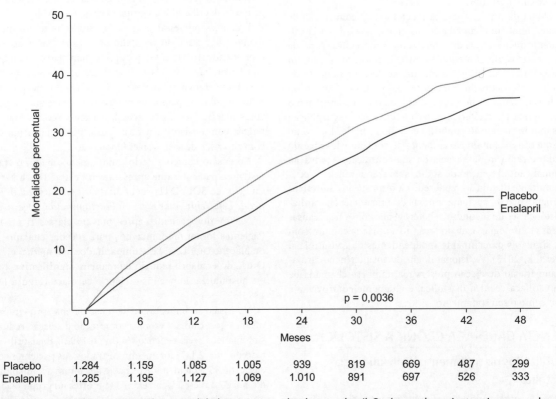

Figura 11.2 Curvas de Kaplan-Meier mostrando a mortalidade nos grupos placebo e enalapril. O número de pacientes vivos em cada grupo no final de cada período é mostrado na parte inferior da figura. p = 0,0036 para a comparação entre grupos pelo teste a longo prazo.

fármacos como a losartana deveriam causar os mesmos benefícios que os inibidores da enzima conversora nos pacientes com insuficiência cardíaca crônica com fração de ejeção reduzida, bem como apresentar melhor tolerabilidade. No ensaio clínico ELITE (*The Evaluation of Losartana in the Eldery*), foi comparado o uso de losartana 50 mg/dia (n = 352) com captopril 50 mg 3 vezes/dia (n = 370) por 48 semanas em pacientes com insuficiência cardíaca crônica (classes II a IV da NYHA) com fração de ejeção de ventrículo esquerdo de 40% ou menor (Pitt *et al.*, 1997). Surpreendentemente, o ensaio clínico revelou uma diferença significativa de mortalidade entre o grupo tratado com losartana (4,8%) quando comparado com o grupo tratado com captopril (8,7%; p = 0,035). Reações adversas que levaram o paciente a interromper o tratamento foram menores no grupo da losartana (12,2%) em comparação com o captopril (20,8%). No entanto, essa superioridade em eficácia não foi observada na extensão desse ensaio clínico (ELITE II), em que 1.578 pacientes foram tratados com losartana e 1.574 com captopril, seguidos, em média, por 555 dias. Nesse segundo ensaio clínico, não houve diferença na mortalidade (11,7 *versus* 10,4%, respectivamente). Porém, conforme detectado no estudo anterior, a losartana foi mais bem tolerado (Figura 11.4).

Antagonistas de receptores AT_1 de angiotensina II são uma excelente opção para pacientes que não conseguem utilizar inibidores da enzima conversora de angiotensina. No ensaio clínico CHARM-Alternative (*Effects of candesartana in patients with chronic heart failure and reduced left-ventricular systolic funcion intolerant to angiotensina-converting-enzyme inhibitors: the CHARM-Alternative trial*), 2.028 pacientes com insuficiência cardíaca sintomática com fração de ejeção de 40% ou menor, intolerantes ao uso de inibidores da enzima conversora

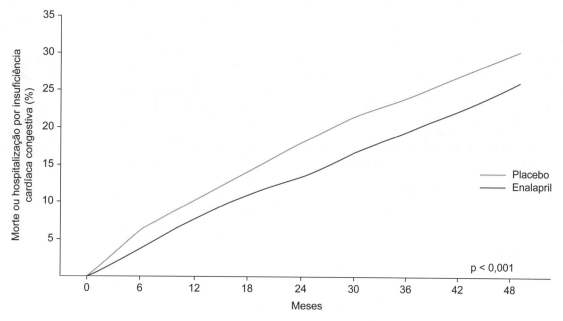

Figura 11.3 Curvas de Kaplan-Meier mostrando a mortalidade ou hospitalização por insuficiência cardíaca congestiva em pacientes tratados com placebo ou enalapril.

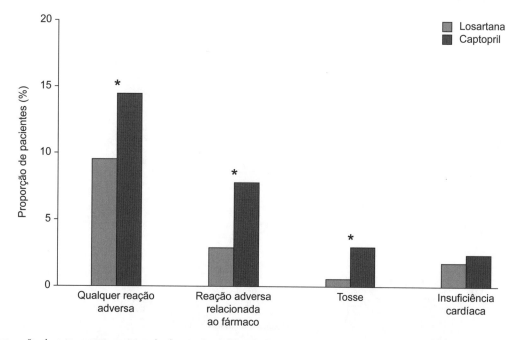

Figura 11.4 Interrupção do tratamento em virtude de reações adversas. Pacientes que morreram foram excluídos dessa análise. *p ≤ 0,001 entre grupos.

de angiotensina II, receberam candesartana (32 mg/dia) ou placebo. Durante um tempo médio de 33,7 meses, 334 de 1.013 pacientes do grupo candesartana (33%) e 406 de 1.015 pacientes do grupo placebo (40%) tiveram morte cardiovascular ou admissão hospitalar por descompensação da insuficiência cardíaca (Granger et al., 2003). A candesartana foi bem tolerada; interrupção do tratamento por reações adversas foi de 30% no grupo candesartana e 29% no grupo placebo.

Betabloqueadores

No ensaio clínico CIBIS-II (*The Cardiac Insufficiency Bisoprolol Study*), 2.647 pacientes sintomáticos com insuficiência cardíaca crônica classes III e IV da NYHA com fração de ejeção ventricular de 35% ou menor, recebendo tratamento com diuréticos e inibidores de enzima conversora de angiotensina, foram randomizados para receber bisoprolol (betabloqueador altamente seletivo para receptores adrenérgicos beta-1) 1,25 mg/dia, podendo ser aumentado até 10 mg/dia (n = 1.327), ou placebo (n = 1.320) e acompanhados por aproximadamente 1,3 ano (CIBIS-II, 1999). O ensaio clínico foi interrompido precocemente, pois constatou-se uma redução significativa da mortalidade por qualquer causa no grupo tratado com bisoprolol (11,8%) e placebo (17,3%) (Figura 11.5).

No ensaio clínico MERIT-HF (*Metoprolol CR/XL Randomised Intervention Trial in Congestive Heart Failure*), 3.991 pacientes com insuficiência cardíaca crônica com fração de ejeção de 40% ou menor e classes II a IV da NYHA foram randomizados para receber metoprolol CR/XL 12,5 mg/dia (classes III a IV NYHA) ou 25 mg/dia (classe II) ou placebo. Esses pacientes já estavam em uso de diuréticos e inibidores de enzima conversora de angiotensina (MERIT-HF, 1999). O ensaio clínico foi interrompido antes do previsto devido à identificação da redução significativa de mortalidade em pacientes que receberam metoprolol (Figura 11.6).

Resultados semelhantes foram observados com outros betabloqueadores. Em ensaio clínico sobre a eficácia do carvedilol, 1.094 pacientes com insuficiência cardíaca congestiva com fração de ejeção reduzida (35% ou menor) em uso de diuréticos, inibidores de enzima conversora de angiotensina e digoxina foram randomizados para receber carvedilol (3,125 a 25 mg/2 vezes/dia dependendo da classe da NYHA; n = 696) ou placebo (n = 398). O ensaio clínico foi interrompido antes do previsto em razão da identificação de redução significativa da mortalidade em pacientes que receberam carvedilol (Figura 11.7; Packer et al., 1996).

Antagonistas dos receptores mineralocorticoides

A aldosterona desempenha papel importante na homeostasia eletrolítica. Ela atua nos receptores mineralocorticoides na região cortical dos túbulos coletores do rim expressando aumento dos canais de sódio e permitindo, dessa maneira, reabsorção de sódio e água e, consequentemente, aumento da pressão arterial (Tomaschitz et al., 2010). O papel da aldosterona na hipertensão arterial foi inicialmente reconhecido por Conn e Louis (1954), os quais trataram um caso de hipertensão arterial por meio da remoção de um adenoma da adrenal que secretava aldosterona em excesso. Trabalhos subsequentes demonstraram que a aldosterona tinha papel importante na hipertensão arterial, mesmo na ausência de um hiperaldosteronismo primário. É interessante notar que 15% dos pacientes hipertensos apresentam uma razão alta aldosterona/renina, e níveis urinários altos de aldosterona são encontrados em pacientes hipertensos não tratados quando comparados com hipertensos tratados (Ruilope, 2008). Entretanto, os moduladores dos receptores mineralocorticoides não são utilizados, ou são utilizados raramente, no tratamento da hipertensão arterial.

Os efeitos da aldosterona não estão restritos ao controle dos níveis de sódio e potássio. Os receptores de mineralocorticoides são encontrados em adipócitos, cardiomiócitos, endotélio vascular, fibroblastos cardíacos e células musculares lisa de vasos (Funder, 2009). Além dos efeitos da aldosterona na pressão arterial (classificados como efeitos genômicos da aldosterona), várias evidências apontam para os efeitos deletérios em órgãos-alvo independentemente da pressão arterial (classificados como efeitos não genômicos; Lieb et al., 2009). Em seu efeito genômico, a aldosterona liga-se ao receptor de mineralocorticoide (MR) localizado no citoplasma. Esses receptores geralmente estão inativos do ponto de vista translacional devido à presença de várias proteínas tipo chaperonas. Quando a aldosterona se liga aos MR, desencadeia uma dissociação entre essas proteínas chaperonas e o receptor; e com isso, ocorre translocação do complexo aldosterona-MR para o núcleo da célula, onde haverá a ligação desse complexo na região de regulação de promotores de fatores transcricionais.

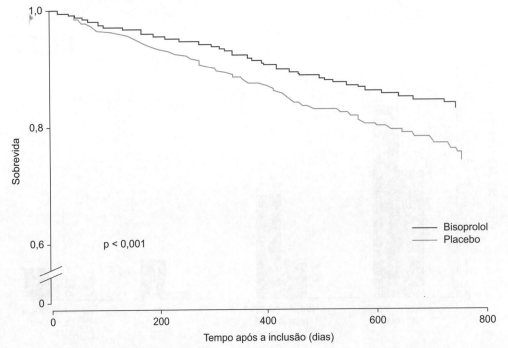

Figura 11.5 Curvas de Kaplan-Meier mostrando sobrevida de pacientes com diagnóstico de ICC graus III e IV com fração de ejeção < 35%, recebendo tratamento com diuréticos e inibidores de ECA, ao qual foi associado bisoprolol ou placebo.

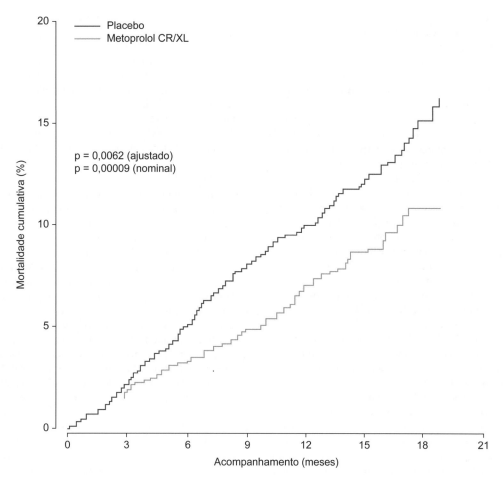

Figura 11.6 Curvas de Kaplan-Meier mostrando mortalidade acumulada em pacientes com diagnóstico de ICC II a IV com fração de ejeção < 40%, tratados com diuréticos e inibidores de ECA, ao qual foi associado metoprolol CR/XL ou placebo. Valor p ajustado para duas análises interinas.

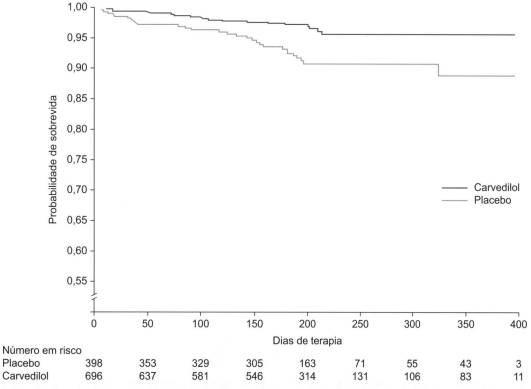

Figura 11.7 Curvas de Kaplan-Meier mostrando sobrevida de pacientes com ICC com fração de ejeção < 35%, tratados com diuréticos, inibidores de ECA e digoxina, ao qual foi associado carvedilol ou placebo. Os pacientes do grupo carvedilol tiveram um risco de morte 65% menor do que aqueles no grupo placebo (p < 0,001).

A ativação dos receptores mineralocorticoides pela aldosterona promove múltiplos efeitos deletérios no rim, no coração e no tecido vascular, como disfunção endotelial, hipertensão, ativação neuro-humoral, remodelamento cardiovascular e renal (hipertrofia, fibrose e apoptose), redução da complacência arterial, aumento da expressão de moléculas de adesão, ativação plaquetária, estresse oxidativo e efeitos pró-inflamatórios. A ativação dos receptores mineralocorticoides centrais aumenta o tônus simpático central para os rins, o coração e a musculatura lisa vascular, aumenta a liberação de vasopressina e diminui a sensibilidade dos barorreceptores. A aldosterona, via ativação dos receptores mineralocorticoides, causa aumento da expressão da enzima conversora de angiotensina nos cardiomiócitos, o que sugere a existência de um mecanismo de retroalimentação positivo que ativa o sistema de renina-angiotensina-aldosterona. Esses efeitos são os chamados efeitos genômicos, ou seja, dependentes de transcrição e tradução.

Além dos efeitos genômicos, a aldosterona produz efeitos não genômicos, rápidos, independentes de transcrição e tradução e que podem ser mediados por meio de receptores acoplados à proteína G e transativação do receptor do fator de crescimento epitelial. Esses efeitos foram descritos nas células musculares lisas vasculares e em outros tecidos nos quais a aldosterona induz um aumento rápido do influxo de sódio (a aldosterona aumenta a atividade do cotransportador $Na^+/K^+/2Cl^-$ e do trocador Na^+/H^+ e inibe a Na^+/K^+-ATPase.) A aldosterona também atua nas células endoteliais e renais, promovendo um fenótipo mitogênico e pró-fibrótico, efeito que envolve a transativação do receptor do fator de crescimento epitelial (Christ et al., 1995). Os efeitos não genômicos da aldosterona ocorrem independentemente de fatores hemodinâmicos e têm um papel importante nos mecanismos pelos quais a aldosterona contribui para disfunção endotelial, vasoconstrição, hipertensão arterial resistente, remodelação cardíaca e renal, inflamação, insuficiência cardíaca, resistência à insulina e desenvolvimento de doença renal crônica. Portanto, o bloqueio dos MR apresenta um papel importante na fisiopatologia cardiovascular, podendo atenuar a fibrose cardíaca e aórtica, o que melhora a complacência aórtica e a função endotelial (Figura 11.8).

Uma superativação dos MR tem papel importante na patogênse de várias doenças cardiovasculares (Bauersachs et al., 2015). De fato, o antagonismo dos MR apresenta eficácia clínica em pacientes com insuficiência cardíaca com queda da fração de ejeção, hipertensão arterial e doenças renais crônicas (Schwenk et al., 2015). Os antagonistas dos MR são eficazes no tratamento da hipertensão arterial em pacientes com níveis baixos de renina, particularmente negros, idosos e diabéticos (Epstein, 2006; Epstein et al., 2006).

Espironolactona

Primeiro antagonista de MR usado para tratamento da hipertensão arterial, foi introduzido em 1960 e continua sendo utilizado até hoje, mas não para o tratamento de hipertensão arterial. A espironolactona atua no túbulo distal, inibindo indiretamente a reabsorção de sódio e estimulando a retenção de potássio. Apesar de ser eficaz no tratamento da hipertensão arterial como monoterapia, seu uso é limitado pela seletividade limitada ao MR, que acaba levando a reações adversas por atuar nos receptores de progesterona, como ginecomastia, mastodinia, perda de libido, impotência, dismenorreia e amenorreia. A espironolactona tem vários metabólitos ativos, sendo que um deles, a canrenona, é comercializado também como antagonista da aldosterona, cuja incidência de reações adversas é aparentemente menor. O canrenoato potássico é hidrossolúvel e constitui a forma injetável da canrenona.

Em um ensaio clínico duplo-cego, 1.663 pacientes com insuficiência cardíaca grave e com uma fração de ejeção de ventrículo esquerdo menor que 35%, que estavam sendo tratados com inibidor de enzima conversora, diurético de alça e na maioria dos casos com digoxina, foram randomizados para receber espironolactona (25 mg diário; n = 822) ou placebo (n = 841). O objetivo primário consistia na morte por qualquer causa. O ensaio clínico foi interrompido antes do tempo previsto, após um acompanhamento médio de 24 meses, por uma

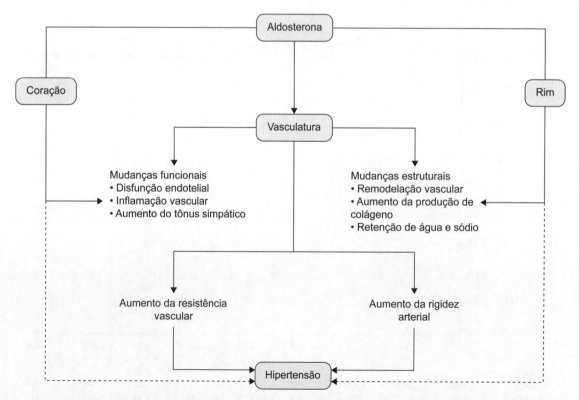

Figura 11.8 A aldosterona pode diretamente mediar seus efeitos prejudiciais no coração, no rim e na vasculatura por meio de receptores mineralocorticoides. De fato, a aldosterona aumenta o tônus vascular devido à disfunção endotelial e aumenta positivamente os receptores da angiotensina II. Além disso, causa remodelação vascular de pequenas e grandes artérias, promove a síntese de colágeno e determina a retenção de água e sódio. Essas anormalidades levam ao aumento da rigidez arterial e elevação da pressão arterial.

análise interina demonstrando menor mortalidade no grupo tratado com espironolactona (Figura 11.9). Houve 386 mortes no grupo placebo (46%) comparado com 284 no grupo da espironolactona (35%). Essa redução de 30% do risco de morte entre os pacientes do grupo da espironolactona foi atribuída a um menor risco de morte por progressão da insuficiência cardíaca e morte súbita de causa cardíaca. A frequência de hospitalização por piora da insuficiência cardíaca foi 35% mais baixa no grupo da espironolactona. Além disso, pacientes tratados com espironolactona tiveram melhora significativa dos sintomas de insuficiência cardíaca. Ginecomastia e mastodinia foram observadas em 10% dos homens tratados com espironolactona e 1% no grupo tratado com placebo. Incidência de hiperpotassemia séria ocorreu em 14 pacientes tratados com espironolactona e 10 pacientes tratados com placebo (diferença não significativa). Esse ensaio clínico demonstrou que o bloqueio dos receptores mineralocorticoides com espironolactona adicionada ao tratamento padrão causou redução importante tanto da morbidade quanto da mortalidade em pacientes com insuficiência cardíaca grave com fração de ejeção reduzida (Pitt et al., 1999).

Eplerenona

É um antagonista mais seletivo para os MR (Tabela 11.1; quanto menor o número, maior a inibição) que causa uma incidência menor de reações adversas quando comparado com a espironolactona.

No ensaio clínico EMPHASIS-HF (*Eplerenone in Patients with Systolic Heart Failure and Mild Symptoms*), 2.737 pacientes com insuficiência cardíaca crônica com fração de ejeção de 35% ou menor foram randomizados para receber eplerenona 50 mg ou placebo (Zannad et al., 2011). Aproximadamente 80% dos pacientes já estavam tomando diuréticos e inibidores da enzima conversora de angiotensina. O ensaio foi interrompido precocemente pela identificação da redução significativa de mortalidade em pacientes que receberam eplerenona (Figura 11.10; Packer et al., 1996).

Hiperpotassemia foi observada em 8% dos pacientes que receberam eplerenona e 3,7% daqueles do grupo placebo (p < 0,001). Não houve diferença significativa entre os dois grupos em relação aos demais reações adversas, como insuficiência renal, hipotensão ou ginecomastia.

Apesar da eficácia terapêutica da espironolactona e da eplerenona, principalmente na insuficiência cardíaca, elas podem causar grave hiperpotassemia, principalmente quando administradas conjuntamente com inibidores da enzima conversora de angiotensina ou antagonistas dos receptores AT_1. A hiperpotassemia ocorre em 36% de pacientes idosos com insuficiência cardíaca, sendo em 10% os níveis extremamente altos (> 6 mmol/ℓ). Assim, antagonistas de aldosterona que tenham um efeito maior no coração do que no rim poderiam ser mais eficazes do ponto de vista cardiovascular e mais seguros, visto que causariam menor hiperpotassemia.

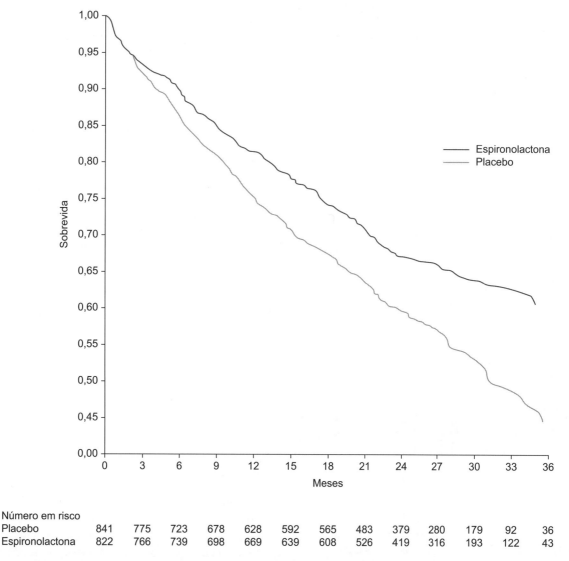

Figura 11.9 Curvas de Kaplan-Meier mostrando sobrevida entre os pacientes no grupo placebo e pacientes no grupo espironolactona. O risco de morte foi 30% menor entre os pacientes do grupo espironolactona do que entre aqueles do grupo placebo (p < 0,001).

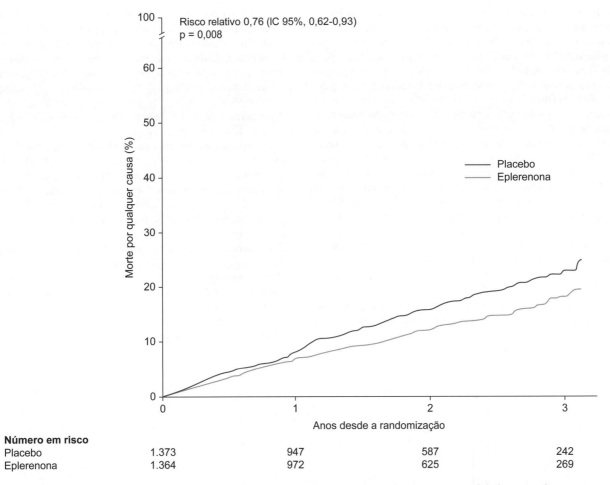

Figura 11.10 Curvas de Kaplan-Meier mostrando risco relativo da eplerenona *versus* placebo para mortalidade por qualquer causa.

Finerenona

A finerenona é o primeiro antagonista não esteroide dos MR e se distribui igualmente no coração e no rim, diferentemente da eplerenona, que se distribui muito mais no tecido renal (Kolkhof *et al.*, 2014). Em ensaio clínico piloto em pacientes com insuficiência cardíaca com redução da fração de ejeção e com lesão renal leve-moderada, foi avaliada a segurança da finerenona comparada com espironolactona por 4 semanas. Conforme ilustrado na Figura 11.11, o aumento de potassemia causado pela finerenona foi significativamente menor do que aquele causado pela espironolactona.

A Figura 11.12 mostra a alteração da taxa de filtração glomerular; houve uma redução da taxa de filtração glomerular em todos os grupos que receberam finerenona. Entretanto, essa redução foi significativamente menor do que aquela observada no grupo tratado com espironolactona (p = 0,0002).

Tabela 11.1 Características dos antagonistas dos receptores de mineralocorticoides de primeira, segunda e terceira geração.

Características	Espironolactona	Eplerenona	Finerenona
Nome comercial	Aldactone	Inspra	–
Classe	Esteroide	Esteroide	Di-hidropiridina
MR IC$_{50}$ (nM)	24	990	17,8
AR IC$_{50}$ (nM)	77	≥ 21.240	≥ 10.000
GR IC$_{50}$ (nM)	2.410	≥ 21.980	≥ 10.000
PR EC$_{50}$ (nM)	740	≥ 31.210	≥ 10.000
Meia-vida (h)	1,4 (metabólitos ativos 12 a 35)	4 a 6	1,7-2,8

No ensaio clínico ARTS-HF (*MinerAlocorticoid Receptor antagonist Tolerability Study in Heart Failure*), 1.066 pacientes com insuficiência cardíaca crônica com fração de ejeção reduzida e com doença renal crônica ou diabetes melito foram randomizados para receber finerenona ou eplerenona por um período de 90 dias. O objetivo primário era uma redução maior que 30% de NT-proBNP em relação ao valor basal, e o secundário, um objetivo composto de mortalidade por qualquer causa, hospitalização por motivo cardiovascular. Não houve diferença estatística em relação ao objetivo primário. No entanto, os pacientes tratados com finerenona tiveram redução significativa dos eventos compreendidos no objetivo secundário quando comparados com o grupo que recebeu eplerenona (Figura 11.13). Não houve diferença na incidência de hiperpotassemia (Filippatos *et al.*, 2016).

Finerenona também foi estudada preliminarmente em pacientes com diabetes melito com albuminúria alta e que estavam sendo tratados com inibidor de enzima conversora de angiotensina ou antagonista de receptores AT$_1$ (Bakris *et al.*, 2015). A finerenona teve efeito significativo na redução da albuminúria após 90 dias de uso quando comparada com placebo (Figura 11.14), sem, entretanto, causar hiperpotassemia. Não houve também diferença na incidência de reações adversas. Resultados semelhantes foram observados em outro ensaio clínico (Katayama *et al.*, 2017).

Combinação de antagonistas de receptores AT$_1$ de angiotensina II com inibidores de neprilisina

Neprilisina é uma metaloprotease dependente de zinco localizada na membrana celular com um peso molecular de aproximadamente 85 kDa. Embora expressa em muitos tecidos epiteliais, seus níveis são particularmente altos no epitélio do túbulo proximal (Gee *et al.*, 1985).

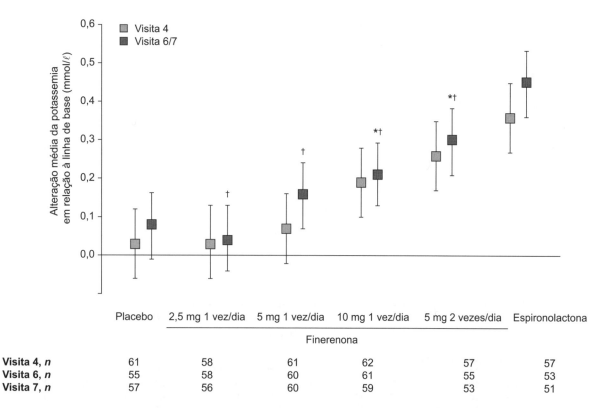

Figura 11.11 Alteração da potassemia em pacientes tratados com placebo, finerenona ou espironolactona. A comparação foi feita entre as concentrações na linha de base com as visitas 4 e 6/7. *p < 0,05 entre finerenona e placebo na visita 6/7. †p < 0,05 entre finerenona e espironalactona na visita 6/7. Significância na visita 4 não está representada.

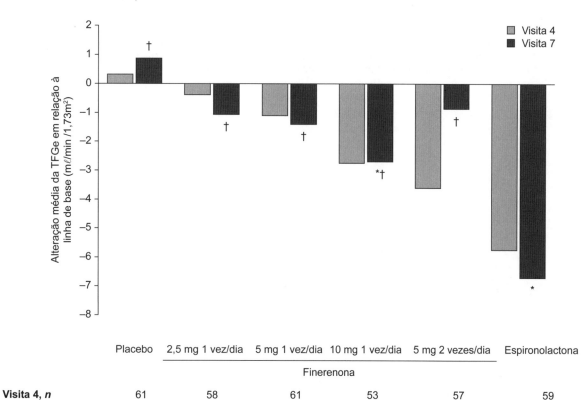

Figura 11.12 Alteração da taxa de filtração glomerular estimada (TFGe) em relação à linha de base nas visitas 4 e 7, nos grupos tratados com placebo, finerenona ou espironolactona. *p < 0,05 comparado com o grupo placebo na visita 7. †p < 0,05 comparado com o grupo espironolactona na visita 7. Significânacia da visita 4 não representada.

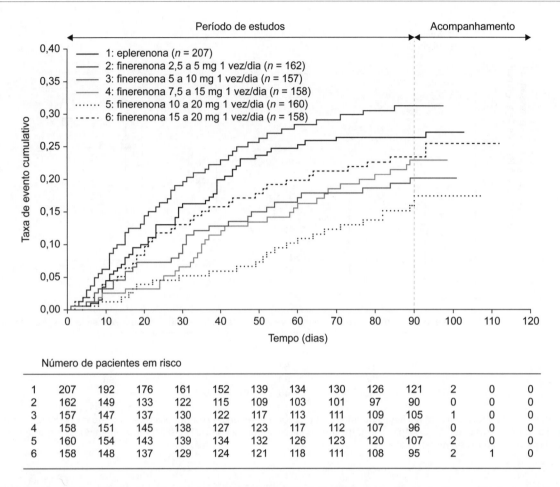

Figura 11.13 Resultados da mortalidade/morbidade em pacientes com piora da insuficiência cardíaca crônica com fração de ejeção reduzida tratados com eplerenona ou com diferentes doses de finerenona. Taxas de eventos cumulativos do desfecho composto da morte de qualquer causa, hospitalização cardiovascular ou apresentação de emergência por piora da insuficiência cardíaca.

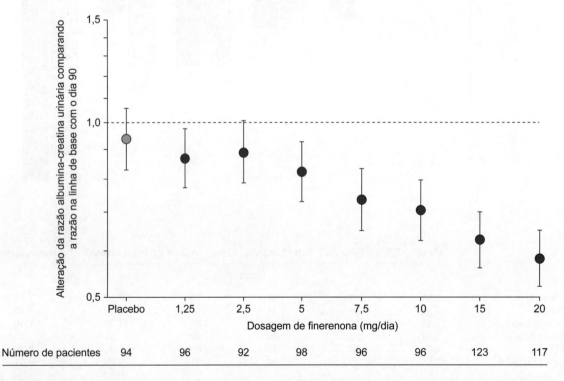

Figura 11.14 Alteração da razão albumina-creatinina urinária comparando a razão na linha de base com o dia 90 em pacientes tratados com finerenona 1,25 a 20 mg/dia ou placebo. As barras de erro representam intervalos de confiança de 90%. Os dados são extraídos do conjunto completo de análise (n = 812).

Ela inativa peptídios hormonais tanto vasodilatadores (bradicinina e peptídios natriuréticos) quanto vasoconstritores (angiotensina e endotelina-1). Portanto, o efeito cardiovascular de sua inibição é ambíguo e depende essencialmente do predomínio dos vários substratos para essa peptidase. Consequentemente, a inibição da neprilisina pode causar aumento da pressão arterial, conforme observado em voluntários sadios (Ando et al., 1995). Assim, a combinação de um inibidor de neprilisina com um antagonista dos receptores AT_1 de angiotensina II seria interessante do ponto de vista terapêutico, visto que ocorreria um aumento benéfico dos níveis dos peptídios natriuréticos pelo inibidor da neprilisina e os aumentos deletérios da angiotensina II causados por esse inibidor seriam inibidos pelo uso do antagonista dos receptores AT_1 da angiotensina II. A combinação do inibidor de neprilisina sacubitril (profármaco) com o antagonista de receptores AT_1 valsartana produziu o primeiro fármaco da classe IRAN (inibidores dos receptores de angiotensina e neprilisina), cujo nome comercial é Entresto®. O sacubitril é completamente hidrolisado na molécula ativa sacubitrilato e apresenta meia-vida de 11,5 h (valsartana tem meia-vida de 9,9 h). O sacubitrilato tem *clearance* renal, portanto sua exposição aumenta em pacientes com função renal prejudicada (Ayalasomayajula et al., 2016). Decréscimo da função renal não afeta os parâmetros farmacocinéticos do valsartana, visto que ele apresenta *clearance* hepático, sendo eliminado primariamente na bile.

No ensaio PARADIGM-HF (*Prospective comparison of ARNI with ACEI to determine impact on Global Mortality in Heart Failure trial*), foi avaliado se sacubitril/valsartana (97/103 mg 2 vezes/dia) era superior a enalapril (10 mg 2 vezes/dia) em reduzir morte cardiovascular ou hospitalização por descompensação da insuficiência cardíaca. O ensaio clínico foi interrompido antes do tempo previsto, visto que houve diferença significativa no objetivo primário composto (Figura 11.15); morte cardiovascular e hospitalização por descompensação foram reduzidas em 20%, e mortalidade por qualquer causa, em 16% (Simpson et al., 2015). É importante ressaltar que esse ensaio clínico foi conduzido em pacientes com insuficiência cardíaca crônica que apresentavam redução da fração de ejeção. Sacubitril/valsartana não deve ser dado em conjunto com outro antagonista de receptores AT_1 de angiotensina II nem com inibidores diretos de renina, devido ao risco de lesão renal e hiperpotassemia; do mesmo modo, não deve ser administrado com inibidores de enzima conversora de angiotensina, pelos mesmos riscos mencionados e pelo risco de angioedema.

Inibidores do transportador 2 de sódio-glicose no túbulo renal | SGLT2

Os inibidores do SGLT2 representam uma nova classe de fármacos para o tratamento de diabetes melito que melhoram o controle glicêmico, diminuem a hemoglobina glicada, causam perda ponderal e apresentam baixo risco de hipoglicemia. Os transportadores SGLT2 são situados no segmento convoluto do túbulo proximal e reabsorvem aproximadamente 80 a 90% da glicose filtrada. Até o presente momento, há três inibidores de SGLT2 aprovados para uso clínico: canagliflozina, dapagliflozina e empagliflozina. Esses inibidores de SGLT2 causam perda urinária de 40 a 80 g/dia de glicose, levando a uma perda ponderal média de 2 a 3 kg. Além disso, aumentam a diurese osmótica ao aumentar a quantidade de glicose no túbulo renal e reduzem a reabsorção de sódio no túbulo proximal. Esse efeito diurético contribui para a redução da pressão arterial sistólica de 3 a 5 mmHg. O ensaio clínico EMPA-REG foi desenhado para avaliar a segurança cardiovascular do inibidor de SGLT2 empagliflozina em pacientes com diabetes melito tipo 2 que apresentavam alto risco cardiovascular (Zinman et al., 2015). O ensaio foi multicêntrico, duplo-cego com grupo placebo, em que 7.020 pacientes foram randomizados para receber empagliflozina 10 mg, 25 mg ou placebo com um seguimento médio de 3 anos. O objetivo primário composto era morte por causa cardiovascular, infarto do miocárdio (IM) não fatal, acidente vascular cerebral (AVC) não fatal, comparando o grupo empagliflozina com o grupo placebo. Surpreendentemente, houve redução significativa no objetivo primário no grupo empagliflozina (10,5%) quando comparado com o placebo (12,2%). Os pacientes que tomaram empagliflozina tiveram, também, menor risco de morte por causa cardiovascular (3,7% *versus* 5,9%), morte por qualquer causa (5,7% *versus* 8,3%) e hospitalização por insuficiência cardíaca (2,7% *versus* 4,1%; Figura 11.16).

O ensaio clínico anteriormente citado refere-se a pacientes com diabetes melito tipo 2 e com alto risco cardiovascular. Entretanto, considerando o resultado surpreendente obtido com o uso da empagliflozina, é possível que, caso esses resultados sejam confirmados em ensaios clínicos com pacientes que apresentem insuficiência cardíaca crônica e não apresentem diabetes melito, essa classe de fármacos seja utilizada para essa patologia.

Cardiotônicos

Digoxina é um glicosídio cardíaco derivado da planta *Digitalis lanata* utilizado inicialmente para tratamento da insuficiência cardíaca por Withering (1785). É um fármaco inotrópico positivo que causa melhora hemodinâmica e não tem efeito deteriorante na pressão arterial ou na frequência cardíaca. A digoxina atua também suprimindo a ativação neuro-hormonal em pacientes com insuficiência cardíaca sistólica crônica e pode ser utilizada para terapias crônicas (Gheorghiade e Braunwald, 2009). Trata-se de um glicosídio cardíaco que inibe a bomba sódio-potássio adenosina trifosfatase (Na^+/K^+-ATPase)

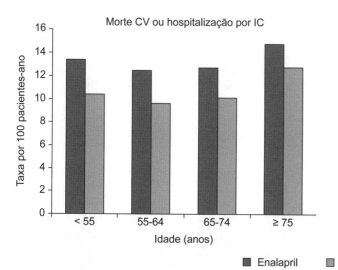
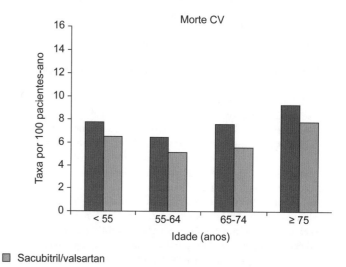

Figura 11.15 Efeito do sacubitil-valsartan comparado ao enalapril na morte cardiovascascular (CV) e em hospitalização por descompensação da insuficiência cardíaca (IC) estratificado pela faixa etária.

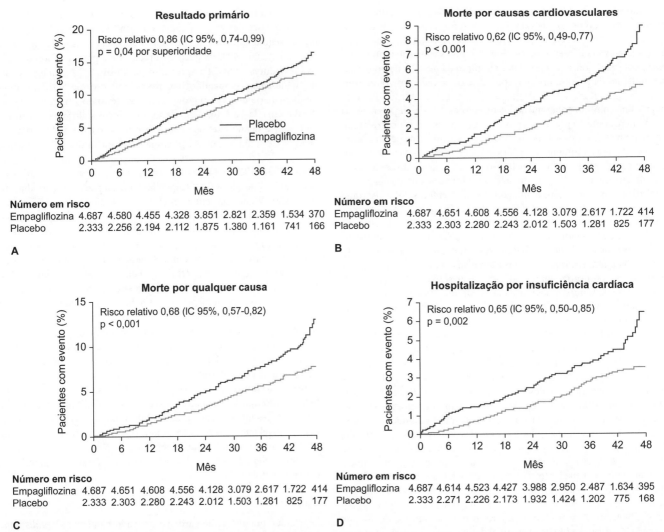

Figura 11.16 Comparativo entre grupo de empagliflozina combinado e grupo placebo em pacientes que receberam pelo menos uma dose de um medicamento no estudo. **A.** Incidência cumulativa do objetivo primário (morte por causas cardiovasculares, IM não fatal ou AVC não faltal). **B.** Incidência cumulativa de morte por causas cardiovasculares. **C.** Curvas de Kaplan-Meier para morte por qualquer causa. **D.** Incidência cumulativa de hospitalização por insuficiência cardíaca. Os riscos relativos são baseados em análises de regressões Cox.

na membrana celular e previne, dessa maneira, o transporte de sódio do meio intracelular para o extracelular. Esse processo inibe a atividade do trocador sódio-cálcio (o responsável pela entrada de 3 íons Na^+ para o interior da célula e pela saída de 1 íon Ca^{++} para o meio extracelular) e, assim, aumenta os níveis de cálcio intracelular, mecanismo responsável pelo efeito inotrópico da digoxina (Figura 11.17).

A digoxina apresenta meia-vida longa (36 h), portanto o estado de equilíbrio é atingido após 5 a 7 dias, ou até mesmo mais em pacientes que apresentam insuficiência renal. As doses de ataque podem ser administradas via intravenosa ou oral (a biodisponibilidade absoluta é de aproximadamente 75 a 80%), mas não são recomendadas no tratamento de pacientes com insuficiência cardíaca crônica. A dose diária costuma ser 0,125 a 0,250 mg/dia, porém, visto que 50 a 70% da digoxina é excretada pelo rim, deve ser reduzida em pacientes que apresentam *clearance* de creatinina reduzida. No ensaio clínico DIG (*Digitalis Investigation Group*; 1997), pacientes com fração de ejeção do ventrículo esquerdo de 45% ou menos e em ritmo sinusal foram randomizados para receber digoxina (n = 3.397) ou placebo (n = 3.403), além do tratamento padrão utilizado na época (94% tomavam inibidores da enzima conversora de angiotensina, e 82%, diuréticos). A dose de digoxina foi de 0,250 mg/dia e o seguimento de 37 meses. Não houve diferença de mortalidade entre o grupo de digoxina e placebo (34,8% *versus* 35,1%). Entretanto, houve redução significativa de hospitalização por piora da insuficiência cardíaca no grupo de digoxina (Figura 11.18).

Uma metanálise avaliou em 19 ensaios clínicos, entre 1993 e 2013, o efeito da digoxina na mortalidade por qualquer causa em pacientes

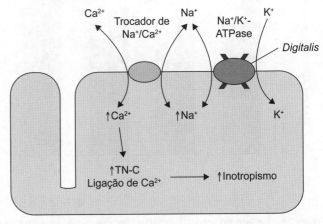

Figura 11.17 Mecanismo da digoxina no cardiomiócito.

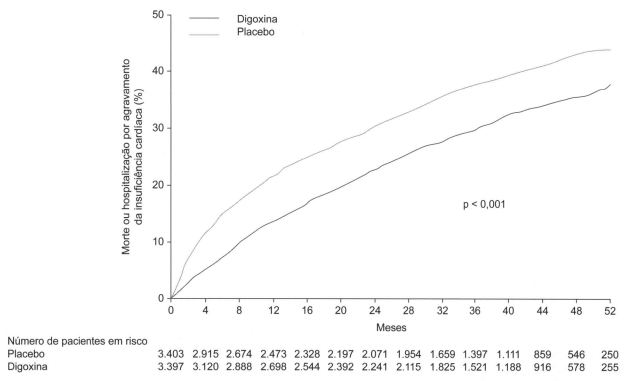

Figura 11.18 Em pacientes randomizados para tratamento com digoxina, houve redução significativa nos parâmetros combinados de morte por insuficiência cardíaca e internação por insuficiência cardíaca.

com insuficiência cardíaca sistólica (em três ensaios clínicos, pacientes apresentaram fibrilação atrial concomitante à insuficiência cardíaca). A digoxina foi associada a aumento de mortalidade em todos os subgrupos, mas principalmente em pacientes com fibrilação atrial sem insuficiência cardíaca (Vamos et al., 2015). Isso significa que, apesar de mais de dois séculos de uso, a eficácia de digitálicos no tratamento da insuficiência cardíaca sistólica é ainda controversa, e seu uso clínico tem diminuído recentemente (33,1% em 2005 para 10,7% em 2014; Patel et al., 2016).

INSUFICIÊNCIA CARDÍACA CRÔNICA DIASTÓLICA

A insuficiência cardíaca com fração de ejeção preservada, identificada como uma entidade clínica recentemente, é definida pelo American College of Cardiology e pela American Heart Association como a presença de sintomas ou sinais de insuficiência cardíaca em pacientes com uma fração de ejeção do ventrículo esquerdo maior que 50% e com evidência de disfunção ventricular diastólica avaliada por ecocardiograma ou cateterismo cardíaco (Yancy et al., 2013). Em condições fisiológicas, a pressão do ventrículo esquerdo cai rapidamente após a sístole, permitindo um enchimento rápido do ventrículo esquerdo. Na disfunção ventricular diastólica, o relaxamento do ventrículo esquerdo ocorre de maneira mais lenta, e o aumento da rigidez causa aumento da pressão de enchimento, acabando por limitar a performance cardíaca tanto em repouso quanto durante o exercício físico (Zile et al., 2004).

Inicialmente considerou-se que a disfunção ventricular com o enchimento prejudicado do ventrículo era o único mecanismo fisiopatológico da insuficiência cardíaca observada nesses pacientes. Entretanto, mais recentemente reconheceu-se que, apesar de a disfunção ventricular apresentar um papel central, outros mecanismos fisiopatológicos, como acoplamento arterial-ventricular anormal, disfunção sistólica, hipertensão pulmonar, disfunção neuroendócrina, incompetência cronotrópica, inflamação e múltiplas comorbidades, como obesidade, hipertensão arterial sistêmica e fibrilação atrial, estão envolvidos no desenvolvimento da insuficiência cardíaca diastólica. O aumento da rigidez da parede do ventrículo esquerdo causa resistência ao enchimento dessa câmera, representando um achado frequente em pacientes com insuficiência cardíaca diastólica. O aumento da rigidez da parede do ventrículo esquerdo está associado a alterações estruturais do sarcômero causadas por modificações pós-translacionais da titina, a proteína do sarcômero responsável pela rigidez miocárdica (Abbate et al., 2015). Embora o aumento da rigidez miocárdica possa estar presente mesmo na ausência de hipertrofia ventricular ou de fibrose, esses fatores, quando presentes, acentuarão a rigidez. O relaxamento defeituoso do ventrículo esquerdo é um achado universal em todos os pacientes que apresentam insuficiência cardíaca diastólica, fenômeno que independe da presença de alterações estruturais do ventrículo esquerdo, como hipertrofia ou aumento da rigidez.

Diversamente do observado com a insuficiência cardíaca crônica com fração de ejeção reduzida, ensaios clínicos utilizando inibidores da enzima conversora de angiotensina, antagonistas dos receptores AT1 de angiotensina II ou betabloqueadores não demonstram benefício clínico em pacientes com insuficiência cardíaca crônica com fração de ejeção preservada (Cleland et al., 2006; Massie et al., 2008; Flather et al., 2005). O uso de digoxina em pacientes com insuficiência cardíaca com fração de ejeção preservada leve ou moderada também não teve efeito benéfico quando comparado com placebo (Ahmed et al., 2006). No ensaio clínico TOPCAT (*Treatment of Preserved Cardiac Function Heart Failure with an Aldosterone Antagonist*), 3.445 pacientes com sintomas clínicos de insuficiência cardíaca, mas com fração de ejeção de 45% ou mais alta foram randomizados para receber espironolactona ou placebo e acompanhados, em média, por 3,3 anos (Pitt et al., 2014). Não houve diferença significativa entre os grupos em relação ao objetivo primário composto (morte cardiovascular, redução de parada cardíaca ou hospitalização por descompensação da insuficiência cardíaca). O tratamento com espironolactona foi associado ao aumento dos níveis de creatinina e de hiperpotassemia (18,7% no grupo de espironolactona comparado com 9,1% no grupo placebo). Em resumo, ainda não há uma terapia eficaz para o tratamento da insuficiência cardíaca crônica com fração de ejeção de ventrículo esquerdo preservada.

REFERÊNCIAS BIBLIOGRÁFICAS

Abbate A, Arena R, Abouzaki N, van Tassell BW, Canada J, Shah K, et al. Heart failure with preserved ejection fraction: refocusing on diastole. Int J Cardiol. 2015;179:430-40.

Ando S, Rahman MA, Butler GC, Senn BL, Floras JS. Comparison of candoxatril and atrial natriuretic factor in healthy men. Effects on hemodynamics, sympathetic activity, heart rate variability, and endothelin. Hypertension. 1995;26:1160-6.

Ahmed A, Rich MW, Fleg JL, Zile MR, Young JB, Kitzman DW, et al. Effects of digoxin on morbidity and mortality in diastolic heart failure: the ancillary digitalis investigation group trial. Circulation. 2006;114:397-403.

Ayalasomayajula SP, Langenickel TH, Jordaan P, Zhou W, Chandra P, Albrecht D et al. Effect of renal function on the pharmacokinetics of LCZ696 (sacubitril/valsartan), an angiotensin receptor neprilysin inhibitor. Eur J Clin Pharmacol. 2016;72:1065-73.

Bakris GL, Agarwal R, Chan JC, Cooper ME, Gansevoort RT, Haller H, et al. Effect of finerenone on albuminuria in patients with diabetic nephropathy: a randomized clinical trial. JAMA. 2015;314: 884-94.

Bauersachs J, Jaisser F, Toto R. Mineralocorticoid receptor activation and mineralocorticoid receptor antagonist treatment in cardiac and renal diseases. Hypertension. 2015;65:257-63.

Christ M, Meyer C, Sippel K, Wehling M. Rapid aldosterone signaling in vascular smooth muscle cells: involvement of phospholipase C, diacylglycerol and protein kinase C alpha. Biochem Biophys Res Commun. 1995;213:123-9.

Cleland JG, Coletta AP, Clark AL. Clinical trials update from the joint European Society and World Congress of Cardiology meeting: PEP-CHF, ACCLAIM and the HHH study. Eur J Heart Fail. 2006;8:658-61.

Cleland JG, Tendera M, Adamus J, Freemantle N, Polonski L, Taylor J; PEP-CHF Investigators. The perindopril in elderly people with chronic heart failure (PEP-CHF) study. Eur Heart J. 2006;27:2338-45.

CONSENSUS Trial Study Group. Effects of enalapril on mortality in severe congestive heart failure. Results of the Cooperative North Scandinavian Enalapril Survival Study (CONSENSUS). N Engl J Med. 1987;316:1429-35.

Christ M, Meyer C, Sippel K, Wehling M. Rapid aldosterone signaling in vascular smooth muscle cells: involvement of phospholipase C, diacylglycerol and protein kinase C alpha. Biochem Biophys Res Commun. 1995;213:123-9.

Digitalis Investigation Group. The effect of digoxin on mortality and morbidity in patients with heart failure. N Engl J Med. 1997;336:525-33.

Effect of metoprolol CR/XR in chronic heart failure: Metoprol CR/XL Randomised Intervention Trial in Congestive Heart Faiure (MERIT-HF). Lancet. 1999;353:2001-7.

Epstein M. Adding spironolactone to conventional antihypertensives reduces albuminuria in patients with diabetic nephropathy. Nat Clin Pract Nephrol. 2006;2:310-1.

Epstein M, Williams GH, Weinberger M, Lewin A, Krause S, Mukherjee R et al. Selective aldosterone blockade with eplerenone reduces albuminuria in patients with type 2 diabetes. Clin J Am Soc Nephrol. 2006;1:940-51.

Fillipatos G, Anker SD, Böhm M, Gheorghiade M, Køber L, Krum H, et al. A randomized controlled study of finerenone vs. eplerenone in patients with worsening chronic heart failure and diabetes mellitus and/or chronic kidney disease. Eur Heart J. 2016;37:2105-14.

Flather MD, Shibata MC, Coats AJ, van Veldhuisen DJ, Parkhomenko A, Borbola J, et al. Randomized trial to determine the effect of nebivolol on mortality and cardiovascular hospital admission in elderly patients with heart failure (SENIORS). Eur Heart J. 2005;26:215-25.

Garg R, Yusuf S. Overview of randomized trials of angiotensin-converting enzyme inhibitors on mortality and morbidity in patients with heart failure. JAMA. 1995;273:1450-6.

Gee NS, Bowes MA, Buck P, Kenny AJ. An immunoradiometric assay for endopeptidase-24.11 shows it to be a widely distributed enzyme in pig tissues. Biochem J. 1985;228:119-26.

Gheorghiade M, Braunwald E. Reconsidering the role for digoxin in the management of acute heart failure syndromes. JAMA. 2009; 302:2146-7.

Granger CB, McMurray JJ, Yusuf S, Held P, Michelson EL, Olofsson B, et al. Effects of candesartan in patients with chronic heart failure and reduced left-ventricular systolic function intolerant to angiotensin-converting-enzyme inhibitors: the CHARM-Alternative trial. Lancet. 2003;362:772-6.

Katayama S, Yamada D, Nakayama M, Yamada T, Myoishi M, Kato M, et al. A randomized controlled study of finerenone versus placebo in Japanese patients with type 2 diabetes mellitus and diabetic nephropathy. J Diabetes Complications. 2017;31:758-65.

Kolkhof P, Delbeck M, Kretschmer A, Steinke W, Hartmann E, Bärfacker L et al. Finerenone, a novel selective nonsteroidal mineralocorticoid receptor antagonist protects from rat cardiorenal injury. J Cardiovasc Pharmacol. 2014;64:69-78.

Lieb W, Larson MG, Benjamin EJ, Yin X, Tofler GH, Selhub J et al. Multimarker approach to evaluate correlates of vascular stiffness: the Framingham Heart Study. Circulation. 2009;119:37-43.

Massie BM, Carson PE, McMurray JJ, Komajda M, McKelvie R, Zile MR, et al. Irbesartan el in patients with heart failure and preserved ejection fraction. N Engl J Med. 2008;359:2456-67.

Metra M, Teerlink JR. Heart failure. Lancet. 2017;390:1981-95.

Packer M, Bristow MR, Cohn JN, Colucci WS, Fowler MB, Gilbert EM, et al. The effect of carvedilol on morbidity and mortality in patients with chronic heart failure. U.S. Carvedilol Heart Failure Study Group. N Engl J Med. 1996;334:1349-55.

Packer M, Colucci WS, Sackner-Bernstein JD, Liang CS, Goldscher DA, Freeman I et al. Double-blind, placebo-controlled study of the effects of carvedilol in patients with moderate to severe heart failure. The PRECISE Trial. Prospective Randomized Evaluation of Carvedilol on Symptoms and Exercise. Circulation. 1996;94:2793-9.

Patel N, Ju C, Macon C, Thadani U, Schulte PJ, Hernandez AF, et al. Temporal trends of Digoxin use in patients hospitalized with heart failure: analysis from the American heart association get with the guidelines-heart failure registry. JACC Heart Fail. 2016;4:348-56.

Pitt B, Pfeffer MA, Assmann SF, Boineau R, Anand IS, Claggett B, et al. Spironlactone for heart failure with preserved ejection fraction. N Engl J Med. 2014;370:1383-92.

Pitt B, Poole-Wilson P, Segal R, Martinez FA, Dickstein K, Camm AJ et al. Effects of losartan versus captopril on mortality in patients with symptomatic heart failure: rationale, design, and baseline characteristics of patients in the Losartan Heart Failure Survival Study-ELITE II. J Card Fail. 1999;5:146-54.

Pitt B, Segal R, Martinez FA, Meurers G, Cowley AJ, Thomas I, et al. Randomised trial of losartan versus captopril in patients over 65 with heart failure (Evaluation of Losartan in the Elderly, ELITE). Lancet. 1997;349:747-52.

Pitt B, Zannad F, Remme WJ, Cody R, Castaigne A, Perez A, et al. The effect of spironolactone on morbidity and mortality in patients with severe heart failure. N Engl J Med. 1999;341:709-17.

Rovner DR, Streeten DH, Louis LH, Stevenson CT, Conn JW. Content and uptake of sodium and potassium in bone. Influence of adrenalectomy, aldosterone, desoxycorticosterone and spironolactone. J Clin Endocrinol Metab. 1963;23:938-44.

Ruilope LM. Aldosterone, hypertension, and cardiovascular disease: an endless story. Hypertension. 2008;52:207-8.

Schwenk MH, Hirsch JS, Bomback AS. Aldosterone blockade in CKD: emphasis on pharmacology. Adv Chronic Kidney Dis. 2015;22:123-32.

Simpson J, Jhund PS, Silva Cardoso J, Martinez F, Mosterd A, Ramires F, et al. Effect of LCZ696, compared with enalapril, according to baseline risk in the Prospective comparison of ARNI with ACEI to Determine Impact on Global Mortality and morbidity in Heart Failure trial (PARADIGM-HF). J Am Coll Cardiol. 2015;66:2059-71.

SOLVD Investigators, Yusuf S, Pitt B, Davis CE, Hood WB Jr, Cohn JN. Effect of enalapril on mortality and the development of heart failure in asymptomatic patients with reduced left ventricular ejection fractions. N Engl J Med. 1992;327:685-91.

The Cardiac Insufficiency Bisoprolol Study II (CIBIS-II): a randomized trial. Lancet.1999;353:9-13.

Tomaschitz A, Pilz S, Ritz E, Obermayer-Pietsch B, Pieber TR. Aldosterone and arterial hypertension. Nat Rev Endocrinol. 2010;6:83-93.

Vamos M, Erath JW, Benz AP, Lopes RD, Hohnloser SH. Meta-Analysis of Effects of Digoxin on Survival in Patients with Atrial Fibrillation or Heart Failure: An Update. Am J Cardiol. 2019;123:69-74.

Vamos M, Erath JW, Hohnloser SH. Digoxin-associated mortality: a systematic review and meta-analysis of the literature. Eur Heart J. 2015;36:1831-8.

Yancy CW, Jessup M, Bozkurt B, Butler J, Casey Jr DE, Colvin MM et al. 2017 ACC/AHA/HFSA Focused Update of the 2013 ACCF/AHA Guideline for the management of heart failure: a report of the American College of Cardiology/American Heart Association Task Force on Clinical Practice Guidelines and the Heart Failure Society of America. J Card Fail. 2017;23:628-51.

Yancy CW, Jessup M, Bozkurt B, Butler J, Casey Jr DE, Drazner MH. 2013 ACCF/AHA guideline for the management of heart failure: executive summary: a report of the American College of Cardiology Foundation/American Heart Association Task Force on practice guidelines. Circulation. 2013;128:1810-52.

Zannad F, McMurray JJ, Krum H, van Veldhuisen DJ, Swedberg K, Shi H, et al. Eplerenone in patients with systolic heart failure and mild symptoms. N Engl J Med. 2011;364:11-21.

Zile MR, Baicu CF, Gaasch WH. Diastolic heart failure: abnormalities in active relaxation and passive stiffness of the left ventricle. N Engl J Med. 2004;350:1953-9.

Zinman B, Wanner C, Lachin JM, Fitchett D, Bluhmki E, Hantel S, et al. Empagliflozin, cardiovascular outcomes, and mortality in type 2 diabetes. N Engl J Med. 2015;373:2117-28.

BIBLIOGRAFIA

Manz M, Reuter M, Lauck G, Omran H, Jung W. A single intravenous dose of ivabradine, a novel I(f) inhibitor, lowers heart rate but does not depress left ventricular function in patients with left ventricular dysfunction. Cardiology. 2003;100:149-55.

Nanayakkara S, Kaye DM. Management of heart failure with preserved ejection fraction: a review. Clin Ther. 2015;37:2186-98.

Weir MR, Bakris GL, Bushinsky DA, Mayo MR, Garza D, Stasiv Y, et al. Patiromer in patients with kidney disease and hyperkalemia receiving RAAS inhibitors. N Engl J Med. 2015;372:211-21.

Withering W. An account of the foxglove, and some of its medical uses. Cambridge: Cambridge University Press; 2014.

Hiperlipoproteinemias e Aterosclerose

INTRODUÇÃO

As hiperlipoproteinemias, também chamadas de hiperlipidemias, são doenças que afetam o transporte de lipídios no plasma e são resultado de aumento da biossíntese ou remoção prejudicada das lipoproteínas do sangue. A importância clínica das hiperlipoproteinemias é devida à sua associação com a aterosclerose. A maior parte das lipoproteínas circulantes no sangue é sintetizada no fígado, que é também o principal órgão para sua remoção e catabolismo, além de ser o único órgão capaz de eliminar colesterol do organismo em grandes quantidades (gramas) por meio da secreção biliar. Portanto, o fígado tem papel central na homeostase das lipoproteínas plasmáticas.

As grandes classes de lipídios plasmáticos são colesterol, éster de colesterol, fosfolipídios, triglicerídios e ácidos graxos não esterificados. Os ácidos graxos não esterificados são transportados em associação com a albumina. Por sua baixa hidrossolubilidade, todos os outros lipídios são empacotados em estruturas de alto peso molecular que se assemelham a micelas e são chamadas de lipoproteínas plasmáticas. As lipoproteínas são, portanto, veículos primários para a distribuição de lipídios entre os sítios de síntese, estocagem e sua utilização. Cada partícula de lipoproteína apresenta um núcleo não polar com quantidades variáveis de triglicerídios e de éster de colesterol, que formam gotículas de óleo à temperatura corporal. Esse núcleo é revestido por uma monocamada de fosfolipídios, cujos grupos polares estão orientados para a fase aquosa do plasma. Além dos fosfolipídios, há algumas poucas moléculas de colesterol e de proteínas, chamadas de apolipoproteínas, presentes na monocamada de superfície. Visto que a espessura da monocamada superficial, que é composta essencialmente por fosfolipídios é a mesma em todas as lipoproteínas, o tamanho do núcleo varia de acordo com o tamanho da partícula de lipoproteína. Com exceção das partículas de densidade muito baixa (VLDL), o núcleo hidrofóbico é o responsável pela maior parte da massa da partícula da lipoproteína. Os triglicerídios são predominantes no núcleo dos quilomícrons e das VLDL, enquanto os ésteres de colesterol formam os núcleos lipídicos das lipoproteínas de baixa densidade (LDL) e de alta densidade (HDL). Outra diferença importante entre as classes de lipoproteínas está relacionada com sua composição de apolipoproteínas, a qual determina o destino metabólico da partícula lipoproteica (Patsch et al., 1989).

As lipoproteínas são parte integral do metabolismo celular; elas ocupam espaços transmembrânicos em estruturas complexas nas células do organismo. Macromoléculas como colesterol HDL (HDL-C), LDL (LDL-C) e VLDL (VLDL-C) estão envolvidas no transporte de triglicerídios e colesterol pelo intestino delgado, fígado e tecidos periféricos. Os lipídios entram no organismo e circulam no plasma através de uma via alimentar, exógena, e uma via hepática, endógena. Essas lipoproteínas são formadas por uma casca hidrofílica composta de apolipoproteínas (Apo), colesterol, fosfolipídios e de um núcleo contendo éster de colesterol e triglicerídios.

As lipoproteínas são secretadas pelo fígado e pelo intestino delgado, e sua função primária é entregar lipídios tais como colesterol, triglicerídios e fosfolipídios para tecidos periféricos e retornar esses lipídios e colesterol para o fígado, para seu *clearance* ou reciclagem. Nos hepatócitos e enterócitos, o colesterol, os triglicerídios e os lipídios são agrupados com apolipoproteína B (ApoB) sob ação da proteína de transferência de triglicerídios microsomal (MTTP, do inglês *microsomal triglyceride transfer protein*) para formar lipoproteínas. A ApoB é a responsável pela integridade estrutural dos quilomícrons intestinais e das lipoproteínas hepáticas desde a sua síntese até sua secreção, e finalmente *clearance*. Além da conhecida via hepatobiliar de secreção de colesterol, há uma via alternativa para remoção do colesterol pelo qual o colesterol do sangue é removido via enterócito para o lúmen intestinal. Essa via alternativa é conhecida como excreção transintestinal (TICE, do inglês *transintestinal cholesterol excretion*).

O HDL-C é sintetizado principalmente no fígado e tem um papel essencial no transporte reverso do colesterol (RCT, do inglês *reverse cholesterol transport*). Esse transporte reverso é o processo por meio do qual as macromoléculas como o HDL-C absorvem colesterol livre da periferia e o transportam de volta para o fígado para ser metabolizado. Acredita-se que esse seja o mecanismo pelo qual o HDL-C tenha papel cardioprotetor e antiaterogênico. Entretanto, estudos adicionais demonstram que o HDL-C apresenta também propriedades antioxidantes, anti-inflamatórias e protetoras do endotélio, as quais podem contribuir para seu efeito benéfico no sistema cardiovascular. O metabolismo do colesterol, incluindo o metabolismo de LDL-C e HDL-C, é direcionado pela composição de apolipoproteínas e seus receptores. O HDL-C é constituído por lipoproteínas menores (5 a 17 nm) e mais densas (1,063 a 1,210 kg/ℓ) no plasma. A ApoA1, a principal proteína no HDL-C, é sintetizada no fígado e no intestino delgado. O fígado é o órgão mais importante por meio do qual o colesterol é excretado diretamente ou convertido em ácidos biliares. O colesterol em excesso é transportado da periferia (p. ex., de macrófagos nas paredes vasculares) para o fígado. Além do HDL, o LDL também contribui para o transporte reverso. A maior parte do HDL-C medido no sangue origina-se no fígado ou no intestino; assim sendo, a concentração de HDL-C no plasma não deve ser usada como medida de efluxo do colesterol de paredes vasculares ou da eficácia do transporte reverso.

O transporte reverso inicia-se com a transferência do colesterol das membranas celulares para o HDL-C. Até o momento, quatro vias bioquímicas estão envolvidas nessa transferência (Philipps, 2014). Conquanto o conteúdo de colesterol da célula seja normal, mais de dois terços desse colesterol (o qual é pouco hidrossolúvel e não esterificado) saem da célula por difusão passiva a favor do gradiente de concentração da membrana celular e das HDL-C grandes e globulares. As vias bioquímicas envolvidas no transporte reverso apresentam as seguintes características:

- O gradiente de concentração é mantido por meio da esterificação extracelular do colesterol livre mediado pela lecitina colesterol acetiltransferase (LCAT)

- De maneira passiva, o efluxo aquoso do colesterol não esterificado pode ser aumentado por *up-regulation* dos transportadores ABCG1, o qual mobiliza colesterol dos compartimentos subcelulares
- Também de maneira passiva, a transferência não aquosa do colesterol livre das células para HDL-C pode ser mediada pelos receptores *scavenger* classe B tipo I (SR-B1), os quais promovem não apenas efluxo do colesterol celular, mas também de maneira seletiva (não endocítica) transfere o colesterol do HDL-C para as células hepáticas (Rohr e Stangl, 2013)
- De maneira ativa, o colesterol e os fosfolipídios de macrófagos e células de espuma (*foam cells*) são ativamente transportados pelo transportador ABCA1 para a ApoA1, livre de lipídios (pré-beta-HDL).

Esse processo é importante para a formação das partículas nascentes de HDL (discos de HDL), as quais contêm ApoA1, fosfatilcolina e colesterol não esterificado. A importância do transportador ABCA1 para a maturação metabólica do HDL-C foi identificada por meio da elucidação da causa genética da doença de Tangier. Essa doença (caracterizada como deficiência do transportador ABC e, na doença do olho do peixe, deficiência da LCAT) é caracterizada por uma alteração da córnea, resultando em níveis ausentes ou muito baixos de HDL-C, acumulação de colesterol intracelular e aterosclerose acelerada com doença cardiovascular (Fitzgerald *et al.*, 2010).

A expressão do transportador ABCA1 é regulado pelo conteúdo intracelular de colesterol, e o efluxo mediado pelo ABCA1 é portanto fundamental em situações em que ocorre excesso de colesterol. Assim, o fluxo direto de colesterol entre as células e o HDL-C depende do gradiente de concentração entre as membranas celulares e as lipoproteínas aceptadoras. Esse gradiente é mantido ao nível celular pela hidrólise dos ésteres de colesterol e translocação do colesterol, extracelularmente pela LCAT e pela proteína de transferência do éster de colesterol (CETP). A LCAT esterifica o colesterol livre (p. ex., o colesterol associado ao pré-beta-HDL) com o ácido graxo da lecitina. Os ésteres de colesterol são mais hidrofóbicos do que o colesterol livre e são localizados no interior do HDL-C. Isso transforma o HDL-C na forma discoide para a forma de partículas pseudomicelares esféricas (alfa-HDL). A maturação do HDL é incompleta em deficiência genética ou secundária da LCAT. Em pacientes com deficiência familiar de LCAT, o HDL-C esférico é ausente. A CETP é uma glicoproteína hidrofóbica que é principalmente secretada pelo fígado e predominantemente ligada ao HDL-C no sangue (Quintao e Cazita, 2010). Ela facilita a transferência dos ésteres de colesterol, triglicerídios e em menor grau fosfolipídios entre as moléculas de HDL-C, LDL-C e VLDL. Dessa maneira, os ésteres de colesterol são canalizados para o metabolismo de LDL-C e dirigidos ao fígado. Em resumo, as partículas de HDL-C têm um papel crucial no transporte reverso e excreção do colesterol; entretanto, medidas do HDL-C refletem a função do HDL no transporte reverso.

O conceito de que o HDL-C pudesse proteger a doença coronariana originou-se nos estudos epidemiológicos em populações saudáveis, principalmente no estudo de Framingham (Gordon *et al.*, 1989). Pacientes que apresentavam doença cardiovascular frequentemente exibiam níveis baixos de HDL-C. A relação entre HDL-C e risco cardiovascular não é, portanto, linear; não há melhora do prognóstico em pacientes com níveis de HDL-C acima de 60 mg/dℓ. Investigações retrospectivas dos estudos EPIC Norfolk e IDEAL mostraram que concentrações muito altas de HDL-C podem estar associadas com aumento do risco cardiovascular (van der Steeg *et al.*, 2008). Estudo recente feito com 1 milhão de ex-combatentes americanos verificou uma relação na forma de U entre HDL-C e mortalidade, sendo o nadir associado com menor mortalidade, por volta de 50 mg/dℓ (Bowe *et al.*, 2016). Níveis baixos de HDL-C podem ser considerados um indicador de aumento de risco cardiovascular, especialmente em pessoas sem história de eventos cardiovasculares. Ensaio clínico randomizado controlado com placebo demonstrou que a infusão com HDL reconstituída melhorou de maneira significativa o índice de caracterização da placa ateromatosa medida por ultrassonografia intravascular (Tardif *et al.*, 2007). Entretanto, a relação epidemiológica entre HDL-C e risco cardiovascular é complexa. Concentrações reduzidas de HDL-C são frequentemente confundidas com outras condições pró-aterogênicas, tais como presença de inflamação ou de lipoproteínas ricas em triglicerídios pró-aterogênicas, assim como com LDL-C. A prática de se calcular a razão LDL-C/HDL-C não é útil pelo fato de que níveis altos de HDL-C não estão associados à redução de risco; assim sendo, a combinação de alto LDL-C e alto HDL-C pode levar à conclusão errônea de que o risco cardiovascular não é elevado. É importante ressaltar que vários estudos evidenciaram que os efeitos do HDL-C são variáveis e raramente se correlacionam com as concentrações plasmáticas de HDL-C. Em pacientes com diabetes melito, doença coronariana ou insuficiência renal crônica, a função do HDL-C está alterada (Annema e von Eckardstein, 2016). Em pacientes que foram submetidos a angiografia coronariana, os níveis de HDL-C correlacionaram-se de maneira inversa com a mortalidade cardiovascular em pacientes sem doença coronariana, de maneira pouco significativa em pacientes estáveis com doença coronariana estabelecida, e não houve correlação em pacientes instáveis. É importante ressaltar que a função biológica da HDL-C é em parte dependente da sua composição proteica, visto que seu conteúdo de colesterol tem pouca importância na sua função. No caso de doença cardiovascular, o HDL-C pode ser disfuncional e apresentar inclusive efeitos vasculares negativos.

A elevação da concentração plasmática de lipoproteínas é dividida em seis fenótipos de lipoproteínas (Tabela 12.1; Fredrickson e Lees, 1965), podendo cada um deles estar associado a doenças genéticas que afetam primariamente o metabolismo lipídico ou ocorrer secundariamente a outras doenças.

A hipercolesterolemia familiar é uma doença autossômica dominante do metabolismo das lipoproteínas, caracterizada por níveis plasmáticos elevados do LDL-C. A forma heterozigótica da hipercolesterolemia familiar é uma causa genética comum na doença coronariana prematura. A prevalência dessa forma é de 1 em cada 250, confirmada por múltiplos estudos (Sjouke *et al.*, 2015; Nanchen *et al.*, 2015). A hipercolesterolemia familiar é causada por mutações nos genes envolvidos nas vias endocíticas e de captação do colesterol mediada pelo receptor de LDL-C, e essas mutações causam aumento dos níveis de LDL-C, cujo papel na fisiopatologia da aterosclerose é bastante estabelecido, e o uso de agentes farmacológicos redutores dos seus níveis, principalmente as estatinas, causou redução significativa de eventos cardiovasculares em esquemas terapêuticos que avaliaram tanto a prevenção primária (O'Keefe *et al.*, 2004) como secundária (LaRosa *et al.*, 2005).

O colesterol é sintetizado de novo ou captado pelos hepatócitos após produção intracelular da ApoB. O colesterol liga-se à ApoB e é transportado do fígado para os tecidos periféricos. A endocitose da LDL-C pelas células periféricas e pelos hepatócitos ocorre através dos receptores de LDL-C e de uma proteína adaptadora. Essa proteína possui um domínio ligante para fosfotirosina que interage com o receptor

Tabela 12.1 Classificação de dislipidemias de Fredrickson.

Tipo	Partículas elevadas	Níveis de colesterol total	Níveis de triglicerídios
I	Quilomícrons	↔	↑↑
IIa	LDL	↑↑	↔
IIb	LDL, VLDL	↑↑	↑
III	IDL	↑	↑
IV	VLDL	↔↑	↑↑
V	Quilomícrons, VLDL	↑↑	↑↑

IDL: lipoproteína de densidade intermediária; LDL: lipoproteína de baixa densidade; VLDL: lipoproteína de densidade muito baixa; ↑: aumento; ↑↑: aumento significativo; →: normal; ↔↑: normal ou aumento.

de LDL, possibilitando a captação do LDL-C por endocitose. Os receptores de LDL são reciclados após a endocitose, processo este que é inibido pela pró-proteína convertase subtilisina/kexina tipo 9 (PCSK9). A PCSK9 liga-se ao receptor de LDL, o que dificulta sua reciclagem e, desse modo, reduz a disponibilidade do receptor de LDL (Figura 12.1; Descampos et al., 2017).

Os níveis plasmáticos de triglicerídios são medidos em jejum, mas os níveis aumentam significativamente após as refeições. Alterações pós-prandiais do metabolismo de triglicerídios, tais como aumento da concentração plasmática de triglicerídios ou resposta prolongada após uma refeição gordurosa, são uma característica marcante de pacientes com doença cardiovascular. Assim sendo, um papel importante na patogênese das doenças relacionadas à aterosclerose é atribuído aos níveis pós-prandiais de lipídios. A identificação de lipoproteínas ricas em triglicerídios (TLR, do inglês *tryglicerid rich lipoproteins*) em ateroma humano foi mais uma evidência sobre o importante papel deles na aterogênese. As TLR penetram a parede arterial e atingem o espaço subendotelial, causando depósitos lipídicos endoteliais, adesão de monócitos, produção de marcadores da inflamação e estresse oxidativo. O papel dos triglicerídios na inflamação mediada pela aterosclerose não depende apenas de seus efeitos diretos nas células vasculares, mas também de modificações profundas na funcionalidade do HDL-C, provavelmente relacionadas ao enriquecimento com triglicerídios. Os dois maiores objetivos no tratamento da hipertrigliceridemia são a prevenção da doença cardiovascular e a prevenção da pancreatite. O tratamento da hipertrigliceridemia grave é importante para a profilaxia da pancreatite, enquanto o tratamento da hipertrigliceridemia média ou leve pode ser importante para a prevenção da doença cardiovascular.

Há várias classes de fármacos utilizados no tratamento das hiperlipoproteinemias. É importante ressaltar que os fármacos constituem um tratamento acessório e que outras abordagens terapêuticas, como mudança de estilo de vida e dieta, são também importantes para a redução do risco de doença cardiovascular. Os inibidores da CETP não são utilizados clinicamente até o momento por causa dos aspectos de toxicidade. No final do capítulo, há uma seção sobre aterosclerose e a revisão de um fármaco que atua sobre ela, mas sem interferir no metabolismo de lipídios.

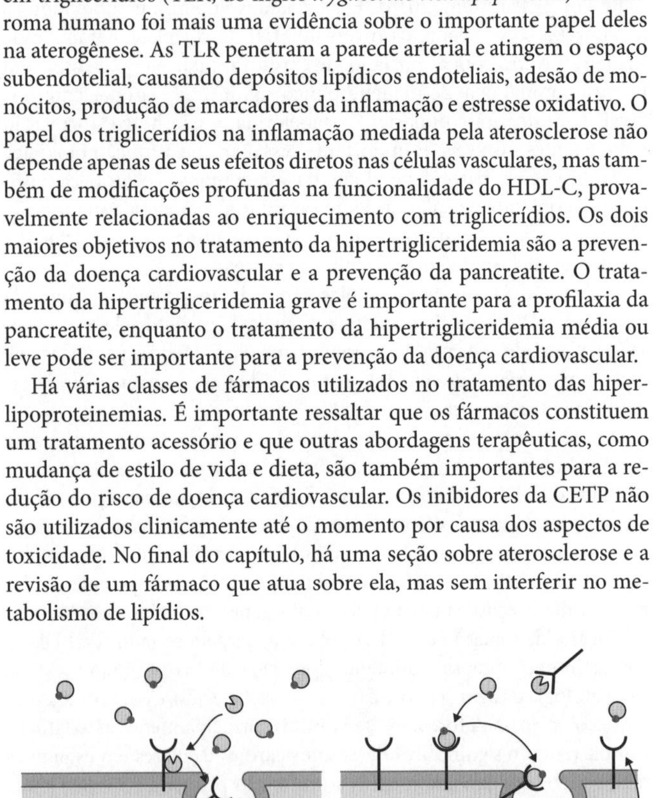

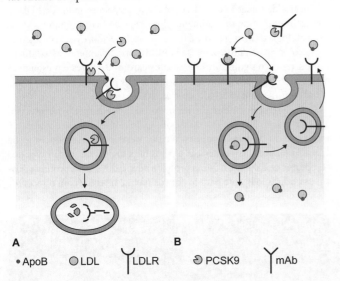

Figura 12.1 O papel da PSCK9 na degradação do receptor de LDL (**A**) e o mecanismo de ação do anticorpo anti-PSCK9 (**B**). O PSCK9 se liga ao receptor do LDL, e o completo sofre endocitose e é degradado intracelularmente, reduzindo portanto o número de receptores disponíveis de LDL. Os anticorpos monoclonais anti-PSCK9 se ligam ao PSCK9 e inibem essa interação, porque eles se ligam ao PSCK9 circulante e facilitando dessa maneira a reciclagem dos receptores de LDL para à membrana celular. Os receptores de LDL disponíveis reconhecem e se ligam a ApoB, que é uma proteína localizada na camada bilipídica da LDL. O complexo ApoB-LDL-receptor de LDL é internalizado e degradado intracelularmente, e dessa maneira o LDL é removido da circulação.

ESTATINAS

Em 1987, o primeiro inibidor da hidroximetilgluratil coenzima A (HMG-CoA) redutase – a lovastatina – foi introduzido no mercado, inicialmente nos EUA e depois em vários outros países. Por sua boa tolerabilidade e sua alta eficácia em reduzir os níveis do LDL-C, seu uso foi rapidamente difundido. O mecanismo de ação das estatinas responsável pela redução dos níveis circulantes de colesterol não é devido somente à inibição da biossíntese do colesterol. Na década de 1970 foi estabelecido que a causa dos níveis aumentados de LDL-C em pacientes com hipercolesterolemia familiar era devida a defeitos herdados no receptor do LDL (Goldstein e Brown, 1976; Brown e Goldstein, 1986). A inibição da HMG-CoA redutase reduz os níveis de ácido mevalônico, o qual por sua vez causa uma redução do *pool* regulatório de esterol, causando uma *up-regulation* da HMG-CoA redutase, de outras enzimas envolvidas na biossíntese do colesterol e, o mais importante, do receptor de LDL. O trabalho de Goldstein e Brown, recebedores do Prêmio Nobel de Medicina em 1985, foi demonstrar que a indução do receptor de LDL é crucial para o efeito benéfico das estatinas (Pedersen e Tobert, 2004). Em pacientes tratados com pravastatina por 3 semanas e submetidos à colecistectomia (em que foi obtido um fragmento hepático), a expressão de receptores de LDL-C estava dobrada e a atividade da HMGCoA redutase aumentada em aproximadamente 12 vezes (Reihnér et al., 1990). Portanto, as estatinas reduzem a concentração de LDL-C por aumentar a expressão dos seus receptores hepáticos e, assim, aumentar a captação de LDL-C circulante. É importante ressaltar que as estatinas também reduzem a produção das lipoproteínas que contêm ApoB pelo fígado. Isso é demonstrado pela observação de que a sinvastatina e a atorvastatina causam redução moderada de LDL-C em pacientes com hipercolesterolemia familiar homozigótica que não expressam receptor de LDL. A administração das estatinas deve ser feita preferencialmente à noite, com alimentação, visto que a síntese do colesterol ocorre principalmente pela manhã.

Lovastatina (Mevacor®)

Também chamada inicialmente de mevinolina, foi o primeiro fármaco utilizado no tratamento das hiperlipoproteinemias cujo mecanismo de ação era a inibição da HMG-CoA redutase. A lovastatina é um metabólito fúngico isolado de culturas de *Monascus ruber* (Endo, 1979) e *Aspergillus terreus* (Alberts et al., 1980). Após sua administração oral, a lovastatina, que é uma lactona tricíclica inativa (Figura 12.2), é hidrolizada em sua forma ativa de beta-hidroxiácido, por meio da abertura do anel lactônico. A lovastatina é um inibidor competitivo e reversível da enzima HMG-CoA redutase de hepatócitos, que é a enzima que converte o HMG-CoA em mevalonato, passo metabólico este que controla a biossíntese do colesterol (Henwood e Heel, 1988).

Conforme visto anteriormente, a lovastatina é um profármaco que é hidrolisado *in vivo* no beta-hidroxiácido correspondente, que é um potente inibidor da HMG-CoA redutase. Estima-se que menos de 5% da dose de lovastatina chegue à circulação em virtude do extenso metabolismo de primeira passagem. Tanto a lovastatina quanto seu beta-hidroxiácido são altamente ligados às proteínas plasmáticas (> 95%). A lovastatina é substrato para CIP3A4. A meia-vida de eliminação da lovastatina varia entre 2 e 5 h.

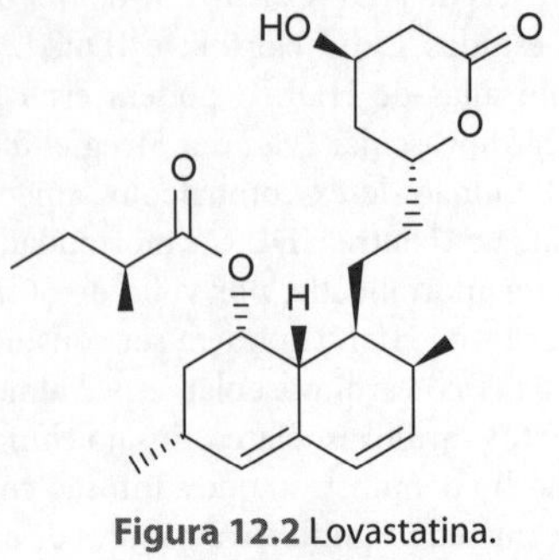

Figura 12.2 Lovastatina.

A eficácia e a segurança da lovastatina foram avaliadas em ensaio clínico controlado com placebo em pacientes com hipercolesterolemia familiar heterozigótica (Havel *et al.*, 1987). Após 4 semanas de placebo, pacientes foram randomizados para receberem lovastatina 5 a 40 mg 2 vezes/dia ou 20 a 40 mg 1 vez/dia, administrada no jantar, durante três períodos consecutivos de 6 semanas. A lovastatina causou redução significativa e dependente da dose do colesterol total (Figura 12.3) e do LDL-C (17 a 39%), com aumento discreto do HDL-C e das ApoA1 e A2.

A dose inicial recomendada é de 20 mg/dia, administrada com o jantar. A dose recomendada varia entre 10 e 80 mg/dia, podendo ser administrada em uma única vez ou fracionada em duas tomadas. Em pacientes pediátricos (10 a 17 anos) com diagnóstico de hipercolesterolemia familiar heterozigótica, a dose máxima recomendada é de 40 mg/dia.

Sinvastatina (Zocor®)

Análogo estrutural da lovastatina, a sinvastatina tem como única diferença a introdução de um grupo metil na cadeia lateral (Figura 12.4).

Similarmente à lovastatina, a sinvastatina é uma lactona que é hidrolisada *in vivo* no correspondente beta-hidroxiácido. Após uma dose do fármaco marcado com radioisótopo, 13% da dose foi eliminada na urina e 60% nas fezes. A biodisponibilidade absoluta da sinvastatina é muito baixa (5%) em virtude do extenso metabolismo de primeira passagem. Tanto a sinvastatina quanto o beta-hidroxiácido correspondente são ligados às proteínas plasmáticas (95%). A farmacocinética é linear nas doses entre 5 e 80 mg/dia. A meia-vida de eliminação da sinvastatina é entre 1 e 3 h.

A eficácia e a segurança da sinvastatina foram avaliadas em ensaio clínico randomizado, multicêntrico e controlado com placebo em pacientes (n = 4.444) com angina de peito ou infarto do miocárdio prévio e níveis de colesterol entre 5,0 e 8,0 mmol/ℓ (190 a 310 mg/dℓ). Os pacientes foram acompanhados em média por 5,4 anos (Scandinavian Simvastatin Survival Group, 1994). O objetivo primário era acompanhar a mortalidade por qualquer causa. A dose de sinvastatina foi titulada até se obter uma concentração de colesterol entre 3,0 e 5,2 mmol/ℓ (120 a 200 mg/dℓ). O tratamento diminuiu a concentração de colesterol total (28%), LDL-C (38%) e triglicerídios (15%), com discreto aumento de HDL-C (8%), reduzindo de maneira significativa a mortalidade por qualquer causa (Figura 12.5).

O tratamento com sinvastatina também foi eficaz em reduzir eventos coronarianos graves (Figura 12.6 A), qualquer evento coronariano (Figura 12.6 B), sobrevida sem qualquer evento aterosclerótico (Figura

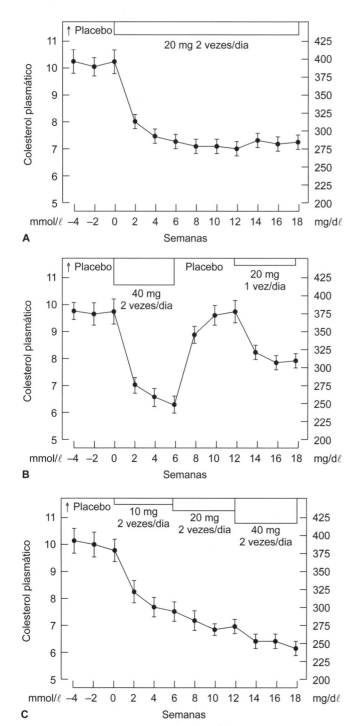

Figura 12.3 Concentração plasmática média do colesterol em pacientes (n = 20 para cada grupo) tratados com doses distintas de lovastatina. As barras representam erro padrão da média.

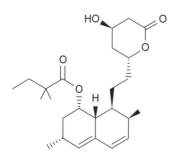

Figura 12.4 Sinvastatina.

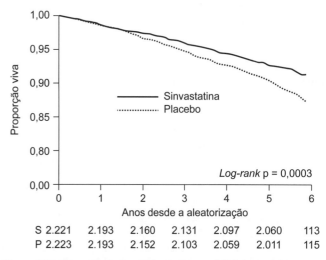

Figura 12.5 Curvas de Kaplan-Meier para mortalidade por qualquer causa em pacientes com angina de peito ou infarto do miocárdio com níveis de colesterol entre 5-8 mmol/ℓ, tratados com sinvastatina ou placebo.

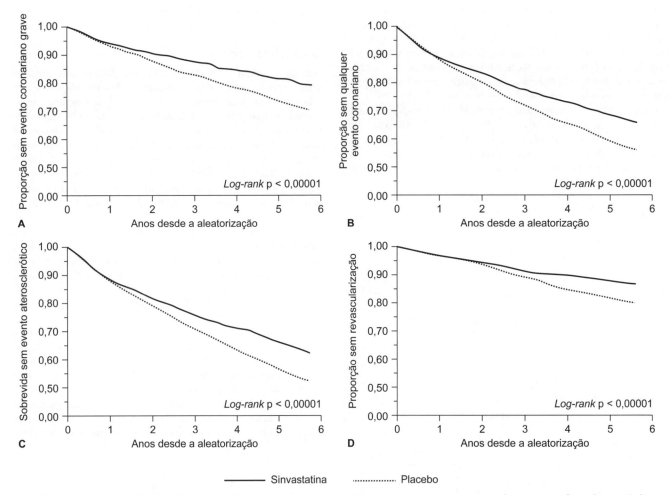

Figura 12.6 A a D. Curvas de Kaplan-Meier para objetivos secundários e terciários em pacientes com angina de peito ou infarto do miocárdio com níveis de colesterol entre 5-8 mmol/ℓ, tratados com sinvastatina ou placebo.

12.6 C) e procedimentos de revascularização coronariana (Figura 12.6 D). A incidência de reações adversas foi similar em ambos os grupos.

A sinvastatina é indicada para reduzir LDL-C, colesterol total, ApoB, triglicerídios e aumentar HDL-C em pacientes com hiperlipidemia primária (heterozigótica familiar ou não familiar) e dislipidemias mistas; para reduzir o colesterol total e o LDL-C em pacientes com hipercolesterolemia familiar homozigótica; e para reduzir o risco de mortalidade e eventos cardiovasculares em pacientes com alto risco de eventos coronarianos. A dose varia entre 5 e 80 mg/dia, e a dose inicial recomendada varia entre 20 e 40 mg/dia, administrada 1 vez/dia durante o jantar. As reações adversas mais comuns com incidência superior a 5% em relação ao placebo são infecção do trato respiratório superior, cefaleia, dor abdominal, constipação intestinal e náuseas.

Atorvastatina (Lipitor®)

Similar à fluvastatina e à pravastatina, a atorvastatina é administrada na forma ativa de hidroxiácido (Figura 12.7). Atua como inibidor sintético reversível da HMG-CoA redutase, causando redução dos estoques intracelulares de colesterol, resultando em aumento da expressão de receptores de LDL com consequente aumento do *clearance* plasmático de LDL-C (Lea e McTavish, 1997).

A biodisponibilidade absoluta da atorvastatina após administração oral é de 12%, e a ligação às proteínas plasmáticas de 98%. O volume de distribuição é de 381 ℓ. O metabolismo é em parte devido à ação do CIP3A4, que forma os derivados orto e para-hidroxilados e vários outros produtos resultantes de beta-oxidação. Os derivados orto e para-hidroxilados são farmacologicamente ativos e são responsáveis por 70% da inibição da HMG-CoA redutase. A meia-vida de eliminação da atorvastatina é de aproximadamente 14 h, mas a meia-vida da inibição da HMG-CoA redutase é entre 20 e 30 h em virtude da atividade duradoura de seus metabólitos (Yang *et al.*, 1996). Menos de 2% da dose de atorvastatina é recuperada na urina após administração oral. A biodisponibilidade não é afetada de maneira clinicamente significativa quando a atorvastatina é ingerida com alimentos. Não há necessidade de ajuste de dose em pacientes com insuficiência renal, mesmo em pacientes com hemodiálise, visto que o fármaco é altamente ligado às proteínas plasmáticas. A atorvastatina está contraindicada em pacientes que apresentam doença hepática em atividade.

A eficácia e a segurança da dose alta de atorvastatina (80 mg/dia) foram avaliadas em ensaio clínico randomizado, duplo-cego e multicêntrico, realizado em 10.001 pacientes com doença coronariana estabelecida e com LDL-C < 130 mg/dℓ (LaRosa *et al.*, 2005). A atorvastatina (80 e 10 mg) foi administrada por aproximadamente 5 anos, e o objetivo primário foi observar a ocorrência do primeiro evento

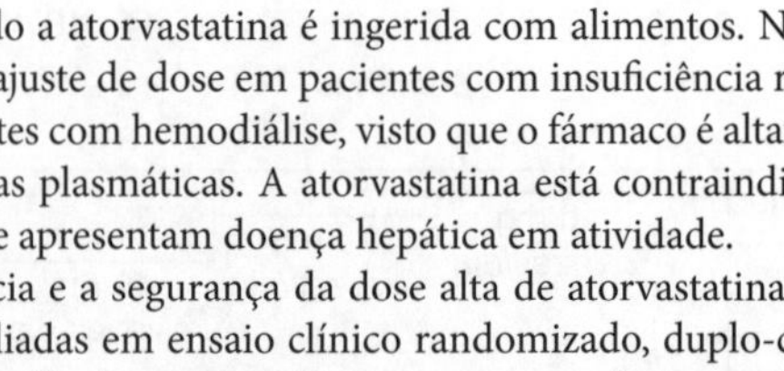

Figura 12.7 Atorvastatina.

cardiovascular grave, definido como morte por doença coronariana, procedimento não fatal relacionado a infarto do miocárdio, reanimação após parada cardíaca, acidente vascular cerebral fatal ou não fatal. Conforme ilustrado nas figuras a seguir, a atorvastatina 80 mg/dia causou redução significativamente maior de LDL-C (Figura 12.8A), colesterol total (Figura 12.8 B e triglicerídios (Figura 12.8 C), comparada com atorvastatina 10 mg/dia. Não houve diferença dos níveis de HDL-C.

Em relação ao objetivo primário composto, este foi observado em 434 pacientes (8,7%) tratados com atorvastatina 80 mg/dia e em 548 pacientes (10,9%) tratados com atorvastatina 10 mg/dia (Figura 12.9). A incidência de aumentos persistentes de níveis plasmáticos de aminotransferases hepáticas [alanina aminotransferase (ALT) e aspartato aminotransferase (AST)] foi observada em 0,2% dos pacientes tratados com atorvastatina 10 mg/dia e em 1,2% dos pacientes tratados com atorvastatina 80 mg/dia.

A atorvastatina é indicada como fármaco acessório à dieta para redução do risco de infarto do miocárdio, acidente vascular cerebral e angina em pacientes sem doença coronariana estabelecida, mas que apresentam múltiplos fatores de risco ou em pacientes com doença coronariana estabelecida. Ela também é indicada para redução de colesterol total, LDL-C, ApoB e triglicerídios em pacientes adultos com hipercolesterolemia familiar heterozigótica ou para redução de colesterol total e LDL-C em pacientes com hipercolesterolemia familiar homozigótica. Também pode ser utilizada em pacientes pediátricos com idade entre 10 e 17 anos e diagnóstico de hipercolesterolemia familiar heterozigótica. A dose recomendada varia entre 10 e 80 mg, administrados 1 vez/dia. Para pacientes que necessitam de redução mais intensa de LDL-C (> 45%), indica-se dose inicial de 40 mg/dia. As reações adversas com incidência superior de 2% em relação ao placebo foram nasofaringite, artralgia, diarreia, dor em extremidades e infecções do trato urinário.

Rosuvastatina (Crestor®)

Estatina sintética cuja estrutura química inclui um grupo polar estável metano-sulfonamídico que confere baixa lipofilicidade e aumenta a interação iônica com a enzima HMG-CoA redutase (Figura 12.10), melhorando a afinidade do fármaco (Luvai *et al.*, 2012). A rosuvastatina inibe de maneira competitiva e seletiva a HMG-CoA redutase, que é a enzima responsável pela conversão de HMG-CoA em ácido mevalônico da via sintética do colesterol. A redução do colesterol intracelular hepático causa aumento da síntese de receptores de LDL, que por sua vez aumentam a captação do LDL-C da circulação, reduzindo sua concentração sérica.

A biodisponibilidade absoluta da rosuvastatina é de aproximadamente 20%, comparável com a da atorvastatina, pravastatina e fluvastatina, e superior à da sinvastatina e lovastatina. A biodisponibilidade não é influenciada por alimentos. O $T_{máx}$ é atingido em 5 h. A ligação às proteínas plasmáticas é de 95% e o volume de distribuição estimado em 134 ℓ. A rosuvastatina é menos lipofílica que outras estatinas, como atorvastatina e sinvastatina. A penetração das estatinas em tecidos extra-hepáticos ocorre por difusão passiva e é dependente da lipofilicidade. Isso pode ter importância em relação à segurança na musculatura esquelética, visto que a rabdomiólise foi relatada em pacientes tratados com estatinas mais lipofílicas, como a cerivastatina e a lovastatina (Warwick *et al.*, 2000). A rosuvastatina é pouco metabolizada pelo CIP450, sendo 90% eliminados na forma de fármaco inalterado. É primariamente eliminada nas fezes, comparada com 10% eliminados por via renal. Aproximadamente 72% da rosuvastatina absorvida é eliminada por via biliar e 28% por via renal. A meia-vida de eliminação da rosuvastatina é de aproximadamente 19 h (Martin *et al.*, 2003).

A eficácia e a segurança da rosuvastatina foram avaliadas em ensaio clínico com pessoas de ambos os sexos e aparente bom estado de saúde (n = 17.802), que apresentavam LDL-C < 130 mg/dℓ e proteína C reativa altamente sensível > 2 mg/dℓ (Ridker *et al.*, 2008). As pessoas foram tratadas com rosuvastatina (20 mg/dia) ou placebo e o objetivo primário composto foi acompanhar infarto do miocárdio, acidente vascular cerebral, revascularização coronariana, hospitalização por angina instável ou morte de causa cardiovascular. O ensaio foi interrompido após 1,9 ano. A rosuvastatina causou redução significativa do objetivo

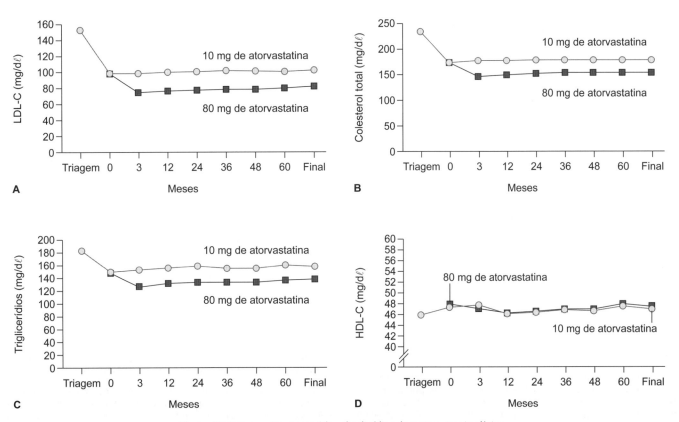

Figura 12.8 Concentrações médias dos lipídios durante o ensaio clínico.

primário composto (Figura 12.11) e morte por qualquer causa (Figura 12.12). O grupo tratado com rosuvastatina não apresentou aumento significativo de miopatias ou câncer, mas teve uma incidência maior de diabetes melito. É importante ressaltar que esse ensaio sofreu várias críticas, que variaram desde a questão de conflito de interesse relevante pelo pesquisador principal até a decisão de sua interrupção precoce (López e Wright, 2012).

A rosuvastatina é indicada para: tratamento de hiperlipidemia primária ou mista associada à dieta; tratamento de hipertrigliceridemia; tratamento de hipercolesterolemia primária homozigótica para reduzir LDL-C, colesterol total e ApoB; pacientes pediátricos de 10 a 17 anos com hipercolesterolemia familiar heterozigótica para reduzir LDL-C, colesterol total e ApoB; e para redução de risco de infarto do miocárdio, acidente vascular cerebral e revascularização coronariana em pacientes sem doença coronariana clinicamente aparente, mas com múltiplos fatores de risco. A dose varia entre 5 e 40 mg/dia, e a de 40 mg só deve ser utilizada caso os níveis desejáveis de colesterol-LDL não tenham sido alcançados com 20 mg. As reações adversas mais frequentes com incidência 2% maior que o placebo são cefaleia, mialgia, dor abdominal, astenia e náuseas.

Número em risco							
10 mg de ATV	5.006	4.866	4.738	4.596	4.456	2.304	0
80 mg de ATV	4.995	4.995	4.774	4.654	4.521	2.344	0

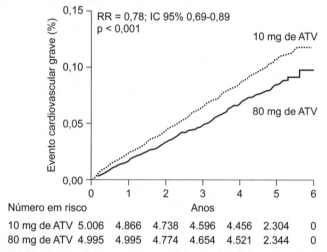

Figura 12.9 Incidência cumulativa do primeiro evento cardiovascular grave. ATV: atorvastatina.

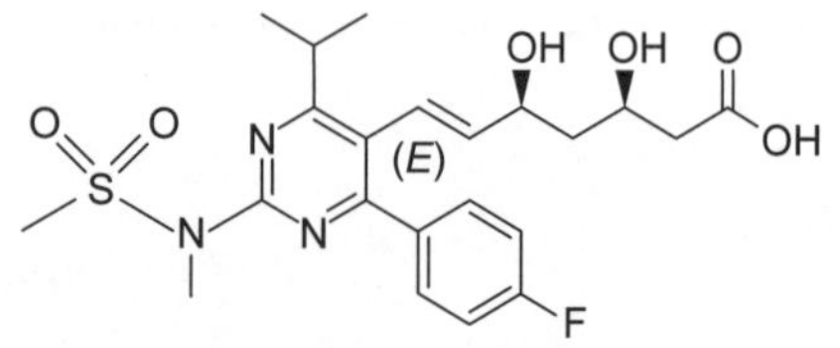

Figura 12.10 Rosuvastatina.

Número em risco										
Rosuvastatina	8.901	8.631	8.412	6.540	3.893	1.958	1.353	983	538	157
Placebo	8.901	8.621	8.353	6.508	3.872	1.963	1.333	955	531	174

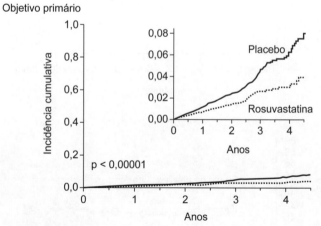

Figura 12.11 Incidência cumulativa do objetivo primário (IM não fatal, AVC não fatal, revascularização arterial, hospitalização por angina instável ou morte por causa cardiovascular confirmada). O risco relativo da rosuvastatina comparado ao placebo foi de 0,56 (IC 95% 0,46-0,69, p < 0,0001).

Pitavastatina (Livalo®)

É uma estatina que apresenta como característica estrutural única o grupo ciclopropil, o qual se liga com alta afinidade às regiões hidrofóbicas da HMG-CoA redutase (Ki 1,7 nM; Figura 12.13), responsável pela alta potência quando comparada com as demais estatinas (Duggan, 2012). A pitavastatina inibe a HMG-CoA redutase de maneira dose-dependente e também aumenta a expressão de receptores de LDL. A pitavastatina aumenta a expressão de RNA mensageiro (mRNA) de receptor de LDL em hepatócitos de maneira mais potente quando comparada com altas doses de atorvastatina, sinvastatina e pravastatina (Morikawa *et al.*, 2000).

A pitavastatina é rapidamente absorvida após administração oral, com $T_{máx}$ de 1 h. A biodisponibilidade absoluta é de 51% e não é afetada de maneira clinicamente significativa quando ingerida com alimentos. A ligação às proteínas plasmáticas é > 99% e o volume de distribuição é de aproximadamente 133 ℓ. A pitavastatina é distribuída seletivamente no fígado, onde é ativamente transportada para os hepatócitos pelos transportadores OATP2, OATP1B1, OATP8 e OATP1B3. Diversamente das demais estatinas utilizadas clinicamente, a pitavastatina é muito pouco metabolizada pelo CIP450. O principal metabólito da pitavastatina é a lactona inativa, a qual é formada por conjugação do ácido glicurônico via uridina 5'-difosfato (UDP) glucuronosiltransferase (UGT1A3 e UGT2B7). O fármaco na forma inalterada é o predominante na circulação, o qual sofre ciclo êntero-hepático, resultando em uma meia-vida de eliminação de 12 h. O *clearance* oral é de 43,4 ℓ/h. Após uma dose única oral de pitavastatina, 15% da dose (fármaco inalterado e metabólitos) foi eliminada na urina e 79% nas fezes. A dose deve ser ajustada em pacientes com insuficiência hepática leve ou moderada, sendo contraindicada em pacientes com insuficiência hepática grave.

Número em risco										
Rosuvastatina	8.901	8.847	8.787	6.999	4.312	2.268	1.602	1.192	676	227
Placebo	8.901	8.852	8.775	6.987	4.319	2.295	1.614	1.196	681	246

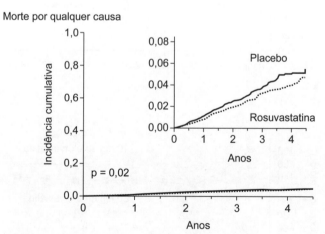

Figura 12.12 Incidência cumulativa de morte por qualquer causa. O RR do grupo tratado com rosuvastatina foi de 0,80 com IC 95% de 0,67 a 0,97. O *inset* mostra os mesmos resultados mas com o eixo y aumentado e o eixo x diminuído para facilitar a visualização.

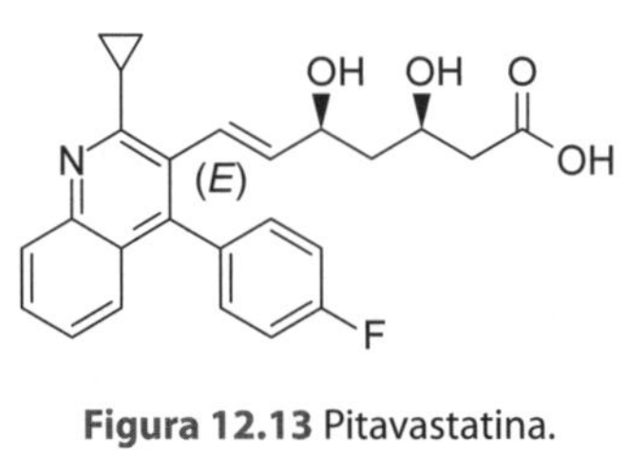

Figura 12.13 Pitavastatina.

A eficácia e a segurança da pitavastatina foram avaliadas por meio de metanálise, em ensaios clínicos randomizados envolvendo 908 pacientes com hipercolesterolemia tratados com pitavastatina (2 ou 4 mg/dia) ou sinvastatina (20 ou 40 mg/dia) por 12 semanas. Conforme ilustrado na Figura 12.14, a pitavastatina foi considerada não inferior à sinvastatina na habilidade de reduzir os níveis de LDL-C. O perfil de segurança também não demonstrou diferenças entre ambas as estatinas (Ma e Cui, 2015).

A pitavastatina está indicada no tratamento de hiperlipidemia primária ou mista como fármaco acessório à dieta para reduzir o LDL-C, colesterol total, apolipoproteína B e triglicerídios e para aumentar o HDL. A dose recomendada é de 1 a 4 mg/dia, podendo ser ingerida com ou sem alimentos. Doses superiores a 4 mg/dia estão associadas com o aumento de risco de miopatia grave. As reações adversas mais frequentes, com incidência superior a 2% quando comparadas com placebo, foram mialgia, dor lombar, diarreia, constipação intestinal e dor nas extremidades.

Pravastatina (Pravacol®)

Diversamente da lovastatina e da sinvastatina, a pravastatina é administrada na forma de hidroxiácido aberto ativo (Figura 12.15). Ela é produzida por transformação microbiana da mevastatina, que foi a primeira estatina inibidora da HMC-CoA redutase (Endo et al., 1976) por meio de hidroxilação catalisada por CIP450 solúvel (Arai et al., 1988). A pravastatina é mais hidrofílica que a lovastatina, a mevastatina e a sinvastatina (McTavish e Sorkin, 1991), característica esta que minimiza sua habilidade em penetrar em membranas lipídicas de células não hepáticas que não possuem os transportadores OATP2.

A pravastatina é administrada via oral (VO) na forma ativa, com $T_{máx}$ ocorrendo em 1 a 1,5 h. A absorção oral de pravastatina é de aproximadamente 34% e a biodisponibilidade absoluta de 17%. Apesar de os alimentos reduzirem a biodisponibilidade sistêmica da pravastatina, os efeitos na redução dos lipídios são similares quando a pravastatina é ingerida em jejum ou com alimentos. A ligação às proteínas plasmáticas é discreta (50%). Após administração por via intravenosa em voluntários sadios do fármaco marcado com radioisótopo, 47% do *clearance* sistêmico foi via renal e 53% por via não renal (excreção biliar e biotransformação). A meia-vida de eliminação da pravastatina é de 1,8 h.

A eficácia e a segurança da pravastatina foram avaliadas em ensaio clínico multicêntrico, controlado com placebo, em pacientes (n = 196) com hipercolesterolemia primária tipo II (Hunninghake et al., 1990). Pacientes foram tratados com pravastatina administrada nas doses de 40 mg pela manhã ou à noite, 20 mg 2 vezes/dia, ou placebo por 8 semanas. A pravastatina causou redução significativa nos níveis de colesterol total e LDL-C quando comparada com placebo (Figura 12.16), redução nos níveis de triglicerídios e aumento dos níveis de HDL-C (Figura 12.17). Não houve diferença significativa na incidência de reações adversas entre os grupos tratados com pravastatina ou placebo.

Fluvastatina (Lescol®)

Apresenta em sua estrutura um fluorofenil no anel indólico (Figura 12.18). Lovastatina e sinvastatina são profármacos hidrolisadas no fígado de lactonas inativas para os beta-hidroxiácidos ativos, enquanto a fluvastatina e a pravastatina são administradas na forma de hidroxiácidos ativos (Plosker e Wagstaff, 1996). Atua como inibidor da HMG-CoA redutase, inibindo a síntese de colesterol e aumentando a expressão dos receptores de LDL.

A fluvastatina é quase completamente absorvida (98%) após administração oral. Ela sofre extenso metabolismo de primeira passagem, com uma biodisponibilidade absoluta que varia entre 20 e 30% após dose única de 10 mg, e não é alterada de maneira clinicamente significativa quando ingerida com alimentos. A ligação às proteínas plasmáticas é > 99%. A fluvastatina é rapidamente metabolizada em metabólitos inativos farmacologicamente, que são primariamente eliminados por via biliar. As principais vias metabólicas da fluvastatina em humanos são por meio de beta-oxidação, hidroxilação do anel indólico nas posições 5 e 6 e perda do grupo L-isopropil. A meia-vida de eliminação da fluvastatina varia entre 0,5 e 2,3 h, e o *clearance* sistêmico é de aproximadamente 0,97 ℓ/h/kg.

A eficácia e a segurança da fluvastatina foram avaliadas por meio de ensaio clínico randomizado, multicêntrico, controlado com placebo

Ensaio clínico do subgrupo	Pitavastatina Média	DP	Total	Sinvastatina Média	DP	Total	Peso	Diferença média IV, fixo, IC 95%
Pitavastatina (4 mg) vs sinvastatina (40 mg) 12 semanas								
Ericksson et al.	−44	12,8	233	−43,8	14,4	118	27,6%	−0,20 (−3,27-2,87)
Ose et al.	−44	14,5	319	−42,8	15,8	110	23,2%	−1,20 (−4,55-2,15)
Subtotal (IC 95%)			552			228	50,8%	−0,66 (−2,92-1,61)
Heterogeneidade: χ^2 = 0,19, df = 1 (p = 0,67); I^2 = 0%								
Teste para efeito geral: Z = 0,57 (p = 0,57)								
Pitavastatina (2 mg) vs sinvastatina (20 mg) 4 semanas								
Ericksson et al.	−36,8	11,7	233	−39,7	12,1	118	37,1%	2,90 (0,25-5,55)
Park et al.	−40,0	11,0	490	−40,0	12,1	460	12,1%	0,00 (−4,64-4,64)
Subtotal (IC 95%)			282			164	49,2%	2,19 (−0,11-4,49)
Heterogeneidade: χ^2 = 1,13, df = 1 (p = 0,29); I^2 = 12%								
Teste para efeito geral: Z = 1,86 (p = 0,06)								
Total (IC 95%)			834			392	100,0%	0,74 (−0,87-2,36)
Heterogeneidade: χ^2 = 1,13, df = 1 (p = 0,23); I^2 = 12%								
Teste para efeito geral: Z = 0,90 (p = 0,37)								
Teste para diferenças de subgrupos: χ^2 = 2,98, df = 1 (P = 0,08); I^2 = 66,4%								

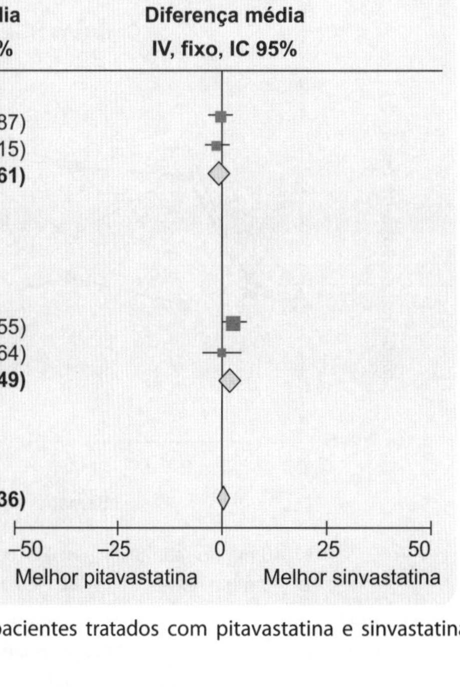

−50 −25 0 25 50
Melhor pitavastatina   Melhor sinvastatina

Figura 12.14 *Forest plot* da diferença média das concentrações plasmáticas de LDL-C em pacientes tratados com pitavastatina e sinvastatina. IC: intervalo de confiança; IV: inverso da variância; DP: desvio padrão.

em pacientes com doença coronariana estável e com colesterol total > 250 mg/dℓ (Riegger *et al.*, 1999). Pacientes (n = 365) foram randomizados para serem tratados com fluvastatina (n = 187) ou placebo (n = 178) e foram acompanhados por 52 semanas. A fluvastatina foi administrada na dose de 40 mg/dia ou 40 mg, 2 vezes/dia. A fluvastatina reduziu os níveis de colesterol total e LDL-C em 17 e 27%, respectivamente. A Tabela 12.2 ilustra o efeito significativo da fluvastatina nos eventos cardiovasculares. A incidência de reações adversas foi similar nos dois grupos: 6,1% dos pacientes tratados com fluvastatina e 4,5% dos pacientes tratados com placebo tiveram que interromper o tratamento por causa das reações adversas. Aproximadamente 92% dos pacientes consideraram a tolerabilidade da fluvastatina boa ou muito boa, comparadas com 89% dos pacientes tratados com placebo.

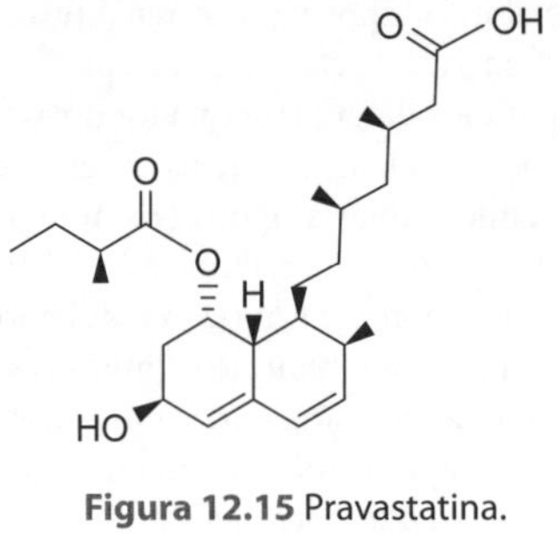

A fluvastatina é indicada no tratamento de hiperlipidemia primária ou mista como fármaco acessório à dieta para reduzir o LDL-C, colesterol total, ApoB, triglicerídios e para aumentar o HDL. Ela também é indicada em pacientes pediátricos com idade entre 10 e 16 anos diagnosticados com hipercolesterolemia familiar heterozigótica e para retardar progressão de aterosclerose em pacientes com doença coronariana estabelecida. A dose varia entre 20 e 80 mg/dia, sendo a

Figura 12.15 Pravastatina.

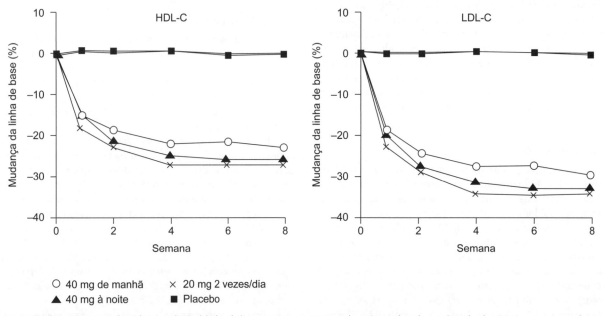

Figura 12.16 Mudança percentual média em relação à linha de base nas concentrações plasmáticas do colesterol total e do LDL-C em pacientes hipercolesterolêmicos tratados com pravastatina ou placebo por 8 semanas. Os valores obtidos com pravastatina são significativos (p < 0,001) *versus* placebo e linha de base.

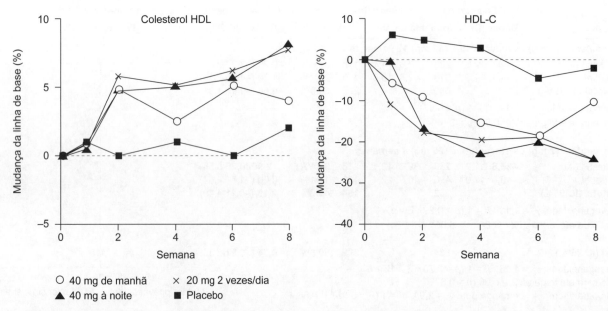

Figura 12.17 Mudança percentual média em relação à linha de base nas concentrações plasmáticas do HDL-C e de triglicerídios em pacientes hipercolesterolêmicos tratados com pravastatina ou placebo por 8 semanas. Os valores obtidos com pravastatina são significativos (p < 0,001) *versus* placebo e linha de base.

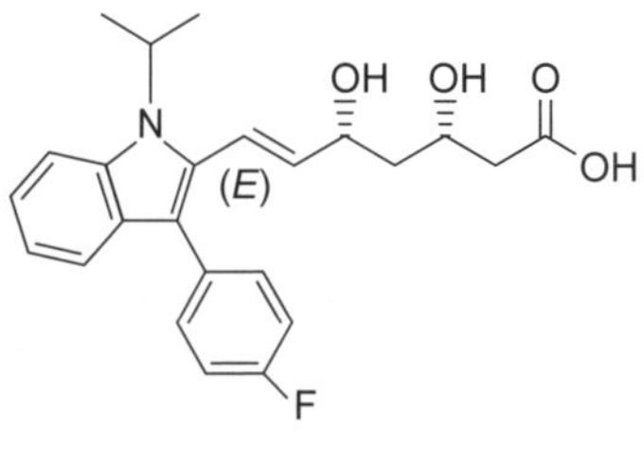

Figura 12.18 Fluvastatina.

dose inicial recomendada para adultos de 40 mg 2 vezes/dia, ou 80 mg 1 vez/dia no caso da forma farmacêutica de liberação prolongada (LescolXL). Para os pacientes pediátricos com diagnóstico de hipercolesterolemia familiar heterozigótica, a dose recomendada é de 20 mg/dia. As reações adversas com incidência superior a 2% em relação ao placebo são cefaleia, dispepsia, mialgia, dor abdominal e náuseas.

FIBRATOS

Agonistas dos receptores nucleares do PPAR-alfa (do inglês *peroxisome proliferator activated receptor alpha*). Os PPAR-alfa estão localizados principalmente no fígado, músculo esquelético, músculo cardíaco e células da parede arterial e têm papel importante no desenvolvimento da aterosclerose. A estimulação dos receptores nucleares PPAR-alfa forma um heterodímero com outro receptor nuclear, o receptor retinoide X, o qual se liga aos elementos responsivos específicos de proliferação dos peroxissomas, modulando portanto a expressão dos genes que regulam o metabolismo de lipídios, conforme ilustrado na Figura 12.19 (Goldenberg *et al.*, 2008). A Tabela 12.3 exemplifica a regulação dos genes modulada pelos fibratos.

Fenofibrato (Tricor®)

Derivado do ácido fíbrico (Figura 12.20) que reduz os níveis de triglicerídios por meio da estimulação do PPAR-alfa. O fenofibrato apresenta também uma série de efeitos pleiotrópicos não lipídicos, como redução dos níveis de fibrinogênio e proteína C reativa, os quais contribuem para sua eficácia clínica, particularmente em relação a fenômenos microvasculares. O fenofibrato é convertido *in vivo* no seu metabólito ativo, o ácido fíbrico. A estimulação do PPAR-alfa resulta em aumento da lipólise e do *clearance* plasmático de lipoproteínas aterogênicas ricas em triglicerídios por meio da ativação da lipase lipoproteica (LPL) e ApoA5 e da redução da produção do inibidor ApoC3 da LPL (Keating, 2011). O fenofibrato também promove a betaoxidação de ácidos graxos, reduzindo desse modo a disponibilidade de ácidos graxos livres para a síntese de triglicerídios. A síntese *de novo* de ácidos graxos é inibida pelo fenofibrato por meio da redução da atividade da sintase de ácidos graxos e da acetil-CoA carboxilase, reduzindo dessa maneira a disponibilidade de ácidos graxos para a síntese de triglicerídios (Schoonjans *et al.*, 1996). A produção e a secreção de ApoB e de VLDL também são reduzidas com o fenofibrato, o qual aumenta o *clearance* de LDL-C, reduzindo assim seus níveis. As partículas maiores de LDL apresentam maior afinidade pelos receptores celulares de LDL e portanto são menos suscetíveis a betaoxidação. A ativação dos PPAR-alfa aumenta a síntese de proteínas do HDL-C, ApoA1 e ApoA2, assim como a expressão do transportador ATPBC A1 e do removedor do receptor B-1, resultando no aumento de efluxo de colesterol de macrófagos modulado por HDL-C. O fenofibrato reduz a atividade da CETP, reduzindo portanto a transferência de lipídios mediada pela CETP do HDL para o VLDL, ação esta possivelmente responsável pelo aumento de HDL-C observado em pacientes tratados com fenofibrato. Em termos laboratoriais, a ação do fenofibrato se traduz como redução dos níveis plasmáticos de triglicerídios e aumento dos níveis de HDL-C.

Tabela 12.3 Regulação gênica mediada por PPAR-alfa por fibratos.

Gene-alvo	Função do produto do gene	Expressão do gene
LPL	Lipólise, *clearance* de lipoproteínas ricas em triglicerídios	Aumento
ApoC3	Inibe a liberação de VLDL	Diminuição
ApoA1	Formação de HDL-C, transporte reverso de colesterol	Aumento
ApoA2	Formação de HDL-C, transporte reverso de colesterol	Aumento
Acil CoA sintetase	Ativação de ácidos graxos, ésteres de acil CoA	Aumento
ABCA1	Formação de HDL-C, efluxo de colesterol celular	Aumento
Proteína de ligação ao ácido graxo	Captação de ácidos graxos celulares	Aumento
Via de betaoxidação	Oxidação de ácidos graxos	Aumento
Acetil CoA carboxilase	Síntese de ácidos graxos	Diminuição
Fibrinogênio	Coagulação sanguínea	Diminuição
Proteína C reativa	Reagente de fase aguda	Diminuição
Interleucina 6	Reagente de fase aguda	Diminuição
Ciclo-oxigenase-2	Metabolismo do ácido graxo	Diminuição
VCAM-1	Molécula de adesão	Diminuição

ABCA1: *ATP-binding cassette transporter* A1; LPL: lipase lipoproteica; VCAM-1: *vascular cell adhesion molecule-1*.

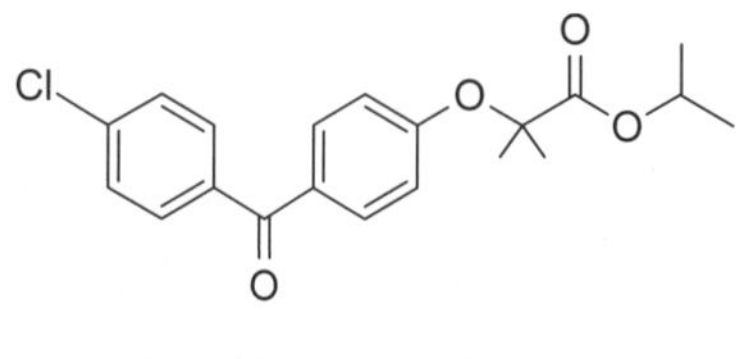

Tabela 12.2 Número de pacientes com um evento cardíaco durante o período de estudo no grupo fluvastatina e placebo.

Eventos cardíacos	Fluvastatina (n = 187)	Placebo (n = 178)
Óbito cardíaco	2	4
Infarto do miocárdio não fatal	0	1
Angina instável	1	5

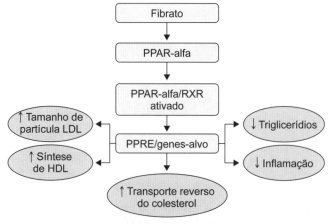

Figura 12.19 Mecanismos de ação dos fibratos. RXR: receptores retinoide X; PPRE: *peroxisome proliferator response elements*; PPAR-alfa: *peroxisome proliferator activated receptor alfa*.

Figura 12.20 Fenofibrato.

O fenofibrato é rapidamente absorvido após administração oral e convertido por meio da ação de esterases em ácido fíbrico, o qual apresenta alta ligação às proteínas plasmáticas (> 99%). A meia-vida de eliminação do ácido fíbrico é de aproximadamente 20 h. Cerca de 70% da dose administrada de fenofibrato é encontrada na urina após 24 h. Ele apresenta baixo potencial de interação farmacocinética, visto que não tem ação sobre as enzimas do CIP450.

A eficácia e a segurança do fenofibrato foram avaliadas em ensaio clínico randomizado, duplo-cego, controlado com placebo, de grupos paralelos e multicêntrico em pacientes (n = 340) com hipercolesterolemia (Krempf et al., 2000). Após 2 a 3 meses de período de placebo e dieta, pacientes com LDL-C acima de 180 mg/dℓ foram randomizados para receberem placebo ou fenofibrato micronizado nas doses de 200, 267, 340 e 400 mg, 1 vez/dia, durante 3 meses. As concentrações séricas de LDL-C, colesterol total, triglicerídios e ApoB tiveram redução significativa quando comparadas ao placebo nos quatro grupos de fenofibrato. A redução variou entre 31,6 e 38,8% para o LDL-C, 24,5 a 31,9% para o colesterol total, 26,7 a 40,8% para os triglicerídios e 27,3 a 35% para a ApoB. O aumento de HDL-C entre 4,1 e 8,2% foi observado nos grupos tratados com fenofibrato, entretanto não foi atingida significância estatística. Os valores dos lipídios no grupo tratado com placebo não sofreram modificações. O alvo terapêutico, que era a redução dos níveis de LDL-C para < 130 mg/dℓ, foi atingido em 27% dos pacientes tratados com 200 mg e em 56% dos pacientes tratados com 300 mg. Não houve reações adversas graves em nenhum dos grupos tratados.

O fenofibrato está indicado para reduzir os níveis elevados de LDL-C, colesterol total, triglicerídios e ApoB, e para aumentar os níveis de HDL-C em pacientes com hipercolesterolemia primária ou dislipidemias mistas (Fredickson, tipos IIa, IIb). Também está indicado no tratamento de hipertrigliceridemia (Fredrickson, tipos IV e V). O fenofibrato também pode ser utilizado no tratamento da síndrome metabólica. Reações adversas do fenofibrato são comuns aos demais fibratos e incluem sintomas gastrintestinais (dor abdominal, náuseas, vômitos, diarreia e flatulência) e aumento de enzimas hepáticas. Reações adversas incomuns (0,1%) foram cefaleia, tromboembolismo, pancreatite, colelitíase, rash cutâneo, prurido, urticária, alterações musculares (mialgia, miosite, espasmos musculares e fraqueza muscular), disfunção sexual e aumento dos níveis sanguíneos de creatinina.

Genfibrozila (Lopid®)

É um derivado não halogenado do ácido fenoxipentanoico (Figura 12.21) que possui várias ações no metabolismo de lipídios. A ação principal é o aumento da atividade da LPL, causando, portanto, redução dos níveis de triglicerídios.

Outras ações incluem estabilização e aumento dos níveis dos transcritos de mRNA da A1, aumentando portanto a síntese da ApoA1 e do HDL em hepatócitos in vitro. O aumento do HDL-C e da razão colesterol:triglicerídio dá-se também por meio da redução da transferência do colesterol esterificado de partículas de HDL-C para as partículas de VLDL e LDL (Spencer e Barradell, 1996). A genfibrozila também tem efeito inibitório discreto na HMG-CoA redutase. A exemplo de outros fibratos, a genfibrozila também tem efeito em parâmetros hemostáticos, conforme demonstrado na Figura 12.22.

A farmacocinética da genfibrozila é linear em doses de até 2.000 mg. É rápida e completamente absorvida após administração oral com $T_{máx}$ entre 1 e 2 h. O volume de distribuição aparente (V/F) é de 37 ℓ e o clearance sistêmico aparente (Cl/F) é de 5,8 ℓ/h. A meia-vida de eliminação varia entre 4,4 e 7,6 h (Todd e Ward, 1988). A genfibrozila é altamente ligada à albumina (87 a 98,6%). O principal metabólito da genfibrozila é o derivado do ácido benzoico, sendo o único excretado de maneira não conjugada na urina. Todos os demais metabólitos, assim como o fármaco não modificado, são eliminados na urina na forma de conjugados com o ácido glicurônico (Okerholm et al., 1976).

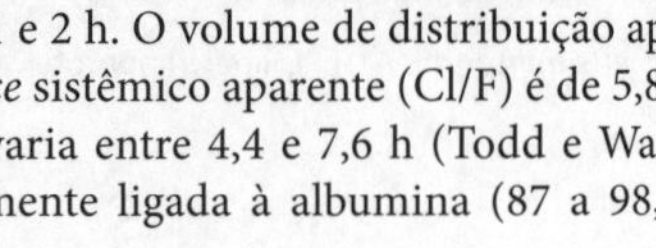

A Tabela 12.4 sumariza a eficácia da genfibrozila avaliada em vários ensaios clínicos em pacientes com dislipidemia. Reações adversas com incidência superior ao placebo foram de origem gastrintestinal, principalmente dispepsia e dor abdominal. A dose recomendada é de 1.200 mg/dia, sendo fracionada em duas administrações 30 min antes do café da manhã e do jantar.

Bezafibrato (Bezalip®)

É um fármaco estruturalmente relacionado com o clofibrato (Figura 12.23). O bezafibrato estimula a LPL e a lipase hepática, reduzindo consequentemente as concentrações de triglicerídios e aumentando o clearance de VLDL (Monk e Todd, 1987).

O bezafibrato é praticamente 100% absorvido no trato gastrintestinal; após a administração VO de comprimido de bezafibrato, o $T_{máx}$ ocorreu aproximadamente em 2 h. O volume de distribuição é estimado em 17 ℓ e a meia-vida de eliminação de 1,5 h. Aproximadamente 43% da dose administrada é eliminada de forma inalterada na urina, 22% da qual na forma de glicuronídeos e 22% na forma de outros metabólitos. Portanto, o clearance renal é importante para a eliminação do bezafibrato e foi estimado entre 3,36 e 4,26 ℓ/h, e o clearance sistêmico, em 6 ℓ/h (Abshagen et al. 1979).

A eficácia do bezafibrato em reduzir a concentração de lipídios plasmáticos e de lipoproteínas está ilustrada na Figura 12.24. O bezafibrato foi administrado na dose de 200 mg 3 vezes/dia ou 400 mg 1 vez/dia na forma de liberação prolongada em pacientes com hipercolesterolemia combinada com hiperlipidemia ou hipertrigliceridemia. O tratamento foi feito por 2 meses (Arntz et al., 1985).

O bezafibrato é indicado como fármaco acessório à dieta no tratamento de pacientes com hipercolesterolemia tipos IIa e IIb, e em pacientes com níveis altos ou muito altos de trigliceridemia (Fredrickson tipos IV e V) que apresentem risco de pancreatite. A dose recomendada é de 200 mg 3 vezes/dia, ou 400 mg 1 vez/dia no caso de

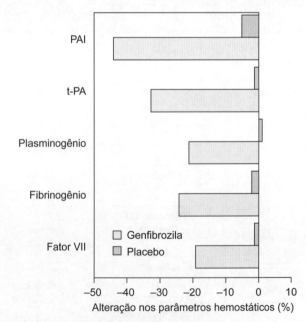

Figura 12.21 Genfibrozila.

Figura 12.22 Alterações nos parâmetros hemostáticos após 12 semanas de tratamento com genfibrozila ou placebo em 40 pacientes com dislipidemia do tipo IV. Todas as diferenças entre os tratamentos foram significativas (p < 0,01). PAI: plasminogen activator inhibitor; t-PA: tissue plasminogen activator.

Tabela 12.4 Resumo de alguns ensaios clínicos duplos-cegos, randomizados, controlados com placebo, avaliando a eficácia da genfibrozila em pacientes com dislipidemia.

Ensaios clínicos	Dosagem (mg/dia) [período]	Tipo de dislipidemia (n. de pacientes)	Mudança percentual média				Comentários
			Triglicerídios	Colesterol total	HDL-C	HDL-C: colesterol total	
Samuel (1984)	1.200 [12 semanas]	IIa (57) IIb (45) IV (99)	−40,1 −49,9 −58,1	−22,2 −18,4 −16,2	+2,5 +14,8 +17,8	+31,7 +40,8 +40,7	Multicêntrico. Sem controle dietético. Todos os doentes com hipercolesterolemia > 2,5 g/ℓ
Kaukola et al. (1981)	1.200 [12 semanas]	IIa (8) IIb (26) IV (8)	−40,0 −51,5 −46,2	−14,3 −16,5 −8,2	+17,1 +23,1 +23,8	+37,5 +45,8 +41,5	Homens sobreviventes de infarto do miocárdio. Metade em controle dietético
Lewis et al. (1983)	1.600 [18 semanas]	IIa (45) IIb (39) IV (93)	−48,2 −48,3 −43,1	−5,9 −6,8 −0,6	+25,4 +18,9 +21,8	+36,7 +32,4 +25,7	Multicêntrico. Sem controle dietético
Virtamo et al. (1984)	1.600 [24 semanas]	IIa (14) IIb (23)	−58,9 −52,3	−18,9 −15,4			Controle dietético. Trabalhadores físicos do sexo masculino

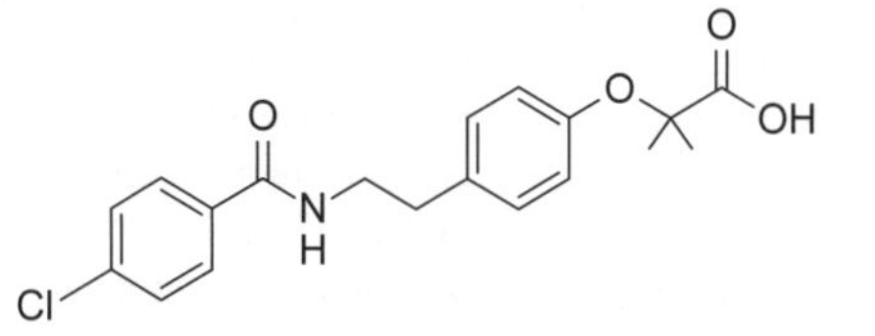

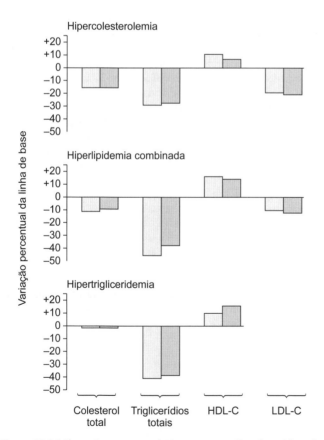

Figura 12.23 Bezafibrato.

Figura 12.24 Alterações percentuais das concentrações plasmáticas de lipídios e lipoproteínas após 2 meses de tratamento com bezafibrato 200 mg 3 vezes/dia (barras claras) ou bezafibrato 400 mg em forma farmacêutica de liberação prolongada 1 vez/dia (barras escuras) em pacientes com hipercolesterolemia, hipolipidemia combinada ou hipertrigliceridemia.

forma farmacêutica de liberação prolongada. As reações adversas mais comuns são distúrbios gastrintestinais e anorexia.

Ciprofibrato (Zentiva)

Derivado do clofibrato (que foi o fibrato original), no qual foi introduzida uma cadeia lateral de dicloro-ciclopropil (Figura 12.25), o ciprofibrato é semelhante aos demais fibratos e aumenta a atividade da LPL, causando portanto aumento do catabolismo de lipoproteínas ricas em triglicerídios. O ciprofibrato também reduz a síntese hepática e a excreção do colesterol VLDL.

O ciprofibrato é rapidamente absorvido após administração VO, com $T_{máx}$ entre 1 e 4 h. Entre 30 e 75% da dose administrada em voluntários sadios é eliminada na urina, seja como fármaco inalterado (20 a 25%) seja como conjugado. Aproximadamente 75% da dose administrada de ciprofibrato é metabolizada no fígado via glicuronidação (Turpin e Bruckert, 1996). A meia-vida de eliminação varia entre 48 e 86 h. Em pacientes com insuficiência renal, a meia-vida do ciprofibrato é prolongada, podendo chegar a 100 a 170 h. Consequentemente, há o risco de acúmulo do fármaco e esse fenômeno pode causar toxicidade muscular. Está contraindicado em pacientes com insuficiência renal grave.

A eficácia e a segurança do ciprofibrato foram avaliadas em ensaio clínico randomizado, controlado com placebo e realizado em pacientes com hipercolesterolemia tipo II (Illingworth et al., 1982). Os pacientes foram randomizados para receberem ciprofibrato (50 ou 100 mg/dia) ou placebo por 12 semanas após um período de observação de 6 semanas. O ciprofibrato provocou queda dose-dependente tanto do colesterol total como do LDL-C (Figura 12.26), assim como redução de triglicerídios (22% no grupo tratado com 50 mg/dia e 30% no grupo tratado com 100 mg/dia). Foi observado aumento discreto, mas significativo da concentração do HDL-C (8% no grupo tratado com 50 mg/dia e 9,8% no grupo tratado com 100 mg/dia).

O ciprofibrato está indicado no tratamento das três principais hiperlipoproteinemias aterogênicas: hipercolesterolemia tipo IIa, hipercolesterolemia IIB combinada com hiperlipidemia e hipertrigliceridemia tipo IV. A dose recomendada é de 100 mg/dia; no caso de pacientes com insuficiência renal moderada, a dose recomendada é de 100 mg em dias alternados. Reações adversas comuns são de origem gastrintestinal (náuseas, vômitos, diarreia, dispepsia e dor abdominal),

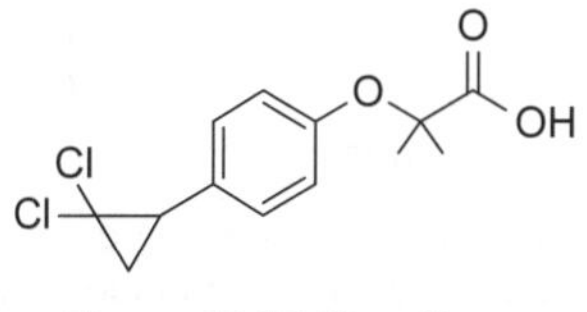

Figura 12.25 Ciprofibrato.

cutânea (*rash*), musculoesquelética (mialgia) e do sistema nervoso central (cefaleia, tontura, sonolência e vertigem).

INIBIDORES DA ABSORÇÃO DO COLESTEROL

A homeostase do colesterol é determinada pelo balanço entre absorção dietária do colesterol, síntese *de novo* do colesterol e excreção fecal de esterol. A absorção de colesterol em humanos é bastante variável (20 a 80%). A proteína *Nieman Pieck C1-like 1* (NPC1L1) é crucial para a absorção intestinal do colesterol. O transportador ABCG5/G8 antagoniza a atividade da NPC1L1 ao transportar esterol do interior do enterócito para o lúmen intestinal. A ausência do transportador ABCG5/G8 leva à sitosterolemia por causa dos esteróis de plantas, que são absorvidos pela NPC1L1 e então são transportados de volta para a luz intestinal. Além de a atividade dos transportadores ser tanto de captação como de efluxo para os esteróis, a solubilização do colesterol no lúmen intestinal é um fator importante para a sua absorção. A expressão diferenciada de NPC1L1 ao longo do intestino delgado aparenta ser regulada em parte por mecanismos epigenéticos que envolvem a metilação da região promotora. O mecanismo molecular pelo qual o NPC1L1 causa absorção de colesterol não é bem conhecido. Aparentemente a NPC1L1 transporta a molécula do colesterol para dentro da célula via endocitose da proteína que está ligada ao colesterol, e esse processo é bloqueado pela ezetimiba. Ácidos biliares são sintetizados no fígado a partir do colesterol e apresentam um papel fundamental na solubilização de lipídios no intestino, ao atuar como detergentes biológicos. Na ausência de ácidos biliares, apenas 20% do colesterol é absorvido, enquanto a administração dos ácidos biliar e cólico aumenta bastante a absorção de colesterol (Woollett *et al.*, 2004). Os ácidos biliares também atuam na absorção da gordura dietária, entretanto com um impacto muito menor quando comparados com seus efeitos na absorção do colesterol. Na ausência dos ácidos biliares, a absorção dos ácidos graxos ocorre mais distalmente no intestino delgado, onde o pH é mais alto. Uma vez absorvidos nos enterócitos e hepatócitos, o colesterol, triglicerídios e fosfolipídios são anexados à ApoB pela proteína microssomal de transferência de triglicerídios (MTTP, do inglês *microsomal triglycerides transfer protein*) para formar lipoproteínas (Xiao *et al.*, 2011).

Ezetimiba (Zetia®)

Apresenta em sua estrutura química um anel azetidinônico comum aos antibióticos betalactâmicos (Figura 12.27) e é considerado o primeiro fármaco que reduz níveis de lipídios ao inibir a absorção de colesterol presente na dieta e na bile, sem interferir na absorção de nutrientes lipossolúveis (Kosoglou *et al.*, 2005). A inibição da absorção do colesterol é devida à ligação da ezetimiba a um transportador específico na parede do intestino delgado, o NPC1L1. Camundongos *knockout* para o NPC1L1 apresentam redução de 70% da absorção intestinal de colesterol e são insensíveis à ação da ezetimiba.

A farmacocinética da ezetimiba é linear entre as doses de 5 a 20 mg. Após administração oral, a ezetimiba é absorvida e extensivamente conjugada com ácido glicurônico (ezetimiba-glicuronídeo), que é farmacologicamente ativo. A biodisponibilidade da ezetimiba é variável (35 a 60%) e não é afetada de maneira significativa com alimentos, podendo ser ingerida em jejum ou com alimentos. A ezetimiba é metabolizada primariamente no intestino delgado e no fígado em ezetimiba-glicuronídeo, com subsequente excreção biliar ou renal. A meia-vida da ezetimiba e da ezetimiba-glicuronídeo é de aproximadamente 22 h. Após a administração do fármaco marcado com radioisótopo, 78 e 11% da radioatividade foi recuperada nas fezes e urina respectivamente, tendo sido a ezetimiba o principal componente nas fezes (69%) e ezetimiba-glicuronídeo o principal componente na urina (9%).

A eficácia e a segurança da ezetimiba em monoterapia para tratamento de hipercolesterolemia primária (familiar heterozigótica e não familiar) foram avaliadas por meio de revisão sistemática e metanálise de ensaios clínicos randomizados em 2.722 pacientes (Pandor *et al.*, 2009). Conforme ilustrado a seguir, a ezetimiba foi eficaz em reduzir os níveis de LDL-C (Figura 12.28), colesterol total (Figura 12.29), triglicerídios (Figura 12.30) e aumentar os níveis do HDL-C (Figura 12.31).

A eficácia e a segurança da ezetimiba também foram avaliadas por meio de ensaio clínico randomizado, duplo-cego, controlado com placebo, comparando o efeito da ezetimiba 10 mg em pacientes (n = 720) com hipercolesterolemia familiar que utilizavam dose alta de sinvastatina (80 mg) e foram acompanhados por 2 anos (Kastelein *et al.*, 2008). O objetivo primário foi a mudança da espessura da parede das artérias carótidas (comum e interna, assim como dos bulbos carotídeos). A ezetimiba potencializou a ação da sinvastatina na redução do LDL-C (Figura 12.32 A), colesterol total (Figura 12.32 C), triglicerídios (Figura 12.32 D), sem potencializar a ação no HDL-C (Figura 12.32 B). Entretanto, conforme ilustrado a seguir, não houve diferença em relação ao objetivo primário (Figura 12.33).

Em outro ensaio clínico duplo-cego, randomizado, controlado com placebo, pacientes que foram hospitalizados em virtude de síndrome coronariana aguda nos 10 dias prévios (n = 18.144) foram tratados com sinvastatina 40 mg e ezetimiba 10 mg ou sinvastatina 40 mg e placebo e acompanhados por 6 anos (Cannon *et al.*, 2015). O objetivo primário composto foi morte cardiovascular, infarto não fatal do miocárdio, angina instável necessitando de hospitalização, revascularização coronária (> 30 dias após randomização) ou acidente vascular cerebral não fatal. Houve uma redução significativa no objetivo primário, mas aparentemente esse efeito (discreto) foi devido à revascularização

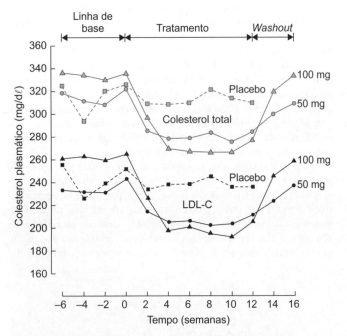

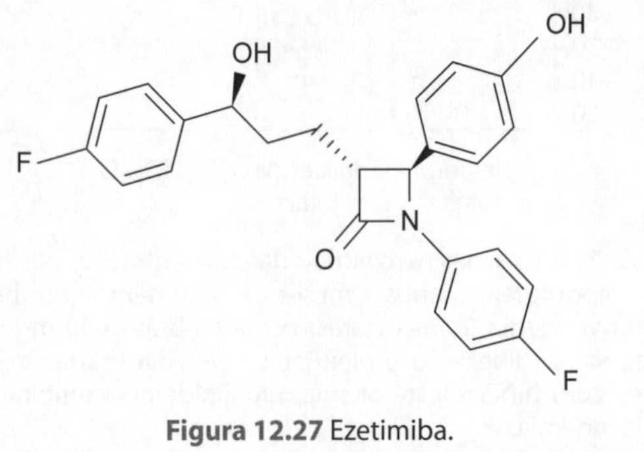

Figura 12.26 Alterações nas concentrações plasmáticas médias do colesterol total e do LDL-C em pacientes tratados com placebo (n = 4), ciprofibrato 50 mg (n = 7) e ciprofibrato 100 mg (n = 9).

Figura 12.27 Ezetimiba.

Ensaio clínico ou subcategoria	N	Ezetimiba Média (DP)	N	Placebo Média (DP)	DMP (fixo) IC 95%	Peso (%)	DMP (fixo) IC 95%
Ballantyne	65	−18,40 (14,92)	60	5,90 (14,87)		4,41	−24,30 [−29,53, −19,07]
Bays	148	−18,90 (14,60)	146	−2,20 (14,50)		10,88	−16,70 [−20,03, −13,37]
Davidson	61	−18,10 (14,84)	70	−1,30 (14,22)		4,82	−16,80 [−21,80, −11,80]
Dujovne	666	−16,86 (14,19)	226	0,36 (12,48)		31,60	−17,22 [−19,17, −15,27]
Goldberg	89	−19,80 (10,50)	92	2,70 (13,30)		9,91	−22,50 [−25,98, −19,02]
Kerzner	72	−19,00 (16,97)	64	0,00 (16,00)		3,92	−19,00 [−24,54, −13,46]
Knopp	621	−17,69 (14,70)	204	0,79 (12,43)		28,35	−18,48 [−20,54, −16,42]
Melani	64	−18,70 (12,80)	65	1,30 (12,90)		6,12	−20,00 [−24,43, −15,57]
Total (IC 95%)	1.786		927			100,00	−18,58 [−19,67, −17,48]

Teste para heterogeneidade: Chi² = 13,47; gl = 7 (p = 0,06); I² = 48%
Teste para efeito global: Z = 33,19 (p < 0,00001)

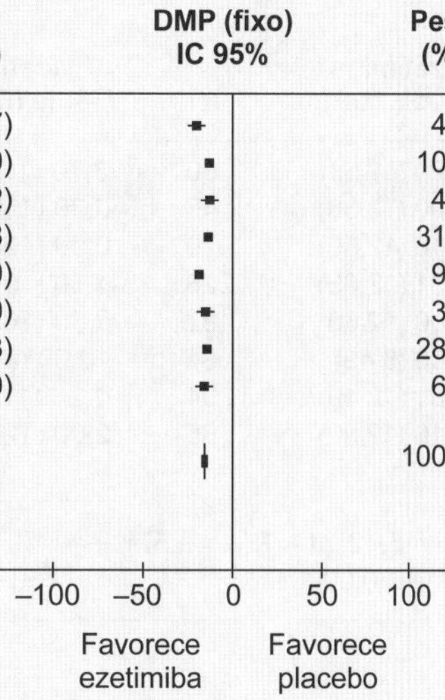

−100 −50 0 50 100
Favorece ezetimiba   Favorece placebo

Figura 12.28 Alteração percentual média das concentrações de LDL-C observadas no final do estudo em relação à linha de base. IC: intervalo de confiança; gl: graus de liberdade; N: número total de pacientes analisados; DP: desvio padrão; DMP: diferença média ponderada.

Ensaio clínico ou subcategoria	N	Ezetimiba Média (DP)	N	Placebo Média (DP)	DMP (fixo) IC 95%	Peso (%)	DMP (fixo) IC 95%
Ballantyne	65	−13,50 (12,34)	60	3,50 (11,85)		3,21	−17,00 [−21,24, −12,76]
Bays	148	−13,30 (10,95)	146	−1,40 (10,87)		9,29	−11,90 [−14,39, −9,41]
Davidson	61	−13,30 (11,72)	70	−0,60 (11,71)		3,57	−12,70 [−16,72, −8,68]
Dujovne	666	−12,48 (9,81)	226	0,84 (8,42)		32,82	−13,32 [−14,65, −11,99]
Goldberg	90	−13,70 (7,90)	92	2,20 (9,90)		8,55	−15,90 [−18,50, −13,30]
Kerzner	72	−13,00 (8,49)	64	1,00 (8,00)		7,52	−14,00 [−16,77, −11,23]
Knopp	621	−12,40 (9,47)	204	0,57 (8,57)		29,81	−12,97 [−14,36, −11,58]
Melani	64	−13,20 (9,60)	65	0,20 (9,67)		5,22	−13,40 [−16,73, −10,07]
Total (IC 95%)	1.787		927			100,00	−13,46 [−14,22, −12,70]

Teste para heterogeneidade: Chi² = 8,37; df = 7 (p = 0,3); I² = 16,3%
Teste para efeito global: Z = 34,7 (p < 0,00001)

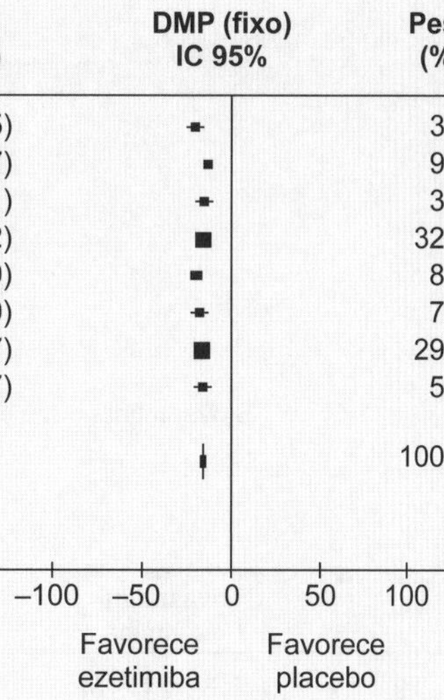

−100 −50 0 50 100
Favorece ezetimiba   Favorece placebo

Figura 12.29 Alteração percentual média das concentrações de colesterol total observadas no final do estudo em relação à linha de base. IC: intervalo de confiança; gl: graus de liberdade; N: número total de pacientes analisados; DP: desvio padrão; DMP: diferença média ponderada.

Ensaio clínico ou subcategoria	N	Ezetimiba Média (DP)	N	Placebo Média (DP)	DMP (fixo) IC 95%	Peso (%)	DMP (fixo) IC 95%
Davidson	61	−8,30 (23,43)	70	2,40 (23,43)		12,64	−10,70 [−18,74, −2,66]
Dujovne	666	−5,65 (33,81)	226	5,74 (29,62)		38,02	−11,39 [−16,03, −6,75]
Kerzner	72	−3,00 (25,46)	64	4,00 (24,00)		11,82	−7,00 [−15,32, 1,32]
Knopp	621	−1,71 (35,64)	204	2,43 (31,99)		30,14	−4,14 [−9,35, 1,07]
Melani	64	−2,10 (30,40)	65	2,00 (30,64)		7,37	−4,10 [−14,63, 6,43]
Total (IC 95%)	1.484		629			100,00	−8,06 [−10,92, −5,20]

Teste para heterogeneidade: Chi² = 5,18; df = 4 (p = 0,27); I² = 22,7%
Teste para efeito global: Z = 5,53 (p < 0,00001)

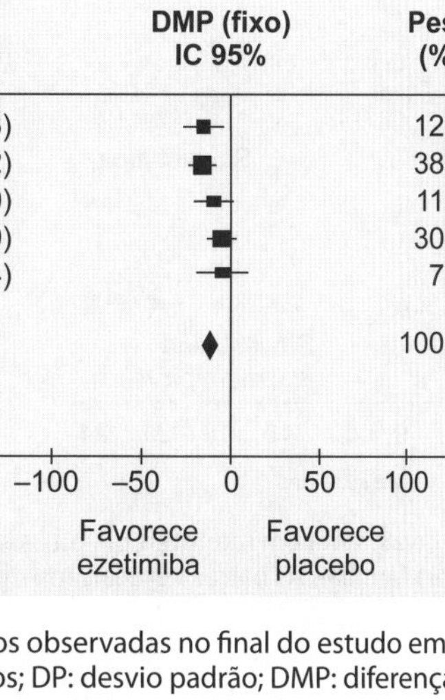

−100 −50 0 50 100
Favorece ezetimiba   Favorece placebo

Figura 12.30 Alteração percentual média das concentrações de triglicerídios observadas no final do estudo em relação à linha de base. IC: intervalo de confiança; gl: graus de liberdade; N: número total de pacientes analisados; DP: desvio padrão; DMP: diferença média ponderada.

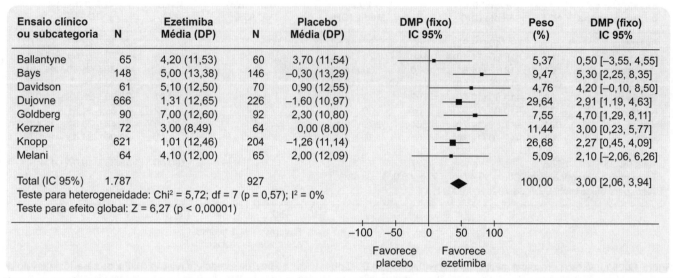

Figura 12.31 Alteração percentual média das concentrações de HDL-C observadas no final do estudo em relação à linha de base. IC: intervalo de confiança; gl: graus de liberdade; N: número total de pacientes analisados; DP: desvio padrão; DMP: diferença média ponderada.

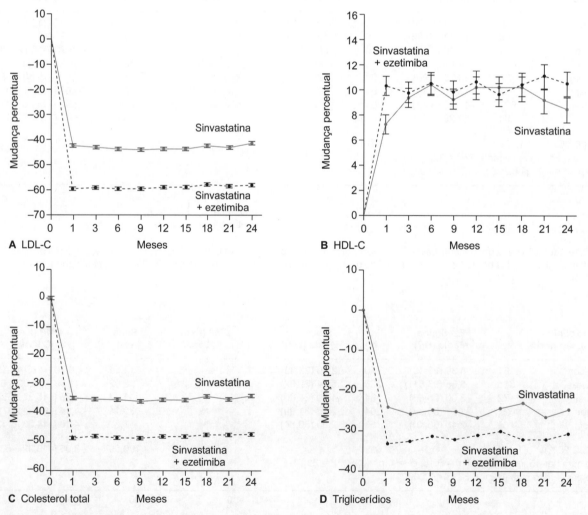

Figura 12.32 A a D. Efeito Efeito da sinvastatina em monoterapia ou associada com ezetimiba nos níveis plasmáticos de colesterol e de triglicerídios em pacientes com hipercolesterolemia familiar. As barras verticais mostram o erro padrão da média.

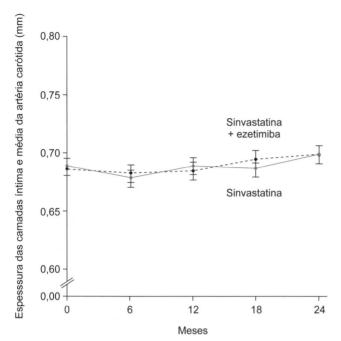

Figura 12.33 Espessura das camadas íntima e média da artéria carótida durante os 24 meses de tratamento da hipercolesterolemia familiar.

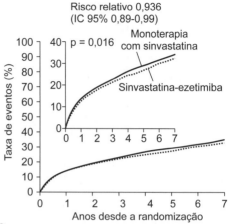

Figura 12.34 Curvas de Kaplan-Meier para o objetivo primário. O *inset* mostra os mesmos resultados com o eixo x aumentado para facilitar a visualização.

coronária e infartos não fatais do miocárdio (Figura 12.34; Mascitelli e Goldstein, 2016).

A ezetimiba está indicada para monoterapia como fármaco acessório à dieta para tratamento de hipercolesterolemia primária. Associada à estatina, está indicada no tratamento de hipercolesterolemia familiar heterozigótica e não familiar, para redução de colesterol total, LDL-C e ApoB. Também está indicada em associação às estatinas para o tratamento de hipercolesterolemia familiar homozigótica para reduzir colesterol total e LDL-C. Está também associada a fibratos para redução de colesterol total, LDL-C e ApoB em pacientes com hiperlipidemia mista. A dose recomendada é de 10 mg/dia, podendo ser ingerida com ou sem alimentos. Não há necessidade de ajuste de dose em pacientes com insuficiência renal e em pacientes com insuficiência hepática leve (Child-Pugh A). A incidência de reações adversas quando administrada em monoterapia é semelhante ao placebo.

SEQUESTRADORES DE ÁCIDOS BILIARES

Os ácidos biliares são produzidos no fígado a partir do colesterol. A conversão do colesterol em ácidos biliares é complexa, envolvendo 14 processos enzimáticos. A síntese de ácido biliar é um fator determinante importante dos estoques de colesterol do organismo, visto que os ácidos biliares são responsáveis pela disposição de aproximadamente 50% do *turnover* diário do colesterol (Weisiger, 2000). Após secreção no trato gastrintestinal, os ácidos biliares facilitam a digestão e a absorção de gorduras. Esses complexos são absorvidos e os ácidos biliares reentram no trato gastrintestinal através da circulação porta-hepática. Os ácidos biliares permanecem no ciclo êntero-hepático e apresentam mínima excreção fecal. Os sequestradores de ácidos biliares formam complexos não absorvíveis com os ácidos biliares no trato gastrintestinal, interrompendo esse ciclo êntero-hepático e aumentando a eliminação dos ácidos biliares nas fezes. Para compreender o efeito hipolipemiante dos sequestrados de ácidos biliares, é essencial considerar seus efeitos em três enzimas hepáticas: a colesterol 7-alfa-hidroxilase, a HMG-CoA redutase e a fosfatase do ácido fosfatídico. Os ácidos biliares normalmente retornam ao fígado por meio do ciclo êntero-hepático e, dessa maneira, inibem a 7-alfa-hidroxilase, que é fator limitante na síntese de ácidos biliares. Com a interrupção do ciclo êntero-hepático causado pelos sequestradores de ácidos biliares, a atividade dessa enzima aumenta, elevando portanto a conversão do colesterol em ácidos biliares. Como consequência, ocorre uma redução dos estoques intracelulares de colesterol, o que leva a uma redução dos níveis de LDL-C. A redução de colesterol intracelular leva ao aumento da expressão de receptores de LDL, com consequente aumento do *clearance* sistêmico de LDL-C, e também estimula a produção de colesterol via aumento da atividade da HMG-CoA redutase, que é o fator limitante da síntese do colesterol. Apesar do aumento da síntese de colesterol, não ocorre aumento em seus níveis por causa da eliminação do colesterol, que ocorre pela secreção de ácidos biliares. Essa ativação da HMG-CoA redutase explica a razão da associação terapêutica de ácidos biliares com estatinas no tratamento da hipercolesterolemia primária.

Além de reduzir o colesterol total e o LDL-C, os sequestradores de ácidos biliares causam um efeito indesejável, que é o aumento dos níveis de triglicerídios. Esse aumento ocorre em decorrência da ativação da fosfatase do ácido fosfatídico, que é a enzima responsável pela conversão do alfa-glicerol fosfato em triglicerídios ou fosfolipídios. A fosfatase do ácido fosfatídico encontra-se normalmente suprimida em condições normais do ciclo êntero-hepático. Entretanto, com a interrupção do ciclo êntero-hepático causado pelos sequestradores de ácidos biliares, ocorre a ativação da fosfatase do ácido fosfatídico e, com isso, causa aumento da produção de triglicerídios e mudanças no tamanho e composição das VLDL. Pacientes tratados com sequestradores de ácidos biliares apresentam partículas de VLDL, que são maiores e ricas em triglicerídios (Figura 12.35; Shepherd, 1989; Rosenson *et al.*, 2014).

Geralmente o aumento de triglicerídios causados pelos sequestradores de ácidos biliares é em torno de 10 a 14%, mas a magnitude do aumento depende da predisposição genética do paciente à hipertrigliceridemia. Os efeitos sobre os triglicerídios podem ser reduzidos associando-se fármacos que reduzem a concentração, como fibratos e/ou ácido nicotínico. Os sequestradores de ácidos biliares têm capacidade limitada de aumentar os níveis de HDL-C.

Colestiramina (Questran®)

Resina de troca iônica de amônio quaternário com alta afinidade por sais biliares, formada por um copolímero de estireno e divinilbenzeno (Figura 12.36), com peso molecular de 1 MDa e insolúvel em água. É administrada como sal de cloreto e troca o cloro por glicocolato, taurocolato e outros sais biliares no trato gastrintestinal, reduzindo, portanto, a reabsorção destes no íleo e causando redução dos níveis plasmáticos de sais biliares. Ensaios clínicos utilizando o fármaco marcado com radioisótopo demonstrou que ele não é absorvido (Thompson, 1971).

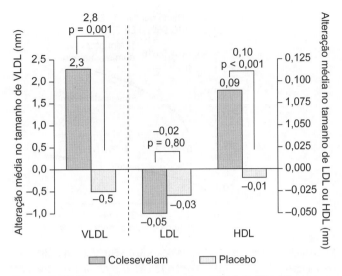

Figura 12.35 Alterações no tamanho da partícula lipídica 24 semanas após o início do tratamento.

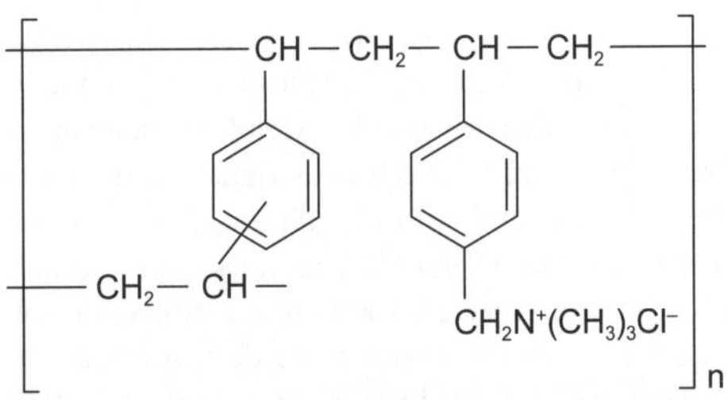

Figura 12.36 Colestiramina.

Os sais biliares são sintetizados no fígado a partir do colesterol e conjugados com os aminoácidos glicina e taurina. O grupo carboxílico na cadeia lateral é o sítio aniônico, que permite a ligação eletrostática com os grupos catiônicos do amônio quaternário no polímero de colestiramina. A ligação dos sais biliares à colestiramina é irreversível, e no pH do intestino os sais biliares encontram-se quase totalmente dissociados e, portanto, disponíveis para se ligar à resina. O colesterol é insolúvel em água; portanto, tanto o colesterol endógeno como o exógeno necessitam de sais biliares para que sejam absorvidos. As micelas produzidas pelos sais biliares anfipáticos, juntamente aos ácidos graxos menos polares e os monoglicerídios, formam um veículo para que o colesterol fique no interior da micela e seja absorvido no jejuno. A colestiramina, ao ligar-se aos sais biliares, interfere nesse mecanismo e, desse modo, reduz a absorção do colesterol. A redução dos níveis plasmáticos de sais biliares leva ao aumento da síntese de sais biliares pelo fígado a partir do colesterol e, portanto, causa queda dos níveis plasmáticos de colesterol.

A eficácia e a segurança da colestiramina (16 g/dia) foram comparadas com placebo em 47 pacientes com hiperlipoproteinemia primária do tipo II em ensaio clínico randomizado e duplo-cego (Levy *et al.*, 1973). O tratamento com colestiramina reduziu os níveis de colesterol total e LDL-C (Figura 12.37), com discreto aumento dos triglicerídios. Não foram observadas alterações de enzimas hepáticas, sendo a reação adversa mais frequente a constipação intestinal, observada no grupo tratado com colestiramina.

Uma das limitações do uso da colestiramina é a questão do aumento dos triglicerídios, principalmente em pacientes que apresentam resistência à insulina e reações adversas gastrintestinais, como distensão abdominal, flatulência e constipação intestinal, que ocorre em aproximadamente 30% dos pacientes (Ast e Frisham, 1990). A suplementação dietética com fibras reduz a gravidade da constipação intestinal.

Colesevelam (Welcho®)

Poliamina interligada com epicloridrina e alquilada com 1-bromodecano e 6-bromohexil-trimetil-amônio brometo (Figura 12.38). Esse gel polimérico contém sítios catiônicos e hidrofóbicos, o que o torna

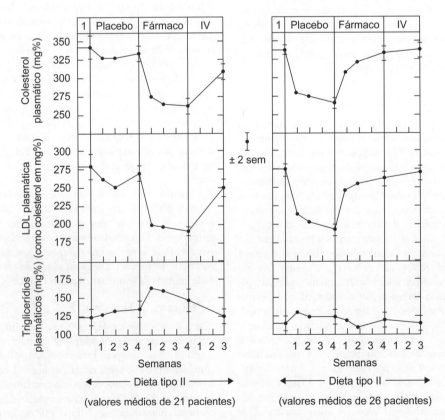

Figura 12.37 Efeito da colesteramina (16 g/dia) *versus* placebo nas concentrações plasmáticas de lipídios e lipoproteínas. Níveis são expressos em mg/100 mℓ.

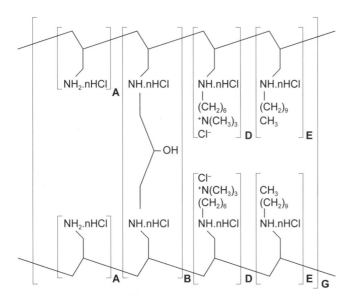

A = aminas primárias
B = aminas reticuladas
D = aminas alquiladas com amônio quaternário
E = aminas desalquiladas
n = fração de aminas protonadas
G = rede polimérica estendida

Figura 12.38 Colesevelam.

capaz de se ligar aos ácidos biliares hidrofóbicos e aniônicos (Steinmetez, 2002). A interligação com a epicloridrina elimina a possibilidade de que ocorra absorção sistêmica e reduz a probabilidade de interações eletrostáticas entre o polímero e a superfície do trato gastrintestinal.

A eficácia e a segurança do colesevelam foram avaliadas em ensaio clínico controlado com placebo em pacientes (n = 149) com hipercolesterolemia tratados por 6 semanas (Davidson et al., 1999). Os pacientes foram tratados com quatro doses diferentes (1,5, 2,25, 3,0 e 3,75 g/dia) 2 vezes/dia (junto às refeições) por 6 semanas. O colesevelam causou redução dose-dependente do colesterol total e LDL-C, assim como aumento dos triglicerídios e do HDL-C (Figura 12.39). Não houve diferença de incidência de reações adversas entre o grupo placebo e os grupos tratados com colesevelam.

Figura 12.39 Alteração percentual em relação à linha de base dos níveis plasmáticos de colesterol total, LDL-C, HDL-C e triglicerídios após 6 semanas de tratamento com placebo ou colesevelam. As alterações dos níveis de LDL-C foram significativas entre os vários grupos de tratamento (p < 0,001).

Colestipol (Colestid®)

Resina de troca aniônica formada por um copolímero de dietilenetriamina e 1-cloro-2,3-epóxi-propano (Heel et al., 1980; Figura 12.40). Suas propriedades farmacológicas são semelhantes às da colestiramina. O colestipol liga-se aos ácidos biliares (Kritchevsky e Story, 1974), é insolúvel em água e não é absorvido pelo trato gastrintestinal. Em ensaio clínico realizado com seis voluntários sadios após a administração do fármaco marcado com radioisótopo, apenas 0,02% da radioatividade administrada foi encontrada na urina (Thomas et al., 1978).

A eficácia e a segurança do colestipol foram avaliadas em ensaio clínico randomizado, duplo-cego e controlado com placebo, em 98 pacientes com hipercolesterolemia moderada (Lyons et al., 1994). A dose administrada foi de 5 g 2 vezes/dia ou 10 g 1 vez/dia (ou de manhã ou à noite) junto às refeições. O tratamento foi inicialmente com controle de dieta por 16 semanas, seguido de tratamento farmacológico por 12 semanas. Nos vários esquemas administrados, o colestipol reduziu os níveis de colesterol total e LDL-C; houve também aumento discreto de HDL-C e dos triglicerídios (Figura 12.41). A incidência de reações adversas foi semelhante à do grupo placebo.

ÁCIDO NICOTÍNICO (NIACOR®)

Também conhecido como niacina e como vitamina B3 (Figura 12.42). É utilizado há mais de meio século no tratamento de dislipidemia, quando foi documentado seu efeito na redução dos níveis de colesterol em humanos (Altschul et al., 1955). A niacina causa redução dos níveis de LDL-C e de triglicerídios e aumenta os níveis de HDL-C. A enzima diacilglicerol aciltransferase-2 (DGAT2) é fundamental na síntese de lipoproteínas hepáticas. A niacina inibe a DGAT2, reduzindo dessa maneira a síntese e a secreção de triglicerídios (Ganji et al., 2004).

A redução da atividade da DGAT2 reduz de maneira eficaz o suprimento de triglicerídios disponíveis para a síntese de partículas de ApoB nascente, resultando em aumento da degradação intracelular da ApoB e subsequentemente reduzindo a concentração das partículas contendo ApoB, tais como as VLDL. A formação de VLDL é dependente da síntese hepática de triglicerídios, enquanto a síntese de lipoproteínas de densidade intermediária (IDL) e de baixa densidade (LDL) são dependentes da formação de VLDL (Cooper et al., 2015). Como consequência desse desenvolvimento sequencial das lipoproteínas, ao inibir a síntese de triglicerídios, a niacina leva a uma redução das concentrações plasmáticas de VLDL, LDL e lipoproteína A (Figura 12.43).

Em razão do extenso e saturável metabolismo de primeira passagem, as concentrações de niacina na circulação são dose-dependentes e apresentam alta variabilidade. Quando administrada VO por forma farmacêutica sólida de liberação prolongada (Niaspan®), seu $T_{máx}$ é

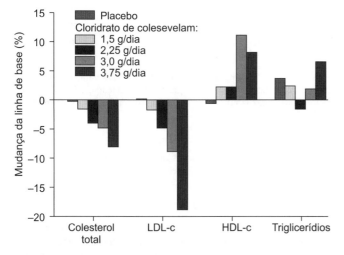

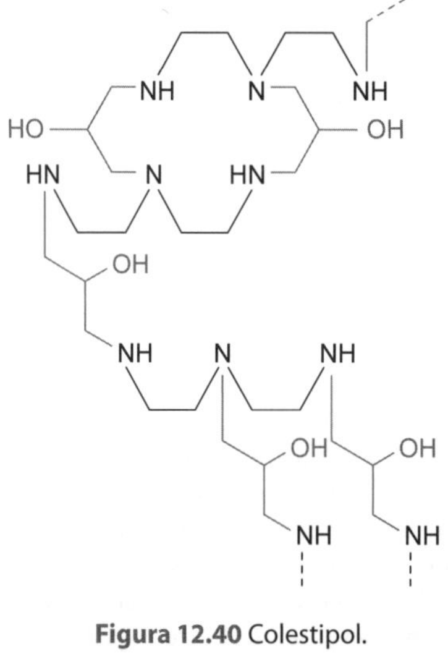

Figura 12.40 Colestipol.

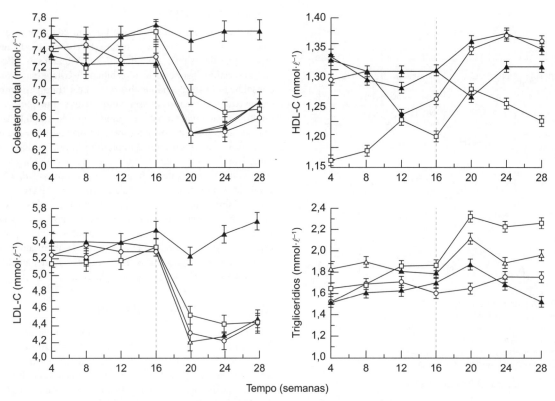

Figura 12.41 Concentrações plasmáticas médias de colesterol total, LDL-C, HDL-C e triglicerídios durante dieta (semanas 0 a 16) e tratamento farmacológico (semanas 16 a 24). Colestipol dia (Δ), colestipol noite (□), colestipol dia/noite (O), placebo (■).

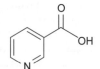

Figura 12.42 Ácido nicotínico.

atingido em aproximadamente 5 h. Para evitar sintomas gastrintestinais, recomenda-se que a niacina seja ingerida com alimentos. Uma via metabólica em humanos é a conjugação da niacina com a glicina, formando o ácido nicotinúrico, o qual é eliminado na urina. Aproximadamente 70% da dose da niacina é recuperada na urina na forma de fármaco inalterado ou metabólitos. A meia-vida de eliminação da niacina é de aproximadamente 45 min.

Ela reduz o LDL-C em 5 a 25%, os triglicerídios em 20 a 50% e é o agente mais efetivo para aumentar o HDL-C. Reações adversas incluem *flushing*, aumento da glicemia, uricemia, transaminases e sintomas gastrintestinais. No ensaio clínico HPS2-THRIVE, no qual se comparou a introdução de niacina ou placebo em pacientes que estavam já tomando estatinas, foi detectado 5% de aumento de distúrbios sérios no controle da glicemia, afetando 11,2% dos diabéticos que receberam niacina (Landrey *et al.*, 2014). Uma metanálise revelou aumento de 34% do risco de apresentar diabetes melito em pacientes tratados com niacina (Goldie *et al.*, 2016). O uso clínico atual da niacina é bastante reduzido por causa das reações adversas, principalmente a ruborização. A niacina induz a ruborização em decorrência da vasodilatação de vasos dérmicos, sendo esta associada à sensação de queimação e pinicamento. Essa reação dura aproximadamente 1 h e a maioria dos pacientes tratados com niacina (70%) apresenta essa ruborização, ao passo que aproximadamente 20% dos pacientes descontinuaram o tratamento em ensaios clínicos por esse motivo (Song e Fitzgerald, 2013). Essa ruborização aparentemente é devida às prostaglandinas D2 e E2, mas ela não é reduzida de maneira significativa no tratamento com ácido acetilsalicílico (Cefali *et al.*, 2007). Outras

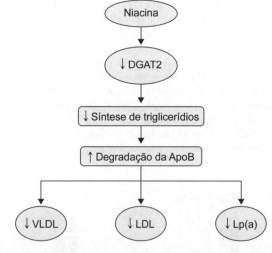

Figura 12.43 Niacina inibe a atividade da DGAT2, levando à redução da síntese de triglicerídios e à ativação da degradação da ApoB, inibindo de maneira eficaz a síntese de lipoproteínas que contêm ApoB, como VLDL, LDL e Lp(a).

reações adversas incluem sintomas gastrintestinais, como pirose, indigestão, náuseas, diarreia e dor abdominal.

INIBIDORES DO PCSK9

As convertases de proproteínas constituem uma família de enzimas envolvidas na conversão de precursores de proteínas secretoras como hormônios, enzimas e receptores em moléculas bioativas no tecido-alvo. Essas enzimas fazem parte do complexo regulatório para manter o organismo em homeostase. A PCSK9 (*proprotein convertase subtilisin/kexin type 9*) foi descrita em 2003 (Seidah *et al.*, 2003). A enzima codificada pelo gene *PCSK9* é expressa primariamente no fígado, e na sua forma ativa regula os receptores da superfície da célula, particularmente o receptor de LDL. Conforme visto anteriormente, a maior parte dos casos de hipercolesterolemia familiar é devido a mutações do gene responsável pela expressão do receptor de LDL. Entretanto, mais recentemente foram identificadas mutações que aumentam a função do gene responsável pela PCSK9 como causadores da hipercolesterolemia familiar. É interessante ressaltar que as mutações que causam perda da função da PCSK9 também foram identificadas, e esses pacientes apresentam níveis muito baixos de LDL-C e apresentam uma redução significativa do risco de desenvolvimento de doença cardiovascular aterosclerótica (Cohen *et al.*, 2006). A PCSK9 é encontrada na circulação em três formas:

- Proteína monomérica, madura, que circula exclusivamente em uma forma ligada a LDL-C
- Proteína multimérica, que possivelmente apresenta atividade aumentada
- Como fragmento inativo.

A PCSK9 é removida da circulação pelo receptor de LDL e metabolizada no interior dos hepatócitos. A PCSK9 regula a degradação do receptor de LDL de acordo com as concentrações de colesterol intracelular, ligando-se à parte extracelular do receptor de LDL, sendo o complexo internalizado e transferido aos lisossomos, onde pode ser tanto degradado como reciclado para a superfície do hepatócito (Figura 12.44). A PCSK9 impede que o receptor LDL fique em uma conformação fechada, permitindo desse modo que este seja degradado (Leren, 2014). Os receptores de LDL que não estejam ligados à PCSK9 têm maior chance de serem reciclados para a superfície do hepatócito. A inibição da PCSK9 vai portanto causar um aumento de receptores LDL reciclados para a superfície externa do hepatócito e, com isso, aumentar o *clearance* do LDL-C.

Há dois anticorpos monoclonais que se ligam à PCSK9 disponíveis comercialmente para uso clínico: o alirocumab e o evolocumab. Eles são indicados para tratamento de pacientes com hipercolesterolemia familiar ou com risco de doença aterosclerótica e cardiovascular associado à dieta e às estatinas, ou em pacientes que são intolerantes às estatinas.

Alirocumab (Praluent®)

Anticorpo monoclonal que se liga à PCSK9, a qual se liga aos receptores de LDL na superfície dos hepatócitos para promover sua degradação, acarretando aumento dos níveis circulantes de LDL-C. Ao ligar-se à PCSK9, o alirocumab inibe a ligação desta ao receptor de LDL e, portanto, aumenta o número de receptores hepáticos de LDL-C disponíveis que promovem a eliminação do LDL-C circulante, reduzindo portanto seus níveis circulantes.

A biodisponibilidade do alirocumab administrado por via subcutânea (SC) é de aproximadamente 85%. Após a administração por via intravenosa, o volume de distribuição foi estimado entre 0,04 e 0,05 ℓ/kg, indicando que o alirocumab é distribuído primariamente no sistema circulatório. A degradação do alirocumab é similar às demais proteínas, e a meia-vida de eliminação foi estimada entre 17 e 20 dias.

A eficácia e a segurança do alirocumab foram avaliadas em ensaio clínico randomizado envolvendo 2.341 pacientes com alto risco cardiovascular que estavam recebendo dose máxima tolerada de estatina (Robinson *et al.*, 2015). O alirocumab 150 mg ou placebo foi administrado por via SC a cada 2 semanas, e os pacientes acompanhados por 78 semanas. O objetivo primário foi de níveis de LDL-C após 24 semanas de tratamento. Conforme ilustrado na Figura 12.45, o alirocumab provocou redução significativa do LDL-C após 24 semanas de tratamento.

Em análise posterior, a incidência de evento cardiovascular sério (morte por doença coronariana, infarto do miocárdio não fatal, acidente vascular cerebral fatal ou não fatal ou angina instável – que necessitou de hospitalização) foi menor no grupo tratado com alirocumab (1,7%), quando comparado ao grupo tratado com placebo (3,3%). As reações adversas causadas pelo alirocumab em relação ao placebo foram reações no sítio de injeção (5,9% *versus* 4,2%), mialgia (5,4% *versus* 2,9%), eventos neurocognitivos (1,2% *versus* 0,5%) e eventos oftalmológicos (2,9% *versus* 1,9%).

O alirocumab é indicado como fármaco acessório à dieta e à estatina para tratamento de hipercolesterolemia familiar heterozigótica ou doença cardiovascular aterosclerótica que necessita de redução dos níveis de LDL-C. A dose recomendada inicial é de 75 mg SC a cada 2 semanas. Caso a redução do LDL-C não seja adequada, a dose pode ser aumentada até o máximo de 150 mg a cada 2 semanas. Os níveis de LDL-C devem ser monitorados a cada 4 a 8 semanas para ajuste de dose. As reações adversas mais frequentes, com incidência 5% superior ao placebo, são nasofaringite, reações no local da injeção e sintomas gripais. Não há necessidade de ajuste de dose em pacientes com insuficiência renal ou hepática leve ou moderada.

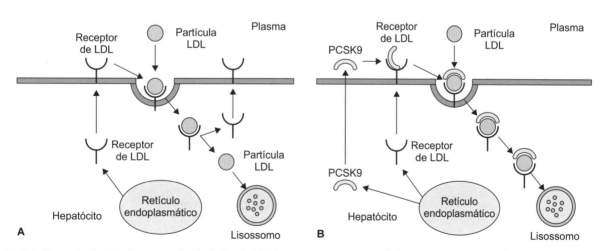

Figura 12.44 A. Remoção do LDL do plasma. As partículas de LDL ligam-se aos receptores de LDL expressos na superfície do hepatócito, formando um complexo contendo a partícula de LDL ligada ao receptor de LDL. Esse complexo é internalizado pela célula, e o baixo pH dissocia o receptor do LDL do complexo. O LDL entra no lisossomo, onde é degradado, enquanto o receptor de LDL é reciclado para a superfície celular, onde se liga a uma nova partícula de LDL. **B.** Efeitos do PCSK9 na atividade do receptor de LDL. A PCSK9 é sintetizada principalmente no fígado e secretada no plasma, onde se liga ao receptor de LDL expresso na superfície dos hepatócitos. Quando a partícula de LDL se liga ao receptor do LDL, no qual a PCSK9 já se encontra ligada, é formado um complexo consistido de receptor de LDL, partícula de LDL e da PCSK9. Quando esse complexo é internalizado pela célula, a PCSK9 impede a dissociação do receptor de LDL do complexo, direcionando o complexo inteiro para o lisossomo, prevenindo a reciclagem do receptor de LDL para a superfície do hepatócito.

Evolocumab (Repatha®)

Anticorpo monoclonal que se liga à PCSK9. Após administração de uma dose única subcutânea de evolocumab, a supressão de PCSK9 circulante livre ocorre em 4 h. A concentração de PCSK9 livre retorna à circulação quando os níveis circulantes de evolocumab se tornam indetectáveis.

A farmacocinética do evolocumab não é linear em virtude da ligação ao PCSK9. O *clearance* sistêmico é estimado em 12 mℓ/h e o volume de distribuição, 3,3 ℓ. A biodisponibilidade absoluta foi estimada em 72%. A eliminação do evolocumab é predominantemente por meio da ligação saturável ao PCSK9, enquanto concentrações mais altas são eliminadas pela via proteolítica não saturável. A meia-vida de eliminação do evolocumab é estimada entre 11 e 17 dias. Não há necessidade de ajuste de dose em pacientes com insuficiência renal ou hepática de leve ou moderada intensidade.

A eficácia e a segurança do evolocumab foram avaliadas em ensaio clínico randomizado, multicêntrico e controlado com placebo envolvendo 27.564 pacientes com doença cardiovascular aterosclerótica e níveis de LDL-C iguais ou acima de 70 mg/dℓ e que estavam sendo tratados com estatinas. Os pacientes receberam evolocumab (140 mg a cada 2 semanas ou 420 mg 1 vez/mês) ou placebo e foram acompanhados por 2,2 anos. O objetivo primário composto foi morte cardiovascular, infarto do miocárdio, acidente vascular cerebral, hospitalização por angina instável ou revascularização coronariana (Sabatine et al., 2017). O evolocumab provocou redução acentuada dos níveis de LDL-C (Figura 12.46) e do objetivo primário composto (Figura 12.47).

O evolocumab é indicado como fármaco acessório à dieta e em combinação com outros fármacos que reduzam a concentração de lipídios (estatinas, ezetimiba) para tratamento da dislipidemia primária no adulto, a fim de reduzir o LDL-C. Ele também é indicado como acessório à dieta e fármacos hipolipemiantes para tratamento da hipercolesterolemia familiar homozigótica, a fim de reduzir o LDL-C. Ele também está indicado para reduzir o risco de infarto do miocárdio, acidente vascular cerebral e revascularização coronariana em pacientes com doença cardiovascular estabelecida. O evolocumab é administrado por via SC. Em pacientes com doença cardiovascular estabelecida ou dislipidemia primária (incluindo hipercolesterolemia familiar heterozigótica), a dose recomendada é de 140 mg a cada 2 semanas ou 420 mg 1 vez/mês. Para hipercolesterolemia familiar homozigótica, a dose recomendada é de 420 mg 1 vez/mês. As reações adversas com incidência superior a 5% em relação ao placebo são nasofaringite, infecção do trato respiratório superior, gripe, lombalgia e reações no local da injeção.

ÁCIDOS GRAXOS ÔMEGA 3

Os ácidos graxos ômega 3 diminuem as concentrações plasmáticas de triglicerídios ao reduzir a síntese destes, sua incorporação nas partículas de VLDL, sua secreção e ao aumentar o seu *clearance* nas partículas de VLDL. Os mecanismos responsáveis por esses efeitos são vários:

- Os ácidos graxos ômega 3 diminuem a lipogênese hepática ao suprimir a expressão da proteína-1c que se liga ao elemento regulatório dos esteróis. Isso causa redução da expressão das enzimas que sintetizam colesterol, ácidos graxos e triglicerídios (Horton et al., 1998)
- Os ácidos graxos ômega 3 aumentam a betaoxidação de ácidos graxos, resultando em uma redução da disponibilidade de substrato necessária para a síntese de triglicerídios e de VLDL (Bays et al., 2008)
- Os ácidos graxos ômega 3 inibem as enzimas hepáticas envolvidas na síntese de triglicerídios, a fosfatase do ácido fosfatídico e a diacilglicerol transferase (Harris e Bulchandani, 2006)
- Os ácidos graxos ômega 3 aumentam a expressão do gene da LPL, que é um componente-chave na biossíntese das lipoproteínas ricas em triglicerídios, levando ao aumento da remoção de triglicerídios das VLDL circulantes e das partículas de quilomícrons (Khan et al., 2002)
- Os ácidos graxos ômega 3 atuam como ligantes endógenos para os PPAR-alfa e PPAR-gama do miocárdio (Kliewer et al., 1997).

Os componentes primários das formulações contendo ácidos graxos ômega 3 são o ácido eicosapentaenoico (EPA; 20:5 [n-3]) e o ácido docosa-hexaenoico (DHA; 22:6 [n-3]), visto que ambos reduzem os níveis de triglicerídios (Backes et al., 2016). Atualmente estão disponíveis três formulações de ácidos graxos ômega 3 para uso clínico:

- Lovaza®: também registrada como Omacor, é uma formulação contendo óleo de peixe altamente concentrado na forma de etilésteres de ácidos graxos ômega 3, contendo aproximadamente 47% de EPA

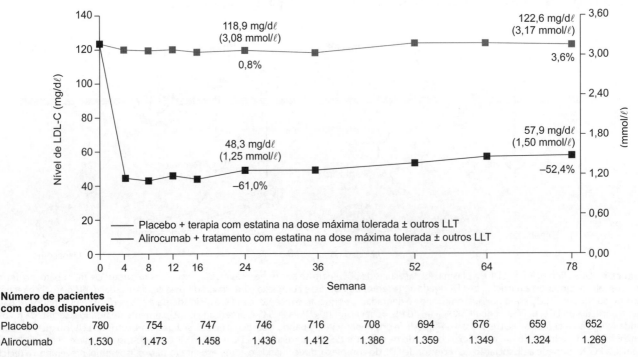

Figura 12.45 Níveis de LDL-C em função do tempo de tratamento. LLT, do inglês *lipid-lowering therapy*.

e 38% de DHA. O Lovaza® está indicado no tratamento de hipertrigliceridemia grave (> 500 mg/dℓ) para reduzir os níveis de triglicerídios, juntamente a modificações dietéticas. Também está indicado como tratamento acessório na prevenção secundária de infarto do miocárdio, em combinação com outros fármacos (estatinas, antiagregantes plaquetários etc.)

- Epanova®: formulação contendo óleo de peixe altamente concentrado em ácidos graxos livres (1 g) e aproximadamente 850 mg de ácidos graxos poli-insaturados, inclusive múltiplos ácidos graxos ômega 3, sendo EPA e DHA os mais abundantes
- Vascepa®: formulação contendo 1 g de etiléster de EPA.

Em dois ensaios clínicos utilizando Omacor® em pacientes com hipertrigliceridemia > 500 mg/dℓ foi observado um aumento (44,5%) dos níveis de LDL-C, cuja magnitude foi similar à redução observada nos níveis de triglicerídios (Figura 12.48). Nota-se que o aumento do

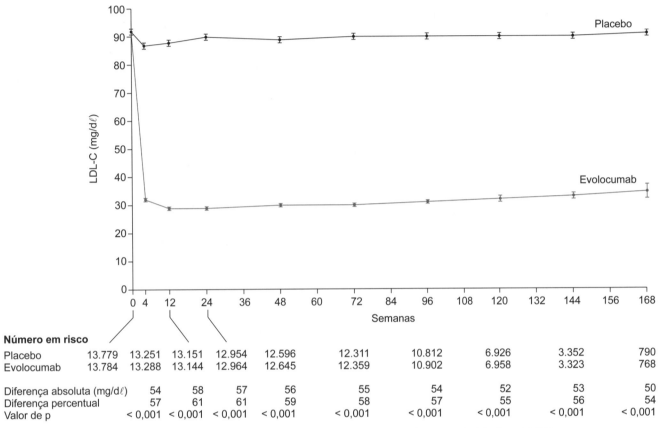

Figura 12.46 Níveis plasmáticos de LDL-C em função do tempo. As barras verticais indicam IC 95%.

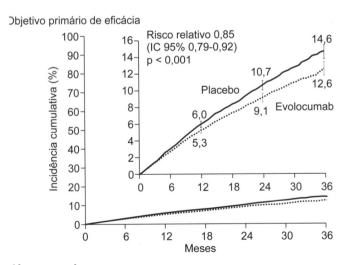

Figura 12.47 Curva de Kaplan-Meier mostrando a incidência cumulativa de eventos cardiovasculares (objetivo primário composto: morte cardiovascular, infarto do miocárdio, AVC, hospitalização por angina instável ou revascularização coronariana). As barras verticais indicam IC 95%.

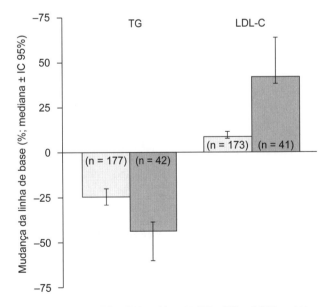

Figura 12.48 Alteração dos níveis plasmáticos de triglicerídios e LDL-C expressa em percentual da mediana dos ensaios clínicos realizados com Omacor®/Lavaza®. As barras verticais indicam IC 95%.

LDL-C ocorreu primariamente em pacientes com níveis basais de triglicerídios bastante aumentados e que também foram associados com maior redução desses níveis (Jacobson et al., 2012).

Tais resultados levaram à indagação de que EPA ou DHA, se administrados em monoterapia, poderiam ter efeito diferencial nas lipoproteínas séricas. Uma metanálise de ensaios clínicos controlados com placebo comparando EPA em monoterapia (n = 10) e DHA em monoterapia (n = 17) ou comparando EPA versus DHA (n = 17) revelou que ambos os ácidos graxos ômega 3 reduzem triglicerídios e apresentam resultados diferentes em relação a LDL-C e HDL-C (Wei e Jacobson, 2011). Em comparação com o placebo, o DHA aumentou o LDL-C em 7,23 mg/dℓ, enquanto o aumento causado pelo EPA não foi considerado significativo. Em ensaios clínicos comparativos, o DHA aumentou o LDL-C em 4,63 mg/dℓ, mais do que o EPA (Figura 12.49).

Em relação ao HDL-C, o DHA aumentou a concentração em relação ao placebo (4,49 mg/dℓ), enquanto o EPA não causou aumento significativo. Em comparação direta, o DHA foi considerado superior ao EPA em relação ao aumento de HDL-C (Figura 12.50).

Em relação à redução de triglicerídios, ambos os ácidos graxos ômega 3 reduziram de maneira significativa, entretanto em ensaios clínicos comparando EPA e DHA, a redução causada pelo DHA foi maior (Figura 12.51).

Tal metanálise indica que aparentemente o DHA causa aumento do LDL-C, enquanto o EPA não, sugerindo mecanismos distintos. Tanto o DHA como o EPA aumentam o *clearance* e o metabolismo de triglicerídios por meio de ativação da LPL e dos PPAR. A ativação da LPL promove *clearance* de triglicerídios e conversão da VLDL em LDL. A redução maior de triglicerídios (e maior aumento de LDL) observada com o DHA pode ser resultado de uma maior ativação da lipase lipoproteica pelo DHA quando comparado com o EPA. O EPA e o DHA também atuam como ligantes endógenos para os PPAR-alfa e PPAR-gama do miocárdio. Uma possibilidade é que eles causem efeitos diferentes na regulação e transcrição dos genes responsáveis pela

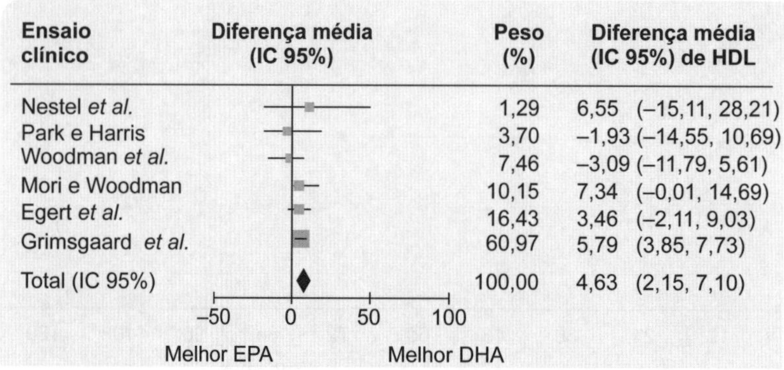

Ensaio clínico	Diferença média (IC 95%)	Peso (%)	Diferença média (IC 95%) de HDL
Nestel et al.		1,29	6,55 (−15,11, 28,21)
Park e Harris		3,70	−1,93 (−14,55, 10,69)
Woodman et al.		7,46	−3,09 (−11,79, 5,61)
Mori e Woodman		10,15	7,34 (−0,01, 14,69)
Egert et al.		16,43	3,46 (−2,11, 9,03)
Grimsgaard et al.		60,97	5,79 (3,85, 7,73)
Total (IC 95%)		100,00	4,63 (2,15, 7,10)

−50   0   50   100
Melhor EPA   Melhor DHA

Figura 12.49 *Forest plot* comparando efeito do EPA e do DHA no aumento dos níveis plasmáticos de LDL-C.

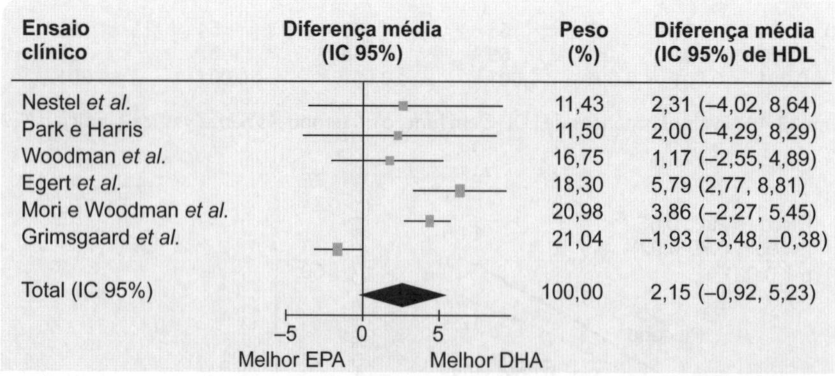

Ensaio clínico	Diferença média (IC 95%)	Peso (%)	Diferença média (IC 95%) de HDL
Nestel et al.		11,43	2,31 (−4,02, 8,64)
Park e Harris		11,50	2,00 (−4,29, 8,29)
Woodman et al.		16,75	1,17 (−2,55, 4,89)
Egert et al.		18,30	5,79 (2,77, 8,81)
Mori e Woodman et al.		20,98	3,86 (−2,27, 5,45)
Grimsgaard et al.		21,04	−1,93 (−3,48, −0,38)
Total (IC 95%)		100,00	2,15 (−0,92, 5,23)

−5   0   5
Melhor EPA   Melhor DHA

Figura 12.50 *Forest plot* comparando diretamente o efeito do EPA e do DHA no aumento dos níveis plasmáticos de HDL-C.

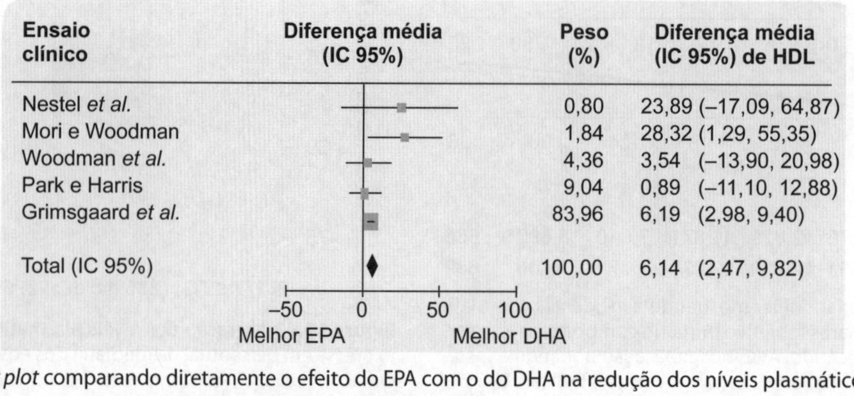

Ensaio clínico	Diferença média (IC 95%)	Peso (%)	Diferença média (IC 95%) de HDL
Nestel et al.		0,80	23,89 (−17,09, 64,87)
Mori e Woodman		1,84	28,32 (1,29, 55,35)
Woodman et al.		4,36	3,54 (−13,90, 20,98)
Park e Harris		9,04	0,89 (−11,10, 12,88)
Grimsgaard et al.		83,96	6,19 (2,98, 9,40)
Total (IC 95%)		100,00	6,14 (2,47, 9,82)

−50   0   50   100
Melhor EPA   Melhor DHA

Figura 12.51 *Forest plot* comparando diretamente o efeito do EPA com o do DHA na redução dos níveis plasmáticos de triglicerídios.

captação e metabolização de ácidos graxos pelo miocárdio. Outra possibilidade é que a CETP, a qual se encontra *up-regulated* em indivíduos com hipertrigliceridemia, possa ser inibida de maneira variável pelo DHA e pelo EPA, com uma redução maior causada pelo DHA, como demonstrado *in vitro* (Hirano *et al.*, 2001). Uma maior redução da atividade da CETP explicaria o maior aumento observado em HDL-C pelo DHA.

Os ácidos graxos ômega 3 são geralmente bem tolerados, com reações adversas mais frequentemente relatados associados com queixas gastrintestinais. O aumento do risco de sangramento pode ocorrer e há um certo potencial em algumas fontes marinhas de níveis altos de mercúrio. Na prática clínica, os ácidos graxos ômega 3 são recomendados para pacientes com alto risco de doença cardiovascular e hipertrigliceridemia.

INIBIDORES DE CETP

A conexão entre perfil lipídico favorável e deficiência da CETP foi descoberta em uma família japonesa que apresentava uma deficiência hereditária de CETP e níveis altos de HDL-C. Uma investigação posterior na população japonesa confirmou a relação inversa entre CETP e HDL-C (Maruyama *et al.*, 2003). A CETP transporta colesterol e triglicerídios entre compostos contendo ApoA e ApoB. A direção do transporte pode estar sob a influência da concentração lipídica plasmática no momento do transporte. Como sua função é bidirecional, a CETP pode ter tanto atividade aterogênica como antiaterogênica. A transferência de colesterol feita pela CETP do LDL-C e VLDL-C para o HDL-C é considerada antiaterogênica; o transporte no sentido inverso é portanto considerado pró-aterogênico. Foram desenvolvidos até o momento quatro inibidores da CETP: torcetrapib, dalcetrapib, anacetrapib e evacetrapib.

O torcetrapib causou um aumento de 63,4% de HDL-C e uma redução de 20,6% de LDL-C. Apesar das mudanças favoráveis nos perfis lipídicos dos pacientes, o uso de torcetrapib foi associado a hipertensão arterial, hipopotassemia, hipernatremia, estimulação do sistema renina-angiotensina-aldosterona e aumento da mortalidade por qualquer causa (Barter *et al.*, 2007). O dalcetrapib foi estudado em 15.871 pacientes com síndrome coronariana aguda recente. Apesar de o dalcetrapib ter causado cerca de 30% de aumento de HDL-C, a morbidade cardiovascular e a mortalidade não foram reduzidas quando comparado com placebo (Schwartz *et al.*, 2012). O evacetrapib foi avaliado em estudo clínico multicêntrico, randomizado e controlado com placebo, em mais de 12 mil pacientes com alto risco de doença cardiovascular aterosclerótica. A exemplo dos inibidores anteriores, o evacetrapib causou alterações favoráveis no perfil lipídico dos pacientes, embora não tenha reduzido eventos cardiovasculares (Eyvazian e Frishman, 2017). Não há até o momento explicação satisfatória da razão pela qual os inibidores de CETP não apresentaram eficácia clínica, apesar da mudança favorável do perfil lipídico.

ATEROSCLEROSE

A aterogênese refere-se ao desenvolvimento de placas ateromatosas no revestimento interno das artérias. Essas placas geralmente causam manifestações clínicas ao limitar o fluxo arterial por estenose, causando isquemia, ou então ao interromper o fluxo devido à formação de trombos localmente ou por vezes êmbolos. Por outro lado, as complicações trombóticas não costumam ocorrer nos locais onde há maior estenose. Geralmente o trombo ocorre após a fratura da placa ateromatosa, permitindo a exposição de superfície pró-coagulante (como colágeno) que ativa o processo de trombose (Figura 12.52).

Atualmente a aterosclerose é considerada uma doença inflamatória crônica causada pela acumulação de partículas de LDL-C na parede do vaso (Libby *et al.*, 2011). A caracterização da aterosclerose como alteração mediada pelo sistema imunológico é baseada em evidências tais como a ativação da sinalização de citocinas em lesões ateroscleróticas (Hansson *et al.*, 1989), a importância de biomarcadores inflamatórios como fatores de risco independentes em eventos coronarianos agudos (Libby *et al.*, 2002) e a capacidade de partículas de LDL e seus conteúdos de ativar a resposta imune (Stemme *et al.*, 1995). Os estágios iniciais de aterosclerose incluem adesão de leucócitos sanguíneos às células endoteliais ativadas, migração dos leucócitos para a camada íntima, maturação dos monócitos em macrófagos e captação de lipídios pelos mesmos.

Com base nos fatos anteriores, uma estratégia anti-inflamatória foi desenvolvida para prevenção e tratamento da doença aterosclerótica cardiovascular. Entretanto, é conhecido que inúmeras terapias com anti-inflamatórios não esteroides não melhoram o prognóstico cardiovascular, e algumas delas talvez até piorem. Essas observações foram geradas por meio de análises *post hoc* de ensaios clínicos com glicocorticoides, anti-inflamatórios não esteroides, agonistas dos receptores ativados por proliferador de peroxissoma ou mesmo inibidores do fator de necrose tumoral alfa (TNF-alfa). Doses cardioprotetoras de ácido acetilsalicílico (50 a 100 mg/dia) possivelmente atuam mais como antiagregante plaquetário do que como anti-inflamatório.

A ocorrência de reestenose após procedimentos vasculares tais como endarterectomia e intervenção percutânea foi a primeira situação clínica considerada para terapia anti-inflamatória na área cardiovascular. Em 1988, demonstrou-se que o imunossupressor ciclosporina preveniu a reestenose em um modelo animal de lesão vascular causada por cateter (Jonasson *et al.*, 1988). O efeito benéfico do tratamento com ciclosporina foi possivelmente devido à sua ação imunossupressora nos linfócitos T e também a um efeito inibidor na proliferação das células musculares lisas. A ciclosporina não foi usada clinicamente para essa indicação, entretanto a geração seguinte de imunossupressores, tais como o sirolimo, apresentou o mesmo efeito benéfico na prevenção de reestenose experimental, assim como em estudos clínicos. O sirolimo é utilizado atualmente na forma farmacêutica de *stent* farmacológico (Marks, 2003).

A interleucina 1 beta é uma citocina que tem papel central na resposta inflamatória e estimula a via de sinalização da interleucina-6. O canakimumab é um anticorpo monoclonal humano cujo alvo é a interleucina 1 beta e foi aprovado para uso clínico no tratamento de doenças reumatológicas (Lachmann *et al.*, 2009; Ruperto *et al.*, 2012). No ensaio clínico CANTOS (*Canakinumab Anti-inflammatory Thrombosis Outcome Study*), 10.061 pacientes com história prévia de infarto do miocárdio e com níveis plasmáticos de proteína C reativa ultrassensível igual ou superior a 2 mg/ℓ foram randomizados para receberem 3 doses de canakimumab (50, 150 e 300 mg SC a cada 3 meses) ou placebo. Os pacientes foram acompanhados por 48 meses e o objetivo primário composto foi infarto do miocárdio não fatal, acidente vascular cerebral não fatal ou morte cardiovascular (Ridker *et al.*, 2017). O tratamento com canakimumab causou uma redução dose-dependente dos níveis de proteína C reativa ultrassensível (Figura 12.53).

Em relação ao objetivo primário composto, somente as doses de 150 e 300 mg causaram redução significativa similar (Figuras 12.54 e 12.55), não sendo esse efeito dose-dependente.

A neutropenia foi a reação adversa mais comum nos grupos que receberam canakimumab, comparados com o grupo placebo, e houve um aumento significativo de mortes atribuídas a infecção ou sepse nos grupos tratados com canakimumab em relação ao placebo (0,31 *versus* 0,18 eventos por 100 pessoas/anos respectivamente, p = 0,02). Os pacientes que faleceram por infecção apresentaram tendência de serem mais idosos e com maior probabilidade de serem diabéticos. A trombocitopenia foi mais comum nos grupos tratados com canakimumab, mas não houve diferença significativa na incidência de hemorragia. É importante ressaltar que não houve diferença estatística significativa entre todos os grupos em relação à mortalidade por qualquer causa. Entretanto, a redução de eventos cardiovasculares causada pelo canakimumab evidencia a importância do conceito de que a aterosclerose apresenta importante componente inflamatório.

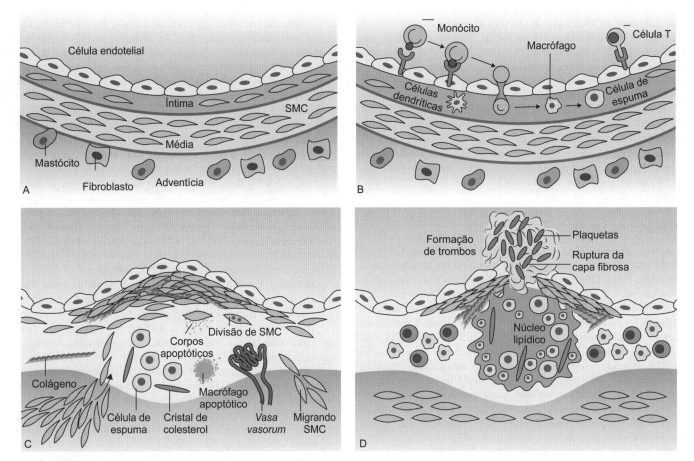

Figura 12.52 A. A artéria normal contém três camadas. A camada mais interna, chamada de túnica íntima, é recoberta por uma monocamada de células endoteliais que estão em contato com o sangue e recobrem a membrana basal. Distintamente de muitas espécies de animais utilizadas para experimentos de aterosclerose, a íntima humana contém células musculares lisas residentes. A camada média, denominada túnica média, contém células musculares lisas emaranhadas em uma matriz extracelular complexa. As artérias afetadas por aterosclerose obstrutiva geralmente apresentam a estrutura de artérias musculares. As artérias frequentemente estudadas em aterosclerose experimental são artérias elásticas, as quais apresentam lâminas claramente demarcadas na túnica média, onde camadas de elastina ficam entre os estratos de células musculares lisas. A adventícia, que representa a camada externa das artérias, contém mastócitos, terminais nervosos e microvasos. **B.** Os estágios iniciais da aterosclerose consistem na adesão de leucócitos sanguíneos à camada de células endoteliais ativadas, migração dos mesmos para a íntima, maturação dos monócitos em macrófagos, captação de lipídios pelos macrófagos, formando as células em espuma (do inglês *foam cells*). **C.** A progressão da lesão aterosclerótica envolve a migração das células musculares lisas da túnica média para a túnica íntima, a proliferação das células musculares lisas residentes e o aumento da síntese de macromoléculas que compõem a matriz extracelular, como colágeno, elastina e proteoglicanos. Macrófagos e células musculares lisas localizadas na placa aterosclerótica podem morrer com a progressão da doença, algumas por apoptose. Os lipídios extracelulares oriundos das células mortas ou apoptóticas se acumulam na região central da placa, denominada core lipídico ou necrótico. A evolução da placa pode apresentar cristais de colesterol e microvasos. **D.** A trombose representa a complicação final da placa aterosclerótica e frequentemente complica a ruptura física da placa aterosclerótica. O painel mostra a fratura da cápsula fibrosa da placa, permitindo contato dos componentes da coagulação sanguínea com os fatores tissulares do interior da placa, permitindo a ampliação do trombo para a luz vascular, onde impede o fluxo sanguíneo.

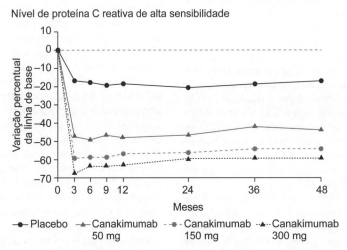

Figura 12.53 Eficácia do canakinumab comparado ao placebo nos níveis plasmáticos de proteína C reativa de alta sensibilidade.

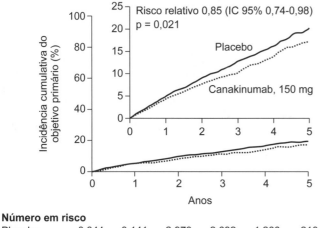

Figura 12.54 Incidência cumulativa do objetivo primário composto (infarto do miocárdio não fatal, AVC não fatal ou morte cardiovascular) no grupo placebo *versus* canakinumab 150 mg. O *inset* mostra os mesmos resultados, mas com o eixo *y* aumentado para facilitar a visualização.

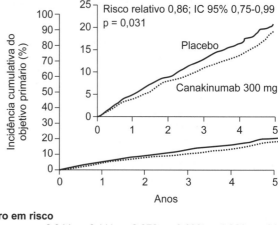

Figura 12.55 Incidência cumulativa do objetivo primário composto (infarto do miocárdio não fatal, AVC não fatal ou morte cardiovascular) no grupo placebo *versus* canakinumab 300 mg. O *inset* mostra os mesmos resultados, mas com o eixo *y* aumentado para facilitar a visualização.

REFERÊNCIAS BIBLIOGRÁFICAS

Abshagen U, Bablok W, Koch K, Lang PO, Schmidt HA, Senn M, et al. Disposition pharmacokinetics of bezafibrate in man. Eur J Clin Pharmacol. 1979;16:31-8.

Alberts AW, Chen J, Kuron G, Hunt V, Huff J, Hoffman C, et al. Mevinolin: a highly potent competitive inhibitor of hydroxymethylglutaryl coenzyme A reductase and a cholesterol-lowering agent. Proc Natl Acad Sci USA. 1980;77:3957-61.

Altschul R, Hoffer A, Stephen JD. Influence of nicotinic acid on serum cholesterol in man. Arch Biochem Biophys. 1955;54:558-9.

Annema W, von Eckardstein A. Dysfunctional high-density lipoproteins in coronary heart disease: implications for diagnostics and therapy. Transl Res. 2016;173:30-57.

Arai M, Serizawa N, Terahara A, Tsujita Y, Tanaka M, Masuda H, et al. Pravastatin sodium (CS-514), a novel cholesterol-lowering agent which inhibits HMG-CoA reductase. Annual Report of Sankyo Research Laboratories. 1988;40:1-38.

Arntz H-R, Blankart-von-Roll R, Holler HD, Irsigler K, Keller C, Lang PD, et al. Behandlung der Hypercholesterinämie – Multizentrische Vergleichsstudie zwischen Bezafibrat und Bezafibrat retard. Munch Med Wochenschr. 1985;127:206-9.

Ast M, Frisham WH. Bile acid sequestrants. J Clin Pharmacol. 1990;30:99-106.

Backes J, Anzalone D, Hilleman D, Catini J. The clinical relevance of omega-3 fatty acids in the management of hypertriglyceridemia. Lipids Health Dis. 2016;15:118.

Barter PJ, Caulfield M, Eriksson M, Grundy SM, Kastelein JJ, Komajda M, et al; ILLUMINATE Investigators. Effects of torcetrapib in patients at high risk for coronary events. N Engl J Med. 2007;357:2109-22.

Bays HE, Tighe AP, Sadovsky R, Davidson MH. Prescription omega-3 fatty acids and their lipid effects: physiologic mechanisms of action and clinical implications. Expert Rev Cardiovasc Ther. 2008;6:391-409.

Bowe B, Xie Y, Xian H, Balasubramanian S, Zayed MA, Al-Aly Z. High density lipoprotein cholesterol and the risk of all-cause mortality among US Veterans. Clin J Am Soc Nephrol. 2016;11:1784-93.

Bradberry JC, Hilleman DE. Overview of omega-3 fatty acid therapies. PT. 2013;38:681-91.

Briel M, Ferreira-Gonzalez I, You JJ, Karanicolas PJ, Akl EA, Wu P, et al. Association between change in high density lipoprotein cholesterol and cardiovascular disease morbidity and mortality: systematic review and meta-regression analysis. BMJ. 2009;338:b92.

Brown MS, Goldstein JL. A receptor-mediated pathway for cholesterol homeostasis. Science. 1986;232:34-47.

Cannon CP, Blazing MA, Giugliano RP, McCagg A, White JA, Theroux P, et al. Ezetimibe added to statin therapy after acute coronary syndromes. N Engl J Med. 2015;372:2387-97.

Cefali EA, Simmons PD, Stanek EJ, McGovern ME, Kissling CJ. Aspirin reduces cutaneous flushing after administration of an optimized extended-release niacin formulation. Int J Clin Pharmacol Ther. 2007;45:78-88.

Cohen JC, Boerwinkle E, Mosley TH Jr, Hobbs HH. Sequence variations in PCSK9, low LDL, and protection against coronary heart disease. N Engl J Med. 2006;354:1264-72.

Cooper DL, Murrell DE, Roane DS, Harirforoosh S. Effects of formulation design on niacin therapeutics: mechanism of action, metabolism, and drug delivery. Int J Pharm. 2015;490:55-64.

Davidson MH, Dillon MA, Gordon B, Jones P, Samuels J, Weiss S, et al. Colesevelam hydrochloride (cholestagel). A new, potent bile acid sequestrant associated with a low incidence of gastrointestinal effects. Arch Intern Med. 1999;159:1893-900.

Descamps OS, Fraass U, Dent R, März W, Gouni-Berthold I. Anti-PCSK9 antibodies for hypercholesterolemia; overview of clinical data and implications for primary care. Int J Clin Pract. 2017;71:e12979.

Duggan ST. Pitavastatin. A review of its use in the management of hypercholesterolemia or mixed dyslipidemia. Drugs. 2012;72:565-84.

Endo A, Kuroda M, Tsujita Y. ML-236A, ML-236B and ML-236C, new inhibitors of cholesterogenesis produced by Penicillium citrium. J Antibiot. 1976;29:1376-8.

Endo A, Monacolin K. A new hypocholesterolemic agent produced by a Monascus species. J Antibiot. 1979;32:852-4.

Eyvazian VA, Frishman WH. Another CETP inhibitor for dyslipidemia with no clinical benefit. Cardiol Rev. 2017;25:43-52.

Fitzgerald ML, Mujawar Z, Tamehiro N. ABC transporters, atherosclerosis and in ammation. Atherosclerosis. 2010;211:361-70.

Fredrickson DS, Lees RS. System for phenotyping hyperlipoproteinemia. Circulation. 1965;31:321-7.

Ganji SH, Tavintharan S, Zhu D, Xing Y, Kamanna VS, Kashyap ML. Niacin noncompetitively inhibits DGAT2 but not DGAT1 activity in HepG2 cells. J Lipid Res. 2004;45:1835-45.

Goldenberg, Benderly M, Goldbourt U. Update on the use of fibrates L focus on bezafibrate. Vasc Health Risk Manag. 2008;4:131-41.

Goldie C, Taylor AJ, Nguyen P, McCoy C, Zhao XQ, Preiss D. Niacin therapy and the risk of new-onset diabetes: a meta-analysis of randomised controlled trials. Heart. 2016;102:198-203.

Goldstein JL, Brown MS. The LDL pathway in human fibroblasts: a receptor-mediated mechanism for the regulation of cholesterol mechanism. Curr Top Cell Regul. 1976;11:147-81.

Gordon DJ, Probsteld JL, Garrison RJ, Neaton JD, Castelli WP, Knoke JD, et al. High density lipoprotein cholesterol and cardiovascular disease. Four prospective American studies. Circulation. 1989;79:8-15.

Hansson GK, Hellstrand M, Rymo L, Rubbia L, Gabbiani G. Interferon gamma inhibits both proliferation and expression of differentiation-specific alpha-smooth muscle actin in arterial smooth muscle cells. J Exp Med. 1989;170:1595-608.

Harris WS, Bulchandani D. Why do omega-3 fatty acids lower serum triglycerides? Curr Opin Lipidol. 2006;17:387-93.

Havel RJ, Hunninghake DB, Illingworth R, Lees RS, Stein EA, Tobert JA, et al. Lovastatin (Mevinolin) in the treatment of heterozygous familiar hypercholestolemia. Ann Inter Med. 1987;107:609-15.

Heel RC, Brogden RN, Pakes GE, Speight TM, Avery GS. Colestipol: a review of its pharmacological properties and therapeutic efficacy in patients with hypercholesterolemia. Drugs. 1980;19:161-80.

Henwood JM, Heel RC. Lovastatin. A preliminary review of its pharmacodynamic properties and therapeutic use in hyperlipidaemia. Drugs. 1988;36:429-54.

Hirano R, Igarashi O, Kondo K, Itakura H, Matsumoto A. Regulation by long-chain fatty acids of the expression of cholesteryl ester transfer protein in HepG2 cells. Lipids. 2001;36:401-6.

Horton JD, Bashmakov Y, Shimomura I, Shimano H. Regulation of sterol regulatory element binding proteins in livers of fasted and refed mice. Proc Natl Acad Sci USA. 1998;95:5987-92.

HPS2-THRIVE Collaborative Group, Landray MJ, Haynes R, Hopewell JC, Parish S, Aung T, et al. Effects of extended-release niacin with laropiprant in high-risk patients. NEJM. 2014;371:203-12.

Hunninghake DB, Mellies MJ, Goldberg AC, Kuo PT, Kostis JB, Schrott HG, et al. Efficacy and safety of pravastatin in patients with primary hypercholesterolemia. Atherosclerosis. 1990;85:219-27.

Illingworth DR, Olsen GD, Cook SF, Sedxton GJ, Wendel HA, Connor WE. Ciprofibrate in the therapy of type II hypercholesterolemia. A double-blind trial. Atherosclerosis. 1982;44:211-21.

Jacobson TA, Glickstein SB, Rowe JD, Soni PN. Effects of eicosapentaenoic acid and docosahexaenoic acid on low-density lipoprotein cholesterol and other lipids: a review. J Clin Lipidol. 2012;6:5-18.

Jonasson L, Holm J, Hansson GK. Cyclosporin A inhibits smooth muscle proliferation in the vascular response to injury. Proc Natl Acad Sci USA. 1988;85:2303-6.

Jun M, Foote C, Lv J, Neal B, Patel A, Nicholls SJ, et al. Effects of fibrates on cardiovascular outcomes: a systematic review and meta-analysis. Lancet. 2010;375:1875-84.

Kastelein JJP, Akdim F, Stroes ESG, Zwinderman AH, Bots ML, Stalenhoef AFH, et al. Simvastatin with or without ezetimibe in familiar hypercholesterolemia. N Engl J Med. 2008;358:1431-443.

Keating GM. Fenofibrate. A review of its lipid-modifying effects in dyslipidemia and its vascular effects in type 2 diabetes mellitus. Drugs. 2011;11:227-47.

Keech A, Simes RJ, Barter P, Best J, Scott R, Taskinen MR, et al. Effects of long-term fenofibrate therapy on cardiovascular events in 9795 people with type 2 diabetes mellitus (the FIELD study): randomised controlled trial. Lancet. 2005;366:1849-61.

Khan S, Minihane AM, Talmud PJ, Wright JW, Murphy MC, Williams CM, et al. Dietary long-chain n-3 PUFAs increase LPL gene expression in adipose tissue of subjects with an atherogenic lipoprotein phenotype. J Lipid Res. 2002;43:979-85.

Khera AV, Won H-H, Peloso GM, Lawson KS, Bartz TM, Deng X, et al. Diagnostic yield and clinical utility of sequencing familial hypercholesterolemia genes in patients with severe hypercholesterolemia. J Am Coll Cardiol. 2016;67:2578-89.

Kliewer SA, Sundseth SS, Jones SA, Brown PJ, Wisely GB, Koble CS, et al. Fatty acids and eicosanoids regulate gene expression through direct interactions with peroxisome proliferator-activated receptors alpha and gamma. Proc Natl Acad Sci USA. 1997;94: 4318-23.

Kosoglou T, Statkevich P, Johnson-Levonas AO, Paolini JF, Bergman AJ, Alton KB. Ezetimibe: a review of its metabolism, pharmacokinetics and drug interactions. Clin Pharmacokinet. 2005;44:467-94.

Krempf M, Rohmer V, Farnier M, Issa-Sayegh M, Corda C, Sirugue I, et al. Efficacy and safety of micronised fenofibrate in a randomised double-blind study comparing four doses from 200 mg to 400 mg daily with placebo in patients with hypercholesterolemia. Diabetes Metab. 2000;26:184-91.

Kritchevsky D, Story JA. Binding of bile salts in vitro by nonnutritive fiber. J Nutrit. 1974;104:458.

Lachmann HJ, Kone-Paut I, Kuemmerle-Deschner JB, Leslie KS, Hachulla E, Quartier Q, et al. Use of canakinumab in the cryopyrin-associated periodic syndrome. N Engl J Med. 2009;360:2416-25.

LaRosa JC, Grundy SM, Waters DD, Shear C, Barter P, Fruchart JC, et al. Intensive lipid lowering with atorvastatin in patients with stable coronary disease. N Engl J Med. 2005;352:1425-35.

Lea AP, McTavish D. Atorvastatin. A review of its pharmacology and therapeutic potential in the management of hyperlipidaemias. Drugs. 1997;53:828-47.

Leren TP. Sorting an LDL receptor with bound PCSK9 to intracellular degradation. Atherosclerosis. 2014;237:76-81.

Levy RI, Fredrickson DS, Stone NJ, Bilheimer DW, Brown WV, Glueck CJ, et al. Cholestyramine in type II hyperlipoproteinemia. Ann Intern Med. 1983;79:51-8.

Libby P, Ridker PM, Hansson GK. Progress and challenges in translating the biology of atherosclerosis. Nature. 2011;473:317-25.

Libby P, Ridker PM, Maseri A. Inflammation and atherosclerosis. Circulation. 2002;105:1135-43.

López A, Wright JM. Rosuvastatin and the JUPITER trial: critical appraisal of a lifeless planet in the galaxy of primary prevention. Int J Occup Environ Healthy. 2012;18:70-8.

Luvai A, Mbagaya W, Hall AS, Barth JH. Rosuvastatin: a review of the pharmacology and clinical effectiveness in cardiovascular disease. Clin Med Insights Cardiol. 2012;6:17-33.

Lyons D, Webstyer J, Fowler G, Petrie JC. Colestipol at varying dosage intervals in the treatment of moderate hypercholesterolaemia. Br J Clin Pharmac. 1994;37:59-62.

Ma N, Cui L. Comparative efficacy of pitavastatin and simvastatin in patients with hypercholesterolemia: a meta-analysis of randomized controlled clinical trials. Drug Des Devel Ther. 2015;9:1859-64.

Marks AR. Sirolimus for the prevention of instent restenosis in a coronary artery. N Engl J Med. 2003;349:1307-9.

Martin PD, Warwick MJ, Dane AL, Hill SJ, Giles PB, Phillips PJ, et al. Metabolism, excretion, and pharmacokinetics of rosuvastatin in healthy adult male volunteers. Clin Ther. 2003;25:2822-35.

Maruyama T, Sakai N, Ishigami M, Hirano K, Arai T, Okada S, et al. Prevalence and phenotypic spectrum of cholesteryl ester transfer protein gene mutations in Japanese hyperalphalipoproteinemia. Atherosclerosis. 2003;166:177-85.

Mascitelli L, Goldstein MR. Might ezetimibe be considered an expensive placebo? Int J Cardiol. 2016;15:48-9.

McTavish D, Sorkin EM. Pravastatin. A review of its pharmacological properties and therapeutic potential in hypercholesterolemia. Drugs. 1991;42:65-89.

Monk JP, Todd PA. Bezafibrate. A review of its pharmacodynamic and pharmacokinetic properties, and therapeutic use in hyperlipidaemia. Drugs. 1987;33:539-76.

Morikawa S, Umetani M, Nakagawa S, Yamazaki H, Suganami H, Inoue K, et al. Relative induction of mRNA for HMG CoA reductase and LDL receptor by five different HMG-CoA reductase inhibitors in cultured human cells. J Atheroscler & Thromb. 2000;7:138-44.

Morrone D, Weintraub WS, Toth PP, Hanson ME, Lowe RS, Lin J, et al. Lipid-altering efficacy of ezetimibe plus statin and statin monotherapy and identification of factors associated with treatment response: a pooled analysis of over 21,000 subjects from 27 clinical trials. Atherosclerosis. 2012;223:251-61.

Nanchen D, Gencer B, Auer R, Räber L, Stefanini GG, Klingenberg R, et al. Prevalence and management of familial hypercholesterolaemia in patients with acute coronary syndromes. Eur Heart J. 2015;36:2438-45.

O'Keefe JH Jr, Cordain L, Harris WH, Moe RM, Vogel R. Optimal low-density lipoprotein is 50 to 70 mg/dl: lower is better and physiologically normal. J Am Coll Cardiol. 2004;43(11):2142-6.

Okerholm RA, Keeley FJ, Peterson FE, Glazko AJ. The metabolism of gemfibrozil. Proc R Soc Med. 1976;69:11-14.

Pandor A, Ara RM, Tumur I, Wilkinson AJ, Paisley S, Duenas A, et al. Ezetimibe monotherapy for cholesterol lowering in 2,722 people: systematic review and meta-analysis of randomized controlled trials. J Intern Med. 2009;265:565-80.

Pedersen TR, Tobert JA. Simvastatin: a review. Expert Opin Pharmacother. 2004;5:2583-96.

Phillips MC. Molecular mechanisms of cellular cholesterol efflux. J Biol Chem. 2014;289:24020-9.

Plosker GL, Wagstaff AJ. Fluvastatin. A review of its pharmacology and use in the management of hypercholesterolemia. Drugs. 1996;51:433-59.

Quintao EC, Cazita PM. Lipid transfer proteins: past, present and perspectives. Atherosclerosis. 2010;209(1):1-9.

Reihnér E, Rudling M, Ståhlberg D, Berglund L, Ewerth S, Björkhem I, et al. Influence of pravastatin, a specific inhibitor of HMG-CoA reductase, on hepatic metabolism of cholesterol. N Engl J Med. 1990;323:224-8.

Ridker PM, Danielson E, Fonseca FA, Genest J, Gotto AM Jr, Kastelein JJ, et al. Rosuvastatin to prevent vascular events in men and women with elevated C-reactive protein. N Engl J Med. 2008;359:2195-207.

Ridker PM, Everett BM, MacFayden JG, Chang WH, Ballantyne C, Fonseca F, et al. Antiinflammatory therapy with canakinumab for atherosclerotic disease. N Engl J Med. 2017;377:1119-31.

Riegger G, Abletshauser C, Ludwig M, Schwandt P, Widimsky J, Weidinger G, et al. The effect of fluvastatin on cardiac events in patients with symptomatic coronary artery disease during one year of treatment. Atherosclerosis. 1999;144:263-70.

Rohrl C, Stangl H. HDL endocytosis and resecretion. Biochim Biophys Acta. 2013;1831:1626-33.

Rosenson RS, Rigby SP, Jones MR, Chou HS. Effect of colesevelam HCl monotherapy on lipid particles in type 2 diabetes mellitus. Cardiovasc Drugs Ther. 2014;28:229-36.

Ruperto N, Brunner HI, Quartier P, Constantin T, Wulffraat N, Horneff G, et al. Two randomized trials of canakinumab in systemic juvenile idiopathic arthritis. N Engl J Med. 2012;367:2396-406.

Saito I, Azuma K, Kakikawa T, Oshima N, Hanson ME, Tershakovec AM. A randomized, double-blind, placebo-controlled study of the effect of ezetimibe on glucose metabolism in subjects with type 2 diabetes mellitus and hypercholesterolaemia. Lipids Health Dis. 2015;14:40.

Schoonjans K, Staels B, Auwerx J. The peroxisome proliferator activated receptors (PPARs) and their effects on lipid metabolism and adipocyte differentiation. Biochim Biophys Acta. 1996;1302:93-109.

Schwartz GG, Olsson AG, Abt M, Ballantyne CM, Barter PJ, Brumm J, et al.; dal-OUTCOMES Investigators. Effects of dalcetrapib in patients with a recent acute coronary syndrome. N Engl J Med. 2012;367:2089-99.

Seidah NG, Benjannet S, Wickham L, Marcinkiewicz J, Jasmin SB, Stifani S, et al. The secretory proprotein convertase neural apoptosis-regulated convertase 1 (NARC-1): liver regeneration and neuronal differentiation. Proc Natl Acad Sci USA. 2003;100:928-33.

Shepherd J. Mechanism of action of bile acid sequestrants and other lipid-lowering drugs. Cardiology. 1989;76:65-74.

Sjouke B, Kusters DM, Kindt I, Besseling J, Defesche JC, Sjibrands EJ, et al. Homozygous autosomal dominant & hypercholesterolaemia in the Netherlands: prevalence, genotype – phenotype relationship, and clinical outcome. Eur Heart J. 2015;36:560-5.

Song WL, FitzGerald GA. Niacin, an old drug with a new twist. J Lipid Res. 2013;54:2586-94.

Spencer CM, Barradell LB. Gemfibrozil. A reappraisal of its pharmacological properties and place in the management of dyslipidemia. Drugs. 1996;51:982-1018.

Stemme S, Faber B, Holm J, Wiklund O, Witztum JL, Hansson GK. T lymphocytes from human atherosclerotic plaques recognize oxidized low density lipoprotein. Proc Natl Acad Sci USA. 1995;92:3893-7.

Sudhop T, Lütjohann D, Kodal A, Igel M, Tribble DL, Shah S, et al. Inhibition of intestinal cholesterol absorption by ezetimibe in humans. Circulation. 2002;106:1943-8.

Tardif JC, Grégoire J, L'Allier PL, Ibrahim R, Lespérance J, Heinonen TM, et al. Effect of rHDL on Atherosclerosis-Safety and Efficacy (ERASE) Investigators. Effects of reconstituted high-density lipoprotein infusions on coronary atherosclerosis: a randomized controlled trial. JAMA. 2007;297:1675-82.

Thomas RC, His RSP, Harpootlian H, Johnson TD, Judy RW. Preparation of (14C) colestipol hydrochloride and its disposition in the human, dog and rat. Atherosclerosis. 1978;9:9.

Thompson WG. Cholestyramine. Can Med Assoc J. 1971;104:305-9.

Todd PA, Ward A. Gemfibrozil. A review of its pharmacodynamic and pharmacokinetic properties, and therapeutic use in dyslipidemia. Drugs. 1988;36:314-39.

Turpin G, Bruckert E. Efficacy and safety of ciprofibrate in hyperlipoproteinaemias. Atherosclerosis. 1996;124:S83-7.

Usifo E, Leigh SEA, Whittall RA, Lench N, Taylor A, Yeats C, et al. Low-density lipoprotein receptor gene familial hypercholesterolemia variant database: update and pathological assessment. Ann Hum Genet. 2012;76:387-401.

van der Steeg WA, Holme I, Boekholdt SM, Larsen ML, Lindahl C, Stroes ES, et al. High-density lipoprotein cholesterol, high-density lipoprotein particle size, and apolipoprotein A-I: significance for cardiovascular risk: the IDEAL and EPIC-Norfolk studies. J Am Coll Cardiol. 2008;51:634-42.

Warwick MJ, Dane AL, Raza A, Schneck DW. Single and multiple-dose pharmacokinetics and safety of the new HMG-CoA reductase inhibitor ZD4522. Atherosclerosis. 2000;151:39.

Wei MY, Jacobson TA. Effects of eicosapentaenoic acid versus hexaenoic acid on serum lipids: a systematic review and meta-analysis. Curr Atheroscler Rep. 2011;13:474-83.

Weisiger RA. Hepatic metabolism in liver disease. In: Goldman L, Bennett JC, editors. Cecil textbook of medicine. 21. ed. Philadelphia: Saunders; 2000. p. 768-70.

Woollett LA, Buckley DD, Yao L, Jones PJ, Granholm NA, Tolley EA, et al. Cholic acid supplementation enhances cholesterol absorption in humans. Gastroenterology. 2004;126:724-31.

Xiao C, Hsieh J, Adeli K, Lewis GF. Gut-liver interaction in triglyceride-rich lipoprotein metabolism. Am J Physiol Endocrinol Metab. 2011;301:E429-46.

Yang B-B, Smithers JA, Stern RH, Sedman AJ, Olson SC. Pharmacokinetics and dose proportionality of atorvastatin and its active metabolites [abstract]. Pharm Res. 1996;13:S437.

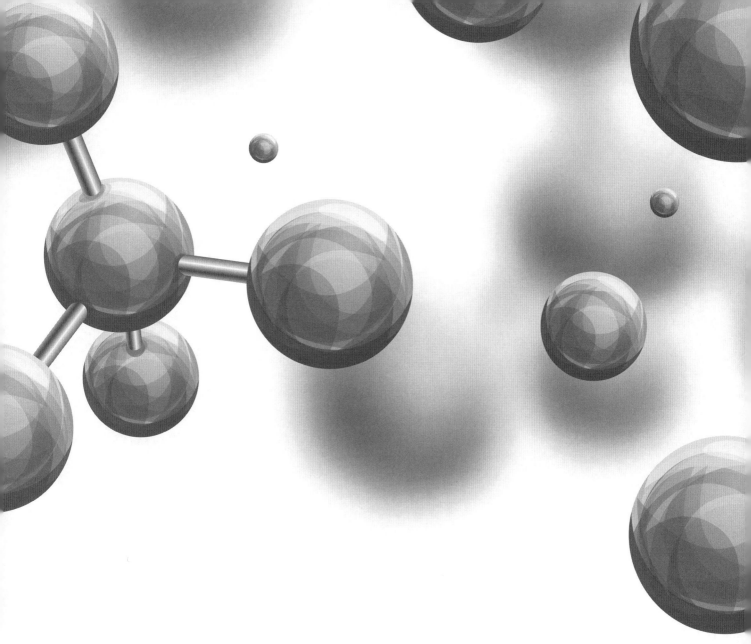

Parte 3

Fármacos em Pneumologia

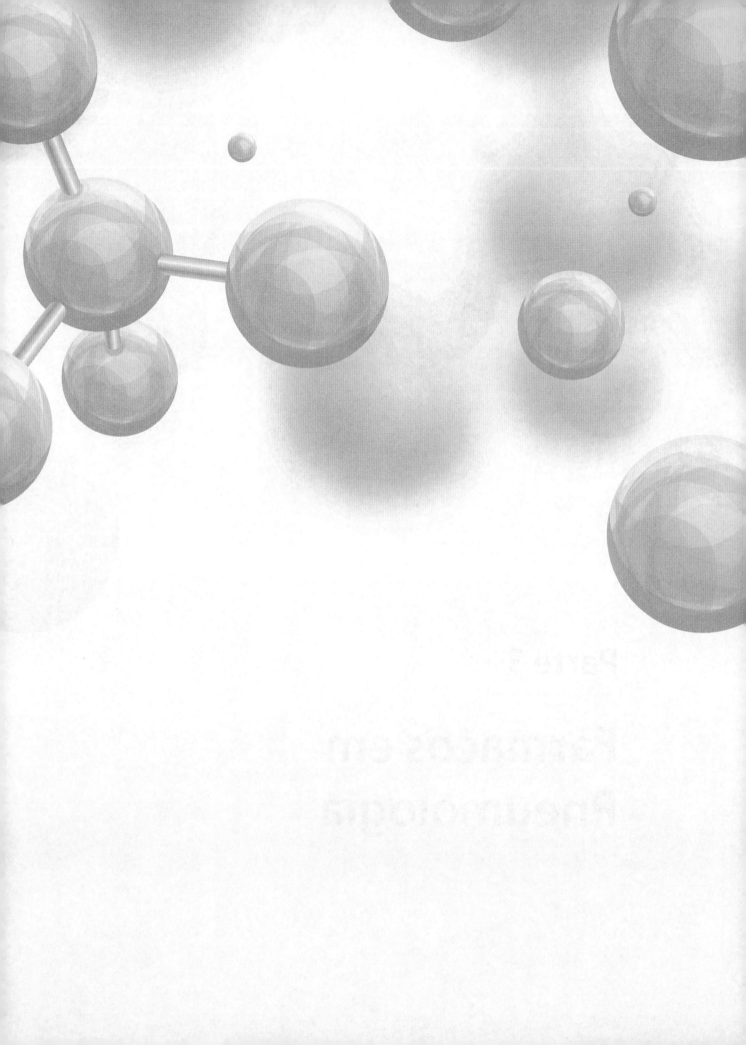

13 Asma

INTRODUÇÃO

Asma é uma doença inflamatória crônica das vias respiratórias, caracterizada por uma complexa fisiopatologia e causada por fatores etiológicos diferentes que contribuem para a heterogeneidade do quadro clínico e da gravidade da doença. A asma pode ser considerada uma síndrome, e não uma doença, síndrome esta que apresenta como quadro comum uma limitação do fluxo respiratório na expiração (Wenzel, 2006; Lötvall et al., 2011). A asma pode se manifestar na infância ou em pacientes idosos, sendo o número de pacientes afetados no mundo estimado em 235 milhões, variando de 1 a 18% da população, dependendo do país (GINA, 2017); é considerada, portanto, umas das doenças pulmonares mais comuns. O quadro clínico apresenta vários sintomas como chiado, tosse, dispneia, graus distintos de obstrução ao fluxo de ar nos pulmões e hiper-reatividade brônquica, que pode variar em função do tempo e em intensidade. O experimento da Figura 13.1, em que é medida a queda do volume expiratório forçado (VEF) em voluntários sadios e em pacientes com graus distintos de asma (leve, moderada ou grave) após a inalação de um fármaco broncoconstritor (histamina ou metacolina), ilustra a hiper-reatividade brônquica observada em pacientes asmáticos.

O padrão da inflamação das vias respiratórias na asma é marcadamente diferente daquele observado em pacientes com doença pulmonar obstrutiva crônica (DPOC). A asma é caracterizada por ativação de mastócitos e infiltração de eosinófilos, causada por ativação de linfócitos T-*helper* do tipo 2 (T_h2). Na DPOC, não há ativação de mastócitos, o que é responsável pelo quadro de não reversibilidade, e a infiltração de neutrófilos e macrófagos é causada por ativação de linfócitos T-*helper* dos tipos 1 e 17 e de linfócitos T CD8+. É importante ressaltar que pacientes com DPOC podem apresentar eosinofilia em 10 a 40% dos casos (George e Brightling, 2016). Hiper-reatividade brônquica à metacolina é geralmente associada a asma e pode ser utilizada como critério para diferenciar a asma de DPOC. Entretanto, é sabido que a hiper-reatividade brônquica, a qual é influenciada pela função pulmonar basal, é mais comum em fumantes, e essa associação torna-se mais forte com o aumento da idade (Burney et al., 1987). A maioria dos pacientes que apresentam asma evoluem bem com o tratamento padrão atual, resultando em redução significativa dos casos que necessitam de tratamento em serviços de emergência ou mesmo hospitalização (Rowe et al., 2009b). Entretanto, os sintomas são parcialmente controlados ou mesmo não controlados em uma minoria dos pacientes (aproximadamente 10%), apesar do tratamento intensivo. Esses pacientes são considerados portadores de asma grave. Assim sendo, serão abordados inicialmente os fármacos utilizados no tratamento da asma não complicada, e posteriormente os fármacos utilizados no tratamento da asma grave ou não controlada.

> O tratamento da asma não complicada é feito basicamente com o uso de glicocorticoides (GC) por via inalatória. Entretanto, por um período em casos de asma leve ou por períodos prolongados em casos de asma moderada ou mesmo grave, a associação de um agonista beta-2 adrenérgico é fundamental para atingir um controle satisfatório dos episódios de broncospasmo (GINA, 2012). Os agonistas beta-2 adrenérgico devem ser associados sempre em combinação com um GC, em um único produto farmacêutico, porque caso a prescrição seja feita em produtos separados, há um alto risco de o paciente utilizar o agonista beta-2 adrenérgico e não ter aderência ao uso mandatório dos GC (Beasley et al., 2013). Essa é uma observação importante porque o uso de agonistas beta-2 adrenérgico em monoterapia para tratamento da asma está associado com o aumento do risco de mortalidade em pacientes asmáticos (Rodrigo e Castro-Rodriguez, 2012).

A via inalatória é a principal via de administração de fármacos para o tratamento da asma, por atingir alta concentração no tecido desejado com menor exposição sistêmica e, com isso, menor incidência de reações adversas. Aerossóis podem ser constituídos por soluções contendo o fármaco ou suspensões de partículas sólidas em um gás, gerado por dispositivos como *spray* dosimetrado pressurizado (pMDI, do inglês *pressurized metered dose inhaler*), *spray* de pó seco (DPI, do inglês *dry powder inhaler*) e nebulizadores.

As vias respiratórias humanas apresentam 23 gerações, as últimas sete cobrindo 95% da superfície total das vias respiratórias. As vias respiratórias mais distais apresentam densidade mais alta de receptores de GC (Adcock et al., 1996). *A priori*, no tratamento da inflamação brônquica observada nos pacientes com asma, o ideal seria administrar o GC em toda a árvore brônquica. Entretanto, não há evidência de que o controle da asma seja mais eficaz quando partículas ultrafinas de GC são utilizadas com o objetivo de atingir as vias respiratórias mais distais. Uma vantagem das partículas ultrafinas é que elas causam

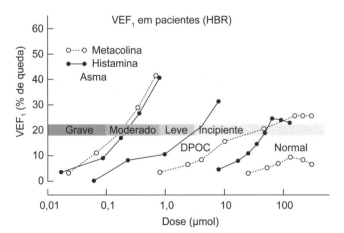

Figura 13.1 Redução dose-dependente do volume expiratório forçado em 1 segundo (VEF_1) causado por inalação de metacolina ou histamina em pacientes com asma grave, moderada, leve ou imperceptível, com doença pulmonar obstrutiva crônica (DPOC) e em voluntários sadios. HBR: hiper-reatividade brônquica.

menor deposição oral e, consequentemente, ocorre menor deglutição do fármaco. Já no caso dos agonistas beta-2 adrenérgicos, o objetivo é atingir a musculatura lisa, a qual está presente até a geração 14 das vias respiratórias. Nesse caso, o alvo seria as vias respiratórias mais proximais (as primeiras 14 gerações).

As partículas geradas pelo aerossol depositam-se nas vias respiratórias por impactação, sedimentação e difusão. A impactação é causada pela colisão das partículas de aerossol que apresentam alta inércia nas paredes das vias respiratórias. Isso se deve à alta velocidade ou à alta massa da partícula, resultando que a partícula siga uma linha reta em virtude da inércia. A inalação deve ser lenta e constante para reduzir a perda do fármaco na boca, garganta e primeiras vias respiratórias. A impactação é o modo predominante de deposição de fármacos nas primeiras sete gerações das vias respiratórias. Em vias respiratórias mais distais, a sedimentação ou decantação é o modo mais provável. Sedimentação é a decantação das partículas por gravidade. Ela ocorre nas vias respiratórias de calibre médio após a oitava geração, em que a velocidade do ar é menor e as distâncias para a parede da via respiratória também são menores quando comparadas com as distâncias da parede das vias respiratórias das primeiras sete gerações. Como o grau de sedimentação aumenta com o tempo, ele pode ser aumentado caso o paciente prenda a respiração após a inalação do produto (quanto mais tempo melhor). Durante a expiração ocorre impactação das partículas do aerossol na parede das vias respiratórias. A difusão ocorre somente com partículas extremamente pequenas, e o movimento browniano tem uma influência no movimento das partículas maior que a gravidade. Na prática, a difusão é um mecanismo pouco importante na deposição de fármacos nas vias respiratórias de condução (ocorre quando é feita a nebulização). A deposição nas vias respiratórias depende do tamanho da partícula e da velocidade do fluxo inspiratório (Figura 13.2).

Partículas com tamanho menor que 1 mícron (μ) são em sua grande maioria exaladas do ponto de vista teórico; partículas entre 1 e 3 μ seriam de tamanho ideal quando inaladas com o fluxo e o volume de ar apropriados para atingir toda a árvore brônquica (Usmani et al., 2005). Partículas de tamanho pequeno podem apresentar grande importância em pacientes pediátricos em virtude do calibre menor das vias respiratórias, de sua maior frequência respiratória e do menor volume vital. É importante ressaltar que uma parada respiratória após a inspiração é importante no caso de partículas ultrafinas, para reduzir a perda durante a expiração.

Outro aspecto importante em relação ao *spray* dosimetrado é o sistema propulsor. Na Figura 13.3 são apresentadas as imagens obtidas por meio de cintilografia de dipropionato de beclometasona (BDP), utilizando-se clorofluorocarbono (CFC) ou hidrofluoroalcano (HFA) como sistema propulsor (Leach et al., 2005).

Nota-se que não somente ocorre melhora na massa de fármaco depositada no pulmão (aproximadamente 60%), como também na sua distribuição no pulmão. O paciente que utiliza o BDP com CFC apresenta 93% de deposição deste na orofaringe, com 5% de deposição do fármaco no pulmão. Essa diferença de deposição apresenta importante correlação clínica. Em ensaio clínico realizado em 15 pacientes adultos, com asma leve e que não tinham sido expostos a GC, foi comparada a eficácia clínica do BDP em CFC (BDP-CFC) e em HFA (BDP-HFA). Os pacientes foram expostos ao fármaco broncoconstritor metacolina (Micheletto et al., 2005). Na Figura 13.4 é ilustrado o desenho do estudo.

Para avaliação da eficácia da metacolina foi calculada a pD_{20} (que corresponde à dose cumulativa de metacolina necessária para produzir uma queda de 20% do volume expiratório forçado em 1 s – VEF_1) antes e após cada tratamento. Apesar do BDP-CFC ser administrado em dose maior (1.000 µg/dia) quando comparado ao BDP-HFA (400 µg/dia), o BDP-CFC causou um aumento da pD_{20} de 178 µg para 319 µg, enquanto a pD_{20} para o BDP-HFA foi de 942 µg. Em outro ensaio clínico realizado em pacientes asmáticos, foi comparada a eficácia do BDP com CFC e HFA administrados em doses de 100 µg/dia,

400 µg/dia e 800 µg/dia. O tratamento foi feito por 6 semanas e o VEF_1 foi medido antes e semanalmente (Busse et al., 1999). Conforme ilustrado na Figura 13.5, novamente BDP-HFA foi mais eficaz que o BDP-CFC como agente propulsor. Nota-se que o efeito broncodilatador indicado pelo aumento do VEF_1 foi dose-dependente.

O uso do HFA como sistema propulsor, além de apresentar melhor eficácia clínica, também está associado a melhor qualidade de vida quando comparado com o CFC (Juniper et al., 2002). Além disso, o uso de clorofluorocarbono como sistema propulsor não é mais

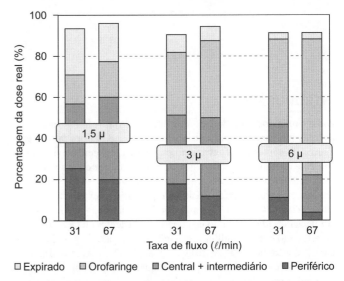

Figura 13.2 Efeitos do tamanho da partícula e da velocidade do fluxo inspiratório na deposição de fármaco administrado por aerossol.

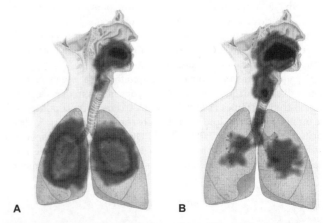

Figura 13.3 Imagens obtidas por cintilografia de um paciente que inalou BDP-HFA de um *autohaler* (inalador pressurizado dosimetrado (**A**) *versus* o mesmo paciente após inalação de BDP-CFC (**B**). BDP-HFA, hidrofluoroalcano-beclometasona dipropionato; BDP-CFC, clorofluorocarbono-beclometasona dipropionato.

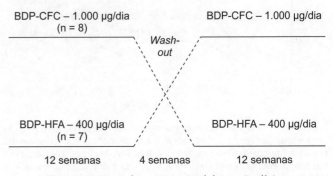

Figura 13.4 Desenho experimental do ensaio clínico.

recomendado também por motivos ecológicos, visto que interfere na camada de ozônio.

O tratamento da asma não complicada é feito com a administração por via inalatória de um agonista beta-2 adrenérgico juntamente a um GC. A seguir, serão revisados esses fármacos, além de outros que podem ser eventualmente associados em casos particulares. No final do capítulo serão discutidos os fármacos que podem ser utilizados no tratamento da asma complicada.

AGONISTAS DE RECEPTORES BETA-2 ADRENÉRGICOS

São fármacos amplamente utilizados no tratamento tanto da asma como da DPOC. Eles têm efeito broncodilatador por atuar em receptores beta-2 adrenérgicos localizados na célula muscular lisa das vias respiratórias. A história do uso de agonistas beta-2 no tratamento da asma é fascinante. Acredita-se que o primeiro uso tenha ocorrido há 5 mil anos, quando os chineses utilizavam o extrato da planta *ma huang* para alívio de doenças respiratórias. Essa planta contém efedrina, a qual ativa os receptores beta-2 de maneira indireta, ao potencializar a ação da norepinefrina nos receptores beta-adrenérgicos (Billington et al., 2017). A revolução no tratamento da asma ocorreu na década de 1950, quando os laboratórios Riker (agora subsidiários da firma 3M) lançaram no mercado o primeiro *spray* dosimetrado (MDI, do inglês *metered dose inhaler*) contendo isoprenalina, um agonista beta-adrenérgico não seletivo propulsado com CFC. Esses *sprays* foram utilizados ampla e indiscriminadamente no tratamento de asma, e as vendas desse produto aumentaram em 600% entre 1959 e 1965. Coincidentemente, com o aumento de venda da isoprenalina em *spray* dosimetrado, houve um aumento considerável (400%) da mortalidade por asma brônquica (Crompton, 2006). Em 1966, o Comitê de Segurança de Medicamentos do Reino Unido emitiu um alerta para todos os médicos sobre o uso excessivo dos *sprays* dosimetrados de isoprenalina. Esse alerta causou uma grande redução da venda desse produto e os níveis de mortalidade por asma brônquica retornaram aos níveis pré-epidêmicos. Essa redução foi considerada uma forte evidência de que a toxicidade da isoprenalina seria a responsável pelo aumento da mortalidade. Análises das mortes indicaram que o responsável era o uso indiscriminado do agonista beta-adrenérgico não seletivo (Inman e Adelstein, 1969; Figura 13.6).

É importante ressaltar que, com o alerta emitido pelas autoridades do Reino Unido, houve uma mudança no comportamento dos pacientes e da classe médica. No ano seguinte ao alerta, o número de pacientes que procuravam o serviço de emergência quando apresentavam uma crise de asma (permitindo, desse modo, tratamento efetivo precocemente) aumentou, como também houve aumento no número de prescrições de GC. Portanto, é possível que a redução da mortalidade por asma brônquica seja devida pelo menos em parte a essas mudanças de comportamento e não necessariamente à redução do uso do *spray* dosimetrado de isoprenalina. O *spray* dosimetrado de salbutamol foi inicialmente lançado na época em que o *spray* dosimetrado de isoprenalina era considerado responsável pelo aumento de mortalidade da asma brônquica. Como o salbutamol apresentava melhor seletividade para o receptor beta-2 adrenérgico na musculatura lisa brônquica e menos reações adversas cardiovasculares, ele logo substituiu a isoprenalina, sendo até os dias de hoje o agonista beta-2 adrenérgico de curta duração mais prescrito no mundo. Entretanto, o receio de que esse agonista pudesse causar aumento de mortalidade continuou, principalmente em virtude dos estudos feitos na Nova Zelândia, os quais indicaram uma associação entre o uso do fenoterol, um agonista beta-2 adrenérgico, de curta duração um pouco menos seletivo que o salbutamol, e o aumento de mortalidade por asma brônquica (Crane et al., 1989).

Os receptores beta-2 adrenérgicos pertencem à grande família dos receptores acoplados à proteína G. Quando o agonista beta-2 se liga ao receptor, ele causa uma mudança conformacional do receptor, permitindo que a subunidade alfa da proteína G se dissocie e se ligue à adenilato ciclase. A adenilato ciclase é então ativada e catalisa a formação do AMP cíclico (AMPc) a partir do trifosfato de adenosina (ATP). As moléculas do AMPc ligam-se à proteinoquinase A (PKA), a qual induz a dissociação das subunidades catalíticas da subunidade regulatória. Essas subunidades catalíticas são fosforiladas e ativam uma série de outras vias metabólicas que causam relaxamento da musculatura lisa bronquial e, portanto, broncodilatação (Figura 13.7).

Os agonistas de receptores beta-2 adrenérgicos são divididos clinicamente em três classes distintas: agonistas de curta duração (SABA,

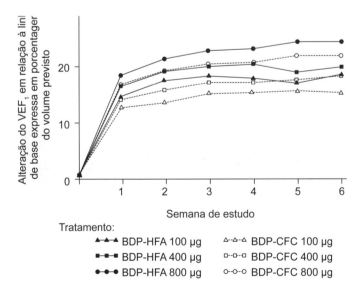

Figura 13.5 Alteração do VEF$_1$ em relação à linha de base expressa em porcentagem do volume previsto durante as 6 semanas de tratamento. A cada ponto, independentemente da formulação testada, 400 μg/dia foram melhores que 100 μg/dia, e os resultados obtidos com 800 μg/dia foram melhores do que aqueles com 400 μg/dia. Resultados obtidos com BDP-HFA foram melhores do que aqueles obtidos com BDP-CFC em doses equivalentes. Os valores representam médias semanais.

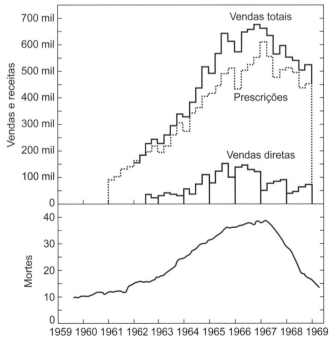

Figura 13.6 Vendas e prescrições de isoprenalina MDI para indivíduos asmáticos comparadas com número de mortes por asma em pessoas com idade entre 6 e 34 anos na Inglaterra e no País de Gales no período entre 1959 e 1968.

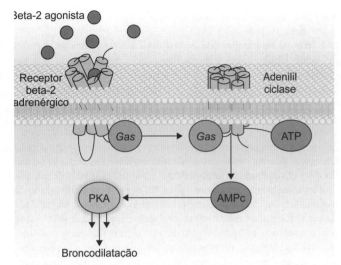

Figura 13.7 Ligação do agonista ao receptor beta-2 adrenérgico induz uma alteração conformacional que permite a subunidade alfa da proteína G (Gas, do inglês *G-protein alfa-subunit*) se dissociar e ligar-se à adenilil ciclase. A adenilato ciclase é então ativada e catalisa a formação de AMPc a partir de ATP. A molécula do AMPc se liga à proteinoquinase A que induz a dissociação das subunidades catalíticas e regulatórias. Uma vez dissociada, a subunidade catalítica fosforila e ativa vários alvos celulares que resultam no relaxamento da musculatura lisa das vias aéreas e, portanto, broncodilatação

do inglês *short acting beta agonists*), de longa duração (LABA, do inglês *long acting beta agonists*) e de duração ultralonga (ultra-LABA). A primeira geração de LABA foi composta por formoterol e salmeterol, os quais apresentavam duração da ação de 12 h, sendo necessária a administração por via inalatória 2 vezes/dia. Mais recentemente foram desenvolvidos os agonistas beta-2 adrenérgicos de duração ultralonga, representados pelo indacaterol, olodaterol e vilanterol.

A maioria das reações adversas causadas pelos agonistas beta-2 adrenérgicos pode ser atribuída a dois mecanismos principais: ausência de seletividade para o receptor beta-2, ou seja, agonismo beta-1 ou dessensibilização do receptor beta-2 adrenérgico.

Taquicardia, arritmia, tremor e cefaleia são reações adversas observadas desde o início do uso de agonistas beta-adrenérgicos não seletivos como a epinefrina, a qual ativa tanto receptores adrenérgicos do subtipo alfa como do subtipo beta; e a isoprenalina, a qual ativa tanto os subtipos beta-1 como beta-2. Os trabalhos fundamentais de Ahlquist (1948) e de Lands *et al.* (1967) resultaram no desenvolvimento de agonistas adrenérgicos seletivos para o receptor beta-2 adrenérgico, como o salbutamol e a terbutalina. É importante ressaltar que apesar de todos os agonistas adrenérgicos utilizados no tratamento da asma (SABA, LABA e Ultra-LABA) serem seletivos para o subtipo beta-2, o grau de seletividade é bastante variável (Tabela 13.1).

Indacaterol

Tem alta atividade intrínseca nos receptores beta-2 adrenérgicos em humanos *in vitro*. O efeito máximo do indacaterol ($E_{máx}$) foi de 73% da resposta máxima induzida pela isoprenalina, comparado com 90%, 38% e 47% do formoterol, salmeterol e salbutamol, respectivamente (Battram *et al.*, 2006). Semelhante ao formoterol, o indacaterol possui baixa eficácia nos adrenorreceptores beta-1 ($E_{máx}$ =16% do efeito máximo da isoprenalina) e é um agonista pleno para os receptores adrenérgicos do subtipo beta-2. Seu início de ação não é diferente significativamente do início de ação do formoterol e do salbutamol e é significativamente mais rápido do que o salmeterol; sua duração de ação é mais longa que a induzida pelo formoterol, salbutamol e salmeterol (Naline *et al.*, 2007). Distintamente do salmeterol, o indacaterol não antagoniza o efeito broncodilatador dos agonistas beta-2 adrenérgicos de ação rápida. Não há evidência de que o indacaterol cause taquifilaxia. Um potencial mecanismo para a ausência de taquifilaxia é que ele se comporta como um agonista pleno nos receptores beta-2 adrenérgicos. Embora agonistas com baixa atividade intrínseca causem menor dessensibilização do receptor quando comparados aos agonistas de alta atividade intrínseca com a mesma afinidade, eles necessitam de maior número de receptores para causar uma resposta subsequente e, portanto, são mais sensíveis à perda de receptores funcionais (Charlton, 2009).

Agonistas com alta atividade intrínseca podem causar maior perda de receptores, mas apresentam melhor tolerabilidade, visto que necessitam de poucos receptores para atingir o efeito máximo e, portanto, são menos sensíveis à perda de receptores por meio de dessensibilização. Estudos pré-clínicos indicaram que para um mesmo grau de broncodilação, o indacaterol apresentou melhor margem de segurança cardiovascular quando comparado com o formoterol. Após inalação, o indacaterol é rapidamente absorvido na circulação sistêmica com um $T_{máx}$ mediano de 15 min. Apresenta farmacocinética linear e dose-dependente e o estado de equilíbrio é atingido após 12 dias nas doses de 150 μg, 300 μg e 600 μg (Perry *et al.*, 2010).

Olodaterol

Apresenta alta seletividade para receptores beta-2 adrenérgicos com duração de ação de 24 h. O olodaterol liga-se fortemente ao receptor beta-2, formando um complexo estável com uma constante de dissociação de 17,8 h (Casarosa *et al.*, 2011).

Tabela 13.1 Agonistas beta-2 adrenérgicos utilizados clinicamente com seus respectivos tempos de início de ação, duração do efeito, esquema terapêutico e especificidade para o receptor beta-2 adrenérgico (beta-2/beta-1).

Agonistas	Início da ação	Duração do efeito	Uso terapêutico	Especificidade em receptor beta-2 adrenérgico (beta-2/beta-1)
SABA				
Salbutamol	< 5 min	3 a 6 h	100 a 200 μg, quando necessário (até 4 vezes/dia)	27
Terbutalina	< 5 min	4 a 6 h	500 μg, quando necessário (até 4 vezes/dia)	63
LABA				
Salmeterol	Aprox. 15 min	12 h	50 a 100 μg 2 vezes/dia	3.000
Formoterol	Aprox. 7 min	12 h	12 a 24 μg 2 vezes/dia	150
Ultra-LABA				
Olodaterol	Aprox. 5 min	12 h	5 μg 1 vez/dia	65
Vilanterol	Aprox. 5 min	12 h	55 μg 1 vez/dia	2.400
Indacaterol	Aprox. 5 min	24 h	150 a 300 μg 1 vez/dia	16

Vilanterol + fluticasona

Até o momento, essa é a única combinação de ultra-LABA com GC inalatório disponível no mercado. O nome comercial é Relvar® Ellipta® e está na forma farmacêutica de *spray* de pó seco para inalação via oral (VO). Está disponível em duas doses, conforme mostra a Tabela 13.2.

A eficácia clínica da associação descrita (FF/VI) administrada 1 vez/dia foi comparada com duas associações de GC inalatórios com LABA, a saber: propionato de fluticasona (PF) associado a salmeterol (PF/SAL, 250/50 mcg) e budenosida associada a formoterol (BUD/FORM, 320/9 µg e 640/18 µg). Conforme mostrado na Figura 13.8, a associação FF/VI administrada 1 vez/dia foi considerada não inferior às outras duas associações em relação ao pico expiratório matinal e ao VEF_1 (Svedsater *et al.*, 2016).

Tabela 13.2 Formulações comercialmente disponíveis da associação fluticasona/vilanterol.

Relvar® Ellipta® 100/25 µg	
Furoato de fluticasona (equivalente a 92 µg de fluticasona)	100 µg
Trifenatato de vilanterol (equivalente a 22 µg de vilanterol)	40 µg
Relvar® Ellipta® 200/25 µg	
Furoato de fluticasona (equivalente a 184 µg de fluticasona)	200 µg
Trifenatato de vilanterol (equivalente a 22 µg de vilanterol)	40 µg

GLICOCORTICOIDES

Os GC são fármacos eficazes no tratamento de doenças inflamatórias agudas e crônicas, em alguns cânceres e em outras patologias humanas. Eles são fármacos altamente lipofílicos e se difundem facilmente através das membranas celulares e se ligam ao receptor de GC no citoplasma. Atuam em um receptor único, o receptor de glicorticoides (GCR), para modular a transcrição gênica. Isso leva à alteração dos níveis das proteínas codificadas por esses genes, podendo causar transrepressão e/ou transativação (diminuição dos níveis de proteínas com atividade inflamatória ou aumento dos níveis de proteínas com atividade anti-inflamatória, respectivamente), responsável pelos seus efeitos terapêuticos (Figura 13.9).

O GCR é um membro da família dos receptores nucleares e é expresso em alto número na maioria dos tipos celulares e tecidos do organismo (Barnes e Adcock, 2003). Os GCR citoplasmáticos normalmente estão ligados às proteínas chamadas chaperones moleculares, que protegem o receptor e evitam a sua translocalização nuclear ao cobrir os sítios do receptor que são necessários para seu transporte através da membrana nuclear para o núcleo. Quando os GC se ligam ao GCR, ocorrem alterações na estrutura do receptor e as proteínas chaperones moleculares se dissociam do receptor, expondo agora os sítios de localização nuclear. Isso resulta em um rápido transporte do complexo GCR ativado-GC para o núcleo, onde ele se liga ao DNA em sequências específicas na região promotora dos genes responsivos

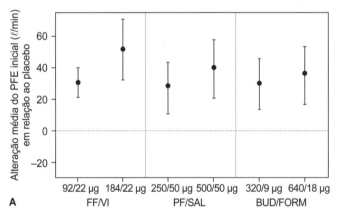
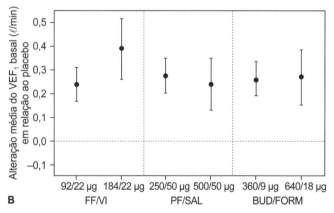

Figura 13.8 Alterações da linha de base causadas por fármacos em relação ao placebo. Os pacientes estavam sendo tratados com GC inatório (GCI) e associação GCI/LABA na linha de base. **A.** Alteração observada no pico de fluxo expiratório (PFE) pela manhã. **B.** Alteração do volume expiratório forçado em 1 s (VEF_1). BUD: budesonida; FORM: formoterol; FF: furoato de fluticasona; PF: propionato de fluticasona; SAL: salmeterol; VI: vilanterol.

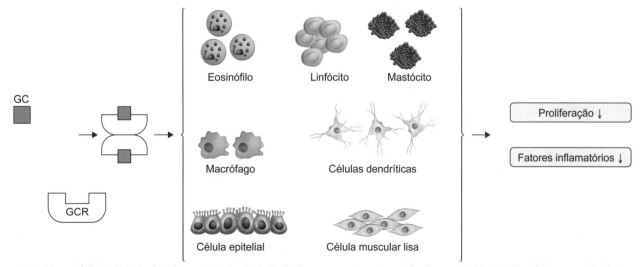

Figura 13.9 Alvos celulares da ação dos glicocorticoides (GC). Os GC ligam-se aos receptores de glicocorticoides (GCR) e afetam uma ampla gama de células estruturais e imunes, como eosinófilos, linfócitos, mastócitos, macrófagos e células dendríticas, epiteliais e musculares lisas. Os GC suprimem a proliferação dessas células e inibem a produção de mediadores pró-inflamatórios.

aos esteroides, conhecidos como elementos responsivos aos glicocorticoides (GRE, do inglês *glucocorticoid responsive elements*). Duas moléculas do GCR ligam-se juntas, formando um homodímero e ligando-se ao GRE, causando alterações da expressão gênica (Barnes e Adcock, 2003). O complexo formado pelo dímero de receptores de GC e GRE existe como um heterocomplexo que se liga a proteínas citosólicas como a *heat shock protein* (HSP90), a proteína estabilizante p23, entre outras. Há duas isoformas do GCR, o GRC-alfa e o GCR-beta, as quais são codificadas por um único gene em humanos. O GCR-alfa é a isoforma predominante responsável pela transdução do sinal do GC, enquanto o GCR-beta é expresso em níveis muito baixos e é tido como não funcional, visto que não é ativado pelos GC (Pujols *et al.*, 2007). A magnitude da resposta induzida pelo GC apresenta alta correlação com os níveis expressos de GCR-alfa (Vanderbilt *et al.*, 1987). É provável que níveis baixos de expressão de GR-alfa sejam responsáveis pela resistência observada em alguns pacientes com o tratamento de GC. A Tabela 13.3 mostra alguns dos efeitos dos GC na transcrição gênica.

Os GC são os únicos fármacos até o momento que suprimem a resposta inflamatória nas vias respiratórias, sendo este o principal mecanismo pelo qual esses fármacos causam melhora clínica dos sintomas de asma e previnem exacerbações (Barnes, 1998). Nota-se na Figura 13.10 que o tratamento com GC é eficaz para reduzir a hiper-reatividade brônquica.

Os GC reduzem o número de células inflamatórias nas vias respiratórias incluindo eosinófilos, linfócitos T, mastócitos e células dendríticas. Esses efeitos se dão pela supressão da produção de mediadores quimiotáticos e de moléculas de adesão, além de inibir a sobrevivência dessas células nas vias respiratórias. As células epiteliais também são alvos dos GC (Figura 13.11).

Resistência

Há vários mecanismos propostos para o desenvolvimento da resistência aos GC. Algumas interleucinas, como interleucina-2, interleucina-4 e interleucina-13, encontram-se com expressão aumentada em biopsias brônquicas de pacientes portadores de asma resistente aos GC. Essas interleucinas reduzem a afinidade dos GCR em células inflamatórias com os linfócitos T, resultando em resistência local às ações anti-inflamatórias induzidas por GC (Szefler e Leung, 1997). Outro mecanismo proposto de resistência é o aumento da expressão dos GCR-beta, os quais poderiam competir com os GR-alfa na ligação aos GRE ou interagindo com outros coativadores moleculares (Hamid *et al.*,1999).

Os GC utilizados por via inalatória são os fármacos mais eficazes no tratamento da asma, e são utilizados como fármacos de primeira linha em pacientes com asma persistente e em pacientes pediátricos. Entretanto, quando a administração se dá em doses altas, a absorção sistêmica dos GC inalatórios pode ter efeitos deletérios e, portanto, há uma busca para GC que sejam mais seguros.

Glicocorticoides inalatórios

O uso de GC por via inalatória beneficiou grande número de pacientes asmáticos das reações adversas importantes causadas pelas formulações de uso sistêmico. Além de haver maior eficácia no controle dos sintomas, a incidência das reações adversas é menor (EPR-3, 2007). Há atualmente sete GC que são utilizados por via inalatória: triancinolona acetonida, flunisolida, mometasona, beclometasona, fluticasona, budesonida (BUD) e ciclesonida (CIC). Em relação à eficácia clínica no tratamento da asma brônquica – seja ela leve, moderada ou grave –, não há diferença. Budenosina e fluticasona são os mais prescritos atualmente. A capacidade dos GC inalatórios de se ligar aos GCR é expressa pela afinidade ao receptor tendo a dexametasona como padrão, a qual tem afinidade de 100. Quanto maior a afinidade ao receptor, menor a concentração necessária para causar uma resposta farmacológica. Dos GC inalatórios disponíveis, a mometasona tem a maior afinidade (2.200), seguida da fluticasona (1.800). O monopropionato de beclometasona (metabólito ativo do BDP) tem afinidade de 1.345, enquanto a BDP de 935. A flunisolida e a triancinolona têm afinidade pelo receptor de 180 e 233, respectivamente. A ciclesonida quase não tem afinidade pelo receptor (12), entretanto, seu metabólito ativo (des-ciclesonida) tem afinidade de 1.200 (Hübner *et al.*, 2005). Aproximadamente 10 a 60% da dose administrada dos GC inalatórios se depositam no pulmão, e isso depende da tecnologia utilizada para administração por via inalatória:

- MDI: 10 a 15%
- DPI Diskus: 14 a 20%
- Diskhaler: 10 a 15%
- MDI com espaçador: 15 a 25%
- Turbohaler: 20 a 30%
- HFA-MDI: 60%.

Tabela 13.3 Efeito de GC na transcrição genética.

Transcrição aumentada
Anexina-1 (lipocortina-1, inibidor de fosfolipase A_2)
Receptor beta-2 adrenérgico
Proteína inibitória secretada por leucócito
Proteína secretada por células claras (CC10, inibidor da fosfolipase A_2)
Antagonista do receptor de IL-1
IL-1R2 (falso receptor)
IκBα (inibidor de NF-κB)
IL-10 (indiretamente)
Transcrição diminuída
Citocinas: IL-1, IL-2, IL-3, IL-4, IL-5, IL-6, IL-9, IL-11, IL-12, IL-13, IL-16, IL-17, IL-18, TNF-alfa, GM-CSF SCF
Quimiocinas: IL-8, RANTES, MIP-1α, MCP-1, MCP-3, MCP-4, eotaxina
Moléculas de adesão: ICAM-1, VCAM-1, selectina-E
Enzimas inflamatórias: • Óxido nítrico sintase induzível • Ciclo-oxigenase induzível • Foslipase A_2 citoplasmática
Receptores inflamatórios: • Receptores NK_1 de taquicinina, • Receptores B_2 da bradicinina
Peptídio: endotelina-1

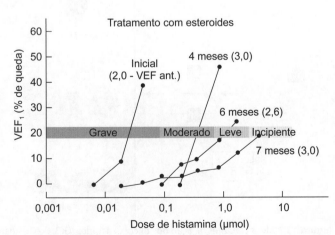

Figura 13.10 Efeito do tratamento com glicocorticoide na hiper-reatividade brônquica.

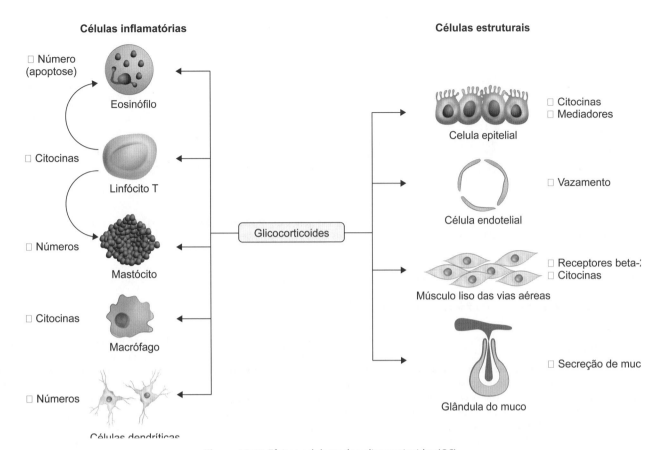

Figura 13.11 Efeitos celulares dos glicocorticoides (GC).

A Figura 13.12 mostra a deposição pulmonar dos diferentes GC inalatórios administrados com seus respectivos *sprays*. O *spray* não tem papel fundamental na deposição pulmonar; conforme visto anteriormente, os parâmetros mais importantes são o tamanho da partícula e o veículo utilizado.

Beclometasona

Administrada na forma de BDP. Estudos demonstram que 95% do BDP que chega ao pulmão é convertido em monopropionato de beclometasona (Daley-Yates *et al.*, 2001). O BDP é comercializado em *spray* dosimetrado de 50 μg (uso pediátrico) e 250 μg (uso adulto). É utilizado na forma de dois *sprays*, de 2 a 4 vezes/dia.

Budesonida

Único GC inalatório não halogenado, sendo utilizado no tratamento da asma há mais de 35 anos. É comercializado na forma de cápsula contendo 200 μg ou 400 μg de BUD, sendo administrado 2 vezes/dia.

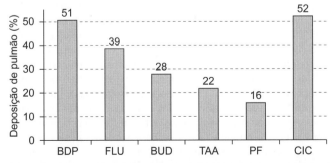

Figura 13.12 Deposição pulmonar de diferentes glicocorticoides (GC) administrados por via inalatória. BDP: dipropionato de beclometasona; BUD: budesonida; CIC: ciclesonida; FLU: flunisolida; PF: propionato de fluticasona; TAA: acetonido de triancinolona.

Fluticasona

Comercializado na forma de *spray* dosimetrado de 50 μg e 250 μg. A recomendação é que seja administrado 2 vezes/dia. A dose padrão de fluticasona costuma equivaler a 50% da dose de beclometasona. Uma revisão sistemática avaliou a eficácia e a segurança do PF, comparando-o com outros GC inalatórios (Yeo *et al.*, 2017). Não houve diferença em relação à eficácia entre os GC inalatórios. A CIC aparenta ter menor impacto na supressão dos níveis de cortisol quando comparado à fluticasona, possivelmente em virtude de menor afinidade de seu metabólito pelo GCR, quando comparado com a fluticasona (1.200 × 1.800).

A Figura 13.13 sumariza os dados para os ensaios clínicos realizados em pacientes adultos asmáticos:

- Painel A: propionato de fluticasona (PF) × dipropionato de beclometasona (BDP)
- Painel B: propionato de fluticasona (PF) × budesonida (BUD)
- Painel C: propionato de fluticasona (PF) × ciclesonida (CIC).

Ciclesonida

Aprovada para uso no tratamento da asma e da rinite alérgica. Administrada na asma com inalador dosimetrado que utiliza o HFA como agente propelente, e no tratamento da rinite alérgica na forma farmacêutica de formulação hipotônica administrada como *spray* nasal. Distintamente dos demais GC inalatórios, que se ligam diretamente ao GCR, a CIC é um pró-fármaco com pouquíssima afinidade com o GCR. As esterases intracelulares das vias respiratórias convertem a CIC no seu metabólito ativo deisobutiril-ciclesonida, o qual tem afinidade 100 vezes maior pelo GCR do que a CIC. Essa característica permite uma maior seletividade da CIC para as células epiteliais pulmonares, reduzindo portanto a exposição das células epiteliais da mucosa do orofaringe ao GC. Outra potencial vantagem é a capacidade de a CIC formar ésteres com ácidos graxos altamente lipofílicos,

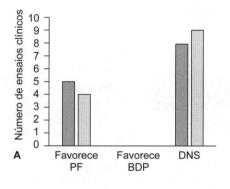
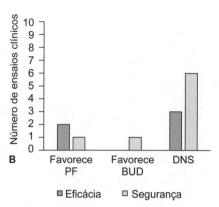
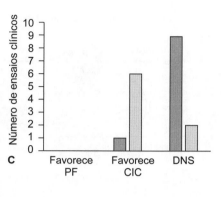

Figura 13.13 Ensaios clínicos randomizados comparando a eficácia e a segurança do propionato de fluticasona (PF) com outros glicocorticoides inalatórios em pacientes asmáticos adultos (idade >16 anos). **A.** PF *versus* dipropionato de beclometasona (BDP). **B.** PF *versus* budesonida (BUD). **C.** PF *versus* ciclesonida (CIC).

permitindo que o pulmão a retenha por períodos prolongados (Edsbäcker e Brattysand, 2002). O uso da CIC está associado com uma incidência menor de reações adversas na orofaringe quando comparado com o PF (Berger, 2006; Figura 13.14).

Glicocorticoides inalatórios e osteoporose

A capacidade de GC inalatórios alterarem a mineralização óssea e causarem osteoporose é controversa. De maneira geral, os estudos clínicos demonstram que GC inalatórios utilizados em doses abaixo de 800 μg/dia não causam efeitos deletérios no tecido ósseo em pacientes adultos (Tattersfield *et al.*, 2001). A asma é a doença crônica mais frequente em pediatria. Os EUA tem 6,2 milhões de crianças com asma e a prevalência está aumentando (CDC, 2007). Glicocorticoides inalatórios são considerados fármacos de primeira linha para tratamento da asma tanto em adultos como em pacientes pediátricos, em razão da melhora dos sintomas e da qualidade de vida, com redução da inflamação nas vias respiratórias, hospitalizações e mortalidade (Sutter e Stein, 2016). A média de idade do diagnóstico de asma em pacientes pediátricos é de 2,6 anos. Uma metanálise de 25 ensaios clínicos envolvendo 8.741 crianças com asma leve, moderada ou persistente demonstrou que GC inalatórios causaram uma redução de 0,48 cm/ano na velocidade de crescimento linear e um déficit de 0,61 cm da altura, comparada após 1 ano com a altura anterior ao tratamento (Zhang *et al.*, 2014). Durante o segundo ano de tratamento, não houve diferença significativa na velocidade de crescimento linear, indicando que a supressão do crescimento é maior no primeiro ano do tratamento e que esse efeito diminui com o decorrer do tratamento. Esse efeito possivelmente é mais pronunciado em pacientes pediátricos que iniciem o tratamento com menor idade.

Glicocorticoides inalatórios e traqueobroncopatia

Os GC inalatórios reduzem a inflamação e os componentes da remodelação das vias respiratórias ao afetar de maneira específica a vascularização traqueobrônquica por mecanismos imediatos e tardios (Husta *et al.*, 2017). A ação imediata é decorrente da hipoperfusão das vias respiratórias e redução da liberação de mediadores inflamatórios. Os mecanismos tardios envolvem a redução do recrutamento de leucócitos e a inibição da angiogênese. As complicações aéreas causadas pelo uso prolongado de GC inalatórios são conhecidas como traqueobroncopatia esteroide. Essas complicações, listadas a seguir, envolvem tanto infecções por vias respiratórias como efeitos diretos nas cordas vocais, musculatura lisa brônquica e cartilagem:

- Disfonia
- Infecção
- Candidíase do cordão vocal
- Pneumonia comunitária
- Infecção por *Mycobacterium tuberculosis*
- Infecção por micobactéria não tuberculosa
- Efeito direto nas vias respiratórias centrais
- Traqueobroncomalácia
- Colapso dinâmico excessivo das vias respiratórias
- Atrofia do músculo liso traqueobrônquico.

TRATAMENTO DA ASMA NÃO COMPLICADA PERSISTENTE

Antagonistas de receptores de leucotrienos

Leucotrienos são mediadores lipídicos formados pela ação da enzima 5-lipo-oxigenase sobre o ácido araquidônico. Essa enzima gera os leucotrienos não peptídicos (LTA_4 e LTB_4) e os leucotrienos cisteínicos (LTC_4, LTD_4 e LTE_4), assim chamados porque apresentam o aminoácido cisteína em sua estrutura. A expressão enzima 5-lipo-oxigenase ocorre predominantemente em células da linha mieloide, como neutrófilos, eosinófilos, monócitos/macrófagos, mastócitos/basófilos e linfócitos B (Salvi *et al.*, 2001). Nas vias respiratórias e pulmões, os leucotrienos cisteínicos são gerados essencialmente nos mastócitos, macrófagos alveolares e eosinófilos, sendo o LTB_4 formado nos neutrófilos. Os leucotrienos C4, D4 e E4, chamados coletivamente de cisteinil-leucotrienos, são lipídios conjugados com peptídios que são liberados por eosinófilos ativados, basófilos e macrófagos. Os cisteinil-leucotrienos são derivados do ácido araquidônico e são sintetizados e liberados por imunócitos na mucosa respiratória em resposta à exposição de alergênios (Creticos *et al.*, 1984). Esses leucotrienos são

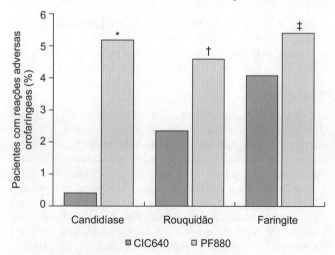

Figura 13.14 Incidência de reações adversas orofaríngeas observadas em pacientes asmáticos tratados com ciclesonida (CIC) ou propionato de fluticasona (PF). *$p < 0,001$. †$p < 0,01$. ‡$p < 0,05$.

potentes mediadores do processo inflamatório e podem causar contração da musculatura lisa bronquiolar, migração de eosinófilos, aumento da produção de muco e edema da mucosa decorrente do aumento da permeabilidade vascular e do fluxo sanguíneo na mucosa. Os leucotrienos cisteínicos são reconhecidos como mediadores parácrinos da asma e de doenças alérgicas em virtude de sua capacidade de induzir broncoconstrição, hipersecreção de muco, hiper-reatividade brônquica, aumento da permeabilidade vascular e infiltração eosinofílica. Os leucotrienos cisteínicos são os fármacos broncoconstritores mais potentes descobertos até o momento (Dahlen et al., 1980). Os leucotrienos exercem seus efeitos por meio da sua ligação com receptores de leucotrienos presentes nas membranas celulares. O leucotrieno B_4 atua nos receptores LTB_1 e LTB_2, enquanto os leucotrienos cisteínicos ativam os receptores LTC_1 e LTC_2.

Foram desenvolvidas duas classes de fármacos que interferem na ação dos leucotrienos. A primeira foi o inibidor de síntese de leucotrienos através da inibição da enzima 5-lipo-oxigenase. Contudo, a zileutona é um fármaco pouco utilizado porque causa aumento importante de enzimas hepáticas em até 2% dos pacientes. Outra dificuldade em seu uso é a necessidade de ser administrada 4 vezes/dia, o que limita a aderência ao tratamento. Há uma forma farmacêutica de liberação controlada (CR), a qual pode ser administrada 2 vezes/dia (dois comprimidos de 600 mg, 2 vezes/dia). É contraindicado em paciente com doenças hepáticas e sua indicação é para o tratamento da asma crônica em crianças e adultos. Ele **não** está indicado no tratamento do broncospasmo observado na crise asmática. A outra classe são os antagonistas dos receptores LTC_1 dos leucotrienos cisteínicos. No momento há 3 antagonistas dos receptores LTC_1 disponíveis comercialmente, e suas principais características estão resumidas na Tabela 13.4.

Todos eles são administrados VO, o que facilita a aderência ao tratamento de pacientes pediátricos, quando comparados com fármacos que necessitam ser administrados por via inalatória. As propriedades farmacocinéticas do montelucaste e do zafirlucaste são similares; apresentam rápida absorção oral ($T_{máx}$ de 3 h aproximadamente), são altamente ligados a proteínas plasmáticas, sofrem extensa biotransformação hepática e são eliminados pela bile. Os antagonistas de leucotrienos são bem tolerados, embora algumas reações adversas como cefaleia, dor abdominal, exantema, náuseas e angioedema tenham sido relatadas. A incidência das reações adversas não foi superior à do grupo placebo (Dumitru et al., 2012).

Montelucaste

Antagonista altamente seletivo para os cisteinil-leucotrienos, podendo ser administrado VO. Ele inibe as ações fisiológicas do LTD_4 sem apresentar atividade agonística e é rapidamente absorvido após a administração VO, atingindo o $C_{máx}$ em 3 a 4 h, com uma biodisponibilidade média de 64% após administração de um comprimido de 10 mg. Para o comprimido mastigável de 5 mg, o $C_{máx}$ é atingido em 2 a 2,5 h, com uma biodisponibilidade média em jejum de 73% comparada com 63%, quando administrado com alimentos. É altamente ligado às proteínas plasmáticas (99%) e não apresenta penetração através da barreira hematencefálica. Sofre metabolismo hepático pelo CIP3A4 e 2C8. Sua eliminação ocorre essencialmente por via biliar, com meia-vida plasmática de 2,7 a 5,5 h em adultos saudáveis. O perfil farmacocinético é similar em mulheres e homens, jovens e idosos. Visto que tanto o montelucaste como seus metabólitos são eliminados por via biliar, o montelucaste não foi avaliado em pacientes com insuficiência renal. Ele é muito bem tolerado com um perfil de segurança similar em adultos e crianças. Ensaios clínicos avaliando a segurança e as reações adversas demonstram não haver diferença clínica ou laboratorial quando comparados os tratamentos com montelucaste e com placebo (Nayak e Langdon, 2007). O montelucaste é indicado para uso em adultos e em crianças acima de 6 meses de idade. Está disponível em comprimidos e na forma farmacêutica de grânulos vendidos em sachê, sendo administrada 1 vez/dia. Trata-se do antagonista de leucotrienos mais prescrito mundialmente, sendo aprovado para o tratamento tanto da rinite alérgica como de asma.

Xantinas

Uma das primeiras evidências de que as metilxantinas eram eficazes no tratamento da asma foi publicada no *Edinburgh Medical Journal* em 1859, quando Henry Hyde Salmer, ele próprio um asmático, descreveu sua experiência dizendo que "um dos melhores e mais comuns remédios para a asma é um café bem forte" (Salter, 1859). Kossel (1888) extraiu de folhas de chá não somente a cafeína, mas também um outro derivado da xantina, a dimetilxantina, a qual recebeu o nome de teofilina. Xantinas são utilizadas por VO ou intravenosa (IV) e não há no momento forma farmacêutica para sua inalação.

Teofilina

Rápida e completamente absorvida, mas seu *clearance* apresenta grandes variações em razão de diferenças no metabolismo hepático. É metabolizada pelo CIP450 (85 a 90%), predominantemente pelo CIP1A2, e 15% são eliminados por excreção urinária. Em concentrações plasmáticas altas, o CIP2E1 também é envolvido no seu metabolismo. O volume de distribuição é de 0,5 ℓ/kg e sua meia-vida é de aproximadamente 9 h em adultos saudáveis não fumantes. A faixa terapêutica é entre 10 e 20 mg/ℓ e apresenta um índice terapêutico estreito; concentrações acima dessa faixa podem causar toxicidade séria, como convulsões e arritmias. É um fármaco de difícil manuseio, visto que seu *clearance* varia muito de acordo com a idade e as comorbidades; em neonatos prematuros, a meia-vida é de 30 h, e em neonatos a termo é de 24 h, mas em crianças de 1 a 9 anos de idade a meia-vida é de 3,5 h. O tabagismo aumenta seu *clearance* por indução do CIP1A2 (a meia-vida em fumantes é de 5 h), enquanto a insuficiência hepática ou cardíaca aumentam-na para 24 h. O mecanismo de ação classicamente proposto é a inibição não seletiva de fosfodiesterases (PDE),

Tabela 13.4 Comparação das características dos antagonistas dos receptores LTC1 de leucotrienos.

Droga	Montelucaste	Pranlucaste	Zafirlucaste
Alvo	Receptor LTC1	Receptor LTC1	Receptor LTC1
Dosagem	Adultos: 10 mg Crianças de 6 a 14 anos: 5 mg Crianças de 2 a 5 anos: 4 mg	Adultos: 225 mg 2 vezes/dia	Crianças ≥ 12 anos e adultos: 20 mg Crianças de 5 a 11 anos: 10 mg
Meia-vida	2,7 a 7 h	3 a 9 h	10 h
Indicações	Na asma e na rinite alérgica; como terapia controladora em crianças com asma persistente leve; particularmente eficaz na asma induzida por exercício, AAS, asma induzida por alergênios; como terapia adjuvante com GC inalatório	Na asma e na rinite alérgica; principalmente eficaz na asma induzida por exercício, AAS, asma induzida por alergênios; como terapia adjuvante com GC inalatório	Na asma; particularmente eficaz na asma induzida por exercício, AAS, asma induzida por alergênios; como terapia adjuvante com GC inalatório

AAS: ácido acetilsalicílico.

resultando em aumento de AMPc pela inibição de PDE3 e PDE4 e de GMPc pela inibição de PDE5. Entretanto, nas concentrações plasmáticas de 10 mg/ℓ, a inibição não seletiva de PDE é muito discreta (Barnes, 2003). Outros mecanismos de ação propostos incluem o antagonismo do receptor de adenosina (Yasui *et al.*, 2000) e a inibição da migração de células inflamatórias (Condino-Neto *et al.*, 1991). A teofilina é administrada VO na forma de cápsulas com microgrânulos de liberação prolongada, que podem ser administradas 1 a 2 vezes/dia, dependendo da resposta clínica do paciente e do monitoramento terapêutico para evitar atingir níveis tóxicos.

Aminofilina

Sal etilenodiamínico da teofilina, o qual aumenta a sua solubilidade em pH neutro, o que permite seu uso IV. A administração IV de aminofilina causa alívio imediato do broncospasmo no paciente asmático, em virtude do efeito relaxante na musculatura lisa bronquiolar; deve ser administrada com cautela em pacientes que estejam utilizando teofilina VO por causa do risco de atingir concentrações tóxicas. A administração IV de aminofilina em exacerbação de asma em crianças é utilizada quando a resposta terapêutica à inalação de agonista beta-2 é insuficiente (BTS, 2014). A dose de ataque costuma ser de 5 a 6 mg/kg, seguida de uma infusão de 0,5 a 1 mg/kg/h. Entretanto, a ausência de ensaios clínicos randomizados indica que talvez esse esquema terapêutico não seja o ideal (Cooney *et al.*, 2016). O uso de *software* com modelagem farmacocinética baseada em fisiologia em pacientes pediátricos pode ajudar a evitar tanto subdose quanto toxicidade na administração de aminofilina IV (Cooney *et al.*, 2017). Uma metanálise avaliando o uso de aminofilina IV como complementação de tratamento de crise de asma em adultos tratados com agonista beta-2 adrenérgico por via inalatória revelou que não houve aumento significativo da broncodilatação ou do risco de admissão hospitalar (Nair *et al.*, 2012). Para cada 100 pacientes tratados com aminofilina, houve incidência de vômitos em 20 pacientes e arritmia em 15 pacientes, indicando que a suplementação com aminofilina IV apresenta risco-benefício não favorável.

Doxofilina

Apresenta uma afinidade muito reduzida aos receptores da adenosina quando comparada com a teofilina, o que poderia contribuir com menor incidência de reações adversas. Distintamente da teofilina, a doxofilina não interfere no influxo de cálcio nas células nem inibe a ação dos antagonistas de canais de cálcio (Page, 2010). Um ensaio clínico em pacientes asmáticos que comparou teofilina 300 mg, 2 vezes/dia, com doxofilina 400 mg, 2 vezes/dia, durante 6 semanas (Margay *et al.*, 2015), demonstrou que ambos os tratamentos aumentaram o VEF_1 (Figura 13.15), com menor incidência de efeitos colaterais (Figura 13.16) comum a todas as xantinas.

Outro aspecto interessante em relação ao uso da doxifilina é o fato de não ser metabolizada pelos CIP1A2, 2E2 e 3A4, não apresentando, portanto, risco de interação com outros medicamentos (Mennini *et al.*, 2017).

TRATAMENTO DA ASMA RESISTENTE OU GRAVE

Inibidores da interleucina-5

A interleucina-5 promove recrutamento e maturação dos eosinófilos na circulação e aumenta a sobrevivência destes nos tecidos. A interleucina-5 é um potente agente quimiotático que causa migração dos eosinófilos do sangue para os tecidos. A interleucina-5 é um homodímero ligado por pontes dissulfeto (peso molecular de 50 a 60 kDa) que se liga a um receptor de membrana expresso em eosinófilos e basófilos. O receptor da interleucina-5 é formado por duas subunidades chamadas alfa (peso molecular de 60 kDa) e beta-c (peso molecular de 130 kDa). A subunidade alfa (Il-5R-alfa) reconhece de maneira específica a interleucina-5, enquanto a cadeia não específica beta-c interage não somente com a interleucina-5, mas mantém interação com a interleucina-13 e o fator estimulante da colônia de granulócito-macrófago (GM-CSF, do inglês *granulocyte-macrophage colony-stimulating factor*). A ligação específica da interleucina-5 com a subunidade alfa do receptor provoca a interação entre as duas subunidades, e esse processo leva à ativação de uma tirosinoquinase responsável pela tradução do sinal (Figura 13.17).

O receptor interleucina-5-beta não se liga diretamente à interleucina-5, mas é responsável pela tradução do sinal, sendo encontrado na maioria dos glóbulos brancos (Takatsu, 2011). Tanto a interleucina-5 como o seu receptor foram considerados alvos terapêuticos no caso da asma grave com característica eosinofílica. Há no momento três monoclonais utilizados no tratamento da asma com característica eosinofílica; mepolizumab e reslizumab são monoclonais contra a interleucina-5, enquanto o benralizumab tem como alvo a subunidade alfa do receptor da interleucina-5.

Mepolizumab

Foi o primeiro anticorpo monoclonal (IgG) recombinante humanizado contra a interleucina-5 avaliado em pacientes com asma. O primeiro ensaio clínico controlado e randomizado investigou o efeito do mepolizumab na resposta induzida por alergênio em pacientes com asma alérgica leve. Esse ensaio demonstrou uma redução dramática do número de eosinófilos no sangue e no escarro dos 16 pacientes que receberam mepolizumab, comparados com 8 pacientes que receberam placebo (Leckie *et al.*, 2000). Entretanto, não houve diferença significativa na hiper-reatividade brônquica induzida pelo alergênio. Um ensaio clínico subsequente, com 362 pacientes portadores de asma moderada, confirmou os dados anteriores, ou seja, uma redução significativa do número de eosinófilos no sangue, ainda que as provas de função pulmonar e a avaliação da qualidade de vida tenham permanecido inalteradas pelo mepolizumab (Flood-Page *et al.*, 2007). Esses resultados desacreditaram o papel considerado até o momento fundamental do eosinófilo na asma, visto que o mepolizumab reduzia significativamente a eosinofilia, sem entretanto causar benefício aos pacientes asmáticos.

Um ensaio clínico randomizado, controlado com placebo, avaliou o mepolizumab administrado IV mensalmente por 6 meses em 20 pacientes com asma grave, catarro eosinofílico e uso de glicocorticoides VO de maneira contínua (Nair *et al.*, 2009). Esse ensaio clínico demonstrou que além de reduzir a eosinofilia no sangue e no catarro, o mepolizumab possibilitou a diminuição da dose do GC (83,3%, comparado com 47,7% no grupo placebo).

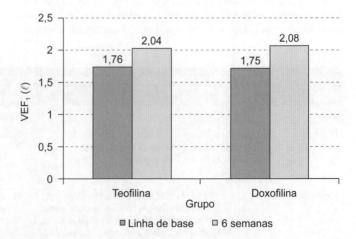

Figura 13.15 Comparação da alteração do VEF_1 em relação à linha de base após 6 semanas de tratamento com teofilina ou doxofilina.

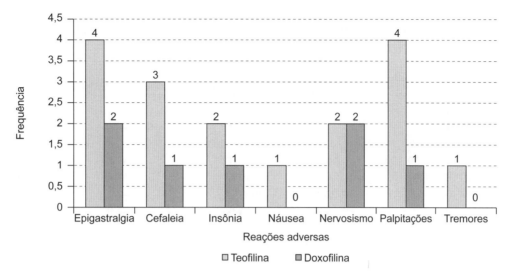

Figura 13.16 Incidência de reações adversas após 6 semanas de tratamento com teofilina ou doxofilina.

Reslizumab

Anticorpo monoclonal que tem o mesmo mecanismo do mepolizumab. A indicação é como fármaco adicional em adultos com asma eosinofílica grave.

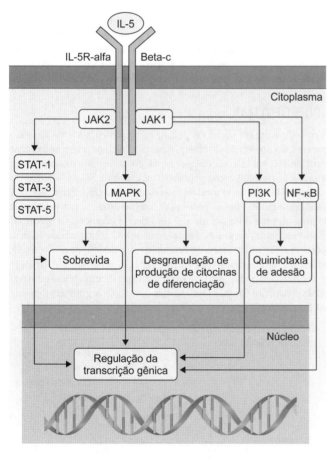

Figura 13.17 Vias de transdução de sinal responsáveis pelas ações biológicas da IL-5 em eosinófilos. A interação da IL-5 com a subunidade alfa do receptor da IL-5 causa agregação e estimulação do complexo das sub-unidades IL-5R alfa e beta-c. Esse evento é responsável pela ativação de várias vias sinalizatórias mediadas pelas interações JAK/STAT, assim como ativação da MAPK, PI3K e NF-κB. IL-5: interleucina-5; JAK: quinase Janus; MAPK: proteinoquinases ativadas por mitógenos; NF-κB: fator nuclear κB; PI3K: quinase do 3-fosfoinositídio; STAT: transdutores e ativadores sinalizantes de transcrição.

Benralizumab

Anticorpo monoclonal que se liga à IL-5R-alfa, inibindo desse modo a heterodimerização das subunidades alfa e beta-c do seu receptor e, portanto, inibindo os mecanismos de transdução envolvidos na sinalização da interleucina-5 (Figura 13.18; Pelaia *et al.*, 2018).

Uma metanálise envolvendo dez ensaio clínicos com 3 mil pacientes portadores de asma eosinofílica grave comparou a eficácia de mepolizumab, reslizumab e benralizumab (Cabon *et al.*, 2017). Em termos de eficácia, todos os três tratamentos foram superiores ao placebo (Figura 13.19). Não foi detectada diferença significativa entre os três anticorpos com respeito à redução de exacerbação de asma, aumento de VEF_1 ou controle de sintomas. Também não houve diferença em relação à incidência de reações adversas. É interessante ressaltar que o benralizumab reduziu o consumo de GC VO em 75% (Nair *et al.*,

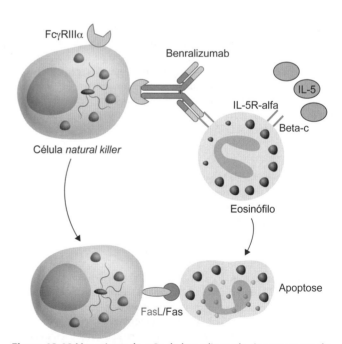

Figura 13.18 Mecanismo de ação do benralizumab. Apresenta um duplo mecanismo de ação. Através dos fragmentos Fab, o benralizumab liga-se ao IL-5Ralfa, inibindo a interação da IL-5 com seu receptor. Através da região constante Fc, o benralizumab interage com o receptor FcgamaIIIRa expresso pelas células *natural killer* (NK), causando apoptose dos eosinófilos devido à citotoxicidade celular dependente de anticorpo (ADCC, do inglês *antibody-dependent cell-mediated citotoxicity*).

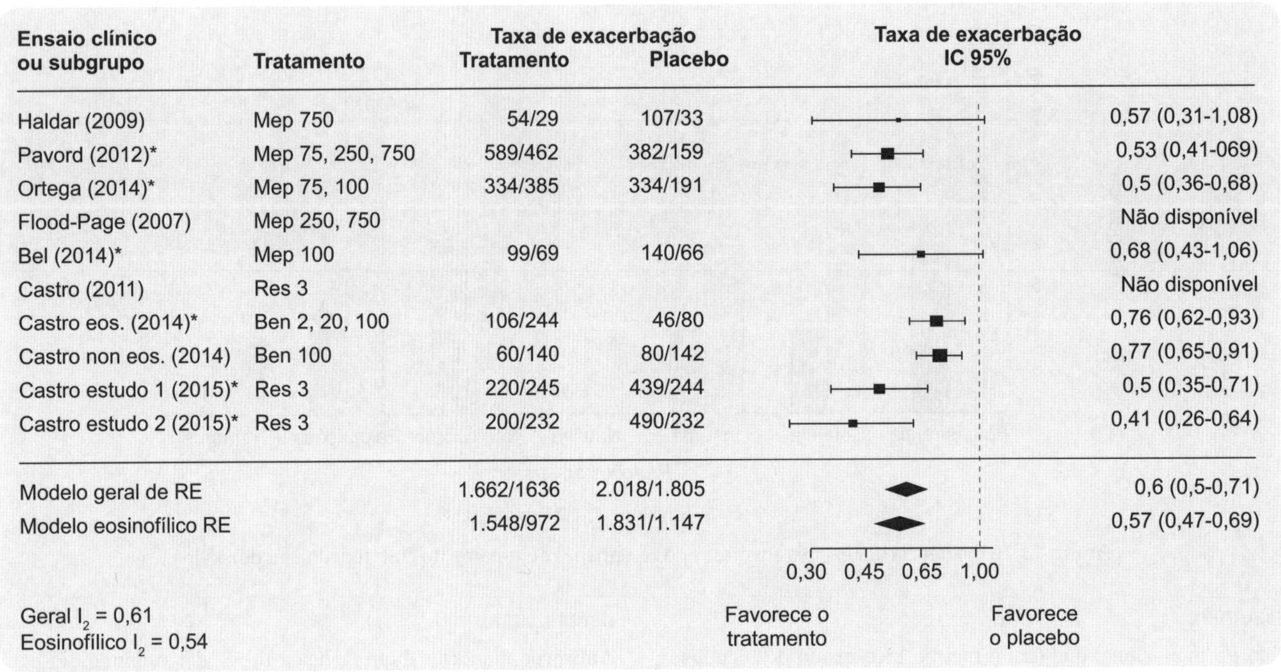

Ensaio clínico ou subgrupo
Tratamento
Taxa de exacerbação
Tratamento
Placebo
Taxa de exacerbação IC 95%
Haldar (2009) Mep 750 54/29 107/33 0,57 (0,31-1,08)
Pavord (2012)* Mep 75, 250, 750 589/462 382/159 0,53 (0,41-069)
Ortega (2014)* Mep 75, 100 334/385 334/191 0,5 (0,36-0,68)
Flood-Page (2007) Mep 250, 750 Não disponível
Bel (2014)* Mep 100 99/69 140/66 0,68 (0,43-1,06)
Castro (2011) Res 3 Não disponível
Castro eos. (2014)* Ben 2, 20, 100 106/244 46/80 0,76 (0,62-0,93)
Castro non eos. (2014) Ben 100 60/140 80/142 0,77 (0,65-0,91)
Castro estudo 1 (2015)* Res 3 220/245 439/244 0,5 (0,35-0,71)
Castro estudo 2 (2015)* Res 3 200/232 490/232 0,41 (0,26-0,64)
Modelo geral de RE 1.662/1636 2.018/1.805 0,6 (0,5-0,71)
Modelo eosinofílico RE 1.548/972 1.831/1.147 0,57 (0,47-0,69)
0,30 0,45 0,65 1,00
Geral I_2 = 0,61
Eosinofílico I_2 = 0,54
Favorece o tratamento
Favorece o placebo

Figura 13.19 *Forest plot*. Os subgrupos eosinofílicos representados por asterisco referem-se a pacientes com eosinofilia > 300/mm³ no início do tratamento. RE: *random effect*; Mep: mepolizumab; Res: reslizumab; Ben: benralizumab.

2017), enquanto a redução do consumo de prednisona pelo mepolizumab foi de 50% (Bel *et al.*, 2014). Outra potencial vantagem do benralizumab é o fato de poder ser administrado 1 vez a cada 8 semanas, enquanto o mepolizumab e o reslizumab devem ser administrados 1 vez a cada 4 semanas.

Anticorpos para imunoglobulina E

A imunoglobulina E (IgE) é um tipo de anticorpo que está presente em quantidades mínimas no organismo, embora tenha um papel preponderante nas doenças alérgicas. A IgE liga-se aos alergênios e induz a liberação de substâncias dos mastócitos que podem causar inflamação. Quando a IgE se liga aos mastócitos, a reação alérgica se inicia. A exposição repetida a um determinado alergênio pode ser o primeiro passo no desenvolvimento dessa reação. Alguns alergênios causam reações alérgicas graves, enquanto outros causam reações alérgicas discretas. Os alergênios induzem os linfócitos T a ativarem os linfócitos B, os quais produzem mais anticorpos. A superfície dos mastócitos contém receptores para ligação da IgE.

Omalizumab

O omalizumab (Xolair®) é um anticorpo monoclonal que inibe a ligação da IgE aos receptores de IgE de mastócitos e basófilos. Foi desenvolvido como anticorpo murínico (de camundongo) e posteriormente humanizado, apresentando apenas 5% de aminoácidos não humanos (Di Domenico *et al.*, 2011). A Figura 13.20 ilustra a estrutura da IgE juntamente ao sítio de ligação do omalizumab.

Após administração por via subcutânea (SC), a biodisponibilidade absoluta do omalizumab é de 62%, sendo absorvido lentamente, chegando a um $C_{máx}$ em média 7 a 8 dias após a administração. O *clearance* do omalizumab é feito por meio do *clearance* de IgG, assim como o *clearance* do complexo omalizumab. A eliminação hepática de IgG é feita por meio da degradação pelo sistema reticuloendotelial e células endoteliais. A IgG inalterada é eliminada também pela bile. Em ensaios clínicos, os níveis de IgE foram reduzidos de maneira dose-dependente em 1 h após a aplicação de omalizumab, sendo a redução média maior que 96%. O omalizumab é aplicado SC nas doses de 15 a 375 mg a cada 2 ou 4 semanas, sendo as doses calculadas levando-se em conta os níveis de IgE antes do tratamento e o peso do paciente. Em pacientes com asma grave, o omalizumab foi eficaz quando comparado ao placebo em reduzir os episódios de exacerbação (Tabela 13.5). Seu uso é considerado seguro, e as reações adversas observados tiveram frequência similar ao grupo tratado com placebo, 90% dos quais foram de intensidade leve ou moderada (Chipps *et al.*, 2017).

CRISE DE ASMA

A crise de asma em pacientes pediátricos representa 3 a 9% dos casos que chegam ao serviço de emergência. No Brasil ocorrem anualmente cerca de 350 mil internações por asma, constituindo-se como a quarta causa de hospitalização pelo Sistema Único de Saúde (SUS), o que corresponde a 2,3% do total de internações (Dalcin e Perin, 2009). O tratamento padrão nesses pacientes é a administração por nebulização de uma ou mais doses de um agonista beta-2 adrenérgico; no caso de crises moderadas ou graves, faz-se o uso de GC, visto que esse fármaco reduz a reação inflamatória no brônquio e a produção de muco. Os GC podem ser administrados por via inalatória, IV ou intramuscular (IM).

O broncodilatador ideal para o tratamento de um episódio reversível de constrição das vias respiratórias deve ter as seguintes propriedades farmacológicas:

- Ser um potente relaxante da musculatura lisa brônquica
- Início de ação rápida

Local de ligação do antígeno
Região V
Cadeias pesadas
Fragmento Fab
Cadeia leve
Fragmento Fc
Região C
Sítio de ligação FceRI

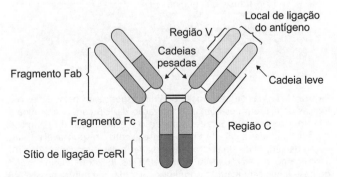

Figura 13.20 Estrutura da imunoglobulina E com o sítio de ligação do omalizumab (sítio FceRI).

- Intervalo de tempo curto para atingir o efeito relaxante máximo
- Longa duração de ação
- Ausência ou incidência baixa de reações adversas.

Agonistas beta-2 adrenérgicos

SABA inalatório *versus* SABA intravenoso

Em um ensaio realizado em pacientes adultos com crise de asma grave (VEF$_1$ < 50% do valor previsto para o paciente), foi comparado com o salbutamol (agonista beta-2 adrenérgico de curta duração) administrado por via inalatória (0,15 mg · kg^{-1} × 2 com intervalo de 30 min) foi comparado com o salbutamol IV (5 µg · kg^{-1}). Conforme ilustrado na Figura 13.21, o salbutamol administrado por via inalatória foi mais eficaz que o IV (SSCM, 1990).

SABA *spray versus* SABA nebulizador

O agonista beta-2 adrenérgico pode ser administrado por via inalatória, seja por nebulizador ou utilizando uma câmara de retenção valvulada (espaçador). Uma metanálise de ensaios clínicos realizados em pacientes pediátricos de até 5 anos de idade (n = 491), com ataque de asma de média ou grave intensidade, comparou as duas formas de administração. O uso de *spray* dosimetrado com a câmara de retenção valvulada (*valved holding chamber*) causou significativa redução da internação dos pacientes quando comparado ao uso de nebulizador. A avaliação clínica também revelou melhora mais acentuada com o uso do *spray* dosimetrado com espaçador quando comparado com o nebulizador (Castro-Rodriguez e Rodrigo, 2004).

SABA *versus* LABA

Ensaios clínicos compararam o uso do LABA formoterol em relação ao uso dos SABA salbutamol e terbutalina em crianças de 5 a 15 anos, e em adultos com crise de asma (Rodrigo *et al.*, 2010). Não foi possível detectar diferença na função pulmonar (objetivo primário) em pacientes pediátricos ou adultos. Também não houve diferença significativa na potassemia, frequência cardíaca ou hospitalização.

Tabela 13.5 Frequência de exacerbações da asma por paciente por fase nos ensaios clínicos 1 e 2.

Exacerbações por paciente	Fase esteroide estável (16 semanas)			
	Estudo 1		Estudo 2	
	Xolair® n = 268 (%)	Placebo n = 257 (%)	Xolair® n = 274 (%)	Placebo n = 272 (%)
0	85,8	76,7	87,6	69,9
1	11,9	16,7	11,3	25,0
≥ 2	2,2	6,6	1,1	5,1
Valor p	0,005		< 0,001	
Número médio de exacerbações/paciente	0,2	0,3	0,1	0,4

Exacerbações por paciente	Fase de redução de esteroide (12 semanas)			
	Xolair® rn = 268 (%)	Placebo n = 257 (%)	Xolair® rn = 274 (%)	Placebo n = 272 (%)
0	78,7	67,7	83,9	70,2
1	19,0	28,4	14,2	26,1
≥ 2	2,2	3,9	1,8	3,7
Valor p	0,004		< 0,001	
Número médio de exacerbações/paciente	0,2	0,4	0,2	0,3

SABA *versus* SAMA (ipratrópio)

O uso de SABA por via inalatória foi considerado superior ao uso de brometo de ipratrópio por via inalatória em adultos e em pacientes pediátricos (Teoh *et al.*, 2012). Entretanto, a associação SABA + ipratrópio, quando comparada com SABA apenas em pacientes pediátricos de 5 meses até 17 anos, causou redução significativa nas internações, aumento dos valores de espirometria e redução dos sintomas clínicos, sem causar aumento de reações adversas (Rodrigo e Castro-Rodriguez, 2005). A maior parte dos protocolos clínicos utilizou doses fixas de brometo de ipratrópio (3 doses de 250 µg ou 2 doses de 500 µg do ipratrópio combinado com SABA em 30 a 90 min). É interessante ressaltar que os pacientes pediátricos que receberam a combinação SABA + antagonistas muscarínicos de curta duração (SAMA, do inglês *short-acting muscarinic antagonists*) apresentaram, além de melhor resposta terapêutica, menor risco de náuseas e tremores, quando comparados com o grupo tratado apenas com SABA (Castro-Rodriguez *et al.*, 2015).

Nos últimos anos, o uso de maneira contínua de agonistas beta-2-adrenérgicos foi revisto. As potenciais vantagens da terapia de uso contínuo incluem o fato de não precisar recarregar o inalador constantemente e por permitir uma penetração mais profunda do fármaco, com aumento do efeito broncodilatador (Camargo *et al.*, 2003). De fato, uma análise retrospectiva em pacientes pediátricos que procuraram o serviço de emergência em decorrência de crise de asma (Krebs *et al.*, 2013) revelou que a administração contínua de dose alta de salbutamol é segura quando comparada com a administração intermitente. O número de pacientes que receberam alta do serviço de emergência foi de 80,4% para a administração contínua e 77,1% para a administração intermitente. Uma preocupação com essa terapia está relacionada ao aumento de risco de o paciente apresentar reações adversas, como taquiarritmia e hipopotassemia (Singhi *et al.*, 1996). Os agonistas beta-2 adrenérgicos ligam-se aos receptores beta-2 adrenérgicos das membranas das células musculares e hepáticas e ativam a bomba Na-K ATPase por meio da via do AMPc, facilitando portanto a hipopotassemia. Outro mecanismo que possibilita aos agonistas beta-2 adrenérgicos causar hipopotassemia é por meio do aumento das concentrações plasmáticas de insulina.

Glicocorticoides

Via inalatória *versus* placebo

Quatro ensaios clínicos compararam a eficácia de GC administrados por via inalatória com placebo em pacientes pediátricos de 4 a 11 anos

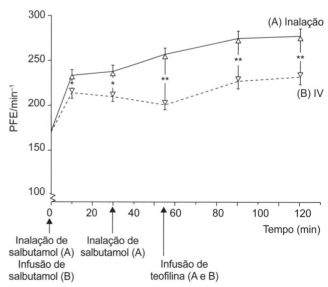

Figura 13.21 Pico de fluxo expiratório (PFE) em pacientes tratados com salbutamol por via inalatória (**A**) ou salbutamol IV (**B**). Os valores de significância referem-se às alterações em comparação com os valores iniciais. *p < 0,05. **p < 0,001.

com crise aguda de asma. A taxa de admissão hospitalar foi significativamente menor no grupo tratado com GC administrado por via inalatória quando comparado com o grupo placebo (Su et al., 2014).

Via inalatória *versus* via sistêmica

Uma metanálise comparou GC por via inalatória *versus* GC por via sistêmica em pacientes pediátricos de 2 a 18 anos (n = 797). O GC utilizado por via sistêmica foi a prednisolona, enquanto por via inalatória foram a BUD, a fluticasona, a dexametasona e a flunisolida. Não foi detectada diferença significativa entre os dois grupos em termos de admissão hospitalar e outros objetivos secundários (Beckhaus et al., 2014). O tratamento sistêmico com GC consiste na administração de prednisolona oral, dada 1 ou 2 vezes/dia durante 5 dias. Foi realizada uma metanálise para investigar se a administração VO ou IM de dexametasona é equivalente ou superior ao tratamento com prednisolona oral, administrada por 5 dias (Keeney et al., 2014). Não houve diferença na eficácia, avaliada por meio de recaída da crise asmática após 5, 10 a 14 e 30 dias.

Tratamentos de segunda linha

Esses tratamentos utilizados como segunda linha não oferecem, até então, evidências de que são superiores ao placebo.

Antagonistas dos receptores de leucotrienos

Ensaio clínicos avaliaram se a adição de antagonistas de leucotrienos (montelucaste ou zafirlucaste) apresentava efeito benéfico no tratamento da crise de asma em pacientes pediátricos que estavam sendo tratados com SABA (n = 1.470) e GC sistêmico (n = 470). Em três ensaios clínicos, os antagonistas de leucotrienos foram administrados IV e, em cinco estudos clínicos, VO. Os ensaios clínicos não revelaram diferenças tanto em relação à internação hospitalar (objetivo primário) como também aos objetivos secundários (Watts e Chavasse, 2012).

Sulfato de magnésio

O sulfato de magnésio (MgSO$_4$) atua primariamente como um relaxante da musculatura lisa e, portanto, tem o potencial de aliviar a broncoconstrição. O mecanismo de ação do MgSO$_4$ ocorre por redução da concentração intracelular de cálcio, ao bloquear sua entrada na célula e sua liberação do retículo endoplasmático, resultando no relaxamento da musculatura lisa brônquica. Aparentemente, o MgSO$_4$ também atua reduzindo a presença de mediadores inflamatórios ao inibir a degranulação de mastócitos (Shan et al., 2013). Um ensaio clínico avaliou o efeito de nebulização de sulfato de magnésio (6,3%) associado a SABA em pacientes pediátricos de 2 a 16 anos com crise aguda de asma (n = 159). Não houve diferença na espirometria, avaliada pelo VEF$_1$, nem na taxa de admissão hospitalar (Powell et al., 2012). Em metanálise incluindo sete ensaios clínicos (cinco adultos e dois pediátricos) avaliou-se o efeito do MgSO$_4$ IV, em um total de 665 pacientes: os adultos não apresentaram melhoras significativas na espirometria pulmonar e não houve redução significativa nas taxas de admissão hospitalar (Rowe et al., 2009b). No ensaio clínico 3 Mg (multicêntrico, duplo-cego, controlado com placebo), o MgSO$_4$ foi administrado por nebulização (500 mg, 3 vezes em 1 h), IV (2 g em 20 min) ou placebo. Não houve diferença significativa na taxa de admissão hospitalar nem nos objetivos secundários. A conclusão desse estudo reforçou o conceito de que o uso de MgSO$_4$ não apresenta benefício terapêutico (Powell et al., 2013). Entretanto, há ainda uma certa controvérsia sobre o MgSO$_4$ em pacientes pediátricos com crise grave de asma (definida com saturação de O$_2$ < 92%) poder ser benéfico.

Aminofilina intravenosa

Um ensaio clínico avaliou a aminofilina IV, comparada com a administração de SABA IV em pacientes adultos e pacientes pediátricos na faixa etária de 1 a 15 anos de idade (Travers et al., 2012). Não houve diferença significativa entre os dois grupos, seja para o objetivo primário, seja para o secundário. Cabe ressaltar que o número de pacientes nos grupos foi pequeno; assim sendo, a interpretação desse resultado deve ser feita com reservas.

Cetamina

A cetamina é um derivado da fenciclidina, apresenta efeito analgésico, amnésico e ansiolítico e pode causar alterações dissociativas, levando a um estado cataléptico, o qual é caracterizado por profunda analgesia e amnésia, com retenção dos reflexos das vias respiratórias, respiração espontânea e estabilidade cardiovascular (Green e Krauss, 2000). A administração de cetamina foi associada ao aumento da complacência pulmonar e à redução da resistência das vias respiratórias em pacientes com doença obstrutiva pulmonar. A cetamina é um potente broncodilatador, que reverte a broncoconstrição causada por acetilcolina, histamina, BaCl$_2$ e KCl; seu efeito não é antagonizado por propranolol ou indometacina, indicando que é independente da ativação de receptores beta-adrenérgicos ou da liberação de prostaglandinas (Gateau et al., 1989). A eficácia da cetamina IV (0,2 mg/kg *bolus* IV em 1 a 2 min, seguido de infusão 0,5 mg/kg/h por 2 h) foi comparada com placebo em pacientes pediátricos não intubados com crise grave de asma (Jat e Chawda, 2012). Não houve diferença significativa na frequência respiratória, saturação de O$_2$, taxa de admissão hospitalar ou necessidade de intubação. Não houve também diferença na incidência de reações adversas.

Asma potencialmente fatal

Há um subgrupo de pacientes asmáticos que apresentam um risco maior de morte em decorrência da doença. O diagnóstico de asma potencialmente fatal deve estimular médicos e pacientes a serem mais agressivos no monitoramento, tratamento e controle da doença. A maior parte (80 a 85%) dos ataques de asma potencialmente fatais é na verdade subaguda, e os sintomas geralmente apresentam progressão durante dias ou mesmo semanas (Sabin e Greenberger, 2012). O diagnóstico de asma potencialmente fatal é feito quando uma das condições a seguir é encontrada no paciente:

- Antecedente de intubação endotraqueal em razão de asma
- Acidose respiratória aguda (pH < 7,35) ou insuficiência respiratória causada por ataque de asma
- Dois ou mais episódios de pneumotórax ou pneumomediastino causado por asma
- Dois ou mais episódios de asma grave aguda, apesar de estar fazendo uso de GC por período prolongado ou de outras medicações para o tratamento da asma.

Ataques de asma são considerados potencialmente fatais quando alguns dos sintomas/sinais a seguir estão presentes:

- Parada respiratória
- Hipercapnia com pressão parcial de CO$_2$ (pCO$_2$) acima de 50 mmHg
- Nível prejudicado de consciência
- VEF$_1$ ou pico expiratório máximo menor que 40% do previsto.

Anestésicos inalatórios

Halotano, isoflurano e sevoflurano são anestésicos voláteis utilizados como terapia de emergência tanto em adultos como em pacientes pediátricos com crise de asma com risco de morte (Vaschetto et al., 2009). Esses fármacos voláteis causam broncodilatação, reduzem a reatividade das vias respiratórias e atenuam a broncoconstrição induzida por histamina. O mecanismo de ação desses fármacos voláteis anestésicos é por meio da estimulação de receptores beta-adrenérgicos, levando a um aumento dos níveis intracelulares de AMPc, o qual apresenta efeito relaxante na musculatura lisa (Turner et al., 2012). O AMPc também pode se ligar ao cálcio intracelular e causar relaxamento. Halotano e isoflurano são os fármacos mais utilizados no tratamento de asma potencialmente fatal. O sevoflurano, entretanto, tem maior efeito broncodilatador quando comparado com halotano e isoflurano. Por outro lado, seu uso por período prolongado pode causar lesão tubular renal, hepatotoxicidade e neuropatia. O uso de anestésicos inalatórios só é possível em pacientes intubados com ventilação mecânica. Não há ensaios clínicos randomizados sobre o uso de anestésicos inalatórios em pacientes pediátricos (Wong et al., 2014). O uso de anestésicos inalatórios é baseado em casos retrospectivos. Em um deles, a inalação de isoflurano foi iniciada em média 13 h após o paciente se encontrar intubado com ventilação mecânica e foi continuada em média por 54 h. O pH e a pCO$_2$ foram de 7,13 (6,89 a 7,41) e 87 mmHg (50 a 160), respectivamente, antes do início de sevoflurano. Após 4 h de inalação, houve aumento significativo do pH para 7,24 (6,95 a 7,45) e da pCO$_2$ para 64 (35 a 134) mmHg (Turner et al., 2012). A dose do isoflurano foi titulada de acordo com o critério clínico; entretanto, o alvo era obter uma concentração alveolar mínima de 0,5 a 1,0%. A hipotensão foi uma reação adversa frequente, e 77% dos pacientes pediátricos necessitaram de fármacos vasopressores. Uma extensa revisão sobre saúde pediátrica em hospitais revelou que os anestésicos inalatórios são utilizados em aproximadamente 3% dos pacientes pediátricos que estão em ventilação mecânica por causa da crise de asma potencialmente fatal (Char et al., 2013).

REFERÊNCIAS BIBLIOGRÁFICAS

Adcock IM, Stevens DA, Barnes PJ. Interactions of glucocorticoids and beta 2-agonists. Eur Respir J. 1996;9:160-8.

Ahlquist RP. A study of the adrenotropic receptors. Am J Physiol. 1948;153:586-600.

Barnes PJ, Adcock IM. How do corticosteroids work in asthma? Ann Intern Med. 2003;139:359-70.

Barnes PJ. Anti-inflammatory actions of glucocorticoids: molecular mechanisms [Editorial]. Clin Sci (Lond). 1998;94:557-72.

Barnes PJ. Theophylline: new perspectives for an old drug. Am J Respir Crit Care Med. 2003;167:813-8.

Battram C, Charlton SJ, Cuenoud B, Dowling MR, Fairhurst RA, Farr D, et al. In vitro and in vivo pharmacological characterization of 5-[(R)-2-(5,6-diethyl-indan-2-ylamino)-1-hydroxy-ethyl]-8-hydroxy-1H-quinolin-2-one (indacaterol), a novel inhaled beta(2) adrenoceptor agonist with a 24-h duration of action. J Pharmacol Exp Ther. 2006;317:762-70.

Beasley R, Fingleton J, Weatherall M. Restriction of LABA use to combination ICS/LABA inhaler therapy in asthma. Thorax. 2013;68:119-20.

Beckhaus AA, Riutort MC, Castro-Rodriguez JA. Inhaled vs. systemic corticosteroids for acute asthma in children. A systematic review. Pediatr Pulmonol. 2014;49:326-34.

Bel EH, Wenzel SE, Thompson PJ, Prazma CM, Keen ON, Yancey SW, et al.; SIRIUS investigators. Oral glucocorticoid-sparing effect of mepolizumab in eosinophilic asthma. N Engl J Med. 2014;371:1189-97.

Belmonte KE. Cholinergic pathways in the lungs and anticholinergic therapy for chronic obstructive pulmonary disease. Proc Am Thorac Soc. 2005;2:297-304.

Berger WE. Ciclesonide: a closer look at its systemic and oropharyngeal safety profile. Current Drug Safety. 2006;1:265-70.

Billington CK, Penn RB, Hall IP. β2 agonists. Handb Exp Pharmacol. 2017;237:23-40.

British Thoracic Society (BTS). British guideline on the management of asthma. Thorax. 2014;69: i1-92.

Burney PG, Britton JR, Chinn S, Tattersfield AE, Papacosta AO, Kelson MC, et al. Descriptive epidemiology of bronchial reactivity in an adult population: results from a community study. Thorax. 1987;42:38-44.

Busse WW, Brazinsky S, Jacobson K, Stricker W, Schmitt K, Vanden Burgt J et al. Efficacy response of inhaled beclomethasone dipropionate in asthma is proportional to dose and is improved by formulation with a new propellant. J Allergy Clin Immunol. 1999;104:1215-22.

Cabon Y, Molinari N, Marin G, Vachier I, Gamez AS, Chanez P, et al. Comparison of anti-interleukin-5 therapies in patients with severe asthma: global and indirect meta-analyses of randomized placebo-controlled trials. Clin Exp Allergy. 2017;47:129-38.

Camargo CA Jr, Spooner C, Rowe BH. Continuous versus intermittent beta-agonists for acute asthma. Cochrane Database Syst Rev. 2003;4:CD001115.

Casarosa P, Kollak I, Kiechle T, Ostermann A, Schnapp A, Kiesling R, et al. Functional and biochemical rationales for the 24-hour-long duration of action of olodaterol. J Pharmacol Exp Ther. 2011;337:600-9.

Castro-Rodriguez JA, Rodrigo GJ, Rodríguez-Martínez CE. Principal findings of systematic reviews of acute asthma treatment in childhood. J Asthma. 2015;52:1038-45.

Castro-Rodriguez JA, Rodrigo GJ. Beta-agonists through metered-dose inhaler with valved holding chamber vs. nebulizer for acute exacerbation of wheezing or asthma in children under 5 yrs. of age: a systematic review with meta-analysis. J Pediatr. 2004;145:172-7.

Centers for Disease Control and Prevention (CDC). National surveillance for asthma – United States, 1980-2004. MMWR. 2007;56:1-14;18-54.

Char DS, Ibsen LM, Ramamoorthy C, Bratton SL. Volatile anesthetic rescue therapy in children with acute asthma: innovative but costly or just costly? Pediatr Crit Care Med. 2013;14(4):343-50.

Charlton SJ. Agonist efficacy and receptor desensitization: from partial truths to a fuller picture. Br J Pharmacol. 2009;158:165-8.

Chipps BE, Lanier B, Milgrom H, Deschildre A, Hedlin G, Szefler S, et al. Omalizumab in children with uncontrolled allergic asthma: review of clinical trial and real-world experience. J Allergy Clin Immunol. 2017;139:431-44.

Condino-Neto A, Vilela MM, Cambiucci EC, Ribeiro JD, Guglielmi AA, Magna LA, et al. Theophylline therapy inhibits neutrophils and mononuclear cell chemotaxis from chronic asthmatic children. Br J Clin Pharmacol. 1991;32:557-61.

Cooney L, McBride A, Lilley A, Sinha I, Johnson TN, Hawcutt DB. Using pharmacokinetic modelling to improve prescribing practices of intravenous aminophylline in childhood asthma exacerbations. Pulm Pharmacol Ther. 2017;43:6-11.

Cooney L, Sinha I, Hawcutt D. Aminophylline dosage in asthma exacerbations in children: a systematic review. PLoS ONE. 2016;11:e0159965.

Crane J, Pearce N, Flatt A, Burgess C, Jackson R, Kwong T, et al. Prescribed fenoterol and death from asthma 1981-1983. Case controlled study. Lancet. 1989;1:917.

Creticos PS, Peters SP, Adkinson NF Jr, Naclerio RM, Hayes EC, Norman PS, et al. Peptide leukotriene release after antigen challenge in patients sensitive to ragweed. N Engl J Med. 1984;310:1626-30.

Crompton G. A brief history of inhaled asthma therapy over the last fifty years. Prim Care Respir J. 2006;15:326-31.

Dahlén SE, Hedqvist P, Hammarstrom S, Samuelsson B. Leukotrienes are potent constrictors of human bronchi. Nature. 1980;288:484-6.

Dalcin PTR, Perin C. Manejo da asma aguda em adultos na sala de emergência: evidências atuais. Rev Assoc Med Bras. 2009;55:82-8.

Daley-Yates PT, Price AC, Sisson JR, Pereira A, Dallow N. Beclomethasone dipropionate: absolute bioavailability, pharmacokinetics and metabolism following intravenous, oral, intranasal and inhaled administration in man. Br J Clin Pharmacol. 2001;51:400-9.

Di Domenico M, Bisogno A, Polverino M, De Rosa C, Ricci V, Capasso A. Xolair in asthma therapy: an overview. Inflamm Allergy Drug Targets. 2011;10:2-12.

Dumitru C, Chan SMH, Turcanu V. Role of leukotriene receptor antagonist in the management of pediatric asthma. Paediatric Drugs. 2012;14:317-30.

Edsbäcker S, Brattsand R. Budesonide fatty-acid esterification: a novel mechanism prolonging binding to airway tissue. Review of available data. Ann Allergy Asthma Immunol. 2002;88:609-16.

Fardon T, Haggart K, Lee DK, Lipworth BJ. A proof of concept study to evaluate stepping down the dose of fluticasone in combination with salmeterol and tiotropium in severe persistent asthma. Respir Med. 2007;101:1218-28.

Flood-Page P, Swenson C, Faiferman I, Matthews J, Williams M, Brannick L, et al. A study to evaluate safety and efficacy of mepolizumab in patients with moderate persistent asthma. Am J Respir Crit Care Med. 2007;176:1062-71.

Gateau O, Bourgain JL, Gaudy JH, Benveniste J. Effects of ketamine on isolated human bronchial preparation. Br J Anaesth. 1989;81:1-7.

George L, Brightling CE. Eosinophilic airway inammation: role in asthma and chronic obstructive pulmonary disease. Ther Adv Chronic Dis. 2016;7:34-51.

Global Initiative for Asthma (GINA). Global strategy for asthma management and prevention. 2012 [acesso em 29 ago. 2019]. Disponível em: http://www.ginasthma.org/local/uploads/files/GINA_Report_March13.pdf.

Global Initiative for Asthma (GINA). Global strategy for asthma management and prevention. 2017. Disponível em: http://ginasthma.org/2017-gina-report-global-strategy-for-asthma-management-and-prevention.

Green SM, Krauss B. The semantics of ketamine. Ann Emerg Med. 2000;36:480-2.

Hamid QA, Wenzel SE, Hauk PJ, Tsicopoulos A, Wallaert B, Lafitte JJ, et al. Increased glucocorticoid receptor beta in airway cells of glucocorticoid-insensitive asthma. Am J Respir Crit Care Med. 1999;159: 1600-4.

Hübner M, Hochhaus G, Derendorf H. Comparative pharmacology, bioavailability, pharmacokinetics and pharmacodynamics of inhaled glucocorticosteroids. Immunol Allergy. 2005;25:469-88.

Husta BC, Raoof S, Erzurum S, Methat AC. Tracheobronchopathy from inhaled corticosteroids. Chest. 2017;162:1296-305.

Inman WH, Adelstein AM. Asthma mortality and pressurised aerosols. Lancet. 1969;2:693.

Jat KR, Chawla D. Ketamine for management of acute exacerbations of asthma in children. Cochrane Database Syst Rev. 2012;11:CD009293.

Juniper EF, Price DB, Stampone PA, Creemers JP, Mol SJ, Fireman P. Clinically important improvements in asthma-specific quality of life, but no difference in conventional clinical indexes in patients changed from conventional beclomethasone dipropionate to approximately half the dose of extrafine beclomethasone dipropionate. Chest. 2002;121:1824-32.

Keating GM. Tiotropium Respimat® Soft Mist™ inhaler: a review of its use in chronic obstructive pulmonary disease. Drugs. 2014;74:1801-16.

Keeney GE, Gray MP, Morrison AK, Levas MN, Kessler EA, Hill GD et al. Dexamethasone for acute asthma exacerbations in children: a meta-analysis. Pediatrics. 2014;133:493-9.

Kerstjens HA, Engel M, Dahl R, Paggiaro P, Beck E, Vandewalker M, et al. Tiotropium in asthma poorly controlled with standard combination therapy. N Engl J Med. 2012;367:1198-207.

Kossel A. Über eine neue Base aus dem Pflanzenreich. Berichte der Deutschen chemischen Gesellschaft. 1888;21:2164.

Krebs SE, Flood RG, Peter JR, Gerard JM. Evaluation of a high-dose continuous albuterol protocol for treatment of pediatric asthma in the emergency department. Pediatr Emerg Care. 2013;29:191-6.

Lands AM, Luduena FP, Buzzo HJ. Differentiation of receptors responsive to isoproterenol. Life Sci. 1967;6:2241-9.

Leach CL, Davidson PJ, Hasselquist BE, Boudreau RJ. Influence of particle size and patient dosing technique on lung deposition of HFA-beclomethasone from a metered dose inhaler. J Aerosol Med. 2005;18:379-85.

Leckie MJ, Ten Brinke A, Khan J, Diamant Z, O'Connor BJ, Walls CM, et al. Effects of an interleukin-5 blocking monoclonal antibody on eosinophils, airway hyper-responsiveness, and the late asthmatic response. Lancet. 2000;356:2144-8.

Lötvall J, Akdis CA, Bacharier LB, Bjermer L, Casale TB, Custovic A, et al. Asthma endotypes: a new approach to classification of disease entities within the asthma syndrome. J Allergy Clin Immunol. 2011;127:355-60.

Margay SM, Farhat S, Kaur S, Teli HA. To study the efficacy and safety of doxophylline and theophylline in bronchial asthma. J Clin Diagn Res. 2015;9:FC05-8.

Mennini FS, Sciattella P, Marcellusi A, Marcobelli A, Russo A, Caputi AP. Treatment plan comparison in acute and chronic respiratory tract diseases: an observational study of doxophylline vs theophylline. Expert Rev Pharmacoecon Outcomes Res. 2017;17:503-10.

Micheletto C, Guerriero M, Tognella S, Dal Negro RW. Effects of HFA- and CFC-beclomethasone dipropionate on the bronchial response to methacholine (MCh) in mild asthma. Respir Med. 2005;99:850-5.

Nair P, Milan SJ, Rowe BH. Addition of intravenous aminophylline to inhaled beta2-agonists in adults with acute asthma. Cochrane Database Syst Rev. 2012;CD002742.

Nair P, Pizzichini MM, Kjarsgaard M, Inman MD, Efthimiadis A, Pizzichini E et al. Mepolizumab et al for prednisone-dependent asthma with sputum eosinophilia. N Engl J Med 2009;360:985-93.

Nair P, Wenzel S, Rabe KF, Bourdin A, Lugogo NL, Kuna P et al. Oral glucocorticoid-sparing effect of benralizumab in severe asthma. N Engl J Med 2017;376:2448-58.

Naline E, Trifilieff A, Fairhurst RA, Advenier C, Molimard M. Effect of indacaterol, a novel long acting beta2-agonist, on isolated human bronchi. Eur Respir J. 2007;29:575-81.

National Asthma, Education, and Prevention Program, Expert Panel Report 3 (EPR-3). Guidelines for the diagnosis and management of asthma–summary report 2007. J Allergy Clin Immunol. 2007;120:S94-138.

Nayak A, Langdon R. Montelukast in the treatment of allergic rhinitis. Drugs. 2007;67:887-90.

Ohnaka K, Tanabe M, Kawate H, Nawata H, Takayanagi R. Glucocorticoid suppresses the canonical Wnt signal in cultured human osteoblasts. Biochem Biophys Res Commun. 2005;329:177-81.

Page CP. Doxofylline: a "novofylline". Pulm Pharmacol Ther. 2010;23: 231-4.

Pelaia C, Vatrella A, Bruni A, Terracciano R, Pelaia G. Benralizumab in the treatment of severe asthma: design, development and potencial place in therapy. Drug Des Devel Ther. 2018;12:619-28.

Perry S, Woessner R, Kaiser G, Campestrini J, Picard F, Khindri S, et al. Pharmacokinetics of indacaterol after single and multiple inhaled doses [abstract]. Am J Respir Crit Care Med. 2010;181:A4420.

Powell C, Dwan K, Milan SJ, Beasley R, Hughes R, Knopp-Sihota JA, et al. Inhaled magnesium sulfate in the treatment of acute asthma. Cochrane Database Syst Rev. 2012;CD003898.

Powell CVE, Kolamunnage-Dona R, Lowe J, Boland A, Petrou S, Doull I, et al. Magnesium sulphate in acute severe asthma in children (MAGNETIC): a randomised, placebo controlled trial. Lancet Respir Med. 2013;1:301-8.

Pujols L, Mullol J, Picado C. Alpha and beta glucocorticoid receptors: relevance in airway diseases. Curr Allergy Asthma Rep. 2007;7:93-9.

Rodrigo GJ, Castro-Rodriguez JA. Anticholinergics in the treatment of children and adults with acute asthma: a systematic review with meta-analysis. Thorax. 2005;60:740-6.

Rodrigo GJ, Castro-Rodriguez JA. Safety of long-acting beta agonists for the treatment of asthma: clearing the air. Thorax. 2012;67: 342-9.

Rodrigo GJ, Neffen H, Colodenco FD, Castro-Rodriguez JA. Formoterol for acute asthma in the emergency department: a systematic review with meta-analysis. Ann Allergy Asthma Immunol. 2010;104:247-52.

Rowe BH, Bretzlaff J, Bourdon C, Bota GW, Camargo CA Jr. Magnesium sulfate for treating exacerbations of acute asthma in the emergency department. Cochrane Database Syst Rev. 2009;3:CD001490.

Rowe BH, Voaklander DC, Wang D, Senthilselvan A, Klassen TP, Marrie TJ, et al. Asthma presentations by adults to emergency departments in Alberta, Canada: a large population-based study. Chest. 2009;135:57-65.

Sabin BR, Greenberger PA. Potentially (near) fatal asthma. Allergy Asthma Proc. 2012;33:S44-6.

Salter H. On some points in the treatment and clinical history of asthma. Edinburgh Med J. 1859;4:1109-15.

Salvi SS, Krishna MT, Sampson AP, Holgate ST. The anti-inflammatory effects of leukotriene-modifying drugs and their use in asthma. Chest. 2001;119:1533-46.

Shan Z, Rong Y, Yang W, Wang D, Yao P, Xie J, et al. Intravenous and nebulized magnesium sulfate for treating acute asthma in adults and children: a systematic review and meta-analysis. Respir Med. 2013;107:321-30.

Singhi SC, Jayashree K, Sarkar B. Hypokalemia following nebulized salbutamol in children with acute attack of bronchial asthma. J Paediatr Child Health. 1996;32:495-7.

Su XM, Yu N, Kong LF, Kang J. Effectiveness of inhaled corticosteroids in the treatment of acute asthma in children in the emergency department: a meta-analysis. Ann Med. 2014;46:24-30.

Sutter SA, Stein EM. The skeletal effects of inhaled glucocorticoids. Curr Osteoporos Rep. 2016;14:106-13.

Svedsater H, Stynes G, Wex J, Frith L, Leather D, Castelnuovo E, et al. Once-daily fluticasone furoate/vilanterol versus twice daily combination therapies in asthma-mixed treatment comparisons of clinical efficacy. Asthma Res Pract. 2016;2:4.

Swedish Society of Chest Medicine (SSCM). High-dose inhaled versus intravenous salbutamol combined with teophylline in severe acute asthma. Eur Respir J. 1990;3:163-70.

Szefler SJ, Leung DY. Glucocorticoid-resistant asthma: pathogenesis and clinical implications for management. Eur Respir J. 1997;10:1640-7.

Takatsu K. Interleukin-5 and IL-5 receptor in health and diseases. Proc Jpn Acad Ser B Phys Biol Sci. 2011;87:463-85.

Tattersfield AE, Town GI, Johnell O, Picado C, Aubier M, Braillon P, et al. Bone mineral density in subjects with mild asthma randomised to treatment with inhaled corticosteroids or non-corticosteroid treatment for two years. Thorax. 2001;56:272-8.

Teoh L, Cates CJ, Hurwitz M, Acworth JP, van Asperen P, Chang AB. Anticholinergic therapy for acute asthma in children. Cochrane Database Syst Rev. 2012;CD003797.

Travers AH, Jones AP, Camargo Jr CA, Milan SJ, Rowe BH. Intravenous beta(2)-agonists versus intravenous aminophylline for acute asthma. Cochrane Database Syst Rev. 2012;CD010256.

Turner DA, Heitz D, Cooper MK, Smith PB, Arnold JH, Bateman ST. Isoflurane for life-threatening bronchospasm: a 15-year single-center. experience. Respir Care. 2012;57:1857-64.

Usmani OS, Biddiscombe MF, Barnes PJ. Regional lung deposition and bronchodilator response as a function of beta2-agonist particle size. Am J Respir Crit Care Med. 2005;172:1497-504.

Van Staa TP, Laan RF, Barton IP, Cohen S, Reid DM, Cooper C. Bone density threshold and other predictors of vertebral fracture in patients receiving oral glucocorticoid therapy. Arthritis Rheum. 2003;48:3224-9.

Van Staa TP, Leufkens HG, Abenhaim L, Zhang B, Cooper C. Use of oral corticosteroids and risk of fractures. J Bone Miner Res. 2000;15:993-1000.

Vanderbilt JN, Miesfeld R, Maler BA, Yamamoto KR. Intracellular receptor concentration limits glucocorticoid-dependent enhancer activity. Mol Endocrinol. 1987;1: 68-74.

Vaschetto R, Bellotti E, Turucz E, Gregoretti C, Corte FD, Navalesi P. Inhalational anesthetics in acute severe asthma. Curr Drug Targets. 2009;10(9):826-32.

Warrell DA, Robertson DG, Howes JN, Conolly ME, Paterson JW, Beilin LJ, et al. Comparison of cardiorespiratory effects of isoprenaline and salbutamol in patients with bronchial asthma. Br Med J. 1970;1:65e70.

Watts K, Chavasse RJPG. Leukotriene receptor antagonists in addition to usual care for acute asthma in adults and children. Cochrane Database Syst Rev. 2012;CD006100.

Wenzel SE. Asthma: defining of the persistent adult phenotypes. Lancet. 2006;368:804-13.

Wong JJM, Lee JH, Turner DA, Rehder KJ. A review of the use of adjunctive therapies in severe acute asthma exacerbation in critically ill children. Expert Rev Respir Med. 2014;8:423-41.

Yasui K, Agematsu K, Shinozaki K, Hokibara S, Nagumo H, Nakazawa T, et al. Theophylline induces neutrophil apoptosis through adenosine A2A receptor antagonism. J Leukoc Biol. 2000;67:529-35.

Yeo SH, Aggarwal B, Shantakumar S, Mulgirigama A, Daely-Yates P. Efficacy and safety of inhaled corticosteroids to fluticasone propionate: a systematic review of randomized controlled trials in asthma. Expert Rev Respir Med. 2017;11:763-78.

Zhang L, Prietsch SO, Ducharme FM. Inhaled corticosteroids in children with persistent asthma: effects on growth. Evid Based Child Health. 2014;9:829-930.

14 Doença Pulmonar Obstrutiva Crônica

INTRODUÇÃO

A doença pulmonar obstrutiva crônica (DPOC) tem uma prevalência estimada entre 300 e 600 milhões de adultos (Buist *et al.*, 2007), sendo responsável por 3 milhões de mortes anualmente (Lopez *et al.*, 2006). É caracterizada por uma diminuição dos calibres das vias respiratórias e destruição do tecido pulmonar, apresentando característica progressiva, ou seja, agrava-se com o decorrer do tempo. Os principais sintomas são a dispneia e a tosse com produção de expectoração, causando importantes limitações na prática de exercício físico e na qualidade de vida. Os broncodilatadores têm um papel importante no alívio dos sintomas dos pacientes com DPOC e os broncodilatadores de ação prolongada são recomendados na terapia de manutenção. Entre os broncodilatadores de longa duração, aqueles que podem ser utilizados apenas 1 vez/dia – broncodilatadores de duração ultralonga – apresentam melhor aderência e eficácia quando comparados com os broncodilatadores de longa duração, que são utilizados 2 vezes/dia, ou mesmo com os de curta duração.

A DPOC é, em geral, uma doença inflamatória progressiva das vias respiratórias, dos alvéolos e da microvasculatura, sendo sua principal característica a limitação irreversível do fluxo de ar. O processo da doença compreende remodelação do compartimento das vias respiratórias de pequeno calibre e perda da retração elástica por meio da destruição enfisematosa do parênquima pulmonar, resultando em declínio progressivo do volume expiratório forçado de 1 s (VEF_1) e esvaziamento inadequado do pulmão durante a expiração, com subsequente hiperinflação estática e dinâmica (O'Donnell, 2006).

O dano às células epiteliais causa uma resposta inflamatória não específica por meio da liberação de moléculas endógenas intracelulares ou padrões moleculares associados a dano tissular. Esses sinais são identificados por receptores de reconhecimento desses padrões, receptores do tipo *Toll* 4 e *Toll* 2 nas células epiteliais, resultando na liberação de citocinas, como o fator de necrose tumoral alfa (TNF-alfa) e interleucinas 1 e 8 (Decramer *et al.*, 2012). Macrófagos, neutrófilos, eosinófilos e células dendríticas recrutados no local da inflamação constituem a resposta imune inata (Brusselle *et al.*, 2011). Enzimas proteolíticas e espécies reativas de oxigênio contribuem para o dano tissular, principalmente na ausência de antiproteases ou de fatores antioxidantes. Conforme há progressão da doença, pode ocorrer formação de agregados linfocitários em torno das vias respiratórias de pequeno calibre; isso pode indicar reações de característica adaptativa ou autoimune, que indicam a presença de resposta inflamatória crônica na mucosa em pacientes com DPOC mesmo após anos de terem parado de fumar.

A regulação imunológica alterada tem papel importante na DPOC crônica e em particular no enfisema. O envelhecimento normal e o enfisema pulmonar apresentam algumas características patofisiológicas comuns, visto que o envelhecimento apresenta aumento do espaço alveolar e perda da retração elástica (MacNee e Tuder, 2009). A senescência celular geralmente causa redução da proliferação com atividade metabólica preservada, resultando em aumento da inflamação, redução da regeneração celular e carcinogênese, sendo esse processo acelerado pelo tabagismo e estresse oxidativo (Tsuji *et al.*, 2004). O enfisema na DPOC pode ser interpretado como um processo acelerado de envelhecimento do pulmão, visto que a doença apresenta muitas semelhanças com esse processo, como a senescência celular, autofagia, função mitocondrial defeituosa, exaustão de células-tronco e imunossenescência (Mercado *et al.*, 2015).

A DPOC apresenta-se no paciente idoso como um componente de multimorbidade (Figura 14.1). O termo DPOC possivelmente deverá ser corrigido no futuro, já que os antecedentes genéticos, patofisiológicos, alvos terapêuticos e tratamento da doença diferem substancialmente em pacientes com predomínio de anormalidades nas vias respiratórias ou com enfisema dominante (Rabe e Watz, 2017).

É necessário maior conhecimento sobre os fatores de risco que levam a diferentes endótipos e fenótipos para que as intervenções terapêuticas sejam mais eficazes. Nesse contexto, a deficiência de alfa-1 antitripsina serve como exemplo em que um aspecto genético conhecido (endótipo), com um quadro clínico não típico de enfisema (fenótipo), resulta em uma intervenção terapêutica específica (aumento da concentração de alfa-1 antitripsina).

A deficiência de alfa-1 antitripsina é uma doença hereditária comum causada por mutações no gene *SERPINA1*, que codifica a alfa-1 antitripsina, também conhecida como inibidor da proteinase alfa-1 (Fregonese e Stolk, 2008). Mutações desse gene causam expressão da proteína com alterações da estrutura terciária que se acumula no retículo endoplasmático, resultando em secreção diminuída e, portanto, com níveis circulantes reduzidos da alfa-1 antitripsina. Algumas mutações podem levar à ausência completa da proteína (genótipo *null*) ou à produção de níveis normais da proteína, porém com características disfuncionais, como a variante F, que está associada com ligação reduzida à elastase neutrofílica (Stoller e Aboussouan, 2012). Uma das funções importantes da alfa-1 antitripsina pulmonar é inibir a elastase neutrofílica, que é uma das várias enzimas proteolíticas liberadas por neutrófilos ativados durante a inflamação. Portanto, no caso de ausência ou deficiência da alfa-1 antitripsina, ocorre um desequilíbrio entre a atividade de elastase e a de antielastase, resultando em destruição progressiva e irreversível do parênquima pulmonar, levando ao desenvolvimento da DPOC com surgimento precoce de enfisema e aumentando o risco de morte prematura (Janciauskiene *et al.*, 2011). Estima-se que 100 mil estadunidenses apresentem deficiência de alfa-1 antitripsina, dos quais menos de 10% são diagnosticados (ATS, 2003).

A eficácia e a segurança da administração de alfa-1 antitripsina purificada para tratamento de enfisema foram avaliadas em pacientes com deficiência grave de alfa-1 antitripsina (n = 140) por meio de ensaio clínico randomizado controlado com placebo (McElvaney *et al.*, 2017). O objetivo primário foi a avaliação da perda de densidade pulmonar medida por tomografia computadorizada. O uso de alfa-1

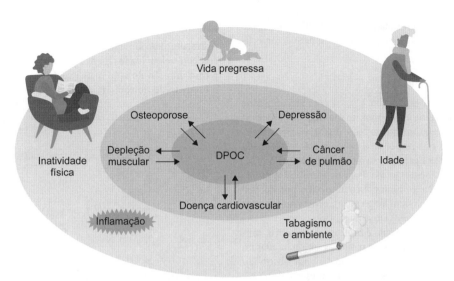

Figura 14.1 Interações entre fatores de risco para doença pulmonar obstrutiva crônica (DPOC) e comorbidades. Fatores comuns de risco (idade, tabagismo, inflamação e inatividade física) predispõem as pessoas à DPOC e outras doenças crônicas. A DPOC pode aumentar o risco de doenças crônicas através de mecanismos similares (como inatividade física e inflamação). Outras doenças crônicas podem também piorar morbidade e mortalidade da DPOC.

antitripsina purificada diminuiu a progressão da perda da densidade pulmonar (Figura 14.2). A alfa-1 antitripsina purificada foi administrada na dose de 60 mg/kg/semana intravenosa (IV).

O tratamento farmacológico dos pacientes com DPOC crônica visa à melhora dos sintomas e da qualidade de vida, e redução da intolerância aos exercícios e dos riscos de exacerbação (GOLD, 2017). A exacerbação da DPOC crônica são episódios agudos de piora dos sintomas respiratórios (dispneia, tosse, volume de catarro e purulência) que exigem uma mudança do tratamento. Os episódios de exacerbação afetam de maneira negativa o declínio da função pulmonar, qualidade de vida e prognóstico (Wedzicha e Seemungal, 2007). O sintoma cardinal responsável pela hospitalização dos pacientes na exacerbação da DPOC crônica é a dispneia, na maioria dos eventos causada por infecção viral ou bacteriana do trato respiratório. Exacerbações leves são geralmente administradas em casa pelos pacientes, aumentando o uso dos fármacos que estão habituados a utilizar. Exacerbações mais sérias ou persistentes requerem diagnóstico complementar para afastar a possibilidade de eventos cardiovasculares, embolismo pulmonar e pneumonia.

O tratamento farmacológico é feito com sete classes de fármacos:

- Antagonistas muscarínicos
- Agonistas beta-2 adrenérgicos
- Glicocorticoides inalatórios
- Inibidores da fosfodiesterase 4
- Mucolíticos
- Antibióticos macrolídios
- Associação LABA + LAMA (LABA, do inglês *long-acting beta agonist*; LAMA, do inglês *long-acting muscarinic antagonists*).

ANTAGONISTAS DOS RECEPTORES MUSCARÍNICOS

A inervação das vias respiratórias é representada essencialmente pelo sistema nervoso autônomo parassimpático. A acetilcolina é o principal neurotransmissor do sistema parassimpático e atua tanto na transmissão ganglionar como nas junções neuroefetoras. A acetilcolina tem duas classes de receptores: nicotínicos e muscarínicos. Os receptores nicotínicos estão acoplados a canais iônicos, presentes nos gânglios peribrônquicos. Os receptores muscarínicos são acoplados à proteína G e são distribuídos mais amplamente nos pulmões. A broncoconstrição é regulada primariamente pelos receptores muscarínicos; dos cinco subtipos de receptores muscarínicos, M_1, M_2 e M_3 estão expressos no pulmão e na árvore brônquica. Os receptores M_2 e M_3 estão expressos principalmente na árvore brônquica, são encontrados predominantemente nas células musculares lisas e modulam a broncoconstrição induzida pela acetilcolina. Nas vias respiratórias centrais, essa broncoconstrição é mediada pela inervação vagal, enquanto na periferia do pulmão o M_3 é estimulado pela acetilcolina liberada por células epiteliais que expressam acetilcolina transferase, quando estimulada pela resposta inflamatória. O receptor M_2 é encontrado nas membranas pré-juncionais da junção neuromuscular do músculo liso brônquico e funciona como *feedback* negativo para reduzir a transmissão da acetilcolina. Portanto, do ponto de vista terapêutico, o ideal é que os broncodilatadores antagonistas de receptores muscarínicos tenham alta afinidade pelos receptores M_1 e M_3 e pouca ou nenhuma afinidade pelos receptores M_2. Embora, em condições normais, os sistemas simpático, colinérgico e parassimpático não colinérgico estejam todos ativos, o tônus das vias respiratórias é dado sobretudo pela inervação vagal e é considerado o maior determinante da obstrução reversível de ar em pacientes com doença pulmonar crônica (Belmonte, 2005). No momento, encontram-se disponíveis seis fármacos anticolinérgicos broncodilatadores para uso inalatório em doenças respiratórias. Os brometos de ipratrópio e de oxitrópio são antagonistas muscarínicos de curta duração (SAMA, do inglês *short-acting muscarinic antagonist*) não seletivos para os receptores M_1, M_2 e M_3. Os antagonistas muscarínicos de longa duração (LAMA, do inglês *long-acting muscarinic*

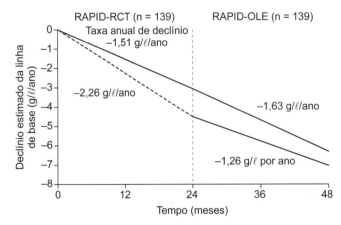

Figura 14.2 Efeito do tratamento com alfa-1 antitripsina na perda estimada da densidade pulmonar no período de 48 meses.

antagonists), que são utilizados no tratamento da DPOC crônica, são o brometo de tiotrópio, o brometo de aclidínio, o brometo de umeclidínio e o glicopirrolato.

Brometo de tiotrópio (Spiriva®)

Antagonista colinérgico de longa duração. Liga-se com alta afinidade aos receptores M_3 da acetilcolina localizados no músculo liso brônquico (Figura 14.3), causando relaxamento destes, e dissocia-se lentamente do receptor, mecanismo este responsável por sua ação prolongada (Keating, 2014). Apesar de se ligar aos receptores colinérgicos M_1, M_2 e M_3, ele se dissocia rapidamente do M_2. Por sua estrutura química conter amônio quaternário, ele é muito pouco absorvido por via oral (2 a 3%). O brometo de tiotrópio tem longa permanência no receptor M_3 quando comparado ao ipratrópio (Disse *et al.*, 1993).

Após inalação, o brometo de tiotrópio é topicamente seletivo, causando broncodilatação local em doses terapêuticas que não causam efeitos sistêmicos. O brometo de tiotrópio é rapidamente absorvido após inspiração em voluntários sadios e em pacientes com DPOC. Aproximadamente 33% da dose inalada chega à circulação sistêmica de acordo com os dados obtidos em excreção urinária. A ligação às proteínas plasmáticas é de 72%, e seu volume de distribuição é de 32 ℓ/kg. Sua biotransformação é mínima, e 74% da dose é excretada na urina de forma não modificada quando injetada via IV em voluntários sadios. A meia-vida do brometo de tiotrópio após inalação é de 27 a 45 h em voluntários sadios e de 34 h em pacientes asmáticos; portanto, deve ser administrado 1 vez/dia.

Um ensaio clínico randomizado, duplo-cego e controlado com placebo avaliou a eficácia do brometo de tiotrópio em pacientes com DPOC crônica de intensidade leve ou moderada, visto que esses pacientes raramente são tratados por apresentarem sintomatologia discreta (Zhou *et al.*, 2017). Os pacientes (n = 841) foram randomizados para receberem brometo de tiotrópio (18 μg) ou placebo por 2 anos. O objetivo primário foi evidenciar a diferença entre os grupos em relação à linha de base e 24 meses depois, VEF_1 e antes do uso de broncodilatador. O objetivo secundário foi evidenciar a diferença entre os grupos em relação à linha de base e 24 meses depois, no VEF_1 antes do uso de broncodilatador. O tratamento com brometo de tiotrópio resultou em aumento significativo do VEF_1 quando comparado com placebo, melhorando o declínio do VEF_1 após broncodilatação (Figura 14.4). Houve também melhora da capacidade vital (Figura 14.4 B) e redução dos episódios de exacerbação (Figura 14.4 C). A incidência de reações adversas foi similar entre os dois grupos.

O brometo de tiotrópio é indicado no tratamento da DPOC para tratamento de manutenção de redução do broncospasmo, e também para redução de exacerbações. A dose recomendada consiste em 2 inalações de 1 cápsula do brometo de tiotrópio (Spiriva® HandiHaler), 1 vez/dia. Cada cápsula contém 18 μg de brometo de tiotrópio. As reações adversas mais comuns com incidência ≥ 5% em relação ao placebo são infecções do trato respiratório superior, xerostomia, sinusite, faringite, dor torácica não específica, infecção do trato urinário e rinite.

Figura 14.3 Brometo de tiotrópio.

Brometo de aclidínio (Tudorza® Pressair®)

Apresenta alta afinidade pelos cinco subtipos de receptores muscarínicos, com seletividade cinética para os receptores M_3 em relação ao M_2 e com duração de ação mais rápida e curta quando comparado com o brometo de tiotrópio (Gavaldà *et al.*, 2009). Sua estrutura química

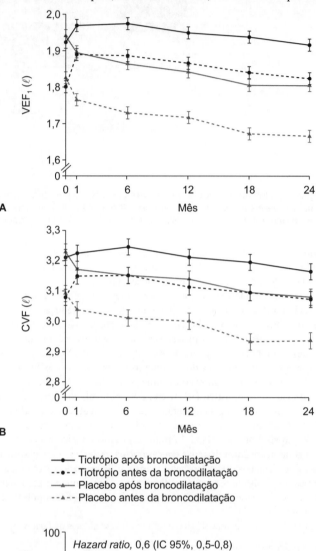
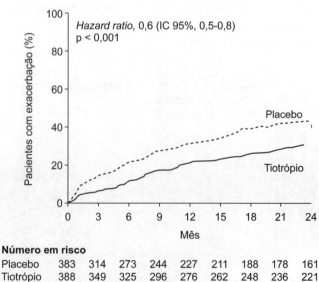

Figura 14.4. A e B. Volume expiratório forçado em 1 s (VEF_1) e capacidade vital forçada (CVF) antes e depois do uso de broncodilatador. **C.** Risco de exacerbação aguda em 24 meses.

contém um amônio quaternário (Figura 14.5), característica química bastante utilizada para reduzir a absorção através de membranas e a permeabilidade na barreira hematencefálica (Cereda *et al.*, 1990).

A absorção oral é de aproximadamente 6%. O volume de distribuição após administração IV foi estimado em 300 ℓ. O brometo de aclidínio é extensa e rapidamente hidrolisado em derivados alcoólicos editienilglicólicos, os quais não se ligam a receptores muscarínicos e não apresentam atividade farmacológica. O *clearance* sistêmico é de 170 ℓ/h, com meia-vida de eliminação estimada entre 5 e 8 h. Não há necessidade de ajuste de dose em pacientes nefropatas ou hepatopatas.

A eficácia e a segurança do brometo de aclidínio foram avaliadas por meio de dois ensaios clínicos randomizados, duplos-cegos, controlados com placebo, realizados em pacientes com DPOC de intensidade média ou grave (Jones *et al.*, 2011). Os pacientes (n = 1.647) foram randomizados (3:1) para serem tratados com brometo de aclidínio (200 µg/dia) ou placebo por 52 semanas. O objetivo primário foi avaliar valores de VEF$_1$ nas semanas 12 e 28, e os objetivos secundários foram aferir a melhora clínica relevante avaliada pelo questionário respiratório do St. George's Hospital e o tempo para a primeira exacerbação moderada ou grave. O tratamento com brometo de aclidínio causou aumento significativo do VEF$_1$ em relação ao placebo (Figura 14.6), melhora clínica relevante (Figura 14.7) e aumento do tempo para a primeira exacerbação moderada ou grave (Figura 14.8). A incidência de reações adversas foi similar nos grupos tratados com brometo de aclidínio ou placebo.

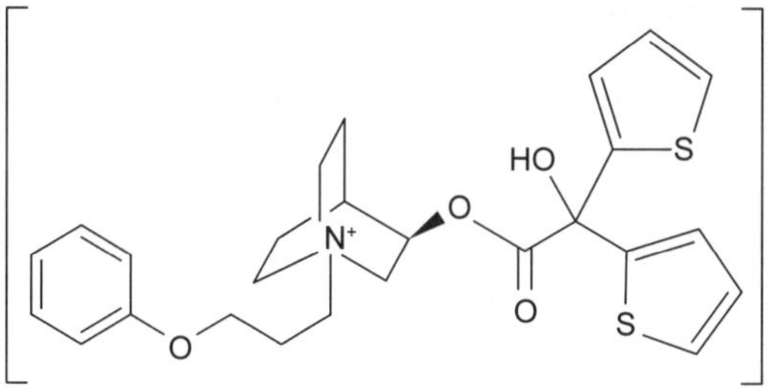

O brometo de aclidínio é indicado no tratamento da DPOC para manutenção da redução do broncospasmo e também para a redução de exacerbações. A dose recomendada é de uma bombada de brometo de aclidínio (400 µg), 2 vezes/dia. As reações adversas mais comuns com incidência ≥ 3% em relação ao placebo são cefaleia, nasofaringite e tosse.

Brometo de umeclidínio (Incruse-Ellipta™)

Derivado quinuclidínico (Figura 14.9) que apresenta, como todos os antagonistas muscarínicos, um amônio quaternário em sua estrutura. O brometo de umeclidínio tem alta afinidade por todos os cinco subtipos de receptores muscarínicos e seu efeito terapêutico na DPOC se dá por meio da inibição do receptor muscarínico M$_3$ (Montuschi, 2006).

A farmacocinética do brometo de umeclidínio é linear entre as doses de 62,5 e 500 µg. É importante ressaltar que os níveis plasmáticos de umeclidínio não refletem sua ação terapêutica. O brometo de umeclidínio é absorvido principalmente pelos pulmões, com T$_{máx}$ ocorrendo entre 5 e 15 min. Após a administração IV do umeclidínio a voluntários sadios, o volume de distribuição foi estimado em 86 ℓ. A ligação às proteínas plasmáticas é de aproximadamente 89%. Após administração IV do fármaco marcado com radioisótopo, 58% da dose foi recuperada nas fezes e 22% na urina, indicando *clearance* hepatobiliar. A meia-vida efetiva após administração única por via inalatória é estimada em 11 h.

A eficácia e a segurança do brometo de umeclidínio foram avaliadas por ensaio clínico multicêntrico, randomizado, controlado com placebo, em pacientes com DPOC crônica moderada a muito grave (Trivedi *et al.*, 2014). Os pacientes (n = 168) foram tratados com brometo de umeclidínio 62,5 ou 125 µg/dia ou placebo durante 12 semanas. O objetivo primário foi a variação do VEF$_1$ no dia 84 em relação à linha

Figura 14.5 Brometo de aclidínio.

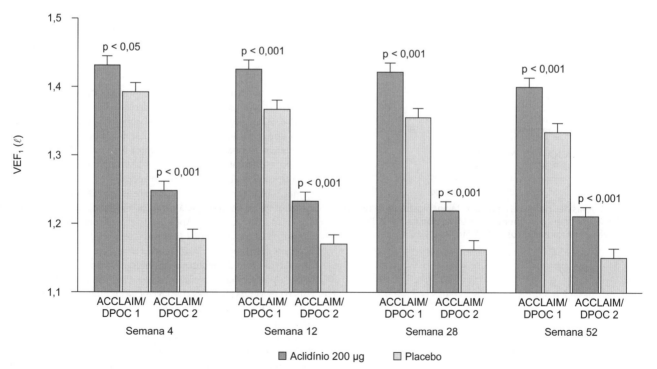

Dados reportados como média+ep.
Valor de p *versus* placebo.

Figura 14.6 Volume expiratório forçado mínimo em 1 s (VEF$_1$) para aclidínio 200 µg *versus* placebo durante 52 semanas nos ensaios clínicos ACCLAIM/DPOC 1 e 2.

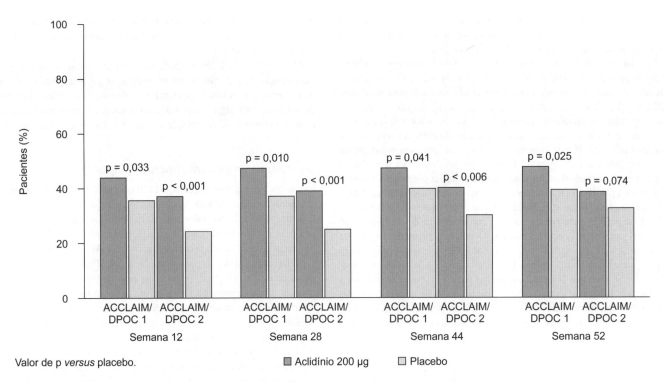

Figura 14.7 Porcentagem de pacientes com melhora clinicamente relevante na pontuação total do questionário do St George's Hospital (≥ 4 unidades) ao longo do tempo nos ensaios clínicos ACCLAIM/DPOC 1 e 2.

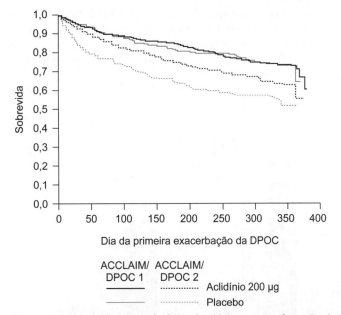

Figura 14.8 Curvas de sobrevida de Kaplan-Meier mostrando a primeira exacerbação da doença pulmonar obstrutiva crônica (DPOC) moderada ou grave nos ensaios clínicos ACCLAIM/DPOC 1 e 2.

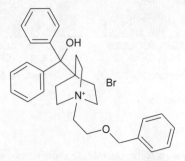

Figura 14.9 Brometo de umeclidínio.

de base. O objetivo secundário foi a avaliação da saúde respiratória por intermédio do questionário respiratório do St. George's Hospital. O tratamento com brometo de umeclidínio causou melhora do VEF_1 e do questionário, conforme ilustrado na Figura 14.10. A incidência de reações adversas foi similar entre os três grupos.

O brometo de umeclidínio é indicado no tratamento da DPOC para tratamento de manutenção de redução do broncospasmo e também para redução de exacerbações. A dose recomendada é de 62,5 μg/dia, administrada uma só vez. As reações adversas mais comuns com incidência ≥ 2% em relação ao placebo são nasofaringite, infecções do trato respiratório superior, tosse e artralgia.

Glicopirrolato (Seebri™ Neohaler™)

Também conhecido como brometo de glicopirrônio, é um fármaco com ação antimuscarínica. O glicopirrolato liga-se com alta afinidade a todos os receptores muscarínicos brônquicos (M_1, M_2 e M_3); entretanto, apresenta 4 a 5 vezes maior seletividade para os receptores M_1 e M_3 quando comparado com o receptor M_2. A cinética de dissociação também é diferente, sendo de 11,4 e 13,9 min para os receptores M_1 e M_3, respectivamente, e 1,07 para o receptor M_2. É importante ressaltar que o receptor M_2 protege contra broncoconstrição, e seu bloqueio causa aumento da frequência cardíaca, portanto, não deve ser bloqueado (Haddad *et al.*, 1999). Após inalação, o glicopirrônio é rapidamente absorvido na circulação sistêmica, sendo 90% via pulmão e 10% via trato gastrintestinal. A meia-vida de eliminação do glicopirrolato depende do tipo de nebulizador, sendo estimada para o GB-DPI (do inglês *glycopyrrolate bromide* e *dry-powder inhaler*) entre 6,3 e 9,6 h e para o GB-MDI (do inglês *glycopyrrolate bromide* e *metered-dose inhaler*), entre 13 e 22 h, ficando aberta a discussão sobre o glicopirrolato ser administrado 1 ou 2 vezes/dia.

A eficácia e a segurança do brometo de glicopirrônio foram avaliadas por meio de ensaio clínico randomizado, controlado com placebo e com comparador ativo (brometo de tiotrópio) em pacientes com DPOC (Kerwin *et al.*, 2012). Os pacientes (n = 1.066) foram randomizados na proporção 2:1:1 para receberem glicopirrolato (50 μg, 1 vez/dia), placebo ou brometo de tiotrópio (18 μg 1 vez/dia) por 52 semanas. O objetivo primário foi medir o VEF_1 após 12 semanas de tratamento. Os

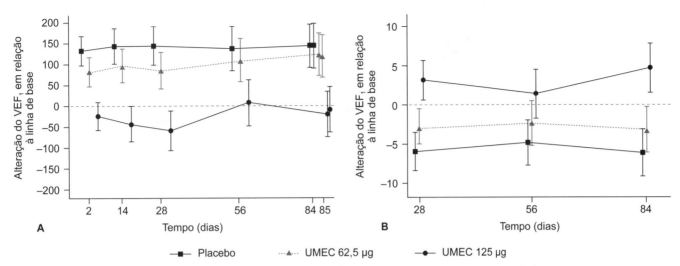

Figura 14.10 Alteração do volume expiratório forçado de 1 s (VEF$_1$; **A**) e do escore do questionário do St. George's Hospital (SGRQ; **B**) em relação à linha de base. As barras indicam o IC 95%.

objetivos secundários foram melhorar a qualidade respiratória por meio do questionário respiratório do St. George's Hospital e o tempo decorrido para uma crise de exacerbação. O tratamento com glicopirrolato foi superior ao placebo e não inferior ao brometo de tiotrópio na medida do VEF$_1$ (Figura 14.11) e no aumento do tempo decorrido para uma crise de exacerbação (Figura 14.12). A incidência de reações adversas foi similar entre os três grupos de tratamento, sendo a mais frequente a piora do quadro da DPOC no grupo placebo (43,3%) quando comparado com o glicopirrolato e o brometo de tiotrópio (36,4% e 33,7%, respectivamente). Reações adversas decorrentes de efeito anticolinérgico como xerostomia, constipação intestinal, retenção urinária e infecções do trato urinário ocorreram com frequência baixa em todos os grupos.

O glicopirrolato é indicado no tratamento da DPOC para manutenção da redução da broncoconstrição. A dose recomendada é uma cápsula (15,6 μg), 2 vezes/dia, por inalação oral. As reações adversas mais comuns com incidência ≥ 2% em relação ao placebo são infecções do trato respiratório superior e nasofaringite.

AGONISTAS BETA-2 ADRENÉRGICOS

A eficácia do agonista beta-2 adrenérgico de longa duração, indacaterol – 150 μg 1 vez/dia ou 300 μg 1 vez/dia na taxa de exacerbação em pacientes com DPOC (n = 2.716) –, foi avaliada por meio de três ensaios clínicos randomizados, duplos-cegos, controlados com placebo, com duração de 6 meses a 1 ano (Wedzicha *et al.*, 2014). O tratamento com indacaterol foi associado com redução significativa da taxa de exacerbação (Figura 14.13) e com aumento do VEF$_1$ em relação ao tratamento com placebo (Figura 14.14).

Um ensaio clínico randomizado de desenho paralelo comparou a eficácia do indacaterol 150 μg 1 vez/dia com salmeterol 150 μg 2 vezes/dia durante 12 semanas em pacientes com DPOC (n = 1.123) de intensidade moderada ou grave (Korn *et al.*, 2011). O indacaterol causou aumento significativo do VEF$_1$ quando comparado com o salmeterol no final das 12 semanas (Figura 14.15). A incidência de reações adversas foi semelhante entre os grupos.

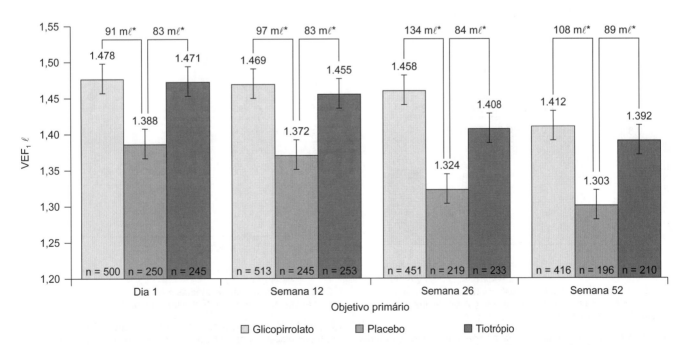

Figura 14.11 Volume expiratório forçado de 1 s (VEF$_1$) no dia e nas semanas 12, 26, 52. *p < 0,001 *versus* placebo.

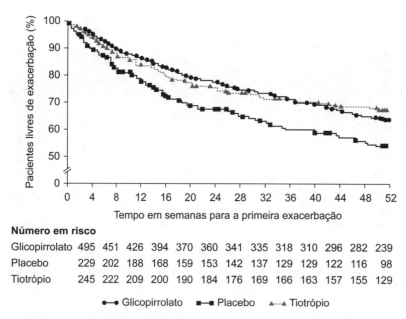

Figura 14.12 Curvas de Kaplan-Meier da primeira exacerbação da doença pulmonar obstrutiva crônica (DPOC) moderada ou grave.

Resultado semelhante foi obtido ao comparar o indacaterol 1 vez/dia com formoterol 2 vezes/dia em ensaio clínico randomizado, controlado com placebo, em pacientes com DPOC de intensidade média ou grave tratados por 52 semanas (Dahl et al., 2010). Conforme ilustrado na Figura 14.16, o indacaterol induziu aumento do VEF_1 significativamente maior quando comparado com placebo e com formoterol.

GLICOCORTICOIDES INALATÓRIOS

A fisiopatologia da obstrução aérea na DPOC não é conhecida, mas está associada à inflamação que se intensifica durante as exacerbações (Brusselle et al., 2011). A inflamação aérea na DPOC é caracterizada por aumento do número de neutrófilos, macrófagos, linfócitos CD8+, com níveis aumentados de interleucina-8, sendo não responsiva aos glicocorticoides (Barnes, 2008). A resposta inflamatória na asma é dominada por eosinófilos, mastócitos, linfócitos CD4+, que respondem bem terapeuticamente aos glicocorticoides. A seguir serão revistos os principais ensaios clínicos realizados para avaliar se de fato a associação de corticosteroides inalatórios é benéfica no tratamento da DPOC. A eficácia de corticosteroide inalatório em pacientes com DPOC de intensidade leve ou moderada foi avaliada por meio de ensaio clínico duplo-cego, randomizado, com desenho paralelo, monocêntrico (Vestbo et al., 1999). Os pacientes (n = 290) foram randomizados para receberem budesonida 800 µg + 400 µg diariamente por 6 meses, seguida de 400 µg 2 vezes/dia durante 30 meses ou placebo por 36 meses. O objetivo primário foi avaliar o VEF_1. Não houve diferença significativa no final de 36 meses do VEF_1 entre o grupo tratado com budesonida ou com placebo (Figura 14.17).

Um ensaio clínico duplo-cego, randomizado comparou a eficácia do salmeterol associado à fluticasona (50 µg/500 µg 2 vezes/dia), com placebo, salmeterol em monoterapia e fluticasona em monoterapia em pacientes com DPOC (n = 6.112) por 3 anos (Calverley et al., 2007). O objetivo primário foi identificar morte por qualquer causa. Os objetivos secundários foram detectar a frequência das exacerbações, a qualidade de vida segundo o questionário respiratório do Hospital St. George e os valores de espirometria. Não houve diferença entre a incidência de mortalidade: 12,6% no grupo tratado com salmeterol/fluticasona, 15,2%

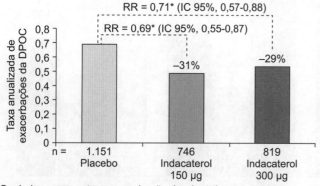

Os dados representam exacerbações/paciente/ano expressos através do Risco Relativo (RR) para diferenças de tratamento.
*p < 0,002 versus placebo.

Figura 14.13 Taxas anualizadas de exacerbações da doença pulmonar obstrutiva crônica (DPOC).

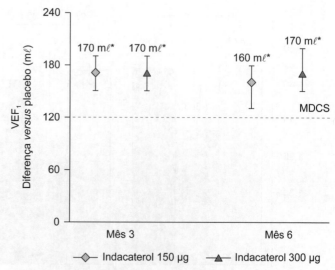

Os dados representam as médias + IC 95%.
Diferenças de tratamento: *p < 0,001 versus placebo.

Figura 14.14 Efeito do tratamento com indacaterol (diferenças comparadas ao placebo) por 3 e 6 meses no volume expiratório forçado de 1 s (VEF_1). MDCS: mínima diferença clinicamente importante.

no grupo placebo, 13,5% no grupo salmeterol em monoterapia e 16% no grupo fluticasona em monoterapia. Comparado com o placebo, o grupo tratado com salmeterol/fluticasona teve melhora da qualidade de vida (Figura 14.18) e redução significativa da taxa anual de exacerbações de 1,13 para 0,85 e melhora da função espirométrica (Figura 14.19).

Um ensaio clínico duplo-cego e randomizado avaliou o risco de pneumonia em pacientes com DPOC que utilizaram glicocorticoide inalatório (Crim *et al.*, 2009). Os pacientes (n = 6.184) foram randomizados para receberem fluticasona (500 μg, 2 vezes/dia), salmeterol (50 μg, 2 vezes/dia), fluticasona + salmeterol (500 μg/50 μg 2 vezes/dia) ou placebo. Os pacientes foram acompanhados por 3 anos. O corticosteroide inalatório sozinho ou associado com agonista adrenérgico beta-2 foi associado com aumento significativo do risco de pneumonia (Figura 14.20).

Em outro ensaio clínico randomizado, foi comparado o risco de pneumonia em pacientes com DPOC (n = 1.323) tratados com fluticasona/salmeterol (500 μg/50 μg 2 vezes/dia) ou com tiotrópio (18 μg 1 vez/dia) por 2 anos (Calverley *et al.*, 2011). O uso do corticosteroide inalatório foi associado com aumento do risco de pneumonia (Figura 14.21).

Com base no exposto anteriormente, o benefício de corticosteroides inalatórios na DPOC deve ser muito bem analisado antes de ser prescrito. Ele pode ser benéfico em pacientes que apresentem asma com DPOC, ou em pacientes que apresentem um fenótipo eosinofílico, identificados por meio do exame do escarro. Os pacientes com fenótipo eosinofílico tratados com o objetivo de reduzir o número de eosinófilos no escarro tiveram menor incidência de exacerbações e de hospitalização, conforme demonstrado na Figura 14.22 (Siva *et al.*, 2007).

INIBIDORES DA FOSFODIESTERASE 4

O AMP cíclico (AMPc) atua:

- Por meio da ativação da proteinoquinase A (PKA)
- Por via independente de PKA
- Pela proteína de troca de trifosfato de guanosina (GTP) ativada por AMPc.

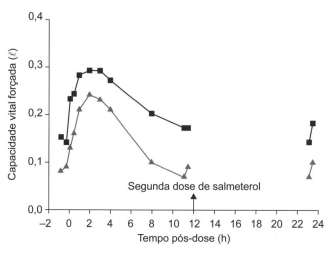

p < 0,05 para o indacaterol *versus* salmeterol em todos os momentos. Os dados são apresentados como alteração média não ajustada em relação à linha de base, com valores de p do modelo misto associado.

Figura 14.15 Alteração da capacidade vital forçada (CVF) em relação à linha de base medida por 24 h pós-dose na semana 12.

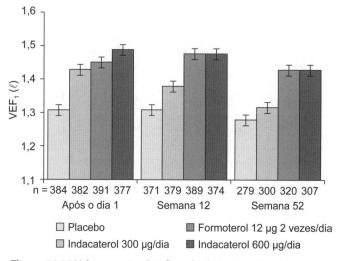

Figura 14.16 Volume expiratório forçado de 1 s (VEF_1) após o dia 1, a semana 12 e a semana 52 de tratamento. Dados representam média + desvio padrão.

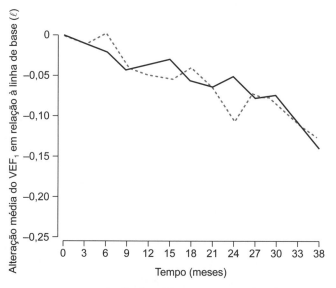

Figura 14.17 Alteração média do volume expiratório forçado de 1 s (VEF_1) em relação à linha de base.

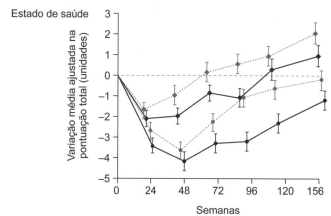

Figura 14.18 Salmeterol em monoterapia foi administrado na dose de 50 μg 2 vezes/dia. Fluticasona em monoterapia foi administrada na dose de 500 μg 2 vezes/dia. Na terapia combinada, salmeterol foi administrado na dose de 50 μg 2 vezes/dia e fluticasona na dose de 500 μg 2 vezes/dia. O gráfico mostra a mudança do escore do questionário do St. George's Hospital.

O AMPc é formado a partir da adenosina trifosfato (ATP) pela adenilato ciclase, sendo rapidamente hidrolisado pelas fosfodiesterases. Portanto, tanto a ativação da adenilato ciclase como a inibição da fosfodiesterase resultam em aumento da concentração intracelular de AMPc, que pode causar tanto aumento do relaxamento da musculatura lisa como inibição da resposta inflamatória (Kawamatawong, 2017). As fosfodiesterases de mamíferos são classificadas em PDE1-11, com base em cinética, seletividade para o substrato e distribuição celular e tissular. As isoformas mais importantes em doenças respiratórias são a PDE4 e a PDE5. A primeira é dividida em PDE4A, PDE4B, PDE4C e PDE4D, dependendo do gene que a codifica. A inibição da PDE4B está associada com ação broncodilatadora e com efeitos anti-inflamatórios; entretanto, a inibição da PDE4D está associada com vômitos em virtude de sua predominância no cérebro (Halpin, 2008). O rolipram foi o primeiro inibidor de PDE4 utilizado clinicamente; foi desenvolvido inicialmente para tratamento de doenças psiquiátricas, mas as reações adversas gástricas dificultaram seu uso.

Roflumilaste (Daliresp®)

É um derivado dicloropiridínico (Figura 14.23) que, juntamente a seu metabólito ativo, inibem seletivamente a fosfodiesterase 4, causando portanto aumento dos níveis intracelulares de AMPc, resultando em vários efeitos anti-inflamatórios como redução da liberação de mediadores inflamatórios de neutrófilos, redução da liberação de citocinas e redução de apoptose (Hatzelmann et al., 2010). Estudos in vitro demonstraram que o roflumilaste tem alta afinidade pela PDE4B quando comparado com o rolipram.

A biodisponibilidade absoluta do roflumilaste administrado por via oral na dose de 500 μg é de aproximadamente 80%, com $T_{máx}$ entre 0,5 e 2 h, e o $T_{máx}$ para o metabólito ativo N-óxido-roflumilaste varia entre 4 e 13 h. Tanto o roflumilaste como seu metabólito ativo são

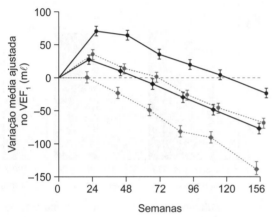

Figura 14.19 Efeito do salmeterol ou fluticasona em monoterapia ou associados no volume expiratório forçado de 1 s (VEF₁) durante os 3 anos de tratamento.

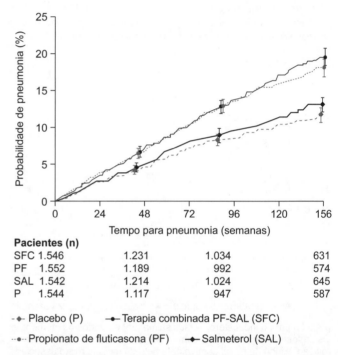

Figura 14.20 Curvas de Kaplan-Meier de tempo para a primeira pneumonia em pacientes tratados com placebo, salmeterol ou fluticasona em nonoterapia ou com associação salmeterol-fluticasona. As barras verticais representam o EPM.

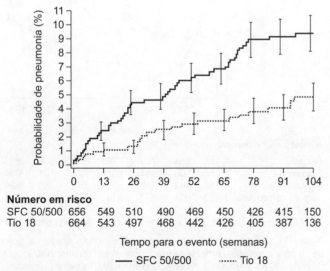

Figura 14.21 Curvas de Kaplan-Meier de tempo para a primeira pneumonia em pacientes tratados com a associação fluticasona-salmeterol (SFC) ou com tiotrópio em monoterapia (Tio).

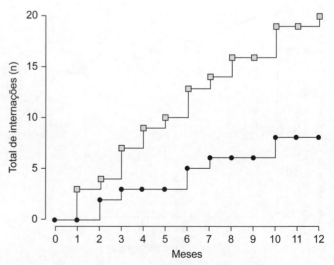

Figura 14.22 Internações ocorridas nos grupos tratados de acordo com a British Thoracic Society (quadrados) ou de acordo com a eosinofilia presente no escarro (círculos). p = 0,037.

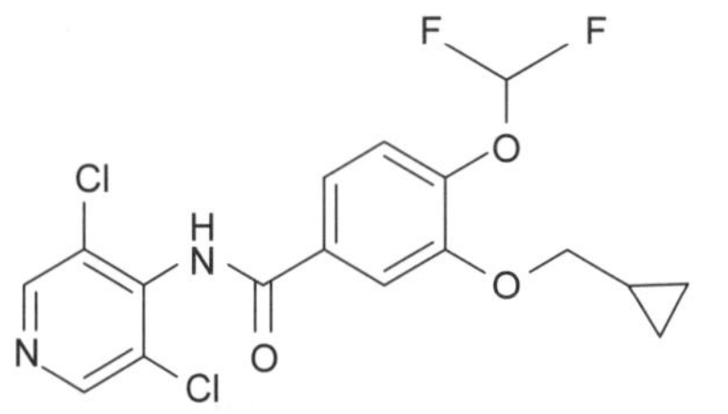

Figura 14.23 Roflumilaste.

altamente ligados às proteínas plasmáticas (≥ 97%), e o volume de distribuição é estimado em 2,9 ℓ/kg. O roflumilaste é metabolizado pelo CIP1A2 e pelo CIP3A4, e também por conjugação (Wedzicha *et al.*, 2016). O *clearance* sistêmico após a administração do roflumilaste IV é em média de 9,6 ℓ/h, sendo a meia-vida de eliminação do roflumilaste e de seu metabólito ativo de 17 e 30 h, respectivamente. Embora, o roflumilaste seja 3 vezes mais potente que seu metabólito, a área sob a curva (ASC) do metabólito ativo é 10 vezes maior que a do roflumilaste. Não há necessidade de ajuste de dose em pacientes hepatopatas ou nefropatas.

A eficácia e a segurança do roflumilaste foram investigadas em dois ensaios clínicos randomizados, controlado com placebo, envolvendo 3.091 pacientes com DPOC grave ou muito grave (Bateman *et al.*, 2011). Aproximadamente 50% dos pacientes utilizavam LABA. O roflumilaste foi administrado na dose de 500 μg/dia, sendo o tratamento mantido por 12 meses. O roflumilaste reduziu de maneira significativa os episódios de exacerbação moderada ou grave em relação ao placebo, independentemente de os pacientes utilizarem LABA ou não (Figura 14.24).

O roflumilaste está indicado no tratamento da DPOC para reduzir o risco de exacerbações em pacientes com história de exacerbações. A dose recomendada é de 500 μg/dia, podendo ser ingerida com ou sem alimentos. As reações adversas mais comuns com incidência 2% superior à do placebo são diarreia, perda de peso, náuseas, cefaleia, lombalgia, gripe, insônia, tontura e anorexia.

MUCOLÍTICOS

A mucosa das vias respiratórias responde à infecção e à inflamação de vários modos. Essa resposta geralmente inclui as células mucosas da superfície, como as células caliciformes (*goblet*), hiperplasia e hipertrofia das glândulas submucosas, com hipersecreção de muco. Produtos da inflamação como os derivados do ácido desoxirribonucleico de neutrófilo e actina filamentosa (actina-F), bactérias e *debris* celulares contribuem para a purulência do muco. O muco expectorado é denominado escarro e geralmente é eliminado por intermédio dos movimentos ciliares, enquanto o escarro é eliminado pela tosse (Rubin e van der Schans, 2004).

O termo utilizado para os fármacos que alteram as propriedades e promovem secreção e eliminação é *mucoativos*. Fármacos mucoativos incluem expectorantes, mucolíticos, mucossápicos e mucocinéticos. Os fármacos mucoativos têm como objetivo aumentar a capacidade de eliminação do escarro ou reduzir a hipersecreção do muco.

Os mucolíticos são fármacos que alteram as propriedades biofísicas das secreções ao degradar os polímeros de mucina, DNA, fibrina ou actina-F encontrados nas secreções das vias respiratórias, geralmente reduzindo a viscosidade. Essa ação não necessariamente resulta em menor secreção, mas melhora sua eliminação pela tosse por se tornarem menos adesivos à parede brônquica.

Os mucolíticos clássicos despolimerizam os oligômeros glicoproteicos da mucina por meio da hidrólise das pontes dissulfeto que ligam os monômeros de mucina. Isso é feito por meio dos grupos livres tióis (sulfidrilícos) que hidrolisam as pontes dissulfeto ligadas aos resíduos de cisteína do *core* proteico. O fármaco mais conhecido é a N-acetil-L-cisteína. Entretanto, não há dados convincentes de que qualquer fármaco mucolítico clássico, incluindo aí a N-acetilcisteína, melhore a habilidade de expectoração de muco. A N-acetilcisteína reduz a viscosidade do muco *in vitro* (Sheffner *et al.*, 1964); entretanto, ela é administrada por via oral, rapidamente é inativada e não chega às secreções das vias respiratórias, sendo, portanto, ineficaz *in vivo*.

N-acetilcisteína (Cetylev™)

É um precursor direto da síntese de glutationa, com um grupo acetil ligado ao átomo de nitrogênio (Figura 14.25). Similar à maioria dos tióis, a N-acetilcisteína pode ser oxidada por uma variedade de radicais e também atua como agente nucleófilo (doador de par de elétrons). A N-acetilcisteína reduz as pontes dissulfeto das proteínas, atuando assim como fármaco mucolítico (Aruoma *et al.*, 1989).

A eficácia e a segurança de doses altas de N-acetilcisteína (600 mg, 2 vezes/dia) foram avaliadas em ensaio clínico duplo-cego, randomizado, controlado com placebo, em pacientes de 50 a 80 anos

	Todos os pacientes	Com LABA	Sem LABA
■ Placebo	1.374 (n = 1.554)	1.554 (n = 793)	1,17 (n = 761)
□ Roflumilaste	1.143 (n = 1.537)	1.232 (n = 749)	0,999 (n = 788)
Rate ratio (IC 95%)	0,831 (0,75-0,92)	0,793 (0,69-0,91)	0,854 (0,74-0,99)
Valor p (bicaudal)	0,0003	0,0011	0,0387

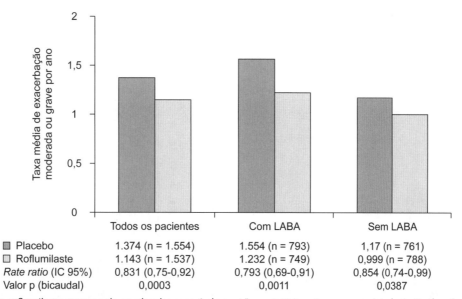

Figura 14.24 Eficácia do roflumilaste comparada ao placebo associado ou não ao tratamento com agonista beta-2 adrenérgico de longa duração (LABA, do inglês *long-acting beta-2 agonist*) na taxa média de exacerbação moderada (necessitando tratamento com glicocorticoide) ou grave (necessitando internação) por paciente por ano.

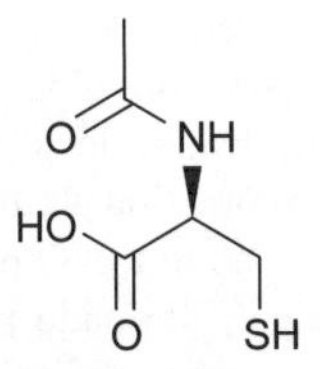

Figura 14.25 N-acetilcisteína.

com DPOC (Tse *et al.*, 2013). Os pacientes (n = 120) foram tratados por 1 ano (avaliados a cada 16 semanas). Os objetivos primários foram avaliar os sintomas e parâmetros de função pulmonar segundo o questionário do St. George's Hospital, a distância percorrida em 6 min (6MWD, do inglês *six-minute walking distance*) e a taxa de exacerbação e hospitalização, medidas na linha de base e a cada 16 semanas até 1 ano. Não houve diferença na avaliação de sintomas e parâmetros de função pulmonar segundo o questionário do St. George's Hospital e a distância percorrida em 6 min (6 MWD) entre os grupos tratados com N-acetilcisteína ou placebo. O tratamento com a N-acetilcisteína reduziu significativamente a frequência de exacerbações (Figura 14.26), também aumentou significativamente a porcentagem de pacientes que não tiveram exacerbações no período de 1 ano (Figura 14.27) e reduziu a frequência de hospitalizações em virtude das exacerbações (Figura 14.28 A), assim como o total de dias internados (Figura 14.28 B). Não houve diferença na incidência de reações adversas entre o grupo tratado com N-acetilcisteína ou placebo, sendo de intensidade leve.

Erdosteína (Erdomed®)

É um derivado sintético do aminoácido natural metionina na sua forma tiolactônica (Figura 14.29). Sua estrutura apresenta dois grupos sulfidril bloqueados, os quais são liberados após transformação no fígado. Os grupos sulfidril liberados rompem as pontes dissulfeto que mantêm a estrutura das fibras glicoproteícas do muco, tornando desse modo as secreções brônquicas mais fluidas, permitindo sua eliminação mais rápida. O potencial redutor desses grupos sulfidril dá à erdosteína potencial antioxidante e capacidade de sequestrar radicais livres (Dechant e Noble, 1996).

A erdosteína, uma vez absorvida, é rapidamente transformada em seu metabólito ativo N-tiodiglicolil-homocisteína pelo metabolismo de primeira passagem. Concentrações farmacologicamente ativas da erdosteína e de seu metabólito ativo foram encontradas no líquido de lavagem broncoalveolar. A ligação às proteínas plasmáticas da erdosteína é de 64,5%.

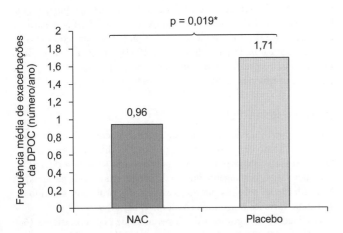

Figura 14.26 Frequência de exacerbações da doença pulmonar obstrutiva crônica (DPOC) em pacientes tratados por um ano com N-acetilcisteína (NAC) ou placebo.

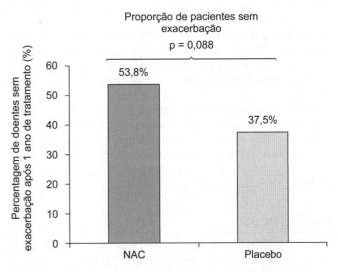

Figura 14.27 Proporção de pacientes livres de exacerbações da doença pulmonar obstrutiva crônica (DPOC) após 1 ano de tratamento com N-acetilcisteína (NAC) ou placebo.

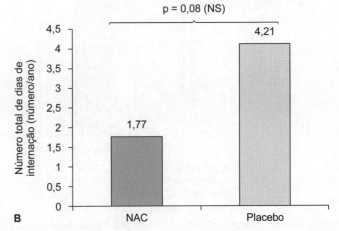

Figura 14.28 Frequência (**A**) e duração (**B**) das internações em pacientes tratados com N-acetilcisteína (NAC) ou placebo. DPOC: doença pulmonar obstrutiva crônica; NS: não significativo.

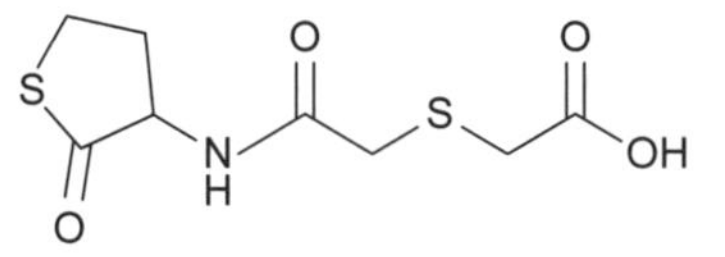

Figura 14.29 Erdosteína.

A eficácia e a segurança da erdosteína foram avaliadas por meio de metanálise de ensaios clínicos publicados e não publicados, comparados com placebo em pacientes com DPOC (Cazzola *et al.*, 2010). Foram avaliados 15 ensaios clínicos randomizados envolvendo 1.046 pacientes. A erdosteína foi superior ao placebo na avaliação feita por meio do índice de eficácia global cumulativa (Figura 14.30), na frequência de tosse (Figura 14.31) e na redução da dificuldade de expectoração (Figura 14.32). A incidência de reações adversas foi semelhante em relação ao grupo tratado com erdosteína ou com placebo.

A erdosteína está indicada no tratamento de crise de exacerbação aguda da DPOC crônica. A dose recomendada de erdosteína é de 300 mg, 2 vezes/dia, pelo período máximo de 10 dias. Reações adversas mais frequentes são cefaleia, dispneia, náuseas, vômitos, diarreia e dor epigástrica.

Carbocisteína

Também denominada S-carboximetilcisteína, é um derivado do aminoácido L-cisteína no qual o grupo tiol está bloqueado (Figura 14.33). As propriedades viscoelásticas do muco brônquico são determinadas por glicoproteínas (fucomucinas, sialomucinas e sulfomucinas). Concentrações mais altas de fucomucinas são encontradas no escarro de pacientes com DPOC (Lamblin *et al.*, 1977). A carbocisteína reequilibra o balanço entre as concentrações de sialomucinas e fucomucinas, ao aumentar a secreção das sialomucinas e reduzir a secreção das fucomucinas, por meio da estimulação intracelular da atividade da sialiltransferase (Havez *et al.*, 1977). Diversamente da N-acetilcisteína e da erdosteína, a carbocisteína supostamente não atua na estrutura do muco, uma vez secretada pelas vias respiratórias, como esperado de um fármaco mucolítico. Há evidências em modelos animais de que a carbocisteína estimula o transporte de cloro por meio do epitélio das vias respiratórias, e essa ação contribui para o efeito mucorregulatório (Colombo *et al.*, 1994).

A carbocisteína é bem absorvida quando administrada por via oral, com $T_{máx}$ entre 1 e 1,7 h e meia-vida de eliminação de 1,33 h. Apresenta boa distribuição no tecido pulmonar e secreções brônquicas (Braga *et al.*, 1982). Aproximadamente entre 30 e 60% do fármaco é excretado na urina de forma inalterada. Sua vias metabólicas são complexas e apresentam alta variabilidade interindividual, envolvendo acetilação, descarboxilação e sulfoxidação para produzir metabólitos inativos (Hooper e Calvert, 2008).

A eficácia e a segurança da carbocisteína no tratamento de pacientes com DPOC foram avaliadas por meio de revisão sistemática e metanálise envolvendo quatro ensaios clínicos com 1.357 pacientes (Zeng *et al.*, 2017). A dose de carbocisteína nos ensaios clínicos variou de 750 mg, 2 vezes/dia, até 4,5 g, 1 vez/dia. O tratamento com carbocisteína promoveu redução significativa do número total de exacerbações quando comparado ao placebo (Figura 14.34). Em um estudo no qual foi avaliado o VEF_1 (Tatsumi *et al.*, 2007), não foi notada diferença significativa entre tratamento com carbocisteína ou placebo. As reações adversas mais comuns foram de origem gastrintestinal, entretanto não houve diferença significativa entre os grupos tratado com carbocisteína ou placebo.

O 8-isoprostano é produzido pela reação de radicais de oxigênio com o ácido araquidônico e outros ácidos graxos poli-insaturados

Ensaio clínico ou subgrupo	Erdosteína Média	DP	Total	Comparador Média	DP	Total	Peso	Diferença média IV, aleatória, IC 95%	Ano
Erdosteína versus placebo									
Ricevuti (1988)	−8,5	1,88	12	−6,83	1,64	12	6,3%	−1,67 (−3,08, −0,26)	1988
Voisin (1990)	−1,64	1,72	42	−2,09	2,2	46	8,3%	0,45 (−0,37, 1,27)	1990
Hotzinger (1991)	−7,55	2,16	20	−5,95	1,5	20	7,2%	−1,60 (−2,75, −0,45)	1991
Bisetti (1995)	−6	1,84	14	−2,15	1,68	14	6,7%	−3,85 (−5,16, −2,54)	1995
Marchioni (1995)	−7,31	2,93	120	−5,45	3,24	117	8,4%	−1,86 (−2,65, −1,07)	1995
Aubier (1999)	−1,23	1,97	87	−0,85	1,85	83	9,1%	−0,38 (−0,95, 0,19)	1999
Subtotal (IC 95%)			295			292	46,0%	−1,41 (−2,49, −0,33)	
Heterogeneidade: Tau^2 = 1,55; Chi^2 = 41,24; df = 5 (p < 0,00001); I^2 = 88%									
Teste para o efeito global: Z = 2,56 (p = 0,01)									
Erdosteína versus ativo									
Scarpazza (1987)	−2,93	0,92	15	−2,85	1,52	15	8,1%	−0,08 (−0,98, 0,82)	1987
Marchioni (1987)	−5,67	2,13	15	−3,93	2,28	15	5,8%	−1,74 (−3,32, −0,16)	1987
Fumagalli (1988)	−5,21	2,55	15	−4,87	2,47	15	5,1%	−0,34 (−2,14, 1,46)	1988
Ginesu (1989)	−6,33	1,76	15	−4,53	2,29	15	6,1%	−1,80 (−3,26, −0,34)	1989
Arnaud (1991)	−3,73	3,01	102	−4,49	2,66	93	8,4%	0,76 (−0,04, 1,56)	1991
Zanasi (1991)	−8,2	1,29	25	−7,16	1,25	25	8,7%	−1,04 (−1,74, −0,34)	1991
Tellings (1991)	−3,07	0,59	15	−2,47	0,99	15	9,1%	−0,60 (−1,18, −0,02)	1991
Materazzi (1991)	−9,05	0,22	20	−9	0	20		Não estimável	1991
Franco (1995)	−8,42	4,4	12	−5,75	2,86	12	2,8%	−2,67 (−5,64, 0,30)	1995
Subtotal (IC 95%)			234			225	54,0%	−0,66 (−1,30, −0,02)	
Heterogeneidade: Tau^2 = 0,48; Chi^2 = 20,31; df = 7 (p = 0,005); I^2 = 66%									
Teste para o efeito global: Z = 2,02 (P = 0,04)									
Total (IC 95%)			529			517	100,0%	−1,02 (−1,60, −0,44)	
Heterogeneidade: Tau^2 = 0,89; Chi^2 = 64,97; df = 13 (p < 0,00001); I^2 = 80%									
Teste para o efeito global: Z = 3,42 (P = 0,0006)									

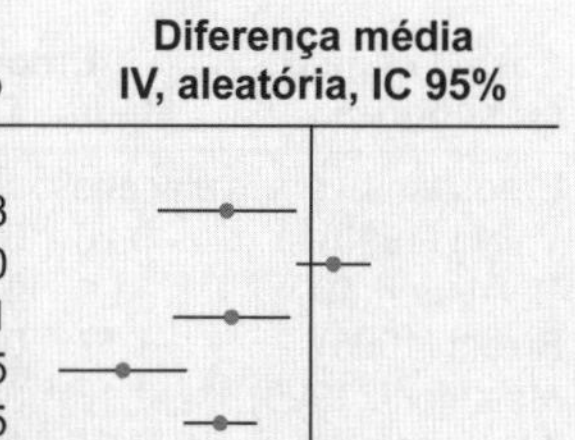

Favorece erdosteína / Favorece controle

Figura 14.30 *Forest plot* comparando a erdosteína em relação ao placebo ou a outros fármacos mucolíticos no índice cumulativo de eficácia global.

Ensaio clínico ou subgrupo	Erdosteína Média	Erdosteína DP	Erdosteína Total	Comparador Média	Comparador DP	Comparador Total	Peso	Diferença média IV, aleatória, IC 95%	Ano
Erdosteína *versus* placebo									
Voisin (1990)	–0,31	0,66	42	–0,48	0,88	46	9,8%	–0,17 (–0,15, 0,49)	1990
Hotzinger (1991)	–1,65	0,81	20	–1,1	0,85	20	6,0%	–0,55 (–1,06, –0,04)	1991
Bisetti (1995)	–1,21	0,97	14	–0,38	0,51	14	5,2%	–0,83 (–1,40, – 0,26)	1995
Marchioni (1995)	–1,23	0,76	120	–1,05	0,85	117	13,1%	–0,18 (–0,39, 0,03)	1995
Aubier (1999)	–1,23	0,65	87	–0,15	0,64	3	13,4%	–0,19 (–0,38, 0,00)	1999
Subtotal (IC 95%)			**283**			**280**	**47,6%**	**–0,23 (–0,47, 0,00)**	
Heterogeneidade: $Tau^2 = 0,04$; $Chi^2 = 11,42$; df = 4 (p < 0,02); $I^2 = 65\%$									
Teste para o efeito global: Z = 1,93 (p = 0,05)									
Erdosteína *versus* ativo									
Scarpazza (1987)	–0,71	0,47	15	–0,54	0,66	15	7,9%	–0,17 (–0,58, 0,24)	1987
Marchioni (1987)	–1,33	0,49	15	–0,8	0,77	15	6,9%	–0,53 (–0,99, –0,07)	1987
Fumagalli (1988)	–1,14	0,77	15	–1,2	0,68	15	5,9%	0,06 (–0,46, 0,58)	1988
Ginesu (1989)	–1	0,53	15	–0,8	0,56	15	8,3%	–0,20 (–0,59, 0,19)	1989
Tellings (1991)	–1,4	0,51	15	–1	0,65	15	7,7%	–0,40 (–0,82, 0,02)	1991
Arnaud (1991)	–1,02	0,91	102	–1,24	0,86	93	11,9%	0,22 (–0,03, 0,47)	1991
Materazzi (1991)	–2	0	20	–2	0	20		Não estimável	1991
Franco (1995)	–1,08	1	12	–0,83	0,72	12	3,9%	–0,25 (–0,95, 0,45)	1995
Subtotal (IC 95%)			**209**			**200**	**52,4%**	**–0,15 (–0,38, 0,08)**	
Heterogeneidade: $Tau^2 = 0,05$; $Chi^2 = 12,55$; df = 6 (p = 0,05); $I^2 = 52\%$									
Teste para o efeito global: Z = 1,3 (p = 0,2)									
Total (IC 95%)			**492**			**480**	**100,0%**	**–0,19 (–0,34, –0,03)**	
Heterogeneidade: $Tau^2 = 0,04$; $Chi^2 = 24,98$; df = 11 (p = 0,009); $I^2 = 56\%$									
Teste para o efeito global: Z = 2,32 (p = 0,02)									

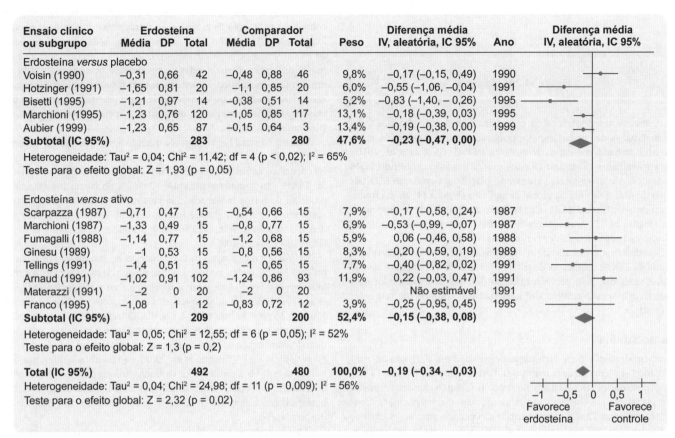

Figura 14.31 *Forest plot* comparando a erdosteína em relação ao placebo ou a outros fármacos mucolíticos na frequência de tosse.

Ensaio clínico ou subgrupo	Erdosteína Média	Erdosteína DP	Erdosteína Total	Comparador Média	Comparador DP	Comparador Total	Peso	Diferença média IV, aleatória, IC 95%	Ano
Erdosteína *versus* placebo									
Voisin (1990)	–0,26	0,64	42	–0,51	0,74	46	10,7%	0,25 (–0,04, 0,54)	1990
Hotzinger (1991)	–1,9	0,91	20	–1,25	0,97	20	5,2%	–0,65 (–1,23, –0,07)	1991
Bisetti (1995)	–1,57	0,65	14	–0,62	0,96	14	4,9%	–0,95 (–1,56, – 0,34)	1995
Marchioni (1995)	–1,13	0,92	120	–0,81	0,72	117	12,9%	–0,32 (–0,53, 0,11)	1995
Aubier (1999)	–0,54	0,79	87	–0,37	0,7	83	12,5%	–0,17 (–0,39, –0,05)	1999
Subtotal (IC 95%)			**283**			**280**	**46,1%**	**–0,29 (–0,60, 0,03)**	
Heterogeneidade: $Tau^2 = 0,09$; $Chi^2 = 18,82$; df = 4 (p = 0,0009); $I^2 = 79\%$									
Teste para o efeito global: Z = 1,8 (p = 0,07)									
Erdosteína *versus* ativo									
Scarpazza (1987)	–0,64	0,5	15	–0,46	0,66	15	7,7%	–0,18 (–0,60, 0,24)	1987
Marchioni (1987)	–1,07	0,59	15	–0,8	0,56	15	7,9%	–0,27 (–0,68, 0,14)	1987
Fumagalli (1988)	–1,64	1,08	15	–1,2	1,26	15	3,0%	–0,44 (–1,28, 0,40)	1988
Ginesu (1989)	–1,6	0,51	15	–1,2	0,68	15	7,5%	–0,40 (–0,83, 0,03)	1989
Materazzi (1991)	–2	0	20	–2	0	20		Não estimável	1991
Zanasi (1991)	–2,36	0,49	25	–2,2	0,5	25	11,1%	–0,16 (–0,43, 0,11)	1991
Arnaud (1991)	–0,62	0,91	102	–0,66	0,82	93	12,0%	0,04 (–0,20, 0,28)	1991
Franco (1995)	–1,83	0,83	12	–1,17	0,72	12	4,7%	–0,66 (–1,28, –0,04)	1995
Subtotal (IC 95%)			**219**			**210**	**53,9%**	**–0,19 (–0,34, 0,03)**	
Heterogeneidade: $Tau^2 = 0,01$; $Chi^2 = 6,99$; df = 6 (p = 32); $I^2 = 14\%$									
Teste para o efeito global: Z = 2,31 (p = 0,02)									
Total (IC 95%)			**502**			**490**	**100,0%**	**–0,24 (–0,40, –0,08)**	
Heterogeneidade: $Tau^2 = 0,04$; $Chi^2 = 25,93$; df = 11 (p = 0,007); $I^2 = 58\%$									
Teste para o efeito global: Z = 2,92 (p = 0,004)									

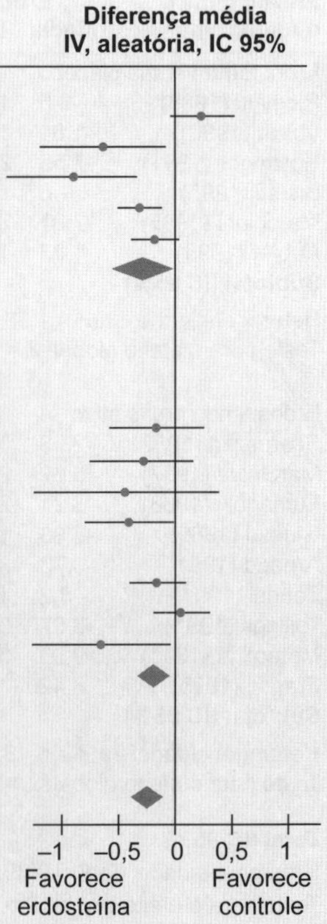

Figura 14.32 *Forest plot* comparando a erdosteína em relação ao placebo ou a outros fármacos mucolíticos na dificuldade de expectorar.

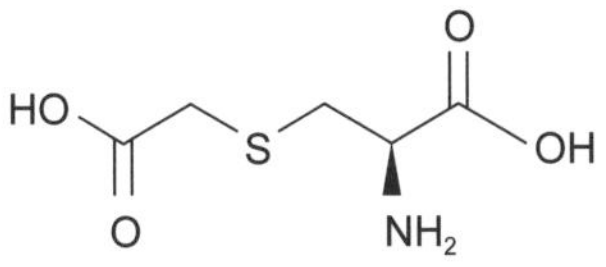

Figura 14.33 Carbocisteína.

endógenos. Ele pode ser medido no ar exalado e pode ser considerado marcador do estresse oxidativo pulmonar. A concentração do 8-isoprostano no ar exalado de pacientes com DPOC está aumentada (Montuschi *et al.*, 2000). Tratamento com carbocisteína por 6 meses causou redução significativa tanto do 8-isoprostano exalado como de interleucina-6 em pacientes com DPOC, indicando potencial ação antioxidante e anti-inflamatória desse fármaco (Carpagnano *et al.*, 2004).

ANTIBIÓTICOS MACROLÍDIOS

As exacerbações agudas da DPOC são definidas clinicamente como aumento da dispneia, tosse, produção de escarro e obstrução aérea (Anthonisen *et al.*, 1987). Alguns pacientes com DPOC raramente apresentam exacerbações, enquanto outros são particularmente suscetíveis a exacerbações frequentes e com gravidade progressiva. Essa observação levou a uma mudança do paradigma na categorização dos pacientes com DPOC em fenótipos distintos, sendo um fenótipo caracterizado como pacientes com alto risco de exacerbação, o qual é definido por pacientes que apresentaram duas exacerbações ou mais no ano anterior ou uma exacerbação que necessitou de hospitalização (Hurst *et al.*, 2010). As exacerbações são associadas com declínio da função pulmonar, qualidade de vida e morte. Um ensaio clínico europeu verificou que a internação por exacerbações agudas em pacientes com DPOC foi associada com 45% de mortalidade em 4 anos (Piquet *et al.*, 2013). Caso a exacerbação seja complicada por insuficiência respiratória com hipercapnia, a mortalidade chega a 50% em 2 anos (Seneff *et al.*, 1995). Os pacientes que tiveram ≥ 3 crises de exacerbação necessitando de hospitalização têm taxa de sobrevivência em 5 anos de 30%, comparada com a taxa de 80% de pacientes que não tiveram crise de exacerbação (Soler-Cataluna *et al.*, 2005). Assim, a prevenção de exacerbações é um objetivo fundamental na terapia de pacientes com DPOC.

Antibióticos macrolídios apresentam amplo espectro de ação, atuando por meio de sua ligação à subunidade ribossômica 50 S. Além de sua atividade antimicrobiana, os macrolídios apresentam ações imunomodulatórias relacionadas ao seu anel lactônico macrocíclico (Rubin e Henke, 2004). A azitromicina apresenta atividade antiviral e, embora não tenha efeito bactericida na *Pseudomonas aeruginosa*, inibe a formação de biofilme pela mesma (Lutz *et al.*, 2012). Essas propriedades tornaram a azitromicina um fármaco potencialmente útil na prevenção de exacerbações em pacientes com DPOC.

Um ensaio clínico randomizado, duplo-cego e controlado com placebo avaliou a eficácia e a segurança da azitromicina no tratamento de pacientes com DPOC que apresentavam alto risco de exacerbação (Albert *et al.*, 2011). Os pacientes (n = 1.142) foram randomizados para receberem azitromicina (250 mg/dia) ou placebo por 1 ano, além dos fármacos que normalmente estavam utilizando. Os pacientes não apresentaram perda da acuidade auditiva, taquicardia de repouso ou risco de aumento de intervalo QT. A azitromicina reduziu de maneira significativa o número de pacientes que tiveram episódio de exacerbação (Figura 14.35).

Houve também melhora do escore feito pelo questionário de função respiratória do St. George's Hospital (escala de 0 a 100, sendo o escore mais baixo indicativo de função pulmonar melhor); a redução observada no grupo tratado com azitromicina foi de 2m8 ± 12,1, comparado com 0m6 ± 11,4 no grupo placebo (p = 0,006). A redução da acuidade auditiva foi de 25% no grupo tratado com azitromicina e 20% no grupo tratado com placebo (p = 0,04). Morte ocorreu em 3% dos pacientes tratados com azitromicina e 4% no grupo placebo (p = 0,87), sendo de 0,2% em ambos os grupos as mortes por causa cardiovascular. Outro dado importante desse ensaio clínico foi a pesquisa de resistência a macrolídios avaliada por meio da colonização nasofaríngea. Para os pacientes que já apresentavam colonização da nasofaringe por patógenos respiratórios selecionados por ocasião do início do estudo, a prevalência de resistência a macrolídios foi de 52 e 57% para os grupos tratados com azitromicina ou placebo, respectivamente (p = 0,64). Entretanto, para os pacientes que só apresentaram colonização da nasofaringe por patógenos respiratórios selecionados após o início do tratamento, a prevalência de resistência a macrolídios foi de 81 e 41% para os grupos tratados com azitromicina ou placebo, respectivamente (p < 0,001).

Conforme visto na Figura 14.35, a azitromicina foi eficaz na prevenção de exacerbações na DPOC, mas seu uso traz alguns problemas para os pacientes. Desse modo, avaliação criteriosa é necessária para identificar quais pacientes têm maior probabilidade de serem beneficiados e menor risco de serem prejudicados. O custo-benefício deve ser calculado e informações sobre o potencial patogênico do aumento da prevalência de resistência a macrolídios devem ser obtidas.

Ensaio clínico ou subgrupo	Carbocisteína Média	DP	Total	Placebo Média	DP	Total	Peso (%)	Diferença média IV, aleatória, IC 95%
Chinês								
Zheng *et al.* (2008)	1,01	1,13	353	1,35	1,13	354	69,8	−0,34 (−0,51, −0,17)
Subtotal (IC 95%)			353			354	69,8	−0,34 (−0,51, −0,17)
Heterogeneidade: não aplicável								
Teste para o efeito global: Z = 4 (p < 0,0001)								
Não chinês								
Allegra *et al.* (1996)	0,92	1,46	171	1,48	1,48	181	20,5	−0,56 (−0,87, −0,25)
Yasuda *et al.* (2006)	0,54	0,97	78	1,38	1,77	78	9,7	−0,84 (−1,29, −0,39)
Subtotal (IC95%)			249			259	30,2	−0,65 (−0,90, −0,40)
Heterogeneidade: χ^2 = 1,02; df = 1 (p = 0,31); I^2 = 2%								
Teste para o efeito global: Z = 5,03 (p < 0,00001)								
Total (IC 95%)			602			613	100	−0,43 (−0,57, −0,29)
Heterogeneidade: χ^2 = 5,03; df = 2 (p = 0,08); I^2 = 60%								
Teste para efeito global: Z = 6,1 (p < 0,00001)								
Teste para diferenças de subgrupo: χ^2 = 4; df = 1 (p = 0,05); I^2 = 75%								

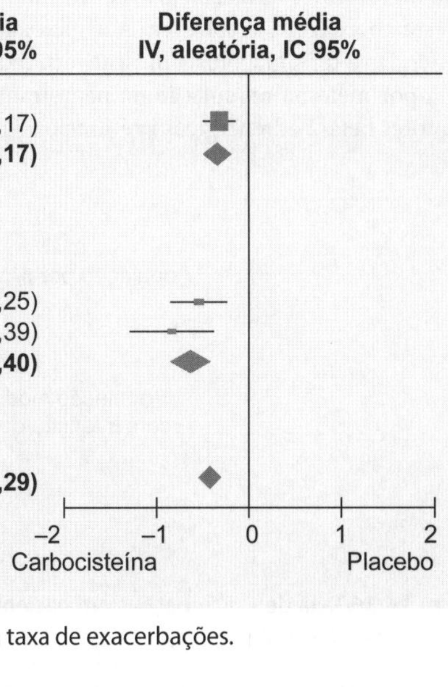

Figura 14.34 *Forest plot* comparando efeito da carbocisteína ou placebo na taxa de exacerbações.

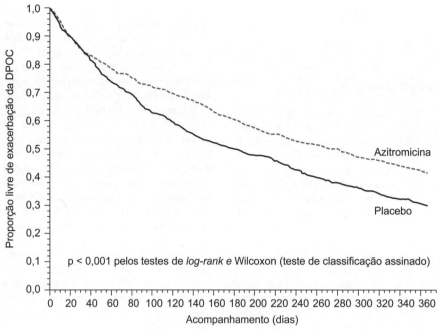

Figura 14.35 Proporção de pacientes livres de exacerbação de doença pulmonar obstrutiva crônica (DPOC) após 1 ano de tratamento com azitromicina ou placebo.

ASSOCIAÇÃO LAMA + LABA

Agonistas beta-2 adrenérgicos e antagonistas muscarínicos têm alvos moleculares distintos para causar broncodilatação, a qual pode ser induzida tanto em nível pré como pós-sináptico diretamente (por meio da estimulação de receptores adrenérgicos beta-2 por agonistas beta-2) ou indiretamente, ao inibir a ação da acetilcolina nos receptores muscarínicos com antagonistas muscarínicos. Os LABA atuam nos receptores adrenérgicos beta-2 causando aumento dos níveis de AMPc, ativando a PKA, a qual promove relaxamento da musculatura lisa e consequente broncodilatação. Os LAMA previnem a ligação do neurotransmissor acetilcolina liberado das fibras colinérgicas parassimpáticas pós-ganglionares aos receptores muscarínicos. A broncoconstrição é causada pela ativação dos receptores muscarínicos M_1 e M_3; já a ativação dos receptores muscarínicos M_2 causa inibição da liberação de acetilcolina. A ligação da acetilcolina aos receptores muscarínicos M_3 resulta na formação de diacilglicerol, que leva à ativação da proteinoquinase C (PKC), levando à formação de inositol trifosfato (IP3), causando aumento do cálcio intracelular, o qual provoca contração da musculatura lisa e, consequentemente, broncoconstrição.

Há mecanismos farmacológicos observados *in vitro* que dão suporte a essa abordagem terapêutica. A associação de um agonista beta-2 adrenérgico a um antagonista muscarínico reduz a liberação de acetilcolina por meio da modulação da neurotransmissão colinérgica por receptores beta-2 adrenérgicos pré-juncionais (Brichetto *et al.*, 2003),

ampliando o relaxamento da musculatura lisa brônquica induzida pelo antagonista muscarínico (Cazzola e Matera, 2006). Outro mecanismo de ação é o controle da atividade da adenilato ciclase pela acetilcolina por meio de receptores muscarínicos M_2 pós-juncionais na musculatura lisa brônquica, reduzindo os níveis de AMPc e causando consequente broncoconstrição (Spina, 2015). A ligação do antagonista muscarínico ao receptor M_2 preveniria essa via de sinalização, permitindo o aumento dos níveis de AMPc causados pela ligação dos agonistas beta-2 adrenérgicos nos receptores beta-2 adrenérgicos.

A eficácia e a segurança da associação indacaterol-glicopirrolato foram comparadas com a associação salmeterol-fluticasona em ensaio clínico randomizado, duplo-cego, de desenho paralelo e não inferioridade, em pacientes com DPOC com alto risco de exacerbações (Wedzicha *et al.*, 2016a). Os pacientes (n = 1.680) foram randomizados para receberem indacaterol-glicopirrolato (110 μg/50 μg 1 vez/dia) ou salmeterol-fluticasona (50 μg/500 μg 2 vezes/dia) por 52 semanas. O objetivo primário foi mensurar a incidência anual de exacerbações. A associação indacaterol-glicopirrônio foi considerada mais eficaz em relação à prevenção de exacerbações (Figura 14.36).

O efeito benéfico da associação indacaterol-glicopirrônio ocorreu independentemente da gravidade do quadro da DPOC (Figura 14.37). A incidência de pneumonias foi de 3,2% no grupo tratado com a associação indacaterol-glicopirrônio, e 4,8% com a associação salmeterol-fluticasona (p = 0,002). A incidência de outras reações adversas foi semelhante nos dois grupos.

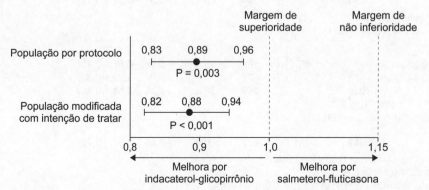

Figura 14.36 Taxa de exacerbações em pacientes tratados com a associação indacaterol-glicopirrônio ou com a associação salmeterol-fluticasona. As barras indicam IC 95%.

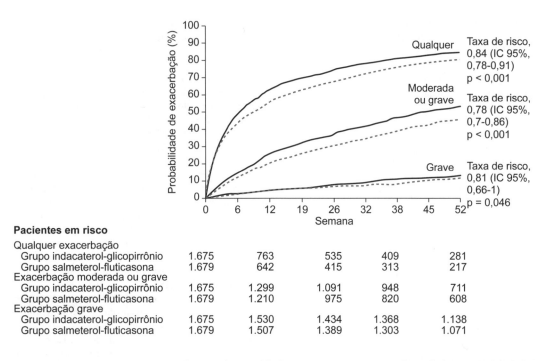

Figura 14.37 Tempo para a primeira exacerbação independente da gravidade ou de exacerbação moderada ou grave em pacientes tratados com as associações indacaterol-glicopirrônio ou salmeterol-fluticasona.

REFERÊNCIAS BIBLIOGRÁFICAS

Albert RK, Connett J, Bailey WC, Casaburi R, Cooper JA Jr, Criner GJ, et al. Azithromycin for prevention of exacerbation of COPD. N Engl J Med. 2011;365:689-98.

American Thoracic Society (ATS), European Respiratory Society (ERS). American Thoracic Society/European Respiratory Society statement: standards for the diagnosis and management of individuals with alpha-1 antitrypsin deficiency. Am J Respir Crit Care Med. 2003;168:818-900.

Anthonisen NR, Manfreda J, Warren CPW, Hershfield ES, Harding GKM, Nelson NA. Antibiotic therapy in exacerbations of chronic obstructive pulmonary disease. Ann Intern Med 1987;106:196-204.

Aruoma OI, Halliwell B, Hoey BM, Butler J. The antioxidant action of N-acetylcysteine: its reaction with hydrogen peroxide, hydroxyl radical, superoxide, and hypochlorous acid. Free Radic Biol Med. 1989;6:593-7.

Barnes PJ. Future treatments for chronic obstructive pulmonary disease and its comorbidities. Proc Am Thorac Soc. 2008;5:857-64.

Bateman ED, Rabe KF, Calverley PMA, Goehring UM, Brose M, Bredenbröker D, et al. Roflumilast with long-acting β2-agonists for COPD: influence of exacerbation history. Eur Respir J. 2011;38:553-60.

Belmonte KE. Cholinergic pathways in the lungs and anticholinergic therapy for chronic obstructive pulmonary disease. Proc Am Thorac Soc. 2005;2:297-304.

Braga PC, Borsa M, De Anglis L, Bossi R, Allegra L, Scaglione F, et al. Pharmacokinetic behaviour of S-carboxymethyl-cysteine-lys in patients with chronic bronchitis. Clin Ther. 1982;4:480-8.

Brichetto L, Song P, Crimi E, Rehder K, Brusasco V. Modulation of cholinergic responsiveness through the beta-adrenoceptor signal transmission pathway in bovine trachealis. J Appl Physiol. 2003;95:735-41.

Brusselle GG, Joos GF, Bracke KR. New insights into the immunology of chronic obstructive pulmonary disease. Lancet. 2011;378:1015-26.

Buist AS, McBurnie MA, Vollmer WM, Gillespie S, Burney P, Mannino DM, et al. International variation in the prevalence of COPD (the BOLD Study): a population-based prevalence study. Lancet. 2007;370:741-50.

Calverley PMA, Anderson JA, Celli B, Ferguson GT, Jenkins C, Jones PW, et al. Salmeterol and fluticasone propionate and survival in chronic obstructive pulmonary disease. N Engl J Med. 2007;356:775-89.

Calverley PMA, Stockely RA, Seemungal TAR, Hagan G, Willits LR, Riley JH, et al. Reported pneumonia in patients with COPD. Findings from the INSPIRE study. Chest. 2011;139:505-12.

Carpagnano GE, Resta O, Foschino-Barbaro MP, Spanevello A, Stefano A, Di Gioia G, et al. Exhaled interleukine-6 and 8-isoprostane in chronic obstructive pulmonary disease: effect of carbocysteine lysine salt monohydrate (SCMC-Lys). Eur J Pharmacol. 2004;505:169-75.

Cazzola M, Floriani I, Page CP. The therapeutic efficacy of erdosteine in the treatment of chronic obstructive bronchitis: a meta-analysis of individual patient data. Pulm Pharmacol Ther. 2010;23:135-44.

Cazzola M, Matera MG. The effective treatment of COPD: anticholinergics and what else? Drug Discov Today:Ther Strateg. 2006;3:277-86.

Cereda E, Ezhaya A, Gil Quintero M, Bellora E, Dubini E, Micheletti R, et al. Synthesis and biological evaluation of new antimuscarinic compounds with amidine basic centers. A useful bioisosteric replacement of classical cationic heads. J Med Chem. 1990;33:2108-13.

Colombo B, Turconi P, Daffonchino L, Fedele G, Omini C, Cremaschi D. Stimulation of Cl– secretion by the mucoactive drug S-carboxymethylcysteine lysine – salt in the isolated rabbit trachea. Eur Resp J. 1994;7:1622-8.

Crim C, Calverley PMA, Anderson JA, Celli B, Ferguson GT, Jenkins C, et al. Pneumonia risk in COPD patients receiving inhaled corticosteroids alone or in combination: TORCH study results. Eur Respir J. 2009;34:641-7.

Dahl R, Chung KF, Buhl R, Magnussen H, Nonikov V, Jack D, et al. Eficacy of a new once-daily long-acting inhaled beta2-agonist indacaterol versus twice-daily formoterol in COPD. Thorax. 2010;65:473-9.

Dechant KL, Noble S. Erdosteine. Drugs. 1996;52:875-81.

Decramer M, Janssens W, Miravitlles M. Chronic obstructive pulmonary disease. Lancet. 2012;379:1341-51.

Disse B, Reichl R, Speck G, Traunecker W, Ludwig Rominger KL, Hammer R. Ba 679 BR, a novel long-acting anticholinergic bronchodilator. Life Sci. 1993;52:537-44.

Fregonese L, Stolk J. Hereditary alpha-1-antitrypsin deficiency and its clinical consequences. Orphanet J Rare Dis. 2008;3:16.

Gavaldà A, Miralpeix M, Ramos I, Otal R, Carreño C, Viñals M, et al. Characterization of aclidinium bromide, a novel inhaled muscarinic antagonist, with long duration of action and a favorable pharmacological profile. J Pharmacol Exp Ther. 2009;331:740-51.

GOLD. GOLD 2017 Global Strategy for the Diagnosis, Management and Prevention of COPD. Global initiative for chronic obstructive lung disease (GOLD) 2017 [acesso em 29 ago. 2019]. Disponível em: http://goldcopd.org/gold-2017-global-strategy-diagnosis-management-prevention-copd.

Haddad EB, Patel H, Keeling JE, Yacoub MH, Barnes PJ, Belvisi MG. Pharmacological characterization of the muscarinic receptor antagonist, glycopyrrolate, in human and guinea-pig airways. Br J Pharmacol. 1999;127:413-20.

Halpin DM. ABCD of the phosphodiesterase family: interaction and differential activity in COPD. Int J Chron Obstruct Pulmon Dis. 2008;3:543-61.

Hatzelmann A, Morcillo EJ, Lungarella G, Adnot S, Sanjar S, Beume R, et al. The preclinical pharmacology of roflumilast – a selective, oral phosphodiesterase 4 inhibitor in development for chronic obstructive pulmonary disease. Pulm Pharmacol Ther. 2010;23:235-56.

Havez R, Degand P, Roussel P, Randoux A. Biochemical mechanism of action of cysteine derivatives on bronchial mucus. Poumon Coeur. 1977;26:81-90.

Hooper C, Calvert J. The role of S-carboxymethylcysteine (carbocisteine) in the management of chronic obstructive pulmonary disease. Int J COPD. 2008;3:659-69.

Hurst JR, Vestbo J, Anzueto A, Locantore N, Müllerova H, Tal-Singer R, et al. Susceptibility to exacerbation in chronic obstructive pulmonary disease. N Engl J Med. 2010;363:1128-38.

Janciauskiene SM, Bals R, Koczulla R, Vogelmeier C, Kohnlein T, Welte T. The discovery of alpha1-antitrypsin and its role in health and disease. Respir Med. 2011;1105:1129-39.

Jones PW, Rennard SI, Agusti A, Chanez P, Magnussen H, Fabbri L, et al. Efficacy and safety of once-daily aclidinium in chronic obstructive pulmonary disease. Respiratory Research. 2011;12:55.

Kawamatawong T. Roles of roflumilast, a selective phosphodiesterase 4 inhibitor, in airway diseases. J Thorac Dis. 2019;9:1144-54.

Keating GM. Tiotropium Respimat(®) Soft Mist™ inhaler: a review of its use in chronic obstructive pulmonary disease. Drugs. 2014;74:1801-16.

Kerwin E, Hébert J, Gallagher N, Martin C, Overend T, Alagappan VK, et al. Efficacy and safety of NVA237 versus placebo and tiotropium in patients with COPD: then GLOW2 study. Eur Respir J. 2012;40:1106-14.

Korn S, Kerwin E, Atis S, Amos C, Owen R, Lassen C, et al. Indacaterol once-daily provides superior efficacy to salmeterol twice-daily in COPD: a 12-week study. Resp Med. 2011;105:719-26.

Lamblin A, Humbert P, Degand P, Roussel P. Heterogenicity of the sugar side chains of bronchial mucins isolated from two subjects with chronic bronchitis. Clin Chim Acta. 1977;79:425-36.

Lopez AD, Shibuya K, Rao C, Mathers CD, Hansell AL, Held LS, et al. Chronic obstructive pulmonary disease: current burden and future projections. Eur Respir J. 2006;27:397-412.

Lutz L, Pereira DC, Paiva RM, Zavascki AP, Barth AL. Macrolides decrease the minimal inhibitory concentration of anti-pseudomonal agents against Pseudomonas aeruginosa from cystic fibrosis patients in biofilm. BMC Microbiol. 2012;12:196.

MacNee W, Tuder RM. New paradigms in the pathogenesis of chronic obstructive pulmonary disease I. Proc Am Thorac Soc. 2009;6:527-31.

McElvaney NG, Burdon J, Holmes M, Glanville A, Wark PA, Thompson PJ, et al. Long-term efficacy and safety of α1 proteinase inhibitor treatment for emphysema caused by severe α1 antitrypsin deficiency: an open-label extension trial (RAPID-OLE). Lancet Respir Med. 2017;5:51-60.

Mercado N, Ito K, Barnes PJ. Accelerated ageing of the lung in COPD: new concepts. Thorax. 2015;70:482-9.

Montuschi P, Collins JV, Ciabattoni G, Lazzeri N, Corradi M, Kharitonov SA, et al. Exhaled 8-isoprostane as an in vivo biomarker of lung oxidative stress in patients with COPD and healthy smokers. Am J Respir Crit Care Med. 2000;162:1175-7.

Montuschi P. Pharmacological treatment of chronic obstructive pulmonary disease. Int J Chron Obstruct Pulmon Dis. 2006;1:409-23.

O'Donnell DE. Hyperinflation, dyspnea, and exercise intolerance in chronic obstructive pulmonary disease. Proc Am Thorac Soc. 2006;3:180-4.

Piquet J, Chavaillon JM, David P, Martin F, Blanchon F, Roche N. High-risk patients following hospitalisation for an acute exacerbation of COPD. Eur Respir J. 2013;42:946-55.

Rabe KF, Watz H. Chronic obstructive pulmonary disease. Lancet. 2017;389:1931-40.

Rubin BK, Henke MO. Immunomodulatory activity and effectiveness of macrolides in chronic airway disease. Chest. 2004;125:70S-8S.

Rubin BK, van der Schans CP, editors. Therapy for mucus clearance disorders. Biology of the Lung Series, Claude Lenfant (NIH) Executive editor. New York: Marcel Dekker; 2004.

Seneff MG, Wagner DP, Wagner RP, Zimmerman JE, Knaus WA. Hospital and 1-year survival of patients admitted to intensive care units with acute exacerbations of chronic obstructive pulmonary disease. JAMA. 1995;274:1852-7.

Sheffner AL, Medler EM, Jacobs LW, Sarett HP. The in vitro reduction in viscosity of human tracheobronchial secretions by acetylcysteine. Am Rev Respir Dis. 1964;90:721-9.

Siva R, Green RH, Brighling CE, Shelley M, Hargadon B, McKenna S, et al. Eosinophilic airway inflammation and exacerbations of COPD: a randomised controlled trial. Eur Respir J. 2007;29:906-13.

Soler-Cataluna JJ, Martinez-Garcia MA, Sanchez PR, Salcedo E, Navarro M, Ochando R. Severe acute exacerbations and mortality in patients with chronic obstructive pulmonary disease. Thorax. 2005;60:925-31.

Spina D. Pharmacology of novel treatments for COPD: are fixed dose combination LABA/LAMA synergistic? Eur Clin Respir J. 2015;2:10.3402.

Stoller JK, Aboussouan LS. A review of α1-antitrypsin deficiency. Am J Respir Crit Care Med. 2012;2185:246-59.

Tatsumi K, Fukuchi Y; PEACE Study Group. Carbocisteine improves quality of life in patients with chronic obstructive pulmonary disease. J Am Geriatr Soc. 2007;55:1884-6.

Trivedi R, Richard N, Mehta R, Church A. Umeclidinium in patients with COPD: a randomised, placebo-controlled study. Eur Respir J. 2014;43:72-81.

Tse HN, Raiteri L, Wong KY, Yee KS, Ng LY, Wai KY, et al. High-dose N-acetylcysteine in stable COPD. The 1-year, double-blind, randomized, placebo-controlled HIACE study. Chest. 2013;144:106-18.

Tsuji T, Aoshiba K, Nagai A. Cigarette smoke induces senescence in alveolar epithelial cells. Am J Respir Cell Mol Biol. 2004;31:643-9.

Vestbo J, Sørensen T, Lange P, Brix A, Torre P, Viskum K. Long-term effect of inhaled budesonide in mild and moderate chronic obstructive pulmonary disease: a randomised controlled trial. Lancet. 1999;353:1819-23.

Wedzicha JA, Banerji D, Chapman KR, Vestbo J, Roche N, Ayers T, et al. Indacaterol-glycopyrronium versus salmeterol-fluticasone for COPD. N Engl J Med. 2016a;374:222-34.

Wedzicha JA, Buhl R, Lawrence D, Young D. Monotherapy with indacaterol once daily reduces the rate of exacerbations in patients with moderate-to-severe COPD: post-hoc pooled analysis of 6 months data from three large phase III trials. Resp Med. 2015;109:105-11.

Wedzicha JA, Calverley PMA, Rabe KF. Roflumilast: a review of its use in the treatment of COPD. Int J Chron Obstruct Pulmon Dis. 2016b;11:81-90.

Wedzicha JA, Seemungal TA. COPD exacerbations: defining their cause and prevention. Lancet. 2007;370:786-96.

Zeng Z, Yang D, Huang X, Xiao Z. Effect of carbocisteine on patients with COPD: a systematic review and meta-analysis. Int J Chron Obstruct Dis. 2017;12:2277-83.

Zhou Y, Zhong N, Li X, Chen S, Zheng J, Zhao D, et al. Tiotropium in early-stage chronic obstructive pulmonary disease. N Engl J Med. 2017;377:923-35.

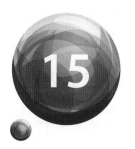

15 Doença Intersticial Pulmonar

INTRODUÇÃO

O termo *doença intersticial pulmonar* abrange um grupo de alterações que são caracterizadas por graus distintos de inflamação e fibrose envolvendo o espaço entre as membranas basais do epitélio e do endotélio (Martinez e Flaherty, 2006). O tratamento e o prognóstico dependem essencialmente do subtipo da doença intersticial, demonstrando a importância do diagnóstico e da classificação precisa. As doenças intersticiais pulmonares são agrupadas conforme as manifestações apresentadas, sejam elas clínicas, radiológicas, fisiológicas ou patológicas similares, e atualmente um sistema de classificação baseado na etiologia é a base do tratamento. Os principais subtipos incluem doença intersticial pulmonar relacionada à exposição ambiental, relacionada a doença de tecido conjuntivo, sarcoidose e pneumonia intersticial idiopática, como na fibrose pulmonar idiopática, a qual pode apresentar padrão morfológico de pneumonia intersticial usual (UIP, do inglês *usual interstitial pneumonia*) ou de pneumonia intersticial não específica (NSI, do inglês *nonspecific interstitial pneumonia*). Uma classificação mais detalhada é apresentada na Tabela 15.1.

Este capítulo apresenta o tratamento farmacológico de duas doenças intersticiais (fibrose pulmonar idiopática e sarcoidose pulmonar). As pneumoconioses, como silicose e asbestose, não serão abordadas, visto não haver tratamento farmacológico eficaz até o momento.

FIBROSE PULMONAR IDIOPÁTICA (FPI)

Trata-se de uma pneumonia intersticial crônica fibrosante, de etiologia desconhecida, que acomete principalmente idosos e cujo substrato é a pneumonia intersticial usual. Pacientes com FPI costumam evoluir com perda progressiva da função pulmonar e grave comprometimento da qualidade de vida, evoluindo para óbito. A sobrevivência é de 2 a 5 anos após o diagnóstico (Fernandez *et al.*, 2010), sendo uma das doenças intersticiais pulmonares mais comuns (Ley e Collard, 2013).

O tratamento atual recomendado se baseia no uso de pirfenidona e nintedanib, os quais foram aprovados para essa indicação pela European Medicines Agency (EMA) em 2011 e 2015, respectivamente, e pela Food and Drug Administration (FDA) em 2014. Uma metanálise apresentada na Figura 15.1 demonstra que ambos são superiores ao tratamento com placebo, sem aparente diferença significativa entre eles (Fleetwood *et al.*, 2017).

Nintedanib (Ofev®)

É um derivado indolínico (Figura 15.2; Roth *et al.*, 2015) que atua como inibidor das tirosinoquinases acopladas aos receptores do fator de crescimento de fibroblasto, do fator de crescimento derivado de plaquetas, do fator de crescimento derivado do endotélio e das tirosinoquinases não acopladas a receptores da família Src (Hilberg *et al.*, 2008). Essas tirosinoquinases estão envolvidas em vias de sinalização implicadas no desenvolvimento e progressão de fibrose (Grimminger *et al.*, 2015). Estudos *in vitro* e em modelos animais demonstraram que o nintedanib inibe processos patológicos fundamentais para a progressão da fibrose, incluindo migração de fibroblastos e sua transformação em miofibroblastos, assim como deposição de matriz extracelular (Hostettler *et al.*, 2014; Wollin *et al.*, 2015). A inibição desses processos reduz a perda da arquitetura do parênquima pulmonar e da complacência pulmonar e, portanto, atenua a perda do volume pulmonar característica da progressão da fibrose pulmonar.

Após a administração oral, o nintedanib atinge a $C_{máx}$ em 2 a 4 h. Sua biodisponibilidade oral é menor que 5%, visto ser alvo de extenso metabolismo de primeira passagem. A administração de nintedanib com alimentos aumenta a área sob a curva em 20%, quando comparada com a administração em jejum. Portanto, é recomendável que a administração do nintedanib seja feita com alimentos. Apresenta alta ligação às proteínas plasmáticas (97%), primariamente à albumina, além de um padrão bifásico de eliminação com um volume de

Tabela 15.1 Classificação de doença pulmonar intersticial da American Thoracic Society/European Respiratory Society.		
Relacionada com a exposição	Pneumonite de hipersensibilidade, pneumoconiose	
Relacionada com DTC	Artrite reumatoide, esclerose sistêmica, polimiosite, dermatomiosite, lúpus eritematoso sistêmico, doenças mistas do tecido conjuntivo	
Sarcoidose		
Idiopática	Principal	Fibrose crônica: FPI, PINE Relacionada ao tabagismo: DPI-BR, DIP
	Rara	Aguda/subaguda: POC, PAI, PIL, FPP
Outros	Vasculite, hemorragia alveolar difusa, histiocistose das células de Langerhans, pneumonia eosinofílica, neurofibromatose, linfangioleiomiomatose	

DIP: pneumonia intersticial descamativa; DTC: doença do tecido conjuntivo; FPI: fibrose pulmonar idiopática; FPP: fibroelastose pleuroparenquimatosa; PAI: pneumonia intersticial aguda; PIL: pneumonia intersticial linfoide; PINE: pneumonia intersticial não específica; POC: pneumonia em organização criptogênica; DPI-BR: doença pulmonar intersticial associada a bronquiolite respiratória.

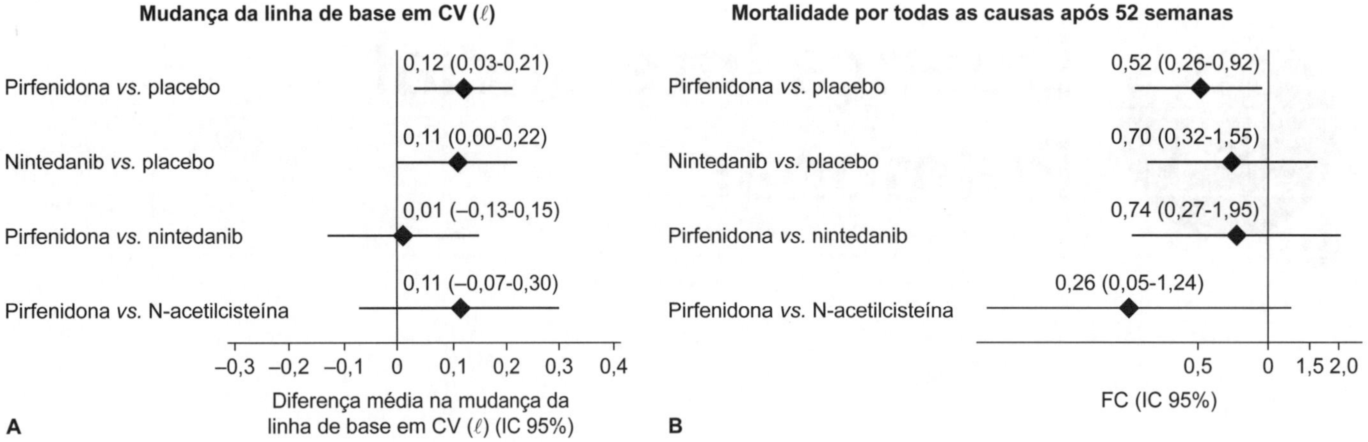

Mudança da linha de base em CV (ℓ)

Pirfenidona vs. placebo: 0,12 (0,03-0,21)
Nintedanib vs. placebo: 0,11 (0,00-0,22)
Pirfenidona vs. nintedanib: 0,01 (−0,13-0,15)
Pirfenidona vs. N-acetilcisteína: 0,11 (−0,07-0,30)

Diferença média na mudança da linha de base em CV (ℓ) (IC 95%)

Mortalidade por todas as causas após 52 semanas

Pirfenidona vs. placebo: 0,52 (0,26-0,92)
Nintedanib vs. placebo: 0,70 (0,32-1,55)
Pirfenidona vs. nintedanib: 0,74 (0,27-1,95)
Pirfenidona vs. N-acetilcisteína: 0,26 (0,05-1,24)

FC (IC 95%)

Figura 15.1 A e B. *Forest plot* de metanálise de tratamentos de fibrose pulmonar idiopática.

distribuição de aproximadamente 1.050 ℓ no estado de equilíbrio. A via metabólica principal é das esterases hidrolíticas. Em hepatopatas Child-Pugh A, uma dose reduzida de 100 mg 2 vezes/dia é recomendável. Em pacientes com Child-Pugh B ou C, o uso de nintedanib não é recomendado. Não é necessário fazer ajuste de dose em pacientes nefropatas, visto que a excreção renal é responsável por 0,65% do nintedanib eliminado após uma dose oral. O nintedanib é substrato para o CIP 3A4 e para a glicoproteína-P (gp-P), o que o torna suscetível à interação com outros medicamentos. A coadministração com o antifúngico cetoconazol, um potente inibidor da gp-P e do citocromo 3A4, causa aumento de 60% da área sob a curva do nintedanib. A coadministração com o antibiótico rifampicina, um potente indutor do CIP 3A4 e gp-P, causa redução de 50% da área sob a curva do nintedanib. Portanto, o uso concomitante de nintedanib com inibidores do CIP 3A4 e da gp-P (eritromicina) ou de indutores dessas proteínas (carbamazepina, fenitoína, erva-de-são-joão) deve ser evitado quando possível (Tepede e Yogartnam, 2017).

Nos ensaios clínicos fase III (INPULSIS-1 e INPULSIS-2), 1.066 pacientes com diagnóstico de fibrose pulmonar idiopática nos 5 anos anteriores e com idade acima de 40 anos foram randomizados em uma razão 3:2 para receberem nintedanib 150 mg 2 vezes/dia ou placebo por 52 semanas. A interrupção da dose ou redução desta para 100 mg 2 vezes/dia foi permitida em decorrência de reações adversas. Uma vez estes tendo sido resolvidos, a dose de 150 mg 2 vezes/dia era reinstituída. O objetivo primário para ambos os estudos era a taxa anual de declínio da capacidade vital forçada (CVF medida em mℓ/ano). Objetivos secundários incluíram o tempo para uma primeira exacerbação aguda e a mudança de linha de base no escore total do questionário respiratório do Hospital St. George (quanto maior o escore, pior a progressão dos sintomas). O tratamento com nintedanib causou menor redução da capacidade vital forçada em relação ao placebo (Figura 15.3 C e D), e no caso do estudo INPULSIS-1 não houve diferença significativa em relação ao placebo do tempo para uma primeira exacerbação (Figura 15.3 B). Entretanto, no estudo INPULSIS-2 o tratamento com nintedanib causou aumento significativo em relação ao placebo quanto ao tempo para uma primeira exacerbação (Figura 15.3 A). O evento adverso mais frequente foi diarreia (61,5% e 18,6%, nintedanib e placebo, respectivamente), o que levou à interrupção do tratamento em menos de 5% dos pacientes (Richeldi *et al.*, 2014).

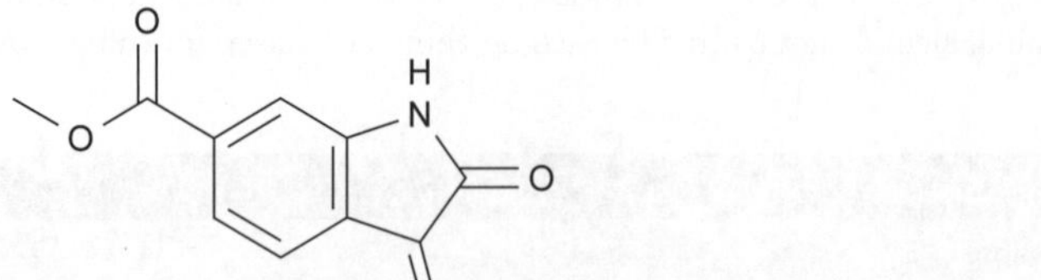

O nintedanib é indicado para o tratamento da fibrose pulmonar idiopática. A dose recomendada é de 150 mg, de 12/12 h, sempre administrado com alimentos. As reações adversas mais comuns com incidência ≥ 5% em relação ao placebo são diarreia, náuseas, vômitos, dor abdominal, elevação de enzimas hepáticas, anorexia, cefaleia, perda de peso e hipertensão arterial.

Pirfenidona (Esbriet®)

É um derivado piridínico (Figura 15.4) com biodisponibilidade oral que apresenta atividade anti-inflamatória e antifibrótica. Uma dificuldade de se precisar o mecanismo de ação da pirfenidona é que sua atividade antifibrótica *in vitro* ocorre somente na faixa de 1 a 5 mM (Conte *et al.*, 2014), bem superior às concentrações atingidas *in vivo*. Outras hipóteses são atividade antioxidante (Mitani *et al.*, 2008) e inibição da p38 MAPK (*mitogen-activated protein quinase*; Li *et al.*, 2017). A pirfenidona melhora a lesão pulmonar induzida por bleomicina em *hamsters* (Helling e Yang, 2015) e reduz a atividade fibrogênica de fibroblastos pulmonares humanos (Nakayama *et al.*, 2008).

A pirfenidona é solúvel em gordura e é rapidamente metabolizada no fígado em 5-carboxipirfenidona e 5-hidroxipirfenidona, ambos os metabólitos sendo eliminados pelo rim (Shi *et al.*, 2007). Aparentemente esses dois metabólitos também apresentam atividade antifibrótica; a pirfenidona é rapidamente absorvida ($T_{máx}$ de 0,33 a 1 h) e a administração com alimentos aumenta a biodisponibilidade com redução do $C_{máx}$. A meia-vida é de 2 a 2,5 h e a recomendação é que a pirfenidona seja ingerida com alimentos.

Aproximadamente 70 a 80% da pirfenidona é metabolizada via CIP1A2, portanto, interações com indutores ou inibidores de CIP devem ser consideradas. O antidepressivo fluvoxamina é um potente inibidor do CIP1A2 e causa um aumento de 400% da biodisponibilidade da pirfenidona, o que torna a coadministração com pirfenidona contraindicada. O suco de toranja (*pomelo*) também está associado à inibição do CIP1A2. Os pacientes fumantes que necessitam utilizar

Figura 15.2 Nintedanib.

pirfenidona devem interromper o hábito de fumar, pois o fumo tem papel indutor no CIP1A2. Os antibióticos da família das tetraciclinas, fluoroquinolonas e o cloranfenicol, assim como o antifúngico fluconazol, não devem ser utilizados com pirfenidona, pois aumentam os níveis plasmáticos desta. Antibióticos betalactâmicos e macrolídios não apresentam interação farmacocinética com a pirfenidona.

A eficácia e a segurança da pirfenidona foram avaliadas no ensaio clínico ASCEND (*Assessment of Pirfenidone to Confirm Efficacy and Safety in Idiopathic Pulmonary Fibrosis*), no qual 278 pacientes com fibrose pulmonar idiopática foram tratados com pirfenidona (2.403 mg/dia) e 277 pacientes com placebo. O objetivo primário era a mudança da capacidade vital comparada no início do tratamento e após 52 semanas (King *et al.*, 2014). Ao final de 52 semanas, a proporção de pacientes que não tiveram queda da capacidade vital foi de 22,7% no grupo tratado com pirfenidona, comparado com 9,7% no grupo tratado com placebo (p < 0,001). Outros objetivos secundários também demonstraram efeito benéfico no grupo tratado com pirfenidona (Figura 15.5).

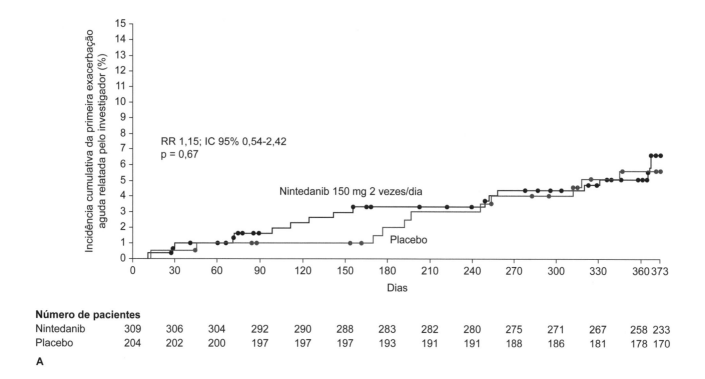

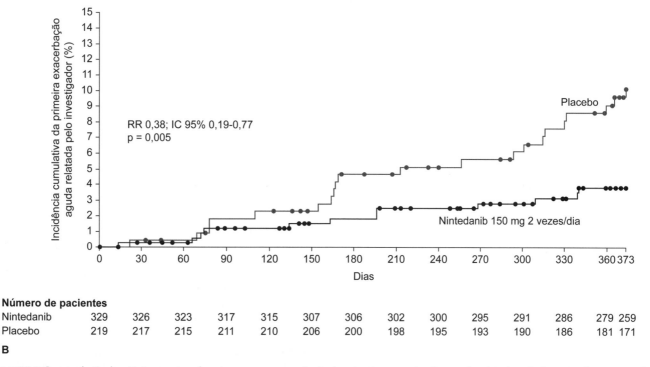

Figura 15.3 Curvas de Kaplan-Meier mostrando o tempo para ocorrência da primeira exacerbação aguda relatada pelo investigador nos ensaios INPULSIS-1 (**A**) e INPULSIS-2 (**B**). (*Continua*)

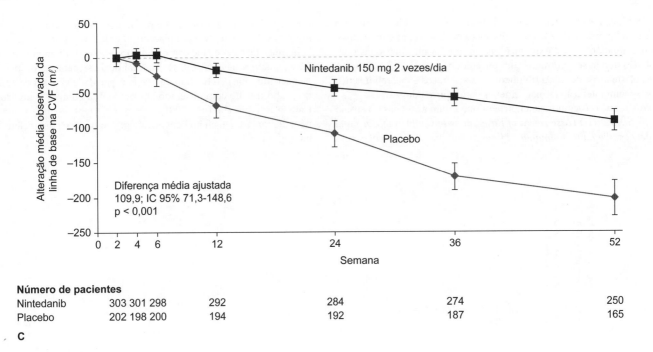

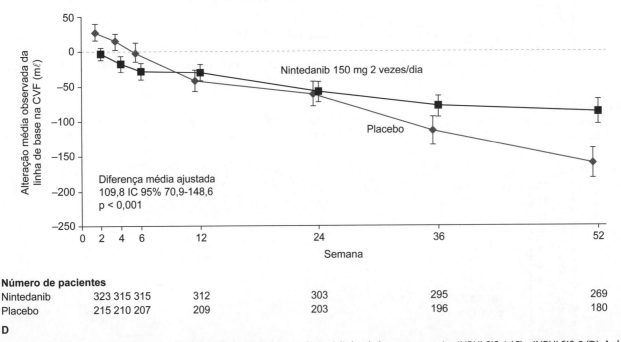

Figura 15.3 (*Continuação*) Queda da capacidade vital forçada (CVF) em relação à linha de base nos ensaios INPULSIS-1 (**C**) e INPULSIS-2 (**D**). As barras verticais indicam erro padrão da média.

Indicada no tratamento da fibrose pulmonar idiopática, a pirfenidona tem dose recomendada de 801 mg de 8/8 h (2.403 mg/dia). O tratamento deve ser iniciado com 267 mg de 8/8 h por 1 semana, passando para 534 mg de 8/8 h na segunda semana e atingindo 801 mg de 8/8 a partir da terceira semana. As cápsulas devem ser ingeridas com alimentos. As reações adversas mais comuns com incidência ≥ 10% em relação ao placebo são náuseas, *rash* cutâneo, dor abdominal, infecção do trato respiratório superior, diarreia, fadiga, cefaleia, dispepsia, tontura, vômitos, anorexia, perda de peso, insônia e artralgia.

SARCOIDOSE

É uma doença granulomatosa sistêmica com graus distintos de apresentação e gravidade, caracterizada pela presença de inflamação granulomatosa estéril nos órgãos afetados. Apesar de a causa ainda ser

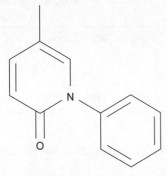

Figura 15.4 Pirfenidona.

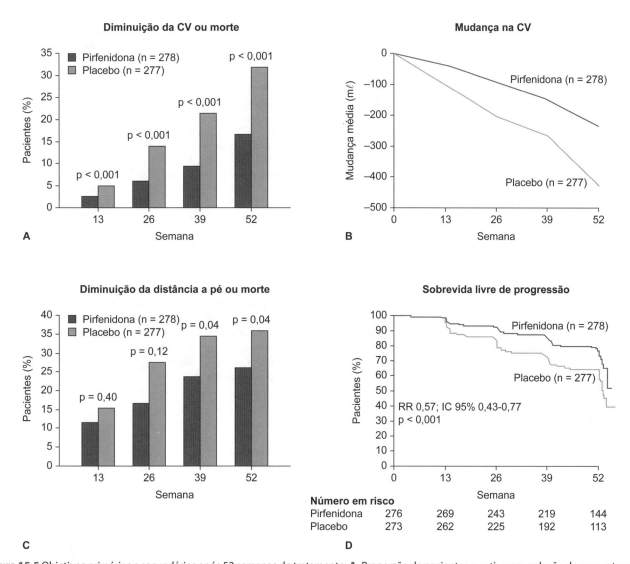

Figura 15.5 Objetivos primários e secundários após 52 semanas de tratamento. **A.** Proporção de pacientes que tiveram redução da porcentagem da capacidade vital (CV) prevista (definida como declínio de pelo menos 10% em relação à linha de base) e daqueles que faleceram. **B.** Mudança média da linha de base da CV. **C.** Proporção de pacientes que tiveram redução da distância caminhada a pé (definida como redução de 50 m ou mais na distância caminhada em 6 min) ou que faleceram. **D.** Curvas de Kaplan-Meier da probabilidade de sobrevida sem progressão da doença.

desconhecida, há evidência de um forte componente genético na suscetibilidade, o qual possivelmente contribui para as várias formas de apresentação clínica e para seu prognóstico. A doença, entretanto, não é causada por defeitos de um único gene ou via metabólica; aparentemente resulta de interações complexas entre o meio ambiente, agentes infecciosos e múltiplos genes. O conceito de que essa reação inflamatória granulomatosa resulta de uma resposta imunológica inadequada à estimulação persistente de antígenos é baseado na associação de vários alelos do *HLA* com essa patologia (Fischer *et al.*, 2014). O diagnóstico de sarcoidose é confirmado por achados clínicos e histopatológicos; muitos pacientes apresentam remissão clínica espontânea após alguns anos do diagnóstico, entretanto um terço dos pacientes evoluem para um quadro de doença crônica. O prognóstico é menos favorável quando o parênquima pulmonar é afetado quando comparado à doença limitada aos nódulos linfáticos. A sarcoidose pulmonar pode progredir para a fibrose pulmonar, com consequentes complicações respiratórias e também com complicações secundárias, como hipertensão pulmonar e aspergilose (Denning, 2017). Com base na evolução do quadro clínico da sarcoidose, ela pode ser dividida conceitualmente em três grandes grupos:

- Doença aguda: tratada em 2 a 5 anos após o diagnóstico, apresenta defeitos residuais como a fibrose, mas sem inflamação progressiva
- Doença crônica: persiste após 5 anos de diagnóstico estabelecido
- Doença refratária: doença crônica que piora mesmo com o tratamento sistêmico adequado.

A sarcoidose pulmonar é a manifestação mais comum da sarcoidose e os sintomas pulmonares são os mais comuns que levam o paciente a procurar o tratamento. Nem todos os pacientes com sarcoidose pulmonar necessitam de tratamento; aproximadamente 50% necessitarão de farmacoterapia, mas é importante identificar clinicamente aqueles que não precisam. O tratamento está indicado em pacientes que estão sintomáticos, com inflamação ativa e dano progressivo do pulmão, com piora da função pulmonar e baixa probabilidade de remissão (Ramachandraiah *et al.*, 2017).

Os glicocorticoides constituem a primeira linha de medicamentos utilizados no tratamento da sarcoidose. A eficácia desse tratamento foi demonstrada em estudos não controlados realizados no século 20 (Paramothayan *et al.*, 2005) e atualmente todos os consensos admitem que o uso desse fármaco deve ser o tratamento inicial (Schutt *et al.*, 2010). O uso de altas doses de glicocorticoides é o principal tratamento para a sarcoidose, embora o mecanismo de ação responsável pelo efeito terapêutico não seja bem conhecido. Os tratamentos típicos variam de 20 a 40 mg/dia VO de equivalentes de prednisolona por 4 a 6 semanas, dependendo da gravidade da doença (Baughmann et al., 2016). O tratamento com glicocorticoides aumenta o risco do desenvolvimento de tuberculose (Greenberg et al., 2007).

Uma revisão sistemática indicou que os glicocorticoides devem ser administrados sistemicamente, visto que a administração por via inalatória não teve efeito diferente do placebo (Figura 15.6; Paramothayan e Lasserson, 2008).

A dose recomendada de glicocorticoide oral é entre 20 e 40 mg/dia de prednisona ou equivalente. Não está demonstrado qual a duração ideal do tratamento; geralmente a melhora clínica é observada após 3 a 4 semanas (McKinzie et al., 2010). Uma vez atingida a resposta clínica desejada, a dose do glicocorticoide deve ser reduzida com o intuito de evitar reações adversas a ele. Aproximadamente 65% dos pacientes podem ser controlados com doses inferiores a 10 mg/dia de prednisona, dose na qual as reações adversas não são frequentes nem de intensidade grave (Johns et al., 1986).

Antimetabólitos como metotrexato ou azatioprina podem ser utilizados como fármacos de segunda linha, como alternativa aos glicocorticoides em pacientes que necessitam de tratamento com glicocorticoides por períodos prolongados ou são intolerantes ou refratários a estes. Atualmente, considera-se o metotrexato como a primeira opção para associação ao glicocorticoide, com o intuito de reduzir a dose deste ou em pacientes que são intolerantes ou refratários (Schutt et al., 2010). A dose recomendada inicial é de 5 a 15 mg/semana com o uso concomitante de ácido fólico (5 mg/semana ou 1 mg/dia). A azatioprina pode ser uma opção ao metotrexato. A dose recomendada diária varia entre 100 e 150 mg/dia (Lewis et al., 1999). Um ensaio clínico realizado em 200 pacientes com diagnóstico de sarcoidose comparou a eficácia da azatioprina em relação ao metotrexato na redução da dose de prednisona (Vorselaars et al., 2013). O metotrexato (15 mg/semana) foi administrado em 145 pacientes, e a azatioprina (2 mg/kg/dia) em 55. Não houve diferença significativa na redução de dose de glicocorticoides causada pelo metotrexato, em comparação à redução causada pela azatioprina (Figura 15.7). A incidência de infecções foi maior no grupo tratado com azatioprina (34,6% versus 18,1%; p = 0,01). Não houve diferença na incidência das demais reações adversas.

A leflunomida também pode ser considerada uma alternativa ao metotrexato no tratamento da sarcoidose. Em relação à sarcoidose pulmonar, 75% dos pacientes apresentaram melhora com esse medicamento (Baughman e Lower, 2004). Outro ensaio clínico utilizando leflunomida também demonstrou melhora da capacidade vital forçada e na capacidade de difusão do monóxido de carbono (Sahoo et al., 2011). As reações adversas mais comuns com a leflunomida foram distúrbios gastrintestinais, rash cutâneo, alopecia, anemia e neuropatia periférica. A leflunomida é contraindicada na gravidez. Há aparentemente um risco maior de fibrose hepática silenciosa em pacientes tratados com a associação metotrexato e leflunomida (Korsten et al., 2016).

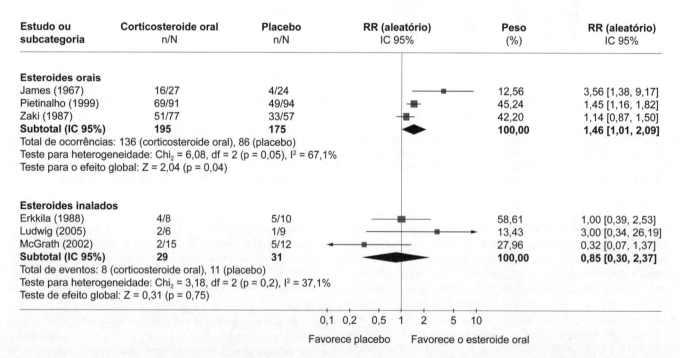

Figura 15.6 *Forest plot* comparando a eficácia, avaliada por meio de radiografia de tórax, da administração de glicocorticoides VO ou por via inalatória, em relação ao placebo, em pacientes com sarcoidose pulmonar.

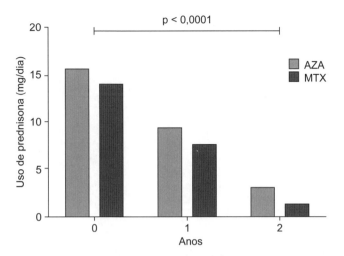

Figura 15.7 Eficácia da azatioprina (AZA) e do metotrexato (MTX) na dose diária de prednisona. A redução do uso diário de prednisona foi de 6,32 mg/ano (EP 0,63; p < 0,001). A diferença entre AZA e MTX não foi significativa (p = 0,139).

REFERÊNCIAS BIBLIOGRÁFICAS

Baughman RP, Costabel U, du Bois RM. Treatment of sarcoidosis. Clin Chest Med. 2016;29:533-48.

Baughman RP, Lower EE. Leflunomide for chronic sarcoidosis. Sarcoidosis Vasc Diffuse Lung Dis. 2004;21:43-8.

Brown T. Silica exposure, smoking, silicosis and lung cancer-complex interactions. Occupational Medicine. 2009;59:89-95.

Conte E, Gili E, Fagone E, Fruciano M, Iemmolo M, Vancheri C. Effect of pirfenidone on proliferation, TGF-beta-induced myofibroblast differentiation and fibrogenic activity of primary human lung fibroblasts. Eur J Pharm Sci. 2014;58:13-9.

Denning DW. Sarcoidosis and aspergillosis: a tough combination. Eur Respir J. 2017;4949:1700574.

Fernández Perez ER, Daniels CE, Schroeder DR, St Sauver J, Hartman TE, Bartholmai BJ, et al. Incidence, prevalence, and clinical course of idiopathic pulmonary fibrosis: a population-based study. Chest. 2010;137:129-37.

Fischer A, Grunewald J, Spagnolo P, Nebel A, Schreiber S, Müller-Quemheim J. Genetics of sarcoidosis. Semin Respir Crit Care Med. 2014;35:296-306.

Fleetwood K, McCool R, Gianville J, Edwards SC, Gsteiger S, Daigi M, et al. Systematic review and network meta-analysis of idiopathic pulmonary fibrosis treatments. J Manag Care Spec Pharm. 2017;23:S5-16.

Greenberg MI, Waksman J, Curtis J. Silicosis: a review. Dis Mon. 2007;53:394-416.

Grimminger F, Günther A, Vancheri C. The role of tyrosine kinases in the pathogenesis of idiopathic pulmonary fibrosis. Eur Respir J. 2015;45:1426-33.

Helling BA, Yang IV. Epigenetics in lung fibrosis: from pathobiology to treatment perspective. Curr Opin Pulm Med. 2015;21:454-62.

Hilberg F, Roth GJ, Krssak M, Kautschitsch S, Sommergruber W, Tontsch-Grunt U, et al. BIBF 1120: triple angiokinase inhibitor with sustained receptor blockade and good antitumor efficacy. Cancer Res. 2008;68:4774-82.

Hostettler KE, Zhong J, Papakonstantinou E, Karakiulakis G, Tamm M, Seidel P, et al. Anti-fibrotic effects of nintedanib in lung fibroblasts derived from patients with idiopathic pulmonary fibrosis. Respir Res. 2014;15:157.

Johns CJ, Schonfeld SA, Scotte PP, Zachary JB, MacGregor MI. Longitudinal study of chronic sarcoidosis with low-dose maintenance corticosteroid therapy. Ann N Y Acad Sci. 1986;465:702-12.

King TE Jr, Bradford WZ, Castro-Bernardini S, Fagan EA, Glaspole I, Glassberg MK, et al. A phase 3 trial of pirfenidone in patients with idiopathic pulmonary fibrosis. N Engl J Med. 2014;370:2083-92.

Korsten P, Strohmayer K, Baughman RP, Sweiss NJ. Refractory pulmonary sarcoidosis – proposal of a definition and recommendations for the diagnostic and therapeutic approach. Clin Pulm Med. 2016;23:67-75.

Leung CC, Yu ITS, Chen W. Silicosis. Lancet. 2012;379:2008-18.

Lewis SJ, Ainslie GM, Baterman ED. Efficacy of azathioprine as second-line treatment in pulmonary sarcoidosis. Sarcoidosis Vasc Diffuse Lung Dis. 1999;16:87-92.

Ley B, Collard HR. Epidemiology of idiopathic pulmonary fibrosis. Clin Epidemiol. 2013;5:483-92.

Li Z, Liu X, Wang B, Nie Y, Wen J, Wang Q, et al. Pirfenidone suppresses MAPK signaling pathway to reverse epithelial-mesenchymal transition and renal fibrosis. Nephrology (Carlton). 2017;22:589-97.

Lopes-Pacheco M, Bandeira E, Morales MM. Cell-based therapy for silicosis. Stem Cells International. 2016;5091838.

Martinez FJ, Flaherty K. Pulmonary function testing in idiopathic interstitial pneumonias. Proc Am Thorac Soc. 2006;3(4):315-21.

McKinzie BP, Bullington WM, Mazur JE, Judson MA. Efficacy of short-course, low-dose corticosteroid therapy for acute pulmonary sarcoidosis exacerbations. Am J Med Sci. 2010;339:1-4.

Mitani Y, Sato K, Muramoto Y, Karakawa T, Kitamado M, Iwanaga T, et al. Superoxide scavenging activity of pirfenidone-iron complex. Biochem Biophys Res Commun. 2008;372:19-23.

Nakayama S, Mukae H, Sakamoto N, Kakugawa T, Yoshioka S, Soda H, et al. Pirfenidone inhibits the expression of HSP47 in TGF-beta1-stimulated human lung fibroblasts. Life Sci. 2008;82:210-7.

O'Reilly KMA, McLaughlin AM, Beckett WS, Sime PJ. Asbestos-related lung disease. Am Fam Physician. 2007;75:683-8.

Paramothayan NS, Lasserson TJ, Jones PW. Corticosteroids for pulmonary sarcoidosis. Cochrane database Syst Rev. 2005;(2):CD001114.

Paramothayan S, Lasserson T. Treatment for pulmonary sarcoidosis. Respir Med. 2008;102:1-9.

Ramachandraiah V, Aronow W, Chandy D. Pulmonary sarcoidosis: an update. Postgrad Med. 2017;129:149-58.

Richeldi L, du Bois RM, Raghu G, Azuma A, Brown KK, Costabel U, et al. Efficacy and safety of nintedanib in idiopathic pulmonary fibrosis. N Engl J Med. 2014;370:2071-82.

Roth GJ, Binder R, Colbatzky F, Dallinger C, Schlenker-Herceg R, Hilberg F, et al. Nintedanib: from discovery to clinic. J Med Chem. 2015;58:1053-63.

Sahoo DH, Bandyopadhyay D, Xu M, Pearson K, Parambil JG, Lazar CA, et al. Effectiveness and safety of leflunomide for pulmonary and extrapulmonary sarcoidosis. Eur Respir J. 2011;38:1145-50.

Schutt AC, Bullington WM, Judson MA. Pharmacotherapy for pulmonary sarcoidosis: a Delphi consensus study. Respir Med. 2010;104:717-23.

Shi S, Wu J, Chen H, Zeng F. Single- and multiple-dose pharmacokinetics of pirfenidone, an antifibrotic agent, in healthy Chinese volunteers. J Clin Pharmacol. 2007;47:1268-76.

Tepede A, Yogaratnam D. Nintedanib for idiopathic pulmonary fibrosis. J Pharm Practice. 2017;XX:1-8.

Vorselaats ADM, Wuyts WA, Vorselaars VMM, Zanen P, Deneer VHM, Veltkamp M, et al. Methotrexate vs azathioprine in second-line therapy for sarcoidosis. Chest. 2013;144:805-12.

Wollin L, Wex E, Pautsch A, Schnapp G, Hostettler KE, Stowasser S, et al. Mode of action of nintedanib in the treatment of idiopathic pulmonary fibrosis. Eur Respir J. 2015;45:1434-45.

16 Hipertensão Arterial Pulmonar

INTRODUÇÃO

Hipertensão arterial pulmonar é uma doença debilitante e fatal, caracterizada por um extenso remodelamento e estreitamento dos vasos sanguíneos da circulação pulmonar. As anormalidades das pequenas artérias pulmonares incluem vasoconstrição aumentada, remodelamento vascular, proliferação das células musculares lisas e trombose *in situ*, podendo levar eventualmente à falência do ventrículo direito e morte. Sem um tratamento adequado, a expectativa de vida do paciente adulto com hipertensão arterial pulmonar é de 2,8 anos, enquanto em pacientes pediátricos é de 10 meses (Clapp e Gurung, 2015).

A patogênese da hipertensão arterial pulmonar é resultado de um desequilíbrio entre substâncias vasoativas vasodilatadoras, como prostaciclina e óxido nítrico (NO), e vasoconstritoras, como a endotelina-1 (ET-1). Os objetivos no tratamento da hipertensão arterial pulmonar consistem em aliviar os sintomas, evitar a progressão da doença e melhorar a qualidade de vida e sobrevida dos pacientes. Outras causas da hipertensão arterial pulmonar incluem: insuficiência cardíaca (grupo 2), doenças pulmonares e/ou hipoxia (grupo 3), hipertensão causada por tromboembolismo pulmonar crônico (grupo 4) e resultantes de causa não conhecida (grupo 5). A seguir, são revistas as características para a classificação da gravidade da hipertensão pulmonar pela New York Heart Association (Montani *et al.*, 2013):

- Classe I: pacientes com hipertensão pulmonar, mas sem limitação de atividade física. A atividade física ordinária não causa dispneia, fadiga, dor torácica ou síncope
- Classe II: pacientes com hipertensão pulmonar e com discreta limitação de atividade física. Eles ficam confortáveis quando em repouso, mas, durante uma atividade física, ocorrem dispneia, fadiga e dor torácica
- Classe III: pacientes com hipertensão pulmonar e grave limitação de atividade física. Eles ficam confortáveis quando em repouso. Entretanto, qualquer atividade física mínima causa dispneia, fadiga e dor torácica
- Classe IV: pacientes com hipertensão pulmonar e impossibilitados de qualquer atividade física sem ter sintomas. Esses pacientes apresentam sinais de insuficiência cardíaca direita. Dispneia e fadiga podem estar presentes inclusive quando o paciente está em repouso, e o desconforto aumenta com qualquer atividade física.

O racional para o tratamento da hipertensão arterial pulmonar é abaixar a pressão arterial da artéria pulmonar e, com isso, reduzir a resistência vascular pulmonar e a pressão no ventrículo direito. A Figura 16.1 mostra várias terapias desenvolvidas baseadas no relaxamento da musculatura lisa da artéria pulmonar, como:

- Prostaciclina e seus análogos
- Antagonistas dos receptores ET-1 da endotelina
- Fármacos que aumentam a meia-vida do GMP cíclico, como os inibidores da fosfodiesterase tipo 5
- Fármacos que estimulam a guanilato ciclase solúvel.

PROSTACICLINA E SEUS ANÁLOGOS

A prostaciclina é um eicosanoide sintetizado a partir do metabolismo do ácido araquidônico pela ciclo-oxigenase, constituindo o principal produto desta via nas células endoteliais. Ela provoca relaxamento da musculatura lisa vascular e inibe a agregação plaquetária, via estimulação da adenilato ciclase. Isso ocorre por por meio da estimulação do receptor IP, o qual é acoplado à adenilato ciclase via Gs (Narumiya *et al.*, 1999). Logo após a sua descoberta, a prostaciclina foi administrada a pacientes com hipertensão arterial pulmonar e apresentou importante efeito vasodilatador tanto na circulação sistêmica quanto na pulmonar (Rubin *et al.*, 1982), inclusive em um subgrupo de pacientes que não mais respondiam ao tratamento tradicional com vasodilatadores (Jones *et al.*, 1987). Estudos sobre o mecanismo da prostaciclina identificaram ser esta um potente inibidor da liberação de fatores de crescimento de plaquetas e leucócitos, principalmente do PDGF, o qual tem papel importante na proliferação da musculatura lisa e na formação da neointima na aterosclerose. A perda do receptor IP não causa alteração na pressão arterial sistêmica, entretanto leva a uma vasoconstrição exagerada na circulação pulmonar induzida pela hipoxia (Hoshikawa *et al.*, 2001).

Importante ressaltar que, apesar do amplo uso da terapia vasodilatadora na hipertensão pulmonar arterial, a vasodilatação pulmonar não se correlaciona necessariamente com a queda da resistência vascular pulmonar ou com a melhora clínica observada, e tampouco é observada de maneira consistente após os primeiros 3 a 4 meses de terapia (Reeves *et al.*, 1986). Melhora clínica significativa que excede a prevista pelo grau de vasodilatação obtido é amplamente documentada (Fishman, 1998). Essas observações indicam que os benefícios observados no longo prazo com fármacos vasodilatadores como prostaciclina e seus análogos na hipertensão arterial pulmonar possam estar relacionados com outras propriedades farmacológicas, como seus efeitos antiproliferativos e anti-inflamatórios (Kawabe *et al.*, 2010).

Prostaciclina (Flolan®)

A prostaciclina compreende um fármaco difícil de utilizar clinicamente por ser quimicamente instável com uma meia-vida tanto *in vitro* quanto *in vivo* de aproximadamente 3 min no pH fisiológico e à temperatura ambiente (Figura 16.2; Whittle e Moncada, 1984).

Já foi considerada um fármaco para utilização como terapia de apoio para transplante pulmonar, entretanto é tida atualmente como tratamento de escolha para pacientes com hipertensão pulmonar de classe IV da New York Heart Association. Caso seja necessário, inicia-se o tratamento na dose de 2 a 4 ng/kg/min e aumentado gradativamente para 10 a 16 ng/kg/min segundo a tolerabilidade do paciente (Sitbon *et al.*, 2002). É administrada por meio de cateter venoso central conectado a uma bomba de infusão contínua. O tratamento com prostaciclina (epoprostenol) é complexo, desconfortável, caro e não pode ser considerado ideal, apesar de seu benefício terapêutico. Ele é

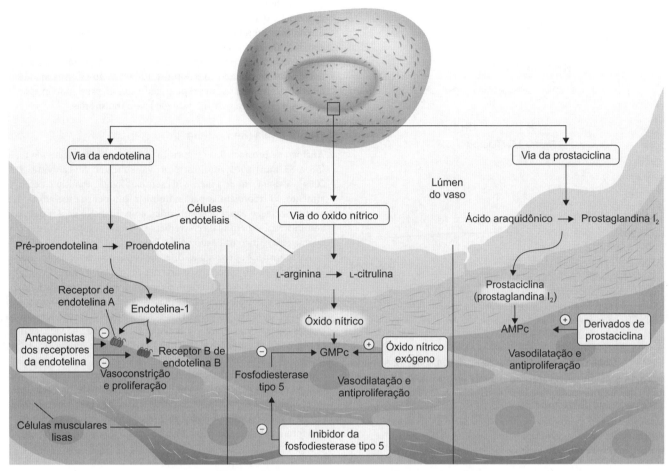

Figura 16.1 Bases farmacológicas da terapia na hipertensão pulmonar.

acompanhado de reações adversas, como cefaleia, ruborização, dor na mandíbula e distúrbios gastrintestinais. A eficácia da administração contínua de prostaciclina foi confirmada em três ensaios clínicos não cegos; a Figura 16.3 mostra o efeito dramático da introdução da prostaciclina em pacientes com hipertensão arterial pulmonar classes III e IV (Barst et al., 1996).

Iloprost (Ventavis®)

Apresenta a mesma cadeia pentanoica que a prostaciclina (Figura 16.4), entretanto degrada lentamente em temperatura ambiente por meio de betaoxidação com meia-vida de 20 a 30 min. O iloprost é um potente agonista do receptor IP, sendo dez vezes mais potente que o trepostinil (Whittle et al., 2012).

O iloprost pode ser administrado por via intravenosa e inalatória, sendo que o efeito vasodilatador pulmonar quando administrado via inalatória dura aproximadamente 45 min, tornando-se necessário, portanto, seis a nove inalações ao dia, cada uma com duração de aproximadamente 30 min. Em um ensaio clínico realizado em pacientes (n = 203) com hipertensão pulmonar classes III e IV, o iloprost (2,5 a 5 µg/inalação, média de 30 µg/dia) foi superior ao placebo no aumento da distância percorrida em 6 min (6 MWD, do inglês *6-minute walk distance*) (Figura 16.5; Olschwski et al., 2002).

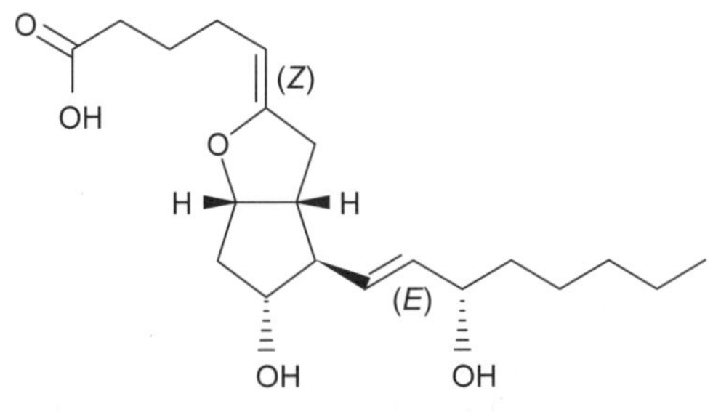

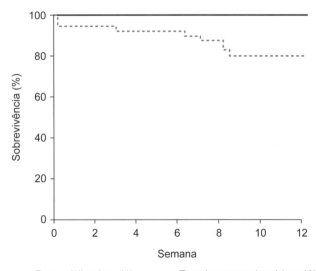

Figura 16.2 Prostaciclina.

Figura 16.3 Curva de sobrevida de Kaplan-Meier comparando tratamento com prostaciclina (n = 41) *versus* terapia convencional (n = 40). p = 0,003 calculado pelo teste *log-rank*.

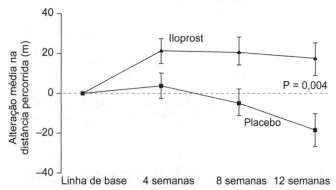

Figura 16.4 Iloprost.

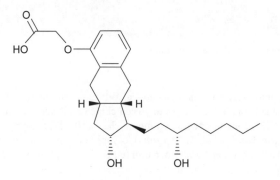

Figura 16.5 Efeito da inalação de iloprost *versus* placebo na média (+EPM) da distância percorrida em 6 min (6 MWD). O valor de p foi calculado pelo teste de Wilcoxon.

O número total de pacientes que apresentaram reações adversas graves não foi diferente em ambos os grupos, e a insuficiência cardíaca direita ocorreu no dobro dos pacientes no grupo placebo comparado com o grupo tratado com iloprost. O número de síncopes foi igual em ambos os grupos, entretanto as síncopes tinham característica mais grave no grupo tratado com iloprost. Ruborização e dor na mandíbula foram mais frequentes no grupo tratado com iloprost, porém essas reações adversas foram de intensidade leve e transitórias.

Treprostinila (Remodulin®)

Análogo da prostaciclina (Figura 16.6) que tem uma meia-vida maior (58 a 83 min) após administração via subcutânea (Laliberte *et al.*, 2004). A vantagem de a meia-vida ser mais longa permitiu o desenvolvimento do treprostinila para administração por via inalatória, com a administração agora de 4 vezes/dia, com intervalo de 4 h para cada administração (bem mais conveniente quando comparado com o esquema terapêutico utilizado com o iloprost).

A Figura 16.7 apresenta as diferenças observadas clinicamente em 73 pacientes com hipertensão arterial pulmonar classes II e III, que mudaram de iloprost inalatório (5 μg por dose) para treprostinila inalatório (6 μg por dose), acompanhados por 12 semanas (Bourge *et al.*, 2013). A Figura 16.7 mostra a redução do tempo empregado pelos pacientes em seu tratamento e a melhora da qualidade de vida, avaliada por meio do questionário CAMPHOR (*Cambridge Pulmonary Hypertension Outcome Review*).

As reações adversas mais frequentes com o treprostinila inalatório foram tosse (74%), cefaleia (44%) e náuseas (30%), de intensidade leve ou moderada, e reações adversas de intensidade grave foram relatadas em 29% dos pacientes. A maior parte das reações adversas sérias (67%) não foram consideradas relacionadas com o uso do fármaco pelos investigadores.

Selexipag (Uptravi®)

Agonista do receptor IP da prostaciclina, embora não apresente estrutura associada a ela (Figura 16.8). O selexipag é hidrolisado após administração oral pela carboxilesterase 1 formando um metabólito também ativo, 37 vezes mais potente que o fármaco inalterado.

A farmacocinética do selexipag após administração oral é linear entre as doses de 800 a 1.800 μg, sendo o $T_{máx}$ para o fármaco inalterado e seu metabólito ativo de 1 a 3 h e 3 a 4 h, respectivamente. Quando administrado com alimentos, há aumento do $T_{máx}$ e redução do $C_{máx}$, entretanto a biodisponibilidade não é alterada por alimentos. Tanto

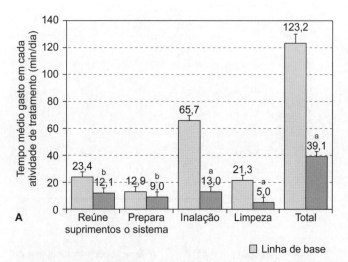

Figura 16.6 Treprostinila.

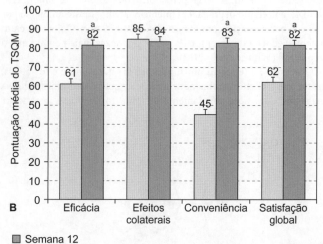

Figura 16.7 A. Tempo médio (+EPM) gasto nas atividades diárias com o tratamento. A linha de base é o tempo gasto pelos pacientes tratados com iloprost (n = 70) e a semana 12 é o tempo gasto com o tratamento com trepostinil (n = 61). a: p < 0,001; b: p < 0,01. **B.** Média (+EMP) do escore do questionário TSQM (do inglês *Treatment Satisfaction Questionnaire for Medicine*). a: p < 0,001.

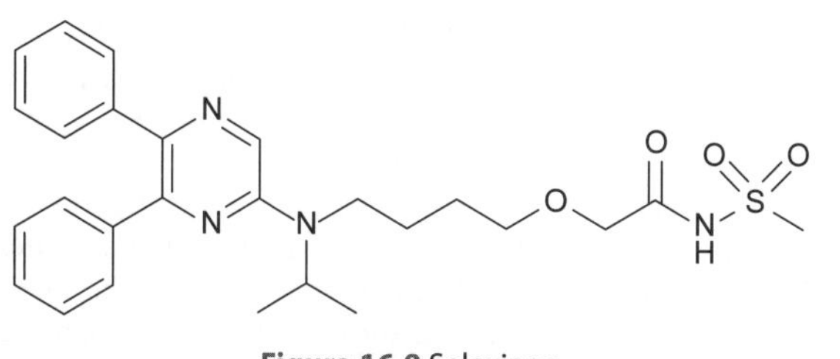

Figura 16.8 Selexipag.

O selexipag quanto seu metabólito ativo apresentam alta ligação às proteínas plasmáticas (99%). O selexipag sofre hidrólise enzimática do seu grupo acilsulfonamídico, formando o metabólito ativo. O metabolismo oxidativo catalizado pelos CIP3A4 e CIP2C8 leva à formação de produtos hidroxilados e dealquilados. A eliminação do selexipag dá-se predominantemente por metabolismo, com uma meia-vida de eliminação entre 0,8 e 2,5 h. A meia-vida de eliminação do metabólito ativo varia entre 6,2 e 13,5 h, tendo-se estimado o *clearance* oral do selexipag em 35 ℓ/h. Em estudo realizado em voluntários sadios com administração do fármaco marcado com radioisótopo, 93% da radioatividade foi recuperada nas fezes.

A eficácia clínica e a tolerabilidade do selexipag foram avaliadas em ensaio clínico fase III, randomizado, duplo-cego, realizado em 1.156 pacientes com diagnóstico de hipertensão arterial pulmonar que não estavam recebendo tratamento ou eram tratados com uma dose fixa de antagonista ET-1, ou inibidor de fosfodiesterase tipo 5 ou ambos (Sitbon *et al.*, 2015). O objetivo primário foi composto, formado por morte por qualquer causa ou complicação da hipertensão arterial pulmonar. Selexipag foi iniciado na dose de 200 μg 2 vezes/dia, sendo aumentado gradativamente 200 μg em ambas as doses diárias, dependendo da tolerabilidade (cefaleia ou dor mandibular). A dose máxima utilizada no estudo foi de 1.600 μg 2 vezes/dia. Conforme mostra a Figura 16.9, o selexipag foi superior ao placebo em relação ao objetivo primário.

As reações adversas mais frequentes associadas à interrupção do tratamento foram cefaleia (3,3%), diarreia (2,3%) e náuseas (1,7%). No total, 41 pacientes (7,1%) do grupo tratado com placebo e 82 pacientes (14,3%) do grupo tratado com selexipag descontinuaram o tratamento precocemente pelas reações adversas. As reações adversas que tiveram incidência superior a 5% quando comparadas com placebo foram cefaleia, diarreia, dor mandibular, náuseas, mialgia, vômitos, dor em extremidades e ruborização.

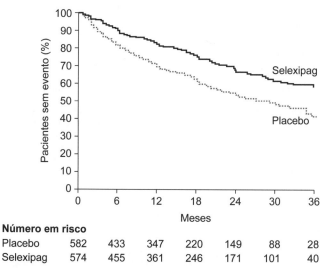

Figura 16.9 Curvas de Kaplan-Meier para o objetivo primário composto (morte por qualquer causa ou complicação relacionada à hipertensão arterial pulmonar) até o final do tratamento com selexipag ou placebo. Houve uma diferença significativa em favor do selexipag (RR 0,60 com IC 99%, 0,46-0,78; p < 0,001 calculado pelo teste *log-rank*).

ANTAGONISTAS DOS RECEPTORES ET-1 DA ENDOTELINA

As endotelinas 1, 2 e 3 são peptídios vasoativos produzidos principalmente por células endoteliais, mas também por células musculares lisas, fibroblastos e macrófagos. A ET-1 é conhecida por ser um fármaco vasoconstritor potente e de efeito prolongado (Yanagisawa *et al.*, 1988), mas também atua como mitógeno, fator angiogênico, mediador de fibrose e inflamação e tem papel patogênico em várias doenças cardiovasculares (Thorin e Clozel, 2010). As respostas da ET-1 são mediadas por dois receptores homólogos acoplados à proteína G, os receptores ET_A e ET_B, os quais ativam a via modulada pela proteína Gq levando à ativação da fosfolipase C beta e da proteinoquinase C (PKC) e ao aumento da concentração intracelular de cálcio (Bouallegue *et al.*, 2007). Os receptores ET_A são expressos nas células musculares lisas dos vasos pulmonares, enquanto os receptores ET_B o são tanto nas células endoteliais quanto nas células musculares lisas. Na vasculatura pulmonar normal, os receptores ET_B são predominantemente expressos nas células endoteliais (Hirata *et al.*, 1993), local em que causam vasodilatação por meio da liberação de prostaciclina e NO (De Nucci *et al.*, 1988). Em tecido pulmonar de pacientes sofrendo de hipertensão arterial pulmonar, as concentrações de ET-1 estão elevadas.

A ET-1 é um potente vasoconstritor pulmonar, estando com expressão aumentada em pacientes com hipertensão pulmonar (Giaid *et al.*, 1993). Os receptores de endotelina ET_A e ET_B são estimulados pela endotelina, causando vasoconstrição e remodelação da vasculatura da artéria pulmonar. Os antagonistas de receptores de endotelina podem ser não seletivos, de modo a bloquear ambos os receptores ET_A e ET_B, como a bosentana e a macitentana, ou seletivos para um determinado receptor, como a ambrisentana, seletiva para o receptor ET_A. Os receptores ET_A são primariamente expressos em células da musculatura lisa de artérias pulmonares, vias respiratórias, fibroblastos e cardiomiócitos. Os receptores ET_B são expressos predominantemente nas células endoteliais da vasculatura pulmonar com menor expressão nas células da musculatura lisa da artéria pulmonar e de fibroblastos perivasculares. Um possível benefício do bloqueio seletivo dos receptores ET_A seria permitir vasodilatação por meio da estimulação dos receptores ET_B. O envolvimento da ET-1 na fisiopatologia da hipertensão arterial pulmonar é apoiado por vários ensaios clínicos com distintos antagonistas de receptores de endotelina (bosentana, ambrisentana e macitentana), conforme será visto adiante.

Bosentana (Tracleer™)

Derivado pirimidínico (Figura 16.10) que atua como antagonista competitivo dos receptores ET_A e ET_B da ET-1, apresentando maior afinidade discreta pelos receptores ET_A. Foi o primeiro antagonista de receptor de endotelina aprovado para uso clínico.

A biodisponibilidade absoluta da bosentana após administração oral é de aproximadamente 50%, não sendo afetada por alimentos. Ele é altamente ligado às proteínas plasmáticas (98%) com volume de distribuição de 18 ℓ. Bosentana gera três metabólitos, sendo que um deles é farmacologicamente ativo e representa 10 a 20% da atividade

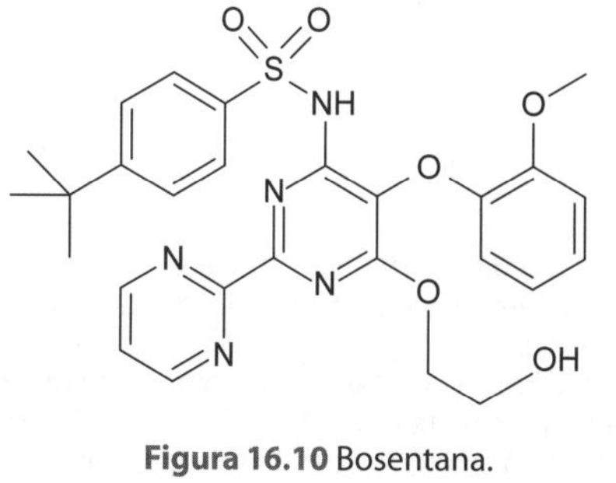

Figura 16.10 Bosentana.

do fármaco inalterado. O *clearance* sistêmico após administração intravenosa é de 4 ℓ/h, sendo reduzido após múltiplas doses, devido à capacidade da bosentana de induzir o seu próprio metabolismo por meio do CIP2C9 e do CIP3A4. A bosentana é eliminado essencialmente pela via hepatobiliar, e apenas 3% da dose administrada via oral (VO) é recuperada na urina. A meia-vida de eliminação da bosentana é de 5 h. Não há necessidade de ajuste de dose em pacientes com insuficiência renal grave.

A eficácia da bosentana foi avaliada em ensaio clínico duplo-cego, controlado com placebo em 213 pacientes com diagnóstico de hipertensão arterial pulmonar (primária ou associada a doenças de tecido conjuntivo). Pacientes foram tratados com placebo (n = 69) ou com bosentana 125 mg/dia durante 4 semanas (n = 144) seguido de 125 mg 2 vezes/dia (n = 74) ou 250 mg 2 vezes/dia (n = 70). O objetivo primário consistia na alteração na capacidade de exercício físico (Rubin *et al.*, 2002). Conforme ilustrado na Figura 16.11, a bosentana aumentou a capacidade de exercício físico quando comparada com o placebo, avaliada pela distância caminhada (em metros) em intervalos de 6 min.

Outro efeito terapêutico é exemplificado na Figura 16.12 na proporção de pacientes sem piora clínica após 7 meses de tratamento. Em ambos os exemplos, não houve diferença estatística significativa entre os dois grupos tratados com bosentana.

Com exceção de alterações das enzimas hepáticas, mais frequentes no grupo medicado com bosentana 250 mg 2 vezes/dia, as demais reações adversas foram similares em ambos os grupos.

A bosentana está indicada no tratamento da hipertensão arterial pulmonar com sintomas clínicos de classe III ou IV, para melhorar a capacidade de realizar exercício físico e aumentar o tempo sem piora clínica. A dose recomendada é de 62,5 mg VO 2 vezes/dia durante 4 semanas seguido de 125 mg 2 vezes/dia. Não há evidência, conforme visto anteriormente, que doses maiores causem amplo benefício ao paciente. A bosentana costuma ser bem tolerada, entretanto seu uso em pacientes com doença hepática concomitante deve se dar com cautela, devido à sua capacidade de induzir aumento de enzimas hepáticas, principalmente aminotransferases.

Ambrisentana (Letairis®)

Derivado do ácido difenil-propanoico (Figura 16.13) que tem efeito antagonista com alta afinidade pelo receptor ET_A da ET-1 (4.000 vezes mais potente do que para o receptor ET_B), ou seja, é um inibidor mais seletivo para os receptores ET_A (Greene *et al.*, 2006).

A ambrisentana apresenta farmacocinética linear entre as doses de 1 a 100 mg e o $T_{máx}$ é de 2 h após administração oral. Sua biodisponibilidade absoluta após administração oral não é conhecida, entretanto não sofre ação de alimentos. A ambrisentana é substrato para a glicoproteína-P e é altamente ligado às proteínas plasmáticas (99%). Sua principal via de metabolismo é a glucoronização e a secundária, a hidroxilação (Barst, 2007), sendo que a maior parte da dose marcada com radioisótopo é recuperada nas fezes na forma de conjugado glicurônico. A meia-vida da ambrisentana em pacientes com hipertensão arterial pulmonar é de aproximadamente 15 h, o que justifica o esquema posológico de administração 1 vez/dia (Oudiz *et al.*, 2006).

A eficácia da ambrisentana foi avaliada em dois ensaios clínicos concomitantes (ARIES-1 e ARIES-2), randomizados, duplos-cegos, multicêntricos, controlados com placebo em 202 e 192 pacientes, respectivamente (Galiè *et al.*, 2008). No ensaio clínico ARIES-1, a ambrisentana foi administrada nas doses de 5 ou 10 mg/dia, enquanto no ensaio clínico ARIES-2, foi administrada nas doses de 2,5 ou 5 mg/dia. O objetivo primário consistia na alteração na capacidade de exercício físico (distância caminhada no período de 6 min) e os pacientes foram acompanhados pelo período de 12 semanas. Conforme ilustrado na Figura 16.14, ambrisentana melhora a capacidade de exercício físico.

A ambrisentana foi bem tolerada; a maioria das reações adversas teve intensidade média ou moderada. Edema periférico, cefaleia e congestão nasal foram mais frequentes em pacientes tratados com ambrisentana quando comparada com placebo. Os valores médios de ALT, AST, bilirrubinas e fosfatase alcalina não aumentaram em relação aos valores pré-tratamento no grupo da ambrisentana. A ambrisentana é indicada no tratamento da hipertensão arterial pulmonar para melhora da capacidade de exercício físico e retardo da piora do quadro clínico, sendo a dose inicial recomendada de 5 mg/dia, que, depois de 4 semanas de uso, pode ser aumentada para 10 mg/dia.

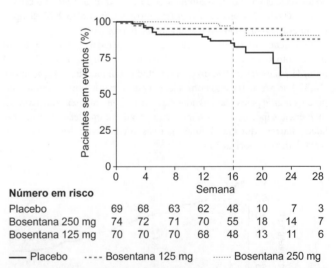

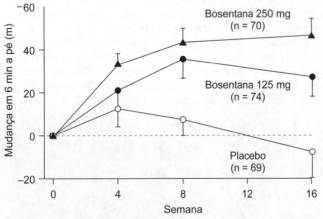

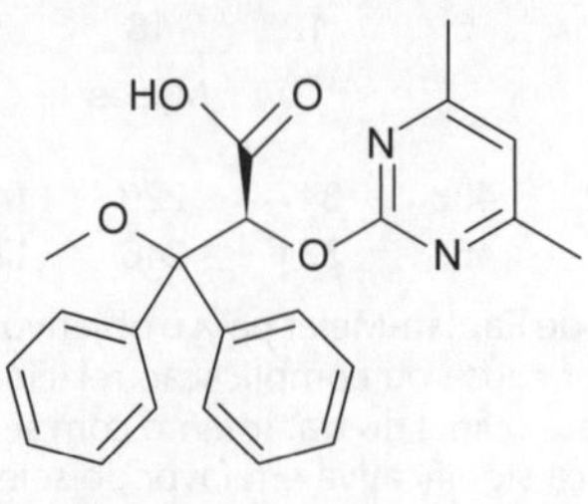

Figura 16.11 Eficácia da bosentana: o fármaco aumentou a capacidade de exercício físico (avaliada pela distância caminhada em metros) em comparação com o placebo. p < 0,01 para comparação de bosentana 125 mg *versus* placebo e p < 0,001 para comparação de bosentana 250 mg *versus* placebo pelo teste U de Mann-Whitney. Não houve diferença significativa entre os grupos tratados com bosentana (p = 0,18).

Número em risco

Placebo	69	68	63	62	48	10	7	3
Bosentana 250 mg	74	72	71	70	55	18	14	7
Bosentana 125 mg	70	70	70	68	48	13	11	6

— Placebo ---- Bosentana 125 mg ······· Bosentana 250 mg

Figura 16.12 Curvas de Kaplan-Meier para proporção de pacientes sem piora clínica depois de 7 meses de tratamento com bosentana (125 mg ou 250 mg) ou placebo. p < 0,05 para comparação entre os grupos tratados com bosentana *versus* placebo, avaliados nas semanas 16 e 28 pelo teste *log-rank*. Não houve diferença significativa entre os grupos tratados com bosentana (p = 0,87).

Figura 16.13 Ambrisentana.

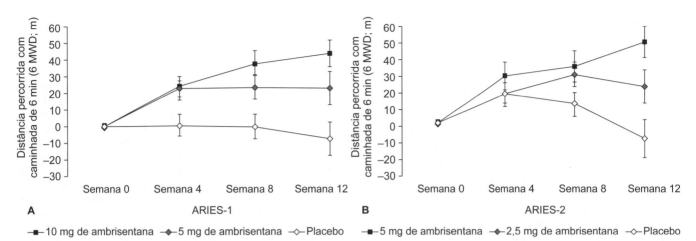

Figura 16.14 Média (+EPM) da alteração da distância percorrida em 6 min na semana 12 após tratamento com ambrisentana ou placebo. **A.** Ensaio clínico ARIES-1 (n = 201): p = 0,008 para 5 mg de ambrisentana *versus* placebo; p < 0,001 para 10 mg de ambrisentana *versus* placebo. **B.** Ensaio clínico ARIES-1 (n = 192): p = 0,022 para 2,5 mg de ambrinsentana *versus* placebo; p < 0,001 para 5 mg de ambrisentana *versus* placebo.

Macitentana (Opsumit®)

Também um derivado pirimidínico (Figura 16.15) que atua como antagonista dos receptores ET_A e ET_B da ET-1, a macitentana é bem mais lipofílica (40 e 2.000 vezes) quando comparada com bosentana e ambrisentana, respectivamente; em modelos pré-clínicos, a ocupação dos receptores é muito mais prolongada (Gatfield *et al.*, 2012).

A farmacocinética da macitentana é linear entre as doses de 1 a 30 mg, e sua absorção é lenta ($T_{máx}$ de aproximadamente 8 h) devido à sua alta lipossolubilidade (Patel e McKeage, 2014). A macitentana é altamente ligada às proteínas plasmáticas (> 99%) e seu volume aparente de distribuição é de 50 ℓ. É primariamente oxidada pelos CIP3A4 e também pelo CIP2C19, formando um metabólito ativo, ACT-132577. Em estado de equilíbrio em pacientes com hipertensão arterial pulmonar, a exposição (ASC) do ACT-132577 é três vezes maior que a do fármaco inalterado, contribuindo em 40% de sua atividade farmacológica. A meia-vida de eliminação da macitentana e de seu metabólito ativo ACT-132577 é de 16 h e 48 h, respectivamente. Após a administração do fármaco marcado com radioisótopo, 50% da dose foi eliminada na urina, mas não na forma de macitentana ou de ACT-132577, e aproximadamente 24% nas fezes (Bruderer *et al.*, 2012). Não há necessidade de ajuste de dose em pacientes com insuficiência renal grave ou insuficiência hepática grave (Sidharta *et al.*, 2014). A biodisponibilidade da macitentana não é alterada quando administrado com alimentos.

A eficácia da macitentana nas doses diárias de 3 e 10 mg foi avaliada em pacientes com hipertensão arterial pulmonar em ensaio clínico randomizado (SERAPHIN), multicêntrico, controlado com placebo (Metha *et al.*, 2017). O objetivo primário composto foi tempo para o primeiro evento mórbido (piora do quadro clínico, início de tratamento com prostanoide intravenoso ou subcutâneo, transplante pulmonar ou septostomia atrial). Como mostra a Figura 16.16, o tratamento com macitentana (3 ou 10 mg) foi significativamente superior do que com placebo.

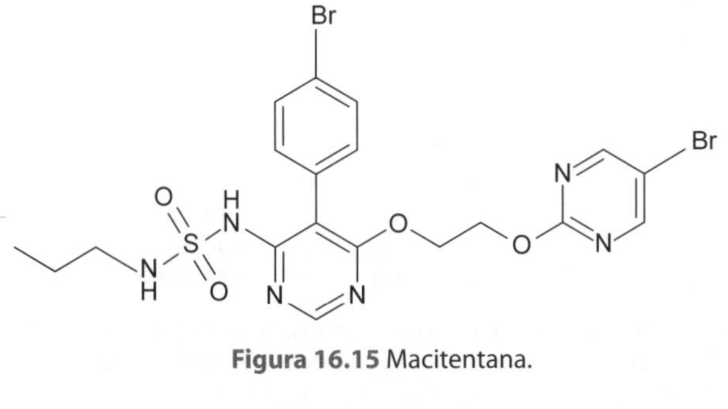

A macitentana é indicada para o tratamento da hipertensão arterial pulmonar (classe I) com o objetivo de retardar a progressão da doença. A dose recomendada é de 10 mg/dia. As reações adversas mais frequentes (com incidência superior a 3% em comparação com o grupo placebo) são anemia, nasofaringite, bronquite, cefaleia, sintomas de gripe e infecção urinária.

FÁRMACOS QUE AUMENTAM A MEIA-VIDA DO GMP CÍCLICO

A administração de NO por via inalatória causa uma vasodilatação seletiva na circulação pulmonar, reduzindo de maneira aguda a pressão na artéria pulmonar e a resistência vascular pulmonar. O NO regula o tônus da musculatura lisa vascular e aumenta o fluxo sanguíneo nas regiões do pulmão que apresentam boa razão ventilação/perfusão, ou seja, causa vasodilatação em áreas mais bem ventiladas (Frostell *et al.*, 1993). Após inalação, o NO é absorvido sistemicamente, e a maior parte se combina com 60 a 100% de hemoglobina saturada com oxigênio, sendo oxidado a nitrito, o qual interage com a oxi-hemoglobina, levando à formação de nitrato e meta-hemoglobina. A produção de meta-hemoglobina é potencialmente tóxica, entretanto nas doses

Figura 16.15 Macitentana.

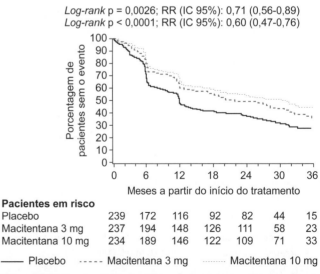

Figura 16.16 Curvas de Kaplan-Meier de tempo para deterioração do quadro clínico, avaliado pelo questionário SF-36 (do inglês *Short Form Health Survey*).

< 100 ppm os níveis de meta-hemoglobina são insignificantes tanto em pacientes adultos quanto em pediátricos. Contudo, em pacientes tratados com 80 ppm, mas expostos por período superior a 18 h, a presença de meta-hemoglobinemia foi detectada, o que mostra a importância do tempo de exposição (Weinberger *et al.*, 2001).

Conforme visto anteriormente, a via do NO-guanilato ciclase solúvel-guanosina monofosfato cíclica (GMPc) está envolvida na fisiopatologia da hipertensão arterial pulmonar. O GMPc é um segundo mensageiro fundamental que controla a vasodilatação e a proliferação celular na parede vascular para manter o tônus vascular pulmonar. O NO é produzido na célula endotelial e envolve vários fatores, como a dimetil-arginina assimétrica e a tetra-hidrobiopterina. O NO é um gás e se difunde para as células musculares lisas, onde ativa a enzima intracelular guanilato ciclase solúvel, a qual catalisa a transformação da guanosina-5'-trifosfato em GMPc. A via primária da síntese de NO é a oxidação do grupo amino da L-arginina, catalisada pelas sintases de NO. Redução da síntese de NO e subsequentemente de GMPc aumenta, portanto, a pressão na circulação pulmonar. A enzima guanilato ciclase solúvel (sGC) é encontrada no citoplasma das células e é ativada pelo NO, diferentemente da enzima guanilato ciclase particulada, que é encontrada ligada às membranas celulares e ativada pelos hormônios natriuréticos por meio dos receptores GC-A e GC-B.

Os efeitos do GMPc sobre a musculatura lisa vascular dos pulmões são limitados por sua degradação enzimática por meio das fosfodiesterases tipo 5. Há no momento dois inibidores de fosfodiesterase tipo 5 aprovados para tratamento da hipertensão arterial pulmonar: a sildenafila e a tadalafila. Ao inibirem a degradação do GMPc, esses inibidores causam vasodilatação no leito pulmonar.

Sildenafila (Revatio™)

A revisão sistemática da Figura 16.17 demonstra a eficácia e a segurança da sildenafila administrada VO na dose de 20 mg 3 vezes/dia durante 4 semanas, seguida de 40 mg 3 vezes/dia durante 4 semanas, seguida de 80 mg 3 vezes/dia durante 8 semanas, comparada com placebo, em pacientes com hipertensão arterial pulmonar (Wang *et al.*, 2014). A sildenafila melhora a capacidade de atividade física e reduz a velocidade da progressão da doença. A dose recomendada para adultos é de 20 mg 3 vezes/dia (não foi detectado aumento de eficácia com o aumento da dose). A sildenafila, assim como qualquer outro inibidor de fosfodiesterase tipo 5, é contraindicado formalmente a pacientes que estejam utilizando nitratos devido ao risco de hipotensão grave. Quando comparada com placebo, a sildenafila causou melhora na distância percorrida com caminhada de 6 min (6 MWD) e redução da pressão arterial pulmonar (Galie *et al.*, 2005). É interessante ressaltar que a administração da sildenafila em pacientes tratados com bosentana não resultou em melhora da capacidade física.

As reações adversas que tiveram incidência superior a 3% quando comparado ao placebo foram epistaxe, cefaleia, dispepsia, ruborização, insônia, eritemia, dispneia e rinite. A sildenafila é indicada no tratamento da hipertensão arterial pulmonar em pacientes de classe I para melhorar a capacidade aeróbica e retardar a piora clínica com a evolução da doença.

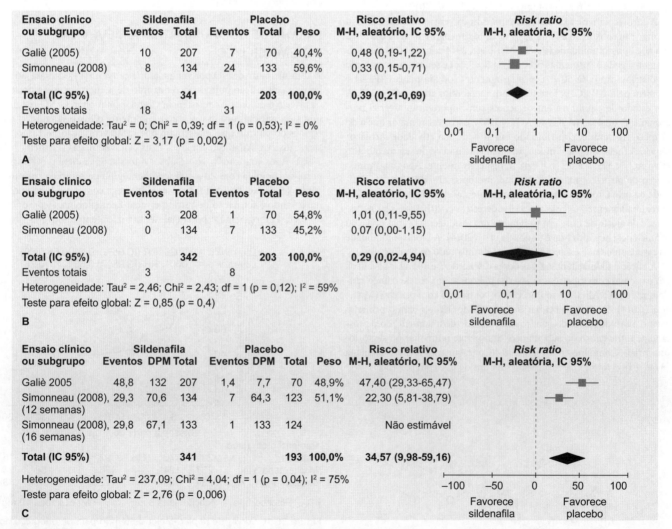

Figura 16.17 *Forest plot* mostrando a eficácia e da segurança da sildenafila. **A.** Incidência de agravamento clínico da sildenafila *versus* placebo. **B.** Mortalidade por todas as causas de sildenafila *versus* placebo. **C.** Alteração média desde o início em 6 min a pé (6 MWD) para sildenafila *versus* placebo.

Tadalafila (Adcirca®)

Realizou-se ensaio clínico randomizado, duplo-cego, controlado com placebo, conduzido em 405 pacientes com diagnóstico de hipertensão arterial pulmonar que foram tratados com tadalafila (2,5, 10, 20 e 40 mg) ou placebo pelo período de 16 semanas. Conforme mostra a Figura 16.18, a dose de 40 mg causou aumento de 33 m na distância percorrida em 6 min, o que já era aparente após 8 semanas de tratamento e foi mantido até o final deste.

A reação adversa mais comum ao tratamento com tadalafila foi cefaleia. A tadalafila em monoterapia está indicado para pacientes com hipertensão arterial classes I a III da NYHA, sendo a dose recomendada de 40 mg 1 vez/dia, administrada em jejum ou com alimentos. Entretanto, conforme demonstrado adiante, a associação de tadalafila com o inibidor de ET-1, ambrisentana, apresenta melhor eficácia com boa tolerabilidade.

Em um ensaio clínico duplo-cego realizado com 500 pacientes com diagnóstico de hipertensão arterial pulmonar classe II ou III não tratados previamente, os indivíduos foram randomizados para receber 10 mg de ambrisentana e 40 mg de tadalafila (grupo de terapia combinada, n = 253), 10 mg de ambrisentana e placebo (grupo monoterapia de ambrisentana, n = 126) e 40 mg de tadalafila e placebo (grupo monoterapia de tadalafila, n = 121). O objetivo primário consistia no tempo para detectar insucesso terapêutico, definido como, hospitalização por piora da hipertensão arterial pulmonar, progressão da doença ou resposta clínica insatisfatória no longo prazo (Galiè et al., 2015). Conforme a Figura 16.19, a terapia de combinação foi superior às monoterapias. Em relação às reações adversas, edema periférico, cefaleia, congestão nasal e anemia foram mais comuns no grupo de terapia combinada quando comparado com os grupos de monoterapia. Tontura foi mais frequente no grupo de terapia combinada do que no grupo de monoterapia com a tadalafila, enquanto síncope foi mais frequente no grupo de monoterapia com tadalafila em comparação com os demais grupos. A incidência de hipotensão arterial foi similar nos três grupos (Figura 16.19).

FÁRMACOS QUE ESTIMULAM A GUANILATO CICLASE SOLÚVEL

A enzima sGC é um heterodímero formado por um grupo heme que apresenta várias isoformas compostas de duas subunidades homólogas: alfa e beta. A isoforma mais comum é a proteína alfa1beta1. As isoformas da sGC são importantes em diferentes processos fisiológicos. A isoforma alfa1beta1 tem um papel importante na vasodilatação, sendo responsável pela vasodilatação induzida pelo NO (Vermeersch et al., 2007). O sítio catalítico da sGC fica entre os terminais C das duas subunidades; ligação do NO a sGC leva a alterações estruturais da hélice alfa-F, a qual ativa o domínio catalítico do terminal C (Baskaran et al., 2011). Ao ligar-se a sGC, o NO aumenta a síntese de GMPc em aproximadamente duas ordens de magnitude. Os alvos do GMPc são canais iônicos, fosfodiesterases e quinases dependentes de GMPc, que participam em várias funções fisiológicas, como vasodilatação, adesão plaquetária e neurotransmissão (Warner et al., 1994). Estimuladores e ativadores da sGC atuam na enzima em dois estados redox distintos: o estado reduzido (ferroso), no qual a enzima é sensível ao NO, e o estado oxidado (férrico), em que a enzima não é sensível ao NO (Stasch et al., 2015), como mostra a Figura 16.20.

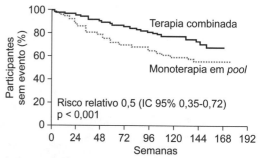

A

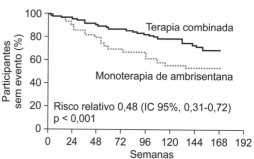

B

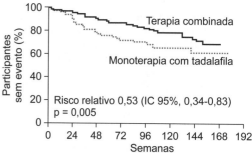

C

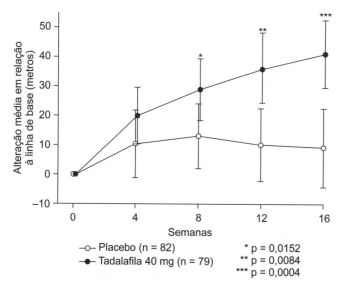

Figura 16.18 Eficácia do tratamento de hipertensão arterial pulmonar com tadalafila *versus* placebo.

Figura 16.19 Curvas de Kaplan-Meier de probabilidade para o primeiro evento de falha terapêutica, definido como morte, hospitalização por piora da hipertensão pulmonar, progressão da doença ou resposta terapêutica insatisfatória. **A.** Terapia combinada *versus* monoterapia em *pool*. **B.** Terapia combinada *versus* monoterapia com ambrisentana. **C.** Terapia combinada *versus* monoterapia com tadafila.

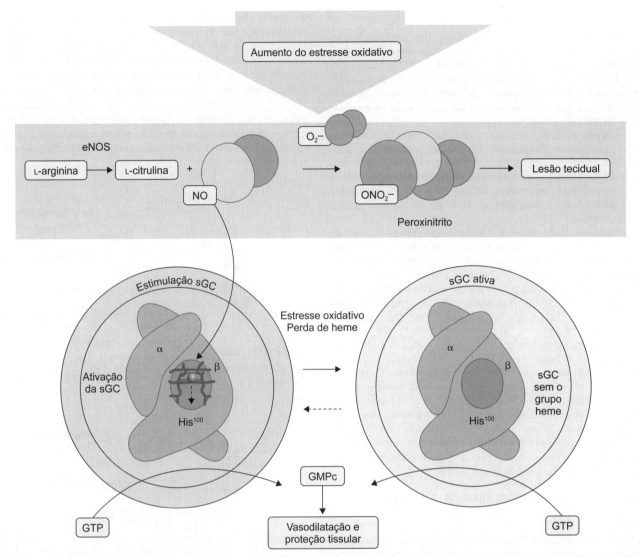

Figura 16.20 Estimuladores e ativadores da sGC que atuam na enzima em dois estados redox distintos: estado reduzido (ferroso), sensível ao NO, e estado oxidado (férrico), não sensível ao NO. Os estimuladores da sGC estabilizam o complexo nitrosil-heme da forma reduzida (à esquerda) e apresentam potente sinergismo com o NO. Os ativadores da sGC ligam no sítio não ocupado pelo grupo heme (à direita) ou deslocam o grupo heme prostético da sGC e protegem-na de degradação proteosomal. eNOS: óxido nítrico sintase.

Riociguat (Adempas®)

É um carbamato pirimidínico (Figura 16.21) que atua como estimulador da enzima sCG, que apresenta dois modos de ação: sensibiliza a enzima sGC ao estímulo do NO endógeno ao estabilizar a ligação NO-sGC e estimula a própria sGC a partir de um sítio diferente do sítio do NO, de maneira independente do NO.

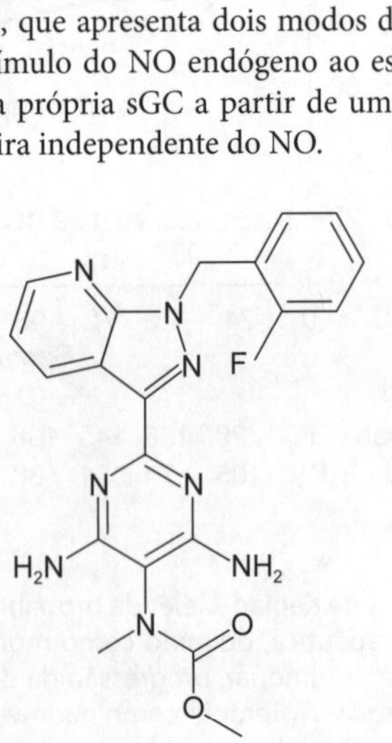

A farmacocinética do riociguat é proporcional entre as doses de 0,5 a 2,5 mg, sendo sua biodisponibilidade absoluta após administração oral de 94%, com $T_{máx}$ de 1,5 h. A biodisponibilidade não é afetada quando o riociguat é administrado com alimentos. A ligação às proteínas plasmáticas é de 95% e o volume aparente de distribuição no estado de equilíbrio é de 30 ℓ. Riociguat é metabolizado por CIP1A1, CIP3A, CIP2C8 e CIP2J2. O CIP1A1 é o responsável pela formação do principal metabólito ativo (M1), que tem aproximadamente 50% da concentração plasmática do riociguat. Após administração oral do fármaco marcado com radioisótopo, aproximadamente 40 e 53% da radioatividade total foi encontrada em urina e fezes, respectivamente, na forma de metabólitos. O *clearance* sistêmico do riociguat em pacientes com hipertensão arterial pulmonar é de 1,8 ℓ/h, enquanto em voluntários sadios é de 3,4 ℓ/h, sendo a meia-vida de eliminação de 12 h e 7 h, respectivamente.

A eficácia do riociguat foi avaliada em ensaio clínico fase III, duplo-cego, controlado com placebo, em 443 pacientes com hipertensão arterial pulmonar sintomática (Ghofrani *et al.*, 2013). O riociguat foi administrado nas doses de 1,5 mg 3 vezes/dia ou 2,5 mg 3 vezes/dia, sendo o primeiro grupo incluído apenas para estudos exploratórios. O objetivo primário consistiu na alteração na capacidade aeróbica para executar o exercício físico. Riociguat causou melhora significativa da capacidade aeróbica em relação ao placebo (Figura 16.22).

Figura 16.21 Riociguat.

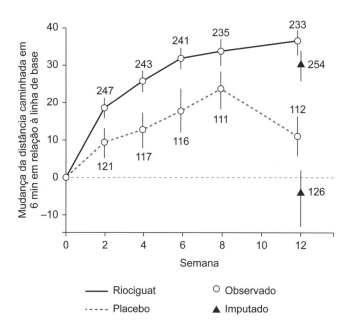

Figura 16.22 Média (+EPM) da alteração da distância caminhada em 6 min em relação à linha de base durante tratamento por 12 semanas com riociguat (2,5 mg 3 vezes/dia) *versus* placebo. A diferença foi de 36 m na semana 12 (IC 95% 20-52, p < 0,001).

As reações adversas mais sérias foram síncope (1% no grupo tratado com 2,5 mg 3 vezes/dia e 4% no grupo placebo), piora da hipertensão pulmonar (< 1% no grupo tratado com 2,5 mg 3 vezes/dia e 2% no grupo placebo), dor torácica e insuficiência do ventrículo direito (1% em ambos os grupos).

Riociguat é indicado no tratamento de hipertensão arterial pulmonar para melhora da capacidade aeróbica. A dose inicial recomendada é de 1 mg 3 vezes/dia; para pacientes que não toleram o efeito hipotensivo do riociguat, recomenda-se dose inicial de 0,5 mg 3 vezes/dia. O aumento da dose deve ser feito de 0,5 mg a cada 2 semanas, até o máximo de 2,5 mg 3 vezes/dia. As reações adversas mais comuns são cefaleia, dispepsia/gastrite, tontura, náuseas, diarreia, hipotensão arterial, vômito, anemia, refluxo gastresofágico e constipação intestinal.

REFERÊNCIAS BIBLIOGRÁFICAS

Barst RJ, Rubin LJ, Long WA, McGoon MD, Rich S, Badesch DB, et al. A comparison of continuous intravenous epoprostenol (prostacyclin) with conventional therapy for primary pulmonary hypertension. N Engl J Med. 1996;334:296-301.

Barst RJ. A review of pulmonary arterial hypertension: role of ambrisentan. Vasc Health Risk Manag. 2007;3:11-22.

Baskaran P, Heckler EJ, van den Akker F, Beuve A. Identification of residues in the heme domain of soluble guanylyl cyclase that are important for basal and stimulated catalytic activity. PLoS One. 2011;6:e26976.

Bouallegue A, Daou GB, Srivastava AK. Endothelin-1-induced signaling pathways in vascular smooth muscle cells. Curr Vasc Pharmacol. 2007;5:45-52.

Bourge RC, Tapson VF, Safdar Z, Benza RL, Channick RN, Rosenzweig EB, et al. Rapid transition from inhaled iloprost to inhaled treprostinil in patients with pulmonary artery hypertension. Cardiovasc Ther. 2013;31:38-44.

Bruderer S, Hopfgartner G, Seiberling M, Wank J, Sidharta PN, Treiber A, et al. Absorption, distribution, metabolism, and excretion of macitentan, a dual endothelin receptor antagonist, in humans. Xenobiotica. 2012;42:901-10.

Clapp LH, Gurung R. The mechanistic basis of prostacycin and its stable analogues in pulmonary arterial hypertension: role of membrane versus nuclear receptors. Prostaglandins Other Lipid Mediat. 2015;120:56-71.

De Nucci G, Thomas R, D'Orleans-Juste P, Antunes E, Walder C, Warner TD, et al. Pressor effects of circulating endothelin are limited by its removal in the pulmonary circulation and by the release of prostacyclin and endothelium-derived relaxing factor. Proc Natl Acad Sci U S A. 1988;85:9797-800.

Fishman AP. Pulmonary hypertension – beyond vasodilator therapy. N Engl J Med. 1998;338:321-2.

Frostell CG, Blomqvist H, Hedenstierna G, Lundberg J, Zapol WM. Inhaled nitric oxide selectively reverses human hypoxic pulmonary vasoconstriction without causing systemic vasodilation. Anesthesiology. 1993;78:427-35.

Galiè N, Barberà JA, Frost AE, Ghofrani HA, Hoeper MM, McLaughlin VV, et al. Initial use of ambrisentan plus tadalafil in pulmonary artery hypertension. N Engl J Med. 2015;373:834-44.

Galiè N, Ghofrani HA, Torbicki A, Barst RJ, Rubin LJ, Badesch D, et al. Sildenafil citrate therapy for pulmonary arterial hypertension. N Engl J Med. 2005;353:2148-57.

Galiè N, Olschewski H, Oudiz RJ, Torres F, Frost A, Ghofrani HA, et al. Ambrisentan for the treatment of pulmonary arterial hypertension: results of the ambrisentan in pulmonary arterial hypertension, randomized, double-blind, placebo-controlled, multicenter, efficacy (ARIES) study 1 and 2. Circulation. 2008;117:3010-9.

Gatfield J, Mueller Grandjean C, Sasse T, Clozel M, Nayler O. Slow receptor dissociation kinetics differentiate macitentan from other endothelin receptor antagonists in pulmonary arterial smooth muscle cells. PLoS One. 2012;7:e47662.

Ghofrani HA, Galiè N, Grimminger F, Grünig E, Humbert M, Jing ZC, et al. Riociguat for the treatment of pulmonary arterial hypertension. N Engl J Med. 2013;369:330-40.

Giaid A, Yanagisawa M, Langleben D, Michel RP, Levy R, Shennib H, et al. Expression of endothelin-1 in the lungs of patients with pulmonary hypertension. N Engl J Med. 1993;328:1732-9.

Greene S, Nunley K, Weber S, et al. ETA vs ETB receptor selectivity of endothelin-1 receptor antagonists in huyman myocardiocal membranes. J Am Coll Cardiol. 2006;47:307A.

Hirata Y, Emori T, Eguchi S. Endothelin receptor subtype B mediates synthesis of nitric oxide by cultured bovine endothelial cells. J Clin Invest. 1993;91:1367-73.

Hoshikawa Y, Voelkel NF, Gesell TL, Moore MD, Morris KG, Alger LA, et al. Prostacyclin receptor-dependent modulation of pulmonary vascular remodeling. Am J Respir Crit Care Med. 2001;164:314-8.

Jones DK, Higenbottam TW, Wallwork J. Treatment of primary pulmonary hypertension intravenous epoprostenol (prostacyclin). Br Heart J. 1987;57:270-8.

Kawabe J, Ushikubi F, Hasebe N. Prostacyclin in vascular diseases – recent insights and future perspectives. Circ J. 2010;74:836-43.

Laliberte K, Anerson C, Jeffs R, Hunt T, Wade M. Pharmacokinetics and steady-state bioequivalence of treprostinil sodium (Remodulin) administered by the intravenous and subcutaneous route to normal volunteers. J Cardiovasc Pharmacol. 2004;44:209-14.

Mehta S, Sastry BKS, Rouza R, Torbicki A, Ghofrani HA, Channick RN, et al. Macitentan improves health-related quality of life for patients with pulmonary arterial hypertension: results from the randomized controlled SERAPHIN trial. Chest. 2017;151:106-18.

Montani D, Günther S, Dorfmüller P, Perros F, Girerd B, Garcia G, et al. Pulmonary arterial hypertension. Orphanet J Rare Dis. 2013;8:97. doi: 10.1186/1750-1172-8-97.

Narumiya S, Sugimoto Y, Ushikubi F. Prostanoid receptors: structure, properties, and functions. Physiol Rev. 1999;79:1193-226.

Olschewski H, Simonneau G, Galiè N, Higenbottam T, Naeije R, Rubin LJ et al. Inhaled iloprost for severe pulmonary hypertension. N Engl J Med. 2002;347(5):322-9.

Oudiz R, Torres F, Frost A et al. ARIES-1: a placebo-controlled efficacy and safety study of ambrisentan in patients with pulmonary arterial hypertension. Chest. 2006;130:121S.

Patel T, McKeage K. Macitentan: first global approval. Drugs. 2014;74:127-33.

Reeves JT, Groves BM, Turkevich D. The case for treatment of selected patients with primary pulmonary hypertension. Am Rev Respir Dis. 1986;134:342-6.

Rubin LJ, Badesch DB, Barst RJ, Galie N, Black CM, Keogh A, et al. Bosentan therapy for pulmonary arterial hypertension. N Engl J Med. 2002;346:896-903.

Rubin LJ, Groves BM, Reeves JT, Frosolono M, Handel F, Cato AE. Prostacyclin-induced acute pulmonary vasodilation in primary pulmonary hypertension. Circulation. 1982;66:334-8.

Sidharta PN, Lindegger N, Ulč I, Dingemanse J. Pharmacokinetics of the novel dual endothelin receptor antagonist macitentan in subjects with hepatic or renal impairment. J Clin Pharmacol. 2014;54:291-300.

Sitbon O, Channick R, Chin KM, Frey A, Gaine S, Galiè N et al. Selexipag for the treatment of pulmonary arterial hypertension. N Engl J Med. 2015;373(26):2522-33.

Sitbon O, Humbert M, Nunes H, Parent F, Garcia G, Hervé P, et al. Long-term intravenous epoprostenol infusion in primary pulmonary hypertension: prognostic factors and survival. J Am Coll Cardiol. 2002;40:780-8.

Stasch JP, Schlossmann J, Hocher B. Renal effects of soluble guanyate cyclase stimulators and activators: a review of the preclinical evidence. Curr Opin Pharmacol. 2015;21:95-104.

Thorin E, Clozel M. The cardiovascular physiology and pharmacology of endothelin-1. Adv Pharmacol. 2010;60:1-26.

Vermeersch P, Buys E, Pokreisz P, Marsboom G, Ichinose F, Sips P, et al. Soluble guanylate cyclase-alpha1 deficiency selectively inhibits the pulmonary vasodilator response to nitric oxide and increases the pulmonary vascular remodeling response to chronic hypoxia. Circulation. 2007;116:936-43.

Wang RC, Jiang FM, Zheng QL, Li CT, Peng XY, He CY, et al. Efficacy and safety of sildenafil treatment in pulmonary artery hypertension: a systematic review. Respir Med. 2014;108:531-7.

Warner TD, Mitchell JA, Sheng H, Murad F. Effects of cyclic GMP on smooth muscle relaxation. Adv Pharmacol. 1994;26:171-94.

Weinberger B, Laskin DL, Heck DE, Laskin JD. The toxicology of inhaled nitric oxide. Toxicol Sci. 2001;59:5-16.

Whittle BJ, Moncada S. Antithrombotic assessment and clinical potential of prostacyclin analogues. In: Ellis GP, West GB, editors. Progress in medical chemistry. North Holland: Elsevier Science Publishers; 1984. p. 237-79.

Whittle BJ, Silverstein AM, Mottola DM, Clapp LH. Binding and activity of the prostacyclin receptor (IP) agonists, treprostinil and iloprost, at human prostanoid receptors: treprostinil is a potent DP1 and EP2 agonist. Biochem Pharmacol. 2012;84:68-75.

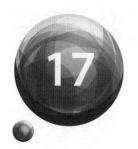

Pneumonia

INTRODUÇÃO

Pneumonia é definida como uma infecção aguda do parênquima pulmonar acompanhada de sintomas de uma doença aguda. Tipicamente o diagnóstico é feito com a identificação pelo raios X de um infiltrado pulmonar em combinação com sintomas clínicos e achados laboratoriais compatíveis. Apesar da introdução de antibióticos, as infecções do trato respiratório inferior constituem a terceira causa de morte no mundo, responsável por 6,6% dos óbitos (Polverino e Marti, 2011). Nos EUA é a principal causa de hospitalização e mortalidade em pacientes idosos e imunodeprimidos (Mattila et al., 2014).

A classificação mais comum das pneumonias é baseada na origem da infecção, uma vez que implica diferentes etiologia, prognóstico e tratamento. As pneumonias podem ser classificadas como típicas, como a pneumonia causada por *Streptococcus pneumoniae*, ou atípicas, como a causada por *Mycoplasma pneumoniae*. A imagem radiológica pode ajudar no diagnóstico diferencial; pneumonias típicas costumam ser no lobo médio ou inferior direito, enquanto pneumonias atípicas podem ocorrer em outra localização, embora geralmente seja difícil diferenciar uma da outra. Outro fator importante para a terapia é a origem da pneumonia, que pode ser classificada em:

- Pneumonia comunitária em adultos
- Pneumonia comunitária em crianças
- Pneumonia associada à hospitalização
- Pneumonia associada à ventilação mecânica (PAVM)
- Pneumonia associada às clínicas de idosos.

PRINCÍPIOS DA ANTIBIOTICOTERAPIA NAS PNEUMONIAS

O primeiro passo é a escolha do antibiótico apropriado, visto que sua utilização inapropriada está relacionada com aumento de mortalidade por bacteriemia, peritonite e PAVM (Davey e Marwick, 2008). Apesar de a escolha ser aparentemente simples, não é, pois o tratamento inicial na maioria das vezes é empírico, visto que os resultados completos de cultura e antibiograma demoram em média 48 a 72 h. A Figura 17.1 mostra a importância da escolha certa do antibiótico (Luna et al., 1997). Nesse estudo retrospectivo, 65 pacientes com PAVM e com cultura positiva no lavado broncoalveolar foram tratados previamente com antibióticos. Os pacientes que foram tratados previamente com antibiótico apropriado ao lavado broncoalveolar tiveram mortalidade significativamente menor em comparação aos pacientes tratados com antibiótico inapropriado.

Iniciar o tratamento com antibióticos somente após o resultado dos exames microbiológicos permite que o antibiótico correto seja escolhido, entretanto, aumenta o risco de mortalidade devido ao retardo do tratamento. Conforme mostrado na Figura 17.2, não há mais diferença significativa de mortalidade entre escolha de antibiótico apropriado ou inapropriado.

PNEUMONIA COMUNITÁRIA EM ADULTOS

É definida como infecção alveolar contraída em ambiente não associado a tratamento de saúde (hospitais, clínicas) ou desenvolvida nas primeiras 48 h de hospitalização. É uma causa importante de morbidade e mortalidade, tantos em países industrializados como naqueles em desenvolvimento. Antes da introdução de antibióticos, o *Streptococcus pneumoniae* era responsável por 95% dos casos de pneumonia (Heffron, 1939). Embora ainda seja a causa mais frequente de pneumonia comunitária, sua frequência como maior responsável tem caído, e atualmente se estima que seja agente em aproximadamente 10 a 15% dos casos nos EUA (Musher e Thorner, 2014). Fatores que contribuíram para esse declínio foram o acesso à vacinação com conjugado pneumococo em crianças (Griffin et al., 2013) e a redução do tabagismo (Nuorti et al., 2000). A Tabela 17.1 apresenta as causas mais comuns, menos comuns e incomuns de pneumonia comunitária que acabam levando à hospitalização do paciente.

Os pacientes com doença pulmonar obstrutiva crônica apresentam risco maior de pneumonia comunitária causada por *Haemophilus influenzae* e *Moraxella catarrhalis* (Mandell et al., 2007); caso o paciente esteja utilizando glicocorticoides, o patógeno pode ser bactérias Gram-negativas como *Pseudomonas aeruginosa* (Falguera et al., 2009).

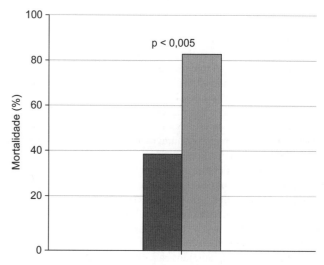

Figura 17.1 Impacto da terapia inicial em 65 pacientes com cultura positiva no lavado broncoalveolar. Os pacientes que receberam terapia inicial com antibiótico apropriado tiveram mortalidade significativamente menor em comparação com aqueles que receberam antibioticoterapia inadequada ou não receberam antibióticos.

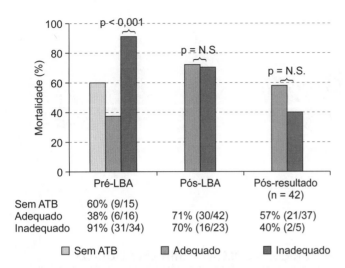

Figura 17.2 Taxas de mortalidade avaliadas em relação à adequação da antibioticoterapia em três momentos diferentes (pré-LBA, pós-LBA e pós-resultado). As diferenças estatísticas entre terapia adequada e inadequada estão presentes apenas no período pré-LBA, quando a mortalidade foi menor nos pacientes que receberam terapia adequada. ATB: antibiótico; LBA: lavado broncoalveolar.

O diagnóstico da pneumonia comunitária é feito a partir de imagem radiológica identificando infiltrado pulmonar recente em pacientes com febre, tosse produtiva, dispneia, sinais de consolidação pulmonar e leucocitose. Pacientes idosos, frequentemente, não apresentam tosse produtiva ou leucocitose, 30% dos quais não costumam apresentar febre (Metlay *et al.*, 1997). Uma vez que o diagnóstico de pneumonia comunitária tenha sido efetuado, o tratamento deve ser iniciado o mais rápido possível, já que há uma associação significativa entre o tempo de início da antibioticoterapia e mortalidade (Lee *et al.*, 2016; Figura 17.3).

Os pacientes que apresentam quadros leves de pneumonia comunitária sem comorbidades significativas podem ser tratados ambulatorialmente. Os pacientes que apresentam quadro moderado ou grave têm grande risco de desenvolver complicações, e portanto é recomendado hospitalização dos mesmos. Pneumonia comunitária grave é a causa infecciosa mais frequente de admissão em unidade de terapia intensiva e tem grande impacto nos custos do sistema de saúde (O'Brien *et al.*, 2015). O tratamento da pneumonia comunitária em adultos é empírico e deve também levar em conta a gravidade da infecção e o estado geral do paciente. Pacientes em bom estado geral com infecção com característica leve ou moderada possivelmente devem resolver a pneumonia sem nenhuma terapia farmacológica. Não há na literatura ensaios clínicos comparando placebo com antibioticoterapia em pacientes com pneumonia considerada leve ou moderada, dado que a condução desse tipo de estudo envolve certo debate ético (Murphy, 2008). Entretanto é opinião do autor deste livro que esses ensaios clínicos deveriam ser conduzidos.

Três classes de antibióticos são consideradas como de primeira linha para o tratamento da pneumonia comunitária no adulto: betalactâmicos, macrolídios (azitromicina, claritromicina e eritromicina) e fluoroquinolonas respiratórias (moxifloxacino, gemifloxacino e levofloxacino). Boa parte dos ensaios clínicos realizados em pacientes adultos com pneumonia comunitária tem como característica populacional pacientes hospitalizados com diagnóstico desse tipo de pneumonia confirmado por imagem radiológica.

Ensaio clínico aberto, multicêntrico, randomizado, com desenho de não inferioridade, realizado em pacientes adultos imunocompetentes (n = 580) com diagnóstico de pneumonia comunitária de moderada intensidade comparou a associação de antibióticos betalactâmico + macrolídio com tratamento com betalactâmico em monoterapia (Garin *et al.*, 2014). Caso fosse identificado o patógeno *Legionella pneumophila* era associado o macrolídio no braço monoterápico. A Figura 17.4 ilustra a proporção de pacientes que não atingiram estabilidade clínica após 1 semana de tratamento.

Não houve diferença significativa entre os dois tratamentos em relação à mortalidade, admissão à unidade de terapia intensiva, complicações, duração do período de hospitalização e reincidência de pneumonia. Houve maior número de readmissões nos primeiros 30 dias no grupo tratado com monoterapia quando comparado com o grupo tratado com a associação (7,9 *versus* 3,1%; p = 0,01). Um paciente no grupo tratado em monoterapia e 2 pacientes no grupo tratado com a associação tiveram hepatite aguda sem falência hepática e um paciente no grupo tratado com a associação teve nefrite intersticial aguda que necessitou de hemodiálise.

Comparação entre a associação de antibióticos betalactâmico + macrolídio com tratamento com betalactâmico foi avaliada por meio de revisão sistemática e metanálise (Nie *et al.*, 2014). Foram incluídos 16 ensaios clínicos com 42.942 pacientes. A combinação betalactâmico + macrolídio foi associada com menor taxa de mortalidade (OR 0,67, com IC 95% de 0,61 a 0,73; p < 0,001; Figura 17.5).

É importante ressaltar que essa metanálise foi feita com estudos observacionais, e não ensaios clínicos randomizados; assim sendo, ocorre um aumento do viés na interpretação dos dados. Pacientes com suspeita de terem uma pneumonia atípica são geralmente mais jovens e costumam apresentar pneumonia menos grave do que pacientes com pneumonia pneumocócica. Os médicos tendem a prescrever macrolídios para pacientes mais jovens ou com quadro pneumônico menos grave, portanto esse tipo de viés pode comprometer a interpretação dos dados. Outro aspecto importante levantado pelos autores é que o *funnel plot* foi claramente assimétrico, indicando possível viés de publicação.

Ensaio clínico comparou o tratamento com antibiótico betalactâmico em monoterapia com associação betalactâmico + macrolídio ou fluoroquinolona em monoterapia utilizando modelo randomizado-agrupado (*cluster*), tendo como objetivo primário mortalidade em 90 dias (Postma *et al.*, 2015). Pacientes adultos com suspeita de pneumonia comunitária foram hospitalizados (não em unidade de terapia intensiva) e tratados com betalactâmico em monoterapia (n = 656), associação betalactâmico + macrolídio (n = 739) ou fluoroquinolona em monoterapia (n = 888). A média de idade dos pacientes era 70 anos. A mortalidade de 90 dias foi de 9% (59 pacientes), 11,1% (82 pacientes) e 8,8% (78 pacientes) respectivamente para os grupos tratados com betalactâmico em monoterapia; associação betalactâmico + macrolídio e fluoroquinolona em monoterapia. É opinião do autor deste livro que não há no momento evidência clara de que a associação betalactâmico + macrolídio seja superior à monoterapia com betalactâmico.

Outro ponto a ser considerado na antibioticoterapia da pneumonia comunitária do adulto é por quanto tempo o antibiótico deve ser administrado. Ensaio clínico randomizado, duplo-cego, controlado com

Tabela 17.1 Causas infecciosas de síndrome compatíveis com pneumonia adquirida na comunidade (PAC) levando à internação hospitalar.

Causas comuns	Causas menos comuns	Causas incomuns
Streptococcus pneumoniae, *Haemophilus influenzae*, *Staphylococcus aureus*, vírus influenza, outros vírus respiratórios	*Pseudomonas aeruginosa* ou outros bastonetes, Gram-negativos, *Pneumocystis jirovecii*, *Moraxella catarrhalis*, flora oral microaerofílica e anaeróbica mista	*Mycobacterium tuberculosis*, micobactérias não tuberculosas, espécies *Nocardia* spp., espécies de *Legionella* spp., *Mycoplasma pneumoniae*, *Chlamydophila pneumoniae*, *Chlamydophila psittaci*, *Coxiella burnetii*, *Histoplasma capsulatum*, espécies de coccidioides, *Blastomyces dermatitidis*, espécies de *Cryptococcus* e *Aspergillus* spp.

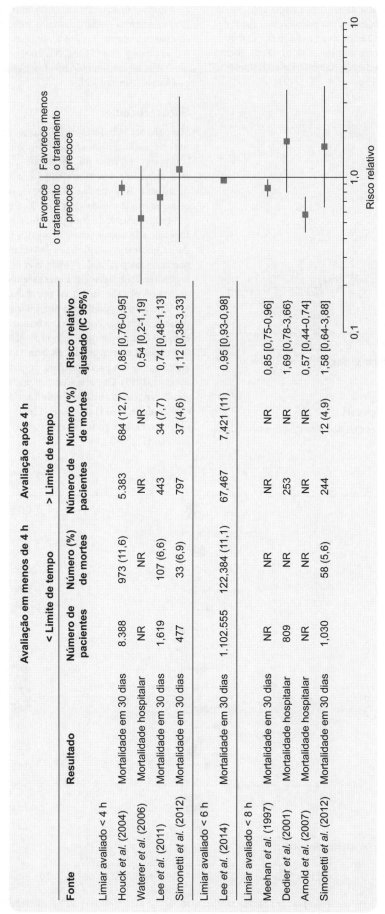

Figura 17.3 Ensaios clínicos que avaliaram o início da antibioticoterapia em relação à mortalidade de pacientes hospitalizados com pneumonia comunitária. NR: não reportado.

placebo e com desenho de não inferioridade comparou a interrupção do tratamento com antibiótico betalactâmico amoxicilina após 3 dias, ou após 8 dias em pacientes hospitalizados por pneumonia comunitária de intensidade leve ou moderada e que tiveram melhora terapêutica após 3 dias de tratamento (el Moussaoui *et al.*, 2006). O tratamento com 3 dias de amoxicilina foi considerado não inferior ao tratamento com duração de 1 semana (Figura 17.6).

Essa observação não é somente restrita à pneumonia comunitária em adultos. Ensaio clínico multicêntrico, duplo-cego e realizado em 2.000 pacientes pediátricos com pneumonia comunitária não grave comparou tratamento com antibiótico betalactâmico amoxicilina por 3 dias e por 5 dias (MASCOT, 2002). O tratamento com amoxicilina por 3 dias foi considerado não inferior ao tratamento com amoxicilina por 5 dias (Figura 17.7).

Glicocorticoides

São potentes inibidores da inflamação. Eles inibem a expressão de genes que codificam citocinas pró-inflamatórias. Tratamento com doses baixas da substância inibem a transcrição de citocinas pró-inflamatórias, reduzindo a resposta citocínica e podendo acelerar a resolução da inflamação pulmonar e sistêmica nas fases iniciais da pneumonia comunitária (Monton *et al.*, 1999). Ensaio clínico randomizado, duplo-cego, controlado com placebo, realizado em pacientes com idade superior a 18 anos e com diagnóstico de pneumonia comunitária avaliou a eficácia e a segurança de dexametasona (5 mg, 1 vez/dia) em pacientes hospitalizados (Meijvis *et al.*, 2011). Os pacientes (n = 304) foram randomizados para receberem dexametasona (5 mg/dia IV; n = 151) ou placebo (n = 153) por 4 dias. O objetivo primário era permanência no hospital até a alta ou morte. A permanência média dos pacientes tratados com dexametasona foi de 6,5 dias em comparação com 7,5 dias do grupo placebo (p = 0,048; Figura 17.8).

Ensaio clínico avaliou a eficácia e a segurança de baixa dose de glicocorticoide em pacientes com pneumonia comunitária grave (Tagami *et al.*, 2015). Os pacientes com pneumonia comunitária grave e que receberam catecolaminas foram randomizados para receberem glicocorticoide (n = 631) ou placebo (n = 1.893). Os glicocorticoides causaram redução significativa da mortalidade quando comparados com placebo (Figura 17.9).

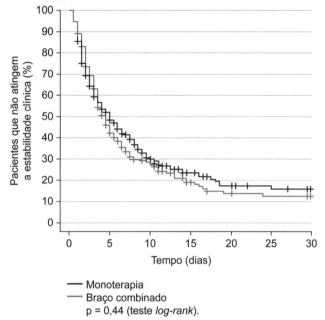

Figura 17.4 Proporções de pacientes que não alcançaram estabilidade clínica.

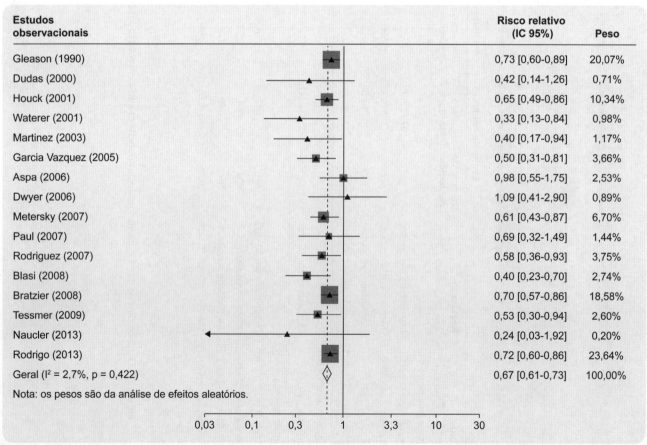

Figura 17.5 *Forest plot* mostrando o efeito da terapia com betalactâmico associado a macrolídio *versus* betalactâmico em monoterapia na redução da mortalidade. A linha vertical indica o ponto em que não há diferença entre as duas terapias. Os quadrados indicam os riscos relativos, o diamante mostra o risco relativo agrupado e as linhas verticais representam o IC 95%.

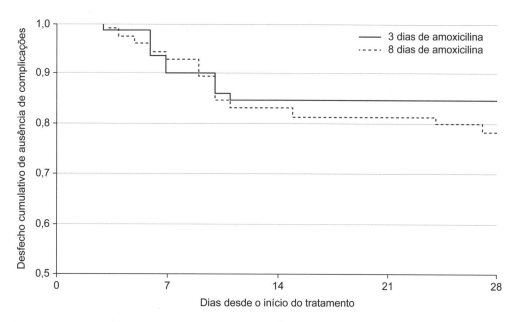

Figura 17.6 Proporção de pacientes considerados sucesso clínico em análise ITT. Dia 3 = dia da randomização.

O efeito benéfico do glicocorticoide em pneumonia comunitária grave foi confirmado por meio de metanálise envolvendo dez ensaios clínicos randomizados com 729 pacientes (Wu et al., 2018). O uso de glicocorticoides foi associado com redução da mortalidade hospitalar (RR: 0,49 com IC 95% de 0,29 a 0,85) e redução da permanência no hospital (diferença média em dias de –4,21 com IC 95% de –6,61 a –1,81).

PNEUMONIA COMUNITÁRIA EM CRIANÇAS

A pneumonia comunitária pediátrica em pacientes com idade menor que 5 anos tem incidência anual entre 34 e 40 casos por 1.000 na Europa e na América do Norte, mais alta que em qualquer outra época da vida, com possível exceção em pacientes com idade superior a 75 a 80 anos (Murphy et al., 1981). De todas as mortes pediátricas antes do quinto ano de vida, a pneumonia foi a causa mais importante, sendo responsável por 14,9% dos casos (Liu et al., 2015). Em países em desenvolvimento, a pneumonia comunitária pediátrica tem maior incidência e costuma ser de intensidade mais grave, tornando-se a principal causa de morte nessa população (Baqui et al., 1998). Estima-se que a pneumonia comunitária pediátrica tenha sido responsável por 1,1 milhão de mortes em crianças com idade inferior a 5 anos, a maioria das quais ocorreu nos dois primeiros anos de vida (Walker et al., 2013). Em 2010, houve 120 milhões de episódios de pneumonia (14 milhões dos quais progrediram para pneumonia de intensidade grave) em crianças menores de 5 anos. A morbidade e a mortalidade são desproporcionalmente distribuídas com alta prevalência em países em desenvolvimento localizados no Sudeste Asiático e África. A incidência e a mortalidade da pneumonia comunitária em crianças são significativamente maiores em países em desenvolvimento do que em países desenvolvidos (Principi e Esposito, 2010). Estima-se que ocorram 151 milhões de casos novos em crianças abaixo de 5 anos de idade em países em desenvolvimento, levando a uma incidência de 0,29 episódio por criança/ano com mortalidade variando de 1,3 a 2,6%, ou seja, superior a 2 milhões/ano (Chisti et al., 2009). Em países desenvolvidos, para a mesma faixa etária, o número de novos episódios é de 4 milhões (incidência de 0,05 episódio por criança/ano) e o risco de mortalidade é extremamente baixo em crianças até então saudáveis, sendo importante apenas nas portadoras de doença crônica grave (Rudan et al., 2008).

Apesar do avanço dos métodos diagnósticos, a identificação do agente etiológico em pneumonia comunitária pediátrica é difícil. Os patógenos responsáveis são identificados em 54 a 81% dos casos (Elemraid et al., 2013). Conforme mencionado anteriormente, a epidemiologia das pneumonias comunitárias vem se modificando nas últimas décadas devido à introdução das vacinas de conjugado pneumocócico e do *Haemophilus influenzae* tipo B. Em países industrializados, 83% das pneumonias comunitárias pediátricas são causadas por vírus, dos quais o metapneumovírus e o bocavírus humano vêm sendo detectados em número crescente de casos (Edwards et al., 2013). A Tabela 17.2 ilustra a variabilidade da etiologia das pneumonias comunitárias pediátricas de acordo com a idade (Gupta et al., 2018).

Na maior parte das vezes não é possível identificar o agente etiológico da pneumonia na prática clínica. Infecções concomitantes por bactérias e vírus são bastante comuns e não podem ser diferenciadas de infecções por um único patógeno. Assim sendo, a antibioticoterapia é prescrita para todas as crianças com suspeita ou com diagnóstico de pneumonia comunitária, particularmente se os sintomas e sinais clínicos indicarem que se trata de uma pneumonia grave; entretanto, há diferenças entre os esquemas terapêuticos utilizados em países em desenvolvimento e em países desenvolvidos. É importante ressaltar que em países em desenvolvimento, outras infecções pulmonares são comuns, por exemplo tuberculose, e isso deve ser considerado no tratamento dos casos complicados.

A antibioticoterapia é baseada na provável bactéria que seja a causa da pneumonia, na idade do paciente e no seu estado clínico. O *Streptococcus pneumoniae* é o patógeno mais comum em crianças após a introdução da vacina para *Haemophilus influenzae* tipo B (Lodha et al., 2013). A segunda bactéria mais comum é o *Haemophilus influenzae* não tipável, seguida por *Moraxella catarrhalis* e *Staphylococcus aureus*. Entretanto, como ocorre na pneumonia comunitária em adultos, o tratamento é empírico, baseado em estudos epidemiológicos locais. A maior parte dos consensos recomenda o tratamento inicial com ampicilina ou penicilina G para crianças hospitalizadas, imunizadas e com idade superior a 3 meses com evidência epidemiológica local que indique limitada proporção de cepas de *Streptococcus pneumoniae* resistentes à penicilina (Bradley et al., 2011). O uso de cefalosporinas de terceira geração é reservado para pacientes que não foram completamente vacinados, apresentam um quadro grave de pneumonia (com empiema, p. ex.) e cujos dados epidemiológicos locais indicam alta prevalência de resistência à penicilina. Outra estratégia adequada é a amoxicilina como primeira opção, sendo reservada sua associação

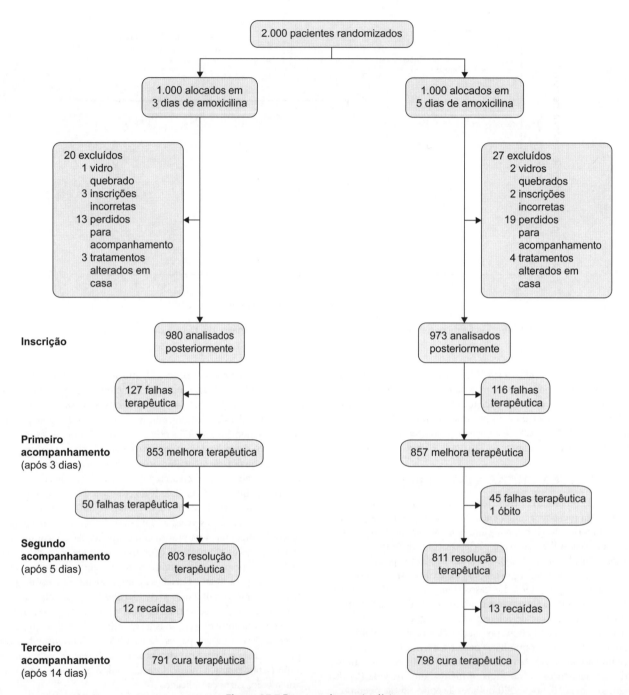

Figura 17.7 Estrutura do ensaio clínico.

Tabela 17.2 Etiologia das pneumonias comunitárias pediátricas de acordo com a faixa etária.			
Faixa etária	Comum	Menos comum	Raro
1 a 3 meses	*Streptococcus pneumoniae* *Chlamydia pneumoniae* Vírus respiratórios Enterovírus	*Streptococcus* grupo A *Streptococcus* grupo B *Haemophilus influenzae*	Vírus varicela-zóster
4 meses a 5 anos	*Streptococcus pneumoniae* Vírus respiratórios	*Mycoplasma pneumoniae* *Streptococcus* grupo A *Haemophilus influenzae* *Staphylococcus aureus*	*Moraxella*
≥ 5 anos	*Streptococcus pneumoniae* *Mycoplasma pneumoniae* Vírus respiratórios	*Staphylococcus aureus* *Chlamydia pneumoniae*	*Streptococcus* grupo A
Imunocomprometido (todas as idades)	Tal como acontece com respectivas faixas etárias, acrescido de fungos		

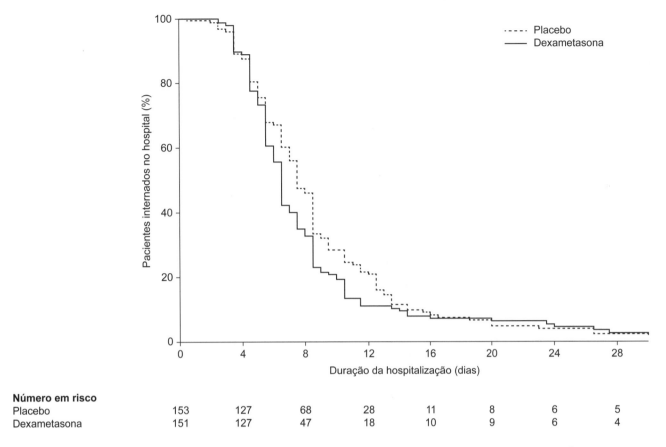

Figura 17.8 Curvas de Kaplan-Meier mostrando o efeito de dexametasona *versus* placebo no tempo de internação em todos os pacientes.

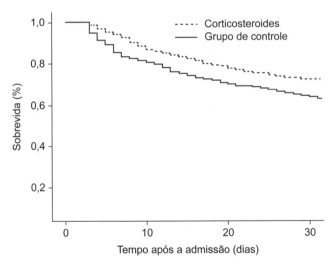

Figura 17.9 Curvas de Kaplan-Meier mostrando sobrevida em pacientes com escore de gravidade semelhante e em choque séptico, tratados com baixa dose de corticosteroide ou não. Nos pacientes em choque séptico tratados com catecolaminas, houve uma diferença significativa de sobrevida no grupo tratado com corticosteroide (p = 0,008).

com ácido clavulânico, cefuroxima e cefotaxima como segunda opção e ceftriaxona como terceira opção (Harris *et al.*, 2011).

Para crianças com pneumonia comunitária de intensidade leve ou moderada, o tratamento pode ser ambulatorial. Crianças em idade pré-escolar em geral apresentam pneumonia comunitária causada por vírus, portanto na maior parte das vezes não é necessária a prescrição de antibióticos. Os antibióticos mais utilizados em tratamento ambulatorial são amoxicilina e a associação sulfametoxazol/trimetoprima, sendo a amoxicilina recomendada como primeira opção pela Organização Mundial da Saúde (WHO, 2018).

A associação de antibiótico betalactâmico com macrolídio é utilizada de forma empírica no tratamento de pneumonia comunitária pediátrica em crianças hospitalizadas, principalmente quando há suspeita de infecção por *Mycoplasma pneumoniae* e *Chlamydophila pneumoniae* (Bradley *et al.*, 2011). Ensaio clínico realizado em 1.418 crianças com idade média de 27 meses com quadro de pneumonia comunitária que necessitou de hospitalização comparou a eficácia de uso do antibiótico betalactâmico em monoterapia (n = 1.019) com antibiótico betalactâmico associado a macrolídio (n = 391). Não houve diferença significativa entre os tratamentos (Figura 17.10).

Apesar de os antibióticos macrolídios serem comumente prescritos no tratamento de pneumonia comunitária pediátrica, sua real eficácia é desconhecida. O *Mycoplasma pneumoniae* é considerado patógeno comum, responsável por infecções em trato respiratório de crianças, entretanto um ensaio clínico realizado em crianças assintomáticas (n = 405) e crianças com sintomas respiratórios (n = 321) com idade entre 3 meses e 16 anos identificou a presença de *Mycoplasma pneumoniae* em 21,2% das crianças assintomáticas e 16,2% das crianças com sintomas respiratórios, o que mostra que a presença dessa bactéria é bastante comum em crianças assintomáticas (Spuesens *et al.*, 2013). Aproximadamente 50% das cepas de *Streptococcus pneumoniae* são resistentes a macrolídios nos EUA, dos quais menos de 10% são resistentes às penicilinas (Pfaller *et al.*, 2016). Em alguns países asiáticos, a resistência do *Streptococcus pneumoniae* aos macrolídios chega a mais de 90%, indicando que possivelmente seu uso no tratamento da pneumonia comunitária pediátrica seja um placebo disfarçado (Blyth e Gerber, 2017).

Um ensaio clínico comparou a eficácia de penicilina procaína intramuscular (IM) com cefuroxima intravenosa (IV) em pacientes

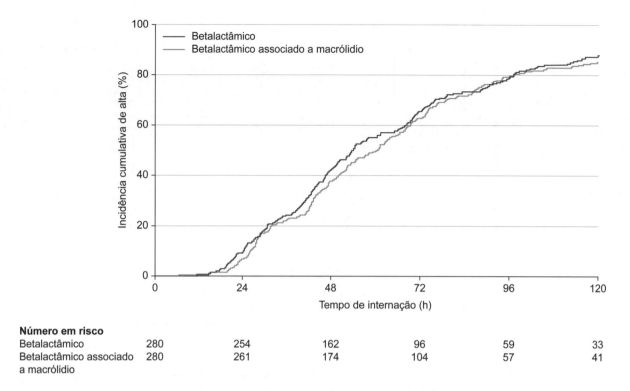

Figura 17.10 Incidência cumulativa de alta hospitalar de acordo com o tratamento com antibióticos.

pediátricos com infecção do trato respiratório inferior (Vuori-Holopainen *et al.*, 2000). Os pacientes (n = 154) tinham idade entre 3 meses e 15 anos. O tratamento teve duração entre 4 e 7 dias. Não houve diferença significativa entre o betalactâmico e a cefalosporina de segunda geração em relação à eficácia e à segurança.

Outro ensaio clínico comparou a eficácia e a segurança da cefalosporina de terceira geração cefpodoxima proxetila com o betalactâmico amoxicilina associado ao ácido clavulânico, em 348 pacientes pediátricos com diagnóstico de infecção do trato respiratório inferior (Klein, 1995). A dose de cefpodoxima proxetila utilizada (n = 234) foi de 5 a 12 mg/kg/dia, e a de amoxicilina (n = 114) foi de 25 a 35 mg/kg/dia associada a 6 a 13 mg/kg/dia de ácido clavulânico. O tratamento foi de 10 dias para ambos os grupos. Os pacientes tinham idade entre 3 meses e 11,5 anos. No final do tratamento, 95,2% dos pacientes tratados com cefpodoxima proxetila tiveram resposta clínica satisfatória, comparados com 96,7% do grupo tratado com amoxicilina/ácido clavulânico.

PNEUMONIA ASSOCIADA À HOSPITALIZAÇÃO

É uma das causas mais comuns de infecções nosocomiais, com incidência entre 5 e 20 casos por 1.000 hospitalizações, e uma das causas principais de mortalidade, morbidade e alto custo para o sistema de saúde. Pneumonias associadas às clínicas são aquelas contraídas por contato em clínicas para pacientes, tipo clínicas para idosos, centros de reabilitação etc. Em ensaio multicêntrico verificou-se que a mortalidade de pacientes com pneumonias associadas à hospitalização é similar àquela de pacientes com pneumonias associadas às clínicas (19,8 *versus* 18,8%). A pneumonia associada à hospitalização é definida como pneumonia que se desenvolve após no mínimo 48 h de hospitalização, diferente da PAVM, a qual se inicia 48 a 72 h após a intubação endotraqueal. Muitos pacientes com pneumonia associada à hospitalização não necessitam de ventilação mecânica. A pneumonia associada às clínicas foi reconhecida para distinguir pneumonias comunitárias de pneumonias associadas à hospitalização, visto que ela se comporta de maneira semelhante a esta última.

Os pacientes que apresentam alto risco de desenvolver pneumonia associada à hospitalização são idosos, pacientes imunodeprimidos ou malnutridos, pacientes com depressão do nível de consciência, pacientes com insuficiência renal crônica ou múltiplas comorbidades ou pacientes que foram submetidos a cirurgias. O aumento da permanência no hospital também está ligado ao maior risco de desenvolver pneumonia associada à hospitalização.

A etiologia da pneumonia associada à hospitalização e da pneumonia associada às clínicas varia de acordo com a área geográfica e fatores de risco. A pneumonia associada à hospitalização envolve infecção por um único patógeno, como membro da *Enterobacteriaceae* (*Klebsiella* spp., *Enterobacter* spp. e *Serratia* spp.), *Staphylococcus aureus* (incluindo o *Staphylococcus aureaus* resistente à meticilina), *Pseudomonas aeruginosa* ou *Acinetobacter baumannii* (Montravers *et al.*, 2016). Em geral, as pneumonias associadas às clínicas são causadas por patógenos como *Streptococcus pneumoniae*, *Klebsiella pneumoniae* e *Staphylococcus aureus* (Shindo *et al.*, 2009).

A Tabela 17.3 ilustra a etiologia obtida de três ensaios clínicos com o antibiótico tigeciclina utilizado no tratamento da pneumonia comunitária (Jones, 2010).

Na comparação entre a Tabela 17.3 e a Tabela 17.4, esta última refletindo a incidência regional de patógenos isolados de pacientes com pneumonia associada à hospitalização, nota-se que apenas 5,6% (valor médio) dos pacientes tiveram patógenos que foram associados à pneumonia comunitária, e esse índice foi mais alto na Europa (7,3%) e mais baixo na América Latina (3,7%).

A Tabela 17.5 compara a frequência dos patógenos responsáveis por causar pneumonia associada à hospitalização com pneumonia bacteriana associada à ventilação mecânica (VABP; Kollef *et al.*, 2005).

A Tabela 17.6 ilustra a suscetibilidade dos patógenos isolados de pacientes com pneumonia associada à hospitalização e com VABP aos antibióticos normalmente utilizados no tratamento.

Tabela 17.3 Taxas de patógenos de três ensaios clínicos recentes de fase 3 da tigeciclina para tratamento de pneumonia bacteriana comunitária.

Posição	Patógeno (taxa, %)
1	Streptococcus pneumoniae (41,8)
2	Mycoplasma pneumoniae (19,1)
3	Chlamydophila pneumoniae (10,1)
4	Haemophilus influenzae (8,6)
5	Staphylococcus aureus (5,5)
6	Haemophilus parainfluenzae (4,4)
7	Legionella pneumophila (3,5)
8	Klebsiella pneumoniae (3,3)
9	Moraxella catarrhalis (2,0)
10	Escherichia coli (1,8)

Tabela 17.5 Frequência de patógenos bacterianos associados à pneumonia bacteriana adquirida no hospital (HABP) e à pneumonia bacteriana associada à ventilação mecânica (VABP).

Organismo	HABP (n = 835)	VABP (n = 499)
MRSA	47,1 (48,6)	42,5 (**34,4**)
Pseudomonas spp.	18,4	21,2
Klebsiella spp.	7,1	8,4
Haemophilus spp.	5,6	**12,2**
Enterobacter spp.	4,3	5,6
Streptococcus pneumonaie	3,1	5,8
Acitenobacter spp.	2	3

Nota: os números em negrito refletem diferença significativa. MRSA: *Staphylococcus aureus* resistente à meticilina.

Tabela 17.4 Incidência regional de patógenos isolados de pacientes hospitalizados com pneumonia nos últimos 5 anos do programa de vigilância antimicrobiana SENTRY (31.436 casos).

Patógeno	Todas as regiões	EUA	Europa	América Latina
Staphylococcus aureus	28	36,3	23	20,1
Pseudomonas aeruginosa	21,8	19,7	20,8	28,2
Klebsiella spp.	9,8	8,5	10,1	12,1
Escherichia coli	6,9	4,6	10,1	5,5
Acinetobacter spp.	6,8	4,8	5,6	13,3
Enterobacter spp.	6,3	6,5	6,2	6,2
Serratia spp.	3,5	4,1	3,2	2,4
Stenotrophomonas maltophilia	3,1	3,3	3,2	2,3
Streptococcus pneumoniae	2,9	2,5	3,6	2,4
Haemophilus influenzae	2,7	2,5	3,7	1,3

Tabela 17.6 Resistência a antibióticos em isolados de *Staphylococcus aureus* spp. e *Klebsiella* spp. em pacientes com HABP e VABP.

Patógeno bacteriano	2004	2006	2008
S. aureus (n = 1.213)			
Oxacilina	42	38	46
Gentamicina	95	96	98
Levofloxacino	44	44	49
Cefepima	42	38	46
Ceftazidima	34	37	43
Piperacilina-tazobactam	42	38	46
Meropeném	42	38	46
Doripeném	42	38	46
Tigeciclina	100	> 99	100
Klebsiella spp. (n = 291)			
Gentamicina	88	98	87
Levofloxacino	94	90	84
Cefepima	98	97	90
Ceftazidima	94	94	85
Piperacilina-tazobactam	90	90	87
Meropeném	99	97	94
Doripeném	99	97	93
Tigeciclina	96	98	99

Boa parte dos consensos recomenda a escolha da antibioticoterapia baseada no risco da presença de bactérias multirresistentes (ATS, 2005). Quando o risco é considerado baixo, as aminopenicilinas associadas com inibidores de betalactamase, cefalosporinas de segunda ou terceira geração, quinolonas ou ertapeném são recomendadas. Esses pacientes de baixo risco costumam apresentar aparecimento precoce da pneumonia associada à hospitalização. Quando o risco da presença de bactérias multirresistentes é considerado alto, são recomendados imipeném, meropeném, cefalosporinas de quarta geração, ceftazidima ou associação de piperacilina/tazobactam com quinolonas ou aminoglicosídios, dependendo do grau de risco (Wilke e Grube, 2013). Quando *Staphylococcus aureus* resistente à meticilina (MRSA) está implicado na pneumonia associada à hospitalização, boa parte dos consensos recomenda linezolida ou vancomicina, entretanto há evidências de que a porcentagem de cura é superior com a linezolida (Wunderink et al., 2012).

PNEUMONIA ASSOCIADA À VENTILAÇÃO MECÂNICA

É uma infecção que afeta de 10 a 28% dos pacientes recebendo ventilação mecânica em unidade de terapia intensiva (Chastre e Fagon, 2002). Entre 24 e 76% dos pacientes com VABP morrem, sendo a mortalidade atribuída à VABP é estimada em 10% (Susan et al., 2008). A antibioticoterapia da VABP envolve a administração de antibióticos de amplo espectro IV visando bactérias Gram-negativas e anaeróbias. Um aspecto interessante não abordado na seção de pneumonia associada à hospitalização é o uso de antibioticoterapia por via inalatória.

A administração de fármacos por via inalatória por meio do uso de aerossol é reconhecida como uma técnica eficaz para atingir altas concentrações do fármaco no local desejado com baixa incidência de reações adversas. A administração por via inalatória de broncodilatadores e esteroides em pacientes com asma ou com doença pulmonar obstrutiva crônica é bastante eficaz. Para que um antibiótico seja administrado por aerossol, é importante que o medicamento (solução contendo o antibiótico) tenha um pH próximo do pH fisiológico (Fink e Ari, 2013). O antibiótico deve penetrar as secreções das vias respiratórias infectadas, não ser inativado na presença de outros fármacos e não provocar reações adversas intoleráveis como tosse, broncoespasmo ou hemoptise. Vários antibióticos como aminoglicosídios, polimixinas, glicopeptídios, betalactâmicos, monobactamas e fluoroquinolonas foram avaliados para administração por aerossol (Restrepto et al., 2015).

Antibióticos cujo efeito seja dependente da concentração ($C_{máx}$/MIC) podem ser utilizados por aerossolização, visto que é possível atingir altas concentrações nas vias respiratórias para maximizar o efeito bactericida. Diversamente dos antibióticos cujos efeitos são dependentes do tempo que permanecem acima da MIC, os antibióticos cujos efeitos dependem da concentração não necessitam ficar muito tempo nos tecidos, evitando desse modo a necessidade de administração por períodos prolongados.

Apesar de o uso de antibióticos por aerossol ser considerado padrão em pacientes com doença pulmonar crônica relacionada à fibrose cística e em alguns pacientes com bronquiectasia não relacionada à fibrose cística, não há consenso sobre o uso dessa via de administração de antibióticos em pacientes com VABP. A administração de antibióticos por aerossol em pacientes com VABP é considerada terapia adicional em pacientes com patógenos multirresistentes (ATS, 2005).

A VABP é a principal causa relacionada à infecção, e os patógenos multirresistentes como *Pseudomonas aeruginosa*, *Acinetobacter* e *Staphylococcus aureus* representam os grupos mais importantes de agentes responsáveis pela VABP (Barbier *et al.*, 2013), sendo os antibióticos mais utilizados no tratamento os aminoglicosídios e a colistina/polimixina B (Hamer, 2000).

Um ensaio clínico monocêntrico, duplo-cego e randomizado foi realizado em pacientes (n = 52) com VABP com diagnóstico confirmado de bactéria Gram-negativa multirresistente, foram tratados com amicacina por via inalatória (400 mg de 8/8 h) ou com placebo por 1 semana (Liu *et al.*, 2017). A antibioticoterapia sistêmica foi mantida de acordo com o médico responsável pelo paciente. Os pacientes foram seguidos por 28 dias. Erradicação bacteriológica, escore de infecção pulmonar e níveis de creatinina foram avaliados no dia 7, sendo que a resistência à amicacina, cura da VABP e mortalidade foram avaliadas no dia 28. No final do tratamento, 13/32 pacientes tratados com amicacina e 4/28 do grupo placebo apresentaram erradicação bacteriológica. Terapia adicional com amicacina reduziu também o escore de infecção pulmonar (4,2 ± 1,6 *versus* 5,8 ± 2,1; p = 0,007). Não houve aparecimento de cepas resistentes à amicacina no grupo tratado com esse antibiótico, e também não houve aumento dos níveis séricos de creatinina. Não houve diferença significativa de mortalidade (22 *versus* 32%; p = 0,427).

A eficácia e a segurança do uso de antibióticos administrados por aerossol associados com antibioticoterapia ou administrados em monoterapia foram avaliadas em revisão sistemática e metanálise envolvendo 16 ensaios clínicos e um total de 690 pacientes (Valachis *et al.*, 2015). A associação de antibiótico administrado em aerossol com colistina IV foi superior em relação à resposta clínica (Figura 17.11) com redução tanto da mortalidade associada à infecção como a mortalidade por qualquer causa (Figura 17.12). A associação de colistina por via de aerossol não aumentou o risco de nefrotoxicidade.

PNEUMONIA ASSOCIADA ÀS CLÍNICAS DE IDOSOS

É a causa mais frequente de hospitalização, morbidade e mortalidade em pacientes que estão institucionalizados em clínicas de idosos, sendo responsável entre 13 e 48% das infecções nessas clínicas (Muder *et al.*, 2004). Embora apenas 3,6% dos americanos com idade acima de 65 anos residam em clínicas de idosos, a incidência de pneumonia nessas clínicas é de 6 a 10 vezes maior que em indivíduos vivendo na comunidade. A taxa de hospitalização devido à pneumonia associada a clínicas, que varia entre 15 e 46%, é aproximadamente 30 vezes mais alta comparada com a da comunidade (Marrie, 2002). A mortalidade relacionada à pneumonia associada a clínicas é mais alta comparada com a pneumonia comunitária, e varia entre 5 e 40%. É importante ressaltar que apenas 2/3 de pacientes idosos com pneumonia apresentam temperatura acima de 38 °C. Além disso, comorbidades como demência, deficit cognitivo, afasia devido a acidentes vasculares cerebrais podem tornar o diagnóstico mais difícil. A obtenção de material para cultura também é complexa; aproximadamente 50 a 70% dos pacientes nessas clínicas não conseguem produzir escarro (Loeb, 2003). Amostras obtidas desses pacientes podem não ser representativas do trato respiratório inferior e refletir somente contaminação de patógenos que colonizam a orofaringe (Medina-Walpole e Katz, 1999). Os patógenos tidos como os principais responsáveis por pneumonia associada às clínicas são:

- *Streptococcus pneumoniae* (incluindo cepas multirresistentes)
- *Haemophilus influenzae*
- Bactérias atípicas como *Chlamydia pneumoniae*, *Mycoplasma pneumoniae* e *Legionella* spp
- Enterobacteriaceae
- *Staphylococcus aureus*
- Bactérias anaeróbicas, se houver suspeita de aspiração
- Vírus respiratórios

Ensaio clínico ou subgrupo	Colistina em aerossol (AS) adjuvante Eventos	Total	Colistina IV Eventos	Total	Peso	Risco relativo M-H, fixo, IC 95%
Doshi (2013)	24	44	20	51	13,8%	1,86 [0,82-4,21]
Kalin (2012)	4	29	6	15	11,1%	0,24 [0,05-1,05]
Kofteridis (2010)	32	43	28	43	11,7%	1,56 [0,62-3,94]
Korbila (2010)	62	78	26	43	11,2%	2,53 [1,11-5,76]
Naesens (2011)	7	9	2	5	0,9%	5,25 [0,49-56,80]
Pérez-Pedrero (2011)	9	10	9	12	1,3%	3,00 [0,26-34,57]
Rattanaumpawan (2010)	26	51	26	49	21,2%	0,92 [0,42-2,02]
Tumbarello (2013)	72	104	57	104	28,7%	1,86 [1,05-3,27]
Total (IC 95%)		368		322	100,0%	1,57 [1,14-2,15]
Total de eventos	236		174			

Heterogeneidade: Chi² = 11,05; df = 7 (p = 0,14); I² = 37%
Teste para o efeito geral: Z = 2,77 (p = 0,006)

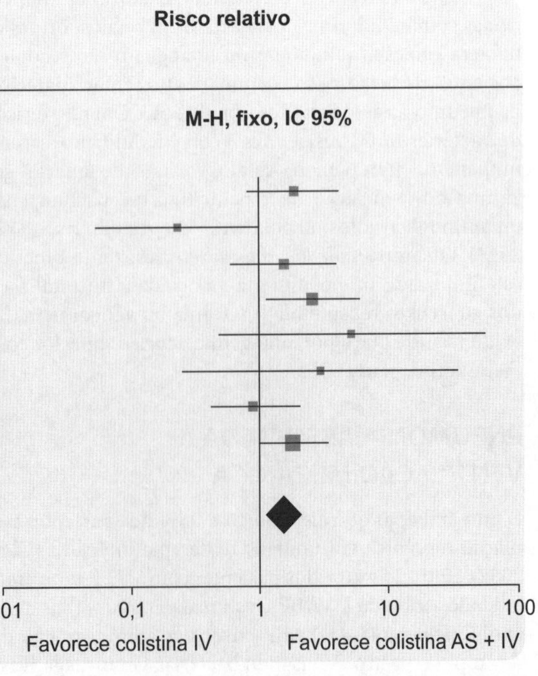

Favorece colistina IV   Favorece colistina AS + IV

Figura 17.11 *Forest plot* mostrando a resposta clínica de pacientes tratados com colistina IV associada a colistina em aerossol (AS) *versus* pacientes tratados com colistina IV apenas. M-H: Mantel-Haenszel.

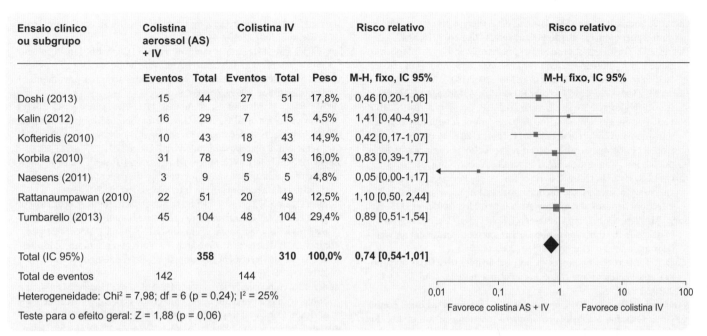

Figura 17.12 Forest plot mostrando a mortalidade de pacientes tratados com colistina IV associada a colistina em aerossol (AS) versus pacientes tratados com colistina IV apenas. M-H: Mantel-Haenszel.

O tratamento com antibióticos varia um pouco de acordo com as recomendações de sociedades e também da localização do paciente (El-Solh et al., 2010). No caso de o paciente estar na clínica, o tratamento recomendado pela Sociedade Americana de Doenças Infecciosas é de fluoroquinolona oral ou amoxicilina/ácido clavulânico associada a macrolídio (Mandell et al., 2003). A Sociedade Canadense de Doenças Infecciosas recomenda esse mesmo tratamento, acrescentando a opção de uma cefalosporina oral de segunda geração associada a macrolídio (Mandell et al., 2000). No caso de o paciente estar hospitalizado, a Sociedade Americana de Doenças Infecciosas recomenda cefalosporina de terceira geração por via parenteral ou ampicilina/sulbactam associada a macrolídio. Outra possibilidade é uma fluoroquinolona por via parenteral. A Sociedade Canadense de Doenças Infecciosas recomenda fluoroquinolona por via parenteral ou cefalosporina de terceira ou quarta geração por via parenteral associada a macrolídio. A American Thoracic Society (ATS) recomenda para esses pacientes aminoglicosídio associado a antibiótico para *Staphylococcus aureus* resistente à meticilina, ou antipseudomonal penicilina, ou antipseudomonal cefalosporina, ou antipseudomonal carbapenem associada com antipseudomonal fluoroquinolona (ATS, 2005).

REFERÊNCIAS BIBLIOGRÁFICAS

American Thoracic Society, Infectious Diseases Society of America (ATS). Guidelines for the management of adults with hospital-acquired, ventilator-associated, and healthcare-associated pneumonia. Am J Respir Crit Care Med. 2005;171:388-416.

Baqui AH, Black RE, Arifeen SE, Hill K, Mitra SN, al Sabir A. Causes of childhood deaths in Bangladesh: results of a nationwide verbal autopsy study. Bull World Health Organ. 1998;76:161-71.

Barbier F, Andremont A, Wolff M, Bouadma L. Hospital-acquired pneumonia and ventilator-associated pneumonia: recent advances in epidemiology and management. Curr Opin Pulm Med. 2013;19:216-28.

Blyth CC, Gerber JS. Macrolides in children with community-acquired pneumonia: panacea or placebo? J Pediatric Infect Dis Soc. 2018;7:71-7.

Boselli E, Breilh D, Rimmelé T, Djabarouti S, Toutain J, Chassard D, et al. Pharmacokinetics and intrapulmonary concentrations of linezolid administered to critically ill patients with ventilator associated pneumonia. Crit Care Med. 2005;33:1529-33.

Bradley JS, Byington CL, Shah SS, Alverson B, Carter ER, Harrison C, et al. The management of community-acquired pneumonia in infants and children older than 3 months of age: clinical practice guidelines by the Pediatric Infectious Diseases Society and the Infectious Diseases Society of America. Clin Infect Dis. 2011;53:e25-76.

Chastre J, Fagon JY. Ventilator-associated pneumonia. Am J Respir Crit Care Med. 2002;165:867-903.

Chisti MJ, Tebruegge M, La Vincente S, Graham SM, Duke T. Pneumonia in severely malnourished children in developing countries – mortality risk, aetiology and validity of WHO clinical signs: a systematic review. Trop Med Int Health. 2009;14:1173e89.

Coffin SE, Klompas M, Classen D, Arias KM, Podgorny K, Anderson DJ, et al. Strategies to prevent ventilator-associated pneumonia in acute care hospitals. Infect Control Hosp Epidemiol. 2008;29:S31-40.

Davey PG, Marwick C. Appropriate vs inappropriate antimicrobial therapy. Clin Microbiol Infect. 2008;14:15-21.

Edwards KM, Zhu Y, Griffin MR, Weinberg GA, Hall CB, Szilagyi PG, et al. Burden of human metapneumovirus infection in young children. N Engl J Med. 2013;368:633-43.

el Moussaoui R, de Borgie CA, van den Broek P, Hustinx WN, Bresser P, van den Berk GE, et al. Effectiveness of discontinuing antibiotic treatment after three days versus eight days in mild to moderate-severe community acquired pneumonia: randomised, double-blind study. BMJ. 2006;332:1355.

El-Solh AA, Niederman MS, Drinka P. Nursing home-acquired pneumonia: a review of risk factors and therapeutic approaches. Curr Med Res Opin. 2010;12:2707-14.

Elemraid MA, Sails AD, Eltringham GJ, Perry JD, Rushton SP, Spencer DA, et al. Aetiology of paediatric pneumonia after the introduction of pneumococcal conjugate vaccine. Eur Respir J. 2013 Apr 18;42:1595-603.

Falguera M, Carratalà J, Ruiz-Gonzalez A, Garcia-Vidal C, Gazquez I, Dorca J, et al. Risk factors and outcome of community-acquired pneumonia due to Gram-negative bacilli. Respirology. 2009;14:c105-11.

Fink J, Ari A. Aerosol delivery to intubated patients. Expert Opin Drug Deliv. 2013;10:1077-93.

Garin N, Genné D, Carballo S, Chuard C, Eich G, Hugli O, et al. β-lactam monotherapy vs β-lactam-macrolide combination treatment in moderately severe community-acquired pneumonia. A randomized clinical trial. JAMA Intern Med. 2014;174:1894-901.

Griffin MR, Zhu Y, Moore MR, Whitney CG, Grijalva CGUS. U.S. hospitalizations for pneumonia after a decade of pneumococcal vaccination. N Engl J Med. 2013;369:155-63.

Gupta S, Lodha R, Kabra SK. Antimicrobial therapy in community-acquired pneumonia in children. Curr Infect Dis Rep. 2018;20:47.

Hamer DH. Treatment of nosocomial pneumonia and tracheobronchitis caused by multidrug-resistant *Pseudomonas aeruginosa* with aerosolized colistin. Am J Respir Crit Care Med. 2000;162:328-30.

Harris M, Clark J, Coote N, Fletcher P, Harnden A, McKean M, Thomson A, British Thoracic Society Standards of Care Committee. British Thoracic Society guidelines for the management of community acquired pneumonia in children: update 2011. Thorax. 2011;66:ii1-23.

Heffron R. Pneumonia, with special reference to pneumococcus lobar pneumonia. Cambridge, MA: Harvard University Press; 1939.

Hidayat LK, Hsu DI, Quist R, Shriner KA, Wong-Beringer A. High-dose vancomycin therapy for methicillin-resistant *Staphylococcus aureus* infections: efficacy and toxicity. Arch Intern Med. 2006;166:2138-44.

Iregui M, Ward S, Sherman G, Fraser VJ, Kollef MH. Clinical importance of delays in the initiation of appropriate antibiotic treatment for ventilator-associated pneumonia. Chest. 2002;122:262-8.

Jones RN. Microbial etiologies of hospital-acquired bacterial pneumonia and ventilator-associated bacterial pneumonia. Clin Infect Dis. 2010;51:81-7.

Karampela I, Poulakou G, Dimopoulos G. Community acquired methicillin resistant Staphylococcus aureus pneumonia: an update for the emergency and intensive care physician. Minerva Anestesiol. 2012;78:930-40.

Klein M. Multicenter trial of cefpodoxime proxetil vs amoxicillin-clavulanate in acute lower respiratory tract infections in childhood. Pediatr Infect Dise J. 1995;14:819-22.

Kollef MH, Rello J, Cammarata SK, Croos-Dabrera RV, Wunderink RG. Clinical cure and survival in gram-positive ventilator-associated pneumonia: retrospective analysis of two double-blind studies comparing linezolid with vancomycin. Intensive Care Med. 2004;30:388-94.

Kollef MH, Shorr A, Tabak YP, Gupta V, Liu LZ, Johannes RS. Epidemiology and outcomes of health-care-associated pneumonia: results from a large US database of culture-positive pneumonia. Chest. 2005;128:3854-62.

Lee JS, Giesler DL, Gellad WF, Fine MJ. Antibiotic therapy for adults hospitalized with community-acquired pneumonia: a systematic review. JAMA. 2016;315:593-602.

Liu C, Zhang YT, Peng ZY, Zhou Q, Hu B, Zhou H, et al. Aerosolized amikacin as adjunctive therapy of ventilator-associated pneumonia caused by multi-drug Gram-negative bacteria: a single-center randomized controlled trial. Chin Med J. 2017;130:1196-201.

Liu L, Oza S, Hogan D, Perin J, Rudan I, Lawn JE, et al. Global, regional, and national causes of child mortality in 2000-13, with projections to inform post-2015 priorities: an updated systematic analysis. Lancet. 2015;385:430-40.

Lodha R, Kabra SK, Pandey RM. Antibiotics for community-acquired pneumonia in children. Cochrane Database Syst Rev. 2013;6: CD004874.

Loeb M. Pneumonia in older persons. Clin Infect Dis. 2003;37:1335-9.

Luna CM, Vujacich P, Niederman MS, Vay C, Gherardi C, Matera J, et al. Impact of BAL on the therapy and outcome of ventilator-associated pneumonia. Chest. 1997;111:676-85.

Mandell LA, Bartlett JG, Dowell SF, SF, File TM Jr., Musher DM, Whitney C; for the Infectious Diseases Society of America. Update of practice guidelines for the management of community- acquired pneumonia in immunocompetent adults. Clin Infect Dis. 2003;37:1405-33.

Mandell LA, Marrie TJ, Grossman RF, Chow AW, Hyland RH. Canadian guidelines for the initial management of community-acquired pneumonia: an evidence-based update by the Canadian Infectious Diseases Society and the Canadian Thoracic Society: The Canadian Community-Acquired Pneumonia Working Group. Clin Infect Dis. 2000;31:383-421.

Mandell LA, Wunderink RG, Anzueto A, Bartlett JG, Campbell GD, Dean NC, et al. Infectious Diseases Society of America/American Thoracic Society consensus guidelines on the management of community-acquired pneumonia in adults. Clin Infect Dis. 2007;44:S27-72.

Marrie TJ. Pneumonia in the long-term-care facility. Infect Control Hosp Epidemiol. 2002;23:159-64.

Mattila JT, Fine MJ, Limper AH, Murray PR, Chen BB, Lin PL. Pneumonia treatment and diagnosis. Ann Am Thorac Soc. 2014;11:189-92.

Medina-Walpole AM, Katz PR. Nursing home-acquired pneumonia. J Am Geriatr Soc. 1999;47:1005-15.

Meijvis SCA, Hardeman H, Remmelts HH, Heijligenberg R, Rijkers GT, van Velzen-Blad H, et al. Dexamethasone and length of hospital stay in patients with community-acquired pneumonia: a randomised, double-blind, placebo-controlled trial. Lancet. 2011;377:2023-30.

Metlay JP, Schulz R, Li YH, Singer DE, Marrie TJ, Coley CM, et al. Influence of age on symptoms at presentation in patients with community-acquired pneumonia. Arch Intern Med. 1997;157:1453-9.

Monton C, Ewig S, Torres A, El-Ebiary M, Filella X, Rañó A, et al. Role of glucocorticoids on inflammatory response in nonimmunosuppressed patients with pneumonia: a pilot study. Eur Respir J. 1999;14:218-20.

Montravers P, Harpan A, Guivarch E. Current and future considerations for the treatment of hospital-acquired pneumonia. Adv Ther. 2016;33:151-66.

Muder RR, Aghababian RV, Loeb MR, Solot JA, Higbee M. Nursing home-acquired pneumonia: an emergency department treatment algorithm. Curr Med Res Opin. 2004;20:1309-20.

Murphy TF, Henderson FW, Clyde WA Jr, Collier AM, Denny FW. Pneumonia: an eleven-year study in a pediatric practice. Am J Epidemiol. 1981;113:12-21.

Murphy TF. Placebo-controlled trials of treatments for community-acquired pneumonia: review of the literature and discussion of feasibility and potential value. Clin Infect Dis. 2008;47:145-9.

Musher DM, Thorner AR. Community-acquired pneumonia. N Engl J Med. 2014;371:619-28.

Naimi TS, LeDell KH, Como-Sabetti K, Borchardt SM, Boxrud DJ, Etienne J, et al. Comparison of community- and health care-associated methicillin-resistant *Staphylococcus aureus* infection. JAMA. 2003;290:2976-84.

Nie W, Li B, Xiu Q. β-lactam/macrolide dual therapy versus β-lactam monotherapy for the treatment of community-acquired pneumonia in adults: a systematic review and meta-analysis. J Antimicrob Chemother. 2014;69:1441-6.

Nuorti JP, Butler JC, Farley MM, Harrison LH, McGeer A, Kolczak MS, et al. Cigarette smoking and invasive pneumococcal disease. Active Bacterial Core Surveillance Team. N Engl J Med. 2000;342:681-9.

O'Brien ME, Restrepo MI, Martin-Loeches I. Update on the combination effect of macrolide antibiotics in community-acquired pneumonia. Respir Investig. 2015;53:201-9.

Pakistan Multicentre Amoxicillin Short Course Therapy (MASCOT) pneumonia study group. Clinical efficacy of 3 days versus 5 days of oral amoxicillin for treatment of childhood penumonia: a multicentre double-blind trial. Lancet. 2002;36:835-41.

Pfaller MA, Mendes RE, Castanheira M, Flamm RK, Jones RN, Sader HS. Ceftaroline activity tested against bacterial isolates causing community-acquired respiratory tract infections and skin and skin structure infections in pediatric patients from United States hospitals: 2012-2014. Pediatr Infect Dis J. 2016;36:486-91.

Polverino E, Marti AT. Community-acquired pneumonia. Minerva Anestesiol. 2011;77:196-211.

Postma DF, van Werkhoven CH, van Elden LJ, Thijsen SF, Hoepelman AI, Kluytmans JA, et al. Antibiotic treatment strategies for community-acquired pneumonia in adults. N Engl J Med. 2015;372:1312-23.

Principi N, Esposito S. Management of severe community-acquired pneumonia of children in developing and developed countries. Thorax. 2011;66:815-22.

Restrepo MT, Keyt H, Reyes LF. Aerosolized antibiotics. Respir Care. 2015;60:762-73.

Rubinstein E, Kollef MH, Nathwani D. Pneumonia caused by methicillin-resistant *Staphylococcus aureus*. Clin Infect Dis. 2008;46:378-85.

Rudan I, Boschi-Pinto C, Biloglav Z, Mulholland K, Campbell H. Epidemiology and etiology of childhood pneumonia. Bull World Health Organ. 2008;86:408e16.

Segarra-Newnham M, Church TJ. Pharmacotherapy for methicillin-resistant *Staphylococcus aureus* nosocomial pneumomia. Ann Pharmacother. 2012;46:1678-87.

Shindo Y, Sato S, Maruyama E, Ohashi T, Ogawa M, Hashimoto N, et al. Health-care-associated pneumonia among hospitalized patients in a Japanese community hospital. Chest. 2009;135:633-40.

Spuesens EBM, Fraaij PLA, Visser EG, Hoogenboezem T, Hop WC, van Adrichem LN, et al. Carriage of Mycoplasma pneumoniae in the upper respiratory tract of symptomatic and asymptomatic children: an observational study. PLoS Med. 2013;10(5):e1001444.

Tagami T, Matsui H, Horiguchi H, Fushimi K, Yasunaga H. Low-dose corticosteroid and mortality in severe community-acquired pneumonia patients. Eur Respir J. 2015;45:63-72.

Valachis A, Samonis G, Kofteridis D. The role of aerosolized colistin in the treatment of ventilator-associated pneumonia: a systematic review and metaanalysis. Crit Care Med. 2015;43:527-33.

Vuori-Holopainen E, Peltola H, Kallio MJ; SE-TU Study Group. Narrow- versus broad-spectrum parenteral antimicrobials against common infections in childhood: a prospective and randomised comparison between penicillin and cefuroxime. Eur J Pediatr. 2009;159:878-84.

Walker CL, Rudan I, Liu L, Nair H, Theodoratou E, Bhutta ZA, et al. Global burden of childhood pneumonia and diarrhoea. Lancet. 2013;381:1405-16.

Walkey AJ, O'Donnell MR, Wiener RS. Linezolid vs glycopeptide antibiotics for the treatment of suspected methicillin-resistant *Staphylococcus aureus* nosocomial pneumonia. A meta-analysis of randomized controlled trials. Chest. 2011;139:1148-55.

Wilke M, Grube R. Update on management options in the treatment of nosocomial and ventilator assisted pneumonia: review of actual guidelines and economic aspects of therapy. Infect Drug Resist. 2013;7:1-7.

World Health Organization (WHO), Department of Maternal, Newborn, Child and Adolescent Health, World Health Organization. Revised WHO classification and treatment of pneumonia in children at health facilities: evidence summaries. [Internet]. 2014. [Acesso em: 7 maio 2018] Disponível em: http://apps.who.int/iris/bitstream/10665/137319/1/9789241507813_eng.pdf?ua=1.

Wu WF, Fang Q, He GJ. Efficacy of corticosteroid treatment for severe community-acquired pneumonia: a meta-analysis. Am J Emerg Med. 2018;36:179-84.

Wunderink RG, Niederman MS, Kollef MH, Shorr AF, Kunkel MJ, Baruch A, et al. Linezolid in methicillin-resistant *Staphylococcus aureus* nosocomial pneumonia: a randomized controlled study. Clin Infect Dis. 2012;54:621-9.

Wunderink RG, Rello J, Cammarata SK, Croos-Dabrera RV, Kollef MH. Linezolid vs vancomycin: analysis of two double-blind studies of patients with methicillin-resistant *Staphylococcus aureus* nosocomial pneumonia. Chest. 2003;124:1789-97.

18 Tuberculose

EPIDEMIOLOGIA

A tuberculose é uma doença infecciosa bastante antiga – encontrada na espinha vertebral de múmias egípcias entre 3.000 e 2.400 a.C. (Zink et al., 2003) – causada pelo *Mycobacterium tuberculosis* (*M. tuberculosis*), identificado por Roberto Koch em 1882, no dia 24 de março (Dia Mundial da Tuberculose), fato pelo qual recebeu o Prêmio Nobel de Medicina em 1905. Representa segunda causa de morte no mundo (WHO, 2014), com dez milhões de casos novos por ano (Dye e Williams, 2010); casos latentes representam um terço da população mundial, dos quais 10% progridem para infecção ativa (Selwyn et al., 1989), especialmente em pacientes diabéticos, com HIV ou submetidos à imunoterapia (Barry et al., 2009).

PREVENÇÃO E TERAPÊUTICA

A tuberculose ativa se caracteriza por tosse crônica com hemoptise, febre e perda de peso. Entretanto, outros órgãos além do pulmão podem ser infectados e causar sintomas variáveis. Em 1906, Albert Calmette e Camille Guérin obtiveram o primeiro sucesso na imunização da tuberculose utilizando uma cepa de virulência atenuada do *Mycobacterium bovi*s, empregada inicialmente na França em 1921 (Bonah, 2005).

A descoberta e o sucesso do uso da penicilina para tratamento de doenças infecciosas levaram à procura de novos compostos com atividade bactericida e antimicrobiana que pudessem tratar doenças como a tuberculose. A estreptomicina, isolada do fungo *Streptomyces griseus*, foi utilizada com sucesso no tratamento da tuberculose (Schatz et al., 1944). Entretanto, seu uso indiscriminado levou ao aparecimento de cepas resistentes (Kerantzas e Jacobs Jr, 2017). Muitos pacientes tratados com estreptomicina apresentaram temporariamente catarro livre do *M. tuberculosis*, mas logo começaram a expelir bacilos novamente no catarro apesar de continuarem a receber o tratamento (Pyle, 1947). Com o advento de novos fármacos, como a tioacetazona e o ácido para-aminosalicílico, em 1948, e da isoniazida, em 1952, ficou claro que a combinação de fármacos era fundamental para prevenir o aparecimento de resistência. O tratamento inicial dos regimes combinados durava cerca de 18 meses, mas, com a invenção da rifampicina em 1957, esse tempo foi reduzido, e a associação de isoniazida e rifampicina tornou-se esse tempo padrão da tuberculose a partir de 1993.

O tratamento da tuberculose tem como base duas premissas bacteriológicas: o comportamento do metabolismo do bacilo e sua localização na lesão tuberculosa. Esses fatores justificam a utilização de fármacos com capacidade bactericida precoce, objetivando reduzir a população bacilar e, consequentemente, o surgimento de resistência aos fármacos administrados de forma simultânea (Dalcomo, 2012). Atualmente, o tratamento da tuberculose sensível (ou seja, não resistente a medicamentos) é feito no chamado esquema quádruplo, no qual quatro fármacos (isoniazida, rifampicina, etambutol e pirazinamida) são utilizados na fase inicial do procedimento por 2 meses e, depois, 4 meses utilizando apenas isoniazida e rifampicina.

Isoniazida

Trata-se do fármaco mais extensivamente utilizado e estudado no tratamento da tuberculose (Vilcheze e Jacobs, 2007). Apesar de ter sido sintetizada em 1912, sua atividade tuberculostática só foi descoberta posteriormente, por ocasião da síntese da tioacetazona. A isoniazida, além de ser mais potente que os demais agentes com atividade tuberculostática, demonstrou alta seletividade para o *Mycobacterium*, inclusive para cepas resistentes a estreptomicina, amitiozona e ácido para-aminosalicílico. Acredita-se que a isoniazida seja um profármaco ativado pela catalase-peroxidase KatG, a qual gera vários radicais e adutos derivados da isoniazida, alguns deles capazes de matar o *M. tuberculosis* por inibirem sua capacidade de sintetizar ácidos micólicos. A isoniazida está associada a grave hepatotoxicidade e potencial risco para a insuficiência hepática fulminante (Georgieva et al., 2005). Uma das principais causas da alta prevalência de tuberculose resistente a vários fármacos é, possivelmente, a baixa aderência ao tratamento pelos pacientes (Singla et al., 2014), eventualmente pelo aparecimento de hepatotoxicidade como reação adversa ao tratamento (Babalik et al., 2012). O uso da isoniazida causa em 15 a 20% dos pacientes um aumento das transaminases alanina (ALT) e aspartato (AST), indicando hepatotoxicidade (Metushi et al., 2011). Sua prevalência pode ser prevista por idade, *status* do acetilador, uso de álcool e/ou rifampicina (Steele et al. 1991). O *status* de acetilação da população em relação à isoniazida apresenta uma característica bimodal, conforme ilustrado na Figura 18.1 (Evans et al., 1960).

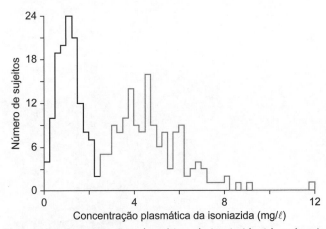

Figura 18.1 Concentrações plasmáticas de isoniazida 6 h após a ingestão. Resultados obtidos de 267 membros de 53 unidades familiares completas. Todos os sujeitos receberam isoniazida na dose de aproximadamente 9,8 mg/kg.

Há dois metabólitos da isoniazida: a hidralazina e a acetil-hidralazina, responsáveis primários pela hepatotoxicidade desse fármaco (Figura 18.2). As vias metabólicas propostas são a hidrólise da isoniazida em ácido isonicotínico e em hidrazina, e a acetilação pela N-acetil-transferase 2 (NAT2) da isoniazida em acetilisoniazida. O NAT2 também acetila a hidrazida em acetil-hidralazina, a qual é metabolizada em intermediários reativos que se ligam covalentemente a macromoléculas teciduais causando a hepatotoxicidade (Timbrell et al., 1980). A glutatiatona-S-transferase 1 (GST1) tem uma ação detoxificante (Roy et al., 2008). Na via metabólica, ilustrada a seguir, o CIP2E1 é considerado o responsável pela oxidação da acetilhidrazina em agentes tóxicos. Assim, polimorfismos do NAT2, CIP2E1 e GST1 podem influenciar a concentração dos metabólitos hepatotóxicos da isoniazida no sangue (Perwitasari et al., 2014). Segundo o genótipo do NAT2, os pacientes podem ser caracterizados em acetilados rápidos (homozigotos para o NAT2*4, tipo selvagem), intermediários (heterozigotos para o NAT2*4) e lentos (não apresentam alelos ativos). Pacientes acetiladores rápidos apresentam risco importante de insucesso terapêutico, enquanto os lentos apresentam risco maior de hepatotoxicidade.

Um estudo randomizado guiado por genotipagem do NAT2 investigou a incidência de insucesso terapêutico e toxicidade hepática induzida por isoniazida em 172 pacientes japoneses com tuberculose. Os pacientes receberam no braço genotipado 2,5, 5 ou 7,5 mg/kg de isoniazida de acordo com seu *status* de acetilação (lento, intermediário ou rápido). No braço não genotipado, foi aplicada a dose padrão de 5 mg/kg. A hepatotoxicidade pela isoniazida foi observada em 78% dos acetiladores lentos no grupo não genotipado; nenhum dos acetiladores lentos do grupo genotipado apresentou hepatotoxicidade causada pelo tratamento com isoniazida. Entre os acetiladores rápidos, insucesso terapêutico foi de 38% no grupo não genotipado e 15% no grupo genotipado, indicando a importância da genotipagem para o uso da isoniazida (Azuma et al., 2013).

Rifamicinas

Três rifamicinas são utilizadas clinicamente no tratamento da tuberculose: rifampicina, rifapentina e rifabutina. As rifamicinas são bactericidas e inibem a betassubunidade da RNA polimerase do *Mycobacterium*. Elas atuam tanto nos bacilos que estão ativamente se dividindo quanto nos bacilos dormentes, isto é, que não estejam se replicando. Portanto, são extremamente eficazes no tratamento da tuberculose. Essa eficácia também está associada ao fato de apresentarem um rápido início de ação, boa distribuição no organismo e penetração nos macrófagos. O parâmetro farmacocinético/farmacodinâmico mais relevante é o ASC/MIC, enquanto o $C_{máx}$/MIC está associado à prevenção da resistência (Gumbo et al., 2007; Jayaram et al., 2003).

Rifampicina

Derivado semissintético do produto natural ansamicina, o qual tem atividade antimicrobiana e foi isolado da bactéria *Nocardia mediterrranei*. Seu mecanismo de ação é a inibição da síntese de RNA por inibir a RNA polimerase (Wehrli e Staehelin, 1971). Estudos realizados com mutantes resistentes à rifampicina confirmaram que essa inibição é responsável por sua atividade tuberculostática, uma vez que mais de 96% de todas as cepas resistentes apresentam mutações em regiões específicas dessa polimerase, sítios onde ocorre a ligação da rifampicina à polimerase (Telenti et al., 1993). A rifampicina e a isoniazida são os fármacos mais importantes no tratamento da tuberculose, embora a primeira seja o fármaco mais potente no que tange a capacidade de esterilização, um efeito definido como a habilidade do fármaco de prevenir relapso pós-tratamento. É utilizada na dose de 10 mg/kg e apresenta atividade concentração-dependente que correlaciona melhor com a razão ASC/MIC (Burman et al., 2001). A rifampicina pode causar hepatotoxicidade e quadro clínico semelhante ao de uma gripe, geralmente observado em esquemas terapêuticos com altas doses ministradas de maneira intermitente (1 a 2 doses/semana; Peloquin, 2003). A rifampicina é substrato para a glicoproteína-P e também para o transportador de ânion orgânico OATP1B1, o qual é expresso na membrana basolateral de hepatócitos e responsável pela captação da rifampicina pelo hepatócito. Pacientes sul-africanos com tuberculose que apresentavam polimorfismo genético rs4149032 do gene responsável pela expressão do OATP1B1 – polimorfismo que ocorre com alta frequência em pessoas de etnia negra – foram associados a baixas concentrações plasmáticas de rifampicina (Chigutsa et al., 2011). Pacientes que apresentavam polimorfismo heterozigoto e homozigoto tinham uma redução da área sob a curva (ASC) de 18 e 28%, respectivamente. Um aumento da dose de rifampicina em 150 mg nesses pacientes deixava suas concentrações plasmáticas semelhantes à de pacientes que apresentavam o genótipo selvagem.

Rifapentina

Trata-se de um análogo da rifampicina, porém apresenta uma meia-vida mais longa (15 h × 2 h no estado de equilíbrio), o que permite administração intermitente. É utilizada na dose de 10 mg/kg e apresenta alta

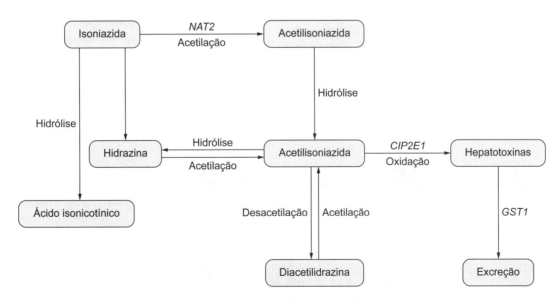

Figura 18.2 Vias metabólicas da isoniazida.

ligação a proteínas plasmáticas (99%), característica que pode levar à menor concentração da forma livre (biologicamente ativa) nos sítios de infecção (Egelund *et al.*, 2014). Apesar de não apresentar farmacocinética linear entre 450 e 1.800 mg em voluntários sadios (Savic *et al.*, 2014), o ensaio clínico USPHS TB Study 29X demonstrou que as doses mais altas de rifapentina foram associadas a maior eficácia clínica (Savic *et al.*, 2013).

Rifabutina

É recomendada como substituto da rifampicina para minimizar as interações medicamentosas. Em pacientes coinfectados com tuberculose e HIV, a rifampicina reduz de maneira significativa as concentrações dos antivirais. A rifabutina é bem menos potente que a rifampicina na sua habilidade de induzir enzimas (Lil *et al.*, 1997), mas apresenta a mesma eficácia clínica. As reações adversas estão relacionadas com o aumento de sua concentração, como neutropenia e uveíte anterior, dificultando seu uso no tratamento da tuberculose. Atualmente, é utilizada como fonte primária na prevenção e no tratamento da tuberculose causada por *M. avium* em pacientes com AIDS (Brogden e Fitton, 1994).

Pirazinamida

Análogo da nicotinamida, é considerado um profármaco convertido em sua forma ativa (ácido parazinoico) pela enzima pirazinamidase do *M. tuberculosis*. Evidências experimentais indicam que a pirazinamida entra no *M. tuberculosis* por difusão passiva e é convertida em ácido pirazinoico pela pirazinamidase e, devido a um sistema de efluxo ineficiente, acaba acumulando em altas concentrações no citoplasma da bactéria (Salfinger *et al.*, 1990; Zhang *et al.*, 1999), onde inibe uma enzima envolvida na síntese de ácidos graxos (Zimhony *et al.*, 2000). Quando associada à rifampicina, reduz o tratamento da tuberculose de 1 ano para 6 meses.

Etambutol

O 2'2'etilenodi-iminodi-l-butanol apresenta atividade estereoespecífica bem caracterizada. O estereoisômero dextro (S,S) é 12 vezes mais ativo que a forma meso, enquanto a forma levo é totalmente inativa (Thomas *et al.*, 1961). Etambutol é somente ativo em bacilos que estejam replicando, causando dano ao metabolismo do glicerol e inibindo a síntese de RNA (Forbes *et al.*, 1962). Estudos bioquímicos posteriores indicaram que o etambutol induz uma acumulação imediata de um intermediário da biossíntese do arabinogalactam, o b-d-arabinofuranosil-1-monofosfodecaprenol, levando à inibição da incorporação do ácido micólico na parede celular (Takayama *et al.*, 1979). Etambutol é geralmente utilizado como o "quarto medicamento" nos primeiros 2 meses de tratamento, com o intuito de prevenir o aparecimento de resistência à rifampicina, no caso de uma resistência oculta à isoniazida. Etambutol apresenta *clearance* renal e hepático, e a dose deve ser reduzida na presença de insuficiência renal. Neurite óptica é a reação adversa mais grave causado pelo etambutol, ainda que rara em pacientes com função renal normal e tratados com doses inferiores a 30 mg/kg. Doses acima de 25 mg/kg/dia poderiam aumentar a eficácia, porém o aumento do risco de toxicidade é inaceitável. Doses de 15 mg/kg/dia, apesar de serem incluídas em alguns consensos, não devem ser prescritas, visto que o efeito terapêutico nessas doses é muito próximo ao do placebo (Donomae *et al.*, 1966).

O tratamento da tuberculose sensível, ou seja, não resistente, é feito atualmente por meio de um regime de tratamento por período curto (2 meses) com quatro fármacos (isoniazida, rifampicina, pirazinamida e etambutol), seguido por 4 meses de tratamento com isoniazida com rifampicina. Em condições ideais, esse tratamento é altamente eficaz. A Tabela 18.1 mostra as doses utilizadas no tratamento fornecido pelo Ministério da Saúde (Rabahi *et al.* 2017).

É importante ressaltar que, para idades abaixo de 10 anos, no Brasil é utilizado um esquema tríplice: rifampicina (10 mg/kg), isoniazida (10 mg/kg) e pirazinamida (35 mg/kg). A justificativa para a não introdução do etambutol nessa faixa etária é a dificuldade de identificar precocemente a neurite óptica nesse grupo.

O tratamento da tuberculose com o regime proposto anteriormente apresenta efetividade de 95% de cura (em tuberculoses com bacilos sensíveis aos medicamentos). Entretanto, vários aspectos, como alta variabilidade da resposta, exposição do paciente a concentrações abaixo da faixa terapêutica, alta prevalência de toxicidade causada pelos medicamentos e a seleção de bacilos multirresistentes, ainda não foram equacionados. Baixa concentração plasmática dos fármacos está associada a insucesso do tratamento, recidiva da tuberculose e aparecimento de cepas resistentes, independentemente do *status* de HIV. Ajustes de dose com base em monitoramento terapêutico estão associados à melhor eficácia do tratamento (Motta *et al.*, 2017).

TUBERCULOSE RESISTENTE

Apesar de a tuberculose ser uma doença infecciosa tratável, aproximadamente 1 milhão e 300 mil pessoas morreram de tuberculose em 2012 (WHO, 2013), principalmente em virtude do aparecimento de resistência ao tratamento. A seguir, é apresentada uma classificação dos tipos de resistência a fármacos para tuberculose:

- Monorresistência: resistência a um dos fármacos de primeira linha
- Polirresistência: resistência a mais que um dos fármacos de primeira linha, exceto resistência a isoniazida e rifampicina
- Resistência a múltiplo fármacos (MDR, do inglês *multiple drug resistance*): resistência a isoniazida e rifampicina (pode ser resistente a outros fármacos também)
- Resistência à rifampicina: pode ser monorresistente, polirresistente etc.
- Resistência extensiva: além de ser resistente a isoniazida e rifampicina, apresenta resistência a fluoroquinolona, no mínimo a um dos três fármacos injetáveis (capreomicina, canamicina e amicacina) e de MDR.

Em 2015, foram identificados aproximadamente 480 mil pacientes com resistência a isoniazida e rifampicina. Desses pacientes, 9,5% apresentavam também resistência a fluoroquinolonas, como também a pelo menos um fármaco injetável usado como segunda linha (estreptomicina, canamicina, amicacina ou capreomicina). A resistência

Fármaco	20 a 35 kg	26 a 50 kg	> 50 kg
Rifampicina 300 mg	1 cápsula	1 a 2 cápsulas	2 cápsulas
Isoniazida 100 mg	2 comprimidos	2 a 3 comprimidos	3 comprimidos
Rifampicina + isoniazida 150/100 e 300/200 mg	1 comprimido ou cápsula de 300/200 mg	1 comprimido ou cápsulas de 300/200 mg + 1 de 150/100 mg	2 comprimidos ou cápsulas de 300/200 mg
Pirazinamida 500 mg	2 comprimidos	2 a 3 comprimidos	3 comprimidos
Etambutol 400 mg	1 a 2 comprimidos	2 a 3 comprimidos	3 comprimidos

Tabela 18.1 Tratamento da tuberculose sensível (não resistente a fármacos) proposto pelo Ministério da Saúde (2017).

aos fármacos aumenta a letalidade da tuberculose. O tratamento da tuberculose resistente é feito com associação de vários fármacos, sendo alguns específicos para a doença, algumas fluoroquinolonas (p. ex., levofloxacino, moxifloxacino e gatifloxacino) e fármacos injetáveis, como os aminoglicosídios estreptomicina, amicacina e canamicina e o antibiótico polipeptídico capreomicina. Trata-se de um tratamento caro, complexo, prolongado (18 a 24 meses) e associado a uma alta incidência de reações adversas. Geralmente, compõe-se por no mínimo quatro fármacos (três dos quais não devem ter sido utilizados previamente no paciente), uma fluoroquinolona e um fármaco injetável. O tratamento da tuberculose resistente é ainda bastante empírico, baseado principalmente em critérios bacteriológicos. Um problema básico na avaliação desses tratamentos reside na aderência a eles. Conforme visto anteriormente, quanto maior o número de fármacos e mais longo o tratamento, menor a aderência do paciente. Outro fator importante, principalmente em países subdesenvolvidos, é a questão de medicamentos com baixa qualidade e a redução de sua disponibilidade para o tratamento prolongado, por questões econômicas e/ou logísticas.

A seguir, são descritas as principais características farmacológicas dos fármacos utilizados nesse tratamento.

Linezolida

Foi aprovada para tratamento de infecções causadas por bactérias Gram-positivas multirresistentes. Como membro da classe de antibióticos pertencente às oxazolidinonas, a linezolida inibe a síntese proteica ao ligar-se ao RNA ribossômico 23S, o qual faz parte da subunidade ribossômica 50S da bactéria. Linezolida exibe atividade bacteriostática *in vitro* contra *M. tuberculosis*, incluindo cepas multirresistentes e cepas de resistência estendida, com um MIC abaixo de 1 mg/ℓ (Barbachyn *et al.*, 1996; Tato *et al.*, 2006). Em um ensaio clínico, 41 pacientes com tuberculose pulmonar crônica resistente ao tratamento, com cultura de escarro positiva para bacilo com resistência genotípica ou fenotípica para isoniazida, rifampicina, canamicina, ofloxacino, moxiflocacina ou uma falha terapêutica documentada, foram tratados com linezolida 600 mg/dia. Os pacientes foram randomizados em dois grupos: 21 começaram o tratamento imediatamente e 20 após 2 meses de observação. O objetivo primário consistiu na negativação da cultura após 4 meses de tratamento. A Figura 18.3 mostra a eficácia do tratamento com linezolida.

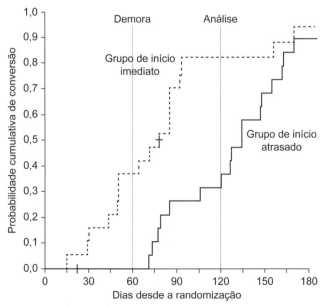

Figura 18.3 Eficácia do tratamento com linezolida.

A linezolida pode causar reações adversas sérias, como neuropatia periférica, neuropatia óptica e mielossupressão, o que limita o seu uso por período prolongado.

Bedaquilina

Único fármaco para tratamento de tuberculose aprovado nos últimos 40 anos, apresenta atividade tanto bacteriostática quanto bactericida, além de atuar em bacilos que não estejam se replicando (Rao *et al.*, 2008). O mecanismo de ação proposto consiste na inibição da síntese do ATP, sendo 20.000 vezes mais seletivo para a enzima do *M. tuberculosis* quando comparada com a enzima humana (Haagsma *et al.*, 2009), reduzindo dessa maneira o risco de toxicidade nas células do hospedeiro. Esse mecanismo de ação distinto dos demais utilizados por outros agentes no tratamento da tuberculose reduz o potencial de resistência cruzada. Entretanto, é possível que haja outros mecanismos, visto que 38% das cepas resistentes à bedaquilina não estão relacionadas com o operon da síntese do ATP (Huitric *et al.*, 2010). A biodisponibilidade da bedaquilina aumenta quando ingerida com alimentos e é metabolizada pelo CIP3A4 em N-monometil-bedaquilina, o qual é 4 a 6 vezes menos potente do que o fármaco não modificado. Indutores desse citocromo reduzem a eficácia da bedaquilina, enquanto seus inibidores aumentam o risco de reações adversas, sendo as mais comuns: náuseas (30%), artralgia (26%), cefaleia (22%), hemoptise (14%), dor torácica (9%), anorexia (7%) e *rash* cutâneo (6%). Do ponto de vista cardiovascular, bedaquilina aumenta o intervalo QT. É administrada na dose de 400 mg/dia durante 2 semanas seguido de 200 mg/3 vezes/dia durante 22 semanas, com outros fármacos utilizados no tratamento da tuberculose resistente. Entretanto, a discussão sobre o uso mais prolongado da bedaquilina (13 a 15 meses) tem aumentado (Lewis *et al.*, 2016), visto que há evidências que a toxicidade quando a bedaquilina é utilizada por mais de 6 meses não aumenta (WHO, 2017).

Delaminida

É um composto derivado do nitroimidazol que atua na parede da micobactéria ao inibir a síntese dos ácidos ceto-micólico e metóxi-micólico (Kwon *et al.*, 2015). Apresenta potente atividade contra a micobactéria com MIC *in vitro* variando de 0,006 a 0,024 mg/ℓ para cepas de *M. tuberculosis* sensíveis e resistentes a medicamentos, respectivamente. Esses MIC são de 4 a 256 vezes menores que da rifampicina, isoniazida, etambutol e estreptomicina (Matsumoto *et al.*, 2006). A dose recomendada de delaminida pela Organização Mundial da Saúde (OMS) é a mesma que de bedaquilina; o seu uso é mais interessante que a de bedaquilina quando são utilizados simultaneamente indutores do CIP3A4, visto que, ao contrário desta, a delaminida não é substrato para esse citocromo (Kwon *et al.*, 2015).

Cicloserina/terizidona

Sintetizada em 1952, a cicloserina é um análogo estrutural do aminoácido D-alanina, um componente importante na formação da parede celular da bactéria. A terizidona é formada pela combinação de duas moléculas de cicloserina. Não há reação cruzada entre a cicloserina/terizidona e outros fármacos utilizados no tratamento da tuberculose. Nas doses utilizadas terapeuticamente, a ação da cicloserina/terizidona é bacteriostática (Blumberg *et al.*, 2003). O mecanismo de ação se dá por meio de competição com a D-alanina, inibindo dessa maneira o D-alanina sintetase, a alanina racemase e a alanina permease, enzimas essenciais para a síntese do peptidoglicano que dá rigidez e estabilidade à membrana celular do *M. tuberculosis*. Apesar de o mecanismo de resistência à cicloserina/terizidona não ser conhecido, deve envolver mutações genéticas nessas enzimas.

A cicloserina/terizidona é rapidamente absorvida após ingestão oral, apresentando biodisponibilidade de 50 a 90%. A meia-vida é de aproximadamente 10 h, e apenas uma pequena proporção é metabolizada no fígado, sendo 70% excretada pelo rim de forma inalterada em até 72 h. Sua concentração no sistema nervoso central (SNC) e no plasma são semelhantes. A dose utilizada é geralmente de 20 mg/kg/dia e pode apresentar reações adversas neurológicas (sonolência, convulsão e déficit de memória) e psiquiátricos (estados psicóticos catatônicos, reações depressivas com risco de suicídio) principalmente quando a dose administrada é maior que 500 mg/dia ou concomitantemente com outros fármacos neurotóxicos, como isoniazida ou etionamida. A administração de piridoxina pode ajudar a prevenir os efeitos neurotóxicos, com dose recomendada de 100 a 200 mg/dia. Devido ao seu alto *clearance* renal, a dose de cicloserina/terizidona deve ser reduzida em pacientes com insuficiência renal (Arbex *et al.*, 2010).

Fluoroquinolonas

Apresentam uma boa distribuição no organismo, incluindo o interior das células, o que explica sua eficácia contra as micobactérias intracelulares (Berning, 2001). Fluoroquinolonas são consideradas fármacos de segunda linha no tratamento da tuberculose. Moxifloxacino e gatifloxacino são as indicadas para tratamento de curta duração, visto apresentarem o menor MIC e maior atividade bactericida. Tanto a moxifloxacino quanto a gatifloxacino são utilizadas na dose de 400 mg/dia. Conforme visto anteriormente, o mecanismo de ação consiste na inibição da girase do DNA, uma enzima essencial para a manutenção da estrutura da dupla hélice do DNA; portanto, impedem a replicação cromossômico (Cozzarelli, 1980). As fluoroquinolonas descritas a seguir são utilizadas como medicamentos de segunda linha no tratamento da tuberculose.

Levofloxacino

Apresenta biodisponibilidade oral próxima de 100%, não sendo afetado quando administrado com alimentos. É amplamente distribuído no organismo (volume de distribuição de 1,1 ℓ/kg), penetrando eficazmente nos tecidos e nos fluidos biológicos. A concentração do fármaco em tecidos e fluidos costuma ser maior que a concentração plasmática, porém a biodisponibilidade no SNC é baixa. A meia-vida é de 6 a 8 h, sendo 80% eliminado de maneira não modificada na urina, por meio de filtração glomerular e secreção tubular. É minimamente metabolizado, e seus metabólitos não apresentam atividade farmacológica. Levofloxacino e moxifloxacino são as quinolonas mais utilizadas no tratamento de tuberculose resistente, visto serem administradas 1 vez/dia e apresentarem baixa incidência de efeitos adversos. Levofloxacino é mais utilizado que o moxifloxacino por apresentar menor incidência de aumento do intervalo QT, eficácia similar à do moxifloxacino e estar mais facilmente disponível em países de baixa ou média renda (Koh *et al.*, 2013).

Moxifloxacino

É metabolizado essencialmente por glucoronidação e sulfatação (reações chamadas de fase II) e pouco por reações mediadas por CIP450. Aproximadamente 20% do moxifloxacino é excretado inalterado na urina e 25% nas fezes. A ASC do moxifloxacino é reduzida entre 27 e 31% quando coadministrada com rifampicina, possivelmente em decorrência da indução de enzimas metabólicas de fase II (uridina difosfatase, glucoronosiltransferase e sulfotransferase) pela rifampicina (Nijland *et al.*, 2007). A relevância clínica dessa interação não é conhecida.

Gatifloxacino

Apresenta o mesmo mecanismo de ação que o da moxifloxacino, portanto ambas apresentam resistência cruzada (Ginsburg *et al.*, 2003). A eliminação do gatifloxacino é predominantemente renal, sendo 77% da dose oral eliminada na urina. A meia-vida do gatifloxacino foi prolongada em 22 voluntários sadios que receberam uma dose única fixa de rifampicina, isoniazida, pirazinamida e gatifloxacino (McIlleron *et al.*, 2007). O gatifloxacino para uso sistêmico foi retirado de vários países devido a reações adversas, como disglicemia (Chiang *et al.*, 2016).

Etionamida

Utilizada como fármaco de segunda linha no tratamento da tuberculose desde 1956, é um profármaco com estrutura análoga à da isoniazida. Entretanto, não foi observada resistência cruzada entre ambas. A etionamida necessita ser ativada pela enzima bacteriana EtA, uma mono-oxigenase que contém o dinucleotídio adenina flavina e que atua tanto em bacilos intracelulares quanto extracelulares. O MIC da etionamida é de 0,6 a 2,5 mg/ℓ. Nas doses em geral empregadas, a etionamida apresenta efeito bacteriostático. A etionamida inibe a atividade do gene *inHa* do *M. tuberculosis* – apesar de esse mecanismo ser distinto do da isoniazida. O resultado final é o mesmo, ou seja, ambos os fármacos inibem a síntese proteica e, portanto, interferem na biossíntese do ácido micólico, afetando a membrana celular da micobactéria. Cepas resistentes do *M. tuberculosis* que são resistentes à isoniazida por alterações do gene *katG* (responsável pela expressão da enzima catalase-peroxidase) continuam sensíveis à etionamida, indicando que as enzimas que ativam a isoniazida e a etionamida são distintas (Morlock *et al.*, 2003). Etionamida é rapidamente absorvida quando administrada via oral, sendo sua biodisponibilidade de 80%; é metabolizada no fígado e excretada na urina (1 a 5% na forma inalterada). Sua meia-vida é de 2 h. Os níveis no SNC e no plasma são similares. A dose recomendada pelo Ministério da Saúde para pacientes pediátricos com peso inferior a 20 kg é de 12 mg/kg/dia. Para pacientes com peso corporal entre 20 e 35 kg, 35 e 45 kg e acima de 45 kg, a dose total recomendada é de 250 mg, 500 mg e 750 mg, respectivamente. A dose máxima utilizada é de 1 g/dia e a recomendação é que seja ingerido com alimentos porque estes não interferem na biodisponibilidade e também porque minimizam as reações adversas no trato gastrintestinal (gosto metálico na boca, náuseas e vômitos). Devido à sua semelhança estrutural com a isoniazida, as reações adversas que ambas podem promover são similares (hepatotoxicidade e neurotoxicidade).

Fármacos injetáveis

Os fármacos injetáveis, como os aminoglicosídios canamicina, amicacina e estreptomicina, assim como o antibiótico polipeptídico capreomicina, são prescritos no tratamento da tuberculose multirresistente há mais de 20 anos e recomendados pela OMS como medicamentos essenciais para o tratamento (WHO, 2016). Entretanto, na prática são considerados os mais problemáticos para o tratamento da tuberculose (Garcia-Prats *et al.*, 2013). Administrados via intramuscular por 4 a 8 meses, esses medicamentos causam dor, estresse psicológico e são frequentemente associados a reações adversas, sendo a perda auditiva a reação mais grave relacionada ao seu uso, ocorrendo em aproximadamente 50% dos pacientes tratados para tuberculose-resistente (Shin *et al.*, 2007; Torun *et al.*, 2005). Entretanto, a evidência de que esses fármacos são eficazes no tratamento da tuberculose é considerada fraca (Reuter *et al.*, 2017). Com exceção do ensaio clínico randomizado realizado em 1940 comparando estreptomicina em altas doses com placebo, os demais medicamentos injetáveis nunca foram investigados em ensaios clínicos randomizados para tratamento de tuberculose multirresistente (Ahuja *et al.*, 2012). A limitada evidência da eficácia desses agentes injetáveis como fármacos de segunda linha associada à indicação que estes causam reações adversas é extremamente preocupante do ponto de vista clínico. Esses eventos incluem nefrotoxicidade, anormalidades eletrolíticas, dor e lesão no local da injeção e, mais importante, vestíbulo e ototoxicidade, sendo a última a mais preocupante, pelo fato de a perda da audição em geral ser irreversível. Nefrotoxicidade e anormalidades eletrolíticas são frequentes e costumam ser reversíveis, entretanto podem levar os pacientes à morte.

Aminoglicosídios

Os aminoglicosídios estreptomicina, canamicina e amicacina são utilizados há muitos anos como medicamentos de segunda linha no tratamento da tuberculose, principalmente no controle da tuberculose MDR. Conforme mencionado anteriormente, o aminoglicosídio estreptomicina, descoberto em 1944, foi o primeiro fármaco efetivo no tratamento da tuberculose. Além da estreptomicina, outros dois antibióticos aminoglicosídios – a canamicina, sintetizada em 1957, e a amicacina, um composto semissintético derivado da canamicina – são também empregados no tratamento da tuberculose desde 1972. Conforme visto, os aminoglicosídios inibem a síntese proteica ao ligarem-se de maneira irreversível à subunidade 30S do ribossomo do *M. tuberculosis*, interferindo na integridade da membrana celular. Esses fármacos são bactericidas e apresentam efeito dose-dependente e residual, ou seja, continuam a ter efeito bactericida mesmo quando a concentração plasmática está abaixo do MIC (Zhang, 2005).

Capreomicina

É um antibiótico polipeptídico obtido do *Streptomyces capreolus* e utilizado no tratamento da tuberculose desde 1959. O MIC da capreomicina é de 10 mg/ℓ. Apesar de ter estrutura química distinta dos aminoglicosídios, apresenta efeitos similares tanto na atividade antibacteriana quanto em eventos adversos. Não há reatividade cruzada entre capreomicina e estreptomicina; porém, pode haver reatividade cruzada entre capreomicina e amicacina ou canamicina (Coll, 2009). O mecanismo de ação consiste na inibição da síntese proteica. A dose para adulto é de 10 a 15 mg/kg/dia (até 1 g) administrado via intramuscular ou intravenosa. A exemplo dos aminoglicosídios, pode causar nefro e ototoxicidade. Assim, recomendam-se avaliação da função vestibular e audiometria antes e durante o tratamento.

Na Tabela 18.2, é apresentado o esquema adotado pelo Ministério da Saúde para tratamento de tuberculose multirresistente.

Recentemente, uma nova combinação de fármacos apresentou um efeito surpreendente no tratamento da tuberculose com resistência extensiva, responsável pela morte de aproximadamente 70% dos pacientes. No ensaio clínico Nix-TB, 34 pacientes sul-africanos com tuberculose com resistência extensiva foram tratados com uma pílula contendo bedaquilina, linezolida e o fármaco experimental pretomanida. Após 6 meses de tratamento, o bacilo não foi encontrado em culturas de escarro de qualquer paciente (Cohen, 2017). Caso o sucesso desse esquema terapêutico seja comprovado em outros ensaios clínicos, essa nova combinação é um grande avanço no tratamento da tuberculose resistente.

Tabela 18.2 Esquema para tratamento da tuberculose multirresistente adotado pelo Ministério da Saúde (2017).

Regime	Fármacos	Dose por faixa de peso				Meses
		Até 20 kg	21 a 35 kg	36 a 50 kg	> 50 kg	
2S5ELZT Fase intensiva 1ª etapa	Estreptomicina	20 mg/kg/dia	500 mg/dia	750 a 1.000 mg/dia	1.000 mg/dia	2
	Etambutol	25 mg/kg/dia	400 a 800 mg/dia	800 a 1.200 mg/dia	1.200 mg/dia	
	Levofloxacino	10 mg/kg/dia	250 a 500 mg/dia	500 a 750 mg/dia	750 mg/dia	
	Pirazinamida	35 mg/kg/dia	1.000 mg/dia	1.500 mg/dia	1.500 mg/dia	
	Terizidona	20 mg/kg/dia	500 mg/dia	750 mg/dia	750 a 1.000 mg/dia	
4S3ELZT Fase intensiva 2ª etapa	Estreptomicina	20 mg/kg/dia	500 mg/dia	750 a 1.000 mg/dia	1.000 mg/dia	4
	Etambutol	25 mg/kg/dia	400 a 800 mg/dia	800 a 1.200 mg/dia	1.200 mg/dia	
	Levofloxacino	10 mg/kg/dia	250 a 500 mg/dia	500 a 750 mg/dia	750 mg/dia	
	Pirazinamida	35 mg/kg/dia	1.000 mg/dia	1.500 mg/dia	1.500 mg/dia	
	Terizidona	20 mg/kg/dia	500 mg/dia	750 mg/dia	750 a 1.000 mg/dia	
12ELT Fase de manutenção	Etambutol	25 mg/kg/dia	400 a 800 mg/dia	800 a 1.200 mg/dia	1.200 mg/dia	12
	Levofloxacino	10 mg/kg/dia	250 a 500 mg/dia	500 a 750 mg/dia	750 mg/dia	
	Terizidona	20 mg/kg/dia	500 mg/dia	750 mg/dia	750 a 1.000 mg/dia	

REFERÊNCIAS BIBLIOGRÁFICAS

Ahuja S D, Ashkin D, Avendano M, Banerjee R, Bauer M, Bayona JN, et al. Multidrug resistant pulmonary tuberculosis treatment regimens and patient outcomes: an individual patient data meta-analysis of 9153 patients. PLOS Med. 2012;9:e1001300.

Arbex MA, Varella MCL, Siqueira HR, Mello FAF. Antituberculosis drugs: drug interactions, adverse effects, and use in special situations. Part 2: second-line drugs. J Bras Pneumol. 2010; 36:641-56.

Azuma J, Ohno M, Kubota R, Yokota S, Nagai T, Tsuyuguchi K, et al. NAT2 genotype guided regimen reduces isoniazid-induced liver injury and early treatment failure in the 6-month four-drug standard treatment of tuberculosis: a randomized controlled trial for pharmacogenetics-based therapy. Eur J Clin Pharmacol. [Internet]. 2013;69:1091-101.

Babalık A, Arda H, Bakırcı N, Ağca S, Oruç K, Kızıltaş S, et al. Management of and risk factors related to hepatotoxicity during tuberculosis treatment. Tuberk Toraks. 2012;60:136-44.

Barbachyn MR, Hutchinson DK, Brickner SJ, Cynamon MH, Kilburn JO, Klemens SP, et al. Identification of a novel oxazolidinone (U-100480) with potent antimycobacterial activity. J Med Chem. 1996;39:680-5.

Barry CE 3rd., Boshoff H, Dartois V, Dick T, Ehrt S, Flynn J, et al. The spectrum of latent tuberculosis: rethinking the biology and intervention strategies. Nat Rev Microbiol. 2009;7:845-55.

Berning SE. The role of fluoroquinolones in tuberculosis today. Drugs. 2001;61:9-18.

Blumberg HM, Burman WJ, Chaisson RE, Daley CL, Etkind SC, Friedman LN, et al. American Thoracic Society/Centers for Disease Control and Prevention/Infectious Diseases Society of America: treatment of tuberculosis. Am J Respir Crit Care Med. 2003;167:603-62.

Bonah C. The "experimental stable" of the BCG vaccine: safety, efficacy, proof, and standards, 1921-1933. Stud Hist Philos Biol Biomed Sci. 2005;6:696-721.

Brogden RN, Fitton A. Rifabutin. A review of its antimicrobial activity, pharmacokinetic properties and therapeutic efficacy. Drugs. 1994;47:983-1009.

Burman WJ, Gallicano K, Peloquin C. Comparative pharmacokinetics and pharmacodynamics of the rifamycin antibacterials. Clin Pharmacokinet. 2001;40:327-41.

Chiang C-Y, Van Deun A, Rieder HL. Gatifloxacin for short, effective treatment of multidrug-resistant tuberculosis. Int J Tuberc Lung Dis. [Internet]. 2016;20:1143-7.

Chigutsa E, Visser ME, Swart EC, Denti P, Pushpakom S, Egan D, et al. The SLCO1B1 rs4149032 polymorphism is highly prevalent in South Africans and is associated with reduced rifampin concentrations: dosing implications. Antimicrob Agents Chemother. 2011;55:4122-7.

Cohen J. Easier cure for resistant TB. Science. 2017;355:677.

Coll P. Active drugs against mycobacterium tuberculosis [Article in Spanish]. Enferm Infecc Microbiol Clin. 2009;27:474-80.

Cozzarelli NR. DNA gyrase and the supercoiling of DNA. Science. 1980;207:953-60.

Dalcomo MP. Tratamento da tuberculose sensível e resistente. Pulmão RJ. 2012;21:55-9.

Donomae I, Yamamoto K. Clinical evaluation of ethambutol in pulmonary tuberculosis. Ann N Y Acad Sci. 1966;135:849-81.

Dye C, Williams BG. The population dynamics and control of tuberculosis. Science. 2010;328: 856-61.

Egelund EF, Weiner M, Singh RP, Prihoda TJ, Gelfond JA, Derendorf H, et al. Protein binding of rifapentine and its 25-desacetyl metabolite in patients with pulmonary tuberculosis. Antimicrob Agents Chemother. 2014;58: 4904-10.

Evans DA, Manley KA, McKusick VA. Genetic control of isoniazid metabolism in man. Br Med J. 1960;2:485-91.

Forbes M, Kuck NA, Peets EA. Mode of action of ethambutol. J Bacteriol. 1962;84:1099-103.

Garcia-Prats AJ, Donald PR, Hesseling AC, Schaaf HS. Second-line anti-tuberculosis drugs in children: a commissioned review for the World Health Organization 19th expert committee on the selection and use of essential medicines. Geneva, Switzerland: World Health Organization, 2013. [Acesso em: 1º out 2019] Disponível em: http://www.who.int/entity/selection_medicines/committees/expert/19/applications/TB_ 624_C_R.pdf.

Georgieva N, Gadjeva V, Tolekova A, Dimitrov D. Hepatoprotective effect of isonicotinoylhydrazone SH7 against chronic isoniazid toxicity. Pharmazie. 2005;60:138-41.

Ginsburg AS, Grosset JH, Bishai WR. Fluoroquinolones, tuberculosis, and resistance. Lancet Infect Dis. 2003;3:432-42.

Gumbo T, Louie A, Deziel MR, Liu W, Parsons LM, Salfinger M, et al. Concentration-dependent mycobacterium tuberculosis killing and prevention of resistance by rifampin. Antimicrob Agents Chemother. 2007;51:3781-8.

Haagsma AC, Abdillahi-Ibrahim R, Wagner MJ, Krab K, Vergauwen K, Guillemont J, et al. Selectivity of TMC207 towards mycobacterial ATP synthase compared with that towards the eukaryotic homologue. Antimicrob Agents Chemother. 2009;53:1290-2.

Huitric E, Verhasselt P, Koul A, Andries K, Hoffner S, Andersson DI. Rates and mechanisms of resistance development in mycobacterium tuberculosis to a novel diarylquinoline ATP synthase inhibitor. Antimicrob Agents Chemother. 2010;54:1022-8.

Jayaram R, Gaonkar S, Kaur P, Suresh BL, Mahesh BN, Jayashree R, et al. Pharmacokinetics-pharmacodynamics of rifampin in an aerosol infection model of tuberculosis. Antimicrob Agents Chemother. 2003;47:2118-24.

Kerantzas CA, Jacobs Jr WR. Origins of combination therapy for tuberculosis: lessons for future antimicrobial development and application. MBio. 2017;8:e01586-e01516.

Koh W, Lee SH, Kang YA, Lee CH, Choi JC, Lee JH, et al. Comparison of levofloxacin versus moxifloxacin for multidrug-resistant tuberculosis. Am J Resp Crit Care. 2013;188:858-64.

Kwon YS, Jeong BH, Koh WJ. Delamanid when other anti-tuberculosis-treatment regimens failed due to resistance or tolerability. Expert Opin Pharmacother. 2015;16:253-61.

Lewis JM, Hine P, Walker J, Khoo SH, Taegtmeyer M, Squire SB, et al. First experience of effectiveness and safety of bedaquiline for 18 months within an optimised regimen for XDR-TB. Eur Respir J. 2016;47:1581-4.

Li AP, Reith MK, Rasmussen A, Gorski JC, Hall SD, Xu L, et al. Primary human hepatocytes as a tool for the evaluation of structure-activity relationship in cytochrome P450 induction potential of xenobiotics: evaluation of rifampin, rifapentine and rifabutin. Chem Biol Interact. 1997;107:17-30.

Matsumoto M, Hashizume H, Tomishige T, Kawasaki M, Tsubouchi H, Sasaki H, et al. OPC-67683, a nitro-dihydro-imida-zooxazole derivative with promising action against tuberculosis in vitro and in mice. PLoS Med. 2006;3:e466.

McIlleron H, Norman J, Kanyok TP, Fourie PB, Horton J, Smith PJ. Elevated gatifloxacin and reduced rifampicin concentrations in a single-dose interaction study amongst healthy volunteers. J Antimicrob Chemother. 2007;60:1398-401.

Metushi IG, Cai P, Zhu X, Nakagawa T, Uetrecht JP. A fresh look at the mechanism of isoniazid-induced hepatotoxicity. Clin Pharmacol Ther. 2011;89:911-4.

Morlock GP, Metchock B, Sikes D, Crawford JT, Cooksey RC. ethA, inhA, and katG loci of ethionamide-resistant clinical mycobacterium tuberculosis isolates. Antimicrob Agents Chemother. 2003;47:3799-805.

Motta I, Calcagno A, Bonora S. Pharmacokinetics and pharmacogenetics of anti-tubercular drugs: a tool for treatment optimization? Expert Opinion on Drug Metabolism & Toxicology. 2017;14:59-82.

Nijland HM, Ruslami R, Suroto AJ, Burger DM, Alisjahbana B, van Crevel R, et al. Rifampicin reduces plasma concentrations of moxifloxacin in patients with tuberculosis. Clin Infect Dis. 2007;45:1001-7.

Peloquin C. What is the 'right' dose of rifampin? Int J Tuberc Lung Dis. 2003;7: 3-5.

Perwitasari DA, Atthobari J, Wilffert B. Pharmacogenetics of isoniazid-induced hepatotoxicity. Drug Metab Rev. 2105;47:222-8.

Pyle MM. Relative numbers of resistant tubercle bacilli in sputa of patients before and during treatment with streptomycin. Proc Staff Meet Mayo Clin. 1947;22:465-73.

Rabahi MF, Silva Júnior JLRD, Ferreira ACG, Tannus-Silva DGS, Conde MB. Tuberculosis treatment. J Bras Pneumol. 2017;43:472-86.

Rao SP, Alonso S, Rand L, Dick T, Pethe K. The protonmotive force is required for maintaining ATP homeostasis and viability of hypoxic, nonreplicating mycobacterium tuberculosis. Proc Natl Acad Sci. 2008;105:11945-50.

Report of the Guideline Development Group Meeting on the use of bedaquiline in the treatment of multidrug-resistant tuberculosis. A review of available evidence (2016). Geneva, World Health Organization, 2017. Disponível em: http://apps.who.int/iris/bitstream/10665/254712/1/WHO-HTM-TB-2017.01-eng.pdf?ua=1.

Reuter A, Tisile P, von Delft D, Cox H, Cox V, Ditiu L, et al. The devil we know: is the use of injectable agents for the treatment of MDR-TB justified? Int J Tuberc Lung Dis. 2017;21:1114-26.

Roy PD, Majumder M, Roy B. Pharmacogenomics of anti-TB drugs-related hepatotoxicity. Pharmacogenomics. 2008;9:311-21.

Salfinger M, Crowle AJ, Reller LB. Pyrazinamide and pyrazinoic acid activity against tubercle bacilli in cultured human macrophages and in the BACTEC system. J Infect Dis. 1990;162:201-7.

Savic RM, Lu Y, Bliven-Sizemore E, Weiner M, Nuermberger E, Burman W, et al. Population pharmacokinetics of rifapentine and desacetyl rifapentine in healthy volunteers: nonlinearities in clearance and bioavailability. Antimicrob Agents Chemother. 2014;58:3035-42.

Savic RW, et al. Pharmacokinetic-pharmacodynamic analysis of rifapentine in patients during intensive phase treatment for tuberculosis from Tuberculosis Trial Consortium Studies 29 and 29X. In: 6th International Workshop on Pharmacology of Tuberculosis Drugs. Denver, CO; 2013.

Schatz A, Bugie E, Waksman SA. Streptomycin, a substance exhibiting antibiotic activity against Gram-positive and Gram-negative bacteria. Proc Soc Exp Biol Med. 1944;55:66-9.

Selwyn PA, Hartel D, Lewis VA, Schoenbaum EE, Vermund SH, Klein RS, et al. A prospective study of the risk of tuberculosis among intravenous drug users with human immunodeficiency virus infection. N Engl J Med. 1989;320:545-50.

Shin SS, Pasechnikov AD, Gelmanova IY, Peremitin GG, Strelis AK, Mishustin S, et al. Adverse reactions among patients being treated for MDR-TB in Tomsk, Russia. Int J Tuberc Lung Dis. 2007;11:1314-20.

Singla N, Gupta D, Birbian N, Singh J. Association of NAT2, GST and CYP2E1 polymorphisms and anti-tuberculosis drug-induced hepatotoxicity. Tuberculosis (Edinb). 2014;94:293-8.

Steele MA, Burk RF, DesPrez RM. Toxic hepatitis with isoniazid and rifampin. A meta-analysis. Chest. 1991;99:465-71.

Takayama K, Armstrong EL, Kunugi KA, Kilburn JO. Inhibition by ethambutol of mycolic acid transfer into the cell wall of mycobacterium smegmatis. Antimicrob Agents Chemother. 1979;16:240-2.

Tato M, de la Pedrosa EG, Cantón R, Gómez-García I, Fortún J, Martín-Davila P, et al. In vitro activity of linezolid against mycobacterium tuberculosis complex, including multidrug-resistant mycobacterium bovis isolates. Int J Antimicrob Agents. 2006;28:75-8.

Telenti A, Imboden P, Marchesi F, Lowrie D, Cole S, Colston MJ, et al. Detection of rifampicin-resistance mutations in mycobacterium tuberculosis. Lancet. 1993;341:647-50.

Thomas JP, Baughn CO, Wilkinson RG, Shepherd RG. A new synthetic compound with antituberculous activity in mice: ethambutol (dextro-2,2-(ethylenediimino)-di-l-butanol). Am Rev Respir Dis. 1961;83:891-3.

Timbrell JA, Mitchell JR, Snodgrass WR, Nelson SD. Isoniazid hepatoxicity: the relationship between covalent binding and metabolism in vivo. J Pharmacol Exp Ther. 1980;213:364-9.

Törun T, Gungor G, Ozmen I, Bölükbasi Y, Maden E, Biçakçi B, et al. Side effects associated with the treatment of multidrug-resistant tuberculosis. Int J Tuberc Lung Dis. 2005;9:1373-7.

Vilchèze C, Jacobs Jr WR. The mechanism of isoniazid killing: clarity through the scope of genetics. Annu Rev Microbiol. 2007;61:35-50.

Wehrli W, Staehelin M. Actions of the rifamycins. Bacteriol Rev. 1971;35:290-309.

World Health Organization. Global Tuberculosis Report 2013. Geneva: WHO; 2013.

World Health Organization. Global Tuberculosis Report. WHO/HTM/TB/2014.08. Geneva: WHO; 2014.

World Health Organization. WHO treatment guidelines for drug resistant tuberculosis: 2016 update. WHO/HTM/TB/2016.04. Geneva: WHO; 2016.

Zhang Y, Scorpio A, Nikaido H, Sun Z. Role of acid pH and deficient efflux of pyrazinoic acid in unique susceptibility of mycobacterium tuberculosis to pyrazinamide. J Bacteriol. 1999;181:2044-9.

Zhang Y. The magic bullets and tuberculosis drug targets. Annu Rev Pharmacol Toxicol. 2005;45:529-64.

Zimhony O, Cox JS, Welch JT, Vilcheze C, Jacobs Jr. WR. Pyrazinamide inhibits the eukaryotic-like fatty acid synthetase I (FASI) of mycobacterium tuberculosis. Nature Med. 2000;6:1043-7.

Zink A, Sola C, Reischl U, Grabner W, Rastogi N, Wolf H, et al. Characterization of mycobacterium tuberculosis complex DNAs from Egyptian mummies by spoligotyping. J Clin Microbiol. 2003;41:359-67.

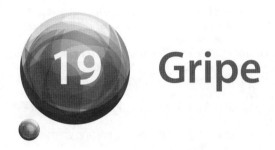

19 Gripe

INTRODUÇÃO

Os vírus da gripe são RNA vírus envelopados que pertencem à família Orthomyxoviridae que contém os gêneros influenza A, B e C, Isavirus e Thogotovirus (McCauley *et al.*, 2012). Um novo gênero do vírus da gripe foi identificado em cães e gado, denominado influenza D (Hause *et al.*, 2014). Somente os gêneros A e B causam epidemias de gripe com regularidade, e o tipo A ocasionalmente provoca pandemias (Perera e Peiris, 2015). O tipo C pode infectar humanos, entretanto não costuma causar gripe ou, quando causa, é com sintomatologia mínima. Os vírus da gripe do tipo A são subdivididos com base nas diferenças antigênicas de duas glicoproteínas de superfície, a hemaglutinina (HA) e a neuraminidase (NA). Foram identificados 18 subtipos para a HA e 11 subtipos para a NA, designados H1-H18 e N1-N11, respectivamente. Apenas subtipos únicos de HA e NA foram identificados nos vírus dos tipos B e C (Ohwada *et al.*, 1987).

Os vírus da gripe têm três proteínas de superfície: a HA, a NA e a proteína M2. A proteína HA liga-se aos ácidos siálicos presentes no receptor da célula hospedeira, permitindo que o vírus seja internalizado na célula. O pH baixo do endossoma ativa a proteína M2 que atua como um canal de prótons, permitindo a entrada de H+ antes que ocorra a fusão mediada pela hemaglutinina, possibilitando a liberação da ribonucleoproteína viral. Após a replicação, a NA dos vírions cliva os ácidos siálicos presentes nos receptores celulares para liberar os novos vírus da superfície da célula e prevenir a sua autoagregação. Há duas classes principais de fármacos para o tratamento e a prevenção da gripe: os inibidores da proteína M2 e os inibidores da NA. Ao bloquearem a proteína M2, os inibidores da M2 previnem a liberação da ribonucleoproteína viral e sua migração para o núcleo da célula hospedeira. Os inibidores da NA impedem a liberação dos novos vírus da superfície celular. Os inibidores da proteína M2 somente atuam em vírus da gripe tipo A; embora os vírus da gripe tipo B apresentem também uma proteína M2, análoga à proteína M2 do vírus da gripe do tipo A, ela não é sensível aos inibidores da M2. Os inibidores da M2 têm dois sítios potenciais de ligação na proteína M2: um de alta afinidade localizado no poro do canal iônico e outro de baixa afinidade situado na face lipídica do poro (Rosenberg e Casarotto, 2010). As duas mutações mais comuns, V27A e S31N, ocorrem no poro do canal iônico, confirmando ser este o alvo farmacológico relevante.

O vírus da gripe do tipo A (influenza A) é o principal responsável pelas epidemias anuais de gripe e, ocasionalmente, por pandemias. Nos EUA, a estimativa é de 36 mil anuais, e milhões de hospitalizações resultam de doenças relacionadas com a gripe (Thompson *et al.*, 2003). Globalmente, a estimativa é de 300 a 500 mil mortes por ano; no caso de uma pandemia como ocorreu com a gripe espanhola em 1918, ou com a gripe do porco (*swine flu*) em 2011, a mortalidade pode atingir proporções catastróficas. A patogenicidade do vírus da gripe reside em dois fatores: o vírus pode ser transmitido a partir de contato direto ou por gotículas no ar; e o vírus existe como quase-espécie. A respeito do primeiro, o fato de os vírus da gripe poderem ser transmitidos pelo ar facilita sua transmissão para hospedeiros suscetíveis em um curto espaço de tempo. Devido a essa característica única, o vírus da gripe é considerado um dos patógenos capazes de exterminar a raça humana, sendo classificado como categoria C pelo NIAID (National Institute of Allergy and Infectious Diseases). Em relação ao segundo, o vírus da gripe não é um alvo fácil, visto se tratar de um vírus RNA de sentido negativo que existe como quase-espécies. Devido à ausência da função *proof-reading* da polimerase viral, cada ciclo da replicação do vírus da gripe produz uma mistura de vírus com pontos de mutação diferentes, chamada variação antigênica (*antigenic drift*). A emergência de cepas causada pela variação antigênica é a responsável pela necessidade de mudança anual da constituição das cepas para elaboração da vacina para a gripe (Bush *et al.*, 1999).

A HA dos vírus da gripe do tipo A é a responsável pela ligação do vírus ao ácido siálico presente nos oligossacarídeos dos receptores localizados na superfície celular. A especificidade para a ligação ao receptor depende da espécie de origem, sendo que os isolados humanos se ligam à conformação SAα2,6 Gal, enquanto os isolados de aves e equinos se ligam à conformação SAα2,3 Gal. No exemplo da Figura 19.1, o ácido siálico está ligado à molécula de galactose por uma ligação $\alpha_{2,3}$, ou seja, o carbono 2 do ácido siálico liga-se por meio de um átomo de oxigênio ao carbono na posição 3 da galactose.

A conformação SAα2,6 Gal é a mais presente em células respiratórias humanas. A conformação SAα2,3 Gal é encontrada em células epiteliais ciliadas, as quais representam uma pequena população no trato respiratório humano, e também em algumas células epiteliais do trato respiratório inferior, como os pneumócitos tipo II (Nicholls *et al.*, 2007). O vírus H5N1, altamente patogênico em aves, tem replicação limitada em humanos devido à presença dessas células com a conformação SAα2,3 Gal. Entretanto, para que possa ocorrer uma transmissão eficaz o vírus da gripe aviária deve reconhecer os ácidos

Figura 19.1 Ação da neuraminidase.

siálicos com conformação SAα2,6 Gal, visto que resultados obtidos de isolados das pandemias de 1918, 1957 e 1968 indicaram que esses vírus reconhecem preferencialmente a conformação SAα2,6 Gal.

Os vírus da gripe são um grupo importante de patógenos com uma taxa de infecção anual entre 5 e 10% nos adultos e 20 a 30% em crianças, resultando em incidência substancial da doença, hospitalização e mortalidade. Conforme visto anteriormente, a proteína M2 é um alvo farmacológico interessante. Inclusive, historicamente, o primeiro fármaco identificado como inibidor do vírus da gripe foi a amantadina (Davies et al., 1964). A proteína M2 é uma proteína transmembrânica do vírus da gripe que apresenta uma estrutura tetramérica formando canais iônicos no envelope do vírus, modulando o transporte seletivo de prótons do endossomo para a partícula viral. A acidificação resultante desse transporte facilita o processo de fusão da membrana modulado pela HA e a dissociação da proteína matricial M1 do complexo ribonucleoproteico, levando ao desenvelopamento (*uncoating*) do núcleo-capsídio viral após o transporte do genoma viral para o núcleo da célula infectada (Król et al., 2014). Os derivados amínicos do adamantano, da amantadina e da rimantadina bloqueiam os canais iônicos M2 possivelmente por sua intercalação no interior do canal (Leonov et al., 2011), bloqueando o influxo dos íons H$^+$ e os passos subsequentes da infecção. Embora os adamantanos possam inibir a replicação viral em concentrações micromolares, a rápida emergência de variantes resistentes restringe seu uso para prevenção e tratamento da gripe. A resistência aos adamantanos resulta das substituições de aminoácidos da proteína M2. A substituição mais comum é a S31 M, encontrada em mais de 95% das cepas resistentes, entretanto outras substituições já foram observadas (Bright et al., 2005). Podem ocorrer mutações compensatórias adicionais na HA A1, como a S141N e G185A, que conferem resistência aos adamantanos, as quais foram encontradas na pandemia da gripe do tipo A (H1N1) de 2009 (Choi et al., 2009). Essas variantes do vírus retêm total virulência e transmissibilidade, sendo resistentes tanto à amantadina quanto à rimantadina (Hayden, 2006). Entre os anos de 2007 e 2009, 98,9% dos vírus H3N2 e 4,7% dos vírus H1N1 eram resistentes aos adamantanos (CDC, 2011). Na pandemia global de 2009 causada por uma nova cepa do H1N1, todos os isolados testados pela WHO Collaborating Centers (WHO, 2010) eram resistentes aos adamantanos. Revisão feita por The Cochrane Collaboration (Galvão et al., 2014) concluiu que não há indicação para o uso de amantadina ou rimantadina para prevenção, tratamento ou redução da gripe em pacientes pediátricos ou adultos. Assim, essa classe não será revisada neste capítulo. Atualmente, somente os inibidores da NA estão aprovados para tratamento da gripe.

Diversamente dos adamantanos, a resistência aos inibidores da NA desenvolve-se de forma mais lenta e ocorre em uma frequência relativamente baixa (Samson et al., 2013). Isso possivelmente deve-se ao fato de que as mutações costumam afetar de maneira significativa a capacidade de infecção viral e sua habilidade de se reproduzir no hospedeiro (Herlocher et al., 2004). Entretanto, em 2009 ocorreu transmissão eficaz e com virulência de cepa do vírus H1N1 resistente ao inibidor oseltamivir, a qual foi isolada e caracterizada nos EUA e na Europa (Ciancio et al., 2009). O aumento da emergência de cepas resistentes enfatiza a constante necessidade de:

- Desenvolver novos fármacos antivirais
- Promover associações de fármacos
- Fazer uso cuidadoso dos fármacos antivirais atualmente disponíveis
- Monitorar o desenvolvimento de cepas resistentes.

ZANAMIVIR (RELENZA®)

Análogo 4-deoxi-4-guanidino do ácido 2,3-desidro-2-deóxi-N-acetilneuramínico (Figura 19.2), atua como inibidor da NA, tanto do vírus da gripe do tipo A quanto do tipo B *in vitro* (Woods et al., 1993). Foi o primeiro inibidor de NA aprovado para profilaxia e tratamento da gripe.

Estudos farmacocinéticos com zanamivir administrado por inalação indicaram que a sua biodisponibilidade é aproximadamente entre 4 e 17%. A ligação às proteínas plasmáticas é negligível (< 10%), sendo eliminado na forma inalterada na urina. A meia-vida de eliminação varia entre 2,5 e 5,1 h e o *clearance* sistêmico entre 2,5 e 10,9 ℓ/h (Cheer e Wagstaff, 2002).

A eficácia e a segurança do zanamivir foram avaliadas por revisão sistemática envolvendo 28 ensaios clínicos com um total de 14.628 participantes com idade entre 5 e 65 anos (Heneghan et al., 2014). Zanamivir diminuiu o tempo para alívio dos sintomas em adultos (Figura 19.3) e reduziu a sintomatologia gripal quando utilizado como fármaco profilático em adultos (Figura 19.4).

Zanamivir está indicado no tratamento de gripe do tipo A ou B não complicada, em pacientes adultos ou pediátricos com idade acima de 7 anos cujo quadro sintomático não seja superior a 2 dias. Zanamivir é administrado por inalação, sendo recomendada a dose de 10 mg/dia durante 5 dias. As reações adversas mais comuns com incidência ≥ 1,5% em relação ao placebo foram sinusite, tontura, febre, artralgia e reumatismo articular.

OSELTAMIVIR (TAMIFLU®)

Análogo do ácido 2,3-desidro-2-deóxi-N-acetil-neuramínico (Figura 19.5) que atua como profármaco com um grupo etil éster, cujo metabólito ativo é o oseltamivir carboxilato. O oseltamivir e o seu metabólito ativo são potentes inibidores da NA, uma glicoproteína essencial para a replicação dos vírus da gripe A e B (McClellan e Perry, 2001). Oseltamivir e seu metabólito ativo inibem a replicação tanto *in vitro* quanto *in vivo* do vírus da gripe A e B (Mendel et al., 1998).

Oseltamivir é absorvido rapidamente pelo trato gastrintestinal após administração oral e extensivamente metabolizado de modo predominante por esterases hepáticas no seu único metabólito ativo, o oseltamivir carboxilato. As concentrações plasmáticas do oseltamivir carboxilato são detectadas 30 min após a ingestão, com $T_{máx}$ entre 3 e 4 h. A biodisponibilidade absoluta é alta em relação à administração intravenosa (IV), e 79% de uma dose de 150 mg de oseltamivir atinge a circulação sistêmica como oseltamivir carboxilato em voluntários sadios (He et al., 1999). A biodisponibilidade não é afetada se o fármaco é ingerido com alimentos. Após administração IV, o volume de distribuição foi estimado em 25,6 ℓ. O oseltamivir carboxilato é eliminado primariamente por *clearance* renal, estimado em 21 ℓ/h, com meia-vida de eliminação entre 6 e 10 h. Em pacientes com insuficiência renal grave (*clearance* de creatinina entre 10 e 30 mℓ/min), a concentração do oseltamivir carboxilato aumentou 10 vezes, indicando que é necessário ajuste de dose nessa população.

A eficácia e a segurança do oseltamivir foram avaliadas por meio de ensaio clínico duplo-cego, randomizado, controlado com placebo, em pacientes não imunizados para gripe com idade entre 18 e 65 anos com doença respiratória febril com duração menor que 36 h, com temperatura acima de 38°C com um sintoma respiratório (tosse, garganta inflamada ou coriza nasal) e um sintoma constitucional (cefaleia,

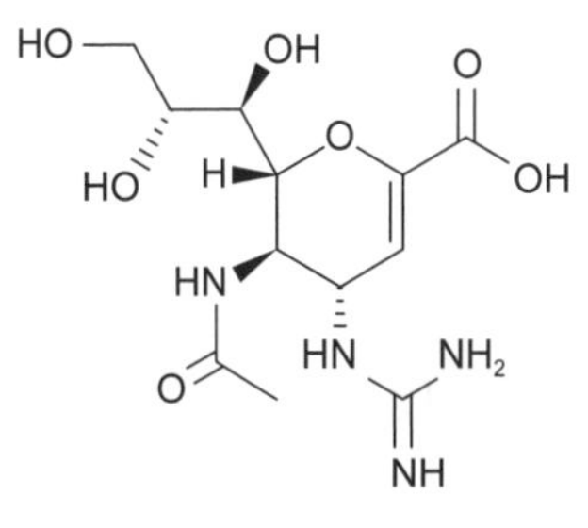

Figura 19.2 Zanamivir.

Ensaio clínico ou subgrupo	Zanamivir Média	Zanamivir DP	Zanamivir Total	Placebo Média	Placebo DP	Placebo Total	Peso (%)	Diferença média IV, aleatório, IC 95%
JNAI-01	3,13	1,33	29	3,9	0,96	31	10,7	−0,77 (−1,36, −0,18)
JNAI-04	3,84	2,06	32	5,68	2,75	16	1,8	−1,84 (−3,36, −0,32)
JNAI-07	4,41	1,95	211	4,67	1,98	107	16,3	−0,26 (−0,72, 0,20)
NAI300008	9,61	8,11	262	10,72	8,46	263	2,1	−1,11 (−2,53, 0,31)
NAI30010	7,11	6,52	163	7,93	6,58	158	2,0	−0,82 (−2,25, 0,61)
NAI30012	10,45	8,89	191	10,93	8,47	169	1,3	−0,48 (−2,27, 1,31)
NAI30015	4,29	5,23	293	4,86	5,64	295	5,2	−0,57 (−1,45, 0,31)
NAIA/B2008	5,87	2,46	834	6,34	2,25	422	33,8	−0,47 (−0,74, −0,20)
NAIA2005	5,29	2,31	139	5,7	2,49	81	8,7	−0,41 (−1,07, 0,25)
NAIA3002	8,34	7,4	412	8,9	7,77	365	3,6	−0,56 (−1,63, 0,51)
NAIB2005	5,06	2,33	64	5,9	2,73	63	5,1	−0,84 (−1,72, 0,04)
NAIB3001	6,48	3,74	227	7,35	3,83	228	8,0	−0,87 (−1,57, −0,17)
NAIB3002	7,97	7,32	174	10,58	8,53	182	1,5	−2,61 (−4,26, −0,96)
Total (IC 95%)			**3.031**			**2.380**	**100,0**	**−0,60 (−0,81, −0,39)**

Heterogeneidade: Tau² = 0,01; Chi² = 13,24; df = 12 (p = 0,35); I² = 9%
Teste para efeito global: Z = 5,69 (p < 0,00001)

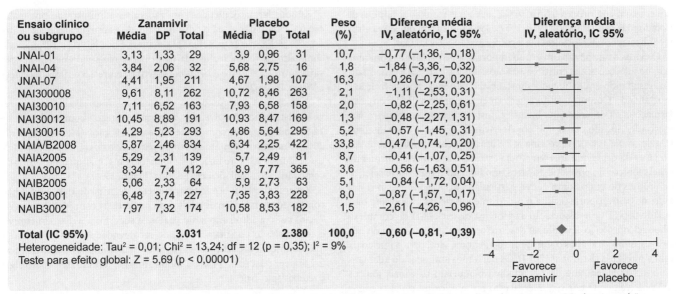

Figura 19.3 *Forest plot* comparando zanamivir com placebo em relação ao tempo (em dias) para alívio dos sintomas. DP: desvio padrão.

Ensaio clínico ou subgrupo	Zanamivir Média	Zanamivir Total	Placebo Média	Placebo Total	Peso (%)	Diferença média IV, aleatório, IC 95%
167-101	3	160	6	156	13,7	0,49 (0,12, 1,92)
NAI30034	4	1.678	23	1.685	19,7	0,17 (0,06, 0,50)
NAIA3004	15	240	23	249	34,3	0,68 (0,36, 1,27)
NAIA3005	11	553	34	554	32,4	0,32 (0,17, 0,63)
Total (IC 95%)		**2.631**		**2.644**	**100,0**	**0,39 (0,22, 0,70)**
Total de eventos	33		66			

Heterogeneidade: Tau² = 0,15; Chi² = 5,48; df = 3 (p = 0,14); I² = 45%
Teste para o efeito global: Z = 3,17 (p = 0,002)

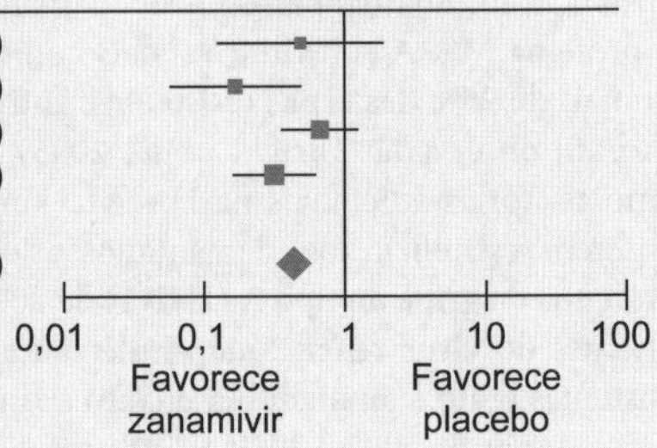

Figura 19.4 *Forest plot* comparando uso profilático do zanamivir com placebo em relação ao tempo (em dias) para alívio dos sintomas.

mal-estar, mialgia, sudorese ou tremores e fadiga). Os pacientes (n = 627) foram randomizados para receber oseltamivir 75 mg/dia (n = 210), oseltamivir 150 mg/dia (n = 208) ou placebo (n = 209) por 10 dias (Treanor *et al.*, 2000). Oseltamivir reduziu a duração e a gravidade dos sintomas (Figura 19.6). Reações adversas como náuseas e vômitos tiveram incidência maior nos grupos tratados com oseltamivir comparado ao placebo, entretanto o número de pacientes que interromperam o tratamento foi baixo (3% no grupo placebo, 1,5% no grupo oseltamivir 75 mg/dia e 2% no grupo oseltamivir 150 mg/dia).

Uma análise prospectiva avaliou o uso de antibióticos em 3.564 pacientes entre 13 e 97 anos com sintomas de gripe em 10 ensaios clínicos controlados com placebo (Kaiser *et al.*, 2003). Oseltamivir reduziu o uso de antibióticos em 26,7% (14 *versus* 19,1%; p < 0,01) e a incidência de complicações do trato respiratório inferior que resultou em antibioticoterapia em 55% (4,6 *versus* 10,3%; p < 0,01).

Oseltamivir é indicado para o tratamento de doença aguda causada por infecção do vírus da gripe em pacientes com 2 semanas de idade ou mais velhos que estejam sintomáticos por período não superior a 2 dias. Ele também está recomendado na profilaxia da gripe em pacientes com idade superior a 1 ano. A dose sugerida de oseltamivir para adultos e adolescentes com idade superior a 13 anos é de 75 mg 2 vezes/dia durante 5 dias, podendo ser ingerido com ou sem alimentos. Para pacientes pediátricos com idade entre 2 semanas e 1 ano, a dose recomendada é de 3 mg/kg 2 vezes/dia. As reações adversas mais

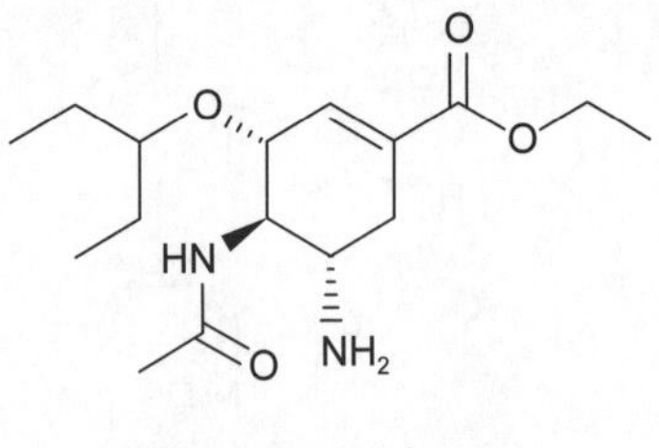

Figura 19.5 Oseltamivir.

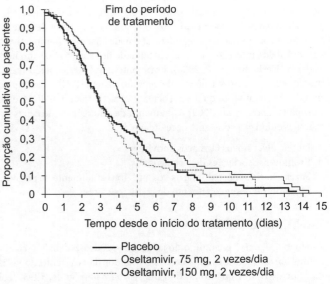

Figura 19.6 Tempo para alívio de todos os sintomas em pacientes infectados com o vírus influenza.

comuns com incidência ≥ 1% observadas foram náuseas, vômitos, diarreia e dor abdominal.

É importante ressaltar que, em 2007, as autoridades japonesas – o Japão é o maior consumidor de oseltamivir no mundo – recomendaram que o oseltamivir não deveria ser prescrito para pacientes pediátricos com idade entre 10 e 19 anos (Hu, 2007). Essa medida resultou do suicídio de dois pacientes com 14 anos de idade que estavam utilizando o oseltamivir. Antes de 2007, já haviam sido notados 100 casos de eventos neuropsiquiátricos (delírio, convulsões e encefalite) associados ao uso do oseltamivir, quase todos eles observados no Japão. Entretanto, esses distúrbios devem ser analisados no contexto de milhões de prescrições de oseltamivir e da hipótese de que o comportamento alterado pode decorrer da própria gripe ou de doenças associadas. A própria Food and Drug Administration (FDA) revendo os dados de ensaio clínico e de fármaco-vigilância concluiu que esses eventos não eram claramente relacionados com o uso do fármaco, e que poderiam estar ligados à incidência relativamente alta no Japão de encefalite associada à gripe (FDA, 2005). Convém mencionar que o oseltamivir faz parte da lista de medicamentos essenciais da Organização Mundial da Saúde; contudo, sua aprovação e uso podem ser considerados controversos (Gupta et al., 2015).

PERAMIVIR (RAPIVAB™)

Derivado ciclopentano do ácido 2,3-desidro-2-deóxi-N-acetil-neuramínico com um grupo guanidil e uma cadeia lipofílica (Figura 19.7), atua como inibidor da NA. A IC_{50} contra o H1N1 e H3N2 e contra isolados da gripe do tipo B foram 0,16, 0,13 e 0,99 nM, respectivamente.

A farmacocinética do peramivir é linear nas doses utilizadas clinicamente. A ligação às proteínas plasmáticas é de 30% e o volume de distribuição estimado em 12,5 ℓ. O peramivir não sofre metabolismo significativo em humanos, sendo eliminado primariamente pelo rim. O *clearance* renal representa aproximadamente 90% do *clearance* sistêmico e é eliminado essencialmente na forma de fármaco inalterado. Recomenda-se redução da dose quando administrado a pacientes com *clearance* de creatinina < 50 mℓ/min.

A eficácia e a segurança do peramivir foram comparadas com as do oseltamivir no tratamento da gripe a partir de metanálise envolvendo sete ensaios clínicos (dois randomizados) com 1.676 pacientes com quadro gripal (Lee et al., 2017). O tempo para alívio da febre foi significativamente menor com o peramivir, em pacientes ambulatoriais, mas não em pacientes hospitalizados (Figura 19.8). A incidência de reações adversas não foi diferente entre os dois grupos.

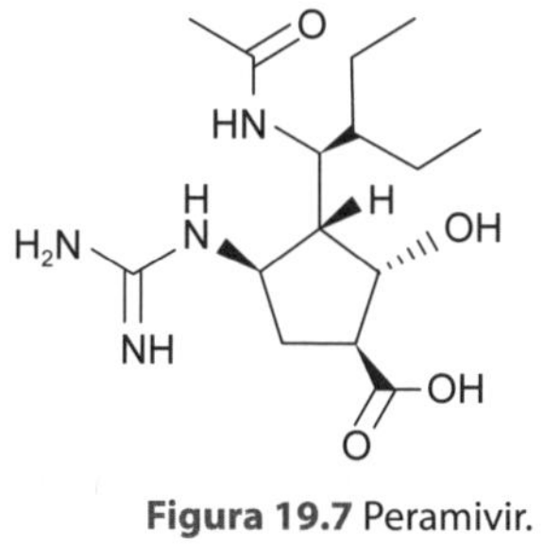

Peramivir é indicado no tratamento da gripe não complicada em pacientes com idade igual ou acima de 2 anos que estejam sintomáticos por um período não superior a 2 dias. A dose recomendada para adultos e adolescentes com idade igual ou superior a 13 anos é de 600 mg/dose única administrada IV em infusão de 15 a 30 min. Para pacientes pediátricos com idade entre 2 e 12 anos, a dose recomendada é de 12 mg/kg (máximo de 600 mg) em dose única IV em infusão de 15 a 30 min. A reação adversa mais comum com incidência ≥ 2% em relação ao placebo é diarreia.

LANINAMIVIR (INAVIR®)

Derivado do ácido 2,3-desidro-2-deóxi-N-acetil-neuramínico com a introdução de um grupo 4-guanidino e um metóxi na posição 7 (Figura 19.9). É comercializado na forma de profármaco ligado na posição C3 a um éster do ácido octanoico; quando administrado por inalação, o profármaco é convertido em laninamivir no pulmão por esterases. Laninamivir inibe a replicação *in vitro* de todos os subtipos de NA em células de cultura (Kiso et al., 2010).

Ensaio clínico farmacocinético realizado em voluntários sadios do sexo masculino demonstraram que o profármaco aparece na circulação sistêmica 30 min após a inalação, com uma meia-vida de eliminação de aproximadamente 2 h. Entretanto, o laninamivir em sua forma ativa apresenta $T_{máx}$ de 4 h, com níveis detectáveis por 144 h, com meia-vida de eliminação de 3 dias. Esses dados farmacocinéticos corroboram estudos em animais que sugerem que altas concentrações de laninamivir são mantidas no pulmão por no mínimo 5 dias.

Figura 19.7 Peramivir.

Ensaio clínico ou subgrupo	Peramivir Média	DP	Total	Oseltamivir Média	DP	Total	Peso (%)	Diferença média IV, aleatório, IC 95%
Ison et al.	102,5	176,6	81	72,3	76,66	41	0,7	30,20 (−14,85, 75,25)
Yoshino et al.	30,9	18,7	23	34,7	18,6	9	7,1	−3,80 (−18,16, 10,56)
Subtotal (IC 95%)			104			50	7,8	6,22 (−24,16, 36,60)

Heterogeneidade: Tau² = 286,99; chi² = 1,99; df = 1 (p = 0,16); I² = 50%
Teste para efeito global: Z = 0,40 (p = 0,69)
A

Hikita et al.	40,4	15,6	35	48	32,5	124	23,8	−7,60 (−15,31, 0,11)
Kohno et al.	78	102,9	726	82,1	86,9	365	10,7	−4,10 (−15,74, 7,54)
Shobugawa et al.	17	6,1	4	23	5,14	104	37,6	−6,00 (−12,06, 0,06)
Takemoto et al.	31,6	18,9	53	44,6	24,4	51	20,1	−13,00 (−21,41, −4,59)
Subtotal (IC 95%)			818			644	92,2	−7,71 (−11,61, −3,80)

Heterogeneidade: Tau² = 0; chi² = 2,20; df = 3 (p = 0,53); I² = 0%
Teste para o efeito global: Z = 3,87 (p = 0,0001)
B

| **Total (IC 95%)** | | | 922 | | | 694 | 100,0 | −7,17 (−11,00, −3,34) |

Heterogeneidade: Tau² = 0,61; chi² = 5,12; df = 5 (p = 0,40); I² = 2%
Teste para efeito global: Z = 3,66 (p = 0,0002)
Teste para diferenças gerais: chi² = 0,79; df = 1 (p = 0,37); I² = 0%

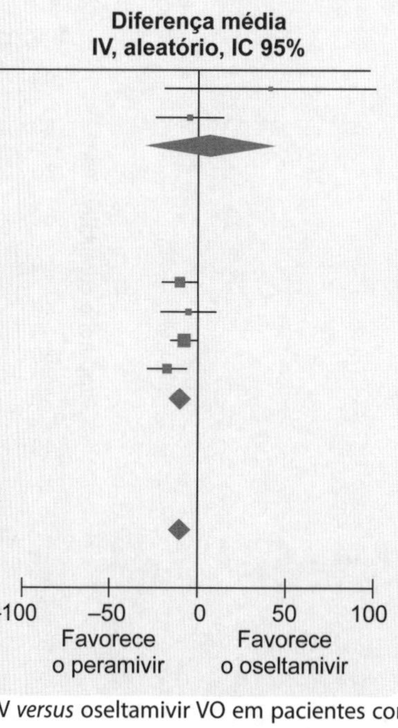

Favorece o peramivir / Favorece o oseltamivir

Figura 19.8 *Forest plot* mostrando risco relativo do tempo para alívio de febre comparando paramivir IV *versus* oseltamivir VO em pacientes com gripe hospitalizados (**A**) ou ambulatoriais (**B**). DP: desvio padrão.

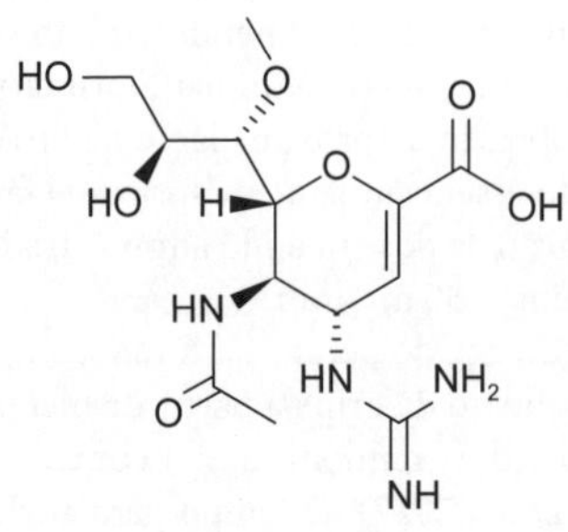

Figura 19.9 Laninamivir.

A eficácia e a segurança do laninamivir foram comparadas com as do oseltamivir no tratamento de crianças com infecção pelo vírus da gripe (Sugaya e Ohashi, 2010). Os pacientes (n = 184) foram randomizados para receber laninamivir octanoato via inalatória 40 mg dose única, 20 mg dose única ou oseltamivir 2 mg/kg VO, 2 vezes/dia durante 5 dias. O objetivo primário foi alívio dos sintomas da gripe. Laninamivir reduziu de maneira significativa o tempo para alívio dos sintomas quando comparado com o grupo tratado com oseltamivir (Figura 19.10). Ele também foi mais eficaz que o oseltamivir quando os pacientes foram separados por infecção pelo subtipo H1N1 (Figura 19.11).

Não houve diferença significativa entre os grupos tratados com laninamivir e oseltamivir em pacientes que apresentavam infecção por H3N2 ou pelo vírus da gripe do tipo B. Ambos os fármacos foram bem tolerados, e as reações adversas mais comuns foram de origem gastrintestinal, incluindo diarreia, náuseas e vômitos.

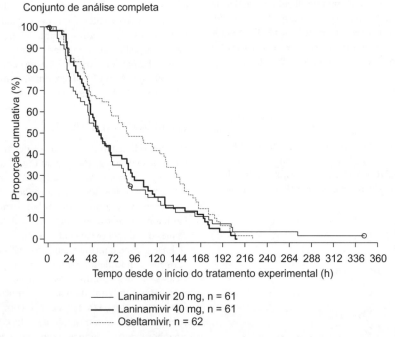

Figura 19.10 Comparação entre laninamivir e oseltamivir com o objetivo de aliviar sintomas causados pela gripe.

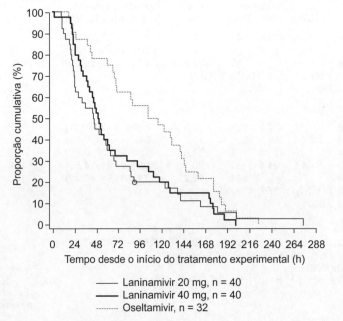

Figura 19.11 Curvas de Kaplan-Meier mostrando a comparação entre laninamivir e oseltamivir com o objetivo de aliviar sintomas causados pela gripe em pacientes infectados pelo subtipo H1N1.

REFERÊNCIAS BIBLIOGRÁFICAS

Bright RA, Medina MJ, Xu X, Perez-Oronoz G, Wallis TR, Davis XM, et al. Incidence of adamantane resistance among influenza A (H3N2) viruses isolated worldwide from 1994 to 2005: a cause for concern. Lancet. 2005;366:1175-81.

Bush RM, Bender CA, Subbarao K, Cox NJ, Fitch WM. Predicting the evolution of human influenza A. Science. 1999;286:1921-5.

Centers for Disease Control and Prevention (CDC). Antiviral agents for the treatment and chemoprophylaxis of Influenza. MMWR, Recommendations and Reports. 2011;60:1.

Cheer SM, Wagstaff AJ. Zanamivir: an update of its use in influenza. Drugs. 2002;62:71-106.

Choi WY, Kim S, Lee N, Kwon M, Yang I, Kim MJ, et al. Amantadine-resistant influenza A viruses isolated in South Korea from 2003 to 2009. Antiviral Res. 2009;84:199-202.

Ciancio BC, Meerhoff TJ, Kramarz P, Bonmarin I, Borgen K, Boucher CA, et al. Oseltamivir-resistant influenza A(H1N1) viruses detected in Europe during season 2007–2008 had epidemiologic and clinical characteristics similar to co-circulating susceptible A(H1N1) viruses. Euro Surveill. 2009;14(46)pii:19412.

Davies WL, Grunert RR, Haff RF, McGahen JW, Neumayer EM, Paulshock M et al. Antiviral activity of 1-adamantanamine (amantadine). Science. 1964;144:862-3.

Food and Drug Administration, Center for Drug Evaluation and Research (FDA). Pediatric safety update for Tamiflu. Pediatric Advisory Committee meeting, 18 November 2005. Disponível em: www.fda.gov/ohrms/docets/ac/05/briefing/2005-4180b_06_06_summary.pdf.

Galvão MGA, Santos MARC, Cunha AJA. Amantadine and rimantadine for influenza A in children and the elderly. Cochrane Database Syst Rev. 2014;21(11):CD002745.

Gupta YK, Meenu M, Mohan P. The tamiflu fiasco and lessons learnt. Indian J Pharmacol. 2015;47:11-6.

Hause BM, Collin EA, Liu R, Huang B, Sheng Z, Lu W, et al. Characterization of a novel influenza virus in cattle and Swine: proposal for a new genus in the Orthomyxoviridae family. mBio. 2014;5:e3-14.

Hayden FG. Antiviral resistance in influenza viruses – implications for management and pandemic response. N Engl J Med. 2006;354:785-8.

He G, Massarella J, Ward P. Clinical pharmacokinetics of the prodrug oseltamivir and its active metabolite Ro 64-0802. Clin Pharmacokinet. 1999;37:471-84.

Heneghan CJ, Onakpoya I, Thompson M, Spencer EA, Jones M, Jefferson T. Zanamivir for influenza in adults and children: systematic review of clinical study reports and summary of regulatory comments. BMJ. 2014;348:g2547.

Herlocher ML, Truscon R, Elias S, Yen HL, Roberts NA, Ohmit SE, et al. Influenza viruses resistant to the antiviral drug oseltamivir: transmission studies in ferrets. J Infect Dis. 2004;190:1627-30.

Hu Y, Sneyd H, Dekant R, Wang J. Influenza A virus nucleoprotein: a highly conserved multi-functional viral protein as a hot antiviral drug target. Curr Top Med Chem. 2017;17:2271-85.

Japan issues Tamiflu warning after child deaths. Times. 21 march 2007. Disponível em: www.timesonline.co.uk/tol/news/world/asia/article1549260.ece.

Kaiser L, Wat C, Mills T, Mahoney P, Ward P, Hayden F. Impact of oseltamivir treatment on influenza-related lower respiratory complications and hospitalizations. Arch Intern Med. 2003;163:1667-72.

Kiso M, Kubo S, Ozawa M, et al. Efficacy of the new neuraminidase inhibitor CS-8958 agains H1N1 influenza viruses. PloS Pathog. 2010;6(2):e1000786.

Król E, Rychlowska M, Szewczyk B. Antivirals – current trends in fighting influenza. Acra Biochim Pol. 2014;61:495-504.

Lee J, Park JH, Jwa H, Kim YH. Comparison of efficacy of intravenous peramivir and oral oseltamivir for the treatment of influenza: systematic review and meta-analysis. Yonsei Med J. 2017;58:778-85.

Leonov H, Astrahan P, Krugliak M, Arkin IT. How do amino-adamantanes block the influenza M2 channel, and how does resistance develop? J Am Chem Soc. 2011;133:9903-11.

McCauley JW, Hongo S, Kaverin NV, Kochs G, Lamb RA, Matrosovich MN, et al. Orthomyxoviridae. In: King AMQ, Adams MJ, Carstens EB, Lefkowitz EJ, editors. Virus taxonomy. Classification and nomenclature of viruses. Ninth report of the International Committee on Taxonomy of Viruses. New York: Elsevier; 2012. pp. 749-61.

McClellan K, Perry CM. Oseltamivir. A review of its use in influenza. Drugs. 2001;61:263-85.

Mendel DB, Tai CY, Escarpe PA, Li W, Sidwell RW, Huffman JH, et al. Oral administration of a prodrug of the influenza virus neuraminidase inhibitor GS 4071 protects mice and ferrets against influenza infection. Antimicrob Agents Chemother. 1998;42:640-6.

Nicholls JM, Chan MCM, Chan WY, Wong HK, Cheung CY, Kwong DL, et al. Tropism of avian influenza A (H5N1) in the upper and lower respiratory tract. Nature. 2007;13:147-9.

Ohwada K, Kitame F, Sugawara K, Nishimura H, Homma M, Nakamura K. Distribution of the antibody to influenza C virus in dogs and pigs in Yamagata prefecture, Japan. Microbiol Immunol. 1987;31:1173-80.

Palese P, Shaw ML. Orthomyxoviridae. The viruses and their replication. In: Knipe DM, Howley PM, editors. Fields virology. 5. ed. Philadelphia: Lippincott Williams & Wilkins; 2007. p. 1647-90.

Perera HK, Peiris JS. The influenza viruses. Ceylon Med J. 2015;60:1-4.

Rosenberg MR, Casarotto MG. Coexistence of two adamantane binding sites in the influenza A M2 ion channel. Proc Natl Acad Sci USA. 2010;107:13866-71.

Samson M, Pizzorno A, Abed Y, Boivin G. Influenza virus resistance to neuraminidase inhibitors. Antiviral Res. 2013;98:174-85.

Sugaya N, Ohashi Y. Long-acting neuraminidase inhibitor laninamivir octanoato (CS-8958) versus oseltamivir as treatment for children with influenza virus infection. Antimicrog Agents Chemother. 2010;54:2575-82.

Thompson W, Shay D, Weintraub E, Brammer L, Cox N, Anderson L, et al. Mortality associated with influenza and respiratory syncytial virus in the United States. JAMA. 2003;289:179-86.

Treanor JJ, Hayden FG, Vrooman PS, Barbarash R, Bettis R, Riff D, et al. Efficacy and safety of the oral neuraminidase inhibitor oseltamivir in treating acute influenza. JAMA. 2000;283:1016-24.

Woods JM, Bethell RC, Coates JA, Healy N, Hiscox SA, Pearson BA, et al. 4-Guanidino-2,4- dideoxy-2,3-dehydro-N-acetylneuraminic acid is a highly effective inhibitor both of the sialidase (neuraminidase) and of growth of a wide range of influenza A and B viruses in vitro. Antimicrob Agents Chemother. 1993;37:1473-9.

World Health Organization (WHO). Clinical aspects of pandemic (H1N1) 2009 Influenza. N Engl J Med. 2010;362:1708-19.

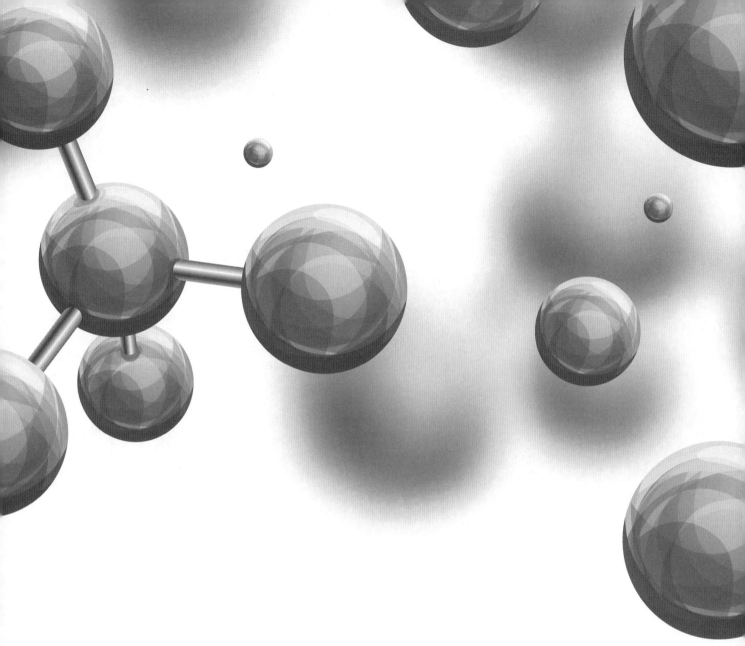

Parte 4

Fármacos em Gastrenterologia

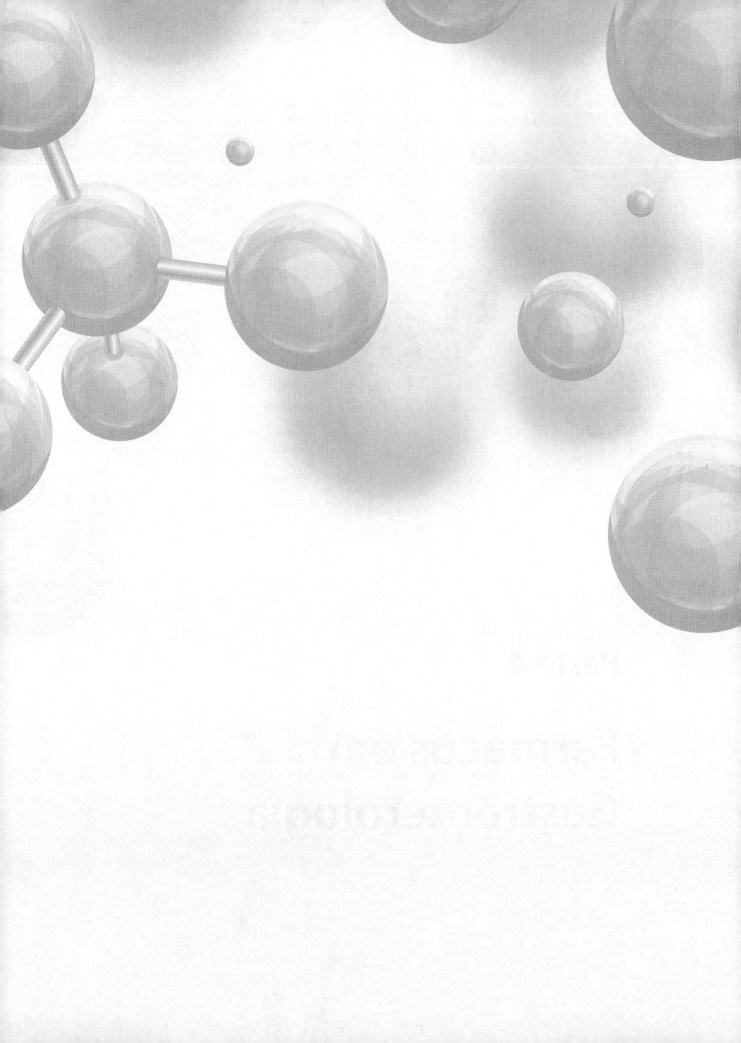

20 Farmacologia da Secreção Ácida e do *Helicobacter pylori*

FISIOLOGIA DA SECREÇÃO GÁSTRICA

A célula parietal da glândula gástrica é uma célula altamente diferenciada cuja função consiste em secretar ácido clorídrico concentrado no lúmen gástrico A secreção de ácido clorídrico ocorre após a ingestão de alimentos ou bebidas ou pode ser estimulada por pensamentos, pelo olfato ou pelo gosto da comida. Essas ações diretas ou indiretas na estimulação da célula parietal surgem a partir da ativação de três tipos de receptores: o receptor histaminérgico H_2, o receptor colinérgico muscarínico M_3 e o receptor gastrina/colecistoquinina-2. A histamina produzida pelas células enterocromafins por meio da descarboxilação da L-histidina pela enzima L-histidina descarboxilase tem um papel central como estimulante da secreção de ácido clorídrico ao ligar-se aos receptores H_2. A ligação a esses receptores causa aumento dos níveis intracelulares de monofosfato cíclico de adenosina (AMPc), que atua como segundo mensageiro para transferir o sinal para a via final de secreção de ácido, ou seja, a H^+/K^+-ATPase (Ganser e Forte, 1973). A estimulação dos receptores colinérgicos muscarínicos M_3 pela acetilcolina ou dos receptores gastrina/colecistoquinina-2 pela gastrina resulta no aumento da concentração intracelular de cálcio. A gastrina estimula a secreção de ácido, primariamente de maneira indireta, por meio da estimulação da liberação de histamina nas células neuroendócrinas enterocromafins após ligar-se aos receptores gastrina/colecistoquinina-2 (Inatomi et al., 2016).

A H^+/K^+-ATPase pertence à família das ATPases do tipo P2, na qual se encontra a Na^+/K^+-ATPase e a Ca^{2+}-ATPase do retículo sarcoplasmático. A H^+/K^+-ATPase é um heterodímero composto de uma subunidade alfa catalítica e uma subunidade beta, a qual tem um significativo grau de homologia sequencial com as subunidades correspondentes à Na^+/K^+-ATPase. A subunidade alfa da H^+/K^+-ATPase contém 1.035 aminoácidos (Maeda et al., 1988) e a subunidade beta aproximadamente 290 aminoácidos (Hall et al., 1990). A subunidade alfa da H^+/K^+-ATPase tem dez segmentos transmembrânicos e a subunidade beta um segmento transmembrânico. Conforme mencionado anteriormente, a subunidade alfa contém o sítio catalítico e é a responsável pela troca iônica entre o lúmen da glândula e o citosol da célula parietal, enquanto a subunidade beta é essencial para a estabilização da subunidade alfa. O domínio extracelular da subunidade beta contém múltiplos sítios de glicosilação, os quais são necessários não somente para o tráfego na membrana, mas também para a montagem correta do heterodímero (Asano et al., 2000). Na célula parietal, em estado basal a H^+/K^+-ATPase encontra-se nas túbulo-vesículas citoplasmáticas de superfície lisa. Quando ocorre a estimulação, a H^+/K^+-ATPase é transferida para os microvilos apicais dos canalículos secretórios da célula parietal (Yao e Forte, 2003). Com a H^+/K^+-ATPase, o complexo do canal de potássio KCNQ1/KCNE2 e o canal de Cl^- também são movidos (Lambrecht et al., 2005). Essa alteração morfológica resulta na expansão dos canalículos secretórios. A H^+/K^+-ATPase catalisa uma troca eletroneutra de prótons citoplasmáticos por potássio extracitoplasmático por meio das mudanças conformacionais que ocorrem pela fosforilação induzida por Mg-ATP e pela desfosforilação da subunidade alfa. A ativação da condutância do K^+, e possivelmente também do Cl^- na membrana da H^+/K^+-ATPase, permite ao potássio acesso à face extracitoplasmática da bomba, o que possibilita a desfosforilação e a reciclagem da bomba (Wolosin e Forte, 1983). As conformações da H^+/K^+-ATPase que se ligam aos íons para transporte externo são chamadas de conformações E1, enquanto as conformações que se ligam aos íons luminais para transporte interno denominam-se conformações E2. Conforme ilustrado na Figura 20.1, o ciclo de reciclagem da H^+/K^+-ATPase envolve a mudança dos estados E1 e E2. O íon hidrônio, ao se ligar na superfície citoplasmática da H^+/K^+-ATPase no estado E1, ativa a fosforilação pelo Mg-ATP para formar o estado intermediário E1-P, o qual então se converte no estado transportador de ácido E2-P. Após a liberação do íon hidrônio e a ligação ao K^+ na superfície extracitoplasmática da H^+/K^+-ATPase, ocorre a formação do estado $E2-PK^+$. A conformação $E2-PK^+$ se converte na conformação $E1-K^+$ após a desfosforilação. A conformação $E1-K^+$ libera o potássio para o lado citoplasmático, permitindo a recaptura do íon hidrônio e completando o ciclo da enzima. Em pH neutro, 2 H^+ são trocados de maneira estequiométrica por 2 K^+ por hidrólise de 1 ATP, ainda que, à medida que o pH luminal cai, a troca estequiométrica torna-se 1 H^+ por 1 K^+ por 1ATP. Essa troca estequiométrica é explicada pelo pKa de um dos sítios de ligação do íon hidrogênio, o qual fica protonado em pH luminal < 3,0 (Rabon et al., 1982). A H^+/K^+-ATPase existe na forma de dímero heterodimérico $(\alpha\beta)_2$.

Quando cessa a secreção ativa, a célula parietal retorna à conformação de repouso aguardando o novo estímulo (Forte et al., 1977). Com

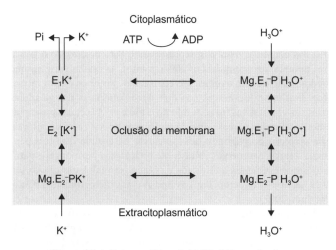

Figura 20.1 Ciclo catalítico da H^+/K^+-ATPase gástrica.

base na hipótese de recrutamento e reciclagem da membrana, a cessão do estímulo leva a uma ressequestração progressiva das membranas apicais expandidas e a H⁺/K⁺-ATPase é transportada de volta para as túbulo-vesículas citoplasmáticas. A proteína da bomba de prótons tem uma meia-vida de 54 h no rato (a meia-vida em humanos deve ser similar), portanto aproximadamente 20% das bombas de prótons são sintetizadas a cada 24 h (Shin e Kim, 2013).

FÁRMACOS

A farmacoterapia da doença péptica é antiga e inicialmente concentrada no uso de antiácidos e fármacos anticolinérgicos. Antiácidos como bicarbonato de sódio, hidróxido de alumínio, hidróxido de magnésio e carbonato de cálcio foram largamente utilizados junto a dietas brandas. Os antiácidos aliviam os sintomas de queimação epigástrica ao neutralizarem o ácido intragástrico, entretanto a administração de 5 g de bicarbonato de sódio tem efeito neutralizador de 8 a 12 min em pacientes com úlcera péptica (Margussen, 1962), um tempo muito curto para permitir a cicatrização dessa úlcera. Fármacos anticolinérgicos (antagonistas muscarínicos não seletivos) também foram utilizados clinicamente, porém com uso limitado visto a atividade inibitória sobre a secreção gástrica ser discreta quando empregados nas doses terapêuticas comuns e também devido às reações adversas inerentes ao seu uso, como xerostomia, embaçamento da visão, taquicardia e disfunção vesical. Atualmente, não há indicação para uso de fármacos anticolinérgicos como inibidores da secreção ácida do estômago.

A demonstração de que receptores de histamina expressos no estômago e no útero eram diferentes daqueles expressos no íleo indicou a existência de pelo menos dois subtipos de receptores para histamina, H_1 e H_2 (Ash e Schild, 1966). Essa observação levou ao desenvolvimento da primeira classe de bloqueadores potentes da secreção ácida, os antagonistas dos receptores H_2 da histamina (cimetidina, ranitidina, famotidina e nizatidina), provocando uma autêntica revolução no tratamento da úlcera péptica, que até aquele momento era frequentemente baseado em cirurgia (vagotomias seletivas ou supersseletivas associadas à piloroplastia, ou mesmo gastrectomias). Antagonistas dos receptores H_2 da histamina oferecem grandes vantagens sobre os antiácidos pelo fato de a duração da inibição ser mais longa, por apresentarem melhor eficácia e poderem ser utilizados tanto profilaticamente quanto para alívio imediato dos sintomas. Entretanto, sua eficácia é maior para inibir a secreção de ácido basal noturna quando comparada com a estimulada por refeições, e apesar de a duração da inibição ser mais longa, geralmente é necessário administrá-lo 2 a 3 vezes/dia (Sachs et al., 2014). Essas limitações levaram à procura de inibidores da secreção ácida mais potentes, que culminou no desenvolvimento dos inibidores da H⁺/K⁺-ATPase, conhecidos como inibidores da bomba de prótons (PPI, do inglês *proton pump inhibitor*).

Antagonistas dos receptores H_2 da histamina

O estômago apresenta duas zonas funcionais principais chamadas de área das glândulas oxínticas, representando 80% da área do órgão, e área pilórica, representando os 20% restantes. As células parietais que predominam na área oxíntica secretam ácido clorídrico e fator intrínseco. Elas estão localizadas nos dois terços inferiores das glândulas oxínticas e se restringem ao fundo do estômago. As células principais estão localizadas na base das glândulas oxínticas e são responsáveis pela secreção do pepsinogênio (precursor da enzima digestiva pepsina). Células neuroendócrinas contêm fármacos hormonais e parácrinos que estimulam a atividade da célula parietal. Essas células são as D, as tipo-enterocromafim, as tipo A e as enterocromafins (Cui e Waldum, 2007).

A histamina é produzida nas células tipo-enterocromafim localizadas na glândula oxíntica, atuando como um importante estimulador parácrino da secreção de ácido. Ela é produzida na célula tipo-enterocromafim por meio da descarboxilação da histidina pela histidina descarboxilase. No intestino, a ativação dos receptores de H_2 da histamina promove a estimulação da adenilato ciclase e gera AMPc (Soll e Wollin, 1979). A atividade do *promoter* da histidina descarboxilase é *upregulated* pela gastrina e pelo *Helicobacter pylori*. Camundongos *knockout* para o gene da histidina descarboxilase produzem pouca ou nenhuma histamina, resultando em queda da produção de ácido e ausência de resposta quando estimulada pela gastrina (Chen et al., 2006). Antagonistas dos receptores H_2 da histamina inibem parcialmente a secreção ácida induzida por agonistas colinérgicos. Os receptores H_2 da histamina estão localizados no músculo liso e nos miócitos cardíacos, o que pode explicar algumas arritmias cardíacas observadas quando os antagonistas H_2 são administrados via intravenosa (IV) a partir de infusão rápida. A introdução dos antagonistas H_2 da histamina substituiu o uso de antiácidos no tratamento da doença péptica. A histamina é a responsável pela secreção basal de ácido durante o período em que não há alimentação, fator particularmente relevante durante o período noturno. Essa observação serviu como racional para a recomendação do uso dos antagonistas de receptores H_2 da histamina no horário de dormir.

Cimetidina (Tagamet®)

Derivado imidazólico estruturalmente relacionado com a histamina (Figura 20.2) que atua como inibidor competitivo dos receptores H_2 da histamina nas células parietais. A cimetidina bloqueia a secreção ácida basal e a estimulada. Foi o primeiro antagonista dos receptores H_2 utilizado clinicamente.

A cimetidina é rapidamente absorvida após administração oral, com $T_{máx}$ entre 45 e 90 min e apresenta meia-vida de eliminação de aproximadamente 2 h. A biodisponibilidade absoluta se dá por volta de 70%. Após a administração via oral (VO), a cimetidina é extensamente metabolizada, sendo o sulfóxido o principal metabólito. Após a administração oral, 48% do fármaco é recuperado na urina na forma de fármaco inalterado. O *clearance* renal da cimetidina excede a taxa de filtração glomerular, indicando secreção tubular ativa (Feely e Wormsley, 1983).

A cimetidina é indicada no tratamento de úlcera péptica ativa, no tratamento da úlcera gástrica benigna, no refluxo gastresofágico e nas síndromes hipersecretórias, como a síndrome de Zollinger-Ellison. Como a secreção noturna é considerada a mais relevante para cicatrização da úlcera, recomenda-se que a cimetidina seja administrada à noite. A dose recomendada varia de 400 a 1.600 mg/dia. A administração IV de cimetidina deve ser feita somente em casos de emergência e de maneira lenta (5 a 10 min), devido ao risco de hipotensão. Após a administração IV desse fármaco, ocorre aumento dos níveis séricos de prolactina; ainda, foi observada ginecomastia em pacientes utilizando doses altas de cimetidina, embora seja reversível com a interrupção do tratamento. A cimetidina liga-se *in vitro* aos receptores de andrógenos. Do ponto de vista clínico, a grande limitação no uso da cimetidina é sua interação com as enzimas do CIP450, reduzindo o *clearance* de vários fármacos eliminados por metabolismo oxidativo, como varfarina, diazepam, fenitoína e propranolol, interferindo em sua eliminação e aumentando, portanto, o efeito farmacológico, situação com relevância clínica particular no caso da varfarina e do propranolol devido ao índice terapêutico estreito.

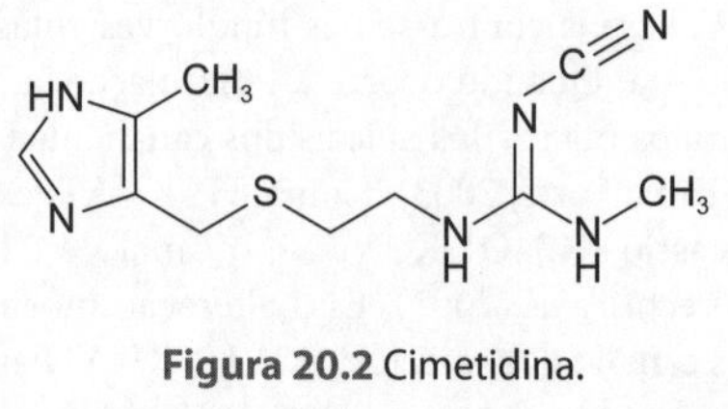

Figura 20.2 Cimetidina.

Ranitidina (Antak™)

Derivado furano (Figura 20.3) que atua como inibidor reversível dos receptores H$_2$ da histamina, causando supressão tanto da secreção ácida basal quanto a estimulada.

Ranitidina é bem absorvida após administração oral com uma biodisponibilidade absoluta de aproximadamente 50%, indicando apreciável efeito de primeira passagem. O T$_{máx}$ é de aproximadamente 2 h, assim como sua meia-vida de eliminação. Após a administração IV, 70% da dose é eliminada na urina na forma de fármaco inalterado, e o *clearance* renal indica a presença de secreção tubular. O *clearance* sistêmico é estimado em 760 mℓ/min e o *clearance* renal em 530 mℓ/min. As concentrações plasmáticas de ranitidina necessárias para inibir 50% da secreção gástrica estão em torno de 1/5 das concentrações plasmáticas de cimetidina. O volume de distribuição é de aproximadamente 1,4 ℓ/kg e a ligação às proteínas plasmáticas é negligível (15%). Ranitidina liga-se de maneira fraca às enzimas do CIP450 e nas doses recomendadas não causa inibição *in vivo* das enzimas hepáticas do CIP450. Portanto, diversamente da cimetidina, o risco de interação farmacocinética com outros fármacos é pequeno.

A eficácia da ranitidina administrada por 4 semanas foi avaliada em ensaio clínico multicêntrico, duplo-cego, controlado com placebo, randomizado em pacientes com diagnóstico de úlcera péptica ativa confirmada por meio de endoscopia. Conforme ilustrado nas tabelas a seguir, o uso da ranitidina foi associado a maior índice de cicatrização (Tabela 20.1) e menor consumo de antiácidos (Tabela 20.2).

A ranitidina é indicada no tratamento de úlcera péptica ativa, no tratamento da úlcera gástrica benigna, no refluxo gastresofágico e nas síndromes hipersecretórias, como a síndrome de Zollinger-Ellison. A dose recomendada é de 150 mg 1 vez/dia administrada no horário de dormir, e em casos de esofagite erosiva associada ao refluxo gastresofágico, é de 150 mg 2 vezes/dia. Ranitidina é bem tolerada, entretanto reações adversas como tontura, cefaleia, insônia, constipação intestinal, diarreia, náuseas e vômitos foram observadas.

Famotidina (Pepcid®)

Derivado aminosulfonílico (Figura 20.4) que atua como inibidor reversível dos receptores H$_2$ da histamina, causando supressão tanto da secreção ácida basal quanto a estimulada.

A biodisponibilidade absoluta da famotidina é entre 40 e 45%, sem sofrer alteração significativa se ingerida com alimentos. O T$_{máx}$ ocorre entre 1 e 3 h e a ligação às proteínas plasmáticas é negligível (15 a 20%). O *clearance* renal varia entre 250 e 450 mℓ/min, indicando certo grau de secreção tubular e representa 65 a 70% do *clearance* sistêmico. A meia-vida de eliminação é de 2,5 a 3,5 h. Aproximadamente 30% da dose administrada oral e 70% da dose administrada IV é recuperada na urina na forma de fármaco inalterado.

Em um ensaio clínico multicêntrico, randomizado, duplo-cego realizado em pacientes com úlcera péptica duodenal ativa confirmada por endoscopia, famotidina 20 mg/dia e 40 mg/dia durante 4 semanas foi associada a maior índice de cicatrização, confirmado por endoscopia quando comparada ao placebo (Tabela 20.3).

Famotidina é indicada no tratamento de úlcera péptica ativa, no tratamento da úlcera gástrica benigna, no refluxo gastresofágico e nas síndromes hipersecretórias, como a síndrome de Zollinger-Ellison. A dose recomendada para tratamento da úlcera péptica ativa é de 40 mg/dia durante 4 semanas, administrada na hora de dormir, podendo-se reduzir a dose de manutenção para 20 mg/dia. Para a esofagite associada ao refluxo gastresofágico, a dose recomendada é de 20 mg 2 vezes/dia por até 6 semanas. Para pacientes com síndrome hipersecretória, como a síndrome de Zollinger-Ellison, doses de até 160 mg 4 vezes/dia já foram utilizadas nos casos mais graves. Em pacientes pediátricos, a dose pode variar entre 0,5 e –1 mg/kg. As reações adversas com incidência igual ou superior a 1% em relação ao placebo foram cefaleia (4,7%), tontura (1,3%), constipação intestinal (1,2%) e diarreia (1,7%).

Nizatidina (Axid®)

A exemplo da famotidina, também é um derivado aminosulfonílico (Figura 20.5) que atua como inibidor reversível dos receptores H$_2$ da histamina. A biodisponibilidade absoluta da nizatidina é superior a 70% após administração oral e o T$_{máx}$ ocorre entre 0,5 e 3 h. O *clearance* sistêmico varia entre 40 e 60 ℓ/h, o volume de distribuição entre 0,8 e 1,5 ℓ/kg e a meia-vida de eliminação entre 1 e 2 h. A biodisponibilidade da nizatidina não é afetada quando ingerida com alimentos. Menos de 7% da dose da nizatidina é metabolizada em N2-monodesmetil-nizatidina, que também apresenta efeito antagonista nos receptores H$_2$ da histamina.

Aproximadamente 90% da dose oral é excretada na urina em 12 h, 60% na forma de fármaco inalterada. O *clearance* renal da nizatidina é de 500 mℓ/min, indicando secreção tubular, além da filtração glomerular. Insuficiência renal moderada ou grave prolonga de maneira significativa a meia-vida e reduz o *clearance* renal, e em indivíduos anéfricos a meia-vida varia entre 3,5 e 11 h. Distintamente da cimetidina, a nizatidina não interfere no metabolismo hepático de outros fármacos em humanos (Secor *et al.*, 1985).

Em ensaios clínicos multicêntricos, randomizados, duplo-cegos, controlados com placebo e realizados em pacientes com úlcera péptica duodenal ativa confirmada por endoscopia, o uso de nizatidina 300 mg/dia e 150 mg/dia durante 4 semanas aumentou o índice de cicatrização quando comparado com o placebo (Tabela 20.4).

A nizatidina é indicada no tratamento de úlcera péptica ativa na dose de 150 mg no horário de dormir por 4 a 8 semanas. No caso de esofagite erosiva associada ao refluxo gastresofágico, recomenda-se tratamento por 12 semanas. As reações adversas com incidência superior ao placebo são cefaleia, astenia, diarreia, tontura e *rash* cutâneo.

Tabela 20.1 Taxas de cicatrização de pacientes com úlcera duodenal.

Pacientes ambulatoriais	Ranitidina oral*		Placebo oral*	
	Número inserido	Curado/avaliável	Número inserido	Curado/avaliável
Semana 2	195	69/182 (38%)	188	31/164 (19%)
Semana 4		137/187 (73%)		76/168 (45%)

* Todos os pacientes foram autorizados a usar antiácidos, conforme necessário, para alívio da dor.

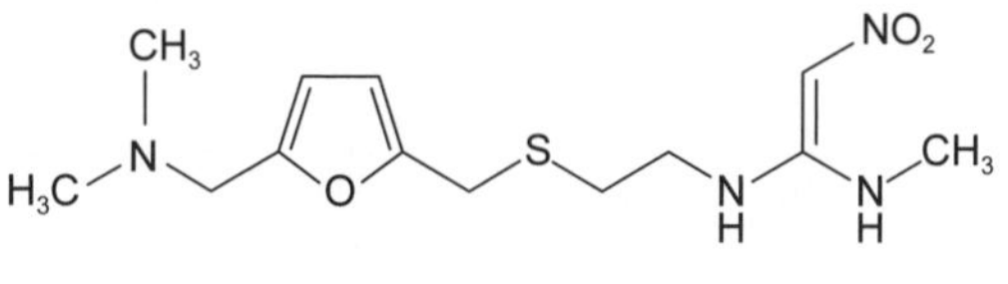

Figura 20.3 Ranitidina.

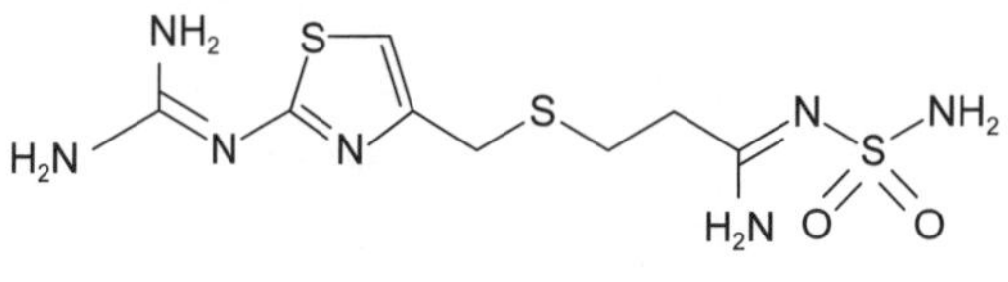

Figura 20.4 Famotidina.

Tabela 20.2 Doses diárias médias de antiácidos.

Antiácidos	Úlcera curada	Úlcera não curada
Ranitidina oral	0,06	0,71
Placebo oral	0,71	1,43

Tabela 20.3 Pacientes ambulatoriais com endoscopia: úlceras duodenais curadas confirmadas.

Semanas	Famotidina 40 mg h.s. (n = 89)	Famotidina 20 mg 2 vezes/dia (n = 84)	Placebo h.s. (n = 97)
Semana 2	32%*	38%*	17%
Semana 4	70%*	67%*	31%

h.s.: do latim *hora somni* (na hora de dormir).
* Estatisticamente significativamente diferente do placebo (p < 0,001).

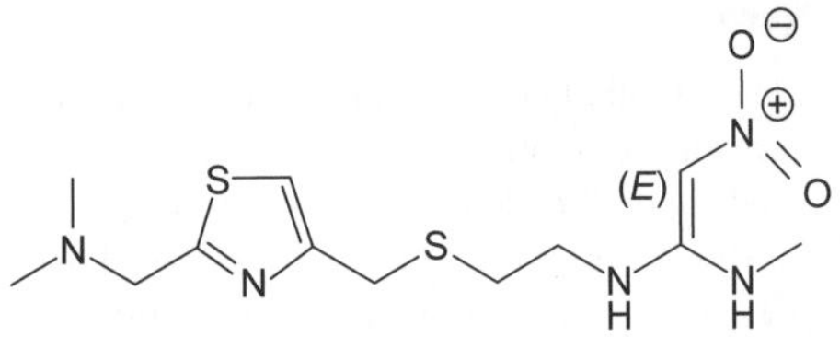

Figura 20.5 Nizatidina.

Inibidores da H⁺/K⁺-ATPase

Os inibidores da H^+/K^+-ATPase tornaram-se muito populares para supressão da secreção ácida do estômago porque inibem o último passo desse processo, sendo administrados 1 vez/dia. A farmacocinética e a farmacodinâmica dos PPI estão ligadas integralmente à fisiologia e à estrutura da enzima responsável pela secreção ácida do estômago, a H^+/K^+-ATPase. Essa bomba cria um gradiente de um milhão de vezes da concentração de H^+ do citoplasma da célula parietal com o lúmen gástrico em associação ao transporte de K^+ (Heitzmann e Warth, 2007). Na ausência de estímulo, a enzima H^+/K^+-ATPase localiza-se no citoplasma da célula parietal na forma inativa em túbulo-vesículas. Para que ocorra a secreção ácida, é necessária uma mudança conformacional da H^+/K^+-ATPase para trocar H^+ por K^+, enquanto a secreção basolateral de HCO_3^- mantém a eletroneutralidade intracelular. A ligação agonista-receptor na célula parietal ativa a via de sinalização formando um sistema de segundo mensageiro; a H^+/K^+-ATPase liga-se ao Mg-ATP, o qual fornece a energia para que ocorra a fusão com os microvilos apicais na membrana luminal dos canalículos secretórios expandidos da célula parietal. A H^+/K^+-ATPase liga-se ao íon hidrônio internamente com a enzima na posição E1, enquanto o K^+ se liga no lúmen. Quando o K^+ se liga na enzima, o fósforo é liberado internamente, mudando a conformação da enzima para E2 K, uma conformação em que o K^+ não pode ser liberado facilmente. A ligação do Mg-ATP provoca uma rotação da enzima fazendo com que o K^+ permaneça agora dentro da célula e o íon hidrônio no lúmen gástrico. É necessário manter uma concentração adequada de K^+ no lúmen gástrico, o que exige o transporte desse íon para o lúmen, o que ocorre por meio do canal de potássio KCNQ1, um canal de potássio voltagem-dependente originalmente associado à síndrome do QT longo. Para que o KCNQ1 atue como transportador de potássio, é necessário que sua subunidade KCNE2 funcione em pH 1 do lado extracelular da célula parietal que é onde o ácido está sendo transportado. Nesse microambiente extremamente ácido, o canal é ativado por ácido e permanece aberto. Para equilibrar a secreção de H^+ da célula parietal para o lúmen gástrico, o HCO_3^- é secretado por meio da membrana basolateral da célula parietal.

Conforme visto anteriormente, a H^+/K^+-ATPase é um dímero heterodimérico $(\alpha\beta)_2$. A subunidade beta inclui um único segmento transmembrânico com 6 a 7 sítios externos de glicosilação importantes para a estrutura da enzima e suas mudanças conformacionais envolvidas na secreção de ácido clorídrico. Essa ATPase contém 28 moléculas de cisteína, estando dez delas acessíveis para a ligação dos PPI ativados. Essas moléculas de cisteína estão localizadas em regiões diferentes da H^+/K^+-ATPase, algumas nas regiões de transporte de prótons (CYS 321, 813 e 822) e outras no lúmen gástrico (CYS892). Essas localizações são importantes para a reversibilidade da ligação dos PPI e sua farmacodinâmica.

Os PPI utilizados clinicamente são bases fracas e sensíveis ao pH ácido do estômago, portanto devem ser desenvolvidos em formas farmacêuticas gastrorresistentes para prevenir a degradação pelo pH ácido do estômago e permitir sua absorção no pH mais alcalino do intestino delgado. Conforme será visto adiante, os PPI atualmente utilizados clinicamente apresentam em sua estrutura um anel benzimidazólico e um anel piridínico ligado a partir de uma ligação sulfinil. A ativação dos PPI ocorre por meio da adição de dois prótons aos nitrogênios que estão ao lado da ligação sufinil. Uma vez ativados, os PPI

Tabela 20.4 Eficácia da nizatidina em comparação com o placebo na cicatrização de úlcera péptica duodenal ativa.

	Nizatidina				Placebo	
	300 mg h.s.		150 mg 2 vezes/dia			
	Número de pacientes	Curado/avaliável	Número de pacientes	Curado/avaliável	Número de pacientes	Curado/avaliável
Estudo 1						
Semana 2			276	93/265 (35%)*	279	55/260 (21%)
Semana 4				198/259 (76%)		95/243 (39%)
Estudo 2						
Semana 2	108	24/103 (23%)*	106	27/101 (27%)*	101	9/93 (10%)
Semana 4		65/97 (67%)*		66/97 (68%)*		24/84 (29%)
Estudo 3						
Semana 2	92	22/90 (24%)**			98	13/92 (14%)
Semana 4		52/85 (61%)*				29/88 (33%)
Semana 8		68/83 (82%)*				39/79 (49%)

h.s.: do latim *hora somni* (na hora de dormir).
* p < 0,01 comparado com placebo.
** p < 0,05 comparado com placebo.

podem inibir a H⁺/K⁺-ATPase ao se ligarem às moléculas de cisteína da ATPase a partir de ligações dissulfeto.

Os PPI têm dois valores de pKa que influenciam na sua ativação. O primeira pKa varia entre 3,83 e 4,53 e leva à ionização e à acumulação na região acídica do canalículo da célula parietal onde o ácido está sendo secretado, com pH em torno de 1. O segundo pKa varia entre 0,11 e 0,79. Essa segunda protonação no anel benzoimidazólico causa uma transformação do sulfinil em ácido sulfênico ou em sulfinamida, e ambos têm a energia suficiente para reagir com as sulfidrilas cisteínicas para formar uma ou mais pontes dissulfetos. Os PPI podem se ligar a diferentes moléculas de cisteína na bomba de prótons. A velocidade com a qual essas reações de ativação ocorrem influenciam em qual molécula de cisteína eles se ligam. Todos os PPI ligam-se à cisteína 813 no lado luminal ácido no interior do transportador de prótons, cessando dessa maneira o transporte do mesmo. Essa localização é bastante acessível aos PPI, mas também às moléculas redutoras, como glutationa e ditiotreitol, as quais podem liberar os PPI e reativar o transportador de prótons. Já a molécula de cisteína 822 localizada mais internamente no sexto segmento transmembrânico da ATPase reage apenas com os inibidores ativados mais lentamente, como é o caso do pantoprazol. A molécula da cisteína 822 é relativamente inacessível aos agentes redutores de modo que as ligações dissulfeto criadas pelo PPI são mais duradouras. Essa diferença em relação aos sítios de ligação é a responsável por algumas diferenças farmacodinâmicas dos PPI, por exemplo de inibição reversível e inibição que não é reversível devido à inacessibilidade às pontes dissulfeto. Para que ocorra a inativação da bomba de prótons, o PPI necessita chegar ao sítio ácido da bomba de prótons na célula parietal, enquanto a bomba de prótons está ativa para sofrer a transformação ácida acima descrita.

Omeprazol (Losec®)

Derivado benzimidazólico acoplado a um anel piridínico (Figura 20.6), o omeprazol é uma mistura racêmica, embora, do ponto de vista farmacológico, não seja um fármaco estéreo-seletivo, visto que ambos os enantiômeros apresentam efeito inibidor sobre a H⁺/K⁺-ATPase (Ashgar et al., 2015).

O omeprazol é administrado na forma farmacêutica de grânulos gastrorresistentes com liberação retardada, e sua absorção só se inicia após os grânulos terem atingido o duodeno. A absorção é rápida, com $T_{máx}$ entre 0,5 e 3,5 h. A farmacocinética do omeprazol é linear entre 10 e 40 mg, mas, em razão da saturação do efeito de primeira passagem com 40 mg, doses maiores que 40 mg causam aumento maior do que o esperado. A biodisponibilidade absoluta é entre 30 e 40% entre as doses de 20 a 40 mg, devido ao metabolismo pré-sistêmico. O *clearance* sistêmico é entre 500 e 600 mℓ/min com meia-vida de eliminação entre 0,5 e 1 h. A ligação às proteínas plasmáticas é de aproximadamente 95%. O omeprazol é extensamente metabolizado pelo CIP450, primariamente pelos CIP2C19 e CIP3A4 (Figura 20.7). Após administração oral, 77% da dose foi eliminada na urina na forma de metabólitos. Não há necessidade de mudança de dose em pacientes com *clearance* de creatinina entre 10 e 62 mℓ/min/1,73 m². Em pacientes com hepatite crônica, a biodisponibilidade absoluta do omeprazol é de aproximadamente 100% e a meia-vida de eliminação atinge 3 h. O *clearance* sistêmico

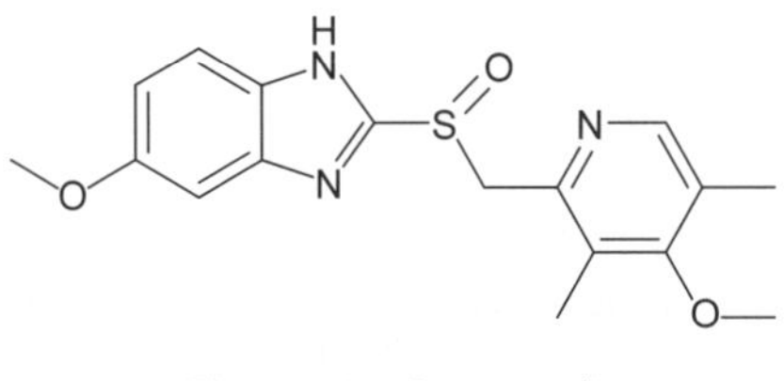

Figura 20.6 Omeprazol.

cai para 70 mℓ/min, motivo pelo qual se deve considerar a redução de dose nesses pacientes.

Os enantiômeros R e S apresentam metabolismo estereosseletivo, e a estabilidade metabólica do enantiômero R é menor quando comparada com a do enantiômero S (esomeprazol). O omeprazol é o inibidor de bomba mais afetado pelo polimorfismo do CIP2C19 quando comparado com o lansoprazol, o rabeprazol e o pantoprazol (Qiao et al., 2006). A Figura 20.8 ilustra a farmacocinética do omeprazol administrado em dose única a voluntários sadios considerados metabolizadores extensos (EM), intermediários (IM) e lentos (PM; Park et al., 2017).

Essa variação farmacocinética apresenta relevância do ponto de vista farmacodinâmico, conforme ilustrado na Tabela 20.5.

O omeprazol é indicado no tratamento de úlceras pépticas duodenais ou gástricas e no tratamento da esofagite erosiva ou não erosiva associada ao refluxo gastresofágico. A dose recomendada é de 20 mg 1 vez/dia ingerido em jejum por 4 semanas para úlceras duodenais e de 40 mg 1 vez/dia ingerido em jejum por 4 a 8 semanas para úlceras gástricas. Para esofagite, a dose recomendada é de 20 mg/dia durante 4 semanas. As reações adversas mais comuns (incidência igual ou superior a 2%) são cefaleia, dor abdominal, náuseas, diarreia, vômito e flatulência.

Esomeprazol (Nexium®)

A maior parte dos fármacos quirais utilizados terapeuticamente corresponde a misturas racêmicas, entretanto o efeito terapêutico com frequência é atribuído a um dos enantiômeros. Com base nesse princípio, desenvolveu-se o conceito de que um produto farmacêutico contendo o enantiômero puro com a atividade farmacológica desejada seria superior ao produto contendo a mistura racêmica. Não obstante, a utilização de enantiômeros puros foi associada em alguns casos ao aumento de toxicidade em humanos e em animais de laboratório (Ashgar et al., 2015). Como consequência, poucos fármacos como enantiômero puro foram introduzidos no mercado na última década, entre os quais levofloxacino, dexibuprofeno e o próprio esomeprazol. Conforme mencionado anteriormente, o omeprazol não é um fármaco estereosseletivo em relação ao seu mecanismo de ação, visto que ambos os enantiômeros apresentam capacidade de inibir a H⁺/K⁺-ATPase. É diferente do antagonista de cálcio anlodipino, no qual o enantiômero S tem aproximadamente mil vezes maior afinidade pelo receptor que o enantiômero R (Dalal et al., 2018). Nos ensaios clínicos comparando o S-anlodipino com o anlodipino racêmico, a dose utilizada do S-anlodipino é 50% da dose da mistura racêmica (Galappathy et al., 2016). Já nos ensaios clínicos comparando esomeprazol com omeprazol, a interpretação é mais complexa, visto que frequentemente as doses utilizadas do esomeprazol são maiores que as do omeprazol. Por exemplo, esomeprazol 40 mg foi considerado superior a omeprazol 20 mg para cicatrização de esofagite ulcerosa associada a refluxo gástrico (Figura 20.9; Richter et al., 2001).

Entretanto, comparando-se a mesma dose (20 mg) para a mesma indicação não houve diferença, conforme ilustrado na Tabela 20.6 (Lightdale et al., 2006).

Mudança do uso terapêutico da D,L-DOPA para o enantiômero L-DOPA trouxe importantes benefícios terapêuticos no tratamento da doença de Parkinson. A D,L-DOPA causava reações adversas significativas, enquanto a mudança para o enantiômero L-DOPA reduziu a incidência de reações adversas e permitiu doses mais altas do fármaco, aumentando dessa maneira sua eficácia (Cotzias et al., 1969). A introdução no mercado de compostos quirais sem benefícios em relação à eficácia ou segurança pode trazer efeitos negativos para o paciente e o sistema de saúde, visto que fármacos mais caros estão associados a menor aderência (Gellad et al., 2014).

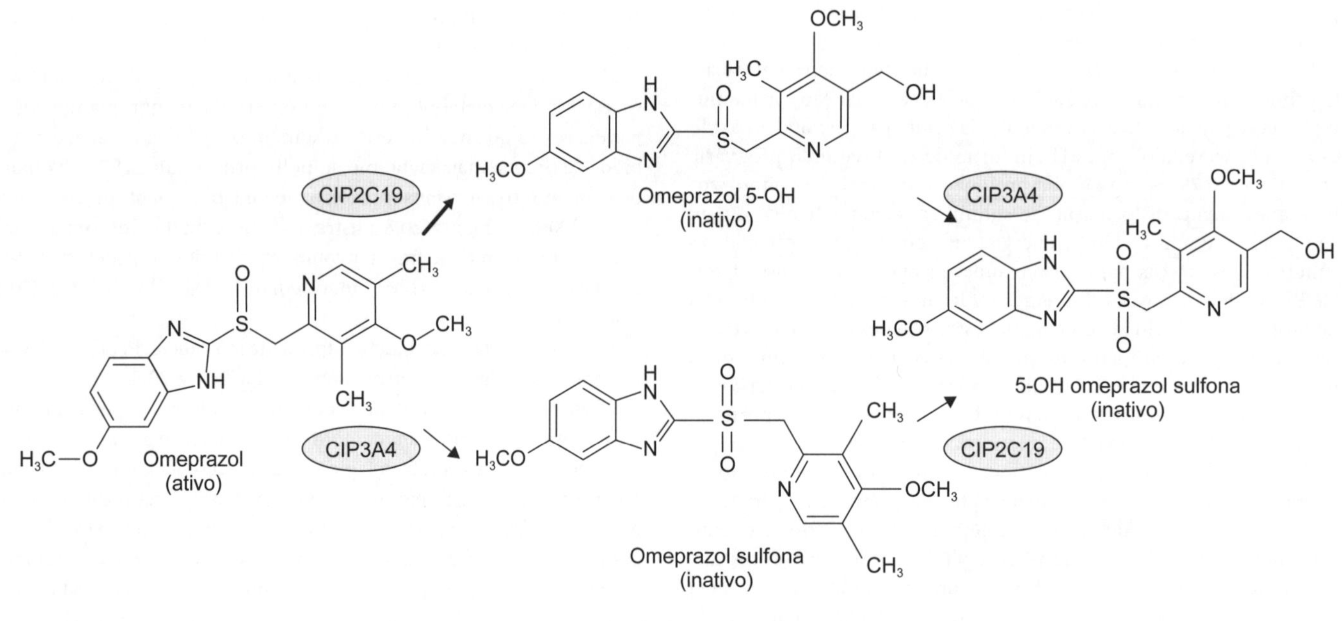

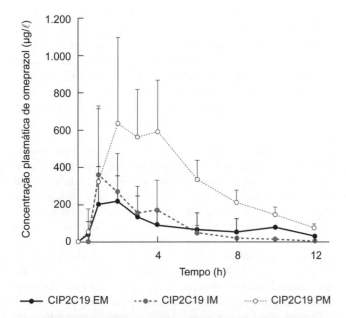

Figura 20.7 Metabolismo do omeprazol.

Figura 20.8 Exemplo da farmacocinética do omeprazol em fenótipos distintos do CIP2C19. EM: metabolizadores extensos; IM: metabolizadores intermediários; PM: metabolizadores pobres.

Lansoprazol (Prevacid®)

Derivado benzila-imidazólico acoplado a um anel piridínico (Figura 20.10), o lansoprazol é administrado clinicamente como mistura racêmica, entretanto, a exemplo do omeprazol, não é um fármaco estereosseletivo, visto que ambos os enantiômeros apresentam efeito inibitório sobre a H^+/K^+-ATPase.

A farmacocinética do lansoprazol é linear após administração oral em forma farmacêutica gastrorresistente nas doses entre 15 e 60 mg e sua absorção $T_{máx}$ é de aproximadamente 1,7 h. A biodisponibilidade absoluta do lansoprazol é acima de 80%, entretanto é reduzida em 30 a 50% se ingerido com alimentos. Logo, o lansoprazol deve ser ingerido em jejum. Ele é ligado às proteínas plasmáticas (97%) e extensamente metabolizado no fígado, embora os metabólitos não apresentem atividade farmacológica. O metabolismo ocorre pelos CIP2C19 e CIP3A4, formando o 5-hidroxilansoprazol e o lansoprazol-sulfona, respectivamente (Pearce et al., 1996). Após a administração oral do fármaco marcado com radioisótopo, aproximadamente um terço foi eliminado na urina e dois terços recuperados nas fezes, indicando excreção biliar dos metabólitos. A meia-vida de eliminação do lansoprazol é menor

Tabela 20.5 Mudança do pH médio e percentual do tempo do pH gástrico acima de 4 em relação aos fenótipos do CIP2C19.				
Dose	PM (n = 8)	IM (n = 8)	EM (n = 8)	Valor p
Dose única				
Mudança do pH médio	2,84 ± 0,48	0,78 ± 0,7	0,71 ± 0,78	0,001
% de tempo de pH gástrico acima de 4	66,83 ± 14,06	21,43 ± 7,79	19,66 ± 17,07	0,001

PM: metabolizadores pobres; EM: metabolizadores extensos; IM: metabolizadores intermediários.

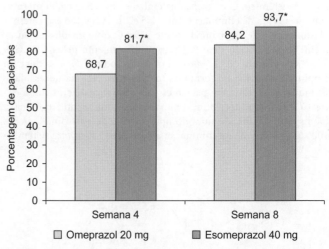

Figura 20.9 Porcentagem de pacientes com cicatrização da esofagite erosiva tratados com esomeprazol 40 mg 1 vez/dia ou omeprazol 20 mg 1 vez/dia. *p < 0,001.

Tabela 20.6 Taxas de cura de esofagite erosiva após 8 semanas de tratamento 1 vez/dia com 20 mg de esomeprazol ou 20 mg de omeprazol.

	20 mg de esomeprazol 1 vez/dia (n = 587)	20 mg de omeprazol 1 vez/dia (n = 588)	Valor p
Taxa de cura (IC 95%)	90,6% (88,1 a 93%)	88,3% (85,5 a 91%)	0,621

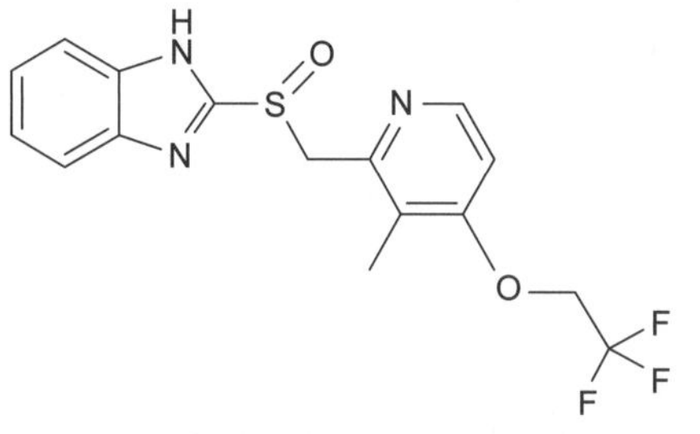

Figura 20.10 Lansoprazol.

que 2 h, entretanto seu efeito inibitório na secreção ácida gástrica ultrapassa 24 h.

A eficácia e a segurança do lansoprazol foram comparadas com as do omeprazol no tratamento da úlcera duodenal associada à infecção por *Helicobacter pylori* em metanálise envolvendo nove ensaios clínicos (Zeng *et al.*, 2015). Conforme ilustrado na Figura 20.11, não houve diferença de eficácia entre os dois PPI.

O lansoprazol é indicado no tratamento de úlcera péptica duodenal e associado à amoxicilina e à claritromicina na erradicação da infecção pelo *Helicobacter pylori*. A dose recomendada para tratamento da úlcera péptica é de 15 mg 1 vez/dia durante 4 semanas, enquanto para a erradicação do *Helicobacter pylori* é de 30 mg 2 vezes/dia durante 10 a 14 dias. Lansoprazol também pode ser utilizado no tratamento da esofagite associada ao refluxo gastresofágico na dose de 15 a 30 mg/dia durante 8 semanas. No caso de síndromes hipersecretórias como a síndrome de Zollinger-Ellison, a dose recomendada é de 60 mg/dia. As reações adversas mais frequentes com incidência igual ou superior a 1% são diarreia, dor abdominal, náuseas e constipação intestinal.

Dexlansoprazol (Dexilant®)

Enantiômero R do lansoprazol, ocorre em concentrações 3 a 5 vezes maiores que o enantiômero S após a administração da mistura racêmica e apresenta *clearance* sistêmico menor, portanto tem exposição sistêmica maior, bem como maior meia-vida de eliminação (Katsuki *et al.*, 1996). Uma importante diferença diz respeito à forma farmacêutica utilizada com o dexlansoprazol. Trata-se de uma tecnologia de liberação retardada que ocorre em dois tempos, permitindo desse modo uma extensão do período de inibição da secreção ácida gástrica (Figura 20.12).

O dexlansoprazol é indicado para o tratamento de esofagite erosiva e a manutenção da cicatrização da esofagite erosiva ou não erosiva associada ao refluxo gastresofágico. A dose para tratamento da esofagite erosiva é de 60 mg/dia durante 8 semanas, enquanto a dose de manutenção é de 30 mg/dia. Distintamente do lansoprazol, que precisa ser administrado em jejum, o dexlansoprazol pode ser administrado com ou sem alimentos. As reações adversas com incidência acima de 1% são diarreia, dor abdominal, náuseas e constipação intestinal. Já as reações adversas mais frequentes com incidência igual ou superior a 2%, além das já citadas, compreendem infecção do trato respiratório superior e flatulência.

Rabeprazol (Aciphex®)

Derivado benzimidazólico acoplado a um anel piridínico (Figura 20.13), o rabeprazol tem o maior pKa (5,0) comparado com o dos demais PPI; portanto, pode ser ativado em pH mais alto mais rapidamente que os demais: no pH 1,2, o rabeprazol foi ativado *in vitro* em 1,3 min comparado com 2, 2,8 e 4,6 min do omeprazol, do lansoprazol e do pantoprazol, respectivamente. No pH 5,1, o tempo de ativação foi 7,2, 84, 90 e 282 min para o rabeprazol, o omeprazol, o lansoprazol e o pantoprazol, respectivamente (Kromer *et al.*, 1998).

A farmacocinética do rabeprazol é linear entre as doses de 10 a 40 mg quando administrado VO na forma farmacêutica de grânulos de liberação retardada. Após a administração oral do rabeprazol nessa forma farmacêutica, o $T_{máx}$ ocorre entre 2 e 5 h. A biodisponibilidade absoluta é de aproximadamente 52%, a qual não é afetada quando o rabeprazol é ingerido com alimentos. O rabeprazol liga-se às proteínas plasmáticas (96,3%) e é extensamente metabolizado por vias não enzimáticas (redução do grupo tioéter) e por enzimas do CIP450, primariamente pelo CIP3A e pelo CIP2C19. Após a administração de dose única do fármaco

Ensaio clínico ou subgrupo	Lansoprazol Eventos	Total	Omeprazol Eventos	Total	Peso	Risco relativo M-H, fixo, IC 95%
A. W. Harris (1998)	46	50	54	60	14,7%	1,02 (0,91-1,15)
Lorella Fanti (2001)	21	21	22	22	6,6%	1,00 (0,92-1,09)
Ormeci N (2003)	51	54	49	54	14,7%	1,04 (0,94-1,16)
Yut (2014)	45	58	35	52	11,0%	1,15 (0,91-1,46)
XuYX (2012)	76	84	74	84	22,2%	1,03 (0,92-1,15)
LinHL (2007)	20	23	19	23	5,7%	1,05 (0,82-1,35)
JiXX (2013)	41	46	42	48	12,3%	1,02 (0,88-1,18)
TaoLS (2011)	24	28	23	28	6,9%	1,04 (0,83-1,31)
HuangXF (2005)	19	20	19	19	6,0%	0,95 (0,83-1,09)
Total (IC 95%)		**384**		**390**	**100,0%**	**1,04 (0,99-1,09)**
Total de eventos	343		337			

Heterogeneidade: Chi² = 3,11; df = 8 (p = 0,93); I² = 0%
Teste para o efeito geral: Z = 1,39 (p = 0,16)

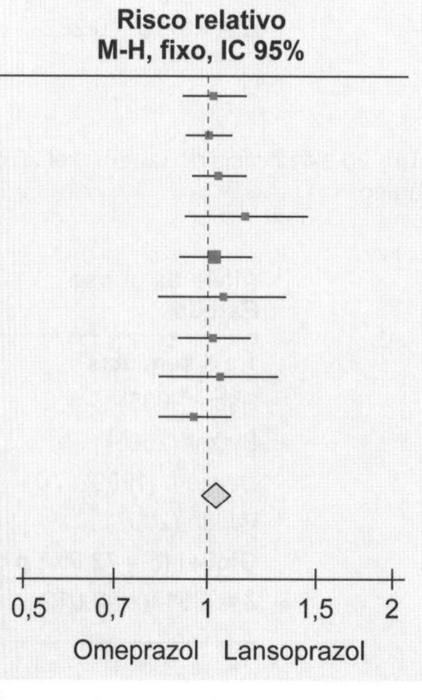

Figura 20.11 *Forest plot* comparando a eficácia do lansoprazol e do omeprazol no tratamento da úlcera duodenal associada à infecção por *Helicobacter pylori*.

Concentração plasmática (ng/mℓ)
1.200
1.000
800
600
400
200
0
0
4
8
12
16
20
24
Tempo (h)
Dexlansoprazol 60 mg
Lansoprazol 30 mg

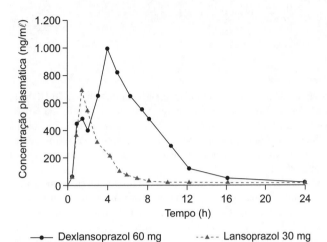

Figura 20.12 Concentrações plasmáticas médias de dexlansoprazol e lansoprazol em voluntário sadios.

H
N
O
S
N
N
O
O

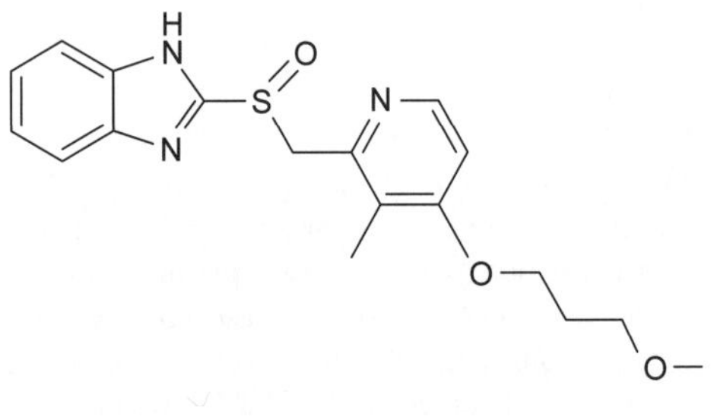

Figura 20.13 Rabeprazol.

marcado com radioisótopo, aproximadamente 90% do fármaco foi eliminado na urina na forma de metabólitos. A meia-vida de eliminação do rabeprazol varia entre 1 e 2 h.

A eficácia do rabeprazol 20 mg/dia foi avaliada a partir de metanálise de seis ensaios clínicos em 1.895 pacientes com refluxo gastresofágico e comparado com omeprazol 20 mg/dia (Xia e Wang, 2013). Os pacientes foram avaliados antes por meio de endoscopia e alívio de pirose. Conforme ilustrado na Figura 20.14, não houve diferença segundo avaliação endoscópica, entretanto o rabeprazol foi considerado mais eficaz no alívio da pirose (Figura 20.15). Não houve diferença significativa na incidência de reações adversas entre os dois grupos.

O rabeprazol é indicado no tratamento de úlcera péptica duodenal, esofagite ulcerosa associada ao refluxo gastresofágico, para alívio dos sintomas da esofagite erosiva relacionada com o refluxo gastresofágico e em combinação com amoxicilina e claritromicina para erradicação de infecção pelo *Helicobacter pylori*. Com exceção da última indicação, a dose recomendada é de 20 mg/dia, em uma única administração por 4 a 8 semanas dependendo da evolução clínica. No caso da erradicação do *Helicobacter pylori*, a dose recomendada é de 20 mg administrada 2 vezes/dia com os antibióticos por 1 semana. Rabeprazol é bem tolerado, e as reações adversas com incidência superior a 2% em relação ao placebo são dor, faringite, flatulência, infecção e constipação intestinal. Rabeprazol também pode ser utilizado no tratamento de síndromes hipersecretórias, como a síndrome de Zollinger-Ellison.

Pantoprazol (Protonix®)

Derivado benzimidazólico acoplado a um anel piridínico (Figura 20.16). A ligação a H^+/K^+-ATPase resulta em uma duração do efeito antissecretório maior que 24 h em todas as doses testadas (20 a 120 mg).

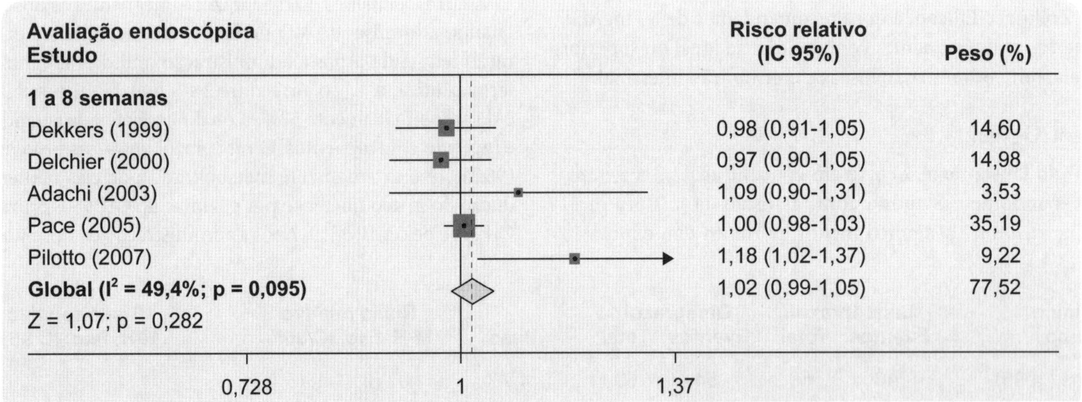

Avaliação endoscópica
Estudo
Risco relativo (IC 95%)
Peso (%)
1 a 8 semanas
Dekkers (1999) 0,98 (0,91-1,05) 14,60
Delchier (2000) 0,97 (0,90-1,05) 14,98
Adachi (2003) 1,09 (0,90-1,31) 3,53
Pace (2005) 1,00 (0,98-1,03) 35,19
Pilotto (2007) 1,18 (1,02-1,37) 9,22
Global (I² = 49,4%; p = 0,095) 1,02 (0,99-1,05) 77,52
Z = 1,07; p = 0,282
0,728
1
1,37

Figura 20.14 Eficácia do rabeprazol 20 mg/dia *versus* omeprazol 20 mg/dia na avaliação endoscópica de pacientes com doenças de refluxo gastresofágico.

Alívio da pirose
Estudo
Risco relativo (IC 95%)
Peso (%)
1 a 8 semanas
Pace (2005) 1,70 (1,24-2,34) 10,83
Bytzer (2006) 0,98 (0,86-1,12) 46,83
Dekkers (1999) 1,20 (0,82-1,77) 7,35
Pilotto (2007) 1,16 (1,05-1,27) 15,22
Global (I² = 72,9%; p = 0,011) 1,13 (1,03-1,25) 80,23
Z = 2,51; p = 0,012
0,427
1
2,34

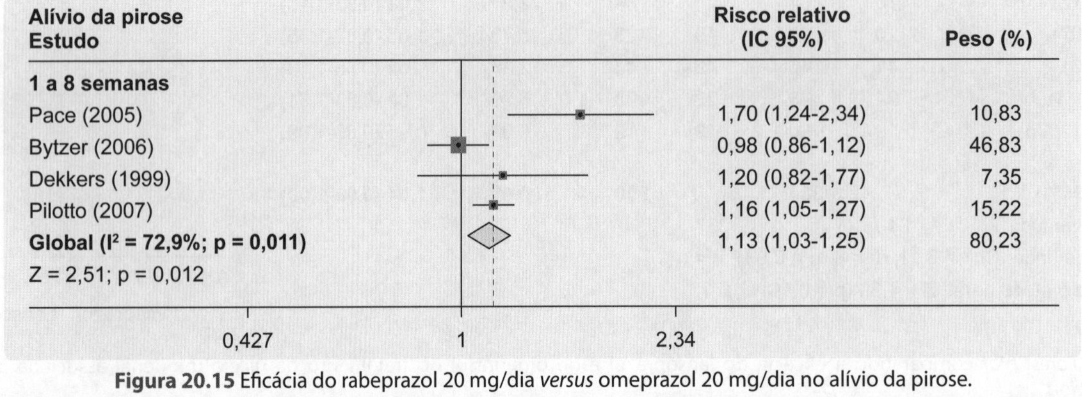

Figura 20.15 Eficácia do rabeprazol 20 mg/dia *versus* omeprazol 20 mg/dia no alívio da pirose.

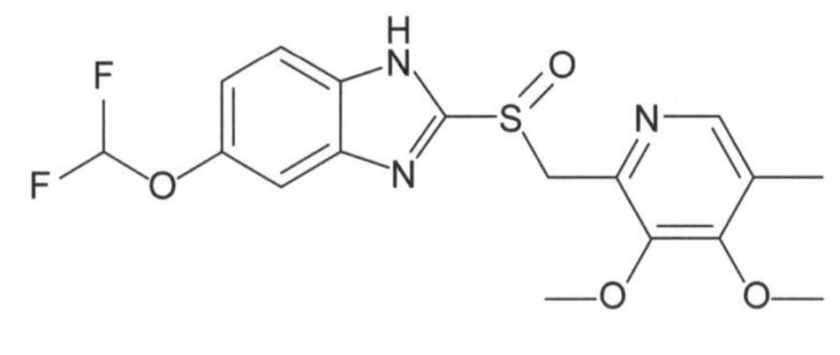

Figura 20.16 Pantoprazol.

A farmacocinética do pantoprazol é linear após a administração oral na forma farmacêutica gastrorresistente entre as doses de 109 a 180 mg. Pantoprazol tem biodisponibilidade absoluta de aproximadamente 77%, a qual não é afetada por alimentos ou pelo uso concomitante de antiácidos. Após a administração IV do pantoprazol em voluntários considerados metabolizadores extensos, o *clearance* sistêmico variou entre 7,6 e 14 ℓ/h e o volume aparente de distribuição entre 11 e 23,6 ℓ. A ligação às proteínas plasmáticas é de aproximadamente 98%, primariamente à albumina. Pantoprazol é extensamente metabolizado no fígado, independentemente se administrado VO ou IV, sendo a principal via metabólica a desmetilação pelo CIP2C19, com subsequente sulfatação. Outra via metabólica consiste na oxidação causada pelo CIP3A4. Não há evidência de que os metabólitos apresentem atividade farmacológica. Após a administração do fármaco marcado com radioisótopo, aproximadamente 71% da radioatividade foi recuperada na urina na forma de metabólitos. A meia-vida de eliminação do pantoprazol é de aproximadamente 1 h. Não há necessidade de ajuste de dose em pacientes com insuficiência renal grave ou em pacientes com insuficiência hepática grave (Child-Pugh C).

A eficácia do pantoprazol 20 mg foi comparada com a do esomeprazol 20 mg em 199 pacientes com refluxo gastresofágico erosivo (classes A e B segundo a classificação de Los Angeles) ou não erosivo com pirose moderada ou grave (Scholten *et al.*, 2005). Conforme ilustrado na Figura 20.17, pantoprazol 20 mg foi considerado mais eficaz em reduzir a pirose quando comparado com esomprazol 20 mg.

Pantoprazol é indicado para o tratamento de curta duração (até 8 semanas) da esofagite ulcerosa associada ao refluxo gastresofágico em pacientes adultos ou pediátricos e/ou em sua manutenção. A dose recomendada em pacientes pediátricos com até 40 kg é de 20 mg/dia e em adultos de 40 mg/dia. Pantoprazol também é indicado no tratamento de síndromes hipersecretórias, como a síndrome de Zollinger-Ellison, caso em que a dose recomendada é de 40 mg 2 vezes/dia. As reações adversas com incidência superior a 2% são cefaleia, diarreia, náuseas, dor abdominal, vômitos, flatulência, tontura e artralgia.

Ilaprazol (Ilacare™)

Derivado benzimidazólico acoplado a um anel piridínico (Figura 20.18), cuja biodisponibilidade absoluta é de 35%, além de apresentar moderada ligação às proteínas plasmáticas (95 a 96%). É metabolizado primariamente pelo CIP3A4 e secundariamente pelo CIP2C19. $T_{máx}$ ocorre entre 3,4 e 3,7 h e a meia-vida de eliminação é de 8,10 a 10,10 h.

A eficácia e a segurança do ilaprazol administrado 10 mg/dia foram avaliadas a partir de metanálise envolvendo 1.481 pacientes (Ji *et al.*, 2014). Conforme ilustrado na Figura 20.19, o ilaprazol não apresentou diferença na taxa de cicatrização de úlcera péptica após 4 semanas de uso quando comparado com outros PPI (20.19 A) e a incidência de reações adversas foi menor (9,7 *versus* 13%), porém não significativa (p = 0,14).

O ilaprazol é indicado no tratamento da esofagite associada ao refluxo gastresofágico, úlcera péptica ativa duodenal ou gástrica. A dose recomendada do ilaprazol é de 5 a 20 mg/dia, ingerido 30 min antes da alimentação. As reações adversas observadas são náuseas, dor abdominal, constipação intestinal, diarreia, fadiga e cefaleia. Foram verificadas também tontura e xerostomia, podendo ser de intensidade grave.

ANTAGONISTAS DE RECEPTORES H_2 *VERSUS* INIBIDORES DE BOMBA DE PRÓTONS

A esofagite não erosiva associada ao refluxo gastresofágico é um grupo heterogêneo de doenças que apresentam sintomas comuns de refluxo, como pirose e/ou regurgitação, sem sinais de lesão esofágica ao exame endoscópico. Pacientes com essa síndrome geralmente são mulheres, magras e sem hérnia de hiato; com o passar do tempo, os sintomas gerados pelo refluxo gástrico afetam a qualidade de vida. Para alívio desses sintomas, os bloqueadores da secreção ácida são frequentemente utilizados. Conforme visto neste capítulo, duas classes de fármacos podem ser utilizadas, os antagonistas dos receptores H_2 de histamina e os PPI. Uma metanálise de 17 ensaios clínicos envolvendo 6.072 pacientes com esofagite não erosiva associada ao refluxo gastresofágico (Zhang *et al.*, 2013) demonstrou que os inibidores de bomba apresentam maior eficácia em relação aos antagonistas dos receptores H_2 quanto ao alívio dos sintomas (Figura 20.20), mas sem diferença significativa na incidência de reações adversas (Figura 20.21).

Doses baixas de ácido acetilsalicílico (75 a 325 mg/dia) são utilizadas frequentemente para prevenção primária ou secundária de doenças cardiovasculares e cerebrovasculares, e a incidência de lesões gastrintestinais causadas por essas doses de ácido acetilsalicílico vem aumentando consideravelmente. Tanto PPI quanto antagonistas de receptores H_2 de histamina são utilizados em associação ao ácido acetilsalicílico para reduzir a incidência das lesões gastrintestinais (Lai *et al.*, 2002; Wu *et al.*, 2010). Metanálise abrangendo nove ensaios clínicos avaliou qual classe de fármacos apresenta maior eficácia para esse tipo de indicação (Mo *et al.*, 2015). Conforme ilustrado na Figura 20.22, os PPI apresentaram eficácia superior à dos antagonistas de receptores H_2 de histamina.

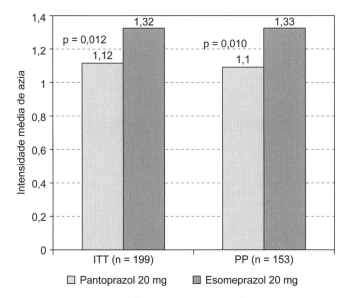

Figura 20.17 O uso, quando necessário, do pantoprazol causa maior redução da intensidade da pirose quando comparado ao esomeprazol em pacientes com doença de refluxo gastresofágico. ITT: *intention-to-treat*; PP: *per protocol*.

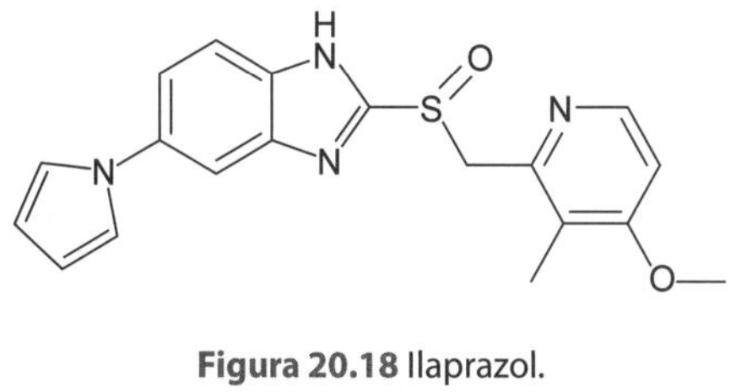

Figura 20.18 Ilaprazol.

Ensaio clínico ou subgrupo	Ilaprazol Eventos	Ilaprazol Total	Controle Eventos	Controle Total	Peso	Risco relativo M-H, fixo, IC 95%	Ano
Zhou (2009)	307	340	149	170	33,2%	1,03 (0,96-1,10)	2009
Ho (2009)	77	98	82	104	13,3%	1,00 (0,86-1,15)	2009
Song (2010)	67	78	68	78	11,4%	0,99 (0,87-1,12)	2010
Wang (2011)	54	58	53	59	8,8%	1,04 (0,93-1,16)	2011
Wang (2012)	307	331	149	165	33,3%	1,03 (0,97-1,09)	2012
Total (IC 95%)		**905**		**576**	**100,0%**	**1,02 (0,98-1,06)**	
Total de eventos	**812**		**501**				

Heterogeneidade: χ^2 = 0,62; df = 4 (p = 0,96); I^2 = 0%

Teste para o efeito geral: Z = 1 (p = 0,32)

A

Ensaio clínico ou subgrupo	Ilaprazol Eventos	Ilaprazol Total	Controle Eventos	Controle Total	Peso	Risco relativo M-H, fixo, IC 95%	Ano
Ho (2009)	23	98	23	104	25,7%	1,06 (0,64-1,76)	2009
Zhou (2009)	28	340	19	170	29,1%	0,74 (0,42-1,28)	2009
Song (2010)	5	78	6	78	6,9%	0,83 (0,27-2,62)	2010
Wang (2011)	4	58	8	59	9,1%	0,51 (0,16-1,60)	2011
Wang (2012)	28	331	19	165	29,2%	0,73 (0,42-1,28)	2012
Total (IC 95%)		**905**		**576**	**100,0%**	**0,81 (0,60-1,07)**	
Total de eventos	**88**		**75**				

Heterogeneidade: χ^2 = 1,96; df = 4 (p = 0,74); I^2 = 0%

Teste para o efeito geral: Z = 1,47 (p = 0,14)

B

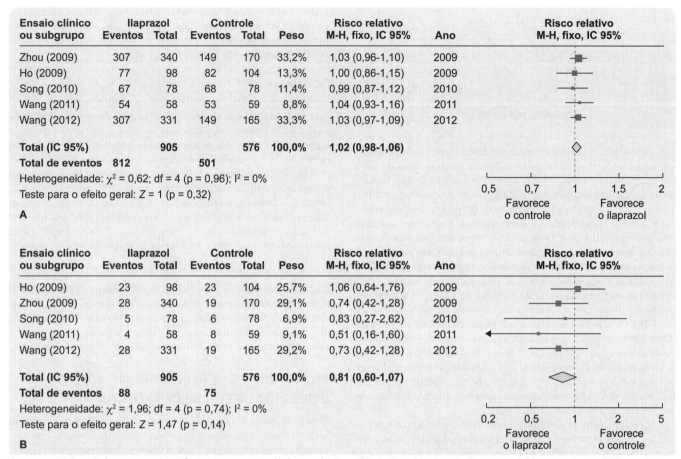

Figura 20.19 *Forest plot* mostrando a eficácia e segurança do ilaprazol 10 mg/dia. **A.** Taxa de cicatrização comparado com outros inibidores da bomba de prótons. **B.** Incidência de reações adversas comparada com outros inibidores da bomba de prótons.

Estudo ID	Risco relativo (IC 95%)	Eventos, tratamento	Eventos, controle	% peso
Richter (2000)	1,59 (1,22-2,08)	102/276	64/276	29,57
Richter (2000)	1,52 (1,16-1,98)	97/277	64/277	29,57
Talley (2002)	2,12 (1,45-3,11)	62/154	29/153	13,44
Fujiwara (2005)	1,17 (0,80-1,72)	28/50	23/48	10,84
Juul-Hansen (2009)	1,94 (1,29-2,92)	28/32	14/31	6,57
Nakamura (2010)	1,53 (0,88-2,67)	13/17	8/16	3,81
Kobeissy (2012)	1,81 (1,17-2,80)	20/28	17/43	6,20
Total (I^2 = 0,1%, p = 0,422)	1,63 (1,42-1,87)	350/834	219/844	100,00

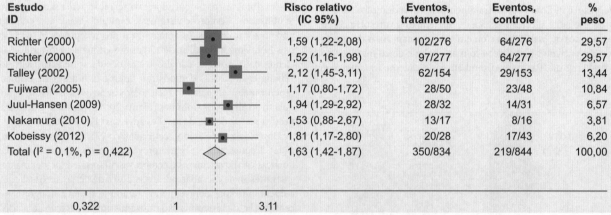

Figura 20.20 *Forest plot* comparando inibidores da bomba de próton *versus* antagonistas de receptores H_2 da histamina no alívio sintomático de refluxo gastresofágico.

Estudo ID	Risco relativo (IC 95%)	Eventos, tratamento	Eventos, controle	% peso
Armstrong (2001)	0,76 (0,53-1,11)	32/101	39/94	31,63
Talley (2002)	1,03 (0,84-1,26)	86/154	83/153	65,19
Juul-Hansen (2009)	0,48 (0,10-2,46)	2/32	4/31	3,18
Total (I^2 = 25,1%, p = 0,263)	0,93 (0,78-1,11)	120/287	126/278	100,00

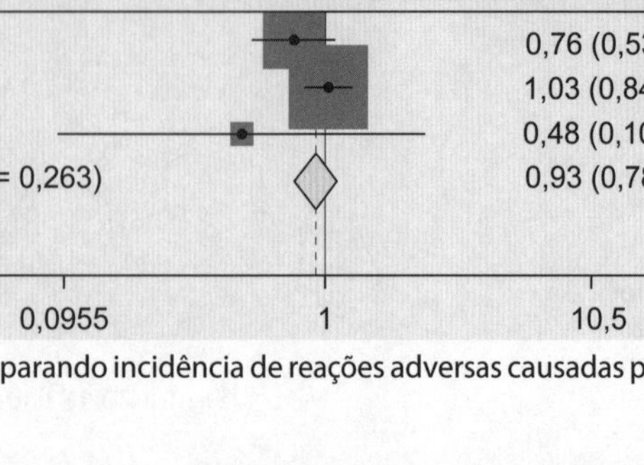

Figura 20.21 *Forest plot* comparando incidência de reações adversas causadas por inibidores de bomba de prótons *versus* antagonistas de receptores H_2 da histamina.

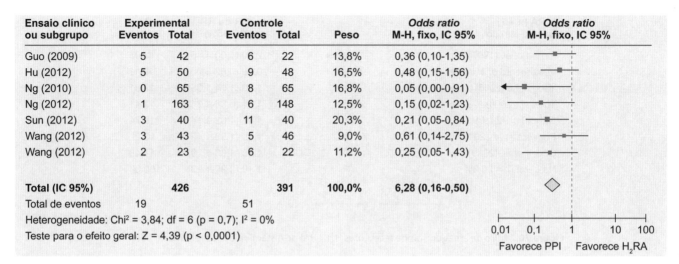

Figura 20.22 *Forest plot* comparando a eficácia de bloqueadores de inibidores de bomba de prótons (PPI, do inglês *proton pump inhibitor*) e antagonistas dos receptores H$_2$ (H$_2$RA) da histamina na prevenção de erosões e úlceras induzidas pelo ácido acetilsalicílico.

Além da eficácia, a segurança é outro ponto importante na decisão sobre o uso de algum fármaco, principalmente quando há mais de uma opção. Osteoporose é vista como uma reação adversa em potencial causada por fármacos de uso prolongado e que representa uma importante fonte de morbidade na população em geral, principalmente na população mais idosa. Uma metanálise de 11 ensaios clínicos avaliou o risco de fraturas associado ao uso de antagonistas de receptores H$_2$ de histamina ou PPI (Eom *et al.*, 2011). Houve uma associação positiva entre uso de PPI e fraturas (Figura 20.23), embora isso não tenha sido demonstrado para uso de antagonistas de receptores H$_2$ de histamina e fraturas (Figura 20.24).

SUPRESSÃO DA SECREÇÃO ÁCIDA E CÂNCER

Os PPI e os antagonistas dos receptores H$_2$ da histamina pertencem à segunda classe de medicamentos mais prescritos no mundo, visto serem largamente utilizados no tratamento de úlceras pépticas, sintomas associados ao refluxo gastresofágico e outras condições benignas do estômago, do esôfago e do duodeno (Jacobson *et al.*, 2003). Não infrequentemente esses fármacos são prescritos para uso com duração indefinida. Devido à periodicidade e à longa duração do uso, a segurança em relação a esses fármacos tem alta relevância para a saúde pública. Há algumas evidências de que o uso de supressores da acidez gástrica aumenta a incidência de pólipos gástricos (Kazantsev *et al.*, 2002) ou câncer (Mullen, 1979). Supressão da secreção ácida pode interferir no crescimento bacteriano e na formação de nitrosaminas, além de naturalmente causar hipergastrinemia, que é considerada um possível fator de risco para pólipos gástricos e carcinomas de estômago e cólon. Entretanto, resultados de estudos observacionais têm gerado informações contraditórias. Metanálise de 11 estudos observacionais envolvendo 94.558 pacientes, dos quais 5.980 com câncer gástrico, identificou aumento de risco para câncer gástrico associado ao uso tanto de PPI quanto de antagonistas de receptores H$_2$ da histamina (Ahn *et al.*, 2013).

A metanálise apresentada na Figura 20.25 é baseada em estudos observacionais, nos quais, apesar de bem controlados, são suscetíveis à introdução de *bias*, que podem reduzir a qualidade da análise. Outro fator que complica a análise é o fato de que os sintomas associados ao câncer gástrico em seu estágio inicial são semelhantes a quadros benignos (refluxo gastresofágico, úlcera péptica), o que pode levar ao uso de fármacos supressores da secreção ácida.

HELICOBACTER PYLORI

É uma bactéria Gram-negativa adaptada para viver em ambiente ácido do estômago e extremamente prevalente em humanos, visto ser encontrada em cerca de 50% da população. Entretanto, menos de 10% dos portadores desenvolvem doenças do tipo úlcera de estômago e

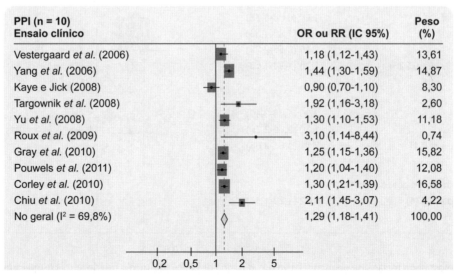

Figura 20.23 *Forest plot* mostrando o uso de inibidores de bombas de prótons (PPI) e risco relativo de fraturas.

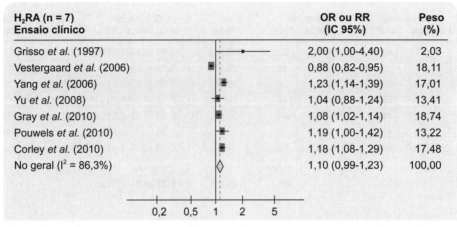

Figura 20.24 Uso de antagonistas de receptores H$_2$ (H$_2$RA) de histamina e risco relativo de fraturas.

carcinoma gástrico (Peek e Blaser, 2002). Transmissão intrafamiliar predominante do *Helicobacter pylori* e sua longa associação à espécie humana resultaram em um padrão de distribuição filogenética muito semelhante ao humano. Essa observação indica que essa bactéria não só acompanhou os humanos modernos na sua saída da África (Linz *et al.*, 2007), mas também que está associada ao hospedeiro por pelo menos cem mil anos (Moodley *et al.*, 2012). Entretanto, seu papel como patógeno só foi reconhecido após ter sido possível fazer sua cultura (Marshall e Warren, 1984), e sua importância como patógeno provocou uma mudança de paradigma na fisiopatologia da úlcera péptica. Até então, as úlceras pépticas eram atribuídas ao estresse psicológico ou à ansiedade, e também não se acreditava que bactéria poderia causar câncer (Testerman e Morris, 2014). A *Helicobacter pylori* foi a primeira bactéria que teve provada sua capacidade de induzir câncer, tendo sido classificada como agente carcinogênico do grupo I pela International Agency for Research on Cancer, ou seja, na mesma categoria do tabagismo, da radiação e de asbestos. Muitos pacientes que apresentam linfoma de tecido linfoide associado à mucosa gástrica (linfoma MALT, do inglês *mucosa associated lymphoid tissue*) são curados com a erradicação do *Helicobacter pylori* com antibióticos, sem necessidade de cirurgia ou quimioterapia. Diversamente da maioria das bactérias patogênicas, o *Helicobacter pylori* coloniza o hospedeiro pela vida inteira, a não ser em situações em que se faz um tratamento específico. A maioria dos indivíduos infectados não desenvolve a doença, indicando que algumas cepas do *Helicobacter pylori* podem não ser patogênicas ou mesmo podem ser benéficas (Mishra, 2013).

Todo *Helicobacter pylori* expressa urease, a qual converte ureia em amônia e dióxido de carbono, aumentando o pH do microambiente, protegendo temporariamente o *Helicobacter pylori* da secreção ácida gástrica. A bactéria necessita de pH neutro, que é o pH encontrado na camada de muco diretamente adjacente à superfície do epitélio gástrico. A forma helicoidal da bactéria facilita o seu movimento pela

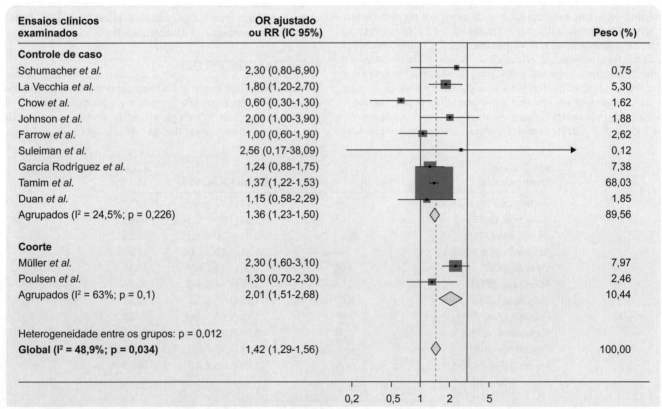

Figura 20.25 *Forest plot* mostrando metanálise de risco relativo ou *odds ratio* de câncer gástrico e uso de fármacos que suprimem a secreção ácida do estômago.

camada viscosa de muco, com um sistema de quimiotaxia direcional do *Helicobacter pylori* para aminoácidos, bicarbonato e colesterol, enquanto o pH ácido serve como agente repelente (Lertsethtakarn *et al.*, 2011). O *Helicobacter pylori* coloniza primariamente o estômago, mas há evidências de outros sítios de colonização ocasional ou persistente, conforme ilustrado na Figura 20.26. A colonização no estômago está associada a dispepsia, gastrite e câncer gástrico.

Tratamento

Historicamente, a infecção pelo *Helicobacter pylori* é considerada responsável por 70 a 85% de úlceras gástricas e 90 a 95% de úlceras duodenais (Kusters *et al.*, 2006). A porcentagem de úlceras não associada a *Helicobacter pylori* vem aumentando devido ao maior consumo de anti-inflamatórios não esteroidais e à redução da prevalência da infecção por *Helicobacter pylori*. É importante ressaltar que a erradicação do *Helicobacter pylori* tem papel protetor parcial no desenvolvimento de úlceras gástricas induzidas por uso de anti-inflamatórios não esteroidais (Tang *et al.*, 2012). Até o início da década de 1990, o tratamento da erradicação utilizando terapia tripla – PPI (2 vezes/dia) associado a claritromicina (500 mg 2 vezes/dia) e amoxicilina (1 g 2 vezes/dia) – causava erradicação em 80% dos pacientes, o que era considerado aceitável (Misiewicz *et al.*, 1997). Outro regime triplo utilizado era PPI (2 vezes/dia) associado a claritromicina (500 mg 2 vezes/dia) e nitromidazol (500 mg 2 vezes/dia) por 1 semana. Conforme metanálise envolvendo 22 ensaios clínicos, não há diferença da taxa de erradicação de *Helicobacter pylori* (81%) entre os dois esquemas terapêuticos (Figura 20.27; Gisbert *et al.*, 2000).

Atualmente, esse tipo de esquema terapêutico não é considerado aceitável como primeira opção terapêutica (Graham e Fischbach, 2010). Isso ocorreu possivelmente devido ao aumento de resistência a antibióticos. Os antibióticos mais utilizados no tratamento da infecção causada pelo *Helicobacter pylori* são amoxicilina, claritromicina e metronidazol. A Figura 20.28 ilustra as taxas de resistência encontradas para claritromicina e metronidazol no mundo (Kim *et al.*, 2015). A resistência à amoxicilina é baixa no mundo inteiro, variando entre 0 e 1% na Europa.

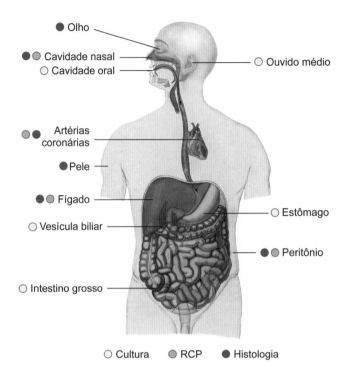

Figura 20.26 Colonização do *Helicobacter pylori* no corpo humano. RCP: *polymerase chain reaction*.

Ensaio clínico	PCA n/N	PCN n/N	Peso (%)	Peto RR (IC 95% fixo)
Franceschi (1997)	26/32	35/40	2,3	0,62 (0,17-2,24)
Frevel (1997)	135/145	132/138	3,7	0,62 (0,23-1,70)
Gisbert (1999)	49/54	25/27	1,4	0,79 (0,15-4,06)
Harris (1998)	54/60	46/55	3,2	1,74 (0,59-5,14)
Houben (1999)	53/61	50/61	3,9	1,45 (0,55-3,84)
Jonaitis (1999)	39/55	18/33	4,6	2,03 (0,83-4,99)
Laine (1997)	56/68	41/61	5,9	2,24 (1,01-4,97)
Lamouliatte (1997)	18/32	23/33	3,7	0,57 (0,21-1,54)
Laurent (1999)	62/95	58/95	10,8	1,20 (0,66-2,16)
Lee (1999)	24/31	30/37	2,7	0,80 (0,25-2,59)
Lind (1996)	199/234	215/241	12,9	0,69 (0,40-1,18)
Lind (1999)	119/127	110/127	5,5	2,22 (0,97-5,05)
Malfertheiner (1999)	38/48	42/49	3,4	0,64 (0,23-1,81)
Misiewicz (1997)	104/121	103/118	6,7	0,89 (0,42-1,87)
Perri (1999)	88/150	102/150	17,0	0,67 (0,42-1,07)
Susi (1998)	41/50	42/50	3,5	0,87 (0,31-2,45)
Tzathas (1998)	30/43	21/43	5,1	2,36 (1,00-5,54)
Veldhuyzen (1999)	39/50	40/48	3,8	0,71 (0,26-1,93)
Total (IC 95%)	1.174/1.456	1.133/1.406	100,0	1,00 (0,83-1,22)

Chi^2: 24,48 (df = 17); p: 0,14; Z = 0,04; p: 1

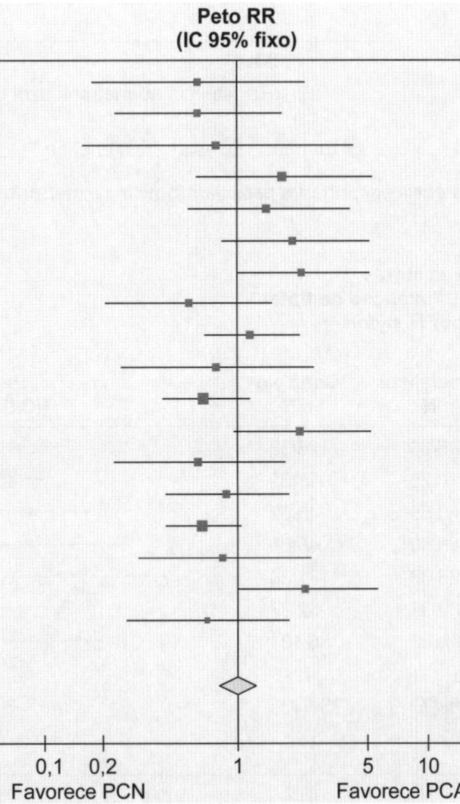

Favorece PCN ← 0,1 0,2 1 5 10 → Favorece PCA

Figura 20.27 *Forest plot* da erradicação do *H. pylori* comparando dois esquemas terapêuticos: PCN (bloqueador de bomba de prótons + claritromicina + nitroimidazol) e PCA (bloqueador de bomba de prótons + claritromicina + amoxicilina).

O resultado ideal de erradicação em ensaio clínico é > 80% em análise ITT (do inglês *intention-to-treat*) e > 90% em análise PP (*per protocol*). Nos últimos 20 anos, a taxa de erradicação com os esquemas tríplices foi de < 80% por análise ITT (Dos Santos e Carvalho, 2015). Uma possibilidade de aumentar a taxa de erradicação é aumentar o período de tratamento, passando de 7 para 14 dias, conforme ilustrado na metanálise apresentada na Figura 20.29 (Calvet *et al.*, 2000).

A dificuldade dessa estratégia envolve o aspecto do custo-benefício, além do aumento da incidência de reações adversas com a consequente redução da aderência, resultando em diferença não significativa da taxa de erradicação. Outra estratégia é aumentar a dose do PPI, a qual, apesar de causar melhora da taxa de erradicação, não é atualmente considerada uma boa opção terapêutica. A introdução do subcitrato de bismuto e a substituição da claritromicina por tetraciclina foram sugeridas como primeira

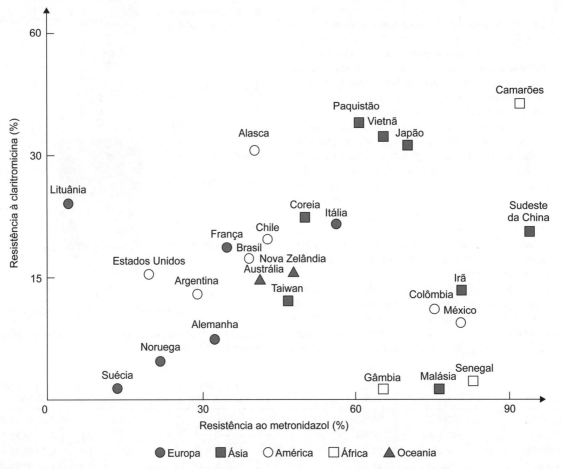

Figura 20.28 Taxas de resistência encontradas para claritromicina e metronizadol no mundo no tratamento do *Helicobacter pylori*.

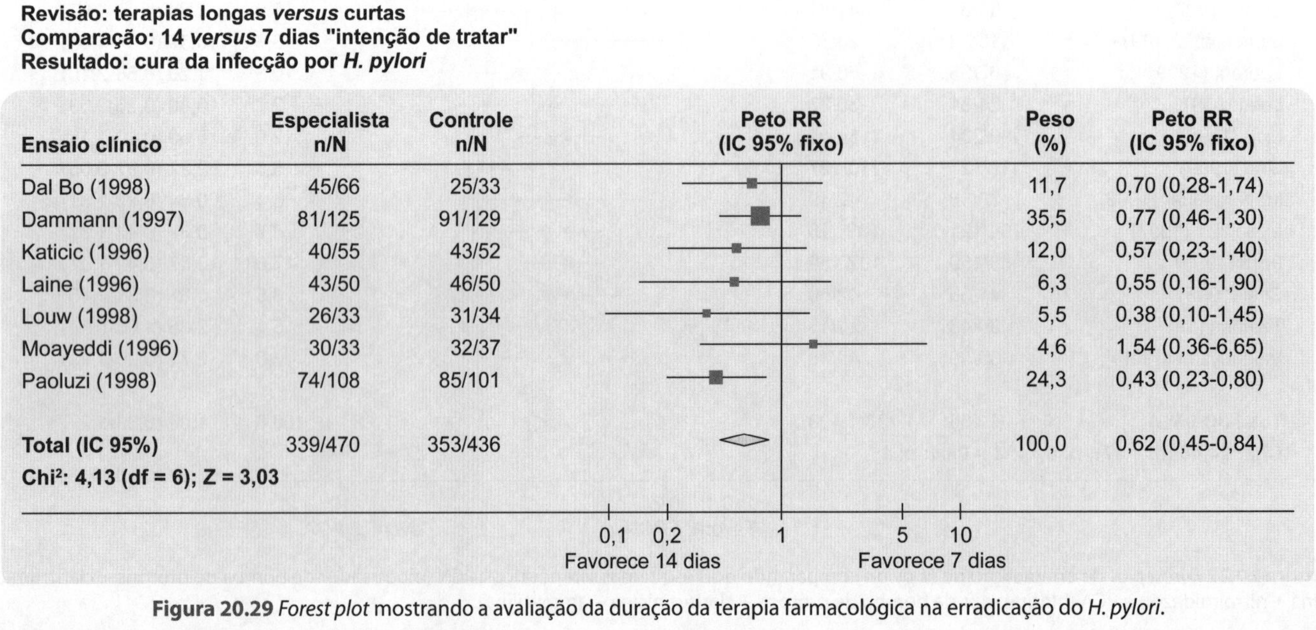

Figura 20.29 *Forest plot* mostrando a avaliação da duração da terapia farmacológica na erradicação do *H. pylori*.

linha de tratamento em regiões nas quais a resistência à claritromicina é superior a 20% (Papastergiou et al., 2014). Entretanto, conforme metanálise realizada em 9 ensaios clínicos (n = 1.679), essa abordagem não demonstrou diferença da taxa de erradicação entre as duas terapias (Luther et al., 2010), e ambas tiveram taxas de erradicação < 80% (Figura 20.30).

A terapia sequencial é feita com PPI e amoxicilina por 5 dias, seguido de PPI associado a clatritromicina e tinidazol por mais 5 dias (Zullo et al., 2000). Esse esquema conseguiu uma taxa de erradicação de 98% ITT em ensaio de 52 pacientes. Uma explicação para o sucesso terapêutico desse esquema é que o emprego da amoxicilina nos primeiros 5 dias reduz a densidade de *Helicobacter pylori* no estômago, aumentando desse modo a eficácia da claritromicina e do tinidazol. Outra abordagem tem sido substituir a claritromicina por quinolonas, como o levofloxacino.

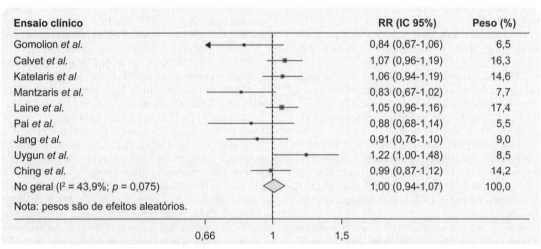

Figura 20.30 *Forest plot* comparando terapia quádrupla com terapia tripla. RR: risco relativo.

REFERÊNCIAS BIBLIOGRÁFICAS

Ahn JS, Elom CS, Jeon CY, Park SM. Acid suppressive drugs and gastric cancer: a meta-analysis of observational studies. World J Gastroenterol. 2013;19:2560-8.

Asano S, Kawada K, Kimura T, Grishin AV, Caplan MJ, Takeguchi N. The roles of carbohydrate chains of the β-subunit on the functional expression of gastric H+/K+-ATPase. J Biol Chem. 2000;275:8324-30.

Ash ASF, Schild HO. Receptors mediating some actions of histamine. Br J Pharmacol Chemother. 1966;27:427-39.

Ashgar W, Pittman E, Jamali F. Comparative efficacy of esomeprazol and omeprazol: racemate to single enatiomer switch. Daru. 2015;23:50.

Calvet X, García N, López T, Gisbert JP, Gené E, Roque M. A meta-analysis of short versus long therapy with a proton pump inhibitor, clarithromycin and either metronidazole or amoxycillin for treating Helicobacter pylori infection. Aliment Pharmacol Ther. 2000;14:603-9.

Chen D, Aihara T, Zhao CM, Hakanson R, Okabe S. Differentiation of the gastric mucosa. I Role of histamine in control of function and integrity of oxyntic mucosa: understanding gastric physiology through disruption of targeted genes. Am J Physiol Gastrointest Liver Physiol. 2006;291:G539-44.

Cotzias GC, Papavasiliou PS, Gellene R. Modification of parkinsonism – chronic treatment with L-DOPA. N Engl J Med. 1969;280:337-45.

Cui G, Waldum HL. Physiological and clinical significance of enterochromaffin-like cell activation in the regulation of gastric acid secretion. World J Gastroenterol. 2007;28:493-6.

Dalal J, Mohan JC, Iyengar SS, Hiremath J, Sathyamurthy I, Bansal S, et al. S-amlodipine: an isomer with difference – time to shift from racemic amlodipine. Int J Hypertens. 2018;2018:8681792.

Dos Santos AA, Carvalho AA. Pharmacological therapy used in the elimination of Helicobacter pylori infection: a review. World J Gastroenterol. 2015;21:139-54.

Edwards SJ, Lind T, Lundell L. Systematic review: proton pump inhibitors (PPIs) for the healing of reflux oesophagitis – a comparison of esomeprazole with other PPIs. Aliment Pharmacol Ther. 2006;24:743-50.

Eom CS, Park SM, Myung SW, Yun JA, Ahn JS. Use of acid-suppressive drugs and risk of fracture: a meta-analysis of observational studies. Ann Fam Med. 2011;9:257-67.

Feely J, Wormsley K. H2 receptor antagonists – cimetidine and ranitidine. Br Med J. 1983;286:695-7.

Forte TM, Machen TE, Forte JG. Ultrastructural changes in oxyntic cells associated with secretory function: a membrane-recycling hypothesis. Gastroenterology. 1977;73:941-55.

Galappatthy P, Waniganayake YC, Sabeer MI, Wijethunga TJ, Galappatthy GK, Ekanayaka RA. Leg edema with (S)-amlodipine vs conventional amlodipine given in triple therapy for hypertension: a randomized double blind controlled clinical trial. BMC Cardiovasc Disord. 2016;16:168.

Ganser AL, Forte JG. K+-stimulated ATPase in purified microsomes of bull-frog oxyntic cells. Biochim Biophys Acta. 1973;307:169-80.

Gellad WF, Chol P, Mizah M, Good CB, Kesselheim AS. Assessing the chiral switch: approval and use of single-enantiomer drugs, 2001-2011. Am J Manag Care. 2014;20:e90-7.

Gisbert JP, González L, Calvet X, García N, López T, Roqué M, et al. Proton pump inhibitor, clarithromycin and either amoxycillin or nitroimidazole: a meta-analysis of eradication of Helicobacter pylori. Aliment Pharmacol Ther. 2000;14:1319-28.

Graham DY, Fischbach L. Helicobacter pylori treatment in the era of increasing antibiotic resistance. Gut. 2010;59:1143-53.

Hall K, Perez G, Anderson D Gutierrrez C, Munson K, Hersey SJ, et al. Location of the cabohydrates present in the HK-ATPase vesicles isolated from hog gastric mucosa. Biochemistry. 1990;29:701-6.

Heitzmann D, Warth R. No potassium, no acid: K+ channels and gastric acid secretion. Physiology. 2007;22:335-41.

Inatomi N, Matsukawa J, Sakurai Y, Otake K. Potassium-competitive acid blockers: advanced therapeutic option for acid-related diseases. Pharmacol Ther. 2016;168:12-22.

Jacobson BC, Ferris TG, Shea TL, Mahlis EM, Lee TH, Wang TC. Who is using chronic acid suppression therapy and why? Am J Gastroenterol. 2003;98:51-8.

Ji XQ, Du JF, Chen G, Chen G, Yu B. Efficacy of ilaprazole in the treatment of duodenal ulcers: a meta-analysis. World J Gastroenterol. 2014;20:5119-23.

Katsuki H, Yagi H, Arimori K, Nakamura C, Nakano M, Katafuchi S, et al. Determination of R(+)- and S(-)-lansoprazole using chiral stationary-phase liquid chromatography and their enantioselective pharmacokinetics in humans. Pharm Res. 1996;13:611- 5.

Kazantsev GB, Schwesinger WH, Heim-Hall J. Spontaneous resolution of multiple fundic gland polyps after cessation of treatment with lansoprazole and Nissen fundoplication: a case report. Gastrointest Endosc. 2002;55:600-2.

Kim SY, Choi DJ, Chung JW. Antibiotic treatment for Helicobacter pylori: is the end coming? World J Gastroenterol Pharmacol Ther. 2015;6:183-98.

Kromer W, Kruger U, Huber R, Hartmann M, Steinijans VW. Differences in pH-dependent activation rates of substituted benzimidazoles and biological in vitro correlates. Pharmacology. 1998;56:57-70.

Kusters JG, van Vliet AH, Kuipers EJ. Pathogenesis of Helicobacter pylori infection. Clin Microbiol Rev. 2006;19:449-90.

Lai KC, Lam SK, Chu KM Wong BC, Hui WM, Hu WH, et al. Lansoprazole for the prevention of recurences of ulcer complications from long-term low-dose aspirin use. N Engl J Med. 2002;346:2033-8.

Lambrecht NWG, Yakubov I, Scott D, Sachs G. Identification of the K efflux channel coupled to the gastric H-K-ATPase during acid secretion. Physiol Genomics. 2005;21:81-91.

Lertsethtakarn P, Ottemann KM, Hendrixson DR. Motility and chemotaxis in Campylobacter and Helicobacter. Annu Rev Microbiol. 2011;65:389-410.

Lightdale CJ, Schmitt C, Hwag C, Hamelin B. A multicenter, randomized, double-blind, 8-week comparative trial of low-dose esomeprazole (20 mng) and standard omeprazole (20 mg) in patients with erosive esophagitis. Dig Dis Sci. 2006;51:852-7.

Linz B, Balloux F, Moodley Y, Manica A, Liu H, Roumagnac P, et al. An African origin for the intimate association between humans and Helicobacter pylori. Nature. 2007;445:915-8.

Luther J, Higgins PDR, Schoenfeld PS, Moayyedi P, Vakil N, Chey WD. Empiric quadruple vs. triple therapy for primary treatment of Helicobacter pylori infection: systematic review and meta-analysis of efficacy and tolerability. Am J Gastroenterol. 2010;105: 65-73.

Maeda M, Ishizaki J, Futai M. cDNA cloning and sequence determination of pig gastric (H++K+)-ATPase. Biochem Biophys Res Commun. 1988;157:203-9.

Margussen JM. The effect of common antacids on intragastric pH. Acta Med Scand. 1962;172:451-7.

Marshall BJ, Warren JR. Unidentified curved bacilli in the stomach of patients with gastritis and peptic ulceration. Lancet. 1984;1:1311-5.

Mishra S. Is Helicobacter pylori good or bad? Eur J Clin Microbiol Infect Dis. 2013;32:301-4.

Misiewicz JJ, Harris AW, Bardhan KD, Levi S, O'Morain C, Cooper BT, et al. One week triple therapy for Helicobacter pylori: a multicentre comparative study. Gut. 1997;41:735-9.

Mo C, Sun G, Wang YZ, Lu ML, Yang YS. PPI versus Histamine H2 Receptor Antagonists for Prevention of Upper Gastrointestinal Injury Associated with Low-Dose Aspirin: Systematic Review and Meta-analysis. PLoS One. 2015;10(7):e0131558.

Moodley Y, Linz B, Bond RP, Nieuwoudt M, Soodyall H, Schlebusch CM, et al. Age of the association between Helicobacter pylori and man. PLoS Pathogens. 2012;8:e1002693.

Mullen PW. Gastric cancer in patients who have taken cimetidine. Lancet. 1979;1:1406.

Papastergiou V, Georgopoulos SD, Karatapanis S. Treatment of Helicobacter pylori infection: past, present and future. World J Gastrointest Pathophysiol. 2014;5:392-9.

Park S, Hyun YJ, Kim YR, Lee JH, Ryu S, Kim JM, et al. Effects of CYP2C19 genetic polymorphisms on PK/PD responses of omeprazole in Korean healthy volunteers. J Korean Med Sci. 2017;32:729-36.

Pearce RE, Rodrigues AD, Goldstein JA, Parkinson A. Identification of the human P450 enzymes involved in lansoprazole metabolism. J Pharmacol Exp Ther. 1996;277:805-16.

Peek RM, Blaser MJ. Helicobacter pylori and gastrointestinal tract adenocarcinomas. Nature reviews. Cancer. 2002;2:28-37.

Qiao HL, Hu YR, Tian X, Jia LJ, Gao N, Zhang LR, et al. Pharmacokinetics of three proton pump inhibitors in Chinese subjects in relation to the CYP2C19 genotype. Eur J Clin Pharmacol. 2006;62:107-12.

Rabon EC, McFall TL, Sachs G. The gastric [H,K]ATPase:H+/ATP stoichiometry. J Biol Chem. 1982;257):6296-9.

Richter JE, Kahrilas PJ, Johanson J, Maton P, Breiter JR, Hwang C, et al. Efficacy and safety of esomeprazole compared with omeprazole in GERD patients with erosive esophagitis: a randomized controlled trial. J Gastroenterol. 2001;96:656-65.

Sachs G, Shin JM, Munson K, Scott DR. Gastric acid-dependent diseases: a twentieth-century revolution. Dig Dis Sci. 2014;59:1358-69.

Scholten T, Dekkers CP, Schütze K, Körner T, Bohuschke M, Gatz G. On-demand therapy with pantoprazole 20 mg as effective long-term management of reflux disease in patients with mild GERD: the ORION trial. Digestion. 2005;72:76-85.

Secor JW, Speeg KV, Meredith CG, Johnson RF, Snowdy P, Schenker S. Lack of effect of nizatidine on hepatic drug metabolism in man. Br J Clin Pharmac. 1985;20:710-3.

Shin JM, Kim N. Pharmacokinetics and pharmacodynamics of the proton pump inhibitors. J Neurogastroenterol Motil. 2013;19:25-35.

Soll AH, Wollin A. Histamine and cyclic AMP in isolated canine parietal cells. Am J Physiol. 1979;237:E444-50.

Tang CL, Ye F, Liu W, Pan XL, Qian J, Zhang GX. Eradication of Helicobacter pylori infection reduces the incidence of peptic ulcer disease in patients using nonsteroidal anti-inflammatory drugs: a meta-analysis. Helicobacter. 2012;17:286-96.

Testerman TL, Morris J. Beyond the stomach: an updated view of Helicobacter pylori pathogenesis, diagnosis, and treatment. World J Gastroenterol. 2014;20:12781-808.

Wu CY, Chan FK, Wu MS, Kuo KN, Wang CB, Tsao CR, et al. Histamine2-receptor antagonists are an alternative to proton pump inhibitor in patients receiving clopidogrel. Gastroenterology. 2010;139:1165-71.

Xia SM, Wang H. Gastroesophageal reflux disease relief in patients treated with rabeprazole 20 mg versus omeprazole 20 mg: a meta-analysis. Gastroenterol Res Pract. 2013;2013:327571.

Yao X, Forte JG. Cell biology of acid secretion by the parietal cell. Annu Rev Physiol. 2003;65:103-31.

Zeng Y, Ye Y, Liang D, Guo C, Li L. Meta-analysis of the efficacy of lansoprazole and omeprazole for the treatment of H. pylori-associate duodenal ulcer. Int J Physiol Pathophysiol Pharmacol. 2015;7:158-64.

Zhang JX, Ji MY, Song J, Lei HB, Qiu S, Wang J, et al. Proton pump inhibitor for non-erosive reflux disease: a meta-analysis. World J Gastroenterol. 2013;19:8408-19.

Zullo A, Rinaldi V, Winn S, Meddi P, Lionetti R, Hassan C, et al. A new highly effective short-term therapy schedule for Helicobacter pylori eradication. Aliment Pharmacol Ther. 2000;14:715-8.

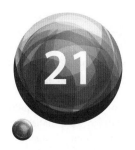

Constipação Intestinal

INTRODUÇÃO

Constipação intestinal é uma síndrome polissintomática e não uma doença única. Devido ao fato que esse nome é dado para muitos sintomas que alteram a função colônica e anorretal, a estimativa de sua prevalência é imprecisa. Nos EUA aparentemente há uma prevalência de 15 a 20% de constipação intestinal crônica (Stewart et al., 1999; Pare et al., 2001). A prevalência de constipação intestinal aumenta com a idade, especialmente após os 65 anos (Higgins e Johanson, 2004). A constipação intestinal também está associada à pior qualidade de vida e estresse psicológico (Chang et al., 2006). A constipação intestinal pode ser classificada em três subtipos, a saber:

- Trânsito lento, que é caracterizado por um retardo aumentado do trânsito das fezes pelo cólon. Esse atraso pode ser devido a uma disfunção primária do músculo liso do cólon (miopatia) ou a sua inervação (neuropatia), ou pode ser secundária a uma dificuldade em evacuar, como por exemplo a defecação dissinérgica
- Defecação dissinérgica, também conhecida como defecação obstrutiva (Rao, 2001) ou dissinergia do assoalho pélvico (Whitehead et al., 1992), é caracterizada por dificuldade ou impossibilidade de expelir as fezes do reto e ânus. Frequentemente pacientes que apresentam defecação dissinérgica apresentam também trânsito lento (Rao et al., 2004)
- Pacientes que apresentam síndrome do intestino irritável com constipação intestinal (IBS-C, do inglês *irritable bowel syndrome with constipation*), nos quais a dor abdominal é um sintoma predominante e associado com a mudança de hábito intestinal (Mertz et al., 1999). Esses pacientes podem ou não apresentar trânsito lento ou dissinergia (Rao, 2007).

Apesar de a defecação infrequente ser em geral definida como principal sintoma de constipação intestinal, outros sintomas como força excessiva, ressecamento das fezes e sensação de evacuação incompleta somente foram reconhecidos mais recentemente como de importância semelhante à defecação infrequente e são possivelmente mais comuns.

O cólon direito tem várias funções complexas, que incluem fermentação e resgate do efluente ileal, secreção e dessecação dos conteúdos intraluminais para formar as fezes. O cólon esquerdo serve também como dessecador das fezes e promove seu transporte mais rápido, enquanto a região retossigmoide funciona como um órgão sensorimotor que facilita a retenção e evacuação das fezes quando desejável. Essas funções são reguladas por neurotransmissores tais como serotonina, acetilcolina, peptídio relacionado ao gene da calcitonina (CGRP, do inglês *calcitonin gene related peptide*) e substância P; reflexos colônicos intrínsecos e outros mecanismos reflexos. A constipação intestinal pode ser resultado de alterações funcionais, estruturais, mecânicas ou metabólicas que afetam direta ou indiretamente o cólon, o reto ou o ânus.

TRATAMENTO DA CONSTIPAÇÃO INTESTINAL

O primeiro passo para o tratamento é excluir causas secundárias. É importante ressaltar que constipação intestinal é reação adversa comum, mas frequentemente não identificada de medicamentos. Fármacos anticolinérgicos podem causar redução da motilidade assim como aumentar o ressecamento das fezes. Analgésicos como opioides alteram significativamente a motilidade colônica.

Apesar de medidas gerais serem frequentemente recomendadas, como hidratação adequada, exercício físico regular e aumento de tempo disponível para defecar, não há evidência de que essas medidas possam contribuir no tratamento da constipação intestinal. Dieta rica em fibras aumenta o peso das fezes e acelera o trânsito das mesmas (Burkitt et al., 1972), enquanto dieta deficiente de fibras pode causar a constipação intestinal (Tucker et al., 1981). Entretanto, o efeito terapêutico de suplementação de fibras é controverso. Pacientes que apresentam trânsito lento ou disfunção do assoalho pélvico não se beneficiam com suplementação de fibras, ao passo que pacientes que não apresentam alterações de motilidade intestinal alcançam benefício terapêutico com a suplementação (Voderholzer et al., 1997). Considera-se que a ingestão de 20 a 30 g de fibras por dia seja ideal.

Catárticos são fármacos que favorecem a eliminação das fezes. Eles são classificados como purgantes quando causam a eliminação de fezes de consistência diarreica e laxantes quando as fezes apresentam consistência normal. Os fármacos com atividade de laxante podem ser agrupados nas seguintes classes, de acordo com o principal mecanismo de ação:

- Ativadores da guanilato-ciclase C
- Ativadores do canal de cloro tipo 2
- Agonistas dos receptores 5-HT$_4$
- Inibidores do transportador ileal de ácidos biliares
- Formadores de volume
- Laxantes osmóticos
- Laxantes estimulantes (irritantes)
- Laxantes lubrificantes
- Laxantes emolientes
- Antagonistas opioides periféricos.

ATIVADORES DA GUANILATO CICLASE-C

A guanilato ciclase-C (GC-C) é o receptor da enteroxina termo estável (STa) produzida pela bactéria enterotoxigênica *Escherichia coli*, responsável pela diarreia do viajante (Schulz et al., 1990). A diarreia é produzida pela ativação desse receptor, o qual resulta em secreção de água e eletrólitos. A GC-C é um dos representantes das guanilato ciclases particuladas (ligadas à membrana) encontradas em mamíferos. A GC-C é classificada como um receptor no qual os peptídios intestinais se ligam, diferente de outros membros da família das guanilato ciclases particuladas, como as que se ligam a peptídios natriuréticos

(GC-A e GC-B), as expressas na retina (GC-E e GC-F) e as envolvidas na olfação de roedores (GC-D e GC-G). Guanilina e uroguanilina são os ligantes endógenos da GC-C em humanos e outros mamíferos (Forte, 1999). Ambos são mediadores parácrinos e autócrinos no trato digestivo (Uranga et al., 2018). A diferença na sequência de aminoácidos da guanilina e uroguanilina permite que eles tenham função dependente do pH. A uroguanilina é dez vezes mais potente em meios ácidos, como a mucosa do duodeno e jejuno proximal (pH 5 a 6), onde é preferencialmente expressa, enquanto a guanilina é expressa primariamente no íleo e no cólon, ativando os receptores da GC-C em condições mais básicas (pH 7 a 8).

A GC-C é encontrada no epitélio apical do intestino, do duodeno ao reto. Em neonatos em que a diarreia induzida pela STa é mais comum e grave, há maior expressão de GC-C (Al-Majali et al., 2007), sendo que a expressão da mesma diminui com o envelhecimento em humanos. A função fisiológica principal atribuída à guanilina e à uroguanilina é prevenir a hipernatremia pós-prandial ao inibir a absorção de sódio pelo intestino e pelo rim. Entretanto, a estimulação da GC-C por guanilina e uroguanilina também causa aumento da secreção de cloro, bicarbonato e íons H^+ (Figura 21.1). A ativação da GC-C leva à conversão da guanosina trifosfato (GTP) em guanosina-cíclica-3',5'-monofosfato (GMPc), levando a um acúmulo intracelular de GMPc que causa fosforilação da PKGII, esta que ativa o regulador transmembrânico da fibrose cística (CFTR), acarretando aumento da secreção de cloro para o lúmen intestinal (Brierley, 2012). A liberação de cloro e bicarbonato pelo CFTR é acompanhada do trocador sódio/hidrogênio, o que causa aumento da concentração extracelular de sódio e cloro, com consequente acúmulo de fluido no lúmen intestinal (Steinbrecher e Cohen, 2011).

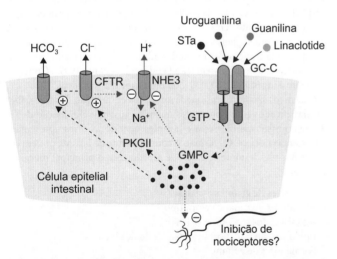

Figura 21.1 A guanilato ciclase-C (GC-C) é expressa na superfície das células epiteliais intestinais onde é ativada pelos hormônios endógenos uroguanilina e guanilina, os quais são sintetizados no intestino e secretados no lúmen e na circulação. A GC-C é também receptor para as enterotoxinas termoestáveis (STa) produzidas pela Escherichia coli e pelo agonista peptídico linaclotide. A ligação desses ligantes na GC-C resulta na conversão de guanosina trifosfato (GTP) em monofosfato de 3'-5'-guanosina cíclica (GMPc). O aumento dos níveis de GMPc ativa a proteinoquinase II dependente de GMPc (PKII), a qual fosforila o CFTR (do inglês cystic fibrosis trasmembrane conductance regulator), aumentando a secreção de cloro (Cl⁻) no lúmen. A secreção de bicarbonato também ocorre pela fosforilação do CFTR através de um canal ainda não identificado. O GMPc inibe o trocador sódio-hidrogênio NHE3 (do inglês sodium-hydrogen exchanger) reduzindo a absorção de sódio. Esses processos estão envolvidos na manutenção da homeostase de fluidos e íons. O fármaco linaclotide causa alívio significativo do quadro de constipação em pacientes com síndrome do intestino irritável. O GMPc também aparenta inibir os nociceptores colônicos, provocando analgesia.

Linaclotide (Constella®)

Homólogo contendo 13 resíduos da STa de cepas patológicas de Escherichia coli (Figura 21.2), que foram os primeiros ligantes naturais a ativar a GC-C, uma enzima particulada expressa na membrana da superfície luminal do epitélio intestinal, onde sua ativação regula a secreção de cloro.

O linaclotide é minimamente absorvido com baixa biodisponibilidade absoluta após administração oral. Concentrações plasmáticas de linaclotide e de seu metabólito ativo são abaixo do limite de quantificação após administração via oral (VO) nas doses de 145 μg e 290 μg. O linaclotide é metabolizado em seu metabólito ativo no trato gastrintestinal; o metabólito ativo é formado pela perda da tirosina terminal e ambos são degradados proteoliticamente no lúmen intestinal em peptídios menores e aminoácidos naturais.

O objetivo primário estabelecido pela FDA para sucesso terapêutico em pacientes com IBS-C consiste em melhora igual ou superior a 30% da média diária do escore de dor abdominal e aumento de pelo menos uma evacuação completa por semana (comparada com a linha de base) em no mínimo 50% das semanas de tratamento.

A eficácia e a segurança do linaclotide foram avaliadas em ensaio clínico fase III, duplo-cego, controlado com placebo, grupo-paralelo, realizado em 800 pacientes com diagnóstico de IBS-C (Rao et al., 2012). Linaclotide (290 μg/dia) ou placebo foram administrados por 12 semanas seguido de 4 semanas de interrupção do tratamento. O objetivo primário foi obtido em 33,6% dos pacientes tratados com linaclotide e 21% dos pacientes tratados com placebo (Figura 21.3).

O linaclotide também causou aumento significativo de evacuações completas em relação ao placebo, e o efeito desapareceu no período de interrupção do tratamento (Figura 21.4). Um total de 228 dos 406 pacientes tratados com linaclotide (56,2%) e 210 dentre os 396 pacientes tratados com placebo (53%) relataram pelo menos uma reação adversa durante o período de tratamento de 12 semanas. A maioria das reações adversas foram de intensidade leve ou moderada, e a incidência de diarreia, flatulência e dor abdominal foi significativamente maior no grupo tratado com linaclotide.

Linaclotide é indicado no tratamento de pacientes com constipação intestinal crônica idiopática ou com IBS-C. No caso de constipação intestinal crônica idiopática a dose recomendada é de 145 μg/dia. Para tratamento da IBS-C a dose recomendada é de 290 μg/dia. O fármaco deve ser administrado em jejum no mínimo 30 min antes de uma refeição. As reações adversas com incidência superior a 2% em relação ao placebo foram diarreia, dor abdominal, flatulência e distensão abdominal.

Plecanatide (Trulance®)

Difere da uroguanilina somente na substituição do aminoácido ácido aspártico na posição três pelo aminoácido ácido glutâmico (Figura 21.5). Plecanatide ativa os receptores da GC-C com EC_{50} de 190 nM.

Após a administração oral de plecanatide na dose de 3 mg, as concentrações plasmáticas dessa substância e de seu metabólito ativo encontram-se abaixo do limite de quantificação, indicando mínima absorção e biodisponibilidade absoluta negligível (Al-Salama e Syed, 2017). Devido a isso, parâmetros farmacocinéticos clássicos como meia-vida de eliminação, volume de distribuição etc. não puderam ser estabelecidos para o plecanatide. O plecanatide não se liga à albumina humana ou à proteína ácida alfa-1. É metabolizada no trato gastrintestinal em seu metabólito ativo e ambos são degradados proteoliticamente no lúmen intestinal em peptídios menores e aminoácidos naturais. Plecanatide e seu metabólito não inibem in vitro enzimas do CIP2C9 e CIP3A4, não induzem enzimas do CIP3A4, tampouco são substratos ou inibidores da glicoproteína-P (P-gp) ou da proteína resistente do câncer de mama.

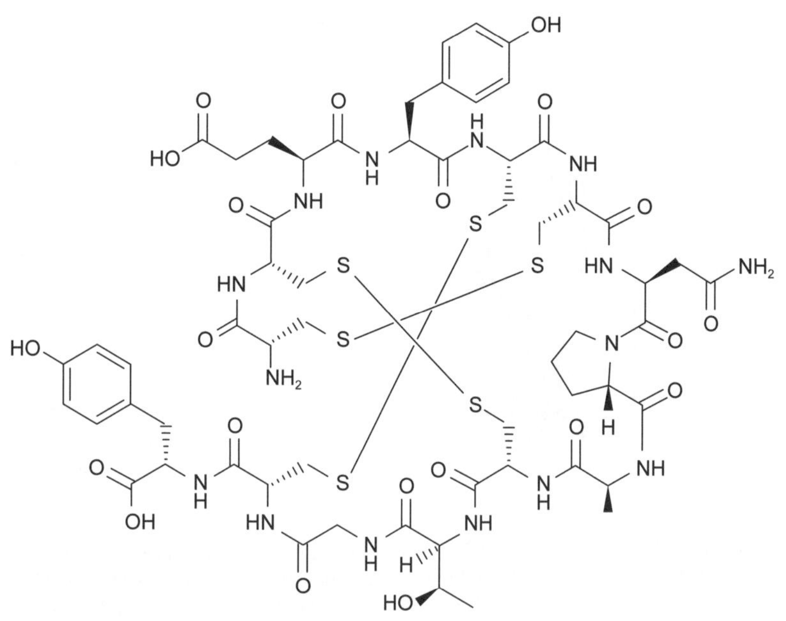

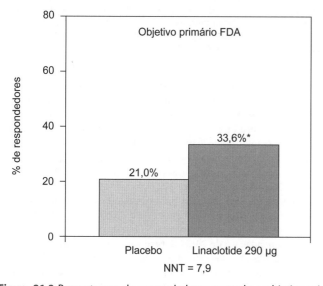

Figura 21.2 Linaclotide.

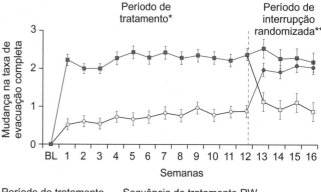

Figura 21.3 Porcentagem de respondedores segundo o objetivo primário fixado pelo FDA (redução de 30% ou mais da dor abdominal, com aumento de pelo menos uma evacuação completa por semana em 6 das 12 semanas). NNT: *number needed to treat*. *p < 0,0001.

Figura 21.4 Resultados semanais para taxa de evacuação completa em pacientes tratados com linaclotide ou placebo por 12 semanas. *p < 0,001 comparando linaclotide com placebo durante o tratamento de 12 semanas. **p < 0,001 comparando tratamento linaclotide-linaclotide com linaclotide-placebo para as semanas 13-16 de interrupção do tratamento.

A eficácia e a segurança do plecanatide foram avaliadas em ensaio clínico fase III, multicêntrico, randomizado, duplo-cego, realizado em pacientes (n = 1.394) com diagnóstico de constipação intestinal crônica idiopática (Miner *et al.*, 2017). Os pacientes foram tratados com plecanatide 3 e 6 mg/dia VO ou placebo pelo período de 12 semanas. O objetivo primário foi porcentagem de indivíduos com evacuação completa no período de tratamento. Pacientes também foram instruídos a anotar mudança na consistência das fezes e sintomas abdominais em um diário eletrônico. A plecanatide nas doses de 3 e 6 mg causou aumento significativo da porcentagem de pacientes com evacuações completas (Figura 21.6).

Aproximadamente um terço dos pacientes apresentaram pelo menos uma reação adversa durante o tratamento de 12 semanas (plecanatide 3 mg, 35,4%; plecanatide 6 mg, 33%; placebo, 32,8%). A maioria das reações adversas foram de intensidade leve ou moderada. A reação adversa mais comum foi diarreia, que ocorreu em 5,9% dos pacientes

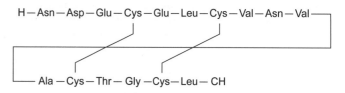

Figura 21.5 Plecanatide.

tratados com plecanatide 3 mg, 5,7% dos pacientes tratados com plecanatide 6 mg e 1,3% dos pacientes tratados com placebo. Não houve alterações significativas de exames laboratoriais.

Plecanatide é indicada para o tratamento da constipação intestinal crônica idiopática. A dose recomendada é de 3 mg/dia VO, podendo ser ingerida com ou sem alimentos. Plecanatide está contraindicada

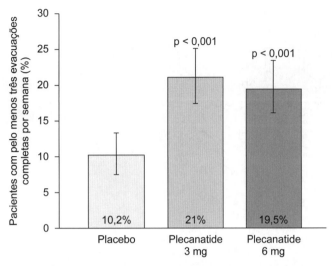

Figura 21.6 Porcentagem de pacientes em cada grupo de tratamento com pelo menos três evacuações completas espontâneas por semana (objetivo primário).

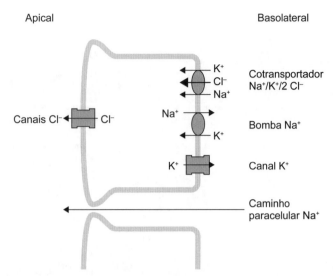

Figura 21.7 Principais canais de cloro no trato gastrintestinal. A secreção de cloro tem papel significativo tanto no intestino delgado quanto no intestino grosso. A secreção de cloro é possível pelo cotransportador basolateral Na+/K+/2Cl−, o qual permite a internalização na célula de um sódio, um potássio e dois íons de cloro através da membrana basolateral. A atividade desse cotransportador é estimulada pela baixa concentração intracelular de sódio devido à ação da bomba de sódio. O cloro é secretado eletrogenicamente para o lúmen através dos canais de cloro. Íons de sódio e de água chegam ao lúmen paracelularmente para manter a neutralidade elétrica.

para pacientes pediátricos com idade inferior a 6 anos devido ao risco de desidratação, e também para pacientes com suspeita de obstrução mecânica do trato gastrintestinal. Diarreia é a reação adversa mais comum; diarreia grave foi observada em 0,6% dos pacientes tratados com plecanatide. Caso haja diarreia grave, o fármaco deve ser suspenso e o paciente reidratado.

ATIVADORES DE CANAIS DE CLORO TIPO 2

O epitélio intestinal apresenta enorme capacidade para absorção de fluidos e nutrientes e de secreção de água. O cloro tem papel primário na secreção de fluidos tanto no intestino delgado como no intestino grosso, visto que os canais de cloro estão envolvidos no transporte de cloro através da membrana apical do epitélio secretório e são influenciados pelo volume celular, forças osmóticas e gradientes eletroquímicos (Figura 21.7).

Foram identificados nove canais de cloro, sendo o mais conhecido o canal regulador de condutância transmembrânica da fibrose cística (CFTR), que é um canal de cloro dependente de adenosina monofosfato cíclico (AMPc). Esse canal é ativado pela fosforilação mediada pela proteinoquinase A (Crowell et al., 2007). Embora esse canal seja responsável pela maior parte do transporte apical de cloro no intestino, outros canais de cloro também são ativos. Os canais de cloro tipo 2 e tipo 3 (ClC-2 e ClC-3) são regulados por volume e estão presentes em células hepáticas e gastrintestinais de mamíferos e não mamíferos. Esses canais têm múltiplas funções, como regulação do pH intracelular, manutenção do potencial de membrana, exocitose, transporte epitelial de cloro e secreção de fluidos, transporte transmembrânico de osmólitos orgânicos e proliferação celular. Os ClC-2 têm ainda papel importante na secreção transepitelial de cloro (Gyömörey et al., 2000).

Lubiprostona (Amitiza®)

Ácido graxo bicíclico derivado de um metabólito da prostaglandina E$_1$ (Figura 21.8). Ele atua localmente no lúmen do intestino delgado induzindo secreção de fluidos e eletrólitos por meio da ativação dos ClC-2 localizados na membrana apical das células intestinais (Fukudo et al., 2011), acelerando o trânsito no intestino delgado e cólon.

Lubiprostona apresenta baixa biodisponibilidade absoluta após administração VO, sendo suas concentrações plasmáticas abaixo do limite de quantificação (10 pg/mℓ). Portanto, parâmetros como meia-vida de eliminação, concentração sérica máxima (C_{max}) e área sob a curva (ASC) não estão disponíveis. A ligação às proteínas plasmáticas é de 94%.

A eficácia e segurança da lubiprostona foram demonstradas por meio de revisão sistemática e metanálise envolvendo nove ensaios clínicos com 1.468 pacientes diagnosticadas com constipação intestinal crônica idiopática ou IBS-C tratados com lubiprostona e 841 tratados com placebo, totalizando 2.309 indivíduos (Li et al., 2016). Lubiprostona aumentou a frequência de evacuações completas (Figura 21.9), reduziu a gravidade da constipação intestinal (Figura 21.10) e melhorou a consistência das fezes (Figura 21.11).

Lubiprostona está indicada para o tratamento de constipação intestinal crônica idiopática em adultos e da IBS-C em mulheres acima de 18 anos de idade. Para constipação intestinal crônica idiopática a dose recomendada é de 24 μg 2 vezes/dia ingerida com alimentos e água. Para IBS-C a dose recomendada é de 8 μg 2 vezes/dia. As reações adversas com incidência superior a 4% em relação ao placebo foram náuseas, diarreia, cefaleia, dor abdominal, distensão abdominal e flatulência.

AGONISTAS DO RECEPTOR 5-HT$_4$

O sistema nervoso entérico é o sistema nervoso intrínseco do trato gastrintestinal. O intestino é capaz de mediar reflexos independentemente do cérebro ou da medula espinal. O sistema nervoso entérico, no qual a serotonina está envolvida, contém circuitos reflexos completos

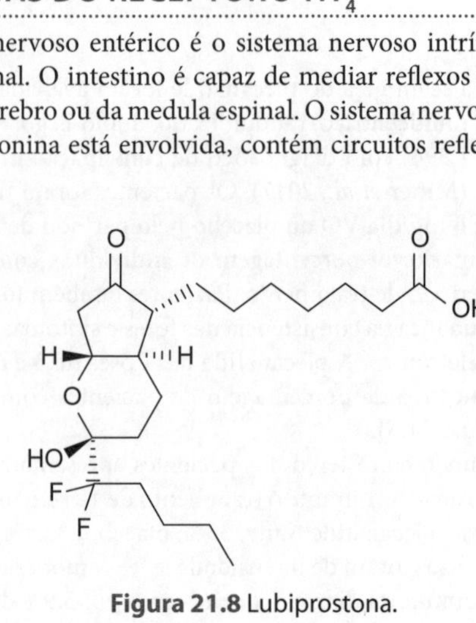

Figura 21.8 Lubiprostona.

que detectam a condição fisiológica do trato gastrintestinal, integram informações sobre o estado do trato gastrintestinal e geram impulsos que controlam o movimento do intestino, e também medeiam a troca entre o lúmen, a mucosa e o fluxo sanguíneo local (Gershon e Tack, 2007). O sistema nervoso entérico é composto de pequenos gânglios que se localizam no interior das paredes do esôfago, estômago, intestino delgado, intestino grosso, pâncreas, vesícula e árvore biliar, e fibras nervosas que conectam esses gânglios e transmitem os impulsos para os tecidos efetores, como a musculatura lisa da parede do intestino, o epitélio localizado na mucosa e as arteríolas. O número de neurônios no sistema nervoso entérico é próximo de cem milhões. Os gânglios são em muitos aspectos estruturalmente similares aos do sistema nervoso central, a diferença é que nestes não existe uma barreira hematoentérica. Há dois conjuntos principais de gânglios no sistema nervoso entérico: os gânglios mioentéricos, localizados na musculatura externa, e os gânglios localizados na submucosa. O plexo mientérico, ou plexo de Auerbach, forma uma rede contínua em volta da circunferência do intestino e também é encontrado na parte superior do esôfago

Ponto do tempo	Referência (ano)	Diferença padronizada das médias	Erro padrão	Limite inferior	Limite superior	Valor Z	Valor p	Diferença padronizada das médias e IC 95%
1 semana	Fuludo et al. (2015)	1,023	0,193	0,646	1,401	5,313	< 0,001	
	Barish et al. (2010)	0,611	0,133	0,351	0,872	4,598	< 0,001	
	Johanson et al. (2008)	0,704	0,132	0,445	0,964	5,317	< 0,001	
Subtotal (I^2 = 36,6%; p = 0,21)		0,758	0,146	0,471	1,044	5,183	< 0,001	
1 mês	Fuludo et al. (2015)	0,370	0,183	0,012	0,728	2,028	0,04	
	Barish et al. (2010)	0,564	0,132	0,305	0,824	4,260	< 0,001	
	Drossman et al. (2009; SIB-0431)	0,138	0,088	−0,035	0,310	1,561	0,12	
	Drossman et al. (2009; SIB-0432)	0,086	0,089	−0,088	0,260	0,970	0,33	
	Johanson et al. (2008b)	0,540	0,169	0,209	0,870	3,198	0,001	
	Johanson et al. (2008)	0,704	0,132	0,444	0,964	5,313	< 0,001	
Subtotal (I^2 = 79,7%; p < 0,001)		0,379	0,099	0,185	0,572	3,837	0,001	
3 meses	Drossman et al. (2009; SIB-0431)	0,042	0,088	−0,131	0,214	0,477	0,63	
	Drossman et al. (2009; SIB-0432)	0,003	0,089	−0,171	0,177	0,035	0,97	
	Johanson et al. (2008b)	0,460	0,168	0,131	0,790	2,738	0,006	
Subtotal (I^2 = 67%; p = 0,05)		0,137	0,135	−0,127	0,400	1,016	0,34	
Efeito total (I^2 = 85,2%; p < 0,001)		0,419	0,169	0,088	0,750	2,480	< 0,001	

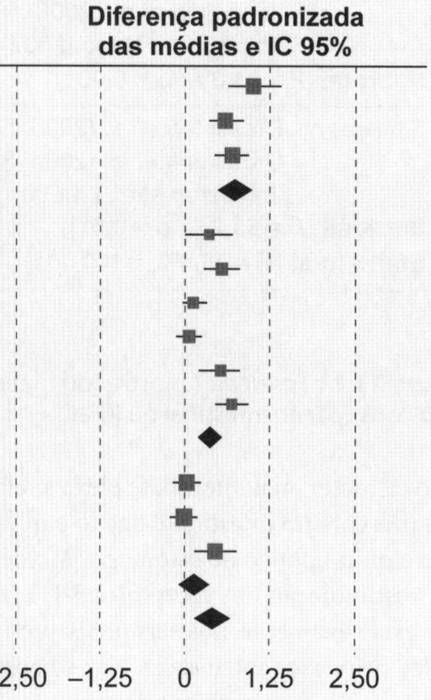

−2,50 −1,25 0 1,25 2,50

Figura 21.9 *Forest plot* mostrando metanálises comparando tratamento com lubiprostona *versus* placebo na frequência semanal de evacuações espontâneas em pacientes com constipação intestinal ou IBS-C.

Ponto do tempo	Referência (ano)	Diferença padronizada das médias	Erro padrão	Limite inferior	Limite superior	Valor Z	Valor p	Diferença padronizada das médias e IC 95%
1 semana	Fuludo et al. (2015)	0,793	0,187	0,428	1,159	4,253	< 0,001	
	Barish et al. (2010)	0,438	0,131	0,181	0,696	3,333	0,001	
	Johanson et al. (2008)	0,601	0,131	0,343	0,859	4,573	< 0,001	
	Johanson e Ueno (2007)	0,173	0,203	−0,225	0,570	0,852	0,39	
Subtotal (I^2 = 48,7%; p = 0,12)		0,511	0,112	0,292	0,730	4,573	< 0,001	
1 mês	Fuludo et al. (2015)	0,399	0,181	0,043	0,754	2,199	0,03	
	Barish et al. (2010)	0,505	0,132	0,246	0,763	3,823	< 0,001	
	Drossman et al. (2009; SIB-0431)	0,203	0,088	0,030	0,376	2,305	0,02	
	Drossman et al. (2009; SIB-0432)	0,139	0,089	−0,035	0,313	1,568	0,12	
	Johanson et al. (2008b)	0,668	0,170	0,335	1,001	3,932	< 0,001	
	Johanson et al. (2008)	0,626	0,132	0,368	0,884	4,752	< 0,001	
	Johanson e Ueno (2007)	0,499	0,205	0,098	0,901	2,439	0,02	
Subtotal (I^2 = 67,1%; p = 0,006)		0,401	0,079	0,247	0,556	5,093	< 0,001	
3 meses	Drossman et al. (2009; SIB-0431)	0,134	0,088	−0,038	0,307	1,526	0,13	
	Drossman et al. (2009; SIB-0432)	0,150	0,089	−0,024	0,324	1,689	0,09	
	Johanson et al. (2008b)	0,459	0,168	0,130	0,789	2,731	0,01	
Subtotal (I^2 = 36,3%; p = 0,21)		0,216	0,111	−0,001	0,434	1,947	0,05	
Efeito total (I^2 = 67,1%; p < 0,001)		0,379	0,087	0,207	0,550	4,328	< 0,001	

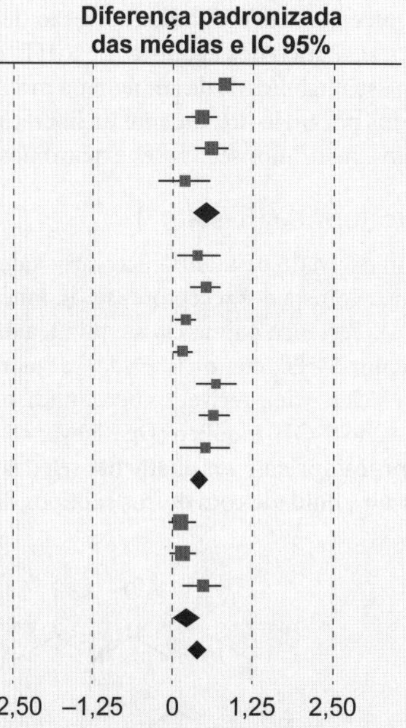

−2,50 −1,25 0 1,25 2,50

Figura 21.10 *Forest plot* mostrando metanálises comparando tratamento com lubiprostona *versus* placebo na gravidade da constipação em pacientes com constipação intestinal ou IBS-C.

Estatísticas para cada ensaio clínico

Ponto do tempo	Referência (ano)	Diferença padronizada das médias	Erro padrão	Limite inferior	Limite superior	Valor Z	Valor p
1 semana	Whitehead et al. (2011)	5,244	0,385	4,490	5,997	13,635	< 0,001
	Barish et al. (2010)	0,859	0,136	0,593	1,125	6,326	< 0,001
	Johanson et al. (2008)	0,980	0,136	0,713	1,246	7,199	< 0,001
	Johanson e Ueno (2007)	0,664	0,207	0,259	1,069	3,214	0,001
Subtotal (I^2 = 97,6%; p < 0,001)		1,699	0,296	1,119	2,280	5,735	< 0,001
1 mês	Barish et al. (2010)	0,771	0,135	0,507	1,035	5,728	< 0,001
	Drossman et al. (2009; SIB-0431)	0,268	0,088	0,095	0,442	3,037	0,02
	Drossman et al. (2009; SIB-0432)	0,156	0,089	−0,018	0,330	1,758	0,8
	Johanson et al. (2008b)	1,118	0,176	0,773	1,463	6,354	< 0,001
	Johanson et al. (2008)	1,100	0,138	0,830	1,370	7,973	< 0,001
	Johanson e Ueno (2007)	0,635	0,206	0,231	1,039	3,079	0,002
Subtotal (I^2 = 91,3%; p < 0,001)		0,667	0,232	0,213	1,121	2,880	0,004
3 meses	Drossman et al. (2009; SIB-0431)	0,153	0,088	−0,020	0,325	1,733	0,08
	Drossman et al. (2009; SIB-0432)	0,141	0,089	−0,033	0,315	1,587	0,11
	Johanson et al. (2008b)	0,566	0,169	0,235	0,897	3,351	0,001
Subtotal (I^2 = 63,2%; p = 0,07)		0,281	0,324	−0,355	0,916	0,865	0,39
Efeito total (I^2 = 95,4%; p < 0,001)		0,884	0,414	0,072	1,695	2,134	0,03

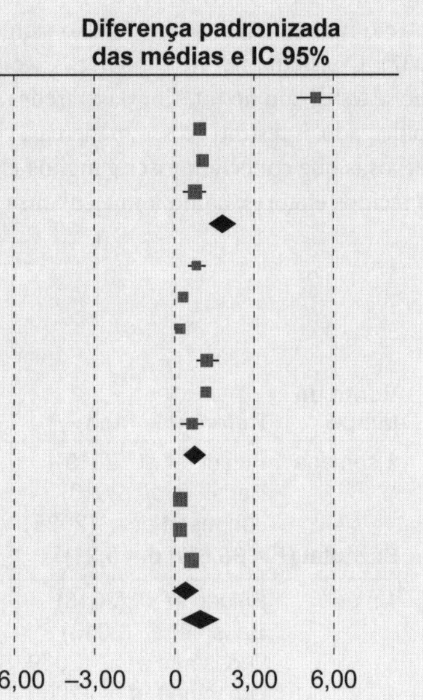

Figura 21.11 *Forest plot* mostrando metanálises comparando tratamento com lubiprostona *versus* placebo na consistência das fezes em pacientes com constipação intestinal ou IBS-C.

até o esfíncter anal interno. O plexo submucoso, ou plexo de Meissner, está presente no intestino delgado e intestino grosso, mas não no esôfago e muito pouco no estômago (Molderings, 2012).

A estimulação dos receptores 5-HT$_4$ neuronais, que estão localizados exclusivamente nos terminais pré-sinápticos dos neurônios aferentes primários intrínsecos, nas sinapses do plexo mioentérico e na junção neuromuscular, aumentam a secreção de acetilcolina e do peptídio relacionado ao gene da calcitonina (CGRP) dos terminais nervosos estimulados, resultando em potenciação da neurotransmissão excitatória. Ativação dos receptores 5-HT$_4$ localizados na musculatura lisa resulta em relaxamento do cólon (Tam et al., 1994). Se a ativação dos receptores 5-HT$_4$ induz aumento ou inibição da peristalse depende se o aumento da transmissão colinérgica supera a inibição direta sobre a musculatura lisa. No íleo e no cólon ascendente, a estimulação dos receptores 5-HT$_4$ induz secreção de cloro pela mucosa. O potencial terapêutico dos agonistas de 5-HT$_4$ na constipação intestinal reside na sua habilidade de aumentar a motilidade intestinal e secreção de fluidos por meio do aumento da liberação de acetilcolina de interneurônios, neurônios secretores e neurônios motores excitatórios.

Prucaloprida (Resolor®)

É um derivado benzofurânico carboxamídico (Figura 21.12) que atua como agonista dos receptores serotoninérgicos 5-HT$_4$ (Corsetti e Tack, 2014). Pertence a uma classe química distinta de outros agonistas do receptor 5-HT$_4$ como cisaprida, renzaprida e mosapride, que pertencem à classe dos derivados benzamídicos, ou do tegaserode, que é um derivado 5-OH-indólico (De Maeyer et al., 2008). Outra característica da prucaloprida é ser altamente seletiva para o receptor 5-HT$_4$ e não possuir afinidade com outros subtipos de receptor.

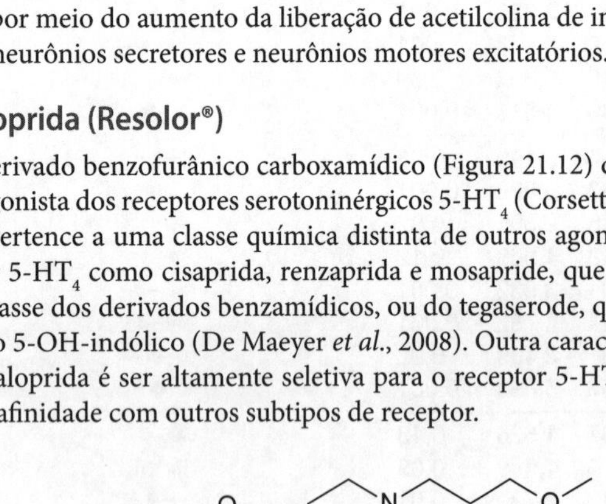

Figura 21.12 Prucaloprida.

A prucaloprida é bem absorvida pelo trato gastrintestinal após administração oral, apresentando uma biodisponibilidade absoluta superior a 90%, a qual não é afetada quando ingerida com alimentos (Van De Velde et al., 2009). A ligação às proteínas plasmáticas é baixa, entre 28 e 33%, com uma meia-vida de eliminação de aproximadamente 30 h. O volume de distribuição da prucaloprida é de 567 ℓ. A principal via de eliminação é a renal, com 60 a 70% sendo eliminado na urina na forma de fármaco inalterado. Prucaloprida apresenta baixo metabolismo hepático, portanto interações com fármacos metabolizados pelo CIP450 são improváveis.

A eficácia e a segurança da prucaloprida foram avaliadas em três ensaios clínicos fase III comparados com placebo, realizados em pacientes com constipação intestinal crônica, sendo que 80% deles não tinham tido resposta satisfatória para o tratamento com laxantes (Camilleri et al., 2008). Prucaloprida foi administrada nas doses de 2 ou 4 mg/dia durante 12 semanas. O objetivo primário foi três ou mais evacuações espontâneas por semana em média. A eficácia nesse estudo foi avaliada em 620 pacientes. Conforme ilustrado na Figura 21.13, prucaloprida foi superior ao placebo.

Reações adversas foram observadas em 166 dos 207 pacientes tratados com prucaloprida 2 mg, 160 entre 204 pacientes tratados com prucaloprida 4 mg e 149 dos 209 pacientes tratados com placebo. As reações adversas mais comuns foram cefaleia, náuseas, dor abdominal e diarreia, em sua maioria de intensidade leve ou moderada, ocorridas nos primeiros dias do tratamento e transitórias.

Prucaloprida é indicada no tratamento da constipação intestinal crônica idiopática. A dose recomendada para adultos é de 2 mg/dia, e em pacientes com idade superior a 65 anos a dose inicial recomendada é de 1 mg/dia, podendo ser aumentada para 2 mg/dia. Não há necessidade de ajuste de dose em pacientes com insuficiência renal ou hepática de característica leve ou moderada.

Tegaserode (Zelnorm®)

Derivado carboxaldeído indólico (Figura 21.14), pertencente à classe dos indólicos aminoguanidínicos, que apresentam uma afinidade natural pelos receptores serotoninérgicos 5-HT$_4$ (Agrawal e Whorwell, 2006). Possui pouca ou nenhuma afinidade por outros receptores serotoninérgicos, histaminérgicos, adrenérgicos e muscarínicos, sendo que sua afinidade pelo receptor 5-HT$_4$ é 3 a 8 vezes maior que a da cisaprida, que é um agonista/antagonista misto (agonista de receptor 5-HT$_4$ e antagonista do receptor 5-HT$_3$). Ensaios farmacodinâmicos conduzidos em voluntários sadios e em pacientes com IBS-C indicam que o tegaserode acelera o esvaziamento gástrico, assim como reduz o tempo de trânsito no intestino delgado e cólon. Tegaserode intravenoso (600 μg) ou VO (6 mg) causou aumento da motilidade do trato gastrintestinal (Degen et al., 2000), sendo esse efeito independente do sexo (Degen et al., 2005). Tegaserode atua como agonista parcial dos receptores 5-HT$_4$.

A farmacocinética do tegaserode é linear entre as doses de 2 a 12 mg. É rapidamente absorvido e apresenta discreta biodisponibilidade absoluta (10%) quando administrado em jejum, a biodisponibilidade é reduzida em 40 a 60% quando ingerido com alimentos. Tegaserode é ligado às proteínas plasmáticas (98%), primariamente à alfa-1 glicoproteína ácida, com um volume de distribuição de 368 ± 223 ℓ. É metabolizado por duas vias, sendo a primeira por meio da hidrólise catalisada por ácido no estômago seguido de oxidação e conjugação e a segunda por conjugação direta com o ácido glicurônico, formando três isômeros N-glucoronídeos. A afinidade dos metabólitos pelo receptor 5-HT$_4$ é negligível (Appel-Dingemanse, 2002). O *clearance* sistêmico é de 77 ± 15 ℓ/h e a meia-vida de eliminação estimada em 11 ± 5 h após administração intravenosa. Aproximadamente dois terços da dose administrada do tegaserode é eliminada nas fezes, sugerindo que uma parte de seu efeito seja local.

A eficácia e a segurança do tegaserode foram avaliadas por meio de ensaio clínico multicêntrico, randomizado, duplo-cego, controlado com placebo, realizado em mulheres (n = 2.660) com diagnóstico de IBS-C (Tack et al., 2005). Tegaserode foi administrado na dose de 6 mg 2 vezes/dia durante 4 semanas (primeiro tratamento) ou por 12 semanas (tratamento repetido). O objetivo primário foi melhora dos sintomas do intestino irritável e dor ou desconforto abdominal. Conforme ilustrado na Figura 21.15, o tegaserode causou melhora rápida e mantida dos sintomas relacionados à IBS-C. A única reação adversa com incidência superior ao placebo foi diarreia, todavia a maioria dos pacientes apresentaram somente um episódio, que foi resolvido espontaneamente, sem necessidade de medicação.

Tegaserode é indicado no tratamento da IBS-C em pacientes do sexo feminino e com idade menor que 65 anos. Tegaserode também é indicado no tratamento de constipação intestinal crônica idiopática. A dose recomendada é de 6 mg, administrada 2 vezes/dia antes das refeições, por 4 a 6 semanas, sendo que a manutenção do tratamento depende da resposta terapêutica do paciente.

INIBIDORES DO TRANSPORTADOR ILEAL DE ÁCIDOS BILIARES

Os ácidos biliares são moléculas detergentes responsáveis pela emulsificação de gorduras, digestão de lipídios e absorção no intestino delgado. Os ácidos biliares são moléculas versáteis com múltiplas outras funções no trato gastrintestinal, como atividade antimicrobiana,

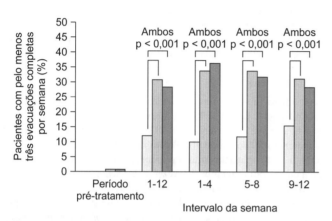

Figura 21.13 O objetivo primário foi a proporção de pacientes que apresentam três ou mais evacuações espontâneas completas por semana.

Figura 21.14 Tegaserode.

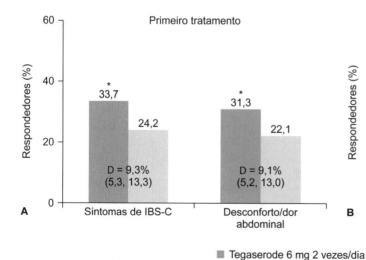

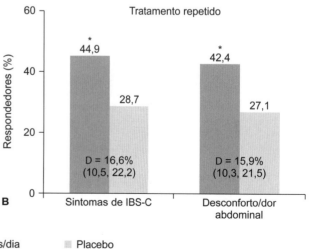

Figura 21.15 Porcentagem de respondedores para alívio de sintomas de IBS-C ou alívio de desconforto/dor abdominal observadas no primeiro tratamento (**A**) ou durante tratamento repetido (**B**). A diferença entre tegaserode e placebo foi significativa. *p < 0,0001 em ambos os períodos de tratamento.

modulação da absorção de fluidos e eletrólitos, regulação da expressão gênica epitelial, crescimento do epitélio intestinal e motilidade gastrintestinal (Hofmann, 2009). Os ácidos biliares primários, como ácido cólico e ácido ursodesoxicólico, são sintetizados a partir do colesterol nos hepatócitos, secretados pelo fígado predominantemente na forma de conjugados com glicina e taurina e, após seu papel essencial na emulsificação de gorduras e na digestão e absorção de lipídios, são extensamente reabsorvidos através do transportador ileal de ácidos biliares (IBAT, do inglês *ileal biliary acids transporter*), que também é conhecido como transportador apical de ácidos biliares acoplado ao sódio. Aproximadamente 5% dos ácidos biliares chegam ao intestino grosso onde são desconjugados e desidroxilados por bactérias intestinais em ácidos biliares secundários, como os ácidos deoxicólico e litocólico. A circulação êntero-hepática dos ácidos biliares representa o processo onde primariamente os ácidos biliares secretados pelos hepatócitos nos canalículos biliares chegam ao duodeno por meio do trato biliar e atravessam o intestino delgado onde são ativamente absorvidos no íleo terminal, ou passivamente absorvidos no cólon a partir de difusão passiva (Figura 21.16). Uma vez que eles chegam ao fígado pela circulação porta, eles são recaptados pelos hepatócitos a partir de moléculas de transporte específicas.

A circulação êntero-hepática dos ácidos biliares tem dois sítios reguladores que sinalizam de maneira negativa a síntese dos ácidos biliares. Nos hepatócitos, os ácidos biliares inibem a função do receptor farnesoide X (FXR) na ativação do colesterol 7-alfa-hidroxilase, inibindo, portanto, a biossíntese de ácidos biliares (Twisk *et al.*, 1995). Nos enterócitos, os ácidos biliares ativam o FXR para induzir secreção pelos enterócitos do fator-19 de crescimento de fibroblasto (FGF-19) na circulação porta. O FGF-19 liga-se ao receptor-4 do fator de crescimento de fibroblasto (FGFR4), levando à supressão da expressão do CIP78A1 e consequente redução da biossíntese de ácidos biliares (Cicione *et al.*, 2012).

Os ácidos biliares modulam o trânsito colônico a partir de mecanismos secretório e pró-cinético. Os ácidos biliares aumentam a secreção colônica de água e eletrólitos. Em ensaio clínico realizado em vinte voluntários sadios, a infusão intracolônica de ácidos biliares di-hidroxilados (3 mM ou maior) induziu secreção dose-dependente de cloro, sódio, potássio, bicarbonato e água (Mekhjian *et al.*, 1971). Além disso, alguns ácidos biliares são procinéticos no cólon, estimulando contrações propagadas de alta amplitude. Em ensaio clínico realizado em dez voluntários sadios, a perfusão do ácido quenodesoxicólico (1 mM) no cólon esquerdo e reto dobrou a frequência das contrações propagadas (Bampton *et al.*, 2002). O sequestrador de ácidos biliares induziu aumento do tempo de trânsito colônico em pacientes com síndrome de intestino irritável com característica de diarreia, enquanto o ácido quenodesoxicólico acelerou o trânsito em voluntários sadios (Odunsi-Shiyanbade *et al.*, 2010) e em pacientes com IBS-C (Rao *et al.*, 2010). Em ensaio clínico realizado em 30 voluntários sadios, 31 pacientes com síndrome do intestino irritável com característica de diarreia (IBS-D) e 30 pacientes com IBS-C foi avaliada a quantidade total de ácidos biliares não conjugados nas fezes após 4 dias de dieta contendo 100 g de gordura (Shin *et al.*, 2013). Conforme ilustrado na Figura 21.17, houve uma associação significativa entre a quantidade de ácidos biliares não conjugados nas fezes e o fenótipo.

Elobixibat (Goofice®)

Enantiômero puro de uma 1,5-benzotiazepina modificada sinteticamente (Figura 21.18). Atua localmente no lúmen do trato gastrintestinal ao se ligar e inibir parcialmente o IBAT na mucosa ileal. O elobixibat é altamente seletivo para o IBAT, com uma afinidade 450 vezes maior para o IBAT do que para o transportador hepático de ácidos biliares dependente de sódio e mais de 900 vezes mais seletivo quando comparado com o transportador de aminoácidos neutros (Gillberg *et al.*, 2010).

Elobixitat é minimamente absorvido na circulação sistêmica após administração VO. A baixa biodisponibilidade absoluta reforça o mecanismo de ação local do elobixibat como inibidor do IBAT. Quando absorvido sistemicamente, liga-se às proteínas plasmáticas (> 99%) e apresenta meia-vida de eliminação < 4 h. Ele inibe o CIP2C9 e CIP3A4, entretanto, devido ao fato da sua absorção ser muito baixa, o risco de interação com outros fármacos após administração VO é altamente improvável (Simren *et al.*, 2011).

Em ensaio clínico fase II, multicêntrico, duplo-cego, controlado com placebo, realizado em 190 pacientes com constipação intestinal crônica, o elobixibat foi administrado nas doses de 5, 10 e 15 mg/dia durante 8 semanas (Chey *et al.*, 2011). Conforme ilustrado na Figura 21.19, elobixibat induziu aumento significativo de evacuações espontâneas semanais que foram dose-dependentes quando comparado com placebo.

Notou-se também amolecimento das fezes e redução do esforço para evacuar. As reações adversas foram descritas como de intensidade leve ou moderada e consistiram de cólicas abdominais (0, 10%, 11% e

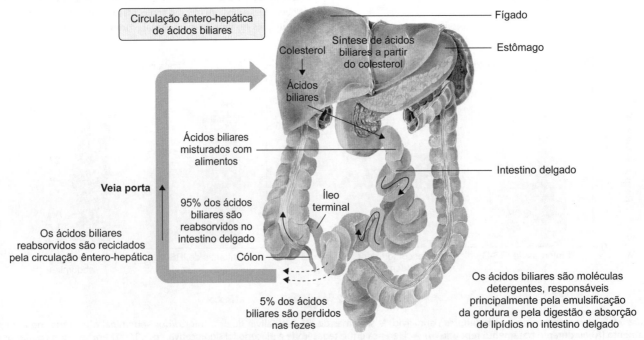

Figura 21.16 Síntese e circulação êntero-hepática dos ácidos biliares.

27% para placebo, 5 mg, 10 mg e 15 mg, respectivamente) e diarreia (2%, 8%, 6% e 13% para placebo, 5 mg, 10 mg e 15 mg, respectivamente). Não foram observadas reações adversas de intensidade grave.

Risco de câncer colorretal

Metanálise de 20 ensaios clínicos demonstrou aumento da excreção fecal de ácidos biliares primários e de ácido quenodesoxicólico em pacientes com câncer colorretal (Tong *et al.*, 2008). Entretanto, não há evidência direta de que ácidos biliares possam causar o desenvolvimento de câncer colorretal em pacientes que foram submetidos a *bypass* ileal para tratamento de hiperlipidemia após 5 (Buchwald *et al.*, 1998) ou 25 anos de acompanhamento (Buchwald *et al.*, 2010).

LAXANTES FORMADORES DE VOLUME

Esses fármacos são indicados principalmente a pacientes que têm constipação intestinal episódica quando as fezes apresentam conteúdo reduzido de água. Eles são primariamente polissacarídios orgânicos que atuam aumentando a retenção hídrica nas fezes. Alguns deles, como metilcelulose e psyllium, sofrem fermentação bacteriana que pode aumentar a eficácia dos mesmos, entretanto isso também pode ampliar a incidência de reações adversas como distensão abdominal e flatulência. É importante ressaltar que evidências, aferidas por ensaios clínicos randomizados, mostram que os efeitos benéficos no tratamento da constipação intestinal são esparsos para essa classe de fármacos (Ford e Talley, 2012). Uma revisão sistemática realizada sobre uso de fibras para constipação intestinal crônica identificou apenas seis ensaios clínicos randomizados, quatro deles com uso de fibras solúveis e dois com fibras insolúveis (Suares e Ford, 2011). Não foi realizada metanálise devido à baixa qualidade dos ensaios clínicos. Comparadas ao placebo, fibras solúveis causaram melhora: dos sintomas globais (86,5 *versus* 47,4%), no esforço para defecar (55,6 *versus* 28,6%), na dor à defecação e consistência das fezes, além de aumento do número de evacuações por semana (3,8 *versus* 2,9), com uma redução no intervalo de dias entre evacuações. A evidência de que fibras insolúveis sejam benéficas para constipação intestinal é controversa. Fibras insolúveis não interagem com água e, portanto, não têm capacidade de retenção hídrica. O mecanismo pelo qual fibras insolúveis pode apresentar efeito laxante é por meio da irritação mecânica da mucosa gástrica, causando secreção de água e muco, o que reduz o esforço para defecação (McRorie e McKeown, 2017). Ensaio clínico demonstrou que partículas de plástico cortadas para reproduzir a mesma forma e tamanho do farelo de trigo apresentam efeito laxante, enquanto partículas menores não causam esse efeito (Lewis e Heaton, 1999).

Psyllium (Metamucil®; Plantaben®)

Nome comum dado a vários membros da família *Plantaginaceae*. Utiliza-se a casca (testa e tégmen) da semente de *Plantago ovata*.

A eficácia e a segurança do psyllium foram avaliadas em ensaio clínico controlado com placebo realizado em 22 pacientes com diagnóstico de constipação intestinal crônica idiopática (Ashraf *et al.*, 1995). Após 4 semanas de caracterização da linha de base, os pacientes foram randomizados e tratados com psyllium (5 g 2 vezes/dia) ou placebo por 8 semanas, seguido de um período de 4 semanas com placebo. Trânsito colônico e manometria anorretal foram feitos antes e no final do tratamento (Figura 21.20). Pacientes anotavam em diários a frequência das evacuações, dificuldade com as mesmas e o peso semanal das fezes.

O uso do psyllium aumentou de maneira significativa em relação ao grupo tratado com placebo, a frequência das evacuações (Figura 21.21 A) e o peso semanal das fezes (Figura 21.21 B).

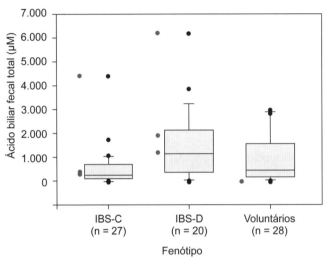

Figura 21.17 Comparação do total de ácidos biliares não conjugados encontrados no período de 48 h nas fezes de pacientes com IBS-C, IBS-D ou de voluntários sadios. Os dados mostram mediana, percentil 5-95% e *outliers*. Não houve diferença significativa entre IBS-D ou IBSC e voluntários sadios. Pontos mais claros representam pacientes com colecisctectomia prévia.

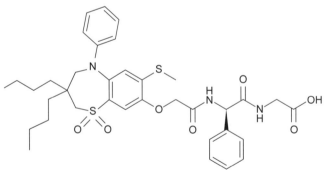

Figura 21.18 Elobixibat.

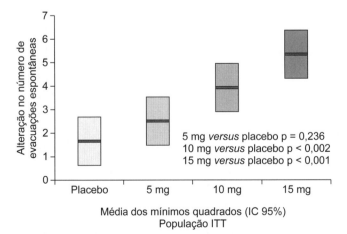

Figura 21.19 Alteração em relação à linha de base da frequência semanal de evacuações espontâneas após 1 semana de tratamento. ITT: *intention-to-treat*.

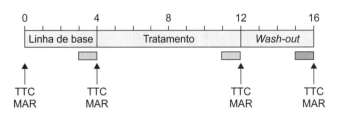

Figura 21.20 Protocolo do estudo. As barras representam as semanas nas quais foram feitas coletas de fezes para estimação do peso. TTC: tempo de trânsito colonônico; MAR: manometria anorretal.

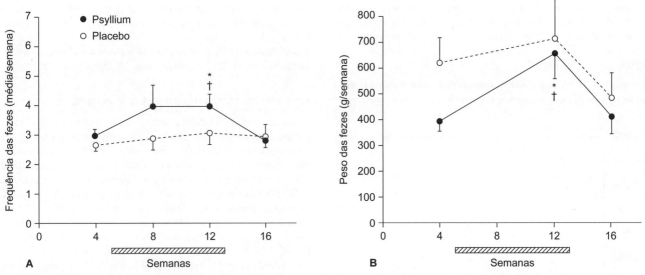

Figura 21.21 Efeito do tratamento com psyllium ou do placebo na frequência de evacuações (**A**) ou no peso das fezes (**B**). *p < 0,05 em relação a linha de base. †p < 0,05 em relação ao final do período de *wash-out*.

Psyllium também causou redução significativa da dor à evacuação (Figura 21.22). Não houve alteração significativa no trânsito colônico e nos valores da manometria anorretal. Incidência de reações adversas foi baixa e de intensidade leve, sendo que em pacientes no grupo tratado com psyllium foi relatada dor abdominal (18%) em comparação com 0% no grupo tratado com placebo.

Farelo de trigo

Fibras dietéticas, principalmente farelo de trigo, são utilizadas frequentemente como tratamento inicial da constipação intestinal.

A eficácia do farelo do trigo foi investigada em ensaio clínico randomizado, duplo-cego, controlado com placebo, realizado em pacientes com diagnóstico de constipação intestinal crônica não orgânica (Badiali *et al.*, 1995). Pacientes (n = 24) foram tratados por dois períodos consecutivos de 4 semanas com farelo de trigo (20 g/24 h) ou placebo (desenho de *crossover*). O consumo de água e fibras dietéticas foi padronizado e a sintomatologia, trânsito oroanal (Figura 21.23 A), frequência de evacuações (Figura 21.23 B) e peso das fezes (Figura 21.23 C) foram avaliados em condições basais e após 4 e 8 semanas de tratamento. Na sequência placebo-farelo de

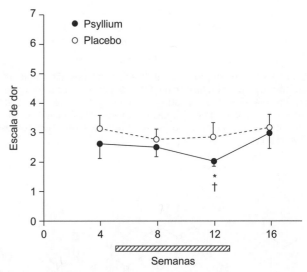

Figura 21.22 Efeito do tratamento com psyllium ou placebo na dor causada pela evacuação. *p < 0,05 em relação à linha de base. †p < 0,05 em relação ao final do período de *wash-out*.

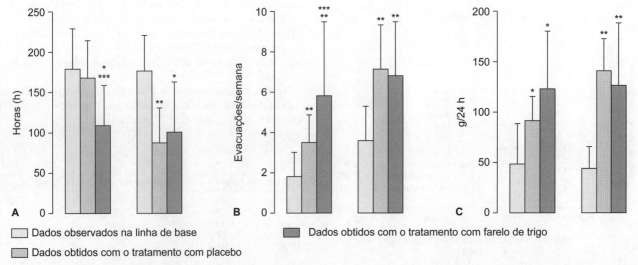

Figura 21.23 A. Tempo total de trânsito gastrintestinal. **B.** Frequência de evacuações por semana. **C.** Peso das fezes. O gráfico A é correspondente à sequência placebo-farelo de trigo, e o gráfico C corresponde à sequência farelo de trigo-placebo. *p < 0,05; **p < 0,01 *versus* basal; ***p < 0,05 *versus* placebo.

trigo, houve redução significativa do tempo de trânsito oroanal com o tratamento com farelo de trigo, quando comparado ao valor basal e também ao tratamento com placebo. A frequência de evacuações e o peso das fezes também aumentou significativamente com o farelo de trigo quando comparado ao valor basal. Na sequência farelo de trigo-placebo, o tratamento com farelo de trigo causou redução significativa do tempo de trânsito oroanal e aumento significativo da frequência de evacuações e do peso das fezes em comparação aos valores basais. Não houve diferença nessa sequência entre os valores obtidos no tratamento com farelo de trigo e com placebo. É importante ressaltar que essa ausência de diferença notada na sequência farelo de trigo-placebo não deve ser interpretada como ausência de diferença de eficácia, e sim com efeito *carry-over* do tratamento de farelo de trigo efetuado no primeiro período.

Metilcelulose (Citrucel®)

Polissacarídio produzido industrialmente (Figura 21.24) a partir da celulose de origem vegetal. É solúvel em água fria, formando uma dispersão viscosa, clara e transparente. O fármaco adsorve água e a metilesterificação da celulose torna o fármaco resistente à degradação bacteriana. A metilcelulose não é digerida nem absorvida pelo intestino humano, e também não é degradada pelas bactérias do trato gastrintestinal, comportando-se, do ponto de vista nutricional, como uma fibra alimentar.

Ensaio clínico controlado com placebo em voluntários sadios e em pacientes constipados comparou a eficácia da metilcelulose com psyllium (Hamilton *et al.*, 1988). Psyllium foi administrado na dose de 3,4 g e metilcelulose nas doses de 1 g, 2 g e 4 g. A metilcelulose causou aumento significativo da frequência de evacuações semanais em pacientes constipados, mas não em voluntários sadios (exceto na dose de 4 g). A eficácia da metilcelulose foi semelhante à eficácia observada com tratamento com psyllium. Não houve diferença significativa em relação ao placebo na incidência de cólicas abdominais, flatulência ou dor abdominal (Figura 21.25).

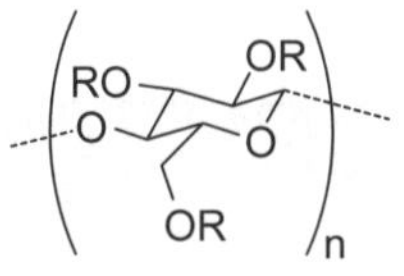

Policarbofila cálcica (Fibercon®)

Polímero sintético do ácido poliacrílico e interligado com divinilglicol, utilizando cálcio como contraíon (Figura 21.26). Devido às suas propriedades hidrofílicas, a policarbofila cálcica atrai água para o lúmen intestinal, e desse modo previne acúmulo ou dissolução das fezes, podendo portanto ser útil tanto no tratamento da constipação intestinal como da diarreia (Saito *et al.*, 2000). A policarbofila cálcica absorve de 60 a 100 vezes seu peso em água. Pelo fato de ser inerte, a policarbofila cálcica não é metabolizada por microrganismos colônicos e não causa a formação de ácidos graxos voláteis (Danhof, 1982). Uma diferença importante da policarbofila cálcica em relação às formulações de psyllium é que estas absorvem água tanto em soluções alcalinas como ácidas, enquanto a policarbofila cálcica o faz somente em soluções alcalinas. Portanto, a incidência de distensão gástrica e abdominal é maior com o psyllium. Outra diferença é que a capacidade absortiva de água da policarbofila cálcica é 3 a 4 vezes superior à do psyllium em termos de massa.

A eficácia e a segurança da policarbofila cálcica foram avaliadas em ensaio clínico randomizado, controlado com placebo, com *crossover*, em pacientes com síndrome de intestino irritável (n = 28). Critério para inclusão foi presença no mínimo por 3 meses de constipação intestinal associada a distensão abdominal ou dor abdominal; diarreia contínua ou intermitente associada a dor abdominal; ou diarreia alternada com constipação intestinal e dor abdominal (Toskes *et al.*, 1993). Pacientes foram tratados com policarbofila cálcica (6 g/dia) ou placebo por um período de 12 semanas. A avaliação da eficácia foi feita pelo paciente com escore para consistência das fezes, esforço para evacuar, dor abdominal, náuseas e distensão abdominal. No final de cada mês o paciente atribuiu um escore em uma escala de 4 pontos, em que: 1: excelente; 2: bom; 3: regular; 4: ruim. A Tabela 21.1 demonstra que o tratamento com policarbofila cálcica foi avaliado como melhor do

Figura 21.24 Metilcelulose.

R = H ou CH$_3$

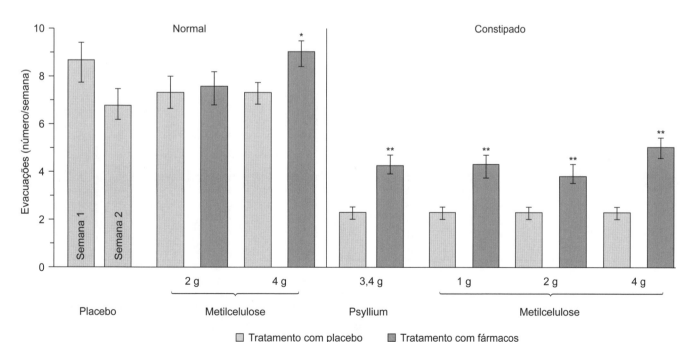

Figura 21.25 Frequência semanal de evacuações em voluntários sadios e em pacientes constipados. Os números representam a média, e as barras o erro padrão da média. Nota-se que em voluntários sadios apenas a metilcelulose na dose de 4 g causou aumento significativo da frequência semanal de evacuações. No grupo de pacientes constipados, todos os tratamentos causaram aumento significativo da frequência semanal de evacuações. *p < 0,05; **p < 0,01.

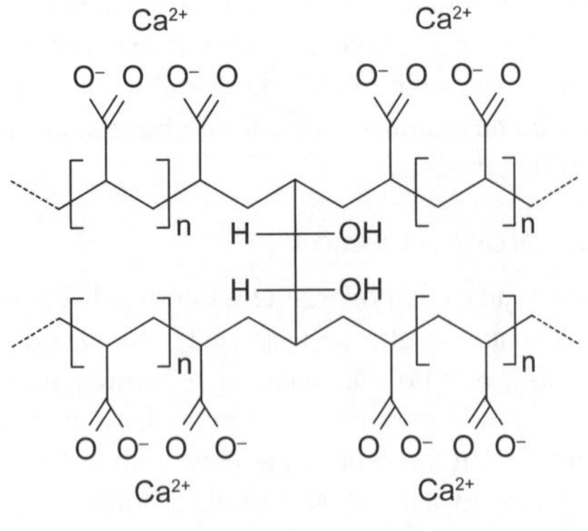

Figura 21.26 Policarbofila cálcica.

que com o placebo (p = 0,08). As reações adversas observadas foram associadas aos sintomas causados pela síndrome do intestino irritável.

LAXANTES OSMÓTICOS

Os laxantes osmóticos, geralmente, são íons ou moléculas pequenas como hidróxido de magnésio ou dissacarídios que exercem seu efeito osmótico em proporção ao número de moléculas presentes no lúmen intestinal. Moléculas grandes não são particularmente eficazes em gerar pressão osmótica significativa devido ao seu peso molecular. Entretanto, alguns polímeros orgânicos, como o polietilenoglicol (PEG) são exceções e apresentam potente efeito osmótico (De Giorgio et al., 2011).

Hidróxido de magnésio [Mg(OH)$_2$]

Conhecido popularmente como leite de magnésia, está disponível comercialmente na forma farmacêutica de solução, sendo que 10 mℓ contém 2.400 mg de hidróxido de magnésio.

A eficácia e a segurança do leite de magnésia foram avaliadas em ensaio clínico prospectivo realizado em pacientes pediátricos (n = 79) com idade superior a 4 anos e diagnóstico de constipação intestinal crônica e incontinência fecal (Loening-Baucke e Pashankar, 2006). Os pacientes foram randomizados para receberem leite de magnésia na dose diária de 2 mℓ/kg (n = 40) ou polietilenoglicol (PEG3350) na dose diária de 0,7 g/kg (n = 39) e foram acompanhados por 1 ano. Os pacientes foram avaliados em relação a melhora ou recuperação dependendo da resolução da constipação intestinal, incontinência fecal e dor abdominal nas visitas realizadas após 1, 3, 6 e 12 meses. Ambos os tratamentos causaram melhora significativa em relação ao quadro basal. Após 12 meses de tratamento, 62% dos pacientes tratados com PEG e 43% dos pacientes tratados com leite de magnésia apresentaram melhora do quadro clínico, sendo que 33% dos pacientes tratados com PEG e 23% dos pacientes tratados com leite de magnésia apresentaram resolução do quadro de constipação intestinal (Figura 21.27).

Ambos os tratamentos não causaram reações adversas clinicamente significativas ou alterações laboratoriais, exceto um paciente que apresentou alergia ao PEG. Vários pacientes queixaram-se do gosto tanto do PEG como do leite de magnésia. Apenas dois pacientes (5%) recusaram-se a continuar o tratamento com PEG, enquanto 14 pacientes (35%) interromperam o tratamento com leite de magnésia.

Tabela 21.1 Combinação das médias dos escores dos períodos 1 e 2.					
Tratamento	Avaliação geral (n = 23)	Constipação intestinal (n = 21)	Diarreia e constipação intestinal (n = 7)	Inchaço (n = 17)	Múltiplos sintomas (n = 14)
Policarbofila cálcica	2,40	2,34	2,57	2,46	2,44
Placebo	2,95	3,05	2,96	3,08	3,13

Escala: 1 – excelente; 2 – bom; 3 – regular; 4 – ruim.

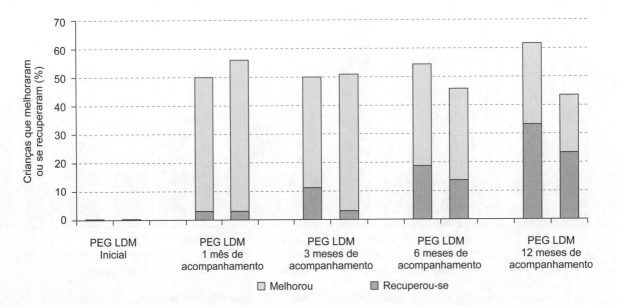

Figura 21.27 Melhora ou recuperação do quadro de constipação em pacientes pediátricos. Melhora foi definida como três ou mais evacuações por semana e dois ou menos episódios de incontinência fecal por mês, ausência de dor abdominal com ou sem terapia com laxantes. Recuperação foi definida como três ou mais evacuações por semana e dois ou menos episódios de incontinência fecal por mês, sem dor abdominal e sem necessidade de laxante por pelo menos 1 mês. Não houve diferença significativa entre os grupos tratados com polietilenoglicol (PEG) ou leite de magnésia (LDM).

Lactulose (Pentalac®)

Dissacarídio, cujo nome químico é 4-O-beta-D-galactopiranosil-D-fructofuranose (Figura 21.28), atua como um laxante osmótico. É metabolizado por bactérias no cólon e seus metabólitos acidificam o conteúdo do cólon, provocando uma ação irritante, assim como efeito osmótico no cólon distal e reto (Tedesco e DiPiro, 1985). Após seu metabolismo no cólon, os metabólitos, que são ácidos orgânicos de cadeia pequena, são absorvidos de modo que o efeito osmótico não persiste pelo cólon todo. A lactulose necessita geralmente de 24 a 48 h para início de ação (Kot e Pettit-Young, 1992). Está disponível comercialmente na forma farmacêutica de solução, onde 15 mℓ de solução contém 10 g de lactulose (e menos que 1,6 g de galactose, 1,2 g de lactose e 0,1 g de frutose). Lactulose também pode ser utilizada para tratamento e prevenção da encefalopatia portossistêmica devido à sua capacidade de reduzir a concentração plasmática de amônia. A acidificação do cólon causa retenção da amônia no cólon como íon amônio. Como o conteúdo colônico é mais ácido que o sangue, a amônia plasmática migra para o cólon e forma o íon amônio, o qual fica aprisionado no cólon e não é reabsorvido. O efeito laxante da lactulose expele o íon amônio. A absorção sistêmica da lactulose é mínima. Lactulose é um substrato particularmente bom para bifidobactérias e bactéria do ácido láctico, e por essa ação é também classificada como prebiótico (Salminen e Salminen, 1997).

A eficácia e a segurança da lactulose foram avaliadas em ensaio clínico randomizado, multicêntrico, controlado com placebo, em 103 pacientes idosos que utilizavam laxantes regularmente para tratamento de constipação intestinal crônica (Wesselius-De Casparis et al., 1968). Após um período de pré-tratamento por 2 semanas durante as quais a frequência de evacuações e a quantidade de laxantes foram anotadas diariamente, os pacientes foram randomizados para receberem lactulose 15 mℓ/dia ou placebo. Caso não ocorresse evacuação em 48 h, a dose da lactulose era aumentada para 30 mℓ/dia; caso ocorresse defecação em 3 dias seguidos, era reduzida para 8 mℓ. O tratamento foi feito por 3 semanas e os pacientes acompanhados por mais 2 semanas. O grupo tratado com lactulose tiveram resposta terapêutica eficaz de 86%, enquanto no grupo tratado com placebo foi de 60% (p < 0,02).

A dose oral recomendada para adultos com constipação intestinal é 15 mℓ de lactulose 2 vezes/dia VO, sendo que a mesma deve ser ajustada de acordo com a resposta terapêutica (Carlin e Justham, 2011). Para os pacientes com encefalopatia hepática a dose pode chegar a 90 g/dia dependendo da gravidade da mesma (Schumann, 2002).

Sorbitol

Açúcar alcoólico isômero do manitol (Figura 21.29) disponível comercialmente na forma farmacêutica de solução oral 70%.

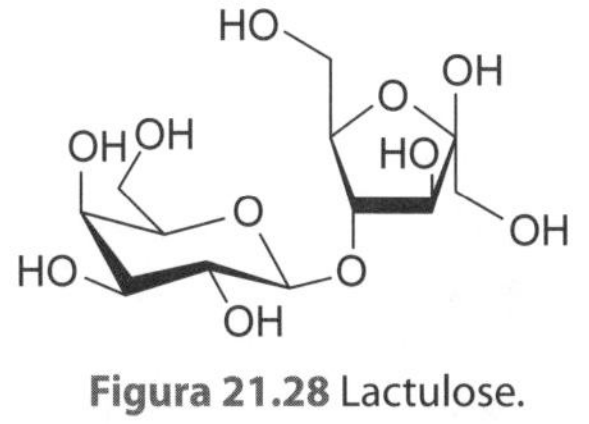

Figura 21.28 Lactulose.

A eficácia e a segurança do sorbitol foi avaliada em ensaio clínico prospectivo realizado em pacientes (n = 41) institucionalizados devido à demência e com diagnóstico de constipação intestinal crônica (Volicer et al., 2004). Após coletar informação por 1 semana a lactulose foi substituída por sorbitol (mesmo volume) em todos os pacientes, e os mesmos foram observados por 3 semanas. Conforme ilustrado na Tabela 21.2, não houve diferença em relação a uso de outros laxantes (bisacodil supositório e leite de magnésia) quando a lactulose foi substituída por sorbitol.

Polietilenoglicol

Polímero formado por etilenoglicol (Figura 21.30) com peso molecular < 20.000. O PEG com peso molecular < 1.500 é absorvido pela mucosa intestinal e, portanto, não funciona como fármaco osmótico (Schiller et al., 1988). PEG com peso molecular maior (3.350 ou 4.000) é minimamente absorvido, logo é capaz de sequestrar água no intestino. Como o PEG é uma molécula inerte e por isso não é metabolizada pela flora intestinal, ela chega de forma inalterada no cólon, onde apresenta a atividade osmótica. O efeito osmótico causa aumento do volume da massa fecal (devido ao maior conteúdo de água), o que por sua vez estimula a peristalse colônica por meio da distensão da parede do cólon. Essa hidratação aumentada também torna as fezes mais amolecidas e com isso facilita a defecação. Após administração oral, 96,3 a 100% é recuperado nas fezes, o resto é eliminado na urina.

Há duas formulações de PEG baseadas no peso molecular: 3.350 e 4.000. O PEG3350 é combinado com quantidades variáveis de eletrólitos, como sulfato de sódio, com o intuito de combater possível depleção de eletrólitos com o tratamento; por sua vez, o PEG4000 (Macrogol 400™) não é combinado com eletrólitos, sendo portanto mais palatável quando comparado ao outro produto (Belsey et al., 2010). Em comparação com outros laxantes, particularmente com os laxantes irritantes como as antraquinonas, o PEG não altera a morfologia normal e a arquitetura da mucosa gastrintestinal, conforme demonstrado em estudos histológicos (Seinela et al., 2009). O PEG é recomendado como laxante de primeira escolha para tratamento de constipação intestinal em pacientes pediátricos (Alper e Pashankar, 2013).

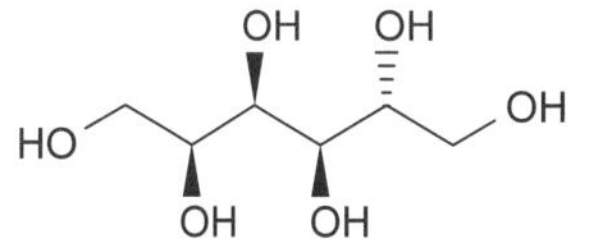

Figura 21.29 Sorbitol.

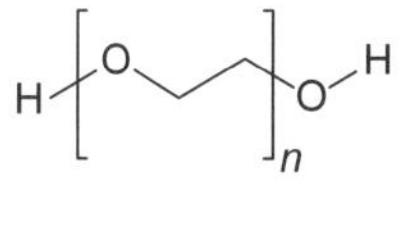

Figura 21.30 Polietilenoglicol.

Tabela 21.2 Uso de laxantes durante o período de observação em 41 pacientes com demência.							
Semana	Lactulose/sorbitol*		Supositório de bisacodil		Leite de magnésia		Fleet enema (cada)
	Número de doses	mℓ	Número de doses	mg	Número de doses	mℓ	
1	353	9.870	9	90	31	930	0
2	353	9.870	10	100	20	600	0
3	353	9.870	6	60	26	780	2
4	353	9.870	8	80	24	720	1

*A lactulose foi utilizada durante a primeira semana; sorbitol durante as três semanas restantes.

PEG3350 (GoLYTELY®)

Combinação de PEG3350 com eletrólitos, é indicado primariamente para limpeza do cólon para procedimentos tipo colonoscopia ou para tratamento de constipação intestinal crônica. O PEG3350 é formado por uma mistura de moléculas de peso diferente entre 3.200 e 3.700 g/mol (Brady et al., 1986). A eficácia e a segurança do PEG3350 foram avaliadas em ensaio clínico randomizado, multicêntrico, controlado com placebo, duplo-cego em pacientes pediátricos com constipação intestinal funcional (Nurko et al., 2008). Pacientes pediátricos com idade entre 4 e 16 anos (n = 103) foram tratados com PEG3350 nas doses de 0,2, 0,4 e 0,8 g/kg ou com placebo por 2 semanas, após 1 semana de observação. Todas as doses foram calculadas para serem administradas na forma de 10 mℓ/kg até um máximo de 450 mℓ. O fármaco era administrado 1 vez/dia. Não foi permitido uso de outros laxativos. O objetivo primário era a porcentagem de pacientes que tiveram resposta terapêutica eficaz, caracterizada por 3 ou mais evacuações semanais. Tratamento com PEG3350 aumentou de maneira significativa e dose-dependente o número de evacuações semanais em relação ao grupo tratado com placebo (Figura 21.31).

Em relação ao objetivo primário: 77, 74 e 73% dos pacientes tratados com 0,2, 0,4 e 0,8 g/kg, respectivamente, tiveram resposta terapêutica eficaz, comparado com 42% dos pacientes tratados com placebo (p = 0,04). A frequência de reações adversas foi similar nos diferentes grupos de tratamento: 14 pacientes (58,3%) no grupo placebo, 9 (34,6%) no grupo 0,2 g/kg, 16 (59,3%) no grupo 0,4 g/kg e 17 (65,4%) no grupo 0,8 g/kg. Não houve diferença no tipo de reações adversas não relacionadas com o trato gastrintestinal, sendo a mais comum cefaleia. Houve uma maior incidência de reações adversas relacionadas ao trato gastrintestinal em pacientes que foram tratados com PEG3350 quando comparados com placebo. Houve aumento proporcional da incidência de flatulência, dor abdominal, náuseas e diarreia em relação à dose de PEG3350 utilizada. A dose de 0,8 g/kg causou o maior aumento de evacuações semanais e melhora das características das fezes e dos sintomas relacionados à defecação, entretanto causou maior incidência de dor abdominal e incontinência fecal. Baseado nesse estudo, a dose inicial recomendada de PEG3350 para pacientes pediátricos é de 0,4 g/kg. Em adultos a dose recomendada é de 17 g/dia.

PEG4000 (Macrogol 4000, Forlax®)

Formado por polímeros de PEG de peso médio de 4.000 Da, distintamente do PEG3350 não apresenta gosto nem odor, podendo ser misturado com outras bebidas para facilitar seu uso (Candy e Belsey, 2009). Outra diferença interessante do PEG4000 é que não causa desequilíbrio hídrico ou eletrolítico mesmo após uso prolongado. A eficácia e a segurança do PEG4000 foram avaliadas em ensaio clínico de não inferioridade, randomizado, multicêntrico, duplo-cego realizado em pacientes pediátricos (idade de 0,5 a 16 anos) com diagnóstico de constipação intestinal (Bekkali et al., 2018). Os pacientes (n = 97) foram randomizados e tratados com PEG4000 ou com PEG3350+eletrólitos por 52 semanas. O objetivo primário foi avaliação por meio de TSS (do inglês, *total sum score*). Não houve diferença entre as taxas de sucesso do PEG3350+eletrólitos e do PEG4000 (Figura 21.32).

O gosto ruim é um fator importante para não aderência ao tratamento. Ensaio clínico duplo-cego, randomizado, com desenho de *crossover*, comparou o sabor PEG4000 com gosto de laranja (Forlax®) com PEG3350 contendo sal (Movicolon®) em 100 voluntários sadios (Szojda et al., 2007). O escore de gosto melhor foi significativamente maior para o PEG4000 quando comparado ao PEG3350 (Figura 21.33). O PEG4000 está disponível comercialmente na forma farmacêutica de sachê contendo 10 g de PEG4000 em pó. A dose recomendada é de 10 a 20 g/dia, ingerido em uma única vez, preferencialmente pela manhã. A dose deve ser ajustada de acordo com a resposta terapêutica,

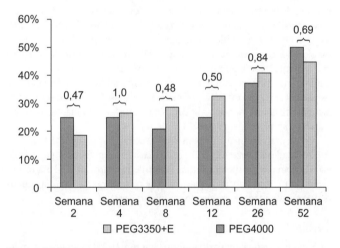

Figura 21.32 Porcentagem de sucesso comparando tratamento com PEG3350 associado a eletrólitos (E) *versus* PEG4000. Não houve diferença significativa entre os dois tratamentos.

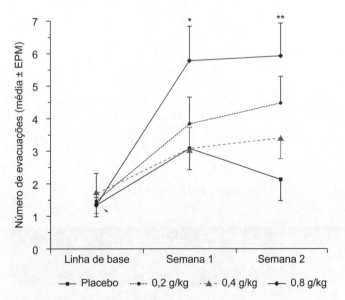

Figura 21.31 Frequência de evacuações antes e após a administração do PEG3350. A frequência de evacuações após 2 semanas de tratamento com PEG3350 foi significativamente superior ao placebo. Após 1 semana de tratamento, o aumento da frequência só foi significativo em relação ao placebo com a dose mais alta de PEG3305 (0,8 g/kg). *p < 0,003. **p < 0,001.

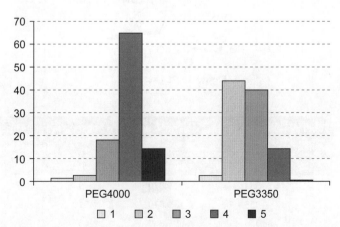

Figura 21.33 Escores de gosto (1 = gosto muito ruim; 5 = gosto muito bom) para PEG4000 e PEG3350, fornecidos pelos voluntários (p < 0,0001).

podendo variar desde 10 g em dias alternados, especialmente em pacientes pediátricos, até um máximo de 120 g/dia. O efeito costuma ocorrer 24 a 48 h após a administração.

LAXANTES ESTIMULANTES

Os laxantes estimulantes, também denominados laxantes irritantes, são representados pelos laxantes antranoides, derivados do trifenilmetano, e pelo óleo de rícino. Esses laxantes aumentam a estimulação da motilidade intestinal por estimulação dos nervos colônicos e podem causar cólicas abdominais. Seu uso em excesso está associado a episódios de diarreia. Óleo de rícino é um potente fármaco laxante, entretanto seu uso, revisto aqui, deve ser considerado obsoleto.

Laxantes antranoides

São um grupo de substâncias geralmente descritas como laxativos à base de plantas devido à sua origem natural. Senosídeos são os princípios ativos mais conhecidos da família dos laxantes antranoides e são obtidos de galhos e casca das plantas *Cassia acutifolia* e *Cassia augustfolia*, cultivadas principalmente no Egito e Índia (Franz, 1993). Plantas como *Rhammus frangula*, *Rhammus purshiana* (cáscara sagrada) e *Rheum palmatum* (ruibarbo) contêm outros antranoides, como frângula, *Aloe emodin*, crisofanol e reína. A estrutura básica de todos os laxantes antranoides é o anel antracênico (Figura 21.34) no qual uma função hidroxila ou carbonila é introduzida no C9 e o grupo hidroxila é introduzido no C8 para a função de laxante.

Baseado no grupo presente no C10, os antranoides podem ser divididos em três grupos: o grupo antrona é caracterizado pela introdução de H_2 no C10 (Figura 21.35); o grupo antraquinona caracteriza-se pela introdução de =O no C10 (Figura 21.36); já o grupo diantrona é caracterizado pela introdução de outra estrutura antrônica (Figura 21.37).

Cada um desses três grupos pode se transformar entre eles por reações de oxidação ou redução. Nas plantas, os antranoides estão presentes mais frequentemente na forma de derivados de açúcar, chamados glicosídios. Uma ou mais moléculas de açúcar, geralmente glicose ou ranose, estão ligadas por meio de uma ligação betaglicosídica ao grupo OH do C8, ocasionalmente C1 (O-glicosídios) e algumas vezes diretamente no C10 (C-glicosídios). Combinações de O-glicosídios e C-glicosídios em uma mesma molécula podem ocorrer (van Gorkom *et al.*, 1999). Devido à ligação betaglicosídica entre o açúcar e a estrutura antranoide, a molécula fica protegida da hidrólise ácida que poderia ocorrer no estômago e da ação da alfaglicosidase do intestino delgado. Portanto, as formas glicosídicas dos laxativos antranoides são carregadas de maneira não modificada até o intestino grosso, onde o metabolismo ocorre pela flora intestinal. A atividade de betaglicosidase e de redutase que leva à remoção do açúcar transforma o laxante antranoide, que pode ser considerado um profármaco, em seu metabólito farmacologicamente ativo, a antrona aglicona. O tempo para que seja observado o efeito laxante após administração oral do laxante antranoide é entre 4 e 5 h, que é o período necessário para que o mesmo atinja o intestino grosso e seja metabolizado (Beubler e Kollar, 1985). A Figura 21.38 ilustra o metabolismo dos senosídeos A/B na reína nas formas de antrona e antraquinona.

O efeito laxante induzido pelos laxantes antranoides é causado por dois mecanismos independentes:

- A mudança na motilidade colônica que leva a um trânsito acelerado no intestino grosso
- As alterações da absorção e secreção colônica, causando acúmulo de fluidos no lúmen do intestino grosso (Leng-Peschlow, 1986).

Ambos os mecanismos são dependentes da interação do laxante com o epitélio do cólon. As mudanças na motilidade são causadas indiretamente por dano à célula epitelial. A perturbação da integridade da mucosa causa liberação de citocinas, as quais ativam células imunocompetentes como monócitos, linfócitos e mastócitos, que liberam histamina e serotonina. A histamina causa resposta contrátil no cólon humano (Percy *et al.*, 1990) e em pacientes que apresentam concentração elevada de serotonina, como pacientes com síndrome carcinoide, o trânsito colônico é acelerado (Van der Ohe *et al.*, 1993). Histamina e serotonina causam liberação de prostaglandina E_2, a qual também acelera o trânsito colônico (Leng-Peschlow, 1986). O efeito dos antranoides na secreção é devido principalmente ao desacoplamento da fosforilação oxidativa mitocondrial, resultando em uma redução da produção de trifosfato de adenosina (ATP). Queda da concentração intracelular de ATP, combinada com direta inibição do sistema da sódio-potássio ATPase da membrana basolateral do epitélio colônico, leva a uma perturbação do gradiente iônico, prevenindo a absorção de água e sódio do lúmen intestinal (Ewe, 1980). A evacuação causada pelos laxantes antranoides tem característica diarreica (semelhante a efeito de purgante) associada com cólicas intestinais.

Sena

Laxante antranoide mais utilizado, ele é obtido das folhas secas da *Cassia acutifolia* (*Cassia senna*) ou da *Cassia augustfolia*. Os glicosídios diantrônicos (1,5 a 3% na folha; 2 a 5% no fruto), chamados de

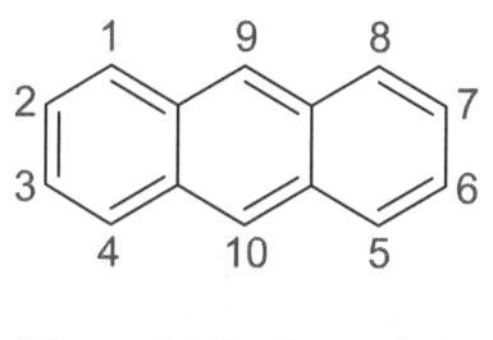

Figura 21.34 Antracênico.

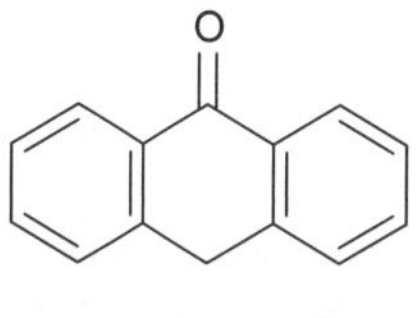

Figura 21.35 Antrona.

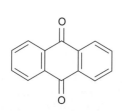

Figura 21.36 Antraquinona.

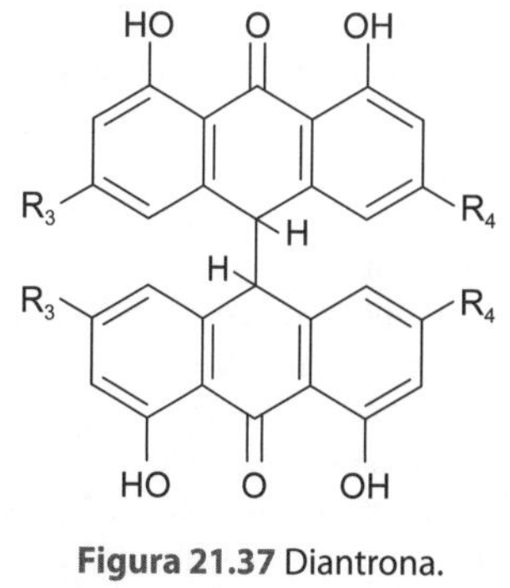

Figura 21.37 Diantrona.

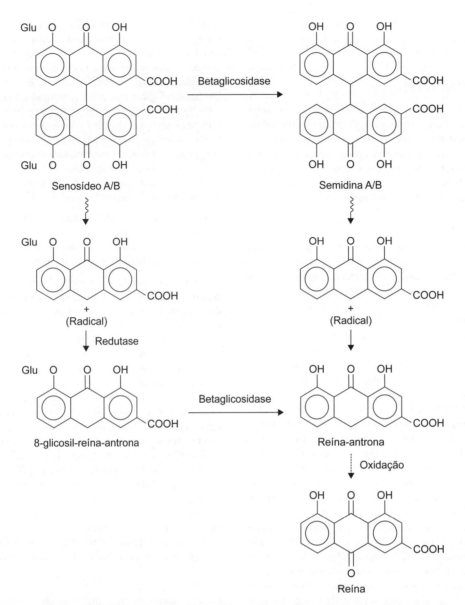

Figura 21.38 Metabolismo dos senosídeos A/B em reína nas formas de antrona e antraquinona.

senosídeos A e B, junto com outros derivados antraquinônicos (*Aloe emodin* e reína) são considerados os responsáveis pela ação laxante (Capasso *et al.*, 2003). A eficácia dos laxantes antranoides foi avaliada em ensaio clínico monocêntrico, randomizado, duplo-cego, controlado com placebo, com desenho de *crossover*, em pacientes (n = 22) com constipação intestinal crônica segundo critério Roma III (Tari *et al.*, 2013). O grupo A foi tratado com laxantes antranoides por 10 dias, seguido de não tratamento por 10 dias, mais tratamento com placebo por 10 dias. O grupo B foi tratado com placebo por 10 dias, seguido de não tratamento por 10 dias, mais tratamento com laxantes antranoides por 10 dias. Foi identificada diferença significativa entre o tratamento com laxantes antranoides em comparação com placebo em relação ao número de evacuações após 10 dias de tratamento (média da diferença foi de 5,05 com IC 95% de 3,5 a 6,49). Apenas um paciente no grupo A interrompeu o tratamento após 3 dias devido a diarreia que desapareceu após 24 h. Outro ensaio clínico comparou sena com picossulfato sódico, não encontrando diferença entre os dois tratamentos; resultado semelhante foi observado em ensaio clínico comparando sena com farelo de trigo (Emmanuel *et al.*, 2009).

Abuso prolongado de laxantes antranoides está associado ao aparecimento de pseudomelanose; aproximadamente 73,4% dos pacientes que utilizam cronicamente laxantes antranoides desenvolvem essa patologia após 4 a 12 meses de uso (Badiali *et al.*, 1985). Pseudomelanose é uma pigmentação marrom do cólon causada pelo acúmulo de pigmento marrom-escuro nos macrófagos localizados na lâmina própria. Acredita-se que o pigmento se origina do macrófago ou de organelas das células epiteliais lesadas pelos laxantes antranoides. Análise histoquímica e ultraestrutural demonstrou que esse pigmento tem características de lipofucsina. O dano causado por esses laxantes induziu apoptose nessas células. Estudo realizado em animais de laboratório (cobaia) demonstrou que as antraquinonas induzem apoptose de células epiteliais colônicas, resultando no aparecimento de corpos apoptóticos (Walker *et al.*, 1988). Esses corpos apoptóticos foram transformados subsequentemente em fucsina presente nos lisossomos de macrófagos. A presença de pseudomelanose está associada aparentemente a aumento de risco de desenvolvimento de neoplasia de cólon (Siegers *et al.*, 1993).

Cáscara sagrada

Semelhante à sena, a cáscara sagrada contém glicosídios antraquinônicos (cascarosídios A, B, C e D) e outros glicosídios antraquinônicos em menor quantidade. Eles são extraídos da casca do tronco e dos galhos da planta *Rhamnus purshiana*, um arbusto que é encontrado na costa oeste dos EUA (Cirillo e Capasso, 2015). A casca deve ser coletada um ano antes do uso para permitir que os glicosídios do tipo emodin sejam oxidados em formas monoméricas, responsáveis pela ação catártica discreta (Capasso e Gaginella, 1997). A formulação deve conter pelo menos 7% de derivados hidroxiantracênicos calculados como cascarosídio A em peso seco.

Frângula

Extraído da casca da *Rhamnus frangula*, arbusto encontrado na Europa e Ásia ocidental. Seu efeito laxante é devido à presença dos derivados antraquinônicos glucofrangulina A e B. A ação laxante da frângula é comparada com a da cáscara sagrada em termos de intensidade leve.

Aloe

Obtido pela evaporação do látex drenado das folhas de várias espécies de *Aloe*, como *Aloe barbadensis*, *Aloe ferox* etc. Os glicosídios antraquinônicos aloína A e B são os responsáveis pela ação laxante (Capasso *et al.*, 2013). Entre os laxantes antranoides é o mais potente, sendo atualmente pouco utilizado devido às cólicas intestinais prolongadas.

Ruibarbo

Obtido de raízes secas de *Rheum palmatum* L., *Rheum officinale* L. ou espécies relacionadas. Ruibarbo contém senosídeos A-F com propriedades laxantes e apresenta potência semelhante ao *aloe*. Seu uso está associado a cólicas intestinais.

Bisacodil (Dulcolax®)

Derivado do trifenilmetano (Figura 21.39). Foi introduzido como laxativo em 1952 devido à sua semelhança estrutural com a fenoftaleína (Kamm *et al.*, 2011). O bisacodil é hidrolisado pelas enzimas localizadas na borda em escova do epitélio intestinal e por bactérias colônicas, gerando um metabólito ativo, o bis-(p-hidroxifenil)-piridil-2-metano, que atua diretamente na mucosa do cólon estimulando a peristalse do intestino grosso.

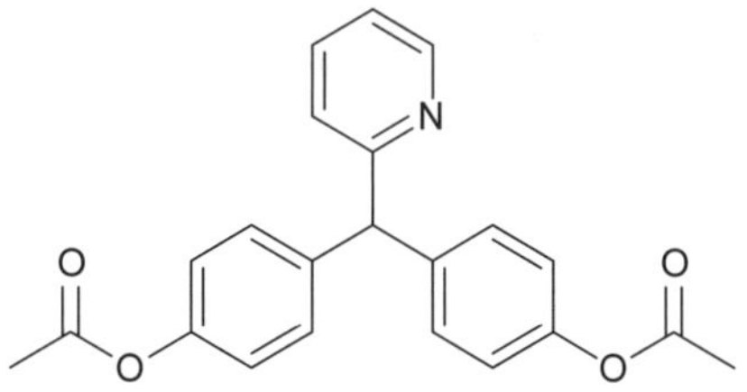

Figura 21.39 Bisacodil.

Apenas quantidades pequenas de bisacodil são absorvidas pelo intestino e se tornam biodisponíveis. Não há relação entre o efeito laxativo do bisacodil e os níveis plasmáticos do metabólito ativo bis-(p-hidroxifenil)-piridil-2-metano porque o metabólito ativo atua localmente, portanto, sua absorção não é pré-requisito para sua atividade (Jauch *et al.*, 1975). A excreção urinária revela baixa biodisponibilidade sistêmica após administração oral. A eficácia e a segurança do bisacodil no tratamento de pacientes com diagnóstico de constipação intestinal crônica foram avaliadas a partir de ensaio clínico randomizado, duplo-cego, multicêntrico, controlado com placebo e desenho paralelo (Kamm *et al.*, 2011). Os pacientes foram tratados com bisacodil (n = 247) ou placebo (n = 121) administrado 1 vez/dia durante 4 semanas. O objetivo primário foi aumento no número de evacuações completas por semana. Bisacodil causou crescimento significativo do número de evacuações completas comparado ao placebo (Figura 21.40).

Conforme ilustrado na Figura 21.41, o bisacodil também causou melhora da qualidade de vida dos pacientes em relação ao placebo. As reações adversas com incidência superior a 5% em relação ao placebo foram diarreia, dor abdominal superior e cefaleia. A diarreia nos pacientes tratados com bisacodil foi classificada como leve em 18%, moderada em 32% e grave em 4%.

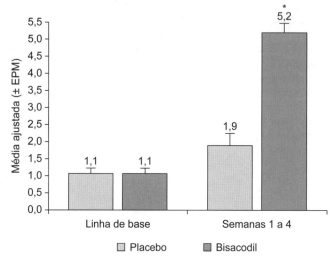

Figura 21.40 Média ajustada do número de evacuações semanais antes e após 4 semanas de tratamento com bisacodil ou placebo. * $p < 0{,}0001$.

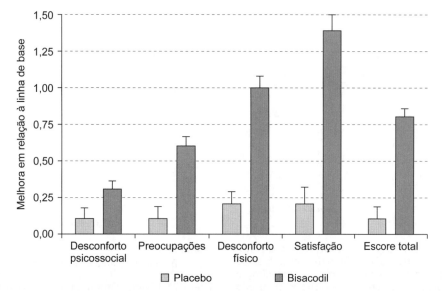

Figura 21.41 Melhora do escore PAC-QOL (do inglês *Patient Assessment of Constipation Quality of Life*) nos grupos tratados com placebo ou bisacodil.

Picossulfato de sódio (Guttalax®)

A exemplo do bisacodil, também é um derivado do trifenilmetano (Figura 21.42) e é hidrolisado pelas enzimas localizadas na borda em escova do epitélio intestinal e por bactérias colônicas, gerando um metabólito ativo, o bis-(p-hidroxifenil)-piridil-2-metano, que atua diretamente na mucosa do cólon estimulando a peristalse do intestino grosso.

O picossulfato de sódio apresenta $T_{máx}$ de aproximadamente 7 h após administração oral, com meia-vida de eliminação estimada em 7,4 h. A concentração plasmática do metabólito ativo foi abaixo do limite de quantificação. O picossulfato de sódio não inibe enzimas do CIP1A2, CIP2B6, CIP2C8, CIP2C9, CIP2C19, CIP2D6 e CIP3A4/5, e também não é indutor das enzimas do CIP1A2, CIP2B6 E CIP3A4/5.

A eficácia e a segurança do picossulfato de sódio foram avaliadas em ensaio clínico randomizado, multicêntrico, controlado com placebo, com desenho paralelo, em pacientes (n = 468) com diagnóstico de constipação intestinal crônica funcional de acordo com o critério Roma III (Mueller-Lissner *et al.*, 2010). Após 2 semanas para estabelecimento da linha de base, 367 pacientes foram randomizados na proporção 2:1 para receberem picossulfato de sódio (10 mg) ou placebo, tendo sido acompanhados por 4 semanas. O objetivo primário era o aumento no número de evacuações completas por semana. Aos pacientes que não apresentassem evacuação no período de 72 h era permitido utilizar um supositório com bisocodil como fármaco de resgate. O número de evacuações completas/semana aumentou de 0,9 ± 0,1 para 3,4 ± 0,2 no grupo tratado com picossulfato de sódio e de 1,1 ± 0,1 para 1,7 ± 0,1 no grupo tratado com placebo (Figura 21.43; p < 0,0001).

O número de pacientes que apresentaram pelo menos três evacuações completas por semana foi de 51,1% no grupo tratado com picossulfato de sódio e 18% no grupo tratado com placebo (p < 0,0001). A porcentagem de pacientes que necessitaram de fármaco de resgate foi maior no grupo tratado com placebo (Figura 21.44) e o escore relacionado à qualidade de vida foi maior no grupo tratado com picossulfato de sódio (Figura 21.45).

Óleo de rícino

Óleo extraído das sementes da planta *Ricinus communis* da família *Euphorbiaceae* (Marwat *et al.*, 2017), rico em triglicerídios, os quais são hidrolisados no intestino delgado por enzimas pancreáticas, para liberar glicerol e ácido ricinoleico, que é o princípio ativo responsável por sua ação no tratamento da constipação intestinal (Thompson, 1980). O ácido ricinoleico apresenta dois mecanismos de ação, um deles é a partir do aumento da secreção de fluido por estimulação da adenilato ciclase e consequente aumento do AMPc (Binder *et al.*, 1978); o outro é por meio do dano causado no epitélio intestinal (Cline *et al.*, 1976). Óleo de rícino foi utilizado na primeira guerra mundial para lubrificar aviões e seu uso em humanos deve ser descontinuado.

LAXANTES LUBRIFICANTES

Representado pela parafina líquida ou óleo mineral, é um óleo líquido composto de hidrocarbonetos saturados derivados do petróleo (Sharif *et al.*, 2001). O petróleo foi utilizado como fármaco desde o século 4

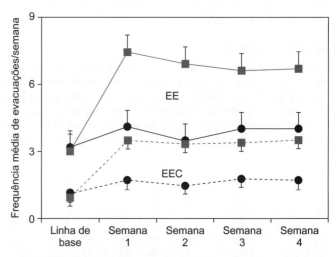

Figura 21.43 Evacuações espontâneas (EE) e evacuações espontâneas completas (EEC) nos grupos tratados com picossulfato de sódio (quadrados) ou placebo (círculos).

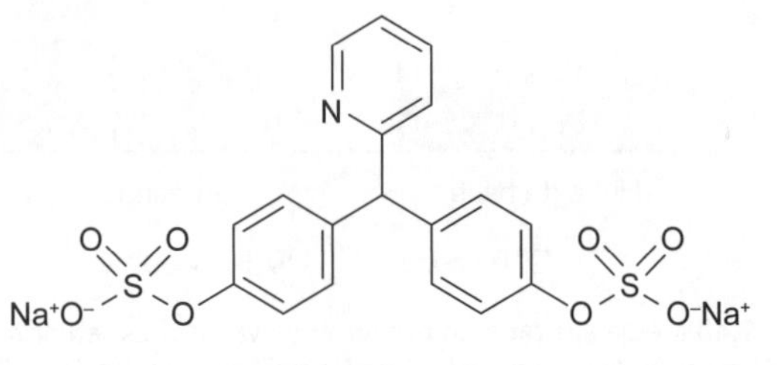

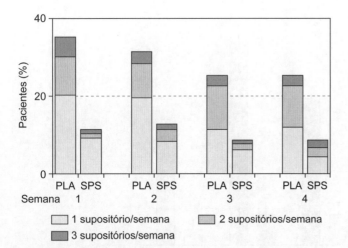

Figura 21.42 Picossulfato de sódio.

Figura 21.44 Proporção de pacientes que utilizaram medicação de resgate durante tratamento com placebo (PLA) ou picossulfato de sódio (SPS). Nota-se que o número de pacientes que necessitaram medicação de resgate e o número de supositórios foram menores no grupo tratado com picossulfato de sódio.

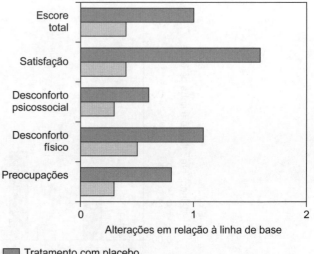

Figura 21.45 Alteração em relação à linha de base do escore da escala PAC-QOL (do inglês *Patient Assessment Constipation Quality of Life*).

a.C. (CPC, 1914). O uso da parafina líquida tornou-se popular após recomendação de seu uso para tratamento de estase intestinal e constipação intestinal crônica (Lane, 1914) e também devido à boa tolerabilidade e por ser fácil o ajuste da dose. Embora a conversão do óleo mineral em ácidos graxos possa induzir um efeito osmótico, a ação principal é devida ao efeito lubrificante nas fezes (Clark et al., 1987). O uso de laxantes lubrificantes não está associado com cólicas abdominais, diarreia, flatulência, alterações eletrolíticas ou com desenvolvimento de tolerância, que são reações adversas com frequência associadas aos laxantes osmóticos e estimulantes, tornando-os particularmente interessantes para o tratamento da constipação intestinal crônica em pacientes pediátricos.

Óleo mineral

Uma mistura de hidrocarbonetos alcanos principalmente obtidos da destilação do petróleo; eles não são digeríveis e sua absorção é negligível. O óleo mineral amolece o conteúdo fecal por meio da lubrificação e do retardamento da absorção de água (Gal-Ezer e Shaoul, 2006). É considerado um fármaco seguro, entretanto, caso aspirado pode causar pneumonia lipoide (Ciravegna et al., 1997); portanto, seu uso está contraindicado em pacientes pediátricos com idade inferior a 1 ano. Ele pode interferir na absorção de vitaminas lipossolúveis caso utilizado por período prolongado, porém não há evidência que isso possa ocorrer de fato (Gal-Ezer e Shaoul, 2006).

A eficácia e a segurança do óleo mineral foram avaliadas em ensaio clínico em pacientes pediátricos (n = 37) com idade entre 3 e 12 anos com diagnóstico de constipação intestinal crônica funcional (Sondheimer e Gervaise, 1982). Os pacientes foram randomizados para receberem óleo mineral (Grupo I) ou um concentrado padrão de sena (Grupo II) e foram acompanhados por 6 meses. A Tabela 21.3 ilustra o efeito de ambos os tratamentos na porcentagem de pacientes que apresentaram evacuações diárias e incontinência fecal.

Na última visita de seguimento, 55% dos pacientes tratados com óleo mineral e 22% dos pacientes tratados com concentrado de sena haviam descontinuado o uso de outros laxantes.

LAXANTES EMOLIENTES

São surfactantes aniônicos com propriedades semelhantes a detergentes emulsificantes que aumentam a quantidade de água nas fezes.

Docusato sódico (Aqualax)

Atua como surfactante permitindo a entrada de água na massa fecal, aumentando a secreção intestinal intraluminal de água e sódio (Donowitz e Binder, 1975).

A eficácia e a segurança do docusato sódico (Figura 21.46) foram avaliadas em ensaio clínico randomizado, multicêntrico, com desenho paralelo, realizado em pacientes (n = 170) com diagnóstico de constipação intestinal crônica idiopática (McRorie et al., 1998). Os pacientes foram tratados com placebo por 2 semanas para estabelecimento de linha de base e depois randomizados para receberem psyllium (5,1 g 2 vezes/dia) ou docusato sódico (100 mg 2 vezes/dia) por 2 semanas. As fezes foram coletadas e analisadas. Tratamento com psyllium aumentou de maneira significativa a quantidade de água nas fezes (Figura 21.47) assim como a frequência de evacuações completas na segunda semana de tratamento (3,5 versus 2,9, p = 0,02).

Com base no estudo mencionado, e na ausência de evidência confiável da eficácia do docusato sódico no tratamento da constipação intestinal (Castle et al., 1991), seu uso deve ser questionado (MacMillan et al., 2016). A afirmação de que seja seguro não justifica sua recomendação, visto que o uso do mesmo atrasa a introdução de fármacos com eficácia terapêutica comprovada.

ANTAGONISTAS PERIFÉRICOS DE OPIOIDES

Os opioides são frequentemente utilizados no tratamento da dor e, conforme visto anteriormente, podem causar reações adversas sérias. Embora ocorra tolerância para algumas reações adversas causadas pelos opioides, como sedação, não há desenvolvimento de tolerância para as reações adversas que ocorrem no trato gastrintestinal, chamadas de disfunção intestinal induzida por opioides. A disfunção mais frequente e que causa maiores problemas é a constipação intestinal; outras são xerostomia, refluxo gastresofágico, náuseas, vômitos, dor abdominal crônica, distensão abdominal e sintomas relacionados com a constipação intestinal, como fezes endurecidas, evacuação dolorosa e evacuações incompletas. A disfunção intestinal induzida por opioides é uma complicação frequente da terapia crônica com opioides e afeta aproximadamente 40 a 80% dos pacientes (Bell et al., 2009). Essa disfunção é devida à ativação dos receptores opioides μ periféricos da parede intestinal (Reimer et al., 2009). Os receptores opioides μ e δ estão localizados no plexo submucoso e no plexo mientérico, respectivamente, e nas células imunes da lâmina própria da parede intestinal. A ativação dos receptores opioides μ inibe as vias neuronais excitatórias e inibitórias do sistema nervoso entérico que coordena a motilidade.

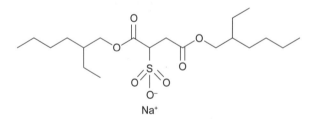

Figura 21.46 Docusato sódico.

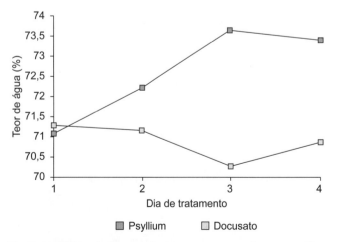

Figura 21.47 Teor de água nas fezes em grupos tratados com psyllium ou docusato. Os pacientes tratados com psyllium produziram fezes mais amolecidas nos dias 2 a 4.

Tabela 21.3 Percentual de pacientes nos grupos de tratamento 1 e 2 relatando evacuações diárias ou incontinência diária antes e durante o acompanhamento.

	Evacuação diária (%)		Incontinência diária (%)	
	Grupo 1	Grupo 2	Grupo 1	Grupo 2
Pré-tratamento	0	0	79	89
1 mês	100	89	11*	39
3 meses	100*	72	11*	50
Acompanhamento mais recente	89	50	6*	44

* Indica diferença significativa entre o número de pacientes nos grupos 1 e 2 com sintomas (p < 0,05 no teste exato de Fisher).

A inibição das vias excitatórias causa redução das contrações peristálticas. A inibição das vias inibitórias causa aumento da atividade muscular do trato gastrintestinal elevando o tônus basal, espasmo e padrões de motilidade não propulsiva. Esses mecanismos aumentam o tempo de esvaziamento gástrico e do trânsito intestinal (Davis, 2005).

O tratamento da disfunção intestinal induzida por opioides pode ser feito por fármacos procinéticos como o lubiprostona, os antagonistas periféricos puros do receptor μ e a combinação de agonista e antagonista opioide, sendo que esta última classe seria para prevenção do desenvolvimento da disfunção intestinal.

Naloxegol (Movantik®)

Derivado peguilado (conjugado com PEG) do alfanaloxol (Figura 21.48). A introdução do PEG limita a capacidade do naloxegol de atravessar a barreira hematencefálica. Em modelos pré-clínicos a permeabilidade do naloxegol na barreira hematencefálica foi 15 vezes menor que a da naloxona (Leppert e Woron, 2016). A capacidade da morfina de induzir miose foi utilizada como ensaio biológico em voluntários sadios para aferir a capacidade do naloxegol de atravessar a barreira hematencefálica. Em voluntários tratados com 5 mg/70 kg de morfina administrada IV juntamente com naloxegol ou placebo não foi observado antagonismo central em 95,8% dos participantes.

A farmacocinética do naloxegol é linear entre 12,5 e 25 mg. Após a administração oral, o $T_{máx}$ ocorre em aproximadamente 2 h, sendo que a biodisponibilidade absoluta aumenta em 45% se ingerido com alimentos gordurosos. A ligação às proteínas plasmáticas é negligível (4,2%) e o volume aparente de distribuição em voluntários sadios variou entre 968 e 2.140 ℓ, sendo que a meia-vida de eliminação foi estimada entre 6 e 11 h. Naloxegol é metabolizado primariamente pelo CIP3A, sendo que seis metabólitos foram identificados no plasma, urina e fezes. Esses metabólitos foram formados por N-dealquilação, O-desmetilação, oxidação e perda parcial da cadeia de PEG. Após a administração do fármaco marcado com radioisótopo, 68 e 16% da dose administrada foi recuperada nas fezes e na urina, respectivamente, sendo que 16% na forma de fármaco inalterada. Naloxegol é substrato para a gp-P. A Figura 21.49 ilustra a coadministração de outros fármacos nos parâmetros farmacocinéticos $C_{máx}$ e área sob a curva (ASC) do naloxegol.

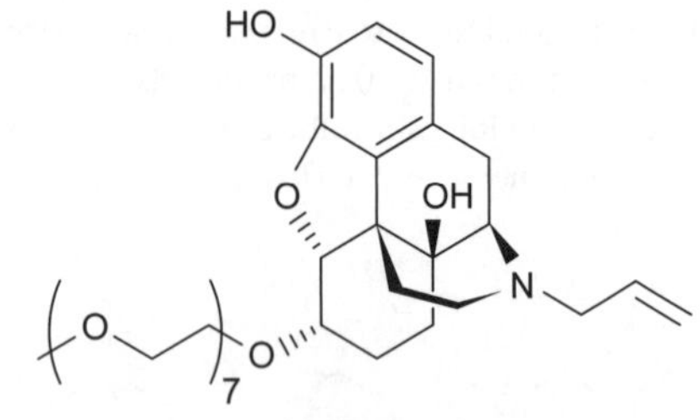

A eficácia e a segurança do naloxegol foram avaliadas em dois ensaios clínicos fase III idênticos (estudo 4, n = 652; estudo 5, n = 700) em pacientes com dor crônica de origem não cancerosa e com constipação intestinal induzida por opioides (Chey et al., 2014). Os pacientes foram randomizados para receberem naloxegol 12,5 ou 25 mg/dia ou placebo e tratados por 12 semanas. O objetivo primário foi três ou mais evacuações completas por semana ou aumento de uma ou mais evacuações completas por semana em 9 das 12 semanas do tratamento e em 3 das 4 semanas finais de tratamento. Naloxegol induziu aumento da porcentagem de pacientes que atingiram o objetivo primário quando comparado com o placebo (Figura 21.50).

Naloxegol é indicado para o tratamento da disfunção intestinal induzida por opioides em pacientes com dor crônica de origem não cancerosa. A dose recomendada é de 25 mg/dia administrada pela manhã, em pacientes com *clearance* renal de creatinina < 60 mℓ/min, a dose recomendada é de 12,5 mg/dia. Naloxegol está contraindicado nos casos de suspeita de obstrução gastrintestinal devido ao risco potencial de perfuração gastrintestinal. As reações adversas mais comuns com incidência superior a 3% em relação ao placebo são dor abdominal, diarreia, náuseas, flatulência, vômitos e cefaleia. Sintomas de abstinência como hiperidrose, calafrios, diarreia, dor abdominal, ansiedade e irritabilidade foram descritos em alguns indivíduos. Assim, é importante monitorar o paciente em relação a sinais de abstinência.

Metilnaltrexona (Relistor®)

Atua como um antagonista seletivo dos receptores opioides μ e pelo fato de ter em sua estrutura uma amina quaternária (Figura 21.51), não atravessa a barreira hematencefálica, não antagonizando, portanto, os efeitos centrais dos opioides.

A farmacocinética da metilnaltrexona é linear quando administrada VO nas doses de 150 a 450 mg ou quando administrada por via subcutânea (SC) nas doses de 0,15 a 0,50 mg/kg. O $T_{máx}$ após administração oral foi

Figura 21.48 Naloxegol.

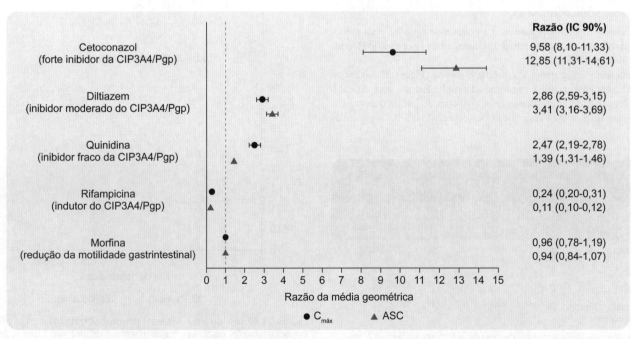

Figura 21.49 Influência de inibidores do CIP3A4 e da glicoproteína-P (gp-P) no $C_{máx}$ e na ASC do naloxegol.

Risco relativo (IC 95%)	1,38 (1,06-1,80)	1,51 (1,17-1,95)	1,19 (0,91-1,55)	1,35 (1,05-1,74)
Valor p	0,02	0,001	0,20	0,02
Número necessário para tratar (NNT)	8,8	6,7	17,8	9,7

□ Placebo □ Naloxegol 12,5 mg ■ Naloxegol 25 mg

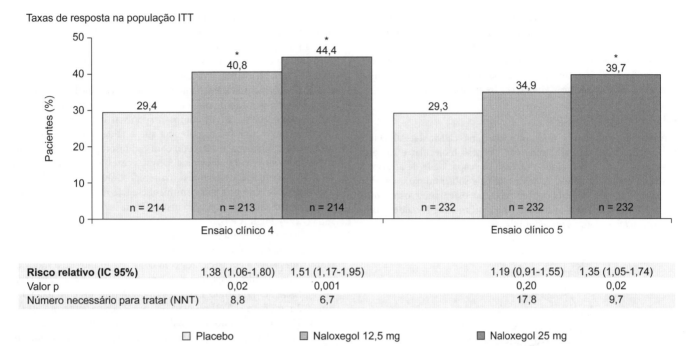

Figura 21.50 Resposta considerada terapêutica definida como três ou mais evacuações por semana (sem necessidade de bisacodil ou enema nas 24 h anteriores) e aumento de uma ou mais evacuações espontâneas por semana por pelo menos 9 semanas durante as 12 semanas de tratamento. Os pacientes foram tratados com placebo, naloxegol 12,5 mg ou 25 mg. *p < 0,05 em comparação com placebo.

de 1,5 h, entretanto a biodisponibilidade absoluta após administração oral não foi determinada. A biodisponibilidade relativa é reduzida de maneira significativa quando ingerido com alimentos, assim sendo o metilnaltrexona deve ser tomado em jejum (no mínimo 30 min antes da alimentação). O $T_{máx}$ após injeção SC é de aproximadamente 30 min. A metilnaltrexona apresenta negligível ligação às proteínas plasmáticas (11 a 15%) e seu

Figura 21.51 Metilnaltrexona.

volume de distribuição é de 1,1 ℓ/kg. A meia-vida de eliminação é de aproximadamente 15 h. A metilnaltrexona é conjugada pelas sulfotransferases SELTIE1 e SULT2A1 em metilnaltrexona sulfato. Após a administração IV, 54% da dose foi eliminada na urina e 17% nas fezes, primariamente na forma de fármaco inalterado. O *clearance* renal é aproximadamente 4 a 5 vezes o *clearance* de creatinina, indicando portanto secreção tubular ativa.

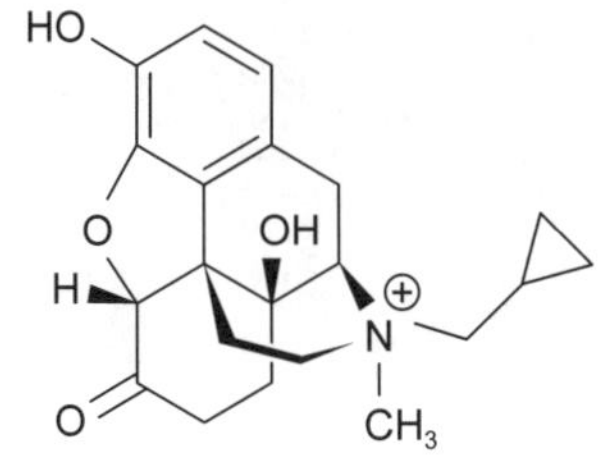

A eficácia e a segurança da metilnaltrexona foram avaliadas em ensaio clínico multicêntrico, randomizado, duplo-cego, controlado com placebo em pacientes (n = 133) que receberam opioides por 2 ou mais semanas e que estavam utilizando opioides em dose estável e laxativos por 3 ou mais dias sem alívio da constipação intestinal (Thomas *et al.*, 2008). Pacientes foram tratados com metilnaltrexona SC (0,5 mg/kg) ou placebo em dias alternados por 2 semanas. O objetivo primário foi defecação nas primeiras 4 h após a primeira dose do estudo e defecação nas primeiras 4 h após as primeiras quatro doses. A metilnaltrexona causou maior defecação nas primeiras 4 h após a primeira dose em relação ao placebo (Figura 21.52 A) durante os 13 dias de tratamento (Figura 21.52 B).

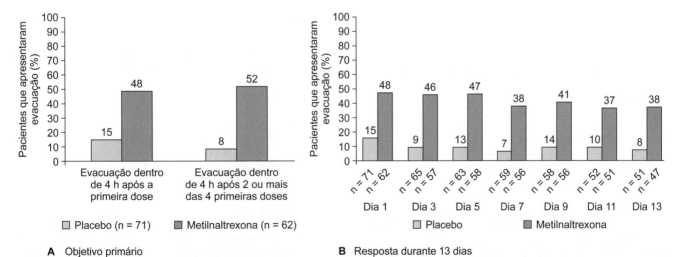

Figura 21.52 A. Resultados do objetivo primário (defecação após 4 h da primeira dose ou defecação nas primeiras 4 h após 2 ou mais doses administradas) nos grupos metilnaltrexona e placebo (p < 0,001). **B.** Defecação dentro de 4 h após a administração do fármaco durante o período de 13 dias.

Metilnaltrexona é indicada no tratamento da constipação intestinal induzida por opioides em pacientes com dor crônica. A dose recomendada é 450 mg VO 1 vez/dia e 12 mg SC 1 vez/dia. As reações adversas com incidência superior a 2% em relação ao placebo são dor abdominal, diarreia, cefaleia, distensão abdominal, vômito, hiperidrose, ansiedade, espasmos musculares, rinorreia e tremores.

Naldemedina (Symproic®)

Derivado do naltrexona que apresenta uma cadeia lateral (Figura 21.53) introduzida para aumentar seu peso molecular e sua área de superfície polar, reduzindo portanto sua capacidade de atravessar a barreira hematencefálica. A naldemedina é substrato para a gp-P, o que contribui para que sua concentração no sistema nervoso central seja negligível nas doses utilizadas terapeuticamente. A naldemedina antagoniza os receptores opioides μ, δ e κ.

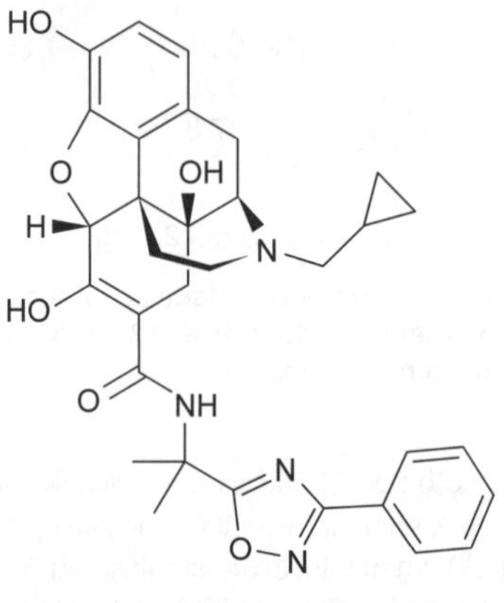

Figura 21.53 Naldemedina.

Após a administração oral o $T_{máx}$ foi de 0,75 h e a biodisponibilidade não é alterada de maneira clinicamente significativa se ingerida com alimentos. A ligação às proteínas plasmáticas é entre 93 e 94%, com volume de distribuição de 155 ℓ, e com meia-vida de eliminação de 11 h. A naldemedina é metabolizada primariamente pelo CIP3A em nor-naldemedina com pequena contribuição da HGT1A3, responsável pela geração de naldemedina 3-G. Ambos metabólitos são farmacologicamente ativos como antagonistas de receptores opioides, entretanto com menor potência que a naldemedina. Após a administração do fármaco marcado com radioisótopo, 57% da radioatividade foi eliminada na urina e 35% nas fezes, sendo que na urina 16 a 18% na forma de fármaco inalterado. Não há necessidade de ajuste de dose em pacientes com insuficiência renal leve, moderada ou grave nem em pacientes com insuficiência hepática leve ou moderada (Child-Pugh A e B).

A eficácia e a segurança da naldemedina foram avaliadas em dois ensaios clínicos multicêntricos, randomizados, duplo-cegos, controlados com placebo em pacientes com constipação intestinal induzida por opioides devido a dor crônica de origem não cancerosa (Hale *et al.*, 2017). Pacientes no estudo 1 (n = 547) foram tratados com naldemedina 0,2 mg/dia (n = 273) ou placebo (n = 274); pacientes no estudo 2 (n = 553) foram tratados com naldemedina 0,2 mg/dia (n = 277) ou placebo (n = 276) por 12 semanas. O objetivo primário foi a porcentagem de pacientes que tiveram resposta terapêutica adequada (pelo menos três evacuações por semana). A naldemedina causou aumento significativo comparado ao placebo na porcentagem de pacientes que atingiram o objetivo primário (Tabela 21.4).

A indicação da naldemedina é para o tratamento da constipação intestinal induzida por opioides em pacientes com dor crônica. A dose recomendada é de 0,2 mg/dia, podendo ser administrada em jejum ou com alimentos. As reações adversas com incidência superior à do placebo são dor abdominal, diarreia e náuseas.

Tabela 21.4 Eficácia do tratamento com naldemedina *versus* placebo nos estudos 1 e 2 em pacientes com constipação induzida por opioides e com dor crônica não neoplásica. O objetivo primário foi três ou mais evacuações espontâneas por semana e pelo menos aumento de uma evacuação espontânea por semana em relação à linha de base por 9 das 12 semanas de tratamento.

Avaliação	Estudo 1			Estudo 2		
	Naldemedina 0,2 mg 1 vez/semana (n = 273)	Placebo (n = 272)	Diferença de tratamento (IC 95%)	Symproic 0,2 mg 1 vez/semana (n = 276)	Placebo (n = 274)	Diferença de tratamento (IC 95%)
Respondedores	130 (48%)	94 (35%)	13% [5%, 21%]	145 (53%)	92 (34%)	19% [11%, 27%]
Valor p		0,0020			< 0,0001	

REFERÊNCIAS BIBLIOGRÁFICAS

Agrawal A, Whorwell P. Tegaserod in the treatment of constipation-predominant functional gastrintestinal disorders. Therapy. 2006;3:475-84.

Al-Majali AM, Ababneh MM, Shorman M, Saeed AM. Interaction of Escherichia coli heat-stable enterotoxin (STa) with its putative receptor on the intestinal tract of newborn kids. FEMS Immunol Med Microbiol. 2007;49:35-40.

Alper A, Pashankar DS. Polyethylene glycol: a game-changer laxative for children. J Pediatr Gastroenterol Nutr. 2013;57:134-40.

Al-Salama Z, Syed YY. Plecanatide: first global approval. Drugs. 2017;77:593-8.

Appel-Dingemanse S. Clinical pharmacokinetics of tegaserod, a serotonin 5-HT(4) receptor partial agonist with promotile activity. Clin Pharmacokinet. 2002;41:1021-42.

Ashraf W, Park F, Lof J, Quigley EMM. Effects of psyllium therapy on stool characteristics, colon transit and anorectal function in chronic idiopathic constipation. Aliment Pharmacol Ther. 1995;9:639-47.

Badiali D, Corazziari E, Habib FI, Tomei E, Bausano G, Magrini P, et al. Effect of wheat brain in treatment of chronic nonorganic constipation. A double-blind controlled trial. Dig Dis Sci. 1995;40:349-56.

Badiali D, Marcheggiano A, Pallone F, Paoluzi P, Bausano G, Iannoni C, et al. Melanosis of the rectum in patients with chronic constipation. Dis Colon Rectum. 1985;28:241-5.

Bampton P, Dinning P, Kennedy M, Lubowski D, Cook I. The proximal colonic motor response to rectal mechanical and chemical stimulation. Am J Physiol Gastrointest Liver Physiol. 2002;282:G443-9.

Bekkali NLH, Hoekman DR, Liem O, Bongers MEJ, van Wijk MP, Zegers B, et al. Polyethylene glycol 3350 with electrolytes versus polyethylene glycol 4000 for constipation: a randomized, controlled trial. J Pediatr Gastroenterol Nutr. 2018;66:10-5.

Bell T, Panchal S, Miaskowski C, Bolge S, Milanova T, Williamson R. The prevalence, severity, and impact of opioid-induced bowel dysfunction: results of a US and European patient survey (PROBE 1). Pain Med. 2009;10:35-42.

Belsey JD, Geraint M, Dixon TA. Systematic review and meta analysis: polyethylene glycol in adults with non-organic constipation. Int J Clin Pract. 2010;64:944-55.

Beubler E, Kollar G. Stimulation of PGE_2 synthesis and water and electrolyte secretion by senna anthraquinones is inhibited by indomethacin. J Pharm Pharmacol. 1985;37:248-51.

Binder HJ, Dobbins JW, Racusen LC, Whiting DS. Effect of propranolol on ricinoleic acid- and deoxycholic acid-induced changes of intestinal electrolyte movement and mucosal permeability. Evidence against the importance of altered permeability in the production of fluid and electrolyte accumulation. Gastroenterology. 1978;75:668-73.

Brady CE 3rd, DiPalma JA, Morawski SG, Santa Ana CA, Fordtran JS. Urinary excretion of polyethylene glycol 3350 and sulfate after gut lavage with a polyethylene glycol electrolyte lavage solution. Gastroenterology. 1986;90:1914-8.

Brierley SM. Guanylate cyclase-C receptor activation: unexpected biology. Curr Opin Pharmacol. 2012;12:632-40.

Buchwald H, Rudser K, Williams S, Michalek V, Vagasky J, Connett J. Overall mortality, incremental life expectancy, and cause of death at 25 years in the program on the surgical control of the hyperlipidemias. Ann Surg. 2010;251:1034-40.

Buchwald H, Varco R, Boen J, Williams S, Hansen B, Campos C, et al. Effective lipid modification by partial ileal bypass reduced long-term coronary heart disease mortality and morbidity: five-year post trial follow-up report from the POSCH. Program on the surgical control of the hyperlipidemias. Arch Intern Med. 1998;158:1253-61.

Burkitt DP, Walker ARP, Painter NS. Effect of dietary fiber on stool and transit times and its role in the causation of disease. Lancet. 1972;ii:1408-11.

Camilleri M, Kerstens R, Rykx A, Vandeplassche L. A placebo-controlled trial of prucalopride for severe chronic constipation. N Engl J Med. 2008;358:2344-54.

Candy D, Belsey J. Macrogol (polyethylene glucol) laxatives in children with functional constipation and faecal impactation: a systematic review. Arch Dis Child. 2009;94:156-60.

Capasso F, Gaginella TS, Grandolini G, Izzo AA. Phytotherapy: a quick reference to herbal medicine. Heidelberg: Springer-Verlag; 2003.

Capasso R, Laudato M, Borrelli F. Meeting report: First National Meeting on Aloe, April 20-21, 2013, Isernia, Italy. New perspectives in aloe research: from basic science to clinical application. Nat Prod Commun. 2013;8:1333-4.

Carlin A, Justham D. A literature review of two laxatives: lactulose and polyethylene glycol. Br J Community Nurs. 2011;16:588-90.

Castle SC, Cantrell M, Ksrael DS, Samuelson MJ. Constipation prevention: empiric use of stool softeners questioned. Geriatrics. 1991;46:84-6.

Chang L, Toner BB, Fukudo S, Guthrie E, Locke GR, Norton NJ, et al. Gender, age, society, culture, and the patient's perspective in the functional gastrintestinal disorders. Gastroenterology. 2006;130:1435-46.

Chey W, Camilleri M, Chang L, Rikner L, Graffner H. A randomized placebo-controlled phase IIb trial of a3309, a bile acid transporter inhibitor, for chronic idiopathic constipation. Am J Gastroenterol. 2011;106:1803-12.

Chey W, Webster L, Sostek M, Lappalainen J, Barker P, Tack J. Naloxegol for opioid-induced constipation in patients with noncancer pain. N Engl J Med. 2014;370:2387-96.

Cicione C, Degirolamo C, Moschetta, A. Emerging role of fibroblast growth factors 15/19 and 21 as metabolic integrators in the liver. Hepatology. 2012;56:2404-11.

Ciravegna B, Sacco O, Moroni C, Silvestri M, Pallecchi A, Loy A, et al. Mineral oil lipoid pneumonia in a child with anoxic encephalopathy: treatment by whole lung lavage. Pediatr Pulmonol. 1997;23:233-7.

Cirillo C, Capasso R. Constipation and botanical medicines: an overview. Phytother Res. 2015;29:1488-93.

Clark JH, Russell GJ, Fitzgerald JF, Nagamori KE. Serum betacarotene, retinol, and alpha-tocopherol levels during mineral oil therapy for constipation. Am J Dis Child. 1987;141:1210-2.

Cline WS, Lorensonnn V, Benz L, Bass P, Olsen WA. The effects of sodium ricinoleate on small intestinal structure and function. J Clin Invest. 1976;58:389-90.

Corsetti M, Tack J. New pharmacological treatment options for chronic constipation. Expert Opin Pharmacother. 2014;15:927-41.

Council on Pharmacy and Chemistry (CPC). Liquid petrolatum or "Russian mineral oil". JAMA. 1914;62:1740-2.

Crowell MD, Harris LA, DiBaise J, Olden KW. Activation of type-2 chloride channels: a novel therapeutic target for treatment of chronic constipation. Curr Opin Investig Drugs. 2007;8:66-70.

Danhof IE. Pharmacology, toxicology, clinical efficacy, and adverse effects of calcium polycarbophil, an enteral hydrosorptive agent. Pharmacotherapy. 1982;2:18-28.

Davis M. The opioid bowel syndrome: a review of pathophysiology and treatment. J Opioid Manage. 2005;1:153-61.

De Giorgio R, Cestari R, Corinaldesi R, Stanghellini V, Barbara G, Felicani C, et al. Use of macrogol 4000 in chronic constipation. Eur Rev Med Pharmacol Sci. 2011;15:960-6.

De Maeyer JH, Lefebvre RA, Schuurkes JA. 5-HT4 receptor agonists: similar but not the same. Neurogastroenterol Motil. 2008;20:99-112.

Degen L, Matzinger D, Merz M et al. Tegaserod (HTF 919), a 5-HT4 receptor partial agonist, accelerates gastrintestinal transit. Gastroenterology. 2000;118:(Abstract A845).

Degen L, Petrig C, Struder D, Schroller S, Beglinger C. Effect of tegaserod on gut transit in male and female subjects. Neurogastroenterol Motil. 2005;17:821-6.

Donowitz M, Binder HJ. Effect of dioctyl sodium sulfosuccinate on colonic fluid and electrolyte movement. Gastroenterology. 1975;69:941-50.

Emmanuel AV, Tack J, Quigley EM, Talley NJ. Pharmacological management of constipation. Neurogastoenterol. 2009;21:41-54.

Ewe K. Effect of rhein on the transport of electrolytes, water and carbohydrates in the human jejunum and colon. Pharmacol. 1980;20:27-35.

Ford AC, Talley NJ. Laxatives for chronic constipation in adults. BMJ. 2012;345:e6168.

Forte LR. Guanylin regulatory peptides: Structures, biological activities mediated by cyclic GMP and pathobiology. Regul Pept. 1999;81:25-39.

Franz G. The senna drug and its chemistry. Pharmacol. 1993;47:2-6.

Fukudo S, Hongo M, Kaneko H, Ueno R. Efficacy and safety of oral lubiprostone in constipated patients with or without irritable bowel syndrome: a randomized, placebo-controlled and dose-finding study. Neurogastroenterol Motil. 2011;23:544-e205.

Gal-Ezer S, Shaoul R. The safety of mineral oil in the treatment of constipation – a lesson from prolonged overdose. Clin Pediatr. 2006;45:856-8.

Gershon MD, Tack J. The serotonin signaling system: from basic understanding to drug development for functional GI disorders. Gastroenterology. 2007;132:397-414.

Gillberg P, Dahlstrom M, Starke I, Ostlund-Lindqvist A. The IBAT inhibition by A3309 – a potential mechanism for the treatment of constipation. Gastroenterol Clin North Am. 2010;138:S224.

Gyömörey K, Yeger H, Ackerley C, Garami E, Bear CE. Expression of the chloride channel ClC-2 in the murine small intestine epithelium. Am J Cell Physiol. 2000; 279:C1787-94.

Hale M, Wild J, Reddy J, Yamada T, Arjona Ferreira JC. Naldemedine versus placebo for opioid-induced constipation (COMPOSE-1 and COMPOSE-2): two multicentre, phase 3, double-blind, randomised, parallel-group trials. Lancet Gastroenterol Hepatol. 2017;2:555-64.

Hamilton JW, Wagner J, Burkick BB, Bass P. Clinical evaluation of methylcellulose as a bulk laxative. Dig Dis Sci. 1988;33:993-8.

Higgins PD, Johanson JF. Epidemiology of constipation in North America: a systematic review. Am J Gastroenterol. 2004;99:750-9.

Hofmann A. The enterohepatic circulation of bile acids in mammals: form and functions. Front Biosci (Landmark Ed). 2009;14:2584-98.

Jauch R, Hankwitz R, Beschke K, Pelzer H. Bis-(p-hydroxyphenyl)-pyridyl-2-methane: the common laxative principle of bisacodyl and sodium picosulfate. Arzneimittelforschung. 1975;25:1796-800.

Kamm MA, Müeller-Lissner S, Wald A, Richter E, Swallow R, Gessner U. Oral bisacodyl is effective and well-tolerated in patients with chronic constipation. Clin Gastroenterol Hepatol. 2011;9:577-83.

Klauser AG, Voderholzer WA, Heinrich CA, Schindlbeck NE, Müller-Lissner SA. Behavioural modification of colonic function: can constipation be learned? Dig Dis Sci. 1990;35:1271-5.

Kot TV, Pettit-Young NA. Lactulose in the management of constipation: a current review. Ann Pharmacother. 1992;26:1277-82.

Lane WA. Chronic intestinal stasis. The Practitioner. 1914:301-33.

Leng-Peschlow E. Acceleration of large intestine transit time in rats by sennosides and related compounds. J Pharm Pharmacol. 1986;38:369-73.

Leng-Peschlow E. Dual effect of orally administered sennosides on large intestine transit and fluid absorption in the rat. J Pharm Pharmacol. 1986;38:606-10.

Leppert W, Woron J. The role of naloxegol in the management of opioid-induced bowel dysfunction. Ther Adv Gastroenterol. 2016;9:736-46.

Lewis S, Heaton K. Roughage revisited: the effect on intestinal function of inert plastic particles of different sizes and shapes. Dig Dis Sci. 1999;44:744-8.

Li F, Fu T, Tong WD, Liu BH, Li CX, Gao Y, et al. Lubiprostone is effective in the treatment of chronic idiopathic constipation and irritable bowel syndrome: a systematic review and meta-analysis of randomized clinical trials. Mayo Clin Proc. 2016;91:456-68.

Loening-Baucke V, Pashankar DS. A randomized, prospective, comparison study of polyethylene glycol 3350 without electrolytes and milk of magnesia for children with constipation and fecal incontinence. Pediatrics. 2006;118:528-35.

MacMillan TE, Kamali R, Cavalcanti RB. Missed opportunity to deprescribe: docusate for constipation in medical inpatients. Am J Med. 2016;129:1001.

Marwat SK, Khan EA, Ur-Rehman F, Bafoch MS. Ricinus communis: ethnomedicinal uses and pharmacological activities. Pak J Pharm Sci. 2107;30:1815-27.

McRorie JS, Daggy BP, Morel JG, Diersing PS, Miner PB, Robinson M. Psyllium is superior to docusate sodium for treatment of chronic constipation. Aliment Pharmacol Ther. 1998;12:491-7.

McRorie JW, McKeown NM. Understanding the physics of functional fibers in the gastrintestinal tract: an evidence-based approach to resolving enduring misconceptions about insoluble and soluble fiber. J Acad Nutr Diet. 2017;117:251-64.

Mekhjian H, Phillips S, Hofmann A. Colonic secretion of water and electrolytes induced by bile acids: perfusion studies in man. J Clin Invest. 1971;50:1569-77.

Mertz H, Naliboff B, Mayer E. Physiology of refractory chronic constipation. Am J Gastroenterol. 1999;94:609-15.

Miner PB, Koltun WD, Wiener GJ, De La Portilla M, Prieto B, Shailubhai K, et al. Randomized phase III clinical trial of plecanatide, a uroguanylin analog, in patients with chronic idiopathic constipation. Am J Gastroenterol. 2017;112:613-21.

Molderings GJ. Physiological, pathophysiological and therapeutic impact of the enteric serotonergic system. Arzneimittelforschung. 2012;62:157-62.

Mueller-Lissner S, Kam MA, Wald A, Hinkel U, Koehler U, Richter E, et al. Multicenter, 4-week, double-blind, randomized, placebo-controlled trial of sodium picosulfate in patients with chronic constipation. Am J Gastroenterol. 2010;105:897-903.

Nurko S, Youssef NN, Sabri M, Langseder A, McGowan J, Cleveland M, et al. PEG3350 in the treatment of childhood constipation: a multicenter, double-blind, placebo-controlled trial. J Pediatr. 2008;15:254-61.

Odunsi-Shiyanbade S, Camilleri M, McKinzie, S, Burton D, Carlson P, Busciglio I, et al. Effects of chenodeoxycholate and a bile acid sequestrant, colesevelam, on intestinal transit and bowel function. Clin Gastroenterol Hepatol. 2010;8:159-65.

Pare P, Ferrazzi S, Thompson WG, Irvine EJ, Rance L. An epidemiological survey of constipation in Canada: definitions, rates, demographics, and predictors of health care seeking. Am J Gastroenterol. 2001;96:3130-7.

Percy WH, Burton MB, Fallick F, Burakoff R. A comparison in vitro of human and rabbit distal colonic muscle responses to inflammatory mediators. Gastroenterology. 1990;99:1324-32.

Rao A, Wong B, Camilleri M, Odunsi-Shiyanbade S, McKinzie S, Ryks M, et al. Chenodeoxycholate in females with irritable bowel syndrome-constipation: a pharmacodynamic and pharmacogenetic analysis. Gastroenterology. 2010;139:1549-58.

Rao S, Lembo AJ, Shiff SJ, Lavins BJ, Currie MG, Jia XD, et al. A 12-week, randomized, controlled trial with a 4-week randomized withdrawal period to evaluate the efficacy and safety of linaclotide in irritable bowel syndrome with constipation. Am J Gastroenterol. 2012;107:1714-24.

Rao SS, Tuteja AK, Vellema T, Kempf J, Stessman M. Dyssynergic defecation: demographics, symptoms, stool patterns, and quality of life. J Clin Gastroenterol. 2004;38:680-5.

Rao SSC. Constipation: evaluation and treatment of colonic and anorectal motility disorders. Gastroenterol Clin N Am. 2007;36:687-711.

Rao SSC. Dyssynergic defecation. Gastroenterol Clin North Am. 2001;30:97-114.

Reimer K, Hopp M, Zenz M, Maier C, Holzer P, Mikus G, et al. Meeting the challenges of opioid-induced constipation in chronic pain management – a novel approach. Pharmacology. 2009;83:10-7.

Saito T, Yamada T, Iwanaga Y, Morikawa K, Nagata O, Kato H, et al. Calcium polycarbophil, a water absorbing polymer, increases bowel movement and prevents sennoside-induced diarrhea in dogs. Jpn J Pharmacol. 2000;83:206-14.

Salminen S, Salminen E. Lactulose, lactic acid bacteria, intestinal microecology and mucosal protection. Scand J Gastroenterol. 1997;32:45-8.

Schiller LR, Emmett M, Santa Ana CA, Fordtran JS. Osmotic effects of polyethylene glycol. Gastroenterology. 1988;94:933-41.

Schulz S, Green CK, Yuen PS, Garbers DL. Guanylyl cyclase is a heat-stable enterotoxin receptor. Cell. 1990;63:941-8.

Schumann C. Medical, nutritional and technological properties of lactulose. An update. Eur J Nutry. 2002;41:17-25.

Seinelä L, Sairanen U, Laine T, Kurl S, Pettersson T, Happonen P. Comparison of polyethyelene glycol with and without electrolytes in the treatment of constipation in elderly institutionalized patients: a randomized, double-blind, parallel-group study. Drugs Aging. 2009;26:703-13.

Sharif F, Crushell E, O'Driscol K, Bourke B. Liquid parafin: a reappraisal of its role in the treatment of constipation. Arch Dis Child. 2001;85:121-4.

Shin A, Camilleri M, Vijayvargiya P, Busciglio I, Burton D, Ryks M, et al. Bowel functions, fecal unconjugated primary and secondary bile acids, and colonic transit in patients with irritable bowel syndrome. Clin Gastroenterol Hepatol. 2013;11:1270-5.

Siegers CP, Von Hertzberg-Lottin E, Otte M, Schneider B. Antranoid laxative abuse – a risk for colorectal cancer? Gut. 1993;34:1099-101.

Simren M, Bajor A, Gillberg P, Rudling M, Abrahamsson H. Randomised clinical trial: the ileal bile acid transporter inhibitor A3309 versus placebo in patients with chronic idiopathic constipation – a double-blind study. Aliment Pharmacol Ther. 2011;34:41-50.

Sondheimer JM, Gervaise EP. Lubricant versus laxative in the treatment of chronic functional constipation of children: a comparative study. J Pediatr Gastroenterol Nutr. 1982;1:223-6.

Steinbrecher KA, Cohen MB. Transmembrane guanylate cyclase in intestinal pathophysiology. Curr Opin Gastroenterol. 2011;27:139-45.

Stewart WF, Liberman JN, Sandler RS, Woods MS, Stemhagen A, Chee E, et al. Epidemiology of constipation (EPOC) study in the United States: relation of clinical subtypes to sociodemographic features. Am J Gastroenterol. 1999;94:3530-40.

Suares NC, Ford AC. Systematic review: the effects of fibre in the management of chronic idiopathic constipation. Aliment Pharmacol Ther. 2011;33:895-901.

Szojda MM, Mulder CJJ, Felt-Bersma RJF. Differences in taste between two polyethylene glucol preparations. J Gastrointestin Liver Dis. 2007;4:379-81.

Tack J, Müller-Lissner S, Bytzer P, Corinaldesi R, Chang L, Viegas A, et al. A randomised controlled trial assessing the efficacy and safety of repeated tegaserod therapy in women with irritable bowel syndrome with constipation. Gut. 2005;54:1707-13.

Tam FS, Hillier K, Bunce KT. Characterization of the 5-hydroxytryptamine receptor type involved in inhibition of spontaneous activity of human isolated colonic circular muscle. Br J Pharmacol. 1994;113:143-50.

Tari R, Carmagnola S, Pagliarulo M, et al. Are anthranoid laxatives effective in chronic constipation? Nutrafoods. 2012;11:131-6.

Tedesco FJ, DiPiro JT. Laxative use in constipation. Am J Gastroenterol. 1985;80:303-9.

Thomas H, Karver S, Cooney GA, Chamberlain BH, Watt CK, Slatkin NE, et al. Methylnaltrexone for opioid-induced constipation in advanced illness. N Engl J Med. 2008;358:2332-43.

Thompson GW. Laxatives: clinical pharmacology and rational use. Gut. 1980;19:49-58.

Tong J, Ran Z, Shen J, Fan G, Xiao S. Association between fecal bile acids and colorectal cancer: a meta-analysis of observational studies. Yonsei Med J. 2008;49:792-803.

Toskes PP, Connery KI, Ritchey TW. Calcium polycarbophil compared with placebo in irritable bowel syndrome. Aliment Pharmacol Ther. 1993;7:87-92.

Tucker DM, Sandstead HH, Logan GM. Dietary fiber and personality factors as determinants of stool output. Gastroenterology. 1981;81:879-83.

Twisk J, Hoekman M, Mager W, Moorman A, de Boer P, Scheja L, et al. Heterogeneous expression of cholesterol 7 alpha-hydroxylase and sterol 27-hydroxylase genes in the rat liver lobulus. J Clin Invest. 1995;95:1235-43.

Uranga JA, Castro M, Abalo R. Guanylate cyclase C: a current hot target, from physiology to pathology. Curr Med Chem. 2018;25:1879-908.

Van De Velde VJ, Ausma J, Vandeplassche G. Food does not affect the oral bioavailability of prucalopride [abstract]. Gastroenterology. 2009;136:A536.

Van der Ohe MR, Camilleri M, Kvols LK, Thomforde GM. Motor dysfunction of the small bowel and colon in patients with the carcinoid syndrome and diarrhea. N Engl J Med. 1993;329:1073-8.

Van Gorkom BAP, de Vries EGE, Karrenbeld A, Kleibeuker JH. Review article: anthranoid laxatives and their potential carcinogenic effects. Aliment Pharmacol Ther. 1999;13:443-52.

Voderholzer WA, Schatke W, Muhldorfer BE, Klauser AG, Birkner B, Müller-Lissner SA. Clinical response to dietary fiber treatment of chronic constipation. Am J Gastroenterol. 1997;92:95-8.

Volicer L, Lane P, Panke J, Lyman P. Management of constipation in residents with dementia: sorbitol effectiveness and cost. J Am Med Dir Assoc. 2004;5:239-41.

Walker NI, Bennett RE, Axelsen RA. Melanosis coli. A consequence of anthraquinone-induced apoptosis of colonic epithelial cells. Am J Pathol. 1988;131:465-76.

Wesselius-De Casparis A, Braadbaart S, Bergh-Bholken GE, Mimica M. Treatment of chronic constipation with lactulose syrup: results of a double-blind study. Gut. 1968;9:84-6.

Whitehead WE, Devroede G, Habib FI, Meunier P, Wald A. Functional disorders of the anorectum. Gastroenterol Int. 1992;5:92-108.

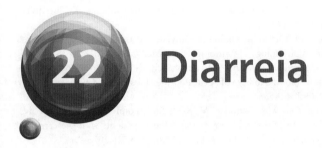

22 Diarreia

INTRODUÇÃO

De acordo com a Organização Mundial da Saúde (OMS), 4% de todas as mortes são causadas por diarreia, equivalente a 2,2 milhões de pessoas/ano, em sua maioria, crianças. Em países desenvolvidos como nos EUA, uma pessoa apresenta 1 episódio de diarreia por ano (Surawicz, 2010).

A diarreia é um sintoma comum; aproximadamente 25% da população norte-americana têm um episódio de diarreia no período de 1 ano, e aproximadamente 5% apresentam diarreia crônica (Schiller et al., 2014). Diarreia aguda é definida como o aumento da frequência de evacuação (3 vezes/dia ou mais ou no mínimo 200 g de fezes/dia) com duração inferior a 14 dias, e pode ser acompanhada de náuseas, vômitos, cólica abdominal, com sintomas clinicamente significativos ou má nutrição (Thielman e Guerrant, 2004). Infecções intestinais que causam diarreia são fatores importantes de morbidade no mundo. Em países em desenvolvimento, diarreias infecciosas contribuem sobremaneira para a desnutrição, resultando em alta morbidade e mortalidade, particularmente em pacientes pediátricos. Estima-se que em torno de 2 a 4 bilhões de episódios de diarreia infecciosa ocorram anualmente em países em desenvolvimento, com as taxas mais altas de infecção ocorrendo em crianças com idade abaixo de 5 anos. Neste capítulo, serão revistos os quadros e o tratamento das diarreias consideradas infecciosas.

A diarreia infecciosa pode ser causada por vários patógenos, classificados como não inflamatórios, inflamatórios ou invasivos. Esses três grupos de patógenos podem causar dois tipos de síndrome de diarreia: as diarreias não inflamatórias e as diarreias inflamatórias. As diarreias não inflamatórias são causadas por organismos que produzem enterotoxinas, como o *Vibrio cholerae*, a *Escherichia coli* enterotoxigênica, ou por vírus que aderem à mucosa e causam alterações nos processos de absorção e secreção dos enterócitos sem, entretanto, causar inflamação aguda ou destruição da mucosa.

O trato gastrintestinal é extremamente eficaz na sua capacidade de absorver líquidos e nutrientes. A carga diária de fluido no intestino delgado é de aproximadamente 9 ℓ de água; desse volume, 2 ℓ são oriundos da ingesta diária e 7 ℓ de secreções (salivar, gástrica, pancreática, biliar e secreções intestinais). O intestino delgado absorve de 6 a 7 ℓ/dia, e o cólon absorve 1,5 a 1,9 ℓ/dia, sendo que aproximadamente 0,1 a 0,5 ℓ é eliminado nas fezes. Embora a capacidade normal do cólon de absorver água seja de aproximadamente 2 ℓ/dia, essa capacidade pode aumentar para 4 a 6 ℓ/dia, como observado na síndrome do intestino curto.

Uma redução na absorção de água no intestino delgado resulta em aumento do fluxo ileoceco, entretanto, caso o aumento do fluxo seja menor que a capacidade máxima do cólon de absorver água, não ocorrerá diarreia. Por outro lado, a diarreia pode ocorrer quando há redução discreta ou mesmo se a capacidade de absorção de água pelo cólon for reduzida a zero. Nesse caso, a produção de fezes será de aproximadamente 2 ℓ/dia, o que representa uma diarreia altamente significativa, mesmo com função normal do intestino delgado.

No intestino delgado, ocorre absorção ativa de sódio e secreção ativa de cloro. A água não é absorvida ativamente; ela é absorvida passivamente junto com o sódio e a glicose. Há cinco mecanismos conhecidos de absorção de sódio: o mecanismo primário nessa porção do intestino é estimulado por nutrientes como glicose e aminoácidos. Os outros quatro mecanismos são representados por:

- Troca de sódio e hidrogênio (Na-H) no duodeno e no jejuno proximal
- Troca paralela de Na-H e Cl-HCO$_3$ no intestino delgado distal e cólon proximal
- Estimulação de absorção de Na$^+$ no cólon por ácidos graxos de cadeia curta
- Uma absorção de sódio sensível à aldosterona por meio de canal de Na$^+$ epitelial (ENaC; mecanismo de transporte na membrana apical) no cólon terminal (Binder, 2009).

A família dos genes dos trocadores de sódio e hidrogênio (NHE), particularmente a isoforma NHE3, tem papel importante na absorção de sódio pelo intestino delgado. A regulação do NHE3 ocorre durante a digestão normal e se encontra inibida na maioria das doenças diarreicas. Em alguns quadros de diarreia, ocorre tanto inibição da absorção neutra de cloreto de sódio (NaCl) como estimulação eletrogênica da secreção de cloro, causando grandes perdas de água e eletrólitos pelo intestino. Entretanto, em alguns quadros diarreicos causados por doenças inflamatórias intestinais, aparentemente ocorre apenas inibição da absorção de sódio, sem concomitante estimulação da secreção de cloro.

A absorção intestinal de sódio eletricamente neutra é regulada no estado pós-prandial como parte da resposta neuro-humoral na digestão. Aumento das concentrações intracelulares de AMP cíclico (AMPc), GMP cíclico (GMPc) e cálcio intracelular, ou substâncias ou toxinas bacterianas que causem aumento intracelular desses segundos mensageiros, inibe a absorção neutra de NaCl no íleo e a atividade do NHE3. Além disso, o aumento de AMPc e GMPc aumenta a secreção de cloro. Aumento da concentração de cálcio intracelular também inibe a ação do NHE3 e estimula a secreção de cloro, mas esses efeitos não são tão duradouros nem tão potentes quando comparados à estimulação causada pelos nucleotídios cíclicos. Em modelos animais, alguns patógenos bacterianos como *Salmonella typhimurium* (Khurana et al., 1991), *Shigella dysenteriae* (Kaur et al., 1995) e *Campylobacter jejuni* (Kanwar et al., 1994) aumentam a concentração intracelular de cálcio, resultando em inibição da reabsorção de NaCl (Khurana et al., 1991). A absorção conjugada dos íons de sódio e cloro forma um mecanismo proeminente para manter o equilíbrio de fluidos e eletrólitos tanto no intestino delgado como no intestino grosso, particularmente no período entre as refeições. Esse equilíbrio depende de transportadores pareados expressos na membrana apical das vilosidades do epitélio intestinal. Os transportadores são membros da família dos carregadores de soluto 9 (SLC9) dos NHE e membros da família dos carregadores de soluto 26 (SLC26) dos trocadores de ânions.

A quantidade de fluido nas fezes é determinada pelo conteúdo de seus solutos. Em pacientes com diarreia, os solutos não estão sendo absorvidos de maneira suficiente ou estão sendo ativamente secretados para a luz intestinal, ou ambos os fenômenos estão ocorrendo. A capacidade de desidratar as fezes depende da função de barreira do epitélio intestinal, a qual previne a difusão retrógrada de eletrólitos e outros solutos, uma vez que já foram absorvidos.

As diarreias causadas por vírus representam cerca de 30 a 40% dos episódios de diarreia aguda nos EUA, sendo os mais comuns o norovírus e o rotavírus (Musher e Musher, 2004). Já em países em desenvolvimento com condições sanitárias inadequadas, patógenos intestinais bacterianos como *Vibrio cholerae*, *Escherichia coli* enterotoxigênica (ETEC) e *Escherichia coli* enteropatogênica (EPEC), protozoários e parasitas intestinais são os principais causadores de diarreia infecciosa. A seguir, serão revistas as diarreias infecciosas mais comuns causadas por vírus, bactérias e protozoários e, ao final, será abordada a diarreia causada por uso de antibióticos.

DIARREIAS CAUSADAS POR VÍRUS

Antes de 1970, o agente etiológico responsável pelas gastrenterites pediátricas não costumava ser identificado, porém um grande avanço ocorreu a partir de 1973, com a identificação de partículas virais em amostras de biopsia duodenal de crianças com quadro de diarreia grave (Bishop *et al.*, 1973) e em amostras de fezes de crianças com diarreia aguda (Flewett *et al.*, 1973). Esse vírus foi denominado rotavírus por sua morfologia em aparência de roda.

Rotavírus

Vírus RNA de fita dupla, não envelopado, que apresenta uma arquitetura complexa de três capsídios concêntricos envolvendo um genoma de 11 segmentos de RNA de dupla fita. Os segmentos codificam seis proteínas estruturais virais (VP1, VP2, VP3, VP4, VP6 e VP7) e seis proteínas não estruturais (NSP1, NSP2, NSP3, NSP4, NSP5 e NSP6; Figura 22.1; Crawford *et al.*, 2017). As proteínas na partícula viral madura determinam a especificidade para o hospedeiro, a entrada celular e as funções enzimáticas necessárias para a produção de transcritos virais, além de conterem epítopos que podem gerar respostas imunes. As proteínas não estruturais do genoma estão envolvidas nos fenômenos de replicação e antagonismo da resposta imune (principalmente a NSP1) e incluem a enterotoxina viral NSP4 (Estes e Greenberg, 2013). Há dez espécies diferentes de rotavírus (A-J), classificadas com base na sequência e em diferenças antigênicas da VP6, os pertencentes à espécie A são os mais frequentemente associados com diarreias em crianças.

Os rotavírus são onipresentes e infectam praticamente quase todas as crianças na faixa etária entre 3 e 5 anos. Em 2003, foram observados 114 milhões de casos de infecção por rotavírus em crianças abaixo de 5 anos de idade, e 24 milhões necessitaram de assistência médica e 2,3 milhões necessitaram de hospitalização (Parashar *et al.*, 2003). Em 2013, as infecções por rotavírus foram associadas com mais de 200 mil mortes em crianças abaixo de 5 anos de idade. Apesar de a prevalência de infecção por rotavírus em crianças hospitalizadas com diarreia ser similar (30 a 50%), mais de 90% dos indivíduos com infecções fatais moram em países em desenvolvimento (Tate *et al.*, 2016), refletindo provavelmente dificuldade de acesso para o atendimento médico, ausência de infraestrutura adequada para hidratação e alta prevalência de comorbidades como má nutrição. A transmissão ocorre predominantemente pela via fecal-oral, por contato pessoa-pessoa próximo, o inóculo é pequeno para causar doenças em hospedeiros suscetíveis.

Distintamente das gastrenterites causadas por bactérias patogênicas, as infecções por rotavírus causam diarreia de curta duração, associada com discreta reação inflamatória, e apresenta dois mecanismos prováveis:

- Diarreia osmótica decorrente de má absorção (secundária a dano e morte de enterócitos e redução da função absortiva do epitélio intestinal)
- Diarreia secretória decorrente de efeitos da NSP4 e ativação do sistema nervoso entérico (Ball *et al.*, 1996).

A NSP4 é liberada de enterócitos infectados e estimula as células enterocromafins para liberar serotonina (ou 5-HT), um neurotransmissor que regula a motilidade gastrintestinal, e induzir náuseas e vômitos (Figura 22.2). No intestino, a serotonina induz diarreia por meio da ativação de receptores 5-HT$_3$ nos nervos aferentes primários intrínsecos que compõem o plexo mioentérico. A ativação desses nervos aumenta a motilidade intestinal e ativa nervos que compõem o plexo submucoso, estimulando a liberação do peptídio vasoativo intestinal (VIP) dos terminais nervosos das células crípticas. Esses eventos causam diarreia ao aumentar os níveis de AMPc, o que resulta na secreção de água e NaCl no lúmen intestinal.

O tratamento visa a restabelecer as condições hidreletrolíticas, podendo ser feito idealmente com hidratação oral ou, se necessário, por via intravenosa (IV). Probióticos utilizados para tratamento de diarreia aguda são bactérias produzidas a partir de ácido láctico como *Lactobacillus rhamnosus*, *Lactobacillys plantarum*, várias cepas de *Bifidobacteria* e *Enterococcus faecium*, e fungos como *Saccharomyces boulardii*. A maioria das metanálises sugere benefício modesto em reduzir a duração da diarreia causada pelo rotavírus, sendo os mecanismos propostos para essa suposta ação benéfica a ativação de células apresentadoras de antígeno, redução dos níveis de citocinas inflamatórias, modulação da ação das células T efetoras e reguladoras da resposta imune e promoção da diferenciação e migração de enterócitos (Vlasova *et al.*, 2016).

O uso de antieméticos como metoclopramida e ondansetrona em crianças com infecção por rotavírus progrediu de *não recomendado* para *possivelmente recomendado*, por seu efeito de reduzir tanto o número de episódios de vômitos como a necessidade de hidratação IV e hospitalização. Interessante ressaltar que uma dose única de

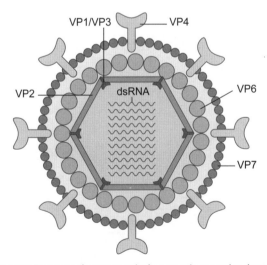

Figura 22.1 Esquema de uma partícula com três camadas do rotavírus. A estrutura consiste em um capsídio interno (*viral protein* – VP2), um capsídio médio (VP6) e um capsídio externo (VP7 e VP4). A VP4 é clivada proteoliticamente em VP8* e VP5*. A proteína estrutural VP2, as enzimas VP1 e PV3 e o genoma viral compõem o core do vírion. A proteína do capsídio médio (VP6) determina as especificidades de espécie, grupo e subgrupo. O capsídio externo é composto pelas proteínas VP4 e VP7, as quais induzem a resposta imunológica nos hospedeiros infectados, levando à produção de anticorpos específicos para o rotavírus.

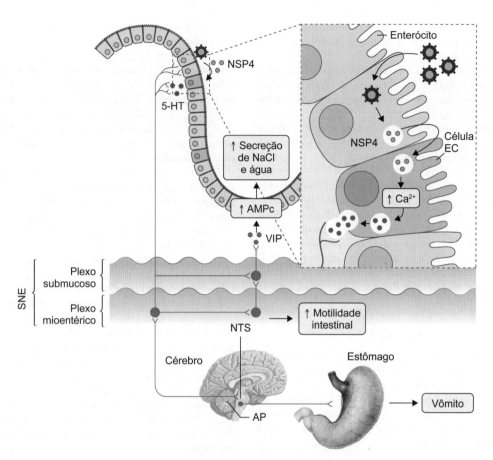

Figura 22.2 Modelo esquemático de diarreia e vômito induzidos por rotavírus. A proteína não estrutural 4 (NSP4) é liberada por enterócitos infectados e estimula as células enterocromafins (EC) para liberar 5-hidroxitriptamina (5-HT), um neurotransmissor que modula a motilidade gastrintestinal e induz náuseas e vômitos. A 5-HT liberada pode induzir diarreia em virtude da ativação de receptores 5-HT3 nos nervos aferentes primários intrínsecos que compõem o plexo mientérico. A ativação dos nervos do plexo mientérico aumenta a motilidade intestinal e ativa os nervos que compõem o plexo submucoso, o qual estimula a liberação do peptídio vasoativo intestinal (VIP) dos terminais nervosos adjacentes às células crípticas. Esses eventos causam diarreia por aumentar os níveis de AMPc, o que resulta na secreção de NaCl e água para o lúmen intestinal. A infecção por rotavírus também pode ativar o centro do vômito no bulbo do tronco cerebral, composto por formação reticular, núcleo do trato solitário (NTS) e área postrema (AP). SNE: sistema nervoso entérico.

ondansetrona reduz a necessidade de hidratação IV, mas aumenta o quadro de diarreia. Por sua vez, doses repetidas não aumentam o efeito benéfico observado com a dose única. O benefício maior é observado em crianças com infecção por rotavírus e com vômitos intensos.

O antiparasitário nitazoxanida, assim como seu metabólito tixozanida, são ativos contra um grande número de bactérias Gram-negativas e Gram-positivas, e atuam também como fármacos antivirais (Rossignol, 2014). Ensaio clínico randomizado, duplo-cego, controlado com placebo, realizado em crianças com diarreia grave causada por rotavírus avaliou a eficácia da nitazoxanida (Rossignol et al., 2006). Crianças com diagnóstico de gastrenterite por rotavírus (n = 38) foram randomizadas para serem tratadas com nitazoxanida (7,5 mg/kg administrados como suspensão oral) ou placebo 2 vezes/dia, durante 3 dias. O objetivo primário era o tempo de resolução do quadro de gastrenterite. O tempo mediano de resolução do quadro no grupo tratado com nitazoxanida foi de 31 h (22 a 73 h), enquanto no grupo tratado com placebo foi de 75 h (51 a 124), não houve diferença na incidência de reações adversas (Figura 22.3).

NOROVÍRUS

Grupo de vírus RNA de fita única, não envelopado, pertencente à família Caliciviridae, sendo a principal causa de gastrenterite aguda em adultos (e a segunda em pacientes pediátricos < 5 anos de idade),

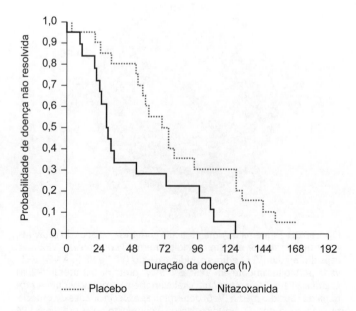

Figura 22.3 Efeito da nitazoxanida na duração da doença por rotavírus (p = 0,0137 pelo teste de Wilcoxon).

com 21 milhões de casos/ano, levando a 70 mil hospitalizações e 800 mortes nos EUA (Lopman *et al*., 2012). Acredita-se que os seres humanos sejam o único hospedeiro para o norovírus humano, sendo a via fecal-oral o modo primário de transmissão. A quantidade baixa de inóculo (18 a 1.000 partículas virais) permite ao vírus se disseminar por meio de gotículas, objetos contaminados, contato pessoa-pessoa e contaminação ambiental, o que é evidenciado pela observação que a infecção secundária atinge 30% ou mais de membros familiares próximos. Outro fator que facilita a sua disseminação é o fato de esta preceder o quadro clínico em aproximadamente 30% dos pacientes, aumentando o potencial de infecção secundária (Glass *et al*., 2009). O mecanismo exato pelo qual o norovírus causa diarreia não é conhecido. Entretanto, há evidências de que ele cause má absorção em razão de dano estrutural no intestino delgado. Essa má absorção pode ocorrer por alargamento e abrandamento das vilosidades intestinais, e pela diminuição da atividade das dissacaridases intestinais, mecanismo semelhante ao observado na diarreia causada pelo rotavírus. Após um período de incubação que varia entre 10 e 51 h, o quadro clínico inicia-se com vômitos, seguido de cólicas abdominais, febre, diarreia profusa, cefaleia, calafrios e mialgia. A doença geralmente dura 2 a 3 dias, podendo se prolongar para 4 a 6 dias em crianças menores de 11 anos de idade (Rockx *et al*., 2002). O tratamento é feito visando a corrigir a desidratação e o desequilíbrio eletrolítico (Sell e Dolan, 2018).

DIARREIAS CAUSADAS POR BACTÉRIAS

A maior parte dos pacientes com diarreia infecciosa apresenta uma evolução autolimitada e não necessita de atenção médica. Entretanto, em pacientes com doença grave com desidratação significativa, febre, disenteria, deficiência imunológica, uso recente de antibióticos, idade avançada, comorbidades importantes ou hospitalização, o exame de fezes para agentes bacterianos (*Salmonella*, *Shigella* e *Escherichia coli*) deve ser realizado. Na maioria dos casos, o patógeno bacteriano é detectado na primeira ou segunda amostra coletada, de modo que a cultura de múltiplas amostras não é necessária (Zollner-Schwetz e Krause, 2015).

Escherichia

O nome do gênero foi dado em homenagem ao pediatra alemão Theodor Escherich e representa um grupo de bactérias Gram-negativas anaeróbicas facultativas que pertencem à família Enterobacteriaceae. A espécie *Escherichia coli* é amplamente distribuída, sendo o maior anaeróbico facultativo do intestino grosso de humanos e demais mamíferos (Conway, 1995). A maior parte das cepas de *Escherichia coli* convivem sem causar dano ao cólon e raramente causam doenças em pessoas saudáveis, mas há cepas patogênicas que podem causar doença intestinal e extraintestinal tanto em pessoas saudáveis como em pacientes imunodeprimidos.

As cepas de *Escherichia coli* envolvidas em diarreias são agentes etiológicos importantes e são denominadas coletivamente *Escherichia coli* diarregênicas (DEC, do inglês *diarrheagenic Escherichia coli*). Os diversos tipos de DEC diferem entre si em relação aos sítios preferenciais de colonização no hospedeiro, mecanismos de virulência e também com base nos quadros clínicos.

Escherichia coli enteropatogênica (EPEC)

Esse termo foi utilizado inicialmente por Neter *et al*. (1995) para descrever cepas de *Escherichia coli* epidemiologicamente relacionadas a surtos de diarreia infantil nas décadas de 1940 e 1950 (Robins-Browne, 1987). A definição atual das EPEC é de cepas de *Escherichia coli* que causam diarreia e produzem lesão histológica no epitélio intestinal – conhecida como *effacing or attaching lesion* – e incapacidade de produzir toxina Shiga e enterotoxinas termo-lábeis (LT) ou termorresistentes (RT). As EPEC são subclassificadas em EPEC típica (tEPEC) e atípica (aEPEC). As EPEC típicas causam diarreia infecciosa em humanos e apresentam um plasmídio altamente virulento conhecido como plasmídio com fator de aderência da EPEC; as EPEC atípicas não possuem esse fator. Diarreias causadas por EPEC reduzem com a idade, sendo que as infecções por EPEC são raramente observadas em adultos. Essa resistência aparente em adultos e crianças mais velhas é atribuída à perda dos receptores específicos com a idade e o desenvolvimento de imunidade (Nataro e Kaper, 1998).

O subtipo tEPEC é particularmente associado com diarreias em crianças com menos de 1 ano de idade, geralmente crianças pobres em centros urbanos, sendo essa associação bastante evidente em crianças com menos de 6 meses de idade. Estudos realizados no Brasil, Chile, México e África do Sul demonstraram que 30 a 40% das diarreias pediátricas decorrem do subtipo tEPEC (Gomes e González-Pedrajo, 2010). Entretanto, essa característica tem mudado no Brasil; cerca de 92% dos isolados de EPEC coletados de crianças nos anos de 2001 a 2002 foram de aEPEC, comparados com 38% em 1998 a 1999 (Scaletsky *et al*., 2009). Os surtos de diarreia com EPEC apresentam distribuição sazonal, ocorrendo nos meses mais quentes. Distintamente da tEPEC, a aEPEC é encontrada na diarreia de pacientes de qualquer idade e em adultos com HIV-AIDS, entretanto, seu papel na diarreia ainda não está claro porque é detectada com frequência semelhante em pacientes com ou sem diarreia em várias áreas geográficas.

Escherichia coli enterotoxigênica (ETEC)

A infecção intestinal causada pela ETEC causa uma diarreia de origem não inflamatória, mediada por toxina que é similar, mas de intensidade menor à observada na infecção pelo *Vibrio cholerae*. A ETEC inicialmente adere-se à superfície dos enterócitos do intestino delgado por meio de interações do receptor-ligante via antígenos de superfície presentes nas fímbrias, conhecidos como antígenos de aderência ou antígenos de fatores de colonização (Evans *et al*., 1975). Após a colonização, a ETEC pode secretar dois tipos de enterotoxinas codificadas por plasmídios: LT e RT. A enterotoxina LT apresenta similaridades biológicas e antigênicas com a toxina colérica; ela também atua no epitélio intestinal e ativa a adenilato ciclase por meio da ribosilação da subunidade G_s da proteína G (Moss e Richardson, 1978). Semelhante à subunidade B da toxina colérica, a subunidade B da enterixona LT é feita de cinco subunidades idênticas. Entretanto, além da alta afinidade da enterotoxina LT pelo receptor de gangliosídio GM1, presente na bordadura em escova da membrana apical do epitélio intestinal, essa enterotoxina liga-se a vários outros receptores no intestino humano, como receptores ou glicoproteínas contendo polilactoaminoglicanos (Karlsson *et al*., 1996). A enterotoxina RT, produzida por muitas cepas da ETEC, causa diarreia ao ligar-se à enzima guanilato ciclase C, levando a aumento da concentração intracelular de GMPc. Aproximadamente 50% dos isolados clínicos de ETEC secretam apenas a enterotoxina RT (Wolf, 1997). Conforme mencionado anteriormente, as diarreias causadas pela ETEC são de intensidade significativamente menor do que aquelas causadas pelo *Vibrio cholerae*. Antibioticoterapia com rifaximina, ciprofloxacino ou azitromicina está indicada somente para casos de intensidade moderada ou grave, sendo que o tratamento deve ser iniciado no primeiro dia da doença, pois reduz, de maneira eficaz, a eliminação bacteriana e a duração da doença (Steffen *et al*., 2015).

Escherichia coli êntero-hemorrágica (STEC)

Representa um grupo bem conhecido de patógenos encontrados em alimentos e distribuídos mundialmente. A habilidade de produzir uma ou mais citotoxinas da família das toxinas Shiga constitui a principal característica virulenta desse subgrupo de *Escherichia coli*. Causa uma ampla gama de infecções, que variam desde assintomática ou diarreia leve até quadros com manifestações mais sérias, como a colite hemorrágica ou a síndrome hemolítico-urêmica (Gomes *et* al., 2016). EHEC é o subtipo de *Escherichia coli* mais comum em epidemias causadas por alimentos contaminados. *Escherichia coli* O157:H7 é o sorotipo encontrado em 36% das infecções por EHEC e causa sintomas mais graves em comparação com outros sorotipos não O157. Os sintomas costumam começar 3 a 4 dias após a exposição e são constituídos por diarreia, dor abdominal e febre com duração entre 5 e 7 dias (Sell e Dolan, 2018). A transmissão costuma ser por meio de leite não pasteurizado, suco de maçã não pasteurizado, queijo fresco, água contaminada ou contato com gado. Antibioticoterapia não é indicada no tratamento, pois há risco de síndrome hemolítico-urêmica, conforme ilustrado na metanálise apresentada na Figura 22.4 (Freedman et al., 2016).

É possível que essa restrição de antibióticos não se aplique ao carbapeném e ao macrolídio azitromicina, ou à rifampicina ou rifaximina. Tratamento com azitromicina 500 mg 1 vez/dia durante 3 dias VO parece ter efeito favorável em relação a portadores sadios (Nitschke et al., 2012).

Escherichia coli enteroagregante (EAEC)

Causa diarreia persistente (podendo também causar disenteria) em crianças, predominantemente de países em desenvolvimento (Okeke e Nataro, 2001). Também está associada a diarreia do viajante em pacientes pediátricos e adultos de países desenvolvidos (Wilson et al., 2001). Outros sintomas além da diarreia incluem náuseas, vômitos, anorexia, borborigmos e tenesmo (Huang et al., 2006). A transmissão é feita por meio de alimentos ou água contaminados, e o período de incubação é de 8 a 18 h (Harrington et al., 2006).

A denominação enteroagregante se deve à capacidade das bactérias de aderirem à cultura de células tissulares de uma maneira particular (Nataro et al., 1987). O mecanismo de patogênese apresenta três passos:

- Aderência à mucosa intestinal por meio das fímbrias de aderência agregantes
- Aumento da produção de muco levando à formação de biofilme na superfície dos enterócitos
- Secreção de toxinas e indução de resposta inflamatória.

Embora os sintomas gastrintestinais associados com infecção por EAEC possam persistir por várias semanas, a infecção costuma ser autolimitada, e o tratamento padrão recomendado é reidratação oral. Entretanto, os sintomas podem ser muito debilitantes e ter alto impacto socioeconômico, e o tratamento farmacológico pode ser necessário nos casos de diarreia prolongada/grave e dor abdominal. Os antibióticos de primeira linha utilizados mais frequentemente no tratamento da diarreia do viajante são ampicilina, sulfametoxazol-trimetoprima e tetraciclinas, como doxiciclina e quinolonas, visto que são facilmente encontrados e de baixo preço (Kong et al., 2015). Infecções por EAEC têm apresentado resistência crescente aos antibióticos, porém, elas são tratadas com bastante sucesso com ciprofloxacino e outras fluoroquinolonas, embora essa classe de antibióticos não seja comumente empregada em pacientes pediátricos.

Escherichia coli enteroinvasiva (EIEC)

Responsável por quadros de disenteria em humanos, principalmente em países em desenvolvimento. A EIEC invade as células no intestino grosso, causando uma infecção similar ao quadro causado por *Shigella*. Importante ressaltar que as cepas de EIEC apresentam características patogênicas, bioquímicas e genéticas muito similares às características da *Shigella*, tornando a identificação correta do patógeno particularmente difícil (Silva et al., 1980). Importante ressaltar que, apesar do mecanismo ser semelhante à *Shigella*, estudo realizado em voluntários demonstrou que o inóculo para causar infecção é bem maior do que o necessário para a *Shigella* (Dupont et al., 1971). A disenteria causada pela EIEC é mais branda e geralmente autolimitada quando comparada com a da *Shigella*, possivelmente em virtude da menor expressão de genes virulentos (ipaABCD, icsA, virF, virB), da habilidade de escapar do fagossomo, da reduzida proliferação intracelular e da capacidade de disseminação, assim como menor capacidade de induzir dano celular quando comparada com a *Shigella flexneri* (Moreno et al., 2009).

A prevalência de EIEC no Brasil varia entre 0,5 e 15%, dependendo da população investigada. Em crianças que habitam favelas da cidade de São Paulo, a presença de EIEC foi de 15,9%, enquanto em crianças que habitam outras áreas da cidade de São Paulo, a incidência foi de 2,3%, indicando importante associação com as condições socioeconômicas (Toledo e Trabulsi, 1990).

Cólera

Infecção por *Vibrio cholerae* é uma das causas mais comuns de diarreia infecciosa no mundo. Os vibriões são classificados em sorogrupos O1 ou não O1, dependendo de eles sofrerem ou não aglutinação com antissoro contra o antígeno O1 (polissacarídio da parece celular). O *Vibrio cholerae* causa doença pela produção da toxina colérica. Todas as cepas do vibrião produzem a mesma enterotoxina, embora possam apresentar suscetibilidade distinta aos antibióticos. Por exemplo, *Vibrio* 0139 apresentou susceptibilidade para tetraciclina e furazolidona em mais de 90% dos pacientes infectados; já o *Vibrio cholerae* 01 foi susceptível a tetraciclina e furazolidona em 27 a 58% dos pacientes infectados (Sack et al., 2004). Apesar da toxina colérica poder afetar todo o intestino, o cólera deve-se basicamente à atividade da toxina no intestino proximal (duodeno e jejuno proximal). A aderência da bactéria ao epitélio intestinal é crítica para a sobrevivência da bactéria e para a produção da enterotoxina. A aderência do *Vibrio cholerae* é mediada pelo fator de colonização da fímbria, conhecido como o *pilus* regulado pela toxina. Outras estruturas adicionais ao *pilus* são as

Estudo ou subgrupo	Antibióticos Eventos	Total	Sem antibióticos Eventos	Total	Peso	*Odds ratio* M-H, aleatório, IC 95%	*Odds ratio* M-H, aleatório, IC 95%
Cadwgan et al. (2002)	2	10	4	22	5,3%	1,13 (0,17, 7,45)	
Dundas et al. (2001)	7	15	26	104	15,5%	2,63 (0,87, 7,94)	
Slutsker et al. (1998)	4	39	3	54	7,8%	1,94 (0,41, 9,22)	
Smith et al. (2012)	27	65	36	123	48,3%	1,72 (0,92, 3,22)	
Wong et al. (2012)	9	25	27	234	23,0%	4,31 (1,74, 10,71)	
Total (IC 95%)		154		537	100,0%	2,24 (1,45, 3,46)	
Total de eventos	49		96				

Heterogeneidade: Tau² = 0; Chi² = 3,33; df = 4 (p = 0,5); I² = 0%
Teste para o efeito geral: Z = 3,62 (p = 0,003)

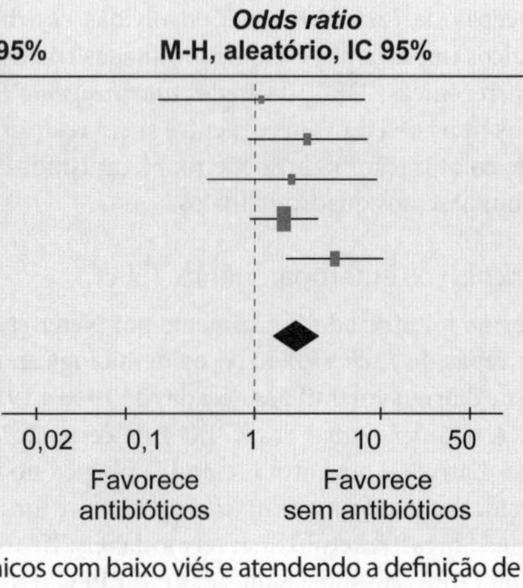

0,02　0,1　1　10　50
Favorece antibióticos　　Favorece sem antibióticos

Figura 22.4 Probabilidade de ocorrer síndrome urêmica hemolítica (HUS) com base em ensaios clínicos com baixo viés e atendendo a definição de HUS.

hemaglutininas que se ligam à mucosa e à manose. Após a adesão, o *Vibrio cholerae* secreta a toxina colérica, que é formada por duas subunidades, uma subunidade A ativa, tóxica (CTA), e uma subunidade B (CTB) que apresenta a forma de um pentâmero, a qual é responsável pela ligação da toxina no epitélio intestinal por meio de um receptor de gangliosídio (GM$_1$) presente na bordadura em escova da membrana apical do epitélio intestinal (Shogomori e Futerman, 2001). A toxina ligada à membrana é internalizada pela célula epitelial intestinal por meio de vesículas recobertas de caveolina, vesículas recobertas de clatrina ou pela chamada via endocítica Arf6 (Massol et al., 2004). A subunidade A é então partida em dois peptídios, A1 e A2. O peptídio A1 tem atividade enzimática de ribosilação da adenosina difosfato (ADP) e estimula a ribosilação da G$_s$, a subunidade estimulatória da proteína G heterotrimérica, levando à ativação irreversível da adenilato ciclase. Isso resulta em aumento dos níveis intracelulares de AMPc, que causa alterações no transporte de eletrólitos pelos enterócitos, como aumento da secreção de cloro pelas células cripta e redução da absorção de sódio e cloro pelas células vilosas, resultando em diarreia. Além disso, a toxina colérica estimula as células enterocromafins a liberar serotonina, a qual, por sua vez, estimula a liberação do peptídio vasointestinal dos neurônios entéricos locais, potencializando o quadro diarreico (Mourad et al., 1995). A Figura 22.5 ilustra a patogênese e o mecanismo de ação da toxina colérica (Clemens et al., 2017).

O quadro clínico do cólera pode variar de leve a bastante grave; na sua forma aguda grave, pode causar desidratação grave em horas e morte, se o paciente não for tratado adequadamente. Atualmente, com o tratamento adequado, a mortalidade é menor que 1%. As complicações do cólera são distúrbios hidreletrolíticos como hipopotassemia, hiponatremia, hipocalcemia e acidose metabólica; nos pacientes com quadro grave, pode ocorrer choque hipovolêmico. Consequentemente, o tratamento inicial é baseado na avaliação correta do grau de desidratação do paciente e estimação do volume de líquido a ser reposto, além das perdas continuadas. As opções para reposição de líquido IV é de solução de lactato de Ringer (Na$^+$ 130 mM, K$^+$ 4 mM, Ca^{++} 3 mM, Cl$^-$ 109 mM e lactato 28 mM) ou solução salina para cólera (Na$^+$ 133 mM, K$^+$ 13 mM, Cl$^-$ 98 mM e acetato 48 mM). O tratamento com antibióticos pode ser iniciado após a resolução do quadro de desidratação e deve ser baseado em perfil de suscetibilidade. Os antibióticos mais utilizados são a azitromicina e o ciprofloxacino, a azitromicina costuma ser mais eficaz em termos de tempo de diarreia, redução do volume das fezes, redução da frequência de vômitos e cessação da excreção fecal de vibriões (Figura 22.6). Quando sensível, a dose recomendada em pacientes pediátricos é de 20 mg/kg e, em adultos, 1 g em dose única (Saha et al., 2006). A dose recomendada de ciprofloxacino em pacientes pediátricos é de 15 mg/kg e, em adultos, 1 g em dose única. Em áreas com baixa resistência às tetraciclinas, uma dose única de doxiciclina 300 mg pode ser utilizada em adultos. Não é recomendada a administração profilática de antibióticos para viajantes para áreas de surto. Suplementação com zinco reduz a duração e a gravidade dos episódios de diarreia em crianças (Roy et al., 2008). A suplementação de zinco (10 a 20 mg) pode ser iniciada assim que os vômitos forem interrompidos, sendo administrado 1 vez/dia durante 10 a 14 dias.

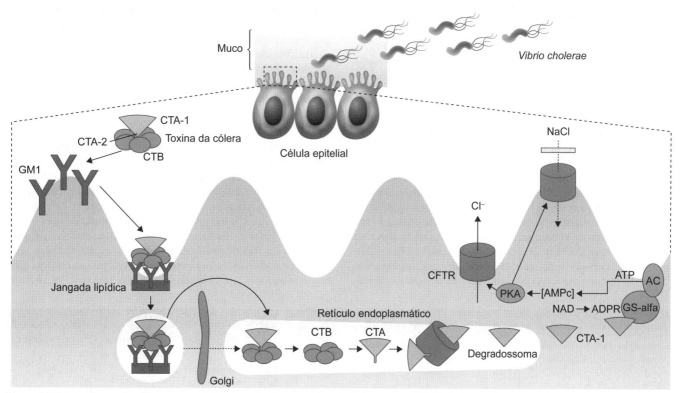

Figura 22.5 Patogênese da cólera e mecanismo de ação da sua toxina. Após ingestão, o *Vibrio cholerae* coloniza as células do intestino delgado e secreta a toxina da cólera, que apresenta uma estrutura semelhante à de um *doughnut* com uma subunidade A enzimática central ativa e tóxica (CTA-1 + CTA-2) associada à subunidade B pentamérica (CTB). Após ligar-se aos receptores gangliosídios GM1 das células epiteliais do intestino delgado, os quais estão localizados nas jangadas lipídicas da superfície celular, a toxina da cólera sofre processo de endocitose e é transportada para o degradossoma pelo retículo endoplasmático através de uma via retrógrada, a qual, dependendo da célula, pode ou não envolver passagem pelo aparelho de Golgi. No retículo endoplasmático, a CTA se dissocia da CTB, permitindo que a CTA-1 atinja o citoplasma ao ser translocada via degradossoma. No citoplasma, as subunidades CTA-1 ligam-se à subunidade GS-alfa da adenilato ciclase da membrana celular; após a ligação, CTA-1 causa ADP-ribosilação da subunidade GS-alfa, estimulando a atividade da adenilato ciclase, causando aumento intracelular de AMPc, ativação da proteinoquinase A e fosforilação do regulador de condutância transmembrânico da fibrose cística, o qual atua como principal canal de cloro, levando à secreção extracelular de cloro e água. A secreção de cloro e bicarbonato é particularmente pronunciada nas células das criptas intestinais, enquanto o aumento intracelular de AMPc nas células das vilosidades intestinais inibe a captação de NaCl e de água. ADPR: ADP ribose; AC: adenilato ciclase; AMPc: AMP cíclico; CFTR: *cystic fibrosis transmembrane conductance regulator*.

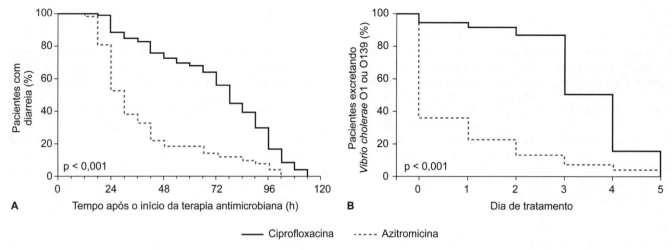

Figura 22.6 Duração da diarreia (**A**) e excreção de *Vibrio cholerae* O1 ou O139 (**B**). Valores de p foram calculados pelo teste *log-rank*.

Shigella

Bacilo Gram-negativo pertencente à família Enterobacteriaceae, apresentando quatro espécies (*S. dysenteriae*, *S. flexneri*, *S. boydii* e *S. sonnei*) com múltiplos sorotipos. Estimam-se 165 milhões de episódios de diarreia causada por *Shigella* anualmente, sendo que 99% ocorrem em países em desenvolvimento, e destes, 69% em crianças. *Shigella* foi identificada como o principal patógeno responsável por diarreias em crianças, sendo estimada ocorrência de 1,1 milhão de mortes causadas por essa bactéria anualmente, sendo 61% em pacientes acima de 5 anos de idade (Ashkenazi, 2004). *S. boydii* e *S. sonnei* causam quadro leve de diarreia, enquanto a *S. dysenteriae* e a *S. flexneri* são os principais responsáveis pelos quadros de shigelose endêmica e epidêmica, com alta taxa de transmissão e fatalidade. A *S. dysenteriae* é capaz de causar uma doença mais grave e prolongada, em razão de sua capacidade de produzir uma potente citotoxina (Shiga) associada com o desenvolvimento da síndrome hemolítico-urêmica (Taylor, 2008).

A transmissão ocorre de várias maneiras: por via fecal-oral, contato pessoa-pessoa, mosquito doméstico, água contaminada ou mesmo objetos inanimados após exposição a poucas bactérias (10 a 100). Uma vez infectado, todas as espécies de *Shigella* se reproduzem e causam disenteria aguda, em virtude da invasão do epitélio colônico, que libera citocinas pró-inflamatórias; a reação inflamatória subsequente destrói as células epiteliais da mucosa intestinal, favorecendo ainda mais a invasão pela *Shigella*. Com antibioticoterapia adequada, a melhora clínica é observada em 48 h, com redução do risco de complicações sérias ou morte, redução da duração dos sintomas e eliminação da *Shigella* das fezes. Isso resulta também na diminuição da transmissão ao reduzir para 3 dias, em vez de 4 semanas, o tempo de desaparecimento da *Shigella* nas fezes. A Tabela 22.1 ilustra as recomendações da OMS referente aos antibióticos para tratamento de infecções por *Shigella*.

A OMS também listou os antibióticos que não devem ser utilizados: ampicilina, cloranfenicol, cotrimazol, tetraciclinas e ácido nalidíxico não devem ser prescritos, por causa da alta incidência de resistência. Já os nitrofuranos (nitrofurantoína e furazolidona), os aminoglicosídios orais (gentamicina e canamicina), as cefalosporinas de primeira e segunda geração (cefazolina, cefalotina, cefaclor e cefoxitina) e a amoxicilina não são recomendados em razão da baixa penetrabilidade na mucosa intestinal. Embora tais recomendações sejam de 2005, elas foram tema de revisão sistemática e não foi constatada necessidade de alteração (Williams e Berkley, 2018).

Salmonella

Faz parte da família Enterobacteriaceae. É uma bactéria Gram-negativa que não forma esporos e é anaeróbica facultativamente. A *Salmonella* é um fermentador de lactose e produtor de sulfito de hidrogênio, sendo capaz de hidrolisar ureia utilizando citrato e lisina descarboxilada como fonte única de carbono. O gênero é classificado em duas espécies: *Salmonella enterica* e *Salmonella bongori*. A *Salmonella enterica* é classificada nas subespécies: *enterica*, *salamae*, *arizonae*, *diarizonae*, *houtenae* e *indica*. As espécies clinicamente importantes de *Salmonella enterica* estão restritas basicamente à subespécie *enterica*, a qual é subclassificada em mais de 2.579 sorotipos

Tabela 22.1 Diretrizes da OMS de 2005: antimicrobianos para o tratamento da shigelose.

Antimicrobiano	Horário de tratamento para crianças	Limitações
Primeira linha: ciprofloxacino	15 mg/kg VO 2 vezes/dia, durante 3 dias	Custo Resistência emergente Interações medicamentosas
Segunda linha: pivmecilinam	20 mg/kg VO 4 vezes/dia, durante 5 dias	Custo Nenhuma formulação pediátrica Dosagem 4 vezes/dia Resistência emergente
Ou: ceftriaxona*	50 a 100 mg/kg de injeção IM, durante 2 a 5 dias	Requer administração parenteral Gera resistência antimicrobiana
Ou: azitromicina (para adultos)	6 a 20 mg/kg VO 1 vez/dia, durante 1 a 5 dias	Custo Interações medicamentosas A resistência surge rapidamente e se espalha para outras bactérias

*A ceftriaxona é listada como terapia alternativa apenas quando se sabe que cepas locais de *Shigella* são resistentes a ciprofloxacino.
IM: intramuscular; VO: via oral.

baseados na sua antigenicidade. As espécies de *Salmonella* habitam o trato intestinal de humanos e animais de granja e pecuária. Ovos, carne de frango, suína e bovina, derivados lácteos, vegetais e água também são fontes importantes de *Salmonella*. O risco de infecção é alto em países em desenvolvimento, com mais de 100 casos de infecção por 100 mil habitantes/ano.

A *Salmonella* resulta em três principais doenças, denominadas febre tifoide, febre paratifoide e *Salmonella* não tifoide (NTS, do inglês *non-thyphoidal Salmonella*). As febres tifoide e paratifoide são causadas pela *Salmonella* Typhi (*S. Typhi*) e *Salmonella enterica* serovar Paratyphi (*S. paratyphi*) respectivamente, e são caracterizadas por gastrenterite com complicações como septicemia, sintomas imunológicos, leucopenia e sintomas neurológicos. Essas complicações são responsáveis pela mortalidade (Andino e Hanning, 2015).

A *Salmonella enterica* serovar Typhi, agente responsável pela febre tifoide, causa aproximadamente 16 a 33 milhões de infecções por ano, com mortes estimadas entre 500.000 e 600.000 (Gut *et al.*, 2018). Já a *Salmonella* não tifoide causa 90 milhões de infecções ao ano, com mortes estimadas em 155.000 (Bula-Rudas *et al.*, 2015). Apesar das salmoneloses tifoides não causarem diarreia, as características dessas infecções e seu tratamento serão revistos a seguir.

Febres tifoide e paratifoide

A transmissão da *S. Typhi* e da *S. Paratyphi* dá-se via consumo de alimentos ou água contaminados pela transmissão de ciclo rápido ou ciclo longo. A transmissão de ciclo rápido é definida como a contaminação de alimentos ou água em ambiente próximo decorrente de higienização ou condições sanitárias inadequadas. A transmissão de ciclo longo é definida como a contaminação de uma área maior, por exemplo poluição no serviço de distribuição de água ou tratamento inadequado desta. A apresentação clínica da febre tifoide é altamente variável, podendo se apresentar como doença de intensidade leve caracterizada por febre baixa e mal-estar ou como doença grave com complicações múltiplas, como perfuração intestinal, hemorragia intestinal e encefalopatia (Parry *et al.*, 2002). A ingestão da bactéria e a invasão sistêmica são seguidas de um breve período de bacteriemia primária assintomática. O período de incubação dura entre 7 e 14 dias, mas pode variar entre 3 e 60 dias, dependendo da quantidade de bactérias ingeridas. Os sintomas são geralmente inespecíficos, como febre, mal-estar, anorexia, cefaleia, artralgia, mialgia, náuseas, desconforto abdominal e tosse seca. As infecções causadas por *S. Paratyphi* podem causar um quadro clínico mais leve comparado com os causados por *S. Typhi*, entretanto, estudo abrangendo 609 pacientes com febre entérica no Nepal demonstrou que não há diferença entre os quadros clínicos causados por *S. Typhi* e *S. Paratyphi* (Maskey *et al.*, 2006).

O cloranfenicol foi considerado tratamento padrão para febre tifoide (Woodward *et al.*, 1948). Apesar de ter sido observada resistência 2 anos após a sua introdução, ela só se tornou problemática em 1972 quando surtos ocorreram no México, Índia, Vietnã, Tailândia, Coreia e Peru (Mirza *et al.*, 1996). A resistência ao cloranfenicol foi associada com a presença do plasmídio *Inc*HI; as *S. enterica* com esse sorotipo também demonstraram resistência a sulfonamidas, tetraciclina e estreptomicina, sendo que inicialmente eram sensíveis a amoxicilina e sulfametoxazol-trimetoprima. No final da década de 1990, foi observado aparecimento de resistência a todos os antibióticos utilizados como fármacos de primeira linha (cloranfenicol, trimetoprima, sulfametoxazol e ampicilina). A Figura 22.7 ilustra o aparecimento de resistência pela *S. Typhi* aos antibióticos em função do tempo (Gibani *et al.*, 2018).

A maioria dos ensaios clínicos randomizados comparando tratamento para febre entérica tem número pequeno de pacientes e não apresenta poder estatístico suficiente para avaliar tratamentos diferentes e sua duração (Effa *et al.*, 2011). A Tabela 22.2 sumariza as recomendações mais recentes para tratamento das febres tifoide e paratifoide (Veeraraghavan *et al.*, 2018).

Salmonella não tifoide

A NTS é uma causa importante de diarreia não infecciosa mundialmente. Na ausência de uma deficiência imunológica, a gastrenterite causada pela NTS é geralmente leve, autolimitada e raramente necessita de intervenção terapêutica. Entretanto, a NTS pode ser uma causa importante de doença invasiva, sobretudo em países em desenvolvimento, secundária à alta prevalência de má nutrição, malária e

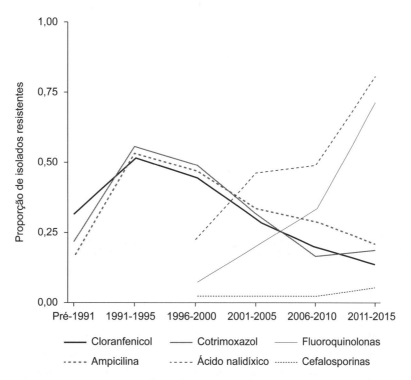

Figura 22.7 Tendências da susceptibilidade da *Salmonella* Typhi aos antibióticos em função do tempo.

infecção pelo HIV (Haeusler e Curtis, 2013). Ao contrário da *S. Tiphy* e da *S. Paratiphy*, que raramente são encontradas fora de áreas endêmicas, a NTS apresenta distribuição mundial. Outra característica distinta é que a NTS não apresenta especificidade por humanos; frango e ovos são a principal fonte comum de NTS, mas outros reservatórios incluem répteis, roedores, gatos e cães (Mermin *et al.*, 2004).

A transmissão se dá predominantemente via alimentos contaminados, mas pode ocorrer via água contaminada, contato com animais infectados e exposição nosocomial. A incubação depende do hospedeiro e do inóculo; o período de incubação, em geral, é de 12 a 36 h, embora períodos de até 2 semanas tenham sido observados. Diversamente da salmonela tifoide, que é capaz de evadir-se do sistema imunológico, a NTS causa uma reação inflamatória localizada em indivíduos imunocompetentes, provocando um alto influxo de leucócitos polimorfonucleares para o lúmen intestinal (Dougan *et al.*, 2011). As manifestações clínicas podem ser de gastrenterite aguda, infecção extraintestinal e sequela não infecciosa em portadores sadios. Infecções por NTS resultam em quadro de diarreia geralmente profusa, mas sem disenteria, e o diagnóstico é confirmado pela cultura de fezes. Alterações do equilíbrio hidreletrolítico são as complicações mais frequentes da gastrenterite causada pela NTS.

Antibióticos com atividade contra NTS incluem amoxicilina/ampicilina, sulfametoxazol-trimetoprima, fluoroquinolonas, azitromicina, cefalosporinas de terceira geração e carbapeném. Aminoglicosídios não são recomendados, apesar de apresentarem boa atividade *in vitro*, porém baixa eficácia *in vivo*. A natureza intracelular da NTS a protege da ação de antibióticos extracelulares. As cefalosporinas de terceira geração, como a ceftriaxona, apresentam penetração intracelular, mas ela depende da concentração extracelular (Chiu *et al.*, 1999). Portanto, a dose de cefalosporina deve ser alta (ceftriaxona 100 mg/kg/dia). Até o presente momento, não há ensaios clínicos comparando a eficácia de azitromicina, fluoroquinolonas e cefalosporinas de terceira geração no tratamento da NTS, assim como a sua duração, a qual varia entre 3 e 14 dias, entretanto, a maioria dos ensaios clínicos utilizam esquemas terapêuticos de 5 dias (Onwuezobe *et al.*, 2012).

Yersinia

As bactérias do gênero *Yersinia* causam várias doenças em humanos, desde enterite até peste negra. A caracterização inicial do gênero foi feita em 1894 em Hong Kong por Alexandre Emile John Yersin e Shibasaburo Kitasato, os quais identificaram a denominada *Yersinia pestis* (anteriormente conhecida como *Pasteurella pestis*) como a responsável pela praga bubônica (Bottone, 1997). Entretanto, a primeira descrição de isolados humanos de *Yersinia enterocolitica* foi feita posteriormente nos EUA (Schleifstein e Coleman, 1939). As bactérias do gênero *Yersinia* são bactérias Gram-negativas ou Gram-variáveis e crescem em meios aeróbicos e anaeróbicos (Fàbrega e Vila, 2012). Atualmente, há 11 espécies conhecidas do gênero *Yersinia*: *Y. pestis*, *Y. pseudotuberculosis*, *Y. enterocolitica*, *Y. frederiksenii*, *Y. intermedia*, *Y. kristensenii*, *Y. bercovieri*, *Y. mollaretti*, *Y. rohdei*, *Y. aldovae* e *Y. ruckeri*. Entre elas, apenas *Y. pestis*, *Y. pseudotuberculosis* e certas cepas de *Y. enterocolitica* são de importância patogênica para humanos.

A *Y. enterocolitica* apresenta várias cepas, tradicionalmente classificadas em seis biogrupos por meio de biotipagem por características fenotípicas e em 57 sorogrupos por sorotipagem baseado em seu antígeno de superfície (O). As cepas patogênicas no homem estão geralmente confinadas ao trato intestinal e levam a enterite/diarreia (Fredriksson-Ahomaa *et al.*, 2006). Entre os diferentes biotipos que frequentam o trato gastrintestinal, a *Y. enterocolitica* biotipo 1B (associado ao sorotipo O:8) é altamente patogênica e causa os eventos mais catastróficos. Já os sorotipos O:3 e O:9 (pertencentes aos biotipos 4 e 2, respectivamente) são os responsáveis mais comuns por infecção de *Y. enterocolitica* e são menos destrutivos. A via usual de infecção é pela ingestão de água ou alimentos contaminados, o evento primário é a colonização do íleo terminal e intestino grosso, e, portanto, as manifestações clínicas são oriundas dessa localização. O quadro clínico mais frequente, sobretudo em neonatos ou crianças, é de uma enterite aguda acompanhada de febre, vômitos, diarreia e, às vezes, disenteria. A doença dura em média de 3 a 28 dias. Em adultos jovens, os sintomas incluem ileíte terminal aguda com linfadenite mesentérica, acompanhada de febre, diarreia e dor no quadrante inferior direito, quadro clínico que pode ser confundido com apendicite aguda. Sepse é uma complicação rara, podendo ocorrer em pacientes imunodeprimidos.

A maior parte dos casos de infecção por *Y. enterocolitica* é autolimitada, confinada ao trato gastrintestinal e não necessita de antibioticoterapia em pacientes imunocompetentes. Entretanto, tratamento com antibióticos é indicado em pacientes imunodeprimidos com enterocolite e em pacientes com sepse ou infecção invasiva, visto que a mortalidade nesses casos pode chegar a 50%. A suscetibilidade *in vitro* varia entre os vários sorogrupos, mas, em geral, é sensível a aminoglicosídios, cotrimoxazol, cloranfenicol, tetraciclina, cefalosporinas de terceira geração e fluoroquinolonas. Importante ressaltar que a *Y. enterocolitica* é resistente a penicilinas, ampicilina e cefalosporinas de primeira geração. A resistência intrínseca aos antibióticos betalactâmicos deve-se à produção de duas betalactamases (Bent e Young, 2010). Importante ressaltar que esse perfil de suscetibilidade não tem mudado (Frazão *et al.*, 2017).

DIARREIAS CAUSADAS POR PROTOZOÁRIOS

Além de vírus e bactérias patogênicas, os protozoários parasitas também podem infectar o trato intestinal humano e causar doenças importantes. Os protozoários *Entamoeba coli*, *Entamoeba hartmanni*, *Endolimax nana* e *Iodamoeba butschlii* são considerados não patogênicos e não necessitam de terapia. Os protozoários intestinais patogênicos são divididos em cinco grupos:

- Flagelados, como *Giardia lamblia* e *Dientamoeba fragilis*
- Amebas, como *Entamoeba histolytica* e, possivelmente, *Blastocystis hominis*
- Coccídios, como *Cryptosporidium*, *Isospora* e *Cyclospora*
- Ciliados, como *Balantidium coli*
- Microsporídios.

Tabela 22.2 Terapia preferida para tratamento da febre tifoide.

Agentes antimicrobianos	Via de administração	Crianças	Adulto
Ceftriaxona	IM/IV	50 mg/kg/dia IV, durante 7 a 10 dias	1 a 2 g/dia IV, durante 7 a 10 dias
Ciprofloxacino, levofloxacino ou outra fluoroquinola*	VO/IV	–	Fluoroquinola administrada em doses completas, conforme recomendado, durante 7 a 10 dias
Azitromicina	VO	Usada em casos complicados	500 mg 2 vezes/dia, durante 5 dias
Cefotaxima-ofloxacino	VO	–	200 mg durante 7 a 14 dias

*A terapia com altas doses é baseada no perfil de suscetibilidade antimicrobiana da cepa *Salmonella* tifoidal infectada, sendo a maioria não susceptível às quinolonas. São os antibióticos menos preferidos, visto que a maioria dos isolados mostra resistência intermediária a essa classe.
IM: intramuscular; IV: intravenoso; VO: via oral.

Giardíase

É a principal causa tratável de gastrenterite infecciosa no mundo, com prevalência de 2 a 7% em países desenvolvidos e de 2 a 30% em países em desenvolvimento (Fletcher *et al.*, 2012). *Giardia lamblia*, também denominada *Giardia duodenalis* ou *Giardia intestinalis*, é um protozoário flagelado. *Giardia lamblia* tem oito subtipos genéticos (A-H), mas somente os subtipos A e B causam doença em humanos; também pode infectar animais domésticos, rebanhos e animais selvagens, com potencial de transmissão zoonótica (Ryan e Cacciò, 2013).

Giardia existe em duas formas distintas: cisto e trofozoíta. Os cistos são uma forma inativa, responsáveis pela transmissão da *Giardia*. Eles são excretados nas fezes dos pacientes infectados e são excepcionalmente resistentes às condições adversas do meio ambiente, tanto pH como temperatura. A transmissão ao homem ocorre geralmente pela ingestão dos cistos em água ou comida infectada ou pelo contato fecal-oral direto (giardíase também é transmitida sexualmente por sexo oral-anal). A ingestão de menos de 10 cistos não causa infecção, mas sim a ingestão de mais de 100 cistos. Os sintomas e os sinais costumam aparecer 6 a 15 dias após o contato com o parasita. Uma vez ingerido, os cistos são expostos ao pH ácido do estômago e às proteases pancreáticas encontradas na porção proximal do intestino delgado, causando rápida saída dos cistos minutos após sua chegada no duodeno. Um cisto costuma gerar dois trofozoítas, que é a forma vegetativa da *Giardia*. Nessa forma, a *Giardia* é capaz de rapidamente replicar e colonizar o trato gastrintestinal, causando os sintomas gastrintestinais mencionados anteriormente. Uma vez ocorrida a ruptura do cisto, os trofozoítas da *Giardia* utilizam seu flagelo para nadar para a superfície coberta de microvilos do duodeno e do jejuno, onde se ligam aos enterócitos. Esse processo danifica os microvilos, interferindo, portanto, com a absorção dos nutrientes. Importante ressaltar que os trofozoítas raramente penetram no epitélio, invadem os tecidos vizinhos ou chegam ao sangue. A infecção causada pela *Giardia* é geralmente restrita ao lúmen intestinal. Exposição aos ácidos biliares é o estímulo primário para que ocorra encistação, onde os trofozoítas se transformam em cistos e são excretados nas fezes, fechando o ciclo de vida (Figura 22.8).

A infecção por *Giardia* pode ser assintomática em 5 a 15% dos casos, mas os sintomas mais comuns são diarreia, flatulência, distensão e dor abdominal (Hill, 2001). No seu estágio inicial, a diarreia geralmente tem característica explosiva, sobretudo pela manhã, com tenesmo. Sangue nas fezes é incomum e, se houver, pode indicar presença de outro patógeno. Conforme a infecção progride, a diarreia torna-se intermitente, com períodos de funcionamento normal do intestino intervalados por diarreia. Perda de peso resultante da má absorção ocorre em mais de 80% dos pacientes, e a perda típica é de 5 kg em adultos no período de 4 semanas; infecção crônica em crianças pode resultar em atraso de desenvolvimento. Deficiência de lactase intestinal ocorre em aproximadamente 40% dos pacientes com giardíase e pode persistir por várias semanas após a erradicação da infecção. A diarreia se agrava após ingestão de comidas ou líquidos contendo lactose; raramente o paciente apresenta febre ou vômitos (Minetti *et al.*, 2016).

Nitroimidazólicos

A primeira linha de fármacos consiste em 5-nitroimidazólicos, como o metronizadol e o tinidazol, além de secnidazol e ornidazol. O metronidazol utiliza a forte via metabólica anaeróbica redutora do parasita. A piruvato ferredoxina óxido-redutase (PFOR) reduz a ferredoxina. O grupo nitro do metronidazol é reduzido pela ferredoxina formando seu metabólito ativo, o qual se liga a DNA, RNA e proteínas, causando estresse oxidativo resultando em morte do trofozoíta (Samuelson, 1999). Outras enzimas que também podem ativar os nitroimidazólicos são a nitrorredutase (NR) e a tiorredoxina redutase (Leitsch *et al.*, 2016).

A eficácia dos nitromidazólicos no tratamento da giardíase está bem estabelecida, o metronidazol e o secnidazol apresentam eficácia similar e são bem tolerados. Entretanto, observa-se insucesso terapêutico em 20% dos casos, e essa porcentagem vem aumentando. Em Londres, notou-se aumento de insucesso terapêutico de 15,1% em 2008 para 40,2% em 2013 (Nabarro *et al.*, 2015). Resistência *in vitro* e *in vivo* a 5-nitroimidazólicos é extensivamente documentada para a *Giardia intestinalis*, sendo observada resistência cruzada entre metronidazol e tinidazol (Upcroft *et al.*, 1990). Há vários mecanismos propostos de resistência aos nitroimidazólicos; geralmente, as cepas resistentes apresentam níveis baixos de metabólitos ativos, seja pela redução da captação ou da ativação (Leitsch *et al.*, 2009). Estudos *in vitro* demonstraram relação entre redução da expressão da PFOR e resistência, mas outros estudos verificaram desenvolvimento de resistência mesmo com expressão normal da PFOR (Carter *et al.*, 2018).

Secnidazol (Flagentyl®)

Derivado nitroimidazólico (Figura 22.9) relacionado estruturalmente aos 5-nitroimidazólicos metronidazol e tinidazol. Secnidazol, assim como os demais 5-nitroimidazólicos, entra nos microrganismos por meio de difusão passiva e sofre redução do grupo 5-nitro. Em microrganismos como *Giardia*, *Trichomonas* e *Entamoeba* spp, essa redução ocorre intracelularmente pela via do complexo piruvato-ferredoxina óxido-redutase. A afinidade eletrônica dos 5-nitroimidazólicos é maior do que a da ferredoxina reduzida e, portanto, o fármaco interrompe o fluxo normal de elétrons. Os microrganismos aeróbicos têm um potencial redox mais positivo que o secnidazol e demais nitroimidazólicos, o que explica a toxicidade seletiva desses fármacos contra microrganismos anaeróbicos.

Secnidazol é rápida e completamente absorvido após administração oral. A farmacocinética é linear entre 0,5 e 2 g, e apresenta discreta ligação a proteínas plasmáticas (15%).

Ornidazol (Arrow®)

Outro derivado nitroimidazólico estruturalmente similar a metronidazol e tinidazol (Figura 22.10). O ornidazol apresenta concentrações

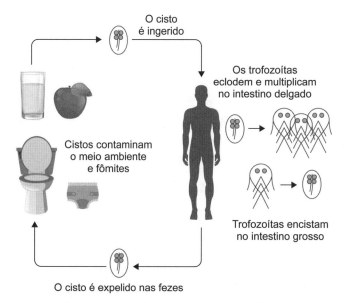

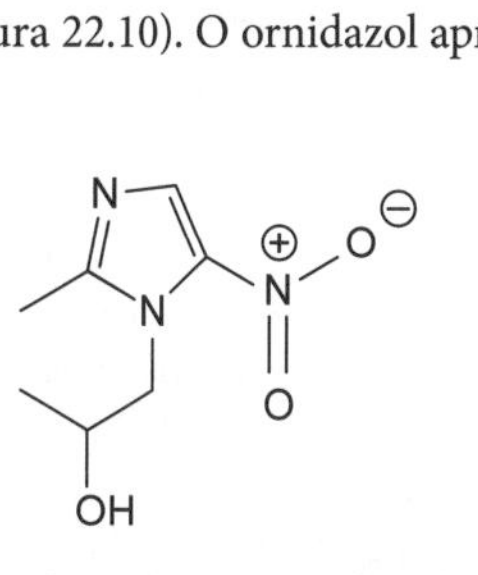

Figura 22.8 Ciclo de vida e transmissão da *Giardia*.

Figura 22.9 Secnidazol.

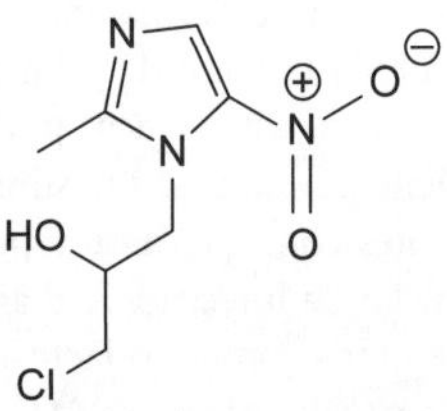

Figura 22.10 Ornidazol.

inibitórias mínimas semelhantes ou mais baixas que o metronidazol contra uma variedade de bactérias anaeróbicas e protozoários (Lamp et al., 1999).

Após administração oral, é rapidamente absorvido, com absorção de aproximadamente 90% e $T_{máx}$ atingido em 3 h. O volume de distribuição após administração IV foi de 1 ℓ/kg, e a ligação a proteínas plasmáticas é de 13%. Ornidazol é metabolizado em 2-hidroximetil e outros metabólitos hidroxilados pelo fígado. A meia-vida de eliminação é de aproximadamente 13 h, sendo que 85% de uma dose única são eliminados nos primeiros 5 dias e 4% na forma de fármaco inalterado na urina. Em pacientes com cirrose hepática, a meia-vida de eliminação está aumentada (22 vs. 14 h) e o *clearance* sistêmico reduzido (35 vs. 51 mℓ/min) quando comparado com voluntários sadios.

Ensaio clínico comparando ornidazol com tinidazol para tratamento de giardíase indicou que ambos os fármacos administrados em dose única (1,5 g) apresentam a mesma eficácia e segurança (Jokipii e Jokipii, 1982).

Ornidazol está indicado no tratamento de infecções por *Trichomonas vaginalis*, *Entamoeba histolytica*, *Giardia lamblia* (*Giardia intestinalis*) e bactérias anaeróbicas como *Bacteroides* e *Clostridium* spp, *Fusobacteriam* spp e cocos anaeróbicos. Para o tratamento da giardíase, a dose recomendada é 1,5 g em dose única para adultos ou pacientes pediátricos acima de 35 kg. Abaixo desse peso, a dose recomendada é de 40 mg/kg.

Tinidazol (Tindamax®)

É um nitroimidazol de segunda geração. A dose recomendada para tratamento de giardíase em adultos é de 2 g em dose única, ingerida com alimentos. Em pacientes pediátricos com idade superior a 3 anos, a dose recomendada é de 50 mg/kg (dose máxima de 2 g), administrada com alimentos e em dose única. A ingestão com alimentos é recomendada para minimizar o risco de desconforto epigástrico; a biodisponibilidade absoluta do tinidazol não é afetada quando ingerido com alimentos. As reações adversas com incidência superior a 1% em relação ao placebo são gosto metálico, náuseas, fraqueza muscular, dispepsia, desconforto epigástrico, cólicas abdominais, vômitos, anorexia, cefaleia, tontura e constipação intestinal.

Metronidazol (Flagyl®)

Antibiótico sintético derivado da azomicina, com estrutura nitroimidazólica produzida pelos gêneros *Actinobacteria* e *Protebacteria*. A exemplo dos demais nitroimidazólicos, a redução de seu grupo nitro gera o metabólito citotóxico para os microrganismos (Hernández Ceruelos et al., 2019). Após administração oral, o metronidazol é bem absorvido no intestino, com $T_{máx}$ entre 1 e 2 h após administração. A ligação às proteínas plasmáticas é baixa (< 20%); apresenta níveis em líquido cefalorraquidiano, saliva e leite, com concentrações similares à concentração plasmática. Importante ressaltar que níveis de metronidazol foram identificados na secreção purulenta de abscesso hepático. A principal via de eliminação é renal (60 a 80%); a via fecal é responsável por 6 a 15% da dose administrada, e 20% da dose são eliminados na forma de fármaco inalterado. O *clearance* renal do metronizadol é de 10 mℓ/min/1,73 m², com uma meia-vida de eliminação em voluntários sadios de aproximadamente 8 h. Decréscimo da função renal não altera a farmacocinética de uma dose única de metronidazol. A dose recomendada de metronidazol para tratamento de giardíase é de 2 g/dia durante 3 dias.

Albendazol (Albenza®)

Derivado benzoimidazólico (Figura 22.11) que, como os demais derivados benzoimidazólicos, liga-se diretamente à betatubulina dos helmintos (Robinson et al., 2004), interferindo com a dinâmica do microtúbulo e, consequentemente, perturbando os processos dependentes de microtúbulos nesses parasitas (Lacey, 1988).

Albendazol é pouco absorvido no trato gastrintestinal por sua baixa hidrossolubilidade. Não se detectam concentrações sistêmicas de albendazol, visto ser rapidamente convertido no seu metabólito sulfóxido antes de atingir a circulação sistêmica. O sulfóxido de albendazol apresenta excelente atividade antiparasitária. O sulfóxido de albendazol é 70% ligado às proteínas plasmáticas e se distribui amplamente no corpo; sua presença foi confirmada em urina, bile, fígado, parede de cisto, líquido de cisto e líquido cefalorraquidiano. Dados *in vitro* indicam que o sulfóxido de albendazol é eliminado do cisto em uma taxa menor que o *clearance* plasmático.

Ensaio clínico realizado em crianças infectadas com *Giardia* verificou que albendazol administrado em dose única de 600 mg ou 800 mg apresentou eficácia terapêutica em 62% e 75% das infecções, respectivamente; quando administrado na dose de 400 mg por 3 dias ou por 5 dias, a taxa de sucesso foi de 81% e 95%, respectivamente (Hall e Nahar, 1993).

Por sua boa distribuição no líquido cefalorraquidiano, o albendazol também está indicado no tratamento de neurocisticercose parenquimatosa, em virtude das lesões ativas causadas por formas larvárias da *Taenia solium*. A dose recomendada para a neurocisticercose em pacientes > 60 kg é de 400 mg 2 vezes/dia, durante 8 a 30 dias; em pacientes com peso abaixo de 60 kg, 15 mg/kg/dia fracionada em duas administrações (dose máxima de 800 mg/dia) por 8 a 30 dias. Albendazol também é indicado no tratamento de cisto hidatiforme (causado pelo parasita *Echinococcus granulosus*), sendo recomendada para pacientes acima de 60 kg a dose de 400 mg 2 vezes/dia, durante 28 dias, com intervalo de 2 semanas, e repetição do ciclo de 28 dias por mais 2 vezes (nos pacientes com peso < 60 kg, a dose recomendada é de 15 mg/kg/dia fracionada em 2 vezes).

Nitazoxanida (Annita®)

Derivado nitrotriazolbenzamídico (Figura 22.12) cujo mecanismo de ação responsável pela sua atividade antiprotozoária é o mesmo descrito para os nitroimidazólicos, ou seja, interferência com o sistema da ferredoxina oxidorredutase, o qual é essencial para o metabolismo energético anaeróbico. Nitazoxanida, como os nitroimidazólicos, é um profármaco que necessita ser reduzido em radicais tóxicos.

Após administração oral, as concentrações máximas atingidas dos metabólitos ativos tizoxanida e tizoxanida glucoronídeo são observadas

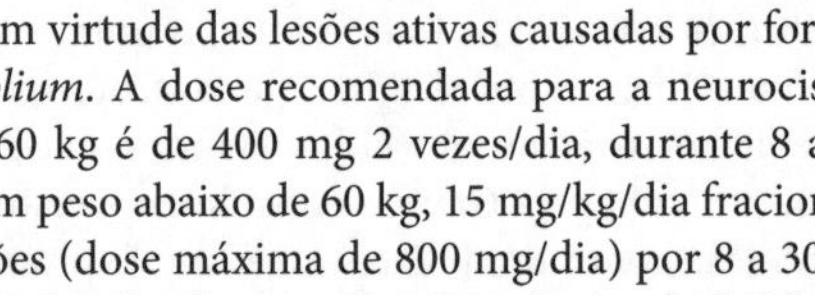

Figura 22.11 Albendazol.

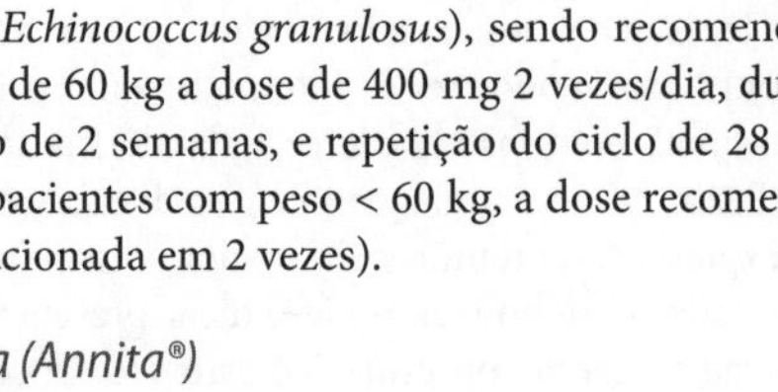

Figura 22.12 Nitazoxanida.

entre 1 e 4 h. Tizoxanida é altamente ligada a proteínas plasmáticas (> 99%). A meia-vida da tizoxanida e da tizoxanida glucoronídeo varia entre 6 e 8 h (Singh e Narayan, 2011).

A dose recomendada de nitazoxanida para tratamento de giardíase depende da idade do paciente. Em crianças de 1 a 3 anos, a dose recomendada é de 100 mg a cada 12 h por 3 dias. Em crianças entre 4 e 11 anos, a dose recomendada é de 200 mg a cada 12 h por 3 dias. Em crianças acima de 12 anos, a dose recomendada é de 500 mg a cada 12 h por 3 dias. A administração deve ser feita sempre com alimentos. As reações adversas mais comuns foram dor abdominal (6,6%), diarreia (4,2%), cefaleia (3,1%) e náuseas (3%). Em ensaios clínicos controlados com placebo, a incidência de reações adversas causadas pela nitazoxanida não foi significativamente diferente do placebo.

Furazolidona (Furoxone®)

Derivado nitrofurano (Figura 22.13) que apresenta eficácia *in vitro* e *in vivo* contra *Giardia intestinalis*. A furazolidona sofre redução pela ação da nicotinamida adenina dinucleotídio (NADH) oxidase, produzindo radicais superóxidos. Esses radicais lesam o DNA e as organelas funcionais, reduzindo a capacidade do trofozoíta de se diferenciar em cistos (Hausen *et al*., 2006). Quando usada em monoterapia como primeiro fármaco, a eficácia é similar ao metronidazol, com uma taxa de cura de 80 a 96%.

Os mecanismos de resistência envolvem aumento dos níveis de enzimas que reciclam os tióis, aumentando, assim, a tolerância ao estresse oxidativo. Estudos *in vitro* demonstram resistência cruzada entre furazolidona e vários outros fármacos, como metronidazol, mepacrina e albendazol. Não há estudos demonstrando a eficácia da furazolidona em casos refratários aos nitroimidazólicos.

A dose recomendada é de 100 mg a cada 6 h para adultos e de 5 mg/kg/dia para pacientes pediátricos. No caso da diarreia comum, o tratamento costuma ser eficaz usando o fármaco por 2 a 5 dias. Caso uma resposta terapêutica não seja observada em 1 semana, deve-se tomar como indicativo de resistência à furazolidona. Reações adversas incluem reações associadas à hipersensibilidade como queda de pressão arterial, urticária, febre, *rash* cutâneo e artralgia. Essas reações desaparecem com a retirada do fármaco. Náuseas, vômitos, cefaleia e mal-estar podem ocorrer às vezes e, em geral, esses sintomas são eliminados ou minimizados com a redução da dose.

Amebíase

Distintamente de outros protozoários parasitas, o ciclo de vida da *Entamoeba histolytica* é simples, existindo na forma de cisto infeccioso ou de trofozoíta ameboide. Primatas humanos e não humanos são seus hospedeiros naturais. A infecção geralmente ocorre com a ingestão de cistos em alimentos ou em água que foram contaminados com fezes humanas. Os cistos sobrevivem no ambiente ácido do estômago e se fixam no íleo terminal ou no cólon, onde mudam da forma cística para a forma trofozoíta. Os trofozoítas de *Entamoeba histolytica* são pleomórficos e móveis. Os trofozoítas ingerem bactérias e partículas alimentares, reproduzem-se por fissão binária, retornam à forma cística no cólon e são eliminados pelas fezes, completando seu ciclo; entretanto, não sobrevivem no meio externo.

Entamoeba histolytica é distribuída mundialmente e apresenta um risco à saúde em todos os países nos quais as barreiras entre fezes humanas e água e alimentos não são adequadas. O organismo classificado como *Entamoeba histolytica*, descrito inicialmente pelo médico russo Fedor Aleksandrovich Lösch em 1875, são, na verdade, duas espécies geneticamente distintas, classificadas como uma espécie comensal, *Entamoeba dispar*, e uma patogênica, *Entamoeba dysenteriae* (Brumpt, 1925 apud Pinilla *et al*., 2008). sendo esta última atualmente classificada como *Entamoeba histolytica* (Stanley-Jr., 2003). Estima-se que 500 milhões de indivíduos infectados com *Entamoeba* são colonizados por *Entamoeba dispar*; essa espécie não é patogênica e não causa sinais de doença ou invasão mesmo em pacientes com AIDS (Allason-Jones *et al*., 1986). A *Entamoeba histolytica* é responsável pela colite amebiana e por todas as formas de amebíase extraintestinal, mas também está presente em muitos indivíduos assintomáticos.

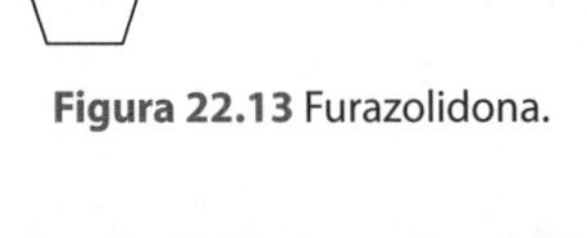

Aproximadamente 40 a 100 mil pessoas morrem anualmente de amebíase, representando a segunda causa de morte das doenças parasitárias (a primeira é a malária). Colite amebiana afeta tanto crianças quanto adultos, sem distinção de sexo, mas abscesso hepático amebiano afeta principalmente indivíduos do sexo masculino na faixa entre 18 e 50 anos, e a taxa de prevalência é de 3 a 20 vezes maior do que em outras populações (Acuna-Soto *et al*., 2000).

A maior parte dos indivíduos infectados com *Entamoeba histolytica* não apresenta sintomas e resolve a infecção sem desenvolver a doença. Entretanto, 4 a 10% dos indivíduos infectados com *Entamoeba histolytica* desenvolvem a doença em 1 ano (Haque *et al*., 2001). Pacientes com colite amebiana apresentam disenteria e dor abdominal. O quadro é de início gradual, com relato de sintomas por semanas. A disenteria é caracterizada por múltiplas evacuações de pequeno volume contendo muco e sangue, porém, diarreia positiva também pode ocorrer. A *Entamoeba histolytica* invade a mucosa colônica e, mesmo que não seja observado sangue nas fezes macroscopicamente, a pesquisa de sangue oculto é sempre positiva. Sangramento retal com diarreia pode ser observado em pacientes pediátricos. Ocasionalmente, pacientes podem desenvolver colite fulminante, com disenteria profusa, febre, leucocitose, dor abdominal acompanhada de peritonite, abscesso hepático concomitante não é raro. O fígado é o local extraintestinal mais comumente afetado por amebíase, e os abscessos hepáticos amebianos são possivelmente causados por disseminação hematogênica (circulação portal) de trofozoítas amebianos que invadiram a mucosa colônica. Importante ressaltar que indivíduos podem apresentar abscessos hepáticos amebianos meses ou anos após uma viagem às áreas endêmicas.

O tratamento da amebíase é feito com nitroimidazólicos (metronidazol, secnidazol, ornidazol, tinidazol e nitazoxanida). A dose de metronidazol recomendada é de 750 mg, 3 vezes/dia, em pacientes adultos e de 35 a 50 mg/kg/dia divididos em 3 doses para pacientes pediátricos, com duração variando de 5 a 10 dias. A dose de tinidazol recomendada é de 2 g, 1 vez/dia, para pacientes adultos e de 50 mg/kg, 1 vez/dia, para pacientes pediátricos, durante 3 a 5 dias (tinidazol apresenta meia-vida de eliminação mais longa). A dose recomendada de nitazoxanida é de 500 mg, 2 vezes/dia, para pacientes acima de 12 anos de idade, 200 mg, 2 vezes/dia, para pacientes entre 4 e 11 anos de idade e 100 mg, 2 vezes/dia, para pacientes entre 1 e 3 anos de idade (Shirley *et al*., 2018). Secnidazol é recomendado na dose única de 2 g (Latonio, 1988). Ornidazol é recomendado na dose de 1,5 g, 1 vez/dia, para pacientes adultos ou 25 mg/kg, 1 vez/dia, para pacientes pediátricos durante 3 dias (Leimer *et al*., 1980).

Abscesso hepático amebiano

Ocorre em menos de 1% dos pacientes infectados com *Entamoeba histolytica*, mas ainda assim representa um grande número de pacientes (Haque *et al*., 2001). A epidemiologia do abscesso hepático amebiano é similar à da amebíase em geral, entretanto, homens na faixa etária entre 18 e 50 anos são afetados de maneira desproporcional, sendo, nesse caso, a taxa em relação a mulheres de 10 para 1. Suspeita-se que essa proporção aumentada para homens possa estar associada ao consumo aumentado de álcool ou a efeito protetor hormonal em mulheres não menopausadas. O quadro clínico apresenta-se com febre

Figura 22.13 Furazolidona.

alta, calafrios e dor no quadrante abdominal superior em menos de 10 dias após o início da infecção.

O tratamento é feito classicamente com metronidazol 750 mg VO 3 vezes/dia (o mais recomendado), ou 500 mg IV a cada 6 h, por 7 a 10 dias. Após o tratamento com metronidazol, os pacientes devem ser submetidos a tratamento para eliminar os protozoários que estejam no lúmen colônico. Para tal fim, pode-se utilizar iodoquinol, paromomicina ou furoato de diloxanida. A dose recomendada para iodoquinol é de 650 mg 3 vezes/dia, durante 20 dias; no caso da paromomicina, 25 a 35 mg/kg/dia fracionados em 3 tomadas por 7 dias; no caso do furoato de diloxanida, 500 mg 3 vezes/dia, durante 7 dias (Wells e Arguedas, 2004).

DIARREIA ASSOCIADA A ANTIBIÓTICOS

Definida como diarreia de causa não explicada que ocorre em associação com o uso de antibióticos (Bartlett, 2002). A frequência dessa complicação depende de qual antibiótico está sendo utilizado. Por exemplo, a incidência de diarreia é de aproximadamente 5 a 10% dos pacientes tratados com ampicilina, 10 a 25% dos pacientes tratados com amoxicilina-ácido clavulânico, 15 a 20% dos pacientes tratados com cefixima, 2 a 5% dos pacientes tratados com outras cefalosporinas, fluoroquinolonas, azitromicina, claritromicina, eritromicina e tetraciclinas (Gilbert, 1995). A incidência de diarreia com antibióticos administrados por via parenteral, principalmente aqueles que apresentam circulação êntero-hepática, é similar à incidência dos mesmos administrados por VO (Wistrom et al., 2001). A gravidade das diarreias associadas à antibioticoterapia pode variar desde colite, que pode levar a uma doença progressiva séria, até diarreia causando apenas um incômodo, sem apresentar outras complicações. As manifestações clínicas associadas à colite causada por antibioticoterapia incluem cólicas abdominais, febre, leucocitose, presença de leucócitos nas fezes, hipoalbuminemia, espessamento da parede do cólon na tomografia computadorizada e alterações características à inspeção endoscópica ou biopsia. Embora a infecção por *Clostridium difficile* seja responsável por apenas 10 a 20% dos casos de diarreia associada à antibioticoterapia, é o maior responsável pelos casos de colite associada à antibioticoterapia (Kelly et al., 1994). Clindamicina, cefalosporinas e penicilinas são os antibióticos mais frequentemente associados à diarreia por *Clostridium difficile*, embora esses antibióticos também possam causar diarreia não relacionada a essa bactéria. A diarreia associada à infecção por *Clostridium difficile* ocorre mais frequentemente de forma epidêmica ou endêmica em hospitais ou clínicas de idosos. A retirada do antibiótico raramente resolve, e a diarreia frequentemente persiste e progride. O uso de fármacos que inibem a peristalse intestinal está contraindicado, e a administração de metronidazol ou vancomicina causa uma resposta rápida. Metronidazol e vancomicina não estão indicados no tratamento de diarreias de etiologia diferente. Essa recomendação é baseada em ensaio clínico realizado em 101 pacientes com diarreia/colite causada por *Clostridium difficile* e tratados com metronidazol (250 mg VO a cada 6 h) ou vancomicina (500 mg VO a cada 6 h) durante 10 dias. Não houve diferença significativa em relação à eficácia (Teasley et al., 1983).

Antibióticos têm múltiplas ações no trato gastrintestinal, independentemente de sua atividade antibacteriana. Eritromicina atua como agonista dos receptores de motilina e acelera o esvaziamento gástrico. A associação amoxicilina-ácido clavulânico aparentemente estimula a motilidade do trato gastrintestinal, e, em algumas circunstâncias, as penicilinas podem causar colite segmentar (Hogenauer et al., 1998). Antibióticos reduzem substancialmente a concentração de anaeróbios fecais que normalmente estão presentes. Como consequência, pode haver redução do metabolismo de carboidratos, e isso pode causar diarreia osmótica. Além disso, pode ocorrer decréscimo do metabolismo luminal dos ácidos biliares primários, os quais são potentes estimuladores de secreção no cólon. Interessante ressaltar que a eficácia terapêutica de enemas contendo flora fecal indica que mudanças nesta, causadas por antibioticoterapia, podem ser um fator etiológico relevante (Gustafsson et al., 1999). A NSP4 também reduz a atividade dos transportadores de sódio-soluto ao bloquear o cotransportador sódio-glicose 1 (SC5A1), outro mecanismo que contribui para a diarreia.

Clostridium difficile

Infecção por *Clostridium difficile* é a principal causa de diarreia associada a cuidados de saúde nos EUA, o uso de antibióticos é o fator de risco mais comum para colonização e infecção. Pacientes idosos debilitados são frequentemente afetados por infecção por *Clostridium difficile*, levando a hospitalização e morte. O *Clostridium difficile* é uma bactéria Gram-positiva não invasiva que se dissemina por via fecal-oral. A infecção é tipicamente precipitada por antibioticoterapia prévia (responsável por 15 a 30% dos episódios de diarreia associada a antibióticos). Contaminação exógena ou endógena de esporos de *Clostridium difficile* resulta em germinação desses esporos e multiplicação das formas vegetativas. O *Clostridium difficile* pode aderir e penetrar na camada mucosa localizada na base dos enterócitos por meio de flagelos e proteases; a aderência aos enterócitos por adesinas múltiplas resulta em colonização. Os fatores de virulência primária são duas potentes enzimas citotóxicas (TcdA e TcdB) que causam dano à mucosa colônica (Denève et al., 2009).

A infecção pelo *Clostridium difficile* causa uma série de sintomas e sinais clínicos, variando desde uma colonização intestinal assintomática até diarreia grave, colite pseudomembranosa, megacólon tóxico, perfuração do cólon, sepse e morte (Gerding et al., 1995). Estudos demonstram que 50% dos pacientes hospitalizados colonizados por *Clostridium difficile* são assintomáticos, possivelmente portadores sadios, refletindo imunidade natural (White et al., 2016). Outra observação relevante é que 96% dos pacientes com infecção sintomática por *Clostridium difficile* receberam antibioticoterapia em até 2 semanas antes do início do quadro diarreico e 100% em até 3 meses (Olson et al., 2015).

Os pacientes diagnosticados com infecção por *Clostridium difficile* devem ser isolados, e os antibióticos suspeitos de terem causado a infecção devem ser descontinuados. O tratamento básico é realizado com antibióticos, porém, outras modalidades, como colestiramina, probióticos, imunoterapia com administração IV de imunoglobulinas (IgG) e de anticorpos monoclonais contra toxinas; transplante de microbiota fecal e cirurgia também podem ser utilizadas. A Tabela 22.3 resume as recomendações atuais para infecção leve, moderada, grave, fulminante e recorrente por *Clostridium difficile* (White et al., 2016).

Outros patógenos entéricos que podem causar diarreia são *Salmonella*, *Clostridium perfringens* do tipo A, *Staphylococcus aureus* e possivelmente *Candida albicans*. *Clostridium perfringens* do tipo A produz uma enterotoxina conhecida por causar intoxicação alimentar e, mais recentemente, um genótipo diferente foi implicado na diarreia associada à antibioticoterapia (Sparks et al., 2001). Infecção por qualquer dos subtipos causa diarreia autolimitada que geralmente se resolve em 24 h. Não há tratamento específico. O *Staphylococcus aureus* era a principal causa de enterocolite pseudomembranosa associada à antibioticoterapia na década de 1950 (Altemeier et al., 1963). Não se sabe se isso decorria da dificuldade em se diagnosticar a infecção por *Clostridium difficile* ou se o *Staphylococcus aureus* é responsável por uma doença diferente, uma enterocolite em vez de colite. É fundamental fazer o diagnóstico diferencial entre as duas bactérias, porque o metronidazol é eficaz no tratamento da colite causada por *Clostridium difficile*, mas não tem atividade contra *Staphylococcus aureus*.

Tabela 22.3 Gravidade do *Clostridium difficile* e resumo dos regimes de tratamento recomendados.

Gravidade	Apresentação clínica	Tratamento	Comentário
Doença leve a moderada	Fezes amolecidas com maior frequência ou aguadas com odor desagradável, além de quaisquer sinais ou sintomas adicionais que não atendam a critérios graves ou complicados Recidiva da infecção por *Clostridium difficile* dentro de 8 semanas após término do tratamento	Metronidazol 500 mg VO 3 vezes/dia, durante 10 dias; se não for possível tomar metronidazol, vancomicina 125 mg VO 4 vezes/dia, durante 10 dias (dose padrão) No caso de primeira recidiva, repetir tratamento padrão com metronidazol ou mudar para vancomicina	Se não houver melhora em 5 a 7 dias, considerar mudança para vancomicina na dose padrão (vancomicina 125 mg 4 vezes/dia, durante 10 dias); um antibiótico alternativo mais caro é a fidaxomicina (200 mg VO 2 vezes/dia, durante 10 dias); são necessários mais dados para indicar seu uso rotineiramente
Doença grave	Doença leve com febre, albumina sérica < 3 g/dℓ mais um dos seguintes: • Contagem de glóbulos brancos (leucócitos) ≥ 15.000 células/mm³ ou sensibilidade abdominal • Infecção por *Clostridium difficile* recidivante dentro de 8 semanas após a conclusão da terapia	Vancomicina 125 mg VO 4 vezes/dia, durante 10 dias Primeira recidiva: dose mais alta de vancomicina (500 mg a cada 6 h) e/ou duração mais longa (3 a 4 semanas)	–
Doença complicada (fulminante) grave	Febre ≥ 38,5 °C, sepse, choque com falência de múltiplos órgãos, íleo ou distensões abdominais, alterações do estado mental, colite, presença de pseudomembranas, presença de leucócitos fecais, hipoalbuminemia, leucócitos ≥ 35.000 células/mm³ ou < 2.000 células/mm³, níveis séricos de lactato > 2,2 mmol/ℓ	Vancomicina 500 mg VO 4 vezes/dia (alta dose) e metronidazol 500 mg IV a cada 8 h, e vancomicina por via retal (500 mg em 500 mℓ de solução salina como enema) 4 vezes/dia	Recomenda-se consulta cirúrgica
Recidiva de infecção por *Clostridium difficile*	Recidiva de infecção por *Clostridium difficile* dentro de 8 semanas após a conclusão da terapia	1. Vancomicina: dose padrão ou alta seguida de dose crônica por 21 dias 2. Dose padrão de vancomicina seguida de dose de pulso (a cada 6 h) – dia 1: 125 mg; dia 2: 250 mg; dia 3: 500 mg; repetir a cada 3 dias durante 27 dias 3. Fidaxomicina: 200 mg VO 2 vezes/dia, durante 10 dias (menos recorrências que a vancomicina)	Considerar TMF após 3 recorrências

VO: via oral; CDI: infecção por *C. difficile*. IV: intravenoso; TMF: transplante de microbiota fecal.

REFERÊNCIAS BIBLIOGRÁFICAS

Acuna-Soto R, Maguire JH, Wirth DF. Gender distribution in asymptomatic and invasive amebiasis. Am J Gastroenterol. 2000;95:1277-83.

Allason-Jones E, Mindel A, Sargeaunt P, Williams P. *Entamoeba histolytica* as a commensal intestinal parasite in homosexual men. N Engl J Med. 1986;315:353-6.

Altemeier WA, Hummel RP, Hill EO. Staphylococcal enterocolitis following antibiotic therapy. Ann Surg. 1963;157:847-57.

Andino A, Hanning I. *Salmonella enterica*: survival, colonization, and virulence differences among serovars. Scientific World Journal. 2015;2015:520179.

Ashkenazi S. *Shigella* infections in children: new insights. Semin Pediatr Infect Dis. 2004;15:246-52.

Ball JM, Tian P, Zeng CQ, Morris AP, Estes MK. Age-dependent diarrhea induced by a rotaviral nonstructural glycoprotein. Science. 1996;272:101-4.

Bartlett JG. Antibiotic-associated diarrhea. N Engl J Med. 2002;346:334-9.

Bent ZW, Young GM. Contribution of BlaA and BlaB beta-lactamases to antibiotic susceptibility of *Yersinia enterocolitica* biovar 1B. Antimicrob Agents Chemother. 2010;54:4000-2.

Binder HJ. Mechanisms of diarreha in inflammatory bowel diseases. Ann N Y Acad Sci. 2009;1165:285-93.

Bishop RF, Davidson GP, Holmes IH, Ruck BJ. Virus particles in epithelial cells of duodenal mucosa from children with acute non-bacterial gastroenteritis. Lancet. 1973;2:1281-3.

Bottone EJ. *Yersinia enterocolitica*: the charisma continues. Clin Microbiol Rev. 1997;10:257-76.

Bula-Rudas FJ, Rathore MH, Maraqa NF. *Salmonella* infections in childhood. Adv Pediatr. 2015;62:29-58.

Carter ER, Nabarro LE, Hedley L, Chiodini PL. Nitroimidazole-refractory giardiasis: a growing problem requiring rational solutions. Clin Microbiol Infect. 2018;24:37-42.

Chiu CH, Lin TY, Ou JT. In vitro evaluation of intracellular activity of antibiotics against non-typhoid *Salmonella*. Int J Antimicrob Agents. 1999;12:47-52.

Clemens JD, Nair GB, Ahmed T, Quadri F, Holmgren J. Cholera. Lancet. 2017;390:1539-49.

Conway PL. Microbial ecology of the human large intestine. In: Gibson GR, Macfarlane GT, editors. Human colonic bacteria: role in nutrition, physiology and pathology. Boca Raton: CRC Press; 1995. p.1-24.

Crawford SE, Ramani S, Tate JE, Parashar UD, Svensson L, Hagbom M, et al. Rotavirus infection. Nat Rev Dis Primers. 2017;3:17083.

Denève C, Janoir C, Poilane I. New trends in *Clostridium difficile* virulence and pathogenesis. Int J Antimicrob Agents. 2009;33:S24-8.

Dougan G, John V, Palmer S, Mastroeni P. Immunity to salmonellosis. Immunol Rev. 2011;240:196-210.

Dupont HL, Formal SB, Hornick RB, Snyder MJ, Libonati JP, Sheahan DG, et al. Pathogenesis of *Escherichia coli* diarrhea. N Engl J Med. 1971;285:1-9.

Effa EE, Lassi ZS, Critchley JA, Garner P, Sinclair D, Olliaro PL, et al. Fluoroquinolones for treating typhoid and paratyphoid fever (enteric fever). Cochrane Database Syst Rev. 2011;(10):CD004530.

Estes MK, Greenberg HB. Rotaviruses. In: Knipe DM, Howley PM, editors. Field's virology. Lippincott Williams & Wilkins; 2013. p. 1347-401.

Evans DG, Silver RP, Evans DJ Jr., Chase DG, Gorbach SL. Plasmid-controlled colonization factor associated with virulence in *Escherichia coli* enterotoxigenic for humans. Infect Immun. 1975;12:656-67.

Fàbrega A, Vila J. Yersinia enterocolitica: pathogenesis, virulence and antimicrobial resistance. Enferm Infecc Microbiol Clin. 2012;30:24-32.

Fletcher SM, Stark D, Harkness J, Ellis J. Enteric protozoa in the developed world: a public health perspective. Clin Microbiol Rev. 2012;25:420-49.

Flewett TH, Bryden AS, Davies H. Letter: Virus particles in gastroenteritis. Lancet. 1973;2:1497.

Frazão MR, Andrade LN, Darini ALC, Falcão JP. Antimicrobial resistance and plasmid replicons in *Yersinia enterocolitica* strains isolated in Brazil in 30 years. Braz J Infect Dis. 2017;21:477-80.

Fredriksson-Ahomaa M, Stolle A, Korkeala H. Molecular epidemiology of *Yersinia enterocolitica* infections. FEMS Immunol Med Microbiol. 2006;47:315-29.

Freedman SB, Xie J, Neufeld MS, Hamilton WL, Hartling L, Tarr PI, et al. Shiga toxin-producing *Escherichia coli* infection, antibiotics, and risk of developing hemolytic uremic syndrome: a meta-analysis. Clin Infect Dis. 2016;62:1251-8.

Gerding DN, Johnson S, Peterson LR, Mulligan ME, Silva J Jr. *Clostridium difficile-associated* diarrhea and colitis. Infect Control Hosp Epidemiol. 1995;16:459-77.

Gibani MM, Britto C, Pollard AJ. Typhoid and parathyphoid fever: a call to action. Curr Opin Infect Dis. 2018;31:440-8.

Gilbert DN. Aspects of the safety profile of oral antimicrobial agents. Infect Dis Clin Pract. 1995;4:S103-12.

Glass RI, Parashar UD, Estes MK. Norovirus gastroenteritis. N Engl J Med. 2009;361:1776-85.

Gomes TAT, Elias WP, Scaletsky ICA, Guth BEC, Rodrigues JF, Piazza RMF, et al. Diarrheagenic *Escherichia coli*. Braz J Microbiol. 2016;47;3-30.

Gomes TAT, González-Pedrajo B. Enteropathogenic *Escherichia coli* (EPEC). In: Torres AG, editor. Pathogenic *Escherichia coli* in Latin America. Sharjah: Betham Science; 2010. p.66-126.

Gustafsson A, Berstad A, Lund-Tonnesen S, Midtvedt T, Norin E. The effect of faecal enema on five microflora-associated characteristics in patients with antibiotic-associated diarrhoea. Scand J Gastroenterol. 1999;34:580-6.

Gut AM, Vasiljevic T, Yeager T, Donkor ON. *Salmonella* infection – Prevention and treatment by antibiotics and probiotic yeasts: a review. Microbiology. 2018;164:1327-44.

Haeusler GM, Curtis N. Non-typhoidal *Salmonella* in children: microbiology, epidemiology and treatment. Adv Exp Med Biol. 2013;764:13-26.

Halaihel N, Liévin V, Alvarado F, Vasseur M. Rotavirus infection impairs intestinal brush-border membrane Na (+) solute co-transport activities in young rabbits. Am J Physiol Gastrointest Liver Physiol. 2000;279:G587-96.

Hall A, Nahar Q. Albendazole as a treatment for infections with *Giardia duodenalis* in children in Bangladesh. Trans R Soc Trop Med Hyg. 1993;87:84-6.

Haque R, Ali IM, Sack RB, Farr BM, Ramakrishnan G, Petri WA Jr. Amebiasis and mucosal IgA antibody against the *Entamoeba histolytica* adherence lectin in Bangladeshi children. J Infect Dis. 2001;183:1787-93.

Harrington SM, Dudley EG, Nataro JP. Pathogenesis of enteroaggregative *Escherichia coli* infection. FEMS Microbiol Lett. 2006;254:12-8.

Hausen MA, Freitas Jr. JC, Monteiro-Leal LH. The effects of metronidazole and furazolidone during *Giardia* differentiation into cysts. Exp Parasitol. 2006;113:135e41.

Hernández Ceruelos A, Romero-Quezada LC, Ruvalcaba Ledezma JC, López Contreras L. Therapeutic uses of metronidazole and its side effects: an update. Eur Rev Med Pharmacol Sci. 2019;23:397-401.

Hill DR. Giardia lamblia. In: Gillespie S, Pearson RD, editors. Principles and practice of clinical parasitology. Hoboken: John Wiley & Sons; 2001. p. 219-42.

Hogenauer C, Hammer HF, Krejs GJ, Reisinger EC. Mechanisms and management of antibiotic-associated diarrhea. Clin Infect Dis. 1998;27:702-10.

Huang DB, Nataro JP, DuPont HL, Kamat PP, Mhatre AD, Okhuysen PC, et al. Enteroaggregative *Escherichia coli* is a cause of acute diarrheal illness: a meta-analysis. Clin Infect Dis. 2006;43:556-63.

Jokipii L, Jokipii AM. Treatment of giardiasis: comparative evaluation of ornidazole and tinidazole as a single oral dose. Gastroenterology. 1982;83:399-404.

Kanwar RK, Ganguly NK, Kanwar JR, Kumar L, Walia BN. Impairment of Na+, K+-ATPase activity following enterotoxigenic *Campylobacter jejuni* infection: changes in Na+, Cl- and 3-O-methyl-D-glucose transport in vitro, in rat ileum. FEMS Microbiol Lett. 1994;124:381-5.

Karlsson KA, Teneberg S, Angström J, Kjellberg A, Hirst TR, Berström J, et al. Unexpected carbohydrate cross-binding by *Escherichia coli* heat-labile enterotoxin. Recognition of human and rabbit target cell glycoconjugates in comparison with cholera toxin. Bioorg Med Chem. 1996;4:1919-28.

Kaur T, Singh S, Gorowara S, Ganguly NK. Role of enteric nervous system in *Shigella* dysenteriae type 1 toxin-induced fluid secretion in rabbit ileum. J Diarrhoeal Dis Res. 1995;13:159-65.

Kelly CP, Pothoulakis C, LaMont JT. *Clostridium difficile* colitis. N Engl J Med. 1994;330:257-62.

Khurana S, Ganguly NK, Khullar M, Panigrahi D, Walia BN. Studies on the mechanism of *Salmonella typhimurium* enterotoxin-induced diarrhea. Biochim Biophys Acta. 1991;1097:171-6.

Kong HS, Hong XP, Li XF. Current perspectives in pathogenesis and antimicrobial resistance of enteroaggregative *Escherichia coli*. Microb Pathog. 2015;85:44-9.

Lacey E. The role of the cytoskeletal protein, tubulin, in the mode of action and mechanism of drug resistance to benzimidazoles. Int J Parasitol. 1988;18:885-936.

Lamp KC, Freeman CD, Klutman NE, Lacy MK. Pharmacokinetics and pharmacodynamics of the nitroimidazole antimicrobials. Clin Pharmacokinet. 1999;36:353-73.

Latonio AA. Efficacy of a single dose of secnidazole in the treatment of acute and chronic amoebiasis. J Trop Med Hyg. 1988;91:202-4.

Leimer R, Fernandez F, Lovtin BR, Pereira GJ, Schenone H. Short-term treatment of acute intestinal amoebiasis with ornidazole. Acta Tropica. 1980;37:266-70.

Leitsch D, Kolarich D, Binder M, Stadlmann J, Altmann F, Duchène M. Trichomonas vaginalis: metronidazole and other nitroimidazole drugs are reduced by the flavin enzyme thioredoxin reductase and disrupt the cellular redox system. Implications for nitroimidazole toxicity and resistance. Mol Microbiol. 2009;72:518e36.

Leitsch D, Muller J, Muller N. Evaluation of *Giardia lamblia* thioredoxin reductase as drug activating enzyme and as drug target. Int J Parasitol Drugs Drug Resist. 2016;6:148e53.

Lopman B, Gastanaduy P, Park GW, Hall AJ, Parashar UD, Vinjé J. Environmental transmission of norovirus gastroenteritis. Curr Opin Virol. 2012;2:96-102.

Lösch F. Massenhafte Entwickelung von Amöben im Dickdarm. Arch F Path Anat. 1875;65:196-211.

Lundgren O, Svensson L. Pathogenesis of Rotavirus diarrhea. Microbes Infect. 2001;3:1145-56.

Maskey AP, Day JN, Phung Quoc T, Thwaites GE, Campbell JI, Zimmerman M, et al. *Salmonella enterica* serovar Paratyphi A and *S. enterica* serovar Typhi cause indistinguishable clinical syndromes in Kathmandu, Nepal. Clin Infect Dis. 2006;42:1247-53.

Massol RH, Larsen JE, Fujinaga Y, Lencer WI, Kirchhausen T. Cholera toxin toxicity does not require functional Arf6- and dynamin-dependent endocytic pathways. Mol Biol Cell. 2004;15:3631-41.

Mermin J, Hutwagner L, Vugia D, Shallow S, Daily P, Bender J, et al. Reptiles, amphibians, and human *Salmonella* infection: a population-based, case-control study. Clin Infect Dis. 2004;38:S253-61.

Minetti C, Chalmers R, Beeching NJ, Probert C, Lamden K. Giardiasis. BMJ. 2016;355:i5369.

Mirza SH, Beeching NJ, Hart CA. Multi-drug resistant typhoid: a global problem. J Med Microbiol. 1996;44:317-9.

Moreno AC, Ferreira LG, Martinez MB. Enteroinvasive *Escherichia coli* vs. *Shigella flexneri*: how different patterns of gene expression affect virulence. FEMS Microbiol Lett. 2009;301:156-63.

Moss J, Richardson SH. Activation of adenylate cyclase by heat-labile E. coli enterotoxin. J Clin Invest. 1978;62:281-5.

Mourad FH, O'Donnell LJ, Dias JA, Ogutu E, Andre EA, Turvill JL, et al. Role of 5-hydroxytryptamine type 3 receptors in rat intestinal fluid and electrolyte secretion induced by cholera and *Escherichia coli* enterotoxins. Gut. 1995;37:340-5.

Musher DM, Musher BL. Contagious acute gastrointestinal infections. N Engl J Med. 2004;351:2417-28.

Nabarro LE, Lever RA, Armstrong M, Chiodini PL. Increased incidence of nitroimidazole-refractory giardiasis at the Hospital for Tropical Diseases, London, 2008-2013. Clin Microbiol Infect. 2015;21:791e6.

Nataro JP, Kaper JB, Robins-Browne R, Prado V, Vial P, Levine MM. Patterns of adherence of diarrheagenic Escherichia coli to HEp-2 cells. Pediatr Infect Dis J. 1987;6:829-31.

Nataro JP, Kaper JB. Diarrheagenic Escherichia coli. Clin Microbiol Rev. 1998;11:142-201.

Neter E, Westphal O, Luderitz O, Gino RM, Gorzynski EA. Demonstration of antibodies against enteropathogenic Escherichia coli in sera of children of various ages. Pediatrics. 1995;16:801-7.

Nitschke M, Sayk F, Härtel C, Roseland RT, Hauswaldt S, Steinhoff J, et al. Association between azithromycin therapy and duration of bacterial shedding among patients with Shiga toxin-producing enteroaggregative Escherichia coli O104:H4. JAMA. 2012;307:1046-52.

Okeke IN, Nataro JP. Enteroaggregative Escherichia coli. Lancet Infect Dis. 2001;1:304-13.

Olson M, Yan Y, Reske KA, Zilberberg M, Dubberke ER. Impact of Clostridium difficile recurrence on hospital readmissions. Am J Infect Control. 2015;43:318-22.

Onwuezobe I, Oshun P, Odigwe C. Antimicrobials for treating symptomatic non-typhoidal Salmonella infection. Cochrane Database Syst. Rev. 2012;11:CD001167.

Parashar UD, Hummelman EG, Bresee JS, Miller MA, Glass RI. Global illness and deaths caused by rotavirus disease in children. Emerg Infect Dis. 2003;9:565-72.

Parry CM, Hien TT, Dougan G, White NJ, Farrar JJ. Typhoid fever. N Engl J Med. 2002;347:1770-82.

Pinilla AE, López MC, Viasus DF. Historia del protozoo Entamoeba histolytica. Rev Méd Chile. 2008;136:118-24.

Raj D, Ghosh E, Mukherjee AK, Nozaki T, Ganguly S. Differential gene expression in Giardia lamblia under oxidative stress: significance in eukaryotic evolution. Gene. 2014;535:131e9.

Robins-Browne RM. Traditional enteropathogenic Escherichia coli of infantile diarrhea. Rev Infect Dis. 1987;9:28-53.

Robinson MW, McFerran N, Trudgett A, Hoey L, Fairweather I. A possible model of benzimidazole binding to b-tubulin disclosed by invoking an inter-domain movement. J Mol Graph Model. 2004;23:275-84.

Rockx B, De Wit M, Vennema H, Vinjé J, De Bruin E, Van Duynhoven Y, et al. Natural history of human calicivirus infection: a prospective cohort study. Clin Infect Dis. 2002;35:246-53.

Rossignol JF, Abu-Zekry M, Hussein A, Santoro MG. Effect of nitazoxanide for treatment of severe rotavirus diarrhoea: randomised double-blind placebo-controlled trial. Lancet. 2006;368:124-9.

Rossignol JF. Nitazoxanida: a first-in-class broad-spectrum antiviral agent. Antiviral Res. 2014;110:94-103.

Roy SK, Hossain MJ, Khatun W, Chakraborty B, Chowdhury S, Begum A, et al. Zinc supplementation in children with cholera in Bangladesh: randomised controlled trial. BMJ. 2008;336:266-8.

Ryan U, Cacciò SM. Zoonotic potential of Giardia. Int J Parasitol. 2013;43:943-56.

Sack DA, Sack RB, Nair GB, Siddique AK. Cholera. Lancet. 2004;363: 223-33.

Saha D, Karim MM, Khan WA, Ahmed S, Salam MA, Bennish ML. Single-dose azithromycin for the treatment of cholera in adults. N Engl J Med. 2006;354:2452-62.

Samuelson J. Why metronidazole is active against both bacteria and parasites. Antimicrob Agents Chemother. 1999;43:1533-41.

Scaletsky ICA, Aranda KR, Souza TB, Silva NP, Morais MB. Evidence of pathogenic subgroups among atypical enteropathogenic Escherichia coli strains. J Clin Microbiol. 2009;47:3756-9.

Schiller LR, Pardi DS, Spiller R, Semrad CE, Surawicz CM, Giannella RA, et al. Gastro 2013 APDW/WCOG Shanghai Working Party report: chronic diarrhea: definition, classification, diagnosis. J Gastroenterol Hepatol. 2014;296:6-25.

Schleifstein J, Coleman MB. An unidentified microorganism resembling B. lignieri and pastpseudotuberculosis and pathogenic for man. N Y State J Med. 1939;39:1749-53.

Sell J, Dolan B. Common gastrointestinal infections. Prim Care Clin Office Pract. 2018;45:519-32.

Shirley DT, Farr L, Watanabe K, Moonah S. A review of the global burden, new diagnostics, and current therapeutics for amebiasis. Open Forum Infect Dis. 2018;5:ofy161.

Shogomori H, Futerman A. Cholera toxin is found in detergent insoluble rafts/domains at the cell surface of hippocampal neurons but is internalized via a raft-independent mechanism. J Biol Chem. 2001;276:9182-8.

Silva RM, Toledo MRF, Trabulsi LR. Biochemical and cultural characteristics of invasive Escherichia coli. J Clin Microbiol. 1980;11:441-4.

Singh N, Narayan S. Nitazoxanide: a broad spectrum antimicrobial. Med J Armed Forces India. 2011;67:67-8.

Sparks SG, Carman RJ, Sarker MR, McClane BA. Genotyping of enterotoxigenic Clostridium perfringens fecal isolates associated with antibiotic-associated diarrhea and food poisoning in North America. J Clin Microbiol. 2001;39:883-8.

Stanley-Jr. SL. Amoebiasis. Lancet. 2003;361:1025-34.

Steffen R, Hill DR, DuPont HL. Traveler's diarrhea: a clinical review. JAMA. 2015;313:71-80.

Surawicz CM. Mechanisms of diarrhea. Curr Gastroenterol Rep. 2010; 12:236-41.

Tate JE, Burton AH, Boschi-Pinto C, Parashar UD, World Health Organization–Coordinated Global Rotavirus Surveillance Network. Global, regional, and national estimates of rotavirus mortality in children < 5 years of age, 2000-2013. Clin Infect Dis. 2016;62:S96-105.

Taylor M. Entero haemorrhagic Escherichia coli and Shigella dysenteriae type 1-induced haemolytic uraemic syndrome. Paediatr Nephrol. 2008;23:1425-31.

Teasley DG, Gerding DN, Olson MM, Peterson LR, Gebhard RL, Schwartz MJ, et al. Prospective randomised trial of metronidazole versus vancomycin for Clostridium-difficile-associated diarrhoea and colitis. Lancet. 1983;2:1043-6.

Thielman NM, Guerrant RL. Acute infectious diarrhea. N Engl J Med. 2004;350:38-47.

Toledo MRF, Trabulsi LR. Frequency of enteroinvasive Escherichia coli in children with diarrhea and healthy controls, in São Paulo, SP, Brazil. Rev Microbiol. 1990;21:1-4.

Upcroft JA, Upcroft P, Boreham PF. Drug resistance in Giardia intestinalis. Int J Parasitol. 1990;20:489e96.

Veeraraghavan B, Pragasam AK, Bakthavatchalam YD, Ralph R. Typhoid fever: issues in laboratory detection, treatment options & concerns in management in developing countries. Future Sci OA. 2018;4:FSO312.

Vlasova AN, Kandasamy S, Chattha KS, Rajashekara G, Saif LJ. Comparison of probiotic lactobacilli and bifidobacteria effects, immune responses and rotavirus vaccines and infection in different host species. Vet Immunol Immunopathol. 2016;172:72-84.

Wells CD, Arguedas M. Amebic liver abscess. South Med J. 2004;97:673-82.

White MB, Rajagopalan S, Yoshikawa TT. Infectious diarrhea: norovirus and Clostridium difficile in older adults. Clin Geriatr Med. 2016;32:509-22.

Williams PCM, Berkley JA. Guidelines for the treatment of disentery (shigellosis): a systematic review of the evidence. Paediatr Int Child Health. 2018;38:S50-65.

Wilson A, Evans J, Chart H, Cheasty T, Wheeler JG, Tompkins D, et al. Characterisation of strains of enteroaggregative Escherichia coli isolated during the infectious intestinal disease study in England. Eur J Epidemiol. 2001;17:1125-30.

Wistrom J, Norrby SR, Myhre EB, Eriksson S, Granström G, Lagergren L, et al. Frequency of antibiotic-associated diarrhoea in 2462 antibiotic-treated hospitalized patients: a prospective study. J Antimicrob Chemother. 2001;47:43-50.

Wolf MK. Occurrence, distribution, and associations of O and H serogroups, colonization factor antigens, and toxins of enterotoxigenic Escherichia coli. Clin Microbiol Rev. 1997;10:569-84.

Woodward TE, Smadel JE, Ley HL Jr., Green R, Mankikar DS. Preliminary report on the beneficial effect of chloromycetin in the treatment of typhoid fever. Ann Intern Med. 1948;29:131-4.

Zollner-Schwetz I, Krause R. Therapy of acute gastroenteritis: role of antibiotics. Clin Microbiol Infect. 2015;21:744-9.

23 Doenças Inflamatórias Intestinais

DOENÇA DE CROHN

A doença de Crohn e a colite ulcerativa são as duas principais doenças inflamatórias intestinais. A doença de Crohn é uma doença inflamatória crônica do trato gastrintestinal cujos sintomas apresentam características cíclicas de melhora e piora. É uma doença progressiva que leva a dano intestinal. Embora todos os segmentos do trato gastrintestinal possam ser afetados, o íleo terminal e o cólon são os segmentos mais suscetíveis à doença. A inflamação é tipicamente segmentar, assimétrica e transmural. A maior parte dos pacientes apresenta-se com fenótipo inflamatório por ocasião do diagnóstico; na progressão da doença, estenoses, fístulas ou abscessos podem ocorrer em cerca de 50% dos pacientes, sendo necessária abordagem cirúrgica (Torres e Colombel, 2016). O objetivo da terapia é induzir remissão prolongada para prevenir maiores complicações e impedir a evolução da doença. O quadro clínico depende da localização e do comportamento da doença, e da gravidade da inflamação. Os pacientes geralmente apresentam-se com quadro de dor abdominal, febre, sinais clínicos de obstrução intestinal ou diarreia/disenteria. O cenário mais comum é o de um paciente jovem apresentando dor no quadrante inferior direito do abdome com diarreia crônica e perda de peso. Fadiga e anorexia são outros sintomas comuns. Em pacientes com envolvimento colônico, os principais sintomas podem ser sangramento retal e disenteria. Febre alta pode indicar complicação de sepse. Aproximadamente um terço dos pacientes apresenta doença perianal, sendo que 50% dos pacientes podem ter manifestações extraintestinais (pele, articulações, olhos) que precedem o diagnóstico.

O aparecimento da doença costuma acontecer entre a segunda e a quarta década da vida, mas pode ocorrer um pico discreto na faixa etária entre 50 e 60 anos, com igual distribuição entre os sexos. A incidência e a prevalência da doença de Crohn vêm aumentando em todos os grupos étnicos (Baumgart e Sandbom, 2012). A causa possivelmente envolve fatores relacionados a suscetibilidade genética, fatores ambientais e microbiota intestinal, resultando em resposta imune anormal em nível de mucosa e com comprometimento da função de barreira do epitélio intestinal (Torres et al., 2017).

Avaliação metagenômica indica que quatro filos maiores (Bacteroidetes, Firmicutes, Actinobacteria e Proteobacteria) contendo milhares de espécies predominantemente anaeróbicas colonizam o intestino humano, e a população é regulada pela secreção de ácido do estômago, tendo, portanto, um gradiente de crescimento proximal-distal. A microbiota intestinal varia em função de época, indivíduo, dieta e uso de fármacos; de maneira geral, a variação da microbiota intestinal em indivíduos saudáveis é estratificada e não contínua (Arumugam et al., 2011). Em pacientes com doença de Crohn, foram observados agrupamentos e diversidade reduzida, especialmente entre os filos Firmicutes e Bacteroidetes; redução de *Faecalibacterium prausnitzii* (filo Firmicute) foi associada com aumento de risco de recorrência ileal pós-operatória de doença de Crohn, e a restituição experimental apresentou efeitos anti-inflamatórios (Sokol et al., 2008).

A primeira linha de defesa do sistema imune da mucosa é uma monocamada polarizada de células epiteliais coberta por um biofilme mucoso secretado pelas células caliculadas (*globet cells*) com bactérias intercaladas (Moussata et al., 2011). A expressão do gene *MUC1* responsável pela expressão de mucina está reduzida no íleo terminal inflamado de pacientes com doença de Crohn, sugerindo que a cobertura de muco seja insuficiente nesses pacientes (Buisine et al., 1999). Essa hipótese é apoiada por vários outros estudos indicando associação dos genes *MUC1*, *MUC19* e *PTGER4* à doença de Crohn. O fluxo paracelular entre células epiteliais vizinhas é normalmente bloqueado pelas *tight junctions*, entretanto, na doença de Crohn, essas zonas de adesão entre células estão defeituosas e permitem fluxo através delas, possivelmente por causa das alterações na expressão de proteínas como as claudinas, permitindo acesso de antígenos do lúmen à lâmina própria, a qual é densamente habitada por células imunes (Zeissig et al., 2007).

A Figura 23.1 sumariza a ação do sistema imune em pessoas saudáveis e em pacientes com doença de Crohn, assim como assinala possíveis alvos terapêuticos, cujos fármacos serão revisados a seguir (Torres e Colombel, 2016).

No intestino saudável, o epitélio intestinal e os dímeros de imunoglobulina A (IgA) trabalham de maneira integrada para regular e separar a microflora intestinal do sistema imune da mucosa. O epitélio intestinal também contém células especializadas, como as células de Paneth, que produzem peptídios antimicrobianos, e células M, que captam antígenos do lúmen intestinal. As células M estão em estreito contato com as células apresentadoras de antígeno, as células dendríticas (CD). O contato com os antígenos do lúmen intestinal levam à maturação das CD e à apresentação do antígeno para os linfócitos T e B. As CD normalmente permitem a indução de um fenótipo tolerante na mucosa, mas isso muda quando há sinais de perigo, como presença de lipopolissacarídio bacteriano (LPS), o qual causa uma mudança do fenótipo tolerante para um fenótipo inflamatório ou imunizante da CD. As CD intestinais também estimulam a expressão de alfa-4-beta-7 e CCR9 pelos linfócitos B e T. Os linfócitos intestinais que expressam essas moléculas entram na circulação sistêmica e, quando atingem as vênulas, ligam-se MAdCAM, saem da circulação e entram na lâmina própria do intestino. Há várias famílias de células T na lâmina própria intestinal, como Th1, Th17 e Treg. No estado de equilíbrio, Treg regula a atividade de Th1 e Th17, prevenindo inflamação. Quando ocorre lesão à mucosa e inflamação como observado na doença de Crohn, a barreira epitelial é danificada, seja como evento primário ou secundário, e a microbiota do lúmen intestinal estimula uma resposta imune pró-inflamatória por meio das CD e células M. A atividade regulatória das células T (Treg) é superada pela atividade inflamatória dos Th1 e Th17. Além disso, as células linfoides inatas (ILC), que se encontram homeostáticas no estado de equilíbrio, contribuem para perpetuar o processo inflamatório por meio da produção de citocinas. O dano à mucosa intestinal é associado à disbiose, o que ajuda a perpetuar a

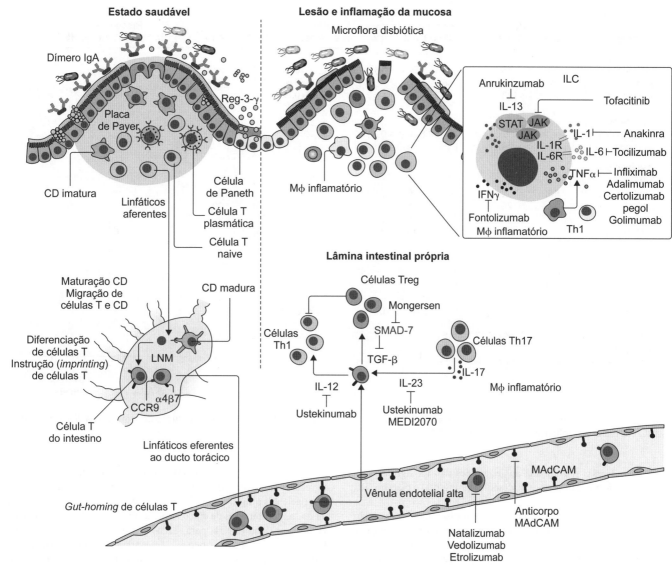

Figura 23.1 Sistema imunológico do intestino em pessoas saudáveis e em pacientes com doença de Crohn e seus alvos terapêuticos. CD: célula dendrítica; LNM: linfonodo mesentérico; Th1: *T-helper-1 cell*; Th17: *T-helper-17 cell*; Mɸ: macrófago; TGF-β: *transforming growth factor beta*; IL: interleucina; IFN-γ: interferon-gama.

cascata inflamatória. Os fármacos ilustrados na Figura 23.2 serão vistos a seguir.

O tratamento da doença de Crohn envolve uma indução e um regime de manutenção. A escolha da medicação depende da gravidade da doença e da resposta obtida em terapias prévias. Os fármacos mais utilizados no tratamento da doença de Crohn são:

- Fármacos imunomoduladores sintéticos, como glicocorticoides, tiopurinas (azatioprina e mercaptopurina) e metotrexato
- Fármacos biológicos, como os anticorpos monoclonais para o fator de necrose tumoral alfa (TNF-alfa), como infliximab, adalimumab e certolizumab pegol; e moléculas antiadesão, como natalizumab e vedolizumab, e o monoclonal para interleucinas IL-12 e IL-23, o ustekinumab. Distintamente da colite ulcerativa, os 5-aminossalicilatos apresentam eficácia pré-operatória nula e baixa eficácia na indução da remissão da doença de Crohn ativa, conforme Figura 23.2 (Ford *et al.*, 2011).

Fármacos imunomodulares sintéticos

Glicocorticoides

São hormônios derivados do colesterol secretados pelas glândulas adrenais, que apresentam uma ampla gama de efeitos metabólicos, anti-inflamatórios, imunossupressivos e também estão envolvidos em processos de sinalização cognitiva. Os glicocorticoides são considerados uma das mais importantes classes de mediadores da resposta inflamatória sistêmica, tendo papel essencial na manutenção do equilíbrio entre mediadores pró-inflamatórios e anti-inflamatórios; tal equilíbrio pode ser rompido em processos infecciosos e patológicos. Os glicocorticoides são utilizados frequentemente nas crises agudas da doença de Crohn.

Budesonida (Entocort® EC)

Glicocorticoide não halogenado (Figura 23.3) utilizado frequentemente no tratamento da asma brônquica por via inalatória (Pulmicort®), também é utilizado no tratamento da doença de Crohn; para tal indicação, a administração é feita por via oral (VO). Importante ressaltar que a budesonida sofre importante efeito de primeira passagem quando administrada VO (90%), portanto, seu efeito na doença de Crohn se dá por sua ação tópica na mucosa intestinal.

Budesonida 9 mg/dia, administrada VO em pacientes com doença de Crohn ativa, demonstrou ser superior ao placebo para indução de remissão, conforme estabelecido por revisão sistemática e metanálise (Figura 23.4; Kuenzig *et al.*, 2018). Importante ressaltar que, na dose de 3 mg/dia, não houve diferença significativa entre a budesonida e o placebo para indução de remissão da doença de Crohn ativa. A incidência

Estudo ou subgrupo	5-ASA Eventos	Total	Placebo Eventos	Total	Peso (%)	Risco relativo M-H, aleatório, IC 95%	Ano
Sulfassalazina							
Summers (1979)	46	74	57	77	16,8	0,84 (0,67-1,05)	1979
Malchow (1984)	27	54	36	58	8,8	0,81 (0,58-1,13)	1984
Subtotal (IC 95%)		128		135	25,7	0,83 (0,69-1,00)	
Total de eventos	73		93				
Heterogeneidade: Tau² = 0; χ² = 0,04, df = 1 (p = 0,84); I² = 0%							
Teste para o efeito geral: Z = 1,99 (p = 0,05)							
Mesalazina							
Rasmussen (1987)	23	30	33	37	16,2	0,86 (0,68-1,08)	1987
Singleton (1993)	162	230	66	80	31,1	0,85 (0,75-0,97)	1993
Tremaine (1994)	11	20	14	18	4,9	0,71 (0,44-1,13)	1994
Crohn's II	117	157	51	75	22,1	1,10 (0,92-1,31)	2004
Subtotal (IC 95%)		437		210	74,3	0,91 (0,77-1,06)	
Total de eventos	313		164				
Heterogeneidade: Tau² = 0,01; χ² = 6,48, df = 3 (p = 0,09); I² = 54%							
Teste para o efeito geral: Z = 1,24 (p = 0,21)							
Total (IC 95%)		565		345	100,0	0,89 (0,80, 0,99)	
Total de eventos	386		257				
Heterogeneidade: Tau² = 0,01; χ² = 7,15, df = 5 (p = 0,21); I² = 30%							
Teste para o efeito geral: Z = 2,16 (p = 0,03)							
Teste para diferenças de subgrupos: não aplicável							

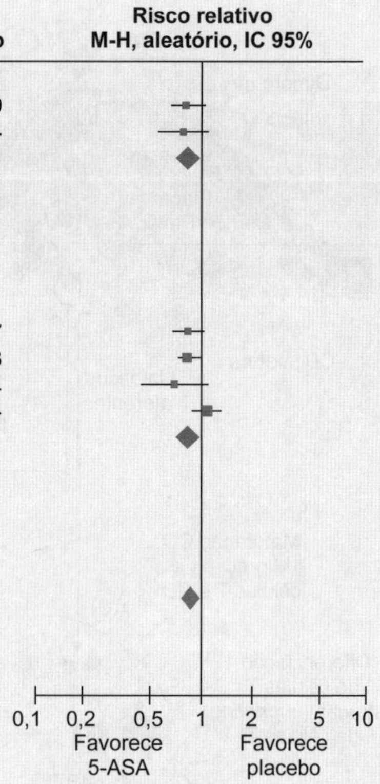

0,1 0,2 0,5 1 2 5 10
Favorece 5-ASA   Favorece placebo

Figura 23.2 *Forest plot* de ensaios clínicos randomizados de ácido 5-aminossalicílico (5-ASA) *vs.* placebo na indução de remissão na doença de Crohn ativa. IC: intervalo de confiança; M-H: Mantel-Haenszel.

de reações adversas relacionada aos esteroides não foi significativamente diferente entre os grupos budesonida (9 mg/dia) e placebo (RR = 0,97; IC 95% 0,76-1,13).

Budesonida 9 mg/dia foi considerada inferior para induzir remissão quando comparada com glicocorticoides em pacientes com doença de Crohn de intensidade grave (Figura 23.5). Entretanto, essa diferença estatística não foi observada em relação à população pediátrica (RR = 0,87; IC 95% 0,58-1,31; Figura 23.6) ou em pacientes com doença de Crohn com intensidade leve ou moderada definida por escore < 300 da escala Crohn's Disease Activity Index – CDAI (RR = 1; IC 95% 0,56-1,56) ou com doença de Crohn ileal ou ileocolônica direita (RR = 0,86; IC 95% 0,75-1).

Em relação à manutenção da remissão, não foi observada diferença de eficácia da budesonida (3 ou 6 mg/dia) em relação ao placebo (Figura 23.7).

Ensaio clínico avaliou a eficácia da manutenção da remissão da budesonida 6 mg/dia (n = 76) ou 9 mg/dia (n = 81) em pacientes com doença de Crohn (de Jong *et al.*, 2007). A recidiva de doença de Crohn não foi diferente estatisticamente entre os dois grupos após 1 ano de tratamento (24% *vs.* 19%, para 6 e 9 mg/dia, respectivamente; Figura 23.8). A incidência de reações adversas também foi semelhante em ambos os grupos.

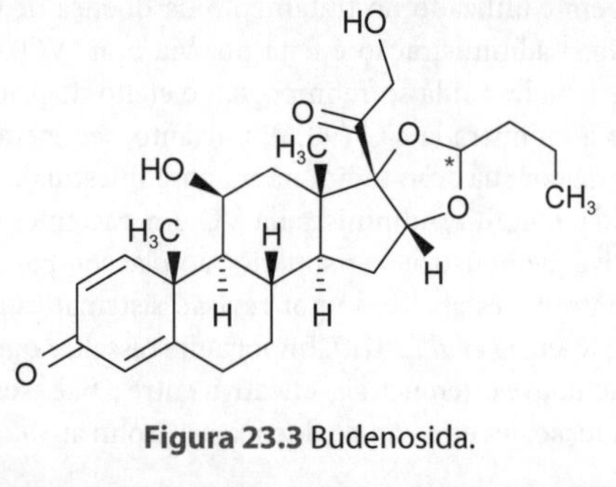

Pacientes tratados com budesonida apresentam menor incidência de reações adversas associadas com esteroides quando comparados com pacientes utilizando prednisona ou metilprednisolona. Com base em dados combinados de cinco ensaios clínicos, o número necessário para causar dano (NNH) para reações adversas associadas a esteroides foi 5, ou seja, a cada cinco pacientes tratados com corticosteroide sistêmico em vez de budesonida, um apresentará uma reação adversa associada ao uso do esteroide (Kane *et al.*, 2002).

Budesonida está indicada no tratamento da doença de Crohn ativa de intensidade leve ou moderada. A dose recomendada para adultos é de 9 mg/dia durante 8 semanas, sendo que o tratamento pode ser repetido caso ocorra recidiva. Para pacientes pediátricos (8 a 17 anos), a dose recomendada é de 9 mg/dia durante 8 semanas, seguida de 6 mg/dia durante mais 2 semanas. Budesonida também está indicada para manutenção da remissão em pacientes com doença de Crohn com intensidade leve ou moderada, sendo recomendada a dose de 6 mg/dia durante 3 meses, reduzida gradualmente após esse período. Não há evidência de que tratamento por período superior a 3 meses seja benéfico. As reações adversas mais frequentes com incidência ≥ 5% são cefaleia, infecção respiratória, náuseas, lombalgia, dispepsia, tontura, dor abdominal, flatulência, vômitos e dor.

Prednisona

Ensaio clínico comparou a eficácia e a segurança para indução de remissão de doença de Crohn dos fármacos prednisona com sulfassalazina, azatioprina ou placebo (Summers *et al.*, 1979). A dose de prednisona variou de acordo com o escore da escala CDAI (*Crohn's disease activity index*), sendo prescritos 0,25 mg/kg/dia em CDAI < 150; 0,5 mg/kg/dia em CDAI = 150 a 300; e 0,75 mg/kg/dia em CDAI > 300, sendo a dose máxima permitida de 60 mg/dia. A dose de sulfassalazina foi de 1 g/15 kg, e a dose máxima permitida foi de 5 g. A dose de azatioprina foi 2,5 mg/kg/dia, sendo permitida a dose máxima de 250 mg. O objetivo primário foi remissão definida com CDAI

Figura 23.3 Budenosida.

Ensaio clínico ou subgrupo	Budesonida Eventos	Budesonida Total	Placebo Eventos	Placebo Total	Peso (%)	Risco relativo M-H, aleatório, IC 95%
Greenberg (1994)	31	61	13	66	40,0	2,58 (1,49-4,45)
Suzuki (2013)	6	26	3	26	7,3	2,00 (0,56-7,16)
Tremaine (2002)	78	159	13	41	52,6	1,55 (0,96-2,49)
Subtotal (IC 95%)		**246**		**133**	**100,0**	**1,93 (1,37-2,73)**
Total de eventos	115		29			

Heterogeneidade: Tau^2 = 0; Chi^2 = 1,92, df = 2 (p = 0,38); I^2 = 0%
Teste para o efeito geral: Z = 3,74 (p = 0,0002)

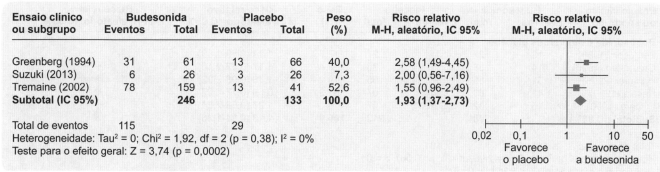

Figura 23.4 Budesonida 9 mg *versus* placebo: indução de remissão clínica.

Ensaio clínico ou subgrupo	Budesonida Eventos	Budesonida Total	Esteroides convencionais Eventos	Esteroides convencionais Total	Peso (%)	Risco relativo M-H, aleatório, IC 95%
Campieri (1997)	7	31	7	13	55,1	0,42 (0,18-0,96)
Suzuki (1996)	4	10	6	10	44,9	0,67 (0,27-1,66)
Subtotal (IC 95%)		**41**		**23**	**100,0**	**0,52 (0,28-0,95)**
Total de eventos	11		13			

Heterogeneidade: Tau^2 = 0; Chi^2 = 0,55, df = 1 (p = 0,46); I^2 = 0%
Teste para o efeito geral: Z = 2,12 (p = 0,03)

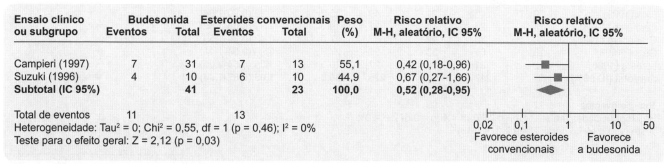

Figura 23.5 Budesonida 9 mg *versus* esteroides convencionais: indução de remissão clínica para formas graves (CDAI > 300).

Ensaio clínico ou subgrupo	Budesonida Eventos	Budesonida Total	Esteroides convencionais Eventos	Esteroides convencionais Total	Peso (%)	Risco relativo M-H, aleatório, IC 95%
Escher (2004)	12	22	17	26	74,2	0,83 (0,52-1,34)
Levine (2003)	8	19	6	14	25,8	0,98 (0,44-2,19)
Subtotal (IC 95%)		**41**		**40**	**100,0**	**0,87 (0,58-1,31)**
Total de eventos	20		23			

Heterogeneidade: Tau^2 = 0; Chi^2 = 0,12, df = 1 (p = 0,73); I^2 = 0%
Teste para o efeito geral: Z = 0,67 (p = 0,5)

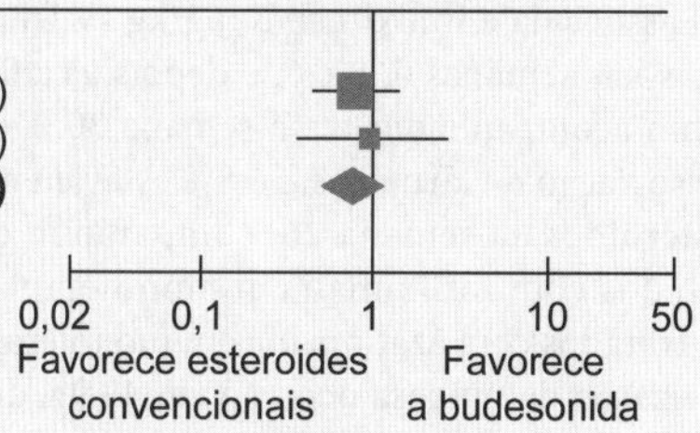

Figura 23.6 Budesonida 9 mg *versus* esteroides convencionais: indução de remissão clínica em pacientes pediátricos.

> 150 após 17 semanas de tratamento. Prednisona induziu remissão de modo mais rápido e eficaz que o placebo (Figura 23.9). Sulfassalazina e azatioprina também induziram remissão mais rápida e mais eficaz que o placebo, entretanto a eficácia foi considerada inferior à observada com a prednisona (Figura 23.9). Análise estatística revelou que a diferença observada foi significativa apenas entre os grupos prednisona e placebo ($p < 0,0001$); a diferença da sulfassalazina e placebo (n = 0,08) ou azatioprina e placebo (p = 0,17) não atingiu significância estatística.

Azatioprina e 6-mercaptopurina

A azatioprina é um profármaco, cujo metabólito ativo é a 6-mercaptopurina. Ambos são análogos purínicos e inibem o crescimento celular por interferir com a síntese de ácidos nucleicos (o mecanismo de ação desse fármaco foi abordado na seção de Oncologia). Por sua capacidade de impedir a rápida proliferação de células envolvidas na resposta inflamatória, esse fármaco é associado à ação imunossupressiva (Sahasranaman *et al.*, 2008).

Azatioprina não demonstrou ser superior ao placebo na capacidade de induzir a remissão da doença de Crohn ativa (Chande *et al.*, 2016). Dos pacientes tratados com azatioprina ou 6-mercaptopurina, apenas 48% apresentaram remissão (95/197), comparados com 37% (68/183) tratados com placebo (RR = 1,23; IC 95% 0,97-1,55).

Em relação à manutenção da remissão, uma análise agrupou 489 pacientes e revelou que azatioprina, nas doses de 1 a 2,5 g/dia, foi significativamente superior ao placebo no período de 6 a 18 meses (Chande *et al.*, 2015). Setenta e três por cento dos pacientes tratados com azatioprina foram mantidos em remissão, comparados com 62% dos pacientes tratados com placebo (RR = 1,19; IC 95% 1,0-1,34). O número necessário de pacientes tratados com azatioprina para ter um efeito benéfico adicional foi 9. Importante ressaltar que os estudos incluídos nessas análises foram considerados de baixa qualidade. Outra limitação é que o uso de azatioprina ou de 6-mercaptopurina para manutenção de remissão na doença de Crohn está associado com aumento significativo do risco de reações adversas (RR = 1,29; IC 95% 1,02-1,64), de interrupção do tratamento por causa de reações adversas (RR = 3,12; IC 95% 1,52-6,09) e de reações adversas sérias (RR = 2,45; IC 95% 1,22-4,09) quando comparado ao placebo.

Ensaio clínico duplo-cego e randomizado comparou a eficácia de azatioprina em monoterapia, com infliximab em monoterapia ou infliximab associado à azatioprina em pacientes com doença de Crohn de intensidade moderada e grave que não tinham recebido previamente tratamento com fármacos biológicos (Colombel *et al.*, 2010). Os pacientes (n = 508) foram tratados com azatioprina 2,5 mg/kg/dia VO + placebo por via intravenosa (IV) (n = 170), infliximab 5 mg/kg IV + placebo VO (n = 169) ou azatioprina 2,5 mg/kg

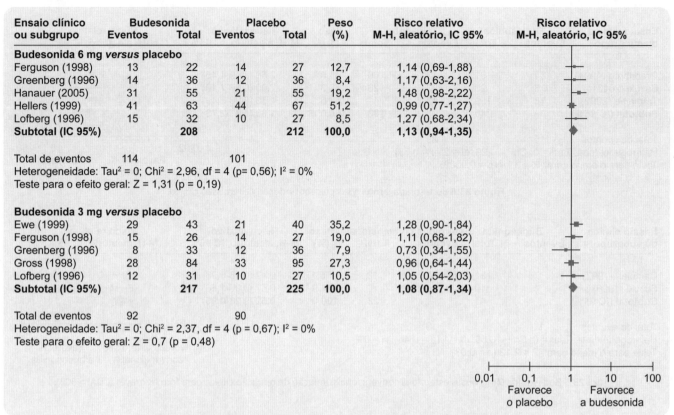

Figura 23.7 Budesonida 6 e 3 mg *versus* placebo: manutenção da remissão clínica.

VO associada a infliximab 5 mg/kg IV (n = 169). As infusões foram feitas nas semanas 0, 2 e 6. e depois a cada 8 semanas. Os pacientes foram acompanhados até a semana 30. Dos pacientes tratados com a associação de fármacos, 56,8% estavam em remissão livre de corticosteroides na semana 26, comparando com 44,4% dos pacientes tratados com infliximab em monoterapia e com 30% dos pacientes tratados com azatioprina em monoterapia (Figura 23.10 A). A cicatrização da mucosa ocorreu em 43,9% dos pacientes tratados com associação de fármacos, 30,1% dos pacientes tratados com infliximab em monoterapia e 16,5% dos pacientes tratados com azatioprina em monoterapia (Figura 23.10 B).

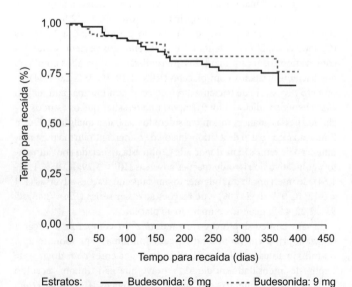

Figura 23.8 Curvas de Kaplan-Meier para tempo de recaída com budesonida 6 mg/dia e 9 mg/dia em 157 pacientes com doença de Crohn em remissão (análise ITT).

Reações adversas sérias foram observadas em 3,9% dos pacientes tratados com associação de fármacos, 4,9% dos pacientes tratados com infliximab em monoterapia e em 5,65% dos pacientes tratados com azatioprina em monoterapia.

Metotrexato

Ensaio clínico multicêntrico, randomizado, duplo-cego, controlado com placebo, avaliou a eficácia e a segurança do metotrexato em induzir remissão em pacientes com doença de Crohn ativa, apesar de terem sido tratados por 3 meses no mínimo com prednisona (Feagan *et al.*, 1995). Os pacientes foram tratados com metotrexato 25 mg por via intramuscular (IM) 1 vez/semana (n = 94) ou placebo (n = 47) por 16 semanas. Após a semana 16, a proporção de pacientes que descontinuaram o uso de prednisona e se encontravam em remissão foi maior no grupo tratado com metotrexato (39%) em relação ao placebo (19%; Figura 23.11). A diferença foi estatisticamente significativa no grupo que usava doses altas de prednisona (20 mg/dia ou mais).

Aproximadamente 17% (n = 16) dos pacientes tratados com metotrexato tiveram o tratamento interrompido em virtude de reações adversas, comparados com 2% (n = 1) do grupo tratado com placebo. As reações adversas responsáveis pela interrupção do tratamento foram: aumento de transaminases hepáticas (n = 7), náuseas (n = 6), *rash* cutâneo (n = 1), pneumonia (n = 1) e neurite óptica (n = 1) no grupo tratado com metotrexato e polineuropatia necessitando de hospitalização (n = 1) no grupo tratado com placebo.

Ensaio clínico multicêntrico, randomizado, duplo-cego, controlado com placebo, comparou a eficácia e a segurança do metotrexato com placebo em pacientes com doença de Crohn que entraram em remissão após tratamento com metotrexato 25 mg IM 1 vez/scmana por 16 a 24 semanas (Feagan *et al.*, 2000). Os pacientes foram tratados com metotrexato 15 mg IM 1 vez/semana (n = 40) ou placebo (n = 36) por 40 semanas. Na semana 40, cerca de 65% dos pacientes tratados com metotrexato encontravam-se em remissão, comparados com 39% dos pacientes tratados com placebo (Figura 23.12). Nenhum dos pacientes tratados com metotrexato teve reação adversa séria, comparado com dois do grupo tratado com placebo.

Fármacos imunomoduladores biológicos

TNF-alfa

Citocina altamente pleiotrópica envolvida em um amplo espectro de processos fisiológicos que modulam a resposta inflamatória, a resposta antitumoral e a homeostase, atuando por meio de dois receptores: TNF-R1 e TNF-R2 (Tian *et al.*, 2014). O TNF-alfa pode ser ligado à membrana da célula ou secretado pelas células. Ele é inicialmente sintetizado na forma de precursor como uma proteína de 26 kDa (233 aminoácidos) que está ligada à membrana (tmTNF). Esse pró-TNF-alfa é processado proteoliticamente pela enzima conversora de TNF para liberar o TNF-alfa na forma de homotrímero (17 kDa), o qual é solúvel (sTNF). A enzima conversora de TNF-alfa pertence à família das metaloproteinases e desintegrinas, podendo clivar os receptores do TNF-alfa da superfície celular; essas proteínas que se ligam às citocinas representam um importante mecanismo de regulação da atividade biológica do TNF-alfa (Bemelmans *et al.*, 1996). As formas solúveis dos TNF-R1 e TNF-R2 ligam-se de maneira específica e com alta afinidade ao TNF-alfa, podendo facilitar a tradução ou inibir a sua atividade biológica. Em concentrações altas, eles inibem a atividade biológica do TNF-alfa por competir com os receptores acoplados às membranas. Em concentrações baixas, eles podem estabilizar a estrutura trimérica do TNF-alfa, aumentando sua meia-vida e atuando como reservatório de TNF-alfa (Derouich-Guergour *et al.*, 2001). O TNF-R1 é expresso de maneira constitutiva na maioria das células, com exceção dos

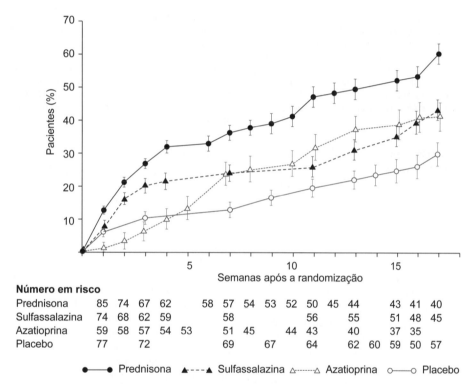

Figura 23.9 Curvas de Kaplan-Meier mostrando a porcentagem acumulada de pacientes em remissão semana a semana na parte 1, fase 1. A remissão é definida como CDAI menor que 150, continuando abaixo de 150 até a semana 17.

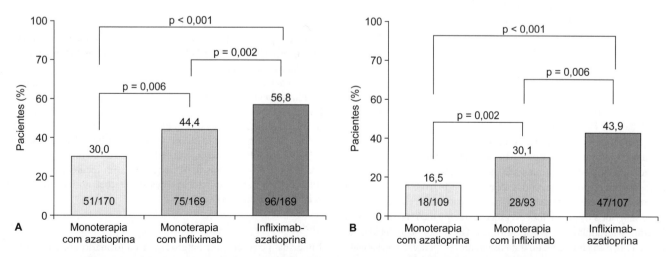

Figura 23.10 Pacientes com remissão clínica livre de esteroide (**A**) e cicatrização da mucosa (**B**) na semana 26.

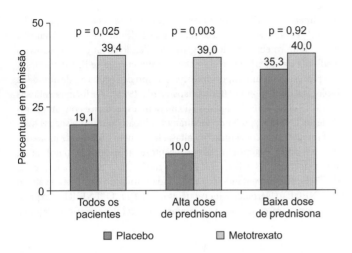

Figura 23.11 Porcentagens de pacientes em remissão na semana 16, de acordo com o grupo de estudo e separado pela dose diária de prednisona antes da entrada no ensaio clínico. O grupo de alta prednisona estava recebendo uma dose diária de mais de 20 mg, e o grupo de baixa prednisona recebia uma dose diária de 20 mg ou menos, por um período superior a 2 semanas antes da randomização. As porcentagens são mostradas acima das barras. Os valores de p foram obtidos pelo teste do Chi^2 de Montel-Haenszel, com ajuste para cada centro do ensaio clínico.

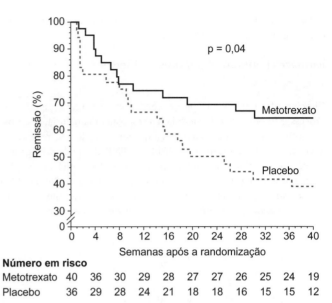

Figura 23.12 Curvas de Kaplan-Meier para o tempo de recidiva no grupo metotrexato e no grupo placebo. O valor p foi derivado de um modelo de regressão de Cox, que foi ajustado para os efeitos da via de entrada no estudo e em cada centro do ensaio clínico. O valor de p não ajustado foi de 0,04.

eritrócitos. Já o TNF-R2 é expresso somente quando induzido pelo processo inflamatório, e sua expressão é limitada à linhagem hematopoética. Dada a relativa expressão reduzida do TNF-R2, acredita-se que a maioria das ações biológicas do TNF-alfa seja por sua interação com o TNF-R1 (Grell, 1995-1996).

Infliximab (Remicade®)

Em 24 de agosto de 1998, o infliximab recebeu aprovação da Food and Drug Administration (FDA) para o tratamento da doença de Crohn, tornando-se o primeiro anticorpo monoclonal contra o TNF-alfa registrado para uso clínico (Melsheimer et al., 2019).

A eficácia e a segurança do infliximab foram avaliadas por meio de metanálise de ensaios clínicos randomizados na prevenção de recidiva pós-operatória de pacientes com doença de Crohn (Huang et al., 2018). Sete ensaios clínicos prospectivos incluíram 455 pacientes; comparado com placebo, infliximab causou redução significativa da recidiva endoscópica (RR = 0,421; Figura 23.13 A) e da recidiva clínica (RR = 0,519; Figura 23.13 B).

Infliximab foi bem tolerado, e as reações adversas mais comuns foram reações do tipo lúpus, reações de infusão, bronquite, nasofaringite, pielonefrite, dor abdominal grave e abscesso de parede abdominal. O risco de interrupção do tratamento foi similar em relação ao placebo (RR = 0,983).

Infliximab está indicado para reduzir sinais e sintomas e induzir e manter remissão clínica de pacientes adultos e pacientes pediátricos com doença de Crohn com atividade moderada ou grave que responderam de maneira inadequada à terapia convencional. A dose recomendada para indução em adultos é de 5 mg/kg IV nas semanas 0, 2 e 6, seguida de 5 mg/kg a cada 8 semanas. Para pacientes adultos que tiveram resposta inicial e depois não apresentaram mais resposta terapêutica, a dose pode ser aumentada para 10 mg/kg. Pacientes que não apresentaram resposta terapêutica até a semana 14, com boa adesão ao tratamento, devem suspendê-lo. No caso de pacientes pediátricos com idade superior a 6 anos, a dose e o esquema terapêutico são os mesmos descritos para adultos. As reações adversas mais comuns com incidência acima de 10% são infecções do trato respiratório superior, como sinusite e faringite, reações relacionadas à infusão, cefaleia e dor abdominal.

Adalimumab (Humira®)

Com o intuito de reduzir as respostas imunogênicas causadas por anticorpos quiméricos como o infliximab (25% de sequência murínica), foi desenvolvido o adalimumab, o primeiro anticorpo monoclonal humano contra o TNF-alfa.

A eficácia e a segurança do adalimumab para induzir remissão clínica em pacientes com doença de Crohn ativa com intensidade moderada ou grave foram avaliadas por meio de ensaio clínico randomizado, controlado com placebo (Hanauer et al., 2006). Os pacientes (n = 299) foram randomizados para receberem injeção subcutânea de adalimumab nas semanas 0 e 2 de 40 mg/20 mg, 80 mg/40 mg e 160 mg/80 mg ou placebo, com o objetivo primário de remissão clínica após 4 semanas do início do tratamento. A taxa de remissão foi de 12% para o placebo e de 18%, 24% e 36% para os grupos tratados com 40 mg/20 mg, 80 mg/40 mg e 160 mg/80 mg de adalimumab, respectivamente (Figura 23.14). A incidência de reações adversas foi similar nos quatro grupos de tratamento.

Os pacientes que apresentam remissão clínica foram submetidos a outro ensaio clínico para avaliar a eficácia do adalimumab em manter o estado de remissão, recebendo adalimumab 40 mg a cada 2 semanas ou a cada semana ou placebo (Sandborn et al., 2007a). Manutenção da remissão foi observada em 44% dos pacientes tratados com placebo e 79% e 83% dos pacientes tratados com 40 mg a cada 2 semanas ou a cada semana, respectivamente, após 56 semanas de tratamento (Figura 23.15).

Adalimumab está indicado para o tratamento da doença de Crohn de intensidade moderada ou grave, seja para indução ou manutenção da remissão em pacientes refratários à terapia convencional. A dose inicial recomendada é de 160 mg (quatro injeções subcutâneas de 40 mg no dia 1 ou 2 injeções subcutâneas de 40 mg nos dias 1 e 2), seguida de injeção subcutânea de 80 mg, 2 semanas (dia 15) e 4 semanas (dia 29), seguida de uma injeção subcutânea de 40 mg a cada 2 semanas. As reações adversas mais frequentes com incidência ≥ 10% são infecções do trato respiratório superior, reações no local da injeção, cefaleia e rash cutâneo.

Integrinas

Integrina é um receptor heterodimérico formado por subunidades alfa e beta que são divididas em vários subgrupos de acordo com suas estruturas. Os leucócitos expressam diferentes integrinas, entre elas a integrina alfa-4-beta-1 (encontrada na maioria dos leucócitos) e a alfa-4-beta-7 (encontrada especificamente em linfócitos do trato gastrintestinal). A integrina alfa-E-beta-7 é encontrada em células T intraepiteliais, células dendríticas, mastócitos e células Treg (Binion *et al.*, 1997). As integrinas têm papel fundamental no processo inflamatório, pois promovem a interação entre os leucócitos circulantes e as células endoteliais na região lesada. Essa interação é mediada pelas integrinas dos leucócitos e as moléculas de adesão expressas nas células endoteliais vasculares (VCAM, *do inglês vascular cell adhesion molecule*), possibilitando a firme adesão dos leucócitos na área, o que impede seu deslocamento pelo fluxo sanguíneo. Assim, os leucócitos circulantes aproximam-se das células endoteliais, ficam ativados, aderem-se a elas por meio da interação integrina-VCAM e, eventualmente, migram através delas (Figura 23.16; Ley *et al.*, 2007).

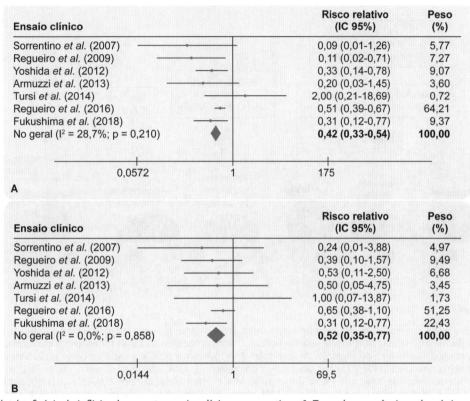

Figura 23.13 *Forest plot* da eficácia do infliximab nos sete ensaios clínicos prospectivos. **A.** Taxas de recorrência endoscópica; os pontos representam o risco relativo das taxas de recorrência endoscópica. **B.** Taxas de recorrência clinica; os pontos representam o risco relativo das taxas de recorrência clinica. As linhas horizontais representam IC 95% das riscos relativos estimados. Os diamantes representam uma estimativa sumária do efeito da metanálise.

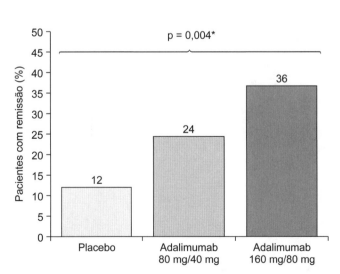

Figura 23.14 Eficácia do adalimumab como terapia de indução de remissão na doença de Crohn. A remissão foi definida como redução do escore do CDAI < 150. A significância foi comparada com o placebo. A figura mostra a porcentagem de pacientes tratados com as doses mais altas de adalimumab e do gurpo placebo que obtiveram remissão na semana 4.

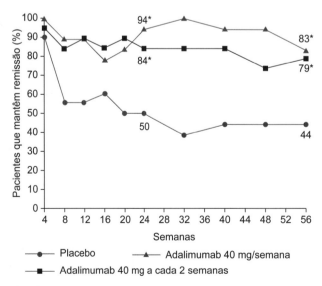

Figura 23.15 Eficácia do adalimumab na manutenção do estado de remissão em pacientes com doença de Crohn. A remissão foi definida como um escore CDAI < 150 pontos. A figura mostra a porcentagem de pacientes em cada grupo tratado com adalimumab ou placebo que atingiram remissão nas semanas 4, 8, 12, 16, 24, 32, 40, 48 e 56. A significância foi avaliada *versus* placebo. *p < 0,05.

As integrinas reagem com as moléculas de adesão celular (CAM, do inglês *cell adhesion molecules*) expressas por outras células para induzir adesão; as integrinas alfa-4-beta-1, alfa-4-beta-7 e alfa-E-beta-7 ligam-se às moléculas VCAM-1, expressas nas células endoteliais, com a molécula MAdCAM-1, expressa nas células endoteliais intestinais e com a caderina E (*E-cadherin*), expressa nas células epiteliais da mucosa (Figura 23.17; Park e Jeen 2018).

Os anticorpos anti-integrinas são fármacos biológicos desenhados para atuar em moléculas que contribuem para o desenvolvimento da inflamação intestinal. Distintamente dos anticorpos monoclonais contra o TNF-alfa, que são dirigidos contra essa citocina pró-inflamatória (TNF-alfa), a terapia anti-integrina modula a resposta inflamatória ao ligar-se às integrinas que facilitam o tráfego de leucócitos, prevenindo, portanto, a migração de leucócitos para a mucosa do trato gastrintestinal e o desenvolvimento da inflamação nesses tecidos. Uma possível vantagem dessa terapia é o potencial de redução de reações adversas em comparação com fármacos que apresentam ação sistêmica, particularmente se a integrina alvo é expressa somente no tecido do trato gastrintestinal.

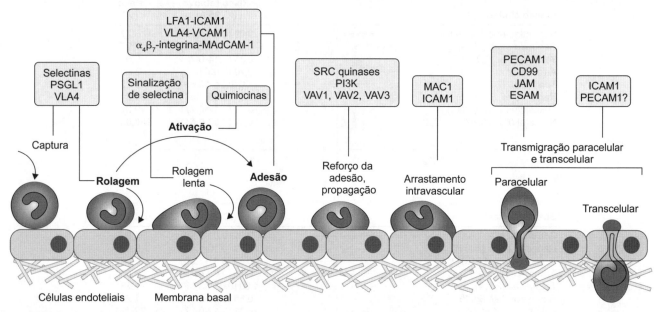

Figura 23.16 Cascata de adesão dos leucócitos. Os passos fundamentais estão destacados em negrito: rolagem, modulada pelas selectinas; ativação, mediada pelas quimiocininas; e adesão, controlada pelas integrinas. Outros processos adicionais foram identificados mais recentemente, como captura, rolagem lenta, reforço da adesão e propagação. As moléculas principais envolvidas em cada processo estão indicadas nos boxes. ESAM: *endothelial cell-selective adhesion molecule*; ICAM1: *intercellular adhesion molecule 1*; JAM: *junctional adhesion molecule*; LFA1: *lymphocyte function-associated antigen 1* (também conhecida como alfa-1 beta-2 integrina); MAC1: *macrophage antigen 1*; MAdCAM-1: *mucosal vascular addressin cell-adhesion molecule 1*; PSGL1: *P-selectin glycoprotein ligand 1*; PECAM1: *platelet/endothelial-cell adhesion molecule 1*; PI3K: *phosphoinositide 3-kinase*; VCAM-1: *vascular cell-adhesion molecule*; VLA4: *very late antigen 4* (também conhecida como integrina alfa-4 beta-1).

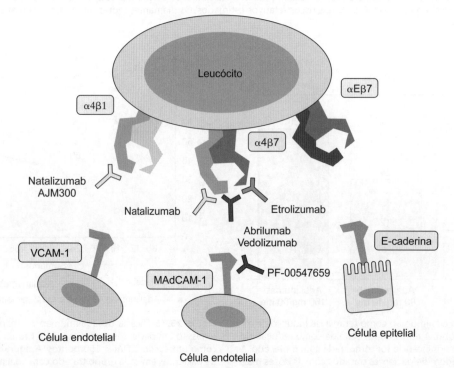

Figura 23.17 Alvos terapêuticos de fármacos anti-integrinas. VCAM-1: molécula de adesão celular vascular-1; MAdCAM-1: *mucosal addressin cell adhesion molecule-1*.

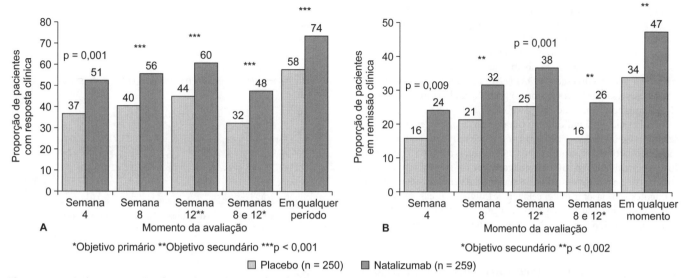

Figura 23.18 O objetivo primário foi a indução de resposta terapêutica (≥ 70 pontos em relação à linha de base do escore CDAI) na semana 8 e manutenção da resposta até a semana 12. **A.** Proporção de pacientes com resposta clínica (redução ≥ 70 pontos em relação à linha de base do escore CDAI) na semana 8, com objetivo secundário de indução de remissão (escore CDAI < 150) na semana 8, mantido até a semana 12, e proporção de pacientes sem resposta terapêutica ou remissão na semana 12. **B.** Proporção em remissão clínica (escore CDAI < 150). CDAI: *Crohn's Disease Activity Index*.

Natalizumab (Tysabri®)

Anticorpo monoclonal recombinante humanizado tipo IgG4 cujo alvo é a subunidade alfa-4 das integrinas alfa-4-beta-7 e alfa-4-beta1 expressa em leucócitos. A integrina alfa-4-beta-1 interage com a molécula VCAM-1 expressa pelo endotélio. O natalizumab é produzido em células murínicas de mieloma. O natalizumab foi inicialmente aprovado para tratamento de esclerose múltipla e avaliado no tratamento de pacientes com doença de Crohn ativa.

A eficácia e a segurança do natalizumab foram avaliadas por meio de ensaio clínico fase III multicêntrico, randomizado, controlado com placebo, em pacientes com doença de Crohn refratários ao tratamento convencional (Targan *et al.*, 2007). Os pacientes foram tratados com natalizumab 300 mg IV nas semanas 0, 4 e 8 (n = 259) ou placebo (n = 250). Resposta terapêutica foi definida como redução de 70 ou mais pontos do escore da escala CDAI e remissão quando os pacientes apresentavam escore abaixo de 150 pontos (Best *et al.*, 1976). Tratamento com natalizumab provocou redução significativamente maior do escore CDAI, assim como maior proporção de pacientes que atingiram remissão (Figura 23.18). A incidência de reações adversas foi similar entre os dois grupos, sendo que 9% dos pacientes tratados com natalizumab e 13% dos pacientes tratados com placebo tiveram que interromper o tratamento em virtude de reação adversa. As reações adversas mais comuns foram cefaleia, náuseas, dor abdominal, nasofaringite, tontura, fadiga e exacerbação do quadro de doença de Crohn.

Natalizumab está indicado na indução e na manutenção da remissão da doença de Crohn em pacientes que apresentam essa doença com intensidade moderada à grave e que não obtiveram resposta terapêutica com tratamento convencional ou mesmo com monoclonais contra o TNF-alfa ou foram intolerantes a esses tratamentos. A dose recomendada é de 300 mg em infusão IV (60 min) a cada 4 semanas. As reações adversas mais comuns foram cefaleia, infecções do trato respiratório superior, náuseas e fadiga. Importante ressaltar que o natalizumab também previne a adesão de leucócitos a células endoteliais vasculares do sistema nervoso central e, ao reduzir o tráfego de leucócitos para o cérebro, o fármaco pode afetar a resposta imune antiviral e, em alguns casos, causar leucoencefalopatia multifocal progressiva por reativação do vírus John Cunningham (risco de 1 em mil pacientes; Yousry *et al.*, 2006).

Vedolizumab (Entyvio®)

Anticorpo monoclonal tipo IgG1 humanizado contra a integrina alfa-4-beta-7 que inibe a adesão de leucócitos ao endotélio ao bloquear a ligação da integrina alfa-4-beta-7 contra a MAdCAM-1 expressa nos vasos e linfonodos do trato gastrintestinal. A principal diferença entre o vedolizumab e o natalizumab é que este inibe o tráfego de leucócitos em múltiplos órgãos, incluindo o cérebro, enquanto o vedolizumab atua especificamente nos heterodímeros alfa-4-beta-7 que são expressos somente no trato gastrintestinal, inibindo seletivamente o tráfego de linfócitos nesse órgão. Embora MAdCAM-1 seja expressa ocasionalmente na barreira hematencefálica, o uso do vedolizumab não está associado a efeitos na imunidade cerebral (Döring *et al.*, 2011).

A eficácia e a segurança do vedolizumab para indução e manutenção de remissão da doença de Crohn foram avaliadas em ensaio clínico fase III, randomizado, controlado com placebo em pacientes com doença de Crohn com CDAI entre 220 e 450 (Sandborn *et al.*, 2013). Na fase de indução, pacientes (n = 368) foram randomizados para receberem placebo (n = 148) ou vedolizumab (n = 220) 300 mg nas semanas 0 e 2 e avaliação clínica feita na semana 6. Conforme ilustrado na Figura 23.19, vedolizumab causou maior proporção de remissão clínica quando comparado ao placebo.

Em outro braço do estudo, 747 pacientes receberam vedolizumab de maneira aberta nas semanas 0 e 2. Na semana 6, aqueles que tiveram resposta terapêutica foram randomizados para receberem placebo (n =

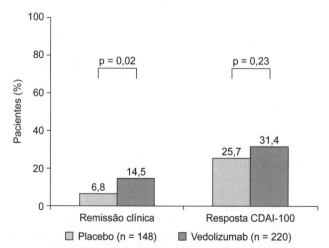

Figura 23.19 Proporção de pacientes que atingiram remissão clínica e pacientes que tiveram redução de 100 pontos ou mais do CDAI na semana 6 após o tratamento com placebo ou vedolizumab.

153) e vedolizumab a cada 8 semanas (n = 154) ou a cada 4 semanas (n = 154). Na semana 52, 39% dos pacientes do grupo vedolizumab 8 semanas, 36,4% dos pacientes do grupo vedolizumab 4 semanas e 21,6% dos pacientes do grupo placebo encontravam-se em remissão (Figura 23.20 A e B). Vedolizumab também causou redução significativa em relação ao placebo do escore CDAI (Figura 23.20 C). A incidência de reações adversas sérias foi maior no grupo tratado com vedolizumab (24,4%) quando comparado ao placebo (15,3%).

Vedolizumab está indicado no tratamento de pacientes com doença de Crohn de intensidade moderada ou grave refratária ao tratamento com glicocorticoides ou anticorpos monoclonais contra o TNF-alfa. A dose recomendada é de 300 mg aplicada por infusão IV (30 min) nas semanas 0, 2 e 6 e, depois, a cada 8 semanas. As reações adversas mais frequentes são nasofaringite, cefaleia, artralgia, náuseas, febre, infecções do trato respiratório superior, fadiga, tosse, bronquite, influenza, lombalgia, prurido, sinusite, dor na orofaringe e nas extremidades.

Interleucinas 12-23

A combinação de células residentes e recrutadas modula as respostas imunológicas adaptativas, incluindo as células B da mucosa (secreção de IgA e IgG), células T (fenótipos de Th1, Th17 ou Th2) e células regulatórias T/B (Deepak e Sandborn, 2017). A doença de Crohn apresenta um perfil Th1 predominante (Xavier e Podolsky, 2007). As células dendríticas e fagocíticas produzem IL-12 em resposta à estimulação microbiana. Essa citocina apresenta uma estrutura heterodimérica composta de subunidades proteicas p40 e p35 que ligam as cadeias dos complexos heterodiméricos dos receptores beta-1 e beta-2 da IL-12, os quais são expressos na superfície das células T e das células *natural killers* (NK). A IL-23 tem papel predominante na expansão das células Th17. A IL-23 também apresenta estrutura heterodimérica com subunidades p40 (comum à IL-12) e p19 (Benson *et al.*, 2011). Estudos pré-clínicos demonstraram efeito protetivo da neutralização da proteína p40 contra o desenvolvimento de colite experimental induzida pelo ácido trinitrobenzeno sulfônico (Neurath *et al.*, 1995).

Ustekinumab (Stelara®)

Anticorpo monoclonal humano que se liga de maneira específica à subunidade proteica p40, a qual está presente tanto na IL-12 como na IL-23 (Lamb e Duggan, 2017). As interleucinas IL-12 e IL-23 são secretadas por células apresentadoras de antígenos e participam na resposta inflamatória e imunológica, incluindo a ativação de células NK (função da IL-12) e na indução da via de células T-*helper* (função da IL-23). A ligação do ustekinumab à subunidade p40 evita que a IL-12 e a IL-23 interajam com o receptor IL-12R-beta-1, inibindo, portanto, a sinalização da IL-12 e da IL-23 e reduzindo a atividade imunológica. Importante ressaltar que o ustekinumab não se liga ao receptor IL-12R-beta-1 e, portanto, não é capaz de induzir citotoxicidade causada por ativação de complemento ou mediada por anticorpo em células que expressam receptores para IL-12 ou IL-23 (Figura 23.21).

A eficácia e a segurança do ustekinumab foram avaliadas em ensaio clínico randomizado, controlado com placebo, em duas populações de pacientes com doença de Crohn de intensidade moderada ou grave (Feagan *et al.*, 2016). A população do UNIT-1 (n = 741) incluía pacientes nos quais a terapia com monoclonal com TNF-alfa não teve sucesso. A população do UNIT-2 foi composta de pacientes (n = 628) refratários à terapia convencional. Esses pacientes foram tratados com uma dose única subcutânea de ustekinumab (130 mg ou 6 mg/kg) ou placebo para avaliação de indução, após 6 semanas de tratamento. Ustekinumab causou resposta clínica ou remissão clínica superior à causada pelo placebo (Figura 23.22).

Os pacientes que obtiveram resposta clínica satisfatória ao ustekinumab foram selecionados e participaram do estudo IM-UNITI (n = 397), recebendo injeção subcutânea de ustekinumab 90 mg a cada 8 ou 12 semanas ou placebo. Nos grupos tratados com ustekinumab a cada 8 ou 12 semanas, foi observada remissão em 53,1% e 48,8%,

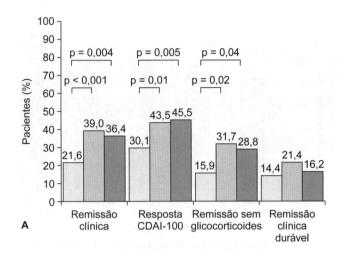

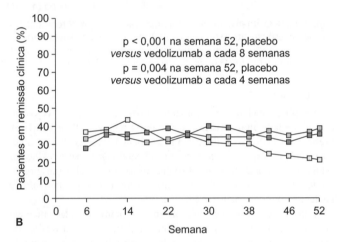

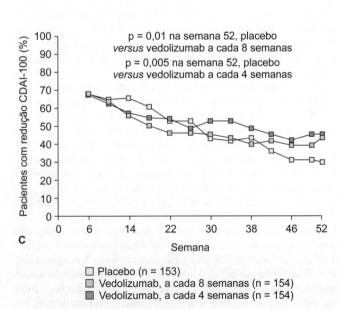

Figura 23.20 Objetivos primários do ensaio de manutenção da remissão. **A.** Proporção de pacientes entre aqueles que tiveram remissão na semana 6 e que ainda se encontravam em remissão na semana 52; pacientes que tiveram redução do CDAI maior que 100 pontos; pacientes que tiveram remissão clínica sem terapia com esteroides; pacientes que tiveram resposta clínica duradoura (definida como remissão clínica em mais de 80% das consultas, incluindo a visita final) na semana 52. **B.** Proporção de pacientes que estavam em remissão clínica da semana 6 até a semana 52. **C.** Proporção de pacientes que tiveram redução de mais de 100 pontos da escala CDAI da semana 6 até a semana 52.

respectivamente, em comparação com 35,9% do grupo tratado com placebo (Figura 23.23 A e B). Vale notar que o tratamento com ustekinumab também causou redução significativa do escore CDAI (Figura 23.23 C) e dos níveis de proteína C reativa (Figura 23.23 D). A incidência de reações adversas foi similar em todos os grupos.

Ustekinumab está indicado no tratamento de doença de Crohn de intensidade moderada ou grave em pacientes refratários ou que apresentaram toxicidade inaceitável com terapia anti-TNF-alfa. A dose recomendada para indução depende do peso do paciente: para pacientes até 55 kg, 260 mg; para pacientes entre 55 e 85 kg, 390 mg; e para pacientes acima de 85 kg, 520 mg. A dose de manutenção é de 90 mg após 8 semanas, e a cada 8 semanas na sequência. Na indução, a reação adversa mais comum é o vômito, e na fase de manutenção, são nasofaringite, eritema no local da injeção, candidíase vulvovaginal, bronquite, prurido, infecção do trato urinário e sinusite.

COLITE ULCERATIVA

Conforme mencionado anteriormente, a colite ulcerativa e a doença de Crohn são as duas principais formas de doença inflamatória intestinal. Apesar de terem algumas características comuns, alguns aspectos diferenciam essas duas formas, como: predisposição genética, fatores de risco, características clínicas, endoscópicas e histológicas. A inflamação na colite ulcerativa é caracteristicamente restrita à superfície da mucosa. A doença começa no reto e geralmente se estende de maneira contínua ao longo de todo o cólon; entretanto, alguns pacientes com proctite ou colite do cólon descendente podem apresentar focos de inflamação no ceco. A distribuição da doença é estratificada pela extensão do envolvimento colônico, desde proctite até colite do cólon esquerdo e colite extensa (pancolite; Silverberg *et al.*, 2005).

A colite ulcerativa é mais prevalente que a doença de Crohn, com uma incidência de 9 a 20 casos por 100 mil pessoas-ano e prevalência de 156 a 291 casos por 100 mil pessoas (Ordás *et al.*, 2012). As taxas são menores no Hemisfério Sul e em países orientais, mas elas vêm aumentando em países que adotaram um estilo de vida mais industrializado, indicando que fatores ambientais podem ser cruciais como *gatilho* da doença. O padrão de incidência é bimodal, apresentando um pico principal entre 15 e 30 anos e um segundo pico menor entre 50 e 70 anos, sem preferência por sexo. Antecedente familiar de doença inflamatória intestinal é o fator de risco mais importante, sendo maior em parentes de primeiro grau (5,7 a 15,5%). Judeus asquenazes têm uma incidência de 3 a 5 vezes maior que outros grupos étnicos, confirmando a importância do traço genético. Dentre os fatores ambientais:

- Tabagismo está associado com efeito protetor (OR = 0,58); o paciente tabagista com colite ulcerativa apresenta quadro de intensidade leve que piora se o paciente parar de fumar
- Infecções gastrintestinais por *Salmonella* spp., *Shigella* spp. e *Campylobacter* spp. dobram o risco de desenvolvimento posterior de colite ulcerativa, o que sugere que a inflamação intestinal aguda talvez possa causar alterações da flora intestinal e isso funcionar como gatilho de um processo inflamatório crônico.

A Figura 23.24 ilustra uma hipótese fisiopatológica da colite ulcerativa.

A quebra das *tight junctions* e da camada de muco que recobre o epitélio intestinal aumenta a permeabilidade desse epitélio, expondo a lâmina própria aos antígenos luminais. Macrófagos e células dendríticas alteram seu estado funcional de tolerante para um fenótipo ativo, estimulando a transcrição de genes pró-inflamatórios, com aumento de produção de citocinas como TNF-alfa, interleucinas-12, 23, 6 e 1-beta. Após o processamento dos antígenos, estes são apresentados para as células CD4[+], que se diferenciam em células efetoras Th2, caracterizadas pela produção de interleucina-4. As células T NK são a fonte principal de interleucina-13, a qual está associada com quebra da função de barreira do epitélio. As células T circulantes que expressam a integrina-alfa-4-beta-7 se ligam ao endotélio da microvasculatura por meio da MAdCAM-1, cuja expressão está aumentada no intestino inflamado, levando a aumento da entrada de células T específicas do intestino na lâmina própria. Aumento da expressão de quimiocinas

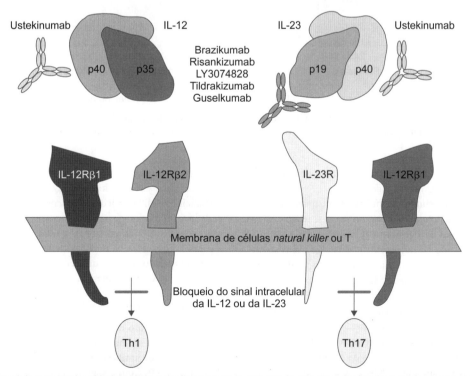

Figura 23.21 Ustekinumab liga-se à subunidade p40 das interleucinas 12 (IL-12) e 23 (IL-23), impedindo a ligação das mesmas ao receptor IL-12R-beta 1 e inibindo a sinalização da IL-12 no subgrupo Th1 e a sinalização da IL-23 no subgrupo Th17 de células T. Brazikumab, risankizumab, LY3074828, tildrakizumabe e guselkumab ligam-se à subunidade p19 da IL-23, prevenindo sua ligação ao seu receptor na superfície de células NK e T, impedindo a sinalização da IL-23 no subgrupo Th17 de células T.

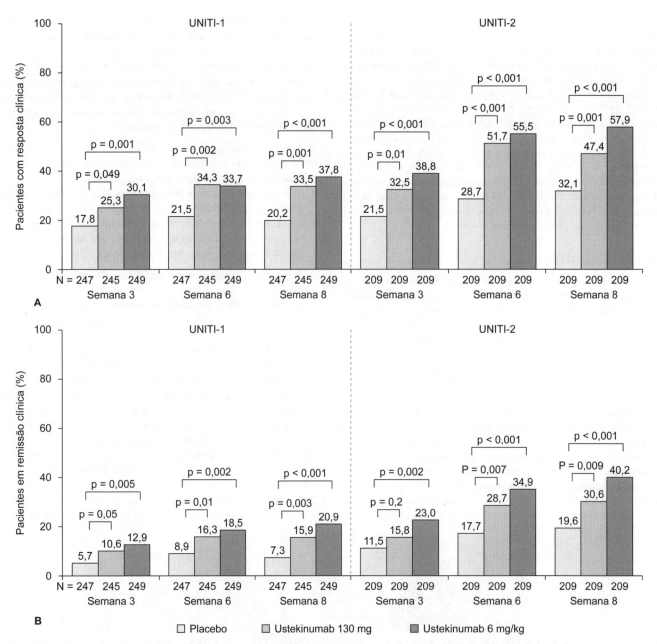

Figura 23.22 A. Taxas de resposta clínica (definida como redução de 100 pontos ou mais da escala CDAI em relação à linha de base ou escore < 150). **B.** Taxas de remissão clínica nas semanas 3, 6 e 8 nos grupos tratados com ustekinumab 130 mg ou 6 mg/kg ou placebo.

como CXCL1, CXCL3 e CXCL8 aumenta a migração de neutrófilos circulantes que perpetuam o processo inflamatório.

O diagnóstico é feito pelos sintomas clínicos e confirmado por achados endoscópicos e histopatológicos, devendo ser descartadas causas infecciosas e não infecciosas de diarreia previamente ao diagnóstico. O grau de gravidade é baseado no número de evacuações e sinais sistêmicos de inflamação, como febre e taquicardia. A evolução da doença é caracterizada por períodos alternados de remissão espontânea e de recidiva. A colite ulcerativa sempre envolve o reto e uma parte do cólon; a inflamação geralmente é limitada ao cólon esquerdo na maioria dos pacientes com colite ulcerativa. Aproximadamente 33 a 55% dos pacientes apresentam a doença limitada ao reto ou ao retossigmoide, enquanto 30% exibem colite que se estende até a flexura esplênica e 15 a 30% apresentam colite extensa que envolve o cólon anterior a flexura esplênica (Kedia e Cohen, 2007).

O tratamento visa a prolongar os períodos de remissão sem necessidade de usar fármacos, evitar internação e cirurgia, obter cicatrização da mucosa e melhorar a qualidade de vida do paciente. O tratamento farmacológico será revisto a seguir e consiste do uso de ácido 5-aminossalicílico e glicocorticoides tópicos para colite ulcerativa de intensidade leve ou moderada. Glicocorticoides IV, fármacos imunossupressores e anticorpos monoclonais contra o TNF-alfa e anti-integrinas são reservados para os quadros de colite ulcerativa grave, sendo os últimos indicados nos quadros em que a doença é refratária ao tratamento com glicocorticoides IV.

Ácido 5-aminossalicílico

Também conhecido como mesalazina, é utilizado no tratamento da colite ulcerativa há mais de 70 anos. As sulfonamidas foram os primeiros fármacos antibacterianos, introduzidos na prática médica na década de 1930. Com a esperança de que a artrite reumatoide fosse de origem bacteriana, foi realizado um ensaio clínico na Suécia para avaliar a eficácia das sulfonamidas em pacientes com artrite reumatoide. Para esse efeito, foi desenvolvida uma sulfonamida ligada ao ácido

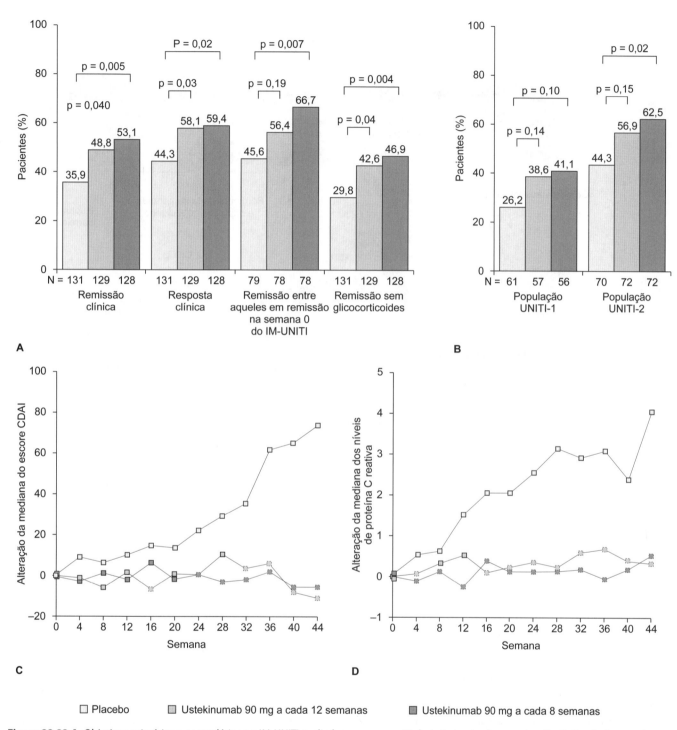

Figura 23.23 A. Objetivos primários e secundários no IM-UNITI avaliados na semana 44 do tratamento de manutenção. **B.** Remissão no subgrupo de pacientes que preencheram o critério de ausência de resposta ou apresentaram reações adversas inaceitáveis quando tratados com antagonistas do TNF-alfa (UNIT-1) ou no subgrupo de pacientes que não tiveram resposta terapêutica ou apresentaram reações adversas inaceitáveis quando tratados com terapia convencional (UNKT-2). **C.** Alteração da mediana do escore CDAI. **D.** Alteração da mediana dos níveis de proteína C reativa.

acetilsalicílico, com o intuito de combinar os efeitos sintomáticos do ácido acetilsalicílico com o efeito antibacteriano da sulfonamida. Para permitir a ligação do ácido acetilsalicílico à sulfonamida, ele foi amidado, criando, desse modo, o ácido 5-aminossalicílico (Figura 23.25).

O primeiro fármaco desenvolvido com esse conceito (sulfonamida + AAS) foi a salazopirina. A salazopirina não apresentou efeito terapêutico na artrite reumatoide, mas nos pacientes com artrite reumatoide associada à colite ulcerativa, notou-se melhora dos sintomas do quadro da colite ulcerativa. A salazopirina foi então considerada como fármaco eficaz para tratamento da colite ulcerativa, entretanto, o mecanismo de ação não era conhecido. A salazopirina causou reações adversas consideráveis (Scott e Dacre, 1988), sendo a maior parte resultante do componente sulfonamídico. Foi também verificado que o efeito terapêutico da salazopirina na colite ulcerativa estava associado ao ácido 5-aminossalicílico.

Um dos mecanismos de ação propostos para o ácido 5-aminossalicílico é que seu efeito se deva à inibição de cicloxigenase, assim como de lipoxigenases. Entretanto, o ácido 5-aminossalicílico não é considerado um inibidor potente tanto da cicloxigenase tipo 1 (COX-1) como da cicloxigenase tipo 2 (COX-2), e o uso de anti-inflamatórios não

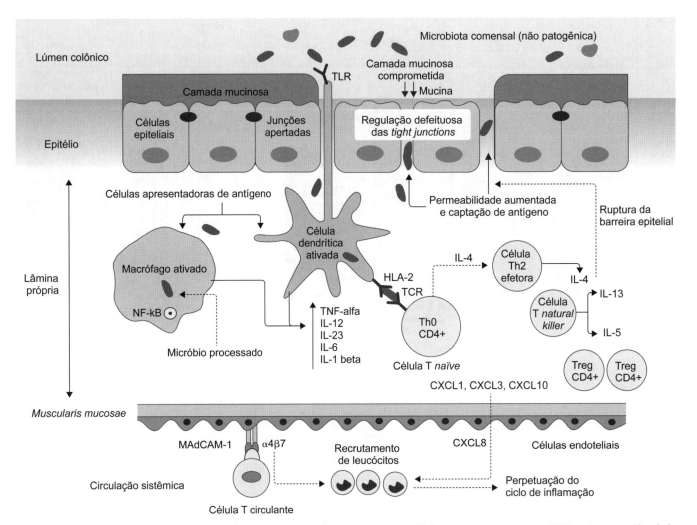

Figura 23.24 Fisiopatologia da colite ulcerativa. TLR: *toll-like receptors*; IL: interleucina; TNF: fator de necrose tumoral; CXCL: quimiocina; Th: *t-helper*; Treg: T regulatório.

esteroides não seletivos costuma agravar o quadro clínico da colite ulcerativa (Takeuchi et al., 2006). Uso de inibidores seletivos de COX-2 em pacientes com colite ulcerativa é considerado seguro em relação aos inibidores não seletivos, entretanto, não há evidência de que apresentem eficácia terapêutica (Biancone et al., 2004). Uso do inibidor de lipoxigenase zileutona também não demonstrou eficácia no tratamento da colite ulcerativa (Hawkey et al., 1997).

O receptor gama ativado por proliferador de peroxissomo (PPAR-gama) é um receptor nuclear que funciona como um fator de transcrição que suprime a expressão gênica de várias citocinas pró-inflamatórias. O PPAR-gama é encontrado em muitos tecidos e ocorre em grandes quantidades em células epiteliais colônicas. Em estudos de colite induzida, realizados em camundongos *knock-out* para PPAR-gama, foi observado que a eficácia do ácido 5-aminossalicílico foi reduzida, indicando que este possa ser um mecanismo de ação anti-inflamatória desse fármaco (Desreumaux et al., 2001). O ácido 5-aminossalicílico também inibe a proliferação de linfócitos T e reduz a quimiotaxia, a adesividade e a fagocitose de leucócitos polimorfonucleares e macrófagos *in vitro* (Hauso et al., 2015).

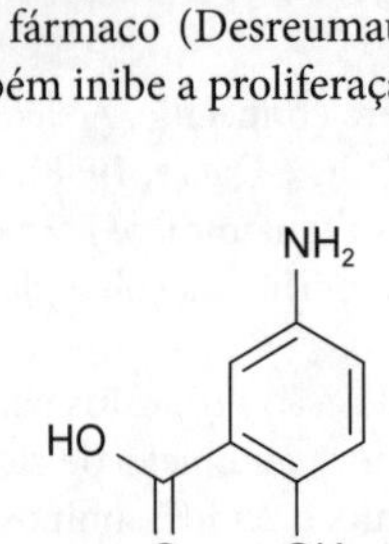

O achado de que o ácido 5-aminossalicílico era a parte ativa da salazopirina no tratamento da colite ulcerativa permitiu identificar que o acoplamento com a sulfa impedia que o fármaco fosse absorvido no intestino delgado, de modo que o ácido 5-aminossalicílico era extraído da molécula da salazopirina no intestino grosso por meio da quebra da ligação covalente por bactérias intestinais do cólon (Peppercorn e Goldman, 1972). Ou seja, o efeito terapêutico se deve à ação do ácido 5-aminossalicílico que se encontra no lúmen intestinal. Importante ressaltar que as concentrações do ácido aminossalicílico na mucosa apresentam correlação inversa com a atividade da doença (D'Incà et al., 2013).

Com base no exposto, várias tecnologias foram empregadas para garantir a biodisponibilidade do ácido 5-aminossalicílico no lúmen colônico, utilizando tanto recursos farmacotécnicos como formas farmacêuticas que permitem a liberação do princípio ativo somente no cólon, utilizando, para isso, polímeros que são dissolvidos em pH colônico (Apriso®, Mezavant XL®, Asacol®HD, Asacol®MR e Salofalk®) ou microgrânulos de liberação tempo-controlada (Pentasa®). Importante ressaltar que formas farmacêuticas de liberação imediata do ácido 5-aminossalicílico resultam em absorção rápida no trato gastrintestinal superior, sendo que o ácido 5-aminossalicílico absorvido sistemicamente tem eficácia terapêutica muito baixa. Portanto, as formas farmacêuticas de liberação controlada são utilizadas clinicamente.

As formas farmacêuticas dependentes do pH foram desenvolvidas com base no conhecimento de que o pH do lúmen do trato gastrintestinal aumenta progressivamente a partir do estômago (pH 2, aproximadamente),

Figura 23.25 Ácido 5-aminossalicílico.

intestino delgado (pH 6) e do cólon (pH 7 a 8). Essas formas farmacêuticas apresentam revestimento entérico desenhado para resistir ao pH ácido do estômago e apresentam dissolução em meios mais alcalinos como o íleo terminal (pH 7, aproximadamente). A Figura 23.26 ilustra a liberação *in vitro* do ácido 5-aminossalicílico nas várias formas farmacêuticas comerciais disponíveis (Abinusawa e Tenjarla, 2015).

Entretanto, deve ser considerado que a liberação *in vivo* do ácido 5-aminossalicílico dessas formas farmacêuticas pode ser bastante variável, visto que ocorrem flutuações importantes do pH intestinal em pacientes com colite ulcerativa. Foi observado que esses pacientes podem apresentar pH colônico abaixo de 7 por causa de redução da secreção de bicarbonato pela mucosa, aumento da produção de lactato pela mucosa colônica e/ou bactérias e redução da absorção e metabolismo de ácidos graxos de cadeia curta (Nugent *et al.*, 2001).

Outra tecnologia empregada é a ligação do ácido 5-aminossalicílico por meio de uma ligação azo (–N=N–) a outra molécula que funciona como transportador ou ao próprio ácido 5-aminossalicílico, formando, assim, profármacos, conforme mencionado antes no caso da salazopirina. Há três produtos comerciais baseados nesse princípio, os quais serão revisados a seguir.

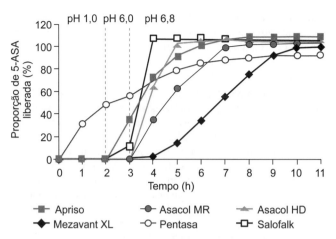

Figura 23.26 Dissolução de formulações de ácido 5-aminossalicílico (5-ASA) em intervalos simulados de pH gastrintestinal. n = 12 para Mezavant XL; n = 6 para todas as outras formulações.

Asacol®

Forma farmacêutica sólida (comprimido) de liberação colônica de ácido 5-aminossalicílico, deve ser administrada 2 vezes/dia na dose de 2,4 g/dia (Prantera *et al.*, 2009). A eficácia e a segurança do Asacol® foram avaliadas em ensaio clínico randomizado em pacientes com diagnóstico de retocolite ulcerativa. Os pacientes (n = 331) foram randomizados para receberem 5-ASA-MMX (n = 162) 2,4 g 1 vez/dia ou Asacol® (n = 169) 2,4 g/dia, fracionados em duas administrações; os pacientes foram acompanhados por 1 ano. O objetivo primário foi verificar a proporção de pacientes que permaneceu em remissão clínica e/ou endoscópica após 1 ano de tratamento. Na análise ITT (*intention-to-treat*), 68% e 65,9% dos pacientes tratados com 5-ASA-MMX ou Asacol®, respectivamente, apresentaram remissão clínica (Figura 23.27). Foram observadas remissão clínica e endoscópica em 60,9% e 61,7% dos pacientes tratados com 5-ASA-MMX ou Asacol®, respectivamente. Não houve diferença na incidência de reações adversas entre os dois grupos, sendo que, na sua maioria, as reações adversas foram de intensidade leve ou moderada.

Asacol® é indicado na indução de remissão de colite ulcerativa em pacientes com colite ulcerativa ativa de intensidade leve ou moderada ou na manutenção do estado de remissão clínica ou endoscópica em pacientes com colite ulcerativa. A dose recomendada para indução é de 2,4 g/dia, administrados no esquema de 2 comprimidos de 400 mg 3 vezes/dia ou 3 comprimidos de 400 mg 2 vezes/dia. Para manutenção da remissão, a dose recomendada é de 1,6 g/dia.

Mezavant® XL

Também denominado MMX® mesalazina, consiste em excipientes lipofílicos e hidrofílicos recobertos por um polímero cuja dissolução depende do pH: dissolve em pH 7 e de maneira gradual. A forma farmacêutica empregada é sólida (comprimido) de liberação prolongada e controlada (MMX®, *Multi-Matrix System*).

A eficácia e a segurança do Mezavant® XL foram comparadas em ensaios clínicos randomizados controlados com placebo em pacientes com colite ulcerativa de intensidade leve ou moderada (Sandborn *et al.*, 2007b). Os pacientes foram tratados por 8 semanas com MMX® mesalazina 2,4 g 1 vez/dia (n = 172), 4,8 g 1 vez/dia (n = 174) ou placebo (n = 171). A porcentagem de pacientes que obtiveram remissão na 8ª semana foi maior nos grupos tratados com MMX® mesalazina (Figura 23.28).

Mezavant® está indicado na indução de remissão de colite ulcerativa em pacientes com colite ulcerativa ativa de intensidade leve ou moderada ou na manutenção do estado de remissão clínica ou endoscópica em pacientes com colite ulcerativa. A dose recomendada para

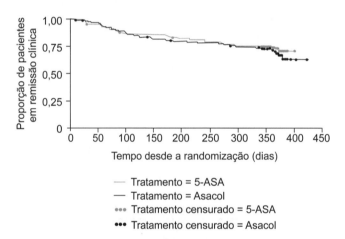

Figura 23.27 Curvas de Kaplan-Meier que permaneceram em remissão clínica quando tratados com 5-ASA ou Asacol.

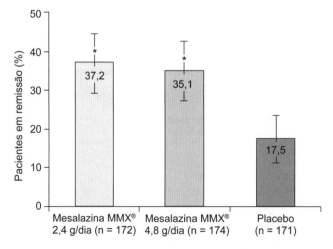

Figura 23.28 Porcentagem de pacientes em remissão clínica na semana 8, definida como escore 1 ou menor do *Ulcerative Colitis-Disease Activity Index*, com escore 0 para sangramento retal e com redução da frequência de evacuações. As barras verticais representam IC 95%. *p < 0,001 *versus* placebo.

indução de remissão é de 2 a 4 comprimidos de 1,2 g 1 vez/dia (dose de 2,4 a 4,8 g/dia). A dose para manutenção da remissão é de 2 comprimidos de 1,2 g (dose de 2,4 g/dia).

Sulfassalazina (Azulfidine®)

Molécula formada pela ligação do ácido 5-aminossalicílico à sulfapiridina (Figura 23.29). A sulfassalazina é metabolizada por bactérias intestinais que quebram a ponte azo, liberando o princípio ativo ácido 5-aminossalicílico e a sulfapiridina.

A eficácia da sulfassalazina no tratamento da colite ulcerativa foi comparada com a do ácido 5-aminossalicílico em metanálise tanto para indução de remissão como manutenção da remissão (Nikfar et al., 2009). Não foi observada diferença significativa de eficácia em relação à melhora do quadro clínico (Figura 23.30) ou à prevenção de recaída (Figura 23.31). Não foram observadas diferenças estatisticamente significativas em relação à tolerabilidade.

A sulfassalazina está indicada em monoterapia no tratamento dos quadros de colite ulcerativa leve ou moderada ou associada a outros fármacos no tratamento dos quadros de colite ulcerativa grave. Ela também está indicada para manutenção dos períodos de remissão entre as crises agudas de colite ulcerativa. A dose recomendada é de 3 a 4 g/dia divididos em doses iguais, com intervalos não superiores a 8 h.

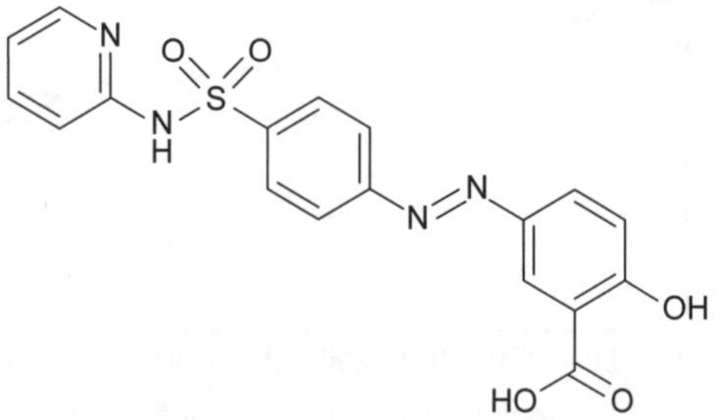

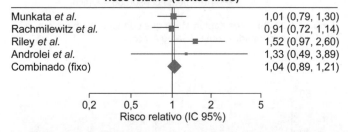

Figura 23.29 Sulfassalazina.

Forest plot de metanálise de risco relativo (efeitos fixos)

Munkata et al.		1,01 (0,79, 1,30)
Rachmilewitz et al.		0,91 (0,72, 1,14)
Riley et al.		1,52 (0,97, 2,60)
Androlei et al.		1,33 (0,49, 3,89)
Combinado (fixo)		1,04 (0,89, 1,21)

0,2   0,5   1   2   5
Risco relativo (IC 95%)

Figura 23.30 Sumário do risco relativo individual para melhora total da colite ulcerativa comparando tratamento com mesalazina *versus* sulfassalazina.

Forest plot de metanálise de risco relativo (efeitos fixos)

Ardizzone et al.		0,75 (0,44, 1,24)
Eliakim et al.		0,83 (0,35, 1,89)
Rutgeerts		1,22 (0,79, 1,89)
Mulder et al.		0,85 (0,53, 1,35)
Riley et al.		0,97 (0,58, 1,64)
Androlei et al.		2,57 (0,49, 15,98)
Combinado (fixo)		0,98 (0,78, 1,23)

0,2   0,5   1   2   5   10   100
Risco relativo (IC 95%)

Figura 23.31 Sumário do risco relativo individual para recaída da colite ulcerativa comparando tratamento com mesalazina *versus* sulfassalazina.

Recomenda-se iniciar a terapia com dose mais baixa (1 a 2 g/dia) para reduzir a possibilidade de intolerância gastrintestinal. Para pacientes pediátricos com idade igual ou superior a 6 anos, a dose recomendada é de 40 a 60 mg/kg/dia, fracionada em 3 a 6 administrações. As reações adversas mais comuns são anorexia, cefaleia, náuseas, vômito, estresse gástrico e, aparentemente, oligospermia reversível. Essas reações ocorrem em cerca de um terço dos pacientes.

Balsalazida (Giazo®)

Conjugado do ácido 5-aminossalicílico com o 4-aminobenzoilbeta-alanina (Figura 23.32). As bactérias no intestino grosso metabolizam a ligação azo liberando o ácido 5-aminossalicílico. A balsalazida é pouco absorvida nos intestinos delgado e grosso, e seu efeito terapêutico é baseado em sua ação tópica (Wiggins e Rajapakse, 2009).

A eficácia e a segurança da balsalazida foram avaliadas em ensaio clínico em pacientes com colite ulcerativa de intensidade leve ou moderada (Pruitt et al., 2002). Os pacientes (n = 173) foram tratados com balsalazida 6,75 g/dia ou mesalazina 2,4 g/dia (ambos os grupos receberam 2,4 g/dia de mesalazina com esse esquema terapêutico) por 8 semanas. O objetivo primário foi remissão sintomática no final do tratamento, a qual foi atingida em 52% dos pacientes tratados com balsalazida e 49% dos pacientes tratados com mesalazina (diferença não significativa). Em relação aos objetivos secundários, o tratamento com balsalazida foi considerado superior quando comparado com mesalazina (Figura 23.33). Durante o período de 8 semanas, 54% dos pacientes tratados com balsalazida e 64% dos pacientes tratados com mesalazina relataram pelo menos uma reação adversa. As reações adversas mais comuns foram cefaleia (11% *vs.* 16%), náuseas (10% *vs.* 15%), diarreia (7% *vs.* 9%), vômitos (7% *vs.* 1%), dor abdominal (6% *vs.* 13%) e flatulência 5% *vs.* 6%); as diferenças não foram consideradas estatisticamente significantes.

Balsalazida está indicada no tratamento da colite ulcerativa de intensidade leve ou moderada. A dose recomendada é de 3 comprimidos de 1,1 g 2 vezes/dia (dose total de 6,6 g), por até 8 semanas.

Olsalazina (Dipentum®)

Dímero do ácido 5-aminossalicílico (Figura 23.34). A eficácia da olsalazina foi avaliada em ensaio clínico duplo-cego, randomizado, controlado com placebo, em pacientes com diagnóstico de colite ulcerativa e intolerantes ao uso de sulfassalazina (Meyers et al., 1987). Os pacientes (n = 66) foram tratados com placebo ou com olsalazina nas doses de 0,75, 1,5 e 3 g/dia durante 3 semanas. A eficácia foi avaliada pela medida de atividade de colite e pelo escore por avaliação de retossigmoidoscopia. Olsalazina reduziu os escores da atividade clínica (Tabela 23.1) e da retossigmoidoscopia (Tabela 23.2) de maneira significativa em relação ao placebo. Reações adversas foram observadas em 83% dos pacientes tratados com olsalazina e em 80% dos pacientes tratados com placebo, sendo que, na vasta maioria, foram queixas relacionadas ao trato digestivo.

Olsalazina está indicada no tratamento de manutenção da remissão do quadro de colite ulcerativa em pacientes com intolerância à sulfassalazina. A dose recomendada é de 1 g/dia fracionada em duas administrações.

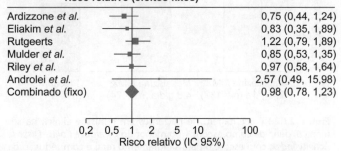

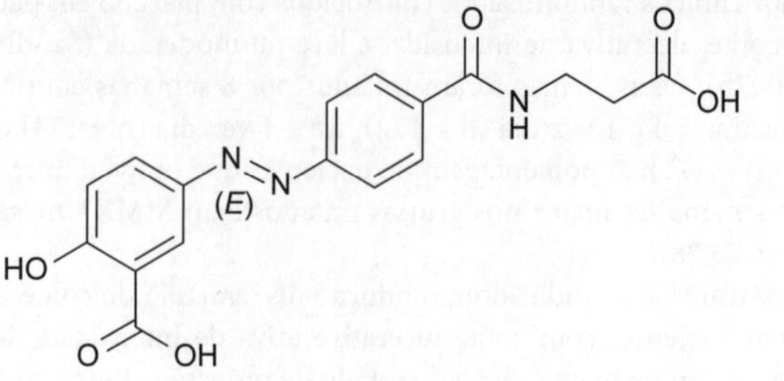

Figura 23.32 Balsalazida.

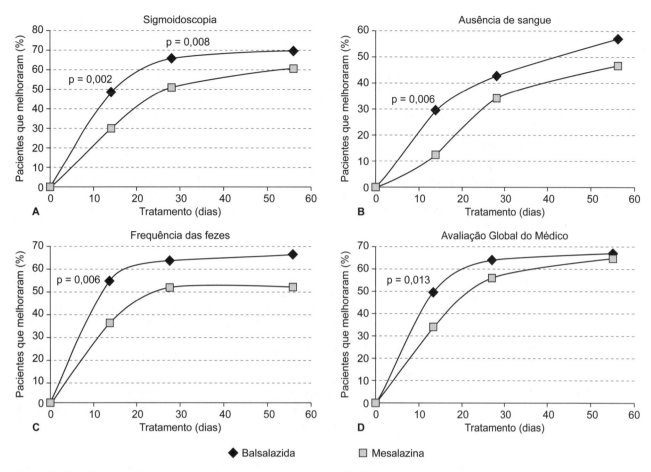

Figura 23.33 Melhora nos sinais e sintomas da doença na população (análise ITT). A porcentagem de pacientes melhorando em um grau de gravidade ou mais (escore sigmoidoscópico, frequência de fezes ou Avaliação Global do Médico) ou obtendo uma ausência de sangramento retal em cada visita clínica é mostrada. A comparação estatística utilizou o teste de Cochran-Mantel-Haenszel, controlando o escore sigmoidoscópico de entrada.

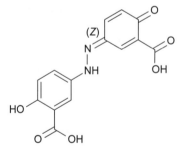

Figura 23.34 Olsalazina.

Glicocorticoides tópicos

Pacientes que não respondem ou não conseguem atingir remissão com o tratamento com o ácido 5-aminossalicílico podem ser tratados com glicocorticoides, os quais podem ser administrados por via retal (VR) sob a forma de enema ou por VO. Os glicocorticoides VO devem ter como característica principal baixa biodisponibilidade absoluta, como a budesonida ou o diproprionato de beclometasona. Pelo baixo risco de reações adversas sistêmicas, essa abordagem terapêutica deve ser considerada como primeira escolha no caso de falha terapêutica com o ácido 5-aminossalicílico (Ungaro et al., 2017).

Budesonida

Glicocorticoide sintético não halogenado relacionado estruturalmente com a 16-alfa-prednisolona, com boa potência tópica e baixa

Tabela 23.1 Atividade clínica da colite.

Atividade comparada à linha de base	Grupo terapêutico[a]			
	Placebo	Olsalazina sódica[b]		
		0,75 g/dia	1,5 g/dia	3 g/dia
Melhor	3 (16%)[c]	4 (29%)[c]	4 (27%)[b,c]	7 (50%)[b,c]
Sem alteração	12 (63%)	7 (50%)	11 (73%)	5 (36%)
Pior	4 (21%)	3 (21%)	0 (0%)	2 (14%)
Avaliadas[d]	19	14	15	14
Tratado	20	15	16	15

[a]Número de pacientes em cada grupo.
[b]A atividade da colite no final do estudo melhorou em comparação com a entrada do estudo: grupo olsalazina combinado, p = 0,01; grupo 1,5 g/dia, p = 0,04; grupo 3 g/dia, p = 0,055.
[c]Relação dose-resposta positiva estabelecida, p = 0,04.
[d]Pacientes tratados completando pelo menos uma avaliação do estudo (dia 7).

Tabela 23.2 Efeito da olsalazina sódica no escore sigmoidoscópico.

Grupo de tratamento	Número de pacientes	Escore sigmoidoscópico geral	
		Entrada no estudo	Dia 21
Placebo	17	1,5	1,3
Olsalazina sódica	41	1,8	1,2*
0,75 g/dia	13	1,9	1,3
1,5 g/dia	14	2,2	1,6**
3 g/dia	14	1,2	0,6***

Diferença em comparação com a entrada no estudo:
*Grupo olsalazina combinado, p = 0,001.
**Grupo 1,5 g/dia, p = 0,01.
***Grupo 3 g/dia, p = 0,007.

biodisponibilidade sistêmica, sendo o glicocorticoide mais utilizado nas doenças inflamatórias intestinais. A afinidade pelos receptores de glicocorticoides é 5 vezes maior quando comparada com a prednisona (Dahlberg et al., 1984) e sofre extenso metabolismo de primeira passagem, responsável pela baixa biodisponibilidade sistêmica, o que reduz sua toxicidade. Na sua forma natural, a budesonida é rapidamente absorvida no trato gastrintestinal, o que dificulta seu uso nessa forma para tratamento da colite ulcerativa. Para contornar essa limitação, foram desenvolvidas três formas farmacêuticas para uso oral com base nas seguintes tecnologias (Abdalla e Herfarth, 2016):

- Formulação cuja liberação é dependente de pH, desenhada para que ocorra liberação da budesonida somente quando o pH for igual ou superior a 6,4 (Budenofalk®)
- Formulação cuja liberação é dependente de pH e também apresenta característica de liberação controlada, ocorrendo a liberação da budesonida somente quando o pH for igual ou superior a 5,5 (Entocort®)
- Formulação MMX® (Multimatrix), na qual os comprimidos apresentam três camadas de polímeros para liberar budesonida de maneira homogênea ao longo do cólon ascendente, transverso e descendente (Uceris®).

Para os casos de proctite e colite esquerda, há formulações retais de budesonida na forma de enema (Entocort®) ou espuma (Budenofalk® e Uceris®). Após a administração oral, a budesonida começa a ser liberada no jejuno proximal (Entocort®), no íleo (Budenofalk®) ou homogeneamente a partir do cólon ascendente (Uceris®).

Uceris®

A eficácia e a segurança da budesonida administrada na forma de MMX® foram avaliadas em ensaio clínico fase III randomizado, controlado com placebo e com comparador ativo, em pacientes com colite ulcerativa de intensidade leve ou moderada (Travis et al., 2014). Os pacientes foram tratados com budesonida MMX® 9 mg/dia (n = 127), budesonida MMX® 6 mg/dia (n = 128), Entocort® EC 9 mg/dia (n = 126) ou placebo (n = 128), administrados 1 vez/dia durante 8 semanas. O objetivo primário foi remissão clínica e endoscópica após 8 semanas de tratamento. Remissão clínica e endoscópica foram observadas em 17,4% dos pacientes tratados com budesonida MMX® 9 mg/dia, 8,3% dos pacientes tratados com budesonida MMX® 6 mg/dia, 12,6% dos pacientes tratados com Entocort® EC e 4,5% dos pacientes tratados com placebo (Figura 23.35). Não houve diferença significativa na incidência de reações adversas entre os quatro grupos de tratamento.

Uceris® está indicado para induzir remissão em pacientes com colite ulcerativa ativa de intensidade leve ou moderada. A dose recomendada é de 9 mg 1 vez/dia pela manhã durante 8 semanas, sendo que o comprimido pode ser ingerido com ou sem alimentos. O uso concomitante de inibidores do CIP3A4, como fluconazol, cetoconazol ou suco de laranja, deve ser evitado. As reações adversas mais comuns observadas foram náuseas, dor abdominal, diarreia e flatulência, com incidência menor quando comparadas com as induzidas por mesalazina.

Dipropionato de beclometasona

O 17,21-dipropionato de beclometasona é um profármaco altamente lipofílico com baixa afinidade pelo receptor de glicocorticoides. É necessário remover o éster no carbono C21 por esterases para que ocorra a ativação farmacológica. Esterases são amplamente distribuídas no corpo humano e são altamente eficazes, metabolizando praticamente 100% do dipropionato de beclometasona (Rizzello et al., 2018).

A eficácia e a segurança do dipropionato de beclometasona foram avaliadas em ensaio clínico multicêntrico, randomizado, controlado com comparador ativo, em pacientes com colite ulcerativa distal ativa de intensidade leve ou moderada (Biancone et al., 2007). Os pacientes (n = 92) foram tratados com dipropionato de beclometasona suspensão retal 3 mg em enema (n = 26), dipropionato de beclometasona espuma retal 3 mg (n = 24), enema de ácido 5-aminossalicílico 2 g (n = 22) ou espuma de ácido 5-aminossalicílico 2 g (n = 20), aplicados localmente 1 vez/dia durante 8 semanas. O objetivo primário foi remissão após 4 semanas de tratamento (T4), e o objetivo secundário foi remissão após 8 semanas de tratamento (T8). Conforme ilustrado na Figura 23.36, a porcentagem de pacientes que apresentou resposta terapêutica foi similar nos dois grupos (78% e 84% no grupo tratado com dipropionato de beclometasona, e 79% e 90% no grupo tratado com ácido 5-aminossalicílico, T4 e T8, respectivamente). Também não houve diferença significativa na porcentagem de pacientes que obtiveram remissão no T4 e T8 (Figura 23.36). No grupo tratado com dipropionato de beclometasona, a porcentagem de pacientes que apresentaram reações adversas foi de 33%, sendo que em 6% o tratamento foi descontinuado e no grupo tratado com ácido 5-aminossalicílico, 25% apresentaram reações adversas, com 7,5% de interrupção do tratamento.

Colite ulcerativa grave

A maioria dos pacientes com colite ulcerativa apresenta quadro de intensidade leve ou moderada, entretanto, 10 a 15% dos pacientes apresentam quadros de intensidade grave, que exigem internação e uso de terapia imunossupressora (Vester-Andersen et al., 2014). Os pacientes

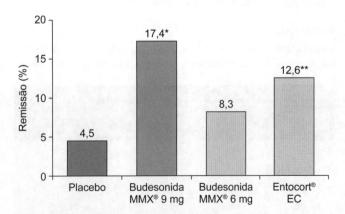

Figura 23.35 Objetivo primário: combinação de remissão clínica e endoscópica combinada na semana 8 (ITT; n = 410). Estatisticamente significante versus placebo no nível *alfa = 0,025 (p = 0,0047) ou **alfa = 0,05 (p = 0,0481). Ensaio clínico não foi programado para avaliar diferença estatística entre MMX® e Entocort®.

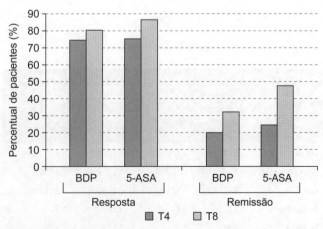

Figura 23.36 Histogramas mostram a porcentagem de pacientes tratados com dipropionato de beclometasona (BDP) e ácido 5-aminossalicílico (5-ASA) que apresentaram resposta terapêutica (redução do escore DAI de pelo menos 1 ponto) ou remissão (redução do escore DAI de pelo menos 3 pontos), após 4 (T4) ou 8 semanas (T8). Não houve diferença significativa entre os grupos.

com quadro de colite ulcerativa grave devem ser hospitalizados para serem tratados com glicocorticoides IV e evitar a necessidade de colectomia. Prednisona foi administrada na dose de 60 mg/dia IV por 5 dias em 49 pacientes com quadro agudo de colite ulcerativa grave; 75% deles obtiveram resposta rápida, ficando assintomáticos após 5 dias de tratamento (Truelove e Jewell, 1974). Revisão sistemática não encontrou evidência de que doses acima de 60 mg/dia aumentem tal efeito terapêutico (Turner *et al.*, 2007).

Revisão sistemática procurou avaliar a eficácia para indução de remissão de anticorpos monoclonais contra o TNF-alfa (infliximab, adalimumab e golimumab), de anticorpos monoclonais anti-integrinas (vedolizumab) e de inibidores da quinase *janus*, como o tofacitinib em pacientes com quadro de colite ulcerativa moderada para grave (Figura 23.37; Singh *et al.*, 2018).

A metanálise também avaliou a eficácia desses fármacos no parâmetro de cicatrização da mucosa (Figura 23.38). Interessante notar que todos demonstraram eficácia superior ao placebo.

Ciclosporina

Inibidor da calcineurina que atua como inibidor da imunidade mediada pelos linfócitos T. Conforme visto anteriormente, cerca de 15 a 20% dos pacientes com colite ulcerativa apresentam intensidade grave em seu quadro clínico; desses pacientes, aproximadamente 30% não respondem ao tratamento com glicocorticoide IV (Truelove e Witts,

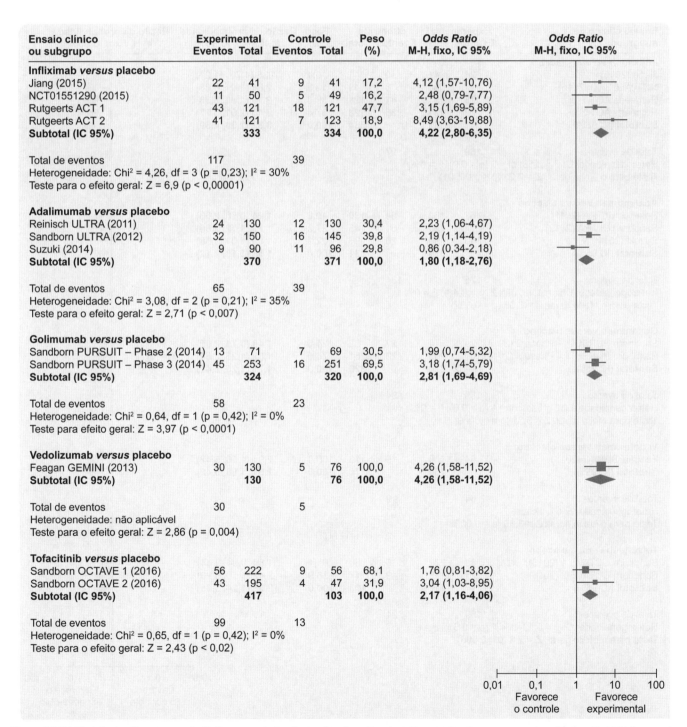

Figura 23.37 Eficácia dos fármacos na indução ou remissão do quadro de colite ulcerativa moderada ou grave em pacientes não tratados previamente com biológicos.

1955). Ensaio clínico randomizado, duplo-cego, controlado com placebo avaliou a eficácia da ciclosporina (4 mg/kg) IV em 20 pacientes com colite ulcerativa grave que não responderam ao tratamento com glicocorticoides (Lichtiger *et al.*, 1994). Onze pacientes foram tratados com ciclosporina e 9 foram tratados com placebo; dos pacientes tratados com ciclosporina, 82% (9) apresentaram resposta terapêutica zero, como a do grupo tratado com placebo. Quatro pacientes tratados com ciclosporina apresentaram parestesia e 4 apresentaram hipertensão arterial, mas nenhum apresentou nefrotoxicidade ou hepatotoxicidade.

Ensaio clínico randomizado e aberto comparou a eficácia da ciclosporina com infliximab no tratamento de pacientes com colite ulcerativa grave e refratária ao tratamento com glicocorticoides (Laharie *et al.*, 2012). Os pacientes foram tratados com ciclosporina 2 mg/kg/dia IV durante 1 semana, seguida de administração oral até o dia 98 (n = 58), ou infliximab 5 mg/kg/dia nos dias 0, 14 e 42, também administrado IV (n = 57). Nos pacientes que não apresentaram resposta terapêutica, azatioprina foi iniciada no dia 7. O objetivo primário foi fracasso de tratamento no dia 7 ou recidiva do quadro entre os dias 7 e 98, colectomia ou morte. O escore de Lichtiger caiu mais rapidamente no grupo tratado com infliximab em relação ao grupo tratado com ciclosporina, sendo a diferença significativa nos dias 3 e 4 (Figura 23.39). Dez pacientes no grupo tratado com ciclosporina e 12 no grupo tratado com infliximab sofreram colectomia, sendo que o tempo

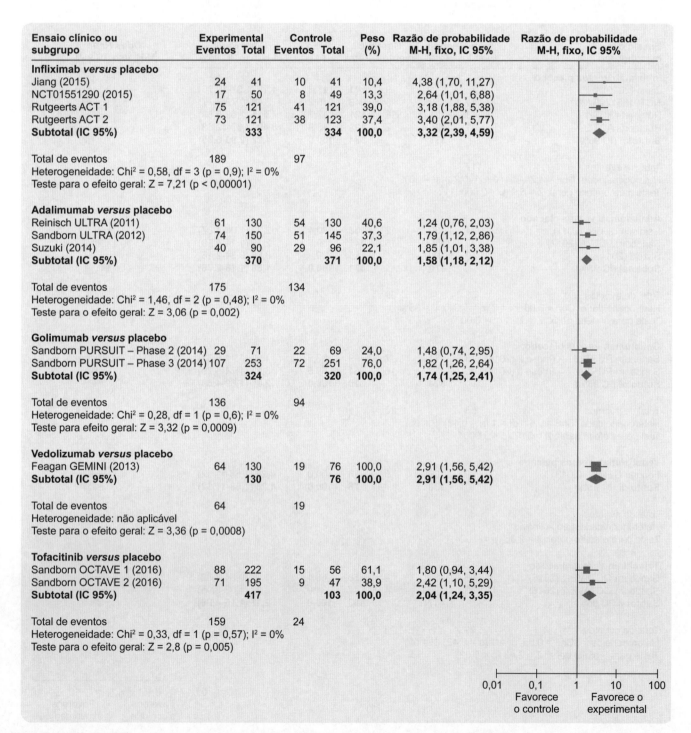

Figura 23.38 Eficácia de fármacos em pacientes não tratados previamente com biológicos com colite ulcerativa moderada a grave para indução da cicatrização da mucosa.

para colectomia não foi diferente entre os dois grupos (Figura 23.40). Nove pacientes tratados com ciclosporina e 14 pacientes tratados com infliximab apresentaram reações adversas sérias, sendo que a mais frequente foi piora do quadro de colite ulcerativa.

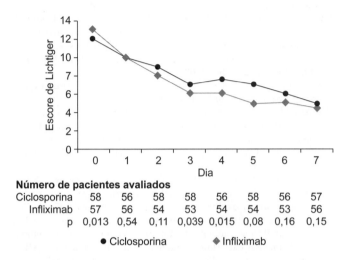

Figura 23.39 Escore de Lichtiger do dia 0 ao dia 7, por tratamento.

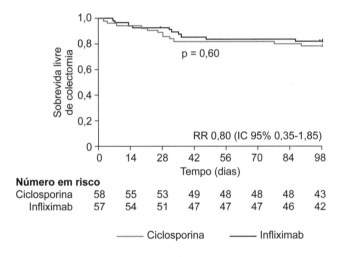

Figura 23.40 Curvas de Kaplan-Meier mostrando tempo de sobrevida sem colectomia.

REFERÊNCIAS BIBLIOGRÁFICAS

Abdalla M, Herfarth H. Budesonide for the treatment of ulcerative colitis. Expert Opin Pharmacother. 2016;17:1549-59.

Abinusawa A, Tenjarla S. Release of 5-aminosalicylic acid (5-ASA) from mesaline forulations at various pH levels. Adv Ther. 2015;32:477-84.

Arumugam M, Raes J, Pelletier E, Le Paslier D, Yamada T, Mende DR, et al. Enterotypes of the human gut microbiome. Nature. 2011;473:174-80.

Baumgart DC, Sandbom WJ. Crohn's disease. Lancet. 2012;380:1590-605.

Bemelmans MH, van Tits LJ, Buurman WA. Tumor necrosis factor: function, release and clearance. Crit Rev Immunol. 1996;16:1-11.

Benson JM, Sachs CW, Treacy G, Zhou H, Pendley CE, Brodmerkel CM, et al. Therapeutic targeting of the IL-12/23 pathways: generation and characterization of ustekinumab. Nat Biotechnol. 2011;29:615-24.

Best WR, Becktel JM, Singleton JW, Kern F. Development of a Crohn's disease activity index. National Cooperative Crohn's Disease Study. Gastroenterology. 1976;70:439-44.

Biancone L, Giochetti P, Blanco Gdel V, Orlando A, Annese V, Papi C, et al. Beclomethasone dipropionate versus mesalazine in distal ulcerative colitis: a multicenter, randomized, double-blind study. Dig Liver Dis. 2007;39:329-37.

Biancone L, Tosti C, Geremia A, Fina D, Petruzziello C, Emerenziani S, et al. Rofecoxib and early relapse of inflammatory bowel disease: an open-label trial. Aliment Pharmacol Ther. 2004;19:755-64.

Binion DG, West GA, Ina K, Ziats NP, Emancipator SN, Fiocchi C. Enhanced leukocyte binding by intestinal microvascular endothelial cells in inflammatory bowel disease. Gastroenterology. 1997;112:1895-907.

Buisine MP, Desreumaux P, Debailleul V, Gambiez L, Geboes K, Ectors N, et al. Abnormalities in mucin gene expression in Crohn's disease. Inflamm Bowel Dis. 1999;5:24-32.

Chande N, Patton RH, Tsoulis DJ, Tjhomas BS, MacDonald JK. Azathioprine or 6-mercaptopurine for maintenance of remission in Crohn's disease. Cochrane Database Syst Rev. 2015;CD000067.

Chande N, Twonsend CM, Parker CE, MacDonald JK. Azathioprine or 6-mercaptopurine for induction of remission in Crohn's disease. Cochrane Database Syst Rev. 2016;10:CD000545.

Colombel JF, Sandborn WJ, Reinisch W, Mantzaris GJ, Kornbluth A, Rachmilewitz D, et al. Infliximab, azathioprine, or combination therapy for Crohn's disease. N Engl J Med. 2010;362:1383-95.

D'Incà R, Paccagnella M, Cardin R, Pathak S, Baldo V, Giron MC, et al. 5-ASA colonic mucosal concentrations resulting from different pharmaceutical formulations in ulcerative colitis. World J Gastroenterol. 2013;19:5665-70.

Dahlberg E, Thalén A, Brattsand R, Gustafsson JA, Johansson U, Roempke K, et al. Correlation between chemical structure, receptor binding, and biological activity of some novel, highly active, 16 alpha, 17 alpha-acetal-substituted glucocorticoids. Mol Pharmacol. 1984;25:70-8.

de Jong DJ, Bac DJ, Tan G, de Boer SY, Grabowsky IL, Jansen JB, et al. Maintenance treatment with budesonide 6 mg versus 9 mg once daily in Crohn's disease in remission. Neth J Med. 2007;65:339-45.

Deepak P, Sandborn WJ. Ustekinumab and anti-interleukin-23 agents in Crohn's disease. Gastroenterol Clin N Am. 2017;46:603-26.

Derouich-Guergour D, Brenier-Pinchart MP, Ambroise-Thomas P, Pelloux H.. Tumour necrosis factor alpha receptors: role in the physiopathology of protozoan parasite infections. Int J Parasitol. 2001;31:763-9.

Desreumaux P, Dubuquoy L, Nutten S, Peuchmaur M, Englaro W, Schoonjans K, et al. Attenuation of colon inflammation through activators of the retinoid X receptor (RXR)/peroxisome proliferator-activated receptor gamma (PPAR- gamma) heterodimer. A basis for new therapeutic strategies. J Exp Med. 2001;193:827-38.

Döring A, Pfeiffer F, Meier M, Dehouck B, Tauber S, Deutsch U, et al. TET inducible expression of the α4β7-integrin ligand MAdCAM-1 on the blood-brain barrier does not influence the immunopathogenesis of experimental autoimmune encephalomyelitis. Eur J Immunol. 2011;41:813-21.

Feagan BG, Fedorak RN, Irvine J, Wild G, Sutherland L, Steinhart H, et al. A comparison of methotrexate with placebo for the maintenance of remission in Crohn's disease. N Engl J Med. 2000;342:1627-32.

Feagan BG, Rochon J, Fedorak RN, Irvine J, Wild G, Sutherland L, et al. Methotrexate for the treatment of Crohn's disease. N Engl J Med. 1995;332:292-7.

Feagan BG, Sandborn WJ, Gaskink C, Jacobstein D, Lang Y, Friedman JR, et al. Ustekinumab as induction and maintenance therapy for Crohn's disease, N Engl J Med. 2016;375:1946-60.

Ford AC, Kane SV, Khan KJ, Achkar JP, Talley NJ, Marshall JK, et al. Efficacy of 5-aminosalicylates in Crohn's disease: systematic review and meta-analysis. Am J Gastroenterol. 2011;106:617-29.

Grell M. Tumor necrosis factor (TNF) receptors in cellular signaling of soluble and membrane-expressed TNF. J Inflamm 1995-1996;47:8-17.

Hanauer SB, Sandborn WJ, Rutgeerts P, Fedorak RN, Lukas M, MacIntosh D, et al. Human anti-tumor necrosis factor monoclonal antibody (adalimumab) in Crohn's disease: the CLASSIC-I trial. Gastroenterology. 2006;130:323-33.

Hauso Ø, Martinsen TC, Waldum H. 5-amino-salicylic acid, a specific drug for ulcerative colitis. Scand J Gastroenterol. 2015;50:933-41.

Hawkey CJ, Dube LM, Rountree LV, Linnen PJ, Lancaster JF. A trial of zileuton versus mesalazine or placebo in the maintenance of remission of ulcerative colitis. The European Zileuton Study Group For Ulcerative Colitis. Gastroenterology. 1997;112:718-24.

Huang H, Xu S, Huang F, Wang X, Chen Y, Xu Z. A meta-analysis of efficacy and safety of infliximab for prevention of postoperative recurrence in patients with Crohn's disease. Biomed Res Int. 2018;2018:2615978.

Kane SV, Schoenfeld P, Sandborn WJ, Tremaine W, Hofer T, Feagan BG. Systematic review: the effectiveness of budesonide therapy for Crohn's disease. Aliment Pharmacol Ther. 2002;16:1509-17.

Kedia P, Cohen RD. Once-daily MMS mesalamine for the treatment of mild-to-moderate ulcerative colitis. Ther Clin Risk Manag. 2007;3:919-27.

Kuenzig ME, Rezaie A, Kaplan GG, Otley AR, Steinhart AH, Griffiths AM, et al. Budesonide for the induction and maintenance of remission in Crohn's disease: systematic review and meta-analysis for the Cochrane collaboration. J Can Assoc Gastroenterol. 2018;1:159-73.

Lamb YN, Duggan ST. Ustekinumab: a review in moderate to severe Crohn's disease. Drugs. 2017;77:1105-14.

Laharie D, Bourreille A, Branche J, Allez M, Bouhnik Y, Filippi J et al. Ciclosporin versus infliximab in patients with severe ulcerative colitis refractory to intravenous steroids: a parallel, open-label randomised controlled trial. Lancet. 2012;380:1909-15.

Ley K, Laudanna C, Cybulsky MI, Nourshargh S. Getting to the site of inflammation: the leukocyte adhesion cascade updated. Nat Rev Immunol. 2007;7:678-89.

Lichtiger S, Present DH, Kornbluth A, Gelernt I, Bauer J, Galler G, et al. Cyclosporine in severe ulcerative colitis refractory to steroid therapy. N Engl J Med. 1994;330:1841-5.

McLean LP, Cross RK. Integrin antagonists as potential therapeutic options for the treatment of Crohn's disease, Expert Opin Investig Drugs. 2016;25:267-73.

Melsheimer R, Geldhof A, Apaolaza I, Schaible T. Remicade® (infliximab): 20 years of contributions to science and medicine. Biologics. 2019;3:139-78.

Meyers S, Sachar DB, Present DH, Janowitz HD. Olsalazine sodium in the treatment of ulcerative colitis among patients intolerant of sulfasalazine. Gastroenterology. 1987;93:1255-62.

Moussata D, Goetz M, Gloeckner A, Kerner M, Campbell B, Hoffman A, et al. Confocal laser endomicroscopy is a new imaging modality for recognition of intramucosal bacteria in inflammatory bowel disease in vivo. Gut. 2011;60:26-33.

Neurath MF, Fuss I, Kelsall BL, Stüber E, Strober W. Antibodies to interleukin 12 abrogate established experimental colitis in mice. J Exp Med. 1995;182:1281-90.

Nikfar S, Rahimi R, Rezaie A, Abdollahi M. A meta-analysis of the efficacy of sulfasalazine in comparison with 5-aminosalicylates in the induction of improvement and maintenance of remission in patients with ulcerative colitis. Dig Dis Sci. 2009;54:1157-70.

Nugent SG, Kumar D, Rampton DS, Evans DF. Intestinal luminal pH in inflammatory bowel disease: possible determinants and implications for therapy with aminosalicylates and other drugs. Gut. 2001;48:571-7.

Ordás I, Eckmann L, Talamini M, Bamguart DC, Sandborn WJ. Ulcerative colitis. Lancet. 2012;380:1606-19.

Park SC, Jeen YT. Anti-integrin therapy for inflammatory bowel disease. World J Gastroenterol. 2018;24:1868-80.

Peppercorn MA, Goldman P. The role of intestinal bacteria in the metabolism of salicylazosulfapyridine. J Pharmacol Exp Ther. 1972;181:555-62.

Prantera C, Kohn A, Campieri M, Caprilli R, Cottone M, Pallone F, et al. Clinical trial: ulcerative colitis maintenance treatment with 5-ASA: a 1-year, randomized multicentre study comparing MMX® with Asacol®. Aliment Pharmacol Ther. 2009;30:908-18.

Pruitt R, Hanson J, Safdi M, Wruble L, Hardi R, Johanson J, et al. Balsalazide is superior to mesalamine in the time to improvement of signs and symptoms of acute mild-to-moderate ulcerative colitis. Am J Gastroenterol. 2002;97:3078-86.

Rizzello F, Mazza M, Salice M, Calabrese C, Calafiore A, Campieri M, et al. The safety of beclomethasone dipropionate in the treatment of ulcerative colitis. Expert Opin Drug Saf. 2018;17:963-9.

Sahasranaman S, Howar D, Roy S. Clinical pharmacology and pharmacogenetics of thiopurines. Eur J Clin Pharmacol. 2008;64:753-67.

Sandborn WJ, Feagan BG, Rutgeerts P, Hanauer S, Colombel JF, Sands BE, et al. Vedolizumab as induction and maintenance therapy for Crohn's disease. N Engl J Med. 2013;369:699-710.

Sandborn WJ, Hanauer SB, Rutgeerts P, Fedorak RN, Lukas M, MacIntosh DG, et al. Adalimumab for maintenance treatment of Crohn's disease: results of the CLASSIC II trial. Gut. 2007a;56:1232-9.

Sandborn WJ, Kamm MA, Lichtenstein GR, Lyne A, Butler T, Josesph RE. MMX Multi Matrix System mesalazine for the induction of remission in patients with mild-to-moderate ulcerative colitis: a combined analysis of two randomized, double-blind, placebo-controlled trials. Aliment Pharmacol Ther. 2007b;26:205-15.

Scott DL, Dacre JE. Adverse reactions to sulfasalazine: the British experience. J Rheumatol Suppl. 1988;16:17-21.

Silverberg MS, Satsangi J, Ahmad T, Arnott ID, Bernstein CN, Brant SR, et al. Toward an integrated clinical, molecular and serological classification of inflammatory bowel disease: report of a Working Party of the 2005 Montreal World Congress of Gastroenterology. Can J Gastroenterol. 2005;19:5-36.

Singh S, Fumery M, Sandbor WJ, Murad WH. Systematic review with network meta-analysis: first- and second-line pharmacotherapy for moderate-severe ulcerative colitis. Aliment Pharmacol Ther. 2018;47:162-75.

Sokol H, Pigneur B, Watterlot L, Lakhdari O, Bermúdez-Humarán LG, Gratadoux JJ, et al. Faecalibacterium prausnitzii is an anti-inflammatory commensal bacterium identified by gut microbiota analysis of Crohn disease patients. Proc Natl Acad Sci USA. 2008;105:16731-6.

Summers RW, Switz DM, Sessions Jr. JT, Becktel JM, Best WR, Kern F Jr., et al. National cooperative Crohn's disease study: results of drug treatment. Gastroenterology. 1979;77:847-69.

Takeuchi K, Smale S, Premchand P, Maiden L, Sherwood R, Thjodleifsson B, et al. Prevalence and mechanism of nonsteroidal anti-inflammatory drug-induced clinical relapse in patients with inflammatory bowel disease. Clin Gastroenterol Hepatol. 2006;4:196-202.

Targan SR, Feagan BG, Fedorak RN, Lashner BA, Panaccione R, Present DH, et al. Natalizumab for the treatment of active Crohn's disease: results of the ENCORE trial. Gastroenterology. 2007;132:1672-83.

Tian T, Wang M, Ma D. TNF-a, a good or bad factor in hematological diseases? Stem Cell Investig. 2014;1:12.

Torres J, Colombel JF. Genetics and phenotypes in inflammatory bowel disease. Lancet. 2016;387:98-100.

Torres J, Mehandru S, Colombel JF, Pieyrin-Biroulet L. Crohn's disease. Lancet. 2017;389:1741-55.

Travis SP, Danese S, Kupcinskas L, Alexeeva O, D'Haens G, Gibson PR, et al. Once-daily budesonide MMX in active, mild-to-moderate ulcerative colitis: results from the randomized CORE II study. Gut. 2014;463:4433-41.

Truelove SC, Jewell DP. Intensive intravenous regimen for severe attacks of ulcerative colitis. Lancet. 1974;1:1067-70.

Truelove SC, Witts LJ. Cortisone in ulcerative colitis; final report on a therapeutic trial. Br Med J. 1955;2:1041-8.

Turner D, Walsh CM, Steinhart AH, Griffiths AM. Response to corticosteroids in severe ulcerative colitis: a systematic review of the literature and a meta-regression. Clin Gastroenterol Hepatol. 2007;5:103-10.

Ungaro R, Mehandru S, Allen PB, Peyrin-Biroulet L, Colombel JF. Ulcerative colitis. Lancet. 2017;389:1756-70.

Vester-Andersen MK, Prosberg MV, Jess T, Andersson M, Bengtsson BG, Blixt T, et al. Disease course and surgery rates in inflammatory bowel disease: a population-based, 7-year follow-up study in the era of immunomodulating therapy. Am J Gastroenterol. 2014;109:705-14.

Wiggins JB, Rajapakse R. Balsalazide: a novel 5-aminosalicylate prodrug for the treatment of active ulcerative colitis. Expert Opin Drug Metab Toxicol. 2009;5:1279-84.

Xavier RJ, Podolsky DK. Unravelling the pathogenesis of inflammatory bowel disease. Nature. 2007;448:427-34.

Yousry TA, Major EO, Ryschkewitsch C, Fahle G, Fischer S, Hou J, et al. Evaluation of patients treated with natalizumab for progressive multifocal leukoencephalopathy. N Engl J Med. 2006;354:924-33.

Zeissig S, Bürgel N, Günzel D, Richter J, Mankertz J, Wahnschaffe U, et al. Changes in expression and distribution of claudin 2, 5 and 8 lead to discontinuous tight junctions and barrier dysfunction in active Crohn's disease. Gut. 2007;56:61-72.

24 Hepatite B

INTRODUÇÃO

O vírus da hepatite B (HBV) pertence à família Hepadnaviridae e apresenta uma dupla hélice de DNA. A partícula viral ou vírion é denominada Dane e tem cerca de 40 nanômetros de diâmetro, podendo ser filamentosa ou esférica. Ele é composto de um nucleocapsídio central (HbcAg – *Hepatitis B core Antigen*), o qual é envolto por um envelope externo contendo o antígeno de superfície da hepatite B (HBsAg, do inglês *Hepatitis B surface Antigen*). Seu genoma é composto por:

- Gene que codifica a proteína do nucleocapsídios e a proteína precoce, antígeno da hepatite B (HBeAg, do inglês *Hepatitis B early Antigen*)
- Gene polimerase, o qual codifica a transcriptase reversa/polimerase
- Os genes PreS1/L, PreS2/M e Superfície/S que codificam as três proteínas do envelope viral
- Gene X que codifica a proteína regulatória X.

A infecção crônica com o vírus da hepatite B atinge 400 milhões de pessoas, e aqueles que desenvolvem a hepatite B crônica morrem, em média, 22 anos antes quando comparados com pessoas não infectadas com o HBV (Ly et al., 2012), devido a complicações como cirrose, carcinoma hepatocelular ou insuficiência hepática. O ciclo do HBV é complexo. O vírus entra no hepatócito ao ligar-se a um receptor de superfície de um transportador de ácidos biliares, o polipeptídio cotransportador de taurocolato sódico. Após a liberação (*uncoating*) do ácido nucleico viral, ele é transportado ao núcleo e a dupla-fita do DNA é transformada em DNA circular covalentemente fechado (cccDNA, do inglês *covalently closed circular DNA*), intermediário este altamente estável que funciona como modelo (*template*) para a transcrição dos RNA mensageiros do vírus, incluindo o RNA pré-genômico. O RNA pré-genômico serve como modelo para a tradução de proteínas virais, incluindo o antígeno de superfície, o nucleocapsídio e as proteínas da polimerase. O RNA pré-genômico está encapsulado juntamente com as proteínas do nucleocapsídio e da polimerase na partícula do núcleo viral (*viral core*). O primeiro passo é a transcrição reversa e síntese da primeira fita de DNA complementar, catalisada pela HBV polimerase. O próximo passo é a síntese da segunda fita do DNA para gerar o DNA de dupla-fita genômico. A HBV polimerase não apresenta atividade de revisão (*proofreading activity*); assim sendo, mutações são muito frequentes e resultam na coexistência de várias espécies virais no mesmo indivíduo (quase-espécies). Nucleocapsídios associados com esse DNA de dupla-fita podem entrar novamente no núcleo para reabastecer o estoque de cccDNA ou serem envelopados para que sejam secretados como vírions completos por meio do retículo endoplasmático (Figura 24.1). Após brotamento (*budding*) no lúmen do retículo endoplasmático, essas proteínas do envelope podem ser secretadas pela célula tanto como partículas virais não infecciosas (HBsAg) ou incorporadas dentro dos vírions infectantes conhecidos como partículas Dane. A persistência do cccDNA altamente estável é responsável pela dificuldade em erradicar HBV na hepatite crônica. As proteínas do HBV também afetam as células imunes do hospedeiro para evitar a resposta imunológica antiviral. As respostas imunes adaptativas ao HBV estão diminuídas nos pacientes com hepatite crônica quando comparadas com sujeitos que resolveram a infecção aguda. As células T que respondem aos antígenos desses indivíduos apresentam um fenótipo exaurido e, portanto, menos responsivo aos antígenos do HBV (Bertoletti e Ferrari, 2013).

Na maioria dos adultos imunocompetentes, a infecção aguda pelo HBV é autolimitada e o tratamento é apenas de suporte. A hepatite crônica apresenta uma história natural mais complicada, na qual são identificadas três fases:

- A fase imunotolerante é caracterizada por alta concentração de DNA do HBV (> 1 milhão UI/mℓ) e alanina aminotransferase (ALT) normal, com mínima doença hepática. Essa fase ocorre mais frequentemente em pessoas que são infectadas no período perinatal.
- A fase imunoativa é caracterizada por níveis altos de DNA do HBV e níveis altos também de ALT acompanhada de inflamação hepática aguda
- A terceira fase é caracterizada por uma fase inativa em que se observam níveis baixos de DNA do HBV (< 2.000 UI//mℓ), ALT normal e com inflamação hepática mínima.

FÁRMACOS

As interferonas (IFN) apresentam vários efeitos terapêuticos, incluindo ação antiviral, antiproliferativa e imunomodulatória. A IFN-alfa, a IFN-beta e a IFN-gama foram utilizadas no tratamento da hepatite B. A IFN-alfa é a mais estudada e a única aprovada para o tratamento da hepatite B, todavia seus efeitos dependem da sua ligação a receptores específicos, os quais ativam uma série de eventos intracelulares, incluindo a ativação da 2',5'-oligoadenilato sintetase. A IFN-alfa inibe a replicação do HBV ao reduzir a transcrição do RNA pré-genômico e RNA subgenômico (Konerman e Lok, 2016). Estudos demonstram que o efeito da IFN-alfa na transcrição do HBV é parcialmente mediado por modificações epigenéticas no cccDNA. Ele também induz a degradação do cccDNA por indução de enzimas que editam o DNA do vírus, mas não da célula hospedeira (Belloni et al., 2012). Além de sua direta atividade antiviral, a IFN-alfa aumenta a resposta imunológica celular e o *clearance* dos hepatócitos infectados. Os efeitos pleiotrópicos da IFN-alfa e sua habilidade de reprimir/degradar o cccDNA são os responsáveis pela sua alta eficácia e resposta duradoura, bem como perda do HBeAg e HBsAg em comparação com os inibidores nucleosídicos/nucleotídicos. A IFN-alfa padrão (não peguilado) é considerada eficaz no tratamento da hepatite B, mas não é mais usada. A ligação covalente entre a molécula do polietilenoglicol (PEG) e a molécula da IFN-alfa produz uma molécula biologicamente ativa que apresenta uma meia-vida muito maior do que a molécula natural, permitindo que o medicamento seja agora

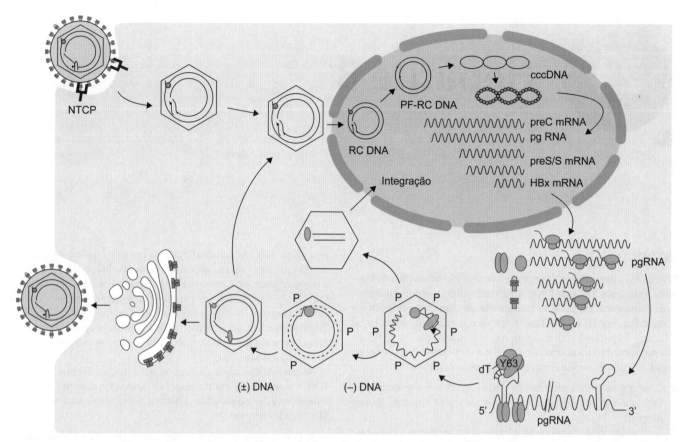

Figura 24.1 Ciclo de vida do vírus da hepatite B. O HBV entra nos hepatócitos via NTCP, seguido de *uncoating* e transporte do RC DNA para o núcleo, onde é convertido em cccDNA, que serve como modelo para transcrição do 3.5 kb preC RNA e pgRNA 2.4- e 2.1-kb preS/S mRNAs e 0.7-kb HBx mRNA. Esses RNA são exportados para o citoplasma para translação das proteínas. O pgRNA é seletivamente empacotado dentro das partículas core, seguido por síntese da fita (-)DNA mediada pela proteína P (transcrição reversa), degradação do pgRNA e síntese da fita (+)DNA para gerar o RC DNA. Essas partículas core maduras podem ser envelopadas para liberação como vírions ou transportadas para o núcleo para gerar mais cccDNA. A dupla fita linear de DNA é um produto aberrante de replicação do pgRNA, sendo o modelo preferido para integração no cromossomo DNA do hospedeiro.

administrado 1 vez/semana, além de aumentar a eficácia da IFN-alfa. A interferona alfapeguilado (PEG-IFN) apresenta repressão viral mais sustentada quando comparada à IFN padrão.

Inibidores nucleosídicos/nucleotídicos inibem a polimerase viral e/ou a transcriptase reversa, causando supressão da replicação do HBV, resultando em rápida redução do DNA do HBV. Devido ao fato que esses inibidores não atuam no cccDNA, eles reduzem de maneira discreta tanto o HBeAg como o HBsAg. Terapia prolongada com os inibidores que apresentam barreira altamente eficaz contra resistência causa supressão da replicação viral por períodos prolongados e impede a progressão da doença. As vantagens desse grupo de medicamentos são o fato de ser administrado por via oral (VO) e apresentar poucos efeitos colaterais e uma alta eficácia na supressão da replicação viral. As desvantagens são representadas pelo risco do desenvolvimento de resistência, falta de segurança pelo uso prolongado e indefinição quanto à duração do tratamento. Entre os inibidores nucleotídicos e nucleosídicos da transcriptase reversa do HIV, lamivudina foi o primeiro inibidor que apresentou eficácia na supressão da replicação do HBV em pacientes coinfectados com HIV (Benhamou *et al.*, 1995) ou monoinfectados (Dienstag *et al.*, 1995).

Embora os objetivos da terapia para a hepatite B crônica sejam a prevenção da cirrose hepática, insuficiência hepática e carcinoma hepatocelular, há a necessidade de marcadores para avaliar se a terapia está sendo eficaz. O desaparecimento do HBsAg com ou sem soroconversão para o antígeno da superfície da hepatite B (anti-HBs) é sugerido como o objetivo primário ideal da terapia, visto que está associado com remissão da atividade da hepatite B crônica e com um prognóstico no longo prazo razoável (Fattovich *et al.*, 2008). Entretanto, esse objetivo é atingido em uma minoria dos pacientes com o tratamento atual da hepatite B crônica. A remissão virológica sustentada demonstrada pela não detecção de HBV DNA (ou mesmo detecção de níveis muito baixos) está associada com menor risco de desenvolvimento de cirrose, e portanto pode ser utilizada também como critério de sucesso da terapia antiviral (Ozaras *et al.*, 2015). Em pacientes com antígeno HBe positivo (HBeAg positivo), desaparecimento do HBeAg e soroconversão para anti-HBe é correlacionado com melhora do prognóstico clínico e também pode ser utilizado como critério de sucesso da terapia antiviral. Entretanto, durante a supressão viral prolongada apenas uma minoria consegue fazer a soroconversão.

A normalização dos níveis da ALT é utilizado como índice da atividade viral na hepatite B crônica. Sabe-se que muitas doenças podem causar aumento da ALT e mesmo níveis normais de ALT podem ocorrer em doenças hepáticas sérias. Entretanto, a normalização dos níveis séricos de ALT pode ser utilizado como marcador indireto da viremia (Bonino *et al.*, 2007). Uma redução do índice da atividade histológica em dois ou mais pontos sem piora do escore de fibrose é utilizada algumas vezes como objetivo primário em alguns ensaios clínicos. A restrição a esse parâmetro é a necessidade de se fazer a biopsia hepática, que é um procedimento invasivo e não isento de risco. Outro inconveniente é que no caso de tratamento por períodos prolongados com os nucleosídios/nucleotídios seria necessário várias biopsias seriadas para avaliação da eficácia, o que não é tolerável do ponto de vista clínico.

Baseado no exposto, o objetivo primário utilizado clinicamente é a supressão viral. Caso após certo período de tratamento esse objetivo não seja atingido, faz-se necessário modificar a terapia. Outros marcadores como a normalização da ALT, perda do HBeAg, soroconversão com anti-HBe, melhora do índice da atividade histológica ou perda do

HBsAg são frequentemente monitorados, entretanto, a impossibilidade de se atingir esses outros marcadores não é aceita atualmente como insucesso terapêutico.

Interferona

Foi identificada há 50 anos por Isaacs e Lindenmann quando estudaram a capacidade de vírus ativados ou inativados interferirem no crescimento de vírus não relacionados. Atualmente há mais de dez tipos de IFN identificados em mamíferos, com vários subtipos, cada um deles com propriedades individuais, mas todos apresentam atividade antiviral (Petska, 2004). Apenas as IFN recombinantes IFN-alfa-2a, IFN-alfa-2b e IFN-lambda-1 foram utilizadas no tratamento da hepatite B. A IFN liga-se a receptores transmembrânicos específicos e ativam a quinase Janus (JAK)-STAT (*signal transducer and activator of transcription*), a qual regula a transcrição gênica no núcleo (Darnell *et al.*, 1994). Essa atividade da IFN, ativando a transcrição de centenas de genes, estabelece um estado *antiviral* na célula. O termo estado antiviral implica que a célula está protegida de infecções virais; entretanto essa é uma denominação genérica porque ainda não são conhecidas muitas das funções dos genes que são regulados pela IFN. A IFN-alfa inibe a replicação do HBV ao diminuir a transcrição do RNA subgenômico e pré-genômico. Alguns estudos indicam que o efeito da IFN-alfa na transcrição do HBV é mediado parcialmente por modificações epigenéticas do cccDNA do HBV. Ela também pode promover degradação do DNA circular fechado ao induzir a expressão do complexo de edição da apolipoproteína B (APOBEC3, do inglês *apolipoprotein B editing complex 3*), que são enzimas que editam DNA e degradam DNA não *self*, mas não degradam o DNA do hospedeiro (Belloni *et al.*, 2012). Além de sua atividade antiviral, a IFN-alfa aumenta a resposta imune da célula e erradicação do vírus dos hepatócitos infectados (Figura 24.2).

Devido aos seus efeitos pleiotrópicos e a sua habilidade de reprimir/degradar o cccDNA, a IFN-alfa apresenta eficácia muito mais duradoura, com incidência maior de perda do HBeAg e HBsAg, quando comparada aos nucleotídios/nucleosídios. A Tabela 24.1 resume as vantagens e desvantagens da IFN comparada com os inibidores nucleosídicos/nucleotídicos utilizados no tratamento da hepatite B.

Interferona alfapeguilado

O acoplamento da molécula de polietilenoglicol (PEG) à molécula da IFN (peguilação) reduz a taxa de absorção e *clearance* renal e celular da IFN, prolongando desse modo a meia-vida de eliminação desta quando comparada à meia-vida de eliminação da IFN padrão, não peguilado. A IFN-PEG necessita de dosagem com menor frequência e em vários ensaios clínicos (Cooksley *et al.*, 2003) demonstrou maior supressão virológica sustentada quando comparada com o tratamento com IFN padrão, não peguilado (Figuras 24.3 e 24.4).

Há duas formulações de PEG-IFN para uso clínico, IFN-alfa-2a e IFN-alfa-2b, entretanto apenas a formulação IFN-alfa-2a está disponível na maior parte do mundo. Ensaios clínicos demonstraram eficácia semelhante entre ambas as formulações de IFN-alfa.

Interferona alfapeguilado-2-a (Pegasys®)

Conjugado covalente de IFN-alfa-2a recombinante (peso molecular de aproximadamente 20.000 Da), com uma cadeia única de bis-monoetóxi PEG (peso molecular de aproximadamente 40.000 Da). A cadeia de PEG liga-se a um único sítio da IFN a partir de uma ligação amídica com a lisina. A IFN-alfa-2a tem um peso molecular aproximado de 60.000 Da, e é produzida utilizando-se tecnologia recombinante de DNA na qual o gene da IFN clonado de leucócito humano é inserido e expresso em *Escherichia coli*.

A concentração máxima ($C_{máx}$) e a área sob a curva (ASC) aumentam de maneira não linear após administração de IFN-alfa-2a nas doses entre 90 e 270 µg, com $T_{máx}$ ocorrendo após 72 a 96 h da administração subcutânea. O *clearance* sistêmico da IFN-alfa-2a em

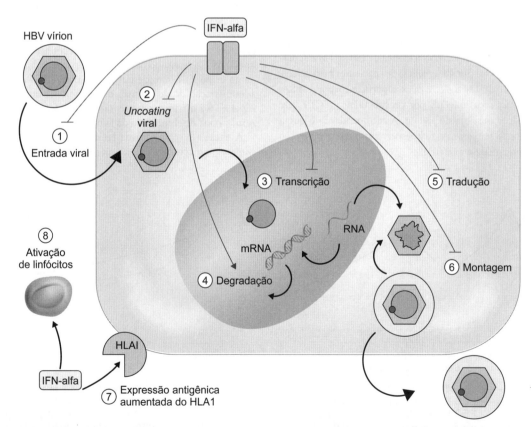

Figura 24.2 Mecanismo de ação da IFN no tratamento da hepatite crônica causada por HBV. Os efeitos potenciais da IFN consistem em (1) bloqueio da entrada do vírus; (2) *uncoating* do vírus; (3) transcrição do DNA viral para RNA; (4) degradação do cccDNA; (5) translação do RNA viral em proteínas; (6) montagem dos nucleocapsídios; (7) aumento da expressão antigênica do HLA1, e (8) aumento da ativação dos linfócitos T CD8.

Tabela 24.1 Vantagens e desvantagens das terapias com IFN *versus* NUC para hepatite B crônica.

Aspecto	IFN	NUC	Vantagem
Duração do tratamento	Finito (aprox. 12 meses)	Indefinido	IFN
Antiviral	Nenhum	LMV > TBV > ADV > ETV/TDF	IFN
Perda de HBeAg e HBsAg	Modesto, genótipo-dependente	Raro	IFN
Via de administração	Injeção	Oral	NUC
Atividade antiviral	Modesto	Potente: ETV/TDF/TBV > LMV > ADV	NUC
Reações adversas	Comum, potencialmente grave	Insignificante	NUC
Segurança na gravidez	Gravidez classe C	Gravidez classe B: TBV e TDF Dados de segurança em humanos: LMV, TBV e TDF	NUC
Segurança na cirrose descompensada ou insuficiência hepática	Não	Sim	NUC

ADV: adefovir; ETV: entecavir; IFN: interferona; LMV: lamivudina; NUC: análogo de nucleo(s/t)ídio; TBV: telbivudina; TDF: tenofovir.

voluntários sadios é de 94 mℓ/h, o que é aproximadamente 100 vezes menor do que a IFN-alfa-2a não peguilado. A meia-vida de eliminação da IFN-alfa-2a após administração subcutânea foi de 160 h (84 a 353 h), enquanto a da IFN-alfa-2a não peguilado é de 5 h (3,7 a 8,5 h). O *clearance* sistêmico da IFN-alfa-2a em pacientes pediátricos é quatro vezes menor quando comparado com o de adultos. Não há necessidade de ajuste de dose em pacientes com insuficiência renal leve ou moderada.

A eficácia da interferona alfapeguilado (PEG-IFN) no tratamento da hepatite B crônica em pacientes com HBeAg positivo e em pacientes com HBeAg negativo foi avaliada por meio de revisão sistemática e metanálise (Kim *et al.*, 2016). Conforme ilustrado a seguir, a associação do interferona alfapeguilado com inibidores nucleotídios/nucleosídios aumenta a sua eficácia em pacientes com hepatite crônica com antígeno HBeAg positivo (Figura 24.5), assim como em pacientes com hepatite crônica com HBeAg negativo (Figura 24.6).

A IFN-alfa-2a é indicada no tratamento da hepatite B crônica, sendo a dose recomendada uma injeção subcutânea de 180 μg 1 vez/semana (no abdome ou na coxa) por 48 semanas. Em pacientes pediátricos, a dose recomendada é de 180 μg/1,73 m² × superfície corporal (BSA, do inglês *body surface area*) injetada por via subcutânea (SC) 1 vez/semana, sendo a dose máxima de 180 μg. A recomendação é que a terapia seja feita por 48 semanas. As reações adversas mais comuns são fadiga, astenia, febre, mialgia e cefaleia.

Inibidores nucleosídicos/nucleotídicos da HBV DNA polimerase

Lamivudina (Epivir®)

Lamivudina é o enatiômero (–) do análogo dideóxi da citidina (Figura 24.7). A lamivudina é fosforilada intracelularmente para o metabólito ativo 5'-trifosfato (3TC-TP). O principal mecanismo de ação é a inibição das atividades das polimerases dependentes de DNA e de RNA da transcriptase reversa do HBV, por meio da incorporação do nucleotídio modificado no DNA viral, atuando como terminador da cadeia. O 3TC-TP tem pouca afinidade pelas DNA polimerases alfa, beta e gama de mamíferos.

A farmacocinética da lamivudina é linear entre as doses de 5 a 600 mg/dia. Lamivudina é rapidamente absorvida após administração VO, com $T_{máx}$ entre 0,5 e 2 h. A biodisponibilidade absoluta foi estimada em 86 ± 16%, sendo a mesma não afetada de maneira significativa quando a lamivudina é administrada com alimentos. O volume aparente de distribuição é de 1,3 ± 0,4 ℓ/kg e a ligação às proteínas plasmáticas < 36%. O único metabólito conhecido da lamivudina em humanos é o transulfóxido. A maior parte da lamivudina é eliminada na urina na forma de fármaco inalterado. O *clearance* renal após administração de dose única de lamivudina intravenosa (IV) foi de 280,4 ± 75,2 mℓ/min, representando 71 ± 16% do *clearance* sistêmico. A meia-vida de eliminação da lamivudina variou entre 5 e 7 h.

A eficácia e segurança da lamivudina foram avaliadas em ensaio clínico multicêntrico, randomizado, controlado com placebo, em

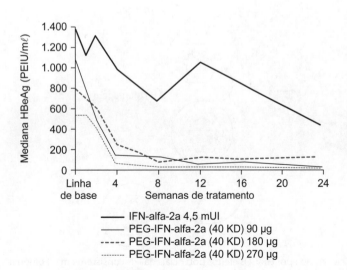

Figura 24.3 Níveis quantitativos de HBeAg durante o tratamento.

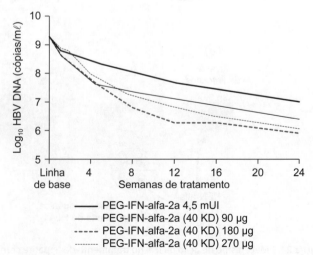

Figura 24.4 Níveis médios de DNA do HBV (log_{10} cópias/mℓ) durante o tratamento.

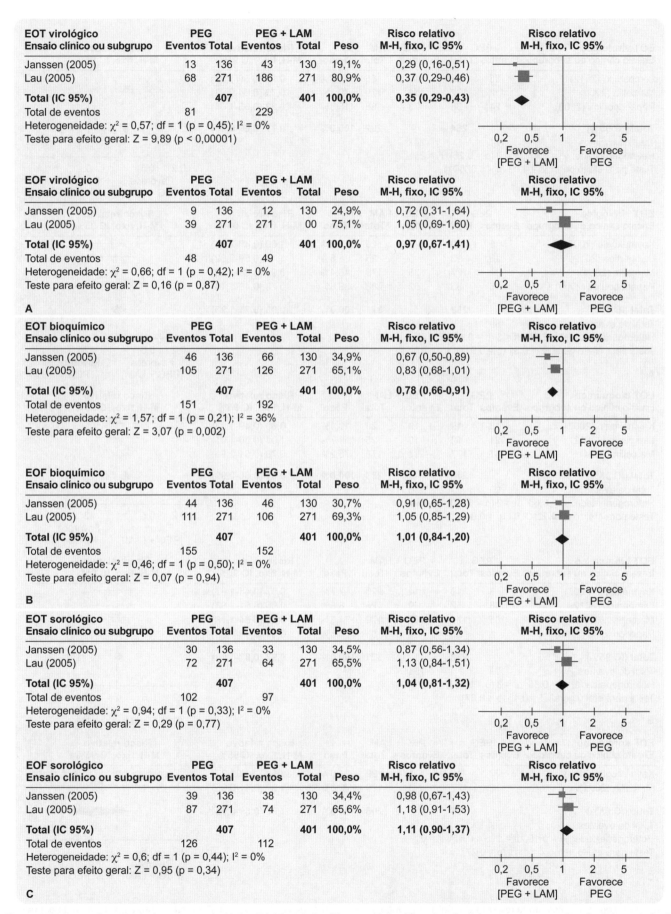

Figura 24.5 *Forest plot* mostrando resposta virológica (**A**), bioquímica (**B**) e sorológica (**C**) após o final do tratamento e após o final do período de seguimento de pacientes HBeAg positivo tratados com PEG-IFN-alfa *versus* PEG-IFN-alfa + lamivudina. EOT: *end of treatment*; EOF: *end of follow-up*.

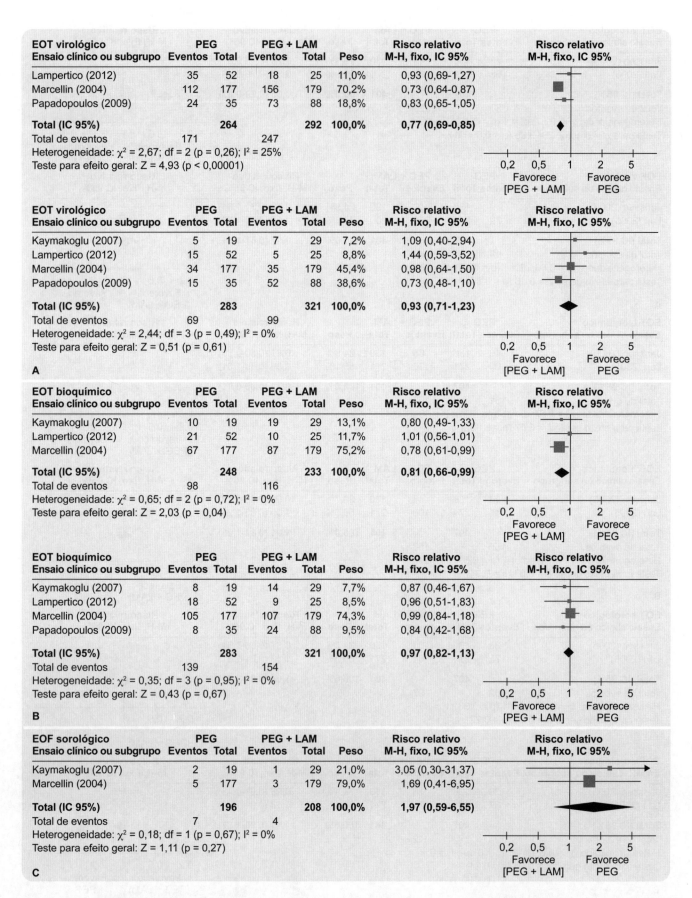

Figura 24.6 *Forest plot* mostrando resposta virológica (A), bioquímica (B) e sorológica (C) após o final do tratamento e após o final do período de seguimento de pacientes HBeAg negativo tratados com PEG-IFN-alfa *versus* PEG-IFN-alfa + lamivudina. EOT: *end of treatment*; EOF: *end of follow-up*.

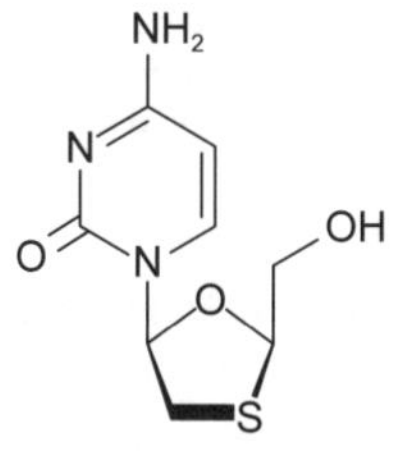

Figura 24.7 Lamivudina.

358 pacientes com hepatite B crônica (Lai *et al.*, 1998). Pacientes foram randomizados para receberem lamivudina 25 mg/dia (n = 142), lamivudina 100 mg/dia (n = 143) ou placebo (n = 73) VO 1 vez/dia. Os pacientes foram submetidos à biopsia antes e após 1 ano de tratamento. A atividade necroinflamatória hepática melhorou por dois pontos ou mais em 56% dos pacientes tratados com lamivudina 100 mg, 49% dos pacientes tratados com lamivudina 25 mg e 25% dos pacientes tratados com placebo. A Figura 24.8 ilustra a porcentagem de pacientes com resposta sustentada da enzima ALT. A incidência de reações adversas foi similar nos três grupos de pacientes.

Lamivudina é indicada no tratamento de hepatite B crônica associada com evidências de replicação do HBV e inflamação hepática aguda. A dose recomendada da lamivudina para essa indicação é de 100 mg/dia. Em pacientes com *clearance* de creatinina menor que 50 mℓ/min, a dose deve ser reduzida. As reações adversas mais comuns, com incidência igual ou superior a 10% em relação ao placebo, foram diarreia e infecções do ouvido, nariz e garganta.

Adefovir dipivoxila (Hepsera®)

O adefovir dipivoxila é um profármaco análogo acíclico da adenosina monofosfato (Figura 24.9). O adefovir é fosforilado em seu metabólito ativo adefovir difosfato por quinases celulares. O adefovir difosfato inibe a transcriptase reversa do HBV DNA ao competir com o substrato natural deóxi-adenosina trifosfasto, causando terminação da cadeia após sua incorporação no DNA viral. A constante de inibição para a HBV DNA polimerase é de 0,1 µM, enquanto para as DNA polimerases alfa e gama humanas são de 1,18 µM e 0,97 µM, respectivamente.

A biodisponibilidade absoluta do adefovir após administração VO na forma de adefovir dipivoxila é de 59%, e ela não é afetada quando ingerido com alimentos. Adefovir apresenta $T_{máx}$ entre 0,58 e 4 h, e a concentração plasmática cai de maneira biexponencial com uma meia-vida de eliminação de 7,48 ± 1,65 h. A ligação às proteínas plasmáticas é negligível (< 4%), o volume de distribuição após administração IV é de 393 ± 75 mℓ/kg. Após a administração VO, o adefovir dipivoxila é rapidamente convertido em adefovir. Aproximadamente 40% da dose de adefovir dipivoxila é recuperada na foma de adefovir na urina em 24 h. Adefovir é eliminado primariamente a partir de *clearance* renal envolvendo filtração e secreção tubular ativa. Adefovir não inibe CIP1A2, CIP2C9, CIP2C19, CIP2D6 e CIP3A4 e tampouco é substrato para as enzimas do CIP450.

A eficácia e segurança do adefovir dipivoxila foram avaliadas em 515 pacientes com hepatite B crônica que eram HBeAg positivos. Os pacientes foram randomizados para receberem adefovir dipivoxila 10 mg/dia (n = 172), adefovir dipivoxila 30 mg/dia (n = 173) ou placebo (n = 170) por 48 semanas. O objetivo primário era melhora histológica comparada com placebo no grupo de 10 mg (Marcellin *et al.*, 2003). Adefovir dipivoxila 10 mg/dia e adefovir dipivoxila 30 mg/dia causaram melhora histológica em 53 e 59% dos pacientes, respectivamente, comparado com 25% dos pacientes tratados com placebo. Conforme ilustrado na Figura 24.10, adefovir dipivoxila 10 mg/dia e 30 mg/dia causou redução significativa dos níveis de HBV DNA. A incidência de reações adversas com adenofovir dipivoxila 10 mg/dia foi similar ao do grupo placebo. Entretanto, o grupo tratado com adefovir dipivoxila 30 mg/dia teve uma incidência mais alta de reações adversas e anormalidades laboratoriais renais.

A dose recomendada de adefovir dipivoxila para pacientes com hepatite B crônica, acima de 12 anos de idade e com função renal adequada é de 10 mg/dia. Não é sabido qual a duração ótima do tratamento. Em pacientes com *clearance* de creatinina entre 30 e 49 mℓ/min, a dose recomendada é de 10 mg a cada 48 h, e em pacientes com *clearance* renal de creatinina entre 10 e 29 mℓ/min, a dose recomendada é de 10 mg a cada 72 h. Em pacientes em hemodiálise a dose recomendada é de 10 mg a cada 7 dias após a diálise. As reações adversas mais comuns com incidência superior a placebo é astenia.

Fumarato de tenofovir desoproxila (Viread®)

É um nucleosídio acíclico que tem estrutura de um análogo diester fosfonado da deóxi-adenosina monofosfato (Figura 24.11). O fumarato de tenofovir desoproxila necessita inicialmente de uma hidrólise do diester para conversão em tenofovir, e essa hidrólise é feita por esterases celulares ou tissulares. Após a hidrólise, o mesmo é fosforilado duas vezes em tenofovir difosfato por quinases intracelulares. O tenofovir difosfato inibe a transcriptase reversa do HBV ao competir diretamente com o substrato natural deóxi-ribonucleotídio, atuando como terminador da cadeia após sua incorporação no DNA viral (Buti e Homs, 2012). O tenofovir difosfato é um inibidor fraco das DNA polimerases alfa e beta de mamíferos e DNA polimerase gama mitocondrial (De Clercq *et al.*, 2003).

A farmacocinética do tenofovir é linear entre as doses de 75 a 600 mg. A biodisponibilidade absoluta do tenofovir a partir da administração VO de tenofovir desoproxila é de aproximadamente 25%, com $T_{máx}$ de 1 ± 0,4 h. A ligação às proteínas plasmáticas é de 7,2% e o volume de distribuição após administração IV é de 1,3 ± 0,6 ℓ/kg. Estudos *in vitro* indicam que tanto o tenofovir desoproxila como o tenofovir não são substratos para as enzimas do CIP450.

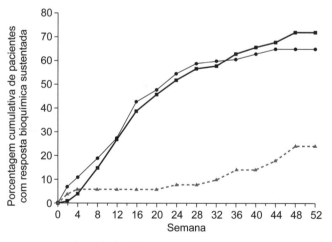

Número de pacientes sem resposta

Placebo	50	48	47	47	47	47	47	46	46	45	43	43	41	38
25 mg	98	91	87	79	71	56	51	44	40	39	38	36	34	34
100 mg	95	94	91	81	69	58	51	46	41	40	35	32	30	27

■ Lamivudina 100 mg ● Lamivudina 25 mg ▲ Placebo

Figura 24.8 Porcentagem cumulativa de pacientes com resposta bioquímica (ALT) sustentada. Análise feita com base no princípio de ITT. p < 0,0001 para comparação entre grupos tratados *versus* placebo.

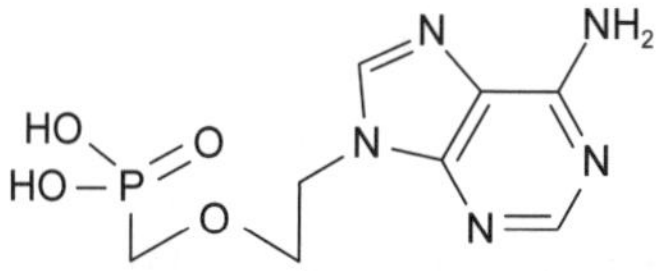

Figura 24.9 Adefovir.

Após dose única VO de tenofovir desoproxila, a meia-vida de eliminação é de aproximadamente 17 h. Após a administração IV, aproximadamente 70 a 80% da dose é recuperada na urina na forma de tenofovir. Tenofovir é eliminado por meio de *clearance* renal envolvendo tanto filtração glomerular como secreção tubular ativa.

A eficácia e segurança do tenofovir desoproxila foram avaliadas em dois ensaios clínicos fase III, duplos-cegos, randomizados, onde pacientes com hepatite B crônica com HBeAg positivo ou negativo foram tratados na proporção 2:1 com tenofovir desoproxila (300 mg/dia) ou adefovir dipivoxila (10 mg/dia) por 48 semanas (Marcellin *et al.*, 2008). O objetivo primário foi número de cópias do HBV DNA menor que 400 cópias/mℓ. Tenofovir desoproxila na dose de 300 mg/dia foi superior ao adefovir dipivoxila na dose de 10 mg/dia tanto em pacientes com HBeAg negativo (Figura 24.12 A) como em pacientes com HBeAg positivo (Figura 24.12 B). Náuseas foi a única reação adversa que ocorreu mais frequentemente no grupo tratado com tenofovir desoproxila.

O tenofovir desoproxila é indicado para o tratamento da hepatite B crônica em pacientes adultos e pacientes pediátricos acima de 12 anos de idade. A dose recomendada é de 300 mg/dia, administrada uma só vez, independentemente de alimentação. A duração ótima do tratamento ainda não foi estabelecida. A reação adversa mais frequente é náuseas.

Tenofovir alafenamida (Vemlidy®)

É um outro profármaco do tenofovir (Figura 24.13). O tenofovir alafenamida entra nos hepatócitos primários por difusão passiva e por captação pelos transportadores OATP (*organic-anion-transporting*) 1B1 e 1B3 (Murakami *et al.*, 2015). Um passo crítico na ativação intracelular do tenofovir alafenamida no fígado é a conversão em tenofovir alanina pela carboxilesterase Ces 1 (Birkus *et al.*, 2008), sendo posteriormente hidrolisada em tenofovir por meio de hidrólise ácida nos lisossomos. Após a hidrólise, o mesmo é fosforilado duas vezes em tenofovir difosfato por quinases intracelulares (Scott e Chan, 2017).

A eficácia e segurança do tenofovir alafenamida foram avaliadas em ensaio clínico fase III, duplo-cego, randomizado, com desenho de não inferioridade, em pacientes com hepatite B crônica com HBeAg negativo. Pacientes (n = 426) foram randomizados para receberem tenofovir alafenamida 25 mg/dia (n = 285) ou tenofovir desoproxila 300 mg/dia (n = 141) por 96 semanas (Buti *et al.*, 2016). Conforme ilustrado na Figura 24.14, o tenofovir alafenamida pode ser considerado não inferior ao tenofovir desoproxila em relação à supressão viral e normalização dos níveis da enzima ALT.

Em relação à segurança, os pacientes tratados com tenofovir alafenamida tiveram menor queda de densidade mineral óssea do que os pacientes tratados com tenofovir desoproxila (Figura 24.15).

No que tange a marcadores da disfunção tubular proximal, a razão proteína que se liga ao retinol/creatinina urinária e a razão beta-2 microglobulina/creatinina urinária foram significativamente menores no grupo tratado com tenofovir alafenamida em comparação com o grupo tratado com tenofovir desoproxila. Desse modo, o tenofovir alafenamida foi considerado não inferior, apesar de ser administrado

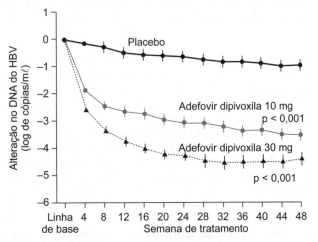

Figura 24.10 Alteração média dos níveis de DNA do HBV em relação aos valores pré-tratamento. Barras verticais mostram IC 95%. Os valores de p são em comparação com placebo.

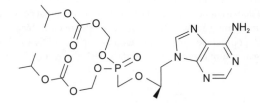

Figura 24.11 Tenofovir desoproxila.

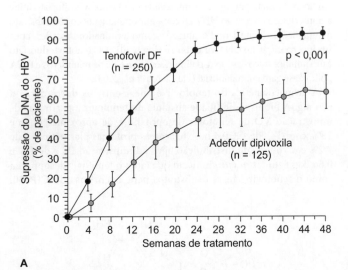

A

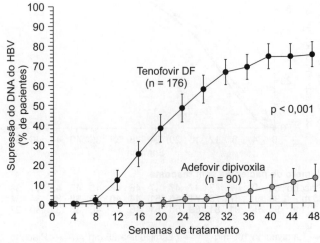

B

Figura 24.12 Supressão dos níveis de DNA do HBV (definido como < 400 cópias/mℓ) durante 48 semanas de tratamento. **A.** Proporção de pacientes HBeAg negativo. **B.** Proporção de pacientes HBeAg positivo. Barras verticais mostram IC 95%.

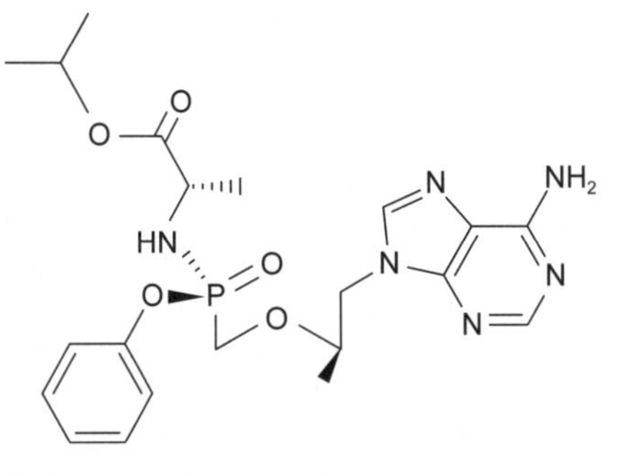

Figura 24.13 Tenofovir alafenamida.

em doses muito mais baixas, e mais seguro. É interessante ressaltar que significativamente mais pacientes atingiram normalização da ALT com tenofovir alafenamida do que com tenofovir desoproxila.

A indicação do tenofovir alafenamida é para o tratamento da hepatite B crônica em pacientes com doença hepática compensada. A dose recomendada é de 25 mg/dia, administrada 1 vez/dia com alimentos. Não há necessidade de ajuste de dose em pacientes com insuficiência hepática leve (Child-Pugh A). As reações adversas mais comuns com incidência superior a 5% ao placebo são cefaleia, dor abdominal, fadiga, tosse, náuseas e dor lombar.

Telbivudina (Tyzeka®)

É um análogo nucleosídico timidínico (Figura 24.16), e a presença do grupo OH na posição 3 da deóxi-ribose confere atividade exclusiva contra os hepadnavírus, como o HBV (Lui e Chan, 2008). A telbivudina é fosforilada por quinases celulares humanas na sua forma ativa de trifosfato. O trifosfato interage com a HBV polimerase e inibe a replicação viral, resultando na interrupção da síntese da cadeia do DNA. Diversamente da lamivudina, que inibe tanto o primeiro passo da transcriptase reversa (transcrição do RNA para DNA) como a síntese da segunda fita do DNA (transcrição do DNA para DNA), a telbivudina só inibe esse segundo passo (Standring et al., 2001).

Após administração VO, o $T_{máx}$ foi estimado entre 1 e 4 h. A ligação às proteínas plasmáticas é negligível (3,3%). A telbivudina não é substrato nem inibidor ou indutor de enzimas do CIP450. Telbivudina é primariamente eliminada pelo rim na forma de fármaco inalterado, sendo muito pouco metabolizada. A meia-vida de eliminação varia entre 40 e 49 h. Devido ao fato de ser eliminada primariamente pelo rim, pacientes com insuficiência renal moderada ou grave necessitam de redução da dose.

A eficácia e a segurança da telbivudina foram avaliadas em ensaio clínico fase III duplo-cego, multicêntrico, em pacientes (n = 1.370) com hepatite B crônica (Lai et al., 2007) HBeAg positivo ou negativo. Os pacientes foram tratados com telbivudina 600 mg/dia ou lamivudina 100 mg/dia e observados por 52 semanas. Conforme ilustrado na Figura 24.17, a telbivudina foi considerada superior à lamivudina tanto em pacientes com HBeAg positivo como em pacientes com HBeAg negativo. Aumento dos níveis de creatinoquinase foram mais comuns em pacientes tratados com telbivudina, enquanto aumento dos níveis de ALT foram mais recorrentes em pacientes tratados com lamivudina.

A telbivudina é indicada para o tratamento da hepatite B crônica. Devido ao fato de ter baixa barreira de resistência, a telbivudina só deve ser indicada em pacientes que tenham menos de 9 $\log_{10}$ cópias/mℓ no caso de pacientes HBeAg-positivo ou menos de 7 $\log_{10}$ cópias/mℓ no caso de pacientes HBeAg-negativo. A dose recomendada é de 600 mg/dia, em uma única administração, independentemente de alimentos.

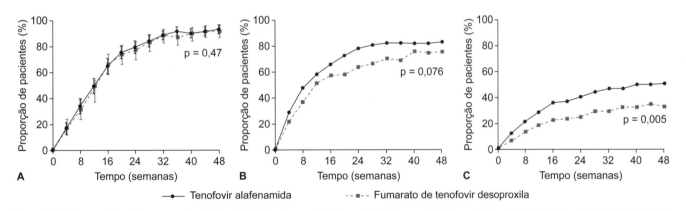

Figura 24.14 Supressão viral e normalização da ALT por semana de tratamento. **A.** Proporção de pacientes com HBV DNA < 29 UI/mℓ por semana de tratamento. Barras verticais mostram IC 95%. **B.** Proporção de pacientes que atingiram normalização da ALT pelos critérios do laboratório Covance (< 43 U/ℓ para homens e < 34 U/ℓ para mulheres com idade < 69 anos; < 35 U/ℓ para homens e < 32 U/ℓ para mulheres com idade > 69 anos). **C.** Proporção de pacientes que atingiram normalização da ALT segundo a American Association for the Study of Liver Disease (< 19 U/ℓ para mulheres e < 30 U/ℓ para homens).

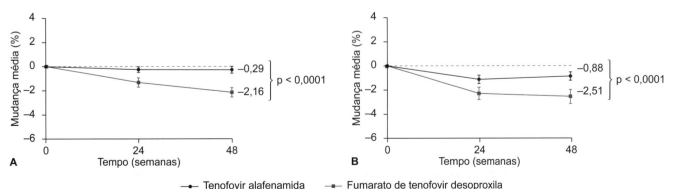

Figura 24.15 A. Alteração média da densidade mineral óssea do quadril nas semanas 24 e 48 de tratamento. **B.** Alteração média da densidade mineral óssea da espinha nas semanas 24 e 48 de tratamento. As barras verticais mostram IC 95%.

As reações adversas mais frequentes com incidência superior ou igual a 3% são fadiga, cefaleia, tosse, diarreia, dor abdominal, náuseas, artralgia, febre, mialgia, dispepsia, insônia e distensão abdominal.

Entecavir (Baraclude)

É um análogo ciclopentil-guanosínico (Figura 24.18) e, a exemplo de todos os demais nucleosídios, necessita ser fosforilado intracelularmente para ser convertido em sua forma ativa de trifosfato (Yamanaka *et al.*, 1999). Ensaios *in vitro* demonstraram que entecavir tem maior potência em inibir a HBV polimerase que a lamivudina e o adefovir (Sacco, 2014). Entecavir é caracterizado por apresentar uma alta barreira genética para resistência, sendo ativo contra várias cepas mutantes resistentes a outros fármacos, podendo ser usado como tratamento de segunda linha para pacientes que tenham sido previamente tratados e que desenvolveram resistência ou supressão virológica insuficiente (Di Marco *et al.*, 2004).

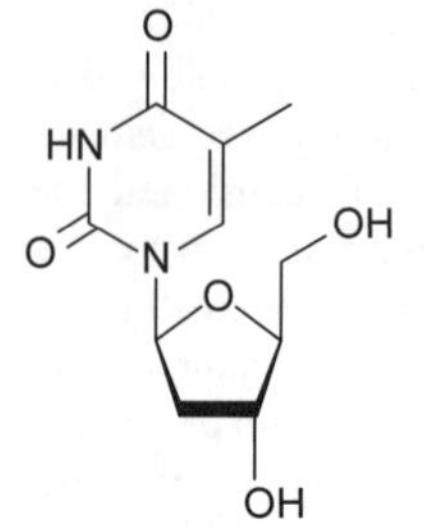

Figura 24.16 Telbivudina.

Há a necessidade de três mutações diferentes para desenvolver resistência ao entecavir, enquanto apenas uma mutação basta para dar resistência completa contra lamivudina, telbivudina e adefovir.

Apresenta farmacocinética linear após administração VO de doses entre 0,1 e 1 mg, com $T_{máx}$ entre 0,5 e 1,5 h. A biodisponibilidade é reduzida por alimentos, portanto o entecavir deve ser administrado em jejum (2 h antes ou 2 h após uma refeição). A ligação às proteínas plasmáticas é de 13%. Entecavir não é substrato nem inibidor das enzimas do CIP450. Entecavir é eliminado primariamente pelo rim, e 62 a 73% da dose administrada é recuperada na urina na forma de fármaco inalterado. O *clearance* renal do entecavir é estimado em 360 a 471 mℓ/min, indicando que o mesmo é eliminado por filtração glomerular e secreção tubular ativa. A meia-vida de eliminação do entecavir é de aproximadamente 128 a 149 h. Não há necessidade de ajuste de dose em pacientes com insuficiência hepática leve, moderada ou grave. Em pacientes com insuficiência renal, o *clearance* oral do entecavir cai de maneira paralela ao *clearance* da creatinina.

A eficácia e a segurança do entecavir foram avaliadas em ensaio clínico fase III, duplo-cego, randomizado, em pacientes com hepatite B crônica com HBeAg negativo que não haviam sido tratados previamente com um análogo nucleosídico/nucleotídico (Lai *et al.*, 2006). Os pacientes (n = 648) foram randomizados para receberem entecavir 0,5 mg/dia (n = 325) ou lamivudina 100 mg/dia (n = 313) durante um mínimo de 52 semanas. Entecavir causou melhora histológica significante (Tabela 24.2), maior supressão virológica e normalização da ALT (Tabela 24.3). A incidência de reações adversas foi semelhante em ambos os grupos.

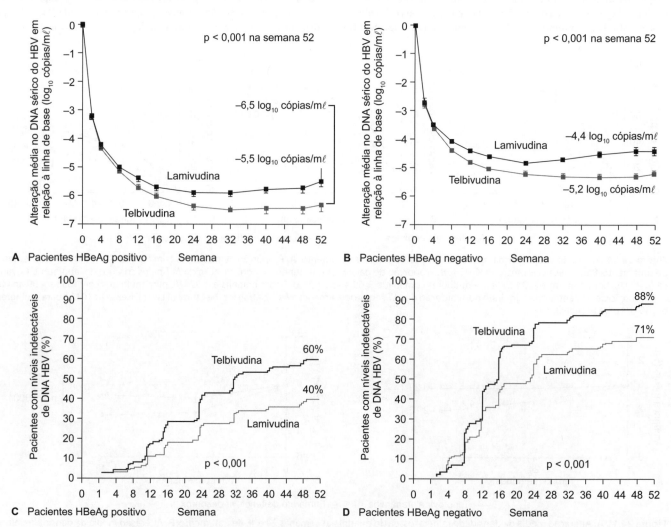

Figura 24.17 Níveis séricos de DNA do HBV no início e ao final do tratamento de 52 semanas.

Entecavir é indicado para o tratamento da hepatite B crônica na dose de 0,5 mg/dia, sendo administrado em dose única sem alimentos (2 h antes ou 2 h após uma refeição). As reações adversas mais frequentes com incidência 3% superior ao placebo são cefaleia, fadiga, tontura e náuseas.

RESISTÊNCIA A FÁRMACOS

Níveis altos de HBV DNA em pacientes com hepatite B crônica são um fator de risco independente na progressão da doença para cirrose e carcinoma hepatocelular. Redução da concentração de HBV DNA para concentrações muito baixas ou para níveis indetectáveis por meio de tratamento prolongado com análogos nucleosídicos/nucleotídicos é associada à redução do risco de morte e/ou desenvolvimento de carcinoma hepatocelular (Lim, 2017). Entre as décadas de 2000 e 2010, o tratamento da hepatite B crônica teve grande aumento de eficácia devido à introdução dos análogos nucleosídicos/nucleotídicos que inibem a HBV polimerase. Os inibidores mais potentes, como fumarato de tenofovir desoproxila, tenofovir alafenamida e entecavir, promovem a supressão do HBV DNA para níveis indetectáveis na maioria dos pacientes previamente não tratados quando não apresentam mutantes resistentes aos fármacos (Figura 24.19).

Conforme visto anteriormente, os análogos nucleosídicos/nucleotídicos seletivamente atuam na HBV DNA polimerase, resultando em

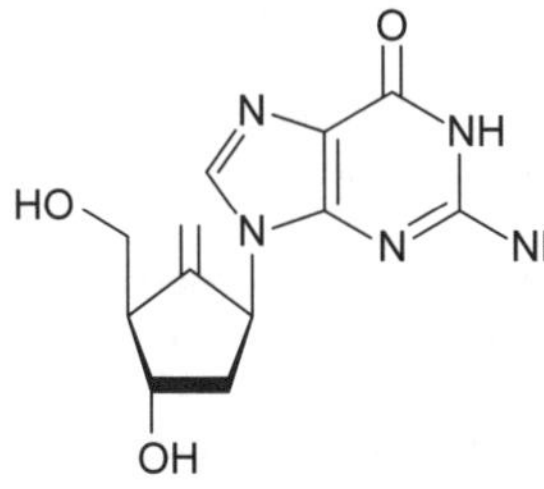

Figura 24.18 Entecavir.

Tabela 24.2 Melhora histológica na semana 48 (objetivo primário do estudo).

Objetivos	Entecavir (n = 325)	Lamivudina (n = 313)	Estimativa de diferença (IC 95%)	Valor p
Amostra de biopsia basal adequada e escore necroinflamatório de Knodell ≥ 2 – número	296	287	–	–
Melhora – número (%)	208 (70)	174 (61)	9,6 (2–17,3)	0,01
Sem melhora – número (%)	57 (19)	57 (19)	–	–

Tabela 24.3 Objetivos virológicos e bioquímicos na semana 48.

Objetivos	Entecavir (n = 325)	Lamivudina (n = 313)	Estimativa de diferença (IC 95%)	Valor p
Virológico				
DNA do HBV < 300 cópias/mℓ por ensaio de PCR – número (%)	293 (90)	225 (72)	18,3 (12,3–24,2)	< 0,001
DNA do HBV < 0,7 MEq/mℓ por ensaio de DNA de cadeia ramificada – número (%)	309 (95)	279 (89)	5,9 (1,8–10,1)	0,005
Alteração média no nível de DNA do HBV a partir da linha de base por ensaio de PCR – log cópias/mℓ	−5 ± 1,7	−4,5 ± 1,9	−0,43 (−0,6–0,3)	< 0,001
Bioquímico				
Normalização de ALT (≤ 1 × LSN) – número (%)	253 (78)	222 (71)	6,9 (0,2–13,7)	0,045

PCR: reação em cadeia polimerase; LSN: limite superior de normalidade.

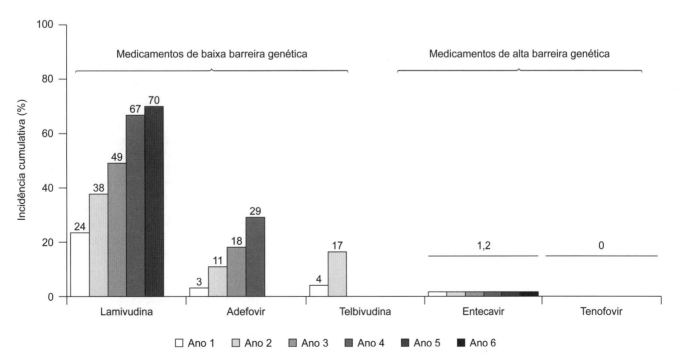

Figura 24.19 Incidência cumulativa de resistência ao HBV em ensaios clínicos pivotais.

interrupção precoce da replicação viral por término da cadeia de DNA. As cepas resistentes do HBV apresentam mutações nos domínios da transcriptase reversa do gene da polimerase viral. As mutações que causam resistência alteram a interação entre a HBV DNA polimerase e o fármaco, interferindo desse modo com o efeito inibitório do fármaco sobre a polimerase. Após emergência da mutação primária resistente ao fármaco, mutações compensatórias surgem e restabelecem a capacidade replicativa do vírus. Podem ocorrer também mutações que causem resistência secundária e aumentem a resistência ao fármaco quando essas mutações se acumulam no mesmo genoma. Isso pode gerar resistência cruzada. Por exemplo, mutações que são resistentes ao adefovir emergem mais frequentemente em pacientes tratados com adefovir em monoterapia em pacientes resistentes à lamivudina do que em pacientes não previamente tratados com análogos nucleosídicos/nucleotídicos (Fung et al., 2006). A resistência ao entecavir aumentou para 51% após 5 anos de tratamento em pacientes que apresentavam resistência à lamivudina, comparados com 1,2% de aparecimento de resistência em pacientes não previamente tratados com análogos nucleosídicos/nucleotídicos (Tenney et al., 2009). Portanto, a combinação de um análogo nucleosídico (lamivudina, telbivudina ou entecavir) com um análogo nucleotídico (adefovir ou tenofovir) é recomendada para pacientes que apresentam mutações a farmacos (Liaw et al., 2012).

REFERÊNCIAS BIBLIOGRÁFICAS

Belloni L, Allweiss L, Guerrieri F, Pediconi N, Volz T, Pollicino T, et al. IFN-alpha inhibits HBV transcription and replication in cell culture and in humanized mice by targeting the epigenetic regulation of the nuclear cccDNA minichromosome. J Clin Invest. 2012;122:529-37.

Benhamou Y, Dohin E, Lunel-Fabiani F, Poynard T, Huraux JM, Katlama C, et al. Efficacy of lamivudine on replication of hepatitis B virus in HIV infected patients. Lancet. 1995;345:396-7.

Bertoletti A, Ferrari C. Innate and adaptive immune responses in chronic hepatitis B virus infections: towards restoration of immune control of viral infection. Postgrad Med J. 2013;89:294-304.

Birkus G, Kutty N, He GX, Mulato A, Lee W, McDermott M, et al. Activation of 9-[(R)-2-[[(S)-[[(S)-1-(Isopropoxycarbonyl)ethyl]amino]phenoxyphosphinyl]-methoxy]propyl]adenine (GS-7340) and other tenofovir phosphonoamidate prodrugs by human proteases. Mol. Pharmacol. 2008;74:92-100.

Bonino F, Marcellin P, Lau GK, et al. Predicting response to peginterferon α-2a, lamivudine and the two combined for HBeAg-negative chronic hepatitis B. Gut. 2007;56:699-705.

Buti M, Gane E, Seto WK, Chan HL, Chuang WL, Stepanova T, et al. Tenofovir alafenamide versus tenofovir disoproxil fumarate for the treatment of patients with HBeAg-negative chronic hepatitis B virus infection: a randomised, double-blind, phase 3, non-inferiority trial. Lancet Gastroenterol Hepatol. 2016;1:196-206.

Buti M, Homs M. Tenofovir disoproxil fumarate in the treatment of chronic hepatitis B. Expert Rev Gastroenterol Hepatol. 2012;6:413-21.

Cooksley WG, Piratvisuth T, Lee SD, Mahachai V, Chao YC, Tanwandee T, et al. Peginterferon alpha-2a (40 kDa): an advance in the treatment of hepatitis B e antigen-positive chronic hepatitis B. J Viral Hepat. 2003;10:298-305.

De Clercq E. Potential of acyclic nucleoside phosphonates in the treatment of DNA virus and retrovirus infections. Expert Rev Anti Infect Ther. 2003;1:21-43.

Di Marco V, Marzano A, Lampertico P, Andreone P, Santantonio T, Almasio PL, et al. Clinical outcome of HBeAg negative chronic hepatitis B in relation to virological response to lamivudine. Hepatology. 2004;40:883-91.

Dienstag JL, Perrillo RP, Schiff ER, Bartholomew M, Vicary C, Rubin M. A preliminary trial of lamivudine for chronic hepatitis B. N Engl J Med. 1995;333:1657-61.

Fattovich G, Bortolotti F, Donato F. Natural history of chronic hepatitis B: special emphasis on disease progression and prognostic factors. J Hepatol. 2008;48:335-52.

Fung SK, Chae HB, Fontana RJ, Conjeevaram H, Marrero J, Oberhelman K, et al. Virologic response and resistance to adefovir in patients with chronic hepatitis B. J Hepatol. 2006;44:283-90.

Kim V, Abreu RM, Nakagawa DM, Baldassare RM, Carrilho FJ, Ono SK. Pegylated interfernon alfa for chronic hepatitis B: systematic review and meta-analysis. J Viral Hepat. 2016;23:154-69.

Konerman MA, Lok AS. Interferon treatment for hepatitis B. Clin Liver Dis. 2016;20:645-65.

Lai CL, Chien RN, Leung NW, Chang TT, Guan R, Tai DI, et al. A one-year trial of lamivudine for chronic hepatitis B. N Engl J Med. 1998;339:61-8.

Lai CL, Gane E, Liaw YF, Hsu CW, Thongsawat S, Wang Y, et al. Telbivudine versus lamivudine in patients with chronic hepatits B. N Eng J Med. 2007;357:2576-88.

Lai CL, Shouval D, Lok AS, Chang TT, Cheinquer H, Goodman Z, et al. Entecavir versus lamivudine for patients with HBeAg-negative chronic hepatitis B. N Engl J Med. 2006;354:1011-20.

Liaw YF, Kao JH, Piratvisuth T, Chan HL, Chien RN, Liu CJ, et al. Asian-Pacific consensus statement on the management of chronic hepatitis B: a 2012 update. Hepatol Int. 2012;6:531-61.

Lim YS. Management of antiviral resistance in chronic hepatitis B. Gut Liver. 2017;11:189-95.

Lui YYN, Chan HLY. A review of telbivudine for the management of chronic hepatitis B virus infection. Expert Opin Drug Metab. 2008;4:1351-61.

Ly KN, Xing J, Klevens RM, Jiles RB, Ward JW, Holmberg SD, et al. The increasing burden of mortality from viral hepatitis in the United States between 1999 and 2007. Ann Intern Med. 2012;156:271-8.

Marcellin P1, Chang TT, Lim SG, Tong MJ, Sievert W, Shiffman ML, et al. Adefovir dipivoxil for the treatment of hepatits B and antigen-positive chronic hepatitis B. N Engl J Med. 2003;348:808-16.

Murakami E, Wang T, Park Y, Hao J, Lepist EI, Babusis D, et al. Implications of efficient hepatic delivery by tenofovir alafenamide (GS-7340) for hepatitis B virus therapy. Antimicrob Agents Chemother. 2015;59:3563-9.

Ozaras R, Khodor H, Yetim N, Unal K, Demirhan YE, Gultekin G, et al. Monotherapy for hepatitis B infection: a review of treatment options. Expert Rev Anti Infect Ther. 2015;13:1457-68.

Pestka S, Krause CD, Walter MR. Interferons, interferon-like cytokines, and their receptors. Immunol Rev. 2004;202:8-32.

Sacco R. Use of entecavir for the treatment of complex forms of hepatitis B. Eur Rev Med Pharmacol Sci. 2014;18:1333-43.

Scott LJ, Chan HLY. Tenofovir alafenamide: a review in chronic hepatits B. Drugs. 2017;77:1017-28.

Standring DN, Bridges EG, Placidi L, Faraj A, Loi AG, Pierra C, et al. Antiviral beta-L-nucleosides specific for hepatitis B virus infection. Antivir Chem Chemother. 2001;12:119-29.

Tenney DJ, Rose RE, Baldick CJ, Pokornowski KA, Eggers BJ, Fang J, et al. Long-term monitoring shows hepatitis B virus resistance to entecavir in nucleoside-naïve patients is rare through 5 years of therapy. Hepatology. 2009;49:1503-14.

Yamanaka G, Wilson T, Innaimo S, Bisacchi GS, Egli P, Rinehart JK, et al. Metabolic studies on BMS-200475, a new antiviral compound active against hepatitis B virus. Antimicrob Agents Chemother. 1999;43:190-3.

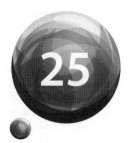

25 Fármacos Utilizados na Hepatite C

INTRODUÇÃO

O vírus da hepatite C (HCV, do inglês *hepatitis C virus*) foi inicialmente identificado em 1989, e tem extrema relevância como causa de doença hepática crônica no mundo inteiro (Choo *et al.*, 1989). O HCV causa infecções tanto agudas quanto crônicas. A infecção aguda não é uma doença letal, podendo sua evolução ser desde assintomática até uma hepatite autolimitada. Aproximadamente 15 a 45% dos pacientes com infecção aguda pelo HCV espontaneamente erradicam o vírus em poucos meses após a infecção, enquanto os 55 a 85% restantes são aqueles que desenvolvem a infecção crônica (Zhang, 2016). Aproximadamente 185 milhões de pessoas estão cronicamente infectadas pelo HCV, e a maior parte delas não está ciente da infecção. Estima-se que aproximadamente um terço dos pacientes com infecção crônica pelo HCV irão desenvolver cirrose hepática ou carcinoma hepatocelular (WHO, 2014). O HCV é um membro hepatotrópico do gênero *Hepacivirus* da família Flaviridae (Simmonds *et al.*, 1993). Ele causa hepatite crônica, que resulta em dano tissular, fibrose, cirrose e, eventualmente, desenvolvimento de carcinoma hepatocelular (Liang *et al.*, 2000). O HCV é um RNA vírus de 9.600 kb de fita única de sentido positivo. Uma única poliproteína de 3.011 aminoácidos é traduzida e clivada por proteases virais e celulares em três proteínas estruturais (*core*, E1 e E2) no N-terminal e 7 proteínas não estruturais (p7, NS2, NS3, NS4A, NS4B, NS5A e NS5B) no C-terminal (Webster *et al.*, 2015). As NS2 e NS3 exibem atividades de protease enquanto a NS4A atua como um cofator para a NS3. A NS4B induz modificações na membrana celular que são importantes para a replicação viral, enquanto a NS5B catalisa a síntese do RNA (é uma RNA polimerase dependente de RNA). A NS5A não tem função enzimática conhecida, entretanto é essencial para a replicação do HCV, e acredita-se que funcione como um regulador para os eventos-chave de replicação viral (Lemon *et al.*, 2010). A infecção pelo HCV é um processo altamente dinâmico, e a meia-vida do vírus é de poucas horas, com produção e *clearance* diário de aproximadamente 10^{12} vírions. Essa alta atividade replicante juntamente com a falta de capacidade corretora (*proof reading*) da NS5B constituem a base da alta variabilidade genética do HCV.

O HCV apresenta complexa variabilidade genética. Os isolados genéticos distintos foram classificados em genótipos e subtipos. Há sete genótipos conhecidos (1 a 7), e cada um deles se diferencia na sua sequência de nucleotídios por aproximadamente 30 a 35%. No mesmo genótipo podem ser identificado vários subtipos (a, b, c etc.), que se diferenciam em sua sequência de nucleotídios em aproximadamente 20 a 25%. Atualmente foram identificados 67 subtipos (Smith *et al.*, 2014). Além disso, há uma heterogeneidade significativa dos diferentes genomas em replicação e circulação que podem coexistir em um mesmo indivíduo, fenômeno esse conhecido como *quase-espécies*, provavelmente devido à pressão imunológica do hospedeiro (Gómez *et al.*, 1999). Os genótipos principais exibem uma diferença marcante na distribuição geográfica e na resposta à terapia antiviral. O genótipo 1 é largamente distribuído na América Latina, América do Norte e Europa, enquanto o genótipo 2 é mais frequente no Japão e na China. O genótipo 4 é frequente no Egito, enquanto o genótipo 5 é encontrado quase que exclusivamente no sul da África. O genótipo 6 é restrito basicamente ao Sudeste Asiático. Os genótipos 2 e 3 também são encontrados na América Latina. Os dados indicam que os genótipos não influenciam a progressão ou gravidade da doença, entretanto estão envolvidos na resposta à terapia antiviral. O termo *quase-espécies* refere-se à heterogeneidade genética da população dos genomas do HCV que coexistem em um indivíduo infectado (Simmonds *et al.*, 2005).

As partículas do HCV são agrupadas em um envelope formado por ligações covalentes de glicoproteínas 1 e 2 (E1 e E2). As partículas virais produzidas nos hepatócitos são tipicamente encontradas em associação com vários lipídios e apolipoproteínas (Apo), tais como ApoA1, ApoB, ApoC1/2/3, ApoE e colesterol, sendo que esses lipídios ricos em partículas virais são conhecidos como lipoviropartículas (LVP). A apoE tem aparentemente um papel importante na formação e função dessas LVP. O HCV infecta apenas humanos e chimpanzés. O HCV replica-se primariamente nos hepatócitos dos pacientes infectados (Wieland *et al.*, 2014), visto que sua replicação depende do microRNA-122, que é específico do fígado (Jopling *et al.*, 2005); entretanto, infecção de células dendríticas e outras células também já foi observada.

CICLO DO HCV

O HCV é um vírus não lítico, o qual infecta as células-alvo (hepatócitos), prolifera dentro delas e é liberado para o espaço extracelular sem, contudo, alterar a integridade celular. Durante seu ciclo de vida, o HCV utiliza moléculas da célula hospedeira, chamadas de fatores do hospedeiro, e vários mecanismos biológicos, desde endocitose até vias de secreção. Vários fatores do hospedeiro são expressos de maneira específica no fígado, determinando o tropismo do vírus por esse órgão. O ciclo de vida do HCV pode ser separado em quatro fases:

- Entrada do vírus
- Tradução do genoma e processamento da poliproteína
- Replicação do genoma
- Montagem da partícula viral e liberação da célula hospedeira.

O HCV é transmitido por via parenteral; ele entra na circulação sanguínea e ao chegar nos sinusoides hepáticos passa através do endotélio fenestrado e entra em contato com a superfície basolateral dos hepatócitos. O CD81, que é uma proteína encontrada na superfície de muitas células, tais como hepatócitos, o receptor de lipoproteínas de baixa densidade (LDLR, do inglês *low-density lipoprotein receptor*), o receptor *scavenger* classe B tipo I (SR-BI) e a claudina-1 foram propostos como os receptores para o HCV. O LDLR é um candidato atraente devido à associação entre o HCV e as lipoproteínas de densidade baixa (LDL, do inglês *low-density protein*) e muito baixa (VLDL, do inglês *very low-density lipoprotein*). Juntamente com os glicosaminoglicanos, o LDLR e outras proteínas da superfície da célula envolvidas na ligação com as lipoproteínas e no metabolismo podem atuar como coletores primários das partículas de HCV e direcioná-las para o CD81 e outros componentes do receptor. A proteína E2 do HCV também se liga aos componentes DC-SIGN (*dendritic cell-specific intercellular adhesion molecule-3-grabbing non-integrin*) e L-SIGN (*liver/lymph node-specific intercellular adhesion molecule-3-grabbing integrin*). A L-SIGN é uma lecitina expressa nas células endoteliais dos sinusoides hepáticos que pode facilitar o processo de infecção ao aprisionar o vírus para subsequente interação com os hepatócitos. A ligação ao CD81 e ao SR-BI pela glicoproteína viral E2 é necessária, mas não suficiente para a entrada do HCV, visto que a expressão de CD81 e SR-BI em linhagens não derivadas de hepatócitos não causa suscetibilidade à infecção pelo HCV, indicando que outros fatores específicos do hepatócito são necessários para a entrada do vírus. A claudina-1 foi identificada como essencial para a entrada do vírus e, quando expressa em linhagens celulares não derivadas de hepatócitos, as tornam suscetíveis à infecção pelo HCV, e a entrada do vírus se dá a partir de endocitose (Figura 25.1). No citoplasma, o capsídio do HCV formado pela proteína *core* se desmonta e libera o genoma do RNA do HCV, finalizando o processo de invasão.

O segundo passo do ciclo de vida do HCV ocorre no citoplasma dos hepatócitos, onde o genoma do RNA de sentido positivo é traduzido pelo retículo endoplasmático do hospedeiro, gerando uma poliproteína ligada à membrana. Essa poliproteína é então processada por proteases do hospedeiro e do vírus em dez proteínas, sendo três proteínas estruturais e sete proteínas não estruturais (Gerold e Pietschmann,

2014). A RNA polimerase dependente de RNA NS5B subsequentemente amplia o genoma viral por meio da fita única de RNA com sentido negativo. A replicação é feita em compartimento citosólico específico, chamado de rede membranosa, a qual é induzida pelo vírus. Uma vez que o genoma do RNA e as proteínas estruturais E1, E2 e *core* estão sintetizadas, os quatro componentes juntam-se para formar os vírions nascentes. Inicialmente o RNA é empacotado em capsídios localizados na proximidade de gotículas lipídicas, as quais são organelas citosólicas de armazenamento de lipídios. Os capsídios do HCV brotam dentro do retículo endoplasmático, adquirindo dessa maneira um envelope derivado da célula do hospedeiro, com os dímeros E1 e E2 dissolvidos na camada bilipídica. O HCV sai da célula hospedeira utilizando uma via de secreção bastante associada com a via sintética das VLDL. Dessa maneira, os vírions circulam na corrente sanguínea em complexo com as lipoproteínas. Duas enzimas do hospedeiro que atuam no metabolismo de lipídios, a diacilglicerol aciltransferase 1 (DGAT1) e a fosfolipase A_2 citosólica, contribuem para a produção do HCV.

ALVOS TERAPÊUTICOS DO VÍRUS DA HEPATITE C

Três proteínas não estruturais (NS), as NS3, NS5A e NS5B, são importantes para a replicação do HCV e, portanto, são alvos primordiais para inibição pelos fármacos antivirais diretos (DAA, do inglês *direct acting antivirals*).

Proteína não estrutural NS3

As proteínas não estruturais NS2 e NS3 apresentam atividade enzimática de protease bem caracterizada. Entretanto, apesar do esforço de se tentar

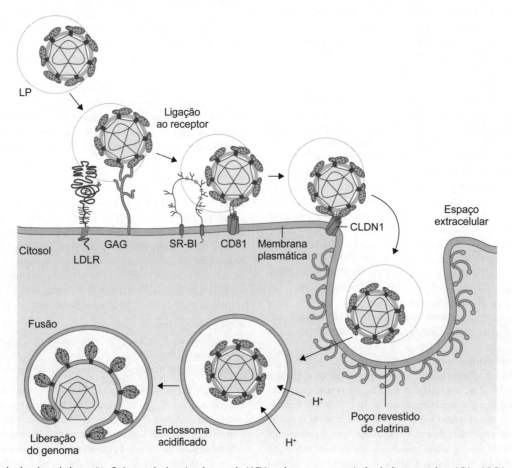

Figura 25.1 Entrada do vírus da hepatite C. As partículas circulantes do HCV podem estar associadas às lipoproteínas LDL e VLDL. A ligação do vírus à superfície celular e sua entrada envolvem o receptor das LDL (LDLR), os glicosaminoglicanos (GAG), o receptor *scavenger* tipo B classe I (SR-BI), a proteína tetraspanina CD81 e a claudina-1 (CLDN-1). A CLDN1 atua nos estágios finais da entrada na célula, possivelmente por meio de *tight junctions* de hepatócitos polarizados. A internalização depende de endocitose mediada pela clatrina. A acidificação do endossoma induz a fusão da membrana da glicoproteína do HCV. O processo de *uncoating* que resulta na liberação do genoma viral no citosol ainda é pouco conhecido.

desenvolver inibidores para ambas, apenas os inibidores da NS3 estão disponíveis para uso terapêutico. A NS3 é uma enzima multifuncional com atividade de protease localizada no seu N-terminal e atividades de helicase e NTPase no seu C-terminal (Götte e Feld, 2016). A proteína estrutural NS4A é um cofator que se liga à proteína NS3 de maneira não covalente, aumenta a atividade proteolítica da NS3 e fixa o complexo na membrana do retículo endoplasmático. O complexo NS3/4A cliva a proteína precursora do HCV em quatro posições diferentes, separando várias proteínas não estruturais necessárias para a replicação.

Proteína não estrutural NS5B

A proteína não estrutural NS5B é a RNA polimerase dependente de RNA do HCV. Os inibidores da NS5B utilizados terapeuticamente podem ser divididos em inibidores não nucleotídicos e inibidores nucleotídicos que atuam em fases distintas da síntese do RNA (Sofia et al., 2012). A polimerase viral NS5B é uma proteína com 591 aminoácidos que sintetiza uma fita negativa complementar de RNA usando como *template* uma fita positiva de RNA, ou seja, é uma RNA polimerase dependente de RNA. O domínio catalítico formado por 530 aminoácidos do N-terminal exibe os subdomínios clássicos *dedos, palma* e *polegar* vistos tipicamente em todas as RNA polimerases dependentes de RNA (Marascio et al., 2014). Conforme foi observado *in vitro*, a NS5B é capaz de conduzir sua atividade enzimática praticamente de modo independente, necessitando apenas de metais divalentes (magnésio ou manganês) como cofatores. A replicação do RNA do HCV ocorre paralelamente com membranas intracelulares, de modo que as células infectadas contêm vesículas formando uma rede membranosa que pode ser considerada o sítio de replicação do HCV (Ferraris et al., 2010). A NS5B liga-se a várias proteínas celulares, inclusive a proteína supressora do tumor retinoblastoma, induzindo sua ubiquitinação e subsequente degradação, contribuindo dessa maneira para as propriedades oncogênicas do HCV (Tang e Grisé, 2009).

Proteína não estrutural NS5A

A proteína não estrutural NS5A é uma proteína multifuncional envolvida tanto na replicação como na montagem do HCV, mas diversamente das proteínas não estruturais NS3 e NS5B, a NS5A não apresenta atividade enzimática, o que tornou o desenvolvimento de inibidores para essa proteína bastante difícil. A NS5A é uma proteína que se liga ao RNA e que apresenta vários sítios que podem ser fosforilados, o que dificulta estudos de estrutura-atividade, fundamentais para o desenvolvimento de inibidores. A informação estrutural atualmente disponível é baseada em proteínas NS5A não fosforiladas. A falta de conhecimento das propriedades moleculares do NS5A dificulta o desenho racional de fármacos para atuar nesse alvo terapêutico.

FÁRMACOS

Previamente à introdução dos DAA, o tratamento padrão da hepatite C crônica era baseado na combinação da interferona alfapeguilado (PEG-IFN) e ribavirina administrada por 24 ou 48 semanas dependendo do genótipo do HCV (Das e Pandya, 2017).

Em 1998, a Food and Drug Administration (FDA) aprovou o uso de ribavirina como monoterapia para a hepatite C, visto que em alguns estudos, a ribavirina reduziu os níveis das transaminases hepáticas, entretanto sem reduzir o HCV. A associação da ribavirina à PEG-IFN resultou em grande sinergia, e a resposta virológica mantida para o genótipo 1 era de 40 a 50% nos EUA, Europa e Japão em pacientes tratados com essa associação (Dienstag e McHutchison, 2006). Entretanto, essa associação apresentava reações adversas graves, incluindo cefaleia, febre, depressão, mialgia e anemia hemolítica, o que levava a baixa aderência ao tratamento e sua eventual interrupção. Os primeiros inibidores orais da protease NS3/4A, boceprevir e telaprevir, foram utilizados em combinação com PEG-IFN e ribavirina, o que resultou em aumento significativo da eficácia, levando a uma resposta virológica mantida em 70 a 80% dos pacientes, reduzindo inclusive a duração do tratamento; entretanto, ainda causava importantes reações adversas. Por outro lado, com o desenvolvimento de novos DAA foi possível estabelecer combinações entre esses novos fármacos que permitem esquemas terapêuticos sem a utilização da PEG-IFN. Devido ao fato que a eficácia antiviral dos DAA depende do genótipo do HCV e de seu subtipo genotípico, assim como da gravidade da doença (existência de cirrose, p. ex.), e que muitos DAA podem induzir resistência quando utilizados em monoterapia, regimes terapêuticos combinando dois, três ou quatro DAA, sem associação de PEG-IFN, tornou-se o padrão do tratamento atual da hepatite causada pelo HCV (Gao e Ju, 2017). As quatro classes de DAA são:

- Inibidores da protease NS3/4A
- Inibidores nucleotídicos da polimerase NS5B
- Inibidores não nucleotídicos da polimerase
- Inibidores da proteína NS5A.

A Figura 25.2 ilustra as proteínas codificadas pelo genoma do HCV e os alvos dos respectivos fármacos antivirais diretos. Note que os inibidores da protease apresentam o sufixo *previr*; os inibidores da NS5A, o sufixo *asvir*; e os inibidores da polimerase, o sufixo *buvir*.

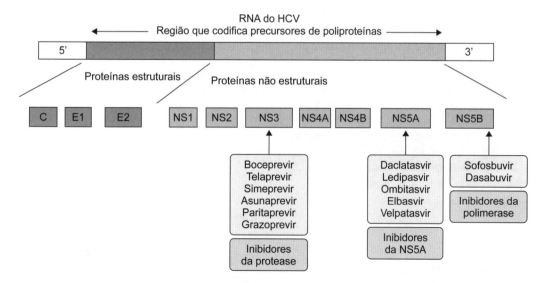

Figura 25.2 Mecanismo de ação dos fármacos que atuam na hepatite C.

A duração da terapia com os DAA que atuam diretamente sobre o HCV costuma variar entre 12 e 24 semanas, dependendo de vários fatores, como presença ou não de cirrose hepática, genótipo do vírus e insucesso terapêutico anterior (Geddawy *et al.*, 2017). A Tabela 25.1 representa algumas recomendações que ilustram a necessidade da combinação dos fármacos dependendo do genótipo.

A seguir serão revisados os fármacos utilizados no tratamento da hepatite C. Os inibidores da protease NS3/NS4 boceprevir e telaprevir foram aprovados em 2011 para tratamento da hepatite C em combinação com PEG-IFN e ribavirina (Kwo, 2013). O boceprevir quando adicionado ao esquema interferona/ribavirina causou aumento significativo da resposta virológica sustentada no tratamento de pacientes com hepatite C infectados pelo genótipo I (Poordad *et al.*, 2011). Boceprevir, telaprevir, simeprevir e asunaprevir foram descontinuados visto que pertenciam a esquemas terapêuticos associados ao uso de interferona ou então devido à introdução de esquemas pangenotípicos, que tornaram esses fármacos rapidamente obsoletos. Como será visto adiante, atualmente o tratamento da hepatite C é feito sem a associação de interferona, utilizando somente os fármacos antivirais diretos contra o HCV, os DAA.

É importante ressaltar que os DAA utilizados no tratamento da hepatite C não são utilizados em monoterapia. Geralmente ocorre a combinação de dois ou três DAA para aumentar a eficácia e mais recentemente são combinadas em um único comprimido para uma única administração diária. Na opinião do autor desta obra, eventualmente só ficarão estabelecidas combinações triplas (tipo Vosevi™), ou possivelmente quádruplas, que apresentem características de eficácia pangenotípica e que permitam uma redução do tempo de tratamento, para facilitar a aderência ao mesmo e reduzir a possibilidade de desenvolvimento de resistência aos fármacos. É altamente provável que as combinações duplas descritas neste capítulo sejam em breve descontinuadas devido à introdução de novas combinações triplas. O sofosbuvir será revisado separadamente apesar de não ser mais utilizado em monoterapia devido ao fato de ter causado realmente uma revolução no tratamento da hepatite C.

Sofosbuvir (Sovaldi™)

Análogo pirimidínico (Figura 25.3) que inibe a NS5B, indicado para o tratamento de HCV com genótipos 1a, 1b, 2, 3 e 4 ou como componente de esquemas terapêuticos múltiplos (Koff, 2014). Ele é fosforilado no interior da célula e, quando incorporado ao RNA viral, interrompe precocemente a síntese da cadeia do RNA viral. O sofosbuvir é ativado no fígado a partir de fosforilação em seu análogo nucleosídico trifosfato (Geddawy *et al.*, 2017). Sofosbuvir é altamente eficaz como barreira genética para desenvolvimento de resistência; em vários ensaios clínicos foi observado apenas um caso de resistência ao sofosbuvir, em um paciente que o estava utilizando como monoterapia. Sofosbuvir foi aprovado pela FDA em dezembro de 2013, e foi considerado por ocasião da sua introdução clínica como a maior revolução terapêutica ocorrida no tratamento da hepatite C.

Sofosbuvir apresenta farmacocinética linear entre as doses 200 e 1.200 mg, com $T_{máx}$ entre 0,5 e 2 h após administração oral. O sofosbuvir liga-se às proteínas plasmáticas (61 a 65%), sendo extensivamente metabolizado no fígado em seu metabólito farmacologicamente ativo fosforilado GS-461203. Essa ativação metabólica ocorre em vários passos, envolvendo inicialmente uma hidrólise do grupo carboxil-ester pela catepsina A humana (CatA) ou pela carboxilesterase 1 (CES1), depois retirada do fosfoamidato pela HINT1 (*histidine triad nucleotide-binding protein 1*), seguida de fosforilação pela via biossintética do nucleotídio pirimidina. A maior parte da dose do sofosbuvir é recuperada na urina (78%) na forma de metabólito. A meia-vida de eliminação do sofosbuvir é de 0,4 h. A biodisponibilidade do sofosbuvir não é alterada com alimentos e não há necessidade de ajuste de doses em hepatopatas ou nefropatas de baixa ou média gravidade.

Eficácia clínica e segurança do sofosbuvir combinado com ribavirina e associado ou não à PEG-IFN foram avaliadas inicialmente em ensaios clínicos fase II e fase III (Mangia e Piazzolla, 2014). Os resultados dos ensaios fase II demonstraram que o sofosbuvir administrado 1 vez/dia na dose de 400 mg era capaz de causar supressão virológica em pacientes infectados com genótipos 1, 2, 3, 4, 5 e 6, no caso de infecção por genótipos 2 e 3 a infecção podia ser tratada somente com sofosbuvir e ribavirina sem a necessidade de se associar PEG-IFN. Além disso, esses ensaios também demonstraram que a adição da PEG-IFN ao tratamento de sofosbuvir e ribavirina nos pacientes infectados pelos genótipos 1, 4 e 6 aumentava a eficácia do tratamento, permitindo que a terapia fosse reduzida para 12 semanas. Os ensaios clínicos também demonstraram que o sofosbuvir associado à ribavirina era seguro e bem tolerado.

Sofosbuvir é indicado para o tratamento de pacientes com hepatite C infectados pelo HCV genótipos 1, 2, 3 e 4. A dose recomendada é de 400 mg/dia, administrado uma única vez, por 12 semanas, podendo ser associado ou não à PEG-IFN e ribavirina. As reações adversas mais frequentes (incidência maior que 20% em relação ao placebo) foram cefaleia e fadiga.

Daclatasvir (Daklinza™)

Inibe tanto a replicação viral como a montagem do vírion ao se ligar no N-terminal da proteína NS5A, causando distorções estruturais que interferem com as funções da NS5A. Os benefícios do daclastavir (Figura 25.4) incluem alta potência (picomolar), perfil farmacocinético que permite administração 1 vez/dia e amplo espectro genotípico *in vitro* (Wang *et al.*, 2012). Daclatasvir é altamente seletivo para o HCV, não interferindo com a atividade de outros vírus clinicamente importantes como o HIV. É indicado para uso associado com sofosbuvir.

A farmacocinética do daclatasvir é linear entre as doses 1 e 60 mg/dia. A biodisponibilidade absoluta é de aproximadamente 67%, todavia ela não é afetada por alimentos. A ligação às proteínas plasmáticas é de aproximadamente 99% e o volume de distribuição após administração intravenosa é de 47 ℓ. Daclatasvir é metabolizado primariamente pelo CIP3A4. Após a administração do fármaco marcado com radioisótopo, 88% da radioatividade foi recuperada nas fezes (53% na forma inalterada do fármaco) e 6,6% na urina (primariamente na forma inalterada do fármaco). O *clearance* sistêmico após administração

Tabela 25.1 Papel do fármaco antiviral direto nas diretrizes do HCV.

Regime de fármacos	Genótipo HCV
Sofosbuvir/ledipasvir ± ribavirina	Genótipos 1, 4, 5 e 6
Paritaprevir/ritonavir/ombitasvir + dasabuvir ± ribavarina	Genótipo 1
Sofosbuvir + simeprevir ± ribavirina	Genótipos 1 e 4
Sofosbuvir + daclatasvir ± ribavirina	Todos os genótipos
Paritaprevir/ritonavir/ombitasvir ± ribavarina	Genótipo 4
Sofosbuvir + ribavirina	Genótipos 2 e 3

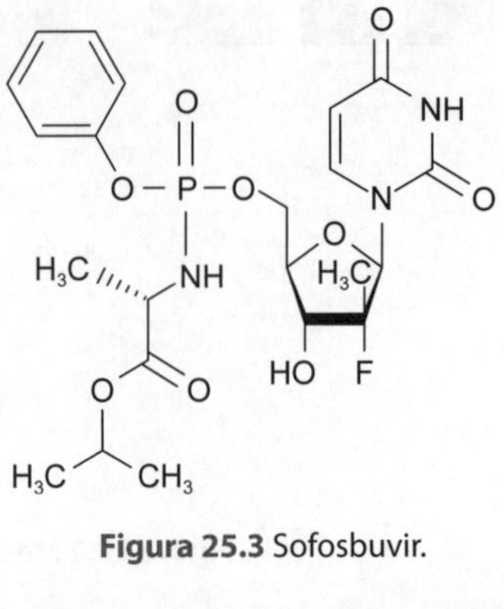

Figura 25.3 Sofosbuvir.

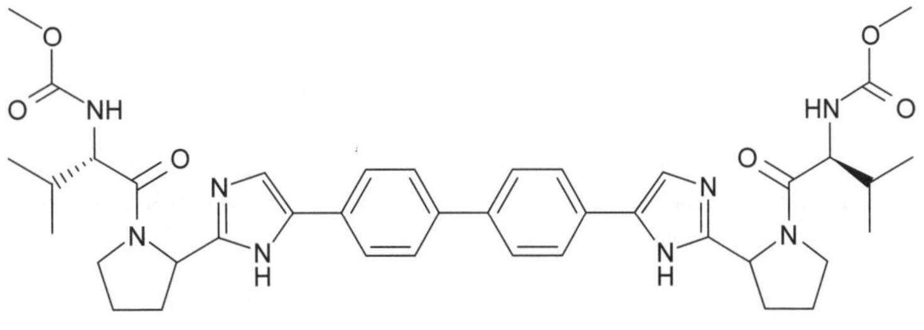

Figura 25.4 Daclatasvir.

intravenosa foi estimado em 4,2 ℓ/h. Daclatasvir é substrato para glicoproteína-P.

Eficácia e segurança do daclatasvir no tratamento da hepatite C em pacientes virgens de tratamento e infectados com o genótipo 1 foi avaliado por meio de metanálise de vários ensaios clínicos randomizados (Zhu et al., 2016). Comparado com o tratamento de interferona-ribavina, a associação do daclatasvir + interferona-ribavibirina foi mais eficaz, de maneira altamente significativa (OR 8,9, p < 0,001), avaliada a partir de resposta virológica mantida após 12 e 24 semanas de tratamento. Em relação à segurança, a associação causou cefaleia e insônia.

Daclatasvir é indicado no tratamento da hepatite C com infecção pelo genótipo 1 ou genótipo 3 associado com sofosbuvir (a combinação pode também ser associada ou não à ribavirina). Pacientes devem ser testados previamente ao tratamento para a presença de polimorfismos na NS5A nas posições M28, Q30, L31 e Y93 e identificação de resistência ao NS5A. A dose recomendada do daclatasvir é de 60 mg/dia, podendo ser ingerido com ou sem alimentos. O tratamento é feito associado ao sofosbuvir por 12 semanas. As reações adversas mais comuns (com incidência > 10% em relação ao placebo) foram cefaleia e fadiga. Não há necessidade de ajuste de dose em nefropatas ou hepatopatas.

Glecaprevir/pibrentasvir (Mavyret™)

Comprimido com uma combinação fixa do glecaprevir (100 mg), que é um inibidor de protease NS3/4A, associado ao pibrentasvir (40 mg), um inibidor da NS5A. É indicado para o tratamento da hepatite C genótipos 1 a 6 em pacientes sem cirrose hepática (Kwo et al., 2017) ou cirrose hepática compensada (Child-Pugh A) e para pacientes com hepatite C causada por HCV de genótipo 1 que já foram tratados previamente com inibidor de NS5A ou inibidor de protease NS3/4A em monoterapia. A combinação de glecaprevir e pibrentasvir não apresenta antagonismo na atividade antiviral contra o HCV.

A Tabela 25.2 sumariza os principais parâmetros farmacocinéticos do Mavyret™.

A eficácia e a segurança da combinação glecaprevir/pibrentasvir foram avaliadas em ensaio clínico fase III, aberto, em pacientes que tinham hepatite C causada por genótipos 1, 2, 3, 4, 5 ou 6, com função hepática compensada e insuficiência renal grave (Gane et al., 2017). O objetivo primário foi resposta virológica sustentada após 12 semanas de tratamento. Conforme mostrado na Tabela 25.3, a combinação glecaprevir/pibrentasvir foi altamente eficaz.

Tabela 25.2 Parâmetros farmacocinéticos do Mavyret™.

Parâmetros	Glecaprevir	Pibrentasvir
T$_{máx}$	5 h	5 h
Ligação às proteínas plasmáticas	97,5%	> 99%
Meia-vida de eliminação	6 h	13 h
Metabolismo	CIP3A	Não sofre
Eliminação	Hepatobiliar	Hepatobiliar

A dose recomendada é de 3 comprimidos administrados 1 vez/dia com alimentos. As reações adversas mais frequentes (incidência > 10%) são cefaleia e fadiga. Em pacientes virgens de tratamento com infecção por HCV genótipos 1 a 6 e sem cirrose hepática, a duração recomendada do tratamento é de 8 semanas; caso o paciente tenha cirrose hepática compensada (Child-Pugh A), a duração do tratamento é de 12 semanas. Seleção de isolados de HCV com suscetibilidade reduzida para o glecaprevir identificou substituição de aminoácidos nas posições da NS3/4A A156 ou D/Q168. Substituições de aminoácidos associadas à resistência a inibidores de protease do HCV nas posições 36, 43, 54, 55, 56, 155, 166 ou 170 não reduziram a suscetibilidade ao glecaprevir. Seleção de isolados de HCV com suscetibilidade reduzida para o pibrentasvir identificou substituição de aminoácidos nas posições da NS5A Y93D/H/N, H58D e Q30D. Substituições de aminoácidos associadas à resistência a inibidores de NS5A do HCV nas posições 24, 28, 30, 31, 58, 92 ou 93 não reduziram a suscetibilidade ao pibrentasvir.

Dasabuvir/paritaprevir/ombitasvir/ritonavir (Viekira Pak)

O dasabuvir (Figura 25.5) é um inibidor não nucleosídico da RNA-polimerase dependente de RNA (NS5B) atuando em um sítio alostérico. É ativo contra os genótipos 1a e 1b, apresentando baixa atividade contra os genótipos 2a, 2b, 3a e 4a (Kati et al., 2015). Dasabuvir é comercializado em conjunto com comprimido contendo ombitasvir, paritaprevir e ritonavir em dose fixa. O ombitasvir é um inibidor da proteína NS5A, o paritaprevir é um inibidor da protease NS3/4A do HCV e o

Tabela 25.3 Taxa de resposta virológica sustentada.

Tempo de medição	Valor
Resposta no tratamento – número/número total (%)	
Semana 1	37/101 (37)
Semana 2	77/100 (77)
Semana 4	989/103 (95)
Semana 8	103/103 (100)
Tratamento final	104/104 (100)
Resposta pós-tratamento – número/número total (%)	
Resposta virológica mantida na semana pós-tratamento 4	103/104 (99)
Resposta virológica mantida na semana pós-tratamento 12	102/104 (98)
Resposta virológica mantida na semana pós-tratamento 24	100/104 (96)

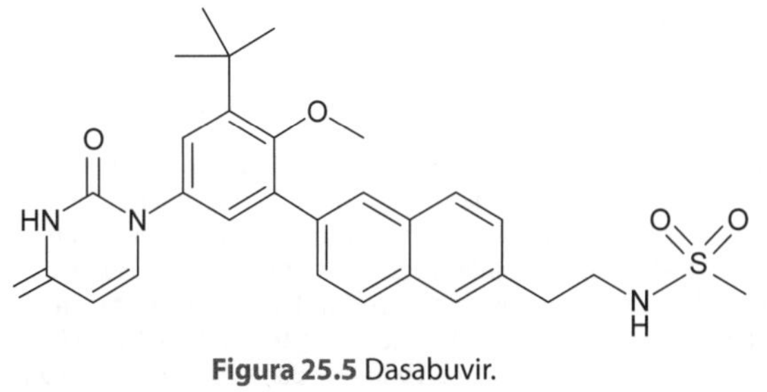

Figura 25.5 Dasabuvir.

ritonavir é um inibidor do CIP3A responsável pelo metabolismo do paritaprevir.

Apresenta farmacocinética linear com meia-vida de eliminação entre 5 e 8 h. É metabolizado primariamente pelo CIP2C8, com menor contribuição do CIP3A4. Não há necessidade de ajuste de dose em pacientes com insuficiência hepática leve ou moderada, entretanto há aumento significativo da exposição em pacientes com insuficiência hepática grave (King et al., 2017).

Em ensaio clínico multicêntrico, randomizado, controlado com placebo, pacientes com infecção pelo HCV genótipo 1b (n = 419) ou genótipo 1a (n = 305) foram tratados com ombitasvir + paritaprevir + ritonavir+ dasabuvir + ribavirina e comparados com tratamento com ombitasvir + paritaprevir + ritonavir + dasabuvir + placebo (Ferenci et al., 2014). O objetivo primário era resposta virológica sustentada após 12 semanas do início do tratamento. Conforme demonstrado na Figura 25.6, a combinação ombitasvir + paritaprevir + ritonavir + dasabuvir sem ribavirina foi associada com alta taxa de resposta virológica sustentada. As reações adversas mais comuns foram fadiga, cefaleia e náuseas.

Viekira Pak é indicado para o tratamento de hepatite C crônica em pacientes infectados pelo genótipo 1b ou 1a. A dose recomendada é 2 comprimidos contendo a combinação em dose fixa de ombitasvir, paritaprevir e ritonavir pela manhã, e 1 comprimido de dasabuvir 2 vezes/dia. Os comprimidos devem ser tomados juntamente com uma refeição. Há também uma forma farmacêutica de comprimido de liberação estendida (Viekira XR) que contém dasabuvir (200 mg), ombitasvir (8,33 mg), paritaprevir (50 mg) e ritonavir (33,33 mg), com a recomendação que sejam ingeridos 3 comprimidos/dia em tomada única.

Ledipasvir/sofosbuvir (Harvoni®)

É comercializado em uma combinação fixa de ledipasvir/sofosbuvir (90 mg/400 mg). Ledipasvir (Figura 25.7) é um potente inibidor da NS5A com eficácia contra os genótipos 1a e 1b do HCV (Lawitz et al., 2012).

Após a administração oral do ledipasvir, o $T_{máx}$ ocorre 4 a 4,5 h após a dose (do sofosbuvir, o $T_{máx}$ é entre 0,8 e 1 h após a dose). Ledipasvir é altamente ligado às proteínas plasmáticas (99,8%) e não sofre metabolismo em humanos, sendo eliminado nas fezes na forma de fármaco inalterado (86%). A meia-vida de eliminação do ledipasvir é de aproximadamente 47 h. A biodisponibilidade não é afetada de maneira significativa por alimentos.

Eficácia e segurança da combinação ledipasvir/sofosbuvir foram avaliadas em ensaio clínico fase III em pacientes com hepatite C infectados pelo genótipo 1. Pacientes (n = 865) foram randomizados 1:1:1:1 para receberem ledipasvir/sofosbuvir 1 vez/dia durante 12 semanas, ledipasvir/sofosbuvir + ribavirina por 12 semanas, ledipasvir/sofosbuvir 1 vez/dia durante 24 semanas e ledipasvir/sofosbuvir + ribavirina por 24 semanas (Afdhal et al., 2014). O objetivo primário era avaliar a resposta virológica sustentada após 12 e 24 semanas. Conforme demonstrado na Figura 25.8, a associação em dose fixa ledipasvir/sofosbuvir com ou sem ribavirina foi altamente eficaz em pacientes com hepatite C infectados pelo genótipo e não previamente tratados. As reações adversas observadas foram fadiga, cefaleia, insônia e náuseas.

A dose recomendada é de 1 comprimido/dia durante 12 semanas. Em pacientes com cirrose compensada (Child-Pugh A) ou descompensada (Chld-Pugh B e C) recomenda-se a associação de ribavirina ao esquema terapêutico. As reações adversas mais comuns com incidência superior a 10% em relação ao placebo foram fadiga, cefaleia e astenia.

Grazoprevir/elbasvir (Zepatier™)

Comprimido com uma combinação fixa do grazoprevir (100 mg), que é um inibidor de protease NS3/4A, associado ao elbasvir (50 mg), um inibidor da NS5A. Elbasvir, ao inibir a NS5A, previne a replicação do RNA viral do HCV e a montagem do vírion, enquanto o grazoprevir evita a clivagem das poliproteínas necessárias para a replicação ao inibir a protease NC3/4A (Bell et al., 2016).

A eficácia e a segurança da combinação grazoprevir/elbasvir (Figura 25.9) por 12 semanas em pacientes com hepatite C e cirrose compensada foram avaliadas a partir de análise integrada (Jacobson et al., 2017). O objetivo primário foi resposta virológica sustentada após 12 semanas do início do tratamento. A análise de seis ensaios clínicos revelou que a porcentagem de resposta sorológica sustentada variou de 89 a 100% em pacientes com infecção pelos genótipos 1, 4 e 6 e com

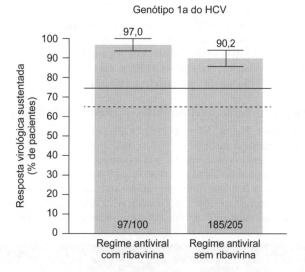

Figura 25.6 Resposta virológica sustentada após 12 semanas de tratamento. A linha tracejada mostra o limite inferior de não inferioridade da resposta virológica sustentada com base no tratamento com telaprevir+PGN-IFN+ribavirina para o genótipos 1a (65%) e 1b (73%). A linha sólida indica o limiar de superioridade da resposta virológica sustentada com base no tratamento com telaprevir+PGN-IFN+ribavirina para os genótipos 1a (75%) e 1b (84%). Barras verticais indicam IC 95%.

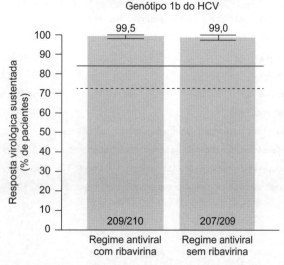

Figura 25.7 Ledipasvir.

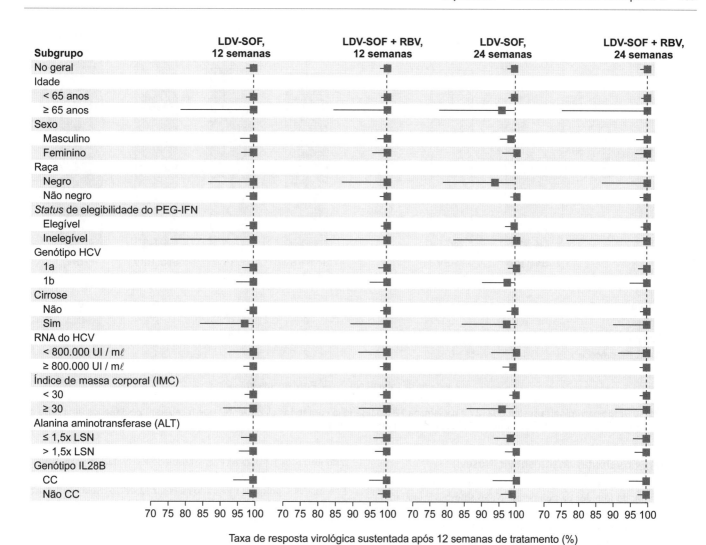

Figura 25.8 Resposta virológica sustentada de acordo com subgrupos. A posição do quadrado indica a resposta virológica na semana 12 pós-tratamento de cada subgrupo. As linhas horizontais indicam IC 95%. HCV: vírus da hepatite C; LDV: ledipasvir; RBV: ribavirina; SOF: sofosbuvir; LSN: limite superior da normalidade.

cirrose hepática compensada (Figura 25.10). A associação de ribavirina teve pouco efeito na proporção de pacientes que atingiram a resposta virológica sustentada.

A combinação grazoprevir/elbasvir é indicada para tratamento de hepatite C causada pelo genótipo 1 ou 4. É interessante testar o genótipo 1a para a presença de polimorfismos do NS5A associados à resistência. O comprimido contém 50 mg de elbasvir e 100 mg de grazoprevir, a dose recomendada é de 1 comprimido 1 vez/dia, podendo ser ingerido em jejum ou com alimentos. As reações adversas com incidência superior a 5% em relação ao placebo foram fadiga, cefaleia e náuseas.

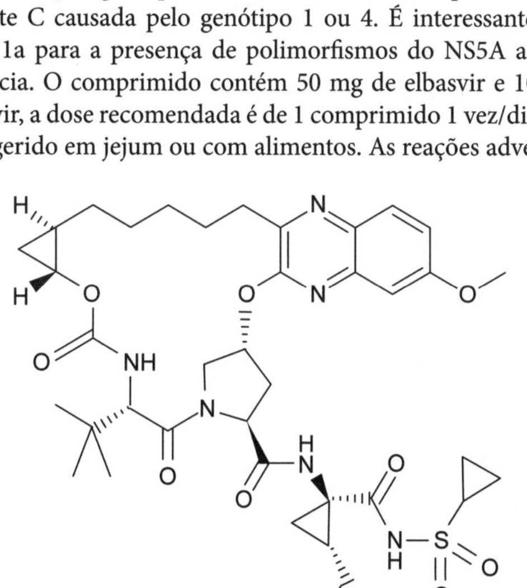

Velpatasvir/sofosbuvir (Epclusa®)

É uma combinação fixa do inibidor da NS5A velpatasvir (100 mg) com o inibidor da polimerase NS5B sofosbuvir (400 mg). Essa é uma combinação pangenotípica, visto que atua nos genótipos 1, 2, 3, 4, 5 e 6 (Greig, 2016).

Em ensaio clínico fase III, duplo-cego, controlado com placebo, envolvendo pacientes (n = 624) com hepatite C e genótipos 1, 2, 4, 5, e 6, previamente tratados ou não, eles foram randomizados na proporção 5:1 para receberem velpatasvir/sofosbuvir 1 vez/dia ou placebo (Feld et al., 2015). O objetivo primário era resposta virológica sustentada por 12 semanas. Conforme demonstrado na Tabela 25.4, a combinação sofosbuvir/velpatasvir foi altamente eficaz (nenhum dos pacientes tratados com placebo desenvolveu resposta virológica sustentada). Não houve diferença da incidência de reações adversas do grupo tratado com velpatasvir/sofosbuvir e do grupo placebo (78 e 77%, respectivamente).

Velpatasvir/sofosbuvir é indicado no tratamento da hepatite C causada por genótipos 1, 2, 3, 4, 5 e 6 em pacientes sem cirrose ou com cirrose compensada. No caso de cirrose descompensada recomenda-se a associação com ribavirina. A dose recomendada é de 1 comprimido 1 vez/dia durante 12 semanas. As reações adversas mais comuns (incidência 10% superior ao placebo) são cefaleia e fadiga.

Figura 25.9 Grazoprevir.

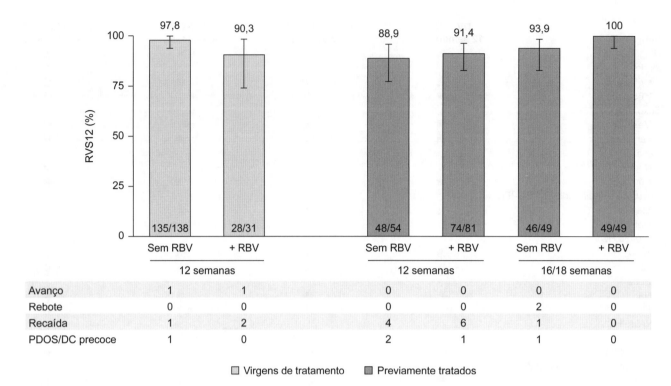

Figura 25.10 Resposta virológica sustentada (RVS) na semana 12 (análise feita com todos os pacientes que receberam pelo menos uma dose do medicamento). DC: descontinuou o tratamento; PDOS: perdido durante o seguimento.

Voxilaprevir/velpatasvir/sofosbuvir (Vosevi)

Combinação em dose fixa do inibidor da protease NS3/4A voxilaprevir (100 mg), do inibidor da polimerase NS5B sofosbuvir (400 mg) e do inibidor da proteína NS5A velpatasvir (100 mg; Figura 25.11). A Tabela 25.5 resume os parâmetros farmacocinéticos dos três fármacos.

A eficácia e a segurança dessa tripla combinação foram avaliadas em ensaios clínicos fase III realizados em pacientes com infecção pelo HCV e que não obtiveram resposta virológica sustentada em tratamento anterior utilizando DAA (Bourlière et al., 2017). No ensaio POLARIS-1, os pacientes apresentavam infecção pelo genótipo 1, e tinham sido tratados previamente com um inibidor NS5A e foram randomizados 1:1 para receber sofosbuvir + velpatasvir + voxilaprevir (n = 150) ou placebo (n = 150) 1 vez/dia por 12 semanas. No ensaio POLARIS-4, pacientes infectados com genótipos 1, 2 e 3 que foram tratados previamente com DAA, mas não com um inibidor NS5A, foram randomizados 1:1 para receber sofosbuvir + velpatasvir + voxilaprevir (n = 163) ou sofosbuvir + velpatasvir + placebo (n = 151) 1 vez/dia por 12 semanas. Conforme mostrado na Figura 25.12, a tripla combinação foi altamente eficaz. As reações adversas mais comuns foram cefaleia, fadiga, náuseas e diarreia.

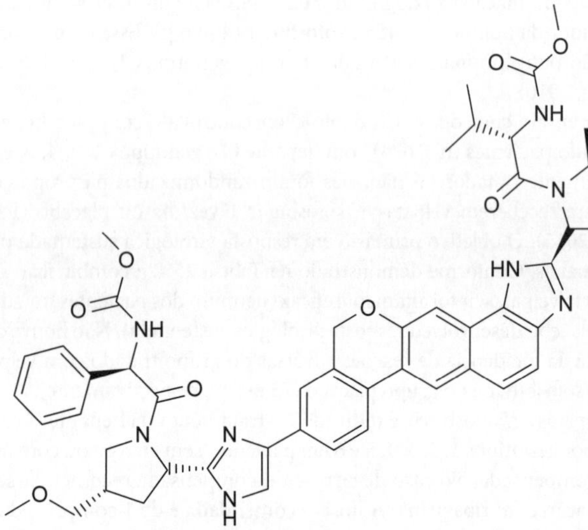

Tabela 25.4 Resposta durante e após o tratamento.

Resposta	Sofosbuvir-velpatasvir (n = 624)
HCV RNA < 15 UI/mℓ	
Durante o período de tratamento – número (%)	
Semana 2	355 (57)
Semana 4	564 (90)
12 semanas após o período de tratamento – número/número total (%)	
Qualquer genótipo	618/624 (99)
1a	206/210 (98)
1b	117/118 (99)
2	104/104 (100)
4	116/116 (100)
5	34/35 (97)
6	41/41 (100)
Falha virológica – número (%)	
Durante o tratamento	0
Pós-tratamento	2 (< 1)
Outro motivo para classificação como falha – número (%)	
Perda para acompanhamento	2 (< 1)
Retirada do consentimento	1 (< 1)
Morte	1 (< 1)

Figura 25.11 Velpatasvir.

Tabela 25.5 Parâmetros farmacocinéticos do Vosevi.

	Sofosbuvir	Velpatasvir	Voxilaprevir
Absorção			
$T_{máx}$ (h)	2	4	4
Efeito da alimentação (em relação ao jejum)[a]	↑64% a 144%	↑40% a 166%	↑112% a 435%
Distribuição			
% ligada a proteínas plasmáticas humanas	61 a 65	> 99	> 99
Relação sangue-plasma	0,7	0,5 a 0,7	0,5 a 0,8
Metabolismo			
Metabolismo	Catepsina A CES1 HINT1	CIP2B6 CIP2C8 CIP3A4	CIP3A4
Eliminação			
Principal rota de eliminação	SOF: metabolismo GS-331007[b]: filtração glomerular e secreção tubular ativa	Excreção biliar	Excreção biliar
$t_{1/2}$ (h)[c]	SOF: 0,5 GS-331007[b]: 29	17	33
% da dose excretada na urina[d]	80[e]	0,4	0
% da dose excretada nas fezes[d]	14	94 (77%[f] fármaco inalterado)	94 (40%[f] fármaco inalterado)

CES1: carboxilesterase 1; HINT1: *histidine triad nucleotide-binding protein 1*.
[a]Valores referem-se média geométrica da exposição sistêmica. Deve-se tomar Vosevi com alimentos.
[b]GS-331007 é o principal metabólito nucleotídico circulante do SOF.
[c]Os valores de $t_{1/2}$ referem-se à mediana da meia-vida terminal plasmática.
[d]Administração de dose única de [14C] SOF, [14C] VEL, [14C] VOX em estudos de balanço de massa.
[e]Predominantemente como GS-331007.
[f]Porcentagem da dose.

A combinação voxilaprevir/velpatasvir/sofosbuvir é indicada para tratamento de pacientes com hepatite C causada pelos genótipos 1, 2, 3, 4, 5 e 6 e que foram previamente tratados com um regime DAA contendo um inibidor NS5A. A dose recomendada é de 1 comprimido/dia ingerido com alimentos por 12 semanas.

Ribavirina (Virazole®)

É um análogo guanosínico (Figura 25.13) e foi considerado um importante componente do tratamento da hepatite C desde o início da década de 90.

A associação da ribavirina à PEG-IFN-2b aumentou de maneira significativa (Tabela 25.6) a eficácia do tratamento ao reduzir o risco de recidiva viral pós-tratamento (McHutchison *et al.*, 1998).

A associação de ribavirina à PEG-IFN-2a e PEG-IFN-2b também aumentou de maneira significativa (Figura 25.14) a resposta virológica sustentada (Fried *et al.*, 2002).

Com a introdução da primeira geração dos inibidores de protease boceprevir e telaprevir ao regime de PEG-IFN-2a/ribavirina (Hézode *et al.*, 2009), a resposta virológica melhorou ainda mais para o telaprevir (Figura 25.15).

O mecanismo de ação da ribavirina ainda não é conhecido. Sendo um análogo guanosínico, ela é fosforilada intracelularmente em monofosfato (RMP), difosfato (RDP) e trifostato (RTP). A incorporação do RTP pelas RNA polimerases pode causar término precoce da cadeia de RNA e inibir desse modo a replicação. A rivabirina trifosfato é um inibidor não potente de muitas polimerases de vírus, como o vírus da diarreia bovina, o qual é proximamente relacionado ao HCV (Lau *et al.*, 2002). Ribavirina trifosfato inibe as polimerases dos seis genótipos do HCV, entretanto em concentrações muito mais altas (50 a 150 μM) em comparação com aquelas atingidas *in vivo* (10 μM), indicando que a inibição da polimerase talvez não seja o mecanismo principal da ribavirina (Feld e Hoofnagle, 2005). A ribavirina monofosfato é um inibidor competitivo da enzima inosina monofosfato desidrogenase, levando a uma depleção da guanosina trifosfato (GTP) necessária para a síntese do RNA viral. Esse é outro mecanismo pelo qual a ribavirina tem efeito benéfico na hepatite C. O HCV circula como *quase-espécies* (vírus com pequenas diferenças genômicas). A diversidade das *quase-espécies* é causada pela alta frequência de mutações que ocorre durante a replicação viral devido à baixa fidelidade da RNA polimerase do HCV. Uma possibilidade aventada para o mecanismo de ação da ribavirina é que ela aumentaria a frequência de mutações na replicação viral, levando o vírus a um *erro catastrófico* (Crotty *et al.*, 2001). Ou seja, a ribavirina atuaria como um fármaco mutagênico letal para o HCV.

Ribavirina atinge $T_{máx}$ após 2 h da administração oral. A meia-vida de eliminação é entre 120 e 170 h, com *clearance* sistêmico aparente de 26 ℓ/h. Ribavirina não é substrato para enzimas do CIP450. O *clearance* sistêmico da ribavirina encontra-se reduzido em pacientes com insuficiência renal e *clearance* de creatinina menor que 50 mℓ/min.

Distintamente do tratamento da hepatite B, não se usa mais interferona no tratamento da hepatite C. Devido a alta eficácia dos DAA, esperava-se que a ribavirina fosse eventualmente eliminada, entretanto, conforme será visto a seguir, ainda é um importante fármaco para otimizar o tratamento de alguns pacientes com hepatite C. A decisão sobre a associação de ribavirina aos DAA depende do subtipo genotípico do HCV, do estágio de fibrose e do esquema terapêutico. Por exemplo, pacientes previamente tratados para hepatite C no estudo ÍON-2 e que não tinham cirrose, quando tratados somente com sofosbuvir/ledipasvir, 4 de 87 (4,6%) tiveram recidiva da infecção, enquanto 0 de 89 não tiveram recidiva quando tratados com sofosbuvir/ledipasvir/ribavirina (Afdhal *et al.*, 2014). Em outros ensaios clínicos, a associação de ribavirina permitiu redução do tempo de tratamento, particularmente em pacientes com cirrose hepática, sem alterar a eficácia. Infelizmente, a maior parte dos ensaios clínicos que indicam papel interessante da associação da ribavirina aos esquemas terapêuticos com DAA são restritos a subgrupos de pacientes e frequentemente não têm significância estatística (Feld *et al.*, 2017). Em conclusão, a ribavirina ainda pode ser usada no tratamento da hepatite C associada aos DAA, sobretudo em pacientes difíceis de tratamento, entretanto o melhor esquema terapêutico ainda não está claro.

REATIVAÇÃO DE HEPATITE B

Conforme visto anteriormente, a introdução dos DAA provocou uma autêntica revolução no tratamento da hepatite C. Esses inibidores das proteínas do HCV atuam rapidamente, permitindo erradicação do HCV e mantendo uma resposta virológica sustentada. Entretanto, foi observada reativação da hepatite B em pacientes coinfectados com HCV e tratados com DAA. Reativação de hepatite é caracterizada por um súbito aumento do vírus da hepatite B (HBV) em pacientes que não apresentavam HBV DNA detectável previamente. A reativação pode ocorrer espontaneamente, mas na maioria dos casos é causada por vários fatores. A reativação pode ser transitória, sem sintomas clínicos, entretanto pode acontecer um quadro de hepatite aguda. A reativação do HBV pode ocorrer independentemente do genótipo do HCV e do tipo de regime terapêutico de DAA utilizado. A reativação do HBV pode ser prevenida fazendo-se investigação antes

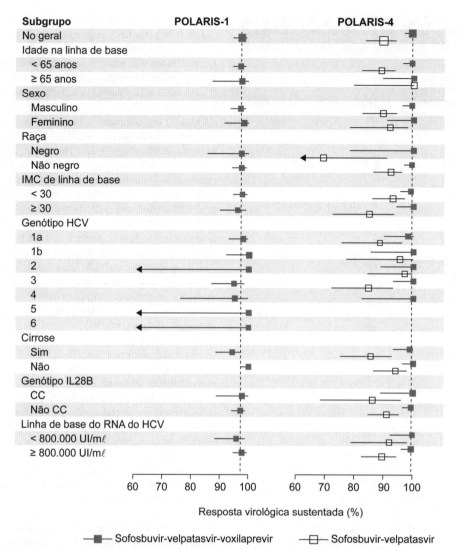

Figura 25.12 Resposta virológica sustentada de acordo com subgrupos. A posição do quadrado indica a taxa de resposta virológica sustentada, definida como resposta virológica ao final de 12 semanas de tratamento. Linhas horizontais indicam IC 95%.

do tratamento e no caso de reativação, um tratamento adequado deve ser introduzido (Aggeletopoulou *et al.*, 2017). A Tabela 25.7 detalha os sete casos descritos na literatura de pacientes coinfectados com HBV e HCV cujo tratamento com DAA causou reativação do HBV.

Esses casos de reativação da hepatite B em pacientes coinfectados com o HCV e que estão fazendo tratamento com DAA apoiam a teoria da interferência recíproca do HBV/HCV e supressão da replicação do HBV devido à infecção pelo HCV. Os tratamentos para hepatite C baseados em interferona raramente causavam reativação do HBV, mas provavelmente porque o interferona suprime a replicação tanto do HBV como do HCV (Yu *et al.*, 2013). A introdução da terapia com DAA aumenta o risco da reativação do HBV devido ao desaparecimento do HCV e à ausência de atividade anti-HBV. Por isso é fundamental a investigação sorológica para HBV antes do início do tratamento do HCV. Pacientes que apresentam cirrose hepática ou função hepática prejudicada apresentam risco maior de insuficiência hepática grave (fatal inclusive) caso ocorra reativação da hepatite B.

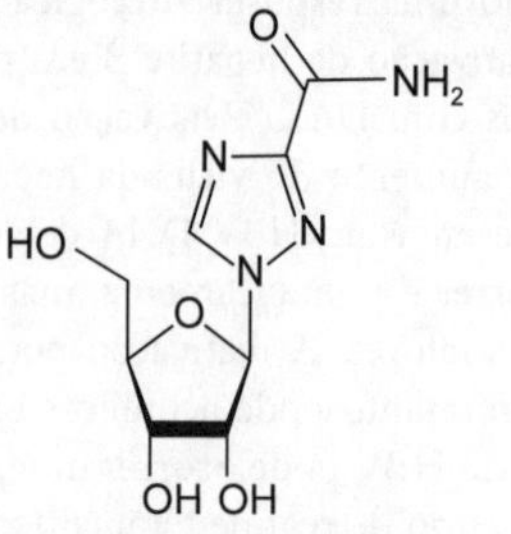

Figura 25.13 Ribavirina.

Tabela 25.6 Resposta virológica ao final do tratamento.

Resposta	Interferona		Interferona e ribavirina	
	24 semanas	48 semanas	24 semanas	48 semanas
Fim do tratamento				
Número com resposta/ número total tratado	66/231	54/225	121/228	115/228
Porcentagem (IC 95%)	29 (23 a 34)	24 (18 a 30)	53 (47 a 60)	50 (44 a 57)
Fim do acompanhamento				
Número com resposta/ número total tratado	13/231	29/225	70/228	87/228
Porcentagem (IC 95%)	6 (3 a 9)	13 (9 a 17)	31 (25 a 37)	38 (32 a 45)

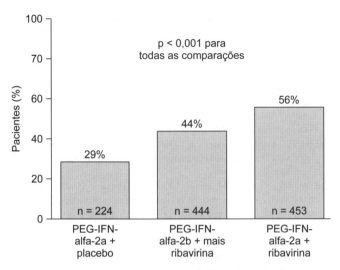

Figura 25.14 Resposta virológica sustentada ao final do tratamento.

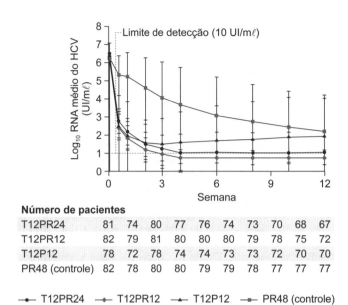

Figura 25.15 Média do log$_{10}$ dos níveis de RNA do HCV de acordo com o tratamento. Pacientes foram randomizados para receber um dos quatro tratamentos envolvendo várias combinações de telaprevir (1.250 mg no dia 1 e 750 mg a cada 8 h); PEG-IFN-2a (180 μg/semana) e ribavirina (dose de acordo com o peso do paciente). O grupo T12PR24 recebeu telaprevir, PEG-IFN-2a e ribavirina por 12 semanas, seguido de PEG-IFN-2a e ribavirina por mais 12 semanas. O grupo T12PR12 recebeu telaprevir, PEG-IFN-2a e ribavirina por 12 semanas. O grupo T12P12 recebeu telaprevir 3 PEG-IFN-2a sem ribavirina por 12 semanas. O grupo PR48 (controle) recebeu PEG-IFN-2a e ribavirina por 48 semanas.

No caso de o HBV estar presente ou de o DNA do HBV ser detectável em pacientes HB negativos ou haver pacientes com anti-HBc positivo (hepatite B oculta), recomenda-se administrar terapia concomitante para a hepatite B (EASL, 2017).

RESISTÊNCIA AOS DAA

O tratamento da hepatite C com os DAA melhorou drasticamente as respostas, além de tornar o tratamento muito mais simples e seguro. Entretanto, têm surgido algumas complexidades que são únicas para as terapias com DAA. As substituições associadas à resistência são alterações na sequência de aminoácidos do HCV, seja de ocorrência espontânea ou selecionada, que alteram de maneira adversa a atividade do fármaco *in vitro* e têm o potencial de afetar a eficácia do regime terapêutico *in vivo* (Wyles, 2017). O HCV, assim como o HIV, é um vírus RNA, e ambos utilizam polimerases de baixa fidelidade em seu ciclo de reprodução. Estudos indicam que a HCV NS5B RNA polimerase dependente de RNA apresenta menor fidelidade que a transcriptase reversa do HIV (Abram *et al.*, 2010). Ainda que esse fato pudesse indicar que clinicamente a resistência ao HCV poderia ser mais grave que ao HIV, há dois outros fatores que devem ser considerados: distintamente do HIV, o HCV não tem um reservatório de vida longa no organismo; e a infecção pelo HCV é curável, sem necessidade de uma terapia antiviral permanente como no caso do HIV. Devido à alta taxa de sucesso da terapia do HCV com os DAA, o risco de transmissão de cepas resistentes também diminuiu consideravelmente.

Tabela 25.7 Visão geral das características clínicas em pacientes com coinfecção por vírus das hepatites C e B que tiveram reativação do HBV durante o tratamento do HCV, baseado em fármacos antivirais de ação direta.

Características dos pacientes					Tratamento do HCV		Infecções por HBV			
Ensaio clínico	Sexo	Idade	Coinfecção HIV	Genótipo HCV	Tratamento prévio	Regime de DAA	Perfil antes de DAA	DNA do HBV (UI/mℓ) antes/depois do DAA	Níveis de ALT (UI/ℓ) antes/depois do DAA	Semana
Collins *et al.*	M	55	Não	1a	IFN/ribavirina	Sofosbuvir/simeprevir	Carregador inativo	2.300/22 milhões	62/1.495	8
Collins *et al.*	M	57	Não	1a	IFN/ribavirina	Sofosbuvir/simeprevir	Infecção oculta	20/11.255	Dentro de limites normais	4
Ende *et al.*	F	59	Não	1b	IFN/ribavirina	Sofosbuvir/simeprevir/ribavirina	Infecção resolvida	Indetectável/29 milhões	168/2.263	11
Takayama *et al.*	M	69	Não	1b	Nenhum	Daclatasvir/asunaprevir	Carregador inativo	310/10 milhões	94/237	6
De Monte *et al.*	M	53	Sim	4d	IFN/ribavirina	Sofosbuvir/ledipasvir	Infecção resolvida	Indetectável/960 milhões	Dentro de limites normais/1.026	6
Hayashi *et al.*	F	83	Não	1b	Nenhum	Daclatasvir/asunaprevir	Não claro	Indetectável/1 milhão	Dentro de limites normais/1.066	48
Madonia *et al.*	F	62	Sim	2	Nenhum	Sofosbuvir/ribavirina	Infecção resolvida	Indetectável/2,08 milhões	34/1.896	36

REFERÊNCIAS BIBLIOGRÁFICAS

Abram ME, Ferris AL, Shao W, Alvord WG, Hughes SH. Nature, position, and frequency of mutations made in a single cycle of HIV-1 replication. J Virol. 2010;84:9864-78.

Afdhal N, Reddy KR, Nelson DR, Lawitz E, Gordon SC, Schiff E, et al. Ledipasvir and sofosbuvir for previously treated HCV genotype 1 infection. N Engl J Med. 2014;370:1483-93.

Aggeletopoulou I, Konstantakis C, Manolakopoulos S, Triantos C. Risk of hepatitis B reactivation in patients treated with direct-acting antivirals for hepatitis C. World J Gastroenterol. 2017;23:4317-23.

Afdhal N, Zeuzem S, Kwo P, Chojkier M, Gitlin N, Puoti M, et al. Ledipasvir and sofosbuvir for untreated HCV genotype 1 infection. N Engl J Med. 2014;370:1889-98.

Bell AM, Wagner JL, Barber KE, Stover KR. Elbasvir/grazoprevir: a review of the latest agent in the fight against hepatitis C. Int J Hepatol. 2016;3852126.

Bourlière M, Gordon SC, Flamm SL, Cooper CL, Ramji A, Tong M, et al. Sofosbuvir, velpatasvir, and voxilaprevir for previously treated HCV infection. N Engl J Med. 2017;376:2134-46.

Choo QL, Kuo G, Weiner AJ, Overby LR, Bradley DW, Houghton M. Isolation of a cDNA clone derived from a blood-borne non-A, non-B viral hepatitis genome. Science. 1989;244:359-62.

Crotty S, Cameron CE, Andino R. RNA virus error catastrophe: direct molecular test by using ribavirin. Proc Natl Acad Sci USA. 2001;98:6895-900.

Darnell Jr. JE, Kerr IM, Stark GR. Jak-STAT pathways and transcriptional activation in response to IFNs and other extracellular signaling proteins. Science. 1994;264:1415-21.

Das D, Pandya M. Recent advances of direct-acting antiviral agents (DAA) in hepatitis C therapy. Mini Rev Med Chem. 2018;18:584-96.

Dienstag JL, McHutchison JG. American Gastroenterological Association technical review on the management of hepatitis C. Gastroenterology. 2006;130:231-64.

European Association for the Study of the Liver (EASL). EASL recommendations on treatment of hepatitis C 2016. J Hepatol. 2017;66:153-94.

Feld JJ, Hoofnagle JH. Mechanism of action of interferon and ribavirin in treatment of hepatitis C. Nature. 2005;436:967-72.

Feld JJ, Jacobson IM, Hézode C, et al. Sofosbuvir and velpatasvir for HCV genotype 1, 2, 4, 5 e 6 infection. N Engl J Med. 2015;373:2599-607.

Feld JJ, Jacobson IM, Sulkovski MS, Poorrad F, Tatsch F, Pawlotsky JM. Ribavirin revisited in the era of direct-acting antiviral therapy for hepatitis C virus infection. Liver Int. 2017;37:5-18.

Ferenci P, Bernstein D, Lalezari J, Cohen D, Luo Y, Cooper C, et al. ABT-450/r-ombitasvir and desabuvir with or without ribavirin for HCV. N Engl J Med. 2014;370:1983-92.

Ferraris P, Blanchard E, Roingeard P. Ultrastructural and biochemical analyses of hepatitis C virus-associated host cell membranes. J Gen Virol. 2010;91:2230-7.

Fried MW, Shiffman ML, Reddy KR, et al. Peginterferon alfa-2a plus ribavirin for chronic hepatitis C virus infection. N Engl J Med. 2002;347:975-82.

Gane E, Lawitz E, Pugatch D, Papatheodoridis G, Bräu N, Brown A, et al. Glecaprevir and pibrentasvir in patients with HCV and severe renal impairment. N Engl J Med. 2017;377:1448-55.

Gao J, Ju C. Research progress on the direct antiviral drugs for hepatitis C virus. Biosci Trends. 2017;11:41-5.

Geddawy A, Ibrahim Y, Elbahie NM, Ibrahim MA. Direct acting anti-hepatitis C virus drugs: clinical pharmacology and future direction. J Transl Int Med. 2017;5:8-17.

Gerold G, Pietschmann T. The HCV life cycle: in vitro tissue culture systems and therapeutic targets. Dig Dis. 2014;32:525-37.

Gómez J, Martell M, Quer J, Cabot B, Esteban JI. Hepatitis C viral quasispecies. J Viral Hepat. 1999;6:3-16.

Götte M, Feld J. Direct-acting antiviral agent for hepatitis C: structural and mechanistic insights. Nat Rev Gastroenterol Hepatol. 2016;13:338-51.

Greig SL. Sofosbuvir/velpatasvir: a review in chronic hepatitis C. Drugs. 2016;76:1567-78.

Hézode C, Forestier N, Dusheiko G, Ferenci P, Pol S, Goeser T, et al. Telaprevir and peginterferon with or without ribavirin for chronic HCV infection. N Engl J Med. 2009;360:1839-50.

Isaacs A, Linndenmann J. Virus interference. I. The interferon. Proc R Soc Lond B Biol Sci. 1957;147:258-67.

Jacobson IM, Lawitz E, Kwo PY, Hézode C, Peng CY, Howe AYM, et al. Safety and efficacy of elbasvir/grazoprevir in patients with hepatitis C virus infection and compensated cirrhosis: an integrated analysis. Gastroenterology. 2017;152:1372-82.

Jopling CL, Yi M, Lancaster AM, Lemon SM, Sarnow P. Modulation of hepatitis C virus RNA abundance by a liver-specific microRNA. Science. 2005;309:1577-81.

Kati W, Koev G, Irvin M, Beyer J, Liu Y, Krishnan P, et al. In vitro activity and resistance profile of dasabuvir, a nonnucleoside hepatitis C virus polymerase inhibitor. Antimicrob Agents Chemother. 2015;59:1505-11.

King JR, Zha J, Khatri A, Dutta S, Menon RM. Clinical pharmacokinetics of dasabuvir. Clin Pharmacokinet. 2017;56:1115-24.

Koff RS. The efficacy and safety of sofosbuvir, a novel, oral nucleotide NS5b polymerase inhibitor, in the treatment of chronic hepatitis C virus infection. Aliment Pharmacol Ther. 2014;39:478-87.

Kwo PY, Poordad F, Asatryan A, Wang S, Wyles DL, Hassanein T, et al. Glecaprevir and pibrentasvir yield high response rates in patients with HCV genotype 1-6 without cirrhosis. J Hepatol. 2017;67:263-71.

Kwo PY. Boceprevir and treatment of chronic hepatits C. Clin Liver Dis. 2013;17:63-72.

Lau JY, Tam RC, Liang TJ, Hong Z. Mechanism of action of ribavirin in the combination treatment of chronic HCV infection. Hepatology. 2002;35:1002-9.

Lawitz EJ, Gruener D, Hill JM, Marbury T, Moorehead L, Mathias A, et al. A phase 1, randomized, placebo-controlled, 3-day, dose-ranging study of GS-5885, an NS5A inhibitor, in patients with genotype 1 hepatitis C. J Hepatol. 2012;57:24-31.

Lemon SM, McKeating JA, Pietschmann T, Frick DN, Glenn JS, Tellinghuisen TL, et al. Development of novel therapies for hepatitis C. Antiviral Res. 2010;86:79-92.

Liang TJ, Rehermann B, Seeff LB, Hoofnagle JH. Pathogenesis, natural history, treatment, and prevention of hepatitis C. Annu Int Med. 2000;132:296-305.

Mangia A, Piazzolla V. Overall efficacy and safety results of sofosbuvir-based therapies in phase II and III studies. Dig Liver Dis. 2014;46:S179-85.

Marascio N, Torti C, Liberto MC, Focà A. Update on different aspects of HCV variability: focus on NS5B polymerase. BMC Infect Dis 2014;14:S1.

McHutchison JG, Gordon SC, Schiff ER, Shiffman ML, Lee WM, Rustgi VK, et al. Interferon alfa-2b alone or in combination with ribavirin as initial treatment for chronic hepatitis C. Hepatitis Interventional Therapy Group. N Engl J Med. 1998;339:1485-92.

Petska S. The interferons: 50 years after their discovery, there is much to learn. J Biol Chem. 2007;282:20047-51.

Poorrad F, McCone J Jr, Bacon BR, Bruno S, Manns MP, Sulkowski MS, et al. Boceprevir for untreated chronic HCV genotype 1 infection. N Engl J Med. 2011;364:1195-206.

Reichard O, Andersson J, Schvarcz R, Welland O. Ribavirin treatment for chronic hepatitis C. Lancet. 1991;337:1058-61.

Simmonds P, Bukh J, Combet C, Deléage G, Enomoto N, Feinstone S,et al. Consensus proposals for a unified system of nomenclature of hepatitis C virus genotypes. Hepatology. 2005;42:962-73.

Simmonds P, Holmes EC, Cha TA, Chan SW, McOmish F, Irvine B, et al. Classification of hepatitis C virus into six major genotypes and a series of subtypes by phylogenetic analysis of the NS-5 region. J Gen Virol. 1993;74:2391-9.

Smith DB, Bukh J, Kuiken C, Muerhoff AS, Rice CM, Stapleton JT et al. Expanded classification of hepatitis C virus into 7 genotypes and 67 subtypes: updated criteria and genotype assignment web resource. Hepatology. 2014;59:318-27.

Sofia MJ, Chang W, Furman PA, Mosley RT, Ross BS. Nucleoside, nucleotide and non-nucleoside inhibitors of hepatitis C virus NS5B RNA-dependent RNA-polymerase. J Med Chem. 2012;55:2481-531.

Tang H, Grisé H. Cellular and molecular biology of HCV infection and hepatitis. Clin Sci (Lond). 2009;117:49-65.

Wang C, Jia L, Huang H, Qiu D, Valera L, Huang X, et al. In vitro activity of BMS-790052 on hepatitis C virus genotype 4 NS5A. Antimicrob Agents Chemother. 2012;56:1588-90.

Webster DP, Klenerman P, Dusheiko GM. Hepatitis C. Lancet. 2015;385: 1124-35.

Wieland S, Makowska Z, Campana B, Calabrese D, Dill MT, Chung J, et al. Simultaneous detection of hepatitis C virus and interferon stimulated gene expression in infected human liver. Hepatology. 2014;59: 2121-30.

World Health Organization (WHO). Guidelines for the screening, care, and treatment of persons with hepatitis C infection. Geneva: World Health Organization; 2014. [Acesso em: abr 2014]. Disponível em: http://apps.who.int/iris/bitstream/10665/111747/1/ 9789241548755_eng.pdf?ua.

Wyles DL. Resistance to DAAs: when to look and when It matters. Curr HIV/AIDS Rep. 2017;14:229-37.

Yu ML, Lee CM, Chen CL, Chuang WL, Lu SN, Liu CH, et al. Sustained hepatitis C virus clearance and increased hepatitis B surface antigen seroclearance in patients with dual chronic hepatitis C and B during posttreatment follow-up. Hepatology. 2013;57:2135-42.

Zhang X. Direct anti-HCV agents. Acta Pharm Sin B. 2016;6:26-31.

Zhu GQ, Zou ZL, Zheng JN, Chen DZ, Zou TT, Shi KQ, et al. Systematic review and network meta-analysis of randomized controlled trials: comparative effectiveness and safety of direct-acting antiviral agents for treatment-naive hepatitis C genotype 1. Medicine (Baltimore). 2016;95:e3004.

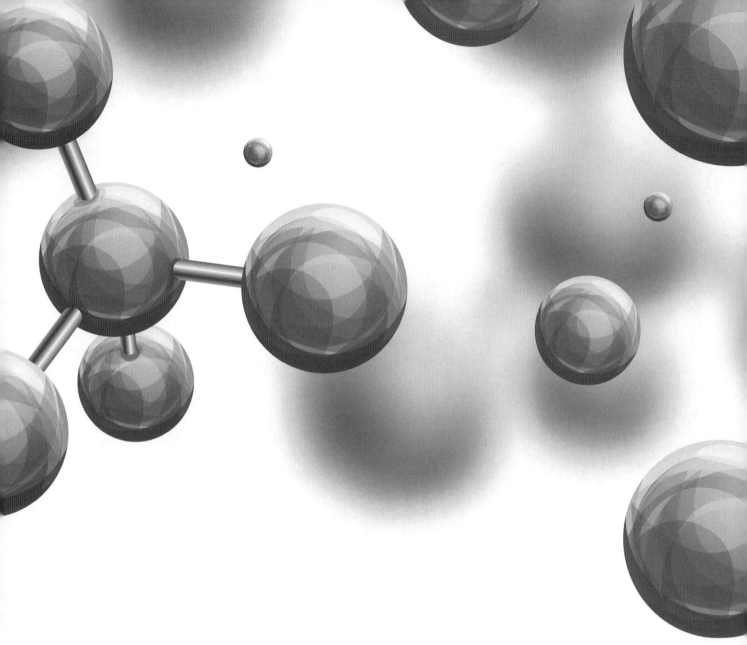

Parte 5

Fármacos em Moléstias Infecciosas

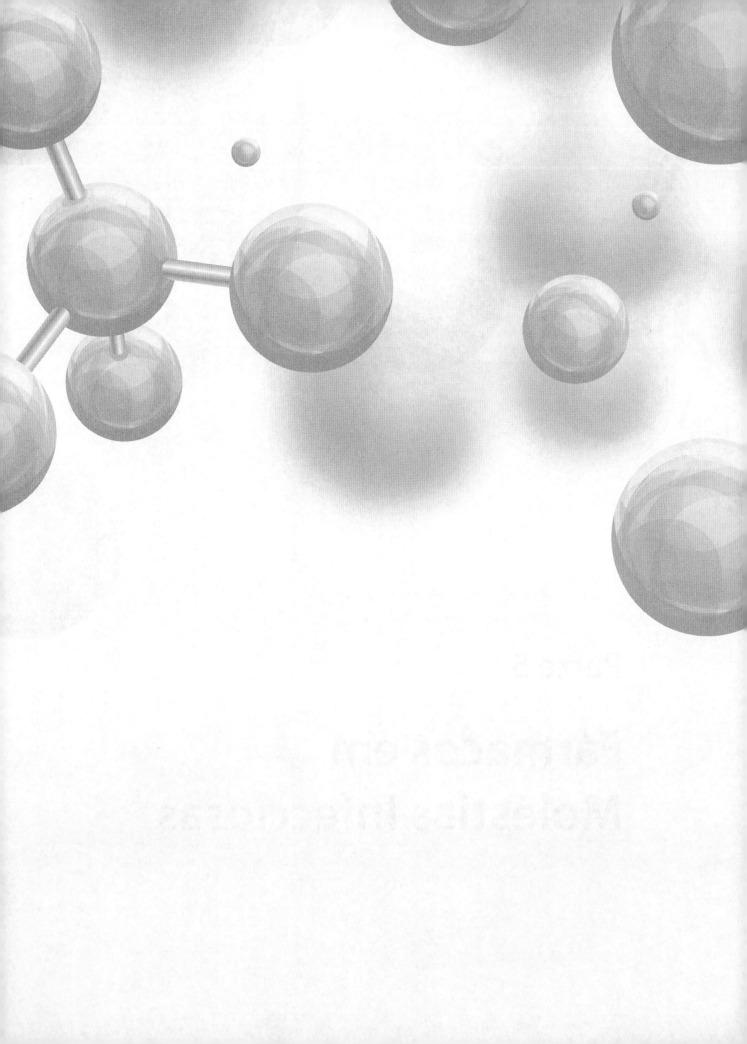

26 Antibióticos

INTRODUÇÃO

A possibilidade de um organismo interferir no crescimento de outro já era tema de investigação científica desde o final do século 19. Os trabalhos realizados por Corneil e Babes (1885) demonstraram que o antagonismo entre os micróbios era causado pela ação de substâncias produzidas e liberadas por esses microrganismos, afetando o crescimento/reprodução do outro. Ao final do século 19, esse fenômeno não era somente bem aceito, como também tinha um nome – antibiose (Vuillemin, 1889). Antibiótico foi definido como uma substância química, produzida por microrganismos, que tinha a capacidade de inibir o crescimento ou mesmo matar bactérias ou outros microrganismos (Waksman, 1947). Entretanto, essa definição é incompleta, visto que, nos dias de hoje, antibióticos podem ser sintetizados, e produtos extraídos de plantas ou células também podem apresentar propriedades semelhantes às dos antibióticos (Bentley e Bennett, 2003). Assim, a definição adotada neste livro é: "Antibiótico é uma substância química que tem a capacidade de inibir o crescimento ou mesmo matar bactérias". Alguns antibióticos são capazes de matar as bactérias, chamados bactericidas, e outros de impedir seu crescimento, os bacteriostáticos.

BETALACTÂMICOS

Hoje, os antibióticos betalactâmicos compreendem a classe de antibióticos mais utilizada clinicamente, sendo chamados desse modo por apresentarem em sua estrutura química o anel betalactâmico (Figura 26.1).

Eles são bem tolerados e sua toxicidade está relacionada com resposta alérgica em uma pequena porcentagem de pacientes; essas reações são mais comuns com penicilinas e cefalosporinas e menores com os monobactans (Moss *et al.*, 1991). Conforme ilustrado na Figura 26.2, os betalactâmicos corresponderam a 65% das prescrições de antibióticos injetáveis nos EUA no período de 2004-2014, e as cefalosporinas respondem por aproximadamente 50% (Tabela 26.1).

Todos os antibióticos betalactâmicos apresentam basicamente o mesmo mecanismo de ação, ou seja, inibem as proteínas que compõem a camada de peptidoglicanos que envolve a maioria das bactérias (chamada de PBP, do inglês *penicillin-binding proteins*). O anel betalactâmico tem estrutura química semelhante à da porção D-alanil-D-alanina da cadeia peptídica lateral, normalmente ligada às PBP. As PBP, ao se ligarem ao anel betalactâmico, não ficam disponíveis para a síntese de novos peptidoglicanos, causando, dessa maneira, a lise da bactéria (Figura 26.3).

A membrana celular da bactéria é constituída por camadas de peptidoglicanos em forma de rede, sendo espessa nas bactérias Gram-positivas e fina nas Gram-negativas. A síntese desses peptidoglicanos ocorre em quatro etapas, sendo a terceira etapa, caracterizada pela transpeptidação, feita por um grupo de enzimas chamadas de proteínas que se ligam a penicilinas. Essas enzimas se ligam ao anel betalactâmico e, portanto, interferem na formação da parede celular das bactérias. Os antibióticos betalactâmicos são bactericidas e interrompem a formação da parede celular da bactéria ao se ligarem de maneira covalente a essas enzimas.

Penicilinas

O antibiótico betalactâmico mais conhecido é a penicilina, descoberta acidentalmente por Fleming em 1928. Nas penicilinas, o anel betalactâmico está fundido com um anel tiazolidínico (Figura 26.4):

O anel betalactâmico fundido com o anel tiazolidínico forma parte da estrutura básica das penicilinas, cuja estrutura básica é o ácido 6-aminopenicilânico (Figura 26.5). A palavra *penams* refere-se a um grupo de antibióticos betalactâmicos que contém a estrutura do ácido 6-aminopenicilânico.

As penicilinas são os antibióticos de escolha para infecção do trato respiratório superior e inferior (*Streptococcus pyogenes*), meningite (*Neisseria meningitidis*), sífilis (*Treponema pallidum*) e infecções anaeróbicas.

Penicilinas naturais

Penicilina G

Também chamada de benzilpenicilina (Figura 26.6), foi o primeiro antibiótico betalactâmico utilizado na clínica para tratar infecções estreptocócicas. Ela é utilizada clinicamente em formulações farmacêuticas de ação curta, como a benzilpenicilina sódica ou benzilpenicilina potássica, as quais podem ser administradas por via intravenosa (IV) ou intramuscular (IM), ou em formulações farmacêuticas que permitem uma ação prolongada, como a benzilpenicilina benzatina e a benzilpenicilina procaína.

Distintamente da benzilpenicilina sódica ou potássica, que podem ser administradas IM ou IV, a benzilpenicilina benzatina e a benzilpenicilina procaína só podem ser empregadas via IM. As benzilpenicilinas sódica e potássica apresentam pico de ação rápido, com $T_{máx}$ de 30 min. Entretanto, dada sua meia-vida extremamente curta (30 a 60 min), é necessária a administração frequente (no caso de aplicação IM); são mais utilizadas IV, o que permite fazer infusão contínua ou intermitente. Apresentam a mesma eficácia terapêutica, porém o sal potássico pode causar uma sensação de queimação quando administrado IV; esse efeito colateral não é observado com a administração IV do sal sódico (Miller, 2002).

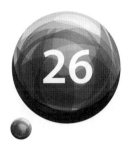

Figura 26.1 Estrutura química do anel betalactâmico.

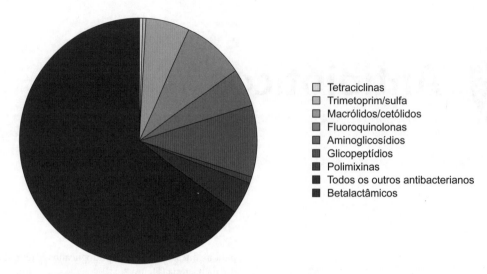

Figura 26.2 Prescrições de antibióticos injetáveis nos EUA no período de 2004 a 2014: 65,24% betalactâmicos, 9% glicopeptídios, 8% fluoroquinolonas, 6% macrolídios/cetolídios, 5% aminoglicosídios, 1% polimixinas, 0,5% trimetoprim/sulfametoxazol, 0,4% tetraciclinas (excluindo tetraciclina) e 4,21% demais antibióticos (incluindo daptomicina, linezolida e tigeciclina).

Tabela 26.1 Uso de betalactâmicos parenterais por classe de 2004 a 2014 nos EUA.	
Classe de betalactâmicos	Prescrições (%)
Penicilinas de espectro estreito	3,12
Penicilinas de amplo espectro	36,54
Cefalosporinas	47,49
Monobactamas	1,66
Carbapenéns	11,20

As benzilpenicilinas benzatina e procaína apresentam o mesmo espectro de ação que as benzilpenicilinas sódica e potássica, porém têm meias-vidas mais longas. A procaína foi complexada com a benzilpenicilina com o intuito de tornar a sua absorção mais lenta e, com isso, manter níveis plasmáticos por um período mais prolongado. Ela é administrada IM (preferencialmente na região glútea) 2 a 3 vezes/dia. A benzilpenicilina benzatina é formada pela complexação da molécula benzatina com duas moléculas de benzilpenicilina (no caso da benzilpenicilina procaína, essa complexação é equimolar). A absorção é muito mais lenta e, portanto, os níveis atingidos são muito mais baixos, embora sejam mantidos por semanas. Contudo, seu uso

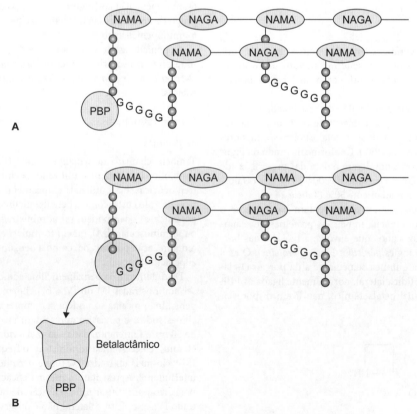

Figura 26.3 A e B. Mecanismo de ação dos antibióticos betalactâmicos.

é limitado. Atualmente, a benzilpenicilina benzatina é utilizada como uma opção interessante no tratamento da sífilis primária e secundária (2,4 milhões de unidades IM, dose única).

Penicilina V

Também conhecida como fenoximetilpenicilina (Figura 26.7), é uma penicilina estável em pH ácido; portanto, pode ser administrada via oral (VO). Apesar de ser rapidamente absorvida pelo intestino delgado, os níveis plasmáticos atingidos são baixos. Por isso, deve ser utilizada em infecções leves causadas por bactérias suscetíveis, como no caso de uma faringite estreptocócica, como a escarlatina (Hayes e Williamson, 2001).

Aminopenicilinas

O primeiro grupo de penicilinas que apresentaram atividade contra bactérias Gram-negativas foi o das aminopenicilinas, que são penicilinas semissintéticas, representadas pela ampicilina e pelo seu derivado amoxicilina. Vale notar que a ampicilina foi sintetizada adicionando-se um grupo amino (NH2) à molécula da benzilpenicilina.

Ampicilina

Esse antibiótico (Figura 26.8) é estável em pH ácido e sua biodisponibilidade não é afetada por alimentos, portanto pode ser administrada VO. O $T_{máx}$ é de aproximadamente 2 h; para infecções sérias, a ampicilina deve ser administrada IV na dose de 2 a 3 g a cada 4 h. Pelo fato de ser sensível às betalactamases, geralmente é administrada com um inibidor de betalactamase, como o sulbactam.

Amoxicilina

Apresenta atividade bactericida e estrutura química semelhantes às da ampicilina (Figura 26.9). É administrada exclusivamente VO e apresenta melhor biodisponibilidade que a ampicilina, atingindo níveis duas vezes maiores quando administrada em doses iguais. Como sua biodisponibilidade é maior, a quantidade de antibiótico que permanece no intestino é menor, provocando, portanto, menor incidência de diarreia. Por essa razão, a amoxicilina é menos eficaz no tratamento das infecções intestinais por *Shigella* (Wright e Wilkowske, 1991). Por ter melhor biodisponibilidade, a amoxicilina substituiu o uso de ampicilina VO. As reações adversas causadas pela amoxicilina são semelhantes às da ampicilina, consistindo principalmente em reações de hipersensibilidade e *rash* cutâneo. Administrada de 2 a 4 vezes/dia e eliminada na bile e na urina, é utilizada primariamente no tratamento das infecções do trato respiratório, assim como na otite média, raramente é empregada no tratamento de infecções do trato urinário.

Carboxicilinas

Com o aparecimento de bactérias Gram-negativas resistentes e o reconhecimento da *Pseudomonas aeruginosa* como patógeno, surgiu a necessidade de desenvolver penicilinas com atividade antibacteriana mais ampla. A substituição do grupo amino da ampicilina pelo grupo carboxil produziu a carbenicilina (Figura 26.10). A substituição do benzil da carbenicilina pelo tiofeno produziu a ticarcilina (Figura 26.11).

Tanto a carbenicilina quanto a ticarcilina podem ser administradas VO ou IV. Entretanto, a administração VO é raramente utilizada, por atingir baixos níveis plasmáticos, facilitando a seleção de cepas resistentes. Apresentam espectro de ação, que inclui o espectro da ampicilina; entretanto, apresentam ação também contra *Proteus* e *Pseudomonas aeruginosa*. A ticarcilina é 2 a 4 vezes mais potente *in vitro* que a carbenicilina contra *Pseudomonas aeruginosa*, embora seja menos ativa contra cocos Gram-positivos quando comparada com a carbenicilina (Brogden *et al.*, 1980).

Penicilinas resistentes às betalactamases

Após o sucesso inicial das penicilinas naturais no tratamento das infecções estafilocócicas, o aparecimento de estafilococos produtores de penicilinase tornou a penicilina G ineficaz. Em 1948, 50% das cepas hospitalares de *Staphylococcus aureus* eram resistentes a penicilinas (Barber e Rozwadowsha-Dowzenko, 1948) e, em 1960, essa incidência aumentou para 80% (Ridley *et al.*, 1970). Isso levou ao desenvolvimento de penicilinas semissintéticas resistentes à ação das betalactamases, por meio da introdução de modificações na cadeia lateral. A primeira penicilina resistente à betalactamase foi a meticilina; por sua instabilidade em pH ácido, era utilizada apenas via parenteral. A meticilina deixou de ser utilizada clinicamente por causa do aparecimento de cepas de *Staphylococcus aureus* resistentes à meticilina (MRSA, do inglês

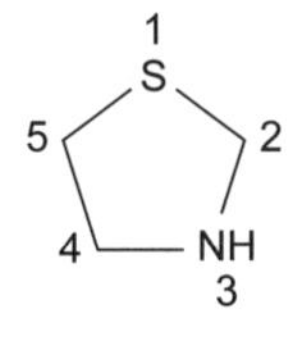

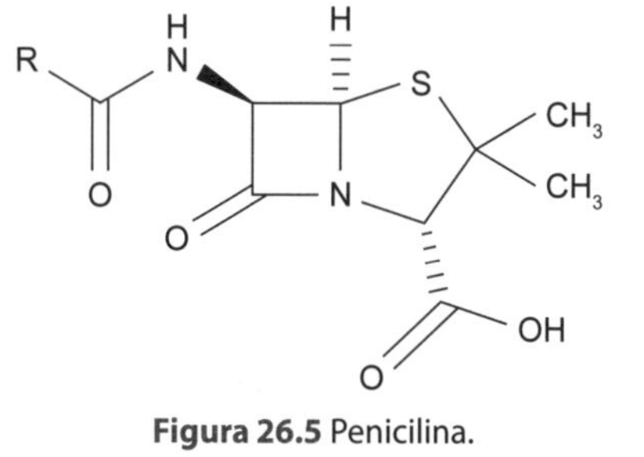

Figura 26.5 Penicilina.

Figura 26.4 Tiazolidina.

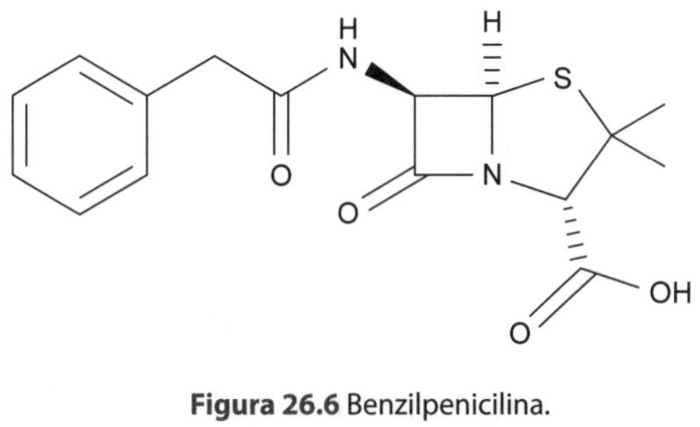

Figura 26.6 Benzilpenicilina.

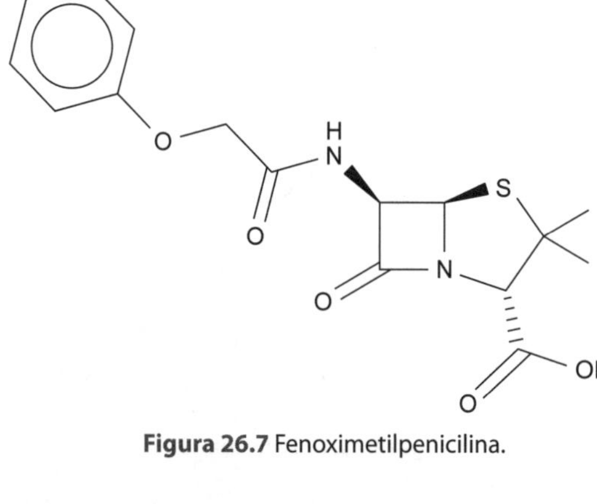

Figura 26.7 Fenoximetilpenicilina.

methicillin resistant Staphylococcus aureus). A meticilina foi substituída pela nafcilina e pela oxacilina e, eventualmente, pelos derivados da oxacilina (cloxacilina, dicloxacilina e flucloxacilina).

Nafcilina

Esse antibiótico (Figura 26.12) é utilizado somente IV, sendo eliminado essencialmente por metabolismo hepático e biliar; apenas 30% é eliminado de maneira não modificada via renal. Apresenta meia-vida de 30 a 60 min, e a dose recomendada é de 500 a 1.000 mg a cada 4 h, dependendo da gravidade da infecção. Deve ser administrada IV de forma lenta (recomenda-se infusão por 30 a 60 min). É indicada para infecções causadas por *Staphylococcus* produtores de betalactamases.

Oxacilina

Foi a primeira penicilina resistente a betalactamase que, além de ser administrada IV como a nafcilina, pode ser administrada também por VO. Entretanto, sua biodisponibilidade é bastante inferior aos seus derivados halogenados (cloxacilina, dicloxacilina e flucloxacilina). É indicada para tratamento de infecções por *Staphylococcus* produtores de betalactamases. O esquema terapêutico para administração IV é semelhante ao da nafcilina, ou seja, de 250 a 1.000 mg a cada 4 ou 6 h, dependendo da gravidade do caso. A administração deve ser feita na forma de infusões intermitentes.

Cloxacilina

É um derivado halogenado da oxacilina (nota-se, na Figura 26.14, que a diferença na estrutura é de apenas 1 átomo de cloro). Pode ser administrada IV ou VO, e a dose recomendada varia de 250 a 1.000 mg 4 vezes/dia, dependendo da infecção. A administração VO deve ser feita em jejum, já que a concentração máxima ($C_{máx}$) é reduzida

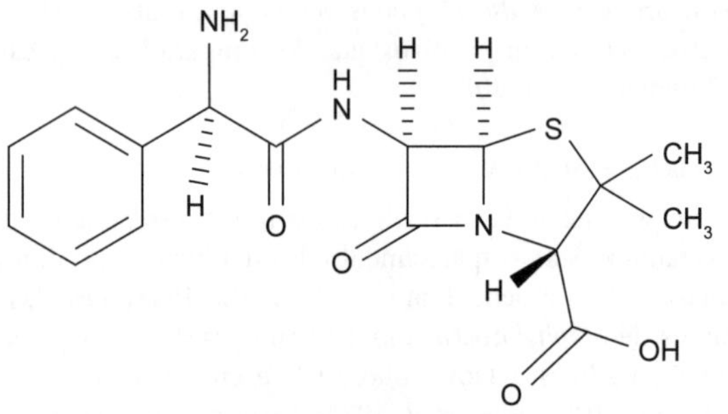

Figura 26.8 Ampicilina.

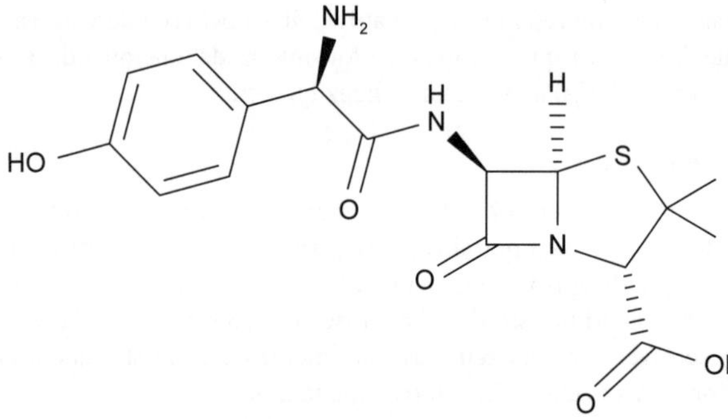

Figura 26.9 Amoxicilina.

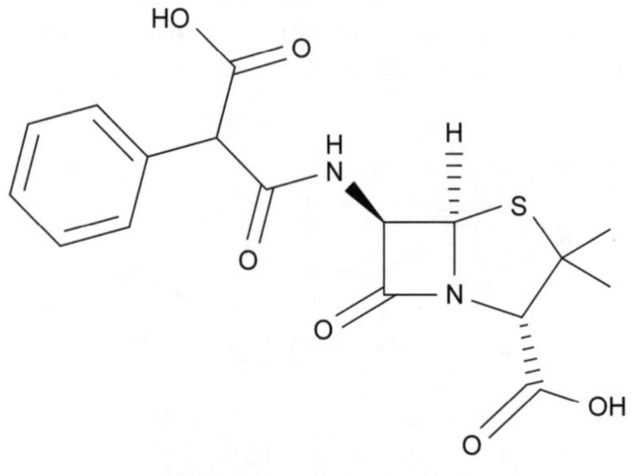

Figura 26.10 Carbenicilina.

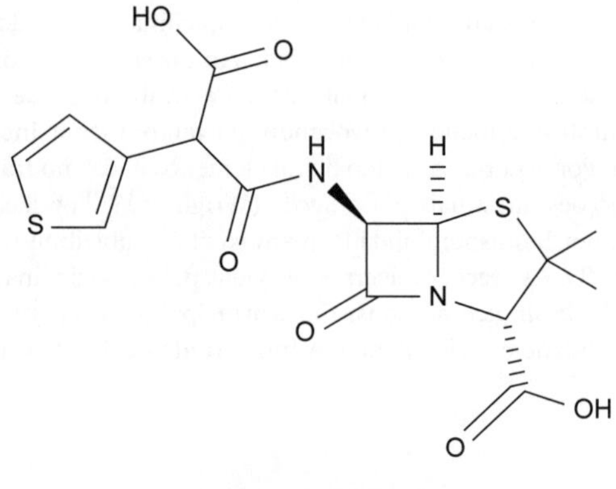

Figura 26.11 Ticarcilina.

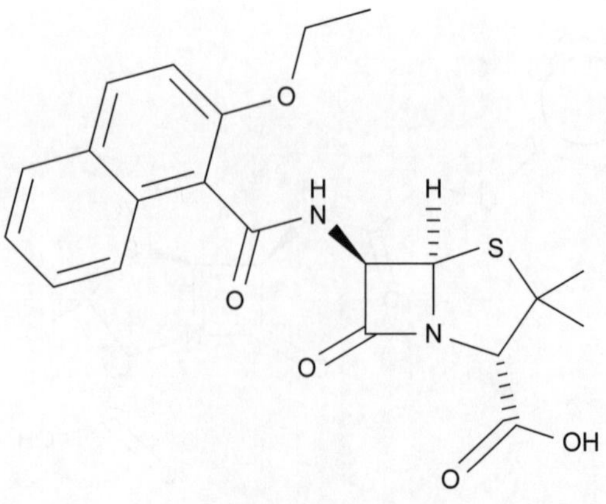

Figura 26.12 Nafcilina.

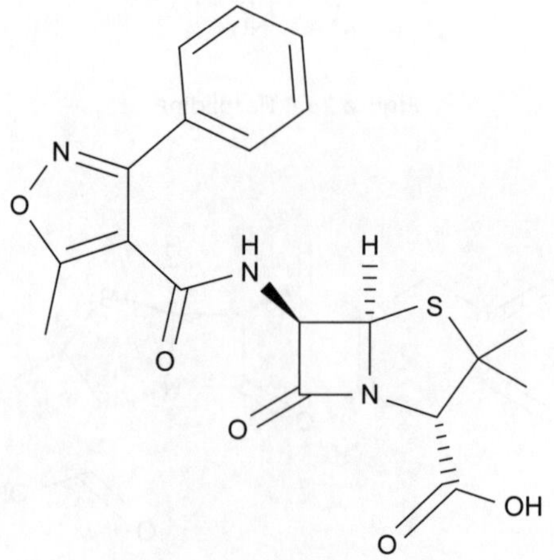

Figura 26.13 Oxacilina.

quando administrada com alimentos. É indicada para tratamento de infecções por *Staphylococcus aureus*; apesar de apresentar atividade contra *Streptococcus*, é menos ativa que a benzilpenicilina contra *Streptococcus*, portanto não deve ser utilizada para infecções causadas por esse patógeno. Pode ser utilizada no tratamento de endocardite bacteriana, pneumonia, infecções de pele, partes moles, articulações e osteomielites causadas por *Staphylococcus* produtores de betalactamases sensíveis à cloxacilina. A dose (VO ou IV) recomendada é de 250 a 500 mg a cada 6 h, dependendo da gravidade da infecção, mas pode ser aumentada até 12 g/dia, como no caso de endocardite (2 g a cada 4 h por 6 semanas, podendo ser associada à gentamicina).

Dicloxacilina

Derivado halogenado da oxacilina (introdução de dois átomos de cloro), é administrado apenas VO. A dicloxacilina (Figura 26.15) deve ser utilizada em infecções bacterianas causadas por *Staphylococcus* produtores de betalactamase suscetíveis à dicloxacilina. Entretanto, pode ser utilizada no caso de suspeita de infecção por *Staphylococcus* enquanto se aguardam os resultados do antibiograma. A dose recomendada é de 125 a 250 mg a cada 6 h, dependendo da gravidade da infecção. Em pacientes pediátricos, a dose recomendada é de 12,5 a 25 mg/kg/dia, também dependendo da gravidade da infecção.

Flucloxacilina

Derivado halogenado da oxacilina (adição de um átomo de flúor e outro de cloro; Figura 26.16). Indicada no tratamento de infecções por *Staphylococcus* produtores ou não de betalactamases, não apresenta atividade em infecções por bactérias Gram-negativas e é administrada VO na dose de 250 mg a cada 6 h em adultos; metade dessa dose em pacientes pediátricos acima de 2 anos de idade. A dose pode ser aumentada de acordo com a gravidade da infecção. É eliminada essencialmente pelo rim, entretanto, por seu potencial de causar hepatite, deve ser administrada com atenção em pacientes com disfunção hepática.

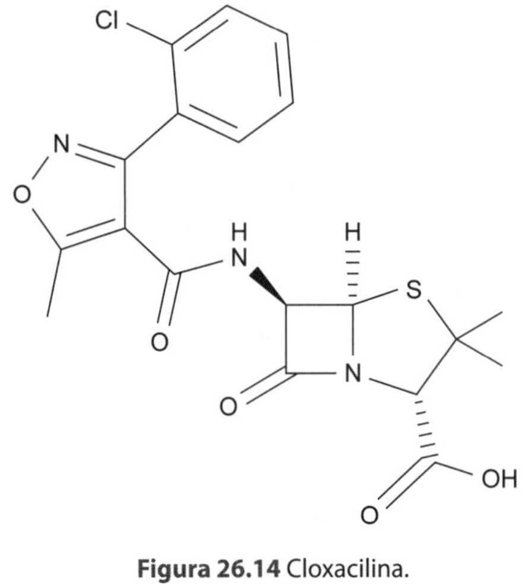

Cefalosporinas

Bactérias sensíveis à penicilina, como o *Staphylococcus aureus*, rapidamente desenvolveram mecanismos de resistência com base na destruição do anel betalactâmico, por meio da produção de uma enzima chamada betalactamase (Davies e Davies, 2010). Isso levou à descoberta de uma nova molécula com atividade antibiótica isolada do fungo *Cephalosporium acremonium*, chamada na época de cefalosporina C (hoje conhecida como ceftriaxona). A Figura 26.17 ilustra a estrutura básica das cefalosporinas.

As cefalosporinas pertencem ao grupo dos antibióticos betalactâmicos porque apresentam o anel betalactâmico em sua estrutura. Podem ser classificadas de acordo com espectro, geração, estrutura química, resistência às betalactamases e farmacologia clínica. A classificação mais utilizada é a das gerações (Tabela 26.2).

A estrutura de quatro cefalosporinas injetáveis é apresentada na Figura 26.18 (Kaiser *et al.*, 1978).

Cefalosporinas de primeira geração

Apresentam espectro de atividade bastante restrito e atuam essencialmente contra cocos Gram-positivos, como *Streptococci*,

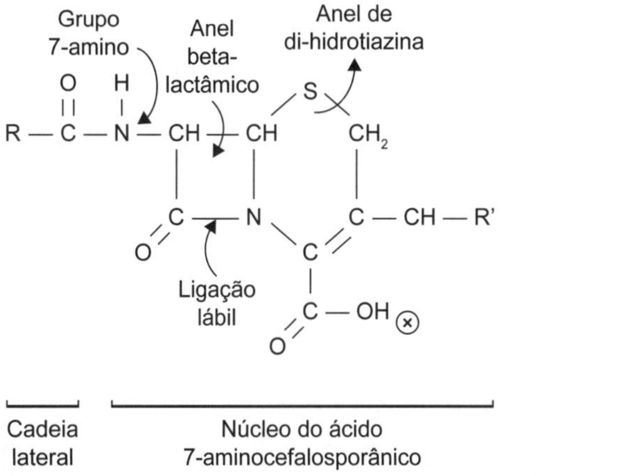

Figura 26.14 Cloxacilina.

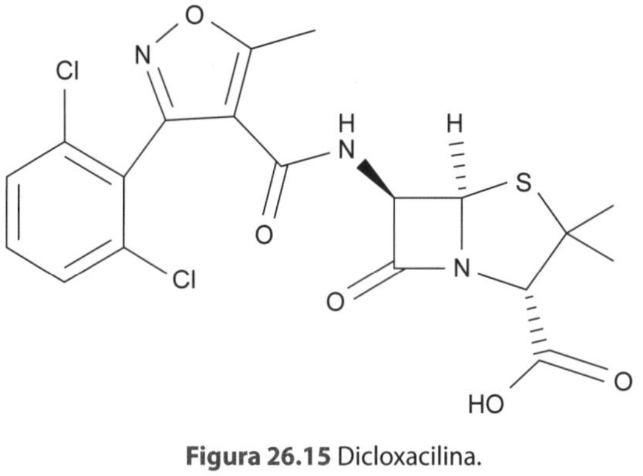

Figura 26.15 Dicloxacilina.

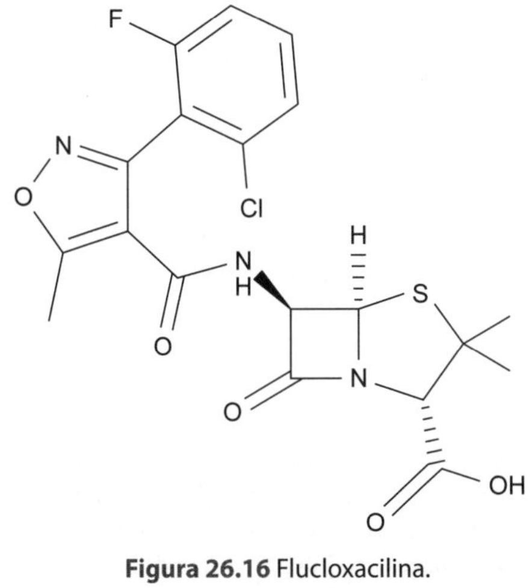

Figura 26.16 Flucloxacilina.

Figura 26.17 Estrutura química básica das cefalosporinas. X indica o local da formação do sal.

Staphylococci e *Enterococci*; entretanto, não são ativas contra o MRSA. Apresentam eficácia também contra infecções por bactérias Gram-negativas, como *Escherichia coli*, *Proteus mirabilis* e *Klebsiella pneumoniae*. Essa geração de cefalosporinas pode ser utilizada em infecções não complicadas de pele e partes moles; ela foi composta de sete fármacos, embora dois não estejam mais disponíveis comercialmente.

A cefalotina foi a primeira cefalosporina semissintética introduzida no mercado em 1962, mas não foi considerada de amplo espectro, pois bactérias Gram-negativas eram resistentes à sua ação. Sua penetração no sistema nervoso central era muito discreta, mesmo na presença de inflamação meníngea. Seu uso em pediatria era limitado, visto que a administração IM era dolorosa e a IV frequentemente resultava em flebite (Eichenwald e Schmitt, 1986). A cefaloridina, um derivado da cefalotina, foi introduzida em 1964, mas foi considerada nefrotóxica quando administrada em altas doses. Essa substância ilustra um aspecto importante em farmacologia: fármacos com muita semelhança estrutural podem apresentar efeitos tóxicos imprevisíveis.

A cefazolina e a cefafirina foram introduzidas clinicamente após a cefalotina; apresentavam espectro de ação semelhante ao da cefalotina, mas a injeção causava menos irritação que a cefalotina. A seguir, são revisadas algumas características da cefazolina, contudo, atualmente, o emprego de cefalosporinas de primeira geração via injetável é muito restrito.

Cefazolina

Não é absorvida VO, portanto sua administração se dá IM ou IV. É eliminada predominantemente via renal de forma inalterada, entretanto a concentração na bile é 7 vezes maior que a plasmática, podendo ser utilizada também no tratamento de infecções do trato biliar causadas por cepas sensíveis de *Escherichia coli*, *Proteus mirabilis*, *Staphylococcus aureus* e estreptococos (Nightingale *et al.*, 1975). A Tabela 26.3 apresenta o esquema terapêutico utilizado em adultos. Em pacientes pediátricos, a dose recomendada é de 25 a 50 mg/kg/dia, dependendo da gravidade da infecção, fracionada em 3 a 4 aplicações.

Cefaloglicina

Foi a primeira cefalosporina efetiva VO, porém sua biodisponibilidade após administração oral era errática e, portanto, não confiável. Cefalexina e cefradina, ambas derivadas da cefaloglicina, apresentaram biodisponbilidade oral eficaz para uso como antibióticos (Singhvi *et al.*, 1978), constituindo, desse modo, uma opção terapêutica importante principalmente em pacientes pediátricos e para infecções causadas por bactérias Gram-positivas.

Cefalexina

Cefalosporina de primeira geração que apresenta excelente biodisponibilidade oral (90%), tem $T_{máx}$ de aproximadamente 1 h. O $T_{máx}$ é aumentado e a $C_{máx}$ diminuída quando a cefalexina é administrada com alimentos ou com leite; a biodisponibilidade da cefalexina também é reduzida em pacientes com acloridria. Sua ligação às proteínas plasmáticas é discreta (15%) e apresenta ampla distribuição em tecidos, particularmente fígado e rins. É eliminada de maneira inalterada na urina, apresentando meia-vida de 0,9 a 1,2 h, sendo maior em neonatos (5 h) e crianças de 3 a 12 meses de idade (2,5 a 3 h). A dose em adultos varia de 1 a 4 g/dia, sendo administrada a cada 6 h; em pacientes pediátricos, a dose recomendada varia de 25 a 100 mg/kg/dia, dividida em 2 ou 4 vezes/dia (Speight *et al.*, 1972). Diarreia, náuseas e vômitos são as reações adversas mais comuns, mas costumam ser leves e transitórias.

As cefalosporinas de primeira geração podem ser utilizadas em infecções não complicadas causadas por bactérias Gram-positivas do trato respiratório superior e inferior, da pele e das partes moles e infecções urinárias não complicadas.

Cefalosporinas de segunda geração

Apresentam espectro maior contra Gram-negativos em comparação com as cefalosporinas de primeira geração, além de alguma resistência a bactérias produtoras de betalactamase. Elas são eficazes no tratamento de infecções do trato respiratório superior e inferior e otite média. Entre as cefalosporinas de segunda geração, as cefamicinas (cefotetana, cefoxitina e cefmetazol) são eficazes contra infecções na pele e nas partes moles causadas por anaeróbios, podendo também ser utilizadas para infecções intra-abdominais e ginecológicas. Com exceção da cefuroxima, as demais cefalosporinas não apresentam penetração no líquido cefalorraquidiano (LCR), mesmo em presença de inflamação meníngea.

Cefamandol

Apresenta espectro de ação contra bactérias Gram-positivas semelhante à cefalotina, entretanto, é considerado de amplo espectro, pois apresenta ação contra a maioria das cepas de *Escherichia coli*, *Klebsiella* e *Haemophylus influenzae* (produtores ou não de betalactamases); causa

Tabela 26.2 Classificação das cefalosporinas.

Geração	Dose	Via
Primeira geração (espectro estreito)		
Cefazolina	1 a 2 g	IV/IM
Cefalotina	1 a 2 g	IV/IM
Cefalpirina	0,5 a 1 g	IV/IM
Cefalexina	200 a 500 mg	VO
Cefadroxila	500 mg	VO
Cefradina	250 a 500 mg	VO
Segunda geração (espectro intermediário)		
Cefamandol	1 a 2 g	IV/IM
Cefuroxima	0,75 a 1,5 g	IV/IM
Cefoxitina	1 a 2 g	IV/IM
Cefotetana	1 a 2 g	IV/IM
Cefmetazol	2 g	IV
Cefaclor	250 a 500 mg	VO
Cefprozila	250 a 500 mg	VO
Cefpodoxima	200 a 400 mg	VO
Loracarbefe	200 a 400 mg	VO
Terceira geração (amplo espectro)		
Cefotaxima	1 a 2 g	IV/IM
Ceftriaxona	1 a 2 g	IV/IM
Ceftizoxima	1 a 2 g	IV/IM
Ceftazidima	1 a 2 g	IV/IM
Cefoperazona	1 a 2 g	IV/IM
Cefixima	400 mg	VO
Quarta geração (amplo espectro)		
Cefipima	2 g	IV
Quinta geração (espectro estendido)		
Ceftarolina	600 mg	IV
Ceftobiprol	600 mg	IV

IV: intravenosa; IM: intramuscular; VO: via oral.

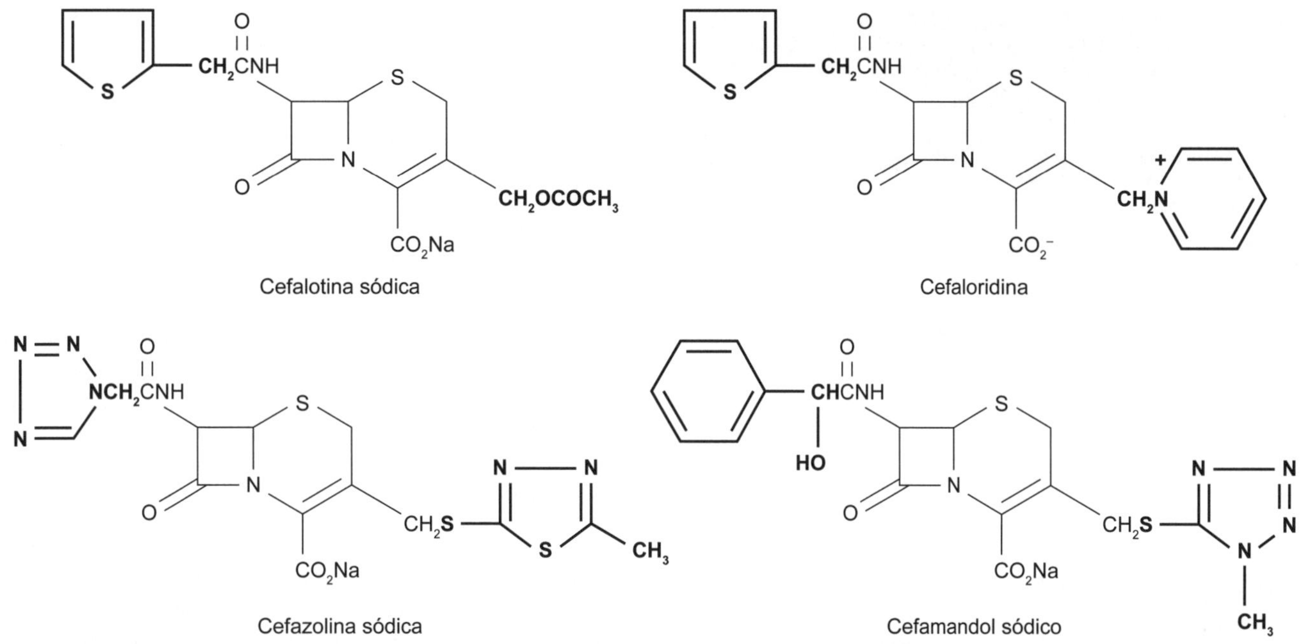

Figura 26.18 Estrutura de quatro cefalosporinas injetáveis.

desconforto moderado quando administrado via IM e a incidência de tromboflebite quando empregado IV é baixa.

Ceforanida

Apresenta menor atividade contra *Staphylococcus aureus*, *Haemophylus influenzae* e muitas enterobactérias Gram-negativas quando comparada com outras cefalosporinas, reduzindo em muito seu uso terapêutico.

Cefonicida

Outra cefalosporina de segunda geração cuja única propriedade distinta é a meia-vida mais longa (4,5 h), permitindo a administração IM ou IV 1 vez/dia. Pelo fato de ter sido pouco estudada em ensaios clínicos, seu uso não é recomendado.

Cefuroxima

Cefalosporina com propriedades únicas que a tornam útil para algumas infecções pediátricas, motivo pelo qual será analisada separadamente. Por ter pouca biodisponibilidade oral, é utilizada apenas via injetável. Entretanto, mais recentemente, com o desenvolvimento de um profármaco (cefuroxima axetil), passou a ser utilizada também VO. É bastante eficaz contra *Pneumococcus* e *Streptococcus* dos grupos A e B.

A grande vantagem da cefuroxima comparada com as demais cefalosporinas de primeira e segunda geração é sua capacidade de penetrar o sistema nervoso central em concentrações bastante superiores às necessárias para inibir *Haemophylus influenzae*, *Neisseria meningitides* e cepas sensíveis e resistentes às penicilinas do *Streptococcus pneumoniae*. É um fármaco interessante para tratamento de meningite bacteriana pediátrica. A cefuroxima apresenta baixa toxicidade, como as demais cefalosporinas. Quando usada no tratamento de meningite, a dose recomendada é de 200 a 250 mg/kg/dia, dividida em 3 ou 4 doses. Para infecções que não sejam do sistema nervoso central, a dose recomendada é de 100 mg/kg/dia. O fármaco é bem tolerado quando administrado IV na forma de infusão. A cefuroxima não deve ser utilizada no tratamento da meningite do neonato, visto ter pouca ação contra algumas cepas de *Escherichia coli* e nenhuma contra *Listeria* e *Enterococcus*.

Cefuroxima axetil

Acetoxietilester da cefuroxima. Uma vez administrado VO, é absorvido no trato gastrintestinal e sofre uma rápida hidrólise (3 a 4 min após a absorção) por esterases das células da mucosa intestinal e na circulação porta, liberando o metabólito ativo, cefuroxima, na circulação sistêmica. A biodisponibilidade é aumentada significativamente quando administrada com alimentos, de 36% para 52%.

A cefuroxima axetil é eficaz no tratamento de infecções do trato respiratório superior e inferior, infecções urinárias, infecções de pele e partes moles e infecções por *Neisseria gonorrhoeae* (Pery e Brogden, 1996). A Tabela 26.4 mostra os esquemas terapêuticos propostos com esse fármaco para adultos e pacientes pediátricos.

Cefaclor

Outra cefalosporina de segunda geração, mas com boa biodisponibilidade oral, inclusive superior à da cefalexina. Apresenta excelente penetração no fluido da orelha média, sendo eficaz para quase todas as bactérias aeróbicas e anaeróbicas que causam otite média, como *Streptococcus pneumoniae*, *Haemophylus influenzae*, *Streptococcus pyogenes*, *Staphylococcus aureus* e *Staphylococcus epidermidis*. Para tratamento de otite, a dose recomendada é de 40 a 60 mg/kg; o fármaco pode causar uma reação de hipersenbilidade.

Cefalosporinas de terceira geração

São caracterizadas por sua alta eficácia contra a maior parte das bactérias Gram-negativas. Apresentam alta estabilidade contra a

Tabela 26.3 Esquema terapêutico de cefazolina em adultos.

Tipo de infecção	Dose	Frequência
Infecções moderadas a graves	500 mg a 1 g	A cada 6 a 8 h
Infecções leves causadas por cocos Gram-positivos suscetíveis	250 a 500 mg	A cada 8 h
Infeções agudas não complicadas do trato urinário	1 g	A cada 12 h
Pneumonia pneumocócica	500 mg	A cada 12 h
Infecções graves com risco de morte (p. ex., endocardites, septicemia)	1 a 1,5 g	A cada 6 h

Tabela 26.4 Doses de cefuroxima axetil recomendadas no tratamento de adultos, adolescentes, crianças e lactentes (> 3 meses) com várias infecções causadas por bactérias suscetíveis a esse fármaco.

Infecção	Dose	Duração do tratamento (dias)
Adultos e adolescentes ≥ 13 anos		
Infecções do trato respiratório superior e inferior	250 mg 2 vezes/dia	7 a 10
Infecções graves do trato respiratório inferior	500 mg 2 vezes/dia	7 a 10
Infecções não complicadas do trato urinário	125 a 250 mg 2 vezes/dia	7 a 10
Gonorreia	1.000 mg dose única	
Doença de Lyme	500 mg 2 vezes/dia	20
Crianças de 2 a 12 anos		
Amigdalite e faringite	125 mg 2 vezes/dia	7 a 10
Otite média	250 mg 2 vezes/dia (ou 15 mg/kg 2 vezes/dia até 500 a 1.000 mg/dia)	7 a 10
Impetigo	15 mg/kg 2 vezes/dia até 1.000 mg/dia	10
Bebês de 3 meses a 2 anos		
Amigdalite e faringite	125 mg 2 vezes/dia	7 a 10
Otite média	125 mg 2 vezes/dia (ou 10 mg/kg 2 vezes/dia até 250 mg/dia)	7 a 10
Impetigo	15 mg/kg 2 vezes/dia até 1.000 mg/dia	10

betalactamase e conseguem penetrar a parede celular das bactérias Gram-negativas, tendo ação bactericida. Também são eficazes no tratamento de infecções por bactérias Gram-positivas e podem ser utilizadas no tratamento de infecções por MRSA. Ainda, são eficazes no tratamento de meningite por bactérias Gram-negativas, infecções por *Enterobacteriaceae*, infecções do trato respiratório superior, otite média, pielonefrite e infecções da pele e de partes moles. Ceftazidima e ceforperazona são duas cefalosporinas de terceira geração que também apresentam atividade contra *Pseudomonas aeruginosa*. As cefalosporinas de terceira geração também podem ser empregadas no tratamento da febre tifoide.

A maioria das cefalosporinas de terceira geração é administrada IV, contudo, novos desenvolvimentos na forma de profármacos aumentaram sua biodisponibilidade oral. De maneira geral, as cefalosporinas de terceira geração são menos potentes que as de primeira e segunda geração contra bactérias Gram-positivas, mas são mais potentes contra as bactérias Gram-negativas, principalmente contra as produtoras de betalactamase. Cefotaxima, ceftriaxona, ceftazidima e ceftizoxima são úteis no tratamento de meningite causada por bactérias Gram-negativas, visto que as demais cefalosporinas de terceira geração apresentam baixa penetração no sistema nervoso central.

As cefalosporinas de terceira geração injetáveis incluem cefotaxima, ceftriaxona, ceftazidima, cefoperazona, ceftizoxima e latamoxefe (moxalactam). Em vários países, somente cefotaxima, ceftriaxona e ceftazidima estão disponíveis para uso clínico.

Cefotaxima, ceftriaxona e ceftazidima apresentam maior estabilidade à hidrólise por betalactamases quando comparadas com cefalosporinas de primeira e segunda geração. Apresentam espectro de ação semelhante, exceto a ceftazidima, que tem atividade clínica relevante contra *Pseudomonas aeruginosa* (Adu e Armour, 1995). Elas apresentam ação contra a maioria das bactérias Gram-negativas resistentes aos outros antibióticos betalactâmicos e aminoglicosídios. Essas cefalosporinas não devem ser utilizadas contra infecções por *Staphylococcus aureus*, por serem bem menos ativas que as de primeira e segunda geração. Elas apresentam boa distribuição tissular, entretanto suas características farmacocinéticas são distintas (Tabela 26.5).

A ligação a proteínas plasmáticas da ceftriaxona é saturável, de modo que, quanto maior a dose de ceftriaxona, menor a porcentagem de ligação a proteínas plasmáticas. Assim, considera-se terapeuticamente mais interessante administrar ceftriaxona em uma dose alta 1 vez/dia do que fracionada em várias doses. Por sua longa meia-vida, a ceftriaxona pode ser administrada 1 vez/dia, enquanto a cefotaxima precisa sê-lo em intervalos de 4 a 6 h dependendo da gravidade da infecção e por conta de seu rápido metabolismo hepático. Conforme ilustrado na Tabela 26.5, tanto a cefotaxima quanto a ceftazidima são eliminadas por filtração glomerular, portanto é necessário ajuste de dose em pacientes com nefropatia moderada ou grave. A ceftriaxona é eliminada parcialmente pela bile (30 a 60%), não exigindo ajuste de dose em pacientes nefropatas ou mesmo anéfricos.

A ceftriaxona é a cefalosporina de terceira geração mais utilizada no Brasil. É administrada IV em adultos na dose de 1 a 2 g/dia, em dose única; em pacientes pediátricos, a dose recomendada é de 50 a 75 mg/kg, administrada 1 vez/dia. Para tratamento de infecções gonocócicas não complicadas, 250 mg IM em dose única é suficiente. A seguir, destacam-se algumas cefalosporinas de terceira geração disponíveis para uso oral na forma de profármacos.

Cefetamete pivoxila

É hidrolisada após administração VO por esterases do trato gastrintestinal, liberando na circulação sistêmica o metabólito ativo, cefetamete. Apresenta biodisponibilidade oral de aproximadamente 50% e deve ser administrada com alimentos. Tem *clearance* renal, sendo necessário ajuste de dose em pacientes nefropatas; a meia-vida de eliminação é de 2,2 a 2,8 h, entretanto pode ser administrada 2 vezes/dia (Bryson e Brogden 1993). É indicada para tratamento de infecções do trato respiratório superior e inferior e também em infecções urinárias não complicadas. Pode ser utilizada em dose única para tratamento de infecção por *Neisseria gonorrhoeae* em homens e mulheres. Em adultos, a dose recomendada é de 1.000 mg 2 vezes/dia e, em crianças, 10 a 20 mg/kg administrada por 7 a 10 dias.

Tabela 26.5 Características farmacocinéticas das cefalosporinas de terceira geração.

Fármaco	Meia-vida (h)	Ligação proteica (%)	Penetração no LCR (%)	Rota primária de excreção
Ceftriaxona	6 a 8,5	83 a 96	3 a 6	Renal/hepática
Cefotaxima	1	30 a 50	5 a 15	Renal
Ceftazidima	1,4 a 2	5 a 17	5 a 25	Renal

LCR: líquido cefalorraquidiano.

Cefpodoxima proxetila

Outra cefalosporina de terceira geração com amplo espectro de ação que pode ser administrada VO 2 vezes/dia, com boa tolerância para tratamento de infecções por bactérias Gram-positivas e Gram-negativas. É um profármaco que, após hidrólise por esterases quando administrado VO, libera o metabólito ativo cefpodoxima. É eliminada predominantemente via renal de forma inalterada. Apresenta boa tolerabilidade, sendo os principais eventos adversos náuseas, diarreia e vômitos (Fulton e Perry, 2001). A dose pediátrica recomendada é de 10 mg/kg/dia, fracionada em duas tomadas. Para adultos, a dose varia de 200 a 800 mg/dia, fracionada em duas tomadas, dependendo da infecção (no caso de infecção por *Neisseria gonorrhoeae*, em homens e mulheres, 200 mg em dose única são suficientes).

Cefalosporinas de quarta geração

Apresentam amplo espectro de ação contra bactérias Gram-negativas quando comparadas com as cefalosporinas de terceira geração, possivelmente por terem maior estabilidade frente à hidrólise causada por betalactamases, além de menor capacidade de induzir resistência mediada por betalactamase (Page, 2004). Por seu amplo espectro de atividade, podem ser utilizadas no tratamento da meningite.

Cefepima

Cefalosporina semissintética de quarta geração com amplo espectro de ação. Comparada com ceftazidima (terceira geração), apresenta atividade aumentada para bactérias Gram-positivas incluindo: *Staphylococcus epidermidis* sensível à meticilina (MSSA, do inglês *methicillin susceptible Staphylococcus aureus*) e *Streptococcus pneumoniae*. Tem melhor ação contra bactérias Gram-negativas que as demais cefalosporinas anteriores, por sua penetração mais rápida na bactéria, ligando-se a múltiplas proteínas ligantes de penicilina, e por sua baixa afinidade para betalactamases (Yahav et al., 2007). Seu uso é restrito a hospitais para infecções urinárias, pneumonia, infecções de pele, partes moles e bacteriemia. Metanálise comparando cefepima e outros antibióticos betalactâmicos sozinhos ou associados a outro antibiótico não betalactâmico revelou mortalidade superior com cefepima (Figura 26.19). Entretanto, há controvérsias sobre esse aumento de mortalidade, sugerindo que esta pode estar associada à dose não efetiva (Alves et al., 2014).

Cefalosporinas de quinta geração

Apresentam eficácia única contra as várias cepas resistentes de *Staphylococcus aureus*, como *Staphylococcus aureus* resistentes a meticilina (MRSA, do inglês *methicillin resistant Staphylococcus aureus*), *Staphylococcus aureus* resistentes à vancomicina (VRSA, do inglês *vancomycin resistant Staphylococcus aureus*) e *Staphylococcus aureus* de resistência intermediária à vancomicina (VISA, do inglês *vancomycin intermediate resistant Staphylococcus aureus*). Há duas cefalosporinas de quinta geração disponíveis para uso terapêutico: ceftarolina fosamila e ceftobiprol medocarila.

Ceftarolina fosamila

Primeiro antibiótico betalactâmico eficaz para o tratamento de infecções por MRSA, é indicada para tratamento de infecções bacterianas de pele, partes moles e pneumonia. Importante ressaltar que a ceftarolina não é ativa contra *Pseudomonas* nem contra patógenos respiratórios atípicos, como *Mycoplasma pneumoniae*, *Chlamydophila pneumoniae* e *Legionella pneumophila* (Ghamrawi et al., 2015).

A ceftarolina fosamila constitui um profármaco que, após administração IV, é convertido no metabólito ativo ceftarolina, por meio de fosfatases. Seu volume de distribuição (20,3 ℓ) é similar ao da cefepima e apresenta uma meia-vida de 2,6 h, devendo ser administrada 2 a 3 vezes/dia dependendo do tipo e da gravidade da infecção. Como a maior parte dos antibióticos betalactâmicos, a ceftarolina é eliminada primariamente por *clearance* renal. A dose recomendada é de 600 mg a cada 12 h na forma de infusão IV por 1 h, ajustada em pacientes nefropatas com redução do *clearance* de creatinina abaixo de 50 mℓ/min.

Ceftobiprol medocaril

Profármaco que também é rapidamente convertido no metabólito ativo ceftobiprol após administração IV. Apresenta ação contra bactérias Gram-positivas e Gram-negativas comuns e contra *Pseudomonas aeruginosa* e MRSA. Está disponível apenas para uso IV por causa da baixa biodisponibilidade oral. A meia-vida é de 3 h, e a dose recomendada é 500 mg a cada 8 h, por meio de infusão por 2 h. Sofre pouco metabolismo hepático, sendo 95% do fármaco ativo eliminado na urina de forma inalterada (Amalakuhan et al., 2017).

Carbapenéns

Conforme ilustrado na Figura 26.20, o anel apresenta agora uma insaturação, razão do nome *peném*, e não *penam*. Essa classe de antibióticos foi descoberta na década de 1970, em virtude do perigo causado pelo aumento da expressão de betalactamases nas bactérias, com a identificação de ácidos olivânicos produzidos pelo *Streptomyces clavuligerus*, os quais apresentavam ação inibitória sobre as betalactamases. Entretanto, esses ácidos eram instáveis e não penetravam a parede da bactéria. Eventualmente, isolaram-se o ácido clavulânico do *Streptomyces clavuligerus* e a tienamicina do *Streptomyces cattleya*. A tienamicina é considerada o primeiro carbapeném.

Os carbapenéns são resistentes à ação hidrolítica das betalactamases. E, entre todos os antibióticos betalactâmicos, apresentam o espectro de ação mais amplo e a maior potência contra bactérias Gram-positivas e Gram-negativas. São considerados antibióticos de última linha, reservados para pacientes com quadros infecciosos graves ou com infecções causadas por bactérias resistentes. Os carbapenéns são vulneráveis às carbapenemases produzidas por algumas espécies de *Enterobacteriaceae* e *Acinetobacter*, além de algumas metalobetalactamases produzidas por *Pseudomonas aeruginosa* (Rai et al., 2013). Os seguintes carbapenéns estão disponíveis comercialmente:

- Imipeném: espectro amplo contra patógenos aeróbicos e anaeróbicos, administrado IV, em geral associado à cilastatina (500 mg a cada 6 h ou 1.000 mg a cada 8 h). A cilastatina inibe o metabolismo renal do imipeném e, portanto, aumenta a quantidade excretada na urina
- Meropeném: eficaz para infecções por bactérias Gram-positivas e Gram-negativas não fermentadoras. É administrado IV e apresenta boa distribuição na maior parte dos líquidos corporais e tecidos, incluindo o LCR. É resistente tanto à penicilinases quanto às cefalosporinases, e apresenta efeito sinérgico quando administrado com aminoglicosídios. É administrado na dose de 500 a 1.000 mg a cada 8 h, dependendo do quadro infeccioso
- Ertapeném: apresenta amplo espectro, entretanto com atividade reduzida para bactérias Gram-negativas fermentativas. Pode ser administrado IV ou IM, na dose de 1.000 mg 1 vez/dia, e a duração do tratamento pode variar de 5 a 14 dias
- Doripeném: atua como os demais carbapenéns ligando-se às proteínas que se ligam às penicilinas (PBP), entretanto apresenta alta afinidade para as PBP-2 e PBP-3, o que aumenta sua atividade contra *Pseudomonas aeruginosa*. Apresenta um espectro de ação único, semelhante ao do imipeném contra bactérias Gram-positivas e ao meropeném contra as bactérias Gram-negativas. A dose recomendada de doripeném é de 500 mg via IV a cada 8 h. As reações adversas mais comuns são cefaleia, náuseas, diarreia, *rash* cutâneo e flebite.

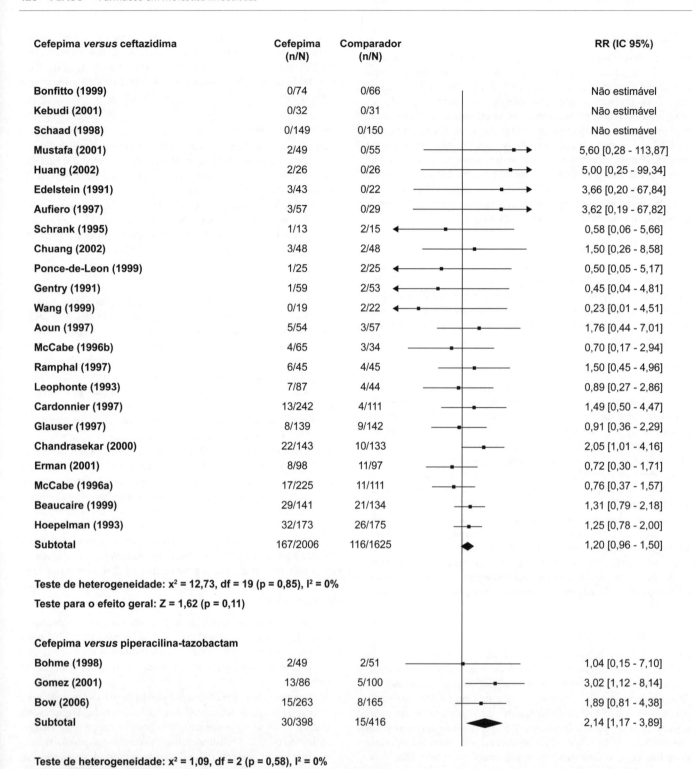

Figura 26.19 *Forest plot* mostrando mortalidade por qualquer causa comparando cefepima com outros antibióticos. (*Continua*)

Monobactans

Foi isolado inicialmente do *Chromobacterium violaceum*, mas, diferentemente dos demais antibióticos betalactâmicos, o anel betalactâmico não está complexado com outro anel (Figura 26.21). Aztreonam é o único antibiótico monobactam disponível comercialmente, com espectro de atividade estreito. É ativo contra bactérias Gram-negativas, como *Neisseria* e *Pseudomonas*, sendo utilizado para tratamento de pneumonias, septicemias e infecções do trato urinário por essas bactérias. Não é eficaz no tratamento de infecções por bactérias Gram-positivas.

O aztreonam é administrado somente via IV, e a dose pode variar de 500 a 2.000 mg a cada 6, 8 ou 12 h dependendo da infecção. Em pacientes pediátricos, a dose recomendada é de 30 mg/kg a cada 6 ou 8 h, dependendo da gravidade da infecção.

Cefepima *versus* ceftazidima	Cefepima (n/N)	Comparador (n/N)	RR (IC 95%)
Cefepima *versus* imipenem-meropenem			
Tamura (2002)	2/42	1/41	1,95 [0,18 - 20,71]
Biron (1998)	10/200	4/195	2,44 [0,78 - 7,64]
Raad (2003)	7/127	5/124	1,37 [0,45 - 4,19]
Cherif (2004)	5/105	5/102	0,97 [0,29 - 3,26]
Cornely (2001)	8/202	10/202	0,80 [0,32 - 1,99]
Zanetti (2003)	41/132	37/138	1,16 [0,80 - 1,69]
Subtotal	73/808	62/802	1,20 [0,88 - 1,63]

Teste de heterogeneidade: $x^2 = 2,61$, df = 5 (p = 0,76), $I^2 = 0\%$
Teste para o efeito geral: Z = 1,16 (p = 0,24)

Cefepima *versus* ceftriaxona-cefotaxima			
Newton (1993)	0/159	0/72	Não estimável
Zervos (1998)	3/59	1/56	2,85 [0,31 - 26,57]
Cornely (2002)	1/100	2/107	0,54 [0,05 - 5,81]
Willis (1998)	5/54	2/55	2,55 [0,52 - 12,56]
Cordero (2001)	1/84	2/76	0,45 [0,04 - 4,89]
Saez-Llorens (1995)	2/43	4/47	0,55 [0,11 - 2,83]
O'Ryan (1996)	7/103	5/105	1,43 [0,47 - 4,35]
Barckow (1993)	13/41	4/21	1,66 [0,62 - 4,48]
Grossman (1999)	7/76	7/75	0,99 [0,36 - 2,68]
Subtotal	39/719	27/614	1,24 [0,77 - 1,99]

Teste de heterogeneidade: $x^2 = 4,03$, df = 7 (p = 0,78), $I^2 = 0\%$
Teste para o efeito geral: Z = 0,88 (p = 0,38)

| Total | 309/3931 | 220/3457 | 1,26 [1,08 - 1,49] |

Teste de heterogeneidade: $x^2 = 23,74$, df = 36 (p = 0,94), $I^2 = 0\%$
Teste para o efeito geral: Z = 2,84 (p = 0,005)

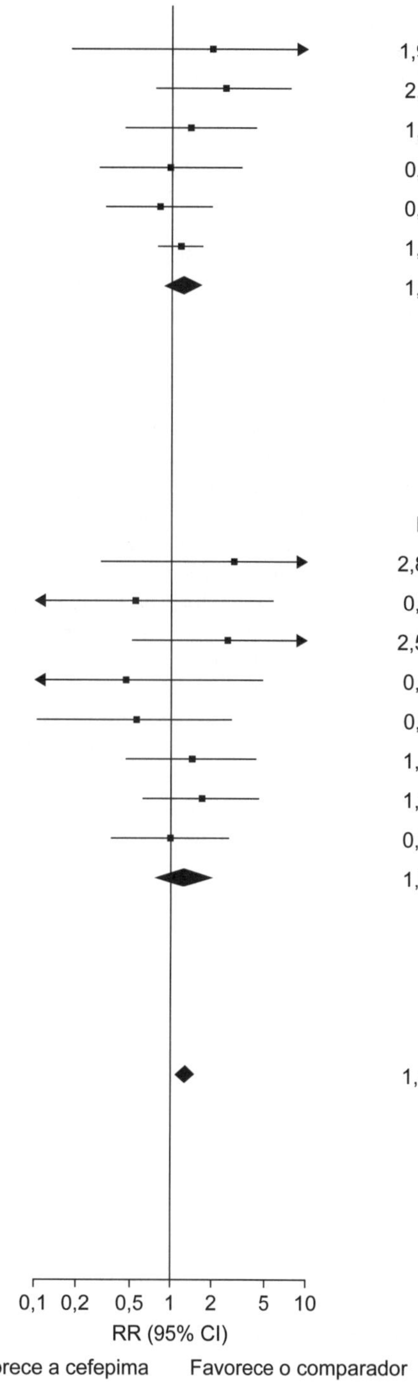

0,1 0,2 0,5 1 2 5 10
RR (95% CI)
Favorece a cefepima   Favorece o comparador

Figura 26.19 (*Continuação*) *Forest plot* mostrando mortalidade por qualquer causa comparando cefepima com outros antibióticos.

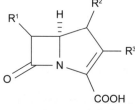

Figura 26.20 Carbapeném.

BETALACTAMASE E SEUS INIBIDORES

Embora existam múlitplos mecanismos de resistência, a causa mais comum de resistência bacteriana aos antibióticos betalactâmicos é a produção de enzimas chamadas betalactamases. Essas enzimas inativam os antibióticos betalactâmicos ao ligarem-se de maneira covalente ao grupo carbonil e hidrolisarem o anel betalactâmico. As betalactamases são produzidas extracelularmente pelas bactérias Gram-positivas e no espaço periplásmico das bactérias Gram-negativas (Bush, 1998). As betalactamases constituem um grande grupo heterogêneo de enzimas, e cada betalactamase apresenta um espectro próprio de hidrólise para antibióticos específicos.

Já foram identificadas mais de 1.400 betalactamases, sendo uma classificação utilizada a proposta por Ambler (Tabela 26.6), que leva em conta a sequência de aminoácidos e as propriedades fenotípicas das enzimas (Bush e Jacoby, 2010). As betalactamases classe A são prevalentes sobretudo na família das *Enterobacteriaceae*, geralmente inibidas *in vitro* por sulbactam, ácido clavulânico e tazobactam. As betalactamases da classe B são metaloenzimas caracterizadas pela presença do zinco no sítio ativo. Essas enzimas não são inibidas pelos inibidores de betalactamases disponíveis comercialmente, mas podem sê-lo por quelantes de íons metálicos, como o ácido edético. As betalactamases da classe C são produzidas por bactérias Gram-negativas. O uso indiscriminado de cefalosporinas de terceira geração foi associado à seleção e à promoção dessas betalactamases (Toussaint e Gallagher, 2014).

Os inibidores de betalactamase em sua maioria são compostos betalactâmicos (exceto o avibactam), embora não apresentem atividade antibiótica. São administrados conjuntamente com antibióticos betalactâmicos para aumentar o espectro de ação destes. Eles podem ser combinados inclusive com penicilinas resistentes a betalactamases.

Na década de 1960, os pesquisadores se concentraram na investigação de compostos que pudessem inibir as betalactamases, em razão do aumento da frequência de organismos produtores destas. O primeiro inibidor de betalactamase foi extraído do fungo *Streptomyces clavuligerus* em 1972 e chamado de ácido clavulânico, seguido pelo sulbactam em 1978 e pelo tazobactam em 1984. Os primeiros inibidores de betalactamase (ácido clavulânico, sulbactam e tazobactam) são estruturalmente similares às penicilinas, mas apresentam baixa atividade bactericida. Entretanto, quando administrados com antibióticos betalactâmicos, eles se ligam de maneira irreversível às betalactamases, protegendo, assim, os antibióticos betalactâmicos de serem inativados por elas. As Figuras 26.22 a 26.24 ilustram as estruturas dos inibidores de betalactamases utilizados clinicamente, sempre em combinação com antibióticos betalactâmicos.

O avibactam é um inibidor da betalactamase, mas não apresenta o anel betalactâmico característico dos inibidores de betalactamase descritos anteriormente (Figura 26.25). O aumento da resistência às cefalosporinas pelas bactérias Gram-negativas foi atribuído, em parte, à capacidade destas de produzirem betalactamases. É o inibidor mais potente de betalactamase disponível, sendo necessárias apenas 1 a 5 moléculas para inibirem uma molécula de betalactamase, comparado com > 50 de tazobactam ou ácido clavulânico (Stachyra *et al.*, 2009).

Reações adversas a qualquer antibiótico betalactâmico ocorrem em aproximadamente 10% dos pacientes. As mais comuns são diarreia, hipersensibilidade, *rash* cutâneo, urticária e superinfecção, como candidíase. Inflamação e dor no local da injeção também são comuns no caso de penicilinas administradas via parenteral. Reações adversas mais incomuns são febre, vômitos, eritema, dermatite, angioedema e convulsões. Anafilaxia pode ocorrer entre 0,01 e 0,04% dos pacientes (Idsoe *et al.*, 1968).

Alergia a penicilinas

Aproximadamente 10% da população refere que é alérgica à penicilina (Gadde *et al.*, 1993). Esse tipo de alergia pode se manifestar como qualquer reação de hipersensibilidade (Tabela 26.7).

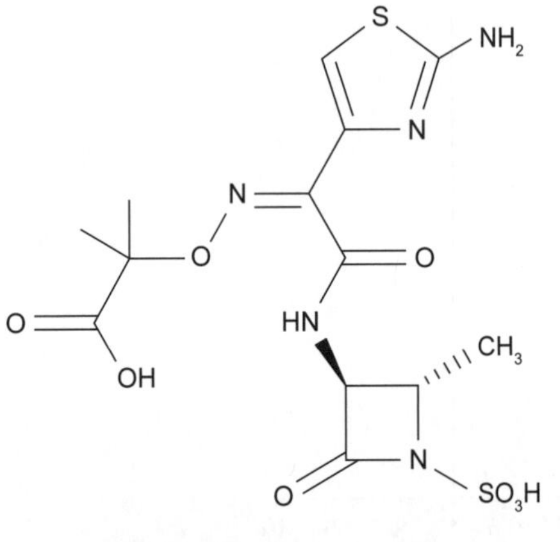

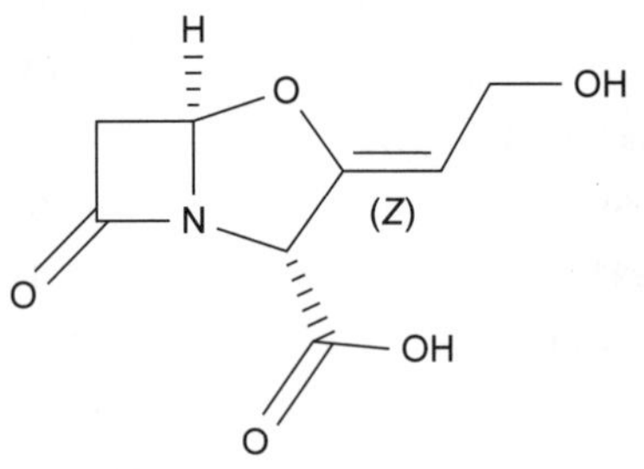

Figura 26.22 Ácido clavulânico.

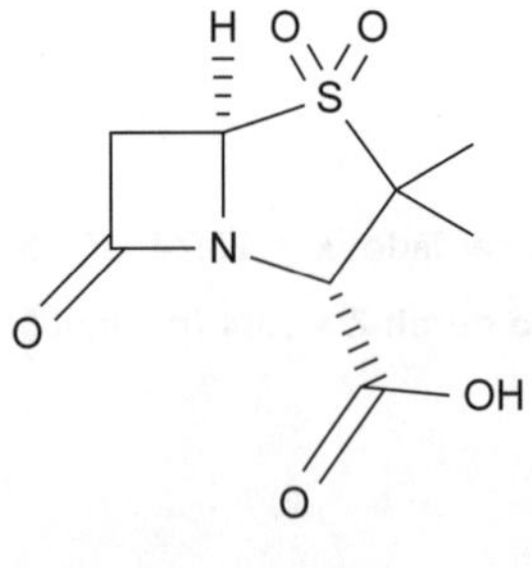

Figura 26.21 Monobactam.

Figura 26.23 Sulbactam.

Tabela 26.6 Betalactamases (classificação Ambler).		
Tipo	Classe molecular Ambler	Características
Betalactamases de espectro estreito	A	Hidroliza penicilina, produzida principalmente por *Enterobacteriaceae*
Betalactamases de amplo espectro	A	Hidroliza antibióticos betalactâmicos de espectro estreito e longo
Carbapenemases serina	A	Hidroliza carbapenêmicos
Metalobetalactamases	B	Hidroliza carbapenêmicos
Cefalosporinases	C	Hidroliza cefamicinas e alguns oximinobetalactâmicos; indutíveis; mediadas cromossomicamente
Enzimas do tipo OXA	D	Hidroliza oxacilina; oximinobetalactâmicos e carbapenéns; produzidas por *Pseudomonas aeruginosa* e *Acinetobacter baumannii*

Fatores de risco para reação de hipersensibilidade tipo I (mediadas por IgE) incluem tratamentos repetitivos e/ou prolongados com penicilina administrada via parenteral. Idade e atopia não são considerados fatores de risco, entretanto pacientes atópicos apresentam um risco maior de uma resposta anafilática grave; as reações anafiláticas ocorrem geralmente na faixa etária de 20 a 49 anos (Idsoe et al., 1968). Conforme visto anteriormente, todas as penicilinas apresentam um núcleo com anel betalactâmico e tiazolidínico, com cadeias laterais distintas. Em condições fisiológicas, esses anéis são metabolizados em determinantes antigênicos maiores (peniciloil) e menores (penicilina, peniciloato e peniloato), os quais podem provocar uma resposta imediata mediada por IgE. Testes para avaliar resposta alérgica à penicilina estão disponíveis na forma da própria penicilina G (determinante menor) ou na forma de peniciloil-polilisina (determinante maior), disponível comercialmente. Esse teste não está disponível no Brasil.

Importante ressaltar que reações de hipersensibilidade do tipo I para antibióticos estruturalmente relacionados com as penicilinas, como as aminopenicilinas e as cefalosporinas, podem ser causadas por IgE direcionadas contra as cadeias laterais, e não contra os determinantes menores ou maiores da penicilina (Moreno et al., 2008).

A penicilina é o único antibiótico para o qual existe um teste alérgico confiável. A reatividade cruzada entre penicilina e aminopenicilinas (ampicilina e amoxicilina) é de 1,3%. A reatividade cruzada entre penicilina e cefalosporina foi considerada inicialmente 10%, mas isso provavelmente se deve ao fato de as primeiras cefalosporinas estarem contaminadas com penicilina (Gonzalez-Estrada e Radojicic, 2015). Atualmente, calcula-se que a reação cruzada seja de 3%. Entretanto, as cefalosporinas de primeira e segunda geração causam mais reações alérgicas do que as de terceira, quarta e quinta geração. Importante ressaltar que reatividade cruzada entre aminopenicilinas e cefalosporinas varia de 10 a 40%; portanto, pacientes que apresentaram resposta alérgica a aminopenicilinas devem evitar o uso de cefalosporinas (Dickson e Salazar, 2013).

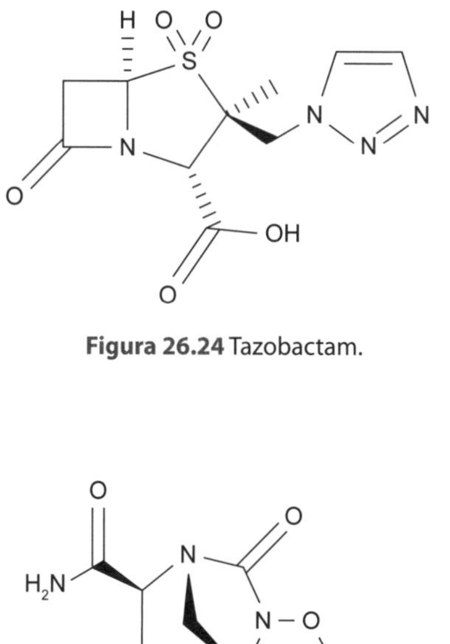

AMINOGLICOSÍDIOS

Os aminoglicosídios foram descobertos inicialmente como moléculas sintetizadas por bactérias, em particular *Streptomyces* spp. (canamicina, estreptomicina, espectinomicina, tobramicina, neomicina) e *Micromonas* spp. (gentamicina, sisomicina). Com o objetivo de aumentar a eficácia e diminuir a toxicidade, novos derivados das moléculas citadas foram produzidos, os chamados aminoglicosídios semissintéticos, como amicacina (derivada da canamicina), netilmicina e isepamicina (derivados da gentamicina). Introduzidos inicialmente em 1944 com a estreptomicina, os antibióticos aminoglicosídicos constituem ainda hoje uma ferramenta importante no tratamento de vários tipos de infecção. Eles apresentam um largo espectro de ação, são bactericidas e relativamente baratos de produzir. As desvantagens residem no fato de apresentarem baixa distribuição em alguns tecidos e poderem causar reações tóxicas importantes. A introdução de antibióticos betalactâmicos de amplo espectro e de fluoroquinolonas ofereceu uma alternativa mais interessante, levando, portanto, à diminuição da prescrição dos aminoglicosídios.

Os aminoglicosídios são compostos policatiônicos que se ligam aos resíduos com carga negativa da parede externa de bactérias Gram-negativas (Kotra et al., 2000). O transporte através da membrana citoplasmática da bactéria é dependente de oxigênio, razão pela qual os aminoglicosídios são muito pouco ativos em ambientes anaeróbicos, por exemplo, em cavidades com abscesso (Jana e Deb, 2006), e naturalmente não são eficazes contra organismos anaeróbicos. Os aminoglicosídios ligam-se no sítio A do RNA ribossômico 16S dos ribossomos 30S afetando o processo de tradução; essas proteínas defeituosas estimulam a produção de radicais livres e causam morte celular (Kohanski et al., 2008). Esse também é o mecanismo pelo qual os aminoglicosídios causam toxicidade coclear (Jensen-Smith et al., 2012). Os aminoglicosídios apresentam ação bactericida concentração-dependente e são ativos contra uma ampla gama de bactérias Gram-negativas.

Os aminoglicosídios são eficazes contra bactérias Gram-negativas, incluindo a maior parte das espécies de *Enterobacteriaceae*, *Pseudomonas* e *Acinetobacter*. Bactérias Gram-positivas costumam ser resistentes a aminoglicosídios e seu uso, nesse caso, é restrito a uma atividade sinérgica quando administrado com betalactâmicos. Essa atividade sinérgica dos aminoglicosídios para tratamento de infecções por bactérias Gram-positivas é controversa. Sabe-se que a penicilina tem ação bacteriostática contra enterococos e que a associação com aminoglicosídios aumenta a eficácia da penicilina no tratamento da endocardite bacteriana (Geraci e Martin, 1954). Entretanto, esse conceito é duvidoso, por causa do aumento de resistência dos enterococos aos aminoglicosídios e da toxicidade dessa classe de antibióticos (Miro et al., 2013).

A farmacocinética dos aminoglicosídios é previsível com base em suas propriedades físico-químicas. Em virtude de serem compostos altamente polares, apresentam mínima biodisponibilidade absoluta

Figura 26.24 Tazobactam.

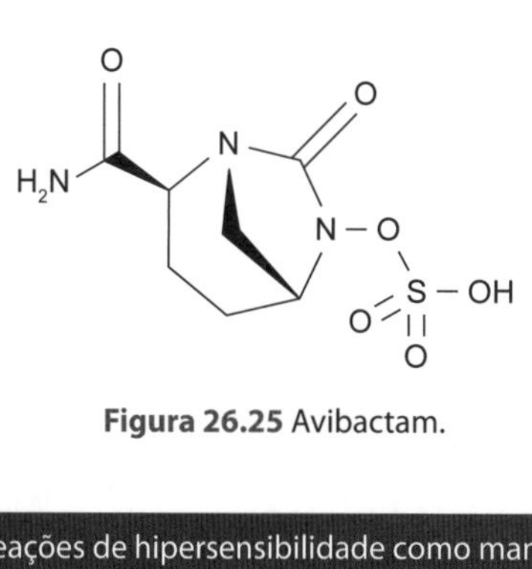

Figura 26.25 Avibactam.

Tabela 26.7 Reações de hipersensibilidade como manifestação da alergia à penicilina.				
Tipo de reação	Hipersensibilidade	Mediado por	Tempo de início	Exemplos
Mediada por IgE	Tipo I	Anticorpos IgE	Dentro de 1 h	Anafilaxia
Não mediada por IgE	Tipo II	Citotóxico	Horas a dias	Anemia hemolítica
Não mediada por IgE	Tipo III	Imunocomplexo	7 a 21 dias	Doença do soro
Não mediada por IgE	Tipo IV	Mediado por células	Dias a semanas	Erupção cutânea maculopapular Síndrome de Stevens-Johnson Necrólise epidérmica tóxica

quando administrados VO. Assim, a VO é raramente empregada para o tratamento de infecções sistêmicas (em algumas circunstâncias clínicas especiais, como descontaminação pré-operatória do intestino delgado e/ou grosso, os aminoglicosídios podem ser administrados por essa via). Sua ligação às proteínas plasmáticas é baixa. Entretanto, por sua natureza polar (responsável pela baixa difusão pelas membranas celulares), a maior parte dos aminoglicosídios fica distribuída no líquido extracelular. Os aminoglicosídios não são metabolizados e são excretados inalterados na urina. As meias-vidas geralmente são curtas (2 a 3 h), mas apresentam-se aumentadas em pacientes com insuficiência renal. Em virtude de suas características físico-químicas, os aminoglicosídios são eficazmente removidos por hemodiálise, uma característica que pode ser explorada terapeuticamente.

Os aminoglicosídios podem causar toxicidade coclear, vestibular, renal e muscular. A toxicidade coclear é observada em pacientes de qualquer idade, mas em tratamentos mais longos ou pacientes idosos há risco maior e uma incidência estimada em 25% (Huth *et al.*, 2011). A toxicidade vestibular tem incidência de 2,2% (Ariano *et al.*, 2008), mas pode chegar até 17% em população pediátrica (Chen *et al.*, 2013). A nefrotoxicidade ocorre em 10 a 25% dos tratamentos com aminoglicosídios. Pacientes idosos, terapia prolongada e doses altas aumentam o risco de nefrotoxicidade, entretanto esta costuma ser reversível (Florescu *et al.*, 2012). Toxicidade neuromuscular é incomum, porém é potenciada em casos de miastenia *gravis*, uso concomitante de relaxantes musculares, botulismo e hipocalcemia (Pasquale e Tan, 2005). Portanto, a administração de aminoglicosídios deve ser evitada em pacientes idosos, com história familiar ou pregressa de toxicidade coclear ou vestibular por aminoglicosídios, com lesão renal preexistente, com déficit de equilíbrio ou auditivo. Os níveis de creatinina devem ser monitorados, e a duração do tratamento não ser superior a 3 a 5 dias (Craig, 2011).

Terapia com aminoglicosídios está indicada nas infecções por *Yersinia pestis*, *Brucella*, *Bartonella* e *Francisella tularensis*, assim como patógenos Gram-negativos resistentes a outros antibióticos. Os aminoglicosídios também podem ser utilizados em caso de infecções por *Mycobacteria* e *Nocardia*. Importante ressaltar que o uso de aminoglicosídios está associado aparentemente ao aumento de mortalidade quando comparados com betalactâmicos em tratamento de infecções Gram-negativas, exceto infecções urinárias (Vidal *et al.*, 2007). As concentrações de aminoglicosídios na urina são 25 a 100 vezes maiores do que as plasmáticas e costumam permanecer acima da concentração inibitória mínima (CIM) para a maioria das bactérias Gram-negativas por, no mínimo, 4 dias após a última dose; portanto, recomenda-se que o tratamento tenha duração curta (Wood e Farrell, 1976). Vários estudos clínicos demonstraram menor incidência de nefrotoxicidade quando os aminoglicosídios são administrados 1 vez/dia (Nicolau *et al.*, 1995), e esse esquema terapêutico tornou-se padrão para essa classe de antibióticos (Avent *et al.*, 2011).

A administração de aminoglicosídios 1 vez/dia também é apoiada por estudos farmacodinâmicos. Os aminoglicosídios apresentam atividade bactericida dependente da concentração, ou seja, seu efeito bactericida é diretamente proporcional à $C_{máx}$ atingida. O efeito é ótimo quando a $C_{máx}$ atingida pelos aminoglicosídios é 10 vezes a CIM do patógeno. A eficácia da razão $C_{máx}$/CIM foi demonstrada em pacientes com infecções por bactérias Gram-negativas (Moore *et al.*, 1987). Nesse estudo, quando a razão $C_{máx}$/CIM foi de 2, a eficácia clínica foi de 50%. Entretanto, quando a razão $C_{máx}$/CIM foi de 10, a eficácia clínica observada foi de aproximadamente 90% (Moore *et al.*, 1987). A eficácia clínica dos aminoglicosídios é mais associada à quantidade total de medicamento administrado do que à frequência dessa administração (Craig, 1993).

O esquema terapêutico da administração do aminoglicosídio 1 vez/dia, 2 vezes/dia ou 4 vezes/dia é ilustrado na Figura 26.26. Vale notar que, quando o aminoglicosídio é administrado 4 vezes/dia, o tempo que a concentração plasmática do aminoglicosídio permanece acima da CIM (0,125 mg/ℓ) é bem maior. Há outra concentração, chamada CPM (concentração que previne o aparecimento de mutantes), posteriormente utilizada para definir a janela de seleção de mutantes (entre CIM e CPM) e, com isso, quantificar o tempo que o antibiótico fica nessa janela, ou seja, o tempo em que, durante a flutuação das concentrações do antibiótico, ele encontra-se entre a CIM e a CPM. O racional disso é que concentrações abaixo da CPM não causam morte da totalidade das bactérias e, portanto, mutantes com CIM elevados acabam sendo selecionados em razão do desenvolvimento de resistência. Com base no exposto, a administração 1 vez/dia de aminoglicosídios permite atingir uma $C_{máx}$ maior (facilitando, assim, obter a razão $C_{máx}$/

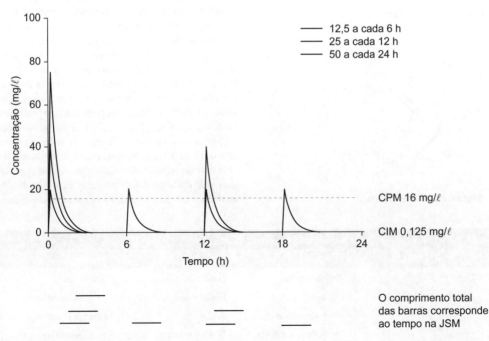

Figura 26.26 Esquema terapêutico da administração do aminoglicosídio 1 vez/dia, 2 vezes/dia ou 4 vezes/dia. CPM: concentração preventiva de mutantes; CIM: concentração inibitória mínima; JSM: janela para seleção de mutantes.

CIM próximo de 10) e reduzir o tempo que os aminoglicosídios ficam na concentração de seleção de mutantes.

Efeito pós-antibiótico compreende o período no qual não é observado crescimento de bactérias após remoção completa do antibiótico. A ligação dos aminoglicosídios aos ribossomos contribui para esse efeito pós-antibiótico, pois está relacionado com o tempo necessário para que ocorra a síntese de novos ribossomos (Zhanel e Craig, 1994).

Resistência aos aminoglicosídios ocorre geralmente por três mecanismos: redução da concentração intracelular dos aminoglicosídios geralmente via bomba de efluxo; alteração molecular do alvo do aminoglicosídio, seja por mutação espontânea do gene que codifica o alvo, seja substituição da função do alvo por outro gene; e, por último, pela inativação enzimática do aminoglicosídio (Walsh, 2000). Esse último mecanismo é o mais frequentemente encontrado na resistência bacteriana aos aminoglicosídios. Importante ressaltar que, por causa das diferenças estruturais, a amicacina não é inativada pelas mesmas enzimas que inativam gentamicina e tobramicina. Portanto, uma grande proporção das bactérias Gram-negativas resistentes à gentamicina e à tobramicina é sensível à amicacina.

ANTIMETABÓLITOS

Na segunda metade do século 19, Koch identificou vários microrganismos responsáveis por doenças como tuberculose e cólera. Paul Ehrlich, considerado o pai da quimioterapia, propôs que um agente químico poderia interferir na proliferação de microrganismos em concentrações que seriam toleráveis para o hospedeiro. Em 1910, Ehrlich desenvolveu o primeiro composto sintético com ação antimicrobiana, a arsfenamina (Figura 26.27), chamada de salvarsan (também conhecido como composto 606, porque foi o sexto composto do sexto grupo de compostos sintetizados para teste). Salvarsan não foi eficaz contra uma série de infecções bacterianas, mas sim no tratamento da sífilis, sendo substituído em 1945 pela penicilina.

Nos 20 anos seguintes, houve pouco progresso na síntese de compostos com atividade antibacteriana. Entretanto, em 1934, foi introduzida a proflavina (Figura 26.28), utilizada na Segunda Guerra Mundial para tratar infecções bacterianas em ferimentos profundos. A proflavina apresentava toxicidade elevada para poder ser utilizada sistemicamente.

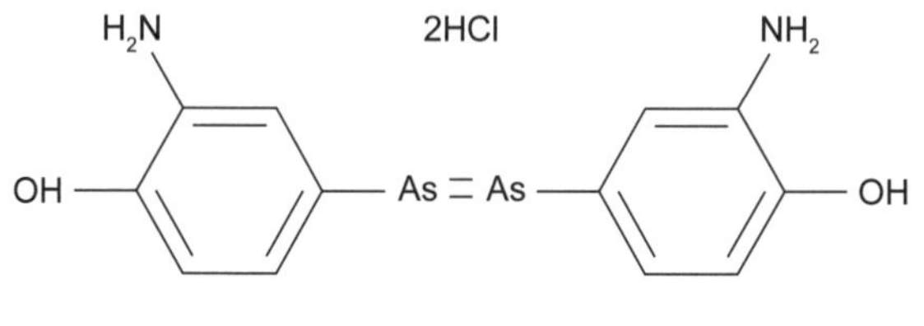

Em 1935, ocorreu um grande avanço com a descoberta de que um corante vermelho conhecido como prontosil (Figura 26.29) era eficaz no tratamento de infecções estreptocócicas *in vivo* quando administrado em animais. Entretanto, prontosil não apresentava efeito antibacteriano *in vitro*, ou seja, era incapaz de matar bactérias em uma placa de cultura. Esse mistério foi resolvido quando se verificou que o prontosil era metabolizado pelas bactérias presentes no intestino delgado dos animais em um metabólito chamado sulfanilamida.

A sulfanilamida foi então sintetizada em laboratório e tornou-se o primeiro antibiótico sintético eficaz contra um amplo grupo de infecções bacterianas. O desenvolvimento de análogos da sulfanilamida aumentou a eficácia contra infecções por bactérias Gram-positivas como pneumococos e meningococos. Esses fármacos passaram a ser conhecidos com o nome genérico de sulfas.

As sulfas atuam como inibidores enzimáticos competitivos da di-hidropteroato sintetase, bloqueando a síntese do tetra-hidrofolato nas bactérias. O tetra-hidrofolato é importante tanto para as células bacterianas quanto para as humanas, visto que atua como cofator para a síntese das bases pirimidínicas (citosina, timina e uracila) de ácidos nucleicos. As sulfas apresentam essa ação por competirem com o substrato natural da di-hidropteroato sintetase, o ácido para-aminobenzoico (Figura 26.30).

Bloqueando-se a síntese das pirimidinas, e, portanto, do DNA, a bactéria não consegue mais se dividir. As sulfas têm ação bacteriostática, e não bactericida. Ao inibirem a divisão das bactérias, as sulfas permitem que o sistema imune do organismo possa eliminá-las. Como as sulfas necessitam de um sistema imune saudável, elas não devem ser utilizadas em pacientes que estejam tomando imunossupressores ou sendo submetidos à quimioterapia antineoplásica. Esse bloqueio é seletivo para bactérias porque células humanas não expressam a enzima di-hidropteroato sintetase. A síntese de tetra-hidrofolato em células humanas é feita a partir do ácido fólico utilizando a enzima di-hidrofolato redutase. As bactérias não conseguem utilizar o ácido fólico para a síntese do tetra-hidrofolato porque não apresentam o transportador para internalização do ácido fólico.

Conforme visto previamente, a molécula sulfonamida tem uma estrutura muito semelhante à do ácido para-aminobenzoico e liga-se à enzima di-hidropteroato sintetase; essa inibição é competitiva e reversível. Algumas cepas de estafilococos, pneumococos e gonococos adquirem resistência às sulfonamidas sintetizando quantidades maiores do ácido para-aminobenzoico. Outros mecanismos de resistência identificados são mutações na enzima di-hidropteroato sintetase reduzindo sua afinidade pela sulfonamida ou diminuindo a permeabilidade da membrana celular da bactéria para a sulfonamida.

Trimetoprim

Outro antibiótico com ação antimetabólica, apresenta boa biodisponibilidade quando administrado VO e é altamente seletivo na sua ação antibacteriana. Trimetoprim inibe a di-hidrofolato redutase, enzima responsável pela conversão do di-hidrofolato em tetra-hidrofolato.

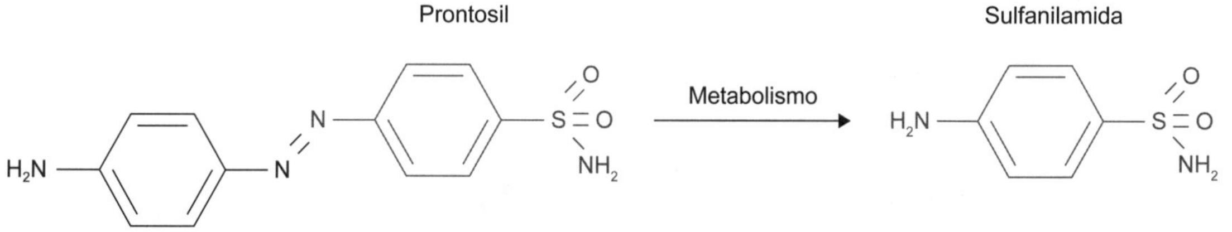

Figura 26.27 Salvarsan.

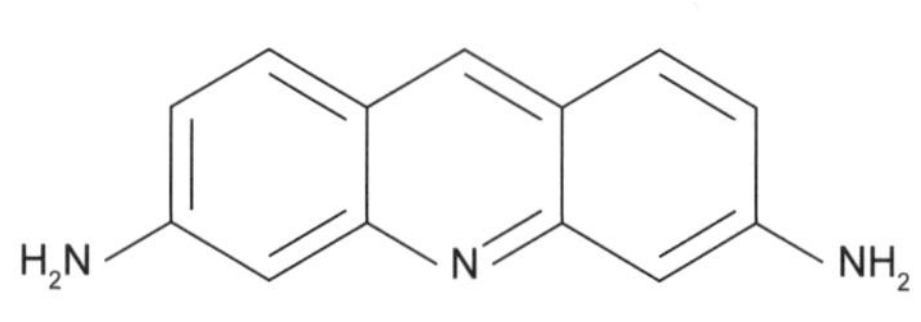

Figura 26.28 Proflavina.

Figura 26.29 Metabolismo do prontosil.

Desse modo, o trimetropim apresenta mecanismo semelhante aos das sulfonamidas, ao inibir a síntese das bases pirimidínicas (citosina, timina e uracila) de ácidos nucleicos e, portanto, impedindo o crescimento e a replicação das bactérias. Contrariamente à di-hidropteroato sintetase, a di-hidrofolato redutase está presente em células de mamíferos. Entretanto, o trimetoprim é 100 mil vezes mais potente para inibir a di-hidrofolato redutase bacteriana do que a dos mamíferos. O trimetoprim é associado à sulfonamida sulfametoxazol (uma molécula de trimetoprim e 5 de sulfametoxazol) em uma preparação comercial chamada Bactrim®.

O Bactrim® é amplamente utilizado para tratamento de infecções por bactérias Gram-positivas (pele, tecidos mole e pneumonia) e bactérias Gram-negativas (trato urinário), por seu efeito sinérgico (Darmstadt, 1997). O Bactrim® é bem absorvido VO e as meias-vidas de trimetoprim e sulfametoxazol são de aproximadamente 11 e 9 h, respectivamente. Em razão do *clearance* renal, a meia-vida do trimetoprim aumenta quando existe queda da taxa de filtração glomerular. Tanto o trimetropim quanto o sulfametoxazol são amplamente distribuídos em fluidos corporais e tecidos, como líquido amniótico e tecido fetal, humor aquoso, LCR, bile, secreções do ouvido médio, catarro, fluido sinovial, saliva, secreções da vagina, próstata e líquidos intracelulares. Não deve ser utilizado na gestante nem na lactante. Efeitos colaterais incluem sintomas gastrintestinais e reações de hipersensibilidade. De maneira geral, essa combinação de antibióticos é bem tolerada e segura.

Iclaprim

Inibidor potente e seletivo da enzima di-hidrofolato redutase bacteriana, não causa inibição da di-hidrofolato redutase humana em concentrações até 500 mil vezes superiores àquela que inibe a enzima bacteriana (Schneider *et al.*, 2003). Iclaprim liga-se à di-hidrofolato redutase bacteriana e a inibe, de maneira semelhante ao trimetropim (estruturas químicas muito semelhantes – Figuras 26.31 e 26.32). Entretanto, MRSA resistentes ao trimetropim são suscetíveis ao iclaprim, possivelmente pela maior interação hidrofóbica responsável por sua alfa afinidade, sendo capaz de inibir as enzimas di-hidrofolato redutase que sofreram mutação (mecanismo de resistência ao trimetropim) mesmo em concentração na faixa de nM (Oefner *et al.*, 2008).

Apresenta alto volume de distribuição (1,3 a 17 ℓ/kg), com meia-vida de aproximadamente 3 h, mas, como as concentrações tissulares são muito superiores à CIM, permite administração 2 vezes/dia. A Tabela 26.8 ilustra a alta potência de iclaprim em cepas resistentes de *Staphylococcus aureus* em comparação com outros antibióticos.

Atualmente, sua eficácia é demonstrada somente para administração IV, utilizando-se a dose 0,8 mg/kg por meio de infusão a cada 12 h (Morgan *et al.*, 2009). Em ensaio clínico fase 3 multicêntrico e randomizado, iclaprim (80 mg IV a cada 12 h) foi comparado com vancomicina (15 mg/kg IV a cada 12 h) no tratamento de infecções de pele e partes moles causadas por bactérias suspeitas de serem Gram-positivas em 598 pacientes (Huang *et al.*, 2018). O objetivo primário consistia em uma redução de 20% do tamanho da lesão; 80,9% dos pacientes tratados com iclaprim e 81% daqueles tratados com vancomicina atingiram o objetivo primário. Iclaprim foi bem tolerado e a maioria das reações adversas foi considerada leve.

MACROLÍDIOS

O primeiro antibiótico macrolídio foi isolado do fungo do solo *Saccharopolyspora erythraea* em 1952 e introduzido para tratamento de infecções pulmonares, em razão de seu amplo espectro de atividade

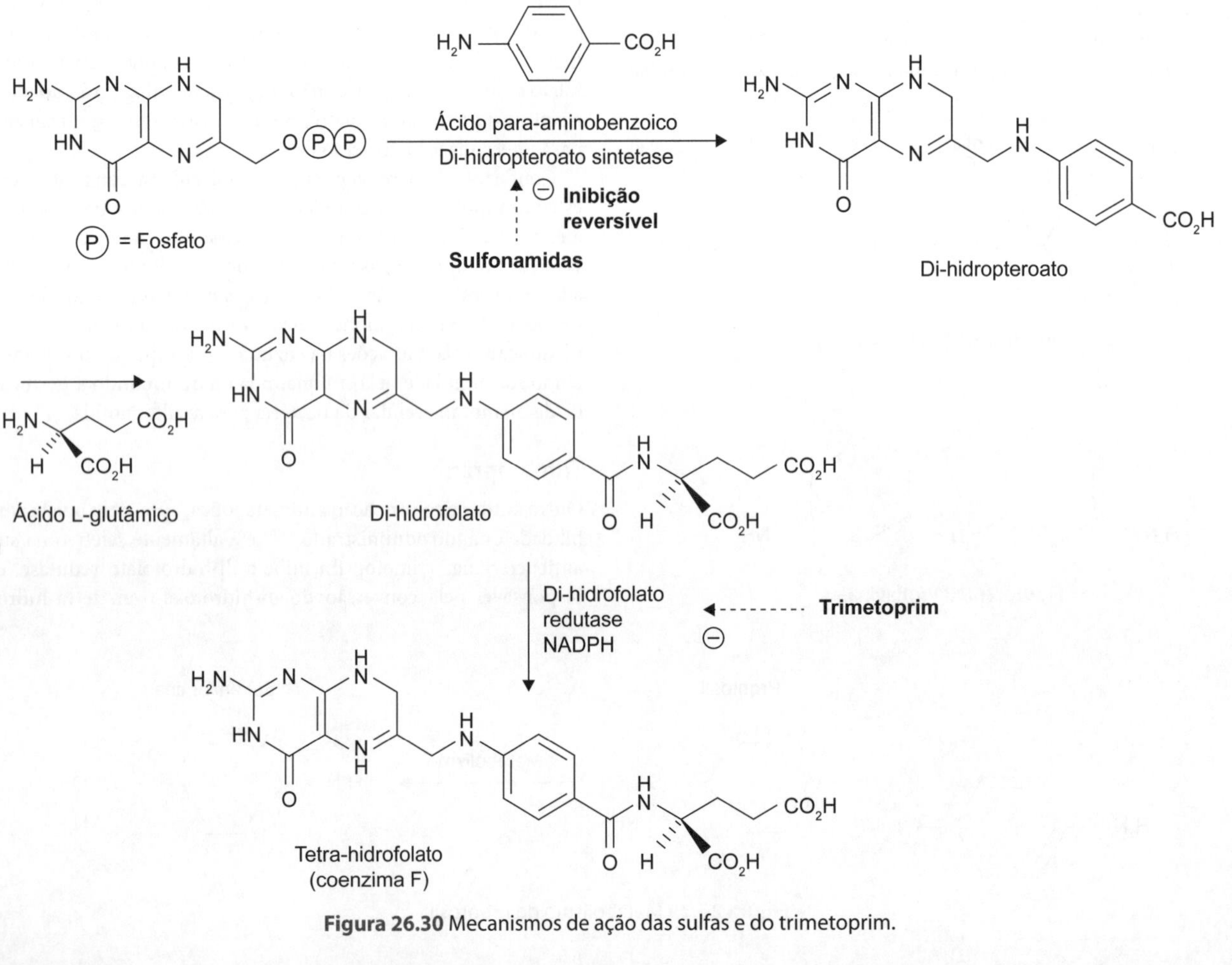

Figura 26.30 Mecanismos de ação das sulfas e do trimetoprim.

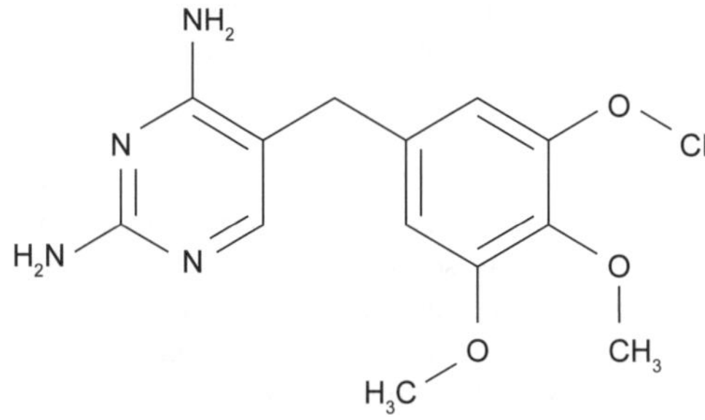

Figura 26.31 Iclaprim.

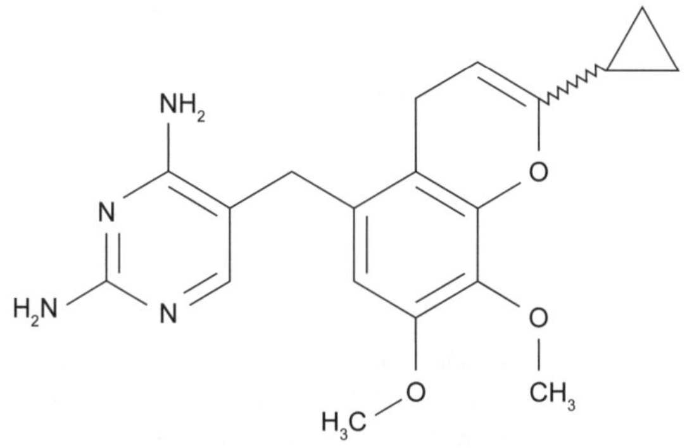

Figura 26.32 Trimetoprim.

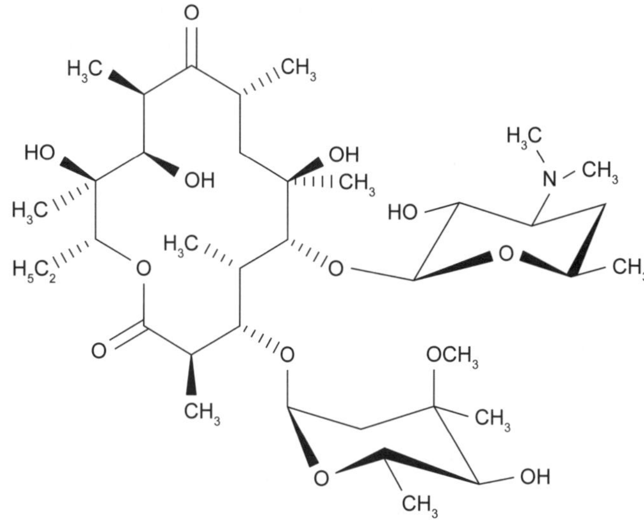

Figura 26.33 Característica química dos macrolídios: anéis de lactose macrocíclicos com açúcares incomuns.

contra patógenos respiratórios comuns, como *Streptococcus pneumoniae* e bactéria atípica. A característica química dos macrolídios reside no fato de que apresentam anéis de lactose macrocíclicos com açúcares incomuns, como L-cladinose e D-desoamina (Figura 26.33).

Os macrolídios apresentam um espectro de ação mais amplo do que as penicilinas e são geralmente administrados a pacientes alérgicos a elas. Podem ter ação tanto bactericida quanto bacteriostática ao inibirem a síntese proteica da bactéria. Eles ligam-se ao ribossomo da bactéria e, no processo, previnem a adição de aminoácidos às cadeias polipeptídicas durante a síntese proteica. Eles têm biodisponibilidade oral de 50%, distribuem-se bem pelo organismo e têm concentrações tissulares no fluido que recobre o epitélio pulmonar, macrófagos alveolares e neutrófilos 300 vezes superior às concentrações plasmáticas.

A eritromicina foi o primeiro antibiótico macrolídio introduzido no mercado, isolado da bactéria de solo *Streptomyces erytheus*. O aparecimento de cepas resistentes do *S. pneumoniae* levou ao desenvolvimento de macrolídios semissintéticos, como a azitromicina e a claritromicina. Desde a década de 1990, esses dois antibióticos macrolídios são os mais utilizados nas infecções respiratórias, em virtude de seu amplo espectro de ação, boa biodisponibilidade, características farmacocinéticas interessantes e boa tolerabilidade gastrintestinal. Macrolídios podem causar hepatotoxicidade e reações adversas cardiovasculares, como aumento do intervalo QT. Resistência bacteriana aos macrolídios pode ser mediada por dois mecanismos:

- Atividade enzimática ERM (do inglês *erythromycin ribosome methylase*) constitutiva ou induzível reduzindo, assim, a afinidade dos macrolídios pela ligação ao RNAr (ribossômico)
- Aquisição do gene *met*, que codifica uma bomba de efluxo.

Eritromicina

Primeiro macrolídio a ser utilizado clinicamente, constituiu uma excelente alternativa para o uso de antibióticos betalactâmicos no tratamento de infecções do trato respiratório, da pele e de partes moles. Entretanto, é raramente utilizada para tratamento de infecções bacterianas nos dias atuais, por causa de suas características farmacocinéticas (exige administração a cada 6 h), dificultando a adesão do paciente ao tratamento. Além disso, na década de 1980, notou-se um aumento substancial de resistência bacteriana à eritromicina. Os macrolídios atualmente utilizados clinicamente são azitromicina, claritromicina, roxitromicina e, mais recentemente, a telitromicina, considerada uma subclasse dos macrolídios.

Azitromicina

Macrolídio semissintético derivado da eritromicina (Figuras 26.34 e 26.35). O espectro de ação da azitromicina abrange bactérias Gram-positivas, bactérias Gram-negativas e outros patógenos, como *Haemophilus influenzae*, *Haemophilus parainfluenzae*, *Moraxella catarrhalis*, *Ureaplasma urealyticum* e *Neisseria gonorrhoeae*. Assim como outros macrolídios, a ação da azitromicina não é afetada pela produção de betalactamases. A biodisponibilidade oral da azitromicina é de 37%, e ela é amplamente distribuída nos tecidos, atingindo

Tabela 26.8 Alta potência de iclaprim em cepas resistentes de *Staphylococcus aureus* em comparação com outros antibióticos.								
Espécies (n)	ICLA	Trimetoprim	Trimetoprim/SMX	VAN	SYN	LZD	ERY
MSSA (233)	0,06	4	2	1	0,5	1	1
MRSA (236)	0,12	64	16	1	0,5	1	64
VISA (4 cepas)	0,06	2 a 4	ND	2 a 8	1	1	> 32
VRSA (1 cepa)	0,12	ND	1	32	1	1	> 64

ICLA: iclaprim; SMX: sulfametoxazol; VAN: vancomicina; SYN: *synercid* (quinupristina/dalfopristina); LZD: linezolida; ERY: eritromicina; sensível à meticilina; MRSA: *Staphylococcus aureus* resistente à meticilina; VISA: *Staphylococcus aureus* com resistência intermediária à vancomicina; VRSA: *Staphylococcurs aureus* resistente à vancomicina.

altas concentrações em tecidos, órgãos e fagócitos quando comparada com as concentrações plasmáticas (Tabela 26.9). Seu volume de distribuição é de 23 a 31 ℓ/kg, sendo eliminada predominantemente de forma inalterada nas fezes; sua meia-vida varia de 10 a 57 h, dependendo do regime terapêutico utilizado.

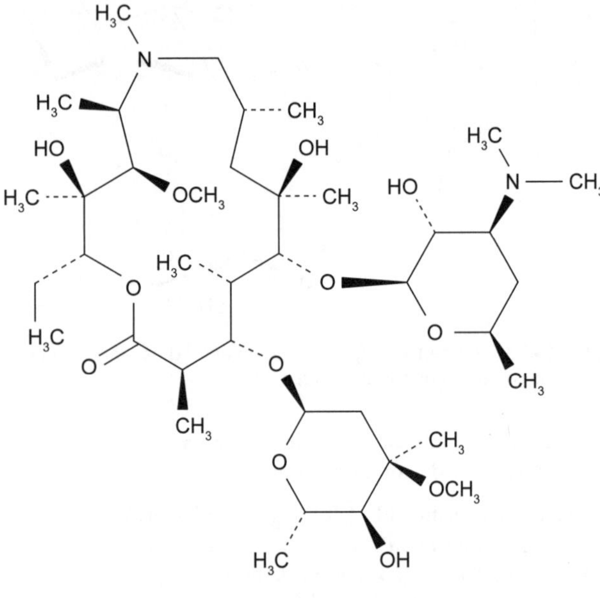

Figura 26.34 Azitromicina.

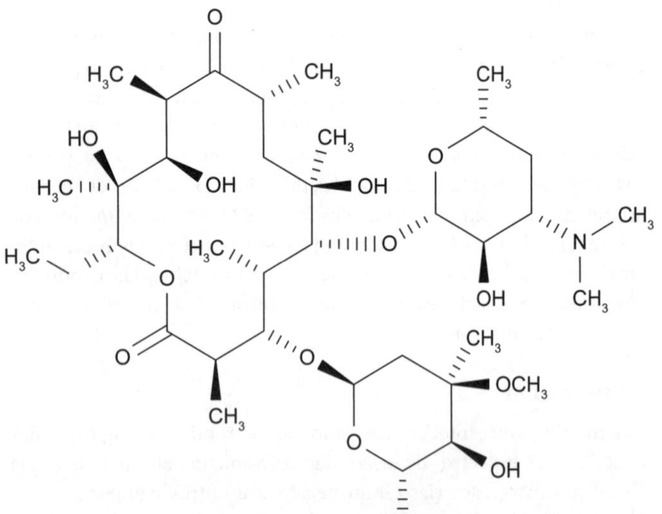

Figura 26.35 Eritromicina.

O esquema terapêutico recomendado em pacientes pediátricos é de 30 mg/kg, podendo ser dado em dose única ou fracionada em 3 dias. Para o tratamento de doenças sexualmente transmissíveis causadas por *Chlamydia trachomatis*, *Haemophylus ducrey* e *Neisseria gonorrhoeae*, a dose recomendada é de 1.000 mg em dose única. A azitromicina também pode ser administrada via IV para tratamento de pneumonias comunitárias por patógenos sensíveis à azitromicina, na dose de 500 mg 1 vez/dia durante 2 dias, sendo, a critério médico, mudado para administração VO dependendo da resposta do paciente. A azitromicina também pode ser empregada no tratamento da febre tifoide.

A azitromicina, como outros macrolídios, aumenta o intervalo QTc. Em 2013, das 57 milhões de prescrições médicas nos EUA de macrolídios, 51,5 milhões (90%) foram de azitromicina (Hicks *et al.*, 2013). A azitromicina administrada por 5 dias foi associada ao aumento de morte cardiovascular quando comparada com amoxicilina ou com pacientes que não utilizaram antibióticos (Ray *et al.*, 2012: Figura 26.36).

Assim, o uso de macrolídios em pacientes com história de arritmias, bradicardias, insuficiência cardíaca ou em empregado de fármacos antiarrítmicos deve ser feito somente se não houver outra opção terapêutica.

Claritromicina

Lançada em 1991, também é um derivado sintético da eritromicina, que apresenta maior estabilidade em pH ácido e maior biodisponibilidade em comparação com a eritromicina e a azitromicina. A claritromicina é metabolizada no fígado em um metabólito ativo, a 14-hidroxiclaritromicina. Parte da claritromicina (30 a 40% da dose administrada) é eliminada pela urina de forma inalterada, sendo o restante eliminado na bile. O espectro de ação da claritromicina abrange bactérias Gram-positivas e Gram-negativas, como *Haemophylus influenzae* (Zuckerman, 2000). A claritromicina, assim como a azitromicina, é bastante eficaz no tratamento de grande parte das infecções do trato respiratório superior (faringite e otite média) e inferior (pneumonia comunitária, exacerbação aguda de bronquite crônica e bronquite aguda). A claritromicina pode ser administrada VO (formas farmacêuticas de comprimido de liberação imediata, comprimido de liberação estendida e suspensão) ou IV. No caso de comprimido de liberação imediata, a administração deve ser feita a cada 12 h (Figura 26.37).

A dose recomendada varia de 500 a 1.000 mg/dia dependendo da infecção, não necessitando de ajuste em pacientes hepatopatas; em pacientes nefropatas com redução significativa do *clearance* (< 30 mℓ/min), deve-se reduzir a dose em 50%. Claritromicina também é utilizada associada a omeprazol ou lansoprazol e amoxicilina no tratamento para erradicação de *Helicobacter pylori*. Em pacientes pediátricos, a dose recomendada é de 7,5 mg/kg a cada 12 h. Para uso IV em adultos, a dose recomendada é de 500 mg a cada 12 h em uma infusão durante 1 h. Claritromicina IV não é recomendada para crianças com menos de 12 anos de idade.

Tabela 26.9 Concentrações de azitromicina após uma dose de 500 mg (2 cápsulas de 250 mg) em adultos.					
Tecido ou fluido	Tempo após a dose (h)	Concentração no tecido ou no fluido (μg/g ou μg/mℓ)	Nível plasmático ou sérico correspondente (μg/mℓ)	Relação tecido (fluido)/plasma (soro)
Pele	72 a 96	0,4	0,012	35
Pulmão	72 a 96	4	0,012	> 100
Escarro	2 a 4	1	0,64	2
Escarro	10 a 12	2,9	0,1	30
Amígdala	9 a 18	4,5	0,03	> 100
Amígdala	180	0,9	0,006	> 100
Colo do útero	19	2,8	0,04	70

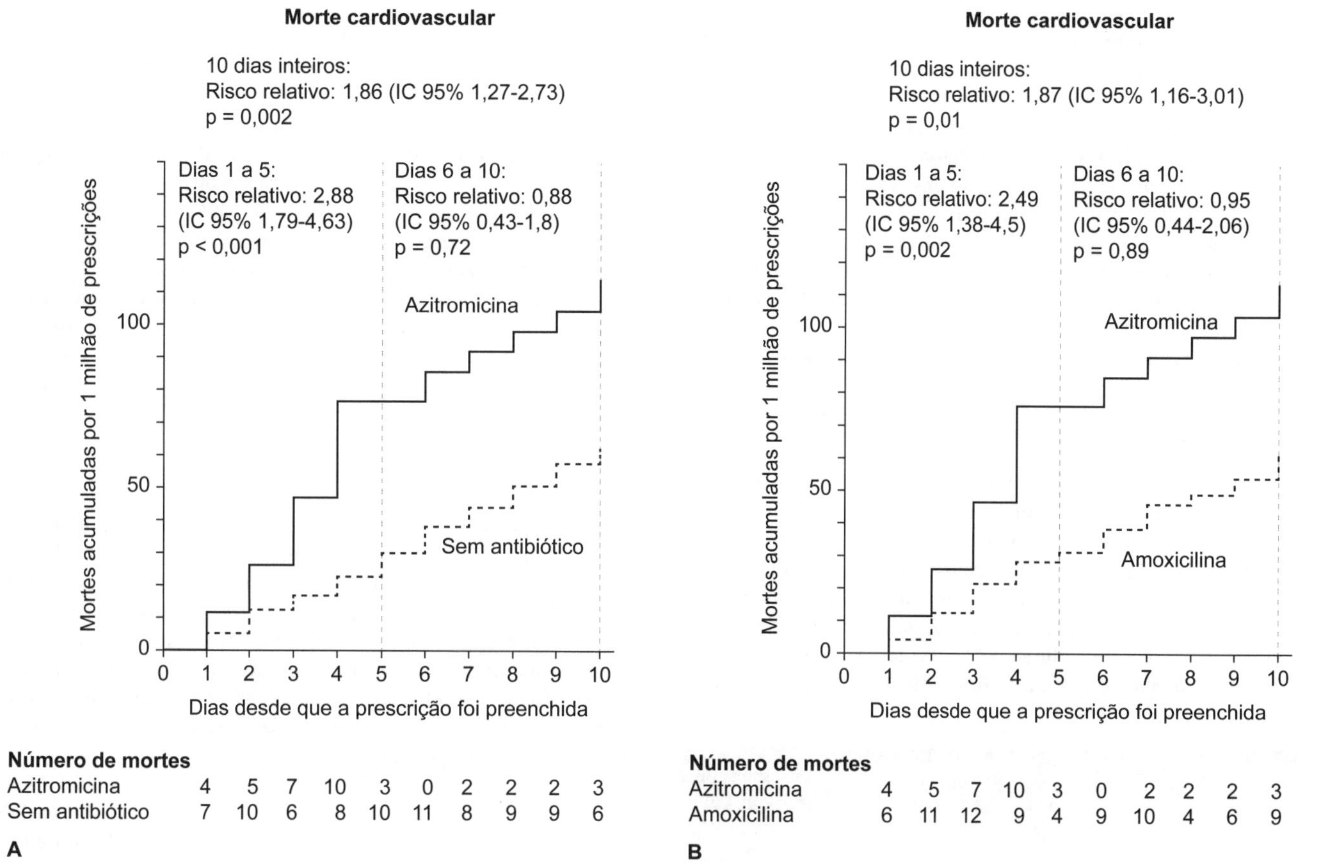

Figura 26.36 Incidência cumulativa de morte cardiovascular em pacientes tratados com azitromicina comparada com pacientes que não tomaram antibióticos (**A**) ou que tomaram amoxicilina (**B**).

Roxitromicina

Outro antibiótico macrolídio derivado da eritromicina, é utilizado somente VO, nas formas farmacêuticas de comprimido e suspensão. Apresenta boa distribuição tissular, e menos de 0,05% de uma dose de roxitromicina chega ao leite materno, sendo sua biodisponibilidade mais alta que a dos demais macrolídios. Sua meia-vida varia de 8,4 a 15,5 h, e os parâmetros farmacocinéticos em pacientes pediátricos e idosos são similares aos de pacientes adultos. Não há necessidade de ajuste de dose em pacientes nefropatas (Young et al., 1989). Roxitromicina deve ser administrada em jejum.

Roxitromicina é indicada no tratamento de infecções do trato respiratório superior e inferior, infecções na pele e de partes moles e uretrite não gonocócica. A dose recomendada em adultos é de 300 mg/dia e, em pacientes pediátricos, é de 5 a 8 mg/kg/dia, podendo ser fracionada em duas tomadas (1 a cada 12 h). Reações adversas mais comuns são sintomas no trato gastrointestinal, como dor abdominal, náuseas, diarreia ou alterações de enzimas hepáticas (Markham e Faulds, 1994). Metanálise avaliando risco de morte cardíaca em pacientes utilizando macrolídios não identificou aumento de risco com uso de roxitromicina, entretanto houve aumento de risco de morte cardíaca associado ao uso de claritromicina e azitromicina (Li et al., 2016).

Telitromicina

Novo macrolídio semissintético (considerado representante do subgrupo cetolídeo) que apresenta atividade contra cepas de *S. pneumoniae* resistentes à penicilina e à eritromicina. Ela apresenta uma afinidade maior para a subunidade ribossômica 50S, superando, desse modo, mecanismos de resistência e inibindo a síntese proteica bacteriana. O espectro de ação da telitromicina é semelhante ao dos demais macrolídios, atuando principalmente em bactérias Gram-positivas, incluindo os patógenos do trato respiratório. Ela exibe também excelente ação *in vitro* com patógenos responsáveis por infecções atípicas, como *Mycoplasma pneumoniae*, *Chlamydia pneumoniae* e *Legionella pneumophila* (Bearden et al., 2001).

A telitromicina é indicada no tratamento da pneumonia comunitária, sendo empregada como monoterapia alternativa ao uso de fluoroquinolonas em locais onde cepas resistentes a antibióticos são prevalentes. A telitromicina é administrada VO, na dose de 800 mg/dia

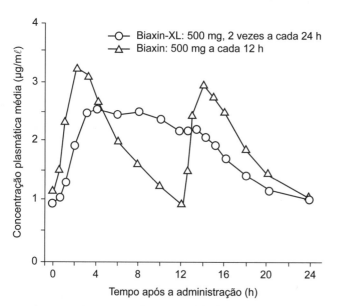

Figura 26.37 Concentração plasmática média de claritromicina após administração de comprimido de liberação imediata (Biaxin) ou prolongada (Biaxin-XL) em voluntários sadios.

durante 5 a 10 dias; esse esquema demonstrou eficácia no tratamento de infecções do trato respiratório superior e inferior (Shi *et al.*, 2005). Sua biodisponibilidade é de 57%, não é afetada quando administrada com alimentos. A telitromicina sofre metabolismo de primeira passagem, sendo eliminada por via biliar/intestinal (7%), renal (7%) e metabolismo hepático (37%). Apresenta meia-vida terminal de aproximadamente 10 h, o que permite a dosagem de 1 vez/dia. É metabolizada pelo CIP3A4, portanto a dose deve ser reduzida quando administrada conjuntamente com inibidores do CIP3A4, como itraconazol e cetoconazol. O sítio específico de ligação da telitromicina é similar ao da eritromicina. A telitromicina apresenta alta razão tissular/plasma no trato respiratório (Tabela 26.10).

Não há necessidade de ajuste de dose de telitromicina em pacientes hepatopatas e nefropatas.

Fidaxomicina

Apresenta estrutura química distinta dos demais macrolídios (Figura 26.38), assim como o mecanismo de ação, apresentando efeito bactericida, enquanto os demais macrolídios têm efeito bacteriostático.

A fidaxomicina é produzida por fermentação do actinomiceto *Dactylosporangium aurantiacum hamdenesis* e inibe a RNA polimerase bacteriana, atuando no início da transcrição. A fidaxomicina liga-se ao complexo DNA-RNA polimerase e previne a separação da cadeia de DNA do complexo. Por causa desse mecanismo de ação único,

apresenta espectro de ação muito limitado, sendo, na verdade, específica para infecções por *Clostridium difficile* (Zhanel *et al.*, 2015).

Quando administrada VO, não apresenta biodisponibilidade sistêmica, sendo excretada quase completamente nas fezes. O esquema terapêutico recomendado para o tratamento de infecção intestinal por *Clostridium dificile* é de 200 mg VO 2 vezes/dia, por 10 dias. O comprimido pode ser administrado na presença ou ausência de alimentos. Recidiva de infecção por *Clostridium difficile* ocorre em aproximadamente 25% dos pacientes tratados com sucesso. Em ensaio clínico fase 3, randomizado e duplo-cego, fidaxomicina (200 mg 2 vezes/dia) foi comparado com vancomicina (125 mg 4 vezes/dia), em 1.164 pacientes com infecção intestinal por *Clostridium difficile* (Cornely *et al.*, 2012). Recidiva da infecção em 28 dias ocorreu em 35,5% dos pacientes tratados com vancomicina e 19,7% dos pacientes tratados com fidaxomicina.

FLUOROQUINOLONAS

O ácido nalidíxico sintetizado em 1962 foi a primeira quinolona utilizada terapeuticamente desse grupo de antibióticos. Na década de 1980, verificou-se que a introdução de um átomo de flúor na posição 6 (enoxacino) aumentava substancialmente tanto a atividade bactericida quanto a internalização celular da quinolona, dando origem às chamadas fluoroquinolonas. A introdução de um anel piperazinil na posição 7 melhorou os aspectos farmacocinéticos e levou ao desenvolvimento da ciprofloxacina, a fluoroquinolona mais potente contra bactérias Gram-negativas (Figura 26.39).

O mecanismo de ação das fluoroquinolonas se dá pela inibição da replicação e transcrição do DNA da bactéria, atuando na DNA girase e na DNA topoisomerase IV, enzimas envolvidas no enrolamento (*overwinding*) e no desenrolamento (*underwinding*) do DNA. Na presença das fluoroquinolonas, forma-se um complexo ternário responsável pela quebra da dupla hélice do DNA, inibindo, portanto, a replicação e causando a morte celular das bactérias. O sítio de ligação das fluoroquinolonas aparece após a enzima bacteriana ter cortado as cadeias duplas do DNA, deixando-as prontas para que ocorra o *crossover*. Nesse momento, uma parte de quatro moléculas de fluoroquinolonas é ligada ao DNA e a outra parte às enzimas, estabilizando esse complexo (Figura 26.40). A DNA girase é considerada o alvo principal das quinolonas nas bactérias Gram-negativas, enquanto a topoisomerase IV constitui o alvo primário nas bactérias Gram-positivas.

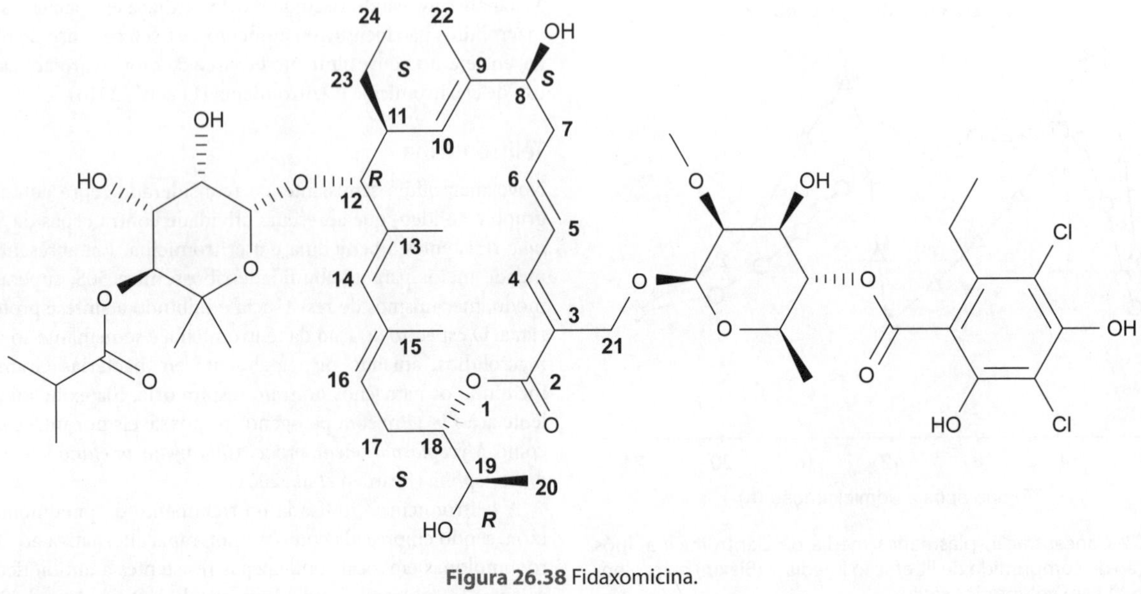

Tabela 26.10 Relação da concentração de telitromicina em tecido/fluido:plasma.

Tecido/fluido	Relação tecido/fluido: plasma (faixa)
Macrófagos alveolares	55 a 2.160
Líquido broncoalveolar	4,8 a 16,8
Mucosa brônquica	0,63 a 49,7
Saliva	1,6 a 1,7
Glóbulos brancos periféricos	44 a 705
Líquido da bolha induzida pela cantaridina	1,38
Células polimorfonucleares periféricas	300*
Células mononucleares do sangue periférico	50*

*Relação intracelular:extracelular.

Figura 26.38 Fidaxomicina.

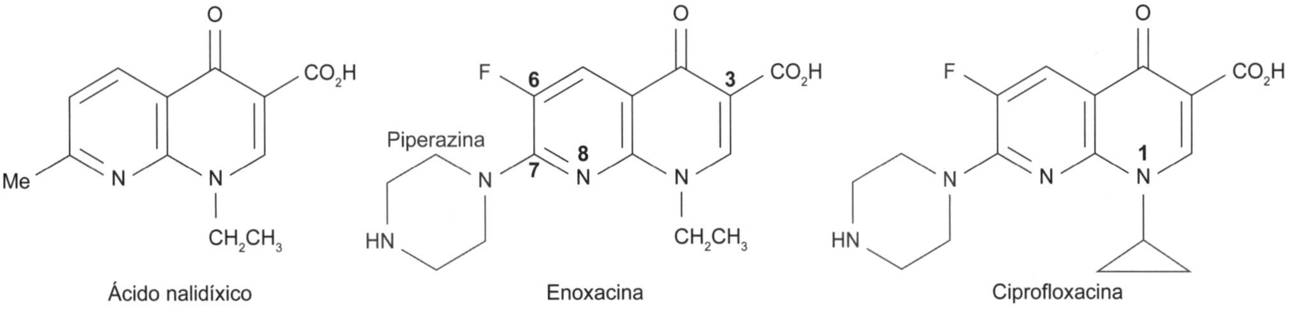

Figura 26.39 Estrutura química de quinolonas e fluoroquinolonas.

Três mecanismos de resistência às fluoroquinolonas são descritos:

- Mutações cromossômicas que alteram as enzimas-alvo e reduzem sua afinidade pelas quinolonas
- Mutações cromossômicas que levam a uma diminuição da captação ou ao aumento do efluxo
- Resistência adquirida por meio de plasmídios contendo genes que expressam proteínas protetoras, enzimas modificadas ou bombas de efluxo.

Essas alterações celulares causadas por cada mecanismo não são mutuamente excludentes e, portanto, a bactéria pode apresentar alto nível de resistência às quinolonas (Correia et al., 2017). É importante ressaltar que células de mamíferos também expressam essas duas enzimas, as quais apresentam similaridade significativa na sequência de aminoácidos com as enzimas bacterianas. Entretanto, por causa do processo evolutivo, enquanto as enzimas das bactérias são proteínas heterotetraméricas (compostas por duas subunidades A e duas subunidades B), no caso dos mamíferos, os genes que expressavam cada subunidade se fundiram, resultando em uma cadeia polipeptídica única. Consequentemente, as enzimas de mamíferos funcionam como homodímeros, o que facilita o desenvolvimento de inibidores específicos (Aldred et al., 2014).

As fluoroquinolonas costumam apresentar boa biodisponibilidade VO (quando não administradas com quelantes) e alto volume de distribuição por apresentarem baixa ligação às proteínas plasmáticas. Apresentam *clearance* renal importante e são frequentemente utilizadas no tratamento de infecções do trato urinário. Inicialmente, as quinolonas foram utilizadas apenas para tratamento de infecções por bactérias Gram-negativas. Entretanto, seu espectro aumentou e, atualmente, abrange também bactérias Gram-positivas. A primeira geração das quinolonas, representada pelo ácido nalidíxico, atua essencialmente contra bactérias Gram-negativas e é utilizada para tratamento de infecções urinárias. A segunda geração, representada por ciprofloxacina, e norfloxacino, além de bactérias Gram-negativas, atua contra *Pseudomonas* e algumas bactérias Gram-positivas, como *Staphylococcus aureus*. A terceira geração, representada por levofloxacina e moxifloxacina, apresenta espectro mais amplo contra bactérias Gram-positivas, atuando inclusive contra *Streptococcus pneumoniae* e *Staphylococcus aureus*, patógenos responsáveis por infecções do trato respiratório, otite aguda e meningite. A quarta geração, representada pelo gemifloxacino, atua também contra bactérias anaeróbicas, sendo a quinolona mais potente contra pneumonia comunitária (Cheng et al., 2013).

Em virtude de sua ampla distribuição tissular, as fluoroquinolonas também são utilizadas no tratamento de pneumonias comunitárias e hospitalares e infecções intra-abdominais. O melhor parâmetro farmacocinético que prediz a melhor eficácia terapêutica é ASC/CIM, considerando valores ≥ 125 para infecções por bactérias Gram-negativas, ≥ 30 para infecções por bactérias Gram-positivas e ≥ 50 para infecções por bactérias anaeróbicas. A Tabela 26.11 ilustra os parâmetros farmacocinéticos mais importantes das três fluoroquinolonas mais utilizadas clinicamente.

As fluoroquinolonas também são utilizadas com sucesso no tratamento da febre tifoide.

GLICOLIPOPEPTÍDIOS

A estrutura de todos os glicolipopeptídios consiste em um heptapeptídio central, sendo todos glicosilados. O heptapeptídio central contém

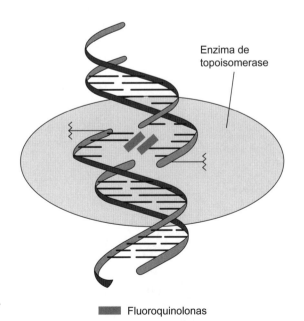

Figura 26.40 Mecanismo de ação das fluoroquinolonas.

Tabela 26.11 Parâmetros farmacocinéticos das fluoroquinolonas mais utilizadas clinicamente.

Agente	Ciprofloxacina	Levofloxacina	Moxifloxacina
Dose diária (mg)	500	500	400
$C_{máx}$ (µg/mℓ)	2,4	6	3,25 a 4,5
$T_{máx}$ (h)	1,2	1 a 1,2	1 a 1,5
Meia-vida (h)*	3 a 5	6	12
Ligação proteica (%)	30 a 35	30	50 a 55
Eliminação renal (%)	40 a 50	90 a 95	20
Biodisponibilidade oral (%)	70 a 85	99	90
ASC_{0-24} (mg h/ℓ)	21 a 42	47 a 48	31 a 48

*Adultos com função renal normal de base. ASC: área sob a curva.

pelo menos cinco aminoácidos, com cadeias aromáticas laterais (os cinco anéis estão destacados na Figura 26.41).

Vancomicina

Foi o primeiro antibiótico glicopeptídio lançado no mercado (1956) para tratar estafilococos produtores de penicilinase. Entretanto, em razão das impurezas no produto, as quais causavam eventos adversos, e da introdução de penicilinas resistentes à betalactamase e às cefalosporinas na década de 1960, ocorreu um acentuado declínio na prescrição da vancomicina. Nas décadas de 1980 e 1990, houve um ressurgimento do uso da vancomicina decorrente do desenvolvimento farmacêutico que permitiu um produto mais puro e do aparecimento dos MRSA. No entanto, houve o desenvolvimento de cepas resistentes ao tratamento com vancomicina, sendo classificadas em resistência intermediária (VISA) e resistência completa (VRSA). O mecanismo de ação da vancomicina dá-se pela inibição da síntese da parede celular da bactéria, a qual resulta, por sua vez, da interação dos glicopeptídios com o terminal carboxílico do resíduo d-alanil-d-alanina dos precursores peptidoglicanos da parede celular da bactéria, impedindo a transglicosilação e a transpeptidação deles. A meia-vida da vancomicina é de 4 a 6 h em pacientes com função renal normal; 75% da vancomicina administrada é eliminada pela urina por meio de filtração glomerular. Disfunção renal reduz a eliminação da vancomicina, e, em pacientes anéfricos, a meia-vida da vancomicina é de 7,5 dias. A dose usual em adultos é de 2 g/dia divididas em 500 mg a cada 6 h ou 1 g a cada 12 h, administrada via IV em infusão por 1 h (taxa máxima de infusão não deve ser superior a 10 mg/min). Em pacientes pediátricos, a dose usual recomendada é de 10 mg/kg administrada a cada 6 h em infusão por 1 h. Em pacientes com redução de *clearance* de creatinina, a dose deve ser reduzida proporcionalmente (Tabela 26.12).

A segunda geração de glicolipopeptídios é constituída da dalvabancina, oritavancina e telavancina, todas para uso IV. Esses antibióticos oferecem uma opção para tratamento de infecções causadas por bactérias multirresistentes sobretudo à vancomicina, glicolipopeptídio de primeira geração. Em razão das modificações estruturais que tornaram essas moléculas mais hidrofóbicas e lipofílicas que a vancomicina, essa segunda geração não só aumentou a potência contra vários patógenos Gram-positivos, como também reduziu o risco de desenvolvimento de resistência. Apesar das dissimilaridades estruturais, o mecanismo de ação continua o mesmo, ou seja, inibe a síntese de peptidoglicanos na parede celular da bactéria, por conter glicosilação e peptidação, resultando na perda rápida da integridade da parede celular e na consequente morte da bactéria (Zhanel *et al.*, 2010). Distintamente da vancomicina, que demonstra um efeito lento, com características primariamente bacteriostáticas, essa segunda geração apresenta efeito rápido com características bactericidas. A Tabela 26.13 resume os principais parâmetros farmacocinéticos desses antibióticos.

Oritavancina

Apresenta estrutura química muito similar à da vancomicina (ver Figura 26.40) e alta eficácia contra muitas bactérias Gram-positivas multirresistentes, como MSSA, MRSA, VRSA, VISA e enterococos sensíveis (VSE) e resistentes (VRE) à vancomicina. Essa ação sobre os enterococos a diferencia dos demais glicolipopeptídios (Brade *et al.*, 2016). A oritavancina apresenta importante ação bactericida contra uma ampla gama de bactérias Gram-positivas, incluindo bactérias resistentes à vancomicina. Para tratamento de infecções de pele e partes moles, recomenda-se a dose de 1.200 mg/dia, administrada IV em infusão com duração de 3 h. Diferentemente dos demais glicolipopeptídios, a oritavancina apresenta potencial importante de interação farmacocinética com outros fármacos, pois tem efeito inibidor sobre CIP2C9 e CIP2C19 e indutor de enzimas do CIP3A4 e CIP2D6 (Greenblatt *et al.*, 2009). Em virtude de sua afinidade por fosfolipídios, a oritavancina pode alterar resultados de exames de laboratório que avaliam a coagulação sanguínea. As reações adversas mais comuns após sua administração são cefaleia, náuseas, vômitos, diarreia e abscessos subcutâneos.

Dalbavancina

Novo antibiótico glicolipopeptídico aprovado pela Food and Drug Administration (FDA) em 2014 para tratamento de infecções bacterianas agudas de pele e partes moles, é um glicolipopeptídio semissintético e, como os demais, liga-se à sequência terminal D-alanil-D-alanina do peptidoglicano da parede celular das bactérias Gram-positivas. O complexo previne a transpeptidação e a transglicosilação subsequente. É altamente ligada a proteínas plasmáticas (93%), particularmente à albumina, apresentando volume de distribuição de 10 a 12 ℓ e uma meia-vida de 240 h (Ramdeen e Boucher, 2015).

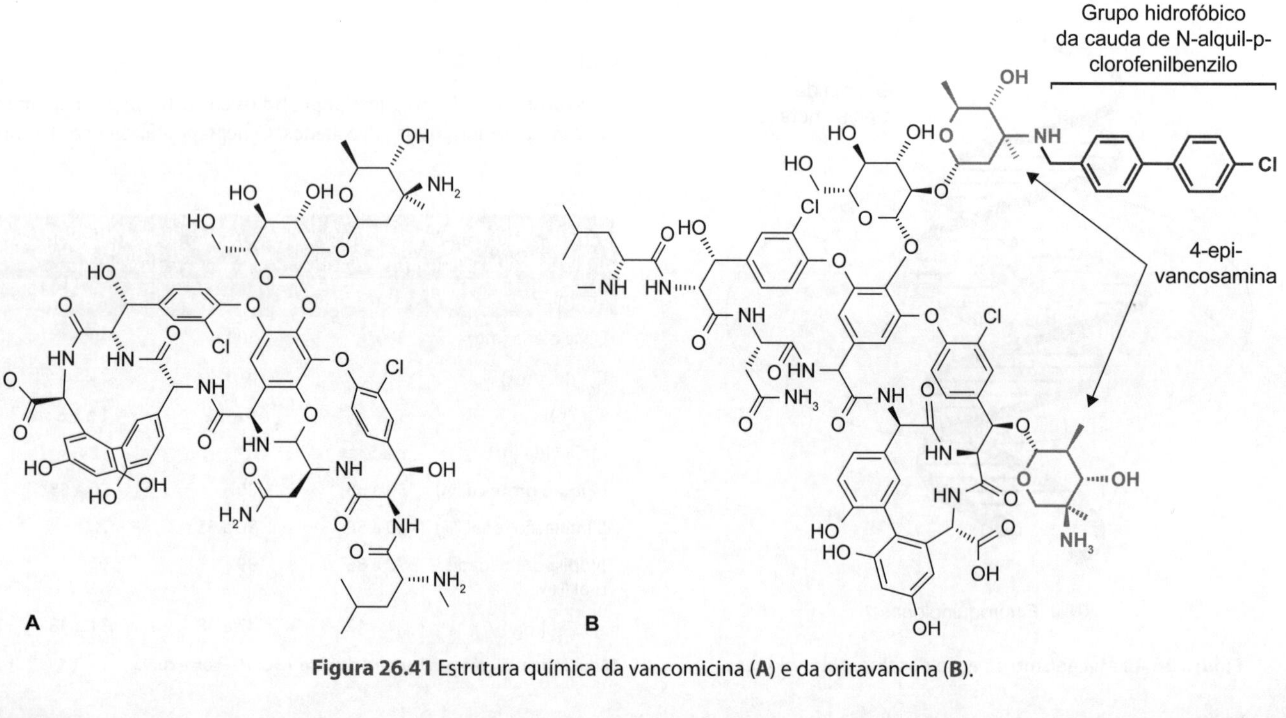

Figura 26.41 Estrutura química da vancomicina (**A**) e da oritavancina (**B**).

Tabela 26.12 Dose de vancomicina recomendada de acordo com o *clearance* de creatinina em pacientes com diferentes graus de insuficiência renal.

Clearance de creatinina (mℓ/min)	Dose de vancomicina (mg/24 h)
100	1.545
90	1.390
80	1.235
70	1.080
60	925
50	770
40	620
30	465
20	310
10	155

Como todos os demais glicolipopeptídios, a dalbavancina apresenta baixa biodisponibilidade oral, sendo, portanto, administrada via IV. A dose recomendada em pacientes com função normal é de 1.500 mg em dose única, ou 1.000 mg seguidos de 500 mg após 1 semana. A administração deve ser feita na forma de infusão por 30 min. Para dalbavancina, telavancina, oritavancina e vancomicina, ASC/MIC é o melhor parâmetro farmacodinâmico para cálculo da dose. As reações adversas mais frequentes no caso da dalbavancina são aumento da temperatura (50%), cefaleia (25%) e náuseas (6%). Não foi observada toxicidade coclear ou vestibular.

Daptomicina

Lipopeptídio cíclico produzido por *Streptomyces roseosporus*, que se liga à membrana das bactérias Gram-positivas pela interação com os lipídios da membrana da bactéria, como o fosfatidilglicerol. A atividade da daptomicina é estritamente dependente dos níveis fisiológicos de cálcio, os quais induzem modificações conformacionais na daptomicina, facilitando a oligomerização e a inserção na membrana (Jung *et al.*, 2004). A daptomicina apresenta meia-vida de 8 a 9 h, o que permite ser administrada 1 vez/dia; apresenta volume de distribuição de 0,1 ℓ/kg, indicando que reside predominantemente no espaço intravascular e no líquido extracelular. A daptomicina é excretada predominantemente pela urina (78%), sendo cerca de 50% na forma inalterada (Rybak, 2006).

O mecanismo de ação da daptomicina é único entre os antibióticos; a cauda hidrofóbica, presente em sua estrutura química, liga-se de maneira irreversível às membranas celulares das bactérias Gram-positivas por meio de um processo dependente de cálcio. Forma-se um canal, causando rápida despolarização da membrana celular decorrente do efluxo de potássio e possivelmente outros íons. A morte da bactéria resulta da ampla disfunção na síntese de macromoléculas (Tedesco e Rybak, 2004). A daptomicina apresenta alta eficácia contra patógenos Gram-positivos, como estafilocos e enterococos sensíveis ou multirresistentes. A Tabela 26.14 ilustra sua atividade comparada com outros antibióticos utilizados para esses patógenos.

A daptomicina é indicada para infecções complicadas de pele e partes moles e também bacteriemia associada à endocardite causadas por bactérias Gram-positivas, mas não é recomendada indicada no tratamento de pneumonias. Deve ser administrada na dose de 4 a 6 mg/kg dependendo da infecção (pele ou bacteriemia associada à endocardite, respectivamente) IV, podendo ser injetada em um período de 2 min ou infundida por 30 min. No caso de infecção de pele e partes moles, o tratamento deve ser feito por 7 a 14 dias; no caso de bacteriemia associada à endocardite, por 2 a 6 semanas. Em pacientes nefropatas graves, com *clearance* de creatinina < 30 mℓ/min, a mesma dose deve ser administrada a cada 48 h. As seguintes reações adversas foram observadas com o uso desse fármaco: anafilaxia/reações de

Tabela 26.13 Propriedades farmacocinéticas de oritavancina, dalbavancina, telavancina e vancomicina.

Parâmetro	Oritavancina	Dalbavancina	Telavancina	Vancomicina
Concentração máxima (mg/ℓ)	31[a]	279[b]	186[c]	60[d]
Ligação proteica (%)	90	> 99	93	10 a 50
Volume de distribuição	1,08 ℓ/kg	9,75 a 15,5 ℓ	0,12 ℓ/kg	0,4 a 1 ℓ/kg
Meia-vida (h)	195	257	7,5	6 a 12
Excreção renal (%)	< 5 em 14 dias	42	72	> 80 a 90
ASC calculada (mg h/ℓ)	152[a]	10.577[b]	1.282[c]	636[d]

ASC: área sob a curva de concentração-tempo.
[a] ASC de 0 a 24 h; os dados basearam-se em uma dose de 3 mg/kg de oritavancina.
[b] ASC de 0 a 168 h; os dados foram baseados em uma dose de dalbavancina 1 g.
[c] ASC de 0 a 24 h; os dados foram baseados em uma dose de 15 mg/kg de telavancina.
[d] ASC de 0 a 24 h; os dados foram baseados em uma dosagem de vancomicina de 1,5 g a cada 12 h.

Tabela 26.14 Eficácia da daptomicina em comparação a outros antibióticos contra bactérias Gram-positivas.

Bactéria (número de isolados)	CIM$_{90}$ mg/ℓ			
	Daptomicina	Vancomicina	Linezolida	Quinupristina/dalfopristina
MSSA (50)	0,13	1	4	1
MRSA (50)	0,13	1	4	1
MSSE (25)	0,5	1	4	0,5
MRSE (25)	0,25	1	4	0,25
Enterococcus faecalis (25)[a]	1	64	4	16
Enterococcus faecium (25)[a]	4	64	4	4

CIM$_{90}$: concentração inibitória mínima, na qual 90% das cepas são inibidas; MRSA: *Staphylococcus aureus* resistente à meticilina; MRSE: *Staphylococcus epidermidis* resistente à meticilina; MSSA: *Staphylococcus aureus* sensível à meticilina; MSSE: *Staphylococcus epidermidis* sensível à meticilina.
[a] Inclui enterococos resistentes à vancomicina.

hipersensibilidade, miopatia e rabdomiólise, pneumonia eosinofílica, neuropatia periférica e diarreia associada a *Clostridium difficile*.

TETRACICLINAS

As tetraciclinas são antibióticos bacteriostáticos que apresentam amplo espectro de ação: uma gama considerável de bactérias Gram-positivas ou Gram-negativas, espiroquetas, bactérias intracelulares obrigatórias e protozoários.

As primeiras tetraciclinas foram produtos naturais extraídos da fermentação dos actinomicetos. A clorotetraciclina, produzida pelo *Spreptomyces aureofaciens*, assim chamado por sua cor dourada e comercializada como Aureomicina® (Figura 26.42), foi introduzida na prática clínica em 1948. Outro produto natural foi isolado do fungo, com cor semelhante, porém mais hidrossolúvel e com espectro de ação mais amplo, chamado comercialmente de Terramicina® (Figura 26.43). As tetraciclinas apresentam como característica estrutural quatro anéis de hidrocarbonos.

Na década de 1950, acreditava-se que modificações químicas nos antibióticos naturais levariam necessariamente a uma perda de atividade. Entretanto, Conover imaginou que o átomo de cloro presente no carbono 7 não era responsável pela atividade e, portanto, poderia ser retirado quimicamente para produzir análogos mais potentes. O análogo sem o cloro no carbono 7 foi produzido e, de fato, apresentou melhor potência e solubilidade, com atividade farmacológica favorável, sendo introduzido na clínica em 1954 com o nome de tetraciclina (Sumycin™).

As tetraciclinas inibem a síntese proteica ao ligarem-se à subunidade de 30S dos ribossomos e impedem a ligação do aminoacil do tRNA. Isso bloqueia a incorporação de aminoácidos na cadeia peptídica. Além disso, as tetraciclinas podem inibir a liberação de proteínas. No caso das bactérias Gram-negativas, as tetraciclinas atravessam a membrana celular por difusão passiva através das porinas. A passagem para a membrana mais interna é dependente do gradiente de pH, sugerindo um transportador ativado por prótons. A seletividade da ação das tetraciclinas para as bactérias em relação às células de mamíferos é dada pela capacidade das bactérias de concentrar as tetraciclinas de maneira mais rápida e eficaz que as células de mamíferos. A resistência às tetraciclinas tornou-se muito frequente em razão do seu uso veterinário e também do uso como aditivo alimentar para promover crescimento de animais para abate. O surgimento de resistência às tetraciclinas estimulou o interesse no desenvolvimento de uma terceira geração de tetraciclinas, composta por tigeciclina, omadaciclina e eravaciclina (esta última ainda em ensaios clínicos fase III).

Nos dias atuais, é raramente utilizada por causa do surgimento de resistência. É administrada VO em esquemas terapêuticos de 250 mg 4 vezes/dia ou 500 mg 2 vezes/dia, e somente deve ser utilizada se, de fato, a bactéria for suscetível. O uso de tetraciclina durante a fase de desenvolvimento dos dentes (metade da gravidez até 8 anos de idade) pode causar descoloração permanente dos dentes, sendo, portanto, contraindicada nessa faixa etária. A tetraciclina forma um complexo estável com o cálcio e pode causar redução de crescimento ósseo (Figura 26.44). O uso de tetraciclina também está associado à maior incidência de diarreia causada por *Clostridium dificile*. A tetraciclina é teratogênica, portanto seu uso é contraindicado na gestação.

Outras modificações químicas resultaram na introdução, em 1967, da doxiciclina, e em 1971, da minociclina, consideradas de segunda geração, como as tetraciclinas.

Doxiciclina

Apresenta excelente biodisponibilidade após administração oral e é eliminada pela bile e pela urina em forma não modificada, com meia-vida de 18 a 22 h. O esquema terapêutico utilizado em adultos é de 200 mg no primeiro dia de tratamento (100 mg a cada 12 h) com uma dose de manutenção de 100 mg/dia. Dependendo da gravidade da infecção, essa dose de manutenção pode ser aumentada para 200 mg/dia. Para pacientes pediátricos acima de 8 anos de idade, a dose recomendada é de 4,4 mg/kg no primeiro dia (dividida em duas doses a cada 12 h), seguida de 2,2 mg/kg como dose de manutenção diária. Dependendo da gravidade da infecção, a dose de 4,4 mg/kg pode ser utilizada como dose de manutenção. Apresenta as mesmas reações adversas da tetraciclina. É um antibiótico interessante no tratamento de doenças sexualmente transmissíveis, como:

- Uretrite, endocervicite ou infecção retal por *Chlamydia trachomatis* – 200 mg/dia durante 1 semana
- Uretrite por *Neisseira gonorhoeae* – 200 mg/dia durante 1 semana
- Uretrite não gonocócica por *Ureaplasma urealyticum* – 200 mg/dia durante 1 semana
- Sífilis em pacientes alérgicos à penicilina – 200 mg/dia durante 2 semanas
- Cancroide causado por *Haemophilus ducreyi* – 200 mg/dia durante 1 semana.

A doxiciclina (Figura 26.45) também pode ser utilizada como profilaxia de curta duração (uso menor que 4 meses) para malária no caso de viajantes em áreas endêmicas causada por *Plasmodium falciparum* resistente à cloroquina e/ou à pirimetamina-sulfadoxina. A recomendação nesse caso é de 100 mg/dia. A profilaxia deve ser feita durante a viagem e até 4 semanas após o término dela. Não deve ser associada a penicilinas. A doxiciclina é considerada teratogênica, portanto seu uso é contraindicado na gravidez.

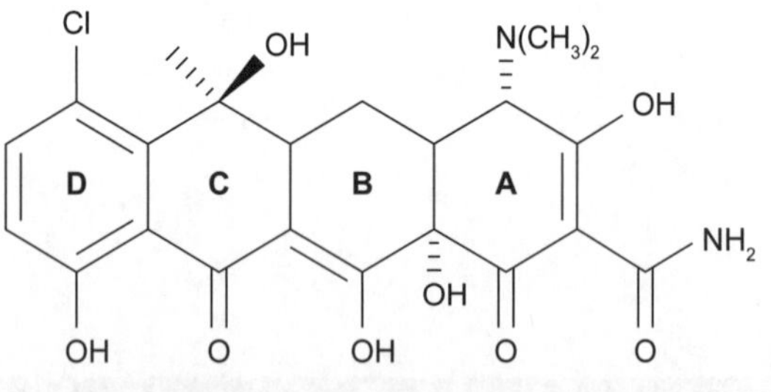

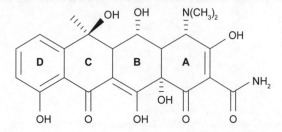

Figura 26.42 Clorotretraciclina (Aureomicina®).

Figura 26.43 Oxitetraciclina (Terramicina®).

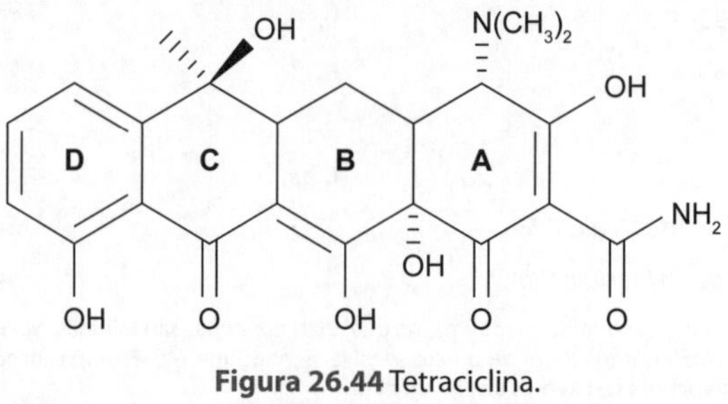

Figura 26.44 Tetraciclina.

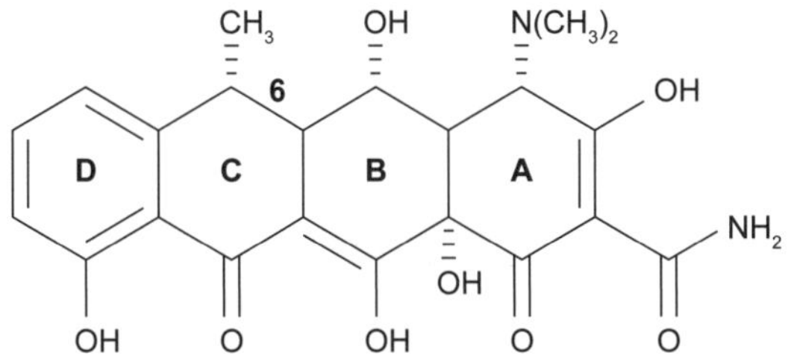

Figura 26.45 Doxiciclina.

Minociclina

Pode ser administrada tanto VO quanto IV (Figura 26.46). O mecanismo de ação é comum às demais tetraciclinas, ou seja, ocorre via inibição da subunidade 30S do ribossomo da bactéria, resultando em um efeito bacteriostático. Entretanto, foi notada atividade sinérgica e bactericida quando a minociclina foi administrada com colistina ou carbapenéns.

A minociclina IV pode ser utilizada no tratamento das infecções causadas por patógenos de tratamento difícil, chamados patógenos ESKAPE (*Enterococcus faecium*, *Staphylococcus aureus*, *Klebsiella pneumoniae*, *Actinobacter baumannii*, *Pseudomonas aeruginosa* e *Enterobacter species*). O esquema terapêutico em geral consiste em 200 mg IV como dose de ataque, seguida de 100 mg IV a cada 12 h, não sendo necessário ajuste de dose em pacientes nefropatas (Ritchie e Garavaglia-Wilson, 2014).

Tigeciclina

Derivado da minociclina (Figura 26.47) com alta atividade contra todas as bactérias Gram-positivas, quase todas as bactérias Gram-negativas (exceto *Pseudomonas aeruginosae* e *Proteus* sp.) e todas as bactérias anaeróbicas. É altamente eficaz contra *Enterococcus faecalis*, VRSA e MRSA. A tigeciclina foi aprovada pela FDA para tratamento de infecções complicada de pele e partes moles, infecções complicadas intra-abdominais e pneumonias comunitárias em pacientes com 18 anos ou mais (Cunha *et al.*, 2017).

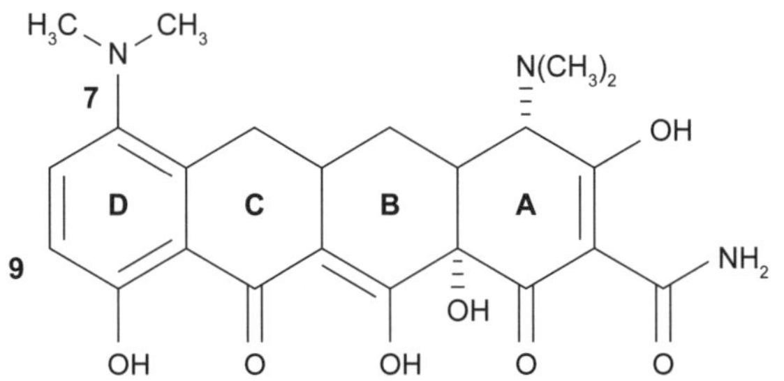

Figura 26.46 Minociclina.

Por ser um novo derivado da minociclina, a tigeciclina não é afetada pelos mecanismos de resistência às tetraciclinas, portanto é utilizada tanto em bactérias Gram-positivas quanto Gram-negativas resistentes a múltiplos fármacos. A tigeciclina apresenta farmacocinética linear e é eliminada predominantemente pela bile. Não há necessidade de ajustes de dose em pacientes nefropatas ou hepatopatas, a não ser em paciente hepatopatas graves (Child-Pugh C). Apresenta meia-vida longa (42 h), o que permite ser administrada 1 vez/dia. Tem alto volume de distribuição, assegurando excelente penetração tissular. Os esquemas terapêuticos mais utilizados são 200 a 400 mg IV como dose de ataque, seguida de 100 a 200 mg IV a cada 24 h.

Omadaciclina

Tetraciclina de terceira geração (Figura 26.48) desenvolvida para uso VO e IV, sendo administrada 1 vez/dia. A exemplo da tigeciclina, apresenta amplo espectro de ação contra bactérias Gram-positivas, Gram-negativas e bactérias anaeróbicas.

Quando administrada VO, o jejum de alimentos deve ser de, no mínimo, 6 h. Não foi notado efeito de idade na farmacocinética da omadaciclina, e não há necessidade de ajuste de dose em pacientes hepatopatas (Child-Pugh A, B e C). A maior parte da omadaciclina administrada VO (81,1%) é eliminada nas fezes, e 14,4% na urina. A Tabela 26.15 compara os dados farmacocinéticos das três tetracilinas de terceira geração. Tanto a omadaciclina quanto a eravaciclina (outra tetraciclina de terceira geração) não estão disponíveis comercialmente até o momento.

Há dois mecanismos básicos de resistência às tetraciclinas: efluxo de tetraciclina e proteção do ribossomo. As proteínas de efluxo das tetraciclinas são proteínas associadas às membranas que reconhecem e exportam a tetraciclina da célula, reduzindo, portanto, sua concentração intracelular. Bombas de efluxo são encontradas tanto em bactérias Gram-positivas quanto Gram-negativas. As proteínas que protegem o ribossomo são proteínas citoplasmáticas que se ligam ao ribossomo, causando uma alteração na sua conformação e, com isso, prevenindo a ligação das tetraciclinas a ele. A maioria das proteínas que funcionam como bomba de efluxo e que apresentam resistência à tetraciclina não afeta minociclina, tigeciclina e omadaciclina (Draper *et al.*, 2014). Entretanto, o gene *tet(B)* de bactérias Gram-negativas produz bombas de efluxo eficazes contra tetraciclina e minociclina, mas não contra tigeciclina e omadaciclina. As proteínas de proteção do ribossomo apresentam resistência extensiva à doxociclina e à minociclina, mas não à tigeciclina e à omadaciclina (Tanaka *et al.*, 2016).

OXAZOLIDINONAS

Nova classe de antibióticos sintéticos, as oxazolidinonas inibem a síntese proteica bacteriana em uma fase muito precoce em comparação com outros antibióticos cujas ações são semelhantes; portanto, não apresentam resistência cruzada. O ribossomo bacteriano tem duas subunidades, 30S e 50S, formadas de RNA envelopados por proteínas;

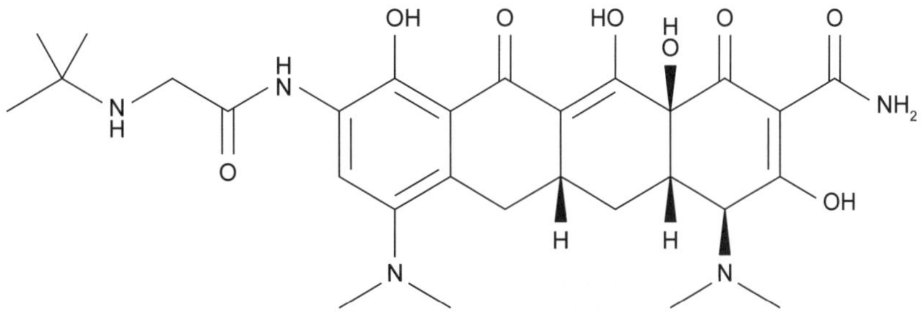

Figura 26.47 Tigeciclina.

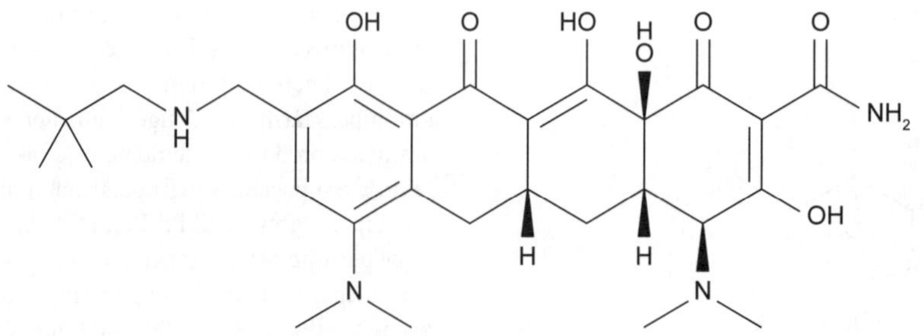

Figura 26.48 Omadaciclina.

a subunidade 30S é composta de 16 rRNA e 21 proteínas (S1-S211), enquanto a subunidade 50S constitui-se de 5S e 23S RNA e 36 proteínas (L1-L36). Essas duas subunidades se juntam para iniciar a síntese proteica e separam-se quando a síntese está terminada. No início do processo de síntese, a subunidade ribossômica 30S forma um complexo com o mRNA que tem o código genético da proteína a ser sintetizada, fmet-RNA. O tRNA carrega o primeiro aminoácido (metionina) e o GTP gera a energia para a reação e três fatores de iniciação (*Iniation Factors* IF1-3). Em seguida, o complexo de iniciação se junta à subunidade ribossômica 50S para formar o ribossomo 70S, que dá início ao processo de síntese proteica. As oxazolidinonas ligam-se ao ribossomo 50S e impedem a formação do ribossomo 70S, portanto, não se inicia o processo de tradução. A linezolida (Figura 26.49) foi a primeira oxazolidinona a ser introduzida na prática médica, em 2000. Um mecanismo conhecido de resistência para a linezolida consiste na modificação do alvo; geralmente o que ocorre é diminuição da afinidade do ribossomo pela linezolida, decorrente de mutações no 23S RNA ribossômico (Bozdogan e Appelbaum, 2004).

Linezolida

Pode ser administrada por VO ou IV. Por VO, além da forma farmacêutica sólida de comprimidos, apresenta a forma líquida de suspensão. A meia-vida da linezolida é de 4 a 6 h aproximadamente, sendo necessária, portanto, administrar 2 vezes/dia. Apresenta excelente biodisponibilidade oral (aproximadamente 100%), o que facilita a conversão do tratamento IV para VO. A administração oral pode ser feita em jejum ou com alimentos. O volume de distribuição da linezolida é de 40 a 50 ℓ em adultos jovens saudáveis. É metabolizada primariamente por oxidação, não sendo substrato para as enzimas do citocromo P450. O *clearance* não renal representa 65% do *clearance* sistêmico, não sendo necessário ajuste de dose em pacientes nefropatas nem em pacientes hepatopatas leves ou moderados.

A linezolida é um inibidor reversível, não seletivo, da enzima monoaminoxidase, apresentando, portanto, potencial de interação com agentes adrenérgicos e serotoninérgicos. É indicada para infecções causadas por bactérias Gram-positivas na pele, partes moles e pneumonias comunitárias provocadas por MSSA, MRSA e cepas multirresistentes de *Streptococcus pneumoniae*. É contraindicada no tratamento de infecções bacterianas Gram-negativas. A Tabela 26.16 exemplifica os esquemas terapêuticos recomendados para as infecções aqui mencionadas.

Tedizolida

Oxazolidinona de segunda geração, administrada na forma de profármaco (tedizolida fosfato) inativo, que é convertido quimicamente por fosfatases séricas em tedizolida. Assim como a linezolida, liga-se ao 23S do RNA ribossômico da subunidade 50S, prevenindo a formação do complexo de iniciação 70S e inibindo a síntese de proteínas das bactérias.

A tedizolida (Figura 26.50) tem atividade contra bactérias Gram-positivas, incluindo estafilococos, estreptococos e certas bactérias anaeróbicas. De maneira geral, a tedizolida é no mínimo quatro vezes mais potente contra as bactérias quando comparada com a linezolida, e vários estudos *in vitro* demonstraram atividade da tedizolida em bactérias resistentes à linezolida (Livermore *et al.*, 2009). A tedizolida pode ser administrada VO ou IV, apresenta excelente biodisponibilidade oral (91%), o que facilita a conversão do tratamento IV para o tratamento oral. A administração de tedizolida com alimentos gordurosos resulta em uma redução de $C_{máx}$ e aumento do $T_{máx}$, mas sem alterar a cinética da absorção. Considerando que o parâmetro farmacocinético/farmacodinâmico para a tedizolida é a razão ASC:CIM, pode ser administrada em jejum ou com alimentos (Kisgen *et al.*, 2014). Seu volume de distribuição em adultos é de 108 a 143 ℓ, indicando uma penetração favorável em tecidos, apresentando distribuição maior em músculo que em plasma ou tecido adiposo, o que apoia o seu uso para tratamento de infecções da pele e partes moles. O metabolismo da tedizolida ocorre essencialmente pela sulfatação, sendo o fármaco

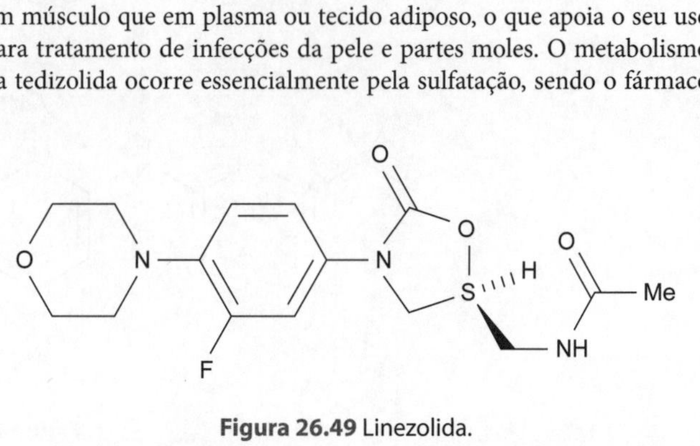

Tabela 26.15 Comparação do perfil de farmacocinético em dose única de eravaciclina, omadaciclina e tigeciclina.			
Parâmetros	**Omadaciclina**	**Eravaciclina**	**Tigeciclina**
Dose para dados PK mostrados	100 mg IV	1,5 mg/kg/dia IV	50 mg a cada 12 h IV
	300 mg VO	100 mg a cada 12 h VO	–
$C_{máx}$ (µg/mℓ)	1,8 IV	1,9 IV	0,87
	0,7 VO	0,16 VO	–
ASC_{0-24} (µg h/ℓ)	8,8 IV	7,9 IV	4,7
	5,9 VO	3,1 VO	–
Clearance (ℓ/h)	17,1	17,8	23,8
Meia-vida (h)	17	10 a 14	37 a 66
Ligação proteica (%)	21%	79 a 87%	69 a 87%
	Dose independente	Não linear atípico	Não linear atípico
Biodisponibilidade oral	34,5	28	Não disponível oralmente

ASC: área sob a curva.

Figura 26.49 Linezolida.

Capítulo 26 • Antibióticos

Tabela 26.16 Esquemas terapêuticos utilizando linezolida.

Infecção	Dose e via de administração		Duração recomendada do tratamento (dias consecutivos)
	Pacientes pediátricos (nascimento até 11 anos de idade)	Adultos e adolescentes (≥ 12 anos)	
Infecções complicadas da pele e da estrutura da pele	10 mg/kg IV ou VO a cada 8 h	600 mg IV ou VO a cada 12 h	10 a 14
Pneumonia adquirida na comunidade, incluindo bacteremia concomitante			
Pneumonia nosocomial			
Infecções por *Enterococcus faecium* resistentes à vancomicina, incluindo bacteremia concomitante	10 mg/kg IV ou VO a cada 8 h	600 mg IV ou VO a cada 12 h	14 a 28
Infecções não complicadas da pele e da estrutura da pele	< 5 anos: 10 mg/kg VO a cada 8 h 5 a 11 anos: 10 mg/kg VO a cada 12 h	Adultos: 400 mg VO a cada 12 h Adolescentes: 600 mg VO a cada 12 h	10 a 14

eliminado na forma de metabólitos sulfatados inativos pelas fezes e pela urina (81,5% e 18%, respectivamente). A meia-vida da tedizolida é de aproximadamente 10,4 a 12,4 h em adultos, permitindo sua administração 1 vez/dia. O esquema terapêutico utilizado atualmente é de 200 mg/dia, não sendo necessário ajuste de dose em pacientes nefropatas. A administração IV deve ser feita por meio de infusão por 1 h. As reações adversas mais comuns observadas foram náuseas (8%), cefaleia (6%), diarreia (4%), vômitos (3%) e tontura (2%). A tedizolida está indicada para infecções bacterianas aguda da pele e/ou partes moles causadas por bactérias Gram-positivas, incluindo infecções provocadas por MSSA e MRSA. É contraindicada no tratamento de infecções bacterianas Gram-negativas.

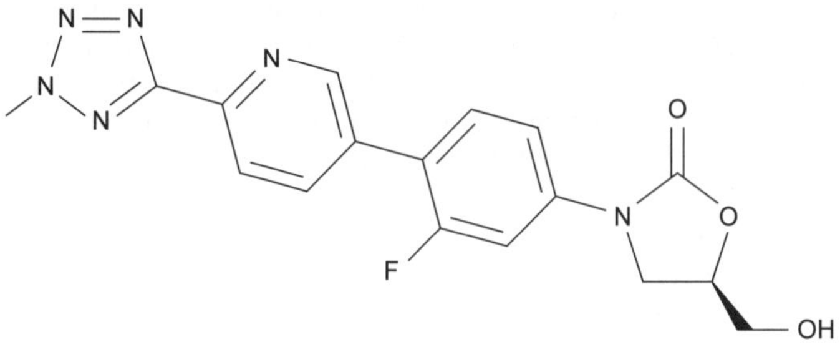

POLIMIXINAS

Constituem uma classe antiga de antibióticos formada por lipopeptídios cíclicos não ribossômicos. A colistina, sintetizada pela bactéria Gram-positiva *Paenibacillus polymyxa colistinus*, foi descoberta em 1949 (Komura e Kurashi, 1979). Polimixina B e polimixina E (colistina; Figura 26.51) são os dois antibióticos dessa classe utilizados terapeuticamente.

O mecanismo de ação envolve ligação no componente lipossacarídio (LPS) da membrana celular externa das bactérias Gram-negativas, levando à alteração de permeabilidade desta e eventual morte da bactéria. Esse processo é conhecido como destruição osmótica. A ação da polimixina envolve o deslocamento de íons divalentes como o cálcio

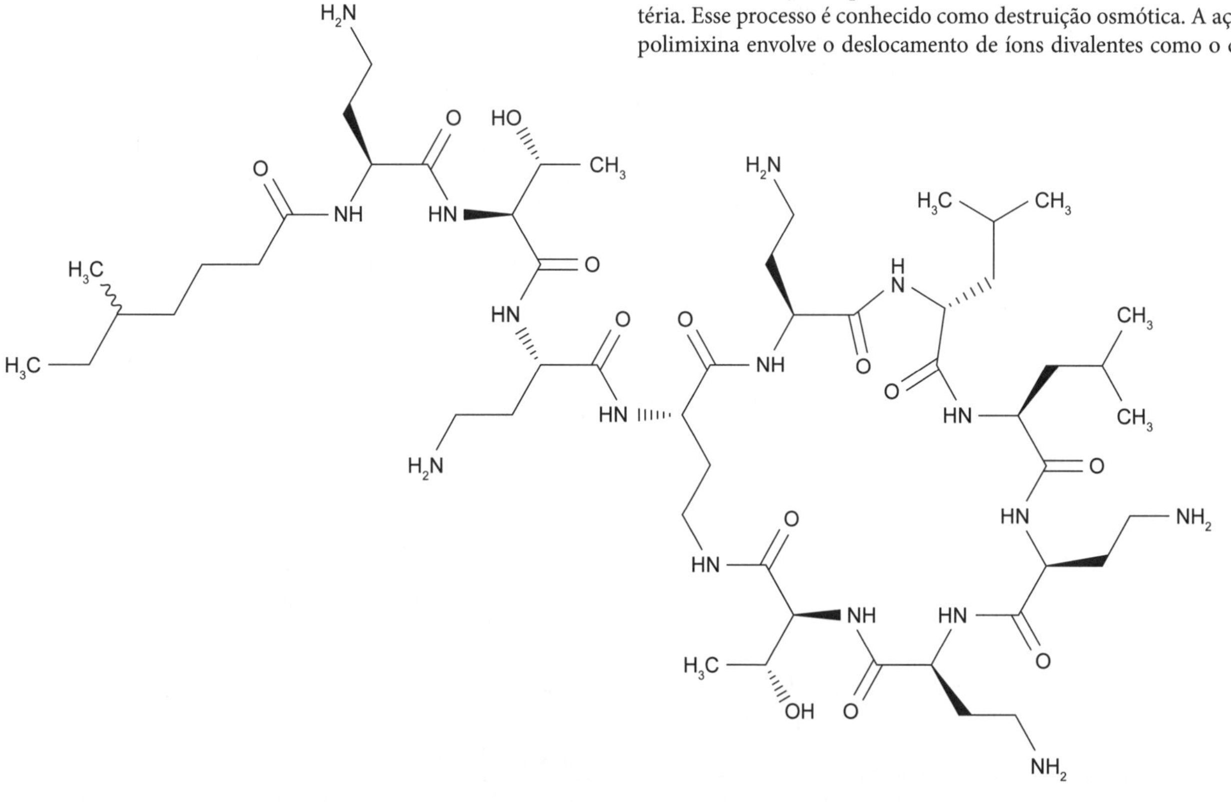

Figura 26.50 Tedizolida.

Figura 26.51 Colistina.

e o magnésio, que normalmente estabilizam o LPS. Assim, a atividade bactericida das polimixinas pode ser antagonizada por concentrações fisiológicas de cálcio e magnésio na parece celular. Bactérias Gram-positivas não contêm LPS na sua parede celular, portanto não são sensíveis às polimixinas.

A polimixina apresenta importante *clearance* renal, então a dose em pacientes com insuficiência renal deve ser reduzida. Formulações IV de polimixina B e colistina foram eventualmente abandonadas na década de 1980, pela alta incidência de nefrotoxicidade (Biswas *et al.*, 2012). Entretanto, estudos mais recentes demonstram que a administração IV mais criteriosa reduziu significativamente essa toxicidade (Falagas e Kasiakou, 2005). Tanto a colistina (na forma de colistimetato) quanto a polimixina B são considerados antibióticos de última linha para tratamento de bactérias Gram-negativas multirresistentes a antibióticos.

Colistimetato

A colistina utilizada atualmente para uso IV é administrada na forma de profármaco (colistimetato de sódio), pois apresenta menor toxicidade que a colistina administrada na forma de sulfato. O colistimetato é transformado tanto *in vitro* quanto *in vivo* em uma mistura complexa de derivados sulfometilados, e parcialmente no metabólito ativo colistina. Em voluntários sadios, após administração de uma dose única IV de colistimetato, verificou-se que sua meia-vida era de 0,7 a 2 h, enquanto a da colistina é de 3 a 4 h.

A colistina liga-se tanto à albumina plasmática quanto às glicoproteínas ácidas alfa-1, e a fração livre varia de 26 a 41%. Este constitui um dado importante, visto que a colistina livre é responsável pela ação bactericida e o parâmetro farmacocinético-farmacodinâmico para uso terapêutico é a concentração livre de colistina sobre a CIM (fASC/CIM). A colistina não penetra o sistema nervoso central, mas tem boa distribuição nos pulmões, contribuindo, assim, para o seu sucesso terapêutico no tratamento de pneumonias (Dijkmans *et al.*, 2015). O colistimetato também pode ser administrado via inalatória para tratamento de pneumonias associadas a ventiladores. A dose de colistimetato IV ou IM recomendada é de 2,5 a 5 mg/kg/dia, fracionada em 2 a 4 vezes, dependendo da gravidade da infecção, tanto para pacientes adultos quanto pediátricos. A dose deve ser reduzida em pacientes nefropatas que apresentem redução significativa do *clearance* de creatinina. No caso de pacientes obesos, a dose deve ser calculada com base no peso ideal.

Polimixina B

Pode ser administrada vias IV, IM, intratecal e tópica como sulfato de polimixina B. Para adultos e pacientes pediátricos acima de 2 anos de idade, a dose IV recomendada é de 1,5 a 2,5 mg/kg/dia, fracionada em duas administrações. Por via IM, a dose recomendada é de 2,5 a 3,5 mg/kg/dia, fracionada em 4 a 6 aplicações. A polimixina B apresenta volume de distribuição de 42,7 ℓ e meia-vida de 13,6 h. Atualmente, há certa preferência em usar a polimixina B em vez do colistimetato, pelo fato de a farmacocinética do primeiro ser menos variável (o colistimetato é um profármaco, conforme já dito). Outra vantagem da polimixina reside no fato de ser muito pouco afetada em pacientes nefropatas (Kassamali e Danzinger, 2015).

NITROIMIDAZÓLICOS

O metronidazol é o protótipo da classe dos antibióticos nitroimidazólicos (Figura 26.52). Introduzido na prática médica na década de 1960 para tratamento de infecções por *Trichomonas vaginalis*, depois passou a ser utilizado também para tratamento de infecções por bactérias anaeróbicas e do trato gastrintestinal.

Em relação ao mecanismo de ação, o metronidazol pode ser considerado um profármaco, uma vez que necessita ser ativado metabolicamente. Uma vez que o fármaco se difunde para o interior da célula, o

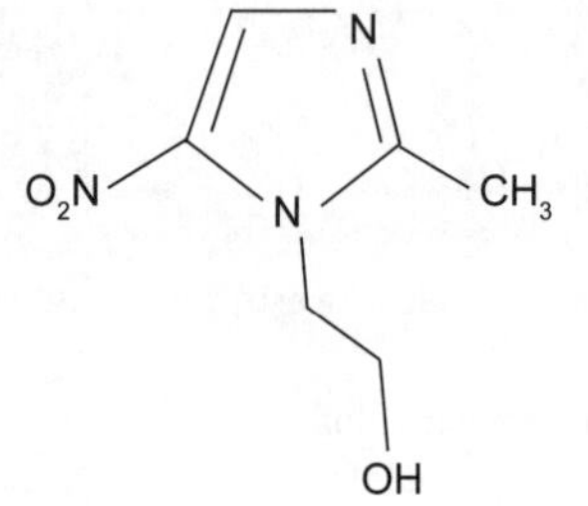

Figura 26.52 Metronidazol.

grupo nitro aceita elétrons de proteínas que transportam elétrons com baixo potencial redox negativo – no caso de mamíferos, flavoproteínas; no caso de bactérias e protozoários, ferredoxinas. A reação é catalisada por uma nitrorredutase, formando intermediários lábeis e reativos, os quais destroem a célula por reagirem com macromoléculas, como DNA e proteínas (Manes e Balzano, 2004).

A seguir, será revisto o uso do metronidazol e do tinidazol no tratamento de infecções por bactérias anaeróbicas e da tricomoníase.

Metronidazol

Apresenta meia-vida entre 6 e 10 h e volume de distribuição de 0,6 a 1,1 ℓ/kg. O *clearance* sistêmico é de 70 a 90 mℓ/min, e o *clearance* renal varia de 8 a 12 mℓ/min em indivíduos com função renal normal.

Quando administrado VO, apresenta biodisponibilidade próxima de 100%; a biodisponibilidade de óvulos vaginais é de 19 a 56% (Lau *et al.*, 1992). Apresenta baixa ligação às proteínas plasmáticas (< 20%) e é metabolizado predominantemente no fígado. Não é necessário ajuste de dose em pacientes nefropatas, visto que uma porcentagem muito pequena do metronidazol é eliminada pelos rins. Bactérias anaeróbicas são mais frequentes no trato genital de mulheres saudáveis do que bactérias aeróbicas. Portanto, há um risco de infecção por bactérias anaeróbicas no feto quando de uma ruptura da bolsa muito antes do parto; bactérias anaeróbicas podem causar enterocolite necrosante no neonato (Hall *et al.*, 1983).

Quando administrado IV para tratamento de infecções por bactérias anaeróbicas, a dose recomendada para adultos é de 15 mg/kg como dose de ataque, infundida em 1 h, seguida de 7,5 mg/kg a cada 6 h (aproximadamente 500 mg em um adulto de 70 kg), também infundida em 1 h. Em pacientes hepatopatas graves (Child-Pugh C), a dose deve ser reduzida em 50%.

Para tratamento de tricomoníase, metronidazol 2 g em dose única VO é suficiente; o tratamento deve ser feito tanto na mulher quanto no homem. Para tratamento de infecções por bactérias anaeróbicas, o tratamento deve ser feito inicialmente IV, conforme descrito anteriormente.

Tinidazol

Foi introduzido em 1969 para tratamento de infecções causadas por *Trichomonas vaginalis*, mas também é ativo contra bactérias anaeróbicas, como *Bacteroides fragillis* e *Clostridium* spp. A meia-vida do tinidazol é consideravelmente mais longa que a do metronidazol, variando de 12 a 16 h (Wood *et al.*, 1982); apresenta volume de distribuição de 0,64 a 0,67 ℓ/kg, sendo as concentrações mais altas encontradas na bile (Hunt *et al.*, 1982). A administração VO deve ser feita com alimentos para reduzir sintomas gastrintestinais, o que não afeta sua biodisponibilidade.

LINCOSAMIDAS

Constituídas por três componentes – um aminoácido (L-prolina) e um açúcar (lincosamina) conectados por uma ligação amida –, representam uma classe pequena de antibióticos, visto que apenas duas estão disponíveis para uso clínico: a lincomicina e a clindamicina.

A primeira lincosamida foi a lincomicina, isolada em 1962 do *Streptomyces linconensis*, introduzida na prática médica em 1967 para tratamento de infecções causadas por bactérias Gram-negativas. Apesar de aprovada para uso humano, raramente é utilizada hoje em dia para tratamento de infecções (Schwarz *et al.*, 2016). O análogo clorado da lincomicina (Figura 26.53 A) foi introduzido na clínica em 1966, apresentando boa biodisponibilidade oral e amplo espectro contra bactérias, fungos e protozoários.

Clindamicina

Desenvolvida em 1966 por meio de modificações químicas das lincomicinas naturais, a clindamicina (Figura 26.52 B) interage com os sítios A e P da subunidade 50S do ribossomo bacteriano, inibindo sua montagem e, com isso, a transpeptidação, bloqueando a síntese de proteínas pela bactéria. Seu mecanismo é semelhante a de macrolídios, estreptograminas e derivados fenóis. Seu espectro de ação *in vitro* inclui estafilococos, estreptococos, pneumococos, a maioria das bactérias anaeróbicas, *Chlamydia trachomatis* e alguns protozoários. Similarmente às penicilinas, apresenta ação contra *Streptococcus pneumoniae* dos tipos A e B. Não apresenta eficácia contra bactérias Gram-negativas aeróbicas. É bem absorvida por VO (90%) e atinge altas concentrações na maioria dos tecidos, como ossos (60%) e articulações (85%). O $T_{máx}$ após administração oral é de 0,75 h, e a biodisponibilidade não é afetada quando a clindamicina é ingerida com alimentos (Guay, 2007). Apresenta boa distribuição tissular, mas não penetra no sistema nervoso central (< 3%), mesmo na presença de inflamação meníngea; também não penetra na árvore biliar (Gatti *et al.*, 1998).

A clindamicina é eliminada principalmente por metabolismo hepático; os metabólitos sulfonados respondem por 90% e são gerados a partir do CIP3A4. A clindamicina apresenta ciclo êntero-hepático e é capaz de alterar a flora intestinal até 2 semanas após a interrupção ou o término do tratamento; isso potencialmente explica a ocorrência de casos de colite por *Clostridium difficile* várias semanas após o uso de clindamicina.

A meia-vida da clindamicina é de 2,5 a 3 h, e pode ser administrada vias IV, IM, oral e tópica. Somente deve ser prescrita para tratamento de infecções causadas por bactérias anaeróbicas ou aeróbicas sensíveis a ela, ou como opção à penicilina em pacientes alérgicos a este antibiótico. A administração IV é feita somente em casos de infecções graves, e a dose recomendada em adultos varia de 1.200 a 4.800 mg/dia, fracionada em 2 a 4 vezes; em pacientes pediátricos, a dose IV é de 20 a 40 mg/kg/dia fracionada em 3 a 4 vezes. Quando administrada VO, a dose em adultos varia de 150 a 450 mg a cada 6 h, dependendo da gravidade da infecção; em pacientes pediátricos, varia de 8 a 20 mg/kg/dia fracionados em 3 a 4 vezes.

ESTREPTOGRAMINAS

As estreptograminas são depsipeptídios utilizados como promotores de crescimento em animais de produção há mais de 50 anos, embora apenas recentemente tenham passado a ser utilizadas para tratamento de infecções em humanos, com a aprovação da combinação dalfopristina-quinupristina por via injetável em 1999.

As estreptograminas são compostas de duas classes distintas de moléculas cíclicas, tipo A (dalfopristina e flopristina) e tipo B (quinupristina e linopristina). Individualmente, cada classe apresenta um efeito bacteriostático decorrente da inibição temporária da síntese de proteínas. Entretanto, a combinação das estreptograminas do tipo A com as do tipo B torna-as bactericidas contra espécies de estafilococos e estreptococos, e bacteriostática contra enterococos (Schmitz *et al.*, 1999). Ambos os grupos de estreptograminas são produzidos simultaneamente pela bactéria filamentosa do gênero *Streptomyces*. As estreptograminas dos tipos A e B não são relacionadas estruturalmente (Figuras 26.54 e 26.55).

Interferência na síntese proteica bacteriana representa um mecanismo de ação comum a várias classes de antibióticos, geralmente envolvendo a ligação do antibiótico a uma subunidade ribossômica ou a fatores citoplasmáticos associados à síntese proteica. As estreptograminas atuam ligando-se à subunidade ribossômica 50S e interferindo na atividade da enzima peptidiltransferase. Apesar das diferenças estruturais entre as estreptograminas dos tipos A e B, ambas se ligam ao sítio P do ribossomo. A ligação da estreptogramina A à subunidade ribossômica provoca uma alteração conformacional que leva a um aumento significativo da afinidade pela estreptogramina B, mecanismo responsável pelo sinergismo observado quando ambas são associadas (Johnston *et al.*, 2002). Essa afinidade aumentada pela estreptogramina do tipo B permanece mesmo quando a estreptogramina do tipo A se dissocia do sítio P, demonstrando que o aumento da afinidade observada se deve à mudança conformacional no sítio P, e não à presença da estreptogramina A. Os mecanismos de resistência consistem em modificação da região de ligação das estreptograminas no ribossomo, bomba de efluxo, inativação enzimática e impermeabilidade às estreptograminas (Roberts *et al.*, 1999).

Synercid®

Nome comercial dado à mistura 70:30 de dalfopristina:quinupristina. Foi introduzido na clínica em 1999 para tratamento de infecções causadas por *Enterococcus faecium* resistente à vancomicina e infecções complicadas de pele e partes moles causadas por *Staphylococcus aureus* ou *Streptococcus pyogenes*. A Tabela 26.17 ilustra a porcentagem de resistência *in vitro* do *Enterococcus faecium* multirresistente a antibióticos.

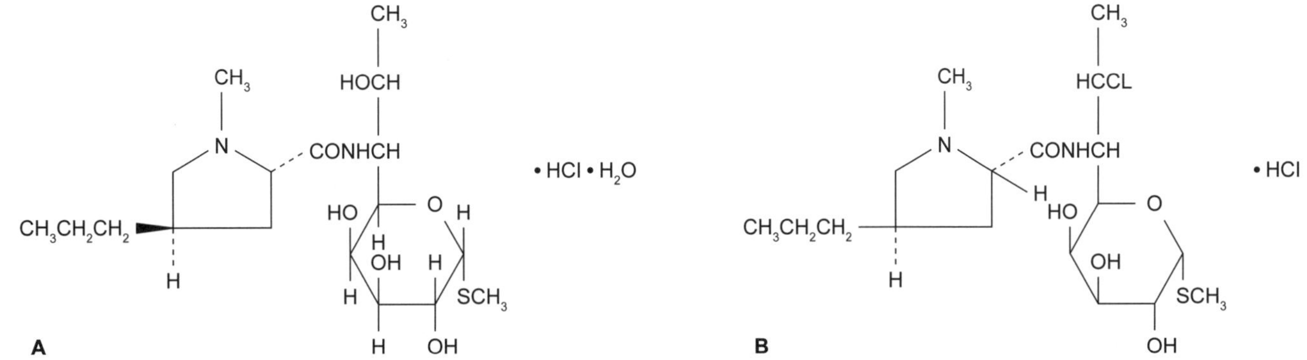

Figura 26.53 Fórmulas estruturais da lincomicina (**A**) e da clindamicina (**B**).

Os *clearances* da quinupristina e da dalfopristina são similares (0,72 ℓ/h/kg) e os volumes de distribuição são 0,45 ℓ/kg e 0,24 ℓ/kg, respectivamente. A meia-vida de eliminação da quinupristina e da dalfopristina é de 0,85 h e 0,7 h, respectivamente. O metabolismo da quinupristina e da dalfopristina não envolve enzimas do citocromo P450, entretanto a combinação quinupristina/dalfopristina apresenta importante inibição na atividade na subfamília 3A4 do citocromo P450 (Bonfiglio e Furneri, 2001). A excreção fecal é o principal mecanismo de eliminação tanto da combinação quinupristina/dalfopristina quanto de seus metabólitos. A excreção urinária é responsável por 15% da quinupristina e 19% da dalfopristina administrada via IV.

Synercid® deve ser administrado IV como infusão (60 min) na dose de 7,5 mg/kg a cada 8 h para infecções por *Enterococcus faecium* resistente à vancomicina e 7,5 mg/kg a cada 12 h para infecções de pele e partes moles. Não há necessidade de ajuste de dose em pacientes hepatopatas ou nefropatas (Bearden, 2004). O espectro de ação do Synercid® sugere sua utilização como monoterapia no tratamento de infecções por monopatógenos Gram-positivos ou em combinação com um antibiótico eficaz para infecções por bactérias Gram-negativas, no caso de infecções por polipatógenos. Uma grande vantagem do Synercid® sobre a vancomicina é a falta de nefrotoxicidade. Quando de infecções muito sérias por bactérias Gram-positivas, Synercid® pode ser associado à ampicilina ou à doxicilina, com efeito benéfico, apresentando efeito sinérgico ou aditivo (Brown e Freeman III, 2004).

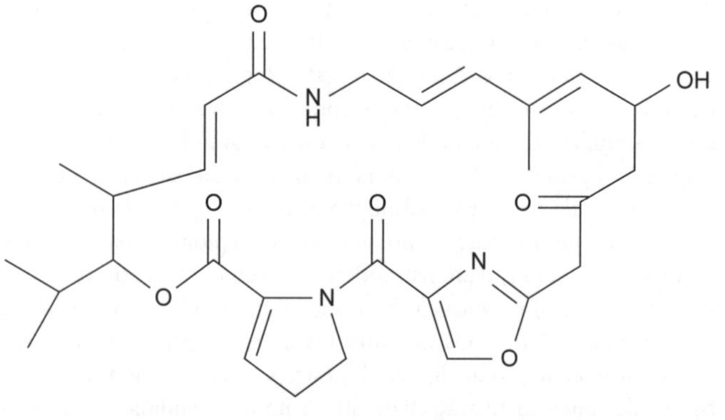

Pristinamicina

Antibiótico da classe das estreptograminas isolado de *Streptomyces pristinaespiralis*, é formado por dois compostos estruturalmente não relacionados (pristinamicina IA e pristinamicina IIB), que apresentam efeito sinérgico quando administrados conjuntamente. A pristinamicina é indicada no tratamento de infecções por bactérias Gram-positivas, incluindo estafilococos, estreptococos e enterococos. A pristinamicina é administrada VO, geralmente utilizada após tratamento iniciado IV com outro antibiótico. É indicada no tratamento de infecções em ossos e articulações, principalmente em infecções de prótese, e a dose recomendada pode chegar até 2 g a cada 12 h, com boa tolerabilidade. As reações adversas mais comuns são distúrbios gastrintestinais e *rash* cutâneo, incluindo dermatite esfoliativa (Cooper *et al.*, 2014).

FENICÓIS

Cloranfenicol

Inicialmente isolado do actinomiceto *Streptomyces venezuela*, atualmente é preparado sinteticamente (Figura 26.56). Liga-se à subunidade ribossômica 50S dos ribossomos 70S das células procarióticas e aparentemente inibe a movimentação dos ribossomos ao longo do RNA mensageiro, possivelmente por inibir a ação da peptidiltransferase, que permite a extensão da cadeia peptídica. O cloranfenicol liga-se à mesma região que os macrolídios e as lincosamidas; portanto, esses fármacos não devem ser utilizados em combinação. O ribossomo 80S das células eucarióticas não é alvo do cloranfenicol e de seus derivados, como o tianfenicol. Suspeita-se, entretanto, que o cloranfenicol possa interagir com os ribossomos mitocondriais de células eucarióticas, visto que estes apresentam estrutura muito mais semelhante em relação aos ribossomos 70S dos procarióticos do que aos ribossomos 80S das células eucarióticas. Como uma possível consequência, a função das mitocôndrias das células-tronco da medula óssea pode ser prejudicada, levando à supressão de sua função (Martelo *et al.*, 1964). A incidência de anemia aplásica induzida por

Figura 26.54 Estreptogramina do tipo A.

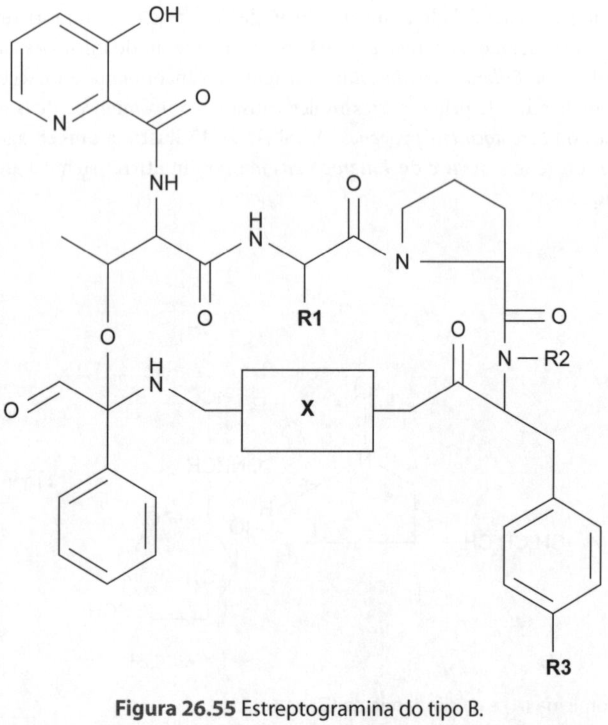

Figura 26.55 Estreptogramina do tipo B.

Tabela 26.17 Porcentagem de resistência *in vitro* do *Enterococcus faecium* multirresistente a antibióticos.

Antibiótico	Resistência (%)
Ciprofloxacina	69
Cloranfenicol	0
Clindamicina	100
Doxiciclina	0
Eritromicina	100
Imipeném	100
Novobiocina	0
Rifampicina	79
Quinupristina/dalfopristina	0
Cotrimoxazol	98

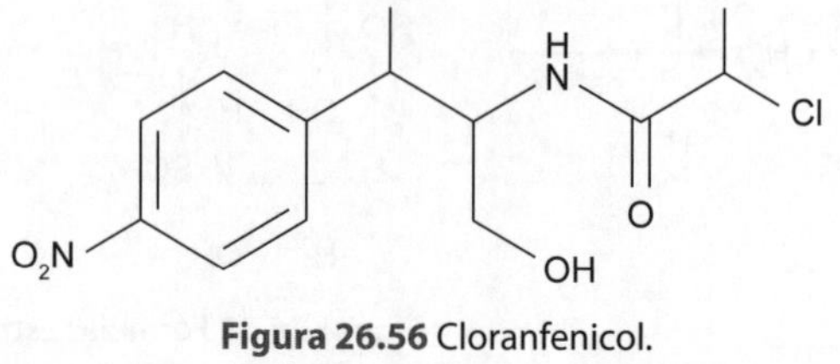

Figura 26.56 Cloranfenicol.

clorafenicol não está relacionada com a dose e ocorre na frequência de 1:10.000 a 1:600.000 (Schwarz *et al.*, 2004).

O cloranfenicol apresenta amplo espectro de ação contra bactérias Gram-positivas e Gram-negativas, assim como bactérias aeróbicas e anaeróbicas, clamídias, micoplasmas e riquétsias. É metabolizado essencialmente no fígado, portanto sua dose deve ser ajustada em pacientes com insuficiência hepática. Apresenta boa biodisponibilidade absoluta e excelente penetração tecidual. Utilizado durante muito tempo como fármaco principal no tratamento da febre tifoide, atualmente somente deve ser empregado nesse tratamento em regiões onde a *Salmonella typhi* é suscetível (Wain *et al.*, 2015).

Em países desenvolvidos, seu uso é bastante restrito, pois traz risco de anemia aplásica irreversível, depressão reversível da medula óssea e síndrome do bebê cinzento. Nos países em desenvolvimento, ainda é amplamente empregado, por causa de seu baixo custo (Falagas e Kopterides, 2007), geralmente associado à penicilina para tratamento de aborto infectado (Udoh *et al.*, 2016).

O cloranfenicol é administrado VO na dose de 50 mg/kg/dia (tanto para adultos quanto pacientes pediátricos) até o máximo de 4 g/dia em adultos, dose que é dividida em 4 e administrada a cada 6 h. Está contraindicado durante a gravidez, mesmo nas últimas semanas, visto que sua passagem para o feto pode levar ao aparecimento da síndrome do bebê cinzento. O cloranfenicol se distribui no leite materno, de modo que seu uso durante a lactação pode acarretar depressão medular no neonato ou mesmo síndrome cinzenta. Pode ser administrado por via injetável, utilizando-se o mesmo esquema terapêutico descrito para VO; em casos de infecções graves, a dose máxima é de 100 mg/kg/dia. A administração IV deve ser feita lentamente (durante pelo menos 1 min).

O cloranfenicol foi avaliado como eficaz em casos de infecção por *Enterococcus faecium* resistente à vancomicina (Norris *et al.*, 1995); uma redução significativa da resistência dos enterococos ao cloranfenicol foi observada em um estudo no Brasil (Conceição *et al.*, 2011).

Tianfenicol

Derivado menos tóxico do cloranfenicol (Figura 26.57), é utilizado para tratamento de uretrite não gonocócica e uretrite causada por *Neisseria gonorrhoeae*; apresenta o mesmo mecanismo de ação do cloranfenicol. A dose recomendada é de 1 a 1,5 g/dia fracionados em 2 ou 3 tomadas. Até o momento, seu uso não foi associado à anemia aplásica, porém está disponível terapeuticamente em poucos países, como o Brasil. Basicamente, é utilizado para tratamento de doenças sexualmente transmissíveis e doença inflamatória crônica (Bradshaw *et al.*, 2017).

PLEUROMUTILINAS

Constituem uma classe de antibióticos descoberta em 1950, sendo produzidas pelo cogumelo comestível *Pleurotus mutilus* (atualmente denominado *Clitophilus scyphoides*). Os derivados semissintéticos tiamulina e valnemulina foram introduzidos na medicina veterinária em 1979 e 1999, respectivamente, para tratamento de infecções pulmonares e/ou intestinais causadas por *Mycoplasma* spp., *Brachyspira* spp. e *Lawsonia intracellularis* em porcos, aves e coelhos (Paukner e Riedl, 2017). Apesar do uso de pleuromutilinas em medicina veterinária ser superior a três décadas, não foi observado desenvolvimento de cepas resistentes. Além disso, essa classe de antibióticos não foi utilizada para animais de produção. Com o desenvolvimento de novos derivados, houve um interesse em avaliar seu uso em humanos. Retapamulina foi a primeira pleuromutilina aprovada para uso humano, mas é restrita a uso tópico. Lefamulina é a primeira pleuromutilina para uso sistêmico (IV e oral) em fase final de desenvolvimento.

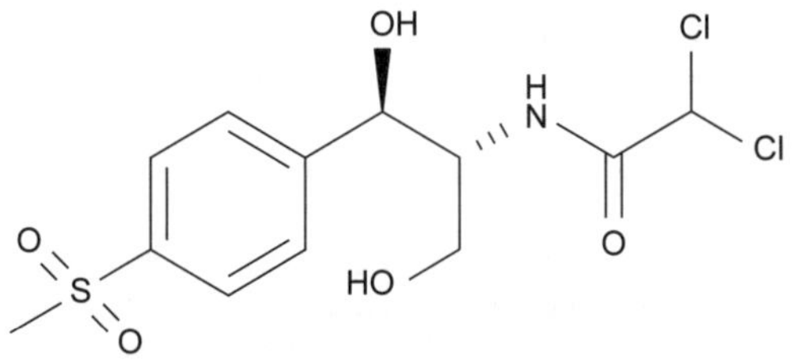

Retapamulina

As pleuromutilinas inibem a síntese proteica de bactérias ao ligarem-se à parte central do domínio V da subunidade 50S ribossômica no centro da peptidiltransferase. Por causa desse mecanismo específico e distinto das outras classes de antibióticos que se ligam aos ribossomos bacterianos (Figura 26.58), não foi observada resistência cruzada com a retapamulina (Dubois e Cohen, 2010).

A retapamulina está aprovada para uso tópico em pacientes adultos e pediátricos acima de 9 meses de idade para tratamento de infecções por *Staphylococcus aureus* ou por *Streptococcus pyogenes*. A pomada (1%) deve ser passada na área (não superior a 100 cm² em adultos ou 2% da área de superfície corporal de pacientes pediátricos) 2 vezes/dia durante 5 dias.

Lefamulina

Trata-se de uma pleuromutilina semissintética com alta ação contra patógenos associados à pneumonia comunitária, incluindo *Streptococcus pneumoniae*, *Staphylococcus aureus* e *Mycoplasma pneumoniae* resistentes a múltiplos antibióticos. Por seu mecanismo de ação único, apresenta potente atividade contra bactérias resistentes a macrolídios, fluoroquinolonas, tetraciclinas, vancomicina e antibióticos betalactâmicos (Amalakuhan *et al.*, 2017). Apresenta alta biodisponibilidade oral, podendo ser administrada VO ou IV, com meia-vida de aproximadamente 12 h, sendo eliminada predominantemente pelo trato gastrintestinal (86%) em forma inalterada. A lefamulina ainda não está registrada em nenhum país do mundo, mas os ensaios clínicos fases 2 e 3 demonstraram eficácia e tolerabilidade no tratamento de infecções de pele e partes moles, assim como da pneumonia comunitária. As reações adversas observadas foram cefaleia (7%), náuseas (7%) e vômitos/diarreia (4%). A lefamulina será a primeira pleuromutilina aprovada para uso sistêmico em humanos, apesar de ser utilizada em medicina veterinária há mais de 30 anos.

Figura 26.57 Tianfenicol.

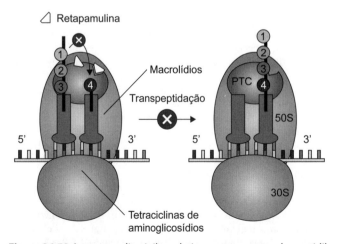

Figura 26.58 A retapamulina inibe seletivamente o centro da peptidiltransferase, inibindo a transpeptidação e a síntese de proteínas bacterianas. Antibióticos como tetraciclinas, aminoglicosídios e macrolídios têm como alvo outros locais nos ribossomos bacterianos.

REFERÊNCIAS BIBLIOGRÁFICAS

Adu A, Armour CL. Drug utilisatiom review (DUR) on the third generation cephalosporins. Focus on ceftriaxone, ceftazidime and cefotaxime. Drugs. 1995;50:423-39.

Aldred KJ, Kerns RJ, Osheroff N. Mechanism of quinolone action and resistance. Biochemistry. 2014;53:1565-74.

Alves MD, Ribeiro VB, Tessari JP, Mattiello F, De Bacco G, Luz DI, et al. Effect of cefepime dose on mortality of patients with Gram-negative bacterial bloodstream infections: a prospective cohort study. J Antimicrog Chemother. 2014;69:1681-7.

Amalakuhan B, Echevarria KL, Restrepo MI. Managing community acquired pneumonia in the elderly – the next generation of pharmacotherapy on the horizon. Expert Opin Pharmacother. 2017;18:1039-48.

American Thoracic Society, Infectious Diseases Society of America. Guidelines for the management of adults with hospital-acquired, ventilator- associated, and healthcare-associated pneumonia. Am J Respir Crit Care Med. 2005;171:388-416.

Ariano RE, Zelenitsky SA, Kassum DA. Aminoglycoside-induced vestibular injury: maintaining a sense of balance. Ann Pharmacother. 2008;42:1282-9.

Avent ML, Rogers BA, Cheng AC, Paterson DL. Current use of aminoglycosides: Indications, pharmacokinetics and monitoring for toxicity. Intern Med J. 2011;41:441-9.

Barber M, Rozwadowska-Dowzenko M. Infection by penicillin-resistant staphylococci. Lancet. 1948;2:641-4.

Bearden DT, Neuhauser MM, Garey KW. Telithromycin: an oral ketolide for respirtory infections. Pharmacotherapy. 2001;21:1204-22.

Bearden DT. Clinical pharmacokinetics of quinupristin/dalfopristin. Clin Pharmacokinetic. 2004;43:239-52.

Bentley R, Bennett JW. What is an antibiotic? Revisited. Advances in Applied Microbiology. 2003;52:303-31.

Biswas S, Brunel J-M, Dubus J-C, Reynaud-Gaubert M, Rolain J-M. Colistin: an update on the antibiotic of the 21 st century. Expert Rev Anti Infect Ther. 2012;10:917-34.

Bonfiglio G, Furneri PM. Novel streptogramin antibiotics. Exp Opin Invest Drugs. 2001;10:185-98.

Bozdogan B, Appelbaum PC. Oxazolidinonas: activity, mode of action and mechanism of resistance. International Journal of Antimicrobial Agents. 2004;23:113-9.

Brade KD, Rybak JM, Rybak MJ. Oritavancin: a new lipoglycopeptide antibiotic in the treatment of Gram-positive infections. Infect Dis Ther. 2016;5:1-15.

Bradshaw CS, Jensen JS, Waites KB. New horizons in *Mycoplasma genitalium* treatment. JID. 2017;216:S412-9.

Brogden RN, Heel RC, Speight TM, Avery GS. Ticarcillin: a review of its pharmacological properties and therapeutic efficacy. Drug. 1980;20:325-52.

Brown J, Freeman III BB. Combining quinuprisitn/dalfopristin with other agents for resistant infections. Ann Pharmacother. 2004;38:677-85.

Bryson HM, Brogden RN. Cefetamet pivoxil. A review of its antibacterial activity, pharmacokinetic properties and therapeutic use. Drugs. 1993;45:589-621.

Bush K, Jacoby GA. Updated functional classification of beta-lactamases. Antimicrob Agents Chemother. 2010;54:969-76.

Bush K. Beta-lactamase inhibitors from laboratory to clinic. Clin Microbiol Rev. 1988;1:109-23.

Chen KS, Bach A, Shoup A, Winick NJ. Hearing loss and vestibular dysfunction among children with cancer after receiving aminoglycosides. Pediatr Blood Cancer. 2013;60:1772-7.

Cheng G, Hao H, Dai M, Liu Z, Yuan Z. Antibacterial action of quinolones: from target to network. Eur J Med Chem. 2013;66:555-62.

Conceição N, de Oliveira CCHB, da Silva PR, Avila BGM, de Oliveira AG. Trends in antimicrobial resistance among clinical isolates of enterococci in a Brazilian tertiary hospital: a 4-year study. Rev Soc Bras Med Trop. 2011;44:177-81.

Cooper EC, Curtis N, Cranswick N, Gwee A. Pristinamycin: old drug, new tricks? Journal of Antimicrobial Chemotherapy. 2014;69:2319-25.

Cornely OA, Miller MA, Louie TJ, Crook DW, Gorbach SL. Treatment of first recurrence of *Clostridium difficile* infection: fixadomicin versus vancomycin. Clin Infect Dis. 2012;55:S154-61.

Cornil CV, Babes V. Concurrence vitale des bacteries: attenuation de leurs proprietes dan de milieux nutritifs modifies par d'autres bacteries: Tentative de therapeautique. J Conaiss Med Prat Pharmacol. 1885;7:321-3.

Correia S, Poeta P, Hébraud M, Capelo JL, Igrejas G. Mechanisms of quinolone action and resistance: where do we stand? J Med Microbiol. 2017;66:551-9.

Craig WA. Post-antibiotic effects in experimental infection models: relationship to in-vitro phenomena and to treatment of infections in man. J Antimicrob Chemother. 1993;31:149-58.

Craig WA. Optimizing aminoglycoside use. Crit Care Clin. 2011;27:107-21.

Cunha BA, Baron J, Cunha CB. Once daily high dose tigecycline-pharmacokinetic/pharmacodynamic based dosing for optimal effectiveness: dosing matters, revisited. Expert Rev Anti Infect Ther. 2017;15:257-67.

Darmstadt G. Oral antibiotic therapy for uncomplicated bacterial skin infections in children. Pediatr Infect Dis J. 1997;16:227-40.

Davies J, Davies D. Origins and evolution of antibiotic resistance. Microbiol Mol Biol Rev. 2010;74:417-33.

Dickson SD, Salazar KC. Diagnosis and management of immediate hypersensitivity reactions to cephalosporins. Clin Rev Allergy Immunol. 2013;45:131-42.

Dijkans AC, Wilms EB, Kamerling IMC, Birkhoff W, Ortiz-Zacarías NV, van Nieuwkoop C, et al. Colistin: revival of an old polymixin antibiotic. Ther Drug Monit. 2015;37:419-27.

Draper MP, Weir S, Macone A, Donatelli J, Trieber CA, Tanaka SK, et al. Mechanism of action of the novel aminomethylcycline antibiotic omadacycline. Antimicrob. Agents Chemother. 2014;58:1279-83.

Dubois EA, Cohen AF. Retapamulin. Br J Clin Pharmacol. 2010;69:2-3.

Eichenwald HF, Schmitt HJ. The cephalosporin antibiotics in pediatric therapy. Eur J Pediatr. 1986;144:532-8.

Falagas ME, Kasiakou SK. Colistin: the revival of polymyxins for the management of multidrug-resistant gram-negative bacterial infections. Clin Infect Dis. 2005;40:1333-41.

Falagas ME, Kopterides P. Old antibiotics for infections in critically ill patients. Curr Opin Crit Care. 2007;13:592-7.

Florescu MC, Lyden E, Murphy PJ, Florescu DF, Fillaus J. Long-term effect of chronic intravenous and inhaled nephrotoxic antibiotic treatment on the renal function of patients with cystic fibrosis. Hemodial Int. 2012;16:414-9.

Fulton B, Perry CM. Cefpodoxime proxetil. A review of its use in the management of bacterial infections in paediatric patients. Paediatric Drugs. 2001;3:137-58.

Gadde J, Spence M, Wheeler B, Adkinson NF Jr. Clinical experience with penicillin skin testing in a large inner-city STD clinic. JAMA. 1993;270:2456-63.

Gatti G, Malena M, Casazza R, Borin M, Bassetti M, Cruciani M. Penetration of clindamycin and its metabolite N-demethylclindamycin into cerebrospinal fluid following intravenous infusion of clindamycin phosphate in patients with AIDS. Antimicrob Agents Chemother. 1998;42:3014-17.

Geraci JE, Martin WJ. Antibiotic therapy of bacterial endocarditis VI. Subacute enterococcal endocarditis: clinical, pathologic and therapeutic consideration of 33 cases. Circulation. 1954;10:173-94.

Ghamrawi RJ, Neuner E, Rehm SJ. Ceftaroline fosamil: A super-cephalosporin? Cleve Clin J Med. 2015;82:437-44.

Gonzalez-Estrada A, Radojicic C. Penicillin allergy: A practical guide for clinicians. Cleve Clin J Med. 2015;82:295-300.

Greenblatt DJ ZY, Duan SX, et al. Effect of oritavancin on human cytochrome P450 in vitro [poster no. A1-1284]. 49th Interscience Conference on Antimicrobial Agents and Chemotherapy; September 12-15; San Francisco; 2009.

Guay D. Update on clindamycin in the management of bacterial, fungal and protozoal infections. Expert Opin Pharmacother. 2007.

Hall P, Kaye CM, McIntosh N, Steele J. Intravenous metronidazole in the newborn. Arch Dis Child. 1983;58:529-31.

Hayes CS, Williamson H. Management of group A beta-hemolytic streptococcal pharyngitis. Am Fam Physician. 2001;63:1557-65.

Hicks LA, Taylor TH Jr., Hunkler RJ. U.S. outpatient antibiotic prescribing, 2010. N Engl J Med. 2013;368:1461-2.

Huang DB, Corey GR, Holland TL, Lodise T, O'Riordan W, Wilcox MH et al. Pooled analysis of the phase 3 REVIVE trials: randomised, double-blind studies to evaluate the safety and efficacy of iclaprim versus vancomycin for treatment of acute bacterial skin and skin-structure infections. Int J Antimicrob Agents. 2018;52:233-40.

Hunt PS, Davidson AJL, Alden J, Cheng S. Bile and serum levels oftinidazole after a single oral dose. British Journal of Clinical Pharmacology. 1982;13:233-4.

Huth M, Alharazneh AM, Ricci A, Luk L, Cheng AG. Gentamicin ototoxicity requires functional mechanotransducer channels. Otolaryngol Head Neck Surgery. 2011;145:94-194.

Idsoe O, Guthe T, Willcox RR, de Weck AL. Nature and extent of penicillin side-reactions, with particular reference to fatalities from anaphylactic shock. Bull World Health Organ. 1968;38:159-88.

Jana S, Deb J. Molecular understanding of aminoglycoside action and resistance. Appl Microbiol Biotechnol. 2006;70:140-50.

Jensen-Smith HC, Hallworth R, Nichols MG. Gentamicin rapidly inhibits mitochondrial metabolism in high-frequency cochlear outer hair cells. PloS One. 2012;7:e38471.

Johnston NJ, Mukhtar TA, Wright GD. Streptogramin antibiotics: mode of action and resistance. Current Drug Targets. 2002;3:335-44.

Jung D, Rozek A, Okon M, Hancock RE. Structural transitions as determinants of the action of the calcium-dependent antibiotic daptomycin. Chem Biol. 2004;11:949-57.

Kaiser GV, Gorman M, Webber JA. Cefamandole – a review of chemistry and microbiology. J Infect Dis. 1978;137:S10-6.

Kassamali Z, Danzinger L. To B or not to B, that is the question: is it time to replace colistin with polymyxin B? Pharmacotherapy. 2015;35:17-21.

Kisgen JJ, Mansou H, Unger NR, Childs LM. Tedizolid: a new oxazolidinone antimicrobial. Am J Health-Syst Pharm. 2014;71:621-33.

Kohanski MA, Dwyer DJ, Wierzbowski J, Cottarel G, Collins JJ. Mistranslation of membrane proteins and two-component system activation trigger antibiotic-mediated cell death. Cell. 2008;135:679-90.

Komura S, Kurahashi K. Partial purification and properties of L- 2,4-diaminobutyric acid activating enzyme from a polymyxin E producing organism. J Biochem. 1979;86:1013-21.

Kotra LP, Haddad J, Mobashery S. Aminoglycosides: perspectives on mechanisms of action and resistance and strategies to counter resistance. Antimicrob Agents Chemother. 2000;44:3249-56.

Lau AH, Lam NP, Piscitelli SC, Wilkes L, Danziger LH. Clinical pharmacokinetics of metronidazole and other nitroimidazole anti-infectives. Clin Pharmacokinet. 1992;23:328-64.

Li X, Wang M, Liu G, Ma J, Li C. Association of macrolides with overall mortality and cardiac death among patients with various infections: a meta-analysis. Eur J Intern Med. 2016;28:32-7.

Livermore DM, Mushtaq S, Warner M, Woodford N. Activity of oxazolidinone TR- 700 against linezolid-susceptible and –resistant staphylococci and enterococci. J Antimicrob Chemother. 2009;63:713-5.

Manes G, Balzano A. Tinidazole: from protozoa to Helicobacter pylori – the past, present and future of a nitroimidazole with peculiarities. Expert Rev Anti Infect Ther. 2004;2:695-705.

Markham A, Faulds D. Roxithromycin. An update of its antimicrobial activity, pharmacokinetic properties and therapeutic use. Drugs. 1994;48:297-326.

Martelo OJ, Manyan DR, Smith US, Yunis AA. Chloramphenicol and bone marrow mitochondria. J Lab Clin Med. 1964;74:927-42.

Miller EL. The penicillins: a review and update. J Midwifery Womens Health. 2002;47:426-34.

Miro JM, Pericas JM, del Rio A. A new era for treating Enterococcus faecalis endocarditis: ampicillin plus short-course gentamicin or ampicillin plus ceftriaxone: that is the question! Circulation. 2013;127:1763-6.

Moore RD, Lietman PS, Smith CR. Clinical response to aminoglycoside therapy: importance of the ratio of peak concentration to minimal inhibitory concentration. J Infect Dis. 1987;155:83-99.

Moreno E, Macias E, Davila I, Laffond E, Ruiz A, Lorente F. Hypersensitivity reactions to cephalosporins. Exper Opin Drug Saf. 2008;7:295-304.

Morgan A, Cofer C, Stevens DL. Iclaprim: a novel dihydrofolate reductase inhibitor for skin and soft tissue infections. Future Microbiol. 2009;4:131-43.

Moss RB, McClelland E, Williams RR, Hilman BC, Rubio T, Adkinson NF. Evaluation of the immunologic cross-reactivity of aztreonam in patients with cystic fibrosis who are allergic to penicillin and/or cephalosporin antibiotics. Rev Infect Dis. 1991;13:S598-607.

Nicolau DP, Belliveau PP, Nightingale CH, Quintiliani R, Freeman CD. Implementation of a once-daily aminoglycoside program in a large community-teaching hospital. Hosp Pharm. 1995;30:674-6, 679-80.

Nightingale CH, Greene DS, Quintiliani R. Pharmacokinetics and clinical use of cephalosporin antibiotics. Journal of Pharmaceutical Sciences. 1975;64:1899-927.

Norris AH, Reilly JP, Edelstein PH, Brennan PJ, Schuster MG. Chloramphenicol for the treatment of vancomycin-resistant enterococcal infections. Clin Infect Dis 1995;20:1137-44.

Oefner C, Bandera M, Dale GE, et al. Mechanism of action of iclaprim (ICL) in Staphylococcus aureus. In: The 18th Annual European Congress of Clinical Microbiology and Infectious Diseases Meeting. Barcelona, Spain, 19-22 April 2008.

Page GPM. Cephalosporins in clinical development. Expert Opin Investig Drugs. 2004;13:973-85.

Pasquale TR, Tan JS. Nonantimicrobial effects of antibacterial agents. Clin Infect Dis. 2005;40:127-35.

Paukner S, Riedl R. Pleuromutilins: potent drugs for resistant bugs – mode of action and resistance. Cold Spring Harb Perspect Med. 2017;7:pii a027110.

Perry CM, Borgden RN. Cefuroxime axetil. A review of its antibacterial activity, pharmacokinetic properties and therapeutic efficacy. Drugs. 1996;52:125-58.

Rai J, Randhawa GK, Kaur M. Recent advances in antibacterial drugs. Int J Appl Basic Med Res. 2013;3:3-10.

Ramdeen S, Boucher HW. Dalbavancin for the treatment of acute bacterial skin and skin structure infections. Expert Opin Pharmacother. 2015;16:2073-81.

Ray WA, Muray KT, Hall K, Arbogast PG, Stein CM, et al. Azithromycin and the risk of cardiovascular death. N Engl J Med. 2012;366:1881-90.

Ridley M, Barrie D, Lynn R, Stead KC. Antibiotic-resistant Staphylococcus aureus and hospital antibiotic policies. Lancet. 1970:230-3.

Ritchie DJ, Garavaglia-Wilson A. Treatment of multi-drug resistant Acinetobacter infections. Clin Infect Dis. 2014;59(Suppl 6):S374-80.

Roberts MC, Sutcliffe J, Courvalin P, Jensen LB, Rood J, Seppala H. Antimicrob Agents Chemother. 1999;43:2823-30.

Rybak MH. The efficacy and safety of daptomycin: first in a new class of antibiotics for Gram-positive bacteria. Clin Microbiol Infect. 2006;12:24-32.

Schmitz FJ, Verhoef J, Fluit AC. Prevalence of resistance to MLS antibiotics in 20 European university hospitals participating in the European SENTRY surveillance programme. Sentry Participants Group. J Antimicrob Chemother. 1999;43:783-92.

Schneider P, Hawser S, Islam K. Iclaprim, a novel diaminopyrimidine with potent activity on trimethoprim sensitive and resistant bacteria. Bioog Med Chem Lett. 2003;13:4217-21.

Schwarz S, Kehrenberg C, Doublet B, Cloeckaert A. Molecular basis of bacterial resistance to chloramphenicol and florenicol. FEMS Microbiology Reviews. 2004;28:519-42.

Schwarz S, Shen J, Kadlec K, Wang Y, Brenner Michael G, Feßler AT, et al. Lincosamides, streptogramins, phenicols and pleuromutilins: mode of action and mechanism of resistance. Cold Spring Harb Perspect Med. 2016;6. pii: a027037.

Shi J, Montay G, Bhargava VO. Clinical pharmacokinetics of telithromycin, the first ketolide antibacterial. Clin Pharmacokinet. 2005;44:9150934.

Singhvi SM, Heald AF, Schreiber EC. Pharmacokinetics of cephalosporin antibiotics: protein-binding considerations. Chemotherapy. 1978;24:121-33.

Skold O. Sulfonamides and trimethoprim. Exp Rev Anti Infect Ther. 2010;8:1-6.

Smieja M. Current indications for the use of clindamycin: a critical review. Can J Infect Dis. 1998;9:22-8.

Speight TM, Brogden RN, Avery GS. Cephalexin: a review of its antibacterial, pharmacological and therapeutic properties. Drugs. 1972;3:9-78.

Stachyra T, Levasseur P, Péchereau MC, Girard AM, Claudon M, Miossec C, et al. In vitro activity of the beta-lactamase inhibitor NXL104 against KPC-2 carbapenemase and Enterobacteriaceae expressing KPC carbapenemases. Antimicrob Agents Chemother. 2009;64:326-9.

Tanaka SK, Steenbergen J, Villano S. Discovery, pharmacology and clinical profile of omadacyclinel a novem aminomethylcycline antibiotic. Bioorg Med Chem. 2016;24:6409-19.

Tedesco KL, Rybak MJ. Daptomycin. Pharmacotherapy. 2004;24:41-57.

Toussaint KA, Gallagher JC. β-Lactam/betalactamase inhibitor combinations: from then to now. Ann Pharmacother. 2015;49:86-98.

Udoh A, Effa EE, Oduwole O, Okafo O. Anbitiotics for treating septic abortion. Cochrance Database Sys Rev. 2016;7:CD011528.

Vidal L, Gafter-Gvili A, Borok S, Fraser A, Leibovici L, Paul M. Efficacy and safety of aminoglycoside monotherapy: systematic review and meta-analysis of randomized controlled trials. J Antimicrob Chemother. 2007;60:247-57.

Vuillemin P. Antibiose et symbiose. CR Assoc Fr Av Sci. 1889;2:525-43.

Wain J, Hendriksen RS, Mikoleit ML, Keddy KH, Ochiai RL.Thypoid fever. Lancet. 2015;385:1136-45.

Waksman SA. What is an antibiotic or an antibiotic substance? Mycologia. 1947;39:565-9.

Walsh C. Molecular mechanisms that confer antibacterial drug resistance. Nature. 2000;406:775-81.

Wood BA, Faulkner JK, Monro AM. The pharmacokinetics, metabolism, and tissue distribution oftinidazole. Journal of Antimicrobial Chemotherapy. 1982;10(Suppl. A):43-57.

Wood M, Farrell W. Comparison of urinary excretion of tobramycin and gentamicin in adults. J Infect Dis. 1976;134:S133-8.

Wright AJ, Wilkowske CJ. The penicillins. Mayo Clin Proc. 1991;66:1047-63.

Yahav D, Paul M, Fraser A, Sarid N, Leibovici L. Efficacy and safety of cefepime: a systematic review and meta-analysis. Lancet. 2007;7:338-48.

Youg RA, Gonzalez JO, Sorkin EM. Roxithromycin A review of its antibacterial activity, pharmacokinetic properties and clinical efficacy. Drugs. 1989;37:8-41.

Zhanel GG, Calic D, Schweizer F, Zelenitsky S, Adam H, Lagacé-Wiens PR, et al. New lipoglycopeptides: a comparative review of dalbavancin, oritavancin and telavancin. Drugs. 2010;70:859-86.

Zhanel GG, Walkty AJ, Karlowsky JA. Fidaxomicin: a novel agent for the treatment of *Clostridium difficile* infection. Can J Infect Dis Med Microbiol. 2015;26:305-12.

Zuckerman JM. The newer macrolides: azithromycin and clarithromycin. Infect Dis Clin North Am. 2000;14:449-62.

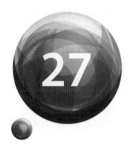

27 Fármacos Utilizados em Infecções por Fungos

FÁRMACOS ANTIFÚNGICOS

A importância dos fármacos antifúngicos cresceu de maneira drástica nos últimos 30 anos, em virtude do grande aumento de infecções graves causadas por fungos em pacientes com função imunológica alterada. Doenças infecciosas como AIDS e imunodeficiências primárias ou secundárias à quimioterapia para doenças neoplásicas, quimioterapia associada a transplante de órgãos e farmacoterapia para redução da resposta imunológica são consideradas as grandes responsáveis pelo aumento das infecções causadas por fungos (Richardson, 2005).

As infecções por fungos, de importância clínica, podem ser classificadas basicamente em dois grandes grupos. O primeiro é formado pelas micoses de superfícies externas, como pelo, estruturas da pele e mucosas. Exemplos específicos são candidíase vaginal, candidíase em orofaringe e infecções por dermatófagos em várias partes do corpo, como *tinea cruris*, *tinea pedis* e *tinea corporis*. Embora pacientes com sistema imunológico deprimido possam ter aumento de incidência e gravidade dessas micoses superficiais, elas são bastante comuns em pacientes com sistema imunológico intacto. O segundo grupo de infecções por fungos abrange as chamadas micoses invasivas, as quais, por definição, envolvem locais considerados estéreis no organismo, como corrente sanguínea, sistema nervoso central ou órgãos como pulmão, fígado e rins. A ampla maioria de micoses invasivas ocorre em pacientes que apresentam significativa depressão do sistema imunológico. Por exemplo, *Candida albicans* é um componente normal da flora do trato gastrintestinal e, embora cause infecções em pacientes imunocompetentes, as doenças invasivas causadas por esse fungo só ocorrem em pacientes com depressão imunológica ou naqueles que estão sendo tratados com aparelhos tipo respirador (Pfaller *et al.*, 2012). Evidência de infecção serológica por *Cryptococcus neoformans* é comum aos 2 anos de idade, mas esse fungo raramente causa infecção clínica significante a não ser que o paciente apresente um déficit de imunidade celular (Roemer e Krysan, 2014).

O primeiro fármaco descrito por Beurmann e Gougerot (1903) como eficaz para tratamento de micose sistêmica foi o iodeto de potássio em um caso de esporotricose (Gupta e Lyons, 2015). Demorou aproximadamente mais de meio século para que um novo fármaco com atividade antifúngica fosse descoberto, a nistatina. Em 1953, o polieno anfotericina B foi desenvolvido como fármaco antifúngico sistêmico e tornou-se o padrão de comparação para o tratamento de micoses sistêmicas. Na década de 1940, os azólicos foram inicialmente descritos, sendo o clotrimazol o primeiro derivado azólico introduzido na clínica como fármaco antifúngico em 1958. A Figura 27.1 mostra a linha do tempo do aparecimento dos antifúngicos.

Durante meio século, a terapia antifúngica foi definida como farmacologia seletiva para o ergosterol presente na membrana celular dos fungos. A anfotericina B, o fármaco de escolha para micoses invasivas, liga-se ao ergosterol, formando canais na membrana celular que permitem a perda rápida de íons intracelulares, levando à morte celular (Groll *et al.*, 1998). A classe de fármacos antifúngicos constituída pelos derivados azólicos (cetoconazol, fluconazol etc.) usados para tratamento tanto de micoses superficiais quanto profundas atua na inibição da enzima 14-demetilase envolvida na biossíntese do ergosterol. Embora o ergosterol da membrana celular do fungo seja um alvo efetivo para gerar fármacos antifúngicos, ele não é isento de promover consequência para o hospedeiro humano. Interações não específicas com a estrutura de membranas de célula de mamíferos, como no caso da predileção da anfotericina B por ligar-se às membranas celulares dos

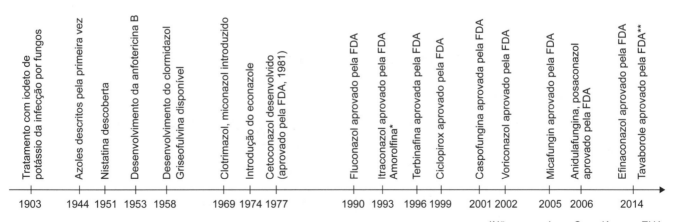

Figura 27.1 Aparecimento e evolução dos antifúngicos. FDA: Food and Drug Administration.

*Não aprovado no Canadá e nos EUA
**Não aprovado no Canadá

túbulos distais renais, pode resultar em perda de potássio e magnésio, isquemia tubular, necrose e eventual falência renal, se a terapia não for interrompida (Sawaya *et al.*, 1995). Os derivados azólicos, por meio de sua ligação inespecífica com enzimas do CIP450 humano, podem inibir a esteroidogênese humana (cetoconazol, itraconazol) ou o metabolismo de outros fármacos (todos os azólicos), resultando em importantes interações farmacocinéticas (revisto mais adiante). Infelizmente, o desenvolvimento de novos fármacos antifúngicos é bastante lento. Uma razão para isso é que fungos são eucariotas e os alvos lógicos para a terapia antifúngica (proteínas, DNA, RNA) apresentam grande potencial tóxico para o hospedeiro (Wiederhold e Lewis, 2003).

A parede do fungo é crítica para sua viabilidade e sua patogenicidade. Assim, representa um alvo ideal e específico para a terapia antifúngica. Além de servir como uma casca protetora e fornecer uma morfologia celular, a parede do fungo tem uma função crítica na troca e na filtração de íons, e compreende um sítio importante das enzimas envolvidas nos processos de metabolismo e catabolismo de nutrientes complexos (Debono e Gordee, 1994). A parede celular do fungo também tem papel importante na resistência às células imunes efetoras do hospedeiro, por inibir a ativação de complexo proteína C reativa/complemento e a ativação fagocitária (Ponton *et al.*, 2001). Portanto, a interferência na função ou na estrutura da parede celular do fungo é letal para o seu desenvolvimento. Conforme mostra a Figura 27.2, a estrutura da parede celular do fungo é composta de uma rede complexa de proteínas e policarboidratos organizados em três camadas gerais durante o crescimento ativo.

A camada mais externa na *Candida albicans* consiste em polissacarídios (manam), de manoproteínas e de beta-(1,6)-glucano. As duas camadas mais internas consistem primariamente de beta-(1,3)-glucano, quitina e algumas manoproteínas. As camadas mais internas são responsáveis por manter a integridade estrutural da parede por meio de ligações covalentes entre os polímeros de quitina e de glucanos. A quitina serve como uma âncora estrutural para a membrana celular a que os glucanos e as manoproteínas são adicionados subsequentemente. Os beta-(1,3)-glucanos de *Candida* spp. e de *Aspergillus* spp. são sintetizados por um complexo enzimático envolvendo a sintase de glucano ligado à membrana plasmática que utiliza uridina difosfato glicose como substrato. As cadeias laterais lineares de beta-(1,3)-glucano são extrusadas para a face externa da membrana celular, onde esses polímeros são então incorporados à parede celular. As equinocandinas, por exemplo, atuam inibindo de maneira específica e não competitiva a sintase beta-(1,3)-glucano localizada na membrana celular, levando a uma depleção de glucano para a síntese da parede celular em células em crescimento, instabilidade osmótica e, eventualmente, morte celular.

A Figura 27.3 ilustra os principais mecanismos de ação dos fármacos antifúngicos, que, atualmente, são classificados em:

- Polienos: as anfotericinas B são utilizadas via intravenosa (IV), e a nistatina via oral (VO; não há absorção sistêmica) ou via tópica
- Equinocandinas: administradas somente IV
- Alilaminas: uso tópico e, no caso da terbinafina, também VO
- Imidazólicos: utilizados exclusivamente via tópica
- Triazólicos: em sua maioria, utilizados sistemicamente, mas também podem ser empregados por via tópica
- Outros fármacos com estruturas químicas diversas.

POLIENOS

A classe dos polienos disponíveis clinicamente é formada pela anfotericina B convencional (AmB) e três congêneres lipídicos: a anfotericina B lipossomal (L-AmB), a anfotericina B em complexo lipídico (ABLC) e a anfotericina B em dispersão coloidal (ABCD), sendo que esta última não está mais disponível comercialmente.

A anfotericina B é um macrolídio poliênico (Figura 27.4), produzida por um processo fermentativo do actinomiceto *Streptomyces nodosus*; apresenta a estrutura química de um polieno, um macrolídio com cadeias insaturadas. Até o ano de 1990, a anfotericina B convencional era o fármaco de referência para tratamento das chamadas micoses profundas. Comercializada pela primeira vez em 1957, sua atividade fungicida e seu amplo espectro de ação – que incluía a maior parte das espécies patógenas para o ser humano – tornaram-na a principal, senão única, alternativa para o tratamento das micoses profundas (Cuenca-Estrella, 2010). Até a introdução do itraconazol, compreendia o único fármaco disponível para o tratamento de infecções por *Aspergillus* (Muller, 2001). Historicamente, é considerada a primeira opção entre os fármacos antifúngicos, pois apresenta o espectro de ação mais amplo quando comparada com os demais antifúngicos, entretanto seu uso está associado a uma série de reações adversas relacionadas com a infusão e a incidência substancial de nefrotoxicidade; essas toxicidades frequentemente tornam a anfotericina B convencional (AmB) imprópria para o uso terapêutico (Hamill, 2013).

As formulações lipídicas de anfotericina B (L-AmB, ABLC e ABCD) são, em geral, menos potentes *in vivo* quando comparadas em mg/kg com a AmB (Lepak e Andes, 2014). A Tabela 27.1 ilustra as principais características físicas e propriedades farmacocinéticas das quatro formulações desenvolvidas para uso terapêutico de anfotericina B.

O mecanismo antifúngico da anfotericina B envolve a ligação preferencial ao ergosterol, o principal componente da membrana celular do fungo. A molécula da anfotericina B é formada por dois domínios:

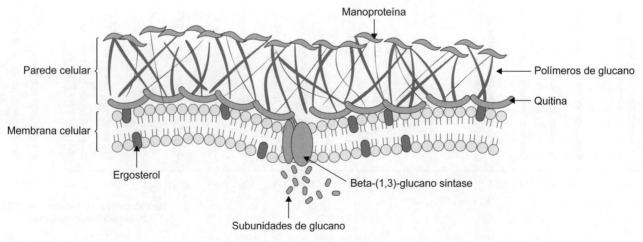

Figura 27.2 Estrutura da parede celular do fungo.

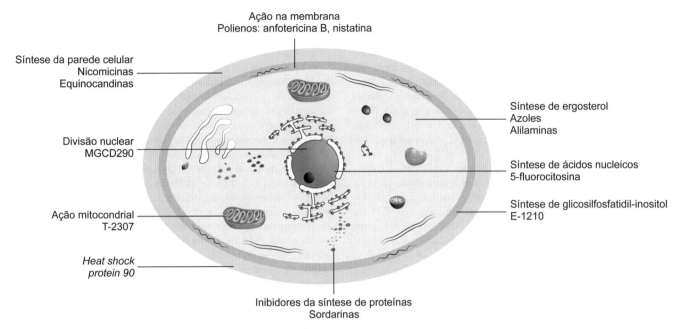

Figura 27.3 Principais mecanismos de ação dos fármacos antifúngicos.

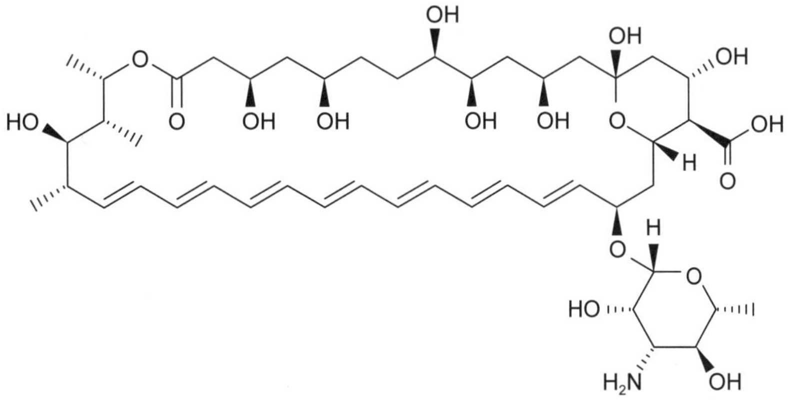

Figura 27.4 Anfotericina B.

Tabela 27.1 Características físicas e propriedades farmacocinéticas das formulações de anfotericina B.			
Propriedade	**Formulação de anfotericina B**			
	Anfotericina B desoxicolato	L-AmB	ABLC	ABCD
Composição	–	HSPC: colesterol: DSPG 10: 5: 4	DMPC:DMPG 7:3	Sulfato de colesterol
Estrutura	Micelas	Lipossomas esféricos unilamelares	Fitas	Dises
Razão anfotericina B:lipídio	NA	1:9	1:3	1:1
Tamanho (nm)	0,035	80	1.600 a 11.000	122 × 4
Dose (mg/kg)	1	5	5	4
$C_{máx}$ (µg/mℓ)	1,5 a 2,9	83 ± 35,2	1,7	2,9
ASC (µg h/mℓ)	17,1 a 36	555 ± 311	14 ± 7	36
Meia-vida (h)	24	8,6 ± 3,1	173,4	28,2
V_d (ℓ/kg)	5 ± 2,8	0,16	131 ± 57,7	4,1
Cl (mℓ/h/kg)	38 ± 15	11 ± 6	436 ± 188	112

L-AmB: anfotericina B lipossomal; ABLC: anfotericina B em complexo lipídico; ABCD: anfotericina B em dispersão coloidal.

hidrofóbico (constituído pela cadeia de hidrocarbonos poliênicos) e hidrofílico (formado pela cadeia de poli-hidróxis), ambos importantes para seu efeito antifúngico. Aproximadamente oito moléculas de anfotericina B interagem de maneira hidrofóbica por meio da cadeia poliênica com oito moléculas do ergosterol, resultando na formação de poros dentro dos quais as cadeias hidrofílicas permanecem (Hammond, 1977). Esses poros causam rápido efluxo de potássio, inibição da glicólise do fungo e subsequentemente efluxo de magnésio. Essas perdas, em conjunto com o influxo de prótons para o interior da célula fúngica, causam acidificação do interior da célula com precipitação do citoplasma e morte celular.

Apesar de ser usada há mais de meio século, a anfotericina B continua a exibir excelente atividade *in vitro* contra uma ampla gama de fúngicos clinicamente relevantes, como isolados de *Candida* spp., *Aspergillus* spp. e outros fungos filamentosos, como *Mucorales*. Embora a resistência à anfotericina B seja rara, algumas espécies demonstram resistência intrínseca a esse fármaco, como *Aspergillus terreus* (Sutton et al., 1999), *Fusarium* spp. (Pujol et al., 1997), *Scedosporium* spp. (Lackner et al., 2012) e *Trichosporon asahii* (Chagas-Neto et al., 2008), ou exibem mudança de fenótipo resistente à anfotericina B, como a *Candida lusitaniae* (Yoon et al., 1999).

Anfotericina desoxicolato (convencional)

A anfotericina B é insolúvel em salina em pH normal; consequentemente, é formulada como uma mistura de anfotericina B 50 mg com um detergente, desoxicolato sódico (41 mg), para formar uma dispersão coloidal mista (Gallis et al., 1990). A anfotericina B não é absorvida VO, portanto, a administração via IV torna-se obrigatória. Após a infusão IV, a anfotericina B dissocia-se do desoxicolato e rapidamente liga-se às lipoproteínas plasmáticas (95 a 99%), inicialmente divididas entre as lipoproteínas de alta densidade (HDL) e baixa densidade (LDL). Uma maior proporção liga-se às HDL, com uma mudança subsequente para a fração LDL pela ação da proteína de transferência do éster de colesterol ou a proteína de transferência lipídica (LTP, do inglês *lipid transfer protein*). Aparentemente, a distribuição da anfotericina B não ligada às proteínas séricas pode ser relacionada à distribuição facilitada feita pela LTP do colesterol esterificado da HDL para LDL.

Após a infusão inicial de 1 mg/kg, a concentração máxima ($C_{máx}$) é de aproximadamente 1,5 a 2 mg/kg, com um volume aparente de distribuição entre 2,4 e 4 ℓ/kg. A anfotericina B apresenta um perfil farmacocinético trifásico, e sua meia-vida inicial varia entre 24 e 48 h; aproximadamente 2 a 5% do fármaco inalterado é excretado na urina nas primeiras 24 h, com uma pequena quantidade nas fezes. A meia-vida de eliminação é de, no mínimo, 15 dias, com níveis substanciais acumulando-se no fígado e no baço, com menor quantidade em pulmões e rins. Aproximadamente um terço da anfotericina B administrada é eliminada via renal e 42,5% nas fezes na forma de fármaco inalterado. A anfotericina B não é metabolizada por humanos (Wong-Beringer et al., 1998). A distribuição da anfotericina B no corpo abrange vários tecidos e órgãos, incluindo pulmão, baço e rins. A penetração no sistema nervoso central é muito baixa, portanto, para infecções desse órgão, é necessária a administração intratecal (Arikan e Rex, 2001).

As principais indicações para tratamento com anfotericina B são as infecções invasivas tipo candidíase, criptococose, aspergilose, blastomicose, histoplasmose, coccidioidomicose, esporotricose e paracoccidioidomicose. Também pode ser utilizada no tratamento empírico de febre prolongada em pacientes neutropênicos que não responderam à antibioticoterapia (Terrel e Hughes, 1992). Entretanto, as cepas *Aspergillus terreus*, *Cladosporium carronii* e *Fonsecaea pedrosoi* são resistentes, e a suscetibilidade de *Trichosporon*, *Fusarium*, *Pseudallescheriaboydii* e *Sporothrix scheckii* é variável. Importante ressaltar que resultados de teste de suscetibilidade para anfotericina B devem ser interpretados com reservas, visto que a avaliação de resistência *in vitro* e *in vivo* é complexa. De modo geral, pode-se afirmar que a resposta terapêutica à anfotericina B não está relacionada apenas à suscetibilidade *in vitro*, mas também à evolução clínica da doença de base, à persistência da neutropenia e à existência de cateteres ou próteses.

O maior fator limitante para o uso da anfotericina B desoxicolato é a sua toxicidade, a qual se manifesta na forma de reações agudas relacionadas à infusão e a nefrotoxicidade, dependente da dose. A dose máxima de anfotericina é de 0,7 a 1 mg/kg/dia, embora possa ser subótima para sucesso clínico em pacientes com infecções fúngicas invasivas e imunodeficiência. As reações adversas associadas à infusão são febre, calafrios, artralgias, náuseas, vômitos e cefaleias. Vários esquemas terapêuticos pré-tratamento utilizando anti-inflamatórios não esteroides (AINE), anti-histamínicos, meperidina e glicocorticoides foram tentados visando a evitar/minimizar a intensidade das reações adversas, porém sem sucesso (Goodwin et al., 1995). Após a infusão de anfotericina B, ocorre uma rápida vasoconstrição das arteríolas aferentes renais, reduzindo o fluxo sanguíneo renal e a taxa de filtração glomerular (Sawaya et al., 1995). A captação da anfotericina B pelas células do túbulo renal possivelmente resulta de endocitose mediada pelo receptor de LDL dos complexos LDL-anfotericina B, em razão da relativa abundância de receptores de LDL nas células tubulares renais e da paucidade de receptores de HDL (Wasan et al., 1994).

A anfotericina B desoxicolato deve ser administrada por infusão IV com duração entre 2 e 6 h, dependendo da dose. A concentração recomendada para a infusão é de 0,1 mg/mℓ. Uma dose teste (1 mg em 20 mℓ de solução de dextrose 5%) deve ser administrada em 20 a 30 min, e parâmetros como temperatura, pulso, frequência respiratória e pressão arterial devem ser registrados a cada 30 min por 2 a 4 h. Em pacientes com boa função cardiorrenal e boa tolerância à dose de teste, a terapia é iniciada com a dose diária de 0,25 mg/kg. Em pacientes com infecção fúngica grave e rapidamente progressiva, a dose diária recomendada é de 0,3 mg/kg. Dependendo do *status* cardiorrenal, a dose pode ser gradualmente aumentada para 0,5 a 0,7 mg/kg/dia. A tolerância à anfotericina pode ser aumentada com o uso de ácido acetilsalicílico, antipiréticos, anti-histamínicos e antieméticos. No caso de tremores e calafrios, pode-se utilizar meperidina (25 a 50 mg IV).

Anfotericinas em formulações lipídicas

Com o intuito de atenuar a toxicidade e aumentar o potencial terapêutico da anfotericina B, foram desenvolvidas formulações lipídicas de anfotericina B. A estrutura da molécula da anfotericina B desoxicolato, a qual resulta em baixa hidrossolubilidade e alta lipossolubilidade, torna o fármaco um candidato ideal para incorporação em preparações lipídicas. Conforme mencionado anteriormente, há duas formulações lipídicas disponíveis comercialmente: a anfotericina B lipossomal e a anfotericina B em complexo lipídico. Essas formulações foram estimuladas pela observação realizada *in vitro* de que a anfotericina B livre, mas não incorporada em lipossomas, causa lise de eritrócitos, mas tanto a anfotericina B livre quanto a incorporada em lipossomas matam células fúngicas (Mehta et al., 1984).

Anfotericina B lipossomal (Fungisome™)

É uma formulação composta de pequenas vesículas unilamelares resultando em uma verdadeira formulação lipossomal. O lipossoma é formado por fosfatidilcolina hidrogenada de soja:colesterol:fosfatidilglicerol distearoil:anfotericina B em uma proporção de 2:1:0,8:1. A anfotericina B está fortemente ligada ao lipossoma por meio da ligação do seu grupo amino com o grupo fosfato do fosfatidilglicerol distearoil, ligação também reforçada pela interação entre os resíduos estearil do fosfatidilglicerol distearoil e a porção poliênica do anel macrolídico da anfotericina B (Figura 27.5).

O mecanismo de ação permanece o mesmo: cada grupo de oito moléculas de anfotericina B fica complexado com o fosfatidilglicerol distearoil e o colesterol do lipossoma de forma semelhante à interação do

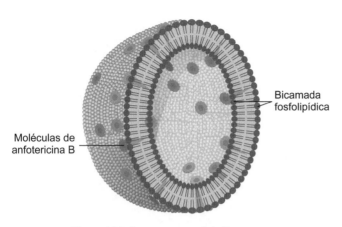

Figura 27.5 Corte transversal do lipossoma.

ergosterol dos fungos (Hillery, 1997). A adição do colesterol ao lipossoma estabiliza-o contra a destruição pelo HDL; consequentemente, < 5% da anfotericina B se dissocia do lipossoma durante a incubação no soro por 72 h. Por seu pequeno tamanho e sua carga negativa, as vesículas lipossomais não são reconhecidas pelo sistema fagocitário mononuclear. Consequentemente, uma dose única de anfotericina B lipossomal resulta em uma $C_{máx}$ muito maior quando comparada com a $C_{máx}$ da anfotericina B convencional e uma área sob a curva também muito maior. O perfil farmacocinético é similar, trifásico, mas com uma meia-vida de eliminação de 152 h (Wong-Beringer et al., 1998). Os principais achados farmacocinéticos da anfotericina B lipossomal são:

- *Clearance* sistêmico é de aproximadamente 1 a 2 ℓ/h e o volume do compartimento central de 20 ℓ, o que é significativamente menor que os estimados para os antifúngicos triazólicos
- As concentrações plasmáticas de anfotericina B são mais altas que as observadas com a anfotericina desoxicolato mesmo após a correção pelo peso. A maior parte do fármaco circulante é biologicamente inativa, pois o lipossoma atua como um reservatório e o fármaco ativo só é liberado quando em contato com o fungo (Bekersky et al., 2002)
- O *clearance* urinário da anfotericina B lipossomal é de 4,5% da dose administrada, o que é significativamente mais baixo que o *clearance* urinário da anfotericina desoxicolato. Portanto, a anfotericina B lipossomal não é um fármaco apropriado para tratamento de infecções do trato urinário inferior causadas por *Candida*, mas é excelente para tratamento de candidíase renal, visto atingir concentrações significativas no parênquima renal. A anfotericina B lipossomal não é removida por hemodiálise e, portanto, não há necessidade de ajuste de dose (Stone et al., 2016)
- A anfotericina B lipossomal é menos potente na base de mg do que a anfotericina B desoxicolato. Em um modelo *in vitro* de alvéolo pulmonar, a dose efetiva para 50% do efeito foi 1,03 e 0,12 mg/ℓ para anfotericina B lipossomal e a anfotericina B desoxicolato, respectivamente (Lestner et al., 2010).

A eficácia da anfotericina B lipossomal é equivalente à da anfotericina B desoxicolato, conforme a revisão sistemática e metanálise ilustrada na Figura 27.6 (Steimbach et al., 2017).

Entretanto, em relação à segurança, a anfotericina B lipossomal apresenta menor incidência de nefrotoxicidade (avaliada por meio da medida da função renal pelo aumento da concentração sérica de creatinina) e também causa menos reações adversas associadas à infusão (Aguirre e Hamid, 2015). A anfotericina B lipossomal deve ser administrada por infusão IV com duração de 2 h. A dose inicial recomendada para adultos e pacientes pediátricos é de 3 mg/kg/dia, no caso de terapia empírica, e 5 mg/kg/dia, quando de infecções por *Aspergillus*, *Candida* e *Cryptococus*, e a duração depende da evolução do quadro clínico.

Anfotericina B em complexo lipídico (Abelcet®)

É uma formulação com estrutura de fita (Figura 27.7) composta de dois fosfolipídios, dimiristoil fosfatidilcolina e dimiristoil fosfatidilglicerol com anfotericina B. A porcentagem de anfotericina B incorporada nos lipídios determina o tamanho das vesículas, das estruturas em fita e a formação do complexo lipídico-anfotericina B. Se a formulação contém 5% de concentração molar de anfotericina B, as vesículas lipídicas formadas são menores que aquelas formadas na ausência de anfotericina B. Se a formulação contém 25% ou mais de concentração molar da anfotericina B, não se observa formação de vesículas lipídicas, e sim somente das fitas estruturais (Arikan e Rex, 2001).

Conforme ocorre aumento da razão molar de anfotericina, a quantidade de anfotericina B livre na solução é reduzida, resultando em uma redução da toxicidade. As células fúngicas e células inflamatórias no local da infecção ajudam a liberar a anfotericina B da estrutura lipídica, pela ação de lipases e, portanto, aumentam a eficácia *in vivo* da anfotericina B em complexo lipídico. A ligação às moléculas de HDL-colesterol também podem contribuir para a redução da toxicidade dessa formulação (Wasan e Lopez-Berestein, 1994).

Estudos realizados em animais e humanos demonstraram que os níveis plasmáticos de anfotericina B em complexo lipídico são menores quando comparados com os atingidos com a administração da anfotericina B desoxicolato, porém os níveis tissulares em baço, fígado e pulmões são mais altos com a anfotericina B em complexo lipídico. No entanto, o mais importante é observar que o aumento da dose do complexo lipídico produz aumento significativo da concentração do fármaco em fígado, baço e pulmões, com aumento discreto renal e sem aumento da concentração plasmática. A dose letal 50 (DL_{50}) para a anfotericina B em complexo lipídico é 40 mg/kg, enquanto a DL_{50} para a anfotericina B desoxicolato é 3 mg/kg (Hiemenz e Walsh, 1996).

A eficácia e a segurança da anfotericina B em complexo lipídico foram avaliadas em pacientes receptores de transplante hepático e com aspergilose invasiva (Linden et al., 2003). Esse ensaio foi feito em centro único, e o objetivo era comparar a sobrevivência com controles históricos de pacientes tratados com anfotericina B desoxicolato. Doze pacientes foram tratados com anfotericina B em complexo lipídico e 29 pacientes foram tratados com anfotericina B desoxicolato. Conforme ilustrado na Figura 27.8, o uso da anfotericina B em complexo lipídico foi associado a aumento significativo (p = 0,008) da sobrevivência.

A dose recomendada para adultos e pacientes pediátricos é de 5 mg/kg/dia, administrada por infusão (veia periférica ou central) em 2 h (Linden, 2003).

Nistatina (Mycostatin®)

É um polieno com estrutura química semelhante à da anfotericina B (Figura 27.9) e extraído do fungo *Streptomyces noursei*, é utilizada no tratamento de candidíase oral, vaginal e cutânea, embora seu uso sistêmico seja limitado, por causa de sua natureza hidrofóbica e sua nefrotoxicidade (Meade, 1979). A nistatina causa a formação de um canal ionóforo e tem ação membranolítica, por ser capaz de se ligar a lipídios, particularmente esteroides. Acredita-se que sua ação antifúngica se dá pela permeabilização das membranas dos fungos, ao ligar-se às moléculas de betaergosterol, o principal esterol dos fungos (Wiehart et al., 2006). Os problemas de toxicidade causados pelos macrolídios poliênicos são atribuídos à sua capacidade de ligar-se ao colesterol das membranas celulares de mamíferos, embora com menor afinidade. A nistatina é particularmente eficaz contra *Candida albicans*.

A nistatina pode ser administrada VO ou via tópica. Quando administrada VO, sua absorção no trato gastrintestinal é negligível; a solução oral de nistatina é indicada para tratamento de candidíase orofaríngea.

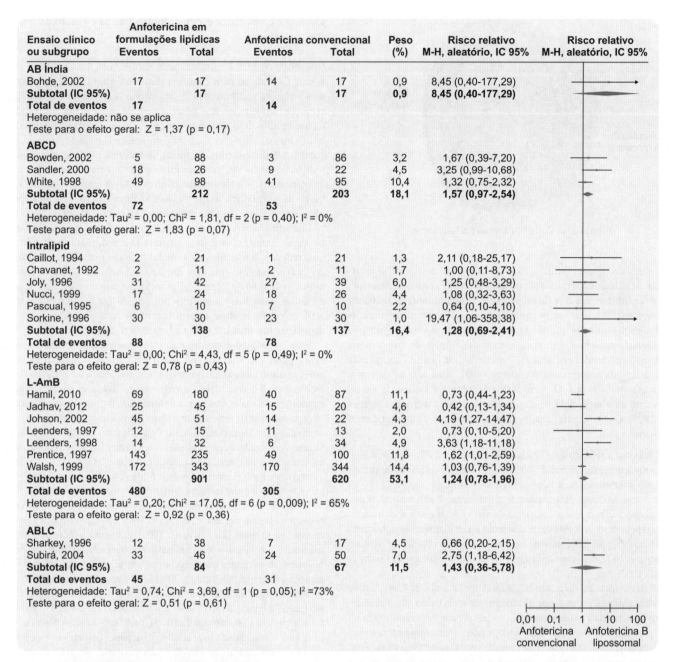

Figura 27.6 *Forest plot* mostrando a eficácia (por meio do risco relativo) da anfotericina B lipossomal (L-AmB) *versus* a anfotericina desoxicolato.

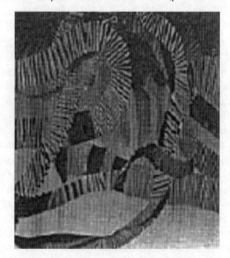

Figura 27.7 Formulação com estrutura de fita da anfotericina B em complexo lipídico.

A eficácia da solução oral de nistatina foi avaliada em ensaio clínico em pacientes cirúrgicos ou traumáticos internados em unidade de terapia intensiva como profilático de colonização por *Candida* (Giglio *et al.*, 2012). Foram selecionados 99 pacientes, dos quais 69 exibiam colonização por *Candida*, sendo os sítios mais comuns estômago e faringe. A espécie mais isolada foi de *Candida albicans*. Conforme ilustrado na Figura 27.10, a profilaxia com nistatina administrada com solução oral reduziu a colonização por fungos em pacientes cirúrgicos ou traumáticos internados em unidade de terapia intensiva.

A dose recomendada de solução oral para pacientes pediátricos e adultos é de 4 a 6 mℓ (400.000 a 600.000 unidades) 4 vezes/dia. No caso de candidíase de orofaringe, a dose deve ser retida na cavidade bucal o máximo possível. O tratamento deve ser continuado até 48 h após o desaparecimento dos sintomas ou as culturas demonstrarem a erradicação da *Candida albicans*. A nistatina também está disponível na forma farmacêutica de creme para uso tópico e de creme vaginal, sendo indicada para tratamento de candidíase superficial ou candidíase vaginal causada por *Candida albicans*.

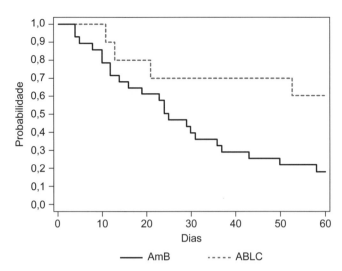

Figura 27.8 Curvas de Kaplan-Meier mostrando probabilidade de sobrevida do dia 1 de terapia antifúngica até o dia 60 de tratamento para aspergilose invasiva. Os pacientes foram tratados com complexo lipídico de anfotericina B (ABLC) ou anfoterixina desoxicolato (AmB). A probabilidade de sobrevivência foi significativamente maior no grupo tratado com ABLC (p = 0,008).

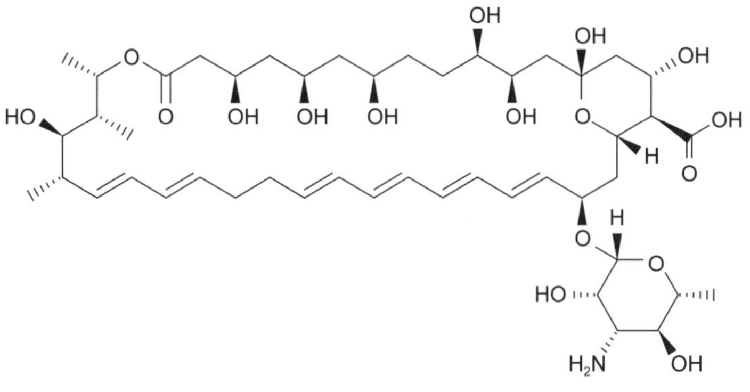

Figura 27.9 Nistatina.

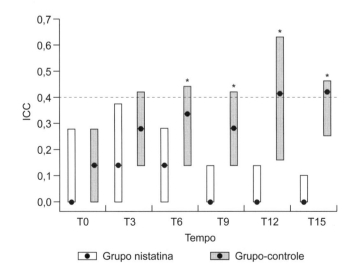

Figura 27.10 Curso de tempo do índice de colonização corrigido (ICC) no grupo tratado com nistatina ou no grupo-controle, considerando apenas pacientes que já estavam colonizados na ocasião da admissão na unidade de terapia intensiva. Os círculos representam as medianas diárias e os histogramas mostram os percentis 25 e 75. *p < 0,05.

EQUINOCANDINAS

As equinocandinas foram descobertas nas décadas de 1970 e 1980 e são lipopeptídios naturais ativos contra cepas resistentes de *Candida* e *Aspergillus*. As equinocandinas são moléculas grandes compostas de hexapeptídios cíclicos anfifílicos que apresentam uma cadeia lateral de ácidos graxos acilados de 14 a 18 carbonos, sendo vários de seus análogos semissintéticos derivados de compostos naturais (Figura 27.11).

As equinocandinas inibem a sintase de glucanos, responsável pela biossíntese do beta-1,3-D-glucano, um componente estrutural importante das paredes dos fungos (Onishi *et al*., 2000). A enzima beta-1,3-D-glucano sintase é um complexo enzimático específico do fungo formado por uma proteína que se liga ao GTP, chamada Rho, que ajuda a modular a atividade da sintase e uma subunidade catalítica codificada por três genes (*FKS1, FKS2* e *FKS3*). O gene *FKS1* é essencial para a *Candida albicans* (Mio *et al*., 1997) e para outras *Candida* spp., enquanto na *Candida glabrata* os genes *FKS1* e *FKS2* são redundantes do ponto de vista funcional (Katiyar *et al*., 2012). A expressão do *FKS3* é bem reduzida quando comparada com os demais genes (Garcia-Effron *et al*., 2009). A enzima beta-1,3-D-glucano sintase não está presente nas células de mamíferos, o que explica as poucas reações adversas observadas no tratamento com essa classe de fármacos. Outras vantagens das equinocandinas são a rápida ação antifúngica e a farmacocinética favorável, permitindo administração 1 vez/dia (Stan *et al*., 2014). As equinocandinas são administradas somente via IV, e o pó deve ser dissolvido em soro fisiológico (NaCl 0,9%). As equinocandinas são consideradas primeira linha de tratamento de infecções invasivas causadas por *Candida* (Andes *et al*., 2012).

As equinocandinas e as pneumocandinas naturais não apresentam utilidade terapêutica por causa de sua toxicidade (causam hemólise), apesar de terem excelente atividade contra cepas de *Candida* (Pound *et al*., 2010). Elas apresentam baixa hidrossolubilidade, o que dificulta seu uso em formulações parenterais. Portanto, foram desenvolvidos análogos semissintéticos, não tóxicos, com alta atividade antifúngica e com melhor hidrossolubilidade. Atualmente, há três análogos semissintéticos de equinocandinas disponíveis para uso clínico: caspofungina, micafungina e anidulafungina (Chen *et al*., 2011), os quais serão revistos a seguir.

Caspofungina (Cancidas®)

É um derivado semissintético da pneumocandina B0 (Figura 27.12), obtida pela fermentação de *Glarea lozoyensis*. Foi a primeira equinocandina aprovada para uso clínico. A caspofungina é ativa contra *Candida* spp., inclusive *Candida* resistente aos derivados azólicos (Vazquez *et al*., 1997), mas menos ativa contra *Candida parapsilosis, Candida lusitaniae* e *Candida guilliermondii* (Letscher-Bru e Herbrecht, 2003). Também é ativa contra *Aspergillus* spp. e alguns fungos dimórficos, como *Histoplasma capsulatum, Coccidioides immitis* e *Blastomyces dermatitidis*. O mecanismo de ação da caspofungina consiste na inibição da síntese de beta-(1,3)-glucano, componente essencial da parede celular de *Candida* e *Aspergillus*.

Como as demais equinocandinas, a caspofungina apresenta baixa biodisponibilidade quando administrada VO, estando disponível, portanto, somente para uso IV. Apresenta alta ligação às proteínas plasmáticas (> 95%). A farmacocinética da caspofungina é linear e apresenta meia-vida de eliminação entre 10 e 15 h, permitindo administração 1 vez/dia (Stone *et al*., 2002). É lentamente metabolizada por hidrólise e N-acetilação e sofre lenta degradação química à temperatura e ao pH fisiológico em um peptídio com o anel aberto sem atividade antifúngica. Após a administração do fármaco marcado com radioisótopo, 35% da radioatividade foi recuperada nas fezes e 41% na urina, e o *clearance* sistêmico da caspofungina foi estimado em 12 mℓ/min. A dose não precisa ser corrigida em pacientes com insuficiência renal nem em hemodiálise, visto que a caspofungina não é dialisável. Em pacientes

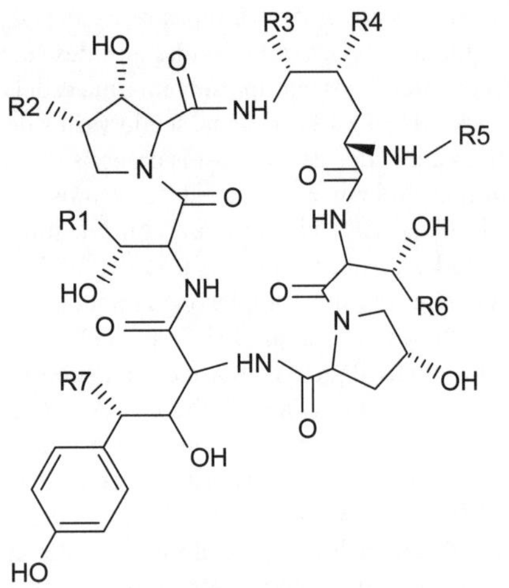

460 Parte 5 • Fármacos em Moléstias Infecciosas

Nº	Equinocandina	Cadeia lateral de ácidos graxos (R5)
1	Equinocandina B	Ácido linoleico
2	Equinocandina C	Ácido linoleico
3	Equinocandina D	Ácido linoleico
4	Aculeacin Aγ	Ácido linoleico
5	Mulundocandina	Ácido 12-metilmiristoico
6	Esporiofungina A	Ácido 10,12-dimetilpiristoico
7	Pneumocandina A0	Ácido 10,12-dimetilpiristoico
8	Pneumocandina B0	Ácido 10,12-dimetilpiristoico

Equinocandina	R1	R2	R3	R4	R6	R7
Equinocandina B	CH_3	CH_3	OH	OH	CH_3	OH
Equinocandina C	CH_3	CH_3	OH	OH	CH_3	H
Equinocandina D	CH_3	CH_3	H	H	CH_3	H
Aculeacin Aγ	CH_3	CH_3	OH	OH	CH_3	OH
Mulundocandina	H	CH_3	OH	OH	H	OH
Esporiofungina A	CH_2CONH_2	CH_3	OH	OH	H	OH
Pneumocandina A0	CH_2CONH_2	CH_3	OH	OH	CH_3	OH
Pneumocandina B0	CH_2CONH_2	H	OH	OH	CH_3	OH

Figura 27.11 Equinocandinas naturais.

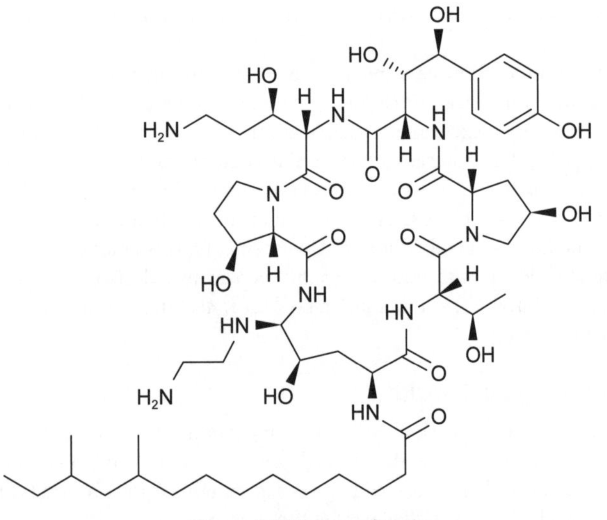

Figura 27.12 Caspofungina.

com insuficiência hepática moderada (Child-Pugh B), é recomendado reduzir a dose da caspofungina.

A eficácia da caspofungina foi comparada com a da anfotericina B lipossomal em ensaio clínico randomizado, duplo-cego, multicêntrico realizado em 1.095 pacientes com febre persistente e neutropenia (Walsh *et al.*, 2004). A caspofungina (n = 556) foi administrada IV (70 mg no dia 1, seguido de 50 mg/dia) ou anfotericina B lipossomal (n = 539) também IV (3 mg/kg/dia). Dependendo da piora do paciente, a dose de caspofungina podia ser aumentada para 70 mg/dia e a da anfotericina B lipossomal para 5 mg/kg/dia. Conforme mostrado na Figura 27.13, a caspofungina pode ser considerada não inferior à anfotericina B lipossomal em relação à eficácia terapêutica.

Importante ressaltar que a incidência de nefrotoxicidade foi menor no grupo tratado com caspofungina (2,6% *vs.* 11,5%), assim como reações adversas relacionadas com infusão (35,1% *vs.* 51,6%), quando comparado com o grupo tratado com anfotericina B lipossomal, indicando que a caspofungina é mais bem tolerada que a anfotericina B lipossomal.

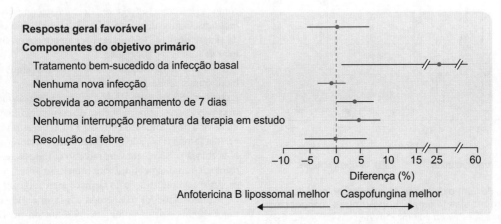

Figura 27.13 *Forest plot* mostrando as diferenças (e os intervalos de confiança de 95%) entre os grupos tratados com caspofungina ou com anfotericina B lipossomal.

A caspofungina é indicada no tratamento de candidemia, candidíase aguda disseminada, peritonite causada por candidíase, candidíase esofágica e como terapia empírica em pacientes com suspeita de infecções por fungo com febre e neutropenia, assim como no tratamento de aspergilose em pacientes refratários ou intolerantes ao tratamento com anfotericina B, anfotericina B lipossomal ou itraconazol. A dose recomendada é de 70 mg no dia 1, seguido de 50 mg/dia, sempre administrado em infusão IV com duração de 1 h.

Anidulafungina (Eraxis®)

É um análogo da equinocandina B (Figura 27.14) e uma equinocandina semissintética obtida pela conversão na equinocandina natural B isolada de *Aspergillus nidulans* spp. A anidulafungina é ativa contra cepas de *Candida albicans*, *Candida glabrata*, *Candida krusei* e *Candida tropicalis*, e menos contra *Candida parapsilosis* e *Candida guilliermondii* (Krause *et al.*, 2004).

Após a infusão IV, a meia-vida de distribuição da anidulafungina varia entre 0,5 e 1 h e a de eliminação entre 40 e 50 h. A ligação às proteínas plasmáticas é moderada (84%), o volume de distribuição varia entre 30 e 50 ℓ (similar ao volume de água do organismo) e o *clearance* sistêmico é de aproximadamente 1 ℓ/h. A anidulafungina não sofre metabolismo hepático nem é substrato, indutora ou inibidora das enzimas do CIP450. Sofre um lento processo de degradação química à temperatura e ao pH fisiológico em um peptídio com o anel aberto sem atividade antifúngica. Após a administração IV do fármaco marcado com radioisótopo, aproximadamente 30% da dose administrada foi recuperada nas fezes, sendo < 10% na forma de fármaco inalterado.

A eficácia da anidulafungina foi avaliada em análise englobando seis ensaios clínicos realizados em pacientes com candidíase invasiva, incluindo candidíase em tecidos profundos, pacientes neutropênicos e infecções por espécies distintas de *Candida albicans* (Kullberg *et al.*, 2017). Conforme ilustra a Figura 27.15, a anidulafungina é eficaz em um amplo espectro dessa população.

A recomendação é uma dose de ataque de 100 a 200 mg no primeiro dia, seguida de dose de manutenção de 50 a 100 mg/dia dependendo do tipo de infecção. Os pacientes devem ser tratados por 14 dias no mínimo, ou pelo menos até 7 dias após a resolução dos sintomas. Assim como as demais equinocandinas, apresenta poucas reações adversas, sendo bem tolerada e podendo ser usada em pacientes com insuficiência renal ou hepática. É indicada no tratamento de candidíase invasiva e aspergilose em adultos não granulocitopênicos.

Micafungina (Mycamine®)

É um análogo estrutural da pneumocandina B0 (Figura 27.16) obtido por via semissintética pela conversão de compostos naturais isolados da fermentação de *Coleophoma empetri* F-11899. A micafungina é ativa contra cepas de *Candida albicans*, *Candida glabrata*, *Candida krusei* e *Candida tropicalis*, e menos contra *Candida parapsilosis* e *Candida guilliermondii* (Kofla e Ruhnke, 2011).

É administrada somente via IV, em infusão por 60 min. A farmacocinética da micafungina é linear entre as doses de 50 a 150 mg (3 a 8 mg/kg). A micafungina não é substrato ou inibidor da glicoproteína-P. É altamente ligada às proteínas plasmáticas (> 99%), portanto não dialisável, e apresenta *clearance* sistêmico de 0,30 ± 0,06 mℓ/min/kg, com meia-vida de eliminação de 15,6 ± 2,8 h. O volume de distribuição da micafungina é de 0,39 ± 0,11 ℓ/kg. É metabolizada em M-1 pela arilsulfatase e em M-2 pela catecol-O-metiltransferase. O M-5 é formado por ação de enzimas do CIP450. A principal via de eliminação da micafungina é a hepatobiliar (71% da dose administrada).

A eficácia da micafungina no tratamento de candidíase invasiva em pacientes adultos ou pediátricos foi avaliada em ensaios clínicos com comparadores ativos. A Figura 27.17 ilustra a eficácia da micafungina em pacientes adultos (com idade superior a 16 anos) com candidemia ou outras formas de candidíase invasiva, sendo comparada, nesse caso, com anfotericina B lipossomal em pacientes com isolados de *Candida* spp. (a) e em pacientes neutropênicos (b). A micafungina foi administrada via IV na dose de 100 mg/dia; e a anfotericina B lipossomal, 3 mg/kg/dia durante 14 a 28 dias (Scott, 2012).

Figura 27.14 Anidulafungina.

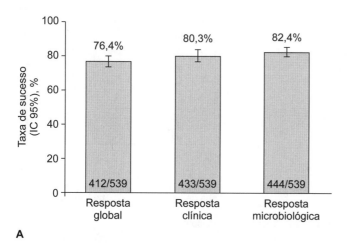

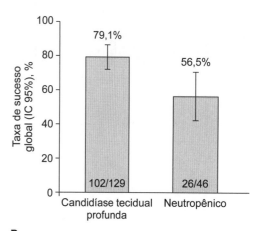

A B

Figura 27.15 Eficácia da terapia intravenosa de anidulafungina (**A**) na população geral e (**B**) em pacientes com infecção tecidual profunda e neutropênicos (análise *intention-to-treat*).

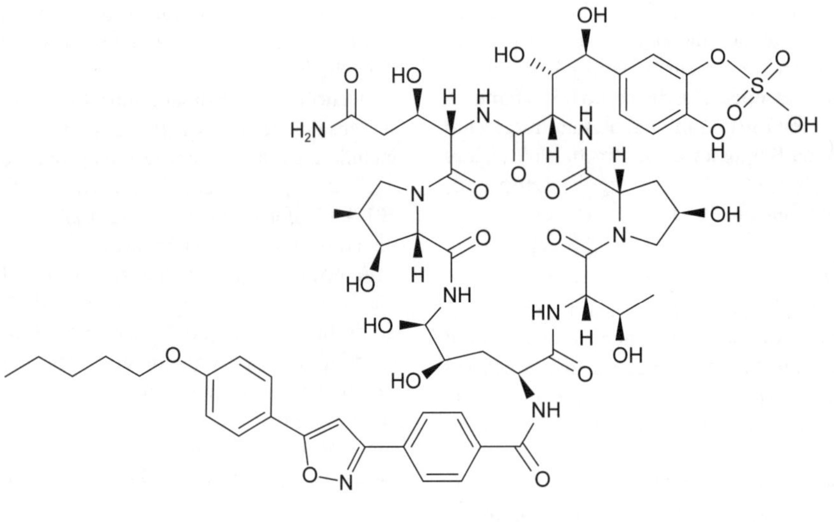

Figura 27.16 Micafungina.

A micafungina é indicada no tratamento de candidemia, candidíase aguda disseminada, peritonite causada por candidíase, candidíase esofágica e na profilaxia de infecções por *Candida* em pacientes submetidos a transplante de medula. A dose diária recomendada para tratamento de candidemia, candidíase disseminada, candidíase peritoneal e abscessos é de 100 mg. Para o tratamento de candidíase esofágica, a dose recomendada é de 150 mg/dia, e, para profilaxia de infecções por *Candida* em receptores de transplante de medula, de 50 mg/dia. Não é necessário dose de ataque, e a duração do tratamento varia entre 6 e 51 dias. A infusão deve ser feita via IV com duração de 1 h.

As reações adversas mais comuns são diarreia, náuseas, vômito, febre, hipopotassemia, trombocitopenia e cefaleia. Sintomas causados por liberação de histamina (*rash*, prurido, edema facial e vasodilatação) podem ocorrer, principalmente se a infusão for feita em menos de 1 h.

ALILAMINAS

Potentes inibidores da esqualeno-epoxidase, uma das enzimas envolvidas na biossíntese do ergosterol, as alilaminas inibem a ação da esterol-delta[14]-redutase e da esterol-delta[7]-delta[8]-isomerase (Ghelardi *et al.*, 2014). Essa inibição afeta as etapas precoces da síntese de esteroides e resulta no acúmulo de esqualeno, o qual é tóxico para a célula fúngica. Essa toxicidade celular é responsável pela ação fungicida das alilaminas comparada com a ação fungistática dos derivados azólicos (Ghannoum, 2016).

A esqualeno-epoxidase é uma monoxigenase que catalisa a conversão do esqualeno em 2,3-óxido-esqualeno. Para essa reação, a enzima necessita de oxigênio molecular, dinucletídio flavina adenina e, dependendo do organismo, NADH ou NADPH. As esqualeno-epoxidases são enzimas essenciais para a síntese de colesterol em mamíferos e de ergosterol em fungos e, portanto, constituem alvos importantes para o

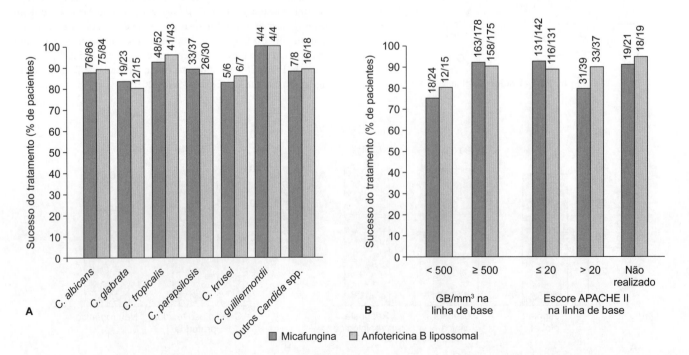

Figura 27.17 Eficácia da micafungina em pacientes adultos (com idade superior a 16 anos) com candidemia ou outras formas de candidíase invasiva, em comparação com anfotericina B lipossomal em pacientes com isolados de *Candida* spp. (**A**) e neutropênicos leucócitos/mm³ (**B**).

tratamento de hipercolesterolemia em humanos e para inibir o crescimento de fungos patogênicos (Ruckenstuhl *et al.*, 2005). Para o tratamento de infecções fúngicas, os derivados alilamínicos terbinafina e naftifina foram desenvolvidos com sucesso graças às suas especificidades para inibir a esqualeno-epoxidase do fungo (Ryder, 1991). Esses derivados alilamínicos inibem a esqualeno-epoxidase dos fungos de maneira não competitiva em relação ao esqualeno (Ryder e Dupont, 1985). Interessante ressaltar que outro derivado alilamínico que inibe as esqualeno-epoxidases de mamíferos o faz de maneira competitiva e contém a mesma cadeia lateral da terbinafina. Essa importante diferença do modo de inibição indica que as estruturas da esqualeno-epoxidase de fungos e de mamíferos devem divergir pelo menos em relação ao sítio de ligação dos inibidores (Ruckenstuhl *et al.*, 2007). Mutações gênicas da enzima esqualeno-epoxidase (substituição de um único aminoácido) são consideradas mecanismos de resistência às alilaminas.

Naftifina (Naftin®)

Foi o primeiro derivado alilamínico (Figura 27.18) desenvolvido para uso tópico para tratamento de infecções fúngicas superficiais. Estudos realizados com os dermatófitos *Tricophyton mentagrophytes* e com a levedura *Candida parapsilosis* indicaram que a naftifina interfere na biossíntese do ergosterol ao inibir o metabolismo do esqualeno (Paltauf *et al.*, 1982). Em um estudo realizado com a levedura *Candida albicans*, demonstrou-se que a naftifina bloqueia a epoxidação do esqualeno do fungo por meio da inibição da enzima esqualeno-2,3-epoxidase (Ryder *et al.*, 1984).

As micoses superficiais são causadas principalmente por dermatófitos pertencentes aos gêneros *Tricophyton*, *Microsporum* e *Epidermophyton*. A naftifina aplicada topicamente penetra o estrato córneo e a epiderme (Stoughton *et al.*, 1989). Dose única de naftifina persiste na pele por vários dias, em concentrações superiores à concentração inibitória mínima (CIM) dos dermatófitos, indicando que a aplicação 1 vez/dia é suficiente.

Conforme mostrado na Tabela 27.2, a naftifina é um excelente fármaco para tratamento dessas micoses superficiais (Ghannoum *et al.*, 2013).

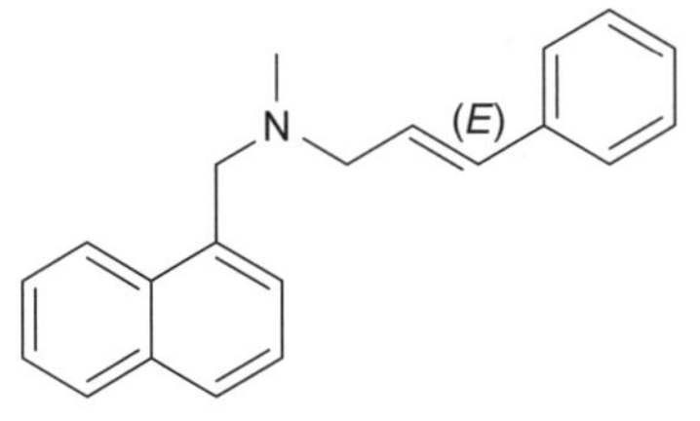

Em um ensaio clínico multicêntrico, randomizado e duplo-cego, grupos paralelos em pacientes com diagnóstico de *tinea pedis*, *tinea cruris* ou *tinea corporis* foram tratados com naftifina creme 1% 2 vezes/dia ou com clotrimazol/hidrocortisona creme 1%/1% 2 vezes/dia durante 4 semanas (Evans *et al.*, 1993). Conforme ilustrado na Figura 27.19, a associação do clotrimazol com hidrocortisona apresentou eficácia clínica semelhante à da naftifina isolada.

Reações adversas causadas pela aplicação da naftifina são de gravidade leve ou moderada e não causam interrupção do tratamento. Elas compreendem irritação local, eritema e sensação de queimação no local, ocorrendo tipicamente em menos de 5% dos pacientes. Estudos dermato-toxicológicos em humanos não evidenciaram irritação, fototoxicidade, sensibilização ou fotossensibilização com naftifina (Maibach, 1987).

Terbinafina (Lamisil®)

É um fármaco antifúngico da classe das alilaminas (Figura 27.20) cujo mecanismo de ação reside na sua capacidade de inibir de maneira não competitiva a enzima esqualeno-epoxidase da *Candida albicans* e da *Candida parapsilosis* (Ryder, 1989), causando, portanto, acúmulo do esqualeno e inibição da síntese do ergosterol. Importante ressaltar que a terbinafina é utilizada sistemicamente, e a enzima esqualeno-epoxidase tem papel essencial na biossíntese do colesterol. Entretanto, ensaios realizados com esqualeno-epoxidase de fígado de rato demonstraram que essa enzima de mamífero é três ordens de magnitude menos sensível à terbinafina comparada com a esqualeno-epoxidase de fungos (Ryder e Dupont, 1985).

A Figura 27.21 ilustra o efeito da terbinafina na viabilidade de células de *Candida albicans* e nas concentrações celulares de esqualeno e ergosterol. Vale notar que o esqualeno acumula-se em concentrações

Tabela 27.2 Concentração inibitória mínima da naftifina contra dermatófitos.

Espécies (número de isolados testados)	CIM (μg/mℓ) Faixa	50%	90%
E. floccosum (75)	0,12 a 0,25	0,12	0,12
M. canis (75)	0,03 a 0,5	0,12	0,25
T. mentagrophytes (75)	0,03 a 1	0,06	0,5
T. rubrum (75)	0,015 a 0,25	0,06	0,06
T. tonsurans (50)	0,03 a 0,12	0,6	0,06
Todos os dermatófitos (350)	0,015 a 1	0,06	0,25

CIM: concentração inibitória mínima.

Figura 27.18 Naftifina.

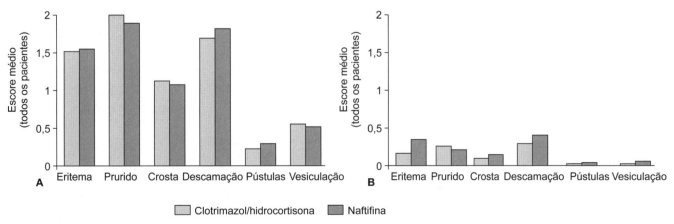

Figura 27.19 Componentes individuais do escore clínico para todos os pacientes antes do tratamento (**A**) e após 4 semanas de tratamento (**B**).

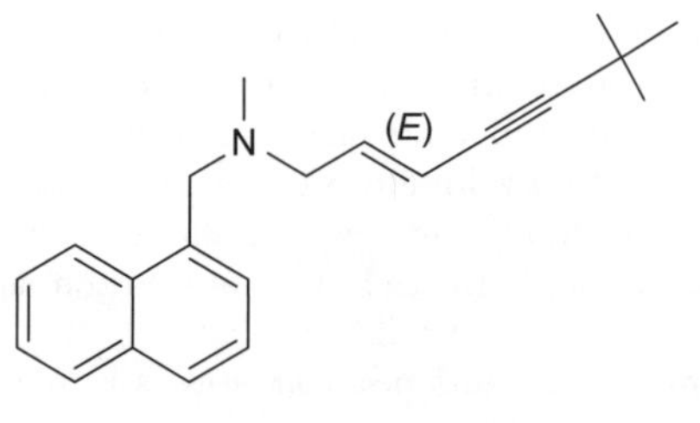

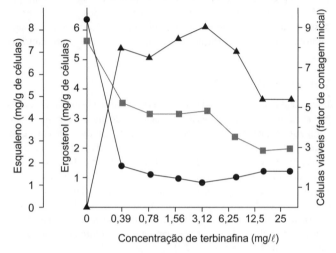

Figura 27.20 Terbinafina.

Figura 27.21 Efeito da terbinafina na viabilidade de células de *Candida albicans* e nas concentrações celulares de esqualeno e ergosterol.

mais baixas de terbinafina, mas a inibição de crescimento é paralela à queda do conteúdo de ergosterol. O acúmulo de esqualeno é menor em dermatófitos, indicando que a ação fungistática da terbinafina contra a *Candida albicans* seja causada primariamente pela deficiência de ergosterol (Ryder e Mieth, 1992).

Após a administração oral, a terbinafina é bem absorvida (> 70%) e sua biodisponibilidade absoluta é de aproximadamente 50%, por causa do efeito de primeira passagem. A biodisponibilidade da terbinafina quando ingerida com alimentos é discretamente maior (aumento por volta de 20%), mas não é necessário ajustar a dose. A terbinafina é bastante lipofílica e tem alta ligação às proteínas plasmáticas (99%). Ela se distribui rapidamente pela pele e se acumula no estrato córneo lipofílico. Ela é secretada no sebo, atingindo altas concentrações no folículo piloso, no cabelo e na pele rica em sebo. Há evidências de que a terbinafina se distribui no leito ungueal nas primeiras semanas de tratamento. Após absorção oral, a terbinafina é rápida e extensivamente metabolizada pelo fígado, envolvendo os CIP2C9, CIP1A2, CIP3A4, CIP2C8 e CIP2C19. Os metabólitos não apresentam atividade antifúngica. Aproximadamente 80% da dose absorvida é eliminada na urina e 20% nas fezes, com uma meia-vida de eliminação de 16,5 dias. Nas formas farmacêuticas para uso tópico, menos de 5% da dose é absorvida, portanto a exposição sistêmica é negligível. Essa avaliação foi feita por meio de metanálise de ensaios clínicos randomizados e comparados com itraconazol (Krob *et al.*, 2003). Conforme mostrado na Tabela 27.3, a análise primária de seis estudos comparando diretamente a terbinafina com o itraconazol demonstrou uma razão de probabilidade de 1,8 a 2,9, e a diferença relativa de eficácia da terbinafina e do itraconazol foi considerada altamente significativa (p < 0,00001).

A terbinafina oral é indicada para o tratamento de onicomicose causada por fungos dermatófitos e para infecções graves da pele tipo *tinea corporis*, *tinea capitis*, *tinea cruris* e *tinea pedis*, as quais não responderam ao tratamento tópico. A terbinafina oral não é indicada para tratamento da pitiríase versicolor.

Tabela 27.3 Análise primária – estudos comparativos de terbinafina e itraconazol: resultados para análise de intenção de tratamento (ITT) e *per protocol* (PP).

Ensaio clínico	Duração do tratamento (semanas)	Terbinafina Contínuo vs. pulso	Terbinafina IT n	Terbinafina IT Taxa de cura (%)	Terbinafina AP n	Terbinafina AP Taxa de cura (%)	Itraconazol Contínuo vs. pulso	Itraconazol IT n	Itraconazol IT Taxa de cura (%)	Itraconazol AP n	Itraconazol AP Taxa de cura (%)	Risco relativo Terbinafina:Itraconazol (IC 95%) IT	Risco relativo Terbinafina:Itraconazol (IC 95%) AP
Brautigam *et al.*	12	C	97	71,8	86	69,7	C	98	54,0	84	52,9	2,2 (1,2-3,9)	2,5 (1,2-4,9)
De Backer *et al.*	12	C	119	64,0	163	73,0	C	77	41,4	168	45,8	2,5 (1,7-3,8)	3,1 (2-5)
Arenas *et al.*	12	C	17	65,4	17	100	C	25	92,6	26	96,2	0,2 (0,4-0,8)	2,1 (0,1-54)
Tosti *et al.*	16	C	19	84,2	17	94,1	P	20	75,0	20	75	1,7 (0,4-7,6)	3,9 (0,6-27)
	16	P	21	76,2	20	80,0	P	15	75,0	20	75	1,1 (0,3-4,2)	1,3 (0,3-1,3)
Evans *et al.*	12	C	124	65,3	107	75,7	P	126	32,5	107	38,3	3,9 (2,3-6,5)	4,9 (2,8-8,9)
	16	C	120	66,7	99	80,8	P	126	42,1	108	49,1	2,7 (1,6-4,6)	4,3 (2,3-8)
Degreef *et al.*	12	C	146	54,1	109	72,0	C	126	53,4	120	65,0	1 (0,7-1,6)	1,4 (0,8-2,5)
							Análise agrupada						
							Modelo de efeitos fixos					2 (1,7; 2,5)	2,9 (2,3; 3,7)
							Modelo de efeitos aleatórios					1,8 (1,1; 2,8)	2,9 (1,9; 4,1)
							Método de Peto					2 (1,6; 2,5)	2,8 (2,2; 2,6)

A dose recomendada de terbinafina oral em adultos é de 250 mg 1 vez/dia, podendo ser ingerida com ou sem alimentos. O tratamento para onicomicose varia entre 6 semanas e 3 meses, para *tinea pedis,* entre 2 e 6 semanas, e, para *tinea corporis* e *tinea cruris,* entre 2 e 4 semanas.

Butenafina (Mentax®)

É um derivado benzilamínico (Figura 27.22), do mesmo grupo que a terbinafina e a naftifina, com ação antifúngica potente contra dermatófitos, leveduras como *Candida* e *Cryptococcus* spp. e fungos dimórficos (Maeda *et al.*, 1991). A butenafina apresenta dois mecanismos de ação:

- Em concentrações baixas, inibe de maneira específica a conversão do esqualeno em 2,3-óxido-esqualeno. Essa reação é catalisada pela enzima esqualeno-epoxidase, causando, subsequentemente, redução da concentração de ergosterol, um componente lipídico essencial para as membranas celulares dos fungos
- Em concentrações mais altas, tem um efeito tóxico direto nas membranas celulares dos fungos (Hiratani *et al.*, 1991).

Interessante ressaltar que, embora a butenafina e o tolnaftato apresentem o mesmo mecanismo de ação, eles têm espectro antifúngico distinto; a butenafina é ativa contra *Candida albicans in vitro* e *in vivo,* enquanto o tolnaftato não é (Iwatani *et al.*, 1993). A butenafina tem atividade antifúngica contra *T. mentagrophytes, T. rubrum, M. canis, M gypseum, Malassezia furfur* e *Epidermophyton floccosum.*

A eficácia e a segurança da butenafina creme 1% (n = 132) foram comparadas com veículo (n = 139) aplicados 2 vezes/dia durante 1 semana, em pacientes com diagnóstico de *tinea pedis* (Savin *et al.*, 1997). Conforme mostra a Figura 27.23, a butenafina foi mais eficaz que o veículo em induzir cura micológica.

A butenafina é bem tolerada quando aplicada topicamente. Dois estudos separados, um com 46 pacientes e outro com 197 pacientes com diagnóstico de *tinea pedis* tratados com butenafina creme 1%, relataram sensação de queimação no local (McNeely e Spencer, 1998). Em um teste de toxicidade dérmica realizado em 36 voluntários sadios, foi feita a aplicação do creme de butenafina (0,5% e 1%) com *patch*, comparado com outros fármacos antifúngicos. O teste foi considerado positivo (presença de irritação) em 8,3% (solução de econazol), 5,6% (econazol creme) e 0% (butenafina creme ou solução, e bifenazol creme ou solução), indicando baixo potencial irritativo dérmico da butenafina (Itooh *et al.*, 1988).

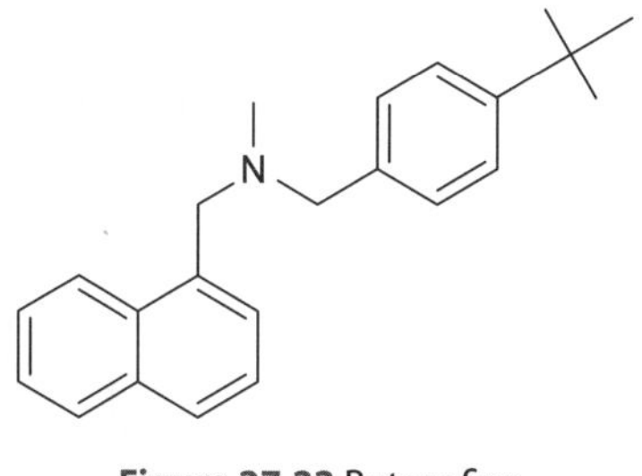

IMIDAZÓLICOS

Na década de 1960, um programa de química de imidazólicos foi iniciado nos laboratórios Janssen, com base no fato de que o clormidazol, um derivado do benzimidazol, apresentava atividade antifúngica. Nessa época, apenas griseofulvina, tolnaftato e nistatina estavam disponíveis comercialmente para tratamentos de infecções sérias superficiais causadas por dermatófitos e leveduras (Heeres *et al.*, 2010). Os derivados azólicos inibem a enzima lanosterol 14-alfa-demetilase (CIP51) dos fungos, essencial para a síntese do ergosterol. O ergosterol atua como um biorregulador da fluidez e da assimetria da membrana e, consequentemente, da integridade da membrana das células fúngicas. É essencial para a integridade da membrana celular que os esteróis não tenham o grupo metil no C4. A inibição da lanosterol 14-alfa-demetilase causa depleção do ergosterol e acúmulo dos precursores do ergosterol, como os esteróis 14-alfa-metilados (lanosterol, 4,14-dimetilzimosterol e 24-metilenodi-hidrolanosterol), resultando na formação de uma membrana plasmática com função e estrutura alterada (Ghannoum e Rice, 1999). A seletividade dos derivados azólicos para as células fúngicas *in vivo* baseia-se na sua maior afinidade pelas enzimas do CIP450 dos fungos comparada com a sua afinidade pelas enzimas do CIP450 das células de mamíferos. Esses fármacos atuam na CIP51, que tem atividade de monoxigenase e catalisa a remoção do grupo 14-alfa-metil do lanosterol ou do eburicol (24,25-di-hidro-lanosterol). A CIP51 contém no seu sítio ativo um grupo protoporfirínico ligado a um átomo de ferro; neste sítio, os derivados azólicos se ligam ao átomo de ferro por meio de um átomo de nitrogênio (N-3 ou N-4), sendo N-3 no caso dos derivados imidazólicos e N-4 no caso dos derivados triazólicos. A outra parte da molécula dos derivados azólicos liga-se a uma apoproteína, o que depende da estrutura individual de cada derivado (Crowley e Gallagher, 2014). A conformação exata desse sítio ativo é bastante diferente entre as várias espécies de fungos e também entre as várias enzimas do P450 de mamíferos (Marichal *et al.*, 1990), e a exploração dessas diferenças dá a possibilidade de desenhar fármacos de maneira racional para melhorar a eficácia e a segurança dessa classe de fármacos antifúngicos.

Distintamente das membranas celulares de mamíferos, ricas em colesterol, o ergosterol é o principal esterol das membranas celulares de fungos. Portanto, inibir seletivamente a síntese do ergosterol resulta em seletividade do fármaco na atividade antifúngica. Os derivados azólicos apresentam alta afinidade pelas enzimas do CIP450 dos fungos, mas também afetam as enzimas do CIP450 de humanos, resultando em importantes interações farmacocinéticas com outros fármacos (Chang *et al.*, 2017).

Miconazol (Daktarin®)

É um derivado fenetil-imidazólico (Figura 27.24) sintetizado em 1969, e foi o primeiro derivado azólico com toxicidade baixa suficiente para poder ser administrado IV para tratamento de micoses sistêmicas (Fromtling, 1988). O miconazol se diferencia dos demais azólicos por apresentar dois mecanismos de ação (Van den Bossche, 1974):

- Inibição da lanosterol 14-alfa-demetilase, depletando a célula fúngica do ergosterol
- Acúmulo de moléculas peroxidadas no interior da célula como resultado da inibição de peroxidases, causando morte celular (Fothergill, 2006).

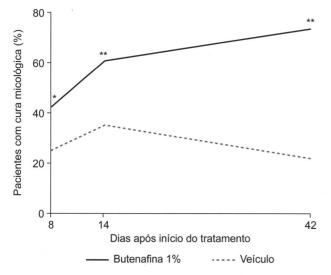

Figura 27.22 Butenafina.

Figura 27.23 Comparação entre butenafina e veículo em induzir cura micológica.

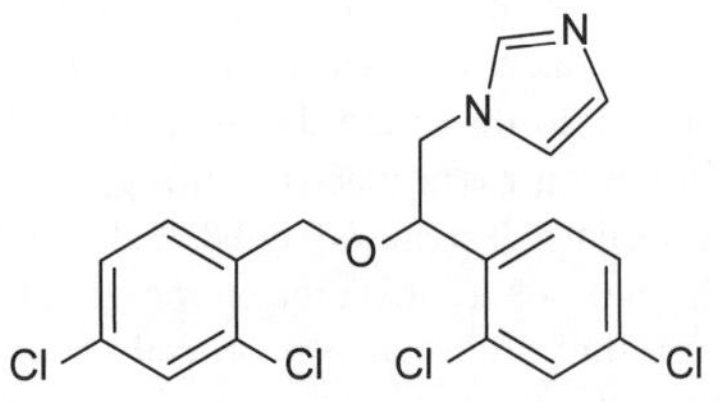

Figura 27.24 Miconazol.

O miconazol apresenta atividade antifúngica contra *Aspergillus* spp., *Cryptococcus neoformans*, *Histoplasma capsulatum*, *Pseudallescheria boydii*, *Trichosporon* spp. e *Candida* spp., mas é usado primariamente para o tratamento tópico de dermatomicoses e candidíase cutânea ou vaginal.

A eficácia e a segurança do miconazol no tratamento de candidíase oral foram avaliadas em revisão sistemática e metanálise (Zhang *et al.*, 2016). Conforme a Figura 27.25, não houve diferença estatística entre o miconazol e os demais tratamentos (inclusive placebo), mas nota-se que a ausência de diferença contra o placebo é baseada em apenas um ensaio clínico.

Em relação às várias formas farmacêuticas empregadas para tratamento de candidíase oral (gel oral, comprimido bucal, esmalte e goma de mascar), a metanálise indica que o gel oral é superior às demais (Figura 27.26).

Econazol (Ecostatin®)

É um análogo estrutural do miconazol (Figura 27.27) com perfil antifúngico também similar ao miconazol (Heel *et al.*, 1978). O mecanismo de ação se dá pela inibição da enzima 14-alfa-lanosterol demetilase, responsável pela conversão do lanosterol em ergosterol. A demetilação realizada por enzimas de mamíferos é menos sensível à inibição pelo econazol. É ativo contra *Trichophyton rubrum*, *Trichophyton metagrophytes* e *Epidermophyton floccosum*.

A eficácia e a segurança do econazol creme 1% foram avaliadas em dois ensaios clínicos fase III, randomizados, duplo-cegos, multicêntricos, com grupos paralelos e controlados com veículo em pacientes com *tinea pedis* interdigital (Elewski e Vlahovic, 2014). Os pacientes foram tratados com aplicação tópica de econazol 1% (n = 246) ou veículo (n = 249), 1 vez/dia durante 4 semanas. O objetivo primário foi verificar a proporção de pacientes que obtiveram cura completa (micológico e cultura negativos, resolução completa de sinais e sintomas) 2 semanas após o tratamento. O objetivo secundário foi cura micológica (exame micológico e cultura negativos) e tratamento efetivo (cura micológica + cura clínica com ou sem discreto eritema). O econazol foi considerado superior ao veículo em relação à cura completa (Figura 27.28 A) e à cura micológica e ao tratamento efetivo (Figura 27.28 B).

A incidência de reações adversas foi baixa e somente a incidência de nasofaringite e cefaleia foi maior que 1% em comparação com o veículo. O econazol creme 1% é indicado para tratamento de *tinea pedis* interdigital causada por *Tricophyton rubrum*, *Trichophyton mentagropphytes* e *Epidermophyton floccosum* em pacientes com mais de 12 anos de idade. A recomendação é aplicar 1 vez/dia durante 4 semanas no local da lesão. Os níveis sistêmicos após aplicação tópica do econazol tanto em pacientes adultos quanto pediátricos (acima de 12 anos de idade) não atingem 1 ng/mℓ.

Sertaconazol (Ertaczo®)

É um antifúngico da classe dos imidazólicos com um grupo benzotiofeno que proporciona um alto grau de lipofilia como característica diferencial dos demais imidazólicos (Figura 27.29). O sertaconazol, a

Ensaio clínico ou subgrupo	Miconazol Eventos	Total	Outros fármacos Eventos	Total	Peso (%)	Risco relativo M-H, fixo, IC 95%
Hoppe,1996[a]	0	4	9	20	3,0	0,20 (0,01-4,26)
Hoppe,1996[a]	0	4	6	17	3,9	0,13 (0,01-2,83)
Hoppe,1996a	12	100	13	100	13,7	0,91 (0,39-2,11)
Konsbeng, 1994[b]	10	18	15	18	8,0	0,25 (0,05-1,18)
Roey, 2004[c]	45	146	34	148	28,0	0,49 (0,89-2,51)
Vasquez 2010[d]	48	172	52	185	43,3	0,99 (0,62-1,57)
Subtotal (IC 95%)		**444**		**488**	**100,0**	**1,00 (0,74-1,36)**
Total de eventos	115		129			

Heterogeneidade: Chi² = 8,15; df = 5 (p = 0,15); I² = 39%
Teste para o efeito geral: Z = 0,02 (p = 0,98)

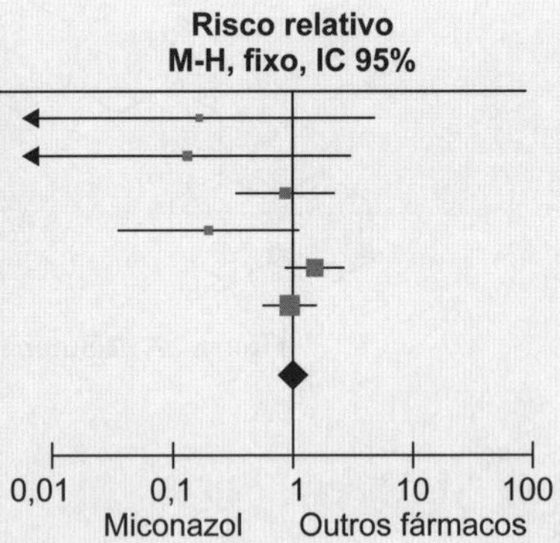

Figura 27.25 *Forest plot* mostrando a taxa de recidiva da infecção após tratamento com miconazol *versus* outros fármacos antifúngicos. [a]Nistatina; [b]Placebo; [c]Cetoconazol; [d]Clotrimazol.

Ensaio clínico ou subgrupo	Gel oral Eventos	Total	Outras formas farmacêuticas Eventos	Total	Peso (%)	Risco relativo M-H, fixo, IC 95%
Bensadoun, 2007[a]	12	100	19	100	61,5	0,58 (0,27-1,27)
Parvinen, 1994[b]	4	14	14	17	0,0	0,09 (0,02-0,47)
Rindum JL, 1993[c]	0	16	1	16	5,4	0,31 (0,01-8,28)
Subtotal (IC 95%)		**130**		**133**	**100,0**	**0,40 (0,20-0,79)**
Total de eventos	16		34			

Heterogeneidade: Tau² = 0,74; Chi² = 4,04; df = 2 (p = 0,13); I² = 50%
Teste para o efeito geral: Z = 2,64 (p = 0,0,008)

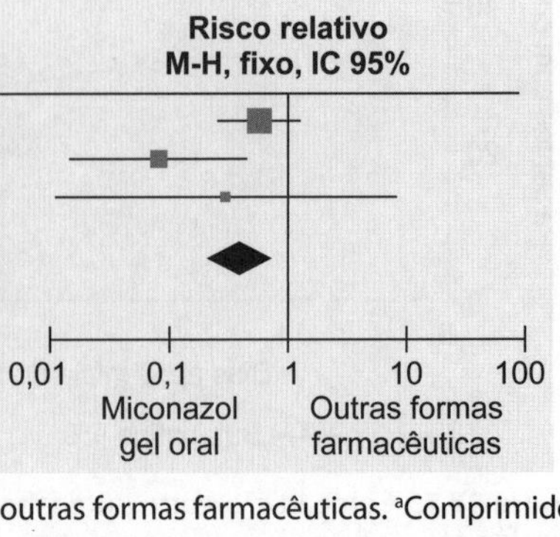

Figura 27.26 *Forest plot* mostrando taxas de recidiva após tratamento com gel oral de miconazol *versus* outras formas farmacêuticas. [a]Comprimidos bucais; [b]*Lacquet*; [c]Goma de mascar.

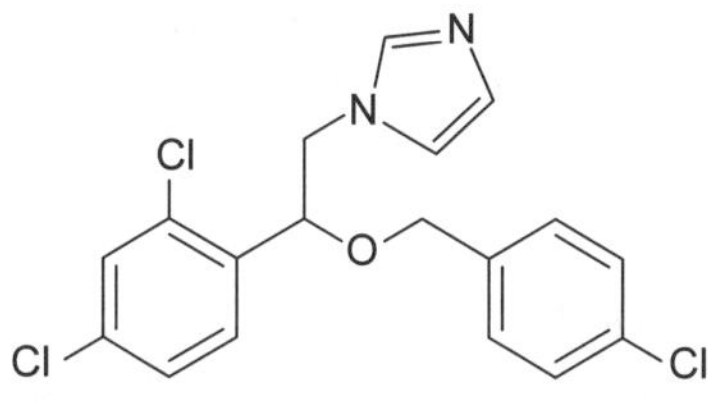

Figura 27.27 Econazol.

exemplo dos demais azólicos, interfere na biossíntese do ergosterol ao inibir a 14-alfa-lanosterol demetilase, reduzindo, portanto, a concentração do ergosterol (Carrillo-Muñoz *et al.*, 2013). Como mecanismo adicional, liga-se aos lipídios não esteróis da membrana celular do fungo, alterando a viabilidade desta (Carrillo-Muñoz *et al.*, 2006).

O sertaconazol apresenta atividade antifúngica contra isolados de *Candida*. Fica retido na pele sem ocorrer absorção sistêmica após aplicação de creme 2% em voluntários sadios. Estudos farmacocinéticos demonstraram que a aplicação do creme 2% gera concentrações no estrato córneo de 1.409 µg/mℓ (tempo zero) e 14.440 µg/mℓ (24 h); tais concentrações são muito mais altas que as necessárias para inibir o crescimento da maior parte das espécies de *Candida* (Agut *et al.*, 1992).

O sertaconazol está disponível nas formas farmacêuticas de creme, gel, pó e solução para uso dérmico e creme vaginal, comprimido vaginal e óvulos vaginais para uso ginecológico (Torres *et al.*, 2000). Sua eficácia no tratamento da candidíase vaginal foi estabelecida em vários ensaios clínicos fase III, com grande número de pacientes. A taxa de cura foi de 40% nos primeiros dias de tratamento, aumento para 80%, com cura micológica superior a 80% dos casos. Atualmente, o esquema terapêutico recomendado é de um comprimido vaginal de 500 mg, ou um óvulo de liberação prolongada de 300 mg ou, ainda, aplicação do creme vaginal 2% 1 vez/dia.

Clotrimazol (Canesten®)

Apresenta uma estrutura química particular contendo quatro anéis aromáticos (um deles é um anel imidazólico) ligados a um átomo de carbono tetra-hédrico (Figura 27.30). O mecanismo de ação do clotrimazol se dá pela inibição da demetilação do 14-alfa-lanosterol, que, conforme visto anteriormente, é um passo essencial para a biossíntese do ergosterol nos fungos (Hitchcock *et al.*, 1990). O clotrimazol tem atividade *in vitro* contra isolados de *Tricophyton rubrum*, *Tricophyton mentagrophytes*, *Epidermophyton floccosum*, *Microsporum canis*, *Malassezia furfur* e espécies de *Candida*, incluindo *Candida albicans*.

Apresenta boa absorção após administração oral, sendo eliminado na forma de metabólitos inativos, entretanto, após a administração tópica ou vaginal, a biodisponibilidade sistêmica é considerada mínima. Estudos realizados com o fármaco marcado com radioisótopo não detectaram radioatividade no plasma após 48 h de aplicação com curativo oclusivo na pele, sendo < 0,5% da radioatividade recuperada na urina.

É considerado uma opção de primeira linha para o tratamento tópico de micoses superficiais, como *tinea pedis*, *tinea cruris*, *tinea corporis* e também de candidíase vaginal e orofaríngea. As formas farmacêuticas disponíveis do clotrimazol são creme, óvulo vaginal, loção, solução tópica, pó e loção. O clotrimazol pode estar associado na mesma formulação com glicocorticoides como hidrocortisona ou betametasona (Sweetman, 2007). A associação ao corticosteroide é interessante, pois permite alívio do prurido, sintoma frequente nas *tineas* geralmente causado pela resposta inflamatória do organismo à presença do fungo. As formulações geralmente são feitas com clotrimazol a 1%, devendo ser aplicadas na lesão 2 vezes/dia. Caso o quadro não se resolva em 4 semanas, o diagnóstico deve ser reconsiderado.

Resistência ao clotrimazol pode ser observada em pacientes imunodeficientes (Sobel, 2007) e geralmente está associada ao aumento de expressão de genes responsáveis por bombas de efluxo (White *et al.*, 2002). Aumento da expressão da bomba de efluxo CgTpo3 da *Candida glabrata* está associado à resistência aos azólicos (Costa *et al.*, 2014). Mutações na lanosterol 14-alfa-demetilase ou expressão do gene *ERG11* também foram associadas à resistência aos azólicos (Mishra *et al.*, 2007).

Isoconazol

É um derivado imidazólico (Figura 27.31) que apresenta alta homologia estrutural com o miconazol. Apresenta atividade antifúngica contra os dermatófitos *Microsporum* spp., *Trichophyton* spp., *Epidermophyton* spp., *Candida albicans* e *Malassezia furfur*. Similarmente aos demais imidazólicos, o isoconazol inibe a enzima 14-alfa-demetilase, bloqueando a transformação do lanosterol em ergosterol. Em algumas espécies fúngicas, ele também bloqueia o passo metabólico seguinte à ação da desmetilação do lanosterol, que é feito pela enzima delta-22-desaturase (Veraldi, 2013). O isoconazol tem outros efeitos na membrana celular do fungo além da inibição da síntese do ergosterol. Ele causa uma rápida redução da síntese de adenosina trifosfato 10 min após exposição (Bastide *et al.*, 1982) e, em concentrações mais baixas que aquelas observadas na pele, induz necrose e morte de células fúngicas (Mallie *et al.*, 1988).

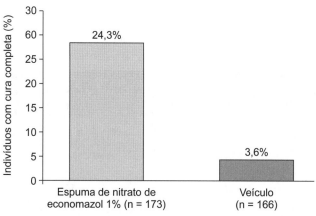

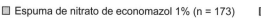

Figura 27.28 Cura completa, cura micológica e cura clínica no dia 43, 2 semanas após o término do tratamento com nitrato de economazol 1% em suas formas farmacêuticas de espuma ou veículo.

Ensaio clínico comparou a eficácia do isoconazol (dois comprimidos vaginais de 300 mg, dose única) com o clotrimazol (comprimido vaginal de 500 mg, dose única) no tratamento da candidíase vaginal (Cohen, 1984). Conforme ilustrado na Tabela 27.4, o isoconazol foi considerado igualmente eficaz ao clotrimazol.

Butoconazol (Gynazole-1®)

É um derivado imidazólico (Figura 27.32) utilizado para tratamento de candidíase vaginal. Apresenta amplo espectro contra dermatófitos e leveduras e, em ensaio *in vitro* realizado com *Candida albicans*, reduziu a concentração dos esteroides 14-demetilados com potência semelhante à do cetoconazol e superior à do clotrimazol e do miconazol (Pye e Mariott, 1982).

Após a administração vaginal de butoconazol creme 2% em três mulheres, aproximadamente 1,3 a 2,2% da dose foi absorvida em média, sendo que o $T_{máx}$ para o fármaco e seus metabólitos variou entre 12 e 24 h depois da administração vaginal. A eficácia do butoconazol creme 2% no tratamento de candidíase vaginal foi comparada com comprimido vaginal de clotrimazol 500 mg. Como mostra a Tabela 27.5, butoconazol foi considerado não inferior ao clotrimazol.

Um ensaio clínico comparou butoconazol creme 2% aplicado intravaginal com comprimido de fluconazol 150 mg administrado VO em 181 mulheres com sintomas de candidíase vulvovaginal de intensidade moderada ou grave (Seidman e Skokos, 2005). Conforme ilustrado na Figura 27.33, dose única de butoconazol creme 2% induz alívio mais rápido dos sintomas quando comparado com o fluconazol.

A Tabela 27.6 ilustra as reações adversas mais frequentes relacionadas com o tratamento com esse fármaco.

Bifonazol (Canespor®)

É um derivado imidazólico de grande semelhança estrutural com o clotrimazol (Figura 27.34) e que atua como potente inibidor da 14-alfa-lanosterol demetilase, levando ao acúmulo de 24-metileno-di-hidrolanosterol com consequente redução da concentração de ergosterol na membrana plasmática, aumentando a sua permeabilidade e eventualmente deteriorando a sua função (Berg e Plempel, 1984). O bifonazol inibe o crescimento de ampla gama de dermatófitos (*T. mentagrophytes*, *T. rubrum*, *Trichophyton* spp., *M. canis* e *E. floccosum*), leveduras (*C. albicans*, *Torulopsis glabrata*), *Aspergillus* spp. e fungos dimórficos (*Coccidioides immitis*, *Paracoccidioides brasiliensis*, *Blastomyces dermatitidis*) em concentrações abaixo de 4 mg/ℓ (Plempel *et al.*, 1983).

Após a aplicação de bifonazol creme 1% marcado com radioisótopo, menos de 1% da dose foi absorvida durante o período de 6 h de contato (Patzschke *et al.*, 1983). A meia-vida foi estimada em 2,5 h e a concentração plasmática do fármaco não inalterado foi abaixo do limite de detecção. Aplicação do bifonazol creme em pele inflamada aumentou a absorção para 3 a 4% da dose administrada (Ritter e Siefert, 1987).

A eficácia do bifonazol foi avaliada em grande número de pacientes com amplo espectro de micoses superficiais, incluindo os vários tipos

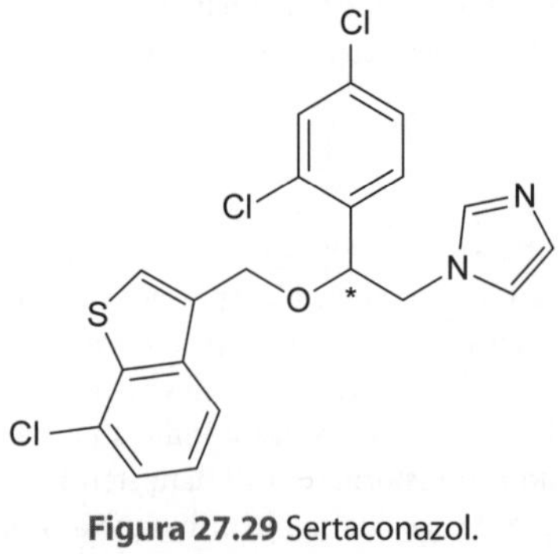

Figura 27.29 Sertaconazol.

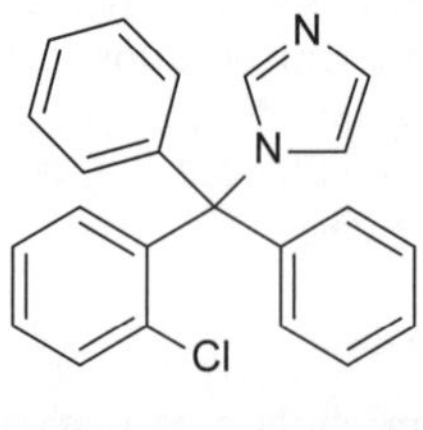

Figura 27.30 Clotrimazol.

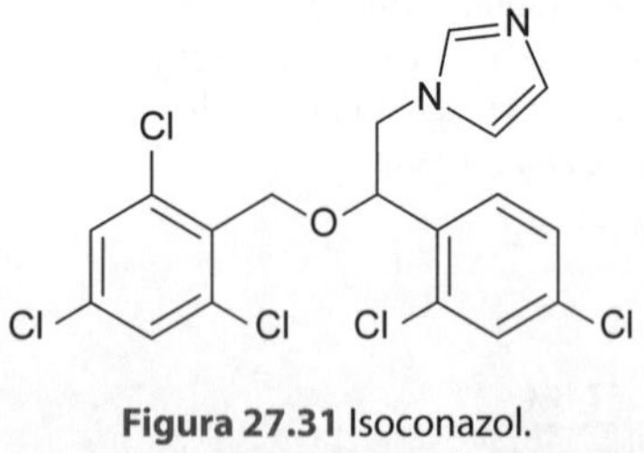

Figura 27.31 Isoconazol.

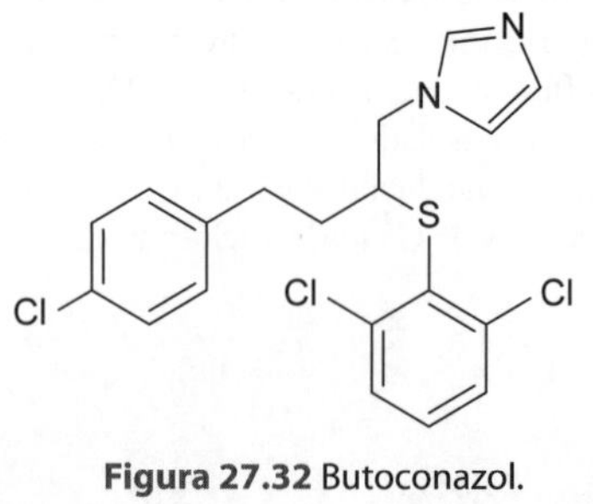

Figura 27.32 Butoconazol.

Tabela 27.4 Comparação das taxas de cura entre o clotrimazol e o isoconazol.

	Número (%) de pacientes tratados	
	Clotrimazol	Isoconazol
Dia 7		
Curado	50/50 (100)	47/50 (96)
Não curado	0	2/49 (4)
Dia 35		
Curado	34/47 (74)	35/45 (78)
Recuperado	12/47 (25)	9/45 (20)
Não curado	0	1/45 (2)

Tabela 27.5 Comparação entre butoconazol (creme 2%) e clotrimazol (comprimido vaginal 500 mg) no tratamento de candidíase vaginal.

	Creme de nitrato de butoconazol a 2%	500 mg de clotrimazol (pastilha vaginal)
Incluídos	161	161
Análise *per protocol*	118	116
Cura clínica	95/118 (81%)	93/116 (80%)
Erradicação micológica*	87/118 (74%)	77/116 (66%)
Cura terapêutica	79/118 (67%)	71/116 (61%)

C. albicans na cultura vaginal foi comprovada na inclusão de todos esses pacientes.

de *tinea*, candidíase cutânea e pitiríase versicolor. Em ensaios clínicos comparativos em pacientes com micoses superficiais, bifonazol creme 1% aplicado 1 vez/dia foi claramente superior ao placebo e similar em eficácia com clotrimazol, econazol, miconazol e sulconazol (Lackner e Clissold, 1989). Reações adversas são raras, leves e transitórias, consistindo principalmente de eritema local, prurido e *rash* cutâneo local.

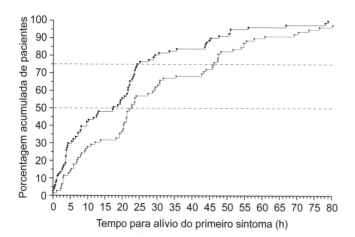

Horas necessárias para que a porcentagem cumulativa de indivíduos experimente o primeiro alívio

Percentual acumulado	Horas	
	Butoconazol	Fluconazol
50	17,5	22,9
75	24,5	46,3

Figura 27.33 Tempo para alívio do primeiro sintoma.

Tabela 27.6 Reações adversas mais frequentes relacionadas com tratamento com o butoconazol ou com o fluconazol.

Acontecimento adverso	Grupo tratado com butoconazol	Grupo tratado com fluconazol
Dor de cabeça	1	6
Prurido vulvovaginal	3	1
Queimação vulvovaginal	3	0
Diarreia	0	2
Náuseas	0	2
Sensibilidade cutânea	0	2
Irritação gástrica	0	2
Irritação vulvovaginal	1	1
Dor abdominal	0	1
Ardência depois do coito	0	1

Cetoconazol (Nizoral®)

É um derivado imidazólico (Figura 27.35) com amplo espectro antifúngico introduzido no mercado em 1977 e aprovado pela Food and Drug Administration (FDA) em 1981 (Dixon *et al.*, 1978). Assim como outros imidazólicos, o cetoconazol interfere na biossíntese do ergosterol pela inibição da 14-alfa-demetilase, alterando, assim, a estrutura e a função da parede celular do fungo. Estudos *in vitro* demonstraram que o cetoconazol apresenta atividade antifúngica contra dermatófitos, leveduras, mofos e fungos dimórficos, além de bactérias (Thienpont *et al.*, 1979). Estudos realizados *in vivo* em modelos animais de candidíase oral e vaginal, candidíase cutânea e candidíase sistêmica também confirmaram a eficácia do cetoconazol (Heel *et al.*, 1982).

Na época da sua aprovação para uso clínico, em virtude do seu amplo espectro, o cetoconazol apresentava grandes vantagens sobre os antifúngicos da época, visto ter a mesma eficácia do miconazol e apresentar biodisponibilidade oral semelhante à da griseofulvina (Graybill *et al.*, 1980). Trinta anos após sua introdução, o uso oral de cetoconazol foi relacionado com hepatotoxicidade, alterações endócrinas e interações farmacocinéticas, o que acabou levando ao abandono de seu uso sistêmico. Isso também decorreu do aparecimento dos derivados triazólicos, que apresentavam boa biodisponibilidade, mesma eficácia e aparentemente maior segurança (Fera *et al.*, 2009). No entanto, essa maior segurança hepática dos novos triazólicos não está claramente demonstrada (Greenblatt e Greenblatt, 2014). Atualmente, o cetoconazol é utilizado somente em formas farmacêuticas para uso tópico.

A eficácia do cetoconazol xampu 2% no tratamento da dermatite seborreica foi comparada com a do ciclopirox/ácido salicílico 1,5%/3% xampu em ensaio clínico monocego e monocêntrico em 154 pacientes (Squire e Goode, 2002). Os xampus foram utilizados 3 vezes/semana por 4 semanas, com 2 semans de *wash-out* para avaliação. Aqueles contendo cetoconazol ou ciclopirox/ácido salicílico foram considerados eficazes e seguros para tratamento da dermatite seborreica (Figura 27.36).

Oxiconazol (Oxistat®)

Semelhante ao niconazol e ao fluconazol, o oxiconazol apresenta o mesmo farmacóforo, isto é, o anel fenílico ligado por meio de um etil ao nitrogênio do anel azólico (imidazólico no caso do miconazol e do oxiconazol, e triazólico no caso do fluconazol). A cadeia lateral é geralmente substituída no C2 por um éter no caso do miconazol, por um metiltriazol no caso do fluconazol e por uma oxima éter no caso do oxiconazol (Figura 27.37). O oxiconazol tem amplo espectro antifúngico *in vitro* contra *Aspergillus fumigatus*, *Cryptococcus neoformans*, *Candida albicans* e *Trichophyton mentagrophytes* (Polak, 1982). Aparenta ser menos sensível que o miconazol contra *Candida albicans* e menos sensível que o cetoconazol contra *Candida parapsilosis* (Gebhart *et al.*, 1984).

A absorção sistêmica do oxiconazol após administração tópica na pele é baixa. Utilizando fármaco marcado com radioisótopo, verificou-se que menos de 0,3% da dose aplicada de oxiconazol foi recuperada na urina em até 5 dias após a aplicação em voluntários sadios.

O oxiconazol foi comparado com o econazol em ensaio clínico duplo-cego realizado em 120 pacientes com dermatomicoses (Gip, 1984),

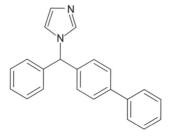

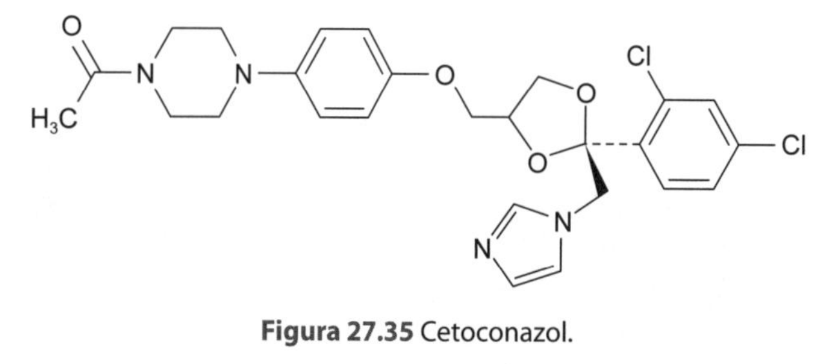

Figura 27.34 Bifonazol.

Figura 27.35 Cetoconazol.

tendo apresentado a mesma eficácia (90 *versus* 91,4% cura) na terapia de infecções fúngicas superficiais. Em ensaio clínico comparando a eficácia do oxiconazol administrado em dose única (600 mg comprimido vaginal) com econazol (150 mg óvulo vaginal por 3 dias) em 51 pacientes com candidíase vaginal, demonstrou-se taxa de cura de 92% para ambos os grupos (Gouveia e Jones da Silva, 1984).

O oxiconazol creme 1% é indicado para tratamento de *tinea pedis*, *tinea cruris* e *tinea corporis*, aplicado 2 vezes/dia; no caso de pitiríase versicolor, o creme pode ser aplicado 1 vez/dia. A duração recomendada do tratamento é de 2 semanas no caso de *tinea cruris*, *tinea corporis* e pitiríase versicolor e 4 semanas quando de *tinea pedis*. O oxiconazol também está disponível nas formas farmacêuticas loção 1% e comprimidos vaginais (600 mg).

Luliconazol (Luzu™)

Apresenta uma estrutura química única, na qual o anel imidazólico está incorporado à estrutura do tioacetato cetênico (Figura 27.38). O luliconazol é o enantiômero R e tem maior potência antifúngica que o lanoconazol, a mistura racêmica (Khanna e Bharti, 2014). Apresenta potente ação antifúngica contra *Trichophyton* spp., *Candida albicans* e *Aspergillus fumigatus* (Niwano et al., 1999).

A eficácia do luliconazol creme 1% no tratamento de *tinea pedis* foi avaliada em ensaio clínico fase III comparado com veículo em 322 pacientes com idade igual ou superior a 12 anos (Draelos et al., 2014). O luliconazol foi mais eficaz que o veículo em relação ao *clearance* completo da lesão 2 e 4 semanas pós-tratamento (Figura 27.39), cura micológica e cura clínica no dia 42, conforme ilustrado na Figura 27.40 (Gold e Olin, 2015).

O luliconazol creme 1% é indicado no tratamento tópico de *tinea pedis*, *tinea cruris* e *tinea corporis* causadas por *Trichophyton rubrum* e *Epidermophyton floccosum*. Tratamento de *tinea pedis* deve ser feito com aplicação tópica na lesão e em área próxima 1 vez/dia durante 4 semanas. No caso de *tinea corporis* e *tinea cruris*, o tratamento deve ser feito 1 vez/dia, com duração de 2 semanas.

TRIAZÓLICOS

Os fármacos antifúngicos triazólicos utilizados via sistêmica dividem-se em dois grupos: a primeira geração, formada por fluconazol e itraconazol, e a segunda geração, formada por voriconazol, posiconazol e isavocunazônio. Embora todos esses fármacos apresentem o mesmo mecanismo de ação (inibição da 14-alfa-demetilase), cada um deles tem atividade antifúngica distinta, assim como eficácia clínica, farmacocinética e tolerabilidade, criando, dessa maneira, nichos específicos únicos (Walsh et al., 2008).

O alvo dos triazólicos é a enzima CIP51 dos fungos e, portanto, os antifúngicos triazólicos são frequentemente substratos para as enzimas do CIP450 de humanos, principalmente as enzimas do CIP3A, CIP2C19 e CIP2C9 (Andes, 2013). A utilização concomitante de triazólicos com fármacos substratos para essas enzimas pode levar à interação farmacocinética de importante relevância clínica. Um caso particularmente complexo é a interação que ocorre em pacientes em uso de inibidores da calcineurina e/ou mTOR, os quais, pelo uso desses fármacos, apresentam alto risco de infecções invasivas por fungos e, portanto, necessitam de tratamento profilático com os antifúngicos triazólicos. Contudo, ao inibirem o *clearance* desses fármacos imunossupressivos, os antifúngicos triazólicos causam aumento dos níveis plasmáticos dos fármacos imunossupressores e, com isso, prolongam a imunossupressão (Trofe-Clark e Lemonovich, 2013). Importante ressaltar que as interações farmacocinéticas causadas pelos triazólicos podem ser específicas, visto que dependem de alta afinidade para as isoenzimas do CIP450. Por exemplo, azólicos podem causar aumento do intervalo QT, expondo o paciente a risco de arritmia cardíaca. De fato, tratamento com voriconazol ou fluconazol pode causar aumento do intervalo QT em pacientes e precipitar *torsade de pointes*, uma arritmia incomum, porém grave (Brown et al., 2014). Entretanto, essa reação adversa raramente é observada com o posaconazol.

Uma metanálise comparando ambas as gerações de antifúngicos triazólicos na profilaxia de infecção em pacientes hematológicos demonstrou que os de segunda geração são mais eficazes para reduzir a incidência de infecções fúngicas (Figura 27.41) e aspergilose invasiva (Figura 27.42; Ping et al., 2013).

Em relação à incidência de reações adversas responsáveis por causar interrupção do tratamento, não houve diferença entre os azólicos de primeira e segunda geração (Figura 27.43).

Fluconazol (Diflucan™)

Pertencente à primeira geração dos antifúngicos triazólicos, o fluconazol é um bis-triazólico (Figura 27.44), altamente hidrofílico e que está disponível tanto em formas farmacêuticas orais quanto para uso injetável, sendo o único membro da primeira e segunda geração dos triazólicos que apresenta alta biodisponibilidade oral com mínima variação na absorção. Seu mecanismo de ação consiste em inibir a

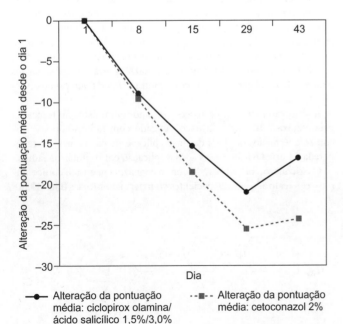

Figura 27.36 Alterações médias da avaliação clínica da dermatite seborreica desde o dia 1.

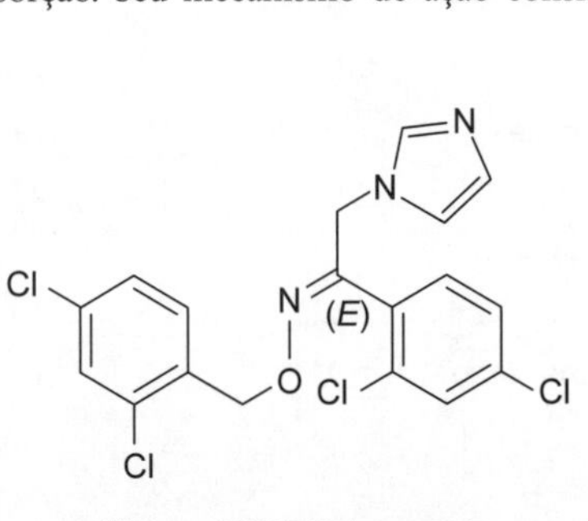

Figura 27.37 Oxiconazol.

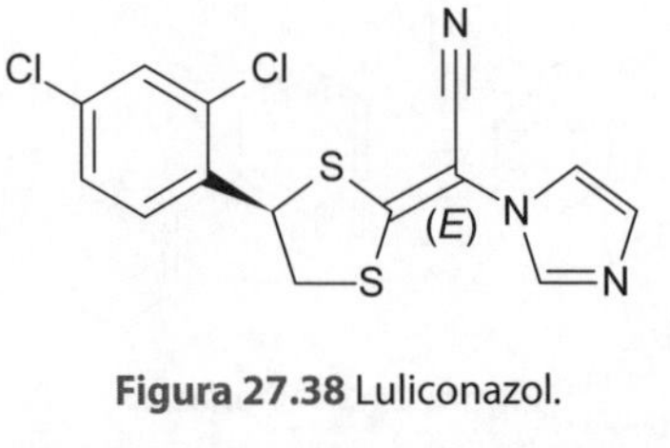

Figura 27.38 Luliconazol.

enzima lanosterol 14-alfa-demetilase. Outra grande vantagem do fluconazol é que ele é o único triazólico eliminado de forma inalterada na urina, sendo, portanto, o fármaco de escolha para tratamento de infecções urinárias por *Candida* (Girmenia, 2009). Apresenta atividade antifúngica contra leveduras, dermatófitos e fungos dimórficos, como *C. immitis, H. capsulatum, B. dermatitidis, P. brasiliensis* e *S. schenckii* (Grant e Cussold, 1990).

A biodisponibilidade absoluta do fluconazol após administração oral é acima de 90%, com $T_{máx}$ variando entre 1 e 2; a meia-vida de eliminação é de 30 h (20 a 50 h) após a administração, e a biodisponibilidade não é afetada quando ingerido com alimentos gordurosos. O volume aparente de distribuição do fluconazol é de 40 a 50 ℓ, ou seja, semelhante ao volume de água do corpo. Apresenta baixa ligação às proteínas plasmáticas (11 a 12%). Em voluntários sadios, o fluconazol

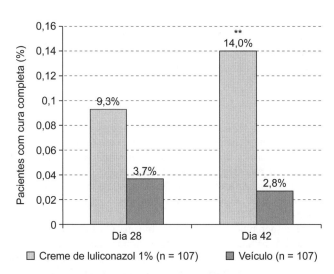

*Resultados negativos da cultura de fungos e KOH e escore de gravidade 0 (nenhum) para eritema, escamação e prurido.
**p < 0,001 *versus* veículo.

Figura 27.39 Ensaio clínico randomizado, duplo-cego, controlado com veículo, avaliando a eficácia do luliconazol creme 1% no tratamento da *tinea pedis* interdigital: cura completa em 2 e 4 semanas após tratamento.

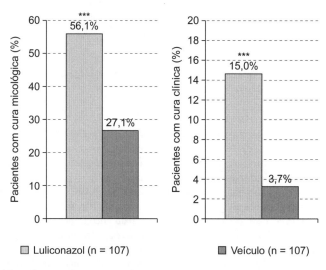

*Resultados negativos de KOH e cultura de fungos.
**Escore de gravidade 0 (nenhum) para eritema, descamação e prurido.
***p < 0,001 *versus* veículo.

Figura 27.40 Ensaio clínico randomizado, duplo-cego, controlado com veículo, avaliando a eficácia do luliconazol creme 1% no tratamento da *tinea pedis* interdigital: cura micológica e cura clínica no dia 42.

Ensaio clínico ou subgrupo	Segunda geração Eventos	Total	Primeira geração Eventos	Total	Peso (%)	Risco relativo M-H, fixo, IC 95%	Ano
Marks, 2011	3	224	5	241	6,1	0,64 (0,15-2,71)	2011
Wingard, 2010	14	305	24	295	29,7	0,54 (0,28-1,07)	2010
Cornely, 2007	7	304	25	298	31,5	0,26 (0,11-0,60)	2007
Ullmann, 2007	16	301	27	299	32,7	0,57 (0,30-1,07)	2007
Subtotal (IC 95%)		**1.134**		**1.133**	**100,0**	**0,47 (0,32-0,69)**	

Total de eventos 40 81
Heterogeneidade: Chi^2 = 2,59; df = 3 (p = 0,46); I^2 = 0%
Teste para o efeito geral: Z = 3,84 (p = 0,001)

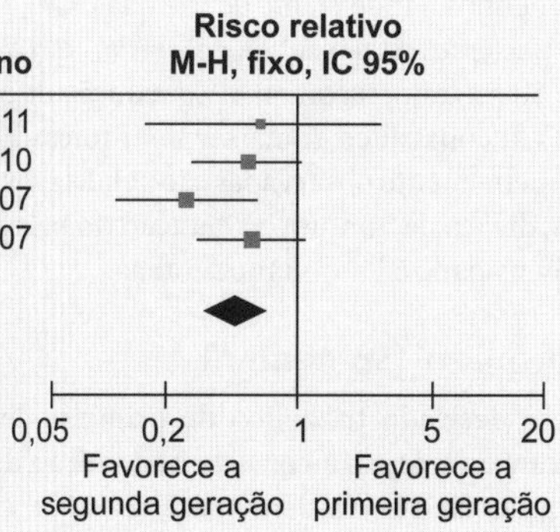

Figura 27.41 *Forest plot* mostrando menos infecções fúngicas confirmadas ou prováveis após profilaxia com triazólicos de segunda geração.

Ensaio clínico ou subgrupo	Segunda geração Eventos	Total	Primeira geração Eventos	Total	Peso (%)	Risco relativo M-H, fixo, IC 95%	Ano
Marks, 2011	1	224	5	241	7,7	0,21 (0,02-1,83)	2011
Wingard, 2010	9	305	17	295	27,0	0,50 (0,22-1,13)	2010
Cornely, 2007	2	304	20	298	32,3	0,09 (0,02-0,40)	2007
Ullmann, 2007	7	301	21	299	33,1	0,32 (0,13-0,75)	2007
Subtotal (IC 95%)		**1.134**		**1.133**	**100,0**	**0,28 (0,17-0,48)**	

Total de eventos 19 63
Heterogeneidade: Chi^2 = 4,18; df = 3 (p = 0,24); I^2 = 28%
Teste para o efeito geral: Z = 4,73 (p < 0,00001)

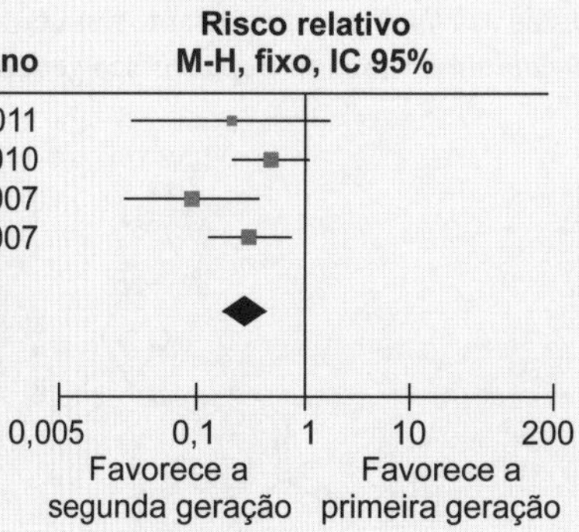

Figura 27.42 *Forest plot* mostrando menos incidência de aspergilose invasiva após profilaxia com triazólicos de segunda geração.

Ensaio clínico ou subgrupo	Segunda geração Eventos	Total	Primeira geração Eventos	Total	Peso (%)	Risco relativo M-H, fixo, IC 95%
Cornely, 2007	25	304	25	298	17,0	0,98 (0,55-1,75)
Marks, 2011	67	224	56	241	27,8	1,41 (0,93-2,13)
Ulmann, 2007	103	301	114	299	55,2	0,84 (0,60-1,18)
Subtotal (IC 95%)		**829**		**838**	**100,0**	**1,02 (0,81-1,30)**
Total de eventos	195		195			

Heterogeneidade: Chi^2 = 3,61; df = 2 (p = 0,16); I^2 = 45%
Teste para o efeito geral: Z = 0,2 (p = 0,84)

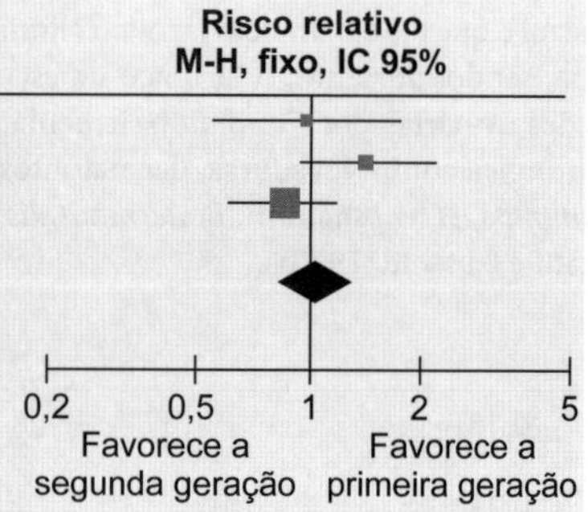

Figura 27.43 *Forest plot* comparando a incidência de reações adversas responsáveis por causar interrupção do tratamento: não houve diferença entre os triazólicos de primeira e segunda geração.

é eliminado primariamente por *clearance* renal, sendo 80% da dose recuperada na urina na forma inalterada do fármaco, e 11% na forma de metabólitos. Há uma relação inversa entre o *clearance* de creatinina e a meia-vida de eliminação do fluconazol.

A eficácia do fluconazol na profilaxia de candidíase em prematuros em relação a placebo foi avaliada em metanálise (Ericson *et al.*, 2016). Conforme ilustrado na Figura 27.45, o uso do fluconazol revelou-se eficaz para reduzir a colonização por *Candida* em prematuros, sem impactar na resistência. A incidência de reações adversas clínicas ou laboratoriais foi similar entre os prematuros tratados com fluconazol ou placebo.

A dose recomendada de fluconazol para tratamento de candidíase vaginal é 150 mg em dose única VO. Para tratamento de candidíase orofaríngea, é de 200 mg no primeiro dia, seguido de 100 mg/dia durante 2 semanas. Para candidíase esofágica, a dose recomendada é a mesma que a de candidíase orofaríngea, entretanto doses de até 400 mg/dia podem ser utilizadas dependendo da resposta terapêutica observada. Para o tratamento de infecções urinárias por *Candida*, doses de 50 a 200 mg/dia já foram utilizadas em ensaios clínicos com um número pequeno de pacientes. Para a profilaxia de candidíase em pacientes submetidos a transplante de medula óssea, recomendam-se 400 mg/dia. Em pacientes com insuficiência renal com *clearance* de creatinina menor que 50 mℓ/min, recomenda-se redução de 50% da dose.

O fluconazol costuma ser bem tolerado. As reações adversas mais frequentemente observadas são cefaleia, náuseas, dor abdominal, diarreia, dispepsia, tontura e alteração do paladar; em sua grande maioria, a intensidade é leve ou moderada.

Itraconazol (Sporanox®)

É um derivado triazólico de primeira geração (Figura 27.46), cujo mecanismo de ação consiste na inibição da síntese do ergosterol pela inibição da 14-alfa-demetilase (Lestner e Hope, 2013). O itraconazol apresenta atividade antifúngica contra *Blastomyces dermatitidis*, *Histoplasma capsulatum*, *Histoplasma duboisii*, *Aspergillus flavus*, *Aspergillus fumigatus*, *Candida albicans* e *Cryptococcus neoformans*. Também tem atividade *in vitro* variável contra *Sporothrix scheckii* e espécies de *Trichophyton*. Importante ressaltar que *Candida krusei*, *Candida glabrata* e *Candida tropicalis* são geralmente menos sensíveis ao itraconazol, com alguns isolados apresentando importante resistência a ele. O itraconazol não é ativo contra Zigomycetes (*Rhizopus* spp., *Rhizomucor* spp., *Mucor* spp. e *Absidia* spp.), *Fusarium* spp., *Scedosporium* spp. e *Scopulariopsis* spp. Itraconazol foi o primeiro derivado triazólico biodisponível para administração VO para tratamento de infecções oportunísticas por fungos filamentosos, como *Aspergillus* spp. (Van Cutsem *et al.*, 1984).

A biodisponibilidade absoluta do itraconazol administrado VO em solução é de 55%, aumentada quando administrado na forma farmacêutica de cápsula e com alimentos. A ligação às proteínas plasmáticas do itraconazol e do hidróxi-itraconazol é de 99,8% e 99,5%, respectivamente. Após a administração IV, o volume aparente de distribuição foi estimado em 796 ± 185 ℓ. O itraconazol é metabolizado predominantemente pelo CIP3A4, resultando na formação de vários metabólitos, sendo o hidróxi-itraconazol o principal deles. A excreção fecal do fármaco inalterado varia entre 3 e 18% da dose, e a eliminação renal do fármaco inalterado é de 0,03% da dose, cerca de 40% eliminada na urina na forma de metabólitos. O *clearance* sistêmico do itraconazol é de 381 ± 95 mℓ/min após administração IV. O itraconazol é lipofílico, portanto sua concentração é mais alta em tecidos como pulmões, rins, ossos e músculos, assim como naqueles mais comumente alvos de infecção por fungos, como pele, unha e trato genital feminino, em comparação com a concentração plasmática (Willem *et al.*, 2001).

Comparado com o fluconazol, o itraconazol apresenta uma biodisponibilidade absoluta menor, complicada por substancial variabilidade na absorção (Nett e Andes, 2016). Outras desvantagens do itraconazol

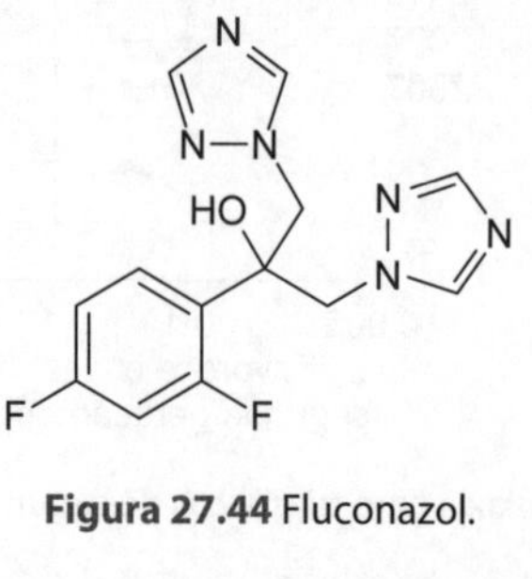

Figura 27.44 Fluconazol.

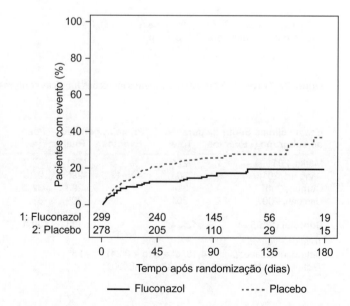

Figura 27.45 Incidência cumulativa de candidíase ou morte por grupo.

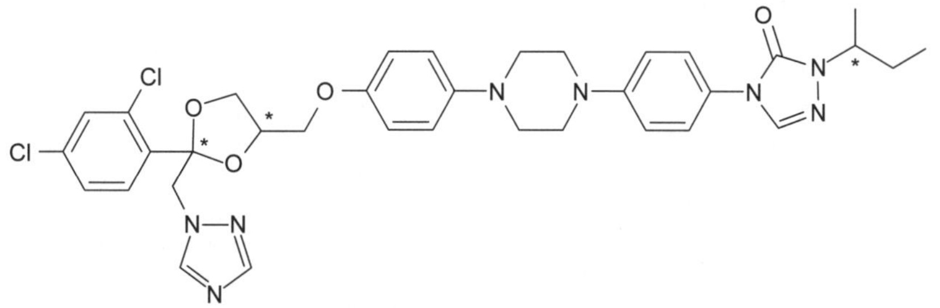

Figura 27.46 Itraconazol.

são sua baixa distribuição no sistema nervoso central e seus metabólitos urinários inativos. Desse modo, o uso clínico do itraconazol está restrito às infecções não localizadas no sistema nervoso central.

O itraconazol é atualmente disponível em duas formas farmacêuticas, cápsula e solução para uso oral. A solução oral não é bem tolerada em relação às cápsulas (Barone et al., 1998). A solução oral deve ser ingerida em jejum, e a cápsula com alimentos para aumentar a biodisponibilidade. Uma formulação IV do itraconazol foi anteriormente aprovada pela FDA, mas retirada do mercado em 2007 por causa de sua toxicidade cardíaca (Allen et al., 2015).

A eficácia da solução oral do itraconazol (5 mg/kg/dia) como fármaco profilático em pacientes neutropênicos com neoplasia hematológica foi comparada com placebo, com fluconazol (100 mg/dia) e com anfotericina B (2 g/dia). Como mostra a Tabela 27.7, o itraconazol foi considerado superior ao placebo e também ao fluconazol; já na comparação com a anfotericina B, a diferença não atingiu significância (Boogaerst e Maertens, 2001).

A dose recomendada é de 200 mg 1 vez/dia, podendo ser aumentada para 300 mg/dia. Doses acima de 200 mg/dia devem ser fracionadas em duas tomadas. As cápsulas de itraconazol precisam ser ingeridas com refeição para assegurar máxima biodisponibilidade. No caso de blastomicose, histoplasmose e aspergilose, a duração recomendada do tratamento é de, no mínimo, 3 meses. No caso de onicomicose, recomenda-se o tratamento em dois pulsos, cada um consistindo de 400 mg/dia durante 1 semana, intervalado por 3 semanas. As reações adversas com incidência > 1% são cefaleia, prurido, náuseas, rinite, rash cutâneo, ansiedade, depressão, constipação intestinal, dor abdominal, dispepsia, estomatite ulcerativa, gengivite, hipertrigliceridemia, sinusite, fadiga e dor.

Voriconazol (Vfend®)

É um derivado triazólico estruturalmente relacionado com o fluconazol (Figura 27.47) de segunda geração com amplo espectro de atividade fungicida. Seu impacto terapêutico mais importante é a sua eficácia contra todas as cepas comuns de Aspergillus spp. (Sandherr e Maschmeyer, 2011). O voriconazol é considerado o antifúngico de primeira linha para o tratamento da aspergilose invasiva (Boucher et al., 2004).

O voriconazol apresenta farmacocinética não linear (Figura 27.48; Purkins et al., 2003), e a relação dose-resposta tem alta variabilidade interindividual. O índice terapêutico é pequeno, e as concentrações plasmáticas são significativamente influenciadas por uma ampla gama de interações com fármacos. O voriconazol pode ser administrado VO ou IV. Após administração oral, o $T_{máx}$ varia entre 1 e 2 h, com uma biodisponibilidade absoluta acima de 90% (Purkins et al., 2003), reduzida em 22% quando ingerido com alimentos; assim, recomenda-se sua ingestão em jejum.

É metabolizado predominantemente pelo CIP2C19 e, dependendo do polimorfismo genético, as concentrações plasmáticas apresentam alta variabilidade, mas não há recomendação, até o momento, para ajuste de dose com base na farmacogenética do paciente (Sandherr e Maschmeyer, 2011). A ligação às proteínas plasmáticas é de 58%, com volume aparente de distribuição de 4,6 ℓ/kg e meia-vida de eliminação de aproximadamente 6 h (Jeu et al., 2003). A eliminação se dá essencialmente pela via hepatobiliar (66% eliminada na forma de fármaco inalterado), sendo < 2% da dose administrada eliminada na urina na forma de fármaco inalterado.

A eficácia e a segurança do voriconazol foram avaliadas em ensaio clínico randomizado, multicêntrico, comparado com anfotericina B lipossomal em pacientes (n = 837) com neutropenia e febre persistente (Walsh et al., 2002). Voriconazol (n = 415) foi administrado IV na dose de 6 mg/kg no primeiro dia a cada 12 h (dose de ataque), seguido de 3 mg/kg a cada 12 h (ou 200 mg VO a cada 12 h depois de, no mínimo, 3 dias de terapia IV). A anfotericina B lipossomal foi iniciada e continuada com 3 mg/kg/dia. Após confirmação de infecção por fungos conforme protocolo, a dose de voriconazol podia ser aumentada para 4 mg/kg a cada 12 h (ou 300 mg VO a cada 12 h), e a dose de anfotericina B lipossomal para 6 mg/kg/dia IV. Conforme apresentado na

Tabela 27.7 Resumo dos resultados de eficácia dos ensaios clínicos de profilaxia por solução oral com itraconazol.[a]

Variável	Ensaio clínico 1		Ensaio clínico 2		Ensaio clínico 3	
	Itraconazol (5 mg/kg/dia)	Placebo	Itraconazol (5 mg/kg/dia)	Fluconazol (100 mg/dia)	Itraconazol (5 mg/kg/dia)	Anfotericina B (2 g/dia)
N. de pacientes	201	204	288	293	281	276
IFS comprovada	5 (2,5)	9 (4,4)	0 (0,0)*[b]	6 (2,0)*[b]	8 (2,8)	13 (4,7)
Provado + suspeita de IFS	48 (23,9)*	68 (33,3)*	10 (3,5)	13 (4,4)	91 (32,4)	93 (33,7)
Aspergilose comprovada	4 (2,0)	1 (0,5)	0 (0,0)*	6 (2,0)*	5 (1,8)	9 (3,3)
Morte por IFS	1 (0,5)	5 (2,5)	0 (0,0)*	7 (2,4)*	1 (0,4)	5 (1,8)
Infecção fúngica superficial comprovada	11 (5,5)	13 (6,4)	4 (1,4)	11 (3,8)	2 (0,7)	13 (4,7)

[a] Onde apropriado, os valores são mostrados como número de casos (%).
[b] Primeiros episódios de estudo apenas.
IFS: infecção fúngica sistêmica.
Diferença estatisticamente significante: *p < 0,05.

Figura 27.49, o voriconazol foi considerado não inferior à anfotericina B lipossomal.

Importante ressaltar que, nesse estudo, houve incidência significativamente menor de aparecimento de infecções fúngicas de escape (*breakthrough fungal infections*) quando comparado com anfotericina B lipossomal (1,9% *vs.* 5%, p = 0,02) e também de reações adversas causadas pela infusão e de nefrotoxicidade. Recentemente, foi observada resistência de *Aspergillus* ao voriconazol, fator aparentemente ligado, em parte, ao uso de fungicidas na agricultura (Vermeulen *et al.*, 2013).

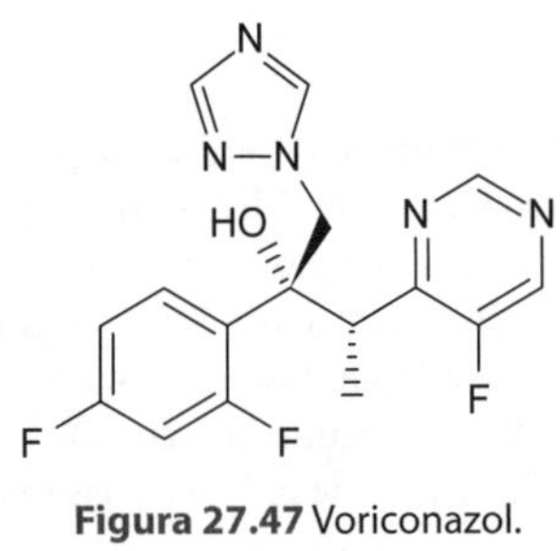

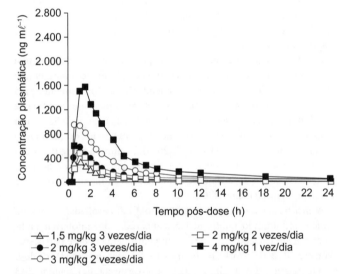

Figura 27.47 Voriconazol.

Figura 27.48 Concentração plasmática média em função do tempo após administração de dose única de voriconazol.

Figura 27.49 Curvas de Kaplan-Meier mostrando tempo para resolução da febre em pacientes com neutropenia e febre persistente que foram randomizados para receber voriconazol ou anfotericina B lipossomal como terapia antifúngica empírica.

Sulfato de isavuconazônio (Cresemba™)

Com estrutura química similar a outros derivados triazólicos, como o fluconazol e o voriconazol (Figura 27.50), seu mecanismo de ação é similar ao dos demais derivados azólicos, visto basear-se na inibição das enzimas do CIP450. O isavuconazol tem afinidade específica pelo grupo heme da enzima 14-alfa-demetilase. A cadeia lateral do isavuconazol facilita a correta orientação e ligação no sítio catalítico e, dessa maneira, contribui para o espectro antifúngico da molécula (Ghannoum e Rice, 1999). Conforme visto anteriormente, a inibição dessa enzima resulta em depleção do ergosterol com acúmulo dos precursores esteróis metilados, com dano da membrana celular fúngica.

O isavuconazol tem atividade contra a maioria das espécies de *Candida* e *Aspergillus*, com atividade parcial contra *Mucorales*. Apesar de ser mais potente que seus congêneres, a atividade contra *Candida glabrata*, *Candida krusei* e *Candida guilliermondi* é menor (Pfaller *et al.*, 2015). O isavuconazol também tem ação contra outros fungos patógenos, como *Cryptococcus neoformans*, *Exserohilum rostratum* e *Scedosporium apiospermum*, mas não contra *Scedosporium prolificans* e *Fusarium* (Murrell *et al.*, 2017).

A farmacocinética do isavuconazônio sulfato foi estudada após administração IV e VO. Após administração, o isavuconazônio é metabolizado de maneira rápida e completa por esterases intestinais e plasmáticas, liberando o fármaco ativo isavuconazol (Livermore e Hope, 2012). A biodisponibilidade absoluta (quantificando-se o fármaco ativo) é de aproximadamente 98% (Schmitt-Hoffmann *et al.*, 2006), não alterada com ingestão de alimentos. A meia-vida de eliminação varia entre 56 e 98 h e 76 e 117 h após administração VO e IV, respectivamente. O *clearance* sistêmico varia entre 2,8 e 3,2 ℓ/h, e o volume de distribuição entre 155 e 292 ℓ e 304 e 494 ℓ após administração VO e IV, respectivamente. Apesar de seu alto volume de distribuição, indicando alta distribuição tissular, o isavuconazol não penetra no sistema nervoso central e no humor vítreo (Girmenia, 2009). A exemplo de outros azólicos, o isavuconazol é metabolizado pelo CIP3A4/3A5, o que pode causar importantes interações farmacocinéticas, visto ser um inibidor moderado destes CIP. Para os antifúngicos azólicos, o melhor parâmetro farmacocinético é ASC/MIC (Warn *et al.*, 2009).

A eficácia clínica e a segurança do isavuconazônio sulfato foram avaliadas em ensaio clínico fase III, duplo-cego, multicêntrico, com controle ativo em pacientes com suspeita de doença invasiva por fungos (n = 527). Os pacientes foram tratados com isavuconazônio sulfato (n = 258) na dose de 372 mg (equivalente a 200 mg de isavuconazol) IV 3 vezes/dia nos dias 1 e 2; depois disso, a administração podia ser mantida IV ou mudada para VO ou voriconazol (6 mg/kg 2 vezes/dia no dia 1, 4 mg/kg 2 vezes/dia no dia 2, e 4 mg/kg 2 vezes/dia IV ou 200 mg 2 vezes/dia) (n = 258). O objetivo primário da não inferioridade era mortalidade por qualquer causa a partir do dia 1 até o dia 42 utilizando uma margem de não inferioridade de 10% (Maertens *et al.*, 2016). Conforme mostrado na Figura 27.51, isavuconazônio sulfato foi considerado não inferior ao voriconazol.

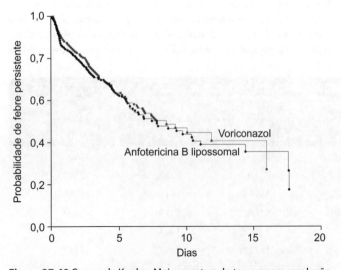

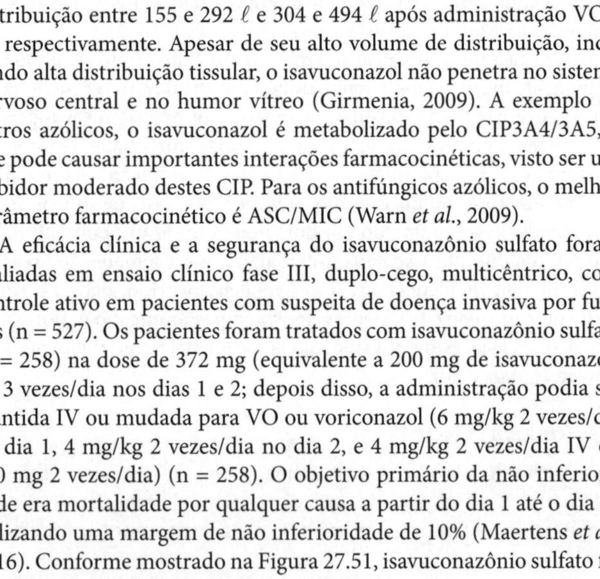

Figura 27.50 Sulfato de isavuconazônio.

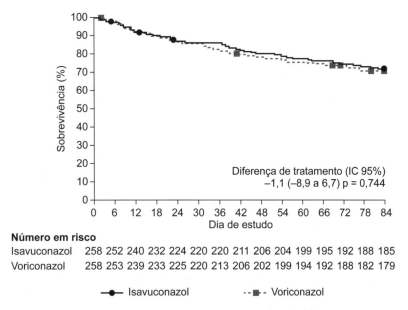

Figura 27.51 Curvas de Kaplan-Meier mostrando sobrevivência da primeira dose até o dia 84. Dados de análise por intenção de tratamento (ITT).

A maioria dos pacientes tratados com isavuconazônio (96%) ou com voriconazol (98%) apresentou reações adversas relacionadas com o tratamento (p = 0,12), sendo as mais frequentes distúrbios gastrintestinais (68% vs. 69%), infecções e infestações (59% vs. 61%). Entretanto, pacientes tratados com isavuconazônio tiveram incidência menor de distúrbios hepatobiliares (9% vs. 16%, p = 0,016), distúrbios oftalmológicos (15% vs. 27%, p = 0,002), doenças de pele ou do tecido subcutâneo (33% vs. 42%, p = 0,037).

O isavuconazônio sulfato está indicado para o tratamento de aspergilose invasiva e mucormicose invasiva. A dose recomendada é 372 mg a cada 8 h durante 48 h IV, seguido de 372 mg 1 vez/dia. As reações adversas mais frequentes são náuseas, vômitos, diarreia, cefaleia, elevação de enzimas hepáticas, hipopotassemia, constipação intestinal, dispneia, tosse, edema periférico e dor lombar. A grande vantagem do isavuconazônio consiste em sua farmacocinética linear, com baixa variabilidade interindividual, não necessitando, portanto, de monitoramento terapêutico.

Posaconazol (Posanol®)

Está relacionado estruturalmente com o itraconazol (Figura 27.52). A substituição dos dois átomos de cloro por dois átomos de flúor e do anel dioxolando pelo anel furano resultou em aumento do espectro de atividade antifúngica (Li et al., 2010). A exemplo dos demais fármacos antifúngicos triazólicos, bloqueia a síntese do ergosterol pela inibição da enzima 14-alfa-demetilase (CIP51). A depleção do ergosterol impede a construção adequada da membrana celular do fungo e causa o acúmulo dos precursores metilados esteróis, levando à morte celular (Torres et al., 2005).

O posaconazol apresenta farmacocinética linear quando administrado IV na forma de infusão (30 min) entre as doses de 200 e 300 mg, tanto em voluntários sadios quanto em pacientes, e a meia-vida de eliminação varia entre 25 e 35 h (Moore et al., 2015). É altamente ligado às proteínas plasmáticas (> 98%), sobretudo à albumina, e tem volume de distribuição que varia entre 5 e 25 ℓ/kg, indicando distribuição tissular extensiva (Li et al., 2010). O posaconazol é metabolizado pela uridina difosfato-glucoronosiltransferase, entretanto os metabólitos não contribuem para a ação terapêutica do fármaco (Kim et al., 2003). O posaconazol é substrato e inibidor da glicoproteína-P. É eliminado predominantemente pelas fezes (77% de uma dose marcada com radioisótopo), primariamente como fármaco inalterado (66%) e 14% da dose na urina, na forma de conjugados glicurônicos.

A eficácia clínica do posaconazol foi estabelecida em ensaio clínico fase III, randomizado, multicêntrico duplo-cego, quando a administração da suspensão oral posaconazol (200 mg, 3 vezes/dia, n = 301) foi comparada com fluconazol comprimido (400 mg, 1 vez/dia, n = 299) como profilaxia em pacientes (n = 600) com doença enxerto contra hospedeiro que estavam sendo tratados com terapia imunossupressora (Ullmann et al., 2007). Conforme ilustrado na Figura 27.53, o posaconazol foi superior ao fluconazol em relação ao aparecimento de infecções. Apesar de não ter havido diferença de mortalidade por qualquer causa, o número de mortes por infecção causada por fungos foi menor no grupo tratado com posaconazol comparado com o grupo tratado com fluconazol (2,4% vs. 7,6%, p = 0,004). A incidência de reações adversas foi similar em ambos os grupos (36% posaconazol vs. 38% fluconazol), e as reações adversas consideradas sérias foram 13% e 10% (posaconazol e fluconazol, respectivamente).

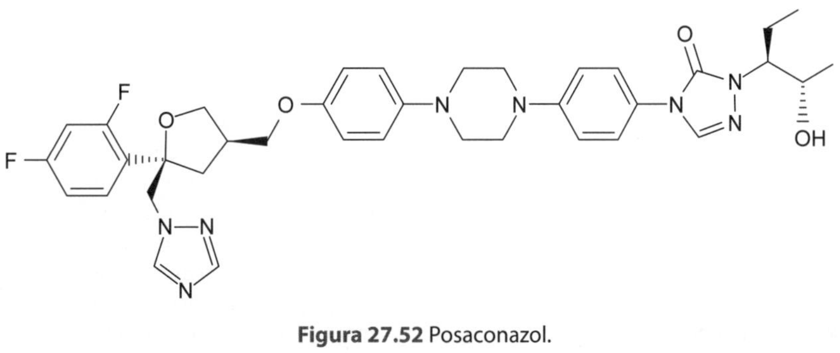

Figura 27.52 Posaconazol.

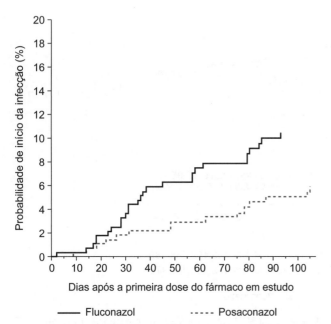

Figura 27.53 Tempo para aparecimento de infecção fúngica provável ou confirmada. O tempo médio para fluconazol foi de 8 dias e, para o posaconazol, de 102 dias (p = 0,048).

O posaconazol costuma ser bem tolerado após a administração de doses de 400 mg 2 vezes/dia na forma de suspensão oral. Reações adversas geralmente são de intensidade leve, como fadiga e xerostomia. Após uso prolongado, sintomas gastrintestinais como náuseas, vômitos e diarreia, assim como neutropenia e aumento de enzimas hepáticas, podem ocorrer (Courtney et al., 2003). Quando administrado IV, pode causar reações no local da infusão, sendo recomendado o uso de uma veia central quando se preveem administrações múltiplas. A dose recomendada varia de 100 a 400 mg 2 vezes/dia, dependendo da indicação e da forma farmacêutica (suspensão oral, comprimido de liberação retardada ou injeção). É indicado na profilaxia de infecções por *Aspergillus* ou *Candida* em pacientes imunodeprimidos e para o tratamento de candidíase orofaríngea, incluindo as resistentes ao tratamento com itraconazol e/ou fluconazol.

Efinaconazol (Jublia®)

É um derivado triazólico piperidínico (Figura 27.54) cuja ação antifúngica se dá pela inibição da enzima 14-alfa-demetilase, responsável pela conversão do lanosterol em ergosterol (Tatsumi et al., 2013). Apresenta amplo e potente espectro antifúngico contra isolados clínicos de dermatófitos, como *Trichophyton mentagrophytes* e *Trichophytum rubrum*, e espécies de *Candida* e *Malassezia*. Sua eficácia clínica in vivo provavelmente se deve à sua maior penetração através da unha, apresentando baixa afinidade por queratina e alta ação antifúngica (Patel e Dhillon, 2013). O efinaconazol é administrado na forma farmacêutica de solução tópica 10%.

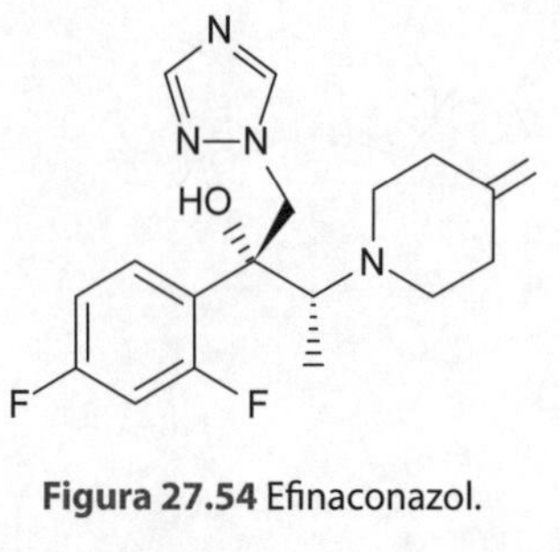

Figura 27.54 Efinaconazol.

A aplicação tópica do efinaconazol resulta em baixa exposição sistêmica, inclusive de seu principal metabólito H3 em pacientes com onicomicose. A absorção é lenta, e a meia-vida de eliminação do efinaconazol e de seu metabólito H3 foi ótima, em 28,9 e 82,4 h, respectivamente (Jarratt et al., 2013). O efinaconazol é um potente inibidor competitivo de várias enzimas do CIP450, como CIP2C8, CIP2C9, CIP2C19 e CIP3A4, entretanto, como a razão $C_{máx}/Ki$ é 0,007, é improvável que o uso tópico cause interação farmacocinética (Jo Siu et al., 2013).

A eficácia e a segurança do efinaconazol 10% solução no tratamento da onicomicose foram avaliadas em dois ensaios clínicos idênticos, multicêntricos, randomizados, duplo-cegos, controlados com veículo em pacientes com onicomicose nas unhas dos artelhos (Elewski et al., 2013). Os pacientes (n = 870 no estudo 1 e n = 785 no estudo 2) foram randomizados (3:1) para serem tratados com efinaconazol 1 vez/dia por 48 semanas. O objetivo primário consistia em cura completa [0% de envolvimento detectável clinicamente, exame micológico negativo (KOH) e cultura negativa na semana 52]. O objetivo secundário foi cura micológica na semana 52. O efinaconazol foi superior ao veículo em relação tanto ao objetivo primário (Figura 27.55) quanto secundário (Figura 27.56).

As reações adversas causadas pelo efinaconazol tiveram incidência similar à do veículo (ensaio clínico 1: 66% vs. 61%; ensaio clínico 2: 64,5% vs. 58,5%), foram de natureza geralmente leve ou moderada e resolvidas sem sequela.

RESISTÊNCIA EM DERIVADOS AZÓLICOS

Estudos comparando a suscetibilidades de fungos isolados de pacientes tratados com fluconazol, voriconazol e equinocandinas demonstram correlação direta entre a CIM dos isolados (*Candida albicans*, *Candida tropicalis* e *Candida parapsilosis*) e o sucesso terapêutico nos pacientes com candidíase sistêmica. Os isolados foram classificados em suscetíveis ao fluconazol, suscetíveis dependendo da dose ou resistentes. Quando o isolado era resistente, a chance de sucesso terapêutico era consideravelmente reduzida (Pfaller, 2012).

A resistência aos derivados azólicos pode ser intrínseca (primária) ou desenvolvida. A *Candida krusei* tem forte resistência intrínseca ao fluconazol, enquanto a *Candida glabrata* tem uma reduzida suscetibilidade intrínseca ao fluconazol e, com frequência cada vez maior, está desenvolvendo alta resistência ao fluconazol (Perlin et al., 2015). Em todas as espécies de fungo, o *ERG11* (também descrito como ERG11 p ou CIP51A1) é o gene que codifica a ERG11 p ou lanosterol 14-alfa-demetilase. Os mecanismos de resistência aos derivados azólicos incluem:

- Redução da concentração efetiva do fármaco por causa da ativação de transportadores de efluxo, como os *CDR1* e *CDR2* em *Candida albicans*, ou aumento da expressão do alvo terapêutico ERG11
- Alteração do alvo terapêutico, como mutação do *ERG11*, com consequente redução da afinidade deste pelos derivados azólicos (Sanglard, 2016)
- Aumento da expressão do gene *ERG11* causando aumento do número de cópias da lanosterol 14-alfa-demetilase, resultando em aumento da síntese de ergosterol e superando a capacidade inibitória do fármaco (Casalinuovo et al., 2004).

Interessante ressaltar que, antes do advento da terapia retroviral para a infecção causada pelo HIV, os pacientes com AIDS frequentemente necessitavam de tratamentos prolongados com antifúngicos triazólicos para tratar ou evitar candidíase na orofaringe, resultando em aumento clinicamente significativo de desenvolvimento de resistência aos triazólicos por *Candida* spp. (Kanafani e Perfect, 2008). Felizmente, o desenvolvimento de resistência aos azólicos por *Candida* spp. é raro, exceção feita a *Candida glabrata*, que apresenta um aumento considerável da resistência aos azólicos, o que se mostra como

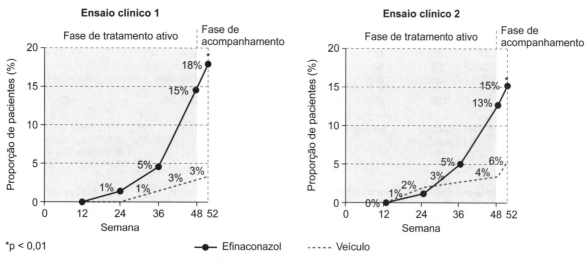

Figura 27.55 Objetivo primário de eficácia (cura completa) na semana 52 com efinaconazol (ensaio clínico 1, n = 656; ensaio clínico 2, n = 580) *versus* veículo (ensaio clínico 1, n = 214; ensaio clínico 2, n = 201). Análise por intenção de tratamento (ITT).

uma característica preocupante, visto que muitos desses isolados são também resistentes às equinocandinas. Outro aspecto preocupante reside no fato de que a resistência cruzada entre azólicos é relativamente comum e se desenvolve rapidamente em *Candida* spp. Portanto, se um isolado de *Candida* é resistente ao fluconazol, pode se desenvolver resistência ao tratamento com um triazólico mais moderno, mesmo quando o isolado for suscetível *in vitro*. Se um isolado de *Candida* é resistente ao fluconazol, é altamente improvável que o uso de triazólicos de novas gerações cause benefício terapêutico.

Griseofulvina (Grifulvin V®)

Foi isolada como produto metabólico da cepa *Penicillium griseofulvum* (Oxford *et al.*, 1939) e posteriormente isolada também de *P. janczewskii*, *P. patulum* e *P. raistriki* (Anderson, 1965). O mecanismo de ação inicialmente proposto para a ação antifúngica era a interferência com a síntese de quitina, um componente da parede celular dos fungos (Gentles, 1958). Outro mecanismo proposto é a interferência com a estrutura do fuso mitótico, interrompendo o crescimento da célula fúngica na fase M. A razão principal pela eficácia da griseofulvina administrada VO no tratamento de micoses superficiais é que o fármaco se deposita em células precursoras de queratina e tem distribuição preferencial em células infectadas quando comparada com células saudáveis (Araujo *et al.*, 1990).

A absorção da griseofulvina (Figura 27.57) após administração oral é bastante variável (27 a 72%), sendo que o local principal de absorção é o duodeno, mas pode ocorrer absorção também no jejuno e no íleo (Becker, 1984). A absorção da griseofulvina é aumentada com a redução do tamanho da partícula, em razão do aumento da superfície de solvatação do cristal. Atualmente, há duas formulações de griseofulvina utilizando partículas de tamanho diferentes obtidas pelo processo de micronização, permitindo uma absorção mais rápida e uniforme. A biodisponibilidade oral da griseofulvina é aumentada com a ingestão de dieta gordurosa. Após a administração oral, o $T_{máx}$ ocorre entre 4 e 8 h, e a griseofulvina distribui-se preferencialmente em pele, cabelo, unhas, fígado, gordura e músculos esqueléticos (Lin *et al.*, 1973). É metabolizada em 6-desmetil-griseofulvina e no seu conjugado glicurônico; a meia-vida de eliminação varia entre 9 a 24 h, sendo 50% da dose administrada VO eliminada na urina e 36% nas fezes.

Uma metanálise comparou a eficácia da griseofulvina (6,25 a 12,5 mg/kg/dia durante 8 semanas) com a terbinafina (3,125 a 6,25 mg/kg/dia durante 4 semanas), com dois antifúngicos utilizados VO no tratamento da *tinea capitis*. A *tinea capitis* é uma infecção do cabelo e do couro cabeludo causada por dermatófitos dos gêneros *Tricophyton* e *Microsporum* que afeta principalmente crianças pré-púberes (Gupta e Drummond-Main, 2013). Não houve diferença de eficácia quando não se levou em conta o agente etiológico, entretanto uma subanálise demonstrou que a griseofulvina foi superior à terbinafina no tratamento de *tinea capitis* causada por *Microsporum* spp. e inferior no caso de *Trichophyton* spp. (Figura 27.58).

A griseofulvina é indicada para tratamento de micoses superficiais que não costumam ser tratadas de maneira adequada por via tópica, especificamente infecções de unhas, cabelo e couro cabeludo. A dose recomendada para adultos é de 0,5 g/dia e, em pacientes pediátricos, 10 mg/kg/dia, com a duração do tratamento variando de acordo com o tipo de infecção: *tinea capitis* de 4 a 6 semanas; *tinea corporis* de 2 a 4 semanas; *tinea pedis* de 4 a 8 semanas; e *tinea unguium* de 4 a 6 meses.

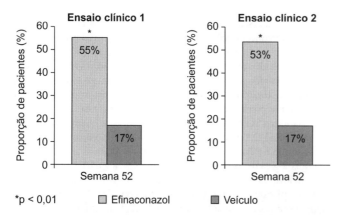

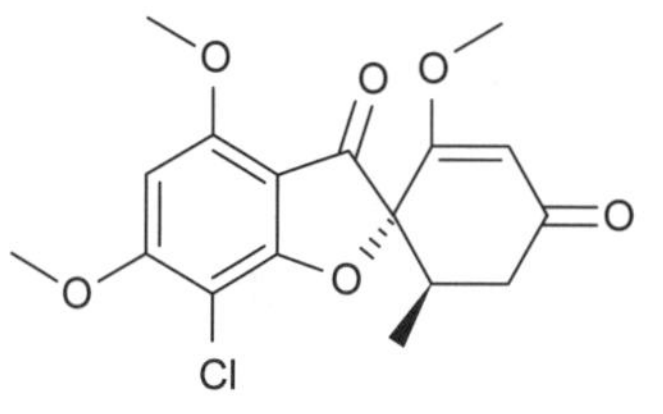

Figura 27.56 Objetivo secundário (cura micológica) na semana 52 com efinaconazol (ensaio clínico 1, n = 656; ensaio clínico 2, n = 580) *versus* veículo (ensaio clínico 1, n = 214; ensaio clínico 2, n = 201). Análise ITT.

Figura 27.57 Griseofulvina.

Ensaio clínico ou subgrupo	Griseofulvina Eventos	Griseofulvina Total	Terbinafina Eventos	Terbinafina Total	Peso (%)	Risco relativo M-H, aleatório, IC 95%
Caceres-Rios *et al.*, 2000	19	25	18	25	14,9	1,23 (0,35-4,37)
Fuller *et al.*, 2001	32	68	42	76	55,3	0,72 (0,37-1,39)
Memisoglu *et al.*, 1999	23	39	20	39	29,8	1,37 (0,56-3,34)
Subtotal (IC 95%)		**132**		**140**	**100,0**	**0,94 (0,58-1,54)**
Total de eventos	74		80			

Heterogeneidade: $Tau^2 = 0$; $Chi^2 = 1,48$; df = 2 (p = 0,48); $I^2 = 0\%$
Teste para o efeito geral: Z = 0,23 (p = 0,81)

A

Ensaio clínco ou subgrupo	Griseofulvina Eventos	Griseofulvina Total	Terbinafina Eventos	Terbinafina Total	Peso (%)	Risco relativo M-H, aleatório, IC 95%
Caceres-Rios *et al.*, 2000	16	21	14	16	14,0	0,46 (0,08-2,74)
Fuller *et al.*, 2001	27	58	41	65	86,0	0,51 (0,25-1,05)
Subtotal (IC 95%)		**79**		**81**	**100,0**	**0,50 (0,26-0,98)**
Total de eventos	43		55			

Heterogeneidade: $Tau^2 = 0$; $Chi^2 = 0,01$; df = 1 (p = 0,91); $I^2 = 0\%$
Teste para o efeito geral: Z = 2,02 (p = 0,04)

B

Ensaio clínico ou subgrupo	Griseofulvina Eventos	Griseofulvina Total	Terbinafina Eventos	Terbinafina Total	Peso (%)	Risco relativo M-H, aleatório, IC 95%
Caceres-Rios *et al.*, 2000	3	4	4	9	45,7	3,75 (0,27-51,37)
Fuller *et al.*, 2001	5	10	1	11	54,3	10,00 (0,91-110,28)
Subtotal (IC 95%)		**14**		**20**	**100,0**	**6,39 (1,09-37,47)**
Total de eventos	8		5			

Heterogeneidade: $Tau^2 = 0$; Chi2 = 0,29; df = 1 (p = 0,59); $I^2 = 0\%$
Teste para o efeito geral: Z = 2,05 (p = 0,04)

C

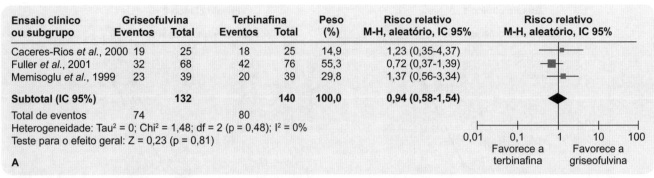

Figura 27.58 *Forest plots* mostrando taxa de cura na semana 8 de todos os ensaios clínicos (**A**), taxa de cura na semana 8 para infecções por *Trichophyton* spp. (**B**) e taxa de cura na semana 8 para *Microsporum* spp. (**C**).

É importante que o tratamento seja mantido até a erradicação da infecção. As reações adversas mais comuns e decorrentes de reações de hipersensibilidade são *rash* cutâneo e urticária. Sintomas gastrintestinais como náuseas, vômitos e diarreia podem ocorrer e são minimizados com a ingestão de griseofulvina com alimentos.

Ciclopirox (Loprox®)

É um derivado hidroxipiridônico (Figura 27.59) cujo mecanismo de ação se dá pela quelação de íons metálicos trivalentes, como o Fe^{3+} e o Al^{3+}, pelo qual tem alta afinidade. O Fe^{3+} atua como cofator para enzimas como os citocromos. O ciclopirox também inibe enzimas dependentes de metais, como a catalase e a peroxidase, as quais têm papel importante na degradação intracelular de peróxidos tóxicos, sendo considerado fungicida e fungistático (Jue *et al.*, 1985). Outro sítio de ação do ciclopirox é a membrana celular do fungo. Utilizando a técnica de fratura congelada (*freeze-fracture*), verificou-se que o ciclopirox pode modificar a membrana celular de dermatófitos e de *Candida albicans* (Gasparini *et al.*, 1986). Apresenta amplo espectro antifúngico,

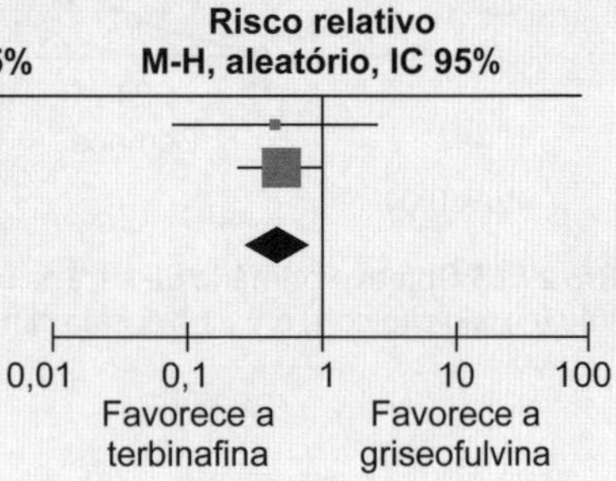

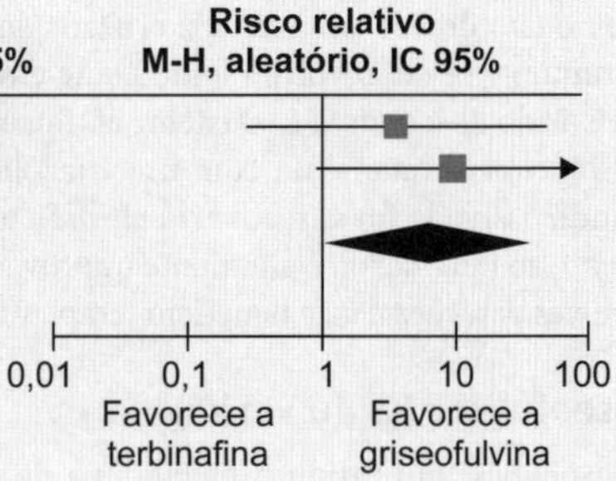

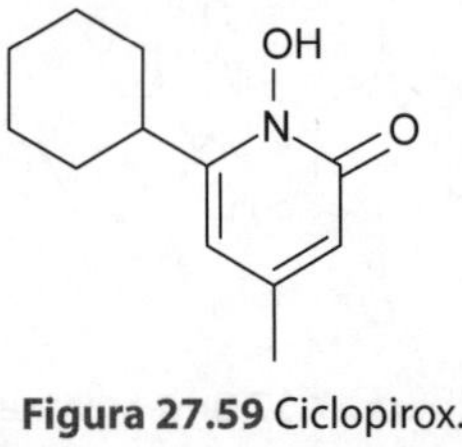

Figura 27.59 Ciclopirox.

incluindo dermatófitos, leveduras, fungos dimórficos, eumicetos e actinomicetos. Além disso, o ciclopirox também tem ação antibactericida contra bactérias Gram-positivas e Gram-negativas (Gupta, 2001). A atividade contra bactérias Gram-negativas é uma vantagem sobre os demais derivados azólicos, que costumam ser mais ativos contra bactérias Gram-positivas. A atividade antifúngica e bactericida é atribuída ao grupo hidroxipiridônico, visto que a eliminação do ciclopirox abole a atividade anti-infectiva (Bohn e Kraemer, 2000).

Estudos realizados *in vivo* em voluntários sadios avaliaram a penetração do ciclopirox aplicado no antebraço na forma farmacêutica de creme 1% (Ceschin-Roques *et al.*, 1991). Após 2 h da aplicação, uma alta concentração do ciclopirox foi detectada nas camadas mais superficiais da pele e em concentrações mais baixas naquelas mais profundas. Em estudos com o fármaco marcado com radioisótopo, foi demonstrada absorção sistêmica de aproximadamente 1,3% da dose após 6 h da aplicação. A meia-vida foi de 1,7 h, sendo que 0,01% da dose foi recuperada na urina (Gupta, 2001). Ciclopirox está disponível nas formas farmacêuticas de creme, creme vaginal, loção, solução, pó e esmalte.

O ciclopirox na forma de esmalte 8% foi o primeiro antifúngico aprovado pela FDA para tratamento tópico de onicomicose. Conforme demonstrado na Tabela 27.8, foi considerado superior ao veículo com cura micológica de 52,6% e com perfil de segurança bastante alto, com irritação leve transitória no local de aplicação (Gupta e Joseph, 2000).

O ciclopirox na forma de esmalte foi considerado extremamente seguro, sendo as reações adversas (Tabela 27.9) geralmente localizadas e de intensidade leve, com resolução espontânea no decorrer do tratamento. A reação adversa mais frequente é eritema; e a menos comum, sensação de queimação, ardência ou edema no local da aplicação.

Tabela 27.8 Eficácia do ciclopirox em dois ensaios clínicos norte-americanos na semana 48 (análise por intenção de tratamento – ITT).

Parâmetro	Ciclopirox	Veículo	Valor p
Cura micológica (cultura negativa e KOH negativo)	63/185 (34%)	18/173 (10%)	< 0,001
Cultura negativa	164/183 (90%)	71/164 (43%)	< 0,001
KOH negativo	69/187 (37%)	37/175 (21%)	0,001
Sucesso do tratamento (≤ 10% de envolvimento, KOH negativo e cultura negativa)	16/181 (9%)	2/175 (1%)	0,001
Cura do tratamento (pontuação de avaliação global de 0 com KOH negativo e cultura negativa)	14/189 (7%)	1/175 (1%)	0,001
Cura clínica (pontuação de avaliação global de 0)	15/190 (8%)	1/175 (1%)	0,001

Tabela 27.9 Número (%) de pacientes em dois ensaios clínicos norte-americanos com reações adversas emergentes do tratamento com ciclopirox.

Reações adversas	Ciclopirox (n = 231)	Veículo (n = 229)
Qualquer reação adversa	26 (11,3)	16 (7)
Reação no local de aplicação*	3 (1)	3 (1)
Distúrbio nas unhas**	5 (2)	5 (2)
Erupção cutânea***	16 (7)	3 (1)

Nota: os valores referem-se a reações adversas que o investigador considerou possivelmente relacionadas ao laquê de ciclopirox ou ao veículo. As reações adversas individuais são listadas apenas se relatadas por mais de um paciente.
*Por exemplo, sensação de formigamento, dor ou queimação intermitente.
**Por exemplo, mudanças na forma ou na cor da unha.
***Por exemplo, eritema.

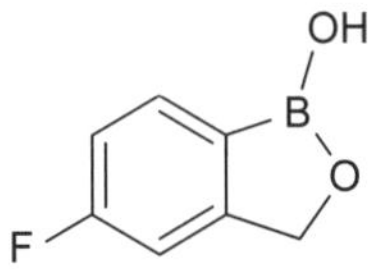

Figura 27.60 Tavaborol.

Tavaborol (Kerydin®)

É o primeiro fármaco da classe dos fármacos que contém o átomo de boro (Figura 27.60), também chamados de oxaboroles, aprovado para uso clínico como antifúngico (Sharma e Sharma, 2015). Seu mecanismo de ação é diferente dos demais antifúngicos. O tavaborol inibe a síntese proteica e impede o crescimento do fungo ao ligar-se na leucil-tRNA sintetase, uma aminoacil-tRNA sintetase (Rock et al., 2007). As aminoacil-tRNA sintetases são essenciais para corrigir a tradução do DNA e contêm sítios de edição/correção (*proofreading editing sites*). O tavaborol liga-se ao sítio de edição da leucil-tRNA sintetase, aprisionando o tRNA e evitando a sequência da tradução e subsequente síntese proteica.

Conforme mostra a Tabela 27.10, o tavaborol pode inibir uma ampla gama de fungos, tanto dermatófitos quanto não dermatófitos, assim como leveduras (Gupta et al., 2015). Esse amplo espectro permite seu uso no tratamento de infecções fúngicas mistas, com fungos dermatófitos e não dermatófitos. Além disso, conforme pode ser observado na tabela, apresenta potencial interessante para tratamento de infecções causadas por *Fusarium* e *Malassezia*. Outra vantagem adicional do tavaborol é seu baixo peso molecular comparado com outros fármacos antifúngicos tópicos, o que facilita sua penetração através da unha (Hui et al., 2007). O amplo espectro de ação do tavaborol, a sua maior capacidade

Tabela 27.10 Concentração inibitória mínima (CIM, µg/ml) de tavaborol e outros tratamentos tópicos para onicomicose de unha dos pés.

Organismos infecciosos	Período de placebo controlado: 0 a 16 semanas			
	Tavaborol	Amorolfina	Ciclopirox	Efinaconazol
Dermatófitos				
Trichophyton rubrum	1 a 8	0,004 a 0,015	0,03 a 1	0,001 a 0,015
Trichophyton mentagrophytes	2 a 8	0,004 a 0,06	0,03 a 0,5	0,001 a 0,03
Trichophyton tonsurans	2 a 4	0,25	≤ 0,5	0,016
Epidermophyton floccosum	≤ 0,5	0,13 a 0,25	0,25 a 0,5	≤ 0,002 a 0,0078
Microsporum audouinii	2	–	1	–
Microsporum canis	2	> 4	≤ 0,5	0,13 a 0,25
Microsporum gypseum	2	0,063 a 0,13	0,25 a 0,5	0,0039 a 0,016
Moldes não dermatófitos				
Aspergillus fumigatus	0,25	> 4	0,25 a 0,5	0,031 a 0,5
Fusarium solani	≤ 0,5	> 4	≥ 4	0,5
Leveduras				
Candida albicans	1	≤ 0,03 a 8	0,06 a 0,5	0,06 a 0,5
Candida glabrata	≤ 0,5	2 a > 8	≤ 0,5	0,0039 a 0,13
Candida krusei	1	0,13 a 0,5	0,13 a 0,5	0,0078 a 0,063
Candida parapsilosis	≤ 0,5	0,13 a 4	0,13 a 0,5	≤ 0,002 a 0,016
Candida tropicalis	≤ 0,5	≤ 0,016 a > 8	≤ 0,5	0,0078 a 0,063
Cryptococcus neoformans	0,25	≤ 0,016 a 0,13	≤ 0,016 a 0,063	0,002 a 0,0039
Malassezia spp.	1	–	≤ 0,5	–

de penetração na unha e a sua capacidade de reter atividade antifúngica na presença de queratina tornaram-no um fármaco interessante para o tratamento de onicomicose (uma infecção persistente da unha e do leito ungueal, predominantemente causada pelos dermatófitos *Tricophyton rubrum* e *Trichophyton mentagrophytes*).

A eficácia terapêutica do tavaborol foi avaliada em dois ensaios clínicos randomizados, duplos-cegos, controlados com veículo, sendo o ensaio clínico S301 com 593 pacientes e o S032 com 610 pacientes com diagnóstico de onicomicose (Elewski *et al.*, 2015). Os pacientes foram tratados com solução tópica de tavaborol 5% ou com veículo 1 vez/dia durante 48 semanas. O objetivo primário era cura completa da onicomicose (cura clínica e micológico negativo) na semana 52. O objetivo secundário incluía cura clínica quase completa, micologia negativa, micologia negativa e cura quase completa e segurança. O tavaborol foi superior ao veículo tanto nos objetivos primários quanto nos secundários (Figura 27.61). A incidência de reações adversas com o tavaborol comparado com o veículo foi similar tanto no ensaio clínico S301 (64,4% *vs.* 69,9%) quanto no S302 (57,5% *vs.* 54%), sendo a maioria (95,5% e 93,4%, tavaborol e veículo, respectivamente) de intensidade leve ou moderada. As reações adversas mais comuns relacionadas ao local de aplicação foram esfoliação (2,7%), eritema (1,6%) e dermatite (1,3%).

Flucitosina (Ancobon)

Também conhecida como 5-fluorocitosina, após sua captação pelo fungo por meio da enzima citosina permease, a flucitosina sofre deaminação formando fluoruracila e, subsequentemente, ocorre a formação de dois metabólitos intracelulares, a 5-fluoro-deóxi-uridina monofosfato (FdUMP) e a 5-fluoro-uridina trifosfato (FURTP). A FdUMP é um potente inibidor da timidilato sintetase, causando inibição da síntese de DNA da *Candida albicans* (Diasio *et al.*, 1978). A FURTP é incorporada ao RNA do fungo no local do ácido uridílico, alterando a aminoacilação do RNAt *in vitro* e causando distúrbio na síntese proteica. Há uma correlação entre a incorporação do metabólito fluorinado no RNA e a atividade antifúngica da flucitosina (Waldorf e Polak, 1983). A flucitosina é ativa contra a maior parte das cepas de *Candida albicans* e *Cryptococcus neoformans*.

A flucitosina (Figura 27.62) é rápida e completamente absorvida após administração oral, com biodisponibilidade absoluta entre 78 e 89% e com $T_{máx}$ de 2 h após administração de comprimido de liberação imediata. É muito pouco metabolizada, sendo eliminada por filtração glomerular, e mais de 90% da radioatividade após administração VO do fármaco marcado com radioisótopo foi recuperada na urina, na forma de fármaco inalterado. A meia-vida de eliminação em voluntários sadios varia entre 2,4 e 4,8 h, entretanto está aumentada em pacientes com insuficiência renal, sendo que a meia-vida em pacientes nefrectomizados ou anúricos é de 85 h (variando entre 29,9 e 250 h).

A eficácia da flucitosina em combinação com a anfotericina B foi avaliada em ensaio clínico em pacientes HIV positivo com diagnóstico de meningite por *Cryptococcus*. O ensaio foi conduzido em três braços: todos os pacientes receberam anfotericina B na dose de 1 mg/kg/dia – pacientes no grupo 1 foram tratados por 4 semanas; no grupo 2, com anfotericina B por 2 semanas associada à flucitosina 100 mg/kg/dia durante 2 semanas; e, no grupo 3, com anfotericina B por 2 semanas e fluconazol 400 mg 2 vezes/dia durante 2 semanas (Day *et al.*, 2013). A associação da flucitosina com a anfotericina B aumentou a sobrevida dos pacientes em comparação com os demais grupos (Figura 27.63).

As reações adversas ocorreram com frequência similar nos três grupos, sendo as mais frequentes anemia, hipopotassemia, aumento de aminotransferases, neutropenia, hipercreatinemia e infecções oportunísticas.

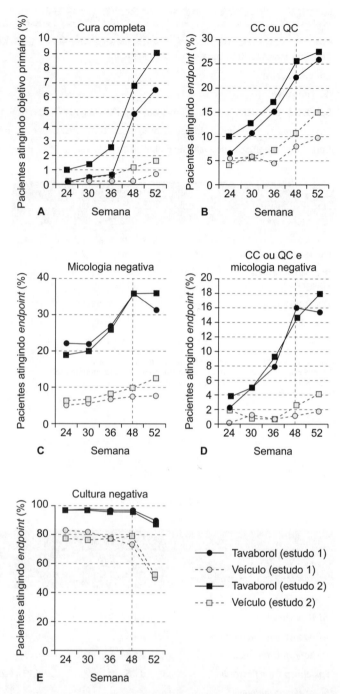

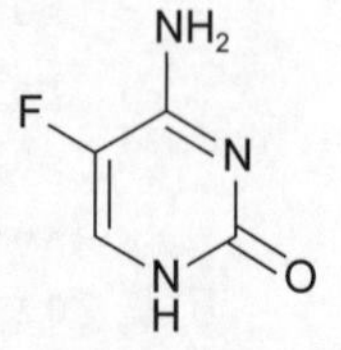

Figura 27.61 Eficácia do tavaborol no tratamento da onicomicose do pé. Os gráficos mostram a alteração da porcentagem dos pacientes atingindo objetivos primários e secundários entre as semanas 24 e 52. **A.** Cura completa. **B.** Unha clara completamente (CC) ou quase completamente (QC). **C.** Cura micológica. **D.** CC ou QC mais micologia negativa. **E.** Cultura negativa. Linhas verticais indicam final do tratamento na semana 48. Cura micológica foi definida como teste de KOH negativo e cultura negativa.

Figura 27.62 Flucitosina.

Número em risco

Anfotericina B em monoterapia	99	74	59	54	51	49	46	30
Anfotericina B + flucitosina	100	84	73	67	64	63	62	46
Anfotericina B + fluconazol	99	79	67	65	59	58	57	39

----- Anfotericina B + flucitosina .... Anfotericina B + fluconazol —— Anfotericina B em monoterapia

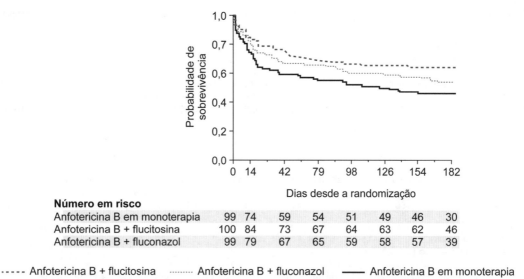

Figura 27.63 Curvas de Kaplan-Meier mostrando estimativa de sobrevivência segundo o grupo de tratamento. Para mortalidade de 70 dias, p = 0,04; para a comparação anfotericina B + flucitosina com anfotericina B em monoterapia, p = 0,013, em comparação anfotericina B + fluconazol com anfotericina B em monoterapia.

A dose recomendada de flucitosina varia entre 50 e 150 mg/kg/dia, administrada em doses divididas em intervalos de 6 h. A flucitosina deve ser administrada em combinação com a anfotericina B para tratamento de candidíase sistêmica e infecção por *Cryptococcus*, dado o aumento de resistência à flucitosina.

Amorolfina (Curanail®)

É um derivado morfolínico (Figura 27.64) com atividade fungicida e fungistática, cujo mecanismo de ação consiste em inibir a síntese de ergosterol em dois níveis por meio da inibição da 14-delta-redutase e 7.8-delta-isomerase (Polak, 1992). A amorolfina tem ação contra os dermatófitos *Tricophytum* spp., *Microsporum* spp. e *Epidermophyton* spp., contra as leveduras *Candida* spp., *Cryptococcus* spp. e *Malassezia* spp., contra os mofos (*moulds*) *Alternaria* spp., *Hendersonula* spp. e *Scopulariopsis* spp. e contra outros fungos patogênicos, como *Cladosporium*, *Coccidiodes*, *Histoplasma* e *Sporothrix*.

A concentração da amorolfina aumenta de 5% para 27% em virtude da evaporação do solvente (Marty, 1995). Suas propriedades farmacocinéticas permitem uma boa penetração através da unha para o leito subungueal, sendo a absorção da amorolfina para a circulação sistêmica muito baixa. A amorolfina pode ser detectada na unha por 2 semanas, e a vasta maioria dos fungos é sensível a ela mesmo em baixa concentração (Finch e Warshaw, 2007).

A eficácia e a segurança da amorolfina 5% esmalte em combinação com tratamento antifúngico sistêmico foram avaliadas por metanálise (Feng *et al.*, 2017). A associação de amorolfina 5% esmalte à terapia sistêmica com antifúngicos aumentou a porcentagem de pacientes que tiveram *clearance* completo da lesão (Figura 27.65). A associação não causou aumento de reações adversas (Figura 27.66).

Tolnaftato (Tinactin®)

É um tiocarbamato (Figura 27.67) cujo mecanismo de ação como fármaco antifúngico envolve a inibição da síntese do ergosterol pela inibição da esqualeno-epoxidase, mecanismo já visto com as alilaminas terbinafina, naftifina e butenafina (Ryder *et al.*, 1986).

Ensaio clínico comparou a eficácia e a segurança do tolnaftato creme 1% com veículo em pacientes com *tinea pedis*, *tinea cruris* ou *tinea corporis* (Adam e Craig, 1965). A recomendação era para que o produto fosse passado na lesão 2 a 3 vezes/dia. Entre os 29 pacientes, 24 (82,7%) apresentaram cura ou grande melhora da lesão após 3 semanas de tratamento, enquanto apenas 2 de 9 pacientes (22,2%) apresentaram resultados similares com o placebo.

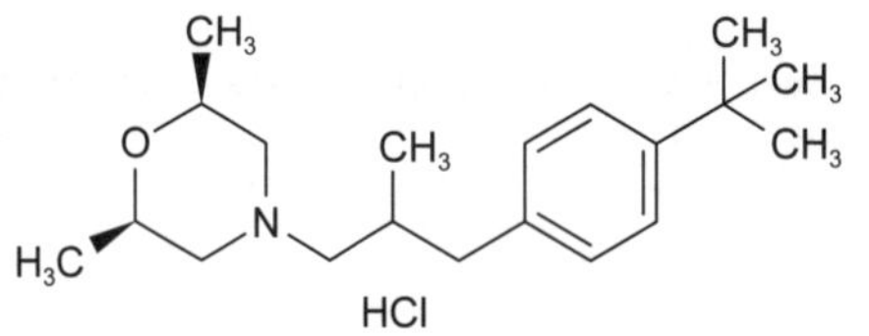

Figura 27.64 Amorolfina.

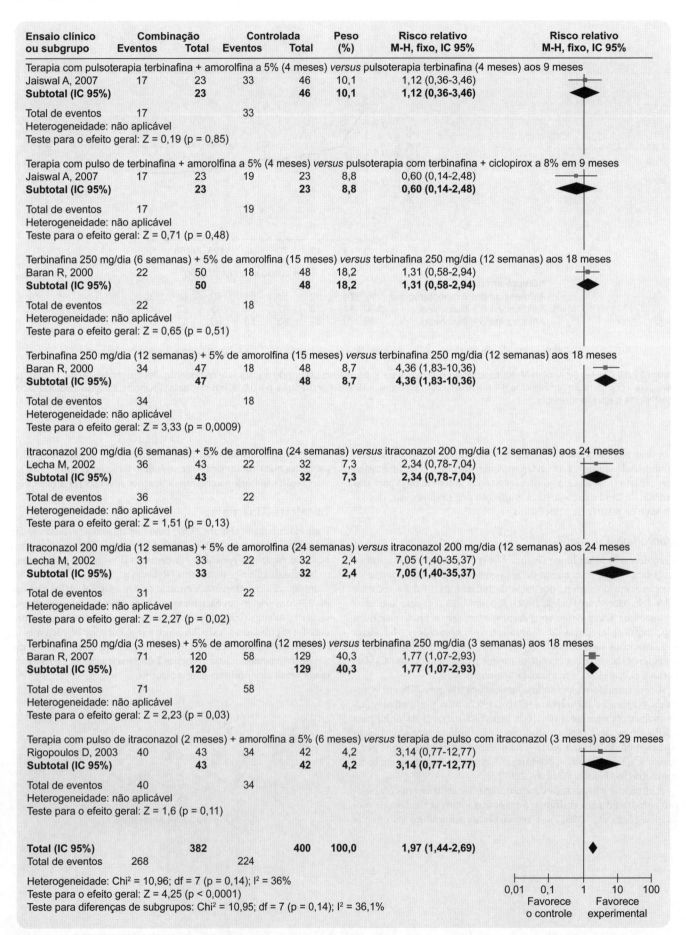

Figura 27.65 *Forest plot* mostrando a porcentagem de pacientes que atingiram cura completa. Pulsoterapia: cada pulso foi de 1 semana de duração com intervalo de 3 semanas entre os pulsos sucessivos. M-H: Mantel-Haenszel.

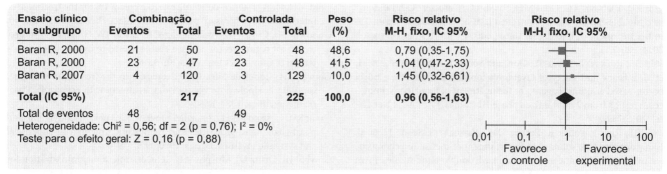

Figura 27.66 Forest plot mostrando a incidência de reações adversas em ensaios clínicos randomizados entre grupo-controle e grupos experimentais.

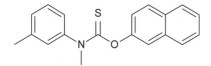

Figura 27.67 Tolnaftato.

REFERÊNCIAS BIBLIOGRÁFICAS

Adam JE, Craig GE. Tolfnafate (tinactin), a new topical antifungal agent. Can Med Assoc J. 1965;93:1004-5.

Aguirre JPB, Hamid AMR. Amphotericin B deoxycholate versus liposomal amphotericin B: effects on kidney function. Cochrane Database Syst Rev. 2015;11:CD010481.

Agut J, Moren M, Rego M, Sacristán A, Ortiz JA. Pharmacokinetic evaluation of labelled sertaconazole after dermal application. Arzneimittelforschung. 1992;42:748-51.

Allen D, Wilson D, Drew R, Perfect J. Azole antifungals: 35 years of invasive fungal infection management. Expert Rev Anti Infect Ther. 2015;13:787-98.

Anderson DW. Griseofulvin: biology and clinical usefulness. Ann Allergy. 1965;23:103-10.

Andes D. Optimizing antifungal choice and administration. Curr Med Res Opin. 2013;29:13-8.

Andes DR, Safdar N, Baddley JW, Playford G, Reboli AC, Rex JH, et al. Impact of treatment strategy on outcomes in patients with candidemia and other forms of invasive candidiasis: a patient-level quantitative review of randomized trials. Clin Infect Dis. 2012;54:1110-22.

Araujo OE, Flowers FP, King MM. Griseofulvin: a new look at an old drug. DICP Ann Pharmacother. 1990;24:851-4.

Arikan S, Rex JH. Lipid-based antifungal agents: current status. Current Pharmaceutical Design. 2001;7:395-417.

Barone JA, Moskovitz BL, Guarnieri J, Hassell AE, Colaizzi JL, Bierman RH et al. Enhanced bioavailability of itraconazole in hydroxypropyl-beta-cyclodextrin solution versus capsules in healthy volunteers. Antimicrob Agents Chemother. 1998;42:1862-5.

Bastide M, Jouvert S, Bastide JM. A comparison of the effects of several antifungal imidazole derivatives and polyenes on Candida albicans: an ultrastructural study by scanning electron microscopy. Can J Microbiol. 1982;28:1119-26.

Becker LE. Griseofulvin. Dermatol Clin. 1984;2:115-20.

Bekersky I, Fielding RM, Dressler DE, Lee JW, Buell DN, Walsh TJ. Pharmacokinetics, excretion, and mass balance of liposomal amphotericin B (AmBisome) and amphotericin B deoxycholate in humans. Antimicrob Agents Chemother. 2002;46:828-33.

Berg D, Plempel M. Bifonazole, a biochemist's view. Dermatologica. 1984;169:3-10.

Bohn M, Kraemer KT. Dermatopharmacology of ciclopirox nail lacquer topical solution 8% in the treatment of onychomycosis. J Am Acad Dermatol. 2000;43:S57-69.

Boogaerts M, Maertens J, van Hoof A, de Bock R, Fillet G, Peetermans M et al. Itraconazole versus amphotericin B plus nystatin in the prophylaxis of fungal infections in neutropenic cancer patients. J Antimicrob Chemother. 2001;48:97-103.

Boucher HW, Groll AH, Chiou CC, Walsh TJ. Newer systemic antifungal agents: pharmacokinetics, safety and efficacy. Drugs. 2004;64:1997-20.

Brown JD, Lim LL, Koning S. Voriconazole associated Torsades de pointes in two adult patients with haematological malignancies. Med Mycol Case Rep. 2014;4:23-5.

Carrillo-Muñoz AJ, Giusiano G, Ezkurra PA, Quindós G. Antifungal agents: mode of action in yeast cells. Rev Esp Quimioter. 2006;19:130-9.

Carrillo-Muñoz AJ, Tur-Tur C, Giusiano G, Marcos-Arias C, Eraso E, Jauregizar N, et al. Sertaconazole: an antifungal for the topical treatment of superficial candidiasis. Expert Rev Anti Infect Ther. 2013;11:347-58.

Casalinuovo IA, Di Francesco P, Garaci E. Fluconazole resistance in *Candida albicans*: a review of mechanisms. Eur Rev Med Pharmacol Sci. 2004;8:69-77.

Ceschin-Roques CG, Hänel H, Pruja-Bougaret SM, Lagarde I, Vandermander J, Michel G. Ciclopiroxolamine cream 1%: in vitro and in vivo penetration into the stratum corneum. Skin Pharmacol. 1991;4:95-9.

Chagas-Neto TC, Chaves GM, Colombo AL. Update on the genus *Trichosporon*. Mycopathologia. 2008;166:121-32.

Chang YL, Yu SJ, Heitman J, Wellington M, Chen YL. New facets of antifungal therapy. Virulence. 2017;8:222-36.

Chen SC, Slavin MA, Sorrell TC. Echinocandin antifungal drugs in fungal infections: a comparison. Drugs. 2011;71:11-41.

Cohen L. Single dose treatment of vaginal candidosis: comparison of clotrimazole and isoconazole. Br J Vener Dis. 1984;60:42-4.

Costa C, Nunes J, Henriques A, Mira NP, Nakayama H, Chibana H, et al. *Candida glabrata* drug: H+ antiporter CgTpo3 (ORF CAGL0I10384 g): role in azole drug resistance and polyamine homeostasis. J Antimicrob Chemother. 2014;69:1767-76.

Courtney R, Pai S, Laughlin M, Lim J, Batra V. Pharmacokinetics, safety, and tolerability of oral posaconazole administered in single and multiple doses in healthy adults. Antimicrob Agents Chemother. 2003;47:2788-95.

Crowley PD, Gallagher HC. Clotrimazole as a pharmaceutical: past, present and future. J Appl Microbiol. 2014;117:611-7.

Cuenca-Estrella M. Antifúngicos en el tratamiento de las infecciones sitémicas: importancia del mecanismo de acción, espectro de actividad y resistencias. Rev Esp Quimioter. 2010;23:169-76.

Day JN, Chau TTH, Wolbers M, Mai PP, Dung NT, Mai NH et al. Combination antifungal therapy for cryptococcal meningitis. N Engl J Med. 2013;368:1291-302.

Debono M, Gordee RS. Antibiotics that inhibit fungal cell wall development. Ann Rev Microbiol. 1994;48:471-97.

Diasio RB, Bennett JE, Myers CE. Mode of action of 5-fluorocytosine. Biochem Pharmacol. 1978;27:703-7.

Dixon D, Shadomy S, Shadomy HJ, Espinel-Ingroff A, Kerkering TM. Comparison of the in vitro antifungal activities of miconazole and a new imidazole, R41,400. J Infect Dis. 1978;138:245-8.

Draelos ZD, Vlahovic TC, Gold MH, Parish LC, Korotzer A. A randomized, double-blind, vehicle-controlled trial of luliconazole cream 1% in the treatment of interdigital tinea pedis. J Clin Aesthet Dermatol. 2014;7:20-7.

Elewski BE, Raza A, Baldwin SL, González Soto RF, Rich P, Weisfeld M, et al. Efficacy and safety of tavaborole topical solution, 5%, a novel boron-based antifungal agent, for the treatment of toenail onychomycosis: results from 2 randomized phase-III studies. J Am Acad Dermatol. 2015;73:62-9.

Elewski BE, Rich P, Pollak R, Pariser DM, Watanabe S, Senda H, et al. Efinaconazole 10% solution in the treatment of toenail onychomycosis: two phase III multicenter, randomized, double-blind studies. J Am Acad Dermatol. 2013;68:600-8.

Elewski BE, Vlahovic TC. Tinea pedis: results from two double-blind, vehicle-controlled, phase 3 clinical trials. Drugs Dermatol. 2014;13:803-8.

Ericson JE, Kaufman DA, Kickligheter SD, Bhatia J, Testoni D, Gao J, et al. Fluconazole prophylaxis for the prevention of candidiasis in premature infants: a meta-analysis using patient-level data. Clin Infect Dis. 2016;63:604-10.

Evans EGV, James IGV, Seaman RAJ, Richardson MD. Does naftifine have anti-inflammatory properties? A double-blind comparative study with 1% clotrimazole/1% hydrocortisone in clinically diagnosed fungal infection of the skin. Br J Dermatol. 1993;129:437-42.

Feng X, Xiong X, Ran Y. Efficacy and tolerability of amorolfine 5% nail lacquer in combination with systemic antifungal agents for onychomycosis: a meta-analysis and systematic review. Dermatol Ther. 2017;30.

Fera MT, La Camera E, De Sarro A. New triazoles and echinocandins: mode of action, in vitro activity and mechanisms of resistance. Expert Rev Anti Infect Ther. 2009;7:981-98.

Finch JJ, Warshaw EM. Toenail onychomycosis: current and future treatment options. Dermatol Ther. 2007;20:31-46.

Fothergill AW. Miconazole: a historical perspective. Expert Rev Anti Infect Ther. 2006;42:171-5.

Fromtling RA. Overview of medically imoprtant antifungal azole derivatives. Clin Microbiol Rev. 1988;1:187-217.

Gallis HA, Drew RH, Pickard WW. Amphotericin B: 30 years of clinical experience. Rev Infect Dis. 1990;12:308-29.

Garcia-Effron G, Lee S, Park S, Cleary JD, Perlin DS. Effect of *Candida glabrata* FKS1 and FKS2 mutations on echinocandin sensitivity and kinetics of 1,3-beta-D-glucan synthase: implication for the existing susceptibility breakpoint. Antimicrob Agents Chemother. 2009;53:3690-9.

Gasparini G, Contini D, Torti A, Guidarelli C, Lasagni A, Caputo R. The effect of cilopiroxolamine investigated by means of the freeze-fracture technique. Mykosen. 1986;29:539-44.

Gebhart RJ, Espinel-Ingroff A, Shadomy S. In vitro susceptibility studies with oxiconazole (Ro 13-8996). Chemotherapy (Basel). 1984;30:244-7.

Gentles JC. Experimental ringworm in guinea pigs: oral treatment with griseofulvin. Nature. 1958;182:476-7.

Ghannoum M, Isham N, Verma A, Plaum S, Fleischer-Jr. A, Hardas B. In vitro antifungal activity of naftifine hydrocholride agains dermatophytes. Antimicrob Agents Chemother. 2013;57:4369-72.

Ghannoum M. Azole resistance in dermatophytes – prevalence and mechanism of action. J Am Podiatr Med Assoc. 2016;106:79-86.

Ghannoum MA, Rice LB. Antifungal agents: mode of action, mechanisms of resistance, and correlation of these mechanisms with bacterial resistance. Clin Microbiol Rev. 1999;12:501-17.

Ghelardi E, Celandroni F, Gueye SA, Salvetti S, Senesi S, Bulgheroni A, et al. Potential of ergosterol synthesis inhibitors to cause resistance or cross-resistance in *Trichophyton rubrum*. Antimicrob Agents Chemother. 2014;58:2825-9.

Giglio M, Cagiano G, Dalfino L, Brienza N, Alicino I, Sgobio A, et al. Oral nystatin prophylaxis in surgical/trauma ICU patients: a randomised clinical trial. Crit Care. 2012;16:R57.

Gip L. Comparison of oxiconazole (Ro 13-8996) and econazole in dermatomycoses. Mykosen. 1984;27:295-302.

Girmenia C. New generation azole antifungals in clinical investigation. Expert Opin Investig Drugs. 2009;18:1279-95.

Gold MH, Olin JT. Once-daily luliconazole cream 1% for the treatment of interdigital tinea pedis. Expert Rev Anti Infect Tber. 2015;13:1433-40.

Goodwin SD, Cleary JD, Walawander CA, Taylor JW, Grasela TH Jr. Pretreatment regiments for adverse events related to infusion of amphotericin B. Clin Infect Dis. 1995;20:755-61.

Gouveia DC, Jones da Silva C. Oxiconazole in the treatment of vaginal candidiasis: single dose versus 3-day treatment with econazole. Pharmatherapeutica. 1984;3:682-5.

Grant SM, Cussold SP. Fluconazole: a review of its pharmacodynamic and pharmacokinetic properties and therapeutic potential in superficial and systemic mycoses. Drugs. 1990;39:877-916.

Graybill JR, Drutz DJ, Murphy AL. Ketoconazole: a major innovation for treatment of fungal disease. Ann Intern Med. 1980;93:921-3.

Greenblatt HK, Greenblatt DJ. Liver injury associated with ketoconazole: review of the published evidence. J Clin Pharmacol. 2014;54:1321-9.

Groll AH, Piscitelli SC, Walsh TJ. Clinical pharmacology of systemic antifungal agents: a comprehensive review of agents in clinical use, current investigational compounds, and putative targets for antifungal drug development. Adv Pharmacol. 1998;44:343-500.

Gupta AK, Drumond-Main C. Meta-analysis of randomized, controlled trials comparing particular doses of griseofulvin and terbinafine for the treatment of tinea capitis. Pediatr Dermatol. 2013;30:1-6.

Gupta AK, Joseph WS. Ciclopirox 8% nail lacquer in the treatment of onychomycosis of the toenails in the United States. J Am Podiatr Med Assoc. 2000;90:495-501.

Gupta AK, Lyons DCA. The rise and fall of oral ketoconazole. J Cutan Med Surg. 2015;19:352-7.

Gupta AK. Ciclopirox: an overview. Int J Dermatol. 2001;40:305-10.

Gupta G, Foley KA, Gupta AK. Tavoborole 5% solution: a novel topical treatment for toenail onychomycosis. Skin Therapy Lett. 2015;20:6-9.

Hamill RJ. Amphotericin B formulations: a comparative review of efficacy and toxicity. Drugs. 2013;73:919-34.

Hammond SM. Biological activity of polyene antibiotics. Prog Med Chem. 1977;14:105-79.

Heel RC, Brogden RN, Carmine A, Morley PA, Speight TM, Avery GS. Ketoconazole: a review of its therapeutic efficacy in superficial and systemic fungal infections. Drugs. 1982;23:1-36.

Heel RC, Brogden RN, Speight TM, Avery GS. Econazole: a review of its antifungal activity and therapeutic efficacy. Drugs. 1978;16:177-201.

Heeres J, Meerpoel L, Lewi P. Conazoles. Molecules. 2010;15:4129-88.

Hiemenz JW, Walsh TJ. Lipid formulations of amphotericin B: recent progress and future directions. Clin Infect Dis. 1996;22:S133-44.

Hillery AM. Supramolecular lipidic drug delivery systems: from laboratory to clinic. A review of the recently introduced commercial liposomal and lipid-based formulations of amphotericin B. Adv Drug Del Rev. 1997;24:345-63.

Hiratani T, Asagi Y, Yamaguchi H. Studies on antifungal mechanism of butenafine hydrochloride. I. Inhibition of squalene epoxidation and damaging of cell membranes in Sporothrix schenckii cells. Jpn J Med Mycol. 1991;32:139-49.

Hitchcock CA, Dickinson K, Brown S, Evans E, Adams D. Interaction of azole antifungal antibiotics with cytochrome P-450-dependent 14 alpha-sterol demethylase purified from Candida albicans. Biochem J. 1990;266:475-80.

Hui X, Baker SJ, Wester RC, Barbadillo S, Cashmore AK, Sanders V, et al. In vitro penetration of a novel oxaborole antifungal (AN2690) into the human nail plate. J Pharm Sci. 2007;96:2622-31.

Itoh M. Skin safety study of KP-363, a new antifungal agent, in healthy volunteers – comparative study with other antifungals [in Japanese]. Skin Res. 1988;30:507-13.

Iwatani W, Arika T, Yamaguchi H. Two mechanisms of butenafine action in *Candida albicans*. Antimicrob Agents Chemother. 1993;37:785-8.

Jarratt M, Siu WJ, Yamakawa E, Kodera N, Pillai R, Smith K. Safety and pharmacokinetics of efinaconazole 10% solution in healthy volunteers and patients with severe onychomycosis. J Drugs Dermatol. 2013;12:1010-6.

Jeu L, Piacenti FJ, Lyakhovetskiy AG, Fung HB. Voriconazole. Clin Ther. 2003;25:1321-81.

Jo Siu W, Mutter L, Aoyama A, et al. In vitro CYP inhibition and induction assessments of efinaconazole coupled with low clinical systemic exposure suggest low DDI potential in topical onychomycosis [abstract no. 1140]. J Invest Dermatol. 2013;133:S193.

Jue SG, Dawson GW, Brogden RN. Ciclopirox olamine 1% cream. A preliminary reviews of its antimicrobial activity and therapeutic use. Drugs. 1985;29:330-41.

Kanafani ZA, Perfect JR. Resistance to antifungal agents: mechanisms and clinical impact. Clin Infect Dis. 2008;46:120-8.

Katiyar SK, Alastruey-Izquierdo A, Healey KR, Johnson ME, Perlin DS, Edlind TD. Fks1 and Fks2 are functionally redundant but differentially regulated in *Candida glabrata*: implications for echinocandin resistance. Antimicrob Agents Chemother. 2012;56:6304-9.

Khanna D, Bharti S. Luliconazole for the treatment of fungal infections: an evidence-based review. Core Evid. 2014;9:113-24.

Kim H, Kumari P, Laughlin M, Hilbert MJ, Indelicato SR, Lim J, et al. Use of high-performance liquid chromatographic and microbiological analyses for evaluating the presence or absence of active metabolites of the antifungal posaconazole in human plasma. J Chromatogr A. 2003;987:243-8.

Kofla G, Ruhnke M. Pharmacology and metabolism of anidulafungin, caspofungin and micafungin in the treatment of invasive candidosis – review of the literature. Eur J Med Res. 2011;16:159-66.

Krause DS, Reinhardt J, Vazquez JA, Reboli A, Goldstein BP, Wible M, et al. Evaluating the safety and efficacy of anidulafungin in invasive candidiasis and candidemia. Antimicrob Agents Chemother. 2004;48:2021-4.

Krob AH, Fleischer Jr AB, D'Agostino Jr R, Feldman SR. Terbinafine is more effective than itraconazole in treating toenail onychomycosis: results from a meta-analysis of randomized controlled trials. J Cutan Med Surg. 2003;7:306-11.

Kullberg BJ, Vasquez J, Mootsikapun P, Nucci M, Paiva JA, Garbino J et al. Efficacy of anidulafungin in 539 patients with invasive candidiasis: a patient-level pooled analysis of six clinical trials. J Antimicrob Chemother. 2017;72:2368-77.

Lackner M, de Hoog GS, Verweij PE, Najafzadeh MJ, Curfs-Breuker I, Klaassen CH, et al. Species-specific antifungal susceptibility patterns of *Scedosporium* and *Pseudallescheria species*. Antimicrob Agents Chemother. 2012;56:2635-42.

Lackner TE, Clissold SP. Bifonazole – a review of its antimicrobial activity and therapeutic use in superficial mycoses. Drugs. 1989;38:204-25.

Lepak AJ, Andes DR. Antifungal pharmacokinetics and pharmacodynamics. Cold Spring Harb Perspect Med. 2014;5:a019653.

Lestner J, Hope WW. Itraconazole: an update on pharmacology and clinical use for treatment of invasive and allergic fungal infections. Expert Opin Drug Metab Toxicol. 2013;9:911-926.

Lestner JM, Howard SJ, Goodwin J, Gregson L, Majithiya J, Walsh TJ, et al. Pharmacokinetics and pharmacodynamics of amphotericin B deoxycholate, liposomal amphotericin B, and amphotericin B lipid complex in an in vitro model of invasive pulmonary aspergillosis. Antimicrob Agents Chemother. 2010;54:3432-41.

Letscher-Bru V, Herbrecht R. Caspofungin: the first representative of a new antifungal class. J Antimicrob Chemother. 2003;51:5.

Li Y, Theuretzbacher U, Clancy CJ, Nguyen MH, Derendorf H. Pharmacokinetic/pharmacodynamic profile of posaconazole. Clin Pharmacokinet. 2010;49:379-96.

Lin C-C, Magat J, Cahng R, McGlotten J, Swymchowicz S. Absorption, metabolism and excretion of 14C-griseofulvin in man. J Pharmacol Exp Ther. 1973;187:415-22.

Linden PK, Coley K, Fontes P, Fung JJ, Kusme S. Invasive aspergillosis in liver transplant recipients: outcome comparison of therapy with amphotericin B lipid complex and a historical cohort treated with conventional amphotericin B. Clin Infect Dis. 2003;37:17-25.

Linden PK. Amphotericin B lipid complex for the treatment of invasive fungal infections. Expert Opin Pharmacother. 2003;4:2099-110.

Livermore J, Hope W. Evaluation of the pharmacokinetics and clinical utility of isavuconazole for treatment of invasive fungal infections. Expert Opin Drug Metab Toxicol. 2012;8:759-65.

Maeda T, Takase M, Ishibashi A, Yamamoto T, Sasaki K, Arika T, et al. Synthesis and anti-fungal activity of butenafine hydrochloride (KP-363), a new benzylamine antifungal agent. Yakugaku Zasshi. 1991;111:126-37.

Maertens AJ, Raad II, Marr KA, Patterson TF, Kontoyiannis DP, Cornely OA, et al. Isavuconazole versus voriconazole for primary treatment of invasive mould disease caused by *Aspergillus* and other filamentous fungi (SECURE): a phase 3, randomised-controlled, non-inferiority trial. Lancet. 2016;387:760-9.

Maibach HI. Naftifine: dermatotoxicology and clinical efficacy. Mykosen. 1987;30:57-62.

Mallie M, Jouvert S, Bastide M, Montes B, Lebecq JC, Bastide JM. Comparative action of 8 azole derivatives against *Candida albicans*: fungistatic action and cytologic study by scanning electron microscopy. Pathol Biol (Paris). 1988;36:575-80.

Marichal P, Gorrens J, Coene M. Biochemical basis for the activity and selectivity of oral antifungal drugs. Br J Clin Pract Suppl. 1990;71:41-6.

Marty JP. Amorolfine nail lacquer: a novel formulation. J Eur Acad Dermatol Venereol. 1995;5:17-21.

McNeely W, Spencer CM. Butenafine. Drugs. 1998;55:405-12.

Meade RH 3rd. Drug therapy reviews: clinical pharmacology and therapeutic use of antimycotic drugs. Am J Hosp Pharm. 1979;36:1326-34.

Mehta R, Lopes-Berestein G, Hopfer R, Mills K, Juliano RL. Liposoma amphotericin B is toxic to fungal cells but not to mammalian cells. Biochim Biophys Acta. 1984;770:230-4.

Mio T, Adachi-Shimizu M, Tachibana Y, Tabuchi H, Inoue SB, Yabe T, et al. Cloning of the *Candida albicans* homolog of Saccharomyces cerevisiae GSC1/FKS1 and its involvement in beta-1,3-glucan synthesis. J Bacteriol. 1997;179:4096-105.

Mishra N, Prasad T, Sharma N, Payasi A, Prasad R, Gupta DK, et al. Pathogenicity and drug resistance in *Candida albicans* and other yeast species. Acta Microbiol Immunol Hung. 2007;54:201-35.

Moore JN, Healy JR, Kraft WK. Pharmacologic and clinical evaluation of posaconazole. Expert Rev Clin Pharmacol. 2015;8:321-34.

Muller RJ. A brief review of antifungal therapy for deep fungal infections. Oncology (Willston Park). 2001;15:21-5.

Murrell D, Bossaer JB, Carico R, Harirforoosh S, Cluck D. Isavuconazonium sulfate: a triazole prodrug for invasive fungal infections. International Journal of Pharmacy Practice. 2017;25:18-30.

Nett JE, Andes DR. Antifungal agents: spectrum of activity, pharmacology, and clinical indications. Infect Dis Clin North Am. 2016;30:51-83.

Niwano Y, Kuzuhara N, Goto Y, Munechika Y, Kodama H, Kanai K, et al. Efficacy of NND-502, a novel imidazole antimycotic agent, in experimental models of *Candida albicans* and *Aspergillus fumigatus* infections. Int J Antimicrob Agents. 1999;12:221-8.

Onishi J, Meinz M, Thompson J, Curotto J, Dreikorn S, Rosenbach M, et al. Discovery of novel antifungal (1,3)-beta-D-glucan synthase inhibitors. Antimicrob Agents Chemother. 2000;44:368-77.

Oxford AE, Raistrick H, Simonart P. Griseofulvin, C17H17O6Cl, a metabolic product of *Penicillum griseofulvum* Dierckx. Biochem J. 1939;33:240-8.

Paltauf F, Daum G, Zuder G, Hogenauer G, Schulz G, Seidl G. Squalene and ergosterol biosynthesis in fungi treated with naftifine, a new antimycotic agent. Biochim Biophys Acta. 1982;712:268-73.

Patel T, Dhillon S. Efinaconazole: first global approval. Drugs. 2013;73:1977-83.

Patzschke K, Ritter W, Siefert HM, Weber H, Wegner LA. Pharmacokinetic studies following systemic and topical administration of radio-labeled bifonazole in man. Arzneimittel-Forschung. 1983;33:745-50.

Perlin DS, Shor E, Zhao Y. Update on antifungal drug resistance. Curr Clin Microbiol Rep. 2015;2:84-95.

Pfaller M, Neofytos D, Diekema D, Azie N, Meier-Krisesche H-U, Quan S-P, et al. Epidemiology and outcomes of candidemia in 3648 patients: Data for the Prospective Antifungal Therapy (PATH Alliancew) registry, 2004–2008. Diagn Microbiol Infect Dis. 2012;74:323-31.

Pfaller M. Antifungal drug resistance: mechanisms, epidemiology, and consequences for treatment. Am J Med. 2012;125:S3-13.

Pfaller MA, Rhomberg PR, Messer SA, Jones RN, Castanheira M.Isavuconazole, micafungin, and 8 comparator antifungal agents' susceptibility profiles for common and uncommon opportunistic fungi collected in 2013: temporal analysis of antifungal drug resistance using CLSI species-specific clinical breakpoints and proposed epidemiological cutoff values. Diagn Microbiol Infect Dis. 2015;82:303-13.

Ping B, Zhu Y, Gao Y, Yue C, Wu B. Second- versus first-generation azoles for antifungal prophylaxis in hematology patients: a systematic review and meta-analysis. Ann Hematol. 2013;92:831-9.

Plempel M, Regel E, Buchel KH. Antimycotic efficacy of bifonazole in vitro and in vivo. Arzneimittel-Forschung. 1983;33:517-24.

Polak A. Oxiconazole, a new imidazole derivative. Arneim Forsch. 1982;32:17-24.

Polak AM. Preclinical data and mode of action of amorolfine. Clin Exp Dermatol. 1992;17:8-12.

Ponton J, Omaetxbarria MJ, Elguezabal N, Alvarez M, Moragues MD. Immunoreactivity of the fungal cell wall. Med Mycol. 2001;39:101-10.

Pound MW, Townsend ML, Drew RH. Echinocandin pharmacodynamics: review and clinical implications. J Antimicrob Chemother. 2010;65:1108-18.

Pujol I, Gurarro J, Gené J, Sala J. In-vitro antifungal susceptibility of clinical and environmental *Fusarium spp.* strains. J Antimicrob Chemother. 1997;39:163-7.

Purkins L, Wood N, Greenhalgh K, Allen MJ, Oliver SD. Voriconazole, a novel wide-spectrum triazole: oral pharmacokinetics and safety. Br J Clin Pharmacol. 2003;56:10-6.

Pye GW, Marriott MS. Inhibition of sterol C14 demethylation by imidazole-containing antifungals. Sabouraudia. 1982;20:325-9.

Richardson MR. Changing patterns and trends in systemic fungal infections. J Antimicrob Chemother. 2005;56:S5-11.

Rios A, Rosenblum M, Croffot G, Lenk RP, Hayman A, Lopez-Berestein G. Pharmacokinetics of liposomal nystatin in patients with human immunodeficiency virus infection. J Infect Dis. 1993;168:253-4.

Ritter W, Siefert H-M. Biological disposition and percutaneous absorption of bifonazole in animals and man. In: Fromtling RA, editor. Recent trends in the discovery, development and evaluation of antifungal agents. Barcelona: Prous Science; 1987. p.383-405.

Rock FL, Mao W, Yaremchuck A, Tukalo M, Crépin T, Zhou H, et al. An antifungal agent inhibits an aminoacyl-tRNA synthetase by trapping tRNA in the editing site. Scient. 2007;316:1759-61.

Roemer T, Krysan DJ. Antigunfal drug development: challenges, unmet clinical needs, and new approaches. Cold Spring Harb Perspect Med. 2014;4:pii: a019703.

Ruckenstuhl C, Lang S, Poschenel A, Eidenberger A, Baral PK, Kohút P, et al. Characterization of squalene epoxidase of Saccharomyces cerevisiae by applying terbinafine-sensitive variants. Antimicrob Agents Chemother. 2007;51:275-84.

Ruckenstuhl C, Leber R, Turnowsky F. Squalene epoxidase as drug target. Res Adv Antimicrob Agents Chemother. 2005;5:35-51.

Ryder NS, Mieth H. Allylamine antifungal drugs. Curr Top Med Mycol. 1992;4:158-88.

Ryder N, Seidl G, Troke PF. Effect of the antimycotic drug naftifine on growth of and sterol biosynthesis in *Candida albicans*. Antimicrob Agents Chemother. 1984;25:483-7.

Ryder NS, Dupont M-C. Inhibition of squalene epoxidase by allylamine antimycotic compounds: a comparative study of the fungal and mammalian enzymes. Biochemical Journal. 1985;230:765-70.

Ryder NS. Squalene epoxidase as a target for the allylamines. Biochem Soc Trans. 1991;19:774-7.

Ryder NS. The mechanism of action of terbinafine. Clinical and Experimental Dermatology. 1989;14:98-100.

Sandherr M, Maschmeyer G. Pharmacology and metabolism of voriconazole and posaconazole in the treatment of invasive aspergillosis – review of the literature. Eur J Med Res. 2011;16:139-44.

Sanglard D. Emerging threats in antifungal-resistant fungal pathogens. Front Med. 2016;3:1-10.

Savin R, De-Villez RL, Elewski B, Hong S, Jones T, Lowe N, et al. One-week therapy with twice-daily butenafine 1% cream versus vehicle in the treatment of tinea pedis: a multicenter, double-blind trial. J Am Acad Dermatol. 1997;36:S15-9.

Sawaya BP, Briggs JP, Schnermann J. Amphotericin B nephrotoxicity: the adverse consequences of altered membrane properties. J Am Soc Nephrol. 1995;6:154-64.

Schmitt-Hoffmann A, Roos B, Heep M, Schleimer M, Weidekamm E, Brown T, et al. Single-ascending-dose pharmacokinetics and safety of the novel broad-spectrum antifungal triazole BAL4815 after intravenous infusions (50, 100, and 200 milligrams) and oral administrations (100, 200, and 400 milligrams) of its prodrug, BAL8557, in healthy volunteers. Antimicrob Agents Chemother. 2006;50:279-85.

Scott LJ. Micafungin A review of its use in the prophylaxis and treatment of invasive Candida infections. Drugs. 2012;72:2141-65.

Seidman LS, Skokos CK. An evaluation of butoconazole nitrate 2% site releaseTM vaginal cream (Gynazole-1™) compared to fluconazole 150 mg tablets (Diflucan™) in the time to relief of symptoms in patients with vulvovaginal candidiasis. Infect Dis Obstet Gynecol. 2005;13:197-206.

Sharma N, Sharma D. An upcoming drug for onychomycosis: tavaborole. J Pharmacol Pharmacother. 2015;6:236-9.

Sobel JD. Vulvovaginal candidosis. Lancet. 2007;369:1961-71.

Squire RA, Goode K. A randomised, single-blind, single-centre clinical trial to evaluate comparative clinical efficacy of shampoos containing ciclopirox olamine (1.5%) and salicylic acid (3%), or ketoconazole (2%, Nizoral) for the treatment of dandruff/seborrhoeic dermatitis. J Dermatolog Treat. 2002;13:51-60.

Stan CD, Tuchillus C, Stan CJ. Echinocandis – new antifungal agents. Rev Med Chir Soc Med Nat Iasi. 2014;118:528-36.

Steimbach LM, Tonin FS, Virtuoso S, Borba HH, Sanches AC, Wiens A, et al. Efficacy and safety of amphotericin B lipid-based formulations – a systematic review and meta-analysis. Mycoses. 2017;60:146-54.

Stone JA, Holland SD, Wickersham PJ, Sterrett A, Schwartz M, Bonfiglio C, et al. Single- and multiple-dose pharmacokinetics of caspofungin in healthy men. Antimicrob Agents Chemother. 2002;46:739-45.

Stone NRH, Bicanic T, Salim R, Hope W. Liposomal amphotericin B (AmbisomeTM): a review of the pharmacokinetics, pharmacodynamics, clinical experience and future directions. Drugs. 2016;76:485-500.

Stoughton RB, Sefton J, Zeleznick L. In vitro and in vivo cutaneous penetration and antifungal activity of naftifine. Cutis. 1989;44:333-5.

Sutton DA, Sanche SE, Revankar SG, Fothergill AW, Rinaldi MG. In vitro amphotericin B resistance in clinical isolates of *Aspergillus terreus*, with a head-to-head comparison to voriconazole. J Clin Microbiol. 1999;37:2343-5.

Sweetman SC. (eds.). Martindale: the complete drug reference. London: Pharmaceutical Press; 2007. p. 764.

Tatsumi Y, Nagashima M, Shibanushi T, Iwata A, Kangawa Y, Inui F, et al. Mechanism of action of efinaconazole, a novel triazole antifungal agent. Antimicrob Agents Chemother. 2013;57:2405-9.

Terrel CL, Hughes CE. Antifungal agents used for deep-seated mycotic infections. Mayo Clin Proc. 1992;67:69-91.

Thienpont D, Van Cutsem J, Van Gerven F, Heeres J, Janssen PA. Ketoconazole – a new broad spectrum orally active antimycotic. Experientia. 1979;35:606-7.

Torres HA, Hachem RY, Chemaly RF, Kontoyiannis DP, Raad II. Posaconazole: a broad-spectrum triazole antifungal. Lancet Infect Dis. 2005;5:775-85.

Torres J, Márquez M, Camps F. Sertaconazole in the treatment of mycoses: from dermatology to gynecology. Int J Gynaecol Obstet. 2000;71:S3-20.

Trofe-Clark J, Lemonovich TL. Interactions between anti-infective agents and immunosuppressants in solid organ transplantation. Am J Transplant. 2013;13:318-26.

Ullmann AJ, Lipton JH, Vesole DH, Chandrasekar P, Langston A, Tarantolo SR, et al. Posaconazole or fluconazole for prophylaxis in severe graft-versus-host disease. N Engl J Med. 2007;356:335-47.

Van Cutsem J, Van Gerven F, Van De Ven MA, Borgers M, Janssen PA. Itraconazole, a new triazole that is orally active in aspergillosis. Antimicrob Agents Chemother. 1984;26:527-34.

Van den Bossche H. Biochemical effects of miconazole on fungi: effects of the uptake and/or utilization of purines, pyrimidines, nucleosides, amino acids and glucose by *Candida albicans*. Biochem Pharmacol. 1984;23:887-99.

Vazquez JA, Lynch M, Boikov D, Sobel JD. In vitro activity of a new pneumocandin antifungal, L-743,872, against azole-susceptible and -resistant *Candida* species. Antimicrob Agents Chemother. 1997;41:1612-4.

Veraldi S. Isoconazole nitrate: a unique broad-spectrum antimicrobial azole effective in the treatment of dermatomycoses, both as monotherapy and in combination with corticosteroids. Mycoses. 2013;56:3-15.

Vermeulen E, Lagrou K, Verweij PE. Azole resistance in *Aspergillus fumigatus*: a growing public health concern. Curr Opin Infect Dis. 2013;26:493-500.

Waldorf AR, Polak A. Mechanisms of action of 5-fluorocytosine. Antimicrob Agents Chemother. 1983;23:79-85.

Walsh TJ, Anaissie EJ, Denning DW, Herbrecht R, Kontoyiannis DP, Marr KA, et al. Treatment of aspergillosis: clinical practice guidelines of the infectious diseases society of America. Clin Infect Dis. 2008;46:327-60.

Walsh TJ, Teppler H, Donowitz GR, Maertens JA, Baden LR, Dmoszynska A et al. Caspofungin versus liposomal amphotericin B for empirical antifungal therapy in patients with persistent fever and neutropenia. N Engl J Med. 2004;351:1391-402.

Warn PA, Sharp A, Parmar A, Majithiya J, Denning DW, Hope WW. Pharmacokinetics and pharmacodynamics of a novel triazole, isavuconazole: mathematical modeling, importance of tissue concentrations, and impact of immune status on antifungal effect. Antimicrob Agents Chemother. 2009;53:3453-61.

Wasan KM, Lopez-Berestein G. Modification of amphotericin B's therapeutic index by increasing its association with serum high-density lipoproteins. Ann N Y Acad Sci. 1994;730:93-106.

Wasan KM, Rosenblum MG, Cheung L, Lopez-Berestein G. Influence of lipoproteins on renal cytotoxicity and antifungal activity of amphotericin B. Antimicrob Agents Chemother. 1994;38:223-7.

White TC, Holleman S, Dy F, Mirels LF, Stevens DA. Resistance mechanisms in clinical isolates of Candida albicans. Antimicrob Agents Chemother. 2002;46:1704-13.

Wiederhold NP, Lewis RE. The echinocandin antifungals: an overview of the pharmacology, spectrum and clinical efficacy. Expert Opin Investig Drugs. 2003;12:1313-33.

Wiehart UIM, Rautenbach M, Hoppe HC. Selective lysis of erythrocytes infected with the trophozoite stage of *Plasmadium falciparum* by polyene macrolide antibiotics. Biochemical Pharmacology. 2006;71:779-90.

Willem L, van der Geest R, de Beule K. Itraconazole oral solution and intravenous formulations: a review of pharmacokinetics and pharmacodynamics. J Clin Pharm Ther. 2001;26:159-69.

Wong-Beringer A, Jacobs RA, Guglielmo BJ. Lipid formulations of amphotericin B: clinical efficacy and toxicities. Clin Infect Dis. 1998;27:603-18.

Yoon SA, Vazquez JA, Steffan PE, Sobel JD, Akins RA. High-frequency, in vitro reversible switching of *Candida lusitaniae* clinical isolates from amphotericin B susceptibility to resistance. Antimicrob Agents Chemother. 1999;43:836-45.

Zhang LW, Fu JY, Hua H, Yan ZM. Efficacy and safety of miconazole for oral candidiasis: a systematic review and meta-analysis. Oral Diseases. 2016;22:185-95.

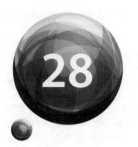

Vírus da Imunodeficiência Humana

CICLO

O vírus da imunodeficiência humana tipo 1 (HIV-1, do inglês *human immunodeficiency virus type 1*) é um retrovírus, além de agente responsável por uma das doenças infecciosas mais perigosas para o ser humano, conhecida como a síndrome da imunodeficiência adquirida (AIDS). Essa síndrome foi descrita inicialmente em 1932 na cidade de Léopoldville no Congo Belga e eventualmente descrita novamente em 1981 (CDC, 1981).

O passo inicial para que ocorra a infecção pelo HIV-1 envolve seu contato com uma célula não infectada, o qual ocorre por meio da ligação não específica do vírus com os sulfatos de heparan localizados na superfície da membrana celular. Após esse contato inicial, as proteínas do envelope do vírus interagem de maneira específica com as proteínas da superfície da membrana celular (as quais, no caso, funcionam como *receptores* para o vírus). O receptor para o vírus HIV-1 é a proteína CD4, expressa em linfócitos T, a qual interage com as glicoproteínas virais gp120 e gp41. O vírus HIV-1 também necessita interagir com os receptores CCR5 e CXCR4, que funcionam como correceptores (Figura 28.1).

Mutações no gene responsável pela expressão de CCR5 podem afetar de maneira significativa a capacidade do vírus de infectar a célula. A deleção de 32 bases pareadas na região codificadora do gene *CCR5* resultou na síntese intracelular de uma forma truncada de CCR5, que não era exposta na superfície da membrana celular e resultou na primeira cura de um paciente infectado pelo HIV (Hüttner *et al.*, 2009). Até o presente momento, não são conhecidas mutações do gene responsável pela expressão de CXCR4 que causem resistência à infecção pelo HIV-1.

Após a fusão das membranas celulares e do capsídio viral, o capsídio entra no citoplasma e se dissocia. Esse passo é seguido pela ação da transcriptase reversa, fazendo uma cópia de DNA a partir do RNA viral, acompanhado pela degradação do RNA e pela síntese da segunda fita do DNA viral. Todos esses passos enzimáticos são feitos pela transcriptase reversa, ou seja, a DNA polimerase dependente do RNA, presente no núcleo capsídio viral. O produto final da ação da transcriptase reversa é a síntese da fita dupla do DNA viral que contém todos os genes do HIV-1 e que apresenta sequências idênticas de DNA repetidas centenas ou milhares de vezes (LTR, do inglês *long term repeats*) localizadas no final do DNA viral. Esses LTR contêm elementos reguladores que têm importantes funções no ciclo de vida do retrovírus. O passo seguinte é a integração do DNA viral no genoma da célula infectada, passo fundamental para que ocorram a replicação do genoma viral e a permanente expressão de seu DNA nas células infectadas. Isso envolve a formação do complexo pré-integração, formado pela integrase viral, a transcriptase reversa e várias proteínas celulares (Depienne *et al.*, 2001). Após a integração do DNA viral no genoma da célula, ele passa a funcionar como uma unidade transcripcional independente

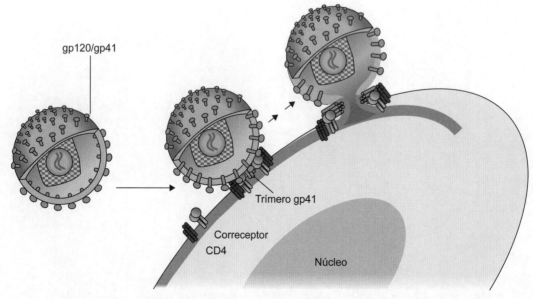

Figura 28.1 Interação da gp120/41 com o receptor CD4 e com os correceptores CCR5 e CXCR4.

(Prokofjeva et al., 2016). A transcrição subsequente do DNA viral integrado, assim como o processamento e o *splicing* do novo RNA viral produzido, é feita pelas enzimas celulares. O RNA viral sintetizado sofre *splicing* alternativo. As proteínas acessórias do HIV-1, como Tat, Rev, Vpu, Vpr e Vif, são traduzidas da dupla faixa do RNA viral. A proteína reguladora Nef e o precursor da proteína do envelope (Env), necessários mais tardiamente no ciclo de vida viral, são sintetizados a partir de RNA que sofreu o *splicing*. O RNA que não sofreu *splicing* é incorporado dentro do capsídio da nova partícula viral e serve como *template* para a síntese das proteínas precursoras Gag e Ga.Pol, que são codificadas pelos genes *Gag* e *Pol*. Inicialmente, o vírus produz formas imaturas que aparecem como brotamentos na membrana da célula infectada. Após elas se soltarem da membrana, a maturação ocorre quando as proteínas precursoras são clivadas pela protease viral e os produtos clivados começam a fazer suas funções na nova partícula viral (Figura 28.2).

FÁRMACOS ANTI-HIV

Atualmente, há quatro classes de fármacos utilizados no tratamento da infecção pelo HIV-1. Três deles apresentam uma característica comum: inibem as enzimas-chave para a replicação do vírus – a transcriptase reversa, a protease e a integrase –, enquanto a outra classe inibe a entrada do vírus na célula. A seguir, serão descritos tanto as características químicas quanto os mecanismos de ação, a farmacocinética e os mecanismos de resistência a esses fármacos.

Inibidores da transcriptase reversa

A transcriptase reversa catalisa a conversão da fita única de RNA do vírus do HIV em fita dupla de DNA, a qual serve como substrato para a integração no genoma da célula infectada. A transcriptase reversa é uma enzima multifuncional que exibe tanto atividade DNA polimerase quanto de ribonuclease H (Rnase H). Por seu papel essencial para a replicação viral do HIV, há atualmente 18 fármacos aprovados que atuam como inibidores da transcriptase reversa, que podem ser classificados em três grupos distintos:

- Inibidores nucleosídicos da transcriptase reversa (NRTI)
- Inibidores nucleotídicos da transcriptase reversa (NNRTI)
- Inibidores não nucleosídicos/nucleotídicos da transcriptase reversa (NNRTI).

Uma vez metabolizados no interior da célula nas suas formas ativas de difosfato ou trifosfato, os inibidores nucleosídicos/nucleotídicos da transcriptase reversa inibem a transcrição por competirem com o substrato análogo para a ligação e incorporação na nova fita sintetizada de DNA. A incorporação dos NRTI no DNA recém-sintetizado resulta na interrupção da síntese deste. Os inibidores não nucleosídicos da transcriptase reversa (NNRTI) são quimicamente distintos dos NRTI e não necessitam de ativação do metabolismo intracelular para ter atividade. Eles se ligam na transcriptase reversa, mas em um sítio localizado aproximadamente 10 Å distante do sítio ativo da DNA polimerase, denominado sítio de ligação dos NNRTI, inibindo a ação da transcriptase reversa por mecanismo alostérico (Sluis-Cremer et al., 2015).

Inibidores nucleosídicos da transcriptase reversa

Azidotimidina (Retrovir)

Mais popularmente conhecido como zidovudina, é um análogo sintético pirimidínico (Figura 28.3) no qual o grupo 3'-OH foi substituído por uma azida (N_3). Ele é fosforilado intracelularmente no seu metabólito ativo 5'-trifosfato de zidovudina, inibindo a ação da transcriptase reversa após sua incorporação na cadeia do DNA viral nascente. A zidovudina-trifosfato é um fraco inibidor das polimerases alfa e gama de DNA de mamíferos. A zidovudina foi o primeiro fármaco aprovado para o tratamento da AIDS. É importante lembrar que, após sua

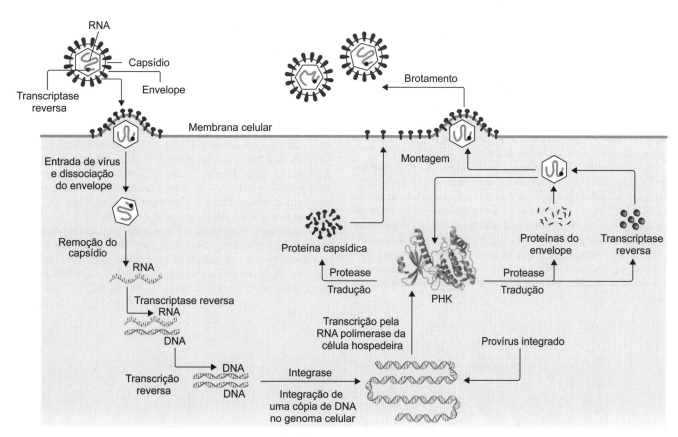

Figura 28.2 Ciclo de vida do HIV.

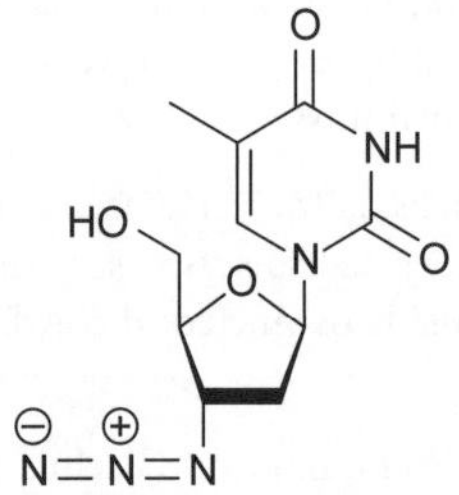

Figura 28.3 Azidotimidina.

introdução no mercado, uma parte razoável da comunidade dos pacientes com AIDS tornou-se hostil ao uso do fármaco (Arno e Feiden, 1992). A zidovudina chegou a ser considerada um ato hostil dos institutos de saúde dos EUA (National Institutes of Health), da indústria farmacêutica responsável (Burroughs Wellcome) e dos médicos que tratavam os pacientes com AIDS (Sepkowitz, 2001). Essas teorias de conspiração infelizmente ainda são bastante comuns nos dias atuais.

Apresenta farmacocinética linear entre as doses de 2 e 10 mg/kg. A zidovudina é extensiva e rapidamente absorvida após administração oral, com $T_{máx}$ variando entre 0,5 e 1,5 h. Sua biodisponibilidade absoluta após administração oral é de 64 ± 10%, não sendo afetada por alimentos. A ligação às proteínas plasmáticas é de 38% com volume aparente de distribuição de 1,6 ± 0,6 ℓ/kg. O *clearance* sistêmico é de 1,6 ± 0,6 ℓ/h/kg com meia-vida de eliminação entre 0,5 e 3 h. A zidovudina é primariamente eliminada por metabolismo.

A análise genotípica dos isolados do HIV-1 de células em cultura ou de pacientes tratados com zidovudina demonstrou mutações no gene da transcriptase reversa do HIV-1, resultante de seis substituições de aminoácidos (M41L, D67N, K70R, L210W, T215Y ou F e K219Q) responsáveis pela resistência observada à zidovudina. As mutações do análogo timidínico selecionadas para uso de zidovudina conferem resistência cruzada a abacavir, didanosina, estavudina, tenofovir e zalcitabina.

Didanosina (Videx® EC)

Análogo purínico sintético (Figura 28.4) do nucleosídio natural deoxiadenosina no qual o grupo 3'-OH foi substituído por um hidrogênio, a didanosina é convertida intracelularmente em seu metabólito ativo, em dideoxiadenosina trifosfato, a qual inibe a atividade da transcriptase reversa do HIV-1, ao competir com o substrato natural deoxiadenosina na incorporação do DNA viral nascente e, com isso, causar o término do crescimento da cadeia do DNA.

A farmacocinética da didanosina é linear entre as doses de 50 e 400 mg. É rapidamente absorvida com $T_{máx}$ entre 0,25 e 1,5 h após administração oral. A biodisponibilidade da didanosina é reduzida em 50% quando administrada com alimentos. Recomenda-se seu emprego em jejum, pelo menos 30 min antes da refeição. A ligação às proteínas plasmáticas é negligível (< 5%) e o *clearance* sistêmico foi estimado em 526 ± 64,7 mℓ/min/m² e o renal em 223 ± 85 mℓ/min/m², com meia-vida de eliminação de 1,5 ± 0,4 h. O metabolismo da didanosina se dá pelas mesmas vias responsáveis pela eliminação das purinas endógenas.

Uma análise genotípica dos isolados do HIV-1 de células em cultura ou de pacientes tratados com didanosina demonstrou mutações no gene da transcriptase reversa do HIV-1 resultante de substituições de aminoácidos K65R, L74V e M184V. A substituição L74V foi a mais frequentemente observada. Os isolados de pacientes resistentes à zidovudina exibem resistência cruzada a lamivudina, estavudina e zidovudina, em estudos de cultura de células.

Zalcitabina (Hivid®)

Análogo pirimidínico sintético do nucleosídio natural deoxicitidina, no qual o grupo 3-OH foi substituído por um hidrogênio (Figura 28.5). Intracelularmente, a zalcitabina é fosforilada em seu metabólito ativo dideoxicitidina 5'-trifosfato, a qual inibe a transcriptase reversa do HIV-1 ao competir com seu substrato natural, a deoxicitidina 5'-trifosfato, por sua incorporação ao DNA viral nascente. A ausência do grupo 3'-OH no carbovir trifosfato incorporado impede a formação da ponte fosfodiéster 5'-3', essencial para o alongamento da cadeia do DNA, promovendo, portanto, o término do crescimento do DNA viral. A dideoxicitidina 5'-trifosfato também inibe a DNA polimerase beta celular de mamíferos, assim como a DNA polimerase gama mitocondrial.

Após a administração oral, a biodisponibilidade da zalcitabina é > 80%, apresentando $T_{máx}$ < 1 h. O volume aparente de distribuição é de 0,534 ± 0,127 ℓ/kg, com meia-vida de eliminação entre 1 e 3 h. O *clearance* sistêmico estimado foi de 285 mℓ/min (CV-29%) e o renal de 235 mℓ/min (CV-30%). Como o *clearance* renal da zalcitabina excede o *clearance* renal da creatinina, isso é indicativo de que, além de filtração glomerular, a zalcitabina também é secretada no túbulo renal. Em ensaio clínico-piloto em sete pacientes com insuficiência renal (*clearance* de creatinina < 55 mℓ/min), a meia-vida de eliminação foi em média de 8,5 h. A ligação às proteínas plasmáticas é negligível (< 4%).

Uma análise genotípica dos isolados do HIV-1 de pacientes tratados com zalcitabina demonstrou mutações no gene da transcriptase reversa do HIV-1, resultante de substituições de aminoácidos K65R/N, T69D, V75T/A, M184V e Y215C. A mutação na posição 69 aparenta ser específica para a zalcitabina. As mutações nas posições 65, 74, 75 e 184 estão associadas à resistência à didanosina, a posição 75 com resistência à estavudina e as posições 65 e 184 com resistência à lamivudina. O uso da zalcitabina não é mais recomendado pelas entidades norte-americanas de tratamento de AIDS.

Lamivudina (Epivir®)

Também conhecida como 3TC, é o enantiômetro (–) do análogo dideoxicitidina (zalcitabina) (Figura 28.6). A lamivudina é utilizada tanto no tratamento das infecções pelo HIV-1 quanto da hepatite B. É fosforilada intracelularmente em seu metabólito 5'-trifosfato, sendo incorporada ao DNA viral nascente e causando interrupção do crescimento da cadeia do DNA. O 5'-trifosfato de lamivudina não inibe as polimerases de DNA alfa, beta e gama de mamíferos.

A lamivudina é rapidamente absorvida após administração oral, com biodisponibilidade absoluta de 86 ± 16%; a extensão da absorção não sofre ação de alimentos, permitindo que a lamivudina seja ingerida em jejum ou com alimentos. O volume aparente de distribuição após administração intravenosa (IV) foi de 1,3 ± 0,4 ℓ/kg, com

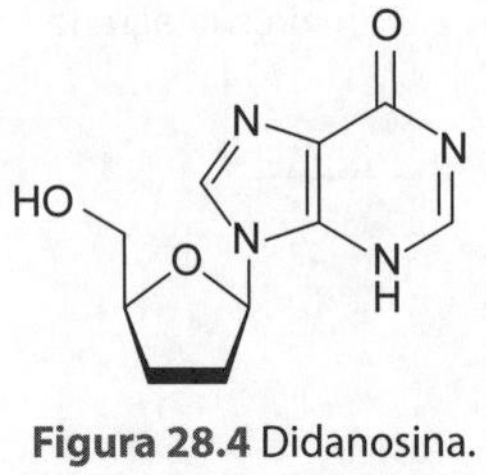

Figura 28.4 Didanosina.

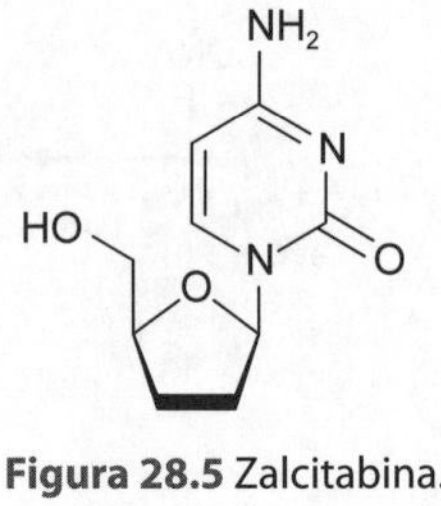

Figura 28.5 Zalcitabina.

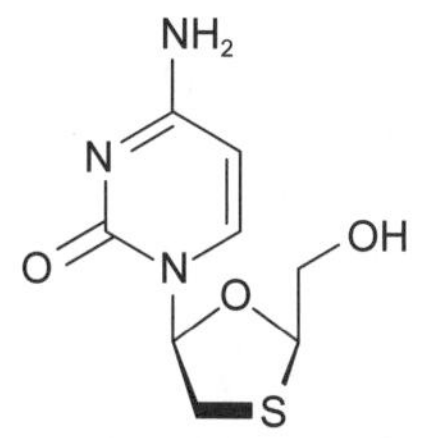

Figura 28.6 Lamivudina.

discreta ligação às proteínas plasmáticas (< 36%). A lamivudina é pouco metabolizada, e o metabólito trans-sulfóxido (único conhecido) corresponde a 5% da dose eliminada na urina. Após administração da lamivudina IV, o *clearance* renal foi estimado em 280,4 ± 75, 2 mℓ/min, representando 71 ± 16% do *clearance* sistêmico. A meia-vida de eliminação varia entre 5 e 7 h. A dose de lamivudina deve ser reduzida em pacientes com insuficiência renal.

A resistência à lamivudina dos isolados do HIV-1 de cultura de células é atribuída a uma substituição de aminoácido no códon 184 da transcriptase reversa, responsável pela mudança de metionina para valina ou isoleucina (M184V/I). Mutantes resistentes à lamivudina costumam apresentar resistência cruzada com didanosina e zalcitabina.

Abacavir (Ziagen®)

Nucleosídio carbocíclico sintético (Figura 28.7), é convertido intracelularmente em seu metabólito ativo trifosfato de carbovir, um análogo da deoxiguanosina-5'-trifosfato. O carbovir trifosfato inibe a atividade da transcriptase reversa do HIV-1, ao competir com o substrato natural deóxi-guanosina-5'-trifosfato pela sua incorporação ao DNA viral nascente. A ausência do grupo 3'-OH no carbovir trifosfato incorporado impede a formação da ponte fosfodiéster 5'-3', essencial para o alongamento da cadeia do DNA, promovendo, portanto, o término do crescimento do DNA viral. O carbovir trifosfato é um fraco inibidor das DNA polimerases alfa, beta e épsilon de mamíferos.

Apresenta farmacocinética linear entre as doses de 300 e 1.200 mg/dia, sendo rápida e extensivamente absorvido após administração via oral (VO), com uma biodisponibilidade absoluta de 83%, não sendo afetado quando ingerido com alimentos. O volume aparente de distribuição é de 0,86 ± 0,15 ℓ/kg, indicando distribuição no espaço extravascular, com ligação às proteínas plasmáticas de aproximadamente 50%. O abacavir não é substrato para as enzimas do CIP450, sendo seu metabolismo primário realizado pela desidrogenase alcoólica, formando o ácido 5'-carboxílico, e pela glucoroniltransferase, formando o conjugado 5'-glucoronídeo. Os metabólitos não têm atividade antiviral. Após a administração oral, aproximadamente 82% da dose é recuperada na urina, da qual 1,2% como fármaco inalterado, 30% como ácido 5'-carboxílico e 36% como o conjugado glucoronídeo e 15% como metabólitos menores não identificados. A eliminação fecal correspondeu a 16% da dose. O *clearance* sistêmico após administração IV foi de 0,80 ± 0,24 ℓ/h/kg. A meia-vida após a administração oral é de 1,54 ± 0,63 h.

A resistência ao abacavir foi identificada nos isolados do HIV-1 de cultura celular e de pacientes tratados com abacavir. A análise genotípica demonstrou substituições de aminoácidos K65R, L74V, Y115F e M184V/I, tendo sido esta última a substituição mais frequentemente observada nos vírus isolados de pacientes resistentes ao abacavir. A resistência cruzada foi observada entre os inibidores nucleosídicos de transcriptase reversa. Os vírus isolados resistentes ao abacavir apresentam resistência cruzada com didanosina, entricitabina, lamivudina, tenofovir e zalcitabina.

Uma reação adversa importante causada pelo abacavir que limita seu uso terapêutico é uma reação imunológica de hipersensibilidade que afeta de 5 a 8% dos pacientes nas primeiras 6 semanas de tratamento (Hetherington et al., 2001). Os sintomas incluem febre, *rash* cutâneo, sintomas gastrintestinais e respiratórios, os quais se agravam com o uso contínuo do fármaco. A interrupção do tratamento causa reversão rápida dos sintomas; o desafio com abacavir está contraindicado em virtude do risco de reação mais grave. Nos pacientes que apresentam essa reação de hipersensibilidade confirmada imunologicamente, 47,9% são positivos para o alelo *HLA-B*5701*; nas reações de hipersensibilidade diagnosticada clinicamente, a presença do alelo teve um valor preditivo de 61,2% e um valor negativo de 95,5% (Mallal et al., 2008). Portanto, para o uso do abacavir é necessário um teste genético para identificar se o paciente tem esse alelo; 94% dos pacientes não apresentam esses alelo e, portanto, têm um risco baixo para essa reação de hipersensibilidade.

Entricitabina (Emtriva®)

Também conhecida como FTC, é um nucleosídio sintético análogo à citidina (Figura 28.8), fosforilado por enzimas celulares para formar entricitabina 5'-trifosfato, o qual inibe a HIV-1 transcriptase reversa ao competir com o substrato natural deoxicitidina 5'-trifosfato, ao ser incorporado ao DNA viral nascente, resultando em término da cadeia. A entricitabina 5'-trifosfato é um fraco inibidor das DNA polimerases alfa, beta e épsilon de mamíferos.

A entricitabina é rápida e extensivamente absorvida após a administração VO, com T$_{máx}$ entre 1 e 2 h. Quando administrada na forma farmacêutica de cápsula, a biodisponibilidade absoluta é de 93%, enquanto na forma de solução oral é de aproximadamente 75%. A biodisponibilidade da entricitabina não sofre efeito de alimentos, podendo ser administrada tanto em jejum quanto com alimentos. Apresenta negligível ligação às proteínas plasmáticas (< 4%). Aproximadamente 86% da dose administrada é recuperada na urina, da qual apenas 13% na forma de metabólitos. O metabolismo da entricitabina ocorre pela oxidação do grupo tiol, formando os diastereômeros 3'-sulfóxidos (9% da dose) e conjugação com o ácido glicurônico, formando o 2'-O-glucoronídeo (4% da dose). O *clearance* renal da entricitabina (213 mℓ/min) é maior que o *clearance* renal da creatinina, indicando que ocorre tanto filtração glomerular quanto secreção tubular ativa. A meia-vida de eliminação da entricitabina é de aproximadamente 10 h. Recomenda-se que o intervalo de dosagem seja aumentado em pacientes com *clearance* renal de creatinina menor que 50 mℓ/min.

A resistência à entricitabina dá-se pela substituição no gene da transcriptase reversa do HIV-1 do códon 184, o que resulta em uma substituição do aminoácido metionina por valina ou isoleucina

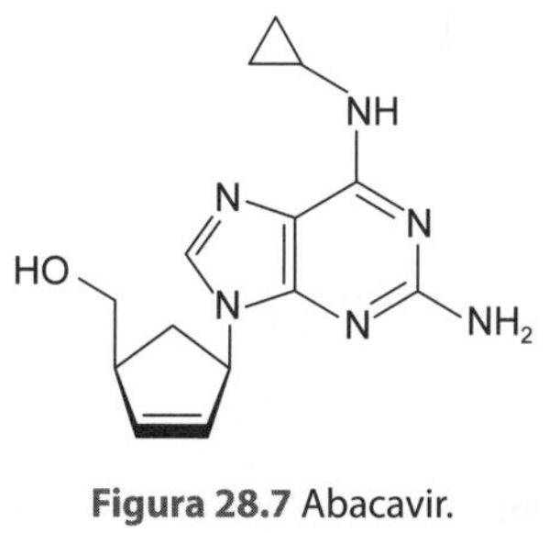

Figura 28.7 Abacavir.

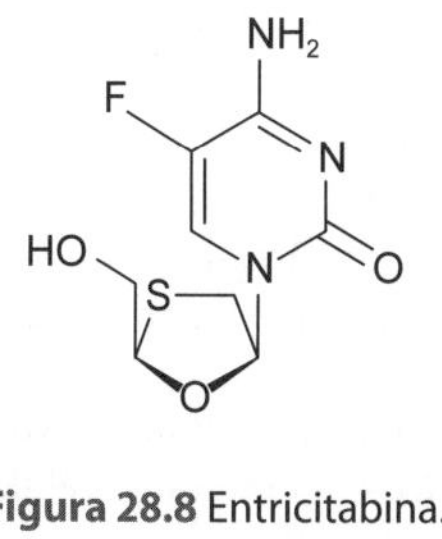

Figura 28.8 Entricitabina.

(M184V/L). A resistência cruzada foi observada entre os inibidores nucleosídicos de transcriptase reversa. A mutação M184V/L confere resistência cruzada para a lamivudina e a zalcitabina.

Estavudina (Zerit®)

Análogo nucleosídico pirimidínico da timidina (Figura 28.9), no qual o grupo 3'-OH foi substituído por um hidrogênio. A estavudina é fosforilada intracelularmente em seu metabólito ativo estavudina-trifosfato. Ela inibe a atividade da transcriptase reversa do HIV-1, ao competir com o substrato natural timidina-trifosfato na incorporação do DNA viral nascente. A ausência do grupo 3'-OH impede a formação da ponte fosfodiéster 5'-3', essencial para o alongamento da cadeia do DNA, promovendo, portanto, o término do crescimento do DNA viral.

Após a administração da estavudina VO, o $T_{máx}$ ocorre em aproximadamente 1 h. A biodisponibilidade absoluta é de 86,4 ± 18,2% e não é alterada quando ingerida com alimentos. A estavudina não se liga às proteínas plasmáticas, apresentando um volume de distribuição aparente de 46 ± 21 ℓ, com *clearance* sistêmico de 594 ± 164 mℓ/min e *clearance* renal de 237 ± 98 mℓ/min. A meia-vida de eliminação varia entre 1,6 ± 0,23 h. É pouco metabolizada e 95% da dose administrada é recuperada na urina, da qual 73,7% na forma de fármaco inalterado. A dose deve ser reduzida em pacientes com redução importante de *clearance* renal de creatinina ou em hemodiálise.

A resistência à estavudina foi identificada em isolados de HIV-1 de cultura celular e de pacientes tratados com estavudina. Análises fenotípicas de isolados de 61 pacientes que receberam estavudina como monoterapia por períodos prolongados (6 a 29 meses) demonstraram que isolados de quatro pacientes apresentaram EC50 quatro vezes maior que os isolados obtidos previamente ao tratamento. Em um deles, foram observadas as substituições T215Y e K219E (ambas características de resistência à zidovudina) e a mutação Q151M (característica de mutação de resistência a múltiplos nucleosídeos).

Há resistência cruzada entre os diversos inibidores nucleosídicos de transcriptase reversa. Vários estudos demonstraram que o tratamento prolongado com estavudina pode selecionar mutações timidínicas, resultando nas seguintes substituições do gene da transcriptase reversa: *M41L*, *D67N*, *K70R*, *L210W*, *T215Y/F* e *K219Q/E*. A estavudina não deve ser utilizada clinicamente na presença dessas mutações timidínicas.

Inibidores nucleotídicos da transcriptase reversa

Fumarato de tenofovir desoproxila (Viread®)

Nucleotídio acíclico análogo da adenosina monofosfato (Figura 28.10). A ponte diéster necessita de hidrólise para a conversão para tenofovir, e subsequente fosforilação por enzimas intracelulares para formar o difosfato de tenofovir, o qual será incorporado à cadeia do DNA viral nascente, atuando como término do crescimento da cadeia do DNA. O difosfato de tenofovir (TFV-DP) é o metabólito ativo tanto do fumarato de tenofovir desoproxila quanto do tenofovir alafenamida, competindo com a deoxiadenosina 5'-trifosfato na incorporação do DNA viral, causando terminação da cadeia e, portanto, prevenindo a transcrição do DNA viral.

A farmacocinética do tenofovir é linear entre as doses de 75 e 600 mg. A biodisponibilidade do tenofovir administrado em jejum é de 25%, com $T_{máx}$ de aproximadamente 1 h. A ligação do tenofovir às proteínas plasmáticas é negligível (< 1%) e o volume de distribuição após administração IV do tenofovir foi de 1,3 ± 0,6 ℓ/kg. Tanto o tenofovir desoproxila quanto o tenofovir não são substratos para as enzimas do CIP450. Após administração IV, aproximadamente 70 a 80% da dose é recuperada na urina como fármaco inalterado. A eliminação renal envolve filtração glomerular e secreção tubular ativa. A meia-vida de eliminação após administração oral é de aproximadamente 17 h.

Isolados de HIV-1 com suscetibilidade reduzida ao tenofovir foram selecionados *in vitro* em cultura de células. A análise genotípica identificou uma substituição K65R na transcriptase reversa. Essa substituição também foi observada em isolados de pacientes tratados com tenofovir associado à lamivudina e ao efavirenz que demonstraram falha terapêutica. Isolados que apresentaram essa substituição também tiveram redução da suscetibilidade à entricitabina e à lamivudina.

Tenofovir alafenamida (Vemlidy®)

Profármaco do tenofovir que, em comparação com o fumarato de tenofovir desoproxila, contém um fenol e um éster de alanina isopropil, o que resulta em uma estabilidade plasmática maior. O tenofovir alafenamida é hidrolisado intracelularmente em tenofovir pela catepsina A e fosforilado em difosfato de tenofovir (Birkus *et al.*, 2007). Embora o fumarato de tenofovir desoproxila seja um potente inibidor de protease e geralmente seja bem tolerado, seu uso clínico está relacionado com o aumento do risco de doença renal e doença óssea em decorrência, sobretudo, dos níveis plasmáticos do tenofovir.

O tenofovir alafenamida (Figura 28.11) é mais estável em plasma que o tenofovir (Lee *et al.*, 2005) e tem atividade antiviral com administração VO em doses até 10 vezes menores, quando comparada com a dose de tenofovir. A maior parte do tenofovir alafenamida transita diretamente para o tecido linfoide, o alvo do fármaco, onde é convertido intracelularmente em difosfato de tenofovir (Babusis *et al.*, 2013). Essa ativação intracelular que ocorre no linfócito minimiza a exposição do paciente ao tenofovir. O tenofovir alafenamida não é substrato para os transportadores orgânicos aniônicos, e, com os níveis baixos circulantes de tenofovir que gera, acaba tendo um perfil de segurança renal superior ao do tenofovir (Pozniak *et al.*, 2015). A Figura 28.12 ilustra o mecanismo de ação do tenofovir alafenamida (Antela *et al.*, 2016).

Estudos farmacocinéticos demonstraram que a administração de 25 mg de tenofovir alafenamida (TAF), em comparação com 300 mg

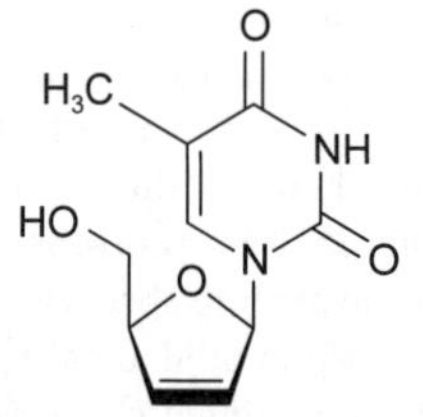

Figura 28.9 Estavudina.

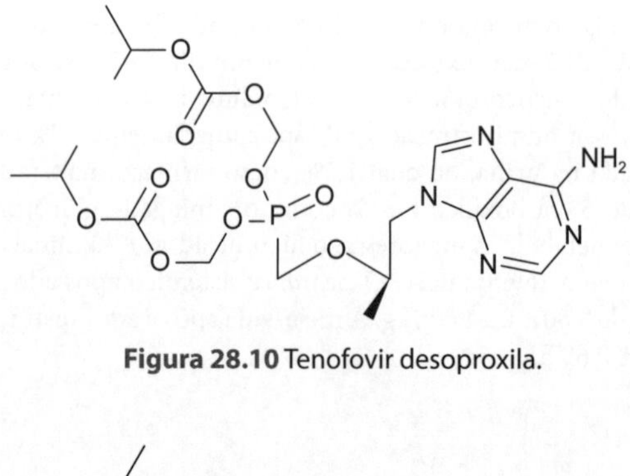

Figura 28.10 Tenofovir desoproxila.

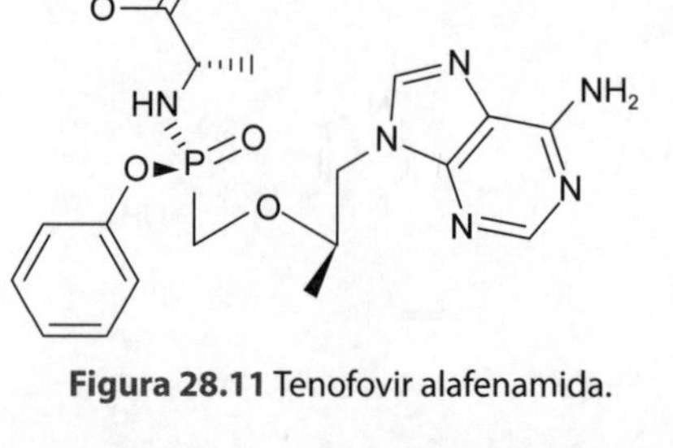

Figura 28.11 Tenofovir alafenamida.

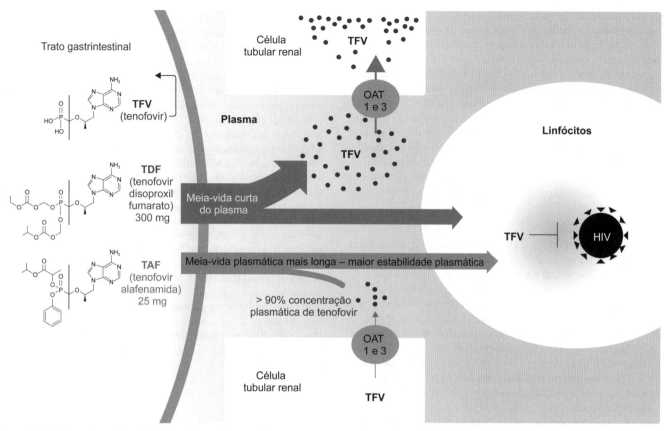

Figura 28.12 Mecanismo de ação do tenofovir alafenamida (TAF): comparação com o tefonofor disoproxil fumarato (TDF). OAT: *organic anion transporter*.

de fumarato de tenofovir desoproxila (TDF), resultou em redução de 86% nos níveis plasmáticos de tenofovir. Entretanto, isso foi acompanhado por um aumento de 700% nos níveis de difosfato de tenofovir, o metabólito ativo, nas células mononucleares sanguíneas (Ruane *et al.*, 2013). Um estudo realizado em cães demonstrou que a administração do TAF leva ao aumento substancial da distribuição do tenofovir em tecidos linfáticos, quando comparado com o TDF (Lee *et al.*, 2005). Considerando que o risco de nefrotoxicidade induzida pelo TDF é proporcional aos níveis plasmáticos de tenofovir, a administração de TAF deve reduzir o risco de nefrotoxicidade. Esse benefício deve se estender também ao osso, visto que a redução da densidade mineral óssea observada com o tratamento com TDF está associada à perda de fosfato causada pela nefrotoxicidade induzida pelo tenofovir (Fernandez-Fernandez *et al.*, 2011). A dose recomendada de TAF é 25 mg/dia, enquanto a de TDF é 300 mg/dia. Não é necessário ajuste de dose em pacientes com *clearance* de creatinina acima de 30 mℓ/min.

Dois ensaios clínicos randomizados e duplos-cegos avaliaram a eficácia do TAF (10 mg/dia), comparado com o TDF (300 mg/dia) em pacientes HIV-positivos. Estes foram tratados também com elvitegravir/cobicistate/entricitabina (150/150/200 mg/dia). Mais de 2 mil pacientes foram selecionados, tendo sido eventualmente randomizados 1.733, dos quais 866 no grupo TAF e 867 no grupo TDF (Sax *et al.*, 2015). O objetivo primário era verificar a supressão virológica após 48 e 96 semanas. Ambos os esquemas terapêuticos foram considerados eficazes e bem tolerados pelos pacientes. As reações adversas mais comuns corresponderam a náuseas, cefaleia e diarreia. Uma avaliação renal na semana 48 identificou que o TAF causou menor redução do *clearance* de creatinina, quando comparado com o TDF (−6,4 *versus* −11,2 mℓ/min; p < 0,001). Por ocasião da semana 96, 6 pacientes precisaram interromper o tratamento com TDF em virtude de reações adversas renais, comparados com nenhum paciente no grupo TAF.

Inibidores não nucleosídicos/nucleotídicos da transcriptase reversa

Nevirapina (Viramune®)

Dipiridodiazepinona que atua como inibidor não nucleosídico da transcriptase reversa do HIV-1. A nevirapina (Figura 28.13) liga-se diretamente à transcriptase reversa e bloqueia as atividades das DNA polimerases dependentes de RNA e da DNA polimerase dependente de DNA. A nevirapina não inibe a transcriptase reversa do HIV-2 nem as DNA polimerases humanas alfa, beta, gama e delta.

A nevirapina apresenta excelente biodisponibilidade absoluta (93 ± 9%) após administração oral e não sofre alteração quando ingerida com alimentos. O $T_{máx}$ é de aproximadamente 4 h e a farmacocinética é linear entre as doses de 200 e 400 mg/dia. A nevirapina é bastante lipofílica, com volume aparente de distribuição de 1,21 ± 0,09 ℓ/kg, com moderada ligação às proteínas plasmáticas (60%), sendo a concentração no sistema nervoso central de aproximadamente 40% da concentração plasmática (valor aproximado da fração livre da nevirapina). A nevirapina é extensivamente metabolizada por meio de oxidação pelos CIP3A e CIP2B67. Ela não deve ser utilizada em pacientes com insuficiência hepática moderada ou grave (Child-Pugh B ou C). Em estudo com fármaco marcado por radioisótopo, 81,3 ±

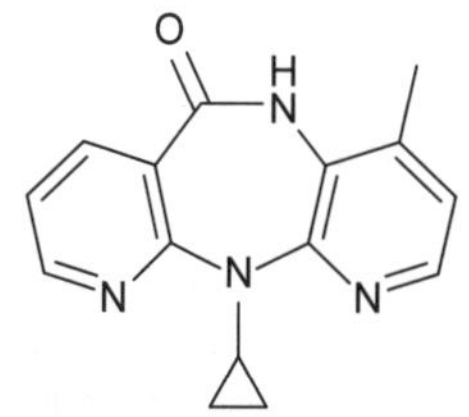

Figura 28.13 Nevirapina.

11,1% da dose foi recuperada na urina, da qual mais de 80% na forma de glucoronídeos e menos de 3% na forma de fármaco inalterado. A meia-vida de eliminação é de aproximadamente 45 h após dose única, mas, por causa das características da nevirapina de induzir seu próprio metabolismo e induzir o CIP3A e o CIP2B6, ela é reduzida para 25 a 30 h após múltiplas doses.

A resistência à nevirapina foi identificada em isolados de HIV-1 de cultura celular e de pacientes tratados com nevirapina. A análise genotípica desses isolados de HIV-1 demonstrou mutações no gene da transcriptase reversa que codifica as substituições de aminoácidos Y181C e V106/A. O tempo para o aparecimento da resistência à nevirapina não foi alterado quando esta foi coincubada com vários outros inibidores não nucleosídicos da transcriptase reversa do HIV-1.

Delavirdina (Rescriptor®)

Derivado piperazínico (Figura 28.14) que atua como inibidor não nucleosídico da transcriptase reversa do HIV-1, a delavirdina liga-se diretamente à transcriptase reversa e bloqueia as atividades das DNA polimerase dependentes de RNA e de DNA. A nevirapina não inibe a transcriptase reversa do HIV-2 e as DNA polimerases humanas alfa, gama e delta. É interessante ressaltar que a transcriptase reversa do HIV-1 do grupo O, grupo de cepas altamente divergentes e incomum na América do Norte, não é inibida pela delavirdina.

A delavirdina é rapidamente absorvida após a administração oral, com $T_{máx}$ de 1 h e biodisponibilidade absoluta de 85 ± 25%, não sendo afetada quando ingerida com alimentos. Apresenta alta ligação às proteínas plasmáticas (98%). A farmacocinética da delavirdina não é linear, e o *clearance* sistêmico diminui 22 vezes quando a dose diária de delavirdina é aumentada de 60 para 1.200 mg/dia. A meia-vida de eliminação após administração de 400 mg 3 vezes/dia variou entre 2 e 11 h. É extensivamente metabolizada pelo CIP3A e também pelo CIP2D6 em metabólitos inativos. Em contraste com a nevirapina, a delavirdina causa autoinibição de seu metabolismo.

Uma análise fenotípica de isolados de HIV-1 de pacientes tratados com delavirdina em monoterapia indicou o aparecimento de resistência após 8 semanas de tratamento em 14 de 15 pacientes. As análises genotípicas indicaram mutações na transcriptase reversa nas posições 103 e menos frequentemente nas posições 181 e 236. Mutações nas posições 103 e/ou 181 causam resistência cruzada a outros inibidores não nucleosídicos da transcriptase reversa do HIV-1.

Efavirenz (Sustiva®)

Derivado oxazínico (Figura 28.15) que atua como inibidor não nucleosídico da transcriptase reversa do HIV-1, de característica não competitiva. A transcriptase reversa do HIV-2 e as DNA polimerases humanas alfa, beta, gama e delta não são inibidas pelo efavirenz.

O efavirenz apresenta farmacocinética linear entre as doses de 100 e 1.600 mg, com $T_{máx}$ de aproximadamente 5 h. É altamente ligado às proteínas plasmáticas (99,5 a 99,75%), predominantemente à albumina. É metabolizado por enzimas do CIP450 (CIP3A4 e CIP2B6) em metabólitos hidroxilados com subsequente glucoronidação desses metabólitos hidroxilados, os quais são inativos contra a transcriptase reversa do HIV-1. Aproximadamente 2/3 da dose administrada é eliminada nas fezes na forma de fármaco inalterado, enquanto 1/3 é recuperada na urina essencialmente na forma de metabólitos. A meia-vida de eliminação do efavirenz varia entre 52 e 76 h.

Isolados de HIV-1 com redução de sensibilidade ao efavirenz aparecem rapidamente em seleção *in vitro*. A caracterização genotípica identifica mutações resultantes de um único aminoácido L100I ou V179D, de dois aminoácidos L100I/V108I e de três aminoácidos L100I/V179D/Y181C na transcriptase reversa. Isolados clínicos caracterizados fenotipicamente como resistentes ao efavirenz *in vitro* também demonstraram resistência à delavirdina e à nevirapina.

Etravirina (Intelence®)

Derivado benzonitrílico (Figura 28.16) que se liga diretamente à transcriptase reversa do HIV-1 e bloqueia de maneira não competitiva as DNA polimerases dependentes de DNA e de RNA. A etravirina não inibe as DNA polimerases alfa, beta e gama humanas.

A biodisponibilidade da etravirina é reduzida na presença de alimentos, e o $T_{máx}$ varia entre 2,5 e 4 h. É altamente ligada às proteínas plasmáticas (99,9%), tanto à albumina quanto à glicoproteína ácida alfa-1. A etravirina é metabolizada no fígado pelos CIP3A, CIP2C9 e CIP1C19, e a maioria dos metabólitos formados pela hidroxilação metílica do anel benzonitrílico apresenta atividade farmacológica < 10%, quando comparada com o fármaco inalterado. Após a administração oral do fármaco marcado com radioisótopo, 93,7% da radioatividade foi recuperada nas fezes, da qual entre 81,2 e 86,4% na forma de fármaco inalterado. A meia-vida de eliminação da etravirina é de 41 ± 20 h. Não há necessidade de ajuste de dose em pacientes com insuficiência hepática leve ou moderada (Child-Pugh A e B).

Isolados de HIV-1 resistentes à etravirina foram selecionados em cultura de células com HIV-1 de origens diferentes, assim como HIV-1 resistentes a inibidores não nucleosídicos da transcriptase reversa. Para o desenvolvimento de redução de suscetibilidade à etravirina, é necessária mais de uma substituição de aminoácidos, sendo aquelas de maior frequência as substituições nas posições L100I, E138K, E138G, V179I, Y181C e M230I. A etravirina apresenta atividade antiviral em 55 de 65 cepas de HIV-1 (85%), com uma substituição de aminoácido

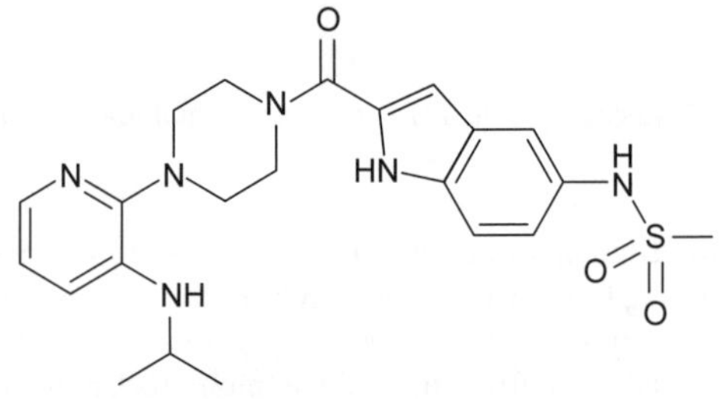

Figura 28.14 Delavirdina.

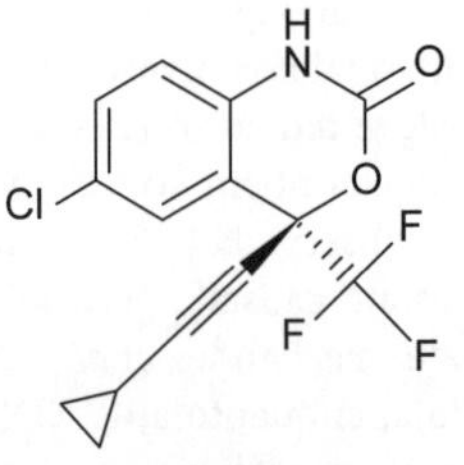

Figura 28.15 Efavirenz.

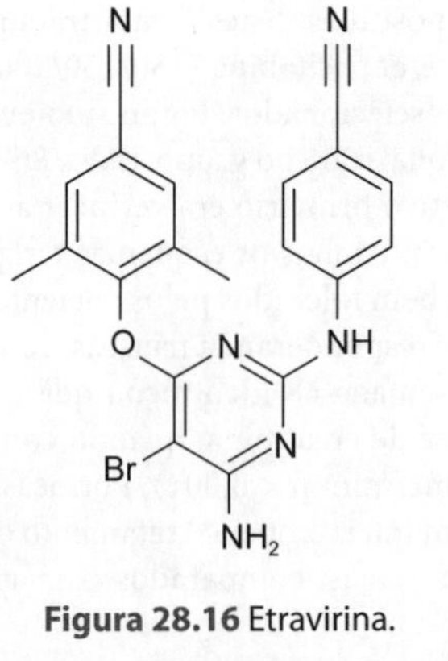

Figura 28.16 Etravirina.

na transcriptase reversa associada à resistência aos inibidores não nucleosídicos de transcriptase reversa, inclusive a substituição mais comum, a K103N.

Rilpivirina (Edurant®)

Derivado diarilpirimidínico (Figura 28.17) que inibe de maneira não competitiva a transcriptase reversa do HIV-1. A rilpivirina não inibe as DNA polimerases humanas alfa, beta e gama. Sua biodisponibilidade reduz em 50% quando administrada em jejum, recomendando-se, portanto, sua ingestão com alimentos. O $T_{máx}$ é de aproximadamente 4 a 5 h, e é extensamente ligada às proteínas plasmáticas, primariamente à albumina. O metabolismo é mediado pelo CIP3A, com uma meia-vida de eliminação de aproximadamente 50 h. Após administração do fármaco marcado com radioisótopo, 85% da dose administrada foi recuperada nas fezes, da qual 25% na forma de fármaco inalterado. Não é necessário ajuste de dose em pacientes hepatopatas ou com insuficiência renal.

As substituições de aminoácidos que geraram resistência à rilpivirina *in vitro* foram L100I, K101E, V106I/A, E138K/G/Q/R, V179F/I, Y181C/I, V189I, G190E, H221Y, F22tC e M230I/L. Uma investigação realizada em pacientes demonstrou que a emergência de cepas resistentes é dependente da carga viral inicial. A resistência cruzada a efavirenz, etravirina e/ou nevirapina é altamente provável após o aparecimento de resistência à rilpivirina.

Inibidores da protease

A protease do HIV-1 é uma proteína homodimérica na qual cada monômero constitui-se de 99 aminoácidos; identificaram-se 36 pontos de mutação (*loci*) responsáveis por vários níveis de resistência ao tratamento com inibidores da protease (Rhee *et al.*, 2003). A enzima tem um atividade aspartil protease, essencial para a maturação das poliproteínas precursoras Gag e Gag-Pol. O sítio ativo da enzima reside na interface do dímero, onde cada um dos dois monômeros contribui com os dois resíduos catalíticos (Asp25 e Asp25'). Por seu papel fundamental no ciclo de vida do HIV, a protease foi identificada como alvo interessante para a terapia retroviral (Ly *et al.*, 2015). Os inibidores de protease do HIV-1 utilizados atualmente são desenhados com um grupo hidroxila, com o objetivo de mimetizar o estado de transição da ligação peptídica covalente do substrato natural da protease. O primeiro inibidor de protease viral aprovado foi o saquinavir, o qual atingiu o mercado 10 anos após a descoberta da protease viral, sendo acompanhado por nove outros fármacos inibidores da protease viral. Todos eles são compostos miméticos de peptídios desenhados para competir com os substratos naturais da protease viral. Diferentemente dos peptídios naturais, a ligação peptídica nos análogos é substituída por uma estrutura com hidroxietileno que mimetiza o estado de transição do peptídio dentro do sítio ativo da protease viral, mas que é resistente à hidrólise pela protease (Garbelli *et al.*, 2017). Por causa da semelhança estrutural dos inibidores de protease, as mutações da protease do HIV-1 são geralmente associadas à resistência cruzada com outros inibidores de protease (Rhee *et al.*, 2010).

O saquinavir compreendeu o primeiro inibidor de protease aprovado para o tratamento do HIV-1, tendo sido observada pela primeira vez, a partir da sua introdução, redução na mortalidade causada pelo HIV-1. Entretanto, o saquinavir apresentou baixa biodisponibilidade por sofrer extenso metabolismo no sistema êntero-hepático em virtude do efeito de primeira passagem. Para compensar isso, o saquinavir era administrado 3 vezes/dia. Logo após a aprovação desse fármaco, foram aprovados o ritonavir e o indinavir. Apesar do sucesso inicial do ritonavir – seja como monoterapia, seja em terapia junto a outros agentes retrovirais –, seu uso continuado era associado ao aparecimento de cepas resistentes e extensa toxicidade em virtude das interações metabólicas com outros fármacos. Similarmente ao ritonavir, o indinavir também foi eficaz para causar supressão viral e aumento dos linfócitos CD4, e, de fato, a terapia tripla contendo indinavir foi considerada mais efetiva que a monoterapia e implementada como tratamento-padrão para HIV na maior parte dos países (Gulick *et al.*, 1997). Entretanto, o uso do indinavir foi associado à nefrotoxicidade e a problemas gastrintestinais. O inibidor de protease aprovado a seguir foi o nelfinavir, que apresentou resultados superiores aos dos inibidores de protease prévios.

Todos esses inibidores de protease, chamados de inibidores da primeira geração, tinham problemas de biodisponibilidade restrita, o que levava inevitavelmente a um número grande de administrações com consequentes problemas de aderência e dificuldade de manter uma supressão viral adequada. Posteriormente, foram desenvolvidos inibidores de protease (segunda geração), os quais apresentavam alta potência para as cepas resistentes aos inibidores de protease. O amprenavir e o fosamprenavir foram aprovados para administração 2 vezes/dia, tendo apresentado alta eficácia em terapia combinada com outros fármacos retrovirais (Rodriguez-French *et al.*, 2004). O lopinavir também apresentou baixa resistência em pacientes HIV que haviam tido insucesso na supressão virológica com outros agentes retrovirais (Masquelier *et al.*, 2002).

Saquinavir (Invirase®)

Inibidor peptídico (Figura 28.18) da protease do HIV-1, ele se liga ao sítio ativo da protease e inibe a atividade enzimática desta, prevenindo a clivagem das poliproteínas virais e resultando na formação de partículas virais imaturas e não infecciosas. O saquinavir foi o primeiro inibidor de protease aprovado para uso clínico. Com sua aprovação, a terapia combinatória (NRTI + inibidor de protease) – conhecida como terapia retroviral altamente ativa (HAART, do inglês *highly active antiretroviral therapy*) – causou grande melhora nas condições dos

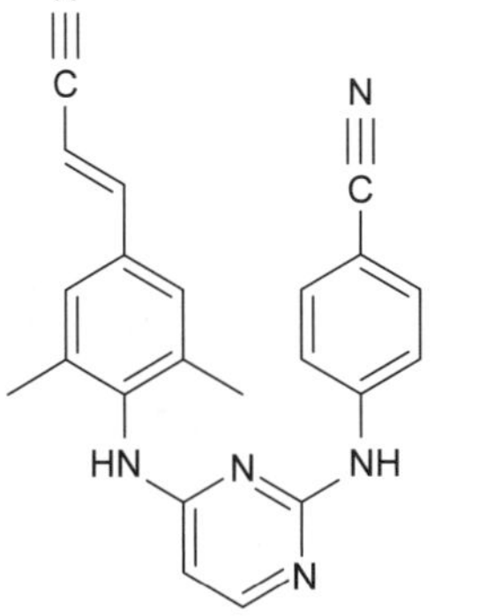

Figura 28.17 Rilpivirina.

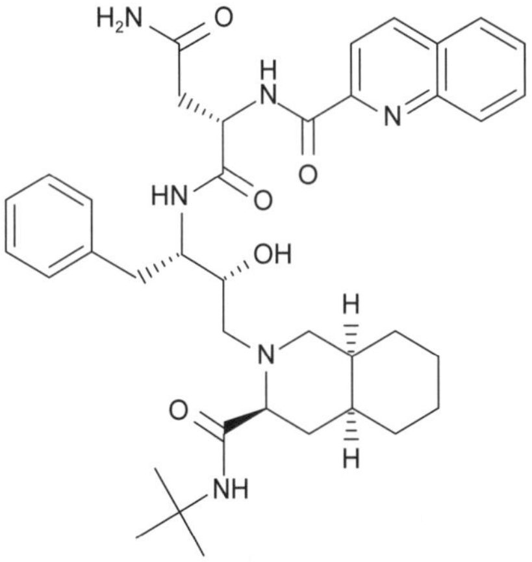

Figura 28.18 Saquinavir.

pacientes com AIDS, ao suprimir de maneira eficaz a carga viral e aumentar os níveis dos linfócitos CD4 (Collier et al., 1996).

A biodisponibilidade absoluta do saquinavir após administração oral é muito baixa (< 4%), em virtude da absorção incompleta e do efeito de primeira passagem. O volume de distribuição após administração IV foi de 700 ℓ, e o *clearance* sistêmico de 1,14 ℓ/h/kg. A ligação às proteínas plasmáticas é de 98%. O saquinavir sofre extenso (> 90%) metabolismo pelo CIP3A4 em metabólitos inativos mono ou di-hidroxilados. Sua meia-vida de eliminação varia entre 9 e 15 h.

A análise genotípica de mutantes de HIV-1 selecionados *in vitro* com suscetibilidade reduzida para o saquinavir identificou as substituições G48V e L90M como mutações primárias e L10I/R.V, I54V/L, A71V/T, G73S, V77I, V82A e I84V como mutações secundárias. Ocorre resistência cruzada com os inibidores de protease. Isolados de HIV-1 (22) resistentes após tratamento com saquinavir foram investigados para resistência cruzada; 27% permaneceram resistentes ao amprenavir, indinavir, nelfinavir e ritonavir, dos quais 55% retiveram suscetibilidade para no mínimo um inibidor de protease e 18% foram considerados resistentes a todos os inibidores de protease.

Ritonavir (Norvir®)

É um inibidor peptídio-mimético (Figura 28.19) da protease do HIV-1 que se liga ao sítio ativo da protease e inibe a atividade enzimática desta, prevenindo a clivagem das poliproteínas virais e resultando na formação de partículas virais imaturas e não infecciosas. O ritonavir não é mais utilizado como agente retroviral, mas como potencializador farmacocinético de inibidores de protease, não somente no tratamento do HIV, como também de outras infecções virais.

O T$_{máx}$ do ritonavir é de aproximadamente 2 h após administração oral em jejum e apresenta alta ligação às proteínas plasmáticas (98 a 99%). Após a administração do fármaco marcado com radioisótopo, quase toda a radioatividade encontrada no plasma foi atribuída ao fármaco inalterado. O principal metabólito é o isopropiltiazol oxidado, o qual apresenta atividade antiviral semelhante à do fármaco inalterado. O CIP3A é a principal isoforma envolvida no metabolismo do ritonavir, mas o CIP2D6 também participa em menor proporção. Aproximadamente 86% da dose administrada é eliminada nas fezes, 35% da qual na forma de fármaco inalterado. A meia-vida de eliminação varia entre 3 e 5 h e o *clearance* sistêmico em estado de equilíbrio é de 8,8 ± 3,2 ℓ/h.

Uma análise genotípica de mutantes de HIV-1 selecionados *in vitro* com suscetibilidade reduzida para o ritonavir identificou as substituições I84V, V82F, A71V e M46I. Isolados de 6 pacientes com suscetibilidade reduzida para ritonavir em cultura de células não tiveram redução de suscetibilidade para o saquinavir.

O ritonavir foi lançado como inibidor de protease em 1996, na dose de 600 mg 2 vezes/dia, para ser utilizado com outros retrovirais. Entretanto, tinha pouca tolerabilidade e uma necessidade de aumentar a dose, acarretando a dificuldade de aderência pelo número de comprimidos, além de apresentar interações com outros fármacos. Contudo, na dose de 100 mg 1 ou 2 vezes/dia, o ritonavir apresentou excelente tolerabilidade e passou a ser utilizado como um potencializador farmacocinético de outros inibidores de protease que também eram substratos para CIP3A4 e glicoproteína-P (P-gp). O ritonavir é um potente inibidor do CIP3A e, portanto, aumenta as concentrações plasmáticas de fármacos metabolizados por esse CIP. Fármacos extensivamente metabolizados pelo CIP3A e que sofrem alto efeito de primeira passagem são os mais suscetíveis, com grande aumento da área sob a curva (> 300%) quando coadministrados com ritonavir. Conforme será visto adiante, também no tratamento de hepatites é frequente associar o ritonavir para aumentar a biodisponibilidade de outros fármacos antivirais. Esses esquemas terapêuticos nos quais o ritonavir é associado em razão dessa interação farmacocinética são chamados de *ritonavir-boosted* regimes. Trata-se de uma ação semelhante à do cobicistate associado aos inibidores de integrase (Tseng *et al.*, 2017).

Nelfinavir (Viracept®)

Peptídio-mimético que inibe a protease do HIV-1 e também algumas linhagens do HIV-2 (Figura 28.20), sua administração com alimentos aumenta a sua biodisponibilidade e reduz a variabilidade desta. O volume aparente de distribuição após a administração oral variou entre 2 e 7 ℓ/kg. É extensamente ligado às proteínas plasmáticas (> 98%). Após uma dose do fármaco marcado com radioisótopo, entre 82 e 86% da radioatividade encontrada no plasma foi na forma do fármaco inalterado. O metabolismo *in vitro* do nelfinavir é devido ao CIP3A e ao CIP2C19, e o principal metabólito oxidativo tem atividade farmacológica similar à do fármaco inalterado. O nelfinavir é eliminado predominantemente via hepatobiliar, do qual 78% na forma de metabólitos oxidados e 22% na forma de nelfinavir. A meia-vida de eliminação do nelfinavir varia entre 3,5 e 5 h.

Isolados de HIV-1 de pacientes tratados com nelfinavir em monoterapia ou em associação com inibidores da transcriptase reversa revelaram que a substituição mais frequente foi a D30N (54,8%), seguido de L90M (9,6%). Pacientes que apresentaram a mutação D30N continuaram suscetíveis a amprenavir, indinavir, lopinavir e saquinavir *in vitro*. Mutações associadas à resistência a outros inibidores de protease (G48V, V82A/F/T, I84V e L90 M) causam resistência cruzada ao nelfinavir.

Lopinavir (Kaletra®)

Inibidor da protease do HIV-1 (Figura 28.21), é comercializado em forma farmacêutica sólida (comprimido) e líquida (solução oral) juntamente ao ritonavir. O lopinavir é metabolizado pelo CIP3A e o ritonavir é um potente inibidor do CIP3A.

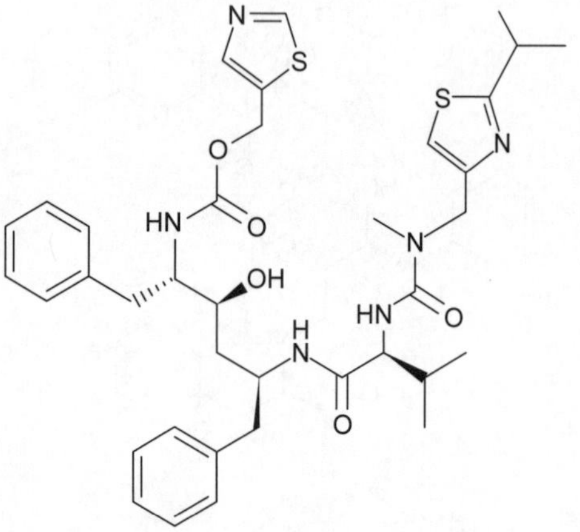

Figura 28.19 Ritonavir.

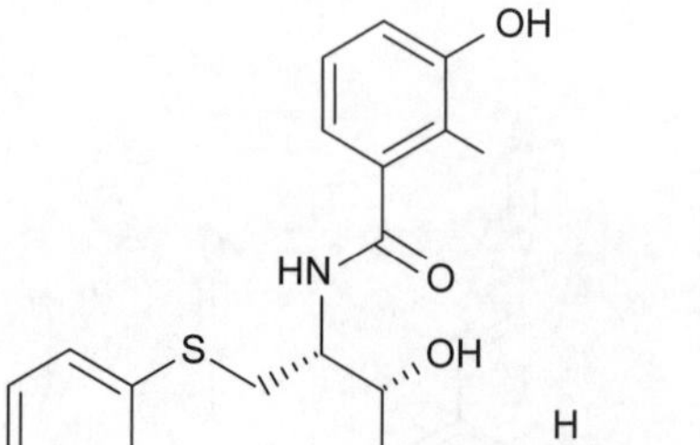

Figura 28.20 Nelfinavir.

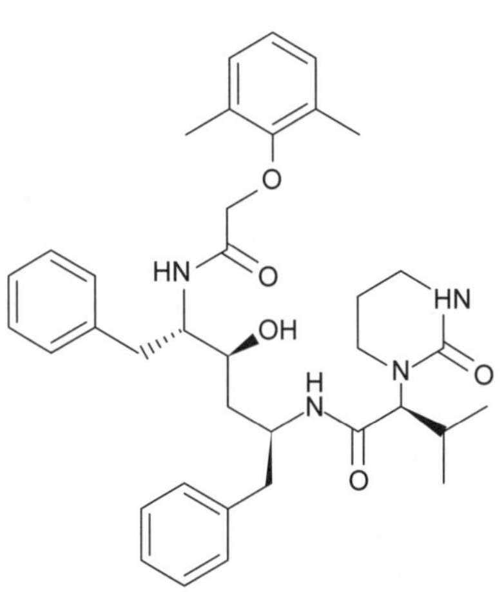

Figura 28.21 Lopinavir.

No que se refere à farmacocinética do lopinavir, quando coadministrado com o ritonavir, o $T_{máx}$ é de aproximadamente 4 h, e a biodisponibilidade absoluta não sofre influência de alimentos. É altamente ligado às proteínas plasmáticas (98 a 99%), com maior afinidade pela glicoproteína ácida alfa-1. O *clearance* oral aparente do lopinavir é de 5,98 ± 5,74 ℓ/h. Após a administração VO do fármaco marcado com radioisótopo, 82% são recuperados nas fezes, dos quais 20% na forma de fármaco inalterado. A meia-vida de eliminação varia entre 2 e 3 h após dose única e 5 e 6 h depois de doses múltiplas.

Isolados de HIV-1 com reduzida suscetibilidade ao lopinavir foram obtidos de células em cultura. A presença de ritonavir aparentemente não influenciou na obtenção dessas cepas resistentes ao lopinavir. Em estudo realizado em pacientes com HIV-1 virgens de tratamento com viremia > 400 cópias/mℓ, tratados por 48 semanas, não foram detectadas cepas resistentes ao lopinavir. A resistência ao lopinavir/ritonavir foi observada em pacientes tratados previamente com inibidores de protease.

Atazanavir (Reyataz)

Derivado azapeptídico inibidor da protease do HIV-1 (Figura 28.22), ele inibe de maneira específica o processamento das poliproteínas codificadas pelos genes *Gag* e *Gag-Pol* nas células infectadas, prevenindo a formação de vírions maduros.

O atazanavir é rapidamente absorvido após administração oral com $T_{máx}$ de aproximadamente 2 h. A farmacocinética do atazanavir não é linear, aumentando a biodisponibilidade de maneira não proporcional ao aumento da dose (aumento superior ao esperado). A ingestão de alimentos aumenta a biodisponibilidade do atazanavir e reduz a variabilidade desta. A ligação às proteínas plasmáticas é de 86%, ligando-se tanto à albumina quanto à glicoproteína ácida alfa-1. O atazanavir é extensamente oxidado pelo CIP3A, gerando metabólitos inativos. Após a administração do fármaco marcado com radioisótopo, 79% da dose foi recuperada na urina, 20% da qual na forma do fármaco inalterado. A meia-vida de eliminação do atazanavir é de aproximadamente 7 h. A dose deve ser reduzida em pacientes com insuficiência hepática moderada (Child-Pugh B). Não há necessidade de ajuste de dose em pacientes com insuficiência renal leve, moderada ou grave.

Isolados de HIV-1 com reduzida suscetibilidade para atazanavir foram obtidos de cultura de células e de pacientes tratados com atazanavir ou atazanavir/ritonavir. As substituições responsáveis pela resistência ao atazanavir foram I50L, N88S, A71V e M46I. É interessante ressaltar que a substituição I50L induziu o aumento de suscetibilidade para amprenavir, indinavir, lopinavir, nelfinavir, ritonavir e saquinavir. As substituições I50L e I50V causam resistência ao atazanavir e ao amprenavir, respectivamente, mas não promovem resistência cruzada entre os dois.

Fosamprenavir (Lexiva®)

Profármaco do amprenavir (Figura 28.23), um inibidor da protease do HIV-1. O amprenavir chegou a ser comercializado como inibidor de protease (Agenerase®), entretanto foi descontinuado por motivos farmacocinéticos e toxicológicos. Por causa da baixa hidrossolubilidade do amprenavir, eram necessárias várias dosagens ao dia. Além disso, o propileno glicol utilizado para solubilizar o seu uso na forma farmacêutica líquida causava reações adversas importantes, como convulsões, taquicardia e distúrbios metabólicos. O fosamprenavir foi desenvolvido com o intuito de facilitar a solubilidade e substituir o amprenavir. O fosamprenavir pode ser administrado em associação ou não ao ritonavir. Liga-se ao sítio ativo da protease do HIV-1 e impede o processamento das poliproteínas Gag e Gag-Pol, resultando na formação de partículas virais imaturas e não infecciosas. O fosamprenavir não tem atividade antiviral.

O $T_{máx}$ do amprenavir após a administração oral ocorre entre 1,5 e 4 h, e sua biodisponibilidade não é influenciada de maneira clinicamente significativa quando ingerido com alimentos. A ligação às proteínas plasmáticas é de aproximadamente 90%, primariamente à glicoproteína ácida alfa-1. O fosamprenavir é completamente hidrolisado em amprenavir antes de chegar à circulação sistêmica. O amprenavir é metabolizado pelo CIP3A4, e 14% e 75% da dose administrada podem ser encontradas na forma de metabólitos na urina e nas fezes, respectivamente. A meia-vida de eliminação é de aproximadamente 7,7 h.

A análise genotípica de isolados de HIV-1 de pacientes tratados com fosamprenavir demonstrou mutações nas posições V32I, M46I/L, I47V, I50V, I54 L/M e I84V, assim como mutações no p7/p1 e p1/p6 dos sítios de clivagem das poliproteínas Gag e Gag-Pol. Vários graus de resistência cruzada entre os inibidores de protease já foram observados.

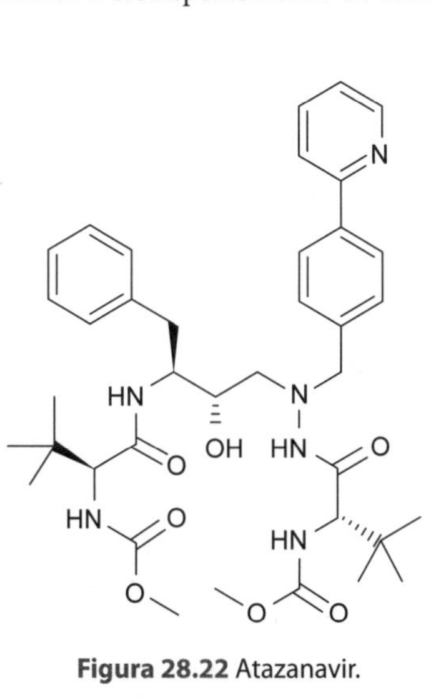

Figura 28.22 Atazanavir.

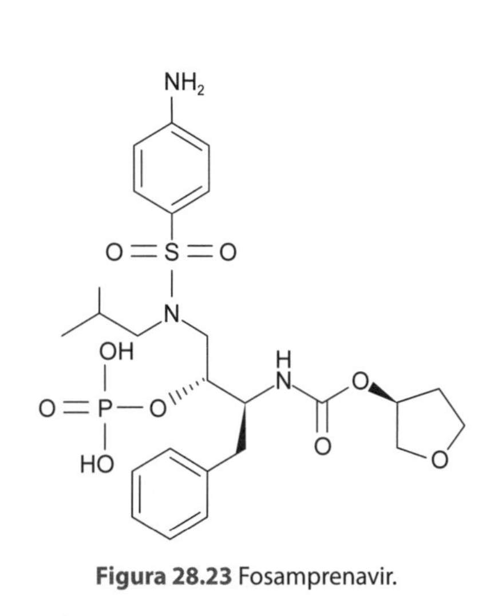

Figura 28.23 Fosamprenavir.

Tipranavir (Aptivus®)

Inibidor não peptídico da protease do HIV-1, é um derivado sulfonamídico (Figura 28.24), a exemplo do amprenavir. O tipranavir inibe o processamento das poliproteínas Gag e Gag-Pol, resultando na formação de partículas virais imaturas e não infecciosas. Deve ser administrado com ritonavir.

A absorção do tipranavir é limitada, e a associação tipranavir/ritonavir deve ser ingerida com alimentos. O tipranavir é extensamente ligado às proteínas plasmáticas (> 99,9%), tanto à albumina quanto à glicoproteína ácida alfa-1. O CIP3A4 é a isoforma predominante responsável pelo metabolismo do tipranavir. A administração da associação tipranavir/ritonavir com tipranavir marcado com radioisótopo demonstrou que 98,4% da radioatividade encontrada no plasma é do fármaco na forma inalterada. A meia-vida de eliminação no tipranavir varia entre 4,8 e 6 h.

Isolados de HIV-1 com suscetibilidade reduzida ao tipranavir foram obtidos *in vitro* de cultura de células e de pacientes tratados com tripanavir/ritonavir. Uma análise genotípica dos isolados de HIV-1 resistentes revelou as seguintes substituições de aminoácidos: L33F, I84V, K45I, I13V, V32I, V82L, M36I, A71V, L10F e I54V/T. Também foram observadas alterações nos sítios de clivagem das poliproteínas Gag (CA/P2). Vírus resistentes ao tipranavir tiveram menor redução de suscetibilidade ao amprenavir, atazanavir, indinavir, lopinavir, nelfinavir e ritonavir, mas continuam sensíveis ao saquinavir.

Darunavir (Prezista®)

Inibidor não peptídico (Figura 28.25) da protease do HIV-1 que inibe, seletivamente, a clivagem das poliproteínas codificadas pelo gene *Gag-Pol* nas células infectadas, prevenindo a formação de partículas maduras do vírus. O darunavir foi desenhado para reduzir o aparecimento de resistência aos inibidores de protease. Para isso, introduziu-se um grupo polar (furofurano) para interagir com a protease viral (Zhang *et al.*, 2014).

O darunavir é metabolizado pelo CIP3A, enquanto o ritonavir é um inibidor do CIP3A; portanto, a administração de darunavir com ritonavir aumenta as concentrações plasmáticas do primeiro. A biodisponibilidade absoluta do darunavir sozinho é de 37%, enquanto coadministrado com ritonavir chega a 82%, não sendo afetada por alimentos. O darunavir coadministrado com ritonavir apresenta T_{max} entre 2,5 e 4 h. Liga-se às proteínas plasmáticas (95%), predominantemente à glicoproteína ácida alfa-1. Como afirmado anteriormente, o darunavir é extensamente metabolizado pelo CIP3A, e três metabólitos identificados em humanos apresentaram atividade inibitória bastante reduzida (< 10%), quando comparados com o fármaco inalterado. Aproximadamente 80% do darunavir é recuperado nas fezes, metade na forma de fármaco inalterado. Quando coadministrado com o ritonavir, o *clearance* do darunavir é de 5,9 ℓ/h e a meia-vida e a eliminação nesse caso são de aproximadamente 15 h. Não há necessidade de ajuste de dose em pacientes com insuficiência hepática leve ou moderada (Child-Pugh A e B) ou pacientes com insuficiência renal com *clearance* de creatinina > 30 mℓ/min.

Isolados do HIV-1 com sensibilidade diminuída para o darunavir foram obtidos a partir de culturas de células ou de pacientes tratados com a combinação darunavir/ritonavir. As seguintes substituições de aminoácidos foram observadas na protease resistente: S37D, R41E/T, K55Q, H69Q, K70E, T74S, V77I e I85V. Resistência cruzada aos inibidores de protease foi observada, entretanto, em isolados resistentes ao amprenavir, atazanavir, indinavir, lopinavir, nelfinavir, ritonavir, saquinavir e/ou tipranavir. A redução da suscetibilidade ao darunavir foi discreta (< 10 ×), indicando que esses vírus resistentes aos demais inibidores de protease continuam suscetíveis ao darunavir.

Inibidores da integrase

A integrase do HIV-1 é formada por três domínios proteicos independentes: o domínio N-terminal, o domínio catalítico fundamental e o domínio C-terminal, sendo a multimerização da integrase fundamental para a sua função catalítica. Um tetrâmero da integrase catalisa a inserção pareada de ambas as fitas do DNA viral; embora um dímero da integrase consiga processar um DNA viral único *in vitro*, é possível que o processamento 3' seja também catalisado pelo tetrâmero da integrase durante a infecção viral (Hare *et al.*, 2012), conforme ilustrado na Figura 28.26.

Raltegravir

Primeiro fármaco antiviral dessa classe, aprovado em 2007 para tratamento de neonatos infectados com HIV-1 (Figura 28.27), o raltegravir apresenta biodisponibilidade de 32%, sendo metabolizado pela UGT 1A1, predominantemente por glucorinidação. Apresenta excreção renal (32%) e fecal (51%) e meia-vida plasmática de 9 h. É administrado na dose de 400 mg 2 vezes/dia, podendo ser administrado com alimentos ou em jejum. Caso seja administrado com o indutor de metabolismo rifampicina, deve-se ajustar a dose para 800 mg 2 vezes/dia (Wong *et al.*, 2016). Reações adversas associadas ao uso de raltegravir incluem insônia, cefaleia, náuseas e aumento da creatinoquinase. Essas elevações geralmente apresentam caráter benigno; entretanto, houve relatos de casos de rabdomiólise induzida pelo raltegravir (Dori *et al.*, 2010).

O ensaio clínico STANMRK comparou a eficácia de raltegravir 400 mg 2 vezes/dia com efavirenz 600 mg 1 vez/dia (ambos administrados em combinação com doses-padrão de tenofovir e entricitabina) no tratamento de pacientes HIV-positivos virgens de tratamento e com carga viral acima de 5.000 cópias/mℓ. O objetivo primário do ensaio foi a redução da carga viral para menos de 50 cópias/mℓ, atingido em 86,1% dos pacientes no grupo raltegravir e em 81,9% dos pacientes no grupo efavirenz. A supressão viral foi mais rápida no

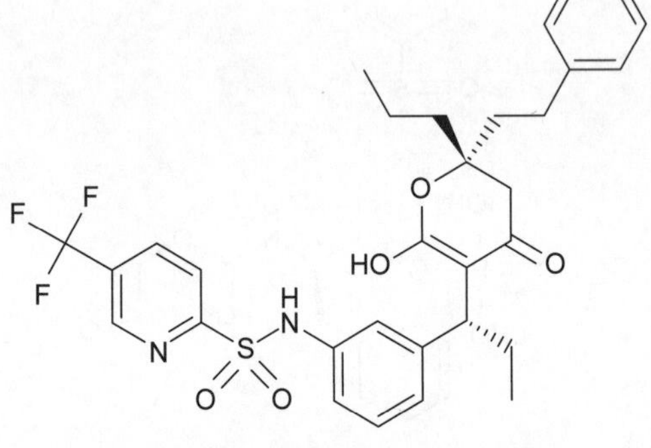

Figura 28.24 Tipranavir.

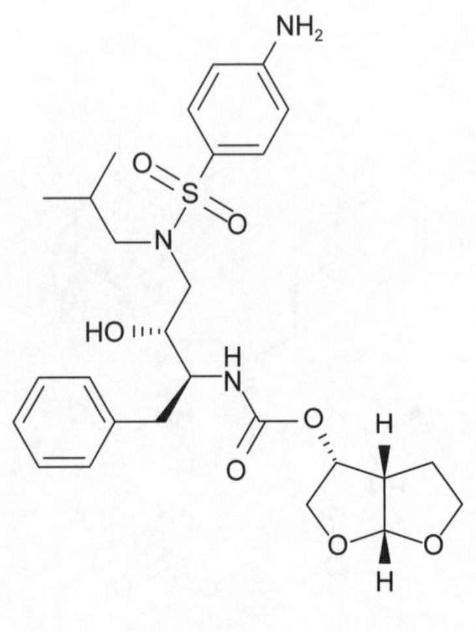

Figura 28.25 Darunavir.

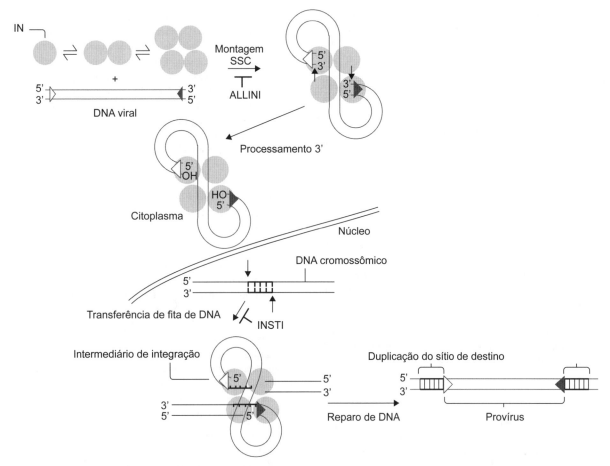

Figura 28.26 Atividade da integrase, que existe em várias formas (ilustrada como monômero, dímero e tetrâmero). A integrase liga-se no final da cadeia do DNA viral (triângulo aberto 3', triângulo fechado 5'), resultando na formação de um complexo sináptico estável (SSC). A integrase processa o terminal 3 do DNA viral adjacente em sequências de C-A conservadas no citoplasma da célula (a integrase catalisa a remoção de dois nucleotídios (C-A) terminais no terminal 3' do DNA viral). O complexo pré-integração (PIC) envolve o DNA cromossômico alvo no núcleo, seguido pela atividade de transferência da fita do DNA mediada pela integrase que liga o DNA viral cortado CA_{OH}-3' com o fosfato-5' do DNA dupla-fita cromossômico. Esse intermediário defeituoso resultante da integração é consertado pelas enzimas do hospedeiro, gerando um provírus integrado flanqueado pelo pedaço de DNA cortado. Os inibidores alostéricos da integrase (ALLINI, do inglês *allosteric integrase inhibitor*) promovem a multimerização e, portanto, inibem a formação do complexo sináptico estável; já os inibidores de integrase utilizados na clínica inibem preferencialmente a atividade de transferência da fita do DNA viral. INSTI: *integrase strand transfer inhibitor*.

grupo raltegravir. As reações adversas mais comuns foram cefaleia, insônia e náuseas (Lennox *et al.*, 2009). Esse ensaio clínico foi prolongado para observar efeitos após seu uso por período prolongado. Após 156 semanas, 75,6% dos pacientes no grupo raltegavir e 68,1% dos pacientes no grupo efavirenz ainda apresentavam carga viral menor que 50 cópias/mℓ. Houve aumento estatisticamente significativo na contagem de CD4 do grupo raltegravir (332 células/mm³), comparado com o grupo efavirenz (295 células/mm³). Reações adversas foram similares às descritas no tratamento após 48 semanas e estatisticamente menores no grupo do raltegravir (Rockstroh *et al.*, 2011). O raltegravir não apresenta contraindicação e está na lista da Organização Mundial da Saúde (OMS) como fármaco essencial para o sistema de saúde.

Elvitegravir

Aprovado em 2012, está disponível em forma farmacêutica sólida contendo elvitegravir, cobicistate, entricitabina e tenofovir (Stribild®).

O elvitegravir (Figura 28.28) é metabolizado pelas enzimas CIP3A e por UGT1A1/3 por meio de glucoronidação, sendo sua excreção essencialmente fecal (94,8%). A meia-vida é de 12,9 h, e o fármaco é contraindicado caso o paciente esteja utilizando indutores do CIP3A ou substratos altamente dependentes do CIP3A. O cobicistate é um novo fármaco que não apresenta atividade retroviral, mas, quando administrado com o elvitegravir, aumenta as concentrações plasmáticas deste último, por meio da inibição de seu metabolismo pelo CIP3A4. Um ensaio clínico randomizado comparou Stribild® com

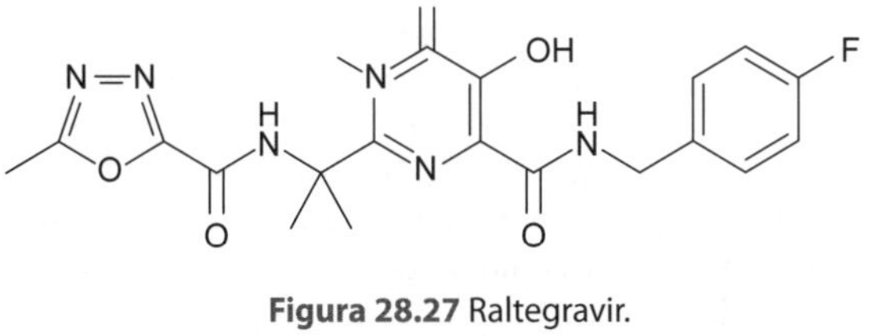

Figura 28.27 Raltegravir.

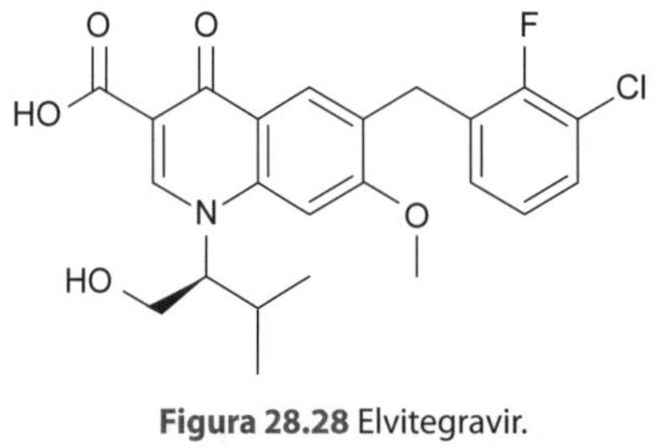

Figura 28.28 Elvitegravir.

efavirenz, entricitabina e tenofovir em pacientes infectados pelo HIV e virgens de tratamento, com carga viral acima de 5 mil cópias/mℓ, contagem de CD4 superior a 50 células/mm³ e *clearance* de creatinina acima de 80 mℓ/min. Ambas as combinações foram administradas 1 vez/dia. O grupo tratado com Stribild™ teve maior porcentagem (90%) de pacientes com carga viral quando comparado com o outro grupo (83%) após 48 semanas de tratamento. O aumento de CD4 foi maior no grupo Stribild® (205 células/mm³) comparado com o outro grupo (139 células/mm³). Eventos psiquiátricos como insônia e alucinações foram menores no grupo tratado com Stribild® (17%) em relação ao outro grupo (43%, p = 0,02). Uma queda na taxa de filtração glomerular foi observada nas primeiras 2 semanas de tratamento com Stribild®, entretanto não perdurou durante a continuação do estudo (Cohen *et al.*, 2011).

O Stribild® apresenta a vantagem de ser administrado 1 vez/dia, o que favorece a aderência ao paciente. Além de inibir o CIP3A4, o cobicistate inibe o CIP2D6 e a gp-P. Assim, a administração de substratos dessas vias metabólicas, como o cobicistate, pode causar aumento plasmático desses. Outro cuidado a ser tomado consiste na administração de inibidores do CIP3A4, como os antifúngicos azólicos (utilizados frequentemente em pacientes com HIV), e inibidores de protease, e também – como citado anteriormente – o uso concomitante de indutores do CIP3A4, como rifampicina, fenitoína e carbamazepina. O uso desses fármacos pode causar concentrações subterapêuticas do elvitegravir (no caso dos indutores) ou tóxicas (no caso dos inibidores do CIP3A4).

Dolutegravir

Aprovado em 2013, é indicado para uso em pacientes infectados pelo HIV-1, virgens ou não de tratamento, como parte de esquema tríplice contendo dois inibidores nucleosídicos/nucleotíodicos de transcriptase reversa.

Apresenta metabolismo predominantemente por UGT1A1, mediado por glucoronidação, e pouco pelo CIP3A. A excreção fecal é de 53%, enquanto a urinária é de 31%; apresenta meia-vida de 14 h, permitindo administração 1 vez/dia. Não é necessário o ajuste de dose em pacientes com lesão hepática leve ou moderada, ou com insuficiência renal leve. O dolutegravir (Figura 28.29) pode ser utilizado em pacientes que apresentem também hepatite B ou C.

O ensaio clínico SPRING-2 foi um ensaio multicêntrico e randomizado para avaliar a eficácia e a segurança do dolutegravir, comparado com o raltegravir. Pacientes infectados com HIV virgens de tratamento e com carga viral acima de 1.000 cópias/mℓ foram tratados para receber dolutegravir 50 mg 1 vez/dia ou raltegravir 400 mg 2 vezes/dia, combinados com tenofovir com entricitabina ou abacavir com lamivudina. O objetivo primário era carga viral menor que 50 cópias/mℓ. Após 48 semanas de tratamento, cerca de 88% dos pacientes do grupo tratado com dolutegravir e 85% daqueles do grupo tratado com raltegravir atingiram esse objetivo primário. As reações adversas foram semelhantes em ambos os grupos e consistiram de náuseas, cefaleia, nasofaringite e diarreia (Raffi *et al.*, 2013).

O ensaio clínico SAILING foi um ensaio randomizado e duplo-cego de não inferioridade que avaliou a eficácia do dolutegravir em pacientes HIV-positivos, mas tratados previamente com outros fármacos. Os pacientes incluídos no ensaio clínico apresentavam carga viral acima de 400 cópias/mℓ e resistência a duas ou mais classes de fármacos retrovirais. Os pacientes receberam dolutegravir 50 mg/dia ou raltegravir 400 mg 2 vezes/dia, combinados com outros fármacos, a critério do investigador. O objetivo primário era atingir carga viral menor que 50 cópias/mℓ após 48 semanas de tratamento. No grupo tratado com dolutegravir, 71% dos pacientes atingiram esse objetivo, comparados com 64% dos pacientes tratados com raltegravir (diferença considerada significativa, p = 0,03). As reações adversas foram semelhantes entre os dois grupos (Cahn *et al.*, 2013). O dolutegravir também está disponível em formulações pediátricas (comprimidos de 10 mg e 25 mg).

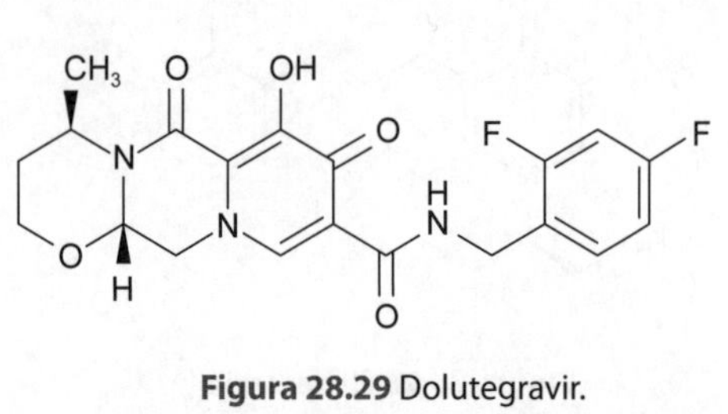

Inibidores da entrada

A entrada do HIV na célula é precedida por uma interação complexa com vários passos, iniciando-se pela ligação do HIV ao receptor CD4 do linfócito T:

- Ligação do HIV ao receptor CD4: esse processo ocorre por meio da interação da glicoproteína gp120 com os receptores CD4 do linfócito T. Essa ligação causa alteração conformacional tanto na gp120 quanto nos receptores CD4, permitindo a ligação aos correceptores CCR5 (*C-C chemokine receptor type 5*) e CXCR4 (*C-X-C chemokine receptor type 4*)
- Ligação do HIV aos correceptores: esse processo ocorre por meio da interação da proteína gp120 com os correceptores CCR5 e CXCR4
- Fusão do HIV com a membrana celular do hospedeiro mediada pela glicoproteína gp41
- Entrada do HIV na célula.

As primeiras tentativas para desenvolver inibidores específicos da entrada do HIV-1 nas células basearam-se no desenho e na avaliação de moléculas com características semelhantes às do CD4. Essas moléculas não tinham os domínios transmembrânicos e citoplasmáticos do CD4, mas mantinham a capacidade de se ligar ao gp120, funcionando como receptores falsos. Apesar de essas moléculas demonstrarem boa atividade *in vitro*, os resultados dos ensaios clínicos não foram bons (Schooley *et al.*, 1990). Algumas cepas do HIV têm duplo tropismo e podem utilizar CCR5 e/ou CXCR4 (Naif, 2013). O CCR5 é expresso em vários tipos de células, como linfócitos T, células dendríticas e leucócitos. A importância do CCR5 na AIDS foi demonstrado no caso conhecido como "paciente de Berlim", a primeira pessoa a ser curada da AIDS.

Enfuvirtide (Fuzeon®)

Peptídio sintético linear de 36 L-aminoácidos naturais com um N-terminal acetilado e um C-terminal, uma carboxamida (Figura 28.30). É considerado um inibidor da fusão do HIV-1 com as células CD4⁺. Ele se liga à glicoproteína 41 e inibe a fusão do HIV com a célula após a interação da gp120 com os receptores celulares (Ashkenazi *et al.*, 2011).

Após a administração de 90 mg SC no abdome, o $T_{máx}$ foi de aproximadamente 8 h, com volume de distribuição de 5,5 ± 1,1 ℓ. A enfuvirtida liga-se às proteínas plasmáticas (92%), predominantemente à albumina. O metabolismo da enfuvirtida é o mesmo do catabolismo dos aminoácidos naturais, sendo o *clearance* sistêmico estimado em 30,6 ± 10,6 mℓ/h/kg. A meia-vida de eliminação é de 3,8 ± 0,6 h, o que requer administração 2 vezes/dia.

Uma análise genotípica de isolados de HIV-1 selecionados *in vitro* demonstrou substituições de aminoácidos nas posições 36, 37 e 38 da glicoproteína 41 do HIV-1. Em isolados de HIV-1 obtidos de pacientes com reduzida suscetibilidade à enfuvirtida, as alterações na gp41 se deram nas posições 36 a 45. Conforme esperado, isolados de HIV-1 resistentes aos inibidores nucleosídicos e não nucleosídicos da transcriptase reversa e a inibidores de protease continuam sensíveis à enfuvirtida.

Figura 28.29 Dolutegravir.

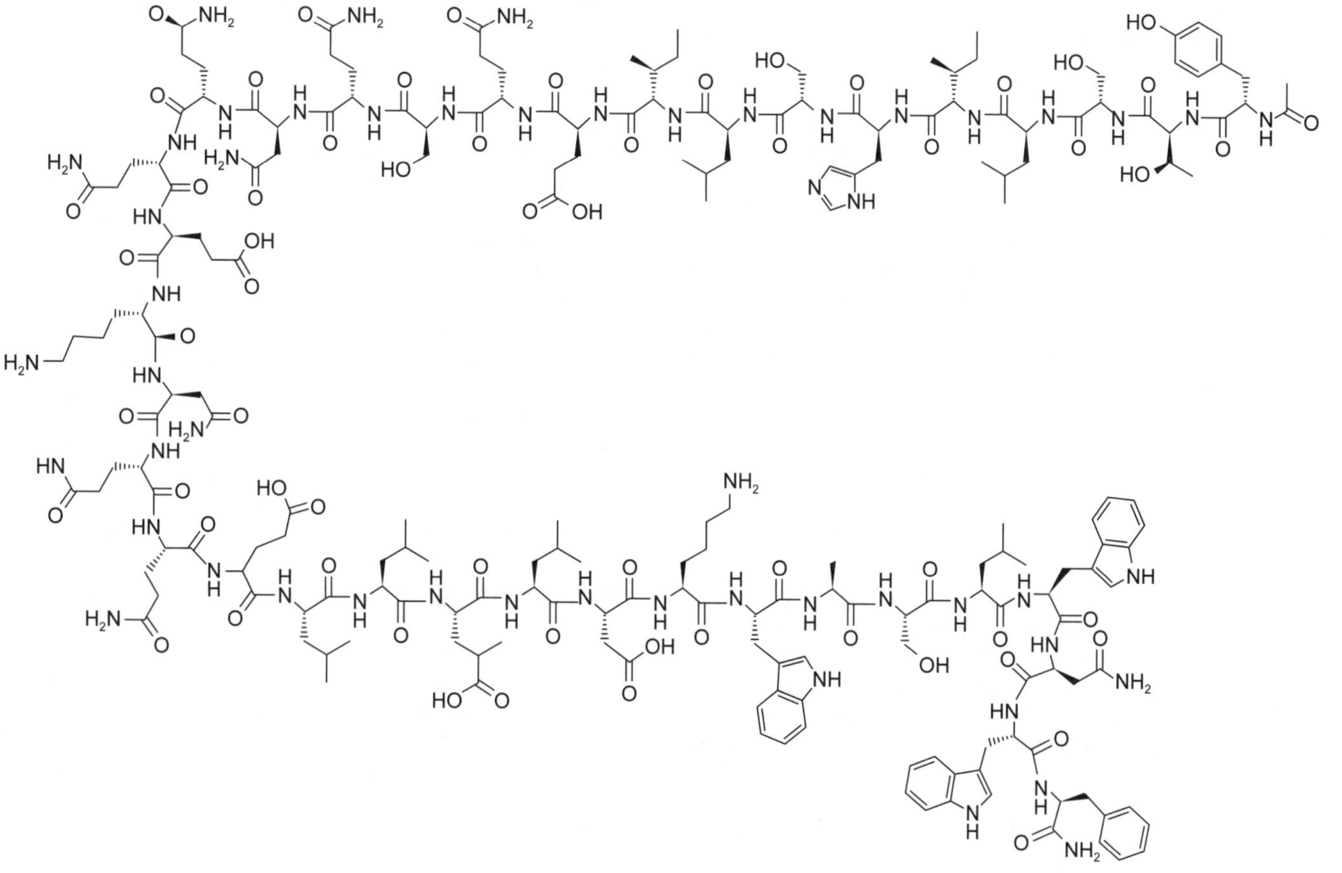

Figura 28.30 Enfuvirtide.

Maraviroc (Selzentry™)

Atua como um modulador alostérico negativo dos receptores CCR5 e se liga de maneira seletiva aos receptores CCR5 presentes nas membranas das células humanas, prevenindo a interação da gp120 do HIV-1 com o CCR5, passo fundamental para o HIV-1 com tropismo para CCR5 para entrar na célula. O maraviroc (Figura 28.31) não inibe a entrada na célula do HIV-1 com duplo tropismo ou tropismo para CXCR4.

A farmacocinética do maraviroc não é linear, visto que sua biodisponibilidade absoluta na dose de 100 mg é de 23% e na dose de 300 mg é estimada em 33%, embora não sofra ação de alimentos. O maraviroc é substrato para a gp-P e liga-se moderadamente às proteínas plasmáticas (76%), com volume de distribuição aparente de 194 ℓ. É metabolizado principalmente pelo CIP3A, gerando metabólitos inativos. Após a administração do fármaco marcado com radioisótopo, o maraviroc foi responsável por 42% da radioatividade circulante, tendo sido o principal metabólito circulante (22%) uma amina secundária formada por N-dealquilação. Aproximadamente 20% da radioatividade foi recuperada na urina e 76% nas fezes. A meia-vida de eliminação do maraviroc variou entre 14 e 18 h.

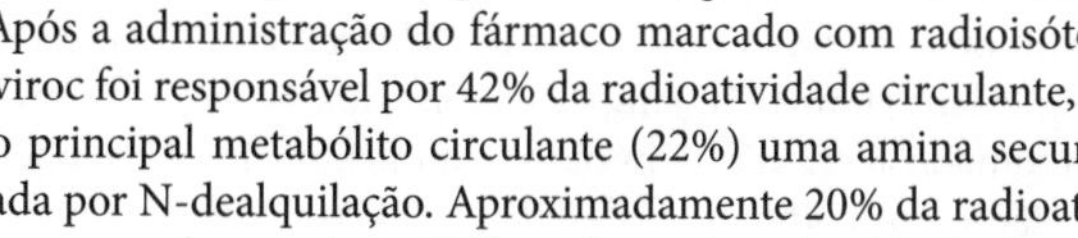

Isolados do HIV-1 com reduzida suscetibilidade ao maraviroc foram obtidos de culturas de células. Eles permanecem com tropismo para o CCR5 e apresentam duas substituições de aminoácidos na região da alça V3 da glicoproteína 160, A316T e I323V. A atividade antiviral do maraviroc é mantida contra isolados de HIV-1 resistentes a inibidores nucleosídicos e não nucleosídicos da transcriptase reversa, a inibidores de protease e ao enfuvirtide.

Ibalizumab (Trogarzo®)

O ibalizumab é um anticorpo monoclonal tipo IgG4 desenhado geneticamente, que se liga de maneira específica ao domínio 2 dos receptores CD4 dos linfócitos T. A ligação específica do ibalizumab ao receptor causa modificações conformacionais no complexo CD4-gp120, impedindo, dessa maneira, que ocorram fusão e entrada do HIV na célula. Assim, o ibalizumab é classificado como um inibidor de entrada do vírus.

O ibalizumab inibe os eventos necessários para a entrada do HIV após sua ligação com o receptor CD4. Ele seletivamente se liga a um epítopo no domínio 2 do receptor CD4 e previne, dessa maneira, a interação da gp120 com os seus correceptores CCR5 e CXCR4. Isso explica sua alta eficácia com isolados CCR5 e CXCR4 (Kuritzkes, 2009). É importante ressaltar que, graças ao epítopo no qual se liga, de maneira específica, o ibalizumab fica distante do sítio de ligação das moléculas do complexo maior de histocompatibilidade (MHC, do inglês *major histocompatibility complex*). Consequentemente, a inibição causada da entrada do HIV não é acompanhada de imunossupressão (Moore *et al*., 1992). Outra característica importante do ibalizumab em comparação com outros monoclonais consiste em sua estrutura IgG4. O ibalizumab é uma IgG4 humanizada, e esta apresenta baixa afinidade pelo complemento C1q, além de não causar resposta citotóxica dependente de anticorpo (ADCC, do inglês *antibody dependent*

Figura 28.31 Maraviroc.

cell-mediated citotoxicity). Consequentemente, o ibalizumab não promove depleção de linfócitos T. Essa baixa atividade ADCC do ibalizumab é consequência da baixa afinidade que a IgG4 apresenta pelos receptores Fc-gama-Ri das células NK (*natural killers*).

A farmacocinética do ibalizumab não é linear, visto que a concentração aumenta de maneira maior que a esperada proporcionalmente. O *clearance* reduz de 0,54 para 0,26 mℓ/h/kg e a meia-vida de eliminação aumenta de 2,7 para 64 h quando a dose é aumentada de 0,3 para 25 mg/kg. O volume de distribuição é de 4,8 ℓ.

O ibalizumab pode ser administrado via subcutânea (SC) ou IV. A recomendação do uso do ibalizumab (Trogarzo®) é de uma administração inicial IV de 2.000 mg seguida de 800 mg IV a cada 2 semanas. O ibalizumab mostrou ser altamente eficaz em reduzir a carga viral em pacientes com HIV multirresistentes aos fármacos (Lewis *et al.*, 2017). Apresenta boa tolerabilidade e baixa incidência de reações adversas, tendo sido todas consideradas leves e transitórias. As reações adversas mais comuns foram diarreia, tontura, náuseas e *rash* cutâneo.

TRATAMENTO DO HIV

Aderência

A aderência ao tratamento é definida como o quanto o paciente utiliza o medicamento de acordo com a recomendação dada pelo médico, podendo a baixa aderência causar sérias consequências. Em pacientes com HIV, a ausência de aderência às terapias retrovirais representa um problema de alta gravidade em virtude das implicações para o paciente individualmente, mas também para a saúde pública (Wainberg e Friedland, 1998). A não aderência ao esquema retroviral no paciente infectado pelo HIV-1 pode levar ao aumento da carga viral, à progressão para AIDS e à sobrevivência (Bangsberg *et al.*, 2001). Além disso, a não aderência à terapia antirretroviral pode aumentar a resistência do HIV-1 e a transmissão de cepas resistentes ao HIV-1 (Sethi *et al.*, 2003). A resistência ao fármaco pelo HIV-1 ocorre em virtude da variabilidade genética da população viral com seleção de subpopulações resistentes à terapia empregada. A alta variabilidade genética do HIV-1 decorre da alta taxa de replicação do HIV-1 (10^{10} replicações por dia) e da suscetibilidade a erros da transcriptase reversa, a qual não apresenta capacidade de autocorreção (*proof reading activity*), e da recombinação genética quando vírus com sequências diferentes infectam a mesma célula. A resistência adquirida aos fármacos é uma das grandes dificuldades da terapia altamente ativa antirretroviral (HAART, do inglês *highly active antiretroviral therapy*). Os inibidores da transcriptase reversa são frequentemente utilizados no HAART, visto essa enzima ser um dos alvos mais atraentes para obter a inibição do HIV. Conforme mencionado anteriormente, os retrovirais que inibem a replicação do HIV-1 não conseguem eliminar totalmente o vírus. A resistência aos retrovirais ocorre em virtude da alta taxa de mutação de uma região particular do gene *pol*, o qual codifica a sequência de aminoácidos da transcriptase reversa (Li *et al.*, 2015). Um aspecto importante que pode afetar a aderência ao tratamento são as reações adversas. A metanálise da Figura 28.32 identifica o papel do tipo de reações adversas na aderência ao tratamento (Al-Dakkak *et al.*, 2013).

Esquemas terapêuticos

A erradicação do HIV ainda não pode ser atingida com as terapias antirretrovirais disponíveis atualmente por causa do *pool* de células T CD4+ infectadas que ficam em estado quiescente, estabelecido no início do processo infeccioso. Entretanto, a terapia antirretroviral pode reduzir a morbidade associada ao HIV-1, aumentar a sobrevivência e prevenir a transmissão do HIV-1 (Cihlar e Fordyce, 2016). A supressão máxima e prolongada da viremia restabelece e preserva as funções imunológicas, retarda o aparecimento de mutações que geram resistência aos fármacos e pode reduzir a ativação imunológica e inflamatória, a qual se acredita ser responsável pela lesão de órgãos.

A supressão da viremia abaixo dos limites de detecção é possível após poucas semanas do início de tratamento e depende da aderência ao regime proposto.

Um dos esquemas terapêuticos amplamente utilizados como tratamento de primeira linha na infecção pelo HIV consiste em dois inibidores tipo NRTI junto a um inibidor NNRTI, associado ao inibidor de protease junto ao ritonavir ou associado a um inibidor de integrase. O insucesso terapêutico, definido como incapacidade de atingir ou manter a supressão da replicação viral em um indivíduo infectado pelo HIV e tratado com o esquema indicado, ocorre por várias razões, como aderência subótima ao tratamento, intolerância ao fármaco por toxicidade ou resistência ao fármaco pelo vírus. De acordo com as orientações da OMS, a primeira opção de inibidor não nucleosídico/nucleotídico da transcriptase reversa do HIV-1 pode ser tanto o efavirenz quanto a nevirapina, em combinação com zidovudina ou tenofovir em associação à lamivudina ou entricitabina (WHO, 2010). Recomendações por outras entidades dão preferência para o efavirenz em relação à nevirapina. Uma revisão sistemática e uma metanálise indicam que o uso do efavirenz em terapia antirretroviral está associado a menor insucesso terapêutico comparado aos esquemas terapêuticos baseados em nevirapina (Figura 28.33; Pillay *et al.*, 2013).

Todo paciente diagnosticado com HIV-1 deve ser tratado, independentemente do número de células CD4. Conforme visto anteriormente, a terapia antirretroviral atual inclui três fármacos ativos pertencendo a duas ou três classes distintas. O esquema terapêutico mais utilizado é composto de dois inibidores nucleosídicos/nucleotídicos da transcriptase reversa combinados com um inibidor de integrase ou um inibidor não nucleosídico/nucleotídico da transcriptase reversa ou um inibidor de protease potenciado com ritonavir (Tabela 28.1).

Uma revisão sistemática comparou a eficácia da associação do lutegravir com dois inibidores nucleosídicos da transcriptase reversa com os esquemas terapêuticos utilizando efavirenz combinado com dois inibidores nucleosídicos de transcriptase reversa para tratamento inicial de pacientes infectados pelo HIV-1 (Rutherford e Horvath, 2016). Conforme ilustrado na Figura 28.34, a combinação utilizando o inibidor de integrase foi mais eficaz do que a combinação utilizando o inibidor não nucleosídico/nucleotídico da transcriptase reversa.

A seguir, serão revisadas as principais características dos medicamentos utilizados como comprimido único ao dia para tratamento da infecção pelo HIV-1.

Comprimidos utilizados 1 vez/dia

Triumeq®

Comprimido contendo a associação de dolutegravir (50 mg), abacavir (600 mg) e lamivudina (300 mg). A recomendação é que o comprimido seja tomado 1 vez/dia, com ou sem alimentos. Ele é recomendado para tratamento de infecções de HIV-1 em pacientes que não foram tratados previamente (virgens de tratamento). Como a associação contém abacavir, recomenda-se que o paciente seja investigado para o alelo *HLA-B*5701*. As reações adversas mais comuns com incidência acima de 2% foram insônia, cefaleia e fadiga.

Genvoya®

Comprimido contendo a associação de elvitegravir (150 mg), cobicistate (150 mg), entricitabina (200 mg) e tenofovir alafenamida (10 mg), é administrado 1 vez/dia e indicado no tratamento de pacientes infectados pelo HIV-1 virgens de tratamento ou em pacientes que estejam em tratamento com terapia antirretroviral estável por 6 meses e que tenham viremia < 50 cópias/mℓ. O Genvoya® não é recomendado em pacientes com *clearance* de creatinina < 30 mℓ/min nem em pacientes

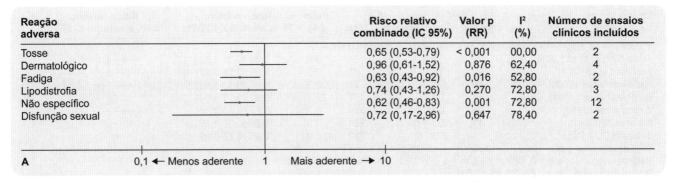
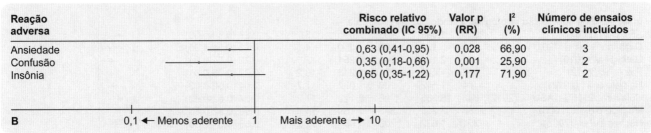
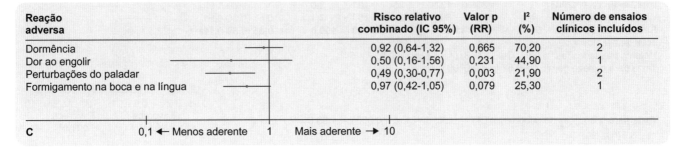
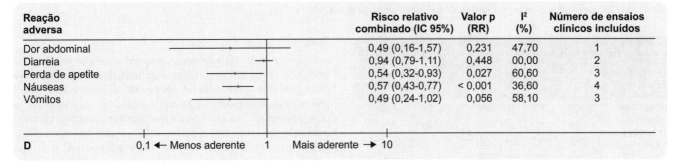

Figura 28.32 *Forest plot* mostrando risco relativo (RR) na aderência ao tratamento de reações adversas: gerais (**A**), mentais (**B**), sensoriais (**C**) e reações adversas gastrintestinais (**D**).

com insuficiência hepática grave (Child-Pugh C). A reação adversa mais comum com incidência acima de 10% foram náuseas.

Stribild®

É um comprimido contendo a associação de elvitegravir (150 mg), cobicistate (150 mg), entricitabina (200 mg) e fumarato de tenofovir desoproxila (300 mg). A recomendação é que o comprimido seja tomado 1 vez/dia com alimentos. O Stribild® está contraindicado em pacientes com *clearance* renal < 70 mℓ/min e naqueles com insuficiência hepática grave (Child-Pugh C). As reações adversas mais comuns com incidência acima de 10% são náuseas e diarreia. É indicado no tratamento de pacientes infectados pelo HIV-1 virgens de tratamento ou naqueles que estejam em tratamento com terapia antirretroviral estável por 6 meses e que tenham viremia < 50 cópias/mℓ.

Tratamento pós-exposição

Vários fatores influenciam a seleção de fármacos retrovirais para um regime profilático pós-exposição (PEP), como:

- Tipo de exposição e risco estimado de transmissão de HIV associado à exposição
- Probabilidade de cepas resistentes estarem presentes no paciente origem da exposição
- Perfil de segurança e probabilidade de o indivíduo aderir ao tratamento proposto
- Custo dos fármacos.

Atualmente, a recomendação é o uso da associação raltegravir, tenofovir e entricitabina como regime preferido pós-exposição. O ideal é que o tratamento seja iniciado nas primeiras 24 h (entretanto, recomenda-se que o tratamento deva ser feito quando a exposição ocorreu até 72 h) e mantê-lo por 4 semanas (Beekmann e Henderson, 2014).

Ensaio clínico ou subgrupo	EFV Eventos	EFV Total	NVP Eventos	NVP Total	Peso (%)	Risco relativo M-H, aleatório, IC 95%
Insucesso na supressão virológica: ensaios clínicos randomizados						
Ayala Gaytan *et al.* (2004)	6	19	11	24	3,8	0,69 (0,31-1,52)
Landman *et al.* (2011)	2	30	3	31	0,8	0,69 (0,12-3,84)
Manosuthi *et al.* (2009)	19	71	20	71	8,2	0,95 (0,56-1,62)
Berg-Wolf *et al.* (2008)	71	111	86	117	75,1	0,87 (0,73-1,04)
Wester *et al.* (2010)	21	325	31	325	8,3	0,68 (0,40-1,15)
Wit *et al.* (2007)	11	223	13	224	3,9	0,85 (0,39-1,86)
Subtotal (IC 95%)		**779**		**792**	**100,0**	**0,85 (0,73-0,99)**
Total de eventos	130		164			
Heterogeneidade: Tau² = 0; Chi² = 1,37; df = 5 (p = 0,93); I² = 0%						
Teste para o efeito geral: Z = 2,1 (p = 0,04)						
Insucesso na supressão virológica: estudos observacionais						
ART CC (2006)	236	1.898	455	2.095	13,7	0,57 (0,50-0,66)
Castelnuovo *et al.* (2011)	28	123	109	350	4,8	0,73 (0,51-1,05)
Darin *et al.* (2010)	61	2.164	246	6.254	7,1	0,72 (0,54-0,94)
Fox *et al.* (2012)	897	14.402	451	5.243	16,2	0,72 (0,65-0,81)
Hamers *et al.* (2012)	104	1.542	109	1.037	7,7	0,64 (0,50-0,83)
Colaboração HIV-CASUAL (2012)	848	15.336	788	8.129	17,3	0,57 (0,52-0,63)
Mugavero *et al.* (2008)	383	3.258	348	1.759	14,5	0,59 (0,52-0,68)
Nachega *et al.* (2008)	251	1.822	203	995	12,2	0,68 (0,57-0,80)
Villar *et al.* (2011)	10	50	2	13	0,4	1,30 (0,32-5,22)
von Giesen *et al.* (2003)	28	132	25	131	3,0	1,11 (0,69-1,80)
Wallis *et al.* (2012)	49	597	22	153	3,1	0,57 (0,36-0,91)
Subtotal (IC 95%)		**41.324**		**26.159**	**100,0**	**0,65 (0,59-0,71)**
Total de eventos	2.895		2.758			
Heterogeneidade: Tau² = 0,01; Chi² = 21,8; df = 10 (p = 0,02); I² = 54%						
Teste para o efeito geral: Z = 9,52 (p < 0,00001)						
Teste para diferenças de subgrupos: Chi² = 8,96; df = 1 (p = 0,003); I² = 88,8%						

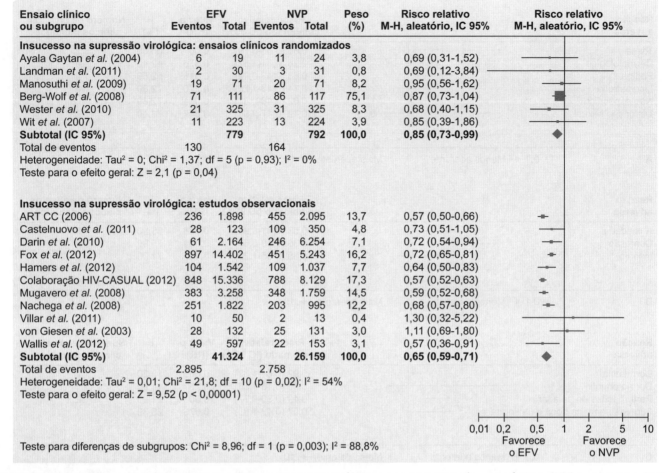

Figura 28.33 *Forest plot* mostrando insucesso terapêutico na supressão virológica em pacientes tratados com efavirenz (EFV) ou nevirapina (NVP). Dados coletados de ensaios clínicos randomizados e estudos observacionais.

Tabela 28.1 Esquemas terapêuticos utilizados no tratamento do HIV.

Regime	Componentes: NRTI	NRTI	Terceiro agente	Regime de comprimido único disponível
Baseado em inibidor de transferência de fita de integrase	ABC	3TC	DTG	Sim (Triumeq®)
	TDF	FTC	DTG	Não
	TAF	FTC	EVG/COBI	Sim (Stribild®)
	TDF	FTC	EVG/COBI	Sim (Genvoya®)
	TDF	FTC	RAL	Não
Baseado em inibidor da protease	TDF	FTC	DRV/RTV	Não

3TC: lamivudina; ABC: abacavir; COBI: cobicistate; DRV: darunavir; DTG: dolutegravir; EVG: elvitegravir; FTC: entricitabina; RAL: raltegravir; RTV: ritonavir; TAF: tenofovir alafenamida; TDF: fumarato de tenofovir desoproxila.

Tratamento pré-exposição

A Figura 28.35 ilustra a diferença temporal entre a profilaxia pré-exposição (PreP) e PEP: a primeira é iniciada anteriormente à exposição e gera níveis plasmáticos de retrovirais por ocasião da exposição, prevenindo, desse modo, a infecção; a segunda inicia a terapia o mais cedo possível após a exposição e a continua por 4 semanas, abortando a infecção nos seus estágios iniciais antes que se estabeleça a infecção crônica irreversível. A infecção crônica é tratada quando se detecta o vírus ou o anticorpo contra o vírus no sangue.

Em pessoas com comportamento sexual de alto risco (profissionais do sexo), o uso diário da terapia retroviral é segura e efetiva para a prevenção da transmissão do HIV-1 (Doblecki-Lewis e Kolber, 2014). Um ensaio clínico que avaliou o uso de terapia antirretroviral *on demand* (4 dias, 1 dia antes da exposição e 3 dias depois) demonstrou eficácia semelhante ao uso diário (Molina *et al.*, 2017).

Ensaio clínico ou subgrupo	Regime baseado em DTG Eventos	Regime baseado em DTG Total	Regime baseado em EFV Eventos	Regime baseado em EFV Total	Peso (%)	Risco relativo M-H, fixo, IC 95%
SINGLE	294	414	264	419	100	1,13 (1,02-1,24)
Total (IC 95%)		**414**		**419**	**100**	**1,13 (1,02-1,24)**
Total de eventos	294		264			
Heterogeneidade: não aplicável						
Teste para o efeito geral: Z = 2,45 (p = 0,01)						

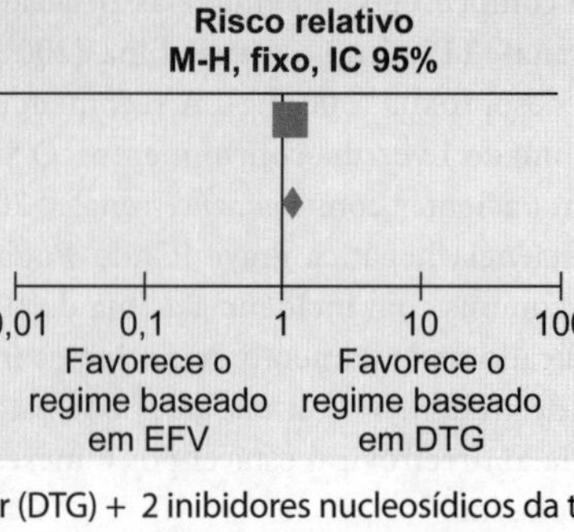

Figura 28.34 *Forest plot* mostrando supressão virológica (< 50 cópias/mℓ) após 144 semanas. Dolutegravir (DTG) + 2 inibidores nucleosídicos da transcriptase reversa (NRTI) *versus* efavirenz (EFV) + 2 NRTI.

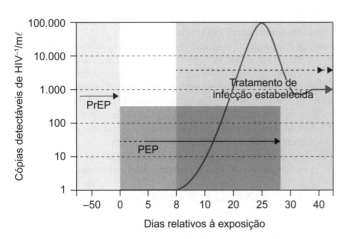

Figura 28.35 Diferença temporal entre profilaxia pré (PrEP) e pós-exposição (PEP).

REFERÊNCIAS BIBLIOGRÁFICAS

Al-Dakkak I, Patel S, McCann E, Gadkari A, Parjapani G, Maiese EM. AIDS Care. 2013;25:400-14.

Antela A, Aguiar C, Compston J, Hendry BM, Boffito M, Mallon P, et al. The role of tenofovir alafenamide in future HIV management. HIV Medicine. 2016;17:4-16.

Arno PS, Feiden KL. Against the odds: the story of AIDS drug development, politics and profits. New York: Harper Collins; 1992.

Ashkenazi A, Wexler-Cohen Y, Shai Y. Multifaceted action of Fuzeon as virus-cell membrane fusion inhibitor. Biochim Biophys Acta. 2011;1808:2352-8.

Babusis D, Phan TK, Lee WA, Watkins WJ, Ray AS. Mechanism for effective lymphoid cell and tissue loading following oral administration of nucleotide prodrug GS-7340. Mol Pharm. 2013;10:459-66.

Bangsberg DR, Perry S, Charlebois ED, Clark RA, Roberston M, Zolopa AR, et al. Non-adherence to highly active antiretroviral therapy predicts progression to AIDS. AIDS. 2001;15:1181-3.

Beekmann SE, Henderson DK. Prevention of HIV/ADIS: post-exposure prophylaxis (including health care workers). Infect Dis Clin North Am. 2014;28:601-13.

Cahn P, Pozniak AL, Mingrone H, Shuldyakov A, Brites C, Andrade-Villanueva JF, et al. Dolutegravir versus raltegravir in antiretroviral-experienced, integrase-inhibitor- naive adults with HIV: week 48 results from the randomised, double-blind, non-inferiority SAILING study. Lancet. 2013;382:700-8.

CDC. Pneumocystis pneumonia – Los Angeles. MMWR. 1981;30:250-2.

Cihlar T, Fordyce M. Current status and prospects of HIV treatment. Current Opinion in Virology. 2016;18:50-6.

Cohen C, Elion R, Ruane P, Shamblaw D, DeJesus E, Rashbaum B, et al. Randomized, phase 2 evaluation of two single-tablet regimens elvitegravir/cobicistat/emtricitabine/tenofovir disoproxil fumarate versus efavirenz/emtricitabine/tenofovir disoproxil fumarate for the initial treatment of HIV infection. AIDS. 2011;25:F7-12.

Collier AC, Coombs RW, Schoenfeld DA, Bassett RL, Timpone J, Baruch A, et al. Treatment of human immunodeficiency virus infection with saquinavir, zidovudine, and zalcitabine. AIDS clinical trials group. N Engl J Med. 1996;334:1011-7.

Depienne C, Mousnier A, Leh H, Le Rouzic E, Dormont D, Benichou S, et al. Characterization of the nuclear import pathway for HIV-1 integrase. J Biol Chem. 2001;276:18102-7.

Doblocki-Lewis S, Kolber MA. Preventing HIV infection: pre-exposure and post-exposure prophylaxis. IUBMB Life. 2014;66:453-61.

Dori L, Buonomini AR, Viscione M, Sarmati L, Andreoni M. A case of rhabdomiolysis associated with raltegravir use. AIDS. 2010;24:473-5.

Fernandez-Fernandez B, Montoya-Ferrer A, Sanz AB, Sanchez-Niño MD, Izquierdo MC, Poveda J, et al. Tenofovir nephrotoxicity: 2011 update. AIDS Res Treat. 2011;2011:1-11.

Garbelli A, Riva V, Crespan E, Maga G. How to win the HIV-1 drug resistance hurdle race: running faster or jumping higher? Biochemical Journal. 2017;474:1559-77.

Gulick RM, Mellors JW, Havlir D, Eron JJ, Gonzalez C, McMahon D, et al. Treatment with indinavir, zidovudine, and lamivudine in adults with human immunodeficiency virus infection and prior antiretroviral therapy. N Engl J Med. 1997;337:734-9.

Hare S, Maertens GN, Cherepanov P. 3'-Processing and strand transfer catalysed by retroviral integrase in crystallo. EMBO J. 2012;31:3020-8.

Hetherington S, McGuirk S, Powell G, Cutrell A, Naderer O, Spreen B, et al. Hypersensitivity reactions during therapy with the nucleoside reverse transcriptase inhibitor abacavir. Clin Ther. 2001;23:1603-14.

Hüttner G, Nowak D, Mossner M, Ganepola S, Müssig A, Allers A, et al. Long-term control of HIV by CCR5 Delta32/Delta32 stem-cell transplantation. N Engl J Med. 2009;360:692-8.

Iacob SA, Iacob DG. Ibalizumab targeting CD4 receptors, an emerging molecule in HIV therapy. Front Microbiol, 2017;8:2323.

Kuritzkes DR. HIV-1 entry inhibitors, an overview. Curr Opin HIV AIDS. 2009;4:82-7.

Lee WA, He GX, Eisenberg E, Cihlar T, Swaminathan S, Mulato A, et al. Selective intracellular activation of a novel prodrug of the human immunodeficiency virus reverse transcriptase inhibitor tenofovir leads to preferential distribution and accumulation in lymphatic tissue. Antimicrob Agents Chemother. 2005;49:1898-906.

Lennox JL, DeJesus E, Lazzarin A, Pollard RB, Madruga JV, Berger DS, et al. Safety and efficacy of raltegravir-based versus efavirenz-based combination therapy in treatment-naive patients with HIV-1 infection: a multicentre, double-blind randomised controlled trial. Lancet. 2009;374:796-806.

Lewis S, Fesse J, Emu B, Schrader S, Kumar PRG, Richmond GJ, et al. Long-acting ibalizumab in patients with multi-drug resistant HIV-1: a 24-week study. Proceedings of Conference on Retroviruses and Opportunistic Infections (CROI Conference). Seattle, WA: CROI Foundation/IAS-USA; 2017.

Li W, Li X, De Clercq E, Zhan P, Liu X. Discovery of potent HIV-1 non-nucleoside reverse transcriptase inhibitors from arylthioacetanilide structural motif. Eur J Med Chem. 2015;102:167-79.

Lv Z, Chu Y, Wang Y. HIV protease inhibitors: a review of molecular selectivity and toxicity. HIV AIDS. 2015;7:95-104.

Mallal S, Phillips E, Carosi G, Molina JM, Workman C, Tomazic J, et al. HLA-B*5701 screening for hypersensitivity to abacavir. N Engl J Med. 2008;358:568-79.

Masquelier B, Breilh D, Neau D, Lawson-Ayayi S, Lavignolle V, Ragnaud JM, et al. Human immunodeficiency virus type 1 genotypic and pharmacokinetic determinants of the virological response to lopinavir-ritonavir-containing therapy in protease inhibitor-experienced patients. Antimicrob Agents Chemother. 2002;46:2926-32.

Molina JM, Charreau I, Spire B, Cotte L, Chas J, Capitant C, et al. Efficacy, safety, and effect on sexual behaviour of on-demand pre-exposure prophylaxis for HIV in men who have sex with men: an observational cohort study. Lancet HIV. 2017;4:vPE402-10.

Moore JP, Sattentau QJ, Klasse PJ, Burkly LC. A monoclonal antibody to CD4 domain 2 blocks soluble CD4-induced conformational changes in the envelope glycoproteins of human immunodeficiency virus type 1 (HIV-1) and HIV-1 infection of CD4+ cells. J Virol. 1992;66:4784-93.

Naif HM. Pathogenesis of HIV infection. Infect Dis Rep. 2013;5(Suppl 1):e6.

Pillay P, Ford N, Shubber Z, Ferrand RA. Outcomes for efavirenz versus nevirapine-containing regimens for treatment of HIV-1 infection: a systematic review and meta-analysis. PloS One. 2013;8:e68995.

Pozniak A, Arribas JR, Gupta SK, Post FA, Avihingsanon A, Crofoot G, et al. Safety of tenofovir alafenamide in renal impairment. CROI. 2015;795.

Prokofjeva MM, Kocheikov SN, Prassolov VS. Therapy of HIV infection: current approaches and prospects. Acta Naturae 2016;8:23-32.

Raffi F, Rachlis A, Stellbrink HJ, Hardy WD, Torti C, Orkin C, et al. Once-daily dolutegravir versus raltegravir in antiretroviral-naive adults with HIV-1 infection: 48 week results from the randomised, double-blind, non-inferiority SPRING-2 study. Lancet. 2013;381:735-43.

Rhee SY, Gonzales MJ, Kantor R, Betts BJ, Ravela J, Shafer RW. Human immunodeficiency virus reverse transcriptase and protease sequence database. Nucleic Acids Res. 2003;31:298-303.

Rhee SY, Taylor J, Fessel WJ, Kaufman D, Towner W, Troia P, et al. HIV-1 Protease mutations and protease inhibitor cross resistance. Antimicrob Agents Chemother. 2010;54:4253-61.

Rockstroh JK, Lennox JL, DeJesus E, Saag MS, Lazzarin A, Wan H, et al. Long-term treatment with raltegravir or efavirenz combined with tenofovir/emtricitabine for treatment-naive human immunodeficiency virus-1-infected patients: 156-week results from STARTMRK. Clin Infect Dis. 2011;53:807-16.

Rodriguez-French A, Boghossian J, Gray GE, Nadler JP, Quinones AR, Sepulveda GE, et al. The NEAT study: a 48-week open-label study to compare the antiviral efficacy and safety of GW433908 versus nelfinavir in antiretroviral therapy-naive HIV-1-infected patients. J Acquir Immune Defic Syndr. 2004;35:22-32.

Ruane PJ, DeJesus E, Berger D, Markowitz M, Bredeek UF, Callebaut C, et al. Antiviral activity, safety, and pharmacokinetics/pharmacodynamics of tenofovir alafenamide as 10-day monotherapy in HIV-1-positive adults. J Acquir Immune Defic Syndr. 2013;63:449-55.

Rutherford GW, Horvath H. Dolutegtravir plus two nucleoside reverse transcriptase inhibitors versus efavirenz plus two nucleoside reverse transcriptase inhibitors as initial antiretroviral therapy for people with HIV: a systematic review. PloS One. 2016;11: e0162775.

Sax PE, Wohl D, Yin MT, Post F, DeJesus E, Saag M, et al. Tenofovir alafenamide versus tenofovir disoproxil fumarate, coformulated with elvitegravir, cobicistat, and emtricitabine, for initial treatment of HIV-1 infection: two randomised, double-blind, phase 3, non-inferiority trials. Lancet. 2015;385:2606-15.

Schooley RT, Merigan TC, Gaut P, Hirsch MS, Holodniy M, Flynn T, et al. Recombinant soluble CD4 therapy in patients with the acquired immunodeficiency syndrome (AIDS) and AIDS-related complex. A phase I-II escalating dosage trial. Ann Intern Med. 1990;112:247-53.

Sethi AK, Celentano DD, Gange SJ, Moore RD, Gallant JE. Association between adherence to antiretroviral therapy and human immunodeficiency virus drug resistance. Clinical Infectious Diseases. 2003;37:1112-8.

Sluis-Cremer N, Wainberg MA, Schinazi RF. Resistance to reverse transcriptase inhibitors used in the treatment and prevention of HIV-1 infection. Future Microbiol. 2015;10:1773-82.

Spekowitz KA. AIDS – the first 20 years. N Engl J Med. 2001;344:1764-72.

Tseng A, Hughes CA, Wu J, Seet J, Phillips EJ. Cobicistat versus ritonavir: similar pharmacokindetic enhancers but some important differences. Ann Pharmacother. 2017;51:1008-22.

Wainberg MA, Friedland G. Public health implications of antiretroviral therapy and HIV drug resistance. Journal of the American Medical Association. 1998;279:1977-83.

Wong E, Turstman N, Yalong A. HIV pharmacotherapy: a review of integrase inhibitors. JAAPA. 2016;29:36-40.

World Health Organization. Antiretroviral therapy for HIV infection in adults and adolescents: recommendations for a public health approach – 2010 rev [Acesso em 11 set. 2019]. Disponível em: http://www.who.int/hiv/pub/arv/adult2010/en/index.html.

Zhang Y, Chang T-CE, Louis JM, Wang YF, Harrison RW, Weber IT. Structures of darunavir-resistant HIV-1 protease mutant reveal atypical binding of darunavir to wide open flaps. ACS Chem Biol. 2014;9:1351-8.

29 Infecções Sexualmente Transmissíveis

INTRODUÇÃO

Embora as infecções sexualmente transmissíveis (IST) afetem indivíduos de todas as idades, são particularmente mais frequentes na população jovem; nos EUA, a população entre 15 e 24 anos representa aproximadamente um quarto da população sexualmente ativa, entretanto é responsável por metade dos 20 milhões de casos novos de IST a cada ano (Sieving et al., 2019).

SÍFILIS

Trata-se de uma doença infecciosa transmitida sexualmente (via vaginal, anogenital e orogenital) e verticalmente (mãe para o filho), causada pelo espiroqueta *Treponema pallidum*, subespécie *pallidum*. Três outros organismos do mesmo gênero causam treponematoses não venéreas ou endêmicas. O *Treponema pallidum*, subespécie *pertenue*, é o responsável pela bouba, uma infecção tropical de pele, ossos e articulações. O *Treponema pallidum endemicum* causa sífilis não venérea e o *Treponema pallidum carateum* causa a pinta, uma doença de pele endêmica do México, da América Central e da América do Sul (Peeling et al., 2017).

A sífilis primária costuma apresentar sintomatologia entre 1 semana e 3 meses (mediana de 21 dias) após exposição. A forma é de uma lesão não dolorosa, endurecida, denominada cancro, no sítio da inoculação acompanhada por uma linfadenopatia regional também não dolorosa. A lesão se inicia como uma pápula e rapidamente se transforma em uma úlcera não exsudativa com uma base limpa. As lesões primárias são mais comumente encontradas na genitália externa, mas podem se desenvolver em qualquer outro sítio de exposição, como períneo, cérvice, ânus, reto, lábios, orofaringe e mãos. É importante ressaltar que as úlceras causadas por herpes simples são mais superficiais, vesiculares, não endurecidas e são dolorosas.

A sífilis secundária ocorre geralmente entre 2 e 8 semanas após o desaparecimento do cancro, mas em alguns casos o cancro pode ainda estar presente. Ela se apresenta com *rash* cutâneo, febre, cefaleia, faringite e linfadenopatia, mas pode apresentar outras manifestações sistêmicas, como hepatite, glomerulonefrite e periostite, e complicações neurológicas precoces, como uveíte e meningite. O exantema clássico da sífilis secundária compreende um *rash* maculopapular difuso que frequentemente (mas não sempre) envolve as palmas das mãos e dos pés e o escroto. É comum na sífilis secundária a invasão do sistema nervoso central, que pode ser assintomática ou se manifestar como uma meningite asséptica, com cefaleia, rigidez de nuca e líquido cefalorraquidiano com pleocitose linfocítica. Sem tratamento, as manifestações da sífilis secundária costumam desaparecer em poucas semanas. A doença entra, então, na chamada fase latente, caracterizada inicialmente por ausência de sinais clínicos e sorologia positiva. A fase de latência precoce é definida como um período assintomático durante o primeiro ano da infecção sifilítica. A fase de latência tardia é definida como ausência de sinais clínicos e sorologia positiva após 1 ano da infecção sifilítica.

A sífilis terciária é muito rara atualmente graças ao surgimento dos antibióticos. As manifestações mais comuns dessa fase são neurológicas, cardiovasculares e lesões destrutivas na pele, nas partes moles e nos ossos.

As manifestações da sífilis congênita são variáveis e incluem doença assintomática, aborto espontâneo, déficit de crescimento intrauterino, doença neonatal e morte neonatal. O feto é geralmente infectado por meio da placenta. Os sinais clássicos no neonato são rinite, *rash* cutâneo, hepatite, esplenomegalia, pericondrite e periostite (Dorfman e Glaser, 1990).

O fármaco de escolha para o tratamento da sífilis é a penicilina G, e o esquema terapêutico (via de administração, dose e duração) depende do estadiamento da doença. A Tabela 29.1 ilustra os esquemas terapêuticos utilizados, assim como as opções no caso de não ser possível empregar a penicilina G (Cohen et al., 2013).

A avaliação da eficácia do tratamento é dada pela resolução dos sinais clínicos e pelo declínio do título de anticorpos em função do tempo. O tratamento é considerado eficaz quando ocorre uma queda de quatros vezes no título de anticorpos (1:32-1:8); idealmente, os pacientes devem ser seguidos sorologicamente por 3, 6, 9, 12 e 24 meses. É importante ressaltar que os títulos podem aumentar logo após o início do tratamento, portanto o exame sorológico não deve ser realizado antes de 3 meses após o tratamento.

HERPES GENITAL

Trata-se de uma IST causada pelo herpes-vírus simples, um vírus DNA dupla fita, envelopado, que pertence à subfamília alfa da família dos herpes-vírus humanos e inclui o HSV-1 e o HSV-2, os responsáveis pelas pandemias das várias doenças herpéticas (Figura 29.1). O HSV-1 causa lesões leves principalmente em lábios, entretanto pode promover infecções mais graves, como meningoencefalite. O HSV-2 costuma causar lesões anogenitais, embora nos últimos anos, com o aumento da variabilidade das práticas sexuais, tenham sido observados lesões labiais causadas pelo HSV-2 e aumento da prevalência de lesões anogenitais por HVS-1. Estudos recentes realizados em pessoas sexualmente ativas entre 14 e 49 anos nos EUA indicam que a prevalência de HSV-1 é de 47,8% e do HSV-2 de 11,9%, sendo maior em mulheres do que em homens (Parra-Sánchez, 2019).

O genoma do HSV-1 codifica 90 unidades transcricionais com codificação de pelo menos 84 proteínas. Com pequenas exceções, cada transcrito viral codifica uma única proteína e não contém íntrons. Durante o período da infecção pelo HSV-1, genes diferentes são expressos, e cada um termina por regular o outro. Os genes virais são classificados em pelo menos três classes: alfa ou de entrada imediata, beta ou de entrada precoce e gama ou genes tardios (Honess e Roizman, 1974).

Tabela 29.1 Tratamento de sífilis.

Estágio ou diagnóstico de sífilis	Terapia primária	Terapia alternativa	Comentário
Sífilis primária, secundária e latente precoce	Penicilina G benzatina, 2,4 milhões de unidades IM em dose única	Doxiciclina, 100 mg VO 2 vezes/dia durante 14 dias; ou	–
Sífilis latente tardia	Penicilina G benzatina, 2,4 milhões de unidades IM 1 vez/semana, durante 3 semanas	Ceftriaxona, 1 a 2 g IM ou IV diariamente por 10 a 14 dias; ou	–
Neurossífilis	Penicilina G aquosa, 18 a 24 milhões de unidades IV diárias (3 a 4 milhões de unidades a cada 4 h ou por infusão contínua) por 10 a 14 dias	Tetraciclina, 100 mg VO 4 vezes/dia durante 14 dias	Tratamento de acompanhamento com 3 injeções semanais adicionais de penicilina G benzatina, 2,4 milhões de unidades IM
Sífilis terciária (não neurossífilis)	Penicilina G benzatina, 2,4 milhões de unidades IM 1 vez/semana, durante 3 semanas	–	Avaliação do líquido cefalorraquidiano deve ser realizada antes da terapia

IM: intramuscular; IV: intravenoso; VO: via oral.

O ciclo de vida do HSV-1 pode ser dividido em etapas principais como entrada na célula do hospedeiro, expressão dos genes virais, replicação, montagem do vírion e egresso das novas partículas virais (Figura 29.2). A HSV-1 DNA polimerase é a principal enzima responsável pela replicação do DNA viral.

Há duas classes de fármacos que podem ser utilizados no tratamento do herpes genital: os inibidores da DNA polimerase viral e os inibidores de helicase/primase (Figura 29.3; James *et al.*, 2015).

Inibidores da DNA polimerase viral

O primeiro fármaco nucleosídico com atividade anti-herpética foi a 5-iodo-2'-deoxiuridina, utilizada clinicamente para tratar ceratite herpética. Foi o primeiro fármaco antiviral com estrutura de um análogo de nucleosídios. Nas duas décadas seguintes foram desenvolvidas a trifluorotimidina, a vidarabina e a brivudina; entretanto, elas apresentavam baixa especificidade e alta toxicidade, sendo desenvolvidas apenas para uso tópico. A segunda geração dos fármacos anti-herpéticos foi criada com base em nucleosídios acíclicos (aciclovir, valaciclovir, ganciclovir, penciclovir e fanciclocivr), que suprimiam infecções causadas por HSV-1, HSV-2, VZV e citomegalovírus (CMV). O mecanismo de ação desses fármacos consiste em atuar como interrompedores do crescimento da cadeia, inibindo, portanto, a atividade da principal enzima responsável pela replicação do vírus, a DNA polimerase.

Aciclovir (Zovirax®)

É um análogo nucleosídico purínico sintético (Figura 29.4) com atividade inibitória *in vitro* e *in vivo* contra HSV-1, HSV-2 e vírus varicela-zóster (VZV). A atividade inibitória do aciclovir decorre da sua alta afinidade pela enzima timidina quinase expressa pelo HSV e o VZV.

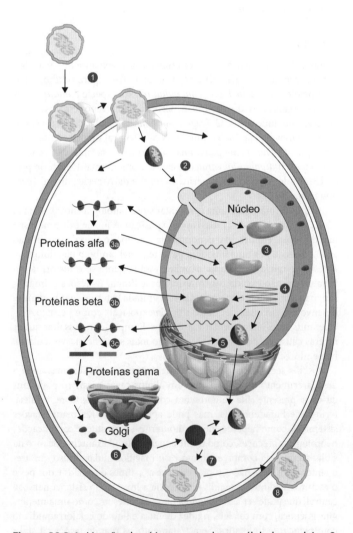

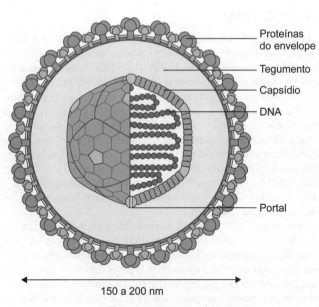

Figura 29.1 Herpes vírus.

Figura 29.2 1. Ligação do vírion e entrada na célula hospedeira. 2. Transporte ao núcleo. 3. Expressão dos genes virais: alfa, beta e gama. 4. Replicação do DNA viral. 5. Montagem do nucleocapsídio. 6. Maturação do capsídio. 7. Formação do envelope primário. 8. Saída da célula hospedeira.

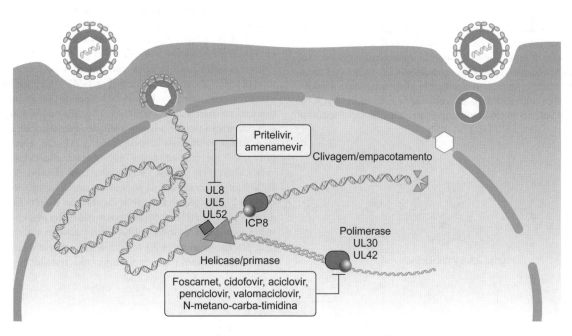

Figura 29.3 Resumo da síntese do DNA no HSV, que ocorre em duas etapas distintas. Em ambas, o complexo da polimerase do DNA e o complexo primase-helicase, juntamente com ICP8, atuam de maneira sinérgica para sintetizar as fitas do genoma viral.

Essa enzima viral transforma o aciclovir em monofosfato em aciclovir, um análogo nucleotídico. O monofosfato é convertido em difosfato pela guanilato quinase celular e em trifosfato por uma série de outras enzimas celulares. *In vitro*, o trifosfato de aciclovir impede a replicação do DNA viral por três mecanismos: inibição da polimerase viral do DNA, incorporação com terminação da ampliação da cadeia de DNA e inativação da polimerase viral do DNA. O aciclovir foi o primeiro fármaco antiviral específico para tratamento sistêmico de infecções por herpes simples. O desenvolvimento do aciclovir foi feito pela cientista Gertrude Elion, pelo qual recebeu o Prêmio Nobel de Fisiologia e Medicina em 1988.

A farmacocinética do aciclovir é linear entre as doses de 0,5 a 15 mg/kg, administradas a cada 8 h. As concentrações no líquido cefalorraquidiano são aproximadamente 50% das concentrações plasmáticas, sendo a ligação às proteínas plasmáticas discreta (9 a 33%), e o *clearance* renal o principal mecanismo de eliminação do fármaco (62 a 91%). A meia-vida de eliminação do fármaco é de aproximadamente 2,5 h, com *clearance* sistêmico estimado em 5,1 mℓ/min/kg. A biodisponibilidade absoluta varia entre 10 e 20%.

A eficácia do aciclovir foi avaliada em um ensaio clínico randomizado, duplo-cego e controlado com placebo, para supressão de recorrência da infecção genital de herpes simples (Douglas *et al.*, 1984). Pacientes foram tratados com aciclovir 200 mg 5 vezes/dia (n = 51), aciclovir 200 mg 2 vezes/dia (n = 52) ou placebo (n = 50) por 4 meses. Conforme ilustrado na Figura 29.5, o tratamento com aciclovir durante 4 meses reduziu de maneira significativa a recorrência de infecção genital por herpes simples. É importante ressaltar que, nos casos em que se observaram recorrências nos grupos tratados com aciclovir, estas foram de duração mais curta e com lesões menores. Diarreia de intensidade leve foi observada em quatro pacientes tratados com aciclovir 5 vezes/dia, em três tratados com aciclovir 2 vezes/dia e em quatro tratados com placebo. Outras reações adversas, como cefaleia, perda de peso, náuseas, vômitos, dor abdominal, insônia, febre, vertigem e anorexia, ocorreram com incidência similar nos três grupos.

O aciclovir é indicado para o tratamento de infecção genital por herpes simples, para tratamento inicial ou para infecções recorrentes. Para tratamento de infecção inicial de herpes simples, a dose recomendada é de 200 mg 5 vezes/dia (a cada 4 h) por 10 dias. Para tratamento de infecções recorrentes, a dose recomendada é de 400 mg 2 vezes/dia durante 12 meses, seguida de reavaliação.

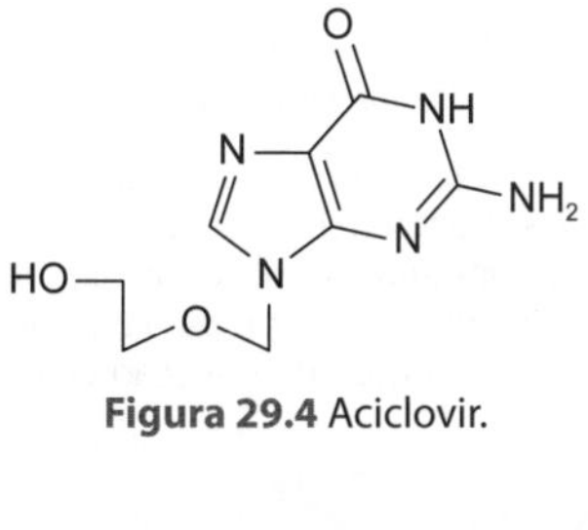

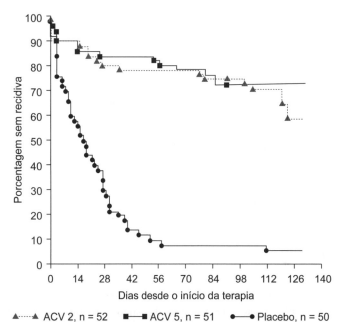

Figura 29.4 Aciclovir.

Figura 29.5 Curvas de Kaplan-Meier mostrando tempo para recidiva do herpes genital em pacientes tomando aciclovir 5 vezes/dia (ACV-5), 2 vezes/dia (ACV-2) ou placebo. Significante *versus* placebo (p < 0,001 pelo teste de Mantel-Cox).

Valaciclovir (Valtrex®)

É um éster aminoacil do aciclovir (Figura 29.6) que apresenta maior biodisponibilidade (55%) em relação ao aciclovir (10 a 20%).

O valaciclovir é rapidamente absorvido após administração oral e quase completamente convertido em aciclovir e L-valina por meio do metabolismo de primeira passagem. A biodisponibilidade absoluta do aciclovir após administração do valaciclovir é de 54,5 ± 9,1%. A biodisponibilidade do aciclovir administrado na forma de valaciclovir não é alterada quando ingerido com alimentos. Os parâmetros farmacocinéticos do aciclovir foram revisados na seção anterior.

A eficácia e a segurança do valaciclovir foram avaliadas por meio de ensaio clínico randomizado e duplo-cego, em 1.484 casais heterossexuais monogâmicos, um deles com sintomas clínicos de infecção genital por HSV-2 e o outro suscetível ao HSV-2 (Corey *et al.*, 2004). Os parceiros com sintomas clínicos de herpes genital foram randomizados para receber valaciclovir 500 mg 1 vez/dia ou placebo por 8 meses, e os parceiros suscetíveis foram avaliados mensalmente para detecção de sintomas ou sinais de herpes genital. A infecção genital sintomática por HSV-2 apareceu em 4 dos 743 pacientes suscetíveis tratados com valaciclovir, e em 16 dos 741 tratados com placebo. A aquisição de HSV-2 foi observada em 14 pacientes suscetíveis tratados com valaciclovir e 27 com placebo. O DNA do HSV foi detectado em amostras de secreção genital em 2,9% dos pacientes infectados com HSV-2 tratados com valaciclovir e em 10,8% dos pacientes infectados tratados com placebo (Figura 29.7). A taxa de recorrência da infecção foi de 0,11/mês e 0,44/mês para grupos infectados tratados com valaciclovir

Figura 29.6 Valaciclovir.

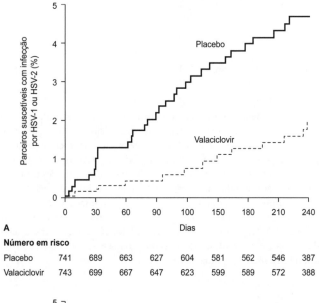
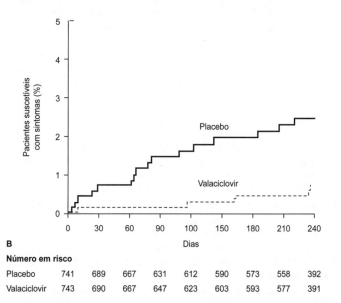
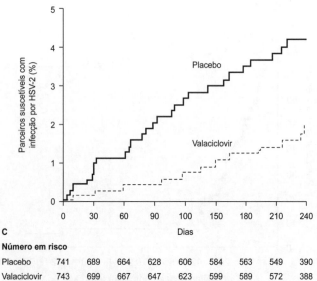
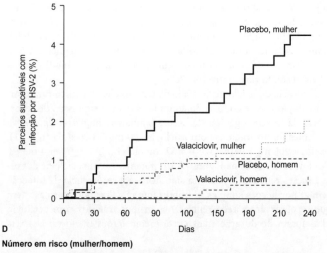

Figura 29.7 Curvas de Kaplan-Meier de tempo de aquisição da infecção entre parceiros sexuais susceptíveis com infecção genital pelo HSV-2, segundo o grupo de tratamento do parceiro de origem. **A.** Tempo de infecção pelo HSV-1 ou HSV-2 entre parceiros susceptíveis. O risco relativo comparando valaciclovir com placebo foi de 0,45 (IC 95% 0,24-0,84, p = 0,01). **B.** Tempo para desenvolvimento de sintomas genitais de infecção pelo HSV-2 entre parceiros susceptíveis. O risco relativo do valaciclovir foi de 0,25 (IC 95% 0,08-0,75, p = 0,008). **C.** Tempo para aquisição de infecção pelo HSV-2 em parceiros susceptíveis. O risco relativo do valaciclovir foi 0,52 (IC 95% 0,27-0,99, p = 0,04). **D.** Tempo de infecção pelo HSV-2 em parceiros susceptíveis de acordo com o sexo.

ou placebo, respectivamente. A incidência de reações adversas foi similar em ambos os grupos.

O valaciclovir está indicado para tratamento e redução da transmissão do herpes genital em pacientes imunocompetentes ou infectados pelo HIV-1. A dose recomendada de valaciclovir para tratamento de episódio inicial de herpes genital é de 1 g administrado 2 vezes/dia durante 10 dias, sendo a terapia mais eficaz quando iniciada nas primeiras 48 h do início dos sintomas. Para episódios recorrentes, a dose recomendada é de 500 mg 2 vezes/dia durante 3 dias, e, para terapia de supressão crônica, de 1 g 1 vez/dia. As reações adversas mais comuns com incidência > 10% em pacientes adultos e mais comuns que placebo foram cefaleia, náuseas e dor abdominal.

Inibidor de helicase/primase

A helicase ou DNA helicase é uma enzima que promove a abertura da hélice de DNA, separando-a em duas fitas simples para que possa sofrer replicação. A helicase quebra as ligações de hidrogênio entre as bases nitrogenadas (purinas ou pirimidinas) de ambas as cadeias do DNA, fazendo com que estas se separem. A primase é uma RNA polimerase que atua na replicação de DNA e que sintetiza um curto segmento de RNA, cerca de 10 nucleotídeos, complementar a uma fita de DNA. Essa sequência de RNA, também conhecida como *primer*, é importante porque a DNA polimerase só pode sintetizar uma fita de DNA após uma sequência preexistente de nucleotídeos. Após o alongamento do DNA, o *primer* do RNA sintetizado pela primase é removido por uma exonuclease e substituído por uma sequência do DNA.

Pritelivir

Derivado tiazolilamídico (Figura 29.8), que apresenta EC_{50} contra HSV-1 e HSV-2 de 0,02 μM, é, portanto, mais potente que o aciclovir (Kleymann et al., 2002). É importante ressaltar que o fármaco manteve atividade contra HSV-1 em cepas consideradas resistentes ao aciclovir.

A eficácia e a segurança do pritelivir foram avaliadas por meio de ensaio clínico duplo-cego, randomizado, controlado com placebo em pacientes (n = 156) com história de herpes genital e positividade para HSV-2 (Wald et al., 2014). Os pacientes foram tratados com pritelivir 5, 25 ou 75 mg/dia ou 400 mg/semana ou placebo durante 28 dias e obtinham *swab* diário da área genital para reação em cadeia de polimerase (PCR), de HSV-2, além de manter um diário dos sinais e sintomas das áreas genitais. O objetivo primário foi a taxa de descamação de HSV genital, observada em 16,6% dos dias nos pacientes tratados com placebo, 18,2% dos dias nos pacientes tratados com pritelivir 5 mg, 9,3% dos dias dos pacientes tratados com 25 mg, 2,1% dos dias dos pacientes tratados com 75 mg e 5,3% dos dias dos pacientes tratados com 400 mg/semana; o pritelivir* também reduziu o número de dias com lesões (Figura 29.9). A incidência de reações adversas foi similar em todos os grupos.

CLAMÍDIA

A família Chlamydiaceae é formada por um grupo de bactérias Gram-negativas obrigatoriamente intracelulares que apresentam propensão para infecção de mucosas, podendo causar doenças tanto em animais quanto em seres humanos. Uma característica presente em todos os membros da família Chlamydiaceae é o ciclo bifásico de desenvolvimento, o qual se alterna entre o corpo reticulado e o corpo elementar, os quais representam os estágios de replicação e infecção (Cheong et al., 2019). Atualmente, a família é composta por treze espécies do gênero *Chlamydia*, sendo o *C. trachomatis* o agente responsável por infecções no trato urogenital e tracoma (Bébéar e de Barbeyrac, 2009).

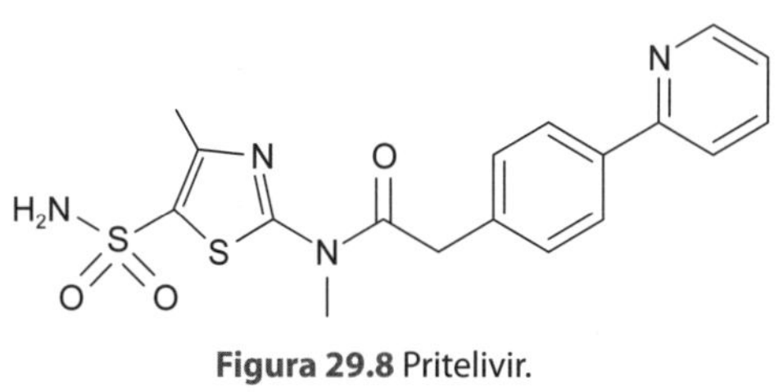

A infecção por *C. trachomatis* ocorre predominantemente no epitélio da mucosa do trato reprodutivo, causando IST (Brunham e Rey-Ladino, 2005), e apresenta alta prevalência, com aproximadamente 131 milhões de casos por ano (Newman et al., 2015). Com base na especificidade de anticorpos contra a principal proteína expressa na face externa da membrana da *C. trachomatis* (MOMP, do inglês *major outer membrane protein*), foram identificados 19 serotipos (Tabela 29.2), dos quais os A, B, Ba e C causam infecção nos olhos, responsável pela cegueira causada pelo tracoma, e os D, Da, E, F, G, Ga, H, I, Ia, J e K são responsáveis por infecção do trato urogenital. Os serotipos L (L1, L2, L2a, L3) invadem os vasos linfáticos e linfonodos, resultando no linfogranuloma venéreo, o qual apresenta alta prevalência principalmente em homens que fazem sexo com homens e que frequentemente são coinfectados pelo HIV (Ceovic e Gulin, 2015). Os serotipos do tipo L são mais invasivos que os dos tipos D e K, afetando o tecido conjuntivo submucoso e disseminando-se para os linfonodos regionais. A proctite por serotipo do tipo L pode ser confundida com doença inflamatória intestinal (Manavi, 2006) e levar à estenose do reto.

O tratamento das infecções de trato genital inferior não complicadas pode ser feito com dose única de azitromicina (1 g; CDC, 2006). Para infecções do trato genital superior, recomenda-se um tratamento por períodos prolongados, entre 14 e 21 dias, e, eventualmente, a combinação com outros antibióticos, caso outras bactérias estejam envolvidas. Essa duração prolongada também é recomendada para tratamento das infecções de *C. trachomatis* de serovar do tipo L. A Tabela 29.3 resume os tratamentos recomendados para infecção sexual transmitida por *C. trachomatis* de serotipo L. A duração mínima do tratamento com eles ainda não é conhecida. No caso de linfogranuloma venéreo, pode-se notar que a recomendação é de fazer o tratamento por 21 dias. Entretanto, há evidências de que o tratamento por período menor (7 a 14 dias) também seja altamente eficaz (Simmons et al., 2018). É importante ressaltar que não apenas o paciente deva ser tratado, mas também seus parceiros sexuais.

CANCRO MOLE

Causado por infecção pela bactéria Gram-negativa *Haemophilus ducreyi*, o cancro mole é caracterizado por uma ulceração genital dolorosa, que persiste por várias semanas na ausência de uma terapia antimicrobiana eficaz. Mais recentemente, o *Haemophilus ducreyi* está sendo detectado em ulcerações de membros de crianças e adultos que vivem ou viajaram para a África. A maior parte dos pacientes com cancro mole apresenta ulceração na região genital; entretanto, inicialmente a infecção se manifesta como uma pápula, a qual pode evoluir para uma pústula e eventualmente uma úlcera; as úlceras genitais costumam ser profundas e purulentas com bordas maldefinidas (Lewis, 2003).

O tratamento com antibióticos cura a infecção e resolve os sintomas clínicos, mas, em casos avançados, podem se formar cicatrizes, apesar da alta eficácia terapêutica. Os esquemas terapêuticos descritos a seguir podem ser utilizados (Kemp et al., 2011).

Primeira linha

O tratamento de primeira linha é feito com ceftriaxona 250 mg aplicada via intramuscular (IM) em dose única. Uma alternativa é a azitromicina 1 g VO, também em dose única. Em ensaio clínico prospectivo, não cego, randomizado e realizado em 133 pacientes com úlcera genital, com suspeita de causa por *Haemophilus ducreyi*, comparou-se a eficácia da

Figura 29.8 Pritelivir.

---

* O fármaco não estava registrado quando da redação deste capítulo.

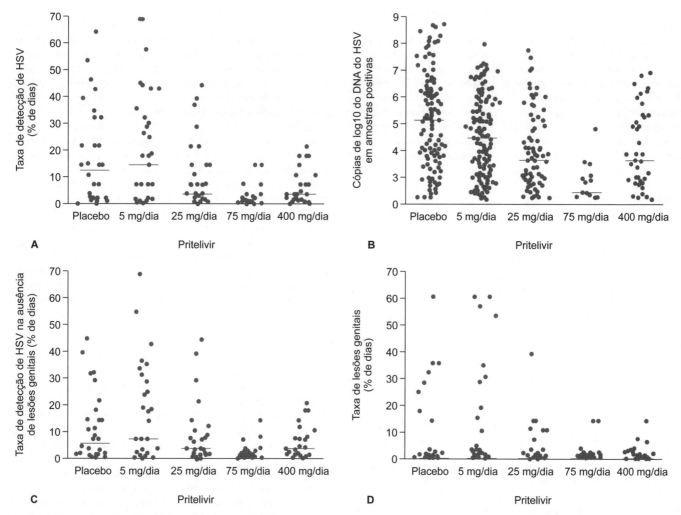

Figura 29.9 Taxas de detecção do herpes-vírus simples (HSV), carga viral e recorrência da redução em pacientes com lesões genitais, de acordo com o grupo de estudo. **A.** Porcentagem de dias nos quais o HSV foi detectado nas lesões genitais. **B.** Níveis de DNA do HSV em amostras positivas. **C.** Taxa de descamação subclínica (detecção de HSV na ausência de lesões). **D.** Porcentagem de dias com lesões genitais. As lesões genitais com 150 log10 de HSV DNA/mℓ ou acima foram consideradas positivas. As barras horizontais representam as medianas.

ceftriaxona IM com a azitromicina VO, ambas administradas em dose única (Martin et al., 1995). Conforme ilustrado na Tabela 29.4 (pode-se notar que o n se refere ao número de pacientes com cultura positiva para *Haemophilus ducreyi*), não houve diferença entre os dois grupos.

Segunda linha

O tratamento de segunda linha é feito com ciprofloxacino 500 mg 2 vezes/dia durante 3 dias ou eritromicina 500 mg 3 a 4 vezes/dia durante 7 dias.

Os tratamentos de primeira linha oferecem a vantagem de serem em dose única, o que facilita muito a aderência. Pacientes pediátricos, mulheres grávidas ou lactantes podem ser tratados com ceftriaxona, mas não com ciprofloxacino.

Fleroxacino (400 mg)

Administrado em dose única VO, o fleroxacino foi comparado com tratamento por 3 dias com sulfametoxazol/trimetoprima (160/800 mg) administrado 2 vezes/dia em pacientes com diagnóstico de cancro mole e sorologia negativa para HIV-1. O insucesso terapêutico demonstrado por cultura positiva foi observado em 1 de 36 pacientes tratados com fleroxacino e em 11 dos 37 tratados com sulfametoxazol/trimetoprima (Plourde et al., 1992).

Tabela 29.2 Manifestações clínicas das infecções por *Chlamydia trachomatis*.

Serovar	Clínico	Complicação
A-C	Ceratoconjuntivite	Tracoma cicatricial, cegueira
D-K	Homens: uretrite, proctite	Epididimite
	Mulheres: cervicite, uretrite, proctite	Endometrite, salpingite, dor pélvica, gravidez ectópica, peri-hepatite (síndrome de Fitz-Hugh-Curtis), infertilidade
	Homens e mulheres: conjuntivite	Síndrome de Reiter, artrite reativa
L1-L3	Linfogranuloma venéreo: síndrome inguinal, proctite	Fibrose, estenose retal

Tabela 29.3 Regimentos de tratamento recomendados para linfogranuloma venéreo.

Fármaco	Regime	Mecanismo/possíveis efeitos colaterais	Comentário
Doxiciclina	100 mg 2 vezes/dia durante 21 dias VO	Inibe a síntese de proteínas, ao se ligar às subunidades ribossômicas 30S de bactérias suscetíveis Dispesia; náuseas; diarreia; fotossensibilidade; escurecimento de pele, unhas, olhos, dentes, gengivas ou cicatrizes; ulceração esofágica; síndrome de Fanconi (nefrotoxicidade); esteatose (hepatotoxicidade); cefaleia e problemas de visão (hipertensão intracraniana secundária – pseudotumor cerebral)	Primeira escolha, recomendada pelos Centers of Control Diseases Contraindicada na gravidez e na amamentação Antiácidos que contêm alumínio, cálcio ou magnésio ou qualquer produto com ferro, como suplementos vitamínicos ou minerais, não devem ser tomados
Eritromicina	500 mg 4 vezes/dia durante 21 dias VO	Inibe o crescimento bacteriano, ao bloquear a dissociação do peptidil-tRNA dos ribossomos Diarreia, dor de estômago, náuseas, vômitos	Segunda escolha; recomendada pelos Centers of Control Diseases
Azitromicina	1 g de partida VO 1 g por semana, durante 3 semanas VO	Inibe a síntese proteica bacteriana ao se ligar à subunidade 50S do ribossomo bacteriano 70S O mesmo para a eritromicina	Deve ser considerada segunda opção, mas faltam evidências para recomendá-la atualmente
Tetraciclina	500 mg 4 vezes/dia durante 21 dias VO	O mesmo da doxiciclina Os mesmos efeitos colaterais listados anteriormente para doxiciclina	O mesmo da doxiciclina
Minociclina	Dose de ataque de 300 mg, seguida de 200 mg 2 vezes/dia durante 21 dias VO	O mesmo da doxiciclina Vertigem, tontura, ataxia, zumbido e as reações adversas listadas anteriormente para doxiciclina	O mesmo da doxiciclina
Moxifloxacino	400 mg 1 vez/dia durante 21 dias VO	Bloqueia a enzima girase do DNA (responsável pela produção e pelo reparo do DNA bacteriano) e leva à morte de bactérias Náuseas, tontura, diarreia, prolongamento do intervalo QT e fotossensibilidade	A administração deve ser separada dos antiácidos, sucralfato e multivitaminas que contêm alumínio e magnésio, pois podem diminuir a absorção de moxifloxacino e reduzir sua eficácia Deve ser usado com cautela com varfarina (aumenta o risco de sangramento) e sotalol (ritmo cardíaco anormal)

VO: via oral.

Tabela 29.4 Respostas clínicas de pacientes com cancroide comprovado por cultura ao tratamento com azitromicina *versus* ceftriaxona.

Mudança na condição clínica	Número de casos tratados com azitromicina (n = 32) no intervalo de acompanhamento indicado			Número de pacientes tratados com ceftriaxona (n = 33) no intervalo de acompanhamento indicado		
	5 a 10 dias	11 a 17 dias	≥ 18 dias	5 a 10 dias	11 a 17 dias	≥ 18 dias
Curado	21	29	32	15	26	29
Melhorado	11	0	0	14	5	3
Não avaliado na consulta	0	3	0	4	2	1

A eficácia e a segurança de tratamento com azitromicina (1 g VO em dose única) foram comparadas às do tianfenicol (5 g VO em dose única) em pacientes com diagnóstico clínico de cancro mole, com soropositividade negativa para sífilis. O tianfenicol apresentou maior eficácia em relação à azitromicina (Tabela 29.5); pode-se notar que a coinfecção pelo HIV reduz a eficácia do tratamento (Junior *et al.*, 2009).

Tabela 29.5 Tratamento com azitromicina ou tianfenicol em pacientes com ou sem coinfecção pelo HIV.

		Cura	Total	p*
Independentemente do tratamento	HIV+	2 (28,5%)	7	0,001**
	HIV−	42 (89,3%)	47	
Azitromicina	HIV+	0 (0%)	4	0,002**
	HIV−	19 (86,3%)	22	
Tianfenicol	HIV+	2 (66,6%)	3	0,297
	HIV−	23 (92%)	25	

* Para teste Fisher.
** Diferença significativa para o intervalo de confiança de 95%.

Nas décadas de 1990 e 2000, houve uma notável redução da prevalência de cancro mole, com aumento proporcional de infecções por HSV-2 e HSV-1, atualmente os maiores responsáveis por úlceras genitais (Steen, 2001). É possível que esse declínio resulte da melhora de acesso ao diagnóstico e do tratamento farmacológico ou aumento do uso de preservativos (Lewis, 2014).

TRICOMONÍASE

O agente etiológico é o protozoário flagelado *Trichomonas vaginalis*. A infecção no trato genital feminino causa vários sintomas, como vaginite e cervicite (Heine e McGregor, 1993), enquanto no trato geniturinário masculino é geralmente assintomática, embora se possa observar algumas vezes a uretrite ou a prostatite (Guenthner *et al.*, 2005). A prevalência é estimada em 276,4 milhões de caso/ano globalmente, tornando-se importante salientar que na última década a infecção por *T. vaginalis* foi associada a condições de saúde mais graves, como câncer prostático, câncer de colo uterino e aumento do risco de infecção pelo HIV (Bachmann *et al.*, 2011). A tricomoníase é considerada atualmente a IST de origem não viral mais comum e com maior prevalência que as infecções causadas por *C. trachomatis* e *N. gonorrhoeae* somadas.

O tratamento recomendado consiste no uso de metronizadol ou tinidazol 2 g VO em dose única (Muzny e Schwebke, 2013). É importante ressaltar que o(a) parceiro(a) sexual também deve ser tratado(a). O metronizadol via intravaginal aplicado na forma de gel apresenta eficácia limitada e, portanto, não deve ser utilizado; o metronidazol VO pode ser utilizado inclusive no 1º trimestre da gravidez (Burtin et al., 1995). Nota-se aumento da prevalência de cepas resistentes de *Trichomonas vaginalis* ao metronidazol e ao tinidazol (Schwebke e Barrientes, 2006). A resistência ao metronidazol é definida como uma concentração letal mínima ≥ 50 µg/mℓ que pode ser superada com o aumento da dose do fármaco, embora isso seja acompanhado de reações adversas como náuseas e vômitos, o que pode limitar o aumento da dose. Caso se observe insucesso terapêutico com dose única de metronidazol, tendo sido a hipótese de reinfecção excluída, um esquema terapêutico alternativo pode ser metronidazol 500 mg 2 vezes/dia durante 7 dias ou metronidazol 2 g 1 vez/dia durante 5 dias.

O tinidazol apresenta farmacocinética mais interessante para o tratamento de tricomoníase e, portanto, deve ser utilizado no caso de suspeita de resistência ao metronidazol (Sobel et al., 2001). Ocasionalmente, os pacientes podem apresentar alergia a nitroimidazólicos, que se manifesta como uma reação de hipersensibilidade. Nesses casos, é possível fazer uma dessensibilização com uso de metronidazol VO ou IV, abordagem que apresentou excelente eficácia (100%) para o tratamento de tricomoníase vaginal em mulheres que apresentam importante reação de hipersensibilidade aos nitroimidazólicos (Helms et al., 2008). Nesse estudo, a dessensibilização foi associada a reações adversas de intensidade leve em duas mulheres, controladas clinicamente com esteroides e anti-histamínicos.

MYCOPLASMA GENITALIUM

A infecção por *Mycoplasma genitalium* causa uretrite não gonocócica (Taylor-Robinson e Jensen, 2011) e cervicite (Lis et al., 2015), estando associada à doença inflamatória pélvica e a outras complicações nas mulheres, assim como problemas na gravidez. A prevalência de *Mycoplasma genitalium* foi de aproximadamente 1% na população heterossexual ativa, similar à de *Chlamydia trachomatis* na faixa etária entre 16 e 44 anos (Sonnenberg et al., 2015). O *Mycoplasma genitalium* foi isolado pela primeira vez em 1980 em dois pacientes do sexo masculino com quadro de uretrite não gonocócica (Tully et al., 1981). A Tabela 29.6 resume os sintomas, sinais e complicações causados pela infecção com *Mycoplasma genitalium* (Sethi et al., 2017).

Em relação ao tratamento, a ausência de peptidoglicanos no *Mycoplasma genitalium* não permite o uso de antibióticos que atuam na parede celular, como as penicilinas. Conforme revisto a seguir, as classes de antibióticos mais utilizadas são tetraciclinas, macrolídios e quinolonas. É importante ressaltar que, embora a resistência a outros patógenos que causam IST como o gonococo tenha aumentado de maneira insidiosa, a resistência ao *Mycoplasma genitalium* tem se elevado de maneira mais rápida em virtude de seu pequeno tamanho (seu genoma é de apenas 580 kb) e da falta de sistemas de reparo ao DNA, o que facilita o aparecimento de cepas resistentes.

Tetraciclinas

A doxiciclina é a tetraciclina mais utilizada no tratamento dessa infecção, entretanto sua eficácia é discreta. Um ensaio clínico randomizado comparou a eficácia e a segurança do tratamento de doxiciclina VO (100 mg 2 vezes/dia durante 7 dias) com azitromicina VO (1 g em dose única) em pacientes do sexo masculino com sinais e sintomas de uretrite e cultura positiva para *Mycoplasma genitalium* (Mena et al., 2009). Dos pacientes tratados com azitromicina (n = 197), 36 (18%) estavam infectados com *Mycoplasma genitalium*, enquanto 42 (21%) daqueles tratados com doxiciclina (n = 201) estavam infectados com *Mycoplasma genitalium*. Na visita de seguimento após o tratamento, 13% dos pacientes tratados com azitromicina ainda apresentavam cultura positiva para *Mycoplasma genitalium*, comparados com 5% daqueles que receberam doxiciclina.

Tabela 29.6 Sintomas, sinais e complicações causados pela infecção com *Mycoplasma genitalium*.

	Sexo feminino	Sexo masculino
Sinais e sintomas	Assintomático: 40 a 75%	Assintomático: 70%
	Corrimento vaginal aumentado ou alterado (< 50%)	Uretrite (aguda, persistente e recorrente)
	Disúria ou urgência (30%)	Disúria
	Ocasionalmente sangramento intermenstrual ou sangramento pós-coital	Corrimento uretral
	Cervicite	Proctite
	Dor abdominal inferior (< 20%)	Balanopostite
Complicações	Doença inflamatória pélvica (endometrite, salpingite)	Artrite reativa sexualmente adquirida
	Infertilidade do fator tubário	Epididimite
	Artrite reativa sexualmente adquirida	Raramente conjuntivite em adultos
	Resultado adverso da gravidez	–
	Infertilidade (apenas evidência indireta)	–

Macrolídios

O macrolídio mais utilizado é a azitromicina, tanto como descrito anteriormente (1 g em dose única VO) quanto em regimes estendidos, como 1,5 g por 5 dias VO; esse esquema estendido apresenta eficácia contra o *Mycoplasma pneumoniae* e, portanto, acredita-se que seria mais eficaz contra o crescimento lento do *Mycoplasma genitalium*. No início, o esquema terapêutico de dose única apresentava eficácia de 85% (Bjorneulius et al., 2008), a qual foi reduzida gradualmente. Em ensaio clínico realizado em pacientes com uretrite não gonocócica, a azitromicina teve eficácia de 40% comparada com 30% da doxiciclina (Manhart et al., 2013). Na Groenlândia, onde infecções por *Chlamydia* são comuns e tratadas com azitromicina, quase todas as cepas de *Mycoplasma genitalium* são resistentes a macrolídios (Gesink et al., 2012). O mecanismo de resistência aos macrolídios envolve uma alteração nas proteínas ribossômicas que impedem, desse modo, a ligação do antibiótico aos ribossomos. Atualmente, não se recomenda o esquema terapêutico de azitromicina em dose única.

Fluoroquinolonas

A fluoroquinolona de quarta geração moxifloxacino é a mais frequentemente utilizada como fármaco de segunda linha. O moxifloxacino 400 mg 1 vez/dia durante 7 dias foi associado inicialmente a 100% de eficácia (Jernberg et al., 2008). Um estudo realizado na Austrália (Couldwell et al., 2013) indicou presença de cepas de *Mycoplasma genitalium* resistentes a macrolídios em 43% dos casos e a fluoroquinolonas em 13% do casos. A resistência às fluoroquinolonas foi associada ao insucesso terapêutico com moxifloxacino. Um ensaio japonês mostrou aumento da taxa de resistência a fluoroquinolonas de 20% em 2011 para 47% em 2013 (Kikuchi et al., 2013). O aparecimento de resistência foi associado a mutações dos genes da DNA girase (*gyrA* e *gyrB*) e da topoisomerase IV (*parC* e *parE*).

Por causa do aumento de resistência aos macrolídios e às fluoroquinolonas, novos tratamentos vêm sendo propostos para os casos em que ela é detectada. A estreptogramina bactericida pristinamicina – utilizada para bactérias Gram-negativas como *Staphylococcus aureus* resistente à meticilina e *Enterococcus faecium* resistente à vancomicina – é empregada como fármaco de terceira linha contra as cepas multirresistentes do *Mycoplasma genitalium*. A dose máxima recomendada é de 1 g 4 vezes/dia durante 10 dias (Unemo e Jensen, 2017).

Donovanose

É uma doença bacteriana crônica progressiva e indolente que normalmente ataca pele e membranas mucosas das regiões genitais e perigenitais (Velho *et al.*, 2008). É frequentemente associada à IST, entretanto sabe-se que é pouco infecciosa. Foi descrita pela primeira vez por McLeod na Índia em 1882, e Donovan em 1905 descreveu seu agente etiológico: inicialmente classificado como *Calymmatobacterium granulomatis*, depois denominado *Donovania granulomatis* em homenagem a Donovan, foi atualmente reclassificado como *Klebsiella granulomatis* comb. nov. (Carter *et al.*, 1999). As manifestações clínicas iniciais são pápulas na pele ou nódulos subcutâneos que podem evoluir para ulcerações superficiais. As úlceras não são dolorosas e apresentam bordas bem definidas. As regiões mais afetadas no homem são o sulco coronal, a região balamoprepucial e a região anal; na mulher, são os lábios menores, a fúrcula vaginal e, ocasionalmente, a cérvice (Velho *et al.*, 2008). É importante ressaltar que, embora a donovanose seja considerada uma IST que afeta principalmente a área genital, ela pode ser transmitida por contaminação fecal e autoinoculação (Goldberg, 1962). Fatores que sugerem não ter origem sexual são a ocorrência em crianças jovens e em adultos sexualmente inativos, o fato de ser muito rara em profissionais de sexo e em parceiros sexuais, aparecer em locais não habituais de lesões primárias não genitais e ter período de incubação não bem definido (O'Farrell, 2002). A Tabela 29.7 resume as opções terapêuticas para o tratamento da donovanose (Copeland e Cecker, 2016). Pode-se notar que o tratamento deve ser feito por no mínimo 3 semanas ou até a cicatrização das úlceras (Pfennig, 2019).

BLENORRAGIA

Trata-se de uma infecção transmitida sexualmente pela bactéria *Neisseria gonorrhoeae*, um patógeno exclusivamente humano e que infecta o trato geniturinário de ambos os sexos, assim como mucosas da orofaringe e retal. Nos pacientes sintomáticos, a *Neisseria gonorrhoeae* induz uma resposta inflamatória local bem evidente. Entretanto, as infecções podem se apresentar assintomáticas, o que complica os esforços para a redução da transmissão. Os sintomas associados à infecção pela *Neisseria gonorrhoeae* são secreção purulenta uretral ou vaginal, com desconforto local. Nos casos assintomáticos, a infecção não tratada pode ascender no trato genital, levando a uma série de complicações, como doença pélvica inflamatória e infertilidade. Raramente, a infecção por *Neisseria gonorrhoeae* pode se disseminar apresentando quadro de artrite séptica e manifestações na pele (Lovett e Duncan, 2019).

Como até o presente momento não houve desenvolvimento de uma vacina eficaz para prevenir infecção por *Neisseria gonorrhoeae*, o tratamento baseia-se no uso de antibióticos. O tratamento para a infecção gonocócica é feito geralmente na visita inicial, o que implica que raramente se faz um teste de suscetibilidade antes da prescrição do antibiótico. A associação de uma dose oral ou intramuscular de uma cefalosporina de terceira geração (250 a 500 mg de ceftriaxona intramuscular ou 400 mg de cefixima VO) em combinação com dose única 1 a 2 g de azitromicina VO é o tratamento de escolha. A Tabela 29.8 apresenta os principais esquemas propostos (Suay-García e Pérez-Gracia, 2018).

É interessante notar que a história do desenvolvimento de antibióticos ocorre paralelamente com a história de desenvolvimento de resistência aos antibióticos pela *Neisseria gonorrhoeae* (Figura 29.10; Quillin e Seifert, 2018).

Insucessos terapêuticos recentes utilizando cefixma e ceftriaxona, assim como cefalosporinas de amplo espectro, tornam claro o risco potencial de que a blenorragia se torne intratável com risco de uma epidemia (Unemo e Nicholas, 2012; CDC, 2013).

PAPILOMAVÍRUS HUMANO (HPV)

A apresentação clássica da infecção pelo HPV consiste em verruga na região anogenital e displasia na cérvice uterina. As verrugas na região anogenital podem ser dolorosas e apresentar prurido, dependendo de seu tamanho e de sua localização anatômica. Geralmente ocorrem no introito vaginal, no corpo peniano, no prepúcio ou na região anal (Workowski e Bolan, 2015), podendo surgir também na orofaringe (Le *et al.*, 2019).

O HPV é um vírus DNA de dupla fita não envelopado, cuja família é composta de aproximadamente 200 genótipos e pode ser classificada de acordo com sua capacidade de oncôgnse em genótipos de baixo risco (LR, do inglês *low risk*) e de alto risco 9 (HR, do inglês *high risk*). Os genótipos LR, como 6 e 11, infectam preferencialmente sítios cutâneos, causando verrugas e condiloma acuminado (Koutsky, 1997). Os genótipos HR 16, 18, 31, 33, 45, 52 e 58 infectam preferencialmente mucosas e são associados ao desenvolvimento de certos tipos de cânceres, como vaginal, vulvar, cervical, peniano, anal e de orofaringe (Parkin e Bray, 2006).

Tabela 29.7 Opções terapêuticas para o tratamento da donovanose.

Antibiótico	Dose	Comentário
Azitromicina	1.000 mg VO 1 vez/semana ou 500 mg/dia VO por 3 semanas*	Recomendado como primeira opção Preferida na gravidez e na lactação
Doxiciclina	100 mg VO 2 vezes/dia durante 3 semanas*	Evitar na gravidez, mas segura na lactação
Ciprofloxacino	750 mg VO 2 vezes/dia durante 3 semanas*	As diretrizes da BASHH usam norfloxacino em 400 mg VO 2 vezes/dia Seguro na lactação
Eritromicina	500 mg VO quatro diariamente por 3 semanas*	Recomendada como segunda opção devido à tolerabilidade Segura na gravidez e na lactação
TMP-SMX	160/800 mg VO 2 vezes/dia durante 3 semanas*	Em geral, evitar na gravidez e na lactação
Ceftriaxona	1.000 mg IM/IV diariamente	De acordo com as diretrizes da BASHH, sua duração não é especificada claramente Segura na gravidez e na lactação
Gentamicina	1 mg/kg IV a cada 8 h	Adjunta, se as lesões cicatrizarem lentamente Duração não especificada Pode ser usada na gravidez, se necessário

*Duração mínima: o tratamento deve ser continuado até a cicatrização completa das lesões.
BASHH: British Association for Sexual Health and HIV; IM: intramuscular; IV: intravenoso; TMP-SMX: sulfametoxazol-trimetoprima; VO: via oral.

516 Parte 5 • Fármacos em Moléstias Infecciosas

Tabela 29.8 Diferentes diretrizes de tratamento para a gonorreia em todo o mundo (dose única).

OMS	Australásia	Canadá	EUA	Reino Unido	União Europeia	Nova Zelândia
Ceftriaxona 250 mg IM + azitromicina 1 g VO ou cefixima 400 mg VO + azitromicina 1 g VO	Ceftriaxona 500 mg IM + azitromicina 1 g VO	Ceftriaxona 250 mg IM + azitromicina 1 g VO	Ceftriaxona 250 mg IM + azitromicina 1 g PO	Ceftriaxona 500 mg IM + azitromicina 1 g VO	Ceftriaxona 500 mg IM + azitromicina 1 g VO	Ceftriaxona 250 mg IM + azitromicina 1 g VO
Ceftriaxona 500 mg IM + azitromicina 2 g VO ou cefixima 800 mg VO + azitromicina 2 g VO ou gentamicina 240 mg IM + azitromicina 2 g VO ou espectinomicina 2 g IM + azitromicina 2 g VO		Cefixima 800 mg VO + azitromicina 1 g VO ou espectinomicina 2 g IM + azitromicina 1 g VO	Cefixima 400 mg VO + azitromicina 1 g VO	Cefixima 400 mg VO + azitromicina 1 g VO ou espectinomicina 2 g IM + azitromicina 1 g VO ou cefotaxima 500 mg IM + azitromicina 1 g VO	Cefixima 400 mg VO + azitromicina 2 g VO ou espectinomicina 2 g IM + azitromicina 2 g VO	Espectinomicina 2 g IM + azitromicina 1 g VO ou gentamicina 240 mg IM + azitromicina 2g VO

IM: intramuscular; IV: intravenoso; VO: via oral.

Embora o HPV seja considerado uma IST, é importante ressaltar que se trata de um vírus epitelial e que pode infectar por meio de contato pele-pele, não sendo necessário intercurso sexual. Embora a maior parte das infecções causadas pelo HPV na cérvice uterina seja eliminada sem incidentes, algumas podem progredir para o desenvolvimento de câncer cervical, a quarta maior causa de câncer em mulheres (Torre *et al.*, 2012). A implementação do *screening* com o exame de Papanicolaou reduziu drasticamente a incidência de câncer de colo uterino, e a vacinação profilática para HPV causou redução ainda maior das taxas de câncer de colo uterino. O tratamento das verrugas genitais pode ser feito com fármacos tópicos, conforme discutido a seguir.

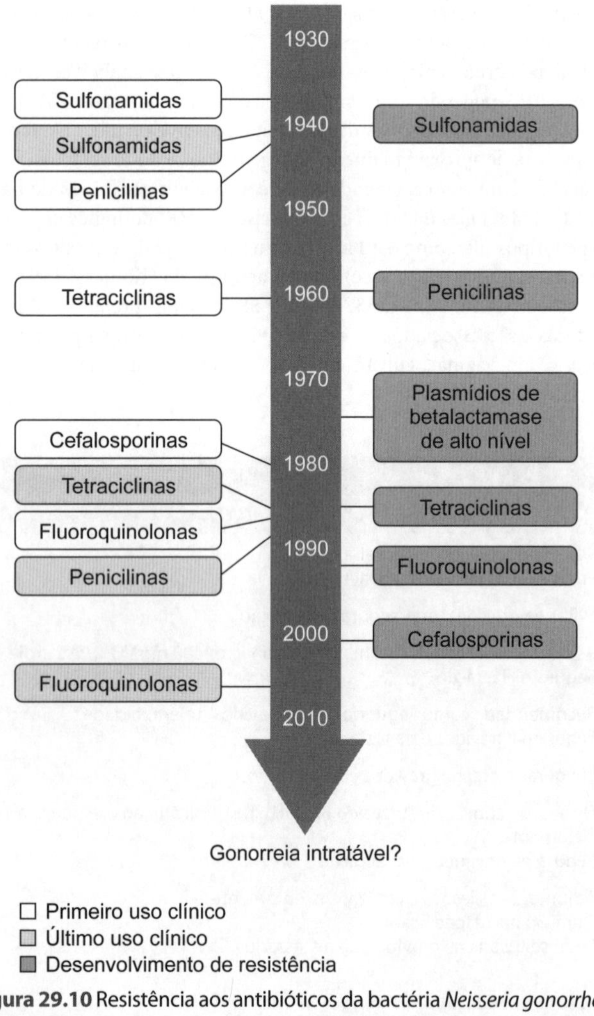

Podofilotoxina (Podofilox)

O extrato alcoólico da raiz da *Podophyllum* sp foi utilizado como terapia eficaz para tratamento de verrugas genitais em 1942 (Kaplan, 1942). A resina de podofilina contém vários componentes, entretanto a podofilotoxina é considerada o principal componente terapêutico. A podofilotoxina A é uma lignana (Figura 29.11) e apresenta várias vantagens sobre a podofilina no tratamento das verrugas genitais em virtude da pureza, estabilidade e ausência de toxicidade sistêmica (Fraser *et al.*, 1993).

A resina de podofilina atua causando alteração nos microtúbulos durante a replicação celular, interrompendo a mitose e causando morte celular. Um ensaio clínico comparou a eficácia e a segurança de solução 0,5% de podofilotoxina aplicada pelos pacientes, creme 0,15% de podofilotoxina aplicada pelos pacientes e solução 25% de podofilina aplicada pelo profissional de saúde no tratamento de 358 pacientes de ambos os sexos com quadro de verrugas genitais (Lacey *et al.*, 2003). Para os produtos autoaplicáveis, a recomendação foi de aplicação 2 vezes/dia durante 3 dias consecutivos, com descanso de 4 dias. No caso da solução de 25% de podofolina, ela foi aplicada 2 vezes/semana. Todos os tratamentos foram feitos por 4 semanas ou interrompidos antes, caso houvesse resolução da lesão. Conforme ilustrado na Tabela 29.9, o tratamento com podofilotoxina foi superior ao tratamento com podofilina, sendo a solução de podofilotoxina considerada superior ao creme de podofilotoxina.

Imiquimode (Aldara™)

É um derivado imidazoquinolinamínico (Figura 29.12) que induz os macrófagos a secretar citocinas como IL-2, IFN-alfa-1, IFN-beta,

Figura 29.10 Resistência aos antibióticos da bactéria *Neisseria gonorrhae*.

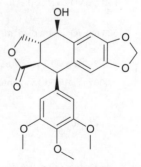

Figura 29.11 Podofilotoxina A.

Tabela 29.9 Remissão completa de todas as verrugas.

População	Podofilina % (IC 95%)	Creme de podofilotoxina % (IC 95%)	Solução de podofilotoxina % (IC 95%)
(A) Expressa como % de sujeitos			
Análise principal	46,9 (36,8-57,3)	62,2 (50,8-72,7)	70,2 (59,9-79,2)
"Pior caso"	39,7 (30,7-49,2)	43,2 (34,1-52,7)	54,2 (44,8-63,3)
"Melhor caso"	55,2 (45,7-64,4)	73,7 (64,8-81,4)	76,6 (68,1-83,9)

População	Creme de podofilotoxina Risco relativo (IC 95%)	Solução de podofilotoxina Risco relativo (IC 95%)
(B) Expresso como risco relativo de não ter recidiva comparado com podofilina (= 1) por análise de regressão		
Análise principal	1,97 (1,04-3,7)	2,93 (1,56-5,5)
"Pior caso"	1,17 (0,69- 2)	1,92 (1,13-3,27)
"Melhor caso"	2,46 (1,38-4,4)	3,04 (1,68-5,49)

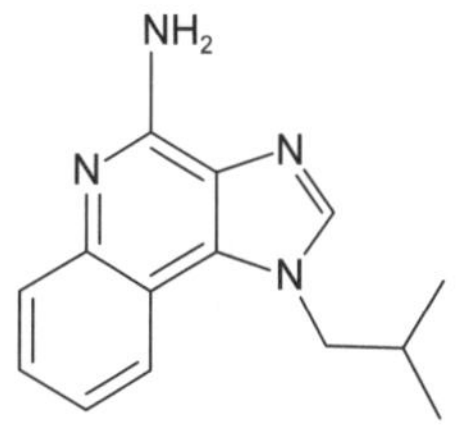

Figura 29.12 Imiquimode.

IFN-gama e TGF-alfa. O IFN-1 é provavelmente a principal citocina responsável pelo desaparecimento das verrugas genitais. Uma resposta clínica causada pelo imiquimode é acompanhada por uma redução do DNA de HPV e do RNA mensageiro das proteínas L1 e E7 do HPV (Arany *et al.*, 2000). Acredita-se que o imiquimode estimule uma resposta imunológica celular contra o HPV. Estudos *in vivo* demonstram aumento da atividade citolítica e linfoproliferativa com o uso de imiquimode (Scheinfeld e Lehman, 2006).

A eficácia e a segurança do imiquimode foram comparadas com placebo em ensaio clínico para tratamento de verrugas anogenitais em pacientes imunocompetentes (Edwards *et al.*, 1998). Imiquimode creme 5%, imiquimode creme 1% e veículo foram aplicados pelos pacientes nas lesões 3 vezes/semana por 16 semanas, ou até o desaparecimento das lesões antes das 16 semanas. Conforme ilustrado na Tabela 29.10, o imiquimode creme 5% e creme 1% foram considerados superiores quando comparados com o veículo. A reação adversa mais frequente foi o eritema local.

Uma metanálise avaliou a eficácia de imiquimode 5% aplicado diariamente nas lesões genitais ou aplicado 3 vezes/semana (Gotovtseva *et al.*, 2008). A aplicação diária não aumentou a eficácia, porém aumentou a incidência de reações adversas locais. Com base na metanálise descrita, recomenda-se que o imiquimode seja aplicado 3 vezes/semana para tratamento das lesões verrucosas causadas pelo HPV.

Tabela 29.10 Eficácia por análise por intenção de tratamento (ITT).

Pacientes	5% imiquimode (creme)	1% imiquimode (creme)	Veículo (creme)	P geral	P comparado 5% imiquimode (creme) versus veículo (creme)	5% imiquimode (creme) versus 1% imiquimode (creme)	1% imiquimode (creme) versus veículo (creme)
Pacientes com total desaparecimento das verrugas	54/109 (50)	21/102 (21)	11/100 (11)	< 0,001	< 0,001	< 0,001	0,08
Sexo feminino	33/46 (72)	17/45 (38)	8/40 (20)	< 0,001	< 0,001	0,001	0,09
Sexo masculino	21/63 (33)	4/57 (7)	3/60 (5)	< 0,001	< 0,001	0,001	> 0,5
Pacientes com redução > 50% das verrugas	83/109 (76)	36/102 (35)	28/100 (28)	< 0,001	< 0,001	< 0,001	0,29
Sexo feminino	39/46 (85)	23/45 (51)	15/40 (38)	< 0,001	< 0,001	0,007	0,28
Sexo masculino	44/63 (70)	13/57 (23)	13/60 (22)	< 0,001	< 0,001	< 0,001	> 0,5

*Todos os valores são: número (porcentagem).
**Teste exato de Fisher.

REFERÊNCIAS BIBLIOGRÁFICAS

Arany I, Tyring SK, Brysk MM, Stanley MA, Tomai MA, Miller RL, et al. Correlation between pretreatment levels of interferon response genes and clinical responses to an immune response modifier (Imiquimod) in genital warts. Antimicrob Agents Chemother. 2000;44:1869-73.

Bachmann LH, Hobbs MM, Seña AC, Sobel JD, Schwebke JR, Krieger JN, et al. *Trichomonas vaginalis* genital infections: progress and challenges. Clin Infect Dis. 2011;53:S160-72.

Bébéar C, de Barbeyrac B. Genital *Chlamydia trachomatis* infections. Clin Microbiol Infect. 2009;15:4-10.

Björnelius E, Anagrius C, Bojs G, Carlberg H, Johannisson G, Moi H, et al. Antibiotic treatment of symptomatic *Mycoplasma genitalium* infection in Scandinavia: a controlled clinical trial. Sex Transm Infect. 2008;84:72-6.

Brunham RC, Rey-Ladino J. Immunology of Chlamydia infection: implications for a Chlamydia trachomatis vaccine. Nat Rev Immunol. 2005;5:149-61.

Burtin P, Taddio A, Ariburnu O, Einarson TR, Koren G. Safety of metronidazole in pregnancy: a meta-analysis. Am J Obstet Gynecol. 1995;172:525-9.

Carter JS, Bowden FJ, Bastian I, Myers GM, Sriprakash KS, Kemp DJ, et al. Phylogenetic evidence for reclassification of *Calymmatobacterium granulomatis* as *Klebsiella granulomatis* comb. nov. Int J Syst Bacteriol 1999;49:1695-700.

CDC. Sexually transmitted diseases treatment guidelines. MMWR. 2006;55:(RR-11).

Centers for Disease Control and Prevention. CDC Grand Rounds: the growing threat of multidrug-resistant gonorrhea. MMWR. 2013;62:103-6.

Ceovic R, Gulin SJ. Lymphogranuloma venereum: Diagnostic and treatment challenges. Infect Drug Resist. 2015;8:39-47.

Cohen SE, Klausner JD, Engelman J, Philip S. Syphilis in the modern era. An upadte for physicians. Infect Dis Clin N Am. 2013;27:705-22.

Copeland NK, Decker CF. Other sexually transmitted diseases chanchroid and donovanosis. Dis Mon. 2016;62:306-13.

Corey L, Wald A, Patel R, Sacks SL, Tyring SK, Warren T, et al. Once-daily valacyclovir to reduce the risk of transmission of genital herpes. N Engl J Med. 2004;350:11-20.

Couldwell DL, Tagg KA, Jeoffreys NJ, Gilbert GL. *Mycoplasma genitalium* infections due to macrolide and fluoroquinolone resistance. Int J STD AIDS. 2013;24:822-8.

Dorfman DH, Glaser JH. Congenital syphilis presenting in infants after the newborn period. N Engl J Med 1990;323:1299-302.

Douglas JM, Critchlow C, Benedetti J, Mertz GJ, Connor JD, Hintz MA et al. A double-blind study of oral acyclovir for supression of recurrences of genital herpes simplex virus infection. N Engl J Med. 1984;310:1551-6.

Edwards L, Fereczy A, Eron L, Baker D, Owens ML, Fox TL, et al. Self-administered topical 5% imiquimod cream for external anogenital warts. Arch Dermatol. 1998;134:25-30.

Fraser PA, Lacey CJN, Maw RD. Motion: podophyllotoxin is superior to podophyllin in the treatment of genital warts. J Europ Acad Dermatol Venereol. 1993;2:328-334.

Gesink DC, Mulvad G, Montgomery-Andersen R et al. *Mycoplasma genitalium* presence, resistance and epidemiology in Greenland. Int J Circumpolar Health. 2012;71:1-8.

Goldberg J. Studies on Granuloma inguinale V. Isolation of a bacterium resembling *donovania granulomatis* from the faeces of a patient with granuloma inguinale. Br J Vener Dis. 1962;38:99-102.

Gotovtseva EP, Kapadia AS, Smolensky MH, Larison DR. Optimal frequency of imiquimid (Aldara) 5% cream for the treatment of external genital warts in immunocompetent adults: a meta-analysis. Sex Transm Dis. 2008;35:346-51.

Guenthner PC, Secor WE, Dezzutti CS. *Trichomonas vaginalis*-induced epithelial monolayer disruption and human immunodeficiency virus type 1 (HIV-1) replication: implications for the sexual transmission of HIV-1. Infect Immun. 2005;73:4155-60.

Heine P, McGregor JA. *Trichomonas vaginalis*: a reemerging pathogen. Clin Obstet Gynecol. 1993; 36:137-44.

Helms DJ, Mosure DJ, Secor WE, Workowski KA. Management of *Trichomonas vaginalis* in women with suspected metronidazole hypersensitivity. Am J Obstet Gynecol. 2008;198:370e1-7.

Honess RW, Roizman B. Regulation of herpes virus macromolecular synthesis. I. Cascade regulation of the synthesis of three groups of viral proteins. J Virol. 1974;14:8-19.

James SH, Larson KB, Acosta EP, Prichard MN. Helicase-primase as a target of new therapies for herpes simplex virus infections. Clin Pharmacol Ther. 2015;97:66-78.

Jernberg E, Moghaddam A, Moi H. Azithromycin and moxifloxacin for microbiological cure of *Mycoplasma genitalium* infection: an open study. Int J STD AIDS. 2008;19:676-9.

Junior WB, Di Chiacchio NG, Di Chiacchio N, Romiti R, Criado PR, Velho PENF. A comparative study of single-dose treatment of canchroid using thiamphenicol versus azithromycin. Braz J Infect Dis. 2009;13:218-20.

Kaplan IW. Condylomata acuminata. New Orleans Med Surg J. 1942;94:388-90.

Kemp M, Christensen JJ, Lautenschlager S, Vall-Mayans M, Moi H. European guideline for the management of chancroid, 2011. Int J STD AIDS. 2011;22:241-4.

Kikuchi M, Ito S, Yasuda M, Tsuchiya T, Hatazaki K, Takanashi M, et al. Remarkable increase in fluoroquinolone-resistant *Mycoplasma genitalium* in Japan. J Antimicrob Chemother. 2014;69:2376-82.

Kleymann G, Fischer R, Betz UA, Hendrix M, Bender W, Schneider U, et al. New helicase-primase inhibitors as drug candidates for the treatment of herpes simplex disease. Nat Med. 2002;8:392-8.

Koutsky L. Epidemiology of genital human papillomavirus infection. Am J Med 1997;102:3-8.

Lacey CJ, Goodall RL, Tennvall GR, Maw R, Kinghom GR, Fisk PG, et al. Perstop Pharma Genital Warts Clinical Trial Group. Randomised controlled trial and economic evaluation of podophyllotoxin solution, podophyllotoxin cream, and podophyllin in the treatment of genital warts. Sex Transm Infect. 2003;79:270-5.

Le HHL, Bi, Ishizaki A, Van Le H, Nguyen TV, Ichimura H. Low concordance of oral and genital HPV infection among male patients with sexually transmitted infections in Vietnam. BMC Infect Dis. 2019;19:578.

Lewis DA. Epidemiology, clinical features, diagnosis and treatment of *Haemophilius ducreyi* – a disappearing pathogen? Expert Rev Anti Infect Ther. 2014;12:687-96.

Lis R, Rowhani-Rahbar A, Manhart LE. *Mycoplasma genitalium* infection and female reproductive tract disease: a meta-analysis. Clin Infect Dis. 2015;61:418-26.

Lovett A, Duncan JA. Human immune responses and the natural history of Neisseria gonorrhoeae infection. Front Immunol. 2019;9:3187.

Manavi K. A review on infection with *Chlamydia trachomatis*. Best Pract Res Clin Obstet Gynaecol. 2006;20:941-51.

Manhart LE, Gillespie CW, Lowens MS, Khosropour CM, Colombara DV, Golden MR, et al. Standard treatment regimens for nongonococcal urethritis have similar but declining cure rates: a randomized controlled trial. Clin Infect Dis. 2013;56:934-42.

Martin DH, Sargent SJ, Wendel GD Jr, McCormack WM, Spier NA, Johnson RB. Comparison of azithromycin and ceftriaxone for the treatment of chancroid. Clin Infect Dis. 1995;21:409-14.

Mena LA, Mroczkowski TF, Nsuami M, Martin DH. A randomized comparison of azitrhomycin and doxycicline for the treatment of *Mycoplasma genitalium*-positive urethritis in men. Clin Infect Dis. 2009;48:1649-54.

Muzny CA, Schwebke JR. The clinical spectrum of *Trichomonas vaginalis* infection and challenges of management. Sex Transm Infect. 2013;89: 423-5.

Newman L, Rowley J, Vander Hoorn S, Wijesppriya NS, Unemo M, Low N, et al. Global Estimates of the Prevalence and Incidence of Four Curable Sexually Transmitted Infections in 2012 Based on Systematic Review and Global Reporting. PLoS ONE 2015;10:e0143304.

O'Farrell N. Donovanosis. Sex Transm Infect. 2002;78:452-7.

Parkin DM, Bray F. Chapter 2: the burden of HPV-related cancers. Vaccine 2006;24:11-25.

Peeling RW, Mabey D, Kamb ML, Chen XS, Radolf JD, Benzaken AS. Syphilis. Nat Rev Dis Primers. 2017;3:17073.

Pfennig CL. Sexually transmitted diseases in the emergency department. Emerg Med Clin N Am. 2019;37:165-92.

Plourde PJ, D'Costa LJ, Agoki E, Ombette J, Ndinya-Achola JO, Slaney LA, et al. A randomized, double-blind study of the efficacy of fleroxacin versus trimethoprim-sulfamethoxazole in men with culture-proven chancroid. J Infect Dis. 1992;165:949-52.

Quillin SJ, Seifert HS. *Neisseria gonorrhoeae* host-adaptation and pathogenesis. Nat Rev Microbiol. 2018;16:226-40.

Scheinfeld N, Lehman DS. An evidence-based review of medical and surgical treatments of genital warts. Dermatol Online J. 2006;12:5.

Schwebke JR, Barrientes FJ. Prevalence of *Trichomonas vaginalis* isolates with resistance to metronidazole and tinidazole. Antimicrob Agents Chemother. 2006;50:4209-10.

Sieving RE, O'Brien JRG, Saftner MA, Argo TA. Sexually trasmitted diseases among US adolescents and young adults. Nurs Clin N Am. 2019; 54:207-25.

Simons R, Candfield S, French P, White JA. Observed treatment responses to short-course doxycycline therapy for rectal lumphogranuloma venereum in men who have sex sith men. Sex Transm Dis. 2018;45:406-8.

Sobel J, Nyirjesy P, Brown W. Tinidazole therapy for metronidazole-resistant vaginal trichomoniasis. Clin Inf Dis. 2001;33:1341-6.

Sonnenberg P, Ison CA, Clifton S, Field N, Tanton C, Soldan K, et al. Epidemiology of *Mycoplasma genitalium* in British men and women aged 16-44 years: evidence from the third National Survey of Sexual Attitudes and Lifestyles (Natsal-3). Int J Epidemiol. 2015;44:1982-94.

Steen R. Eradicating chancroid. Bull World Health Organ. 2001;79: 818-26.

Stehi S, Zaman K, Jain N. *Mycoplasma genitalium* infections: current treatment options and resistance issues. Infect Drug Resist. 2017;10: 283-92.

Suay-Garcia B, Pérez-Gracia MT. Future prospects for *Neisseria gonorrhoeae* treatment. Antibiotics (Basel). 2018;7:pii: E49.

Taylor-Robinson D, Jensen JS. *Mycoplasma genitalium*: from Chrysalis to multicolored butterfly. Clin Microbiol Rev. 2011;24:498-514.

Torre LA, Bray F, Siegel RL, Ferlay J, Lortettieulent J, Jemal A. Global Cancer Statistics 2012. CA Cancer J Clin 2015;65:87-108.

Tully JG, Taylor-Robinson D, Cole RM, Rose DL. A newly discovered mycoplasma in the human urogenital tract. Lancet. 1981;1(8233):1288-91.

Unemo M, Jensen JS. Antimicrobial-resistant sexually transmitted infections: gonorrhoea and *Mycoplasma genitalium*. Nat Rev Urol. 2017;14: 139-52.

Unemo M, Nicholas RA. Emergence of multidrug-resistant, extensively drug-resistant and untreatable gonorrhea. Future Microbiology. 2012;7:1401-22.

Velho PENF, Souza EM, Junior WB. Donovanosis. Braz J Infect Dis 2008; 12:521-5.

Wald A, Corey L, Timmler B, Magaret A, Warren T, Tyring S, et al. Helicase-primase inhibitor pritelivir for HSV-2 infection. N Engl J Med. 2014;370:201-10.

Workowski KA, Bolan GA. Sexually transmitted diseases treatment guidelines, 2015. MMWR Recomm Rep. 2015;64:1-137.

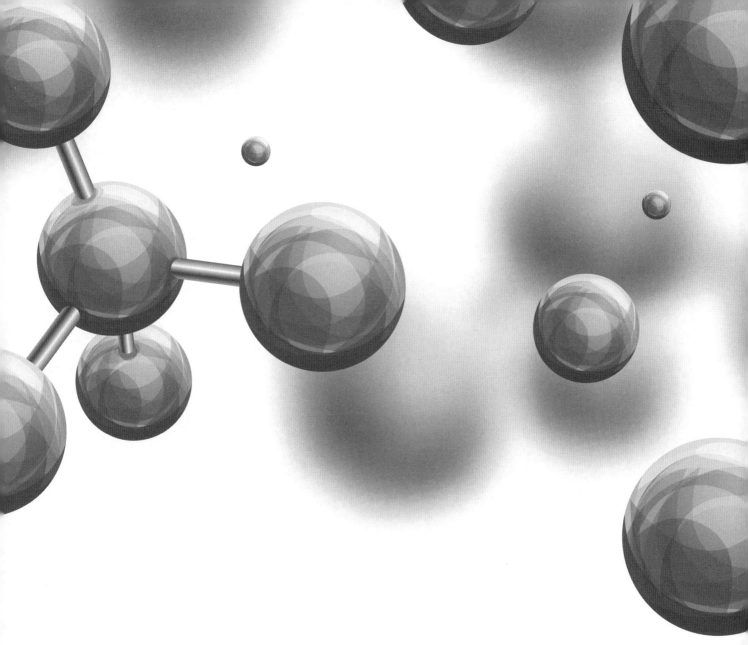

Parte 6

Fármacos em Neurologia

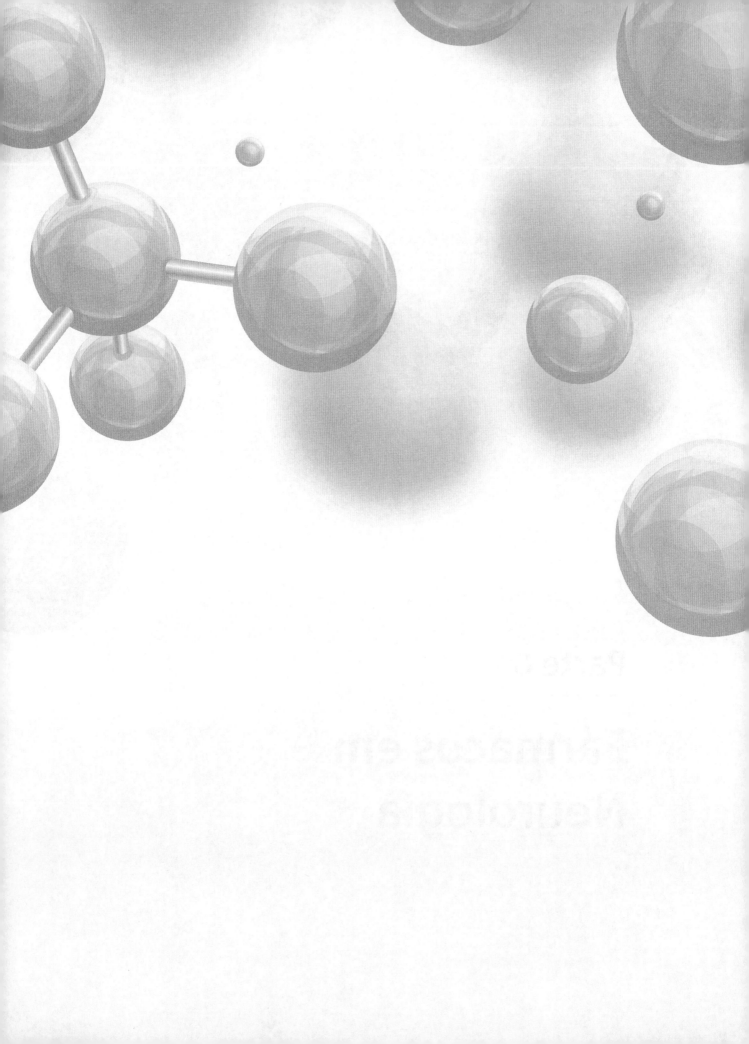

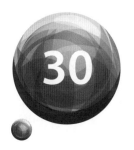

30 Doença de Alzheimer

INTRODUÇÃO

No início do século 20, o patologista alemão Alois Alzheimer identificou um caso de declínio intelectual com achados histológicos de placa neurítica extracelular, emaranhados de neurofibrilas e morte neuronal (Alzheimer, 1907). Essa doença foi eventualmente nomeada como doença de Alzheimer (Berchtold e Cotman, 1998), representa de 60 a 80% dos casos de demência e se manifesta pela perda progressiva de memória e disfunção cognitiva, levando a uma alta mortalidade. Nos EUA, a doença de Alzheimer representa a sexta causa de morte entre a população, e aproximadamente 30% dos idosos morrem com doença de Alzheimer ou de alguma forma de demência. Placa neurítica extracelular e emaranhado de neurofibrilas intracelular são os dois aspectos cardinais na histopatologia dessa patologia. A placa neurítica extracelular é composta de proteínas beta-amiloide (beta A), enquanto as neurofibrilas são formadas por proteínas tau hiperfosforiladas. Essas lesões patológicas são confinadas essencialmente ao córtex e ao hipocampo, regiões associadas à memória e a funções cognitivas. A etiologia da doença de Alzheimer é desconhecida; entre as várias hipóteses no intuito de explicar sua patogênese, são consideradas principais a hipótese da cascada amiloide (Hardy e Higgins, 1992) e a hipótese tau (Gray et al., 1987). Há também a hipótese colinérgica (Bartus et al., 1982), a hipótese inflamatória (Eikelenboom e Verhuis, 1999) e a hipótese da cascada mitocondrial (Swerdlow e Khan, 2004).

A descoberta da correlação entre o número de placas e o grau de gravidade da demência colocou em evidência o envolvimento das placas na patogênese da doença de Alzheimer (Blessed et al., 1968). Em razão de sua insolubilidade, as tentativas de identificar a composição proteica das placas só deram fruto após a década de 1980, quando foram sequenciados os peptídios A beta (36 a 43 aminoácidos), componentes predominantes na placa (Masters et al., 1985). Essa descoberta pavimentou o caminho para a clonagem do gene da APP (*amyloid precursor protein*). No início, acreditava-se que os peptídios A beta encontrados nas placas senis eram anormais. Entretanto, verificou-se que são produzidos constitutivamente durante o metabolismo normal das células (Haass et al., 1992). Os peptídios derivam da proteína precursora amiloide (APP), sendo esta clivada pela beta secretase e pela gama secretase, gerando os peptídios A beta. A gama secretase é uma protease intramembranosa que consiste em quatro componentes: presenilina, nicastrina, PEN-2 e APH1, estando o sítio ativo na presenilina. A maior parte da atividade da beta secretase origina-se de uma aspartil protease localizada integralmente na membrana chamada de sítio beta da enzima 1 clivadora da APP (BACE1). Na via não amiloidogênica, duas proteases com atividade alfa secretase pertencentes à família ADAM da desintegrina e das metaloproteases foram identificadas (Buxbaum et al., 1998). Em condições normais, os peptídios A beta cerebral são degradados por peptidases como a neprilisina, enzima conversora de endotelina, e pela enzima que degrada a insulina (Carson e Turner, 2002). Os peptídios A beta podem ser eliminados do cérebro por um processo balanceado de efluxo, mediado por proteínas relacionadas aos receptores de lipoproteínas de baixa densidade, e de influxo, mediado pelo receptor dos produtos finais de glicação avançada, ou por meio da passagem dos peptídios A beta pela barreira hematencefálica. Não há evidência de alterações dessas enzimas proteolíticas ou dos mecanismos de transporte na doença de Alzheimer.

A hipótese central da causa da doença de Alzheimer é a da cascada amiloide, a qual propõe um desequilíbrio entre a produção e a eliminação dos peptídios A beta no cérebro como evento inicial, levando à degeneração neuronal e à demência (Hardy e Selkoe, 2002). O achado de mutações nos genes responsáveis pelo substrato (APP) e pela enzima principal (presenilina) para a geração dos peptídios A beta em pacientes com quadro familiar de doença de Alzheimer apoia essa hipótese. A maior parte das mutações no gene *APP* ocorre em torno dos sítios onde atua a secretase, e tanto as mutações do gene *APP* quanto as da presenilina aumentam a produção da A beta 42 (42 aminoácidos). Pacientes com síndrome de Down apresentam um gene *APP* extra e desenvolvem placas A beta precocemente na vida, ao passo que a duplicação do *locus APP* ocorre em famílias com doença de Alzheimer familiar (Rovelet-Lecrux et al., 2006), o que sustenta a hipótese de que o aumento da expressão do *APP* causa a deposição dos peptídios A beta. Os peptídios A beta solúveis sofrem uma mudança conformacional que os tornam mais propensos a se agregar a oligômeros solúveis e a grandes fibrilas insolúveis nas placas (Figura 30.1).

Nesse processo, a isoforma fibrilogênica A beta 42 causa alterações da conformação (*misfolding*) dos outros peptídios A beta (Jarret et al., 1993). No início, acreditava-se que apenas os peptídios A beta depositados na placa eram neurotóxicos, entretanto há evidências de que os oligômeros A beta inibem a potenciação a longo prazo no hipocampo e perturbam a plasticidade sináptica (Walsh e Selkoe, 2004). É importante ressaltar que um ensaio clínico utilizando imunização ativa com a vacina AN1792, composta de agregados de A beta 42, teve de ser interrompido porque 6% dos pacientes desenvolveram encefalite (Gilman et al., 2005).

Paralelamente à identificação dos peptídios A beta nas placas, observou-se que os entrelaçamentos eram compostos de proteína tau hiperfosforilada (Grundke-Iqbal et al., 1986). Tau é uma proteína axônica que se liga aos microtúbulos promovendo sua montagem e estabilidade. A fosforilação da tau é regulada pelo balanço de múltiplas quinases (GSK-3 beta e CDK5) e fosfatos (PP-1 e PP-2A). A hiperfosforilação na doença de Alzheimer inicia-se intracelularmente e leva ao sequestro da tau normal e de outras proteínas associadas aos microtúbulos, perturbando o transporte axonal e comprometendo a função neuronal (Figura 30.2).

A tau hiperfosforilada pode formar mais facilmente agregados em fibrilas insolúveis nos entrelaçados, comprometendo ainda mais a função neuronal. A patologia da tau inicia-se precocemente nos processos

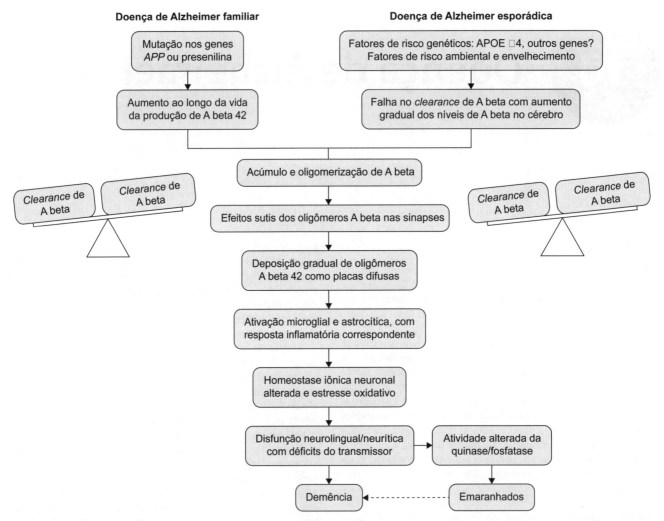

Figura 30.1 Hipótese da cascata amiloide, baseada no desequilíbrio entre produção e o *clearance* de A beta, com aumento do primeiro na doença de Alzheimer familiar e redução do segundo na doença de Alzheimer esporádica.

de doenças neuronais na região transentorrinal, dissemina-se para o hipocampo e a amígdala e, mais tardiamente, para as áreas de associação neocorticais (Braak *et al.*, 1999). Entretanto, não se sabe se a hiperfosforilação da tau e a formação dos entrelaçados são causa ou consequência da doença de Alzheimer. Fármacos que reduzem a fosforilação da tau por causa da inibição das quinases da tau, como as CDK5 e GSK-3 beta, estão em fase de desenvolvimento pré-clínico. Entretanto, como a fosforilação da tau é regulada por um equilíbrio de múltiplas quinases e fosfatases, a inibição de uma única quinase talvez seja insuficiente para normalizar a fosforilação da tau.

O conhecimento das alterações dos neurotransmissores na doença de Alzheimer permitiu o desenvolvimento de fármacos para tratar efeitos sintomáticos, os quais foram aprovados para uso clínico. Conforme afirmado anteriormente, fármacos que procuram abordar a patogênese molecular da doença de Alzheimer com potencial de alteração da progressão da doença ainda estão em desenvolvimento. Há duas classes de fármacos aprovadas para o tratamento da doença de Alzheimer:

- Fármacos inibidores da acetilcolinesterase
- Fármacos antagonistas dos receptores NMDA do glutamato
- Associação de ambos.

FÁRMACOS INIBIDORES DA COLINESTERASE

A hipótese colinérgica da doença de Alzheimer sugere a ocorrência da perda de neurônios colinérgicos, principalmente no núcleo basal de Meynert, resultando em atrofia dos núcleos colinérgicos e níveis reduzidos de acetilcolina no cérebro (Whitehouse *et al.*, 1982). A acetilcolina é utilizada por todos os neurônios colinérgicos, os quais estão envolvidos em processos como memória, aprendizado, atenção e resposta ao estresse. Em pacientes com doença de Alzheimer, notam-se uma degeneração grave dos neurônios colinérgicos, níveis reduzidos de acetilcolina, níveis reduzidos de colina, assim como redução da atividade da enzima acetiltransferase e alterações nos receptores colinérgicos (Melancon *et al.*, 2013). Os níveis de acetilcolina no liquor de pacientes com doença de Alzheimer estão reduzidos, um aspecto proporcional à gravidade do déficit cognitivo (Tohgi *et al.*, 1994). A redução da transmissão colinérgica que caracteriza a doença de Alzheimer proporciona o racional para uso de inibidores da acetilcolinesterase, com o intuito de aumentar a concentração de acetilcolina na fenda sináptica. Esse aumento pode causar melhora do declínio cognitivo e, portanto, da qualidade de vida. Entretanto, diferenças na capacidade de regular os níveis extracelulares de acetilcolina por meio da inibição extrassináptica da butirilcolinesterase podem ter efeitos deletérios na progressão da doença (Lane e Darreh-Shori, 2015). Apesar de diferenças sutis em seus mecanismos de ação, o efeito principal, uma vez que o fármaco atravessa a barreira hematencefálica, é aumentar a atividade de acetilcolina no cérebro. As reações adversas a esses fármacos decorrem da superestimulação do sistema colinérgico central e periférico. Os nervos colinérgicos são amplamente distribuídos no organismo e o excesso colinérgico está associado comumente a náuseas, vômitos, bradicardia e perda de peso (Colovic *et al.*, 2013).

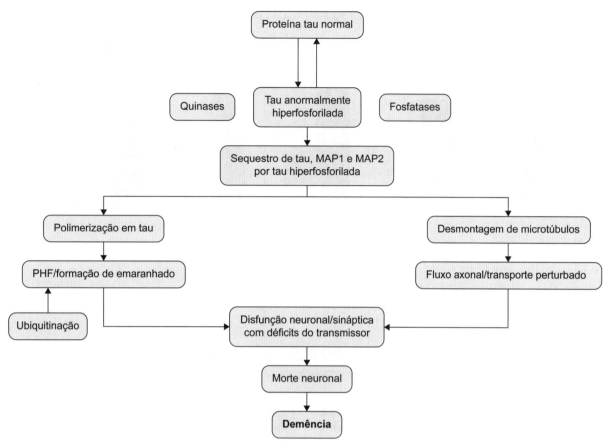

Figura 30.2 Fluxo da hiperfosforilação da tau e da formação dos emaranhados. A fosforilação da tau é regulada pelo equilíbrio entre as diversas quinases e fosfatases. A tau hiperfosforilada sequestra a tau normal e outras proteínas associadas aos microtúbulos, causando desarranjo nos mesmos e alterando o transporte axonal. A tau hiperfosforilada é mais propensa a agregar-se na forma de fibrilas insolúveis (PHF, do inglês *paired helical filaments*) e em grandes agregados na forma de emaranhados. Tanto a perda da estabilização dos microtúbulos quanto a formação de emaranhados compromete a função neuronal e sináptica. A tau nos emaranhados é substrato para ubiquitinação, mas este processo é ineficiente.

Donepezila (Aricept®)

Inibidor seletivo e reversível da acetilcolinesterase que se liga ao sítio aniônico periférico (beta), causa melhora sintomática dos pacientes e retardo na deposição de placas amiloides (Arce *et al.*, 2009). É um inibidor não competitivo com relativa especificidade para acetilcolinesterase em relação à butirilcolinesterase; embora a importância clínica dessa especificidade não seja clara, pode ser responsável pela baixa incidência de efeitos colaterais colinérgicos periféricos.

A farmacocinética da donepezila (Figura 30.3) é linear entre as doses de 1 e 10 mg/dia, e alimentos não influenciam a sua biodisponibilidade. Esse fármaco é eliminado pelo rim de forma inalterada, mas também sofre metabolismo hepático pelos CIP2D6 e CIP3A4. Como seu metabolismo é lento e não saturável, a donepezila não causa interação farmacocinética com outros fármacos metabolizados pelos mesmos sistemas enzimáticos. Entretanto, a administração do potente inibidor de CIP3A4 como o cetoconazol causa aumentos significativos das concentrações plasmáticas da donepezila (Tisco *et al.*, 1998). Sua meia-vida é de 70 a 80 h. Não há necessidade de ajuste de dose em pacientes com insuficiência renal grave (*clearance* de creatinina < 18 mℓ/min/1,73 m^2).

Em ensaio clínico com 1.400 pacientes com diagnóstico de doença de Alzheimer moderada ou grave, que estavam recebendo donepezila 10 mg/dia durante pelo menos 3 meses, os participantes foram randomizados para receber por 24 semanas donepezila 23 mg/dia ou continuar com 10 mg/dia (Farlow *et al.*, 2010). Conforme ilustrado na Figura 30.4, donepezila 23 mg/dia causou aumento significativo dos pontos na tabela SIB (*severe impairment battery*), em comparação com a dose de 10 mg/dia.

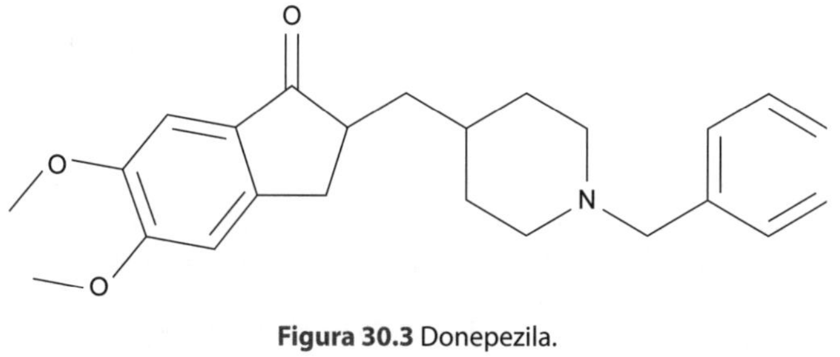

A donepezila é indicada para o tratamento das formas leve e moderada de Alzheimer na dose de 5 a 10 mg 1 vez/dia, introduzindo-se a de 10 mg apenas após o paciente ter utilizado a dose de 5 mg por 4 a 6 semanas. Nos casos graves de doença de Alzheimer, pode ser utilizada a dose de 23 mg; entretanto, esta só deve ser introduzida após o paciente ter utilizado a dose de 10 mg por 3 meses. As reações adversas mais comuns são náuseas, diarreia, insônia, vômitos, cãibras musculares, fadiga e anorexia. Esses sinais/sintomas resultam da ação colinomimética da donepezila.

Rivastigmina (Exelon®)

Derivado carbamato estruturalmente relacionado com a fisostigmina (Figura 30.5), liga-se tanto ao sítio esterásico quanto ao sítio aniônico da acetilcolinesterase. Ela inibe a acetilcolinesterase e a buritilcolinesterase com longa duração de ação e certa especificidade para algumas regiões do cérebro. Estudos em animais demonstraram que a rivastigmina é mais potente no córtex e no hipocampo, áreas cerebrais mais atingidas

Figura 30.3 Donepezila.

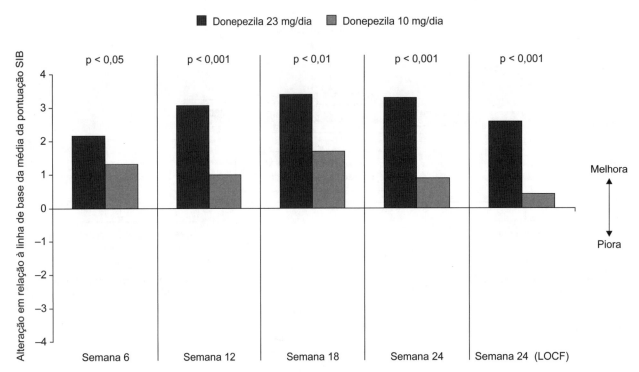

Figura 30.4 Alteração da média da pontuação SIB (*Severe Impairment Battery*) em relação à linha de base em pacientes tratados com doses diárias distintas de donepezila.

na doença de Alzheimer. Após a inibição das colinesterases, sua atividade diminui progressivamente, enquanto a atividade da butirilcolinesterase aumenta. Tanto a acetilcolinesterase quanto a butirilcolinesterase têm papel importante na agregação beta amiloide (A beta) durante a formação das placas senis (Guillzet *et al.*, 1997). Ambas as enzimas acumulam-se nas placas emaranhadas amiloides com aumento de atividade de 87% para a butirilcolinesterase e 80% para a acetilcolinesterase. Ensaio clínico em voluntários sadios (Polinsky, 1998) demonstrou que a rivastigmina induz inibição seletiva da acetilcolinesterase no sistema nervoso central em relação ao periférico (40% de inibição da acetilcolinesterase central comparada com 10% de inibição da butirilcolinesterase plasmática).

A rivastigmina tem farmacocinética linear até a dose de 3 mg 2 vezes/dia e apresenta excelente absorção após administração oral (> 96%), embora o efeito extenso de primeira passagem reduza a biodisponibilidade absoluta para 35 a 40% com $T_{máx}$ de 1 h (Zemek *et al.*, 2014). A ligação às proteínas plasmáticas é de 40% com volume de distribuição entre 1,8 e 2,7 ℓ/kg. A rivastigmina é rápida e extensivamente metabolizada, primariamente pela hidrólise mediada por colinesterase em seu metabólito descarbamilado. Não há envolvimento de enzimas do CIP450. Após a administração do fármaco marcado com radioisótopo, 97% da dose foi recuperada na urina e 0,4% nas fezes. O *clearance* oral da rivastigmina é de 1,8 ± 0,6 ℓ/min, e a meia-vida de eliminação é de aproximadamente 1,5 h.

A eficácia e a segurança da rivastigmina foram avaliadas por meio de ensaio clínico prospectivo, randomizado, multicêntrico, duplo-cego e controlado com placebo em pacientes com provável doença de Alzheimer de intensidade leve a moderadamente grave (Rösler *et al.*, 1999). Os pacientes (n = 725) com idade entre 50 e 85 anos foram randomizados para receber placebo (n = 239), dose baixa de rivastigmina (n = 243; 1 a 4 mg/dia) ou dose alta de rivastigmina (n = 243; 6 a 12 mg/dia) por 26 semanas. O objetivo primário foi a mudança do escore da linha de base da subescala cognitiva da doença de Alzheimer (Figura 30.6) e da escala de deterioração progressiva (Figura 30.7). A rivastigmina na dose de 6 a 12 mg/dia apresentou superioridade significativa, quando comparada com o placebo e a dose baixa de rivastigmina.

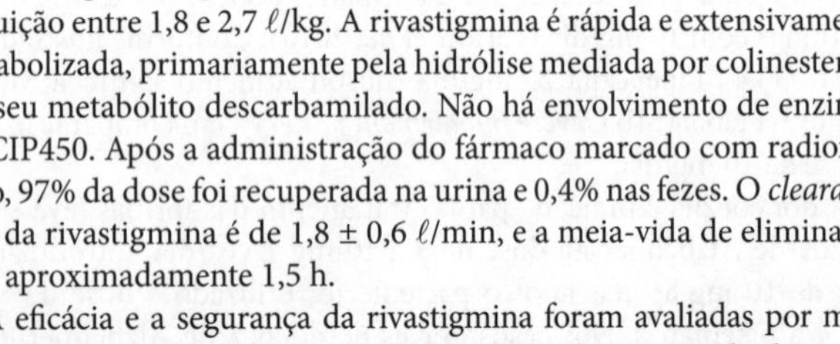

Reações adversas foram predominantemente de origem gastrintestinal, de intensidade leve ou moderada, e transitórias, ocorrendo principalmente durante o processo de escalonamento da dose; 23% dos pacientes no grupo de dose alta, 7% no grupo de dose baixa e 7% no grupo placebo descontinuaram o tratamento em decorrência das reações adversas. A eficácia da rivastigmina foi confirmada por meio de revisão sistemática (Desai e Grossberg, 2005).

A rivastigmina está indicada no tratamento da doença de Alzheimer de intensidade leve ou moderada e pode ser administrada na forma de adesivo transdérmico, sendo a dose inicial recomendada de 4,6 mg/24 h, com a possibilidade de aumentá-la para 9,5 mg/24 h após 4 semanas, caso a dose prévia tenha sido bem tolerada. As reações adversas com incidência ≥ 5% em relação ao placebo foram náuseas, vômitos e diarreia.

Galantamina (Nivalin)

Alcaloide isolado da planta *Galanthus woronowii* (Figura 30.8), a galantamina atua como inibidor seletivo, competitivo e rapidamente reversível da acetilcolinesterase, interagindo tanto com seu sítio aniônico quanto com seu núcleo aromático. Além disso, o fármaco é um ligante alostérico dos receptores nicotínicos colinérgicos induzindo sua modulação. Ele interage no receptor nicotínico em sítios de ligação distintos dos da acetilcolina e de agonistas nicotínicos, atuando de maneira específica para aumentar a atividade dos receptores nicotínicos na presença da acetilcolina (Čolović *et al.*, 2013).

A farmacocinética da galantamina é linear entre as doses de 8 a 32 mg/dia e apresenta $T_{máx}$ de 1 h após administração oral. Sua biodisponibilidade absoluta é de aproximadamente 90%, não sendo afetada quando ingerida com alimentos. A ligação às proteínas plasmáticas é de 18% com volume de distribuição de 175 ℓ. A galantamina é metabolizada por enzimas hepáticas do CIP450, sendo o CIP2D6 e o CIP3A4

Figura 30.5 Rivastigmina.

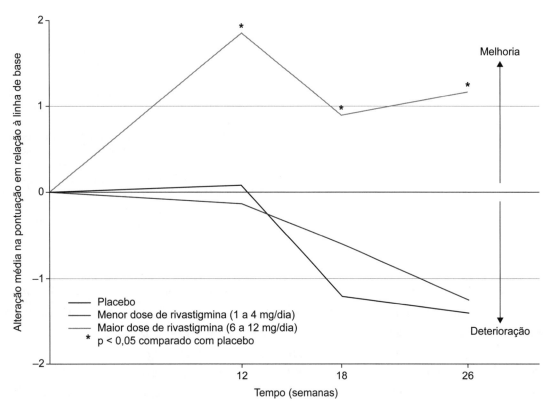

Figura 30.6 Alteração média em relação à linha de base dos escores da subescala cognitiva da doença de Alzheimer em pacientes tratados com rivastigmina ou placebo.

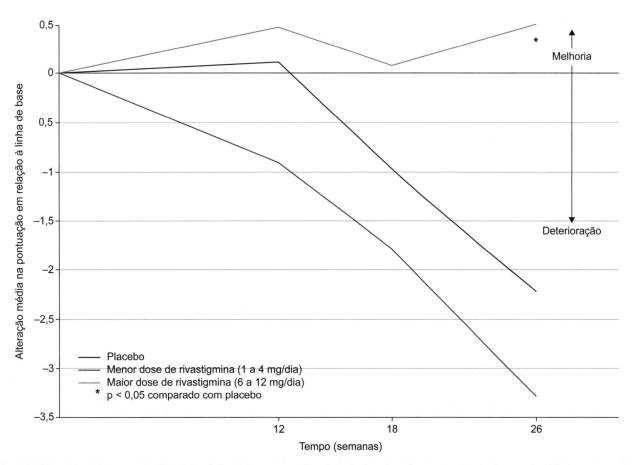

Figura 30.7 Alteração média em relação à linha de base dos escores da escala de deterioração progressiva da doença de Alzheimer em pacientes tratados com rivastigmina ou placebo.

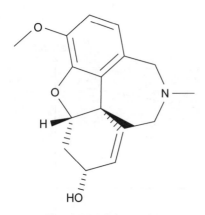

Figura 30.8 Galantamina.

os principais envolvidos. Após a administração intravenosa, cerca de 20% da dose é eliminada na urina na forma de fármaco inalterado, indicando um *clearance* renal de 65 mℓ/min, representando 2 a 25% do *clearance* sistêmico de 300 mℓ/min. A meia-vida de eliminação da galantamina é de aproximadamente 7 h.

A eficácia e a segurança da galantamina foram avaliadas por meio de metanálise de ensaios clínicos randomizados (n = 11), com um total de 4.074 pacientes, dos quais 2.515 foram tratados com galantamina e 1.559 com placebo (Jiang *et al.*, 2014). O objetivo primário era a mudança da escala ADAS-cog (*Alzheimer's disease assessment scale-cognitive subscale*) e da escala MMSE (*mini-mental state examination*). O tratamento com galantamina foi associado à melhora tanto na escala ADAS-cog (Figura 30.9 A) quanto na escala MMSE (Figura 30.9 B).

O tratamento com galantamina foi relacionado com maior incidência significativa de reações adversas (Figura 30.10).

Ensaio clínico ou subgrupo	Experimental Média	DP	Total	Controle Média	DP	Total	Peso	Diferença média IV, fixo, IC 95%
Brodaty *et al.* (2005)	−1,8	6,33	227	1,3	5,67	248	11,8%	−3,10 [−4,18, −2,02]
Raskind *et al.* (2000) d1	−1,9	5,12	202	2	6,47	207	10,9%	−3,90 [−5,03, −2,77]
Raskind *et al.* (2000) d2	−1,4	6,18	197	2	6,47	207	9,1%	−3,40 [−4,63, −2,17]
Rockwood *et al.* (2001)	−0,9	5	260	0,7	5,25	125	11,4%	−1,60 [−2,70, −0,50]
Tariot *et al.* (2000) d1	−1,4	6,2	253	1,7	6,23	255	11,9%	−3,10 [−4,18, −2,02]
Tariot *et al.* (2000) d2	−1,4	5,57	253	1,7	6,23	255	13,1%	−3,10 [−4,18, −2,02]
Wilcock *et al.* (2000) d1	−0,5	5,64	220	2,4	6,01	215	11,5%	−2,90 [−4,00, −1,80]
Wilcock *et al.* (2000) d2	−0,8	6,33	217	2,4	6,01	215	10,2%	−3,20 [−4,36, −2,04]
Wilkinson *et al.* (2001) d1	−0,1	6,3	81	1,6	6,34	82	3,7%	−1,70 [−3,64, 0,24]
Wilkinson *et al.* (2001) d2	−1,4	6,67	55	1,6	6,34	82	2,8%	−3,00 [−5,23, −0,77]
Wilkinson *et al.* (2001) d3	−0,7	5	51	1,6	6,34	82	3,7%	−2,30 [−4,24, −0,36]
Total (IC 95%)			2.016			1.973	100,0%	−2,95 [−3,32, −2,57]

Heterogeneidade: Chi^2 = 11,43, df = 10 (p = 0,33); I^2 = 12%
Teste para o efeito geral: Z = 15,52 (p < 0,00001)

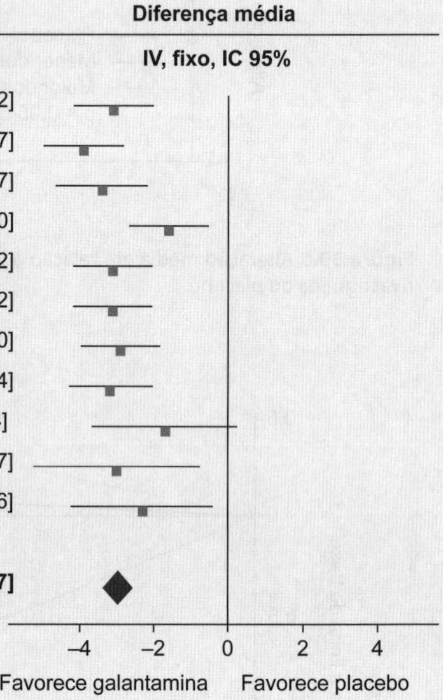

A

Favorece galantamina Favorece placebo

Ensaio clínico ou subgrupo	Experimental Média	DP	Total	Controle Média	DP	Total	Peso	Diferença média IV, aleatório, IC 95%
Gao *et al.* (2012)	9,05	2,84	40	4,42	2,43	40	28,2%	4,63 [3,47, 5,79]
Liu *et al.* (2003)	2	4	50	0,1	0,3	52	28,5%	1,90 [0,79, 3,01]
Wang *et al.* (1997)	1	3	11	1	4	11	15,9%	0,00 [−2,95, 2,95]
Xie *et al.* (2003)	2,9	1,85	10	0,5	0,97	10	27,3%	2,40 [1,11, 3,69]
Total (IC 95%)			111			113	100,0%	2,50 [0,86, 4,15]

Heterogeneidade: Tau^2 = 2,14; Chi^2 = 15,91, df = 3 (p = 0,001); I^2 = 81%
Teste para o efeito geral: Z = 2,99 (p = 0,003)

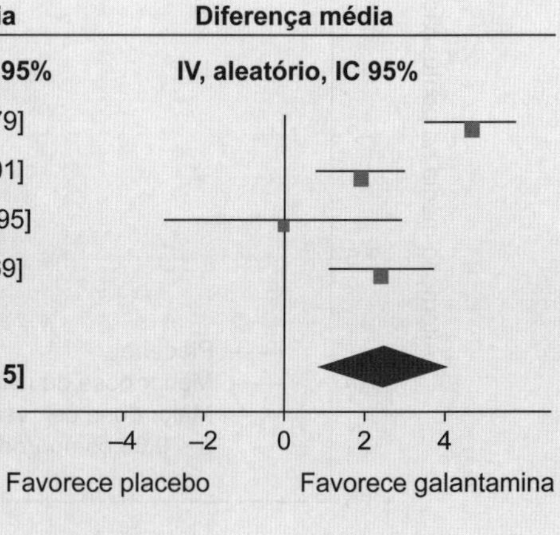

B

Favorece placebo Favorece galantamina

Figura 30.9 *Forest plot* comparando a eficácia de galantamina *versus* placebo na ADAS-cog (*Alzheimer's disease assessment scale-cognitive subscale;* **A**) e no MMSE (*mini-mental state examination;* **B**).

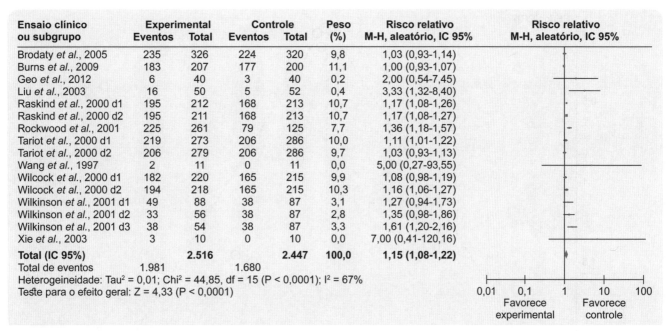

Figura 30.10 *Forest plot* comparando incidência de reações adversas em pacientes com Alzheimer e tratados com galantamina ou placebo. IC: intervalo de confiança.

É importante ressaltar que a metanálise mencionada apresentou *funnel plot* bastante assimétrico (Figura 30.11), indicando possivelmente a presença de um viés de publicação.

A galantamina está indicada no tratamento de demência leve ou moderada associada à doença de Alzheimer. A dose inicial recomendada de galantamina na forma farmacêutica sólida de comprimido de liberação prolongada é de 8 mg/dia, mantida por 4 semanas e, então, aumentada para 16 mg/dia. Um aumento para 24 mg/dia pode ser feito após 4 semanas do uso de 16 mg/dia. Os aumentos devem ser feitos com base no benefício clínico e na tolerabilidade. Os comprimidos de liberação prolongada devem ser ingeridos 1 vez/dia, preferencialmente com alimentos. As reações adversas mais comuns com incidência ≥ 5% observadas foram náuseas, vômitos, diarreia, tontura, cefaleia, redução do apetite e perda de peso.

Antagonistas dos receptores NMDA

O glutamato é o neurotransmissor excitatório mais abundante e extensamente distribuído no sistema nervoso central de mamíferos. Entretanto, sua localização é quase exclusivamente intracelular. A concentração do glutamato na fenda sináptica em condições de repouso é de 0,6 mM (Bouvier *et al.*, 1992). Durante a transmissão sináptica, a concentração do glutamato em regiões extracelulares pode atingir níveis maiores que 10 mM (Clements *et al.*, 1992). O glutamato residual é removido por sistema de captação/transporte do glutamato (Danbolt, 2001). A concentração extracelular do glutamato é sujeita a controle estrito para proporcionar sinalização adequada (Wang e Reddy, 2017). A maior parte da neurotransmissão excitatória no sistema nervoso central de mamíferos é mediada pelo glutamato e por seus receptores, principalmente os receptores de glutamato ionotrópicos (iGluRs). Esses receptores também têm papel importante na plasticidade sináptica, o mecanismo básico responsável do aprendizado e memória (Riedel *et al.*, 2003). Em razão de seus papéis fundamentais na neurotransmissão excitatória, a perturbação da sinalização normal dos receptores ionotrópicos do glutamato está implicada em uma série de doenças neuropatológicas, como epilepsia, doença de Parkinson, Alzheimer, Huntington e esclerose múltipla, tornando esses receptores um alvo terapêutico interessante (Bleich *et al.*, 2003).

Um subgrupo dos receptores ionotrópicos do glutamato é modulado por agonistas específicos do tipo N-metil-D-aspartato (NMDA) e denominam-se receptores de NMDA (Collingridge *et al.*, 2009). Os receptores de NMDA são distintos dos outros receptores ionotrópicos do glutamato porque sua ativação dependente de voltagem é bloqueada com a remoção do magnésio e apresenta alta permeabilidade ao cálcio com uma cinética lenta na ativação do canal iônico. Essas características o tornam interessante para a função sináptica e plasticidade (Cotman *et al.*, 1988). Os receptores de NMDA aparentam ser críticos para a sobrevivência dos neurônios ao ativarem a via da sobrevivência neuronal (Hardingham, 2006). Entretanto, a estimulação excessiva da sinalização glutamatérgica resulta em excitotoxicidade, na qual as células nervosas são danificadas ou mortas (Rothman e Olney, 1986). Além dos efeitos agudos, estudos indicam um papel da toxicidade excitatória do glutamato da neurodegeneração tardia (Choi, 1988). As evidências apontam que a toxicidade é mediada principalmente pela alta permeabilidade aos íons de cálcio, primariamente por meio dos receptores NMDA. Os níveis patológicos da sinalização do cálcio levam a uma perda gradual da função sináptica e subsequentemente à morte neuronal, a qual se correlaciona clinicamente com a perda progressiva da cognição/memória e o desenvolvimento da anatomia neural patológica observada em pacientes com doença de Alzheimer. Isso justifica a avaliação de antagonistas dos receptores de NMDA no tratamento da doença de Alzheimer, como tratamento sintomatológico e neuroprotetivo (Danysz *et al.*, 2000).

Memantina (Namenda)

Antagonista não competitivo dos receptores glutaminérgicos de NMDA (Figura 30.12), é indicado para graus moderado e grave da doença de Alzheimer. A memantina causa uma melhora estatisticamente significativa na cognição, no comportamento e na habilidade de fazer algumas tarefas diárias (McShane *et al.*, 2006). Um ensaio clínico acompanhando pacientes por 2 anos demonstrou que a memantina não modifica a progressão da doença e não apresenta benefícios nos casos leves de Alzheimer (Dysken *et al.*, 2014).

A farmacocinética da memantina é linear nas doses utilizadas terapeuticamente. É altamente absorvida após administração oral com $T_{máx}$ entre 3 e 7 h. A ligação às proteínas plasmáticas é baixa e o

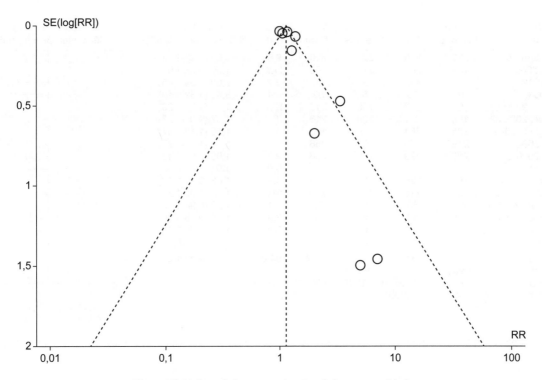

Figura 30.11 *Funnel plot* para estimativa da heterogeneidade.

volume de distribuição é estimado entre 9 e 11 ℓ/kg. A memantina é parcialmente metabolizada no fígado, mas não pelas enzimas do CIP450. É eliminada primariamente na forma de fármaco inalterado na urina (48%) com meia-vida de eliminação entre 60 e 80 h. Não há necessidade de ajuste de dose em pacientes com insuficiência renal leve ou moderada; entretanto, deve ser reduzida em pacientes com insuficiência renal grave (*clearance* de creatinina entre 5 e 29 mℓ/min).

A eficácia e a segurança da memantina foram avaliadas por meio de ensaio clínico multicêntrico, duplo-cego e controlado com placebo, com desenho paralelo em pacientes com idade superior a 50 anos e com diagnóstico provável de doença de Alzheimer de intensidade moderada a grave (Reisberg *et al.*, 2003). Os pacientes (n = 252) foram randomizados para receber memantina (20 mg/dia) ou placebo por 28 semanas. O objetivo primário consistiu na variação dos escores CIBIC-Plus (*clinician's interview-based impression of change plus caregiver input*) e do ADCS-ADLsev (*Alzheimer's disease cooperative study activities of daily living inventory modified for severe dementia*). Os pacientes tratados com memantina tiveram melhora significativa na evolução, quando comparados com o grupo tratado com placebo (Figura 30.13).

É importante ressaltar que um ensaio clínico avaliando a eficácia da memantina em pacientes com doença de Alzheimer de leve a moderada intensidade não revelou benefício em comparação com placebo (Dysken *et al.*, 2014), indicando que a memantina só deve ser indicada nos casos de doença de Alzheimer de intensidade moderada a grave. A dose inicial recomendada é de 5 mg/dia, devendo ser aumentada para 10 mg/dia, 15 mg/dia e 20 mg/dia, com cada incremento de 5 mg/dia feito após 1 semana de tratamento. Conforme visto anteriormente, a dose demonstrada com efeito no ensaio clínico foi de 20 mg/dia. A memantina pode ser ingerida em jejum ou com alimentos. As reações adversas mais comumente observadas com incidência ≥ 5% em relação ao placebo foram tontura, cefaleia, confusão mental e constipação intestinal.

ASSOCIAÇÃO DE FÁRMACOS

Conforme visto anteriormente, os inibidores da colinesterase e os antagonistas do receptor NMDA do glutamato são as principais classes de fármacos utilizadas no tratamento da doença de Alzheimer. A donepezila é o principal inibidor da colinesterase utilizado no tratamento da doença de Alzheimer, e a memantina o principal antagonista prescrito para essa indicação. Como ambos os fármacos apresentam mecanismos de ação distintos, sua associação pode resultar em eficácia terapêutica superior à da monoterapia. Uma metanálise avaliou a eficácia e a segurança da associação donepezila-memantina *versus* donepezila administrada em monoterapia no tratamento de pacientes com doença de Alzheimer de intensidade moderada a grave (Chen *et al.*, 2017). A associação de donepezila com memantina causou aumento discreto no escore de sintomas psicológicos e comportamentais na demência (BPSD, do inglês *behavioral and psychological symptoms in dementia*; Figura 30.14) e nas funções globais (Figura 30.15).

Uma análise de segurança revelou que a associação de donepezila com memantina não causou aumento significativo de reações adversas, quando comparada com o grupo tratado somente com donepezila. A metanálise anteriormente mencionada foi baseada em 11 ensaios clínicos (o número de pacientes não foi informado) e 63% dos trabalhos apresentavam alto risco de viés em relação ao cegamento para os avaliadores.

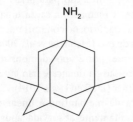

Figura 30.12 Memantina.

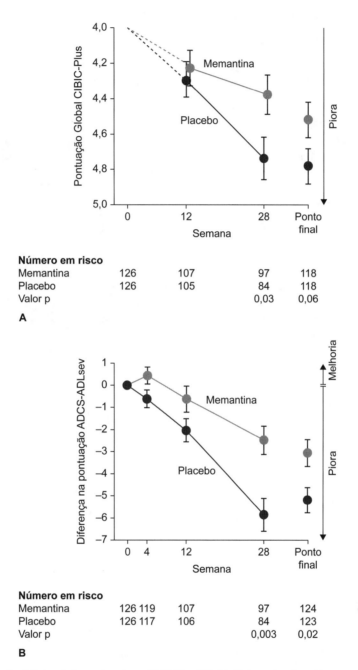

Figura 30.13 A. Alteração em relação à linha de base do escore CIBIC-Plus (*Clinician's Interview-Based Impression of Change Plys Caregiver Input*).
B. Alteração em relação à linha de base do escore ADCS-ADLsev (*Alzheimer's Disease Cooperative Study Activities of Daily Living Inventory*, modificado para demência grave).

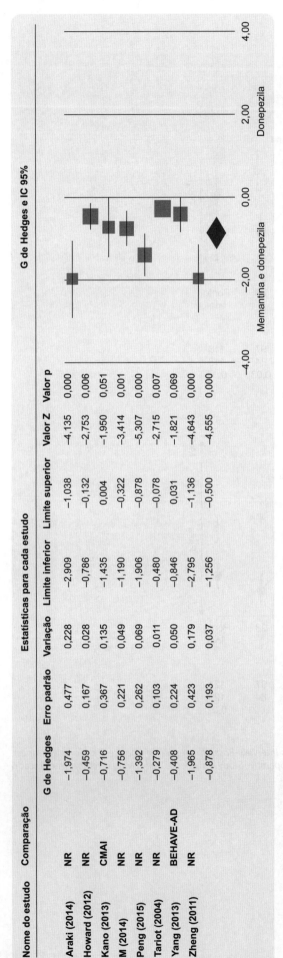

Figura 30.14 Forest-plot comparando a associação de memantina e donepezila com monoterapia com donepezila no escore BPSD (Behavioural and Psychological Symptoms of Dementia).

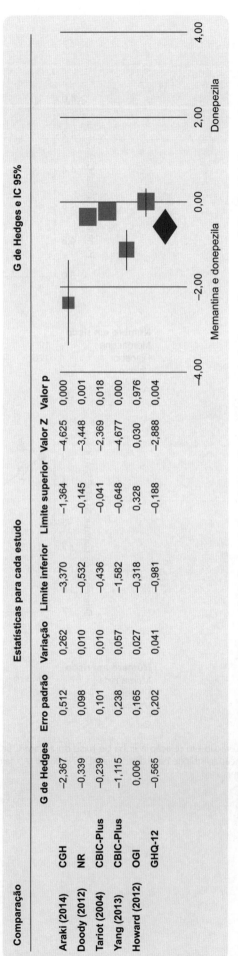

Figura 30.15 Forest-plot comparando a associação de memantina e donepezila com monoterapia de donepezila no escore de funções globais.

REFERÊNCIAS BIBLIOGRÁFICAS

Alzheimer A. Über eine eigenartige Erkrangung der Hirnrinde. All Z Psychiat Psych Gerichtl Med 1907;64:146-8.

Arce MP, Rodriguez-Franco MI, Gonzalez-Munoz GC, Perez C, Lopez B, Villarroya M, et al. Neuroprotective and cholinergic properties of multifunctional glutamic acid derivatives for the treatment of Alzheimer's disease. J Med Chem. 2009;52:7249-57.

Bartus RT, Dean 3rd RL, Beer B, Lippa AS. The cholinergic hypothesis of geriatric memory dysfunction. Science. 1982;217:408-14.

Berchtold NC, Cotman CW. Evolution in the conceptualization of dementia and Alzheimer's disease: Greco-Roman period to the 1960. Neurobiol Aging. 1998;19:173-89.

Birks J. Cholinesterase inhibitors for Alzheimer's disease. Cochrane Database Syst Rev. 2006;(1):CD005593.

Bleich S, Romer K, Wiltfang J, Kornhuber J. Glutamate and the glutamate receptor system: a target for drug action. Int J Geriatr Psychiatry. 2003;18:S33-40.

Blessed G, Tomlinson BE, Roth M. The association between quantitative measures of dementia and of senile change in the cerebral grey matter of elderly subjects. Br J Psychiatry. 1968;114:797-811.

Bouvier M, Szatkowski M, Amato A, Attwell D. The glial cell glutamate uptake carrier countertransports pH-changing anions. Nature. 1992;360:471-4.

Braak E, Griffing K, Arai K, Bohl J, Bratzke H, Braak H. Neuropathology of Alzheimer's disease: what is new since A. Alzheimer? Eur Arch Psychiatry Clin Neurosci. 1999;249:14-22.

Buxbaum JD, Liu KN, Luo Y, Slack JL, Stocking KL, Peschon JJ, et al. Evidence that tumor necrosis factor alpha converting enzyme is involved in regulated alpha-secretase cleavage of the Alzheimer amyloid protein precursor. J Biol Chem. 1998;273:27765-7.

Carson JA, Turner AJ. Beta-amyloid catabolism: roles for neprilysin (NEP) and other metallopeptidases? J Neurochem. 2002;81:1-8.

Chen R, Chan TP, Chu H, Lin YC, Chang PC, Chen CY, et al. Treatment effects between monotherapy of donepezil versus combination with memantine for Alzheimer disease: a meta-analysis. PLoS ONE. 2017;12:e0183586.

Choi DW. Glutamate neurotoxicity and diseases of the nervous system. Neuron. 1988;1:623-34.

Clements JD, Lester RA, Tong G, Jahr CE, Westbrook GL. The time course of glutamate in the synaptic cleft. Science. 1992;258:1498-501.

Collingridge GL, Olsen RW, Peters J, Spedding M. A nomenclature for ligand-gated ion channels. Neuropharmacology. 2009;56:2-5.

Čolović MB, Krstic DZ, Lazarevic-Pasti TD, Bondzic AM, Vasic VM. Acetylcholinesterase inhibitors: pharmacology and toxicology. Curr Neuropharmacol. 2013;11:315-35.

Cotman CW, Monaghan DT, Ganong AH. Excitatory amino acid neurotransmission: NMDA receptors and Hebb-type synaptic plasticity. Annu Rev Neurosci. 1988;11:61-80.

Danbolt NC. Glutamate uptake. Prog Neurobiol. 2001;65:1-105.

Danysz W, Parsons CG, Mobius HJ, Stoffler A, Quack G. Neuroprotective and symptomatological action of memantine relevant for Alzheimer's disease – a unified glutamatergic hypothesis on the mechanism of action. Neurotox Res. 2000;2:85-97.

Darreh-Shori T, Vijayaraghavan S, Aeinehband S, Piehl F, Lindblom RP, Nilsson B, et al. Functional variability in butyrylcholinesterase activity regulates intrathecal cytokine and astroglial biomarker profiles in patients with Alzheimer's disease. Neurobiol Aging. 2013;34:2465-81.

Desai A, Grossber GT. Rivastigmine for Alzheimer's disease. Expert Rev Neurotherapeutics. 2005;5:563-80.

Dysken MW, Sano M, Asthana S, Vertrees JE, Pallaki M, Llorente M, et al. Effect of vitamin E and memantine on functional decline in Alzheimer disease: the TEAM-AD VA co-operative randomized trial. JAMA. 2014;311:33-44.

Eikelenboom P, Veerhuis R. The importance of inflammatory mechanisms for the development of Alzheimer's disease. Exp Gerontol. 1999;34:453-61.

Farlow MR, Salloway S, Tariot PN, Yardley J, Moline ML, Wang Q, et al. Effectiveness and tolerability of high- dose (23 mg/d) versus standard-dose (10 mg/d) donepezil in moderate to severe Alzheimer's disease: a 24-week, randomized, double-blind study. Clin Ther. 2010;32:1234-51.

Gilman S, Koller M, Black RS, Jenkins L, Griffith SG, Fox NC, et al. Clinical effects of Abeta immunization (AN1792) in patients with AD in an interrrupted trial. Neurology. 2005;64:1553-62.

Gray EG, Paula-Barbosa M, Roher A. Alzheimer's disease: paired helical filaments and cytomembranes. Neuropathol Appl Neurobiol. 1987;13:91-110.

Grundke-Iqbal I, Iqbal K, Tung YC, Quinlan M, Wisniewski HM, Binder LI. Abnormal phosphorylation of the microtubule-associated protein τ (tau) in Alzheimer cytoskeletal pathology. Proc Natl Acad Sci. 1986;83:4913-7.

Guillzet AL, Smiley JF, Mash DC, Mesulam M. Butyrylcholinesterase in the life cycle of amyloid plaques. Ann Neurol. 1997;42:909-18.

Haass C, Schlossmacher MG, Hung AY, Vigo-Pelfrey C, Mellon A, Ostaszewski BL, et al. Amyloid beta-peptide is produced by cultured cells during normal metabolism. Nature. 1992;359:322-5.

Hardingham GE. Pro-survival signalling from the NMDA receptor. Biochem Soc Trans. 2006;34:936-8.

Hardy J, Selkoe DJ. The amyloid hypothesis of Alzheimer's disease: progress and problems on the road to therapeutics. Science. 2002;297:353-6.

Hardy JA, Higgins GA. Alzheimer's disease: the amyloid cascade hypothesis. Science 1992;256:184-5.

Jarrett JT, Berger EP, Lansbury PT Jr. The carboxy terminus of the beta amyloid protein is critical for the seeding of amyloid formation: implications for the pathogenesis of Alzheimer's disease. Biochemistry. 1993;32:4693-7.

Jiang D, Yang X, Li M, Wang Y, Wang Y. Efficacy and safety of galantamine treatment for patients with Alzheimer's disease: a meta-analysis of randomized controlled trials. J Neural Transm. 2014;122:1157-66.

Lane RM, Darreh-Shori T. Understanding the beneficial and detrimental effects of donepezil and rivastigmine to improve their therapeutic value. J Alzheimers Dis. 2015;44:1039-62.

Lefèvre G, Sedek G, Jhee SS, Leibowitz MT, Huang HL, Enz A, et al. Pharmacokinetics and pharmacodynamics of the novel daily rivastigmine transdermal patch compared with twice-daily capsules in Alzheimer's disease patients. Clin Pharmacol Ther. 2008;83:106-14.

Masters CL, Simms G, Weinman NA, Multhaup G, McDonald BL, Beyreuther K. Amyloid plaque core protein in Alzheimer disease and Down syndrome. Proc Natl Acad Sci USA. 1985;82:4245-9.

McShane R, Areosa Sastre A, Minakaran N. Memantine for dementia. Cochrane Database Syst Rev. 2006;(2):CD003154.

Melancon BJ, Tarr JC, Panarese JD, Wood MR, Lindsley CW. Allosteric modulation of the M1 muscarinic acetylcholine receptor: Improving cognition and a potential treatment for schizophrenia and Alzheimer's disease. Drug Discov Today. 2013;18:1185-99.

Polinsky RJ. Clinical pharmacology of rivastigmine: a new-generation acetylcholinesterase inhibitor for the treatment of Alzheimer's disease. Clin Ther. 1998;20:634-47.

Reisberg B, Doody R, Stöffler A, Schmitt F, Ferris S, Möbius HJ, et al. Memantine in moderate-to-severe Alzheimer's disease. N Engl J Med. 2003;348:1333-41.

Riedel G, Platt B, Micheau J. Glutamate receptor function in learning and memory. Behav Brain Res. 2003;140:1-47.

Rösler M, Anand R, Cicin-Sain A, Gauthier S, Agid Y, Dal-Bianco P, et al. Efficacy and safety of rivastigmine in patients with Alzheimer's disease: international randomised controlled trial. BMJ. 1999;318:633-8.

Rothman SM, Olney JW. Glutamate and the pathophysiology of hypoxic-ischemic brain damage. Ann Neurol. 1986;19:105-11.

Rovelet-Lecrux A, Hannequin D, Raux G, Le Meur N, Laguerrière A, Vital A, et al. APP locus duplication causes autosomal dominant early-onset Alzheimer disease with cerebral amyloid angiopathy. Nat Genet. 2006;38:24-6.

Swerdlow RH, Khan SM. A mitochondrial cascade hypothesis for sporadic Alzheimer's disease. Med Hypotheses. 2004;63:8-20.

Tiseo P, Foley K, Friedhoff L. Concurrent administration of donepezil HCl and theophylline: assessment of pharmacokinetic changes following multiple-dose administration in healthy volunteers. Br J Clinl Pharmacol. 1998;46:35.

Tohgi H, Abe T, Hashiguchi K, Saheki M, Takahashi S. Remarkable reduction in acetylcholine concentration in the cerebrospinal fluid from patients with Alzheimer type dementia. Neurosci Lett. 1994;177:139-42.

Walsh DM, Selkoe DJ. Deciphering the molecular basis of memory failure in Alzheimer's disease. Neuron. 2004;44:181-93.

Wang R, Reddy PH. Role of glutamate and NMDA receptors in Alzheimer's disease. J Alzheimers Dis. 2017;57:1041-8.

Whitehouse PJ, Price CL, Struble RG, Clark AW, Coyle JT, Delon MR. Alzheimer's disease and senile dementia: loss of neurons in the basal forebrain. Science. 1982;215:1237-9.

Zemek F, Drtinova L, Nepovimova E, Sepsova V, Korabecny J, Kilmes J, et al. Outcomes of Alzheimer's disease therapy with acetylcholinesterase inhibitors and memantine. Expert Opin Drug Saf. 2014;13:759-74.

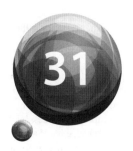

Doença de Parkinson

INTRODUÇÃO

A doença de Parkinson foi descrita como síndrome neurológica por James Parkinson em 1817, caracterizando-se por tremor involuntário com redução da força muscular, propensão de inclinar o tronco para a frente e alteração da marcha de caminhar para correr, sem sinais de dano na percepção e no intelecto. Mais de meio século depois, Jean-Martin Charcot identificou a bradicinesia como uma característica fundamental da doença (Charcot, 1872).

Trata-se, portanto, de uma doença crônica neurodegenerativa acompanhada de vários sintomas motores característicos, como tremor de repouso, instabilidade postural, rigidez e bradicinesia. Estudos indicam que a doença de Parkinson pode decorrer da depleção de neurônios dopaminérgicos na *substantia nigra* (Barzilai e Melamed, 2003). A progressão da idade *per se* é um fator importante que modula sua patogênese e progressão por modificar os processos e funções celulares relacionados com a neurodegeneração (Hindle, 2010).

A doença de Parkinson é uma das doenças degenerativas mais comuns, ficando em segundo lugar após o doença de Alzheimer. Suas características histopatológicas incluem perda neuronal em áreas específicas da *substantia nigra* e acumulação intracelular disseminada da proteína alfassinucleína. Embora tanto a perda dos neurônios dopaminérgicos na *substantia nigra* quanto a deposição de alfassinucleína em neurônios não sejam específicas para a doença de Parkinson, a ocorrência dessas duas alterações simultaneamente é específica para o diagnóstico definitivo de doença de Parkinson idiopática (Poewe *et al.*, 2017).

A degeneração dos neurônios dopaminérgicos no sistema nervoso central (SNC) é uma característica importante na doença de Parkinson. A perda de dopamina que ocorre no trato *nigro* estriatal e se estende a algumas regiões dos gânglios basais altera, dessa maneira, a sinalização induzida pela dopamina e contribui para as alterações motoras observadas nos pacientes com doença de Parkinson. Análises *post mortem* de níveis de dopamina revelam redução acentuada no globo pálido com uma possível correlação entre o padrão de depleção de dopamina e a presença de tremor (Rajput *et al.*, 2008). Catecolaminas, como a dopamina, não conseguem atravessar a barreira hematencefálica, entretanto o precursor natural 3,4-dihidróxi-fenilalanina (L-DOPA) apresenta biodisponibilidade no SNC quando administrado sistemicamente. A terapia com L-DOPA aumenta de maneira inespecífica a concentração de dopamina e sua atuação sobre seus receptores no cérebro, aliviando de maneira eficaz alguns sintomas clássicos da doença de Parkinson. A suplementação de dopamina, portanto, é um objetivo interessante do ponto de vista terapêutico para o desenvolvimento de fármacos para tratamento da doença de Parkinson.

Pacientes com a doença de Parkinson costumam também apresentar alterações do sistema cognitivo, seja na forma de demência, seja de depressão. Neste capítulo, serão revisados os fármacos utilizados no controle motor da doença de Parkinson.

SISTEMA DOPAMINÉRGICO

Até a metade do século 20, o tratamento da doença de Parkinson era essencialmente feito utilizando-se uma variedade de fármacos com ação anticolinérgica central, cujo pioneiro foi Charcot, que considerava a hioscina o melhor fármaco (Goetz, 2011). A dopamina foi sintetizada em 1910 por Barger e Ewens, mesmo ano no qual Dale descobriu suas propriedades simpatomiméticas. Após a descoberta da dopa-decarboxilase, a dopamina ficou conhecida na época como um composto intermediário na síntese de norepinefrina e epinefrina. Entretanto, a identificação consistente de quantidades substanciais de dopamina em vários tecidos levou à investigação sobre seu potencial papel primário.

No final da década de 1950, duas observações seminais ocorreram: a primeira foi a localização da dopamina no cérebro, especificamente no corpo estriatal; a segunda consistiu no desenvolvimento de um modelo animal de parkinsonismo induzido por reserpina, sendo revertido por L-DOPA. Essas descobertas criaram a hipótese de que a patogênese da doença de Parkinson seria dependente da perda de dopamina (Carlsson *et al.*, 1958; Sano *et al.*, 1959); posteriormente, ela foi confirmada pela observação de que os níveis de dopamina estavam reduzidos na substância *nigra* dos pacientes com doença de Parkinson (Ehringer e Hornykiewicz, 1960). Essa descoberta fundamental levou à introdução da terapia de reposição de dopamina, no início da década de 1960, com o precursor de dopamina, L-3,4-diidroxi-fenilalanina (L-DOPA; Cotzias *et al.*, 1967). No início, a L-DOPA era administrada sem um inibidor da enzima decarboxilase de aminoácido aromático (AADC), como a carbidopa ou benserazida, e as doses de L-DOPA necessárias para atingir a eficácia terapêutica eram muito maiores do que aquelas utilizadas atualmente. Os inibidores da decarboxilase de aminoácido aromático foram introduzidos na segunda metade da década de 1960 e na primeira metade da década de 1970 (Barbeau *et al.*, 1971). A introdução dos inibidores de AADC permitiu a redução das doses de L-DOPA, uma melhora terapêutica mais rápida e a redução das reações adversas causadas pela dopamina no sistema cardiovascular e gastrintestinal (Cotzias *et al.* 1969).

A L-DOPA necessita ser convertida em dopamina no cérebro para observar seu efeito terapêutico. Há três enzimas principais que contribuem para o metabolismo da L-DOPA/dopamina:

- Decarboxilase de aminoácido aromático (AADC)
- Catecol-O-metiltransferase (COMT)
- Monoamina oxidase (MAO).

A eficácia da L-DOPA no tratamento da doença de Parkinson é reconhecida há mais de 40 anos, desde a sua introdução. Inicialmente houve certa suspeita de que a L-DOPA poderia causar efeitos tóxicos no cérebro. Entretanto, pelo menos até o presente momento, em termos de toxicidade, não há razão para retardar o tratamento com essa substância. Uma das maiores dificuldades farmacodinâmicas para otimizar a terapia da doença de Parkinson é o aspecto das flutuações motoras que ocorrem frequentemente com o uso de L-DOPA via oral (VO). Quando administrada por essa via, a L-DOPA é rapidamente decarboxilada nos tecidos extracerebrais. Consequentemente, apenas uma pequena proporção atinge o SNC. Desde a sua introdução na década de 1960 para o tratamento da doença de Parkinson, é comum a administração da L-DOPA associada a um inibidor da dopa decarboxilada, carbidopa ou benserazida. Essa associação reduz sua conversão periférica em dopamina, minimizando suas reações adversas, como náuseas, vômitos e hipotensão arterial. Adicionalmente, ao minimizar a degradação periférica da L-DOPA, ocorre um aumento de sua meia-vida e da sua biodisponibilidade no SNC, prolongando o efeito simpaticomimético (Huebert et al., 1983).

O aparecimento do fenômeno *on-off* (paciente sente-se bem quando ingere o medicamento e depois começa a piorar antes da próxima dose; eventualmente, o estado *on* se torna mais curto e o estado *off* ocorre mais cedo, sendo cedo demais para tomar outra dose) é basicamente um reflexo da biodisponibilidade inadequada de L-DOPA no cérebro. Mesmo com as formas farmacêuticas atualmente disponíveis de L-DOPA para uso oral, não é possível atingir uma biodisponibilidade de L-DOPA no SNC contínua durante o dia. O uso de formulações de liberação estendida ou mesmo inibição concomitante da catecol-O-metil transferase não tem promovido os benefícios esperados (LeWitt et al., 2009). A essência do problema é o trato gastrintestinal humano, que apresenta uma janela estreita (duodeno e parte inicial do jejuno) para a absorção da L-DOPA. Outra possibilidade terapêutica por meio do sistema dopaminérgico é, em vez de tentar aumentar os níveis de dopamina conforme discutido anteriormente, utilizar agonistas farmacológicos dos receptores dopaminérgicos.

Inibidores da decarboxilase de aminoácido aromático (AADC)

Ao passar pelo estômago, a L-DOPA é primariamente absorvida pelos transportadores de aminoácidos neutros no intestino delgado. A enzima AADC da mucosa do intestino delgado converte a L-DOPA absorvida em dopamina. A AADC é a principal via enzimática do metabolismo da L-DOPA (Figura 31.1).

A dopamina não atravessa a barreira hematencefálica, portanto toda a L-DOPA convertida antes de atingir a barreira hematencefálica não trará benefício terapêutico (Pezzoli, 2011). A carbidopa, um inibidor de decarboxilase, é formulado junto à L-DOPA para prevenir o metabolismo prematuro pela AADC. Embora a AADC atue primariamente no intestino, também é encontrada em fígado, rins, neurônios catecolaminérgicos do SNC (onde a L-DOPA é convertida em dopamina) e, mais raramente, em outros órgãos (Browsher e Henry, 1986).

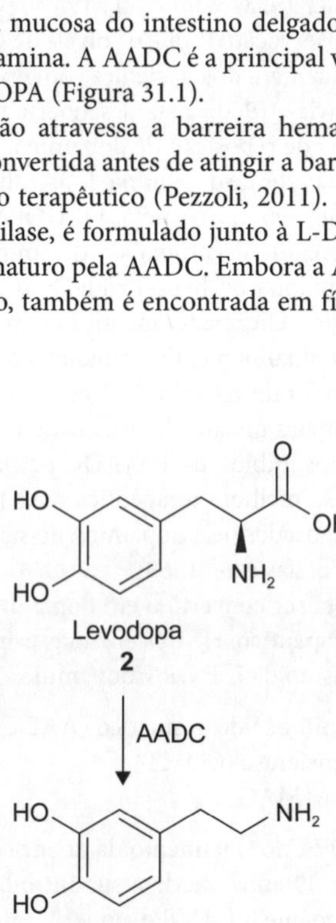

Carbidopa-levodopa (Sinemet®)

Quando a L-DOPA é administrada VO, é rapidamente decarboxilada em dopamina nos tecidos extracerebrais e somente uma pequena porção da dose é transportada de maneira não modificada para o cérebro. Assim, para a L-DOPA ser utilizada em monoterapia, são necessárias altas doses para se obter um efeito terapêutico desejável, e isso é acompanhado de reações adversas, parte delas em virtude da formação de dopamina pelos sítios extracerebrais. A carbidopa (Figura 31.2) inibe a decarboxilação da L-DOPA periférica ao inibir a decarboxilase dos aminoácidos aromáticos. Em razão de a carbidopa não atravessar a barreira hematencefálica, ela não interfere no metabolismo da L-DOPA no SNC. A carbidopa reduz a quantidade de L-DOPA para produzir uma determinada resposta motora em 75%, e, quando administrada junto à L-DOPA, aumenta seus níveis plasmáticos e sua meia-vida, reduzindo as concentrações plasmáticas e urinárias de dopamina e do ácido homovanílico.

A meia-vida da L-DOPA é de aproximadamente 50 min sem a carbidopa. Quando a L-DOPA é administrada com a carbidopa, a meia-vida aumenta para 1,5 h. A Figura 31.3 ilustra o perfil farmacocinético de ambas as moléculas administradas em dose única a voluntários sadios (LeWitt, 2015).

O Sinemet está disponível em comprimidos de liberação imediata com razões carbidopa:L-DOPA 1:4 (Sinemet 25-100; 12,5-50) e 1:10 (Sinemet 10-100). Ensaios clínicos indicam que a dopa-decarboxilase é saturada pela carbidopa nas doses entre 70 e 100 mg/dia. Pacientes que recebem dose menor que essa estão mais propensos a apresentar reações adversas do tipo náuseas e vômitos. A dose ideal de Sinemet para tratamento da doença de Parkinson é obtida por meio de escalonamento cuidadoso. A dose inicial recomendada de Sinemet é de 25 a 100 mg, administrados 3 vezes/dia. Essa dose assegura que a carbidopa seja administrada 75 mg/dia. A dose pode ser aumentada em 1 comprimido a cada 2 dias, se necessário, até atingir a dose de 8 comprimidos de Sinemet, 25 a 100 mg por dia. As reações adversas mais comuns observadas com o uso do Sinemet são discinesias, distonia, movimentos involuntários e náuseas. Há uma formulação de carbidopa-L-DOPA de liberação prolongada (Sinemet® CR), a qual está disponível contendo carbidopa:L-DOPA na proporção 1:4 (50-200 ou 25-100). O uso do Sinemet CR causa uma menor variação dos níveis plasmáticos de L-DOPA, quando comparados com os da formulação de liberação imediata.

Outra formulação encontra-se disponível: o Rytary, uma cápsula contendo carbidopa-L-DOPA na proporção 1:4, embora esta apresente tanto componentes de liberação imediata quanto de liberação prolongada (Mittur et al., 2017). Essa formulação permite alcançar níveis de L-DOPA/carbidopa rapidamente e manter concentrações adequadas por períodos mais prolongados (Figura 31.4).

Um ensaio clínico multicêntrico, duplo-cego e randomizado, realizado em pacientes com doença de Parkinson em estágio inicial, controlado com placebo, comparou três doses de Rytary 36,25/145, 61,25/245 e 97,5/300 mg, administradas 3 vezes/dia, aproximadamente a cada 6 h, com placebo (Pawa et al., 2014). Rytary causou redução significativa do escore UPDRS (*Unified Parkinson Diseased Rating Scale*) após 30 semanas de uso (Figura 31.5).

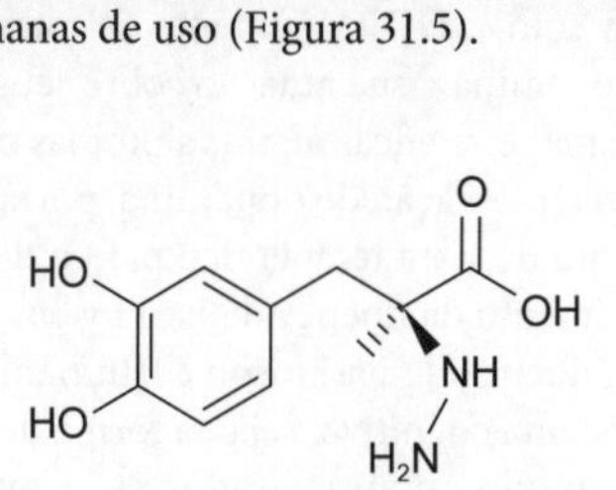

Figura 31.1 AADC: principal via enzimática do metabolismo da L-DOPA.

Figura 31.2 Carbidopa.

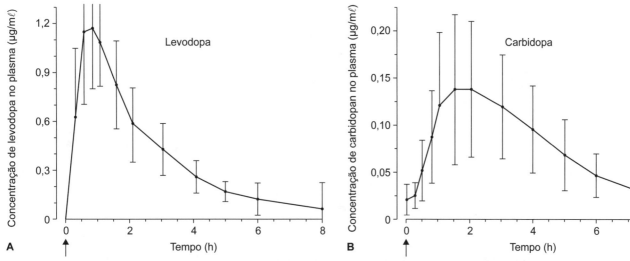

Figura 31.3 Perfil farmacocinético da levodopa (**A**) e da carbidopa (**B**) em 16 voluntários sadios após administração de dois comprimidos de liberação imediata de carbidopa/levodopa (25/100 mg). Barras verticais indicam ± 1 desvio padrão.

Aproximadamente dois terços dos pacientes apresentaram reações adversas, tendo sido menor a incidência na dose de 145 mg (56,3%), quando comparada com o placebo (72,8%) e com as doses de 245 mg (72,1%) e 390 mg (71,4%). As reações adversas mais comuns foram náuseas, cefaleia, tontura e insônia.

Um ensaio clínico fase III, randomizado e duplo-cego comparou o Rytary com uma formulação de liberação imediata de carbidopa-L-DOPA em pacientes com doença de Parkinson e flutuações motoras (fenômenos *on-off*). Pacientes que tinham pelo menos 2,5 h/dia de período *off* foram submetidos a 3 semanas de ajuste de dose com carbidopa-L-DOPA de liberação imediata, seguidas de 6 semanas de conversão para o Rytary. Daí foram randomizados para receber Ritary ou formulação de liberação imediata, ambos com placebos de mascaramento. O objetivo primário consistiu no tempo *off*. Rytary reduz o tempo *off* quando comparado com a formulação de liberação imediata (Figura 31.6).

A dose recomendada de Rytary em pacientes não tratados previamente com L-DOPA é 23,75/95 mg, 3 vezes/dia nos primeiros 3 dias; no quarto dia, a dose pode ser aumentada para 36,25/145 mg, 3 vezes/dia. Com base na resposta clínica individual do paciente, a dose pode ser aumentada até o máximo de 97,5/300 mg 3 vezes/dia. A frequência pode ser modificada se necessário, podendo chegar até 5 vezes/dia. A dose máxima diária recomendada de Ritary é 612,5/2.450 mg.

Benserazida-levodopa (Prolopa®)

A benserazida é um hidroxifenilalquil-hidrazina (Figura 31.7) e inibe a decarboxilação da L-DOPA periférica, ao inibir a decarboxilase dos aminoácidos aromáticos. A benserazida também inibe outras enzimas na periferia *in vivo* como o triptofano-hidroxilase, a transaminase de aminoácidos aromáticos, a monoamina oxidase, a diamino-oxidase, a dopamina-beta-hidroxilase e a catecol-O-metil-transferase, entretanto é mais específica para a decarboxilase. Por não atravessar a barreira hematencefálica, a benserazida não interfere no metabolismo da L-DOPA no SNC.

A farmacocinética da benserazida foi avaliada utilizando-se o fármaco marcado com radioisótopo administrado sozinho ou associado

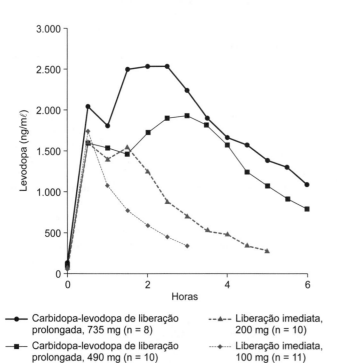

Figura 31.4. Perfil farmacocinético da levodopa após administração de forma farmacêutica sólida de liberação imediata ou estendida em pacientes com doença de Parkinson.

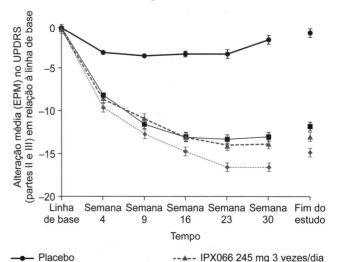

Figura 31.5 Alteração média do escore UPDRS em pacientes com doença de Parkinson virgens de tratamento com levodopa após administração de IPX066 ou placebo. Todos os grupos tratados com IPX066 apresentam diferença estatisticamente significativa *versus* placebo (p < 0,0001).

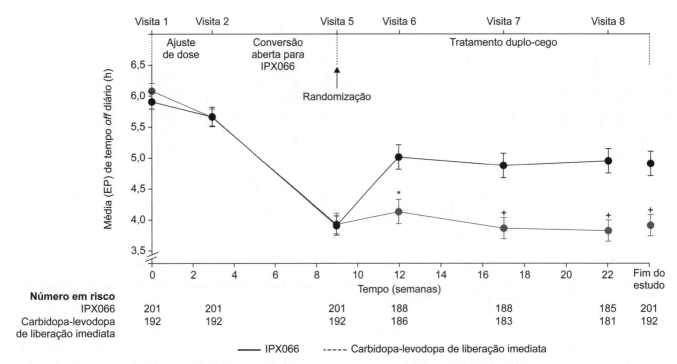

Figura 31.6 Uso do Rytary®: redução do tempo *off* em comparação com a forma farmacêutica de liberação imediata de carbidopa/levodopa. *p = 0,0004 *versus* forma farmacêutica de liberação imediata; +p = 0,0001 *versus* forma farmacêutica de liberação imediata.

ao L-DOPA em seis pacientes com doença de Parkinson, em três dos quais a dose de 50 mg de benserazida foi administrada tanto VO quanto via intravenosa (IV). A biodisponibilidade absoluta da benserazida foi estimada entre 66 e 74%, com $T_{máx}$ de aproximadamente 1 h. Cerca de 86 a 90% da dose administrada IV foi recuperada na urina, enquanto 52 a 64% da dose foi recuperada na urina, quando administrada VO. A benserazida é hidroxilada em tri-hidroxibenzil-hidrazina na mucosa intestinal e no fígado, sendo esse metabólito um potente inibidor da decarboxilase de aminoácidos aromáticos.

A terapia com Prolopa® deve ser introduzida gradualmente com o intuito de atingir o máximo de benefício terapêutico com reduzida incidência de reações adversas. Na forma de cápsula de liberação imediata, a Prolopa® está disponível nas combinações benserazida/L-DOPA de 12,5/50 mg, 25/100 mg e 50/200 mg. Em pacientes que não tomaram l L-DOPA previamente, a dose inicial de Prolopa® é de 25 a 100 mg 1 a 2 vezes/dia. A dose pode ser aumentada cuidadosamente para uma cápsula a cada 3 ou 4 dias até que se obtenha um ótimo efeito terapêutico sem discinesia. A dose total deve ser dividida em quatro tomadas ao dia, com refeição ou imediatamente depois. A dose ótima na maioria dos pacientes é de 4 a 8 cápsulas de Prolopa® 25 a 100 mg/dia, dividida em 4 a 6 tomadas. As reações adversas mais frequentes com seu uso são movimentos involuntários anormais e discinesia; a redução da dose causa redução dos sintomas, mas à custa de aumento do parkinsonismo.

Há uma forma farmacêutica sólida (cápsula) de liberação estendida (Madopar® CR) que contém 25 a 100 mg; contudo, por sua menor biodisponibilidade em relação às formulações de liberação imediata de L-DOPA, é necessário um aumento de 50% da dose de L-DOPA, quando o paciente muda da liberação imediata para o Madopar® CR. Em pacientes que não estejam utilizando L-DOPA, a dose inicial recomendada é uma cápsula 3 vezes/dia com refeições. A dose máxima de L-DOPA recomendada com Madopar® CR é de 1.200 mg/dia.

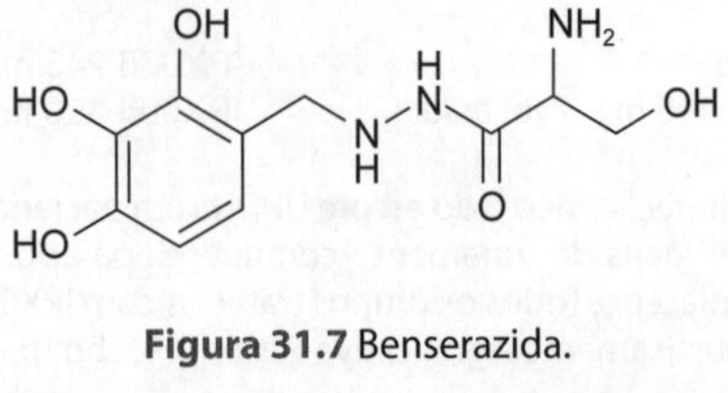

Inibidores da catecol-O-metiltransferase

As enzimas COMT estão localizadas em vários órgãos, e os rins, o fígado e os neurônios do SNC expressam a maior atividade. Elas são responsáveis pela inativação de catecolaminas (dopamina, norepinefrina e epinefrina) ao adicionarem um grupo metil à posição 3 do fenol do anel aromático. No metabolismo da L-DOPA, a COMT forma a 3-O-metildopa (Figura 31.8). Distintamente da dopamina, a 3-O-metildopa não apresenta efeitos periféricos (Whitfield *et al.*, 2014). Apesar de a 3-O-metildopa ser substrato para o mesmo transportador de L-DOPA na barreira hematencefálica, ela não afeta de maneira significativa o transporte da L-DOPA (Nutt *et al.*, 1987).

Quando a AADC é inibida pelos inibidores de decarboxilase, a COMT se torna a principal via metabólica da L-DOPA. Uma vez que a COMT é responsável pelo metabolismo de L-DOPA no intestino, no fígado e na circulação sistêmica, a adição de um inibidor de COMT ao tratamento realizado com L-DOPA associada ao inibidor de AADC tem o potencial de aumentar sua biodisponibilidade no cérebro. Sabe-se que, quando a L-DOPA é administrada sozinha, < 1% do fármaco fica biodisponível para atravessar a barreira hematencefálica, mas, quando a L-DOPA é coadministrada com um inibidor de AADC, essa proporção aumenta para 5 a 10% (Mannisto e Kaakkola, 1990). Quando o inibidor de COMT é associado à terapia L-DOPA/inibidor

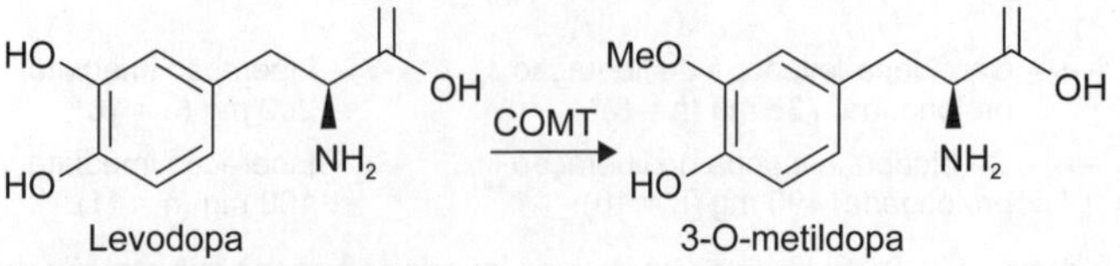

Figura 31.7 Benserazida.

Figura 31.8 Metabolismo da L-DOPA: a catecol-O-metiltransferase (COMT) forma a 3-O-metildopa.

de AADC, o metabolismo periférico da L-DOPA é diminuído ainda mais, aumentando, portanto, a sua biodisponibilidade para o SNC para ser convertida em dopamina. Pacientes com doença de Parkinson apresentam flutuação motora no final da dose (fenômeno *on-off*) e podem se beneficiar dessa terapia, visto que esse tipo de fármaco é capaz de aumentar os efeitos da L-DOPA, evitando o aumento da dose e a consequente toxicidade na forma de discinesia e alucinações. Portanto, a associação do inibidor de COMT ao tratamento da doença de Parkinson seria um modo de aumentar a eficácia do tratamento sem aumentar a dose ou a frequência da administração do medicamento.

Outro potencial benefício de adicionar o inibidor de COMT ao tratamento do Parkinson seria a redução do consumo de S-adenosil-metionina, que funciona como doador do grupo metil nas reações de O-metilação. Baixas concentrações de S-adenosil-metionina no fluido cerebrospinal estão associadas a processos de demência e depressão, comorbidades frequentemente relacionadas com a doença de Parkinson (Nutt, 1984). A redução do consumo de S-adenosil-metionina pode, portanto, reduzir a prevalência dessas complicações em pacientes com doença de Parkinson. Os primeiros inibidores de COMT desenvolvidos na década de 1960 foram os galatos, a tropolona e o 3,4-di-hidroxi-2-metil-propiofenona. Entretanto, a falta de especificidade, a baixa potência e a toxicidade significativa não os tornaram adequados para uso clínico (Kaakkola, 2000). O primeiro inibidor de COMT disponível para uso clínico foi a tolcapona, que inibe a COMT periférica e central, introduzido em 1998. Entretanto, várias mortes causadas por insuficiência hepática fulminante foram atribuídas à tolcapona, o que restringiu seu uso, tornando-se necessário um monitoramento rotineiro da função hepática. Em 1999, a entacapona, que inibe somente a COMT periférica, foi aprovada pela Food and Drug Administration (FDA); mais recentemente, foi aprovado um inibidor de COMT de terceira geração, a opicapona, que inibe somente a COMT periférica.

Tolcapona (Tasmar®)

É um fármaco nitrocatecol (Figura 31.9) que atua como inibidor seletivo e reversível da COMT periférica e da COMT localizada no SNC (Leegwater-Kim e Waters, 2007). Quando a tolcapona é administrada com L-DOPA/carbidopa, ela aumenta a biodisponibilidade relativa da L-DOPA em duas vezes, em virtude da redução do seu *clearance*, aumentando sua meia-vida de eliminação (de aproximadamente 2 h para 3,5 h). A coadministração de tolcapona não causa alteração no $C_{máx}$ e no $T_{máx}$ da L-DOPA, sendo os níveis de 3-O-metildopa marcadamente reduzidos de maneira dependente da dose de tolcapona administrada (Dingemanse *et al.*, 1995a).

A farmacocinética da tolcapona é linear entre as doses de 50 a 400 mg, independentemente da coadministração de L-DOPA/carbidopa (Dingemanse *et al.*, 1995b). A biodisponibilidade absoluta não é afetada por alimentos. A tolcapona é rapidamente absorvida, com $T_{máx}$ de aproximadamente de 2 h. O volume de distribuição da tolcapona é de 9 ℓ, sendo altamente ligada às proteínas plasmáticas (> 99,9%), predominantemente à albumina. É praticamente quase toda metabolizada previamente à eliminação, e somente uma pequena proporção da dose (0,5%) é encontrada na urina na forma de fármaco inalterado. A principal via de metabolismo da tolcapona é a glucoronidação, sendo o conjugado glicurônico inativo farmacologicamente. Além disso, a tolcapona é substrato para a COMT, gerando o metabólito 3-O-metil-tolcapona. Após administração do fármaco marcado com radioisótopo, 60% do material radioativo é excretado na urina e 40% nas fezes. O *clearance* sistêmico da tolcapona é de 7 ℓ/h, com meia-vida de eliminação entre 2 e 3 h.

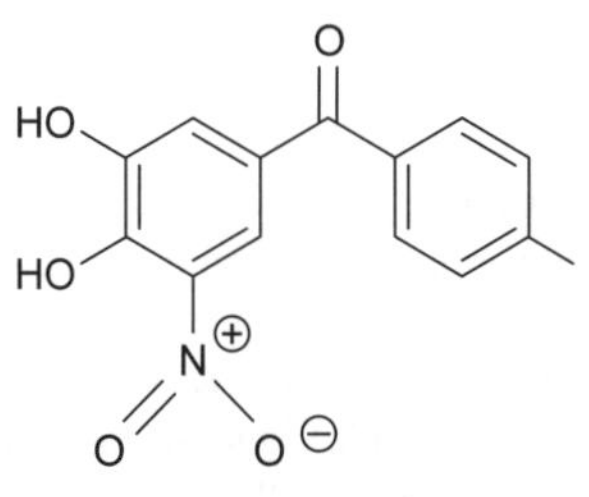

A eficácia e a segurança da tolcapona no tratamento das flutuações motoras observadas no final da dose de levodopa foram comparadas com placebo em pacientes com diagnóstico de doença de Parkinson (Baas *et al.*, 1997). Um ensaio clínico multicêntrico, randomizado e controlado com placebo comparou o efeito de tolcapona 100 mg 3 vezes/dia (n = 60) e tolcapona 200 mg 3 vezes/dia (n = 59) com placebo (n = 58) por 3 meses. Conforme ilustrado na Figura 31.10, tolcapona 100 mg 3 vezes/dia e tolcapona 200 mg 3 vezes/dia aumentaram de maneira significativa o tempo *on* (Figura 31.10 A), reduziram o tempo *off* (Figura 31.10 B) e permitiram a redução da dose de L-DOPA (Figura 31.10 C). Essas respostas foram mantidas pelo período de 9 meses.

Ambas as doses de entacapona foram bem toleradas. A Tabela 31.1 ilustra as reações adversas que tiveram incidência superior às do placebo, e várias delas (discinesia, náuseas, vômito, insônia, cãibras, excesso

Figura 31.9 Tolcapona.

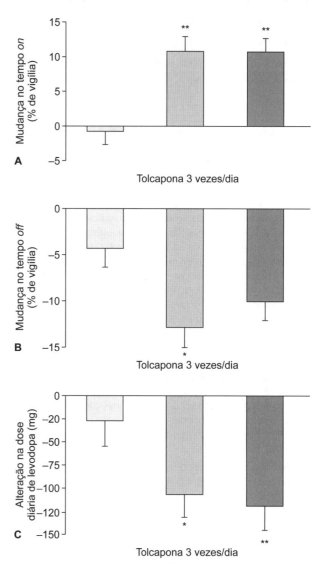

Figura 31.10 Efeito da tolcapona 100 mg 3 vezes/dia, 200 mg 3 vezes/dia ou placebo: o fármaco nas duas doses aumentou de maneira significativa o tempo *on* (**A**), reduziu o tempo *off* (**B**) e possibilitou a redução da dose de L-DOPA (**C**). *p < 0,05; **p < 0,01 *versus* placebo. Tempo *on* e tempo *off* são apresentados como % de vigília de 16 h.

Tabela 31.1 Reações adversas relatadas por pacientes em uso de tolcapona com incidência 5% maior do que a relatada por pacientes em uso de placebo.

Reações adversas	Grupo de tratamento: n (%)		
	Placebo (n = 58)	Tolcapona	
		100 mg 3 vezes/dia (n = 60)	200 mg 3 vezes/dia (n = 59)
Discinesia	12 (21)	22 (37)	31 (62,5)
Náuseas	8 (14)	16 (27)	17 (29)
Insônia	10 (17)	15 (25)	12 (20)
Hipotensão ortostática	6 (10)	16 (27)	12 (20)
Cãibras musculares	6 (10)	13 (22)	10 (17)
Sonho excessivo	8 (14)	14 (23)	5 (8,5)
Diarreia	2 (3)	9 (15)	15 (25)
Sonolência	5 (9)	12 (20)	7 (12)
Vômitos	2 (3)	7 (12)	5 (8,5)
Cefaleia	2 (3)	6 (10)	2 (3)
Acatisia/inquietação	0 (0)	3 (5)	4 (7)
Dor abdominal	1 (2)	1 (2)	4 (7)
Dispneia	1 (2)	0 (0)	4 (7)
Hipotensão	0 (0)	2 (3)	3 (5)

de sonhos e sonolência) costumam ocorrer em pacientes com doença de Parkinson com flutuação motora e tratados com L-DOPA. As principais reações adversas não relacionadas com o sistema dopaminérgico foram diarreia, cefaleia e dor abdominal.

A indicação da tolcapona é como terapia associada ao tratamento de pacientes adultos com doença de Parkinson que estejam utilizando L-DOPA associada a inibidores de decarboxilase (ADDCI) e apresentando flutuações motoras (fenômenos *on-off*) no final da dose. A dose inicial recomendada de tolcapona é de 100 mg, 3 vezes/dia, e a dose recomendada também é a mesma. Nos ensaios clínicos, notou-se aumento dos níveis plasmáticos de ALT e AST nas doses de 200 mg 3 vezes/dia. Nesses ensaios, a primeira dose diária da tolcapona era administrada com L-DOPA/carbidopa, e as doses subsequentes eram administradas 6 h e 12 h após. As reações adversas mais comumente observadas e com incidência superior a 5%, quando houve comparação com placebo, foram discinesia, náuseas, diarreia, anorexia, alterações do sono, vômitos, descoloração da urina, sonolência, alucinações, distonia e sudorese. A incidência de insuficiência hepática fulminante fatal foi de 3 casos entre 40 mil pacientes, ou seja, de 10 a 100 vezes mais alta que na população geral. Os três casos ocorreram nos primeiros 6 meses do uso de tolcapona.

Entacapona (Comtan®)

É um derivado nitrocatecol (Figura 31.11) que atua como inibidor seletivo e reversível da COMT, atuando primariamente no intestino, uma vez que não cruza a barreira hematencefálica. A presença do grupo nitro na posição em pé em relação ao grupo hidróxi é essencial para a ação inibitória na COMT. A entacapona aumenta as concentrações de L-DOPA tanto periférica quanto centralmente, ao prevenir sua transformação em 3-O-metildopa.

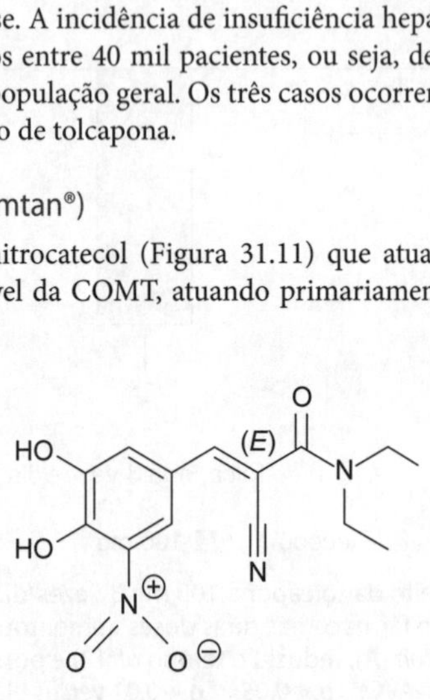

A entacapona é rapidamente absorvida, com uma biodisponibilidade absoluta de 35%, não sendo afetada por ingestão de alimentos. O $T_{máx}$ ocorre em aproximadamente 1 h e não apresenta alto volume de distribuição, entre 8 e 20 ℓ após administração IV. Apresenta moderada ligação às proteínas plasmáticas (98%), ligando-se principalmente à albumina. O *clearance* sistêmico é estimado entre 750 e 900 mℓ/min. A eliminação da entacapona após administração IV obedece a um modelo tricompartimental, e as fases beta e gama representam 90% e 10% da eliminação, respectivamente. A eliminação é rápida, sendo a meia-vida de eliminação beta entre 0,5 e 0,7 h e a meia-vida gama de 2,4 a 3,5 h após administração IV. A entacapona é praticamente toda metabolizada previamente à eliminação, e apenas uma pequena fração da dose (0,2%) é recuperada na urina na forma de fármaco inalterado. A principal via metabólica consiste na isomerização em cis-isômero, seguida de glucoronidação, seja do fármaco inalterado, seja do cis-isômero. A eliminação da entacapona e de seus metabólitos ocorre principalmente por via hepatobiliar, e, em menor proporção, por *clearance* renal. Após administração VO do fármaco marcado com radioisótopo, 90% da radioatividade é recuperada nas fezes e 10% na urina (Najib, 2001).

A eficácia e a segurança da entacapona foram avaliadas por meio de uma revisão sistemática de quatro ensaios clínicos fase III, duplos-cegos e controlados com placebo em pacientes (n = 808) com diagnóstico de doença de Parkinson com flutuação motora no final da dose (fenômeno *on-off*). Conforme mostrado na Figura 31.12, a entacapona causou redução do tempo *off* quando comparada com placebo, associada com L-DOPA, com agonistas de dopamina (DA) ou com selegilina (Kuoppamäki *et al.*, 2014). As reações adversas de origem dopaminérgicas, discinesia e náuseas foram mais frequentes com entacapona, quando comparada com placebo (25,7% e 14,5% *versus* 15,6% e 6,0%, respectivamente). A diarreia também foi mais frequente no grupo tratado com entacapona, quando comparado com placebo (10,7% *versus* 4,8%).

A indicação da entacapona se dá como terapia associada ao tratamento de pacientes adultos com doença de Parkinson que estejam utilizando L-DOPA associada a inibidores de decarboxilase (ADDCI) e que estejam apresentando flutuações motoras (fenômenos *on-off*) no final da dose. A dose recomendada de entacapona é de 200 mg administrados conjuntamente com levodopa/inibidor de AADC até um máximo de 8 vezes/dia. As reações adversas mais comuns (incidência 3% superior ao placebo) foram discinesia, descoloração da urina, diarreia, náuseas, hipercinesia, dor abdominal, vômitos e xerostomia.

Opicapona (Ongentys)

É um análogo oxadiazólico associado a um grupo nitrocatecol (Figura 31.13) representante da terceira geração de inibidores da COMT periférica (Scott, 2016). Em estudos pré-clínicos em animais, a opicapona causou inibição da atividade da COMT periférica (mas não da COMT central), e seu uso foi associado ao aumento da exposição sistêmica e central da L-DOPA, com uma redução correspondente de exposição da 3-O-metildopa (Bonifacio *et al.*, 2015). Opicapona, entacapona e tolcapona reduzem o potencial de membrana da mitocôndria e o conteúdo de ATP em cultura de hepatócitos humanos após incubação de 24 h, mas a opicapona apresenta o menor potencial de citotoxicidade, enquanto a tolcapona o mais alto, indicando que é improvável que a opicapona cause toxicidade hepática (Kiss *et al.*, 2010). Após a administração de dose única de opicapona 50 mg em voluntários sadios, foi observada inibição potente (> 90%) da COMT periférica e com duração superior a 24 h.

Figura 31.11 Entacapona.

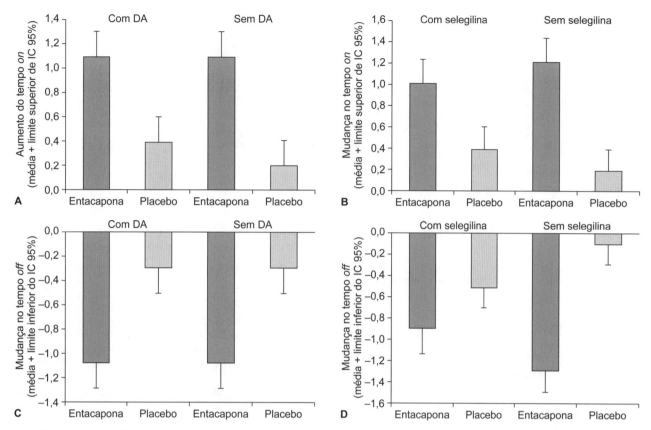

Figura 31.12 Avaliação da eficácia da entacapona em comparação com placebo. Mudança no tempo *on* em associação ou não a agonista dopaminérgico (DA; **A**) e em associação ou não à selegilina (**B**). Mudança no tempo *off* em associação ou não a DA (**C**) e em associação ou não à selegilina (**D**).

A farmacocinética da opicapona é linear após doses únicas de 10 a 1.200 mg ou múltiplas de 5 a 50 mg em voluntários sadios. A biodisponibilidade absoluta é de aproximadamente 20%, com $T_{máx}$ entre 1 e 2,5 h. A opicapona é altamente ligada às proteínas plasmáticas (> 99%) e tem um volume aparente de distribuição de 35 ℓ. Após a administração oral, o *clearance* sistêmico aparente foi estimado em 22 ℓ/h, com uma meia-vida de eliminação entre 0,7 e 3,2 h (Almeida *et al.*, 2013). A opicanona é metabolizada primariamente no fígado em metabólitos inativos por meio de sulfatação e glucoronidação. A via principal de eliminação da opicapona é a via hepatobiliar; 70% e 12% da dose administrada com fármaco marcado com radioisótopo é recuperada nas fezes e na urina, respectivamente. Não há necessidade de ajuste de dose em pacientes com insuficiência renal ou com insuficiêcia hepática discreta, não sendo a opicapona recomendada em pacientes com insuficiência hepática grave.

A eficácia clínica e a segurança da opicapona foram avaliadas por meio de ensaio clínico, multicêntrico, controlado com placebo e controlado com ativo em pacientes com doença de Parkinson utilizando L-DOPA e com flutuações motoras (fenômeno *on-off*) observadas no final da dose (Ferreira *et al.*, 2016). Os pacientes (n = 599) foram randomizados para serem tratados com placebo (n = 120), entacapona 200 mg/dia (n = 120), opicapona 5 mg/dia (n = 119), opicapona 25 mg/dia (n = 116) e opicapona 50 mg/dia (n = 115) por 14 a 15 semanas. O objetivo primário era mudança do tempo absoluto no estado *off* no final do estudo, comparado com o tempo do início do estudo. Conforme ilustrado na Figura 31.14, a opicapona 50 mg foi considerada superior ao placebo e não inferior à entacapona. Reações adversas foram observadas em 50% dos pacientes do grupo placebo, 57% dos pacientes do grupo entacapona, 52%, 55% e 54% nos grupos opicapona 5, 25 e 50 mg, respectivamente, e a reação adversa mais frequente foi discinesia (5 no grupo placebo, 10 no grupo entacapona e 17, 9 e 18 nos grupos opicapona de 5, 25 e 50 mg, respectivamente).

A opicapona é indicada como terapia associada ao tratamento de pacientes adultos com doença de Parkinson que estejam utilizando L-DOPA associada a inibidores de decarboxilase (ADDCI) e que estejam apresentando flutuações motoras (fenômenos *on-off*) no final da dose. A dose recomendada de opicapona é de 50 mg/dia, administrada em dose única no horário de dormir, 1 h antes da administração da combinação de L-DOPA/inibidor de decarboxilase. As reações adversas mais frequentes são de origem do SNC, tendo sido observada discinesia em 17,7% dos pacientes.

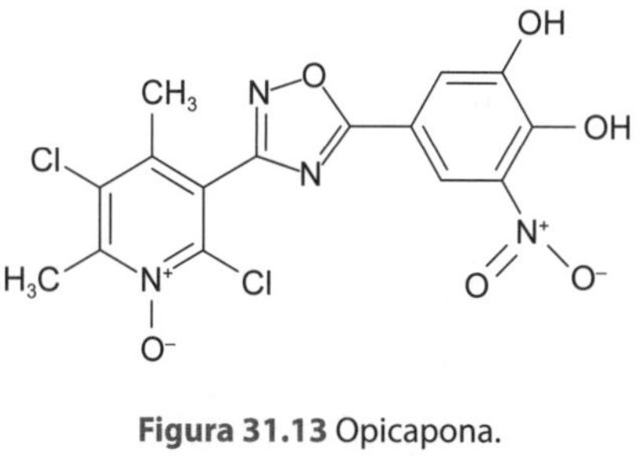

Inibidores da monoamina oxidase

As enzimas monoamina oxidases (MAO) são encontradas na superfície externa da membrana mitocondrial e constituem a terceira via metabólica para a dopamina. Elas causam uma deaminação da dopamina, formando o ácido 3,4-diidroxi-fenilacético (Figura 31.15). Há duas isoformas distintas da MAO (isoformas A e B), e ambas apresentam seletividade para os neurotransmissores que elas oxidam. A dopamina é substrato tanto para a isoforma A quanto para a B, mas o efeito terapêutico na doença de Parkinson é observado apenas quando

Figura 31.13 Opicapona.

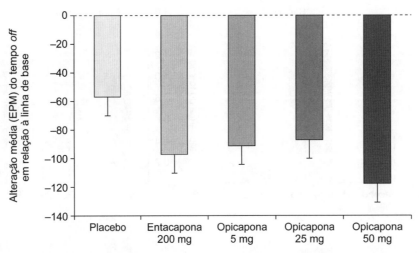

Figura 31.14 Comparação da eficácia clínica da opicapona nas doses de 5, 25 e 50 mg *versus* entacapona e *versus* placebo na redução do tempo *off*. Nota-se que o efeito do placebo não é desprezível (observação do autor).

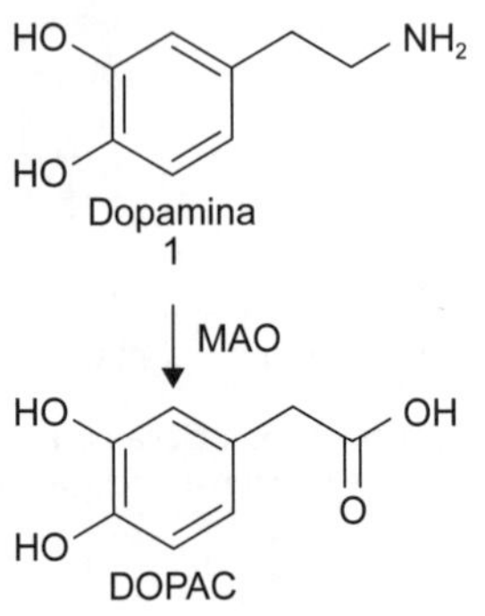

Figura 31.15 Ácido 3,4-diidroxi-fenilacético.

a isoforma B é inibida. Uma possível explicação é que a isoforma A também causa deaminação da tiramina e da serotonina (Riederer e Laux, 2011). O ácido 3,4-diidroxi-fenilacético pode ser metabolizado pela COMT em ácido homovanílico, sendo essas duas moléculas os principais metabólitos da dopamina encontrados na urina.

A inibição da MAO-A pode levar ao chamado *efeito da ingestão de queijo*, uma condição caracterizada por aumento rápido da pressão arterial acompanhado de outros sintomas, similar àquela quando uma pessoa está tomando inibidor da MAO-A e come queijos fermentados ou alguns vinhos tintos que contêm altos níveis de tiramina. Sem a atividade da MAO-A, a tiramina pode atuar como neurotransmissor e deslocar a norepinefrina das vesículas sinápticas. Os inibidores irreversíveis e seletivos da MAO-B, como a selegilina e a rasagilina, previnem esse *efeito da ingestão de queijo* e, portanto, são também utilizados no tratamento da doença de Parkinson, podendo ser associados à L-DOPA ou em monoterapia.

Selegilina (Zelapar®)

É o enantiômero R do deprenil (Figura 31.16) e atua como inibidor específico da MAO-B, ao ligar-se de maneira covalente e irreversível ao dinucleotídio flavina-adenina (FAD), o cofator da MAO-B (Fowler *et al.*, 1980). A MAO-B representa 80% do total de atividade de MAO no cérebro humano (Riederer *et al.*, 1978) e é a forma predominante da enzima no corpo estriado (Riederer *et al.*, 1989). Ela é a responsável pelo metabolismo de dopamina em homogenatos de cérebro humano (Glover *et al.*, 1977) e do corpo estriado (Glover *et al.*, 1980), embora a MAO-A também possa estar envolvida nesse metabolismo (Sonsalla e Golbe, 1988). É importante ressaltar que a seletividade para MAO-B em relação à MAO-A é menor quando investigada *in vivo*. A atividade de MAO-A no cérebro de pacientes que utilizavam selegilina 10 mg/dia determinada por estudo de metabolismo de serotonina *post mortem* verificou que este se encontrava inibido entre 38 e 64% (Riederer e Youdim, 1986).

A selegilina é rápida e extensivamente metabolizada após administração oral em L-metanfetamina, L-anfetamina e demetil-selegilina. O fármaco inalterado não é detectável após administração oral; entretanto, o $T_{máx}$ dos metabólitos ocorre em 0,5 a 2 h, com uma meia-vida de absorção de 24 min (Heinonen *et al.*, 1989). A selegilina liga-se às proteínas plasmáticas (94%) e tem um volume de distribuição de 300 ℓ. A selegilina e seus metabólitos atravessam a barreira hematencefálica. Um estudo realizado com o fármaco marcado com C^{11} administrado IV e com PET-*scan* em voluntários sadios demonstrou que a selegilina se liga ao tálamo, corpo estriado, córtex e tronco encefálico, regiões ricas em MAO-B (Fowler *et al.*, 1987). Após a administração de selegilina, 10 mg VO a quatro pacientes com doença de Parkinson, 86% da dose foi recuperada na urina na forma de metabólitos: L-metanfetamina (59%), L-anfetamina (26%) e demetil-selegilina (1%). Estudos *in vitro* indicam que os CIP2B6 e CIP3A4 estão envolvidos no metabolismo da selegilina. Há uma forma farmacêutica sólida de selegilina, o comprimido orodispersível (Zelapar®), cuja farmacocinética é um pouco diferente. Ele permite uma absorção mais rápida e, em virtude de ocorrer uma absorção pré-gástrica, minimiza o efeito de primeira passagem. Com essa forma farmacêutica, há um aumento dos níveis plasmáticos de selegilina e redução dos níveis plasmáticos de seus metabólitos.

A eficácia da selegilina em monoterapia para tratamento dos estágios iniciais da doença de Parkinson foi confirmada por meio de ensaio clínico realizado em 800 pacientes (The Parkinson Study Group, 1993) tratados com placebo (n = 100), tocoferol + placebo (n = 202), deprenil 10 mg/dia + placebo (n = 202) e deprenil 10 mg/dia + tocoferol (n = 197). Conforme mostra a Figura 31.17, o uso do deprenil 10 mg/dia foi eficaz em retardar o aparecimento de incapacidade física associada aos estágios iniciais da doença de Parkinson, ou seja, retardar o início de terapia com L-DOPA. As reações adversas observadas foram consideradas infrequentes e não sérias.

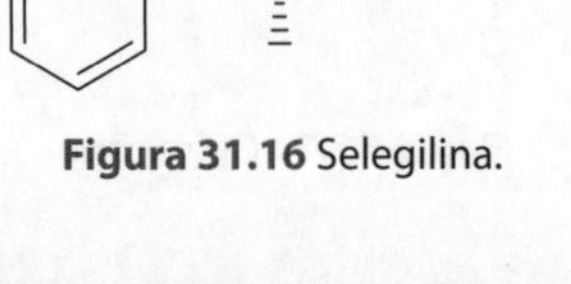

Figura 31.16 Selegilina.

	0	6	12	18	24
Placebo	199	164	102	50	3
Tocoferol e placebo	202	165	109	48	0
Deprenil e placebo	202	181	153	81	3
Deprenil e tocoferol	197	184	143	72	8

—— Placebo
—— Tocoferol e placebo
----- Deprenil e placebo
········ Deprenil e tocoferol

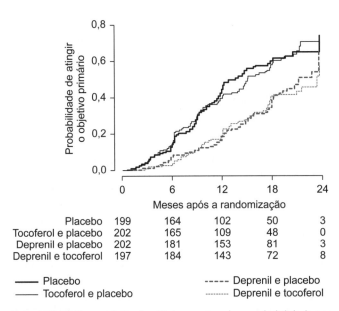

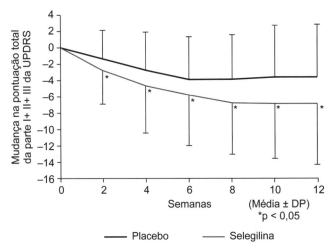

Figura 31.17 Curvas de Kaplan-Meier mostrando a probabilidade acumulada de atingir o objetivo primário (retardar o aparecimento da incapacidade física associada aos estágios iniciais da doença de Parkinson) de acordo com o tratamento.

Figura 31.18 Alterações da média do escore UPRDS partes I+II+III em relação à linha de base.

A selegilina também foi avaliada para uso em monoterapia em pacientes com diagnóstico de doença de Parkinson em estágios iniciais (Mizuno *et al.*, 2017). Em ensaio clínico fase III, 292 pacientes foram randomizados para receber placebo (n = 146) ou selegilina (n = 146) e acompanhados por 12 semanas. O objetivo primário consistiu na mudança do escore da escala UPDRS (*unified Parkinson disease rating scale*), quando comparado com a linha de base. A selegilina foi administrada na forma de comprimido de liberação imediata na dose de 2,5 mg 1 vez/dia após café da manhã na semana 1; 2,5 mg 2 vezes/dia nas semanas 2 a 3; 5 mg e 2,5 mg nas semanas 4 a 5; e 5 mg após café da manhã e almoço nas semanas 6 a 12. Conforme mostrado na Figura 31.18, a monoterapia com selegilina reduz de maneira significativa o número de pontos da escala UPRDS. Não houve diferença na incidência de reações adversas quando comparada com o grupo placebo.

A selegilina é indicada no tratamento de pacientes com doença de Parkinson que apresentam o fenômeno *on-off*, em pacientes que estão utilizando L-DOPA/carbidopa e que apresentam períodos *off* significativos. No caso do comprimido orodispersível (Zelapar®), a dose inicial é de 1,25 mg 1 vez/dia durante 6 semanas; após esse período, a dose pode ser aumentada para 2,5 mg e o comprimido tomado de manhã antes do café da manhã e sem líquidos.

A selegilina também pode ser associada à L-DOPA. Um estudo realizado no Reino Unido observou que pacientes com doença de Parkinson tratados com L-DOPA associada à selegelina, comparados com pacientes tratados somente com L-DOPA, apresentavam aumento de mortalidade (Lees *et al.*, 1995). Entretanto, como mostra a Figura 31.19, uma metanálise realizada posteriormente não encontrou diferença de mortalidade em pacientes tratados com L-DOPA associada à selegilina em comparação com aqueles tratados apenas com L-DOPA (Olanow *et al.*, 1998).

Rasagilina (Azilect®)

A exemplo da selegilina, a rasagilina também é uma propargilamina (Figura 31.20) que atua como inibidor preferencial da MAO-B. A rasagilina liga-se de maneira covalente ao dinucleotídio flavina-adenina, que atua como cofator no sítio ativo da MAO (Kakish *et al.*, 2015). Ela se comporta como um inibidor suicida, e a atividade da MAO só pode ser restabelecida após síntese *de novo* da enzima (Youdim, 1978). A perda da capacidade inibitória da enzima dá-se pela remoção do grupo propargil, formando o R-1-aminoindano (no caso da selegilina, a perda do grupo propargil leva à formação da R-metanfetamina). Tanto a rasagilina quanto a selegilina podem prevenir a morte neuronal em cultura indicando um potencial efeito neuroprotetor; entretanto, a rasagilina é mais potente (Mandel *et al.*, 2005). Aparentemente o

	Dados básicos (óbitos/pacientes) Selegilina	Controle	RR (Selegilina:Controle)	Peso (%)
Myllyla *et al.*	1/23	0/21	7,06	4,6
Larsen *et al.*	4/77	4/86	1,17	36,4
Palhagen *et al.*	3/71	3/68	1,05	27,3
Przuntek *et al.*	2/61	3/55	0,62	22,5
Olanow *et al.*	1/25	1/24	0,98	9,2
GPA	11/257	11/254	1,06	
Cox não ajustado			1,05*	
Cox ajustado			0,90†	

A razão de risco geral (RR) foi calculada com uma abordagem paramétrica geral (APG) para a metanálise e com o modelo de Cox, incluindo ajuste ao sexo, à idade e à gravidade da doença (Hoehn e Yahr).
APG: teste para efeito do tratamento, $\chi^2(1) = 0{,}016$, $p = 0{,}9$;
teste de heterogeneidade, $\chi^2(4) = 1{,}28$, $p = 0{,}87$.
Cox: *p = 0,91; †p = 0,82.

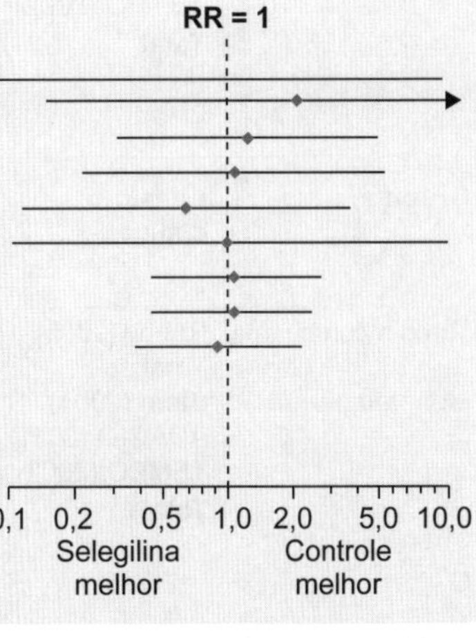

Figura 31.19 Risco relativo e IC 95% de pacientes tratados com selegilina + levodopa ou somente levodopa (controle) em ensaios clínicos de longa duração.

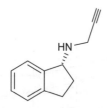

Figura 31.20 Rasagilina.

R-1-aminoindano tem ação neuroprotetora, enquanto a R-metanfetamina tem ação neurotóxica por causa de seus efeitos simpaticomiméticos (Gerlach *et al.*, 2012). Outra diferença interessante reside no fato de que a selegilina se liga à proteína alfassinucleína formando um complexo mais compacto que a proteína nativa, enquanto a rasagilina e o R-1-aminoindano se ligam à alfassinucleína, formando uma estrutura tipo alça (Kakish *et al.*, 2015).

A farmacocinética da rasagilina administrada VO é linear entre as doses de 1 a 6 mg. A meia-vida de eliminação da rasagilina é de aproximadamente 3 h, entretanto não há correlação farmacocinética-farmacodinâmica porque seu efeito farmacológico é causado pela inibição irreversível da MAO-B. A biodisponibilidade absoluta da rasagilina administrada VO é de 30%, com $T_{máx}$ de aproximadamente 1 h. A biodisponibilidade da rasagilina não é afetada por ingestão de alimentos.

O volume de distribuição é de 87 ℓ, e a ligação às proteínas plasmáticas se dá em torno de 88 a 94%. A rasagilina é metabolizada pelo CIP1A2 em R-1-aminoindano, e o *clearance* sistêmico é de 994,3 ℓ/h. A rasagilina não deve ser utilizada em pacientes com insuficiência hepática moderada ou grave (Leegwater-Kim e Bortan, 2010).

A eficácia da rasagilina no tratamento da doença de Parkinson foi avaliada por meio de metanálise envolvendo dez ensaios clínicos e 2.709 pacientes (Chang *et al.*, 2017). A análise demonstrou que a rasagilina nas doses de 1 mg/dia ou 2 mg/dia causa redução significativa do escore total UPRDS (*unified Parkinson disease rating scale*) quando comparada com o placebo (Figura 31.21).

A rasagilina é indicada no tratamento de pacientes com doença de Parkinson. A dose recomendada do fármaco em monoterapia ou como terapia associada em pacientes que não estejam utilizando L-DOPA é de 1 mg/dia. Caso o paciente esteja tomando L-DOPA, a dose inicial recomendada é de 0,5 mg/dia. Esta pode ser eventualmente aumentada para 1 mg/dia, podendo ser necessária, entretanto, a redução da dose de L-DOPA. Em monoterapia, as reações adversas mais comuns são síndrome gripal, artralgia, dispepsia e depressão. Quando utilizada em associação à L-DOPA, foram observados discinesia, queda acidental, perda de peso, hipotensão postural, vômitos, anorexia, artralgia, dor abdominal, náuseas, constipação intestinal, xerostomia, *rash* cutâneo e tenossinovite.

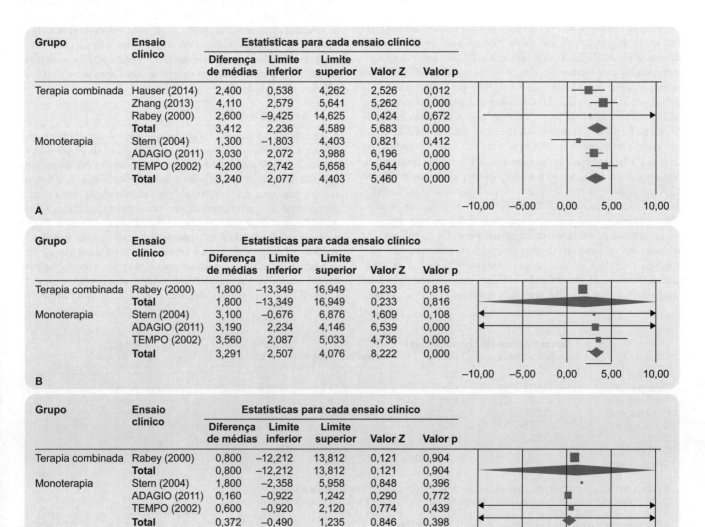

Figura 31.21 *Forest plot* mostrando análise de subgrupos para eficácia da rasagilina em terapia combinada ou monoterapia. **A.** Rasagilina 1 mg/dia *versus* placebo. **B.** Rasagilina 2 mg/dia *versus* placebo. **C.** Rasagilina 2 mg/dia *versus* 1 mg/dia.

Safinamida (Xadago)

É uma alfa-aminoamida (Figura 31.22) que atua como inibidor altamente seletivo da MAO-B, com mínimo efeito sobre a MAO-A, causando aumento dos níveis endógenos e exógenos de dopamina (Binda *et al.*, 2007). O efeito da safinamida na MAO-B comparado com o efeito na MAO-A de humanos é de 1000:1, isto é, 50 vezes maior em relação aos demais inibidores da MAO-B disponíveis terapeuticamente (rasigilina e selegilina). A seletividade é importante para evitar várias interações. Um aspecto importante é o já descrito *efeito da ingestão de queijo*, ou seja, o uso de inibidores de MAO-B que atuam também em MAO-A implica restrições dietéticas e também de uso de medicamentos OTC, como efedrina, pseudoefedrina e fenilpropanolamina, presentes em descongestionantes e antitussígenos. Ensaios clínicos com doses supraterapêuticas de safinamida (350 mg/dia) demonstraram que não ocorre inibição da MAO-A, portanto seu uso não implica restrições dietéticas (Marquet *et al.*, 2012). A safinamida também tem mecanismo de ação não dopaminérgico, inibindo a liberação de glutamato por meio do bloqueio de canais de sódio dependentes de voltagem e modulação de canais de cálcio tipo N (Caccia *et al.*, 2006).

A farmacocinética da safinamida após administração oral é linear entre as doses de 50 a 300 mg (Blair e Dhillon, 2017). A biodisponibilidade absoluta após administração oral é de 95%, sendo o efeito de primeira passagem negligível, e não é afetada quando a safinamida é administrada com alimentos. O $T_{máx}$ ocorre 2 a 3 h após a administração. O volume de distribuição em estado de equilíbrio é de 165 ℓ, indicando extensa distribuição extravascular. A safinamida tem moderada ligação às proteínas plasmáticas (88 a 89%) e é eliminada exclusivamente pelo metabolismo (aproximadamente 5% do fármaco é eliminado na urina na forma inalterada), a partir de enzimas não microssomais; os metabólitos não apresentam atividade farmacológica. O *clearance* sistêmico da safinamida é estimado em 4,6 ℓ/h, com uma meia-vida de eliminação entre 20 e 26 h, e o *clearance* renal responde por 76% do *clearance* sistêmico (Mridula *et al.*, 2014).

A eficácia e a segurança da safinamida foram avaliadas em ensaio clínico fase III, multicêntrico, duplo-cego, controlado com placebo e desenho paralelo, realizado em pacientes com doença de Parkinson e flutuações motoras (fenômenos *on-off*), randomizados para receber safinamida 100 mg/dia (n = 224), safinamida 50 mg/dia (n = 223) ou placebo (n = 222) por 24 semanas (Borgohain *et al.*, 2014). O objetivo primário foi o tempo total *on* sem ou com discinesia discreta (avaliado pelos diários Hauser preenchidos pelos pacientes). Durante o período de *screening* de 28 dias, foi feita uma otimização do tratamento da doença de Parkinson (período de estabilização de L-DOPA). Conforme ilustrado na Figura 31.23, a associação de safinamida 50 mg/dia ou 100 mg/dia aumentou o tempo total de *on*.

A safinamida é indicada no tratamento da doença de Parkinson em pacientes que estejam utilizando L-DOPA/carbidopa e apresentando fenômenos *off*. A dose inicial recomendada é de 50 mg/dia, administrada em uma única vez. Após 2 semanas de uso, a dose pode ser aumentada para 100 mg/dia. As reações adversas mais comuns (incidência superior a 2% quando comparada com placebo) foram discinesia, queda, náuseas e insônia.

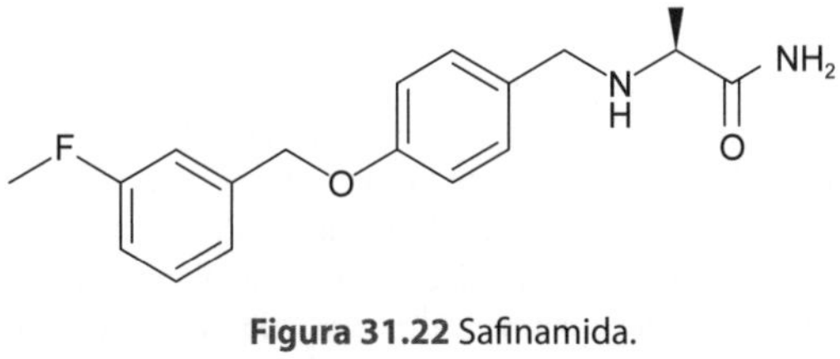

Figura 31.22 Safinamida.

Agonistas dopaminérgicos

Os gânglios da base formam um grupo de núcleos na base do encéfalo frontal ricamente interconectados com o córtex cerebral, o tálamo e o tronco encefálico. Conforme será visto a seguir, a neurotransmissão dopaminérgica no corpo estriado é o primeiro passo na sinalização que passa, por via tanto direta quanto indireta, para o tálamo e eventualmente chega ao córtex motor. Esses núcleos são classicamente representados em duas vias bastante inter-relacionadas, as quais funcionam para controlar o movimento e integrar a informação sensório-motora. O controle dopaminérgico sobre o corpo estriado vem primariamente da *substantia nigra pars compacta* (SNpc), e o controle glutamatérgico se origina diretamente do córtex (Figura 31.24) e do tálamo (não ilustrado na figura). Em condições normais, os interneurônios contendo acetilcolina (ACh) recebem impulsos estimulatórios glutamatérgicos do córtex e do tálamo e influência inibitória dopaminérgica da SNpc, como mostra a Figura 31.24.

Por sua vez, os interneurônios colinérgicos estriatais (Figura 31.25) têm um efeito facilitatório por meio de receptores colinérgicos muscarínicos M_1 tanto nos neurônios dopaminérgicos D_1 quanto D_2, que são os responsáveis pelas vias direta e indireta, respectivamente. Em condições normais, a neurotransmissão dopaminérgica e a colinérgica estão em equilíbrio no corpo estriado, onde o tônus dopaminérgico inibe a liberação de acetilcolina.

A via direta conecta o corpo estriado ao segmento interno do globo pálido e a *substantia nigra pars reticulata* (SNpr) por meio de sinapse GABAérgica. Os neurônios que se projetam do segmento interno do globo pálido (GPi) para o tálamo ventral são GABAérgicos e representam uma via final de efeito inibitório sobre a atividade motora. Como a via direta inibe o GPi/SNpr, o balanço final da via direta é de promover o aumento dos impulsos talamocorticais e, portanto, facilitar o movimento.

	Safinamida 50 mg	Safinamida 100 mg
Média QM	1,23	1,28
Diferença de QM *versus* placebo	0,51	0,55
IC 95% da diferença QM	(0,07-0,94)	(0,12-0,99)
Valor de p *versus* placebo	0,0223	0,0130

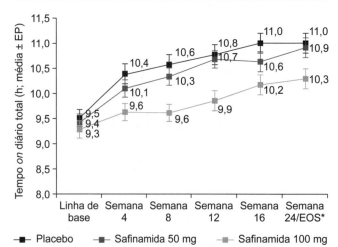

*Tempo *on* = tempo *on* sem discinesia + tempo *on* com discinesia menor

Figura 31.23 Alteração média do tempo *on* em relação à linha de base. Todos os pontos após tratamento com safinamida foram estatisticamente diferentes quando comparados com o placebo. Barras verticais indicam o erro padrão da média. QM: quadrados mínimos; EP: erro padrão; EOS: fim do estudo (do inglês *end of study*).

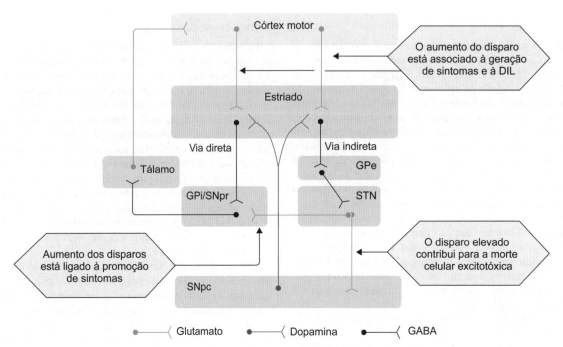

Figura 31.24 O circuito motor é formado por projeções corticoestriatais originárias do córtex motor primário, da área motora suplementar, do córtex motor cingulado e do córtex pré-motor, terminando nos dentrias dos neurônios espinais médio estriatais. A via hiperdireta (não representada na figura) tem conexões glutamatérgicas ligando o córtex motor ao núcleo subtalâmico (STN). O globo pálido interno (GPe) e a *substantia nigra pars reticulata* (SNpr) são os principais núcleos de saída (*output*) dos gânglios basais e apresentam projeções para o bulbo e o tálamo ventrolateral. As projeções estriatais desses núcleos de saída são divididas entre vias direta e indireta. A via direta é uma conexão monossináptica entre os neurônios espinais mediais que expressam receptores dopaminérgicos D_1 e neurônios GABAérgicos do GPi e da SNpr. A via indireta se origina nos neurônios espinais mediais dopaminérgicos D_2, que se projetam para o GPe e atingem o GPi através do STN por um circuito glutamérgico. Por meio dessas vias, o tônus dopaminérgico estriatal regula a atividade GABAérgica dos gânglios basais. O parkinsonismo está associado com alterações desses circuitos. A deficiência dopaminérgica estriatal tem efeitos opostos tanto na via direta como na via indireta. Embora a atividade mediada pelos neurônios dopaminérgicos D_1 esteja reduzida, a atividade da via indireta mediada pelo D_2 está aumentada, resultando em forte aumento dos disparos dos neurônios GABAérgicos dos gânglios basais, causando inibição excessiva nas áreas ajudantes tálamo-cortical e do tronco cerebral.

A via indireta conecta o corpo estriado (assim chamado por causa dos axônios que o cruzam, dando-lhe um aspecto estriado), que é a principal porta de entrada (*input*) dos núcleos da base, ao GPi/SNpr, a maior estrutura de transmissão de estímulos (*output*) por meio do segmento externo do globo pálido e dos núcleos subtalâmicos. Os neurônios que se projetam do corpo estriado para o segmento externo do globo pálido (GPe) são GABAérgicos, assim como as projeções do segmento externo do globo pálido para os núcleos subtalâmicos (STN). Os neurônios que se projetam dos núcleos subtalâmicos para o GPi são glutamatérgicos. Como a via indireta estimula a ação do GPi, ela acaba causando inibição dos impulsos talamocorticais, colocando um *freio* na atividade motora.

Os sintomas motores da doença de Parkinson são atribuídos à perda seletiva de neurônios pigmentados produtores de dopamina localizados na SNpc e que se projetam para o corpo estriado (formado pelos núcleos caudado e putame). A degeneração dos terminais dopaminérgicos estriatais que ocorre na doença de Parkinson causa várias alterações na neurotransmissão, como:

- Remoção do tônus inibitório sobre os interneurônios colinérgicos estriatais, levando a uma hiperatividade dos interneurônios colinérgicos. Supostamente, esse seria o mecanismo básico do uso de fármacos anticolinérgicos muscarínicos para tratamento dos sintomas motores da doença de Parkinson
- Em condições normais, esse aumento de atividade colinérgica teria um efeito equilibrado sobre os receptores D_1 e D_2 das vias direta e indireta, respectivamente. Entretanto, na doença de Parkinson esse equilíbrio está alterado. Após a desnervação dopaminérgica causada pela depleção de dopamina, essa hiperestimulação de origem colinérgica atua preferencialmente nos neurônios espinhosos médios da via indireta, onde já ocorreu a perda do controle inibitório da dopamina sobre os receptores D_2, levando, portanto, a um aumento da inibição do GPe. Esse aumento da inibição sobre o GPe leva a uma redução (desinibição) dos STN, que, então, causarão um aumento do estímulo do GPi pelos núcleos subtalâmicos. Conforme visto anteriormente, o aumento da ação do GPi acaba causando

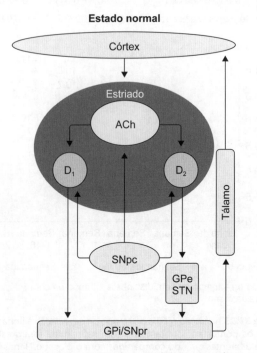

Figura 31.25 Neurotransmissão dopaminérgica estriatal em pessoas saudáveis.

inibição dos impulsos talamocorticais e, portanto, redução da atividade motora (Figura 31.26).

Em resumo:

- Em condições normais, os interneurônios contendo acetilcolina (ACh) recebem impulsos modulatórios glutamatérgicos do córtex e do tálamo e influência inibitória dopaminérgica da SNpc, que atua nos receptores D_1 e D_2
- Os interneurônios colinérgicos estriatais (ACh) têm efeito facilitatório nos neurônios dopaminérgicos D_1 e D_2, responsáveis pelas vias direta e indireta, respectivamente
- Em condições normais, a dopamina e a acetilcolina têm efeitos opostos
- Em condições normais, o tônus dopaminérgico inibe a liberação de acetilcolina
- Na doença de Parkinson, ocorre perda da ação inibitória da dopamina sobre a liberação de acetilcolina
- A ação facilitatória da acetilcolina na doença de Parkinson ocorre primariamente nos neurônios espinhosos médios da via indireta, onde a ação inibitória da dopamina nos receptores D_2 está comprometida
- Ocorre uma hiperativação da via indireta, o que gera uma hiperinibição sobre o GPe
- A hiperinibição do GPe faz com que ocorra uma desinibição dos núcleos subtalâmicos (STN)
- A desinibição dos núcleos subtalâmicos causa estimulação sobre o GPi/SNpr, pois a sinapse é glutamatérgica
- O aumento da ação do GPi/SNpr causa inibição dos impulsos talamocorticais, colocando um *freio* na atividade motora
- Na doença de Parkinson ocorre um aumento da ação inibitória do GPi/SNpr, causando uma redução dos impulsos talamocorticais, gerando os sintomas hipocinéticos da doença de Parkinson
- A depleção de dopamina observada na doença de Parkinson leva a uma perda parcial das sinapses dos neurônios espinhosos médios e das sinapses glutamatérgicas da via estriato-globo pálido indireta; entretanto, aparentemente a via direta não é afetada.

Existem pelo menos cinco subtipos de receptores de dopamina expressos no cérebro (Figura 31.27). Os receptores dopaminérgicos podem ser divididos em duas famílias principais com base em suas características moleculares e farmacológicas: receptores D_1-*like* (D_1 e D_5) e D_2-*like* (D_2, D_3 e D_4). Os receptores D_2-*like* concentram-se principalmente no corpo estriado, no núcleo *accumbens* e no globo pálido; diversamente dos receptores D_1-*like*, a ativação desses receptores não tem efeito nos níveis de AMP cíclico (AMPc; Tulloch, 1997).

Os neurônios dopaminérgicos (DA) localizados na *substantia nigra* (SN) e na área tegmental ventral (VTA) representam os dois maiores aglomerados de neurônios dopaminérgicos no cérebro de mamíferos (Figura 31.27). Axônios dos neurônios dopaminérgicos da *substantia nigra* projetam-se para o dorso do corpo estriado (trato nigroestriatal), com uma pequena porcentagem inervando também áreas específicas do córtex cerebral e o núcleo *accumbens*. Algumas projeções colaterais dos feixes que se projetam para o trato nigroestriatal inervam núcleos extraestriatais, incluindo o globo pálido. Enquanto apenas uma pequena porcentagem dos neurônios da área tegmental ventral se projeta para o corpo estriado, os neurônios dopaminérgicos da VTA inervam primariamente o núcleo *accumbens* e várias áreas corticais (sistemas mesolímbico e mesocortical dopaminérgico). Os neurônios dopaminérgicos da VTA também se projetam para estruturas adicionais, como o hipocampo e o hipotálamo (Figura 31.27).

Os receptores dopaminérgicos são amplamente expressos no cérebro. Os níveis de mRNA do receptor D_1 são mais altos no corpo estriado e no núcleo *accumbens*, mas também são encontrados no córtex e em níveis mais baixos no hipocampo, no tálamo e no hipotálamo. Os níveis de mRNA do receptor D_2 também são bastante expressos nas projeções dos neurônios espinhosos médios, no corpo estriado ventral e dorsal. O mRNA do receptor D_2 também é expresso no córtex, no hipocampo e no hipotálamo. Além disso, os neurônios dopaminérgicos da *substantia nigra* e da área tegmental ventral têm expressão de autorreceptores D_2. A expressão do receptor D_3 está presente primariamente no núcleo *accumbens*, com níveis muito baixos no corpo estriado, no hipocampo e no córtex. Níveis baixos de mRNA de autorreceptores D_3 também foram detectados nos neurônios da *substantia nigra* e da área tegmental ventral. Entretanto, os níveis de autorreceptores D_2 são muito mais altos, quando comparados com os autorreceptores D_3. Os receptores D_3 também foram detectados nos terminais dos neurônios do corpo estriado que se projetam para o globo pálido. D_4 é o que tem menor expressão dos receptores dopaminérgicos nos gânglios da base. A expressão de receptores D_4 encontra-se no córtex, no hipocampo e no hipotálamo. Além disso, os neurônios GABAérgicos localizados no globo pálido também expressam receptores D_4. A expressão de receptores D_5 também é muito menor que a expressão de receptores D_1 e D_2. O receptor D_5 foi detectado no córtex, no corpo estriado dorsal e ventral, no hipotálamo e no hipocampo. No corpo estriado, o receptor D_5 está localizado nas projeções dos neurônios espinhosos médios e dos interneurônios colinérgicos. Níveis baixos de receptores D_5 também foram detectados na *substantia nigra*.

Agonistas de receptores de dopamina podem ser utilizados no tratamento sintomático da doença de Parkinson. A maioria dos agonistas dopaminérgicos utilizados terapeuticamente liga-se aos receptores D_2 e D_1, sendo a estimulação do estriado dorsal o mecanismo primário pelo qual esses fármacos aliviam os sintomas motores associados à doença de Parkinson. O receptor D_3 é expresso predominantemente em neurônios localizados nas regiões límbicas do cérebro, como o estriado ventral; imagens de tomografia de emissão de pósitrons (PET-*scan*) sugerem que estes estejam *downregulated* no estriado ventral em pacientes com doença de Parkinson antes do tratamento.

Todos os agonistas dopaminérgicos atuam nos receptores D_2, visto que a ativação pós-sináptica dos receptores D_2 é importante para a eficácia antiparkinsoniana, enquanto a ativação pré-sináptica dos receptores D_2 pode estar envolvida no fenômeno da neuroproteção (Iida *et al.*, 1999).

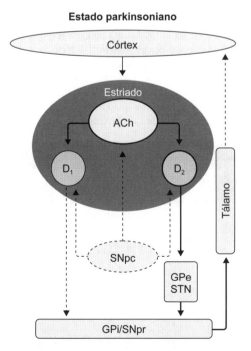

Figura 31.26 Neurotransmissão dopaminérgica estriatal em pacientes com doença de Parkinson.

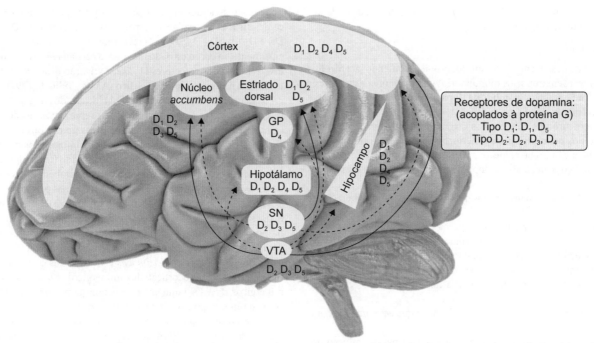

Figura 31.27 Inervação dopaminérgica e distribuição de neurônios dopaminérgicos no cérebro. VTA: área tegmental ventral; GP: globo pálido; SN: *substantia nigra*.

Bromocriptina (Parlodel®)

Derivado ergolínico tetracíclico (Figura 31.28), foi o primeiro agonista dopaminérgico comercializado para o tratamento da doença de Parkinson. Atua como agonista do receptor dopaminérgico da família D_2-*like* e tem atividade de agonista parcial na família D_1-*like*. Similarmente à maioria dos demais derivados do ergot, a bromocriptina também tem efeitos antagonísticos nos receptores 5-HT_2 da serotonina e discretos efeitos adrenérgicos.

Após administração oral, a bromocriptina não é completamente absorvida, apresentando $T_{máx}$ entre 60 e 100 min. A biodisponibilidade absoluta após administração oral é menor que 10%, uma vez que 90% sofre metabolismo de primeira passagem. A meia-vida de eliminação da bromocriptina fica entre 6 e 8 h, sendo 90% ligados às proteínas plasmáticas. Menos de 5% são eliminados na urina na forma de fármaco inalterada. A biodisponibilidade não sofre efeito de alimentos.

A eficácia e a segurança da bromocriptina no tratamento da doença de Parkinson em estágios avançados foram reavaliadas em ensaio clínico multicêntrico, duplo-cego, randomizado, controlado com placebo e com controlador ativo, em grupos paralelos (Mizuno *et al.*, 2003). Pacientes estavam sendo tratados com L-DOPA associada a inibidor de AADC em dose estável por pelo menos 28 dias antes do início da medicação do ensaio. Pramipexol e bromocriptina foram administrados segundo a Tabela 31.2.

O objetivo primário era a mudança do escore da UPDRS parte II (atividades diárias) e da UPDRS parte III (atividade motora) após 12 semanas de tratamento. Conforme apresentado a seguir, tanto o pramipexol quanto a bromocriptina foram superiores ao placebo em relação à UPDRS parte II (Figura 31.29 A) e à UPDRS parte III (Figura 31.29 B). É importante ressaltar que o ensaio clínico não teve como objetivo avaliar a superioridade em eficácia do pramipexol sobre a bromocriptina (seria necessário um número maior de pacientes para investigar essa possibilidade); contudo, a redução do escore causado pela bromocriptina foi inferior à redução do escore promovida pelo pramipexol. Não houve diferenças significativas em relação à incidência de reações adversas entre os grupos.

A dose de bromocriptina no início do tratamento deve ser baixa, e o aumento gradual até ser atingida uma máxima resposta terapêutica. A dose de L-DOPA durante esse período introdutório deve ser mantida. A dose inicial de bromocriptina deve ser entre 0,5 e 2,5 mg, administrada 2 vezes/dia durante as refeições, alterada após observação de intervalo de 2 semanas, podendo a dose ser aumentada em 2,5 mg a cada 2 ou 4 semanas. Em ensaios clínicos nos quais a bromocriptina foi administrada com a redução da dose de L-DOPA/carbidopa, as reações adversas

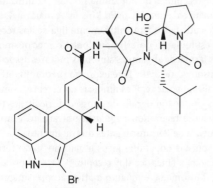

Figura 31.28 Bromocriptina.

Tabela 31.2 Esquema ascendente da dose.

Nível de dose	Semana	Período (dia)	Dose diária total de pramipexol (mg)	Dose diária total de bromocriptina (mg)
1	1	3	0,25	1,25
2	1	4	0,5	2,5
3	2	7	1	5
4	3	7	1,5	7,5
5	4	7	2	10
6	5	7	1,5	12,5
7	6	7	3	15
8	7	7	3,5	17,5
9	8	7	4,5	22,5

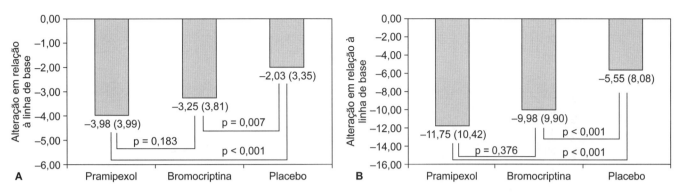

Figura 31.29 Avaliação da eficácia e da segurança da bromocriptina: mudança dos escores da UPDRS parte II (**A**) e da UPDRS parte III (**B**). Os números indicam a redução média do escore e o desvio padrão está expresso entre parênteses. As diferenças entre placebo *versus* bromocriptina e placebo *versus* pramipexole foram estatisticamente significativas tanto para UPDRS parte II quanto para UPDRS parte III.

foram náuseas, movimentos involuntários anormais, alucinações, confusão mental, flutuação motora (fenômenos *on-off*), tontura, vômitos, astenia, desconforto abdominal, alterações visuais, ataxia, insônia, depressão, hipotensão, constipação intestinal e vertigem. A bromocriptina pode ser utilizada no tratamento da doença de Parkinson como terapia associada a outros fármacos ou como monoterapia em suas fases iniciais (Watts, 1997).

Cabergolina (Dostinex®)

Derivado ergolínico (Figura 31.30) com alta afinidade pelos receptores D_2, cuja ligação, conforme demonstrado por estudos *in vivo*, é bastante prolongada (68 h). A cabergolina também apresenta afinidade pelos receptores D_3 e limitada afinidade pelos receptores D_1 (Curran e Perry, 2004). Estudos realizados com receptores humanos recombinantes verificaram que a cabergolina apresenta moderada afinidade pelos receptores não dopaminérgicos cerebrais, como os receptores 5-HT1 e 5-HT2 da serotonina e receptores adrenérgicos alfa-1 e alfa-2 (Millan *et al.*, 2002).

A farmacocinética da cabergolina é linear entre as doses de 0,5 a 7 mg, administradas VO em voluntários sadios. A ligação às proteínas plasmáticas é moderada (40 a 42%). A cabergolina é extensivamente metabolizada por meio da hidrólise da ponte acilureia ou do grupo ureia. Aparentemente, não há envolvimento das enzimas do CIP450. Após administração do fármaco marcado com radioisótopo, aproximadamente 22% e 60% da dose foi eliminada em 20 dias na urina e nas fezes, respectivamente, e menos de 4% na forma de fármaco inalterado. O *clearance* sistêmico é de 3,2 ℓ/min e a meia-vida de eliminação varia entre 66 e 109 h, uma característica bem diversa de todos os demais agonistas dopaminérgicos (Del Doto e Bonuccelli, 2003).

A eficácia clínica da cabergolina foi avaliada em ensaio clínico multicêntrico, duplo-cego, randomizado em pacientes em estágio inicial da doença de Parkinson (Rinne *et al.*, 1998). Como mostra a Figura 31.31, a associação da carbegolina à L-DOPA reduziu a probabilidade do aparecimento de complicações motoras.

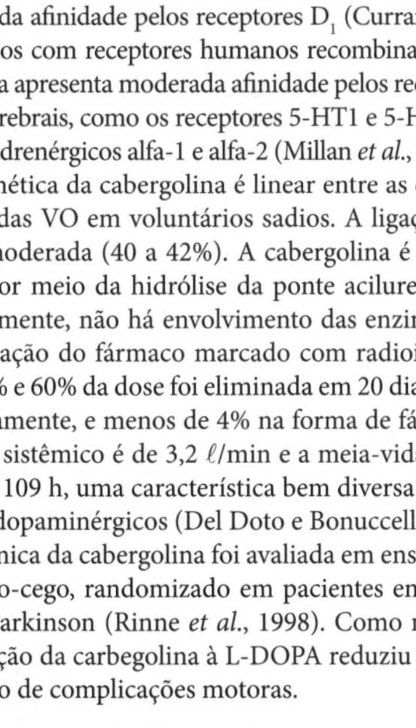

Figura 31.30 Cabergolina.

A cabergolina é indicada no tratamento da doença de Parkinson, em pacientes para os quais há indicação de um agonista dopaminérgico e para aquele que é intolerante ou não responsivo a um agonista não ergolínico, como monoterapia ou como tratamento associado a L-DOPA/inibidor de AADC. A dose terapêutica recomendada é entre 2 e 6 mg/dia, entretanto deve ser iniciada com 0,5 a 1 mg/dia. Por causa da alta meia-vida, os incrementos devem ser feitos de 0,5 a 1 mg a cada 1 ou 2 semanas. A administração deve ser feita 1 vez/dia. Em metanálise de ensaios clínicos (n = 1.609) com doença de Parkinson em estágio avançado recebendo levodopa, a incidência de reações adversas no grupo tratado com cabergolina foi de 74% enquanto o placebo foi de 68% (Marsden, 1998). As reações adversas mais comuns associadas ao uso da cabergolina têm origem no SNC (51%; discinesia, hipercinesia, alucinações e confusão), gastrintestinais (33%; náuseas, vômitos, dispepsia e gastrite) e cardiovasculares (27%; hipotensão postural e tontura).

Apomorfina (Apokyn)

Agonista dopaminérgico benzoquinolínico não ergolínico com alta afinidade para o receptor dopaminérgico D_4 e moderada afinidade para os receptores D_2, D_3 e D_5 e para os receptores adrenérgicos alfa-1_D, alfa-1_B e alfa-1_C (Figura 31.32). O mecanismo preciso da apomorfina no tratamento da doença de Parkinson não é conhecido de maneira precisa, entretanto deve estar relacionado com a estimulação de receptores pós-sinápticos D_2 nos núcleos caudado e putame do cérebro.

A apomorfina é um fármaco bastante lipofílico e rapidamente absorvido ($T_{máx}$ entre 10 e 60 min) após administração subcutânea (SC) na parede abdominal. A biodisponibilidade absoluta da apomorfina após a administração SC é próxima de 100%. O volume de distribuição aparente varia entre 123 e 404 ℓ, o *clearance* sistêmico entre 125 e 401 ℓ/h e a meia-vida de eliminação entre 30 e 60 min.

A eficácia clínica da apomorfina aplicada via SC foi avaliada em ensaio clínico controlado com placebo em pacientes com doença de Parkinson em estágio avançado (Ostergaard *et al.*, 1995). Quando comparada com placebo, a apomorfina provocou redução de 51% da duração dos fenômenos *off*, assim como de sua intensidade. Essa observação foi confirmada em vários outros estudos, conforme mostrado na Figura 31.33, em que a apomorfina foi administrada de maneira intermitente (Stocchi, 2008).

A apomorfina é indicada no tratamento de pacientes com doença de Parkinson em estágios avançados para os episódios *off*, administrada somente SC. A dose inicial recomendada é de 2 mg; não há evidências em ensaios clínicos de que a dose acima de 6 mg traga benefício extra. A frequência de administração costuma ser de 3 vezes/dia. As reações adversas mais comuns com incidência superior a 10% em relação ao placebo são tontura, sonolência, discinesias, hipotensão postural, rinorreia, náuseas, vômitos, alucinações, confusão mental e edema de extremidades.

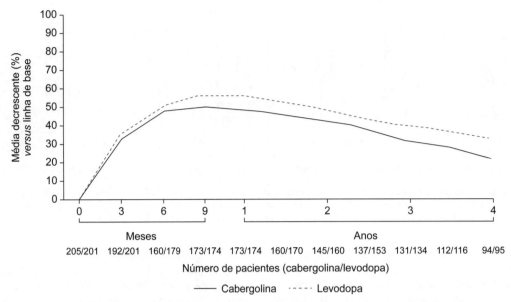

Figura 31.31 Curvas de Kaplan-Meier mostrando o tempo para o aparecimento de complicações motoras em pacientes em fase inicial da doença de Parkinson e tratados com carbegolina (associada ou não à levodopa; n = 208) ou levodopa (n = 204). A diferença entre os grupos é significativa estatisticamente (p < 0,02).

Piribedil (Pronoran®)

Piperazina pirimidínica (Figura 31.34) que, a exemplo de outros agonistas dopaminérgicos não catecóis, atua seletivamente nos receptores D_2/D_3 em relação aos receptores D_1-like. Apesar de ser classificado como agonista dopaminérgico, o piribedil interage com outros receptores atuando como antagonista nos receptores adrenérgicos alfa-2, tem baixa afinidade para os receptores serotoninérgicos e afinidade negligível para os receptores histaminérgicos e colinérgicos (Perez-Lloret e Rascol, 2016). O piribedil atua como agonista parcial nos receptores D_2 e D_3 (sendo a afinidade pelo D_3 maior que pelo D_2), mas com afinidade menor que o ropinirol e o pramipexol (Millan et al., 2002). A consequência desse agonismo parcial não é clara. Teoricamente isso poderia levar a uma menor eficácia clínica, entretanto isso não foi observado em ensaios clínicos em comparação com outros agonistas. Outra possibilidade seria um potencial efeito benéfico no sentido de evitar uma estimulação excessiva dos receptores dopaminérgicos e, com isso, reduzir a incidência ou intensidade da discinesia (Millan et al., 2010). Outro aspecto farmacológico interessante do piribedil reside no fato de que um de seus metabólitos apresenta atividade agonística nos receptores dopaminérgicos D_1 (Jenner, 1992). A relevância terapêutica desse metabólito é ainda obscura, entretanto experimentos em modelos animais sugerem que a estimulação de ambos os receptores D_1 e D_2 potenciam os efeitos antiparkinsonianos e participam da fisiopatologia da discinesia (Robertson et al., 1992).

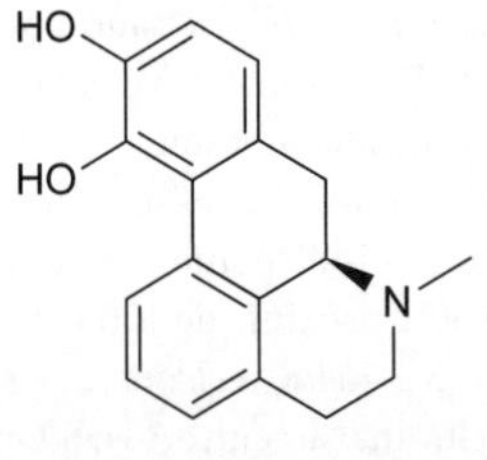

O piribedil é rapidamente absorvido após administração oral, com $T_{máx}$ de 1 h. A biodisponibilidade absoluta é baixa em virtude do extenso efeito de primeira passagem (Deleu et al., 2002). O metabolismo hepático ocorre por demetilação, p-hidroxilação e N-oxidação, sendo os metabólitos eliminados primariamente pelo rim (68%) e secundariamente pela bile (25%). Estudo farmacocinético realizado com a administração IV revelou que a farmacocinética do piribedil é linear e a meia-vida de eliminação é de aproximadamente 12 h (Simon et al., 2005).

A eficácia e a segurança do piribedil foram avaliadas em ensaio clínico randomizado, duplo-cego e controlado com placebo, em pacientes (n = 405) com diagnóstico de doença de Parkinson em estágio inicial (Rascol et al., 2006). O objetivo primário foi redução do escore da UPDRS III comparada com a linha de base, e o secundário foi redução do escore da UPDRS II e proporção de pacientes que permaneceram em monoterapia sem necessidade de introduzir L-DOPA. O piribedil foi significativamente superior para todos esses parâmetros, conforme ilustrado nas Figuras 31.35 e 31.36.

Reações adversas foram observadas em 69% dos pacientes tratados com piribedil e 57% daqueles tratados com placebo, sendo a maioria de origem gastrintestinal ou psiquiátrica.

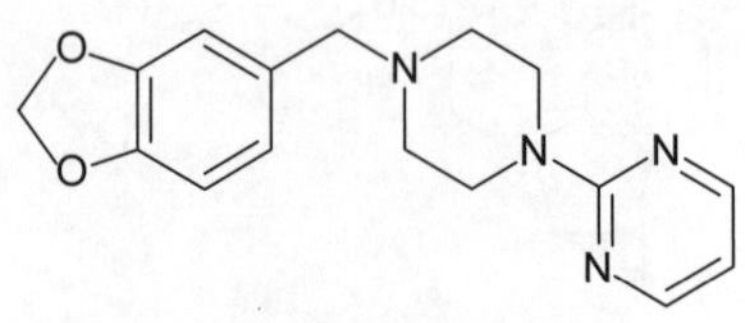

Figura 31.32 Apomorfina.

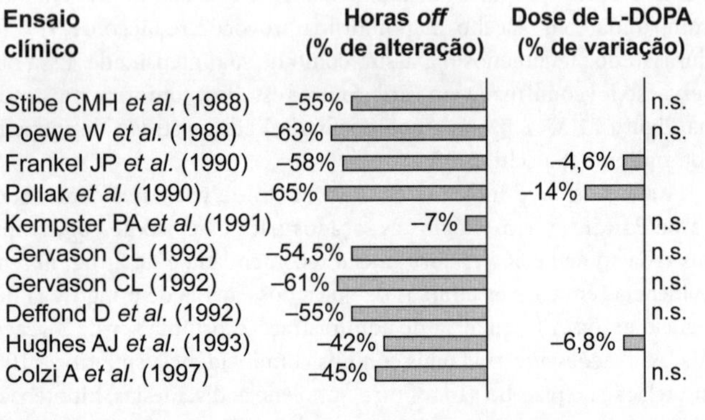

Figura 31.33 Ensaios clínicos que avaliaram a eficácia da administração intermitente da apomorfina no tempo off e na dose de levodopa.

Figura 31.34 Piribedil.

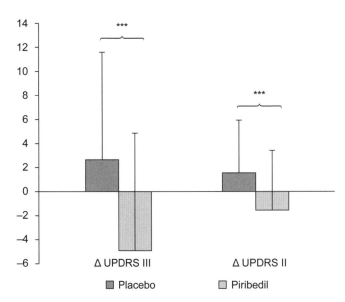

Figura 31.35 Alterações dos escores UPDRS parte III e parte II em relação à linha de base após monoterapia com piribedil ou placebo (avaliação feita no mês 7 ou na última avaliação antes da introdução de L-DOPA). ***p < 0,0001.

O piribedil é indicado no tratamento da doença de Parkinson, seja na forma de monoterapia, seja associado à terapia com L-DOPA. No caso de monoterapia, a dose recomendada é de 150 a 250 mg/dia, fracionada em 3 a 5 administrações (apesar de ser uma forma farmacêutica de liberação estendida). Em associação à terapia com L-DOPA, a dose recomendada é entre 8 e 140 mg (aproximadamente 20 mg de piribedil para cada 100 mg de levodopa). Os comprimidos devem ser ingeridos após uma refeição, e a dose aumentada em 59 mg (1 comprimido) a cada 3 a 4 dias. O piribedil costuma ser bem tolerado e as reações adversas gastrintestinais (náuseas, vômitos e flatulência) costumam desaparecer com o ajuste da dose. Podem ocorrer sonolência, confusão mental ou agitação, entretanto essas reações são raras e desaparecem com a interrupção do tratamento.

Amantadina (Symmetrel)

Trata-se da 1-amino-adamantanamina, inicialmente desenvolvida e comercializada para profilaxia e tratamento da gripe. Seu uso na doença de Parkinson aconteceu por acaso, quando uma paciente em estágio avançado da doença foi medicada com amantadina para profilaxia de gripe; ela obteve remissão significativa dos sintomas, com duração de aproximadamente 6 semanas, quando então o fármaco foi suspenso (Schwab et al., 1969). Para confirmar esse achado, foi feito um ensaio clínico aberto em pacientes com doença de Parkinson e acompanhados por 2 anos (Schwab et al., 1972). O mecanismo de ação da amantadina na doença de Parkinson não é conhecido. Sua ação em terminais pré-sinápticos é semelhante à das anfetaminas, pois causa liberação de catecolaminas estocadas de terminais dopaminérgicos (von Goigtlander e Moore, 1971) e inibe a recaptação de catecolaminas nesses terminais. Entretanto, esse último efeito requer altas concentrações de amantadina in vitro, o que possivelmente não ocorre nas doses utilizadas terapeuticamente (Heimans et al., 1972). Em relação aos terminais pós-sinápticos, tem uma ação direta nos receptores de dopamina, alterando a afinidade destes (Gianutsos et al., 1985). É possível que a combinação dos efeitos pré e pós-sinápticos nos terminais dopaminérgicos seja a responsável pelo efeito terapêutico observado nos pacientes com doença de Parkinson.

A amantadina (Figura 31.37) é rapidamente absorvida após administração oral ($T_{máx}$ entre 1 e 4 h), com duração do efeito de aproximadamente 8 h. O volume de distribuição após administração IV em voluntários sadios foi de 3 a 8 ℓ/kg, indicando potencial distribuição extravascular. A ligação às proteínas plasmáticas é de aproximadamente 67%, e o clearance plasmático variou entre 0,13 e 0,57 ℓ/h/kg, sendo predominantemente renal (80%). A amantadina é pouco metabolizada em humanos, e mais de 90% da dose ingerida é recuperada na urina na forma de fármaco inalterado. A eliminação renal ocorre tanto na forma de filtração quanto na de secreção tubular ativa. Há uma forma farmacêutica sólida (cápsula de 68,5 e 137 mg) de liberação prolongada (Gocovri®) administrada 1 vez/dia no horário de o paciente ir dormir. Quando administrada na forma farmacêutica de liberação prolongada, a meia-vida da amantadina é de aproximadamente 16 h.

A eficácia e a segurança da amantadina na forma farmacêutica de cápsula de liberação prolongada (Gocovri®) foram avaliadas em ensaio clínico multicêntrico, randomizado e controlado com placebo, em pacientes com doença de Parkinson (n = 121) que apresentavam pelo menos 1 h de discinesia importante (Pahwa et al., 2017). A amantadina (274 mg, na forma farmacêutica de cápsula de liberação prolongada) foi administrada por 12 semanas; seu objetivo primário consistia na redução do escore da UDRS (unified dyskinesia rating scale) e o objetivo secundário principal foi o tempo off. A amantadina causou redução significativa do escore da UDRS, redução do tempo off e aumento do tempo on (Figura 31.38).

A amantadina está indicada no tratamento da doença de Parkinson em pacientes que estejam utilizando L-DOPA. Na forma de comprimido de liberação imediata, a dose recomendada é de 200 a 300 mg/dia, divididos em duas ou três tomadas. Na forma farmacêutica de liberação prolongada, a dose inicial recomendada é de 137 mg, administrados 1 vez/dia no horário de dormir, podendo ser ingerida com alimentos ou em jejum. No caso de o paciente ter dificuldade de engolir a cápsula, esta pode ser esvaziada e o conteúdo colocado em alimentos na forma de papa para ingestão. Após 1 semana, recomenda-se que a dose seja aumentada para 274 mg (duas cápsulas de 137 mg), tomadas em uma única vez no horário de dormir. A dose deve ser reduzida em pacientes que apresentem insuficiência renal moderada ou grave, sendo a amantadina contraindicada em pacientes com clearance renal de creatinina < 15 mℓ/min/1,73 m^2. As reações adversas mais frequentes com incidência superior a 10% em relação ao placebo são alucinações,

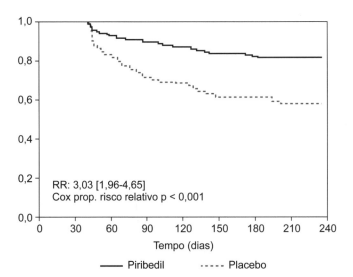

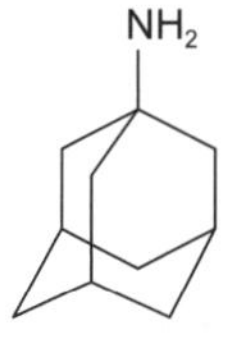

Figura 31.36 Curvas de Kaplan-Meier mostrando tempo para introdução de L-DOPA.

Figura 31.37 Amantadina.

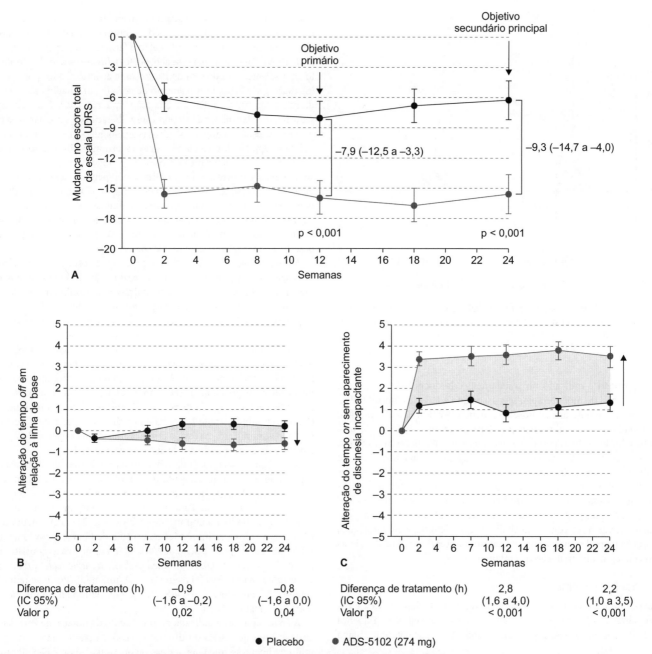

Figura 31.38 Avaliação da eficácia da amantadina: o fármaco causou mudança no UDRS ao longo do tempo (**A**), redução do tempo *off* (**B**) e aumento do tempo *on* sem discinesia de problemas (**C**). Barras verticais representam o erro padrão da média.

tontura, xerostomia, edema periférico, constipação intestinal, queda e hipotensão ortostática.

Ropinirol (Requip®)

Agonista dopaminérgico não ergolínico (Figura 31.39) de segunda geração que atua nos receptores D_2, utilizado no tratamento da doença de Parkinson (Brichta *et al.*, 2013). O ropinirol não apresenta afinidade por receptores não dopaminérgicos cerebrais (incluindo alfa e beta-adrenorreceptores, receptores serotoninérgicos, benzodiazepínicos e do GABA). Estudos *in vivo* indicam que o fármaco também atua nos receptores dopaminérgicos D_2 pré-sinápticos.

A farmacocinética do ropinirol é linear entre as doses de 1 a 8 mg administradas 3 vezes/dia. O ropinirol é rapidamente absorvido após administração VO, apresentando $T_{máx}$ entre 1 e 2 h. Em ensaios clínicos que utilizaram o fármaco marcado com radioisótopo, mais de 88% da dose foi recuperada na urina. A biodisponibilidade absoluta do ropinirol varia entre 45 e 55%, indicando um efeito de primeira passagem de aproximadamente 50%. A biodisponibilidade não é afetada de maneira significativa quando o ropinirol é ingerido com alimentos. O fármaco é amplamente distribuído no organismo, com um volume aparente de distribuição de 7,5 ℓ/kg e discreta ligação às proteínas plasmáticas (40%), e extensamente

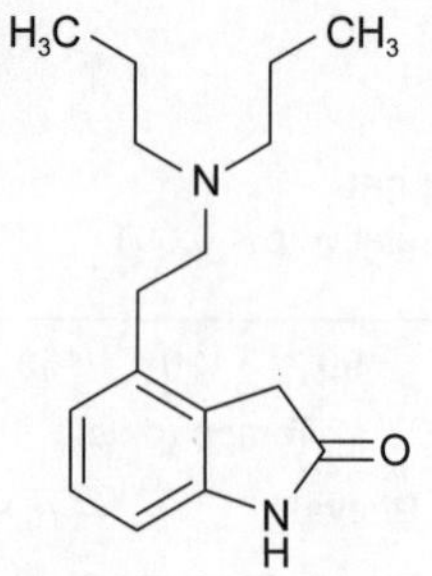

Figura 31.39 Ropinirol.

metabolizado no fígado, cujas principais vias são a N-despropilação e a hidroxilação para o metabólito N-despropil e os metabólitos hidroxilados, que são inativos farmacologicamente. Estudos *in vitro* indicam que a principal enzima do CIP450 envolvida no metabolismo é a CIP1A2, induzida por tabagismo e omeprazol e inibida por fluvoxamina, mexiletina e fluoroquinolonas antigas, como ciprofloxacino e norfloxacino. O *clearance* sistêmico do ropinirol após administração VO é de 47 ℓ/h, com meia-vida de eliminação de aproximadamente 6 h. O *clearance* renal representa a principal via de eliminação, entretanto não é necessário ajuste de dose em pacientes com insuficiência renal que apresentam *clearance* de creatinina acima de 50 mℓ/min (Matheson e Spencer, 2000).

A eficácia e a segurança do ropinirol foram avaliadas em ensaio clínico prospectivo, duplo-cego, em pacientes com doença de Parkinson em estágio inicial (Rascol *et al.*, 2000). Os pacientes (n = 268) foram randomizados para receber ropinirol (n = 179) ou L-DOPA (n = 89); ambos os grupos de pacientes poderiam, no decorrer do tempo, receber suplementação de L-DOPA quando julgado necessário. Os pacientes foram acompanhados por 5 anos. Não houve diferença em relação à eficácia avaliando-se os escores pela UPDRS tanto para as atividades diárias (Figura 31.40 A) quanto na função motora (Figura 31.40 B).

Entretanto, a incidência de discinesia foi significativamente menor no grupo tratado com ropinirol, quando comparado com o grupo tratado com L-DOPA (Figura 31.41). Reações adversas ocorreram em aproximadamente 10% dos pacientes, entretanto não houve diferença significativa de reações adversas de origem neuropsiquiátrica entre os dois grupos.

Conforme mostrado na Figura 31.42, a redução da incidência de discinesia ocorreu tanto em pacientes que receberam ropinirol em monoterapia quanto naqueles nos quais o ropinirol foi associado à L-DOPA.

O ropinirol está indicado no tratamento da doença de Parkinson, seja como monoterapia nos estágios iniciais da doença, seja associado à L-DOPA nos estágios mais avançados. A dose inicial recomendada é de 0,25 mg 3 vezes/dia, podendo ser aumentada semanalmente, a depender da resposta terapêutica e da tolerabilidade do paciente. A dose máxima diária recomendada é de 24 mg. No caso da necessidade da interrupção do tratamento, a dose do ropinirol deve ser reduzida de maneira gradual. As reações adversas mais frequentes (5% acima da incidência do placebo) em pacientes em fase inicial da doença de Parkinson foram náuseas, sonolência, tontura, síncope, infecções virais, edema de membros inferiores, vômitos e

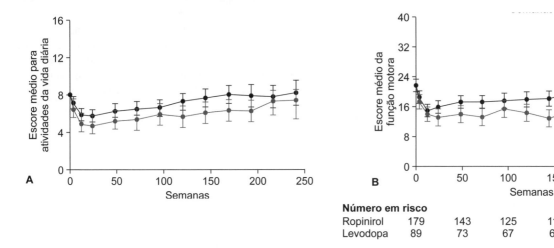

Figura 31.40 Média dos escores da parte II (atividades da vida diária; **A**) e da parte III (função motora; **B**) da escala UPDRS. A faixa para a parte II é de 0 a 52, e da a parte III é de 0 a 108. Quanto mais alto o escore, mais grave é a disfunção. Barras verticais representam ± 2 erros padrão da média.

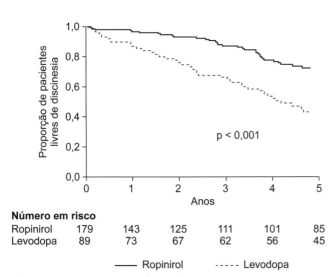

Figura 31.41 Curvas de Kaplan-Meier mostrando a proporção de pacientes sem sintomas de discinesia nos grupos tratados com ropinirol ou L-DOPA. Risco relativo no grupo ropinirol de 2,83 (IC 95% 1,78-4,44) comparado com o grupo L-DOPA.

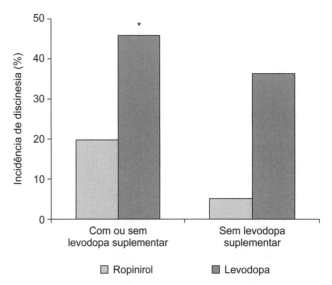

Figura 31.42 Incidência de discinesia em 268 pacientes em fase inicial da doença de Parkinson (estágios I-III de Hoehn e Yahr) tratados com ropinirol ou L-DOPA de maneira duplo-cego, randomizada, por 5 anos. *p < 0,0001 *versus* ropirinol.

dispepsia. Em pacientes em fase mais grave de doença de Parkinson, as reações foram discinesia, sonolência, náuseas, tontura, confusão, alucinações, sudorese e cefaleia.

Pramipexol (Mirapex)

Derivado aminobenzotiazólico (Figura 31.43) que atua como agonista da subfamília dos receptores dopaminérgicos D_2-*like*, ligando-se com maior afinidade ao receptor D_3 (Benett Jr e Piercey, 1999). Diversamente dos agonistas derivados do ergot, utilizados tradicionalmente no tratamento da doença de Parkinson, o pramipexol é um agonista pleno, enquanto os derivados do ergot atuam como agonistas parciais (Piercey *et al.*, 1996). Conforme ilustrado na Figura 31.44, ao estimular os receptores D_3 que inibem diretamente o GPi, o pramipexol remove o controle inibitório sobre as vias motoras talamocorticais. O pramipexol também estimularia os receptores D_2, os quais indiretamente inibem o GPi, ou seja, o pramipexol obteria um efeito sinérgico ao estimular ambos os receptores dopaminérgicos. É interessante ressaltar que é no sistema límbico que há uma grande predominância de receptores D_3, e a estimulação destes no sistema límbico poderia tratar algumas complicações psiquiátricas causadas pela doença de Parkinson, como a depressão (Cummings, 1992).

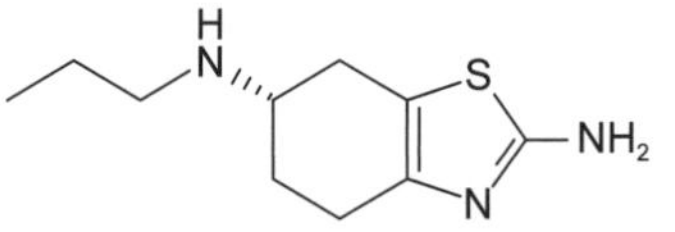

Figura 31.43 Pramipexol.

A farmacocinética do pramipexol é linear entre as doses utilizadas clinicamente. A biodisponibilidade absoluta após administração oral é maior que 90%, não sendo afetada quando a administração é feita com alimentos. A absorção é rápida, com $T_{máx}$ de aproximadamente 2 h. O pramipexol é pouco ligado às proteínas plasmáticas (15%) e apresenta volume de distribuição de 500 ℓ. O *clearance* sistêmico é basicamente renal (> 90% da dose é recuperada na urina, quase completamente na forma de fármaco inalterado), e o *clearance* renal é estimado em 400 mℓ/min, indicando que, além da filtração, sofre secreção tubular ativa. A meia-vida de eliminação em jovens é de 8 h, e em pacientes idosos de 12 h. Conforme é possível deduzir pelas informações anteriores, o pramipexol é muito pouco metabolizado.

A eficácia e a segurança do pramipexol administrado na forma farmacêutica de comprimido de liberação prolongada (0,375 a 4,5 mg/dia, administrados 1 vez/dia) foram comparadas com a forma farmacêutica de liberação imediata (0,375 a 4,5 mg/dia, fracionados em 3 vezes/dia) em pacientes com doença de Parkinson em estágios inicial e avançado (Hauser *et al.*, 2014). Conforme ilustrado na Figura 31.45, a forma de liberação estendida pode ser utilizada em ambos os estágios da doença de Parkinson. As reações adversas mais frequentes foram discinesia (27,4%) e sonolência (13,6%).

O pramipexol é indicado no tratamento da doença de Parkinson em monoterapia no caso de estágios iniciais ou associado à L-DOPA em pacientes em estágios mais graves. O pramipexol deve ser administrado a cada 8 h, iniciando-se com uma dose diária de 0,375 mg e aumentando gradativa e semanalmente até a dose diária de 4,5 mg (0,375 – 0,75 – 1,5 – 2,25 – 3 – 3,75 – 4,5 mg/dia, da 1ª à 7ª semana). Não há evidências de

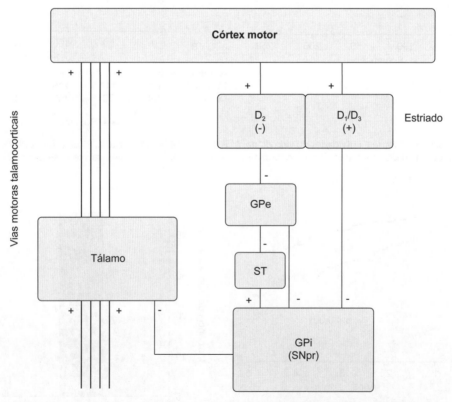

Figura 31.44 Papéis dos subtipos de receptores dopaminérgicos na regulação da função motora. As vias neurais GABAérgicas inibitórias estão representadas por "–" nos sítios de inervação, enquanto as vias neurais glutamatérgicas excitatórias estão representadas por "+" nos sítios de inervação. A dopamina normalmente inibe as células GABAérgicas estriatais da via indireta por meio dos receptores D_2 e estimula as células GABAérgicas da via direta pelos receptores D_1 e D_3. Esses efeitos resultam na inibição do segmento interno do globo pálido (GPi ou SNpr em roedores). Na doença de Parkinson, em que a inervação dopaminérgica está reduzida, os disparos do GPi estão aumentados para inibir os neurônios do circuito talâmico e, portanto, bloquear as vias motoras tálamo-corticais, causando a bradicinesia. O pramipexol estimula os receptores D_3, os quais inibem diretamente o GPi, revendo seu efeito bloqueador nas vias motoras tálamo-corticais. É provável que também estimule os receptores D_2 para inibir indiretamente o GPi. O sinergismo dessas ações pode explicar a eficácia do pramipexol no tratamento da doença de Parkinson. GPe: segmento externo do globo pálido; ST: subtálamo.

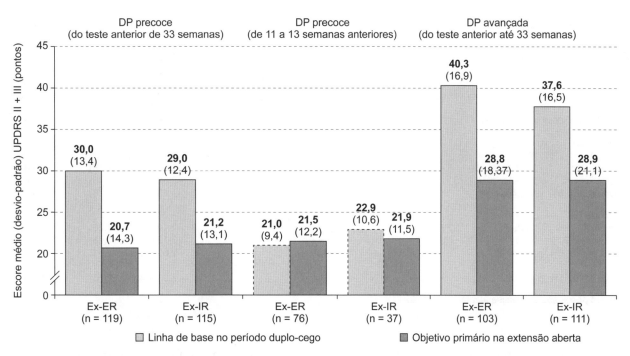

Figura 31.45 Média dos escores das partes II e III da UPDRS nos vários grupos de tratamento. Nos grupos da extensão aberta todos os pacientes estavam tomando pramipexol. DP: doença de Parkinson.

que doses superiores a 4,5 mg/dia promovam benefícios extras. Quando o pramipexol é associado à L-DOPA, geralmente há necessidade de reduzir a dose de L-DOPA (em média, por volta de 27%). Se necessária, a interrupção do tratamento deve ser feita de maneira gradativa, durante 1 semana. As reações adversas mais frequentes (com incidência superior a 5% em relação ao placebo) são náuseas, tontura, sonolência, insônia, constipação intestinal, astenia e alucinações.

Rotigotina (Neupro®)

Enantiômero (–) de um derivado aminotetralínico com estrutura química semelhante à da dopamina (Figura 31.46), que atua como agonista dos receptores dopaminérgicos D_3, D_2 e D_1, entretanto com maior afinidade pelo D_3 (20 vezes maior sobre o D_2 e 100 vezes maior sobre o D_1), com um perfil similar de afinidade da dopamina endógena (Morgan e Sethi, 2006). A rotigotina é formulada na forma farmacêutica de adesivo transdérmico que permite uma dosificação contínua, com administração 1 vez/dia, facilitando, desse modo, a aderência ao tratamento.

Aproximadamente 45% do conteúdo de rigotina no adesivo é liberado em 24 h, e a rotigotina que se torna biodisponível é eliminada na urina primariamente como conjugados inativos. Após a retirada do adesivo, os níveis plasmáticos caem com uma meia-vida entre 5 e 7 h. A farmacocinética da rotigotina é linear entre as doses de 1 mg/24 h a 24 mg/24 h. Nos ensaios clínicos, o sítio de aplicação era trocado todos os dias (tronco, coxa, hipocôndrio, flanco, ombro, braço) sem alteração das concentrações plasmáticas. O volume de distribuição no estado de equilíbrio é de 84 ℓ/kg, e a ligação às proteínas plasmáticas de 92%. A rotigotina é metabolizada extensivamente por conjugação e N-dealquilação e primariamente eliminada na urina (71%) como conjugados inativos, com uma pequena proporção eliminada nas fezes (23%). Múltiplas isoformas do CIP450 estão envolvidas no metabolismo da rotigotina.

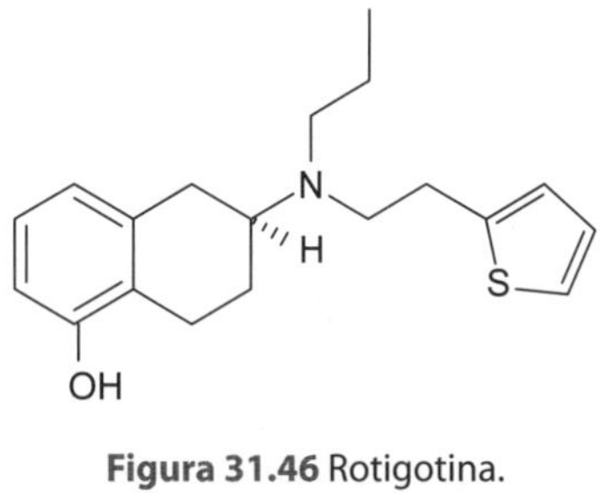

A eficácia e a segurança de rotigotina no tratamento da doença de Parkinson foram comparadas com placebo por meio de metanálise de ensaios clínicos em pacientes em estágios inicial e avançados (Chen et al., 2017). A rotigotina foi superior ao placebo ao reduzir o escore da UPDRS (Figura 31.47) e o tempo *off* (Figura 31.48).

A rotigotina está indicada no tratamento da doença de Parkinson tanto na forma de monoterapia em pacientes no estágio inicial da doença quanto associada à L-DOPA nos casos mais avançados. O sítio de aplicação do adesivo deve ser mudado todos os dias. A dose recomendada para pacientes em casos iniciais da doença de Parkinson é 2 mg/24 h, podendo ser incrementada em 2 mg a cada semana. A menor dose considerada eficaz é a de 1 mg/24 h, e a mais alta recomendada para estágios iniciais da doença de Parkinson é de 6 mg/24 h. Nos estágios mais avançados da doença, a dose inicial pode ser de 4 mg/24 h, podendo ainda ser incrementada em 2 mg a cada 2 semanas. A dose recomendada de rotigotina para estágios avançados é de 8 mg/24 h. Em ensaio duplo-cego, controlado com placebo, as reações adversas mais comuns superiores a 5% em relação ao placebo foram náuseas, vômitos, sonolência, reações locais no sítio de aplicação do adesivo, tontura, anorexia, hiperidrose e insônia.

SISTEMA COLINÉRGICO

A acetilcolina interage com dois tipos diferentes de receptores, os muscarínicos, localizados pós-sinapticamente nos interneurônios colinérgicos e nos neurônios GABAérgicos do corpo estriado, e os nicotínicos, localizados em sítios pré-sinápticos, como nos terminais dopaminérgicos nigroestriatais, onde os subtipos alfa-6-beta-2 e alfa-4-beta-2 aparentam regular a liberação de dopamina no corpo estriado. Estudos epidemiológicos extensos, originalmente conduzidos para identificar fatores de risco em doenças cardiovasculares e câncer, demonstraram uma correlação negativa entre tabagismo e doença de Parkinson. Vários estudos posteriores indicaram que a redução da incidência da doença de Parkinson é decorrente de um efeito biológico do hábito de fumar (Elbaz e Moisan, 2008). Os estudos demonstraram que a

Figura 31.46 Rotigotina.

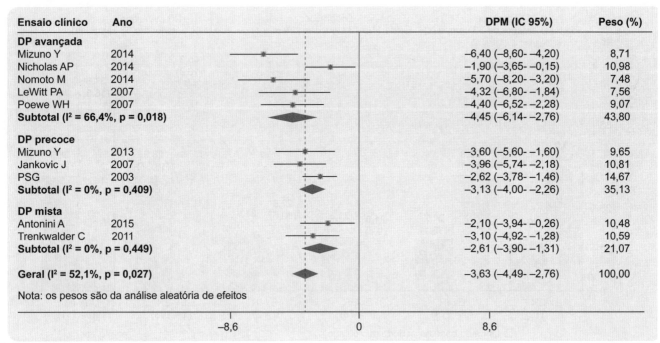

Figura 31.47 *Forest plot* mostrando os efeitos da rotigotina *versus* placebo no escore da UPDRS parte III. DP: doença de Parkinson; DMP: diferença média ponderada.

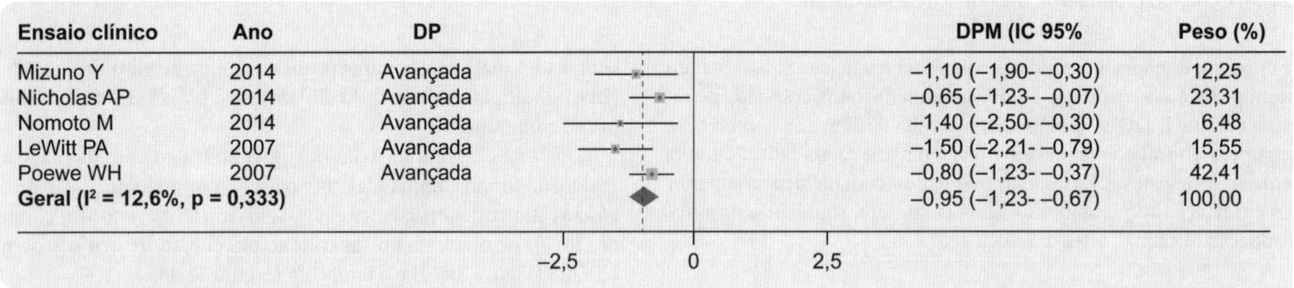

Figura 31.48 *Forest plot* mostrando os efeitos da rotigotina *versus* placebo no tempo *off*. DP: doença de Parkinson; DMP: diferença média ponderada.

correlação negativa não derivava da mortalidade seletiva, e sim que o efeito era dependente da dose e do tempo, ou seja, o declínio da incidência da doença de Parkinson era maior quanto o número de cigarros fumados e maior o número de anos como fumante. A redução do risco era perdida com a cessação do hábito de fumar (Ritz *et al.*, 2007). A redução da incidência de doença de Parkinson também foi notada com outras formas do uso de tabaco; em estudo realizado em gêmeos, foi observada a redução da incidência da doença de Parkinson no gêmeo fumante (Tanner *et al.*, 2002). O uso de nicotina ou dos agonistas dos receptores colinérgicos nicotínicos alfa-4-beta-2 não produziu melhora clínica significativa nos sintomas motores de pacientes com doença de Parkinson (Quick *et al.*, 2015), entretanto eles apresentam efeito promissor na discinesia induzida por L-DOPA. O tratamento crônico com agonista nicotínico aparentemente reduz a discinesia induzida por L-DOPA (Brodia *et al.*, 2010).

Importantes déficits colinérgicos foram observados em neuropatologia e em estudos de imagens de pacientes com doença de Parkinson (Halliday *et al.*, 2014). É interessante ressaltar que, enquanto nos pacientes com doença de Alzheimer esses déficits são vistos primariamente no hipocampo, no caso daqueles com doença de Parkinson, eles são mais localizados no prosencéfalo e tronco encefálico. Há uma substancial redução da atividade colinérgica cortical nos pacientes com doença de Parkinson, e o grau dessa redução aparenta correlacionar-se com o déficit cognitivo desses pacientes (Bohnen *et al.*, 2006), o que motivou a investigação sobre o uso terapêutico dos inibidores de colinesterase. O déficit cognitivo e os distúrbios psiquiátricos observados na doença de Parkinson não serão abordados neste capítulo.

Os fármacos anticolinérgicos muscarínicos são ainda utilizados no tratamento da doença de Parkinson como uma alternativa terapêutica para aliviar alguns dos sintomas, como o tremor involuntário (Brocks, 1999). Eles foram os primeiros fármacos utilizados no tratamento da doença de Parkinson e podem ser utilizados como monoterapia nos estágios iniciais da doença, além de ter ação sinérgica com a L-DOPA em estágios mais avançados. Todos os fármacos anticolinérgicos muscarínicos atuam como antagonistas competitivos.

Benzatropina (Cogentin®)

Sua molécula tem uma estrutura semelhante à da atropina e à da difenilidramina (Figura 31.49), apresentando, portanto, efeitos anticolinérgicos, assim como anti-histamínicos. Pode ser administrada VO ou IM.

A eficácia da benzatropina foi avaliada em pacientes com doença de Parkinson em ensaio clínico duplo-cego, controlado com placebo e

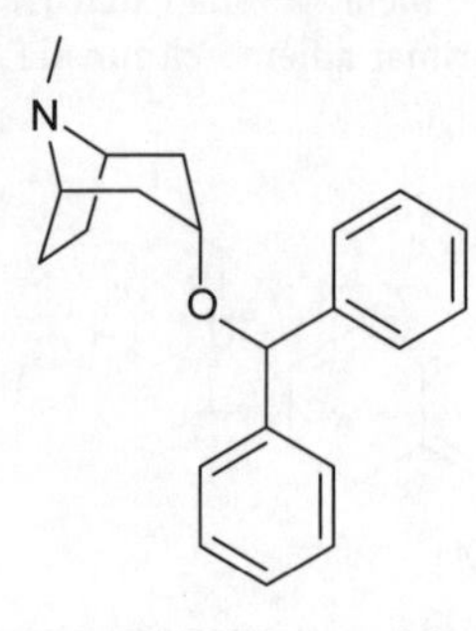

Figura 31.49 Benzatropina.

com *crossover* (Tourtellotte *et al.*, 1981). Pacientes (n = 29) com diagnóstico de doença de Parkinson de leve ou média intensidade utilizando L-DOPA/carbidopa foram randomizados para serem tratados com benzatropina ou placebo por 10 semanas, depois submetidos a um período de *washout* de 5 semanas e tratados novamente com benzatropina ou placebo. Dos 29 pacientes, 10 consideraram a benzatropina superior ao placebo, 3 consideraram o placebo superior à benzatropina e 16 não identificaram diferença entre ambos os tratamentos. A reação adversa mais comum no grupo tratado com benzatropina foi a xerostomia.

A dose inicial recomendada para pacientes com doença de Parkinson que estejam utilizando L-DOPA é de 0,5 a 1 mg/dia, administrada no horário de dormir. Em alguns pacientes, essa dose pode ser suficiente, embora possa ser aumentada para 4 a 6 mg/dia. As reações adversas são em sua maioria decorrentes do componente anticolinérgico, podendo causar taquicardia, xerostomia, náuseas, vômitos, constipação intestinal, embaçamento da visão e midríase.

Triexifenidil (Artane™)

É uma piperidina modificada que atua como antagonista muscarínico não específico. O triexifenidil (Figura 31.50) é bem absorvido após administração oral, com $T_{máx}$ de aproximadamente 1,3 h e meia-vida de eliminação de 3,7 ± 0,4 h (Burke e Fahn, 1985). A eficácia e a segurança do triexifenidil foram comparadas com placebo em um ensaio clínico realizado em 30 pacientes com doença de Parkinson tratados com L-DOPA (Martin *et al.*, 1974). O triexifenidil foi mais eficaz que o placebo em relação à melhora da estabilidade postural (Figura 31.51) e à melhora da capacidade de caminhar 10 m ida e volta (Figura 31.52).

A dose recomendada inicialmente para tratamento da doença de Parkinson é de 1 mg, podendo ser incrementada para 2 mg após 3 a 5 dias até um total de 6 a 10 mg/dia, dependendo da resposta terapêutica e da tolerabilidade do paciente. Quando o triexifenidil é prescrito conjuntamente com a L-DOPA, com frequência é necessário reduzir a dose de ambos; nesses pacientes, geralmente as doses de 3 a 6 mg/dia são consideradas suficientes. Reações adversas de intensidade leve como xerostomia, embaçamento da visão, tontura, náuseas e ansiedade foram observadas entre 3 e 50% dos pacientes utilizando triexifenidil, entretanto com intensidade bem menor quando comparada com atropina, além de incomodar menos que os sintomas causados pela doença de Parkinson. As reações adversas tendem a diminuir ou mesmo a desaparecer durante o tratamento.

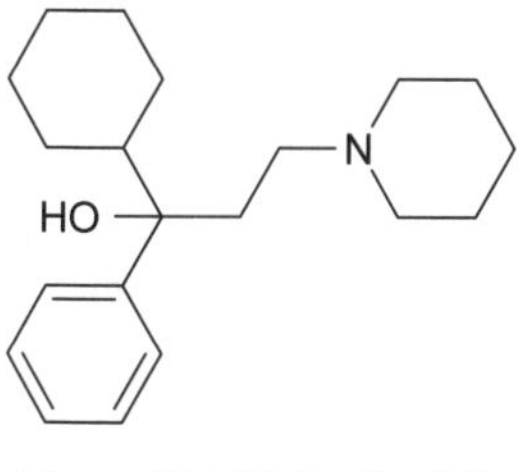

NEUROTRANSMISSÃO ADENOSÍNICA

O neuromodulador adenosina tem papel importante na regulação de várias funções no SNC, incluindo a função dos gânglios basais (Hickey e Stacy, 2012). Formada pela adenina com uma molécula de ribose, a adenosina é um produto de degradação no metabolismo energético celular e também atua como neurotransmissor, sendo rapidamente gerada após a degradação do AMP pela defosforilação do ATP durante os processos celulares de consumo de energia. O transportador de monoaminas da membrana plasmática assegura um balanço entre as concentrações intracelulares e extracelulares de adenosina. Entretanto, um aumento da concentração intracelular de adenosina pode ocorrer de duas formas, seja por meio do aumento de consumo de energia pela célula (pela via descrita anteriormente), seja de maneira alternativa por meio do aumento extracelular de adenosina pela hidrólise de ATP, liberada como neurotransmissor ou durante o processo de morte celular (Perez-Lloret e Merello, 2014). Foi encontrada alta densidade de receptores de adenosina nos gânglios da base de primatas.

A adenosina liga-se a quatro subtipos de receptores acoplados à proteína G: A_1, A_{2A}, A_{2B} e A_3. Os subtipos A_1 e A_3 são acoplados à proteína G inibitória (Gi), enquanto os receptores A_2 ativam a proteína G (Gs). A proteína Gi reduz os níveis de AMPc e aumenta a condutância ao potássio, enquanto a proteína Gs aumenta os níveis de AMPc e induz correntes de sódio. Os receptores A_1 são densamente expressos no córtex, no cerebelo e no hipocampo, com níveis menores em outras áreas do cérebro. Os receptores A_3 apresentam o mesmo padrão de expressão, mas são expressos em menor número em todas as regiões, assim como os receptores A_{2B}. Os receptores A_{2A} são expressos principalmente nos gânglios basais e no tubérculo olfatório (Xu *et al.*, 2005). O número de receptores aparentemente tem papel crítico para a função. A adenosina atua como neurotransmissor em condições fisiológicas somente onde o número de receptores é bastante alto ou em condições

Figura 31.50 Triexifenidil.

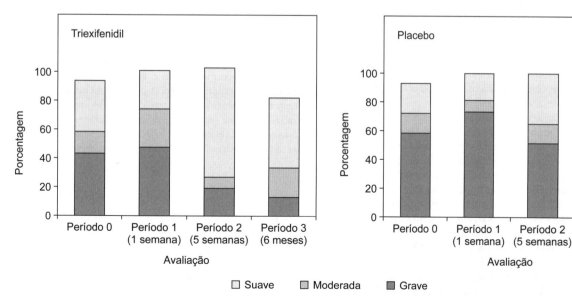

Figura 31.51 Distribuição frequencial das taxas de prejuízo da estabilidade postural.

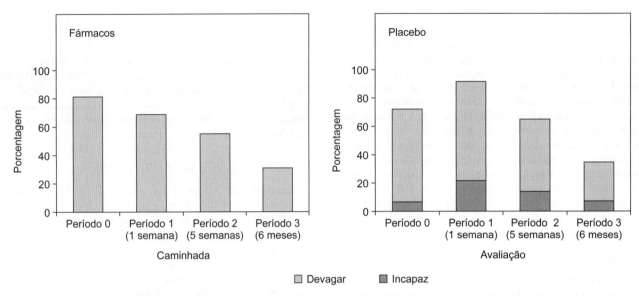

Figura 31.52 Distribuição frequencial das taxas para caminhar 10 m e retornar (devagar quando o tempo é igual ou superior a 30 s).

fisiológicas em que ocorrem altas concentrações da adenosina (Svenningsson et al., 1999). Estudos *post mortem* de cérebro humano demonstraram que a expressão de receptores A_{2A} está concentrada no núcleo caudado e no putame; neste último, a concentração é maior do que no núcleo caudado e no núcleo *accumbens*. É importante ressaltar que o putame está envolvido primariamente nos circuitos motores do gânglio basal (Obeso et al., 2008) e, portanto, apresenta um potencial envolvimento em doenças neurológicas de origem extrapiramidal, como a doença de Parkinson.

Vários estudos demonstram uma interação significativa entre a adenosina e a dopamina nos gânglios da base para modular a função motora. No corpo estriatal, os receptores A_{2A} são encontrados principalmente em dendritos, axônios e terminais axônicos dos neurônios GABAérgicos ao longo da via *indireta*. Os receptores A_{2A} também são expressos em terminais colinérgicos, nos quais induzem liberação de acetilcolina e também são localizados pré-sinapticamente nos terminais glutamatérgicos corticais, contatando neurônios espinhosos médios (neurônio GABAérgico inibitório) da via *direta* (Ciruela et al., 2006). A localização dos receptores A_{2A} nos gânglios basais está restrita aos neurônios GABAérgicos da via *indireta* que se projetam dos núcleos caudado e putame para o GPe, os quais também expressam de maneira seletiva o receptor dopaminérgico D_2 e o peptídio encefalina (Augood e Emson, 1994). É importante ressaltar que os neurônios que se projetam do corpo estriado para o GPi e para o SNpr da via direta e que expressam de maneira seletiva receptores dopaminérgicos D_1 não expressam receptores A_{2A} (Schiffmann et al., 1991). Os receptores A_{2A} no corpo estriado são expressos em terminais colinérgicos, nos quais os antagonistas dos receptores A_{2A} podem inibir a liberação estimulada de acetilcolina (Jenner et al., 2009).

Estudos neurofisiológicos sugerem que a ativação dos receptores A_{2A} pode modular a estimulação excitatória dos neurônios espinhosos médios, um feito primariamente por pelo menos duas interações antagonísticas recíprocas entre os receptores dopaminérgicos D_2 e os receptores adenosínicos A_{2A}. Em um primeiro caso, esses receptores formam heterômeros (heterodímeros, heterotrímeros etc.), o que permite ao receptor A_{2A} neutralizar a estimulação inibitória do receptor D_2 na via *indireta*. Entretanto, os receptores D_2 e A_{2A} podem existir também na forma de homômeros (complexo formado por várias unidades de um único tipo de receptor, tanto A_{2A} quanto D_2). Em condições normais, a ativação do homômero D_2 leva à inibição da descarga dos neurônios espinhosos médios. Entretanto, no caso de depleção de dopamina, os homômeros A_{2A} tornam-se ativos, causando ainda maior supressão da atividade locomotora (Ferre et al., 2008). Com base nesse princípio, desenvolveram-se antagonistas de receptores adenosínicos A_{2A} para tratamento da doença de Parkinson, visto que reduziriam a ativação dos neurônios espinhosos médios e, portanto, a liberação de GABA. É interessante observar que a cafeína, um antagonista não específico da adenosina, perde sua atividade estimulante de locomoção em camundongos *knock-out* para receptores A_{2A} (Xu et al., 2005).

Os receptores A_{2A} podem formar heterômeros com os receptores glutamatérgicos mGlu5. Esses receptores modulam a estimulação excitatória cortical e suspeita-se que estejam envolvidos na gênese das discinesias (Gasparini et al., 2013). Antagonistas dos receptores metabotrópicos 5 do glutamato (mGlu5) reduzem a intensidade da discinesia em modelos animais. Alguns estudos sugerem que a ativação de receptores A_{2A} é necessária para que ocorra a ativação do receptor mGlu5, e vice-versa (Nishi et al., 2003). Há também heterômeros formados por receptores A_2/A_1, encontrados em terminais pré-sinápticos glutamatérgicos de neurônios espinhosos médios. A ativação desses receptores leva à inibição da liberação de glutamato.

Istradefilina (Nouriast®)

Apresenta alta seletividade para os receptores A_{2A} (> 800 vezes em humanos) em relação aos receptores A_{1A}. A istradefilina não (Figura 31.53) apresentou afinidade (ou apresentou afinidade mínima) para os receptores dopaminérgicos, noradrenérgicos, histaminérgicos ou colinérgicos (Hen et al., 2003). Um ensaio utilizando istradefilina marcada com C^{11} demonstrou ligação saturável no corpo estriado. A estimulação dos receptores A_{2A} causa supressão da liberação de GABA e transmissão no corpo estriado e, ao mesmo tempo, aumenta a liberação no globo pálido externo. A istradefilina bloqueia a estimulação enquanto diminui a hiperativação da via indireta. O bloqueio da hiperativação da via indireta possivelmente diminui as complicações motoras associadas à terapia de L-DOPA, principalmente em virtude de sua meia-vida curta. Em uma visão simplificada sobre o mecanismo

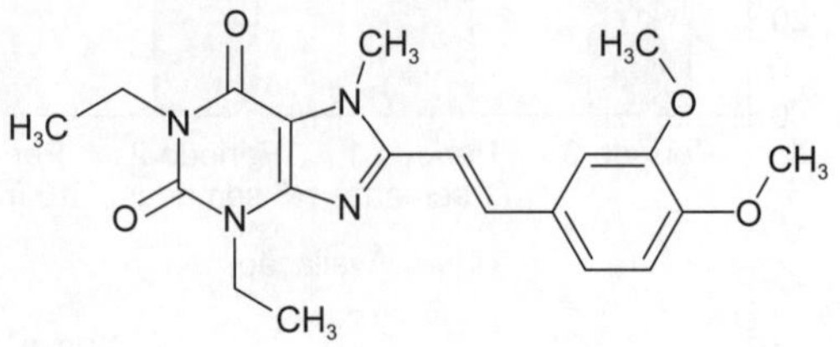

Figura 31.53 Istradefilina.

de ação, há certo antagonismo entre os receptores A_{2A} e D_2 e entre os receptores A_1 e D_1. A dopamina permite a iniciação do movimento, e a estimulação do receptor da adenosina antagoniza esse efeito.

A farmacocinética da istradefilina obedece a um modelo bicompartimental após administração oral. A meia-vida de eliminação varia entre 67 e 95 h e a farmacocinética é linear entre as doses de 40 a 160 mg/dia. O volume de distribuição e o *clearance* sistêmico após administração oral variaram entre 448 e 557 ℓ e 4,1 e 6,0 ℓ/h, respectivamente (Rao *et al.*, 2008). A istradefilina é um inibidor do CIP3A4 e inibidor da glicoproteína-P (Dungo e Deeks, 2013).

A eficácia e a segurança da istradefilina foram avaliadas por meio de metanálise de sete ensaios clínicos randomizados, duplo-cegos e controlados com placebo (n = 2.205 pacientes) com o objetivo primário de reduzir o tempo *off* e como objetivo secundário o escore da escala UPDRS parte III (avaliação motora) em pacientes com doença de Parkinson (Tao e Liang, 2014). A istradefilina foi considerada superior ao placebo tanto para o objetivo primário (Figura 31.54) quanto para o secundário (Figura 31.55). A incidência de discinesia (18,9% *versus* 11,1%) e náuseas (8,3% *versus* 5,3%) foi superior no grupo tratado com istradefilina, em comparação com o placebo. A istradefilina está registrada no Japão, mas seu uso não foi aprovado pela FDA.

REAÇÕES ADVERSAS

Um dos aspectos importantes na escolha de fármacos para tratamento da doença de Parkinson consiste na incidência de reações adversas. Apesar de as reações terem sido abordadas nos ensaios clínicos na avaliação de segurança, há poucos estudos avaliando a incidência comparativa causada pelos vários fármacos utilizados no tratamento da doença de Parkinson. Uma análise de 24 ensaios clínicos randomizados que envolveu 6.911 pacientes com doença de Parkinson, em cuja maioria houve controle com placebo, avaliou a incidência de náuseas, discinesia e alucinação com vários fármacos (Figura 31.56; Li *et al.*, 2017). O código dos fármacos que aparece na Figura 31.56 é:

- A: placebo
- B: ropinirol
- C: rasagilina
- D: rotigotina
- E: entacapona
- F: apomorfina
- G: pramipexol
- H: sumanirol (não abordado neste capítulo por não ser registrado para uso clínico)
- I: bromocriptina

Ensaio clínico ou subgrupo	Istradefilina Média	DP	Total	Placebo Média	DP	Total	Peso (%)	Diferença média IV, aleatório, IC 95%	Ano
Pourcher *et al.* (2012)	−1	2,4	149	−1,3	2,5	146	10,1	0,30 (−0,26-0,86)	2012
Hauser *et al.* (2003)	−1,4	2,6	26	0,5	2,7	29	3,6	−1,90 (−3,30- −0,50)	2003
Stacy *et al.* (2008)	−1,24	2,4	163	−0,6	2,4	77	9,0	−0,64 (−1,29-0,01)	2008
Hauser *et al.* (2008)	−1,6	3	112	−0,9	2,6	113	8,1	−0,70 (−1,43-0,03)	2008
Mizuno *et al.* (2010)	−1,31	3,6	115	−0,66	3,5	118	6,5	−0,65 (−1,56-0,26)	2010
Pourcher *et al.* (2012)	−1,1	2,9	144	−1,3	2,5	146	9,3	0,20 (−0,42-0,82)	2012
Mizuno *et al.* (2013)	−0,99	2,8	120	−0,23	3	123	8,1	−0,76 (−1,49- −0,03)	2013
Hauser *et al.* (2003)	−1,1	2,5	28	0,5	2,7	29	3,8	−1,60 (−2,95- −0,25)	2003
LeWitt *et al.* (2008)	−1,79	2,7	129	−0,64	2,7	66	7,4	−1,15 (−1,95- −0,35)	2008
Mizuno *et al.* (2010)	−1,58	2,8	124	−0,66	3,5	118	7,4	−0,92 (−1,72- −0,12)	2010
Pourcher *et al.* (2012)	−1,5	2,9	145	−1,3	2,5	146	9,3	−0,20 (−0,82-0,42)	2012
Mizuno *et al.* (2013)	−0,96	2,6	123	−0,23	3	123	8,4	−0,73 (−1,43- −0,03)	2013
Stacy *et al.* (2008	−1,37	2,5	155	−0,6	2,4	77	8,8	−0,77 (−1,44- −0,10)	2008
Total (IC 95%)			**1.533**			**1.311**	**100,0**	**−0,60 (−0,91, −0,30)**	

Heterogeneidade: Tau^2 = 0,16; Chi^2 = 25,65, df = 12 (p = 0,01); I^2 = 53%
Teste para o efeito geral: Z = 3,85 (p = 0,0001)

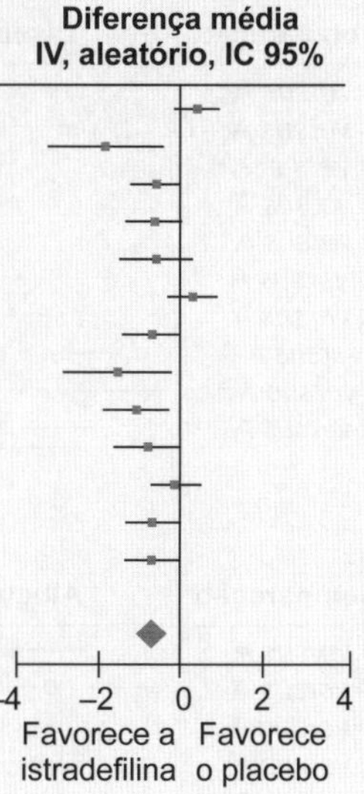

Favorece a istradefilina / Favorece o placebo

Figura 31.54 *Forest plot* mostrando metanálise de tempo *off* diário. DP: desvio padrão.

Ensaio clínico ou subgrupo	Istradefilina Média	DP	Total	Placebo Média	DP	Total	Peso (%)	Diferença média IV, aleatório, IC 95%	Ano
Pourcher *et al.* (2012)	−1	6,9	149	−0,8	8,5	146	14,9	−0,20 (−1,97-1,57)	2012
Hauser *et al.* (2003)	−1,9	7,6	26	0,4	7,5	29	2,9	−2,30 (−6,30-1,70)	2003
Hauser *et al.* (2008)	−3,2	8,7	112	−1,9	8,7	113	9,0	−1,30 (−3,57-0,97)	2008
Mizuno *et al.* (2010)	−6,1	10,8	115	−3,9	9,5	118	6,8	−2,20 (−4,51-0,41)	2010
Pourcher *et al.* (2012)	−0,8	8,2	144	−0,8	8,5	146	12,6	0,00 (−1,92-1,92)	2012
Mizuno *et al.* (2013)	−3,7	7,2	120	−2,8	7,6	123	13,5	−0,90 (−2,76-0,96)	2013
Hauser *et al.* (2003)	0,6	7,4	28	0,4	7,5	29	3,1	−0,20 (−3,67-4,07)	2003
LeWitt *et al.* (2008)	−0,4	7,4	129	−0,2	7,4	66	9,7	−0,20 (−2,39-1,99)	2008
Mizuno *et al.* (2010)	−5,9	11,2	124	−3,9	9,5	118	6,8	−2,00 (−4,61-0,61)	2010
Pourcher *et al.* (2012)	−2,9	9,9	145	−0,8	8,5	146	10,4	−2,10 (−4,22-0,02)	2012
Mizuno *et al.* (2013)	−4,9	8,4	123	−2,8	8,6	123	10,3	−2,10 (−4,22-0,02)	2013
Total (IC 95%)			**1.215**			**1.157**	**100,0**	**−1,07 (−1,75, −0,39)**	

Heterogeneidade: Tau^2 = 0; Chi^2 = 6,59, df = 10 (p = 0,76); I^2 = 0%
Teste para o efeito geral: Z = 3,07 (p = 0,002)

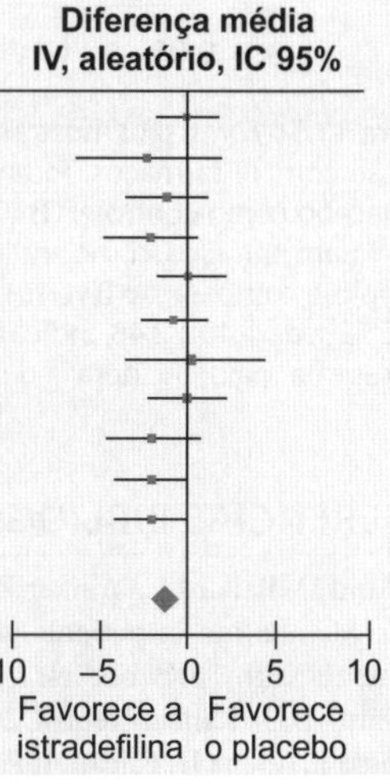

Favorece a istradefilina / Favorece o placebo

Figura 31.55 *Forest plot* mostrando metanálise do escore da parte III do UPRDS. DP: desvio padrão.

- J: piribedil
- K: pergolida (não abordado neste capítulo por ter seu uso clínico descontinuado em vários países)
- L: L-DOPA.

É importante ressaltar que os intervalos de confiança calculados (95%) dependem do número de pacientes em cada estudo, o que pode comprometer a avaliação comparativa entre os estudos, mas a abordagem em si é didática.

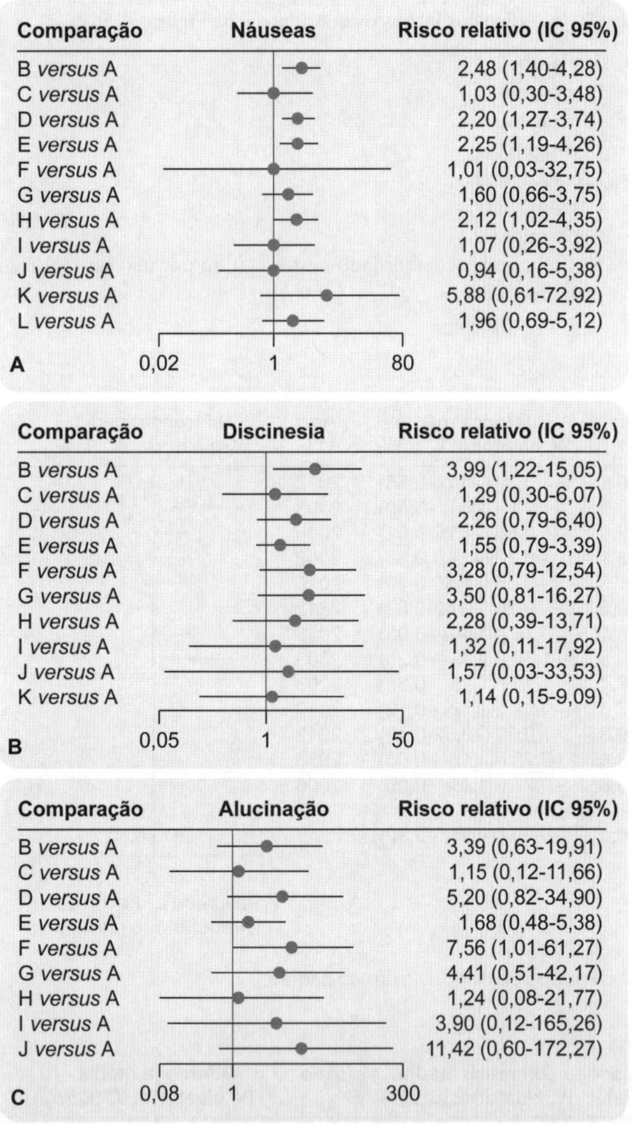

Comparação	Náuseas	Risco relativo (IC 95%)
B versus A		2,48 (1,40-4,28)
C versus A		1,03 (0,30-3,48)
D versus A		2,20 (1,27-3,74)
E versus A		2,25 (1,19-4,26)
F versus A		1,01 (0,03-32,75)
G versus A		1,60 (0,66-3,75)
H versus A		2,12 (1,02-4,35)
I versus A		1,07 (0,26-3,92)
J versus A		0,94 (0,16-5,38)
K versus A		5,88 (0,61-72,92)
L versus A		1,96 (0,69-5,12)

A — 0,02 — 1 — 80

Comparação	Discinesia	Risco relativo (IC 95%)
B versus A		3,99 (1,22-15,05)
C versus A		1,29 (0,30-6,07)
D versus A		2,26 (0,79-6,40)
E versus A		1,55 (0,79-3,39)
F versus A		3,28 (0,79-12,54)
G versus A		3,50 (0,81-16,27)
H versus A		2,28 (0,39-13,71)
I versus A		1,32 (0,11-17,92)
J versus A		1,57 (0,03-33,53)
K versus A		1,14 (0,15-9,09)

B — 0,05 — 1 — 50

Comparação	Alucinação	Risco relativo (IC 95%)
B versus A		3,39 (0,63-19,91)
C versus A		1,15 (0,12-11,66)
D versus A		5,20 (0,82-34,90)
E versus A		1,68 (0,48-5,38)
F versus A		7,56 (1,01-61,27)
G versus A		4,41 (0,51-42,17)
H versus A		1,24 (0,08-21,77)
I versus A		3,90 (0,12-165,26)
J versus A		11,42 (0,60-172,27)

C — 0,08 — 1 — 300

Figura 31.56 *Forest plot* mostrando melhora de náuseas, discinesia e alucinação com 11 fármacos. Todas as comparações foram feitas com base no placebo como controle. Os IC 95% localizados à esquerda ou à direta de 1 foram tratados como indicadores de diferenças significativas. Por exemplo, a comparação **B** versus **A**, em que o risco relativo foi de 2,48 (> 1) e o IC 95% de 1,40 a 2,48, indica que, em relação ao fármaco **A**, o fármaco **B** apresenta maior incidência de reações adversas.

REFERÊNCIAS BIBLIOGRÁFICAS

Aarsland D, Ballard C, Walker Z, Bostrom F, Alves G, Kossakowski K, et al. Memantine in patients with Parkinson's disease dementia or dementia with Lewy bodies: a double-blind, placebo-controlled, multicentre trial. Lancet Neurol. 2009;8:613-8.

Almeida L, Rocha JF, Falcão A, Palma PN, Loureiro AI, Pinto R, et al. Pharmacokinetics, pharmacodynamics and tolerability of opicapone, a novel catechol-O- methyltransferase inhibitor, in healthy subjects: prediction of slow enzyme-inhibitor complex dissociation of a short-living and very long-acting inhibitor. Clin Pharmacokinet. 2013;52:139-51.

Augood SJ, Emson PC. Adenosine A2a receptor mRNA is expressed by enkephalin cells but not by somatostatin cells in rat striatum: a co-expression study. Brain Res Mol Brain Res. 1994;22:204-10.

Baas H, Beiske AG, Ghika J, Jackson M, Oertel W, Poewe W, et al. Catechol-O-methyltransferase inhibition with tolcapone reduces the "wearing off" phenomenon and levodopa requirements in fluctuating parkinsonian patients. J Neurol Neurosurg Psychiatry. 1997;63:421-8.

Barbeau A, Gillo-Joffroy L, Mars H. Treatment of Parkinson's disease with levodopa and Ro 4-4602. Clin Pharmacol Ther. 1971;12:353-9.

Barzilai A, Melamed E. Molecular mechanisms of selective dopaminergic neuronal death in Parkinson's disease. Trends Mol Med. 2003;9:126-32.

Bennett Jr JP, Piercey MF. Pramiprexole – a new dopamine agonist for the treatment of Parkinson's disease. J Neurol Sci. 1999;163:25-31.

Binda C, Wang J, Pisani L, Caccia C, Carotti A, Salvati P, et al. Structures of human monoamine oxidase B complexes with selective noncovalent inhibitors: safinamide and coumarin analogs. J Med Chem 2007;50:5848-52.

Blair HA, Dhillon S. Safinamide: a review in Parkinson's disease. CNS Drugs. 2017;31:169-76.

Bohnen NI, Kaufer DI, Hendrickson R, Ivanco LS, Lopresti BJ, Constantine GM, et al. Cognitive correlates of cortical cholinergic denervation in Parkinson's disease and Parkinsonian dementia. J Neurol. 2006;253:242-7.

Bonifácio MJ, Torrao L, Loureiro AI, Palma PN, Wright LC, Soares-da-Silva P, et al. Pharmacological profile of opicapone, a third-generation nitrocatechol catechol-O-methyltransferase inhibitor, in the rat. Br J Pharmacol. 2015;172:1739-52.

Bordia T, Campos C, McIntosh JM, Quik M. Nicotinic receptor-mediated reduction in L-DOPA-induced dyskinesias may occur via desensitization. J Pharmacol Exp Ther. 2010;333:929-38.

Borgohain R, Szasz J, Stanzione P, Meshram C, Bhatt M, Chirilneau D, et al. Randomized trial of safinamide add-on to levodopa in Parkinson's disease patients with motor fluctuations. Mov Disord. 2014;29:229-37.

Brichta L, Greengard P, Flajolet M. Advances in the pharmacological treatment of Parkinson's disease: targeting neurotransmitter systems. Trends Neurosci. 2013;36:543-54.

Brocks DR. Anticholinergic drugs used in Parkinson's disease: an overlooked class of drugs from a pharmacokinetic perspective. J Pharm Pharmaceut Sci. 1999;2:39-46.

Browsher R, Henry D. Aromatic L-admino acide decarboxylase: biochemistry and functional significance. In: Boulton A, Baker G, Yu P, editors. Neurotransmitter enzymes. 5. ed. Clifton, NJ: Humana Press; 1986. p. 33-78.

Burke RE, Fahn S. Pharmacokinetics of trihexyphenidyl after short-term and long-term administration to dystonic patients. An Neurol. 1985;18:35-40.

Caccia C, Maj R, Calabresi M, Maestroni S, Faravelli L, Curatolo S, et al. Safinamide: from molecular targets to a new anti-Parkinson drug. Neurology. 2006;67:S18-23.

Carlsson A, Lindqvist M, Magnusson T, Waldeck B. On the presence of 3-hydroxytyramine in brain. Science. 1958;127:471.

Chang Y, Wang L-B, Li D, Lei K, Liu S-Y. Efficacy of rasagiline for the treatment of Parkinson's disease: an updated meta-analysis. Ann Med. 2017;49:421-34.

Charcot J-M. De la paralysie agitante. In: Oeuvres complètes. Leçons sur les maladies du système nerveux. Paris: A Delahaye; 1872. T. 1. p. 155-88.

Chen JF, Fredduzzi S, Bastia E, Yu L, Moratalla R, Ongini E, et al. Adenosine A2A receptors in neuroadaptation to repeated dopaminergic stimulation: implications for the treatment of dyskinesias in Parkinson's disease. Neurology. 2003;61:S74-81.

Chen F, Jin L, Nie Z. Safety and efficacy of rotigotine for treating Parkinson's disease: a meta-analysis of randomised controlled trials. J Pharm Pharm Sci. 2017;20:285-94.

Ciruela F, Casado V, Rodrigues RJ, Luján R, Burgueño J, Canals M, et al. Presynaptic control of striatal glutamatergic neurotransmission by adenosine A1-A2A receptor heteromers. J Neurosci. 2006;26:2080-7.

Cotzias GC, Papavasiliou PS, Gellene R. Modification of Parkinsonism – chronic treatment with L-DOPA. N Engl J Med. 1969;280:337-45.

Cotzias GC, Van Woert MH, Schiffer LM. Aromatic amino acids and modification of parkinsonism. N Engl J Med. 1967;276:374-9.

Cummings JL. Depression and Parkinson's disease: a review. Am J Psychiatry. 1992;149:443-54.

Curran MP, Perry CM. Cabergoline a review of its use in the treatment of Parkinson's disease. Drugs. 2004;64:2125-41.

Del Dotto P, Bonuccelli U. Clinical pharmacokinetics of cabergoline. Clin Pharmacokinet. 2003;42:633-45.

Deleu D, Northway MG, Hanssens Y. Clinical pharmacokinetic and pharmacodynamic properties of drugs used in the treatment of Parkinson's disease. Clin Pharmacokinet. 2002;41:261-309.

Dingemanse J, Jorga K, Zürcher G, Fotteler B, Sedek G, Nielsen T, et al. Multiple-dose clinical pharmacology of the catechol-O-methyl-transferase inhibitor tolcapone in elderly subjects. Eur J Clin Pharmacol. 1995b;50:47-55.

Dingemanse J, Jorga K, Zürcher G, Schmitt M, Sedek G, Da Prada M, et al. Pharmacokinetic-pharmacodynamic interaction between the COMT inhibitor tolcapone and single-dose levodopa. Br J Clin Pharmacol. 1995a;40:253-62.

Dungo R, Deeks ED. Istradefylline: first global approval. Drugs. 2013;73:875-82.

Ehringer H, Hornykiewicz O. [Distribution of noradrenaline and dopamine (3-hydroxytyramine) in the human brain and their behavior in diseases of the extrapyramidal system]. Klin Wochenschr. 1960;38:1236-9.

Elbaz A, Moisan F. Update in the epidemiology of Parkinson's disease. Current Opinion in Neurology. 2008;21:454-60.

Emre M, Tsolaki M, Bonuccelli U, Destée A, Tolosa E, Kutzelnigg A et al. Memantine for patients with Parkinson's disease dementia or dementia with Lewy bodies: a randomised, double- blind, placebo-controlled trial. Lancet Neurol. 2010;9:969-77.

Ferré S, Quiroz C, Woods AS, Cunha R, Popoli P, Ciruela F, et al. An update on adenosine A2A-dopamine D2 receptor interactions: implications for the function of G protein-coupled receptors. Curr Pharm Des. 2008;14:1468-74.

Ferreira JJ, Lees A, Rocha JF, Poewe W, Rascol O, Soares-da-Silva P, et al. Opicapone as an adjunct to levodopa in patients with Parkinson's disease and end-of-dose motor fluctuations: a randomised, double-blind, controlled trial. Lancet Neurol. 2016;15:154-65.

Fowler CJ, Oreland L. Marcusson J, Windblad B. Titration of human brain monoamine oxidase -A and -B by clorgyline and L-Deprenil. Naunyn-Schmiedeberg's Archives of Pharmacology. 1980;311:263-72.

Gasparini F, Di Paolo T, Gomez-Mancilla B. Metabotropic glutamate receptors for Parkinson's disease therapy. Parkinsons Dis. 2013;2013:196028.

Gerlach M, Reichmann H, Riederer P. A critical review of evidence for preclinical differences between rasagiline and selegiline. Basal Ganglia. 2012;2:S9-15.

Gianutsos G, Chute S, Dunn JP. Pharmacological changes in dopaminergic systems induced by long-term administration of amantadine. Eur J Pharmacol. 1985;110:357-61.

Goetz CG, Diederich NJ. Dopaminergic agonists in the treatment of Parkinson's disease. Neurol Clin. 1992;10:527-40.

Goetz CG. The history of Parkinson's disease: early clinical descriptions and neurological therapies. Cold Spring Harb Perspect Med. 2011;1:a008862.

Halliday GM, Leverenz JB, Schneider JS, Adler CH. The neurobiological basis of cognitive impairment in Parkinson's disease. Mov Disord. 2014;29:634-50.

Hauser RA, Hsu A, Kell S, Espay AJ, Sethi K, Stacy M, et al. Extended-release carbidopa-levodopa (IPX066) compared with immediate-release carbidopa-levodopa in patients with Parkinson's disease and motor fluctuations: a phase 3 randomised, double-blind trial. Lancet Neurol. 2014;12:346-56.

Hauser RA, Schapira AHV, Barone P, Mizuno Y, Rascol O, Busse M, et al. Long-term safety and sustained efficacy of extended-release pramipexole in early and advanced Parkinson's disease. Eur J Neurol. 2014;21:736-43.

Heimans RL, Rand MJ, Fennesy MR. Effects of amantadine on uptake and release of dopamine by a particulate fraction of rat basal ganglia. J Pharm Pharmacol. 1972;24:875-9.

Hickey P, Stacy M. AdenosineA2A antagonists in Parkinson's disease: what's next? Curr Neurol Neurosci Rep. 2012;12:376-85.

Hindle JV. Ageing, neurodegeneration and Parkinson's disease. Age Ageing. 2010;39:156-61.

Huebert ND, Palfreyman MG, Haegele KD. A comparison of the effects of reversible and irreversible inhibitors of aromatic L-amino acid decarboxylase on the half-life and other pharmacokinetic parameters of oral L-3,4-dihydroxyphenylalanine. Drug Metab Dispos. 1983;11:195-200.

Iida M, Miyazaki I, Tanaka K, Kabuto H, Iwata-Ichikawa E, Ogawa N. Dopamine D2 receptor- mediated antioxidant and neuroprotective effects of ropinirole, a dopamine agonist. Brain Res. 1999;838:51-9.

Jenner P, Mori A, Hauser R, Morelli M, Fredholm BB, Chen JF. Adenosine, adenosine A2A antagonists, and Parkinson's disease. Parkinsonism Relat Disord. 2009;15:406-13.

Jenner P. Parkinson's disease: pathological mechanisms and actions of piribedil. J Neurol. 1992;239:S2-8.

Kaakkola S. Clinical pharmacology, therapeutic use and potential of COMT inhibitors in Parkinson's disease. Drugs. 2000;59:1233-50.

Kakish J, Tavassoly O, Lee JS. Rasagiline, a suicide inhibitor of monoamino oxidases, binds reversibly to alfa-synuclein. ACS Chem Neurosci. 2015;6:347-55.

Kandadai RM, Jabeen SA, Kanikannan MA, Borgohain R. Safinamide for the treatment of Parkinson's disease. Expert Rev Clin Pharmacol. 2014;7:747-59.

Kiss LE, Ferreira HS, Torrão L, Bonifácio MJ, Palma PN, Soares-da-Silva P, et al. Discovery of a long-acting, peripherally selective inhibitor of catechol-O-methyltransferase. J Med Chem. 2010;53:3396-411.

Kuoppamäki M, Vahteristo M, Ellmén J, Kieburtz K. Pooled analysis of phase III with entacapone in Parkinson's disease. Acta Neurol Scand. 2014;130:239-47.

Lange KW. Clinical pharmacology of dopamine agonists in Parkinson's disease. Drugs Aging. 1998;1:381-9.

Leegwater-Kim J, Bortan E. The role of rasagiline in the treatment of Parkinson's disease. Clin Interv Aging. 2010;5:149-56.

Leegwater-Kim J, Waters C. Role of tolcapone in the treatment of Parkinson's disease. Expert Rev Neurother. 2007;7:1649-57.

Lees A. Comparison of therapeutic effects and mortality data of levodopa and levodopa combined with selegiline in patients with early, mild Parkinson's disease. Parkinson's Disease Research Group of the United Kingdom. BMJ. 1995;311:1602-7.

LeWitt PA, Jennings D, Lyons KE, Pahwa R, RAbinowicz AL, Wang J, et al. Pharmacokinetic-pharmacodynamic crossover comparison of two levodopa extension strategies. Mov Disord. 2009;24:1319-24.

LeWitt PA. Levodopa therapy for Parkinson's disease: pharmacokinetics and pharmacodynamics. Mov Disord. 2015;30:64-72.

Li BD, Bi ZY, Liu JF, Si WJ, Sjhi WW, Xue LP, et al. Adverse effects produced by different drugs used in the treatment of Parkinson's disease: a mixed treatment comparison. CNS Neurosci Ther. 2017;23:827-42.

Mandel S, Weinreb O, Amit T, Youdim MBH. Mechanism of neuroprotective action of the anti-Parkinson drug rasagiline and its derivatives. Brain Res Rev. 2005;48:379-87.

Mannisto PT, Kaakkola S. Rationale for selective COMT inhibitors as adjuncts in the drug treatment of Parkinson's disease. Pharmacol Toxicol. 1990;66:317-23.

Marquet A, Kupas K, Johne A, Astruc B, Patat A, Krösser S, et al. The effect of safinamide, a novel drug for Parkinson's disease, on pressor response to oral tyramine: a randomized, double-blind, clinical trial. Clin Pharmacol Ther. 2012;92:450-7.

Marsden CD. Clinical experience with cabergoline in patients with advanced Parkinson's disease treated with levodopa. Drugs. 1998;55:17-22.

Martin WE, Loewenson RN, Resch JA, Baker AB. A controlled study comparing trihexyphennidyl hydrochloride plus levodopa with placebo plus levodopa in patients with Parkinson's disease. Neurology 1974;24:912-9.

Matheson AJ, Spencer CM. Ropinirole a review of its use in the management of Parkinson's disease. Drugs. 2000;60:115-37.

Millan MJ, Maiofiss L, Cussac D, Audinot V, Boutin JA, Newman-Tancredi A. Differential actions of antiparkinson agents at multiple classes of monoaminergic receptor. I. A multivariate analysis of the binding profiles of 14 drugs at 21 native and cloned human receptor subtypes. J Pharmacol Exp Ther. 2002;303:791-804.

Millan MJ. From the cell to the clinic: a comparative review of the partial D(2)/D(3)receptor agonist and alpha2-adrenoceptor antagonist, piribedil, in the treatment of Parkinson's disease. Pharmacol Ther. 2010;128:229-73.

Mittur A, Gupta S, Modi NB. Pharmacokinetics of RytaryTM, an extended-release capsule formulation of carbidopa-levodopa. Clin Pharmacokinet. 2017;56:999-1014.

Mizuno Y, Hattori N, Kondo T, Nomoto M, Origasa H, Takahashi R, et al. A randomized double-blind placebo-controlled phase III trial of selegiline monotherapy for early Parkison disease. Clin Neuropharm. 2017;40:201-7.

Mizuno Y, Yanagisawa N, Kuno S. Randomized, double-blind study of pramipexol with placebo and bromocriptine in advanced Parkinson's disease. Mov Disord. 2003;18:1149-56.

Morgan JC, Sethi KD. Rotigotine for the treatment of Parkinson's disease. Expert Rev Neurotherapeutics. 2006;6:1275-82.

Najib J. Entacapone: a catecjhol-O-methyltransferase inhibitor for the adjunctive treatment of Parkinson's disease. Clinical Therapeutics. 2001;23:802-32.

Nishi A, Liu F, Matsuyama S, Hamada M, Higashi H, Nairn AC, et al. Metabotropic mGlu5 receptors regulate adenosine A2A receptor signaling. Proc Natl Acad Sci USA. 2003;100:1322-7.

Nutt J, Woodard W, Gancher S, Merrick D. 3-O-methyldopa and the response to levodopa in Parkinson's disease. An Neurol. 1987;21:584-8.

Nutt JG. Catechol-0-methyltransferase inhibition and the treatment of Parkinson's disease. Adv Phurmacol 1998;42:331-4.

Olanow CW, Myllylä VV, Sotaniemi KA, Larsen JP, Pålhagen S, Przuntek H, Heinonen EH et al. Effect of selegiline on mortality in patients with Parkinson's disease: a meta-analysis. Neurology. 1998;51:825-30.

Ostergaard L, Werdelin L, Odin P, Lindvall O, Dupont E, Christensen PB, et al. Pen injected apomorphine against off phenomena in late Parkinson's disease: a double blind, placebo controlled study. J Neurol Neurosurg Psychiatry 1995;58:681-7.

Pahwa R, Lyons KE, Hauser RA, Fahn S, Jankovic J, Pourcher E, et al. Randomized trial of IPX066, carbidopa/levodopa extended release, in early Parkinson's disease. Parkinsonism Relat Disord. 2014;20:142-8.

Pahwa R, Tanner CM, Hauser RA, Isaacson SH, Nausieda PA, Truong DD, et al. ADS-5102 (amantadine) extended-release capsules for levodopa-induced dyskinesia in Parkinson Disease (EASE LID Study) – a randomized clinical trial. JAMA Neurol. 2017;74:941-9.

Parkinson J. An essay on the shaking palsy. London: Withham and Rowland for Sherwood, Needley and Jones; 1817.

Perez-Llloret S, Rascol O. Piribedil for the treatment of motor and non-motor symptoms of Parkinson Disease. CNS Drugs. 2016;30:703-17.

Perez-Lloret S, Merello M. Two new adenosine receptor antagonists for the treatment of Parkinson's disease? Istradefylline versus tozadenant. Expert Opin Pharmacother. 2014;15:1097-107.

Pezzoli G. L-dopa: the drug that changed the history of Parkinson's disease. Focus on Parkinson's Disease. 2011;22:7-11.

Piercey MF, Hoffmann WE, Smith MW, Hyslop DK. Inhibition of dopamine neuron firing by pramipexole, a D3-preferring dopamine 3 agonist: Comparison to other dopamine agonists. Eur J Pharmacol. 1996;312:35-44.

Poewe W, Seppi K, Tanner CM, Halliday GM, Brundin P, Volkmann J, et al. Parkinson disease. Nat Rev Dis Primers. 2017;3:17013.

Rajput AH, Sitte HH, Rajput A, Fenton ME, Pifl C, Hornykiewicz O. Globus pallidus dopamine and Parkinson motor subtypes: clinical and brain biochemical correlation. Neurology. 2008;70:1403-10.

Rao N, Uchimura T, Mori A. Evaluation of safety, tolerability, and multiple-dose pharmacokinetics of istradefylline in healthy subjects [abstract no. PIII-89]. Clin Pharmacol Ther. 2008;83:S99.

Rascol O, Brooks DJ, Korczyn AD, De Deyn PP, Clarke CE, Lang AE. A five-year study of the incidence of dyskinesia in patients with early Parkinson's disease who were treated with ropinirole or levodopa. N Engl J Med. 2000;342:1484-91.

Rascol O, Dubois B, Caldas AC, Senn S, Del Signore S, Lees A, et al. Early piribedil monotherapy of Parkinson's disease: a planned seven-month report of the REGAIN study. Mov Disord. 2006;21:2110-5.

Riederer P, Laux G. MAO-inhibitors in Parkinson's disease. Exp Neurobiol. 2011;20:1-17.

Rinne UK, Bracco F, Chouza C, Dupont E, Gershanik O, Marti Masso JF, et al. Early treatment of Parkinson's disease with cabergoline delays the onset of motor complications: results of a double-blind levodopa controlled trial. Drugs. 1998;55:23-30.

Ritz B, Ascherio A, Checkoway H, Marder K S, Nelson LM, Rocca WA, et al. Pooled analysis of tobacco use and risk of Parkinson disease. Archives of Neurology. 2007;64:990-7.

Robertson HA, Peterson MR, Worth GG. Synergistic and persistent interaction between the D2 agonist, bromocriptine, and the D1 selective agonist, CY 208-243. Brain Res. 1992;593:332-4.

Sano I, Gamo T, Kakimoto Y. Distribution of catechol compounds in human brain. Biochim Biophys Acta. 1959;32:586-7.

Schiffmann SN, Jacobs O, Vanderhaeghen JJ. Striatal restricted adenosine A2 receptor (RDC8) is expressed by enkephalin but not by substance P neurons: an in situ hybridization histochemistry study. J Neurochem. 1991;57:1062-7.

Schwab RS, England AC, Poskanzer DC, Young RR. Amantadine in the treatment of Parkinson's disease. JAMA. 1969;208:1168-70.

Schwab RS, Poskanzer DC, England AC, Young RR. Amantadine in Parkinson's disease: review of more than two years' experience. JAMA. 1972;222:792-5.

Scott LJ. Opicapone: a review in Parkinson's disease. Drugs. 2016;76:1293-300.

Simon N, Micallef J, Reynier JC, Lesourd M, Witjas T, Alicherif A, et al. End-of-dose akinesia after a single intravenous infusion of the dopaminergic agonist piribedil in Parkinson's disease patients: a pharmacokinetic/pharmacodynamic, randomized, double-blind study. Mov Disord. 2005;20:803-9.

Stocchi F. Use of apomorphine in Parkinson's disease. Neurol Sci. 2008;29:S383-6.

Surmeir DJ, Song WJ, Yan Z. Coordinated expression of dopamine receptors in neostriatal medium spiny neurons. J Neurosci. 1996;16:6579-91.

Svenningsson P, Le Moine C, Fisone G, Fredholm BB. Distribution, biochemistry and function of striatal adenosine A2A receptors. Prog Neurobiol 1999;59:355-96.

Tanner CM, Goldman SM, Aston DA, Ottman R, Ellenberg J, Mayeux R, et al. Smoking and Parkinson's disease in twins. Neurology. 2002; 58:581-8.

Tao Y, Linag G. Efficacy of adenosina A2A receptor antagonist istradefylline as augmentation for Parkinson's disease: a meta-analysis of randomized controlled trials. Cell Biochem Biophys. 2015;71:57-62.

Tourtellotte WW, Potvin AR, Syndulko K, Hirsch SB, Gilden ER, Potvin JH, et al. Parkinson's disease: CongentinTM with SinemetTM, a better response. Prog Neuropsychopharmacol Biol Psychiatry. 1982;6:51-5.

Tulloch IF. Pharmacologic profile of ropinirole: a nonergoline dopamine agonist. Neurology. 1997;49:S58-62.

Von Voigtlander PF, Moore KE. Dopamine: release from the brain in vivo by amantadine. Science 1971;174:408-10.

Watts RL. The role of dopamine agonists in early Parkinson's disease. Neurology. 1997;49:S34-48.

Whitfield AC. Moore BT, Daniels RN. Classics in chemical neuroscience: levodopa. ACS Chem Neurosci. 2014;5:1192-7.

Xu K, Bastia E, Schwarzschild M. Therapeutic potential of adenosine A(2A) receptor antagonists in Parkinson's disease. Pharmacol Ther. 2005;105:267-310.

Youdim MBH. The active centers of monoamino oxidases A and B; binding with 14C-clorgyline and 14C-deprenyl. J Neural Transm. 1978;43:199-208.

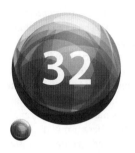

32 Dor Neuropática

INTRODUÇÃO

A dor é transmitida por dois tipos distintos de fibras aferentes sensoriais, as fibras Aδ e as fibras C, a partir dos receptores cutâneos para os neurônios de segunda ordem no corno dorsal da medula espinal, por meio dos neurônios de primeira ordem localizados nos corpos celulares dos gânglios também do corno dorsal da medula espinal. A partir daí, o estímulo caminha em direção ascendente para o tálamo, por meio do trato espinotalâmico lateral, onde os neurônios de terceira ordem são projetados do tálamo para o córtex cerebral (Figura 32.1).

Dois tipos de sistema de dor mandam projeções para o córtex cerebral, o sistema lateral e o medial. No sistema lateral, os neurônios são projetados para o córtex somatossensorial, enquanto no sistema medial eles são projetados para o córtex cingulado anterior e para o córtex insular. O sistema lateral está envolvido em registrar a intensidade da dor e do local de transmissão, e o sistema medial com a ansiedade e o medo associados à dor (Nishikaswa e Nomoto, 2015).

DOR NEUROPÁTICA

A definição mais aceita para a dor neuropática é aquela causada por lesão ou doença do sistema somatossensorial. Esse sistema é responsável pela percepção de tato, pressão, dor, temperatura, posição, movimento e vibração. Os nervos somatossensoriais emergem de pele, músculos, articulações e fáscia e incluem termorreceptores, mecanorreceptores, quimiorreceptores, prurirreceptores e nociceptores que enviam sinais para a medula espinal e, eventualmente, para o cérebro. O sistema somatossensorial inclui as fibras periféricas (fibras mielinizadas Aβ, Aδ e fibras não mielinizadas C) e os neurônios centrais. As lesões e doenças do sistema somatossensorial afetam 7 a 10% da população e podem levar à transmissão alterada de sinais sensoriais para a medula espinal e para o cérebro; condições comumente associadas à dor neuropática incluem neuralgia do trigêmeo, neuralgia pós-herpética, radiculopatia dolorosa, neuropatia diabética, infecção pelo HIV, mal de Hansen, amputação, lesão nervosa periférica e acidente vascular cerebral (este último na forma de dor associada a esta condição clínica). Nem todos os pacientes com neuropatia periférica ou lesão nervosa central desenvolvem dor neuropática; um levantamento feito com um grupo grande de pacientes com diabetes melito indicou que apenas 21% dos pacientes que apresentavam neuropatia periférica tinham dor neuropática (Colloca et al., 2017), podendo chegar a 60% em casos mais graves de neuropatia clínica (Abbott et al., 2011). É importante ressaltar que a dor neuropática é mecanisticamente distinta de outras condições dolorosas crônicas, como a dor que ocorre na artrite reumatoide, na qual a causa primária é a inflamação com alterações dos eventos químicos no local da inflamação, cujo tratamento é diferente.

Uma das características da dor neuropática é a hiperexcitação das vias condutoras dos neurônios somatossensoriais. Conforme visto anteriormente, trata-se de uma característica marcante da atividade epiléptica e, portanto, não é surpresa que os fármacos utilizados no tratamento da epilepsia sejam utilizados no tratamento da dor neuropática (McQuay et al., 1995). A hiperalgesia (exacerbação da resposta a estímulo doloroso) e a alodinia (dor produzida por estímulo não doloroso) são resultados da plasticidade patológica de canais de sódio e de cálcio em várias áreas das vias aferentes periféricas e medulares (Rogawski e Loscher, 2004). Outros mecanismos envolvidos na fisiopatologia da dor neuropática incluem aumento da atividade dos receptores de glutamato e alterações das inibições mediadas pelo ácido gama-aminobutírico (GABA), assim como alterações do influxo de cálcio nas células. Os subtipos de dor neuropática mais frequentemente estudados são a dor neuropática diabética, a neuralgia pós-herpética e a dor neuropática relacionada com o HIV (Sidhu e Sadhotra, 2016).

Pacientes descrevem dor crônica de origem neuropática como incessante, excruciante e/ou com queimação. Monoterapias com analgésicos não opioides ou opioides, antidepressivos e antiepilépticos oferecem efeito terapêutico modesto para alguns tipos de dor neuropáticas e, para muitos pacientes, não apresentam eficácia (Finnerup et al., 2015). A eficácia terapêutica para pacientes com lombalgia crônica ou dor neuropática de origem do trigêmeo é particularmente baixa (Baron et al., 2016). Apenas 11% dos pacientes com neuropatia trigeminal traumática respondem à farmacoterapia com uma redução maior que 50% da intensidade da dor (Haviv et al., 2014). Os opioides

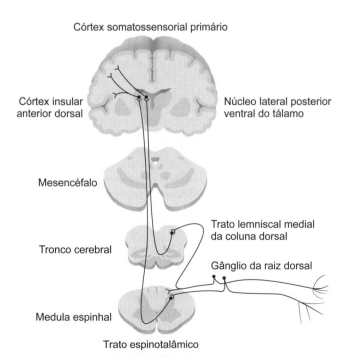

Figura 32.1 Via somatossensorial.

são considerados os analgésicos com maior eficácia, entretanto seu uso no controle da dor neuropática é controverso em virtude da falta de eficácia nas doses em geral utilizadas para controle das síndromes dolorosas. A administração crônica de opioides pode levar a tolerância, dependência física e hiperalgesia induzida por opioides (Mehendale *et al.*, 2013), assim como a uma série de reações adversas, como sonolência, fadiga, constipação intestinal, náuseas e abuso.

Transmissão glutamatérgica

Estímulos dolorosos são transmitidos da periferia por meio do corno dorsal da medula via neurônios aferentes primários. Assim como a maioria dos interneurônios secundários do corno dorsal da medula, esses neurônios são glutamatérgicos (Todd *et al.*, 2003). Entretanto, os neurônios primários aferentes são heterogêneos em relação aos perfis de cotransmissores e do nível de mielinização e, consequentemente, das propriedades de condução. A modulação final e a integração dos sinais sensoriais que chegam ao corno dorsal são feitas por vários elementos dos sistemas de detecção e transporte de glutamato, expressos tanto em neurônios quanto em células da glia. Esses sistemas incluem diferentes subtipos de receptores metabotrópicos e ionotrópicos do glutamato (NMDA, kainato e AMPA) e vários sistemas de transporte de glutamato por meio da membrana celular bidirecional (captação e liberação de glutamato), assim como sistema de reabastecimento das vesículas (Larsson e Broman, 2011). A eficácia da neurotransmissão glutamatérgica é aumentada de maneira dramática por meio da sensibilização central que ocorre no corno dorsal da medula (Ji *et al.*, 2003). O desenvolvimento desse fenômeno requer alterações complexas do sistema glutamatérgico e dos demais sistemas envolvidos que podem ser ativados por meio de dano aos neurônios sensoriais periféricos e/ou persistência do estímulo nocivo. A sensibilização central aparenta estar envolvida no desenvolvimento das características típicas da dor crônica: a hiperalgesia e a alodinia, definidas anteriormente (Sandkuhler, 2009).

A sinalização fisiológica ou aberrante da dor no corno dorsal da medula é regulada de maneira fina pelo sistema de alta afinidade de captação do glutamato, que regula de maneira precisa os níveis desse neurotransmissor excitatório nas proximidades dos receptores glutamatérgicos. Entretanto, o papel desse sistema nos mecanismos da dor crônica é pouco entendido. O transporte de alta afinidade do glutamato tanto no sistema nervoso central quanto nas vias sensoriais periféricas é feito pelos membros da família SLC1A dos transportadores de soluto: EAAT1-EAAT5 (Gegelashvili e Bjerrum, 2017). Em algumas condições, como em pH baixo, o transporte de glutamato pode ser feito por outro membro da família, o ASCT2, que geralmente opera como transportador de aminoácidos neutros. Além da atividade de transportador de solutos, o EAAT4 e o EAAT5 apresentam atividade de canais de cloro (Fairman *et al.*, 1995). Os subtipos EAAT3 e EAAT4 são expressos predominantemente em neurônios, e o EAAT3 também foi detectado em astrócitos e em oligodendrócitos. Os subtipos EAAT1 e EAAT2 são tipicamente expressos na astróglia, mas também são encontrados em micróglia ativada e oligodendrócitos. Esses dois subtipos de transportadores de glutamato asseguram que a maioria do glutamato (> 95%) seja captada. Os subtipos de transportadores de glutamato e suas variantes de *splicing* transportam o glutamato pela membrana plasmática com afinidades e velocidades distintas. A principal força responsável pelo transporte pela membrana é composta pelos gradientes de sódio e potássio. Entretanto, os parâmetros cinéticos dos transportadores de glutamato como Km e $V_{máx}$ são afetados de maneira significativa por fatores como pH, modificações pós-translacionais, associação a proteínas intracelulares, composição da bicamada lipídica ou interação direta com compostos químicos (Beart e O'Shea, 2007).

Transmissão noradrenérgica

Há evidências de que os sistemas de inibição da dor que vêm do tronco encefálico envolvem a inibição noradrenérgica da transmissão nociceptiva medular (Fields *et al.*, 1991). Os fármacos antidepressivos amitriptilina e duloxetina e a administração intraespinal da clonidina supostamente atuam nesse alvo mimetizando os sistemas analgésicos noradrenérgicos, tornando-se, assim, fármacos de primeira linha para o tratamento da dor neuropática (Dworkin *et al.*, 2007). Contudo, estudos em animais sugerem que a eficácia analgésica, bastante potente após o trauma, perde sua potência com o passar do tempo. Uma possibilidade para essa perda de eficácia é que a sinalização noradrenérgica por meio dos autorreceptores alfa-2 (que liberam o neurotransmissor adrenérgico) na medula espinal atua na redução das respostas nociceptivas em sua fase inicial (fase aguda), e, à medida que a dor persiste (fase crônica), essa via de sinalização para a dor parece ser modificada com redução da efetividade do sistema noradrenérgico no controle da nocicepção (Llorca-Torralba *et al.*, 2016). A dor, e particularmente a dor crônica, induz adaptações neuroplásticas no cérebro, potencializando a comunicação entre certos núcleos ao aumentar vias específicas e, ao mesmo tempo, silenciando outros núcleos e vias de transmissão (Apkarian *et al.*, 2011). É possível, portanto, que a rede noradrenérgica também apresente plasticidade em resposta a estados críticos, como na dor crônica. Isso é corroborado pelas influências inibitórias e facilitatórias bidirecionais na modulação da dor resultante da regulação do sistema noradrenérgico em condições distintas de dor (aguda ou crônica).

Os centros cerebrais que geram impulsos noradrenérgicos são considerados centros inibidores de dor. O *locus coeruleus* é o que contém o maior número de neurônios noradrenérgicos do cérebro, considerado o *supressor da dor*. O sistema noradrenérgico teria um papel muito discreto na sensibilidade da dor basal, entretanto esse sistema seria recrutado quando o organismo é afetado por dor persistente, como observado na ativação dos neurônios do *locus coeruleus* na dor inflamatória aguda. O papel do sistema noradrenérgico, e principalmente do *locus coeruleus* no caso de dor crônica, é mais difícil de definir (Figura 32.2).

A maioria dos dados obtidos em modelos animais de experimentação indica que os neurônios do *locus coeruleus* não estão envolvidos na manutenção do limiar basal da dor. Entretanto, quando ocorre uma estimulação persistente, como em condições inflamatórias agudas, o recrutamento das vias descendentes do sistema noradrenérgico é responsável pela atenuação da sensação de dor. Além disso, a ativação do *locus coeruleus* aparenta estar implicada em alguns efeitos analgésicos, envolvendo a atividade das vias descendentes e ascendentes, e possivelmente a atividade de outros sistemas neurotransmissores, como os sistemas opioide e glutamatérgico.

O conceito geral, portanto, é que, nos estágios iniciais da dor aguda, a via descendente do *locus coeruleus* permite regular a sensação de dor por meio de seu controle inibitório. Conforme o tempo passa, o controle inibitório aparenta não ser mais eficaz e apresenta pouco ou nenhum efeito analgésico. A ineficácia do sistema do *locus coeruleus* em regular o limiar da dor não implica que este não tenha papel na dor crônica. É possível que no caso de dor prolongada ocorra a ativação de outros aspectos da dor, como esferas emocionais e cognitivas, em conjunto com a esfera sensorial. Nos estágios iniciais da dor, ocorre ativação discreta ou mesmo inibição dos sistemas da c-Fos, pCREB e pERK1/2, e, com a progressão da doença, a dependência dessas cascatas sinalizadoras aumenta exponencialmente. Essa neuroplasticidade é claramente demonstrada quando se explora a função dos adrenorreceptores alfa-2 do *locus coeruleus*, importantes moduladores da atividade do *locus coeruleus*. A administração de agonistas alfa-2 adrenérgicos aos neurônios noradrenérgicos do *locus coeruleus* promove analgesia em animais não estimulados (*naïve*). Por outro lado, o bloqueio desses receptores promove antinocicepção em alguns modelos de dor neuropática (Wei e Pertovaara, 2006). Essas hipóteses oferecem suporte para o uso de fármacos que aumentam o tônus noradrenérgico no trato espinal para tratar dor crônica, como os antiepilépticos tipo gabapentina (Hayashida *et al.*, 2008) e antidepressivos (Mico *et al.*, 2006).

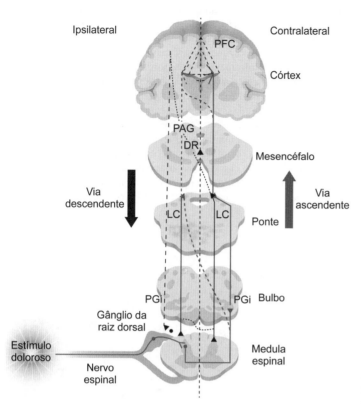

Figura 32.2 Representação esquemática das vias de dor ascendente (cinza) e descendente (preto) propostas, nas quais o *locus coeruleus* (LC) é uma estrutura-chave. Resumidamente, quando um estímulo doloroso é aplicado na periferia, a informação dolorosa é transduzida e o *input* é transmitido para a medula espinal, onde ativa neurônios específicos do corno dorsal superficial. A maioria dos axônios ascendentes decifra e ascende a estruturas supraespinais. Aqueles que atingem o núcleo paragigantocelular (PGi) são predominantemente excitatórios e, portanto, ativam os neurônios do LC, aumentando a neurotransmissão noradrenérgica. Ao mesmo tempo, os caminhos descendentes da dor são desencadeados. Estes podem se originar em áreas corticais ou diretamente no LC. Suas terminações axonais visam predominantemente ao corno dorsal superficial e podem ser observadas nos lados ipsi e contralateral. Esse caminho modula a qualidade da informação que ascenderá, completando, assim, o circuito. É importante notar que vários caminhos bilaterais na rede LC já foram identificados (linhas pontilhadas pretas), além das vias indiretas (linhas tracejadas cinza).

Sistema endocanabinoide

Extratos da planta *Cannabis sativa* foram utilizados por séculos como analgésicos, mas somente na década de 1960 seu maior constituinte, o delta-9-tetraidrocanabinol, foi identificado (Mechoulam e Gaoni, 1967) e, posteriormente, na década de 1990, os alvos moleculares responsáveis por seus efeitos, os receptores canabinoides CB_1 e CB_2, foram descobertos (Devane *et al.*, 1988; Munro *et al.*, 1993) e seus mecanismos e sítios de ação elucidados (Woodhams *et al.*, 2017). Todos esses trabalhos identificaram um novo sistema de controle da dor endógena, denominado sistema endocanabinoide. Conforme visto anteriormente, a nocicepção inicia com a transdução do estímulo doloroso (térmico, mecânico ou químico) da periferia para a atividade neuronal em classes especializadas de neurônios aferentes sensoriais. Os potenciais de ação gerados são transmitidos por meio dos corpos celulares localizados nos gânglios do corno dorsal da medula e subsequentemente para uma sinapse localizada na superfície do corno anterior da medula. A partir de então, o estímulo aferente é integrado com a modulação supraespinal descendente, antes de ser transmitido por várias vias ascendentes para o tronco encefálico, o tálamo e outras regiões cerebrais envolvidas nos componentes sensoriais da dor (Millan, 1999). Os componentes do sistema endocanabinoide são as proteínas G acopladas aos receptores canabinoides CB_1 e CB_2, seus ligantes endógenos anandamida e 2-araquidonil glicerol (2-AG) e as enzimas responsáveis por sua síntese, como a N-acilfosfatidil-etanolamina fosfolipase D (NAPE-PLD) e a diacilglicerol lipase alfa (DAGL-alfa), ou pela degradação destes, como a hidrolase amídica de ácidos graxos (FAAH) e a monoacilglicerol lipase (MAGL). Esses componentes são expressos quase em todas as vias nociceptivas, podendo regular a sinalização nociceptiva em múltiplos sítios, como na periferia, no corno dorsal da medula e nas regiões supraespinal do cérebro associadas à dor.

Nos circuitos neurais, os endocanabinoides atuam como interruptores de curto-circuito (Katona e Freund, 2008), e aqueles como o 2-araquidonil glicerol são gerados sob demanda em resposta a níveis altos de atividade e produzem efeitos analgésicos de curta duração por meio de suas ações como transmissores retrógrados nas sinapses inibitórias pré-sinápticas dos receptores canabinoides acoplados à proteína G, o subtipo CB_1, com duração do efeito limitada por sua rápida degradação enzimática. Os endocanabinoides têm papel importante na resolução de estados de dor aguda (Alkaitis *et al.*, 2010), e sua concentração está elevada em vários sítios das vias nociceptivas na dor crônica (Guindon *et al.*, 2013), realçando seu papel como analgésicos endógenos. Entretanto, essa visão relativamente simplista é complicada, uma vez que a expressão do sistema endocanabinoide não está restrita somente a neurônios excitatórios, mas também a neurônios inibitórios, células imunes periféricas e células da glia do sistema nervoso central (Horváth *et al.*, 2014). Além disso, os ligantes canabinoides e seus metabólitos são promíscuos (Alexander e Kendall, 2007) e apresentam ações excitatórias em receptores vaniloides (TRPV1; Ross, 2003), assim como nos PPAR (O'Sullivan, 2016). A atividade do sistema endocanabinoide é capaz, portanto, de induzir interações complexas cujo resultado pode ser antinociceptivo (Alkaitis *et al.*, 2010) ou pró-nociceptivo (Pernia-Andrade *et al.*, 2009), dependendo do sítio da expressão e do estado fisiológico ou patofisiológico presente (Zeilhofer, 2010).

TRATAMENTO FARMACOLÓGICO

O tratamento farmacológico da dor neuropática é feito com fármacos formalmente utilizados no tratamento da depressão e da epilepsia, embora nem todos tenham efeito terapêutico no tratamento da dor neuropática. Os fármacos utilizados apresentam eficácia moderada com base no número de pacientes necessários de tratar para obter resposta terapêutica eficaz em um paciente; e o tratamento é eficaz em < 50% dos pacientes com dor neuropática crônica, podendo estar associado às reações adversas que limitam a sua utilidade clínica (Finnerup *et al.*, 2015). Para efeito didático, os principais fármacos utilizados no tratamento da dor neuropática dividem-se em três grupos:

- Inibidores da recaptação de norepinefrina-serotonina
- Ligantes da subunidade alfa-2/delta-1 dos canais de cálcio dependentes de voltagem
- Agonista de receptores canabinoides.

Inibidores da recaptação de norepinefrina-serotonina

Podem ser subdivididos em duas classes, os antidepressivos tricíclicos e os inibidores seletivos de recaptação de serotonina e norepinefrina.

Antidepressivos tricíclicos

Esses fármacos inibem a recaptação pré-sináptica das monoaminas, serotonina e norepinefrina, e apresentam efeito antagonista nos receptores pós-sinápticos alfa-adrenérgicos, H_1-histaminérgicos e muscarínicos colinérgicos. Os antidepressivos tricíclicos não apresentam efeito na recaptação da dopamina, mas podem ter alguma ação dopaminérgica indireta por meio do efeito adrenérgico e da dessensibilização dos receptores dopaminérgicos D_2. Os antidepressivos tricíclicos clássicos se diferenciam em relação ao seu mecanismo de inibição da recaptação das monoaminas. A amitriptilina, a imipramina e a clomipramina causam uma inibição balanceada da recaptação da serotonina e da norepinefrina *in vivo*. A inibição da recaptação da serotonina é feita pelos fármacos inalterados, enquanto a da recaptação da norepinefrina é realizada por seus metabólitos nortriptilina, desipramina e desmetilclomipramina, sendo os dois primeiros também comercializados como fármacos antidepressivos (Sindrup *et al.*, 2005).

Desipramina (Norpramin)

Faz parte do grupo dos chamados antidepressivos tricíclicos caracterizado pela presença de amina secundária (Figura 32.3). Atua como inibidor da recaptação de serotonina e norepinefrina, e como fármaco tricíclico com amina secundária, além de apresentar maior potência na inibição da recaptação da norepinefrina; antidepressivos tricíclicos com amina terciária (como a amitriptilina) aparentemente são mais potentes para inibir a recaptação de serotonina.

A desipramina é extensivamente absorvida (> 95%) quando administrada via oral (VO), com $T_{máx}$ entre 2 e 6 h. A biodisponibilidade não é afetada quando ingerida com alimentos. Por sua característica lipofílica, apresenta alto volume aparente de distribuição, estimado entre 10 e 50 ℓ/kg. A ligação às proteínas plasmáticas da desipramina varia entre 73 e 92%. A biodisponibilidade absoluta da desipramina é estimada em 40% por causa de um extenso efeito de primeira passagem (Ciraulo *et al.*, 1988). O *clearance* sistêmico oral varia entre 1,7 e 9 ℓ/h/kg com meia-vida de eliminação entre 17,1 e 21,2 h (Sallee e Pollock, 1990). A desipramina é metabolizada por hidroxilação aromática em 2-hidroxidesipramina pelo CIP450.

A eficácia da desipramina no tratamento da neuralgia pós-herpética foi avaliada em ensaio clínico randomizado, duplo-cego, controlado com placebo e com desenho de *crossover* em 26 pacientes com neuralgia pós-herpética (Kishore-Kumar *et al.*, 1990). Após 4 semanas sem tratamento, os pacientes foram randomizados para receber por 6 semanas a desipramina (12,5 a 250 mg/dia) ou benzatropina (0,5 a 1 mg/dia), considerada um placebo ativo por causar discreta xerostomia. A desipramina foi eficaz na redução da intensidade da dor quando comparada com o placebo (Figura 32.4).

Um ensaio clínico randomizado, duplo-cego e com desenho de *crossover* comparou a eficácia da desipramina, da amitriptilina, da fluoxetina e do placebo (tratamento com benzatropina) na redução da intensidade da dor em pacientes com neuropatia diabética dolorosa (Imax *et al.*, 1992). A dose média utilizada de desipramina foi de 111 mg, a de amitriptilina de 105 mg e a de fluoxetina de 40 mg. A desipramina e a amitriptilina causaram redução significativa da intensidade de dor em comparação com o placebo; a redução de dor causada pela fluoxetina não foi significativamente diferente da do placebo (Figura 32.5).

Amitriptilina (Elavil)

É um derivado dibenzocicloeptadiênico (Figura 32.6) e faz parte do grupo de antidepressivos tricíclicos caracterizados pela presença de uma amina terciária. O mecanismo de ação está associado à inibição da recaptação de norepinefrina e de serotonina. A amitriptilina também tem potente ação antimuscarínica, visto apresentar maior afinidade pelos receptores muscarínicos que a maioria dos fármacos antidepressivos utilizados clinicamente (Richelson, 1983). A amitriptilina também tem potente efeito antagonístico nos receptores H_1 da histamina e nos receptores alfa-1 adrenérgicos, com menor atividade antagonista nos receptores H_2, alfa-2 e serotoninérgicos (Bryson e Wilde, 1996). Não há uma relação clara entre os níveis plasmáticos da amitriptilina e seu efeito analgésico, embora aparentemente as concentrações plasmáticas de amitriptilina e nortriptilina necessárias para induzir analgesia sejam mais baixas do que as necessárias para ter efeito antidepressivo.

A amitriptilina é altamente lipofílica e rapidamente absorvida no sistema gastrintestinal após a administração oral. O $T_{máx}$ é atingido

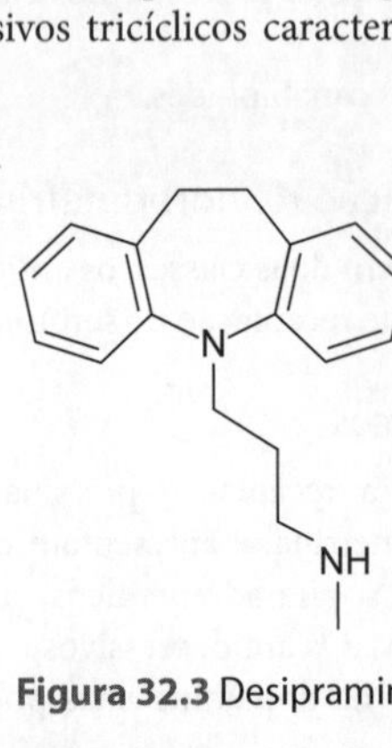

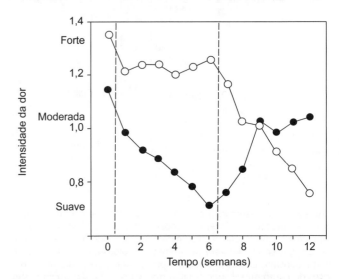

Figura 32.4 Eficácia da desipramina no tratamento da neuralgia pós-herpética. O fármaco foi eficaz na redução da intensidade da dor quando comparada com o placebo. Círculos brancos: pacientes que receberam placebo inicialmente e depois foram tratados com desipramina (n = 10). Círculos pretos: pacientes que receberam desipramina inicialmente e depois foram tratados com placebo (n = 9).

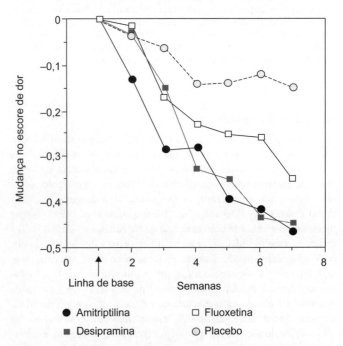

Figura 32.5 Alteração da média do escore da dor em pacientes com neuropatia diabética tratados com amitriptilina (n = 12), desipramina (n = 13), fluoxetina (n = 12) ou placebo (n = 15).

Figura 32.3 Desipramina.

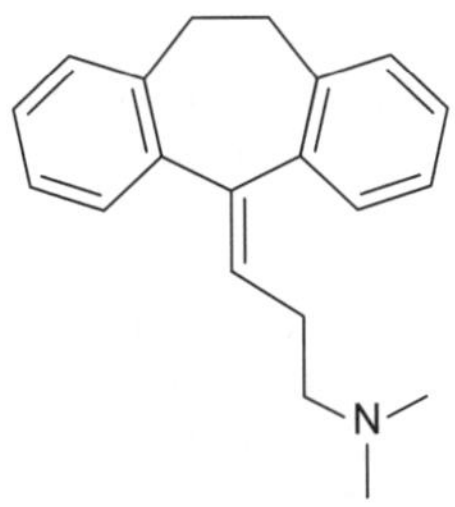

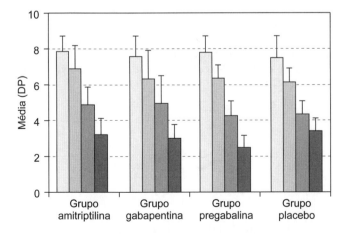

Figura 32.6 Amitriptilina.

em 3,6 h (2,2 a 4,7 h), entretanto a biodisponibilidade absoluta é baixa (45%) em virtude do importante efeito de primeira passagem. A amitriptilina é ligada às proteínas plasmáticas (94,3%) com volume de distribuição estimado em 1,4 ℓ/kg. É extensivamente metabolizada por N-desmetilação, N-oxidação, hidroxilação aromática e alifática, dealquilação e conjugação no fígado (Furlanut e Benetello, 1990). A formação desses metabólitos é mediada primariamente pelo CIP2D6; a N-desmetilação gera o metabólito nortriptilina, o qual também foi desenvolvido como fármaco (ver na sequência). O *clearance* sistêmico foi estimado em 1.908 mℓ/min (1.600-2.238) e a meia-vida de eliminação em 21,2 h (12,9 a 36,1).

A eficácia e a segurança da amitriptilina foram avaliadas em ensaio clínico randomizado, duplo-cego, controlado com placebo e com comparadores ativos, em pacientes com dor neuropática associada à neoplasia (Mishra *et al.*, 2012). Os pacientes foram tratados com amitriptilina (50 mg/dia na semana I, 75 mg/dia na semana II e 100 mg/dia na semana III; n = 30); gabapentina (900 mg/dia na semana I, 1.200 mg/dia na semana II e 1.800 mg/dia na semana III; n = 30); pregabalina (150 mg/dia na semana I, 300 mg/dia na semana 2 e 600 mg/dia na semana III; n = 30) ou placebo (n = 30). O objetivo primário consistiu na redução da intensidade da dor avaliada por meio de escala analógica visual (VAS, do inglês *Visual Analogue Scale*). Todos os tratamentos causaram redução semelhante de dor em relação à linha de base (Figura 32.7).

Em relação à necessidade de utilizar morfina como fármaco de resgate, todos os fármacos tiveram efeito de redução significativa do uso do opioide em comparação com o placebo (Figura 32.8).

As reações adversas mais comuns observadas foram sonolência, tontura, xerostomia, náuseas e constipação intestinal, em sua maioria leves ou médias, sem diferença significativa entre os grupos.

Nortriptilina (Pamelor®)

Derivado tricíclico caracterizado por ter uma amina secundária, a nortriptilina (Figura 32.9) é um metabólito da amitriptilina. Seu mecanismo de ação está associado à inibição da recaptação de norepinefrina e da serotonina.

Em revisão de ensaios clínicos randomizados, duplo-cegos e com duração de pelo menos 2 semanas, foi comparada a eficácia da nortriptilina no tratamento de dor neuropática crônica em adultos com placebo ou com comparador ativo (Derry *et al.*, 2015). Não foi encontrada evidência para apoiar o uso da nortriptilina no tratamento da dor neuropática crônica em adultos.

Inibidores seletivos de recaptação de serotonina e norepinefrina

Conforme visto anteriormente, fármacos que inibem a recaptação de norepinefrina e de serotonina apresentam benefícios no tratamento da dor neuropática, entretanto acredita-se que o efeito analgésico resulte essencialmente da inibição da recaptação da norepinefrina (Sindrup *et al.*, 2005). Ensaios clínicos que avaliaram a eficácia de inibidores seletivos de recaptação de serotonina demonstraram que estes são inferiores quando comparados com os antidepressivos tricíclicos ou não superiores ao placebo (Raouf *et al.*, 2017). Já os inibidores seletivos de recaptação da serotonina e norepinefrina se ligam ao transportador de serotonina e ao transportador de norepinefrina, aumentando a concentração das duas monoaminas na fenda sináptica e, subsequentemente, a transmissão pós-sináptica (Sansone e Sansone, 2014). De maneira geral, os inibidores seletivos de recaptação da serotonina e norepinefrina apresentam eficácia semelhante aos antidepressivos tricíclicos, entretanto apresentam melhor tolerabilidade, visto os antidepressivos tricíclicos terem efeitos anticolinérgicos acentuados e causarem anormalidades na condução cardíaca (Trouvin *et al.*, 2017).

Duloxetina (Cymbalta®)

Derivado naftalênico que atua como um inibidor seletivo da recaptação de serotonina e norepinefrina. A duloxetina (Figura 32.10) é dez

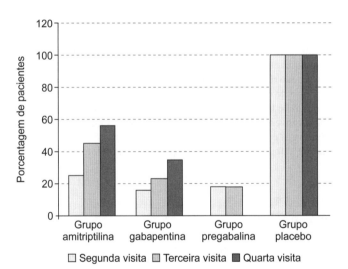

Figura 32.8 Comparação da porcentagem de pacientes que necessitaram doses de morfina de resgate nas visitas subsequentes.

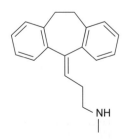

Figura 32.9 Nortriptilina.

Figura 32.7 Comparação do escore de dor em pacientes tratados com amitriptilina, gabapentina, pregabalina ou placebo. DP: desvio padrão.

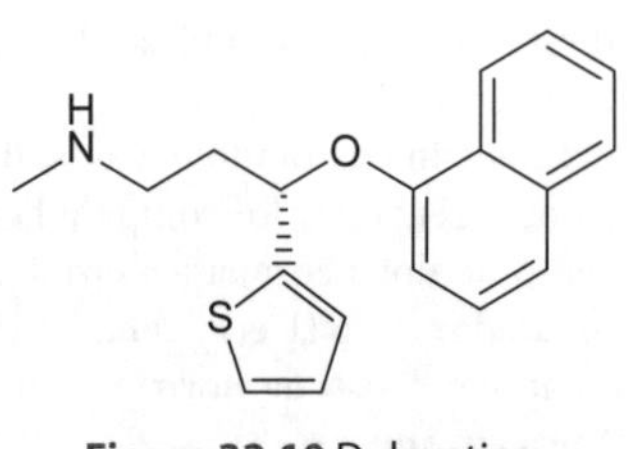

Figura 32.10 Duloxetina.

vezes mais seletiva para inibir a recaptação da serotonina, comparada com a da norepinefrina (Bymaster *et al.*, 2001). Apresenta baixa afinidade para o transportador de dopamina e afinidade negligível para mais de 60 receptores de neurotransmissores, como receptores muscarínicos, histamínicos, opioides, glutamatérgicos e GABAérgicos, canais de sódio, potássio e cálcio (Wong e Bymaster, 2002). A duloxetina é eficaz no tratamento de dor neuropática em modelos animais, sugerindo que possa ser eficaz no tratamento da dor neuropática persistente em humanos (Iyengar *et al.*, 2004).

A duloxetina administrada VO é bem absorvida, apresentando $T_{máx}$ de 6 h. A biodisponibilidade não é afetada por alimentos. A duloxetina é altamente ligada às proteínas plasmáticas (> 90%) com volume de distribuição estimado em 1.640 ℓ. Após a administração do fármaco marcado com radioisótopo, a duloxetina corresponde a menos de 3% da radioatividade no plasma, indicando extenso metabolismo. A principal via metabólica é a oxidação do anel naftílico pelos CIP1A2 e CIP2D6, seguido de conjugação e oxidação. Aproximadamente 70% da dose de duloxetina é recuperada na urina e 20% nas fezes. A meia-vida de eliminação da duloxetina varia entre 8 e 17 h.

A eficácia e a segurança da duloxetina foram avaliadas em ensaio clínico multicêntrico, randomizado, duplo-cego, controlado com placebo, realizado em pacientes com neuropatia diabética dolorosa (Goldstein *et al.*, 2005). Os pacientes (n = 457) foram randomizados para serem tratados com duloxetina 20 mg/dia, 60 mg/dia, 120 mg/dia (60 mg 2 vezes/dia) ou placebo por 12 semanas. O objetivo primário foi o escore médio de dor. A duloxetina 60 mg/dia ou 120 mg/dia demonstrou redução significativa comparada com o placebo a partir da 1ª semana de tratamento, resposta que perdurou até a 12ª semana (Figura 32.11).

Um total de 49 pacientes (10,7%) interrompeu o tratamento em decorrência de reações adversas, dos quais 4,3% no grupo de duloxetina 20 mg/dia e 19,5% no grupo de duloxetina 120 mg/dia. A maioria das reações adversas foi de intensidade leve ou moderada, exceto sonolência grave, a qual ocorreu com incidência significativamente maior na dose de 120 mg/dia. Algumas reações adversas dolorosas (lombalgia, artralgia e prurido) foram significativamente menores nos grupos tratados com 60 mg/dia e 120 mg/dia quando comparados com o placebo.

A duloxetina está indicada no tratamento da neuropatia diabética periférica, da fibromialgia e da dor de origem musculoesquelética. A dose inicial e de manutenção recomendada para neuropatia diabética periférica é de 60 mg/dia, administrada de uma só vez, e para fibromialgia e dor de origem musculoesquelética, a dose inicial recomendada é de 30 mg/dia, podendo chegar posteriormente a 60 mg/dia, sempre administrada de uma só vez. As reações adversas mais comuns com incidência superior a 5% em relação ao placebo são náuseas, xerostomia, sonolência, fadiga, constipação intestinal, redução do apetite e hiperidrose.

Venlafaxina (Effexor®)

É um derivado feniletilamínico bicíclico que atua como inibidor seletivo da recaptação de serotonina e de norepinefrina, sendo 30 vezes mais seletivo para a serotonina; doses de 150 mg/dia ou mais altas são necessárias para que ocorra adequada inibição da recaptação de norepinefrina (Blier *et al.*, 2007).

A venlafaxina (Figura 32.12) é bem absorvida após administração oral e extensivamente metabolizada no fígado em O-desmetilvenlafaxina, o único metabólito ativo. A administração do fármaco marcado com radioisótopo identificou que 92% da dose de venlafaxina é absorvida, sendo 87% recuperados na urina em 48 h, 5% na forma de fármaco inalterado, 29% na forma de O-desmetilvenlafaxina não conjugada, 26% na forma de O-desmetilvenlafaxina conjugado e 27% na forma de outros metabólitos menores. A administração de alimentos não altera a biodisponibilidade da venlafaxina. A ligação às proteínas plasmáticas é discreta (27 ± 2%) e o volume de distribuição estimado em 7,5 ± 3,7 ℓ/kg. O *clearance* sistêmico é de 1,3 ± 0,6 ℓ/h/kg e a meia-vida de eliminação da venlafaxina é de 5 ± 2 h. É necessário um ajuste de doses em pacientes com insuficiência renal ou hepática (Holliday e Benfield, 1995).

A eficácia e a segurança da venlafaxina no tratamento da neurotoxicidade aguda induzida por oxaliplatina foram avaliadas por meio de ensaio clínico fase III multicêntrico, randomizado, duplo-cego e controle com placebo (Durand *et al.*, 2012). Os pacientes (n = 20) foram tratados com venlafaxina 50 mg 1 h antes da infusão de oxaliplatina e posteriormente com venlafaxina 37,5 mg na forma farmacêutica de liberação prolongada 2 vezes/dia do dia 2 até o dia 11 ou com placebo (n = 22). A proporção de pacientes que tiveram alívio total da neurotoxicidade induzida por oxaliplatina foi significativamente maior no grupo tratado com venlafaxina (31,3%) em comparação com o placebo (5,3%). A porcentagem de pacientes que tiveram melhora igual ou superior a 50% também foi maior no grupo tratado com venlafaxina (68,8% *versus* 26,3%; p = 0,02). As reações adversas tiveram intensidade leve ou moderada; náuseas, vômitos, astenia e sonolência foram significativamente maiores no grupo tratado com venlafaxina.

A eficácia e a segurança da venlafaxina foram avaliadas por meio de ensaio clínico multicêntrico, duplo-cego, randomizado e controlado com placebo em pacientes com neuropatia diabética dolorosa (Rowbotham *et al.*, 2004).

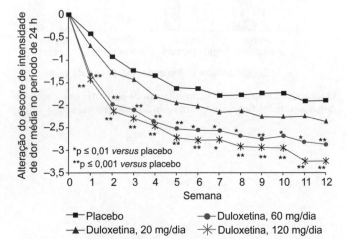

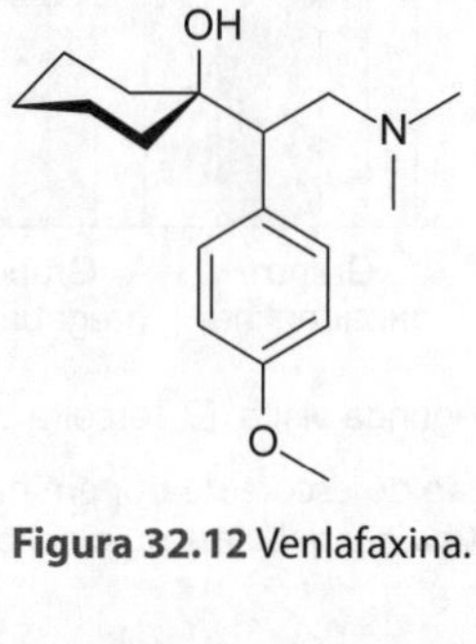

Figura 32.11 Alteração do escore de intensidade média de dor observada em 24 h em relação à linha de base em pacientes tratados por 12 semanas com terapia duplo-cego.

Figura 32.12 Venlafaxina.

Os pacientes foram observados por 2 semanas, e posteriormente randomizados em venlafaxina ER 75 mg (n = 69), venlafaxina ER 150/225 mg (n = 64) ou placebo (n = 69) por 6 semanas. O objetivo primário consistiu na redução da intensidade da dor por meio da VAS. A venlafaxina ER 150/225 mg causou redução significativa da intensidade da dor em comparação com o placebo (Figura 32.13).

Reações adversas foram relatadas em 75% dos pacientes tratados com placebo, 88% dos pacientes tratados com a venlafaxina ER 75 mg e 89% dos pacientes tratados com venlafaxina ER 150/225 mg. As reações adversas mais comuns foram náuseas, dispepsia, sudorese, sonolência e insônia, sendo todas de intensidade leve ou moderada.

Ligantes da subunidade alfa-2/delta-1 dos canais de cálcio dependentes de voltagem

Também denominados gabapentinoides, sendo a pregabalina e a gabapentina fármacos do tipo. Aqui será visto o mecanismo de ação desses fármacos potencialmente responsável pelo efeito analgésico e os ensaios clínicos correspondentes. Tanto a pregabalina quanto a gabapentina são derivados do ácido gama-amino-butírico (GABA), mas não atuam no sistema GABAérgico. O mecanismo de ação proposto consiste na ligação à subunidade alfa-2/delta-1 dos canais de cálcio dependentes de voltagem em várias áreas do sistema nervoso central e da medula espinal, onde esses canais são expressos; isso potencialmente explica seus efeitos analgésicos, ansiolíticos e antiepilépticos (Stahl et al., 2013). Os canais de cálcio dependentes de voltagem são formados por diferentes subunidades: a subunidade alfa é responsável pela formação do poro, por meio do qual os íons cálcio entram na célula, enquanto as subunidades alfa-2/delta-1, beta e gama são subunidades acessórias. A subunidade alfa-2/delta-1 é responsável pela translocação, a localização e a estabilização do canal na membrana plasmática. A subunidade alfa-2/delta-1 liga-se em um sítio na subunidade alfa-1 e em outro sítio na trombospondina, uma proteína da matriz extracelular produzida por astrócitos ativados. Considerando que em modelos de dor neuropática a trombospondina aparenta estar *upregulated*, uma possível especulação é que o dano ao nervo cause ativação dos astrócitos com secreção anormal da trombospondina e que esta cause estabilização dos canais de cálcio dependentes de voltagem no terminal pré-sináptico (Figura 32.14).

É interessante ressaltar que o número de canais de cálcio dependentes de voltagem aumenta em condições de dor neuropática e, portanto, eles podem ser responsáveis por transmissões aberrantes na medula espinal. Sendo assim, os gabapentinoides, ao se ligarem na subunidade alfa-2/delta-1, podem provocar desestabilização do complexo macromolecular que mantém os canais de cálcio na superfície do terminal pré-sináptico, promovendo sua internalização. Isso significa que os gabapentinoides não têm efeito direto nas correntes iônicas, e sim no número de canais de cálcio funcionantes na membrana celular (Fornasari, 2017).

Gabapentina

A eficácia e a segurança da gabapentina (1.800 mg/dia) no tratamento da neuralgia pós-herpética foram avaliadas por meio de metanálise de ensaios clínicos randomizados controlados com placebo (Fan et al., 2014), envolvendo seis ensaios clínicos randomizados com 1.633 pacientes, sendo 908 tratados com gabapentina e 725 com placebo. A gabapentina reduziu, de maneira significativa, a intensidade da dor, quando comparada com o placebo (Figura 32.15).

O uso da gabapentina também foi associado à melhora da qualidade de vida avaliada pelo paciente (Figura 32.16 A) ou pelo médico (Figura 32.16 B).

As reações adversas mais comuns associadas ao tratamento com gabapentina foram tontura, sonolência, edema periférico, náuseas, diarreia e xerostomia. A gabapentina está indicada no tratamento da neuralgia pós-herpética. A dose recomendada para adultos é de 300 mg no dia 1, administrados em dose única, 600 mg no dia 2, fracionados em duas tomadas, e 900 mg no dia 3, fracionados em três administrações. A dose diária pode ser aumentada dependendo da resposta terapêutica até o máximo de 1.800 mg/dia, sempre fracionada em três administrações. Ensaios clínicos não demonstraram eficácia superior com doses acima de 1.800 mg/dia. O fármaco pode ser ingerido em jejum ou com alimentos. As reações adversas mais comuns com frequência superior ao placebo são tontura, sonolência e edema periférico.

Pregabalina

A eficácia e a segurança da pregabalina foram avaliadas por meio de revisão sistemática e metanálise em pacientes com dor neuropática após lesão medular traumática (Yu et al., 2018). Cinco ensaios avaliaram a eficácia de tratamento com pregabalina (150 a 600 mg/dia; n = 261) ou placebo (n = 216) por no mínimo 4 semanas na redução da intensidade da dor. A pregabalina foi superior ao placebo na redução da intensidade da dor (Figura 32.17 A), na redução acima de 30% (Figura 32.17 B) e na redução acima de 50% (Figura 32.17 C).

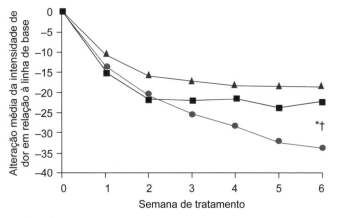

Figura 32.13 Alteração do escore VAS-PI (*Visual Analog Scale – Pain Intensity*) em pacientes tratados com placebo, venlafaxina ER (75 mg) ou venlafaxina ER 150 a 225 mg. *p < 0,001: venlafaxina ER 150 a 225 mg *versus* placebo; †p < 0,01: venlafaxina ER 150 a 225 mg *versus* venlafaxina ER 75 mg.

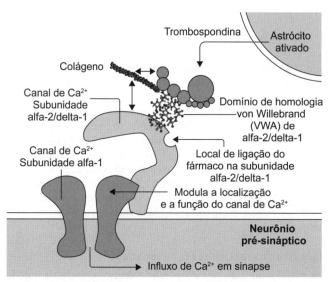

Figura 32.14 Mecanismo de ação da pregabalina e gabapentina.

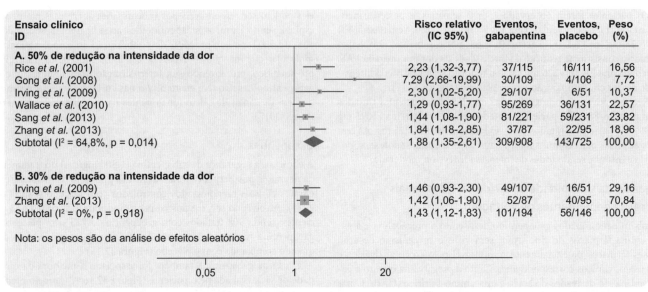

Figura 32.15 *Forest plot* mostrando risco relativo e IC 95% de redução de 50% ou 30% da intensidade de dor em pacientes tratados com gabapentina (1.800 mg/dia) ou placebo.

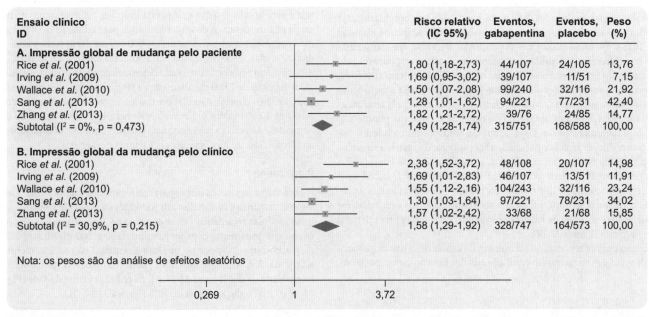

Figura 32.16 *Forest plot* mostrando risco relativo e IC 95% dos escores Mudança da Impressão Global pelo paciente ou pelo clínico em indivíduos tratados com gabapentina (1.800 mg/dia) ou placebo.

A pregabalina está indicada no tratamento da neuropatia periférica associada a diabetes, neuralgia pós-herpética e neuropatia relacionada com lesão medular traumática. Em pacientes adultos, a dose inicial recomendada é de 150 mg/dia, sendo a dose máxima diária de 600 mg/dia, podendo ser fracionada em 2 a 3 tomadas. Em pacientes pediátricos com peso > 30 kg, a dose inicial recomendada é de 2,5 mg/kg/dia, podendo chegar à dose máxima diária de 10 mg/kg/dia, fracionada em 2 a 3 administrações, sem, contudo, ultrapassar 600 mg/dia. Em pacientes pediátricos com peso entre 11 e 30 kg, a dose inicial recomendada é de 3,5 mg/kg/dia, sendo a dose máxima diária de 14 mg/kg/dia, fracionada em 2 a 3 administrações. As reações adversas com incidência superior a 5% são tontura, sonolência, xerostomia, edema, alterações visuais, ganho de peso e dificuldades com concentração/atenção.

Agonista dos receptores canabinoides

Em modelos animais, os canabinoides reduzem hiperalgesia e alodinia associadas a formalina, carragenina, lesão nervosa e dor visceral persistente (Martin, 1999). Os níveis de endocanabinoides estão aumentados em várias regiões importantes para transmissão e modulação da dor em ratos em estados neuropáticos; nesses estados, o receptor canabinoide CB_1 está *upregulated* e o receptor CB_2 está expresso na medula espinal desses animais. É interessante ressaltar que compostos experimentais cujo alvo é o sistema endocanabinoide reduziram a nocicepção nesses modelos de dor neuropática (Perez e Ribera, 2008).

Nabiximols (Sativex®)

É um extrato específico da planta *Cannabis sativa* cujos principais componentes são o tetraidrocanabinol (Figura 32.18) e o canabidiol. O produto é comercializado na forma farmacêutica de *spray*, e cada aplicação do *spray* contém 2,7 mg de tetraidrocanabinol e 2,5 mg de canabidiol.

A eficácia e a segurança dos nabiximols foram avaliadas em ensaio clínico randomizado, duplo-cego e controlado com placebo, com desenho paralelo, em pacientes com dor neuropática de origem periférica (Nurmikko *et al.*, 2007). Aos pacientes, era permitido utilizar o

Capítulo 32 • Dor Neuropática

Ensaio clínico ou subgrupo	Pregabalina Média	DP	Total	Placebo Média	DP	Total	Peso (%)	Diferença média IV, aleatório, IC 95%
Siddal (2006)	4,62	2,1	69	6,27	2,1	67	25,0	−1,65 (−2,36 − −0,94)
Vranken (2008)	5,1	2,9	20	7,3	2	20	14,3	−2,20 (−3,74 − −0,66)
Cardenas (2013)	4,58	1,45	106	5,28	1,41	105	29,0	−0,70 (−1,09 − −0,31)
Yilmaz2 (2015)	2,53	1,98	21	5	1,41	21	20,3	−2,47 (−3,51 − −1,43)
Yilmaz1 (2015)	3,83	3,4	21	4,77	2,77	21	11,4	−0,94 (−2,82 − −0,94)
Total (IC 95%)			**237**			**234**	**100,0**	**−1,54 (−2,33 − −0,75)**

Heterogeneidade: Tau² = 0,53; Chi² = 15,1, df = 4 (p = 0,004); I² = 74%
Teste para o efeito geral: Z = 3,8 (p = 0,0001)

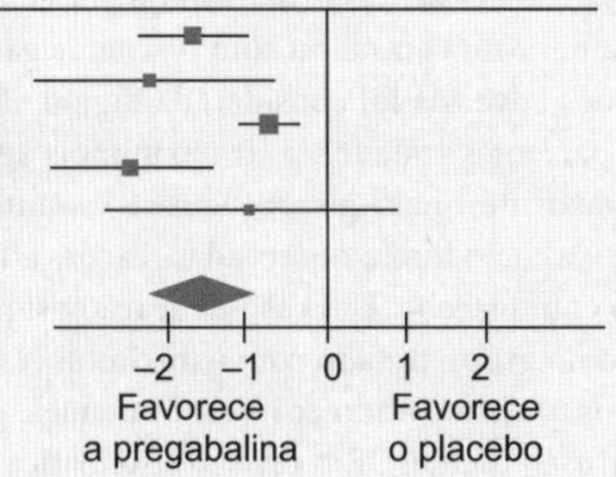

Favorece a pregabalina / Favorece o placebo

A

Ensaio clínico ou subgrupo	Pregabalina Eventos	Total	Placebo Eventos	Total	Peso (%)	Risco relativo M-H, fixo, IC 95%
Siddal (2006)	29	70	11	67	23,9	2,52 (1,37-4,63)
Vranken (2008)	7	20	2	20	4,3	3,50 (0,83-14,83)
Cardenas (2013)	52	112	33	107	71,8	1,51 (1,06-2,13)
Total (IC 95%)		**202**		**194**	**100,0**	**1,83 (1,37-2,46)**
Eventos totais	88		46			

Heterogeneidade: Chi² = 3,07, df = 2 (p = 0,21); I² = 35%
Teste para o efeito geral: Z = 4,03 (p < 0,0001)

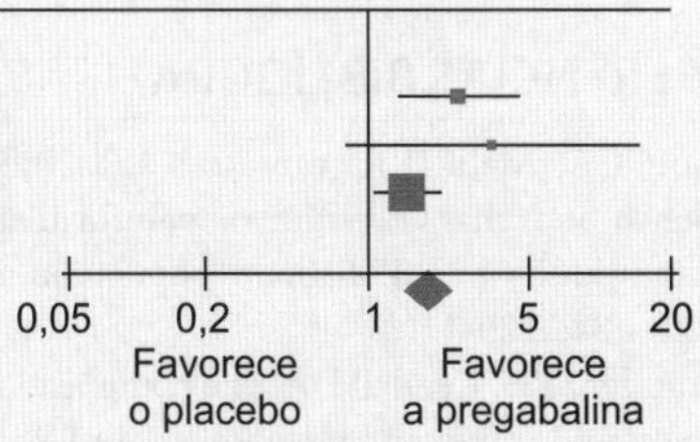

Favorece o placebo / Favorece a pregabalina

B Alívio da dor > 30%

Ensaio clínico ou subgrupo	Pregabalina Eventos	Total	Placebo Eventos	Total	Peso (%)	Risco relativo M-H, fixo, IC 95%
Siddal (2006)	15	70	5	67	22,7	2,87 (1,10-7,46)
Vranken (2008)	7	20	1	20	4,4	7,00 (0,95-51,80)
Cardenas (2013)	33	112	16	107	72,8	1,97 (1,15-3,36)
Total (IC 95%)		**202**		**194**	**100,0**	**2,40 (1,53-3,77)**
Eventos totais	55		22			

Heterogeneidade: Chi² = 1,76, df = 2 (p = 0,42); I² = 0%
Teste para o efeito geral: Z = 3,79 (p = 0,0001)

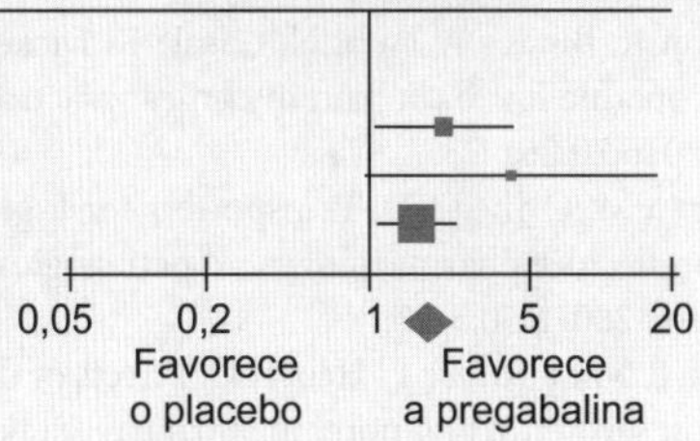

Favorece o placebo / Favorece a pregabalina

C Alívio da dor > 50%

Figura 32.17 *Forest plot* mostrando a eficácia da pregabalina para redução de dor neuropática induzida por lesão medular. Resultado geral de quatro ensaios clínicos (**A**), na redução acima de 30% (**B**) e na redução acima de 50% (**C**).

spray 8 vezes em um período de 3 h, e, no máximo, o uso de 48 *sprays* no período de 24 h. Os pacientes foram tratados por 5 semanas. O objetivo primário consistiu na redução do escore de intensidade da dor e melhora do escore da escala composta de dor neuropática. O Sativex® foi administrado em 63 pacientes e placebo em 62 pacientes. Os grupos foram equilibrados por idade, duração da dor neuropática, altura, peso e antecedente prévio de uso de *Cannabis*. O Sativex® foi mais eficaz que o placebo na redução dos escores de dor neuropática global (Figura 32.19), tendo sido a melhora evidente na 2ª semana de uso. Todos os pacientes recrutados no estudo apresentavam alodinia dinâmica, sem diferença de escore no início do estudo (5,2 ± 2,7 e 5 ± 3,4). Após o final do tratamento, a redução média da alodinia dinâmica no grupo tratado com nabiximols foi de 20%, enquanto no grupo tratado com placebo foi de 5%.

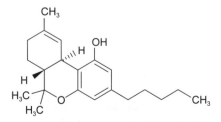

Figura 32.18 Tetraidrocanabinol.

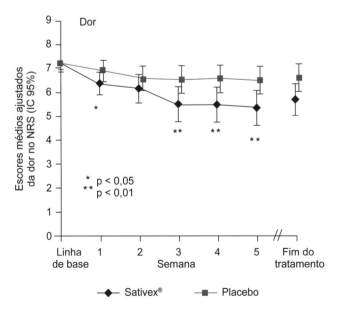

Figura 32.19 Redução da dor neuropática pelo escore NRS (*Numeric Rating Scale*) em pacientes tratados com Sativex® ou placebo. Barras verticais representam IC 95%.

Cerca de 91% dos pacientes tratados com nabiximols e 77% daqueles tratados com placebo apresentaram pelo menos uma reação adversa. As reações adversas mais frequentes eram relacionadas com o sistema nervoso central ou com o sistema gastrintestinal. A maioria das reações adversas foi considerada de intensidade leve, entretanto 10% dos pacientes tratados com naxibimols apresentaram reações adversas gastrintestinais graves (náuseas, vômitos, constipação intestinal e diarreia); não foram observadas reações adversas graves no grupo tratado com placebo. Um caso de reação psiquiátrica grave foi verificado tanto no grupo tratado com nabiximols (estresse emocional associado a pensamento paranoico) quanto naquele grupo tratado com placebo (confusão mental). Em revisão sistemática sobre o uso de nabiximols, as reações adversas mais comuns estão relacionadas com a mucosa oral, como sensação de picada, xerostomia e ocasionalmente lesões brancas no assoalho da boca (Perez e Ribera, 2008).

REFERÊNCIAS BIBLIOGRÁFICAS

Abbott CA, Malik RA, van Ross ER, Kulkarni J, Boulton AJ. Prevalence and characteristics of painful diabetic neuropathy in a large community-based diabetic population in the U.K. Diabetes Care. 2011;34:2220-4.

Alexander SPH, Kendall DA. The complications of promiscuity: endocannabinoid action and metabolism. Br J Pharmacol. 2007;152:602-23.

Alkaitis MS, Solorzano C, Landry RP, Piomelli D, DeLeo JA, Romero-Sandoval EA. Evidence for a Role of Endocannabinoids, Astrocytes and p38 Phosphorylation in the Resolution of Postoperative Pain. PLoS ONE. 2010;5:e10891.

Baron R, Binder A, Attal N, Casale R, Dickenson AH, Treede RD. Neuropathic low back pain in clinical practice. European journal of pain. 2016;20:861-73.

Beart PM, O'Shea RD. Transporters for L-glutamate: an update on their molecular pharmacology and pathological involvement. Br J Pharmacol. 2007;150:5-17.

Blier P, Saint-André E, Hébert C. Effects of different doses of venlafaxine on serotonin and norepinephrine reuptake in healthy volunteers. Int J Neuropsychopharmacol. 2007;10:41-50.

Bryson HM, Wilde MI. Amitriptyline. A review of its pharmacological properties and therapeutic use in chronic pain states. Drugs & Againg. 1996;8:459-76.

Bymaster FP, Dreshfield-Ahmad LJ, Threlkeld PG, Shaw JL, Thompson L, Nelson DL, et al. Comparative affinity of duloxetine and venlafaxine for serotonin and norepinephrine transporters in vitro and in vivo, human serotonin receptor subtypes, and other neuronal receptors. Neuropsychopharmacology 2001;25:871-80.

Ciraulo DA, Barnhill JG, Jaffe JH. Clinical pharmacokinetics of imipramine and desipramine in alcoholics and normal volunteers. Clinical Pharmacology and Therapeutics. 1988;43:509-18.

Colloca L, Ludman T, Bouhassira D, Baron R, Dickenson AH, Yarnitsky D, et al. Neuropathic pain. Nat Rev Dis Primers. 2017;3:17002.

Derry S, Wiffen PJ, Aldington D, Moore RA. Nortriptylline for neuropathic pain in adults. Cochrane Database Syst Rev. 2015;8:CD011209.

Devane WA, Dysarz FA, Johnson MR, Melvin LS, Howlett AC. Determination and Characterization of a Cannabinoid Receptor in Rat-Brain. Molecular Pharmacology. 1988;34:605-13.

Dowell D, Haegerich TM, Chou R. CDC guideline for prescribing opioids for chronic pain – United States, 2016. MMWR. 2016;65:1-49.

Durand JP, Deplanque G, Montheil V, Gornet JM, Scotte F, Mir O, et al. Efficacy of venlafaxine for the prevention and relief of oxaliplatin-induced acute neurotoxicity: results of EFFOX, a randomized, double-blind, placebo-controlled phase III trial. Annals of Oncology. 2012;23:200-5.

Dworkin RH, O'Connor AB, Backonja M, Farrar JT, Finnerup NB, Jensen TS, et al. Pharmacologic management of neuropathic pain: evidence-based recommendations. Pain. 2007;132:237-51.

Fairman WA, Vandenberg RJ, Arriza JL, Kavanaugh MP, Amara SG. An excitatory amino-acid transporter with properties of a ligand-gated chloride channel. Nature. 1995;375:599-603.

Fan H, Yu W, Zhang Q, Cao H, Li J, Wang J, et al. Efficacy and safety of gabapentin 1800 mg treatment for post-herpetic neuralgia: a meta-analysis of randomized controlled trials. J Clin Pharm Ther. 2014;39:334-42.

Fields HL, Heinricher MM, Mason P. Neurotransmitters in nociceptive modulatory circuits. Annu Rev Neurosci. 1991;14:219-45.

Finnerup NB, Attal N, Haroutounian S, McNicol E, Baron R, Dworkin RH, et al. Pharmacotherapy for neuropathic pain in adults: a systematic review and meta-analysis. Lancet Neurol. 2015;14:162-73.

Fornasari D. Pharmacotherapy for neuropathic pain: a review. Pain Ther. 2017;6:S25-33.

Furlanut M, Benetello P. The pharmacokinetics of tricyclic antidepressant drugs in the elderly. Pharmacol Res. 1990;22:15-25.

Gegelashvili G, Bjerrum OJ. Glutamate transport system as a novel therapeutic target in chronic pain: molecular mechanisms and pharmacology. Adv Neurobiol. 2017;16:225-53.

Goldstein DJ, Lu Y, Detke MJ, Lee TC, Iyengar S. Duloxetine vs placebo in patients with painful diabetic neuropathy. Pain. 2005;116:109-18.

Guindon J, Lai Y, Takacs SM, Bradshaw HB, Hohmann AG. Alterations in endocannabinoid tone following chemotherapy-induced peripheral neuropathy: effects of endocannabinoid deactivation inhibitors targeting fatty-acid amide hydrolase and monoacylglycerol lipase in comparison to reference analgesics following cisplatin treatment. Pharmacological Research. 2013;67:94-109.

Haviv Y, Zadik Y, Sharav Y, Benoliel R. Painful traumatic trigeminal neuropathy: an open study on the pharmacotherapeutic response to stepped treatment. J Oral Facial Pain Headache. 2014;28:52-60.

Hayashida K, Obata H, Nakajima K, Eisenach JC. Gabapentin acts within the locus coeruleus to alleviate neuropathic pain. Anesthesiology. 2008;109:1077-84.

Holliday SM, Benfield P. Venlafaxine. A review of its pharmacology and therapeutic potential in depression. Drugs. 1995;49:280-94.

Horváth E, Woodhams SG, Nyilas R, Henstridge CM, Kano M, Sakimura K, et al. Heterogeneous presynaptic distribution of monoacylglycerol lipase, a multipotent regulator of nociceptive circuits in the mouse spinal cord. Eur J Neurosc. 2014;39:419-34.

Iyengar S, Webster AA, Hemrick-Luecke SK, Xu JY, Simmons RMA. Efficacy of duloxetine, a potent and balanced serotonin–norepinephrine inhibitor in persistent pain models in rats. J Pharmacol Exp Ther. 2004;311:576-84.

Ji RR, Kohno T, Moore KA, Woolf CJ. Central sensitization and LTP: do pain and memory share similar mechanisms? Trends Neurosci. 2003;26:696-705.

Katona I, Freund TF. Endocannabinoid signaling as a synaptic circuit breaker in neurological disease. Nature Medicine. 2008;14:923-30.

Kishore-Jumar R, Max MB, Schafer SC, Gaughan AM, Smoller B, Gracely RH, et al. Desipramine relieves postherpetic neuralgia. Coin Pharmacol They 1990;47:305-12.

Larsson M, Broman J. Synaptic plasticity and pain: role of ionotropic glutamate receptors. Neuroscientist. 2011;17:256-73.

Lipton RB, Bigal ME, Diamond M, Freitag F, Reed ML, Stewart WF; AMPP Advisory Group. Migraine prevalence, disease burden, and the need for preventive therapy. Neurology. 2007;68:343-9.

Llorca-Torralba M, Borges G, Neto F, Mico JA, Berrocoso E. Noradrenergic Locus Coeruleus pathways in pain modulation. Neuroscience 2016;338:93-113.

Martin WJ. Basic mechanisms of cannabinoid-induced analgesia. IASP Newsletter. 1999;3-6.

McQuay H, Carroll D, Jadad AR, Wiffen P, Moore A. Anticonvulsant drugs for management of pain: a systematic review. BMJ. 1995;311:1047-52.

Mechoulam R, Gaoni Y. The absolute configuration of delta-1-tetrahydrocannabinol, the major active constituent of hashish. Tetrahedron Letters. 1967;12:1109-11.

Mehendale AW, Goldman MP, Mehendale RP. Opioid overuse pain syndrome (OOPS): the story of opioids, prometheus unbound. J Opioid Manag. 2013;9:421-38.

Mico JA, Ardid D, Berrocoso E, Eschalier A. Antidepressants and pain. Trends Pharmacol Sci. 2006;27:348-54.

Millan MJ. The induction of pain: an integrative review. Progress in Neurobiology. 1999;57:1-164.

Mishra S, Bhatnagar S, Goyal GN, Rana SP, Upadhya SP. A comparative efficacy of amitriptyline, gabapentin, and pregabalin in neuropathic cancer pain: a prospective randomized double-blind placebo-controlled study. Am J Hosp Palliat Care. 2012;29:177-82.

Munro S, Thomas KL, Abushaar M. Molecular characterization of a peripheral receptor for Cannabinoids. Nature. 1993;365:61-5.

Nishikawa N, Nomoto M. Mangement of neuropathic pain. J Gen Fam Med. 2015;18:56-60.

Nurmikko TJ, Serpell MG, Hoggart B, Toomey PJ, Morlion BJ, Haines D. Sativex successfully treats neuropathic pain characterised by allodynia: a ramndomised, double-blind, placebo-controlled trial. Pain. 2007;113:210-20.

O'Sullivan SE. An update on PPAR activation by cannabinoids. Br J Pharmacol. 2016;173:1899-910.

Perez J, Ribera MV. Managing neuropathic pain with Sativex®: a review of its pros and cons. Expert Opin Pharmacother. 2008;9:1189-95.

Pernia-Andrade AJ, Kato A, Witschi R, Nyilas R, Katona I, Freund TF, et al. Spinal endocannabinoids and CB1 receptors mediate C-fiber-induced heterosynaptic pain sensitization. Science. 2009;325:760-4.

Raouf M, Glogowski AJ, Bettinger JJ, Fudin J. Serotonin-norepinephrine inhibitors and the influence of binding affinity (Ki) on analgesia. J Clin Pharm Ther. 2017;42:513-7.

Richelson E. Antimuscarinic and other receptor-blocking properties of antidepressants. Mayo Clin Proc. 1983;58:40-6.

Rogawski MA, Loscher W. The neurobiology of antiepileptic drugs for the treatment of nonepileptic conditions. Nat Med. 2004;10:685-92.

Ross RA. Anandamide and vanilloid TRPV1 receptors. Br J Pharmacol 2003;140:790-801.

Rowbotham MC, Goli V, Kunz NR, Lei D. Venlafaxine extended release in the treatment of painful diabetic neuropathy: a double-blind, placebo-controlled study. Pain. 2004;110:697-706.

Sallee FR, Pollock BG. Clinical pharmacokinetics of imipramine and desipramine. Clin Pharmacokinet. 1990;18:346-64.

Sandkuhler J. Models and mechanisms of hyperalgesia and allodynia. Physiol Rev. 2009;89:707-58.

Sansone RA, Sansone LA. Serotonin norepinephrine reuptake inhibitors: a pharmacological comparison. Innov Clin Neurosci 2014;11:37-42.

Sidhu S, Sadhotra A. Current Status of the New Antiepileptic Drugs in Chronic Pain. Front Pharmacol. 2016;7:276.

Sindrup SH, Otto M, Finnerup NB, Jensen TS. Antidepressants in the treatment of neuropathic pain. Basic Clin Pharmacol Toxicol. 2005;96:399-409.

Stahl SM, Porreca F, Taylor CP, et al. The diverse therapeutic actions of pregabalin: is a single mechanism responsible for several pharmacological activities? Trends Pharmacol Sci. 2013;34:332-9.

Stovner LJ, Zwart JA, Hagen K, Terwindt GM, Pascual J. Epidemiology of headache in Europe. Eur J Neurol. ;13:333-45.

Sudoh Y, Cahoon EE, Gerner P, Wang GK. Tricyclic antidepressants as long-acting local anesthetics. Pain. 2003;103:49-55.

Todd AJ, Hughes DI, Polgar E, Nagy GG, Mackie M, Ottersen OP, Maxwell DJ. The expression of vesicular glutamate transporters VGLUT1 and VGLUT2 in neurochemically defined axonal populations in the rat spinal cord with emphasis on the dorsal horn. Eur J Neurosci. 2003;17:13-27.

Trouvin AP, Perrot S, Lloret-Linares C. Efficacy of venlafaxine in neuropathic pain: a narrative review of optimized treatment. Clin Ther. 2017;39:1104-22.

Wei H, Pertovaara A. Spinal and pontine alpha2-adrenoceptors have opposite effects on pain-related behavior in the neuropathic rat. Eur J Pharmacol. 2006;551:41-9.

Wolfe F, Walitt BT, Häuser W. What is fibromyalgia, how is it diagnosed and what does it really mean? Arthritis Care Res. 2014;2-14.

Wong DT, Bymaster FP. Dual serotonin and noradrenaline uptake inhibitor class of anti-depressants–potential for greater efficacy or just hype? Prog Drug Res. 2002;58:169-222.

Woodhams SG, Chapman V, Finn DP, Hohmann AG, Neugebauer V. The cannabinoid system and pain. Neuropharmacology 2017;124:105-20.

Yu S, Liu T, Zhao D, Yang K, Zhang X, Zhang S, et al. Efficacy and safety of pregabalin in neuropathic pain followed spinal cord injury: a review and meta-analysis of randomized controlled trials. Clin J Pain. 2019;35:272-8.

Zeilhofer HU. Spinal cannabinoids – a double-edged sword? Eur J Neurosc. 2010;31:223-4.

33 Epilepsia

INTRODUÇÃO

Epilepsia é uma doença neurológica caracterizada por hiperexcitabilidade neuronal associada a episódios recorrentes de atividade neuronal sincronizada excessiva, manifestando-se fenotipicamente como crises epilépticas e, em alguns casos, com descargas eletroencefalográficas interictais sem manifestações clínicas. O termo *epilepsia* engloba um número de entidades diferentes cuja característica principal é a predisposição para ter crises epilépticas não provocadas. Embora as crises convulsivas específicas possam ser classificadas de acordo com suas características clínicas (p. ex., crises focais disperceptivas ou crises tônico-clônicas bilaterais), as epilepsias podem sê-lo conforme o tipo de crise, a presença ou ausência de anormalidades neurológicas e os achados eletroencefalográficos.

As epilepsias podem ser divididas em dois grandes grupos: as síndromes generalizadas e as focais. Nas epilepsias generalizadas, o tipo predominante de crise começa simultanemanente em ambos os hemisférios cerebrais; muitas de suas formas apresentam componente genético, embora na maioria delas a avaliação neurológica se apresente normal. Nas epilepsias focais, a crise inicia-se em um foco localizado, embora possa se espalhar e envolver todo o cérebro (Scheffer *et al.*, 2017). Acredita-se que a maior parte das epilepsias focais decorra de comprometimento no sistema nervoso central, entretanto em muitos casos a natureza do comprometimento nunca é identificada (Chang e Lowenstein, 2003). A epilepsia pode ser considerada uma doença neurológica crônica caracterizada por crises repetidas (com intervalo > que 24 h) ou por uma única crise com grande potencial de ser recorrente. É uma das doenças neurológicas mais comuns, afetando aproximadamente 50 milhões de pessoas no mundo. A epilepsia de ausência infantil é uma epilepsia generalizada que geralmente se inicia aos 4 a 8 anos de idade com crises de ausência e raramente acompanhada de crises convulsivas tônico-clônicas bilaterais. Durante as crises de ausência, os pacientes olham para um ponto fixo e interrompem sua atividade normal por alguns segundos; depois, retornam às atividades normais com amnésia do evento. Como essas crises podem ocorrer dezenas a centenas de vezes/dia, há o risco de serem confundidas com déficit de atenção. O padrão eletroencefalográfico ajuda no diagnóstico diferencial (Figura 33.1).

No sono não REM (REM, do inglês *rapid eye movement*), os neurônios do relé talâmicos ativam o córtex de uma maneira bilateral rítmica e sincrônica, criando um padrão típico do eletroencefalograma (EEG). Esse padrão de sono é distinto daquele do estado de vigília, no qual os neurônios do relé talâmicos atuam de maneira tônica e projeções talâmico-corticais transferem informações sensoriais para o córtex de maneira não rítmica. Na epilepsia de ausência, os circuitos anormais causam ativação rítmica do córtex (típica do sono não REM) durante o estado de vigília, os quais resultam nas ondas características observadas no EEG e nas manifestações clínicas de ausência. A razão para isso é desconhecida; entretanto, sugere-se que possa decorrer de alterações nos canais de cálcio tipo T ou alterações na função do receptor do ácido gama-aminobutírico (GABA). A primeira hipótese é bem-aceita em virtude do sucesso farmacológico com a etossuximida, um fármaco que atua suprimindo as crises de ausência e que não apresenta eficácia terapêutica em outros tipos de crises epilépticas; seu mecanismo de ação aparenta ser o bloqueio dos canais de cálcio tipo T. O ácido valproico, outro fármaco utilizado no tratamento de outras epilepsias, apresenta eficácia no tratamento da crise de ausência e também atua bloqueando os canais de cálcio do tipo T, apesar de atuar em outros substratos (Kwan *et al.*, 2001).

Conforme mencionado anteriormente, as epilepsias generalizadas costumam apresentar um componente genético, e algumas delas estão associadas a mutação em genes que codificam proteínas de canais iônicos (Figura 33.2).

Nessas formas de epilepsias, a mutação gênica leva a uma hiperexcitabilidade dos neurônios corticais em virtude de alterações funcionais dos canais iônicos. Visto que esses genes são expressos em todo o cérebro, é plausível que o efeito da mutação seja difuso e, portanto, predisponha a uma crise tônico-clônica bilateral. Apesar da identificação

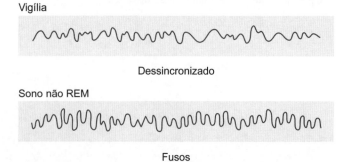

Figura 33.1 Padrões de eletroencefalograma (EEG) na vigília, no sono não REM e na crise de ausência. Durante a vigília, o córtex é ativado pelo tálamo com estímulos tônicos, o que permite o processamento de estímulos sensoriais externos, resultando em um padrão dessincronizado no EEG. Durante o sono não REM, o córtex é ativado por estímulos na forma de *burst*, resultando no aparecimento de complexos rítmicos. Na crise da ausência, o circuito talamocortical normal torna-se disfuncional, permitindo a ativação do córtex na forma de *burst* durante a vigília, resultando no aparecimento de complexos espículas lentas de 3Hz.

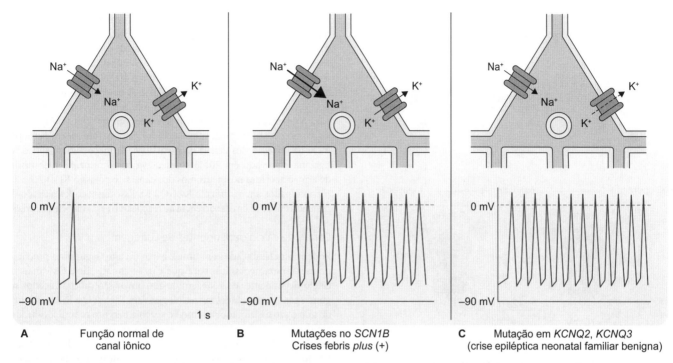

Figura 33.2 A. Canal iônico neuronal funcionando normalmente e o potencial de ação gerado. Os canais de sódio e potássio são os componentes primários do potencial de ação, que envolve a fase de despolarização modulada pela abertura do canal de sódio e a fase de repolarização que envolve a abertura do canal de potássio e inativação do canal de sódio. **B.** Mutações no gene *SCN1B* que codifica uma subunidade do canal de sódio dependente de voltagem estão associadas ao quadro epiléptico conhecido como crises febris *plus* (+). **C.** O efeito aparente dessas mutações é permitir passagem de uma corrente de sódio aumentada que leva a uma despolarização maior durante o potencial de ação. Mutações nos genes *KCNQ2* e *KCNQ3* que codificam os canais de potássio estão associadas à convulsão neonatal familiar benigna. Essas mutações, aparentemente, diminuem o efluxo de potássio.

dessas mutações, elas não explicam a característica paroxística das crises convulsivas, já que as alterações são persistentes.

Na maioria dos pacientes, a epilepsia pode ser tratada com um ou dois fármacos, os quais são erroneamente classificados como anticonvulsivos. O objetivo do tratamento da epilepsia consiste em evitar a crise epiléptica; o tratamento da crise em si é feito geralmente com benzodiazepínicos. Os fármacos utilizados no tratamento da epilepsia apresentam diferentes mecanismos de ação, como bloqueadores de canais de sódio, potássio ou cálcio dependentes de voltagem, atuando em enzimas que metabolizam o ácido gama-aminobutírico, nos transportadores do ácido gama-aminobutírico, nos receptores GABA$_A$, entre outros. A seguir, serão revisados os principais alvos farmacológicos dos fármacos antiepilépticos e, subsequentemente, os fármacos utilizados para tratamento das epilepsias.

CANAIS IÔNICOS

A maioria do fármacos antiepilépticos atua por meio de canais iônicos, dependentes de voltagem ou modulados por ligantes. Os canais iônicos são proteínas de membrana que formam poros seletivos para os íons Na$^+$, K$^+$, Ca^{2+} e Cl$^-$. Eles constituem a base da regulação da excitabilidade no sistema nervoso central e em outros tecidos excitáveis, como o coração e a musculatura esquelética. Dois fatores principais modulam a abertura e o fechamento desses canais iônicos: voltagem e presença de ligantes (neurotransmissores).

Canais iônicos dependentes de voltagem

Os canais dependentes de voltagem, como os canais de Na$^+$, K$^+$ e Ca^{2+}, estão fechados durante o potencial de repouso da membrana. Quando a célula despolariza, os canais se abrem e ocorre o influxo de íons mudando o potencial de membrana. Durante uma despolarização mantida, o canal se inativa e permanece em um estado refratário por um limitado período durante a repolarização. Eventualmente, essa inativação é recuperada, permitindo que o canal se abra novamente. Os canais iônicos dependentes de voltagem apresentam uma estrutura molecular com domínio comum e são compostos por várias subunidades. A principal é a subunidade alfa, que tem uma estrutura tetramérica de domínios homólogos (I-IV). Cada domínio é formado por seis segmentos transmembrânicos (S1-S6). O S4 representa o sensor de voltagem dos canais iônicos, enquanto a alça S5-S6 forma o poro seletivo da proteína. A subunidade alfa modula a abertura/fechamento e a permeabilidade do canal iônico. Os canais de sódio dependentes de voltagem geralmente são formados por uma subunidade alfa e uma ou duas subunidades beta, responsáveis pela modulação da abertura e pelo fechamento do canal iônico.

Canais de sódio dependentes de voltagem

Vários fármacos antiepilépticos clássicos ou modernos atuam inibindo os canais de sódio dependentes de voltagem. A razão histórica disso é que o modelo utilizado para *screening* de fármacos epilépticos até então era de crise tônico-clônica bilateral induzida por eletrochoque, dependente da ativação de canais de sódio (Armijo et al., 2005). O canal de sódio dependente de voltagem é composto por subunidades do tipo alfa, que cercam um poro central relativamente seletivo para sódio, e quatro subunidades beta que não estão envolvidas na formação do poro e modulam as propriedades biofísicas do canal. Até o momento, nove isoformas da principal subunidade alfa$_{1-9}$ foram descritas com estruturas razoavelmente conservadas representadas por quatro domínios, cada qual formado por seis segmentos transmembrânicos e uma alça reentrante. Os canais de sódio ocorrem fisiologicamente em três estados diferentes (Figura 33.3) e a transição entre eles depende da voltagem. Quando o potencial de membrana está próximo do potencial de repouso da célula, os canais de sódio estão predominantemente fechados, e a passagem de íons pela membrana não é possível. Quando

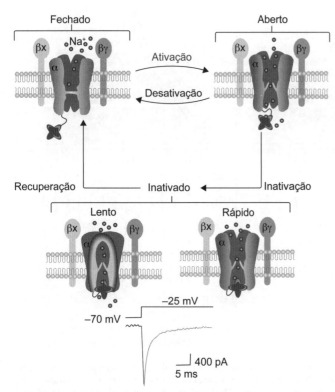

Figura 33.3 As três principais conformações dos canais iônicos dependentes de voltagem (fechada, aberta ou inativada).

a membrana despolariza, os canais mudam para o estado aberto por meio da ativação de um mecanismo que se desenvolve em poucos milissegundos. O estado aberto é o único que permite a passagem dos íons através do canal, segundo seu gradiente eletroquímico. O estímulo da despolarização é o que causa a abertura do canal. Entretanto, a mesma despolarização causa mudanças conformacionais em outras partes do canal; a porção da proteína localizada no lado intracelular do canal é atraída para o poro, poucos décimos de milissegundos após a despolarização, e, ao obstruir o poro do canal, inicia-se o seu processo de inativação rápida. Se o estímulo despolarizante durar mais tempo (p. ex., segundos), há um processo de inativação lenta do canal, mediado pela porção da proteína localizada no lado extracelular, a qual também sofre deslocamento pela despolarização, mas com uma cinética mais lenta. Ambos os estados inativos do canal não permitem condução dos íons por meio dele, mas apresentam características biofísicas distintas do canal fechado (o qual ocorre quando o potencial da membrana é próximo do potencial de repouso da célula).

A inativação do canal de sódio é de extrema importância para a ação dos fármacos utilizados no tratamento da epilepsia. Muitos dos fármacos antiepilépticos atuam tanto no processo de inativação rápida quanto lenta.

Canais de potássio dependentes de voltagem

Já foram identificados mais de 40 canais de potássio que modulam a excitabilidade da membrana e os efeitos excitatórios de uma maneira bastante sofisticada. Os canais de potássio dependentes de voltagem localizados nos terminais nervosos têm alta variabilidade. Eles são particularmente importantes para a repolarização da membrana; a inibição das correntes de potássio interferem na repolarização e hiperpolarização e aumentam a hiperexcitabilidade neuronal (Ptacek e Fu, 2001). Descargas epileptiformes podem ser induzidas em tecido nervoso *in vitro* por meio de perfusão de bloqueadores de canais de potássio ou aumentando-se a concentração extracelular de potássio. Os canais de potássio são proteínas oligoméricas, compostas de subunidades formadoras de poros e subunidades acessórias. As subunidades formadoras de poro variam em tamanho, a maioria com 6 segmentos transmembrânicos (p. ex., Kv, KCNQ e KCaSK), mas outras com 7 segmentos (KCaBK), 4 (2 P) ou apenas 2 (canais de potássio da família Kir). As subunidades acessórias são também bastante diversas, variando desde polipeptídios transmembrânicos únicos (família KCNE) até proteínas que constituem a membrana celular. A potenciação das correntes dos canais de potássio dependentes de voltagem é um interessante alvo para o desenvolvimento de novos fármacos antiepilépticos. Alguns deles, como carbamazepina, valproato e losigamona, atuam em parte por meio da ativação dos canais de potássio. O fármaco antiepiléptico retigabina (aprovado em 2011) apresentava como principal mecanismo de ação a abertura nos neurônios dos canais de potássio K(V) 7,2 a 7,5 (denominados anteriormente KCNQ2-5). Esse fármaco foi retirado do mercado em 2017 em decorrência de reações adversas na pele e na visão.

Canais de cálcio dependentes de voltagem

Podem ser classificados em limiar baixo ou alto, segundo o potencial de membrana necessário para que eles sejam ativados. Os canais de cálcio dependentes de voltagem de alto limiar são subclassificados segundo suas propriedades farmacológicas em L, N, P, Q e R. Esses canais de cálcio são distribuídos em todo o sistema nervoso central localizados em dendritos, corpos celulares e terminais nervosos. A ativação desses canais de cálcio leva ao aumento da concentração de cálcio intracelular, que causa despolarização da membrana transitória e da sustentada. O aumento da concentração de cálcio intracelular provoca liberação de neurotransmissores nos terminais pré-sinápticos. Os canais de cálcio dependentes de voltagem dos tipos N, P e Q estão associados à liberação dos neurotransmissores ácido gama-aminobutírico (GABA) e do glutamato na sinapse. Entretanto, o desenvolvimento de fármacos antiepilépticos tendo como alvo terapêutico esses canais é complexo, pois não está claro se a atividade epileptiforme está associada com aumento ou redução da atividade desses canais de cálcio dependentes de voltagem de alto limiar (Cosford *et al.*, 2002). É interessante ressaltar que o fármaco antiepiléptico etossuximida inibe os canais de cálcio dependentes de voltagem do tipo T (baixo limiar) em concentrações terapêuticas e suspeita-se que esse seja o mecanismo pelo qual esse fármaco atua na epilepsia de ausência.

Canais iônicos modulados por ligantes

Os canais iônicos modulados por ligantes são ativados por vários neurotransmissores como o GABA, o glutamato ou a acetilcolina. A ligação do ligante na longa alça extracelular abre o canal e, persistindo a ligação neurotransmissor-canal, ocorre a dessensibilização do canal. Uma vez que o ligante é removido, o canal se recupera da dessensibilização e fica em um estado fechado, podendo, portanto, ser reaberto. Os canais iônicos modulados por ligantes são proteínas geralmente formadas por 4 a 5 subunidades, cada qual contribuindo igualmente para a formação do poro. Todas as subunidades apresentam estrutura similar composta de 2 a 4 segmentos transmembrânicos. Os domínios M2 de cada subunidade formam o poro ativo, o qual é permeável tanto a cátions quanto a ânions (Lerche *et al.*, 2001).

Receptores do ácido gama-aminobutírico

O GABA compreende o principal neurotransmissor inibitório no cérebro de mamíferos, sendo liberado em aproximadamente 40% das sinapses (Olsen e Avoli, 1997). O GABA é sintetizado a partir do glutamato, exclusivamente por neurônios GABAérgicos pela ação da descarboxilase do ácido glutâmico. Após sua liberação na sinapse, o GABA pode ligar-se a três subtipos de receptores: $GABA_A$, $GABA_B$ e $GABA_C$. Os dois principais receptores ionotrópicos ($GABA_A$ e $GABA_B$) são acoplados a canais de cloro e potássio, respectivamente. Os receptores $GABA_A$ são complexos hetero-oligopentaméricos (Figura 33.4), conhecidos como a família dos canais iônicos estimulados por ligantes. Após a ativação com os ligantes endógenos, os receptores $GABA_A$ tornam-se permeáveis aos íons de cloro, causando, portanto, influxo

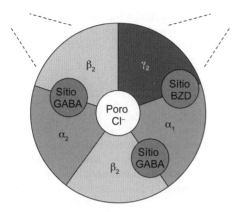

Figura 33.4 Subunidades do receptor GABA$_A$ e seus locais de ligação.

de cloro, o qual leva a uma hiperpolarização da célula e à redução de sua atividade.

A maior parte dos receptores GABA$_A$ é formada por subunidades alfa, beta e gama, sendo a combinação mais frequente alfa-1-beta-2-gama-2 (Berezhnoy et al., 2007). A modulação farmacológica dos receptores GABA$_A$ é utilizada para o tratamento de uma série de condições médicas, como epilepsia, ansiedade e doença do pânico, espasmos musculares e transtornos do sono. Um subgrupo de moduladores dos receptores GABA$_A$ liga-se de maneira alostérica em um sítio localizado na interface das subunidades alfa e gama, chamado sítio de ligação dos fármacos benzodiazepínicos. As eventuais variações da combinação das subunidades alfa e gama sugerem a possibilidade de desenhar fármacos que apresentem alta seletividade e, portanto, efeito terapêutico com menos efeitos colaterais. Por exemplo, o fármaco zolpidem, utilizado como sedativo em pacientes com dificuldade para dormir, apresenta *binding* seletivo para a subunidade alfa$_1$ dos receptores GABA$_A$ (Nutt e Stahl, 2010).

Nem todos os subtipos de receptores GABA$_A$ são sensíveis a benzodiazepínicos, e, conforme sua composição estrutural, as propriedades farmacológicas podem ser distintas. Por exemplo, um resíduo de histidina nas subunidades alfa-1, alfa-2, alfa-3 e alfa-5 é essencial para o *binding* do benzodiazepínico. Os receptores GABA$_A$ mais comuns no cérebro são compostos de duas subunidades alfa-1, alfa-2, alfa-3 ou alfa-5 mais duas subunidades beta e uma subunidade gama-2, além de serem sensíveis aos benzodiazepínicos (Mohler, 2006). Os receptores GABA$_A$ insensíveis aos benzodiazepínicos têm baixa prevalência no cérebro e são primariamente constituídos de subunidades alfa-4 e alfa-6. A Tabela 33.1 resume os principais subtipos de receptores GABA$_A$ e suas características (Sankar, 2012).

Tabela 33.1 Principais subtipos de receptores GABA$_A$ e suas respectivas características.

Subunidade ou composição	Achados característicos
Alfa-1	Sedação pelo diazepam Amnésia anterógrada pelo diazepam
Alfa-2	Ansiólise (efeito ansiolítico) pelo diazepam
Alfa-5	Deleção associada à melhora de aprendizado e memória
Alfa-4 ou alfa-6 e delta	Necessárias para inibição tônica
Beta-3	Associada à epilepsia e à síndrome de Angelman
Alfa-1-beta-2-gama-2	Subtipo mais comum
Alfa-1-beta-2-gama-2	Sensível aos benzodiazepínicos
Alfa-4-beta-n-delta	Insensível aos benzodiazepínicos
Alfa-1-beta-3-gama-2	Associada à sedação e à ataxia
Alfa-2/3-beta-3-gama-2	Associada à atividade ansiolítica
Alfa-5-beta-3-gama-2	Possivelmente associada à sedação

O interesse nos receptores GABA$_B$ aumentou após a descoberta de que a ativação destes era o mecanismo responsável pelos potenciais inibitórios pós-sinápticos de longa duração dependentes de potássio. A ativação do receptor GABA$_B$ tanto pré quanto pós-sinapse modula a transmissão sináptica ao reduzir a corrente de cálcio pré-sináptica responsável pela liberação de neurotransmissores ou por meio do aumento das correntes de potássio responsáveis pelos potenciais inibitórios pós-sinápticos de longa duração. Os receptores GABA$_B$ são expressos no córtex (I e III) e no tálamo. Os receptores pré-sinápticos modulam a liberação dos neurotransmissores GABA e do glutamato de terminais nervosos ao inibirem os canais de cálcio. Acredita-se que a redução da liberação de glutamato pela vigabatrina se dê por meio da estimulação dos receptores GABA$_B$.

Receptores do glutamato

O glutamato é o principal neurotransmissor excitatório no cérebro de mamíferos, sintetizado a partir da glutamina pela ação da enzima glutaminase nos neurônios glutamatérgicos e que pode ativar duas classes de receptores ionotrópicos e metabotrópicos.

O glutamato exerce seus efeitos por meio da ativação de vários receptores ionotrópicos, como NMDA, AMPA e KA (cainato), e também por meio de receptores metabotrópicos. O glutamato é removido da fenda sináptica pelos terminais nervosos e, especialmente, pelas células da glia por meio da ação de vários transportadores específicos (Meldrum et al., 1999). As células da glia convertem o glutamato em glutamina por meio da sintetase de glutamina, sendo a glutamina subsequentemente captada pelos neurônios glutamatérgicos, completando o ciclo. A injeção focal de glutamato causa crises convulsivas em animais de laboratório.

Os receptores ionotrópicos do glutamato pertencem à superfamília dos receptores tetraméricos, diversamente dos receptores do GABA, que são pentaméricos. Enquanto os receptores do GABA e nicotínicos apresentam quatro segmentos transmembrânicos (M1-M4), os do glutamato têm apenas três (M1-M3). O segmento hidrofóbico entre M1 e M2 entra na membrana do lado citoplasmático, mas faz uma alça voltando para o lado citoplasmático sem, contudo, atingir o lado extracelular. A composição da subunidade dos receptores AMPA, KA e NMDA é que determina a sua seletividade para permeabilidade iônica. Os três receptores são permeáveis ao sódio, mas somente o receptor NMDA é permeável também ao cálcio. Os receptores do AMPA e KA também podem ser permeáveis ao cálcio, dependendo da composição da subunidade. Os receptores AMPA e KA estão associados à neurotransmissão excitatória rápida, enquanto o receptor NMDA permanece quiescente no potencial de repouso de membrana, sendo recrutado durante períodos prolongados de despolarização.

O glutamato pode ativar também os receptores metabotrópicos (mGluR), que são acoplados à proteína G e podem estar localizados tanto pré quanto pós-sinapticamente. A ativação desses receptores estimula diversas vias de sinalização, como a via fosfolipase C/IP3 e a via adenilil ciclase/cAMP, que, posteriormente, modulará os canais iônicos e o fluxo de íons K$^+$ ou Ca^{2+}. Existem pelo menos oito subtipos de receptores metabotrópicos de glutamato que pertencem a três grupos (I, II e III).

A inibição da liberação neuronal de glutamato e bloqueio de seus receptores é considerada um alvo farmacológico interessante para o desenvolvimento de novos fármacos antiepilépticos. Apesar de nenhum fármaco antiepiléptico ter atuação no sistema do glutamato como mecanismo de ação principal, vários deles atuam nele. A lamotrigina, a carbamazepina e a fenitoína reduzem a liberação de glutamato, entretanto não é claro se isso decorre da inibição dos canais de sódio e cálcio pré-sinápticos.

A identificação do papel de outros canais iônicos dependentes de voltagem, assim como de canais iônicos modulados por ligantes na fisiopatologia das crises epilépticas, permitiu um desenvolvimento mecanístico de fármacos com outros modos de ação, como aumento da transmissão

GABAérgica, redução da transmissão glutaminérgica, abertura de canais de potássio e inibição de canais de cálcio. É importante ressaltar que frequentemente os fármacos antiepilépticos apresentam mecanismos múltiplos e variáveis de acordo com a dose utilizada. Apesar do número considerável de fármacos com vários mecanismos de ação distintos para o tratamento da epilepsia, ainda está longe da situação ideal de poder tratar a epilepsia com monoterapia sem reações adversas importantes. Em virtude do índice terapêutico estreito dos fármacos utilizados no tratamento da epilepsia, as reações adversas infelizmente ocorrem dentro da faixa terapêutica destes, tornando a aderência ao tratamento particularmente difícil. A diversidade da apresentação clínica dos quadros epilépticos leva à necessidade de combinar os fármacos, além do fato de que comorbidades resultam no uso de terapias concomitantes. A combinação de fármacos utilizados no tratamento da epilepsia com outros fármacos aumenta o risco de interação fármaco-fármaco, tanto farmacocinética quanto farmacodinamicamente, o que torna seu uso intolerável. Fármacos mais antigos utilizados no tratamento da epilepsia, como carbamazepina, fenobarbital, fenitoína e primidona, são especialmente suscetíveis à interação com outros fármacos, por causa da capacidade de induzir aumento na expressão de enzimas da família do citocromo P450, e assim poder reduzir a concentração plasmática e os efeitos de fármacos administrados concomitantemente.

PROTEÍNA 2A DAS VESÍCULAS SINÁPTICAS (SV2A)

A transmissão sináptica é o processo pelo qual neurotransmissores liberados de terminais nervosos pré-sinápticos ligam-se e ativam receptores presentes em neurônios pós-sinápticos com o processamento do sinal subsequente (Casillas-Espinosa et al., 2012). Os processos envolvidos na neurotransmissão sináptica são altamente regulados, incluindo as proteínas envolvidas na formação das vesículas sinápticas, a liberação do neurotransmissor e a subsequente endocitose da vesícula e sua reciclagem e recaptação do neurotransmissor. Além disso, pequenas proteínas como trofinas, hormônios e outros peptídios podem modular o sinal sináptico. As vesículas sinápticas são organelas secretórias de terminais nervosos pré-sinápticos que acumulam grande quantidade de neurotransmissores e os secretam na fenda sináptica após a fusão com a membrana plasmática pré-sináptica. A manutenção da transmissão sináptica depende da formação, da liberação e da reformação das vesículas sinápticas por meio de processos de reciclagem envolvendo tanto exocitose quanto endocitose (Heine, 2012). Múltiplas proteínas estão envolvidas nesses processos, como sinapsina, dinamina, sindapina e proteínas de vesículas sinápticas.

A SV2A é a proteína mais abundante e mais expressa da família das glicoproteínas ligadas à membrana encontrada nas vesículas sinápticas. Essa família é codificada por três genes diferentes, *SV2A*, *SV2B* e *SV2C* (Janz et al., 1999). O *SV2A* é o único membro da família expresso em neurônios GABAérgicos e tornou-se um alvo farmacológico interessante para tratamento de epilepsia quando foi verificado que se tratava do sítio de ligação do fármaco antiepiléptico levetiracetam (Lynch et al., 2004). O *SV2A* modula a exocitose da vesícula sináptica e influencia na homeostase do cálcio, dos constituintes da vesícula sináptica por meio da regulação da expressão e do tráfico da proteína que se liga aos íons cálcio, chamada sinaptotagmina (Yao et al., 2010), além de influenciar as concentrações pré-sinápticas de cálcio e adenosina trifosfato (Janz et al., 1999). Estudos em camundongos knock-out para *SV2A* e *SV2B* mostram um aumento das transmissões sinápticas dependentes de cálcio, levando à hipótese de que o *SV2A* pode regular a liberação pré-sináptica de cálcio e que a disfunção dessa proteína poderia levar a um acúmulo de cálcio durante a geração repetida de potenciais de ação, eventualmente promovendo o aumento da liberação de neurotransmissor e à desestabilização dos circuitos neuronais, facilitando a transmissão excitatória e reduzindo a transmissão inibitória (Janz et al., 1999). É interessante ressaltar que a expressão de *SV2A* está reduzida no hipocampo de pacientes com epilepsia de lobo temporal refratária a fármacos (van Vliet et al., 2009). Há evidência, contudo, de que as alterações da expressão do *SV2A* afetam tanto a transmissão GABAérgica quanto a glutamatérgica (Mendoza-Torreblanca et al., 2013).

SISTEMA DOS ENDOCANABINOIDES

Há dois tipos de receptores canabinoides no organismo identificados como CB1 e CB2, sendo eles receptores acoplados à proteína G. São ativados não somente por substâncias endógenas, chamadas de endocanabinoides, mas também por substâncias derivadas da *Cannabis* e agonistas sintéticos. Os endocanabinoides, os receptores canabinoides e as enzimas responsáveis pela síntese e pela degradação dos endocanabinoides constituem o sistema dos endocanabinoides (Pertwee et al., 2009). Pelo menos cinco substâncias endógenas que apresentam afinidade para os receptores canabinoides são produzidas no cérebro humano. As mais proeminentes são a anandamida e o 2-araquidonoil-glicerol. Os endocanabinoides não são armazenados em vesículas, e sim sintetizados quando necessários, atuando como neurotransmissores retrógrados (Pertwee e Ross, 2002). Eles são liberados pelas células pós-sinápticas e atuam nas células pré-sinápticas reduzindo a quantidade de neurotransmissor liberado. Uma característica básica de todos os endocanabinoides é que suprimem a sensibilidade à dor.

A descoberta dos receptores canabinoides estimulou a procura não somente de isolar os princípios ativos da *Cannabis*, mas também sintetizar agonistas específicos para os receptores CB1 e CB2. Em 1981, o primeiro agonista canabinoide nabilone foi introduzido no mercado. A nabilona é um análogo sintético do delta-9-tetra-hidrocanobinol (THC) utilizado para controle de náuseas e vômitos induzidos pela quimioterapia (Kaur et al., 2016). O próprio THC foi introduzido no mercado em 1985, com o nome de dronabinol, para a mesma indicação. Em 1992, o dronabinol foi aprovado como estimulador de apetite.

O principal receptor canabinoide no sistema nervoso central é o CB1 localizado pré-sinapticamente e acoplado à proteína G, a qual ativa canais de cálcio dependentes de voltagem e aumenta a condutância dos íons potássio nos terminais pré-sinápticos (Friedman e Devinsky, 2015). Estudos preliminares identificam defeitos do sistema endocanabinoide em pacientes com epilepsia; baixos níveis de anandamida foram encontrados no líquido cefalorraquidiano de pacientes com epilepsia de lobo temporal quando comparados com voluntários sadios (Romigi et al., 2010). Foi observada também redução da enzima diacilglicerol lipase alfa, responsável pela síntese do 2-araquidonoil-glicerol. Essas observações indicam que o sistema endocanabinoide pode ter um papel inibitório nas crises convulsivas dos pacientes com epilepsia.

FÁRMACOS

O objetivo do tratamento da epilepsia é que o paciente não apresente mais crises epilépticas, com mínimas reações adversas. Apesar da introdução de numerosos fármacos nas últimas duas décadas, as crises epilépticas permanecem refratárias em aproximadamente um terço dos pacientes, indicando a necessidade premente de novas terapias (Kwan e Brodie, 2000). A monoterapia é o padrão tido como ouro para epilepsias recentemente diagnosticadas, com a possibilidade de uma segunda monoterapia, caso a primeira não tenha apresentado sucesso terapêutico (Glauser et al., 2006). A escolha terapêutica baseia-se no tipo de crise epiléptica, nas características das crises epilépticas (focais ou generalizadas), nas características dos pacientes (sexo, idade, comorbidades), assim como nas características do fármaco (eficácia, segurança, tolerabilidade, farmacodinâmica e farmacocinética). Eventualmente, é necessário o emprego de politerapia para o controle de crises epilépticas em epilepsias resistentes a fármacos; portanto, efeitos sinérgicos farmacodinâmicos e farmacocinéticos devem ser considerados (Tsai et al., 2018). O objetivo da politerapia consiste em aumentar a eficácia com a combinação de fármacos antiepilépticos que tenham mecanismos de ação distintos e reduzir as reações adversas, evitando combinar fármacos com mecanismos de ação similares, particularmente os mais antigos, que apresentam características farmacocinéticas não favoráveis (French e Faught, 2009).

Fenobarbital

Trata-se do ácido 5-etil-5-fenil barbitúrico (Figura 33.5), introduzido na clínica para tratamento de epilepsia em 1912, após a introdução do barbital (ácido 5,5-dietil barbitúrico) em 1903 (Bialer, 2012). O ácido barbitúrico *per se* não tem atividade no sistema nervoso central, possivelmente em virtude de sua baixa lipofilicidade comparada com os seus derivados alquil e aril, conhecidos como barbitúricos. O uso de barbitúricos na prática médica como fármacos antiepilépticos começou com Hauptmann (1912), que observou que a administração do fenobarbital em um paciente com epilepsia reduziu a incidência de crises epilépticas. O fenobarbital, como os demais barbitúricos, exerce seu efeito antiepiléptico primariamente facilitando a inibição causada pelo GABA, por meio de interação alostérica com os seus receptores pós-sinápticos. Ele aumenta a ativação dos receptores GABA$_A$ ao aumentar a duração da abertura dos canais iônicos, sem afetar a frequência de abertura ou de sua condutância (Kwan e Brodie, 2004). Isso causa um aumento no fluxo de Cl$^-$, que leva a uma hiperpolarização das membranas celulares dos neurônios pós-sinápticos, impedindo, portanto, a transmissão da atividade epiléptica. É importante ressaltar que os barbitúricos podem ativar diretamente o receptor GABA$_A$ na ausência do GABA, efeito este responsável por sua atividade de sedação (Anderson, 2002).

O fenobarbital administrado via oral (VO) apresenta biodisponibilidade absoluta completa (100%), com um *clearance* de 0,06 ± 0,01 mℓ/mim/kg, do qual 75% são hepáticos e 25% renais. O volume aparente de distribuição é de 0,54 ± 0,03 ℓ/kg e apresenta uma meia-vida de eliminação de 99 ± 18 h (Browne *et al.*, 1985). O fenobarbital é metabolizado primariamente em dois metabólitos inativos, o para-hidroxifenobarbital excretado na urina e o conjugado N-glicosídio. A hidroxilação para-hidroxifenobarbital é feita primariamente pelo CIP2C9, com menor contribuição do CIP2C19 e CIP2E1 (Hargraves *et al.*, 1996). O fenobarbital pode ser alvo ou efetor na indução e na inibição de enzimas hepáticas envolvidas no metabolismo de fármacos antiepilépticos ou outros fármacos lipossolúveis. O ácido valproico inibe tanto a hidroxilação quanto a glucorinidação do fenobarbital, causando redução de seu *clearance* e aumentando a sua meia-vida de eliminação. O fenobarbital é conhecido por sua capacidade de induzir aumento na atividade de enzimas envolvidas com o metabolismo, resultando em aumento do *clearance* e diminuição de concentração plasmática de vários fármacos antiepilépticos como fenitoína, carbamazepina, ácido valproico, lamotrigina, etosuximida, felbamato, topiramato, zonisamida e tiagabina (Leeder, 2002). A Figura 33.6 e a Tabela 33.2 mostram as principais características farmacocinéticas e farmacodinâmicas dos barbitúricos utilizados clinicamente.

O fenobarbital é eficaz em epilepsia focal e epilepsia com crises tônico-clônicas bilaterais. Apesar de ser usado há mais de um século, seu risco/benefício não é claro, pois não há estudos bem controlados para avaliar objetivamente sua eficácia. Isso é parcialmente devido à falta de interesse comercial no fenobarbital (fármaco antigo, sem interesse patentário). A percepção de que o fenobarbital seja neurotóxico talvez compreenda o motivo da falta de interesse em investigá-lo mais profundamente (o último ensaio clínico com esse fármaco terminou o recrutamento de pacientes há mais de 30 anos). As reações adversas mais comuns do fenobarbital são sedação, alteração de comportamento, déficit cognitivo, alteração do humor e alterações do tecido conjuntivo. Mais raramente, podem ser observadas anemia megaloblástica, osteomalácia, hepatotoxicidade e teratogenicidade.

A dose recomendada em crianças é de 4 a 8 mg/kg/dia, e em adultos entre 60 e 240 mg/dia, fracionados em 1 a 3 vezes/dia. A faixa terapêutica do fenobarbital para fins de monitoramento varia entre 10 e 40 μg/mℓ. As várias metanálises feitas comparando o fenobarbital com outros fármacos antiepilépticos, como fenitoína e carbamazepina, não indicaram diferença significativa em relação à eficácia (Kwan e Brodie, 2004). Uma revisão sistemática avaliando a incidência de reações adversas no sistema nervoso central causados por fenobarbital e comparando-o com ácido valproico, carbamazepina e fenitoína não demonstrou diferença significativa entre os grupos (Figura 33.7; Zhang *et al.*, 2011).

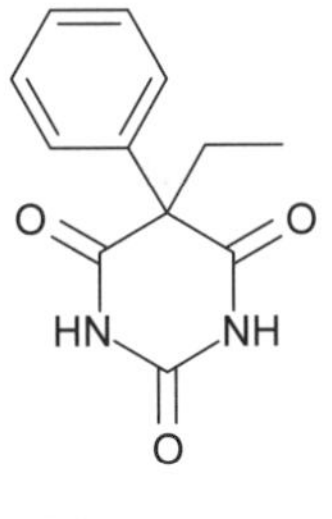

Figura 33.5 Fenobarbital.

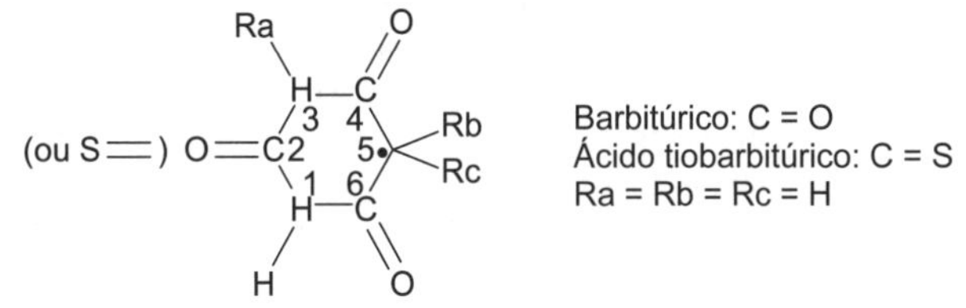

Figura 33.6 Estrutura básica dos barbitúricos.

Tabela 33.2 Principais características farmacocinéticas e farmacodinâmicas dos barbitúricos utilizados clinicamente.

Composto (marca comercial)	Ra	Rb	Rc	Modo de administração	t$_{1/2}$ (h)	Indicação principal
Amobarbital (Amytal®)	—H	—C$_2$H$_5$	—CH$_2$CH$_2$CH(CH$_3$)$_2$	IM, IV	10 a 40	Insônia
Butabarbital (Butisol®)	—H	—C$_2$H$_5$	—*CH(CH$_3$)CH$_2$CH$_3$	VO	35 a 50	Insônia
Mefobarbital (Mebaral®)	—CH$_3$	—C$_2$H$_5$	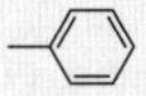 —C$_6$H$_5$	VO	10 a 70	Epilepsia
Metoexital (Brevital®)	—CH$_3$	—CH$_2$CH:CH$_2$	—*CH(CH$_3$)CH$_2$CH$_3$	IV	3 a 5	Anestesia
Pentobarbital (Nembutal®)	—H	—C$_2$H$_5$	—*CH(CH$_3$)CH$_2$CH$_3$	VO, IM, IV, retal	15 a 50	Insônia
Fenobarbital (Luminal®)	—H	—C$_2$H$_5$	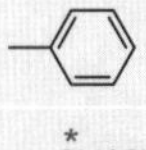 —C$_6$H$_5$	VO, IM, IV	80 a 120	Epilepsia
Secobarbital (Seconal®)	—H	—CH$_2$CH:CH$_2$	—*CH(CH$_3$)CH$_2$CH$_3$	VO	15 a 40	Insônia
Tiopental (Pentothal®)	—H	—C$_2$H$_5$	—*CH(CH$_3$)CH$_2$CH$_3$	IV	8 a 10	Anestesia

IM: via intramuscular; IV: via intravenosa; VO: via oral.

Ensaio clínico ou subgrupo	PB Eventos	PB Total	Outro FAE Eventos	Outro FAE Total	Peso (%)	Risco relativo M-H, aleatório, IC 95%
PB *versus* VPA						
Heller (1995)	6	58	2	61	35,4	3,16 (0,66-15,01)
Silva (1996)	1	10	1	49	14,8	4,90 (0,33-71,97)
Thilothammal (1996)	0	51	0	48		Não estimável
Vining (1987)	3	28	9	28	49,8	0,33 (0,10-1,10)
Subtotal (IC 95%)		**147**		**186**	**100,0**	**1,41 (0,23-8,53)**
Total de eventos	10		12			
Heterogeneidade: Tau^2 = 1,71; Chi^2 = 6,65, df = 5 (p = 0,04); I^2 = 70%						
Teste para o efeito geral: Z = 0,37 (p = 0,71)						
PB *versus* CBZ						
Heller (1995)	6	58	3	61	27,5	2,10 (0,55-8,02)
Mattson (1985)	24	101	33	101	63,1	0,73 (0,46-1,14)
Silva (1996)	1	10	1	54	9,4	5,40 (0,37-79,43)
Subtotal (IC 95%)		**169**		**216**	**100,0**	**1,28 (0,46-3,60)**
Total de eventos	31		37			
Heterogeneidade: Tau^2 = 0,43; Chi^2 = 4,07, df = 2 (p = 0,13); I^2 = 51%						
Teste para o efeito geral: Z = 2,47 (p = 0,64)						
PB *versus* PHT						
Mattson (1985)	24	101	30	110	69,0	0,87 (0,55-1,39)
Pal (1998)	0	47	1	47	7,7	0,33 (0,01-7,98)
Silva (1996)	1	10	2	54	13,6	2,70 (0,27-27,03)
Thilothammal (1996)	0	51	13	52	9,7	0,04 (0,00-0,62)
Subtotal (IC 95%)		**209**		**263**	**100,0**	**0,54 (0,11-2,65)**
Total de eventos	25		46			
Heterogeneidade: Tau^2 = 1,5; Chi^2 = 7,51, df = 3 (p = 0,06); I^2 = 60%						
Teste para o efeito geral: Z = 0,76 (p = 0,45)						

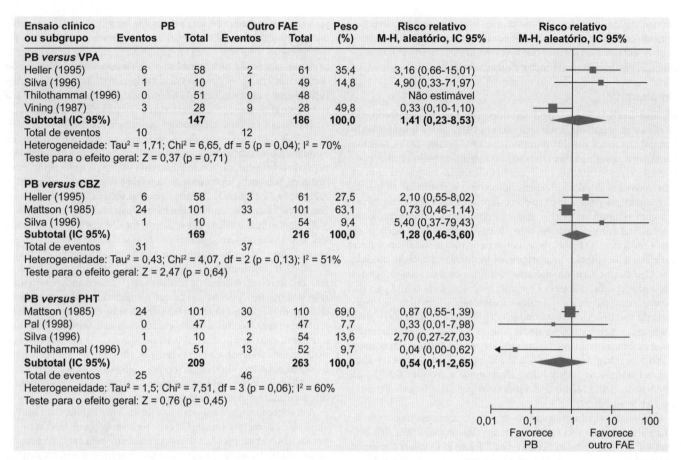

Figura 33.7 *Forest plot* mostrando a incidência de reações adversas no sistema nervoso central causadas por fenobarbital (PB) em comparação com ácido valproico (VPA), carbamazepina (CBZ) e fenitoína (PHT). FAE: fármaco antiepiléptico.

O fenobarbital ainda é bastante utilizado como fármaco antiepiléptico predominantemente em países em desenvolvimento (mas também nos desenvolvidos) em razão de seu baixo custo, amplo espectro de ação e facilidade de uso. Entretanto, seu uso vem diminuindo com o passar do tempo, talvez não tanto por suas limitações, mas porque suas vantagens não são promovidas comercialmente, fenômeno este inevitável com fármacos antigos. Um ensaio clínico multicêntrico que acompanhou 622 pacientes por 5 anos comparou fenobarbital com carbamazepina, difenilhidantoía e primidona, todos administrados em monoterapia (Mattson *et al.*, 1985). Aproximadamente 80% dos pacientes foram controlados de maneira adequada; a principal diferença entre os tratamentos foi a tolerabilidade; carbamazepina e difenilhidantoína foram associadas a menor incidência de reações adversas.

Primidona

Derivado do fenobarbital que não tem o grupo carbonil na posição 2 do anel pirimidínico (Figura 33.8), a primidona foi introduzida no mercado em 1952 (Bogue e Carrington, 1953) e causou grande interesse, pois foi considerada mais potente que o fenobarbital e outros derivados barbitúricos, sem provocar, contudo, efeitos sedativos. Entretanto, esse interesse logo desapareceu com a constatação de que o fenobarbital é um dos metabólitos gerados pela primidona (Buttler e Waddell, 1956).

Figura 33.8 Primidona.

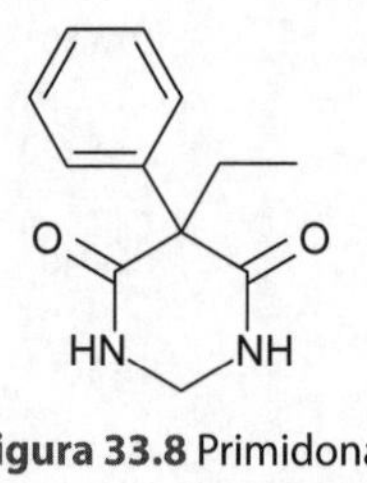

Além do fenobarbital, o metabolismo da primidona gera outro metabólito ativo, a feniletilmalonamida, que, similarmente ao fenobarbital, apresenta meia-vida de eliminação mais longa que a primidona. Portanto, a eficácia clínica da primidona, mesmo sendo utilizada como monoterapia, envolve três moléculas ativas cuja razão de suas concentrações plasmáticas é variável, dificultando em muito seu monitoramento terapêutico. Após 60 anos de uso, a primidona não é considerada superior ao fenobarbital e seu uso clínico é bastante limitado.

Fenitoína

Também conhecida como difenil-hidantoína, foi sintetizada em 1908 como um derivado barbitúrico (Figura 33.9), entretanto sua ação antiepiléptica só foi identificada em 1938. Trata-se de um fármaco considerado de primeira linha para tratamento de crises convulsivas tônico-clônicas generalizadas ou crises parciais (Brodie e Dichter, 1996). É um dos fármacos mais prescritos no tratamento de epilepsia (corresponde a aproximadamente 52% das pescrições), quando comparado com ácido valproico (19%), carbamazepina (11%) e fenobarbital (7%), apesar de apresentar índice terapêutico estreito e alta variabilidade no *clearance* e, por essas características, necessitar de monitoramento terapêutico (Thorn *et al.*, 2012). Acredita-se que seu efeito antiepiléptico

Figura 33.9 Fenitoína.

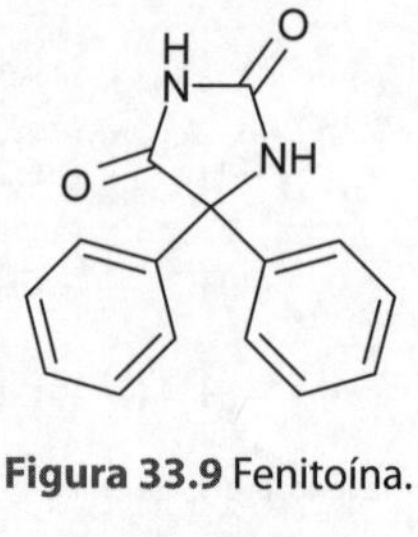

seja mediado primariamente por sua ação inibitória nos canais de sódio dependentes de voltagem, ligando-se a estes durante o estado de inativação rápida e reduzindo a frequência da emissão repetida dos potenciais de ação, sem afetar sua duração e sua amplitude (McLean e MacDonald, 1983). Entretanto, conforme mencionado anteriormente, o mecanismo de ação de fármacos com ação no tratamento da epilepsia é controverso. A fenitoína bloqueia também canais de cálcio dependentes de voltagem (Schumacher *et al.*, 1998), atenua a liberação de glutamato após convulsão (Rowley *et al.*, 1995) e, paradoxalmente, reduz as correntes de potássio (Nobile e Vercellino, 1997). Há também algumas evidências que indicam que a fenitoína potencializa a ação do GABA em alguns subtipos de receptores GABA$_A$ (Granger *et al.*, 1995). A fenitoína está recomendada no tratamento de epilepsias focais ou tônico-clônicas bilaterais (Wood, 2015).

A fenitoína é um dos poucos fármacos cuja farmacocinética muda de primeira ordem para ordem zero. Em concentrações plasmáticas de 15 μg/mℓ, um pequeno aumento de dose pode causar aumentos substanciais em sua concentração. A Figura 33.10 ilustra o comportamento não linear da fenitoína quando administrada em doses diárias acima de 300 mg/dia (Abou-Khalil, 2016).

As reações adversas da fenitoína relacionados com a dose administrada são nistagmo, ataxia, náuseas, vômitos, hipertrofia gengival, depressão, sonolência, aumento paroxístico de crises convulsivas e anemia megaloblástica. Os sintomas neurotóxicos são mais frequentes em concentrações plasmáticas acima de 20 μg/mℓ. A fenitoína também pode causar reações adversas não relacionadas com a dose, como reações de hipersensibilidade, idiossincráticas por natureza. A fenitoína é primariamente metabolizada em hidroxifenitoína, que é um metabólito inativo; todas as reações adversas dependentes da dose estão associadas à redução da formação de hidroxifenitoína com acumulação excessiva de fenitoína.

Etossuximida

É um derivado succinimídico, mas que apresenta semelhança estrutural com os barbitúricos (Figura 33.11), sendo utilizado no tratamento da epilepsia de ausência infantil há mais de 50 anos. O mecanismo de ação envolve o bloqueio dos canais de cálcio dependentes de voltagem do tipo T localizados no tálamo, característica dos fármacos antiepilépticos que os torna eficazes no tratamento das crises de ausência.

A etossuximida é quase completamente absorvida após administração VO (f = 95 a 100%), não se liga às proteínas plasmáticas e tem volume aparente de distribuição de 0,7 ℓ/kg. A meia-vida de eliminação varia entre 30 e 40 h em pacientes pediátricos e entre 30 e 60 h em adultos (Buchanan *et al.*, 1969), permitindo que a administração seja feita 1 vez/dia. Entretanto, quando a dose diária exceder 1,5 g/dia, recomenda-se que seja fracionada. A concentração terapêutica da etossuximida varia entre 40 e 100 μg/mℓ, porém alguns pacientes podem se beneficiar com concentrações plasmáticas de até 150 μg/mℓ (Gören e Onat, 2007). Aproximadamente 80% da etossuximida sofre metabolismo hepático, primariamente pelo CIP3A, e, em menor extensão pelos CIP2E 4 CIP2C/B, sendo os 20% restantes eliminados pela urina na forma inalterada. O *clearance* está aumentado quando administrado junto a fármacos indutores de metabolismo. A etossuximida causa poucas interações farmacocinéticas com outros fármacos antiepilépticos. O uso terapêutico da etossuximida atualmente é restrito às crises de ausência quando fármacos mais eficazes como o ácido valproico não controlam ou não são tolerados. A dose recomendada é de 30 mg/kg/dia, bem tolerada de modo geral, não sendo comuns *rashes* cutâneos e reações de hipersensibilidade.

Carbamazepina

É quimicamente relacionada com os antidepressivos tricíclicos (imipramina e desipramina), diferenciando-se estruturalmente da imipramina por apresentar uma ligação dupla entre os carbonos 10 e 11 e uma cadeia lateral mais curta (Figura 33.12). É importante ressaltar que tanto a carbamazepina quanto o seu derivado, a oxcarbazepina, não apresentam estrutura barbitúrica como a dos fármacos revistos anteriormente. A carbamazepina foi introduzida em 1963 e é amplamente utilizada no tratamento das convulsões tônico-clônicas bilaterais e crises focais (Brodie e French, 2000). A carbamazepina estabiliza a forma inativa dos canais de sódio dependentes de voltagem (Courtney e Etter, 1983), um mecanismo similar ao da fenitoína. Aparentemente, outro mecanismo de ação da carbamazepina consiste na inibição da neurotransmissão glutamérgica, inibindo o aumento de cálcio intracelular induzido pelo NMDA e pela glicina em células granulares cerebelares de rato (Hough *et al.*, 1996). Diferentemente da fenitoína, não há evidências de que a carbamazepina interfira nos canais de cálcio voltagem-dependentes ou que potencie a ação do GABA.

A absorção da carbamazepina é relativamente lenta no ser humano, apresentando T$_{máx}$ após administração oral variando entre 4 e 24 h. A biodisponibilidade é similar para as várias formas farmacêuticas utilizadas para administração de carbamazepina VO e não sofre influência quando ingerida com alimentos. A ligação às proteínas plasmáticas é

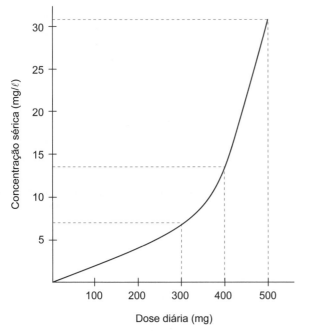

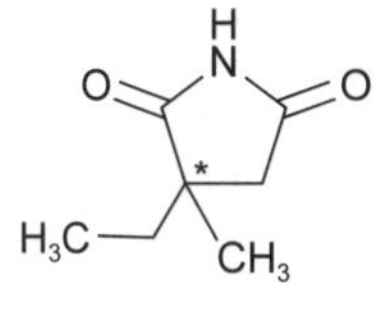

Figura 33.10 Comportamento não linear da fenitoína quando administrada em doses diárias acima de 300 mg/dia. Com a dose de 400 mg/dia, a concentração plasmática é de aproximadamente 13 mg/ℓ. Caso as crises não tenham sido controladas com essa dose, um incremento de 100 mg gera concentrações plasmáticas acima de 30 mg/ℓ, com sinais de toxicidade clínica. Um aumento de 30 mg na dose seria mais apropriado.

Figura 33.11 Etossuximida.

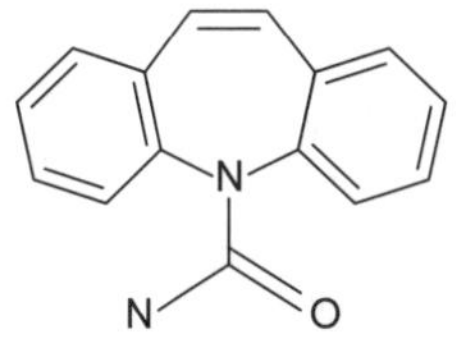

Figura 33.12 Carbamazepina.

entre 70 e 80% e o volume de distribuição entre 0,8 e 2,0 ℓ/kg. A carbamazepina é metabolizada primariamente no seu metabólito ativo carbamazepina-10,11-epóxido, o qual é metabolizado em carbamazepina-10,11-transdiol. Em pacientes com epilepsia, a faixa terapêutica da carbamazepina está entre 4 e 12 μg/mℓ.

A carbamazepina é recomendada para o tratamento das epilepsias focais ou generalizadas com convulsões tônico-clônicas bilaterais, mas não é eficaz, podendo mesmo ser prejudicial em pacientes com crises de ausência ou crises mioclônicas (Liporace *et al.*, 1994). O tratamento com carbamazepina deve ser iniciado com doses baixas (200 a 400 mg/dia) para permitir o desenvolvimento de tolerância às reações adversas no sistema nervoso central. As doses podem ser aumentadas em 200 mg a cada 2 ou 4 semanas até que se tenha um controle do quadro clínico. A dose máxima depende do quanto a carbamazepina induz de seu próprio metabolismo (Macphee *et al.*, 1987).

Oxcarbazepina

É um derivado da carbamazepina no qual se introduziu um grupo cetônico na posição 10 do anel dibenzazepínico (Figura 33.13). As modificações estruturais introduzidas impedem a formação do metabólito 10,11-epóxido da carbamazepina, aparentemente responsável por várias reações adversas e capaz de induzir a expressão de enzimas hepáticas do citocromo P450 (Tecoma, 1999). A oxcarbazepina é essencialmente um profármaco e é rápida e completamente reduzida no fígado em seu metabólito ativo, o 10,11-di-hidro-10-hidroxicarbamazepina. Seu principal mecanismo de ação é similar ao da fenitoína e da carbamazepina, a inibição dos canais de sódio dependentes de voltagem. A oxcarbazepina também reduz a liberação pré-sináptica de glutamato, possivelmente por bloquear as correntes de cálcio (Calabresi *et al.*, 1995).

A oxcarbazepina é completamente absorvida após administração oral, sendo extensamente metabolizada em virtude do efeito de primeira passagem no seu metabólito ativo 10,11-di-hidro-10-hidroxicarbamazepina. A meia-vida de eliminação da oxcarbazepina é de aproximadamente 2 h, enquanto a do seu metabólito ativo é de 9 h, sendo seu volume aparente de distribuição do metabólito de 49 ℓ. A oxcarbazepina pode ser administrada em jejum ou com alimentos, e mais de 95% de sua dose é recuperada na urina, dos quais apenas 1% na forma inalterada. O *clearance* renal do metabólito se correlaciona bem com o *clearance* renal da creatinina, e a meia-vida de eliminação do metabólito em pacientes com insuficiência renal grave (*clearance* de creatinina < 30 mℓ/min) é de aproximadamente 19 h após uma dose única de 300 mg de oxcarbazepina. A recomendação consiste em administrar a oxcarbazepina 2 vezes/dia. O grande enfoque dos ensaios clínicos da oxcarbazepina foi demonstrar que se tratava de uma alternativa eficaz para a carbamazepina (Grant e Faulds, 1992), conforme ilustrado na Figura 33.14.

Há certo consenso de que não há diferenças significativas sobre a eficácia da carbamazepina, da oxarbazepina e do acetato de eslicarbazepina no tratamento de epilepsias focais com evolução para crises tônico-clônicas bilaterais (Gierbolini *et al.*, 2016). Na verdade, é bem provável que essa observação possa ser extrapolada para todos os fármacos antiepilépticos (Benbadis *et al.*, 2014). Conforme mencionado anteriormente, o desenvolvimento da oxcarbazepina se deu com o intuito de ter melhor tolerabilidade e por não apresentar a formação do 10,11-epóxido da carbamazepina. Entretanto, as reações adversas observadas com a oxcarbazepina são similares aos da carbamazepina, exceção feita ao *rash* cutâneo, cuja incidência é significativamente menor com oxcarbazepina, quando comparada com carbamazepina. As reações adversas mais comuns são: tontura, sonolência, náuseas, cefaleia, diplopia, vômitos, fadiga, ataxia, vertigem e tremores. Uma característica interessante dos três derivados dibenzazepínicos refere-se à capacidade de induzir hiponatremia, sendo essa incidência aparentemente maior com a oxcarbazepina (Dong *et al.*, 2005).

A oxcarbazepina está indicada para tratamento das crises epilépticas focais com ou sem evolução para crises tônico-clônicas bilaterais, tanto como fármaco acessório nas refratárias quanto como monoterapia nas recém-diagnosticadas. A dose diária recomendada em adultos é de 1.200 mg/dia, fracionada em duas tomadas como fármaco acessório e de 2.400 mg/dia em monoterapia. Em pacientes pediátricos, o tratamento deve ser iniciado com dose entre 8 e 10 mg/kg/dia chegando ao máximo de 60 mg/kg/dia (Guerreiro *et al.*, 2015).

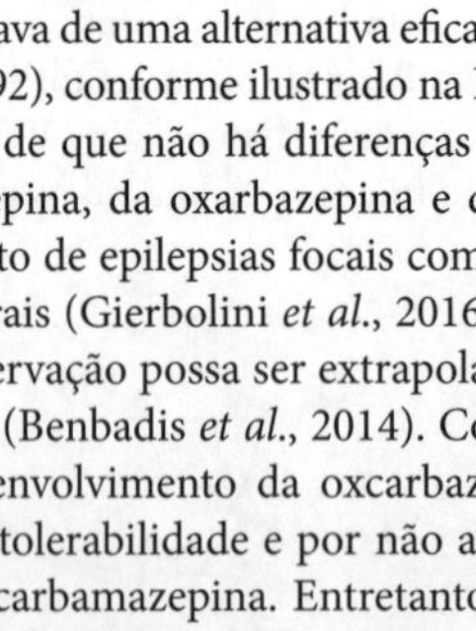

Acetato de eslicarbazepina

Representa a terceira geração da família das dibenzazepinas (Figura 33.15), sendo a primeira geração representada pela carbamazepina, e a segunda pela oxcarbazepina. Seu principal mecanismo de ação se dá por bloqueio dos canais de sódio dependentes de voltagem por meio do aumento da inativação destes (Almeida e Soares-da-Silva, 2007). A eslicarbazepina também bloqueia os canais de cálcio tipo T em tecido cerebral humano (Doeser *et al.*, 2015). Os novos fármacos antiepilépticos atualmente são registrados de início como fármacos acessórios para epilepsias refratárias ao tratamento; depois de demonstrada sua eficácia, são avaliados como monoterapia para epilepsias recém-diagnosticadas (Banach *et al.*, 2015). O acetato de eslicarbazepina é indicado atualmente como fármaco acessório ou como monoterapia em pacientes com epilepsia focal.

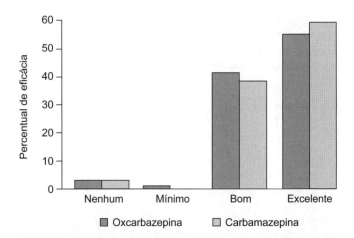

Figura 33.14 Avaliação global da eficácia feito pelo médico em pacientes recém-diagnosticados com crises tônico-clônicas ou epilepsia parcial com ou sem generalização secundária tratados com oxcarbazepina (n = 80) ou carbamazepina (n = 71) em ensaio clínico randomizado e duplo-cego.

Figura 33.13 Oxcarbazepina.

Figura 33.15 Acetato de eslicarbazepina.

Após a administração oral, o acetato de eslicarbazepina é rápida e extensamente metabolizado (95%) em virtude do efeito de primeira passagem em seu metabólito ativo, a eslicarbazepina. Esta apresenta cinética linear com meia-vida de 20 a 24 h, permitindo desse modo a administração 1 vez/dia. A eslicarbazepina é altamente biodisponível VO, visto que a quantidade de eslicarbazepina e seus metabólitos glucoronídicos encontrados na urina após administração do acetato de eslicarbazepina representa 90% da dose deste. A administração com alimentos não altera a biodisponibilidade da eslicarbazepina. A ligação às proteínas plasmáticas da eslicarbazepina é menor que 40% e o volume aparente de distribuição é de 61 ℓ. A eslicarbazepina e seus metabólitos são eliminados essencialmente via renal (dois terços na forma inalterada), sendo seu *clearance* renal de 20 mℓ/min, bem menor que a taxa de filtração glomerular (120 mℓ/min), o que sugere que ocorra reabsorção tubular. A redução da dose (50%) é recomendada em pacientes com *clearance* de creatinina menor que 50 mℓ/min. A meia-vida de eliminação varia entre 13 e 20 h em pacientes com epilepsia. Os *forest plots*, mostrados a seguir, ilustram o impacto do acetato de eslicarbazepina na biodisponibilidade de outros fármacos antiepilépticos (Figura 33.16), bem como o impacto de outros fármacos antiepilépticos na biodisponibilidade da eslicarbazepina (Figura 33.17).

A eficácia do acetato de eslicarbazepina foi avaliada em três ensaios clínicos multicêntricos, randomizados, duplo-cegos e controlados com placebo, como fármaco de adição no tratamento de epilepsia focal refratária. A análise ITT (*intention to treat*) feita em 1.050 pacientes demonstrou redução da frequência de crises convulsivas em 18,5% dos pacientes tratados com placebo, e redução de 19,9%, 36,2% e 39,9% naqueles tratados com acetato de eslicarbazepina 400, 800 e 1.200 mg/dia, respectivamente (Ptasalos e Berry, 2012). O acetato de eslicarbazepina é bem tolerado, e as reações adversas costumam ser de intensidade leve ou moderada e depender da dose, conforme mostrado na Figura 33.18 (Keating, 2014).

Pregabalina

Estruturalmente similar ao neurotransmissor inibitório GABA, sua modificação foi introduzida no sentido de aumentar a sua lifofilicidade e, portanto, sua difusão pela barreira hematencefálica (Figura 33.19). Entretanto, a pregabalina não se liga aos receptores $GABA_A$ ou $GABA_B$, tampouco é transformada em algum metabólito que funcione como agonista dos receptores GABA. Em modelos animais, a pregabalina liga-se à subunidade alfa-2-delta dos canais de cálcio dependentes de voltagem pré-sinápticos, reduzindo o influxo de cálcio induzido pela despolarização dos neurônios e, portanto, inibindo a liberação de neurotransmissores excitatórios. Esse mecanismo pode ser responsável por sua ação de prevenir as crises epilépticas e sua ação analgésica. A pregabalina não atua em canais de sódio dependentes de voltagem ou em receptores de dopamina, serotonina ou opioides e não atua na ciclo-oxigenase (Cross e Sherman, 2017).

A pregabalina apresenta excelente biodisponibilidade absoluta após administração VO (> 90%), sendo indicada no tratamento complementar das epilepsias focais. A dose efetiva é de 150 a 600 mg/dia, dividida em duas ou três vezes. A dose inicial não deve ser maior que 150 mg/dia, podendo ser aumentada eventualmente até 600 mg/dia. A pregabalina é eliminada essencialmente por via renal, sendo necessário um ajuste de dose em pacientes nefropatas. A maioria dos efeitos adversos causados pela pregabalina é de intensidade leve ou moderada, geralmente dependente da dose e costuma ocorrer nas primeiras 2 semanas do tratamento. Sonolência e tontura são os efeitos adversos mais comuns que, dependendo da intensidade, podem levar à interrupção do tratamento. Outra reação adversa é o aumento de peso, que pode ocorrer em 14% dos pacientes que utilizam a pregabalina na dose de 600 mg.

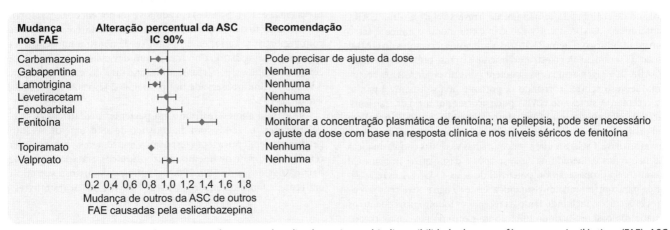

Figura 33.16 *Forest plot* mostrando o impacto do acetato de eslicarbazepina na biodisponibilidade de outros fármacos antiepilépticos (FAE). ASC: área sob a curva.

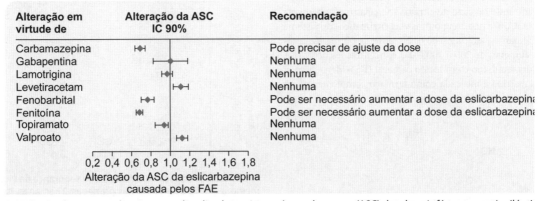

Figura 33.17 *Forest plot* mostrando o impacto da eslicarbazepina na área sob a curva (ASC) dos demais fármacos antiepilépticos (FAE).

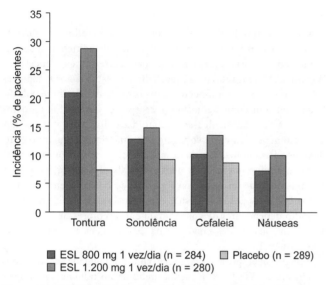

Figura 33.18 Tolerabilidade do acetato de eslicarbazepina VO em pacientes com epilepsia focal refratária. A figura mostra as reações adversas com incidência maior que 10% em relação ao placebo.

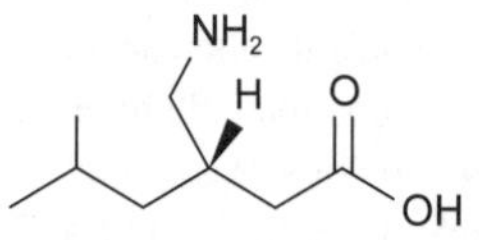

Figura 33.19 Pregabalina.

Vigabatrina

É um fármaco estruturalmente relacionado com o GABA cujo mecanismo de ação baseia-se na inibição irreversível da enzima GABA transaminase (GABA-T). A vigabatrina, cujo nome químico é ácido gamavinil-butírico (Figura 33.20), não se liga aos receptores do GABA, apesar de ser um análogo estruturalmente bastante próximo. Ao inibir a GABA-T, a vigabatrina causa aumento dos níveis de GABA no sistema nervoso central, tornando-o, portanto, mais disponível para o seu receptor. A síntese do GABA pode ocorrer por meio da transaminação do alfacetoglutarato (um intermediário do ciclo do citrato) em glutamato, o qual é convertido em GABA por meio da enzima GABA descarboxilase. O GABA que se encontra nas vesículas citoplasmáticas dos neurônios é liberado na sinapse após a despolarização neuronal causada pela propagação do potencial de ação. O GABA livre se difunde para a membrana pós-sináptica, onde se liga e ativa seus receptores específicos, incluindo tanto os receptores ionotrópicos quanto os metabotrópicos, produzindo inibição do neurônio pós-sináptico por meio da modulação do influxo iônico e da liberação de neurotransmissores. O GABA livre é rapidamente removido da fenda sináptica pelas células da glia, onde é metabolizado pela GABA-T em semialdeído succínico, reentrando no ciclo do citrato. A vigabatrina é altamente seletiva para a GABA-T e não afeta outras vias enzimáticas do sistema GABAérgico (Tolman e Faulkner, 2009). Na dose de 50 mg/kg, a vigabatrina causa aumento de 200 a 300% das concentrações de GABA no líquido cefalorraquidiano e em tecido cerebral (Ben-Menachem *et al.*, 1988). A vigabatrina é indicada como fármaco complementar no tratamento de epilepsia focal complexa refratária e para tratamento de espasmos infantis (Tolman e Faulkner, 2009).

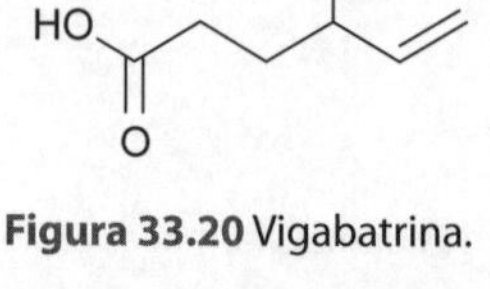

A vigabatrina tem excelente biodisponibilidade absoluta quando administrada VO, não se liga às proteínas plasmáticas e não é metabolizada, sendo eliminada na urina na forma inalterada. A administração pode ser feita em jejum ou com alimentos. Sua meia-vida de eliminação em adultos é de 10,5 h e, em pacientes pediátricos jovens, varia entre 5 e 6 h. Entretanto, a duração de ação é maior que a sua meia-vida de eliminação. A duração do efeito da vigabatrina é determinada pela meia-vida de eliminação da enzima GABA-T, que tem meia-vida superior à da vigabatrina (Jung *et al.*, 1977). A dose recomendada para início do tratamento em adultos é de 1.000 mg/dia, fracionada em duas tomadas. A dose diária pode ser incrementada em 500 mg em intervalos semanais, com dose recomendada de 3.000 mg/dia (fracionada em duas tomadas de 1.500 mg). Por seu alto *clearance* renal (5,2 ℓ/h), sua dose deve ser reduzida em pacientes com insuficiência renal de acordo com o grau de insuficiência. Em pacientes com insuficiência renal leve (*clearance* de creatinina > 50 e até 80 mℓ/min), a dose deve ser reduzida em 25%; naqueles com insuficiência renal moderada (*clearance* de creatinina > 30 até 50 mℓ/min), 50%; e, ainda, naqueles com insuficiência grave (*clearance* de creatinina > 10 e até 30 mℓ/min), em 75%. Em pacientes pediátricos para tratamento de espasmos infantis, a dose recomendada é de 50 mg/kg. As reações adversas mais comuns são: sonolência, tontura e fadiga. Entretanto, após a aprovação de seu uso, notou-se que a vigabatrina pode causar alterações do campo visual, sendo o mecanismo responsável por essa reação adversa ainda não totalmente esclarecido (pode ser devido ao aumento da concentração de GABA na retina ou por redução da concentração de taurina). As alterações visuais ocorrem bilateralmente e se caracterizam por uma constrição concêntrica do campo visual, sendo a acuidade visual central raramente afetada. As alterações têm característica irreversível, a gravidade pode ser leve ou grave e os pacientes frequentemente usam o movimento da cabeça ou dos olhos para compensar as alterações. A prevalência é alta (25 a 50%) em adultos e menor em crianças (15%). O monitoramento do campo visual é fundamental durante o tratamento com vigabatrina. Vários ensaios clínicos demonstraram a eficácia e a segurança da vigabatrina no tratamento das epilepsias focais disperceptivas refratárias, geralmente utilizando uma dose de 3 g/dia, sendo a melhora clínica observada nas primeiras 2 semanas (Figura 33.21; Faught, 2011).

Um ensaio clínico realizado em pacientes pediátricos (n = 116; Fejerman *et al.*, 2000) com diagnóstico de síndrome de West (encefalopatia epiléptica com espasmos musculares, hipsarritmia e retardo de desenvolvimento neuropsíquico) tratados com vigabatrina nas doses de 50 a 200 mg/kg/dia demonstrou sua eficácia em reduzir tanto os quadros convulsivos (61,8% ficaram livres de

Figura 33.20 Vigabatrina.

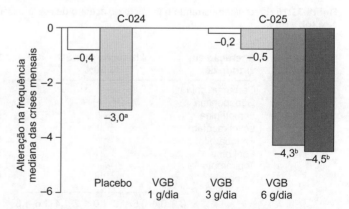

Figura 33.21 Avaliação da eficácia e da segurança da vigabatrina (VGB): melhora clínica observada nas primeiras 2 semanas. [a]p = 0,0002; [b]p = 0,0001.

convulsão) quanto de espasmo muscular (75% redução). As reações adversas mais comuns foram sonolência (19 pacientes) e irritabilidade (15 pacientes).

Tiagabina

É um derivado do ácido nipecótico ao qual foram ancorados grupos lipofílicos (tiofenos) por meio de uma cadeia alifática (Figura 33.22). A tiagabina apresenta como mecanismo de ação o bloqueio seletivo e específico da recaptação do GABA pelos astrócitos e neurônios por meio da inibição do transportador GAT-1, resultando no aumento de sua concentração extracelular no cérebro (Wang et al., 2004).

A absorção da tiagabina após administração oral é rápida, com $T_{máx}$ ocorrendo após 45 min da administração em jejum, com biodisponibilidade absoluta de aproximadamente 90%. A administração com alimentos gordurosos retarda o $T_{máx}$ (2,5 h) e reduz o $C_{máx}$, sem, entretanto, alterar a extensão da absorção. A tiagabina apresenta farmacocinética linear entre 2 e 24 mg, com ligação às proteínas plasmáticas de aproximadamente 96%. Com base em estudos in vitro, o metabolismo da tiagabina é feito primariamente pelo CIP3A, com contribuições dos CIP1A2, CIP2D6 e CIP2C19. Aproximadamente 2% da dose é eliminada na forma inalterada, sendo 25% e 63% da dose restante eliminada pela urina e pelas fezes, respectivamente, na forma de metabólitos. O clearance sistêmico é de 109 mℓ/min com meia-vida de eliminação em voluntários sadios de 7 a 9 h. A meia-vida de eliminação da tiagabina é reduzida em aproximadamente 50 a 65% em pacientes que estejam utilizando concomitantemente fármacos indutores de metabolismo. Não há necessidade de ajuste de dose em pacientes com insuficiência renal. Em ensaio clínico randomizado, duplo-cego, controlado com placebo em grupos paralelos e realizado em pacientes com epilepsia focal refratária (Uthman et al., 1998), a tiagabina administrada nas doses de 16, 32 e 56 mg/dia foi superior ao grupo placebo (Figura 33.23), efeito confirmado em uma revisão Cochrane (Pulman et al., 2014). As reações adversas mais frequentes em pacientes tratados com tiagabina como fármaco de adição em epilepsia refratária (geralmente com dose menor ou igual a 64 mg/dia durante 12 semanas) foram tontura (30%), astenia (24%), nervosismo (12%) e tremor (9%), sendo essa frequência significativamente maior comparada com o grupo placebo (13,12, 3 e 3%, respectivamente). Esses sintomas foram de intensidade leve e ocorreram no início do tratamento (Adkins e Noble, 1998).

Em um ensaio clínico randomizado e duplo-cego, com desenho paralelo avaliou a tiagabina (6 e 36 mg/dia) administrada como monoterapia em pacientes adultos com epilepsia focal disperceptiva, com ou sem evolução para crise tônico-clônica bilateral (Schachter, 1995). Após 12 semanas de tratamento, a proporção de pacientes que tiveram redução de 50% ou mais de crises convulsivas, em comparação com a linha de base, foi de 31% para o grupo 36 mg/dia e 18% para o grupo de 6 mg/dia. A tiagabina deve ser administrada com alimentos, sendo a dose inicial recomendada de 4 mg/dia (1 vez/dia), com aumento de 4 mg a cada semana (fracionada em 2 vezes/dia), podendo chegar até 56 mg/dia, fracionados em duas ou quatro administrações em pacientes que estejam tomando indutores de metabolismo ou em monoterapia.

Gabapentina

É outro fármaco derivado do GABA (Figura 33.24), mas, apesar de sua semelhança estrutural, a gabapentina não se liga aos receptores do GABA, não é convertida metabolicamente em GABA e não é substrato nem inibidor para o transportador do GABA (Taylor et al., 1998). O mecanismo de ação da gabapentina como fármaco antiepiléptico é o mesmo proposto para a pregabalina, ou seja, a inibição dos canais de cálcio dependentes de voltagem pré-sinápticos por meio de sua ligação à subunidade alfa-2-delta. As evidências atualmente apontam para quatro isoformas da subunidade alfa-2-delta, das quais apenas duas (alfa-2-delta-1 e alfa-2-delta-2) se ligam à gabapentina (Sills, 2006). A isoforma alfa-2-delta-1 é amplamente expressa no organismo, e um modelo transgênico em camundongos knock-in para uma mutação dessa isoforma demonstrou não somente redução do binding da gabapentina, como também redução de seu efeito analgésico, ansiolítico e anticonvulsivo, apoiando o conceito de ser esse o sítio primário de ação da gabapentina (Taylor, 2004).

A biodispobilidade da gabapentina não é proporcional à dose quando administrada VO, ou seja, ela diminui substancialmente quando a dose é aumentada. A biodisponibilidade da gabapentina é aproximadamente 60%, 47%, 34%, 33% e 27% após administração de 900, 1.200, 2.400, 3.600 e 4.800 mg/dia, respectivamente, fracionadas em três doses. Apresenta baixa ligação às proteínas plasmáticas (> 3%) com volume aparente de distribuição de 58 ± 6 ℓ. Em pacientes com epilepsia, a concentração de gabapentina no líquido cefalorraquidiano é de aproximadamente 20% da concentração plasmática. A gabapentina não sofre metabolismo, sendo eliminada pela urina na forma inalterada, sendo seu clearance sistêmico proporcional ao clearance renal da creatinina. A meia-vida de eliminação da gabapentina varia entre 5 e 7 h. A Figura 33.25 mostra a diferença de linearidade entre a gabapentina e a pregabalina (Bockbrader et al., 2010).

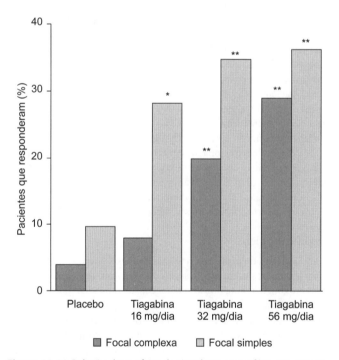

Figura 33.23 Relação dose-efeito da tiagabina como fármaco associado ao tratamento de epilepsia focal refratária, em ensaio clínico randomizado, duplo-cego, controlado com placebo, com desenho paralelo. *p < 0,05; **p < 0,01 versus placebo.

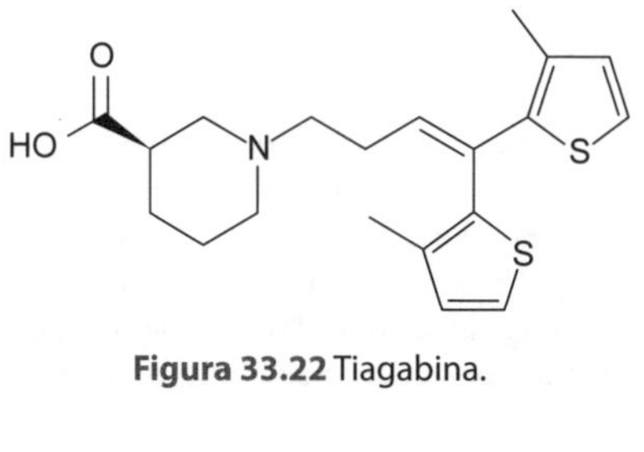

Figura 33.22 Tiagabina.

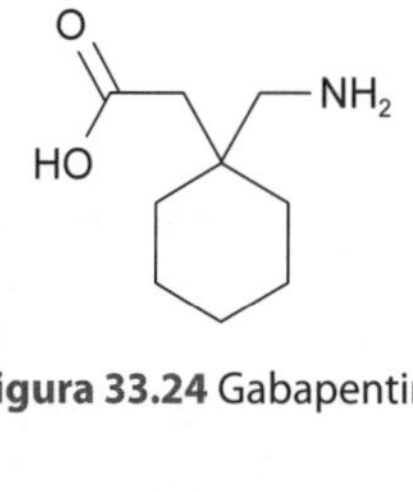

Figura 33.24 Gabapentina.

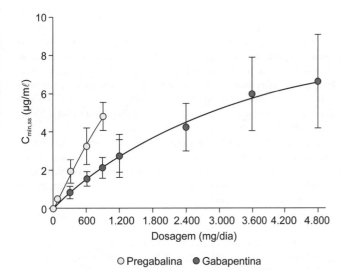

Figura 33.25 Média da concentração plasmática mínima (C_{min}) no estado de equilíbrio (ss) em voluntários sadios após administração de pregabalina ou gabapentina a cada 8 h. Barras verticais representam o desvio padrão da média.

Tabela 33.3 Interação farmacocinética entre fármacos antiepilépticos.	
Fármaco antiepiléptico	**Efeito na concentração plasmática de outros fármacos antiepilépticos**
Carbamazepina	↓ Clonazepam / ↓ Primidona (↑ Fenobarbital)
	↓ Etossuximida / ↓ Tiagabina
	↓ Felbamato / ↓ Topiramato
	↓ Lamotrigina / ↓ Ácido valproico
	↓ Oxcarbazepina (↓ MHD) / ↓ Zonisamida
	↓↑ Fenitoína
Etossuximida	↑ Carbamazepina
	↓ Fenitoína
	↑ Ácido valproico
Felbamato	↓ Carbamazepina (↑ CBZ-E)
	↑ Fenobarbital
	↑ Fenitoína
	↑ Ácido valproico
Gabapentina	Nenhum
Lamotrigina	↑ CBZ-E
Levetiracetam	Nenhum
Oxcarbazepina	Nenhum
Fenobarbital e primidona (os efeitos da primidona são derivados do metabólito fenobarbital)	↓ Carbamazepina / ↑↓ Fenitoína
	↓ Clonazepam / ↓ Tiagabina
	↓ Etossuximida / ↓ Topiramato
	↓ Felbamato / ↓ Ácido valproico
	↓ Lamotrigina / ↓ Zonisamida
	↔ Oxcarbazepina (↓ MHD)
Fenitoína	↓ Carbamazepina / ↑↓ Primidona (↑ Fenobarbital)
	↓ Clonazepam / ↓ Tiagabina
	↓ Etossuximida / ↓ Topiramato
	↓ Felbamato / ↓ Ácido valproico
	↓ Lamotrigina / ↓ Zonisamida
	↔ Oxcarbazepina (↓ MHD)
Tiagabina	↓ Ácido valproico
Topiramato	↑ Fenitoína
	↓ Ácido valproico
Ácido valproico	↓ Carbamazepina (↑ CBZ-E) / ↑↓ Fenitoína (total)
	↑ Etossuximida / ↑ Fenitoína (livre)
	↑ Felbamato / ↑ Primidona (↑ Fenobarbital)
	↑ Lamotrigina / ↓ Topiramato
	↑ Fenobarbital / ↓ Zonisamida
Zonisamida	Nenhum

A gabapentina está indicada como fármaco acessório para tratamento de epilepsia focal com ou sem evolução para crise tônico-clônica bilateral em adultos e em pacientes pediátricos na faixa etária de 3 a 12 anos (Tidwell e Swims, 2003). Um ensaio clínico em pacientes com epilepsia genética (ou idiopática generalizada) com convulsões generalizadas não demonstrou benefício no uso de gabapentina; outros ensaios demonstraram que a gabapentina pode potencializar as crises de ausência e crises mioclônicas (Herman e Hedley, 1989). Possivelmente, o grande diferencial positivo da gabapentina está na sua ausência de interação farmacocinética com os outros fármacos antiepilépticos, conforme mostrado na Tabela 33.3.

Em pacientes adultos ou pediátricos acima de 12 anos de idade, a dose inicial recomendada de gabapentina é de 300 mg 3 vezes/dia, aumentada até 600 mg 3 vezes/dia. Em pacientes pediátricos, a dose inicial recomendada é de 10 a 15 mg/kg/dia, podendo chegar até 40 mg/kg/dia, ambas fracionadas em três tomadas diárias. As doses devem ser reduzidas em pacientes com insuficiência renal. As reações adversas mais comuns observados em pacientes utilizando gabapentina como fármaco acessório, com frequência superior à do placebo, foram sonolência, tontura, ataxia, fadiga e nistagmo.

Ácido valproico

É um derivado do ácido valérico (naturalmente produzido pela *Valeriana oficinalis*) sintetizado no século 19 (Burnton, 1882; Figura 33.26). Por aproximadamente um século, foi considerada uma molécula inerte, utilizada como solvente para compostos orgânicos. Entretanto, em 1963, durante um estudo que avaliou várias moléculas com potencial anticonvulsivante, verificou-se que elas eram ativas quando dissolvidas em ácido valproico, em um modelo animal de epilepsia (Meunier et al., 1963). No cérebro humano, o ácido valproico altera a atividade do neurotrasmissor GABA ao potencializar a atividade inibitória do GABA por meio de vários mecanismos como inibição da degradação do GABA, inibição da GABA transaminobutirato e aumento da síntese do GABA. Além disso, o ácido valproico atenua a excitação causada pelo NMDA e bloqueia os canais de sódio e de cálcio dependentes de voltagem (Chateauvieux et al., 2010).

Doses equivalentes de valproato sódico, divalproato ou ácido valproico geram quantidades plasmáticas equivalentes do íon valproato. Apesar de a taxa de absorção do íon valproato poder mudar com as várias formulações empregadas, as diferenças são de pequena relevância clínica nas condições de estado de equilíbrio atingidas no tratamento crônico das epilepsias. O mesmo se aplica em relação à administração ser feita em jejum ou com alimentos. O valproato é ligado às proteínas plasmáticas (81,5 a 90%) e a concentração no líquido cefalorraquidiano é semelhante à concentração do fármaco livre na circulação. Ele é metabolizado pelo fígado, e 30 a 50% da dose administrada é recuperada na urina como conjugado glucoronídico. Apenas 3% da dose é

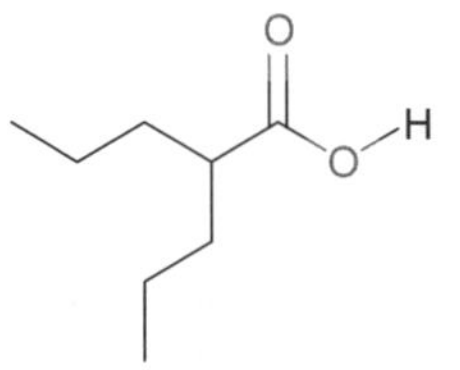

Figura 33.26 Ácido valproico.

recuperada na urina na forma inalterada. O *clearance* sistêmico é de 0,56 ℓ/h/1,73 m² e o volume aparente de distribuição é de 11 ℓ/1,73 m², com uma meia-vida de eliminação que varia entre 9 e 16 h. Não há necessidade de ajuste de dose em pacientes com insuficiência renal.

Apresenta um alto espectro de atividade e é considerado um fármaco de primeira linha para tratamento de epilepsia generalizada idiopática, sendo eficaz contra todas as manifestações da doença, incluindo crises de ausência. É utilizado sinergicamente com etossuximida e com lamotrigina. É eficaz também em epilepsias focais; entretanto, aparenta ser menos eficaz quando comparado com a carbamazepina (Mattson et al., 1985). O ácido valproico deve ser introduzido lentamente com aumento gradual até que se consiga um controle adequado das crises epilépticas. O ácido valproico também é eficaz no tratamento da epilepsia mioclônica juvenil (Vajda e Eadie, 2014). É considerado teratogênico de maneira dose-dependente, mais do que os demais fármacos antiepilépticos.

A dose inicial recomendada é de 10 a 15 mg/kg/dia, podendo ser incrementada semanalmente (5 mg/kg/semana) até atingir uma resposta clínica satisfatória, que geralmente acontece em doses menores que 60 mg/kg/dia. A dose deve ser fracionada em 2 a 3 administrações, dependendo da necessidade de doses maiores. Pacientes que apresentam reações adversas gástricas podem se beneficiar com a administração do fármaco com alimentos. O aumento de enzimas hepáticas e trombocitopenia costuma ser dependente da dose.

Levetiracetam

Derivado pirrolidínico (Figura 33.27) pertencente à segunda geração de fármacos antiepilépticos, é o enantiômero S do análogo etil do piracetam, um fármaco muito utilizado em idosos como nootrópico. O levetiracetam liga-se à proteína vesicular sináptica 2A (SV2A) e reduz a liberação de neurotransmissores excitatórios (Kaur et al., 2016). A proteína vesicular sináptica 2A é uma proteína integral da membrana presente em todas as vesículas sinápticas, especialmente no sistema nervoso central (Correa-Basurto et al., 2015), e tem importante papel no processo de exocitose de vesículas carregadas de neurotransmissores, conforme visto anteriormente. O levetiracetam também inibe a liberação de cálcio de estoques intraneuronais. Diversamente de outros mecanismos de ação de fármacos antiepilépticos, o levetiracetam não envolve potenciação do GABA ou bloqueio de canais de sódio ou cálcio (Lyseng-Williamson, 2011).

O levetiracetam é rapidamente absorvido após administração VO, apresentando $T_{máx}$ de 1 h e biodisponibilidade absoluta próxima de 100%. A administração com alimentos não afeta a biodisponibilidade, entretanto retarda o $T_{máx}$ para 1,5 h. O levetiracetam não é extensamente metabolizado em humanos, e a principal via metabólica é a hidrólise enzimática do grupo acetamídico, que forma um metabólito inativo carboxílico, responsável por 24% da dose administrada, cujo metabolismo não é dependente de enzimas do CIP450. O levetiracetam e seu metabólito têm pouca ligação às proteínas plasmáticas (< 10%) e são eliminados predominantemente por *clearance* renal (0,6 mℓ/min/kg) na forma inalterada; o *clearance* sistêmico é de 0,96 mℓ/min/kg, com meia-vida de eliminação de 7 ± 1 h. O *clearance* do levetiracetam correlaciona-se bem com o *clearance* de creatinina, portanto a dose deve ser reduzida de acordo com o grau de insuficiência renal. Não há necessidade de alterar a dose em pacientes com insuficiência hepática.

Conforme revisado por Lyseng-Williamson (2011), o levetiracetam (1.000 a 3.000 mg/dia) foi avaliado em vários ensaios clínicos duplo-cegos, randomizados e controlados com placebo, como terapia acessória para controlar crises epilépticas em pacientes adultos com diagnóstico de epilepsia focal refratária com ou sem evolução para crises tônico-clônicas bilaterais. Em todos os ensaios clínicos realizados, o levetiracetam foi eficaz em reduzir de maneira significativa a frequência das crises convulsivas (redução média de 17,7 a 59,9% *versus* 6,1 a 13,7% com placebo). Um ensaio clínico de não inferioridade avaliou a eficácia do levetiracetam (n = 237) em monoterapia comparando-a com a da carbamazepina (n = 235) em pacientes acima de 16 anos de idade com recém-diagnóstico de epilepsia. A maioria desses pacientes (80%) tinha o diagnóstico de epilepsia focal. Os pacientes foram tratados com levetiracetam (1.000 a 3.000 mg/dia) ou com carbamazepina (400 a 1.200 mg/dia). Na análise *per protocol*, 73% dos pacientes tratados com levetiracetam não apresentaram crises epilépticas por um período superior a 6 meses, comparados com 72,8% dos pacientes tratados com carbamazepina. O levetiracetam foi considerado não inferior à carbamazepina (Brodie et al., 2007). Nesse ensaio clínico, 79,6% dos pacientes tratados com levetiracetam e 80,8% daqueles tratados com carbamazepina relataram pelo menos uma reação adversa, sendo a maioria delas de intensidade leve ou moderada. A maioria das reações adversas observadas em grandes ensaios clínicos (Steinhoff et al., 2007; Kwan et al., 2010) consistiu em sonolência (12,8 a 30,3%), tontura (6,9 a 14,7%), fadiga (6 a 13,7%), astenia (8,3%), cefaleia (5,9 a 10,3%) e náuseas (3,8 a 5,6%).

O levetiracetam é indicado como fármaco acessório no tratamento de epilepsias refratárias ou como monoterapia no tratamento de epilepsias focais com ou sem evolução para crises tônico-clônicas bilaterais. Em pacientes adultos, a dose recomendada varia de 1.000 a 3.000 mg/dia, fracionada em duas administrações, e o tratamento deve ser iniciado com a dose de 1.000 mg/dia, que pode ser incrementada em 1.000 mg a cada 2 semanas até atingir a dose de 3.000 mg/dia. Não há evidências de que doses mais altas que 3.000 mg/dia tragam algum benefício extra. Em pacientes pediátricos, a dose recomendada para início de tratamento é de 20 mg/kg/dia, também fracionada em duas tomadas, podendo ser incrementada com 20 mg/kg/dia a cada 2 semanas até atingir a dose de 60 mg/kg/dia (pacientes pediátricos com peso menor que 20 kg devem ser tratados com a forma farmacêutica líquida de solução oral).

Brivaracetam

Derivado do levetiracetam, é mais lipofílico e tem penetração mais rápida no sistema nervoso central, atingindo concentrações mais altas no sítio de ação. O brivaracetam (Figura 33.28) apresenta afinidade 10 a 30 vezes maior pelas SV2A que o levetiracetam, e essa diferença é a razão para sua maior potência e eficácia em relação ao levetiracetam

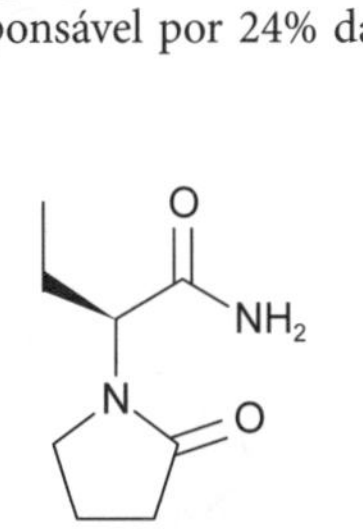

Figura 33.27 Levetiracetam.

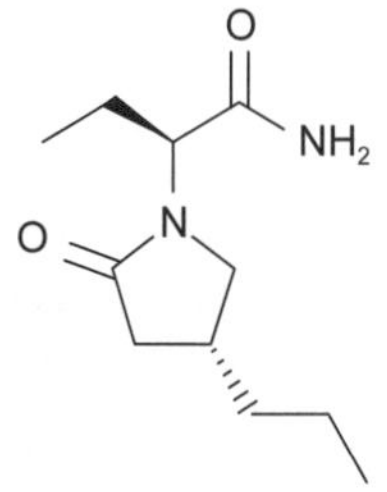

Figura 33.28 Brivaracetam.

(Ferlazzo *et al.*, 2015). Isso pode ser relevante para o tratamento de emergências como estado de mal epiléptico (*status epilepticus*) ou convulsões em *cluster*, visto que seu início de ação é mais rápido do que o início de ação do levetiracetam (Yates *et al.*, 2015). Distintamente do levetiracetam, o brivaracetam apresenta capacidade de bloquear canais de sódio dependentes de voltagem, o que resultou em uma atividade mais ampla em modelos animais de epilepsia. O brivaracetam não apresenta atividade modulatória nos receptores AMPA do glutamato, a qual é observada com o levetiracetam.

O brivaracetam está disponível comercialmente em comprimidos, solução oral e para uso intravenoso. Apresenta farmacocinética linear (farmacocinética de primeira ordem), portanto dependente da dose. É rápida e completamente absorvido após administração oral, e o $T_{máx}$ sofre aumento (de 1 h para 3 h) quando administrado com alimentos gordurosos, sem, contudo, sofrer alteração da biodisponibilidade (Klein *et al.*, 2016). A passagem para o sistema nervoso central ocorre por difusão passiva e o brivaracetam não é substrato para as bombas de efluxo como a glicoproteína P, BCPR ou MRP2. Apresenta meia-vida de 8 a 10 h, sendo recomendada a administração 2 vezes/dia. O estado de equilíbrio é atingido após 2 dias de doses repetidas, e o *clearance* sistêmico é predominantemente renal (1,7 ℓ/h), não sendo necessário ajuste de dose em pacientes nefropatas.

A eficácia do brivaracetam foi avaliada em ensaios clínicos duplo-cegos, randomizados e controlados com placebo, em pacientes com epilepsia focal refratária. O objetivo primário consistiu em avaliar a redução da frequência de crises convulsivas em 1 semana e, depois, em 4 semanas de tratamento. O brivaracetam foi considerado superior ao placebo (Figura 33.29).

A dose inicial recomendada é de 100 mg/dia, fracionada em duas administrações. Com base na tolerabilidade do paciente e na necessidade clínica, a dose pode ser reduzida para 50 mg/dia ou aumentada para 200 mg/dia, sempre fracionada em duas administrações. Para pacientes com insuficiência hepática, recomenda-se dose inicial de 50 mg/dia, podendo chegar ao máximo de 150 mg/dia, sempre fracionada em duas administrações. As reações adversas mais comuns estão relacionadas com o sistema nervoso central e incluem sonolência (16%), tontura (12%), fadiga (9%) e alterações do equilíbrio (3%). Alterações gastrintestinais como náuseas, vômitos e constipação intestinal também foram observadas (2 a 5%).

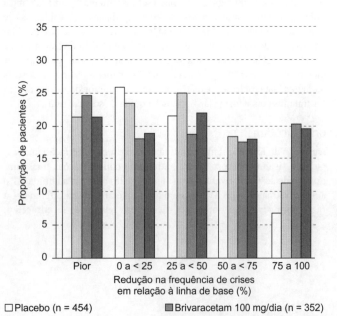

Figura 33.29 Redução na frequência de crises em relação à linha de base em pacientes com epilepsia parcial refratária e tratados com brivaracetam ou placebo.

Clobazam

É o único fármaco benzodiazepínico no mercado que apresenta uma estrutura 1,5 (ou seja, os nitrogênios estão nas posições 1 e 5 do anel benzodiazepínico), visto que os demais benzodiazepínicos têm estrutura 1,4 (Figura 33.30). O mecanismo de ação do clobazam é semelhante ao dos demais fármacos benzodiazepínicos, consistindo no aumento da neurotransmissão GABAérgica resultante de sua ligação ao sítio benzodiazepínico dos receptores $GABA_A$.

O clobazam é rapidamente absorvido após administração VO, com $T_{máx}$ variando entre 0,5 e 4 h, não sendo sua biodisponibilidade afetada quando ingerido com alimentos. O fármaco é bastante lipofílico, distribuindo-se rapidamente pelo organismo com volume aparente de distribuição aproximadamente de 100 ℓ. O clobazam sofre extenso metabolismo hepático, cuja principal via é a N-desmetilação realizada primariamente pelo CIP3A4, mas também pelos CIP2C19 e CIP2B6, formando o metabólito também ativo (1/5 de potência, entretanto), o N-desmetil-clobazam. O clobazam e seu metabólito ligam-se às proteínas plasmáticas (80 a 90% e 70%, respectivamente). O N-desmetil-clobazam é extensamente metabolizado pelo CIP2C19, e metabolizadores pobres do CIP2C19 apresentam níveis plasmáticos 5 vezes maiores em comparação com metabolizadores extensos. Após a administração oral, 11% da dose é encontrada nas fezes e 82% eliminada na urina, entretanto não há necessidade de ajuste da dose em pacientes com insuficiência renal leve ou moderada. A meia-vida de eliminação do clobazam e de seu metabólito ativo N-desmetil-clobazam varia entre 36 e 42 h e 71 e 82 h, respectivamente.

O fármaco causou redução igual ou superior a 50% da frequência de crises em pacientes diagnosticados com síndrome de Lennox-Gastaut ou epilepsia refratária, com pouca evidência de tolerância, apesar da eficácia persistente (Wheless e Phelps, 2013). Em um ensaio clínico randomizado, duplo-cego e controlado com placebo, pacientes com diagnóstico de síndrome de Lennox-Gastaut foram randomizados para receber clobazam (5, 10 ou 20 mg/dia) ou placebo, cujas doses acima de 5 mg/dia foram fracionadas em duas administrações. Nas três doses, o clobazam causou redução significativa da incidência de crises, quando comparado com placebo (Figura 33.31). As reações adversas ocorrem de maneira dependente da dose e incluem: sedação, sonolência, letargia, lentidão psicomotora, ataxia, fadiga, alterações do sono, irritabilidade e agressividade (Conry *et al.*, 2009).

A recomendação da dose de clobazam para pacientes com peso inferior a 30 kg é de iniciar com 5 mg/dia, chegando ao máximo de 20 mg/dia, sempre fracionados em duas administrações. Para pacientes com peso superior a 30 kg, a dose inicial é de 10 mg/dia, chegando ao máximo de 40 mg/dia, sempre fracionados em duas tomadas. O clobazam é recomendado como fármaco adjuvante no tratamento de epilepsias focais e generalizadas.

Lamotrigina

Sintetizada no início da década de 1980, foi aprovada para uso em adultos na década de 1990, sendo um dos fármacos antiepilépticos de nova geração mais prescritos, representando 65% das novas prescrições de antiepilépticos no Reino Unido (Ackers *et al.*, 2007). A lamotrigina foi desenvolvida como um inibidor fraco da diidrofolato

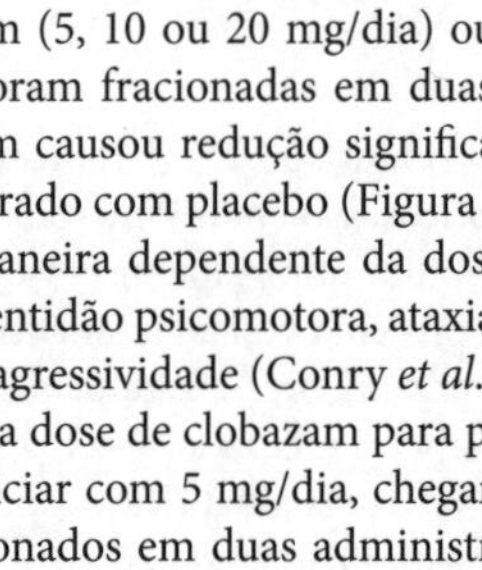

Figura 33.30 Clobazam.

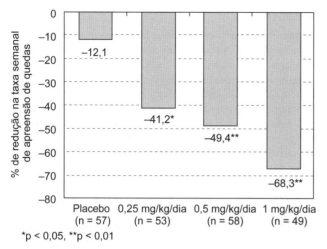

Figura 33.31 Redução média (%) de crises epilépticas semanais em relação à linha de base em pacientes tratados com placebo ou doses distintas de clobazam.

redutase, pois acreditava-se que fármacos antifólicos apresentavam atividade antiepiléptica. A origem dessa hipótese baseou-se na observação de que o ácido fólico produzia focos epileptogênicos (Hommes e Obbens, 1972) e que os fármacos antiepilépticos carbamazepina, fenitoína e fenobarbital apresentam propriedades antifolato. Entretanto, nunca foi estabelecida uma correlação entre a atividade antifolato e a atividade antiepiléptica (Choi e Morrell, 2003). Trata-se de um derivado triazínico (Figura 33.32). Estudos pré-clínicos *in vitro* indicam que a lamotrigina atua como inibidor dos canais de sódio dependentes de voltagem, estabilizando a membrana neuronal e inibindo a liberação de neurotransmissores excitatórios, como o glutamato e o aspartato.

A lamotrigina é bem absorvida quando administrada VO, com biodisponibilidade absoluta próxima de 100% (97,6 ± 0,048%). Apresenta ligação às proteínas plasmáticas (55%), distribuindo-se em sua maioria nos órgãos, com volume aparente de distribuição de 0,87 ℓ/kg em voluntários sadios e chegando a 1,25 ℓ/kg em pacientes com epilepsia utilizando fármacos antiepilépticos (Ramsey *et al.*, 1991). É metabolizada predominantemente por conjugação com ácido glicurônico. A maior parte da dose oral de lamotrigina (70%) é recuperada na urina como conjugado 2-N-glucoronídeo. Em voluntários sadios, a meia-vida de eliminação é de aproximadamente 24 h com *clearance* sistêmico de 26,6 mℓ/min. Indutores de CIP450, como fenitoína, carbamazepina, fenobarbital e primidona, aumentam o *clearance* sistêmico da lamotrigina, reduzindo sua meia-vida de eliminação para aproximadamente 14 h (Yuen, 1995). Por sua vez, o uso de inibidores enzimáticos como o ácido valproico reduz o *clearance* sistêmico da lamotrigina, aumentando a sua meia-vida de eliminação para aproximadamente 59 h. É interessante ressaltar que a lamotrigina não altera concentrações plasmáticas em equilíbrio dos fármacos carbamazepina, fenitoína, valproato, fenobarbital ou primidona.

A recomendação da dose depende do esquema terapêutico que o paciente estiver tomando, seja um inibidor de enzimas, seja um indutor de enzimas. A dose recomendada de manutenção em esquema terapêutico contendo valproato (inibidor de enzima) é de 100 a 400 mg/dia (fracionada em 1 ou 2 tomadas). Em esquemas terapêuticos contendo indutores de enzima, a dose recomendada é de 300 a 500 mg/dia, podendo chegar, dependendo do esquema, a 700 mg/dia. Não foi estabelecida uma faixa terapêutica para a lamotrigina, portanto não se sabe o valor até o momento de um monitoramento terapêutico. As reações adversas mais comuns são: *rash* cutâneo (3%), tontura (2,8%) e cefaleia (2,5%).

A lamotrigina é indicada como fármaco de adição para tratamento de epilepsia focal, epilepsia idiopática generalizada com crises tônico-clônicas bilaterais e síndrome de Lennox-Gastaut. A lamotrigina também é indicada como monoterapia para pacientes com epilepsia focal. Um ensaio clínico randomizado, multicêntrico e duplo-cego, com grupos paralelos, comparou a eficácia e a segurança da lamotrigina *versus* carbamazepina em pacientes com diagnóstico recente de epilepsia focal com ou sem evolução para crises tônico-clônicas bilaterais. A dose-alvo de lamotrigina foi de 150 mg/dia e a da carbamazepina de 600 mg/dia (Brodie *et al.*, 1995). Os pacientes foram acompanhados por 2 anos, e a eficácia foi similar para ambos os fármacos; 39% dos pacientes tratados com lamotrigina e 38% daqueles tratados com carbamazepina ficaram livres de crises, a partir da segunda metade do estudo. Resultados similares foram obtidos comparando lamotrigina com fenitoína ou com ácido valproico. Um ensaio clínico duplo-cego em pacientes pediátricos com crises de ausência comparou lamotrigina com placebo (Frank *et al.*, 1999). A resposta ao tratamento foi confirmada por meio de manobra de hiperventilação durante EEG de rotina e EEG ambulatorial de 24 h. Houve diferença significativa entre os grupos: 62% dos pacientes tratados com lamotrigina ficaram livres das crises de ausência, comparados com 21% daqueles tratados com placebo.

Rufinamida

É um derivado triazólico (Figura 33.33), cujo mecanismo de ação está relacionado com a capacidade de redução dos canais de sódio dependentes de voltagem de se recuperarem da inativação, permanecendo inativos por mais tempo. Na concentração de 100 μM *in vitro*, a rufinamida reduz a corrente de sódio dos neurônios corticais de rato em 26,5% e prolonga o tempo de recuperação do canal de sódio após inativação (Deeks e Scott, 2006). Estudos de *binding* demonstram que a rufinamida não se liga aos receptores de acetilcolina, GABA, NMDA, AMPA, cainato, glicina, histamina ou monoaminas. A rufinamida está indicada como fármaco de adição no tratamento das crises associadas à síndrome de Lennox-Gastaut (representa 10% das epilepsias em crianças) e, também, em epilepsias focais.

A rufinamida é bem absorvida (70%) após administração oral com alimentos, visto que aumenta a biodisponibilidade e $C_{máx}$ com redução do $T_{máx}$ (de 8 para 6 h). Assim, recomenda-se que a rufinamida seja ingerida com alimentos. Apresenta baixa ligação às proteínas plasmáticas (34%), predominantemente à albumina (80%), e é extensivamente metabolizada por enzimas não pertencentes ao CIP-450; somente 2% são encontrados de forma inalterada nas fezes ou urina. Não é necessário ajuste de dose em pacientes com insuficiência renal. A meia-vida de eliminação é de 8 a 12 h, sendo recomendada a administração 2 vezes/dia (Cheng-Hakimian *et al.*, 2006). O valproato reduz o *clearance* de rufinamida, enquanto a fenitoína, a primidona, o fenobarbital, a carbamazepina e a vigabatrina aumentam o seu *clearance*, necessitando, portanto, de ajuste da dose. Os efeitos benéficos da rufinamida observados no tratamento da síndrome de

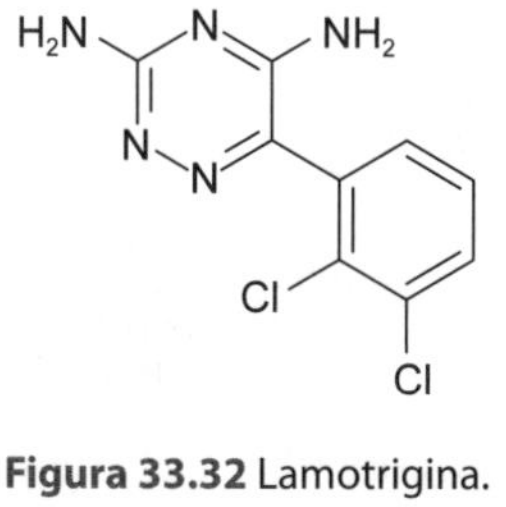

Figura 33.32 Lamotrigina.

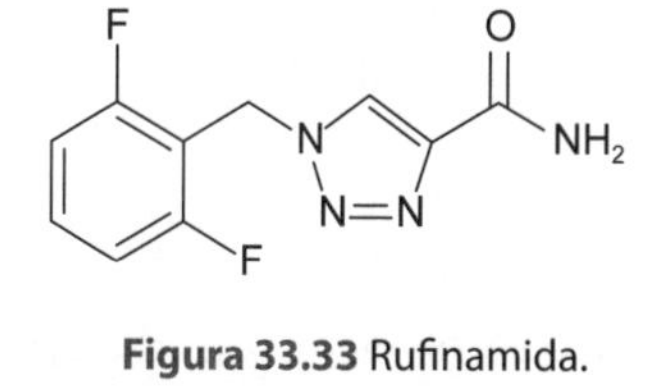

Figura 33.33 Rufinamida.

Lennox-Gastaut foram mantidos a longo prazo (Glauser *et al.*, 2005). A redução da frequência de crises tônico-clônicas generalizadas variou de 42,6 a 79,3% durante os 6 a 36 meses do tratamento com rufinamida (Figura 33.34). A rufinamida também causou redução da frequência das crises tônico-atônicas, variando de 48,1 a 76,1% em relação ao estado basal.

Uma metanálise de ensaios clínicos controlados com placebo em pacientes com diagnóstico de epilepsia focal não controlada (utilizando outros fármacos antiepilépticos) revelou que a rufinamida apresenta significativo efeito terapêutico (Figura 33.35; Xu *et al.*, 2016).

Para tratamento da síndrome de Lennox-Gastaut, a dose inicial recomendada é de 10 mg/kg/dia, podendo a dose máxima chegar a 45 mg/kg/dia. Já em pacientes com quadro de epilepsia focal, a dose inicial recomendada varia entre 200 e 1.600 mg/dia, sendo a dose máxima recomendada de 3.200 mg/kg/dia. As reações adversas mais comuns são sonolência, tontura, cefaleia, fadiga, náuseas e diplopia.

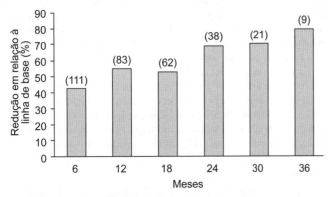

Figura 33.34 Eficácia a longo prazo da rufinamida como fármaco de adição ao tratamento da síndrome de Lennox-Gastaut. A figura mostra a redução em relação à linha de base da frequência total de crises. A dose utilizada de rufinamida variou entre 10 e 45 mg/kg/dia.

Topiramato

É estruturalmente relacionado com a frutose, com um grupo sulfamato (Figura 33.36). O mecanismo de ação do topiramato como fármaco antiepiléptico envolve a inibição dos canais de sódio dependentes de voltagem, do aumento da transmissão GABAérgica e da inibição dos receptores cainato do glutamato (Lysdeng-Williamson e Yang, 2008).

O topiramato liga-se às proteínas plasmáticas (15 a 41%), e a fração ligada reduz conforme aumenta a concentração plasmática, possivelmente por causa da saturação do sítio de alta afinidade de ligação à anidrase carbônica dos eritrócitos, o que possivelmente explica a redução da meia-vida de eliminação conforme o aumento da dose (Shank *et al.*, 2005). O topiramato é pouco metabolizado (2 a 30%), sendo primariamente eliminado na urina na forma inalterada. O fármaco é um inibidor fraco do CIP2C19 e um indutor fraco do CIP3A4. De modo geral, o topiramato não afeta a farmacocinética de outros fármacos antiepilépticos, entretanto é afetado por eles (Lysdeng-Williamson e Yang, 2008). Na presença de fenitoína ou carbamazepina, o *clearance* do topiramato é aumentado em duas vezes, e a elevação do metabolismo resulta em concentrações plasmáticas reduzidas (Bialer *et al.*, 2004).

Um ensaio clínico randomizado, duplo-cego e controlado com placebo avaliou a eficácia do topiramato (200 mg/dia na forma de comprimido de liberação prolongada) em pacientes adultos com epilepsia refratária. Conforme ilustrado na Figura 33.37, a eficácia do topiramato (comprimido de liberação prolongada) pode ser observada após 1 semana de tratamento (Chung *et al.*, 2014). Similarmente aos demais fármacos antiepilépticos, o uso do topiramato está associado a reações adversas relacionadas ao sistema nervoso central, incluindo alterações cognitivas. As mais frequentemente relatadas foram tontura, fadiga, náuseas, sonolência e alterações do pensamento (Jette *et al.*, 2007).

A dose de topiramato recomendada para adultos é de 200 mg/dia fracionada em duas administrações. A dose inicial deve ser de 25 mg/dia, aumentando semanalmente (25 mg/semana). A dose inicial do topiramato para pacientes pediátricos entre 2 e 10 anos é de 25 mg/dia, fracionada em duas tomadas, podendo ser aumentada na 2ª semana

Ensaio clínico ou desfecho	Rufinamida Eventos	Rufinamida Total	Placebo Eventos	Placebo Total	Peso (%)	Risco relativo IC 95%	Valor p
50% de resposta							
Glaser (2008)	23	74	7	64	10,13	2,842 (1,306-6,181)	0,008
Brodie (2009)	44	156	29	157	35,83	1,527 (1,010-2,308)	0,045
Elger (2010)	60	514	12	133	17,58	1,294 (0,717-2,333)	0,392
Biton (2011)	52	160	25	175	33,68	2,275 (1,486-3,484)	0,008
Ohtsuka (2014)	7	28	2	30	2,77	3,750 (0,850-16,551)	0,081
Total	**186**	**932**	**79**	**559**	**100,0**	**1,852 (1,446-2,372)**	**0,000**
Heterogeneidade: valor Q = 5,966, df(Q) = 4 (p = 0,202), I^2 = 32,959							
Regressão de Egger: t = 0,901, df = 3, p = 0,43379							
75% de resposta							
Biton (2011)	26	160	2	175	73,1	14,219 (3,429-58,951)	0,000
Ohtsuka (2014)	2	28	1	30	26,9	2,143 (0,205-22,347)	0,524
Total	**28**	**160**	**3**	**205**	**100,0**	**8,547 (2,534-28,832)**	**0,001**
Heterogeneidade: valor Q = 1,917, df(Q) = 1 (p = 0,166), I^2 = 47,830							
Regressão de Egger: inestimável							
Sem crise							
Glaser (2008)	0 (0,5)	74	0 (0,5)	64	9,84	0,865 (0,017-42,967)	0,942
Brodie (2009)	6	156	3	157	80,22	2,053 (0,504-8,360)	0,315
Ohtsuka (2014)	0 (0,5)	28	0 (0,5)	30	9,94	1,071 (0,022-52,193)	0,972
Total	**6 (7)**	**258**	**3 (4)**	**251**	**100,0**	**1,740 (0,511-5,924)**	**0,376**
Heterogeneidade: valor Q = 0,226, df(Q) = 2 (p = 0,893), I^2 = 0							
Regressão de Egger: t = 6,339, df = 1, p = 0,1							

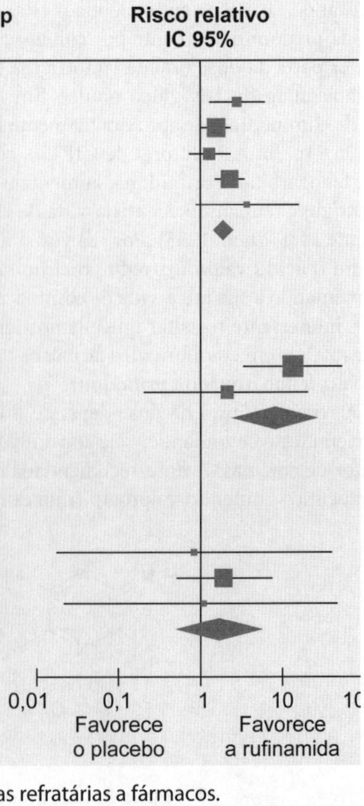

Favorece o placebo — Favorece a rufinamida

Figura 33.35 *Forest plot* mostrando a eficácia da rufinamida no tratamento de epilepsias refratárias a fármacos.

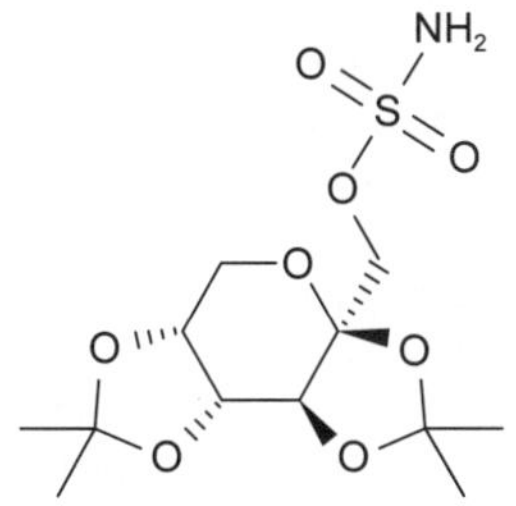

Figura 33.36 Topiramato.

para 50 mg/dia. A dose pode ser aumentada semanalmente (25 mg/semana) até um máximo de 400 mg/dia, dependendo do peso do paciente.

Perampanel

Derivado benzonitrilo com um centro biperidínico, que apresenta como mecanismo de ação o antagonismo não competitivo dos receptores AMPA (*alpha-amino-3-hydroxy-5-methyl-4-isoxazolepropionic acid*) do glutamato localizado nos neurônios pós-sinápticos. O perampanel (Figura 33.38) não tem efeito nos receptores NMDA nem nos receptores cainato do glutamato (Ceolin *et al.*, 2012).

O perampanel é rápida e completamente absorvido após administração oral, visto não sofrer metabolismo significativo de primeira passagem. Seu $T_{máx}$ varia entre 0,5 e 2,5 h, e é aumentado em 2 a 3 h quando o perampanel é administrado com alimentos; é importante ressaltar que sua biodisponibilidade absoluta não é influenciada por alimentos. Apresenta ligação às proteínas plasmáticas (95 a 96%), predominantemente ligado à albumina e às glicoproteínas ácidas alfa-1. Apresenta extenso metabolismo mediado por CIP3A4 e CIP3A5, e sua meia-vida de eliminação é de 105 h com *clearance* de 12 mℓ/min. Não há necessidade de ajuste de dose em pacientes com insuficiência renal leve ou moderada. A biodisponibilidade do perampanel aumentou em 50% em pacientes com insuficiência hepática leve (Child-Pugh A) e entre 200 e 300% naqueles com insuficiência hepática moderada (Child-Pugh B), com aumento relevante da meia-vida de eliminação (306 e 295 h, para Child-Pugh A e B, respectivamente).

Ensaios clínicos fase 3, randomizados, duplo-cegos e controlados com placebo avaliaram a eficácia do perampanel (2, 4, 8 e 12 mg/dia) em pacientes com epilepsia focal refratária (n = 1.480). O objetivo primário dos ensaios consistia na redução da frequência de crises medidas em intervalos de 28 dias em relação à linha de base, e os resultados expressos como proporção de pacientes que conseguiram redução de no mínimo 50% na frequência de convulsões. Esses ensaios clínicos demonstraram redução significativa com 4 mg/dia (23,3%), 8 mg/dia (26,3 a 30,8%) e 12 mg/dia (17,6 a 34,5%), comparados com placebo (9,7 a 12%). A redução causada pela dose de 2 mg/dia (13,6%) não foi diferente daquela promovida pelo placebo. A maior parte das reações adversas observadas foi de intensidade leve ou moderada e relacionada ao sistema nervoso central. Reações adversas graves foram notadas em 5,5% daqueles tratados com perampanel e 5% dos pacientes tratados com placebo (Steinhoff *et al.*, 2013). Outro ensaio clinico, duplo-cego, randomizado e controlado com placebo avaliou a eficácia do perampanel como fármaco de adição no tratamento de pacientes com idade acima de 12 anos com diagnóstico de epilepsia idiopática generalizada com crises tônico-clônicas bilaterais (French *et al.*, 2015). Os pacientes foram tratados com perampanel 8 mg/dia (n = 81) ou placebo (n = 81). Comparado com placebo, o perampanel causou maior redução da frequência das crises tônico-clônicas bilaterais (−38,4% *versus* −76,5%) e maior proporção de pacientes que conseguiram redução de no mínimo 50% na frequência de crises (39,5% *versus* 64,2%).

O perampanel é administrado VO nas doses de 2 a 12 mg administrados à noite, antes de o paciente se deitar. Pelo fato de ser metabolizado pelo CIP3A4, seu *clearance* é aumentado quando coadministrado com indutores do CIP3A4, como fenitoína, carbamazepina, oxcarbazepina e topiramato (Patsalos, 2015). O perampanel é bem tolerado, sendo as reações adversas mais frequentes: tontura, sonolência, cefaleia, fadiga e irritabilidade. O perampanel é indicado como monoterapia ou associado a outros fármacos antiepilépticos para tratamento de epilepsias focais com ou sem evolução para crises tônico-clônicas bilaterais ou como fármaco acessório no tratamento de epilepsias idiopáticas generalizadas com crises tônico-clônicas bilaterais em pacientes acima de 12 anos de idade.

Felbamato

É um derivado do fármaco ansiolítico meprobramato (Figura 33.39), cujos mecanismos de ação envolvem inibição de canais de sódio dependentes de voltagem, assim como potencialização da transmissão GABAérgica. O felbamato também é capaz de bloquear a subunidade NR1-2B do receptor NMDA do glutamato, resultando em um decréscimo da neurotransmissão excitatória (Pellock *et al.*, 2006).

O felbamato apresenta farmacocinética linear nas doses entre 100 e 1.200 mg, não sendo sua biodisponibilidade (f = 90%) influenciada por alimentos. O volume aparente de distribuição varia entre 0,74 e 0,85 ℓ/kg, com *clearance* sistêmico de 26 ± 3 mℓ/h/kg e meia-vida de eliminação entre 20 e 23 h. Aproximadamente 40 a 50% da dose absorvida é recuperada na urina na forma inalterada e 40% na forma de metabólitos. A dose inicial recomendada é de 1.200 mg/dia, fracionada em 3 ou

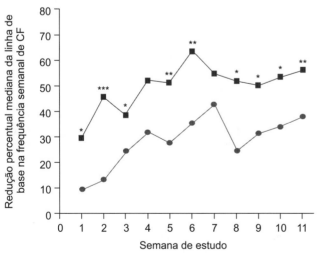

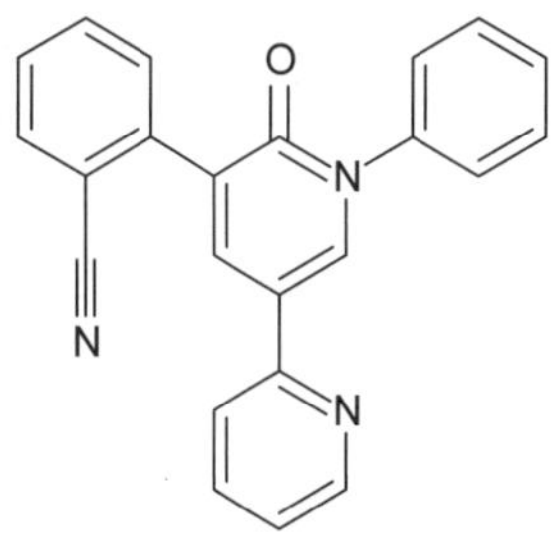

Figura 33.37 Redução percentual da mediana em relação à linha de base na frequência semanal de crises focais. *p < 0,05; **p < 0,01; ***p < 0,001.

Figura 33.38 Perampanel.

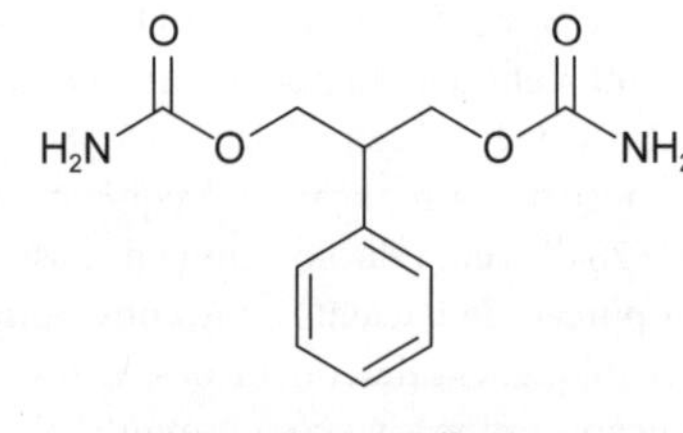

Figura 33.39 Felbamato.

4 vezes. O aumento de dose deve ser feito a cada 2 semanas (600 mg) até a dose de 2.400 mg/dia, com base na resposta clínica, podendo ser aumentada até 3.600 mg/dia. As reações adversas mais comuns são anorexia, cefaleia, náuseas, tontura e alterações da marcha, que costumam ser reversíveis após descontinuação do fármaco ou redução da dose.

O felbamato foi sintetizado na década de 1950, entretanto sua atividade antiepiléptica somente foi identificada na década de 1980. Foi aprovado pela Food and Drug Administration (FDA) em 1993 para tratamento de epilepsias focais (com ou sem evolução para crises tônico-clônicas bilaterais) em adultos e para a síndrome de Lennox-Gastaut. Embora se tenha chegado a recomendar a sua retirada do mercado no ano seguinte em virtude de casos de anemia aplásica e insuficiência hepática, em razão de sua alta eficácia no tratamento de epilepsias refratárias, continua disponível no mercado. O risco de hepatotoxicidade fatal com felbamato foi estimado em 1:7.000 a 1:22.000, similarmente para outros fármacos antiepilépticos clássicos, e não significativamente diferente do risco do valproato (Czapinski *et al.*, 2005). Há evidências de que um metabólito altamente reativo, o 2-fenilpropenal, tenha alto potencial imunogênico e que seja o responsável pela indução da hepatotoxicidade e da anemia aplásica (Borowicz *et al.*, 2004). A glutationa deve ter um papel protetor, sendo capaz de ligar-se ao metabólito altamente reativo antes de este causar danos. Uma possibilidade consiste em tratar os pacientes profilaticamente com glutationa ou com N-acetilcisteína durante o tratamento com felbamato (Thakkar *et al.*, 2015).

Estiripentol

Apresenta estrutura química única (Figura 33.40), visto não estar relacionada com a estrutura dos demais fármacos antiepilépticos e ter sido aprovado para tratamento de crises convulsivas refratárias associadas à síndrome de Dravet, com o clobazam e o ácido valproico.

O estiripentol tem vários mecanismos de ação pelos quais pode reduzir a incidência de crises e o dano neuronal causado por ela, como a estimulação dos receptores GABA$_A$. É importante ressaltar que o sítio onde o estiripentol atua nos receptores GABA$_A$ é distinto daquele onde atuam os benzodiazepínicos e os neuroesteroides (Nickels e Wirrell, 2017). Outro mecanismo desse fármaco está relacionado com a inibição da desidrogenase láctica. Tanto a glicose quanto a lactose são importantes fontes energéticas para o cérebro humano. A glicose é transportada do sangue para o astrócito, onde entra na via metabólica glicolítica, resultando na formação do piruvato como produto final. A desidrogenase láctica catalisa a reação que transforma o piruvato em lactato, e os transportadores de lactato dos astrócitos levam o lactato aos neurônios adjacentes, utilizando transportadores de ácidos monocarboxílicos. Uma vez internalizada no neurônio, a desidrogenase láctica converte o lactato de volta em piruvato, o qual é transportado para a mitocôndria, entrando no ciclo dos ácidos tricarboxílicos, que resulta na geração de adenosina trifosfato (ATP). Os canais de potássio sensíveis à ATP (K$_{ATP}$) estão localizados na membrana celular do neurônio e, quando abertos, permitem o efluxo de potássio do neurônio, causando, consequentemente, hiperpolarização da membrana. Em condições em que os níveis de ATP estejam altos, esses canais se fecham, prevenindo o efluxo de potássio e a hiperpolarização neuronal (Rho, 2015). A inibição da desidrogenase láctica pelo estiripentol levará à redução das quantidades de piruvato que entrarão no ciclo do ácido tricarboxílico e, consequentemente, à redução dos níveis de ATP. Isso causará, portanto, abertura dos K$_{ATP}$, resultando em hiperpolarização neuronal. De todos os fármacos utilizados no tratamento da epilepsia, somente o estiripentol inibiu a desidrogenase láctica.

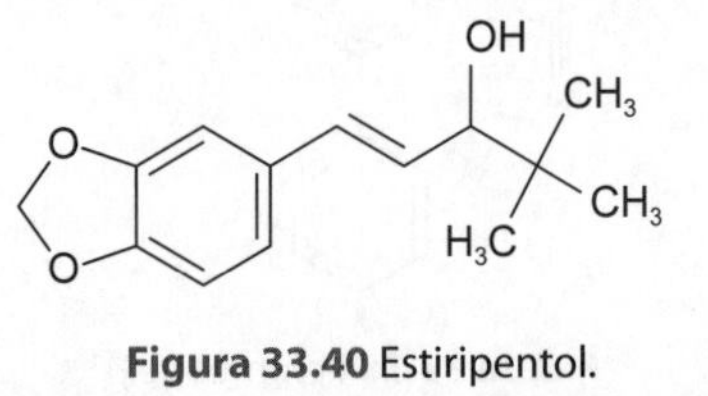

O estiripentol é administrado somente VO e rapidamente absorvido com T$_{máx}$ de 1 h. Sua biodisponibilidade absoluta não é conhecida por não haver uma formulação para uso intravenoso. Entretanto, considera-se que seja bem absorvido VO porque a maior parte da dose é encontrada na urina. O estiripentol apresenta alta ligação às proteínas plasmáticas (99%) e seu *clearance* varia entre 8 e 40 ℓ/kg/dia, dependendo da dose; o *clearance* diminui após administração repetida do estiripentol, possivelmente em virtude da inibição das enzimas do CIP450 responsáveis pelo seu metabolismo. A meia-vida de eliminação do estiripentol varia entre 4,5 e 13 h, dependendo da dose, conforme visto anteriormente. Com base em estudos *in vitro*, as isoformas do CIP450 responsáveis pelo seu metabolismo são CIP1A2, CIP2C19 e CIP3A4. A maior parte da dose do estiripentol é eliminada na urina (73%) na forma de metabólitos, dos quais 13 a 24% são encontrados na forma inalterada nas fezes. Conforme sua indicação, o estiripentol é utilizado no tratamento da síndrome de Dravet, em conjunção com o clobazam e o ácido valproico. O clobazam é convertido em seu metabólito ativo norclobazam, via CIP2C19 e CIP3A4, e o norclobazam é metabolizado em um metabólito inativo 4-hidroxinorclobazam pelo CIP2C19. Quando o estiripentol é iniciado em pacientes que estejam utilizando clobazam, ocorre tipicamente um aumento de 100% (dobro) da concentração de clobazam e de 300 a 500% da concentração de norclobazam. Portanto, a dose de clobazam deve ser reduzida em pelo menos 50%, quando se introduz o estiripentol. O CIP2C19 apresenta polimorfismos CIP2C19*2 e CIP2C19*3, ambos com incidência de 13 e 0,3% em caucasianos e 23 e 10% em japoneses, respectivamente (Inoue *et al.*, 2009). A interação farmacocinética com o ácido valproico é considerada modesta, tornando-se raramente necessária a redução de sua dose.

A dose típica do estiripentol varia de 20 a 50 mg/kg/dia (dose máxima é de 3.500 mg/dia), e o aumento da dose deve ser feito em 2 a 3 semanas. O estiripentol é administrado de forma fracionada, 2 a 3 vezes/dia. Pacientes pediátricos jovens costumam apresentar metabolismo mais rápido e geralmente necessitam de doses mais altas (100 mg/kg/dia) e com frequência maior do que a de adolescentes e adultos, que geralmente respondem bem na faixa de 20 a 25 mg/kg/dia. Reações adversas muito comuns (1/10) observados foram anorexia, perda de peso, insônia, ataxia e hipotonia; e reações adversas comuns (1/100) notados foram neutropenia, alterações de comportamento, hipercinesia, náuseas, vômitos e aumento de gama-GT.

Lacosamida

É um aminoácido funcionalizado que aumenta seletivamente a inativação lenta do canal de sódio. Muitos dos fármacos antiepilépticos atuam inibindo tanto o processo de inativação rápida quanto lenta dos canais de sódio. Experimentos feitos com *binding* demonstram que a lacosamida (Figura 33.41) desloca o *binding* da [³H]-batracotoxina dos canais de sódio dependentes de voltagem, mas não interfere em ligantes específicos para os receptores AMPA, cainato, NMDA, GABA, adenosina, muscarínico, histamínicos, dopaminérgicos e noradrenérgicos, além de não atuar em canais de cálcio (Curia *et al.*, 2009).

Figura 33.40 Estiripentol.

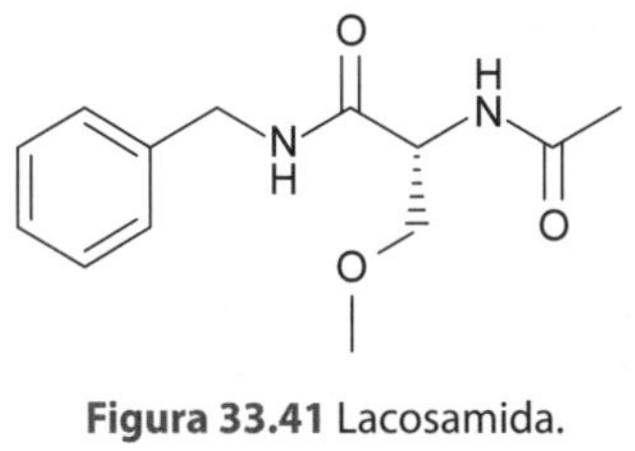

Figura 33.41 Lacosamida.

Após doses únicas de até 800 mg, a farmacocinética da lacosamida é considerada linear, sendo sua absorção rápida, com $T_{máx}$ ocorrendo após 4 h, e sua biodisponibilidade oral praticamente de 100%. A biodisponibilidade da lacosamida não é afetada por alimentos e apresenta muito baixa ligação às proteínas plasmáticas (< 15%), com meia-vida de 12 a 16 h; sua eliminação ocorre parcialmente por excreção urinária da molécula não modificada (40%) e parcialmente por transformação metabólica. Quando administrada em esquema terapêutico de 2 vezes/dia, atinge o estado de equilíbrio em 3 dias. A lacosamida apresenta volume de distribuição entre 0,5 e 0,8 ℓ/kg.

Ensaio clínico duplo-cego, randomizado e com controle de placebo comparou lacosamida (100 mg 2 vezes/dia), lacosamida (200 mg 2 vezes/dia) ou placebo em pacientes com diagnóstico de epilepsia focal não controlada com uso de outros fármacos utilizados no tratamento de epilepsia. O desenho do estudo foi de observação por 8 semanas para avaliar a incidência de crises nesse período (prévio ao início do tratamento), seguido de 4 semanas para ajuste da dose e continuação por 12 semanas. Participaram do estudo 428 pacientes, dos quais 87% dos pacientes tomavam dois ou três fármacos para tratamento da epilepsia. A Figura 33.42 ilustra a superioridade da lacosamida em relação ao placebo (Halász *et al.*, 2009).

As reações adversas mais comuns foram tontura, cefaleia, diplopia, náuseas, vertigem, fadiga, nasofaringite e vômitos, todos de pequena ou média intensidade. Por causa dos efeitos colaterais, 42 pacientes (8,7%) interromperam o tratamento, tendo sido 8 (4,9%) no grupo placebo, 10 (6,1%) no grupo lacosamida 200 mg/dia e 24 (15,1%) no grupo lacosamida 400 mg/dia.

Zonisamida

É um derivado benzisoxazol com um grupo sulfonamídico (Figura 33.43) e estruturalmente não relacionado com outros fármacos antiepilépticos. A zonisamida bloqueia canais de sódio, ligando-se preferencialmente aos canais inativos, produzindo um bloqueio dependente de voltagem e retardando a fase de recuperação (Schauf, 1987). Portanto, é eficaz em inibir a estimulação repetitiva de alta frequência (e limitando, assim, a atividade epileptiforme), sem influenciar funções fisiológicas. Outros fármacos antiepilépticos, como a fenitoína, a carbamazepina e o ácido valproico, apresentam efeito similar na estimulação repetitiva de alta frequência (McLean e MacDonald, 1983). A zonisamida apresenta outros mecanismos de ação, como inibição das correntes de cálcio dos canais do tipo T, suprimindo a ampliação das crises epilépticas (Suzuki *et al.*, 1992) e também aumentando a inibição neuronal por meio da modulação de sistemas de neurotransmissores, como o dopaminérgico, o serotoninérgico e o GABAérgico. A zonisamida aumenta a função do GABA ao se ligar em sítios alostéricos do receptor do GABA ou por meio de modulação de seu transporte (Ueda *et al.*, 2003). A zonisamida é indicada para tratamento de epilepsia focal como monoterapia inicial ou como terapia adjuntiva a outros fármacos antiepilépticos para epilepsia focal em adultos.

A zonisamida é rapidamente absorvida após administração VO ($T_{máx}$ entre 2 e 6 h), apresentando alta biodisponibilidade absoluta (95%), a qual não sofre ação de alimentos (Shah *et al.*, 2002). Apresenta baixa ligação às proteínas plasmáticas (40%) e sua eliminação ocorre por via real (30%) e hepática (70%), com meia-vida de eliminação de aproximadamente 63 h. O volume aparente de distribuição é de 1,45 ℓ/kg após a dose de 400 mg, e o *clearance* sistêmico varia entre 0,3 e 0,35 mℓ/kg/min.

Um ensaio clínico de não inferioridade fase III, duplo-cego e randomizado comparou a zonisamida com a carbamazepina como monoterapia no tratamento de pacientes adultos com epilepsia focal recém-diagnosticada. A zonisamida foi administrada nas doses de 200 a 500 mg/dia, 1 vez/dia, e a carbamazepina (comprimidos de liberação controlada) nas doses de 400 a 1.200 mg/dia, empregadas 2 vezes/dia. Dos 137 pacientes randomizados, 120 receberam zonisamida (87,6%); e 134 dos 158 pacientes randomizados receberam carbamazepina (84,8%) e completaram o estudo. Mais de 75% dos pacientes foram expostos a 24 meses de tratamento. A proporção de pacientes que ficaram livres das crises após 24 meses de tratamento foi similar entre os grupos: zonisamida (32,3%) e carbamazepina (35,2%). A incidência de reações adversas relacionadas ao tratamento foi de 26,3% no grupo da zonisamida e de 19,6% no grupo da carbamazepina, sendo em sua maioria de leve ou moderada intensidade. As mais frequentes foram perda de peso (5,1% *versus* 0%), redução de apetite (3,6% *versus* 0%), perda de memória (2,9% *versus* 3,2%) e redução dos níveis de hemoglobina (1,5% *versus* 3,2%) para zonisamida e carbamazepina, respectivamente. O ensaio demonstrou que a zonisamida pode ser utilizada de forma segura no tratamento em monoterapia para epilepsia focal em adultos (Baulac *et al.*, 2014).

A dose recomendada varia de 100 a 600 mg/dia, com uma faixa terapêutica recomendada de 10 a 40 µg/mℓ, sendo a dose inicial de 100 mg com aumento gradativo de 100 mg em cada semana. Por sua longa meia-vida de eliminação, o estado de equilíbrio só é alcançado após 4 a 6 semanas de uso do medicamento. É possível administrar uma dose de *ataque* (600 mg 2 vezes/dia) com o intuito de atingir níveis plasmáticos efetivos mais rapidamente (Jongeling *et al.*, 2015).

Canabidiol

Trata-se de um canabinoide que é um constituinte natural da *Cannabis sativa*, mas que também pode ser sintetizado (Figura 33.44). No caso do delta-9 tetraidrocanabinol, a atividade anticonvulsiva aparenta

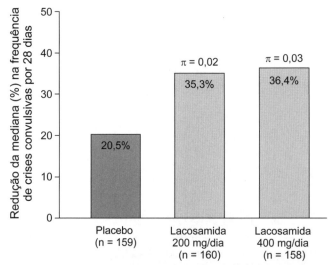

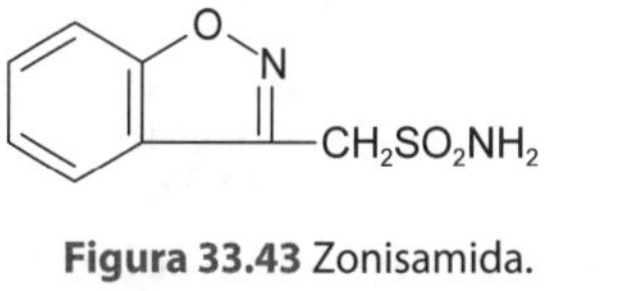

Figura 33.42 Redução em relação à linha de base da mediana da frequência de crises no período de 28 dias em pacientes tratados com placebo ou lancosamida (análise com intenção de tratar – ITT).

Figura 33.43 Zonisamida.

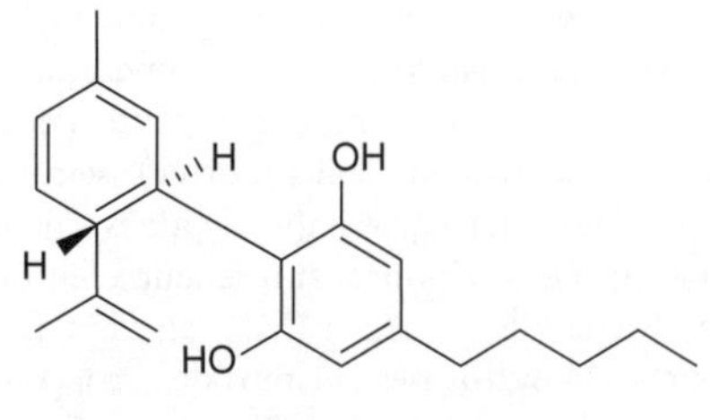

Figura 33.44 Canabidiol.

estar relacionada com a sua ação de agonista parcial no receptor CB1, o qual também está primariamente envolvido na expressão dos efeitos psicoativos (Reddy e Golub, 2016). Já o canabidiol não apresenta efeitos psicoativos e tem baixa afinidade pelos receptores canabinoides CB1 e CB2; acredita-se que seu efeito anticonvulsivo seja mediado por outros mecanismos (Perucca, 2017).

Após a administração de canabidiol 400 mg VO em voluntários sadios, o $T_{máx}$ observado variou entre 1,5 e 3 h. A biodisponibilidade é muito baixa, alternando-se entre 6 e 10% em razão do extenso metabolismo de primeira passagem (Devinsky et al., 2014). O canabidiol é fortemente ligado às proteínas plasmáticas (> 99%) e metabolizado pelos CIP3A4 e CIP2C19, além de glucoronil transferases. A eliminação do canabidiol apresenta um padrão bifásico, tendo uma meia-vida inicial de 6 h associada ao processo de distribuição; por sua alta lipofilicidade, o canabidiol é amplamente distribuído nos tecidos e liberado lentamente, resultando em uma meia-vida de eliminação de aproximadamente 24 h. O volume aparente de distribuição do canabidiol varia entre 20.963 e 42.849 ℓ. Em estudos conduzidos com enzimas hepáticas, o canabidiol inibiu as atividades de CIP1A1, CIP1A2, CIP2D6, CIP3A4 e CIP2C19, indicando potencial de interação farmacocinética com outros fármacos antiepilépticos. O canabidiol é eliminado essencialmente nas fezes, com discreto *clearance* renal.

Um ensaio clínico duplo-cego, randomizado e controlado com placebo avaliou a eficácia de canabidiol (20 mg/kg/dia, fracionados em duas administrações) em 120 pacientes com diagnóstico de síndrome de Dravet (idade média de 9,8 anos de idade, faixa de 2,3 a 18,4 anos). Todos os pacientes tiveram pelo menos quatro crises nas 4 semanas antecedentes ao tratamento e estavam utilizando outros fármacos antiepilépticos (clobazam em 65% dos casos). A duração do tratamento foi de 14 semanas, incluindo 2 semanas iniciais de titulação da dose (Devinsky et al., 2017). Em comparação com a linha de base, a redução de frequência mensal de crises reduziu de 12,4 para 5,9 no grupo tratado com canabidiol, e de 14,9 para 14,1 no grupo placebo. Resultados semelhantes foram observados em pacientes com síndrome de Lennox-Gastaut (Figura 33.45).

Reações adversas foram observadas em 75% dos pacientes tratados com canabidiol e 36% no grupo placebo. As reações adversas mais comuns foram sonolência, diarreia e redução do apetite, em sua maior parte nas primeiras 2 semanas de tratamento. A dose inicial recomendada é de 5 mg/kg/dia, fracionada em duas tomadas e podendo ser aumentada em 5 mg/kg/semana até o máximo de 20 mg/kg/dia.

TERATOGÊNESE DOS FÁRMACOS UTILIZADOS NO TRATAMENTO DA EPILEPSIA

Apesar do risco de teratogênese de alguns fármacos utilizados no tratamento da epilepsia, a vasta maioria das mulheres com epilepsia necessitará de fármacos para controlar as crises durante toda a gravidez. É importante considerar que crises tônico-clônicas podem causar danos significativos ao feto, como hemorragia intracraniana, bradicardia transitória e alterações do ritmo cardíaco. Na maioria dos casos, a gravidez da mulher com epilepsia tratada com fármacos transcorre de maneira normal, e a maioria das crianças nasce sem alterações estruturais ou comportamentais. Entretanto, uma estimativa conservadora sugere que a monoterapia dobra o risco de malformações congênitas graves e a politerapia o triplica (Hill et al., 2010). Esse aumento do risco de malformações congênitas graves não resulta das sequelas causadas por crises ou da epilepsia *per se*, e sim dos efeitos teratogênicos dos fármacos utilizados no tratamento da epilepsia. Investigações mais recentes indicam que a exposição *in utero* a alguns fármacos utilizados no tratamento de epilepsia pode causar alterações cognitivas observadas mais tardiamente durante o período de desenvolvimento da criança. Apesar das limitações na interpretação dos estudos realizados, os dados indicam que a incidência de malformação congênita grave ocorre em 6,1% da prole de mulheres com epilepsia que receberam fármacos para tratamento da epilepsia, 2,8% da prole das mulheres com epilepsia que não foram tratadas para epilepsia e 2,2% da prole de mulheres saudáveis (Tomson e Battino, 2009; Tomson et al., 2018). O risco de malformação congênita maior (MCM, do inglês *major congenital malformation*) relacionado com o uso de fármaco antiepiléptico específico utilizado em monoterapia durante o primeiro trimestre da gravidez foi de 9,3% para o valproato, 5,5% para o fenobarbital, 4,2% para o topiramato, 3% para a carbamazepina, 2,9% para a fenitoína, 2,4% para o levetiracetam e 2% para a lamotrogina, segundo um estudo estadunidense. Nessa população, as mulheres com epilepsia tiveram crises

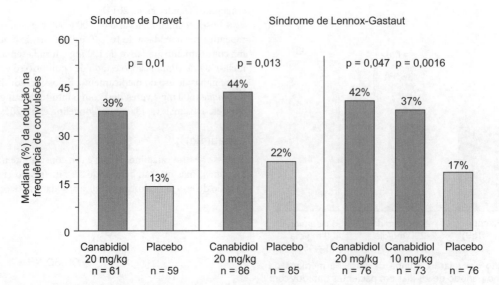

Figura 33.45 Redução em relação à linha de base da mediana da frequência de crises convulsivas em pacientes tratados com placebo ou canabidiol.

durante a gestação que variaram de 23% com o uso do valproato até 31% com o de lamotrigina. O uso do valproato foi associado a risco maior de defeitos no tubo neural, enquanto o uso do fenobarbital foi correlacionado com maior incidência de defeitos cardíacos e fendas palatinas (Jentink et al., 2010). A Tabela 33.4 resume algumas recomendações sobre o uso de fármacos antiepilépticos durante a gravidez (Moussa et al., 2015).

USO DE FÁRMACOS ANTIEPILÉPTICOS EM OUTRAS DOENÇAS

Os fármacos antiepilépticos são utilizados para tratar várias outras condições do sistema nervoso central, tanto no campo da neurologia quanto da psiquiatria. Conforme abordado neste capítulo, a maior parte dos fármacos antiepilépticos apresenta múltiplos mecanismos de ação, os quais incluem modulação da neurotransmissão do GABA e do glutamato, alteração dos canais de sódio dependentes de voltagem e modulação de vias intracelulares de sinalização. Esses vários mecanismos de ação ajudam a explicar a eficácia dessa classe de fármacos no tratamento tanto do transtorno bipolar quanto da dor neuropática. É interessante ressaltar que, apesar de todos os fármacos antiepilépticos terem sido investigados no transtorno bipolar, somente três (ácido valproico, carbamazepina e lamotrigina) de fato demonstraram eficácia, sugerindo-se que o mecanismo de ação no transtorno de humor e na epilepsia seja comum apenas parcialmente (Bialer, 2012).

Tabela 33.4 Uso de fármacos antiepilépticos durante a gravidez.

Fármaco	Malformações	Reações adversas	Dose habitual de manutenção diária (mg)	Níveis mensais	Uso na gravidez
Carbamazepina	Fendas orofaciais, DTN, cardíacas	Rash cutâneo, diplopia, disfunção sexual, osteoporose	400 a 1.600	Não	Cuidado no primeiro trimestre
Fenitoína	Dismorfismo facial, RCIU	Rash cutâneo, ataxia, hirsutismo, hipertrofia gengival, osteoporose	200 a 400	Sim	Evitar no primeiro trimestre
Ácido valproico	DTN, fenda orofacial, resultados cognitivos ruins	Náuseas, vômito, perda de cabelo, facilidade para formar hematomas	500 a 2.500	Não	Evitar durante a gravidez, exceto em epilepsias genéticas generalizadas, refratárias a fármacos antiepilépticos alternativos
Lamotrigina	Fenda labial e/ou fenda palatina	Náuseas, rash cutânea, tontura	100 a 300	Sim	Sim
Levetiracetam	Não específico	Fadiga, sonolência, tontura	1.000 a 3.000	Sim	Sim
Topiramato	Fenda labial e/ou palatina	Perda de peso, cognição prejudicada	100 a 400	Sim	Evitar no primeiro trimestre
Gabapentina	Não específico	Sonolência, tontura, ataxia	900 a 3.600	Sim	Evitar no primeiro trimestre, se possível

DTN: defeitos do tubo neural; RCIU: restrição de crescimento intraútero.

REFERÊNCIAS BIBLIOGRÁFICAS

Abou-Khalil BW. Antiepileptic drugs. Continuum (Minneap Minn). 2016;22:132-56.

Ackers R, Murray ML, Besag F. Wong ICK. Prioritizing children's medicines for research: a pharmacoepidemiological study of antiepileptic drugs. Br J Clin Pharmacol. 2007;63:689-97.

Adkins JC, Noble S. Tiagagine – a review of its pharmacodynamic and pharmacokinetic properties and therapeutic potential in the management of epilepsy. Drugs. 1998;55:437-60.

Almeida L, Soares-da-Silva P. Eslicarbazepine acetate (BIA 2-093). Neurotherapeutics. 2007;4:88-96.

Anderson GD. Phenobarbital and other barbiturates: chemistry, bio-transformation, and pharmacokinetics. In: Levy RH, Mattson RH, Anderson GD. Phenobarbital and other barbiturates: chemistry, biotransformation, and pharmacokinetics. In: Levy RH, Mattson RH, Meldrum BS, Perucca E, editors. Antiepileptic drug. 5. ed. Philadelphia: Lippincott Willliams & Wilkins; 2002.

Armijo JA, Shushtarian M, Valdizan EM, Cuadrado A, de Ias Cuevas I, Adín J. Ion channels and epilepsy. Curr Pharm Des. 2005;11:1975-2003.

Banach M, Borowicz KK, Czuczwar SJ. Pharmacokinetic/pharmacodynamic evaluation of eslicarbazepine for the treatment of epilepsy. Expert Opin Drug Metab Toxicol. 2015;11:639-48.

Baulac M, Patten A, Giorgi L. Long-term safety and efficacy of zonisamide versus carbamazepine monotherapy for treatment of partial seizures in adults with newly diagnosed epilepsy: results of a phase III, randomized, double-blind study. Epilepsia. 2014;55:1534-43.

Benbadis S, Stefan H, Morita D, Abou-Khalil B, Hogan E. Pharmacologic decision-making in the treatment of focal epilepsy – A critical comparison of antiepileptic drugs. US Neurology. 2014;10.

Ben-Menachem E, Persson L, Schechter PJ, Haegele KD, Huebert N, Hardenberg J et al. Effects of single doses of vigabatrin on CSF concentrations of GABA, homocarnosine, homovanillic acid and 5-hydroxyindoleacedic acid in patients with complex partial seizures. Epilepsy Res. 1988;2:96-101.

Berezhnoy D, Gravielle MC, Farb DH. Pharmacology of the GABAA receptor. In: Sibley DR, Hanin I, Kuhar M, Skolnick P, editors. Handbook of contemporary neuropharmacology. Hoboken: John Wiley & Sons, 2007.

Bialer M, Doose DR, Murthy B, Curtin C, Wang SS, Twyman RE, et al. Pharmacokinetic interactions of topiramate. Clin Pharmacokinet. 2004;43:763-80.

Bialer M. Why are antiepileptic drugs used for nonepileptic conditions? Epilepsia. 2012;53:26-33.

Bialer M. How did phenobarbital's chemical structure affect the development of subsquent epileptic drugs (AEDs)? Epilepsia. 2012;53:3-11.

Bockbrader HN, Wesche D, Miller R, Chapel S, Janiczek N, Burger P. A comparison of the pharmacokinetics and pharmacodynamics of pregabalin and gabapentin. Clin Pharmacokinet. 2010;49:661-9.

Borowicz KK, Piskorska B, Kimber-Trojnar Z, Malek R, Sobieszek G, Czuczwar SJ. Is there any future for felbamate treatment? Pol J Pharmacol. 2004;56:289-94.

Brodie MJ, Richens A, Yuen AWC. Double-blind comparison of lamotrigine and carbamazepine in newly diagnosed epilepsy. Lancet. 1995;40:601-7.

Brodie MJ, French JA. Management of epilepsy in adolescents and adults. Lancet. 2000;356:323-9.

Brodie MJ, Perucca E, Ryvlin P, Ben-Menachem E, Meencke HJ; Levetiracetam Monotherapy Study Group. Comparison of levetiracetam and controlled-release carbamazepine in newly diagnosed epilepsy. Neurology. 2007;68:402-8.

Browne TR, Evan JE, Szabo GK, Evans BA, Greenblatt DJ. Studies with stable isotopes II: phenobarbital pharmacokinetics during monotherapy. J Clin Pharmacol. 1985;25:51-8.

Buchanan RA, Fernandez L, Kinkel AW. Absorption and elimination of ethosuximide in children. J Clin Pharmacol J New Drugs. 1969;9:393-8.

Burton B. On the propyl derivatives and decomposion products of ethylacetoacetate. American Chemical Journal. 1882;3:385-95.

Calabresi P, De Murtas M, Stefani A, Pisani A, Sancesario G, Mercuri NB, et al. Action of GP 47779, the active metabolite of oxcarbazepine, on the corticostriatal system I. Modulation of corticostriatal synaptic transmission. Epilepsia. 1995;36:990-6.

Casillas-Espinosa PM, Powell KL, O'Brien TJ. Regulators of synaptic transmission: roles in the pathogenesis and treatment of epilepsy. Epilepsia. 2012;53:41-58.

Chung S. USL255 extended-releae topiramate for the treatment of epilepsy. Expert Rev Neurother. 2014;14:1127-37.

Cnag BS, Lowenstein DH. Epilepsy. N Engl J Med 2003;349:1257-66.

Ceolin L, Bortoloto ZA, Banniester N, Collingridge GL, Lodge D, Volianskis A. A novel anti-epileptic agent, perampanel, selectively inhibits AMPA receptor-mediated synaptic transmission in the hippocampus. Neurochem Int. 2012;61:517-22.

Chateauvieux S, Morceau F, Dicato M, Diederich M. Molecular and therapeutic potential and toxicity of valproic acid. J Biomed Biotechnol. 2010;2010:479364.

Cheng-Hakikimian A, Anderson GD, Miller JW. Rufinamide: pharmacology, clinical trials, and role in clinical practice. Int J Clin Pract. 2006;60:1497-01.

Choi H, Morrell MJ. Review of lamotrigine and its clinical applications in epilepsy. Expert Opin Pharmacother. 2003;4:243-51.

Conry JA, Ng YT, Paolicchi JM, Kernitsky L, Mitchell WG, Ritter FJ, et al. Clobazam in the treatment of Lennox-Gastaut syndrome. Epilepsia. 2009;50:1158-66.

Correa-Basurto J, Cuevas-Hernández RI, Phillips-Farfán BV, Martínez-Archundia M, Romo-Mancillas A, Ramírez-Salinas GL, et al. Identification of the antiepileptic racetam binding site in the synaptic vesicle protein 2A by molecular dynamics and docking simulations. Front Cell Neurosci 2015;9:125.

Cosford ND, Meinke PT, Stauderman KA, Hess SD. Recent advances in the modulation of voltage-gated ion channels for the treatment of epilepsy. Curr Drug Target CNS Neurol Disord. 2002;1:81-104.

Courtney KR, Etter EF. Modulated anticonvulsant block of sodium channels in nerve and muscle. Eur J Pharmacol. 1983;88:1-9.

Cross AL, Sherman AI. Pregabalin. Treasure Island: StatPearls; 2019.

Curia G, Biagini G, Perucca E, Avoli M. Lacosamide: a new approach to target voltage-gated soidum currents in epileptic disorders. CNS Drugs. 2009;23:555-68.

Czapinski P, Blaszczyk B, Czuczwar SJ. Mechanisms of action of antiepileptic drugs. Curr Top Med Chem. 2005;5:3.

Deeks ED, Scott LJ. Rufinamide. CNS Drugs. 2006;20:751-60.

Devinsky O, Cilio MR, Cross H, Fernandez-Ruiz J, French J, Hill C, et al. Cannabidiol: pharmacology and potential therapeutic role in epilepsy and other neuropsychiatric disorders. Epilepsia. 2014;55:791-802.

Devinsky O, Cross JH, Laux L, Marsh E, Miller I, Nabbout R, et al. Trial of cannabidiol for drug-resistant seizures in the Dravet syndrome. N Engl J Med. 2017;376:2011-20.

Doeser A, Dickhof G, Reitze M, Uebachs M, Schaub C, Pires NM, et al. Targeting pharmacoresistant epilepsy and epileptogenesis with a dual-purpose antiepileptic drug. Brain. 2015;138:371-87.

Dong X, Leppik IE, White J. Hyponatremia from oxcarbazepine and carbamazepine. Neurology. 2005;65:1976-8.

Fejerman N, Cersósimo R, Caraballo R, Grippo J, Corral S, Martino RH, et al. Vigabatrin as a first-choice drug in the treatment of West syndrome. J Child Neurol. 2000;15:161-5.

Ferlazzo E, Russo E, Mumoli L, Sueri C, Gasparini S, Palleria C, et al. Profile of brivaracetam and its potential in the treatment of epilepsy. Neuropsychiatr Dis Treat. 2015;11:2967-73.

Frank LM, Enlow T, Homes GL, Manasco P, Concannon S, Chen C, et al. Lamictal (lamotrigine) monotherapy for typical absence seizures in children. Epilepsia. 1999;40:357-9.

French JA, Faught E. Rational polytherapy. Epilepsia. 2009;50:63-8.

French JA, Krauss GL, Wechsler RT, Wang XF, DiVentura B, Brandt C, et al. Perampanel for tonic-clonic seizures in idiopathic generalized epilepsy: a randomized trial. Neurology. 2015;85:950-7.

Friedman D, Devinsky O. Cannabinoids in the treatment of epilepst. N Engl J Med. 2015;373:1048-58.

Gierbolini J, Melissa G, Benbadis SR. Carbamazepine-related antiepileptic drugs for the treatment of epilepsy – a comparative review. Expert Opin Pharmacother 2016;17:885-8.

Glauser T, Kluger G, Sachdeo R, Krauss G, Perdomo C, Arroyo S, et al. Open-label extension study of the efficacy and safety of rufinamide adjunctive therapy in patients with Lennox-Gastaut syndrome [abstract no. p1356]. Epilepsia. 2005;46:408.

Gören MZ, Onat F. Ethosuximide: from bench to bedside. CNS Drug Review 2007;13:224-39.

Granger P, Biton B, Faure C, Vige X, Depoortere H, Graham D, et al. Modulation of the γ-aminobutyric acid type A receptor by the antiepileptic drugs carbamazepine and phenytoin. Mol Pharmacol. 1995;47:1189-96.

Grant SM, Faulds D. Oxcarbazepine – a review of its pharmacology and therapeutic potentials in epilepsy, trigeminal neuralgia and affective disorders. Drugs. 1992;43:873-88.

Halász P, Kälviäinen R, Mazurkiewicz-Beldzinska M, Rosenow F, Doty P, Hebert D et al. Adjunctive lacosamide for partial-onset seizures: Efficacy and safety results from a randomizdd controlled trial. Epilepsia. 2009;50:443-53.

Hargraves JA, Howald WN, Racha JK, Levy RH. Identification of enzymes responsible for the metabolism of phenobarbital [Abstract]. Int Soc Stud Xenobiot Proc. 1996;10:259.

Hauptmann A. Luminal bei epilepsie. MMW Munch Med Wochenschr. 1912;5:1907-9.

Heine M. Surface traffic in synaptic membranes. Adv Exp Med Biol. 2012;970:197-219.

Herman ST, Hedley TA. New options for the treatment of epilepsy. JAMA. 1998;280:693-4.

Hill DS, Wlodarczyk BJ, Palacios AM, Finnell RH. Teratogenic effects of antiepileptic drugs. Expert Rev Neurother. 2010;10:943-59.

Hommes OR, Obbens EA. The epileptogenic action of sodium folate in the rat. J Neurol Sci. 1972;20:269-72.

Hough CJ, Irwin RP, Gao XM, Rogawski MA, Chuang DM. Carbamazepine inhibition of N-methyl-D-aspartate-evoked calcium influx in rat cerebellar granule cells. J Pharmacol Exp Ther. 1996;276:143-9.

Inoue Y, Ohtsuka Y, Oguni H, Tohyama J, Baba H, Fukushima K et al. Stiripentol open study in Japanese patients with Dravet syndrome. Epilepsia. 2009;50:2362-8.

Janz R, Goda Y, Geppert M, Missler M, Südhof TC. SV2A and SV2B function as redundant Ca2+ regulators in neurotransmitter release. Neuron. 1999;24:1003-16.

Jentink J, Loane MA, Dolk H, Barisic I, Garne E, Morris JK, et al. Valproic acid monotherapy in pregnancy and major congenital malformations. N Engl J Med. 2010;362:2185-93.

Jette NJ, Marson AG, Hutton JL, Hemming K. Topiramate add-on for drug-resistant partial epilepsy (Review). Cochrane Database Syst Rev. 2008;16:CD001417.

Jongeling AC, Richins RJ, Bazil CW. Safety and tolerability of an oral zonisamide loading dose. Seizure. 2015;32:69-71.

Jung MF, Lippert B, Metcalf BW, Bohlen P, Schechter PJ. Gamma-vinyl GABA (4-amino-hex-5-enoic acid), a new selective irreversible inhibitor of GABA-T: effects on brain GABA metabolism in mice. J Neurochem. 1977;29:797-802.

Kaur R, Ambwani SR, Singh S. Endocannabinoid system: a multi-facet therapeutic target. Current Clinical Pharmacology. 2016;11:110-7.

Kaur H, Kumar B, Medhi B. Antiepileptic drugs in development pipeline: A recent update. eNeurologicalSci. 2016;4:42-51.

Keating GM. Eslicarbazepine acetate: a review of its use as adjunctive therapy in refractory partial-onset seizures. CNS Drugs. 2014;28:583-600.

Klein P, Tyrlikova I, Brazdil M, Rektor I. Brivaracetam for the treatment of epilepsy. Expert Opin Pharmacother. 2016;17:283-95.

Kwan P, Brodie MJ. Early identification of refractory epilepsy. N Engl J Med. 2000;342:314-9.

Kwan P, Sills GJ, Brodie MJ. The mechanisms of action of commonly used antiepileptic drugs. Pharmacol Ther. 2001;90:21-34.

Kwan P, Lim S-H, Chinvarun Y, Cabral-Lim L, Aziz ZA, Lo YK, et al. Efficacy and safety of levetiracetam as adjunctive therapy in adult patients with uncontrolled partial epilepsy: the Asia SKATE II study. Epilepsy Behav. 2010;18:100-5.

Leeder JS. Phenobarbital and other barbiturates: interactions with other drugs. In: Levy RH, Mattson TH, Meldrum BS, Perucca E, editors. Antiepileptic drugs. 5. ed. Philadelphia: Lippincott Williams & Wilkins; 2002. p. 504-13.

Lerche H, Jurkat-Rott K, Lehmann-Horn F. Ion channels and epilepsy. Am J Med Gen. 2001;106:146-59.

Liporace JD, Sperling MR, Dichter MA. Absence seizures and carbamazepine in adults. Epilepsia. 1994;35:1026-8.

Lynch BA, Lamberg N, Nocka K, Kensel-Hammes P, Bajjalieh SM, Matagne A, et al. The synaptic vesicle protein SV2A is the binding site for the antiepileptic drug levetiracetam. Proc Natl Acad Sci USA. 2004;101:9861-6.

Lyseng-Williamson KA, Yang LP. Spotlight on topiramate in epilepsy. CNS Drugs. 2008;22:171-4.

Macphee GJA, Butler E, Brodie MJ. Intradose and circadian variation in circulating carbamazepine and its epoxide in epileptic patients: a consequence of autoinduction of metabolism. Epilepsia. 1987;28:286-94.

McLean MJ, Macdonald RL. Multiple actions of phenytoin on mouse spinal cord neurons in cell culture. J Pharmacol Exp Ther. 1983;227:779-89.

Meldrum BS, Akbar MT, Chapman AG. Glutamate receptors and transporters in genetic and acquired models of epilepsy. Epilepsy Res. 1999;362:189-204.

Mendoza-Torreblanca JG, Vanoye-Carlo A, Phillips-Farfán BV, Carmona-Apariico L, Gómez-Lira G. Synaptic vesicle protein 2A: basic facts and role in synaptic function. Eur J Neurosci. 2013;38:3529-39.

Meunier H, Carraz G, Neunier Y, Eymard P, Aimard M. Pharmacodynamic properties of N-dipropyacetic acid. Therapie. 1963;18:435-8.

Mohler H. GABA(A) receptor diversity and pharmacology. Cell Tissue Res. 2006;326:505-16.

Moussa HN, Ontiveros AE, Haidar ZA, Sibal BM. Safety of anticonvulsant agents in pregnancy. Expert Opin Drug Saf. 2015;14:1609-20.

Nickels KC, Wirrell EC. Stiripentol in the management of epilepsy. CNS Drugs. 2017;31:405-16.

Nobile M, Vercellino P. Inhibition of delayed rectifier K+ channels by phenytoin in rat neuroblastoma cells. Br J Pharmacol. 1997;120:647-52.

Nutt DJ, Stahl SM. Seaching for perfect sleep: the continuing evolution of GABAA receptor modulators as hypnotics. Psychopharmacol. 2010;11:1601-12.

Olsen RW, Avoli M. GABA and epileptogenesis. Epilepsia. 1997;38:399-407.

Patsalos PN. The clinical pharmacology profile of the new antiepileptic drug perampanel: a novel noncompetitive AMPA receptor antagonist. Epilepsia. 2015;56:12-27.

Patsalos PN, Berry DJ. Pharmacotherapy of the third-generation AEDs: lacosamide, retigabine and eslicarbazepine acetate. Expert Opin Pharmacother. 2012;13:699-715.

Pellock JM, Faught E, Leppik IE, Shinnar S, Zupanc ML. Felbamate: consensus of current clinical experience. Epilepsy Res. 2006;71:89-101.

Pertwee RG, Ross RA. Cannabinoid receptors and their ligands. Prostaglandins Leukot Essent Fatty Acids. 2002;66:101-21.

Pertwee RG. Emerging strategies for exploiting cannabinoid receptor agonists as medicines. Br J Pharmacol. 2009;156:397-411.

Perucca E. Cannabinoids in the treatment of epilepsy: hard evidence at last? Journal of Epilepsy Research. 2017;7:61-76.

Ptacek LJ, Fu YH. Chanellopathies: episodic disorders of the nervous system. Epilepsia. 2001;42:35-43.

Pulman J, Hutton JL, Marson AG. Tiagabine add-on for drug-resistant partial epilepsy. Cochrane Database Syst Rev. 2014;(2):CD001908.

Ramsey RE, Pellock JM, Garnett WR, Sanchez RM, Valakas AM, Wargin WA, et al. Pharmacokinetics and safety of lamotrigine in patients with epilepsy. Epilepsy Res. 1991;10:191-200.

Reddy DS, Golub VM. The pharmacological basis of cannabis therapy for epilepsy. J Pharmacol Exp Ther. 2016;357:45-55.

Rho JM. Inhibition of lactate dehydrogenase to treat epilepsy. N Engl J Med. 2015;373:187-9.

Romigi A, Bari M, Placidi F, Marciani MG, Malaponti M, Torelli F, et al. Cerebrospinal fluid levels of the endocannabinoid anandamide are reduced in patients with untreated newly diagnosed temporal lobe epilepsy. Epilepsia. 2010;51:768-72.

Rowley HL, Marsden CA, Martin KF. Differential effects of phenytoin and sodium valproate on seizure-induced changes in γ-aminobutyric acid and glutamate release in vivo. Eur J Pharmacol. 1995;294:541-6.

Sankar R. GABAA receptor physiology and its relationship to the mechanism of action of the 1,5-benzodiazepine clobazam. CNS Drugs. 2012;26:2290244.

Schauf CL. Zonisamide enhances slow sodium inactivation in Myxicola. Brain Res. 1987;413:185-8.

Schumacher TB, Beck H, Steinhauser C, Schramm J, Elger CE. Effects of phenytoin, carbamazepine, and gabapentin on calcium channels in hippocampal granule cells from patients with temporal lobe epilepsy. Epilepsia. 1998;39:355-63.

Shah J, Shellenberger K, Canafax DM, 2002. Zonisamide: chemistry, biotransformation, and pharmacokinetics. In: Levy R, Mattson R, Meldrum B, Perucca E, editors. Antiepileptic drugs. 5. ed. Philadelphia: Lippincott Williams & Wilkins Healthcare, 2002. p. 873-9.

Shank RP, Doose DR, Streeter AJ, Bialer M. Plasma and whole blood pharmacokinetics of topiramate: the role of carbonic anhydrase. Epilepsy Res. 2005;63:103-12.

Sills GJ. The mechanism of action of gabapentin and pregabalin. Curr Opin Pharmacol. 2006;6:108-13.

Steinhoff BJ, Somerville ER, Van Paesschen W, Ryvlin P, Scheistraete I. The SKATETM study: an open-label community-based study of levetiracetam as add-on therapy for adults with uncontrolled partial epilepsy. Epilepsy Res. 2007;76:6-14.

Steinhoff BJ, Ben-Menachem E, Ryvlin P et al. Efficacy and safety of adjunctive perampanel for the treatment of refractory partial seizures: a pooled analysis of three phase III studies. Epilepsia. 2013;54:1481-9.

Suzuki S, Kawakami K, Nishimura S, Watanabe Y, Yagi K, Seino M, et al. Zonisamide blocks T-type calcium channel in cultured neurons of rat cerebral cortex. Epilepsy Res. 1992;12:21-7.

Taylor CP. The biology and pharmacology of α2-δ proteins. CNS Drug Rev. 2004;10:183-8.

Taylor CP, Gee NS, Su T-Z, Kocsis JD, Welty DF, Brown JP, et al. A summary of mechanistic hypotheses of gabapentin pharmacology. Epilepsy Res. 1998;29:233-49.

Tecoma ES. Oxcarbazepine. Epilepsia. 1999;40:S37-46.

Thakkar K, Billa G, Rane J, Chudasama H, Goswami S, Shah R. The rise and fall of felbamate as a treatment for partial epilepsy – aplastic anemia and hepatic failure to blame? Expert Rev Neurother. 2015;15:1373-5.

Thorn CF, Whirl-Carrillo M, Leeder JS, Klein TE, Altman RB. PharmGKB summary: phenytoin pathway. Pharmacogenet Genomics. 2012;22:466-70.

Tidwell A, Swims M. Review of the newer antiepileptic drugs. Am J Manag Care. 2003;9:253-76.

Tolman JA, Faulkner MA. Vigabatrin: a comprehensive review of drug properties including clinical updates following recent FDA approval. Expert Opiin Pharmacother. 2009;10:3077-89.

Tomson T, Battino D, editors. The blue books of neurology: the epilepsies. Philadelphia: Saunders Elsevier, 2009.

Tsai JJ, Wu T, Leung H, Desudchit T, Tiamkao S, Lim KS, et al. Perampanel, an AMPA receptor antagonist: from clinical research to practcie in clinical settings. Acta Neurol Scand. 2018;137:378-91.

Ueda Y, Doi T, Tokumaru J, Willmore LJ. Effect of zonisamide on molecular regulation of glutamate and GABA transporter proteins during epileptogenesis in rats with hippocampal seizures. Brain Res Mol Brain Res. 2003;116:1-6.

Uthman BM, Rowan AJ, Ahmann PA, Leppik IE, Schachter SC, Sommerville KW, et al. Tiagabine for complex partial seizures: a randomized, add-on, dose-response trial. Arch Neurol. 1998;55:56-62.

Vajda FJE, Eadie MJ. The clinical pharmacology of traditional antiepileptic drugs. Epileptic Disord. 2014;16:395-408.

van Vliet EA, Aronica E, Redeker S, Boer K, Gorter JA. Decreased expression of synaptic vesicle protein 2A, the binding site for levetiracetam, during epileptogenesis and chronic epilepsy. Epilepsia. 2009; 50:422-33.

Xu Z, Zhao H, Chen Z. The efficacy and safety of rufinamide in drug-resistant epilepsy: a meta-analysis of double-blind, randomized, placebo controlled trials. Epilepsy Res. 2016;120:104-10.

Wang S, Ratnaraj N, Patsalos PN. The pharmacokinetic inter-relationship of tiagabine in blood, cerebrospinal fluid and brain extracelullar fluid (frontal cortex and hippocampus). Seizure 2004;13:574-81.

Wheless JW, Phelps SJ. Clobazam: a newly approved but well-established drug for the treatment of intractable epilepsy syndromes. J Child Neurol. 2013;28:219-29.

Wood H. Epilepsy: new insights into the treatment and consequences of poststroke epilepsy. NatRev Neurol. 2015;11:425.

Yates SL, Fakhoury T, Liang W, Eckhardt K, Borghs S, D'Souza J. An open-label, prospective, exploratory study of patients with epilepsy switching from levetiracetam to brivaracetam. Epilepsy Behav. 2015;52:165-8.

Yuen AWC. Lamotrigine interactions with other drugs. In: Levy RH, Mattson RH, Meldrum BS, editors. Antiepileptic drugs. 4. ed. New York: Raven Press, 1995. p. 883-7.

Zhang LL, Zeng LN, Li YP. Side effects of phenobarbital in epilepsy: a systematic review. Epieptic Disord. 2011;13:349-65.

Intoxicação por Anticolinesterásicos

INTRODUÇÃO

A acetilcolina é sintetizada a partir de colina e acetilcoenzima A no axoplasma de terminais axonais colinérgicos, uma reação catalisada pela enzima colina-O-acetiltransferase, previamente conhecida como colina acetilase. A colina acetiltransferase é sintetizada nos ribossomos dos corpos celulares dos motoneurônios e transferida para os terminais axônicos, onde sua concentração é mais alta, por um processo que envolve os neurofilamentos. Predominantemente citosólica, essa enzima, entretanto, também é encontrada ligada às membranas das vesículas sinápticas. A acetilcoenzima é sintetizada na mitocôndria dos terminais axônicos a partir do piruvato, pelo sistema enzimático da piruvato desidrogenase. A maior parte da colina é obtida pela dieta, embora também possa ser sintetizada no fígado. Há evidência de que metade da colina derivada da acetilcolina liberada na junção neuromuscular seja recaptada pelos terminais nervosos. A síntese de acetilcolina nos terminais nervosos aumenta pela estimulação nervosa. Uma elevação da concentração axoplasmática de sódio constitui um dos fatores que acoplam a síntese à liberação, pois os íons de sódio são necessários para a síntese de acetilcolina, e as concentrações axoplasmáticas de sódio aumentam com a propagação dos impulsos nervosos.

A acetilcolinesterase é uma serina-hidrolase encontrada predominantemente nas junções neuromusculares e nas sinapses colinérgicas cerebrais. Ela catalisa a destruição da acetilcolina, é sintetizada no corpo celular dos neurônios e está presente em todo o axônio. Ainda, funciona para modular os níveis de acetilcolina axoplasmática, embora seja importante ressaltar que a acetilcolina livre existe no axoplasma. Nos neurônios colinérgicos, a acetilcolina está presente no axoplasma e no citosol do corpo celular neuronal. Aproximadamente 80% da acetilcolina nos terminais nervosos motores é liberada por impulsos nervosos. A acetilcolinesterase tem alta atividade catalítica – cada molécula da acetilcolinesterase hidrolisa 25 mil moléculas de acetilcolina por segundo, taxa próxima da taxa de difusão da acetilcolina. O sítio ativo é formado por um subsítio aniônico e um esteárico, localizado na base de uma cavidade de profundidade de 20 ångströns, composto de aminoácidos aromáticos responsáveis pela seletividade para a molécula de acetilcolina. O subsítio aniônico, que acomoda a amina quaternária da acetilcolina e outros substratos catiônicos e inibidores catiônicos, é formado por um subsítio ativo, chamado de subsítio aniônico alfa, localizado próximo ao subsítio esteárico, e um subsítio aniônico periférico (subsítio aniônico beta), localizado na superfície da acetilcolinesterase próxima da entrada da cavidade (Figura 34.1).

No sítio esteárico, ocorre a hidrólise da acetilcolina em colina e ácido acético; a hidrólise do éster carboxílico promove a formação de uma enzima-acil e colina livre, e a enzima sofre um ataque nucleofílico por molécula de água, liberando ácido acético e reconstituindo a enzima. Em resumo, o subsítio esteárico hidrolisa a ligação éster da acetilcolina, enquanto o subsítio aniônico interage com o amônio quaternário da acetilcolina orientando a molécula para que ocupe a posição espacial correta a fim de que ocorra a hidrólise (Figura 34.2).

Os inibidores da colinesterase constituem um amplo grupo de substâncias com propriedades físico-químicas distintas composto de fármacos, toxinas naturais, pesticidas e fármacos utilizados como armas químicas. Os compostos que inibem a acetilcolinesterase podem se dividir em três grupos básicos:

- Compostos que se ligam ao sítio ativo interagindo com o subsítio esteárico ou com o subsítio aniônico alfa
- Compostos que interagem com os aminoácidos aromáticos localizados na entrada do sítio ativo
- Compostos que interagem no subsítio aniônico periférico beta.

As substâncias que inibem o subsítio esteárico apresentam estrutura química de derivados organofosforados e de carbamatos, representadas principalmente por toxinas, fármacos utilizados como armas químicas e pesticidas. Esses fármacos interagem com a serina do sítio esteárico formando ésteres estáveis. Os fármacos organofosforados formam adutos que se ligam de maneira covalente e estável pela fosforilação do grupo hidroxila da enzima, conforme ilustrado na reação 2 da Figura 34.3.

Após a fosforilação do grupo hidroxila pelos organofosforados, a enzima sofre um segundo processo, chamado de envelhecimento (*aging*), que dificulta ainda mais a reativação da enzima (Gray, 1984).

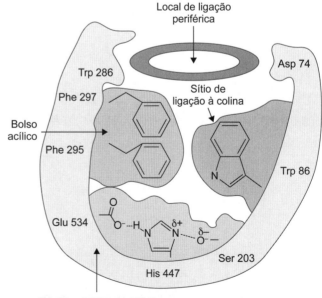

Figura 34.1 Representação esquemática dos sítios de ligação da acetilcolina.

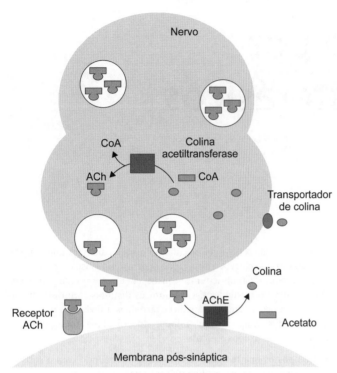

Figura 34.2 Mecanismo de ação da acetilcolina na neurotransmissão.

O processo de envelhecimento envolve a perda de um grupo alquil ligado ao oxigênio, deixando o ânion fosfato ou fosfonato ligado à enzima (reação 3). A velocidade desse processo depende do fármaco, como no caso de certos fármacos neurotóxicos, em que o envelhecimento da enzima ocorre em 10 min após a inibição inicial. O ânion fosfato ou fosfonato é mais resistente à hidrólise do que o éster natural e não é removível pelos fármacos reativados da colinesterase. Na reação 4, observa-se a reativação espontânea da enzima com a liberação de um ácido orgânico contendo fósforo.

Exposição aguda aos inibidores da acetilcolinesterase, como os fármacos organofosforados, causa salivação excessiva, lacrimejamento, rinorreia, broncorreia e broncospasmos e supressão cardiorrespiratória com paralisia muscular, podendo, do ponto de vista central, ser observadas convulsões prolongadas, eventualmente promovendo um *status epilepticus*. A inibição da acetilcolinesterase explica a maioria dos sintomas observados por intoxicação por compostos organofosforados, entretanto esses compostos também inibem outras hidrolases contendo serina, como quimotripsina, tripsina, carboxilesterases e buritilcolinesterase (pseudocolinesterase plasmática), ao se ligarem de maneira covalente ao aminoácido serina localizado no sítio catalítico dessas enzimas. A inibição dessas outras enzimas pode explicar diferenças sutis dos quadros clínicos causados por intoxicação desses produtos.

Segundo o seu modo de ação, pode-se dividir os inibidores da colinesterase em inibidores reversíveis (competitivos ou não competitivos) ou irreversíveis. Os inibidores reversíveis apresentam uso terapêutico em sua maioria, enquanto os efeitos tóxicos são associados aos inibidores irreversíveis (Colovic et al., 2013). Os inibidores reversíveis da acetilcolinesterase são compostos com grupos funcionais distintos, como carbamato, amônio terciário e quaternário, utilizados para diagnóstico e tratamento de várias doenças, como miastenia grave, doença de Alzheimer, íleo paralítico, distensão vesical e glaucoma, e para reverter o bloqueio neuromuscular causado por fármacos anticolinérgicos.

PESTICIDAS ORGANOFOSFORADOS

Trata-se de pesticidas orgânicos sintéticos utilizados essencialmente como inseticidas. A classe dos pesticidas foi desenvolvida consideravelmente durante a Segunda Guerra Mundial com a descoberta da ação inseticida do diclorodifeniltricloroetano (DDT; Figura 34.4) pelo químico suíço Paul Herman Müller, em 1939, tendo sido utilizada largamente para controle da malária e tifo entre a população civil e os soldados. Müller foi agraciado pelo Nobel de Medicina e Fisiologia em 1948.

O DDT é um inseticida organo*clorado* e tem como característica uma longa permanência no meio ambiente, tendo seu uso banido possivelmente por motivos mais de cunho político-econômico que científico (Edwards, 2004). Foi substituído progressivamente pelos inseticidas organo*fosforados*, como a parationa e a malationa, apesar de também serem tóxicos aos homem (Derkaoui et al., 2011). São ésteres ou tióis derivados dos ácidos fosfórico, fosfônico, fosfínico ou fosfaramídico. A Figura 34.5 mostra a estrutura genérica dos pesticidas organofosforados e fármacos neurotóxicos para fins militares.

Os pesticidas organofosforados podem ser divididos basicamente em três grupos: fosfotriésteres, tiofosfatos e fosforotiolatos. Os fosfotriésteres contêm um grupo fosforil (P=O) ligando-se, por uma ligação éster, com três oxigênios, como no paraoxon (Figura 34.6).

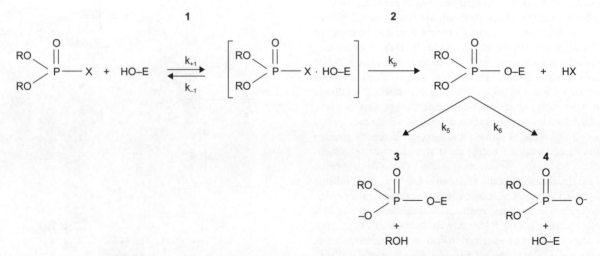

Figura 34.3 Inibição da colinesterase por um organofosforado. A reação 1 mostra a formação do complexo de Michaelis com $Kd = k_{-1}/k_{+1}$. A reação 2 indica a fosforilação do grupo hidroxil da enzima (E) com liberação do grupo que sai da enzima (HX). A reação 3 indica o processo de envelhecimento com perda de um resíduo alcóxi e formação de uma fração de fósforo carregada negativamente. A reação 4 mostra a reativação espontânea da enzima com a liberação do organofosfato ácido inativo.

Nos tiofosfatos, o oxigênio do grupo fosforil é substituído por um átomo de enxofre formando um grupo tiofosforil (P=S), e o grupo permanece ligado por uma ligação éster com três oxigênios, como na metilparationa (Figura 34.7).

Nos fosforotiolatos, o oxigênio do grupo fosforil (P=O) pode ser ou não substituído por um átomo de enxofre formando um grupo tiofosforil (P=S), sendo um ou mais oxigênios ésteres de oxigênio substituídos por enxofre, como no caso da malationa (Figura 34.8).

Nos pesticidas orgânicos, o grupo que se separa quando se liga à aceticolinesterase de maneira covalente é o fenolato ou o tiolato com um alquil. Ressalta-se que, apesar dos benefícios do uso indiscriminado de fármacos pesticidas como aumento da produção de grãos e diminuição da incidência de doenças transmitidas por vetores, vem sendo observado aumento da resistência de insetos a eles e intoxicações acidentais e propositais (Eddleston *et al*., 2002). A alta incidência de suicídios utilizando pesticidas organofosforados (> 250.000 casos/ano) levou a um esforço de banir aqueles altamente tóxicos, como a parationa e o mevinphos. Atualmente, o pesticida organofosforado mais utilizado nos EUA é a malationa.

Os inseticidas organofosforados degradam rapidamente em comparação aos organoclorados, entretanto causam toxicidade importante, representando uma das causas mais importantes no mundo de envenenamento por seu emprego na agricultura, suicídio ou uso acidental. Os pesticidas organofosforados podem ser absorvidos por qualquer via de administração, incluindo inalatória, oral ou dérmica (Yurumez *et al*., 2007). Causam inibição irreversível da acetilcolinesterase, visto se tratar de substratos análogos à acetilcolina, ligando-se de maneira covalente à enzima e fosforilando-a. Enquanto a enzima acil é rapidamente hidrolisada para regenerar a enzima livre, a desfosforilação ocorre lentamente (dias) e a enzima fosforilada não consegue hidrolisar a acetilcolina. A inibição da enzima causa um aumento da concentração de acetilcolina na fenda sináptica, resultando na supraestimulação de receptores nicotínicos e muscarínicos da acetilcolina (Hayden *et al*., 2010). O nível da inibição da acetilcolinesterase associado a sintomas clínicos varia entre os tecidos; no cérebro, 50 a 80% da acetilcolinesterase necessita ser inativada para se detectar sintomas, entretanto a inibição de 85 a 90% está associada à toxicidade grave (Lotti, 2001). Dependendo da estrutura do receptor colinérgico, a estimulação inicial da acetilcolina é seguida por refratariedade à acetilcolina. Enquanto os efeitos nos receptores muscarínicos apresentam longa duração, os receptores nicotínicos rapidamente se tornam dessensibilizados à acetilcolina, levando ao bloqueio ganglionar e à paralisia muscular. É comum dividir as manifestações clínicas da intoxicação pelos organofosforados em características muscarínicas e nicotínicas. A significância prática dessa subclassificação reside no fato de que a atropina e os demais fármacos colinolíticos antagonizam apenas os efeitos muscarínicos, mas não os efeitos nicotínicos (Eyer, 2003).

Os sintomas/sinais causados pela ativação muscarínica incluem aumento de secreção de glândulas promovendo broncorreia, hipersalivação, lacrimejamento e sudorese, com aumento da tonicidade dos músculos lisos, causando broncoconstrição, miose, câimbras abdominais, defecação e diurese involuntária. Os efeitos cardíacos incluem bradicardia e prolongamento do intervalo QT, podendo causar vários tipos de arritmias, inclusive *torsade de pointes*. A maior parte dos sintomas do sistema nervoso central decorre da ativação dos receptores muscarínicos, entretanto receptores nicotínicos também podem estar envolvidos. Os principais sintomas centrais são cefaleia, tontura, náuseas, confusão, ansiedade, alteração da fala, ataxia, tremor, psicose, convulsão, coma e depressão respiratória.

A ativação dos receptores nicotínicos é mais bem observada na placa motora, nos gânglios simpáticos e na medula da suprarrenal. Na placa motora, pode-se observar contração e/ou fasciculação muscular, progredindo para fraqueza muscular e, eventualmente, com paralisia flácida – trata-se de uma condição grave quando os músculos respiratórios e o diafragma são afetados. Nos gânglios simpáticos, o aumento da concentração de acetilcolina causa inicialmente estimulação e, em concentrações maiores, despolarização persistente. O efeito inicial é mediado possivelmente por receptores muscarínicos do subtipo M2 pré-sinápticos, enquanto a despolarização persistente é mediada por ativação dos receptores nicotínicos pós-sinápticos (Taylor, 1996). Os níveis plasmáticos de catecolaminas aumentam em até dez vezes algumas horas após a intoxicação por organofosforados, indicando uma estimulação transitória dos receptores nicotínicos das células cromafins da medula da suprarrenal (Kauert *et al*., 1989). Esse efeito transitório na estimulação adrenérgica/noradrenérgica pode ser o responsável pela taquicardia observada na maioria dos pacientes expostos ao gás sarin no ataque ao metrô de Tóquio. Sintomas tardios após intoxicação aguda, como neuropatia tardia induzida por organofosforado e efeitos neuropsicopatológicos, também foram observados (Lotti, 2001).

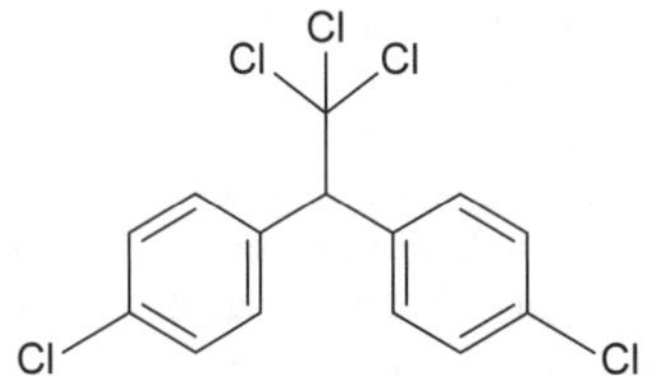

Figura 34.4 Diclorodifeniltricloroetano (DDT).

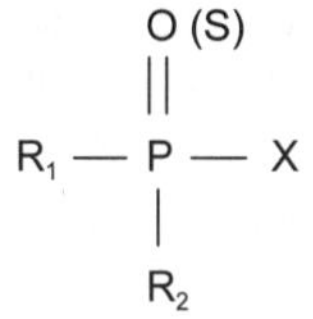

Figura 34.5 Estrutura genérica dos pesticidas organofosforados.

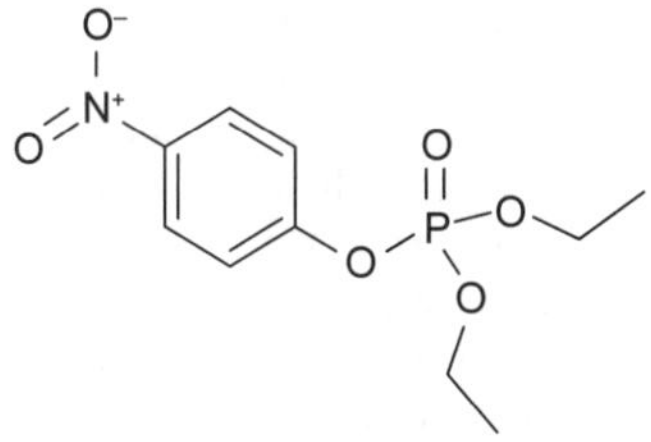

Figura 34.6 Paraoxon.

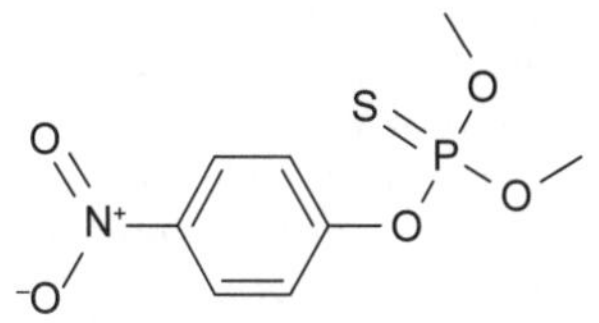

Figura 34.7 Metilparationa.

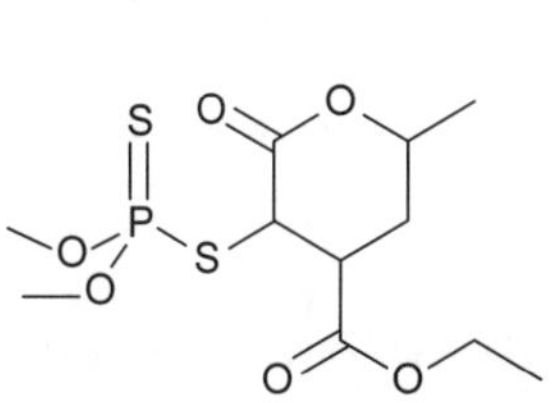

Figura 34.8 Malationa.

PESTICIDAS CARBAMATOS

Trata-se de pesticidas derivados do ácido N-metil-carbâmico e que apresentam a estrutura química genérica exposta na Figura 34.9 – na maior parte das vezes, o R é substituído por um fenol ou um por heterocíclico, com exceção do aldicarb, que apresenta um grupo N-alquil, e do pirimicarb, com dois grupos N-metil. Em geral, são pouco hidrossolúveis e solúveis em solventes orgânicos como metanol, etanol e acetona (Vale e Lotti, 2015).

Os carbamatos causam intoxicação por inibição da acetilcolinesterase, em virtude da carbamilação do OH da serina localizada no sítio ativo da acetilcolinesterase, um processo que envolve a quebra da molécula do carbamato pela acetilcolinesterase. Na verdade, a enzima trata o carbamato como se fosse acetilcolina. A inibição da acetilcolinesterase causará acúmulo da acetilcolina nas sinapses do sistema nervoso central, junção neuromuscular e nos sítios efetores parassimpáticos. A atividade da acetilcolina é restaurada por hidrólise espontânea da enzima carbamilada. Isso ocorre rapidamente em comparação à reversão da interação entre os inseticidas organofosforados e a acetilcolna. Além disso, muitos dos carbamatos não atravessam a barreira hematencefálica e, consequentemente, a atividade da acetilcolinesterase central é menos afetada em relação à inibição promovida pelos pesticidas organofosforados. Outro aspecto interessante dos pesticidas carbamatos reside no fato de que a colinesterase inibida por eles não sofre o processo de envelhecimento, conforme descrito em relação aos pesticidas organofosforados. Os pesticidas carbamatos são considerados menos tóxicos que os organofosforados – a mortalidade após envenenamento por carbamatos foi estimada em 0 a 4%, enquanto por organofosforados em 13 a 16% (Lima e Reis, 1995). Entretanto, a comparação da mortalidade causada por envenenamento provocado pelo carbamato metomil foi considerada similar à promovida pelos organofosforados de classe I (Lee *et al.*, 2011).

FÁRMACOS NEUROTÓXICOS UTILIZADOS COMO ARMAS QUÍMICAS

Os fármacos organofosforados são fármacos neurotóxicos utilizados extensivamente como pesticidas. Alguns deles foram desenvolvidos como armas químicas por seu efeito neurotóxico. O desenvolvimento das primeiras armas químicas começou durante a Primeira Guerra Mundial, resultando em aproximadamente 100 mil mortes. Na década de 1950, o gás sarin (Figura 34.10), um potente fármaco organofosforado, representava a arma química padrão tanto da Organização do Tratado do Atlântico Norte (Otan) quanto do Pacto de Varsóvia. Apesar de esses países terem concordado em eliminar seus respectivos estoques de gás sarin na década de 1960 (Rosman *et al.*, 2014), ele foi utilizado nos ataques terroristas no Japão em 1994 e 1995 e, mais recentemente, na guerra civil da Síria em 2013, quando 3 mil pessoas foram expostas a esse gás, resultando na morte de 1.729 pessoas.

Os fármacos organofosforados utilizados como fármacos neurotóxicos são derivados do ácido fosfônico, comumente denominados fosfonatos. Atualmente, dividem-se em três categorias: G (sarin, soman, tabun etc.), V (VE, VG, VX etc.) e o ultratóxico Novichok. Distintamente dos pesticidas organofosforados, os fármacos descritos apresentam quiralidade, e o isômero S costuma ser mais potente que o isômero R, possivelmente pela ligação favorável pelo isômero S no sítio ativo da acetilcolinesterase (Ordentlich *et al.*, 2014).

Subsequentemente à exposição, os fármacos organofosforados utilizados como armas químicas entram rapidamente no organismo e migram para o sistema nervoso, onde se ligam de maneira irreversível à acetilcolinesterase pela ligação covalente do grupo OH da serina localizada no sítio ativo da colinesterase. Isso impede o metabolismo da acetilcolina na fenda sináptica, levando ao seu acúmulo, causando uma crise colinérgica tanto muscarínica quanto nicotínica. A hiperestimulação dos receptores muscarínicos causa miose, secreções profusas, bradicardia, broncoconstrição, hipotensão e diarreia, e a dos receptores nicotínicos resulta em ansiedade, cefaleia, convulsão, ataxia, depressão respiratória e circulatória, tremor e morte em decorrência da paralisia respiratória (Iyengar e Pande, 2016).

Os outros gases utilizados como armas químicas, como tabun, ciclosarin, soman e VX, apresentam basicamente o mesmo mecanismo de ação, entretanto o sarin é o mais volátil entre eles, o que facilita seu uso como arma química. Morte por inalação do gás sarin costuma ocorrer entre 1 e 10 min. Ainda, esse gás é 26 vezes mais letal que o cianeto e 28 vezes mais que o gás mostarda, além de altamente tóxico se inalado ou pelo contato com a pele.

TRATAMENTO FARMACOLÓGICO

Todos os casos de intoxicação ou envenenamento por pesticidas organofosforados, pesticidas carbamatos e fármacos organofosforados utilizados como armas químicas devem ser considerados emergências médicas, com a internação das vítimas o mais rapidamente possível. A seguir, serão revistos os fármacos utilizados no tratamento dessas intoxicações/envenenamentos e sua respectiva eficácia.

Antagonistas colinérgicos muscarínicos

O antagonista do receptor muscarínico atropina permanece o principal fármaco utilizado no tratamento da intoxicação por inseticida organofosforado, visto se tratar de um antagonista competitivo não seletivo com boa penetração no sistema nervoso central. A recomendação é de uma dose de 0,6 a 3 mg/kg administrada em *bolus* intravenoso (IV), dobrando-se a cada 5 min até o paciente estar atropinizado, com frequência cardíaca acima de 80 bpm, pressão arterial sistólica acima de 80 mmHg e pulmões livres. Uma vez que o paciente se encontre atropinizado, a atropina pode ser infundida na dose de 10 a 20% do total necessário para atropinizar o paciente (Eddleston e Chowdhury, 2015). A atropina é dada IV rapidamente para reverter a bradicardia, aumentar a pressão arterial sistólica e reduzir a broncorreia. A sudorese constitui um dos primeiros sinais a desaparecer com a atropinização. A dose recomendada é de 2 mg (0,02 mg/kg no caso de paciente pediátrico), administrada o mais rapidamente possível em pacientes com exposição moderada ou grave, particularmente naqueles com rinorreia e/ou broncorreia. A dose deve ser dobrada e repetida a cada 5 min até que se atinja uma atropinização satisfatória, apesar de não serem descritos na literatura os objetivos primários a atingir pela atropinização. Esse esquema terapêutico proposto, que permite administrar 26 mg em 20 min, é o que aparentemente tem melhor eficácia (Eddleston *et al.*, 2004a).

Ressalta-se que o excesso de atropina pode ser perigoso. Frequência cardíaca acima de 120 bpm e midríase representam sinais de que o paciente está apresentando excesso de atropina. Intoxicação por atropina causa confusão, agitação e hipertermia. Taquicardia é perigosa em pacientes idosos com doença isquêmica cardiovascular, observando-se casos de pacientes com intoxicação leve de organofosforados que faleceram na unidade de terapia intensiva (UTI) em decorrência de infarto do miocárdio após serem atropinizados e mantidos com frequência cardíaca de 120 a 140 bpm. Um critério mais conservador para a atropinização consiste em enfatizar a resolução da broncorreia e do aumento da pressão arterial sistólica, além de manter a frequência cardíaca entre 80 e 100 bpm (Eddleston *et al.*, 2004b).

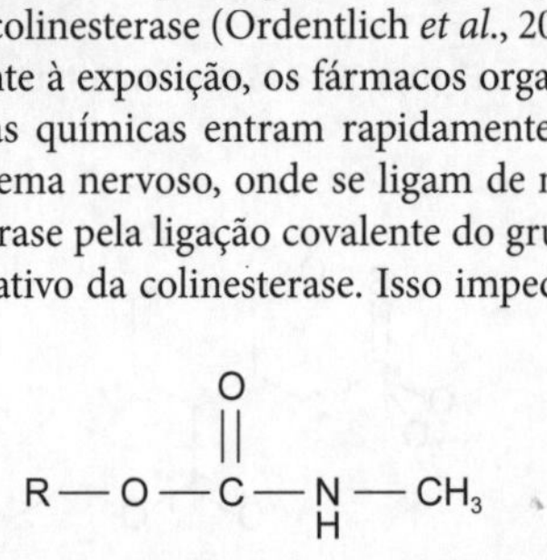

Figura 34.9 Estrutura genérica dos pesticidas carbamatos.

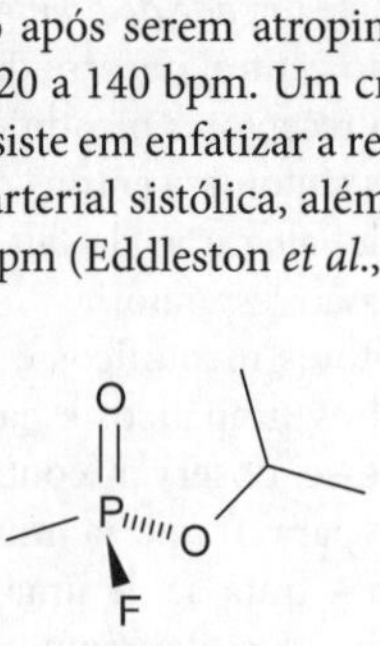

Figura 34.10 Sarin.

O glicopirrolato é utilizado preferencialmente por alguns grupos pelo fato de apresentar baixa penetração no sistema nervoso central e, portanto, reduzir o risco de uma toxicidade central em decorrência de superdosagem anticolinérgica. Entretanto, sua baixa biodisponibilidade no sistema nervoso central o torna pouco eficaz para antagonizar os efeitos centrais causados pelos pesticidas organofosforados lipossolúveis, aumentando, portanto, o risco de convulsões e coma (Eddleston e Chowdhury, 2015). Um pequeno ensaio clínico não evidenciou diferença de mortalidade ou necessidade de intubação em pacientes tratados com glicopirrolato ou atropina (Bardin e van Eeden, 1990).

Ipatrópio por nebulização foi utilizado como tratamento complementar à atropinização realizada via intramuscular (Shemesh *et al.*, 1998), e a escopolamina, em vez de atropina, foi empregada em um caso que apresentava sintomas extrapiramidais graves (Kventsel *et al.*, 2005).

Reativadores da colinesterase

As oximas são utilizadas no tratamento da intoxicação por inseticida organofosforado, atuando como reativadores da acetilcolinesterase. O termo "oxima" data do século 19 e resulta da contração das palavras "oxigênio" e "imina". Substâncias contendo o grupo oxima apresentam características nucleofílicas que permitem atacar o grupo fosforil ligado ao OH da serina no sítio ativo da colinesterase, facilitando a transferência do grupo fosforil para a sua estrutura molecular, deixando, portanto, o OH livre da serina e restabelecendo a atividade enzimática normal da acetilcolinesterase. Esse efeito da reativação causado pelas oximas aparenta ser mais proeminente na junção neuromuscular; assim, são capazes de reverter os efeitos nicotínicos tóxicos causados pelos organofosforados. As oximas mais comumente empregadas são pralidoxima (Figura 34.11), trimedoxima, obidoxima e HI-6, utilizadas clinicamente há mais de meio século.

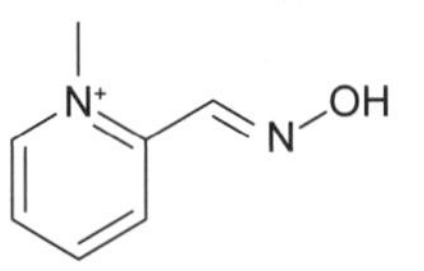

Figura 34.11 Pralidoxima.

O primeiro ensaio clínico comparando a eficácia de oximas em intoxicação por inseticida foi realizado em 1990, quando se comparou o efeito de uma infusão com dose baixa de pralidoxima IV, com uma dose alta de ataque e em comparação ao placebo (Cherian *et al.*, 1997). Não foi observada diferença na incidência de mortalidade entre os grupos, e se relatou que a falta de pralidoxima por 6 meses nos hospitais de Sri Lanka não foi acompanhada por aumento de mortalidade por intoxicação por inseticida (De Silva *et al.*, 1992). Uma metanálise avaliando se a terapia com oximas foi benéfica em relação ao suporte ventilatório não encontrou efeito benéfico do uso desses fármacos (Figura 34.12).

Em relação ao uso de oximas e à exigência de admissão à UTI, o emprego foi associado com aumento da necessidade de admissão à terapia intensiva (Figura 34.13; Peter *et al.*, 2006).

Em outras palavras, não há evidência de sua eficácia em relação ao placebo (Worek *et al.*, 2016). É importante ressaltar que experimentos feitos com ciclosarin (fármaco organofosforado altamente tóxico) demonstraram que, nas concentrações antecipadas como relevantes em humanos, tanto a pralidoxima quanto a obidoxima foram extremamente fracas como reativadores da acetilcolinesterase (Worek *et al.*, 1998), indicando que esses fármacos não teriam papel de antídoto em caso de envenenamento por ciclosarin.

Benzodiazepínicos

Convulsões compreendem uma complicação relativamente incomum na intoxicação por inseticida organofosforado. Conforme mencionado anteriormente, as convulsões podem ter característica prolongada, podendo promover o chamado *status epilepticus* (SE), durante o qual há um excesso de atividade glutamatérgica, eventualmente controlada pela supressão da atividade de certos receptores do glutamato ou pelo aumento da inibição induzida pelo ácido gama-aminobutírico (GABA). Os benzodiazepínicos são moduladores alostéricos positivos dos receptores $GABA_A$ (Campo-Soria *et al.*, 2006) e utilizados como tratamento de primeira linha para o SE, independentemente da etiologia há mais de 50 anos (Cherian e Thomas, 2009). Ressalta-se que a supressão de convulsões causada pelos benzodiazepínicos é transitória, tornando-se necessária a administração complementar de outros

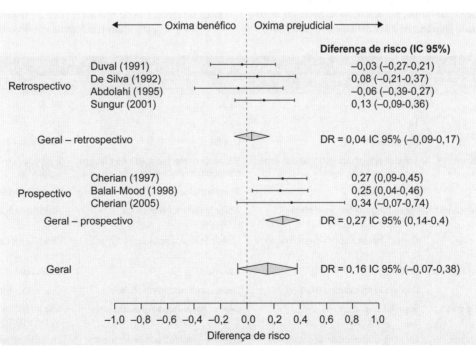

Figura 34.12 Associação entre terapia com oximas e necessidade de suporte ventilatório representada pela diferença de risco calculada com o modelo de efeitos aleatórios. A linha vertical mostra ausência de efeito (*null effect*). Terapia com oximas não foi associada a aumento significativo de suporte ventilatório.

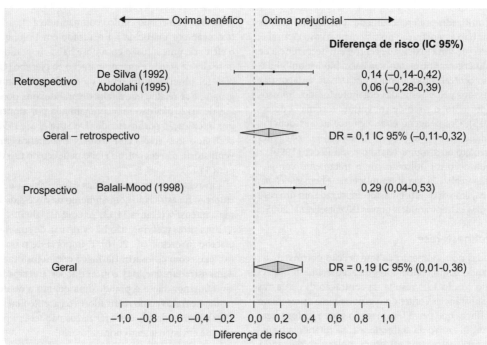

Figura 34.13 *Forest plot* mostrando a associação entre terapia com oximas e admissão em centro de terapia intensiva. A diferença de risco foi calculada pelo modelo de efeitos aleatórios. A linha vertical indica ausência de risco (*null effect*). Terapia com oximas foi associada a aumento da admissão em centros de terapia intensiva.

fármacos antiepilépticos ou de doses complementares de benzodiazepínicos, o que aumenta, no último caso, o risco de depressão respiratória (Appleton *et al.*, 1995). Outro ponto relevante refere-se ao fato de que uma porcentagem significativa do SE é refratária ao tratamento com benzodiazepínicos (Trinka e Kälviäinen, 2017). No caso específico do SE induzido por intoxicação de organofosforados, a hiperatividade glutamatérgica é causada pela supraestimulação de receptores colinérgicos muscarínicos, em razão da inibição secundária da acetilcolinesterase pelo fármaco organofosforado e do consequente aumento dos níveis cerebrais de acetilcolina. Os antagonistas muscarínicos são eficazes em bloquear o SE induzido pelos organofosforados, somente se administrados logo após a exposição a eles (Skovira *et al.*, 2010); nos casos de diagnóstico mais tardio, o controle do SE necessita da supressão da hiperatividade glutamatérgica (Kozhemyakin *et al.*, 2010).

Três fármacos benzodiazepínicos são recomendados no tratamento do SE por sua eficácia em vários tipos de convulsões (Tabela 34.1). Apresentam potente ação sedativa, anticonvulsiva, ansiolítica e com propriedade de causar amnésia retrógada. O midazolam é um fármaco benzodiazepínico considerado seguro por sua curta meia-vida de eliminação e rápido início de ação (Reddy e Reddy, 2015), apresentando alta eficácia no controle de crises convulsivas quando administrado via intramuscular (o que é bastante conveniente pela dificuldade de se obter veia em pacientes em crise convulsiva).

Sulfato de magnésio

O magnésio reduz a liberação sináptica de acetilcolina ao bloquear os canais de cálcio e pode reduzir o risco de taquicardia ventricular em pacientes que apresentam taquicardia em decorrência da estimulação

Tabela 34.1 Comparação de três fármacos benzodiazepínicos no tratamento do *status epilepticus* (SE).

Aspectos	Lorazepam	Diazepam	Midazolam
Vias de administração	IM, IV	IM, IV, retal	IM, IV
Meia-vida	14 h	43 h	1,9 h
Solubilidade	Lipofílico	Lipofílico	Hidrofílico
Prazo de validade de um produto injetável	1 ano se refrigerado, 30 a 60 dias em temperatura ambiente	3 anos se refrigerado, 30 a 60 dias em temperatura ambiente	2 a 3 anos em temperatura ambiente
Indicações clínicas	SE adiantado	SE adiantado	SE pré-hospitalar
Farmacocinética por injeção IM	Lenta, irregular ou incompleta	Absorção lenta, irregular ou incompleta	Absorção eficiente
Cinética de distribuição de medicamentos	Cinética bifásica após administração IV	Cinética bifásica após administração IV	Cinética monofásica
Taxa média de terminação do SE	60% via IV	43% via IV	73% via IM
Reação adversa grave	Depressão respiratória (10% IV)	Depressão respiratória (10% IV)	Depressão respiratória (6,4% via IM)
Metanálise para eficácia do SE	Superior ao diazepam	Inferior ao lorazepam e ao midazolam	Não inferior ao lorazepam/superior ao diazepam
Eficácia contra o SE induzido por intoxicação por organofosforado	Eficaz se administrado cedo; menos eficaz para tratamento tardio	Eficaz se administrado cedo; menos eficaz para tratamento tardio	Eficaz se administrado cedo; menos eficaz para tratamento tardio

IM: intramuscular; IV: intravenoso.

nicotínica. Um ensaio clínico fase II comparou o efeito da administração de sulfato de magnésio nas doses de 4 g, 8 g, 12 g e 16 g com placebo em pacientes (10) com intoxicação por inseticida organofosforado (Basher *et al.*, 2013). O sulfato de magnésio foi bem tolerado em todas as doses e houve uma tendência de redução da necessidade de intubação/ventilação mecânica (Figura 34.14 A) ou mortalidade (Figura 34.14 B; Brvar *et al.*, 2018).

A administração do sulfato de magnésio por infusão (1 g/h por 24 h) após *bolus* inicial de 4 g (esquema terapêutico recomendado em obstetrícia) apresenta vantagens sobre a administração de *bolus* intermitente (4 g a cada 4 h), já que possibilita a interrupção da infusão caso o paciente apresente bradicardia ou hipotensão arterial.

Bicarbonato de sódio

Há uma recomendação de alcalinização do sangue com bicarbonato de sódio com o intuito de aumentar o *clearance* do organofosforado por uma hidrólise mediada por pH, por um efeito direto na junção neuromuscular ou mesmo pelo aumento da eficácia das oximas. Uma revisão sistemática realizada pela Cochrane Database não encontrou evidência de benefício (Roberts e Buckley, 2005). Pelo risco de reações adversas graves, esse tipo de procedimento somente deve ser realizado no ambiente de UTI.

Clonidina

Estudos em animais indicaram que a administração do agonista adrenérgico central clonidina poderia ser benéfico no tratamento de envenenamento por organofosforados ao reduzir a liberação sináptica de acetilcolina. Um ensaio clínico fase II foi realizado comparando as doses de 0,15 mg, 0,30 mg e 0,45 mg de clonidina com placebo (Perera *et al.*, 2009). Na dose mais alta, observou-se hipotensão arterial, e não houve evidência de efeito benéfico em relação ao placebo.

Antagonistas colinérgicos nicotínicos

A intoxicação aguda por organofosforados causa três síndromes principais:

- Síndrome colinérgica aguda
- Neuropatia tardia induzida pelo organofosforado
- Síndrome intermediária.

Praticamente toda a abordagem médica na intoxicação por organofosforados se concentra na síndrome colinérgica aguda, e o tratamento é feito conforme descrito previamente, com oxigênio, atropina, oximas e benzodiazepínicos. A síndrome intermediária constitui uma complicação frequente e contribui de maneira importante para as altas morbidade e mortalidade causadas pela intoxicação por organofosforados (Senanayake e Johnson, 1982). Inicialmente, a síndrome intermediária foi descrita como uma paralisia que ocorria entre 1 e 4 dias após a resolução da síndrome colinérgica aguda, entretanto há evidências de que a síndrome pode ocorrer bem mais prematuramente (Jayawardane *et al.*, 2009). A fraqueza afeta sobretudo os membros, a musculatura respiratória e os músculos inervados pelos nervos cranianos. A fisiopatologia não é conhecida, entretanto acredita-se que resulte do

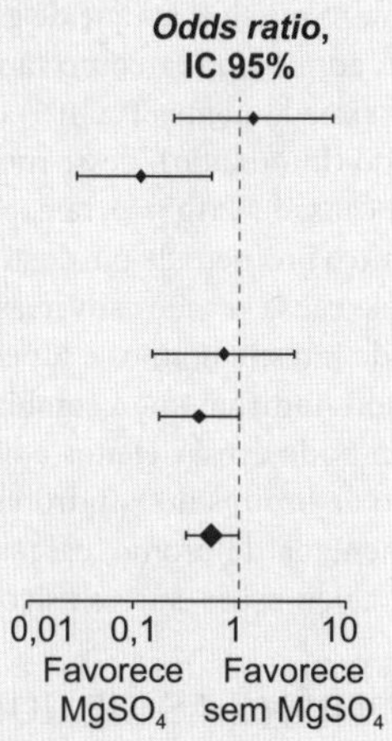

A

Ensaio clínico	Dose de Mg (g)	MgSO₄ Eventos	Total	Sem MgSO₄ Eventos	Total	RR	IC Inferior	IC Superior
Khurana, 2009	32,0	0	7	0	8	NA	NA	NA
Dawson, 2007-8	28,0	7	36	2	13	1,33	0,24	7,4
Basher, 2006-7	4,0 – 16,0	6	40	6	10	0,12	0,03	0,55
Dong, 1993	5,0 – 15,0	0	11	1	8	NA	NA	NA
Pajoumand, 2003-4	4,0	0	11	5	34	NA	NA	NA
Vijayakumar, 2014-5	4,0	3	50	4	50	0,73	0,15	3,46
Philomena, 2015	4,0	11	69	20	64	0,42	0,18	0,96
Ghimire, 2017	4,0	0	15	0	15	NA	NA	NA
Total		27	239	38	202	0,55	0,32	0,94

B

Ensaio clínico	Dose de Mg (g)	MgSO₄ Eventos	Total	Sem MgSO₄ Eventos	Total	RR	IC Inferior	IC Superior
Khurana, 2009	32,0	5	7	6	8	0,83	0,08	8,24
Dawson, 2007-8	28,0	12	36	3	13	1,67	0,39	7,21
Basher, 2006-7	4,0 – 16,0	6	40	4	10	0,26	0,06	1,23
Vijayakumar, 2014-5	4,0	23	50	33	50	0,44	0,2	0,98
Philomena, 2015	4,0	23	69	30	64	0,57	0,28	1,14
Ghimire, 2017	4,0	0	15	0	15	NA	NA	NA
Total		69	217	76	160	0,52	0,34	0,79

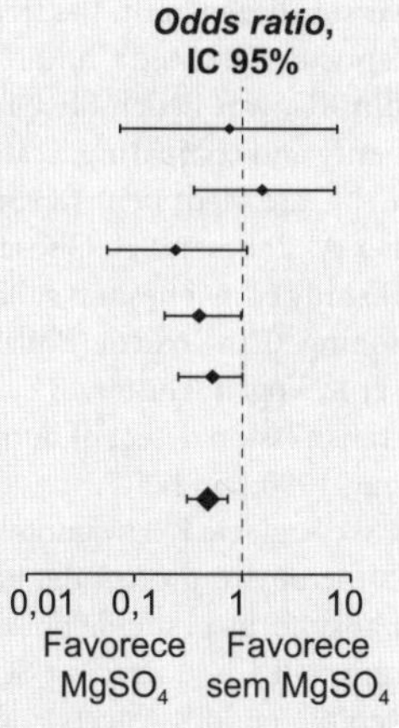

Figura 34.14 *Forest plot* mostrando o efeito do tratamento com sulfato de magnésio (MgSO₄) na mortalidade (**A**) e necessidade de intubação/ventilação (**B**) em pacientes com intoxicação por organofosforados. Os ensaios clínicos foram organizados pela dose de magnésio para facilitar a visualização do efeito.

excesso de acetilcolina na junção neuromuscular (John *et al.*, 2003). Em preparações isoladas de musculatura esquelética de roedores, demonstrou-se que inibidores da acetilcolinesterase conseguem induzir necrose da musculatura esquelética, que se inicia na região da placa motora (Wecker e Dettbarn, 1976). Ressalta-se que a maior parte das alterações musculares decorra da inibição da acetilcolinesterase, e não da toxicidade direta dos inibidores da acetilcolinesterase.

Os receptores colinérgicos nicotínicos podem ser agrupados em duas classes: neuronais e neuromusculares. Os primeiros estão presentes no cérebro, nos gânglios simpáticos e parassimpáticos, e na medula da suprarrenal, cujo papel na intoxicação aguda pelos organofosforados é limitado, e a intervenção farmacológica para bloqueá-los é complexa, em razão da hipotensão grave causada por esses fármacos (White e Palfreman, 2005). O antagonista nicotínico neuromuscular pancurônio foi utilizado terapeuticamente com sucesso em um caso de deficiência congênita de acetilcolinesterase na placa motora (Breningstall *et al.*, 1996). A administração de pancurônio melhorou os potenciais de ação muscular compostos em pacientes intoxicados por organofosforados (Besser *et al.*, 1990). Uma limitação dessa abordagem terapêutica reside no fato de que esses fármacos induzem paralisia respiratória, levando à necessidade de intubação e ventilação mecânica. Entretanto, é importante ressaltar que na maioria dos casos de pacientes com intoxicação grave por organofosforados exigem-se intubação e ventilação mecânica como parte do tratamento padrão (Bird *et al.*, 2016).

Inibidores reversíveis da colinesterase

Um conceito interessante refere-se ao uso de inibidores reversíveis da acetilcolinesterase, empregados no tratamento da miastenia grave, como no caso do brometo de piridostigmina como fármaco profilático para um possível ataque de gás sarin. O brometo de piridostigmina na dose administrada como fármaco profilático (30 mg de 8/8 h) inibe aproximadamente 30 a 40% da atividade da acetilcolinesterase, protegendo (blindando), desse modo, a enzima da inibição irreversível que será causada caso ocorra exposição ao gás sarin (McDonough, 2002). Como o brometo de piridostigmina é um inibidor de acetilcolinesterase, ele causa reações adversas como exacerbação de asma, hipermotilidade intestinal, miose, hipersalivação e sudorese. Além disso, alguns estudos indicam que a combinação de brometo de piridostigmina e gás sarin pode causar efeitos adversos permanentes, além de aumentar o risco de bromismo (síndrome neuropsiquiátrica causada por ingestão aumentada de bromo, caracterizada por irritabilidade, ataxia, confusão, alucinações, surtos psicóticos e, em casos graves, coma).

REFERÊNCIAS BIBLIOGRÁFICAS

Appleton R, Sweeney A, Choonara I, Robson J, Molyneux. Lorazepam versus diazepam in the treatment of epileptic seizures and status epilepticus. Dev Med Child Neurol. 1995;37:682-8.

Bardin PG, van Eeden SF. Organophosphate poisoning: grading the severity and comparing treatment between atropine and glycopyrrolate. Crit Care Med. 1990;18:956-60.

Basher A, Rahman SH, Ghose A, Arif SM, Faiz MA, Dawson AH. Phase II study of magnesium sulfate in acute organophosphate pesticide poisoning. Clin Toxicol (Phila). 2013;51:35-40.

Besser R, Vogt T, Gutmann L. Pancuronium improves the neuromuscular transmission defect of human organophosphate intoxication. Neurology. 1990;40:1275-7.

Bird SB, Krajacic P, Sawamoto K, Bunya N, Loro E, Khurana TS. Pharmacotherapy to protect the neuromuscular junction after acute organophosphorus pesticide poisoning. Ann N Y Acad Sci. 2016;1374:86-93.

Breningstall GN, Kurachek SC, Fugate JH, Engel AG. Treatment of congenital endplate acetylcholinesterase deficiency by neuromuscular blockade. J. Child Neurol. 1996;11:345-6.

Brvar M, Chan MY, Dawson AH, Ribchester RR, Eddleston M. Magnesium sulfate and calcium channel blocking drugs as antidotes for acute organophosphorus insecticide poisoning – a systematic review and meta-analysis. Clin Toxicol (Phila). 2018;56:725-36.

Campo-Soria C, Chang Y, Weiss DS. Mechanism of action of benzodiazepines on GABAA receptors. Br J Pharmacol. 2006;148:9984-90.

Cherian A, Thomas SV. Status epilepticus. Ann Indian Acad Neurol. 2009;12:140-53.

Cherian AM, Peter JV, Samuel J, Jaydevan R, Peter S, Joel S, et al. Effectiveness of P2AM (PAM – pralidoxime) in the treatment of organophosphrus poisoning. A randomised, double blind placebo controlled trial. J Assoc Physicians India. 1997;45:22-4.

Colovic MB, Krstic DZ, Lazarevic-Pasti TD, Bondzic AM, Vasic VM. Aceycholinesterase inhibitors: pharmacology and toxicology. Curr Neuropharmacol. 2013;11:315-35.

de Silva HJ, Wijewickrema R, Senanayake N. Does pralidoxime affect outcome of management in acute organophosphate poisoning? Lancet. 1992;339:1136-8.

Dearkaoui A, Elbouazzaoui A, Ehouari N, Achour S, Labib S, Sbai H, et al. Intoxication aiguë sévère par les pesticides organophosphorés: à propos de 28 cas. Pan Afr Med J. 2011;8:16.

Eddleston M, Chowdhury FR. Pharmacological treatment of organophosphorus insecticide poisoning: the old and the (possible) new. Br J Clin Pharmacol. 2016;81:462-70.

Eddleston M, Buckley NA, Checkettes H, Senarathna L, Mohamed F, Sheriff MH, et al. Speed of initial atropinisation in signficant organophosphorus pesticide poisoning – a systematic comparison of recommended regimens. J Toxicol Clin Toxicol. 2004a;42:865-75.

Eddleston M, Dawson A, Karalliedde L, Senarathna L, Mohamed F, Sheriff MH, et al. Early management after self-poisoniong with an organophosphorus or carbamate pesticide – a treatment protocol for junior doctors. Crit Care. 2004b;8:R391-7.

Eyer P. The role of oximes in the management of organophosphorus pesticide poisoning. Toxicol Rev. 2003;22:166-90.

Gray AP. Design and structure-activity relationships of antidotes to organophosphorus anticholinesterase agents. Drug Metab Rev. 1984;15:557-89.

Hayden KM, Norton MC, Darcey D, Ostbye T, Zandi PP, Breitner JCS, et al. Occupational exposure to pesticides increases the risk of incident AD: the Cache County study. Neurology. 2010;74:1524-30.

Iyengar ARS, Pande AH. Organophosphate-hydrolizing enzymes as first-line of defence against nerve agent-poisoning: perspectives and the road ahead. Protein J. 2016;35:424-39.

Jayawardane P, Senanayake N, Dawson A. Electrophysiological correlates of intermediate syndrome following acute organophosphate poisoning. Clin Toxicol. 2009;47:193-205.

John M, Oommen A, Zachariah A. Muscle injury in organophosphorous poisoning and its role in the development of intermediate syndrome. Neurotoxicology. 2003;24:43-53.

Jonsson Fagerlund M, Dabrowski M, Eriksson LI. Pharmacological characteristics of the inhibition of nondepolarizing neuromuscular blocking agents at human adult muscle nicotinic acetylcholine receptor. Anesthesiology. 2009;110:1244-52.

Kauert G, Schoppek B, von Clarmann M, Hibler A. Plasma-Katecholamin-Verlauf bei Alkylphosphat-Intoxikationen und deren Therapie. Klin Wochenschr. 1989;67:456-62.

Kozhemyakin M, Rajaqsekara K, Kapur J. Central cholinesterase inhibition enhances glutamatergic transmission. J Neurophysiol. 2010;103:1748-57.

Kventsel I, Berkovitch M, Reiss A, Bulkowstein M, Kozer E. Scopolamine treatment for severe extra-pyramidal signs following organophosphate (chlorpyrifos) ingestion. Clin Toxicol. 2005;43:877-9.

Lee BK, Jeung KW, Lee HY, Jung YH. Mortality rate and pattern following carbamated methomyl poisoning. Comparison with organophosphate of comparable toxicity. Clin Toxicol (Phila). 2011;49:828-33.

Lima JS, Reis CA. Poisoning due to illegal use of carbamates as a rodenticide in Rio de Janeiro. J Toxicol Clin Toxicol. 1995;33:687-90.

Lotti M. Clinical toxicology of anticholinesterase agents in humans. In: Krieger RI, editor. Handbook of pesticide toxicology. 2. ed. San Diego (CA): Academic Press; 2001. p. 1043-85.

McDonough JH. Performance impacts of nerve agents and their pharmacological countermeasures. Mil Psychol. 2002;14:93-119.

Ordentlich A, Barak D, Sod-Moriah G, Kaplan D, Mizrahi D, Segall Y, et al. Stereoselectivity toward VX is determined by interactions with residues of the acyl pocket as well as of the peripheral anionic site of AChE. Biochemistry. 2014;43:11255-65.

Perera PM, Jayamanna SF, Hettiarachchi R, Abeysinghe C, Karunatilake H, Dawson AH, et al. A Phase II clinical trial to assess the safety of clonidine in acute organophosphorus pesticide poisoning. Trials. 2009;10:73.

Peter JV, Morean JL, Graham P. Oxime therapy and outcomes in human organophosphate poisoning: an evaluation using meta-analytic techniques. Crit Care Med. 2006;34:502-10.

Roberts D, Buckley NA. Alkalinisation for organophosphorus pesticide poisoning. Cochrane Database Syst Rev. 2005;1:CD004897.

Senanayake N, Johnson MK. Acute polyneuropathy after poisoning by a new organophosphate insecticide. N Engl J Med. 1982;306:155-7.

Shemesh I, Bourvin A, Gold D, Kutscherowsky M. Chlorpyrifos poisoning treated with ipratropium and dantrolene: a case report. J Toxicol Clin Toxicol. 1988;26:495-8.

Skovira JW, McDonough JH, Shih TM. Protection against sarin-induced seizures in rats by direct brain microinjection of scopolamine, midazolam or MK-801. J Mol Neurosci. 2010;40:56-62.

Taylor P. Anticholinesterase agents. In: Hardman JG, Limbird LE, editors. Goodman and Gilman's the pharmacological basis of therapeutics. 9. ed. New York: McGraw-Hill; 1996. p. 161-76.

Trinka E, Kälviäinen R. 25 years of advances in the definition, classification and treatment of status epilepticus. Seizure. 2017;44:65-73.

Vale A, Lotti M. Organophosphorus and carbamate insecticide poisoning. Handb Clin Neurol. 2015;131:149-68.

Wecker L, Dettbarn WD. Paraoxon-induced myopathy: muscle specificity and acetylcholine involvement. Exp. Neurol. 1976;51:281-91.

White SM, Palfreman M. Nicotinic antagonists and nerve gas poisoning. J R Soc Med. 2005;98:336.

Worek F, Eyer P, Szinicz L. Inhibition, reactivation and aging kinetics of cyclohexylmethylphosphonofluoridate-inhibited human cholinesterases. Arch Toxicol. 1998;72:580-7.

Worek F, Thiermann H, Wille T. Oximes in organophosphate poisoning: 60 years of hope and despair. Chem Biol Interact. 2016;259:93-8.

Yurumez Y, Cemek M, Yavuz Y, Birdane YO, Buyukokuroglu ME. Beneficial effect of n-acetylcysteine against organophosphate toxicity in mice. Biol Pharm Bull. 2007;30:490-4.

35 Meningite

INTRODUÇÃO

A meningite constitui uma síndrome na qual o paciente apresenta febre, cefaleia e meningismo (rigidez da nuca) com inflamação no espaço subaracnóideo evidenciada por pleocitose no exame do líquido cefalorraquidiano. O tempo de aparecimento dos sintomas (aguda, subaguda ou crônica) e o tempo de doença diferem bastante conforme a etiologia e servem como guias para o diagnóstico e o tratamento inicial. Em geral, a meningite aguda fica evidente em horas ou dias, enquanto a crônica tem duração maior que 4 semanas (Bartt, 2012). A meningite aguda é com frequência causada por vírus ou bactéria, entretanto deve-se contemplar causas não infecciosas.

MENINGITE BACTERIANA

Embora até o surgimento da vacina para *Haemophilus influenzae* tipo B tenha sido considerada uma doença pediátrica, a meningite bacteriana aguda afeta todas as idades, ocorrendo hoje principalmente em adultos jovens e idosos. As bactérias responsáveis mais comuns são *Streptococcus pneumoniae*, *Neisseria meningitidis*, *Listeria monocytogenes*, estreptococos do grupo B e *Haemophilus influenzae*. A idade, o *status* imunológico e as condições predisponentes podem ajudar a predizer o agente etiológico para a escolha do fármaco adequado. Entretanto, o tratamento no início tem amplo espectro, com o objetivo de determinar a bactéria responsável para introduzir o tratamento específico.

A penetração de bactérias no sistema nervoso central (SNC), seguida de sua multiplicação e lise no espaço subaracnóideo, leva à liberação de componentes da parede celular da bactéria, o que causa a liberação de citocinas inflamatórias dentro do SNC (Kim, 2003). Os neutrófilos ativados liberam agentes citotóxicos, como oxidantes e metaloproteinases, capazes de causar dano ao tecido cerebral (Koedel *et al.*, 2010). A mortalidade em adultos com meningite bacteriana aguda e a proporção de pacientes com sequela neurológica entre os sobreviventes são altas, principalmente quanto ao último caso, nos pacientes com meningite bacteriana pneumocócica (Durand *et al.*, 1993). É importante ressaltar que a evolução neurológica desfavorável não decorre do resultado ineficaz da antibioticoterapia, visto que o líquido cefalorraquidiano fica estéril em 24 a 48 h após o início do tratamento com antibióticos (Quagliarello e Scheld, 1992). Portanto, a redução da resposta inflamatória causada pela meningite bacteriana pode ter um papel terapêutico importante na morbidade e na mortalidade da meningite bacteriana aguda. Um ensaio clínico multicêntrico, duplo-cego, randomizado e controlado com placebo comparou a eficácia e a segurança da dexametasona em pacientes adultos com meningite bacteriana aguda (De Gans *et al.*, 2002): os pacientes (n = 301) foram randomizados para receberem placebo (n = 144) ou dexametasona (n = 157) intravenosa (IV) na dose de 10 mg 15 a 20 min antes da primeira dose de antibiótico e a cada 6 h por 4 dias. O objetivo primário consistiu no escore da escala de Glasgow após 8 semanas (escore de 5 indica boa evolução e, entre 1 e 4, evolução desfavorável). A Tabela 35.1 demonstra a evolução dos pacientes segregados de acordo com o resultado bacteriológico das culturas.

A Tabela 35.2 indica a distribuição do escore da tabela de Glasgow após 8 semanas do tratamento. Considerando os resultados obtidos, conclui-se que o tratamento precoce com dexametasona melhora o prognóstico em pacientes adultos com meningite bacteriana aguda.

Em uma metanálise que avaliou o uso de glicocorticoides no tratamento de meningite bacteriana aguda em pacientes de qualquer idade, envolvendo 25 ensaios clínicos randomizados controlados com placebo em um total de 4.121 pacientes, demonstrou-se que a mortalidade foi reduzida em pacientes com meningite causada por *Streptococcus pneumoniae* (RR 0,84, IC 95% 0,72-0,98), mas não em meningite causada por *Neisseria meningitidis* ou *Haemophilus influenzae* (Browser *et al.*, 2013). O uso de glicocorticoides foi associado à redução significativa de perda grave de audição (RR 0,67, IC 95% 0,51-0,88), perda de audição de qualquer intensidade (RR 0,74, IC 95% 0,63-0,87) e sequela neurológica (RR 0,83, IC 95% 0,69-1). O tratamento com glicocorticoides foi relacionado com o aumento de febre recorrente (RR 1,27, IC 95% 1,09-1,47), mas sem outras reações adversas.

Tratamento farmacológico da meningite bacteriana aguda

A escolha do antibiótico baseia-se na bactéria que mais provavelmente causou o quadro de meningite bacteriana segundo a idade do paciente e as condições clínicas, além da suscetibilidade do germe ao fármaco. Entretanto, alguns aspectos farmacocinéticos e farmacodinâmicos também são relevantes. A capacidade de atravessar a barreira hematencefálica e atingir o espaço subaracnóideo representa um fator importante que determina a eficácia do antibiótico em eliminar a bactéria do sistema nervoso central. A Tabela 35.3 ilustra a penetração e a meia-vida de alguns antibióticos no SNC (Shin e Kim, 2012).

A penetração na barreira hematencefálica depende da lipofilicidade, do peso molecular, da estrutura química e da ligação às proteínas plasmáticas do antibiótico. Fármacos lipofílicos como as fluoroquinolonas e a rifampicina penetram a barreira hematencefálica com facilidade e atingem concentrações altas no SNC na ausência de inflamação das meninges. Já os fármacos hidrofílicos, como os antibióticos beta-lactâmicos e a vancomicina, têm baixa penetração no SNC na ausência de inflamação das meninges e atingem concentrações máximas lentamente (Sinner e Tunkel, 2004). Medicamentos com peso molecular baixo e estrutura química simples, como fluoroquinolonas e rifampicina, atravessam a barreira hematencefálica mais facilmente em comparação a medicamentos com estruturas químicas mais complexas, como a vancomicina. Fármacos com alta taxa de ligação às proteínas plasmáticas costumam apresentar baixa penetração através da barreira hematencefálica porque somente a fração livre está disponível para

Capítulo 35 • Meningite

Tabela 35.1 Evolução clínica 8 semanas após a admissão, de acordo com os resultados da cultura.*

Evolução e cultura	Grupo de dexametasona	Grupo placebo	Risco relativo (IC 95%)	Valor p
	Número/número total (%)			
Evolução desfavorável				
Todos os pacientes	23/157 (15)	36/144 (25)	0,59 (0,37-0,94)	0,03
Streptococcus pneumoniae	15/58 (26)	26/50 (52)	0,5 (0,3-0,83)	0,006
Neisseria meningitidis	4/50 (8)	5/47 (11)	0,75 (0,21-2,63)	0,74
Outra bactéria	2/12 (17)	1/17 (6)	2,83 (0,29-27,8)	0,55
Cultura bacteriana negativa**	2/37 (5)	4/30 (13)	0,41 (0,08-2,06)	0,4
Morte				
Todos os pacientes	11/157 (7)	21/144 (15)	0,48 (0,24-0,96)	0,04
S. pneumoniae	8/58 (14)	17/50 (34)	0,41 (0,19-0,86)	0,02
N. meningitidis	2/50 (4)	1/47 (2)	1,88 (0,76-20,1)	1
Outra bactéria	1/12 (8)	1/17 (6)	1,42 (0,1-20,5)	1
Cultura bacteriana negativa	0/37	2/30 (7)	—	0,2
Anormalidades neurológicas focais				
Todos os pacientes	18/143 (13)	24/119 (20)	0,62 (0,36-1,09)	0,13
S. pneumoniae	11/49 (22)	11/33 (33)	0,67 (0,33-1,37)	0,32
N. meningitidis	3/46 (7)	5/44 (11)	0,57 (0,15-2,26)	0,48
Outra bactéria	3/11 (27)	3/16 (19)	1,45 (0,36-5,92)	0,66
Cultura bacteriana negativa	1/37 (3)	5/26 (19)	0,14 (0,02-1,13)	0,07
Perda de audição				
Todos os pacientes	13/143 (9)	14/119 (12)	0,77 (0,38-1,58)	0,54
S. pneumoniae	7/49 (14)	7/33 (21)	0,57 (0,25-1,69)	0,55
N. meningitidis	3/46 (7)	5/44 (11)	0,57 (0,15-2,26)	0,48
Outra bactéria	2/11 (18)	1/16 (6)	2,91 (0,3-28,3)	0,55
Cultura bacteriana negativa	1/37 (3)	1/26 (4)	0,7 (0,05-10,7)	1

*As análises de desfecho desfavorável e óbito incluíram todos os pacientes e foram realizadas com o procedimento de última observação transportado. As análises de anormalidades neurológicas e perda auditiva incluíram todos os pacientes sobreviventes submetidos ao exame neurológico às 8 semanas.
**Nessa categoria, estão dois pacientes nos quais a cultura do líquido cefalorraquidiano não foi realizada.

Tabela 35.2 Distribuição das pontuações na escala de Glasgow às 8 semanas.

Ponto	Dexametasona (n = 157)	Placebo (n = 144)
	Número de pacientes (%)	
1 (morte)	11 (7)	21 (15)
2 (estado vegetativo)	0	0
3 (incapacidade grave)	4 (3)	3 (2)
4 (incapacidade moderada)	8 (5)	12 (8)
5 (incapacidade leve ou inexistente)	134 (85)	108 (75)

Tabela 35.3 Penetração e meia-vida de alguns antibióticos no líquido cefalorraquidiano.

Fármacos antimicrobianos	Penetração (%)	Meia-vida (h)
Penicilina G	5 a 10	4 a 6
Ampicilina	13 a 35	2,1 a 3,6
Ceftriaxona	1,5 a 16	16,8
Gentamicina	0 a 30	Desconhecida
Vancomicina	1 a 53	2,8 a 4,1
Rifampicina	7 a 56	9,1 a 21
Cefepima	10	4 a 8
Meropeném	15 a 43	2
Daptomicina	4,5 a 11,5	8,4 a 8,6
Linezolida	34 a 42	Desconhecida
Televancina	2	Desconhecida
Moxifloxacino	50 a 85	Desconhecida

atravessá-la. Torna-se importante ressaltar que a meningite bacteriana aguda compreende um processo dinâmico e que a penetração dos fármacos é altamente dependente das alterações que a doença sofre pelo processo infeccioso. Fármacos com potente atividade anti-inflamatória, como a dexametasona, podem alterar a permeabilidade da barreira hematencefálica e, consequentemente, a penetração dos fármacos antibióticos.

Outro aspecto importante refere-se ao tempo de início da antibioticoterapia nos pacientes com meningite bacteriana aguda. Em um estudo clínico que abrangeu 187 pacientes com cultura positiva no líquido cefalorraquidiano avaliados retrospectivamente, a mortalidade na população adulta foi de 33% e a proporção de evolução desfavorável com sequela neurológica de 52%, diferentemente da mortalidade em pacientes pediátricos (< 18 anos), de 3%, e da proporção de evolução desfavorável, de 14% (Køster-Rasmussen et al., 2008). Uma análise multivariável identificou atraso no início da antibioticoterapia como fator principal da evolução desfavorável (Tabela 35.4).

O *Streptococcus pneumoniae* constitui a causa mais frequente de meningite bacteriana aguda, sendo responsável por mais de 50% dos casos em todas as idades, exceto em pacientes pediátricos com menos de 2 meses (Thigpen et al., 2011). A Tabela 35.5 ilustra os patógenos mais frequentes de acordo com a idade para meningites bacterianas comunitárias.

Pelo aumento global da prevalência de cepas de *Streptococcus pneumoniae* multirresistentes, somente se deve considerar a monoterapia com penicilina em áreas com taxas muito baixas de cepas resistentes (< 1%). A associação de vancomicina com uma cefalosporina de terceira geração, como ceftriaxona ou cefotaxima, é considerada atualmente o tratamento-padrão como terapia empírica em pacientes com suspeita de meningite pneumocócica. A dose de vancomicina recomendada em adultos é de 1 g IV a cada 12 h e, em pacientes pediátricos, 15 mg/kg a cada 6 h. A dose de ceftriaxona recomendada é de 2 g a cada 12 h IV em adultos e 100 mg/kg 1 vez/dia IV em crianças. A dose de cefotaxima para adultos é de 3 g a cada 6 h para adultos e 50 mg/kg a cada 6 h IV para pacientes pediátricos (Jawien e Garlicki, 2013). É importante ressaltar que embora este represente um dos tratamentos recomendados, há outros esquemas em que se recomendam apenas cefalosporinas de terceira geração, visto que elas costumam cobrir tanto a meningite pneumocócica quanto a meningocócica, sendo reservada a associação com vancomicina somente em áreas que haja prevalência de cepas resistentes às cefalosporinas (Kim, 2010).

Por muito tempo, a penicilina G e a ampicilina foram consideradas o tratamento-padrão empírico para meningite meningocócica, ou seja, causada pela bactéria *Neisseria meningitidis*, o que foi modificado, entretanto, pela emergência crescente de resistência à penicilina. Um estudo realizado em Barcelona, na Espanha, comparou a incidência de cepas de *Neisseria meningitidis* resistentes à penicilina em pacientes com meningite bacteriana meningocócica no período entre 1986 e 1997 (Latorre et al., 2000), que foi, respectivamente, de 9,1 e 71,4%. O tratamento empírico inicial recomendado é o mesmo descrito anteriormente, ou seja, associação de vancomicina com uma cefalosporina de terceira geração, como a ceftriaxona ou a cefotaxima, contemplando-se a associação ampicilina com cefotaxima, em pacientes acima de 50 anos de idade. A dose de ampicilina recomendada para adultos é de 2 g IV a cada 4 h e, para pacientes pediátricos, 50 mg/kg IV a cada 4 h.

Nos casos de meningites bacterianas em neonatos com menos de 1 mês de idade, as bactérias mais predominantes são por estreptococos do grupo B, *Escherichia coli* e *Listeria monocytogenes*. Nesses pacientes, o tratamento empírico recomendado consiste na associação de ampicilina (50 a 100 mg/kg a cada 6 ou 8 h) com gentamicina (2,5 mg/kg a cada 12 h) ou associação de ampicilina (mesma dose acima) com cefotaxima (50 mg/kg a cada 6 ou 8 h).

Já nas meningites bacterianas em pacientes pediátricos com 1 a 3 meses de idade, os patógenos mais frequentes são os mesmos mencionados anteriormente, além de *Streptococcus pneumoniae*, *Neisseria meningitidis* e *Haemophilus influenzae* tipo b. O tratamento recomendado consiste em ampicilina (50 a 100 mg/kg a cada 6 ou 8 h) associada à cefotaxima (50 a 100 mg/kg a cada 6 ou 8 h) ou à ceftriaxona (50 mg/kg a cada 12 h). A associação pode ser feita também com vancomicina (20 mg/kg a cada 6 ou 8 h), caso se suspeite de que o patógeno seja Gram-positivo (*Streptococcus pneumoniae*).

Novos antibióticos

O potencial papel de novos antibióticos betalactâmicos (p. ex., cefepima, meropeném, faropenem e ertapeném), os antibióticos lipopeptídicos daptomicina, linezolina e televancina e as quinolonas mais modernas (p. ex., moxifloxacino, gatifloxacino, gemifloxacino e garenoxacina) no tratamento de meningite foi investigado em vários modelos animais de meningite experimental, entretanto há poucos ensaios clínicos. A seguir, serão descritos a cefepima e o meropeném, já submetidos a ensaios clínicos.

Cefepima

Trata-se de uma cefalosporina de quarta geração com amplo espectro de ação eficaz em modelos experimentais de meningite causada por *Streptococcus pneumoniae*, *Streptococcus agalactiae*, *Escherichia coli*, *Klebsiella pneumoniae* e *Pseudomonas aeruginosa*. Dois ensaios clínicos randomizados abertos compararam a eficácia da cefepima em monoterapia com cefotaxima ou ceftriaxona em 345 pacientes pediátricos com meningite bacteriana (Sáez-Llorens e O'Ryan, 2001). Os pacientes (idade entre 2 meses e 14 anos) foram tratados com cefepima (50 mg/kg/dose a cada 8 h), cefotaxima (50 mg/kg/dose a cada 6 h) ou ceftriaxona (50 mg/kg/dose a cada 12 h) por 5 a 14 dias. A duração recomendada do tratamento foi de 7 dias para meningite causada por *Neisseria meningitidis*, 7 a 10 dias por *Haemophilus influenzae* e 10 a 14 dias por *Streptococcus pneumoniae*. Dexametasona (0,15 mg/kg/dose a cada 6 h) foi administrada por 4 dias, cuja eficácia foi avaliada por resposta clínica e resposta bacteriológica. A Tabela 35.6 ilustra a taxa de erradicação de acordo com o patógeno e o tratamento.

A taxa de cura para cefepima foi de 76%, similar à dos dois outros antibióticos comparadores (75% e 78%; p = 0,702). Houve 10 mortes no grupo tratado com cefepima e 9 no grupo tratado com os antibióticos comparadores.

Tabela 35.4 Análise multivariada de evolução desfavorável em meningites bacterianas em adultos (n = 113).

Variável independente	OR	IC 95%	Valor p
Atraso antibiótico	1,09/h	1,01 a 1,19	0,035
Fatores de risco*	1,55	0,997 a 2,41	0,052
Coma	1,58	0,88 a 2,86	0,13
Sem terapia com esteroides	1,52	0,82 a 2,79	0,18
Não meningocócicos	2,07	0,69 a 6,18	0,19
Idade	1,02/ano	0,99 a 1,48	0,19

OR: *odds ratio*.
*Malignidade, diabetes ou alcoolismo.

Tabela 35.5 Patógenos mais frequentes de acordo com a idade para meningites bacterianas comunitárias.

Adquiridos na comunidade	
Idade < 1 mês	*Streptococcus agalactiae*, *Escherichia coli*, *Listeria monocytogenes*, *Klebsiella species*
Idade 1 a 23 meses	*Streptococcus pneumoniae*, *Neisseria meningitidis*, *S. agalactiae*, *Haemophilus influenzae*, *E. coli*
Idade 2 a 50 anos	*N. meningitidis*, *S. pneumoniae*
Idade > 50 anos	*S. pneumoniae*, *N. meningitidis*, *L. monocytogenes*, bacilos Gram-negativos aeróbicos
Trauma de fratura basilar do crânio	*S. pneumoniae*, *H. influenzae*, estreptococos beta-hemolíticos do grupo A
Traumatismo craniano penetrante	*Streptococcus aureus*, estafilococos coagulase-negativos, bacilos Gram-negativos aeróbicos
Nosocomial	
Pós-neurocirurgia	Bacilos Gram-negativos aeróbicos, *S. aureus*, estafilococos coagulase-negativos
Infecção no *shunt* do líquido cefalorraquidiano	Estafilococos coagulase-negativos, *S. aureus*, bacilos Gram-negativos aeróbicos, *Propionibacterium acnes*

Tabela 35.6 Taxas de erradicação microbiológica por patógeno em pacientes de estudos latino-americanos. Valor p não disponível.						
	Número de pacientes com identificação dos patógenos					
	Cefepima (%)			Comparador (%)		
	Haemophilus influenzae (n = 49)	*Neisseria meningitidis* (n = 41)	*Streptococcus pneumoniae* (n = 17)	*H. influenzae* (n = 52)	*N. meningitidis* (n = 39)	*S. pneumoniae* (n = 9)
Erradicado	47 (96)	39 (95)	16 (94)	51 (98)	37 (95)	8 (89)
Erradicação tardia	—	1 (2)	1 (6)	—	1 (3)	—
Presume-se que persistiu	2 (4)	1 (2)	—	1 (2)	1 (3)	1 (11)

Meropeném

Trata-se de um membro da família dos carbapenêns, apresentando menor tendência a induzir crises convulsivas quando comparado ao imipeném. Em ensaio clínico utilizando imipeném/cilastatina em pacientes pediátricos, 39% apresentaram crise convulsiva sem terem condições predisponentes (Wong et al., 1991). Em um ensaio clínico com meropeném em pacientes pediátricos com meningite bacteriana aguda, a incidência de crises convulsivas foi semelhante entre meropeném e cefotaxima, nenhuma delas associada aos antibióticos, indicando que o meropeném não tem a atividade epileptogênica do imipeném (Klugman et al., 1994). O meropeném apresenta atividade bactericida em germes Gram-positivos e Gram-negativos, incluindo as *Enterobacteriaceae* produtoras de betalactamase de amplo espectro e produtoras de ampicilina (Baldwin et al., 2008). Um ensaio clínico realizado em 56 pacientes adultos com meningite bacteriana aguda comparou o tratamento de meropeném com cefotaxima e com ceftriaxona (Schmutzhard et al., 1995) – o meropeném foi administrado IV na dose de 40 mg/kg a cada 8 h, máximo de 6 g/dia, a cefotaxima IV na dose de 75 a 100 mg/kg a cada 8 h, máximo de 12 g/dia, e a ceftriaxona IV na dose de 100 mg/kg como dose inicial seguida de doses diárias de 80 mg/kg, máximo de 4 g/dia. A duração recomendada do tratamento foi de 7 dias para infecção por *Neisseria meningitidis*, 10 dias para infecção por *Haemophilus influenzae* ou *Streptococcus pneumoniae* e 14 dias para outros patógenos Gram-negativos. Dexametasona na dose de 0,15/mg/kg/dia durante 4 dias foi administrada concomitantemente à antibioticoterapia. A Tabela 35.7 resume os resultados obtidos em relação à eficácia.

MENINGITE VIRAL

Tipo de meningite mais comum nos EUA (Rotbart, 2000), é causada predominantemente por vírus com neurotropismo, em geral enterovírus, herpes-vírus, arbovírus ou HIV e raramente pelo vírus da caxumba. Geralmente, o líquido cefalorraquidiano apresenta infiltrado linfocitário

Tabela 35.7 Evolução clínica e presença de sequelas no último período de seguimento.			
Eficácia	Meropeném	Cefotaxima	Ceftriaxona
Cura	7	6	5
Cura + sequelas auditivas	12	1	3
Cura + sequelas neurológicas	3	0	0
Cura + sequelas auditivas e neurológicas	1	2	0
Inalterado/pior	0	3	2
Não avaliado	5	5	1
Total	28	17	11

com cultura negativa para bactérias. Algumas vezes, isso é referido na literatura como meningite asséptica, entretanto essa nomenclatura está incorreta porque a causa é de fato infecciosa. Doenças autoimunes, como lúpus eritematoso sistêmico e câncer, como no caso de carcinomatose linfocítica ou síndrome paraneoplásica, podem causar uma síndrome meníngea, caso no qual o termo apropriado seria "meningite asséptica".

Os vírus entram no SNC por vários mecanismos. Os enterovírus replicam-se fora do SNC e o invadem por disseminação hematogênica. As partículas virais passam diretamente através da barreira hematencefálica ou são transportadas por leucócitos infectados (no caso do vírus da caxumba, da rubéola e da herpes) e infectam o endotélio. Outros vírus invadem o SNC por nervos periféricos ou cranianos, como no caso do vírus da poliomielite e do herpes-vírus simples (HSV), respectivamente. Uma vez no interior do SNC, eles podem se espalhar no espaço subaracnóideo pelo líquido cefalorraquidiano, com consequente resposta inflamatória, levando ao quadro clínico de meningite. Uma vez estabelecida a infecção no SNC, células inflamatórias, especificamente no caso linfócitos, acumulam-se na área. Isso é acompanhado por liberação de citocinas, como a interleucina-1β, a interleucina-6 e o fator de necrose tumoral alfa, assim como produção local de imunoglobulinas por células do plasma. A resposta inflamatória leva ao aumento da permeabilidade da barreira hematencefálica, a qual possibilita a entrada de imunoglobulinas. Os vírus podem escapar da resposta imune, seja pelo desenvolvimento de tolerância imunológica, seja pelo escape da vigilância imunológica. As respostas do linfócito T são parte essencial da resposta imunológica para alguns vírus, ilustradas pelo aumento de frequência da morbidade associada a meningite crônica causada pelo citomegalovírus ou pelo herpes-vírus zóster em pacientes com resposta imune deprimida (Chadwick, 2006).

Entre os herpes-vírus, os vírus HSV-1 e HSV-2 da herpes simples são os responsáveis mais frequentes de encefalite aguda esporádica aguda em adultos e crianças acima de 6 meses de idade (Tyler, 2004). O espectro de infecções causadas no SNC promovido por esses vírus inclui meningite, encefalite, mielite e ocasionalmente radiculite (geralmente sacral), embora o mais sério seja encefalite, cuja mortalidade pode chegar a 70% se não tratada (Alford et al., 1982). Há uma distribuição bimodal em relação à idade, sendo mais frequente em pacientes acima de 50 anos de idade ou com idade inferior a 20 anos, possivelmente refletindo reativação de infecção por HSV ou infecção primária, respectivamente. A encefalite por HSV é geralmente causada por HSV-1, enquanto a meningite por HSV-2.

O tratamento da meningite por HSV é feito com aciclovir. Em um ensaio clínico realizado em 69 pacientes com encefalite por herpes simples confirmada por biopsia cerebral randomizados para serem tratados com vidarabina (15 mg/kg/dia) ou aciclovir (30 mg/kg/dia) por 10 dias (Whitley et al., 1986), a mortalidade dos pacientes tratados com vidarabina foi de 54%, enquanto a observada nos pacientes tratados com aciclovir foi de 28% (p = 0,008; Figura 35.1).

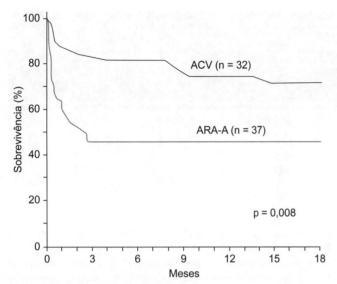

Figura 35.1 Comparação da sobrevida em pacientes com encefalite por herpes simples comprovada por biopsia tratada com vidarabina (ARA-A) ou aciclovir (ACV).

REFERÊNCIAS BIBLIOGRÁFICAS

Alford CA Jr, Dolin R, Hirsch MS, Karchmer AW, Whitley RJ. Herpes simplex encephalitis and clinical trial design. Lancet. 1982;1:1013.

Baldwin CM, Lyseng-Williamson KA, Keam SJ. Meropenem: a review of its use in the treatment of serious bacterial infections. Drugs. 2008;68:803-38.

Bartt R. Acute bacterial and viral meningitis. Continuum (Minneap Minn). 2012;18:1255-70.

Chadwick DR. Viral meningitis. Br Med Bull. 2006;75-6:1-14.

De Gans J, van de Beek D. The European dexamethasone in adulthood bacterial meningitis study investigators. N Engl J Med. 2002;347:1549-56.

Durand ML, Calderwood SB, Weber DJ, Miller SI, Southwick FS, Caviness VS Jr, Swartz MN. Acute bacterial meningitis in adults: a review of 493 episodes. N Engl J Med. 1993;328:21-8.

Javien M, Garlicki AM. Bacterial meningitis – principles of antimicrobial treatment. Przegl Epidemiol. 2013;67:421-7.

Kim KS. Acute bacterial meningitis in infants and children. Lancet Infect Dis. 2010;10:32-42.

Kim KS. Pathogenesis of bacterial meningitis: from bacteremia to neuronal injury. Nature Rev Neurosci. 2003;4:376-85.

Klugman KP, Dagan R. Randomized comparison of meropenem with cefotaxime for treatment of bacterial meningitis. Meropenem meningitis study group. Antimicrob Agents Chemother. 1995;39:1140-6.

Køster-Rasmussen R, Korshin A, Meyer CN. Antibiotic treatment delay and outcome in acute bacterial meningitis. J Infect. 2008;57:449-54.

Latorre C, Gené A, Juncosa T, Muñoz C, González-Cuevas A. Neisseria meningitidis: evolution of penicillin resistance and phenotype in a children's hospital in Barcelona, Spain. Acta Pediatr. 2000;89:661-5.

Quagliarello V, Scheld WM. Bacterial meningitis: pathogenesis, pathophysiology, and progress. N Engl J Med. 1992;327:864-72.

Rotbart HA. Viral meningitis. Semin Neurol. 2000;20:277-92.

Sáez-Llorens X, O'Ryan M. Cefepime in the empiric treatment of meningitis in children. Pediatr Infect Dis J. 2001;20:356-61.

Schmutzhard E, Wiliiams KJ, Vukmirovits G, Chmelik V, Pfausler B, Featherstone A. A randomised comparison of meropenem with cefotaxime or ceftriaxone for the treatment of bacterial meningitis in adults. J Antimicrob Chemother. 1995;36:85-97.

Shin SH, Kim KW. Treatment of bacterial meningitis: an update. Expert Opin Pharmacother. 2012;13:2189-206.

Sinner SW, Tunkel AR. Antimicrobial agents in the treatment of bacterial meningitis. Infect Dis Clin North Am. 2004;18:581-602.

Tyler KL. Herpes simplex virus infections of the central nervous system: encephalitis and meningitis, including Mollaret's. Herpes. 2004;11:A57-64.

Whitley RJ, Alford CA, Hirsch MS, Schooley RT, Luby JP, Aoki FY, et al. Vidarabine versus acyclovir therapy in herpes simplex encephalitis. N Engl J Med. 1986;314:144-9.

Wong VK, Wright HT, Ross LA, Mason WH, Inderlied CB, Kim KS. Imipenem/cilastatin treatment of bacterial meningitis in children. Pediatric Infectious Disease Journal. 1991;10:122-5.

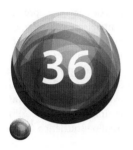

36 Miastenia Grave

INTRODUÇÃO

A miastenia grave é classificada como uma doença autoimune supostamente causada pela produção de anticorpos contra os componentes da membrana da junção neuromuscular. Evidências indicam que se trata de uma condição clínica e imunopatologicamente heterogênea, consistindo de subtipos com alvos imunológicos distintos e manifestações clínicas distintas. No seu tipo mais comum, os autoanticorpos são produzidos contra o receptor da acetilcolina do músculo esquelético (85%), reduzindo o número funcional desses receptores, o que leva a um fenótipo clínico de fraqueza e cansaço muscular (Meriggioli e Sanders, 2009). Na segunda forma mais comum, o alvo imunológico é a tirosinoquinase específica para o músculo esquelético (MuSK) e o quadro clínico e a imunopatogênese são distintos (Reddel et al., 2014); a presença desse anticorpo ocorre em aproximadamente 40% dos pacientes com miastenia grave generalizada e anticorpo negativo para o receptor de acetilcolina (Zhou et al., 2004). Anticorpos contra o receptor 4 de lipoproteína de baixa densidade (LRP-4, do inglês *low-density receptor protein*) estão presentes na minoria dos pacientes com miastenia grave generalizada e com anticorpo negativo para o receptor de acetilcolina, e o anticorpo contra agrina em casos ainda mais raros. Esses anticorpos são fundamentais para o estabelecimento do diagnóstico na maioria dos casos de miastenia grave (Drachman, 2016).

A junção neuromuscular é o sítio no qual ocorre a transmissão sináptica entre os neurônios motores e as fibras musculares (Howard Jr, 2018). A Figura 36.1 ilustra os principais componentes da porção pós-sináptica da junção neuromuscular, exibindo as proteínas-alvos de anticorpos nos pacientes com miastenia grave (Guptill et al., 2016).

A miastenia grave é uma doença rara, com prevalência estimada em 70 a 163/milhão para o receptor de acetilcolina, e aproximadamente 1,9 a 2,9/milhão para a tirosinoquinase específica para o músculo esquelético (Koneczny e Herbst, 2019). A incidência é maior em mulheres, sendo 3:1 para o receptor de acetilcolina e 9:1 para o receptor para a tirosinoquinase específica do músculo esquelético (Koneczny e de Baets, 2016). O sintoma característico consiste em fraqueza muscular induzida por fadiga, que, inicialmente, pode afetar somente as pálpebras, manifestando-se como ptose ou diplopia. A maioria dos pacientes progride para fraqueza generalizada nos primeiros 2 anos da doença, e, em geral, a musculatura esquelética dos membros é afetada. A fraqueza muscular tipicamente piora com a prática de exercícios repetidos da musculatura, com a função muscular melhor pela manhã, enquanto a fraqueza se torna mais evidente no final do dia. Dano permanente à musculatura esquelética raramente ocorre, portanto geralmente se mantém a força máxima mantida. Outros grupos musculares que podem ser afetados compreendem os músculos bulbares, necessários para a fala, promovendo a disartria, ou para a mastigação e o ato de engolir, causando disfagia. Os músculos respiratórios podem ser afetados em 20% dos casos na miastenia grave do receptor da acetilcolina, levando à crise miastênica, em que os pacientes necessitam ser ventilados mecanicamente.

Conforme mencionado anteriormente, cerca de 85% dos pacientes apresentam autoanticorpos contra os receptores de acetilcolina, os quais pertencem às subclasses de IgG1 e IgG3 e muitos reconhecem a região do N-terminal do receptor alfa da acetilcolina. Os autoanticorpos induzem lesão por três mecanismos principais (Figura 36.2):

- Ativação dos componentes da cascata clássica do complemento
- Ligação dos autoanticorpos com os receptores de acetilcolina pode causar sua endocitose e, portanto, redução da densidade dos receptores de acetilcolina na membrana
- Inibição direta da função dos receptores de acetilcolina ao prevenir a ligação da acetilcolina aos seus receptores.

Os anticorpos contra a tirosinoquinase específica do músculo esquelético apresentam comportamento diferente daqueles contra os receptores de acetilcolina. Eles pertencem à subclasse IgG4, que não ativa a via clássica de complemento ou as células imunes, em razão de diferenças estruturais na região Fc.

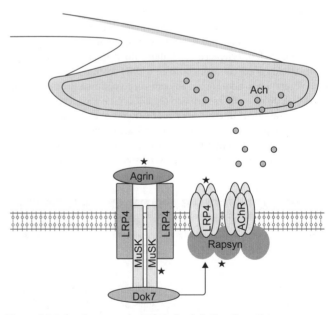

Figura 36.1 Junção neuromuscular pós-sináptica. Os anticorpos para as proteínas designadas (sinalizadas com estrela) foram descritos na miastenia grave autoimune. ACh: acetilcolina; LRP4: proteína 4 relacionada ao receptor de lipoproteína de baixa densidade; MuSK: tirosinoquinase específica do músculo; AChR: receptor de acetilcolina; Dok7: proteína citoplasmática não catalítica adaptadora expressa especificamente no músculo esquelético e essencial para a formação de sinapses neuromusculares; Rapsyn: *receptor-associated protein of synapse*.

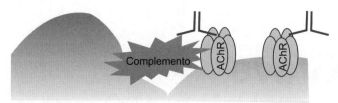

A Lise mediada por complemento da placa terminal muscular

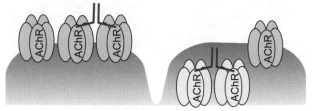

B Ligação cruzada e internalização de AChR (degradação)

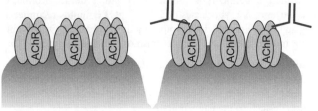

C Bloqueio do sítio de ligação à ACh

Figura 36.2 Três mecanismos envolvidos na patologia do receptor da acetilcolina (AChR) na placa motora. Anticorpos se ligam ao AChR e ativam a cascata do complemento, levando à lise focal da placa motora (**A**). Anticorpos adjacentes ao AChR se ligam por reatividade cruzada ao mesmo, levando à internalização e à degradação (**B**). Anticorpos se ligam diretamente ao sítio de ligação da acetilcolina, bloqueando seu acesso (**C**).

A miastenia grave classifica-se em vários subgrupos de acordo com as manifestações clínicas, a idade do início, o padrão dos anticorpos e a patologia do timo (Tabela 36.1; Gilhus et al., 2019).

Esses subgrupos refletem diferenças em epidemiologia, mecanismos e gravidade da doença, além de resposta terapêutica, o que possibilita uma melhor orientação de tratamento. A miastenia grave ocular e a miastenia grave com anticorpo anti-LPR4 costumam ter intensidade leve, enquanto aquela com autoanticorpo contra a tirosinoquinase específica do músculo esquelético (MuSK MG) e a associada ao timoma em geral são de intensidade maior (Andersen et al., 2016).

A maior parte dos pacientes com miastenia grave é tratada com inibidores de acetilcolinesterase, glicocorticoides associados ou não à imunossupressão convencional, sendo em alguns casos realizada também a timectomia. Entretanto, um subgrupo de pacientes apresenta quadros de miastenia grave extremamente difíceis de controlar, casos geralmente denominados miastenia grave refratária ao tratamento, podendo resultar de uma resposta subótima da terapia ou da intolerância à terapia. De acordo com a definição utilizada para miastenia grave refratária ao tratamento, a prevalência varia entre 10 e 20%; os pacientes costumam ser do sexo feminino e jovens, por ocasião do início da doença, costumam ter antecedente de timoma ou anticorpos contra a tirosinoquinase específica para o músculo esquelético (Mantegazza e Antonozzi, 2018).

Considerando que a miastenia grave é uma doença autoimune causada por autoanticorpos, o tratamento tem como alvo o sistema imune na tentativa de reduzir os anticorpos patogênicos, incluindo imunossupressão generalizada, remoção de anticorpos por plasmaférese (Pinching e Peters, 1976), modulação do sistema imune por administração intravenosa (IV) de IgG (Fateh-Moghadam et al., 1984) e remoção do timo, no qual ocorre a produção de anticorpos (Wolfe et al., 2016).

A seguir, serão revistas as várias classes de fármacos que podem ser utilizados no tratamento da miastenia grave, ressaltando-se que o uso de todos se baseia em relatos de casos, ensaios clínicos não controlados com placebo etc. Na verdade, ensaios clínicos randomizados, duplo-cegos, controlados com placebo não demonstram benefício terapêutico claro para vários desses fármacos. Os fármacos pertencentes à classe de inibidores de colinesterase apresentam um efeito sintomático, enquanto aqueles que têm como alvo o sistema imune visam a atuar na suposta característica autoimune da doença.

INIBIDORES DA ACETILCOLINESTERASE

O primeiro anticolinesterásico utilizado no tratamento da miastenia grave foi a fisostigmina (Walker, 1934), seguida da neostigmina administrada via IV (Walker, 1935) e, posteriormente, via oral (Pritchard, 1935). A neostigmina se tornou o fármaco de escolha para o tratamento da doença nos 20 anos seguintes, e na metade da década de 1950 foram introduzidos dois novos fármacos com o mesmo mecanismo de ação: piridostigmina (Osserman, 1955) e ambenônio (Schwab, 1955). O brometo de edrofônio (Tensilon) também foi empregado no tratamento da miastenia grave na década de 1950, sendo sua maior limitação clínica a curta duração do efeito. Entretanto, essa limitação acabou sendo reconhecida como extremamente útil para o teste diagnóstico de miastenia grave (Osserman e Kaplan, 1952). A piridostigmina se tornou, até hoje, o fármaco anticolinesterásico mais utilizado no tratamento dessa condição.

Os inibidores da acetilcolinesterase utilizados clinicamente no tratamento da miastenia grave são reversíveis e aumentam a meia-vida da acetilcolina. Os *quanta* de acetilcolina liberados na junção neuromuscular normalmente atuam de maneira independente de cada um em áreas pequenas (menor que 2 μm²) da membrana pós-sináptica

Tabela 36.1 Classificação dos subgrupos de miastenia grave (MG).

Subgrupo	Autoanticorpo	Idade de início	Anormalidades do timo
MG de início precoce*	AChR	< 50 anos de idade	Hiperplasia comum
MG de início tardio	AChR	> 50 anos de idade	Atrofia comum
Timoma MG	AChR	Qualquer	Timoma tipos AB e B
MuSK MG	Almíscar	Qualquer	Normal
LRP4 MG	LRP4	Qualquer	Normal
MG soronegativa	Nenhum detectado	Qualquer	Variável
MG ocular**	AChR, MuSK, LRP4 ou nenhum	Qualquer	Variável

AChR: receptor de acetilcolina; LRP4: proteína 4 relacionada com o receptor de lipoproteína; MG: miastenia grave; MuSK: quinase específica do músculo.
*Miastenia grave juvenil não é considerada um subgrupo separado e faz parte da miastenia grave de início precoce. Todos os pacientes em determinado momento podem pertencer apenas a um subgrupo.
**A miastenia grave ocular inclui apenas os pacientes com sintomas oculares e sem fraqueza clínica em outros músculos.

– pelo fato de a acetilcolina ser rapidamente hidrolisada pelas colinesterases, seus inibidores favorecem a ligação acetilcolina-receptor, aparentemente promovendo maior ação do neurotransmissor na junção neuromuscular (Riggs, 1982). A concentração de acetilcolina próxima aos receptores de acetilcolina é de aproximadamente 300 μM (Kuffler e Yoshikami, 1975). As reações adversas causadas pelos inibidores da colinesterase têm origem tanto muscarínica quanto nicotínica, como cólicas abdominais, diarreia, náuseas, vômitos, aumento de salivação, lacrimejamento, aumento de secreção brônquica, diaforese, bradicardia, miose e fasciculações, e a atropina pode inibir os efeitos muscarínicos. Entretanto, os antagonistas muscarínicos devem ser usados com cuidado, pelo risco de que, ao suprimir a estimulação parassimpática excessiva no trato gastrintestinal, possa promover sintomas mais sérios, como fasciculação e paralisia de músculos voluntários no caso de superdosagem.

Uma vez controlados os sintomas da miastenia grave com o uso de glicocorticoides e outros fármacos imunossupressores, a maioria dos pacientes não considera útil a administração de piridostigmina e, geralmente, interrompe seu uso. Ressalta-se que os inibidores da colinesterase costumam ser úteis no tratamento da miastenia grave ocular e não apresentam eficácia, podendo, inclusive, piorar os sintomas de pacientes com miastenia grave com positividade para anticorpo contra a tirosinoquinase específica para músculo esquelético (Dalakas, 2018).

Piridostigmina (Mestinon®)

Costuma produzir rápida resposta terapêutica pelo menos parcial na maioria dos pacientes com miastenia grave (embora seja menos eficaz nos pacientes com anticorpos contra a tirosina específica do músculo esquelético). O efeito tem início em aproximadamente 20 min, com duração em torno de 4 h. A dose deve ser ajustada para causar benefício sem reações adversas (geralmente de origem gastrintestinal, como diarreia, dor abdominal, cólicas intestinais e náuseas), recomendando-se a dose inicial entre 30 e 60 mg 3 vezes/dia. É importante ressaltar que os inibidores da colinesterase atuam como tratamento sintomático, mas não têm efeito no mecanismo responsável pela doença. O efeito terapêutico pode diminuir com o tempo, e poucos pacientes conseguem controlar a doença somente com a piridostigmina. Formulações de liberação prolongada podem ser utilizadas à noite para pacientes que necessitam dela, durante a noite ou para poder levantar pela manhã. Infelizmente, a formulação de liberação prolongada apresenta absorção variável para que consiga ser utilizada durante o dia.

A piridostigmina dispõe de baixa biodisponibilidade absoluta quando administrada via oral, possivelmente por sua baixa absorção (Figura 36.3; Cohan et al., 1977), embora sua absorção seja maior que a da neostigmina (Nowel et al., 1962). A piridostigmina permanece o principal tratamento para miastenia grave ocular, sendo tipicamente mais eficaz para ptose que para diplopia (Cornblath, 2018).

Ambenônio (Mytelase)

Antigo inibidor da acetilcolinesterase, tem uma estrutura de uma oxamida quaternária que impede a sua passagem para o sistema nervoso central (Bolognesi et al., 2003). Está disponível na forma farmacêutica de comprimidos de 10 e 25 mg, no esquema terapêutico inicial de 10 mg VO 3 vezes/dia (Riggs, 1982). O ambenônio (Figura 36.4) apresenta efeito mais prolongado em comparação à neostigmina e menor incidência de reações adversas gastrintestinais.

Em geral, as reações adversas observadas com o ambenônio resultam de superdosagem e podem ter origem muscarínica, como excesso de salivação, cólicas abdominais, diarreia, miose, urgência urinária, sudorese, náuseas, aumento de secreção brônquica, lacrimejamento e vômitos, ou nicotínica, como câimbras musculares, fasciculação de músculos voluntários, bradicardia e distúrbios na condução nervosa cardíaca. No caso de superdosagem, deve-se descontinuar a medicação e, eventualmente, aplicar atropina na dose de 0,5 a 1 mg IV. É importante ressaltar que a atropina reverterá apenas os sintomas causados pelo excesso de acetilcolina nos receptores muscarínicos, mas não afetará os receptores nicotínicos.

IMUNOGLOBULINAS

Doses altas IV de imunoglobulinas são administradas no tratamento de miastenia grave há mais de 30 anos (Arsura et al., 1986). Seu emprego na dose de 2 g/kg IV dividida em 4 a 5 infusões costuma promover uma melhora aparente dos sintomas em dias ou em 1 a 2 semanas. Ressalta-se que o efeito terapêutico apresenta curta duração. Diferentemente do observado com plasmaférese, que causa uma queda dos níveis circulantes de anticorpo contra o receptor de acetilcolina, a infusão de altas doses de imunoglobulinas não altera os níveis de anticorpos. Conforme a Figura 36.5, a administração de altas doses de imunoglobulinas em pacientes com miastenia grave promoveu uma redução significativa da ligação do anticorpo contra o receptor de acetilcolina, que se correlaciona nesse experimento com a melhora clínica observada (Ferrero et al., 1993).

A eficácia e a segurança da administração de imunoglobulinas para tratamento da fraqueza muscular causada por miastenia grave foram comparadas com placebo em ensaio clínico randomizado, duplo-cego (Zinman et al., 2007). Os pacientes foram tratados com imunoglobulina 2 g/kg IV, dividida em 2 dias (n = 24) ou com volume igual de

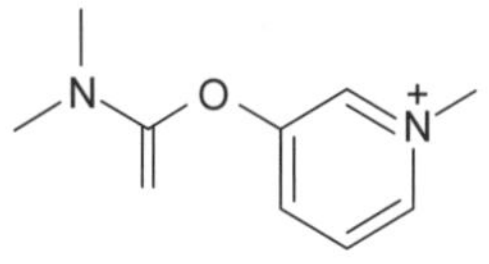

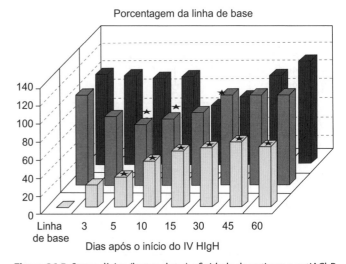

Figura 36.3 Piridostigmina.

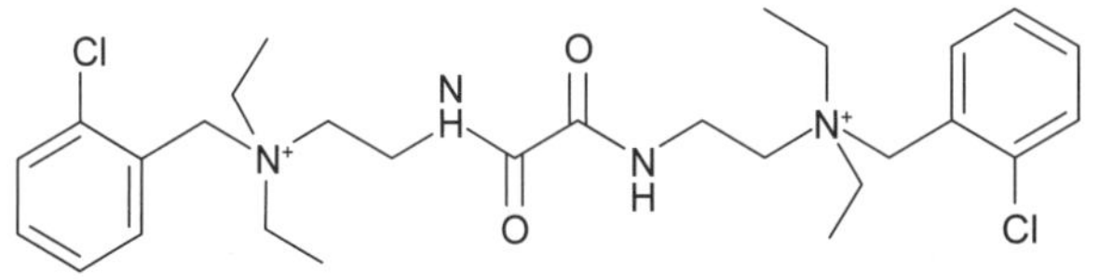

Figura 36.4 Ambenônio.

Figura 36.5 *Status* clínico (barras claras), afinidade do anticorpo antiAChR (barras médias) e título do anticorpo anti-AChR (barras escuras) em 15 pacientes com diagnóstico de miastenia grave antes e após tratamento com doses altas (HighG) de imunoglobulinas administradas IV. Cada barra representa o valor médio. A melhora clínica começa poucos dias após o início do tratamento, em boa associação cronológica com a redução da afinidade do anticorpo anti-AChR, cujos níveis caem mais tardiamente.

dextrose 5% diluída em água (n = 27), com o objetivo primário de avaliar a mudança do escore quantitativo de miastenia grave (QMG, do inglês *quantitative myasthenia gravis*) realizada nos dias 14 e 28 e compará-lo com o escore pré-tratamento. Como mostrado na Figura 36.6, houve melhora clínica no dia 14, persistindo até o dia 28 (nota-se que foi marginalmente significativa estatisticamente no dia 14).

Um ensaio clínico comparou doses de imunoglobulina (2 g/kg versus 1 g/kg) no tratamento da exacerbação de miastenia grave em ensaio clínico randomizado, multicêntrico, duplo-cego (Gadjos et al., 2005). Os pacientes foram randomizados para receber imunoglobulina IV 1 g/kg (n = 84; grupo 1) ou imunoglobulina IV 2 g/kg (n = 88; grupo 2). O escore muscular para miastenia grave foi avaliado no dia 14. Conforme mostra a Figura 36.7, a melhora do escore causada pelo tratamento com 1 g/kg foi de 15,49 pontos, e do grupo tratado com 2 g/kg, de 19,33 pontos (n = 0,12), indicando que a dose de 1 g/kg seja a mais interessante para a prática médica. As reações adversas foram de intensidade leve e não houve diferença entre os dois grupos.

FÁRMACOS IMUNOSSUPRESSORES

Como mencionado anteriormente, a utilização dos fármacos imunossupressores no tratamento da miastenia grave resulta de relatos históricos e não se baseia em ensaios clínicos randomizados controlados com placebo.

Glicocorticoides

Os glicocorticoides ainda são considerados a primeira opção de imunossupressão em pacientes com miastenia grave. Prednisona via oral em altas doses (como 100 mg/dia) pode ser empregada para aliviar os sintomas. É importante ressaltar que o racional para uso de glicocorticoides no tratamento de miastenia grave se fundamenta na natureza autoimune da doença e no efeito benéfico dos glicocorticoides em outras doenças autoimunes, ou seja, o uso dos glicocorticoides, como dos demais fármacos imunossupressores, na miastenia grave é considerado *off-label*. Essa expressão significa que o fármaco é utilizado para outra doença diferente daquela para o qual foi aprovado ou é administrado por outra via ou em dose diferente (Burns et al., 2015).

Um ensaio clínico randomizado, duplo-cego e controlado com placebo avaliou a eficácia e a segurança de prednisona no tratamento de miastenia grave ocular em pacientes tratados concomitantemente com piridostigmina (Benatar et al., 2016). A prednisona foi iniciada na dose de 10 mg em dias alternados e aumentada gradativamente para 40 mg/dia em 16 semanas. Apenas 11 pacientes foram randomizados para receber prednisona (n = 6) ou placebo (n = 5). Observou-se insucesso terapêutico em 100% dos pacientes tratados com placebo e em 17% daqueles tratados com prednisona (p = 0,02). Reações adversas foram de intensidade leve e não provocaram interrupção do tratamento. É importante ressaltar o baixo número de pacientes envolvidos nesse ensaio, bem como nos ensaios clínicos descritos a seguir.

Um ensaio clínico randomizado, duplo-cego, comparou a eficácia de prednisona 100 mg em dias alternados ou placebo em pacientes com miastenia grave moderadamente grave (Howard et al., 1976). Terapia com anticolinesterásicos foi proporcionada sob demanda, e os pacientes acompanhados por 6 meses. Dos sete pacientes tratados com placebo, três apresentaram melhora clínica significativa, não sendo, portanto, indicado tratamento com prednisona. Dos seis pacientes tratados com prednisona, três não apresentaram melhora clínica.

Um ensaio clínico randomizado e controlado com placebo avaliou a eficácia da administração IV de metilprednisolona (2 g por 3 dias) em pacientes com miastenia grave (Lindberg et al., 1998). Seu objetivo primário consistiu na alteração do escore de função muscular 2 semanas após o tratamento. Como mostra a Figura 36.8, nos pacientes tratados com metilprednisolona (n = 10), houve um aumento médio da

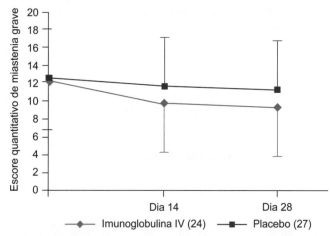

Figura 36.6 Alteração média no escore quantitativo de miastenia grave quanto à gravidade da doença em todos os pacientes tratados com imunoglobulina IV ou placebo.

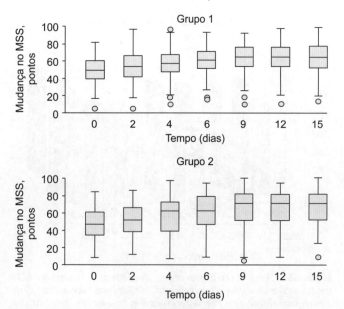

Figura 36.7 Evolução do MMS (*myasthenic muscular score*) em função do tempo após tratamento com imunoglobulina IV no grupo 1 (1 g/kg) e no grupo 2 (2 g/kg). Linhas horizontais representam as medianas. Barras verticais indicam o desvio padrão.

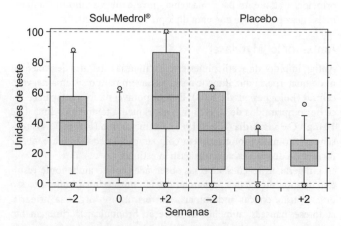

Figura 36.8 Escore de função muscular. O gráfico representa a mediana do escore 2 semanas antes do tratamento (–2), imediatamente antes do tratamento (0) e 2 semanas após o tratamento (+2) com metilprednisolona IV (Solu-Medrol®) ou placebo.

função muscular de 27 pontos, enquanto no grupo placebo (n = 9) não ocorreu mudança.

Apesar de o ensaio clínico demonstrar eficácia, é importante ressaltar novamente o baixo número de pacientes envolvidos no ensaio e o curto período de observação (apenas 2 semanas).

O racional de que glicocorticoides sejam benéficos por extrapolação de sua ação em outras patologias autoimunes pode ser falho. Um ensaio clínico comparou a eficácia do metotrexato (eficaz em patologias autoimunes como artrite reumatoide) com placebo no consumo de glicocorticoides em casos de miastenia grave generalizada com anticorpo contra o receptor de acetilcolina (Pasnoor et al., 2016). Os pacientes (n = 50) foram randomizados para receber metotrexato (2,5 mg/dia; n = 25) por 12 meses ou placebo (n = 25). Não houve diferença de consumo de glicocorticoide entre os grupos tratados com metotrexato ou placebo, e não ocorreram reações adversas sérias no grupo tratado com metotrexato, sendo a mais comum dor não específica (19%).

Ressalta-se que uma metanálise realizada sobre o efeito de corticosteroides para miastenia grave concluiu que as evidências dos ensaios clínicos *sugerem* que os glicocorticoides possam ser benéficos por período curtos (Schneider-Gold et al., 2005).

Outro procedimento utilizado no tratamento da miastenia grave consistiu na timectomia, cuja eficácia foi recentemente demonstrada por um ensaio clínico em pacientes com miastenia grave classes II e IV (em uma escala de I a V, em que V indica doença mais grave) e com concentrações altas de anticorpo contra receptor de acetilcolina e que não apresentavam timoma (Wolfe et al., 2016). A timectomia causou redução dos sintomas da miastenia grave (Figura 36.9 A) e reduziu a dose de prednisona nesses pacientes (Figura 36.9 B).

Torna-se importante ressaltar que o efeito, segundo o ensaio, foi discreto – a redução de sintomas foi de 2,85 (6,15 *versus* 8,99; p < 0,001), e a diferença mínima considerada significativa clinicamente pode variar entre 2,32 e 3,04 (Bedlack et al., 2005). A redução da dose de prednisona também foi discreta (44 mg *versus* 60 mg; p < 0,0001). Timectomia transesternal estendida não constitui uma cirurgia simples, já que, além dos riscos, apresenta aspectos cosméticos relevantes e está associada à ressecção de 85 a 95% do tecido tímico (Jaretzki, 1997).

Tacrolimo (Prograf®)

Macrolídio (Figura 36.10) extraído do *Streptomyces tsukubaensis* com atividade imunossupressora, o tacrolimo inibe a atividade da calcineurina e a formação de citocinas que interagem com os linfócitos T *helper*, resultando na supressão de linfócitos T e, subsequentemente, na redução da produção de anticorpos por linfócitos B (Schreiber e Crabtree, 1992). Esse mecanismo é o mesmo proposto para a ciclosporina.

Uma metanálise avaliou a eficácia e a segurança do tacrolimo na miastenia grave (Wang et al., 2017) – a associação desse medicamento não causou redução da dose de glicocorticoide após 6 meses (Figura 36.11 A) ou 12 meses (Figura 36.11 B).

A associação de tacrolimo promoveu melhora discreta da escala MG-ADL após 6 meses de tratamento (*myasthenia gravis activities of daily living*; Figura 36.12).

Ciclosporina (Neoral®)

Trata-se de um polipeptídio cíclico formado por 11 aminoácidos produzido como metabólito pelo fungo *Beauveria nivea*. Inibe principalmente as respostas imunológicas dependentes de linfócito T, possibilitando tolerância para transplante, apesar das grandes barreiras histoincompatíveis (Kahan, 1985). A ciclosporina (Figura 36.13) tem um efeito diferencial nas subpopulações de linfócitos T, inibindo a amplificação de respostas dependentes de linfócitos T *helper* e permitindo a ativação de linfócitos T supressores.

A eficácia e a segurança da ciclosporina no tratamento da miastenia grave foram avaliadas por ensaio clínico randomizado, duplo-cego, controlado com placebo (Tindall et al., 1987). Os pacientes (n = 20) com miastenia grave generalizada progressiva foram tratados com ciclosporina 6 mg/kg/dia (n = 10) ou placebo (n = 10) por 12 meses, e foram avaliados após 6 meses e 12 meses para força muscular. Ao final de 6 meses, os pacientes tratados com ciclosporina apresentaram melhora significativa da força muscular (Tabela 36.2); e nefrotoxicidade

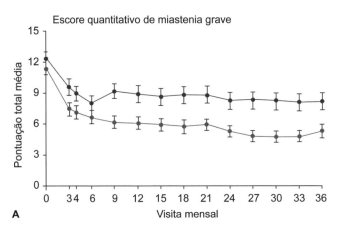

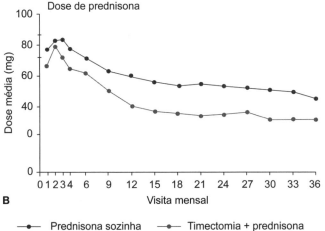

Figura 36.9 Escore quantitativo médio de miastenia grave e dose de prednisona segundo o grupo de tratamento. Barras verticais indicam o erro padrão da média.

Figura 36.10 Tacrolimo.

Estudo ou subgrupo	Tacrolimo + GC Média	DP	Total	GC Média	DP	Total	Peso (%)	Diferença média padrão IV, aleatório, IC 95%
Ponseti (2007)	5,09	9,73	40	69,72	13,65	39	32,3	–5,41 (–6,38- –4,44)
Toshikawa (2011)	3,81	4,07	40	7,23	7,32	40	33,9	–0,57 (–1,02- –0,12)
Zhou (2017)	25,04	19,69	44	25,69	12,26	38	33,9	–0,04 (–0,47- 0,40)
Total (IC 95%)			**124**			**117**	**100,0**	**–1,95 (–4,20- 0,30)**

Heterogeneidade: Tau^2 = 3,85; Chi^2 = 99,32, df = 2 (p < 0,00001); I^2 = 98%
Teste para o efeito geral: Z = 1,7 (p = 0,09)

A

Estudo ou subgrupo	Tacrolimo + GC Média	DP	Total	GC Média	DP	Total	Peso (%)	Diferença média padrão IV, aleatório, IC 95%
Nagane (2005)	4,6	4,1	18	8,1	2,6	16	33,1	–0,98 (–1,70- –0,26)
Ponseti (2007)	0,62	1,99	40	50,73	15,95	39	32,8	–4,39 (–5,22- –3,56)
Utsugisawa (2015)	5,8	5,9	205	4,9	6,2	203	34,0	0,15 (–0,05- 0,34)
Total (IC 95%)			**263**			**258**	**100,0**	**–1,72 (–4,21- 0,77)**

Heterogeneidade: Tau^2 = 4,73; Chi^2 = 114,7, df = 2 (p < 0,00001); I^2 = 98%
Teste para o efeito geral: Z = 1,35 (p = 0,18)

B

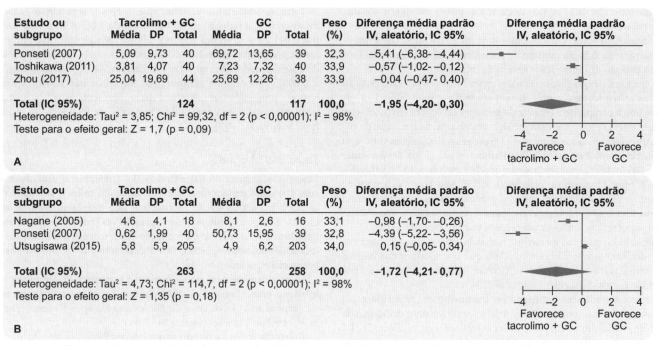

Figura 36.11 Dose média de glicocorticoides (GC) após 6 meses (**A**) ou 12 meses (**B**) de tratamento. DP: desvio padrão.

Estudo ou subgrupo	Tacrolimo + GC Média	DP	Total	GC Média	DP	Total	Peso (%)	Diferença média padrão IV, aleatório, IC 95%
Yoshikawa (2011)	1,2	1,33	40	2,3	3	40	53,4	–1,10 (–2,12- –0,08)
Zhou (2017)	2,1	2,4	44	3,2	2,6	38	46,6	–1,10 (–2,19- –0,01)
Total (IC 95%)			**84**			**78**	**100,0**	**–1,10 (–1,84- –0,36)**

Heterogeneidade: Tau^2 = 0; Chi^2 = 0, df = 1 (p = 1); I^2 = 0%
Teste para o efeito geral: Z = 2,9 (p = 0,004)

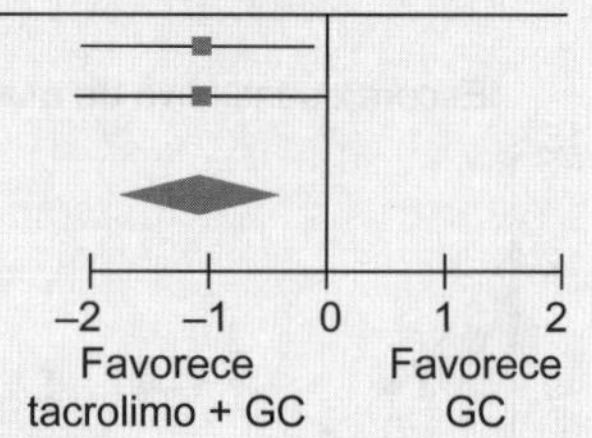

Figura 36.12 Melhora do escore ADL (do inglês *activities of daily living*) após 6 meses de tratamento. DP: desvio padrão.

foi observada em três pacientes tratados com ciclosporina, mas não teve características progressivas com a redução do fármaco e reversível com a interrupção do tratamento. Em razão do pequeno número de pacientes, os autores concluíram que os resultados indicam que a ciclosporina pode ser útil no tratamento da miastenia grave.

Micofenolato mofetila (CellCept®)

Éster morfolinoetil do ácido micofenólico (Figura 36.14) que atua como inibidor reversível seletivo da inosina monofosfato desidrogenase, a qual controla a síntese *de novo* dos nucleotídios guanosínicos, o micofenolato mofetila inibe a proliferação de linfócitos B e linfócitos T, já que essas células são dependentes absolutas dessa via metabólica. O micofenolato mofetila inibe a resposta de anticorpos e a ressíntese de imunoglobulinas após plasmaférese.

A eficácia e a segurança do micofenato mofetila foram avaliadas em ensaio clínico no qual foi associado à prednisona para verificar se ocorreria melhor controle da sintomatologia de pacientes com miastenia grave generalizada (The Muscle Group, 2008). Foram randomizados 80 pacientes com diagnóstico de miastenia grave generalizada de intensidade leve ou moderada, virgens de tratamento imunossupressor e com positividade para anticorpo contra receptor de acetilcolina para receber micofenolato mofetila 2,5 g/dia associado à prednisona 20 mg/dia (n = 41) ou placebo associado à prednisona 20 mg/dia (n = 39) de modo duplo-cego por 12 semanas. O objetivo primário consistiu na alteração do escore quantitativo de miastenia grave (QMG) em comparação com o escore antes com o escore após 12 semanas de tratamento. Como mostrado na Figura 36.15, não houve diferença

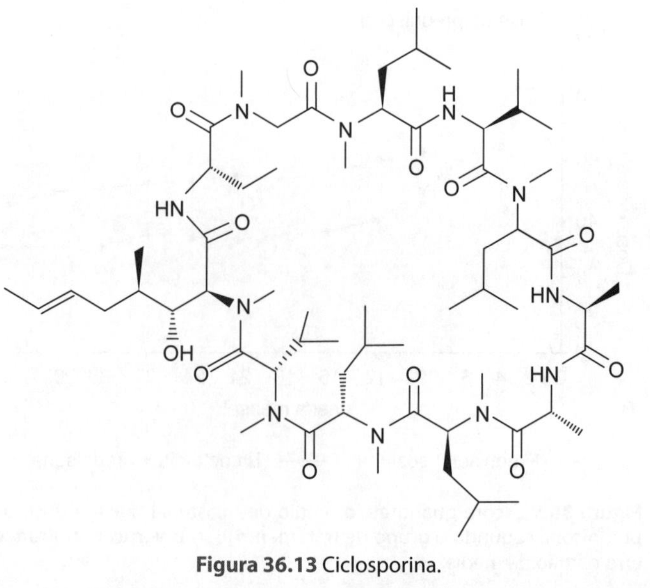

Figura 36.13 Ciclosporina.

Tabela 36.2 Análise de alterações no escore quantificado de miastenia grave (MG) e seus componentes após 6 meses de tratamento ou chegada a um desfecho anterior, de acordo com o grupo de tratamento.

Item	Grupo ciclosporina				Grupo placebo				Valor p
	N	Média	Mín.	Máx.	N	Média	Mín.	Máx.	
Escore total de miastenia grave	10	6,5	−3	10	10	1,5	−10	8	0,0444
Componente de visão	10	4	0	6	9	1	−3	6	0,0916
Componente facial	10	6	0	8	10	−1	−4	6	0,0108
Componente não facial	10	1,5	−3	4	10	1,5	−6	3	0,6716

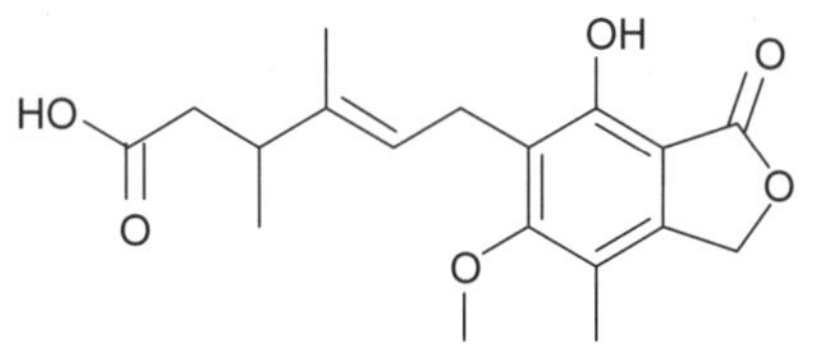

Figura 36.14 Ácido micofenólico.

significativa dos escores de ambos os grupos, indicando ausência de benefício do micofenolato mofetila nesses pacientes.

Um ensaio clínico randomizado, controlado com placebo, multicêntrico fase III, avaliou a eficácia, a segurança e a tolerabilidade do micofenolato mofetila como poupador de esteroide em pacientes com diagnóstico de miastenia grave com anticorpo positivo para o receptor de acetilcolina (Sanders *et al.*, 2008). Os pacientes foram randomizados para receber micofenolato mofetila 2 g/dia (n = 88) ou placebo (n = 88) associados à prednisona por 36 semanas, com o objetivo primário de reduzir o escore de função muscular e a dose de corticosteroides. Como mostrado a seguir, o tratamento com micofenolato mofetila não foi superior ao placebo na redução de escore da função muscular. E, também, não se observou diferença no consumo de prednisona ou de inibidores de acetilcolinesterase. As reações adversas mais comuns no grupo tratado com micofenolato mofetila foram cefaleia (12,5%) e piora do quadro da miastenia grave (11,4%); no grupo placebo, piora do quadro de miastenia grave (20,5%) e diarreia (10,2%).

Nota-se que, em ambos os ensaios clínicos, o uso de micofenolato mofetila não trouxe benefício em relação ao placebo. Os ensaios foram bem conduzidos, com um número apropriado de pacientes e duração adequada. Ressalta-se que esses resultados se opõem a toda evidência promovida em muitos estudos clínicos (não controlados com placebo) que indicaram benefício do uso desse fármaco no controle da miastenia grave. Segundo a análise desses ensaios, esse resultado negativo não surpreende – na verdade, evidências do benefício da terapia imunossupressora são, no mínimo, controversas, ao se analisar os resultados obtidos com glicocorticoides, tacrolimo e com ciclosporina.

Azatioprina (Imuran®)

Tiopurina que inibe a síntese de purinas, a azatioprina (Figura 36.16) é convertida nos tecidos em 6-mercaptopurina, que, por sua vez, é convertida em 6-tioguanina – tanto a 6-mercaptopurina quanto a 6-tioguanina são conjugadas com ribose e fosforiladas formando os nucleotídios ácido tioinoisínico e tioguanílico, competindo com os nucleotídios endógenos ácido inosínico e ácido guanílico envolvidos na síntese do DNA e do RNA.

Um ensaio clínico comparou a eficácia e a segurança de tratamento com azatioprina com o tratamento com prednisona em 41 pacientes com diagnóstico de miastenia grave generalizada (Myasthenia Gravis Clinical Study Group, 1993). Os pacientes foram tratados com prednisona (n = 20) 1 mg/kg/dia durante 1 mês, subsequentemente reduzida de modo gradual para 0,5 mg/kg/dia até o 5º mês, e progressivamente diminuída para 0,25 mg/kg/dia até o 10º mês, mantendo-se a dose até o 12º mês. A partir de então, a dose era ajustada de acordo com o *status* clínico do paciente. O outro grupo de pacientes foi tratado com azatioprina (n = 21) 3 mg/kg/dia durante 1 ano, dose subsequentemente reduzida para 2 mg/kg/dia, e, no 1º mês, os pacientes foram tratados também com prednisona 1 mg/kg/dia em razão da resposta tardia causada pela azatioprina. Não houve diferença estatisticamente significativa (p = 0,40) entre os tratamentos em relação ao número de pacientes que apresentaram deterioração do quadro clínico da miastenia grave (Figura 36.17) ou na evolução do escore da função muscular (Figura 36.18).

BLOQUEADORES DA CASCATA DO COMPLEMENTO

A cascata do complemento tem papel importante tanto na imunidade inata quanto na imunidade modulada por anticorpos. Atua para defender o organismo contra infecções ao reconhecer e eliminar

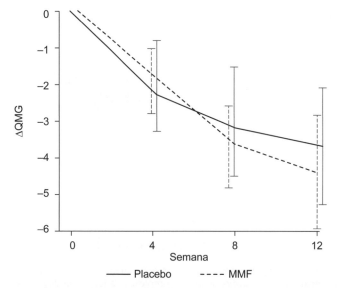

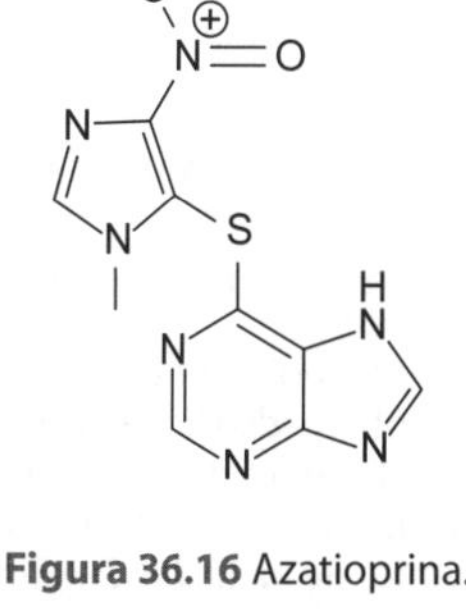

Figura 36.15 Mudança da média do escore quantitativo de miastenia grave (QMG) ao longo do tempo por grupo de tratamento. Barras verticais indicam erro padrão da média.

Figura 36.16 Azatioprina.

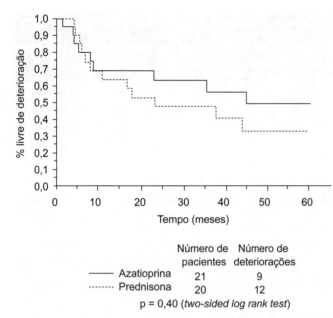

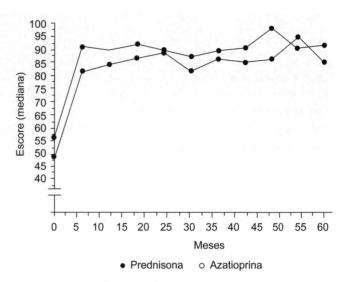

	Número de pacientes	Número de deteriorações
—— Azatioprina	21	9
------ Prednisona	20	12

p = 0,40 (*two-sided log rank test*)

Figura 36.17 Curvas de Kaplan-Meier indicando tempo para ocorrência de deterioração clínica segundo a randomização.

Figura 36.18 Evolução do escore muscular miastênico (mediana) nos dois grupos randomizados.

microrganismos e formar uma ponte entre a imunidade inata e adaptativa ao elevar a resposta de anticorpos. Também está envolvida na remoção de imunocomplexos e de células mortas ou modificadas do organismo (Zipfed e Skerka, 2009). A cascata do complemento compreende mais de 30 proteínas encontradas no plasma e na superfície celular, e sua ativação é regulada de maneira sequencial. O início da cascata é seguido da amplificação e da formação do complexo de ataque à membrana (MAC, do inglês *membrane atttack complex*). Conforme mostrado na Figura 36.19, existem três vias distintas do complemento: a via clássica, a via da lecitina e a via alternativa, cada uma delas com um mecanismo inicial distinto que culmina na formação da convertase C3.

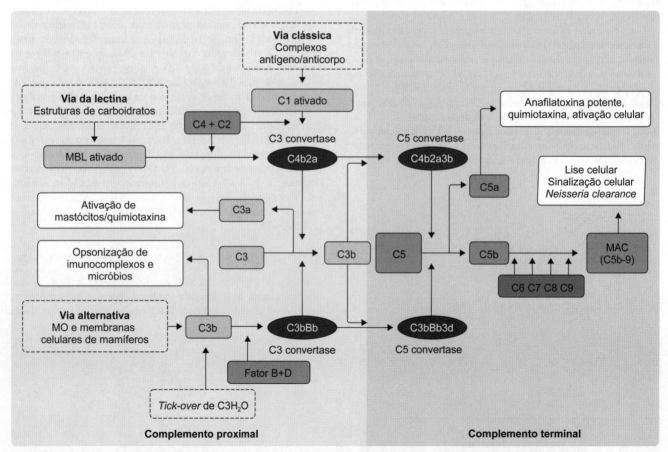

Figura 36.19 A cascata do complemento pode ser ativada pela via clássica da lecitina ou pela via alternativa. Os componentes proximais do complemento (proteínas a montante do C5) são essenciais para a opsonização de micróbios e o *clearance* de imunocomplexos. Todas as vias do complemento convergem para a clivagem da proteína do complemento C5, levando à geração de moléculas com propriedades proinflamatórias e de lise celular. A ativação da via alternativa ocorre espontaneamente e de maneira contínua, o que é chamado de complemento *tick-over* e representa uma parte importante da imunidade inata. MAC: *membrane attack complex*; MBL: *mannose-binding lectin*; MO: microrganismo.

Após o início da ativação, a cascata do complemento é amplificada com a ação da convertase C, que cliva C3 para formar C3b, o qual, então, forma complexos de convertase ligados às membranas, próximo ao sítio de geração. O término da ativação se dá com a combinação da convertase C3 com C3b formando a convertase C5. As convertases C5 iniciam o processo de formação do MAC ao clivar C5 para formar C5b e C5a. C5b se combina com C6, C7, C8 e com múltiplas cópias de C9 para formar o MAC. Os MAC são complexos proteicos lipofílicos que se inserem nas membranas celulares, resultando na formação de poros e, eventualmente, lise celular de células não nucleadas e de células nucleadas danificadas.

A via da lecitina é iniciada quando esta, ao se ligar à manose, se acopla aos carboidratos da superfície de patógenos bacterianos. A ativação da via alternativa se dá de maneira espontânea e contínua, constituindo uma parte importante da imunidade inata. Superfícies patogênicas estimulam a amplificação da convertase C3 alternativa (C3bBb), produzida de maneira transitória e espontânea pela atividade do fator B complementar e da properdina no C3b. Os componentes C1, C2 e C4 não estão envolvidos na via alternativa.

A via clássica do complemento é ativada na miastenia grave com o anticorpo contra o receptor de acetilcolina, quando o C1q se liga aos complexos antígeno/anticorpo formados pela ligação dos autoanticorpos IgG1 e IgG3 aos receptores de acetilcolina. O C1q ativa C1r, o qual cliva C1s, que, por sua vez, ativa serina-proteases que clivam C2 e C4 para formar C4b2a – a C3 convertase, a qual cliva C3 em C3a e C3b. C3b se combina com C4b2a para formar a convertase C5, a qual separa C5 em C5a e C5b. C5b recruta C6, C7, C8 e unidades múltiplas de C9 para formar os MAC na junção neuromuscular.

Eculizumab (Soliris)

Trata-se de um anticorpo monoclonal quimérico humanizado formado por uma estrutura humana de IgG2 e IgG4 composta de várias regiões de origem murina. O eculizumab é um anticorpo monoclonal contra o complemento C5, impedindo, desse modo, a formação dos MAC fixados na junção neuromuscular pelos anticorpos contra o receptor de acetilcolina.

O eculizumab é administrado via IV na forma de infusão de 25 a 45 min, com um máximo de 2 h e 4 h em pacientes > 12 ou < 12 anos de idade, respectivamente. Após a administração IV, o eculizumab é primariamente distribuído no plasma, com distribuição limitada no sistema nervoso central, e a concentração no líquido cefalorraquidiano é 500 vezes mais baixa que a plasmática (Pittock *et al.*, 2013).

A eficácia e a segurança do eculizumab no tratamento da miastenia grave refratária com positividade para anticorpo contra o receptor de acetilcolina foram avaliadas em ensaio clínico fase III, multicêntrico, randomizado, duplo-cego e controlado com placebo (Howard Jr. *et al.*, 2017). Os pacientes (n = 125) foram tratados com eculizumab (n = 62) 900 mg no dia 1 nas semanas 1, 2 e 3, 1.200 mg na semana 4 e 1.200 mg a cada 2 semanas, sempre via IV ou com placebo (n = 63) por 26 semanas. O objetivo primário consistiu na avaliação de mudança do escore 6 pontos ou mais da escala MG-ADL. Conforme a Figura 36.20,

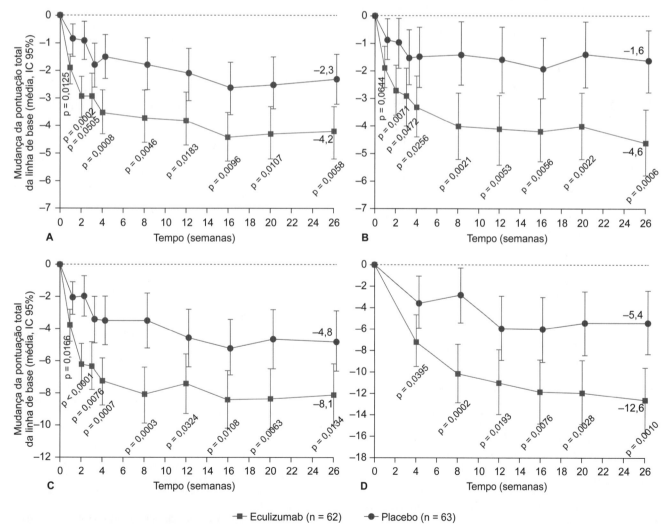

Figura 36.20 Análise de sensibilidade pré-especificada para quatro desfechos indicando mudança nos seguintes escores: *Myasthenia Gravis Activities of Daily Living* (MG-ADL, **A**), *Quantitative Myasthenia Gravis Scale* (QMG, **B**), *Myasthenia Gravis Composite Scale* (MGC, **C**); *Myasthenia Gravis Quality of Life Questionnaire* (MG-QOL 15, **D**). Os valores de p são nominais.

o eculizumab causou redução do escore em relação ao placebo, entretanto a diferença não foi estatisticamente significativa para o MG-ADL e MGC. Ressalta-se que houve melhora também pela administração do placebo. As reações adversas mais comuns em ambos os grupos foram cefaleia e infecção do trato respiratório superior (16% no grupo tratado com eculizumab e 19% no grupo tratado com placebo). Exacerbações da miastenia grave ocorreram em 10% dos pacientes tratados com eculizumab e 24% daqueles tratados com placebo.

REFERÊNCIAS BIBLIOGRÁFICAS

Andersen JB, Gilhus NE, Sanders DB. Factors affecting outcome in myasthenia gravis. Muscle Nerve. 2016;54:1041-9.

Arsura EL, Bick A, Brunner NG, Namba T, Grob O. High-dose intravenous immunoglobulin in the management of myasthenia gravis. Arch Int Med. 1986;146:1365.

Bedlac RS, Simel DL, Bosworth H, Samsa G, Tucker-Lipscomb B, Sanders DB. Quantitative myasthebia gravis score: assessment of responsiveness and longitudinal validity. Neurology. 2005;64:1968-70.

Benatar M, McDermott MP, Sanders CB, Wolfe GI, Barohn RJ, Nowak RJ, et al. Efficacy of prednisone for the treatment of ocular myasthenia (EPITOME): a randomized controlled trial. Muscle Nerve 2016;53:363-9.

Bolognesi ML, Cavalli Am, Andrizano V, Bartolini M, Banzi R, Antonello A, et al. Design, synthesis and biological evaluation of ambenonium derivatives as AchE inhibitors. Farmaco. 2003;58:917-28.

Burns TM, Sanders DB, Kaminswky HJ, Wolfe GI, Narayanaswami P, Venitz J. Two steps forward, one step back: mycophenolate mofetil treatment for myasthenia gravis in the United States. Muscle Nerve. 2015;51:635-7.

Cohan SL, Dretchen KL, Neal A. Malabsorption of pyridostgmine in patients with myasthenia gravis. Neurology. 1977;27:299-301.

Cornblath WT. Treatment of ocular myasthenia gravis. Asia Pac J Ophthalmol (Phila). 2018;7:257-9.

Dalakas MC. Immunotherapy in myasthenia gravis in the era of biologics. Nat Rev Neurol. 2019;15:113-24.

Drachman DB. Myasthenia gravis. Semin Neurol. 2016;36:419-24.

Fateh-Moghadam A, Wick M, Besinger U, Geursen RG. High-dose intravenous gammaglobulin for myasthenia gravis. Lancet, 1984;1:848-9.

Ferrero B, Durelli L, Cavallo R, Dutto A, Aimo G, Pecchio F, et al. Therapies for exacerbation of myasthenia gravis. The mechanism of action of intravenous high-dose immunoglobulin G. Ann N Y Acad Sci. 1993;681:563-6.

Gadjos P, Tranchant C, Clair B, Bolgert F, Eymard B, Stojkovic T, et al. Treatment of myasthenia gravis exacerbation with intravenous immunoglobulin. A randomized double-blind clinical trial. Arch Neurol. 2005;62:1689-93.

Gilhus NE, Tzartos S, Evoli A, Palace J, Burns TM, Verschuuren JJGM. Myasthenia gravis. Nat Rev Dis Primers. 2019;5:30.

Guptill JT, Soni M, Meriggioli MN. Current treatment, merging translational therapies, and new therapeutic targets for autoimmune myasthenia gravis. Neurotherapeutics. 2016;13:118-31.

Hong Y, Zisimopoulou P, Trakas N, Karagiorgou K, Stergiou C, Skeie GO, et al. Multiple antibody detection in 'seronegative' myasthenia gravis patients. Eur J Neurol. 2017;24:844-50.

Howard Jr FM, Duane DD, Lambert EH, Daube JR. Alternate-day prednisone: preliminary report of a double-blind controlled study. Ann N Y Acad Sci. 1976;274:596-607.

Howard Jr JF, Utsugisawa K, Benatar M, Murai H, Barohn RJ, Illa I, et al. Safety and efficacy of eculizumab in anti-acetylcholine receptor antibody-positive refractor generalised myasthenia gravis (REGAIN): a phase 3, randomised, double-blind, placebo-controlled, multicentre study. Lancet Neurol. 2017;16:976-86.

Howard Jr JF. Myasthenia gravis: the role of complement at the neuromuscular junction. Ann N Y Acad Sci. 2018;1412:113-8.

Jarezki A III. Thymectomy for myasthenia gravis: analysis of the controversises regarding technique and results. Neurology. 1997;48:S52-63.

Koneczny I, Herbst R. Myasthenia gravis: pathogenic effects of autoantibodies on neuromuscular architecture. Cells. 2019;8:671.

Koneczny IM-MP, de Baets M. Myasthenia gravis. In: Ratcliffe MJH, editor. Encyclopedia of Immunobiology. v. 5. Oxford, UK: Academic Press; 2016. p. 168-79.

Kuffler SW, Yoshikami D. The number of transmitter molecules in a quantum: an estimate from iontophoretic application of acetylcholine at the neuromuscular synapse. J Physiol. 1975;251:465-82.

Lindberg C, Andersen O, Lefvert AK. Treatment of myasthenia gravis with methylprednisolone pulse: a double blind study. Acta Neurol Scand. 1998;97:370-3.

Mantegazza R, Antozzi C. When myasthenia gravis is deemed refractory: clinical signposts and treatment strategies. Ther Adv Neurol Disord. 2018;11:1756285617749134. Erratum: Ther Adv Neurol Disord. 2018;11:1756286418765591.

Meriggioli MN, Sanders DB. Autoimmune myasthenia gravis: emerging clinical and biological heterogeneity. Lancet Neurol. 2009;8:475-90.

Myasthenia Gravis Clinical Study Group. A randomised clinical trial comparing prednisone and azathioprine in myasthenbia gravis. Results of the second interim analysis. J Neurol Neurosurg Psychiatry. 1993;56:1157-63.

Nowell PT, Scott CA, Wilson A. Determination of neostigmine and pyridostigmine in the urine of patients with myasthenia gravis. Br J Pharmacol. 1962;18:617-24.

Osserman KE, Kaplan LI. Rapid diagnostic test for myasthenia gravis: increased muscle strength, with fasciculation, after intravenous administration of edrophonium (Tensilon) chloride. JAMA. 1952;150:265-8.

Osserman KE. Progress report on mestinon bromide (pyridostigmine bromide). Am J Med. 1955;19:737-9.

Pasnoot M, He J, Herbelin L, Burns TM, Nations S, Bril V, et al. A randomized controlled trial of methotrexate for patients with generalized myasthenia gravis. Neurology. 2016;87:57-64.

Pinching AJ, Peters DK. Remission of myasthenia gravis following plasma-exchange. Lancet. 1976;2:1373-6.

Pittock SJ, Lennon VA, McKeon A, Mandrekar J, Weinshenker BG, Lucchinetti CF, et al. Eculizumab in AQP4-IgG-positive relapsing neuromyelitis optica spectrum disorders: an open-label pilot study. Lancet Neurol. 2013;12:554-62.

Pritchard EAB. The use of "prostigmin" in the treatment of myasthenia gravis. Lancet. 1935;1:432-5.

Reddel SW, Morsch M, Phillips WD. Clinical and scientific aspects of muscle-specific tyrosine kinase-related myasthenia gravis. Curr Opin Neurol. 2014;27:558-65.

Riggs JE. Pharmacologic enhancement of neuromuscular transmission in myasthenia gravis. Clinical Neuropharmacology. 1982;5:277-92.

Russell AJ, Hartman JJ, Hinken AC, Muci AR, Kawas R, Driscoll L, et al. Activation of fast skeletal muscle troponin as a potential therapeutic approach for treating neuromuscular diseases. Nat Med. 2012;18:452-5.

Sanders DB, Hart IL, Mantegazza R, Shukla SS, Siddiqi ZA, De Baets MH, et al. An international, phase III, randomized trial of mycophenolate mofetil in myasthenia gravis. Neurology. 2008;71:400-6.

Schneider-Gold C, Gajdos P, Toyka KV, Hohifeld RR. Corticosteroids for myasthenia gravis. Cochrane Database Syst Rev. 2005;CD002828.

Schreiber SL, Crabtree GR. The mechanism of action of cyclosporin A and FK506. Immunol Today. 1992;13:136-42.

Schwab RS. WIN 8077 in the treatment of sixty myasthenia gravis patients: a twelve-month report. Am J Med. 1955;19:734-6.

The Muscle Study Group. A trial of mycophenolate mofetil with prednisone as initial immunotherapy in myasthenia gravis. Neurology. 2008;71:394-9.

Tindall RS, Rollins JA, Phillips JT, Greenlee RG, Wells L, Belendiuk G. Preliminary results of a double-blind, randomized, placebo-controlled trial of cyclosporine in myasthenia gravis. N Engl J Med. 1987;316:719-24.

Walker MB. Case showing the effect of prostigmin on myasthenia ravis, Proc R Soc Med. 1935;28:759-61.

Walker MB. Treatmetn of myasthenia gravis with physostigmine. Lancet. 1934;1:1200-1.

Wang L, Zhang S, Xi J, Li W, Zhou L, Lu J, et al. Efficacy and safety of tacrolimus for myasthenia gravis: a systematic review and meta-analysis. J Neurol. 2017;264:2191-200.

Wolfe GI, Kaminski HJ, Aban IB, Minisman G, Kuo H-C, Marx A, et al. Randomized trial of thymectomy in myasthenia gravis. N. Engl J Med. 2016;375:511-22.

Zhou L, McConville J, Chaudry V, Adams RN, Skolasky RL, Vincent A, et al. Clinical comparison of muscle-specific tyrosine kinase (MuSK) antibody-positive and-negative myasthenic patients. Muscle Nerve. 2004;30:55-60.

Zinman L, Ng E, Bril V. IV immunoglobulin in patients with myasthenia gravis. Neurology. 2007 Mar 13;68:837-41.

Zipfel PF, Skerka C. Complement regulators and inhibitory proteins. Nat Rev Immunol. 2009;9:729-40.

Migrânea

INTRODUÇÃO

Migrânea ou enxaqueca é uma das doenças neurológicas mais debilitantes, com uma prevalência no período de vida de 15 a 20% (Stovner et al., 2006). Caracteriza-se por ataques de cefaleia recorrentes acompanhada por sintomas autonômicos como fotofobia, fonofobia, náuseas e vômitos. Aproximadamente 90% dos pacientes que têm enxaqueca apresentam dor de intensidade moderada a grave – três quartos apresentam redução da atividade funcional e um terço necessita de repouso no leito durante os ataques (Lipton et al., 2007). A fisiopatologia da migrânea envolve a atividade neuronal anormal, como a hiperexcitabilidade da superfície cortical durante a fase da aura e do complexo trigeminocervical durante a fase dolorosa (Akerman et al., 2011). A associação causal entre a aura da enxaqueca e a cefaleia fundamenta-se na evidência de que ambas estão ligadas ao fenômeno da depressão alastrante cortical de Leão (Chiossi et al., 2014), que compreende uma onda de despolarização neural progressiva gerada pelos neurônios corticais, a base da aura na migrânea e o gatilho para a dor subsequente. Entretanto, o evento inicial é uma hiperexcitabilidade neuronal associada a descargas localizadas de característica epileptiforme. A depressão alastrante cortical surge espontaneamente no córtex humano antes do aparecimento da cefaleia, e sua patogênese não é totalmente conhecida. A suscetibilidade para sua ocorrência depende provavelmente de fatores genéticos que tornam o córtex cerebral hiperexcitável, como alterações de canais ou desequilíbrio excitatório/inibitório.

O glutamato constitui um mediador crítico da hiperexcitabilidade tanto das crises convulsivas quanto da cefaleia. Nas crises convulsivas focais, a geração da convulsão e sua propagação são mediadas pela liberação de glutamato nas sinapses, atuando nos receptores AMPA, enquanto, na migrânea, o gatilho para a depressão alastrante cortical são os receptores NMDA e a propagação não necessita de transmissão sináptica (Figura 37.1).

Atualmente, a migrânea é considerada uma doença neurovascular que envolve a ativação do sistema trigeminovascular seguida de vasodilatação, provavelmente mediada pela liberação de peptídio relacionado com a calcitonina (CGRP), um neuropeptídio presente nas fibras sensoriais perivasculares (Villalón e Olesen, 2009).

SEROTONINA (5-HT)

Níveis aumentados de serotonina e seus metabólitos foram detectados na urina de pacientes durante um ataque de migrânea (Sicuteri et al., 1961). A infusão intravenosa (IV) de 5-hidroxitriptamina foi capaz de abortar ataques de migrânea (Kimball et al., 1960). Entretanto, 14 subtipos de receptores para a 5-HT foram descritos até o momento (Villalón e VanDenBrink, 2017), todos ativados pela infusão, sendo observados muitos efeitos colaterais. Após vários estudos que utilizaram agonistas seletivos e antagonistas, demonstrou-se eventualmente que a ação terapêutica da 5-HT era mediada pelos receptores de serotonina do subtipo 5-HT$_1$, cuja ativação provocava constrição dos vasos

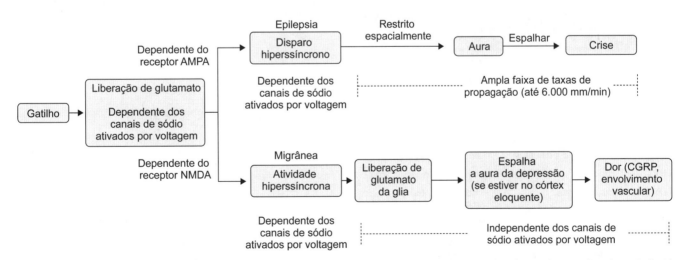

Figura 37.1 Ilustração esquemática da cadeia de eventos na evolução de uma crise epiléptica e de um ataque de migrânea, realçando as similaridades e diferenças. Na epilepsia, a liberação de glutamato na sinapse e a ação do mesmo nos receptores AMPA atuam como gatilhos, sendo que atividade sináptica é necessária para propagação. Na migrânea, o glutamato sináptico, por sua ação nos receptores NMDA, atua como gatilho. Entretanto, uma vez que isso ocorre, não há necessidade de atividade sináptica e a liberação de glutamato da glia é o fator predominante para a propagação da aura de depressão. A propagação da onda de depressão estimula a liberação de mediadores que ativam o sistema trigeminovascular, resultando na cefaleia.

sanguíneos cranianos (Apperley *et al.*, 1980). Inicialmente, considerou-se que a ação terapêutica da serotonina nos ataques de migrânea resultava, portanto, da ativação dos receptores 5-HT$_1$, porém estudos posteriores possibilitaram uma subclassificação desses receptores em 5-HT$_{1B}$ e 5-HT$_{1D}$. Os triptanos são considerados agonistas dos receptores 5-HT$_{1B}$ e 5-HT$_{1D}$, em sua maioria também agonistas dos receptores 5-HT$_{1F}$. Atualmente, os receptores da 5-hidroxitriptamina estão classificados em sete tipos e em vários subtipos, conforme a Tabela 37.1.

Os subtipos de receptores 5-HT$_1$ compreendem a maior subfamília dos receptores de serotonina, geralmente com alta afinidade pelo agonista. Esses subtipos são subdivididos de acordo com suas funções fisiológicas, afinidade por ligantes e outras propriedades farmacológicas. A clonagem dos receptores 5-HT$_1$ e o desenvolvimento de agonistas com afinidade específica para seus subtipos evidenciaram uma grande densidade de receptores do subtipo 5-HT$_{1B}$ no endotélio vascular e nos vasos meníngeos humanos (Hargreaves e Shepheard, 1999). O RNA mensageiro para o subtipo de receptor 5-HT$_{1B}$ é expresso de maneira abundante em tecidos neuronais e células da musculatura lisa vascular, e as evidências indicam que esse receptor causa contração do músculo liso vascular (De Vries *et al.*, 1999). Tanto os receptores 5-HT$_{1B}$ quanto o subtipo 5-HT$_{1D}$ foram localizados nos gânglios e nas terminações do nervo trigêmeo humano, mas somente receptores 5-HT$_{1D}$ foram detectados nos ramos do nervo trigêmeo que se projetam perifericamente em direção à vasculatura da dura-máter e para os núcleos trigêmeos do tronco encefálico (Tepper *et al.*, 2002). Portanto, esses receptores 5-HT$_{1D}$ estão localizados perifericamente para inibir a ativação dos nervos trigêmeos e previnem a liberação de neuropeptídios vasoativos, interrompendo a transmissão do sinal de dor dos vasos para os neurônios sensórios localizados no tronco encefálico. A aplicação tópica de agonistas de receptores 5-HT$_{1B/1D}$ inibe a atividade estimulatória (*firing*) dos neurônios do trigêmeo, ação também realizada pela ergonovina, um agonista inespecífico dos receptores 5-HT$_1$ (Storer e Goadsby, 1997). Essas observações apoiam a presença de receptores inibitórios nesses neurônios capazes de reduzir a atividade do nervo trigêmeo e reduzir a transmissão de dor nos casos de migrânea e outras cefaleias primárias.

TRATAMENTO

Basicamente, o tratamento da migrânea pode ser dividido em fármacos profiláticos, que reduzem a frequência e a gravidade do ataque de migrânea, e aqueles que agem agudamente, cujo objetivo consiste em reverter o ataque, já que este já terá começado, incluindo os sintomas associados.

A maior parte dos pacientes que sofrem migrânea necessita apenas do tratamento agudo, entretanto há aqueles que sofrem ataques de maneira muito frequente ou casos em que se contraindicam os fármacos para o tratamento agudo, sendo tratados com fármacos de ação profilática. Pode-se dividir os fármacos para tratamento agudo em específicos, como os derivados do ergot, triptanos, gepants e ditanos, e não específicos, os anti-inflamatórios não esteroidais e outros analgésicos. Enquanto os fármacos não específicos têm como alvo tratar a migrânea como uma cefaleia normal, os específicos visam a atuar na base neurovascular da migrânea. Uma vantagem importante dos fármacos específicos reside no fato de que, diferentemente dos demais analgésicos, eles reduzem a incidência de outros sintomas observados na migrânea, como fotofobia, fonofobia etc. Neste capítulo, serão revisados os fármacos que atuam especificamente nos mecanismos de migrânea.

Triptanos

Constituem uma família de fármacos baseados na estrutura da 5-hidroxitriptamina (serotonina; Figura 37.2).

Os triptanos apresentam pelo menos três mecanismos de ação distintos, embora todos possam ser aditivos nos seus efeitos antimigrânea. Um dos mecanismos para ação terapêutica dos triptanos se daria pela vasoconstrição seletiva dos vasos sanguíneos cranianos, visto que apresentam alta expressão dos receptores 5-HT$_{1B}$ em comparação a outros vasos (VanDenBrink *et al.*, 2000). Apesar da sua seletividade, observou-se que os triptanos de maneira consistente causam aumento da pressão arterial (Hoon *et al.*, 2000) e contração das artérias coronarianas, sendo mais pronunciada na parte distal (Chan *et al.*, 2009). Pelo fato de esses efeitos poderem derivar da classe dos triptanos, seu uso está contraindicado em pacientes que sofrem de migrânea e que apresentam concomitantemente doença cardiovascular (Dodick *et al.*, 2004). Outros mecanismos consistem na inibição da liberação de neuropeptídios vasoativos dos terminais nervosos do trigêmeo que inervam os vasos intracraniais e a dura-máter, na inibição da neurotransmissão nociceptiva no complexo trigeminocervical do tronco encefálico e na porção superior da medula (Goadsby, 1998), além da modulação pelo óxido nítrico de vias de transdução nociceptiva, do sequestro de óxido nítrico no cérebro e da atividade metabólica celular dependente de sódio.

Sumatriptana (Imitrex)

Trata-se de um derivado indólico (Figura 37.3) com atividade agonista seletiva para os receptores 5-HT$_{1B/1D}$ sem apresentar afinidade relevante para os receptores 5-HT$_2$, 5-HT$_3$, receptores adrenérgicos, dopaminérgicos, muscarínicos e benzodiazepínicos. Foi o primeiro triptano

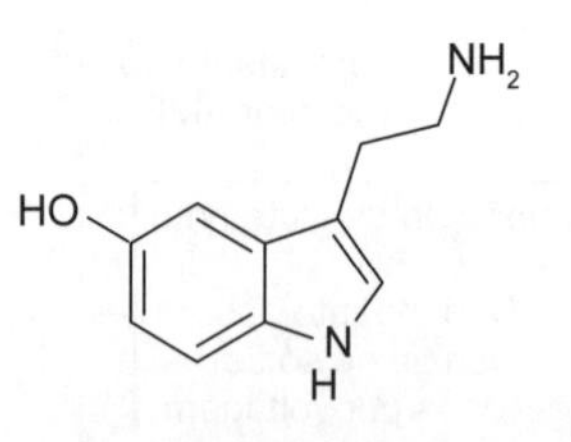

Tabela 37.1 Classificação dos receptores da 5-hidroxitriptamina.		
Receptor	Distribuição	Função
5-HT$_{1A}$	Núcleo da rafe	Hipotensão central
5-HT$_{1B}$	Vasos sanguíneos cranianos	Vasoconstrição
5-HT$_{1D}$	Neurônios pré-sinápticos	Autorreceptor
5-HT$_{1E}$	Córtex	Desconhecido
5-HT$_{1F}$	Sistema nervoso central	Sistema do trigêmeo
5-HT$_{2A}$	Músculo liso, plaquetas	Contração, agregação
5-HT$_{2B}$	Endotélio	Liberação de óxido nítrico
5-HT$_{2C}$	Plexo coroide	Produção de líquido cefalorraquidiano
5-HT$_3$	Nervos periféricos	Maior atividade neuronal
5-HT$_4$	Trato gastrintestinal Átrio	Maior atividade neuronal Taquicardia
5-HT$_{5A,5B}$	Sistema nervoso central	Desconhecida
5-HT$_6$	Sistema nervoso central	Memória
5-HT$_7$	Sistema nervoso central Músculo liso	Ritmo circadiano Relaxamento

Figura 37.2 Triptanos.

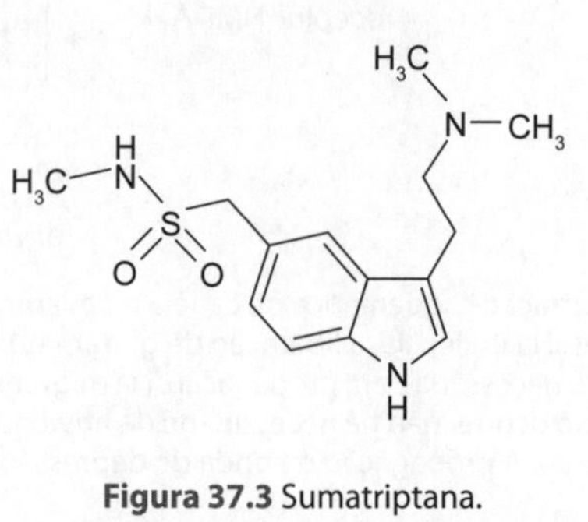

Figura 37.3 Sumatriptana.

aprovado pela Food and Drug Administration (FDA), em 1991, como fármaco para o tratamento da migrânea (Khoury e Couch, 2010). É importante ressaltar que a sumatriptana não representa um analgésico para a cefaleia comum, e sim um fármaco específico antimigrânea. Um ensaio clínico randomizado em cefaleia comum comparando sumatriptana 100 mg e placebo não acusou diferença entre os tratamentos (Brennum *et al.*, 1996).

O perfil farmacocinético da sumatriptana após administração em várias formas farmacêuticas e vias está resumido na Tabela 37.2 (Tfelt-Hansen e Hougaard, 2013). A sumatriptana é extensamente metabolizada pelo *clearance* de primeira passagem pela enzima monoamina oxidase (Saxena e Tfelt-Hansen, 2006).

A Figura 37.4 ilustra a eficácia da sumatriptana (em várias formas farmacêuticas) em comparação ao placebo, avaliada como alívio de cefaleia na migrânea, e a Figura 37.5 resume a incidência de reações adversas em relação ao placebo.

Rizatriptana (Maxalt®)

Trata-se de um derivado triazólico da sumatriptana (Figura 37.6) que se liga com alta afinidade aos receptores 5-$HT_{1B/1D}$ localizados nos vasos intracranianos e nos terminais sensórios do nervo trigêmeo. Suas principais diferenças farmacológicas em relação à sumatriptana residem no fato de apresentar maior biodisponibilidade absoluta (45% *versus* 15%) e atingir a circulação mais rapidamente ($T_{máx}$ de 1 h *versus* 2 a 2,5 h), o que se traduz em alívio mais rápido do quadro de migrânea (Lines *et al.*, 2001).

A rizatriptana é completamente absorvida após administração oral, apresentando uma biodisponibilidade absoluta de aproximadamente 45%, a qual não é influenciada pela ingestão de alimentos. A rizatriptana liga-se pouco às proteínas plasmáticas (14%) e seu volume aparente de distribuição é de cerca de 140 ℓ. A principal via metabólica da rizatriptana consiste na deaminação do anel indólico pela monoamina oxidase em metabólito não ativo farmacologicamente. Após a

Tabela 37.2 Perfil farmacocinético da sumatriptana.

Via de administração	Dose (mg)	$T_{máx}$ (h)	$C_{máx}$ (ng × ml^{-1})	Biodisponibilidade (%)	$t_{1/2}$ (h)	Ligação às proteínas plasmáticas (%)
Subcutânea	6	0,17	72	96	2	14 a 21
Comprimidos orais	100	1,5	54	14	2	
Intranasal	20	1,5	13	16	1,8	
Supositórios	25	1,5	27	19	1,8	
Transdérmica	6	2	24			
Transmucosa	20	Pico inicial: 0,1 a 0,2 Pico posterior: 2	Inicial: 10 Posterior: 10			

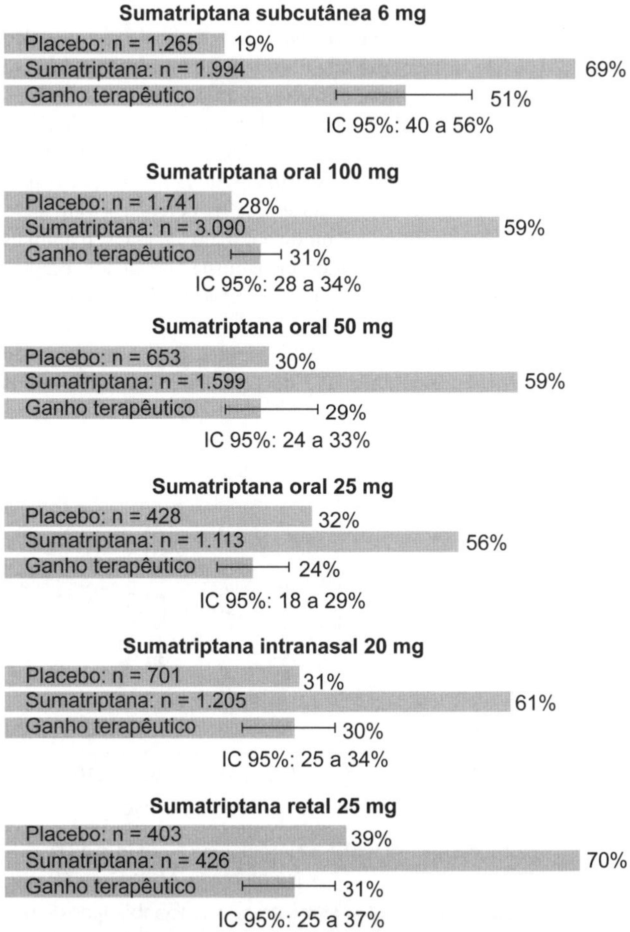

Sumatriptana subcutânea 6 mg
Placebo: n = 1.265 — 19%
Sumatriptana: n = 1.994 — 69%
Ganho terapêutico — 51%
IC 95%: 40 a 56%

Sumatriptana oral 100 mg
Placebo: n = 1.741 — 28%
Sumatriptana: n = 3.090 — 59%
Ganho terapêutico — 31%
IC 95%: 28 a 34%

Sumatriptana oral 50 mg
Placebo: n = 653 — 30%
Sumatriptana: n = 1.599 — 59%
Ganho terapêutico — 29%
IC 95%: 24 a 33%

Sumatriptana oral 25 mg
Placebo: n = 428 — 32%
Sumatriptana: n = 1.113 — 56%
Ganho terapêutico — 24%
IC 95%: 18 a 29%

Sumatriptana intranasal 20 mg
Placebo: n = 701 — 31%
Sumatriptana: n = 1.205 — 61%
Ganho terapêutico — 30%
IC 95%: 25 a 34%

Sumatriptana retal 25 mg
Placebo: n = 403 — 39%
Sumatriptana: n = 426 — 70%
Ganho terapêutico — 31%
IC 95%: 25 a 37%

Figura 37.4 Alívio da cefaleia (redução de cefaleia moderada ou grave para ausência de cefaleia ou cefaleia leve) comparando sumatriptana após 1 a 2 h com placebo.

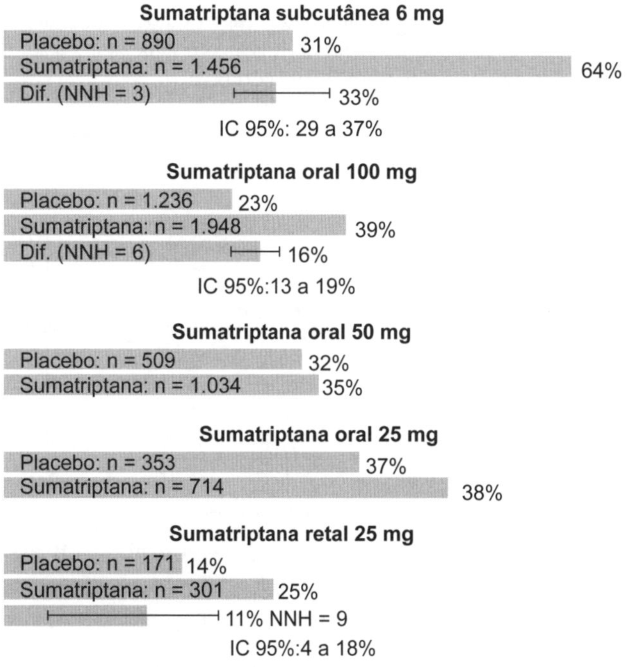

Sumatriptana subcutânea 6 mg
Placebo: n = 890 — 31%
Sumatriptana: n = 1.456 — 64%
Dif. (NNH = 3) — 33%
IC 95%: 29 a 37%

Sumatriptana oral 100 mg
Placebo: n = 1.236 — 23%
Sumatriptana: n = 1.948 — 39%
Dif. (NNH = 6) — 16%
IC 95%: 13 a 19%

Sumatriptana oral 50 mg
Placebo: n = 509 — 32%
Sumatriptana: n = 1.034 — 35%

Sumatriptana oral 25 mg
Placebo: n = 353 — 37%
Sumatriptana: n = 714 — 38%

Sumatriptana retal 25 mg
Placebo: n = 171 — 14%
Sumatriptana: n = 301 — 25%
— 11% NNH = 9
IC 95%: 4 a 18%

Figura 37.5 Reações adversas causadas por sumatriptana em ensaios clínicos controlados com placebo.

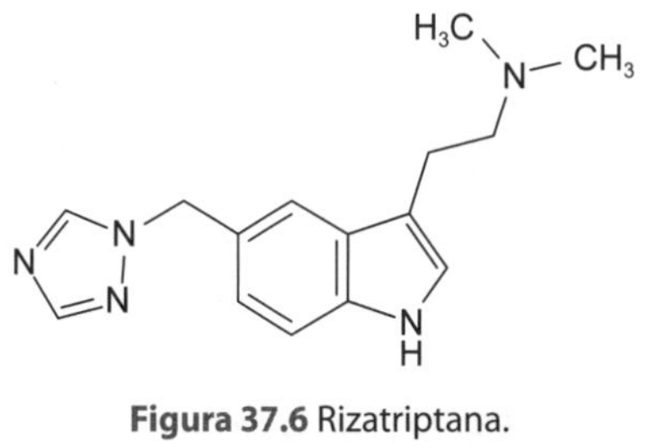

Figura 37.6 Rizatriptana.

administração do fármaco marcado com radioisótopo, 82% da radioatividade foi recuperada na urina e 12% nas fezes, sendo 14% daquela recuperada na urina na forma de fármaco inalterado. A meia-vida de eliminação da rizatriptana varia entre 2 e 3 h.

A eficácia, a segurança e a tolerabilidade da rizatriptana foram avaliadas em ensaio clínico multicêntrico, randomizado, controlado com placebo, em grupos paralelos, cujos participantes eram predominantemente mulheres (84%) e caucasoides (88%) com idade média de 40 anos (18 a 71 anos). Os pacientes foram instruídos a tratar pelo menos um episódio de migrânea moderada ou grave, com o objetivo primário de reduzir a dor (ou desaparecimento desse sintoma) 2 h após a dosagem. A Figura 37.7 ilustra um gráfico de Kaplan-Meier com estimativa de resposta terapêutica favorável nas primeiras 4 h comparando rizatriptana (5 e 10 mg) com placebo.

A rizatriptana é indicada para o tratamento de crise aguda de migrânea em adultos com ou sem aura e em pacientes pediátricos entre 6 e 17 anos de idade, na dose inicial de 5 ou 10 mg; a dose mais alta pode causar efeito maior, mas está associada a aumento de reações adversas. Uma segunda dose pode ser administrada após 2 h, e a dose diária não deve exceder 30 mg. As reações adversas mais comuns observadas (incidência > 5% comparado ao placebo) foram astenia, fadiga, sonolência, sensação de pressão/dor e tontura, as quais aparentam depender da dose.

Naratriptana (Naramig®)

Trata-se de um derivado piperidínico (Figura 37.8) que apresenta atividade agonista nos receptores 5-$HT_{1B/1D}$. Conforme mencionado anteriormente, há duas teorias para explicar o efeito benéfico dos agonistas dos receptores 5-HT_1 na migrânea: uma sugere que a ativação desses receptores nos vasos intracrianianos, inclusive nas anastomoses arteriovenosas, leva a uma vasoconstrição que se correlaciona com o alívio da cefaleia típica da migrânea; outra sugere que a ativação desses receptores nos terminais nervosos do trigêmeo resulta na inibição da liberação de neuropeptídios pró-inflamatórios.

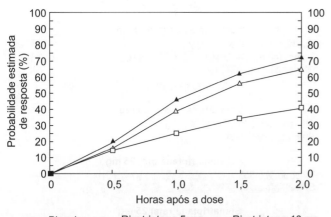

Figura 37.7 Curvas de Kaplan-Meier mostrando a probabilidade de obter uma resposta terapêutica (ausência de dor ou cefaleia leve) após tratamento com rizatriptana ou placebo. Os pontos representam a média de quatro ensaios clínicos. A avaliação foi interrompida após 2 h da administração do fármaco ou placebo.

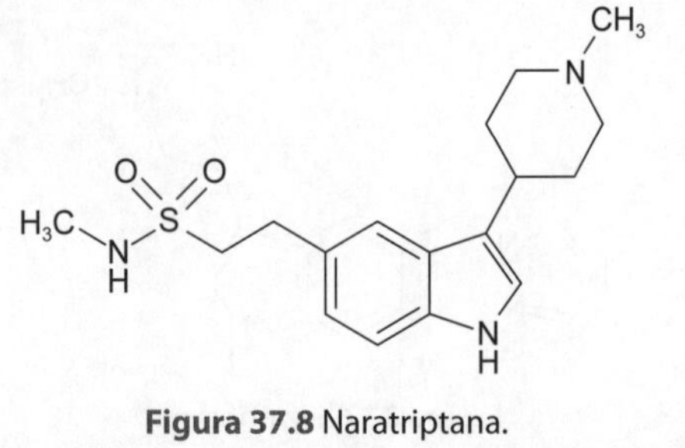

Figura 37.8 Naratriptana.

A naratriptana é bem absorvida após administração oral (f ≥ 70%), e a biodisponibilidade não é afetada quando ingerida com alimentos. Apresenta $T_{máx}$ entre 2 e 3 h e sua farmacocinética é linear. A ligação com as proteínas plasmáticas é discreta (28%), e o volume aparente de distribuição é de 170 ℓ. É metabolizada por várias enzimas do CIP450 em metabólitos inativos e eliminada predominante via renal, sendo 50% da dose recuperada na urina na forma de fármaco inalterado e 30% na forma de metabólitos. O *clearance* sistêmico é de 6,6 mℓ/min/kg e o renal de 220 mℓ/min, o que indica que, além da filtração glomerular, ele é ativamente secretado pelos túbulos renais. A meia-vida de eliminação é de 6 h. O *clearance* da naratriptana é reduzido em 50% em pacientes com insuficiência renal moderada (*clearance* de creatinina entre 18 e 39 mℓ/min) com aumento da meia-vida de eliminação para 11 h.

A eficácia, a segurança e a tolerabilidade da naratriptana foram avaliadas em ensaio clínico multicêntrico, randomizado, controlado com placebo, em grupos paralelos, cujos participantes eram predominantemente mulheres (86%) e caucasoides (96%) com idade média de 41 anos (18 a 65 anos). Os pacientes foram instruídos a tratar pelo menos um episódio de migrânea moderada ou grave, com o objetivo primário de reduzir a dor (ou fazer com que desaparecesse) 4 h após a dosagem. A Figura 37.9 mostra um gráfico de Kaplan-Meier na estimativa de promover uma resposta terapêutica favorável nas primeiras 4 h comparando naratriptana (1 e 2,5 mg) com placebo.

A dose recomendada é de 1 mg ou 2,5 mg, e, caso a resposta terapêutica tenha sido parcial, uma segunda pode ser administrada 4 h depois, mas a dose diária máxima não deve ultrapassar 5 mg. As reações adversas mais comuns são parestesias, tonturas, fadiga e sintomas na garganta e no pescoço, com incidência superior (o dobro) em relação àquelas causadas pelo placebo.

Eletriptana (Relpax®)

A exemplo da frovatriptana, a eletriptana é um derivado pirrolidínico (Figura 37.10) que se liga com alta afinidade aos receptores 5-HT_{1B}, 5-HT_{1D} e 5-HT_{1F}, com discreta afinidade para os receptores 5-HT_{1A}, 5-HT_{1E}, 5-HT_{2B} e 5-HT_7 e não tem atividade para os receptores 5-HT_{2A}, 5-HT_{2C}, 5-HT_3, 5-HT_4, 5-HT_{5A} e 5-HT_6. A eletriptana não tem atividade nos receptores adrenérgicos, muscarínicos, dopaminérgicos e opioides. Em relação à sumatriptana, apresenta as potenciais vantagens de ser mais lipofílico, com maior biodisponibilidade e absorção mais rápida, além do fato de compreender um agonista parcial dos receptores 5-HT_{1B}, reduzindo o risco de reações adversas cardiovasculares em comparação a outros triptanos (Giffin, 2001).

A biodisponibilidade absoluta da eletriptana após administração via oral é de 50%, apresentando $T_{máx}$ de 1,5 h em voluntários sadios

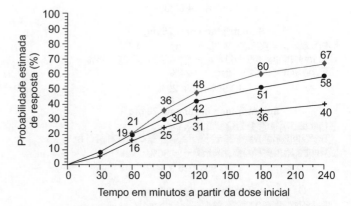

Figura 37.9 Curvas de Kaplan-Meier mostrando a probabilidade de resposta terapêutica (ausência de dor ou cefaleia leve) após tratamento com naratriptana ou placebo. Os pontos representam médias de três ensaios clínicos. A avaliação foi interrompida após 4 h da administração do fármaco ou placebo.

e de 2 h em pacientes com migrânea moderada ou grave. A biodisponibilidade oral aumenta em 20 a 30% quando ingerida com alimentos gordurosos. O volume de distribuição após administração intravenosa é de 138 ℓ, e a ligação com as proteínas plasmáticas é de 85%. O *clearance* sistêmico é de aproximadamente 40 ℓ/h, o *clearance* renal de 3,9 ℓ/h e a meia-vida de eliminação de cerca de 4 h. Não há necessidade de ajustar a dose em pacientes com insuficiência renal leve, moderada ou grave. A eletriptana é extensivamente metabolizada por N-desmetilação e da N-oxidação do anel pirrolidínico (Evans *et al.*, 2003). Estudos *in vitro* demonstraram que a eletriptana é metabolizada pelo CIP3A4, portanto deve-se ter cuidado com o uso concomitante de inibidores desse CIP, como o cetoconazol e o fluconazol.

A eficácia, a segurança e a tolerabilidade da eletriptana foram avaliadas em ensaio clínico multicêntrico, randomizado, controlado com placebo, em grupos paralelos, tratando 1.153 pacientes com três ataques de migrânea de intensidade moderada ou grave (Stark *et al.*, 2002). A Figura 37.11 ilustra um gráfico de Kaplan-Meier na estimativa de resposta terapêutica favorável nas primeiras 2 h em comparação à eletriptana (20, 40 e 80 mg) com placebo.

A dose recomendada de eletriptana é de 20 ou 40 mg, e uma proporção maior de pacientes responde melhor com a dose de 40 mg. A dose de 80 mg também é eficaz, apesar de sua associação com aumento significativo de reações adversas; portanto, a dose máxima recomendada é de 40 mg. Caso não haja resposta terapêutica, pode-se administrar uma segunda dose de 40 mg 2 h após a primeira dose, mas a dose máxima diária não deve exceder 80 mg. A eletriptana é bem tolerada, e a maioria das reações adversas – dor lombar, calafrios, faringite, sudorese, hipertonia e vertigens –tem intensidade leve e transitória.

Almotriptana (Axert®)

Trata-se de um derivado pirrolidínico (Figura 37.12) que apresenta alta afinidade para os receptores 5-HT$_{1D}$, 5-HT$_{1B}$ e 5-HT$_{1F}$, baixa afinidade pelos receptores 5-HT$_{1A}$ e 5-HT$_{7}$, e não tem afinidade ou atividade farmacológica pelos receptores 5-HT$_{2}$, 5-HT$_{3}$, 5-HT$_{4}$, 5-HT$_{6}$. Também não apresenta afinidade pelos receptores adrenérgicos alfa ou beta, os receptores de adenosina A$_{1}$ e A$_{2}$, os receptores de angiotensina AT$_{1}$ E AT$_{2}$, os receptores de endotelina ET$_{A}$ e ET$_{B}$ e os receptores de taquicininas NK$_{1}$, NK$_{2}$ e NK$_{3}$. Estudos feitos *in vitro* em artérias humanas isoladas indicaram que a almotriptatna é tão potente nas artérias meníngeas como vasoconstritor como a sumatriptana, mas menos nas artérias pulmonares e coronárias (Bou *et al.*, 2001).

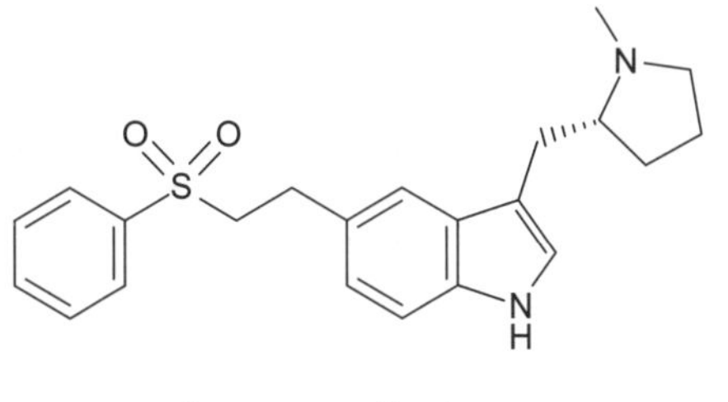

A almotriptana apresenta biodisponibilidade absoluta de aproximadamente 70% após administração oral (Fernandez *et al.*, 1999), e não é afetada quando administrada com alimentos. O T$_{máx}$ varia entre 1 e 3 h e a meia-vida de eliminação entre 3 e 4 h, sendo eliminada primariamente por *clearance* renal. A almotriptana apresenta discreta ligação com as proteínas plasmáticas (35%) e o volume aparente de distribuição varia entre 180 e 200 ℓ. A almotriptana é metabolizada por deaminação pela monoamina oxidase (27% da dose) e por oxidação pelo CIP450 (aproximadamente 12% da dose). Aproximadamente 40% da dose é eliminada na forma de fármaco inalterado na urina e seu *clearance* renal excede o da creatinina, indicando que, além de filtrado, sofre um processo de secreção tubular ativa. Em pacientes com insuficiência renal grave, a dose da almotriptana não deve exceder 12,5 mg no período de 24 h, recomendando-se 6,25 mg como dose inicial nessa população.

A eficácia e a tolerabilidade da almotriptana administrada nas doses de 6,25 mg e 12,5 mg foram comparadas com placebo em 722 pacientes tratados em três ataques de migrânea de intensidade moderada ou grave (Pascual *et al.*, 2000). A Figura 37.13 mostra a superioridade da almotriptana na porcentagem de pacientes livres de dor após 2 h da administração do medicamento.

A almotriptana é indicada para o tratamento da migrânea aguda com ou sem aura, podendo ser utilizada na dose de 6,25 mg ou 12,5 mg. A dose máxima recomendada no período de 24 h é de 25 mg. A administração desse fármaco é considerada segura com uma tolerabilidade comparável à do placebo (von Seggern, 2002). As reações adversas mais comuns foram náuseas, sonolência, cefaleia, parestesia e xerostomia, sendo, na sua maioria, de intensidade leve e transitória.

Frovatriptana (Frova™)

Derivado carboxamídico (Figura 37.14), atua como agonista seletivo dos receptores 5-HT$_{1B/1D}$, cuja ativação alivia os sintomas de migrânea supostamente pela vasoconstrição (por um efeito direto no músculo liso vascular) de vasos extracerebrais intracranianos que se encontram distendidos, inibição da liberação de neuropeptídios vasoativos dos terminais do nervo trigêmeo nos vasos intracranianos e na dura-máter e inibição da neurotransmissão nociceptiva do complexo trigeminocervical do tronco encefálico e da porção superior espinal (Goadsby, 1998). Não tem atividade agonista nos canais GABA$_{A}$ e não apresenta afinidade pelos sítios de ligação dos benzodiazepínicos.

O T$_{máx}$ é atingido entre 2 e 4 h após administração oral da frovatriptana. A biodisponibilidade absoluta em pacientes do sexo masculino e feminino, respectivamente, são de cerca de 20% e 30%, não sendo influenciada por alimentos. A ligação com as proteínas plasmáticas é baixa (em torno de 15%), e o volume de distribuição após administração intravenosa de frovatriptana é de 4,2 ℓ/kg e 3 ℓ/kg, em homens e mulheres, respectivamente. O *clearance* sistêmico após administração

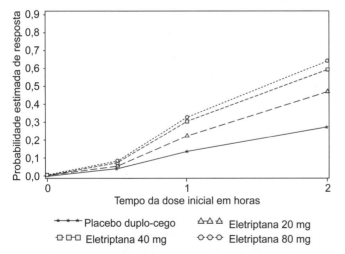

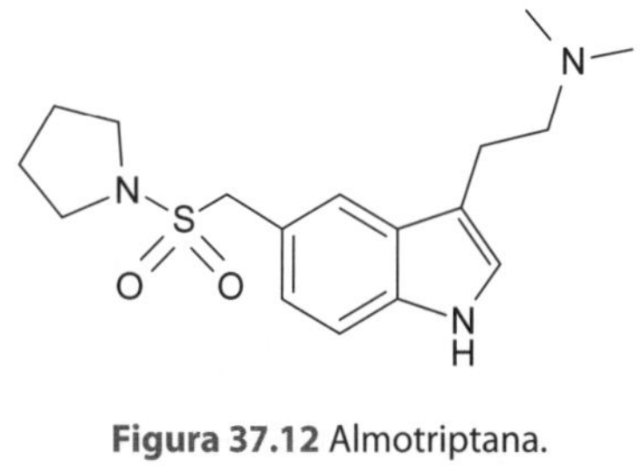

Figura 37.11 Curvas de Kaplan-Meier mostrando a probabilidade de resposta favorável nas primeiras 2 h em pacientes com três ataques de migrânea de intensidade moderada ou grave e tratados com eletriptana (20, 40 ou 80 mg) ou placebo.

Figura 37.12 Almotriptana.

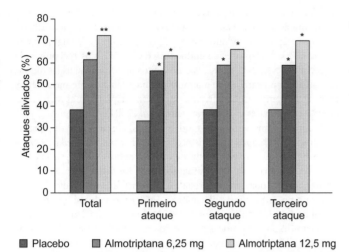

Figura 37.13 Porcentagem de ataques de migrânea aliviados após tratamento com almotriptana ou placebo. A avaliação foi interrompida após 2 h. *p < 0,001 versus placebo; **p = 0,001 versus almotriptana 6,25 mg.

intravenosa foi de 220 mℓ/min e 130 mℓ/min em pacientes do sexo masculino e feminino, respectivamente, 40 a 45% representado pelo *clearance* renal. A meia-vida de eliminação da frovatriptana é de aproximadamente 26 h. O CIP1A2 representa a principal enzima envolvida na metabolização da frovatriptana. Após a administração oral de uma dose única de 2,5 mg marcada com radioisótopo, cerca de 32% da dose foi recuperada na urina e 62% nas fezes. Não há necessidade de ajuste da dose em pacientes com insuficiência renal (*clearance* de creatinina > 16 mℓ/min) ou com insuficiência hepática leve ou moderada.

A eficácia clínica da frovatriptana 2,5 mg foi avaliada em três ensaios clínicos multicêntricos, duplo-cegos, controlados com placebo, em grupos paralelos (Géraud *et al.*, 2003), em que se analisou o fármaco em três ataques de migrânea, incluindo-se pacientes de ambos os sexos com história documentada de migrânea nos últimos 12 meses com ou sem aura. O objetivo primário consistia em verificar a eficácia após 2 h da administração, e em dois deles foi avaliada a eficácia após 4 h como objetivo inicial adicional. A eficácia da frovatriptana após 2 h (definida como melhora ou desaparecimento da cefaleia) variou entre 37 e 46% após a administração do fármaco em comparação com 21 a 27% após a administração de placebo; a resposta depois de 4 h foi de 56 a 65% e 31 a 38% após frovatriptana e placebo, respectivamente (MacGregor, 2014). Sintomas associados à cefaleia, como náuseas, fotofobia e fonofobia, também tiveram melhora significativa no grupo tratado com frovatriptana. O tempo médio levado para alívio da migrânea variou entre 6 e 12 h no grupo tratado com frovatriptana e entre 14 e 17 h no grupo tratado com placebo.

A dose recomendada é de 2,5 mg, com a possibilidade de administrar um segundo comprimido após um intervalo de 2 h. A dose máxima recomendada de frovatriptana é de 3 comprimidos ao dia. Torna-se importante ressaltar que não há evidência de que a segunda dose seja efetiva em pacientes que não obtiveram resposta com a primeira dose. As reações adversas mais comuns (com incidência superior a 2% em relação ao placebo) foram tontura, cefaleia, parestesia, xerostomia, dispepsia, fadiga, sensação de calor ou frio, dor torácica, dor muscular e ruborização.

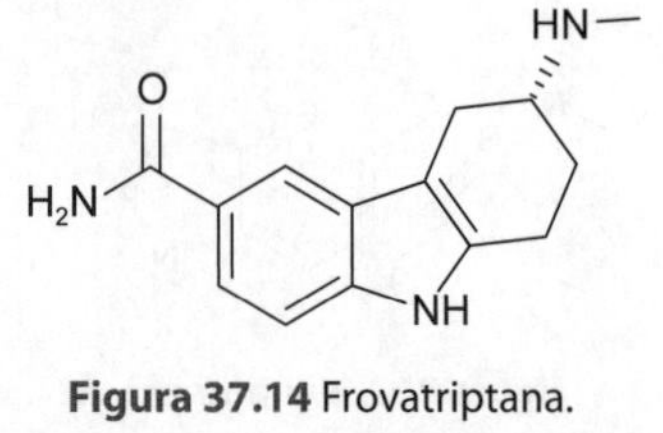

Zolmitriptana (Zomig®)

Trata-se de um análogo oxazolidinônico da sumatriptana (Figura 37.15) com alta afinidade pelos receptores 5-HT$_{1B/1D}$ e afinidade moderada pelos receptores 5-HT$_{1A}$. Seu metabólito N-desmetil também apresenta alta afinidade pelos receptores 5-HT$_{1B/1D}$ e afinidade moderada pelos receptores 5-HT$_{1A}$. É importante ressaltar que a potência do metabólito é 2 a 6 vezes superior à do fármaco inalterado, responsabilizando-se, portanto, por parte substancial do efeito terapêutico da zolmitriptana. A principal diferença da zolmitriptana em relação aos demais triptanos até agora estudados refere-se à forma farmacêutica utilizada terapeuticamente (*spray* nasal).

A zolmitriptana atinge a circulação sistêmica rapidamente após administração por *spray* nasal, e as concentrações plasmáticas são detectadas após 5 min da aplicação do *spray* com T$_{máx}$ de aproximadamente 3 h e biodisponibilidade absoluta de 102%. Tanto a zolmitriptana quanto o seu metabólito N-desmetil apresentam farmacocinética linear entre as doses de 0,1 a 10 mg. A ligação com as proteínas plasmáticas é baixa (25%) e o volume de distribuição aparente após aplicação do *spray* nasal é de 8,4 ℓ/kg. O *clearance* sistêmico da zolmitriptana após aplicação do *spray* nasal é de 25,9 mℓ/min/kg, e o *clearance* renal representa um sexto do *clearance* sistêmico. A meia-vida da zolmitriptana e de seu metabólito ativo são de aproximadamente 3 h.

A eficácia clínica da zolmitripana foi avaliada em três ensaios clínicos multicêntricos, duplo-cegos, controlados com placebo em grupos paralelos (Figura 37.16). O objetivo primário consistia em verificar a eficácia terapêutica (redução da cefaleia de moderada ou grave para leve ou ausência de cefaleia) em até 4 h após a administração do fármaco ou do placebo. A dose inicial recomendada é de 1,25 ou 2,5 mg, sendo a dose máxima de 5 mg. As reações adversas mais frequentes com incidência 5% superior ao placebo foram dor de garganta, tontura, parestesia, sonolência, sensação de calor ou frio, náusea e xerostomia.

Tremixet

Compreende uma associação em dose fixa do triptano sumatriptana com o anti-inflamatório não esteroide naproxeno. Conforme mencionado anteriormente, os anti-inflamatórios não esteroides apresentam efeito na cefaleia que ocorre na migrânea, entretanto são ineficazes em relação aos demais sintomas da migrânea, como fotofobia, fonofobia, náuseas etc. Portanto, a associação de um triptano com um anti-inflamatório não esteroide pode ser benéfica pelo eventual aumento do efeito analgésico. Além disso, a ação anti-inflamatória pode reduzir a inflamação neurogênica do gânglio do trigêmeo, mecanismo proposto para a sensibilização central.

O Tremixet tem duas apresentações em comprimidos: uma é a associação da sumatriptana 85 mg com o naproxeno 500 mg e a outra da sumatriptana 10 mg com o naproxeno 60 mg. A primeira associação é recomendada para pacientes adultos, com dose máxima recomendada de dois comprimidos no período de 24 h, e a segunda para pacientes pediátricos com 12 anos de idade ou mais ou em pacientes com insuficiência hepática leve ou moderada. As reações adversas mais comuns são tontura, sonolência, náuseas, dor torácica, parestesia, dispepsia e xerostomia. A Tabela 37.3 resume a eficácia da associação comparada com os fármacos em monoterapia e com o placebo (Burstein *et al.*, 2004).

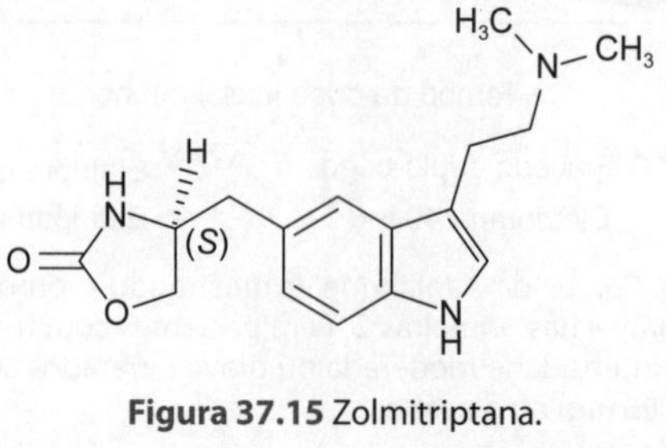

Figura 37.14 Frovatriptana.

Figura 37.15 Zolmitriptana.

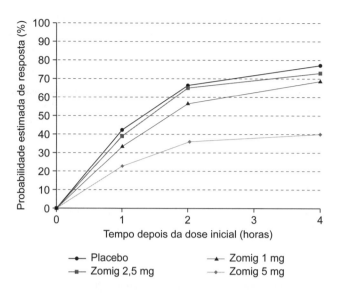

Figura 37.16 Curvas de Kaplan-Meier mostrando a probabilidade de resposta favorável nas primeiras 2 h em pacientes com três ataques de migrânea de intensidade moderada ou grave e tratados com zoltriptana (Zomig 1, 2,5 ou 5 mg) ou placebo.

Peptídio relacionado com o gene da calcitonina

O CGRP é um neuropeptídio de 37 aminoácidos que apresenta atividade biológica pela ativação do receptor de CGRP, o qual pertence à família dos receptores acoplados à proteína G. Os receptores dessa família têm uma grande região extracelular do N-terminal (entre 100 e 160 resíduos) e são ativados por ligantes endógenos. O papel do CGRP na fisiopatologia da migrânea foi estabelecido quando houve aumento da concentração desse neuropeptídio, mas não de outros neuropeptídios na circulação extracerebral durante ataques espontâneos (Goadsby et al., 1990) ou provocados de migrânea (Juhasz et al., 2003) e, também, durante episódios de cefaleias em salva (Fanciullacci et al., 1995). Os níveis salivares de CGRP também se encontram elevados durante o ataque de migrânea (Cady et al., 2009), e os níveis se normalizam quando do desaparecimento da dor. Em pacientes com migrânea, há uma forte correlação entre as concentrações plasmáticas de CGRP e a intensidade da migrânea, e a infusão intravenosa de CGRP causa, em pacientes que sofrem de migrânea, uma cefaleia com características de hemicrania, além de efeitos cardiovasculares como hipotensão e taquicardia (Lassen et al., 2008). A Figura 37.17 ilustra a hipersensibilidade aos estímulos sensórios causada pelo CGRP (Russo, 2015).

Com a descoberta do envolvimento do CGRP na fisiopatologia da migrânea, houve um interesse das indústrias farmacêuticas em desenvolver antagonistas para o receptor do CGRP, um receptor acoplado

Tabela 37.3 Percentual de pacientes com alívio da dor em 2 h e dor sustentada após o tratamento (valores *p* fornecidos apenas para comparações pré-especificadas).

	Sumatriptana-naproxeno	Sumatriptana 85 mg	Naproxeno sódico 500 mg	Placebo
Alívio da dor em 2 h				
Ensaio clínico 1 (todos os pacientes)	65%* (n = 364)	55% (n = 361)	44% (n = 356)	28% (n = 360)
Ensaio clínico 2 (todos os pacientes)	57%* (n = 362)	50% (n = 362)	43% (n = 364)	29% (n = 382)
Alívio da dor sustentada (2 a 24 h)				
Ensaio clínico 1	25%** (n = 364)	16% (n = 361)	10% (n = 356)	8% (n = 360)
Ensaio clínico 2	23%** (n = 362)	14% (n = 362)	10% (n = 364)	7% (n = 382)

*p < 0,05 *versus* placebo e sumatriptana.
**p < 0,01 *versus* placebo, sumatriptana e naproxeno sódico.

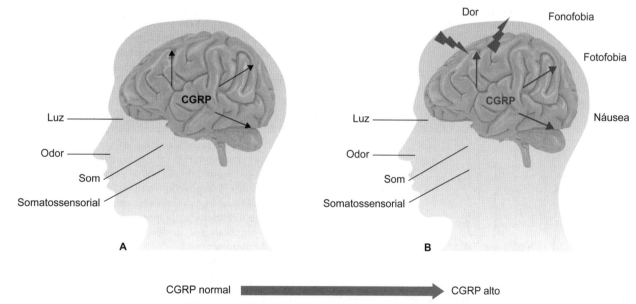

Figura 37.17 Hipersensibilidade aos estímulos sensórios causados pelo peptídio relacionado com a calcitonina (CGRP). Em condições normais (**A**), os níveis de CGRP são relativamente baixos, a neurotransmissão é normal e o influxo sensório é filtrado adequadamente. Os gatilhos de migrânea causam aumento dos níveis de CGRP (**B**), levando a aumento da transmissão sináptica e, consequentemente, dor e percepção sensória alterada.

à proteína G, embora de maneira pouco comum. Compõe-se de três subunidades: o receptor semelhante à calcitonina (CLR, do inglês *calcitonin like receptor*); a proteína 1 que modifica a atividade do receptor (RAMP1, do inglês *receptor activity-modifying protein 1*); e a proteína componente do receptor (RCP, do inglês *receptor component protein*), conforme mostra a Figura 37.18 (Poyner *et al.*, 2002).

A CLR necessita da RAMP1 para transitar pela membrana plasmática e ligar-se ao CGRP, e a RCP facilita o acoplamento com G-alfa-s. A RAMP1 aparenta funcionar como a subunidade reguladora da atividade do receptor. A ativação do receptor do CGRP ativa a via de sinalização do AMP cíclico (embora outras vias possam também ser ativadas) para modular a expressão gênica e regular a atividade do receptor e de canais iônicos (Walker *et al.*, 2010).

Antagonistas de receptores de CGRP (Gepants)

Foram desenvolvidos vários antagonistas de receptores de CGRP para uso clínico na migrânea – o primeiro, o olcegepant, que, na dose 2,5 IV, reduziu a cefaleia em 66% comparado a 27% com o placebo (Olesen *et al.*, 2004). Também foi superior ao placebo em relação a outros sintomas relacionados com a migrânea, como fotofobia, fonofobia e náuseas. A resposta terapêutica foi comparável à dos triptanos, com reações adversas mínimas. Entretanto, não foi lançado comercialmente em razão da limitação de ser somente utilizado via intravenosa. O telcagepant foi o primeiro antagonista dos receptores de CGRP para uso oral. Vários ensaios clínicos fase III demonstraram a eficácia desse fármaco no tratamento da migrânea (Holland e Goadsby, 2018). Em um ensaio clínico com 1.380 pacientes, multicêntrico, randomizado, paralelo, controlado com placebo, duplo-cego, a eficácia do telcagepant (150 e 300 mg) foi comparada à da zolmitriptana (5 mg). Ambos os compostos ativos foram eficazes, mas as reações adversas foram maiores com a zolmitriptana (Ho *et al.*, 2008). Apesar de sua eficácia, o telcagepant não foi lançado comercialmente em razão da observação de aumento de enzimas hepáticas (aminotransferases) quando administrado 2 vezes/dia (Ho *et al.*, 2014). O ubrogepant compreende outro antagonista dos receptores de CGRP passível de administrar via oral. Ensaios clínicos fase III finalizados recentemente demonstraram eficácia em relação ao placebo e excelente tolerabilidade, com reações adversas semelhantes às do grupo placebo (Voss *et al.*, 2016). Até o momento da escrita deste capítulo, o ubrogepant ainda não havia sido aprovado pelas autoridades regulatórias norte-americanas ou europeias.

Anticorpos monoclonais

Um grande avanço em relação aos anticorpos monoclonais foi o desenvolvimento de anticorpos monoclonais humanizados ou humanos, minimizando, desse modo, o aparecimento de resposta imune e aumentando a sua meia-vida (Bigal *et al.*, 2013). Essa longa meia-vida oferece aos anticorpos monoclonais um grande potencial terapêutico como agente profilático. A seguir, serão revistas as características farmacocinéticas e a eficácia clínica de três anticorpos monoclonais atualmente utilizados na prevenção da migrânea. Dois deles são anticorpos monoclonais humanizados (zumab) desenvolvidos contra o CGRP (galcanezumab-gnlm e fremanezumab-vfrm) e o outro um anticorpo humano (umab) desenvolvido contra o receptor do CGRP (erenumab-aooe).

Galcanezumab (Emgality®)

Trata-se de um anticorpo monoclonal humanizado de característica IgG4 cujo alvo consiste no peptídio relacionado com o gene da calcitonina (CGRP, do inglês *calcitocin gene related peptide*). O galcanezumab é produzido por células de ovário de *hamster* chinês pela tecnologia de DNA recombinante. Composto de duas cadeias leves idênticas e de duas cadeias pesadas idênticas de imunoglobulina com peso molecular de 147 kDa, apresenta farmacocinética linear entre as doses de 1 e 600 mg. Após a administração subcutânea (SC) de 240 mg, o $T_{máx}$ foi de 5 dias e a meia-vida de eliminação de 20 e 7 dias. O volume aparente de distribuição é de 7,3 ℓ e não houve diferenças farmacocinéticas relevantes em pacientes com insuficiência renal leve ou moderada (Monteith *et al.*, 2017).

A eficácia do galcanezumab foi avaliada como tratamento profilático de migrânea episódica ou crônica em três ensaios clínicos randomizados, duplo-cegos, controlados com placebo – os dois ensaios para migrânea episódica tiveram duração de 6 meses (ensaio 1 com n = 858 e ensaio 2 com n = 915 pacientes) e um ensaio de 3 meses para migrânea crônica (ensaio 3 com n = 1.113 pacientes). Todos os pacientes tratados com galcanezumab receberam uma dose de ataque de 240 mg SC e, depois, um grupo recebeu 120 mg 1 vez/mês e outro 240 mg 1 vez/mês. O objetivo primário consistiu na redução do número de episódios de migrânea por mês durante o período de acompanhamento. O galcanezumab 120 mg/mês foi estatisticamente superior ao placebo nos três ensaios clínicos realizados (Figura 37.19). A administração de 240 mg/mês não causou efeito superior à dose de 120 mg/mês.

A dose recomendada é de 240 mg (a administração é feita sempre via SC) como dose de ataque, seguida de 120 mg 1 vez/mês. A reação adversa mais comum se deu no local da injeção, podendo causar dor, eritema, prurido ou reação local. Apesar de os anticorpos contra o galcanezumab terem surgido em 4,8% dos pacientes após 6 meses de tratamento e 12,5% dos pacientes após 1 ano de tratamento, não afetaram a farmacocinética, a segurança ou a eficácia do galcanezumab.

Fremanezumab (Ajov®)

Trata-se de um anticorpo monoclonal humanizado específico para o CGRP produzido por células de ovário de *hamster* chinês pela tecnologia de DNA recombinante. O anticorpo é composto de 1.324 aminoácidos e apresenta peso molecular de 148 kDa.

O fremanezumab apresenta farmacocinética linear quando administrado via SC nas doses de 225 mg, 675 mg e 900 mg. O volume de distribuição é de 6 ℓ, sugerindo distribuição mínima em tecidos extravasculares. O *clearance* sistêmico foi estimado em 0,141 ℓ/dia, com uma meia-vida de eliminação de aproximadamente 31 dias. Alterações da função hepática ou renal não devem promover mudanças na farmacocinética do fremanezumab.

A eficácia do fremanezumab foi avaliada em ensaio clínico fase III em pacientes com migrânea crônica (definida como cefaleia de qualquer duração ou gravidade em mais de 15 dias no mês ou migrânea em mais de 8 dias no mês), para receber fremanezumab a cada 3 meses (675 mg SC; n = 376), fremanezumab mensalmente (675 mg na primeira dose seguido de 225 mg a cada 4 semanas sempre SC; n = 379) ou placebo

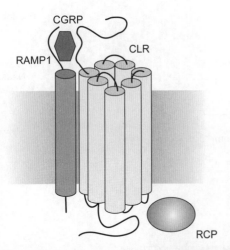

Figura 37.18 O receptor do peptídio relacionado com a calcitonina (CGRP) é um GPCR composto de três subunidades: CLR: receptor semelhante a calcitonina; RAMP1: proteína 1 que modifica a atividade do receptor; RCP: proteína componente do receptor.

(n = 375), também aplicado via SC (Silberstein *et al.*, 2017). O objetivo primário consistia em reduzir o número de episódios de migrânea por mês durante o período de acompanhamento (12 semanas). Como mostrado na Figura 37.20, o tratamento com fremanezumab foi associado a menor frequência de cefaleia em comparação ao placebo.

Reações adversas foram observadas em 64% dos pacientes tratados com placebo, 70% tratados com fremanezumab a cada 3 meses (p = 0,06 *versus* placebo) e 71% com fremanezumab a cada 4 semanas (p = 0,03 *versus* placebo). As reações adversas apresentaram intensidade leve ou moderada em 95 a 96% dos pacientes. Reações locais à injeção foram observadas em 40% dos pacientes tratados com placebo, 47% tratados com fremanezumab a cada 3 meses (p = 0,08 *versus* placebo)

e 47% com fremanezumab a cada 4 semanas (p = 0,03 *versus* placebo), cuja intensidade não se distinguiu entre os grupos – o eritema foi mais frequente nos grupos tratados com fremanezumab do que no grupo tratado com placebo.

Erenumab (Aimovig™)

Anticorpo monoclonal humano de imunoglobulina G^2 (IgG^2) com alta afinidade contra o receptor do CGRP, antagonizando, desse modo, a função do receptor (Shi *et al.*, 2015), é produzido por células de ovário de *hamster* chinês por tecnologia de DNA recombinante. O anticorpo compõe-se de duas cadeias pesadas, cada uma contendo 456 aminoácidos, e duas cadeias leves da subclasse lambda, cada uma com 216 aminoácidos, e apresenta peso molecular aproximado de 150 kDa.

Após a administração SC de dose única de 70 ou 140 mg de erenumab em voluntários sadios, o $T_{máx}$ sérico se deu aproximadamente

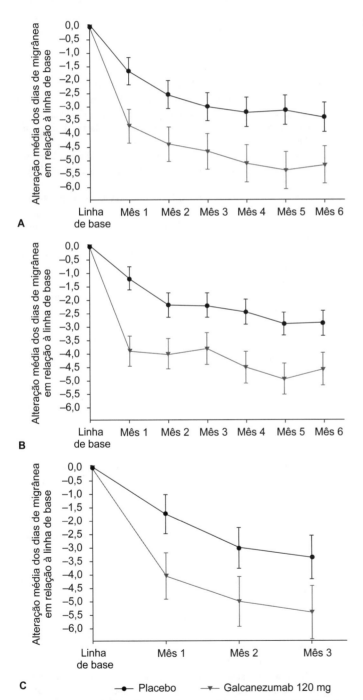

Figura 37.19 Os gráficos representam a alteração média dos dias de migrânea em relação à linha de base causadas por galcanezumab ou placebo nos ensaios clínicos **A, B** e **C**. Os pontos representam as médias (calculadas pelos mínimos quadrados), e as barras verticais o IC 95%.

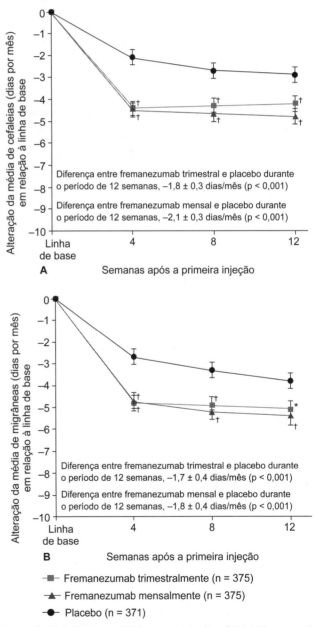

Figura 37.20 A. Mudança do número médio de cefaleias (dias por mês) no período de 12 semanas após a administração da primeira dose (objetivo primário). **B.** Mudança do número médio de migrâneas (dias por mês) no período de 12 semanas após a administração da primeira dose. *p = 0,006 *versus* placebo. †p < 0,001 *versus* placebo. Barras verticais indicam o erro padrão da média.

6 dias depois e a biodisponibilidade absoluta foi estimada em 82%. Após o emprego de dose única de 140 mg IV, o volume aparente de distribuição foi estimado em 3,86 ℓ. Observaram-se duas fases de eliminação, e, em concentrações baixas, a eliminação ocorre predominantemente pela saturação da ligação do anticorpo com o receptor do CGRP, enquanto, em altas concentrações, a eliminação se dá pelas vias proteolíticas não saturáveis, não específicas. A meia-vida de eliminação do erenumab é de aproximadamente 28 dias.

A eficácia clínica do erenumab foi avaliada em ensaio clínico duplo-cego, multicêntrico, randomizado, com pacientes com migrânea episódica (n = 955 pacientes). Um grupo foi tratado com erenumab 70 mg SC 1 vez/mês (n = 317), outro com erenumab 140 mg SC 1 vez/mês (n = 319) e outro, ainda, com placebo injeção SC 1 vez/mês (n = 319). O tratamento foi feito por 6 meses (Goadsby et al., 2017). As reações adversas foram similares entre os grupos tratados com erenumab e placebo (Figura 37.21).

A dose recomendada de erenumab é de 70 mg/mês SC. Alguns pacientes podem se beneficiar com a dose de 140 mg/mês (duas injeções consecutivas de 70 mg SC). As reações adversas mais comuns em comparação ao grupo placebo foram reações no local da injeção e constipação intestinal.

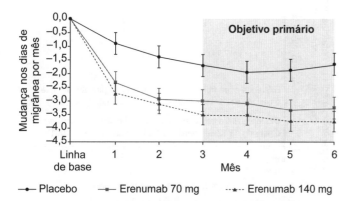

Figura 37.21 Alteração da média de migrâneas (dias por mês) após tratamento com erenumab ou placebo. Barras verticais indicam IC 95%.

REFERÊNCIAS BIBLIOGRÁFICAS

Akerman S, Holland P, Goadsby PJ. Diencephalic and brainstem mechanisms in migraine. Nat. Rev Neurosci. 2011;12:570-84.

Apperley E, Feniuk W, Humphrey PPA, Levy GP. Evidence for two types of excitatory receptors for 5-hydroxytryptamine in dog isolated vasculature. British Journal of Pharmacology. 1980;68:215-24.

Bigal ME, Walter S, Rapoport AM. Calcitonin gene-related peptide (CGRP) and migraine: current understanding and state of development. Headache. 2013;53:1230-44.

Bou J, Gras J, Cortijo J, Morcillo EJ, Llenas J, Palacios JM. Vascular effects of the new anti-migraine agent almotriptan on human cranial and peripheral arteries. Cephalalgia. 2001;21:804-12.

Brennum J, Brinck T, Schriver L. Sumatriptan has no clinically relevant effect in the treatment of episodic tension-type headache. Eur J Neurol. 1996;3:23-8.

Burstein R, Collins B, Jakubowski M. Defeating migraine pain with triptans: a race against the development of cutaneous allodynia. Ann Neurol. 2004;55:19-26.

Cady RK, Vause CV, Ho TW, Bigal ME, Durham PL. Elevated saliva calcitonin gene-related peptide levels during acute migraine predict therapeutic response to rizatriptan. Headache. 2009;49:1258-66.

Chan KY, de Vries R, Leijten FPJ, Pfannkuche H-J, van den Bogaerdt AJ, Danser AHJ, et al. Functional characterization of contractions to tegaserod in human isolated proximal and distal coronary arteries. European Journal of Pharmacology. 2009;619:61-7.

Chiossi L, Negro A, Capi M, Lionetto L, Martelletti P. Sodium channel antagonists for the treatment of migraine. Expert Opin Pharmacotherapy. 2014;15:1697-706.

De Vries P, Villalon CM, Saxena PR. Pharmacological aspects of experimental headache models in relation to acute antimigraine therapy. Eur J Pharmacol. 1999;375:61-74.

Dodick D, Lipton RB, Martin V, Papademetriou V, Rosamond W, MaassenVanDenBrink A, et al. Consensus statement: cardiovascular safety profile of triptans (5-HT agonists) in the acute treatment of migraine. Headache. 2004;44:414-25.

Evans DC, O'Connor D, Lake BG, Evers R, Allen C, Hargreaves R. Eletriptan metabolism by human hepatic CYP450 enzymes and transport by human P-glycoprotein. Drug Metab Dispos. 2003;31:861-9.

Fanciullacci M, Alessandri M, Figini M, Geppetti P, Michelacci S. Increase in plasma calcitonin gene-related peptide from the extracerebral circulation during nitroglycerin-induced cluster headache attack. Pain. 1995;60:119-23.

Fernandez FJ, Jansat JM, Cabarrocas X, Costa J, Salva P. Absolute bioavailability of oral and subcutaneous almotriptan [abstract]. Cephalalgia. 1999;19:363.

GBD 2016 Headache Collaborators. Global, regional, and national burden of migraine and tension-type headache, 1990-2016: a systematic analysis for the Global Burden of Disease Study 2016. Lancet Neurol. 2018;17:954-76.

Géraud G, Keywood C, Senard JM. Migraine headache recurrence: relationship to clinical, pharmacological, and pharmacokinetic properties of triptans. Headache. 2003;43:376-88.

Giffin N. Eletriptan: pharmacological differences and clinical results. Curr Med Res Opin. 2001;17:s59-62.

Goadsby PJ, Edvinsson L, Ekman R. Vasoactive peptide release in the extracerebral circulation of humans during migraine headache. Ann Neurol. 1990;28:183-7.

Goadsby PJ, Reuter U, Hallström Y, Broessner G, Bonner JH, Zhang F, et al. A controlled trial of erenumab for episodic migraine. N Engl J Med. 2017;377:2323-32.

Goadsby PJ. Serotonin receptors and the acute attack of migraine. Clin Neurosci. 1998;5:18-23.

Hargreaves RJ, Shepheard SL. Pathophysiology of migraine: new insights. Can J Neurol Sci. 1999;26:S12-9.

Ho TW, Connor KM, Zhang Y, Pearlman E, Koppenhaver J, Fan X, et al. Randomized controlled trial of the CGRP receptor antagonist telcagepant for migraine prevention. Neurology. 2014;83:958-66.

Ho TW, Ferrari MD, Dodick DW, Galet V, Kost J, Fan X, et al. Efficacy and tolerability of MK-0974 (telcagepant), a new oral antagonist of calcitonin gene-related peptide receptor, compared with zolmitriptan for acute migraine: a randomised, placebo-controlled, parallel-treatment trial. Lancet. 2008;372:2115-23.

Holland PR, Goadsby PJ. Targeted CGRP small molecule antagonists for acute migraine therapy. Neurotherapeutics. 2018;15:304-12.

Hoon JNJM, Willigers JM, Troost J, StruijkerBoudier HAJ, Bortel LMAB. Vascular effects of 5-HT1B/1D receptor agonists in patients with migraine headaches. Clinical Pharmacology & Therapeutics. 2000;68:418-26.

Juhasz G, Zsombok T, Modos EA, Olajos S, Jakab B, Nemeth J, et al. NO-induced migraine attack: strong increase in plasma calcitonin gene-related peptide (CGRP) concentration and negative correlation with platelet serotonin release. Pain. 2003;106:461-70.

Khoury CK, Couch JR. Sumatriptan-naproxen fixed combination for acute treatment of migraine: a critical appraisal. Drug Des Devel Ther. 2010;4:9-17.

Kimball RW, Friedman AP, Vallejo E. Effect of serotonin in migraine patients. Neurology. 1960;10:107-11.

Lassen LH, Jacobsen VB, Haderslev PA, Sperling B, Iversen HK, Olesen J, et al. Involvement of calcitonin gene-related peptide in migraine: regional cerebral blood flow and blood flow velocity in migraine patients. J Headache Pain. 2008;9:151-7.

Lipton RB, Bigal ME, Diamond M, Freitag F, Reed ML, Stewart WF et al. Migraine prevalence, disease burden, and the need for preventive therapy. Neurology. 2007;68:343-9.

Lines CR, McCarroll KA, Visser WH. Rizatripan: pharmacological differences from sumatriptan and clinical results. Curr Med Res Opin. 2001;17:s54-8.

Maassen Van Den Brink A, van den Broek RW, de Vries R, Bogers AJ, Avezaat CJ, Saxena PR. Craniovascular selectivity of eletriptan and sumatriptan in human isolated blood vessels. Neurology. 2000;55:1524-30.

MacGregor EA. A review of frovatriptan for the treatment of menstrual migraine. Int J Womens Health. 2014;6:523-35.

Monteith D, Collins EC, Vandermeulen C, Van Hecken A, Raddad E, Scherer JC, et al. Safety, tolerability, pharmacokinetics, and pharmacodynamics of the CGRP binding monoclonal antibody LY2951742 (Galcanezumab) in healthy volunteers. Front Pharmacol. 2017; 8:740.

Olesen J, Diener HC, Husstedt IW, Goadsby PJ, Hall D, Meier U, et al. Calcitonin gene-related peptide receptor antagonist BIBN 4096 BS for the acute treatment of migraine. N Engl J Med. 2004;350:1104-10.

Pascual J, Falk RM, Piessens F, Prusinski A, Docekal P, Robert M, et al. Consistent efficacy and tolerability of almotriptan in the acute treatment of multiple migraine attacks: Results of a large, randomized, double-blind, placebo-controlled study. Cephalalgia. 2000;20:588-96.

Poyner DR, Sexton PM, Marshall I, Smith DM, Quirion R, Born W, et al. International Union of Pharmacology. XXXII. The mammalian calcitonin gene-related peptides, adrenomedullin, amylin, and calcitonin receptors. Pharmacol Rev. 2002;54:233-46.

Russo AF. Calcitonin Gene-Related Peptide (CGRP): a new target for migraine. Annu Rev Pharmacol Toxicol. 2015;55:533-52.

Saxena PR, Tfelt-Hansen P. Triptans, 5 HT1B/1D agonists in the acute treatment ofbmigraine. In: Olesen J, Goadsby PJ, Ramadan NM, Tfelt-Hansen P, KMA W, editors. The headaches. 3. edition. Lippincott Williams & Wilkins; Philadelphia: 2006. p. 469-503.

Shi L, Letho SG, Zhu DXD, Sun H, Zhang J, Smith BP, et al. Pharmacologic characterization of AMG334, a potent and selective human monoclonal antibody against the calcitonin gene-related peptide receptor. J Pharmacol Exp Ther. 2016;356:223-31.

Sicuteri F, Testi A, Anselmi B. Biochemical investigations in headache: increae in the hydroxyindoleacetic acid excretion during migraine attacks. Int Arch Allergy. 1961;19:55-8.

Silberstein SD, Dodick DW, Bigal ME, Yeung PP, Goadsby PJ, Blankenbiller T, et al. Fremanezumab for the preventive treatment of chronic migraine. N Engl J Med. 2017;377:2113-22.

Stark R, Dahlöf C, Haughie S, Hettiarachchi J; Eletriptan Steering Committee. Efficacy, safety and tolerability of oral eletriptan in the acute treatment of migraine: results of a phase III, multicentre, placebo-controlled study across three attacks. Cephalalgia. 2002;22:23-32.

Storer RJ, Goadsby PJ. Microiontophoretic application of serotonin (5 HT)1B/1D agonists inhibits trigeminal cell firing in the cat. Brain. 1997;120:2171-7.

Tepper SJ, Rapoport AM, Sheftell FD. Mechanisms of action of the 5-HT1B/1D receptor agonists. Arch Neurol. 2002;59:1084-8.

Tfelt-Hansen P, Hougaard A. Sumatriptan: a review of its pharmacokinetics, pharmacodynamics and efficacy in the acute treatment of migraine. Expert Opin Drug Metab Toxicol. 2013;9:91-103.

Villalón CM, Olesen J. The role of CGRP in the pathophysiology of migraine and efficacy of CGRP receptor antagonists as acute antimigraine drugs. Pharmacology & Therapeutics. 2009;124:309-23.

Villalón CM, Van Den Brink AM. The role of 5-hydroxytryptamine in the pathophysiology of migraine and its relevance to the design of novel treatments. Mini- Reviews in Medicinal Chemistry. 2017;17:928-38.

Von Seggern RL. Almotriptan: a review of pharmacology, clinical efficacy and tolerability. Am J Manag Care. 2002;8:S74-9.

Voss T, Lipton RB, Dodick DW, Dupre N, Ge JY, Bachman R, et al. A phase IIb randomized, double-blind, placebo-controlled trial of ubrogepant for the acute treatment of migraine. Cephalalgia. 2016;36:887-98.

Walker CS, Conner AC, Poyner DR, Hay DL. Regulation of signal transduction by calcitonin gene-related peptide receptors. Trends Pharmacol. Sci. 2010;31:476-83.

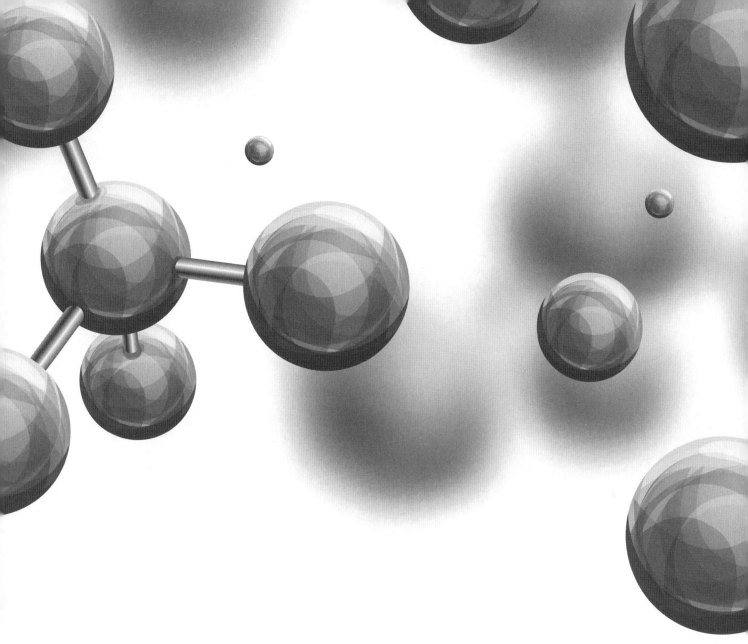

Parte 7

Fármacos em Psiquiatria

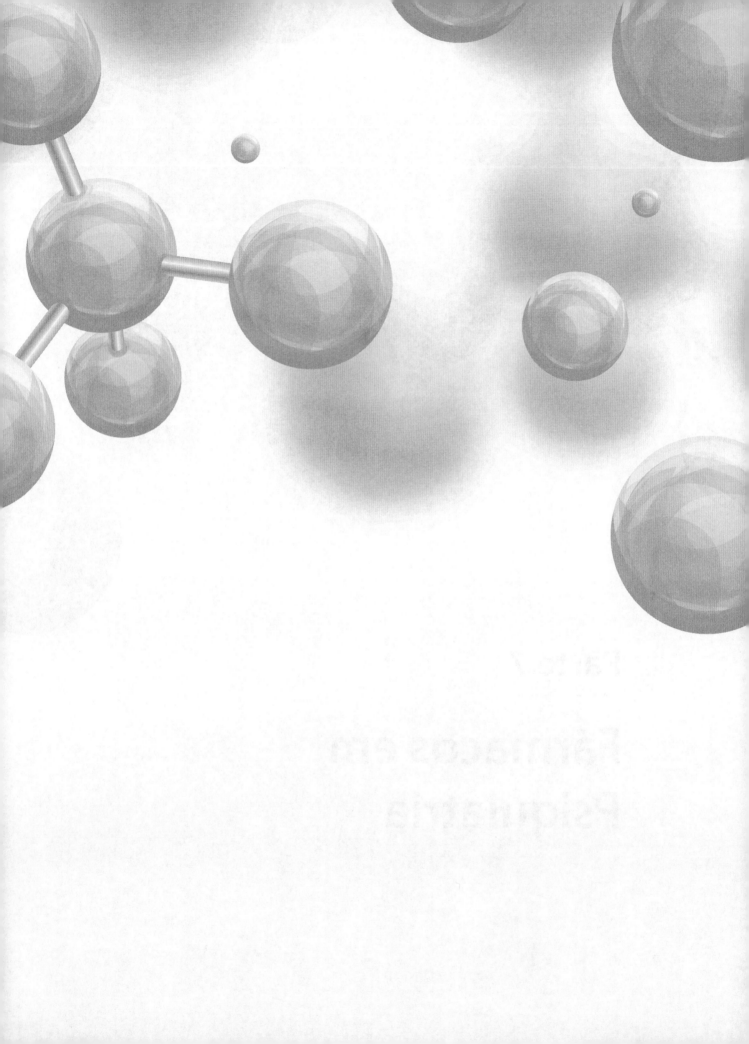

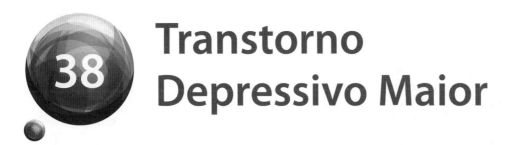

Transtorno Depressivo Maior

INTRODUÇÃO

A depressão é reconhecida como uma condição particular e séria há 2 mil anos, período durante o qual, embora as definições tenham variado, os sintomas principais se mantiveram. Basicamente, verifica-se uma condição de anergia, similar à observada na tristeza, mas bastante diferente em relação à gravidade, à duração e à ausência de uma causa aparente. Em termos psiquiátricos modernos, o transtorno depressivo maior (MDD, do inglês *major depressive disorder*) define-se como uma síndrome na qual há episódios persistentes de humor negativo ou anedonia (perda de interesse em atividades prazerosas) associados a sintomas adicionais de origem somática e emocional. Essa condição deve persistir por pelo menos 2 semanas e não ser secundária a uma condição médica ou a outro transtorno psiquiátrico, além de os sintomas não poderem ser explicados como um luto/pesar fisiológico (Holtzheimer e Mayberg, 2011).

A prevalência do transtorno depressivo maior nos EUA é de 17%, cuja incidência no sexo feminino é o dobro daquela no sexo masculino e a idade média de aparecimento se dá por volta dos 30 anos, embora o transtorno possa ocorrer em qualquer idade (Kessler *et al.*, 2005). O transtorno depressivo maior constitui a principal causa de incapacidade ao trabalho no mundo.

Há vários tratamentos disponíveis para a depressão, incluindo fármacos, psicoterapia e tratamentos somáticos, como terapia eletroconvulsiva, estimulação vagal e estimulação magnética transcraniana. Neste capítulo, serão enfatizados somente os fármacos utilizados no tratamento do transtorno depressivo maior.

É importante ressaltar que fármacos utilizados no tratamento do transtorno depressivo maior também são conhecidos como antidepressivos, o que implica um conceito de que o fármaco apresenta um mecanismo de ação específico para reverter a base neuropatológica dos sintomas associados ao transtorno depressivo maior, mas não há evidência para isso (Moncrieff, 2008). É interessante analisar que os tratamentos podem se centrar na doença ou no fármaco. Por exemplo, no caso de um transtorno depressivo maior causado por alterações bioquímicas no cérebro, o fármaco pode atuar retificando esse desequilíbrio. Outra abordagem é considerar que o fármaco, em vez de corrigir estados anormais do cérebro, os induz, como sedação ou estimulação, os quais podem ser benéficos para o distúrbio que o paciente apresenta ou mascarar as manifestações causadas pela doença, dando a impressão de que houve eficácia terapêutica.

A hipótese do mecanismo de ação responsável pela suposta eficácia terapêutica baseia-se no aumento da neurotransmissão induzida pelo aumento da concentração sináptica de serotonina, norepinefrina e dopamina ou dos efeitos agonistas específicos em subtipos de receptores de serotonina ou norepinefrina (Ruhé *et al.*, 2007).

Até a década de 1980, o tratamento do transtorno depressivo maior era limitado aos antidepressivos tricíclicos (ADT) e aos inibidores da monoamina oxidase. Esses fármacos também são classificados como antidepressivos de primeira geração e costumam causar múltiplas reações adversas: os ADT causam, em geral, efeitos anticolinérgicos, como xerostomia e olhos secos, além de dificuldades urinárias com retenção urinária e constipação intestinal eventuais, enquanto os inibidores da monoamina oxidase apresentam potencial de provocar crises hipertensivas se ingeridos com alimentos ou suplementos alimentares contendo tiramina.

Os antidepressivos de segunda geração incluem os inibidores seletivos da recaptação neuronal de serotonina, os inibidores da recaptação neuronal de serotonina e norepinefrina e os inibidores seletivos da recaptação neuronal de norepinefrina. O primeiro deles a ser introduzido no mercado para tratamento do transtorno depressivo maior foi a bupropiona, em 1985, seguida da fluoxetina, em 1987, e, depois, pela sertralina, o citalopram, a fluvoxamina e o escitalopram.

Os antidepressivos de terceira geração apresentam mecanismo de ação variável e abrangem a venlafaxina, a mirtazapina, a reboxetina e a nefazodona. A venlafaxina, semelhantemente aos ADT, inibe a recaptação neuronal de serotonina e norepinefrina, e, em menor grau, da dopamina. A reboxetina, por sua vez, é seletiva para inibir a recaptação neuronal de norepinefrina, apresentando baixa afinidade pela recaptação neuronal de serotonina e de dopamina. Apesar de seu mecanismo primário ser semelhante ao dos ADT, a venlafaxina e a reboxetina causam menor incidência de reações adversas por não apresentarem afinidade pelos receptores colinérgicos, adrenérgicos e histaminérgicos. A nefazodona apresenta alta afinidade pelos receptores 5-HT$_{2A}$, moderada inibição pela recaptação neuronal de serotonina e menor inibição pela recaptação neuronal de norepinefrina (Olver *et al.*, 2001).

As catecolaminas norepinefrina e dopamina e a amina indólica, serotonina, são as principais monoaminas cerebrais abordadas terapeuticamente. A norepinefrina está presente em muitas áreas do cérebro – embora as concentrações mais altas sejam encontradas no hipotálamo –, enquanto a epinefrina, encontrada perifericamente na medula da suprarrenal, dá-se no cérebro em concentrações muito baixas e, talvez, não tenha importância no sistema nervoso central. A dopamina é encontrada em altas concentrações nos núcleos caudato e lentiforme e em concentrações mínimas em outras regiões do cérebro. A serotonina é observada em altas concentrações em tecidos periféricos, mas também no cérebro, geralmente com distribuição similar à da norepinefrina (Schildkraut, 1995).

INIBIDORES DA MONOAMINA OXIDASE

Trata-se da primeira classe de fármacos utilizados no tratamento do transtorno depressivo maior, após a observação clínica de melhora do humor em pacientes com tuberculose tratados com o derivado hidrazínico iproniazida (Sandler, 1990). Outras hidrazinas que também inibiam a monoamina oxidase (MAO), como a isocarboxazida e a fenelzina, foram introduzidas posteriormente como fármacos para tratamento do transtorno depressivo maior, principalmente para casos refratários (Menkes *et al.*, 2016).

A MAO catalisa a oxidação das monoaminas. Em humanos, há dois tipos de MAO, denominados MAO-A e MAO-B (Johnston, 1968; Knoll e Magyar, 1972), que exibem substratos diferentes, respondem de maneira diferente aos inibidores seletivos e estão presentes em compartimentos celulares e subcelulares distintos. A serotonina, a melatonina, a norepinefrina e a epinefrina são metabolizadas pela MAO-A, enquanto a fenetilamina e a benzilamina são deaminadas pela MAO-B. O intestino humano contém preferencialmente MAO-A (aproximadamente 80%) e os gânglios basais e as plaquetas, mais MAO-B (> 80% e > 95%, respectivamente). Entretanto, o metabolismo de monoaminas nos terminais nervosos é feito preferencialmente pela MAO-A (Ulrich et al., 2017).

Os inibidores da MAO mais antigos tinham a característica de serem inibidores irreversíveis, ou seja, a função da enzima somente era restaurada com a síntese de uma nova enzima. Em virtude da eficácia observada com esses inibidores irreversíveis no tratamento do transtorno depressivo maior, na depressão atípica e na depressão refratária ao tratamento, foram desenvolvidos inibidores seletivos e reversíveis da MAO, com o intuito de aumentar a segurança deles, como a moclobemida, em que a atividade enzimática é restaurada quando o inibidor se dissocia da enzima. Alguns inibidores inibem seletivamente a MAO do tipo A (p. ex., moclobemida), outros seletivamente a MAO-B (p. ex., pargilina e selegilina) e há os inibidores não seletivos, que inibem tanto a MAO-A quanto a MAO-B (p. ex., fenelzina e tranilcipromina). Entretanto, é importante ressaltar que a seletividade depende da concentração e a selegilina é seletiva para a MAO-B somente em doses baixas (Finberg e Gillman, 2011). Evidências mostram que somente quando a selegilina é administrada em doses altas, inibindo ambas as enzimas, MAO-B e MAO-A, apresenta eficácia antidepressiva.

A administração de tiramina causa deslocamento da norepinefrina das vesículas neuronais nas quais as catecolaminas são estocadas, acarretando vasoconstrição, aumento da frequência cardíaca e pressão arterial. Uma resposta pressórica causada por tiramina, definida com o aumento da pressão arterial sistólica ≥ 30 mmHg, varia entre os diversos inibidores da enzima MAO e, também, de acordo com a via de administração [intravenosa (IV) ou oral (VO)]. O aumento de pressão causado por tiramina em voluntários sadios tratados com o inibidor da MAO fenelzina foi maior quando da administração da tiramina VO (30 mg/kg) em comparação ao aumento causado pela tiramina IV (60 mg/kg), possivelmente pelo aumento da biodisponibilidade causado pela inibição da MAO intestinal e hepática (Bieck et al., 1989). Assim, para evitar crises hipertensivas pela inibição da MAO-A intestinal, foram desenvolvidos inibidores seletivos e reversíveis da MAO-B. A tiramina é capaz de deslocá-los, diminuindo dramaticamente, portanto, a sua capacidade em causar aumento da pressão arterial.

Embora o papel da MAO na depressão tenha sido descoberto por acaso, observou-se o aumento da MAO-A por meio de estudos com neuroimagem em pacientes de alto risco depressivo (Chiuccariello et al., 2014). O fator de transcrição R1, que controla a atividade enzima MAO do tipo A, está reduzido em pacientes com transtorno depressivo maior (Johnson et al., 2011).

Tranilcipromina (Parnate®)

Propilamina formada pela ciclização da cadeia lateral da anfetamina, a tranilcipromina (Figura 38.1) inibe as MAO-A e MAO-B com IC$_{50}$ de 76 nM e 90 nM, respectivamente (Coutts et al., 1987). A inibição tem caráter irreversível e, apesar de o fármaco ser utilizado clinicamente na sua forma racêmica, é importante salientar que o isômero (+)-TCP (1S,2R-trans-2-fenilciclopropilamina) é 60 vezes mais potente em inibir in vitro que o isômero (−)-TCP (1R,2S-trans-2-fenilciclopropilamina; Ulrich et al., 2017). Embora a eliminação da tranilcipromina ocorra em 24 h, a recuperação total da atividade das MAO leva de 3 a 5 dias.

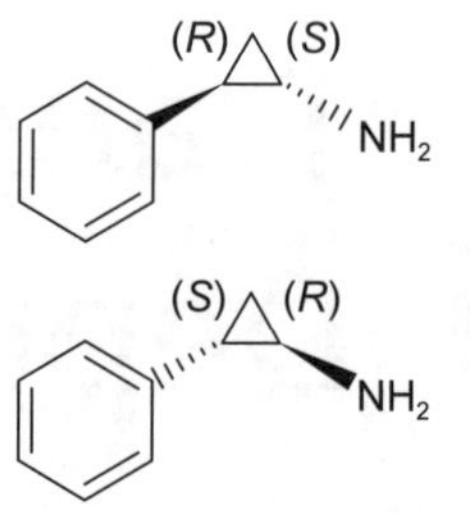

Figura 38.1 Tranilcipromina.

A eficácia e a segurança da tranilcipromina no tratamento do transtorno depressivo maior foram avaliadas por uma metanálise (Ricken et al., 2017). Conforme ilustrado na Figura 38.2, a tranilcipromina foi considerada superior ao placebo (log do RR = 2.826, com IC 95% = 1.494 a 4.158).

A tranilcipromina é indicada para o tratamento do transtorno depressivo maior em adultos, mas somente em conjunto com dieta restrita para tiramina. A dose recomendada é de 30 mg/dia (fracionada ao longo do dia). A dose inicial deve ser de 10 mg/dia, aumentada em 10 mg a cada semana até o máximo de 30 mg 2 vezes/dia. As reações adversas mais frequentes com incidência ≥ 10% foram xerostomia, tontura, insônia, sonolência, cefaleia, agitação, constipação intestinal, embaralhamento da visão e tremor.

Fenelzina (Nardil)

Derivado hidrazínico (Figura 38.3) que atua como inibidor irreversível da MAO-A e da MAO-B (Song et al., 2013) e que também causa aumento dos níveis cerebrais do ácido gama-aminobutírico (GABA) ao inibir a GABA transaminase (Baker et al., 1991).

Após a administração de 30 mg de fenelzina VO, o T$_{máx}$ observado foi de 43 min. A fenelzina é extensivamente metabolizada primariamente por oxidação via MOA. Após a administração do fármaco marcado com radioisótopo, 73% da dose foi recuperada na urina na forma de ácido fenilacético e de ácido para-hidroxifenilacético. Acetilação em N-acetil-fenelzina também pode ocorrer, mas a participação dessa via metabólica é discreta. A meia-vida de eliminação da fenelzina é de 11,6 h.

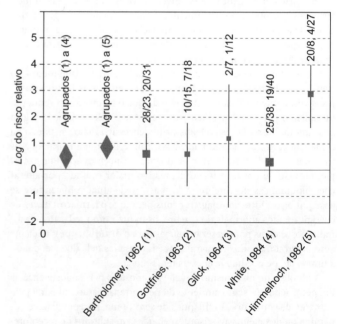

Figura 38.2 Log do risco relativo da magnitude da diferença entre os tratamentos com tranilcipromina e placebo em pacientes com depressão. Barras verticais representam IC 95%. Números acima dos IC indicam os números de respondedores e não respondedores (primeiro par para tranilcipromina, segundo par para placebo).

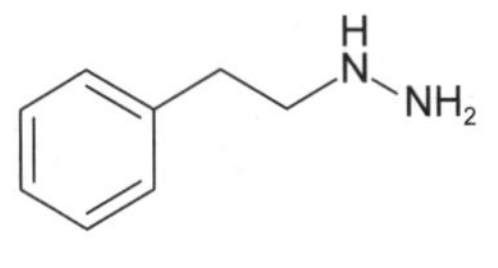

Figura 38.3 Fenelzina.

Sua eficácia e segurança no tratamento do transtorno depressivo maior foram avaliadas por ensaio clínico randomizado, duplo-cego, controlado com placebo e comparado com a terapia cognitiva (Jarret et al., 1999). Os pacientes (n = 108) foram tratados por 10 semanas com terapia cognitiva ou acompanhamento clínico em associação à fenelzina ou a placebo. O objetivo primário consistiu na redução do escore da escala de Hamilton. Conforme ilustrado na Figura 38.4, a terapia cognitiva e a fenelzina causaram redução significativa do escore da escala de Hamilton (58%) em comparação à redução promovida por placebo (n = 28%). Ainda, a incidência de fraqueza, fadiga, sedação, insônia, xerostomia e tontura foi maior no grupo tratado com fenelzina em relação àquele que recebeu placebo.

A fenelzina está indicada no tratamento do transtorno depressivo maior, mas não como fármaco de primeira linha. Recomenda-se uma dose inicial de 15 mg 3 vezes/dia, a ser aumentada gradativamente até chegar a 90 mg/dia. Alguns pacientes somente apresentam início de melhora do quadro depressivo após quatro semanas de tratamento com a dose de 60 mg/dia. As reações adversas mais comuns são tontura, cefaleia, insônia e hipersônia, fadiga, constipação intestinal, xerostomia, hipotensão postural, edema e distúrbios da ejaculação.

Moclobemida (Amira)

Derivado benzamídico acoplado a um anel morfolínico, atua como inibidor específico e reversível da enzima MAO-A. A IC50 para inibição da MAO-A e MAO-B é 6 e > 1.000 µmol/ℓ, respectivamente (Fitton et al., 1992). A potência inibitória da moclobemida (Figura 38.5) para a MAO-A é de aproximadamente 500 a 1.000 vezes menor *in vitro* em comparação à clorgilina, o que sugere uma possível transformação da moclobemida *in vivo* aumentando a sua potência (Burton et al., 1984).

Após a administração oral, a moclobemida é absorvida completamente pelo intestino delgado, com $T_{máx}$ de aproximadamente 1 h. O metabolismo de primeira passagem reduz a biodisponibilidade absoluta para 60 a 80%; a ligação com as proteínas plasmáticas é discreta (50%) e o volume de distribuição aparente é de 1 ℓ/kg. O fármaco é completamente metabolizado antes de sua eliminação pelo organismo, principalmente pela oxidação do anel morfolínico, sendo parcialmente metabolizado pelos CIP1C19 e CIP2D6. O *clearance* sistêmico é de aproximadamente 20 a 50 ℓ/h, com meia-vida de eliminação entre 2 e 4 h.

A eficácia e a segurança da moclobemida no tratamento de depressão crônica foram avaliadas por ensaio clínico randomizado, duplo-cego, controlado com placebo e com comparador ativo (Versiani et al., 1997). Pacientes adultos com idade entre 18 e 65 anos (n = 315) foram tratados por 8 semanas com moclobemida (75 a 300 mg/dia; n = 108), imipramina (25 a 100 mg/dia; n = 103) ou placebo (n = 104). Conforme a Tabela 38.1, a porcentagem de pacientes que obtiveram melhora clínica significativa com moclobemida (60%) ou com imipramina (49%) foi estatisticamente superior à do grupo tratado com placebo (22%). A tolerabilidade foi considerada muito boa por 73% dos pacientes tratados com moclobemida, por 56% daqueles tratados com imipramina e por 94% daqueles tratados com placebo, sendo a diferença entre moclobemida e imipramina considerada estatisticamente significativa. As reações adversas mais comuns foram de origem anticolinérgica, como xerostomia, tremor, constipação intestinal, sudorese, além de sonolência, tontura, cefaleia, náuseas e insônia.

A moclobemida está indicada no tratamento do transtorno depressivo maior, mas não como fármaco de primeira linha. A dose recomendada é de 300 mg/dia, fracionada em 2 a 3 tomadas, eventualmente aumentada para 600 mg/dia conforme a gravidade do transtorno depressivo. Deve-se manter o tratamento por 4 a 6 semanas para avaliar a sua eficácia.

Isocarboxazida (Marplan)

Derivado hidrazínico que atua como inibidor não seletivo das MAO-A e MAO-B, levando a uma dessensibilização dos receptores alfa e beta adrenérgicos e receptores serotoninérgicos. A inibição máxima das MAO se dá após 5 a 10 dias, enquanto o início do efeito antidepressivo é observado depois de 6 semanas de uso.

A isocarboxazida (Figura 38.6) é completamente absorvida no intestino após administração oral, com $T_{máx}$ de aproximadamente 3 a 5 h, e eliminada primariamente na forma de metabólitos na urina; ainda, a meia-vida de eliminação é de aproximadamente 2,5 h. Entretanto, ela não está relacionada com a duração da inibição da enzima.

A eficácia da isocarboxazida foi avaliada em pacientes (n = 130) com depressão em ensaio clínico randomizado, duplo-cego e controlado com placebo (Davidson et al., 1988). Os pacientes foram tratados com isocarboxazida (n = 68) ou placebo (n = 62) por 6 semanas, cuja dose média variou entre 33,3 e 49,3 mg/dia. Conforme a Tabela 38.2, a isocarboxazida foi mais eficaz que o placebo no tratamento de depressão mais grave.

Esse fármaco está indicado no tratamento do transtorno depressivo maior, na dose inicial de 10 mg 2 vezes/dia, podendo ser aumentada gradativamente até 40 mg/dia, mas com máxima de 60 mg/dia. As reações adversas com incidência ≥ 5% em relação ao placebo foram náuseas, xerostomia e tontura.

Sistema transdérmico de selegilina (EMSAM®)

As propriedades farmacológicas da selegilina já foram abordadas no Capítulo 31. Neste tópico, serão revistas apenas as características do sistema transdérmico de selegilina (Figura 38.7).

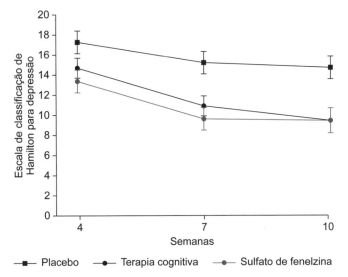

Figura 38.4 Avaliação do escore da escala de Hamilton para depressão em pacientes tratados com placebo, terapia cognitiva ou fenelzina.

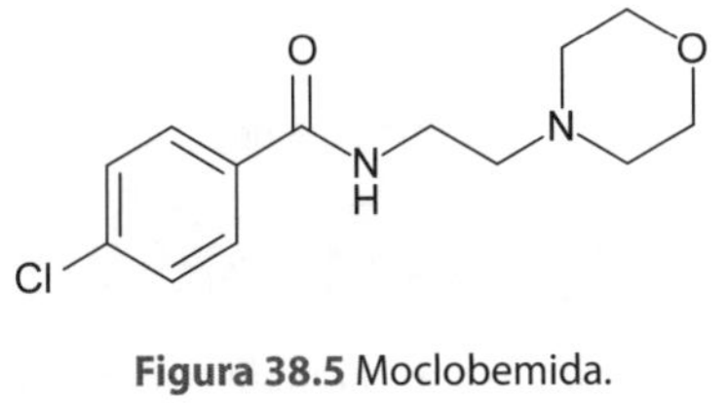

Figura 38.5 Moclobemida.

Tabela 38.1 Porcentagem de pacientes identificados pelo pesquisador como respondedores com base em quatro critérios diferentes de eficácia.

Critério de resultado	Fármaco	Todos os pacientes (M = 104, I = 94, P = 97)	Distimia pura (M = 67, I = 63, P = 72)	Depressão dupla (M = 37, I = 31, P = 25)
DSM-III-R (critérios de sintomas para distimia não são mais atendidos)	Moclobemida	60***	54**	70***
	Imipramina	49**	49*	48*
	Placebo	22	24	16
HAMD de 17 itens (pontuação total diminuída em ≥ 50%)	Moclobemida	71***	67***	78***
	Imipramina	69***	68***	71**
	Placebo	30	31	28
Eficácia geral do fármaco em estudo (muito bom, bom)	Moclobemida	75***	69***	87***
	Imipramina	72***	73***	71***
	Placebo	32	32	32
Melhoria global da CGI (muitíssimo, muito)	Moclobemida	80***	75***	89***
	Imipramina	78***	73***	87***
	Placebo	35	36	32

CGI: impressão clínica global; DSM-III-R: Manual Diagnóstico e Estatístico de Transtornos Mentais, terceira revisão; HAMD: escala de classificação de depressão de Hamilton.
*p < 0,05; **p < 0,001; ***p < 0,0001, versus placebo.

Tabela 38.2 Escore de melhoria para isocarboxazida e placebo pelo diagnóstico.*

Escala**	Pontuação do CGI feita pelo médico			Pontuação do CGI feita pelo paciente		
	Isocarboxazida	Placebo	P	Isocarboxazida	Placebo	P
RDC endógeno						
Definido (15, 11)	2,2	3,45	0,004	2,333	3,63	0,005
Provável (24, 26)	2,25	2,76	0,09	2,4	0,15	0,15
Não (10, 9)	1,6	3,33	0,0007	1,6	0,01	0,01
DSM-III melancholia						
Sim (4, 6)	2,25	3,16	0,2	2	3,5	0,05
Não (45, 40)	2,08	3,02	0,0002	2,26	3,02	0,004
Newcastle endógeno						
Sim (5, 5)	2,4	3,6	0,09	2,6	4	0,06
Não (63, 57)	2,19	2,91	0,0006	2,38	2,96	0,008
Michigan endógeno						
Sim (35, 29)	2,45	3,2	0,008	2,62	3,31	0,02
Incerto (14, 22)	2,28	2,63	0,36	2,42	2,72	0,46
Não (19, 11)	1,68	3	0,002	1,94	3	0,02
Tipo depressivo BPRS						
Agitado e excitado (17, 13)	2,05	2,46	0,32	2,47	2,76	0,5
Ansioso (38, 36)	2,15	3	0,001	2,31	3,11	0,005
Hostil (6, 7)	2,16	4	0,003	2	3,42	0,03
Retardado (7, 5)	2,85	3	0,82	3	3,2	0,77
Agitado (0, 1)	...	1	...	...	1	...

* Melhoria medida na escala *Clinical Global Improvement* (CGI) avaliada pelo médico ou pelo paciente.
** Os números entre parênteses referem-se ao tamanho da amostra para isocarboxazida e para placebo.
RDC (*Research Diagnostic Criteria*): critérios de diagnóstico da pesquisa; BPRS: *Brief Psychiatric Rating Scale*.

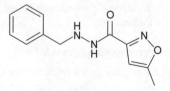

Figura 38.6 Isocarboxazida.

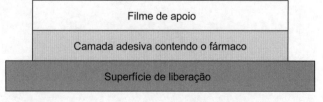

Figura 38.7 Esquema do sistema transdérmico da selegilina (EMSAM®).

Após a aplicação dérmica, aproximadamente 25 a 35% do conteúdo de selegilina atinge a circulação sistêmica no período de 24 h. A administração via transdérmica resulta em aumento significativo da exposição sistêmica ao fármaco com redução significativa de exposição aos metabólitos, em comparação à administração VO, em razão do metabolismo de primeira passagem. Aproximadamente 10% e 2% da dose aplicada com radioisótopo foram recuperadas na urina e nas fezes, respectivamente, e 63% da dose não foi absorvida.

A eficácia e a segurança do EMSAM® foram avaliadas por um ensaio clínico duplo-cego, randomizado e controlado com placebo em pacientes com transtorno depressivo maior (Bodkin e Amesterdam, 2002). Os pacientes (n = 177) adultos foram tratados com selegilina transdérmica (20 mg 1 vez/dia; n = 89) ou placebo (n = 88) por 6 semanas. O tratamento com selegilina causou redução significativa em relação ao placebo no escore das escalas de Hamilton e de Montgomery-Åsberg (Tabela 38.3). Não houve diferença estatisticamente significativa na incidência de reações adversas entre os grupos tratados com selegilina ou placebo.

O EMSAM® está indicado para o tratamento do transtorno depressivo maior, com dose inicial de 6 mg/24 h. Também foi considerado eficaz nas doses de 6 a 12 mg/24 h, entretanto não há evidência de que a dose de 12 mg apresente maior eficácia que a de 6 mg. Caso esteja indicado aumentar a dose, deve-se fazê-lo com incrementos de 3 mg em intervalos de no mínimo 2 semanas. Reações adversas com incidência ≥ 2% e maiores que o placebo se deram no local de aplicação do adesivo, além de cefaleia, insônia, diarreia, xerostomia, dispepsia, *rash* cutâneo, faringite e sinusite.

Interações com outros fármacos

Apesar de a maioria das interações fármaco-fármaco ocorrerem pela inibição das enzimas do citocromo P450, as mais sérias com os inibidores da MAO estão relacionadas com o seu mecanismo de ação. Visto que a serotonina é primariamente deaminada pela MAO-A, qualquer fármaco que atue como inibidor da recaptação neuronal de serotonina, quando associado a um inibidor da MAO-A, pode causar a síndrome serotonínica, que é perigosa e potencialmente fatal. Os inibidores seletivos da recaptação neuronal de serotonina (p. ex., fluoxetina, sertralina, paroxetina, fluvoxamina, citalopram e escitalopram), os ADT (p. ex., imipramina e clomipramina) e os inibidores da recaptação neuronal de serotonina e norepinefrina (p. ex., venlafaxina e duloxetina) causam aumento excessivo da concentração intrassináptica de serotonina quando coadministrados com inibidores da MAO (Gillman, 2005). Esse mecanismo duplo (inibição da recaptação neuronal de serotonina e inibição do metabolismo da serotonina) pode provocar espasmos musculares, hiper-reflexia, hipertermia e agitação. A toxicidade torna-se rapidamente aparente quando o segundo fármaco é absorvido e atinge concentrações terapêuticas na circulação. Os sintomas da síndrome serotonínica desaparecem assim que um dos medicamentos é eliminado. Torna-se importante ressaltar que alguns opioides, como meperidina, tramadol, metadona e dextromorfano, são inibidores fracos da recaptação de serotonina, havendo relatos de que todos podem causar síndrome serotonínica quando coadministrados com inibidores da MAO (Shulman et al., 2013). A interação dos inibidores da MAO com aminas simpatomiméticas indiretas é considerada a interação mais frequente, em virtude da disponibilidade de fármacos como pseudoepinefrina e fenilefrina como de venda livre (p. ex., descongestionantes nasais), sem a necessidade de prescrição médica. A pseudoepinefrina e a fenilefrina causam liberação de epinefrina nos terminais pré-sinápticos, promovendo aumento da pressão arterial, o qual é significativamente maior (mais que o dobro) quando de sua combinação com os inibidores da MAO, fenelzina ou tranilcipromina (Boakes et al., 1973). O descongestionante nasal mais comum que não atua como uma amina simpatomimética indireta é a oximetazolina, o qual atua como agonista alfa-2 adrenérgico e pode ser utilizado com segurança em associação aos inibidores da MAO (Gillman, 2011).

ANTIDEPRESSIVOS TRICÍCLICOS

Os inibidores da MAO foram os primeiros fármacos a serem utilizados no tratamento do transtorno maior depressivo. As reações adversas causadas por essa classe de fármacos, por sua inibição irreversível da MAO, levaram à sua substituição por medicamentos mais seguros,

Tabela 38.3 Comparação dos valores basais aos da semana 6 nas medidas de eficácia para pacientes com transtorno depressivo maior tratados com selegilina transdérmica ou placebo.

Medida de eficácia	Selegilina (n = 88)			Placebo (n = 88)			Análise	
	Média	SD	% de mudança	Média	SD	% de mudança	F (df = 1,169)	p
Escala de classificação de depressão de Hamilton de 17 itens								
Pontuação da linha de base	22,86	2,05		23,3	2,9		1,18	0,28
Alteração no *endpoint*	−8,73	7,53	−38	−6,1	6,67	−26	6,31	0,01
Escala de classificação de depressão de Hamilton de 28 itens								
Pontuação da linha de base	29,69	3,85		30,78	5,77		2,32	0,13
Alteração no *endpoint*	−11,23	9,87	−38	−7,59	8,75	−25	8,56	0,004
Escala de avaliação da depressão de Montgomery-Åsberg								
Pontuação da linha de base	28,85	5,29		29,53	4,37		0,73	0,39
Alteração no *endpoint*	−9,77	11,52	−34	−5,69	9,07	−19	8,25	0,005
	Média	SD	% de mudança	Média	SD	% de mudança	x^2 (df = 1)	P
Item 1 da escala de depressão de Hamilton (humor deprimido)								
Pontuação da linha de base	2,66	0,56		2,77	0,45		1,96	0,16
Escore médio no *endpoint*	1,7	1,14	−36	2,06	1,04	−26	4,72	0,03
Item 3 da escala de depressão de Hamilton (suicídio)								
Pontuação da linha de base	1,19	0,83		1,4	0,82		2,8	0,09
Escore médio no *endpoint*	0,65	0,83	−45	0,99	0,95	−29	3,36	0,06

como os ADT e, eventualmente, os inibidores seletivos da recaptação de serotonina e norepinefrina.

Como a maior parte dos fármacos introduzidos para a terapêutica psiquiátrica na década de 1950, a introdução do primeiro inibidor da MAO se deu ao acaso, com base na observação de que o fármaco utilizado para o tratamento da tuberculose, a isoniazida, apresentava efeitos antidepressivos (Delay et al., 1952). Para melhorar a eficácia da isoniazida como fármaco tuberculostático e reduzir seus efeitos colaterais, sintetizou-se um derivado isopropílico da isonizada, denominado iproniazida. Naquela época, verificou-se que a iproniazida, mas não a isoniazida, inibia a MAO mitocondrial (Zeller e Barsky, 1952). Estudos subsequentes observaram que a serotonina era metabolizada no cérebro em ácido hidróxi-indolacético pela MAP (Chessin et al., 1956). A iproniazida foi considerada mais potente que a isoniazida como estimulante do sistema nervoso central, condição inicialmente interpretada como uma *reação adversa* (Selikoff et al., 1952), a qual, eventualmente, foi considerada um efeito terapêutico primário em pacientes com transtorno depressivo maior (Loomer et al., 1958). Ainda no final da década de 1950, os inibidores da monoamina oxidase representavam a família de fármacos mais utilizada no tratamento do transtorno depressivo maior, embora, pelos relatos de nefrotoxicidade e hepatotoxicidade, a iproniazida tenha sido logo retirada do mercado. Os efeitos hepatotóxicos também foram observados em análogos da iproniazida, como nialamida, isocarboxazida e fenelzina, levando à retirada do mercado da maioria dos inibidores da MAO. A trancilpromina foi retirada do mercado em 1964 (e reintroduzida 1 ano depois) pela associação de crises hipertensivas a cefaleias intensas e/ou hemorragias intracranianas provocada pela ingestão de certos queijos que continham tiramina. A redução do uso dos inibidores da MAO para tratamento de transtorno depressivo maior se deu também por sua menor eficácia em relação aos ADT (López-Muñoz et al., 2007).

Outro fármaco que surgiu com ação *antidepressiva* foi a imipramina, que, distintamente da iproniazida, não causa estimulação, sendo quimicamente semelhante à clorpromazina, além de apresentar propriedades sedativas e não provocar euforia. Esse medicamento foi introduzido na prática médica pelo psiquiatra suíço Roland Kuhn, que o usou no tratamento de pacientes com esquizofrenia crônica nos quais havia sido suspensa a clorpromazina (Healy, 1997). Vários pacientes ficaram agitados e outros eufóricos, ações que foram atribuídas à imipramina. Entretanto, outra possibilidade não aventada na época consiste no fato de os efeitos serem resultados da retirada da clorpromazina. Com base nos sintomas compatíveis com a estimulação do sistema nervoso central, Kuhn considerou que a imipramina pudesse ser utilizada no tratamento da depressão, o primeiro fármaco tricíclico empregado para o tratamento do transtorno depressivo maior.

Em relação ao mecanismo de ação dos ADT, a propriedade comum que compartilham refere-se ao antagonismo dos receptores histaminérgicos H_1. A sedação causada pelo antagonismo histaminérgico H_1 pode ser importante para a eficácia, entretanto é problemática se excessiva. Conforme a Tabela 38.4, caso os ADT fossem reclassificados com base no conhecimento de receptores disponível hoje em dia, possivelmente seriam colocados em classes diferentes (Gillman, 2007). Doxepina e trimipramina seriam classificadas como anti-histamínicos, e não como antidepressivos, visto sua extrema potência como antagonistas histaminérgicos, mas bem menor para inibir recaptação de serotonina e norepinefrina. O anti-histamínico clorfeniramina é um inibidor muito mais potente da recaptação neuronal de serotonina em comparação aos ADT (Gruetter et al., 1992).

A variabilidade de potência dos ADT quanto à sua capacidade de inibir a recaptação de norepinefrina e de serotonina é de aproximadamente 1.000 vezes (Tabela 38.5).

Outro fator limitante para entender o mecanismo de ação e a eficácia dos fármacos considerados antidepressivos, particularmente os tricíclicos, refere-se ao seu alto potencial de interação com as enzimas do CIP450 (Tabela 38.6). Metabolizadores lentos da nortriptilina necessitam de 50 mg/dia, enquanto metabolizadores ultrarrápidos exigem 150 mg/dia. Aproximadamente 18% dos suecos apresentam a isoforma ultrarrápida do CIP2C19, o que deve causar insucesso terapêutico nas doses usuais dos fármacos substratos para 2C19, como inibidores de bomba de prótons e antidepressivos (Sim et al., 2006). É interessante ressaltar que testes comerciais para avaliação laboratorial do CIP450 estão disponíveis há mais de 10 anos (de Leon et al., 2006).

Imipramina (Tofranil®)

Derivado dibenzazepínico que apresenta alta semelhança estrutural com as fenotiazinas, com mecanismo de ação ainda não claro, inibe tanto a recaptação neuronal *in vitro* de serotonina (IC_{50} de 39 nM) quanto de norepinefrina ($IC_5 0$ de 24 nM).

A eficácia e a segurança da imipramina (Figura 38.8) foram comparadas com às da fluvoxamina em ensaio clínico duplo-cego, multicêntrico, em pacientes com transtorno depressivo maior (Guelfi et al., 1983). Os pacientes (n = 151) foram tratados com imipramina (50 a 200 mg/dia) ou fluvoxamina (100 a 300 mg/dia) por 4 semanas. O objetivo primário consistiu na redução do escore da tabela de Hamilton. Após 4 semanas de tratamento, a imipramina e a fluvoxamina promoveram, respectivamente, 62,1% e 67,2% de melhora (Tabela 38.7).

Tabela 38.4 Perfil do receptor, do K_i (nmol/ℓ), dos antidepressivos tricíclicos e de fármacos comparadores: inibição da captação e antagonismo do receptor (dados de HCR).

Fármaco	Inibição da recaptação		Antagonismo do receptor pós-sináptico			
	5-HT	NA	H1	Alfa-1	Musc	5-HT$_{2A}$
Mirtazapina	> 10.000	4.600	0,14	500	670	16
Mianserina	> 4.000	71	0,4	34	820	7
Doxepina	68	29,5	0,24	24	83	25
Amitriptilina	20	50	1	27	18	29
Imipramina	7	60	40	32	46	80
Clomipramina	0,14	54	15	32	25	35
Nortriptilina	100	10	6,3	55	37	44
Dosulepina	78	70	4	400	38	260
Desipramina	18	0,83	110	100	100	280
Reboxetina	58	7,2	310	> 1.000	> 1.000	> 1.000

HCR: receptor humano clonado; H1: histaminérgico tipo 1; Musc: colinérgico muscarínico.
Quanto menor o valor de K_i, maior a potência.

Tabela 38.5 Dados de receptores humanos clonados para a afinidade de antidepressivos nos transportadores de serotonina e norepinefrina.

Fármaco	TYR30	NA	5-HT	NA/5-HT
ISRS (para comparação)		> 1.000	0,1 a 20	Cerca de 1:1.000
Amitriptilina	N/A	19 a 102	2,8 a 36	Cerca de 1:1,5
Nortriptilina	+++	1,8 a 21	15 a 280	
Clomipramina	N/A	54	0,14 a 0,3	Cerca de 2:1
Desmetilclomipramina	+++	< 1	–	
Imipramina	N/A	20 a 142	1,3 a 20	Cerca de 1:2
Desipramina	+++	0,63 a 8,6	22 a 180	
Duloxetina	0/+	7,5 a 20	0,8 a 3,7	Cerca de 10:1
Venlafaxina	0/+	1.420 a 6.300	7,5 a 145	Cerca de 200:1
Sibutramina	–	Sem dados HCR	Sem dados HCR	
Milnaciprana	–	151 a 200	68 a 123	Cerca de 1,7:1

TYR30 (resposta pressórica à tiramina) nas doses terapêuticas recomendadas; +++, quase completa inibição da resposta pressórica da tiramina, ou seja, o fármaco é um potente inibidor de recaptação de norepinefrina; N/A indica que *in vivo* o efeito do fármaco na resposta pressórica da tiramina é menor que de seu metabólito.

Tabela 38.6 Metabolismo pelas enzimas do CIP450 da amina terciária dos antidepressivos tricíclicos.

	1A2	2C19	3A4	2D6	$T_{1/2}$	T_{max}
Polimorfismos	CIP1A2	PM – 5% UM – 18%				
Amitriptilina	++	+++	++?	+	10 a 46	2 a 4
Imipramina	++	+++	++?	+	4 a 34	1 a 3
Dosulepina	++?	+++?	++?	+	15 a 30	1 a 3
Doxepina	++?	+++?	++?	+	8 a 36	1 a 3
Clomipramina	++	+++	++	+	15 a 37	1 a 3

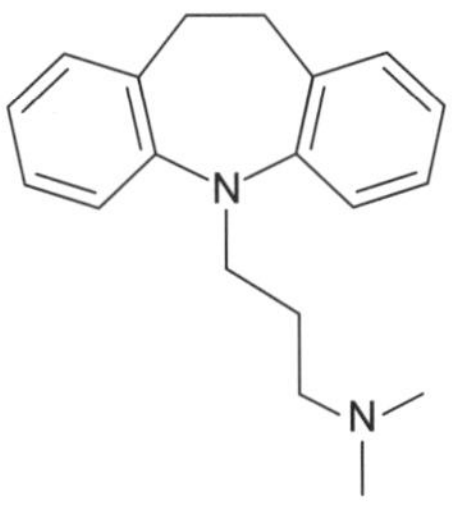

Figura 38.8 Imipramina.

Ambos os fármacos causaram xerostomia, sonolência diurna e tremor – a fluvoxamina não provocou reações adversas no sistema cardiovascular, enquanto a imipramina produziu de maneira consistente hipotensão ortostática.

A dose inicial recomendada é de 75 mg/dia, podendo ser aumentada para 150 mg/dia, quando se observa geralmente uma resposta terapêutica ótima. Se necessário, é possível elevar a dose para 200 mg/dia.

É importante ressaltar que, a exemplo dos demais fármacos tricíclicos, a resposta terapêutica pode demorar 2 a 3 semanas para iniciar.

Desipramina (Norpramin)

Também denominada desmetilimipramina, foi isolada em 1960 (Herrmann e Pulver, 1960). Distintamente da imipramina, a desipramina (Figura 38.9) não tem efeito na atividade psicomotora em ratos (Sulser et al., 1964). Ainda, é mais potente como inibidora da recaptação *in vitro* de norepinefrina com IC_{50} de 0,83 nM comparada com IC_{50} para serotonina de 200 nM (Hyttel, 1994).

A eficácia e a segurança da desipramina foram comparadas com às da imipramina no tratamento de pacientes com transtorno depressivo em ensaio clínico duplo-cego (Rose e Westhead, 1967). Os pacientes (n = 60) foram tratados com desipramina (225 mg/dia) ou imipramina (150 mg/dia) por 6 semanas, com o objetivo primário de reduzir o escore da escala de Hamilton para depressão. Não houve diferença estatística entre as reduções do escore da escala de Hamilton induzida por ambos os tratamentos (Tabela 38.8). É importante ressaltar que

Tabela 38.7 Melhoria percentual das pontuações totais de pré-tratamento na escala Hamilton para depressão (25 itens*).

	Semana 1		Semana 2		Semana 3		Semana 4	
	Flu	Imi	Flu	Imi	Flu	Imi	Flu	Imi
Média (%)	26,4	32,5	42	45,1	52,4	54,7	67,2	62,1
Desvio padrão da média	22,5	27,7	33	28,1	22,7	31	21,6	29,5
n	74	77	70	74	64	73	58**	67**
P (teste de Wilcoxon)	0,14		0,92		0,31		0,57	

Flu: fluvoxamina; Imi: imipramina.
*O item "perda de peso" foi omitido.
**Um paciente em cada grupo perdeu sua avaliação da escala Hamilton para depressão no final do tratamento.

esses fármacos são antigos (o que não significa afirmar que não sejam eficazes), além do fato de os ensaios clínicos na época terem sido feitos com um número menor de pacientes. Dos pacientes do grupo tratado com imipramina, 18 apresentaram reações adversas em comparação aos 12 do grupo tratado com desipramina, e, em sua maioria, os efeitos ocorreram com a dose máxima utilizada.

A desipramina está indicada no tratamento do transtorno depressivo maior, com dose para adultos entre 100 e 200 mg/dia e, conforme a gravidade do quadro, aumentada para 300 mg/dia. A dose pode ser fracionada ou administrada somente 1 vez/dia. Para pacientes adolescentes ou geriátricos, a dose recomendada varia entre 25 e 100 mg/dia, não sendo indicadas doses acima de 150 mg/dia para essas populações. As reações adversas são mais frequentemente de origem cardiovascular (hipotensão, hipertensão arterial, palpitações), psiquiátricas (ansiedade, agitação, insônia, pesadelos) e anticolinérgicas (xerostomia, embaralhamento da visão, midríase, aumento da pressão intraocular, constipação intestinal).

Clomipramina (Anafranil®)

Trata-se de um análogo halogenado da imipramina que atua como potente inibidor da recaptação neuronal de serotonina (IC_{50} 18 nM) e de norepinefrina (IC_{50} 60 nM) (Hall e Ögren, 1981). O metabólito da clomipramina, a desmetilclomipramina, é mais potente como inibidor da norepinefrina (IC_{50} 25 nM) que o fármaco inalterado (Benfield et al., 1980).

A clomipramina (Figura 38.10) é rapidamente absorvida após administração oral, com $T_{máx}$ entre 2 e 4 h. A ligação com as proteínas plasmáticas é de 98%, e apenas 1 a 3% da dose administrada é eliminada na forma de fármaco inalterado. A clomipramina sofre extenso metabolismo de primeira passagem, sendo a N-desmetilação a principal via metabólica; entretanto, também ocorrem N-hidroxilação e N-oxidação. A meia-vida de eliminação da clomipramina é entre 20 e 26 h e da desmetilclomipramina, de aproximadamente 50 h (McTavish e Benfield, 1990).

A eficácia e a segurança da clomipramina no tratamento do transtorno depressivo maior foram avaliadas em um ensaio clínico randomizado, duplo-cego, controlado com comparador ativo, em pacientes com transtorno depressivo maior (Noguera et al., 1991). Os pacientes (n = 120) foram tratados com clomipramina 100 mg/dia (n = 60) ou fluoxetina 20 mg/dia (n = 60) por 6 semanas, com o objetivo primário de reduzir o escore da escala de classificação de depressão de Hamilton (HAMD). Não houve diferença estatística entre as reduções causadas pela clomipramina ou pela fluoxetina (Figura 38.11). Torna-se importante ressaltar que houve diferença em relação às reações adversas – pacientes tratados com fluoxetina tiveram incidência significativamente menor de reações adversas comparados ao grupo tratado com clomipramina, e 6 pacientes do grupo tratado com clomipramina precisaram interromper o tratamento em decorrência de reações adversas em comparação a 2 do grupo tratado com fluoxetina.

A clomipramina está indicada no tratamento do transtorno depressivo maior, com dose inicial de 25 mg/dia, podendo ser aumentada gradualmente para 100 mg/dia nas primeiras duas semanas. O fármaco deve ser administrado às refeições para minimizar as reações adversas de origem gastrintestinal, com dose máxima de 250 mg/dia e 1 vez/dia, no horário de dormir para minimizar a reação adversa causada pela sedação. As reações adversas mais comuns são xerostomia, constipação intestinal, náuseas, dispepsia, anorexia, sonolência, tremor, tontura, redução da libido, alteração da ejaculação, fadiga, sudorese e alterações visuais. A causa mais comum para a interrupção do tratamento consiste em sonolência seguida de vômitos e náuseas.

Amitriptilina (Elavil)

Derivado dibenzociclo-heptadieno que atua como inibidor da recaptação neuronal de serotonina e norepinefrina. O IC_{50} para inibição da recaptação in vitro de 5-HT é 30 nM, enquanto para norepinefrina é 24 nM (Hyttel, 1994). O IC_{50} para inibir a recaptação de dopamina é de 5,3 µM.

A amitriptilina (Figura 38.12) é uma amina terciária metabolizada por N-desmetilação em nortriptilina, um metabólito ativo da amitriptilina e também comercializada como fármaco. A amitriptilina apresenta

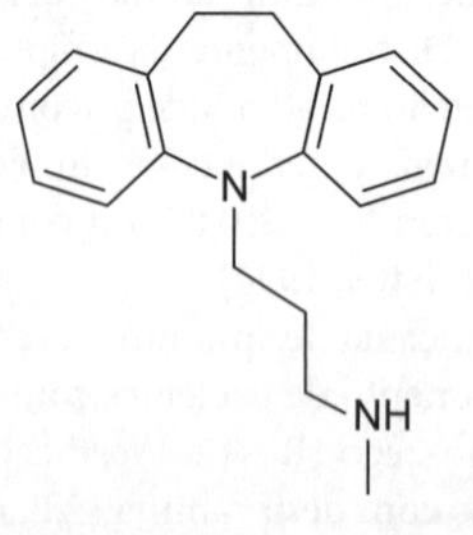

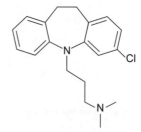

Figura 38.10 Clomipramina.

Figura 38.9 Desipramina.

Tabela 38.8 Comparação da eficácia da imipramina versus desipramina.			
	Imipramina	Desipramina	Total
Número de casos	30	30	60
Média da pontuação inicial	44,6	43,2	43,9
Média de pontuação após 1 semana	19,6	20,1	19,8
Média de pontuação após 2 semanas	12,7	11,9	12,3
Média de pontuação após 3 semanas	10,3	9,9	10,1
Média de pontuação após 6 semanas	(23) 8,2	(21) 4,8	(44) 6,6

Nota: entre parênteses, estão os números de casos na semana 6 de avaliação.

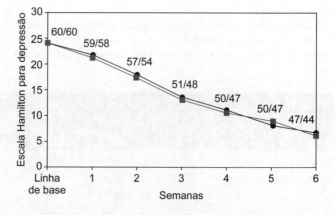

Figura 38.11 Alteração média dos escores da escala Hamilton para depressão em pacientes tratados com fluoxetina ou clomipramina.

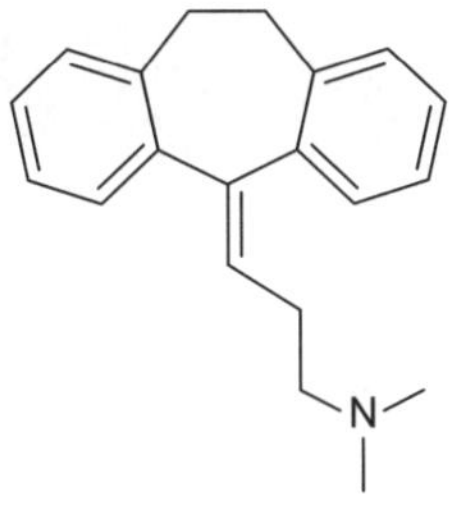

Figura 38.12 Amitriptilina.

vários outros metabólitos com atividade farmacológica, como 10-hidroxiamitriptilina, 10-hidroxinortriptilina e desmetilnortriptilina (Ishida et al., 1984). O $T_{máx}$ da amitriptilina após a administração oral é de 2 a 3 h, e a sua meia-vida de eliminação, bem como de seu principal metabólito – a nortriptilina –, varia entre 12 e 36 h e entre 22 e 88 h, respectivamente (Schulz et al., 1985). A Figura 38.13 ilustra o metabolismo da amitriptilina e da nortriptilina.

A eficácia da amitriptilina foi comparada com a de outros ADT e dos inibidores seletivos da recaptação de serotonina em pacientes com transtorno depressivo maior em revisão sistemática e metanálise (Barbui et al., 2004). A amitriptilina foi considerada mais eficaz em pacientes internados (depressão mais grave) em comparação aos demais antidepressivos; entretanto, a diferença não foi significativa para pacientes ambulatoriais (Figura 38.14).

Em relação à tolerabilidade, a amitriptilina foi menos tolerada que os demais antidepressivos em pacientes ambulatoriais, entretanto não houve diferença estatisticamente significativa entre os pacientes internados (Tabela 38.9).

A amitriptilina está indicada no tratamento do transtorno depressivo maior, com dose inicial de 75 mg/dia, fracionada em 2 a 3 vezes, podendo ser aumentada para 150 mg/dia, se necessário. É importante ressaltar que o efeito terapêutico pode demorar 30 dias para começar a aparecer. A dose de manutenção costuma variar entre 50 e 100 mg/dia.

Nortriptilina (Pamelor®)

Trata-se de um derivado dibenzazepínico considerado metabólito ativo da amitriptilina após sua N-desmetilação. A exemplo da amitriptilina, a nortriptilina (Figura 38.15) atua como inibidor da recaptação neuronal de serotonina e norepinefrina, entretanto o IC_{50} para a inibição da recaptação in vitro de 5-HT é 570 nM, enquanto para a norepinefrina 3,4 nM (Hyttel, 1994), ou seja, muito mais potente em relação à inibição da recaptação de norepinefrina. O IC_{50} para inibir a recaptação de dopamina é de 3,5 μM.

A eficácia e a segurança da nortriptilina no tratamento do transtorno depressivo maior em pacientes idosos (n = 68) foram comparadas com a venlafaxina em ensaio clínico monocego (Gastó et al., 2003). Os pacientes foram randomizados para receber nortriptilina (50 a 100 mg/dia) ou venlafaxina (150 a 225 mg/dia) por 6 meses, com o objetivo primário de reduzir o escore da HAMD. Não houve diferença de eficácia entre os dois grupos tratados (Tabela 38.10).

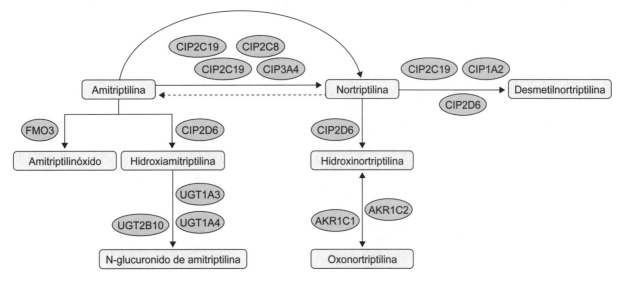

Figura 38.13 Vias metabólicas da amitriptilina e da nortriptilina.

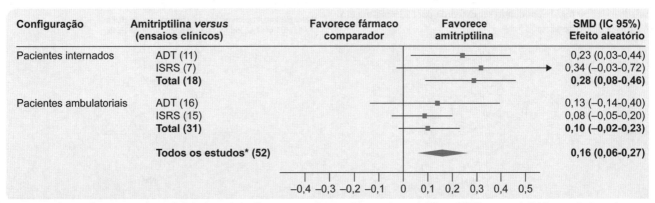

Figura 38.14 Forest plot mostrando a eficácia da amitriptilina versus outros antidepressivos tricíclicos (ADT) e versus inibidores seletivos de recaptação de serotonina (ISRS). SMD: standardized mean difference. *Inclui oito ensaios clínicos cuja configuração não era clara.

Tabela 38.9 Descontinuação do tratamento em ensaios clínicos comparando amitriptilina com antidepressivos tricíclicos e inibidores seletivos da recaptação da serotonina.

Configuração	Amitriptilina *versus*	Número de pacientes (ensaios clínicos)	Risco relativo (Peto)	IC 95%
Pacientes internados	ADT ou relacionado	3.251 (51)	1,16	(0,97-1,38)
	ISRS	1.376 (15)	0,99	(0,78-1,24)
	Total	4.627 (66)	1,09	(0,95-1,25)
Pacientes ambulatoriais	ADT ou relacionado	4.345 (53)	1,03	(0,9-1,19)
	ISRS	4.015 (27)	0,77	(0,67-0,89)
	Total	8.360 (80)	0,9	(0,81-0,99)
Todos os pacientes	ADT ou relacionado	7.596 (104)	1,09	(0,98-1,22)
	ISRS	5.391 (42)	0,83	(0,73-0,93)
	Todos os estudos*	13.438 (155)	0,96	(0,88-1,04)

*Inclui nove ensaios clínicos com configuração pouco clara.
ADT: antidepressivos tricíclicos; ISRS: inibidores seletivos da recaptação da serotonina.

A nortriptilina está indicada no tratamento do transtorno depressivo maior, com dose para adultos de 25 mg 3 a 4 vezes/dia, com dose inicial de 25 mg/dia. Eventualmente, a dose de 100 mg/dia pode ser administrada 1 vez/dia, e a dose máxima recomendada é de 150 mg/dia.

Maprotilina (Ludiomil®)

É um derivado civenzo-biciclo-octadieno cuja principal diferença na estrutura em relação aos demais ADT é a flexão rígida imposta no seu esqueleto molecular pela ponte de etileno. Inibe a recaptação neuronal principalmente de norepinefrina (IC_{50} de 8 nM) em relação à serotonina (IC_{50} de 5,3 μM) ou de dopamina (IC_{50} de 99 μM).

A absorção da maprotilina (Figura 38.16) é lenta ($T_{máx}$ entre 9 e 16 h), e sua meia-vida de eliminação após a administração IV em voluntários sadios variou entre 27 e 58 h. O volume aparente de distribuição foi estimado em 22,6 ℓ/kg e a ligação a proteínas plasmáticas em 88%. Após administração IV, 30% da dose foi eliminada nas fezes e 57% na urina em um período de 21 dias (Riess *et al.*, 1975).

A maior parte dos ensaios clínicos realizados com maprotilina não incluiu controle com placebo. É importante ressaltar que se demonstrou a superioridade da imipramina ao placebo somente de maneira inequívoca em pacientes com transtorno depressivo maior internados (Rogers e Clay, 1975). Os ensaios clínicos comparando maprotilina com outros antidepressivos foram realizados com um número pequeno de pacientes, o que dificultou a detecção da diferença de eficácia entre os dois grupos de pacientes tratados (Pinder *et al.*, 1977).

A maprotilina está indicada no tratamento do transtorno depressivo maior. A dose inicial recomendada é de 75 mg/dia para pacientes com quadros leves ou moderados de depressão, em dose única ou fracionada durante o dia, embora o efeito terapêutico possa aparecer somente após 2 a 3 semanas de uso do fármaco. A dose máxima recomendada é de 150 mg/dia, podendo ser excedida para 225 mg/dia em casos graves de depressão.

Tabela 38.10 Taxas de remissão para nortriptilina ou venlafaxina (análise ITT; n = 61).

Grupo e fármaco	Remissão Sim (não)	Remissão (%)	Estatística (x^2)	df	Valor p
Endógena (n = 21)	–	–	0,2	1	1
Venlafaxina	9 (2)	81,81			
Nortriptilina	8 (2)	80			
Não endógena (n = 40)	–	–	0	1	1
Venlafaxina	15 (5)	75			
Nortriptilina	14 (6)	70			
Psicótico (n = 8)	–	–	0,18	1	1
Venlafaxina	2 (1)	50			
Nortriptilina	4 (1)	80			
Não psicótico (n = 53)	–	–	0,01	1	0,94
Venlafaxina	21 (6)	77,77			
Nortriptilina	19 (7)	73,08			
Inibição grave* (n = 19)	–	–	0,03	1	1
Venlafaxina	6 (3)	62,5			
Nortriptilina	6 (4)	60			
Inibição suave** (n = 42)	–	–	0,06	1	1
Venlafaxina	18 (4)	81,82			
Nortriptilina	16 (4)	80			

*Valor de 3 ou 4 no item 8, retardo psicomotor, da HDRL.
**Valor 0, 1 ou 2 no item 8, retardo psicomotor, da HDRL.

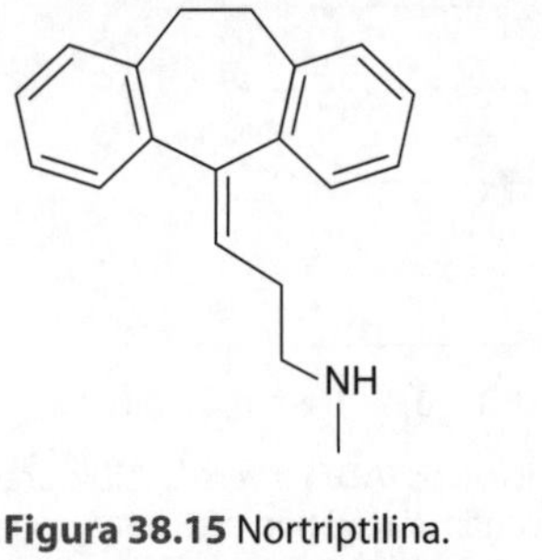

Figura 38.15 Nortriptilina.

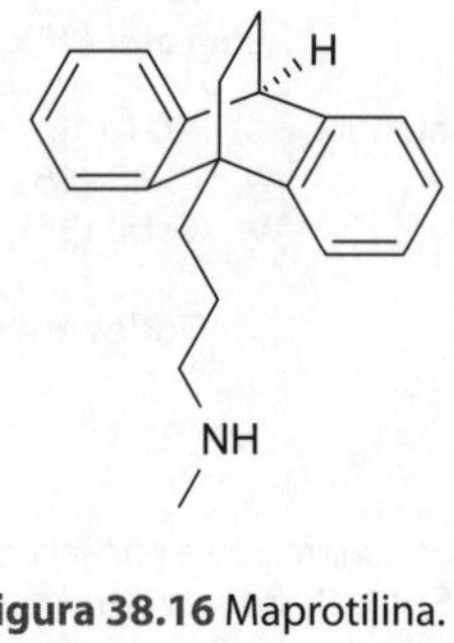

Figura 38.16 Maprotilina.

Doxepina (Quitaxon)

Derivado dibenzoxepínico estruturalmente relacionado com a amitriptilina, apresenta baixa potência para inibir a recaptação neuronal de serotonina em comparação à inibição da recaptação de norepinefrina (Pinder et al., 1977). A doxepina (Figura 38.17) apresenta ação anticolinérgica, sendo mais potente que a imipramina e menos potente que a amitriptilina em causar midríase em camundongos (Brogden et al., 1971). Entre os ADT, tem a maior ação sedativa.

A exemplo de outros ADT, a evidência da eficácia da doxepina no transtorno depressivo maior apresenta duas limitações importantes. Os ensaios clínicos controlados com comparador ativo apresentam um número de pacientes pequeno, o que dificulta encontrar diferença entre eles – basicamente, o fato de não se achar diferença estatística não significa que apresentam a mesma eficácia. A segunda limitação importante reside no pequeno número de ensaios clínicos controlados com placebo; o transtorno depressivo tem história natural de melhora espontânea com o tempo, tornando mandatório o uso de placebo (Hollister, 1974). A doxepina (200 mg/dia) foi comparada com amitriptilina (160 mg/dia) por 5 semanas no tratamento de transtorno depressivo maior em 35 pacientes internados e 15 ambulatoriais (Bianchi et al., 1971). A eficácia foi considerada semelhante em ambos os grupos no final das 5 semanas; entretanto, a incidência de reações adversas foi superior no grupo tratado com amitriptilina.

A doxepina está indicada no tratamento do transtorno depressivo maior, com dose inicial de 75 mg/dia, podendo eventualmente ser aumentada para 150 mg/dia e, no caso de pacientes com graus graves de depressão, para 300 mg/dia. O fármaco pode ser administrado em dose única (nesse caso, antes de dormir) ou fracionada durante o dia. As reações adversas mais comuns com incidência ≥ 2% foram xerostomia, sonolência, sedação, constipação intestinal e tontura (Pinder et al., 1977).

Amoxapina (Asendin)

Trata-se de uma dibenzoxazepina N-demetilada, que, em relação à imipramina, tem menor atividade anticolinérgica; a inibição da recaptação de serotonina em plaquetas também foi bem menor com a amoxapina (Figura 38.18) quando comparada à imipramina (Tuomisto et al., 1979; Coupet et al., 1979). A resposta pressórica causada pela infusão IV de norepinefrina em cães anestesiados aumenta pela amoxepina, indicando de maneira indireta que ela inibe a recaptação de norepinefrina (Greenblatt et al., 1979).

A amoxapina é rapidamente absorvida com $T_{máx}$ de aproximadamente 90 min e extensivamente metabolizada, sendo a via principal de eliminação a renal. A ligação com as proteínas plasmáticas é de 90%, com uma meia-vida de eliminação de aproximadamente 8 h; seu principal metabólito, o 8-hidroxiamoxapina, tem meia-vida de 30 min (Jue et al., 1982).

Em ensaios clínicos duplos-cegos em pacientes com transtorno depressivo maior, a amoxapina foi comparada com a imipramina e a amitriptilina. Utilizando-se a escala de Hamilton, esse fármaco apresentou eficácia terapêutica mais rápida na 1ª e na 2ª semana de tratamento em relação à imipramina (Campos et al., 1977; Holden et al., 1979) ou à amitriptilina (Melo de Paula et al., 1977; Sethi et al., 1979). Contudo, é importante ressaltar que esses ensaios clínicos são antigos e com um número discreto de pacientes (Lydiard e Gelenberg, 1981).

A amoxapina está indicada no tratamento do transtorno depressivo maior. A dose recomendada está entre 200 e 300 mg/dia, em dose única, preferencialmente à noite, no horário de dormir. O tratamento deve ser feito pelo menos durante 2 semanas para poder avaliar a sua eficácia. A dose inicial é de 50 mg 2 a 3 vezes/dia, aumentando após alguns dias para 100 mg 2 a 3 vezes/dia. No caso de pacientes que não respondem à dose de 300 mg/dia, pode-se aumentá-la para 400 mg/dia. As reações adversas mais frequentes tiveram características sedativas ou anticolinérgicas, como tontura (14%), xerostomia (14%), constipação intestinal (12%) e embaralhamento da visão (7%).

Quinupramina (Kevopril)

Trata-se de um derivado dibenzoazepínico que apresenta potente atividade antagonística contra os receptores muscarínicos e histaminérgicos do tipo H_1, potência moderada contra os receptores 5-HT$_2$ e fraca inibição da recaptação neuronal de serotonina e norepinefrina (Sakamoto et al., 1984). Em ensaios clínicos, a quinupramina (Figura 38.19) foi considerada equipotente à amitriptilina; entretanto, foi utilizada em dose correspondente a um décimo daquela da amitriptilina (Sakamoto et al., 1987).

INIBIDORES SELETIVOS DA RECAPTAÇÃO DE SEROTONINA

Conforme visto anteriormente, o tratamento farmacológico da depressão teve início na década de 1950 com a introdução do primeiro antidepressivo tricíclico, a imipramina, e, posteriormente, com o uso do fármaco utilizado para tratamento da tuberculose, a isoniazida, que deu origem à classe dos inibidores da MAO. Ambas as classes de fármacos foram consideradas eficazes para tratamento do transtorno depressivo maior e outras indicações psiquiátricas, entretanto causavam reações adversas frequentes, especialmente relacionadas com o sistema cardiovascular, podendo, inclusive, ser potencialmente fatais (Furukawa et al., 2002). Em 1984, introduziu-se o primeiro inibidor seletivo da recaptação neuronal de serotonina, a fluvoxamina. Apesar de apresentarem estruturas químicas bastante diversas, os inibidores seletivos da recaptação de serotonina têm basicamente o mesmo mecanismo de ação, embora com afinidade e seletividade diferentes para receptores e transportadores (Mandrioli et al., 2012). De modo geral, os inibidores seletivos da recaptação neuronal de serotonina apresentam eficácia

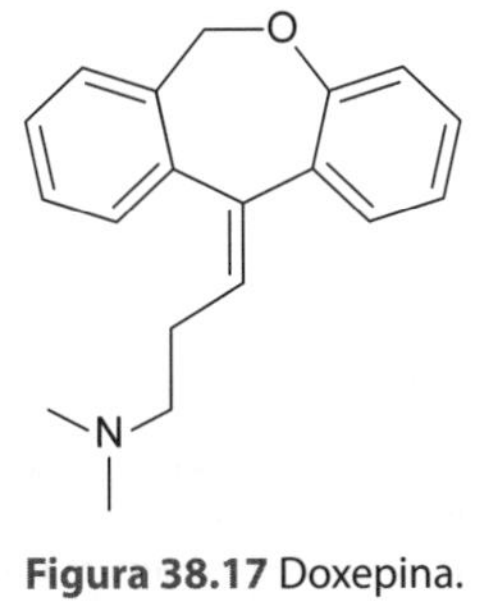

Figura 38.17 Doxepina.

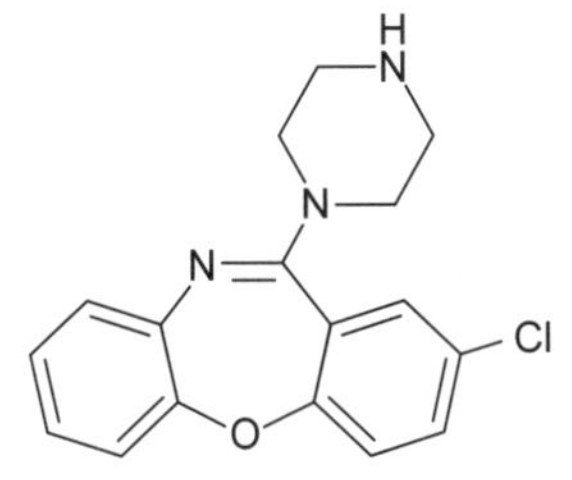

Figura 38.18 Amoxapina.

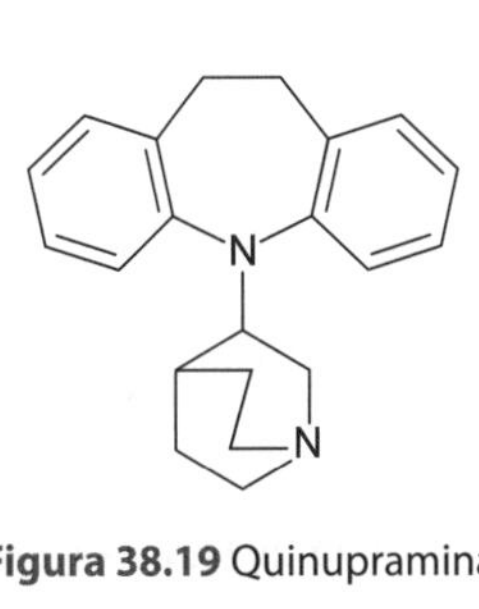

Figura 38.19 Quinupramina.

equivalente àquela observada com os ADT e os inibidores da MAO (Matthews, 2011); entretanto, com menor tendência de causar reações adversas cardiovasculares graves (Brambilla et al., 2005). Em geral, as reações adversas observadas com os inibidores seletivos da recaptação neuronal de serotonina estão relacionadas com o mecanismo de ação: alterações gastrintestinais, ansiedade, disfunções sexuais, alterações cognitivas e possibilidade de síndrome serotonínica. Um aspecto importante reside no fato de que, como todo antidepressivo, os inibidores seletivos da recaptação neuronal da serotonina podem causar aumento da ideação suicida e risco de suicídio. Ainda, são considerados fármacos de primeira linha no tratamento do transtorno depressivo maior.

Fluvoxamina (Luvox®)

Pertencente à classe das aralquilcetonas, atua como inibidor seletivo da recaptação neuronal de serotonina, com IC50 de 300 nM comparado com 800 nM para a clomipramina, 1,3 μM para a fluoxetina e 12,5 μM para a desipramina (Bradford et al., 1984). A IC_{50} para inibição da recaptação de norepinefrina ou dopamina é 100 vezes maior em relação à IC_{50} para inibir a recaptação de serotonina.

Bem absorvida após administração oral com $T_{máx}$ entre 2 e 8 h, embora a extensão de sua absorção não seja influenciada pela alimentação. A ligação a proteínas plasmáticas é de 77%, com volume de distribuição de aproximadamente 20 K/kg e meia-vida de eliminação entre 19 e 22 h. Sofre extenso metabolismo hepático com formação de 11 metabólitos identificados na urina, entretanto nenhum deles apresenta atividade farmacológica (de Vries et al., 1992).

A eficácia e a segurança da fluvoxamina (Figura 38.20) no tratamento do transtorno depressivo maior foram avaliadas por revisão sistemática e metanálise, comparada com imipramina ou placebo (Mendlewicz, 1992). Conforme a Figura 38.21, os efeitos da fluvoxamina tornam-se superiores ao placebo na 2ª semana de tratamento, de acordo com a avaliação pelo escore da HAMD. A Figura 38.22 demonstra que o efeito antidepressivo da fluvoxamina e da imipramina é mais claro quando a depressão é mais grave.

A fluvoxamina está indicada no tratamento do transtorno depressivo maior, com dose que varia entre 50 e 300 mg/dia, geralmente fracionada em duas tomadas, com ou sem alimentos. A dose inicial deve ser de 50 mg/dia, administrada no horário de dormir, e aumentada gradativamente a cada 3 a 4 dias. As reações adversas mais comuns com incidência ≥ 5% foram náuseas, sonolência, insônia, astenia, nervosismo, dispepsia, alterações da ejaculação, sudorese, anorexia, tremor e vômitos.

Sertralina (Zoloft®)

Trata-se de um derivado naftalenamínico que atua como inibidor seletivo da recaptação neuronal de serotonina, o que resulta em mudanças adaptativas da neurotransmissão serotoninérgica (Murdoch et al., 1992). A sertralina (Figura 38.23) contém dois carbonos assimétricos, sendo o enantiômero cis (1S,4S) o que apresenta maior atividade inibidora na recaptação de serotonina e o utilizado clinicamente (DeVane et al., 2002).

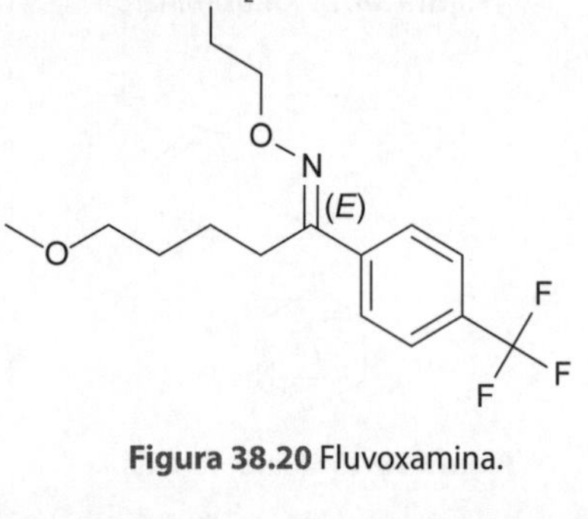

Figura 38.20 Fluvoxamina.

A sertralina é absorvida lentamente no trato intestinal com $T_{máx}$ entre 4 e 8 h, e a biodisponibilidade absoluta é estimada em > 44%. A coadministração de sertralina com alimentos provoca algumas alterações nos parâmetros farmacocinéticos, entretanto não acarreta relevância clínica. Esse fármaco é altamente ligado às proteínas plasmáticas (98%) com volume aparente de distribuição em humanos entre 45,6 e 55,3 ℓ/kg. A N-desmetilação é a principal via metabólica, envolvendo vários CIP, como CIP2D6, CIP2C9, CIP2C19 e CIP3A4. A meia-vida de eliminação varia entre 13 e 45 h, com média de 26 h (Warrington, 1992).

A eficácia e a segurança da sertralina no tratamento profilático do transtorno depressivo maior recidivante foram avaliadas por ensaio clínico multicêntrico, duplo-cego, controlado com placebo (Lépine et al., 2004). Os pacientes foram tratados com sertralina 50 mg/dia (n = 95), 100 mg/dia (n = 94) ou placebo (n = 99) por 18 meses. Conforme a Figura 38.24, novos episódios de depressão foram observados em todos os grupos tratados, entretanto a taxa de recidiva foi maior no grupo placebo, quando comparado aos grupos tratados com sertralina. Observaram-se diferenças estatisticamente significativas entre os grupos placebo versus sertralina 50 mg e placebo versus sertralina 100 mg, mas não entre os grupos sertralina 50 mg versus sertralina 100 mg. Em relação à segurança, uma maior proporção de pacientes tratados com

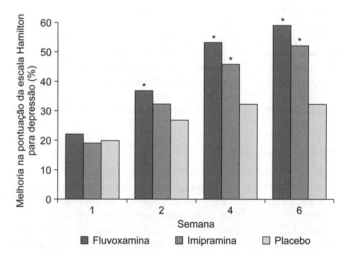

Figura 38.21 Eficácia antidepressiva em pacientes (n = 308) tratados com fluvoxamina, imipramina ou placebo. *p < 0,05 versus placebo.

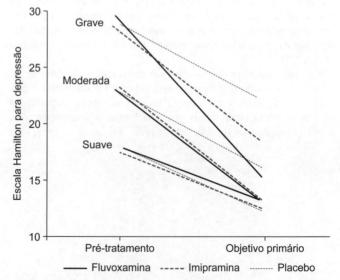

Figura 38.22 Redução média da escala Hamilton para depressão em pacientes com depressão leve (n = 100), moderada (n = 105) ou grave (n = 103) tratados com fluvoxamina, imipramina ou placebo.

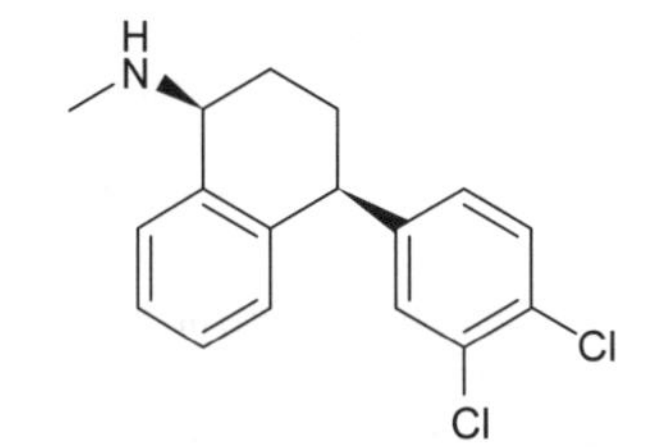

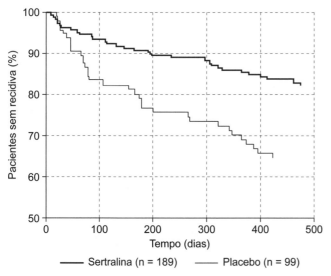

Figura 38.23 Sertralina.

sertralina 100 mg apresentou reações adversas (80%) em comparação ao grupo que recebeu sertralina 50 mg (76%) ou placebo (71%).

A sertralina está indicada no tratamento do transtorno depressivo maior, na dose de 50 mg/dia. As reações adversas mais comuns são xerostomia, tremores, tontura, insônia, fadiga, náuseas, diarreia, sudorese e alteração na ejaculação.

Fluoxetina (Prozac®)

Trata-se de um derivado fenilpropilamínico (Figura 38.25) que existe como mistura racêmica, e ambos os enantiômeros apresentam a mesma potência para inibir a recaptação neuronal de serotonina *in vitro* e *in vivo* (Robertson *et al.*, 1988). A fluoxetina é metabolizada por N-demetilação em norfluoxetina, que atua como inibidor da recaptação neuronal de serotonina com maior potência que a fluoxetina (Hyttel, 1994). A norfluoxetina também apresenta isômeros – no seu caso, o isômero S é 20 vezes mais potente que o isômero R para inibir a recaptação neuronal de serotonina (Wong *et al.*, 1993).

Após dose única de 40 mg, o $T_{máx}$ ocorreu entre 6 e 8 h; a biodisponibilidade não é afetada se a fluoxetina é ingerida com alimentos, entretanto o $T_{máx}$ pode aumentar em 1 a 2 h. A meia-vida de eliminação da fluoxetina é de 1 a 3 dias após administração única e de 4 a 6 dias após administração crônica.

A eficácia e a segurança da fluoxetina no transtorno depressivo menor foram comparadas ao placebo em ensaio clínico multicêntrico, randomizado (Judd *et al.*, 2004), em que os pacientes (n = 162) foram randomizados para tratamento com fluoxetina (20 mg/dia; n = 81) ou placebo (n = 81) por 12 semanas. A fluoxetina foi superior ao placebo na redução do escore da sintomatologia depressiva (Figura 38.26), e não houve diferença estatística na incidência de reações adversas observadas no grupo tratado com fluoxetina (média de 5,2) em relação ao placebo (média de 4,6).

A fluoxetina está indicada no tratamento do transtorno depressivo maior em pacientes adultos e em pacientes pediátricos na faixa etária entre 8 e 18 anos, com dose recomendada para adultos de 20 mg/dia, administrada pela manhã, e em pacientes pediátricos, de 10 mg/dia, podendo ser aumentada para 20 mg/dia. Deve-se avaliar o efeito por 4 semanas antes de elevar a dose. As reações adversas com incidência ≥ 5% são sonhos anormais, ejaculação anormal, anorexia, ansiedade, astenia, diarreia, xerostomia, dispepsia, impotência, insônia, redução da libido, náuseas, nervosismo, faringite, *rash* cutâneo, sinusite, sonolência, sudorese, tremores e vasodilatação.

Citalopram (Celexa)

Trata-se de um derivado ftalânico que atua como inibidor seletivo da recaptação neuronal de serotonina (K_i = 1,3 nM), em comparação à recaptação de norepinefrina (4.000 nM) e dopamina (28.000 nM). O citalopram é uma mistura racêmica, em que a inibição da recaptação neuronal da serotonina resulta da ação do enantiômero S (Milne e Goa, 1991).

A biodisponibilidade absoluta do citalopram após administração oral é de aproximadamente 80%, não afetada quando o fármaco é ingerido com alimentos. O $T_{máx}$ é de 4 h e o volume de distribuição do citalopram de 12 ℓ/kg, com ligação com as proteínas plasmáticas de aproximadamente 80%. Os CIP3A4 e CIP2C19 são as enzimas primariamente envolvidas na N-demetilação do citalopram (Figura 38.27). O *clearance* sistêmico do citalopram é de 330 mℓ/min, do qual o *clearance* renal responde por 20%. A meia-vida de eliminação é de aproximadamente 35 h.

A eficácia e a segurança do citalopram foram comparadas com as do escitalopram no tratamento do transtorno depressivo maior em metanálise (Montgomery *et al.*, 2011), cujo objetivo primário era alterar

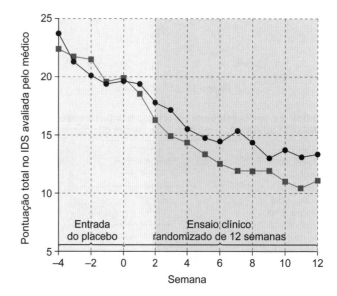

Figura 38.24 Curvas de Kaplan-Meier mostrando tempo para recidiva de sintomas em pacientes com transtorno depressivo maior tratados profilaticamente em ensaio clínico randomizado, duplo-cego, com sertralina (50 ou 100 mg/dia) ou placebo.

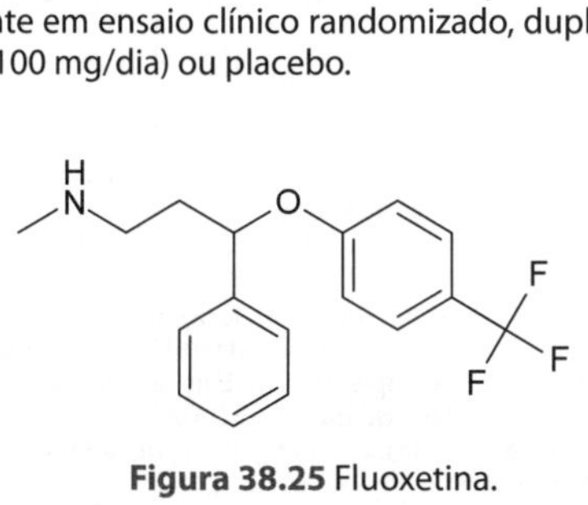

Figura 38.25 Fluoxetina.

Figura 38.26 Alteração média do IDS (*Inventory of Depressive Symptomatology*) avaliada pelo médico em pacientes com transtorno depressivo menor em ensaio clínico randomizado, duplo-cego, tratado por 12 semanas com fluoxetina ou placebo.

o escore da *Montgomery-Aswbert Depression Rating Scale* (MADRS) após 8 semanas de tratamento. A metanálise foi feita com base em oito ensaios clínicos randomizados de 2.009 pacientes (citalopram: n = 1.013; escitalopram: n = 995). O escitalopram foi considerado mais eficaz que o citalopram (Figura 38.28).

O citalopram está indicado no tratamento do transtorno depressivo maior, na dose inicial de 20 mg/dia, administrada 1 vez/dia, podendo ser aumentada para 40 mg/dia ou 60 mg/dia, com incrementos em intervalos de 1 semana e, no máximo, de 20 mg. Não há evidências de que a dose de 60 mg/dia seja mais eficaz que a de 40 mg/dia. A reação adversa mais comum com incidência ≥ 5% e com incidência 2 vezes maior que o placebo foi distúrbio de ejaculação em pacientes do sexo masculino.

Escitalopram (Lexapro®)

Enantiômero ativo do citalopram, inibe seletivamente a recaptação neuronal de serotonina, sendo pelo menos 100 vezes mais potente que o R-enantiômero (Hyttel *et al.*, 1992). Além disso, o S-citalopram liga-se a um sítio alostérico de baixa afinidade (1.000 vezes mais baixa) e aparentemente o estabiliza prologando a duração da ligação do escitalopram no sítio primário por meio de uma modificação estrutural do transportador de serotonina (SERT, do inglês *serotonin transporter*; Chen *et al.*, 2005). O escitalopram tem atividade negligenciável para receptores adrenérgicos, dopaminérgicos, serotoninérgicos e muscarínicos (Sánchez *et al.*, 2003).

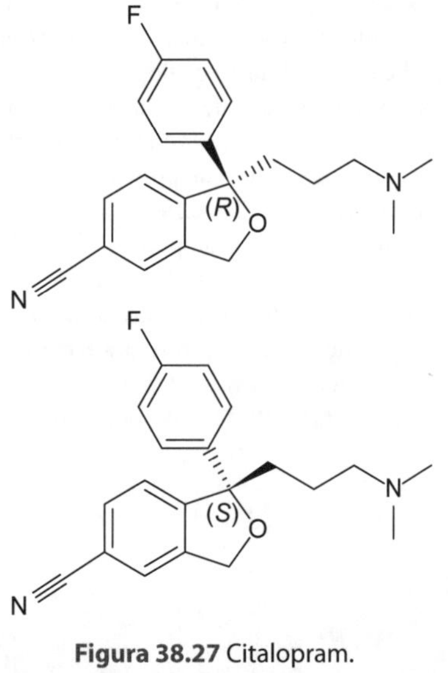

A farmacocinética do escitalopram é linear entre 10 e 30 mg/dia, com $T_{máx}$ entre 3 e 4 h, e sua meia-vida de eliminação varia entre 27 e 32 h, com ligação a proteínas plasmáticas de 55%. Após doses múltiplas, a meia-vida de ocupação do receptor foi de 130 h (Søgaard *et al.*, 2005). O escitalopram é extensivamente metabolizado pelo CiP2C19, CIP3A4 e CIP2D6, e os metabólitos apresentam pouca atividade farmacológica (Pastoor e Gobburu, 2014).

A eficácia e a segurança do escitalopram foram comparadas com as da sertralina em ensaio clínico randomizado, duplo-cego, multicêntrico, realizado em pacientes (n = 212) com diagnóstico de transtorno depressivo maior tratados por 8 semanas (Ventura *et al.*, 2007). O escitalopram foi administrado na dose de 10 mg/dia e a sertralina na dose de 50 a 200 mg/dia, com o objetivo primário de alterar o escore da escala MADRS. Conforme as Tabelas 38.11 e 38.12, não houve diferença estatística entre os tratamentos feitos com escitalopram ou sertralina. Ambos os fármacos foram bem tolerados, e a incidência de reações diversas se assemelhou entre os dois.

O escitalopram está indicado para o tratamento do transtorno depressivo maior, com dose para adultos de 10 mg/dia, a qual pode ser aumentada para 20 mg/dia após 1 semana, embora não haja evidência de que a dose de 20 mg/dia seja mais eficaz que a de 10 mg/dia. As

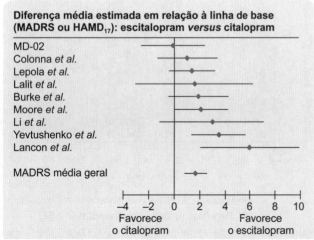

Figura 38.27 Citalopram.

Figura 38.28 *Forest plot* comparando eficácia do tratamento por 8 semanas com citalopram ou escitalopram na alteração dos escores MADRS ou HAMD₁₇.

Tabela 38.11 Resultados de eficácia comparando tratamento com escitalopram e sertralina.

Pontuações na escala de classificação	Escitalopram (n = 104) Média ± EPM	Sertralina (n = 107) Média ± EPM
Parâmetro MADRS	29,5 ± 0,4	29 ± 0,4
Alteração em relação à linha de base	-19,1 ± 0,9	-18,4 ± 0,9
Parâmetro HAMD	26,8 ± 0,5	26,8 ± 0,4
Alteração em relação à linha de base	-16,9 ± 0,7	-16,1 ± 0,8
Parâmetro da subescala de ansiedade HAMD	6,8 ± 0,2	6,5 ± 0,2
Alteração em relação à linha de base	-3,8 ± 0,3	-3,6 ± 0,3
CGI-I*	1,8 ± 0,1	1,8 ± 0,1
Parâmetro CGI-S	4,2 ± 0,04	4,2 ± 0,04
Alteração em relação à linha de base	-2,1 ± 0,1	-2,1 ± 0,1
Parâmetro HAMA	15,9 ± 0,5	15,6 ± 0,5
Alteração em relação à linha de base	-8,7 ± 0,6	-8 ± 0,6
Parâmetro CES-D	30,3 ± 1,1	32,8 ± 1
Alteração em relação à linha de base	-14,4 ± 1,5	-16,5 ± 1,4
Parâmetro QV	43,6 ± 0,8	41,8 ± 0,8
Alteração em relação à linha de base**	12,7 ± 1,2	15,2 ± 1,3
Resposta, n (%)***		
≥ 50% de redução de MADRS	78 (75)	75 (70)
≥ 50% de redução de HAMD	75 (72)	74 (69)
Resposta CGI-I ≤ 2	75 (72)	83 (78)
Remissão, n (%)***		
MADRS ≤ 10	60 (58)	62 (58)
HAMD ≤ 7	51 (49)	57 (53)

*Para CGI-I, os valores representam escores médios no *endpoint*; os escores médios mais baixos de CGI-I refletem melhora maior.
**Para QV, a mudança média positiva da linha de base reflete a melhoria da qualidade de vida.
***Porcentagens de taxas de resposta e remissão da população com intenção de tratar.
CES-D: Centro de Estudos Epidemiológicos – Escala de Depressão; CGI-I: melhoria das impressões globais clínicas; CGI-S: impressões globais clínicas – gravidade; HAMA: escala de classificação de ansiedade de Hamilton; HAMD: escala de classificação de depressão de Hamilton; MADRS: escala de classificação de depressão de Montgomery-Asberg; QV: qualidade de vida.

reações adversas mais frequentes com incidência ≥ 5% são insônia, alteração de ejaculação, náuseas, sudorese, fadiga, sonolência, alteração da libido e anorgasmia.

Paroxetina (Paxil®)

Trata-se de um derivado fenilpiperidínico que atua como inibidor seletivo da recaptação neuronal de serotonina.

A paroxetina (Figura 38.29) é completamente absorvida após a administração oral, e sua biodisponibilidade não é afetada quando ingerida por alimentos. A ligação com as proteínas plasmáticas é de 93 a 95%, com meia-vida de eliminação de aproximadamente 21 h. É extensivamente metabolizada após administração oral, sendo o CIP2D6 o principal citocromo envolvido. Cerca de 64% da dose administrada é excretada na urina, 2% na forma de fármaco inalterado e o restante como metabólitos. Os restantes 36% são eliminados nas fezes, possivelmente por via biliar, na forma de metabólitos, sendo < 1% na forma de fármaco inalterado.

A eficácia e a segurança da paroxetina no tratamento do transtorno depressivo maior em crianças e adolescentes foram avaliadas por ensaio clínico randomizado, duplo-cego, controlado com placebo (Emslie *et al.*, 2006). Os pacientes (n = 206) foram tratados com paroxetina (10 a 50 mg/dia; n = 104) ou placebo (n = 102) por 8 semanas, com o objetivo primário de reduzir o escore da escala CDRSR (*Children's Depression Rating Scale-Revised*). Conforme a Figura 38.30, não houve diferença estatística entre o tratamento com paroxetina ou placebo. As reações adversas foram mais frequentes no grupo tratado com paroxetina em comparação ao placebo – tosse (5,9% *versus* 2,9%), dispepsia (5,9% *versus* 2,9%), vômitos (5,9% *versus* 2%) e tontura (5% *versus* 1%) –, e 6 dos 104 pacientes tratados com paroxetina relataram reações adversas sérias em comparação a 1 paciente dos 102 tratados com placebo.

A paroxetina está indicada no tratamento do transtorno depressivo maior, na dose inicial de 20 mg/dia, ingerida com ou sem alimentos, pela manhã. Alguns pacientes que não respondem à dose de 20 mg/dia podem se beneficiar com incremento de até 50 mg/dia, sendo 10 mg/dia a cada semana. Reações adversas podem ser inespecíficas, como cefaleia e astenia, ou ter origem gastrintestinal, como náuseas, xerostomia, constipação intestinal e diarreia; no sistema nervoso central, como sonolência, tontura e insônia; e no sistema urogenital, como distúrbio da ejaculação.

INIBIDORES DA RECAPTAÇÃO DE SEROTONINA E NOREPINEFRINA

Esses fármacos ligam-se tanto aos transportadores de serotonina quanto aos transportadores de norepinefrina, com potência e afinidades diferentes. É importante ressaltar que não se sabe quais dos efeitos da imipramina e de seus análogos são essenciais para a eficácia antidepressiva, e quais deles são os responsáveis pelas reações adversas ou mesmo por contrabalançar as reações adversas induzidas pelas

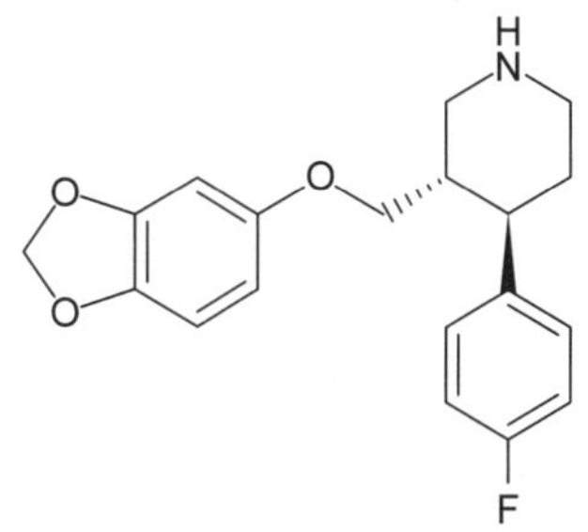

Tabela 38.12 Reações adversas durante o período de tratamento duplo-cego.

Reações adversas*	Escitalopram, n (%) (n = 108)	Sertralina, n (%) (n = 108)
Distúrbio da ejaculação**	11 (23)	10 (23)
Diarreia	13 (13)	25 (23)
Náuseas	18 (17)	18 (17)
Insônia	14 (14)	18 (17)
Diminuição da libido	10 (10)	15 (14)
Infecção do trato respiratório superior	10 (10)	15 (14)
Xerostomia	4 (4)	15 (14)
Cefaleia	13 (13)	11 (10)
Sonolência	12 (12)	6 (6)

* Incidência ≥ 10% em qualquer grupo de tratamento.
** Incidência com base apenas em pacientes do sexo masculino (escitalopram, n = 47; sertralina, n = 43).

Figura 38.29 Paroxetina.

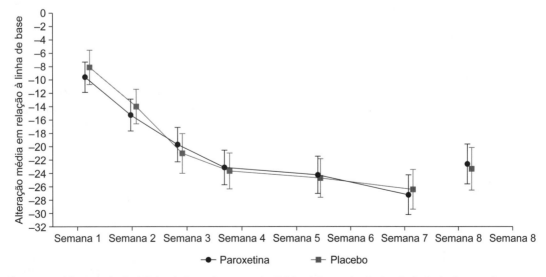

Figura 38.30 Alteração média em relação à linha de base do escore da *Children's Depression Rating Scale-Revised* em pacientes com transtorno depressivo maior tratados com paroxetina ou placebo (análise com intenção de tratar – ITT).

alterações bioquímicas. Por exemplo, o bloqueio do receptor 5-HT$_2$, presente em vários fármacos antidepressivos, está associado a um número distinto de efeitos clínicos. No caso da nefazodona e da ritanserina, esse mecanismo supostamente é responsável pelo efeito antidepressivo, enquanto no caso dos ADT é tido como responsável pelo aumento de peso em decorrência do aumento de apetite (Bernstein, 1987). Em relação à mirtazapina, o bloqueio dos receptores 5-HT$_2$ foi associado à melhora de reações adversas causadas pela ativação serotoninérgica, como disfunção sexual e alterações do sono (Nutt, 1997). Deve-se considerar que qualquer fármaco que tenha efeito fisiológico que reduza alguns sintomas vegetativos da depressão, como anorexia e insônia, causa melhora secundária no escore das escalas de depressão e, portanto, pode aparentar ter efeito antidepressivo (Montgomery et al., 1987). Por sua ação ansiolítica, os benzodiazepínicos melhoram o escore da escala de Hamilton (Tiller et al., 1989).

Entre as características bioquímicas dos fármacos antidepressivos, a inibição da recaptação da norepinefrina e serotonina compreende uma das mais atraentes. Conforme visto neste capítulo, a capacidade de inibir a recaptação de serotonina ou de norepinefrina ou de ambos possibilita sua classificação em classes distintas. Entretanto, os ensaios clínicos realizados não permitem identificar alguma eficácia diferencial em subtipos distintos de depressão (Humble, 2000).

Venlafaxina (Effexor®)

Trata-se de uma feniletilamina que, em concentrações baixas, inibe a recaptação neuronal de serotonina, e, naquelas mais altas, a recaptação neuronal de norepinefrina (Havery et al., 2000). A venlafaxina (Figura 38.31) é 30 vezes mais potente em inibir in vitro a recaptação de serotonina em comparação com a norepinefrina (Bymaster et al., 2001). Nas doses de 75 mg/dia, a venlafaxina atua essencialmente como um inibidor seletivo da recaptação neuronal de serotonina, entretanto, na dose de 375 mg/dia, inibe a recaptação neuronal de norepinefrina, a qual é intermediária entre os inibidores seletivos de serotonina e os ADT. Ressalta-se que a venlafaxina tem afinidade muito baixa para outros receptores, como receptores muscarínicos, alfa-adrenérgicos ou histaminérgicos, e não inibe os canais rápidos de sódio, o que a torna relativamente segura em caso de superdosagem.

A venlafaxina é metabolizada pelo CIP2D6 em O-desmetilvenlafaxina, também denominada desvenlafaxina, que apresenta atividade farmacológica semelhante à da venlafaxina e contribui igualmente para os efeitos terapêuticos e reações adversas. A desvenlafaxina é metabolizada pelo CIP3A4 (Klamerus et al., 1992); a meia-vida de eliminação da venlafaxina é de aproximadamente 5 h, enquanto a de eliminação da desvenlafaxina é de cerca de 12 h. Tanto a venlafaxina quanto a desvenlafaxina apresentam discreta ligação com as proteínas plasmáticas (27% e 33%, respectivamente), o que as torna relativamente seguras em relação a outros fármacos com alta ligação com as proteínas plasmáticas, como a varfarina (Gage et al., 2000).

A eficácia e a segurança da venlafaxina 75 a 225 mg/dia na forma farmacêutica de liberação prolongada (venlafaxina ER) no tratamento do transtorno depressivo maior foram avaliadas por metanálise (Thase et al., 2017), com o objetivo primário de alcançar a escala de depressão de Hamilton que contém 17 itens (HAMD$_{17}$, do inglês *17-item Hamilton Rating Scale for Depression*) e envolveu 1.077 pacientes em cinco ensaios clínicos randomizados, comparando a venlafaxina (n = 500) com placebo (n = 577). Uma diferença estatisticamente significativa entre venlafaxina ER e placebo foi observada a partir da 2ª semana, que continuou até a 8ª semana (Figura 38.32). Houve interrupção em decorrência de reações adversas causadas pelo tratamento em 9,4% dos pacientes tratados com venlafaxina e 3,6% daqueles tratados com placebo.

A venlafaxina está indicada no tratamento do transtorno depressivo maior, com dose inicial na forma farmacêutica de liberação imediata de 75 mg/dia, fracionada em 2 a 3 tomadas ao dia e administrada com alimentos. De acordo com a necessidade terapêutica e a tolerabilidade, pode-se aumentar a dose para 150 mg/dia e, eventualmente, para 225 mg/dia. Pacientes com transtorno maior de depressão de intensidade grave podem se beneficiar com doses mais altas, sendo a dose máxima recomendada de 375 mg/dia, fracionada em 3 vezes. Em pacientes com insuficiência renal leve/moderada, a dose deve ser reduzida em 25% e, naqueles em hemodiálise, em 50%. As reações adversas mais frequentes com incidência ≥ 5% em relação ao placebo são náuseas, sonolência, xerostomia, sudorese, ejaculação anormal, anorexia, constipação intestinal, disfunção erétil e redução da libido. No caso da venlaxafina ER, é administrada 1 vez/dia, com alimentos, pela manhã ou à noite.

Desvenlafaxina (Pristiq®)

Trata-se do metabólito primário da venlafaxina (Figura 38.33), sendo a farmacologia básica essencialmente idêntica à da venlafaxina. Apresenta afinidade similar à da venlafaxina pelo transportador de serotonina (K_i = 40 nM e 30 nM, respectivamente) e pelo transportador de norepinefrina (K_i = 560 nM e 535 nM, respectivamente; Deecher et al., 2006). A meia-vida de eliminação é de 12 h e apresenta a vantagem de ser administrada 1 vez/dia.

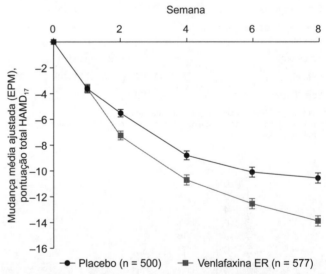

Figura 38.32 Alteração média em relação à linha de base dos escores HAMD$_{17}$. ER: *extended release*. Barras verticais representam o erro padrão da média (EPM).

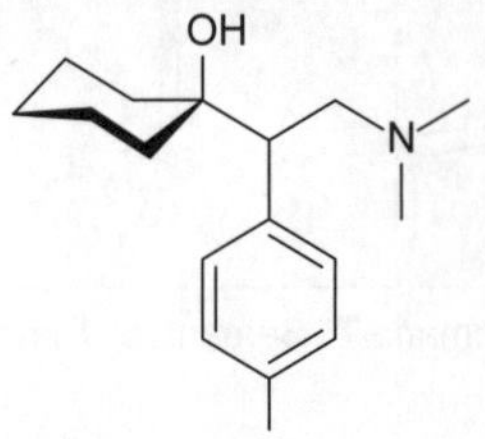

Figura 38.31 Venlafaxina.

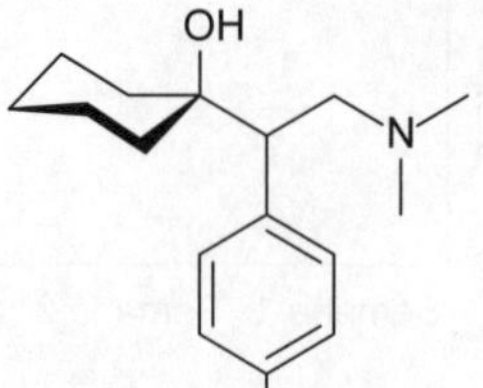

Figura 38.33 Desvenlafaxina.

A eficácia e a segurança da desvenlafaxina no tratamento do transtorno depressivo maior foram comparadas com placebo em metanálise (Mosca et al., 2017). Conforme a Figura 38.34, a desvenlafaxina na dose de 50 mg/dia causou redução significativamente maior na escala de Hamilton, tanto em pacientes com escore < 25 (Figura 38.34 A) quanto naqueles com escore > 25. Nota-se que a diferença foi estatisticamente significativa em pacientes nas faixas etárias entre 18 e 40 e entre 40 e 55 anos de idade.

A desvenlafaxina é indicada para o tratamento do transtorno depressivo maior, na dose de 50 mg/dia, ingerida com ou sem alimentos. Em ensaios clínicos, doses entre 50 e 400 mg/dia foram consideradas eficazes, entretanto não há evidências de que doses acima de 50 mg/dia apresentem maior eficácia, embora sejam acompanhadas de maior incidência de reações adversas. As reações adversas mais frequentes com incidência ≥ 5% em relação ao placebo são náuseas, tontura, insônia, hiperidrose, constipação intestinal, sonolência, anorexia, ansiedade e alterações da função sexual masculina (redução da libido, alterações na ejaculação).

Duloxetina (Cymbalta®)

Derivado tiofenopropilamínico (Figura 38.35), foi aprovado para tratamento de transtorno depressivo maior em 2004 (Girardi et al., 2009). Compreende um potente inibidor da recaptação neuronal da serotonina e da norepinefrina (com mesma afinidade pelos dois transportadores), com menor afinidade pelo transportador de dopamina e pouca afinidade pelos receptores histaminérgicos, adrenérgicos, colinérgicos, serotoninérgicos, opioides e outros receptores (Bymaster et al., 2001).

A duloxetina é bem absorvida quando administrada VO, com $T_{máx}$ de 6 h. A biodisponibilidade não é afetada quando ingerida com alimentos. Apresenta alta ligação com as proteínas plasmáticas (> 90%) com volume de distribuição aparente de 1.640 ℓ. É altamente metabolizada pelos CIP1A2 e CIP2D6, e seus metabólitos não apresentam atividade terapêutica relevante. A meia-vida de eliminação varia entre 8 e 17 h.

A eficácia e a segurança da duloxetina no tratamento do transtorno depressivo maior foram comparadas com placebo em quatro ensaios clínicos randomizados, duplos-cegos (Mallinckrodt et al., 2006). A duloxetina causou redução significativamente maior que o placebo no escore da escala de Hamilton tanto na dose de 60 mg 1 vez/dia (Figura 38.36 A) quanto de 20 mg 2 vezes/dia (Figura 38.36 B). Não houve diferença estatisticamente significativa na incidência de reações adversas em relação ao placebo.

A duloxetina está indicada no tratamento do transtorno depressivo maior, na dose de 40 a 60 mg/dia (fracionada em duas tomadas), embora a de 120 mg/dia também tenha sido considerada eficaz, não havendo evidência de que promova benefícios adicionais quando comparada à dose de 60 mg/dia. As reações adversas mais frequentes com incidência ≥ 5% em relação ao placebo são náuseas, xerostomia, sonolência, fadiga, constipação intestinal, anorexia e hiperidrose.

Milnaciprana (Ixel)

Corresponde a um derivado ciclopropano que atua como inibidor da recaptação neuronal de serotonina e norepinefrina. In vitro, a duloxetina, a venlafaxina e a desvenlafaxina inibem preferencialmente o transportador de serotonina em relação ao transportador de norepinefrina, enquanto a milnaciprana (Figura 38.37) inibe de maneira mais potente (2 vezes) o transportador de norepinefrina em relação ao transportador de serotonina (Vaishnavi et al., 2004). O seu enantiômero ativo, levomilnaciprana, é mais utilizado clinicamente.

Levomilnaciprana (Fetzima)

Trata-se do levoenantiômero da milnaciprana, um derivado ciclopropano, 50 e 13 vezes mais potente que o dextroenantiômero para inibir a recaptação neuronal de norepinefrina e serotonina, respectivamente (Auclair et al., 2013).

A eficácia e a segurança da levomilnaciprana foram avaliadas em ensaio clínico fase III, randomizado, duplo-cego, controlado com placebo, em pacientes com transtorno depressivo maior (Asnis et al., 2013). Os pacientes foram tratados com formulação de liberação estendida de levomilnaciprana 40 mg (n = 181), 80 mg (n = 181), 120 mg (n = 183) ou placebo (n = 179) por 8 semanas, com o objetivo primário de reduzir o escore da escala Montgomery-Asberg (MADRS) em comparação ao escore de antes do tratamento. Ao final de 8 e 12 semanas, a levomilnaciprana provocou queda estatisticamente superior do escore em relação ao grupo tratado com placebo (Figura 38.38).

A levomilnaciprana foi bem tolerada, entretanto apresentou incidência de reações adversas maior que o placebo, conforme a Tabela 38.13.

A levomilnaciprana é indicada para o tratamento de transtorno depressivo maior, na dose de 40 a 120 mg/dia com ou sem alimentos. A dose inicial é de 20 mg/dia durante 2 dias, podendo ser aumentada para 40 mg, incrementando-a, então, em 40 mg a cada 2 dias. A dose máxima recomendada é de 120 mg/dia. As reações adversas mais frequentes com incidência ≥ 5% em relação ao placebo são náuseas, constipação intestinal, hiperidrose, aumento da frequência cardíaca, disfunção erétil, taquicardia, vômitos e palpitações.

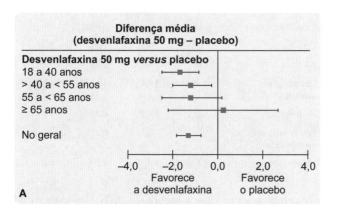

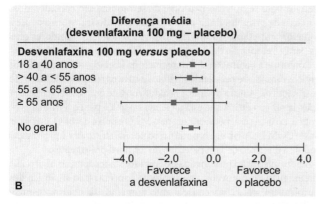

Figura 38.34 Forest plots comparando a diferença média nos escores da HAMD após 8 semanas de tratamento com placebo ou desvenlafaxina 50 mg (A) ou desvenlafaxina 100 mg (B). As linhas verticais representam o IC 95%.

Figura 38.35 Duloxetina.

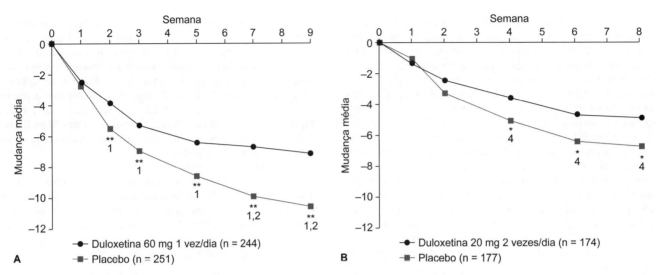

Figura 38.36 A. Alteração média do escore da HAMD$_{17}$ em pacientes com transtorno depressivo maior tratados com duloxetina ou placebo (dados agrupados dos ensaios clínicos 1 e 2). 1 = p < 0.05 versus placebo no ensaio clínico 1; 2 = p < 0.05 versus placebo no ensaio clínico 2. **B.** Dados agrupados dos ensaios clínicos 3 e 4; 4 = p < 0.05 *versus* placebo no ensaio clínico 4. **p < 0.005 *versus* placebo.

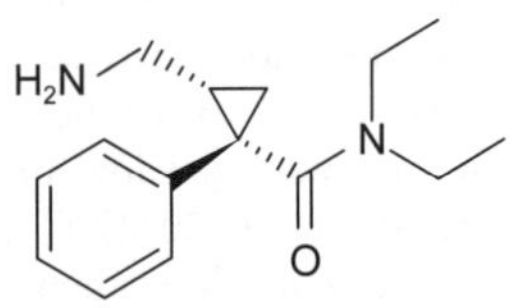

Figura 38.37 Milnaciprana.

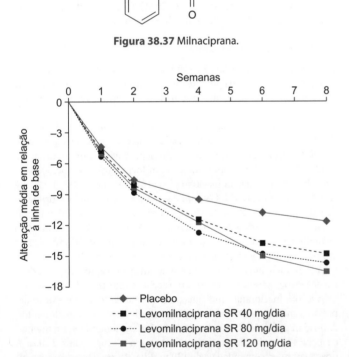

Figura 38.38 Alteração média do escore da MADRS (*Montgomery-Asberg Depression Rating Scale*) em pacientes com transtorno depressivo maior tratados por 8 semanas com levomilnaciprana ou placebo. Análise com intenção de tratar (ITT). SR: *sustained-release*. *p < 0,05 versus placebo; **p < 0,01 versus placebo; ***p < 0,001 versus placebo.

INIBIDORES SELETIVOS PARA RECAPTAÇÃO DE NOREPINEFRINA

Estudos na década de 1950 indicaram que o anti-hipertensivo reserpina podia causar depressão em decorrência da depleção de aminas biogênicas (Lemieyx *et al.*, 1956). Os primeiros fármacos que apresentaram eficácia no tratamento do transtorno depressivo maior introduzidos no final daquela década foram os inibidores da MAO e os ADT. Os inibidores da MAO previnem o catabolismo da serotonina,

Tabela 38.13 Reações adversas (RA) durante o tratamento duplo-cego.

Termo preferido	Placebo (n = 176)	Levomilnaciprana SR		
		40 mg/dia (n = 178)	80 mg/dia (n = 179)	120 mg/dia (n = 180)
RA, n (%)	0	2 (1,1)	1 (0,6)	0
RA levando à descontinuação, n (%)	3 (1,7)	13 (7,3)	26 (14,5)	12 (6,7)
Pelo menos 1 RA	63,6	75,8	82,7	76,7
RA mais comuns (≥ 5% em qualquer grupo de tratamento), %				
Cefaleia	11,4	16,3	20,1	15
Náuseas	2,3	10,7	21,8	12,8
Constipação intestinal	4	10,7	10,1	12,8
Xerostomia	9,7	11,2	6,7	15
Frequência cardíaca aumentada	1,7	10,1	6,1	9,4
Hiperidrose	2,3	5,1	13,4	5,6

norepinefrina e dopamina, e a maioria dos ADT bloqueia a recaptação neuronal de serotonina e norepinefrina. Atualmente, os inibidores seletivos para recaptação neuronal de serotonina são considerados os fármacos de primeira linha para o tratamento do transtorno depressivo maior; entretanto, foram desenvolvidos também inibidores seletivos para a recaptação da norepinefrina (Tremblay e Blier, 2006).

Conforme a Figura 38.39, a norepinefrina liberada dos terminais adrenérgicos difunde-se pela fenda sináptica e ativa os receptores adrenérgicos pós-sinápticos. A ação do transportador consiste em possibilitar a recaptação da norepinefrina que está na fenda sináptica para o terminal pré-sináptico, no qual será metabolizada pela MAO e pela catecol-O-metiltransferase (COMT). Além disso, o autorreceptor inibitório alfa-2 pré-sináptico modula a liberação de norepinefrina do terminal pré-sináptico.

A administração prolongada do inibidor da recaptação neuronal de norepinefrina promoverá o aumento da concentração sináptica desse neurotransmissor, com consequente aumento da neurotransmissão modulada pelos receptores adrenérgicos. No núcleo facial motor, isso reflete em aumento dos estímulos excitatórios, o que poderia explicar o restabelecimento da expressividade facial que ocorre no tratamento com o antidepressivo.

Reboxetina (Edronax)

Trata-se de um derivado morfolínico que apresenta dois centros quirais que atuam como inibidor seletivo da recaptação neuronal de norepinefrina, com IC_{50} de 11 nM, e o IC_{50} para o transportador de serotonina foi de 720 nM (Page, 2003). Compreende uma mistura racêmica, e o (S,S)-(+)-enantiômero aparenta ser mais potente como inibidor.

A reboxetina (Figura 38.40) é bem absorvida após administração oral com biodisponibilidade absoluta de 94,5% e com $T_{máx}$ entre 1 e 4 h. A ingestão de alimentos não altera a área sob a curva (ASC), mas retarda o $T_{máx}$. A ligação com as proteínas plasmáticas é extensa (> 97%), com meia-vida de eliminação de 12,5 ± 2,9 h com *clearance* sistêmico de 2,21 ± 0,87 ℓ/h. O volume de distribuição após administração IV foi de 0,39 ± 0,07 ℓ/kg e 0,92 ± 0,22 ℓ/kg para a (R,R)-(-)- e (S,S)-(+)-reboxetina, respectivamente. A reboxetina é eliminada primariamente por metabolismo hepático, sendo o CIP3A4 a principal enzima responsável (Fleishaker, 2000).

A eficácia e a segurança da reboxetina no tratamento do transtorno depressivo maior foram avaliadas por revisão sistemática, comparando-a com placebo e com inibidores seletivos da recaptação de serotonina (Eydking *et al.*, 2010). Foram avaliados 13 ensaios clínicos com um total de 4.098 pacientes. Não houve diferença estatisticamente significativa entre reboxetina e placebo na taxa de remissão, e a reboxetina foi considerada inferior estatisticamente quando comparada aos inibidores seletivos de serotonina (fluoxetina, paroxetina e citalopram), tanto para taxa de remissão quanto para taxa de resposta (Figura 38.41). A reboxetina foi considerada inferior ao placebo em relação à incidência de reações adversas e inferior à fluoxetina.

Ressalta-se que a reboxetina foi também avaliada no tratamento do transtorno depressivo maior grave, caracterizado por escore da HAMD ≥ 25 (Montgomery *et al.*, 2003). Resultados obtidos de quatro ensaios clínicos randomizados, duplos-cegos, controlados com placebo, demonstraram que a reboxetina nas doses de 8 ou 10 mg/dia causaram redução significativa dos sintomas em três dos quatro ensaios clínicos (Figura 38.42).

A reboxetina está indicada no tratamento do transtorno depressivo maior. A dose recomendada em adultos é de 4 mg 2 vezes/dia, podendo ser aumentada para 10 mg/dia após 3 semanas caso a resposta terapêutica não tenha sido completa. Em pacientes idosos acima de 65 anos, a dose recomendada é de 2 mg 2 vezes/dia, podendo-se aumentá-la para até 6 mg/dia após 3 semanas. As reações adversas mais frequentes são xerostomia, constipação intestinal, insônia, hiperidrose, taquicardia, vertigem, retenção urinária e impotência, sendo a última somente observada em pacientes tratados com doses acima de 8 mg/dia.

AGONISTAS E ANTAGONISTAS DE RECEPTORES SEROTONINÉRGICOS

As ações da serotonina são moduladas por 14 subtipos de receptores, dos quais 13 são acoplados à proteína G e 1 ao canal iônico (Berger *et al.*, 2009). No sistema nervoso central, com exceção do receptor 5-HT_{5b}, todos os demais são expressos, estando envolvidos em várias funções, como ciclo sono-vigília, apetite, humor, memória, cognição etc. (Meltzer e Roth, 2013). É importante ressaltar que a maior parte

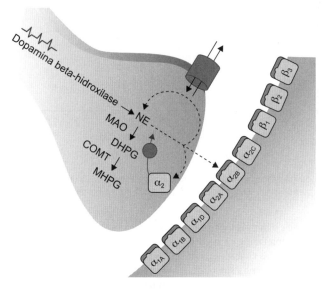

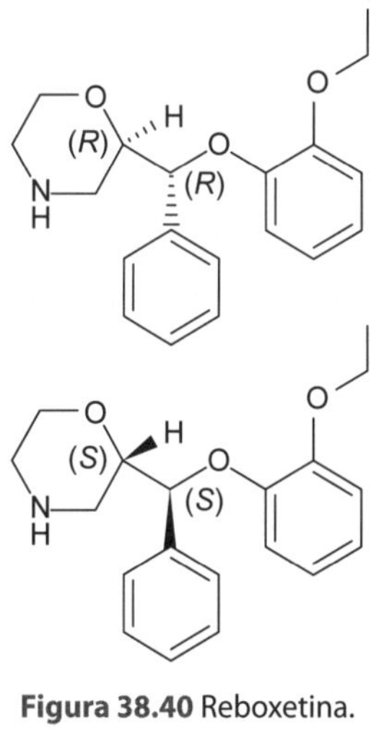

Figura 38.39 Liberação de norepinefrina do terminal adrenérgico. NE: norepinefrina; COMT: catecol-O-metiltransferase; MAO: monoamino oxidase; DHPG: diidrofenilglicol; MHPG: 3-metoxi-4-hidroxifenilgloicol.

Figura 38.40 Reboxetina.

	Reboxetina (n/N)	Inibidor seletivo da recaptação de serotonina ou placebo (n/N)	Risco relativo (IC 95%)	Risco relativo (IC 95%)	Razão de risco relativo; publicado:não publicado (IC 95%)	Viés de publicação (%)
Reboxetina *versus* placebo						
Publicado (1)	60/126	34/128		2,51 (1,49-4,25)		
Não publicado (6)	395/938	379/930		1,06 (0,88-1,28)	2,37 (1,36-4,13)	115
Total (7)	455/1.064	413/1.058		1,17 (0,91-1,51)		
Reboxetina *versus* inibidores seletivos da recaptação de serotonina						
Publicado (3)	123/247	132/260		0,98 (0,68-1,40)		
Não publicado (5)	372/824	432/833		0,75 (0,61-0,94)	1,31 (0,86-1,99)	23
Total (8)	495/1.071	564/1.093		0,80 (0,67-0,96)		

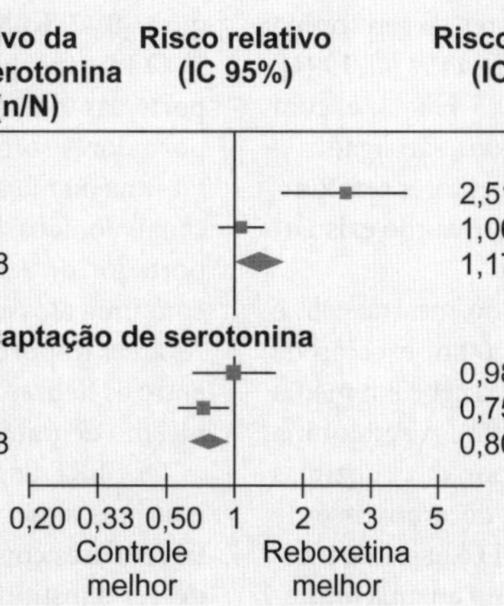

0,20 0,33 0,50 1 2 3 5
Controle melhor — Reboxetina melhor

Figura 38.41 *Forest plot* avaliando taxas de remissão em ensaios clínicos publicados, não publicados e em todos os ensaios clínicos.

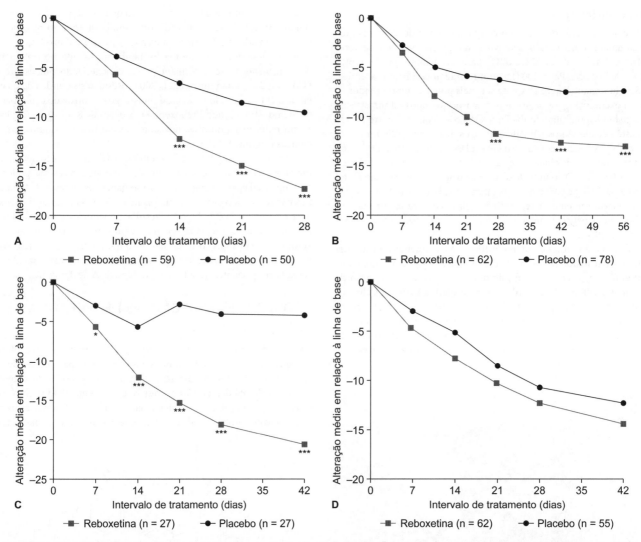

Figura 38.42 Alteração média em relação à linha de base do escore da escala de classificação de depressão de Hamilton (HAMD) em pacientes com transtorno depressivo maior grave tratados com duloxetina ou placebo em quatro ensaios clínicos. *p < 0,05; ***p < 0,001 para reboxetina *versus* placebo.

da serotonina no corpo se encontra no trato gastrintestinal, em que modula a peristalse, e nas plaquetas.

Na década de 1950, com base na ação espamogênica da serotonina no íleo isolado de cobaia, foram identificados dois tipos de receptores de serotonina – tipo D, bloqueado pela fenoxibenzamina, e tipo M, bloqueado pela morfina. Nesse estudo, foi hipotetizado que o tipo D se encontrava no músculo liso e o tipo M nos gânglios nervosos (Gaddum e Picarelli, 1975). Com o uso de radioisótopos, afinidades de agonistas e antagonistas, homologia sequencial obtida por clonagem e mecanismos de transdução intracelular, os receptores de serotonina foram reclassificados em 7 tipos, com 14 subtipos (Hoyer *et al.*, 1994). Atualmente, há 7 tipos de receptores de serotonina (5-HT$_{1-7}$), e, com exceção do 5-HT$_3$, que é ligado ao canal iônico, todos são ligados à proteína G. A seguir, serão revisados os principais receptores serotoninérgicos associados ao transtorno depressivo maior e, quando existentes, os fármacos relacionados com esses receptores.

Os neurônios serotoninérgicos estão localizados no mesencéfalo e seus terminais inervam todas as regiões do cérebro (com exceção de algumas áreas do cerebelo), e cada neurônio cortical recebe em média 200 conexões serotoninérgicas (Jacobs e Azmitia, 1992). A serotonina é sintetizada a partir do aminoácido L-triptofano por duas enzimas cerebrais, a L-triptofano hidroxilase 2 (TPH2) e a decarboxilase de L-aminoácido aromático (AAAD). Enquanto a AAAD é bastante inespecífica e distribuída no cérebro, a TPH2 compreende a enzima limitadora da síntese de serotonina, sendo a única enzima relacionada com a síntese e o metabolismo da serotonina cerebral, enquanto a TPH1 tem papel semelhante na periferia. A serotonina sintetizada é armazenada em vesículas sinápticas, transportada para terminais pré-sinápticos e liberada na fenda sináptica. A secreção de 5-HT é modulada por mecanismos de retroalimentação, como os autorreceptores pré-sinápticos 5-HT$_{1A}$ e 5-HT$_{1B}$. A remoção da serotonina da fenda sináptica dá-se pelo transportador de serotonina (SERT) que transporta a serotonina de volta ao neurônio, onde pode ser novamente estocada em vesículas ou oxidada em ácido 5-hidróxi-indolacético pela enzima MAO-A (Figura 38.43; Kulikov *et al.*, 2018).

O transportador de serotonina (SERT) é o responsável pelo transporte das moléculas de serotonina pelas membranas biológicas. Transportadores sofrem modificações conformacionais e podem transportar uma ou mais moléculas por ciclo, uma característica distinta da dos canais iônicos, que ficam abertos ou fechados. A estrutura do transportador de serotonina é composta de 12 hélices transmembrânicas com uma alça extracelular entre as hélices 3 e 4 (Mitchell *et al.*, 2004). As áreas importantes para a afinidade pela serotonina estão localizadas entre as hélices 1 a 3 e de 8 a 12. Um sítio de ligação da serotonina é o mesmo de inibidores seletivos, como a fluoxetina.

Os SERT dependem da concentração extracelular de sódio e cloro, e os íons cloro podem ser substituídos por íons bicarbonato. Íons intracelulares como o potássio também participam do processo, podendo ser substituídos por íons hidrogênio. A força motriz responsável pelo transporte energeticamente desfavorável de serotonina constitui

Capítulo 38 • Transtorno Depressivo Maior 657

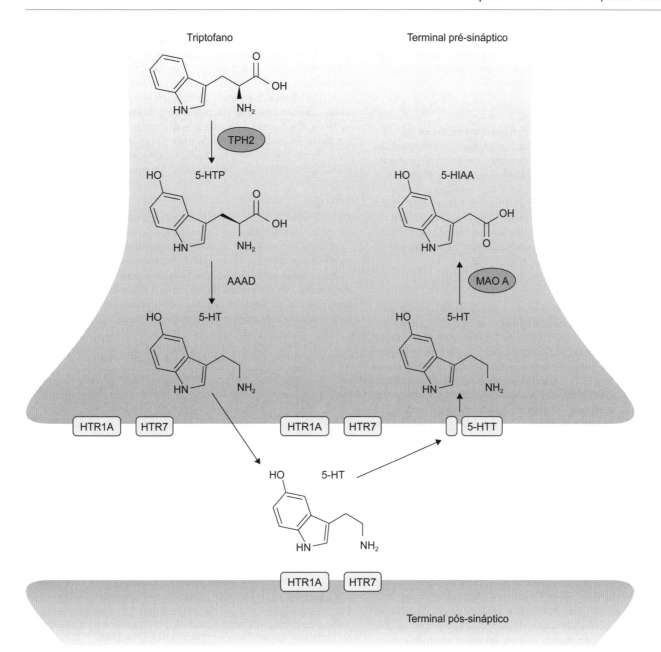

Figura 38.43 Resumo da síntese e do metabolismo da serotonina no cérebro. No neurônio pré-sináptico, a triptofano hidroxilase 2 (TPH2) hidroxila o L-triptofano em 5-hidroxitriptofano (5-HTP), o qual sofre ação da decarboxilase aromática de L-aminoácidos (AAAD, do inglês *L-aromatic amino acids decarboxylase*), gerando a serotonina (5-HT). A mesma é depositada em vesículas sinápticas, as quais são transportadas para terminais nervosos. Após despolarização, a serotonina é liberada na fenda sináptica. Os autorreceptores pré-sinápticos 5-HT1A e 5-HT7 modulam a secreção de serotonina, que interage com receptores serotoninérgicos pós-sinápticos. O transportador de serotonina (5-HTT) recapta a serotonina para o neurônio pré-sináptico, onde a mesma é redepositada em vesículas ou sofre oxidação, gerando o ácido 5-hidroxi-indolacético (5-HIAA), pela monoamino oxidase A (MAO A).

o influxo de sódio favorecido pelo gradiente. De acordo com o modelo proposto, o primeiro passo se dá quando o íon de sódio se liga ao SERT. A serotonina protonada (5-HT+) liga-se, então, ao SERT seguida pelo íon cloro; os íons cloro não são necessários para que a serotonina protonada se ligue ao transportador, mas sim para que o transporte se efetue. O complexo inicial formado pela serotonina e pelos íons sódio e cloro causa uma alteração conformacional do SERT. A proteína que no início se apresenta com face para o exterior do neurônio se posiciona para o interior do neurônio liberando o neurotransmissor (no caso, a serotonina) e os íons sódio e cloro no citoplasma do neurônio. Um íon intracelular de potássio liga-se ao transportador e promove a sua reorientação para que esteja disponível para um novo ciclo. O sítio que outrora se ligou à serotonina e os íons sódio e cloro ficam desocupados, expostos agora para a face externa do neurônio, e o íon potássio é liberado no extracelular (Sghendo e Mifsud, 2011).

Os inibidores seletivos da recaptação neuronal de serotonina causam aumento da concentração sináptica de serotonina, inibem basicamente o transportador de serotonina e não apresentam ação em transportadores de outras aminas biológicas, como a dopamina e a norepinefrina. A ligação dos inibidores seletivos da recaptação de serotonina pode ocorrer no mesmo sítio em que a serotonina se liga, visto que apresentam estrutura química semelhante à da serotonina. Ressalta-se que esses inibidores atuam seletivamente na recaptação de serotonina, portanto o aumento inicial de serotonina somente é observado no corpo neuronal e nos dendritos, mas não nos terminais axônicos. O aumento da concentração de serotonina na fenda sináptica por um período prolongado leva a uma dessensibilização do autorreceptor 5-HT$_{1A}$, o que causa aumento da liberação de serotonina nos terminais axônicos (Fabre *et al.*, 2000). Esse tempo, necessário para o aumento de serotonina nos terminais axônicos, é considerado a razão para a resposta retardada observada com esses fármacos. Conforme visto a seguir, o tempo mínimo para observar uma resposta terapêutica no tratamento do transtorno depressivo maior pelos inibidores seletivos da recaptação de serotonina é de 2 semanas.

5-HT$_{1A}$

O receptor 5-HT$_{1A}$ está localizado primariamente no córtex frontal e na rafe do tronco encefálico. No córtex frontal, a serotonina liga-se ao receptor 5-HT$_{1A}$ localizado pós-sinapticamente no neurônio piramidal glutamatérgico. O receptor 5-HT$_{1A}$ da rafe do tronco encefálico é um autorreceptor pré-sináptico localizado em um neurônio serotoninérgico. A ativação desse receptor 5-HT$_{1A}$ diminui a neurotransmissão serotoninérgica, e a ativação do receptor 5-HT$_{1A}$ no córtex frontal reduz a atividade glutamatérgica, levando ao aumento da estimulação dos neurônios dopaminérgicos e noradrenérgicos na área tegmental ventral do tronco encefálico (Köhler et al., 2016).

Vilazodona (Viibryd®)

A benzofuranocarboxamida atua como inibidor da recaptação neuronal de serotonina (IC$_{50}$ = 0,2 nM) e como agonista parcial dos receptores 5-HT$_{1A}$ (IC$_{50}$ = 0,5 nM) tanto nos autorreceptores localizados pré quanto pós-sinapticamente (Dawson, 2013). A vilazodona (Figura 38.44) não apresenta atividade contra outros receptores 5-HT, como os 5-HT$_{1D}$, 5-HT$_{2A}$ e 5-HT$_{2C}$. Acredita-se que o agonismo parcial nos receptores 5-HT$_{1A}$ possa causar uma resposta terapêutica mais rápida.

A vilazodona apresenta biodisponibilidade absoluta entre 22 e 72% quando ingerida com alimentos. T$_{máx}$ ocorre entre 4 e 5 h, com meia-vida de eliminação de aproximadamente 25 h. Apresenta alta ligação com as proteínas plasmáticas (96 a 99%) com volume de distribuição entre 7 e 17 ℓ/kg. Esse fármaco é extensivamente metabolizado pelo CIP450 e, também, por enzimas não relacionadas com o P450, sendo apenas 1% da dose recuperada na urina e 2% nas fezes, na forma de fármaco inalterado. O CIP3A4 é a principal isoforma, com contribuição discreta dos CIP2C19 e CIP2D6 (Stuivenga et al., 2019).

A eficácia e a segurança da vilazodona no tratamento do transtorno depressivo maior foram avaliadas em ensaio clínico randomizado, duplo-cego, controlado com placebo (Croft et al., 2014). Os pacientes (idade entre 18 e 70 anos) foram tratados com vilazodona 40 mg/dia (n = 260) ou placebo (n = 258) por 8 semanas, com o objetivo primário de alterar o escore da escala MADRS. A vilazodona causou redução significativa do escore MADRS quando comparada ao placebo (Figura 38.45). A incidência de reações adversas foi maior no grupo tratado com vilazodona, ocorrendo em > 5% dos pacientes (duas vezes em comparação ao grupo tratado com placebo), sendo as mais frequentes diarreia, náuseas, tontura e insônia.

A eficácia e a segurança da vilazodona no tratamento do transtorno depressivo maior em crianças e adolescentes foram avaliadas por ensaio clínico randomizado, duplo-cego, controlado com placebo (Durgam et al., 2018). Os pacientes (idade entre 12 e 17 anos) foram tratados com vilazodona 15 mg/dia (n = 149) ou 30 mg/dia (n = 161) ou placebo (n = 142) por 8 semanas, tendo como objetivo primário reduzir o escore da escala CDRS-R. Não houve diferença estatisticamente significativa dos grupos tratados com vilazodona em relação ao placebo (Figura 38.46). Reações adversas que levaram à interrupção do tratamento foram náuseas (viladozona n = 3, placebo n = 0), pesadelos (viladozona n = 2, placebo n = 0), ideação de suicídio (vilazodona n = 4, placebo n = 1) e depressão (vilazodona n = 4, placebo n = 0).

A vilazodona está indicada no tratamento do transtorno depressivo maior, na dose de 40 mg/dia, embora a dose inicial recomendada seja de 10 mg/dia durante 7 dias, seguida de 20 mg/dia durante mais 7 dias, e a partir de então aumentando para 40 mg/dia. Esse fármaco deve ser ingerido com alimentos. As reações adversas mais frequentes com incidência ≥ 5% são diarreia, náuseas, vômitos e insônia.

5-HT$_{1B/D}$

Os receptores 5 HT$_{1B/D}$ são dois autorreceptores localizados em neurônios serotoninérgicos, cuja ativação resulta na inibição da atividade desses neurônios (Ruf et al., 2009). Os fármacos que se ligam a esses receptores geralmente funcionam como antagonistas, causando, portanto, inibição desse mecanismo inibitório, levando a um aumento da liberação de serotonina pré-sináptica (Moret et al., 2000). Vários antipsicóticos de segunda geração, como iloperidona, ziprasidona e asenapina, são antagonistas do receptor 5-HT$_{1B/D}$.

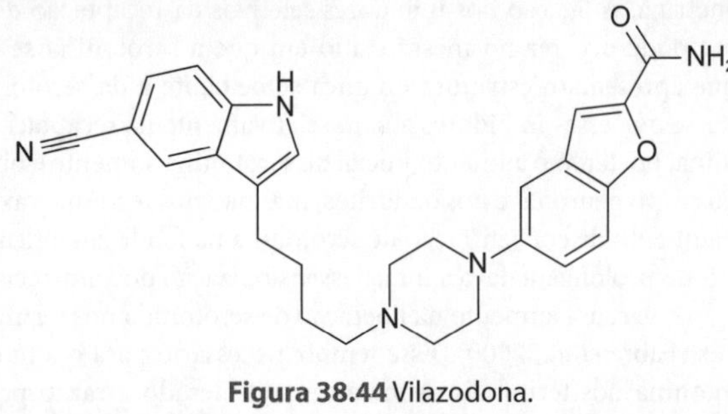

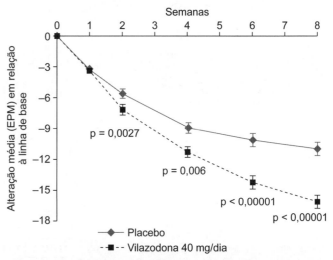

Figura 38.45 Alteração média em relação à linha de base do escore MADRS (*Montgomery-Asberg Depression Rating Scale*) em pacientes com transtorno depressivo maior tratados com vilazodona ou placebo. Barras verticais representam o erro padrão da média (EPM).

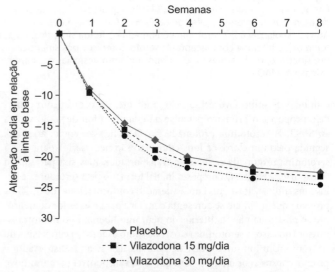

Figura 38.46 Alteração média em relação à linha de base do escore CDRS-R (*Children's Depression Rating Scale-Revised*) em pacientes com transtorno depressivo maior tratados com vilazodona ou placebo.

Figura 38.44 Vilazodona.

Vortioxetina (Trintellix)

Trata-se de uma sulfanilamina piperazínica que atua como inibidor da recaptação de serotonina ao inibir o transportador SERT ($K_i = 1,6$ nM) e apresenta bem menor afinidade pelo transportador de norepinefrina ($K_i = 113$ nM) e pelo transportador de dopamina (> 1.000 nM). Liga-se como agonista dos receptores 5-HT_{1A} ($K_i = 15$ nM), como agonista parcial do receptor 5-HT_{1B} ($K_i = 33$ nM) e como antagonista dos receptores 5-HT_3, 5-HT_7 e 5-HT_{1D} com KD de 3,7, 19 e 54 nM, respectivamente (Bang-Andersen et al., 2011). Em um ensaio clínico realizado em voluntários sadios com PET-scan (tomografia de emissão de pósitrons), a administração de vortioxetina nas doses de 5, 10 e 20 mg causou ocupação dose-dependente do SERT de 50, 53 e 80%, respectivamente (Garnock-Jones, 2014).

A biodisponibilidade absoluta da vortioxetina (Figura 38.47) é de aproximadamente 75%, sem influência dos alimentos. $T_{máx}$ varia entre 7 e 11 h, a ligação com as proteínas plasmáticas é alta (98 a 99%) e a meia-vida de eliminação é de aproximadamente 66 h, com volume de distribuição aparente de 2.600 ℓ. A vortioxetina é extensivamente metabolizada no fígado por CIP2D6, 3A4/5, 2C9, 2C19, 2A6, 2C8 e 2B6 com subsequente conjugação com ácido glicurônico (Hvenegaard et al., 2012). É importante ressaltar que a farmacocinética da vortioxetina não é alterada de maneira clinicamente significativa em pacientes com insuficiência hepática leve ou moderada ou insuficiência renal de intensidade leve, moderada ou grave.

A eficácia e a segurança da vortioxetina foram avaliadas por revisão sistemática e metanálise envolvendo 4.947 pacientes, sendo 3.276 tratados com vortioxetina e 1.671 com placebo, tendo sido administrada nas doses de 1, 2,5, 5, 10 e 20 mg/dia (Pae et al., 2015). Conforme a Figura 38.48, foi detectada uma diferença estatística entre o tratamento com vortioxetina e com placebo. Ressalta-se que a diferença observada entre os dois grupos (−0,22) é questionável no que se refere à relevância clínica, e os ensaios clínicos conduzidos nos EUA apresentaram eficácia maior em comparação àqueles conduzidos fora do país (58% versus 33%), não tendo sido observada dependência do efeito terapêutico da dose administrada. Não houve diferença estatisticamente significativa entre os grupos tratados com vortioxetina ou com placebo em relação à interrupção do tratamento em razão das reações adversas.

A dose inicial recomendada é de 10 mg/dia, 1 vez/dia, com ou sem alimentos. Então, a dose pode ser aumentada para 20 mg/dia, caso haja tolerabilidade, visto que essa dose mais alta está associada a maior eficácia terapêutica. Em pacientes idosos, recomenda-se dose inicial de 5 mg/dia. As reações adversas mais frequentes com incidência ≥ 5% são náuseas, constipação intestinal e vômitos.

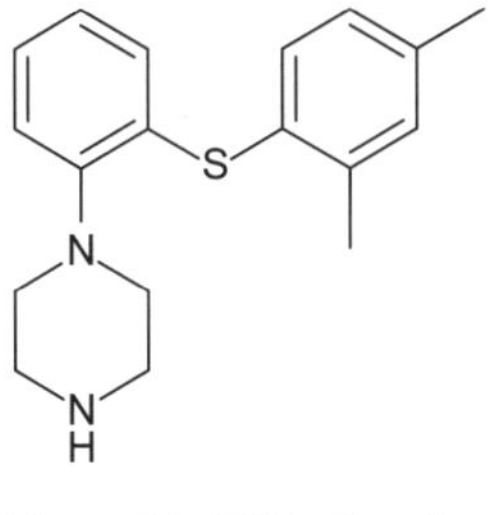

5-HT_{2A}

Trata-se de um receptor de alta relevância para o sistema motor. Todos os antipsicóticos de segunda geração atuam como antagonistas do receptor 5-HT_{2A} no trato nigroestriatal no qual a dopamina é liberada. O receptor 5-HT_{2A} é um autorreceptor pós-sináptico localizado no córtex frontal. A ligação da serotonina com esse receptor estimula neurônios glutamatérgicos piramidais, os quais, por sua vez, ativam os interneurônios GABAérgicos, que causam redução da atividade dos neurônios dopaminérgicos no trato nigroestriatal. O bloqueio desses receptores reduz os sintomas extrapiramidais, uma das principais características dos antipsicóticos de segunda geração (Meltzer, 2012). Os receptores 5-HT_{2A} aparentemente têm papel importante no sistema límbico, em que podem apresentar relevância para o tratamento do transtorno depressivo maior, estando o seu bloqueio associado à melhora da qualidade do sono (Landolt e Wehrle, 2009).

Trazodona (Desyrel)

Derivado triazolopiridínico cujo principal mecanismo de ação é o antagonismo nos receptores 5-HT_{2A} (na dose de 1 mg, a tradozona ocupa 50% dos receptores 5-HT_{2A}). Em doses mais altas (50 mg), o antagonismo também afeta os receptores alfa-1 e alfa-2 adrenérgicos e os receptores histaminérgicos H_1. É importante ressaltar que a capacidade da trazodona (Figura 38.49) de bloquear o transportador neuronal de serotonina (SERT) é pelo menos 100 vezes menos potente em comparação à de antagonizar os receptores 5-HT_{2A} (Bossini et al., 2012). A ação nos receptores 5-HT_{2A}, alfa-1 adrenérgico e histaminérgico H_1 representa a base de seu efeito hipnótico em baixas doses (25 a 100 mg), enquanto o bloqueio simultâneo do receptor 5-HT_{2A} e do SERT é fundamental para seu efeito antidepressivo em doses mais altas (150 a 600 mg).

Figura 38.47 Vortioxetina.

Estudo	SMD	SEM	Variação	Limite inferior	Limite superior	Valor Z	Valor p
Alvarez et al.	−0,441	0,121	0,015	−0,678	−0,204	−3,646	0,000
Henigsberg et al.	−0,321	0,098	0,010	−0,514	−0,129	−3,266	0,001
Baldwin et al.	−0,095	0,095	0,009	−0,282	0,091	−1,002	0,316
Katona et al.	−0,372	0,117	0,014	−0,600	−0,143	−3,185	0,001
Mahableshwarkar et al.	−0,097	0,100	0,010	−0,293	0,100	−0,963	0,336
Jain et al.	−0,063	0,083	0,007	−0,226	0,100	−0,758	0,449
Boulenger et al.	−0,495	0,100	0,010	−0,691	−0,300	−4,970	0,000
Mahableshwarkar et al.	−0,182	0,111	0,012	−0,399	0,035	−1,645	0,100
Jacobsen et al.	−0,253	0,106	0,011	−0,461	−0,044	−2,372	0,018
Mahableshwarkar et al.	−0,046	0,110	0,012	−0,262	0,170	−0,418	0,676
NCT01255787	−0,092	0,095	0,009	−0,277	0,094	−0,970	0,332
	−0,217	0,049	0,002	−0,313	−0,122	−4,462	0,000

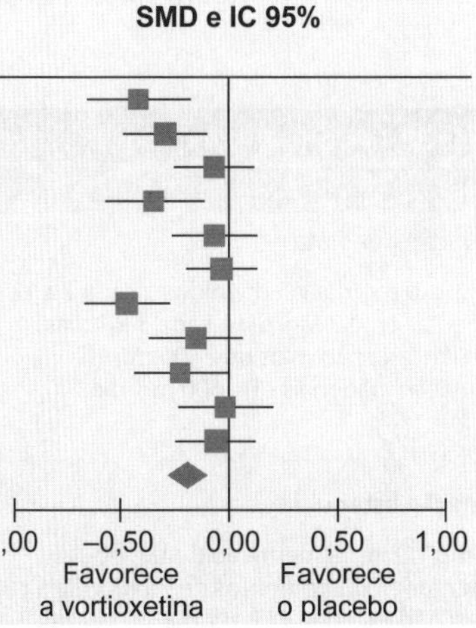

Favorece a vortioxetina / Favorece o placebo

Figura 38.48 Forest plot mostrando a diferença média padronizada (SMD, do inglês standard mean difference) em relação à linha de base em pacientes com transtorno depressivo maior tratados com vortiextina ou placebo. As linhas horizontais indicam o IC 95%.

A trazodona é bem absorvida após administração oral, e aumenta pouco quando ingerida com alimentos. Apresenta farmacocinética linear entre as doses de 25 e 100 mg, e é extensivamente metabolizada, sendo < 1% da dose oral eliminada na urina como fármaco inalterado. O *clearance* renal é responsável por 70 a 75% do *clearance* sistêmico, e a meia-vida de eliminação fica em torno de 6,3 h. Em um ensaio clínico controlado com placebo e com *crossover* em 17 pacientes deprimidos, houve melhora em 11 pacientes tratados com trazodona e 4 com placebo (Brogden *et al.*, 1981).

A trazodona está indicada para o tratamento do transtorno depressivo maior. A Tabela 38.14 resume as doses e formulações que podem ser utilizadas em pacientes adultos, pediátricos e idosos (Khouzam, 2017). As reações adversas mais comuns com incidência ≥ 5% são edema, embaralhamento da visão, síncope, tontura, fadiga, diarreia, náuseas e perda de peso.

Mirtazapina (Remeron)

Apresenta uma estrutura tetracíclica com um grupo piperazínico (Figura 38.50). O efeito antidepressivo da mirtazapina foi atribuído a vários mecanismos, como bloqueio dos receptores alfa-2 adrenérgicos e aumento da transmissão serotoninérgica (De Boer *et al.*, 1994). A mirtazapina bloqueia com alta afinidade os receptores 5-HT$_2$ e 5-HT$_3$ e com menor afinidade os receptores 5-HT$_{1A}$ e 5-HT$_3$ (Benjamin e Doraiswamy, 2011). Ainda, atua como potente antagonista dos receptores histaminérgicos centrais e periféricos, o que pode explicar parte de seus efeitos sedativos, e tem ação antagonista nos receptores alfa-1 adrenérgicos periféricos, eventualmente resultando em hipotensão ortostática, além de apresentar um efeito antagonista nos receptores muscarínicos.

A mirtazapina é rapidamente absorvida após administração oral apresentando T$_{máx}$ de cerca de 2 h, e sua biodisponibilidade não é alterada se ingerida com alimentos. Apresenta alta ligação com as proteínas plasmáticas (85%) e sua farmacocinética é enantiosseletiva, além de o (R)-(-)-enantiômero ter meia-vida de eliminação de 18 ± 2,5 h e o (S)-(-)-enantiômero de 9,9 ± 3,1 h (Timmer *et al.*, 2000). Em virtude do metabolismo de primeira passagem, estima-se sua biodisponibilidade absoluta em 50%, sendo a farmacocinética linear entre as doses de 15 e 80 mg. O *clearance* renal da mirtazapina apresenta correlação com o *clearance* da creatinina – em pacientes com disfunção hepática, o *clearance* da mirtazapina está reduzido em 30%.

A eficácia e a segurança da mirtazapina foram comparadas com placebo no comportamento relacionado com o suicídio (suicídio, tentativa de suicídio e ideação de suicídio) em pacientes com transtorno depressivo maior pela metanálise de 15 ensaios clínicos randomizados envolvendo 1.817 pacientes, dos quais 1.132 foram tratados com mirtazapina e 695 com placebo (Kasper *et al.*, 2010). O tratamento com mirtazapina reduziu de maneira significativa o escore de comportamento relacionado com o suicídio comparado ao placebo (Figura 38.51).

A mirtazapina está indicada para o tratamento do transtorno depressivo maior, na dose inicial de 15 mg/dia, preferencialmente à noite antes de se deitar. Para o controle do transtorno depressivo maior, as doses eficazes são entre 15 e 45 mg/dia. As reações adversas mais frequentes são sonolência, aumento de apetite, aumento de peso e tontura.

5-HT$_{2B}$

Trata-se do receptor pós-sináptico que modula a contração de vasos sanguíneos e alteração da forma de plaquetas (*shape change*). O receptor pré-sináptico atua como um autorreceptor funcionando como alça de retroalimentação negativa.

5-HT$_{2C}$

Trata-se de um receptor pós-sináptico nos neurônios dopaminérgicos do tronco encefálico, cuja ativação reduz a atividade dopaminérgica nos neurônios do sistema límbico. O bloqueio dos receptores 5-HT$_{2C}$ no córtex frontal aumenta a liberação de dopamina e norepinefrina; a ativação desses receptores está associada à hipofagia e seu bloqueio é tido como responsável por algumas das reações adversas metabólicas associadas a fármacos psicotrópicos, como aumento de peso, intolerância à glicose e dislipidemia (Reynolds *et al.*, 2016).

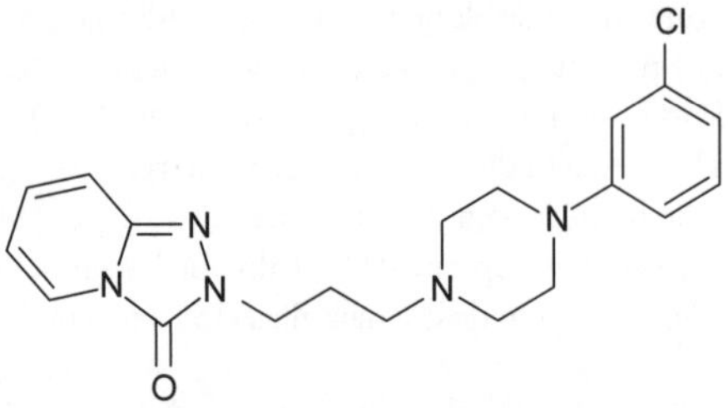

Figura 38.49 Trazodona.

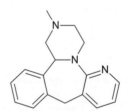

Figura 38.50 Mirtazapina.

Tabela 38.14 Doses e formulações da trazodona em pacientes adultos, pediátricos e idosos.		
Adulto	**Pediatria**	**Geriatria**
Liberação imediata		
Inicial 150 mg/dia VO divididos a cada 2 a 12 h Aumentar em 50 mg/dia a cada 3 a 7 dias Ambulatório: não mais que 400 mg/dia Internação: não mais que 600 mg/dia	< 6 anos: segurança e eficácia não estabelecidas 6 a 12 anos: 1,5 a 2 mg/kg/dia VO em doses divididas inicialmente; não exceder 6 mg/kg/dia divididas a cada 8 h > 12 anos: 25 a 50 mg/dia VO; aumentar de 100 a 150 mg em doses divididas	25 a 50 mg VO na hora de dormir; aumentar a dose em 25 a 50 mg a cada 3 dias, se internado, ou semanalmente, sem exceder 75 a 150 mg/dia
Liberação estendida		
150 mg VO inicialmente ao deitar; pode aumentar em incrementos de 75 mg/dia a cada 3 dias; não exceder 375 mg/dia Engolir inteiro ou quebrar ao meio ao longo da linha pontuada; não mastigar ou esmagar		150 mg VO inicialmente ao deitar; pode aumentar em incrementos de 75 mg/dia a cada 3 dias; não exceder 375 mg/dia Engolir inteiro ou quebrar ao meio ao longo da linha pontuada; não mastigar ou esmagar

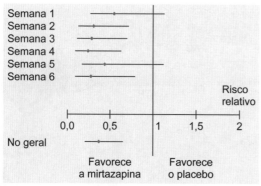

Figura 38.51 *Forest plot* mostrando o risco relativo para incidência de suicidalidade semanal avaliado pelo item "Suicídio" no escore da escala de classificação de depressão de Hamilton (HAMD) em pacientes tratados com mirtazapina ou placebo.

Antidepressivos (p. ex., fluoxetina, trazodona e mirtazapina) e antipsicóticos (p. ex., asenapina, clozapina, olanzapina e quetiapina) têm ação antagonista nesse receptor.

5-HT$_3$

Compreende um receptor pós-sináptico localizado nos interneurônios GABAérgicos do tronco encefálico, cuja ativação estimula esses interneurônios, causando inibição da liberação de dopamina, norepinefrina, acetilcolina, serotonina e histamina, principalmente no tronco encefálico (Rajkumar *et al.*, 2010). Portanto, o antagonismo desse receptor promove um aumento considerável da concentração dessas monoaminas, o que é relevante para o tratamento do transtorno depressivo maior. Mirtazapina, clozapina e vortioxetina atuam também como antagonistas dos receptores 5-HT$_3$. Ressalta-se que o antagonismo de 5-HT$_3$ também é importante para o tratamento de náuseas, já que esses receptores estão localizados perifericamente no intestino, aumentando sua motilidade e a secreção (Mawe e Hoffman, 2013), e no centro do vômito, na área postrema (Billio *et al.*, 2010). A ondansetrona é um potente fármaco antiemético, largamente utilizado em conjunto com quimioterapia e que atua como antagonista altamente seletivo para o receptor 5-HT$_3$.

5-HT$_4$ e 5-HT$_5$

O receptor 5-HT$_4$ está especialmente envolvido na fisiologia do intestino, da bexiga, do coração e das glândulas adrenais, sendo expresso em neurônios entéricos e células musculares lisas. Os receptores 5-HT$_4$ também são encontrados no sistema nervoso central, entretanto sua função não é conhecida. Os receptores 5-HT$_5$ aparentemente estão envolvidos na regulação do ciclo circadiano (Thomas, 2006).

5-HT$_6$

Trata-se de um receptor pós-sináptico que reduz a transmissão de acetilcolina. A liberação de acetilcolina está envolvida na memória e nas funções cognitivas, portanto o bloqueio desse receptor se associa à melhora dessas funções (Meneses *et al.*, 2011). Alguns fármacos antipsicóticos de segunda geração, como a olanzapina, a clozapina e a asenapina, antagonizam esse receptor, o que pode estar associado aos benefícios promovidos nos sintomas negativos da esquizofrenia.

5-HT$_7$

Esse receptor está envolvido em termorregulação, ritmos circadianos, aprendizado, memória e sono. Trata-se de um autorreceptor que funciona como uma alça de retroalimentação negativa, portanto seu bloqueio promove o aumento da liberação de serotonina (Hedlund, 2009). O bloqueio desse receptor pode ter efeito benéfico no tratamento da depressão. A lurasidona indicada no tratamento da depressão do transtorno bipolar atua como um potente antagonista desse receptor. Alguns fármacos utilizados no tratamento do transtorno depressivo maior, como imipramina, desipramina, fluoxetina e vortioxetina, também agem como antagonistas do receptor 5-HT$_7$, entretanto com potências diferentes. A maior densidade de receptores 5-HT$_7$ é encontrada no tálamo e no hipotálamo, assim como no hipocampo e no córtex cerebral (Roberts e Hedlund, 2012).

AGONISTAS DE RECEPTORES MELATONINÉRGICOS

A melatonina atua em dois receptores denominados MT1 e MT2, formados por 350 e 362 aminoácidos, respectivamente. O receptor MT1 está acoplado à proteína Gi, sensível à toxina *pertussis*, e às proteínas Gq/11, insensíveis à toxina *pertussis*. A ativação do MT1 inibe a sinalização por proteinoquinase A e produção de AMP cíclico (AMPc) induzida por forskolin. A ativação do receptor MT2 também inibe a produção de AMPc e GMP cíclico (GMPc) e ativa a proteinoquinase C (Figura 38.52; Liu *et al.*, 2016).

Os receptores melatoninérgicos MT1 e MT2 são alvos interessantes para o tratamento do transtorno depressivo maior. A indicação de que os receptores melatoninérgicos estão envolvidos no fenômeno depressivo teve origem na observação de efeitos antidepressivos causados pela melatonina e por seus agonistas em modelos animais de depressão. A deleção dos receptores MT1 em roedores está associada ao aumento de comportamentos depressivos (Weil *et al.*, 2006), e a imunorreatividade para o receptor MT1 está aumentada em pacientes com transtorno depressivo maior (Wu *et al.*, 2013).

Agomelatina (Valdoxan®)

Trata-se de um derivado N-acetil-2-ariletilamínico (Figura 38.53) que atua como agonista dos receptores melatoninérgicos MT1 e MT2 (Fornaro *et al.*, 2010), com afinidade pelos receptores serotoninérgicos 5-HT$_{1A}$ e 5-HT$_{2B}$, além de apresentar efeito antagonista nos receptores 5-HT$_{2C}$. A ativação do receptor 5-HT$_{2C}$ causa bloqueio da neurotransmissão de norepinefrina e de dopamina, portanto a inibição desses receptores pela agomelatina promove o aumento da transmissão dopaminérgica e noradrenérgica (Stahl, 2007). A agomelatina não tem atividade na recaptação neuronal de serotonina e norepinefrina e não apresenta afinidade pelos receptores alfa e beta-adrenérgicos, histaminérgicos, colinérgicos, dopaminérgicos e benzodiazepínicos.

Após a administração oral, mais de 80% é absorvido, entretanto sua biodisponibilidade absoluta é baixa em razão do alto metabolismo pré-sistêmico. A agomelatina é rapidamente oxidada por enzimas hepáticas, como CIP1A2 (90%) e CIP2C9/CIP2C19 (10%). É possível que a biodisponibilidade oral seja altamente variável pelas diferenças interindividuais da atividade do CIP1A2. A biodisponibilidade da agomelatina não é alterada quando ingerida com alimentos, entretanto observa-se uma redução de 20 a 30% do C$_{máx}$. A ligação com as proteínas plasmáticas é de 95%, com volume aparente de distribuição de 35 ℓ. A meia-vida varia entre 1 e 2 h com *clearance* sistêmico estimado em 1.100 mℓ/min, sendo 80% da dose eliminada na urina na forma de metabólitos. Não há alteração dos parâmetros farmacocinéticos em pacientes com insuficiência renal, embora em pacientes cirróticos com Child-Pugh A e B tenha havido aumento de exposição de agometalina de 70 a 140 vezes, respectivamente.

A eficácia e a segurança da agomelatina no tratamento do transtorno depressivo maior foram avaliadas em metanálise de trabalhos publicados e não publicados (Taylor *et al.*, 2011). Uma avaliação contra placebo envolvendo 3.951 pacientes demonstrou diferença estatisticamente favorável para a agomelatina (Figura 38.54) – a interrupção do tratamento em razão das reações adversas foi de 4% no grupo placebo e 4,6% no grupo tratado com agomelatina.

A agomelatina está indicada para o tratamento de transtorno depressivo maior em adultos, na dose de 25 mg/dia, geralmente administrada na hora de dormir. Caso não ocorra melhora terapêutica após duas semanas de uso, a dose pode ser aumentada para 50 mg 1 vez/dia, na hora de dormir. A agomelatina não deve ser utilizada em pacientes com insuficiência hepática leve, moderada ou grave.

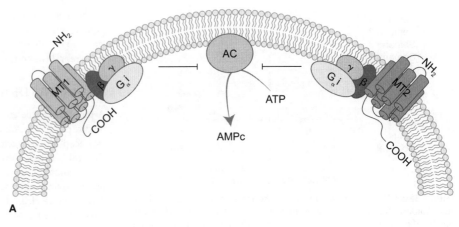

Figura 38.52 Sinalização dos receptores melatoninérgicos. **A.** Sinalização do receptor monomérico MT1 ou MT2. **B.** Sinalização do receptor heterodimérico MT1/MT2. Os receptores MT1 e MT2 formam homo e hétero-oligômeros entre eles, alterando as propriedades farmacológicas de cada receptor. As densidades dos heterodímeros MT1/MT2 e do homodímero MT2/MT2 são similares e 3 a 4 vezes mais baixas que as do homodímero MT1/MT1. AC: adenilciclase; DAG: diacilglicerol; IP3: inositol trifosfato; PIP2-fosfatidilinositol difosfato; PKC: proteinoquinase C; PLC-fosfolipase C.

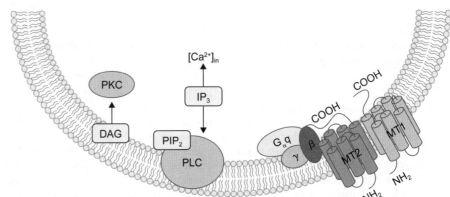

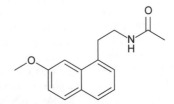

Figura 38.53 Agomelatina.

Ensaios clínicos	Média (DP) Agomelatina	Média (DP) Placebo	SMD (IC 95%)	Peso (%)	SMD (IC 95%)
Não publicados					
CAGO178A2303	17,1 (7,4)	17,3 (7,9)		9	0,03 (–0,19-0,25)
CL3-022	14,5 (8,2)	15,9 (8,6)		8	0,17 (–0,07-0,40)
CL3-023	13,0 (8,0)	13,8 (8,0)		8	0,10 (–0,14-0,34)
CL3-024	12,7 (8,2)	13,4 (8,4)		9	0,08 (–0,11-0,28)
CL3-026	16,8 (9,8)	17,0 (10,7)		7	0,02 (–0,25-0,29)
CL3-069	14,0 (6,4)	18,7 (7,3)		9	0,70 (0,49-0,91)
CL3-070	13,4 (7,5)	16,1 (7,6)		7	0,36 (0,07-0,64)
Subtotal: $p < 0,001$, $I^2 = 80\%$				58	0,21 (0,01-0,40)
Publicados					
Kennedy (2006)	14,1 (7,7)	16,5 (7,4)		7	0,32 (0,05-0,59)
Loo (2002)	12,8 (8,2)	15,3 (8,9)		8	0,29 (0,05-0,53)
Olie (2007)	13,9 (7,7)	17,0 (7,9)		8	0,40 (0,14-0,65)
Stahl (2010)	15,5 (8,1)	17,1 (7,9)		9	0,20 (0,01-0,39)
Zajecka (2010)	15,0 (7,8)	16,6 (8,4)		10	0,20 (0,01-0,39)
Subtotal: $p = 0,72$, $I^2 = 0\%$				42	0,26 (0,16-0,36)
Geral: $p = 0,001$, $I^2 = 66\%$				100	0,24 (0,12-0,35)

–0,8 0 0,8
Favorece o placebo / Favorece a agomelatina

Figura 38.54 *Forest plot* mostrando as diferenças médias padronizadas (SMD) na eficácia da agomelatina e do placebo como antidepressivo.

REFERÊNCIAS BIBLIOGRÁFICAS

Asnis GM, Bose A, Gommoll CP, Chen C, Gredenberg WM. Efficacy and safety of levomilnacipran sustained release 40 mg, 80 mg, or 120 mg in major depressive disorder: a phase 3, randomized, double-blind, placebo-controlled study. J Clin Psychiatry. 2013;74:242-8.

Auclair AL, Martel JC, Assie MB, Bardin L, Heusler P, Cussac D, et al. Levomilnacipran (F2695), a norepinephrine-preferring SNRI: profile in vitro and in models of depression and anxiety. Neuropharmacology. 2013;70:338-47.

Baker GB, Wong JT, Yeung JM, Coutts RT. Effects of the antidepressant phenelzine on brain levels of gamma-aminobutyric acid (GABA). J Affect Disord. 1991;21:207-11.

Bang-Andersen B, Ruhland T, Jorgensen M, Smith G, Frederiksen K, Jensen KG, et al. Discovery of 1-[2-(2,4-dimethylphenylsulfanyl)phenyl]piperazine (Lu AA21004): a novel multimodal compound for the treatment of major depressive disorder. J Med Chem. 2011;54:3206-21.

Barbui C, Guaiana G, Hotopf M. Amitriptyline for inpatients and SSRI for outpatients with depression? Systematic review and meta-regression analysis. Pharmacopsychiatry. 2004;37:93-7.

Benfield DP, Harries CM, Luscombe DK. Some pharmacological aspects of desmethylclomipramine. Postgraduate Medical Journal. 1980;56:13-8.

Benjamin S, Doraiswamy PM. Review of the use of mirtazapine in the treatment of depression. Expert Opin Pharmacother. 2011;12:1623-32.

Berger M, Gray JA, Roth BL. The expanded biology of serotonin. Annu Rev Med. 2009;60:355-66.

Bernstein JG. Induction of obesity by psychotropic drugs. Ann NY Acad Sci. 1987;499:203-15.

Bianchi GN, Bar RF, Kiloh LG. A comparative trial of doxepin and amitriptyline in depressive illness. Med J Aust. 1971;1:843-6.

Bieck PR, Firkusny L, Schick C, Antonin KH, Nilsson E, Schulz R, et al. Monoamine oxidase inhibition by phenelzine and brofaromine in healthy volunteers. Clin Pharmacol Ther. 1989;45:260-9.

Billio A, Morello E, Clarke MJ. Serotonin receptor antagonists for highly emetogenic chemotherapy in adults. Cochrane Database Syst Rev. 2010;CD006272.

Boakes AJ, Laurence DR, Teoh PC, Barar FSK, Benedikter LT, Prichard BNC. Interactions between sympathomimetic amines and antidepressant agents in man. Br Med J. 1973;1:311-5.

Bradford LD. Preclinical pharmacology of fluvoxamine (Floxyfrol). Proceedings of the Amsterdam: International Symposium on Fluvoxamine; 1983. p. 13-17.

Brambilla P, Cipriani A, Hotopf M, Barbui C. Side-effect profile of fluoxetine in comparison with other SSRIs, tricyclic newer antidepressants: a meta-analysis of clinical trial data. Pharmacopsychiatry. 2005;38:69-77.

Brogden RN, Heel RC, Speight TM, Avery GS. Trazodone: a review of its pharmacological properties and therapeutic uses in depression and anxiety. Drugs. 1981;21:401-29.

Brogden RN, Speight TM, Avery GS. Doxepin. A review. Drugs. 1971;I:194.

Burton CJ, Callingham BA, Morton AJ. Some actions of moclo-bemide (Ro 11-1163) on MAO and on responses of the rat anococcygeus muscle to sympathomimetic amines. Journal of Pharmacy and Pharmacology. 1984;36:53W.

Bymaster FP, Dreshfield-Ahmad LJ, Threlkeld PG, Shaw JL, Thompson L, Nelson DL, et al. Comparative affinity of duloxetine and venlafaxine for serotonin and norepinephrine transporters in vitro and in vivo, human serotonin receptor subtypes, and other neuronal receptors. Neuropsychopharmacology. 2001;25:871-80.

Campos JD, Delgado JAC, Versiani M. A double-blind comparative study between amoxapine and imipramine in the treatment of depression. A Folha Medica. 1977;75:153-9.

Chen F, Larsen MB, Sánchez C, Wiborg O. The S-enantiomer of R,S-citalopram, increases inhibitor binding to the human serotonin transporter by an allosteric mechanism. Comparison with other serotonin transporter inhibitors. Eur Neuropsychopharmacol. 2005;15:193-8.

Chessin M, Dubnick B, Kramer ER et al. Modifications of pharmacology of reserpine and serotonin by iproniazid. Fed Proc. 1956;15:409.

Chiuccariello L, Houle S, Miler L, Cooke RG, Rusjan PM, Rajkowska G, et al. Elevated monoamine oxidase A binding during major depressive episodes is associated with greater severity and reversed neurovegetative symptoms. Neuropsychopharmacology. 3014;39:973-80.

Coupet J, Rauh CE, Szues-Myers VA, Yunger LM. 2-chloro-11 (1-piperazinyl) dibenz [b, f] oxazepine (amoxapine), an antidepressant with antipsychotic properties – a possible role for 7-hydroxyamoxapine. Biochem Pharmacol. 1979;28:2514-5.

Coutts RT, Rao TS, Baker GB, Micetich RG, Hall TWE. Neurochemical and neuropharmacological properties of 4-fluorotranylcypromine. Cell Mol Neurobiol. 1987;7:271-90.

Croft HA, Pomara N, Gommoll C, Chen D, Nunez R, Mathews M. Efficacy and safety of viladozone in major depressive disorder: a randomized, double-blind, placebo-controlled trial. J Clin Psychiatry. 2014;75:e1291-e1298.

Davidson JRT, Giller EL, Zisook S, Overall JE. An efficacy study of isocarboxazid ande placebo in depression, and its relationship to depressive nosology. Arch Gen Psychiatry. 1988;45:120-7.

Dawson LA. The discovery and development of vilazodone for the treatment of depression: a novel antidepressant or simply another SSRI? Expert Opin Drug Discov. 2013;8:1529-39.

De Boer T, Nefkens F, Van Helvoirt A. The alpha 2-adrenoceptor antagonist Org 3770 enhances serotonin transmission in vivo. Eur J Pharmacol. 1994;253:R5-6.

de Leon J, Armstrong SC, Cozza KL. Clinical guidelines for psychiatrists for the use of pharmacogenetic testing for CYP450 2D6 and CYP450 2C19. Psychosomatics. 2006;47:75-85.

de Vries MH, Raghoebar M, Mathlener IS, Van Harten J. Single and multiple oral dose fluvoxamine kinetics in young and elderly subjects. Therapeutic Drug Monitoring. 1992;14:493-8.

Deecher DC, Beyer CE, Johnston G, Bray J, Shah S, Abou-Gharbia M, et al. Desvenlafaxine succinate: a new serotonin and norepinephrine reuptake inhibitor. J Pharmacol Exp Ther. 2006;318:657-65.

Delay J, Laine B, Buisson JF. The action of isonicotinyl-hydrazide used in the treatment of depressive states. Ann Med Psychol. 1952;110:689-92.

DeVane CJ, Liston HL, Markowitz JS. Clinical pharmacokinetics of sertraline. Clin Pharmacokinetc. 2002;41:1247-66.

Durgam S, Chen C, Migliore R, Prakash C, Edwards J, Findling RL. A phase 3, double-blind, randomized, placebo-controlled study of vilazodone in adolescents with major depressive disorder. Pediatr Drugs. 2018;20:353-63.

Emslie GJ, Wagner KD, Kutcher S, Krulewicz S, Fong R, Carpenter DJ, et al. Paroxetine treatment in children and adolescents with major depressive disorder: a randomized, multicenter, double-blind, placebo-controlled trial. Acad Child Adolesc Psychiatry. 2006;45:709-19.

Eyding D, Lelgemann M, Grouven U, Härter M, Kromp M, Kaiser T, et al. Reboxetine for acute treatment of major depression: systematic review and meta-analysis of published and unpublished placebo and selective serotonin reuptake inhibitor controlled trials. BMJ. 2010;341:c4737.

Fabre V, Beaufour C, Evrard A, Rioux A, Hanoun N, Lesch KP, et al. Altered expression and functions of serotonin 5-HT1A and 5-HT1B receptors in knock-out mice lacking the 5-HT transporter. Eur J Neurosci. 2000;12:2299-310.

Finberg JP. Gillman K. Selective inhibitors of monoamine oxidase type B and the "cheese effect". Int Rev Neurobiol. 2011;100:169-90.

Fitton A, Faulds D, Goa K. Moclobemide. Drugs. 1992;43:561-96.

Fleishaker JC. Clinical pharmacokinetics of reboxetine, a selective norepinephrine reuptake inhibigor for the treatment of patients with depression. Clin Pharmacokinet. 2000;39:413-27.

Furukawa TA, McGuire H, Barbui C. Meta-analysis of effects side effects of low dosage tricyclic antidepressants in depression: systematic review. Brit Med J. 2002;325:991-5.

Gaddum JH, Picarelli ZP. Two kinds of tryptamine receptor. Br J Pharmacol Chemother. 1957;12:323-8.

Gage BF, Fihn SD, White RH. Management and dosing of warfarin therapy. Am J Med. 2000;109:481-8.

Garnock-Jones KP. Vortioxetine a review of its use in major depressive disorder. CNS Drugs. 2014;28:855-74.

Gastó C, Navarro V, Marcos T, Portella MJ, Torra M, Rodamilans M. Single-blind comparison of venlafaxine and nortriptyline in elderly major depression. J Clin Psycopharmacol. 2003;23:21-6.

Gillman PK. Advances pertaining to the pharmacology and interactions of irreversible nonselective monoamine oxidase inhibitors. J Clin Psychopharmacol. 2011;31:66-74.

Gillman PK. Monoamine oxidase inhibitors, opioid analgesics and serotonin toxicity. Br J Anaesth. 2005;95:434-41.

Gillman PK. Tricyclic antidepressant pharmacology and therapeutic drug interactions updated. Br J Pharmacol. 2007;151:737-48.

Girardi P, Pompili M, Innamorati M, Mancini M, Serafini G, Mazzarini L, et al. Duloxetine in acute major depression: review of comparisons to placebo and standard antidepressants using dissimilar methods. Hum Psychopharmacol Clin Exp. 2009;24:177-90.

Greenblatt EN, Hardy RA, Kelly RG. Amoxapine. Pharmacol Biochem Prop Drug Sub. 1979;2:1-19.

Gruetter CA, Lemke SM, Anestis DK, Szarek JL, Valentovic MA. Potentiation of 5-hydroxytryptamine-induced contraction in rat aorta by chlorpheniramine, citalopram and fluoxetine. Eur J Pharmacol. 1992;217:109-18.

Guelfi JD, Dreyfus JF, Pichot P. A double-blind controlled clinical trial comparing fluvoxamine with imipramine. Br J Clin Pharmac. 1983;15:S411-7.

Hall H, Ögren SO. Effects of antidepressant drugs on different receptors in the brain. European Journal of Pharmacology. 1981;70:393-407.

Harvey AT, Rudolph RL, Preskorn SH. Evidence of the dual mechanisms of action of venlafaxine. Arch Gen Psychiatry. 2000;57:503-9.

Healy D. Pioneers in Psychopharmacology. Int J Neuropsychopharmacol. 1998;1:191-4.

Hedlund PB. The 5-HT7 receptor and disorders of the nervous system: an overview. Psychopharmacology (Berl). 2009;206:345-54.

Herrmann B, Pulver R. Der Stoffwechsel des Psychopharmakons Tofranil. Arch int Pharmacodyn. 1960;126:454-69.

Holden JME, Kerry RJ, Orme JE. Amoxapine in depressive illness. Current Medical Research and Opinion. 1979;6:338-41.

Hollister LE. Doxepin Hydrochloride. Ann Intern Med. 1974;81:360-3.

Holtzheimer PE, Mayberg HS. Stuck in a rut: rethinking depression and its treatment. Trends Neurosci. 2011;34:1-9.

Hoyer D, Clarke DE, Fozard JR, Hartig PR, Martin GR, Mylecharane EJ, et al. International Union of Pharmacology Classification of Receptors for 5-Hydroxytryptamine (Serotonin). Pharmacol Rev. 1994;46:157-203.

Humble M. Noradrenaline and serotonin reuptake inhibition as clinical principles: a review of antidepressant efficacy. Acta Psychiatr Scand. 2000;101:28-36.

Hvenegaard MG, Bang-Andersen B, Pedersen H, Jorgensen M, Puschl A, Dalgaard L. Identification of the cytochrome P450 and other enzymes involved in the in vitro oxidative metabolism of a novel antidepressant, Lu AA21004. Drug Metab Dispos. 2012;40:1357-65.

Hyttel J, Bøgesø KP, Perregaard J, Sáchez C. The pharmacological effect of citalopram residues in the (S)-(+)-enantiomer. J Neural Transm Gen Sect. 1992;88:157-60.

Hyttel J. Pharmacological characterization of selective serotonin reuptake inhibitors (SSRIs). Int Clin Psychopharmacol. 1994;9:19-26.

Ishida R, Ozaki T, Uchida H, Irikura T. Gas chromatographic-mass spectrometric determination of amitriptyline and its major metabolites in human serum. J. Chromatogr. 1984;305:73-82.

Jacobs BL, Azmitia EC. Structure and function of the brain serotonin system. Physiol Rev. 1992;72:165-229.

Jarrett RB, Schaffer M, McIntire D, Witt-Browder A, Kraft D, Risser RC. Treatment of atypical depression with cognitive therapy or phenelzine. Arch Gen Psychiatry. 1999;56:431-7.

Johnson S, Stockmeier CA, Meyer JH, Austin MC, Albert PR, Wang J, et al. The reduction of R1, a novel repressor protein for monoamine oxidase A, in major depressive disorder. Neuropsychopharmacology. 2011;36:2139-48.

Johnston JP. Some observations upon a new inhibitor of monoamine oxidase in brain tissue. Biochem Pharmacol. 1968;17:1285-97.

Judd LJ, Rapaport MH, Yonkers KA, Rush AJ, Frank E, Thase ME, et al. Randomized, placebo-controlled trial of fluoxetine for acute treatment of minor depressive disorder. Am J Psychiatry. 2004;161:1864-71.

Jue SG, Dawson GW, Borgden RN. Amoxapine: a review of its pharmacology and efficacy in depressed states. Drugs. 1982;24:1-23.

Kasper S, Montgomery SA, Möller HJ, van Oers HJ, Jan Schutte A, Vrijland P, et al. Longitudinal analysis of the suicidal behaviour risk in short-term placebo-controlled studies of mirtazapine in major depressive disorder. World J Biol Psychiatry. 2010;11:36-44.

Kessler RC, Berglund P, Demler O, Jin R, Merikangas KR, Walters EE. Lifetime prevalence and age-of-onset distributions of DSM-IV disorders in the National Comorbidity Survey Replication. Arch Gen Psychiatry. 2006;62:593-602.

Khouzam HR. A review of trazodone use in psychiatric and medical conditions. Postgrad Med. 2017;129:140-8.

Klamerus KJ, Maloney K, Rudolph RL, Sisenwine SF, Jusko WJ, Chiang ST. Introduction of a composite parameter to the pharmacokinetics of venlafaxine and its active O-desmethyl metabolite. J Clin Pharmacol. 1992;32:716-24.

Knoll J, Magyar K. Some puzzling pharmacological effects of monoamine oxidase inhibitors. Adv Biochem Psychopharmacol. 1972;5:393-408.

Kölhler S, Cierpinsky K, Kronenberg G, Adli M. The serotonergic system in the neurobiology of depression: relevance for novel antidepressants. J Psychopharmacol. 2016;30:13-22.

Kulikov AV, Gainetdinov RR, Ponimaskin E, Kalueff AV, Naumenko VS, Popova NK. Interplay between the key proteins of serotonin system in SSRI antidepressants efficacy. Expert Opin Ther Targets. 2018;22:319-30.

Landolt HP, Wehrle R. Antagonism of serotonergic 5-HT2A/2C receptors: mutual improvement of sleep, cognition and mood? Eur J Neurosci. 2009;29:1795-809.

Lemieux G, Davignon A, Genest J. Depressive states during Rauwolfia therapy for arterial hypertension; a report of 30 cases. Can Med Assoc J. 1956;74:522-6.

Lépine JP, Caillard V, Bisserbe KC, Troy S, Hotton JM, Boyer P. A randomized, placebo-controlled trial of sertraline for prophylactic treatment of highly recurrent major depressive disorder. Am J Psychiatry. 2004;161:836-42.

Liu J, Clough SJ, Hutchinson AJ, Almas-de-biafada EB, Popovska-Gorevski M, Dubocovich ML. MT1 and MT2 melatonin receptors: a therapeutic perspective. Annu Rev Pharmacol Toxicol. 2016;56:361-83.

Loomer HP, Saunders IC, Kline NS. A clinical and pharmacodynamic evaluation of iproniazid as a psychic energizer. Psychiatry Res Rep Am Psychiatry Ass. 1958;8:129-41.

López-Muñoz F, Álamo C, Juckel G, Assion HJ. Half a century of antidepressant drugs. J Clin Psycopharmacol. 2007;27:555-9.

Lydiard RB, Gelenberg AJ. Amoxapine – an antidepressant with some neuroleptic properties? A review of its chemistry, animal pharmacology and toxicology, human pharmacology, and clinical efficacy. Phamacotherapy. 1981;1:163-78.

Mallinckrodt CH, Prakash A, Andorn AC, Watkin JG, Wolreich MM. Duloxetine for the treatment of major depressive disorder: a closer look at efficacy and safety data across the approved dose range. J Psychiatr Res. 2006;40:337-48.

Matthews PR. Efficacy of antidepressants: similar but different. Int J Neuropsychopharmacol. 2011;14:1433-4.

Mawe GM, Hoffman JM. Serotonin signalling in the gut functions, dysfunctions and therapeutic targets. Nat Rev Gastroenterol Hepatol. 2013;10:473-86.

McTavish D, Benfield P. Clomipramine. An overview of its pharmacological properties and a review of its therapeutic use in obsessive compulsive disorder and panic disorder. Drugs. 1990;39:136-53.

Melo de Paula A, Heckert U, Abizaid W, Maior MS. Amoxapine and amitriptyline: A double-blind study in depressed patients. A Folha Médica. 1977;75:165-9.

Meltzer HY, Roth BL. Lorcaserin and pimavanserin: emerging selectivity of serotonin receptor subtype-targeted drugs. J Clin Invest. 2013;123:4986-91.

Meltzer HY. Serotonergic mechanisms as targets for existing and novel antipsychotics. Handb Exp Pharmacol. 2012;212:87-124.

Mendlewicz J. Efficacy of fluvoxamine in severe depression. Drugs. 1992;43:32-9.

Meneses A, Perez-Garcia G, Ponce-Lopez T, Castillo C. 5-HT6 receptor memory and amnesia: behavioral pharmacology – learning and memory processes. Int Rev Neurobiol. 2011;96:27-47.

Menkes DB, Bosanac P, Castle DJ. MAOIs – does the evidence warrant resurrection? Australas Psychiatry. 2016;24:371-3.

Milne RJ, Goa KL. Citalopram. A review of its pharmacodynamic and pharmacokinetic properties and therapeutic potential in depressive illness. Drugs. 1991;41:450-77.

Mitchell S, Lee E, Garcia ML, Stephan MM. Structure and function of extracellular loop 4 of the serotonin transporter as revealed by cysteine-scanning mutagenesis. J Biol Chem. 2004;279:24089-99.

Moncrieff J. The creation of the concept of an antidepressant: an historical analysis. Soc Sci Med. 2008; 66: 2346-55.

Montgomery S, Ferguson JM, Schwartz GE. The antidepressant efficacy of reboxetine in patients with severe depression. J Clin Psycopharmacol. 2003;23:45-50.

Montgomery S, Hansen T, Kasper S. Efficacy of escitalopram compared to citalopram: a meta-analysis. Int J Neuropsychopharmacol. 2011;14:261-8.

Montgomery SA, James D, Montgomery DB. Pharmacological specifcity is not the same as clinical selectivity. Psychopharmacol Ser. 1987;3:179-83.

Moret C, Briley M. The possible role of 5-HT(1B/D) receptors in psychiatric disorders and their potential as a target for therapy. Eur J Pharmacol. 2000;404:1-12.

Mosca D, Zhang M, Prieto R, Boucher M. Efficacy of desvenlafaxine compared with placebo in jamor depressive disorder patients by age group and severity of depression at baseline. J Clin Psychopharmacol. 2017;37:182-92.

Noguera R, Altuna R, Alvarez E, Ayuso JL, Casais L, Udina C. Fluoxetine vs clomipramine in depressed patients: a controlled multicentre trial. J Affect Disord. 1991;22:119-24.

Nutt D. Mirtazapine: pharmacology in relation to adverse effects. Acta Psychiatr Scand. 1997;96:31-7.

Olver JS, Burrows GD, Norman TR. Third-generation antidepressants. Do they offer advantages over the SSRIs? CNS Drugs. 2001;15:941-54.

Pae CU, Wang SM, Han C, Lee S-J, Patkar AA, Masand PS, et al. Vortioxetine: a meta-analysis of 12 short-term, randomized, placebo-controlled clinical trials for the treatment of major depressive disorder. J Psychiatry Neurosci. 2015;40:174-86.

Page ME. The promises and pitfalls of reboxetine. CNS Drug Rev. 2003;9:327-42.

Pastoor D, Gobburu J. Clinical pharmacology review of escitalopram for the treatment of depression. Expert Opin Drug Metab Toxicol. 2014;10:121-8.

Pinder RM, Brogden RN, Speight TM, Avery GS. Doxepin up-to-date: a review of its pharmacological properties and therapeutic efficacy with particular reference to depression. Drugs. 1977;13:161-218.

Pinder RM, Brogden RN, Speight TM, Avery GS. Maprotiline: a review of its pharmacological properties and therapeutic efficacy in mental depressive states. Drugs. 1977;13:321-52.

Rajkumar R, Mahesh R. The auspicious role of the 5-HT3 receptor in depression: a probable neuronal target? J Psychopharmacol. 2010;24:455-69.

Reynolds GP, Hill MJ, Kirk SL. The 5-HT2C receptor and antipsychotic induced weight gain – mechanisms and genetics. J Psychopharmacol. 2006;20:15-8.

Ricken R, Ulrich S, Schlattmann P, Adli M. Tranylcypromine in mind (Part II): Review of clinical pharmacology and meta-analysis of controlled studies in depression. Eur Neuropsychopharmacol. 2017;27:714-31.

Riess W, Dubey L, Funfgeld EW. The pharmacokinetic properties of maprotiline (Ludiomil) in man. Journal of Int Med Res. 1975;3:16.

Roberts AJ, Hedlund PB. The 5-HT(7) receptor in learning and memory. Hippocampus. 2012;22:762-71.

Robertson DW, Jones ND, Swartzendruber JK, Yang KS, Wong DT. Molecular structure of fluoxetine hydrochloride, a highly selective serotonin-uptake inhibitor. J Med Chem. 1988;31:185-9.

Rogers SC, Clay PM. A statistical review of controlled trials of imipramine and placebo in the treatment of depressive illness. British Journal of Psychiatry. 1975;127:599.

Rose JT, Westhead TT. Treatment of depression: a comparative trial of imipramine and desipramine. Brit J Psychiat. 1967;113:659-65.

Ruf BM, Bhagwagar Z. The 5-HT1B receptor: a novel target for the pathophysiology of depression. Curr Drug Targets. 2009;10:1118-38.

Ruhé HG, Mason NS, Schene AH. Mood is indirectly related to serotonin, norepinephrine and dopamine levels in humans: a meta-analysis of monoamine depletion studies. Mol Psychiatry. 2007;12:331-59.

Sakamoto H, Yokoyama N, Kohno S, Ohata K. Receptor binding profile of quinapramine, a new tricyclic antidepressant. Japan J Pharmacol. 1984;36:455-60.

Sakamoto H, Yokoyama N, Nishimoto T, Murai K, Tatsumi H, Kohno S, Ohata K. Effects of quinupramine on the central monoamine uptake systems and involvement of pharmacokinetics in its pharmacological activities. Japan J Pharmacol. 1987;45:169-75.

Sánchez C, Bergqvist PBF, Brennum LT, Gupta S, Hogg S, Larsen A, Wiborg O. Escitalopram, the S-(+)-enantiomer of citalopram, is a selective serotonin reuptake inhibitor with potent effects in animal models predictive of antidepressant and anxiolytic activities. Psychopharmacology (Berl). 2003;167:353-62.

Sandler M. Monoamine oxidase inhibitors in depression: history and mythology. J Psychopharmacol. 1990;4:136-9.

Schildkraut JJ. The catecholamine hypothesis of affective disorders: a review of supporting evidence. J Neuropsychiatry Clin Neurosci. 1995;7:524-33.

Schulz P, Dick P, Blaschke TF, Hollister L. Discrepancies between pharmacokinetic studies of amitriptyline. Clin Pharmacokinet. 1985;10:257-68.

Selikoff IJ, Robitzek EH, Ornstein GG. Treatment of pulmonary tuberculosis with hydrazide derivatives of isonicotinic acid. J Am Med Assoc. 1952;150:973-80.

Sethi BB, Sharma I, Singh H, Mehta UK. Amoxapine and amitriptyline: A double-blind study in depressed patients. Current Therapeutic Research. 1979;25:726-37.

Sghendo L, Mifsud J. Understanding the molecular pharmacology of the serotonergic system: using fluoxetine as a model. J Pharm Pharmacol. 2012;64:317-25.

Shulman KI, Herrmann N, Walker SE. Current place of monoamino oxidase inhibitors in the treatment of depression. CNS Drugs. 2013;27:789-97.

Sim SC, Risinger C, Dahl ML, Aklillu E, Christensen M, Bertilsson L, et al. A common novel CYP2C19 gene variant causes ultrarapid drug metabolism relevant for the drug response to proton pump inhibitors and antidepressants. Clin Pharmacol Ther. 2006;79:103-13.

Søgaard B, Mengel H, Rao N, Larsen F. The pharmacokinetics of escitalopram after oral and intravenous administration of single and multiple doses to healthy subjects. J Clin Pharmacol. 2005;45:1400-6.

Song MS, Matveychuk D, MacKenzie EM, Duchcherer M, Mousseau DD, Baker GB. An update of amine oxidase inhibitors: multifaceted drugs. Prog Neuropsychopharmacol Biol Psychiatry. 2013;44:118-24.

Stahl SM. Novel mechanism of antidepressant action: norepinephrice and dopamine disinhibition (NDDI) plus melatonergic agonism. Int J Neuropsychopharmacol. 2007;10:575-8.

Stuivenga M, Giltay EJ, Cools O, Roosens L, Neels H, Sabbe B. Evaluation of vilazodone for the treatment of depressive and anxiety disorders. Expert Opin Pharmacother. 2019;20:251-60.

Sulser F, Bickel MH, Brodie BB. The action of desmethylimipramine in couteracting sedation and cholinergic effects of reserpine-like drugs. J Pharmacol. 1964;144:321-30.

Taylor D, Sparshatt A, Varma S, Olofinjana O. Antidepressant efficacy of agomelatine: meta-analysis of published and unpublished studies. BMJ. 2014;348:g1888.

Thase M, Asami Y, Wajsbrot D, Dorries K, Boucher M, Pappadopulos E. A meta-analysis of the efficacy of venlafaxine ER 75 to 225 mg/d for the treatment of MDD. Curr Med Res Opin. 2017;33:317-26.

Thomas DR. 5-HT5A receptors as a therapeutic target. Pharmacol Therapeut. 2006;111:707-14.

Tiller JW, Schweitzer I, Maguire KP, Davis B. Is diazepam an antidepressant? Br J Psychiatry. 1989;155:483-9.

Timmer CJ, Sitsen JM, Delbressine LP. Clinical pharmacokinetics of mirtazapine. Clin Pharmacokinet. 2000;38:461-74.

Tremblay P, Blier P. Catecholaminergic strategies for the treatment of major depression. Currrent Drug Targets. 2006;7:149-58.

Tuomisto J, Tukiainen E, Ahlfors UG. Decreased uptake of 5-hydroxytryptamine in blood platelets from patients with endogenous depression. Psychopharmacology. 1979;65:141-7.

Ulrich S, Ricken R, Adli M. Trancylpromine in mind (Part I): Review of pharmacology. Eur Neuropsychopharmacol. 2017;27:697-713.

Vaishnavi SN, Nemeroff CB, Plott SJ, Rao SG, Kranzler J, Owens MJ. Milnacipran: a comparative analysis of human monoamine uptake and transporter binding affinity. Biol Psychiatry. 2004;55:320-32.

Ventura D, Armstrong EP, Skrepnek GH, Erder MH. Escitalopram versus sertraline in the treament of major depressive disorder: a randomized clinical trial. Curr Med Res Opin. 2007;23:245-50.

Versiani M, Amrein R, Stabl M. Moclobemide and imipramine in chronic depression (dysthymia): an international double-blind, placebo-controlled trial. Int Clin Psychopharmacol. 1997;12:183-93.

Warrington SJ. Clinical implications of the pharmacology of sertraline. Int Clin Psychopharmacol. 1992;6:11-21.

Weil ZM, Hotchkiss AK, Gatien ML, Pieke-Dahl S, Nelson RJ. Melatonin receptor (MT) knockout mice display depression-like behaviors and deficits in sensorimotor gating. Brain Res Bull. 2006;68:425-9.

Wong DT, Bymaster FP, Reid LR, Mayle DA, Krushinski JH, Robertson DW. Norfluoxetine enantiomers as inhibitors of serotonin uptake in rat brain. Neuropsychopharmacology. 1993;8:337-44.

Wu YH, Ursinus J, Zhou JN, Scheer FA, Ai-Min B, Jockers R, et al. Alterations of melatonin receptors MT1 and MT2 in the hypothalamic suprachiasmatic nucleus during depression. J Affect Disord. 2013;148:357-67.

Zeller EA, Barsky J. In vivo inhibition of liver and brain monoamine oxidase by 1-Isonicotinyl-2-isopropyl hydrazine. Proc Soc Exp Biol Med. 1952;81:459-61.

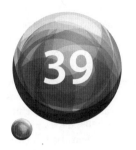

Esquizofrenia

INTRODUÇÃO

A esquizofrenia é um transtorno neuropsiquiátrico complexo, heterogêneo, composto de sintomas positivos, negativos e cognitivos com prevalência estimada em 1% da população. Até a década de 1950, seu tratamento médico baseava-se na institucionalização dos pacientes e/ou na eletroconvulsoterapia, período depois do qual se deu um dos marcos fundamentais na farmacoterapia dessa condição: a descoberta da clorpromazina e do haloperidol. Em seguida, na década de 1970, foi desenvolvido o primeiro antipsicótico atípico, também chamado de segunda geração, a clozapina.

O efeito terapêutico observado com a clorpromazina e o haloperidol no tratamento da esquizofrenia e seu perfil farmacológico de potentes antagonistas dos receptores D_2 da dopamina levaram ao desenvolvimento da hipótese da dopamina na esquizofrenia (Seeman e Lee, 1975). Essa hipótese propõe que um desequilíbrio na transmissão dopaminérgica causa seus sintomas particulares, por exemplo, a hiperatividade nas projeções mesolímbicas subcorticais, o que levaria aos sintomas *positivos*, enquanto a hipoatividade das projeções mesocorticais no córtex pré-frontal promoveria os sintomas *negativos* e o déficit cognitivo (Meltzer e Stahl, 1976). A correlação encontrada em alguns estudos entre a eficácia clínica e a potência como antagonista do receptor D_2 da dopamina deu certa credibilidade a essa hipótese. A seguir, serão demonstrados alguns dos estudos que propiciaram a associação de dopamina e esquizofrenia.

DOPAMINA E ATIVIDADE MOTORA

Estudos experimentais em animais utilizando técnicas de lesão cerebral seletiva demonstraram que a dopamina estava envolvida na atividade motora, na atenção e nos tempos de reação. Estudos em humanos confirmaram que a dopamina se correlaciona com atividade motora e atenção (Goerendt et al., 2003). A dopamina também está envolvida na excitação causada pelas anfetaminas (Berridge, 2006), enquanto a sua depleção, induzida por procedimentos experimentais ou de ocorrência natural, como no caso da doença de Parkinson, está associada a movimentos reduzidos, cansaço, lentidão do raciocínio, depressão e perda de iniciativa ou motivação (Voruganti e Awad, 2006).

DOPAMINA E ESTRESSE

A liberação de dopamina está associada ao estresse. Estudos em animais demonstraram liberação de dopamina nas áreas corticais e límbicas do cérebro em resposta ao estresse. E outros avaliando os níveis de ácido homovanílico em humanos indicaram aumento do metabolismo da dopamina após estímulos estressantes, como exames ou indução de hipoglicemia. Dois estudos com tomografia por emissão de pósitrons (PET-*scan*) em voluntários sadios sugerem aumento da liberação de dopamina após estresse hipoglicêmico (Adler et al., 2000) ou após um teste estressante envolvendo aritmética (Pruessner et al., 2004), embora nenhum outro estudo tenha conseguido replicar esse achado (Montgomery et al., 2006).

DOPAMINA E TRANSMISSÃO COLINÉRGICA

A relação entre dopamina e nicotina é um pouco mais clara, visto a prevalência do hábito de fumar em pacientes com esquizofrenia e psicose. Uma alta proporção de pacientes com esquizofrenia corresponde a tabagistas crônicos, que associam seu hábito à redução dos sintomas negativos da doença e ao contrabalanceio das reações adversas causadas pelos medicamentos. Essas observações refletem o esforço dos pacientes para superar o déficit de atividade dos receptores colinérgicos nicotínicos. Há algumas evidências indiretas de dessensibilização dos receptores nicotínicos, o que estaria aparentemente associado ao *locus* 15q14 do gene do receptor nicotínico alfa-7 (Freedman et al., 2003). Estudos em animais demonstraram aumento da liberação de dopamina após a administração de nicotina (Wise, 2004), entretanto estudos feitos em humanos com [^{11}C]racloprida não evidenciaram liberação de dopamina após a administração de nicotina (Montgomery et al., 2007). Alguns estudos indicam alterações da atividade muscarínica cerebral em pacientes com esquizofrenia (Raedler et al., 2007). Essa observação estimulou a pesquisa com agentes pró-muscarínicos tipo agonistas do receptor nicotínico alfa-7 no tratamento de certos sintomas da esquizofrenia (Olincy e Stevens, 2007).

Além da associação entre dopamina e esquizofrenia conforme destacado, estudos sugerem uma associação entre esquizofrenia e outros neurotransmissores do sistema nervoso central (SNC), como neurotransmissão glutamatérgica, serotoninérgica, GABAérgica e colinérgica.

NEUROTRANSMISSÃO GLUTAMATÉRGICA E ESQUIZOFRENIA

A associação de disfunção glutamatérgica com a esquizofrenia teve origem na observação de que o líquido cefalorraquidiano de pacientes com esquizofrenia apresentava níveis reduzidos de glutamato (Kim et al., 1980). Outra evidência residiu no fato de que pacientes que abusavam de antagonistas dos receptores N-metil-D-Aspartato (NMDA), como a fenciclidina e a quetamina, frequentemente apresentavam sintomas psicóticos (Farber, 2003). O glutamato, um dos principais neurotransmissores excitatórios, é o mais abundante no cérebro. Sua ação é mediada por receptores NMDA, e as vias glutamatérgicas estão ligadas ao córtex, ao sistema límbico e às regiões do tálamo, associadas com a esquizofrenia (Goff e Coyle, 2001). Os receptores do NDMA ligam-se ao glutamato e aos seus coagonistas glicina e D-serina, os quais são alvos terapêuticos potencialmente interessantes. A disfunção da neurotransmissão glutamatérgica pode ser um objetivo no tratamento da esquizofrenia em termos de controle de sintomas negativos e déficit cognitivo (Yang e Tsai, 2017).

NEUROTRANSMISSÃO SEROTONINÉRGICA E ESQUIZOFRENIA

A hipótese do envolvimento da serotonina com a esquizofrenia fundamenta-se em estudos sobre as interações do fármaco alucinogênico ácido lisérgico dietilamida (LSD) com a serotonina. Os antagonistas de serotonina melhoram os efeitos extrapiramidais dos antipsicóticos, entretanto, até o momento, não há evidência direta de disfunção serotoninérgica na patogênese da esquizofrenia (Kapur e Remington, 1996).

NEUROTRANSMISSÃO GABAÉRGICA E ESQUIZOFRENIA

O ácido gama-amino-butírico (GABA) é o principal neurotransmissor inibitório no SNC. Alterações do sistema GABAérgico sugerem um papel das interações entre o GABA e a dopamina na esquizofrenia (Garbutt e van Kammen, 1983). Os interneurônios GABAérgicos são fundamentais para as redes neuronais geradoras de ritmo, e a sincronização das oscilações neurais constitui um mecanismo fundamental envolvido na memória, na percepção e na consciência (Uhlhaas e Singer, 2010). Anormalidades do GABA podem ser responsáveis pelas alterações de sincronia neural, oscilações gama anormais e déficits de memória observados na esquizofrenia (Lewis e Gonzalez-Burgos, 2006). Agonistas GABA foram associados ao tratamento da esquizofrenia com melhoria de alguns sintomas (Wassef et al., 2003).

Além da possível participação de diversos neurotransmissores na esquizofrenia, trabalhos recentes têm associado o efeito do estresse oxidativo à fisiopatologia desse transtorno psiquiátrico. Um exemplo de modelo inflamatório de alterações psicóticas refere-se à síndrome da encefalite antirreceptores do NMDA (Kayser e Dalmau, 2016), na qual o paciente apresenta sintomas comuns à esquizofrenia, como sintomas catatônicos e disfunção autonômica, que podem ser combinados com aumento dos autoanticorpos contra receptores de NMDA, casos em que a imunoterapia apresenta bons resultados (Dalmau et al., 2008).

Assim, a fisiopatologia da esquizofrenia é ainda pouco compreendida e seu tratamento baseia-se em várias hipóteses ou em associações de causa-efeito, sem o completo entendimento dos mecanismos pelos quais a doença ocorre. A seguir, serão discutidos os tratamentos existentes da esquizofrenia.

TRATAMENTO FARMACOLÓGICO

A hipótese dopaminérgica para a esquizofrenia foi proposta na década de 1960, quando o fármaco clorpromazina apresentou uma resposta terapêutica interessante quanto aos sintomas positivos de um paciente com esquizofrenia. Desde então, o desenvolvimento de novos fármacos antipsicóticos baseou-se nessa hipótese dopaminérgica, na qual os pacientes com esquizofrenia apresentariam um aumento da atividade dopaminérgica, que poderia ser normalizada por meio de fármacos com atividade antagonista nos receptores dopaminérgicos, principalmente atuando nos receptores D_2. O antagonismo dos receptores D_2 no trato mesolímbico é tido como o principal mecanismo de ação dos fármacos antipsicóticos para tratar os sintomas psicóticos. Entretanto, o antagonismo dos receptores D_2 não apresenta eficácia clínica para tratar os sintomas relacionados ao córtex, como o déficit cognitivo dos pacientes com esquizofrenia. Estudos de imagem identificaram associação de transmissão aumentada subcortical de dopamina em pacientes com sintomas positivos de esquizofrenia, entretanto esses achados não são patognomônicos em razão da heterogeneidade neuroquímica observada na população de pacientes com esquizofrenia.

A primeira geração de fármacos antipsicóticos tem alta afinidade e atua como antagonistas plenos sobre os receptores D_2 (Marder et al., 1995), cujo uso clínico está associado à alta incidência de síndromes extrapiramidais e hiperprolactinemia (Miyamoto et al., 2008). Esses medicamentos podem ser classificados em fármacos com alta ou baixa potência de acordo com a afinidade pelo receptor D_2 - com base em sua estrutura química, é possível dividi-los em três grupos: butirofenonas (p. ex., haloperidol), fenotiazidas (p. ex., clorpromazina) e um terceiro grupo classificado como estruturas heterogêneas. A capacidade dos fármacos antipsicóticos de primeira geração para reduzir sintomas positivos e o risco de recidiva melhorou a evolução clínica de pacientes com esquizofrenia. Entretanto, aproximadamente 30% desses pacientes com sintomas agudos exacerbados não respondem aos fármacos antipsicóticos de primeira geração e aproximadamente 50% apresentam resposta parcial (Kane, 1989). Torna-se importante ressaltar que os fármacos antipsicóticos de primeira geração não causam redução dos sintomas negativos ou do déficit cognitivo observado nos pacientes esquizofrênicos (Miyamoto et al., 2012).

O fato de todos os antagonistas de receptores de dopamina, particularmente dos antagonistas dos receptores D_2, terem atividade neuroléptica é considerado uma evidência importante de que o aumento da atividade dopaminérgica esteja envolvido na patogênese de sintomas psicóticos ou esquizofrenia aguda. Nesse caso, a premissa é de que o fármaco atua no mecanismo fisiopatológico responsável por promover os sintomas. Entretanto, há uma explicação alternativa: eventualmente, o efeito benéfico gerado pelo antagonista de receptor D_2 de dopamina não resulte da reversão do processo fisiopatológico, e sim represente uma característica do estado neurológico que ele induz. Em voluntários sadios, a administração de fármacos neurolépticos produz um estado de lentidão física e mental, com redução da labilidade emocional ou desinteresse emocional (Belmaker e Wald, 1977). Esses efeitos induzidos pelos neurolépticos podem ser os responsáveis por reduzir os fenômenos psíquicos observados em pacientes psicóticos, como delírios e alucinações. Este constitui um ponto importante que vale a pena ser bem discutido.

Quando da introdução dos neurolépticos na psiquiatria, eles foram inicialmente considerados um modelo centrado no fármaco, ou seja, a resposta terapêutica resulta dos efeitos produzidos pelo fármaco. Entretanto, esse conceito foi alterado para um modelo centrado na doença, cuja premissa é de que o fármaco atua para reverter o processo fisiopatológico responsável pela doença, embora isso tenha ocorrido sem evidências científicas. Ensaios clínicos demonstram claramente que os fármacos antipsicóticos são mais eficazes que placebo, mas isso não significa que o efeito resulte da reversão de uma anormalidade dopaminérgica, ou seja, não se deve presumir que a psicose é produzida por um estado bioquímico alterado oposto àquele causado pelo fármaco utilizado. É interessante notar que ensaios clínicos comparando benzodiazepínicos (cujo mecanismo de ação não envolve bloqueio de receptores dopaminérgicos) com neurolépticos não demonstraram diferença significativa em relação à eficácia terapêutica (Moncrieff, 2009).

Uma evidência de benefício de tratamento com antipsicóticos por um período prolongado foi promovida pela comparação de grupos em que o antipsicótico foi mantido em relação àqueles nos quais foi descontinuado – ou seja, o grupo de pacientes que estavam estabilizados com antipsicóticos é aleatoriamente alocado para continuar recebendo o medicamento ou, então, um placebo no lugar do medicamento. De maneira geral, os ensaios clínicos indicam que, no grupo tratado com placebo, a probabilidade de os pacientes apresentarem sintomas é maior, situação definida como recaída – entretanto, trata-se de uma interpretação passível de debate.

Clorpromazina (Largactil)

Sintetizada inicialmente em 1952 e introduzida na psiquiatria pelo psiquiatra francês Pierre Deniker, contemplado com o Prêmio Albert Lasker em 1957, a clorpromazina é um derivado fenotiazínico (Figura 39.1) considerado o primeiro fármaco para tratamento dos sintomas positivos da esquizofrenia (Ban, 2007). Tem alta afinidade pelo receptor D₂ da dopamina, e os níveis de ocupação do receptor acima de 78% são considerados responsáveis pelos sintomas extrapiramidais (Boyd-Kimball et al., 2019). É interessante ressaltar que a clorpromazina também apresenta alta afinidade pelo receptor 5-HT$_{2A}$ da serotonina (K$_i$ = 2 nM) e pelos receptores alfa-1$_A$ e alfa-1$_B$ adrenérgicos (K$_i$ = 1,5 e 5,6 nM, respectivamente).

Uma revisão sistemática de 55 ensaios clínicos avaliou a eficácia e a segurança da clorpromazina em relação ao placebo no tratamento da esquizofrenia (Adams et al., 2014). Esse fármaco reduziu o número de pacientes que apresentaram relapso em seguimento de 6 meses a 2 anos, embora os dados sejam heterogêneos. Não houve diferença de relapso em seguimentos por períodos maiores que 2 anos, mas os dados também são distintos. Ainda, foi considerada superior ao placebo em relação à melhora dos sintomas (14 ensaios clínicos, RRT 0,64; IC 0,53-0,78). A clorpromazina induz muitas reações adversas em relação ao placebo, como sedação, distonias agudas e parkinsonismo. A incidência de acatisia não foi diferente do grupo placebo. Ainda, causa queda de pressão arterial com tontura e considerável aumento de peso.

Está indicada no tratamento da esquizofrenia, na dose de 30 a 75 mg/dia em casos leves e 75 a 100 mg/dia em casos mais graves; entretanto, em alguns pacientes são utilizadas doses de até 900 mg/dia. Reações adversas incluem embaçamento da visão, alteração da libido, constipação intestinal, xerostomia, ginecomastia em pacientes do sexo masculino, congestão nasal, náuseas, sonolência e ganho de peso. Outras reações adversas consistem em hipotensão ortostática e sintomas extrapiramidais, relacionados com uso prolongado.

Haloperidol (Haldol®)

Trata-se do primeiro antipsicótico da classe das butirofenonas. O haloperidol (Figura 39.2) e a clorpromazina são considerados a primeira geração de fármacos, mas não mais tão frequentemente prescritos para tratamento de esquizofrenia. O haloperidol era considerado mais potente que a clorpromazina, além de apresentar menor incidência de reações adversas relacionadas com os efeitos anticolinérgicos, como constipação intestinal, embaçamento da visão, retenção urinária, xerostomia e déficit cognitivo (Tyler et al., 2017). A afinidade do haloperidol pelo receptor D₂ da dopamina é 100 vezes maior em comparação à clozapina, e a meia-vida de ligação é 80 vezes maior (40 min versus 0,5 min). Esse tempo maior de ligação em relação à clozapina e aos demais antipsicóticos pode ser responsável pelos sintomas extrapiramidais comumente observados em antipsicóticos típicos como o haloperidol (Kapur e Seeman, 2001). Esse fármaco tem alta afinidade pelos receptores D₂ da dopamina (K$_i$ = 2 nM), também com atividade antagonista aos receptores 5-HT$_{2A}$ da serotonina (K$_i$ = 73 nM), alfa-1$_A$ (K$_i$ = 12 nM) e alfa-2$_B$ adrenérgicos (K$_i$ = 12 nM). Interessante ressaltar que, diversamente de outros antipsicóticos, como quetiapina e clozapina, o haloperidol não apresenta viés de antagonismo (bias antagonism), antagonizando tanto a sinalização induzida pela G$_{i/o}$ quanto pela beta-arrestina em concentrações menores que 1 nM (Masri et al., 2008).

A meia-vida do haloperidol é de 14 h por administração intravenosa (IV) e 24 h por via oral (VO; Forsman e Ohman, 1976). A administração intramuscular (IM) apresenta meia-vida de eliminação de 21 h. É altamente permeável na barreira hematencefálica, com biodisponibilidade absoluta depois de administração VO de 60%. Esterificação do haloperidol com o ácido decanoico gera o decanoato de haloperidol, inativo farmacologicamente. Entretanto, após a administração IM, o decanoato de haloperidol é metabolizado por esterases, liberando haloperidol e aumentando a meia-vida de eliminação para 3 semanas (Jann et al., 1985). O haloperidol é extensivamente metabolizado, sendo menos de 1% encontrado na urina na forma inalterada. O metabolismo resulta da ação de UGT e CIP3A4 e CIP2D6.

Um ensaio clínico duplo-cego, controlado com placebo e comparador ativo, multicêntrico, avaliou a eficácia de injeção IM de haloperidol (7,5 mg) olanzapina (10 mg) ou placebo em pacientes esquizofrênicos hospitalizados por exacerbação aguda (Wright et al., 2001), cujo objetivo primário consistiu na avaliação por meio da escala PANSS (positive and negative symptom scale) 2 e 24 h após a injeção. Tanto a injeção IM de haloperidol quanto de olanzapina provocaram queda significativa em relação ao placebo (Figura 39.3). Nenhum paciente tratado com olanzapina ou placebo tiveram distonia aguda, enquanto 7% daqueles tratados com haloperidol apresentaram essa reação adversa.

O haloperidol está indicado no tratamento da esquizofrenia, na dose de 0,5 a 2 mg, 2 a 3 vezes/dia, para pacientes com sintomatologia moderada, e 3 a 5 mg, 2 a 3 vezes/dia, para aqueles com sintomatologia grave. Em pacientes pediátricos, a dose recomendada é de 0,5 mg/dia, podendo ser fracionada em 2 a 3 tomadas. Podem ocorrer reações adversas extrapiramidais (tremor, rigidez, hipersalivação, bradicinesia, acatisia e distonia aguda), exigindo, em alguns casos, o uso de fármacos antiparkinsonianos do tipo anticolinérgico.

Clozapina (Clozaril)

Derivado dibenzodiazepínico tricíclico de mecanismo de ação desconhecido, acredita-se que seu efeito terapêutico se baseie no antagonismo dos receptores D₂ da dopamina e dos receptores 5-HT$_{2A}$ da serotonina. A clozapina (Figura 39.4) apresenta alta afinidade pelos receptores do subtipo H₁ da histamina (K$_i$ = 1,1 nM), receptores alfa-1$_A$ adrenérgicos (K$_i$ = 1,6 nM), receptores 5-HT$_6$ (K$_i$ = 4 nM) e 5-HT$_{2A}$ (K$_i$ = 5,4 nM), 5-HT$_7$ (K$_i$ = 6,3 nM) e 5-HT$_{2C}$ (K$_i$ = 9,4 nM) da serotonina e receptores muscarínicos M₁ da acetilcolina (K$_i$ = 6,2 nM). E, ainda, afinidade moderada/baixa pelos receptores D₄ (K$_i$ = 24 nM), D₂ (K$_i$ = 160 nM), D₁ (Ki = 270 nM), D₅ (K$_i$ = 454 nM) e D₃ (K$_i$ = 555 nM) da dopamina, e pelos receptores alfa-2$_A$ adrenérgicos (K$_i$ = 90 nM) e receptores 5-HT$_3$ (K$_i$ = 95 nM) e 5-HT$_{1A}$ (K$_i$ = 120 nM) da serotonina.

Aproximadamente 97% da clozapina é ligada às proteínas plasmáticas, sendo quase completamente metabolizada antes da excreção, é

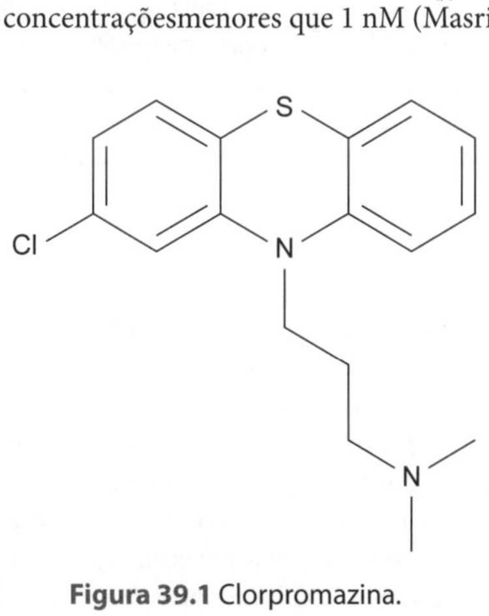

Figura 39.1 Clorpromazina.

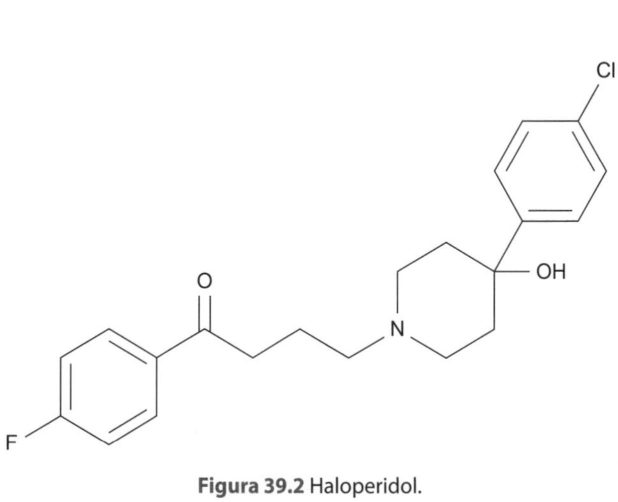

Figura 39.2 Haloperidol.

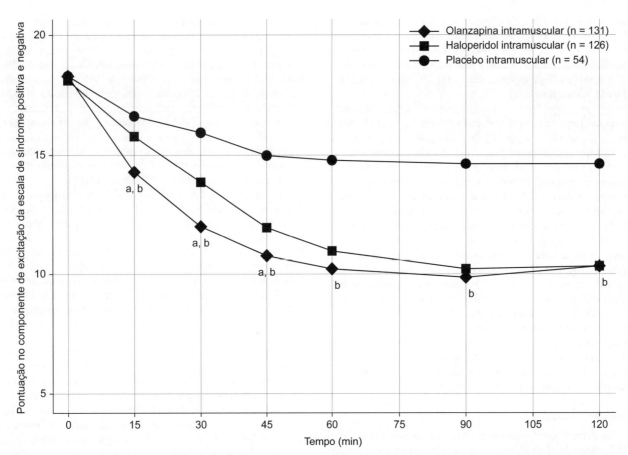

Figura 39.3 Escore do componente de excitação da escala da síndrome positiva e negativa de pacientes com transtornos esquizofrênicos tratados com olanzapina, haloperidol ou placebo via IM. [a]Diferença significativa entre haloperidol *versus* olanzapina foi observada após 15, 30 e 45 min. [b]Diferença significativa entre olanzapina e placebo foi observada após 15, 30, 45, 60, 90 e 120 min.

substrato para várias enzimas do CIP450, particularmente para CIP1A2, CIP2D6 e CIP3A4. Aproximadamente 50% da dose é eliminada na urina e 30% nas fezes. A meia-vida de eliminação da clozapina após dose única de 75 mg é de 8 h (4 a 12 h), e a meia-vida de eliminação no estado de equilíbrio após administração de 100 mg, 2 vezes/dia é de 12 h (4 a 66 h), indicando possibilidade de farmacocinética não linear, dependente da concentração.

A clozapina é considerada o antipsicótico mais eficaz, principalmente em pacientes refratários ao tratamento farmacológico. Em um ensaio clínico duplo-cego, randomizado, em 99 pacientes esquizofrênicos que descontinuaram o tratamento com olanzapina, quetiapina, risperidona ou ziprasidona em virtude de sua ineficácia receberam clozapina (n = 49) ou outro antipsicótico atípico, como olanzapina (n = 18), quetiapina (n = 15) ou risperidona (n = 16) e foram acompanhados por 18 meses (McEvoy *et al.*, 2006). A clozapina foi considerada mais eficaz em comparação aos demais antipsicóticos (Figura 39.5). Nesse estudo, a avaliação de segurança foi prejudicada, visto que todos os pacientes haviam sido tratados com outro antipsicótico antes de entrarem no estudo.

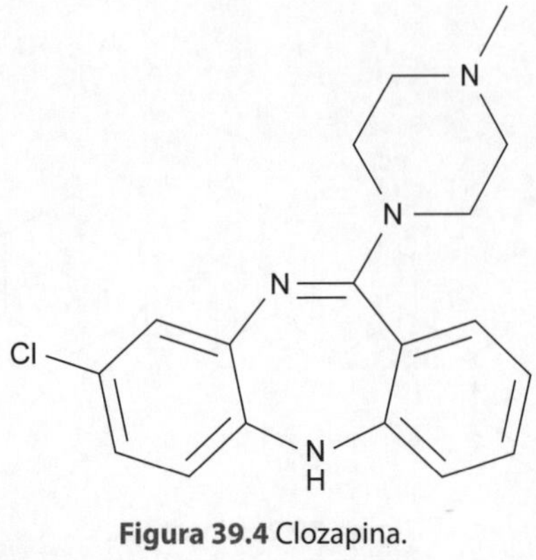

A clozapina é um antipsicótico atípico indicado para o tratamento de esquizofrenia resistente aos outros tratamentos, com dose inicial recomendada de 12,5 mg, 1 vez/dia ou 2 vezes/dia, incrementada em 25 mg/dia, com dose-alvo no final de 2 semanas variando entre 300 e 450 mg/dia, fracionada em duas tomadas. A dose máxima recomendada é de 900 mg/dia. As reações adversas com incidência ≥ 5% foram de origem central (sedação, tontura/vertigem, cefaleia e tremor), cardiovascular (taquicardia, hipotensão arterial e síncope), autonômica (hipersalivação, sudorese, xerostomia e distúrbios visuais), gastrintestinais (constipação intestinal e náuseas) e febre. É importante ressaltar que a clozapina pode causar reações adversas graves, como neutropenia grave, hipotensão ortostática, bradicardia, síncope, convulsões, miocardite e miocardiopatia, e que seu uso foi associado a aumento de mortalidade em pacientes idosos com psicose causada/associada à demência.

Olanzapina (Zyprexa®)

Trata-se de um derivado tienobenzodiazepínico classificado como antipsicótico atípico. O mecanismo de ação na esquizofrenia não é conhecido, entretanto atribui-se sua eficácia pelo antagonismo dos receptores D_2 de dopamina e $5\text{-}HT_2$ da serotonina. A olanzapina (Figura 39.6) tem alta afinidade pelos receptores $5\text{-}HT_{2A/2C}$, $5\text{-}HT_6$ (K_i = 4 e 11 nM, respectivamente) da serotonina, pelos receptores $D_1\text{-}D_4$ (K_i = 11 a 31 nM) da dopamina, pelos receptores H_1 (K_i = 7 nM) da histamina e pelos receptores alfa-adrenérgicos (K_i = 19 nM). Esse fármaco

Figura 39.4 Clozapina.

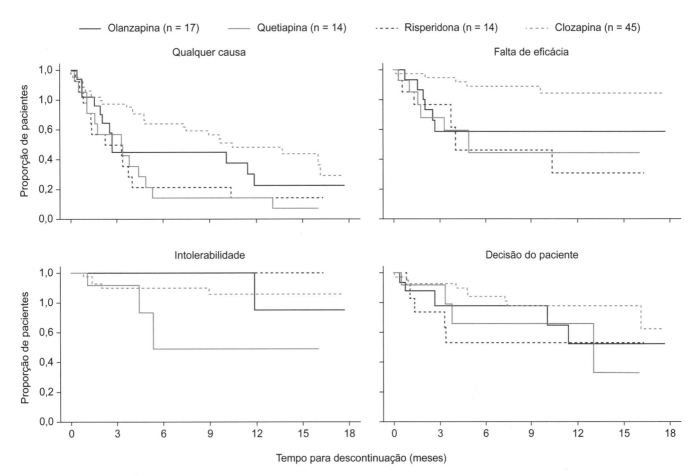

Figura 39.5 Curvas de Kaplan-Meier mostrando o tempo para descontinuação do tratamento em pacientes tratados com clozapina, quetiapina, risperidona ou olanzapina.

apresenta afinidade moderada pelos receptores 5-HT$_3$ (K$_i$ = 57 nM) da serotonina e pelos receptores muscarínicos M$_1$-M$_5$ (K$_i$ = 73, 96, 132, 32 e 48 nM, respectivamente) da acetilcolina. A afinidade da olanzapina pelos receptores benzodiazepínicos, GABA$_A$ e receptores beta-adrenérgicos é baixa (K$_i$ > 10 μM).

A farmacocinética é linear nas doses utilizadas clinicamente. A olanzapina é bem absorvida após administração oral com T$_{máx}$ de 6 h, e somente 40% da dose atinge a circulação sistêmica em razão do extenso metabolismo de primeira passagem. Sua biodisponibilidade não é influenciada por alimentos. Apresenta alta ligação com as proteínas plasmáticas (93%), com volume aparente de distribuição estimado em 1.000 ℓ. A meia-vida varia entre 21 e 54 h e o *clearance* sistêmico entre 12 e 47 ℓ/h. Após a administração VO do fármaco marcado com radioisótopo, somente 7% da dose foi recuperada na urina na forma de fármaco inalterado. Aproximadamente 57% e 30% da dose foi recuperada na urina e nas fezes, respectivamente. Os metabólitos são gerados primariamente pelos CIP1A2 e CIP2D6.

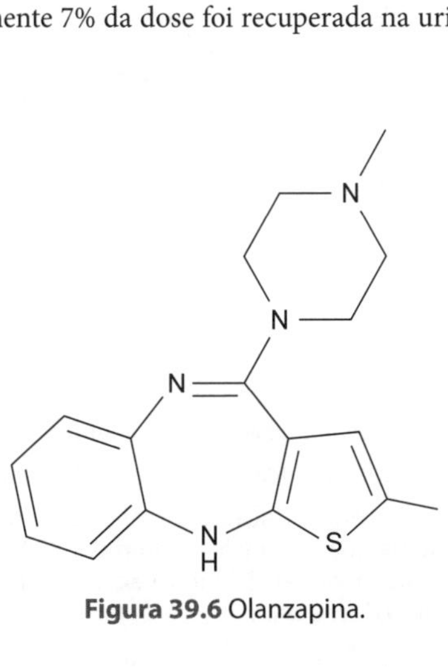

A eficácia e a segurança da olanzapina foram avaliadas por ensaio clínico randomizado, duplo-cego, controlado com placebo, em pacientes (n = 107) adolescentes com diagnóstico de esquizofrenia (Kryzhanovskaya *et al.*, 2009). A olanzapina foi administrada nas doses de 2,5 a 20 mg/dia; n = 72) ou placebo (n = 35) por 6 semanas, com o objetivo primário de reduzir o escore da escala BPRS-C (*Brief Psychiatric Rating Scale for Children*). O tratamento com o medicamento causou melhora significativa quando comparado ao placebo (Figura 39.7). Houve aumento significativo do peso, de triglicerídios, do ácido úrico, das enzimas hepáticas e da prolactina no grupo tratado com olanzapina em comparação ao placebo.

A dose inicial recomendada para pacientes adultos com esquizofrenia varia entre 5 e 10 mg/dia, com dose terapêutica de 10 mg/dia. Em pacientes adolescentes com esquizofrenia, a dose inicial recomendada é de 2,5 a 5 mg/dia e a terapêutica, de 10 mg/dia. As reações adversas mais frequentes com incidência ≥ 5% e 2 vezes superior ao placebo em pacientes adultos com esquizofrenia foram hipotensão ortostática, constipação intestinal, ganho de peso, tontura, alterações da personalidade e acatisia, e, nos adolescentes, sedação, ganho de peso, cefaleia, aumento do apetite, dor abdominal, dor em extremidades, fadiga e xerostomia.

Quetiapina (Seroquel®)

Derivado dibenzotiazepínico que atua como antagonista de múltiplos receptores no cérebro, como os receptores 5-HT$_{1A}$ e 5-HT$_{1B}$ da serotonina (IC$_{50}$ 717 e 148 nM, respectivamente), os receptores D$_1$ e D$_2$ da dopamina (IC$_{50}$ 1.268 e 329 nM, respectivamente), os receptores H$_1$

Figura 39.6 Olanzapina.

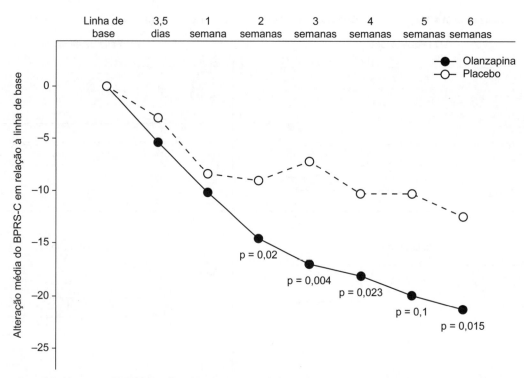

Figura 39.7 Alteração média do escore BPRS-C (*Brief Psychiatric Rating Scale for Children*) em relação à linha de base após 6 semanas de tratamento da esquizofrenia com olanzapina (2,5 a 20 mg/dia) ou placebo.

da histamina (IC_{50} 30 nM) e os receptores alfa-1 e alfa-2 adrenérgicos (IC_{50} 94 e 271 nM). A quetiapina (Figura 39.8) não tem afinidade pelos receptores colinérgicos muscarínicos e receptores benzodiazepínicos (IC_{50} > 5.000 nM). Apesar de o mecanismo de ação da quetiapina na esquizofrenia ser desconhecido, acredita-se que seu efeito terapêutico decorra do antagonismo dos receptores D_2 da dopamina e 5-HT_2 da serotonina. O antagonismo dos receptores H_1 da histamina pode ser responsável pela sonolência observada com esse fármaco e o antagonismo dos receptores alfa-1 adrenérgicos pela hipotensão postural.

A quetiapina é rapidamente absorvida após administração oral, com $T_{máx}$ de 1,5 h aproximadamente, ligando-se às proteínas plasmáticas (83%) e apresentando volume de distribuição de 10 ± 4 ℓ/kg. Após administração oral do fármaco marcado com radioisótopo, menos de 1% é eliminado como fármaco inalterado, indicando que a quetiapina é altamente metabolizada. Aproximadamente 73% e 20% da dose administrada é recuperada na urina e nas fezes, respectivamente. A quetiapina sofre extenso metabolismo hepático, predominantemente com sulfoxidação, e os metabólitos não apresentam atividade farmacológica, sendo o CIP3A4 responsável por esse passo metabólico. A Figura 39.9 compara a farmacocinética da forma farmacêutica sólida de liberação estendida (XR) 300 mg, dose única, com a forma farmacêutica sólida de liberação imediata (IR) 150 mg a cada 12 h (Bui *et al.*, 2013).

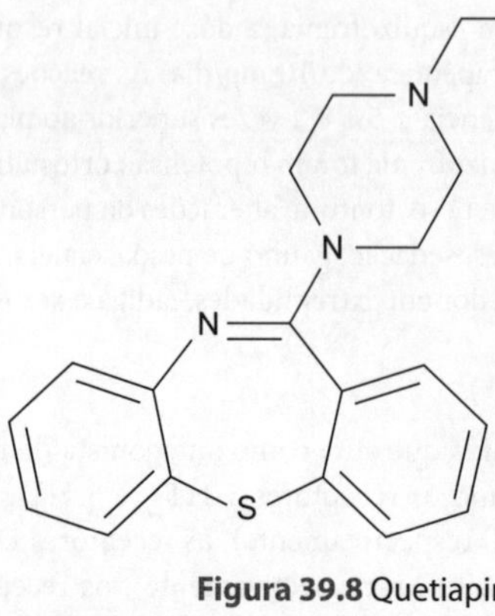

A quetiapina está indicada no tratamento agudo da esquizofrenia em adultos ou adolescentes, com dose inicial do comprimido de liberação imediata em adultos de 25 mg 2 vezes/dia. A dose recomendada varia entre 150 e 750 mg/dia, com incremento de 25 a 50 mg/dia de acordo com a resposta clínica observada. A dose inicial em adolescentes (13 a 17 anos) é de 25 mg/dia, com dose recomendada variando entre 400 e 800 mg/dia. As reações adversas mais frequentes

Figura 39.8 Quetiapina.

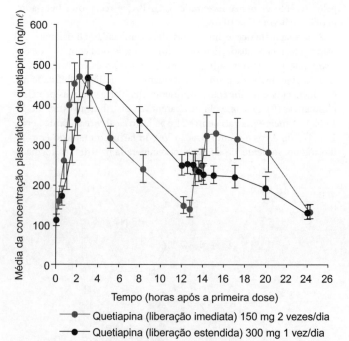

Figura 39.9 Média da concentração plasmática de quetiapina após administração de quetiapina (liberação estendida) 300 mg 1 vez/dia ou quetiapina (liberação imediata) 150 mg 2 vez/dia. Barras verticais representam o erro padrão da média.

com incidência ≥ 5% e 2 vezes superior ao placebo em pacientes com esquizofrenia foram sonolência, xerostomia, tontura, constipação intestinal, astenia, dor abdominal, hipotensão ortostática, faringite, ganho de peso, letargia, aumento dos níveis de alanina aminotransferase (ALT) e dispepsia.

Asenapina (Saphris®)

Trata-se de um derivado dibenzo-oxepínico pirrólico. O mecanismo de ação da asenapina na esquizofrenia não é conhecido, entretanto suspeita-se que possa envolver o antagonismo dos receptores D_2 da dopamina e 5-HT$_{2A}$ da serotonina. Esse fármaco tem alta afinidade pelos receptores 5-HT$_{1A}$, 5-HT$_{1B}$, 5-HT$_{2A}$, 5-HT$_{2B}$, 5-HT$_{2C}$, 5-HT$_5$, 5-HT$_6$ e 5-HT$_7$ da serotonina (K_i = 2,5, 4, 0,06, 0,16, 0,03, 1,6, 0,25 e 0,13 nM, respectivamente), pelos receptores D_2, D_3, D_4 e D_1 da dopamina (K_i = 1,3, 0,42, 1,1 e 1,4 nM, respectivamente), pelos receptores alfa-1 e alfa-2 adrenérgicos (K_i = 1,2 e 1,2 nM, respectivamente) e pelos receptores H_1 da histamina (1 nM). A asenapina (Figura 39.10) apresenta afinidade moderada pelos receptores H_2 da histamina (6,2 nM). Em todos esses receptores, atua como antagonista. A asenapina não apresenta afinidade apreciável pelos receptores colinérgicos muscarínicos (K_i = 8.128 nM para o receptor M_1; Plosker e Deeks, 2016).

Asenapina é o único antipsicótico disponível para uso sublingual, sofrendo extenso metabolismo de primeira passagem após a administração oral, resultando em biodisponibilidade absoluta abaixo de 2%. Quando administrada por via sublingual, o comprimido dissolve na boca em aproximadamente 10 s e é rapidamente absorvida, com $T_{máx}$ entre 0,5 e 1,5 h; a biodisponibilidade absoluta do comprimido sublingual de 5 mg de asenapina é de aproximadamente 35%. Caso seja ingerida água após 2 a 5 min da administração sublingual, a biodisponibilidade cai para aproximadamente 10 a 20%, possivelmente pela remoção dos resíduos do fármaco da boca (Mandrioli et al., 2015). A asenapina é ligada às proteínas plasmáticas (95%) com volume de distribuição entre 20 e 25 ℓ. Sofre extenso metabolismo primariamente pela glucoronidação direta via UGT1A4 e metabolismo oxidativo pelo CIP1A2. A meia-vida de eliminação da asenapina é de aproximadamente 24 h e seu *clearance* sistêmico de 52 ℓ/h.

A eficácia e a segurança da asenapina foram comparadas com as de outros fármacos antipsicóticos no tratamento da esquizofrenia aguda pela metanálise (Szegedi et al., 2012). A eficácia terapêutica da asenapina foi considerada comparável com à dos demais fármacos antipsicóticos (Figura 39.11).

A asenapina está indicada no tratamento da esquizofrenia, administrada por via sublingual, instruindo-se o paciente a manter o comprimido debaixo da língua até ser totalmente dissolvido. A dose inicial recomendada para tratamento agudo de esquizofrenia em adultos é de 5 mg 2 vezes/dia, podendo ser aumentada para 10 mg 2 vezes/dia; entretanto, nos ensaios clínicos não houve indicação de aumento de eficácia terapêutica com a dose de 10 mg 2 vezes/dia, mas houve aumento claro da incidência de reações adversas. As reações adversas com incidência ≥ 5% e 2 vezes superior ao placebo em pacientes com esquizofrenia foram acatisia, hipoestesia oral e sonolência.

Risperidona (Risperdal®)

Compreende um derivado benzisoxazol cujo mecanismo de ação na esquizofrenia é desconhecido, sendo o mecanismo proposto para sua ação terapêutica o antagonismo dos receptores D_2 da dopamina e dos receptores 5-HT$_2$ da serotonina. A ação terapêutica da risperidona (Figura 39.12) baseia-se nas concentrações plasmáticas combinadas da risperidona e de seu principal metabólito 9-hidroxirrisperidona.

A farmacocinética da risperidona é linear entre 1 e 16 mg. E sua biodisponibilidade absoluta após administração oral é de aproximadamente 70%, não sendo afetada se ingerida com alimentos. A ligação a proteínas plasmáticas da risperidona e de seu metabólito 9-hidroxirrisperidona é de 90% e 77%, respectivamente, sendo ambos ligados à albumina e à alfa-1 glicoproteína ácida. O volume de distribuição da risperidona é de 1 a 2 ℓ/kg. A conversão de risperidona em 9-hidroxirrisperidona se dá pela ação do CIP2D6. Risperidona e seus metabólitos são eliminados predominantemente via *clearance* renal. A meia-vida da risperidona em metabolizadores rápidos é de aproximadamente 3 h e em metabolizadores lentos 20 h, e a da 9-hidroxirrisperidona, 21 h e 30 h, respectivamente.

A eficácia da administração de risperidona via injetável em formulação de depósito foi comparada à administração oral de risperidona em pacientes que apresentaram primeiro episódio de esquizofrenia (Subotnik et al., 2015). Exacerbação psicótica ou relapso foi menor no grupo tratado com injeção de risperidona em comparação à administração oral (5% *versus* 33%; p < 0,01; Figura 39.13).

A dose inicial de risperidona para tratamento de esquizofrenia em adultos é de 2 mg/dia, podendo ser aumentada em 1 a 2 mg/dia em intervalos não menores que 24 h até atingir a dose recomendada de 4 a 8 mg/dia. Eficácia foi demonstrada nas doses de 4 a 16 mg/dia. Pode ser administrada em dose única diária ou fracionada em duas tomadas. Em adolescentes, a dose recomendada inicial é de 0,5 mg/dia, incrementada em 0,5 mg/dia em intervalos não menores que 24 h até atingir a dose recomendada de 3 mg/dia. Em adolescentes, não foi observado benefício terapêutico com doses superiores a 3 mg/dia, e doses mais altas estão associadas ao aumento de incidência de reações adversas. As reações adversas mais comuns observadas, com incidência ≥ 10%, foram sonolência, aumento do apetite, fadiga, rinite, infecção do trato respiratório superior, vômitos, tosse, incontinência urinária, aumento da salivação, xerostomia, constipação intestinal, febre, parkinsonismo, distonia, ansiedade, tremores, acatisia e dispepsia.

Paliperidona (Invega®)

Derivado benzisoxazol, é o principal metabólito ativo da risperidona (9-hidroxirrisperdiona). Seu mecanismo de ação na esquizofrenia não é conhecido; entretanto, acredita-se que seu efeito terapêutico seja mediado pela combinação do antagonismo central dos receptores D_2 da dopamina e dos receptores 5-HT$_{2A}$ da serotonina. Ressalta-se que a

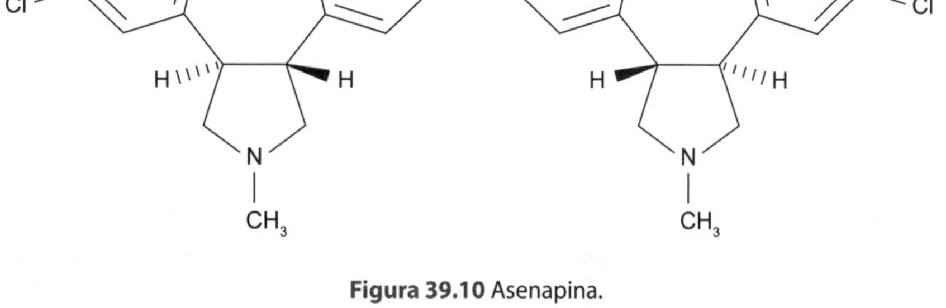

Figura 39.10 Asenapina.

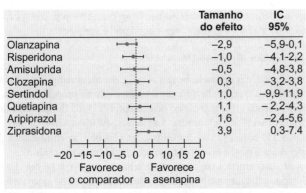

Figura 39.11 *Forest plot* mostrando alteração do escore total da escala PANSS (*Positive and Negative Syndrome Scale*) comparando asenapina com antipsicóticos de segunda geração no tratamento de esquizofrenia aguda.

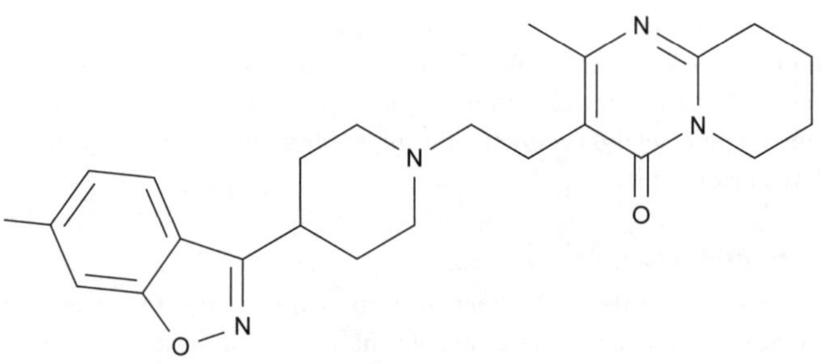

Figura 39.12 Risperidona.

risperidona (Figura 39.14) apresenta uma razão de afinidade 5-HT_{2A}/D_2 significativamente menor quando comparada à razão de afinidade da paliperidona (McLeod, 2015).

A eficácia e a segurança de uma formulação farmacêutica injetável de depósito de palmitato de paliperidona (Invega®) foram comparadas com placebo em ensaio clínico randomizado em pacientes com exacerbação aguda de esquizofrenia (Pandina *et al.*, 2010). Pacientes (n = 652) foram randomizados (1:1:1:1) para receber palmitato de paliperidona 25, 100 ou 150 mg eq. ou placebo IM nos dias 1, 8, 36 e 64, com o objetivo primário de modificar a escala PANSS. A paliperidona causou redução significativa em comparação com o placebo nas três doses do escore da PANSS (Figura 39.15). Reações adversas com incidência ≥ 1% em relação ao grupo placebo foram dor no local da injeção (7,6% *versus* 3,7%), tontura (2,5% *versus* 1,2%), sedação (2,3% *versus* 0,6%), dor nas extremidades (1,6% *versus* 0%) e mialgia (1% *versus* 0%).

Também foi desenvolvida uma formulação de depósito para administração a cada 3 meses, cuja eficácia foi comparada à do placebo para prevenir relapso em pacientes com esquizofrenia (Berwaerts *et al.*, 2015). A incidência de relapso foi menor com a paliperidona em comparação ao placebo (Figura 39.16).

É interessante ressaltar que ensaio clínico comparando a administração de paliperidona VO e IM mensal e IM trimestral demonstrou que, no caso da interrupção do tratamento (frequente em pacientes esquizofrênicos), a formulação trimestral apresenta menor risco de relapso em função do tempo (Figura 39.17; Weiden *et al.*, 2017).

A paliperidona está indicada no tratamento agudo e de manutenção da esquizofrenia, na dose de 6 mg/dia na forma farmacêutica sólida de comprimido de liberação estendida, com ou sem alimentos. Alguns pacientes podem se beneficiar de dose mais alta (12 mg/dia) ou mais baixa (3 mg/dia). A dose pode ser aumentada com incrementos de 3 mg/dia a cada 5 dias, e a dose máxima recomendada é de 12 mg/dia. As reações adversas mais frequentes com incidência ≥ 5% e 2 vezes superior ao placebo em pacientes com esquizofrenia foram sintomas extrapiramidais, taquicardia e acatisia.

Iloperidona (Fanapt)

Trata-se de um derivado benzisoxazol com alta afinidade pelos receptores 5-HT_{2A} da serotonina e pelos receptores D_2 e D_3 da dopamina (K_i de 5,6, 6,3 e 7,1 nM, respectivamente). A iloperidona (Figura 39.18) apresenta afinidade moderada pelos receptores D_4 da dopamina, 5-HT_6 e 5-HT_7 da serotonina e pelos receptores alfa-1 da norepinefrina

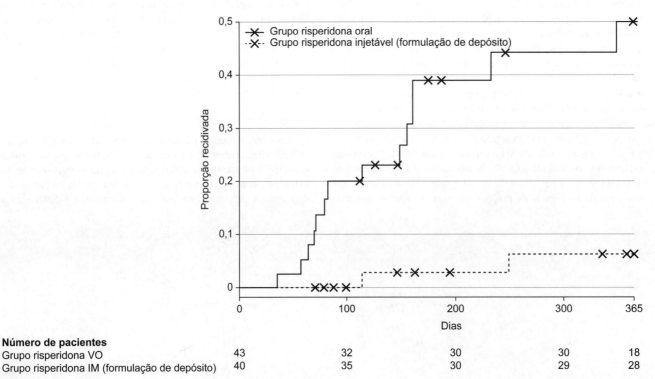

Figura 39.13 Curvas de Kaplan-Meier para exacerbação psicótica ou relapso em pacientes com risperidona via oral (VO) ou instramuscular (IM) (formulação de depósito).

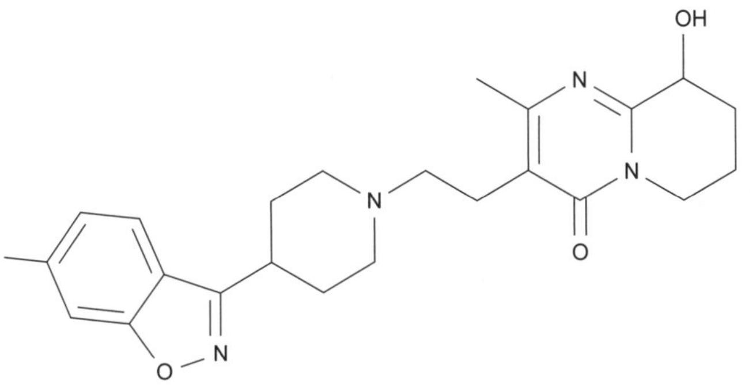

Figura 39.14 Paliperidona.

(K_i de 25, 43, 22 e 36 nM, respectivamente). Não apresenta afinidade pelos receptores colinérgicos muscarínicos (K_i > 1.000 nM). A iloperidona atua como antagonista puro nos receptores D_2 e D_3 da dopamina, 5-HT_{1A} da serotonina e alfa-1/alfa-2_C da norepinefrina (Kalkman *et al.*, 2003).

A iloperidona é bem absorvida após administração oral, com biodisponibilidade absoluta de 96% (Albers *et al.*, 2008), $T_{máx}$ 2 a 4 h após administração e meia-vida de eliminação variando entre 13,5 e 14 h. O *clearance* sistêmico é estimado entre 47 e 102 ℓ/h, e o volume aparente de distribuição, entre 1.340 e 2.800 ℓ. A ligação com as proteínas plasmáticas é de aproximadamente 93%. A iloperidona é extensivamente metabolizada por O-dealquilação mediada pelo CIP3A4, por hidroxilação mediada pelo CIP2D6, por decarboxilação/oxidação e redução. Dois principais metabólitos foram identificados (P95 e P88), ambos apresentando concentração plasmática superior à do fármaco inalterado e atividade farmacológica, contribuindo possivelmente para o efeito antipsicótico da iloperidona (Subramaian e Kalkman, 2002).

Um estudo de associação genômica e resposta à iloperidona foi realizado em 407 pacientes, com a análise de 334.563 polimorfismos de nucleotídio único (SNP) em relação ao gene *NPAS3*, próximo a um ponto de translocação observado em uma família com esquizofrenia (Lavedan *et al.*, 2009). Foram utilizadas subescalas da PANSS, como a PANSS-P (positiva), a PANSS-N (negativa) e a PANSS-GP (psicopatologia geral), e avaliados seis SNP selecionados (Figura 39.19), demonstrando-se que esses seis SNP estão associados de maneira significativa ao grau de eficácia terapêutica da iloperidona (Nnadi e Malhotra, 2008).

A iloperidona está indicada no tratamento agudo de esquizofrenia em pacientes adultos, cuja dose deve ser aumentada cuidadosamente para evitar hipotensão ortostática pelo seu efeito antagonista nos receptores alfa-adrenérgicos. A dose inicial recomendada é de 1 mg 2 vezes/dia, e a dose terapêutica entre 6 e 12 mg 2 vezes/dia, embora se deva aumentá-la cuidadosamente (1 mg 2 vezes/dia a cada 24 h). A dose máxima indicada é de 24 mg/dia (12 mg 2 vezes/dia). A administração pode ser feita com ou sem alimentos. Reações adversas com incidência ≥ 5% e 2 vezes maior que o placebo consistiram em tontura, xerostomia, fadiga, congestão nasal, hipotensão ortostática, sonolência, taquicardia e aumento de peso.

Ziprasidona (Geodon®)

Representa um derivado benzoisotiazol que atua como antagonista potente dos receptores 5-HT_{2A} da serotonina e dos receptores D_2 da dopamina, com uma afinidade 6 vezes maior pelos receptores 5-HT_{2A} quando comparada à afinidade pelos receptores D_2 (Harrison e Scott, 2006). Similarmente à maioria dos antipsicóticos atípicos, a eficácia terapêutica da ziprasidona contra os sintomas negativos da esquizofrenia e o baixo potencial para síndrome extrapiramidal (em comparação aos antipsicóticos típicos) podem ser explicados em parte por sua ocupação preferencial pelos receptores 5-HT_{2A} em relação aos receptores D_2 (Stahl e Shayegan, 2003). A ziprasidona (Figura 39.20)

Escore total do PANSS, média (± DP)

	N	Linha de base	Objetivo primário
Placebo	160	86,8 (10,31)	83,9 (21,44)
Palmitato de paliperidona 25 mg eq.	155	86,9 (11,99)	78,8 (19,88)
Palmitato de paliperidona 100 mg eq.	161	86,2 (10,77)	74,6 (18,06)
Palmitato de paliperidona 150 mg eq.	160	88,4 (11,70)	75,2 (18,59)

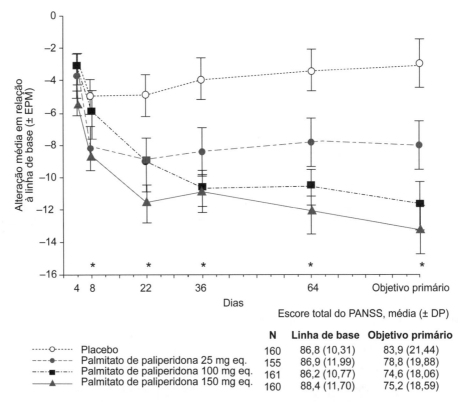

Figura 39.15 Alteração média em relação à linha de base do escore total da escala PANSS (*Positive and Negative Syndrome Scale*) durante tratamento de exacerbação aguda de esquizofrenia com paliperidona na forma de palmitato ou placebo. eq.: equivalente de paliperidona quando administrado na forma de palmitato de paliperidona; EPM: erro padrão da média; DP: desvio padrão. *p < 0,05 palmitato de paliperidona *versus* placebo.

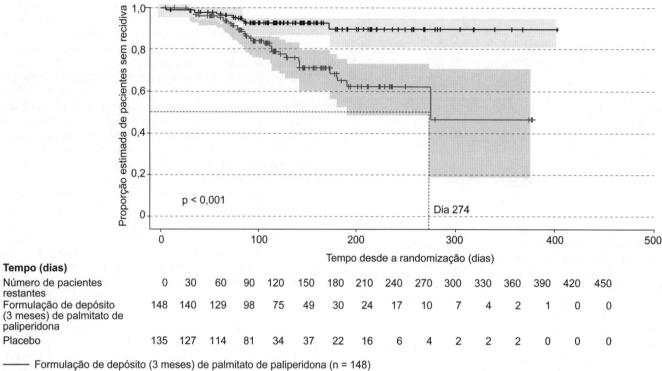

Figura 39.16 Curvas de Kaplan-Meier mostrando tempo para relapso de surto psicótico em pacientes esquizofrênicos tratados com placebo ou com formulação de depósito (3 meses) com palmitato de paliperidona.

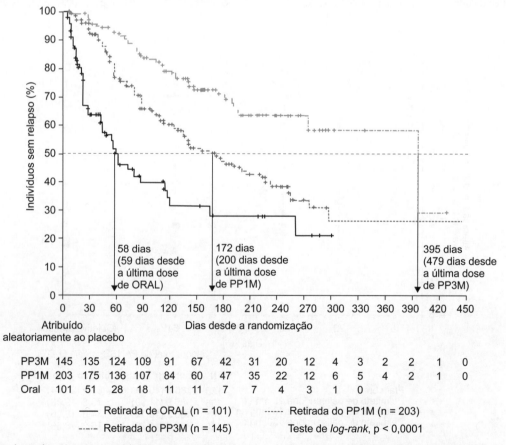

Figura 39.17 Curvas de Kaplan-Meier mostrando tempo para relapso de surto psicótico após substituição do tratamento com paliperidona por placebo. ORAL: formulação de liberação prolongada de paliperidona administrada VO 1 vez/dia; PP1M: formulação de depósito (1 mês) de palmitato de paliperidona administrada 1 vez/mês; PP3M: formulação de depósito (3 meses) de palmitato de paliperdiona administrada a cada 3 meses.

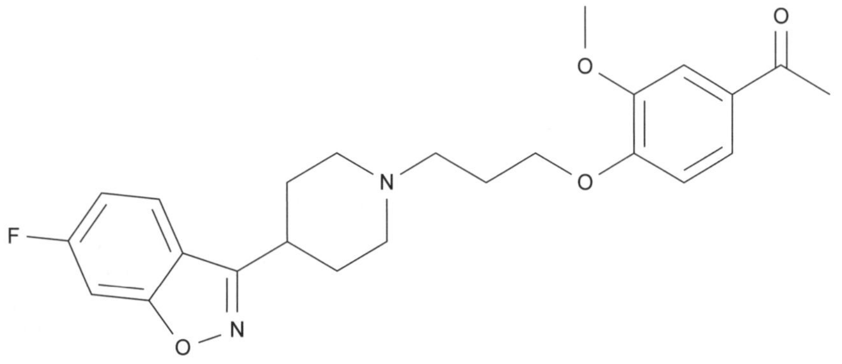

Capítulo 39 • Esquizofrenia 677

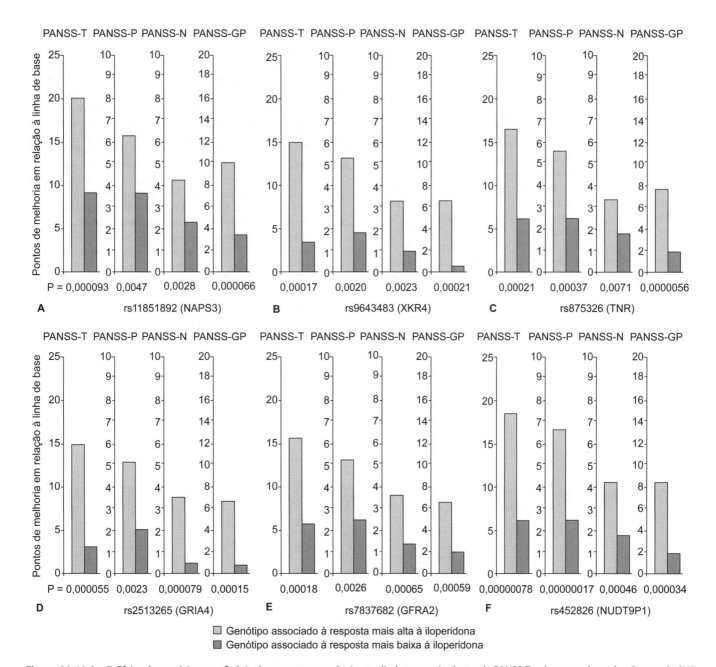

Figura 39.18 Iloperidona.

Figura 39.19 A a F. Efeito do genótipo na eficácia da resposta terapêutica avaliada por meio da escala PANSS-T e de suas subescalas. Para cada SNP (*single nucleotide polymorphism*), a melhora dos sintomas foi medida como redução da respectiva escala em relação à linha de base e ao dia 28. A melhora está representada como número positivo no eixo *y* de cada classe genotípica.

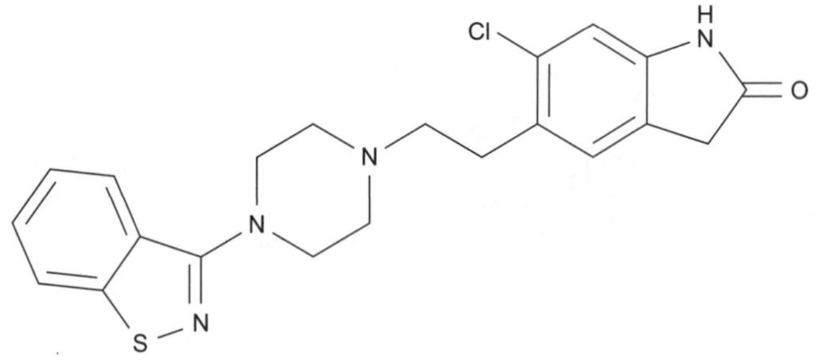

Figura 39.20 Ziprasidona.

apresenta efeito ansiolítico e antidepressivo por agonismo dos receptores 5-HT$_{1A}$, antagonismo nos receptores 5-HT$_{1B/1D}$ e inibição da recaptação da serotonina e da norepinefrina (Schmidt et al., 2001).

A ziprasidona é bem absorvida após administração oral, com biodisponibilidade absoluta de 60%. É altamente ligada às proteínas plasmáticas (> 99%) e o volume de distribuição após uma infusão IV foi de 1,03 ℓ/kg (Micelli et al., 2005). Esse fármaco é extensivamente metabolizado no fígado, predominantemente via redução pela aldeído oxidase e secundariamente pelos CIP3A4 e CIP1A2. Aproximadamente 66% da dose é eliminada nas fezes e 20% na urina, sendo abaixo de 4% e abaixo de 1% na forma de fármaco inalterado nessas vias, respectivamente. A meia-vida de eliminação varia entre 4,8 e 10 h e o *clearance* sistêmico foi estimado em 5,08 mℓ/min/kg após infusão IV.

Um ensaio clínico randomizado, duplo-cego, controlado com placebo, avaliou a eficácia e a segurança da ziprasidona no tratamento de pacientes adolescentes (13 a 17 anos) com diagnóstico de esquizofrenia (Findling et al., 2013). Pacientes foram randomizados na proporção 2:1 para receberem ziprasidona VO em doses flexíveis (40 a 160 mg/dia; n = 193) ou placebo (n = 90) por 6 semanas. Conforme mostra a Figura 39.21, o tratamento com ziprasidona não apresentou diferença significativa em relação ao placebo, demonstrado pela escalas BPRS-A (*Brief Psychiatry Rating Scale-Anchored*) e CGI-S (*Clinical Global Impressions-Severity*). O tratamento com ziprasidona foi associado a aumento de incidência de fenômenos extrapiramidais e sonolência.

A ziprasidona está indicada no tratamento de esquizofrenia, com dose inicial de 20 mg 2 vezes/dia com alimentos. A dose pode ser incrementada até 80 mg 2 vezes/dia. A eficácia na esquizofrenia foi demonstrada na faixa entre 20 e 100 mg 2 vezes/dia, mas não se recomendam doses acima de 80 mg 2 vezes/dia. Aproximadamente 4,1% dos pacientes tratados com ziprasidona por um período curto descontinuam o tratamento em razão das reações adversas, em comparação com 2,2% com o grupo placebo. A reação adversa mais frequente em pacientes com esquizofrenia responsável pela interrupção do tratamento é o *rash* cutâneo (1%).

Lurasidona (Latuda®)

Trata-se de um derivado benzoisotiazol classificado como fármaco antipsicótico atípico, que apresenta efeito antagonista com alta afinidade pelos receptores D$_2$ da dopamina (K$_i$ = 0,994 nM) e pelos receptores 5-HT$_{2A}$ (K$_i$ = 0,47 nM) e 5-HT$_7$ (K$_i$ = 0,495 nM) da serotonina, afinidade moderada pelos receptores alfa-2$_C$ adrenérgicos humanos (K$_i$ = 10,8 nM) e alfa-2$_A$ (40,7 nM) e atividade de agonista parcial nos receptores 5-HT$_{1A}$ (K$_i$ = 6,38 nM). A lurasidona (Figura 39.22) não apresenta afinidade para receptores histaminérgicos H$_1$ ou colinérgicos muscarínicos M$_1$ (IC$_{50}$ > 1.000 nM; Ishibashi et al., 2010).

A farmacocinética da lurasidona é linear entre 20 e 160 mg, e a atividade terapêutica restringe-se ao fármaco inalterado. O T$_{máx}$ ocorre 1 a 3 h após administração oral; a lurasidona é altamente ligada às proteínas plasmáticas (> 99%), o volume aparente de distribuição é estimado em 6.173 ℓ (± 17%) e o *clearance* sistêmico de 3.902 mℓ/min (± 18%). Calcula-se que entre 9 e 19% da dose administrada VO é absorvida, entretanto a biodisponibilidade aumenta entre 200 e 300% quando da ingestão desse fármaco com alimentos. A lurasidona é metabolizada primariamente pelo CIP3A4 em dois metabólitos ativos e dois metabólitos inativos. Após a administração VO do fármaco marcado com radioisótopo, 89% e 9% da radioatividade foram recuperadas nas fezes e na urina, respectivamente. A meia-vida de eliminação é estimada em 18 ± 7 h.

A eficácia e a segurança da lurasidona no tratamento agudo da esquizofrenia foram avaliadas em ensaio clínico randomizado, duplo-cego, controlado com placebo, envolvendo 327 pacientes adolescentes (13 a 17 anos) com duração de 6 semanas (Goldman et al., 2017). Os pacientes foram tratados com lurasidona 40 mg/dia (n = 108), 70 mg/dia (n = 106) ou placebo (n = 112), com os objetivos primário e secundário de eficácia de mudar a linha de base do escore da escala de sintomas positivos e negativos (PANSS) e o escore da CGI-S, respectivamente. A lurasidona reduziu de maneira significativa o escore da PANSS em comparação ao placebo (Figura 39.23 A) e da CGI-S (Figura 39.23 B). O tratamento com lurasidona não foi associado a alterações clinicamente relevantes do peso corporal, das concentrações de lipídios, glicemia ou prolactina.

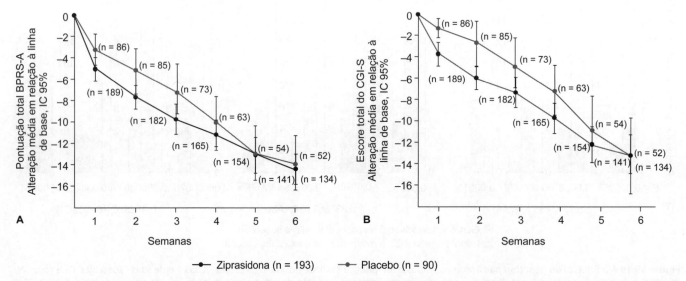

Figura 39.21 A e B. Objetivos primários de eficácia terapêutica para tratamento da esquizofrenia em pacientes adolescentes. Alteração em relação à linha de base do escore total BPRS-A (*Brief Psychiatric Rating Scale – Anchored*) e do escore total CGI-S (*Clinical Global Impressions – Severity*) em pacientes tratados com ziprasidona ou placebo.

A lurasidona é indicada no tratamento da esquizofrenia, com dose inicial de 40 mg/dia, administrada em dose única, e dose máxima de 80 mg/dia. A lurasidona deve ser ingerida com alimentos. Reações adversas com incidência ≥ 5% incluem sonolência, acatisia, náuseas, parkinsonismo e agitação.

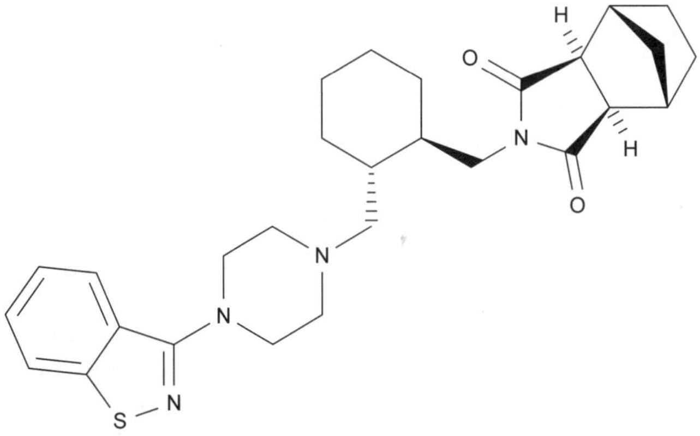

Aripiprazol (Abilify)

Trata-se de um derivado quinolônico classificado como antipsicótico atípico de terceira geração, cujo mecanismo de ação na esquizofrenia é desconhecido. Entretanto, acredita-se que sua eficácia seja modulada pela combinação da atividade como agonista parcial dos receptores D_2 da dopamina e 5-HT_{1A} da serotonina e da atividade antagonista nos receptores 5-HT_{2A} da serotonina (Prommer, 2017). O aripiprazol liga-se com baixa afinidade aos receptores opioides, GABA, NMDA e receptores muscarínicos e com alta afinidade aos receptores H_1 da histamina e aos receptores alfa-1_A e alfa-1_B adrenérgicos (Shapiro *et al.*, 2003). Ao atuar como agonista parcial dos receptores D_2 da dopamina, esse fármaco funciona como antagonista no caso de excesso de dopamina e como agonista no caso de falta de dopamina, atuando, portanto, como estabilizador do receptor (Bandelow e Meier, 2003). Isso difere do haloperidol, que atua como antagonista puro dos receptores D_2 da dopamina. Essa atividade parcial causa menor potencial para síndromes extrapiramidais, sedação e elevação dos níveis séricos de prolactina em comparação a outros antipsicóticos (Byars *et al.*, 2002).

A atividade do aripiprazol (Figura 39.24) decorre, primeiro, do fármaco inalterado e, segundo, do seu maior metabólito, desidro-aripiprazol, o qual tem afinidade similar pelos receptores D_2 da dopamina em comparação ao aripirprazol, representando 40% da exposição do fármaco no plasma. A meia-vida de eliminação do aripiprazol e do

Figura 39.22 Lurasidona.

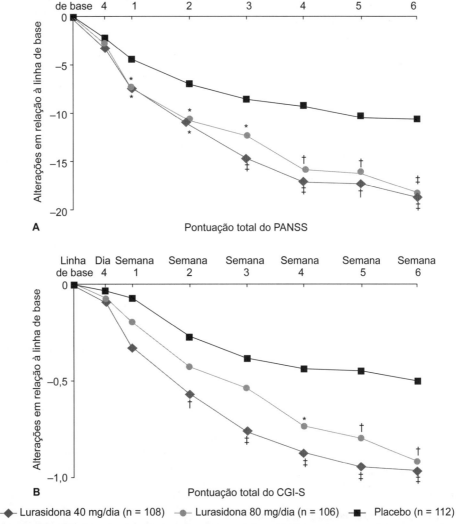

Figura 39.23 A e B. Alterações em relação à linha de base da pontuação total da escala PANSS (*Positive and Negative Syndrome Scale*) e CGI-S (*Clinical Global Impressions – Severity*) em adolescentes com diagnóstico clínico de esquizofrenia tratados com lurasidona 40 mg/dia ou 80 mg/dia ou placebo. *p < 0,05; †p < 0,01; ‡p < 0,001 *versus* placebo.

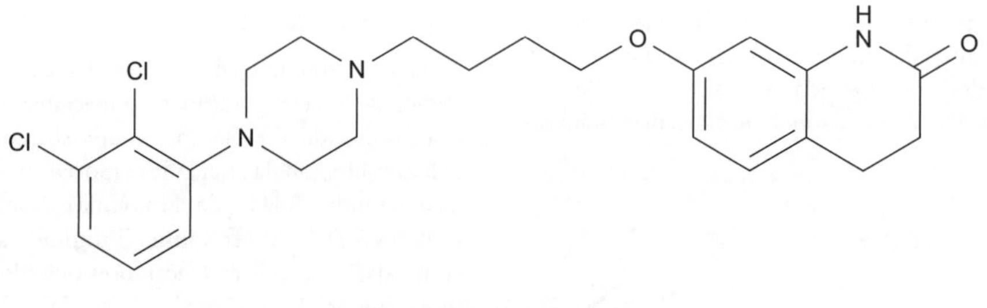

Figura 39.24 Aripiprazol.

desidro-aripiprazol são de 75 h e 94 h, respectivamente. A biodisponibilidade absoluta do aripirazol é de 87% após administração VO; apresenta $T_{máx}$ entre 3 e 5 h e pode ser administrado com ou sem alimentos. O volume de distribuição do aripiprazol após administração IV é de 404 ℓ, sendo a ligação com as proteínas plasmáticas maior que 99%. As enzimas responsáveis pelo metabolismo do aripiprazol pertencem ao CIP3A4 e ao CIP2D6. Após administração VO do fármaco marcado com radioisótopo, 22% e 55% da radioatividade foram recuperados na urina e nas fezes, respectivamente, tendo sido recuperados menos que 1% e menos que 18% do fármaco inalterado na urina e nas fezes, respectivamente.

Um ensaio clínico multicêntrico, duplo-cego, controlado com placebo, foi conduzido em 623 pacientes (18 a 70 anos) com diagnóstico de esquizofrenia e apresentando exacerbação aguda (Meltzer *et al.*, 2015) para avaliar a eficácia de uma formulação de depósito injetável (aripiprazol lauroxila), com o objetivo primário de promover a variação da escala PANSS após 85 dias de tratamento. Os pacientes foram tratados com aripirapzol lauroxila 441 mg (equivalente a 300 mg de aripiprazol; n = 207), aripiprazol lauroxila 882 mg (equivalente a 600 mg de aripiprazol; n = 208) ou placebo (n = 208) administrados via IM na região glútea a cada 4 semanas. O aripiprazol lauroxila causou redução significativa em comparação ao placebo dos escores da escala PANSS (Figura 39.25). A incidência de reações adversas foi similar entre os três grupos, e somente se considerou a reação adversa séria (acatisia) como relacionada com o tratamento no grupo tratado com 882 mg.

O aripiprazol está indicado no tratamento de esquizofrenia em adultos e adolescentes. A dose inicial recomendada em adultos é de 10 a 15 mg/dia, com dose máxima de 30 mg/dia. Em pacientes adolescentes, a dose inicial recomendada é de 2 mg/dia, aumentando até 10 mg/dia, com a dose máxima de 30 mg/dia. As reações adversas mais frequentes com ≥ 5% e 2 vezes superior ao placebo em pacientes com esquizofrenia foram acatasia em adultos e alterações extrapiramidais, sonolência e tremores em crianças.

REFLEXÕES SOBRE O TRATAMENTO FARMACOLÓGICO DA ESQUIZOFRENIA

Szasz (1988) refere-se à esquizofrenia como o símbolo sagrado da psiquiatria moderna e afirma que, como todos os demais diagnósticos nessa área, não apresenta atualmente substrato histopatológico. Ainda segundo o autor, "esquizofrenia" representa um termo inventado para vários comportamentos considerados anormais ou não desejáveis, afirmando que a medicalização atua como mecanismo para controle social de comportamentos não desejáveis (Szasz, 1997). Apesar de haver certa concordância na psiquiatria moderna quanto a uma tendência exagerada de medicalizar de maneira inapropriada comportamentos normais e emoções como luto, tristeza, timidez e problemas comportamentais em crianças, existe algum consenso de que a esquizofrenia seja de fato uma ou várias doenças (Moncrieff e Middleton, 2015).

O tratamento prolongado com antipsicóticos representa a norma para pacientes com o diagnóstico de esquizofrenia ou de outras doenças psicóticas recorrentes desde a introdução desses fármacos na década de 1960 (Crane, 1973). Dados obtidos no Reino Unido indicam que 97,5% dos pacientes com diagnóstico de esquizofrenia são tratados com pelo menos um antipsicótico (Moncrieff, 2015). As evidências dos benefícios com o tratamento prolongado baseiam-se em ensaios clínicos, em que se compara a manutenção do tratamento com a sua interrupção. Um conjunto de pacientes tratados cronicamente com antipsicóticos é randomizado e alocado em um grupo no qual o tratamento é mantido e em outro com placebo. De modo geral, o grupo no qual se manteve o tratamento apresentou menor incidência de relapso. Fármacos antipsicóticos, assim como outras classes de fármacos, apresentam efeitos relacionados com a interrupção de seu uso, não necessariamente apreciados seja no desenho dos ensaios clínicos, seja em sua interpretação. Pacientes em que se descontinuam antipsicóticos são vulneráveis a esses efeitos, em geral ansiedade e agitação, que podem ser erroneamente interpretados como recaída. Essa possibilidade é exacerbada pelo fato de não haver critérios definidos previamente como recaída. A vasta maioria dos ensaios clínicos na área baseiam-se em julgamento clínico ou, então, em pequenas variações no número de pontos de uma escala qualquer. Embora seja provável que sintomas associados à *abstinência* devam durar menos do que no caso de uma recaída de fato, na verdade essa situação ainda é bastante indefinida. O fenômeno de alostasia induzida por fármacos é algo ainda pouco conhecido, embora se saiba que, para alguns fármacos, esses sintomas de *abstinência* podem durar períodos prolongados (Belaise *et al.*, 2012).

Conforme observado nos vários ensaios clínicos ilustrados neste capítulo, a maioria dos objetivos primários consiste em alterações da escala PANSS, que incluem sintomas não específicos, como agitação e hostilidade. Um conceito interessante é o da alostasia, que reflete uma estabilidade causada por mudança. No caso da dependência induzida por opioides, a síndrome de abstinência causada por opioide decorre das modificações sofridas no cérebro em razão da presença

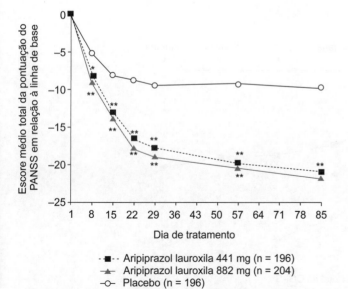

Figura 39.25 Alteração média da pontuação da PANSS (*Positive and Negative Syndrome Scale*) durante tratamento por 85 dias com aripiprazol lauroxila ou placebo. Os valores de p referem-se à comparação aripiprazol lauroxila *versus* placebo. *p = 0,004; **p < 0,001.

dos opioides; na sua ausência, o paciente apresenta sinais e sintomas de abstinência. Esse tipo de ação pode ocorrer com outras classes de fármacos (antipsicóticos, antidepressivos) que atuam no SNC.

Ressalta-se que estudos realizados em animais de laboratório (na maioria, roedores) indicam que os antipsicóticos podem afetar a estrutura neuronal e funcional por neuroplasticidade, neurotoxicidade, expressão gênica e apoptose (Dean, 2006). Os antipsicóticos convencionais podem ser neurotóxicos e induzir perda neuronal e gliose do estriado, hipotálamo, tronco encefálico, sistema límbico e córtex. A incidência de apoptose é bem conhecida após tratamento in vivo com haloperidol na substância *nigra*, no caudato e no putame. Um estudo realizado em primatas não humanos demonstrou que o tratamento crônico desses animais com o antipsicótico típico haloperidol ou com o antipsicótico atípico olanzapina esteve associado com reduções tanto da massa cinzenta quanto da branca (Dorph-Petersen *et al.*, 2005).

Alterações morfológicas de estruturas cerebrais, como aumento dos ventrículos laterais e do terceiro ventrículo e redução das regiões temporais, foram observadas em pacientes com esquizofrenia crônica (Lawrie e Abukmeil, 1998; Shenton *et al.*, 2001). Há evidências de que algumas dessas alterações aumentam de acordo com o tempo (Ho *et al.*, 2003), entretanto não está claro se esse aumento resulta da progressão da doença ou do uso dos antipsicóticos (Navari e Dazzan, 2009). Alguns ensaios clínicos demonstraram, de maneira consistente, utilizando ressonância magnética cerebral, que o uso dos antipsicóticos típicos está associado ao aumento dos gânglios basais; se este não ocorre, pode ser revertido com o uso de antipsicóticos atípicos (Chakos *et al.*, 1994; Corson *et al.*, 1999). Um ensaio clínico, realizado em pacientes com primeiro episódio de psicose, avaliou o efeito do tratamento sobre as alterações morfológicas de estruturas cerebrais por ressonância magnética. Os pacientes foram divididos em (Dazzan *et al.*, 2005):

- Tratados com antipsicóticos típicos (n = 32; clorpromazina, haloperidol, trifluoperazina, tioridazina, droperidol e zuclopentixol)
- Tratados com antipsicóticos atípicos (n = 30; olanzapina, risperidona, quetiapina, sertindol e amissulprida)
- Não tratados com antipsicóticos (n = 22).

Os resultados indicaram que tanto antipsicóticos típicos quanto atípicos estão associados a alterações cerebrais. Os antipsicóticos típicos afetam mais os gânglios basais (aumento do putame) e as áreas corticais (reduções do lóbulo paracentral, giro cingulado anterior, giros mediais e superiores, ínsula e precúneo), enquanto os atípicos causam aumento do tálamo. É importante ressaltar que a duração do tratamento correspondeu a 8 semanas. Estudos em animais de experimentação e ensaios clínicos indicam que o tratamento com antipsicóticos por período prolongado está associado à redução de peso e volume cerebral (Dorph-Petersen *et al.*, 2005; Fusar-Poli *et al.*, 2013).

Terapia por períodos prolongados com antipsicóticos está associada frequentemente a complicações potencialmente sérias, o que aumenta razoavelmente a incerteza sobre seu real benefício. Discinesia tardia é uma complicação neurológica caracterizada por movimentos involuntários associada a déficit cognitivo (Waddington *et al.*, 1990). Estudos recentes indicam que sua incidência varia entre 4 e 5% em pacientes utilizando antipsicóticos (Correll e Scenk, 2008). Pode ser irreversível em alguns casos e ocorrer meses após o início do tratamento.

REFERÊNCIAS BIBLIOGRÁFICAS

Adams CE, Awad GA, Rathbone J, Thornley B, Soares-Weiser K. Chlorpromazine versus placebo for schizophrenia. Cochrane Database Syst Rev. 2014;CD000284.

Adler CM, Elman I, Weisenfeld N, Kestler L, Pickar D, Breier A. Effects of acute metabolic stress on striatal dopamine release in healthy volunteers. Neuropsychopharmacology. 2000;22:545-50.

Albers LJ, Musenga A, Raggi MA. Iloperidone: a new benzisoxazole atypical anti-psychotic drug. Is it novel enough to impact the crowded atypical antipsychotic market? Expert Opin Investig Drugs. 2008;17:61-75.

Ban TA. Fifty years chlorpromazine: a historical perspective. Neuropsychiatr Dis Treat. 2007;3:495-500.

Bandelow B, Meier A. Aripiprazole, a dopamine-serotonin system stabilizer in the treatment of psychosis. Ger J Psychiatry. 2003;6:9-25.

Belaise C, Gatti A, Chouinard VA, Chouinard G. Patient online report of selective serotonin reuptake inhibitor-induced persistent post-withdrawal anxiety and mood disorders. Psychother Psychosom. 2012;81:386-8.

Belmaker RH, Wald D. Haloperidol in normals. Br J Psychiatry. 1977;131:222-3.

Berridge CW. Neural substrates of psychostimulant-induced arousal. Neuropsychopharmacology. 2006;31:2332-40.

Berwaerts J, Liu Y, Gopal S, Nuamah I, Xu H, Savitz A, et al. Efficacy and safety of the 3-month formulation of paliperidone palmitate vs placebo for relapse prevention of schizophrenia: a randomized clinical trial. JAMA Psychiatry. 2015;72:830-9.

Boyd-Kimball D, Gonczy K, Lewis B, Mason T, Siliko N, Wolfe J. Classics in chemical neuroscience: chlorpromazine. ACS Chem Neurosci. 2019;10:79-88.

Bui K, Earley W, Nyberg S. Pharmacokinetic profile of the extended-release formulation of quetiapine fumarate (quetiapine XR): clinical implications. Curr Med Res Opin. 2013;29:813-25.

Byars A, Burris K, Jordan S, Tottori K, Kikuchi T, McQuade R. Aripiprazole: a dopamine-serotonin system stabilizer. Eur Neuropsychopharmacol. 2002;12:290-1.

Chakos MH, Lieberman JA, Bilder RM, Borenstein M, Lerner G, Bogerts B, et al. Increase in caudate nuclei volumes of first-episode schizophrenic patients taking antipsychotic drugs. Am J Psychiatry. 1994;151:1430-6.

Correll CU, Schenk EM. Tardive dyskinesia and new antipsychotics. Curr Opin Psychiatry. 2008;21:151-6.

Corson PW, Nopoulos P, Miller DD, Arndt S, Andreasen NC. Change in basal ganglia volume over 2 years in patients with schizophrenia: typical versus atypical neuroleptics. Am J Psychiatry. 1999;156:1200-4.

Crane GE. Clinical psychopharmacology in its 20th year. Late, unanticipated effects of neuroleptics may limit their use in psychiatry. Science. 1973;181:124-8.

Dalmau J, Gleichman AJ, Hughes EG, Rossi JE, Peng X, Lai M, et al. Anti-NMDA-receptor encephalitis: Case series and analysis of the effects of antibodies. Lancet Neurol. 2008;7:1091-8.

Dazzan P, Morgan KD, Orr K, Hutchinson G, Chitnis X, Suckling J, et al. Different effects of typical and atypical antipsychotics on Grey Matter in First Episode Psychosis: the AESOP Study. Neuropsychopharmacology. 2005;30:765-74.

Dean CE. Antipsychotic-associated neuronal changes in the brain: toxic, therapeutic, or irrelevant to the long-term outcome of schizophrenia? Prog Neuropsychopharmacol Biol Psychiatry. 2006;30:174-89.

Dorph-Petersen KA, Pierri JN, Perel JM, Sun Z, Sampson AR, Lewis DA. The influence of chronic exposure to antipsychotic medications on brain size before and after tissue fixation: a comparison of haloperidol and olanzapine in macaque monkeys. Neuropsychopharmacology. 2005;30:1649-61.

Farber NB. The NMDA receptor hypofunction model of psychosis. Ann N Y Acad Sci. 2003;1003:119-30.

Findling RL, Cavuş I, Pappadopulos E, Vanderburg DG, Schwartz JH, Gundapaneni BK et al. Ziprasidone in adolescents with schizophrenia: results from a placebo-controlled efficacy and long-term open-extension study. J Child Adolesc Psychopharmacol. 2013;23:531-44.

Forsman A, Ohman R. Pharmacokinetic studies on haloperidol in man. Curr Ther Res Clin Exp. 1976;20:319-36.

Freedman R, Olincy A, Ross RG, Waldo MC, Stevens KE, Adler LE, et al. The genetics of sensory gating deficits in schizophrenia. Curr Psychiatry Rep. 2003;5:155-61.

Fusar-Poli P, Smieskova R, Kempton MJ, Ho BC, Andreasen NC, Borgwardt S. Progressive brain changes in schizophrenia related to antipsychotic treatment? A meta-analysis of longitudinal MRI studies. Neurosci Biobehav Rev. 2013;37:1680-91.

Garbutt JC, van Kammen DP. The interaction between GABA and dopamine: Implications for schizophrenia. Schizophr Bull. 1983;9:336-53.

Goerendt IK, Messa C, Lawrence AD, Grasby PM, Piccini P, Brooks DJ. Dopamine release during sequential finger movements in health and Parkinson's disease: a PET study. Brain. 2003;126:312-25.

Goff DC, Coyle JT. The emerging role of glutamate in the pathophysiology and treatment of schizophrenia. Am J Psychiatry. 2001;158:1367-77.

Goldman R, Leobel A, Cucchiaro J, Deng L, Findling RL. Efficacy and safety of lurasidone in adolescents with schizophrenia: a 6-week, randomized placebo-controlled study. J Child Adolesc Psychopharmacol. 2017;27:516-25.

Harrison TS, Scott LJ. Ziprasidone. A review of its use in schizophrenia and schizoaffective disorder. CNS Drugs. 2006;20:1027-52.

Ho BC, Andreasen NC, Nopoulos P, Arndt S, Magnotta V, Flaum M. Progressive structural brain abnormalities and their relationship to clinical outcome: a longitudinal magnetic resonance imaging study early in schizophrenia. Arch Gen Psychiatry. 2003;60:585-94.

Ishibashi T, Horisawa T, Tokuda K, Ishiyama T, Ogasa M, Tagashira R, et al. Pharmacological profile of lurasidone, a novel antipsychotic agent with potent 5-hydroxytryptamine 7 (5-HT7) and 5-HT1A receptor activity. J Pharmacol Exp Ther. 2010;334:171-81.

Jann, MW, Ereshefsky L, Saklad SR. Clinical pharmacokinetics of the depot antipsychotics. Clin Pharmacokinet. 1985;10:315-33.

Kalkman HO, Feuerbach D, Lotscher E, Schoeffter P. Functional characterization of the novel antipsychotic iloperidone at human D2, D3, alpha 2C, 5-HT6, and 5-HT1A receptors. Life Sci. 2003;73:1151-9.

Kane JM. The current status of neuroleptic therapy. J Clin Psychiatry. 1989;50:322-8.

Kapur S, Remington G. Serotonin-dopamine interaction and its relevance to schizophrenia. Am J Psychiatry. 1996;153:466-76.

Kapur S, Seeman P. Does fast dissociation from the dopamine D(2) receptor explain the action of atypical antipsychotics? A new hypothesis. Am J Psychiatry. 2001;158:360-9.

Kayser MS, Dalmau J. Anti-NMDA receptor encephalitis, autoimmunity, and psychosis. Schizophr. Res. 2016;176:36-40.

Kim JS, Kornhuber HH, Schmid-Burgk W, Holzmuller B. Low cerebrospinal fluid glutamate in schizophrenic patients and a new hypothesis on schizophrenia. Neurosci Lett. 1980;20:379-82.

Kryzhanovskaya L, Schulz SC, McDougle C, Frazier J, Dittmann R, Robertson-Plouch C et al. Olanzapine versus placebo in adolescents with schizophrenia: a 6-week, randomized, double-blind, placebo-controlled trial. J Am Acad Child Adolesc Psychiatry. 2009.

Lavedan C, Licamele L, Volpi S, Hamilton J, Heaton C, Mack K, et al. Association of the NPAS3 gene and five other loci with response to the antipsychotic iloperidone identified in a whole genome association study. Molecular Psychiatry. 2009;14:804-19.

Mandrioli R, Protti M, Mercolini L. Novel atypical antipsychotics: metabolism and therapeutic drug monitoring (TDM). Curr Drug Metab. 2015;16:141-51.

Lawrie SM, Abukmeil SS. Brain abnormality in schizophrenia. A systematic and quantitative review of volumetric magnetic resonance imaging studies. Br J Psychiatry. 1998;172:110-20.

Lewis DA, Gonzalez-Burgos G. Pathophysiologically based treatment interventions in schizophrenia. Nat Med. 2006;12:1016-22.

Marder SR, Van Putten T, Schatzberg AF, Nemeroff CB. Antipsychotic medications. The American Psychiatric Press Textbook of Psychopharmacology. Washington, DC: American Psychiatric Press; 1995. p. 247-61.

Masri B, Salahpour A, Didriksen M, Ghisi V, Beaulieu JM, Gainetdinov RR, et al. Antagonism of dopamine D2 receptor/beta-arrestin 2 interaction is a common property of clinically effective antipsychotics. Proc Natl Acad Sci U. S. A. 2008;105:13656-61.

McEvoy JP, Lieberman JA, Stroup TS, Davis SM, Meltzer HY, Rosenheck RA, et al. Effectiveness of clozapine versus olanzapine, quetiapine, and risperidone in patients with chronic schizophrenia who did not respond to prior atypical antipsychotic treatment. Am J Psychiatry. 2006;163:600-10.

McLeod MC. Comparative pharmacology of risperidone and paliperidone. Drugs RD. 2015;15:163-74.

Meltzer HY, Risinger R, Nasrallah HA, Du Y, Zummo J, Corey L, et al. A randomized, double-blind, placebo-controlled trial of aripiprazole lauroxil in acute exacerbation of schizophrenia. J Clin Psychiatry. 2015;76:1085-90.

Meltzer HY, Stahl SM. The dopamine hypothesis of schizophrenia: a review. Schizophr Bull. 1976;2:19-76.

Micelli JJ, Wilner KD, Swan SK, Tensfeldt TG. Pharmacokinetics, safety, and tolerability of intramuscular ziprasidone in healthy volunteers. J Clin Pharmacol. 2005;45:620-30.

Miyamoto S, Merrill DB, Lieberman JA, Fleischhacker WW, Marder SR. Antipsychotic drugs. In: Tasman A, Kay J, Lieberman JA, et al. (eds.). Psychiatry. 3. ed. John Wiley & Sons: Chichester; 2008. p. 2161-201.

Miyamoto S, Miyake N, Jarskog LF, Fleischhacker WW, Lieberman JA. Pharmacological treatment of schizophrenia: a critical review of the pharmacology and clinical effects of current and future therapeutic agents. Mol Psychiatry. 2012;17:1206-27.

Moncrieff J, Cohen D. How do psychiatric drugs work? BMJ. 2009; 338:b1963.

Moncrieff J, Middleton H. Schizophrenia: a critical psychiatry perspective. Curr Opin Psychiatry. 2015;28:264-8.

Moncrieff J. Antipsychotic maintenance treatment: time to rethink? PLoS Med. 2015;12:e1001861.

Montgomery AJ, Lingford-Hughes AR, Egerton A, Nutt DJ, Grasby PM. The effect of nicotine on striatal dopamine release in man: a [11C] raclopride PET study. Synapse. 2007;61:637-45.

Montgomery AJ, Mehta MA, Grasby PM. Is psychological stress in man associated with increased striatal dopamine levels? A [11C]raclopride PET study. Synapse. 2006;60:124-31.

Navari S, Dazzan P. Do antipsychotic drugs affect brain structure? A systematic and critical review of MRI findings. Psychol Med. 2009;39:1763-77.

Nnadi CU, Mlahotra AK. Clinical and pharmacogenetic studies of iloperidone. Per Med. 2008;5:367-75.

Olincy A, Stevens KE. Treating schizophrenia symptoms with an α7 nicotinic agonist, from mice to men. Biochem. Pharmacol. 2007;74:1192-201.

Pandina GJ, Lindenmayer JP, Lull J, Lim P, Gopal S, Herben V, et al. A randomized, placebo-controlled study to assess the efficacy and safety of 3 doses of paliperidone palmitate in adults with acutely exacerbated schizophrenia. J Clin Psychopharmacol. 2010;30:235-44.

Plosker GL, Deeks ED. Asenapine: a review in Schizophrenia, CNS Drugs. 2016;30:655-66.

Prommer E. Aripiprazole: a new option in delirium. Am J Hosp Palliat Care. 2017;34:180-5.

Pruessner JC, Champagne F, Meaney MJ, Dagher A. Dopamine release in response to a psychological stress in humans and its relationship to early life maternal care: a positron emission tomography study using [11C]raclopride. J Neurosci. 2004;24:2825-31.

Raedler TJ, Bymaster FP, Tandon R, Copolov D, Dean B. Towards a muscarinic hypothesis of schizophrenia. Mol Psychiatry. 2007;12:232-46.

Schmidt AW, Lebel LA, Howard Jr HR, Zorn SH. Ziprasidone: a novel antipsychotic agent with a unique human receptor binding profile. Eur J Pharmacol. 2001;425:197-201.

Seeman P, Lee T. Antipsychotic drugs: direct correlation between clinical potency and presynaptic action on dopamine neurons. Science. 1975;188:1217-9.

Shapiro DA, Renock S, Arrington E, Chiodo LA, Liu LX, Sibley DR, et al. Aripiprazole, a novel atypical antipsychotic drug with a unique and robust pharmacology. Neuropsychopharmacology. 2003;28:1400-11.

Shenton ME, Dickey CC, Frumin M, McCarley RW. A review of MRI findings in schizophrenia. Schizophr Res. 2001;49:1-52.

Stahl SM, Shayegan DK. The psychopharmacology of ziprasidone: receptor-binding properties and real-world psychiatric practice. J Clin Psychiatry. 2003;64:6-12.

Subotnik KL, Casaus LR, Ventura J, Luo JS, Hellemann GS, Gretchen-Doorly D, et al. Long-acting injectable risperidone for relapse prevention and control of breakthrough symptoms after a recent episode of schizophrenia – a randomized clinical trial. JAMA Psychiatry. 2015;72:822-9.

Subramaian N, Kalkman HO. Receptor profile of P88-8991 and P95-12113, metabolites of the novel antipsychotic iloperidone. Prog Neuropsychopharmacol Biol Psychiatry. 2002;26:553-60.

Szasz T. Insanity: the idea and its consequences. New York: Syracuse University Press; 1997.

Szasz T. Schizophrenia: the sacred symbol of psychiatry. New York: Syracuse University Press; 1988.

Szegedi A, Verweij P, van Duijnhoven W, Mackle M, Cazorla P, Fennema H. Meta-analyses of the efficacy of asenapine for acute schizophrenia: comparisons with placebo and other antipsychotics. J Clin Psychiatry. 2012;73:1533-40.

Tyler MW, Zaldivar-Diez J, Haggarty SJ. Classics in chemical neuroscience: haloperidol. ACS Chem Neurosci. 2017;8:444-53.

Uhlhaas PJ, Singer W. Abnormal neural oscillations and synchrony in schizophrenia. Nat Rev. 2010;11:100-13.

Voruganti LN, Awad AG. Subjective and behavioural consequences of striatal dopamine depletion in schizophrenia – findings from an in vivo SPECT study. Schizophr Res. 2006;88:179-86.

Waddington JL, Youssef HA, Kinsella A. Cognitive dysfunction in schizophrenia followed up over 5 years, and its longitudinal relationship to the emergence of tardive dyskinesia. Psychol Med. 1990;20:835-42.

Wassef A, Baker J, Kochan LD. GABA and schizophrenia: A review of basic science and clinical studies. J Clin Psychopharmacol. 2003;23:601-40.

Weiden PJ, Kim E, Bermak J, Turkoz I, Gopal S, Berwaerts J. Does half-life matter after antipsychotic discontinuation? A relapse comparison in schizophrenia with 3 different formulations of paliperidone. J Clin Psychiatry. 2017;78:e813-e820.

Wise RA. Dopamine, learning and motivation. Nat Rev Neurosci. 2004;5:483-94.

Wright P, Brikett M, David SR, Meehan K, Ferchland I, Alaka KJ, et al. Double-blind, placebo-controlled comparison of intramuscular olanzapine and intramuscular haloperidol in the treatment of acute agitation in schizophrenia. Am J Psychiatry. 2001;158:1149-51.

Yang A, Tsai SJ. New targets for schizophrenia treatment beyond the dopamine hypothesis. Int J Mol Sci. 2017;18:1689.

40 Insônia

INTRODUÇÃO

A progressão do sono durante a noite, conhecida como a arquitetura do sono, é composta de três segmentos identificados por meio de eletroencefalograma e critérios eletromiográficos (Kamel e Gammack, 2006). O primeiro segmento representa o sono leve (estágios 1 e 2). O segundo segmento representa o sono profundo (estágios 3 e 4). Esses estágios são associados ao sono de ondas delta ou sono de ondas lentas (SWS, do inglês *slow wave sleep*), considerado o sono mais restaurador. Os estágios 1 a 4 constituem o chamado sono não REM. O terceiro segmento do sono é composto do sono REM (*rapid eye movement*). Os estágios 3 e 4 são geralmente observados na primeira metade do período do sono, enquanto o sono REM ocorre mais frequentemente na segunda metade. Em geral, os indivíduos ciclam de estágios não REM para REM com uma periodicidade de 90 a 120 min. A Figura 40.1 mostra os segmentos do sono em adultos jovens.

Os princípios básicos da regulação do ciclo sono-vigília são fundamentados no modelo de dois processos: o ritmo circadiano (cronobiológico) e o processo homeostático. O ritmo circadiano demonstra que, no nível do sistema celular, a variação na atividade intrínseca no período de 24 h segue uma curva sinusoidal. Essa atividade é controlada por um relógio interno localizado nos núcleos supraquiasmáticos e sincronizado com o tempo do dia por informações externas, predominantemente o ciclo claro-escuro. O processo homeostático, que reflete a necessidade de dormir após determinado período depois do último período de sono, é um indicador da necessidade homeostática de sono. Esse processo pode ser medido retrospectivamente pela quantidade de ondas de sono de baixa atividade durante o sono – quanto mais uma pessoa fica acordada, mais ondas de sono de baixa atividade serão registradas no seu eletroencefalograma quando essa pessoa dormir (Figura 40.2).

Um estudo longitudinal recente sugere que esses dois processos ocorrem nos indivíduos com insônia: várias noites com baixa qualidade de sono são regularmente seguidas por uma noite de boa qualidade de sono (Perlis *et al.*, 2014).

A insônia pode ser dividida em duas categorias: primária e secundária. A insônia secundária costuma ser associada ao sintoma de uma doença psiquiátrica e deve desaparecer quando a causa primária é normalizada (Atkin *et al.*, 2018). A prevalência da insônia na população geral é altamente variável, sendo estimada entre 5 e 50% (Ohayon, 2002; Morin e Jarrin, 2013). A maior parte dos estudos epidemiológicos mostra que aproximadamente um terço dos adultos tem pelo menos um sintoma de insônia, como dificuldade para iniciar ou manter o sono. Entre o período de 1999 e 2010, o número de receitas para fármacos hipnóticos (indutores de sono) aumentou em 293% (Ford *et al.*, 2014). Uma comorbidade frequentemente associada à insônia é a depressão psíquica, uma vez que pacientes com depressão apresentam anormalidades nos parâmetros de sono (Wichniak *et al.*, 2017). A seguir, são descritos os parâmetros baseados em escore de registros polissonográficos (hipnograma), utilizados para avaliar a arquitetura do sono como medida objetiva de eficácia de fármacos hipnóticos em pacientes com insônia primária:

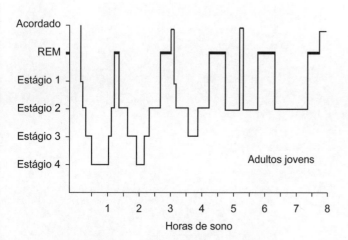

Figura 40.1 Arquitetura do sono em adultos jovens.

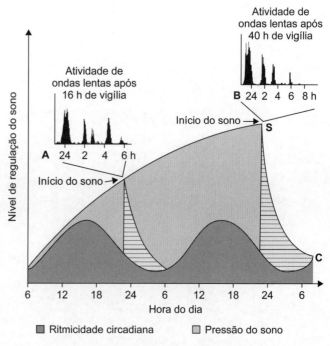

Figura 40.2 Regulação do ciclo sono-vigília.

- Latência do sono (*sleep latency*): reflete o tempo em que se inicia o registro (apagar das luzes) até o início do sono. Os valores normais típicos são < 30 min em jovens e < 45 min em idosos
- Tempo total de sono (*total sleep time* – TST): é o tempo que o paciente fica na cama menos o tempo no qual ele fica acordado. Nos critérios de pesquisa em insônia, considera-se redução do tempo total o tempo < 6,5 h em jovens e < 6 h em idosos
- Eficiência do sono (*sleep efficiency*): reflete a razão entre o tempo de sono total sobre o tempo permanecido na cama durante o período do registro. Os valores normais costumam ser > 90% em jovens e > 85% em idosos
- Despertar após início do sono (*wake after sleep onset*): reflete o tempo total que o sujeito fica em vigília após ter iniciado o sono. Tipicamente, o tempo total é < 30 min.

A profundidade do sono não REM e do sono REM é avaliada pelos seguintes parâmetros:

- Quantidade total e relativa no estágio 3: reflete a duração total em minutos do sono em estágio 3 e em porcentagem do tempo de sono no estágio 3 em relação ao tempo total de sono. A quantidade de tempo no estágio 3 é reduzida com a idade, sendo valores normais de 10% em idosos e entre 20 e 25% em jovens
- Razão do sono delta: razão do sono de ondas lentas no primeiro e no segundo ciclo. Geralmente a razão excede 1:1
- Latência do sono REM (*REM latency*): número de minutos após o início do sono até o início do primeiro período de sono REM. Valores tidos como reduzidos são < 65 min em jovens e < 50 min em pacientes idosos
- Tempo total e relativo de sono REM: reflete a duração total em minutos do sono REM e a porcentagem do tempo de sono REM em relação ao tempo de sono total. Valores normais são entre 20 e 25%
- Densidade do sono REM: a razão entre a intensidade da atividade fásica dos movimentos rápidos dos olhos (número e duração do movimento rápido dos olhos) em relação à duração do sono REM, podendo ser expresso em número de movimentos rápidos dos olhos por minuto de sono REM.

FÁRMACOS MELATONINÉRGICOS

Melatonina é o nome dado a 5-metoxi-N-acetiltriptamina (Figura 40.3), isolada inicialmente da glândula pineal bovina por Lerner *et al.* (1958). A melatonina é o principal hormônio secretado pela glândula pineal. Outros tecidos como retina, células da medula óssea, plaquetas, linfócitos, cerebelo e principalmente células do trato gastrintestinal também secretam melatonina (Tordjman *et al.*, 2017). A melatonina é sintetizada nos pinealócitos a partir do aminoácido triptofano, o qual é hidroxilado pela triptofano-5-hidroxilase em 5-hidroxitriptofano e subsequentemente descarboxilado pela 5-hidroxitriptofano-descarboxilase em serotonina. Duas enzimas encontradas principalmente na glândula pineal transformam a serotonina em melatonina. A serotonina é inicialmente acetilada em N-acetil-serotonina pela arilaquilamina-acetil-transferase, que funciona como o passo metabólico regulador da síntese de melatonina, e depois a N-acetil-serotonina é metilada pela acetilserotonina-O-metiltransferase em melatonina. Ambas as enzimas são controladas por projeções noradrenérgicas e neuropeptidérgicas na glândula pineal (Simonneaux e Ribelayga, 2003). A ativação da adenilato-ciclase pela norepinefrina aumenta a síntese dessas enzimas (Klein, 2004).

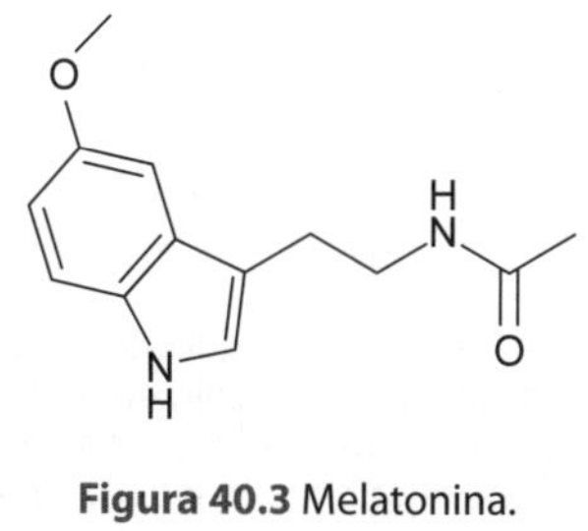

A síntese de melatonina apresenta um ritmo circadiano (Figura 40.4), sendo a secreção estimulada pela ausência de luz e inibida na presença de luz (Touitou, 1998).

A melatonina atua por meio de dois receptores específicos de membrana: MT_1 e MT_2, que pertencem à família dos receptores acoplados à proteína G. A ativação do MT_1 inibe a adenilato-ciclase nas células-alvo. A ativação do MT_2 leva à formação de inositol trifosfato. A melatonina também se liga com baixa afinidade ao sítio de ligação da enzima quinona-redutase 2, sendo esse sítio denominado MT_3, o qual aparentemente não está envolvido com os efeitos hipnóticos da melatonina (Nosjean *et al.*, 2000). Embora a unidade mínima funcional do receptor pareça ser monomérica, os receptores de melatonina podem formar homo e hétero-oligômeros. A formação de heterodímeros MT_1/MT_2 é de 3 a 4 vezes menor que a formação de homodímeros MT_1/MT_1 e similar à formação de homodímeros MT_2/MT_2. A formação de heterodímeros altera as propriedades farmacológicas dos receptores individuais (Liu *et al.*, 2016). A melatonina regula ritmos circadianos como o ciclo sono-vigília, ritmos neuroendócrinos e ciclos de temperatura do corpo por meio da sua ação nos receptores MT_1 e MT_2 (Karasek e Winczyk, 2006).

Após a administração intravenosa (IV), a melatonina é rapidamente distribuída (meia-vida de distribuição entre 0,5 e 6 min) e eliminada. O $T_{máx}$ ocorre em aproximadamente 1 h após administração oral, com uma farmacocinética biexponencial, com meias-vidas de 2 e 20 min. Após 1 h da administração oral da dose habitual (1 a 5 mg), ocorrem concentrações plasmáticas de melatonina entre 10 e 100 vezes superiores aos picos obtidos fisiologicamente no período noturno, com retorno à concentração basal em 4 a 8 h. A biodisponibilidade absoluta da melatonina após administração oral varia entre 10 e 56%.

Conforme visto, a melatonina é um neuro-hormônio secretado pela glândula pineal durante a noite e foi associada às várias funções biológicas e fisiológicas (Pandi-Perumal *et al.*, 2006). A amplitude do ritmo da melatonina representa um marcador confiável das fases do ciclo circadiano, traduzindo informação fotoperiódica e servindo como um sinal humoral da organização circadiana (Cassone, 1990). Além de seus efeitos cronobióticos, investigam-se atualmente os efeitos promotores do sono pela melatonina, especificamente o mecanismo e os receptores envolvidos. Há evidências de que a administração de melatonina (forma farmacêutica de liberação imediata) induz sono em humanos (Zhdanova, 2005), embora a sua eficácia seja controversa. Uma metanálise avaliando 17 ensaios clínicos (n = 284) indicou que a administração de melatonina (forma farmacêutica de liberação imediata) reduziu significativamente o período de latência para dormir em 4 min e aumentou a eficiência do sono em 2,2% (Figura 40.5) quando comparado ao placebo (Brzezinski d*et al.*, 2005).

Figura 40.3 Melatonina.

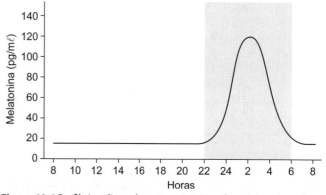

Figura 40.4 Perfil circadiano das concentrações plasmáticas de melatonina (a área em cinza representa o período de escuridão).

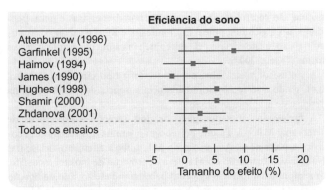

Figura 40.5 Efeitos da melatonina exógena na eficiência do sono.

Já outra metanálise avaliando o efeito da administração de melatonina (forma farmacêutica de liberação imediata) envolvendo 9 ensaios clínicos com 427 pacientes não demonstrou evidência de que a melatonina (forma farmacêutica de liberação imediata) causasse redução do período de latência para dormir em pacientes com transtornos do sono (Buscemi et al., 2006). Diferentemente dos demais fármacos hipnóticos, que costumam ser baseados em modulação dos receptores $GABA_A$, os agonistas de melatonina não alteram função cognitiva e memória, não causam aumento de risco de quedas (particularmente importante em pacientes idosos) e apresentam baixo potencial de abuso.

Melatonina (Circadin)

Formulação farmacêutica de liberação prolongada de melatonina, foi o primeiro agonista dos receptores de melatonina licenciado pela União Europeia para tratamento de insônia em pacientes com mais de 55 anos de idade. Há uma queda da robustez do relógio biológico com a idade, associada à redução da produção de melatonina, privando o cérebro de um importante regulador do sono (Laudon e Frydman-Marom, 2014). Em pacientes com 55 anos de idade ou mais que apresentam baixa qualidade de sono, a produção de melatonina está reduzida (Leger et al., 2004). O Circadin foi desenvolvido com o objetivo de mimetizar o ciclo endógeno da melatonina ao liberar melatonina por 8 a 10 h.

A eficácia e a segurança do Circadin foram avaliadas em ensaio clínico randomizado, duplo-cego, controlado com placebo em pacientes com insônia primária com latência de sono relatada acima de 20 min, com idade entre 18 e 80 anos (Wade et al., 2010). O desenho do estudo foi de 2 semanas, monocego, com placebo seguido de 3 semanas de duplo-cego, tendo sido o Circadin administrado na dose de 2 mg, 2 h antes de o paciente se deitar. Após as 3 semanas, os pacientes no grupo placebo foram randomizados novamente (1:1) e seguidos por mais 26 semanas junto dos pacientes que já estavam tomando Circadin, seguidos de 2 semanas de placebo. No total, 746 pacientes completaram a fase de 3 semanas e 555 completaram o período de 6 meses. O objetivo primário foi latência do sono e outras variáveis do sono obtidas por meio do *Pittsburgh Sleep Quality Index*. O tratamento com Circadin causou efeito significativo na redução da latência do sono em todos os grupos (40.6) e também em outros parâmetros do sono (40.7). Não houve diferença significativa de incidência de reações adversas entre os dois grupos de tratamento.

Agomelatina (Valdoxan®)

É um derivado naftalênico agonista dos receptores MT_1 e MT_2 da melatonina e também atua como antagonista dos receptores $5-HT_{2B}$ e $5-HT_{2C}$ da serotonina (Ferguson et al., 2010). A agomelatina (Figura 40.8) não apresenta afinidade significativa para receptores histaminérgicos, muscarínicos, adrenérgicos ou dopaminérgicos (Rouillon, 2006). A agomelatina foi registrada como fármaco antidepressivo, e seus efeitos sobre o sono estão associados à sua ação melatoninérgica, enquanto os efeitos antidepressivos estão associados ao seu antagonismo dos receptores $5-HT_{2C}$.

A agomelatina apresenta meia-vida curta (2 h), sendo primariamente hidrolisada pelo CIP1A2 (90%) e subsequentemente desmetilada pelo CIP2C9 (10%), seguida de sulfonação e conjugação com ácido glicurônico (Srinivasan et al., 2011); 80% dos metabólitos são eliminados na urina. Após ingestão oral, a agomelatina é extensivamente absorvida (80%), independentemente de ser ingerida em jejum ou com alimentos, com $T_{máx}$ entre 1 e 2 h. É altamente ligada às proteínas plasmáticas (> 95%). Não há ensaios clínicos avaliando a eficácia da agomelatina em pacientes com insônia primária. Há um ensaio em pacientes com distúrbio do sono REM idiopático em que a agomelatina 20 a 50 mg/dia melhorou os sintomas, que foram avaliados por meio de polissonografia (Bonakis et al., 2012).

Ramelteona (Rozerem)

É um análogo tricíclico da melatonina, no qual o anel indólico da melatonina foi substituído por um indano (sem o NH), visto que este foi considerado irrelevante para ligação e ativação do receptor (Zlotos et al., 2014).

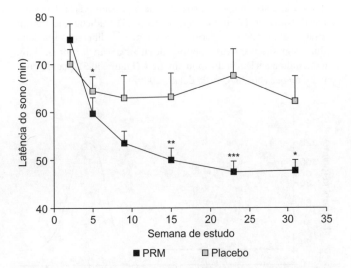

Figura 40.6 Latência do sono durante o tratamento de insônia com Circadin em indivíduos com 55 a 80 anos. Dados obtidos por meio de diário do sono entre as semanas 3 e 29. PRM: *prolonged release melatonin*. *p < 0,05; **p < 0,0.

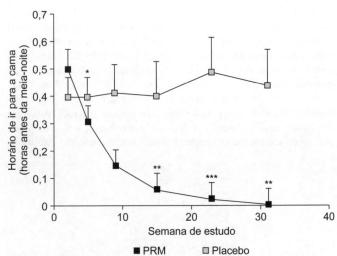

Figura 40.7 Horário de ir para a cama (horas antes da meia-noite) durante tratamento de insônia com Circadin em indivíduos com 55 a 80 anos. Dados obtidos por meio de diário do sono entre as semanas 3 e 29. PRM: *prolonged release melatonin*. *p < 0,05; **p < 0,0.

Atua como potente agonista dos receptores MT$_1$ e MT$_2$ da melatonina, com afinidade 6 e 4 vezes maior para MT$_1$ e MT$_2$, respectivamente, quando comparado com a melatonina, tendo baixa afinidade pelo receptor MT$_3$, conforme mostrado na Tabela 40.1 (Spadoni *et al.*, 2015).

A ramelteona (Figura 40.9) apresenta farmacocinética linear quando administrada por via oral (VO) nas doses de 4 a 64 mg. É rapidamente absorvido após administração oral, com T$_{máx}$ entre 0,5 e 1,5 h. Apesar de ser extensivamente absorvida (> 84%), sua biodisponibilidade absoluta é bastante reduzida (1,8%), dado o alto metabolismo de primeira passagem. O metabolismo consiste primariamente de oxidação e hidroxilação com subsequente conjugação com ácido glicurônico. O CIP1A2 é a principal enzima envolvida no metabolismo hepático, com menor contribuição do CIP2C e CIP3A4. A ligação às proteínas plasmáticas é de aproximadamente 82%, e o volume de distribuição após administração IV estimado em 73,6 ℓ. A meia-vida de eliminação varia entre 1 e 2,6 h; 84% da dose administrada na forma de fármaco marcado com radioisótopo é eliminada na urina, 4% nas fezes e < 0,1% na forma de fármaco inalterado.

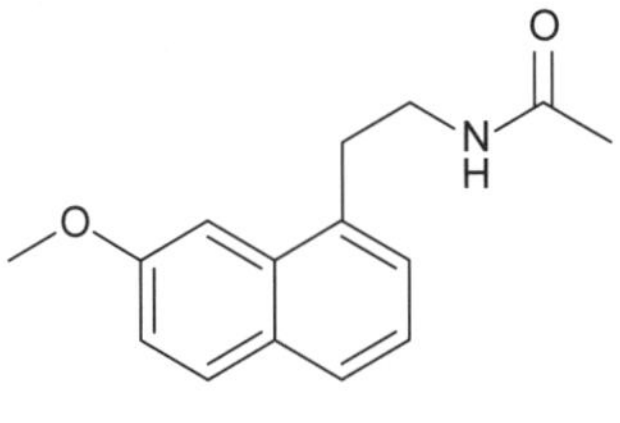

A eficácia e a segurança da ramelteona para tratamento de insônia primária em adultos foram avaliadas por meio de revisão sistemática e metanálise de 13 ensaios clínicos envolvendo 5.812 pacientes (Kuriyama *et al.*, 2014). A metanálise revelou que a ramelteona foi mais eficaz que o placebo em relação à redução do tempo de latência (Figura 40.10) e melhora da qualidade do sono (Figura 40.11). Em relação às reações adversas, pacientes tratados com ramelteona relataram mais sonolência em relação aos pacientes tratados com placebo (RR 1,97; IC 95% 1,21-3,20). Não houve diferença significativa entre outras reações adversas em relação ao placebo.

A ramelteona está indicada no tratamento da insônia. A dose recomendada é de 8 mg 30 min antes de o paciente se deitar. A ingestão deve ser feita em jejum. As reações adversas mais comuns com incidência ≥ 2% em relação ao placebo foram sonolência, fadiga e tontura.

Figura 40.8 Agomelatina.

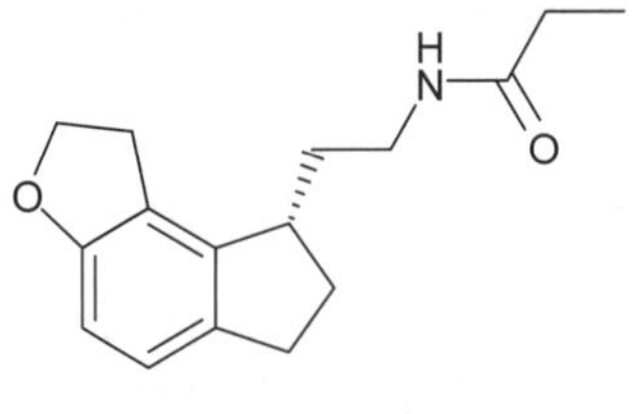

Figura 40.9 Ramelteona.

Tasimelteona (Hetlioz®)

Derivado di-hidrobenzofurânico apresenta maior afinidade pelo receptor MT$_2$ (Ki = 0,17 nM) quando comparado à afinidade pelo receptor MT$_1$ (Ki = 0,35 nM). A tasimelteona (Figura 40.12) não apresentou afinidade para uma grande população de receptores analisados (> 160 subtipos de receptores), entre eles os receptores GABAérgicos, adrenérgicos, colinérgicos, serotoninérgicos, histaminérgicos e opioides (Lavedan *et al.*, 2015). A tasimelteona atua como agonista pleno nos receptores MT$_1$ e MT$_2$ da melatonina.

A farmacocinética da tasimelteona é linear entre as doses de 3 a 300 mg, apresentando um T$_{máx}$ entre 0,5 e 3 h após administração oral. A biodisponibilidade é reduzida se ingerido com alimentos, portanto, tasimelteona deve ser ingerida em jejum. O volume de distribuição varia entre 56 e 126 ℓ, sendo a ligação às proteínas plasmáticas de 90%. A tasimelteona é extensivamente metabolizada, consistindo primariamente de oxidações em múltiplos sítios e desalquilação oxidativa no anel di-hidrofurânico. As enzimas do CIP1A2 e CIP3A4 estão envolvidas no metabolismo da tasimelteona. Após a administração do

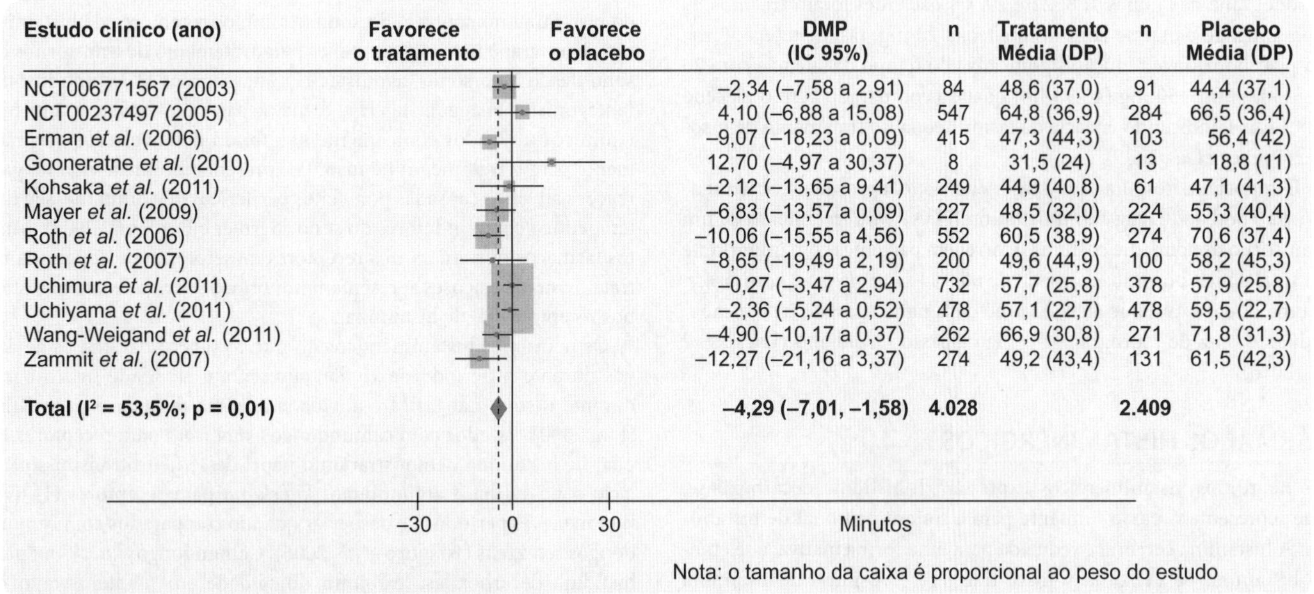

Tabela 40.1 Afinidade e potência agonística nos receptores da melatonina, da ramelteona e do seu principal metabólito (M-II).

Fármaco	MT$_1$ K$_i$ (nM)	MT$_1$ IC$_{50}$ (nM)	MT$_2$ K$_i$ (nM)	MT$_2$ IC$_{50}$ (nM)	MT$_3$ K$_i$ (nM)
Ramelteona	0,0138	0,021	0,045	0,053	2.600
M-II	0,114	0,208	0,566	1,470	> 9.000
Melatonina	0,0823	0,078	0,195	0,904	27,6

Estudo clínico (ano)	DMP (IC 95%)	n	Tratamento Média (DP)	n	Placebo Média (DP)
NCT006771567 (2003)	−2,34 (−7,58 a 2,91)	84	48,6 (37,0)	91	44,4 (37,1)
NCT00237497 (2005)	4,10 (−6,88 a 15,08)	547	64,8 (36,9)	284	66,5 (36,4)
Erman *et al.* (2006)	−9,07 (−18,23 a 0,09)	415	47,3 (44,3)	103	56,4 (42)
Gooneratne *et al.* (2010)	12,70 (−4,97 a 30,37)	8	31,5 (24)	13	18,8 (11)
Kohsaka *et al.* (2011)	−2,12 (−13,65 a 9,41)	249	44,9 (40,8)	61	47,1 (41,3)
Mayer *et al.* (2009)	−6,83 (−13,57 a 0,09)	227	48,5 (32,0)	224	55,3 (40,4)
Roth *et al.* (2006)	−10,06 (−15,55 a 4,56)	552	60,5 (38,9)	274	70,6 (37,4)
Roth *et al.* (2007)	−8,65 (−19,49 a 2,19)	200	49,6 (44,9)	100	58,2 (45,3)
Uchimura *et al.* (2011)	−0,27 (−3,47 a 2,94)	732	57,7 (25,8)	378	57,9 (25,8)
Uchiyama *et al.* (2011)	−2,36 (−5,24 a 0,52)	478	57,1 (22,7)	478	59,5 (22,7)
Wang-Weigand *et al.* (2011)	−4,90 (−10,17 a 0,37)	262	66,9 (30,8)	271	71,8 (31,3)
Zammit *et al.* (2007)	−12,27 (−21,16 a 3,37)	274	49,2 (43,4)	131	61,5 (42,3)
Total (I² = 53,5%; p = 0,01)	**−4,29 (−7,01, −1,58)**	**4.028**		**2.409**	

Nota: o tamanho da caixa é proporcional ao peso do estudo

Figura 40.10 Metanálise de estudos sobre latência subjetiva do sono no tratamento de insônia primária em adultos. DMP: diferença média ponderada; DP: desvio padrão.

Estudo clínico (ano)	DMP (IC 95%)	n	Tratamento Média (DP)	n	Placebo Média (DP)
NCT006771567 (2003)	0,00 (–0,14-0,14)	548	3,9 (0,99)	284	3,9 (1,01)
NCT00237497 (2005)	–2,25 (–0,55-0,05)	83	3,89 (0,96)	92	4,13 (0,97)
Erman *et al.* (2006)	–0,12 (–0,34-0,09)	415	3,68 (1,00)	103	3,8 (1,08)
Goonerante *et al.* (2010)	0,58 (–0,32-1,48)	8	10,9 (3,6)	13	9,2 (2,5)
Kohsaka *et al.* (2011)	0,06 (–0,22-0,34)	249	4,02 (1,16)	61	3,95 (1,04)
Mayer *et al.* (2009)	0,00 (–0,18-0,18)	227	4,01 (0,98)	224	4,01 (0,97)
McElroy *et al.* (2010)	0,49 (–0,42-1,41)	9	10,2 (4)	10	8,3 (3,7)
Roth *et al.* (2006)	–0,10 (–0,27-0,07)	552	3,9 (0,83)	274	4 (0,83)
Roth *et al.* (2007)	0,05 (–0,19-0,29)	200	3,75 (1)	100	3,7 (1)
Uchimura *et al.* (2011)	–0,09 (–0,22-0,03)	732	3,9 (0,69)	378	4 (0,68)
Uchiyama *et al.* (2011)	–0,08 (–0,21-0,05)	475	3,84 (0,84)	472	3,91 (0,87)
Wang-Weigand *et al.* (2011)	–0,10 (–0,27-0,07)	262	4,2 (0,97)	271	4,3 (0,99)
Zammit *et al.* (2007)	–0,14 (–0,35-0,06)	274	3,6 (0,70)	131	3,7 (0,69)
Total (I^2 = 0%; p = 0,74)	**–0,07 (–0,13- –0,02)**	**4.034**		**2.413**	

Nota: o tamanho da caixa é proporcional ao peso do estudo

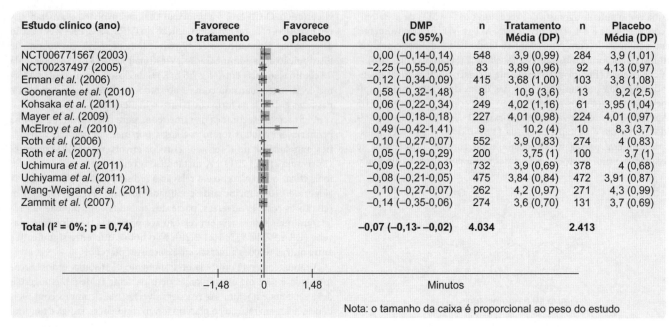

Figura 40.11 Metanálise de ensaios clínicos sobre qualidade do sono no tratamento de insônia primária em adultos. DMP: diferença média ponderada; DP: desvio padrão.

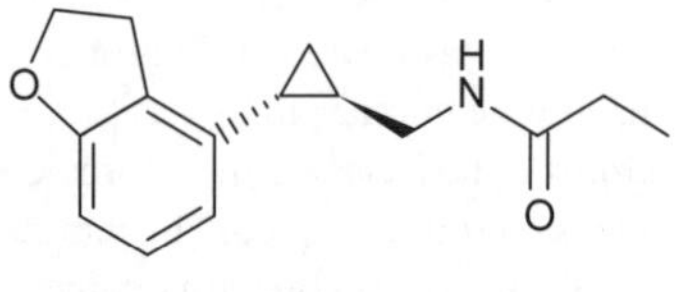

Figura 40.12 Tasimelteona.

fármaco marcado com radioisótopo, 80% da reatividade foi eliminada na urina e 4% nas fezes, tendo sido < 1% da dose recuperada na forma de fármaco inalterado. A meia-vida da tasimelteona é de 1,3 ± 0,4 h (Lankford, 2011).

Em ensaio clínico fase III, a tasimelteona foi avaliada por meio de polissonografia em 332 pacientes com diagnóstico de insônia primária. Os pacientes apresentavam latência de sono de pelo menos 45 min e tempo total de sono < 6,5 h. Os pacientes foram submetidos à polissonografia nas noites 1, 8, 22 e 29. Os pacientes foram tratados 30 min antes de deitar-se com tasimelteona 20 mg, tasimelteona 50 mg ou placebo. Houve redução significativa do tempo de latência com 20 mg (44,9 min), 50 mg (46,3 min) quando comparado com o placebo (28,3 min), indicando eficácia da tasimelteona no tratamento de insônia (Feeney *et al.*, 2009).

É importante ressaltar que a tasimelteona foi aprovada recentemente pela Food and Drug Administration (FDA) para tratamento de um transtorno de sono que costuma ocorrer em pacientes com importante ou total déficit de visão, chamado de *non-24-hour sleep-wake disorder*. É uma doença rara que afeta o ritmo circadiano causado pela incapacidade da luz de reprogramar o marca-passo circadiano (Lockley *et al.*, 2015).

FÁRMACOS HISTAMINÉRGICOS

Os neurônios histaminérgicos expressam L-histidina decarboxilase, que representa o passo limitante para a síntese neuronal de histamina. A histamina cerebral é reduzida para uma forma inativa, a telemetil-histamina, pela enzima N-metil-transferase. A síntese da histamina neuronal é feita a partir da captação da histidina pela varicosidade nervosa, que é descarboxilada formando a histamina, que, por sua vez, é transportada para uma vesícula e posteriormente liberada e metilada (Figura 40.13; Haas *et al.*, 2008).

Todos os tipos de receptores de histamina (H_1-H_4) encontrados no tecido nervoso pertencem à família dos receptores acoplados à proteína G. O receptor H_1 tem um papel primário excitatória nos neurônios, via despolarização acoplada à proteína G (Haas *et al.*, 2008). O receptor H_3 pode funcionar tanto como autorreceptor como heterorreceptor, suprimindo a liberação da histamina e outros neurotransmissores como acetilcolina, dopamina, GABA e serotonina (Panula e Nuutinen, 2013).

A histamina tem papel fundamental na neurotransmissão no sistema nervoso central, promovendo o despertar, sendo, portanto, um alvo terapêutico interessante no tratamento da insônia. Descrições de estados de hipersônia e insônia após lesões específicas de regiões cerebrais no hipotálamo posterior e anterior, respectivamente, tanto em animais como em humanos, como no caso da encefalite letárgica de von Economo (1926), sugerem um papel central do hipotálamo e da histamina no controle do sono. Assim, os receptores de histamina são alvos terapêuticos interessantes para tratamento de transtornos do sono desde hipersônia (agonistas H_1, antagonistas H_3) como insônia (antagonistas H_1, agonistas H_3). A maior parte dos fármacos anti-histamínicos utilizados clinicamente não foram desenvolvidos originalmente para o tratamento de insônia, apresentando meia-vida longa e reações adversas causadas por efeitos periféricos que limitam o seu uso terapêutico como indutores do sono (Barbier e Bradbury, 2007). Muitos fármacos que atuam nos receptores de serotonina e dopamina no tratamento de psicoses apresentam importante atividade antagonística nos receptores H_1 de histamina.

Os neurônios histaminérgicos do núcleo tuberomamilar estão ativos durante o período de vigília, apresentam atividade muito baixa durante o sono não REM e atividade mínima durante o sono REM (Lin, 2000). Estudos com camundongos *knock-out* para receptores H_1 e H_3 de histamina demonstraram o papel desse neurotransmissor no ciclo sono-vigília. Camundongos *knock-out* para receptores H_1 tiveram menores períodos de despertar quando comparados com camundongos selvagens (Ishiguro *et al.*, 2006). Camundongos *knock-out* para histidina decarboxilase exibiram dificuldade em manter estado de vigília e aumento do sono REM (Parmentier *et al.*, 2002). Os camundongos *knock-out* para histidina decarboxilase ou para os receptores

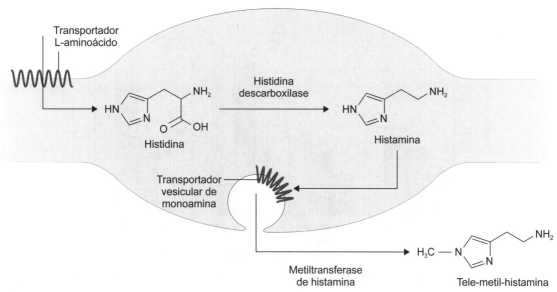

Figura 40.13 Síntese e metabolismo de histamina. A histidina é captada na varicosidade e descarboxilada; a histamina é transportada para a vesícula, liberada e metilada.

H_1 apresentam uma razão aumentada das oscilações delta-teta, que indicam sonolência, durante a fase escura do ciclo claro-escuro (quando eles seriam normalmente ativos), sugerindo que a ação da histamina nos receptores H_1 pode ser importante para a manutenção da vigília (Shan et al., 2015). A hibridização in situ revelou que neurônios histaminérgicos e orexinérgicos são frequentemente encontrados adjacentes um ao outro na parte posterior do hipotálamo humano. Além disso, estudos com microscopia eletrônica e com imuno-histoquímica demonstraram no cérebro de roedores que as fibras orexinérgicas se projetam para o núcleo tuberomamilar e que as fibras histaminérgicas se projetam fortemente nos neurônios orexinérgicos. Os terminais dos axônios dos neurônios orexinérgicos no núcleo tuberomamilar contêm vesículas contendo orexinas e glutamato, neurotransmissores que excitam neurônios histaminérgicos (Eriksson et al., 2001). Os neurônios orexinérgicos podem induzir vigília ao estimular os neurônios histaminérgicos.

Antagonistas dos receptores H_1 da histamina são fármacos conhecidos por cruzar a barreira hematencefálica e causar sonolência (Lieberman, 2009). Fármacos com atividade antagonística nos receptores H_1, como difenidramina, clorfeniramina, doxilamina e bronfeniramina, são prescritos rotineiramente para tratamento de alergias, resfriado comum, prurido, náuseas, mas também para insônia, visto que estão disponíveis sem necessidade de prescrição médica. Apesar de serem utilizados há muito tempo, não há dados confiáveis sobre a sua real eficácia no tratamento da insônia. Outros fármacos com atividade antidepressiva ou antipsicótica que apresentam efeitos interessantes na insônia, como doxepina, amitriptilina, olanzapina e risperidona, apresentam também atividade antagonística nos receptores H_1 da histamina (Krystal et al., 2013).

Doxepina (Sinequan®)

Derivado dibenzoxepínico estruturalmente relacionado com antidepressivos tricíclicos (ADT) como amitriptilina e imipramina (Figura 40.14). É um antagonista de primeira geração dos receptores H_1 de histamina, com alta afinidade (Kd = 0,69 nM). Entretanto, também se liga a outros receptores, como o receptor serotoninérgico $5-HT_{2A}$ (Kd = 3,3 nM), receptor colinérgico muscarínico M_1 (Kd = 6,8 nM), receptor alfa-1 adrenérgico (Kd = 38 nM) e receptor dopaminérgico D_2 (Kd = 63 nM). Um estudo avaliando a atividade constitutiva do receptor H_1 de histamina (Bakker et al., 2000) e um estudo cristalográfico do complexo receptor H_1-doxepina indicaram que a doxepina apresenta atividade de agonista inverso no receptor H_1 da histamina (Shimamura et al., 2012).

A eficácia e a segurança da doxepina foram avaliadas por meio de ensaio clínico multicêntrico, duplo-cego, controlado com placebo, com desenho cruzado com quatro períodos, em pacientes adultos (18 a 64 anos) com diagnóstico de insônia crônica primária (Roth et al., 2007). Os pacientes foram tratados com quatro sequências de 1 mg, 3 mg, 6 mg ou placebo, com intervalo de 5 a 12 dias entre cada sequência. O objetivo primário foi avaliar o sono por meio de estudo polissonográfico, sendo o parâmetro primário o tempo de vigília durante o sono (WTDS, do inglês wake time during sleep), assim como eficiência do sono (SE, do inglês sleep eficiency) e arquitetura do sono. Conforme mostrado na Figura 40.15, a eficiência do sono aumentou de maneira significativa com as três doses de doxepina quando comparadas ao placebo.

É importante ressaltar que a doxepina também é utilizada como fármaco antidepressivo, mas em doses muito mais altas; a dose ótima para depressão é entre 75 e 150 mg/dia, podendo chegar a 300 mg/dia.

FÁRMACOS OREXINÉRGICOS

Na década de 1980, dois grupos independentes de pesquisadores descobriram os neuropeptídios orexinas e seus receptores. Sakurai et al. (1998) denominaram os peptídios como orexina-A e orexina-B porque eles acreditaram que esses peptídios estimulavam a alimentação (do grego orexis que significa apetite). Já os pesquisadores de Lecea et al. (1998) chamaram os peptídios de hipocretina-1 e hipocretina-2 porque eles eram produzidos pelo hipotálamo e apresentavam certas similaridades com a família dos peptídios da incretina. Na última década, entretanto, tornou-se claro que os peptídios orexinas apresentam discreto efeito no apetite, enquanto seus efeitos no ciclo sono-vigília

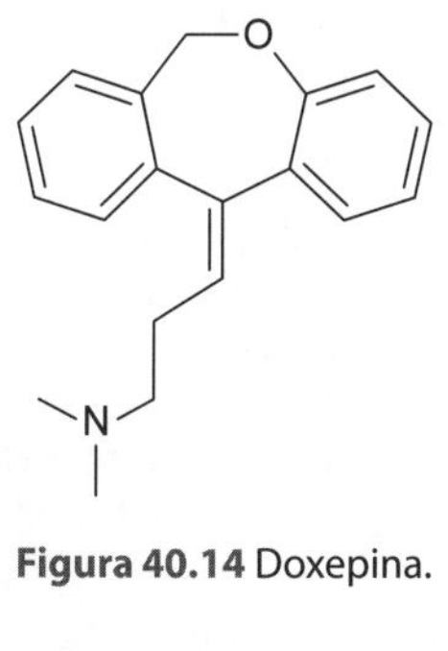

Figura 40.14 Doxepina.

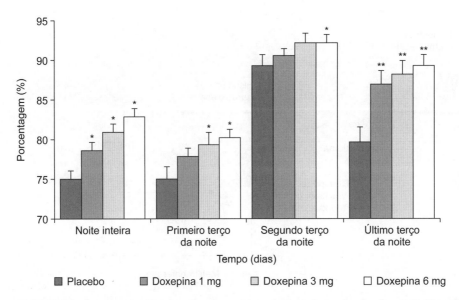

Figura 40.15 Eficácia do sono em cada terço da noite após uso de doxepina e placebo. *p < 0,05; **p < 0,0001.

são profundos. A narcolepsia está associada à perda de neurônios produtores de orexinas, e, portanto, o desenvolvimento de antagonistas dos receptores de orexinas tornou-se um alvo terapêutico interessante para o tratamento da insônia. Praticamente quase todos os hipnóticos usados clinicamente para tratamento da insônia aumentam a sinalização do ácido gama-aminobutírico (GABA) ou alteram a sinalização das monoaminas. Entretanto, esses neurotransmissores afetam numerosas funções cerebrais, o que resulta em reações adversas como confusão mental e alterações da marcha. Já os antagonistas de orexinas têm potencial de induzir o sono com uma incidência menor de reações adversas.

Tanto a orexina-A como a orexina-B são formadas pela clivagem da prepro-orexina. A orexina-A é formada por 33 aminoácidos com duas pontes dissulfeto, enquanto a orexina-B é um peptídio linear de 28 aminoácidos que formam duas alfa-hélices. As orexinas são produzidas por um grupo de neurônios localizados no hipotálamo que recobrem o fórnice e se estendem pelo hipotálamo lateral. O cérebro humano contém 50.000 a 80.000 neurônios produtores de orexina (Fronczek et al., 2005), e esses neurônios apresentam projeções extensas para várias áreas do cérebro. A maioria das projeções concentra-se nos núcleos que regulam o despertar e a atenção, incluindo os neurônios noradrenérgicos do *locus* cerúleo, os neurônios histaminérgicos do núcleo tuberomamilar, os neurônios serotoninérgicos dos núcleos da rafe e os neurônios dopaminérgicos da área tegmental ventral. Os neurônios produtores de orexinas também inervam neurônios colinérgicos e não colinérgicos do encéfalo frontal e se projetam diretamente para o córtex. Por meio dessas projeções, o sistema das orexinas está bem posicionado para coordenar a ativação de muitos sistemas neurais envolvidos com os vários aspectos do despertar (Scammel e Winrow, 2011).

As orexinas ligam-se seletivamente aos receptores OX1 e OX2, que são receptores acoplados à proteína G e apresentam similaridades com outros receptores de neuropeptídios. Os receptores OX1 e OX2 são altamente conservados em mamíferos, e há 94% de identidade nas sequências de aminoácidos entre os receptores humanos e de rato. O receptor OX1 tem alta afinidade pela orexina-A (IC_{50} = 20 nM), mas apresenta menor afinidade pela orexina-B (IC_{50} = 420 nM). O receptor OX2 apresenta 64% de homologia com o receptor OX1, mas apresenta afinidade similar tanto para a orexina-A como para a orexina-B (IC_{50} = 38 e 36 nM, respectivamente). O receptor OX1 está acoplado a G_q, enquanto o receptor OX2 pode sinalizar tanto por G_q como para G_i/G_o (Figura 40.16).

Os neurônios produtores de orexina são fisiologicamente ativos durante a vigília, especialmente vigília associada à atividade motora, e ficam silenciosos durante o sono REM e não REM. Consequentemente, os níveis extracelulares de orexina-A são altos durante o período de atividade e caem durante o sono, conforme observado em animais de experimentação (Zeitzer et al., 2003). Em humanos, não há variação circadiana dos níveis de orexina no líquido cefalorraquidiano, mas isso provavelmente se dá porque a coleta é feita via punção lombar, portanto, longe do local de liberação das orexinas.

Suvorexanto (Belsomra®)

Derivado azepínico triazólico que atua como antagonista dos receptores OX1 e OX2 das orexinas. Ele se liga com alta afinidade aos receptores OX1 e OX2 *in vitro* (K_i = 0,55 e 0,35 nM, respectivamente), com 90% de ocupação do receptor (Mieda e Sakurai, 2013).

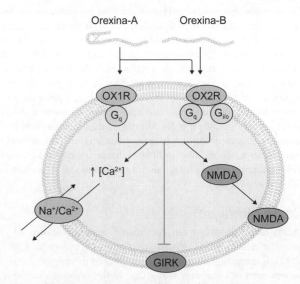

Figura 40.16 Mecanismos de sinalização das orexinas. A orexina-A atua pelos receptores OX1R e OX2R, enquanto a orexina-B é sinalizada principalmente pelo OX2R. A ativação da proteína G causa aumento de cálcio intracelular e ativa o trocador sódio/cálcio, despolarizando os neurônios-alvo. Essas ações inativam os canais GIRK (*G-protein regulated inward rectifier channels*), que são modulados pela proteína G. O aumento da expressão dos receptores NMDA (n-metil-D-aspartato) na superfície celular causa elevação duradoura da excitabilidade neuronal.

O $T_{máx}$ ocorre em 2 h (30 min a 6 h) após administração oral. A biodisponibilidade absoluta é de 82% e não é afetada pela ingestão concomitante de alimentos, mas pode ocorrer retardo do $T_{máx}$ em aproximadamente 1,5 h. O suvorexanto (Figura 40.17) liga-se tanto à albumina sérica como à glicoproteína ácida-alfa-1 (> 99%), e seu volume aparente de distribuição é de 49 ℓ. O suvorexanto é eliminado sobretudo pelo metabolismo via CIP3A4 com pequena contribuição do CIP2C19. O principal metabólito é o hidroxissuvorexanto, o qual não é farmacologicamente ativo. Após administração do fármaco marcado com radioisótopo, 66% da radioatividade é recuperada nas fezes e 23% na urina. A meia-vida de eliminação é de aproximadamente 12 h (Yang, 2014).

A eficácia e a segurança do suvorexanto foram avaliadas por ensaio clínico fase III, randomizado, duplo-cego, controlado com placebo em pacientes com insônia (Michelson et al., 2014). O suvorexanto (n = 521) foi administrado à noite na dose de 40 mg para pacientes com menos de 65 anos de idade, 30 mg para pacientes com 65 anos ou mais ou placebo (n = 258) durante 1 ano, com uma fase subsequente de descontinuação na qual os pacientes receberam placebo ou suvorexanto. O objetivo primário foi segurança e tolerabilidade, e o secundário, a eficácia no tempo total de sono (TST) e tempo para iniciar o sono (TSO) após o primeiro mês de uso. Após esse período, o suvorexanto apresentou maior eficácia que o placebo em aumentar o TST (38,7 min versus 16 min, p < 0,0001) e reduzir o TSO (−18 min versus −8,4 min; p = 0,0002). A Figura 40.18 mostra o efeito da interrupção abrupta do tratamento para todos os pacientes. Observa-se que o grupo suvorexanto-suvorexanto manteve seu efeito superior quando comparado ao grupo placebo-placebo, enquanto o grupo suvorexanto-placebo experimentou uma piora dos sintomas semelhante em gravidade ao grupo placebo-placebo. Em relação à segurança, 69% dos pacientes tratados com suvorexanto e 64% dos pacientes tratados com placebo apresentaram reações adversas. Reações adversas sérias foram observadas em 5% dos pacientes tratados com suvorexanto e 7% dos pacientes tratados com placebo. A reação adversa mais comum foi sonolência, sendo observada em 13 dos pacientes tratados com suvorexanto e 3% dos pacientes tratados com placebo.

O suvorexanto é indicado no tratamento da insônia em pacientes que apresentam dificuldade para iniciar o sono ou para mantê-lo. A dose recomendada é de 10 mg 30 min antes de se deitar e pelo menos com 7 h antes do horário previsto para se levantar. Caso a dose de 10 mg não seja eficaz, ela pode ser aumentada para 20 mg. A reação adversa mais comum, com incidência ≥ 5% e 2 vezes maior que o placebo, é sonolência. É importante ressaltar que em ensaios clínicos foi utilizada uma dose de 40 mg em pacientes com menos de 65 anos e de 30 mg em pacientes com mais de 65 anos. Em pacientes que estejam utilizando inibidores de CIP3A4, recomenda-se que a dose seja reduzida para 5 mg.

GABAÉRGICOS AGONISTAS EM SÍTIOS BENZODIAZEPÍNICOS

Os fármacos benzodiazepínicos são utilizados como fármacos ansiolíticos há muito tempo, assim como para tratamento de vários distúrbios do sono. Na década de 1970, os benzodiazepínicos tornaram-se a primeira opção farmacológica para o tratamento da insônia, pois tinham como grande benefício a segurança em relação aos barbitúricos, como o secobarbital e o butalbital, ou fármacos que atuavam como os barbitúricos, como o hidrato de cloral e o etclorvinol. A vantagem dos benzodiazepínicos era justamente sua dificuldade de causar superdosagem, a não ser quando combinado com outros depressores do sistema nervoso central, como o álcool (Ağargün et al., 1997). Esse é um ponto relevante terapeuticamente, pois é comum que pacientes com quadro de insônia apresentem comorbidades psiquiátricas, sobretudo transtornos de ansiedade e depressão, com comportamento suicida associado, não sendo infrequentes tentativas de suicídio com hipnóticos. O hidrato de cloral, por exemplo, apresenta índice terapêutico estreito; a dose tóxica é 5 vezes maior que a dose terapêutica, e pode ocorrer desenvolvimento de tolerância com poucos dias de uso (Gauillard et al., 2002). Essa questão de segurança foi a principal razão

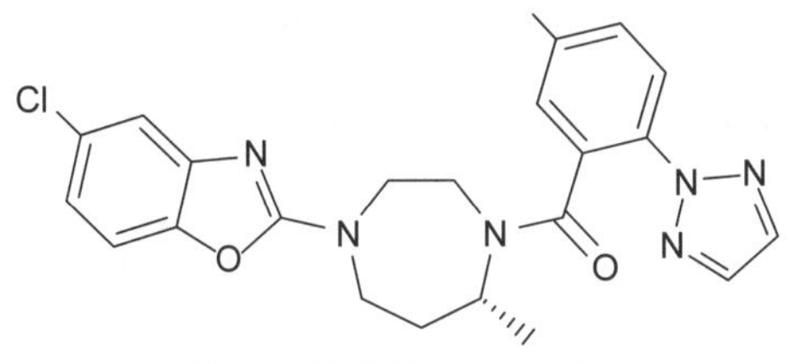

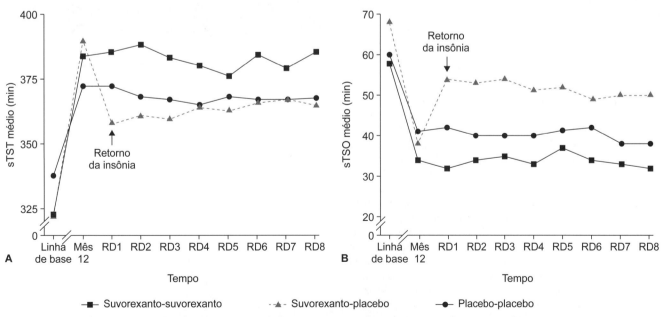

Figura 40.17 Suvorexanto.

Figura 40.18 Tempo médio de sono (sTST, do inglês *total sleep time*) e tempo médio para início do sono (sTSO, do inglês *time to sleep onset*) nos grupos de pacientes que foram tratados com suvorexanto-suvorexanto (receberam inicialmente suvorexanto e depois a medicação foi mantida por 12 meses), suvorexanto-placebo (receberam inicialmente suvorexanto e depois a medicação foi substituída por placebo) e placebo-placebo (receberam inicialmente placebo e o placebo foi mantido por todo o período).

pela qual não se recomenda o uso de barbitúricos para o tratamento de insônia (Asnis et al., 2016). Embora os benzodiazepínicos apresentem várias vantagens em relação aos barbitúricos, eles também apresentam alguns efeitos indesejáveis, como indução de dependência e fenômeno de rebote quando o tratamento é interrompido.

Os benzodiazepínicos têm como mecanismo de ação a ligação aos sítios alostéricos (sítio de ligação dos benzodiazepínicos) do receptor $GABA_A$, modulando a ação desses receptores (Jia et al., 2009). A maior parte dos receptores $GABA_A$ é formada por duas subunidades alfa, duas subunidades beta e uma subunidade gama ou delta, ou outra subunidade. Em humanos, foram identificados seis diferentes subunidades alfa, três subunidades beta, três subunidades gama, uma subunidade delta, uma subunidade épsilon, uma subunidade pi e uma subunidade teta. A maior parte dos receptores $GABA_A$ é formada por duas subnidades alfa-1, duas subunidades beta-2 e uma subunidade gama-2 (Olsen e Sieghart, 2008). Os fármacos benzodiazepínicos clássicos ligam-se aos receptores $GABA_A$ na interface das subunidades alfa e beta. Os benzodiazepínicos são ativos nos sítios onde a subunidade gama-2 está acoplada a uma das subunidades alfa-1, 2, 3 ou 5. Os efeitos ansiolítico e miorrelaxante dos benzodiazepínicos parecem estar associados aos receptores contendo subunidades alfa-2, enquanto a ação hipnótica-sedativa parece estar associada a subunidades alfa-1. Os fármacos benzodiazepínicos clássicos ligam-se de maneira não seletiva aos sítios benzodiazepínicos do receptor $GABA_A$. Enquanto a maioria dos benzodiazepínicos hipnóticos se liga a todos os subtipos de receptores $GABA_A$ com similar afinidade, os hipnóticos não benzodiazepínicos zaleplona e zolpidem apresentam maior seletividade para a combinação alfa-1-beta-2-gama-2, que é a mais abundante no cérebro, e a zaplelona, mas não o zolpidem, reconhece também os receptores alfa-2 e alfa-3 (Ebbens e Verster, 2010).

O tálamo tem um papel importante na regulação do sono, e lesões em sua estrutura interferem no sono normal (Steriade e Timofeev, 2003). Tanto os interneurônios GABAérgicos do núcleo reticular do tálamo como os neurônios talamocorticais contribuem para a geração das oscilações características observadas no eletroencefalograma durante o sono, incluindo as ondas de alta amplitude (7 a 12 Hz) e as ondas de baixa amplitude associadas ao sono não REM (1 a 4 Hz). Há uma variedade de receptores $GABA_A$ no tálamo: a inibição sináptica dos neurônios talamocorticais envolve os receptores alfa-1-beta-2-gama-2, enquanto a inibição sináptica do núcleo reticular é mediada pelos receptores alfa-3-beta-3-gama-2 (Huntsman et al., 1999). Ocorre também uma forma tônica de inibição dos neurônios talamocorticais por ativação de receptores alfa-4-beta-2-delta extrassinápticos (Porcello et al., 2003).

Os benzodiazepínicos são utilizados no tratamento da insônia e seu uso está associado com redução do período de latência para início do sono, aumento do estágio 2 do sono, aumento do tempo total de sono, mas com aparente redução discreta do tempo de sono REM (Buscemi et al., 2007). Há cinco fármacos benzodiazepínicos aprovados pela FDA para tratamento da insônia: triazolam, estazolam, temazepam, flurazepam e quazepam. Conforme será revisto a seguir, a principal diferença entre eles é a duração de seu efeito. A utilidade clínica desses fármacos é limitada por aspectos de segurança e tolerabilidade, como sonolência no dia seguinte (Holbrook et al., 2000), alterações cognitivas (Johnson et al., 1990) e risco de abuso e dependência (Kales, 1990). Acredita-se que o desenvolvimento de dependência seja mediado pela combinação de vários efeitos, como tolerância, insônia matinal, ansiedade durante o dia e ansiedade e insônia rebote. De maneira geral, os benzodiazepínicos com meia-vida mais curta, como o triazolam e o estazolam (Tabela 40.2), são considerados mais propensos a causar insônia rebote e sintomas de abstinência, enquanto os benzodiazepínicos com meia-vida mais longa, como flurazepam, temazepam e quazepam, são mais associados ao efeito *ressaca* do dia seguinte, ou seja, sonolência e redução de desempenho em testes psicomotores.

Em virtude de algumas reações adversas dos fármacos benzodiazepínicos, uma nova geração de fármacos hipnóticos não benzodiazepínicos foi desenvolvida, como zolpidem, zaleplona e zopiclona. Apesar de serem estruturalmente distintos dos fármacos benzodiazepínicos, eles também se ligam aos sítios dos fármacos benzodiazepínicos no receptor $GABA_A$ do sistema nervoso central. Conforme mostrado na Tabela 40.2, essa nova geração apresenta meia-vida de eliminação bem menor em comparação aos fármacos benzodiazepínicos clássicos (Rosenberg, 2006).

Estazolam (Prosom)

Triazolobenzodiazepínico desenvolvido como hipnótico, atua como agonista dos receptores $GABA_A$, ligando-se ao sítio dos fármacos benzodiazepínicos. Como todo fármaco benzodiazepínico clássico, o estazolam tem efeitos sedativos (ansiolíticos), hipnóticos, anticonvulsivos e amnésicos (Xu et al., 2018).

O estazolam (Figura 40.19) apresenta ligação às proteínas plasmáticas (93%) e é extensivamente metabolizado no fígado em 1-oxo-estazolam e 4-hidroxiestazolam, sendo este último formado pelo CIP3A4. Aproximadamente 70% da dose de estazolam é recuperada na urina na forma de metabólitos, sendo < 5% na forma de fármaco inalterado. Apesar de os metabólitos apresentarem efeito hipnótico, em razão da baixa potência e das baixas concentrações plasmáticas atingidas, considera-se que o efeito hipnótico do estazolam se deva ao fármaco inalterado. Seu $T_{máx}$ varia entre 1,6 e 1,9 h e a meia-vida de eliminação varia entre 10 e 24 h, com média de 14,4 h (Gustavson e Carrigan, 1990).

O efeito do estazolam em duração do sono e latência do sono está ilustrado na Figura 40.20 (Pierce e Shu, 1990). Nas doses de 1 mg e 2 mg, produziu melhora significativa de ambos os parâmetros quando comparado ao placebo; já na dose de 2 mg, o aumento do período total de sono foi de 60 min. Comparado com o flurazepam 30 mg, o estazolam 2 mg apresentou eficácia equivalente, e o estazolam 1 mg foi significativamente menos eficaz que o flurazepam 30 mg (Figura 40.20).

O estazolam está indicado no tratamento da insônia. A dose recomendada é de 1 mg antes de o paciente se deitar. Entretanto, a dose pode ser aumentada para 2 mg em alguns pacientes para se alcançar a eficácia desejada. As reações adversas mais frequentes em comparação ao placebo são sonolência, hipocinesia, tontura e alterações da coordenação motora.

Tabela 40.2 Parâmetros farmacocinéticos de agentes hipnóticos benzodiazepínicos.

Fármaco	Meia-vida de eliminação (h)
Temazepam	10 a 40
Triazolam	2 a 3
Estazolam	10 a 24
Flurazepam	40 a 100
Quazepam	30 a 100
Zolpidem	1,5 a 3,5
Zaleplona	1

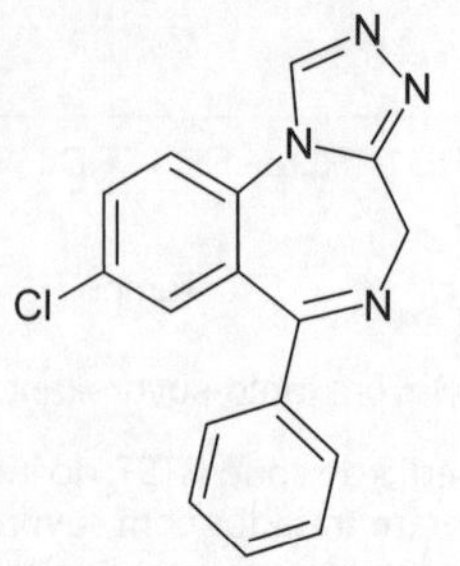

Figura 40.19 Estazolam.

Flurazepam (Dalmane)

Derivado 1,4-benzodiazepínico que apresenta um átomo de flúor no anel 5-fenil, o flurazepam (Figura 40.21) é rapidamente absorvido pelo trato gastrintestinal após administração oral, com $T_{máx}$ entre 30 e 60 min. O flurazepam sofre rápido e extenso metabolismo, formando dois metabólitos ativos: o hidroxietilflurazepam e o flurazepam aldeído. Ambos apresentam $T_{máx}$ de 1 e 1,2 h, respectivamente, e meia-vida menor que 2,5 h. O principal metabólito ativo do flurazepam é o desalquilflurazepam, que aparece na circulação mais tardiamente, com $T_{máx}$ de 10,6 h. A meia-vida do desalquilflurazepam é de aproximadamente 75 h (50 a 100 h). Mais de 50% da dose total de flurazepam é recuperada na urina em 24 h, sendo o *clearance* renal responsável por > 80% da eliminação da dose administrada (Hilbert e Battista, 1991).

A eficácia dos fármacos hipnóticos é determinada pelo registro polissonográfico do sono (hipnograma). Entretanto, outro critério importante na avaliação da segurança do fármaco hipnótico é a avaliação das funções psicomotoras no dia seguinte (Johnson e Chernick, 1982). Ensaio clínico duplo-cego e cruzado comparou a eficácia do flurazepam 30 mg com o benzodiazepínico de meia-vida curta triazolam (0,5 mg) em pacientes com insônia (Bliwisse *et al.*, 1983). Todos os pacientes (n = 23) receberam triazolam ou flurazepam 30 min antes de deitar-se. Nos primeiros 3 dias, os pacientes receberam placebo. A qualidade do sono foi avaliada por polissonografia, e a sonolência no dia seguinte foi avaliada pelo MSLT (*multiple sleep latency test*), o qual define sonolência como a tendência de dormir em intervalos fixos do dia, avaliados por polissonografia. Conforme mostrado na Tabela 40.3, triazolam e flurazepam aumentaram de maneira significativa o tempo total de sono (TST), a eficiência do sono e a porcentagem de estágio 2.

Em relação à sonolência durante o dia, avaliada pelo MSLT, o flurazepam reduziu de maneira significativa a latência do sono durante o dia, aumentando, portanto, a sonolência, enquanto o triazolam não teve efeito. É importante ressaltar que o efeito do flurazepam na sonolência do dia seguinte foi independente do nível de sonolência basal da noite anterior.

O flurazepam é indicado como fármaco hipnótico no tratamento de insônia caracterizada por dificuldade em conseguir dormir, despertar frequente durante a noite ou despertar precoce pela manhã. A dose recomendada é de 30 mg antes de se deitar, entretanto, em alguns pacientes, a dose de 15 mg costuma ser suficiente, sendo recomendada como dose inicial em pacientes idosos ou debilitados. As reações adversas mais comuns são sonolência, tontura e ataxia; quedas foram observadas em pacientes idosos ou debilitados.

Quazepam (Doral)

É um fármaco 1,4-benzodiazepínico com um grupo trifluoretil com estrutura semelhante ao flurazepam que atua como agonista dos receptores $GABA_A$.

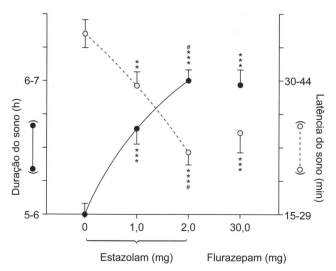

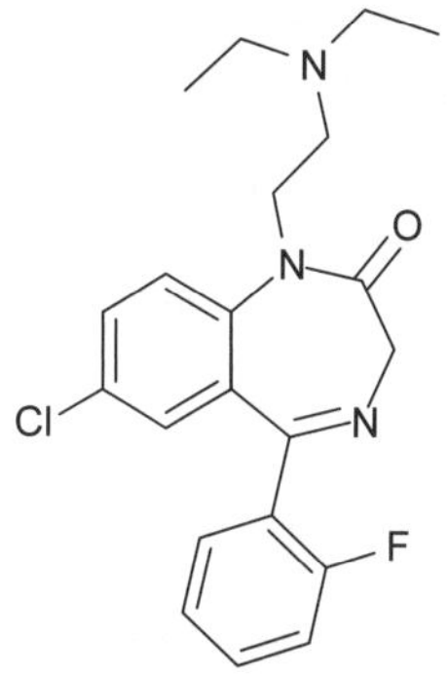

Figura 40.20 Relação dose-resposta no tratamento da insônia com placebo, estazolam 1 mg e 2 mg e flurazepam 30 mg no questionário do sono. Os pontos mostram a média e as barras verticais representam o erro padrão da média. **p < 0,01 *versus* placebo; ***p < 0,001 *versus* placebo; #p < 0,001 *versus* estazolam 1 mg.

Figura 40.21 Flurazepam.

Variável	BT	T	BFLZ	FLZ	Condição	Comparações significativas
TIB (min)	456,3	451,4	452,4	460,1	NS	–
TST (min)	399,3	420,3	402,6	433,4	F = 7,51 p < 0,05	T > BT, p < 0,01 FLZ > BFLZ, p < 0,001
Eficácia do sono (%)	87	92,4	88,3	93,8	F = 8,75 p < 0,01	T > BT, p < 0,01 FLZ > BFLZ, p < 0,001
Estágio 1 (%)	9,35	7,95	9,47	7,51	F = 3,86 p < 0,1	T < BT, p < 0,01 FLZ < BFLZ, p < 0,001
Estágio 2 (%)	60,91	66,07	59,92	69,81	F = 19,81 p < 0,001	T > BT, p < 0,01 FLZ > BFLZ, p < 0,001
REM (%)	22,95	20,32	21,82	19,14	F = 6,51 p < 0,05	T < BT, p < 0,01 FLZ < BFLZ, p < 0,001
Latência do estágio 1 (min)	13,32	11,99	19,71	11,06	NS	–
Latência do estágio 2 (min)	20,08	17,26	27,33	14,69	NS	–
Latência REM (min)	89,17	103,32	84,26	106,85	NS	–

Tabela 40.3 Resumo de medidas repetidas de variáveis polissonográficas noturnas.

BFLZ: *baseline prior to flurazepam*; BT: *baseline prior to triazolam*; FLZ: flurazepam; T: triazolam; TIB: tempo na cama (do inglês *time in bed*); TST: tempo de sono total (do inglês *total sleep time*). Todos os valores p são probabilidades bicaudais.
Os contrastes BT-BFLZ e T-FLZ não foram significativos.

O quazepam (Figura 40.22) é absorvido de maneira rápida e extensiva após administração oral, com $T_{máx}$ de aproximadamente 2 h. É metabolizado no fígado, gerando 2-oxo-quazepam e N-desalquil-2-quazepam, metabólitos que apresentam efeitos depressores no sistema nervoso central. Após administração do fármaco marcado com radioisótopo, 41% da dose foi recuperada na urina e 23% nas fezes. A meia-vida de eliminação do quazepam e do 2-oxo-quazepam é de aproximadamente 39 h, e o do N- desalquil-2-quazepam de 73 h (Anquier e Goa, 1988).

A eficácia e a segurança do quazepam foram avaliadas em ensaio clínico realizado em cinco pacientes com insônia (idades entre 24 e 48 anos), duplo-cego, comparado com placebo (Kales et al., 1980). A avaliação foi feita por estudo polissonográfico. Na primeira noite no laboratório de sono, os pacientes foram tratados com placebo para se adaptarem ao laboratório. Nas noites 2 a 4, os pacientes também foram tratados com placebo, para se estabelecer uma linha de base. O efeito hipnótico do quazepam 15 mg foi avaliado nas primeiras três noites (noites 5 a 7) e novamente após 2 semanas de administração do fármaco (noites 16 a 18), seguido de avaliação após interrupção do tratamento (noites 19 a 21). Conforme mostrado na Tabela 40.4, o efeito do quazepam foi menos eficaz nas noites iniciais, quando comparado com as noites subsequentes.

O quazepam está indicado no tratamento da insônia caracterizada por dificuldade em iniciar o sono, despertar frequente durante a noite ou despertar matinal precoce. A dose inicial recomendada é de 7,5 mg antes de deitar-se, podendo ser aumentada para 15 mg de acordo com sua eficácia. As reações adversas mais frequentes com incidência ≥ 1% são sonolência, cefaleia, fadiga, tontura, xerostomia e dispepsia.

Temazepam (Restoril)

Metabólito do diazepam aprovado pela FDA em 1981 para tratamento de insônia. A exemplo dos demais benzodiazepínicos, o temazepam não reduz a proporção de sono REM, mas retarda o aparecimento do primeiro período de sono REM. Esse fármaco reduz os estágios 3 e 4 característicos do sono de ondas lentas (Heel et al., 1981).

O temazepam (Figura 40.23) é rapidamente absorvido, não sofre metabolismo de primeira passagem, não apresenta metabólitos ativos e o único metabólito encontrado na circulação é o O-conjugado. O $T_{máx}$ varia entre 1,2 e 1,6 h. O temazepam se liga às proteínas plasmáticas (96%), com meia-vida de eliminação de 8,8 h (3,5 a 18,4 h). Aproximadamente 90% da dose administrada é eliminada na urina na forma do O-conjugado.

A eficácia e a segurança do temazepam foram avaliadas em ensaio clínico randomizado, cruzado, controlado com placebo e com comparador ativo, em pacientes idosos (70 a 89 anos) com insônia (Glass et al., 2008). Os pacientes (n = 20) foram tratados com temazepam 15 mg, difenidramina 50 mg ou placebo por 2 semanas aleatoriamente, com *washout* de 2 semanas entre cada tratamento. O objetivo primário foi obter medida subjetiva do sono avaliada por meio de diários anotados pelo paciente. Conforme mostrado na Tabela 40.5, o tratamento com temazepam foi superior ao placebo em termos de qualidade do sono, tempo total de sono, número de despertares durante a noite e redução do período de latência para início do sono. Notou-se que a difenidramina foi superior ao placebo somente em relação ao número de despertares durante a noite. A incidência de reações adversas foi similar entre os três grupos, embora tenha sido observada uma queda no grupo tratado com temazepam.

O temazepam está indicado no tratamento da insônia. A dose recomendada é de 15 mg antes de deitar-se. Em alguns pacientes, a dose de 7,5 mg pode ser suficiente; em outros, a dose de 30 mg pode apresentar maior eficácia. Em pacientes idosos ou debilitados, recomenda-se que o tratamento seja iniciado com a dose de 7,5 mg. As reações adversas mais comuns com incidência superior ao placebo são sonolência (9,1% *versus* 5,6%), euforia (1,5% *versus* 0,4%), confusão mental (1,3% *versus* 0,5%) e vertigem (1,2% *versus* 0,8%), respectivamente.

Triazolam (Halcion®)

É um fármaco benzodiazepínico triazólico. A potência hipnótica em animais de laboratório foi considerada 30 a 60 vezes maior que a do flurazepam e 10 vezes maior que a do diazepam (Moffet, 1976).

O triazolam (Figura 40.24) é rapidamente absorvido após ingestão oral, com $T_{máx}$ de aproximadamente 1,3 h, e é 90% ligado às proteínas plasmáticas, sendo metabolizado em 6 metabólitos. Um deles, o alfa-hidroxitriazolam, apresenta atividade farmacológica *in vitro*, mas sua contribuição para o efeito clínico não é clara, pois está presente no

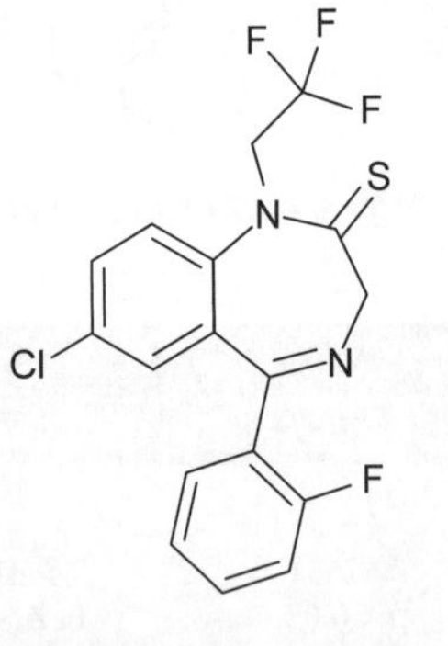

Figura 40.22 Quazepam.

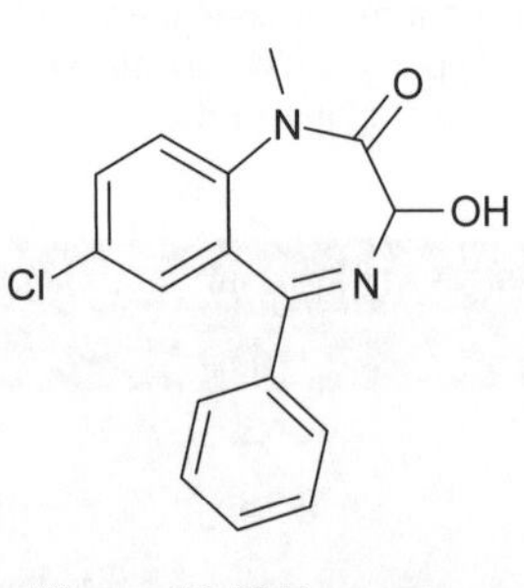

Figura 40.23 Temazepam.

Tabela 40.4 Protocolo para avaliação da eficácia de medicamentos hipnóticos em curto e médio prazos.					
Noite	Placebo	Fármaco	Laboratório	Em casa	Condição
1	X		X		Adaptação ao ambiente do laboratório do sono
2 a 4	X		X		Medição da linha de base
5 a 7		X	X		Eficácia inicial e em curto prazo
8 a 14		X		X	Avaliação em ambiente doméstico
15		X	X		Readaptação ao ambiente do laboratório do sono
16 a 18		X	X		Eficácia intermediária (2 semanas)
19 a 25	X		X		Efeitos de abstinência inicial e em curto prazo

Tabela 40.5 Resumo dos resultados para qualidade do sono, latência para início do sono, número de despertares e tempo total de sono.

	Linha de base, média (DP)	Placebo, média (DP)	Difenidramina, média (DP)	Temazepam, média (DP)
Qualidade do sono (n = 19) (escala de 1 a 5)	2,5 (0,77)	2,9 (0,77)*	3 (0,81)	3,3 (0,86)***
Latência para início do sono (n = 19), min	55,8 (39)	36,8 (24,8)	34,2 (22,7)	25,4 (21,5)**
Número de despertares (n = 19)	2 (1,3)	2 (1,2)	1,7 (1,1)**	1,5 (1,3)**
Tempo total de sono (n = 19), h	5,9 (1,7)	6,3 (1,3)	6,6 (1,3)	6,9 (1)**

* $p < 0,05$ comparado com o valor basal.
** $p < 0,05$ comparado com placebo.
*** $p < 0,05$ comparado com difenidramina.
DP: desvio padrão.

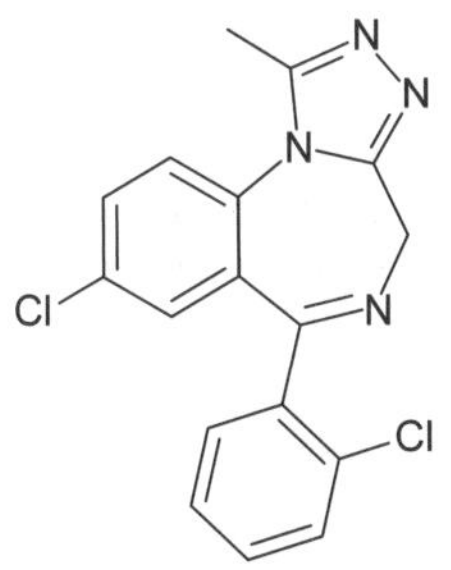

Figura 40.24 Triazolam.

plasma somente na forma conjugada. A meia-vida de eliminação é de aproximadamente 2,2 h, e 91% da dose administrada é eliminada na urina e 9% nas fezes (Pakes et al., 1981).

A eficácia e a segurança do triazolam foram investigadas em ensaio clínico randomizado, duplo-cego, de desenho paralelo, controlado com placebo, em 24 pacientes afetados por insônia do meio da noite (Strambi et al., 2017). Os pacientes foram tratados com triazolam 0,0625 mg (grupo A), 0,125 mg (grupo B) e 0,250 mg (grupo C) ou placebo. Após 1 semana de *washout*, os pacientes foram admitidos para avaliar o sono por meio de polissonografia e actigrafia. Durante a primeira noite (T_0), após acordarem, os pacientes receberam placebo, enquanto na segunda noite os pacientes receberam uma das doses do triazolam (T_1). Após isso, os pacientes foram tratados por mais 2 semanas (T_2) usando um aparelho em casa para avaliar o sono por meio de actigrafia. Em relação ao placebo, o triazolam reduziu de maneira significativa o tempo de latência para início do sono (SL, do inglês *sleep latency*), o tempo que o paciente fica acordado após ter acordado no meio da noite (WASO, do inglês *wake after sleep onset*) e o número de despertares (AWK, do inglês *number of awakenings*), conforme detalhado na Tabela 40.6.

Em relação ao tratamento por 2 semanas, o triazolam causou redução do índice de gravidade de insônia (ISI, do inglês *Insomnia Severity Index*) e do índice de sonolência durante o dia (ESS, do inglês *Epworth Sleepiness Scale*), conforme detalhado na Tabela 40.7.

A dose inicial para a maioria dos adultos é de 0,25 mg antes de se deitar. Pacientes com baixo peso corporal podem se beneficiar com a dose de 0,125 mg, podendo a dose de 0,5 mg ser utilizada excepcionalmente em pacientes que não responderam à dose de 0,25 mg. As reações adversas mais problemáticas decorrem da extensão dos efeitos farmacológicos do triazolam, como sonolência, tontura e vertigens.

Zolpidem

Trata-se de um derivado imidazopiridínico que atua como agonista dos receptores $GABA_A$, potenciando a inibição causada pelo GABA na excitação neuronal (Biggio et al., 1989). É um fármaco que não apresenta estrutura de benzodiazepínico, mas atua nos sítios de ligação dos fármacos benzodiazepínicos; eles também são conhecidos como fármacos Z, por causa dos nomes não proprietários (zolpidem, zaleplona, zopiclona). O zolpidem (Figura 40.25) apresenta menor efeito ansiolítico, anticonvulsivante e miorrelaxante quando comparado com fármacos benzodiazepínicos, possivelmente por sua alta afinidade pelos receptores benzodiazepínicos centrais ômega-1, que correspondem aos receptores $GABA_A$, que contêm subunidades alfa-1; esse tipo de receptor é particularmente importante para modular a atividade hipnótica (Holm e Goa, 2000).

A farmacocinética do zolpidem é linear entre 5 e 20 mg, e a biodisponibilidade absoluta após administração oral é de aproximadamente 70%, com $T_{máx}$ por volta de 1,6 h. O zolpidem é altamente ligado às proteínas plasmáticas (92%), com volume aparente de distribuição de 0,54 ℓ/kg após administração IV. É metabolizado por CIP3A4 (60%), CIP2C9 (22%) e CIP1A2 (14%) em três metabólitos não farmacologicamente ativos. O *clearance* sistêmico após administração IV é de 0,26 ℓ/h/kg, sendo a meia-vida de eliminação de aproximadamente 2,6 h (Langtry e Benfield, 1990). Há uma diferença importante da farmacocinética do zolpidem em relação ao sexo: o feminino apresenta *clearance* significativamente menor, cerca de 25 a 30%, em relação ao masculino (Greenblatt et al., 2000).

A eficácia e a segurança do zolpidem foram avaliadas por meio de metanálise de três ensaios clínicos comparando com efeito do zaleplon (Dündar et al., 2004). Conforme mostrado na Figura 40.26, o zolpidem foi significativamente superior ao zaleplon em relação à melhora da qualidade de sono; não houve diferença estatística em relação à incidência de reações adversas.

Há várias formulações farmacêuticas comerciais contendo zolpidem. A primeira forma farmacêutica introduzida no mercado foi a forma farmacêutica sólida (comprimido) de liberação imediata de 10 mg. A seguir, são revistas as principais características das formas farmacêuticas de zolpidem disponíveis comercialmente.

Ambien®

Está disponível nas doses 5 e 10 mg. É indicado no tratamento da insônia. A dose recomendada é 10 mg imediatamente antes de se deitar, devendo a ingestão ser feita em jejum. A ingestão do zolpidem com alimentos pode retardar o início de seu efeito terapêutico. As reações

Tabela 40.6 Diferenças na latência para o início do sono (LS), tempo que fica acordado após despertar no meio da noite (WASO) e número de despertares (AWK) entre T0 e T1 em pacientes com diagnóstico de insônia do meio da noite.

	T0	T1	Valor p	Tamanho do efeito
LS (min)	18,86 ± 18,16	10,09 ± 10,69	P = 0,029	r = −0,33
WASO (min)	54,5 ± 39,57	13,61 ± 15,44	P < 0,001	r = −0,57
AWK	12,4 ± 7,77	4,41 ± 3,44	P < 0,001	r = −0,51

Tabela 40.7 Diferença entre T2 e T15 para ESS e ISI para as três doses diferentes de triazolam.

	Média + erro padrão do grupo A (n = 8)		Média + erro padrão do grupo B (n = 8)		Média + erro padrão do grupo C (n = 8)		Valor de p	Tamanho do efeito
	T2	T15	T2	T15	T2	T15		
ESS	4,13 ± 3,27	4 ± 2,98	5,63 ± 4,47	2,88 ± 2,36	5,13 ± 3,44	4,38 ± 3,7	Não significativo	–
ISI	16,13 ± 3,94	11,38 ± 4,07	16,25 ± 3,65	11,5 ± 3,51	15,75 ± 3,99	7,88 ± 4,49	A T2-T15 = 0,021 B T2-T15 = 0,021 C T2-T15 < 0,001	$r_A = -0,51$ $r_B = -0,53$ $r_C = -0,63$

ESS: *Epworth Sleepiness Scale*; ISI: *Insomnia Severity Index*.
Grupo A: 0,0625 mg; grupo B: 0,125 mg; grupo C: 0,25 mg.

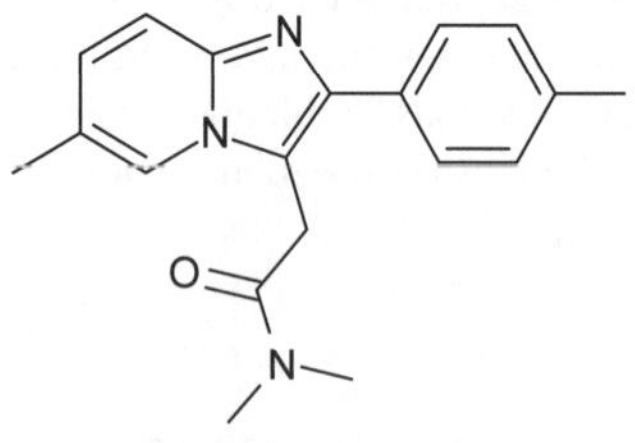

Figura 40.25 Zolpidem.

adversas mais frequentes são sonolência, tontura e diarreia. É importante ressaltar que pacientes do sexo feminino apresentam redução significativa do *clearance* do zolpidem quando comparados com pacientes do sexo masculino (Greenblatt *et al.*, 2000), o que acarreta exposição maior ao zolpidem conforme demonstrado no ensaio clínico de biodisponibilidade apresentado na Figura 40.27 (utilizando Intermezzo) realizado em voluntários de ambos os sexos (Greenblatt *et al.*, 2014). Essa diferença é independente da forma farmacêutica utilizada para administração do zolpidem.

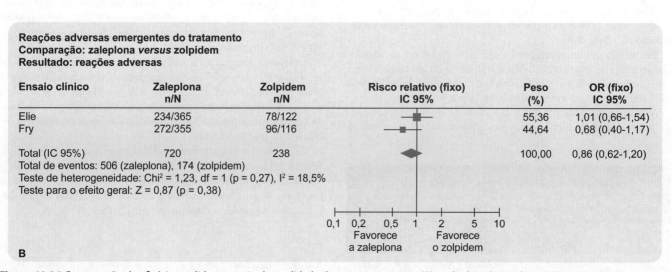

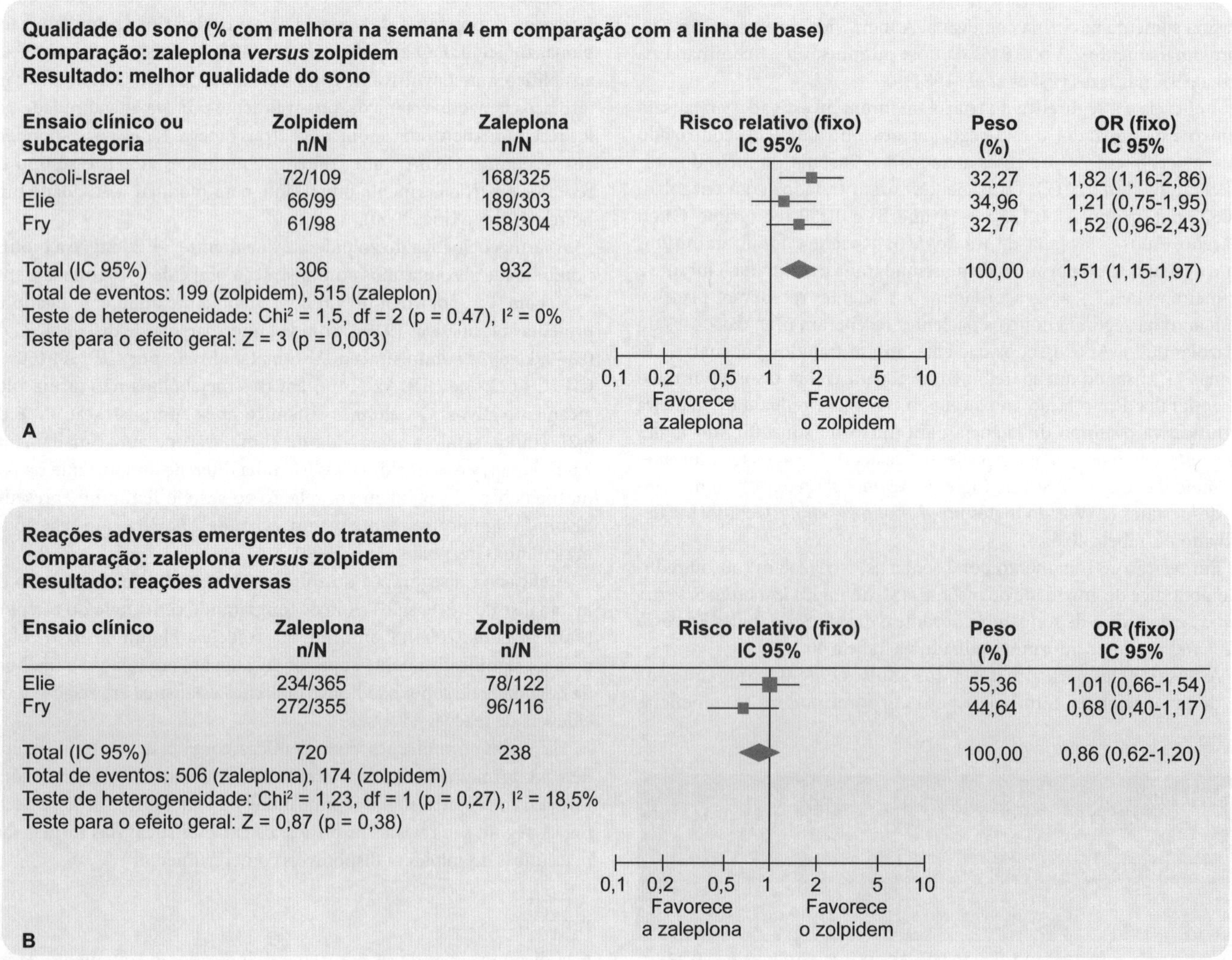

Figura 40.26 Comparação da eficácia medida por meio de qualidade do sono e segurança (B) avaliada pela incidência de reações adversas entre zaleplona e zolpidem.

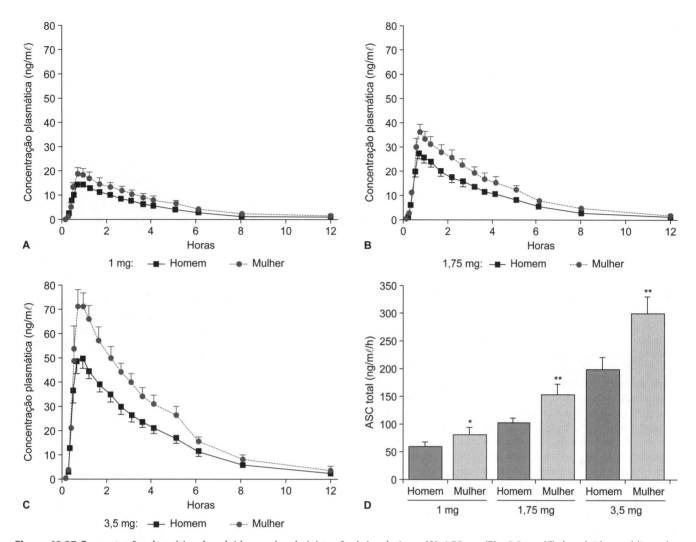

Figura 40.27 Concentração plasmática de zolpidem após administração única de 1 mg (**A**), 1,75 mg (**B**) e 3,5 mg (**C**) de zolpidem sublingual em voluntários dos sexos masculino e feminino. **D.** Área sob a curva (ASC) dos voluntários (homens e mulheres) após as 3 doses de zolpidem. O teste estatístico utilizado foi o teste t de Student comparando os grupos do sexo masculino e do sexo feminino para cada dose. Barras verticais representam o erro padrão da média. *p = 0,05; **p < 0,05.

Ambien® CR

Forma farmacêutica sólida (comprimido) de liberação controlada (CR, do inglês *controlled-release*), formada por dois compartimentos – um de liberação imediata e outro de liberação lenta –, com o intuito de manter as concentrações plasmáticas do zolpidem (Moen e Plosker, 2006). Está disponível nas doses 12,5 e 6,25 mg. Em ensaio clínico comparando Ambien® CR 12,5 mg com zolpidem de liberação imediata 10 mg e com placebo, demonstrou-se que ambas as formas farmacêuticas de zolpidem reduziram a latência para sono persistente em 3, 4 e 5 h após a dose em relação ao placebo (p < 0,05). A redução da latência para sono persistente induzida pelas duas formas farmacêuticas de zolpidem foi similar na hora 3, entretanto, o decréscimo de latência foi significativamente maior com o Ambien® CR nas horas 4 e 5, quando comparado com o comprimido de liberação imediata (Hindmarch *et al.*, 2005).

ZolpiMist

Trata-se de uma forma farmacêutica para uso oral em *spray*, disponível nas doses de 10 mg e 5 mg, esta última indicada para pacientes idosos ou debilitados. O objetivo dessa formulação é promover um início mais rápido da ação terapêutica do zolpidem, além de limitar o efeito de primeira passagem associado com absorção gastrintestinal e oferecer a conveniência de não necessitar de água para o paciente utilizar o medicamento (Neubauer, 2010). É importante ressaltar que o registro dessa formulação foi feito por meio da demonstração de bioequivalência com o comprimido de liberação imediata do zolpidem, ou seja, não foi feito estudo clínico de eficácia para, de fato, confirmar se ocorre início de ação mais rápido em relação ao comprimido de liberação imediata.

Edluar, Sublinox

Forma farmacêutica sólida (comprimido) de desintegração rápida para uso sublingual, com o intuito de promover um início mais rápido da ação terapêutica do zolpidem, estando disponível nas doses de 5 mg e 10 mg (Yang e Deeks, 2012). O comprimido sublingual foi considerado bioequivalente ao comprimido de liberação imediata. Um ensaio clínico randomizado, duplo-cego, de dois períodos com cruzamento, multicêntrico, comparou o efeito do Edluar com o Ambien® em pacientes com insônia primária (n = 70) com idades entre 19 e 64 anos de idade (Staner *et al.*, 2010). A avaliação do sono foi feita por meio de registro polissonográfico. Conforme mostrado na Figura 40.28, o comprimido sublingual de zolpidem (Edluar) reduziu a latência para o sono persistente (LPS), a latência para início do sono (SOL) e a latência para o estágio 1 do sono (ST1L) de maneira significativa em relação ao comprimido de liberação imediata (Ambien®). Não houve diferença significativa na incidência de reações adversas entre os dois tratamentos.

Intermezzo

É uma forma farmacêutica sólida (comprimido) de desintegração rápida para uso sublingual em doses mais baixas (1,75 mg e 3,5 mg), cuja indicação é para pacientes que apresentam despertar no meio da noite (MOTN, do inglês *middle-of-the-nigh awakening*). Ensaio clínico randomizado, multicêntrico, duplo-cego, controlado com placebo, de três braços avaliou a eficácia do Intermezzo 1,75 mg e 3,5 mg em pacientes com despertar no meio da noite (Roth et al., 2008). O objetivo primário foi redução da latência do sono avaliada por polissonografia. No desenho experimental desse estudo, depois que o diagnóstico de despertar no meio da noite foi confirmado pela polissonografia, os pacientes eram acordados no meio da noite em horário previamente marcado, e o tempo de latência do sono era monitorado após administração do placebo ou do fármaco. Nas doses de 1,75 mg e 3,5 mg, o zolpidem reduziu de maneira significativa a latência do sono em relação ao placebo (Figura 40.29).

Zaleplona (Sonata)

É um derivado cianopirazolônico. Seu mecanismo de ação foi investigado avaliando-se sua capacidade de deslocar a ligação do ^{3}H-flunitrazepam em tecido cerebral de rato. Os resultados demonstraram que a zaleplona (Figura 40.30) conseguia deslocar o ^{3}H-flunitrazepam com IC_{50} de 200 nM (Beer et al., 1997). A zaleplona é menos potente que os benzodiazepínicos triazolam, diazepam e flurazepam para deslocar a ligação do ^{3}H-flunitrazepam (IC_{50} = 0,5, 1,7 e 114 nM, respectivamente). Essa menor afinidade sugere que a zaleplona tenha uma taxa de dissociação mais rápida e, portanto, um melhor índice terapêutico quando comparado aos demais fármacos sedativos (Heydorn, 2000).

A zaleplona é absorvida de maneira rápida e quase completa após administração oral, com $T_{máx}$ de aproximadamente 1 h. A biodisponibilidade absoluta é de cerca de 30%, em razão do relevante metabolismo pré-sistêmico. O volume de distribuição após administração IV é de 1,4 ℓ/kg, sendo a ligação às proteínas plasmáticas estimada em 60 ± 15%. A meia-vida de eliminação é de aproximadamente 1 h. O *clearance* sistêmico após administração IV é de 1 ℓ/h/kg. A zaleplona é metabolizada primariamente pela aldeído-oxidase, formando 5-oxo-zaleplona e derivados glucuronídeos. Os metabólitos da zaleplona não são farmacologicamente ativos.

A eficácia e a segurança da zaleplona foram avaliadas em ensaio clínico randomizado, duplo-cego, controlado com placebo e com comparador ativo, em pacientes idosos (≥ 65 anos; n = 549) com insônia (Ancoli-Israel et al., 1999). O sono foi avaliado por meio de questionário matinal após 7 noites de administração de placebo, seguidas de 2 semanas de tratamento duplo-cego, seguidas de 7 noites de descontinuação do tratamento ativo. Os pacientes foram tratados com zaleplona 5 mg (n = 166) e 10 mg (n = 165), zolpidem 5 mg (n = 111) e placebo (n = 107). A zaleplona 5 e 10 mg, assim como o zolpidem 5 mg, reduziram o tempo de latência para início do sono em relação ao placebo (Figura 40.31) como também a duração do sono (Figura 40.32). Não foi observado aumento da incidência de insônia rebote nos pacientes tratados com zaleplona, entretanto, os pacientes tratados com zolpidem apresentaram esse fenômeno (Figura 40.33). A frequência de reações adversas foi semelhante entre os 4 grupos de tratamento, tendo sido as mais frequentes cefaleia, dor, sonolência e rinite. Não houve diferença significativa entre as reações adversas de origem do sistema nervoso central entre os grupos tratados com zaleplona e placebo, porém, a diferença foi significativa entre o grupo tratado com zolpidem 5 mg em relação ao placebo (25% *versus* 14%, p < 0,05). Sonolência foi particularmente maior com zolpidem 5 mg (10%), quando comparado com placebo (2%) ou zaleplona 5 mg (4%).

A zaleplona é indicada no tratamento da insônia. A dose recomendada para adultos é de 10 mg, porém, para alguns adultos de baixo peso, a dose de 5 mg aparenta ser suficiente. Embora o risco de reações adversas esteja associado com aumento da dose, a dose de 20 mg é bem tolerada e pode ser benéfica em pacientes que não tiveram resposta terapêutica

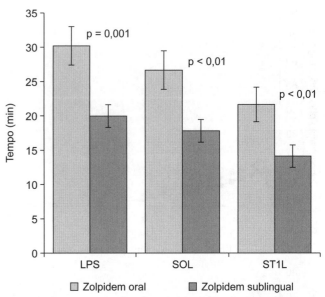

Figura 40.28 Efeito de 10 mg de zolpidem oral *versus* sublingual no parâmetro de início do sono em pacientes com insônia primária (n = 70). LPS: latência para sono persistente; SOL: latência para início do sono; ST1L: latência para o estágio 1.

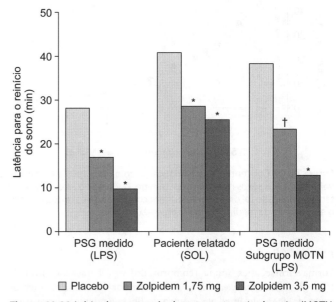

Figura 40.29 Início do sono após despertar no meio da noite (MOTN, do inglês *middle of the night awakening*). *p < 0,05 *versus* placebo; †p < 0,025 *versus* placebo; ‡subgrupo MOTN formado por pacientes com tempo maior de 60 min após acordar no meio da noite. PSG: polissonografia; SOL: latência para início do sono; LPS: latência para sono persistente.

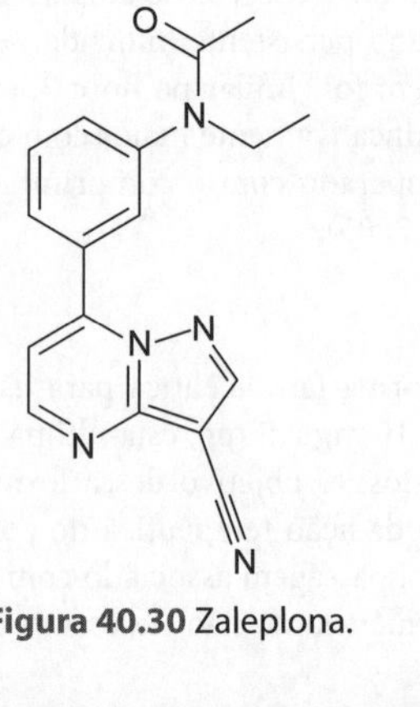

Figura 40.30 Zaleplona.

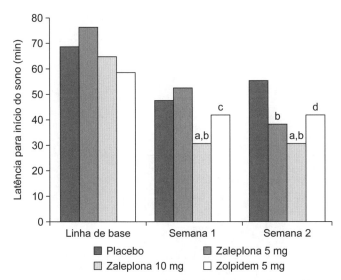

Figura 40.31 Latência para o início do sono, em minutos, para cada grupo durante as semanas de referência e tratamento de insônia. Barras representam a mediana. A latência foi estimada de forma subjetiva. ªp < 0,001 versus zolpidem 5 mg; ᵇp < 0,001 versus placebo; ᶜp < 0,05 versus placebo; ᵈp < 0,01 versus placebo.

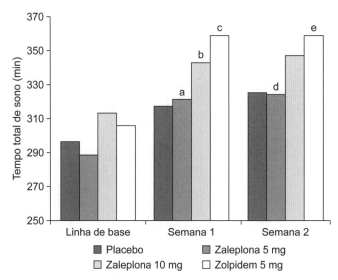

Figura 40.32 Tempo médio de sono total, em minutos, para cada grupo durante as semanas anteriores e durante o tratamento de insônia. O tempo médio foi estimado de forma subjetiva. ªp < 0,01 versus zolpidem; ᵇp < 0,05 versus placebo; ᶜp < 0,001 versus placebo; ᵈp < 0,05 versus zolpidem; ᵉp < 0,01 versus placebo.

satisfatória com a dose de 10 mg. A zaleplona deve ser administrada imediatamente antes de dormir, de preferência com o paciente na cama.

Eszopiclona (Lunesta)

É um derivado ciclopirrolônico, considerando que o enantiômero S da zopiclona apresenta maior afinidade pelo sítio benzodiazepínico do receptor $GABA_A$ quando comparado com o enantiômero R (Blaschke et al., 1993). As propriedades sedativas da zopiclona racêmica estão ligadas primariamente ao enantiômero S e não ao R (Hair et al., 2008).

A eszopiclona (Figura 40.34) é rapidamente absorvida após administração oral, com $T_{máx}$ de aproximadamente 1 h. A ligação às proteínas plasmáticas é discreta, sendo extensivamente metabolizada por oxidação e desmetilação. Os metabólitos primários apresentam pouca ou nenhuma atividade de ligação aos receptores do $GABA_A$. Aproximadamente 75% da dose administrada VO é eliminada na urina, primariamente como metabólitos. A meia-vida de eliminação da eszopiclona é de aproximadamente 6 h.

A eficácia e a segurança da eszopiclona foram avaliadas em ensaio clínico duplo-cego, randomizado, com placebo e comparador ativo, no qual 72 pacientes receberam zopiclona nas doses de 1, 2 ou 3 mg, zolpidem 10 mg e placebo por 2 noites consecutivas (Uchimura et al., 2012). O sono foi medido por polissonografia. Tanto a eszopiclona como o zolpidem melhoraram parâmetros objetivos (polissonografia) e subjetivos (relatados pelos pacientes) em relação ao placebo (Figura 40.35). A eszopiclona aumentou o tempo total de sono, mas não alterou o sono REM. Também foi bem tolerada, e a reação adversa mais frequente foi gosto ruim.

A eszopiclona está indicada para o tratamento da insônia. A dose inicial recomendada é de 1 mg, devendo ser ingerida no momento em que o paciente for dormir. A dose pode ser aumentada para 2 ou 3 mg, caso haja indicação clínica. As reações adversas mais comuns, com incidência ≥ 2%, são gosto desagradável, cefaleia, sonolência, infecção respiratória, tontura, xerostomia, rash cutâneo, ansiedade, alucinações e infecções virais.

Fármacos benzodiazepínicos não indicados para insônia

Os fármacos sedativos reduzem o nível de excitação do paciente e têm um efeito calmante sem induzir sono. Em doses terapêuticas, eles atuam como fármacos ansiolíticos. Já os fármacos hipnóticos induzem sono, com similaridades ao sono natural. Eles são utilizados para induzir ou manter o sono e, em doses altas, podem produzir anestesia geral.

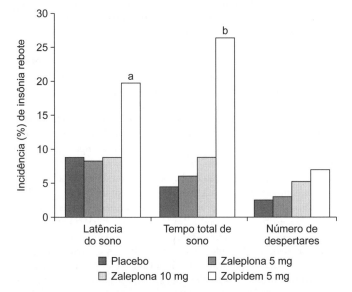

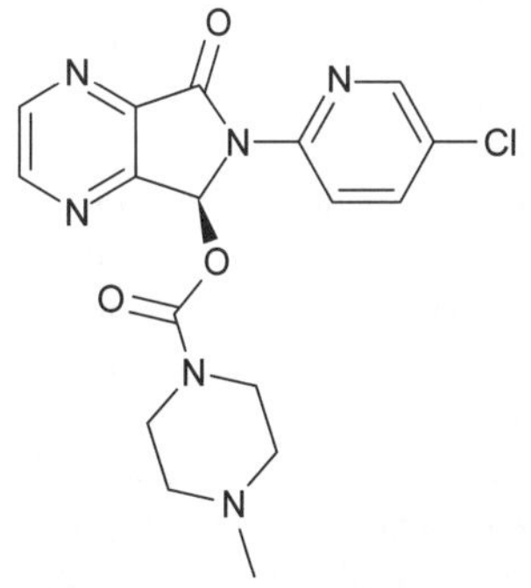

Figura 40.33 Porcentagem de pacientes com insônia rebote na primeira noite após interrupção do tratamento por 2 semanas. A latência para o início e o tempo total de sono foram medidos de forma subjetiva. ªp < 0,05 versus placebo; ᵇp < 0,001 versus placebo.

Figura 40.34 Eszopiclona.

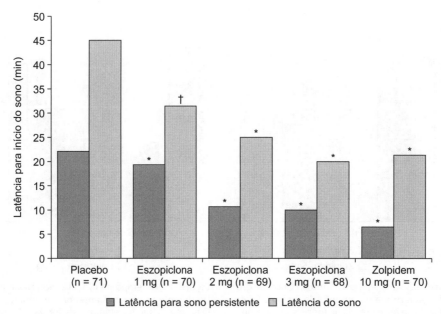

Figura 40.35 Latência para o sono persistente avaliada por polissonografia ou pelo paciente após tratamento de insônia com placebo, eszopiclona ou zolpidem. *p < 0,001 *versus* placebo; †p < 0,005 *versus* placebo.

Os benzodiazepínicos com indicação de fármacos sedativos (ansiolíticos) apresentam efeito similar na arquitetura e eficiência do sono, dependendo da dose. Entretanto, há poucos estudos descrevendo a faixa de dose que deve ser utilizada dos ansiolíticos para se obter o efeito hipnótico, assim como a segurança delas. Por outro lado, mesmo não indicados, é comum seu uso para tratamento de insônia. O alprazolam é um benzodiazepínico indicado como ansiolítico e é um dos fármacos mais prescritos para tratamento de insônia; junto de outros ansiolíticos, foi responsável por aproximadamente 55% de todas as prescrições para insônia em um período de 18 meses (Roehrs e Roth, 2004). Em ensaio clínico comparando alprazolam 1 mg com placebo em voluntários sadios do sexo masculino, demonstrou-se que o alprazolam aumentou significativamente o tempo total de sono e o tempo do estágio 2 e reduziu o tempo de sono das ondas lentas (Hindmarch *et al.*, 2005), achado comum com outros fármacos benzodiazepínicos hipnóticos. Além disso, avaliação subjetiva de latência do sono e da qualidade do sono também indicou melhora com o uso do alprazolam. Entretanto, ele reduz de maneira significativa o período de latência e a duração do sono REM. Estudo polissonográfico sobre o efeito do alprazolam no sono de pacientes com transtorno depressivo maior confirmou a redução da duração do sono REM (Hubain *et al.*, 1990).

Um ensaio clínico realizado com lorazepam 2 mg em 9 voluntários sadios do sexo masculino demonstrou que o sono REM, assim como os períodos de vigília, foram reduzidos (Globus *et al.*, 1972). Em outro estudo realizado em 11 voluntários sadios do sexo masculino, demonstrou-se que o lorazepam 4 mg reduziu de maneira significativa o sono REM, enquanto o triazolam não o afetou (Roth *et al.*, 1980). Nesse estudo, ambos os fármacos reduziram o estágio 1 e aumentaram o estágio 2, sem afetar os estágios 3 e 4.

Clonazepam administrado nas doses de 1 e 2 mg pelo período de 2 semanas em 6 pacientes com doença de estresse pós-traumático não teve efeito terapêutico no transtorno de sono desses pacientes. Entretanto, essa falta de eficácia terapêutica do clonazepam em relação ao efeito hipnótico pode ser resultado do tipo de população estudada. Um ponto importante é que a eficácia para insônia é muito bem estabelecida para os benzodiazepínicos com indicação hipnótica, e isso não ocorre para os benzodiazepínicos sem indicação hipnótica. Embora seu uso *off-label* esteja associado com melhora dos sintomas de insônia, a maioria desses fármacos reduz o tempo de sono REM.

FÁRMACOS ANTIDEPRESSIVOS

Os fármacos antidepressivos com efeito hipnótico são prescritos frequentemente para o tratamento de insônia; na verdade, são prescritos com mais frequência do que os fármacos aprovados primariamente para o tratamento de insônia. Em revisão de prescrição de fármacos para tratamento de insônia nos EUA no ano de 2002, verificaram-se 5,28 milhões de prescrições de fármacos antidepressivos e apenas 3,4 milhões de fármacos hipnóticos (Walsh, 2004).

Os neurônios serotoninérgicos dos núcleos dorsais da rafe aumentam sua atividade durante o despertar e reduzem sua atividade durante o sono de ondas lentas; eles cessam sua atividade durante o sono REM, de maneira similar aos neurônios adrenérgicos do *locus coeruleus* (Jones, 2005). O agonista dos receptores 5-HT$_{1A}$, como o OH-DPAT, reduz a estimulação dos neurônios serotoninérgicos ao ativar seus autorreceptores (Gobbi *et al.*, 2001), aumentando o sono REM (Portas *et al.*, 1996). Os receptores 5-HT$_{1A}$ são autorreceptores localizados no nível somatodendrítico enquanto os receptores 5-HT$_{1B}$ são autorreceptores localizados em sítios pós-sinápticos. Os receptores 5-HT$_{1B}$ também são usados como heterorreceptores em muitas células cerebrais, inibindo a liberação de neurotransmissores distintos da serotonina (Marek, 2010). Camundongos *knock-out* para os receptores 5-HT$_{1B}$ apresentam aumento do sono REM e redução do sono de ondas lentas durante o dia, indicando que os receptores 5-HT$_{1B}$ aumentam o sono REM e reduzem o sono não REM (Boutrel *et al.*, 1999). O receptor 5-HT$_2$ está localizado nos córtex pré-frontal, órbito-frontal, cingulado anterior, occipital e parietal (van Dyck *et al.*, 2000), no núcleo *accumbens*, no tubérculo olfatório e no hipocampo (Pompeiano *et al.*, 1994) e no *locus coeruleus*, que são áreas importantes para modulação do sono e regulação do humor (Szabo e Blier, 2001). Experimentos com antagonistas seletivos para os receptores 5-HT$_{2A}$ e 5-HT$_{2C}$ indicam que os primeiros promovem o sono de ondas lentas enquanto os últimos estimulam o sono REM (Popa *et al.*, 2005). O antagonista de receptores 5-HT$_{2A}$ ritanserina aumenta o sono de ondas lentas em voluntários sadios (Sharpley *et al.*, 1994). Neurônios serotoninérgicos também atenuam a ativação cortical por meio da influência inibitória em outros neurônios associados com sistema de ativação, incluindo os neurônios colinérgicos (Jones, 2005).

Similarmente aos neurônios serotoninérgicos, os neurônios noradrenérgicos localizados nos núcleos do *locus coeruleus* apresentam atividade máxima, encontrando-se reduzida durante o sono de ondas lentas e praticamente abolida durante o sono REM (Jones, 2005). Os receptores adrenérgicos mais importantes associados ao sono são os receptores alfa-1 e alfa-2 adrenérgicos. Os receptores alfa-2 adrenérgicos estão localizados primariamente nos terminais pré-sinápticos, atuando como os principais autorreceptores dos neurônios adrenérgicos, embora também estejam presentes em terminais pós-sinápticos. A estimulação dos autorreceptores alfa-2 reduz a ativação do *locus coeruleus* enquanto o bloqueio dos receptores alfa-2 utilizando antagonistas alfa-2 aumenta a atividade dos neurônios do *locus coeruleus* (Gobbi e Blier, 2005). O antagonista alfa-2 pré-sináptico clonidina reduz a atividade dos neurônios no *locus coeruleus*, promove sono (particularmente o sono de ondas lentas) e inibe o sono REM (Berridge *et al.*, 2012), enquanto o antagonista seletivo alfa-2 yohimbina aumenta o estado de vigília em ratos (Mäkelä e Hilakivi, 1986). É importante ressaltar que camundongos *knock-out* para os receptores alfa-2$_A$ adrenérgicos localizados no *locus coeruleus* continuam apresentando sedação induzida pelo agonista alfa-2 dexmedetomidina (Zhang *et al.*, 2015). Esses resultados indicam que outras estruturas além dos receptores alfa-2 no *locus coeruleus* podem atuar no mecanismo do sono, como os neurônios localizados na área pré-óptica na qual os receptores alfa-2 adrenérgicos estão situados em interneurônios GABAérgicos, os quais estimulam o sono. Quando os neurônios GABAérgicos contendo receptores alfa-2 adrenérgicos localizados no córtex pré-frontal são estimulados durante o sono de ondas lentas, sua atividade é reduzida, produzindo sono REM (Manns *et al.*, 2003). Essas interações complexas com o receptor alfa-2 adrenérgico podem explicar o mecanismo pelo qual o antagonista mirtazapina produz sono, embora aumente a atividade do *locus coeruleus* (Gobbi e Blier, 2005).

Trazodona (Desyrel)

É um derivado triazolopiridínico que atua como inibidor de recaptação de serotonina (Ki = 367 nM) e como antagonista dos receptores de serotonina subtipos 5-HT$_{2A}$ (Ki = 35,6 nM), 5-HT$_{2C}$, dos receptores adrenérgicos subtipos alfa-1$_A$ (Ki = 153 nM) e alfa-2$_C$ (Ki = 155 nM) e como agonista parcial do receptor 5-HT$_{1A}$ (Ki = 118 nM). Dado o seu antagonismo sobre os receptores alfa-1$_A$ noradrenérgicos, seu uso está associado à hipotensão postural. A trazodona (Figura 40.36) é caracterizada como um fármaco com moderada atividade anti-histamínica e baixa atividade anticolinérgica e dopaminérgica. Foi inicialmente desenvolvida como fármaco antidepressivo, mas tornou-se um dos fármacos mais prescritos para tratamento de insônia (Bertisch *et al.*, 2014).

A trazodona é bem absorvida após administração oral, e a biodisponibilidade é aumentada quando ingerida com alimentos. O T$_{máx}$ é de aproximadamente 1 h após ingestão sem alimentos e de 2 h após ingestão com alimentos. A trazodona é metabolizada por clivagem oxidativa em m-clorofenilpiperazina pelo CIP3A4, sendo esse metabólito ativo. A trazodona é extensivamente metabolizada, da qual < 1% é eliminado na forma de fármaco inalterado. A ligação às proteínas plasmáticas varia entre 89 e 95% e a meia-vida de eliminação, entre 10 e 12 h.

A eficácia e a segurança da trazodona no tratamento de insônia primária foram avaliadas em ensaio clínico randomizado, duplo-cego, com desenho em paralelo, controlado com placebo e comparador ativo (Walsh *et al.*, 1998). Após 1 semana de *screening* com placebo, pacientes foram tratados com trazodona 50 mg (n=98), zolpidem 10 mg (n=100) ou placebo (n=103) por 2 semanas. O objetivo primário foi avaliação do sono de maneira subjetiva com questionários preenchidos pelos pacientes pela manhã. Trazodona e zolpidem provocaram redução significativa do tempo de latência para início do sono (Figura 40.37) e também aumentaram significativamente a duração do sono (Figura 40.38).

Doze pacientes (2 do grupo placebo, 5 do grupo zolpidem e 5 do grupo trazodona) interromperam o estudo em virtude das reações adversas que foram basicamente excesso de sonolência, vertigem, tontura, cefaleia, vômitos e discreta elevação da pressão arterial. A incidência de reações adversas foi de 65,4% no grupo placebo, 76,5% no grupo tratado com zolpidem e 75% no grupo tratado com trazodona, sendo as mais frequentes cefaleia (19% no placebo, 24% no zolpidem e 30% no grupo tratado com trazodona) e sonolência (8% no grupo placebo, 16% e 23% nos grupos tratados com zolpidem e trazodona, respectivamente).

A trazodona foi desenvolvida como fármaco para tratamento de depressão, entretanto a indicação mais frequente da prescrição de trazodona é para tratamento de insônia, tanto primária como secundária

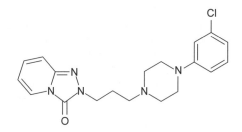

Figura 40.36 Trazodona.

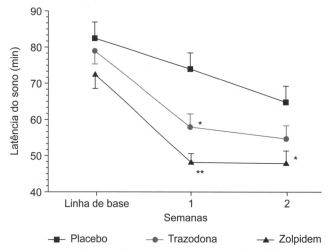

Figura 40.37 Curvas de Kaplan-Meier mostrando a latência para início do sono (relatada pelo paciente) para cada semana após tratamento de insônia com placebo, trazodona ou zolpidem. Os pontos representam a média e as barras verticais representam erro padrão da média (EPM). *p < 0,01; **p < 0,001 (*versus* placebo).

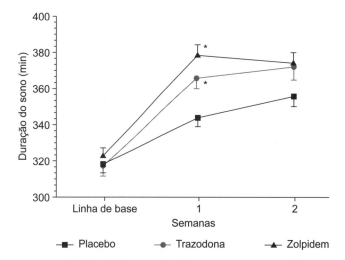

Figura 40.38 Curvas de Kaplan-Meier mostrando o tempo total de sono (relatado pelo paciente) para cada semana após tratamento de insônia com placebo, trazodona ou zolpidem. Os pontos representam a média e as barras verticais representam erro padrão da média (EPM). *p < 0,01 *versus* placebo.

(Stahl, 2009). Esse tipo de indicação é chamada indicação *off-label* (Bossini *et al.*, 2012). A dose recomendada para tratamento de insônia é de 50 mg, bem menor que a dose geralmente utilizada para tratamento de transtornos depressivos (> 150 mg). Reações adversas com incidência ≥ 5% são edema, embaçamento da visão, síncope, sonolência, fadiga, diarreia, congestão nasal e perda de peso.

Nefazodona (Serzone®)

É um derivado fenilpiperazínico que atua como potente antagonista dos receptores 5-HT_{2A} com baixa afinidade pelos receptores 5-HT_{1A}. Apresenta baixa afinidade pelos receptores histaminérgicos tipo H_1 (IC_{50} de 800 nM). A nefazodona (Figura 40.39) inibe recaptação de norepinefrina e serotonina em sinaptossomas de cérebro de rato (IC_{50} de 200 nM). A nefazodona não possui afinidade por receptores colinérgicos, adenosínicos, dopaminérgicos D_1 e D_2, benzodiazepínicos, opioides tipo mi, kappa e sigma GABAérgicos tipo $GABA_A$ e 5-HT_{1D} (Davis *et al.*, 1997).

A nafozodona é rapidamente e completamente absorvida. O $T_{máx}$ ocorre em aproximadamente 1 h. Em razão do alto metabolismo de primeira passagem, a biodisponibilidade absoluta da nefazodona é de 20%. A nefazodona é extensivamente metabolizada pelo fígado, 52% e 31% da dose administrada é recuperada como metabólitos livres ou conjugados na urina e nas fezes, e < 1% da dose é recuperada na forma de fármaco inalterado. A nefazodona é metabolizada pelo CIP3A4, e a meia-vida de eliminação varia entre 2 e 3,5 h (Kaul *et al.*, 1995).

A eficácia da nefazodona no tratamento da insônia primária foi avaliada por meio de ensaio clínico piloto aberto (Wiegand *et al.*, 2004). Os pacientes (n = 32) foram tratados inicialmente com nefazodona 100 mg, e de acordo com a eficácia e a tolerabilidade, a dose podia ser aumentada para até 400 mg. Pacientes foram avaliados inicialmente e após 4 semanas de tratamento com polissonografia e por meio de questionário. A avaliação polissonográfica indicou que não houve diferença significativa no tempo total de sono e eficiência do sono, assim como o período de latência para início do sono REM. Houve aumentos significativos do sono REM e do estágio 2, com redução do estágio 1 do sono de ondas lentas (Tabela 40.8).

Conforme visto anteriormente, a nefazodona nas doses de 100 a 400 mg, não melhorou medidas objetivas de sono; as melhoras observadas (redução do número de despertares) não compensam o aumento no tempo de latência para o início do sono (praticamente dobrou) e o declínio do período do sono de ondas lentas.

FÁRMACOS ANTIDEPRESSIVOS TRICÍCLICOS

Algumas classes de fármacos utilizados no tratamento da depressão podem deteriorar a qualidade do sono em virtude da ativação de receptores serotoninérgicos do tipo 5-HT_2 e também do aumento da neurotransmissão noradrenérgica e dopaminérgica. Entre eles encontram-se os inibidores da recaptação de serotonina e norepinefrina, inibidores da recaptação de norepinefrina, inibidores da monoamina oxidase, inibidores seletivos da recaptação de serotonina e ADT ativadores. Já os ADT com ação anti-histaminérgica, chamados de ADT hipnóticos, como a mirtazapina e a mianserina, ou os antidepressivos com potente ação antagonista nos receptores 5-HT_2 da serotonina, como a trazodona e a nefazodona, podem melhorar a qualidade do sono. É importante ressaltar que os ADT não são aprovados pela FDA para tratamento de insônia, sendo sua prescrição feita *off-label*.

Há uma certa variabilidade sobre o efeito dos ADT sobre a arquitetura do sono, e também sobre suas propriedades hipnóticas. Evidências de sedação são relativamente comuns ou potentes com amitriptilina, dotiepina e clomipramina, enquanto com imipramina, desipramina e nortriptilina esse efeito também pode ocorrer. É importante ressaltar que a sedação é interessante em pacientes com insônia, mas é uma reação adversa indesejável em pacientes que não querem ter sonolência durante o dia. O mecanismo de ação responsável pelo efeito hipnótico dos ADT varia de maneira específica de acordo com o fármaco. A maior parte dos fármacos antidepressivos tricíclicos inibe a recaptação tanto de serotonina como de norepinefrina, entretanto a proporção é variável de acordo com o fármaco e pode explicar algumas diferenças em relação ao efeito hipnótico e à supressão do sono REM. Todos os ADT bloqueiam os receptores histaminérgicos H1 e os receptores alfa-1 adrenérgicos, com exceção da lofepramina e da desipramina, respectivamente. O bloqueio dos receptores histaminérgicos H_1 pode estar associado à indução ao sono (Haas e Patula, 2003), entretanto evidências para esse mecanismo pela supressão do sono REM são fracas (Wilson e Argyropoulos, 2005). O antagonismo dos receptores alfa-1 adrenérgicos é considerado também importante para o efeito hipnótico dos ADT, assim como o bloqueio dos receptores serotoninérgicos 5-HT_2, como ocorre com a amitriptilina e a trimipramina, que são particularmente potentes como fármacos indutores do sono.

Mirtazapina (Remeron)

Pertence à classe dos fármcos piperazinoazepínicos, sendo um derivado 6-aza da mianserina (Fawcett e Barkink, 1998).

A mirtazapina (Figura 40.40) aumenta a neurotransmissão noradrenérgica através do bloqueio pré-sináptico dos autorreceptores alfa-2 adrenérgicos, mecanismo semelhante ao da mianserina (Anttila e Leinonen, 2001). Esse bloqueio leva ao aumento da liberação de norepinefrina na fenda sináptica, aumentando a disponibilidade pós-sinpática desse neurotransmissor. Entretanto, a mirtazapina não bloqueia a recaptação de norepinefrina. Além disso, a mirtazapina bloqueia os heterorreceptores alfa-2 nos terminais serotoninérgicos, aumentando a liberação de serotonina. Pelo fato de a mirtazapina ser um potente antagonista dos receptores 5-HT_2 e 5 HT_3, apenas a

Tabela 40.8 Registro polissonográfico na linha de base e após 4 semanas de tratamento de insônia.

	Início (noite –1)	Tratamento (noite 28)	p
Tempo total de sono (min)	396 ± 28,2	388,8 ± 57,8	0,607
Eficiência do sono (%)	79,2 ± 6,4	78,9 ± 11	0,897
Latência do início do sono (min)	18,1 ± 9,8	34 ± 28,4	0,013*
Número de despertares	28,5 ± 8,2	20,8 ± 9,1	0,000**
Despertar do estágio (% SPT)	15 ± 5,4	12,1 ± 11,3	0,28
Estágio 1 (% SPT)	9,3 ± 5,5	7,4 ± 3,3	0,023*
Estágio 2 (% SPT)	47,4 ± 5,4	53,5 ± 8,6	0,008**
Sono de ondas lentas (% SPT)	13 ± 6,9	8,4 ± 7,1	0,007**
Sono REM (% SPT)	14,9 ± 3,9	18,2 ± 5	0,009**
Latência do sono REM (min)	87,1 ± 33,5	75,9 ± 42,5	0,281
Índice PLMS	11,5 ± 14,2	8,3 ± 9	0,186
Índice de excitação PLMS	5,1 ± 6	3,9 ± 4,3	0,305

SPT: *sleep period time* (representa o tempo do início do sono até o despertar final); PLMS: *periodic limb movements during sleep*.
*p < 0,05.
**p < 0,01.

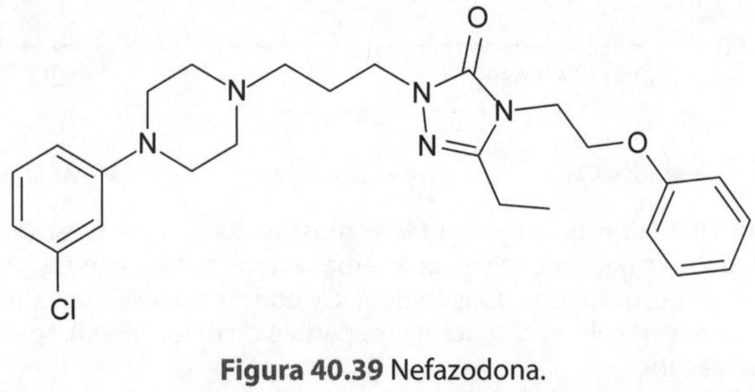

Figura 40.39 Nefazodona.

Figura 40.40 Mirtazapina.

transmissão serotoninérgica mediada pelos receptores 5-HT$_{1A}$ está aumentada (DeBoer, 1996). A mirtazapina é um potente antagonista dos receptores H$_1$ histaminérgicos, responsável predominantemente pelo seu efeito hipnótico e apresenta baixa afinidade pelos receptores dopaminérgicos e colinérgicos-muscarínicos. O enantiômero S(+) é responsável pelo antagonismo nos receptores 5-HT$_2$ e alfa-2 enquanto o enantiômero R(–) bloqueia os receptores 5-HT$_3$ (Jefferson, 1998).

A farmacocinética da mirtazapina é linear entre as doses de 15 a 80 mg. A mirtazapina é rápida e completamente absorvida após administração oral, com T$_{máx}$ de aproximadamente 2 h, ligação às proteínas plasmáticas de 85% e meia-vida de eliminação entre 20 e 40 h. A biodisponibilidade não é afetada se ingerida com alimentos. A biodisponibilidade absoluta da mirtazapina é de aproximadamente 50%. A mirtazapina é extensivamente metabolizada após administração oral, predominantemente por demetilação e hidroxilação seguida de conjugação com ácido glicurônico. É eliminada primariamente por via renal (75%), sendo 15% recuperado nas fezes (Timmer et al., 2000).

A eficácia e a segurança da mirtazapina no tratamento da insônia crônica foram avaliadas por meio de ensaio retrospectivo, com comparador ativo (Savarese et al., 2015). Os pacientes com diagnóstico de insônia crônica (n = 79) foram tratados com trazodona (n = 33) ou mirtazapina (n = 46) por 3 meses, tendo sido o tratamento considerado eficaz quando os pacientes não preenchiam mais o critério de diagnóstico de insônia ao final do tratamento. Não houve diferença significativa de eficácia na % de pacientes que responderam ao tratamento (87,7% versus 86,95% nos grupos tratados com trazodona ou mirtazapina, respectivamente). A Figura 40.41 mostra a % de pacientes que tiveram resposta terapêutica satisfatória de acordo com a dose utilizada de cada fármaco.

É importante ressaltar que > 80% dos pacientes responderam com doses baixas de mirtizipina (7,5 a 15 mg). Esse é um aspecto importante porque, em doses altas, a mirtazapina pode causar estimulação noradrenérgica, a qual pode interferir negativamente com o efeito hipnótico. Não houve diferença na incidência de reações adversas entre os dois grupos de tratamento.

Esmirtazapina

O maleato de esmirtazapina é o ácido maleico do enantiômero S da mirtazapina. A esmirtazapina apresenta meia-vida de eliminação menor (10 h) que a da mirtazapina (18 h), portanto é provável que apresente menor incidência de sonolência residual no dia seguinte. Um ensaio clínico randomizado, duplo-cego, controlado com placebo, em desenho paralelo avaliou a eficácia e a segurança da esmirtazapina no tratamento de pacientes com insônia primária (Ivgy-May et al., 2015). O ensaio consistiu em um período de *screening* (10 a 14 dias), seguido de um tratamento duplo-cego por 6 semanas seguido com 1 semana de suspensão do tratamento. Foram feitas duas avaliações polissonográficas no período de *screening*, três durante o período de tratamento por 6 semanas e duas no período de interrupção. Durante o período de *screening* e durante o período de interrupção, os pacientes foram tratados com placebo monocego. Os pacientes foram tratados com esmirtazapina 3 mg (n = 117), esmirtazapina 4,5 mg (n = 124) ou placebo (n = 125). Houve redução significativa no tempo de vigília após início de sono (WASO, do inglês *Wake Time after Sleep Onset*) induzida por esmirtazapina comparada ao placebo (Figura 40.42 A) e do tempo de latência para início do sono (LPS, do inglês *Latency for Persistent Sleep*), como mostrado na Figura 40.42 B. As reações adversas mais comuns foram sonolência e cefaleia.

Mianserina (Tolvon®)

É um derivado piperazino-azepínico tetracíclico, estruturalmente diferente de outros fármacos tetracíclicos como a maprotilina, a qual foi desenvolvida inicialmente como anti-histamínico e antisserotonínico (van der Burg et al., 1970). O mecanismo de ação da mianserina é distinto do mecanismo de ação dos ADT. A mianserina combina atividade antagonística dos adrenorreceptores alfa pré-sinápticos com atividade antagonística anti-histamínica, mas sem atividade anticolinérgica central. Os ADT como a imipramina e a amitriptilina também bloqueiam os adrenorreceptores alfa, entretanto são muito menos potentes em bloquear adrenorreceptores alfa pré-sinápticos (Baumann e Maître, 1976), e esses ADT possivelmente inibem também os adrenorreceptores alfa pós-sinápticos (Delini-Stula, 1978).

A mianserina (Figura 40.43) é rapidamente absorvida após administração oral, com T$_{máx}$ entre 2 e 3 h. A biodisponibilidade absoluta é de 30%. A maior parte da mianserina é metabolizada, sendo recuperada entre 4 e 7% na urina na forma de fármaco inalterado. As principais vias de metabolismo são hidroxilação aromática, N-oxidação e N-demetilação. Após administração do fármaco marcado com radio-isótopo, 70% da radioatividade é recuperada na urina e entre 8 e 28% excretado nas fezes. A meia-vida de eliminação é entre 10 e 17 h (Brogden et al., 1978).

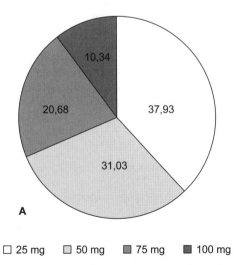

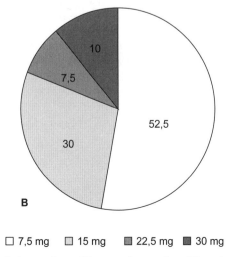

Figura 40.41 Porcentagem de pacientes com insônia crônica respondedores a doses diferentes de trazadona (**A**) e mirtazapina (**B**).

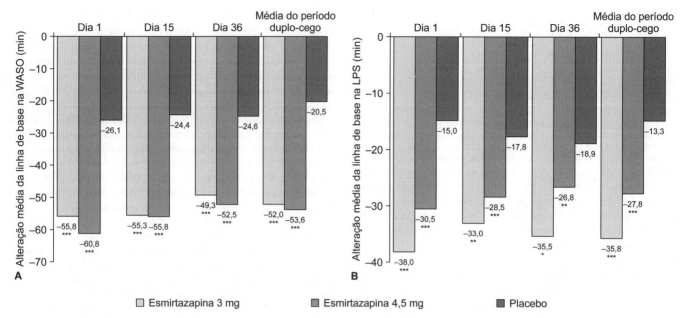

Figura 40.42 Eficácia do sono avaliada por meio de polissonografia em pacientes não idosos com insônia primária. WASO: *wake time after sleep onset*; LPS: *latency to persistent sleep*. *p < 0,05 *versus* placebo; **p < 0,01 *versus* placebo; ***p < 0,001 *versus* placebo.

Não há ensaios clínicos randomizados avaliando a eficácia da mianserina no tratamento de insônia primária. O efeito da mianserina no sono foi avaliado em 6 voluntários sadios por meio de estudo polissonográfico após administração de 20 mg/dia (10 mg administrados 2 vezes/dia) por 1 semana (Maeda *et al.*, 1990). Nesse estudo, houve discreta supressão do sono REM, com aumento significativo do estágio 2. Em estudos polissonográficos humanos, indicadores do sono REM consistem de dois fatores: eventos tônicos e fásicos. Ambos os eventos do sono REM supostamente são causados por neurônios colinérgicos, enquanto os neurônios monoaminérgicos supostamente causam supressão do sono REM (Sakai, 1985). Portanto, a supressão causada do sono REM pela mianserina pode ser decorrente do aumento causado nos níveis de norepinefrina em virtude da inibição causada nos autorreceptores alfa-2. Possivelmente o efeito supressor no sono REM causado pela mianserina é fraco por causa do seu discreto efeito na recaptação das monoaminas e discreto efeito anticolinérgico (Van Riezen, 1972).

Amitriptilina

É um fármaco antidepressivo tricíclico que atua como potente inibidor de recaptação de serotonina (Ki = 3,3 nM) e moderado na recaptação de norepinefrina (Ki = 22,4 nM). Inibidores da recaptação de serotonina e norepinefrina não apresentam propriedades hipnóticas, portanto o efeito hipnótico da amitriptilina deve ser devido ao seu efeito antagonístico nos receptores H_1 e H_2 assim como nos receptores 5-HT_{2A} e 5-HT_{2C} (Tatsumi *et al.*, 1997). Os aspectos farmacocinéticos e farmacodinâmicos da amitriptilina foram revisados no Capítulo 32. Não há ensaios clínicos randomizados, controlados com placebo, avaliando a eficácia e a segurança da amitriptilina no tratamento da insônia primária.

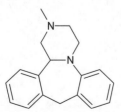

Figura 40.43 Mianserina.

FÁRMACOS ANTIPSICÓTICOS ATÍPICOS

Esses fármacos são indicados para tratamento da esquizofrenia (Leucht *et al.*, 2009) e doença bipolar (Derry e Moore, 2007). Pelas propriedades sedativas de certos fármacos, os antipsicóticos atípicos, como a quetiapina, são utilizados *off-label* para o tratamento de insônia (Bertisch *et al.*, 2014). Prescrições de quetiapina para tratamento de transtornos do sono aumentaram 300% entre 2005 e 2012 no Canadá (Pringsheim e Gardner, 2014). Entretanto, uma revisão sistemática da literatura sobre ensaios clínicos de antipsicóticos atípicos no tratamento de insônia primária (Thompson *et al.*, 2016) identificou apenas um ensaio clínico duplo-cego, randomizado, controlado com placebo, no qual a eficácia de quetiapina na dose de 25 mg foi avaliada em pacientes (n = 13) com insônia primária (Tassniyom *et al.*, 2010). Os pacientes foram tratados com quetiapina ou placebo, e a avaliação do sono foi feita por meio de diário. Não houve diferença estatisticamente significativa entre os dois grupos de tratamento, porém, deve ser enfatizado o pequeno número de pacientes que participaram do estudo, assim como o fato de não ter sido feita avaliação objetiva por meio de polissonografia para melhor quantificar as possíveis alterações causadas pela quetiapina. Os pacientes tratados com quetiapina apresentaram xerostomia e sonolência. Revisão sistemática e metanálise de eficácia de fármacos antipsicóticos atípicos para indicações *off-label* também não encontraram evidência para uso dessa classe de fármacos no tratamento da insônia primária (Maher *et al.*, 2011). É possível que o uso de antipsicóticos atípicos possa ser apropriado em pacientes que não responderam a outros tratamentos ou que apresentem comorbidades que possam ser beneficiadas pela ação primária do fármaco (Schutte-Rodin *et al.*, 2008). Esses fármacos costumam apresentar importante efeito antagonístico nos receptores histaminérgicos H_1, sendo possível que o efeito hipnótico esteja relacionado a esse mecanismo de ação.

FÁRMACOS ANTIEPILÉPTICOS

A descoberta do efeito antiepiléptico dos barbitúricos decorreu do seu uso por Hauptmann (1912), que observou que a administração do fenobarbital para efeito hipnótico em um paciente com epilepsia reduziu a incidência de crises epilépticas.

Gabapentina

É um fármaco que se liga na subunidade alfa-2-delta dos canais de cálcio dependentes de voltagem (Gee *et al.*, 1996), atravessa membranas lipídicas e, *in vitro*, modula a atividade da enzima responsável pela síntese do GABA, da decarboxilase do ácido glutâmico e de transaminases de cadeias laterais de aminoácidos (Taylor, 1997). A modulação exercida nos sistemas GABAérgicos e glutamatérgicos é possivelmente o mecanismo responsável pelos efeitos hipnóticos e ansiolíticos da gabapentina.

A eficácia da gabapentina no tratamento da insônia primária foi avaliada por meio de ensaio clínico utilizando polissonografia antes e após um período mínimo de 4 semanas de tratamento (Lo *et al.*, 2010). A dose inicial de gabapentina foi de 100 mg administrada no jantar ou antes de deitar-se, e o paciente poderia aumentar a dose dependendo da sua tolerância e da qualidade do sono. Uma vez que o paciente estivesse satisfeito com a dose, esta era mantida por 4 semanas. As doses variaram entre 200 e 900 mg, tendo sido a dose de 600 mg a mais comum. O tratamento com gabapentina melhorou a eficácia do sono de 80% para 87,17%, reduziu o WASO (despertar após ter iniciado o sono) e aumentou o estágio 3 do sono (Tabela 40.9).

Pregabalina

De maneira similar à gabapentina, a pregabalina liga-se na subunidade alfa-2-delta dos canais de cálcio dependentes de voltagem (Atkin *et al.*, 2018). A pregabalina também modula o influxo de cálcio nos terminais nervosos, o que pode justificar seu efeito terapêutico na dor neuropática, convulsões e ansiedade. O mecanismo de ação responsável pelo efeito da pregabalina na insônia não é conhecido completamente, porém, é distinto dos fármacos benzodiazepínicos, visto que a pregabalina não se liga aos receptores $GABA_A$.

A eficácia da pregabalina para induzir sono foi avaliada em ensaio clínico randomizado, duplo-cego, controlado com placebo e com comparador ativo, em 24 voluntários sadios por meio de estudo polissonográfico (Hidmarch *et al.*, 2005). Os voluntários foram tratados com pregabalina (150 mg 3 vezes/dia), alprazolam (1 mg 3 vezes/dia) ou placebo por 3 dias. Ambos os fármacos causaram aumento significativo do tempo total de sono comparado com o placebo. A pregabalina produziu aumento significativo da porcentagem de sono de ondas lentas (estágios 3 e 4) em relação ao período total de sono, tanto em relação ao placebo como comparado ao alprazolam (Tabela 40.10).

VALERIANA OFFICINALIS L

Muitos pacientes que sofrem de insônia são resistentes ao uso de fármacos hipnóticos convencionais porque acreditam que estes podem causar

Tabela 40.9 Achados polissonográficos antes e após o tratamento de insônia com gabapentina.

Tratamento	Período de sono		Eficiência do sono, %		Início do sono		Início do REM		WASO		Estágio N1		Estágio N2		Estágio N3	
	Antes	Depois	Antes	Depois	Antes	Depois	Antes	Depois	Antes	Depois	Antes	Depois	Antes	Depois	Antes	Depois
Média	351,56	340,72	80	87,17	17,58	14,58	132,94	114,42	16,45	7,84	6,22	5,31	55,25	52,57	10,47	17,68
DP	46,31	29,16	14,79	11,37	15,07	13,61	107,34	38,38	14,78	9,92	4,21	4,04	14,41	9,79	9,86	9,88
t		0,4226		0,0335		0,5378		0,4498		0,0101		0,4318		0,4791		0,0007

DP: desvio padrão; t: teste realizado entre os resultados de antes e após o tratamento com gabapentina; WASO: *wake time after sleep onset*.

Tabela 40.10 Efeitos de pregabalina, alprazolam e placebo nas variáveis polissonográficas para a média das noites 2, 3 e 4 em comparação à noite 5.*

Noite	Pregabalina, 450 mg		Alprazolam, 3 mg		Placebo	
	2, 3, 4	5	2, 3, 4	5	2, 3, 4	5
SOL, min	6,83 ± 5,55	28,07 ± 24,52	5,57 ± 4,42	21,26 ± 22,36	13,95 ± 10,78	16,7 ± 10,83
SE, %	96,11 ± 2,13	84,63 ± 6,81	94,65 ± 2,14	85,67 ± 8,92	90,62 ± 5,07	89,55 ± 4,26
TST, min	461,73 ± 10,22	406,63 ± 32,72	454,75 ± 10,27	411,55 ± 42,87	435,45 ± 24,39	430,23 ± 20,64
SPT, min	473,57 ± 5,56	452,98 ± 25,02	474,97 ± 4,4	459,21 ± 22,34	466,41 ± 10,88	463,41 ± 10,98
Latência do REM, min	112,10 ± 47,22	104,05 ± 45,97	153,68 ± 48,67	108,26 ± 47,28	100,77 ± 43,81	99,34 ± 43,69
Despertares, n						
< 1 min	7,88 ± 4,43	21,2 ± 12,83	12,37 ± 4,43	18,05 ± 7,4	17,45 ± 6,38	19,82 ± 4,82
> 1 min	1,3 ± 1,5	5,9 ± 3,18	3,78 ± 2,54	6,38 ± 4,22	3,84 ± 3,34	4,68 ± 3,08
Sono REM, %						
Primeiro terço	6,13 ± 5,36	8,42 ± 7,74	3,98 ± 5,17	7,45 ± 5,12	9,64 ± 6,42	9,75 ± 7,77
Segundo terço	22,9 ± 8,35	24,61 ± 11,84	19,44 ± 7,94	28,39 ± 7,92	23,29 ± 9,5	24,32 ± 8,47
Terceiro terço	26,49 ± 7,13	29,96 ± 9,89	31,5 ± 9,6	24,98 ± 9,58	32,15 ± 8,66	30,25 ± 9,26
SWS, %						
Primeiro terço	66,63 ± 10,35	39,86 ± 15,18	44,37 ± 11,07	33,57 ± 13,58	46,65 ± 12,97	47,95 ± 13,11
Segundo terço	31,11 ± 14,89	15,26 ± 9,35	8,43 ± 7,23	9,05 ± 7,88	19,64 ± 10,04	20,87 ± 10,65
Terceiro terço	16,92 ± 10,8	7,45 ± 6,97	4,26 ± 5,76	4,64 ± 6,29	10,8 ± 8,61	9,02 ± 7,26
Estágio do sono, % de SPT						
REM	18,46 ± 4,66	20,95 ± 5,66	18,27 ± 4,73	20,23 ± 5,12	21,65 ± 4,68	21,39 ± 5,16
1	2,42 ± 1,56	7,16 ± 3,43	4,09 ± 1,85	7,62 ± 2,82	4,78 ± 2,12	5,2 ± 1,7
2	38,47 ± 6,46	40,88 ± 7,99	54,42 ± 5,3	46,12 ± 7,81	41,27 ± 6,24	40,35 ± 7,39
3	11,16 ± 3,69	7,51 ± 2,59	7,03 ± 2,5	6,27 ± 3,34	9,26 ± 3,33	9,66 ± 2,88
4	26,97 ± 7,17	13,29 ± 5,26	11,94 ± 5,23	9,46 ± 5,13	16,38 ± 5,8	16,23 ± 6,8

*Os dados são apresentados como média ± DP.
SPT: período total de sono; SOL: latência para o início do sono; SE: eficiência do sono; TST: tempo total de sono; REM: movimento rápido dos olhos; SWS: sono de ondas lentas.

reações adversas importantes e apresentar riscos de desenvolvimento de tolerância e dependência. Portanto, há grande interesse no uso de fármacos alternativos, como extratos de ervas, por produtos naturais e não haver tal percepção de reações adversas por parte dos pacientes. Vários extratos de ervas, como valeriana, camomila e passiflora, são comercializados como produtos que podem ajudar o sono. Desses extratos, o mais associado com efeito hipnótico é o extrato de *Valeriana officinalis* L. As propriedades sedativas/hipnóticas dos extratos de *Valeriana officinalis* são atribuídas à atividade farmacológica semelhante aos benzodiazepínicos e seu efeito no GABA. Extratos de *Valeriana officinalis* ligam-se aos sítios de ligação dos benzodiazepínicos nos receptores GABA (Holz e Godau, 1989). O extrato de *Valeriana officinalis per se* contém quantidades razoáveis de ácido gama-aminobutírico (GABA), e há evidência de que o extrato influencie o transporte de GABA em sinaptossomas (Santos *et al.*, 1994). A ação da valeriana em receptores benzodiazepínicos *in vivo* em humanos foi demonstrada acidentalmente em um paciente que estava tomando 5 a 40 vezes a dose recomendada de valeriana por vários anos e foi internado, momento em que não recebeu valeriana. No hospital, o paciente apresentou quadro clínico de abstinência de benzodiazepínicos, sendo tratado com benzodiazepínicos, o que resolveu o quadro (Garges *et al.*, 1998).

O efeito do extrato de valeriana foi estudado em dois grupos de voluntários sadios jovens, um dos quais (n = 10) dormia em casa e o outro (n = 8) no laboratório de sono (Balderer e Borbély, 1985). A qualidade do sono em casa foi avaliada por meio de questionário e de monitor de atividade motora, enquanto no laboratório foi feito estudo polissonográfico. Extrato seco de valeriana em duas doses (450 mg e 900 mg) na forma de 4 cápsulas ou placebo foi administrado 30 min antes de o voluntário se deitar, sendo o tratamento feito por 3 noites. O extrato de valeriana causou redução significativa de latência do sono e latência para retomar o sono de maneira dose-dependente em relação ao placebo e redução não significativa do número de despertar, conforme avaliado pelo questionário (Figura 40.44). Não houve diferença conclusiva em relação ao efeito do extrato de valeriana na atividade motora. Em relação ao grupo avaliado em laboratório de sono por meio de estudo polissonográfico, não houve diferença significativa entre os grupos tratados com extrato seco de valeriana e o placebo.

Um ensaio clínico realizado em pacientes com insônia primária (n = 121) avaliou o efeito de extrato de valeriana (600 mg) ou placebo administrado durante 4 semanas (Vorbach *et al.*, 1966). A eficácia sobre a qualidade do sono foi avaliada por questionário. Após 14 dias, não houve diferença entre os grupos, entretanto, após 28 dias, o grupo tratado com extrato de valeriana apresentou diferença significativa em relação ao placebo, indicando efeito hipnótico do extrato de valeriana (Gyllenhaal *et al.*, 2000).

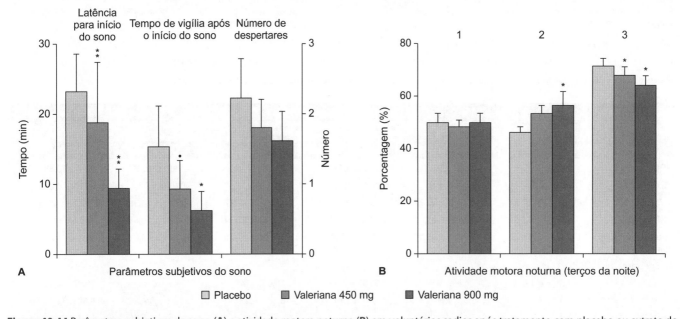

Figura 40.44 Parâmetros subjetivos de sono (**A**) e atividade motora noturna (**B**) em voluntários sadios após tratamento com placebo ou extrato de valeriana. ˙p < 0,1. *p < 0,05; **p < 0,01.

REFERÊNCIAS BIBLIOGRÁFICAS

Ağargün MY, Kara H, Solmaz M. Sleep disturbances and suicidal behavior in patients with major depression. J Clin Psychiatry. 1997;58:249-51.

Ancoli-Israel S, Walsh JK, Mangano RM, Fujimori M. Zaleplon, a novel nonbenzodiazepine hypnotic, effectively treats insomnia in elderly patients without causing rebound effects. Primare Care Companion J Clin Psychiatry. 1999;1:114-20.

Anquier SI, Goa KL. Quazepam. A preliminary review of its pharmacodynamic and pharmacokinetic properties, and therapeutic efficacy in insomnia. Drugs. 1988;35:42-62.

Anttila SAK, Leinonen EVJ. A review of the pharmacological and clinical profile of mirtazapine. CNS Drug Reviews. 2001;7:249-64.

Asnis GM, Thomas M, Henderson MA. Pharmacotherapy treatment for optipons for insomnia: a primer for clinicians. Int J Mol Sci. 2016;17:50.

Atkin T, Comai S, Gobbi G. Drugs for insomnia beyond benzodiazepines: pharmacology, clinical applications, and discovery. Pharmacol Rev. 2018;70:197-245.

Bakker RA, Wieland K, Timmerman H, Leurs R. Constitutive activity of the histamine H(1) receptor reveals inverse agonism of histamine H(a) receptor antagonists. Eur J Pharmacol. 2000;387:R5-R7.

Balderer G, Borbély AA. Effect of valerian on human sleep. Psychopharmacology. 1985;87:406-9.

Barbier AJ, Bradbury MJ. Histaminergic control of sleep-wake cycles: recent therapeutic advances for sleep and wake disorders. CNS Neurol Disord Drug Targets. 2007;6:31-43.

Bauman PA, Maître L. Blockade of presynaptic α-receptors and of amine uptake in the rat brain by the antidepressant mianserin. Naunyn-Schmiedeberg's Archives of Pharmacology. 1977;300:31.

Beer B, Clody De, Mangano R, Levner M, Mayer P, Barrett JE. A review of the preclinical development of zaleplon, a novel non-benzodiazepine hypnotic for the treatment of insomnia. CNS Drug Reviews. 1997;3:207-24.

Berridge CW, Schmeichel BE, España RA. Noradrenergic modulation of wakefulness/arousal. Sleep Med Rev. 2012;16(2):187-97.

Bertisch SM, Herzig SJ, Winkelman JW, Buettner C. National use of prescription medications for insomnia: NHANES 1999-2010. Sleep. 2014;37:343-9.

Biggio G, Concas A, Corda MG, Serra M. Enhancement of GABAergic transmission by zolpidem, an imidazopyridine with preferential affinity for type I benzodiazepine receptors. Eur J Pharmacol. 1989;161:173-80.

Blaschke G, Hempel G, Müller WE. Preparative and analytical separation of the zopiclone enantiomers and determination of their affinity to the benzodiazepine receptor binding site. Chirality. 1993;5:419-21.

Bliwisse D, Seidel W, Karacan I, Mitler M, Roth T, Zorick F, et al. Daytime sleepiness as a criterion in hypnotic medication trials: comparison of triazolam and flurazepam. Sleep. 1983;62:156-63.

Bonakis A, Economou NT, Papageorgiou SG, Vagiakis E, Nanas S, Paparrigopoulos T. Agomelatine may improve REM sleep behavior disorder symptoms. J Clin Psychopharmacol. 2012;32:732-4.

Bossini L, Casolaro I, Koukouna DM, Cecchini F, Fagiolini A. Off-label uses of trazodone: a review. Expert Opin Pharmacother. 2012;13:1707-17.

Boutrel B, Franc B, Hen R, Hamon M, Adrien J. Key role of 5-HT1B receptors in the regulation of paradoxical sleep as evidenced in 5-HT1B knock-out mice. J Neurosci. 1999;19:3204-12.

Brogden RN, Heel RC, Speight TM, Avery GS. Mianserin: a review of its pharmacological properties and therapeutic efficacy in depressive illness. Drugs. 1978;16:273-301.

Brzezinski A, Vangel MG, Wurtman RJ, Norrie G, Zhdanova I, Ben-Shushan A, et al. Effects of exogenous melatonin on sleep: a meta-analysis. Sleep Medicine Reviews. 2005;9:41-50.

Buscemi N, Vandermeer B, Friesen C, Bialy L, Tubman M, Ospina M, et al. The efficacy and safety of drug treatments for chronic insomnia in adults: a meta- analysis of RCTs. J Gen Intern Med. 2007;22:1335-50.

Buscemi N, Vandermeer B, Hooton N, Pandya R, Tjosvold L, Hartling L, et al. Efficacy and safety of exogenous melatonin for secondary sleep disorders and sleep disorders accompanying sleep restriction: meta-analysis. BMJ. 2006;332:385-93.

Cassone VM. Melatonin: time in a bottle. Oxf Rev Reprod Biol. 1990;12:319-67.

Davis R, Whittington R, Bryson HM. Nefazodone. A review of its pharmacology and clinical efficacy in the management of major depression. Drugs. 1997;53:608-36.

De Boer T. The pharmacological profile of mirtazapine. J Clin Psychiatry. 1996;57:19-25.

de Lecea L, Kilduff TS, Peyron C, Gao X, Foye PE, Danielson PE, et al. The hypocretins: hypothalamus-specific peptides with neuroexcitatory activity. Proc Natl Acad Sci USA. 1998;95:322-7.

Derry S, Moore RA. Atypical antipsychotics in bipolar disorder: systematic review of randomised trials. BMC Psychiatry. 2007;7:40.

Dündar Y, Dodd S, Strobl J, Boland A, Dickson R, Walley T. Comparative efficacy of newer hypnotic drugs for the shorter management of insomnia: a systematic review and meta-analysis. Hum Psychopharmacol Clin Exp. 2004;19:305-22.

Ebbens MM, Verster JC. Clinical evaluation of zaleplon in the treatment of insomnia. Nat Sci Sleep. 2010;2:115-26.

Eriksson KS, Sergeeva O, Brown RE, Haas HL. Orexin/hypocretin excites the histaminergic neurons of the tuberomammillary nucleus. J. Neurosci. 2001;21:9273-9.

Fawcett J, Barkin RL. Review of the results from clinical studies on the efficacy, safety and tolerability of mirtazapine for the treatment of patients with major depression. J Affect Disorders. 1998;51:267-85.

Feeney J, Birznieks G, Scott C, et al. Melatonin agonist tasimelteon improves sleep in primary insomnia characterized by difficulty falling asleep. Sleep. 2009;32:abstract 43.

Ferguson SA, Rajaratnam SMW, Dawson D. Melatonin agonists and insomnia. Expert Rev Neurother. 2010;10:305-18.

Ford ES, Wheaton AG, Cunningham TJ, Giles WH, Chapman DP, Croft JB. Trends in outpatient visits for insomnia, sleep apnea, and prescriptions for sleep medications among US adults: findings from the National Ambulatory Medical Care survey 1999-2010. Sleep. 2014;37:1283-93.

Fronczek R, Lammers GJ, Balesar R, Unmehopa UA, Swaab DF. The number of hypothalamic hypocretin (orexin) neurons is not affected in Prader-Willi syndrome. J Clin Endocrinol Metab. 2005;90:5466-70.

Garges HP, Varia I, Doraiswamy PM. Cardiac complications and delirium associated with valerian root withdrawal. JAMA. 1998;280:1566-7.

Gauillard J, Cheref S, Vacherontrystram MN, Martin JC. Chloral hydrate: a hypnotic best forgotten? Encephale. 2002;28:2004.

Gee NS, Brown JP, Dissanayake VU, Offord J, Thurlow R, Woodruff GN. The novel anticonvulsant drug, gabapentin (Neurontin), binds to the alpha2 delta subunit of a calcium channel. J Biol Chem. 1996;271:5768-76.

Glass JR, Sproule BA, Hermann N, Busto UE. Effects of 2-week treatment with temazepam and diphenydramine in elderly insomniacs. A randomized, placebo-controlled trial. J Clin Psychopharmacol. 2008;28:182-8.

Globus GG, Phoebus EC, Fishbein W, et al. The effect of lorazepam on sleep. J Clin Psychopharmacol. 1972;12:331-6.

Gobbi G, Blier P. Effect of neurokinin-1 receptor antagonists on serotoninergic, noradrenergic and hippocampal neurons: comparison with antidepressant drugs. Peptides. 2005;26:1383-93.

Gobbi G, Murphy DL, Lesch K, Blier P. Modifications of the serotonergic system in mice lacking serotonin transporters: an in vivo electrophysiological study. J Pharmacol Exp Ther. 2001;296:987-95.

Greenblatt DJ, Harmatz JS, Singh NN, Steinberg F, Roth T, Moline ML, et al. Gender differences in pharmacokinetics and pharmacodynamics of zolpidem following sublingual administration. J Clin Pharmacol. 2014;54:282-90.

Greenblatt DJ, Harmatz JS, von Moltke LL, Wright CE, Durol AL, Harrel-Joseph LM, et al. Comparative kinetics and response to the benzodiazepine agonists triazolam and zolpidem: evaluation of sex-dependent differences. J Pharmacol Exp Ther. 2000;293:435-43.

Gustavson LE, Carrigan PJ. The clinical pharmacokinetics of single doses of estazolam. Am J Med. 1990;88:2S-5S.

Gyllenhaal C, Merritt SL, Peterson SD, Block KI, Gochenour T. Efficacy and safety of herbal stimulants and sedatives in sleep disorders. Sleep Medicine Reviews. 2000;4:229-51.

Haas HL, Sergeeva OA, Selbach O. Histamine in the nervous system. Physiol Rev. 2008;88:1183-241.

Hair PI, McCormack PL, Curran MP. Spotlight on eszopiclone in insomnia. CNS Drugs. 2008;22:975-8.

Heel RC, Brogden RN, Speight TM, Avery GS. Temazepam: a review of its pharmacological properties and therapeutic efficacy as an hypnotic. Drugs. 1981;21:321-40.

Heydorn WE. Zaleplon – a review of a novel sedative hypnotic used in the treatment of insomnia. Exp Opin Invest Drugs. 2000;9:841-58.

Hilbert JM, Battista D. Quazepam and flurazepam: differential pharmacokinetic and pharmacodynamic characteristics. J Clin Psychiatry. 1991;52:21-6.

Hindmarch I, Dawson J, Stanley N. A double-blind study in healthy volunteers to assess the effects on sleep of pregabalin compared with alprazolam and placebo. Sleep. 2005;28:187-94.

Hindmarch I, Stanley N, Legangneux E, et al. Zolpidem modified-release significantly reduces latency to persistent sleep 4 and 5 hours post-dose compared with standard zolpidem in a model assessing the return to sleep following nocturnal awakening [abstract no. 0731]. Sleep 2005;28 Suppl.:A245.

Holbrook AM, Crowther R, Lotter A, Cheng C, King D. Meta-analysis of benzodiazepine use in the treatment of insomnia. CMAJ. 2000;162:225-33.

Holm KJ, Goa KL. Zolpidem – an update of its pharmacology, therapeutic efficacy and tolerability in the treatment of insomnia. Drugs. 2000;59:865-89.

Holz J, Godau P. Receptor binding studies with Valeriana officinalis on the benzodiazepine receptor. Planta Medica. 1989;55:642.

Hubain PP, Castro P, Mesters P, De Maertelaer V, Mendlewicz J. Alprazolam and amitriptyline in the treatment of major depressive disorder: a double-blind clinical and sleep EEG study. J Affect Disord. 1990;18:67-73.

Huntsman MM, Porcello DM, Homanics GE, DeLorey TM, Huguenard JR. Reciprocal inhibitory connections and network synchrony in the mammalian thalamus. Science. 1999;283:541-3.

Ishiguro T, Iwase M, Kanamaru M, Izumizaki M, Ohshima Y, Homma I. Impaired ventilation and metabolism response to hypoxia in histamine H1 receptor-knockout mice. Respir Physiol Neurobiol. 2006;154:331-41.

Ivgy-May N, Ruwe F, Krystal A, Roth T. Esmirtazapine in non-elderly adult patients with primary insomnia: efficacy and safety from a randomized, 6-week sleep laboratory trial. Sleep Med. 2015;16:838-44.

Jefferson JW. Drug interactions–friend or foe? J Clin Psychiatry. 1998;59:37-47.

Jia F, Goldstein PA, Harrison NL. The modulation of synpatic GABAA receptors in the thalamus by exzopiclone and zolpidem. J Pharmacol Exp Ther. 2009;328:1000-6.

Johnson LC, Chernick DA. Sedative-hypnotics and human perrormance. Br J Clin Pharmacol. 1982;76:101-13.

Johnson LC, Chernik DA, Hauri P. A multicenter 14-day study of flurazepam and midazolam in chronic insomniacs: General discussion and conclusions. J Clin Psychopharmacol. 1990;10:76S-90S.

Jones BE. From waking to sleeping: neuronal and chemical substrates. Trends Pharmacol Sci. 2005;26:578-86.

Kales A, Scharf MB, Soldatos CR, Bixler EO, Bianchi SB, Schweitzer PK. Quazepam, a new benzodiazepine hypnotic: intermediate-term sleep laboratory evaluation. J Clin Pharmacol. 1980;20:184-92.

Kales A. Benzodiazepine hypnotics and insomnia. Hosp Pract (Off Ed). 1990;25:7-21.

Kamel NS, Gammack JK. Insomnia in the elderly: cause, approach, and treatment. Am J Med. 2006;119:463-9.

Karasek K, Winczyk K. Melatonin in humans. J Physiol Pharmacol. 2006;57:19-39.

Kaul M, Shukla UA, Barbhaiya RH. Nonlinear pharmacokinetics of nefazodone after escalating single and multiple oral doses. J Clin Pharmacol. 1995;35:830-9.

Klein DC. The 2004 Aschoff/Pittendrigh lecture: theory of the origin of the pineal gland – a tale of conflict and resolution. J Biol Rhythms. 2004;19:264-79.

Krystal AD, Richelson E, Roth T. Review of the histamine system and the clinical effects of H1 antagonists: basis for a new model for understanding the effects of insomnia medications. Sleep Med Rev. 2013;17:263-72.

Kuriyama A, Honda M, Hayashino Y. Ramelteon for the treatment of insomnia in adults: a systematic review and meta-analysis. Sleep Medicine. 2014;15:385-92.

Langtry HD, Benfield P. Zolpidem: a review of its pharmacodynamic and pharmacokinetic properties and therapeutic potential. Drugs. 1990;40:291-313.

Lankford DA. Tasimelteon for insomnia. Expert Opin Investig Drugs. 2011;20:987-93.

Laudon M, Frydman-Maron A. Therapeutic effects of melatonin receptor agonist on sleep and comorbid disorders. Int J Mol Sci. 2014;15:15924-50.

Lavedan C, Forsberg M, Gentile AJ. Tasimelteon: a selectivbe and unique receptor binding profile. Neuropharmacology. 2015;91:142-7.

Leger D, Laudon M, Zisapel N. Nocturnal 6-sulfatoxymelatonin excretion in insomnia and its relation to the response to melatonin replacement therapy. Am J Med. 2004;116:91-5.

Lerner AB, Case JD, Takahashi Y, Lee TH, Mori W. Isolation of melatonin, the pineal gland factor that lightens melanocytes. J Am Chem Soc. 1958;80:2587.

Leucht S, Corves C, Arbter D, Engel RR, Li C, Davis JM. Second-generation versus first-generation antipsychotic drugs for schizophrenia: a meta-analysis. Lancet. 2009;373:31-41.

Lieberman P. Histamine, antihistamines, and the central nervous system. Allergy Asthma Proc. 2009;30:482-6.

Lin JS. Brain structures and mechanisms involved in the control of cortical activation and wakefulness, with emphasis on the posterior hypothalamus and histaminergic neurons. Sleep Med Rev. 2000;4:471-503.

Liu J, Clough SJ, Hutchinson AJ, Adamah-Biassi EB, Popovska-Gorevski M, Dubocovich ML. MT1 and MT2 melatonin receptors: a therapeutic perspective. Annu Rev Pharmacol Toxicol. 2016;56:361-83.

Lo HS, Yang CM, Lo HG, Lee CY, Ting H, Tzang BS. Treatment effects of gabapentin for primary insomnia. Clin Neuropharm. 2010;33:84-90.

Lockley SW, Dressman MA, Licamele L, Xiao C, Fisher DM, Flynn-Evans EE, et al. Tasimelteon for non-24-hour sleep-wake disorder in totally blind people (SET and RESET): two multicentre, randomised, double-masked, placebo-controlled phase 3 trials. Lancet. 2015;386:1754-64.

Maeda Y, Hayashi T, Furuta H, Kim Y, Morikawa K, Ishiguro N, et al. Effects of mianserin on human sleep. Neuropsychoogy. 1990;24:198-204.

Maher AR, Maglione M, Bagley S, Suttorp M, Hu JH, Ewing B, et al. Efficacy and comparative effectiveness of atypical antipsychotic medications for off-label uses in adults. A systematic review and meta-analysis. JAMA. 2011;306:1359-69.

Mäkelä JP, Hilakivi IT. Evidence for the involvement of alpha-2 adrenoceptors in the sedation but not REM sleep inhibition by clonidine in the rat. Med Biol. 1986;64:355-60.

Manns ID, Lee MG, Modirrousta M, Hou YP, Jones BE. Alpha 2 adrenergic receptors on GABAergic, putative sleep-promoting basal forebrain neurons. Eur J Neurosci. 2003;18:723-7.

Marek GJ. Electrophysiology of serotonin receptors. In: Müller C, Jacobs B, editors. Handbook of behavioral neurobiology of serotonin. London: Elsevier; 2010. vol. 21, p.163-82.

Michelson D, Snyder E, Paradis E, Chengan-Liu M, Snavely DB, Hutzelmann J, et al. Safety and efficacy of suvorexant during 1-year treatment of insomnia with subsequent abrupt treatment discontinuation: a phase 3 randomised, double-blind, placebo-controlled trial. Lancet Neurol. 2014;13:461-71.

Mieda M, Sakurai T. Orexin (hypocretin) receptor agonists and antagonists for treatment of sleep disorders: rationale for development and current status. CNS Drugs. 2013;27:83-90.

Moen MD, Plosker GL. Zolpidem-extended release. CNS Drugs. 2006;20:419-26.

Moffett RB. New benzodiazepine analogues: synthesis and CNS activity. Journal of Heterocyclic Chemistry. 1976;3:S123-30.

Morin CM, Jarrin DC. Epidemiology of insomnia: prevalence, course, risk factors, and public health burden. Sleep Med Clin. 2013;8:281-97.

Neubauer DN. ZolpiMisTM: a new formulation of zolpidem tartrate for the short-term treatment of insomnia in the US. Nat Sci Sleep. 2010;10:79-84.

Nosjean O, Ferro M, Coge F, Beauverger P, Henlin JM, Lefoulon F, et al. Identification of the melatonin-binding site MY3 as the quinone reductase 2. J Biol Chem. 2000;275:31311-7.

Ohayon MM. Epidemiology of insomnia: what we know and what we still need to learn. Sleep Med Rev. 2002;6:97-111.

Olsen RW, Sieghart W. International Union of Pharmacology. LXX. Subtypes of gamma-aminobutyric acid(A) receptors: classification on the basis of subunit composition, pharmacology, and function. Update Pharmacol Rev. 2008;60:243-60.

Pakes GE, Brogden RN, Heel RC, Speight TM, Avery GS. Triazolam: a review of its pharmacological properties and therapeutic efficacy in patients with insomnia. Drugs. 1981;22:81-110.

Pandi-Perumal SR, Srinivasan V, Maestroni GJ, Cardinali DP, Poeggeler B, Hardeland R. Melatonin: nature's most versatile biological signal? FEBS J. 2006;273:2813-38.

Panula P, Nuutinen S. The histaminergic network in the brain: basic organization and role in disease. Nat Rev Neurosci. 2013;14:472-87.

Parmentier R, Ohtsu H, Djebbara-Hannas Z, Valatx JL, Watanabe T, Lin JS. Anatomical, physiological, and pharmacological characteristics of histidine decarboxylase knock-out mice: evidence for the role of brain histamine in behavioral and sleep-wake control. J Neurosci. 2002;22:7695-711.

Perlis ML, Zee J, Swinkels C, Kloss J, Morgan K, David B, et al. The incidence and temporal patterning of insomnia: a second study. J Sleep Res. 2014;23:499-507.

Pierce MW, Shu VS. Efficacy of estazolam – the United States clinical experience. Am J Med. 1990;88:6S-11S.

Pompeiano M, Palacios JM, Mengod G. Distribution of the serotonin 5-HT2 receptor family mRNAs: comparison between 5-HT2A and 5-HT2C receptors. Brain Res Mol Brain Res. 1994;23:163-78.

Popa D, Léna C, Fabre V, Prenat C, Gingrich J, Escourrou P, et al. Contribution of 5-HT2 receptor subtypes to sleep-wakefulness and respiratory control, and functional adaptations in knock-out mice lacking 5-HT2A receptors. J Neurosci. 2005;25:11231-8.

Porcello DM, Huntsman MM, Mihalek RM, Homanics GE, Huguenard JR. Intact synaptic GABAergic inhibition and altered neurosteroid modulation of thalamic relay neurons in mice lacking δ subunit. J Neurophysiol. 2003;89:1378-86.

Portas CM, Thakkar M, Rainnie D, McCarley RW. Microdialysis perfusion of 8-hydroxy-2-(di-n-propylamino)tetralin (8-OH-DPAT) in the dorsal raphe nucleus decreases serotonin release and increases rapid eye movement sleep in the freely moving cat. J Neurosci. 1996;16:2820-8.

Pringsheim T, Gardner DM. Dispensed prescriptions for quetiapine and other second-generation antipsychotics in Canada from 2005 to 2012: a descriptive study. CMAJ Open. 2014;2:E225-32.

Roehrs T, Roth T. "Hypnotic" prescription patterns in a large managed-care population. Sleep Med. 2004;5:463-6.

Rosenberg RP. Sleep maintenance insomnia: strengths and weaknesses of current pharmacologic therapies. Ann Clin Psychiatry. 2006;18:49-56.

Roth T, Hartse KM, Saab PG, Piccione PM, Kramer M. The effects of flurazepam, lorazepam, and triazolam on sleep and memory. Psychopharmacology. 1980;70:231-7.

Roth T, Rogowski BSN, Hull S, Schwartz H, Koshorek G, Corser B, et al. Efficacy and safety of doxepin 1 mg, 3 mg, and 6 mg in adults with primary insomnia. Sleep. 2007;30:1555-61.

Rouillon F. Efficacy and tolerance profile of agomelatine and practical use in depressed patients. Int Clin Psychopharmacol. 2006;21:S31-5.

Sakai K. Anatomical and physiological basis of paradoxical sleep. In: McGinty DJ, Drucker-Coin R, Morrison A, Parmeggiani PL, editors. Brain mechanisms of sleep. New York: Raven Press; 1985. p.111-37.

Sakurai T, Amemiya A, Ishii M, Matsuzaki I, Chemelli RM, Tanaka H, et al. Orexins and orexin receptors: a family of hypothalamic neuropeptides and G protein-coupled receptors that regulate feeding behavior. Cell. 1998;92:573-85.

Santos M, Ferreira F, Cunha AT, Carvalho AP, Macedo T. An aqueous extract of valerian influences the transport of GABA in synaptosomes. Planta Medica. 1994;60:278-9.

Savarese M, Carnicelli M, Cardinali V, Mogavero P, Federico F. Subjective hypnotic efficacy of trazodone and mirtazapine in patients with chronic insomnia: a retrospective, comparative study. Archives Italiennes de Biologie. 2015;153:231-8.

Scammel TE, Winrow CJ. Orexin receptors: pharmacology and therapeutic opportunities. Annu Rev Pharmacol Toxicol. 2011;51:243-66.

Schutte-Rodin S, Broch L, Buysse D, Dorsey C, Sateia M. Clinical guideline for the evaluation and management of chronic insomnia in adults. J Clin Sleep Med. 2008;4:487-504.

Shan L, Dauvilliers Y, Siegel JM. Interactions of the histamine and hypocretin systems in CNS disorders. Nat Rev Neurol. 2015;11:401-13.

Sharpley AL, Elliott JM, Attenburrow M-J, Cowen PJ. Slow wave sleep in humans: role of 5-HT2A and 5-HT2C receptors. Neuropharmacology. 1994;33:467-71.

Shimamura T, Shiroishi M, Weyand S, Tsujimoto H, Winter G, Katritch V, et al. Structure of the human histamine H1 receptor complex with doxepin. Nature. 2012;475:65-70.

Simonneaux V, Ribelayga C. Generation of the melatonin endocrine message in mammals: a review of the complex regulation of melatonin synthesis by norepinephrine, peptides, and other pineal transmitters. Pharmacol Rev. 2003;55:325-95.

Spadoni G, Bedini A, Lucarini S, Mor M, Rivara S. Pharmacokinetic and pharmacodynamic evaluation of ramelteon: an insomnia therapy. Expert Opin Drug Metab Toxicol. 2015;11:1145-56.

Srinivasan V, Brzezinski A, Pandi-Oerumal S, Spence DW, Cardinali DP, Brown GM. Melatonin agonists in primary insomnia and depression-associated insomnia: are they superior to sedative-hypnotics? Prog Neuropsychopharmacol Biol Psychiatry. 2011;35:913-23.

Stahl SM. Mechanism of action of trazodone: a multifunctional drug. CNS Spectr. 2009;14:536-46.

Staner C, Joly F, Jacquot N, Vlasova ID, Nehlin M, Lundqvist T et al. Sublingual zolpidem in early onset of sleep compared to oral zolpidem: polysomnographic study in patients with primary insomnia. Curr Med Res Opin. 2010;26(6):1423-31.

Steriade M, Timofeev I. Neuronal plasticity in thalamocortical networks during sleep and waking oscillations. Neuron. 2003;37:563-76.

Strambi LF, Marelli S, Zucconi M, Galbiati A, Biggio G. Effects of different doses of triazolam in the middle-of-the-night insomnia: a double-blind, randomized, parallel group study. J Neurol. 2017;264:1362-9.

Szabo ST, Blier P. Functional and pharmacological characterization of the modulatory role of serotonin on the firing activity of locus coeruleus norepinephrine neurons. Brain Res. 2001;922:9-20.

Tassniyom K, Paholpak S, Tassniyom S, Kiewyoo J. Quetiapine for primary insomnia: a double blind, randomized controlled trial. J Med Assoc Thai. 2010;93:729-34.

Taylor CP. Mechanisms of action of gabapentin. Rev Neurol (Paris). 1997;153:S39-45.

Thompson W, Quay TAW, Rojas-Fernandez C, Farrell B, Bjerre LM. Atypical antipsychotics for insomnia: a systematic review. Sleep Medicine. 2016;22:13-7.

Timmer JC, Sitsen JMA, Delbressine LP. Clinical pharmacokinetics of mirtazapine. Clin Pharmacokinet. 2000;38:461-74.

Tordjman S, Chokron S, Delorme R, Charrier A, Bellissant E, Jaafari N, et al. Melatonin: pharmacology, functions and therapeutic benefits. Current Neuropharmacology. 2017;15:434-43.

Touitou Y. La mélatonine: hormone et médicament. C R Soc Biol. 1998;192:643-57.

Uchimura N, Kamijo A, Kuwahara H, Uchiyama M, Shimizu T, Chiba S, et al. A randomized placebo-controlled polysomnographic study of eszopiclone in Japanese patients with primary insomnia. Sleep Medicine. 2012;13:1247-53.

Van der Burg WJ, Bonta JL, Delobelle J, Ramon C, Vargaftig B. A novel type of substituted piperazine with high antiserotonin potency. Journal of Medicinal Chemistry. 1970;I:35.

van Dyck CH, Tan PZ, Baldwin RM, Amici LA, Garg PK, Ng CK, et al. PET quantification of 5-HT2A receptors in the human brain: a constant infusion paradigm with [18F]altanserin. J Nucl Med. 2000;41:234-41.

Van Riezen H. Different central effects of the 5-HT antagonists mianserin and cyproheptadine. Arch Int Pharmadocyn Ther. 1972;198:256-69.

Von Economo C. Die Pathologie des Schlafes. In: Von Bethe A, Von Bergmann G, Embden G, Ellinger A (eds.). Handbuch des Normalen und Pathologischen Physiologie.Berlin: Springer; 1926. p.591-610.

Vorbach EV, Gortelmayer R, Bruning J. Therapie voninsomnien: wirksamkat und vertrliglichkeit eines Baldrian-preparates. Pharmakotherapie. 1966;3:109-15.

Wade AG, Ford I, Crawford G, McConnachie A, Nir T, Laudon M et al. Nightly treatment of primary insomnia with prolonged release melatonin for 6 months: a randomized placebo controlled trial on age and endogenous melatonin as predictors of efficacy and safety. BMC Med. 2010;8:51.

Walsh JK, Erman M, Erwin CW, Jamieson A, Mahowald M, Regestein Q, et al. Subjective hypnotic efficacy of trazodone and zolpidem in DSMIII-R primary insomnia. Human Psychopharmacology. 1998;13:191-8.

Walsh JK. Pharmacologic management of insomnia. J Clin Psychiatry. 2004;65:41-5.

Wichniak A, Wierzbicka A, Walecka M, Jernajczyk W. Effects of antidepressants on sleep. Curr Psychiatry Reo. 2017;19:63.

Wiegand MH, Galanakis P, Schreiner R. Nefazodone in primary insomnia: an open pilot study. Prog Neuropsychopharmacol Biol Psychiatry. 2004;28:1071-8.

Xu JN, Chen LF, Su J, Liu ZL, Chen J, Lkn QF, et al. The anxiolytic-like effects of estazolam on a PTSD animal model. Psychiatry Res. 2018;269:529-35.

Yang LPH, Deeks ED. Sublingual zolpidem (EdluarTM; SublinoxTM). CNS Drugs. 2012;26:1003-10.

Yang LPH. Suvorexant: first global approval. Drugs. 2014;74:1817-22.

Zeitzer JM, Buckmaster CL, Parker KJ, Hauck CM, Lyons DM, Mignot E. Circadian and homeostatic regulation of hypocretin in a primate model: implications for the consolidation of wakefulness. J Neurosci. 2003;23:3555-60.

Zhang Z, Ferretti V, Güntan İ, Moro A, Steinberg EA, Ye Z et al. Neuronal ensembles sufficient for recovery sleep and the sedative actions of α2 adrenergic agonists. Nat Neurosci. 2015;18:553-61.

Zhdanova IV. Melatonin as a hypnotic: pro. Sleep Med Rev. 2005;9:51-65.

Zlotos R, Jockers R, Cecon E, Rivara S, Witt-Enderby PA. MT1 and MT2 melatonin receptors: ligands, oligomers and therapeutic potential. J Med Chem. 2014;57:3161-85.

41 Narcolepsia

INTRODUÇÃO

A narcolepsia é uma doença neurológica rara que afeta aproximadamente 0,026 a 0,05% da população e é caracterizada por uma dificuldade em regular os ciclos de sono-vigília (Ohayon et al., 2002). Os sintomas definem-se por períodos de sonolência excessiva durante o dia que geralmente duram de segundos a minutos e que podem ocorrer a qualquer momento. Aproximadamente 70% dos pacientes também apresentam perda súbita da força muscular, fenômeno conhecido como cataplexia. Em geral, as pessoas com narcolepsia dormem a mesma quantidade de horas que aquelas que não apresentam essa condição, entretanto a qualidade do sono costuma ser pior. A narcolepsia divide-se em dois tipos: narcolepsia tipo 1, quando acompanhada de cataplexia, e narcolepsia tipo 2, quando não está associada à perda abrupta do tônus muscular, ambas apresentando muitos sintomas comuns. A cataplexia pode ser induzida por emoções fortes, assim como paralisia no sono, alucinações, alterações do sono associadas à síndrome das pernas inquietas e alterações do sono REM (Dauvilliers et al., 2013; Baumann et al., 2014).

A narcolepsia do tipo 1 pode surgir em qualquer idade, embora os sintomas apareçam nas primeiras duas décadas da vida, em média aos 16 anos de idade. É causada pela perda dos neurônios contendo orexinas no hipotálamo lateral (Peyron et al., 2000). Durante o período de vigília, os sistemas monoaminérgicos, hipocretinérgicos e colinérgicos estão ativos e se projetam para o tálamo e córtex. Os neurônios contendo orexinas excitam as células monoaminérgicas do *locus coeruleus* (LC), dos núcleos da rafe e do núcleo tuberomamilar (TMN), dos neurônios dopaminérgicos na área tegmental ventral (VTA) e na substância cinzenta periaquedutal ventral (vPAG) e, possivelmente, dos neurônios colinérgicos no pró-encéfalo basal (BF) e nos núcleos tegmentares (Figura 41.1).

Os neurônios que contêm orexinas (hipocretinas) fornecem impulsos excitatórios para as áreas responsáveis pelo estado de vigília e atuam para estabilizar a vigília quando há um aumento da pressão arterial na hora de dormir. O longo período de vigília durante o dia é mantido pela atividade crescente dos neurônios orexinérgicos (Figura 41.2 A). Em pacientes com narcolepsia, a perda dos neurônios

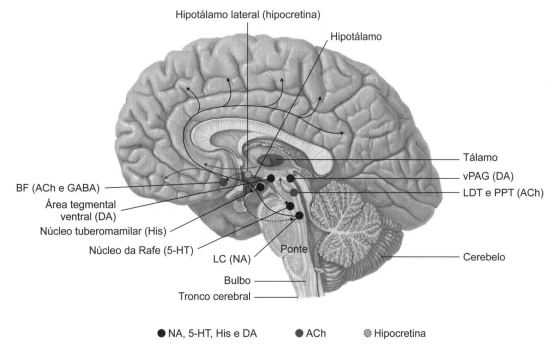

Figura 41.1 A hipocretina excita as redes neuronais responsáveis pelo estado de vigília, durante o qual os sistemas colinérgicos, monoaminérgicos e hipocretinérgicos são ativados e se projetam para o tálamo e o córtex cerebral. Os neurônios hipocretinérgicos excitam as células monoaminérgicas do *locus coeruleus* (LC), do núcleo da rafe e do núcleo tuberomamilar, os neurônios dopaminérgicos da área tegmental ventral e da matéria cinzenta periaqueductal ventral (vPAG) e, possivelmente, os neurônios colinérgicos (do prosencéfalo e dos núcleos tegmentais). Os neurônios hipocretinérgicos também aumentam e estabilizam o estado de vigília. 5-HT: serotonina; ACh: acetilcolina; DA: dopamina; GABA: ácido gama-amino-butírico; His: histamina; LDT: núcleos tegmentais laterodorsais; NA: noradrenalina; PPT: núcleos tegmentais pedunculopontino.

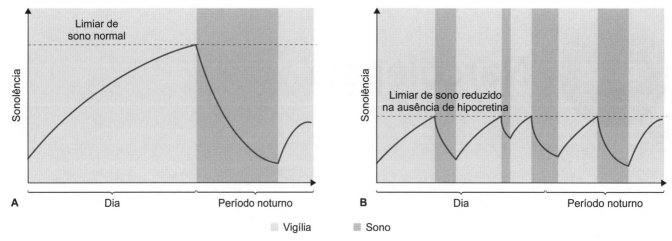

Figura 41.2 Papel dos neurônios hipocretinérgicos na vigília. **A.** Homeostase do sono em indivíduos saudáveis. **B.** Pacientes com narcolepsia nos quais a perda dos neurônios hipocretinérgicos leva a um menor limiar de transição para o sono, causando hipersônia.

orexinérgicos leva a um limiar mais baixo de transição vigília-sono, causando hipersônia (Figura 41.2 B). O fato de o limiar para acordar também estar alterado na narcolepsia ainda não está estabelecido (Kornum et al., 2017). O mecanismo responsável pela perda desses neurônios na narcolepsia também não é conhecido. Entretanto, suspeita-se de envolvimento autoimune. Os pacientes apresentam excesso de sonolência durante o dia, o principal sintoma incapacitante, com episódios de curtos períodos de sono irresistível, associados a sonhos e sensação de recuperação. É importante ressaltar que a concordância de narcolepsia do tipo 1 em gêmeos monozigóticos se dá entre 20 e 35% (Montplaisir e Poirier, 1987), e de 1 a 2% em outros familiares (Chabas et al., 2003), indicando que fatores genéticos apresentam um papel importante no desenvolvimento dessa patologia.

Atualmente, o tratamento farmacológico da narcolepsia é recomendado para o restante da vida, com necessidade de frequentes ajustes de dose, trocas do medicamento e utilização de vários medicamentos de acordo com as alterações da gravidade da doença e quando há comorbidades ou novas situações, como escola, gravidez ou constituição de família. Neste capítulo, serão avaliados os chamados fármacos estimulantes (analépticos) utilizados no tratamento da sonolência excessiva observada na narcolepsia, mas não se revisará o uso de antidepressivos, visto apresentarem efeito sobretudo na cataplexia, e não na sonolência. Modafinila, armodafinila, pitolisant, anfetamina e metilfenidato são aprovados pela Food and Drug Administration (FDA) para tratamento da sonolência excessiva característica da narcolepsia, e o oxibato sódico também foi aprovado para a terapia da sonolência e cataplexia. O pitolisant foi validado pela comunidade europeia para tratar a narcolepsia e foi aprovado em 2019 pela FDA para o mesmo fim. Apesar de o metilfenidato e as anfetaminas estarem disponíveis comercialmente bem antes da modafinila/armodafinila e do oxibato sódico, seu uso na narcolepsia é eficaz somente nos casos de menor gravidade. Além disso, seu emprego é limitado por seu potencial de abuso e pelas reações adversas cardiovasculares, embora sejam mais baratos que as demais alternativas (Auger et al., 2005). Atualmente, considera-se o metilfenidato fármaco de segunda linha, e a anfetamina e o mazindol fármacos de terceira linha no tratamento da narcolepsia (Thorpy e Dauvilliers, 2015).

MODAFINILA (STAVIGILE®)

Compreende o metabólito ativo (Figura 41.3) do fármaco adrafinila (Olmifon), comercializado no mercado francês até 2011 (retirado voluntariamente) para promover atenção e vigília. A modafinila é um fármaco psicoestimulante não relacionado do ponto de vista estrutural com a anfetamina, apresentando distinto perfil farmacológico e efeitos comportamentais. A modafinila liga-se com afinidade moderada aos transportadores de dopamina e norepinefrina, aumentando os níveis de catecolaminas nas sinapses. O aumento dos níveis de outros neurotransmissores aparenta ser secundário ao dos níveis de catecolaminas. A modafinila não se liga aos receptores noradrenérgicos, serotinérgicos, dopaminérgicos, GABAérgicos, adenosínicos, histamininérgicos tipo 3, melatoninérgicos ou benzodiazepínicos. A modafinila também não apresenta atividade inibitória na monoamina oxidase (MAO) B ou nas fosfodiesterases II-IV. A atividade de vigília causada pela modafinila pode ser atenuada com o antagonista alfa-1 adrenérgico, prazosina. E, apesar de in vitro não ter ação nos receptores dopaminérgicos, a modafinila pode inibir o transportador de dopamina e inibir a recaptação da dopamina. É interessante ressaltar que, em camundongos knock out para o transportador de dopamina, a modafinila não apresentou efeito sobre a vigília.

Trata-se de uma mistura racêmica na qual a meia-vida do isômero l (R) é três vezes maior que a do isômero d (S), não ocorrendo interconversão in vivo. A modafinila é rapidamente absorvida, com $T_{máx}$ entre 2 e 4 h. A biodisponibilidade absoluta da modafinila não é conhecida, entretanto a biodisponibilidade oral não é afetada quando se ingere o comprimido com alimentos. A ligação com as proteínas plasmáticas é discreta (60%), com volume de distribuição de 0,9 ℓ/kg. A principal via de eliminação se dá por metabolismo hepático (90%) com subsequente eliminação renal dos metabólitos. A meia-vida de eliminação da modafinila é de aproximadamente 15 h.

A eficácia e a segurança da modafinila foram avaliadas em 75 pacientes com diagnóstico de narcolepsia (Broughton et al., 1997). Um ensaio clínico randomizado, duplo-cego, controlado com placebo e com desenho cruzado avaliou a eficácia de modafinila administrada nas doses de 200 mg ou 400 mg/dia (divididas em duas tomadas pela manhã) ou placebo utilizando latência de sono no teste de Maintenance of Wakefulness. Os pacientes foram tratados por 2 semanas com modafinila 200 mg/dia ou 400 mg/dia ou placebo, sendo cada tratamento feito por 2 semanas (estudo cruzado, todos os pacientes receberam os três tratamentos no período de 6 semanas). Modafinila 200 e 400 mg/dia aumentou de maneira significativa a latência de sono em comparação ao placebo (Figura 41.4).

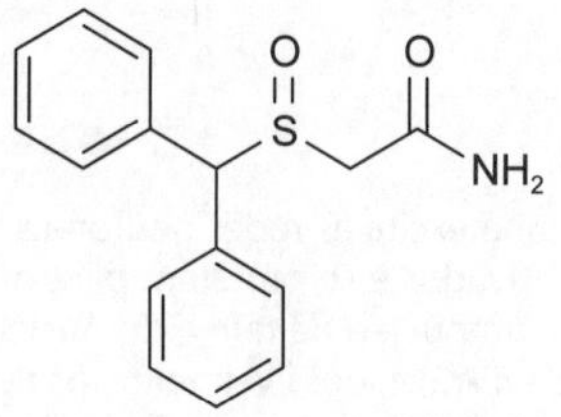

Figura 41.3 Modafinila.

Como mostrado na Figura 41.5, no teste *lights-out* uma porcentagem significativamente maior de pacientes estava acordada nos grupos tratados com modafinila 200 ou 400 mg/dia em relação ao grupo tratado com placebo. Não houve diferença de incidência de reações adversas entre o grupo tratado com modafinila 200 mg/dia em relação ao grupo tratado com placebo. Já o grupo tratado com modafinila 400 mg/dia apresentou maior incidência de náuseas (p = 0,039) e de nervosismo (p = 0,007).

A modafinila é indicada para pacientes com níveis anormais de sonolência, na dose recomendada de 200 mg/dia administrada 1 vez/dia pela manhã. As reações adversas mais comuns com incidência ≥ 5% são cefaleia, náuseas, nervosismo, rinite, diarreia, lombalgia, ansiedade, insônia, tontura e dispepsia. Esse fármaco costuma ser considerado suficiente em monoterapia para aproximadamente 50 a 60% dos pacientes (Mitler *et al.*, 2000).

É interessante ressaltar que a modafinila foi avaliada para tratamento da dependência química de cocaína, tendo sido considerada segura quando coadministrada com essa substância (Dackis *et al.*, 2005). Um ensaio clínico piloto conduzido em 62 dependentes químicos de cocaína indicou que o uso de modafinila foi considerado superior ao placebo em relação à incidência de abstinência e a amostras urinárias negativas para cocaína (Dackis *et al.*, 2005).

ARMODAFINILA (NUVIGIL®)

R-isômero da modafinila, apresenta meia-vida 3 a 4 vezes maior que o S-isômero e pode causar efeitos de manutenção da vigília mais prolongados que a modanifila quando administrada 1 vez/dia. O mecanismo pelo qual a armodafinila promove a manutenção da vigília não é conhecido, aparentemente o fármaco atua nas áreas do cérebro envolvidas no controle da vigília (Fiocchi *et al.*, 2009). O perfil farmacodinâmico da armodanifila se distingue do das aminas simpaticomiméticas (como a anfetamina e o metilfenidato), embora a armodafinila cause ações de despertar semelhantes às das anfetaminas. Nas concentrações farmacológicas relevantes, a armodafinila não se liga com os receptores potencialmente importantes para a regulação da vigília/sono, como os receptores de serotonina, dopamina e adenosina. A armodanifila também não se liga com os transportadores de neurotransmissores nem com as enzimas envolvidas na regulação da vigília/sono. Em um estudo realizado em 107 voluntários sadios, uma dose única de armodafinila (100 a 300 mg) melhorou a vigília de maneira significativa (p < 0,0001) em comparação ao placebo (Dinges *et al.*, 2006).

A armodafinila é rapidamente absorvida e exibe farmacocinética linear tanto em dose única quanto múltiplas na faixa de 50 a 400 mg. Sua biodisponibilidade absoluta não é conhecida, mas não é afetada quando de sua administração com alimentos. A meia-vida é de 13 a 16 h, e seu volume aparente de distribuição é de 42 ℓ.

A eficácia e a segurança da armodafinila para tratamento do excesso de sonolência diurna foram avaliadas por meio de ensaio clínico randomizado, multicêntrico, duplo-cego, controlado com placebo, realizado em pacientes (n = 196) com diagnóstico de narcolepsia (Harsh *et al.*, 2006). Os pacientes foram tratados com armodafinila 150 mg/dia (n = 65), armodafinila 250 mg/dia (n = 67) ou placebo (n = 64) por 12 semanas. O objetivo primário consistiu em avaliar a vigília no teste *Maintenance Wakefulness Test* (MWT) realizado em seis sessões de 20 min durante o dia. Também se empregaram a tabela de medida de sonolência (*Epworth Sleepiness Scale*) e a mudança na escala de impressão clínica global. Conforme a Figura 41.6, a armodafinila aumentou de maneira significativa o MWT realizado entre 9 h e 15 h quando comparada ao placebo. O efeito foi aumento de 1,3, 2,6 e 1,9 min nos grupos tratados com armodafinila 150 mg/dia e 250 mg/dia ou grupos combinados, respectivamente, em comparação a um decréscimo de 1,9 min no grupo tratado com placebo (p < 0,01). As reações adversas mais frequentes no grupo tratado com armodafinila foram cefaleia, náuseas e tontura.

A armodafinila é indicada para pacientes com níveis anormais de sonolência. Naqueles com sono excessivo e/ou narcolepsia, a dose recomendada de armodafinila é de 150 a 250 mg/dia, administrado em dose única pela manhã. As reações adversas mais comuns com incidência ≥ 5% são cefaleia, náuseas, tontura e insônia.

PITOLISANT (WAKIX)

Trata-se de um agonista inverso do receptor H_3 da histamina que causa, portanto, um aumento da liberação de histamina no tecido cerebral. Em estudos de *binding*, o pitolisant apresentou alta afinidade como antagonista competitivo (K_i 0,16 nM) e como antagonista inverso (EC_{50} 1,5 nM) no receptor humano recombinante H_3 (Ligneau *et al.*, 2007). Esse fármaco tem alta seletividade por receptores histaminérgicos H_3 em comparação aos receptores H_1 e H_2 (Syed, 2016). Ainda, modula vários outros sistemas de neurotransmissores, aumentando a liberação da acetilcolina, da norepinefrina e da dopamina no cérebro. Não foi observado, entretanto, aumento de liberação de dopamina no complexo estriado, incluindo o núcleo *accumbens*.

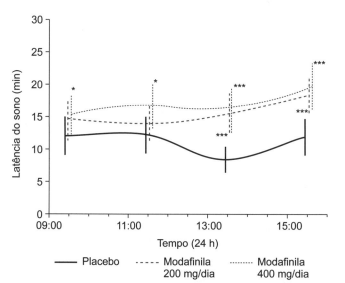

Figura 41.4 Latência do sono no teste de manutenção da vigília (média + IC 95%). Modafinila nas doses de 200 e 400 mg/dia causou aumento significativo da latência do sono em comparação com o placebo. *p < 0,05. ***p < 0,001.

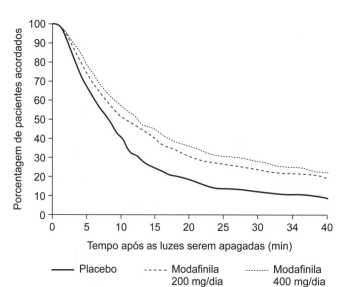

Figura 41.5 Porcentagem de pacientes acordados após as luzes serem apagadas no teste de manutenção de vigília.

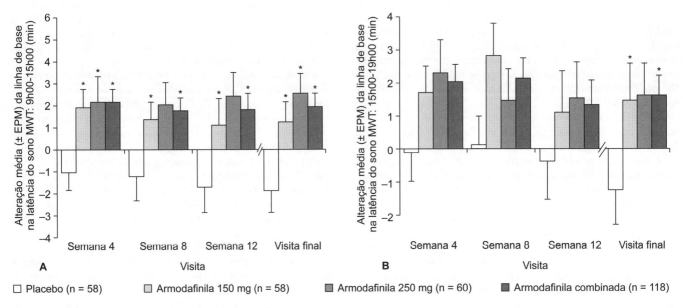

Figura 41.6 Alteração da média (±EPM) do teste de latência do sono (MWT, do inglês *maintenance wakefulness test*) em relação à linha de base. **A.** Teste de latência entre 9h00 e 15h00. **B.** Teste de latência entre 15h00 e 19h00. *p < 0,05 *versus* placebo.

O pitolisant (Figura 41.7) é rapidamente absorvido após administração via oral (VO), com $T_{máx}$ de 3 h. A ligação com as proteínas plasmáticas é > 90%, com meia-vida de eliminação entre 10 e 12 h, sendo eliminado principalmente pela urina (63% da dose administrada) como metabólitos conjugados inativos. Aproximadamente 25% da dose é eliminada pelo ar exalado e < 3% nas fezes (Syed, 2016).

A eficácia e a segurança do pitolisant foram avaliadas por ensaio clínico randomizado, multicêntrico, duplo-cego, com desenho paralelo, controlado com placebo e comparador ativo, em pacientes com diagnóstico de narcolepsia (Dauvilliers *et al.*, 2013). Dos pacientes, 95% foram randomizados para ser tratados com placebo (n = 30), pitolisant nas doses 10 a 40 mg/dia (n = 32) ou modafinila nas doses de 100 a 400 mg/dia (n = 33) durante 8 semanas. O objetivo primário consistiu na alteração da escala de sonolência de Epworth (ESS, do inglês *Epworth Sleepiness Scale*). Conforme mostrado na Figura 41.8, o tratamento com pitolisant foi superior àqueles com placebo e considerado não inferior ao tratamento feito com modafinila. Foram observadas 10 reações adversas no grupo placebo, 22 no grupo do pitolisant e 26 no grupo do modafinila, e uma paciente do grupo do pitolisant necessitou de tratamento (desconforto abdominal) em relação a cinco do grupo modafinila (dor abdominal, alteração de comportamento, sintomas de abstinência similares aos da anfetamina, linfadenopatia e alterações da orelha interna).

O pitolisant é indicado para o tratamento de narcolepsia associada ou não à cataplexia, utilizado na menor dose efetiva, dependendo da resposta individual e da tolerância, devendo-se incrementar a dose, mas não exceder a dose máxima de 36 mg/dia. Na primeira semana, recomenda-se a dose de 9 mg, que pode ser aumentada para 18 mg na 2ª semana e para 36 mg na 3ª semana. A dose total deve ser administrada em uma única tomada pela manhã com o café da manhã. As reações adversas mais frequentes observadas com pitolisant foram insônia (8,4%), cefaleia (7,7%), náuseas (4,8%), ansiedade (2,1%), irritabilidade (1,8%), tontura (1,4%), depressão (1,3%), tremor (1,2%) e alterações do sono (1,1%).

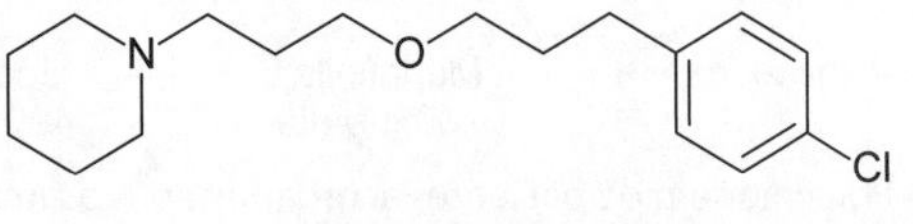

OXIBATO SÓDICO (XYREM®)

O gama-hidroxibutirato sódico (Figura 41.9) é um ácido graxo de cadeia curta e um potente depressor do sistema nervoso central. Produzido endogenamente pelo sistema nervoso central, atua como precursor e metabólito do ácido gama-amino-butírico (GABA). Ele foi sintetizado inicialmente em 1960, mas logo depois foi identificado como produto endógeno. O gama-hidroxibutirato é utilizado como substância de abuso, entretanto emprega-se o seu sal sódico para várias condições médicas, inclusive narcolepsia (Busardo *et al.*, 2015). O exato mecanismo de ação responsável pelo efeito terapêutico do oxibato de sódio na narcolepsia

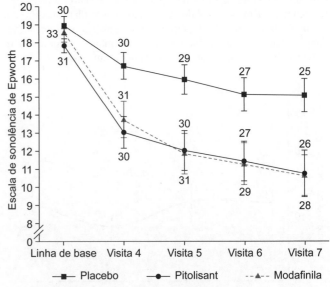

Figura 41.8 Alterações no escore da escala de sonolência de Epworth (ESS). Os pontos representam a média e as barras verticais o EPM.

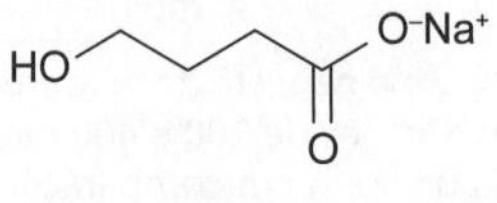

Figura 41.7 Pitolisant.

Figura 41.9 Oxibato sódico.

é desconhecido: ele atua como agonista dos receptores B do GABA ($GABA_B$) e em um receptor próprio (GHB). Um estudo comparando o efeito de um agonista dos receptores $GABA_B$, o baclofeno, com o oxibato sódico para tratamento de sonolência diurna e cataplexia demonstrou que apenas o oxibato sódico foi eficaz (Huang e Guilleminault, 2009).

Após administração oral, o oxibato de sódio é rapidamente absorvido, apresentando uma biodisponibilidade absoluta de 88%. O $T_{máx}$ varia de 0,5 a 1,25 h e a administração com alimentos gordurosos retarda a absorção (de 0,75 para 2 h) e reduz tanto o $C_{máx}$ (59%) quanto a biodisponibilidade (37%). O oxibato de sódio é um composto hidrofílico com volume aparente de distribuição de 190 a 384 mℓ/kg, com meia-vida bastante curta, variando de 0,5 a 1 h.

A eficácia e a segurança do oxibato sódico no tratamento da narcolepsia associada à cataplexia foram avaliadas por revisão sistemática e metanálise envolvendo seis ensaios clínicos e cinco relatos de indústrias farmacêuticas (Alshaikh *et al.*, 2012). O oxibato sódico reduziu significativamente os ataques de cataplexia em comparação ao placebo (Figura 41.10).

O oxibato sódico também foi considerado superior ao placebo em relação à manutenção do estado de vigília, à redução dos ataques de sono e à melhora da escala de Impressão Clínica Global (Figuras 41.11 a 41.13). Os pacientes tratados com oxibato sódico tiveram aumento significativo de reações adversas quando comparados ao placebo, como náuseas (RR 7,74 com IC 95% 3,2 a 19,2), vômitos (RR 11,8 com

Ensaio clínico ou subgrupo	Oxibato de sódio (≈ 4,5 g) Média	DP	Total	Placebo Média	DP	Total	Peso (%)	Diferença média IV, aleatória, IC 95%
Scrimal (1989)	6,3	6,3	10	14	9,38	10	94,7	–7,70 (–14,70- –0,70)
Xyrem int (2005)	8,1	13,19	43	30,14	116,98	61	5,3	–22,04 (–51,66- –7,58)
Total (IC 95%)			**53**			**71**	**100,0**	**–8,46 (–15,27- –1,64)**

Heterogeneidade: $Tau^2 = 0$; $Chi^2 = 0,85$, df = 1 (p = 0,36); $I^2 = 0\%$
Teste para o efeito geral: Z = 2,43 (p = 0,01)

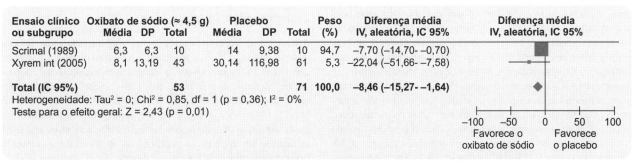

Figura 41.10 *Forest plot* da média de ataques semanais de cataplexia. DP: desvio padrão.

Ensaio clínico ou subgrupo	Oxibato de sódio (9 g) Média	DP	Total	Placebo Média	DP	Total	Peso (%)	Diferença média IV, aleatória, IC 95%
Black (2006)	11,97	7,21	48	6,87	6,14	53	97,6	5,10 (2,47-7,73)
Xyrem int (2005)	15,88	47,73	36	7,38	22,18	55	2,4	8,50 (–8,16-25,16)
Total (IC 95%)			**84**			**108**	**100,0**	**5,18 (2,59-7,78)**

Heterogeneidade: $Tau^2 = 0$; $Chi^2 = 0,16$, df = 1 (p = 0,69); $I^2 = 0\%$
Teste para o efeito geral: Z = 3,92 (p < 0,0001)

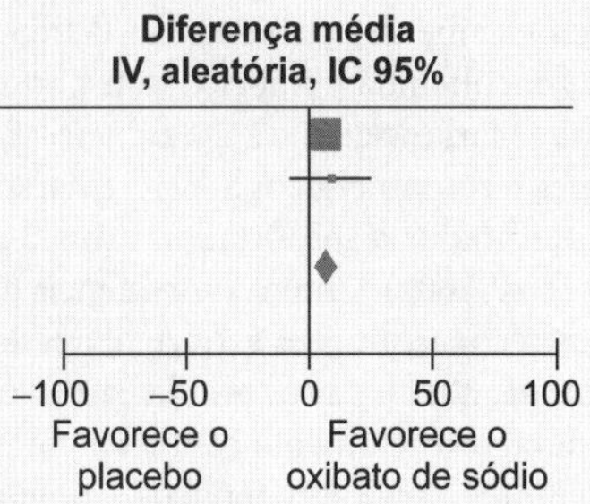

Figura 41.11 *Forest plot* mostrando metanálise de manutenção da vigília. DP: desvio padrão.

Ensaio clínico ou subgrupo	Oxibato de sódio (9 g) Média	DP	Total	Placebo Média	DP	Total	Peso (%)	Diferença média IV, aleatória, IC 95%
Black (2006)	7,1	9,1	50	19,75	32,6	55	65,4	–12,65 (–21,63- –3,67)
Xyrem int (2005)	8,5	26,51	43	12,5	38,99	55	34,6	–4,00 (–17,00- 9,00)
Total (IC 95%)			**93**			**110**	**100,0**	**–9,65 (–17,72- –1,59)**

Heterogeneidade: $Tau^2 = 4,93$; $Chi^2 = 1,15$, df = 1 (p = 0,28); $I^2 = 13\%$
Teste para o efeito geral: Z = 2,35 (p = 0,02)

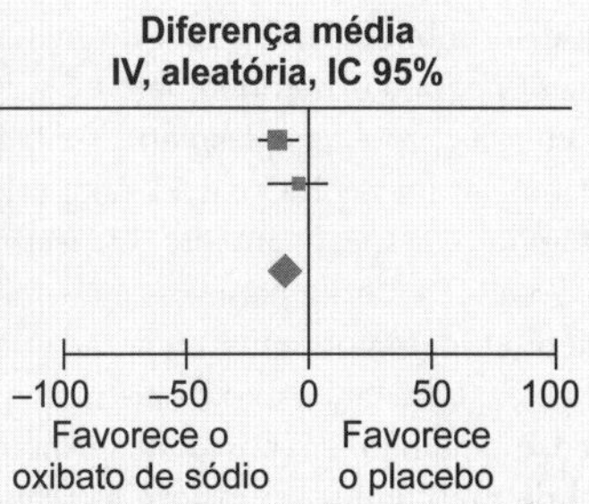

Figura 41.12 *Forest plot* mostrando média dos ataques de sono. DP: desvio padrão.

Ensaio clínico ou subgrupo	Oxibato de sódio (9 g) Eventos	Total	Placebo Eventos	Total	Peso (%)	Risco relativo M-H, aleatório, IC 95%
Black (2006)	25	50	12	55	30,1	2,29 (1,29-4,06)
US Xyrem multicenter (2002)	24	35	11	34	34,3	2,12 (1,24-3,62)
Xyrem int (2005)	30	47	13	59	35,6	2,90 (1,71-4,90)
Total (IC 95%)		**132**		**148**	**100,0**	**2,42 (1,77-3,32)**
Eventos totais	**79**		**36**			

Heterogeneidade: $Tau^2 = 0$; $Chi^2 = 0,72$, df = 2 (p = 0,7); $I^2 = 0\%$
Teste para o efeito geral: Z = 5,53 (p < 0,00001)

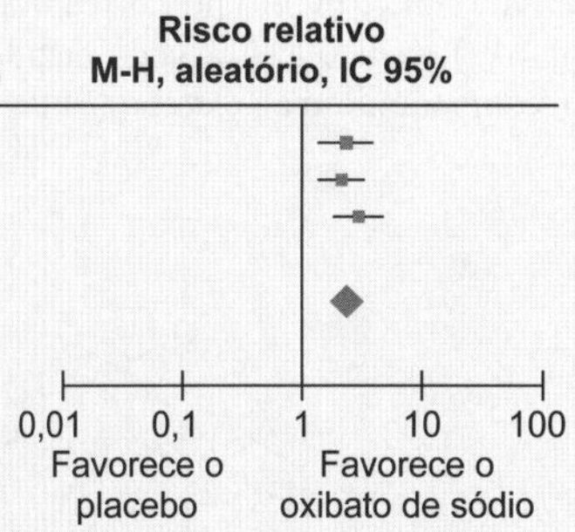

Figura 41.13 *Forest plot* mostrando proporção de pacientes com "melhora boa" ou "melhora muito boa" no Clinical Global Impression of Change *versus* todas as outras categorias de metanálises.

IC 95% 1,6 a 89,4) e tontura (RR 4,3 com IC 95% 1,1 a 16,4). A incidência de enurese não foi diferente da do placebo.

Indicado no tratamento de narcolepsia associada ou não à cataplexia, o oxibato sódico está disponível comercialmente somente na forma líquida, e, por sua meia-vida curta, necessita ser tomado duas vezes durante a noite. A dose recomendada para início é de 4,5 g/noite dividida em duas doses de 2,25 g – uma quando o paciente for dormir e outra 4 h depois. Pode-se aumentar a dose diária semanalmente em 1,5 g até atingir 6 a 9 g por dose noturna após 4 a 8 semanas de tratamento. Os efeitos adversos mais comuns incluem náuseas, tontura/confusão, perda de peso, enurese e sintomas depressivos.

METILFENIDATO (RITALINA®)

Sintetizado em 1944, foi inicialmente utilizado como analéptico (nome genérico atribuído aos estimulantes do sistema nervoso central; oposto a um neuroléptico) para reverter coma induzido por barbitúricos (Wax, 1997). Trata-se de um derivado piperidínico (Figura 41.14) com dois centros quirais, apresentando, portanto, quatro enantiômeros – os diastereoisômeros. Os diastereoisômeros *eritro* têm dois substituintes idênticos no mesmo lado, enquanto os diastereoisômetros *treo* apresentam dois substituintes idênticos em lados opostos. As formulações iniciais do metilfenidato continham todos os quatro isômeros, entretanto verificou-se que os diastereoisômeros *eritro* não tinham efeito no sistema nervoso central (Szpomy e Görög, 1961). Portanto, as formulações comerciais de metilfenidato disponíveis atualmente contêm apenas os diastereoisômeros *treo*, sendo o eutômero (isômero ativo farmacologicamente) atribuído ao d-treo-metilfenidato (Ding et al., 1997). O metilfenidato inibe os transportadores de dopamina e norepinefrina (Markowitz et al., 2006), tem afinidade e ação agonista nos receptores serotoninérgicos 5-TH$_{1A}$ (Markowitz et al., 2009) e promove redistribuição dos transportadores tipo 2 de monoaminas vesiculares (Riddle et al., 2002). Como consequência dessas ações, o metilfenidato aumenta as concentrações extracelulares de dopamina e norepinefrina (Young et al., 2011). Vários estudos demonstraram que o metilfenidato pode interagir diretamente com receptores adrenérgicos, e a ativação dos receptores alfa-2 adrenérgicos estimulam a excitabilidade cortical (Andrews e Laving, 2006). Ressalta-se que os efeitos pró-cognitivos atribuídos ao metilfenidato são bloqueados pelo antagonista alfa-2 adrenérgico idazoxan (Gamo et al., 2010).

A biodisponibilidade absoluta do metilfenidato após ingestão oral é de 22 a 8% para o d-metilfenidato e 5 a 3% para o l-metilfenidato. A ligação com as proteínas plasmáticas é baixa (10 a 33%), e o volume de distribuição foi de 2,65 a 1,11 ℓ/kg e 1,80 a 0,91 ℓ/kg para o d- e l-metilfenidato, respectivamente. O *clearance* sistêmico foi de 0,40 a 0,12 e 0,73 a 0,28 ℓ/h/kg para o d- e o l-metilfenidato, respectivamente. O metilfenidato apresenta meia-vida de eliminação de 3,5 h (1,3 a 7,7 h) e extenso metabolismo de primeira passagem formando o ácido ritalínico, o qual não tem atividade farmacológica. Após administração oral de metilfenidato em forma farmacêutica sólida de liberação imediata, entre 78 e 97% da dose foi eliminada na urina (< 1% na forma de fármaco inalterado) e 1 a 3% nas fezes na forma de metabólitos.

Um ensaio clínico multicêntrico, realizado em pacientes com narcolepsia (n = 13), avaliou a eficácia do metilfenidato nas doses de 10, 30 e 60 mg, comparando-o ao placebo (Mitler et al., 1990). Metilfenidato na dose de 60 mg demonstrou discreta melhora em relação à sonolência subjetiva sem, contudo, afetar a cataplexia. Esse fármaco em todas as doses mostrou melhora significativa no teste de substituição digital de símbolo (DSST, do inglês *Digit-Symbol Substitution Test*).

Utilizado há muito tempo para tratamento da narcolepsia (Yoss e Daly, 1959), o metilfenidato continua sendo empregado quando os pacientes não respondem à modafinila, entretanto existem poucos ensaios clínicos avaliando sua eficácia. O esquema terapêutico recomendado é de 10 a 20 mg pela manhã (em jejum ou com café da manhã), seguido de 10 a 20 mg no horário de almoço. A dose total pode chegar a 60 mg, dividida em 2 a 4 tomadas. As reações adversas mais comuns são taquicardia, hipertensão arterial, sudorese, palpitações, irritabilidade, alterações do humor, anorexia e insônia.

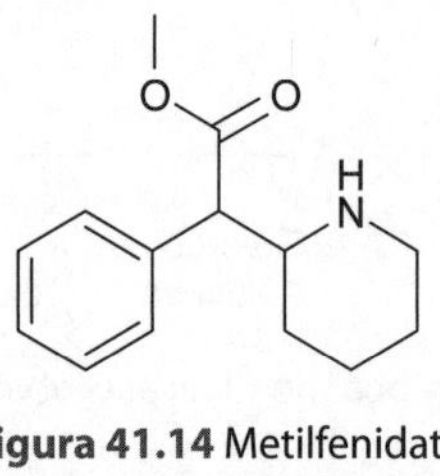

ANFETAMINA (ADDERALL®)

Amina simpaticomimética, mas sem a estrutura química das catecolaminas (Figura 41.15), o principal mecanismo de ação da anfetamina consiste em aumentar os níveis sinápticos extracelulares de dopamina e norepinefrina (Avelar et al., 2013). Esse efeito é mediado pela inibição dos transportadores de dopamina (DAT) e de norepinefrina (NET), reduzindo, desse modo, a recaptação desses mediadores na fenda sináptica. A anfetamina também inibe a monoamina oxidase, resultando em inibição do metabolismo citosólico dessas aminas. Vários estudos utilizando tomografia de emissão de pósitrons (PET-*scan*) demonstraram que a administração de anfetamina promove redução dos ligantes para receptores de dopamina (van Berckel et al., 2006) e de norepinefrina (Landau et al., 2012), o que representa um indicador indireto de aumento da competição para a ligação com o receptor em razão do aumento de concentração extracelular de dopamina e de norepinefrina. O corpo estriado que contém a maior parte dos transportadores de dopamina no cérebro aparenta ser o principal local de ação da anfetamina, mas outras áreas no córtex e na área tegmental ventral também aparentam estar envolvidas.

A anfetamina é uma mistura racêmica de dextroanfetamina e levoanfetamina. O isômero L é mais potente que o isômero D na atividade cardiovascular, mas menos em causar efeitos excitatórios no sistema nervoso central. Por exemplo, a mistura racêmica é menos efetiva que o isômero D em promover supressão de apetite. Há dois produtos disponíveis comercialmente – um deles é a mistura racêmica de anfetamina (proporção D e L 1:1), que leva o nome comercial de Evekeo, e o outro uma mistura 3:1 de dextroanfetamina com levoanfetamina (Adderall®).

A farmacocinética da anfetamina é linear entre 10 e 30 mg. A administração de Adderall® a voluntários sadios em jejum apresentou T$_{máx}$ de aproximadamente 3 h para d- e l-anfetamina, e a meia-vida de eliminação da d-anfetamina (9,77 a 11 h) foi menor que a da l-anfetamina (11,5 a 13,8 h). A anfetamina é oxidada na posição 4 do anel benzênico formando 4-hidroxianfetamina, ou na cadeia lateral tanto nos carbonos alfa quanto beta, formando alfa-hidroxianfetamina ou norefedrina, respectivamente. Tanto a norefedrina quanto a alfa-hidroxianfetamina são farmacologicamente ativas e subsequentemente oxidadas em 4-hidroxinorefedrina. O CIP2D6 está envolvido na formação de 4-hidroxianfetamina.

Apesar de seu longo uso histórico para tratamento da narcolepsia, há pouca informação sobre o benefício-risco do uso de anfetaminas, possivelmente pela falta de interesse resultada do fato de serem produtos antigos e sem proteção de patentes. O Adderall® está indicado no tratamento da narcolepsia, na dose entre 5 e 60 mg; em adultos,

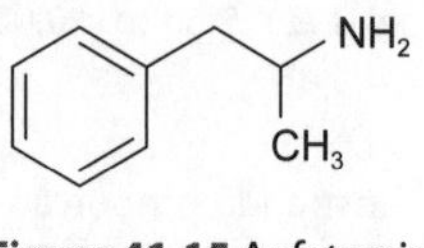

Figura 41.14 Metilfenidato.

Figura 41.15 Anfetamina.

recomendam-se 10 mg como dose inicial, a qual deve ser aumentada em 10 mg a cada semana até atingir uma resposta terapêutica satisfatória. A dose diária pode ser dividida em 2 ou 3 administrações, em que a primeira administração deve ser feita quando o paciente acorda e as outras duas em intervalos de 4 a 6 h. Reações adversas incluem palpitação, taquicardia, aumento da pressão arterial, irritabilidade, euforia e embaralhamento da visão. É importante ressaltar que anfetaminas podem causar dependência.

MAZINDOL (SANOREX)

Derivado imidazo-isoindólico (Figura 41.16), o mazindol foi desenvolvido como anorexígeno para tratamento por um período curto de obesidade. Embora seu mecanismo de ação – a inibição da recaptação de norepinefrina – seja semelhante ao dos outros anorexígenos noradrenérgicos, o mazindol é estruturalmente relacionado com os antidepressivos tricíclicos, sem apresentar a feniletilamina característica dos anorexígenos noradrenérgicos e das fenfluraminas (Gogerty e Trapold, 1976).

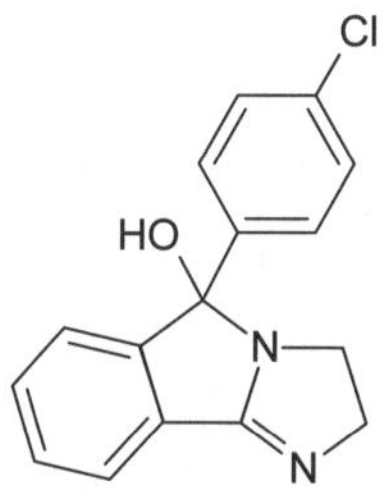

A absorção do mazindol após administração VO é rápida, com $T_{máx}$ de aproximadamente 3,6 h. A ligação com as proteínas plasmáticas é de 77%, com meia-vida de eliminação variando entre 33 e 55 h e ação perdurando por 8 a 15 h (Gogerty e Trapold, 1976). *Clearance* renal é responsável pela eliminação de 40 a 50% da dose administrada, sendo < 4% na forma de fármaco inalterado.

O mazindol foi administrado nas doses de 0,5 a 4 mg/dia em 10 pacientes com narcolepsia com idade entre 21 e 63 anos (Iijima *et al.*, 1986). Oito pacientes foram tratados somente com mazindol e dois simultaneamente com clomipramina ou flurazepam. Os ataques de sono foram reduzidos em nove pacientes, e a cataplexia em quatro pacientes. Em outro ensaio clínico, o mazindol nas doses de 3 a 8 mg/dia foi administrado por 1 ano para 34 pacientes com narcolepsia (Parkes e Schachter, 1979). Esse fármaco teve efeito terapêutico na sonolência (excelente em 6 pacientes, bom em 14, moderado em 12 e ausente em 2), entretanto não foi observado efeito na cataplexia ou na paralisia durante o sono. Ressalta-se que esses estudos não foram controlados com placebo.

A eficácia do mazindol na narcolepsia foi avaliada por revisão não sistemática de 139 pacientes com diagnóstico de narcolepsia resistente a modafinila, metilfenidato e oxibato sódico (Nittur *et al.*, 2012). A Tabela 41.1 ilustra o efeito benéfico do mazindol no tratamento dos pacientes que apresentavam narcolepsia do tipo 1 (associada à cataplexia). A exemplo dos ensaios clínicos anteriores, também não foi feito controle com placebo.

Figura 41.16 Mazindol.

Tabela 41.1 Benefício do mazindol em 62 pacientes com narcolepsia-cataplexia.

Medidas	Antes do uso de mazindol	Durante o uso de mazindol	Mudança	p
Dosagem diária máxima (mg)	Não aplicável	3,1 ± 1,3		
Tempo em mazindol (meses)	Não aplicável	39 ± 41		
Escala de sonolência de Epworth				
Todos os pacientes	18 ± 3,1	13,6 ± 5	–4,2	< 0,0001
Pacientes em monoterapia com mazindol (n = 43)	18,4 ± 3,1	14,2 ± 5	–4	< 0,0001
Pacientes em uso de mazindol associado a estimulantes (n = 19)	17,3 ± 3,1	12,6 ± 4,9	–5	0,003
Cataplexia (número de episódios/semana)				
Todos os pacientes (n = 62)	4,6 ± 3,1	2 ± 2,8	–2,7	< 0,0001
Pacientes em monoterapia com mazindol (n = 28)	3,2 ± 3,2	2 ± 2,7	–2,6	0,02
Pacientes em uso de mazindol associado a medicamentos anticataplégicos (n = 34)	5,8 ± 2,5*	2,3 ± 3	–3,7*	< 0,0001

*p < 0,02 para uma diferença com os pacientes em monoterapia.

REFERÊNCIAS BIBLIOGRÁFICAS

Alshaikh MA, Tricco AC, Tashkandi M, Mamdani M, Straus SE, BaHammam AS. Sodium oxybate for narcolepsy with cataplexy: systematic review and meta-analysis. J Clin Sleep Med. 2012;8:451-8.

Andrews GD, Lavin A. Methylphenidate increases cortical excitability via acti- vation of alpha-2 noradrenergic receptors. Neuropsychopharmacology. 2007;31:594-601.

Arrang JM, Garbarg M, Schwartz JC. Auto-inhibition of brain histamine release mediated by a novel class (H3) of histamine receptor. Nature. 1983;302:832-7.

Auger RR, Goodman SH, Silber MH, Krahn LE, Pankratz VS, Slocumb NL. Risks of high-dose stimulants in the treatment of disorders of excessive somnolence: a case-control study. Sleep. 2005;28:667-72.

Avelar AJ, Juliano SA, Garris PA. Amphetamine augments vesicular dopamine release in the dorsal and ventral striatum through different mechanisms. J. Neurochem. 2013;125:373-85.

Baumann CR, Mignot E, Lammers GJ, Overeem S, Arnulf I, Rye D, et al. Challenges in diagnosing narcolepsy without cataplexy: a consensus statement. Sleep. 2014;37:1035-42.

Black J, Swick T, Bogan R, Lai C, Carter LP. Impact of sodium oxybate, modafinil, and combination treatment on excessive daytime sleepiness in patients who have narcolepsy with or without cataplexy. Sleep Med. 2016;24:57-62.

Broughton RJ, Fleming JA, George CF, Hill JD, Kryger MH, Moldofsky H, et al. Randomized, double-blind, placebo-controlled crossover trial of modafinil in the treatment of excessive daytime sleepiness in narcolepsy. Neurology. 1997;49:444-51.

Busardo FP, Kyriakou C, Napoletano S, Marinelli E, Zaami S. Clinical applications of sodium oxybate (GHB): from narcolepsy to alcohol withdrawal syndrome. Eur Rev Med Pharmacol Sci. 2015;23:4654-63.

Chabas D, TaheriS, Renier C, Mignot E. The genetics of narcolepsy. Annu Rev Genomics Hum. Genet. 2003;4:459-83.

Dackis CA, Kampman KM, Lynch KG, Pettinati HM, O'Brien CP. A double-blind, placebo-controlled trial of modafinil for cocaine dependence. Neuropsychopharmacology. 2005;30:205-11.

Dauvilliers Y, Bassetti C, Lammers GJ, Arnulf I, Mayer G, Rodenbeck A, et al. Pitolisant versus placebo or modafinil in patients with narcolepsy: a double-blind, randomised trial. Lancet Neurol. 2013;12:1068-75.

Dauvilliers Y, Jennum P, Plazzi G. Rapid eye movement sleep behavior disorder and rapid eye movement sleep without atonia in narcolepsy. Sleep Med. 2013; 14: 775-81.

Ding YS, Fowler JS, Volkow NO, Dewey SL, Wang GJ, Logan J, et al. Chiral drugs: comparison of the pharmacokinetics of [11C]d-threo and L-threo-methylphenidate in the human and baboon brain. Psychopharmacology (Berl).1997;131:71-8.

Dinges DF, Arora S, Darwish M, Niebler GE. Pharmacodynamic effects on alertness of single doses of armodafinil in healthy subjects during a nocturnal period of acute sleep loss. Curr Med Res Opin. 2006;22:159-67.

Fiocchi EM, Lin YG, Aimone L, Gruner JA, Flood DG. Armodafinil promotes wakefulness and activates Fos in rat brain. Pharmacol Biochem Behav. 2009;92:S49-57.

Gamo NJ, Wang W, Arnsten AF. Methylphenidate and atomoxetine enhance prefrontal function through alpha2-adrenergic and dopamine D1 receptors. J Am Acad Child Adolesc. Psychiatry. 2010;49:1011-23.

Gogerty J, Trapold J. Chemistry and pharmacology of mazindol. Triangle. 1976;15:25-36.

Harsh JR, Hayduk R, Rosenberg R, Wesnes KA, Walsh JK, Arora S, et al. The efficacy and safety of armodafinil as treatment for adults with excessive sleepiness associated with narcolepsy. Curr Med Res Opin. 2006;22:761-74.

Huang YS, Guilleminault C. Narcolepsy: action of two gamma- aminobutyric acid type B agonists, baclofen and sodium oxybate. Pediatr Neurol. 2009;41:9-16.

Iijima S, Sugita Y, Teshima Y, Hishikawa Y. Therapeutic effects of mazindol in narcolepsy. Sleep. 1986;9:265-8.

Kornum B, Knudsen S, Ollila HM, Pizza F, Jennum PJ, Dauvilliers Y, Overeem S. Narcolepsy. Nat Rev Dis Primers. 2017;3:16100.

Landau AM, Doudet DJ, Jakobsen S. 2012. Amphetamine challenge decreases yohimbine binding to alpha2 adrenoceptors in Landrace pig brain. Psychopharmacology (Berl.). 2012;222:155-63.

Ligneau X, Perrin D, Landais L, Camelin JC, Calmels TP, Berrebi-Bertrand I, et al. BF2.649 [1-{3-[3-(4- Chlorophenyl)propoxy]propyl} piperidine, hydrochloride], a nonimidazole inverse agonist/antagonist at the human histamine H3 receptor: preclinical pharmacology. J Pharmacol Exp Ther. 2007;320:365-75.

Markowitz JS, DeVane CL, Ramamoorthy S, Zhu HJ. The psychostimulant d- threo-(R,R)-methylphenidate binds as an agonist to the 5 HT(1A) receptor. Pharmazie. 2009;64:123-5.

Markowitz JS, DeVane, CL, Pestreich LK, Patrick KS, Muniz R. A comprehensive in vitro screening of d-, l-, and dl-threo-methylphenidate: an exploratory study. J. Child Adolesc. Psychopharmacol. 2006;16:687-98.

Mitler MM, Hajdukovic R, Erman M, Koziol JA. Narcolepsy. J Clin Neurophysiol 1990;7:93-118.

Mitler MM, Harsh J, Hirshkowitz M, Guilleminault C. Long-term efficacy and safety of modafinil (PROVIGIL®) for the treatment of excessive daytime sleepiness associated with narcolepsy. Sleep Med. 2000;1:231-43.

Mitler MM, Shafor R, Hajdukovik R, Timms RM, Browman CP. Treatment of narcolepsy: objective studies on methylphenidate, pemoline, and protriptyline. Sleep. 1986;9:260-4.

Montplaisir J, Poirier, G. Narcolepsy in monozygotic twins. Neurology. 1987;37:1089.

Nittur N, Konofal E, Dauvilliers Y, Franco P, Leu-Semenescu S, Cock VC, et al. Mazindon in narcolepsy and idiopathic and symptomatic hypersomnia refractory to stimulants: a long-term chart review. Sleep Medicine 2013;14:30-6.

Ohayon MM, Priest RG, Zulley J, Smirne S, Paiva T. Prevalence of narcolepsy symptomatology and diagnosis in the European general population. Neurology. 2002;58:1826-33.

Parkes JD, Schachter M. Mazindol in the treatment of narcolepsy. Acta Neurol Scand. 1979;60:250-4.

Peyron C, Faraco J, Rogers W, Ripley B, Overeem S, Charnay Y, et al. A mutation in a case of early onset narcolepsy and a gen- eralized absence of hypocretin peptides in human narcoleptic brains. Nat Med. 2000;6:991-7.

Riddle EL, Hanson GR, Fleckenstein AE. Therapeutic doses of amphetamine and methylphenidate selectively redistribute the vesicular monoamine transporter-2. Eur J Pharmacol. 2007;571:25-8.

Syed YY. Pitolisant: first global approval. Drugs. 2016;76:1313-8.

Szpomy L, Gorog P. Investigations into the correlations between monoamine oxidase inhibition and other effects due to methylphenydate and its stereoisomers. Biochem Pharmacol. 1961;8:263-8.

Thorpy MJ, Dauvilliers Y. Clinical and practical considerations in the pharmacologic management of narcolepsy. Sleep Medicine. 2015; 16:9-18.

van Berckel BN, Kegeles LS, Waterhouse R, Guo N, Hwang DR, Huang Y, et al. Modulation of amphetamine-induced dopamine release by group II metabotropic glutamate receptor agonist LY354740 in non-human primates studied with positron emission tomography. Neuropsychopharmacology. 2006;31:967-77.

Wax PM. Analeptic use in clinical toxicology: a historical appraisal. J Toxicol Clin Toxicol. 1997;35:203-9.

Wisor JP, Eriksson KS. Dopaminergic-adrenergic interactions in the wake promoting mechanism of modafinil. Neuroscience. 2005132:1027-34.

Yoss RE, Daly D. Treatment of narcolepsy with Ritalin. Neurology. 1959;9:171-3.

Young KA, Liu Y, Gobrogge KL, Dietz, DM, Wang H, Kabbaj M, et al. Amphetamine alters behavior and mesocorticolimbic dopamine receptor expression in the monogamous female prairie vole. Brain Res. 2011;1367:213-22.

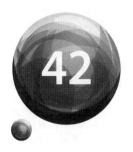

Transtorno Bipolar

INTRODUÇÃO

Flutuações no humor são comuns ao longo da vida, particularmente diante de eventos estressantes. Entretanto, quando as alterações do humor são muito bruscas e persistentes e resultam em estresse e dificuldades emocionais e cognitvas, isso pode estar associado a um transtorno afetivo. Transtornos afetivos podem ser classificados de acordo com a extensão e a gravidade da elevação do humor, de unipolar para bipolar e de bipolar I para bipolar II. Transtorno bipolar I é caracterizado por episódios depressivos e maníacos (o diagnóstico pode ser feito com base em um episódio de mania), e transtorno bipolar II é caracterizado por episódios de depressão e hipomania.

No transtorno bipolar tipo I, ocorre pelo menos um episódio de mania aguda ou um episódio misto (com características tanto de mania como de depressão), além de episódios de transtorno depressivo maior e períodos de eutimia relativa (Morsel *et al.*, 2018). Segundo a 5ª edição do *Diagnostic and Statistical Manual of Mental Disorders* (DSM-5), não é necessário ocorrer transtorno depressivo para diagnosticar doença bipolar (APA, 2013). O transtorno bipolar I tem prevalência estimada na população de aproximadamente 1% e impacta de maneira significativa a qualidade de vida, com dificuldades de função ocupacional e social (Fagiolini *et al.*, 2013). Deve-se ressaltar que o diagnóstico diferencial entre transtorno bipolar I e II é particularmente difícil, em especial nos estágios precoces do transtorno; o tempo médio de diagnóstico após o episódio inicial varia entre 5 e 10 anos (Baldessarini *et al.*, 2002).

Nos últimos anos, o estigma associado às doenças mentais foi reduzido após modificações do vocabulário taxonômico psiquiátrico. Por exemplo, o termo maníaco-depressivo, originado pelo psiquiatra alemão Emil Kraepelin (Kraepelin, 1921) foi eventualmente modificado por Leonhard em 1957, que introduziu a palavra bipolar para distinguir pacientes que apresentavam sintomas de mania e depressão daqueles pacientes que apresentavam apenas episódios de depressão (unipolar). Essa terminologia acabou sendo incorporada na psiquiatria moderna (Chan e Sireling, 2010). Há vários fármacos utilizados no tratamento do transtorno bipolar. A seguir, serão revistos o lítio, os antipsicóticos de segunda geração, como aripiprazol, quetiapina, asenapina, risperidona, olanzapina, lurasidona, cariprazina, e os antiepilépticos lamotrigina, carbamazepina e ácido valproico.

LÍTIO

Fármaco utilizado no tratamento do transtorno bipolar, considerado particularmente eficaz para manutenção da eutimia e prevenção de alterações do humor, sendo prescrito quando considerado apropriado para a vida inteira. O efeito terapêutico se dá por sua ação em vários alvos celulares e pela modulação de vias neurais, entretanto, o mecanismos pelo qual apresenta o suposto efeito terapêutico é desconhecido (Mahli e Outhred, 2016). A seguir, serão abordados os principais mecanismos de ação propostos para o efeito terapêutico do lítio. Vale ressaltar que os efeitos farmacológicos descritos também podem ser interpretados como efeitos tóxicos do lítio em células do sistema nervoso central (SNC).

GSK-3-beta

Suspeita-se que a quinase-3-beta da sintase de glicogênio possa estar associada aos transtornos do humor. Inicialmente, a GSK-3-beta foi identificada como uma quinase responsável pela fosforilação e inativação da sintase de glicogênio, tendo um papel crítico na regulação na armazenagem de glicose (Embi *et al.*, 1980). A GSK-3-beta também é uma proteína treonina/serina específica com papel importante na neuroplasticidade neuronal, expressão gênica e sobrevivência da célula (Jope e Johnson, 2004). O lítio é capaz de inibir a GSK-3-beta, e isso poderia ter ação neuroprotetora; entretanto, a ação de dois inibidores seletivos de GSK-3-beta em ratos demonstrou que isso apenas não reproduz os efeitos comportamentais do lítio. Além disso, a inibição da GSK-3-beta não causou aumento dos níveis do fator neurotrópico derivado do cérebro (BDNF, do inglês *brain-derived neurotropic factor*), proteína essencial na função neural (Emamghoreishi *et al.*, 2015). A GSK-3-beta é codificada pelo gene *GSK3-beta*; a análise de polimorfismo desse gene indicou que o haplótipo 1 (T-A) foi associado com melhor resposta terapêutica ao lítio, enquanto o haplótipo 2 (C-1) foi associado com menor resposta terapêutica (Iwahazhi *et al.*, 2014).

Efeito antioxidante

O excesso de transmissão dopaminérgica pode apresentar efeito excitotóxico como consequência do metabolismo aumentado da dopamina, o qual produz espécies reativas de oxigênio. Em modelo animal de mania induzido por administração de mesilato de lisdexanfetamina, o lítio provocou alterações comportamentais e inibição do estresse oxidativo (Macedo *et al.*, 2013). Estudo realizado com respondedores ao lítio indicou que o aumento da atividade da glutationa poderia estar envolvido nesse processo, por meio da regulação da expressão gênica da glutationa peroxidase (Huzayyin *et al.*, 2014).

Efeito antiapoptótico

Apoptose é o processo de morte celular causada por transdução sinalizatória (*morte programada*). O lítio previne apoptose no hipocampo, e a inibição da GSK-3-beta também pode estar associada com inibição de apoptose em virtude da modulação do poro de transição de permeabilidade mitocondrial (Tanno *et al.*, 2014).

Sistemas de segundo mensageiro e neurotransmissão

A depleção de inositol está associada com disfunção mitocondrial e pode estar envolvida no transtorno bipolar; o lítio inibe a enzima inositol monofosfatase 1, o que reduz a depleção de inositol ao regular o ciclo do fosfoinositol, causando diminuição dos níveis de inositol trifosfato (IP3). O lítio também aumenta a transcrição gênica de CREB causada por aumento de AMP cíclico. O lítio está associado com modulação da neurotransmissão dopaminérgica, glutamatérgica e GABAérgica pré e pós-sinapticamente.

Eficácia terapêutica

A eficácia terapêutica do lítio é considerada controversa. Um ensaio clínico prospectivo avaliou a eficácia do lítio para prevenir o reaparecimento do quadro de mania ou depressão em pacientes com diagnóstico de transtorno bipolar (Gitlin et al., 1995). A probabilidade de apresentar uma recaída de episódio de mania ou depressão com tratamento com lítio foi de 73%, entretanto, em 75% dos pacientes que apresentaram recaída, esta ocorreu nos primeiros 2 anos, e dois terços dos pacientes tiveram múltiplos episódios de recaída. Um ensaio clínico que avaliou a evolução de 73 pacientes com episódio inicial de mania que necessitou de hospitalização verificou que 76% deles apresentaram recaída em 1,7 ano de acompanhamento (Harrow et al., 1990). Nesse estudo, em particular, foi verificado que não houve diferença de recaída entre os pacientes que estavam tomando lítio ou que não faziam uso de qualquer medicação. Além disso, um estudo prospectivo realizado em Edimburgo notou que, após a introdução do lítio no arsenal terapêutico médico, as taxas de admissão por episódios de mania aumentaram (Dickson e Kendell, 1986). Outro estudo prospectivo comparou a eficácia do lítio com placebo desde o início do tratamento (Markar e Mander, 1989). Não houve diferença significativa entre os dois grupos (Figura 42.1).

Um ensaio clínico prospectivo, multicêntrico, controlado com placebo, comparou a eficácia do lítio em pacientes com diagnóstico de transtorno bipolar (Prien et al., 1973). Os pacientes (n = 205) hospitalizados com diagnóstico de doença maníaco-depressiva de característica maníaca foram tratados com carbonato de lítio ou placebo durante 2 anos. O grupo tratado com lítio apresentou redução significativa de recaída em relação ao grupo placebo (Tabela 42.1).

Apesar do resultado do estudo citado ser muito claro, sua interpretação é complexa. O ensaio clínico não foi duplo-cego, portanto, os médicos responsáveis pelo diagnóstico e tratamento da recaída estavam cientes da condição do paciente em relação à medicação. Eles também foram instruídos a aumentar a dose do lítio, caso o paciente começasse a demonstrar sintomas. Isso torna a comparação dos dois grupos complexa. No grupo considerado livre de recaída (sem recaída na Tabela 42.1) dos tratados com lítio, 16% tiveram sintomas que exigiram medidas de apoio como psicoterapia, e 12% tiveram a dose de lítio aumentada por motivos não especificados. Esses pacientes (28%) não foram classificados como apresentando recaída; caso sejam classificados como recaída, a taxa de pacientes tratados com lítio que não apresentaram recaída cai para 29% (não mais significativo em relação à taxa de 19% do grupo placebo; Moncrieff, 1995). Outro aspecto complexo é que, quando internados, os pacientes foram estabilizados com lítio. Há evidências de que a interrupção do tratamento com lítio aumenta o risco de recaída. Uma revisão de 14 estudos envolvendo 257 pacientes notou que houve recaída em 50% dos pacientes em até 10 semanas da suspensão da administração do lítio, o que excede o esperado pela evolução normal da doença sem tratamento (Suppes et al., 1991).

Uma metanálise avaliou a eficácia do lítio em relação ao placebo para a prevenção de episódios maníacos ou depressivos (Severus et al., 2014). Conforme ilustrado na Figura 42.2, o lítio foi considerado significativamente superior ao placebo.

Entretanto, é interessante notar que, em relação aos episódios depressivos, dos 6 estudos relacionados na metanálise, somente um demonstrou diferença significativa e, no caso de episódios de mania, somente dois dos seis estudos demonstraram diferença significativa. Levantamento sobre prescrições de psicotrópicos nos EUA para pacientes com diagnóstico de transtorno bipolar (período de 2002-2003) indicou que o lítio era prescrito em 8% dos casos (Baldessarini et al., 2007). Isso pode estar relacionado à falta de propaganda da indústria farmacêutica, visto que o fármaco não tem mais patente, dificuldade de manejo, toxicidade ou percepção de eficácia controversa.

Toxicidade

A toxicidade do lítio em cobaias levou Cade (1949) a testá-lo em 10 pacientes com quadro de excitação psicótica. Quando administrado em cobaias, o autor observou que, após um período de 2 h da administração, os animais se tornavam extremamente letárgicos por aproximadamente 1 a 2 h, e, após esse período, eles voltavam a se comportar normalmente. O lítio apresenta toxicidade em ratos em concentrações plasmáticas consideradas terapêuticas em humanos (Schou, 1976). Mesmo quando mantido em concentrações séricas baixas por 1 semana, observa-se redução dos movimentos voluntários em ratos (Smith e Smith, 1973). Nesse experimento, notou-se que o lítio não afeta a força muscular ou a fadiga muscular, indicando que o efeito da redução dos movimentos voluntários é central.

O lítio apresenta índice terapêutico estreito, e os sinais clínicos de toxicidade são aparentes quando as concentrações são próximas do limite superior. No início da terapia, como nos casos de mania aguda, a concentração plasmática deve ficar entre 0,6 e 1,2 mmol/ℓ; já na profilaxia em terapia crônica, a recomendação é de 0,4 a 1 mmol/ℓ.

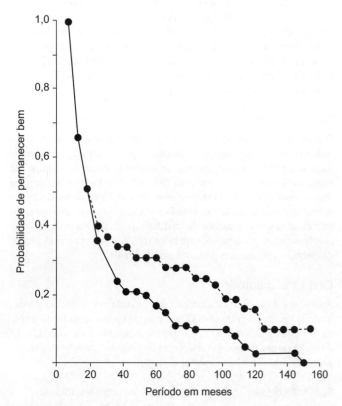

Figura 42.1 Probabilidade de permanecer bem para os grupos lítio (•----•) e controle (•—•), plotados contra o tempo.

Tabela 42.1 Resultado do tratamento com lítio de pacientes com transtorno bipolar.		
Classificação	Placebo, n = 104 (%)	Carbonato de lítio, n = 101 (%)
Recaída grave*	70 (67)	31 (31)
Recaída moderada**	14 (13)	12 (12)
Sem recaída	20 (19)	58 (57)

*Inclui todos os pacientes com pelo menos uma recaída grave.
**Inclui pacientes com pelo menos uma recaída moderada, mas sem recaída grave.

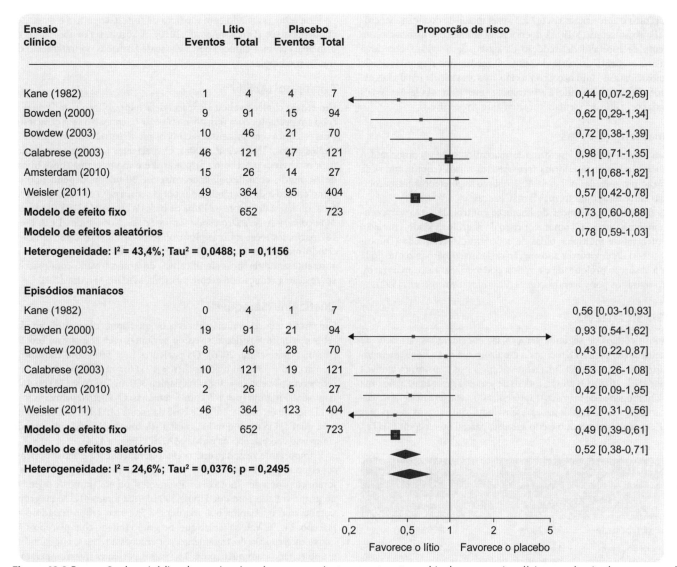

Figura 42.2 Prevenção de episódios depressivos/maníacos em pacientes com transtorno bipolar em ensaios clínicos randomizados comparando lítio com placebo.

Entretanto, é controverso que os níveis plasmáticos ajudem a prever ou prevenir a intoxicação; há relatos de pacientes que apresentaram sinais de toxicidade ao lítio, apesar de estarem com concentrações terapêuticas de lítio (Strayhorn Jr. e Nash, 1977). A intoxicação pode ocorrer por ingestão aguda deliberada ou como consequência terapêutica não intencional, por exemplo, as interações medicamentosas com:

- Anti-inflamatórios não esteroides e inibidores do sistema renina-angiotensina, por causarem redução da taxa de filtração glomerular
- Diuréticos tiazídicos e espironolactona, por aumentarem a reabsorção do lítio
- Antagonistas de cálcio tipo diltiazem, verapamil e di-hidropiridinas, por reduzir o *clearance* do lítio quando administrados cronicamente.

A toxicidade do lítio é frequentemente não intencional (> 80%). O local mais importante da toxicidade do lítio é o SNC. Há três tipos de intoxicação por lítio:

- Aguda
- Aguda em pacientes utilizando-o cronicamente
- Crônica.

O risco de neurotoxicidade é mais baixo no caso de intoxicação aguda e mais alto no caso de intoxicação crônica, por causa das diferenças de distribuição do lítio no espaço intracelular do SNC (Baird-Gunning *et al.*, 2017). As manifestações da intoxicação pelo lítio são heterogêneas, variando desde indivíduos que se apresentam assintomáticos até quadros graves de neurotoxicidade, como confusão mental, ataxia, falta de coordenação motora, convulsões e encefalopatia. Em casos ainda mais graves, pode ocorrer redução dos reflexos das vias respiratórias levando às complicações secundárias, como pneumonite de aspiração. A Tabela 42.2 correlaciona os níveis plasmáticos de lítio com a gravidade dos sintomas para pacientes com toxicidade crônica (Hansen e Amdisen, 1978).

A toxicidade do lítio não é restrita ao SNC. Aproximadamente 15 a 25% dos pacientes que utilizam lítio desenvolvem diabetes insípido

Tabela 42.2 Relação entre gravidade da toxicidade crônica por lítio e concentrações plasmáticas.

Concentração plasmática de lítio (mmol/ℓ)	Gravidade (classificação de Hansen e Amdisen)
1,5 a 2,5	Grau 1 (leve): náuseas, vômito, tremor, hiper-reflexia, agitação, ataxia, fraqueza muscular
2,5 a 3,5	Grau 2 (moderado): estupor, rigidez, hipertonia, hipotensão
> 3,5	Grau 3 (grave): coma, convulsões, mioclonia, colapso

nefrogênico e apresentam risco 2 a 3 vezes maior de doença renal crônica (Fotso Soh et al., 2018). A doença renal crônica está associada com aumento de mortalidade, redução da qualidade de vida, sobrecarga familiar e aumento do custo de saúde. O mecanismo responsável pela nefrotoxicidade do lítio não é conhecido, mas a patologia renal mais associada com o uso de lítio é a nefropatia intersticial. As lesões renais causadas pelo lítio apresentam características irreversíveis.

Formas farmacêuticas

O lítio está disponível em forma farmacêutica sólida (comprimido) de liberação imediata e forma farmacêutica sólida (comprimido) de liberação prolongada. A Tabela 42.3 resume as diferenças farmacocinéticas entre essas duas formas farmacêuticas.

As formas farmacêuticas de liberação controlada estão surpreendentemente associadas com maior risco de neurotoxicidade, em razão do potencial de múltiplos picos de concentração retardada (Dupuis et al., 1996). Pode ocorrer a formação de fármaco-bezoar, o que pode levar à absorção prolongada e errática, podendo, em casos mais raros, serem retirados por via endoscópica (Thornley-Brown et al., 1992).

ANTIPSICÓTICOS

Os antipsicóticos de segunda geração são considerados fármacos de primeira opção para tratamento da esquizofrenia e são frequentemente utilizados como terapia inicial ou associada nos transtornos afetivos (Taylor et al., 2018). Os antipsicóticos de segunda geração não são uma classe homogênea de fármacos, apresentando características farmacológicas distintas. Lurasidona apresenta antagonismo aos receptores 5-HT$_7$, o qual, junto com o efeito agonista parcial no receptor 5-HT$_{1A}$,

Tabela 42.3 Diferenças farmacocinéticas entre as duas formas farmacêuticas do lítio.

Parâmetro farmacocinético	Liberação imediata	Liberação controlada
Biodisponibilidade	95 a 100%	60 a 90%
T$_{máx}$ com dosagem terapêutica (h)	1 a 6 (pode haver atraso na superdosagem)	4 a 12
Alteração na cinética em superdosagem	T$_{máx}$ atrasado	Segundo pico atrasado relatado em superdosagem

T$_{máx}$: tempo até a concentração máxima.

poderia estar associado com melhora da função cognitiva e de efeitos antidepressivos (Ishibashi et al., 2010). A seguir, serão abordados os principais ensaios clínicos dessa classe de fármacos no tratamento do transtorno bipolar.

Aripiprazol (Abilify®)

Um ensaio clínico avaliou a eficácia de aripiprazol comparada ao placebo em pacientes com transtorno bipolar I depressivo sem características psicóticas em dois ensaios clínicos multicêntricos, randomizados, duplos-cegos (Thase et al., 2008). Os pacientes foram randomizados para receberem placebo ou aripiprazol em monoterapia (dose inicial de 10 mg/dia com flexibilidade entre 5 e 30 mg/dia dependendo do efeito clínico e da tolerabilidade) por 8 semanas. O objetivo primário foi a mudança do escore da linha de base da escala MADRS (do inglês Montgomery-Åsberg Depression Rating Scale). Nos estudos 1 e 2, 186 e 187 pacientes receberam aripiprazol, respectivamente; e 188 em cada estudo receberam placebo. Os grupos tratados com aripiprazol não apresentaram diferenças significativas do grupo tratado com placebo em relação à redução do escore da escala MADRS (Figura 42.3).

Quetiapina (Seroquel®)

Um ensaio clínico avaliou a eficácia da quetiapina comparada ao placebo nos episódios depressivos de pacientes com transtorno bipolar I ou II (Thase et al., 2006). Os pacientes (n = 509) com transtorno bipolar I (n = 338) ou bipolar II (n = 171) foram randomizados para receberem placebo (n = 168), quetiapina 300 mg/dia (n = 172) ou quetiapina 600 mg/dia (n = 169) por 8 semanas. O objetivo primário foi a mudança do escore da linha de base da escala MADRS. O tratamento com quetiapina causou redução estatisticamente significativa quando comparada ao placebo na escala MADRS (Figura 42.4).

É importante ressaltar que o efeito terapêutico é estatisticamente superior ao placebo, porém discreto. No final do estudo, pacientes que foram considerados "normais, não doentes" ou no "limite de doentes" no grupo tratado com quetiapina 300 mg/dia foram 41,3%; no grupo tratado com quetiapina 600 mg/dia, 32,7%; e no grupo tratado com placebo, 24,3%. Vale salientar que, no grupo tratado com placebo, não houve interrupção do tratamento por reações adversas, enquanto no grupo tratado com quetiapina, 14,3% dos pacientes interromperam o tratamento em virtude de reações adversas.

Asenapina (Saphris®)

Ensaio clínico randomizado e controlado com placebo comparou a eficácia e a segurança de asenapina em relação à olanzapina e ao placebo

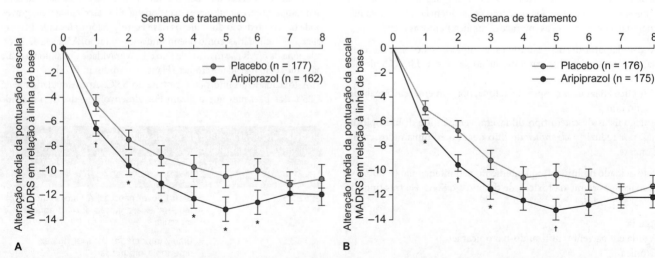

Figura 42.3 Média ajustada do erro padrão nas pontuações totais do MADRS desde a linha de base no Estudo 1 (**A**) e no Estudo 2 (**B**) LOCF: amostra de eficácia. *p ≤ 0,05 versus placebo; **p < 0,01 versus placebo. Escores basais em Estudo 1: placebo: 28,49; aripiprazol: 29,07. Escores da linha de base no Estudo 2: placebo: 29,35; aripiprazol: 29,56.

em pacientes com transtorno bipolar em surto de mania ou estados mistos (McIntyre *et al.*, 2009). Pacientes adultos (n = 488) foram randomizados para receber asenapina sublingual (10 mg 2 vezes/dia no dia 1; 5 ou 10 mg 2 vezes/dia nos dias seguintes; n = 194), placebo (n = 104) ou olanzapina por via oral (VO) (15 mg 2 vezes/dia no dia 1; 5 a 20 mg 1 vez/dia nos dias seguintes; n = 191) por 3 semanas. O objetivo primário foi avaliar a redução do escore da escala YMRS (do inglês *Young Mania Rating Scale*). Tanto a asenapina como a olanzapina causaram redução significativamente maior que o placebo do escore da YMRS (Figura 42.5). As reações adversas ocorreram em > 5% dos pacientes tratados com asenapina e com mais que o dobro de frequência do placebo. As reações foram sedação (18,4% *vs.* 4,8%), tontura (11,9% *vs.* 3,8%), sonolência (8,8% *vs.* 1,9%), fadiga (6,2% *vs.* 1%) e hipoestesia oral (5,2% *vs.* 1%).

Risperidona (Risperdal®)

Um ensaio clínico avaliou a eficácia da monoterapia com risperidona injetável (formulação de depósito – LA, do inglês *long acting*) para manutenção de pacientes com transtorno bipolar do tipo I (Quiroz *et al.*, 2010). Pacientes com idades entre 18 e 65 anos com diagnóstico de transtorno bipolar do tipo I foram considerados elegíveis caso tivessem apresentado um episódio de mania ou episódio misto (n = 559) e respondessem ao tratamento aberto risperidona por VO por 3 semanas (período II), seguido de risperidona injetável (tratamento aberto) por 26 semanas. Os pacientes (n = 303) então foram randomizados para serem tratados com risperidona injetável (n = 154) ou placebo (n = 149) por 2 anos. O objetivo primário foi tempo para aparecimento de um novo episódio de transtorno do humor (mania, depressão ou misto). Houve diferença significativa favorável à risperidona em relação ao tempo para aparecimento de um novo episódio de mania (Figura 42.6 A),

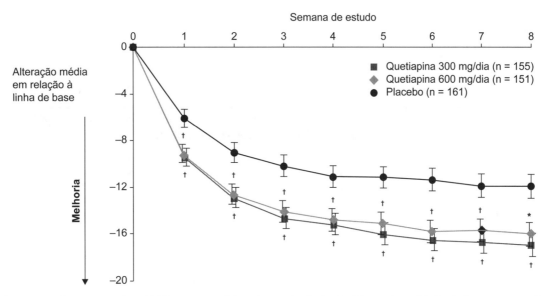

Figura 42.4 Alteração média do escore MADRS (*Montgomery-Åsberg Depression Rating Scale*) em relação à linha de base. *p < 0,01; †p < 0,001 *versus* placebo.

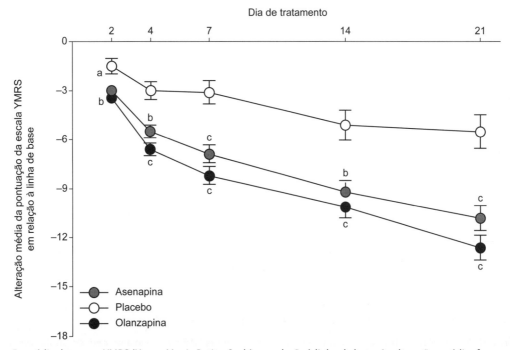

Figura 42.5 Alteração média do escore YMRS (*Young Mania Rating Scale*) em relação à linha de base. As alterações médias foram calculadas em análise por intenção de tratar (ITT). ªp < 0,01; ᵇp < 0,001; ᶜp < 0,0001; tratamento ativo *versus* placebo.

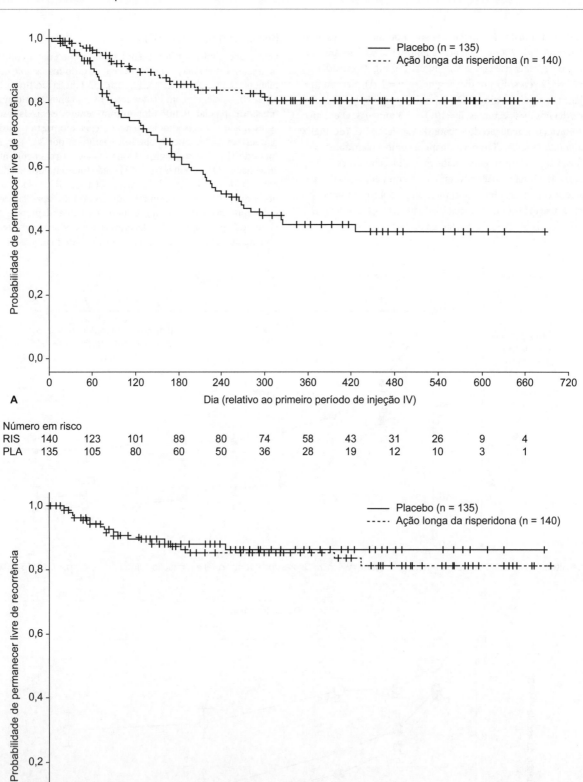

Figura 42.6 A. Curvas de Kaplan-Meier mostrando o tempo de permanência em episódio de mania no período duplo-cego (objetivo primário). Todos os episódios mistos foram considerados episódios de mania. **B.** Curvas de Kaplan-Meier mostrando o tempo de permanência em episódios de depressão no período duplo-cego (objetivo primário).

mas não para um novo episódio depressivo (Figura 42.6 B). Durante o tratamento, foi observado ganho ponderal em 5% dos pacientes tratados com risperidona e 1% dos pacientes tratados com placebo. Depressão também foi observada com mais frequência em pacientes tratados com risperidona (6%) em relação ao placebo (2%). Este é considerado o primeiro ensaio clínico randomizado, duplo-cego, realizado com uma formulação de depósito de risperidona com poder estatístico adequado para avaliar a diferença em relação ao placebo. É importante ressaltar que foi feito com pacientes previamente estabilizados com risperidona.

Lurasidona (Latuda®)

Um ensaio clínico multicêntrico, duplo-cego e controlado com placebo avaliou a eficácia da lurasidona em monoterapia no tratamento da depressão bipolar do tipo I (Loebel *et al.*, 2014). Os pacientes foram randomizados para receber lurasidona 20 a 60 mg/dia (n = 123), 80 a 120 mg/dia (n = 124) ou placebo (n = 127) por 6 semanas. O objetivo primário foi a redução do escore da escala MADRS e escore de gravidade da depressão na escala CGI-BP (*Clinical Global Impressions scale for use in bipolar illness*). O tratamento com lurasidona causou queda significativa em relação ao placebo em ambas as escalas (Figura 42.7). A interrupção do tratamento em virtude de reações adversas foi similar nos 3 grupos (6,6%, 5,9% e 6,5% para lurasidona 20 a 60 mg/dia, 80 a 120 mg/dia e placebo, respectivamente). As reações adversas mais frequentes associadas à lurasidona foram náuseas, cefaleia, acatisia e sonolência.

Cariprazina (Vraylar®)

Derivado piperazínico (Figura 42.8) com atividade agonista parcial dos receptores D3/D2 da dopamina, sendo sua afinidade pelo D3 maior em relação ao D2. Essa ação farmacológica em relação ao receptor D3 é considerada única em relação aos demais antipsicóticos de segunda geração. Os metabólitos desmetilcariprazina e didesmetilcariprazina apresentam atividade farmacológica semelhante ao fármaco não modificado, entretanto a meia-vida do didesmetilcariprazina é bem mais longa (1 a 3 semanas comparada com 2 a 4 dias), o que permitiu o desenvolvimento de formulação de uso oral 1 vez/semana, facilitando a adesão ao tratamento (Corponi *et al.*, 2019).

Ensaio clínico fase III, duplo-cego, randomizado e controlado com placebo avaliou a eficácia da cariprazina no tratamento de episódio agudo de mania em pacientes com transtorno bipolar tipo I (Sachs *et al.*, 2015). Os pacientes foram randomizados para serem tratados com cariprazina 3 a 12 mg/dia (n = 158) ou placebo (n = 154) por 3 semanas. O objetivo primário foi a redução do escore da escala YMRS, e o objetivo secundário foi a redução do escore da escala CGI-S (*Clinical Global Impressions-severity*). O tratamento com cariprazina provocou redução estatisticamente significante em relação ao placebo tanto para o objetivo primário (Figura 42.9 A) como para o objetivo secundário (Figura 42.9 B). A interrupção do tratamento ocorreu por piora do quadro de mania (5 pacientes no grupo placebo e 2 pacientes do grupo cariprazina), acatisia (5 pacientes do grupo cariprazina e nenhum no grupo placebo) e *rash* cutâneo (2 pacientes no grupo placebo e nenhum no grupo cariprazina). O efeito do tratamento foi superior ao placebo, mas o efeito placebo é bastante considerável.

A cariprazina está indicada no tratamento agudo de episódio de mania ou episódios mistos associados ao transtorno bipolar do tipo I. A dose recomendada é de 3 a 6 mg administrados 1 vez/dia, podendo ser ingerida com ou sem alimentos. A dose inicial é de 1,5 mg, podendo ser aumentada para 3 mg no dia 2 e aumentada sequencialmente

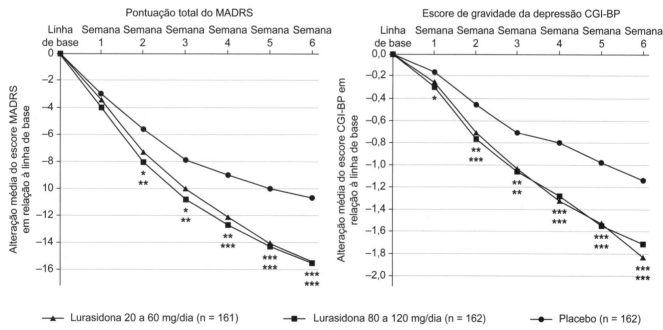

Figura 42.7 Alteração média dos escores da escala MADRS (*Mongtomery-Åsberg Depression Rating Scale*) e da escala CGI-BP (*Clinical Global Impression Scale for Use in Bipolar Illness*) após tratamento do transtorno bipolar com lurasidona (20 a 60 mg/dia ou 80 a 120 mg/dia) ou placebo. *p < 0,05; **p < 0,01; ***p < 0,001.

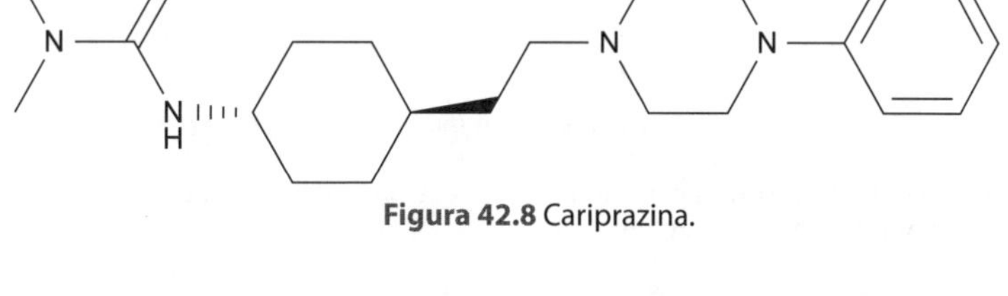

Figura 42.8 Cariprazina.

dependendo da resposta terapêutica e tolerabilidade. As reações adversas mais frequentes são sintomas extrapiramidais, acatisia, dispepsia, vômitos, sonolência e agitação.

Olanzapina (Zyprexa®)

A eficácia da olanzapina para manutenção de eutimia em pacientes com transtorno bipolar foi avaliada em metanálise (Cipriani *et al.*, 2010). Não foi observada diferença significativa entre a olanzapina (em monoterapia ou associada ao lítio ou ácido valproico) comparado ao placebo em relação ao número de pacientes com episódio de alteração do humor (Figura 42.10). A olanzapina foi superior ao placebo em prevenir episódios de mania (RR = 0,37; IC 95% 0,24-0,57; ensaio clínico com 361 participantes), mas não foi estatisticamente superior ao placebo na prevenção de episódios de depressão (RR = 0,78; IC 95% 0,58-1,04; ensaio clínico com 361 participantes) ou na prevenção de episódios mistos (RR = 0,50; IC 95% 0,22-1,13). Quando restrito a análise para os ensaios comparando olanzapina e placebo associados a estabilizadores de humor, não houve diferença estatística na prevenção

Dias
0
4
7
10
14
21
Alteração média do escore MADRS em relação à linha de base
0
−5
−10
−15
−20
Placebo
Cariprazina
**
***
***
***
***
A
Dias
Alteração média do escore CGI-S em relação à linha de base
0,0
−0,4
−0,8
−1,2
−1,6
−2,0
***
*
**
*
**
B

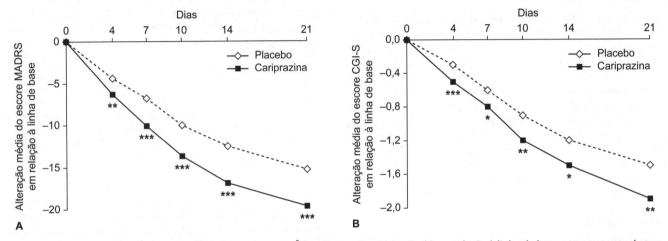

Figura 42.9 A. Alteração média do escore MADRS (*Montgomery-Åsberg Depression Rating Scale*) em relação à linha de base no tratamento do transtorno bipolar. **B.** Alteração média do escore CGI-S (*Clinical Global Impression-Severity*) em relação à linha de base no tratamento do transtorno bipolar. As análises foram feitas em análise com intenção de tratar (ITT). *p < 0,05 *versus* placebo; **p < 0,01 *versus* placebo; ***p < 0,001 *versus* placebo.

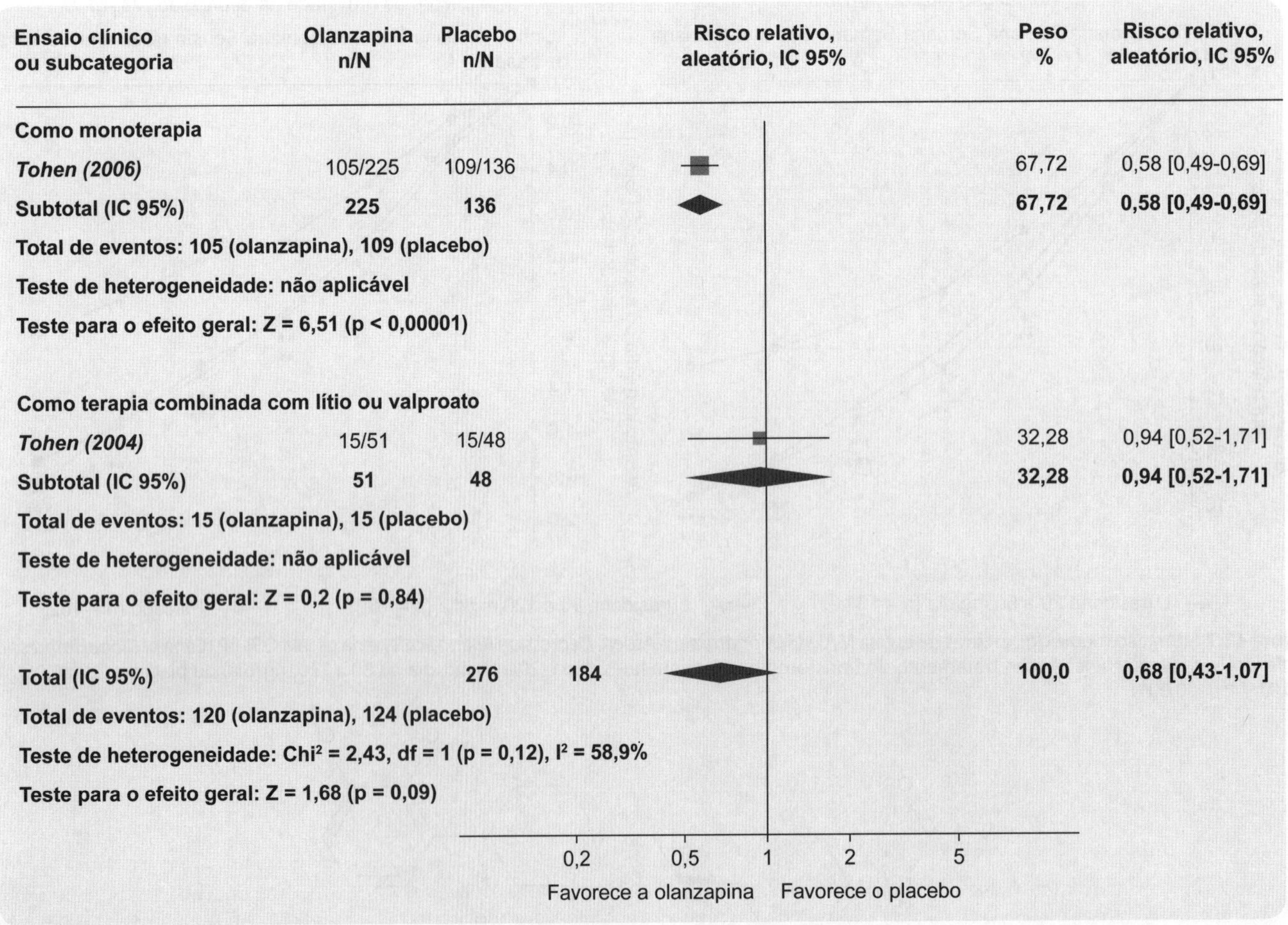

Ensaio clínico ou subcategoria
Olanzapina n/N
Placebo n/N
Risco relativo, aleatório, IC 95%
Peso %
Risco relativo, aleatório, IC 95%
Como monoterapia
Tohen (2006) 105/225 109/136 67,72 0,58 [0,49-0,69]
Subtotal (IC 95%) 225 136 67,72 0,58 [0,49-0,69]
Total de eventos: 105 (olanzapina), 109 (placebo)
Teste de heterogeneidade: não aplicável
Teste para o efeito geral: Z = 6,51 (p < 0,00001)
Como terapia combinada com lítio ou valproato
Tohen (2004) 15/51 15/48 32,28 0,94 [0,52-1,71]
Subtotal (IC 95%) 51 48 32,28 0,94 [0,52-1,71]
Total de eventos: 15 (olanzapina), 15 (placebo)
Teste de heterogeneidade: não aplicável
Teste para o efeito geral: Z = 0,2 (p = 0,84)
Total (IC 95%) 276 184 100,0 0,68 [0,43-1,07]
Total de eventos: 120 (olanzapina), 124 (placebo)
Teste de heterogeneidade: Chi² = 2,43, df = 1 (p = 0,12), I² = 58,9%
Teste para o efeito geral: Z = 1,68 (p = 0,09)
0,2
0,5
1
2
5
Favorece a olanzapina
Favorece o placebo

Figura 42.10 Olanzapina *versus* placebo no tratamento do transtorno bipolar. Recaída (qualquer episódio de humor), conforme definido como objetivo primário pelos autores em cada um dos dois estudos primários.

de episódios de mania (RR = 0,69; IC 95% 0,29-1,65) ou episódios de depressão (RR = 0,59; IC 95% 0,28-1,26). Em relação à interrupção do tratamento causado por reações adversas, a olanzapina em monoterapia causou aumento significativo de interrupções quando comparada ao placebo; a diferença não foi significativa quando a olanzapina foi associada ao lítio ou ao ácido valproico (Figura 42.11).

ANTIEPILÉPTICOS

Epilepsia e transtorno bipolar são doenças crônicas e comuns da função cerebral, ambas as quais apresentam dificuldades para sua subclassificação. Transtornos do humor são comorbidades frequentemente encontradas em pacientes com epilepsia, com prevalência variando entre 20 e 50% de acordo com a amostragem (Kanner, 2003). Ocorrem várias alterações psiquiátricas afetivas e comportamentais durante as fases de uma crise convulsiva (Figura 42.12; Knott *et al.*, 2015).

A inibição da quinase da sintase de glicogênio cerebral (GSK-3-beta) é um dos mecanismos propostos para a ação do lítio no transtorno bipolar, conforme visto anteriormente. Os fármacos antiepilépticos utilizados no tratamento da epilepsia também apresentam atividade farmacológica de bloqueio da GSK-3-beta (Corrado e Walsh, 2016), o que propiciou a investigação do uso de fármacos antiepilépticos no tratamento do transtorno bipolar (Li *et al.*, 2002).

Carbamazepina (Tegretol®)

Ensaio clínico multicêntrico, randomizado, duplo-cego e controlado com placebo (n = 103) avaliou a eficácia de carbamazepina (dose inicial de 200 mg 2 vezes/dia, podendo ser aumentada até 1.600 mg/dia; n = 101), administrada por 3 semanas em pacientes com transtorno bipolar com episódio de mania ou episódios mistos (Weisler *et al.*,

2004). O tratamento com carbamazepina foi mais eficaz que o placebo em reduzir o escore da escala YMRS, mas não houve diferença em relação ao placebo na escala HAM-D (do inglês *Hamilton rating scale for depression*), conforme ilustrado na Figura 42.13. É importante ressaltar que, em relação aos episódios de mania, 41,5% dos pacientes tratados com carbamazepina foram considerados sensíveis ao tratamento, comparado com 22,4% do grupo tratado com placebo (p = 0,0074).

A incidência de reações adversas foi maior no grupo tratado com carbamazepina (88,1%) em relação ao placebo (77,2%), assim como a interrupção do tratamento por reações adversas (12,9% e 5,8% para carbamazepina e placebo, respectivamente). Foram observadas oito reações adversas de intensidade séria, das quais sete delas foram exacerbações dos sintomas do quadro de transtorno bipolar (4 no grupo tratado com carbamazepina e 3 no grupo tratado com placebo.

Ácido valproico

Ensaio clínico randomizado, multicêntrico, duplo-cego e controlado com placebo e com comparador ativo avaliou a eficácia do ácido valproico em tratamento por 52 semanas em pacientes com transtorno bipolar do tipo I (Bowden *et al.*, 2000). Os pacientes foram tratados com ácido valproico (n = 187), lítio (n = 90) ou placebo (n = 92). A dose de ácido valproico foi controlada para que os pacientes mantivessem uma concentração plasmática mínima de valproato entre 71 e 125 μg/ℓ e a de lítio entre 0,8 e 1,2 mmol/ℓ. O objetivo primário foi o tempo para ocorrência de recaída (mania ou depressão). Conforme ilustrado na Figura 42.14, não houve diferença significativa entre os três grupos de tratamento. O grupo tratado com ácido valproico apresentou maior incidência de tremores e ganho de peso em relação ao placebo, tendo sido os tremores mais frequentes no grupo tratado com lítio em relação ao placebo.

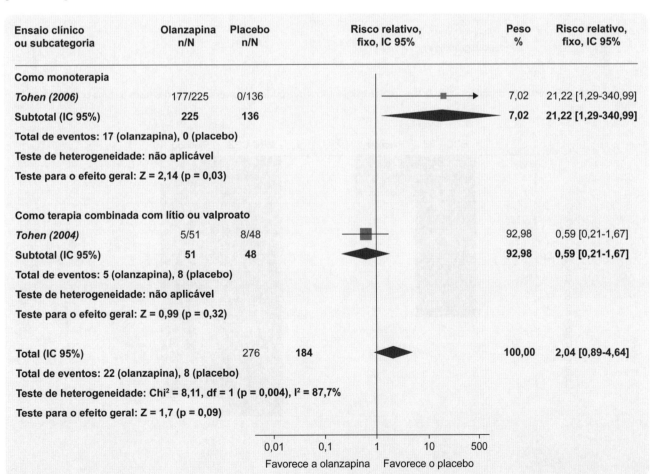

Figura 42.11 Olanzapina *versus* placebo no tratamento do transtorno bipolar. Participantes que abandonaram o tratamento devido à reações adversas.

Lamotrigina (Lamictal®)

A eficácia da lamotrigina foi avaliada em ensaio clínico controlado com placebo e com comparador ativo em pacientes com transtorno bipolar do tipo I (Calabrese et al., 2003). Os pacientes foram randomizados para receberem lamotrigina (50, 200 ou 400 mg/dia; n = 221), lítio (0,8 a 1,1 mEq/ℓ; n = 121) ou placebo (n = 121) em monoterapia por 18 meses. A Figura 42.15 ilustra a porcentagem de pacientes que não apresentaram episódio de mania ou depressão durante esse período.

ESTABILIZADORES DE HUMOR

Até a década de 1950, a doença então classificada como doença maníaco-depressiva era tratada com fármacos antidepressivos quando em fase depressiva e com lítio ou antipsicóticos quando em fase de mania. Naquela época, o lítio era tido como o único fármaco com efeito profilático para evitar novos surtos de mania ou depressão, mas não era denominado como estabilizador de humor. Esse termo começou a se tornar popular após a introdução do ácido valproico (Depakote®) para

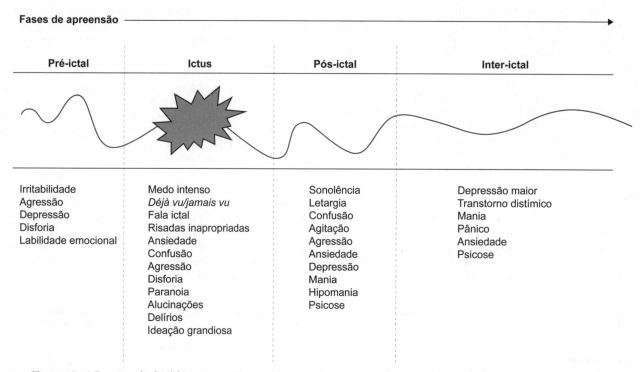

Figura 42.12 Espectro de distúrbios comportamentais e psiquiátricos que podem ocorrer ao longo das fases de uma convulsão.

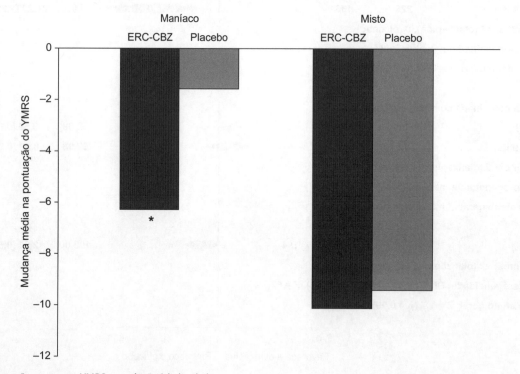

Figura 42.13 Alteração no escore YMRS em relação à linha de base em pacientes com quadros de mania ou quadro misto tratados com carbamazepina de liberação prolongada (ERC-CBZ) ou placebo. *p < 0,01.

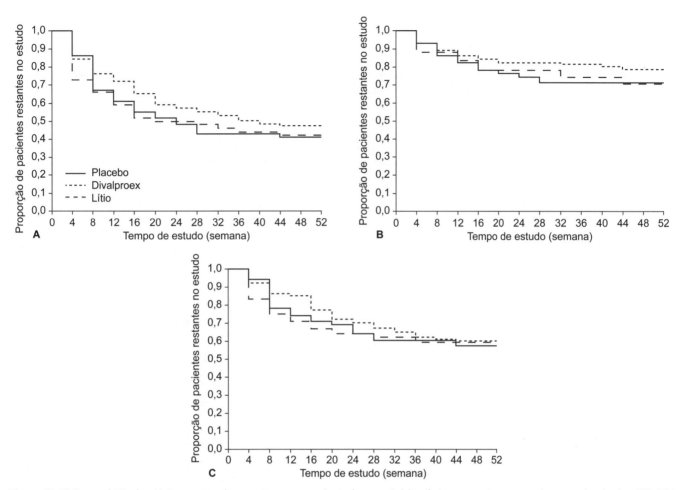

Figura 42.14 Curvas de Kaplan-Meier mostrando o tempo para ocorrência de um episódio afetivo em pacientes tratados com placebo (n = 92), ácido valproico (n = 187) ou lítio (n = 90). Não houve diferença significativa estatística entre os três grupos de tratamento: qualquer episódio de humor (**A**), mania (**B**) e depressão (**C**).

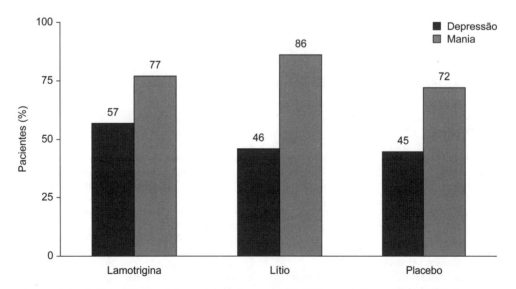

Figura 42.15 Porcentagem de pacientes que permaneceram sem intervenção em 1 ano para tratamento de depressão e mania em um ensaio clínico randomizado, duplo-cego. Pacientes com transtorno bipolar I com episódio depressivo recente ou atual foram randomizados para receber lamotrigina (50, 200 ou 400 mg/dia), lítio (dose titulada para atingir níveis séricos de 0,8 a 1,1 mEq/ℓ) ou placebo por 18 meses. Os dados representam o número estimado de pacientes incluídos na análise de eficácia (n = 165 lamotrigina; n = 120 lítio; n = 119 placebo) em cada grupo de tratamento que não requer farmacoterapia intervencionista ou terapia eletroconvulsiva para um episódio emergente de humor depressivo ou maníaco/hipomaníaco em 1 ano. Os dados de eficácia da lamotrigina são baseados na análise combinada de pacientes que recebem 200 e 400 mg/dia. Valores de p não relatados.

tratamento de surto de mania em 1995, conforme mostrado na Figura 42.16 (Healy, 2006).

Vale ressaltar que isso ocorreu apesar de não haver um consenso sobre o que vem a ser um estabilizador de humor. Uma definição interessante é que o estabilizador de humor seria um fármaco com eficácia em pelo menos uma das três fases do transtorno bipolar (mania aguda, depressão aguda ou profilaxia) e não causaria inversão de polaridade ou piora de um episódio agudo. Vale notar que, com essa definição, todos os fármacos considerados antidepressivos, assim como os fármacos neurolépticos clássicos, devem ser excluídos da classificação de estabilizadores de humor, visto que todos os antidepressivos podem precipitar episódios de mania e o uso crônico de antipsicóticos típicos pode aumentar o risco de depressão (Ghaemi, 2001). Os antipsicóticos classificados como atípicos, como olanzapina e risperidona, também podem induzir surtos de mania (Aubry *et al.*, 2000).

O autor deste livro considera que conceito de estabilizador de humor não contribui para o avanço na compreensão do transtorno bipolar nem para sua terapia. Do ponto de vista farmacológico, os fármacos atuam por meio de mecanismos de ação moleculares. Conforme discutido anteriormente, inibidores de recaptação de serotonina podem não ter, de fato, efeito terapêutico eficaz no tratamento da depressão, porém inibem a recaptação de serotonina. É extremamente complexo imaginar um mecanismo de ação de fármaco que possa ser traduzido como estabilizador de humor. O autor considera o conceito do ponto de vista farmacológico *delusional*. Contudo, reconhece que a introdução do conceito facilita a prescrição pelo médico e a aceitabilidade pelo paciente e, consequentemente, a venda pela indústria farmacêutica, o que não necessariamente se traduz em benefício terapêutico ao paciente. É importante ressaltar que a Food and Drug Administration (FDA) não aprova nenhum fármaco como estabilizador de humor.

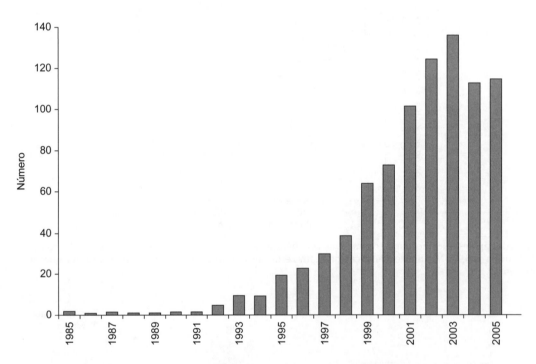

Figura 42.16 Número de artigos encontrados no Medline usando o termo de busca *"mood stabilizer"*.

REFERÊNCIAS BIBLIOGRÁFICAS

American Psychiatric Association (APA). Diagnostic and statistical manual of mental disorders – DSM-5. 5. ed. Arlington: APA Publishing; 2013.

Aubry J-M, Simon A, Bertschy G. Possible induction of mania and hypomania by olanzapine or risperidone: a critical review of reported cases. J Clin Psychiatry. 2000;61:649-55.

Baird-Gunning J, Lea-Henry T, Hoegberg LCG , Gosselin S, Roberts DM. Lithium poisoning. J Intensive Care Med. 2017;32:249-63.

Baldessarini RJ, Leahy L, Arcona S, Gause D, Zhang W, Hennen J. Patterns of psychotropic drug prescription for US patients with diagnoses of bipolar disorders. Psychiatr Serv. 2007;58:85-91.

Baldessarini RJ. Treatment research in bipolar disorder: issues and recommendations. CNS Drugs. 2002;16:721-9.

Bowden CL, Calabrese JR, McElroy SL, Gyulai L, Wassef A, Petty F, et al. A randomized, placebo-controlled 12-month trial of divalproex and lithium in treatment of outpatients with bipolar I disorder. Arch Gen Psychiatry. 2000;57:481-9.

Cade JFJ. Lithium salts in the treatment of psychotic excitement. Medical Journal of Australia. 1949;2:349-52.

Calabrese JR, Bowden CL, Sachs G, Yatham LN, Behnke K, Mehtonen OP, et al. A placebo-controlled 18-month trial of lamotrigine and lithium maintenance treatment in recently depressed patients with bipolar I disorder. J Clin Psychiatry. 2003;64:1013-24.

Chan D, Sireling L. "I want to be bipolar"… a new phenomenon. The Psychiatrist. 2010;34:103-5.

Cipriani A, Rendell G, Geddes JR. Olanzapine in the long-term treatment of bipolar disorder: a systematic review and meta-analysis. J Psychopharmacol. 2010;24:1729-38.

Corponi F, Fabbri C, Bitter I, Montgomery S, Vieta E, Kasper S, et al. Novel antipsychotics specificity profile: a clinically oriented review of lurasidone, brexpiprazole, cariprazine and lumateperone. Eur Neuropsychopharmacol. 2019;29:971-85.

Corrado AC, Walsh JP. Mechanisms underlyoing the benefits of anticonvulsants over lithium in the treatment of bipolar disorder. NeuroReport. 2016;27:131-5.

Dickson WE, Kendell RE. Does maintenance lithium therapy prevent recurrences of mania under ordinary clinical conditions? Psychological Medicine. 1986;16:521-30.

Dupuis RE, Cooper AA, Rosamond LJ, Campbell-Bright S. Multiple delayed peak lithium concentrations following acute intoxication with an extended-release product. Ann Pharmacother. 1996;30:356-60.

Emamghoreishi M, Keshavarz M, Nekooeian AA. Acute and chronic effects of lithium on BDNF and GDNF mRNA and protein levels in rat primary neuronal, astroglial and neuroastroglia cultures. Iran J Basic Med Sci. 2015;18:240-6.

Embi N, Rylatt DB, Cohen P. Glycogen synthase kinase-3 from rabbit skeletal muscle. Separation from cyclic-AMP-dependent protein kinase and phosphorylase kinase. Eur J Biochem. 1980;107:519-27.

Fagiolini A, Forgione R, Maccari M, Cuomo A, Morana B, Dell'Osso MC, et al. Prevalence, chronicity, burden and borders of bipolar disorder. J Affect Disord. 2013;148:161-9.

Fotso Soh K, Torres-Platas SG, Beaulier S, Mantere O, Platt R, Mucsi I, et al. Atorvastatin in the treatment of lithium-induced nephrogenic diabetes insipidus: the protocol of a randomized controlled trial. BMC Psychiatry. 2018;18:227.

Ghaemi SN. On defining mood stabilizer. Bipolar Disorders. 2001;3:154-8.

Gitlin MJ, Swendsen J, Heller TL, Hammen C. Relapse and impairment in bipolar disorder. Am J Psychiatry. 1995;152:1635-40.

Hansen HE, Amdisen A. Lithium intoxication. (Report of 23 cases and review of 100 cases from the literature). Q J Med. 1978;47:123-44.

Harrow M, Goldberg JF, Grossman LS, Meltzer HY. Outcome in manic disorders. Arch Gen Psychiatry. 1990;47:665-71.

Healy D. The latest mania: selling bipolar disorder. Plos Med. 2006;3:e185.

Huzayyin AA, Andreazza AC, Turecki G, Cruceanu C, Rouleau GA, Alda M, et al. Decreased global methylation in patients with bipolar disorder who respond to lithium. Int J Neuropsychopharmacol. 2014;17:561-9.

Ishibashi T, Horisawa T, Tokuda K, Ishiyama T, Ogasa M, Tagashira R, et al. Pharmacological profile of lurasidone, a novel antipsychotic agent with potent 5-hydroxytryptamine 7 (5-HT7) and 5-HT1A receptor activity. J Pharmacol Exp Ther. 2010;334:171-81.

Iwahazhi K, Nishizawa D, Narita S, Numajiri M, Murayama O, Yoshihara E, et al. Haplotype analysis of GSK-3β gene polymorphisms in bipolar disorder lithium responders and nonresponders. Clin Neuropharm. 2014;37:108-10.

Jope RS, Johnson GV. The glamour and gloom of glycogen synthase kinase-3. Trends Biochem Sci. 2004;29:95-102.

Kanner AM. Depression in epilepsy: prevalence, clinical semiology, pathogenic mechanisms and treatment. Biol Psychiatry. 2003;54:388-98.

Knott S, Forty L, Craddock N, Thomas RH. Epilepsy Behav. 2015;52:267-74.

Kraepelin E. Manic-depressive insanity and paranoia. Edinburgh: E & S Livingstone; 1921.

Li X, Ketter TA, Frye MA. Synaptic, intracellular, and neuroprotective mechanisms of anticonvulsants: are they relevant for the treatment and course of bipolar disorders? J Affect Disord. 2002;69:1-14.

Loebel A, Cucchiaro J, Silva R, Kroger H, Hsu J, Sarma K, et al. Lurasidone monotherapy in the treatment of bipolar I depression: a randomized, double-blind, placebo-controlled study. Am J Psychiatry. 2014;171:160-8.

Macedo DS, de Lucena DF, Queiroz AIG, Cordeiro RC, Araújo MM, Sousa FC, et al. Effects of lithium on oxidative stress and behavioral alterations induced by lisdexamfetamine dimesylate: relevance as an animal model of mania. Prog Neuropsychopharmacol Biol Psychiatry. 2013;43:230-7.

Mahli GS, Outhred T. Therapeutic mechanisms of lithium in bipolar disorder: recent advances and current understanding. CNS Drugs. 2016;30:931-49.

Markar HR, Mander AJ. Efficacy of lithium prophylaxis in clinical practice. Br J Psychiatry. 1989;155:496-500.

McIntyre RS, Cohen M, Zhao J, Alphs L, Macek TA, Panagides J. A 3-week, randomized, placebo-controlled trial of asenapine in the treatment of acute mania in bipolar mania and mixed states. Bipolar Disord. 2009;11:673-86.

Moncrieff J. Lithium revisited – a re-examination of the placebo-controlled trials of lithium prophylaxis in manic-depressive disorder. Brit J Psychiatry. 1995;167:569-74.

Morsel AM, Morrens M, Sabbe B. An overview of pharmacotherapy for bipolar I disorder. Expert Opin Pharmacother. 2018;19:203-22.

Prien RF, Caffey EM Jr, Klett CJ. Prophylactic efficacy of lithium carbonate in manic-depressive illness. Report of the Veterans Administration and National Institute of Mental Health collaborative study group. Arch Gen Psychiatry. 1973;28:337-41.

Quiroz JA, Yatham LN, Palumbo JM, Karcher K, Kushner S, Kusumakar V. Risperidone long-acting injectable monotherapy in the maintenance treatment of bipolar I disorder. Biol Psychiatry. 2010;68:156-62.

Sachs GA, Greenberg WM, Starace A, Lu K, Ruth A, Laszlovszky I, et al. Cariprazine in the treatment of acute mania in bipolar I disorder: a double-blind, placebo-controlled, phase III trial. J Affect Disord. 2015;174:296-302.

Schou M. Pharmacology and toxicology of lithium. Annual Review of Pharmacology and Toxicology. 1976;16:231-43.

Severus E, Taylor MJ, Sauer C, Pfennig A, Ritter P, Bauer M, et al. Lithium for prevention of mood episodes in bipolar disorders: systematic review and meta-analysis. Int J Bipolar Disord. 2014;2:15.

Smith DF, Smith HB. The effect of prolonged lithium administration on activity, reactivity, and endurance in the rat. Psycopharmacologia. 1973;30:83-8.

Strayhorn Jr. JM, Nash JL. Severe neurotoxicity despite "therapeutic" serum lithium levels. Dis Nerv Syst. 1977;38:107-11.

Suppes T, Baldessarini RJ, Faedda GL, Tohen M. Risk of recurrence following discontinuation of lithium treatment in bipolar disease. Arch Gen Psychiatry. 1991;48:1082-8.

Tanno M, Kuno A, Ishikawa S, Miki T, Kouzu H, Yano T, et al. Translocation of glycogen synthase kinase-3b (GSK-3b), a trigger of permeability transition, is kinase activity-dependent and mediated by interaction with voltage-dependent anion channel 2 (VDAC2). J Biol Chem. 2014;289:29285-96.

Taylor DM, Bafnes TE, Young A. The Maudsley prescribing guidelines in psychiatry. 13. ed. Hoboken: Wiley; 2018.

Thase ME, Jonas A, Khan A, Bowden CL, Wu X, McQuade RD, et al. Aripiprazole monotherapy in non-psychotic bipolar I depression. J Clin Psychopharmacol. 2008;28:13-20.

Thase ME, Macfadden W, Weisler RH, Chang W, Paulsson B, Khan A, et al. Efficacy of quetiapine monotherapy in bipolar I and II depression. J Clin Psychopharmacol 2006;26:600-9.

Thornley-Brown D, Galla JH, Williams PD, Kant KS, Rashkin M. Lithium toxicity associated with a trichobezoar. Ann Intern Med. 1992;116:739-40.

Weisler RH, Kalali AH, Ketter TA; SPD417 Study Group. A multicenter, randomized, double-blind, placebo-controlled trial of extended-release carbamazepine capsules as monotherapy for bipolar disorder patients with manic or mixed episodes. J Clin Psychiatry. 2004;65:478-84.

43 Transtornos por Uso de Fármacos

ÁLCOOL

O alcoolismo é definido como uma doença crônica, recidivante, caracterizada por uma compulsão para ingestão de álcool, perda do controle sobre a quantidade ingerida e um estado emocional negativo quando da impossibilidade dessa ingesta. Os maiores problemas de saúde acarretados pela compulsão de beber são o edema intestinal e a lesão de órgãos. O uso crônico e excessivo de álcool influencia a microbiota intestinal e aumenta a permeabilidade do intestino com elevação de endotoxinas, capazes de causar doença hepática avançada, como hepatite, fibrose e cirrose, e, eventualmente, carcinoma hepatocelular (Schnabl e Brenner, 2014). Além de afetar o fígado, o consumo excessivo de álcool está relacionado com várias outras doenças/condições, como demência alcoólica, cardiomiopatia alcoólica, câncer e lesões causadas por quedas ou acidentes automobilísticos. O alcoolismo representa um problema sério tanto em países desenvolvidos quanto em desenvolvimento, promovendo um alto custo médico, social e econômico.

A administração aguda de álcool facilita a atividade inibitória do ácido gama-aminobutírico (GABA), que, com a redução da atividade excitatória do glutamato, dos canais de cálcio e da norepinefrina, promove uma desaceleração do sistema nervoso central (SNC), o que, nos casos extremos de intoxicação alcoólica, pode levar ao coma e à morte causada por falência cardiorrespiratória. Há quatro fármacos aprovados para o tratamento do alcoolismo – dissulfiram, naltrexona, nalmefeno e acamprosato –, conforme visto a seguir.

Dissulfiram (Antabuse)

Derivado tiocarbamato sintetizado em 1920 (Adams e Ludwig, 1930), é também utilizado no tratamento do alcoolismo. A incompatibilidade do dissulfiram com o uso de álcool foi descoberto por acaso no século 19: essa substância era utilizada na vulcanização da borracha e causava intolerância ao álcool nos trabalhadores que se expunham a ela, resultando frequentemente em abstinência involuntária. O médico norte-americano E. E. Williams descreveu a ocorrência desse efeito adverso em 1937, levantando a possibilidade de seu uso terapêutico no tratamento do alcoolismo (Suh et al., 2006).

Após a ingestão oral, o dissulfiram (Figura 43.1) é em parte reduzido ao ácido dietil-ditio-carbâmico pelo pH ácido do estômago, o qual é extremamente instável em meio ácido e se decompõe rapidamente em dissulfeto de carbono e dietilamina (Johansson, 1992). O ácido dietil-ditio-carbâmico é um forte quelador de metais, especialmente

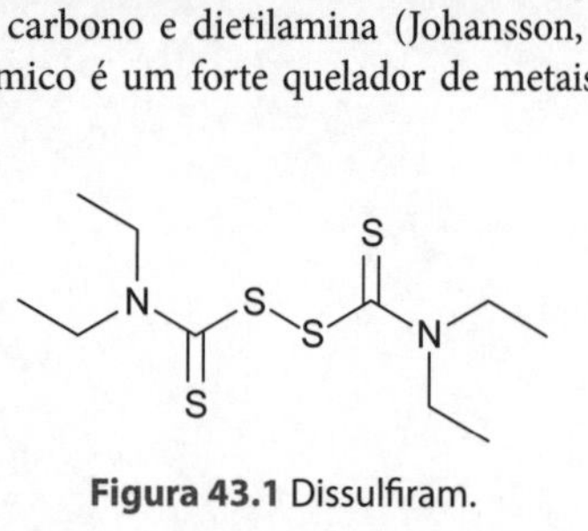

Figura 43.1 Dissulfiram.

de íons de metais pesados, como íons cúpricos, com os quais o ácido dietil-ditio-carbâmico forma complexos de cobre como o bis-dietil-ditio-carbamato, mais estável que o ácido dietil-ditio-carbâmico e diversamente deste, além de bastante hidrofóbico e neutro, o que possibilita a sua absorção ao longo de todo o trato gastrintestinal (Johansson, 1985). Quando administrado na forma de comprimido efervescente, o dissulfiram é dissolvido de modo mais eficaz no suco gástrico, o que favorece a formação do bis-dietil-ditio-carbamato e, consequentemente, aumenta a sua biodisponibilidade (Andersen, 1991). Após a administração oral de dissulfiram marcado com ^{15}S, o total de radioatividade encontrado nas fezes foi de 1 a 20%, indicando que mais de 80% da dose é geralmente absorvida. Após sua chegada à circulação, o dissulfiram é rapidamente reduzido ao seu monômero, o ácido dietil-ditio-carbâmico, pela ação dos tióis endógenos e do sistema da glutationa redutase dos eritrócitos (Stromme, 1965). O dissulfiram liga-se às proteínas plasmáticas, primariamente à albumina (96,1%). Os metabólitos do dissulfiram são eliminados principalmente via renal (65%), mas também via hepatobiliar e pulmões. A principal via de eliminação do dissulfeto de carbono é a pulmonar.

No ser humano, o etanol é substancialmente eliminado pelo fígado pela ação de várias isoenzimas da aldeído desidrogenase, sendo poucas quantidades eliminadas pela influência das mono-oxigenases microssomais do citocromo P450 e pela catalase. O acetaldeído constitui o primeiro metabólito da oxidação do etanol. Após a ingestão oral do etanol, esse composto extremamente tóxico aparece na circulação em concentrações baixas (< μM). A citotoxicidade do acetaldeído resulta do seu envolvimento com a peroxidação lipídica, a geração de radicais livres, a inativação de várias enzimas ou a ligação irreversível com várias proteínas e outros constituintes celulares, com a alteração das funções da membrana celular (Esterbauer, 1982). Portanto, a eliminação rápida do acetaldeído do interior da célula é fundamental. O metabolismo instantâneo é possível por meio de nova oxidação para formar acetato, reação catalisada pela enzima aldeído-desidrogenase. Há quatro isoenzimas descritas da aldeído-desidrogenase em humanos, duas delas (ALDH1 e ALDH2) encontradas primariamente no fígado e envolvidas na oxidação metabólica do acetaldeído (Marchner e Tottmar, 1978). A ALDH1 é uma enzima mitocondrial, enquanto a ALDH2 uma enzima citoplasmática. O dissulfiram inibe preferencialmente a enzima aldeído-desidrogenase mitocondrial, com pequena afinidade para acetaldeído. O dissulfiram na presença de álcool, mesmo em pequenas concentrações, causa rubor facial, cefaleia latejante, dispneia, náuseas, vômito intenso, sudorese e sede. Dor torácica, palpitação, visão embaçada e confusão constituem outros sintomas frequentes. Podem ocorrer efeitos adversos graves, como depressão respiratória, colapso cardiovascular, arritmias, infarto do miocárdio, insuficiência cardíaca congestiva, convulsões e morte (Akbar et al., 2018). O principal metabólito do dissulfiram, o dietilditiocarbamato, é um inibidor da dopamina beta-hidroxilase, a enzima responsável pela catálise da dopamina em norepinefrina, podendo causar surtos psicóticos, de acordo com a história familiar do paciente (Mohapatra e Rath, 2017). Pode haver também polineuropatia axonal grave envolvendo os nervos cranianos, surgindo poucas semanas após o início do tratamento na dose usual de 500 mg/dia.

Apesar do longo tempo de uso, a eficácia do tratamento com dissulfiram é, no mínimo, controversa. Em uma metanálise utilizando estudos randomizados, duplos-cegos, controlados com placebo, não se demonstrou diferença significativa entre o tratamento com dissulfiram e placebo (Figura 43.2; Skinner *et al.*, 2014).

O dissulfiram apenas deve ser ingerido após abstinência de álcool por pelo menos 12 h. Recomenda-se a dose de 250 mg/dia, com dose máxima permitida de 500 mg/dia. Neurite óptica, neurite periférica e polineurite podem surgir depois de sua administração, assim como colestase e hepatite. Outras reações adversas incluem fadiga, impotência, cefaleia, erupções acneiformes e dermatite alérgica, as quais costumam desaparecer durante o tratamento ou com a redução da dose diária.

Naltrexona (Revia®)

Trata-se de um derivado da oximorfona em que o metil da amina terciária é substituído por um metilciclopropano, utilizado no tratamento tanto do alcoolismo quanto da dependência química induzida por opioides. A naltrexona liga-se aos receptores opioides e atenua a sensação prazerosa associada ao consumo de álcool, além de, supostamente, reduzir o desejo de beber. A naltrexona e seu metabólito ativo, 6-betanaltrexol, são antagonistas dos receptores opioides da classe mi (μ), dos receptores opioides da classe kappa (κ) e, com menor afinidade, dos receptores opioides da classe delta (Niciu e Arias, 2013). Uma possível causa para explicar a alta variabilidade observada no efeito da naltrexona consistiria na presença de polimorfismos genéticos do receptor opioide da classe mi. Entretanto, não se demonstrou relação entre o genótipo do receptor opioide mi e a resposta terapêutica da naltrexona (Jonas *et al.*, 2014).

Bem absorvida via oral (VO), sofre, entretanto, importante metabolismo de primeira passagem, e sua biodisponibilidade absoluta varia entre 5 e 40%. O $T_{máx}$ da naltrexona e do 6-betanaltrexol se dá aproximadamente 1 h após ingestão oral. A naltrexona apresenta ligação com as proteínas plasmáticas (21%), e seu volume de distribuição após administração intravenosa (IV) é de 1.350 ℓ. Seu *clearance* sistêmico após administração IV é de 3,5 ℓ/min, o que excede o fluxo hepático (1,2 ℓ/min), indicando sítios extra-hepáticos de metabolismo. O principal metabólito é o 6-betanaltrexol, e dois outros metabólitos, 2-hidróxi-3-metóxi-6-betanaltrexol e 2-hidróxi-3-metil-naltrexona, também são produzidos, mas em menor quantidade. O perfil farmacocinético da naltrexona e de seus metabólitos sugere que apresentam ciclo êntero-hepático.

A eficácia e a segurança da naltrexona (50 mg) associada à psicoterapia foram avaliadas em metanálise de ensaios clínicos randomizados, controlados com placebo, em pacientes com transtorno por uso de álcool (Figura 43.3; Jarosz *et al.*, 2013). O tratamento foi feito por 12 a 16 semanas e demonstrou que a naltrexona (Figura 43.4) foi mais eficaz em relação ao placebo para induzir abstinência por uso de álcool.

Nalmefeno (Selincro)

Derivado opioide similar tanto na estrutura quanto em atividade à naltrexona, é um ligante de receptores opioides, com grande afinidade pelos receptores mi e kappa e pouco para os receptores delta (δ). Ele apresenta atividade antagonista nos receptores mi e delta; entretanto, diferentemente da naltrexona, tem atividade agonista parcial nos receptores kappa. O nalmefeno, teoricamente, ofereceria vantagens sobre a naltrexona porque é um antagonista mais potente nos receptores opioides delta, o qual está implicado no hábito de beber álcool (Ciccocioppo *et al.*, 2002), além de ter meia-vida mais longa que a naltrexona.

O nalmefeno (Figura 43.5) é rapidamente absorvido após administração oral de dose única (10 mg), atingindo um $C_{máx}$ de 16,5 mg/mℓ, com $T_{máx}$ de 1,5 h. Sua biodisponibilidade absoluta é de 41% com uma meia-vida de 12,5. Um estudo com PET-*scan* (tomografia por emissão de pósitrons) demonstrou que, após administração VO, o nalmefeno atinge alta ocupação em receptores mi (87 a 100%) após 3 h da administração, a qual persiste por 26 h (Ingman *et al.*, 2005). Ressalta-se que esse fármaco é um potente antagonista mi e, portanto, bloqueará a ação de analgésicos opioides, podendo precipitar uma crise de abstinência em pacientes que utilizam opioides analgésicos cronicamente (Donnerstag *et al.*, 2015).

Uma metanálise comparando a eficácia do nalmefeno com placebo não demonstrou evidência de eficácia no tratamento do alcoolismo (Figura 43.6; Palpacuer *et al.*, 2015), entretanto há evidência discreta capaz de reduzir o consumo do álcool.

A dose recomendada do nalmefeno é de 18 mg/dia, com o comprimido podendo ser ingerido com ou sem alimentos. As reações adversas mais comuns são náuseas, tontura, insônia e cefaleia, embora, em geral, de intensidade leve ou moderada, associadas ao início do tratamento e de curta duração.

Acamprosato (Campral)

Fármaco sintético com uma estrutura química semelhante à da taurina e do ácido gama-aminobutírico (Figura 43.7), seu mecanismo de ação na manutenção da abstinência alcoólica não é conhecido pelo fato de que a complexa neurobiologia do alcoolismo também é pouco conhecida. Entretanto, há evidências de que o acamprosato interage com a neurotransmissão excitatória do glutamato e com a transmissão inibitória do GABA para restaurar o desequilíbrio entre a transmissão excitatória e inibitória que ocorre no alcoolismo crônico (Mason e Heyser, 2010). O acamprosato modula a transmissão glutamérgica pelos receptores NMDA (*N-methyl-D-aspartic acid*) e os receptores metabotrópicos do glutamato, além de apresentar efeitos modulatórios indiretos na transmissão dos receptores GABA$_A$. O acamprosato atenua a atividade hiperglutaminérgica, reduz o consumo de etanol em camundongos que estavam bebendo uma quantidade excessiva de etanol (Mann *et al.*, 2008) e reduz os níveis de glutamato (avaliados por espectroscopia de ressonância magnética) no cérebro de pacientes alcoólatras que foram detoxificados (Umhau *et al.*, 2010). Outro mecanismo de ação proposto sugere que a ação farmacodinâmica do

Subgrupo em ensaio clínico	Nome do ensaio clínico	Design de estudo	Hedge's g	Erro padrão	Variação	Limite inferior	Limite superior	Valor Z	Valor p		Peso relativo
Cego	Carroll *et al.* (2004)	Cego	0,211	0,392	0,154	−0,557	0,979	0,538	0,590	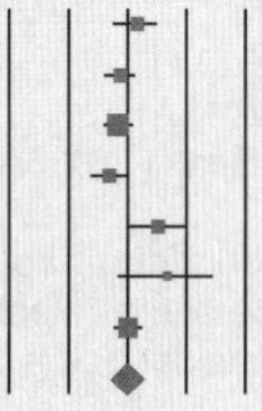	11,05
Cego	Fuller e Roth (1979)	Cego	−0,124	0,281	0,079	−0,675	0,427	−0,441	0,659		16,83
Cego	Fuller *et al.* (1986)	Cego	−0,125	0,135	0,018	−0,390	0,140	−0,926	0,354		29,29
Cego	Ling *et al.* (1983)	Cego	−0,595	0,349	0,122	−1,279	0,089	−1,705	0,088		12,94
Cego	Niederhofer e Staffen (2003)	Cego	0,991	0,506	0,256	−0,001	1,983	1,958	0,050		7,51
Cego	Petrakis *et al.* (2000)	Cego	1,359	0,837	0,701	−0,281	2,999	1,624	0,104		3,14
Cego	Pettinati *et al.* (2008)	Cego	0,035	0,247	0,061	−0,449	0,519	0,142	0,887		19,25
Cego			0,013	0,155	0,024	−0,291	0,316	0,082	0,935		

Figura 43.2 *Forest plot* comparando a eficácia do dissulfiram *versus* placebo no tratamento do alcoolismo por meio de ensaios clínicos duplos-cegos.

Estudo	Naltrexona com psicoterapia n/N	Placebo com psicoterapia n/N		Risco relativo (IC 95%)
Anton (1999)	32/68	21/63		1,78 (0,83-3,84)
Baltieri (2008)	14/49	15/54		1,04 (0,40-2,68)
Chick (2000)	15/85	15/79		0,91 (0,38-2,19)
Gastpar (2002)	43/80	42/82		1,11 (0,57-2,15)
Morley (2006)	9/53	11/61		0,93 (0,31-2,73)
Morris (2001)	8/38	4/33		1,93 (0,45-9,67)
O'Malley (1992)	22/52	10/52		3,08 (1,18-8,33)
O'Malley (2008)	12/34	4/34		4,09 (1,03-19,38)
Volpicelli (1995)	19/53	15/53		1,58 (0,56-4,52)
Resultado da metanálise (aleatório)				1,46 (1,07-2,00)

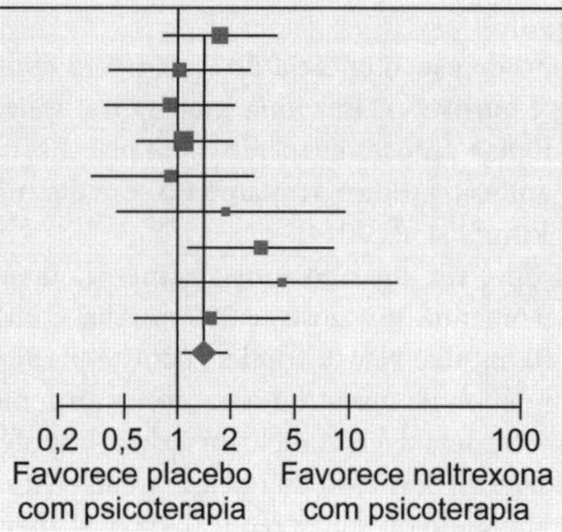

0,2 0,5 1 2 5 10 100
Favorece placebo com psicoterapia | Favorece naltrexona com psicoterapia

Figura 43.3 *Forest plot* mostrando taxa de abstinência em pacientes com transtorno por uso de álcool tratados com psicoterapia associada ao placebo *versus* psicoterapia associada à naltrexona.

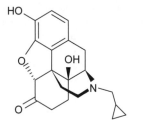

Figura 43.4 Naltrexona. 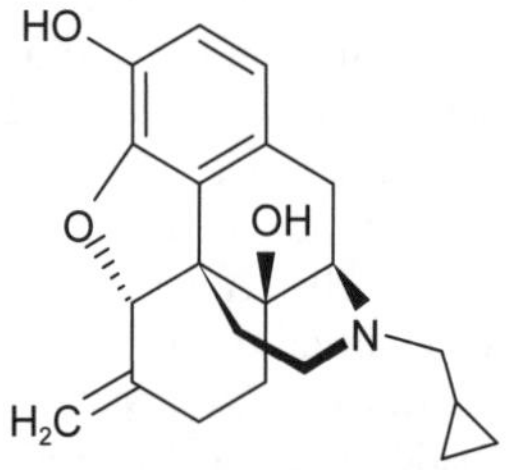   **Figura 43.5** Nalmefeno.

Mortalidade aos 6 meses

Ensaio clínico	Nalmefeno Eventos	Total	Placebo Eventos	Total	Risco relativo	RR IC 95%	W (fixo) (%)	W (aleatório) (%)
Gual (12023A)	1	358	1	360		1,01 (0,06-16,01)	19,7	38,6
Mann (12014A)	0	306	2	298		0,19 (0,01-4,04)	50,1	32,2
Karhuvaara (CPH-101-801)	0	242	0	161			0,0	0,0
CPH-101-0701	0	85	1	82		0,32 (0,01-7,78)	30,2	29,2
Modelo de efeito fixo		991		901		0,39 (0,08-2,01)	100	–
Modelo de efeitos aleatórios						0,43 (0,08-2,38)	–	100

Heterogeneidade: $I^2 = 0\%$, $Tau^2 = 0$, $p = 0,7176$

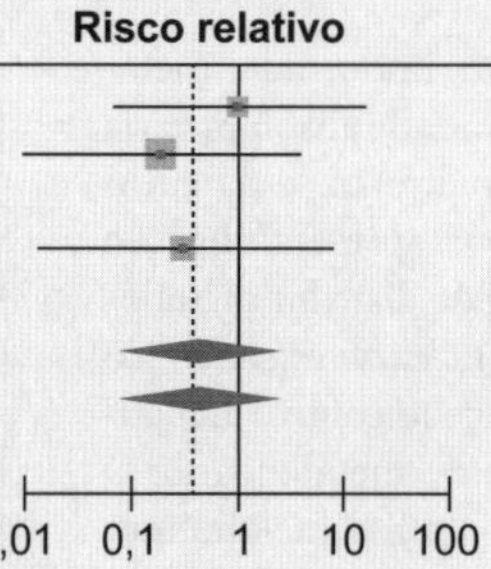

0,01 0,1 1 10 100

Escore de resumo do componente físico SF-36 aos 6 meses

Ensaio clínico	Nalmefeno Total	Média	DP	Placebo Total	Média	DP	Diferença média	MD IC 95%	W (fixo) (%)	W (aleatório) (%)
Gual (12023A)	201	2,2	5,67	218	0,3	5,90		1,90 (0,79-3,01)	41,7	36,4
Mann (12014A)	152	1,5	6,16	209	1,4	5,78		0,10 (–1,15-1,35)	32,6	33,3
Van den Brink (12013A)	314	0,6	7,09	106	0,2	6,17		0,40 (–1,01-1,81)	25,7	30,2
Modelo de efeito fixo	667			533				0,93 (0,21-1,64)	100	–
Modelo de efeitos aleatórios								0,85 (–0,32-2,01)	–	100

Heterogeneidade: $I^2 = 61,3\%$, $Tau^2 = 0,6463$, $p = 0,0755$

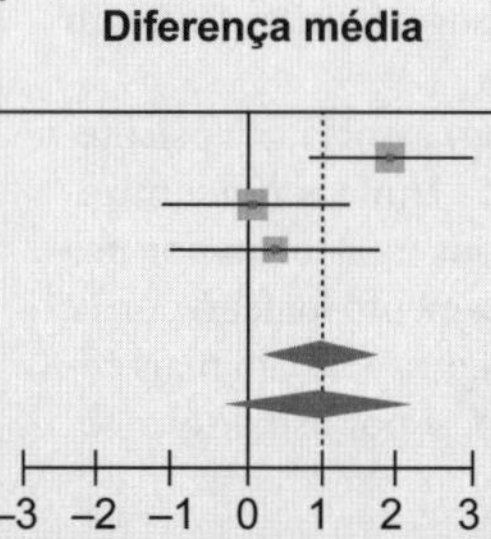

–3 –2 –1 0 1 2 3

Escore de resumo do componente mental SF-36 aos 6 meses

Ensaio clínico	Nalmefeno Total	Média	DP	Placebo Total	Média	DP	Diferença média	MD IC 95%	W (fixo) (%)	W (aleatório) (%)
Gual (12023A)	201	6,8	11,34	218	3,6	10,34		3,20 (1,12-5,28)	33,7	33,4
Mann (12014A)	152	3,2	9,86	209	2,5	10,12		0,70 (–1,38-2,78)	33,7	33,4
Van den Brink (12013A)	314	4,2	10,63	106	5,1	9,26		–0,90 (–3,02-1,22)	32,6	33,1
Modelo de efeito fixo	667			533				1,02 (–0,19-2,23)	100	–
Modelo de efeitos aleatórios								1,01 (–1,33-3,34)	–	100

Heterogeneidade: $I^2 = 73,2\%$, $Tau^2 = 3,114$, $p = 0,0241$

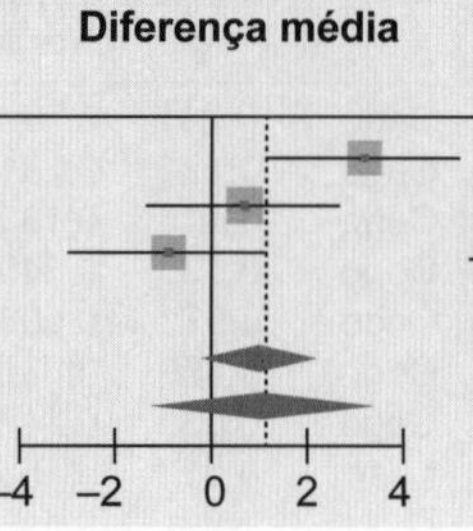

–4 –2 0 2 4

Figura 43.6 *Forest plot* mostrando desfecho de 6 meses após tratamento do alcoolismo com nalmefeno ou placebo. DP: desvio padrão.

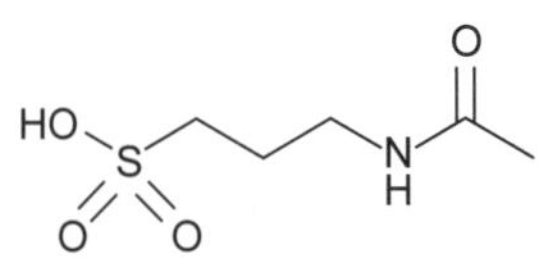

Figura 43.7 Acamprosato.

acamprosato pode estar relacionada com o sal de cálcio, visto que esse fármaco é comercializado como acamprosato cálcico (Spanagel *et al.*, 2014).

A biodisponibilidade absoluta do acamprosato após administração oral é de 11%, sendo o $T_{máx}$ atingido entre 3 e 8 h após a administração de uma dose de 666 mg. A meia-vida é de 18 a 33 h, e o acamprosato pode ser tomado em jejum ou com alimentos. O volume de distribuição após administração IV é estimado entre 72 e 109 ℓ. A meia-vida de eliminação do acamprosato varia entre 20 e 33 h, sendo a via renal a sua principal via de eliminação. Esse fármaco não sofre metabolismo, sendo eliminado na urina de forma inalterada. A dose deve ser ajustada em pacientes com insuficiência renal moderada e seu uso está contraindicado naqueles com insuficiência renal grave. Pelo fato de não sofrer metabolismo hepático, a dose não precisa ser ajustada em pacientes hepatopatas leves ou moderados. É bem tolerado e a diarreia representa o evento adverso mais comum (Plosker, 2015).

Ensaios clínicos randomizados, multicêntricos, duplos-cegos, controlados com placebo (sem comparador ativo) realizados em pacientes com dependência de álcool demonstraram que a utilização de acamprosato nas doses de 1.332 a 1.998 mg/dia em conjunto com terapia psicossocial por 3 a 12 meses foi, *de maneira geral*, mais efetiva que o placebo para objetivos primários, como proporção de pacientes que permaneceram completamente abstinentes, o tempo médio de duração da abstinência e tempo médio para a primeira bebida (Plosker, 2015). Entretanto, não houve consistência nos vários ensaios clínicos realizados. Em um ensaio clínico com 592 pacientes com 6 meses de duração (Mason *et al.*, 2006), não houve diferença significativa em relação ao placebo na porcentagem de dias livres de álcool. Em outro ensaio clínico com 581 pacientes acompanhados por 6 meses, também não ocorreu diferença significativa em relação ao placebo na taxa de abstinência (Chick *et al.*, 2000).

A dose recomendada do acamprosato é de 666 mg (2 comprimidos de 333 mg) administrados 3 vezes/dia. Apesar de a administração poder ser feita de modo independente da alimentação, recomenda-se que o paciente faça ingestão de 3 refeições ao dia para facilitar a aderência ao tratamento. Nos ensaios clínicos controlados com placebo com duração de 6 meses, 8% dos pacientes tratados com acamprosato descontinuaram o tratamento em razão de um evento adverso, em comparação a 6% dos pacientes tratados com placebo. Em um estudo com duração mais longa, 7% dos pacientes tratados com acamprosato ou com placebo descontinuaram o tratamento.

NICOTINA

O tabagismo aumenta a incidência de doença cardiovascular e está associado a 480 mil mortes por ano nos EUA (Hsieh *et al.*, 2019). Trata-se de um importante fator de risco para doença isquêmica miocárdica, e as evidências indicam que a interrupção do hábito de tabagismo pode reduzir a doença cardiovascular e os custos de saúde associados a essa condição (Hall e Doran, 2016). A nicotina representa o principal ingrediente ativo dos produtos derivados do tabaco que leva o indivíduo ao hábito. Embora a maioria da toxicidade do tabagismo esteja atribuída a outros componentes do cigarro, são os efeitos farmacológicos da nicotina que causam o hábito (CDCP, 2010). A nicotina, atuando nos receptores colinérgicos nicotínicos neuronais, causa a ativação e a liberação de vários neurotransmissores, como a norepinefrina, a acetilcolina, o ácido gama-aminobutírico, a dopamina e o glutamato. Portanto, essa substância modifica um grande número de processos psicológicos, como locomoção, nocicepção, ansiedade, aprendizagem e memória (Berrendero *et al.*, 2010). Os receptores colinérgicos nicotínicos pertencem a uma família heterogênea de receptores acoplados a canais catiônicos presentes no SNC e no sistema nervoso periférico. O receptor colinérgico nicotínico alfa-4-beta-2 é o mais densamente expresso na área tegmental ventral e no mesencéfalo (Albuquerque *et al.*, 2009) – no cérebro de ratos, é responsável por mais de 90% da ligação da nicotina (Benowitz, 1996). A área de interesse particular para a adição ao tabagismo consiste na dos receptores colinérgicos nicotínicos expresso na via mesocorticolímbica, ou seja, do núcleo *accumbens* até a região tegmental ventral, estendendo-se até a área frontal (Figura 43.8; Mitrouska *et al.*, 2007). Essa área, conhecida como a área de recompensa, é modulada pela liberação de dopamina. Essa liberação de dopamina está associada a um prazer intenso e sensação de alívio, reforçando, dessa maneira, a adição à nicotina (Maity *et al.*, 2014).

As intervenções farmacológicas para induzir a cessação do hábito de fumar apresentam possibilidades terapêuticas de sucesso à medida que as bases neuroquímicas da adição ao tabaco se tornam mais conhecidas. O tratamento baseado na reposição de nicotina visa a reduzir a motivação para consumo do cigarro e diminuir os sintomas e sinais de crise de abstinência causada pela interrupção do uso do cigarro (Silagy *et al.*, 2004). Há várias formas farmacêuticas (balas, *patches* etc.) para repor a nicotina com o intuito de ajudar o dependente químico do tabaco a interromper o hábito de fumar – essa terapia pertence à lista de medicamentos considerados essenciais pela Organização Mundial da Saúde (WHO, 2013). De maneira geral, todas as formas farmacêuticas de reposição de nicotina apresentam eficácia comparada, embora estudos clínicos randomizados identifiquem que a aderência é maior com o *patch* transdérmico, menor para a bala e menor ainda para o *spray* e o inalador (Hajek *et al.*, 1999).

No cérebro, a nicotina atua como um agonista para os receptores nicotínicos, os quais são receptores inotrópicos pentaméricos encontrados pré-sinapticamente no SNC e pós-sinapticamente no sistema nervoso autônomo, nos quais modulam a liberação de neurotransmissores e potenciais ganglionares (Wooltorton *et al.*, 2003). Distintamente da maior parte dos agonistas, que, com a administração crônica,

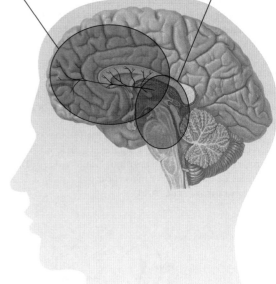

Figura 43.8 Áreas do sistema nervoso central envolvidas no hábito de fumar.

reduzem o número de receptores, a administração crônica de nicotina causa uma dessensibilização e inativação dos receptores nicotínicos, que promove o aumento paradoxal do número de receptores nicotínicos, principalmente do subtipo mais comum no cérebro de mamíferos: o heterômero alfa-4-beta-2 (Whiting e Lindstrom, 1988). O número aumentado desses receptores durante o tratamento crônico com nicotina está associado ao desenvolvimento de tolerância comportamental à nicotina, por sua vez relacionada com a intensidade e a duração do hábito de fumar (Breese et al., 1997).

A nicotina pode ser aplicada na forma de goma, adesivo transdérmico ou *spray* nasal. Os efeitos cardiovasculares comumente observados com a terapia aguda de reposição com nicotina consiste em aumento da frequência cardíaca e aumento da pressão arterial e do débito cardíaco (Benowitz e Gourlay, 1997). Esses efeitos são respostas fisiológicas à ativação dos receptores nicotínicos da acetilcolina, em decorrência, em parte, da estimulação neural simpática e da liberação de catecolaminas da glândula suprarrenal (Lee e Fariss, 2017). Pelo rápido aparecimento de tolerância a essas alterações fisiológicas, é improvável que esses efeitos agudos tenham relevância na doença cardiovascular; entretanto, experimentos em animais de laboratório com administração de nicotina por 1 a 12 semanas mostraram piora de doenças cardiovasculares como hipertensão arterial crônica, aterosclerose e lesão de isquemia/reperfusão (Zhou et al., 2013). Não há ensaios clínicos de boa qualidade que tenham examinado se a terapia de reposição com nicotina agrava a doença cardiovascular, mas há evidências que sugerem que não ocorra aumento de risco cardiovascular (Lee e Fariss, 2017). A nicotina causa aumento do tônus simpático e aumenta o metabolismo, e a interrupção do hábito de fumar e a ausência da nicotina causam decréscimo do metabolismo e ganho ponderal. Pacientes que interrompem o hábito de fumar apresentam chance de 80% de ganhar peso, e entre 1 e 25% podem desenvolver obesidade (Flegal, 2007).

Os adesivos transdérmicos são aplicados na pele e liberam nicotina através dela em uma taxa relativamente constante. Estão disponíveis em várias dosagens, o que permite que fumantes pesados utilizem dosagens mais altas e os mais leves, dosagens menores. Além disso, eventualmente, com uma redução da dose conforme a necessidade, o uso diminui até não haver mais necessidade de nicotina (Molyneux et al., 2004). O uso dos adesivos transdérmicos de nicotina são considerados seguros para o tratamento de abstinência ao tabaco (Prochaska, 2015), compreendendo a forma farmacêutica de reposição de nicotina mais utilizada para tratamento do tabagismo (West et al., 2011). A exemplo de outras formas farmacêuticas empregadas, como goma, *spray* nasal, nicotina sublingual, inalatória ou pastilhas na reposição de nicotina, apresenta eficácia comparada ao placebo e ao não tratamento, aumentando em 50 a 60% a chance de o paciente interromper o hábito (Hartmann-Boyce et al., 2018).

Vareniclina (Chantix)

Derivado benzazipínico que atua como agonista parcial do receptor nicotínico da acetilcolina, com ligação específica para o subtipo alfa-4-beta-2.

Metanálises indicam que a vareniclina (Figura 43.9) é mais eficaz que o placebo (Figura 43.10; Cahill et al., 2013) e a bupropiona para controlar a abstinência do tabagismo (Cahill et al., 2012), e há algumas evidências de que possa ser mais eficaz que a terapia de reposição de nicotina (Kralikova et al., 2013).

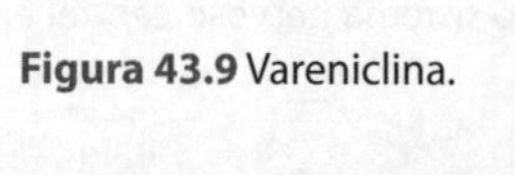

Figura 43.9 Vareniclina.

Um ensaio clínico comparando adesivo transdérmico de nicotina ou vareniclina em 587 fumantes confirmou que a vareniclina (0,5 a 1 mg/dia) foi mais eficaz que o adesivo transdérmico em relação à taxa de abstinência após 36 meses de acompanhamento (Figura 43.11; Hsuek et al., 2014).

As principais reações adversas observadas com o uso da vareniclina são náuseas, geralmente de intensidade leve ou moderada, cuja incidência diminui com o uso, tendo sido associada à baixa taxa de descontinuação do tratamento. O esquema terapêutico comumente utilizado é do 1º ao 3º dia 0,5 mg/dia, do 4º ao 7º dia, 0,5 mg 2 vezes/dia, e do 8º dia até o final da 12ª semana, 1 mg 2 vezes/dia. O tratamento deve ser iniciado 1 semana antes do planejamento da interrupção do hábito de fumar.

Citisina

Provavelmente o fármaco mais antigo no mundo para interrupção do hábito de fumar foi descoberto em 1818. Trata-se de um alcaloide (Figura 43.12) derivado da planta *Cytisus laburnum* com alta afinidade para o receptor colinérgico nicotínico do subtipo alfa-4-beta-2, apresentando atividade de agonista parcial.

Em um ensaio clínico randomizado duplo-cego controlado com placebo, participantes foram randomizados para receber citisina ou placebo por 25 dias, sem o mínimo de aconselhamento. O objetivo primário consistiu em abstinência do hábito de fumar por 12 meses após o estudo, verificada pela medida da concentração de monóxido de carbono menor que 10 ppm no ar exalado (West et al., 2011). Na Tabela 43.1, são apresentados os dados demográficos dos pacientes que participaram do estudo.

O esquema terapêutico foi feito por 25 dias, com a utilização de 6 comprimidos/dia de 1,5 mg (1 comprimido a cada 2 h) nos primeiros 3 dias, 5 comprimidos/dia durante 9 dias, 4 comprimidos/dia durante 4 dias, 3 comprimidos/dia durante 4 dias e 2 comprimidos/dia durante 5 dias. O objetivo era parar de fumar no 5º dia após o início do tratamento. O objetivo primário (abstinência por 12 meses) foi atingido em 8,4% (31) dos pacientes tratados com citisina e em 2,4% (9) daqueles tratados com placebo. As reações adversas mais frequentes foram originadas do trato gastrintestinal (dor abdominal, náuseas, dispepsia e xerostomia), observado em 13,8% (51) dos pacientes tratados com citisina e em 8,1% (30) daqueles com placebo.

Bupropiona (Zyban®)

Trata-se de uma aminocetona unicíclica que atua como inibidor de recaptação de dopamina e norepinefrina, além de agir como antagonista dos receptores colinérgicos nicotínicos, tendo sido seu uso inicialmente aprovado para o tratamento de depressão (Elrashidi e Ebbert, 2014). A bupropiona (Figura 43.13) não inibe a monoamina oxidase nem a recaptação de serotonina.

Durante o seu emprego como antidepressivo, observou-se que pacientes tratados com bupropiona incidentalmente paravam de fumar. Anos depois dessas observações, esse fármaco tornou-se o primeiro não nicotínico a ser aprovado pela Food and Drug Administration (FDA) para interrupção do hábito de fumar (Ferry, 1999). Ressalta-se que a bupropiona aparenta funcionar tanto em pacientes deprimidos quanto nos não deprimidos, sugerindo que sua eficácia não se relacione com o seu efeito antidepressivo (Hayford et al., 1999). Há evidências *in vitro* de que a bupropiona pode bloquear receptores colinérgicos nicotínicos do subtipo alfa-4-beta-2 de maneira não competitiva (Slemmer et al., 2000).

A eficácia e a segurança da bupropiona utilizada no tratamento de tabagismo foram avaliadas por uma metanálise de três ensaios clínicos randomizados em 773 pacientes com doença cardiovascular (Grandi et al., 2013), a maioria internada por infarto agudo do miocárdio. O tratamento foi realizado com bupropiona (n = 381) ou placebo (n = 392)

Ensaio clínico ou subgrupo	Vareniclina Eventos	Total	Controle Eventos	Total	Peso (%)	Risco relativo M-H, fixo, IC 95%
Bollinger (2011)	155	394	26	199	9,8	3,01 (2,06-4,40)
Gonzales (2006)	77	352	29	344	8,3	2,59 (1,74-3,87)
Jorenby (2006)	79	344	35	341	10	2,24 (1,55-3,24)
Nakamura (2007)	56	155	35	154	10	1,59 (1,11-2,28)
Niaura (2008)	35	160	12	160	3,4	2,92 (1,57-5,41)
Nides (2006)	18	127	6	127	1,7	3,00 (1,23-7,31)
Oncken (2006)	58	259	5	129	1,9	5,78 (2,38-14,05)
Rennard (2011)	171	493	21	166	8,9	2,74 (1,81-4,16)
Rigotti (2010)	68	353	26	354	7,4	2,62 (1,71-4,02)
Smith (2012)	61	196	42	196	11,9	1,45 (1,03-2,04)
Steinberg (2011)	8	40	11	39	3,2	0,71 (0,32-1,57)
Tashkin (2011)	46	248	14	253	3,9	3,35 (1,89-5,94)
Tsai (2007)	59	126	27	124	7,7	2,15 (1,47-3,15)
Wang (2009)	63	165	42	168	11,8	1,53 (1,10-2,12)
Total (IC 95%)		3.412		2.754	100	2,27 (2,02-255)
Total de eventos	954		331			

Heterogeneidade: Chi² = 35,16, df = 13 (p = 0,0008); I² = 63%
Teste para o efeito geral: Z = 13,75 (p < 0,00001)

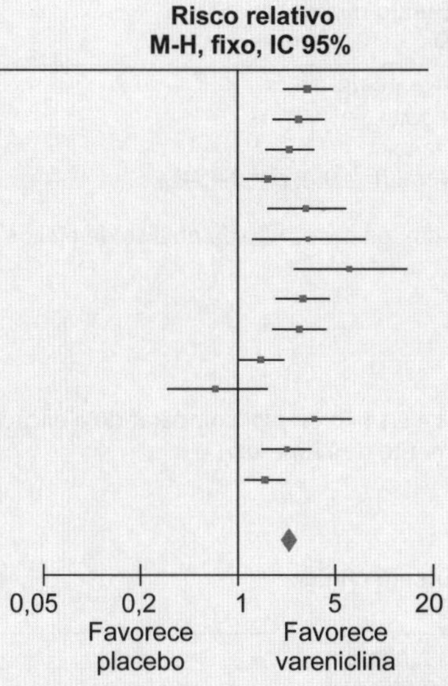

Figura 43.10 *Forest plot* comparando a eficácia de vareniclina (1,0 mg 2 vezes/dia) *versus* placebo em abstinência contínua do hábito de fumar em seguimento por 24 semanas.

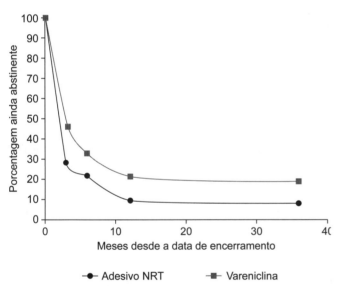

Figura 43.11 Abstinência sustentada em pacientes utilizando adesivo de nicotina ou vareniclina por 36 meses.

Tabela 43.1 Características dos participantes do estudo.		
Característica	Citisina (n = 370)	Placebo (n = 370)
Sexo masculino – número (%)	183 (49,5)	161 (43,5)
Idade – ano	47,8 ± 12,6	48,5 ± 12,6
Casado – número (%)	190 (51,4)	207 (56,1)
Emprego envolvendo trabalho manual – número (%)	196 (54,3)	178 (50)
Tentou parar de fumar anteriormente – número (%)	307 (83)	301 (81,4)
Número de cigarros fumados diariamente	23 ± 8,7	22,5 ± 9,6
Monóxido de carbono na respiração exalada – ppm	19,2 ± 8,7	18,2 ± 9
Duração do tabagismo – ano	28,1 ± 11,6	28,6 ± 11,7
Escore *Fagerstrom Test for Nicotine Dependence*	6,3 ± 2,1	6,1 ± 2,2
Escore de inventário de depressão de Beck	10,5 ± 7,5	10,7 ± 7,9

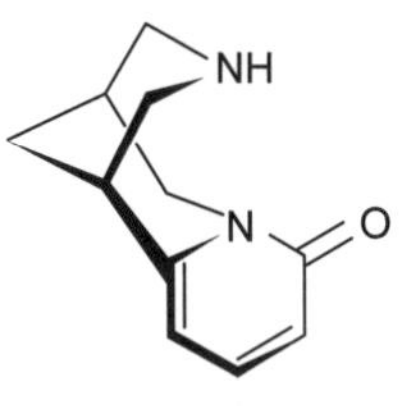

Figura 43.12 Citisina.

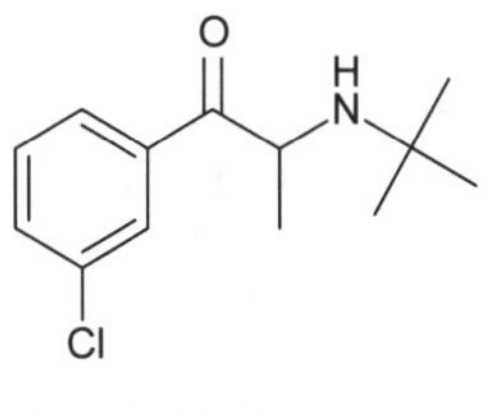

Figura 43.13 Bupropiona.

por 8 a 12 semanas e os pacientes acompanhados por 1 ano. Ao final do período do tratamento, o uso de bupropiona foi associado à redução significativa de abstinência, entretanto essa diferença não foi mantida quando da avaliação dos pacientes ao final dos 12 meses (Figura 43.14).

É importante ressaltar que a administração da bupropiona foi associada a aumento não significativo de acidentes cardiovasculares graves (Figura 43.15).

A dose recomendada, e também considerada dose máxima, de bupropiona é de 300 mg/dia, administrada 150 mg 2 vezes/dia. O esquema terapêutico indicado consiste em 150 mg/dia nos primeiros 3 dias, com aumento da dose para 150 mg 2 vezes/dia. O tratamento deve ser iniciado enquanto o paciente ainda está fumando, já que a bupropiona leva aproximadamente 1 semana para atingir o estado de equilíbrio, e feito por 7 a 12 semanas para uma reavaliação da eficácia. Pacientes que conseguiram atingir abstinência nesse período podem ser candidatos a continuar a utilizar a bupropiona. Esse fármaco deve ser utilizado de maneira cautelosa em pacientes com insuficiência renal ou hepática. As reações adversas mais comuns associadas ao uso de bupropiona são xerostomia e insônia.

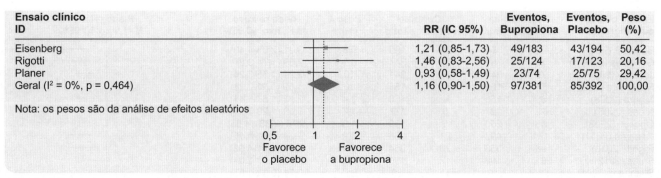

Figura 43.14 *Forest plot* comparando a eficácia da bupropiona *versus* placebo em induzir abstinência contínua do hábito de fumar no período de seguimento de 12 meses.

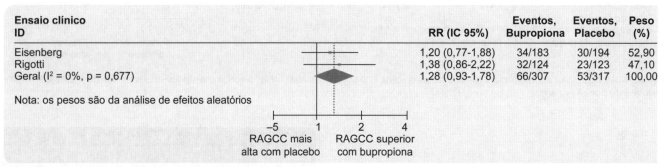

Figura 43.15 *Forest plot* comparando a incidência de reação adversa grave cardíaca ou cerebrovascular (RAGCC) causada por bupropiona ou placebo no período de seguimento de 12 meses.

COCAÍNA

O transtorno por uso da cocaína representa um grave problema de saúde pública em nível mundial. Somente nos EUA há aproximadamente 1,5 milhão de usuários com idade superior a 12 anos de idade, o que torna a cocaína o fármaco ilícito mais utilizado no país (Czoty *et al.*, 2016). O uso crônico de cocaína causa alterações persistentes na circulação, aumentando o risco de infarto do miocárdio, hipertensão arterial, aterosclerose e acidente vascular encefálico isquêmico (Daras *et al.*, 1994). O transtorno por uso dessa substância também aumenta o risco de outras doenças, como tabagismo, doenças psiquiátricas e doenças sexualmente transmissíveis (Van Tieu e Koblin, 2009).

Os efeitos farmacológicos primários da cocaína são produzidos por sua ligação e pela inibição da função dos receptores neuronais de dopamina, serotonina e norepinefrina. A função normal desses transportadores consiste em terminar a comunicação interneuronal ao transferir o neurotransmissor liberado do espaço extracelular (sinapse no caso) para o interior dos neurônios. O efeito imediato da cocaína é aumentar a concentração extracelular dessas monoaminas e, com isso, prolongar a interação destas com os receptores pós e pré-sinápticos. Acredita-se que essa potenciação da neurotransmissão seja a responsável pelos efeitos estimulantes psicomotores da cocaína (Johanson e Fischman, 1989). Aparentemente, os transportadores de dopamina no cérebro são mais importantes que os de serotonina e norepinefrina (Koob e Volkow, 2010). Agonistas de receptores de dopamina mantêm a autoadministração em macacos e o antagonismo desses receptores atenua a sua autoadministração em ratos (Xi *et al.*, 2005). Com base nesse aparente envolvimento primário da dopamina como responsável dos efeitos do abuso de cocaína, os transportadores e os receptores de dopamina foram considerados alvos farmacológicos interessantes para o tratamento da dependência dessa substância (Heidbreder e Newman, 2010). Outros fármacos capazes de modular o efeito da cocaína pela transmissão serotoninérgica, glutamatérgica e gabaérgica também foram avaliados em ensaios clínicos, conforme será revisto a seguir.

Ainda, será apresentada a eficácia de alguns fármacos que podem ser utilizados no tratamento do transtorno por uso da cocaína, embora seja importante ressaltar que não há fármacos aprovados pela FDA para essa indicação.

Modafinila (Provigil)

A eficácia e a segurança da modafinila no tratamento do transtorno por uso de cocaína foram avaliadas por metanálise envolvendo 11 ensaios clínicos, com um total de 891 pacientes (Sangroula *et al.*, 2017). A modafinila não foi considerada superior ao placebo em relação à abstinência (Figura 43.16). O uso da modafinila não foi associado a aumento de reações adversas graves ou que necessitaram de internação hospitalar. As reações adversas mais frequentes relatadas nos diversos ensaios clínicos com modafinila foram ansiedade, náuseas, insônia, infecções do trato respiratório, alterações eletrocardiográficas, tontura, anorexia, dor lombar, alterações de enzimas hepáticas, hipertensão arterial, dor torácica, depressão, vômito, xerostomia, fadiga, aumento do consumo de cocaína, diarreia e tosse. Entretanto, é importante salientar que a incidência dessas reações adversas não foi superior em relação ao placebo.

Baclofeno (Lioresal®)

Foi sintetizado em 1962 com a ideia de aumentar a lipofilicidade do ácido gama-aminobutírico para aumentar a sua penetração no sistema nervoso central. A lipofilicidade do baclofeno (Figura 43.17) com um logD de −0,96 (Leisen *et al.*, 2003) é ainda insuficiente para penetrar o sistema nervoso central por difusão passiva. Entretanto, o baclofeno é transportado no cérebro por interação com o transportador dos aminoácidos neutros (Audus e Borchardt, 1986). Inicialmente, esse fármaco foi desenvolvido para o tratamento de epilepsia, mas não considerado quando se observou redução de espasticidade, passando a ser utilizado como relaxante muscular em pacientes com espasticidade em razão de esclerose múltipla (Brar *et al.*, 1991). Esse efeito aumentou

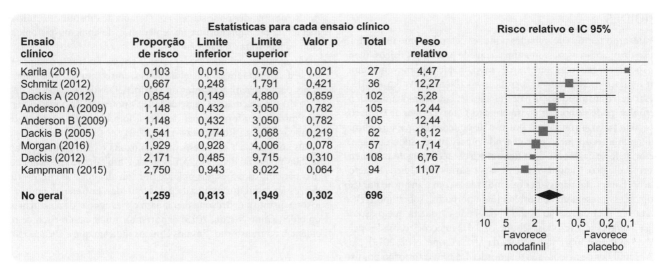

Figura 43.16 *Forest plot* comparado a eficácia da modafinila *versus* placebo para taxa de abstinência do hábito de cocaína.

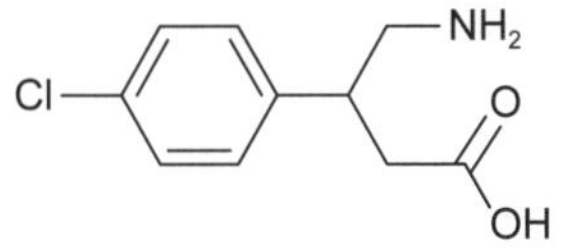

Figura 43.17 Baclofeno.

sobremaneira pela administração intratecal do baclofeno (Kroin, 1992). E embora esse fármaco tenha sido utilizado no tratamento do alcoolismo, não há evidência de sua eficácia (Castrén et al., 2019).

Os fármacos responsáveis por transtornos por uso atuam nos circuitos de recompensa no sistema nervoso central, incluindo o sistema dopaminérgico mesolímbico. O emprego prolongado leva às disfunções de regiões cerebrais envolvidas nos processos de aprendizagem e memória (amígdala e hipocampo), à formação de hábito (estriado dorsal) e ao controle inibitório (córtex pré-frontal). Essas funções são controladas pelo sistema glutamatérgico (Tzschentke e Schmidt, 2003). Estudos neuroquímicos indicam que o GABA liberado endogenamente inibe a atividade glutamatérgica e dopaminérgica em áreas do cérebro ricas de receptores GABA$_B$. Esse subtipo de receptor é alvo terapêutico potencial para tratamento de dor, depressão e ansiedade. Experimentos realizados em modelos animais de dependência química, causada por fármacos responsáveis por transtornos por uso, demonstraram que esses receptores estão envolvidos na modulação dos efeitos comportamentais, indicando a sua ativação como possível alvo terapêutico para essa patologia (Vlachou e Markou, 2010).

Em roedores, o agonista dos receptores GABA$_B$ (baclofeno) bloqueia a hiperlocomoção induzida por cocaína. A ativação dos receptores GABA$_B$ por agonistas ortostéricos (plenos) induz reações adversas como sedação, relaxamento muscular, hipotermia, tolerância e alterações cognitivas. Moduladores alostéricos positivos dos receptores GABA$_B$ não apresentam atividade intrínseca e atuam de maneira sinérgica para aumentar o efeito do GABA nos receptores GABA$_B$ somente nas sinapses onde e quando o GABA está presente (Urwyler, 2011). Em razão desse mecanismo mais fisiológico, esses moduladores alostéricos positivos apresentam um índice terapêutico melhor com menor incidência de reações adversas em comparação aos agonistas ortostéricos (Filip et al., 2015).

Os receptores GABA$_B$ estão amplamente distribuídos em várias áreas do sistema nervoso central que fazem parte do circuito de recompensa, onde modulam negativamente a recompensa, o reforço e o comportamento de procura do fármaco responsável pelo transtorno de uso. O mecanismo pelo qual os moduladores alostéricos positivos do receptor GABA$_B$ inibem as respostas comportamentais induzidas pelos fármacos do transtorno por uso aparenta depender de seu envolvimento inibitório na regulação do sistema dopaminérgico localizado na região central do núcleo *accumbens*, que tem papel importante no reforço do comportamento de procura de todos os fármacos responsáveis pelo transtorno de uso (Figura 43.18).

A distribuição do receptores GABA$_B$ no córtex pré-frontal (PFC na Figura 43.18) associada ao comportamento de abuso não é conhecida.

Um ensaio clínico multicêntrico, randomizado, controlado com placebo, comparou a eficácia e a segurança do baclofeno (60 mg/dia) por 8 semanas em pacientes com transtorno por uso grave de cocaína (Kahn et al., 2009). Conforme mostra a Figura 43.19, não houve diferença entre os grupos tratados com baclofeno ou com placebo.

Vacina para cocaína

O objetivo dessa vacina consiste em formar anticorpos contra a cocaína – a vacina TA-CD foi feita pela ligação covalente de succinilnorcocaína, a toxina B do cólera, utilizada mundialmente de maneira segura para imunização contra o cólera (Jertborn et al., 1992). Os anticorpos gerados a partir da imunização causada pela administração da TA-CD ligam-se à cocaína na circulação sistêmica, formando complexos grandes o suficiente para não permitir a entrada no sistema nervoso central. Em quantidade e afinidade adequadas, tais anticorpos poderiam prevenir que altas concentrações de cocaína chegassem ao sistema nervoso central. A ausência do estímulo de recompensa no cérebro deve reduzir os efeitos do reforço psicoativo causado pela cocaína.

Para que seja eficaz, a concentração sanguínea do anticorpo anticocaína deve ser suficiente para se ligar a quantidades significativas dessa substância. O $C_{máx}$ da cocaína que pacientes utilizam para ter prazer, determinado em estudos de laboratório, é de aproximadamente 0,5 μM (Jenkins et al., 2002); para que haja uma ligação a 90% dessa quantidade de cocaína, tornam-se necessários aproximadamente 42 μg/mℓ de anticorpo de moderada ou alta afinidade (Orson et al., 2007).

A segurança e a eficácia da vacina TA-CD foram avaliadas em ensaio clínico randomizado, controlado com placebo, em 300 pacientes com transtorno por uso de cocaína, com diagnóstico de metabólitos de cocaína na urina, com idade entre 18 e 55 anos (Kosten et al., 2014). Utilizando a vacina TA-CD (400 μg) ou placebo, foram administradas 5 doses durante o período de 8 semanas, acompanhando-se os pacientes por 24 semanas. O objetivo primário consistiu em avaliar o consumo de cocaína pela medida urinária de seus metabólitos. Não houve diferença da positividade do exame de urina para cocaína entre os grupos vacinados com TA-CD ou com placebo (Figura 43.20), apesar de os níveis de anticorpos na circulação sistêmica terem sido considerados adequados.

OPIOIDES

O transtorno por uso de opioides pode ser definido como um padrão de uso de opioides associado a uma gama de problemas físicos, mentais, sociais e legais, com aumento de mortalidade e promovendo também limitações clinicamente significativas (Blanco e Volkow, 2019). Apesar de o transtorno por uso de opioides ser considerado uma doença crônica, pode responder ao tratamento. O uso correto de fármacos possibilita tratar o transtorno por uso de opioides de maneira eficaz, facilitando a recuperação e protegendo o paciente de superdosagens. Apesar da forte evidência científica em relação à eficácia do tratamento farmacológico, há ainda resistência por parte dos médicos e da população. É importante ressaltar que indivíduos com transtorno por uso de opioides apresentam comorbidades importantes, sobretudo HIV e hepatite C. A Organização Mundial da Saúde considera que o uso de droga injetável seja responsável por 10% das infecções causadas pelo HIV no mundo e 30% daquelas fora da África (Lopes et al., 2012). Nos EUA, 2 milhões de pessoas são diagnosticadas com transtorno por uso de opioides, resultando em um custo econômico > 50 bilhões de dólares (Jordan et al., 2019). O tratamento farmacológico do transtorno do uso de opioides pode ser feito por terapia de substituição utilizando metadona ou buprenorfina ou, então, uso de antagonistas opioides, como a naloxona e a naltrexona.

Os agonistas opioides podem por si sós causar transtorno por uso, ou seja, apresentam potencial de abuso, entretanto são altamente eficazes para prevenir sintomas de abstinência e de redução do desejo (*fissura*) pelo fármaco e reincidência. O potencial de abuso pode ser minimizado por formulações de liberação prolongada ou de depósito (Blanco-Gandia e Rodriguez-Arias, 2018).

Os antagonistas opioides, como naloxona e naltrexona, não apresentam potencial de abuso. A naloxona é um fármaco de primeira linha para intoxicações por opioide por sua alta eficácia em reverter a depressão respiratória causada pelos opioides. Entretanto, tanto a naloxona quanto a naltrexona precipitam crises agudas de abstinência de opioide (Kim e Nelson, 2015) e, portanto, aumentam o risco de reincidência do transtorno. Ensaios clínicos indicam que a eficácia clínica

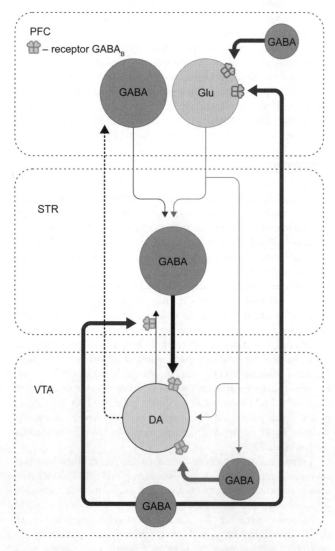

Figura 43.18 Vias hipotéticas de modulação exercida pelos receptores GABA$_B$ nas vias dopaminérgicas mesolímbicas. A ativação dos receptores GABA$_B$ inibe as vias dopaminérgicas (linha tracejada) reduzindo o processo de recompensa. As linhas mais grossas indicam as vias inibitórias GABAérgicas, enquanto as linhas cinza apontam as conexões excitatórias GABAérgicas. PFC: córtex pré-frontal.

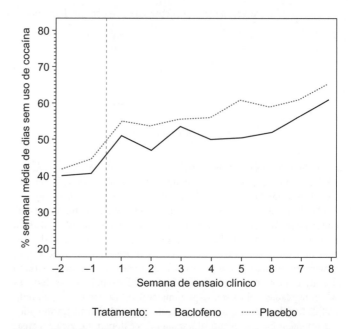

Figura 43.19 Porcentagem média da semana de não uso de cocaína com tratamento com baclofeno ou placebo. A porcentagem do não uso foi autorrelatada e confirmada por exame urinário.

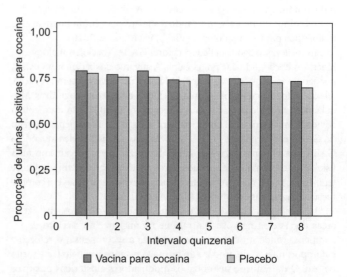

Figura 43.20 Proporção de urinas positivas para cocaína de grupos tratados com placebo ou com vacina durante 16 semanas de tratamento.

da naltrexona é baixa, assim como sua aderência para tratamento de transtorno de uso de opioides.

Ressalta-se que o transtorno por uso de opioides foi considerado por séculos uma doença da mente, associada a comportamento criminal e personalidade fraca, cuja conduta era o encarceramento. Essa abordagem começou a mudar na década de 1960, quando se começou a utilizar a metadona no tratamento da abstinência aguda dessa substância (Fischer, 2000).

Metadona (Dolophine)

Agonista pleno dos receptores opioides do subtipo mi, com K_i de 1,7 nM, comparado com o K_i de 435 e 405 nM para os subtipos delta e kappa (Codd *et al.*, 1995). A administração crônica de metadona produz sintomas de dependência física semelhante à morfina, e a intoxicação por esse fármaco causa depressão respiratória similar à da morfina e à da heroína (Lewanowitsch *et al.*, 2006). Estudos realizados em animais de laboratório indicam que a metadona (Figura 43.21) apresenta menor efeito de recompensa e potencial de adição em comparação à heroína, entretanto a razão para essa diferença não está clara. Uma possível explicação reside no fato de que a administração crônica de morfina induz mínima internalização dos receptores opioides do subtipo mi, enquanto a metadona induz uma grande internalização destes. Outra possível explicação está associada às alterações dinâmicas dos níveis extracelulares de dopamina – quanto mais alto e rápido os níveis extracelulares de dopamina são atingidos, maior o potencial de adição (Li *et al.*, 2011). A metadona promove um aumento lento e prolongado dos níveis extracelulares de dopamina quando comparada à heroína (Peng *et al.*, 2010), o que pode resultar do seu perfil farmacocinético com alto volume de distribuição, liberação lenta dos tecidos e meia-vida de eliminação alta (Ayonrinde e Bridge, 2000).

O tratamento com metadona é considerado eficaz para o transtorno por uso por opioides, particularmente quando associado a outros serviços psicossociais (Ball *et al.*, 1988). Um dos aspectos não esclarecidos sobre o uso da metadona refere-se à dose apropriada, por muito tempo determinado por questões ideológicas (Maddux *et al.*, 1991). A dose de manutenção de metadona vem aumentando nas últimas décadas – a proporção de pacientes que recebiam dose de manutenção < 80 mg/dia em 1988 era de 94% e, em 2005, reduziu para 56% (Kennedy *et al.*, 2013). Uma revisão Cochrane de ensaios clínicos randomizados verificou que doses mais altas de metadona (60 a 100 mg/dia) são mais eficazes em comparação às mais baixas (1 a 39 mg/dia) para reduzir o consumo de heroína (Faggiano *et al.*, 2003). Ressalta-se que esses estudos foram realizados com doses fixas, e hoje são recomendadas doses flexíveis de acordo com as necessidades do paciente (CSAT, 2005). Além disso, o uso de metadona como terapia de reposição de opioides para o tratamento do transtorno por uso de opioides está associado a um estigma social importante (Woods e Joseph, 2018), com sintomas de abstinência causados pela interrupção do uso do fármaco. Não será abordado neste livro, entretanto, o suporte comportamental e psicossocial fundamental para a manutenção do sucesso terapêutico (Dugosh *et al.*, 2016). Pelo fato de causar efeitos eufóricos semelhantes aos da morfina, o acesso à metadona é dificultado pela necessidade de receituário especial semelhante ao da morfina.

Buprenorfina (Subutex e Suboxone)

Atua como agonista parcial dos receptores mi e delta e como antagonista dos receptores kappa. Além disso, atua como agonista do receptor das nociceptinas, o que leva a ações contrárias às dos opioides no cérebro (Lutfy e Cowan, 2004). A ação da buprenorfina (Figura 43.22) nos receptores das nociceptinas inibe o sistema de recompensa no cérebro, o que poderia causar menores tolerância e recompensa; esse mecanismo é responsável pelos efeitos benéficos da buprenorfina no tratamento do abuso de opioides. A buprenorfina é uma molécula lipofílica que se distribui amplamente nos tecidos do corpo, inclusive no cérebro; entretanto, leva tempo considerável para se ligar aos receptores depois de penetrar no sistema nervoso central. Assim, seu início de efeito é lento, o que reduz sua eficácia no tratamento da dor aguda.

Subutex é o nome comercial de uma forma farmacêutica de buprenorfina sublingual, utilizada no tratamento de transtorno por uso de opioide. Essa formulação é indicada em pacientes que não toleram a forma farmacêutica sublingual da associação buprenorfina com naloxona (Suboxone).

A eficácia e a segurança da buprenorfina administrada na forma farmacêutica injetável de depósito foram comparadas com placebo em ensaio clínico fase III, multicêntrico, duplo-cego, em pacientes com dependência moderada ou grave de opioides (Haight *et al.*, 2019). O tratamento foi realizado com injeção subcutânea de buprenorfina 300 mg a cada 28 dias (duas injeções) seguida de injeção de 100 mg a cada 28 dias por 4 meses (BUP-XR 300/100 mg), injeção subcutânea de buprenorfina 300 mg a cada 28 dias por 6 meses (BUP-XR 300/300 mg) e injeção de placebo a cada 28 dias por 6 meses, e em todos os tratamentos os pacientes tiveram sessão individual de aconselhamento (IDC). Pacientes foram randomizados (n = 504) e tratados com BUP-XR 300/300 mg (n = 201), BUP-XR 300/100 mg (n = 203) ou placebo (n = 100). O objetivo primário consistia em abstinência avaliada pelo exame de urina negativo para presença de opioides. A porcentagem de abstinência foi de 41,3% no grupo BUP-XR 300/300 mg, 42,7% no BUP-XR 300/100 mg e 5% no placebo (Figura 43.23).

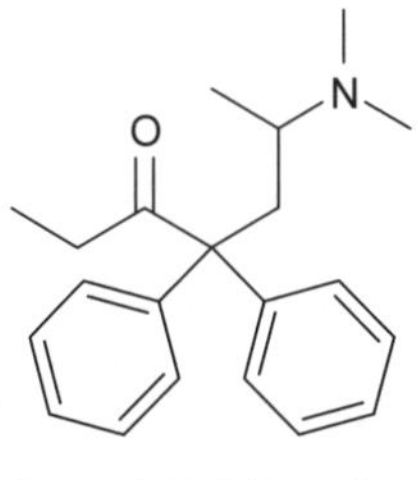

Figura 43.21 Metadona.

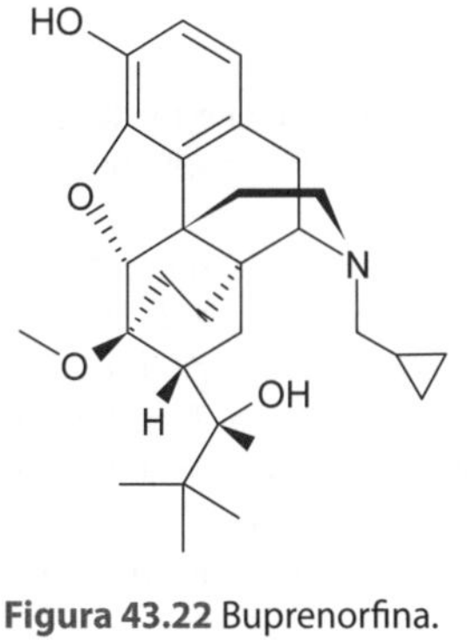

Figura 43.22 Buprenorfina.

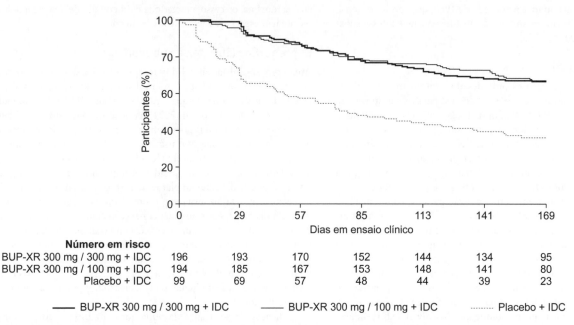

Figura 43.23 Curvas de Kaplan-Meier comparando tempo para descontinuação do tratamento em pacientes com dependência moderada ou grave em opioides tratados com buprenorfina de liberação prolongada (BUP-XR) ou placebo. IDC: *individual drug counselling*.

REFERÊNCIAS BIBLIOGRÁFICAS

Adams HA, Ludwig M. Method of manufacturing tetra-alkylated thiuramdisulphides. US Patent 1782111. 1930.

Akbar M, Egli M, Cho Y-E, Song BJ, Noronha A. Medications for alcohol disorders: an overview. Pharmacol Ther. 2018; 185:64-85.

Albuquerque EX, Pereira EF, Alkondon M, Rogers SW. Mammalian nicotinic acetylcholine receptors: From structure to function. Physiol Rev. 2009;89:73-120.

Andersen MP. Comparison of bioavailability of disulfiram given as effervescent tablets. Alcohol and alcoholism 1991;26:233.

Audus KL, Borchardt RT. Characterization of an in vitro blood-brain barrier model system for studying drug transport and metabolism. Pharm Res. 1986;3:81-7.

Ayonrinde OT, Bridge DT. The rediscovery of methadone for cancer pain management. Med J Austral. 2000;173:536-40.

Ball JC, Lange WR, Myers CP, Friedman, SR. Reducing the risk of AIDS through methadone maintenance treatment. J Health Soc Behav. 1988;29:214-26.

Benowitz NL, Gourlay SG. Cardiovascular toxicity of nicotine: implications for nicotine replacement therapy. J Am Coll Cardiol. 1997;29:1422-31.

Benowitz NL. Pharmacology of nicotine: Addiction and therapeutics. Annu Rev Pharmacol Toxicol. 1996;36:597-613.

Benowitz NL. Smokeless tobacco as a nicotine delivery device: harm or harm reduction? Clin Pharmacol Ther. 2011;90:491-3

Berrendero F, Robledo P, Trigo JM, Martín-García E, Maldonado R. Neurobiological mechanisms involved in nicotine dependence and reward: Participation of the endogenous opioid system. Neurosci Biobehav Rev. 2010;35:220-31.

Blanco C, Volkow ND. Management of opioid use disorder in the USA: present status and future directions. Lancet. 2019;393:1760-72.

Blanco-Gandia MC, Rodriguez-Arias M. Pharmacological treatments for opiate and alcohol addiction: a historical perspective of the last 50 years. Eur J Pharmacol. 2018;836:89-101.

Brar SP, Smith MB, Nelson LM, Franklin GM, Cobble ND. Evaluation of treatment protocols on minimal to moderate spasticity in multiple sclerosis. Arch Phys Med Rehabil. 1991;72(3):186-9.

Breese CR et al. Effect of smoking history on [^{3}H]nicotine binding in human postmortem brain. J Pharmacol Exp Ther. 1997;282:7-13.

Cahill K, Stead LF, Lancaster T. Nicotine receptor partial agonists for smoking cessation. Cochrane Database Syst Rev. 2012;4:CD006103.

Cahill K, Stevens S, Perera R, Lancaster T. Pharmacological interventions for smoking cessation: an overview and network meta-analysis. Cochrane Database Syst Rev. 2013;5:CD009329.

Castrén S, Mäkelä N, Alho H. Selecting and appropriate alcohol therapy: review of recent findings. Curr Opin Psychyatrt. 2019;32:266-74.

Centers for Disease Control and Prevention (US), National Center for Chronic Disease Prevention and Health Promotion (US), Office on Smoking and Health (US). How Tobacco Smoke Causes Disease: The Biology and Behavioral Basis for Smoking-Attributable Disease: A Report of the Surgeon General. Atlanta (GA): Centers for Disease Control and Prevention (US); 2010.

Chick J, Howlett H, Morgan MY, Ritson B. United Kingdom Multicentre Acamprosate Study (UKMAS): a 6-month prospective study of acamprosate versus placebo in preventing relapse after withdrawal from alcohol. Alcohol Alcohol. 2000;35:176-87.

Ciccocioppo R, Martin-Fardon R, Weiss F. Effect of selective blockade of mu1 or delta opioid receptors on reinstatement of alcohol-seeking behavior by drug-associated stimuli in rats. Neuropsychopharmacology. 2002;27:391-9.

Codd EE, Shank RP, Schupsky JJ, Raffa RB. Serotonin and norepinephrine uptake inhibiting activity of centrally acting analgesics: structural determinants and role in antinociception. J Pharmacol Exp Ther. 1995;274:1263-70.

Center for Substance Abuse Treatment (CSAT). Medication-Assisted Treatment for Opioid Addiction in Opioid Treatment Programs: Treatment Improvement Protocol (TIP) Series 43. Substance Abuse and Mental Health Services Administration, Rockville, MD; 2005.

Czoty PW, Stoops WW, Riush CR. Evaluation of the "pipeline" for development of medications for cocaine use disorder: a review of translational preclinical, human laboratory, and clinical trial research. Pharmacol Rev. 2016 68:533-62.

Dackis CA, Kampman KM, Lynch KG, Pettinati HM, O'Brien CP. A double-blind, placebo-controlled trial of modafinil for cocaine dependence. Neuropsychopharmacology. 2005;30:205-11.

Dackis CA, Lynch KG, Yu E, Kampman KM, Cornish JW, Rowan A, et al. Modafinil and cocaine: a double-blind, placebo controlled drug interaction study. Drug Alcohol Depend. 2003;70:29-37.

Daras M, Tuchman AJ, Koppel BS, Samkoff LM, Weitzner I, Marc J. Neurovascular complications of cocaine. Acta Neurol Scand. 1994;90:124-9.

Dinges DF, Arora S, Darwish M, Niebler GE. Pharmacodynamic effects on alertness of single doses of armodafinil in healthy subjects during a nocturnal period of acute sleep loss. Curr Med Res Opin. 2006;22:159-67.

Donnerstag N, Schneider T, Lüthi A, Taegtmeyer A, Raetz Bravo A, Mehlig A. Severe opioid withdrawal syndrome after a single dose of nalmefene. Eur J Clin Pharmacol. 2015;71:1025-6.

Dugosh K, Abraham A, Seymour B, McLoyd K, Chalk M, Festinger D. A systematic review on the use of psychosocial interventions in conjunction with medications for the treatment of opioid addiction. J Addict Med. 2016;10:93-103.

Elrashidi MY, Ebbert JO. Emerging drugs for the treatment of tobacco dependence: 2014 update. Expert Opin Emerg Drugs. 2014;19:243-60.

Esterbauer H. Aldehydeic products of lipid peroxidation. In: McBrien DCH, Siater TF, editors. Free radicals, lipidperoxidation and cancer. Academic Press. 1982:101-22.

Faggiano F, Vigna-Taglianti F, Versino E, Lemma P. Methadone maintenance at different dosages for opioid dependence. Cochrane Database Syst Rev. 2003;CD002208.

Ferry LH. Non-nicotine pharmacotherapy for smoking cessation. Prim Care. 1999;26:653-69.

Filip M, Frankowska M, Sadakierska-Chudy A, Suder A, Szumiec L, Mierzejewski P, et al. GABAB receptors as therapeutic strategy in substance use disorders: focus on positive allosteric modulators. Neuropharmacology. 2015;88:36-47.

Fiocchi EM, Lin YG, Aimone L, Gruner JA, Flood DG. Armodafinil promotes wakefulness and activates Fos in rat brain. Pharmacol Biochem Behav. 2009;92:S49-57.

Fischer B. Prescriptions, power and politics: the turbulent history of methadone maintenance in Canada. J Public Health Policy. 2000;21:187-210.

Flegal KM. The effects of changes in smoking prevalence on obesity prevalence in the United Staes. Am J Public Helath. 2007;97:1510-4.

Grandi SM, Shimony A, Eisenberg MJ. Bupropion for smoking cessation in patients hospitalizaed with cardiovascular disease: a systematic review and meta-analysis of randomized controlled trials. Can J Cardiol. 2013;29:1704-11.

Haight BR, Learned SM, Laffont C, Fudala PJ, Zhao Y, Garofalo AS, et al. Efficacy and safety of a monthly buprenorphine depot injection for opiod use disorder: a multicentre, randomised, double-blind, placebo-controlled, phase 3 trial. Clin Pharmacol Ther. 2019;393:778-90.

Hajek P, West R, Foulds J, Nilsson F, Burrows S, Meadow A. Randomized comparative trial of nicotine polacrilex, a transdermal patch, nasal spray, and an inhaler. Arch Intern Med. 1999;159:2033-8.

Hall W, Doran C. How much can the USA reduce health care costs by reducing smoking? PLoS Med. 2016;13:e1002021.

Hartmann-Boyce J, Chepkin SC, Ye W, Bullen C, Lancaster T. Nicotine replacement therapy verss control for smoking cessation. Cochrane Database Syst Rev. 2018;May 31;5:CD000146.

Hayford KE, Patten CA, Rummans TA, Schroeder DR, Offord KP, Croghan IT, et al. Efficacy of bupropion for smoking cessation in smokers with a former history of major depression. Br J Psychiatry. 1999;174:173-8.

Heidbreder CA, Newman AH. Current perspectives on selective dopamine D(3) receptor antagonists as pharmacotherapeutics for addictions and related disorders. Ann N Y Acad Sci 2010;1187:4-34.

HHS. About the U.S. Opioid Epidemic. April 18. 2018. Disponível em: https://www.hhs.gov/opioids/about-the-epidemic/.

Hsieh MT, Tseng PT, Wu YC, Tu YK, Wu HC, Lei WT, et al. Effects of different pharmacologic smoking cessation treatments on body weight changes and success rates in patients with nicotine dependence: A network meta-analysis. Obes Rev. 201;20:895-905.

Hsuek KC, Hsueh SC, Chou MY, Pan LF, Tu MS, McEwen A, et al. Varenicline versus transdemal nicotine patch: a 3-year follow-up in a smoking cessation clinic in Taiwan. Psychopharmacology. 2014;231:2819-23.

Ingman K, Hagelberg N, Aalto S, Någren K, Juhakoski A, Karhuvaara S, et al. Prolonged central mu-opioid receptor occupancy after single and repeated nalmefene dosing. Neuropsychopharmacology. 2005;30:2245-53.

Jarosz J, Miernik K, Wachal M, Waldzak J, Krumpl G. Naltrexone (50 mg) plus psychotherapy in alcohol-dependent patients:a meta-analysis of randomized controlled trials. Am J Drug Alcohol Abuse. 2013;39:144-60.

Jenkins AJ, Keenan RM, Henningfield JE, Cone EJ. Correlation between pharmacological effects and plasma cocaine concentrations after smoked administration. J Anal Toxicol. 2002;26(7):382-92.

Jertborn M, Svennerholm AM, Holmgren J. Safety and immunogenicity of an oral recombinant cholera B subunit-whole cell vaccine in Swedish volunteers. Vaccine. 1992;10(2):130-2.

Johanson CE, Fischman MW. The pharmacology of cocaine related to its abuse. Pharmacol Rev. 1989;41:3-52.

Johansson B. A review of the pharmacokinetics and pharmacodynamics of disulfiram and its metabolites. Acta Psychiatr Scand. 1992;86:15-26.

Johansson B. Bis-(diethyldithiocarbamate) copper complex: a new metabolite of disulfiram. Biochem. Pharmacol. 1985;34:2989-91.

Jonas DE, Amick HR, Feltner C, Wines R, Shanahan E, Rowe CJ, et al. Genetic polymorphisms and response to medications for alcohol use disorders: a systematic review and meta-analysis. Pharmacogenomics. 2014;15:1687-700.

Jordan CJ, Cao J, Newman AH, Xi ZX. Progress in agonist therapy for substance use disorders: lessons learned from methadone and buprenorphine. Neuropharmacology. 2019 Apr 19. pii: S0028-3908(19)30001-2.

Kahn R, Biswas K, Childress AR, Shoptaw S, Fudala PJ, Gorgon L, et al. Multi-center trial of baclofen for abstinence initiation in severe cocaine dependent individuals. Drug Alcohol Depend. 2009;103:59-64.

Kennedy AP, Phillips KA, Epsteoin DH, Reamer Dam Schmittner J, Preston KL. A randomized investigation of methadone doses at or over 100 mg/day, combined with contingency management. Drug Alcohol Depend. 2013;130:77-84.

Kim HK, Nelson LS. Reducing the harm of opioid overdose with the safe use of naloxone : a pharmacologic review. Expert Opin Drug Saf. 2015;14:1137-46.

Kosten TR, Domingo CB, Shorter D, Orson F, Green C, Somoza E et al. Vaccine for cocaine dependence: a randomized double-blind placebo-controlled efficacy trial. Drug Alcohol Depend. 2014;140:42-7.

Koob GF, Volkow ND. Neurocircuitry of addiction. Neuropsychopharmacology. 2010;35:217-38.

Kralikova E, Kmetova A, Stepankova L, Zvolska K, Davis R, West R. Fifty-two-week continuous abstinence rates of smokers being treated with varenicline versus nicotine replacement therapy. Addiction. 2013;108:1497-502.

Kroin JS. Intrathecal drug administration. Present use and future trends. Clin Pharmacokinet. 1992;22:319-26.

Lee PN, Fariss MW. A systematic review of possible serious adverse health effects on nicotine replacement therapy. Arch Toxicol. 2017;91:1565-94.

Leisen C, Langguth P, Herbert B, Dressler C, Koggel A, Spahn-Langguth H. Lipophilicities of baclofen ester prodrugs correlate with affinities to the ATP-dependent efflux pump P-glycoprotein: relevance for their permeation across the blood-brain barrier? Pharm Res. 2003;20:772-8.

Lewanowitsch T, Miller JH, Irvine RJ. Reversal of morphine, methadone and heroin induced effects in mice by naloxone methiodide. Life Sci. 2006;78:682-8.

Li SM, Kopajtic TA, O'Callaghan MJ, Agoston GE, Cao J, et al. N-substituted benztropine analogs: selective dopamine transporter ligands with a fast onset of action and minimal cocaine-like behavioral effects. J Pharmacol Exp Ther. 2011;336:575-85.

Lopes M, Olfson M, Rabkin J, Hasin DS, Alegría AA, Lin KH, et al. Gender, HIV status, and psychiatric disorders: results from the National Epidemiologic Survey on alcohol and related conditions. J Clin Psychiatry. 2012;73:384-91.

Lutfy K, Cowan A. Buprenorphine: a unique drug with complex pharmacology. Curr Neuropharmacol. 2004 ;2:395-402.

Maddux JF, Esquivel M, Vogtsberger KN, Desmond DP. Methadone dose and urine morphine. J Subst Abuse Treat. 1991;8:195-201.

Maity N, Chand P, Murthy P. Role of nicotine receptor partial agonists in tobacco cessation. Indian J Psychiatry. 2014;56:17-23.

Mann K, Kiefer F, Spanagel R, Littleton J. Acamprosate: recent findings and future research directions. Alcohol Clin Exp Res. 2008;32:1105-10.

Marchner H, Tottmar O. A comparative study on the effects of disulfiram. Cyanamide and I-aminocyklopropanol on the acetaldehyde metabolism in rats. Acta Pharmacol Toxicol. 1978;43:219-32.

Mason BJ, Goodman AM, Chabac S, Lehert P. Effect of oral acamprosate on abstinence in patients with alcohol dependence in a double-blind, placebo-controlled trial: the role of patient motivation. J Psychiatr Res. 2006;40:383-93.

Mason BJ, Heyser CJ. Acamprosate: a prototypic neuromodulator in the treatment of alcohol dependence. CNS Neurol Disord Drug Targets. 2010;9:23-32.

Mitrouska I, Bouloukaki I, Siafakas NM. Pharmacological approaches to smoking cessation. Pulmonary Pharmacology & Therapeutics. 2007;20:220-32.

Mohapatra S, Rath NR. Disulfiram induced psychosis. Clinical Psychopharmacology and Neuroscience. 2017;15:68-9.

Molyneux A, Králíková E, Himmerová V. ABC of smoking cessation. Nicotine replacement therapy. CasLekCesk. 2004;143:781-3.

Niciu MJ, Arias AJ. Targeted opioid receptor antagonists in the treatment of alcohol use disorders. CNS Drugs. 2013;27:777-87.

Orson FM, Kinsey BM, Singh RA, Wu Y, Gardner T, Kosten TR. The future of vaccines in the management of addictive disorders. Curr Psychiatry Rep. 2007;9(5):381-7.

Palpacuer C, Laviolle B, Boussageon R, Reymann JM, Bellissant E, Naudet F. Risks and benefits of nalmefene in the treatment of adult alcohol dependence: a systematic literature review and meta-analysis of published and unpublished double-blind randomized controlled trials. PLoS Med. 2015;12.

Peng XQ, Xi ZX, Li X, Spiller K, Li J, Chun L, et al. Is slow-onset long-acting monoamine transport blockade to cocaine as methadone is to heroin? Implication for anti-addiction medications. Neuropsychopharmacology. 2010;35:2564-758.

Plosker GL. Acamprosate: a review of its use in alcohol dependence. Drugs. 2015;75:1255-68.

Prochaska JJ. Nicotine replacement therapy as a maintenance treatment. JAMA. 2015;314:718-9.

Sangroula D, Motiwala F, Wagle B, Shah VC, Hagi K, Lippmann S. Modafinil treatment of cocaine dependende: a systematic review and meta-analysis. Subst Use Misuse. 2017;52:1292-306.

Schnabl B, Brenner DA. Interactions between the intestinal microbiome and liver disease. Gastroenterology. 2014;146:1513-24.

Silagy C, Lancaster T, Stead L, Mant D, Fowler G. Nicotine replacement therapy for smoking cessation. Cochrane Database Syst Rev. 2004;(3):CD000146. Review. Update in: Cochrane Database Syst Rev. 2008;(1):CD000146.

Skinner MD, Lahmek P, Pham H, Aubin HJ. Disulfiram efficacy in the treatment of alcohol dependence: a meta-analysis. PLoS ONE. 2014;9:e87366.

Slemmer JE, Martin BR, Damaj MI. Bupropion is a nicotinic antagonist. The Journal of Pharmacology and Therapeuticis. 200;295:321-7.

Spanagel R, Vengeliene V, Jandeleit B, Fischer WN, Grindstaff K, Zhang X, et al. Acamprosate produces its anti-relapse effects via calcium. Neuropsychopharmacology. 2014;39:783-91.

Stromme JH. Interaction of disulfiram and diethyldithiocarbamate with serum proteins studied by means of a gel-filtration technique. Biochem Pharmacol. 1965;14:381-91.

Suh JJ, Pettinati HM, Kampman KM, O'Brien CP. The status of disulfiram: A half of a century later. J Clin Psychopharmacol. 2006;26:290-302.

Tzschentke TM, Schmidt WJ. Glutamatergic mechanisms in addiction. Mol. Psychiatry. 2003;8:373e382.

Umhau JC, Momenan R, Schwandt ML, Singley E, Lifshitz M, Doty L, et al. Effect of acamprosate on magnetic resonance spectroscopy measures of central glutamate in detoxified alcohol-dependent individuals: a randomized controlled experimental medicine study. Arch Gen Psychiatry. 2010;67:1069-77.

Urwyler S. Allosteric modulation of family C G-protein-coupled receptors: from molecular insights to therapeutic perspectives. Pharmacol Rev. 2011;63:59e126.

Van Tieu H, Koblin BA. HIV, alcohol, and noninjection drug use. Curr Opin HIV AIDS. 2009;4:314-8.

Vlachou S, Markou A. GABAB receptors in reward processes. Adv Pharmacol. 2010;58:315e371.

West R, Zatonski W, Cedzynska M, Lewandowska D, Pazik J, Averyard P, et al. Placebo-controlled trial of cytisine for smoking cessation. N Engl J Med. 2011;365:1193-200.

Whiting PJ, Lindstrom JM. Characterization of bovine and human neuronal nicotinic acetylcholine receptors using monoclonal antibodies. J Neurosci. 1988;8:3395-404.

WHO. WHO model list of essential medicines, 18th list 2013. Disponível em: http://www.who.int/medicines/publications/essentialmedicines/en/index.html.

Woods JS, Joseph H. From narcotic to normalizer: the misperception of methadone treatment and the persistence of prejudice and bias. Subst Use Misuse. 2018;53:323-9.

Wooltorton JR, Pidoplichko VI, Broide RS, Dani JA. Differential desensitization and distribution of nicotinic acetylcholine receptor subtypes in midbrain dopamine areas. J Neurosci. 2003;23:3176-85.

Xi ZX, Gilbert JG, Pak AC, Ashby CR Jr, Heidbreder CA, Gardner EL. Selective dopamine D3 receptor antagonism by SB-277011A attenuates cocaine reinforcement as assessed by progressive-ratio and variable-cost-variable-payoff fixed-ratio cocaine self-administration in rats. Eur J Neurosci. 2005;21:3427-38.

Zhou MS, Chadipiralla K, Mendez AJ, Jaimes EA, Silverstein RL, Webster K, et al. Nicotine potentiates proatherogenic effects of oxLDL by stimulating and upregulating macrophage CD36 signaling. Am J Physiol Heart Circ Physiol. 2013;305:H563-74.

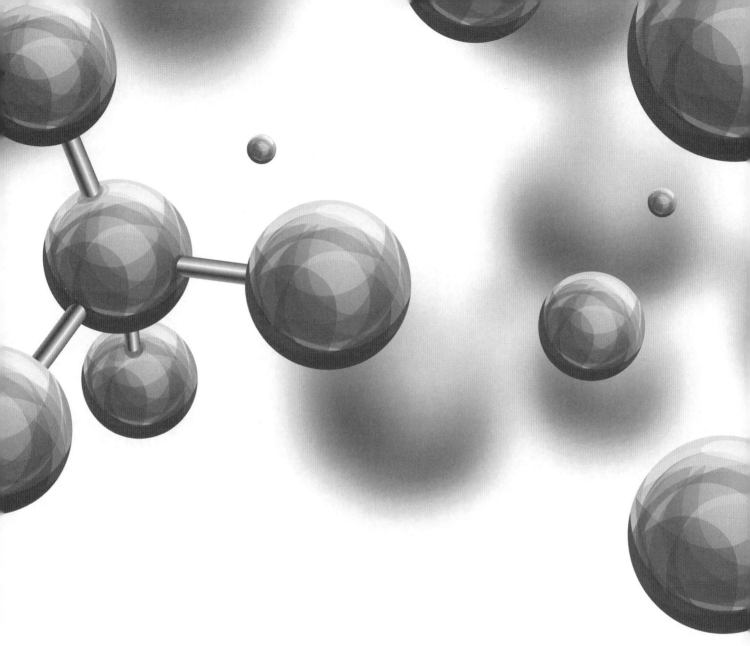

Parte 8

Fármacos em Ortopedia e Reumatologia

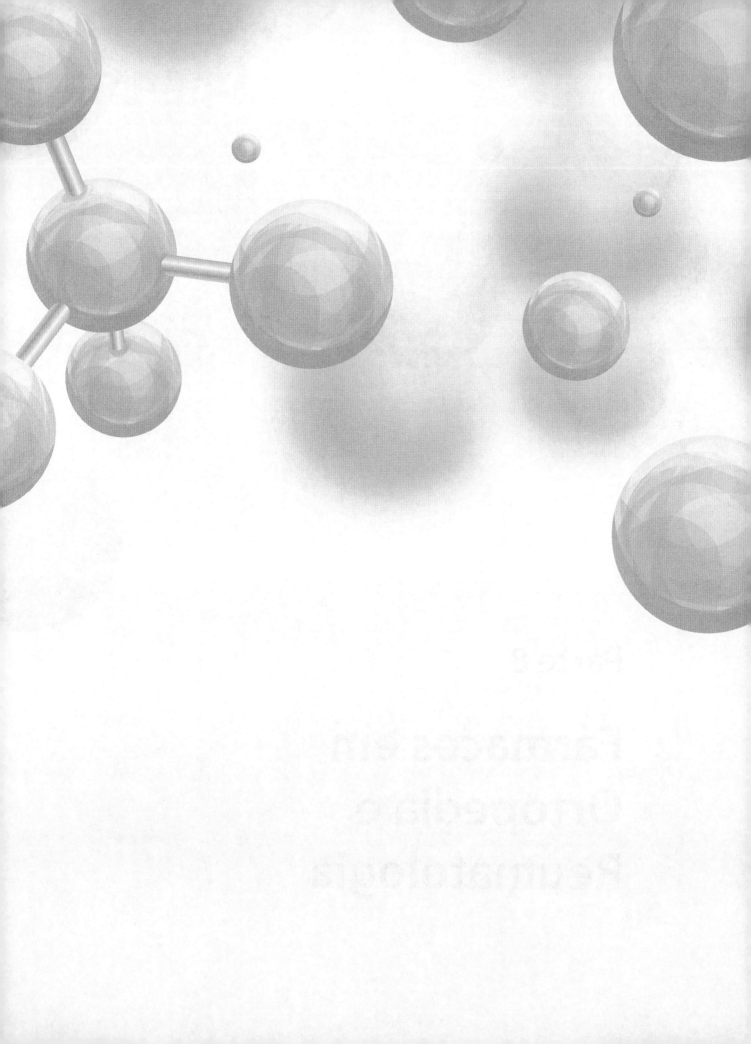

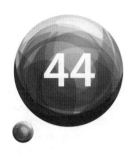

44 Espondilite Anquilosante

INTRODUÇÃO

A espondilite anquilosante é uma das doenças reumáticas inflamatórias mais comuns, sendo sua prevalência estimada em 0,1 a 0,8% e sua incidência no sexo masculino três vezes superior ao feminino (Braun e Sieper, 2007). Aproximadamente 80% dos pacientes desenvolvem os primeiros sintomas antes dos 30 anos de idade, sendo que menos de 5% deles apresentam sintomas iniciais após os 45 anos de idade. É caracterizada por envolver a sinóvia e os tendões, causando dano progressivo à coluna vertebral, com anquilose na maioria dos pacientes. Os principais sintomas clínicos da espondilite anquilosante são dor, rigidez articular e perda da mobilidade da coluna vertebral. É interessante ressaltar que a inflamação crônica observada na artrite reumatoide gera uma perda de massa óssea e osteoporose, enquanto em pacientes com espondilite anquilosante a inflamação crônica leva a uma formação óssea que afeta principalmente as articulações sacroilíacas. Alterações nas articulações sacroilíacas são mandatórias para classificação de pacientes com espondilite anquilosante (Haroon, 2015). A causa da formação de osso novo na espondilite anquilosante não é, entretanto, conhecida. O tratamento pode ser feito inicialmente com anti-inflamatórios não esteroides (AINE), e posteriormente com anticorpos monoclonais.

ANTI-INFLAMATÓRIOS NÃO ESTEROIDES

Trata-se da primeira classe de fármacos a ser utilizada no tratamento da espondilite anquilosante. Vários ensaios clínicos investigando distintos AINE demonstraram boa eficácia em relação ao placebo (Braun e Baraliakos, 2009). Ensaio clínico multicêntrico, duplo-cego, controlado com placebo e com comparador ativo, avaliou a eficácia de etoricoxib (90 e 120 mg/dia), naproxeno (1.000 mg/dia) e placebo por 6 semanas, seguido de 46 semanas de seguimento sem placebo em pacientes (n = 387) com diagnóstico de espondilite anquilosante (van der Heijde et al., 2005). O tratamento com etoricoxib ou naproxeno foi muito superior ao placebo (p < 0,001) e etoricoxib foi considerado superior ao naproxeno (p < 0,05) conforme ilustrado na Figura 44.1. Não houve diferença da incidência de reações adversas entre os grupos tratados com etoricoxib ou com naproxeno.

Uma boa resposta ao tratamento com AINE pode ser utilizada como diagnóstico diferencial entre espondilite anquilosante e lombalgia crônica devido a outras causas, visto que aproximadamente 70 a 80% dos pacientes com espondilite anquilosante consideram o tratamento com AINE como sendo de eficácia boa ou muito boa, em relação a apenas 15% dos pacientes dos que apresentam lombalgia crônica por causas não inflamatórias (Amor et al., 1995). Esse grau de eficácia dos AINE no tratamento da espondilite anquilosante indica que o efeito anti-inflamatório nesse caso seja superior ao efeito analgésico (Song et al., 2008). Dois ensaios clínicos realizados em pacientes com espondilite anquilosante ativa demonstraram que os níveis de proteína C reativa foram reduzidos significativamente a partir de tratamento por 12 semanas com diclofenaco, naproxeno ou celecoxib (Barkhuizen et al., 2006). Ensaio clínico apontou que pacientes com espondilite anquilosante tratados com AINE continuadamente por dois anos apresentaram redução significativa da progressão radiográfica da doença quando comparados com pacientes que utilizavam AINE quando necessário, indicando que essa classe de fármacos apresenta propriedades de modificadores de progressão da doença (Wanders et al., 2005). É importante ressaltar que embora a incidência de reações adversas sérias causadas por AINE seja menor que 1% por ano, especialmente em pacientes com idade menor que 50 anos, a atenção para eventos gastrintestinais, cardiovasculares e renais deve ser individualizada.

INIBIDORES DO FATOR DE NECROSE TUMORAL ALFA

O uso de inibidores do fator de necrose tumoral alfa (TNF-alfa) teve impacto importante no tratamento da espondilite anquilosante, conforme será visto adiante. A habilidade dos mesmos em reduzir a formação de osso novo na espondilite anquilosante ainda é controversa, embora os últimos resultados obtidos sejam encorajadores (Figura 44.2). Quanto mais cedo o tratamento com inibidores de TNF-alfa for iniciado, melhores os resultados obtidos (Figura 44.2 B e C; Haroon et al., 2013). Entretanto, nem todos os pacientes apresentam resposta terapêutica boa com o uso desses inibidores (Smith e Colbert, 2014).

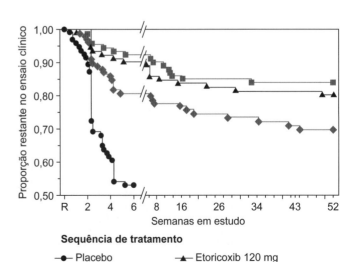

Figura 44.1 Curvas de Kaplan-Meier mostrando abandono do tratamento de espondilite anquilosante devido à ausência de eficácia no período de um ano. R: randomização feita na linha de base.

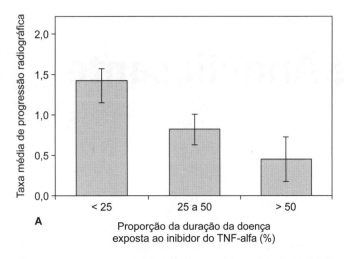
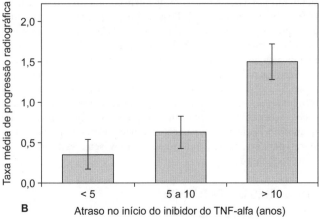
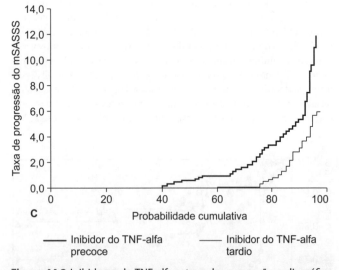

Figura 44.2 Inibidores de TNF-alfa e taxa de progressão radiográfica. **A.** Duração do tratamento em relação à duração total da doença *versus* a taxa de progressão da doença. Pacientes que permanecem em terapia em proporção maior que a duração da doença apresentam progressão radiográfica menor. Nota-se que há uma diferença significativa da progressão radiográfica da doença nos pacientes que permanecem em tratamento mais de 50% do tempo da duração da doença quando comparados com outras proporções. **B.** Demonstração de que o retardo em iniciar o tratamento com inibidores do TNF-alfa tem efeito preponderante na progressão do dano radiológico. Quanto mais cedo for iniciado o tratamento, melhor para o paciente. **C.** Demonstração de que a diferença significativa da progressão radiológica da doença observada em pacientes que iniciaram terapia com inibidores de TNF-alfa nos primeiros 10 anos da doença *versus* aqueles que iniciaram após 10 anos de evolução da doença. mSASSS: *modified Stokes Ankylosing Spondylitis Spine Score*.

Adalimumab (Humira®)

Trata-se de um anticorpo monoclonal IgG1 recombinante humano para TNF-alfa humano (Figura 44.3), produzido por células de mamíferos. Sua eficácia e segurança no tratamento da espondilite anquilosante foram avaliadas por meio de revisão sistemática e metanálise de oito ensaios clínicos, totalizando 993 pacientes (Wang *et al.*, 2014). O tratamento com adalimumab foi superior ao placebo (20%) segundo os critérios do *Assessment in Ankylosing Spondylitis* (ASAS) *International Working Group* (Figura 44.4) e do *Bath Ankylosing Spondylitis Disease Activity Index* (BASDAI) após 12 semanas de tratamento (Figura 44.5). A Tabela 44.1 sumariza as reações adversas observadas na metanálise.

A dose recomendada é a mesma utilizada para artrite reumatoide, ou seja, 40 mg administrado via subcutânea (SC) a cada 2 semanas. As reações adversas mais comuns com incidência superior a 10% ao placebo foram infecções do trato respiratório superior, reações no local da injeção, cefaleia e *rash* cutâneo.

Golimumab (Simponi®)

Trata-se de um monoclonal humano contra o TNF-alfa, com estrutura semelhante ao adalimumab. Essa interação previne a ligação do TNF-alfa aos seus receptores, inibindo portanto a sua atividade biológica. Não há evidência que o golimumab se ligue a outros membros da família dos TNF.

A eficácia e segurança do golimumab no tratamento de pacientes com espondilite anquilosante foram avaliadas em ensaio clínico fase III, randomizado, duplo-cego, controlado com placebo (Inman *et al.*, 2008). Os pacientes foram tratados com golimumab 50 mg SC a cada 4 semanas (n = 138), golimumab 100 mg SC a cada 4 semanas (n = 140) e placebo (n = 78) por 24 semanas. Golimumab foi eficaz em causar pelo menos 20% de melhora segundo critério da ASAS (Figura 44.6). Em relação à segurança, 77,3% dos pacientes tratados com golimumab e 74% daqueles tratados com placebo tiveram pelo menos uma reação adversa. A incidência de reações adversas, 5% superior ao placebo, foram nasofaringite, infecções do trato respiratório superior, fadiga, cefaleia, diarreia, eritema no local da injeção e aumento da aspartato aminotransferase (AST) e alanina aminotransferase (ALT). Acompanhamento por 104 semanas demonstrou que o efeito é mantido (Braun *et al.*, 2012).

A dose recomendada para tratamento de espondilite anquilosante é a mesma da artrite reumatoide, ou seja, 50 mg SC a cada 4 semanas. As reações adversas mais comuns são infecções do trato respiratório superior e nasofaringite.

INIBIDORES DA INTERLEUCINA-17 E INTERLEUCINA-23

Produção aumentada de interleucina-17 (IL-17) e interleucina-23 (IL-23) foi detectada no sangue, intestino e em biopsias de musculatura esquelética de pacientes com espondilite anquilosante (Smith e Colbert, 2014). As facetas articulares da coluna de pacientes com espondilite anquilosante apresentam número aumentado de macrófagos que produzem IL-23 quando comparado com as de pacientes com osteoartrite (Appel *et al.*, 2013). Além disso, em inflamação intestinal subclínica em pacientes com espondilite anquilosante, os monócitos infiltrantes aparentam ser responsáveis pela produção de IL-23 (Ciccia *et al.*, 2009). Todas essas evidências indicam uma ativação imunológica aberrante da IL-17/IL-23 em pacientes com espondilite anquilosante.

Secukinumab (Cosentyx®)

Anticorpo monoclonal humano tipo IgG1-kappa que se liga à interleucina-17A (IL-17A), sendo aprovado para uso em espondilite anquilosante e psoríase. A família da IL-17 tem seis membros (A-F). Vários estudos demonstraram a relevância da IL-17A na patogênese

Ensaio clínico ou subgrupo	Experimental Eventos	Experimental Total	Controle Eventos	Controle Total	Peso (%)	Risco relativo M-H, fixo, IC 95%
Heijde (2006)	121	208	22	107	27,7	2,83 (1,92-4,18)
Heijde (2007)	3	6	0	5	0,5	6,00 (0,38-94,35)
Huang (2013)	154	229	35	115	44,5	2,21 (1,65-2,96)
Sieper (2012)	47	91	29	94	27,2	1,67 (1,17-2,40)
Total (IC 95%)		**534**		**321**	**100,0**	**2,26 (1,85-2,75)**
Total de eventos	325		86			

Heterogeneidade: $Chi^2 = 4,4$, df = 3 (p = 0,22); $I^2 = 32\%$
Teste para o efeito geral: Z = 8,09 (p < 0,00001)

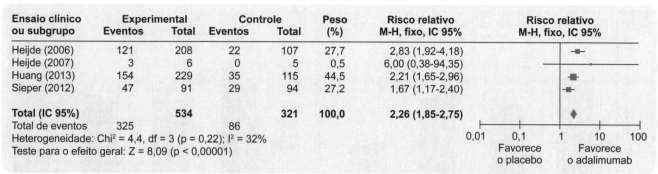

Figura 44.3 Metanálise da diferença da resposta para o critério ASAS20 na semana 12 de pacientes com espondilite anquilosante randomizados tratados com adalimumab ou placebo.

Ensaio clínico ou subgrupo	Experimental Média	Experimental DP	Experimental Total	Controle Média	Controle DP	Controle Total	Peso (%)	Diferença média IV, aleatória, IC 95%
Heijde (2006)	–2,6	0,2	208	–0,8	0,2	107	24,8	–8,98 (–9,72- –8,24)
Hu (2012)	2,3	1,8	26	4,2	2,6	20	24,9	–0,86 (–1,47- –0,24)
Huang (2013)	–2,8	1,9	229	–1,4	1,9	115	25,2	–0,74 (–0,97- –0,50)
Maksymowych (2008)	4,2	3	38	5,9	2,1	44	25,1	–0,66 (–1,11- –0,21)
Total (IC 95%)			**501**			**286**	**100,0**	**–2,79 (–5,55- –0,03)**

Heterogeneidade: $Tau^2 = 7,86$; $Chi^2 = 443,01$, df = 3 (p < 0,00001); $I^2 = 99\%$
Teste para o efeito geral: Z = 1,98 (p = 0,05)

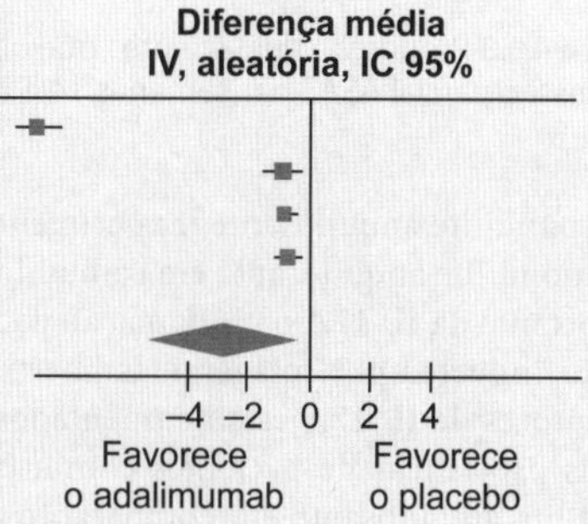

Figura 44.4 Metanálise da diferença da resposta para o critério BASDAI na semana 12 de pacientes com espondilite anquilosante randomizados tratados com adalimumab ou placebo. DP: desvio padrão.

Ensaio clínico ou subgrupo	Experimental Média	Experimental DP	Experimental Total	Controle Média	Controle DP	Controle Total	Peso (%)	Risco relativo IV, aleatória, IC 95%
Heijde (2006)	–2,6	0,2	208	–0,8	0,2	107	33,3	–8,98 (–9,72- –8,24)
Heijde (2009)	–2,8	0,17	208	–1	0,23	107	33,3	–9,33 (–10,10- –8,56)
Maksymowych (2008)	4,2	3,2	38	6,1	2,4	44	33,4	–0,67 (–1,12- –0,23)
Total (IC 95%)			**454**			**258**	**100,0**	**–6,32 (–12,58- –0,06)**

Heterogeneidade: $Tau^2 = 30,51$; $Chi^2 = 569,23$, df = 2 (p < 0,00001); $I^2 = 100\%$
Teste para o efeito geral: Z = 1,98 (p = 0,05)

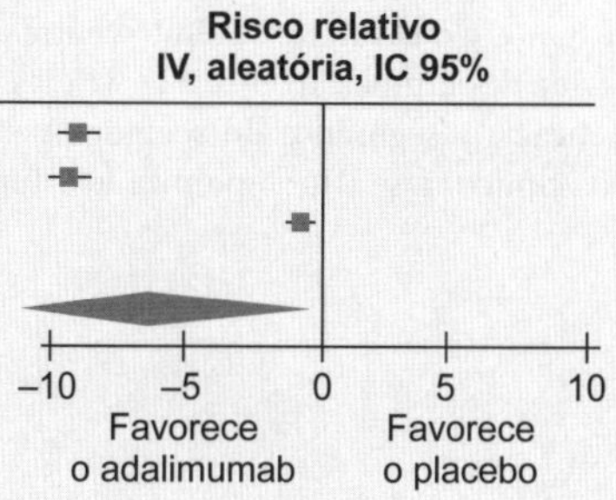

Figura 44.5 Metanálise da diferença da resposta para o critério BASDAI na semana 24 de pacientes com espondilite anquilosante randomizados tratados com adalimumab ou placebo. DP: desvio padrão.

Tabela 44.1 Resumo de reações adversas em ensaios clínicos randomizados incluídos na análise de Wang *et al.* (2014)

Resultado	Estudos	Eventos de adalimumab/total	Eventos placebo/total	Heterogeneidade total (p, I^2)	Método estatístico	Estimativa do efeito	Valor de p
Qualquer reação adversa	3	292/528	147/316	0,16, 46%	Risco relativo (M-H, fixo, IC 95%)	1,23 (1,07, 1,41)	0,003
Reação adversa grave	3	10/528	5/316	0,57, 0%	Risco relativo (M-H, fixo, IC 95%)	1,03 (0,26, 4,03)	0,69
Infecção	3	119/528	63/316	0,43, 0%	Risco relativo (M-H, fixo, IC 95%)	1,22 (0,98, 1,6)	0,16
Descontinuação do tratamento	2	6/320	1/209	0,68, 0%	Risco relativo (M-H, fixo, IC 95%)	3,06 (0,48, 19,41)	0,23
Reação no local das injeções	2	48/437	5/222	0,5, 0%	Risco relativo (M-H, fixo, IC 95%)	4,88 (1,97, 12,09)	0,0006

IC: intervalo de confiança; M-H: Mantel-Haenszel.

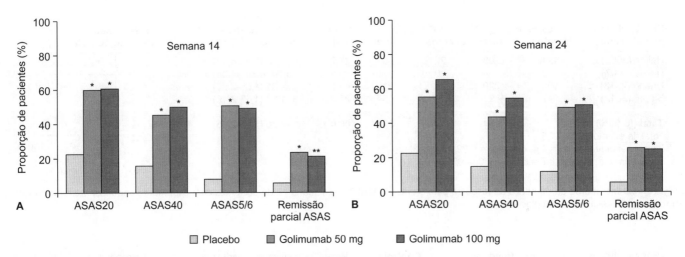

Figura 44.6 Proporção de pacientes que obtiveram melhora de 20% na ASAS20, de 40% na ASAS40 e de 20% em cinco dos seis domínios (ASAS5/6) e remissão parcial ASAS nas semanas 14 e 25. *p < 0,001. **p < 0,01 versus placebo.

da espondilite anquilosante. Experimentos realizados em modelos de espondilite anquilosante em camundongos demonstraram papel importante da IL-17A na inflamação da sinóvia e na destruição articular induzida por colágeno (Lubberts et al., 2001). Linfócitos T produtores de IL-17A estão aumentados no líquido sinovial e nas placas psoriáticas de pacientes com artrite psoriática ou com espondilite anquilosante em comparação com pacientes com artrite reumatoide (Jandus et al., 2008). A Figura 44.7 sumariza o papel da IL-17 na inflamação e destruição da matriz na espondilite anquilosante (Braun et al., 2016).

A farmacocinética do secukinumab é linear entre as doses de 25 a 300 mgSC. O $T_{máx}$ após administração do secukinumab SC é atingido em aproximadamente 6 dias. O volume de distribuição varia entre 7,10 e 8,60 ℓ e o *clearance* sistêmico entre 0,14 e 0,22 ℓ/dia, com uma meia-vida de eliminação entre 22 e 31 dias.

A eficácia e segurança do secukinumab foram avaliadas em dois ensaios clínicos fase III, randomizados, duplo-cego em pacientes com espondilite anquilosante ativa (Baeten et al., 2015). No estudo MEASURE 1, um total de 371 pacientes receberam secukinumab 10 mg/kg intravenoso (IV) ou placebo nas semanas 0, 2 e 4, seguido por secukinumab 75 mg ou 150 mg ou placebo SC a cada 4 semanas. No estudo MEASURE 2, um total de 219 pacientes receberam secukinumab 75 mg ou 150 mg ou placebo SC nas semanas 1, 2 e 3, seguido de secukinumab 75 mg ou 150 mg ou placebo SC a cada 4 semanas. Após a semana 16, os pacientes tratados com placebo foram randomizados para receberem secukinumab 75 ou 150 mg SC a cada 4 semanas. O objetivo primário foi estabelecer a proporção de pacientes que tiveram melhora de pelo menos 20% segundo a *Assessment of SpondyloArthritis International Society* (ASAS20) após 16 semanas. Secukinumab causou melhora significativa em relação ao placebo, sendo que a dose de 150 mg teve efeito superior à de 75 mg (Figura 44.8).

A incidência de infecções foi mais alta com o secukinumab em relação ao placebo (30% *versus* 12% no MEASURE 1 e 32% *versus* 27% no MEASURE 2).

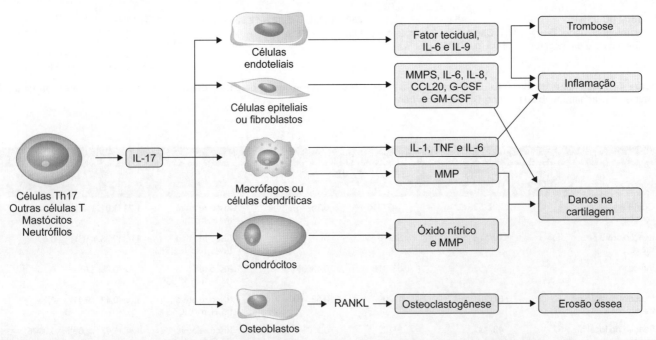

Figura 44.7 Papel da IL-17 na inflamação e na destruição da matriz na espondilite anquilosante. A IL-17 atua em vários alvos celulares, causando ativação celular, liberação de citocinas e quimiocinas, levando à iniciação de vários processos patológicos envolvidos na espondilite anquilosante. CCL: *chemokine CC motif ligand 20*; G-CSF: *granulocyte colony-stimulating factor*; GM-CSF: *granylkocyte-macrophage CSF*; MMP: *matrix metalloproteinase*; RANKL: *receptor activation of NK-kappaB ligand*; TNF: fator de necrose tumoral.

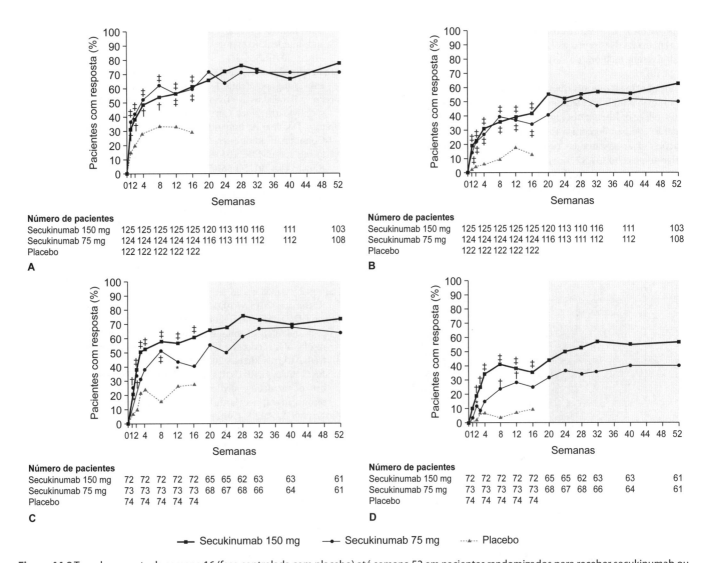

Figura 44.8 Taxa de resposta da semana 16 (fase controlada com placebo) até semana 52 em pacientes randomizados para receber secukinumab ou placebo nos ensaios clínicos MEASURE 1 (**A** e **B**) e MEASURE 2 (**C** e **D**). A taxa de resposta foi avaliada por > 20% ASAS20 e > 40% (ASAS40). *p < 0,05; †p < 0,01; ‡p < 0,001 *versus* placebo.

Secukinumab está indicado para o tratamento da espondilite anquilosante na dose de 150 mg SC a cada 4 semanas. Pode ser feita, se necessário, uma dose de ataque com 150 mg SC semanalmente por 5 semanas e depois a cada 4 semanas. As reações adversas com incidência superior a 1% em relação ao placebo são: nasofaringite, diarreia e infecções do trato respiratório inferior.

Ustekinumab (Stelara®)

Anticorpo monoclonal humano IgG1-kappa contra a subunidade p40 da interleucina-12 (IL-12) e IL-23, evitando a interação delas com o receptor IL-12R-beta-1 (Benson *et al.*, 2011), inibindo assim a sinalização celular induzida por essas citocinas (Figura 44.9).

Em voluntários sadios o $T_{máx}$ do ustekinumab foi de 8,5 dias após administração de dose única de 90 mg SC. O volume de distribuição foi de 2,74 ℓ, com *clearance* sistêmico de 0,19 ℓ/dia e meia-vida de eliminação estimada em aproximadamente 19 dias. A via metabólica esperada é a da degradação em pequenos peptídios e aminoácidos, da mesma maneira que ocorre com as IgG endógenas.

A eficácia e segurança do ustekinumab foram avaliadas em ensaio clínico fase III, multicêntrico, duplo-cego, controlado com placebo, em pacientes com diagnóstico clínico de espondilite anquilosante ativa. Os pacientes foram randomizados para receberem ustekinumab 45 mg ou 90 mg ou placebo nas semanas 0, 4 e a cada 12 semanas (Kavanaugh

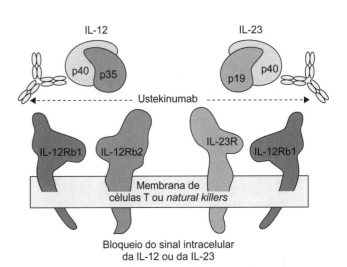

Figura 44.9 Mecanismo de ação do ustekinumab. O ustekinumab liga-se à subunidade p40 da IL-12 e da IL-23 e previne a interação com o receptor IL-12R-beta-1, impedindo a sinalização celular da IL-12 e da IL-23.

et al., 2016). O objetivo primário foi o BASDAI e o *Ankylosing Spondilytis Disease Activity Score* utilizando proteína C reativa (ASDAS-CRP) na semana 24. Nas semanas 12 e 24, pacientes tratados com ustekinumab tiveram melhora do ASDAS-CRP em relação ao placebo (Figura 44.10).

Proporção significativamente maior de pacientes tratados com ustekinumab atingiram melhora de 20% segundo os critérios do American College of Rheumathology (ACR) (43,9% *versus* 22,8%; p < 0,001) quando comparado com o tratamento com placebo. A incidência de reações adversas causadas pelo tratamento com ustekinumab foi similar ao placebo (34,8% *versus* 41,3%), assim como reações adversas sérias (1,2% *versus* 2,2%), interrupção do tratamento devido a reações adversas (0,6% *versus* 3,3%) e infecções (13,4% *versus* 16,3%).

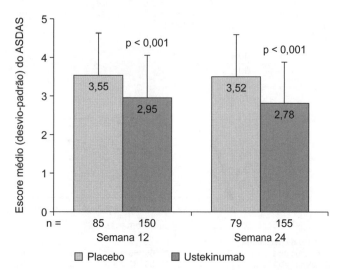

Figura 44.10 Escore ASDAS incorporando proteína C reativa (ASDAS-CRP) nas semanas 12 e 24 dos ensaios clínicos PSUMMIT-1 e PSUMMIT-2.

REFERÊNCIAS BIBLIOGRÁFICAS

Amor B, Dougados M, Listrat V, Menkes CJ, Roux H, Benhamou C, et al. Are classification criteria for spondyloarthropathy useful as diagnostic criteria? Rev Rhum Engl Ed. 1995;62:10-5.

Appel H, Maier R, Bleil J, Hempfing A, Loddenkemper C, Schlichting U, et al. In situ analysis of interleukin-23- and interleukin-12-positive cells in the spine of patients with ankylosing spondylitis. Arthritis Rheum. 2013;65:1522-9.

Baeten D, Sieper J, Braun J, Baraliakos X, Dougados M, Emery P, et al. Secukinumab, an interleukin-17A inhibitor, in ankylosing espondylitis. N Engl J Med. 2015;373;2534-48.

Barkhuizen A, Steinfeld S, Robbins J, West C, Coombs J, Zwillich S. Celecoxib is efficacious and well tolerated in treating signs and symptoms of ankylosing spondylitis. J Rheumatol. 2006;33:1805-12.

Benson JM, Peritt D, Scallon BJ, et al. Discovery and mechanism of ustekinumab: a human monoclonal antibody targeting interleukin-12 and interleukin-23 for treatment of immune-mediated disorders. MAbs. 2011;6:535-45.

Braun J, Baraliakos X, Kiltz U. Secukinumab (AiN457) in the treatment of ankylosing spondylitis. Expert Opin Biol Ther. 2016;16:711-22.

Braun J, Baraliakos X. Treatment of ankylosing spondylitis and other spondyloarthritides. Curr Opin Rheumatol. 2009;21:324-34.

Braun J, Deodhar A, Inman RD, van der Heijde D, Mack M, Xu S, et al. Golimumab administered subcutaneously every 4 weeks in ankylosing spondylitis: 104-week results of the GO-RAISE studyt. Ann Rheum Dis. 2012;71:661-7.

Braun J, Sieper J. Ankylosing spondylitis. Lancet. 2007;369:1379-90.

Ciccia F, Bombardieri M, Principato A, Giardina A, Tripodo C, Porcasi R, et al. Overexpression of interleukin-23, but not interleukin-17, as an immunologic signature of subclinical intestinal inflammation in ankylosing spondylitis. Arthritis Rheum. 2009;60:955-65.

Haroon N, Inman RD, Learch TJ, Weisman MH, Lee M, Rahbar MH, et al. The impact of tumor necrosis factor α inhibitors on radiographic progression in ankylosing spondylitis. Arthritis Rheum. 2013;65:2645-54.

Haroon N. Ankylosis in ankylosing spondylitis: current concepts. Clin Rheumatol. 2015;34:1003-7.

Inman RD, Davis JC Jr, Heijde Dv, Diekman L, Sieper J, Kim SI, et al. Efficacy and safety of golimumab in patients with ankylosing spondylitis: results of a randomized, double-blind, placebo-controlled, phase III trial. Arthritis Rheum. 2008;58:3402-12.

Jandus C, Bioley G, Rivals JP, Dudler J, Speiser D, Romero P. Increased numbers of circulating polyfunctional Th17 memory cells in patients with seronegative spondylarthritides. Arthritis Rheum. 2008;58:2307-17.

Kavanaugh A, Puig L, Gottlieb AB, Ritchlin C, You Y, Li S, et al. Efficacy and safety of ustekinumab in psoriatic arthritis patients with peripheral arthritis and physician-reported spondylitis: post-hoc analyses from two phase III, multicentre, double-blind, placebo controlled studies (PSUMMIT-1/PSUMMIT-2). Ann Rheum Dis. 2016;75;1984-8.

Lubberts E, Joosten LA, Oppers B, van den Bersselaar L, Coenen-de Roo CJ, Kolls JK, et al. IL-1-independent role of IL-17 in synovial inflammation and joint destruction during collagen-induced arthritis. J Immunol. 2001;167:1004-13.

Smith JA, Colbert RA. The IL-23/IL-17 axis in spondyloarthritis pathogenesis: Th17 and beyond. Arthritis Rheum. 2014;66:231-41.

Song IH, Poddubnyy DA, Rudwaleit M, Sieper J. Benefits and risks of ankylosing spondylitis treatment with nonsteroidal antiinflammatory drugs. Arthritis Rheum. 2008;58;929-38.

van der Heijde D, Baraf HS, Ramos-Remus C, Calin A, Weaver AL, Schiff M, et al. Evaluation of the efficacy of etoricoxib in ankylosing spondylitis: results of a fifty-two-week, randomized, controlled study. Arthritis Rheum. 2005;52:1205-15.

Wanders A, van der Heijde D, Landewé R, Béhier JM, Calin A, Olivieri I, et al. Nonsteroidal antiinflammatory drugs reduce radiographic progression in patients with ankylosing spondylitis: a randomized clinical trial. Arthritis Rheum. 2005;52:1756-65.

Wang H, Zuo D, Sun M, Hua Y, Cai Z. Randomized, placebo-controlled and double-blind trials of efficacy and safety of adalimumab for treating ankylosing spondylitis: a meta-analysis. Int J Rheum Dis. 2014;17:142-8.

45 Gota

INTRODUÇÃO

A gota é a forma mais comum de artrite inflamatória e está associada a uma série de comorbidades, como hipertensão arterial, doença cardiovascular, alterações renais, diabetes melito, obesidade e hiperlipidemia. A presença dessas comorbidades e os medicamentos utilizados para o tratamento dessas doenças podem contribuir para o desenvolvimento da gota (Stamp, 2014). A gota é uma artrite causada pelo depósito da precipitação de urato sérico como cristais de urato monossódico nas articulações após um período prolongado de hiperuricemia. A sequência de eventos que ocorre nos pacientes com hiperuricemia apresenta quatro fases. Inicialmente, os depósitos de cristais do urato monossódico provocados pela hiperuricemia são assintomáticos, sendo detectados por exames de imagem como tomografia computadorizada ou ultrassonografia. Uma vez formados, esses cristais podem causar episódios agudos de artrite, conhecidos como ataques de gota, caracterizados por edema, rubor, calor, dor e rigidez da articulação. Esses ataques possivelmente são decorrentes do deslocamento dos cristais de urato monossódico da superfície da cartilagem para o espaço articular, onde interagem com outras células. Caso a hiperuricemia persista, os depósitos de cristais de urato monossódico induzem então a uma resposta inflamatória crônica que causa lesão às estruturas da articulação, resultando na chamada artrite gotosa ou gota crônica, que se caracteriza pela presença dos chamados tofos gotáceos. No seu estágio final, com o crescimento dos depósitos e o aumento da incidência de comorbidades, a gota passa a tornar-se cada vez mais grave e difícil de ser controlada terapeuticamente, sendo classificada como gota resistente (Perez-Ruiz et al., 2015). Portanto, deve-se considerar a gota uma doença crônica e progressiva, caso os níveis de urato sérico não consigam ser controlados. Os depósitos de cristais de urato monossódico são tidos como o alvo terapêutico principal para o tratamento da gota. A redução da hiperuricemia para abaixo de 6 mg/dℓ resulta na dissolução dos cristais de urato monossódico patogênico com concomitante desaparecimento dos sinais clínicos da gota (Khanna et al., 2012). No nível celular, as células sinoviais fagocitam os cristais de urato monossódico formando o chamado *inflamassoma*, que libera interleucina-1 beta (IL-1β), a qual, por sua vez, causa liberação de citocinas e mediadores inflamatórios para atrair neutrófilos. Essa cascata de eventos leva a um alto grau de inflamação no tecido sinovial e na articulação (Rymal e Rizzolo, 2014). Esses cristais causam episódios recorrentes de uma artrite grave aguda, geralmente observada na articulação da falange do primeiro metatarso (Figura 45.1).

Hiperuricemia patológica é definida como a concentração sérica de urato acima de 6,8 mg/dℓ, cenário no qual se formam cristais de urato monossódico *in vitro* em pH e temperatura fisiológica (Khanna et al., 2012). A hiperuricemia pode ocorrer como resultado do excesso de produção devido ao metabolismo hepático e à replicação celular ou redução de sua excreção, via renal ou extrarrenal. A redução da excreção é a causa dominante (90%) de hiperuricemia em pacientes com gota (Zhu et al., 2011). Um ponto importante a ser lembrado é que as bases purínicas são os componentes dos ácidos nucleicos. Doenças mieloproliferativas, doenças linfoproliferativas, psoríase, sarcoidoses e anemia hemolítica predispõem à hiperuricemia porque estão associadas ao aumento de celularidade e ao alto *turnover* celular que ocorre nessas condições, levando a um aumento das concentrações de purina no organismo (Doghramji e Wortmann, 2012).

A excreção renal de urato é responsável por dois terços da excreção total de urato, sendo um terço excretado pelo intestino. A secreção e a reabsorção de urato ocorrem no túbulo renal; entretanto, 100% do urato filtrado é eventualmente eliminado. Esse processo é controlado por transportadores expressos tanto na superfície apical quanto na basolateral, sendo alguns deles alvos de fármacos uricosúricos (Dalbeth et al., 2016). Esses transportadores são agrupados em transportadores envolvidos na reabsorção, como os trocadores ânion/urato (URAT1/SLC22A12 – transportador URAT1 expresso pelo gene SCL22A12 –, OAT4/SLC22A11, OAT10/SLC22A3) e o transportador de urato GLUT/SLC2A9, e os de secreção, como o trocador de ânion (OAT1, OAT2 e OAT3), os transportadores de sódio-fosfato (NPT1/SLC17A1 e NPT4/SLC17A3) e a bomba de efluxo MRP4/ABCC4. A Figura 45.2 ilustra o papel desses transportadores (Terkeltaub, 2010).

A reabsorção de urato na membrana apical é regulada de maneira crítica pelo trocador SLC22A12, o qual troca urato por ânions orgânicos (lactato, nicotinato) e monocarboxilatos. O transportador de nucleosídicos derivados de purina ABCG2 e o transportador dependente de voltagem SLC17A1 modulam a secreção de urato na membrana apical. O transportador de hexose SLC2A9 faz o transporte voltagem-dependente do urato na membrana basolateral, levando à reabsorção sistêmica do urato. Mutações nesses transportadores renais de urato estão associadas ao aparecimento da gota.

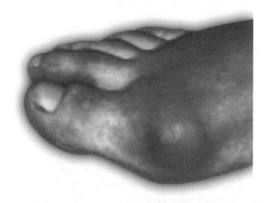

Figura 45.1 Gota na articulação do hálux.

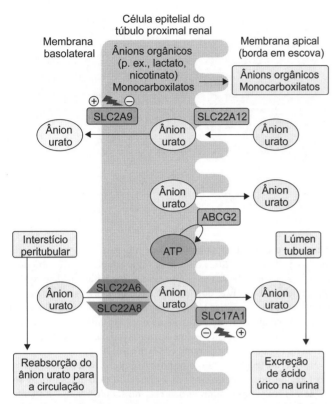

Figura 45.2 A reabsorção do urato na membrana apical é regulada de maneira crítica pela troca mediada pelo SLC22A12 de urato por ânions orgânicos intracelulares (lactato, nicotinato) e monocarboxilatos. O transportador nucleosídico ABCG2 e o transportador voltagem-dependente SLC17A1 modulam a secreção de urato na membrana apical. O facilitador de transporte de hexose SLC2A9 faz o transporte voltagem-dependente do urato, o que leva a membrana basolateral à reabsorção do urato para a circulação. Os fármacos uricosúricos probenecide e benzbromarona inibem tanto o SLC22A12 quanto o SLC2A9.

O tratamento da gota tem basicamente dois objetivos: tratar de maneira adequada a crise aguda (conhecida como ataque de gota) e obter uma redução permanente de urato sérico para menos de 6 mg/dℓ, ou níveis até mesmo mais baixos, para prevenir os ataques agudos e promover a reabsorção dos tofos gotáceos. Importante ressaltar que a hiperuricemia pode ser relativamente benigna; somente 22% dos homens com concentração de ácido úrico acima de 9 mg/dℓ desenvolvem gota em um período de 5 anos (Campion et al., 1987). É mais frequente em homens do que em mulheres, porém essa diferença desaparece em mulheres menopausadas, sugerindo um potencial papel do estrógeno na modulação das concentrações plasmáticas de urato.

FÁRMACOS UTILIZADOS NO TRATAMENTO DA CRISE DE GOTA

Colchicina

Trata-se de um produto natural extraído da planta *Colchicum* (açafrão do outono) utilizado para tratamento da gota por séculos. Ensaios clínicos demonstram que a colchicina (Figura 45.3) em baixa dose é efetiva para o controle da dor das crises agudas de gota e para a manutenção profilática. A colchicina liga-se às alfa e betatubulinas formando um complexo colchicina-tubulinas que previne a formação dos microtúbulos (Andreu e Timasheff, 1982). O estado de polimerização dos microtúbulos controla várias funções celulares, como transporte intracelular de organelas e vesículas, secreção de citocinas e regulação da expressão de genes. Essas ações influenciam as atividades das células envolvidas na resposta inflamatória, central

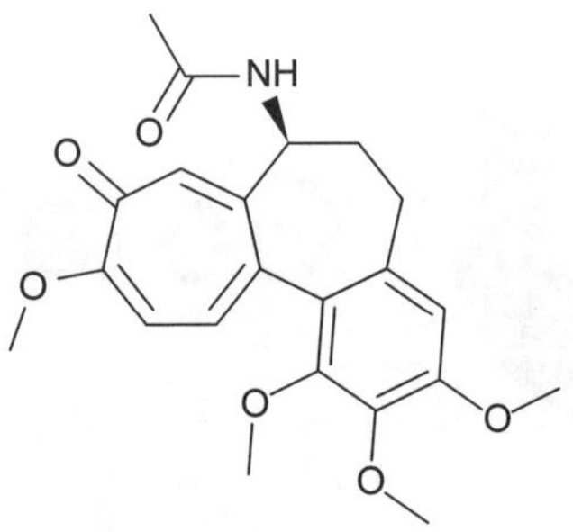

Figura 45.3 Colchicina.

na patogênese da gota. A ruptura dos microtúbulos pela colchicina é considerado o mecanismo molecular primário pelo qual a colchicina reduz o processo inflamatório, mas, possivelmente, não é o único sítio de ação desse fármaco.

A colchicina é absorvida no jejuno e no íleo tornando-se rapidamente biodisponível após administração oral. Devido à sua lipossolubilidade, é absorvida com facilidade por múltiplos tipos de células, ligando-se às tubulinas. A biodisponibilidade absoluta da colchicina é de aproximadamente 45%. A administração com alimentos não afeta de maneira significativa sua biodisponibilidade; apresenta baixa ligação às proteínas plasmáticas (39 ± 5%) com volume de distribuição que varia entre 5 e 8 ℓ/kg. É predominantemente eliminada por excreção biliar, apresentando ciclo êntero-hepático; o *clearance* renal é responsável por 10 a 20% do *clearance* sistêmico (Niel e Scherrmann, 2006). Não há necessidade de redução da dose para ataque de gota em pacientes com função renal reduzida de maneira leve ou moderada, porém deve ser considerada naqueles com insuficiência renal grave. A colchicina não é removida por hemodiálise, portanto, em pacientes que estão em diálise e necessitam de colchicina para controlar ataque de gota, a dose total recomendada é dose única de 0,5 mg, e o tratamento não deve ser repetido por no mínimo 2 semanas. A colchicina é substrato para a glicoproteína e para o CIP3A4, assim, a administração de colchicina em pacientes utilizando inibidores de glicoproteína-P ou do CIP3A4 pode causar acúmulo da colchicina com aumento da toxicidade. Superdosagem de colchicina, isto é, ingestão de dose > 0,5/mg/kg, está associada a uma alta taxa de mortalidade (Finkelstein et al., 2010). A dose letal mais baixa para colchicina oral variou de 7 a 26 mg, e não há limites claros sobre doses não tóxicas, tóxicas ou letais (Richette e Bardin, 2010). A Food and Drug Administration (FDA) analisou 169 mortes associadas ao uso oral de colchicina. Entre elas, 117 pacientes estavam tomando colchicina na dose terapêutica de < 2 mg/dia, dos quais, entretanto, 60 (51%) estavam sendo tratados também com claritromicina, um inibidor potente do CIP3A4. A meia-vida da colchicina em voluntários sadios é de 26,2 a 31,2 h.

Para o tratamento do quadro agudo de gota, a dose recomendada de colchicina é de 1,2 mg, seguida de 0,6 mg a cada hora até o quadro agudo passar. Entretanto, o tratamento deve ser interrompido caso o paciente apresente sintomas gastrintestinais; o início da ação da colchicina é rápido e, com a dosagem adequada, o quadro clínico de dor se resolve em 12 a 24 h (Cocco et al., 2010). Um ensaio clínico que avaliou a eficácia e a segurança de dois esquemas terapêuticos de colchicina em 184 pacientes, sendo um chamado de dose alta (1,2 mg seguido de 0,6 mg a cada hora durante 6 h) e outro de dose baixa (1,2 mg seguido de 0,6 mg na 6ª hora), não demonstrou diferença de eficácia entre os dois tratamentos (Terkeltaub et al., 2010). Outro dado importante desse estudo é que o grupo tratado com baixa dose teve incidência de reações adversas semelhante à do grupo placebo, enquanto o grupo tratado com alta dose de colchicina teve aumento significativo de diarreia, vômitos e outros eventos adversos associados à colchicina.

Anti-inflamatórios não esteroides

Os anti-inflamatórios não esteroides (AINE), juntamente com a colchicina, são os fármacos mais utilizados no tratamento da crise aguda de gota, para alívio da dor e da inflamação. Uma característica importante desses fármacos é que eles não causam alteração dos níveis plasmáticos de ácido úrico. Colchicina é o fármaco tradicional, apresentando a vantagem de confirmar o diagnóstico de monoartrite gotosa no caso de suspeita de outra etiologia, além de mais eficaz quando administrada nas primeiras 12 a 24 h do ataque (Schlesinger, 2004). Entretanto, muitos pacientes apresentam náuseas, vômitos, diarreia e dor abdominal após administração oral de colchicina, antes que ocorra melhora do quadro clínico do ataque de gota. Nos EUA, os AINE são considerados fármacos de primeira opção para tratamento da crise de gota. A indometacina é o AINE preferido, entretanto não há evidência de que seja superior aos demais. A seguir, são descritos alguns esquemas terapêuticos sugeridos na literatura com AINE não seletivos e seletivos para ciclo-oxigenase tipo 2 (Terkeltabut, 2003):

- Indometacina – 150 a 200 mg via oral (VO) por 3 dias, seguido de 100 mg/dia VO por 4 a 7 dias (em doses fracionadas 2 a 4 vezes/dia)
- Sulindac – 300 a 400 mg VO (em duas doses diárias) por 7 a 10 dias
- Naproxeno – 750 a 1.000 mg VO por 3 dias, seguido de 500 a 750 mg VO por 4 a 7 dias (em duas doses diárias)
- Celecoxib – 400 mg oral no 1º dia, seguido de 200 mg/dia (dividido em duas doses) por 6 a 10 dias
- Etoricoxib – 120 mg/dia durante 5 a 7 dias.

De fato, uma metanálise confirmou que não há diferença de eficácia entre os vários AINE, entretanto o uso do inibidor seletivo de ciclo-oxigenase tipo 2 apresenta melhor tolerabilidade quando comparado com a indometacina ou o diclofenaco (Zhang et al., 2016). Um ensaio clínico duplo-cego, randomizado, comparando etoricoxib (120 mg/dia) com indometacina (50 mg 3 vezes/dia) por 8 dias no tratamento de pacientes com crise aguda de gota mostrou que o etoricoxib (n = 103) apresentou a mesma eficácia que a indometacina (n = 86) tanto no controle da dor quanto na redução do quadro inflamatório. O grupo tratado com etoricoxib teve um número menor de eventos adversos (43,7%) comparado com aquele tratado com indometacina (57%) e incidência significativamente menor de reações adversas relacionadas com o fármaco (16,5 versus 37,2%, p < 0,05, respectivamente; Rubin et al., 2004).

Anti-inflamatórios esteroides

Os anti-inflamatórios esteroides (AIE) são a primeira alternativa para o tratamento da crise aguda de gota quando colchicina e AINE estejam contraindicados. Aproximadamente 40% dos sangramentos gastrintestinais superiores são atribuídos ao uso de AINE, sendo o risco maior na 1ª semana de uso (Lewis et al., 2002). Lesão renal, retenção hídrica e interação com anticoagulantes compreendem outras limitações para o uso de AINE. Essas limitações são particularmente importantes nos pacientes que sofrem de gota, visto que em sua maioria apresentam alto risco para eventos colaterais gastrintestinais, são de meia-idade ou idosos e muitos apresentam comorbidades renais ou cardiovasculares. Os glicocorticoides sistêmicos são uma alternativa atraente, em particular para pacientes idosos. Apesar das reações adversas, como osteoporose, retenção hídrica e hiperglicemia quando usados por períodos prolongados, os glicorcoticoides utilizados sistemicamente por um curto período não apresentam reações adversas importantes (Gotzsche e Johansen, 2005). Em um ensaio clínico duplo-cego e randomizado em que os pacientes com crise aguda de gota foram tratados com prednisona (35 mg/dia VO; n = 60) ou naproxeno (500 mg 2 vezes/dia; n = 60) por 5 dias (Janssens et al., 2008), não houve diferença entre os dois tratamentos na redução da dor avaliada por meio de escala analógica visual (Figura 45.4). Não se observaram reações adversas em 66% dos pacientes tratados com prednisona e em 63% daqueles tratados com naproxeno. Não houve diferença significativa entre os dois tratamentos no número de eventos adversos observados.

Em outro ensaio clínico randomizado controlado com placebo, em que se comparou prednisona (30 mg/dia) com indometacina (50 mg 3 vezes/dia) por 3 dias em pacientes (n = 416) com crise aguda de gota (Rainer et al., 2016), não houve diferença significativa em relação à eficácia analgésica; entretanto, pacientes tratados com indometacina tiveram maior incidência de eventos adversos de leve intensidade comparado com o grupo tratado com prednisona (19 versus 6%, respectivamente; p < 0,001).

Em ensaio clínico randomizado 60 pacientes com crise aguda de gota foram tratados com diclofenaco (75 mg 2 vezes/dia) ou com injeção intramuscular (IM) de betametasona (7 mg) uma única vez e acompanhados por 1 semana (Zhang et al., 2014), a betametasona foi mais eficaz em reduzir a dor nos primeiros 3 dias, entretanto a diferença não foi significativa no final do período de 7 dias (Figura 45.5). A incidência de eventos adversos foi menor no grupo que recebeu betametasona (13,3%) quando comparado com o grupo tratado com diclofenaco (26,7%). Esse estudo demonstra que a dose única IM de betametasona constitui uma alternativa interessante no tratamento da gota.

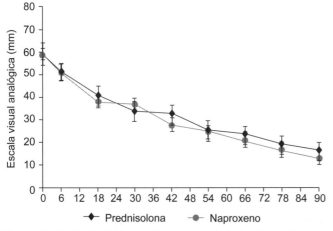

Figura 45.4 Redução da dor analisada por meio da escala analógica visual em relação à linha de base avaliada até 90 h após tratamento com prednisolona ou naproxeno.

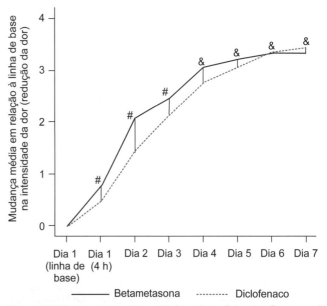

Figura 45.5 Betametasona 7 mg IM dose única foi mais eficaz que diclofenaco sódico 75 mg VO 2 vezes/dia, por 7 dias, para redução da dor associada à crise de gota. #p < 0,05; &p > 0,05.

A corticotropina (ACTH) é secretada pela adeno-hipófise e estimula a glândula suprarrenal a produzir cortisol, corticosterona e outros andrógenos. Foi utilizada no tratamento do quadro agudo de gota há aproximadamente 70 anos (Gutman e Yu, 1950). Em ensaio clínico realizado com 76 pacientes com crise aguda de gota, em que 36 foram tratados com injeção IM de 40 UI de ACTH administrada uma única vez e 40 com indometacina VO (50 mg 4 vezes/dia às refeições) até melhora da dor (Axelrod e Preston, 1988), o tempo para melhora da dor foi menor no grupo tratado com ACTH (3 ± 1 h) comparado com o que fez uso de indometacina (24 ± 10 h). Dos pacientes tratados com indometacina, 22 apresentaram desconforto abdominal e 15 cefaleia; não foram observados reações adversas no grupo utilizando ACTH. Em virtude de sua alta eficácia, suspeitou-se que o efeito terapêutico do ACTH no tratamento da crise aguda da gota não fosse somente resultado da ativação direta da glândula suprarrenal com consequente liberação de glicocorticoides. O ACTH é o protótipo do peptídio melanocortina, considerado o regulador endógeno do processo inflamatório (Lipton e Catania, 1997). Assim, uma possibilidade é que o ACTH ative o receptor tipo 3 de melanocortina (receptor MC3), visto que seu efeito terapêutico em um modelo experimental de gota em ratos é bloqueado por um antagonista desse receptor (Getting et al., 2002).

Fármacos anti-IL-1

Atualmente, há três fármacos que antagonizam o efeito da IL-1:

- Anakinra: um antagonista do receptor da IL-1, inibe a ligação tanto da IL-1 alfa quanto da IL-1 beta ao receptor da IL-1 (IL-1R)
- Rilonacept: uma proteína de fusão que funciona como um receptor falso solúvel, ligando-se tanto a IL-1 alfa quanto a IL-1 beta.
- Canakinumab: um anticorpo monoclonal humano contra a IL-1 beta.

A Figura 45.6 ilustra os mecanismos de cada antagonista da IL-1.

Anakinra

Até o momento, não foram realizados ensaios clínicos duplos-cegos para avaliar o efeito do anakinra na gota. Em um ensaio clínico aberto realizado em 10 pacientes com crise aguda de gota, a administração de anakinra 100 mg/dia injetado via subcutânea (SC) por 3 dias promoveu uma resposta rápida e favorável (So et al., 2007). O tratamento foi bem tolerado e não foram relatadas reações adversas. Em estudo retrospectivo avaliando 10 pacientes com crise aguda de gota, a administração de anakinra causou boa resposta clínica em 6 pacientes, resposta clínica parcial em 3 pacientes e 1 paciente não respondeu ao tratamento (Chen et al., 2010). Resultados semelhantes foram observados em outro estudo retrospectivo em 26 pacientes hospitalizados por crise aguda de gota, em que se verificou a resolução completa do quadro inflamatório em 73% dos pacientes no dia 5 (Ghosh et al., 2013). Não foram observadas reações adversas, e 1 paciente foi considerado não responsivo ao tratamento com anakinra. Esse fármaco aparenta ser eficaz e seguro no manuseio da crise aguda de gota, entretanto, por sua meia-vida curta (4 a 6 h), o uso por período prolongado apresenta sérias limitações.

Rilonacept

Ensaio clínico fase 3 randomizado, multicêntrico, comparou injeção única SC do rilonacept (320 mg) com indometacina (150 mg/dia) em 225 pacientes com crise aguda de gota. Não houve diferença significativa na redução média de dor quando os dois grupos foram comparados (Terkeltaub et al., 2013). Três ensaios clínicos avaliaram a eficácia do rilonacept durante diferentes períodos, variando de 16 a 22 semanas, na prevenção de crises aguda de gota durante a iniciação da terapia de redução dos níveis de urato sérico, geralmente utilizando alopurinol (572 pacientes), e um estudo especificamente desenhado para avaliar reações adversas (n = 1.315 pacientes). Para estabelecer a eficácia comparando com placebo, um ensaio clínico administrou rilonacept nas doses de 80 mg/semana SC (Schumacher et al., 2012) e 120 mg/semana SC (Mitha et al., 2013). Ambos os estudos demonstraram eficácia do rilonacept em relação ao placebo para prevenir ataques de gota, sem diferença significativa entre as doses. A dose de alopurinol utilizada nesses ensaios clínicos era de 300 mg/dia e não foi observado efeito rebote após 1 mês da suspensão do tratamento com o rilonacept. No ensaio clínico comparado com placebo para determinar a segurança do rilonacept, observaram-se reações adversas em 66% dos pacientes tratados com rilonacept e 59% dos pacientes no grupo placebo (Sundy et al., 2014). A incidência de infecções sérias foi similar em ambos os grupos e não foram observadas infecções por agentes oportunistas ou tuberculose. A maioria das reações adversas relatadas compreendeu cefaleia, artralgia e eritema no local da injeção. Houve uma redução de 70,3% dos ataques de gota no grupo tratado com rilonacept.

Canakinumab

Dois ensaios clínicos avaliaram a eficácia do canakinumab para tratar crise aguda de gota em pacientes não responsivos, intolerantes ou com contraindicações para uso de colchicina ou de AINE. O ensaio teve duração de 8 semanas e o canakinumab foi administrado como injeção única SC (dose variando de 10 a 150 mg) e comparado com injeção IM única de triancinolona (40 mg). Esses dois ensaios demonstraram que o canakinumab foi mais eficaz que a triancinolona tanto na diminuição da dor, edema e reagudização quanto na redução da resposta inflamatória de maneira dose-dependente (So et al., 2010; Schlesinger et al., 2011a). Ensaio clínico fase 3 com injeção única SC de canakinumab 150 mg e injeção única IM de triancinolona 40 mg em 456 pacientes acompanhados por 8 semanas (Schlesinger et al., 2012) mostrou que, na escala de dor, o canakinumab promoveu redução significativa quando comparado com a redução causada pela triancinolona (25 versus 35,7 mm). Houve mais reações adversas no grupo tratado com canakinumab (66,2%) do que com a triancinolona (52,8%). Entretanto, a maioria delas foi de intensidade leve ou moderada. Em resumo, o canakinumab é superior à triancinolona.

Outro ensaio clínico comparou a eficácia do canakinumab, administrado em dose única variável (25 a 300 mg) ou injeção semanal por 4 semanas, com colchicina administrada VO (0,5 mg/dia) por 16 semanas, em pacientes (n = 432) que iniciaram terapia de redução dos níveis de urato com alopurinol (Schlesinger et al., 2011b). O número, o intervalo e a duração das agudizações foram significativamente menores no grupo tratado com canakinumab quando comparado com colchicina. Atualmente, a indicação do canakinumab é para tratamento sintomático de pacientes adultos que apresentem ataques de gotas frequente (no mínimo três ataques no período de 12 meses) nos quais AINE ou colchicina estão contraindicados, não são tolerados ou não causam resposta efetiva, e também nos quais pulsos repetidos de glicocorticoides não sejam indicados. A limitação no uso de canakinumab é o seu preço: no Brasil, ele está disponível comercialmente (Ilaris™)

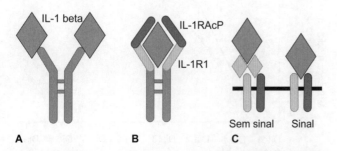

Figura 45.6 Fármacos bloqueadores da IL-1 beta. A. Canakinumab se liga e neutraliza a IL-1 beta solúvel. B. Rilonacept é formado por duas porções de fragmentos extracelulares de duas subunidades do receptor IL-1 beta, IL-1R1 e IL-1RAcP, complexadas com a porção Fc de IgG1. C. Anakinra se liga ao IL-1R1, mas não ao IL-1RAcP, na superfície de macrófagos, células endoteliais e células sinoviais.

e o preço de uma ampola com 150 mg é de aproximadamente R$ 55.000,00, o equivalente a US$ 13.600,00.

A Tabela 45.1 resume as principais características dos fármacos anti-IL-1 (Dumusc e So, 2015).

FÁRMACOS REDUTORES DA URICEMIA

O ácido úrico é o metabólito final do metabolismo de purinas endógenas e adquiridas na dieta, produzido pela oxidação da xantina pela xantina oxidase (Figura 45.7).

O ácido úrico no pH fisiológico 7,4 do compartimento extracelular encontra-se 98% ionizado na forma de urato (o pKa do ácido úrico é 5.8). Em virtude das altas concentrações de sódio no compartimento extracelular, o urato encontra-se em sua grande maioria na forma de urato monossódico, que apresenta baixa solubilidade, aproximadamente 380 μmol/ℓ a 37 °C. O urato é sintetizado primariamente no fígado e, em menor quantidade, no intestino delgado. A produção de urato depende do balanço entre a ingestão de purinas, a síntese *de novo* nas células e a degradação pela enzima xantina oxidase como passo final do metabolismo de purinas. Os humanos e os primatas superiores não têm a enzima uricase (Wu *et al.*, 1989), a qual degrada o ácido úrico em alantoína, um composto muito mais solúvel. Portanto, em humanos os níveis de ácido úrico são muito mais altos em comparação com mamíferos não primatas, peixes e anfíbios – visto que estes expressam uricase. Os níveis circulantes de urato encontrados fisiologicamente em humanos estão próximos de seu limite de solubilidade. Conforme visto anteriormente, quando a concentração de urato excede o ponto de saturação, o risco de formação de cristais de urato monossódico aumenta, assim como a sua precipitação, particularmente nas articulações. Além do tratamento sintomático para quadros agudos de artrite causados pela gota, quase todos os pacientes com gota necessitam de tratamento por períodos prolongados para reduzir os níveis circulantes de urato. O objetivo da terapia redutora da uricemia consiste em manter os pacientes com níveis de urato menores que 6 mg/dℓ, ou seja, abaixo do limite de saturação, com isso reduzindo a frequência das crises de agudização, além do tamanho e do número dos tofos gotáceos.

É importante ressaltar que hiperuricemia está associada a condições cardiovasculares como hipertensão arterial, doença coronariana e síndrome metabólica (Feig *et al.*, 2008). A associação entre hiperuricemia e hipertensão arterial pode estar relacionada com o desenvolvimento de doença renal, disfunção endotelial e/ou ativação do sistema renina-angiotensina. Um ensaio clínico realizado com 125 crianças revelou que 90% das diagnosticadas com hipertensão arterial primária

Tabela 45.1 Bloqueadores de interleucina-1 (IL-1) disponíveis.

Medicamento	Modo de ação	Meia-vida terminal	Peso molecular (kDa)	Administração
Anakinra	Antagonista do receptor de IL-9	4 a 6 h	17,3	Subcutânea
Rilonacept	Proteína de fusão, atuando como um receptor falso solúvel que liga IL-1-alfa e IL-1 beta	7 a 9 dias	251	Subcutânea
Canakinumab	MAb anti-IL-1 beta humano	26 dias	145	Subcutânea

MAB: anticorpo monoclonal.

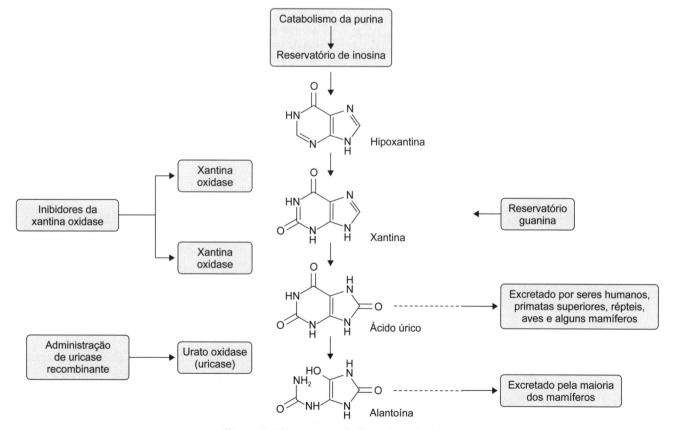

Figura 45.7 Síntese e metabolismo do ácido úrico.

também apresentavam níveis elevados de ácido úrico. Esses níveis se correlacionavam diretamente com a pressão arterial sistólica e diastólica, independentemente da função renal. Nesses pacientes, o nível sérico de ácido úrico > 5,5 mg/dℓ teve um valor preditivo positivo de 82% para hipertensão arterial primária (Feig e Johnson, 2003).

Durante os primeiros 6 meses da terapia redutora dos níveis de urato, os pacientes devem tomar colchicina ou AINE para prevenir reagudização das crises de gota por mudanças observadas nos níveis séricos de ácido úrico (Burns e Wortmann, 2012). Em dois ensaios clínicos comparando colchicina (dose diária de 0,6 a 1,5 mg) com placebo nos primeiros 3 a 6 meses de tratamento com terapia redutora da uricemia (feita com alopurinol ou probenecida), demonstrou-se que a colchicina reduziu o número de pacientes que apresentaram reagudização do quadro de gota e redução da gravidade do quadro agudo de gota quando comparado com o placebo (Borstad et al., 2004; Paulus et al., 1974). Conforme mencionado anteriormente, o tratamento profilático com canakinumab foi superior àquele com colchicina em pacientes que iniciaram o tratamento redutor de uricemia com alopurinol (Schlesinger et al., 2012).

Inibidores da xantina oxidase

Alopurinol

Trata-se do fármaco mais utilizado na terapia de redução da uricemia. Conforme mostrado na Figura 45.8, o alopurinol é um análogo de purinas e inibe a xantina oxidase reduzindo, portanto, a conversão da hipoxantina em xantina e da xantina em ácido úrico.

O alopurinol é também metabolizado pela xantina oxidase em oxipurinol (Figura 45.9), um metabólito ativo e responsável pela maior parte dos efeitos terapêuticos do alopurinol (Schlesinger, 2004).

As concentrações plasmáticas do oxipurinol apresentam boa correlação com as doses do alopurinol administradas a pacientes com função renal normal (Figura 45.10; Graham et al., 1996).

Pelo fato de o oxipurinol ser excretado basicamente pelo rim, há uma correlação não linear de seus níveis em pacientes com insuficiência renal, aumentando o risco de hipersensibilidade (Emmerson et al., 1987). O tratamento com alopurinol não deve ser iniciado até a resolução do quadro agudo de gota, visto que o uso de alopurinol pode precipitar novas reagudizações. A absorção do alopurinol quando administrado VO é quase completa; entretanto, aproximadamente 80% do fármaco é convertido no metabólito ativo oxipurinol. O oxipurinol tem uma meia-vida de eliminação de aproximadamente 23 h, permitindo uma terapia efetiva com administração de alopurinol 1 vez/dia. O oxipurinol apresenta *clearance* essencialmente renal por meio da filtração glomerular. Ele é reabsorvido no túbulo renal e não compete com a reabsorção tubular do urato, portanto não tem ação uricosúrica (Kannangara et al., 2016). A reabsorção tubular do oxipurinol é inibida pelo probenecida e pelos demais fármacos uricosúricos, reduzindo, assim, a concentração plasmática do oxipurinol. Apesar dessa interação farmacocinética negativa, os fármacos uricosúricos potencializam a eficácia do alopurinol.

O tratamento com alopurinol deve ser iniciado com a dose de 100 mg/dia, aumentada após algumas semanas de uso até atingir a uricemia desejada (Zhang et al., 2006). Essa abordagem é particularmente interessante em pacientes que apresentem função renal reduzida. Em pacientes com função renal normal, não é infrequente iniciar a terapia com a dose de 300 mg/dia. O alopurinol deve ser ingerido com alimentos, visto ser mais bem tolerado assim. A dose mínima efetiva é de 100 a 200 mg/dia; em pacientes com quadros leves de gota, a dose recomendada é de 200 a 300 mg/dia, aumentando para 400 a 600 mg/dia para pacientes com quadros moderados e 700 a 800 mg/dia em casos graves de gota. A dose pode ser fracionada em três administrações. O parâmetro para ajuste da dose é a uricemia, a qual costuma se normalizar após 1 a 3 semanas de tratamento Devido ao alto *clearance* renal do oxipurinol, a dose do alopurinol deve ser reduzida em pacientes com graus distintos de insuficiência renal. Naqueles com *clearance* renal entre 10 e 20 mℓ/min, recomenda-se uma dose única de 200 mg/dia; para pacientes com *clearance* renal menor que 10 mℓ/min, uma dose única de 100 mg/dia deve ser suficiente.

Em situações nas quais a formação de urato está muito aumentada (neoplasias malignas), a concentração absoluta de xantina na urina pode ficar muito alta em razão do tratamento com alopurinol, o que pode facilitar sua precipitação no trato urinário. Esse risco pode ser minimizado por hidratação adequada com o intuito de reduzir a concentração urinária de xantina. O alopurinol costuma ser bem tolerado, sendo raras e geralmente de pouca gravidade as reações adversas, as quais têm incidência maior em pacientes com doenças renais ou hepáticas. As reações adversas mais comuns ocorrem na pele, que pode ter característica pruriginosa ou macular, mas raramente esfoliativa. O *rash* só é observado em reações graves de hipersensibilidade; caso isso ocorra, o tratamento com alopurinol deve ser imediatamente suspenso.

Febuxostate

Seu mecanismo primário de ação consiste na inibição da xantina oxidase, demonstrado em ensaios clínicos pela concentração sérica e urinária de xantina, redução da concentração sérica e urinária de ácido úrico e ausência de redução significativa da síntese de purinas (Becker et al., 2004). A estrutura química do febuxostate não é análoga à de purinas ou das pirimidinas (Figura 45.11) ou mesmo à do alopurinol.

Febuxostate é rapidamente absorvido após administração oral com $T_{máx}$ de 0,5 a 1,3 h. Ensaios clínicos com doses múltiplas de 40 e 80 mg administrados 1 vez/dia demonstraram que a meia-vida terminal varia entre 5 e 8 h. Febuxostate tem alta ligação às proteínas

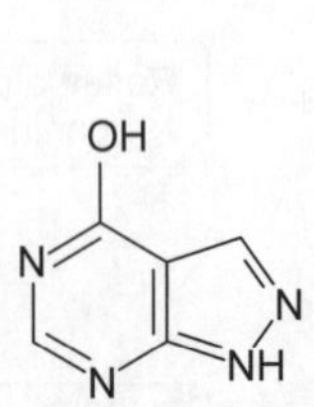

Figura 45.8 Alopurinol.

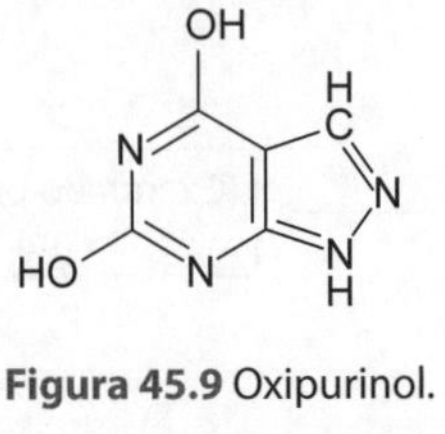

Figura 45.9 Oxipurinol.

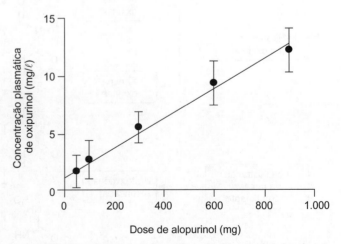

Figura 45.10 Concentrações plasmáticas de oxipurinol após administração VO de alopurinol em pacientes com função renal normal.

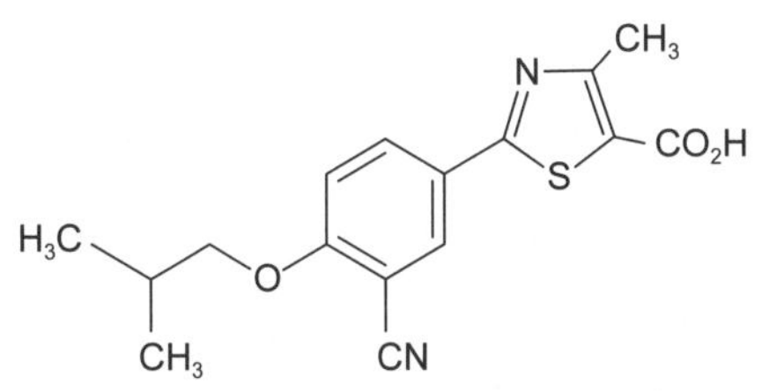

Figura 45.11 Febuxostate.

plasmáticas (99,2%) com um volume aparente de distribuição em estado de equilíbrio de 0,7 ℓ/kg. Em um ensaio clínico em que o febuxostate foi administrado por 1 semana na dose de 80 mg/dia para pacientes com função renal normal (*clearance* de creatinina > 80 mℓ/min), com redução discreta (50 a 80 mℓ/min), moderada (30 a 50 mℓ/min) e grave (10 a 30 mℓ/min), não foram observadas alterações farmacocinéticas significativas, indicando que, distintamente do alopurinol, não há necessidade de ajuste da dose baseada na função renal (Mayer *et al.*, 2005). Entretanto, para pacientes com insuficiência renal grave recomenda-se que a dose máxima seja de 40 mg/dia. Não há necessidade de ajuste de dose em pacientes com graus leve e moderado de insuficiência hepática, conforme observado em ensaio clínico (Khosravan *et al.*, 2006).

Ensaio clínico randomizado, duplo-cego, comparou a eficácia e a segurança do febuxostate 80 mg (n = 256) e febuxostate 120 mg (n = 251) com alopurinol 300 mg (n = 253) em 760 adultos com gota e hiperuricemia (concentração sérica de urato > 8 mg/dℓ). A profilaxia com naproxeno 250 mg 2 vezes/dia ou colchicina 0,6 mg/dia foi realizada durante as primeiras 8 semanas (Becker *et al.*, 2005). O objetivo primário consistiu na porcentagem de pacientes que atingisse concentração sérica de ácido úrico < 6 mg/dℓ, o que foi alcançado em 53% dos pacientes que receberam febuxostate 80 mg, 62% dos que receberam febuxostate 120 mg e 21% daqueles tratados com alopurinol. A incidência de reagudização do quadro agudo de gota foi similar nos três grupos (n = 147 para febuxostate 80 mg/dia; n = 150 para febuxostate 120 mg/dia e n = 150 para alopurinol). A dose recomendada de febuxostate é de 40 mg/dia. Caso o paciente não consiga atingir concentração sérica de ácido úrico < 6 mg/dℓ após 2 semanas de tratamento, recomenda-se aumentar a dose para 80 mg/dia. A administração oral de febuxostate pode ser feita em jejum ou com alimentos. Febuxostate costuma ser bem tolerado, sendo as reações adversas mais comuns as alterações das enzimas hepáticas, náuseas, artralgia e *rash* cutâneo. Uma revisão sistemática e metanálise comparando a eficácia de vários fármacos para reduzir a hiperuricemia (alopurinol, benzbromarona, febuxostate, pegloticase e probenecida) indicou que o febuxostate apresenta a melhor eficácia e segurança comparado com os demais (Shu *et al.*, 2016).

Pegloticase

Como já mencionado, distintamente da maioria dos mamíferos, os seres humanos não expressam a enzima uricase, responsável pela oxidação do ácido úrico em alantoína, um produto dez vezes mais solúvel que o ácido úrico e facilmente excretado na urina. A ausência da uricase em humanos resulta em concentrações plasmáticas de ácido úrico muito maiores que as de outros mamíferos. A pegloticase é a enzima uricase expressa de forma recombinante conjugada com polietileno glicol. O medicamento Krystexxa® consiste em 8 mg de uricase de mamífero recombinante conjugado com 24 mg de polietileno glicol (10 kDa) para administração intravenosa. O volume de distribuição da pegloticase é de 5 a 10 ℓ, sendo o *clearance* constante de 0,01 ℓ/h, com meia-vida variável de 6,4 a 13,8 dias. Tanto o *clearance* quanto o volume de distribuição da pegloticase são influenciados pela superfície corpórea e pela presença ou não de anticorpos antipegloticase. Para efeito de comparação, a meia-vida da rasburicase (uma uricase não peguilada) é de 15,7 a 22,5 h (Lyseng-Williamson,

2011). O início da ação da pegloticase é rápido em pacientes com gota. Após a infusão de pegloticase (4 a 12 mg), os níveis plasmáticos de urato caíram de 11,1 mg/dℓ para < 2 mg/dℓ nas primeiras 24 h, e de 10,2 mg/dℓ nas primeiras 72 h (Sundy *et al.*, 2007). A atividade da uricase plasmática da pegloticase é mantida por várias semanas após a infusão, e, com doses maiores de pegloticase, ocorre aumento da duração da resposta redutora de urato. Anticorpos antipegloticase foram observados em 92% dos pacientes que receberam pegloticase 8 mg a cada 2 semanas e 28% daqueles que receberam placebo. A maior parte dos anticorpos antipegloticase aparenta estar direcionada contra o polietilenoglicol e somente uma pequena proporção direcionada contra a uricase. A presença dos anticorpos antipegloticase foi associada a uma redução da meia-vida da pegloticase; entretanto, somente em pacientes que apresentaram títulos altos de anticorpo antipegloticase (> 1:2430) foi observado insucesso terapêutico em manter os níveis plasmáticos de urato dentro da normalidade. Em um ensaio clínico fase III, comparando pegloticase 8 mg administrada via intravenosa a cada 2 semanas ou a cada 4 semanas, comparado com placebo, em pacientes com gota refratária ao tratamento convencional, pegloticase foi considerado altamente eficaz com o objetivo primário de manter os níveis plasmáticos de ácido úrico < 6 mg/dℓ por 80% do tempo durante o período de tratamento de 3 e 6 meses (Figura 45.12; Sundy *et al.*, 2011).

A incidência de reagudização da gota se deu nos primeiros meses de terapia com pegloticase, mas reduziu durante a continuação do tratamento. A reagudização dos quadros de gota foi a reação adversa mais comum nos grupos tratados com pegloticase, comparados com o grupo tratado com placebo. A segunda reação adversa mais comum foi a reação à infusão da pegloticase, apesar do uso profilático de glicocorticoides, anti-histamínicos e paracetamol para prevenir tais reações. Acredita-se que a liberação de citocinas esteja relacionada com a causa dessas reações à infusão, o que, por sua vez, estaria associado ao aumento do risco de respostas anafiláticas. As reações à infusão mais comuns foram urticária (10,6%), desconforto torácico (9,5%), dor torácica (0,5%), eritema (9,5%), prurido (9,5%) e dispneia (7,1%), a maioria (91%) durante a infusão. A Figura 45.13 mostra as demais reações adversas observadas comparadas com o placebo.

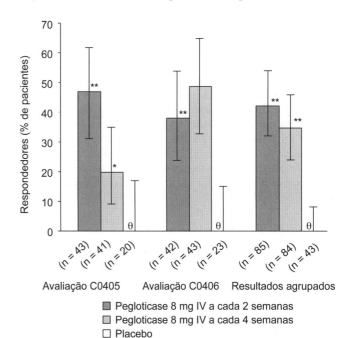

Figura 45.12 Ensaio clínico comparando tratamento de gota refratária nos grupos pegloticase (8 mg IV a cada 2 ou 4 semanas) e placebo. Respondedores são pacientes em cada grupo de tratamento que mantiveram concentração plasmática de ácido úrico < 6,0 mg/dℓ em 80% do tempo nos meses 3 e 6 do ensaio clínico.

A pegloticase 8 mg IV a cada 2 semanas está indicada para tratamento de gota crônica em pacientes refratários ao tratamento convencional (inibidores de xantina oxidase em dosagem adequada) ou que apresentam contraindicação para o uso desses inibidores. Ela deve ser infundida por 2 h, e, pelo risco de anafilaxia, os pacientes devem ser previamente tratados com anti-histamínico e glicocorticoide. Colchicina e/ou AINE devem ser usados nos primeiros 6 meses de tratamento com a pegloticase.

Fármacos uricosúricos

A terapia com os fármacos uricosúricos, utilizados em conjunto com os inibidores da xantina oxidase, não deve ser iniciada se o paciente estiver em crise aguda de gota. Esses fármacos aumentam o risco de cálculo renal, especialmente em pacientes que apresentam produção excessiva de urato, sendo contraindicados em indivíduos com histórico de nefrolitíase. O urato de sódio é 15 vezes mais solúvel que o ácido úrico, portanto a alcalinização da urina reduz a formação de cálculos derivados do ácido úrico. Isso pode ser feito a partir da administração VO de bicarbonato de sódio (3 a 7,5 g/dia) ou citrato de potássio (7,5 g/dia). A alcalinização da urina é recomendada até que os níveis séricos de ácido úrico retornem ao normal e os tofos gotáceos desapareçam, visto que durante essa fase os níveis de ácido úrico eliminado são mais altos.

Probenecida

Sintetizado em 1949 e introduzido clinicamente com o propósito explícito de reduzir o *clearance* renal da penicilina (Robbins *et al.*, 2012). É considerado o protótipo do fármaco uricosúrico utilizado para o tratamento da gota e atua inibindo o transportador tubular de urato URAT1/SLC22A12 (Tan *et al.*, 2016). Apresenta excelente biodisponibilidade absoluta quando administrado VO, com $T_{máx}$ entre 2 e 4 h. A ligação a proteínas plasmáticas é alta (85 a 95%), principalmente à albumina, com volume de distribuição de 11 ℓ. O metabolismo é feito a partir da oxidação das cadeias alquil laterais, seguido de conjugação com ácido glicurônico responsável por 50% da dose administrada. Tem meia-vida entre 6 e 12 h, sendo eliminado tanto por filtração glomerular quanto por secreção ativa no túbulo proximal. Após administração oral, 75 a 85% da dose do probenecida é encontrada na urina predominantemente como metabólitos, mas também na forma inalterada. A dose recomendada para adultos é de 250 mg (meio comprimido) 2 vezes/dia durante 1 semana, seguido de 500 mg 2 vezes/dia. Como a maior parte dos pacientes com gota apresenta algum grau de insuficiência renal, a dose de 1 g/dia geralmente é adequada para a maior parte dos pacientes. A dose diária pode ser aumentada, se necessário, em 500 mg a cada 4 semanas, mas não é recomendado que ultrapasse 2 g/dia. O probenecida não é indicado em pacientes que apresentem insuficiência renal grave (*clearance* de creatinina < 30 mℓ/min). O urato também é secretado pelo rim a partir de dois transportadores orgânicos aniônicos, o OAT1 e OAT3. O probenecida inibe esses dois transportadores, o que reduz seu efeito uricosúrico (Lee *et al.*, 2008).

Benzbromarona

Potente fármaco uricosúrico, é eficaz mesmo em pacientes com insuficiência renal grave (*clearance* de creatinina de 20 mℓ/min). Atua inibindo o transportador tubular de urato URAT1/SLC22A12 (Tan *et al.*, 2016). O efeito uricosúrico da benzbromarona e de seu metabólito 6-hidroxibenzbromarona é baseado na inibição da reabsorção do ácido úrico no túbulo proximal ao inibir o transportador de urato URAT1/SLC22A12 (Enomoto *et al.*, 2002). A meia-vida da benzbromarona é de 3 h; entretanto, a de seu metabólito ativo 6-hidroxibenzarona é cerca de 30 h, o principal responsável pela ação uricosúrica do fármaco. A biodisponibilidade absoluta VO é de aproximadamente 50%. Na dose recomendada de 100 mg/dia, apresenta maior eficácia na redução dos níveis séricos de ácido úrico do que o alopurinol (300 mg/dia) ou o probenecida (1.000 mg/dia). A Figura 45.15 exibe a estrutura da benzbromarona.

O uso de benzbromarona foi associado a alterações da função hepática e foram observadas algumas mortes por falência hepática após seu uso, sendo esse fármaco retirado do mercado em alguns países, possivelmente de maneira precipitada (Lee *et al.*, 2008). Entretanto, ainda é comercializado em vários países para tratamento da gota, inclusive no Brasil. É importante realizar testes de função hepática durante o tratamento com benzbromarona. A benzbromarona é metabolizada pelo CIP2C9 e os alelos 2 e 3 são conhecidos como menos eficazes para metabolizar fármacos (Lee *et al.*, 2002). O *clearance* de benzbromarona em paciente com o genótipo 3*/3* é significativamente menor (8,58 ℓ/kg/h) quando comparado com os genótipos 1*/1* (58,8 ℓ/kg/h) e 2*/2* (51,3 ℓ/kg/h). A relevância clínica desses genótipos ainda não é conhecida (Robinson e Dalbeth, 2015). A benzbromarona inibe o OAT1, o que reduz seu efeito uricosúrico. A penicilina é secretada pelo OAT3 e o uso da benzbromarona não influencia os níveis plasmáticos de penicilina (Sommers *et al.*, 1987). Diversamente do probenecida, a benzbromarona retém atividade

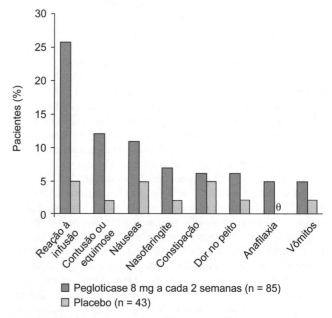

Figura 45.13 Reações adversas associadas à infusão de pegloticase ou placebo no tratamento da gota.

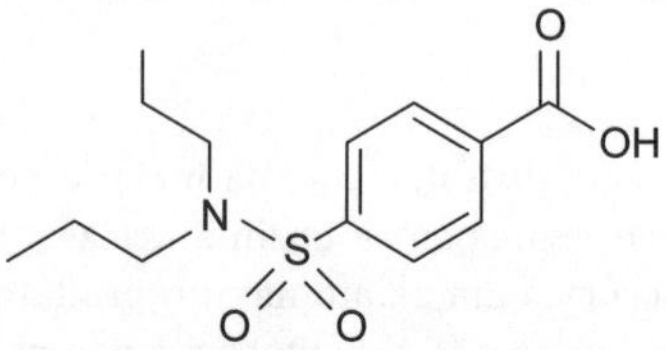

Figura 45.14 Probenecida.

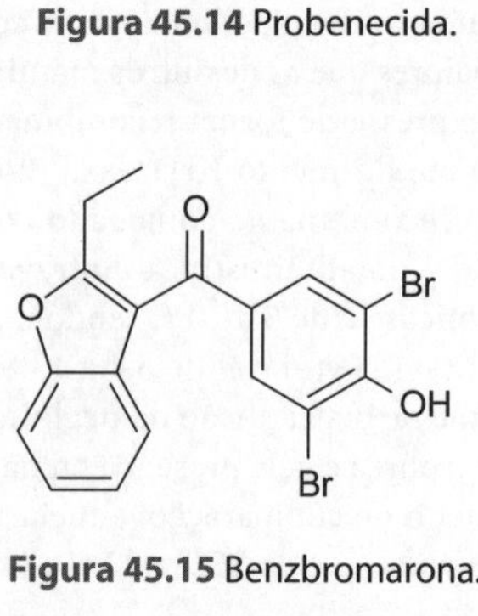

Figura 45.15 Benzbromarona.

uricosúrica em pacientes com insuficiência renal grave (*clearance* de creatinina entre 20 e 40 mℓ/min) e em pacientes transplantados renais com *clearance* de creatinina superior a 25 mℓ/min (Zurcher *et al.*, 1994).

Sulfinpirazona

A exemplo dos demais agentes uricosúricos, atua inibindo o transportador tubular de urato URAT1/SLC22A12 (Tan *et al.*, 2016). O uso da sulfinpirazona também está associado a nefrolitíases; portanto, a manutenção de alto fluxo urinário e a alcalinização da urina são recomendadas. A sulfinpirazona, assim como seu metabólito da sulfinpirazona, inibe a ciclo-oxigenase e as reações adversas da sulfinpirazona são semelhantes a dos AINE. A estrutura química da sulfinpirazona (Figura 45.16) se assemelha à do AINE fenilbutazona.

Lesinurad

Fármaco uricosúrico mais recentemente introduzido no tratamento da gota (Figura 45.17), é um inibidor seletivo da reabsorção tubular do ácido úrico aprovado para ser utilizado no tratamento da gota em combinação com um inibidor de xantina oxidase quando o uso isolado do inibidor de xantina oxidase não causou redução adequada dos níveis de ácido úrico.

O lesinurad inibe a reabsorção seletiva do ácido úrico ao se ligar a dois transportadores da membrana apical, o URAT1/SLC22A12, o principal transportador, e o OAT4/SLC22A11, o transportador alvo de diuréticos que induzem hiperuricemia. Ao inibir esses transportadores, o lesinurad aumenta a excreção renal de ácido úrico e, consequentemente, reduz os níveis séricos de ácido úrico. O lesinurad deve ser utilizado em conjunto com um inibidor de xantina oxidase, visto que a combinação dessas duas classes de fármacos aumenta o efeito redutor das concentrações séricas do ácido úrico pelo lesinurad (a excreção de ácido úrico está aumentada pelo uso do fármaco uricosúrico e a produção de ácido úrico está diminuída pelo uso do fármaco inibidor da xantina oxidase). Em voluntários sadios, após a administração de lesinurad (200 mg) houve uma redução média dos níveis de ácido úrico de 46% após 6 h e 26% após 24 h; quando o lesinurad foi administrado com o febuxostate, houve uma redução extra de 25% após 6 h e 19% depois de 24 h (Deeks, 2017).

O lesinurad administrado VO é absorvido rapidamente, apresentando $T_{máx}$ entre 1 e 4 h. A administração com alimentos não afeta a sua alta biodisponibilidade absoluta (aproximadamente 100%). Entretanto, recomenda-se que seja administrado com alimentos, visto que isso aparentemente aumenta seu efeito de redução dos níveis séricos de ácido úrico (informação que consta na bula do medicamento). A dose recomendada do uso do lesinurad é de 200 mg/dia, em uma única vez. O lesinurad é altamente ligado às proteínas plasmáticas (> 98%) apresentando baixo volume de distribuição (aproximadamente 20 ℓ após administração intravenosa). O metabolismo do lesinurad ocorre predominantemente via CIP2C9, porém os metabólitos não são ativos; o *clearance* sistêmico é de 6 ℓ/h com meia-vida de aproximadamente 5 h (Shen *et al.*, 2015). Não há necessidade de ajuste de dose em pacientes com insuficiência renal leve ou moderada. Entretanto, o lesinurad é contraindicado em pacientes com insuficiência renal grave (*clearance* de creatinina < 30 mℓ/min). Obviamente, o lesinurad não é indicado em pacientes que estejam sendo submetidos à diálise peritoneal ou hemodiálise. Não há necessidade de ajuste de dose em pacientes com insuficiência hepática leve ou moderada (Child-Pugh A ou B). O lesinurad tem discreto a moderado efeito indutor do CIP3A4, podendo causar redução da biodisponibilidade de fármacos substratos para a CIP3A4. Como todo fármaco uricosúrico, o lesinurad não deve ser utilizado como monoterapia no tratamento da gota. Na dose de 200 mg/dia, em combinação com alopurinol ou com febuxostate para tratamento de hiperuricemia em adultos por 24 meses, o lesinurad é bem tolerado, sendo a maior parte das reações adversas de intensidade leve ou moderada, desaparecendo com a interrupção do tratamento. A análise de vários ensaios clínicos avaliando a tolerabilidade do lesinurad combinado com inibidores de xantina oxidase e comparando com placebo + inibidores de xantina oxidase revelou que o lesinurad causa aumento de 1% das reações adversas, sendo as mais comuns cefaleia, sintomas de gripe, aumento da creatinina plasmática e sintomas de refluxo gastresofágico (Figura 45.18).

Outro aspecto interessante do lesinurad reside no fato de que não apresenta interação com os transportadores orgânicos aniônicos OAT1 e OAT3, responsáveis por interações com outros fármacos, um problema associado ao uso do probenecida (Gupta *et al.*, 2016). A Figura 45.19 resume as várias estratégias e fármacos utilizados na terapia redutora da hiperuricemia.

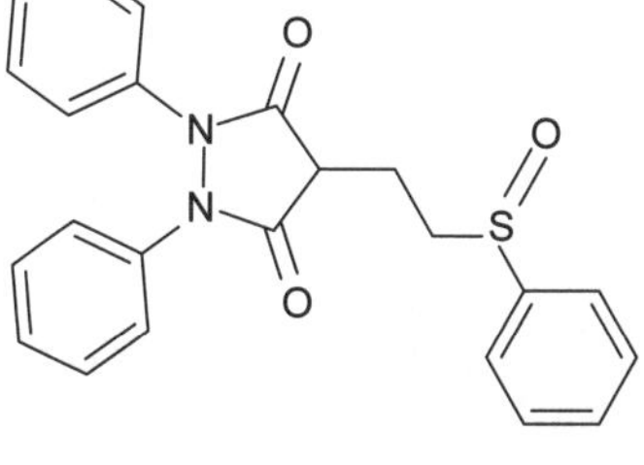

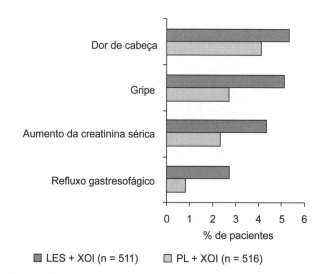

Figura 45.16 Sulfinpirazona.

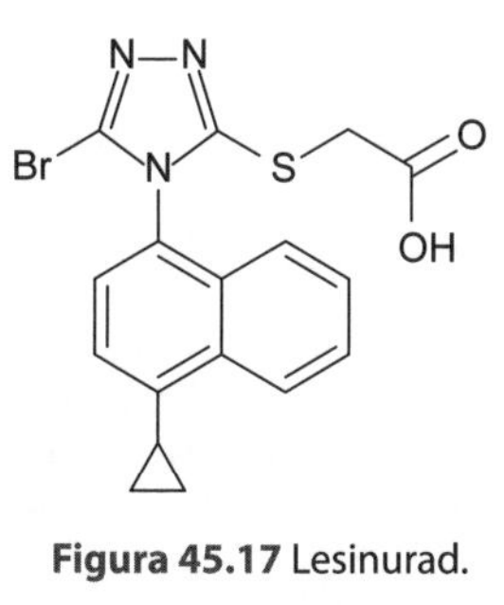

Figura 45.17 Lesinurad.

Figura 45.18 Reações adversas que ocorreram mais frequentemente com lesinurad associado a inibidor de xantina oxidase (XOI) com incidência igual ou superior a 1% em relação a placebo associado a XOI. Resultado de análise combinada de três ensaios clínicos fase 3 pivotais de 12 meses de duração em pacientes com gota.

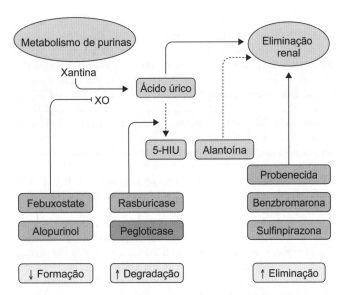

Figura 45.19 Estratégias e fármacos utilizados na terapia redutora da hiperuricemia.

REFERÊNCIAS BIBLIOGRÁFICAS

Andreu JM, Timasheff SN. Tubulin bound to colchicine forms polymers different from microtubules. Proc Natl Acad Sci U S A. 1982;79:6753-6.

Axelrod D, Preston S. Comarison of parenteral adrenocorticotropic hormone with oral indomethacin in the treatment of gout. Arthritis Rheum. 1988;31:803-5.

Becker MA, Kisicki J, Khosravan R, Wu J, Mulford D, Hunt D, et al. Febuxostat (TMX-67), a novel, non- purine, selective inhibitor of xanthine oxidase, is safe and decreases serum urate in health volunteers. Nucleosides Nucleotides Nucleic Acids. 2004;23:1111-6.

Becker MA, Schumacher HR, Wortmann RL, MacDonald PA, Eustace D, et al. Febuxostat compared with allopurinol in patients with hyperuricemia and gout. N Engl J Med. 2005;353:2450-61.

Borstad GC, Bryant LR, Abel MP, Scroggie DA, Harris MD, Alloway JA. Colchicine for prophylaxis of acute flares when initiating allopurinol for chronic gouty arthritis. J Rheumatol. 2004;31:2429-32.

Burns CM, Wortmann RL. Latest evidence on gout management: what the clinician needs to know. Ther Adv Chronic Dis. 2012;3:271-86.

Campion EW, Glynn RJ, DeLabry LO. Asymptomatic hyperuricemia. Risks and consequences in the Normative Aging Study. Am J Med. 1987;82:421-6.

Chen K, Fields T, Mancuso CA, Bass AR, Vasanth L. Anakinra's efficacy is variable in refractory gout: report of ten cases. Semin Arthritis Rheum. 2010;40:210-4.

Cocco G, Chu DCC, Pandolfi S. Colchicine in clinical medicine. A guide for internists. Eur J Intern Med. 2010;21:503-8.

Dalbeth N, Merriman TR, Stamp LK. Gout. Lancet. 2016;388:2039-52.

Deeks ED. Lesinurad: a review in hyperuricaemia gout. Drugs Aging. 2017;34:401-10.

Doghramji PP, Wortmann RL. Hyperuricemia and gout: new concepts in diagnosis and management. Postgrad Med. 2012;124:98-109.

Dumusc A, So A. Interleukin-1 as a therapeutic target in gout. Curr Opin Rheumatol. 2015;27:156-63.

Emmerson BT, Gordon RB, Cross M, Thomson DB. Plasma oxipurinol concentrations during allopurinol therapy. Br J Rheumatol. 1987;26:445-9.

Enomoto A, Kimura H, Chairoungdua A, Shigeta Y, Jutabha P, Cha SH, et al. Molecular identification of a renal urate anion exchanger that regulates blood urate levels. Nature. 2002;417:447-52.

Feig DI, Johnson RJ. Hyperuricemia in childhood primary hypertension. Hypertension. 2003;42:247-52.

Feig DI, Kang DH, Johnson RJ. Uric acid and cardiovascular risk. N Engl J Med. 2008;359:1811-21.

Finkelstein Y, Aks SE, Hutson JR, Juurlink DN, Nguyen P, Dubnov-Raz G, et al. Colchicine poisoning: the dark side of an ancient drug. Clin Toxicol (Phila). 2010;48:407-14.

Getting SJ, Christian HC, Flower RJ, Perretti M. Activation of melanocortin type 3 receptor as a molecular mechanism for adrenocorticotropic hormone efficacy in gouty arthritis. Arthritis Rheum. 2002;46:2765-75.

Ghosh P, Cho M, Rawat G, Simkin PA, Gardner GC. Treatment of acute gouty arthritis in complex hospitalized patients with anakinra. Arthritis Care Res (Hoboken). 2013;65:1381-4.

Gotzsche PC, Johansen HK. Short-term low-dose corticosteroids vs placebo and nonsteroidal anti-inflammatory drugs in rheumatoid arthritis. Cochrane Database Syst Rev. 2005;1:CD000189.

Graham S, Day RO, Wong H, McLachlan AJ, Bergendal L, Miners JO, et al. Pharmacodynamics of oxypurinol after administration of allopurinol to healthy subjects. Br J Clin Pharmacol. 1996;41:299-304.

Gupta A, Sharma PK, Misra AK, Singh S. Lesinurad: a significant advancement or just another addition to existing therapies of gout? J Pharmacol Pharmacother. 2016;7:155-8.

Gutman AB, Yu TF. Effects of adrenocorticotropic hormone (ACTH) in gout. Am J Med. 1950;9:24-30.

Janssens HJ, Janssen M, van de Lisdonk EH, van Riel PL, van Weel C. Use of oral prednisolone or naproxen for the treatment of gout arthritis: a double-blind, randomised equivalence trial. Lancet. 2008; 371:1854-60.

Kannangara DRW, Graham GG, Williams KM, Day RO. Effect of xanthine oxidase inhibitors on renal clearance of uric acid and creatinine. Clin Rheumatol. 2016;35:2375-6.

Khanna D, Fitzgerald JD, Khanna PP, Bae S, Singh MK, Neogi T, et al. American College of Rheumatology guidelines for management of gout. Part 1: systematic nonpharmacologic and pharmacologic therapeutic approaches to hyperuricemia. Arthritis Care Res (Hoboken). 2012;64:1431-46.

Khosravan R, Grabowski BA, Mayer MD, Wu JT, Joseph-Ridge N, Vernillet L. The effect of mild and moderate hepatic impairment on pharmacokinetics, pharmacodynamics and safety of febuxostat, a novel nonpurine selective inhibitor of xanthine oxidase. J Clin Pharmacol. 2006;46:88-102.

Lee CR, Goldstein JA, Pieper JA. Cytochrome P450 2C9 polymorphisms: a comprehensive review of the in-vitro and human data. Pharmacogenetics. 2002;12:251-63.

Lee M-H H, Graham GG, William KM, Day RO. A benefit-risk assessment of benzbromarone in the treatment of gout. Drug Safety. 2008;31:643-65.

Lewis SC, Langman MJ, Laporte JR, Matthews JN, Rawlins MD, Wiholm BE. Dose-response relationships between individual nonaspirin nonsteroidal anti-inflammatory drugs (NANSAIDs) and serious upper gastrointestinal bleeding: a meta-analysis based on individual patient data. Br J Clin Pharmacol. 2002;54:320-6.

Lipton JM, Catania A. Anti-inflammatory actions of the neuroim- munomodulator -MSH. Immunol Today. 1997;18:140-5.

Lyseng-Williamson KA. Pegloticase in treatment-refractory chronic gout. Drugs. 2011;71:2179-92.

Mayer MD, Khosravan R, Vernillet L. Pharmacokinetics and pharmacodynamics of febuxostat, a new non-purine selective inhibitor of xanthine oxidase in subjects with renal impairment. Am J Ther. 2005;12:22-34.

Mitha E, Schumacher HR, Fouche L, Luo SF, Weinstein SP, Yancopoulos GD, et al. Rilonacept for gout flare prevention during initiation of uric acid-lowering therapy: results from the PRESURGE-2 international, phase 3, randomized, placebo-controlled trial. Rheumatology (Oxford). 2013;52:1285-92.

Niel E, Scherrmann JM. Colchicine today. Joint Bone Spine. 2006;73:672-8.

Paulus HE, Schlosstein LH, Godfrey RG, Klinberg JR, Bluestone R. Prophylactic colchicine therapy of intercritical gout. A placebo-controlled study of probenecid-treated patients. Arthritis Rheum. 1974;17:609-14.

Perez-Ruiz F, Dalbeth N, Bardin T. A review of uric acid, crystal deposition disease, and gout. Adv Ther. 2015;32:31-41.

Rainer TH, Cheng CH, Janssens HJEM, Man CY, Tam LS, Choi YF, et al. Oral prednisolone in the treatment of acute gout: a pragmatic, multicenter, double-blind, randomized trial. An Intern Med. 2016;164:464-71.

Richette P, Bardin T. Colchicine for the treatment of gout. Expert Opin Pharmacother. 2010;11:2933-8.

Robbins N, Koch SE, Tranter M, Rubinstein J. The history and future of probenecid. Cardiovasc Toxicol. 2012;12:1-9.

Robinson PC, Dalbeth N. Advances in pharmacotherapy for the treatment of gout. Expert Opin Pharmacotherp. 2015;16:533-46.

Rubin BR, Burton R, Navarra S, Antigua J, Londoño J, Pryhuber KG, et al. Efficacy and safety profile of treatment with etoricoxib 120 mg once daily compared with indomethacin 50 mg three times daily in acute gout: a randomized controlled trial. Arthritis Rheum. 2004;50:598-606.

Rymal E, Rizzolo D. Gout: a comprehensive review. JAAPA. 2014;27:26-31.

Schlesinger N, Alten RE, Bardin T, Schumacher HR, Bloch M, Gimona A, et al. Canakinumab for acute gouty arthritis in patients with limited treatment options: results from two randomised, multicentre, active-controlled, double-blind trials and their initial extensions. Ann Rheum Dis. 2012;71:1839-48.

Schlesinger N, De Meulemeester M, Pikhlak A, Yücel AE, Richard D, Murphy V, et al. Canakinumab relieves symptoms of acute flares and improves health-related quality of life in patients with difficult-to-treat Gouty Arthritis by suppressing inflammation: results of a randomized, dose-ranging study. Arthritis Res Ther. 2011a;13:R53.

Schlesinger N, Mysler E, Lin H-Y, De Meulemeester M, Rovensky J, Arulmani U, et al. Canakinumab reduces the risk of acute gouty arthritis flares during initiation of allopurinol treatment: results of a double-blind, randomised study. Ann Rheum Dis. 2011;70:1264-71.

Schlesinger N. Management of acute and chronic gouty arthritis: present state-of-the-art. Drugs. 2004;64:2399-416.

Schumacher HR, Sundy JS, Terkeltaub R, Knapp HR, Mellis SJ, Stahl N, et al. Rilonacept (interleukin-1 trap) in the prevention of acute gout flares during initiation of urate-lowering therapy: results of a phase II randomized, double-blind, placebo-controlled trial. Arthritis Rheum. 2012;64:876-84.

Shen Z, Rowlings C, Kerr B, Hingorani V, Manhard K, Quart B, Yeh LT, Storgard C. Pharmacokinetics, pharmacodynamics, and safety of lesinurad, a selective uric acid reabsorption inhibitor, in healthy adult males. Drug Des Devel Ther. 2015;9:3423-34.

Shu L, Yang H, Guo Y, Wei F, Yang X, Li D, et al. Comparative efficacy and safety of urate-lowering therapy for the treatment of hyperuricemia: a systematic review and network meta-analysis. Scientific Reports. 2016;6:33082.

So A, De Meulemeester M, Pikhlak A, Yücel AE, Richard D, Murphy V, et al. Canakinumab for the treatment of acute flares in difficult-to-treat gouty arthritis: results of a multicenter, phase II, dose-ranging study. Arthritis Rheum. 2010;62:3064-76.

So A, De Smedt T, Revaz S, Tschopp J. A pilot study of IL-1 inhibition by anakinra in acute gout. Arthritis Res Ther. 2007;9:R28.

Sommers DK, Van Wyk M, Moncrieff J, et al. Renal secretory mechanisms for ampicillin and uric acid. S Afr Med J. 1987;83:114-5.

Stamp LK. Safety profile of anti-gout agents: an update. Curr Opin Rheumatol. 2014;26:162-8.

Sundy JS, Baraf HS, Yood RA, Edwards NL, Gutierrez-Urena SR, Treadwell EL, et al. Efficacy and tolerability of pegloticase for the treatment of chronic gout in patients refractory to conventional treatment: two randomized controlled trials. JAMA. 2011;306:711-20.

Sundy JS, Ganson NJ, Kelly SJ, Scarlett EL, Rehrig CD, Huang W, Hershfield MS. Pharmacokinetics and pharmacodynamics of intravenous PEGylated recombinant mammalian urate oxidase in patients with refractory gout. Arthritis Rheum. 2007;56:1021-8.

Sundy JS, Schumacher HR, Kivitz A, et al. Rilonacept for gout flare prevention in patients receiving uric acid-lowering therapy: results of RESURGE, a phase III, international safety study. J Rheumatol. 2014;41:1703-11.

Tan PK, Ostertag TM, Miner JN. Mechanism of high affinity inhibition of the human urate transporter URAT1. Sci Rep. 2016;6:34995.

Terkeltaub RA. Clinical practice. Gout. N Engl J Med. 2003;349(17):1647-55.

Terkeltaub R. Update on gout: new therapeutic strategies and options. Nat Rev Rheumatol. 2010;6:30-8.

Terkeltaub RA, Furst DE, Bennett K, Kook KA, Crockett RS, Davis MW. High versus low dosing of oral colchicine for early acute gout flare: twenty-four-hour outcome of the first multicenter, randomized, double-blind, placebo-controlled, parallel-group, dose-comparison colchicine study. Arthritis Rheum. 2010;62:1060-8.

Terkeltaub RA, Schumacher HR, Carter JD, Baraf HSB, Evans RR, Wang J, et al. Rilonacept in the treatment of acute gouty arthritis: a randomized, controlled clinical trial using indomethacin as the active comparator. Arthritis Res Ther. 2013;15:R25.

Wu XW, Lee CC, Muzny DM, Caskey CT. Urate oxidase: primary structure and evolutionary implications. Proc Natl Acad Sci USA. 1989;86:9412-6.

Zhang S, Zhang Y, Liu P, Shang W, Ma JL, Wang J. Efficacy and safety of etoricoxib compared with NSAIDs in acute gout: a systematic review and meta-analysis. Clin Rheumatol. 2016;35:151-8.

Zhang W, Doherty M, Bardin T, Pascual E, Barskova V, Conaghan P, et al. EULAR evidence based recommendations for gout. Part II: Management. Report of a task force of the EULAR Standing Committee for International Clinical Studies Including Therapeutics (ESCISIT). Ann Rheum Dis. 2006;65:1312-24.

Zhang YK, Yang H, Zhang JY, Song LJ, Fan YC. Comparison of intramuscular compound betamethasone and oral diclofenac sodium in the treatment of acute attacks of gout. Int J Clin Pract. 2014;68:633-8.

Zhu Y, Pandya BJ, Choi HK. Prevalence of gout and hyperuricemia in the US general population: the National Health and Nutrition Examination Survey 2007-2008. Arthritis Rheum. 2011;63:3136-41.

Zurcher RM, Bock HA, Thiel G. Excellent uricosuric efficacy of benzbromarone in cyclosporin-A-treated renal transplant patients: a prospective study. Nephrol Dial Transplant. 1994;9:548-5.

46 Osteoartrite

INTRODUÇÃO

Osteoartrite é a doença articular mais prevalente, sendo que sua ocorrência aumenta com a idade e afeta a maioria dos indivíduos com idade superior a 65 anos (Dahaghin *et al.*, 2005). A osteoartrite afeta as articulações do joelho, mão, bacia, espinha e é considerada a causa principal de redução da mobilidade em pacientes idosos (Xia, 2014). Os sintomas clínicos principais são dor crônica, instabilidade articular, rigidez, deformação da articulação e, no exame radiográfico, redução do espaço articular (Felson, 2006). Tratamento da osteoartrite envolve alívio da dor, redução da rigidez, manutenção das capacidades funcionais e melhora da qualidade de vida (Hunter e Felson, 2006). O conceito atual é que a osteoartrite envolve o órgão completo, incluindo o osso subcondral, menisco, ligamentos, músculo periarticular, cápsula e sinóvia (Figura 46.1).

A osteoartrite é classificada como primária ou secundária, dependendo da origem. A etiologia da osteoartrite primária é basicamente desconhecida. Por sua vez, a etiologia da osteoartrite secundária é relacionada às degenerações resultantes de causas identificadas como trauma agudo ou crônico, obesidade, uso repetitivo, disfunção muscular, artropatias inflamatórias (como artrite reumatoide), depósitos de cálcio nas articulações e gota (Ashford e Williard, 2014).

TRATAMENTO FARMACOLÓGICO

Até metade do século 20 era comum placebos serem prescritos para várias doenças, sendo que a prescrição era acompanhada de tranquilização pelo profissional que seu uso levaria a melhora da saúde (Kaptchuk, 1998). Metanálise envolvendo pacientes com osteoartrite tratados com placebo (n = 16.364) ou não tratados (n = 1.167) verificou que a redução de dor causada pelo placebo foi significativamente superior quando comparada com o não tratamento (Figura 46.2; Zhang *et al.*, 2008). O efeito do placebo na redução da intensidade de dor em pacientes com osteoartrite foi de 50% quando considerados todos os ensaios clínicos (0,51; IC 95% 0,45-0,55). Além disso, o efeito dessa magnitude complica sobremaneira a avaliação de fármacos em ensaios clínicos randomizados, principalmente naqueles em que são comparados dois tratamentos ativos não controlados com placebo. Outro aspecto importante na interpretação de ensaios clínicos é avaliar, mesmo quando o tratamento ativo é superior estatisticamente ao placebo, se tal superioridade na verdade se traduz por um real benefício clínico. O efeito placebo identificado na osteoartrite não foi somente observado na redução da intensidade da dor, mas também na função, rigidez e avaliação global pelo médico.

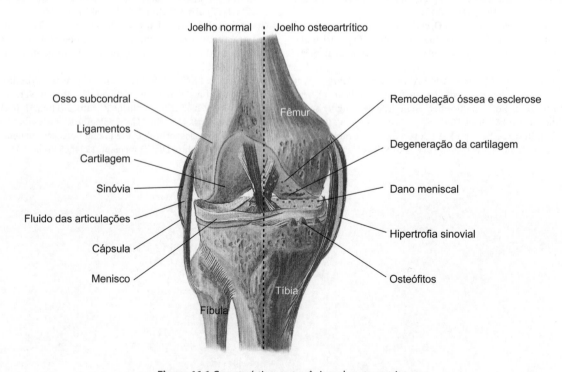

Figura 46.1 Características patogênicas da osteoartrite.

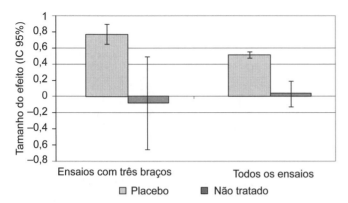

Figura 46.2 Tamanho do efeito da dor entre placebo e controle não tratado. Nos ensaios de três braços, a comparação foi feita entre o placebo e o grupo não tratado. Em todos os ensaios, a comparação foi feita entre todos os grupos placebos (n = 193) e todos os grupos não tratados (n = 14) de todos os ensaios clínicos.

A análise do *funnel plot* (Figura 46.3) sobre a distribuição da magnitude do efeito placebo em pacientes com osteoartrite demonstra uma distribuição assimétrica (p = 0,008), indicando que ensaios clínicos em que o efeito placebo foi menor apresentam maior probabilidade de serem publicados, o que possivelmente leva a uma certa subestimação da magnitude do mesmo.

A observação de que placebo é superior ao não tratamento em relação à dor já havia sido investigada anteriormente (Hróbjartsson e Gøtzche, 2001). Em revisão sistemática esses autores só notaram diferença significativa na dor, mas não em obesidade, asma, hipertensão, insônia ou ansiedade (Tabela 46.1; valores negativos indicam efeito benéfico do placebo).

Tabela 46.1 Efeito do placebo em quadros clínicos específicos.*

Resultado	Número de participantes	Número de tentativas	Risco relativo combinado (IC 95%)†
Binário			
Náuseas	182	3	0,94 (0,77-1,16)
Tabagismo	887	6	0,88 (0,71-1,09)
Depressão	152	3	1,03 (0,78-1,34)

Resultado	Número de participantes	Número de tentativas	Diferença média padronizada combinada (IC 95%) ‡
Contínuo			
Dor	1.602	27	−0,27 (−0,4- −0,15)
Obesidade	128	5	−0,4 (−0,92-0,12)
Asma	81	3	−0,34 (−0,83-0,14)
Hipertensão	129	7	−0,32 (−0,78-0,13)
Insônia	100	5	−0,26 (−0,66-0,13)
Ansiedade	257	6	−0,06 (−0,31-0,18)

* Somente quadros clínicos avaliados em pelo menos três ensaios clínicos. IC 95%.
† Valor abaixo de 1,0 indica valor benéfico do placebo.
‡ Valor negativo indica efeito benéfico do placebo.

Outro aspecto interessante sobre o efeito placebo em pacientes com osteoartrite é que a sua magnitude varia dependendo da articulação afetada (Figura 46.4).

É interessante ressaltar que a avaliação sobre o efeito do cegamento na magnitude do efeito placebo revelou que, quando o paciente não sabe se está tomando placebo, o efeito de redução da dor foi de 0,52 (IC 95% 0,47-0,57), o que não é significativamente maior do que quando o paciente sabe que está tomando o placebo (0,30; IC 95% 0,10-0,50). Ensaio clínico utilizando placebo aberto para tratamento de lombalgia apresentou efeito superior ao tratamento farmacológico usual (Carvalho *et al.*, 2016).

Outro aspecto interessante é que a magnitude do efeito placebo aumenta de acordo com o tratamento ativo. Esse efeito é conhecido como analgesia do placebo, que determina que o efeito analgésico do placebo é devido em grande parte à expectativa do paciente (Vase *et al.*, 2002). Análise utilizando regressão múltipla demonstrou que a magnitude do efeito placebo aumenta significativamente com o efeito do tratamento ativo, com a gravidade da linha de base e com procedimentos invasivos (acupuntura, injeção e cirurgia). A seguir, será revisado criticamente o uso de alguns fármacos que costumam ser recomendados no tratamento da osteoartrite.

Paracetamol

O paracetamol atua como antitérmico e como analgésico não opioide, possivelmente devido à ação de inibição da ciclo-oxigenase cerebral. O paracetamol é recomendado como fármaco de primeira linha no tratamento da osteoartrite principalmente por não estar associado a irritação gástrica e sangramento gastrintestinal dos anti-inflamatórios não esteroides (AINE) não seletivos para COX-1 e COX-2. Metanálise de ensaios clínicos randomizados avaliou eficácia e segurança do paracetamol administrado na dose de 4.000 mg/dia em comparação com placebo, envolvendo 5.336 pacientes com osteoartrite de joelho ou quadril e/ou lombalgia (Machado *et al.*, 2015). Paracetamol não teve efeito na dor lombar e efeito pífio (redução média de 2,9% em relação ao placebo) na osteoartrite de joelho e quadril (Figura 46.5).

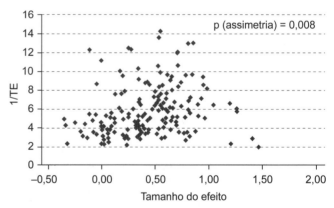

Figura 46.3 *Funnel plot* do efeito placebo na dor. Ensaios clínicos com menor efeito placebo apresentam maior probabilidade de serem publicados. TE: tamanho do efeito.

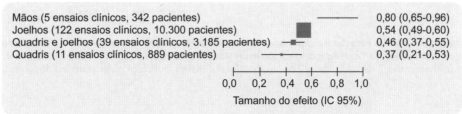

Figura 46.4 Efeito do placebo na dor articular na osteoartrite.

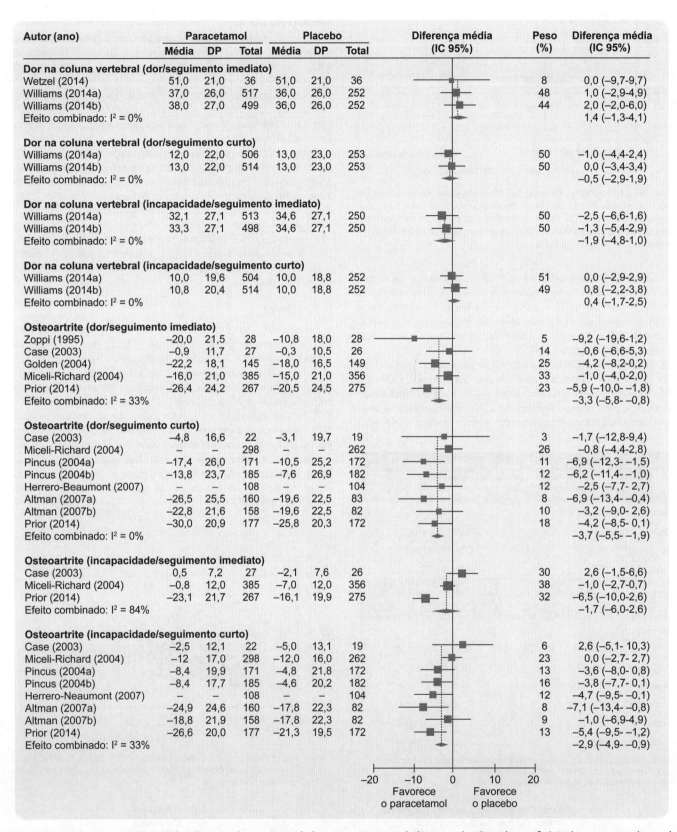

Figura 46.5 Diferenças médias ponderadas para dor e incapacidade em ensaios controlados com placebo sobre a eficácia do paracetamol para dor na coluna e osteoartrite do quadril ou joelho. Dor e incapacidade são expressas em uma escala de 0 a 100. Imediato: acompanhamento ≤ 2 semanas; curto: avaliações de acompanhamento > 2 semanas, mas ≤ 3 meses. Estudos ordenados cronologicamente dentro de subgrupos. DP: desvio padrão.

Em relação à segurança do uso do paracetamol, não houve diferenças significativas no número de pacientes que apresentaram reações adversas entre o grupo tratado com paracetamol ou com placebo (Figura 46.6). Entretanto, quando se avalia testes de função hepática (níveis de alanina aminotransferase – ALT – e aspartato aminotransferase – AST), os pacientes tratados com paracetamol apresentaram risco quatro vezes maior quando comparados com o grupo tratado com placebo.

A ausência de eficácia terapêutica do paracetamol também foi confirmada por meio de revisão sistemática em pacientes com dor crônica (Ennis *et al.*, 2016).

Glucosamina e condroitina

A eficácia e a segurança da glucosamina e do sulfato de condroitina foram avaliadas a partir de ensaio clínico multicêntrico, randomizado, duplo-cego, controlado com placebo e com celecoxib em pacientes (n = 1.583) com osteoartrite de joelho (Clegg *et al.*, 2006). Os pacientes foram tratados com glucosamina 1.500 mg/dia (n = 317), sulfato de condroitina 1.200 mg/dia (n = 318), combinação dos dois (n = 317), celecoxib 200 mg/dia (n = 318) ou placebo (n = 313) por 24 semanas. Uso de paracetamol 4 g/dia foi permitido como fármaco de resgate. O objetivo primário foi redução da dor em 20% em relação à linha de base. Em análise exploratória, os pacientes foram estratificados em dor leve (n = 1.229) ou moderada para grave (n = 354). Em relação à resposta obtida com placebo (60,1%), a resposta do grupo tratado com glucosamina foi 3,9% mais alta (p = 0,30), com sulfato de condroitina 5,3% mais alta (p = 0,17), com o tratamento combinado 6,5% mais alta (p = 0,09) e com celecoxib 10% mais alta (p = 0,008). Reações adversas foram consideradas de intensidade leve, infrequentes e distribuídas igualmente nos cinco grupos.

Autor (ano)	Número de eventos/total Paracetamol	Placebo	Diferença média (IC 95%)	Peso (%)	Diferença média (IC 95%)
Reações adversas (qualquer)					
Amadio (1983)	10/25	8/25		1	1,3 (0,6-2,6)
Zoppi (1995)	4/30	7/30		1	0,6 (0,2-1,8)
Golden (2004)	47/148	50/155		7	1,0 (0,7-1,4)
Miceli-Richard (2004)	85/405	86/374		11	0,9 (0,7-1,2)
Pincus (2004a)	85/300	76/289		11	1,1 (0,8-1,4)
Pincus (2004b)	87/331	63/273		9	1,1 (0,9-1,5)
Altman (2007)	71/160	66/165		11	1,1 (0,9-1,4)
Prior (2014)	148/267	159/275		34	1,0 (0,8-1,1)
Williams (2014)	198/1.063	98/531		15	1,0 (0,8-1,3)
Efeito combinado: I² = 68%					1,0 (0,9-1,1)
Reações adversas (graves)					
Miceli-Richard (2004)	5/405	3/374		14	1,5 (0,4-6,4)
Pincus (2004a)	3/300	4/289		13	0,7 (0,2-3,2)
Pincus (2004b)	1/331	1/273		4	0,8 (0,1-13,1)
Herrero-Beaumont (2007)	5/108	5/104		20	1,0 (0,3-3,2)
Altman (2007)	6/318	2/165		12	1,6 (0,3-7,6)
Prior (2014)	8/267	2/275		12	4,1 (0,9-19,2)
Williams (2014)	9/1.096	5/547		25	0,9 (0,3-2,7)
Efeito combinado: I² = 0%					1,2 (0,7-2,1)
Reações adversas (retiradas)					
Zoppi (1995)	2/30	2/30		2	1,0 (0,2-6,6)
Miceli-Richard (2004)	36/405	29/374		32	1,1 (0,7-1,8)
Pincus (2004a)	16/171	12/172		13	1,3 (0,7-2,7)
Pincus (2004b)	11/331	7/273		8	1,3 (0,5-3,3)
Herrero-Beaumont (2007)	12/108	9/104		10	1,3 (0,6-2,9)
Altman (2007)	18/318	8/165		11	1,2 (0,5-2,6)
Prior (2014)	25/267	23/275		24	1,1 (0,7-1,9)
Efeito combinado: I² = 0%					1,2 (0,9-1,5)
Reações adversas (fígado)					
Herrero-Beaumont (2007)	21/108	6/104		60	3,4 (1,4-8,0)
Altman (2007)	9/318	2/165		19	2,3 (0,5-10,7)
Prior (2014)	16/267	2/275		21	8,2 (1,9-35,5)
Efeito combinado: I² = 0%					3,8 (1,9-7,4)
Adesão do paciente					
Miceli-Richard (2004)	292/405	284/374		56	0,9 (0,9-1,0)
Williams (2014)	459/897	196/414		44	1,1 (1,0-1,2)
Efeito combinado: I² = 0%					1,0 (0,9-1,1)
Uso de medicação de resgate					
Herrero-Beaumont (2007)	85/108	95/104		76	0,9 (0,8-1,0)
Williams (2014)	8/1.031	9/516		24	0,4 (0,2-1,1)
Efeito combinado: I² = 47%					0,7 (0,4-1,3)

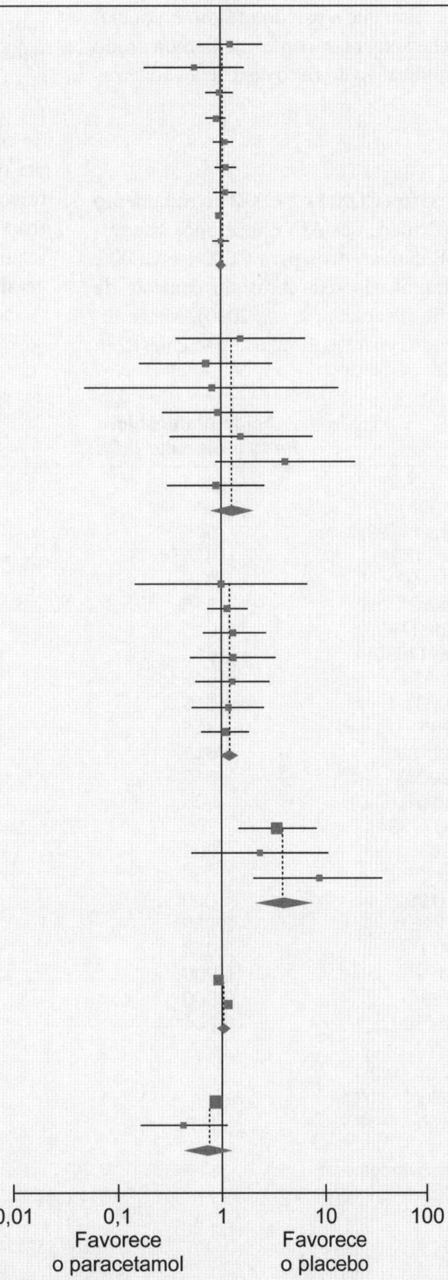

0,01   0,1   1   10   100
Favorece o paracetamol | Favorece o placebo

Figura 46.6 Risco relativo para parâmetros de segurança, aderência ao tratamento e uso de medicação de resgate em ensaios clínicos controlados com placebo comparando a eficácia do paracetamol com a do placebo.

Ácido hialurônico

Glucosaminoglicano de alto peso molecular composto de dissacarídios de ácido glicurônico e de N-acetilglucosamina repetidos, que são encontrados naturalmente no fluido sinovial. O ácido hialurônico costuma ser administrado por via intra-articular no tratamento da osteoartrite. A Figura 46.7 representa metanálise incluindo 22 ensaios clínicos comparando injeção intra-articular de ácido hialurônico e injeção de placebo (Lo *et al.*, 2003).

Note que a metanálise indica um efeito do ácido hialurônico superior ao placebo. Entretanto, esse efeito é baseado em dois ensaios clínicos que são considerados *outliers* (ensaios clínicos Wobig, 1998; e Sacle, 1994), cujo efeito causa uma heterogeneidade marcante na análise. Os resultados obtidos nesses dois ensaios são basicamente os mesmos resultados alcançados com prótese de joelho. Esses dois ensaios foram financiados por indústrias farmacêuticas. Retirando esses dois ensaios clínicos, mais de 80% do efeito do ácido hialurônico é devido ao efeito placebo.

Outra revisão sistemática sobre administração intra-articular de ácido hialurônico também evidenciou que o uso do mesmo é associado a benefício clinicamente irrelevante, mas, conforme demonstrado na Figura 46.8, com aumento significativo do risco de reações adversas sérias (Rutjes *et al.*, 2012).

Diclofenaco tópico

Uso tópico de AINE não seletivos para COX-1 e COX-2 no tratamento da osteoartrite visa reduzir a toxicidade dos AINE utilizados sistemicamente. O uso tópico de AINE não seletivos para COX-1 e COX-2 é recomendado caso o paracetamol não seja eficaz no controle da dor de pacientes com osteoartrite (Pendleton *et al.*, 2000). Metanálise de ensaios clínicos randomizados envolvendo 2.642 pacientes com osteoartrite comparou o efeito e a segurança do diclofenaco tópico na intensidade da dor e melhora da função articular com placebo (Deng *et al.*, 2016). O uso do diclofenaco gel foi associado com efeito significativo em comparação com o placebo na redução da intensidade da dor (Figura 46.9) e na melhora da função articular (Figura 46.10).

Cetoprofeno tópico

Ensaio clínico avaliou a eficácia e a segurança de uma forma farmacêutica de cetoprofeno embebido em vesículas fosfolipídicas ultradeformáveis para uso tópico em pacientes com osteoartrite (Conaghan *et al.*, 2013). Esse produto foi administrado nas doses de 50 mg ou 100 mg e comparado com celecoxib (100 mg/dia VO), placebo VO e com a formulação tópica feita com vesículas fosfolipídicas ultradeformáveis não embebidas em cetoprofeno. Todas as formulações tópicas foram superiores ao placebo VO e não inferiores ao celecoxib tanto para redução da dor (Figura 46.11 A) quanto para melhora da função motora (Figura 46.11 B) e da rigidez articular (Figura 46.11 C).

Em relação à incidência de reações adversas, as mais frequentes foram de origem gastrintestinal para o celecoxib (15,9%) e reações locais para a formulação tópica contendo cetoprofeno 100 mg (12,2%).

O uso tópico de AINE para COX-1 e COX-2 está associado a menor incidência de reações adversas gastrintestinais quando comparado com o uso oral. Isso se deve possivelmente à menor concentração plasmática atingida pelos mesmos quando comparada com as concentrações alcançadas após administração VO (Berner *et al.*, 1989). As reações adversas causadas pelos anti-inflamatórios tópicos costumam ser no local da aplicação (pele seca, dermatite, *rash* cutâneo), sendo geralmente bem toleradas e autolimitantes (Roth e Shainhouse, 2004).

Osteoartrite é uma condição na qual a patologia não apresenta boa correlação com os sintomas (Dieppe e Lohmander, 2005). Há pacientes

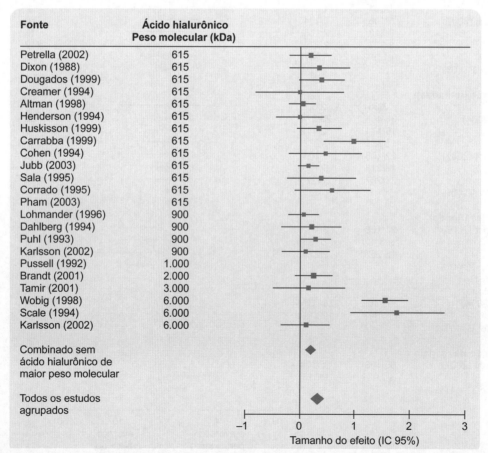

Figura 46.7 *Forest plot* mostrando o tamanho do efeito nos ensaios clínicos. Barras horizontais indicam IC 95%. Há dois ensaios clínicos considerados *outliers* (Scale, 1994; e Wobig, 1998) que avaliaram o ácido hialurônico de maior peso molecular. Ambos foram patrocinados pela indústria responsável e mostraram eficácia semelhante à da prótese total do joelho.

Capítulo 46 • Osteoartrite 769

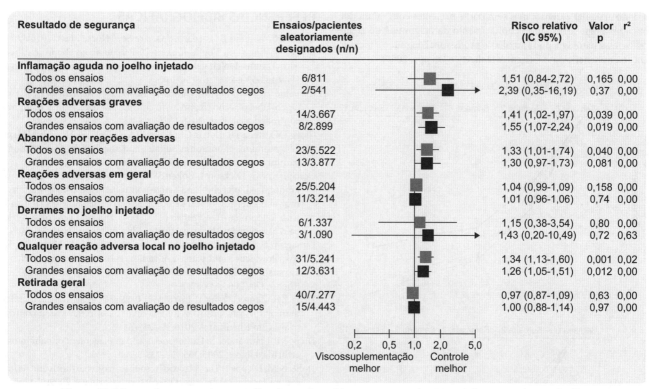

Figura 46.8 *Forest plot* mostrando metanálise de reações adversas comparando viscossuplementação com placebo.

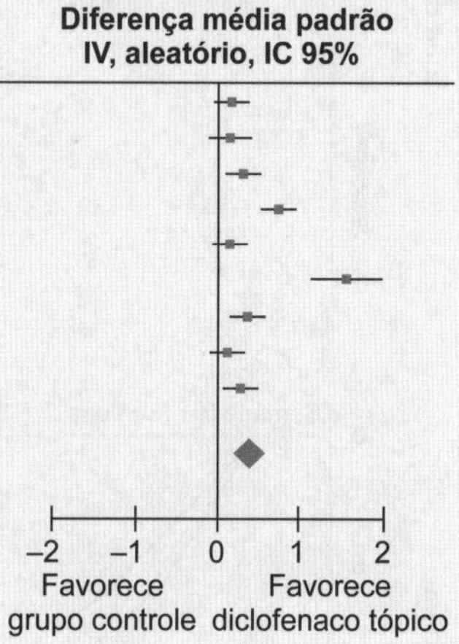

Figura 46.9 *Forest plot* mostrando metanálise de intensidade de dor em nove ensaios clínicos randomizados comparando diclofenaco tópico com grupo-controle. DP: desvio padrão.

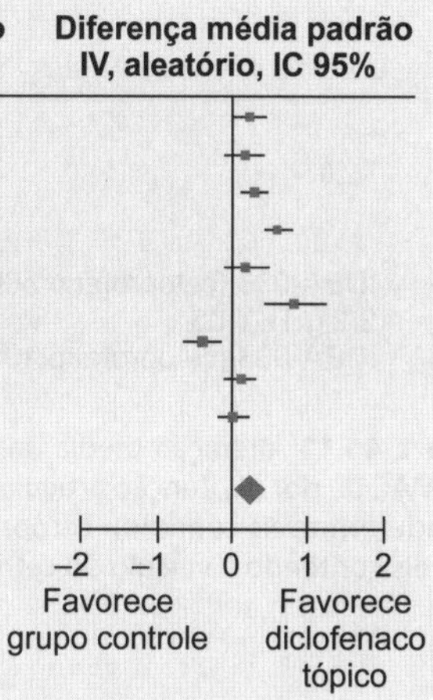

Figura 46.10 *Forest plot* mostrando metanálise de alteração do escore de função articular em nove ensaios clínicos randomizados comparando diclofenaco tópico com grupo-controle. DP: desvio padrão.

com dano articular extenso, mas sem dor, e pacientes com muita dor e pouca patologia articular. O conhecimento da magnitude do efeito placebo nessa patologia pode auxiliar o profissional de saúde a melhor utilizá-lo em benefício do paciente (Doherty e Dieppe, 2009).

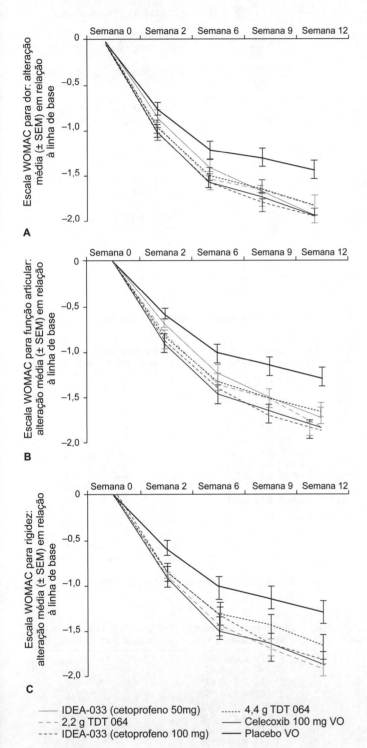

Figura 46.11 Alteração média da linha de base nos escores da escala WOMAC de dor (A), função articular (B) e rigidez (C). IDEA-033: vesículas ultradeformáveis contendo cetoprofeno; TDT-064: vesículas ultradeformáveis contendo o veículo do cetoprofeno.

REFERÊNCIAS BIBLIOGRÁFICAS

Ashford S, Williard J. Osteoarthritis: a review. Nurse Pract. 2014;39:1-8.

Berner G, Engels B, Vögtle-Junkert U. Percutaneous ibuprofen therapy with Trauma-Dolgit gel: bioequivalence studies. Drugs Exp Clin Res. 1989;15:559-64.

Carvalho C, Caetano JM, Cunha L, Rebouta P, Kaptchuk TJ, Kirsch I. Open-label placebo treatment in chronic low back pain: a randomized controlled trial. Pain. 2016;157:2766-72.

Clegg DO, Reda DJ, Harris CL, Klein MA, O'Dell JR, Hooper MM, et al. Glucosamine, chondroitin sulfate, and the two in combination for painful knee osteoarthritis. N Engl J Med. 2006;354:795-808.

Conaghan PG, Dickson J, Bolten W, Cevc G, Rother M. A multicentre, randomized, placebo- and active-controlled trial comparing the efficacy and safety of topical ketoprofen in Transfersome gel (IDEA-033) with ketoprofen-free vehicle (TDT 064) and oral celecoxib for knee pain associated with osteoarthritis. Rheumatology. 2013;52:1303-12.

Dahaghin S, Bierma-Zeinstra SM, Ginai AZ, Pols HA, Hazes JM, Koes BW. Prevalence and pattern of radiographic hand osteoarthritis and association with pain and disability (the Rotterdam study). Ann Rheum Dis. 2005;64:682-7.

Deng ZH, Zeng C, Yang Y, Li YS, Wei J, Yang T, et al. Topical diclofenac therapy for osteoarthritis: a meta-analysis of randomized controlled trials. Clin Rheumatol. 2016;35:1253-61.

Dieppe P, Lohmander S. Pathogenesis and management of pain in osteoarthritis. Lancet. 2005;365:967-73.

Doherty M, Dieppe P. The "placebo" response in osteoarthritis and its implications for clinical practice. Osteoarthritis Cartilage. 2009;17:1255-62.

Ennis ZN, Dideriksen D, Vaegter HB, Handberg G, Pottegård A. Acetaminophen for chronic pain: a systematic review on efficacy. Basic Clin Pharmacol Toxicol. 2016;118:184-9.

Felson DT. Osteoarthritis of the knee. N Engl J Med. 2006;354:841-8.

Hunter DJ, Felson DT. Osteoarthritis. BMJ. 2006;332:639-42.

Hróbjartsson A, Gøtzche PC. Is the placebo powerless? An analysis of clinical trials comparing placebo with no treatment. N Engl J Med. 2001;344:1594-602.

Kaptchuk TJ. Powerful placebo: the dark side of the randomised controlled trial. Lancet. 1998;351:1722e5.

Lo GH, LaValley M, McAlindon T, Felson DT. Intra-articular hyaluronic acid in treatment of knee osteoarthritis. A meta-analysis. JAMA. 2003;290:3115-21.

Machado GC, Maher CG, Ferreira PH, Pinheiro MB, Lin CW, Day RO et al. Efficacy and safety of paracetamol for spinal pain and osteoarthritis: systematic review and meta-analysis of randomised placebo controlled trials. BMJ. 2015;350:h1225.

Pendleton A, Arden N, Dougados M, Doherty M, Bannwarth B, Bijlsma JW, et al. EULAR recommendations for the management of knee osteoarthritis: report of a task force of the Standing Committee for International Clinical Studies Including Therapeutic Trials (ESCISIT). Ann Rheum Dis. 2000;59:936-44.

Roth SH, Shainhouse JZ. Efficacy and safety of a topical diclofenac solution (pennsaid) in the treatment of primary osteoarthritis of the knee: a randomized, double-blind, vehicle-controlled clinical trial. Arch Intern Med. 2004;164:2017-23.

Rutjes AWS, Jüni P, da Costa BR, Trelle S, Nüesch E, Reichenbach S. Viscosupplementation for osteoarthritis of the knee. A systematic review and meta-analysis. Ann Int Med. 2012;157:180-91.

Vase L, Riley JL, Price DD. A comparison of placebo effects in clinical analgesic trials versus studies of placebo analgesia. Pain. 2002;99:443-52.

Xia B. Osteoarthritis pathogenesis: a review of molecular mechanisms. Calcif Tissue Int. 2014;95:495-505.

Zhang W, Robertson J, Jones AC, Dieppe PA, Doherty M. The placebo effect and its determinants in osteoarthritis – meta-analysis of randomised controlled trials. Ann Rheum Dis. 2008;67:1716-23.

47 Osteoporose

EPIDEMIOLOGIA

A osteoporose é caracterizada por uma perda progressiva da massa, força e microarquitetura óssea, o que causa um aumento do risco de fraturas. A osteoporose é mais prevalente em mulheres do que em homens (34 versus 17%) e aproximadamente 40% das mulheres caucasoides menopausadas são afetadas pela osteoporose, número este que tende a aumentar com o envelhecimento da população. De acordo com uma recente estimativa da Fundação Internacional de Osteoporose há 200 milhões de mulheres no mundo com osteoporose e ocorre uma fratura causada por osteoporose a cada 3 s.

A densidade mineral óssea é avaliada por densitometria óssea e o critério para diagnóstico do osteoporose é definido quando o escore T é menor do que 2,5, ou seja, 2,5 desvios abaixo da média de um adulto jovem. É importante ressaltar que esse critério é válido para mulheres menopausadas, visto que há uma correlação importante entre o escore da densitometria óssea e o risco de fraturas. Para mulheres na pré-menopausa essa correlação não existe.

FISIOPATOLOGIA

A osteoporose é inicialmente assintomática, visto que a perda de massa óssea ocorre de maneira insidiosa e frequentemente o diagnóstico só é feito após a ocorrência de uma fratura (Unnanuntana et al., 2010; Vestergaard et al., 2005). A patogênese da osteoporose está associada a processos moleculares, celulares e teciduais. Basicamente a reabsorção óssea excede a formação óssea e isso resulta em uma alteração da microarquitetura óssea. Os osteoblastos, responsáveis pela formação óssea, e os osteoclastos, responsáveis pela reabsorção do tecido ósseo, constituem a unidade funcional desse órgão. Várias moléculas chaves coordenam as atividades dos osteoblastos e dos osteoclastos, permitindo-nos entender melhor a fisiopatologia da osteoporose.

O esqueleto humano é composto de 80% de osso cortical e 20% de osso trabecular (ou esponjoso). O osso cortical é denso, sólido e reveste a medula óssea, enquanto o osso trabecular consiste em placas de trabéculas em um formato semelhante a uma colmeia distribuídas pelo compartimento da medula óssea (Clarke, 2008). Mecanorreceptores encontram-se primariamente nos osteócitos e são ativados por carga, respondendo ao movimento de fluido na rede lacunar-canalicular do osso. A osteogênese é estimulada pelo estresse mecânico e este necessita ser variável, dinâmico e progressivo; o estresse mecânico estático não causa osteogênese (Burr et al., 2002). Um princípio fundamental para formação e adaptação do osso é que a deformação física do osso estimula diretamente esse processo.

OSTEOBLASTOS E A FORMAÇÃO ÓSSEA

O osteoblasto é uma célula derivada das células-tronco mesenquimais e é formadora de tecido ósseo. A taxa de formação de tecido ósseo é determinada pela velocidade e efetividade da diferenciação das células precursoras em osteoblastos maduros, os quais secretam a matriz óssea que pode ser mineralizada durante a sua existência. Esses processos são estimulados pela vitamina D, e por pulsos intermitentes do hormônio da paratireoide. Por outro lado, glicocorticoides exógenos impedem a formação óssea. Na lacuna gerada pelos osteoclastos, os osteoblastos produzem uma matriz extracelular contendo colágeno tipo-1 e várias proteínas não semelhantes ao colágeno, tais como osteocalcina, osteonectina e osteopontina, entre outras. A vitamina D, o cálcio e o fosfato atuam na mineralização dessa matriz. Em nível molecular, a ativação da via canônica Wnt/betacatenina é fundamental para a diferenciação dos osteoblastos (Baron e Rawadi, 2007). Essa via anabólica é regulada negativamente pelos inibidores da Wnt, como dickkopf-1 (DKK-1) e esclerostina (Canalis et al., 2007). Conforme mostra a Figura 47.1, quando o ligante Wnt se acopla ao receptor da família Frizzled e ao correceptor LRP-5 ou LRP-6 ocorre um aumento nos níveis intracelulares de betacatenina, a qual entra no núcleo e se liga a fatores de transcrição ativando genes sensíveis à estimulação pela proteína Wnt. A ativação desses genes leva a diferenciação de precursores do osteoblasto e, consequentemente, osteogênese pelos osteoblastos. Aumento dos níveis de betacatenina também leva a expressão aumentada de osteoprotegerina, a qual funciona como receptor "falso" para o ligante do receptor ativador do fator nuclear kappa B (RANKL, do inglês *receptor activator of nuclear factor kappa-B ligand*).

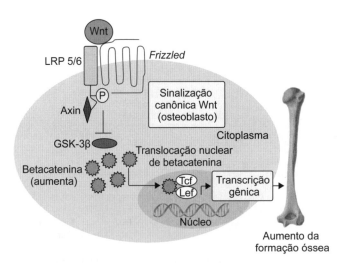

Figura 47.1 Via canônica de sinalização da Wnt-betacatenina. Quando o Wnt se liga aos correceptores LRP-5 e LRP-6 e ao receptor específico da família Frizzled, ocorre a inibição da destruição do complexo betacatenina. A betacatenina acumulada entra no núcleo, causando transcrição dos genes responsíveis a Wnt e formação óssea. LRP: *LDL-receptor-related protein*.

A esclerostina é uma proteína produzida por osteócitos e atua como um inibidor dessa via de transdução. A esclerostina liga-se aos correceptores LRP-5 e LRP-6 e dessa maneira inibe a ligação da proteína Wnt ao receptor da família Frizzled e aos correceptores LRP-5 e LRP-6 causando, portanto, *downregulation* dessa via e, consequentemente, inibição da diferenciação e função dos osteoblastos, o que implica redução da formação de osso (Figura 47.2). O romosozumab é um anticorpo monoclonal que se liga à esclerostina.

OSTEÓCITOS

Os osteócitos representam mais de 90% de todas as células ósseas e são encontrados espalhados na matriz óssea. Eles são, na verdade, osteoblastos diferenciados e apresentam algumas similaridades com células neurais. Seus processos dendríticos longos formam uma rede sensorial por meio dos quais eles podem ser estimulados pelo estresse mecânico e propagar essa informação no osso. Os osteócitos expressam vários fatores que regulam o metabolismo de fosfato, o que sugere um papel importante na mineralização óssea. Eles produzem e secretam a esclerostina, um inibidor da via de sinalização da Wnt/betacatenina, a qual inibe a diferenciação do osteoblasto e da formação óssea (Poole et al., 2005).

Ensaio clínico avaliando 7.180 mulheres menopausadas com escore T de densitometria –2,5 a –3,5 na bacia ou na cabeça do fêmur, que foram randomizadas para receber romosozumab (210 mg) ou placebo subcutâneo (SC) mensalmente por 1 ano. Após esse período, ambos os grupos receberam denosumab (60 mg) SC a cada 6 meses por mais 1 ano. O romosozumab causou redução significativa de fraturas quando comparado com placebo após 1 ano de estudo (Figura 47.3; Cosman et al. 2016).

A Figura 47.4 mostra que mesmo após ambos os grupos terem feito a transição para o denosumab, a incidência de fraturas no grupo que recebeu previamente o romosozumab foi significativamente menor quando comparado com o placebo.

A incidência de episódios adversos como hiperostose, eventos cardiovasculares, osteoartrite e câncer foi balanceada em ambos os grupos. Houve dois casos de necrose de mandíbula no grupo do romosozumab, porém ambos os casos foram considerados contaminados por fatores de dúvida. Em suma, romosozumab é um anticorpo monoclonal eficaz para tratamento de osteoporose pelos seus efeitos na redução da reabsorção óssea e melhora na osteogênese (Cosman et al., 2016).

Quando comparado com teriparatida (20 μg SC 1 vez/dia) ou alendronato (70 mg 1 vez/semana) ou placebo, romosozumab (210 mg SC 1 vez/mês) aumentou significativamente a densidade óssea em mulheres menopausadas que apresentavam baixa densidade óssea (McClung et al., 2014; Figura 47.5).

Romosozumab foi aprovado pelo FDA em abril de 2019. A dose recomendada é de 210 mg SC 1 vez/mês, por 12 meses.

OSTEOCLASTOS E A REABSORÇÃO ÓSSEA

Os osteoclastos originam-se de células hematopoéticas e estão proximamente relacionados com monócitos e macrófagos. A diferenciação

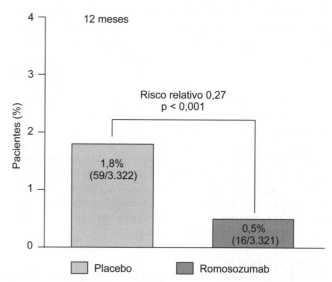

Figura 47.3 Incidência de novas fraturas vertebrais após 12 meses de tratamento duplo-cego com placebo ou romosozumab.

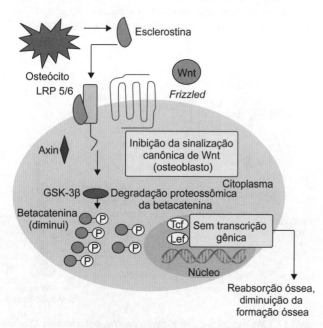

Figura 47.2 A esclerostina impede a ligação do Wnt aos correceptores LRP-5 e LRP-6, inibindo a formação do complexo responsável pela destruição da betacatenina. Esta é fosforilada e degradada, portanto os genes responsíveis ao Wnt não são ativados, levando a aumento da reabsorção óssea e diminuição da formação de osso.

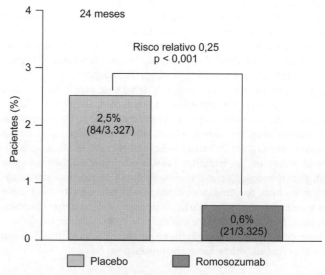

Figura 47.4 Incidência de novas fraturas vertebrais após 24 meses de tratamento, sendo que nos primeiros 12 meses o tratamento foi duplo-cego com placebo ou romosozumab e nos 12 meses seguintes foi aberto com denosumab em ambos os grupos.

do precursor do osteoclasto em um osteoclasto ativado depende essencialmente do RANKL, que é fartamente expresso por osteoblastos e estimula o receptor ativador do fator nuclear kappa B (RANK, do inglês *receptor activator of nuclear factor kappa B*), também expresso pelos osteoclastos. Após a estimulação do receptor RANK pelo RANKL, vários fatores de transcrição e enzimas são ativados e modulam a diferenciação, proliferação, ativação e sobrevivência dos osteoclastos. A osteoprotegerina (OPG) é um antagonista fisiológico do RANKL (Simonet *et al.*, 1997). No início da menopausa, na fase aguda da deficiência de estrógeno, a expressão de RANKL por células do estroma da medula óssea e por linfócitos aumenta, e isso está associado à perda de massa óssea (Eghbali-Fatourechi *et al.*, 2003). Doenças ósseas imunológicas ou malignas que destroem o osso localmente estão associadas com alta atividade do RANKL, tais como artrite reumatoide (Kong *et al.*, 1999) e metástase osteolítica (Morony *et al.*, 2001).

A ativação do ciclo de reabsorção óssea requer que os osteoclastos estejam bem aderidos à superfície óssea para selar um compartimento extracelular conhecido como lacuna de reabsorção. Os osteoclastos secretam prótons nessa lacuna para criar um meio ácido para dissolução dos minerais ósseos, seguido da liberação de proteases para digerir colágeno e outras proteínas que compõem a matriz óssea. Com sua forma semelhante à água-viva, os osteoclastos aderem ao osso e criam uma zona fechada na superfície do osso, gerando dessa maneira um microambiente bastante ácido. A catepsina K é uma proteinase fundamental que o osteoclasto maduro secreta para degradar o colágeno e metabolizar o osso. Ela é um fator crucial determinante da atividade reabsortiva dos osteoclastos; o osso com malformação onde microfraturas se acumularam é removido, e lacunas aparecem no seu lugar. A picnodisostose é uma doença genética rara, caracterizada por osteosclerose mas com fenótipo de osso frágil devido à ausência de catepsina K funcionante; os pacientes apresentam estatura baixa e lesões líticas nos ossos (Gelb *et al.*, 1996). Vários inibidores de catepsina K foram desenvolvidos para tratamento de osteoporose. No entanto, apenas odanacatib chegou em estudo clínico fase III (relacatib e balicatib foram interrompidos por reações adversas em fase clínica mais precoce). Apesar de o estudo clínico fase III ter sido interrompido precocemente devido à comprovação da eficácia em redução de fraturas, a incidência de reações adversas como aumento no risco de acidente vascular cerebral no grupo tratado com odanacatib fez com que seu desenvolvimento fosse descontinuado pela indústria responsável (Mullard, 2016).

FÁRMACOS

Os fármacos utilizados no tratamento da osteoporose podem ser divididos basicamente em dois grandes grupos, a saber: fármacos que têm ação antirreabsortiva, ou seja, inibem a reabsorção óssea; e aqueles que possuem ação anabólica, os quais estimulam a formação do osso. Os fármacos que atuam com ação antirreabsortiva reduzem o *turnover* ósseo com subsequente redução da formação óssea.

Fármacos com ação antirreabsortiva

Denosumab

O papel fundamental do RANKL na osteoclastogênese tornou-o um alvo primário para tratamento de doenças caracterizadas por perda óssea excessiva. O denosumab é um anticorpo monoclonal humano que se liga ao RANKL e, com isso, inibe a ligação do RANKL com o RANK encontrado na superfície dos osteoclastos e dos precursores dos osteoclastos, e como consequência inibe a diferenciação, atividade e sobrevida do osteoclasto, causando portanto redução da reabsorção óssea (Figura 47.6).

As ações pleiotrópicas do RANKL estão implicadas na patogênese das doenças que apresentam alto metabolismo ósseo, como a osteoporose e outras doenças esqueléticas. O receptor "falso" fisiológico do RANKL é a osteoprotegerina; o estrógeno estimula a síntese de

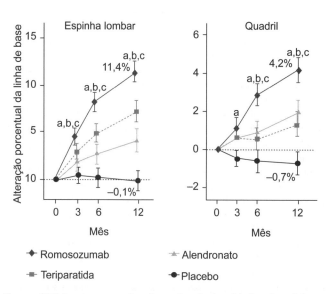

Figura 47.5 Porcentagem das alterações da densidade mineral óssea na coluna lombar ou no quadril em mulheres menopausadas com baixa massa óssea tratadas com romosozumab 210 mg SC 1 vez/mês (diamantes), teriparatida 20 μg SC 1 vez/dia, alendronato 70 mg VO 1 vez/semana ou placebo. [a] $p < 0{,}05$ entre romosozumab *versus* placebo; [b] $p < 0{,}02$ entre romosozumab *versus* alendronato; [c] $p < 0{,}02$ entre romosozumab *versus* teriparatida.

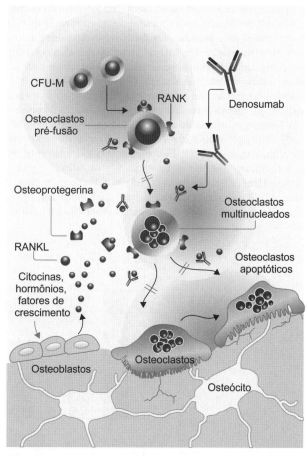

Figura 47.6 Mecanismo de ação do denosumab, o qual se liga ao ligante do RANK (RANKL) produzido pelo osteoblasto, prevenindo a ligação do RANKL ao seu receptor RANK no osteoclasto. Ao prevenir a ligação do RANKL ao RANK, ocorre redução da diferenciação e atividade do osteoclasto, causando redução da reabsorção óssea. CFU-M: *colony-forming unit-macrophage*.

osteoprotegerina e reduz a expressão do RANKL. Os níveis reduzidos de estrógeno nas mulheres menopausadas causam um aumento da expressão de RANKL e redução da expressão da osteoprotegerina, e consequentemente proliferação de osteoclastos ativados e aumento da reabsorção óssea. O denosumab apresenta os mesmos efeitos fisiológicos da osteoprotegerina endógena, causando rápida inibição da reabsorção óssea.

O denosumab é administrado a pacientes em intervalos de 6 meses (Bekker et al., 2004). A eliminação do denosumab ocorre via *clearance* das imunoglobulinas pelo sistema reticuloendotelial, e portanto de maneira independente da função renal ou hepática (Brown-Glaberman e Stopeck, 2012). Em mulheres previamente tratadas com bifosfonatos via oral (VO), denosumab (60 mg SC a cada 6 meses) mostrou-se superior ao ácido zoledrônico (5 mg IV a cada 6 meses) em relação ao aumento de densidade óssea (Figura 47.7) em pacientes acompanhadas por 1 ano (Miller et al., 2016).

A administração de denosumab 60 mg SC a cada 6 meses foi associada com menor custo e melhor benefício quando comparado com a administração intravenosa (IV) de ácido zoledrônico 1 vez/ano, mesmo quando considerado que o preço do ácido zoledrônico foi reduzido devido à introdução do genérico (Silverman et al., 2015; Parthan et al., 2014).

Bifosfonatos

A eficácia clínica dos bifosfonatos depende primariamente da sua habilidade de se ligar fortemente à matriz óssea e aos seus efeitos inibitórios nos osteoclastos maduros (Russel et al., 2008). O osso humano é formado por 70% de hidroxiapatita modificada, também chamada de mineral ósseo. Os bifosfonatos apresentam múltiplos efeitos na hidroxiapatita, tais como: inibição da precipitação *de novo* do fosfato de cálcio da solução, atrasando dessa maneira a transformação da hidroxiapatita amorfa em cristalina, inibição da agregação e dissolução dos cristais de hidroxiapatita (Francis et al., 1969). Os bifosfonatos diferem acerca de sua afinidade pelo mineral ósseo e isso determina tanto a sua potência quanto a duração de sua ação (Russel et al., 2008).

Bifosfonatos apresentam estrutura química similar ao da molécula inorgânica pirofosfato. Entretanto, bifosfonatos diferem do pirofosfato por apresentarem uma ligação contendo fósforo-carbono-fósforo (P-C-P) enquanto o pirofosfato apresenta ligação contendo fósforo-oxigênio-fósforo (P-O-P). Essa ligação P-C-P é altamente resistente à hidrólise, tornando os bifosfonatos resistentes à degradação biológica. Além de ligar-se aos dois fósforos, o átomo de carbono dos bifosfonatos liga-se a duas cadeias laterais, conhecidas como grupos R1 e R2. Bifosfonatos diferentes apresentam grupos R1 e R2 distintos, e consequentemente têm afinidade e potência distintas. Bifosfonatos como alendronato, ibandronato, minodronato, pamidronato, risedronato, neridronato e zoledronato apresentam uma cadeia lateral contendo nitrogênio, enquanto os bifosfonatos clodronato, tiludronato e etidronato não possuem nitrogênio nas suas estruturas.

Uma vez absorvidos pelos osteoclastos, todos os bifosfonatos inibem a reabsorção óssea por meio de efeitos intracelulares. Isso ocorre devido à inibição da enzima farnesil pirofosfato sintase, evitando dessa maneira uma modificação pós-translacional (prenilação) de pequenas proteínas que se ligam ao trifosfato de guanosina, as quais têm papel essencial na função e sobrevivência do osteoclasto. A Figura 47.8 compara os mecanismos de inibição do osteoclasto pelos bifosfonatos e pelo denosumab.

Em ensaios clínicos randomizados realizados em mulheres menopausadas com osteoporose, os bifosfonatos reduziram de maneira significativa o risco de fraturas vertebrais de 39 a 70% quando comparados com placebo (Reginster et al., 2000; Chesnut et al., 2004; Black et al., 2007). No ensaio clínico *Fracture Intervention Trial* (FIT), 2.027 mulheres com fraturas vertebrais na linha de base foram tratadas durante 4 anos com alendronato e foi observada redução de 47% em novas fraturas vertebrais e 51% de fraturas do quadril (Black et al., 2000). No ensaio clínico *Health Outcomes and Reduced Incidence with Zoledronic Acid Once Yearly-Pivotal Fracture Trial* (HORIZON-PFT) foram selecionadas 7.500 mulheres com osteoporose. Tratamento com o ácido zoledrônico reduziu novas fraturas vertebrais em 70% e fraturas de quadril em 41% (Black et al., 2012). A Tabela 47.1 sumariza a eficácia dos bifosfonatos, sejam administrados VO como alendronato, risedronato e ibandronato ou por via IV, como no caso do ácido zoledrônico (Lim e Bolster, 2015).

Cuidado especial deve ser tomado em relação à administração VO dos bifosfonatos. Trata-se de uma substância bastante irritante para mucosas e o risco do desenvolvimento de uma esofagite química é considerável, principalmente quando administrada a pacientes acamados ou com pouca deambulação (situação essa frequentemente encontrada em idosos). A bula desses medicamentos recomenda que o paciente deambule por 30 min após a ingestão da substância, o que é uma recomendação complexa para pacientes idosos e com osteoporose.

Cálcio

Cálcio é o quinto elemento mais abundante no corpo humano e é essencial para a vida. Apresenta papel fundamental em vários processos fisiológicos como mineralização óssea, contração muscular, transmissão do impulso nervoso, coagulação e secreção hormonal. Mais de 99% do cálcio no organismo é armazenado no esqueleto como

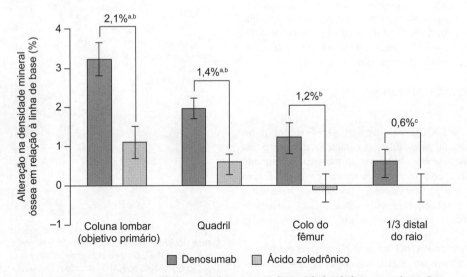

Figura 47.7 Alteração da média da porcentagem da densidade mineral óssea em relação à linha de base no mês 12. Barras verticais representam IC 95%. [a] p < 0,0001 para não inferioridade; [b] p < 0,0001 para superioridade; [c] p = 0,018 para superioridade.

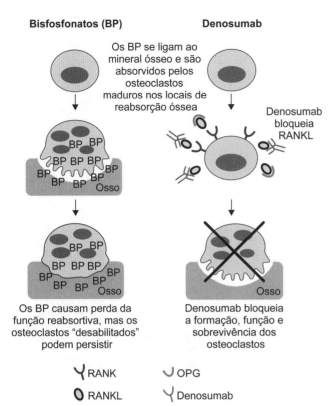

Figura 47.8 Mecanismo de ação dos bifosfonatos e do denosumab. OPG: osteoprotegerina; RANK: receptor ativador do fator nuclear kappa B; RANKL: ligante do receptor ativador do fator nuclear kappa B.

hidroxiapatita. Menos de 1% do cálcio é localizado no sangue, partes moles e fluido extracelular. O cálcio torna-se disponível ao organismo por meio de consumo diário; no idoso há uma absorção intestinal inadequada de cálcio combinada com um declínio hormonal relacionado com a idade, resultando em efeitos adversos para a saúde óssea.

Manutenção adequada da calcemia em resposta a baixo ou variável suprimento de cálcio pelo ambiente foi um importante desafio do ponto de vista evolutivo para os primeiros vertebrados terrestres. O homem utiliza a paratireoide para corrigir hipocalcemia incipiente, sendo que o mecanismo usado para eliminação de excesso de cálcio é por meio da filtração renal, mecanismo esse que predispõe ao risco de nefrolitíase e nefrocalcinose, o que pode ser minimizado com a inibição da liberação do hormônio antidiurético (Hannan e Thakker, 2013). A absorção do cálcio ocorre principalmente no íleo e é modulada pela 1,25-di-hidroxivitamina D, sendo um processo saturável. Absorção paracelular ocorre de maneira não saturável no intestino distal (Christakos, 2012a).

Pelo exposto anteriormente, pode-se suspeitar que suplementação de cálcio não deva aumentar a formação de osso no esqueleto de adultos por dois motivos. Primeiramente, devido ao fato de a regulação dos níveis séricos de cálcio ser eficazmente controlada, permanecendo constante mesmo com grandes variações da quantidade de cálcio consumida. O segundo motivo é que a mineralização da matriz óssea é um processo ativo, e não passivo. Entretanto, vários consensos clínicos recomendam aumentar o consumo de cálcio como estratégia para prevenir desenvolvimento de osteoporose (Wang et al., 2016). Em ensaio clínico acompanhando homens saudáveis por 2 anos, a suplementação de cálcio em doses altas (consumo médio > 870 mg/dia) reduziu de maneira significativa os níveis de paratormônio (PTH), mas não foi associado a alterações dos marcadores de metabolismo ósseo, indicando que estratégias para aumentar o consumo diário de cálcio não afetam a prevalência nem a morbidade na osteoporose masculina (Bristow et al., 2017).

Em ensaio clínico com 2.303 mulheres saudáveis pós-menopausadas com idade acima de 55 anos, aleatorizado, duplo-cego, com uso de placebo, 1.156 receberam 2.000 UI/dia de vitamina D com 1.500 mg/dia de cálcio e 1.147 receberam placebo. As pacientes foram acompanhadas por 4 anos para verificar se a suplementação dietética de cálcio mais vitamina D reduziria a incidência de câncer. Não houve diferença significativa na incidência de câncer, entretanto, no grupo que recebeu cálcio mais vitamina D ocorreram 16 casos de nefrolitíase, enquanto no grupo placebo ocorreram 10 casos (Lappe et al., 2017). A crença que suplementação de cálcio é segura não é apoiada em evidências clínicas. Metanálise recente revela que suplementação de cálcio está associada a um pequeno, mas significativo, aumento de eventos cardiovasculares (Figura 47.9; Reid et al., 2011).

Vitamina D

A vitamina D é obtida na dieta pela ingestão de laticínios fortificados e óleo de peixe ou é sintetizada na pele a partir de 7-desidrocolesterol por meio da irradiação ultravioleta. A vitamina D é transportada no sangue pela proteína que se liga à vitamina D (DBP, do inglês *vitamin D binding protein*). Uma série de hidroxilações, sendo a primeira no C25 e a segunda no C1, são necessárias para a obtenção da forma ativa da vitamina D, a 1,25(OH)$_2$D$_3$. A hidroxilação do C25 da vitamina D no fígado forma a 24-hidroxivitamina D [25(OH)D$_3$], que é a forma mais abundante na circulação e reflete de maneira mais confiável o *status* de vitamina D do paciente. Após sua síntese no fígado, a 25(OH)D$_3$ é transportada pela DBP para o rim, onde é internalizada por uma proteína de membrana chamada megalina, que atua como receptor da DBP (Chun et al., 2014). Nas células do túbulo proximal a 25(OH)D$_3$ é hidroxilada pela 25(OH)D$_3$ alfa-1 hidroxilase (CIP27B1), resultando na formação da 1,25(OH)$_2$D$_3$, a qual conforme mencionado anteriormente é a forma responsável pelas ações biológicas da vitamina D. Mutações ou deleções dessa enzima causam raquitismo dependente de vitamina D do tipo 1 em humanos, caracterizado por hipocalcemia, hiperparatireoidismo e redução da mineralização óssea, indicando a importância do CIP27B1 para a manutenção da homeostase do cálcio (Kitanaka et al., 1998). As ações genômicas da 1,25(OH)$_2$D$_3$ são mediadas pelo receptor da vitamina D (VDR, do inglês *vitamin D receptor*). O VDR quando ocupado pela 1,25(OH)$_2$D$_3$, heterodimeriza

Tabela 47.1 Eficácia dos bifosfonatos no tratamento da osteoporose.				
Fármaco	**Redução do risco de fratura em ensaios clínicos**			**Via de administração/esquema terapêutico**
	Espinha	Quadril	Não vertebral	
Fármacos antirreabsortivos				
Bisfosfonatos				
Alendronato	X	X	X	VO semanalmente
Risedronato	X	X	X	VO semanalmente/mensalmente
Ibandronato	X			VO diariamente/mensalmente; IV trimestralmente
Ácido zoledrônico	X	X	X	IV anualmente

IV: intravenoso; VO: via oral.

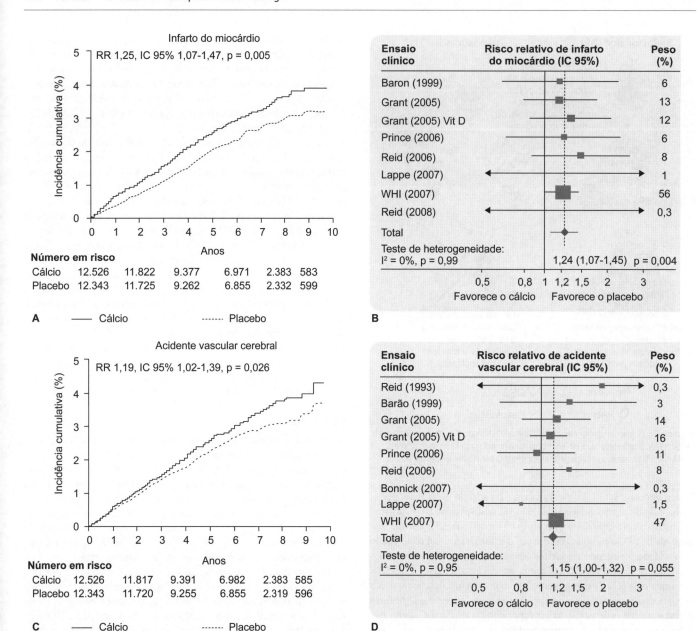

Figura 47.9 Metanálise dos efeitos de suplementação de cálcio com ou sem vitamina D em eventos cardiovasculares. Os gráficos de Kaplan-Meier (**A** e **C**) mostram o tempo para o primeiro evento cardiovascular, e os *forest plots* (**B** e **D**) mostram as metanálises dos ensaios clínicos.

com o receptor retinoide X e, juntamente com proteínas correguladoras, interage com elementos dependentes da estimulação da vitamina D, causando transcrição de certos genes (Christakos *et al.*, 2016). A principal função da 1,25(OH)$_2$D$_3$ na manutenção da homeostase do cálcio é aumentar a absorção do cálcio no intestino (Figura 47.10). O VDR é expresso em todos os segmentos do intestino delgado e grosso e absorção de cálcio causada pela 1,25(OH)$_2$D$_3$ foi observada tanto no intestino proximal como distal (Christakos, 2012b).

Em relação à síntese endógena de vitamina D, a capacidade da pele de produzir vitamina D em pessoas com 65 anos ou mais é de aproximadamente 25% quando comparada com pessoas na faixa etária de 20 a 30 anos, expostas à mesma quantidade de luz solar (Maclaughlin e Holick, 1985; Holick *et al.*, 1989). Esse grau de redução não pode ser explicado pela perda de massa da epiderme com a idade, e sim pela redução da concentração de 7-desidrocolesterol na pele. Outros fatores que podem reduzir a exposição solar de idosos incluem o uso de mais roupas que diminuem a exposição, maior uso de protetores solares e menor tempo de exposição solar decorrente da redução de atividade física e diminuição de atividades externas ao ambiente doméstico. Conforme mencionado anteriormente, o cálcio é absorvido pelo

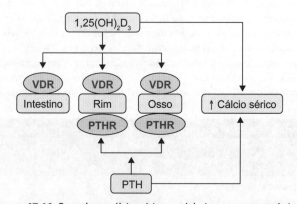

Figura 47.10 Quando o cálcio sérico está baixo, o paratormônio e a 1,25(OH)$_2$D$_3$ atuam para manter a homeostase do cálcio. A 1,25(OH)$_2$D$_3$, que é a forma ativa da vitamina D, e seu ligante para o receptor dessa vitamina (VDR) atuam para aumentar a absorção de cálcio do intestino. Caso o nível normal de cálcio não seja mantido pela absorção intestinal de cálcio, a 1,25(OH)$_2$D$_3$ e o paratormônio atuam por meio de seus receptores para liberar cálcio de estoques ósseos e aumentar a reabsorção pelo túbulo distal renal. PTHR: *parathormone receptor*.

intestino delgado por meio de transportador dependente de vitamina D e também a partir de difusão passiva. O transportador ativo tem um papel importante na homeostase do cálcio, visto que a absorção do cálcio é inversamente proporcional ao consumo diário (Ireland e Fordtran, 1973), portanto a fração de cálcio absorvida aumenta quando o consumo de cálcio diário é reduzido. A absorção do cálcio encontra-se diminuída com o aumento de idade (Bullamore et al., 1970) devido a vários fatores, entre eles menor concentração plasmática de 25(OH)-vitamina D (Baker et al., 1980), redução da hidroxilação de 25(OH)-vitamina D para 1,25(OH)$_2$-vitamina D causada pela diminuição da função renal (Francis et al., 1984), aumento da resistência da ação dos metabólitos da vitamina D na mucosa intestinal (Eastell et al., 1991) e, no caso de mulheres, redução dos níveis circulantes de estrógenos. Há também evidência epidemiológica que níveis altos de 25(OH)-vitamina D estão associados a níveis mais altos de densidade mineral óssea tanto em populações jovens como em idosos, com uma relação linear com a concentração de 25(OH)-vitamina D. Entretanto essa associação não é clara na população da raça negra ou em população hispânica nos EUA (Bischoff-Ferrari et al., 2004). Levando-se em conta o aqui exposto, a suplementação de vitamina D aparenta ser interessante, principalmente em pacientes idosos. A vitamina D pode ser administrada também na forma de análogos. O alfacalcidol (1-alfa-OHD$_3$) é metabolizado no fígado em 1,25(OH)$_2$D$_3$. O eldecalcitol, 1-alfa-25(OH)$_2$-2-beta-(3-hidroxipropilóxi)-vitamina D$_3$ é a 1,25(OH)$_2$D$_3$ com o radical hidroxipropilóxi ligado ao carbono 2-beta. O eldecalcitol tem uma afinidade pelo VDR menor do que a 1,25(OH)$_2$D$_3$, e uma afinidade três vezes maior pela DBP, o que possivelmente é responsável pela sua maior meia-vida. Entretanto, conforme demonstrado na Figura 47.11, vários ensaios clínicos não apontam diferença na suplementação de vitamina D ou de seus análogos quando comparado com placebo (Zhao et al., 2017).

Estrógenos e moduladores seletivos de receptores de estrógenos

Considerando que o declínio da produção ovariana de estrógeno é a causa principal resultante da perda óssea observada na menopausa, a reposição de estrógeno desde o início da menopausa mantém a densidade mineral óssea e reduz o risco de fratura (Lindsay et al., 1980). Entretanto, como os receptores de estrógeno estão distribuídos em vários tecidos no organismo, a administração de estrógeno pode causar efeitos colaterais importantes. Isso ficou claro no ensaio clínico *Women's Health Initiative*, em que os efeitos benéficos na incidência de fraturas foram contrabalançados por aumento de eventos cardiovasculares, cerebrovasculares e tromboembólicos (Rossouw et al., 2002).

Terapia hormonal na menopausa reduz a incidência de todos os tipos de fratura causados pela osteoporose, mesmo em mulheres que não apresentam alto risco de fratura. Achados epidemiológicos foram confirmados por ensaios clínicos randomizados, os quais demonstraram que a terapia hormonal na menopausa está associada com uma redução significativa de 30% de fraturas vertebrais e não vertebrais (Rossouw et al., 2002). A evidência gerada nesse ensaio clínico é limitada ao uso de estrógenos conjugados equinos (ECE) e acetato de medroxiprogesterona administrados VO (0,625 mg/dia do ECE + 2,5 mg/dia do acetato de medroxiprogesterona). Com base na eficácia, custo e segurança desse estudo, a terapia hormonal na menopausa deve ser considerada como opção de primeira linha para prevenção e tratamento de osteoporose em mulheres com idade menor que 60 anos. O emprego de terapia hormonal na menopausa em mulheres acima de 60 anos para tratamento de osteoporose não é recomendado. Uso da dose acima mencionada pode causar reações adversas provocando a desistência do tratamento após algum tempo, o que leva a rápida perda do efeito protetor na massa óssea (Yates et al., 2004).

Os moduladores dos receptores de estrógeno (SERM) são moléculas com estruturas químicas distintas que não apresentam o anel esteroide dos estrógenos, mas são capazes de interagir com os receptores de estrógeno como agonistas ou como antagonistas. O mecanismo de ação dos SERM é baseado na sua atividade agonística ou antagonística com o receptor do estrógeno localizado em cada tecido. O receptor de estrógeno tem duas subunidades (cadeias alfa e beta) e os SERM interagem seletivamente com essas subunidades e, dependendo da interação, adquirem uma certa especificidade para cada subunidade e para o tecido, podendo dessa maneira apresentar seletividade para um tecido em particular. No caso da perda óssea observada na osteoporose, a ação dos SERM no receptor de estrógeno afeta a homeostasia óssea, ao reduzir a atividade dos osteoclastos na interação com a proteína TGF-beta-3 e, com isso, causar redução da reabsorção óssea. Os primeiros SERM desenvolvidos foram o tamoxifeno e o raloxifeno, com o objetivo primário de prevenir ou tratar adenocarcinoma de mama; subsequentemente, verificou-se que apresentavam um efeito protetor no osso. O tamoxifeno demonstrou efeito interessante na prevenção da osteoporose, mas seu uso foi associado com risco aumentado de câncer do endométrio, acidente vascular cerebral, tromboembolismo pulmonar, trombose venosa profunda e catarata, não sendo portanto indicado para a prevenção ou tratamento da osteoporose induzida pela menopausa.

O ensaio clínico *Multiples Outcomes for Raloxifene Evaluation* (MORE) comparou de maneira randomizada tratamento com raloxifeno ou com placebo em mulheres menopausadas e com osteoporose. Raloxifeno reduziu o risco de fratura vertebral em 30 a 50% e aumento na densidade mineral óssea (Grady et al., 2004). O raloxifeno apresentou a mesma eficácia que o tamoxifeno na redução do risco de tumor mamário invasivo, com um risco significativamente menor de hiperplasia endometrial, eventos tromboembólicos e catarata (Vogel et al., 2006). Interessante ressaltar que em uma análise específica sobre câncer de mama, foram verificados 13 casos no grupo que tomou raloxifeno (n = 5.129) e 27 casos no grupo placebo (n = 2.576); essa redução foi observada em tumores de mama com positividade para receptores de estrógeno apenas (Cummings et al., 1999).

A terceira geração dos SERM surgiu com o desenvolvimento do bazedoxifeno. Em um ensaio clínico avaliando 7.492 mulheres menopausadas com osteoporose durante 3 anos, o bazedoxifeno reduziu o risco para fraturas vertebrais e não vertebrais quando comparado com placebo (Miller et al., 2008). O bazedoxifeno foi considerado bem tolerável e seguro, sem evidência de estimulação endometrial ou mamária.

A terapia hormonal na menopausa é o tratamento mais efetivo para mulheres que apresentam sintomas vasomotores, vulvares ou vaginais relacionados ao climatério. Essa terapia também é efetiva na prevenção da perda de massa óssea e fraturas, mesmo em mulheres que não apresentam osteoporose. Tradicionalmente para mulheres menopausadas não histerectomizadas, a terapia hormonal na menopausa é feita com uma combinação de estrógeno e progestágenos, entretanto há restrições quanto ao uso do acetato de medroxiprogesterona devido ao aumento do risco de câncer de mama, tromboembolismo venoso e acidente vascular cerebral (Manson et al., 2013). Considerando que a prevenção assim como o tratamento da osteoporose pode perdurar por vários anos, esses riscos da terapia hormonal na menopausa são relevantes. Uma estratégia nova no tratamento da osteoporose menopausal é justamente a combinação do SERM com estrógenos, com o intuito de tratar a síndrome do climatério, prevenir as consequências ósseas do declínio do estrógeno e ao mesmo tempo evitar o uso de progestágenos. A combinação de SERM com um estrógeno é conhecida como complexo estrogênico seletivo tissular (TSEC, do inglês *tissue selective estrogen complex*), e idealmente preveniria a perda óssea causada pela menopausa e trataria os sintomas vasomotores, vulvares e vaginais, sem entretanto estimular o endométrio e o tecido mamário. O primeiro TSEC desenvolvido para uso clínico foi a combinação de estrógenos conjugados (CE) com o modulador de receptores de estrógeno bazedoxifeno (BZA). A eficácia e a segurança da CE/BZA foram avaliadas em uma série de estudos clínicos chamados coletivamente de *Selective Estrogens, Menopause, and Response to Therapy* (SMART). Esses ensaios clínicos foram randomizados, duplos-cegos, com controle de placebo para avaliar a eficácia dessa combinação na prevenção da osteoporose, no tratamento de sintomas específicos da menopausa e na melhora da qualidade de vida em mulheres menopausadas com

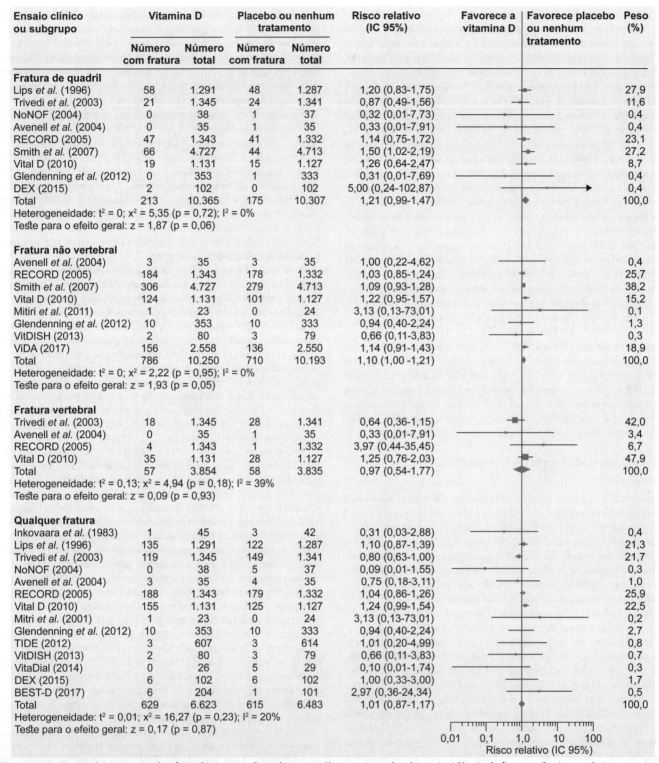

Figura 47.11 *Forest plot* comparando efeito da vitamina D ou de seus análogos *versus* placebo na incidência de fraturas. Os riscos relativos e os intervalos de confiança foram calculados pelo método de Mantel-Haenszel.

útero. Conforme mostra a Figura 47.12, o uso de CE/BZA produziu melhora da densidade óssea quando comparado com placebo após 1 ano de uso (Pinkerton *et al.*, 2014).

Sintomas vasomotores como ondas de calor também foram reduzidos com o uso de CE/BZA, tanto na frequência como na intensidade, e correlacionados com o aumento da densidade óssea, confirmando a importância do estrógeno na estabilidade vasomotora e na saúde óssea. A dose registrada para uso clínico foi de 0,45 mg de CE combinado com 20 mg de BZA, visto ser a menor dose associada com eficácia no aumento da densidade óssea e na prevenção da hiperplasia do endométrio (Lindsay *et al.*, 2009). Reações adversas transitórias foram relatadas por 5% das mulheres tratadas com CE/BZA ou com placebo. Na sua maioria, consistiram de cefaleia, nasofaringite, dor lombar e artralgia.

Fármacos com ação anabólica

Análogos do hormônio da paratireoide

A ideia de um agente anabólico capaz de induzir formação de osso foi tema de pesquisa por muito tempo. O PTH e seus análogos atuam por

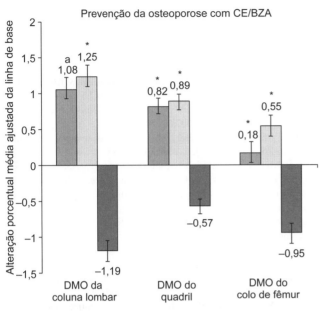

Figura 47.12 Alteração porcentual média em relação à linha de base da densidade mineral óssea (DMO) da coluna vertebral lombar, do quadril e do colo de fêmur após 12 meses de tratamento com a combinação de conjugados estrógenos (CE) com bazedoxifeno (BZA) ou placebo. *p < 0,001 versus placebo.

meio da ligação ao receptor 1 do hormônio da paratireoide (PTHR1, do inglês *parathyroid hormone receptor 1*), o qual é expresso em osteoblastos, osteoclastos e células tubulares renais. A ativação crônica desses receptores pelo PTH resulta em um aumento do metabolismo ósseo, levando a perda de massa óssea e fraturas, como observado clinicamente nos pacientes com hiperparatireoidismo (Lewiecki e Miller, 2013). Paradoxalmente, a administração intermitente do PTH causa um efeito anabólico no osso (Silva *et al.*, 2011). O PTHR1 é um receptor acoplado à proteína G que induz estimulação da adenilato ciclase e da proteinoquinase A ativada por adenosina monofosfato cíclico (AMPc) a partir da unidade alfa da proteína G. Ele também ativa a via da fosfolipase/proteinoquinase C (PKC) pelo acoplamento da G-alfa-q (Figura 47.13).

Os efeitos catabólicos do PTH são causados pela ativação da via da proteinoquinase A (PKA) e pelo aumento da expressão do RANKL nas células ósseas. A indução de fatores de transcrição que são importantes para o desenvolvimento dos osteoblastos também é mediada pela via da PKA. A sinalização pela PKC, aparentemente, não é importante para o metabolismo ósseo. Entretanto, pode inibir os efeitos anabólicos do PTH. As beta-arrestinas são pequenas moléculas intracelulares que atuam dessensibilizando os receptores acoplados à proteína G, e portanto têm papel importante na dessensibilização do complexo PTH-PTHR1 (Toulis *et al.*, 2011). A ativação do complexo PTH-PTHR1 causa translocação das beta-arrestinas para a membrana celular, onde estimulam a sinalização ERK1/2, conhecida também como via não canônica. Esse efeito causado pelas beta-arrestinas é parcialmente responsável pelos efeitos anabólicos do PTH, e é independente da sinalização clássica dos receptores acoplados à proteína G (Polyzos *et al.*, 2015).

A teriparatida é um análogo do PTH e foi o primeiro agente anabólico registrado para tratamento de osteoporose em mulheres menopausadas e em homens com alto risco de fratura, assim como para o tratamento de osteoporose induzida por glicocorticoides. Seu uso é restrito a um período de 24 meses, sendo administrado SC (20 μg) diariamente e esse tratamento só pode ser feito uma vez durante a vida do paciente. Como a administração SC pode ser inconveniente para alguns pacientes, há necessidade do desenvolvimento de outras formulações que possam ser administradas por outras vias, tais como intranasal, VO ou transdérmica. Além de estimular a formação óssea, outra limitação do uso da teriparatida é induzir a reabsorção óssea, o que ocasionalmente pode causar hipercalcemia. Essa reação adversa é o principal motivo para a procura de novos análogos do PTH que apresentem a mesma eficácia da teriparatida, mas com risco menor de hipercalcemia ou de reabsorção óssea (Dede *et al.*, 2017).

A abaloparatida é um ativador do PTHR1 que apresenta 41% de homologia ao PTH (1-34) e 76% de homologia ao PTHrP (1-34). A abaloparatida foi recentemente aprovada pela *Food and Drug Administration* (FDA) para o tratamento de osteoporose em mulheres menopausadas. No ensaio clínico *Abaloparatide Comparator Trial in Vertebral Endpoints* (ACTiVE), 2.643 mulheres menopausadas foram randomizadas para receberem injeção SC diária de abaloparatida (80 μg), injeções de teriparatida (20 μg) ou placebo por 18 meses. A administração de abaloparatida causou redução de 86% no risco de novas fraturas vertebrais e de 43% no risco de fraturas não vertebrais

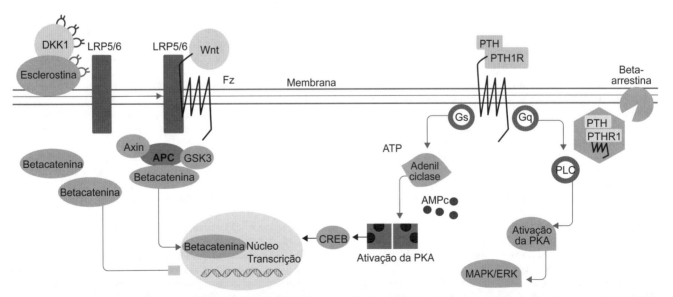

Figura 47.13 Vias de tradução do paratormônio (PTH). APC: *adenomatous poliposis coli*; CREB: *cAMP response element-binding protein*; DKK1: *Dickkopf-related protein 1*; Fz: *Frizzled*; GSK3: *glycogen synthase kinase 3*; LRP: *LDL receptor related protein*; MAPK: proteinoquinase ativada por mitógenos; PKA: proteinoquinase A; PTHR1: receptor 1 do hormônio da paratireoide.

quando comparada com o placebo. Interessantemente, cabe ressaltar que a teriparatida reduziu o risco de novas fraturas vertebrais, mas não diminuiu o risco de fraturas não vertebrais. A resposta de mineralização óssea foi significativamente maior com a abaloparatida quando comparada com a teriparatida, mas a incidência de hipercalcemia foi menor (Miller et al., 2016).

Ranelato de estrôncio

O estrôncio é um cátion divalente da mesma família que o cálcio (metais alcalinos terrosos). Por possuir propriedades químicas similares ao cálcio, o estrôncio é considerado biologicamente um cálcio-mimético. Os íons do estrôncio podem substituir o cálcio na hidroxiapatita da matriz óssea, ligar-se ao receptor sensível ao cálcio e sua absorção pelo intestino é semelhante à do cálcio. O estrôncio foi desenvolvido para tratamento da osteoporose na forma de ranelato de estrôncio e é administrado como pó diariamente. O uso do estrôncio está associado ao aumento substancial da densidade mineral óssea, mas isso em parte é devido ao fato de os íons de estrôncio serem mais pesados do que os do cálcio. O mecanismo de ação do estrôncio na osteoporose não é claro. Evidências obtidas em estudos *in vitro* e em animais sugerem que o ranelato de estrôncio pode dissociar o processo de remodelamento ósseo ao estimular a formação óssea e reduzir a reabsorção óssea (Marie et al., 2001). O ensaio clínico *Spinal Osteoporosis Therapeutic Intervention* (SOTI) avaliou 1.649 mulheres menopausadas com o diagnóstico de osteoporose definido como uma densidade mineral óssea de 0,731 + 0,125 g/cm² e com pelo menos uma fratura vertebral. Durante um período de 3 anos, houve aumento de 127% da densidade mineral óssea da coluna lombar, 7,2% do colo do fêmur e 8,6% do quadril no grupo que recebeu ranelato de estrôncio quando comparado aos valores no pré-tratamento. Foi observada uma redução de 49% no risco de fraturas vertebrais no grupo do ranelato de estrôncio quando comparado com o placebo (6,4 *versus* 12,2%, respectivamente) após 1 ano de tratamento (Meunier et al., 2004).

Por sua vez, a Agência Europeia de Medicamentos (EMA) com base na análise de vários ensaios clínicos, restringiu o uso do ranelato de estrôncio a pacientes que não podem ser tratados com outros medicamentos para osteoporose devido a aumento da incidência de tromboembolismo e infarto do miocárdio (EMA, 2013).

REFERÊNCIAS BIBLIOGRÁFICAS

Baker MR, Peacock M, Nordin BE. The decline in vitamin D status with age. Age Ageing. 1980;9:249-52.

Baron R, Rawadi G. Targeting the Wnt/beta-catenin pathway to regulate bone formation in the adult skeleton. Endocrinology. 2007;148:2635-43.

Bekker PJ, Holloway DL, Rasmussen AS, Murphy R, Martin SW, Leese PT, et al. A single-dose placebo-controlled study of AMG 162, a fully human monoclonal antibody to RANKL, in postmenopausal women. J Bone Miner Res. 2004;19:1059-66.

Bischoff-Ferrari HA, Dietrich T, Orav EJ, Dawson-Hughes B. Positive association between 25-hydroxy vitamin D levels and bone mineral density: a population-based study of younger and older adults. Am J Med. 2004;116:634-9.

Black DM, Delmas PD, Eastell R, Reid IR, Boonen S, Cauley JA, et al. Once-yearly zoledronic acid for treatment of postmenopausal osteoporosis. N Engl J Med. 2007;356:1809-22.

Black DM, Reid IR, Boonen S, Bucci-Rechtweg C, Cauley JA, Cosman F, et al. The effect of 3 versus 6 years of zoledronic acid treatment of osteoporosis: a randomized extension to the HORIZON-Pivotal Fracture Trial (PFT). J Bone Miner Res. 2012;27:243-54.

Black DM, Thompson DE, Bauer DC, Ensrud K, Musliner T, Hochberg MC, et al. Fracture risk reduction with alendronate in women with osteoporosis: the Fracture Intervention Trial. FIT Research Group. J Clin Endocrinol Metab. 2000;85:4118-24.

Bristow SM, Gamble GD, Horne AM, Reid AI. Dietary calcium intake and rate of bone loss in men. Br J Nutr. 2017;17:1432-8.

Brown-Glaberman U, Stopeck AT. Role of denosumab in the management of skeletal complications in patients with bone metastases from solid tumors. Biologics. 2012;6:89-99.

Bullamore JR, Wilkinson R, Gallagher JC, Nordin BE, Marshall DH. Effect of age on calcium absorption. Lancet. 1970;2:535-7.

Burr DB, Robling AG, Turner CH. Effects of biomechanical stress on bones in animals. Bone. 2002;30:781-6.

Canalis E, Giustina A, Bilezikian JP. Mechanisms of anabolic therapies for osteoporosis. N Engl J Med. 2007;357:905-16.

Chesnut 3rd CH, Skag A, Christiansen C, Recker R, Stakkestad JA, Hoiseth A, et al. Effects of oral ibandronate administered daily or intermittently on fracture risk in postmenopausal osteoporosis. J Bone Miner Res. 2004;19:1241-9.

Christakos S, Dhawan P, Verstuyf A, Verlinden L, Carmeliet G. Vitamin D: metabolism, molecular mechanism of action, and pleiotropic effects. Physiol Rev. 2016;96:365-408.

Christakos S. Mechanism of action of 1,25-dihydroxyvitamin D3 on intestinal calcium absorption. Rev Endocr Metab Disord. 2012a;13:39-44.

Christakos S. Recent advances in our understanding of 1,25-dihydroxyvitamin D(3) regulation of intestinal calcium absorption. Arch Biochem Biophys. 2012b;523:73-6.

Chun RF, Peercy BE, Orwoll ES, Nielson CM, Adams JS, Hewison M, et al. Vitamin D and DBP: the free hormone hypothesis revisited. J Steroid Biochem Mol Biol. 2014;144:132-7.

Clarke B. Normal bone anatomy and physiology. Clin J Am Soc Nephrol. 2008;3(suppl 3):S131-S139.

Cosman F, Crittenden JD, Adachi N, Binkley N, Czerwinski E, Ferrari S, et al. Romosozumab treatment in postmenopausal women with osteoporosis. N Engl J Med. 2016;375:1532-43.

Cummings SR, Eckert S, Krueger KA, Grady D, Powles TJ, Cauley JA, et al. The effect of raloxifene on risk of breast cancer in menopausal women: results from the MORE trial. Multiple Outcomes of Raloxifene Evaluation. JAMA. 1999;281:2189-97.

Dede AD, Makras P, Anastasilakis AD. Investigation anabolic agents for the treatment of osteoporosis: an update on recent developments. Expert Opin Inv Drug. 2017;26:1137-44.

Eastell R, Yergey AL, Vieira NE, Cedel SL, Kumar R, Riggs BL, et al. Interrelationship among vitamin D metabolism, true calcium absorption, parathyroid function, and age in women: evidence of an age-related intestinal resistance to 1,25-dihydroxyvitamin D action. J Bone Miner Res. 1991;6:125-32.

Eghbali-Fatourechi G, Khosla S, Sanyal A, Boyle WJ, Lacey DL, Riggs BL. Role of RANK ligand in mediating increased bone resorption in early postmenopausal women. J Clin Invest. 2003;111:1221-30.

European Medicines Agency (EMA). PSUR assessment report: Strontium ranelate. London: EMA; 2013. Disponível em: http://www.ema.europa.eu/docs/en_GB/document_library/EPAR_-_Assessment_Report_-_Variation/human/000560/WC500147168.pdf. Acesso em: 31 maio 2014.

Francis MD, Russel RG, Fleisch H. Diphosphonates inhibit formation of calcium phosphate crystals in vitro and pathological calcification in vivo. Science. 1969;165:1264-6.

Francis RM, Peacock M, Barkworth SA. Renal impairment and its effects on calcium metabolism in elderly women. Age Ageing. 1984;13:14-20.

Gelb BD, Shi GP, Chapman HA, Desnick RJ. Pycnodysostosis, a lysosomal disease caused by cathepsin K deficiency. Science. 1996;273:1236-38.

Grady D, Ettinger B, Moscarelli E, Plouffe Jr L, Sarkar S, Ciaccia A. Safety and adverse effects associated with raloxifene: multiple outcomes of raloxifene evaluation. Obstet Gynecol. 2004;104:837-44.

Hannan FM, Thakker RV. Calcium-sensing receptor (CaSR) mutations and disorders of calcium, electrolyte and water metabolism. Best Pract Res Clin Endocrinol Metab. 2013;27:359-71.

Holick MF, Matsuoka LY, Wortsman J. Age, vitamin D, and solar ultraviolet. Lancet. 1989;2:1104-5.

Ireland P, Fordtran JS. Effect of dietary calcium and age on jejunal calcium absorption in humans studied by intestinal perfusion. J Clin Invest. 1973;52:2672-81.

Kitanaka S, Takeyama K, Murayama A, Sato T, Okumura K, Nogami M, et al. Inactivating mutations in the 25-hydroxyvitamin D3 1α-hydroxylase gene in patients with pseudovitamin D–deficiency rickets. N Engl J Med. 1998;338:653-61.

Kong YY, Feige U, Sarosi I, Bolon B, Tafuri A, Morony S, et al. Activated T cells regulate bone loss and joint destruction in adjuvant arthritis through osteoprotegerin ligand. Nature. 1999;402:304-9.

Lappe J, Watson P, Travers-Gustafson D, Recker R, Garland C, Gorham E, et al. Effect of vitamin D and calcium supplementation on cancer incidence in older women. A randomized clinical trial. JAMA. 2017;317:1234-43.

Lewiecki EM, Miller PD. Skeletal effects of primary hyperparathyroidism: bone mineral density and fracture risk. J Clin Densitom. 2013;16:28-32.

Lim SY, Bolster MB. Current approaches to osteoporosis treatment. Curr Opin Rheumatol. 2015;27:216-24.

Lindsay R, Gallagher JC, Kagan R, Pickar JH, Constantine G. Efficacy of tissue-selective estrogen complex of bazedoxifene/conjugated estrogens for osteoporosis prevention in at-risk postmenopausal women. Fertil Steril. 2009;92:1045-52.

Lindsay R, Hart DM, Forrest C, Baird C. Prevention of spinal osteoporosis in oophorectomised women. Lancet. 1980;2:1151-3.

Maclaughlin J, Holick MF. Aging decreases the capacity of human skin to produce vitamin D3. J Clin Invest. 1985;76:1536-8.

Manson JE, Chlebowski RT, Stefanick ML, Aragaki AK, Rossouw JE, Prentice RL, et al. Menopausal hormone therapy and health outcomes during the intervention and extended post-stopping phases of the women's health initiative randomized trials. JAMA. 2013;310:1353-68.

Marie PJ, Ammann P, Boivin G, Rey C. Mechanisms of action and therapeutic potential of strontium in bone. Calcif Tissue Int. 2001;69:121-9.

McClung MR, Grauer A, Boonen S, Bolognese MA, Brown JP, Diez-Perez A, et al. Romosozumab in postmenopausal women with low bone mineral density. N Engl J Med. 2014;370:412-20.

Meunier PJ, Roux C, Seeman E, Ortolani S, Badurski JE, Spector TD, et al. The effects of strontium ranelate on the risk of vertebral fracture in women with postmenopausal osteoporosis. N Engl J Med. 2004;350:459-68.

Miller PD, Chines AA, Christiansen C, Hoeck HC, Kendler DL, Lewiecki EM, et al. Effects of bazedoxifene on BMD and bone turnover in postmenopausal women: 2-yr results of a randomized, double-blind, placebo- and active-controlled study. J Bone Miner Res. 2008;23:525-35.

Miller PD, Hattersley G, Riis BJ, Williams GC, Lau E, Russo LA, et al. Effect of abaloparatide vs placebo on new vertebral fractures in postmenopausal women with osteoporosis: a randomized clinical trial. JAMA. 2016;316:722-33.

Morony S, Capparelli C, Sarosi I, Lacey DL, Dunstan CR, Kostenuik PJ. Osteoprotegerin inhibits osteolysis and decreases skeletal tumor burden in syngeneic and nude mouse models of experimental bone metastasis. Cancer Res. 2001;61:4432-6.

Mullard A. Merck & Co. drops osteoporosis drug odanacatib. Nat Rev Drug Discov. 2016;15:445-6.

Parthan A, Kruse M, Agodoa I, Silverman S, Orwoll E. Denosumab: a cost-effective alternative for older men with osteoporosis from a Swedish payer perspective. Bone. 2014;59:105-13.

Pinkerton JV, Harvey JA, Lindsay R, Pan K, Chines AA, Mirkin S, et al. Effects of bazedoxifene/conjugated estrogens on the endometrium and bone: a randomized trial. J Clin Endocrinol Metab. 2014;99:E189-E198.

Polyzos SA, Makras P, Efstathiadou Z, Anastasilakis AD. Investigational parathyroid hormone receptor analogs for the treatment of osteoporosis. Expert Opin Inv Drug. 2015;24:45-57.

Poole KE, van Bezooijen RL, Loveridge N, Hamersma H, Papapoulos SE, Löwik CW, et al. Sclerostin is a delayed secreted product of osteocytes that inhibits bone formation. FASEB J. 2005;19:1842-4.

Reginster J, Minne HW, Sorensen OH, Hooper M, Roux C, Brandi ML, et al. Randomized trial of the effects of risedronate on vertebral fractures in women with established postmenopausal osteoporosis. Vertreabal Efficacy with Risedronate Therapy (VERT) Study Group. Osteoporos Int. 2000;11:83-91.

Reid IR, Bolland MJ, Sambrook PN, Grey A. Calcium supplementation: balancing the cardiovascular risks. Maturitas. 2011;69:289-95.

Rossouw JE, Anderson GL, Prentice RL, LaCroix AZ, Kooperberg C, Stefanick ML, et al. Risks and benefits of estrogen plus progestin in healthy postmenopausal women: principal results from the Women's Health Initiative randomized controlled trial. JAMA. 2002;288:321-33.

Russel RG, Watts NB, Ebetino FH, Roger MJ. Mechanism of action of biphosphonates: similarities and differences and their potential influence on clinical efficact. Osteoporos Int. 2008;19:733-59.

Silva BC, Costa AG, Cusano NE, Kousteni S, Bilezikian JP. Catabolic and anabolic actions of parathyroid hormone on the skeleton. J Endocrinol Invest. 2011;34:801-10.

Silverman S, Agodoa I, Kruse M, Parthan A, Orwoll E. Denosumab for elderly men with osteoporosis: a cost-effectiveness analysis from the US payer perspective. J Osteoporos. 2015;2015:627-31.

Simonet WS, Lacey DL, Dunstan CR, Kelley M, Chang MS, Lüthy R, et al. Osteoprotegerin: a novel secreted protein involved in the regulation of bone density. Cell. 1997;89:309-19.

Toulis KA, Anastasilakis AD, Polyzos SA, Makras P. Targeting the osteoblast: approved and experimental anabolic agents for the treatment of osteoporosis. Hormones. 2011;10:174-95.

Unnanuntana A, Gladnick BP, Donnelly E, Lane JM. The assessment of fracture risk. J Bone Joint Surg Am. 2010;92:743-53.

Vestergaard P, Rejnmark L, Mosekilde L. Osteoporosis is markedly underdiagnosed: a nationwide study from Denmark. Osteoporos Int. 2005;16:134-41.

Vogel VG, Costantino JP, Wickerham DL, Cronin WM, Cecchini RS, Atkins JN, et al. Effects of tamoxifen vs. raloxifene on the risk of developing invasive breast cancer and other disease outcomes: the NSABP Study of Tamoxifen and Raloxifene (STAR) P-2 trial. JAMA. 2006;295:2727-41.

Wang M, Bolland M, Grey A. Management recommendations for osteoporosis in clinical guidelines. Clin Endocrinol (Oxf). 2016;84:687-92.

Yates J, Barrett-Connor E, Barlas S, Chen YT, Miller PD, Siris ES, et al. Rapid loss of hip fracture protection after estrogen cessation: evidence from the National Osteoporosis Risk Assessment. Obstet Gynecol. 2004;103:440-6.

Zhao JG, Zeng XT, Wang J, Liu L. Association between calcium or vitamin D supplementation and fracture incidence in community-dwelling older adults. A systematic review and meta-analysis. JAMA. 2017;318:2466-82.

48 Anti-Inflamatórios Não Esteroides

INTRODUÇÃO

A inflamação é uma resposta protetora iniciada após um trauma ou uma infecção. É um processo biológico essencial cujo objetivo é eliminar o estímulo responsável, promover cicatrização ou reparação do dano tecidual e, no caso de infecção, formar memória de modo que, em uma próxima ocasião, a resposta seja mais específica e rápida. A resposta inflamatória aguda é complexa e com uma sequência de eventos altamente coordenados envolvendo um grande número de alterações fisiológicas, celulares e moleculares. Inicia-se com a produção de mediadores solúveis (complemento, quimiocinas, citocinas, eicosanoides, radicais livres, aminas vasoativas etc.) por células residentes no tecido lesado ou infectado (macrófagos tissulares, células dendríticas, linfócitos, células endoteliais, fibroblastos e mastócitos) concomitantemente com uma *up-regulation* de moléculas responsáveis por adesão expressas por leucócitos e células endoteliais que promovem a exsudação de proteínas e influxo de granulócitos do sangue (Serhan *et al.*, 2010). Após a chegada, os leucócitos, tipicamente polimorfonucleares no caso de inflamação inespecífica, e os eosinófilos, no caso de resposta a alergênios, têm como função primária fagocitar e eliminar microrganismos via mecanismos bactericidas intracelulares ou extracelulares (Segal, 2005). É possível que a magnitude do grau de lesão e sua eventual neutralização sinalizem a fase seguinte de anti-inflamação ativa e pró-resolução (Serhan e Savill, 2005).

É importante distinguir entre início da resposta inflamatória e a resolução do processo inflamatório. No início, a liberação de mediadores solúveis facilita o acúmulo de leucócitos, manifestando os sinais clássicos da resposta inflamatória aguda (calor, rubor, tumor, dor e perda da função). Essa fase da inflamação é bem caracterizada e tratada com anti-inflamatórios não esteroides (AINE) ou eventualmente com anticorpos antifator de necrose tumoral alfa (TNF-alfa), formando a base do tratamento do processo inflamatório crônico. A resolução, entretanto, *desliga* o processo inflamatório. A eliminação do agente responsável que iniciou o processo inflamatório é fundamental para que a resposta inflamatória seja terminada; caso essa eliminação não ocorra, isso causará uma resposta inflamatória crônica. Um exemplo disso é o caso da doença granulomatosa crônica, na qual, por causa de um defeito genético no sistema enzimático da NADPH oxidase, não há produção de ânion superóxido e, com isso, as funções bactericida e fungicida ficam prejudicadas, levando à formação de granulomas inflamatórios (Segal *et al.*, 1981). Desse modo, para evitar que ocorra progressão do processo agudo para o processo inflamatório crônico, essa resposta inflamatória deve ser ativamente resolvida, com o intuito de evitar mais dano tecidual. Historicamente, acreditava-se que isso se dava por meio de um processo passivo envolvendo a diluição dos gradientes de quimiocinas ao longo do tempo, de modo que, eventualmente, neutrófilos circulantes não teriam mais estímulos para que ocorresse a migração. Atualmente, o conceito mudou e as evidências apontam para um processo ativo de anti-inflamação, e deficiências nesse processo poderiam causar a cronificação do processo inflamatório.

O ácido acetilsalicílico é o protótipo dos AINE. Foi sintetizado a partir de um composto natural, o ácido salicílico, o qual apresenta efeito analgésico. Essa modificação química (acetilação), feita em ambiente industrial por Felix Hoffman em 1897 nos Laboratórios Bayer, culminou com o lançamento do medicamento mundialmente conhecido como aspirina. Os anti-inflamatórios clássicos foram desenvolvidos com o intuito de mimetizar o efeito do ácido acetilsalicílico em modelos animais sobre a dor e a inflamação. O mecanismo de ação do ácido acetilsalicílico e dos demais anti-inflamatórios clássicos foi identificado por John Vane (1971) como sendo a inibição da síntese de prostaglandinas. Isso gerou a hipótese do mecanismo de ação dos AINE, também chamados de *aspirin-like drugs*, visto apresentarem o mesmo mecanismo de ação, ou seja, a inibição da enzima ciclo-oxigenase (COX), responsável pela síntese das prostaglandinas a partir do ácido araquidônico (Figura 48.1).

A identificação do mecanismo de ação desses fármacos permitiu identificar a importância fisiológica das prostaglandinas, assim como da prostaciclina e do tromboxano A_2, por meio das reações adversas observadas com os AINE:

- Efeitos benéficos dos AINE:
    - Pirético
    - Pró-inflamatório
    - Hiperalgésico
- Efeitos prejudiciais dos AINE:
    - Inibição da secreção de ácido gástrico
    - Contração do útero
    - Aumento do fluxo sanguíneo renal.

Entretanto, na década de 1990, ocorreu a descoberta de uma forma induzível de COX, chamada de COX-2. Na hipótese gerada nessa

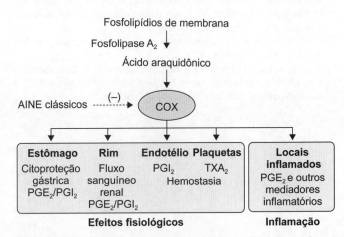

Figura 48.1 Metabolismo do ácido araquidônico pela enzima ciclo-oxigenase (COX). PGE_2: prostaglandina E_2; PGI_2: prostaciclina; TXA_2: tromboxano A_2.

época, os AINE até então utilizados inibiam tanto a COX-1 (que seria a enzima constitutiva) como a COX-2 (induzível). As duas isoformas apresentam funções diferentes e a inibição de ambas resulta em efeitos terapêuticos e efeitos colaterais distintos. A COX-1 está presente na maioria das células e tecidos, incluindo endotélio, monócitos, células epiteliais gastrintestinais e plaquetas. A COX-2 é expressa constitutivamente somente em alguns tecidos. As Figuras 48.2 e 48.3 mostram a diferença entre o sítio de ligação do substrato da COX-1 e da COX-2, o que permitiu o desenvolvimento de inibidores específicos da COX-2.

A ideia de se desenvolver inibidores seletivos para a COX-2 foi baseada no princípio que estes seriam mais seguros, pois não causariam reações adversas gastrintestinais, frequentemente observadas com o uso de AINE não seletivos (inibidores tanto da COX-1 como da COX-2). Interessante ressaltar que o aumento da seletividade dos inibidores para COX-2 em relação a COX-1 está associado a uma redução da toxicidade do trato gastrintestinal superior (Figura 48.4), indicando que a seletividade para a COX-1 é a responsável pela toxicidade gastrintestinal (Warner *et al.*, 1999).

O conceito de que um inibidor seletivo para COX-2 seria mais seguro em relação ao trato gastrintestinal que um inibidor não seletivo da COX-1 e da COX-2 foi demonstrado com a introdução do rofecoxib (Vioxx®) no mercado, conforme demonstrado na Figura 48.5 (Bombardier *et al.*, 2000).

Entretanto, ensaio clínico comparando a segurança do rofecoxib (Bresalier *et al.*, 2005) e do celocoxib (Solomon *et al.*, 2005) com placebo demonstrou que o uso desses inibidores seletivos para COX-2 causava aumento significativo de reações adversas tromboembólicas (Figura 48.6), levando a Merck, Sharp e Dohme a retirar o rofecoxib do mercado. Importante ressaltar que a retirada do rofecoxib foi voluntária; a FDA não havia solicitado que o produto fosse retirado do mercado.

A retirada do rofecoxib gerou um pânico na classe prescritora no sentido de que esses fármacos não seriam seguros do ponto de vista do sistema cardiovascular. Atualmente, há duas classes de fármacos AINE no mercado: os fármacos não seletivos para COX-1 e COX-2 e os seletivos para a COX-2, conhecidos como coxibs. A seguir, serão revistos os fármacos pertencentes a essas duas classes, e, na sequência, será feita uma análise crítica sobre o seu uso em relação à segurança.

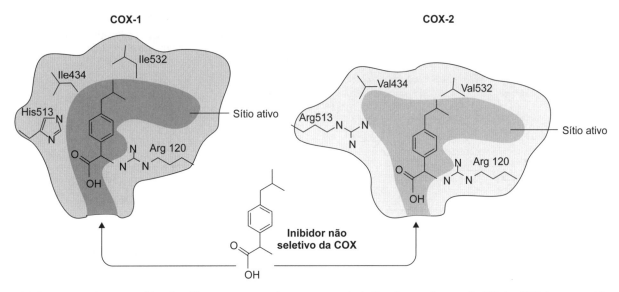

Figura 48.2 Representação esquemática das diferenças estruturais entre os canais de ligação ao substrato da COX-1 e COX-2 que permitiram o desenho de inibidores seletivos. Os resíduos de aminoácidos Val434, Arg513 e Val532 formam uma bolsa lateral na COX-2 que está ausente na COX-1.

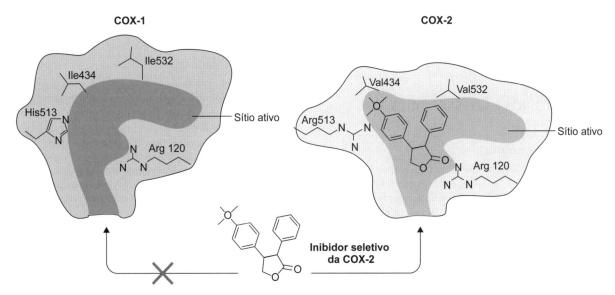

Figura 48.3 Os resíduos mais volumosos da COX-1 (Ile434, His513 e Ile532) obstruem o acesso das cadeias laterais volumosas dos inibidores da COX-2.

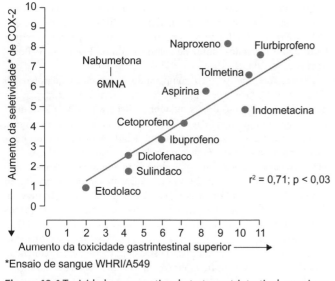

*Ensaio de sangue WHRI/A549

Figura 48.4 Toxicidade comparativa do trato gastrintestinal superior e seletividade da COX-2.

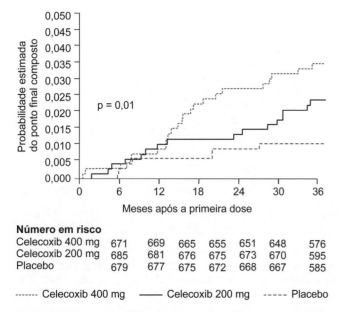

Figura 48.6 Curvas de Kaplan-Meier mostrando o risco do objetivo primário composto de morte por causas cardiovasculares, infarto do miocárdio, acidente vascular cerebral ou insuficiência cardíaca entre pacientes que receberam celecoxib (200 mg 2 vezes/dia ou 400 mg 2 vezes/dia) ou placebo.

ANTI-INFLAMATÓRIOS NÃO ESTEROIDES NÃO SELETIVOS

Ácido acetilsalicílico (aspirina)

Trata-se de um derivado do ácido salicílico, um tipo de ácido fenólico. O ácido acetilsalicílico (Figura 48.7) é o fármaco mais utilizado no mundo. O uso da casca do salgueiro (*Salix*) como medicamento tradicional era feito pelos sumérios e egípcios, há mais de 3.500 anos. O ingrediente ativo foi isolado por Johan Buchner em 1828 na forma de cristais amarelos e recebeu o nome de salicina (Schindler, 1978). Em 1838, Raffaele Piria produziu um composto mais forte a partir dos cristais de salicina e deu o nome de ácido salicílico (Piria, 1838). O ácido salicílico foi, posteriormente, modificado com a introdução de um grupo acetil no local do grupo hidróxi (Gerhardt, 1853), entretanto, o composto não apresentava estabilidade química (Desborough e Keeling, 2017).

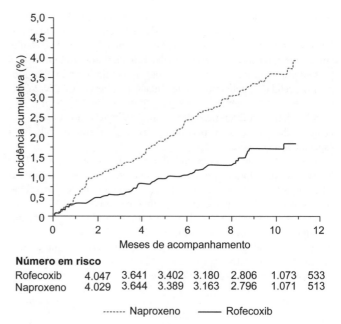

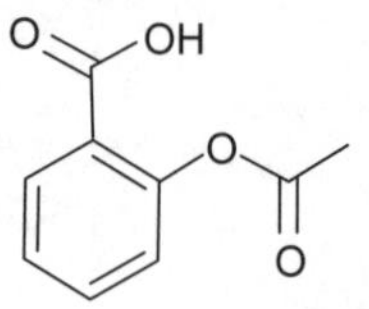

Figura 48.5 Incidência cumulativa do objetivo primário de um evento gastrintestinal superior confirmado entre todos os pacientes randomizados.

Figura 48.7 Ácido acetilsalicílico.

O ácido acetilsalicílico foi utilizado no tratamento de várias patologias inflamatórias. Entretanto, pelo fato de precisar ser administrado várias vezes ao dia e também pelo desenvolvimento de anti-inflamatórios mais potentes, com cinética favorável e melhor tolerabilidade, seu uso atual está reduzido à prevenção de fenômenos tromboembólicos cardiovasculares, por sua capacidade de inibir a agregação plaquetária. Embora possa ser usado como antitérmico, seu uso em pacientes pediátricos é particularmente complexo, por apresentar forma farmacêutica sólida.

Indometacina (Indocid®)

Derivada do ácido indólico com ação antipirética, analgésica e anti-inflamatória, a indometacina é um inibidor não seletivo reversível da COX-1 e da COX-2, sendo o mais potente nessa subclasse de fármacos (Figura 48.8; Lucas 2016).

A farmacocinética da indometacina é linear, ou seja, as concentrações plasmáticas e a área sob a curva (ASC) aumentam proporcionalmente à dose administrada, e os parâmetros meia-vida de eliminação e *clearance* sistêmico são independentes da dose. A indometacina é rapidamente absorvida pelo trato gastrintestinal, com aproximadamente 100% de biodisponibilidade, não sendo afetada quando ingerida com alimentos (Traeger *et al.*, 1983). É ligada às proteínas plasmáticas (90%), com volume aparente de distribuição entre 0,34 e 1,57 ℓ/kg, com *clearance* sistêmico estimado entre 0,044 e 0,109 ℓ/kg/h e meia-vida de eliminação entre 2,6 e 11,2 h (Alván *et al.*, 1975). A indometacina é metabolizada no fígado por meio de conjugação com ácido glicurônico, O-desmetilação e N-deacilação. Aproximadamente 60% de uma dose de 25 mg é eliminada no rim via secreção tubular ativa como fármaco inalterado e

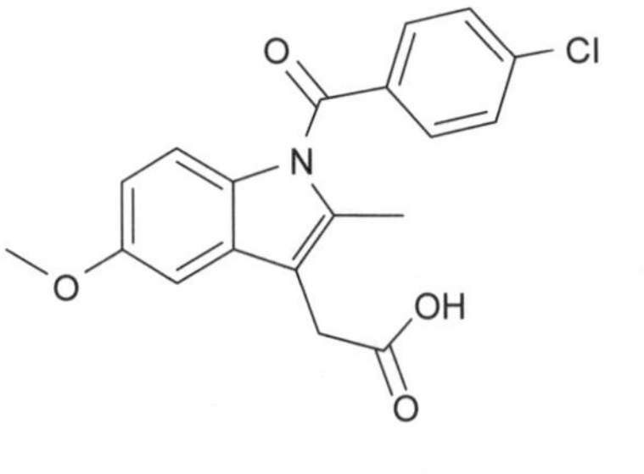

Figura 48.8 Indometacina.

metabólitos. A alta biodisponibilidade da indometacina indica que ela não sofre efeito de primeira passagem significante.

A eficácia e a segurança da indometacina foram avaliadas em ensaio clínico duplo-cego, controlado com comparador ativo, com desenho de *crossover* em pacientes com artrite reumatoide (Crowley et al., 1990). Os pacientes foram tratados com indometacina (comprimido de liberação prolongada de 75 mg) ou diclofenaco (comprimido de liberação prolongada de 100 mg), ambos administrados no horário de dormir por um período de 4 semanas, quando então ocorria o cruzamento (*crossover*). Paracetamol 500 mg (2 comprimidos) poderia ser usado para analgesia de resgate, sendo permitido no máximo 4 g/dia. A indometacina apresentou a mesma eficácia que o diclofenaco (Tabela 48.1). Não houve diferença significativa na incidência de reações adversas.

A indometacina está indicada para controle de sinais e sintomas em pacientes com artrite reumatoide moderada ou grave, espondilite anquilosante, osteoartrite, bursite, tendinite e ataque de gota. A dose recomendada é de 25 mg 2 a 3 vezes/dia; caso seja bem tolerada e caso haja necessidade, a dose pode ser aumentada para 150 a 200 mg/dia, sendo que a dose diária máxima não deve exceder 200 mg. As reações adversas mais comuns aos AINE são de origem gastrintestinais, como náuseas, vômitos, pirose, dor epigástrica, diarreia, dor abdominal e constipação intestinal.

Em um ensaio clínico, neonatos de muito baixo peso (1.138 g em média) com ducto arterioso patente sintomático (n = 30) foram submetidos a tratamento com indometacina 0,2 mg/kg ou placebo administrado 3 vezes/dia via tubo gástrico e avaliados a cada 24 h (Rudd et al., 1983). Resposta terapêutica eficaz foi observada em 13 dos 15 pacientes tratados com indometacina e em 3 dos 15 pacientes tratados com placebo. Não foram notadas reações adversas, mostrando que a indometacina é segura para essa indicação.

Diclofenaco (Voltaren®)

Derivado do ácido fenilacético, seu mecanismo de ação é a inibição não seletiva da enzima COX, entretanto, com discreta seletividade para a enzima COX-2 do que para a COX-1 (IC_{80}: 0,23 μM *vs.* 1 μM).

Tabela 48.1 Avaliação de pacientes quanto aos parâmetros de eficácia do tratamento nos dois grupos de tratamento: valores médios (± EPM).

Avaliação	Indometacina de liberação controlada	Diclofenaco de sódio de liberação sustentada
Número de doses (2 comprimidos) de paracetamol/14 dias	18,1 ± 1,4	14,3 ± 1,4
Número de noites acordadas com dor (dor em repouso)	7 ± 0,66	7 ± 0,64
Escore diário de dor (dor em movimento)	1,51 ± 0,06	1,49 ± 0,06
Duração da rigidez matinal (min)	114 ± 22	56 ± 23

O diclofenaco (Figura 48.9) é completamente absorvido após sua administração via oral (VO), entretanto, por seu metabolismo de primeira passagem, apenas em torno de 50% chegam à circulação sistêmica na forma de fármaco inalterado. A biodisponibilidade absoluta não é alterada quando o diclofenaco é ingerido com alimentos, entretanto, o $T_{máx}$ aumenta de 1 para 4,5 h. O diclofenaco é altamente ligado às proteínas plasmáticas (> 99%) e o volume de distribuição é estimado em 1,4 ℓ/kg. O fármaco distribui-se no líquido sinovial, mas não se sabe se essa característica tem papel relevante na sua eficácia terapêutica. O metabolismo é feito primariamente pelos CIP2C9 e CIP3A4, sendo que o principal metabólito, o 4'-hidroxidiclofenaco, apresenta atividade farmacológica muito discreta. Os metabólitos são posteriormente conjugados por meio de glucoronidação e sulfatação e, depois disso, excretados por via biliar. Aproximadamente 65% da dose são eliminados na urina e 35% na bile, e, em ambos os casos, a proporção de fármaco inalterado é mínima. A meia-vida terminal do diclofenaco é de aproximadamente 2 h.

A eficácia e a segurança do diclofenaco foram avaliadas por metanálise envolvendo 146.524 pacientes com osteoartrite ou artrite reumatoide (van Walsem et al., 2015). A eficácia do diclofenaco no alívio da dor foi comparada nas doses de 150 mg/dia (Figura 48.10) e 100 mg/dia (Figura 48.11) com placebo, celecoxib (200 mg/dia), naproxeno (1.000 mg/dia), ibuprofeno (2.400 mg/dia) e etoricoxib (60 mg/dia), assim como sua segurança em relação a eventos graves gastrintestinais (Figura 48.12) ou cardiovasculares (Figura 48.13).

O diclofenaco é indicado para alívio de sinais e sintomas da osteoartrite, artrite reumatoide e espondilite anquilosante. A dose recomendada no alívio da osteoartrite é de 100 a 150 mg/dia, fracionada em 2 ou 3 vezes; na artrite reumatoide, de 140 a 200 mg/dia, fracionada em 3 ou 4 vezes; e para espondilite anquilosante, de 100 a 125 mg/dia, fracionada em 4 vezes, com uma dose extra de 25 mg quando o paciente for se deitar, se necessário. Importante ressaltar que há várias formas farmacêuticas sólidas para uso oral do diclofenaco (comprimidos de liberação imediata, comprimidos com revestimento entérico, comprimidos de liberação prolongada) e que não são necessariamente bioequivalentes, apesar de apresentarem a mesma miligramagem. As reações adversas com incidência de 1 a 10% são principalmente de origem gastrintestinal, como dor abdominal, constipação intestinal, diarreia, dispepsia, flatulência, sangramento, perfuração, pirose, náuseas, úlceras gastroduodenais e vômitos. Outras reações adversas observadas foram alteração da função renal, anemia, edema, aumento de enzimas hepáticas, cefaleias, aumento do tempo de sangramento, prurido, *rash* cutâneo e *tinnitus*.

Aceclofenaco (Zolfin®)

Derivado do ácido fenilacético, estruturalmente relacionado com o diclofenaco, apresenta atividade antipirética, analgésica e anti-inflamatória, cujo mecanismo de ação é a inibição reversível não seletiva para COX-1 e COX-2.

O $T_{máx}$ é atingido 1,4 a 2 h após a administração oral de aceclofenaco 100 mg a voluntários sadios. O aceclofenaco (Figura 48.14) é metabolizado principalmente em 4-hidroxiaceclofenaco; os outros metabólitos, diclofenaco e 4-hidroxidiclofenaco, respondem por menos de 5% da dose administrada. Embora todos os metabólitos sejam ativos, o

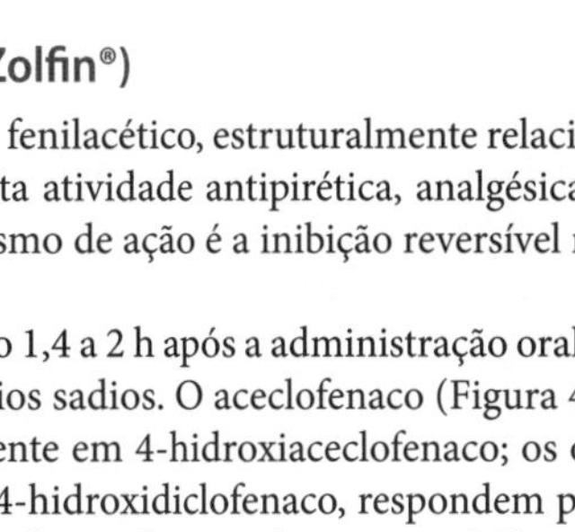

Figura 48.9 Diclofenaco.

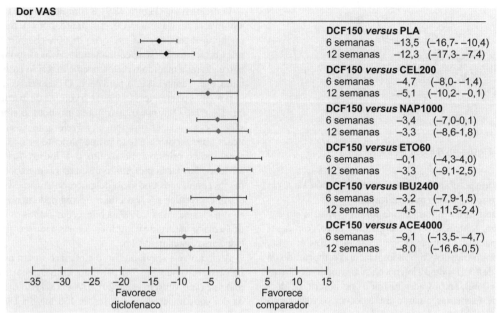

Figura 48.10 *Forest plot* comparando a eficácia de diclofenaco 150 mg/dia (DCF150) *versus* placebo (PLA), celecoxib 200 mg/dia (CEL200), naproxeno 1.000 mg/dia (NAP1000), etoricoxib 60 mg/dia (ETO60), ibuprofeno 2.400 mg/dia (IBU2400) e acetaminofeno 4.000 mg/dia (ACE4000). A eficácia foi avaliada por meio da dor mensurada pela escala analógica visual (VAS, do inglês *visual analogue scale*).

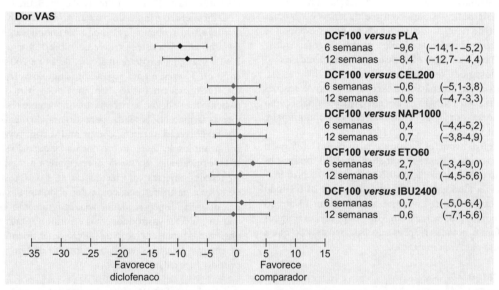

Figura 48.11 *Forest plot* comparando a eficácia de diclofenaco 100 mg/dia (DCF100) *versus* placebo (PLA), celecoxib 200 mg/dia (CEL200), naproxeno 1.000 mg/dia (NAP1000), etoricoxib 60 mg/dia (ETO60), ibuprofeno 2.400 mg/dia (IBU2400) e acetaminofeno 4.000 mg/dia (ACE4000). A eficácia foi avaliada por meio da dor mensurada pela escala analógica visual (VAS, do inglês *visual analogue scale*).

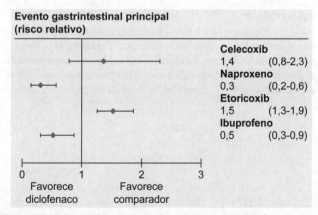

Figura 48.12 *Forest plot* comparando a segurança de diclofenaco *versus* celecoxib, naproxeno, etoricoxib e ibuproveno, avaliando a incidência de evento gastrintestinal grave.

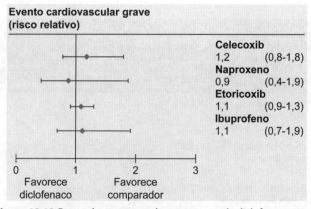

Figura 48.13 *Forest plot* comparando a segurança de diclofenaco *versus* celecoxib, naproxeno, etoricoxib e ibuprofeno, avaliando a incidência de evento cardiovascular grave.

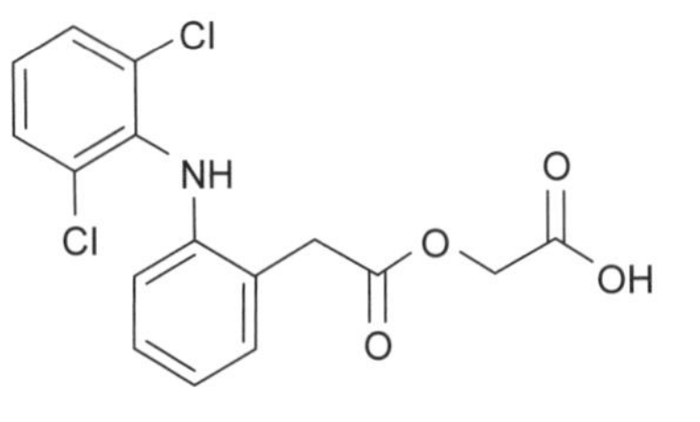

Figura 48.14 Aceclofenaco.

aceclofenaco é o principal responsável pela atividade farmacológica. A administração do fármaco marcado com radioisótopo revelou que aproximadamente 70% da dose são eliminados na urina, principalmente na forma de glucoronídeos do aceclofenaco, e 20% nas fezes. A meia-vida de eliminação é estimada em 6,2 h (Brogden e Wiseman, 1996).

A eficácia e a segurança do aceclofenaco foram avaliadas em ensaio clínico multicêntrico, randomizado, controlado com comparador ativo (indometacina), duplo-cego, em pacientes com artrite reumatoide (Korsanoff et al., 1996). Aceclofenaco (100 mg 2 vezes/dia; n = 109) e indometacina (50 mg 2 vezes/dia; n = 110) foram administrados por 12 semanas. Aceclofenaco foi considerado tão eficaz quanto a indometacina, visto ter aliviado a dor em 65,3% dos pacientes, comparado com 67,1% dos pacientes tratados com indometacina. Em relação à segurança, cerca de 18,4% dos pacientes tratados com aceclofenaco apresentaram reações adversas, em comparação com 29,1% dos pacientes tratados com indometacina. As reações adversas mais comuns foram pirose e vertigem. A dose recomendada em adultos é de 200 mg/dia, fracionada em 2 tomadas.

Ibuprofeno (Motrin®)

Derivado do ácido fenilpropriônico, apresenta efeitos anti-inflamatório, analgésico e antipirético. O principal mecanismo de ação responsável por esses efeitos é a inibição não seletiva de COX-1 e COX-2. É comercializado como mistura racêmica contendo 50% do enantiômero S (+), que é o ativo farmacológico como inibidor da síntese de prostaglandinas, e o enantiômero R (−), que é menos ativo como inibidor da síntese de prostaglandinas (Brocks e Jamali, 1999). Aproximadamente 40 a 60% do isômero R (−) é convertido metabolicamente no eutômero S (+) no trato intestinal e no fígado após absorção oral (Jamali et al., 1992).

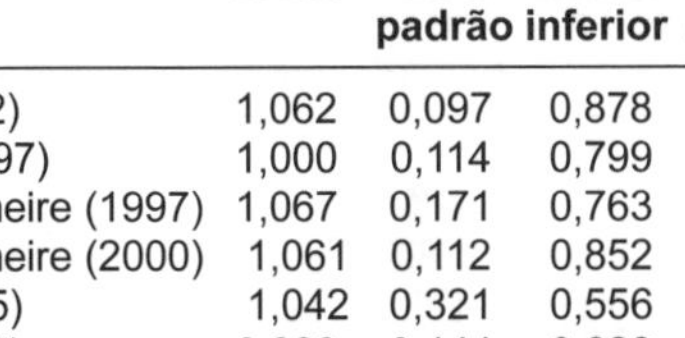

O ibuprofeno (Figura 48.15) é rapidamente absorvido após administração oral, com $T_{máx}$ de aproximadamente 1 h para ambos os isômeros. É altamente ligado às proteínas plasmáticas (99%), com volume de distribuição de 4,6 ℓ. O clearance sistêmico é de 3,4 ℓ/h, resultando em uma meia-vida de eliminação estimada em 1,7 h (Rainsford, 2009).

A eficácia e a segurança do ibuprofeno foram comparadas com a da indometacina no tratamento de pacientes (n = 218) com artrite reumatoide em ensaio clínico multicêntrico, randomizado, duplo-cego, com 6 meses de duração do tratamento (Royer et al., 1975). Os pacientes foram tratados com ibuprofeno (900 a 1.800 mg/dia) ou indometacina (75 a 150 mg/dia); a eficácia foi similar para ambos os grupos, entretanto, a incidência de reações adversas foi 50% superior no grupo tratado com indometacina.

A eficácia e a segurança do ibuprofeno para fechar o ducto arterioso patente em neonatos prematuros foram comparadas com a da indometacina em metanálise envolvendo 555 pacientes (Thomas et al., 2005). Conforme mostrado na Figura 48.16, não houve diferença de eficácia entre os dois AINE.

Entretanto, em cinco ensaios clínicos envolvendo 443 pacientes, foi avaliada a concentração sérica de creatinina. O aumento dessa concentração foi menor no grupo tratado com ibuprofeno (Figura 48.17), assim como a redução do fluxo urinário (Figura 48.18).

Ibuprofeno está indicado para alívio de dor leve ou moderada em pacientes com artrite reumatoide, osteoartrite, espondilite anquilosante e para alívio da dismenorreia. A dose recomendada varia entre 1.200 e 3.200 mg/dia (podendo ser fracionada em 3 ou 4 vezes). Ibuprofeno como antipirético em crianças pode ser utilizado na dose de 4 a 10 mg/kg/dose, até um máximo de 400 mg/dia. As reações adversas mais comuns são de origem gastrintestinal, cuja incidência varia entre 4 e 16% dos pacientes.

Cetoprofeno (Orudis®)

Derivado do ácido fenilpropiônico, apresenta efeitos anti-inflamatório, analgésico e antipirético. O cetoprofeno (Figura 48.19) também é uma mistura racêmica na qual o eutômero é o enantiômero S(+), denominado dexcetoprofeno.

O cetoprofeno é rapidamente absorvido com $T_{máx}$ entre 0,5 e 2 h, e a biodisponibilidade absoluta é estimada em 90% e não é alterada com alimentos. O clearance sistêmico é de 6,9 ± 0,8 ℓ/h: e a meia-vida de eliminação, de 2,1 ± 1,2 h. O volume de distribuição após administração intravenosa (IV) foi de 0,1 ℓ/kg. O metabolismo do cetoprofeno se dá por glucoronidação, formando um glucoronídeo acilado instável que pode ser convertido de volta ao fármaco inalterado, funcionando,

Figura 48.15 Ibuprofeno.

Ensaio clínico	Efeito	Erro padrão	Limite inferior	Limite superior	N total	Valor p	Eventos (observados/n) IBU	INDO
Lago (2002)	1,062	0,097	0,878	1,283	175	0,533	(69/94)	(56/81)
Mosca (1997)	1,000	0,114	0,799	1,251	16	1,000	(8/8)	8/8)
Van Overmeire (1997)	1,067	0,171	0,763	1,491	40	0,705	(16/20)	(15/20)
Van Overmeire (2000)	1,061	0,112	0,852	1,323	148	0,596	(52/74)	(49/74)
Patel (1995)	1,042	0,321	0,556	1,953	33	0,898	(10/18)	(8/15)
Patel (2000)	0,833	0,144	0,629	1,104	33	0,215	(14/18)	(14/15)
Pezzati (1999)	1,006	0,109	0,813	1,245	17	0,957	(9/9)	(8/8)
Plavka (2001)	1,008	0,129	0,782	1,300	41	0,948	(18/21)	(17/20)
Su (2003)	1,046	0,116	0,833	1,314	63	0,697	(27/32)	(25/31)
	1,016	n/s	0,936	1,103	566	0,700	(223/294)	(200/272)

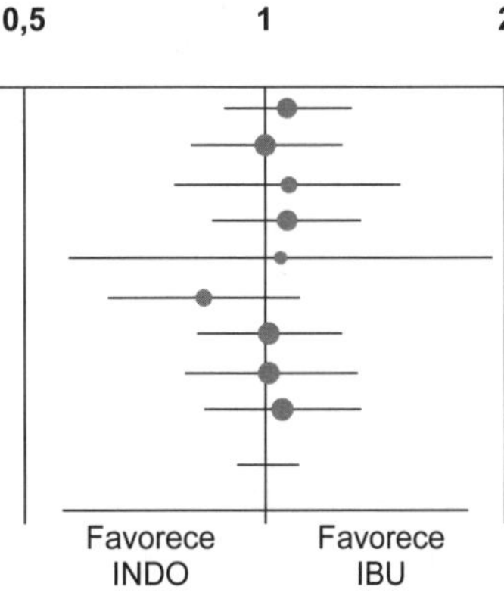

Favorece INDO — Favorece IBU

Figura 48.16 *Forest plot* comparando a eficácia de ibuprofeno (IBU) *versus* indometacina (INDO) no fechamento do ducto arterioso patente em neonatos prematuros.

Ensaio clínico	Efeito	Erro padrão	Limite inferior	Limite superior	N total	Valor p
Lago (2002)	0,359	0,153	0,058	0,661	175	0,018
Van Overmeire (1997)	0,626	0,325	–0,031	1,284	40	0,050
Van Overmeire (2000)	0,479	0,167	0,149	0,809	148	0,004
Pezzati (1999)	0,712	0,505	–0,366	1,789	17	0,144
Su (2003)	0,366	0,254	–0,143	0,874	63	0,147
	0,437	0,096	0,247	0,626	443	0,000

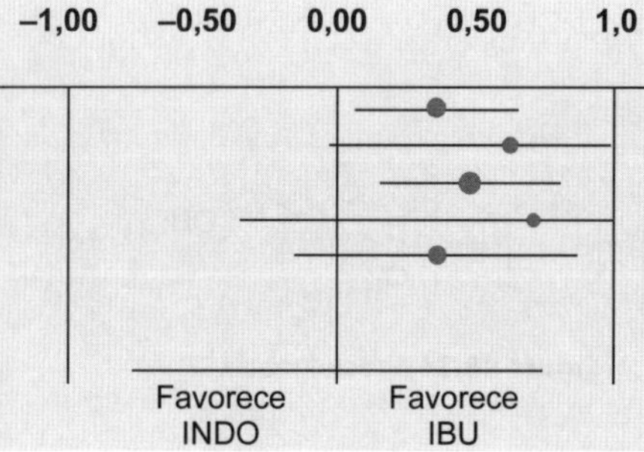

Figura 48.17 *Forest plot* comparando o efeito do ibuprofeno (IBU) *versus* indometacina (INDO) nos níveis séricos de creatina de neonatos prematuros com ducto arterioso patente.

Ensaio clínico	Efeito	Erro padrão	Limite inferior	Limite superior	N total
Lago (2002)	0,581	0,155	0,275	0,886	175
Van Overmeire (1997)	1,321	0,352	0,608	2,035	40
Van Overmeire (2000)	0,728	0,170	0,393	1,064	148
Pezzati (1999)	2,847	0,739	1,272	4,423	17
Su (2003)	0,655	0,259	0,137	1,173	63
	0,742	0,099	0,547	0,938	443

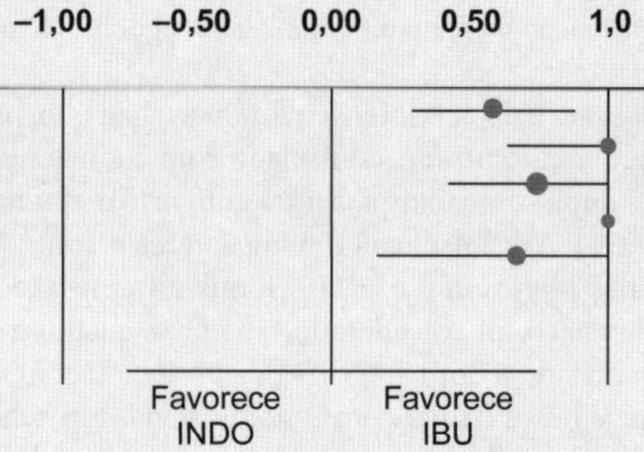

Figura 48.18 *Forest plot* comparando o efeito do ibuprofeno (IBU) *versus* indometacina (INDO) na diurese de neonatos prematuros com ducto arterioso patente.

portanto, como um reservatório para o fármaco inalterado. O metabólito não apresenta atividade farmacológica.

A eficácia e a segurança do cetoprofeno foram avaliadas por meio de metanálise de 13 ensaios clínicos randomizados, duplos-cegos, com desenho paralelo ou com *crossover*, envolvendo 898 pacientes; em oito ensaios, o cetoprofeno foi comparado com ibuprofeno e, em cinco, com diclofenaco (Sarzi-Puttini et al., 2013). Foi identificada superioridade estatisticamente significativa do cetoprofeno em relação ao ibuprofeno (Figura 48.20) e ao diclofenaco (Figura 48.21) quanto à ação analgésica.

O cetoprofeno está indicado para alívio da dor em pacientes com osteoartrite e com artrite reumatoide. A dose inicial recomendada é de 50 mg 4 vezes/dia ou 75 mg 3 vezes/dia quando administrada na forma farmacêutica sólida de comprimido de liberação imediata, e de 200 mg 1 vez/dia quando administrada na forma farmacêutica sólida de comprimido de liberação prolongada. O comprimido de liberação prolongada não deve ser utilizado para alívio imediato da dor, pois tem características de liberação prolongada.

O eutômero do cetoprofeno (dexcetoprofeno) também está disponível comercialmente (Keral). Metanálise de 12 ensaios clínicos comparando dexcetoprofeno com placebo demonstrou que o primeiro é superior estatisticamente (Moore e Baraden, 2008). Vários ensaios clínicos compararam dexcetoprofeno com cetoprofeno administrado com o dobro da dose. A proporção de pacientes que atingiu pelo menos 50% de alívio da dor foi mais alta com o dexcetoprofeno, entretanto, não atingiu significância estatística (Tabela 48.2).

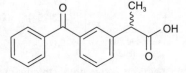

Figura 48.19 Cetoprofeno.

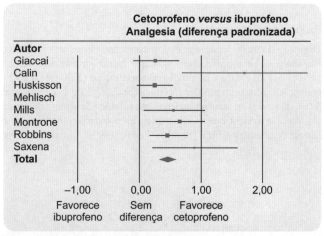

Figura 48.20 *Forest plot* comparando a eficácia analgésica do cetoprofeno *versus* ibuprofeno.

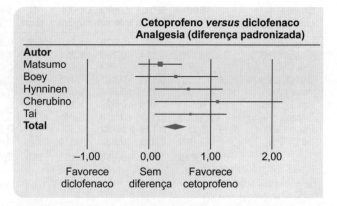

Figura 48.21 *Forest plot* comparando a eficácia analgésica do cetoprofeno *versus* diclofenaco.

Tabela 48.2 Dexcetoprofeno vs. cetoprofeno.

Dose de dexcetoprofeno/ cetoprofeno (mg)	Ensaios	Pacientes	Porcentagem de pacientes com pelo menos 50% de alívio da dor		Benefício relativo (IC 95%)	NNT (IC 95%)
			Dexcetoprofeno	Cetoprofeno		
Todos os ensaios						
12,5 vs. 50	3	287	44	35	0,8 (0,5 a 1,2)	Não calculado
25 vs. 50	3	284	51	35	1,1 (0,7 a 1,5)	Não calculado
50 vs.100	1	247	82	77	1,1 (0,9 a 1,2)	Não calculado
25/50 vs. 50/100	4	531	65	54	1,2 (1,1 a 1,4)	8,8 (5,1 a 33)

NNT: número de pacientes necessários a tratar.

Naproxeno (Naprosyn®)

Derivado do ácido propriônico, apresenta efeitos anti-inflamatório, analgésico e antipirético. O naproxeno (Figura 48.22) é absorvido de maneira rápida e completa após administração VO, com biodisponibilidade absoluta de 95% e $T_{máx}$ entre 1 e 2 h. A ligação às proteínas plasmáticas é acima de 99%, sendo ligado primariamente à albumina, e apresenta volume de distribuição de 0,16 ℓ/kg. Naproxeno é extensamente metabolizado no fígado em 6-O-desmetil-naproxeno, sendo que ambos também são conjugados com ácido glicurônico. Aproximadamente 95% da dose de naproxeno é eliminada na urina, como naproxeno (< 1%), 6-O-desmetil-naproxeno (< 1%) e seus conjugados (66 a 92%). O *clearance* sistêmico é de 0,13 mℓ/min/kg, e a meia-vida de eliminação de 12 a 17 h.

Eficácia e segurança do naproxeno foram avaliadas em ensaio clínico multicêntrico, randomizado, duplo-cego, com comparador ativo e com desenho de *crossover* no tratamento de pacientes adultos com artrite reumatoide (Diamond et al., 1975). Não houve diferença em eficácia comparando número de articulações afetadas, rigidez matinal, tempo para estabelecimento de fadiga e força muscular. Em relação à segurança, um número significativamente maior de pacientes tratados com ácido acetilsalicílico descontinuaram o tratamento quando comparado ao naproxeno. A incidência de reações adversas de leve, média ou grave intensidade também foi significativamente menor no grupo tratado com naproxeno.

Naproxeno está indicado no alívio de sinais e sintomas de artrite reumatoide, osteoartrite, espondilite anquilosante, artrite reumatoide juvenil, tendinites, bursite, ataque de gota, dismenorreia primária e dor. A dose depende da forma farmacêutica utilizada e varia entre 250 e 500 mg, administrados 2 vezes/dia. Naproxeno não está indicado em pacientes que apresentam insuficiência renal com *clearance* de creatinina abaixo de 30 mℓ/min.

Flurbiprofeno (Ansaid®)

Derivado do ácido fenilpropiônico, apresenta efeitos anti-inflamatório, analgésico e antipirético. Atua como inibidor não seletivo da COX-1 e da COX-2.

O flurbiprofeno (Figura 48.23) é rapidamente absorvido de maneira não seletiva, com $T_{máx}$ de aproximadamente 2 h. A administração feita com alimentos pode retardar o $T_{máx}$, entretanto, não altera a extensão da biodisponibilidade. O volume de distribuição aparente do R- e S-flurbiprofeno é de 0,12 ℓ/kg, sendo que ambos os enantiômeros são altamente ligados às proteínas plasmáticas (> 99%), primariamente à albumina. O flurbiprofeno é metabolizado pelo CIP2C9 em 4'-hidroxiflurbiprofeno, o qual apresenta pouca atividade anti-inflamatória. Tanto o flurbiprofeno como o 4'-hidroxiflurbiprofeno podem ser conjugados com ácido glicurônico pela UGT2B7. Aproximadamente 70% da dose de flurbiprofeno são eliminados na urina na forma de 4'-hidroxiflurbiprofeno e metabólitos conjugados. As meias-vidas de eliminação do R- e S-flurbiprofeno são de 4,7 e 5,7 h, respectivamente.

A eficácia e a segurança do flurbiprofeno foram avaliadas em revisão sistemática de 14 ensaios clínicos, totalizando 1.103 pacientes, na qual foram comparados flurbiprofeno 200 mg, ácido acetilsalicílico 4.000 mg, indometacina 150 mg, naproxeno 750 mg e ibuprofeno 1.800 mg (Richy et al., 2007). Flurbiprofeno foi superior ao placebo e demais AINE de acordo com a eficácia global (Figura 48.24). A segurança global do flurbiprofeno foi considerada superior ao ácido acetilsalicílico (p < 0,001) e à indometacina (p < 0,001) e similar a ibuprofeno (p = 1), naproxeno (p = 0,14) e placebo (p = 0,72). A tolerância gastrintestinal foi considerada superior ao ácido acetilsalicílico (p < 0,001) e similar aos demais AINE.

Flurbiprofeno está indicado para alívio de sinais e sintomas de artrite reumatoide e osteoartrite. A dose recomendada é de 200 a 300 mg/dia, fracionada em 2 a 4 vezes. As reações adversas mais comumente associadas aos AINE são de origem gastrintestinal.

Sulindaco (Clinoril®)

Profármaco no qual o grupo parametilsulfinil é convertido em metabólito sulfídico, atua como inibidor reversível não seletivo das COX-1 e COX-2 (Davies e Watson, 1997). Sulindaco tem ação antipirética, analgésica e anti-inflamatória.

O sulindaco é bem absorvido por VO (aproximadamente 90%) e difusão passiva; o $T_{máx}$ para o sulindaco é de 1 h e de seu metabólito sulfídrico, entre 2 e 4 h (Swanson et al., 1982). Sulindaco (Figura 48.25) e seu metabólito sulfídrico são extensivamente ligados às proteínas plasmáticas (93,1% e 95,4%, respectivamente), sobretudo à albumina. A meia-vida de eliminação para o sulindaco e seu metabólito ativo é de 7,8 e 16,4 h, respectivamente. Aproximadamente 50% da dose administrada são recuperados na urina na forma de metabólitos conjugados, sendo que menos de 1% é recuperado na forma do metabólito ativo sulfídrico.

A eficácia e a segurança do sulindaco foram avaliadas em ensaio clínico controlado com placebo e com comparador ativo em pacientes com artrite reumatoide (Reynolds et al., 1977). Os pacientes foram randomizados para receberem sulindaco (200 mg 2 vezes/dia)

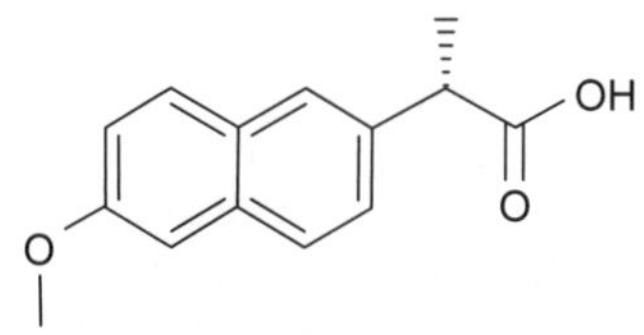

Figura 48.22 Naproxeno.

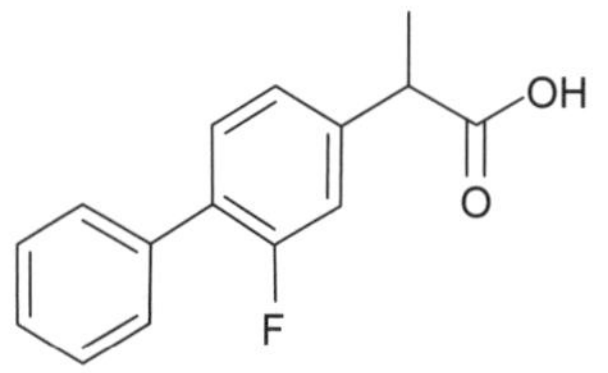

Figura 48.23 Flurbiprofeno.

Comparação	Citação	N total	Efeito	Limite inferior	Limite superior	Valor p
F *versus* A	Dequeker *et al.*	24	0,91	0,02	1,81	0,03
F *versus* A	Dequeker *et al.*	29	0,74	–0,06	1,55	0,05
F *versus* A	Dequeker *et al.*	29	0,30	–0,48	1,08	0,42
F *versus* A	Dequeker *et al.*	29	0,16	–0,32	1,25	0,22
F *versus* A	Lee *et al.*	87	0,29	–0,14	0,72	0,18
F *versus* A	Lomen *et al.*	318	0,05	–0,17	0,27	0,66
F *versus* A	Lomen *et al.*	322	–0,08	–0,30	0,14	0,49
F *versus* A	Lomen *et al.*	324	0,10	–0,12	0,32	0,36
F fixo *versus* A (8)		**1.162**	**0,10**	**–0,02**	**0,21**	**0,11**
F *versus* I	Baumgartner *et al.*	86	0,43	–0,01	0,86	0,05
F *versus* I	Baumgartner *et al.*	86	0,58	0,14	1,02	0,01
F *versus* I	Baumgartner *et al.*	85	0,00	–0,43	0,43	1,00
F *versus* I	Hazleman *et al.*	17	1,07	–0,06	2,20	0,04
F *versus* I	Hazleman *et al.*	17	0,28	–0,76	1,33	0,55
F *versus* I	Hazleman *et al.*	17	0,28	–0,76	1,33	0,55
F *versus* I	Kruger *et al.*	58	–0,08	–0,61	0,44	0,75
F *versus* I	Kruger *et al.*	58	0,47	–0,06	1,00	0,08
F *versus* I	Lee *et al.*	86	0,16	–0,27	0,59	0,45
F *versus* I	Siegmeth *et al.*	52	0,29	–0,27	0,85	0,29
F *versus* I	Siegmeth *et al.*	33	0,37	–0,50	1,25	0,38
F *versus* I	Siegmeth *et al.*	52	0,39	–0,17	0,95	0,16
F *versus* I	Viara *et al.*	30	0,29	–0,46	1,04	0,42
F *versus* I	Viara *et al.*	30	–0,40	–1,16	0,36	0,27
F *versus* I	Viara *et al.*	30	0,97	0,18	1,77	0,01
F fixo *versus* I (15)		**737**	**0,30**	**0,15**	**0,44**	**0,00**
F *versus* Ibu	Lee *et al.*	90	0,49	–0,01	0,84	0,05
F *versus* Ibu	Mena *et al.*	208	–0,17	–0,45	0,10	0,21
F *versus* Ibu	Mena *et al.*	185	0,15	–0,14	0,44	0,31
F *versus* Ibu	Vignon *et al.*	116	0,05	–0,31	0,42	0,77
F *versus* Ibu	Vignon *et al.*	116	0,35	–0,02	0,72	0,06
F *versus* Ibu	Vignon *et al.*	116	0,29	–0,08	0,66	0,12
F fixo *versus* IBU (6)		**831**	**0,13**	**–0,01**	**0,27**	**0,06**
F *versus* N	Atkinson *et al.*	111	–0,23	–0,61	0,15	0,23
F *versus* N	Baumgartner *et al.*	86	0,43	–0,01	0,86	0,05
F *versus* N	Baumgartner *et al.*	86	0,62	0,18	1,06	0,00
F *versus* N	Baumgartner *et al.*	86	0,43	0,00	0,86	0,05
F *versus* N	Cherie-Ligniere *et al.*	118	0,62	0,24	0,99	0,00
F *versus* N	Cherie-Ligniere *et al.*	118	0,48	0,11	0,85	0,01
F *versus* N	Cherie-Ligniere *et al.*	118	0,49	0,12	0,86	0,01
F *versus* N	Cherie-Ligniere *et al.*	118	0,48	0,11	0,85	0,01
F aleatório *versus* N (8)		**841**	**0,41**	**0,22**	**0,60**	**0,00**
F *versus* pl	Lee *et al.*	86	0,73	0,29	1,17	0,00
F *versus* pl	Siegmeth *et al.*	51	1,41	0,77	2,04	0,00
F *versus* pl	Siegmeth *et al.*	51	3,09	2,23	3,94	0,00
F *versus* pl	Siegmeth *et al.*	42	3,85	2,75	4,95	0,00
F *versus* pl	Stephens *et al.*	48	0,47	–0,12	1,06	0,11
F *versus* pl	Stephens *et al.*	48	6,89	5,30	8,47	0,00
F *versus* pl	Stephens *et al.*	48	6,39	4,90	7,88	0,00
F aleatório *versus* PL (7)		**374**	**3,13**	**1,70**	**4,55**	**0,00**
Aleatório combinado (44)		**3.945**	**0,58**	**0,40**	**0,76**	**0,00**

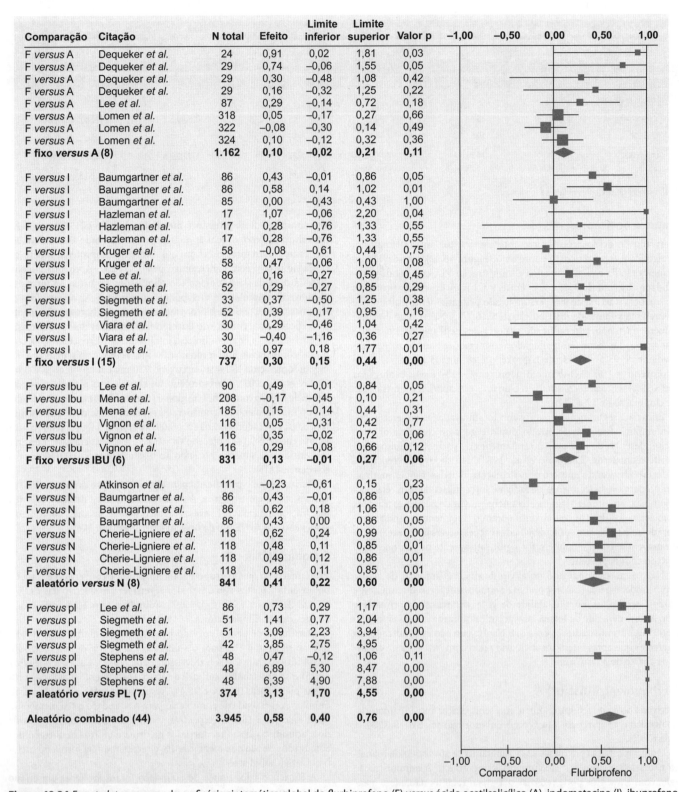

Figura 48.24 *Forest plot* comparando a eficácia sintomática global do flurbiprofeno (F) *versus* ácido acetilsalicílico (A), indometacina (I), ibuprofeno (IBU), naproxeno (N) e placebo (PL).

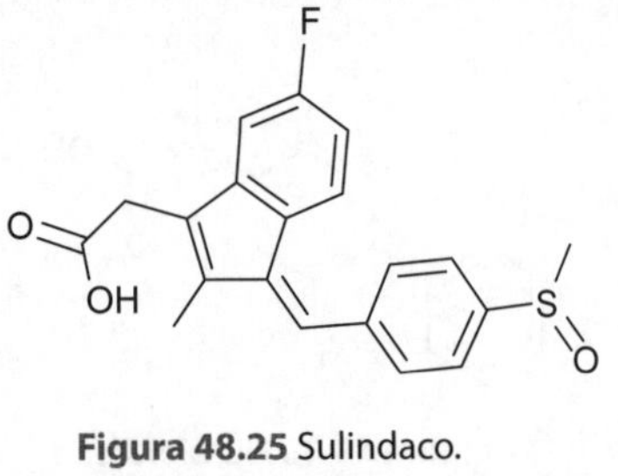

Figura 48.25 Sulindaco.

ou ácido acetilsalicílico (1.800 mg/dia) após 2 semanas de tratamento com placebo. O tratamento ativo foi de 8 semanas. Sulindaco apresentou a mesma eficácia terapêutica, mas com melhor tolerabilidade gastrintestinal que o ácido acetilsalicílico. Em outro ensaio clínico realizado em pacientes com artrite reumatoide, sulindaco (400 mg/dia) foi considerado superior ao ácido acetilsalicílico (4.800 mg/dia) em tratamento por 6 semanas (Highton e Jeremy, 1975).

Sulindaco é indicado para alívio de sinais e sintomas de pacientes adultos com osteoartrite, artrite reumatoide, espondilite anquilosante, tendinite do supraespinhoso e crise de gota. A dose máxima recomendada é de 400 mg/dia, fracionada em duas administrações com alimentos. As reações adversas mais frequentes são de origem gastrintestinal, como dor (10%), dispepsia, náuseas, vômitos, diarreia, constipação intestinal (estas com incidência entre 3 e 9%), flatulência, anorexia e cólicas intestinais (incidência de 1%).

Etodolaco (Lodine®)

É um derivado do ácido piranocarboxílico, sendo que o enantiômero S(+) é o que apresenta atividade farmacológica. O mecanismo de ação proposto é a inibição não seletiva da COX-1 e da COX-2. Etodolaco tem ação antipirética, analgésica e anti-inflamatória.

A farmacocinética do etodolaco (Figura 48.26) é linear entre as doses de 200 a 600 mg. Etodolaco é bem absorvido após administração oral e, com base em estudos de balanço de massa, a biodisponibilidade sistêmica do etodolaco é superior a 80% e sua extensão não é afetada quando ingerido com alimentos. Etodolaco não sofre metabolismo de primeira passagem. Quando administrado em jejum, o $T_{máx}$ é de 1,4 h (com alimentos, pode chegar a 3,8 h). O etodolaco é altamente ligado a proteínas plasmáticas (> 99%), primariamente à albumina, com volume aparente de distribuição de 393 mℓ/kg, *clearance* oral de 49 ± 16 mℓ/h/kg e meia-vida de eliminação estimada em 6,4 h. Etodolaco é extensamente metabolizado no fígado, sendo que 1% da dose é eliminado na urina na forma inalterada do fármaco e 72% na urina como metabólitos. Não há necessidade de ajuste de dose em pacientes com insuficiência renal leve ou moderada.

A eficácia e a segurança do etodolaco foram comparadas em ensaio clínico duplo-cego, multicêntrico, randomizado, com comparador ativo em desenho de grupo paralelo em pacientes com diagnóstico de artrite reumatoide (Lightfoot, 1997). Os pacientes (18 a 75 anos) foram tratados com etodolaco (140 mg 2 vezes/dia; n = 140), etodolaco (300 mg 2 vezes/dia; n = 147) ou piroxicam (20 mg 1 vez/dia; n = 139) por 12 semanas. Todos os tratamentos foram eficazes em relação aos sintomas e sinais presentes antes do tratamento. Não houve diferença significativa na incidência de reações adversas, entretanto, a incidência de valores abaixo da normalidade para hemoglobina e hematócrito foi significativamente maior no grupo tratado com piroxicam.

Etodolaco está indicado para o controle de sinais e sintomas de pacientes com artrite reumatoide e osteoartrite, assim como dor aguda traumática. A dose recomendada de etodolaco para pacientes com artrite reumatoide ou osteoartrite é de 300 mg 2 a 3 vezes/dia, ou 400 a 500 mg 2 vezes/dia. Doses acima de 1.000 mg/dia não foram avaliadas em ensaios clínicos. As reações adversas mais comuns (1% a 10%) são de origem gastrintestinal, como dor abdominal, constipação intestinal, diarreia, dispepsia, flatulência, sangramento, pirose, náuseas, úlceras gastrintestinais e vômitos.

Ácido mefenâmico (Ponstan®)

Derivado do ácido antranílico, apresenta efeitos anti-inflamatório, analgésico e antipirético. O ácido mefenâmico (Figura 48.27) atua como inibidor competitivo, reversível e não seletivo das COX-1 e COX-2 (Cryer e Feldmann, 1998). Interessante ressaltar que esse fármaco é estruturalmente relacionado com o ácido 3-hidroxiantranílico, que é um metabólito endógeno do aminoácido triptofano (Cimolai, 2013).

O ácido mefenâmico é rapidamente absorvido após administração oral, com $T_{máx}$ entre 2 e 4 h e meia-vida de eliminação de aproximadamente 2 h. Ele se liga às proteínas plasmáticas (90%), principalmente à albumina, e seu volume de distribuição é de 1,06 ℓ/kg. É metabolizado pelo CIP2C9 em ácido 3-hidroximetilmefenâmico, ocorrendo oxidação em ácido 3-carboximefenâmico. Aproximadamente 52% da dose são eliminados na urina como glucuronídeos do ácido mefenâmico e 20% nas fezes. O *clearance* sistêmico oral é de 21,23 ℓ/h.

A eficácia e a segurança do ácido mefenâmico foram avaliadas em ensaio clínico, duplo-cego, controlado com placebo e comparador ativo, com *crossover* em pacientes com diagnóstico de artrite reumatoide (Stephens *et al.*, 1979). Os pacientes foram tratados com ácido mefenâmico (1.500 mg/dia), flurbiprofeno (150 mg/dia), sulindaco (150 mg/dia) ou placebo por 2 semanas. A Tabela 48.3 sumariza o efeito dos vários tratamentos nos parâmetros avaliados. Não houve diferença da incidência de reações adversas, entretanto, o curto período de tratamento limita esta última observação.

Ácido mefenâmico é indicado para alívio da dor e da dismenorreia primária. A dose recomendada é de 500 mg como dose inicial, seguida de 250 mg a cada 6 h. As reações adversas mais comuns são de origem gastrintestinal (1 a 10%) e incluem dor abdominal, constipação intestinal, diarreia, dispepsia, flatulência, pirose, náuseas, úlceras gastrintestinais, vômito e perfuração.

Piroxicam (Feldene®)

Derivado benzotiazínico carboxamídico do grupo dos oxicans, tem efeito antipirético, analgésico e anti-inflamatório, sendo que o mecanismo de ação proposto é de inibição não seletiva e reversível da COX-1 e da COX-2 (Brogden *et al.*, 1981).

A farmacocinética do piroxicam é linear entre as doses de 10 a 20 mg, e o $T_{máx}$ observado é entre 3 e 5 h após a administração. Piroxicam é altamente ligado a proteínas plasmáticas (99%), com volume de distribuição de aproximadamente 0,14 ℓ/kg. A concentração do piroxicam (Figura 48.28) no líquido sinovial é de aproximadamente 40% da concentração plasmática (Bachman, 1980). Piroxicam é metabolizado principalmente pelo CIP2C9; é excretado na forma de metabólitos (< 5% na forma de fármaco inalterado), sendo que 2/3 na urina e 1/3 nas fezes. O *clearance* sistêmico varia entre 2,08 e 2,994 mℓ/h/kg e a meia-vida de eliminação do piroxicam é entre 31 e 56,8 h (Brogden *et al.*, 1981).

A eficácia e a segurança do piroxicam foram comparadas com outros AINE por meio de metanálise de 75 artigos envolvendo 33.286 pacientes (Richy *et al.*, 2009). A eficácia do piroxicam é semelhante à dos demais AINE (Figura 48.29) e a segurança gastrintestinal também, entretanto, superior a indometacina, ácido acetilsalicílico e naproxeno e inferior a meloxicam (Figura 48.30).

Piroxicam é indicado para alívio de sinais e sintomas de pacientes com osteoartrite ou com artrite reumatoide. A dose recomendada é de 20 mg/dia, podendo ser fracionada caso o paciente assim o desejar. As reações adversas mais comuns são de origem gastrintestinal. Importante ressaltar que úlceras gastroduodenais, sangramento e perfuração ocorrem em aproximadamente 1% dos pacientes tratados com AINE por 3 a 6 meses e em 2 a 4% dos pacientes tratados por 1 ano. Apenas 1 em cada 5 pacientes que apresentam uma reação adversa gastrintestinal séria é sintomático.

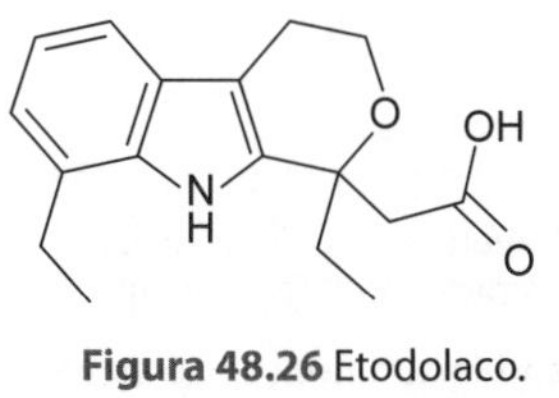

Figura 48.26 Etodolaco.

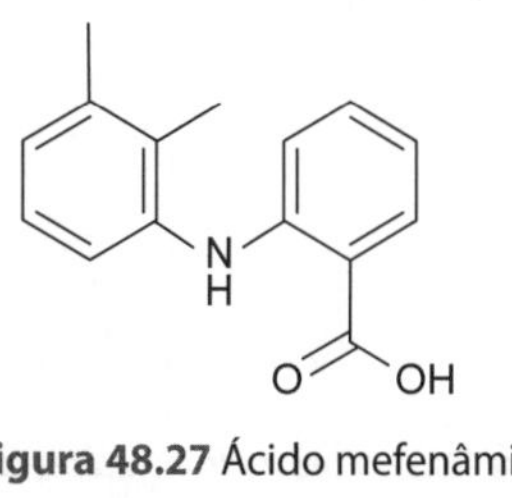

Figura 48.27 Ácido mefenâmico.

Tabela 48.3 Avaliações dos parâmetros estudados no final de cada período de tratamento de 2 semanas: valores médios (± EPM).

Avaliação	Placebo	Ácido mefenâmico	Flurbiprofeno	Sulindaco
Escore de dor	3,5 ± 0,2	2,3 ± 0,2**	2,2 ± 0,2***	2,3 ± 0,2***
Avaliação pelos pacientes	2 ± 0,2	3,8 ± 0,2**	3,6 ± 0,2***	3 ± 0,2**
Índice articular	27,1 ± 3,1	19,3 ± 2,8**	20 ± 2,5**	19,8 ± 2,6**
Rigidez matinal:				
Duração (min)	217,7 ± 28	143,5 ± 21,8**	98,4 ± 18,1**	153 ± 27*
Gravidade	3,4 ± 0,2	2,3 ± 0,2***	2 ± 0,2***	2,1 ± 0,2***
Força de preensão (mmHg):				
Direita	125,4 ± 12,9	138 ± 10**	145,1 ± 13,2**	135,4 ± 12,5
Esquerda	130,5 ± 11,2	144 ± 12*	140,8 ± 12,8*	140,1 ± 13,5
Circunferência da articulação (mm):				
Direita	292 ± 4,3	290,7 ± 4,9	290,3 ± 4,1**	290,3 ± 4
Esquerda	288,5 ± 4,1	290,8 ± 3,7	288,3 ± 3,9	288,2 ± 3,8**
⁹⁹ᵐTc (% de captação) nas articulações do joelho:				
Direita	20 ± 2	21,1 ± 2	24,9 ± 3	22,5 ± 2,8
Esquerda	21,4 ± 1,2	21,5 ± 2	23,3 ± 3	20,7 ± 2,3

*p < 0,05; **p < 0,01; ***p < 0,001 comparado ao placebo.

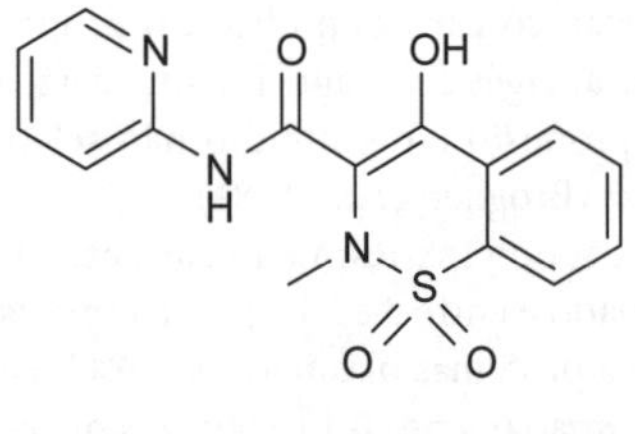

Figura 48.28 Piroxicam.

Tenoxicam (Mobiflex®)

Derivado tienotiazínico do grupo dos oxicans, relacionado estruturalmente com o piroxicam. Apresenta atividade antipirética, analgésica e anti-inflamatória, e o mecanismo de ação está relacionado com a inibição reversível e não seletiva da COX-1 e da COX-2.

O tenoxicam (Figura 48.31) apresenta aproximadamente 100% de biodisponibilidade absoluta quando administrado por VO e 80% após administração por via retal (VR) (Gonzalez e Todd, 1987). O $T_{máx}$ ocorre entre 0,5 e 2 h após administração oral. O tenoxicam apresenta alta ligação às proteínas plasmáticas (> 98,5%) e o volume de distribuição é de 0,15 ℓ/kg. O *clearance* sistêmico varia entre 0,1 e 0,25 ℓ/h, com uma meia-vida de eliminação entre 60 e 75 h (Francis *et al.*, 1985). O maior metabólito em humanos é o 5'-hidroxitenoxicam, sendo que 36% da dose administrada VO é eliminada na urina na forma desse metabólito. Aproximadamente 2/3 da dose de tenoxicam é recuperada na urina e 1/3 nas fezes, na forma de metabólitos inativos.

A eficácia e a segurança do tenoxicam foram avaliadas em ensaio clínico multicêntrico, controlado com placebo e comparador ativo, em pacientes (n = 347) com osteoartrite (Esselinckx e Stenier, 1990). Os pacientes foram tratados com tenoxicam (20 mg/dia), tenoxicam (40 mg/dia), diclofenaco (100 mg/dia forma farmacêutica de liberação prolongada) ou placebo por 4 semanas. Tenoxicam (20 mg/dia) apresentou eficácia semelhante ao diclofenaco, entretanto, com melhor tolerabilidade (Figura 48.32).

A dose recomendada em pacientes com artrite reumatoide, osteoartrite e espondilite anquilosante é de 20 mg/dia, administrada VO ou VR. Para crise de gota, a dose recomendada é de 40 mg/dia durante 2 dias, seguida de 20 mg/dia durante 5 dias. Não há necessidade de ajuste de dose em pacientes com insuficiência hepática ou renal (Todd e Clissold, 1991).

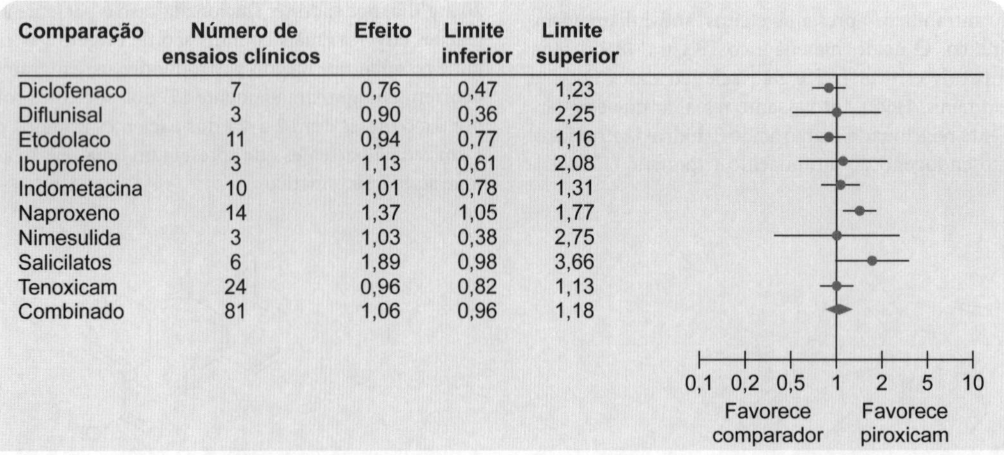

Comparação	Número de ensaios clínicos	Efeito	Limite inferior	Limite superior
Diclofenaco	7	0,76	0,47	1,23
Diflunisal	3	0,90	0,36	2,25
Etodolaco	11	0,94	0,77	1,16
Ibuprofeno	3	1,13	0,61	2,08
Indometacina	10	1,01	0,78	1,31
Naproxeno	14	1,37	1,05	1,77
Nimesulida	3	1,03	0,38	2,75
Salicilatos	6	1,89	0,98	3,66
Tenoxicam	24	0,96	0,82	1,13
Combinado	81	1,06	0,96	1,18

Favorece comparador — Favorece piroxicam

Figura 48.29 *Forest plot* mostrando a eficácia relativa do piroxicam *versus* outros anti-inflamatórios não esteroides.

Comparação	Número de ensaios clínicos	Efeito	Limite inferior	Limite superior
Diclofenaco	4	0,78	0,59	1,03
Etodolaco	5	0,90	0,32	2,53
Indometacina	9	0,46	0,36	0,58
Meloxicam	5	1,49	1,05	2,13
Naproxeno	11	0,66	0,53	0,82
Salicilatos	4	0,45	0,27	0,78
Tenoxicam	9	1,02	0,64	1,62
Combinado	47	0,74	0,59	0,93

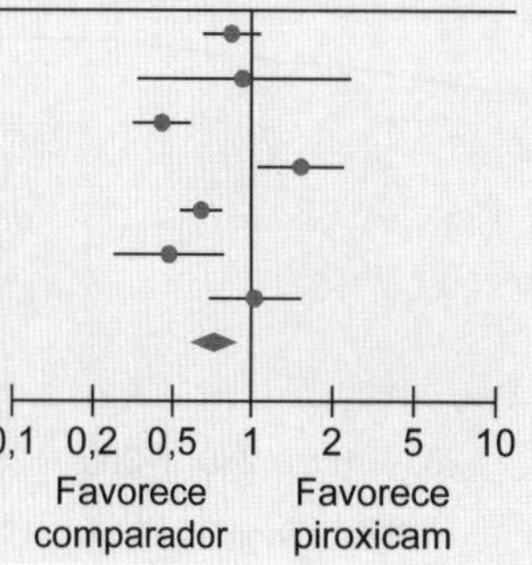

Figura 48.30 Forest plot mostrando a segurança em relação ao trato gastrintestinal com piroxicam *versus* outros anti-inflamatórios não esteroides.

Lornoxicam (Xefo®)

A estrutura química é de um clortenoxicam e inibe de maneira potente, não seletiva e balanceada a COX-1 e a COX-2 (Pruss *et al.*, 1990). Em modelo de edema de pata de rato induzido por carragenina, o lornoxicam foi 10 vezes mais potente que o tenoxicam ($ED_{50} = 0,4$ *vs.* 4 mg/kg; Balfour *et al.*, 1996).

A farmacocinética do lornoxicam (Figura 48.33) é linear entre 2 e 6 mg/dia; ele é completamente absorvido após administração oral, atingindo $T_{máx}$ em 2,5 h. Lornoxicam é altamente ligado às proteínas plasmáticas (99%), primariamente à albumina, com volume de distribuição de 0,2 ℓ/kg (Albengres *et al.*, 1993). É extensivamente oxidado no fígado pela ação do CIP2C9 em 5'-hidroxilornoxicam, que não apresenta atividade farmacológica. Após administração do fármaco marcado com radioisótopo, 42% da dose foram eliminados na urina e 51% nas fezes (Hitzenberger *et al.*, 1990), principalmente na forma de 5-hidroxilornoxicam e outros metabólitos menores. O *clearance* oral do lornoxicam varia entre 1,5 e 3,4 ℓ/h, com meia-vida de eliminação entre 3 e 5 h.

A eficácia e a segurança do lornoxicam foram comparadas com a do diclofenaco em pacientes com lombalgia aguda (n = 220) em ensaio clínico randomizado, duplo-cego, multicêntrico (Yakhno *et al.*, 2006). Os pacientes foram tratados no dia 1 com lornoxicam 24 mg ou diclofenaco 150 mg, seguido de lornoxicam 8 mg 2 vezes/dia ou diclofenaco 50 mg 2 vezes/dia durante 5 dias. O objetivo avaliado foi o tempo para alívio da dor (Figura 48.34 A) e a redução da intensidade da dor (Figura 48.34 B). Lornoxicam foi considerado não inferior ao diclofenaco em ambos os parâmetros analisados. Um total de 123 reações adversas foram observadas, sendo 24,5% em pacientes tratados com lornoxicam e 25,5% em pacientes tratados com diclofenaco. A maioria das reações adversas foi de intensidade leve, não sendo observadas reações adversas de intensidade grave.

Lornoxicam está indicado para alívio de sinais e sintomas em pacientes com osteoartrite e artrite reumatoide, para dor associada à ciática lombar e para dor associada a procedimentos odontológicos. A dose recomendada é de 8 a 16 mg/dia, fracionados em 2 a 3 tomadas. As reações adversas mais comumente associadas aos AINE são de origem gastrintestinal. Aproximadamente 20% dos pacientes tratados com lornoxicam apresentam náuseas, dispepsia, indigestão, dor abdominal, vômito e diarreia.

Meloxicam (Mobic®)

Membro da família dos oxicans, que é um subgrupo estruturalmente relacionado com benzotiazinas carboxamídicas (Figura 48.35), apresenta efeitos anti-inflamatório, analgésico e antipirético. Eles são inibidores não seletivos das COX-1 e COX-2 e ligam-se a um sítio distinto dos demais AINE. O grupo 4-hidroxila do anel tiazínico liga-se à serina 530 por meio de pontes de hidrogênio, causando uma rotação da

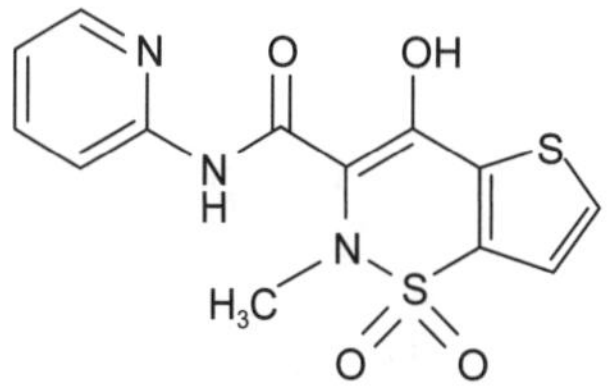

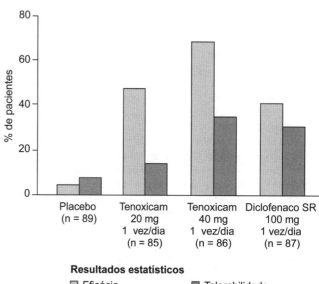

Figura 48.31 Tenoxicam.

Figura 48.32 Porcentagem de pacientes com redução importante ou completa dos sintomas (barras claras) ou que apresentaram alguma reação adversa (barrras escuras) em ensaio clínico multicêntrico, duplo-cego, envolvendo 347 pacientes com osteoartrite. Os pacientes foram tratados com tenoxicam 20 mg, tenoxicam 40 mg, diclofenaco 100 mg SR (forma farmacêutica de liberação estendida) ou placebo 1 vez/dia por 4 semanas.

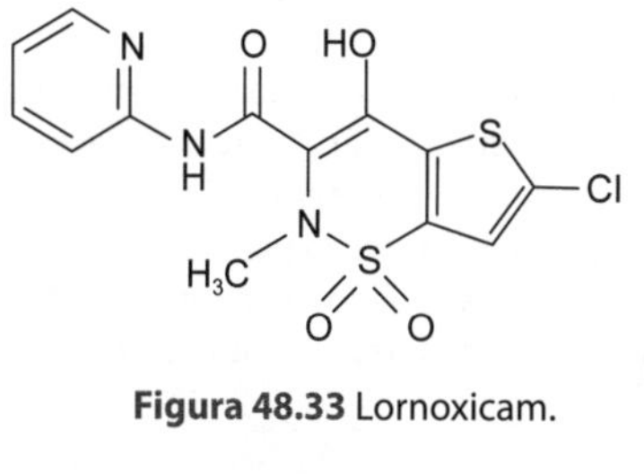

Figura 48.33 Lornoxicam.

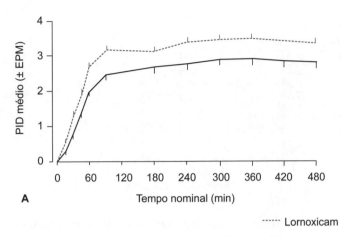
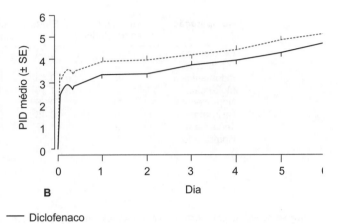

Figura 48.34 Alteração da intensidade da dor (PID, do inglês *pain intensity difference*) causada pelo lornoxicam *versus* diclofenaco. O gráfico **A** mostra o efeito no dia 1, enquanto o **B** mostra o efeitos nos dias 1 a 6. Barras verticais representam o erro padrão da média (EPM).

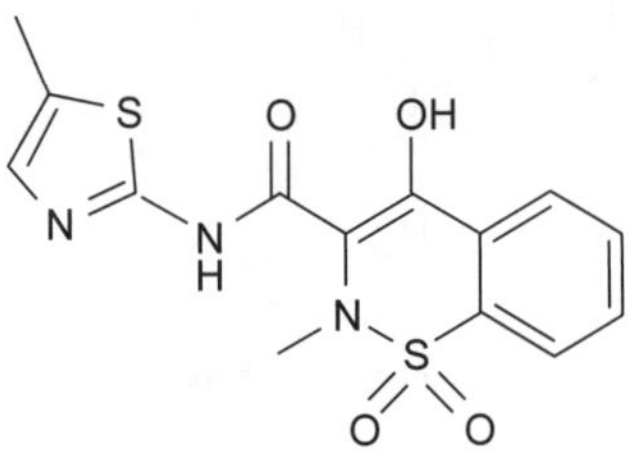

Figura 48.35 Meloxicam.

leucina 531 e a abertura de um novo sítio que não é utilizado pelos demais AINE (Xy *et al.*, 2014).

Meloxicam apresenta farmacocinética linear nas doses entre 5 e 60 mg, com biodisponibilidade absoluta quando administrado VO de 89% e $T_{máx}$ de aproximadamente 5 h. A extensão da biodisponibilidade não é alterada quando ingerido com alimentos. Meloxicam é ligado às proteínas plasmáticas (99,4%), primariamente à albumina, com volume de distribuição de 10 ℓ. É extensivamente metabolizado no fígado em 5'-carboximeloxicam pelos CIP2C9 e CIP3A4, sendo excretado na forma de metabólitos por via hepatobiliar. O *clearance* sistêmico é estimado entre 7 e 9 mℓ/min, e a meia-vida de eliminação entre 15 e 20 h.

A eficácia e a segurança do meloxicam foram avaliadas em ensaio clínico multicêntrico e randomizado, comparando tratamento de 3 e 12 meses com duas doses diferentes de suspensão oral de meloxicam com a suspensão oral de naproxeno em pacientes pediátricos (2 a 16 anos de idade) diagnosticados com artrite juvenil idiopática (Ruperto *et al.*, 2005). O objetivo primário foi a melhora de pelo menos 30% segundo a escala do American College of Rheumatology. Meloxicam foi administrado nas doses de 0,125 mg/kg/dia (dose única; n = 73) e 0,250 mg/kg/dia (dose única; n = 74) e naproxeno na dose de 10 mg/kg/dia, fracionada em duas administrações (n = 78). Não houve diferença de eficácia entre os três grupos de tratamento (Figura 48.36).

Em relação à segurança, cerca de 74% dos pacientes tratados com 0,125 mg/kg/dia, 80% dos pacientes tratados com 0,250 mg/kg/dia e 85% dos pacientes tratados com naproxeno apresentaram pelo menos uma reação adversa durante o tratamento por 1 ano. A maior parte das reações adversas foi de intensidade leve.

Meloxicam está indicado para alívio de sinais e sintomas de osteoartrite, artrite reumatoide e artrite reumatoide juvenil. A dose inicial recomendada para osteoartrite e artrite reumatoide é de 7,5 mg/dia, podendo ser aumentada para 15 mg/dia. Para artrite reumatoide juvenil, a dose recomendada é de 0,125 mg/kg/dia, até o máximo de 7,5 mg/dia. As reações adversas mais comuns com incidência 5% superior ao placebo são diarreia, infecções do trato respiratório superior, dispepsia e sintomas de gripe.

Nabumetona (Relafen)

Diversamente dos demais AINE, a nabumetona não apresenta estrutura ácida, entretanto, é um profármaco que sofre metabolismo hepático, resultando na formação do metabólito ativo ácido 6-metóxi-2-naftilacético, o qual tem atividade antipirética, analgésica e anti-inflamatória (Dahl, 1993) e é estruturalmente relacionado com o naproxeno (Figura 48.37). O ácido 6-metóxi-2-naftilacético inibe de maneira reversível e não seletiva a COX-1 e a COX-2.

Após administração do fármaco marcado com radioisótopo, 80% da dose são recuperados na urina, indicando que a nabumetona é bem absorvida VO. A nabumetona não é encontrada na circulação sistêmica, visto ser rapidamente metabolizada em ácido 6-metóxi-2-naftilacético. Aproximadamente 35% da dose de nabumetona são convertidos em ácido 6-metóxi-2-naftilacético e 50% em outros metabólitos não identificados, que são subsequentemente eliminados na urina. O ácido 6-metóxi-2-naftilacético é altamente ligado às proteínas plasmáticas (99%), com volume de distribuição estimado em 5,4 ± 26,4 ℓ, *clearance* sistêmico de 26,1 ± 17,3 mℓ/min e meia-vida de eliminação de 22,5

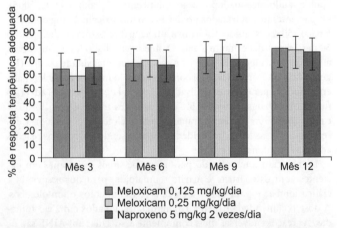

Figura 48.36 Frequência da resposta ao tratamento, conforme determinado pela definição pediátrica da American College of Rheumatology. Não foram observadas diferenças estatisticamente significativas na taxa de resposta entre os três grupos. Barras verticais representam IC 95%.

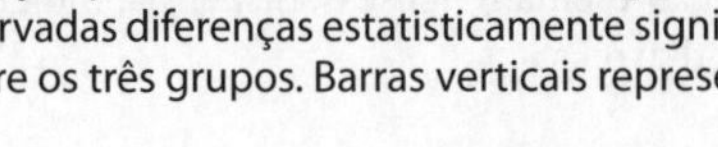

Figura 48.37 Nabumetona.

± 3,7 h. Em pacientes com insuficiência renal moderada (*clearance* de creatinina entre 30 e 49 mℓ/min), a meia-vida do ácido 6-metóxi-2-naftilacético encontra-se aumentada em 50%; não é necessário ajuste da dose em pacientes com insuficiência renal leve (*clearance* de creatinina > 50 mℓ/min).

A eficácia e a segurança da nabumetona foram avaliadas em ensaio clínico multicêntrico, duplo-cego, randomizado, controlado com placebo em pacientes com diagnóstico de artrite reumatoide (Lanier *et al.*, 1987). Os pacientes foram tratados com nabumetona (1.000 mg/dia; n = 113) ou placebo (n = 50) por 3 semanas. Os pacientes podiam utilizar paracetamol 3.250 mg/dia, se necessário, para controle da dor. Nabumetona foi mais eficaz que o placebo em reduzir sinais e sintomas da artrite reumatoide (Tabela 48.4). A diferença da incidência de reações adversas não foi considerada significativa estatisticamente.

Nabumetona é indicada para alívio de sinais e sintomas de osteoartrite e artrite reumatoide. A dose inicial recomendada é de 1.000 mg/dia, administrada uma única vez, com ou sem alimentos. Alguns pacientes podem ter maior alívio sintomático com doses de 1.500 a 2.000 mg/dia, que podem ser administradas em uma única tomada ou fracionadas em duas tomadas. As reações adversas mais comuns são relacionadas com o trato gastrintestinal e incluem diarreia (14%), dispepsia (13%), dor abdominal (12%), constipação intestinal, flatulência, náuseas, sangue oculto nas fezes (essas reações adversas com incidência variável entre 3 e 9%), xerostomia, gastrite, estomatite e vômito (incidência entre 1 e 3%).

Nimesulida (Nisulid®)

Fármaco discretamente ácido (pKa = 6,5), difere em sua estrutura dos demais AINE pela presença de um grupo sulfonilanilídico (Figura 48.38). Nimesulida tem atividade antipirética, analgésica e anti-inflamatória, e o mecanismo de ação proposto é a inibição não seletiva e reversível da COX-1 e da COX-2 (Davis e Brogden, 1994).

Apesar de não ter sido feita administração IV de nimesulida, os resultados obtidos após 3 dias de coleta de urina e fezes após uma administração única de 200 mg VO em voluntários sadios indicam que a absorção é praticamente completa. A biodisponibilidade da nimesulida não é alterada quando ingerida com alimentos. Como os demais AINE, a nimesulida é bastante ligada às proteínas plasmáticas (99%), e o volume de distribuição varia entre 0,19 e 0,35 ℓ/kg, indicando que o fármaco se distribui no compartimento extracelular. Após a administração VO, a nimesulida é extensamente metabolizada, sendo que

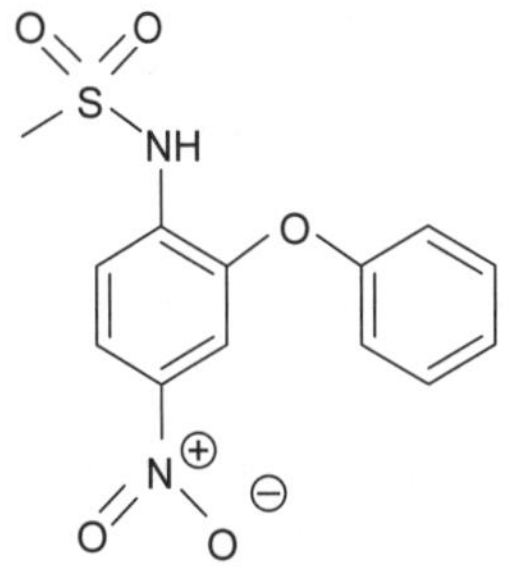

Figura 48.38 Nimesulida.

somente 1 a 3% do fármaco são eliminados de forma inalterada na urina; a maior parte da dose (70%) é eliminada na urina na forma de metabólitos e aproximadamente 20% nas fezes. Nimesulida é transformada primariamente em 4-hidroxinimesulida, que aparenta contribuir com a ação anti-inflamatória do fármaco. A Figura 48.39 mostra o perfil farmacocinético da nimesulida e de seu metabólito 4-hidroxinimesulida após dose única de 100 mg a 12 voluntários sadios. O *clearance* sistêmico varia entre 2,11 e 5,45 ℓ/h e a meia-vida de eliminação entre 2 e 5 h.

A eficácia e a segurança da nimesulida foram avaliadas em ensaio clínico duplo-cego em mulheres com osteoartrite (Fossaluzza e Montagnani, 1989). As pacientes (n = 40) foram tratadas com nimesulida (200 mg/dia) ou naproxeno (500 mg/dia) por 4 semanas. Nimesulida apresentou eficácia semelhante ao naproxeno (Figura 48.40). Não houve diferença significativa na incidência de reações adversas, entretanto, o número de pacientes foi pequeno para esse tipo de avaliação.

Apesar de ser um fármaco ainda bastante utilizado, o uso da nimesulida deveria ser suspenso. Já no ano de 2008, as agências regulatórias da Espanha, da Irlanda e da França alertaram para reações adversas hepáticas graves. No início de 2008, 17 casos de dano hepático causado por nimesulida necessitaram de transplante hepático. Uma retrospectiva italiana conduzida entre os anos de 1997-2001, incluindo 40 mil pacientes expostos ao uso de AINE, demonstrou que o risco de dano hepático grave induzido pela nimesulida era 2 vezes mais alto quando comparado com outros AINE não seletivos (Traversa *et al.*, 2003). A agência europeia de farmacovigilância verificou que a incidência de dano hepático grave causado pela nimesulida também é superior

Tabela 48.4 Alterações nas variáveis da artrite reumatoide após tratamento com nabumetona e placebo.[a]

Variável	Nabumetona			Placebo			Valor p	
	Número	Média	Melhoria percentual	Número	Média	Melhoria percentual	Investigador por interação do tratamento	Contraste do tratamento
Opinião do médico sobre o grau de atividade da AR[b]	62	18,5 (2,8)	47	51	6,9 (3,1)	25	< 0,01	0,01
Opinião do paciente sobre o grau de atividade da AR[b]	62	16,9 (3,1)	47	50	8,4 (3,5)	27	< 0,01	0,07
Índice articular[c]	61	−597 (66)	42	49	−328 (74)	24	0,16	0,01
Rigidez matinal[c] (h)	61	−1,3 (0,2)	40	50	−0,4 (0,2)	12	0,12	< 0,01
Tempo para caminhar 15 m[c] (s)	61	−2,3 (0,6)	13	50	0 (0,6)	1	0,56	0,01
Força de preensão[b,d] (mmHg)	62	18,2 (4,3)	18	51	6,9 (4,7)	8	0,56	0,08
Uso de paracetamol[c] (por semana)	55	4 (3,3)	−6	48	6,7 (3,4)	−24	0,06	0,57

AR: artrite reumatoide.
[a]Diferenças da média ajustada do ponto final em relação à linha de base.
[b]Diferenças positivas indicam melhora.
[c]Diferenças negativas indicam melhora.
[d]Média das mãos esquerda e direita.

quando comparada com os AINE seletivos para COX-2 (EMA/CHMP, 2007). Mulheres jovens apresentam risco particularmente mais alto, sendo que o dano hepático se manifesta nos primeiros 15 dias após a primeira dose em um terço dos casos. Apesar do mecanismo dessa hepatotoxicidade ser desconhecido, a presença do núcleo nitroaromático torna a nimesulida quimicamente similar à nitrofurantoína (Prescrire Redáction, 2006a) e à tolcapona (Prescrire Redáction, 2006b), ambos fármacos conhecidos por sua hepatotoxicidade. Considerando que a eficácia da nimesulida não é diferente dos demais AINE, assim como a segurança do ponto de vista do trato gastrintestinal, recomenda-se que seu uso seja reavaliado.

ANTI-INFLAMATÓRIOS NÃO ESTEROIDES SELETIVOS PARA COX-2

Celecoxib (Celebra®)

Derivado pirazólico, ele é 30 vezes mais potente em inibir a COX-2 do que a COX-1, enquanto o etoricoxib é 344 vezes mais potente em inibir a COX-2 do que a COX-1 (Fitzgerald, 2003). É considerado como o primeiro inibidor seletivo de COX-2 introduzido na prática clínica. Mesmo quando administrado em dose supraterapêutica (1.200 mg/dia), distintamente do naproxeno (1.000 mg/dia), do ibuprofeno (800 mg/dia) e do ácido acetilsalicílico (650 mg/dia), o celecoxib não apresentou efeito na função plaquetária ou tempo de sangramento em voluntários sadios (Leese et al., 2000).

O $T_{máx}$ ocorre após cerca de 3 h da administração oral; a biodisponibilidade não sofre alteração clinicamente relevante se o fármaco for ingerido com alimentos. O celecoxib (Figura 48.41) apresenta alta ligação às proteínas plasmáticas (97%), ligando-se primariamente à albumina, com volume aparente de distribuição de aproximadamente 400 ℓ, indicando alta distribuição tissular. É metabolizado pelo CIP2C9 e os metabólitos não causam inibição de COX-1 ou COX-2. Celecoxib é eliminado sobretudo por metabolismo hepático, com menos de 3% do fármaco inalterado recuperados na urina ou nas fezes. Após a administração do fármaco marcado com radioisótopo, aproximadamente 57% da dose é eliminada nas fezes e 27% na urina. O *clearance* sistêmico aparente é de 500 mℓ/min, com meia-vida de eliminação estimada em 11 h. A dose do celecoxib deve ser reduzida pela metade em pacientes com insuficiência hepática moderada (Child-Pugh B), sendo que o celecoxib não é recomendado para pacientes com insuficiência hepática grave (Child-Pugh C).

A eficácia e a segurança do celecoxib foram avaliadas em ensaio clínico randomizado, duplo-cego, controlado com comparador ativo em pacientes (n = 458) com diagnóstico de espondilite anquilosante ativa (Sieper et al., 2008). Pacientes foram randomizados para receberem celecoxib 200 mg/dia (n = 153), celecoxib 200 mg 2 vezes/dia (n = 150), ou diclofenaco de liberação sustentada 75 mg 2 vezes/dia (n = 155) por 12 semanas. O objetivo primário foi melhora em 20% nos escores da *Ankylosing Spondylitis Assessment Study* (ASA20) e do *Bath Ankylosing Spondylitis Disease Activity Index* (BASDAI) na semana 12. Celecoxib 200 mg/dia ou 200 mg 2 vezes/dia apresentou a mesma eficácia que o diclofenaco de liberação estendida 75 mg 2 vezes/dia em relação a ambos os escores (Figura 48.42). A incidência de reações adversas gastrintestinais foi significativamente mais alta no grupo tratado com diclofenaco (28,4%) quando comparado com os grupos tratados com celecoxib 200 mg/dia (15%) ou 200 mg 2 vezes/dia (16,7%).

O câncer de cólon desenvolve-se de maneira progressiva a partir de mucosa normal, pólipos adenomatosos e carcinoma. Mutações no gene da polipose adenomatosa coli (APC) ocorrem precocemente no desenvolvimento esporádico de adenomas. Pacientes com polipose adenomatosa familiar apresentam uma mutação do gene APC herdada e expressa na linha germinativa que resulta em centenas de pólipos adenomatosos e risco de quase 100% de câncer de cólon (Kinzler et al., 1991). A isoforma COX-2 é induzida em resposta à estimulação por citocinas e fatores de crescimento e é expressa em doenças inflamatórias e lesões pré-malignas, como adenomas colorretais e câncer de cólon (Eberhart et al., 1994). Ensaio clínico duplo-cego, multicêntrico, randomizado, controlado com placebo, avaliou se o tratamento com celecoxib (100 ou 400 mg 2 vezes/dia) reduzia o número e o tamanho de pólipos em comparação com placebo, após 6 meses de tratamento em pacientes com polipose adenomatosa familiar (n = 77) (Steinbach

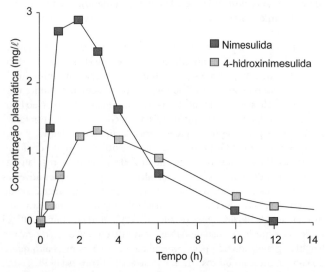

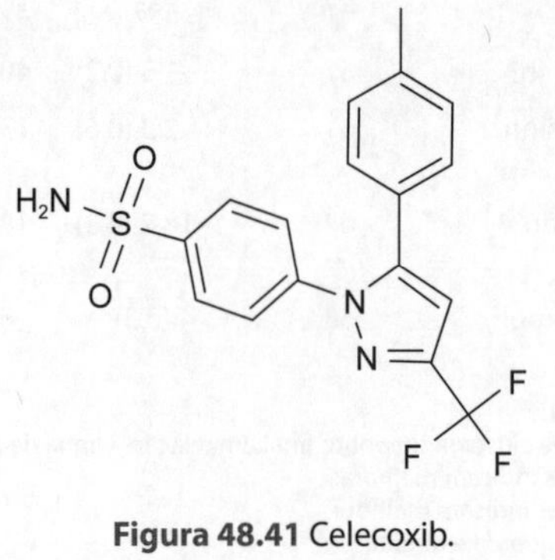

Figura 48.39 Concentração plasmática média de nimesulida e seu principal metabólito, 4-hidroxinimesulida, após administração de dose única de 100 mg VO em 12 voluntários sadios do sexo masculino.

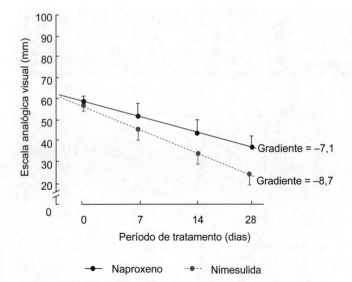

Figura 48.40 Efeito do tratamento de 28 dias com 200 mg/dia de nimesulida ou 500 mg/dia de naproxeno na média (± EP) nas autoclassificações de dor espontânea em 40 pacientes idosos com osteoartrite.

Figura 48.41 Celecoxib.

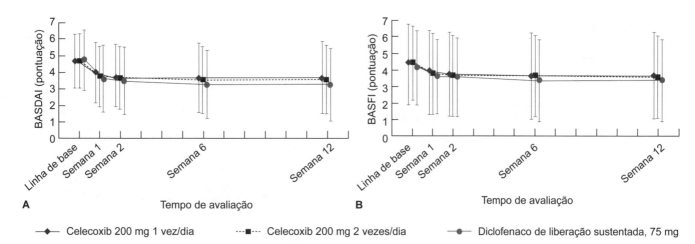

Figura 48.42 A. Evolução do escore BASDAI (*Bath Ankylosing Spondylitis Disease Activity Index*). **B.** Evolução do escore BASFI (*Bath Ankylosing Spondylitis Functional Index*) após 12 semanas de tratamento com celecoxib ou diclofenaco de liberação sustentada. Barras verticais representam IC 95%.

et al., 2000). O tratamento com celecoxib (400 mg 2 vezes/dia) causou 28% de redução do número médio de pólipos (Figura 48.43) e 30,7% de redução da soma dos diâmetros dos pólipos. A incidência de reações adversas foi semelhante nos três grupos.

Celecoxib é indicado para alívio de sintomas e sinais de osteoartrite, artrite reumatoide, dor aguda em adultos, dismenorreia primária e para reduzir o número de pólipos em pacientes com polipose adenomatosa familiar. A dose recomendada para osteoartrite é de 200 mg/dia, em dose única ou fracionada. Para artrite reumatoide, a dose é de 100 a 200 mg/dia; para dor ou dismenorreia primária, a dose inicial recomendada é de 400 mg, seguida de 200 mg 2 vezes/dia. Para a polipose adenomatosa familiar, a dose recomendada é de 200 mg 2 vezes/dia.

Etoricoxib (Arcoxia™)

Trata-se de um derivado bipiridínico contendo um grupo 4-metilsulfonilfenil ligado ao anel central (Figura 48.44); esse grupo é essencial para a inibição da COX-2 (Patrignani *et al.*, 2003). A IC_{50} para inibição da COX-1 é de 162 ± 12 μM e para COX-2 é de 0,47± 0,06 μM, indicando uma razão COX-1/COX-2 de 344 ± 48 (Tacconelli *et al.*, 2002).

Etoricoxib é bem absorvido VO, com biodisponibilidade absoluta próxima de 100%. O $T_{máx}$ é de 1 h se ingerido em jejum; com alimentos, ocorre um aumento do $T_{máx}$, mas que não afeta a extensão da biodisponibilidade. A ligação às proteínas plasmáticas é de aproximadamente 92%, com volume de distribuição de 119 ℓ. Etoricoxib é extensamente metabolizado e menos de 2% é recuperado na urina na forma de fármaco inalterado. O metabolismo ocorre pela ação do CIP3A4, que forma o 6'-hidroximetiletorocoxib, o qual é oxidado no derivado ácido carboxílico. Os metabólitos não apresentam ação inibitória sobre a COX-2. O etoricoxib é eliminado principalmente via urina (70%) e apenas 20% são recuperados nas fezes. A meia-vida de eliminação é de aproximadamente 22 h.

A eficácia e a segurança do etoricoxib foram avaliadas em um ensaio clínico duplo-cego, randomizado, controlado com placebo realizado em pacientes (n = 80) com osteoartrite do joelho (> 3/10 VAS). Etoricoxib foi administrado na dose de 60 mg por 14 dias, e o objetivo primário era avaliar dor, rigidez e função de acordo com o WOMAC (*Wesern Ontario and McMaster Osteoarthritis Index*) por meio de análise de variância (Moss *et al.*, 2017). O tratamento com etoricoxib por 14 dias causou melhora significativa da dor, da rigidez e da função comparado com o tratamento com placebo (Figura 48.45).

A segurança gastrintestinal do etoricoxib foi avaliada em pacientes (n = 680) utilizando etoricoxib (120 mg/dia), ibuprofeno (800 mg 3 vezes/dia) ou placebo em ensaio clínico randomizado, duplo-cego, com desenho paralelo (Hunt *et al.*, 2003). Endoscopia gastrintestinal foi realizada em intervalos durante 12 semanas de tratamento. A incidência cumulativa de úlceras maiores que 3 mm foi significativamente maior no grupo tratado com ibuprofeno quando comparado com o grupo tratado com etoricoxib (Figura 48.46).

Etoricoxib é indicado para alívio de sinais e sintomas de osteoartrite, artrite reumatoide, espondilite anquilosante, ataque de gota e dor aguda causada por dismenorreia primária ou procedimento odontológico. A dose recomendada para osteoartrite é de 30 a 60 mg/dia; e para artrite reumatoide e espondilite anquilosante, de 90 mg/dia. Para ataque de gota, a dose recomendada é de 120 mg/dia, que deve ser

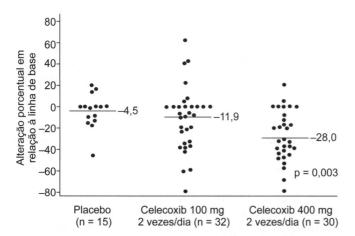

Figura 48.43 Variação porcentual em relação à linha de base no número de pólipos colorretais em 77 pacientes com polipose adenomatosa familiar tratados com placebo ou celocoxib (100 mg 2 vezes/dia ou 400 mg 2 vezes/dia) por 6 meses.

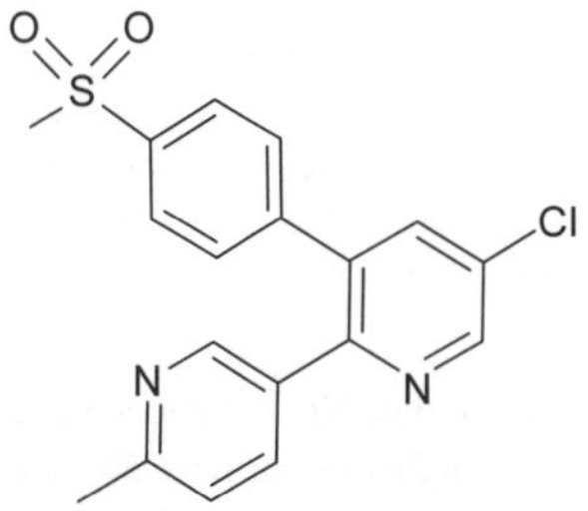

Figura 48.44 Etoricoxib.

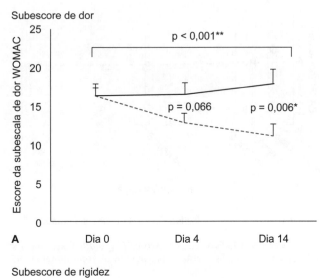
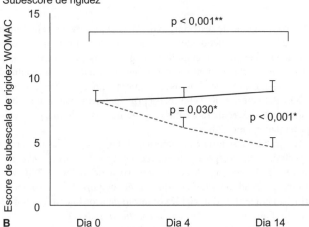
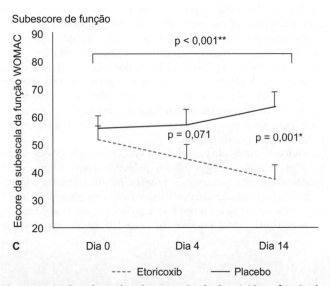

Figura 48.45 Os valores de subpontuação de dor, rigidez e função do escore WOMAC (*Western Ontario and McMaster Universities*) de osteoartrite após tratamento com eterocoxib ou placebo (n = 40/grupo) nos dias 0, 4 e 14, mostrando o efeito geral da interacao grupo *versus* tempo e diferenças entre os grupos nos dias 4 e 14. *Em relação ao grupo placebo. **Em relação à linha de base.

utilizada no máximo por 8 dias. Não há necessidade de ajuste de dose em pacientes com *clearance* de creatinina > 30 mℓ/min. Em pacientes com insuficiência hepática moderada (Chil-Pugh B), a dose máxima deve ser de 60 mg/dia.

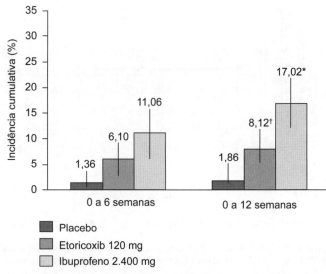

Figura 48.46 Incidência cumulativa (%) de úlceras gastroduodenais ≥ 3 mm em pacientes com osteoartrite. *p = 0,007 para ibuprofeno *versus* etoricoxib e p < 0,001 para ibuprofeno *versus* placebo; †p = 0,003 para etoricoxib *versus* placebo. Resultados similares foram observados para úlceras ≥ 5 mm.

ANÁLISE COMPARATIVA DA SEGURANÇA DO USO | AINE NÃO SELETIVOS PARA COX-1 E COX-2 VS. AINE (COXIBS)

Visto que não há evidência de diferença em relação à eficácia de ambas as classes de AINE, a decisão sobre seu uso deve ser feita com base na segurança. A seguir, são revisados os três sistemas mais importantes em relação às reações adversas induzidas por AINE.

Segurança gastrintestinal

O ensaio clínico com celecoxib demonstrou associação deste com menor incidência de reações adversas gastrintestinais quando comparado com os anti-inflamatórios não seletivos para COX-1 e COX-2. Metanálise realizada em pacientes com osteoartrite e artrite reumatoide comparando segurança gastrintestinal do etoricoxib com placebo, diclofenaco e naproxeno demonstrou que o etoricoxib não causa aumento de reações adversas gastrintestinais (Figura 48.47 A). Além disso, a incidência de reações adversas gastrintestinais associada ao etoricoxib é inferior ao diclofenaco (Figura 48.47 B) e naproxeno (Figura 48.47 C), confirmando os resultados iniciais obtidos com outros coxibs (Feng *et al.*, 2018).

Revisão sistemática e metanálise comparou a incidência de reações adversas gastrintestinais causadas por coxibs com as reações adversas gastrintestinais causadas por inibidores não seletivos de COX-1 e COX-2 associados a inibidores de bomba de prótons (Jarupongprapa *et al.*, 2013). A incidência de perfuração, obstrução intestinal, sangramento, diarreia e interrupção de tratamento por reações adversas gastrintestinais foi menor com o uso de coxibs (Figura 48.48).

Segurança renal

As prostaglandinas têm papel importante na regulação da taxa de filtração glomerular, tônus vascular e homeostase de solutos (Brater, 1999). A dependência da fisiologia renal dessas ações das prostaglandinas costuma ser mínima em condições normais, entretanto, por ocasião de estresse de perfusão reduzida ou redução efetiva do volume de fluido circulante, a função renal torna-se mais dependente da síntese de prostaglandinas renais (Bennett *et al*, 1996). O uso de AINE, mesmo por período curto, está associado a reações adversas de origem renal, como retenção de sódio, alteração da taxa de filtração glomerular e aumento da pressão arterial (Clive e Stoff, 1984). Trabalho prévio mostrou que o uso de AINE em pacientes hipertensos aumenta o risco

Ensaio clínico ou subgrupo	Etoricoxib Eventos	Etoricoxib Total	Placebo Eventos	Placebo Total	Peso (%)	Risco relativo M-H, fixo, IC 95%
Bingham (2007)	6	474	5	244	7,8	0,62 (0,19-2,00)
Collantes (2002)	38	353	36	357	42,4	1,07 (0,69-1,64)
Leung (2002)	45	224	11	56	20,9	1,02 (0,57-1,85)
Reginster (2007)	50	446	14	112	26,5	0,90 (0,51-1,56)
Wiesenhutter (2002)	3	214	2	214	2,4	1,50 (0,25-8,89)
Total (IC 95%)		**1.711**		**983**	**100**	**0,99 (0,75-1,31)**
Total de eventos	142		68			

Heterogeneidade: $Chi^2 = 1{,}08$, df = 4 (p = 0,9); $I^2 = 0\%$
Teste para o efeito geral: Z = 0,08 (p = 0,93)

A

Ensaio clínico ou subgrupo	Etoricoxib Eventos	Etoricoxib Total	Placebo Eventos	Placebo Total	Peso (%)	Risco relativo M-H, fixo, IC 95%
Baraf (2007)	31	3.593	29	3.518	5,4	1,05 (0,63-1,73)
Combe (2009)	230	5.012	364	5.017	67,4	0,63 (0,54-0,74)
Curtis (2005)	20	148	23	102	5,0	0,60 (0,35-1,03)
Krueger (2008)	84	2.032	120	2.054	22,1	0,71 (0,54-0,93)
Total (IC 95%)		**10.785**		**10.691**	**100**	**0,67 (0,59-0,76)**
Total de eventos	365		536			

Heterogeneidade: $Chi^2 = 3{,}82$, df = 3 (p = 0,28); $I^2 = 21\%$
Teste para o efeito geral: Z = 6,08 (p < 0,00001)

B

Ensaio clínico ou subgrupo	Etoricoxib Eventos	Etoricoxib Total	Placebo Eventos	Placebo Total	Peso (%)	Risco relativo M-H, fixo, IC 95%
Collantes (2002)	38	353	21	181	13,6	0,93 (0,56-1,53)
Leung (2002)	45	224	73	221	36	0,61 (0,44-0,84)
Reginster (2007)	50	446	102	439	50,4	0,48 (0,35-0,66)
Total (IC 95%)		**1.023**		**841**	**100**	**0,59 (0,48-0,72)**
Total de eventos	133		196			

Heterogeneidade: $Chi^2 = 4{,}76$, df = 2 (p = 0,09); $I^2 = 58\%$
Teste para o efeito geral: Z = 5,11 (p < 0,00001)

C

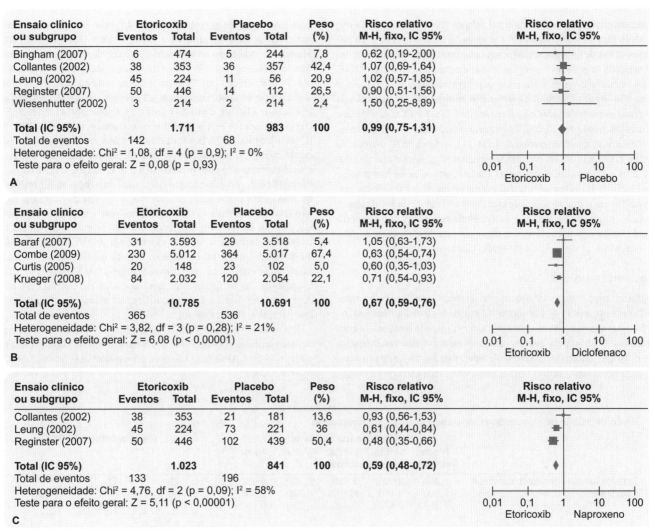

Figura 48.47 *Forest plots* comparando segurança gastrintestinal do etoricoxib em pacientes com osteoartrite *versus* placebo (**A**), diclofenaco (**B**) e naproxeno (**C**).

Ensaio clínico ou subgrupo	Inibidores da COX-2 Eventos	Inibidores da COX-2 Total	AINE + PPI Eventos	AINE + PPI Total	Peso (%)	Risco relativo M-H, fixo, IC 95%
Alto risco						
Chan (2002)	7	144	9	143	10,2	0,77 (0,30-2,02)
Chan (2004)	0	116	1	106	1,8	0,30 (0,01-7,40)
Chan (2010)	15	2.238	58	2.246	65,4	0,26 (0,15-0,46)
Goldstein (2007)	0	426	1	428	1,7	0,33 (0,01-8,20)
Lal (2005)	0	120	3	122	3,9	0,15 (0,01-2,78)
Subtotal (IC 95%)		**3.044**		**3.045**	**83**	**0,32 (0,20-0,51)**
Total de eventos	22		72			
Heterogeneidade: $Chi^2 = 4{,}04$, df = 4 (p = 0,4); $I^2 = 1\%$						
Teste para o efeito geral: Z = 4,85 (p < 0,00001)						
Baixo risco						
Goldstein (2005)	8	115	9	111	10,3	0,86 (0,34-2,14)
Goldstein (2007)	2	109	6	112	6,7	0,34 (0,07-1,66)
Subtotal (IC 95%)		**224**		**223**	**17**	**0,66 (0,30-1,43)**
Total de eventos	10		15			
Heterogeneidade: $Chi^2 = 0{,}98$, df = 1 (p = 0,32); $I^2 = 0\%$						
Teste para o efeito geral: Z = 1,06 (p = 0,29)						
Total (IC 95%)		**3.268**		**3.268**	**100**	**0,38 (0,25-0,56)**
Total de eventos	32		87			

Heterogeneidade: $Chi^2 = 7{,}36$, df = 6 (p = 0,29); $I^2 = 18\%$
Teste para o efeito geral: Z = 4,67 (p < 0,00001)
Teste para diferenças de subgrupos: $Chi^2 = 2{,}42$, df = 1 (p = 0,12); $I^2 = 58{,}7\%$

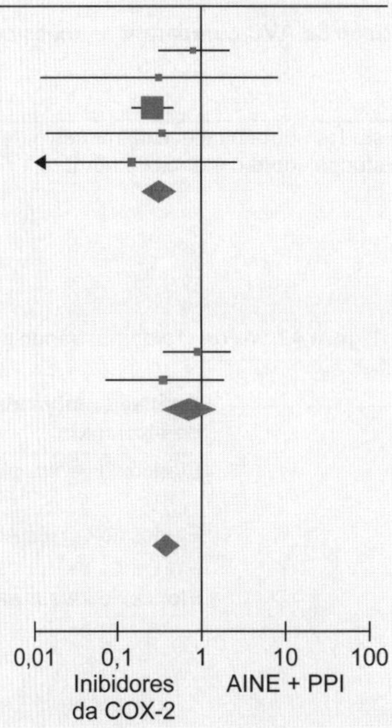

Figura 48.48 *Forest plot* mostrando a comparação de reações adversas gastrintestinais sérias em pacientes com osteoartrite ou artrite reumatoide tratados com inibidores seletivos de COX-2 ou associação de anti-inflamatórios não esterioides (AINE) com inibidores de bomba de próton (PPI, do inglês *proton pump inhibitor*).

do desenvolvimento de doença renal crônica (Hsu *et al.*, 2015). O uso de AINE também está associado à progressão da doença renal em pacientes acima de 65 anos, sendo observada uma correlação linear entre alteração da taxa de filtração glomerular e dose cumulativa do AINE; quanto maior a dose, maior o risco de progressão acelerada da doença renal (Gooch *et al.*, 2007). Nesse ensaio clínico, não foi identificada diferença entre inibidores não seletivos de COX-1 e COX-2 e de inibidores seletivos para COX-2. Uma revisão avaliando os efeitos renais do etoricoxib (inibidor seletivo de COX-2) nas doses de 60 mg/dia, 90 mg/dia e 120 mg/dia ou placebo em pacientes na faixa etária de 53,6 a 62,2 (n = 4.770) com osteoartrite, artrite reumatoide ou lombalgia e incidência de hipertensão arterial, edema de membros inferiores, aumento da concentração sérica de creatinina e presença de insuficiência cardíaca congestiva indicou que o risco é baixo em relação ao placebo e muito similar àquele causado por naproxeno na dose de 1.000 mg/dia ou ibuprofeno na dose de 2.400 mg/dia (Curtis *et al.*, 2004).

Segurança cardiovascular

Conforme mencionado anteriormente, o estudo com celecoxib e rofecoxib para prevenção de adenomas intestinais indicou aumento da incidência de reações adversas cardiovasculares quando comparado com o placebo. A razão pela qual os coxibs apresentam essa característica não é clara. O rofecoxib e o celecoxib reduzem a formação de prostaciclina em voluntários sadios (Fitzgerald, 2003), sem alterar a formação de tromboxano, entretanto, a síntese de prostaciclina pelo endotélio parece decorrer sobretudo da ação de COX-1 (Kirkby *et al.*, 2012). Metanálise avaliando o risco cardiovascular de celecoxib e etoricoxib demonstrou que o uso de celecoxib foi associado com 84 eventos cardiovasculares sérios em 8.976 paciente-anos de exposição (0,9%/ano); já no grupo placebo, ocorreram 29 eventos em 4.953 paciente-anos (0,6%/ano). Ou seja, o uso do celecoxib foi associado a uma incidência significativamente maior quando comparado com placebo (RR 1.598; IC 95% 1,048 a 2,438; p < 0,02). Importante ressaltar que a incidência de infarto do miocárdio não fatal foi 3 vezes maior com celecoxib quando comparado com placebo (RR 3.074; IC 95% 1,375 a 6,873; p = 0,006). Entretanto, não foram observadas diferenças significativas entre celecoxib e placebo em relação a acidente vascular cerebral (AVC) não fatal ou morte de origem cardiovascular. Em relação ao etoricoxib, não foi identificada diferença estatisticamente significativa para os quatro marcadores (evento vascular sério, AVC não fatal, infarto do miocárdio não fatal e morte de origem cardiovascular) quando a incidência destes foi comparada com placebo (De Vecchis *et al.*, 2014). Quando os coxibs foram comparados com o naproxeno, não houve diferença significativa, seja para infarto do miocárdio (Figura 48.49), seja para AVC (Figura 48.50).

Em outra revisão sistemática, também não foi identificado aumento de risco tromboembólico com o etoricoxib quando comparado com placebo, outros AINE não seletivos ou naproxeno (Figura 48.51; Curtis *et al.*, 2006).

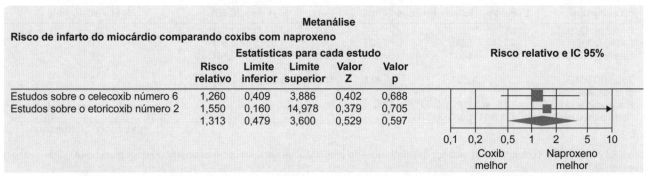

Figura 48.49 *Forest plot* mostrando risco relativo de infarto do miocárdio em pacientes tratados com coxibs ou naproxeno.

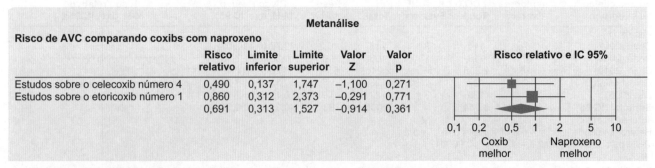

Figura 48.50 *Forest plot* mostrando risco relativo de acidente vascular cerebral (AVC) em pacientes tratados com coxibs ou naproxeno.

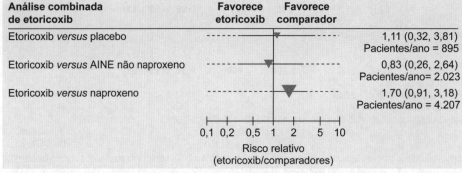

Figura 48.51 Risco relativo (IC 95%) de eventos trombóticos confirmados da análise combinada.

Em ensaio clínico envolvendo 24.081 pacientes com osteoartrite ou artrite reumatoide e que apresentavam aumento de risco cardiovascular, estes foram randomizados para receberem celecoxib (209 ± 37 mg/dia), naproxeno (852 ± 103 mg/dia) ou ibuprofeno (2.045 ± 264 mg/dia), com tratamento médio de 20,3 ± 16 meses e seguimento de 34,1 ± 14,4 meses. O objetivo primário composto incluía morte cardiovascular, infarto do miocárdio não fatal ou AVC não fatal. O objetivo primário ocorreu em 2,3% dos pacientes tratados com celecoxib, 2,5% dos pacientes tratados com naproxeno e 2,7% dos pacientes tratados com ibuprofeno (Figura 48.52).

O risco de reações adversas gastrintestinais sérias foi significativamente menor no grupo tratado com celecoxib quando comparado com naproxeno (p = 0,01) ou quando comparado com ibuprofeno (p = 0,002), conforme apresentado na Figura 48.53.

Reações adversas de origem renal foram significativamente menores no grupo de pacientes tratados com celecoxib quando comparado com o grupo tratado com ibuprofeno (p = 0,004), mas não foram significativamente menores quando comparado com o grupo tratado com naproxeno (p = 0,19), conforme mostrado na Figura 48.54.

Esses ensaios clínicos demonstram que os inibidores seletivos para COX-2 não são inferiores aos inibidores não seletivos para COX-1 e COX-2 em relação à segurança cardiovascular, mesmo quando utilizados em pacientes com risco cardiovascular aumentado. Considerando que os coxibs apresentam incidência significativamente menor de reações adversas gastrintestinais quando comparados com os inibidores não seletivos para COX-1 e COX-2 e que a incidência dessas reações adversas é alta em relação a eventos cardiovasculares, recomenda-se que os coxibs sejam utilizados preferencialmente em relação aos anti-inflamatórios não seletivos para COX-1 e COX-2.

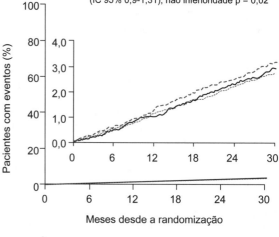

Figura 48.52 Curvas de Kaplan-Meier mostrando o tempo para ocorrer o primeiro evento do objetivo primário composto (morte por causa cardiovascular, incluindo morte por hemorragia, infarto do miocárdio não fatal ou AVC não fatal) definido pela APTC (*Antiplatelet Trialists Collaboration*) em pacientes tratados com ibuprofeno, naproxeno ou celecoxib.

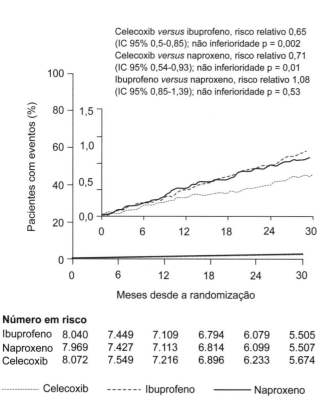

Figura 48.53 Curvas de Kaplan-Meier mostrando tempo para ocorrer reação adversa gastrintestinal grave em pacientes tratados com ibuprofeno, naproxeno ou celecoxib.

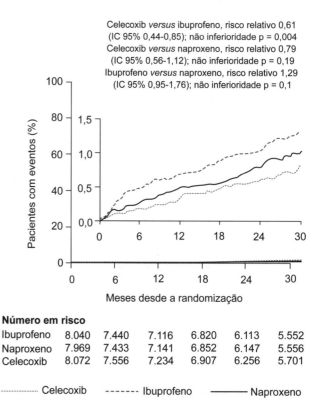

Figura 48.54 Curvas de Kaplan-Meier mostrando tempo para ocorrer reação adversa renal em pacientes tratados com ibuprofeno, naproxeno ou celecoxib.

REFERÊNCIAS BIBLIOGRÁFICAS

Albengres E, Urien S, Barre J, Nguyen P, Bree F, Jolliet P, et al. Clinical pharmacology of oxicams: new insights into the mechanisms of their dose-dependent toxicity. Int J Tissue React. 1993;15:125-34.

Alván G, Orme M, Bertilsson L, Ekstrand R, Palmér L. Pharmacokinetics of indomethacin. Clin Pharmacol Ther. 1975;18:364-73.

Bachman F. Synovial fluid concentrations of piroxicam. In: Boyle JA, editor. Rheumatology in the eighties; an advance in therapy – Piroxicam. Princeton: Excerpta Medica; 1980.

Balfour JA, Fitton A, Barradell LB. Lornoxicam. A review of its pharmacology and therapeutic potential in the management of painful and inflammatory conditions. Drugs. 1996;51:639-57.

Bennett WM, Henrich WL, Stoff JS. The renal effects of nonsteroidal anti-inflammatory drugs: Summary and recommendations. Am J Kidney Dis. 1996;28:556-62.

Bombardier C, Laine L, Reicin A, Shapiro D, Burgos-Vargas R, Davis B, et al. Comparison of upper gastrointestinal toxicity of rofecoxib and naproxen in patients with rheumatoid arthritis. N Engl J Med. 2000;343:1520-8.

Brater DC. Effects of nonsteroidal anti-inflammatory drugs on renal function: focus of cyclooxygenase-2-selective inhibition. Am J Med. 1999;107:565-70.

Bresalier RS, Sandler RS, Quan H, Bolognese JA, Oxenius B, Horgan K, et al. Cardiovascular events associated with rofecoxib in a colorectal adenoma chemoprevention trial. N Engl J Med. 2005;352:1092-102.

Brocks D, Jamali F. The pharmacokinetics of ibuprofen in humans and animals. In: Rainsford KD, editor. Ibuprofen. A critical bibliographic review. London: Taylor & Francis; 1999. p. 89-142.

Brogden RN, Heel RC, Speight TM, Avery GS. Piroxicam: a review of its pharmacological properties and therapeutic efficacy. Drugs. 1981;22:165-87.

Brogden RN, Wiseman LR. Aceclofenac. A review of its pharmacodynamic properties and therapeutic potential in the treatment of rheumatic disorders and in pain management. Drugs. 1996;52:113-24.

Cimolai N. The potential and promise of mefenamic acid. Expert Rev Clin Pharmacol. 2013;6:289-305.

Clive DM, Stoff JS. Renal syndromes associated with nonsteroidal anti-inflammatory drugs. N Engl J Med. 1984;310:563-72.

Crowley B, Hamill JJ, Lyndon S, McKellican JF, Williams P, Miller AJ, et al. Controlled-release indomethacin and sustained-release diclofenac sodium in the treatment of rheumathoid arthritis: a comparative controlled clinical trial. Curr Med Res Opin. 1990;12:143-50.

Cryer B, Feldman M. Cyclooxygenase-1 and cyclooxygenase-2 selectivity of widely used nonsteroidal anti-inflammatory drugs. Am J Med. 1998;104:413-21.

Curtis SP, Ko AT, Bolognese JA, Cavanaugh PF, Reicin AS. Pooled analysis of thrombotic cardiovascular events in clinical trials of the COX-2 selective inhibitor etoricoxib. Curr Med Res Opin. 2006;22:2365-74.

Curtis SP, Ng J, Yu Q, Shingo S, Bergman G, McCormick CL, et al. Renal effects of etoricoxib and comparator nonsteroidal anti-inflammatory drugs in controlled clinical trials. Clin Ther. 2004;26:70-83.

Dahl SL. Nabumetone: a "nonacidic" nonsteroidal antiinflammatory drug. Ann Pharmacother. 1993;27:456-63.

Davies NM, Watson MS. Clinical pharmacokinetics of sulindac – a dynamic old drug. Clin Pharmacokinetic. 1997;32:437-59.

Davis R, Brogden RN. Nimesulide. An update of its pharmacodynamic and pharmacokinetic properties, and therapeutic efficacy. Drugs. 1994;48:431-54.

De Vecchis R, Baldi C, Di Biase G, Ariano C, Cioppa C, Giasi A, et al. Cardiovascular risk associated with celecoxib or etoricoxib: a meta-analysis of randomized controlled trials which adopted comparison with placebo or naproxen. Minerva Cardioangiol. 2014;62:437-48.

Desborough MJR, Keeling DM. The aspirin story – from willow to wonder drug. Br J Haematol. 2017;177:674-83.

Diamond H, Alexander S, Kuzell W, Lussier A, Odone D, Tompkins R. Naproxen and aspirin in rheumatoid arthritis: a multicenter double-blind crossover comparison study. J Clin Pharmacol. 1975;15:335-9.

Eberhart CE, Coffey RJ, Radhika A, Giardiello FM, Ferrenbach S, DuBois RN. Up-regulation of cyclooxygenase 2 gene expression in human colorectal adenomas and adenocarcinomas. Gastroenterology. 1994;107:1183-8.

Esselinckx W, Stenier P. Double-blind comparative study of tenoxicam in arthrosis of the knee and hip. Current Therapeutic Research. 1990;48:206-15.

European Medicines Agency (EMA)/Committee for Medicinal Products for Human Use (CHMP). Assessment report for nimesulide containing medicinal products for systemic use. 2007:24.

Feng X, Tian M, Zhang W, Mei H. Gastrointestinal safety of etoricoxib in osteoarthritis and rheumatoid arthritis: a meta-analysis. PLoS One. 2018;13:e0190798.

Fitzgerald GA. COX-2 and beyond: approaches to prostaglandin inhibition in human disease. NatRev Drug Discov. 2003;2:879-90.

Fossaluzza V, Montagnani G. Efficacy and tolerability of nimesulide in elderly patients with osteoarthritis: double-blind trial versus naproxen. J Int Med Res. 1989;17:295-303.

Francis RJ, Dixon JS, Lowe JR, Harris PS. The effects of food and of antacid on the single oral dose pharmacokinetics of tenoxicam. Eur J Drug Metab Pharmacokinet. 1985;10:309-14.

Gonzalez JP, Todd PA. Tenoxicam. A preliminary review of its pharmacodynamic and pharmacokinetic properties, and therapeutic efficacy. Drugs. 1987;34:289-310.

Gooch K, Culleton BF, Manns BJ, Zhang J, Alfonso H, Tonelli M, et al. NSAID use and progression of chronic kidney disease. Am J Med. 2007;120:280.e1-7.

Highton TC, Jeremy R. Controlled clinical study comparing a new anti-inflammatory agent sulindac (MK-231) with aspirin in the treatment of rheumatoid arthritis. Scand J Rheumatol. 1975;4:S02-S06.

Hitzenberger G, Radhofer-Welte S, Takacs F, Rosenow D. Pharmacokinetics of lornoxicam in man. Postgrad Med J. 1990;66:S2-S6.

Hsu CC, Wang H, Hsu YH, Chuang SY, Huang YW, Chang YK, et al. Use of nonsteroidal anti-inflammatory drugs and risk of chronic kidney disease in subjects with hypertension. Hypertension. 2015;66:524-33.

Hunt RH, Harper S, Watson DJ, Yu C, Quan H, Lee M, et al. The gastrointestinal safety of the COX-2 selective inhibitor etoricoxib assessed by both endoscopy and analysis of upper gastrointestinal events. Am J Gastroenterol. 2003;98:1725-33.

Jamali F, Mehvar R, Russell AS, Sattari S, Yakimets WW, Koo J. Human pharmacokinetics of ibuprofen enantiomers following different doses and formulations: intestinal chiral inversion. J Pharm Sci. 1992;81:221-5.

Jarupongprapa S, Ussavasodhi P, Katchamart W. Comparison of gastrointestinal adverse effects between cyclooxygenase-2 inhibitors and non-selective, non-steroidal anti-inflammatory drugs plus proton pump inhibitors: a systematic review and meta-analysis. J Gastroenterol. 2013;48:830-8.

Kinzler KW, Nilbert MC, Su LK, Vogelstein B, Bryan TM, Levy DB, et al. Identification of FAP locus genes from chromosome 5q21. Science. 1991;253:661-5.

Kirkby NS, Lundberg MH, Harrington LS, Leadbeater PD, Milne GL, Potter CM, et al. Cyclooxygenase-1, not cyclooxygenase-2, is responsible for physiological production of prostacyclin in the cardiovascular system. Proc Natl Acad Sci USA. 2012;109:17597-602.

Korsanoff D, Maisenbacher J, Bowdler J, Raber A. The efficacy and tolerability of aceclofenac compared to indomethacin in patients with rheumatoid arthritis. Rheumatol Int. 1996;15:225-30.

Lanier BG, Turner RA, Collins RL, Stenter RG. Evaluation of nabumetone in the treatment of active adult rheumatoid arthritis. Am J Med. 1987;83:40-3.

Leese PT, Hubbard RC, Karim A, Isakson PC, Yu SS, Geis GS. Effects of celecoxib, a novel cyclooxygenase-2 inhibitor, on platelet function in healthy adults: a randomized, controlled trial. J Clin Pharmacol. 2000;40:124-32.

Lightfoot R. Comparison of the efficacy and safety of etodolac and piroxicam in patients with rheumatoid arthritis. Etodolac Study 326 Rheumatoid Arthritis Investigators Group. J Rheumatol Suppl. 1997;47:10-6.

Lucas S. The pharmacology of indomethacin. Headache. 2016;56: 436-46.

Möllmann H, Rohdewald P, Barth J, Möllmann C, Verho M, Derendorf H. Comparative pharmacokinetics of methylprednisolone phosphate and hemisuccinate in high doses. Pharm Res. 1988;5:509-13.

Moore RA, Baraden J. Systematic review of dexketoprofen in acute and chronic pain. BMC Clinical Pharmacology. 2008;8:11.

Moss P, Benson HAE, Will R, Wright AQ. Fourteen days of etoricoxib 60 mg improves pain, hyperalgesia and physical function in individuals with knee osteoarthritis: a randomized controlled trial. Osteoarthritis Cartilage. 2017;25:1781-91.

Patrignani P, Capone ML, Tacconelli S. Clinical pharmacology of etoricoxib: a novel selective COX-2 inhibitor. Expert Opin Pharmacother. 2003;4:265-84.

Piria R. Sur la composition de la salicine et quelques-unes de ses reactions. CR Acad Sci. 1838;6:620-4.

Prescrire Rédaction. Nitrofurantoïne: atteintes pulmonaires, hépatiques, cutanées, neurologiques. Rev Prescrire. 2006a;26:426.

Prescrire Rédaction. Tolcapone remboursable à 35%, et toujours un risque hépatique. Rev Prescrire. 2006b;16:575-6.

Pruss TP, Stroissnig H, Radhofer-Welte S, Wendtlandt W, Mehdi N, Takacs F, et al. Overview of the pharmacological properties, pharmacokinetics and animal safety assessment of lornoxicam. Postgrad Med J. 1990;66:S18-S21.

Rainsford KD. Ibuprofen: pharmacology, efficacy and safety. Inflammopharmacol. 2009;17:275-342.

Reynolds PMG, Rhymer AR, Macleod MM, Buchanan WW. Comparison of sulindac and aspirin in rheumatoid arthritis. Curr Med Res Opin. 1977;4:485-91.

Richy F, Rabenda V, Mawet A, Reginster JY. Flurbiprofen in the symptomatic management of rheumatoid arthritis: a valuable alternative. Int J Clin Pract. 2007;61:1396-406.

Richy F, Scarpignato C, Lanas A, Reginster JY. Efficacy and safety of piroxicam revisited. A global meta-analysis of randomised clinical trials. Pharmacolo Res. 2009;60:254-63.

Royer GL, Moxley TE, Hearron MS, Miyara A, Shenker BM. A long-term double-blind clinical trial of ibuprofen and indomethacin in rheumatoid arthritis. J Int Med Res. 1975;3:158-71.

Rudd P, Montanez P, Hallidie-Smith K, Silverman M. Indomethacin treatment for patent ductus arteriosus in very low birthweight infants: double blind trial. Arch Dis Child. 1983;58:267-70.

Ruperto N, Nikishima I, Pachanov ED, Shachbazian Y, Prieur AM, Mouy R, et al. A randomized, double-blind clinical trial of two doses of meloxicam compared with naproxen in children with juvenile idiopathic arthritis. Arthritis Rheum. 2005;52:563-72.

Sarzi-Puttini P, Atzeni F, Lanata L, Bagnasco M. Efficacy of ketoprofen vs. ibuprofen and diclofenac: a systematic review of the literature and meta-analysis. Clin Exp Rheumatol. 2013;31:731-8.

Schindler PE. Aspirin therapy. New York: Walker and Co.; 1978.

Segal AW, Geisow M, Garcia R, Harper A, Miller R. The respiratory burst of phagocytic cells is associated with a rise in vacuolar pH. Nature. 1981;290:406-9.

Segal AW. How neutrophils kill microbes. Annu Rev Immunol. 2005;23:197-223.

Serhan C, Ward P, Gilroy D. Fundamentals of Inflammation. Cambridge: Cambridge University Press; 2010.

Serhan CN, Savill J. Resolution of inflammation: the beginning programs the end. Nat Immunol. 2005;6:1191-7.

Sieper J, Klopsch T, Richter M, Kapelle A, Rudwaleit M, Schwank S, et al. Comparison of two different dosages of celecoxib with diclofenac for the treatment of active ankylosing spondylitis: results of a 12-week randomised, double-blind, controlled study. Ann Rheum Dis. 2008;67:323-9.

Solomon SD, McMurray JJ, Pfeffer MA, Wittes J, Fowler R, Finn P, et al. Cardiovascular risk associated with celecoxib in a clinical trial for colorectal adenoma prevention. N Engl J Med. 2005;352:1071-80.

Steinbach G, Lynch PM, Philipps RKS, Wallace MH, Hawk E, Gordon GB, et al. The effect of celecoxib, a cylooxygenase-2 inhibitor, in familiar adenomatous polyposis. N Engl J Med. 2000;342:1946-52.

Stephens WH, El-Ghobarey AF, Macleod MM, Buchanan WW. A double-blind, crossover trial of mefenamic acid, sulindac and flurbiprofen in rheumatoid arthritis. Curr Med Res Opin. 1979;5:754-8.

Swanson BN, Boppana VK, Vlasses PH, Holmes GI, Monsell K, Ferguson RK. Sulindac disposition when given once and twice daily. Clin Pharmacol Ther. 1982;32:397-403.

Tacconelli S, Capone ML, Sciulli MG, Ricciotti E, Patrignani P. The selectivity of novel COX-2 inhibitors in human whole blood assays of COX-isozyme activity. Curr Med Res Op. 2002;18:503-11.

Thomas RL, Parker GC, Van Overmeire B, Aranda JV. A meta-analysis of ibuprofen versus indomethacin for closure of patent ductus arteriosus. Eur J Pediatr. 2005;164:135-40.

Todd PA, Clissold SP. Tenoxicam. An update of its pharmacology and therapeutic efficacy in rheumatic diseases. Drugs. 1991;41:625-46.

Traeger A, Kunze M, Stein G, Ankermann H. Zur Pharmakokinetik von Indomethacin bei alten Menschen. Z Altersnforsch. 1983;27:151-5.

Traversa G, Bianchi C, Da Cas R, Abraha I, Menniti-Ippolito F, Venegoni M. Cohort study of hepatotoxicity associated with nimesulide and other non-steroidal anti-inflammatory drugs. BMJ. 2003;327:18-22.

van Walsem A, Pandhi S, Nixon RM, Guyot P, Karabis A, Moore RA. Relative benefit-risk comparing diclofenac to other traditional non-steroidal anti-inflammatory drugs and cyclooxygenase-2 inhibitors in patients with osteoarthritis or rheumatoid arthritis: a network meta-analysis. Arthritis Res Theu. 2015;17:66.

Vane JR. Inhibition of prostaglandin synthesis as a mechanism of action for aspirin-like drugs. Nat New Biol. 1971;23:232-5.

Warner TD, Giuliano F, Vojnovic I, Bukasa A, Mitchell JA, Vane JR. Nonsteroid drug selectivities for cyclo-oxygenase-1 rather than cyclo-oxygenase-2 are associated with human gastrointestinal toxicity: a full in vitro analysis. Proc Natl Acad Sci USA. 1999;96:7563-8.

Xy S, Rouzer CA, Marnett LJ. Oxicams, a class of NSAIDs and beyond. IUBMB Life. 2014;6:803-11.

Yakhno N, Guekht A, Skoromets A, Spirin N, Strachunskaya E, Ternavsky A, et al. Analgesic efficacy and safety of lornoxicam quick-release formulation compared with diclofenac potassium: randomised, double-blind trial in acute low back pain. Clin Drug Invest. 2006;26:267-77.

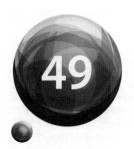

Anti-Inflamatórios Esteroides

INTRODUÇÃO

Glicocorticoides são hormônios esteroides sintetizados e secretados pela glândula suprarrenal em resposta ao estresse. O hormônio liberador de corticotrofina (CRH) liberado pelo hipotálamo atua na hipófise anterior para estimular a síntese do hormônio adrenocorticotrófico (ACTH), o qual, por sua vez, atua no córtex da suprarrenal para induzir a secreção de glicocorticoides. Uma vez na circulação, os glicocorticoides possuem uma variedade de efeitos específicos em tecidos (Figura 49.1; Cruz-Topete e Cidlowski, 2015).

O receptor de glicocorticoide (GR) é formado por três domínios funcionais principais: o domínio do N-terminal (NTD), o domínio central, onde se liga ao DNA (DBD), e o domínio de ligação no C-terminal (LBD), sendo que os domínios DBD e LBD são acoplados pela região H (Figura 49.2).

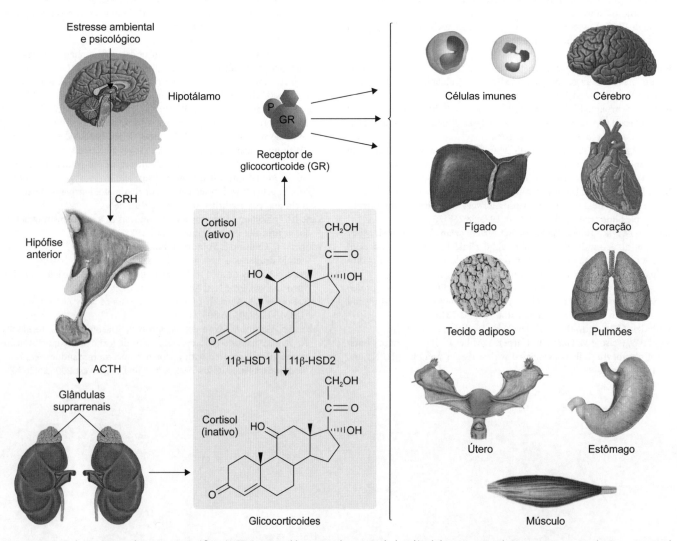

Figura 49.1 O hormônio adrenocorticotrófico (ACTH) causa liberação de cortisol da glândula suprarrenal. Uma vez na circulação, o cortisol pode ser inativado em cortisona pela 11-beta-hidroxiesteroide desidrogenase do tipo 2, e a cortisona pode ser convertida em cortisol pela 11-beta-hidroxiesteroide desidrogenase do tipo 1. Importante ressaltar que o cortisol não funciona apenas como marcador de estresse, mas tem papel importante como modulador de função celular e tissular. Os glicocorticoides exercem seus efeitos por meio da ligação nos receptores de glicocorticoides (GR). Os receptores de glicocorticoides são expressos virtualmente em todas as células e tecidos.

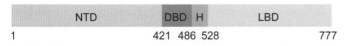

Figura 49.2 Receptor de glicocorticoide humano (NR3C1, cromossomo 5q31-32) mostrando seus domínios e regiões envolvidas em transativação (AF1 e AF2), dimerização, localização nuclear e ligação *heat shock protein 90*. NTD: *N-terminal domain*; DBD: *DNA-binding domain*; H: *Hinge region*; LBD: *C-terminal ligand domain*.

Em condições basais, o GR está localizado no citoplasma acoplado às proteínas chaperone hsp90, hsp70 e p23, com as imunofilinas FKBP51 e FKBP52, sendo considerado inativo nessas condições. Uma vez que ocorra a ligação do hormônio, o GR transloca-se em direção ao núcleo para estimular ou inibir a transcrição de genes por vários mecanismos:

- Ligando-se diretamente em sequências específicas do DNA (denominadas elementos responsivos aos glicocorticoides)
- Ligando-se a outros fatores de transcrição
- Por meio de ligação direta ao DNA e interagindo com fatores de transcrição vizinhos, denominada regulação composta.

Os GR podem também ter ações não genômicas ao modular diretamente as vias de transdução (Oakley e Cidlowski, 2013). Esse processo ocorre por meio de receptores localizados na membrana celular ou de interações dos GR localizados no citoplasma com quinases, como as quinases c-Jun-NH$_2$-terminal (JNK), as isoformas p38 e as ERK5 (Ayroldi *et al.*, 2012). Além de suas ações genômicas e não genômicas, a sinalização dos glicocorticoides também é dependente de múltiplas isoformas do seu receptor e de modificações pós-translacionais. O GR é transcrito a partir de um gene único, o NR3C1, entretanto, há o processo de *splicing* alternativo, no qual um único gene codifica várias proteínas. No caso de *splicing* alternativo do NR3C1, ele gera duas isoformas de receptores, o GR-alfa e o GR-beta, os quais se diferenciam na composição do C-terminal (Yudt e Cidlowski, 2001). Essas isoformas estão associadas com respostas distintas dos glicocorticoides (Gross e Cidlowski, 2008). A isoforma GR-alfa humana é a responsável pela maior parte das ações biológicas dos glicocorticoides e tem maior expressão nos tecidos quando comparada com a isoforma GR-beta, a qual costuma apresentar várias propriedades diferentes. O GR-beta está localizado primariamente no núcleo, não se liga aos agonistas de glicocorticoides e antagoniza a ação do subtipo GR-alfa (Kino *et al.*, 2009). Níveis aumentados de GR-beta estão associados à resistência aos glicocorticoides em doenças inflamatórias, como asma, artrite reumatoide e colite ulcerativa (Lewis-Tuffin e Cidlowski, 2006). Importante ressaltar que tanto o subtipo GR-alfa como o GR-beta podem sofrem translação alternativa que se inicia no éxon 2, gerando várias outras isoformas com propriedades distintas. Oito isoformas adicionais do GR-alfa foram identificadas apresentando N-terminal truncado: GR-alfa-A, GR-alfa-B, GR-alfa-C1, GR-alfa-C2, GR-alfa-C3, GR-alfa-D1, GR-alfa-D2 e GR-alfa-D3. Isoformas similares podem ser geradas a partir do GR-beta.

As modificações pós-translacionais causam importantes mudanças na atividade do GR; a mais frequentemente estudada é a fosforilação. O receptor humano de glicocorticoides pode ser fosforilado em vários resíduos de serina (S113, S134, S141, S143, S203, S211, S226 e S404) por várias quinases, incluindo a MAPK, GSK-3 e a quinase dependente de ciclina (Avenant *et al.*, 2010).

GLICOCORTICOIDES SISTÊMICOS

Em 1948, na Clínica Mayo (Minnesota, EUA) um paciente com artrite reumatoide começou a receber injeções diárias do Composto E, que era uma versão sintética do hormônio esteroide isolado de glândula suprarrenal de origem animal. Após 3 dias de tratamento, o paciente estava assintomático. Dois anos depois, Philip S. Hench, Edward Kendall e Tadeusz Reichstein receberam o Prêmio Nobel de Medicina pela descoberta dos hormônios corticais da suprarrenal (Cain e Cidlowski, 2017). Os glicocorticoides são utilizados até hoje em diversas patologias inflamatórias e autoimunes, também como imunossupressores após transplante de órgãos e como linfolíticos em esquemas quimioterápicos.

Farmacocinética

As propriedades farmacocinéticas dos vários glicocorticoides utilizados sistemicamente dependem de suas propriedades físico-químicas. Os glicocorticoides são frequentemente lipofílicos e administrados como profármacos quando aplicados por via intravenosa (IV). As formulações incluem ésteres de fosfato e de succinato, os quais são convertidos nas formas ativas após 5 a 30 min da administração IV. Doses baixas de glicocorticoides podem ser administradas em solução alcoólica (Derendorf *et al.*, 1991). Os glicocorticoides são bem absorvidos após administração oral, com biodisponibilidade absoluta entre 60 e 100%, moderada ligação às proteínas plasmáticas e moderado volume aparente de distribuição. A farmacocinética da hidrocortisona e da prednisolona não é linear. Ambos ligam-se à glicoproteína transcortina (nome dado à globulina que se liga aos glicocorticoides) e à albumina; a transcortina tem alta afinidade e baixa capacidade, e a albumina tem alta capacidade e baixa afinidade. Isso leva ao aumento do glicocorticoide livre, uma vez que a transcortina fica saturada, o que acontece em concentrações acima de 400 μg/mℓ; tais concentrações são atingidas com hidrocortisona e prednisolona administradas em doses acima de 20 mg.

A eliminação renal de glicocorticoides na forma de fármaco inalterado é baixa, sendo estimada entre 1 e 20% (Kong *et al.*, 1989). O metabolismo dos glicocorticoides é um processo de dois tempos: no primeiro, ocorre introdução de átomos de oxigênio e hidrogênio e, posteriormente, ocorre conjugação por meio de glucoronidação ou sulfatação. Os metabólitos hidrofílicos inativos são eliminados pelo rim. O metabolismo intracelular pela 11-beta-hidroxiesteroide desidrogenase (11-beta-HSD) controla a disponibilidade do glicocorticoide para ligar-se aos GR e mineralocorticoides (MR). A 1-beta-HSD do tipo 1 é amplamente distribuída em tecidos-alvo dos glicocorticoides, tendo maior ação no fígado. A 11-beta-HSD atua principalmente como redutase, convertendo a cortisona inativa em cortisol ativo (Diederich *et al.*, 1998). A 11-beta-HSD do tipo 2 é encontrada em tecidos alvos dos mineralocorticoides (rim, cólon, glândulas salivares e placenta). A 11-beta-HSD do tipo 2 tem alta afinidade pelo cortisol endógeno e, ao oxidá-lo, convertendo o cortisol em cortisona, protege o MR da ocupação pelo cortisol (Diederich *et al.*, 2002). A atividade da 11-beta-HSD do tipo 2 depende do tipo de glicocorticoide, o que explica as diferenças em relação à atividade mineralocorticoide dos vários glicocorticoides utilizados clinicamente.

Os efeitos mineralocorticoides não desejáveis são maiores quando a capacidade da 11-beta-HSD do tipo 2 é excedida. Portanto, isso pode ser *a priori* modulado de acordo com o esquema terapêutico utilizado. Uma dose baixa de glicocorticoide que cause concentrações que excedam a capacidade da 11-beta-HSD do tipo 2 deve proporcionar menores efeitos mineralocorticoides se essa dose baixa for fracionada em duas doses, visto que, nesse caso, ambos os picos de concentração não excedem a capacidade metabólica da 11-beta-HSD do tipo 2.

A administração de doses altas excede a capacidade metabólica da 11-beta-HSD do tipo 2 e, portanto, causa efeitos mineralocorticoides mais acentuados.

Reações adversas

As reações adversas induzidas por glicocorticoides costumam ocorrer mais frequentemente após uso prolongado; uso por período curto não costuma causar reações adversas, mesmo quando administrado em altas doses. Essa observação é compatível com os efeitos genômicos dependentes do tempo e independentes de dose.

Os glicocorticoides podem induzir ou agravar diabetes melito e hipertensão arterial (Whitworth et al., 1989) Os glicocorticoides regulam negativamente o eixo hipotálamo-hipófise-suprarrenal e inibem rapidamente a secreção de cortisol. Inibição por período prolongado pode causar atrofia da suprarrenal (Schlaghecke et al., 1992); entretanto, tal inibição não pode ser prevista com base na dose e na duração do tratamento. Uma das reações adversas mais graves na terapia com glicocorticoides é o aumento do risco de infecção, o qual é proporcional à dose e à duração. Uso prolongado de corticoides causa osteoporose, e o risco de fratura correlaciona melhor com a dose diária do que com a dose acumulada (van Staa et al., 2000). Uso de glicocorticoides também está associado à atrofia da pele por causa da indução de supressão da proliferação celular cutânea e síntese proteica (colágeno). A redução da espessura da pele é observada após poucos dias do tratamento com glicocorticoides. Outras reações adversas induzidas pela terapia com glicocorticoides incluem úlceras gástricas, embora esse efeito seja controverso (Guslandi e Tittobello, 1992), formação de catarata, glaucoma, redistribuição da gordura corporal, retardamento do crescimento em crianças (Ahmed et al., 2002), aumento de apetite e, raramente, reações alérgicas. Interessante ressaltar que a análise da incidência de reações adversas em pacientes utilizando dose baixa de glicocorticoide em artrite reumatoide sugere que a incidência é baixa e não diferente estatisticamente do placebo (Da Silva et al., 2006).

Uso clínico

O tratamento sistêmico com glicocorticoides pode ser dividido em cinco categorias de acordo com a dose:

- Baixa: ≤ 7,5 mg/dia de equivalente de prednisolona
- Média: > 7,5 mg, mas ≤ 30 mg/dia de equivalente de prednisolona
- Alta: > 30 mg, mas ≤ 100 mg/dia de equivalente de prednisolona
- Muito alta: > 100 mg/dia de equivalente de prednisolona
- Pulsoterapia: ≥ 250 mg/dia de equivalente de prednisolona por um ou poucos dias.

As primeiras três categorias estão associadas com saturação do receptor de glicocorticoide abaixo de 50%, de 50 a 100% e de 100%, respectivamente. As duas outras categorias causam aumento dos efeitos clínicos por mecanismos adicionais não genômicos (Buttgereit et al., 2002).

Pulsoterapia

Um dos esquemas terapêuticos frequentemente utilizados com glicocorticoides é a chamada pulsoterapia, quando altas doses de glicocorticoides são administradas para se obter um efeito rápido, seguido de doses baixas de manutenção depois que a resposta clínica foi observada (Czock et al., 2005). O efeito dos glicocorticoides administrados em pulsoterapia assemelham-se mais a um efeito tudo ou nada. Algumas doenças são tratadas intermitentemente com pulsoterapia de glicocorticoides com o objetivo de maximizar os efeitos benéficos e minimizar as reações adversas. A pulsoterapia com glicocorticoides é feita geralmente por via IV. Entretanto, doses orais bem altas, acima de 1 g de prednisolona, em comprimidos ou succinato de metilprednisolona em solução oral apresentam perfis farmacocinéticos semelhantes à administração IV (Hayball et al., 1992).

Glicocorticoides sistêmicos mais frequentemente utilizados

Dexametasona (Decadron®)

Corticosteroide sintético halogenado derivado da hidrocortisona (Figura 49.3). Em doses anti-inflamatórias equipotentes, dexametasona quase não causa retenção de sódio em comparação com a hidrocortisona e seus derivados estruturalmente mais próximos.

A Tabela 49.1 resume os principais parâmetros farmacocinéticos da dexametasona administrada por via oral (VO) ou IV em pacientes hospitalizados por pneumonia comunitária (Spoorenberg et al., 2014).

Metanálise de 24 ensaios clínicos randomizados envolvendo 2.751 pacientes avaliou a eficácia de uma dose única administrada sistemicamente perioperativa para dor pós-operatória (De Oliveira et al., 2011). Dexametasona causou redução da dor pós-operatória em repouso nas primeiras 4 h quando comparada com placebo (Figura 49.4) e nas primeiras 24 h (Figura 49.5). Em relação às reações adversas, não houve diferença significativa em relação ao placebo.

Dexametasona é indicada no tratamento de processos inflamatórios e de processos autoimunes. A dose inicial recomendada varia de acordo com a doença a ser tratada, podendo ser de 0,75 a 9 mg/dia em pacientes adultos. No tratamento de exacerbação de esclerose múltipla, recomenda-se dose de 30 mg/dia durante 1 semana seguida de 4 a 12 mg em dias alternados por 1 mês. A seguir, a potência da dose de dexametasona é comparada com outros glicocorticoides utilizados sistemicamente:

- Cortisona: 25
- Hidrocortisona: 20
- Prednisolona: 5
- Prednisona: 5
- Metilprednisolona: 4
- Triancinolona: 4
- Parametasona: 2
- Betametasona: 0,75
- Dexametasona: 0,75.

Em pacientes pediátricos, a dose de dexametasona varia também de acordo com a doença a ser tratada, sendo que a dose inicial é entre 0,02 e 0,3 mg/kg/dia fracionada em 3 a 4 doses.

Prednisolona (OrapredODT)

Com estrutura de desidrocortisol (Figura 49.6), é um corticosteroide sintético com ação predominantemente glicocorticoide.

A farmacocinética da prednisolona e da prednisona (Figura 49.7) é complicada, pois é dependente da dose porque a ligação às proteínas

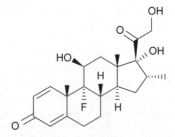

Figura 49.3 Dexametasona.

Tabela 49.1 Parâmetros farmacocinéticos após administração de dexametasona 6 mg VO e 4 mg IV.

	Dexametasona 6 mg VO (n = 15)	Dexametasona 4 mg IV (n = 15)
ASC(0) (µg · ℓ⁻¹h-1)	774 [146]	626 [161]
t₁/₂ (h)	6,9 (6,4-8,6)	9 (6,2-12,4)
Volume de distribuição (ℓ· kg⁻¹)	1,09 (0,86-1,42)	0,94 (0,72-1,22)
Tempo médio de residência (h)	12,4 (9,7-17,1)	10,3 (8,2-12,3)
Clearance (ℓ· h⁻¹)	7,7 (5,2-9,7)	6,4 (3,4-10)

ASC: área sob a curva; IV: intravenosa; t₁/₂: meia-vida; VO: via oral.

Capítulo 49 • Anti-Inflamatórios Esteroides 807

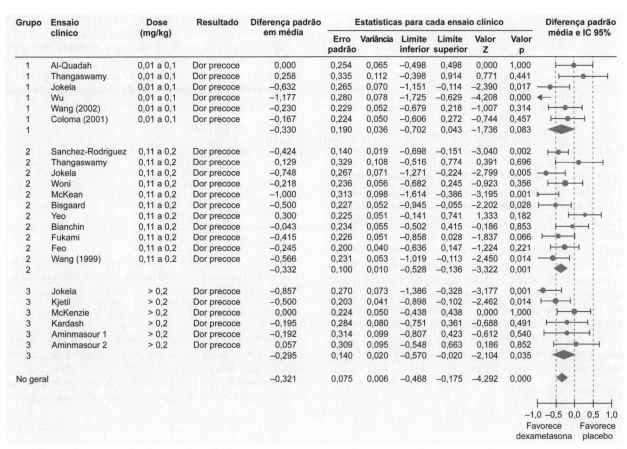

Figura 49.4 *Forest plot* mostrando efeito da dose de dexametasona em escore de dor precoce (4 h ou menos) em repouso em comparação com placebo.

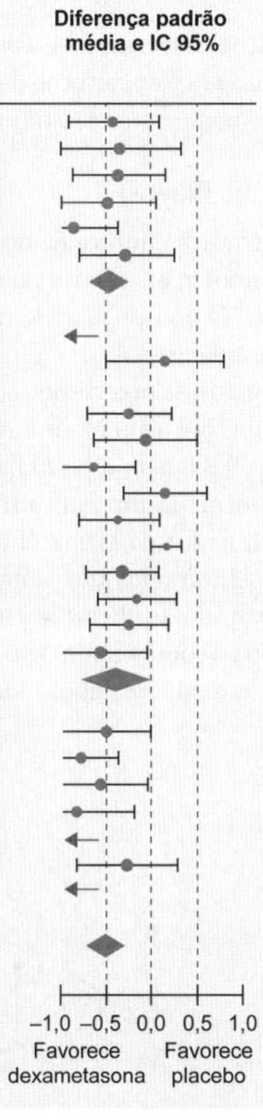

Figura 49.5 *Forest plot* mostrando efeito da dose de dexametasona em escore de dor tardia (24 h) em repouso em comparação com placebo.

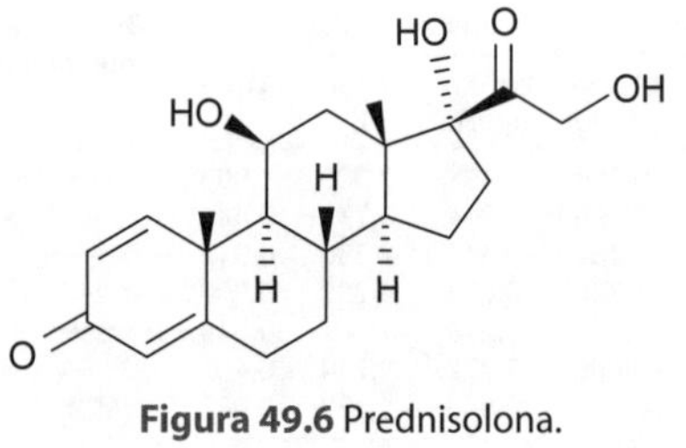

Figura 49.6 Prednisolona.

plasmáticas não é linear (Wald *et al.*, 1992). A ligação às proteínas plasmáticas da prednisolona decresce de maneira não linear de 85% para 60 a 70% quando a concentração aumenta de 200 para 800 µg/ℓ, momento em que a ligação às proteínas plasmáticas atinge um platô. A meia-vida de eliminação é de 2,6 ± 0,27 h.

A prednisolona está indicada no tratamento de doenças inflamatórias e doenças autoimunes. A dose inicial recomendada é de 10 a 60 mg/dia; no tratamento da exacerbação da esclerose múltipla, a dose recomendada é de 200 mg/dia durante 1 semana, seguida de 80 mg em dias alternados por 1 mês. A dose pediátrica depende da doença a ser tratada, variando entre 0,14 e 2 mg/kg/dia, fracionados em 3 a 4 administrações (4 a 60 mg/m² de superfície corpórea/dia). A seguir, mostra-se a equivalência de 10 mg de prednisolona com outros corticosteroides utilizados sistemicamente:

- Betametasona: 1,75 mg
- Cortisona: 50 mg
- Dexametasona: 1,75 mg
- Hidrocortisona: 40 mg
- Metilprednolona: 8 mg
- Parametasona: 4 mg
- Prednisolona: 10 mg
- Triancinolona: 8 mg.

As reações adversas mais comuns são retenção hídrica, alteração da tolerância à glicose, elevação da pressão arterial, alterações de humor e comportamento, aumento de apetite e ganho de peso.

Prednisona (Rayos)

Tem a estrutura química da desidrocortisona e, a exemplo da cortisona, que também é inativa, a prednisona é ativada em prednisolona pela 11-beta-HSD do tipo 1, a mesma enzima responsável pela ativação de cortisona em cortisol.

A afinidade da prednisona à transcortina é dez vezes menor quando comparada com a afinidade da prednisolona (Boudinot e Jusko, 1984). A Figura 49.8 ilustra o perfil farmacocinético da prednisona administrada na forma farmacêutica sólida de comprimido de liberação imediata (LI), na forma farmacêutica sólida de comprimido de liberação retardada 2,5 h após um jantar leve e na forma farmacêutica sólida de comprimido de liberação estendida imediatamente após o jantar. A prednisona é completamente convertida no seu metabólito ativo prednisolona, o qual é metabolizado e eliminado na urina principalmente na forma de metabólitos sulfatados ou glicuronidizados. A meia-vida da prednisona e da prednisolona é entre 2 e 3 h.

A dose inicial de prednisona varia entre 5 e 60 mg/dia dependendo da doença a ser tratada. No caso da forma farmacêutica sólida de liberação retardada, deve ser ingerida com alimentos. A seguir, mostra-se a equivalência de 5 mg de prednisona com outros corticosteroides utilizados sistemicamente:

- Betametasona: 0,75 mg
- Cortisona: 25 mg
- Dexametasona: 0,75 mg
- Hidrocortisona: 20 mg
- Metilprednolona: 4 mg
- Parametasona: 2 mg
- Prednisolona: 5 mg
- Prednisona: 5 mg
- Triancinolona: 4 mg.

As reações adversas mais comuns são retenção hídrica, alteração da tolerância à glicose, elevação da pressão arterial, alterações de humor e de comportamento, aumento de apetite e aumento de peso.

Hidrocortisona (Cortef)

A hidrocortisona é quimicamente idêntica ao cortisol (Figura 49.9), entretanto, esse nome é utilizado para distinguir a administração do fármaco da produção endógena. Assim como a cortisona, é um esteroide endógeno e, portanto, é a primeira opção para tratamento da insuficiência suprarrenal. Pacientes com insuficiência suprarrenal crônica

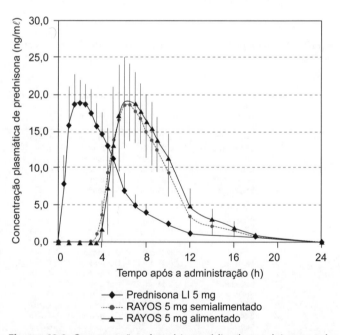

Figura 49.8 Concentração plasmática média de prednisona após administração de dose única de 5 mg na forma sólida de comprimido de liberação retardada (RAYOS) ou na forma sólida de comprimido de liberação imediata.

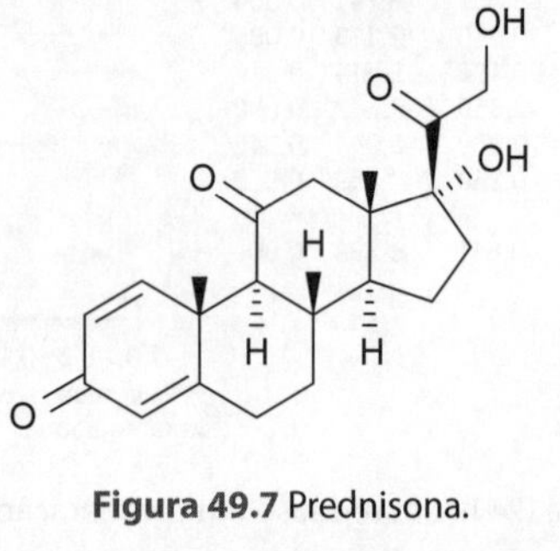

Figura 49.7 Prednisona.

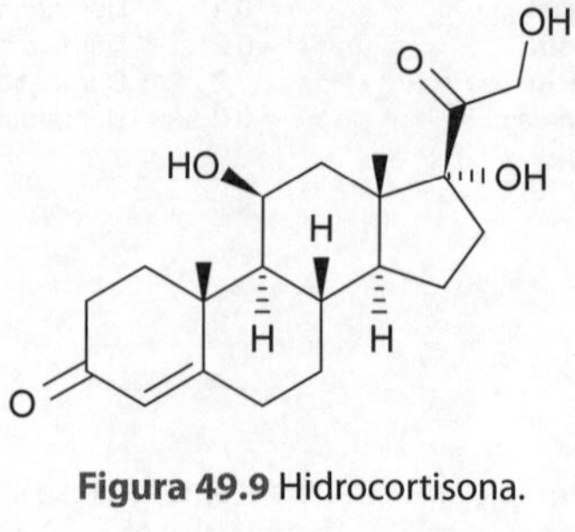

Figura 49.9 Hidrocortisona.

primária ou secundária necessitam de tratamento com glicocorticoides durante toda a vida (Bleicken et al., 2008). Formulações de ação rápida que apresentam facilidade para escalonar a dose, se necessário, e baixo custo, como a hidrocortisona e o acetato de cortisona, são os fármacos preferenciais para reposição hormonal (Filipsson et al., 2006).

O cortisol é o hormônio ativo sintetizado pela suprarrenal e secretado após a estimulação pelo ACTH. A produção diária de cortisol em um voluntário sadio é de aproximadamente 10 mg (Esteban et al., 1991), podendo chegar a 400 mg em condições de estresse grave (Lamberts et al., 1997). As concentrações endógenas do cortisol apresentam um ciclo circadiano, com altas concentrações pela manhã entre 6 e 9 h e baixas concentrações à noite entre 20 e 2 h. A administração exógena de glicocorticoides causa menor supressão da atividade do córtex da suprarrenal quando administrados no período de maior atividade desta.

O cortisol é metabolizado em cortisona, que é inativa, e posteriormente em di-hidrocortisona e tetra-hidrocortisona. Outros metabólitos incluem di-hidrocortisol, 5-alfa-di-hidrocortisol, tetra-hidrocortisol e 5-alfa-tetra-hidrocortisol. O papel fisiológico desses últimos metabólitos não é claro (Langhoff et al., 1987).

Revisão sistemática e metanálise avaliou o papel da hidrocortisona na insuficiência crônica da suprarrenal, avaliando dose alta (≥ 30 mg/dia) ou dose baixa (< 30 mg/dia). Formas farmacêuticas de liberação prolongada ou de administração subcutânea (SC) foram associadas com melhor qualidade de vida quando comparadas com formas farmacêuticas de liberação imediata (Al Nofal et al., 2017). A dose inicial de hidrocortisona varia entre 20 e 240 mg/dia dependendo da doença a ser tratada. A dose inicial deve ser mantida ou ajustada até que uma resposta terapêutica satisfatória seja obtida, quando, então, a dose de manutenção deve ser determinada, reduzindo-se a dose inicial de maneira discreta e lenta com o intuito de minimizar a intensidade das reações adversas. No tratamento de exacerbações agudas de esclerose múltipla, a dose diária recomendada é de 200 mg/dia durante 1 semana, seguida de 80 mg em dias alternados por 1 mês.

Metilprednisolona (Solu-Medrol®)

Derivado da prednisolona (Figura 49.10) com atividade farmacológica semelhante aos demais glicocorticoides. Distintamente da prednisolona, a metilprednisolona não tem afinidade pela transcortina e liga-se somente à albumina, portanto, sua farmacocinética é linear e não apresenta dependência de dose (Szefler et al., 1986). Pode ser administrada VO ou IV.

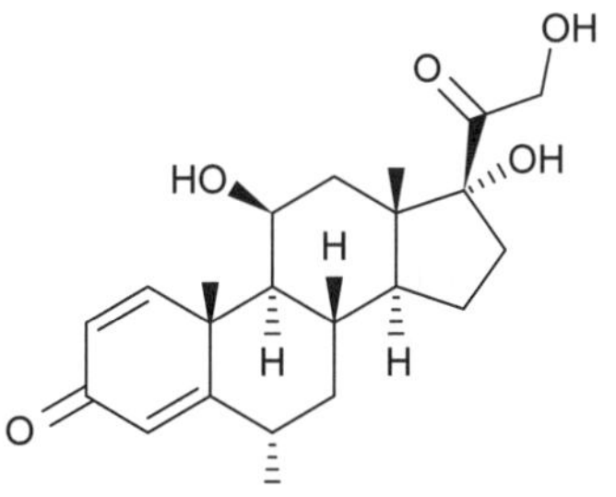

A metilprednisolona tem vários metabólitos, como a 20-carboximetilprednisolona e a 6-beta-hidróxi-20-alfa-hidroximetilprednisolona. Pode ocorrer interconversão entre metilprednisolona em metilprednisona. A disposição da metilprednisolona é biexponencial.

Metanálise avaliou a eficácia e a segurança de metilprednisolona administrada IV ou VO no tratamento de exacerbação do quadro de esclerose múltipla (Liu et al., 2017). Cinco ensaios clínicos envolvendo 369 pacientes foram analisados. Não houve diferença significativa na melhora da exacerbação causada por metilprednisolona administrada VO quando comparada com a administração IV (Figura 49.11). Não houve evidência de heterogeneidade nos ensaios clínicos. Em relação à segurança, o uso oral de metilprednisolona foi associado com incidência maior de insônia.

A dose inicial recomendada de metilprednisolona varia entre 4 e 48 mg/dia dependendo da doença a ser tratada. A dose inicial deve ser mantida ou ajustada até que uma resposta terapêutica satisfatória seja obtida, momento em que a dose de manutenção deve ser determinada reduzindo-se a dose inicial de maneira discreta e lenta com o intuito de minimizar a intensidade das reações adversas. A seguir, mostra-se a equivalência de 4 mg de metilprednisolona com outros corticosteroides utilizados sistemicamente:

- Cortisona: 25
- Hidrocortisona: 20
- Prednisolona: 5
- Prednisona: 5
- Metilprednisolona: 4
- Triancinolona: 4
- Parametasona: 2
- Betametasona: 0,75
- Dexametasona: 0,75

Deflazacorte (Calcort®)

Glicocorticoide derivado da prednisolona (Figura 49.12), atua como profármaco cujo metabólito ativo é o 21-desacetildeflazacorte. Na dose de 6 mg, apresenta a mesma potência que 5 mg de prednisolona ou prednisona (Nayak e Acharjya, 2008).

Após a administração oral em jejum, o $T_{máx}$ do deflazacorte varia entre 0,5 e 2 h. A ligação do deflazacorte às proteínas plasmáticas é discreta (40%). O deflazacorte é rapidamente convertido em seu metabólito ativo, o 21-desacetildeflazacorte, por meio da ação de esterases, sendo que o metabólito ativo é posteriormente metabolizado pelo CIP3A4 em vários metabólitos inativos. O deflazacorte é eliminado principalmente por via renal (aproximadamente 68% da dose), sendo 18% na forma de metabólito ativo. Em estudo comparando pacientes

Figura 49.10 Metilprednisolona.

Ensaio clínico ou subgrupo	oPM Eventos	Total	ivPM Eventos	Total	Peso (%)	Risco relativo M-H, fixo, IC 95%
Alam (1993)	10	15	16	20	10,6	0,83 (0,55-1,27)
Barnes (1997)	22	42	18	36	15,0	1,05 (0,68-1,62)
Le Page (2015)	63	82	68	90	50,2	1,02 (0,86-1,20)
Martinelli (2009)	11	19	17	20	12,8	0,68 (0,45-1,04)
Ramo-Tello (2014)	15	22	15	23	11,4	1,05 (0,69-1,58)
Total (IC 95%)		**180**		**189**	**100,0**	**0,96 (0,48-1,10)**
Total de eventos	121		134			

Heterogeneidade: Chi² = 3,71, df = 4 (p = 0,45); I² = 0%
Teste para o efeito geral: Z = 0,56 (p = 0,58)

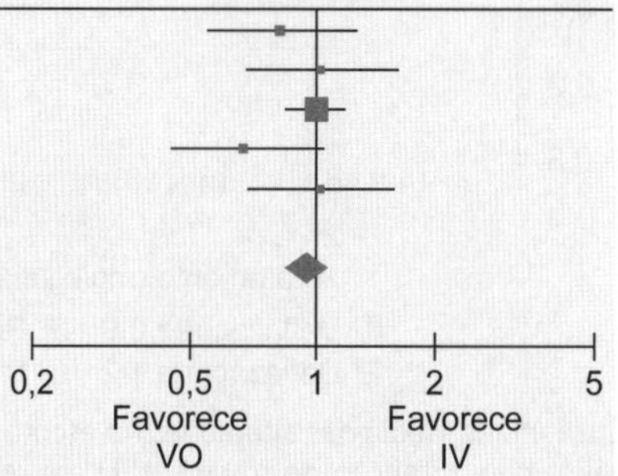

Favorece VO / Favorece IV

Figura 49.11 *Forest plot* comparando a eficácia da metilprednisolona administrada VO *versus* IV no tratamento da exacerbação do quadro de esclerose múltipla.

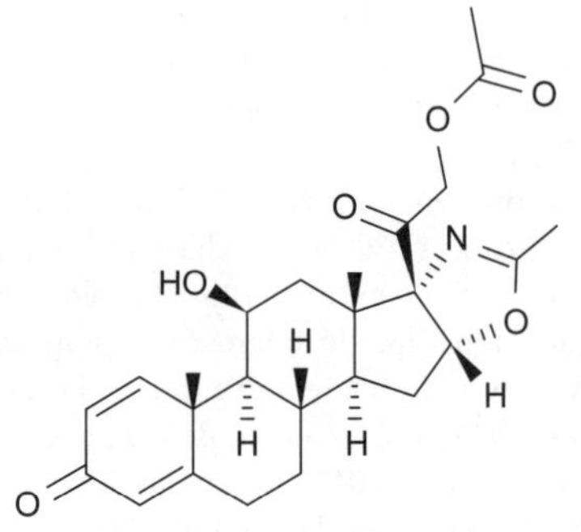

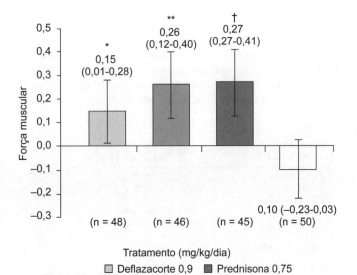

Figura 49.12 Deflazacorte.

com doença renal terminal (*clearance* de creatinina < 15 mℓ/min) com voluntários sadios não observou diferença em relação à exposição ao 21-desacetildeflazacorte. A meia-vida de eliminação do deflazacorte varia entre 1,1 e 1,9 h.

A eficácia e a segurança do deflazacorte foram avaliadas por meio de ensaio clínico duplo-cego, multicêntrico, randomizado, controlado com placebo e com comparador ativo, em pacientes pediátricos do sexo masculino com idades entre 5 e 15 anos com distrofia muscular de Duchenne (Griggs *et al.*, 2016). Os pacientes (n = 196) foram randomizados para receberem deflazacorte 0,9 mg/kg/dia, deflazacorte 1,2 mg/kg/dia, prednisona 0,75 mg/kg/dia ou placebo por 12 semanas. O objetivo primário foi a avaliação da força muscular em relação à linha de base. Tanto o deflazacorte como a prednisona foram superiores ao placebo em relação ao objetivo primário após 12 semanas de tratamento (Figura 49.13).

Após 12 semanas, os pacientes que estavam sendo tratados com placebo foram randomizados para um dos três tratamentos ativos e seguidos por mais 40 semanas, totalizando 52 semanas de seguimento. A Figura 49.14 ilustra o efeito do tratamento na força muscular após esse período.

As reações adversas mais comuns foram aparência cushingoide, aumento de peso, eritema, hirsutismo, cefaleia e nasofaringite. O aumento de peso induzido pela prednisona foi significativamente maior quando comparado com o aumento de peso induzido pelo deflazacorte (Figura 49.15).

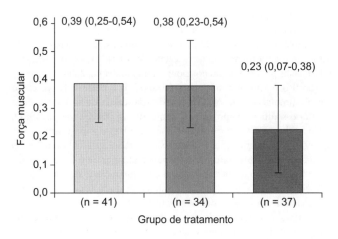

Figura 49.14 Média das alterações no escore médio de força muscular (análise com intenção de tratar – ITT) em relação à linha de base da semana 52. Barras verticais indicam IC 95%.

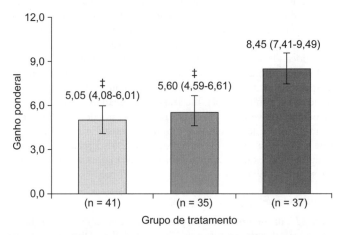

Figura 49.15 Diferença média de ganho ponderal avaliada na semana 52 em relação à linha de base. Barras verticais representam IC 95%. ‡: p < 0,0001 *versus* prednisona 0,75 mg/kg/dia.

A dose recomendada do deflazacorte para tratamento da distrofia muscular de Duchenne é de 0,9 mg/kg/dia. As doses comumente utilizadas de deflazacorte para outras doenças, de origem inflamatória ou não, variam entre 0,25 e 1,5 mg/kg/dia. Para pacientes tratados com doses de deflazacorte iguais ou superiores a 9 mg/dia durante períodos superiores a 3 semanas, a interrupção do tratamento deve ser feita de maneira gradual. As reações adversas mais comuns, com incidência maior ou igual a 10% em relação ao placebo, são aparência cushingoide, aumento de peso, aumento de apetite, infecção do trato respiratório superior, tosse, polaciúria, hirsutismo, obesidade central e nasofaringite.

REFERÊNCIAS BIBLIOGRÁFICAS

Ahmed SF, Tucker P, Mushtaq T, Wallace AM, Williams DM, Hughes IA. Short-term effects on linear growth and bone turnover in children randomized to receive prednisolone or dexamethasone. Clin Endocrinol (Oxf). 2002;57:185-91.

Al Nofal A, Bancos I, Benkhadra K, Ospina NM, Javed A, Kapoor E, et al. Glucocorticoid replacement regimens ins chronic adrenal insufficiency: a systematic review and meta-analysis. Endocr Pract. 2017;23:17-31.

Avenant C, Ronacher K, Studsrud E, Louw A, Hapgood JP. Role of ligand-dependent GR phosphorylation and half-life in determination of ligand-specific transcriptional activity. Mol Cell Endocrinol. 2010;327:72-88.

Figura 49.13 Média das alterações no escore médio de força muscular (análise com intenção de tratar – ITT) em relação à linha de base da semana 12 em comparação às semanas 1 e 2 (objetivo primário). Barras verticais indicam IC 95%.

Ayroldi E, Cannarile L, Migliorati G, Nocentini G, Delfino DV, Riccardi C. Mechanisms of the anti-inflammatory effects of glucocorticoids: genomic and nongenomic interference with MAPK signaling pathways. Faseb J. 2012;26:4805-20.

Bleicken B, Hahner S, Loeffler M, Ventz M, Allolio B, Quinkler M. Impaired subjective health status in chronic adrenal insufficiency: impact of different glucocorticoid replacement regimens. Eur J Endocrinol. 2008;159:811-7.

Boudinot FD, Jusko WJ. Plasma protein binding interaction of prednisone and prednisolone. J Steroid Biochem. 1984;21:337-9.

Buttgereit F, da Silva JA, Boers M, Burmester GR, Cutolo M, Jacobs J, et al. Standardised nomenclature for glucocorticoid dosages and glucocorticoid treatment regimens: current questions and tentative answers in rheumatology. Ann Rheum Dis. 2002;61:718-22.

Cain DW, Cidlowski JA. Immune regulation by glucocorticoids. Nat Rev Immunol. 2017;17:233-47.

Cruz-Topete D, Ciclowski JA. One hormone two actions: anti- and pro-inflammatory effects of glucocorticoids. Neuroimmunomodulation. 2015;22:20-32.

Czock D, Keller F, Rasche FM, Häussler U. Pharmacokinetics and pharmacodynamics of systemically administered glucocorticoids. Clin Pharmacokinet. 2005;44:61-98.

da Silva JAP, Jacobs JWG, Kirwan JR, Boers M, Saag KG, Inês LB, et al. Safety of low dose glucocorticoid treatment in rheumatoid arthritis: published evidence and prospective trial data. Ann Rheum Dis. 2006;65:285-93.

de Oliveira GS, Almeida MD, Benzon TH, McCarthy RJ. Perioperative single dose systemic dexamethasone for postoperative pain. A meta-analysis of randomized controlled trials. Anesthesiology. 2011;115:575-88.

Derendorf H, Möllmann H, Barth J, Möllmann C, Tunn S, Krieg M. Pharmacokinetics and oral bioavailability of hydrocortisone. J Clin Pharmacol. 1991;31:473-6.

Diederich S, Eigendorff E, Burkhardt P, Quinkler M, Bumke-Vogt C, Rochel M, et al. 11 β-hydroxysteroid dehydrogenase types 1 and 2: an important pharmacokinetic determinant for the activity of synthetic mineralo- and glucocorticoids. J Clin Endocrinol Metab. 2002;87:5695-701.

Diederich S, Hanke B, Burkhardt P, Müller M, Schöneshöfer M, Bähr V, et al. Metabolism of synthetic corticosteroids by 11 beta-hydroxysteroid-dehydrogenases in man. Steroids. 1998;63:271-7.

Esteban NV, Loughlin T, Yergey AL, Zawadzki JK, Booth JD, Winterer JC, et al. Daily cortisol production rate in man determined by stable isotope dilution/mass spectrometry. J Clin Endocrinol Metab. 1991;72:39-45.

Filipsson H, Monson JP, Koltowska-Häggström M, Mattsson A Johannsson G. The impact of glucocorticoid replacement regimens on metabolic outcome and comorbidity in hypopituitary patients. J Clin Endocrinol Metab. 2006;91:3954-61.

Griggs RC, Miller JP, Greenberg CR, Fehlings DL, Pestronk A, Mendell JR, et al. Efficacy and safety of deflazacort vs prednisone and placebo for Duchenne muscular dystrophy. Neurology. 2016;87:2123-31.

Gross KL, Cidlowski JA. Tissue-specific glucocorticoid action: a family affair. Trends Endocrinol Metab. 2008;19:331-9.

Guslandi M, Tittobello A. Steroid ulcers: a myth revisited. BMJ. 1992;304:655-6.

Hayball PJ, Cosh DG, Ahern MJ, Schultz DW, Roberts-Thomson PJ. High dose oral methylprednisolone in patients with rheumatoid arthritis: pharmacokinetics and clinical response. Eur J Clin Pharmacol. 1992;42:85-8.

Kino T, Su YA, Chrousos GP. Human glucocorticoid receptor isoform beta: recent understanding of its potential implications in physiology and pathophysiology. Cell Mol Life Sci. 2009;66:3435-48.

Kong AN, Ludwig EA, Slaughter RL, DiStefano PM, DeMasi J, Middleton Jr E, et al. Pharmacokinetics and pharmacodynamic modeling of direct suppression effects of methylprednisolone on serum cortisol and blood histamine in human subjects. Clin Pharmacol Ther. 1989;46:616-28.

Lamberts SW, Bruining HA, de Jong FH. Corticosteroid therapy in severe illness. N Engl J Med. 1997;337:1285-92.

Langhoff E, Olgaard K, Ladefoged J. The immunosuppressive potency in vitro of physiological and synthetic steroids on lymphocyte cultures. Int J Immunopharmacol. 1987;9:469-73.

Lewis-Tuffin LJ, Cidlowski JA. The physiology of human glucocorticoid receptor beta (hGR beta) and glucocorticoid resistance. Ann N Y Acad Sci. 2006;1069:1-9.

Liu S, Liu X, Chen S, Xiao Y, Zhuang W. Oral versus intravenous methylprednisolone for the treatment of multiple sclerosis relapses: a meta-analysis of randomized controlled trials. Plus One. 2017;12:e0188644.

Nayak S, Acharjya B. Deflazacort versus other glucocorticoids: a comparison. Indian J Dermatol. 2008;53:167-70.

Oakley RH, Cidlowski JA. The biology of the glucocorticoid receptor: New signaling mechanisms in health and disease. J Allergy Clin Immunol. 2013;132:1033-44.

Schlaghecke R, Kornely E, Santen RT, Ridderskamp P. The effect of long-term glucocorticoid therapy on pituitary-adrenal responses to exogenous corticotropin-releasing hormone. N Engl J Med. 1992; 326:226-30.

Spoorenberg SM, Deneer VH, Grutters JC, Pulles AE, Voorn GP, Rijkers GT, et al. Pharmacokinetics of oral vs intravenous dexamethasone in patients hospitalized with community-acquired pneumonia. Br J Clin Pharmacol. 2014;78:78-83.

Szefler SJ, Ebling WF, Georgitis JW, Jusko WJ. Methylprednisolone versus prednisolone pharmacokinetics in relation to dose in adults. Eur J Clin Pharmacol. 1986;30:323-9.

van Staa TP, Leufkens HG, Abenhaim L, Zhang B, Cooper C. Oral corticosteroids and fracture risk: relationship to daily and cumulative doses. Rheumatology (Oxf). 2000;39:1383-9.

Wald JA, Law RM, Ludwig EA, Sloan RR, Middleton E Jr, Jusko WJ. Evaluation of dose-related pharmacokinetics and pharmacodynamics of prednisolone in man. J Pharmacokinet Biopharm. 1992;20:567-89.

Whitworth JA, Gordon D, Andrews J, Scoggins BA. The hypertensive effect of synthetic glucocorticoids in man: role of sodium and volume. J Hypertens. 1989;7:537-49.

Yudt MR, Cidlowski JA. Molecular identification and characterization of α and β forms of the glucocorticoid receptor. Mol Endocrinol. 2001;15:1093-103.

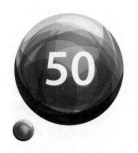

Artrite Reumatoide

INTRODUÇÃO

A artrite reumatoide é caracterizada por sinovite persistente, inflamação sistêmica e presença de autoanticorpos (em particular contra fator reumatoide e contra o peptídio citrulinado). Aproximadamente 50% do risco para desenvolvimento de artrite reumatoide estão relacionados a fatores genéticos. O tabagismo é considerado um importante fator ambiental. Em países industrializados, a artrite reumatoide afeta 0,5 a 1% dos adultos, com 5 a 50 casos novos por 100 mil anualmente. É mais frequente em mulheres e pessoas idosas e, caso não seja controlada clinicamente, pode causar dano articular, redução da qualidade de vida, comorbidades cardiovasculares e outras comorbidades.

A artrite reumatoide é considerada uma síndrome clínica que abrange vários subtipos de doenças, os quais envolvem várias cascatas inflamatórias, levando a uma via final em que estão presentes inflamação sinovial persistente e dano associado à cartilagem articular e ao osso que está recoberto pela cartilagem articular. Uma cascata inflamatória é representada pela superprodução e superexpressão do fator de necrose tumoral (TNF). Essa via causa inflamação sinovial e destruição articular. A superprodução do TNF tem várias causas, incluindo interação entre linfócitos B e T, fibroblastos tipo-sinoviais e macrófagos. Esse processo leva à superprodução de muitas citocinas como a interleucina-6 (IL-6), a qual reforça a inflamação persistente e a destruição da cartilagem (Choy et al., 2002). A superprodução de outras citocinas inflamatórias, como a IL-1, difere do processo da IL-6, porque a produção desta é mais discreta ou específica para um ou mais subtipos de doenças, como é o caso da resposta terapêutica obtida pelo bloqueio de IL-1 em pacientes com artrite juvenil idiopática ou no caso do aparecimento da doença de Still em pacientes adultos (Scott et al., 2010).

As principais células locais afetadas pela artrite reumatoide são as células sinoviais e as células articulares. As células sinoviais podem ser divididas em sinoviócitos com características de fibroblastos e sinoviócitos com características de macrófagos. A superprodução de citocinas pró-inflamatórias decorre possivelmente de sinoviócitos com características de macrófagos. Os sinoviócitos com características de fibroblastos apresentam comportamento alterado em pacientes com artrite reumatoide. Em modelos experimentais, a coimplantação de sinoviócitos com características de fibroblastos com a cartilagem causa invasão desta pelos fibroblastos (Müller-Ladner et al., 1996), comportamento que se correlaciona com a destruição da articulação em pacientes com artrite reumatoide (Tolboom et al., 2005). Há evidências da associação de destruição articular e ativação de osteoclastos, representando um processo fundamental na erosão óssea observada nesses pacientes. A inibição da ativação de osteoclastos reduz a destruição articular, sem, entretanto, afetar a inflamação articular (Cohen et al., 2008). Não está claro ainda se a artrite começa como um processo primário do osso e depois envolve a articulação ou se é um processo inicial da articulação que posteriormente envolve o osso (Schett e Firestein, 2010).

O fator reumatoide é um anticorpo clássico encontrado em pacientes com artrite reumatoide. Os fatores reumatoides IgM e IgA são marcadores patogênicos direcionados contra o fragmento Fc da IgG. Outros anticorpos importantes são aqueles direcionados contra os peptídios citrulinados (ACPA, do inglês *anticitrulinated protein antibodies*). Embora a maioria (mas não todos) dos pacientes que apresentam positividade para ACPA apresentem também positividade para fator reumatoide, os ACPA parecem ser mais específicos e sensíveis para diagnóstico e também como marcadores de prognóstico reservado, como destruição progressiva da articulação (van der Linden et al., 2009). Aproximadamente 50 a 80% dos pacientes com artrite reumatoide têm anticorpos contra fator reumatoide e/ou ACPA. A composição da resposta imune varia com o tempo, com limitada especificidade nas fases iniciais da artrite reumatoide e uma resposta imunológica mais madura conforme a progressão da doença, quando mais epítopos são reconhecidos (Figura 50.1).

Ensaios clínicos demonstraram que pacientes com artrite reumatoide positivos para fator reumatoide e ACPA apresentam quadro clínico diferente dos pacientes com artrite reumatoide soronegativa. Pacientes ACPA-positivos têm mais linfócitos no tecido sinovial, enquanto pacientes ACPA-negativos têm mais fibrose e aumento da espessura da sinóvia. Pacientes com artrite reumatoide ACPA-positivo são associados com aumento da destruição articular e menor taxa de remissão (van der Helm-van Mil AHM et al., 2005).

Os anti-inflamatórios não esteroides (AINE) e os glicocorticoides por vias oral (VO), intramuscular (IM) e intra-articular podem ser utilizados para controle da dor e da inflamação, entretanto, esses fármacos devem ser utilizados por curto período. Os fármacos que modificam a doença, chamados de DMARD (*disease-modifying antirheumatic drugs*), são os atualmente utilizados para o tratamento da artrite reumatoide. Os DMARD podem ser divididos em biológicos e não biológicos. Os fármacos biológicos incluem anticorpos monoclonais e receptores recombinantes para bloquear as citocinas responsáveis pela cascata de inflamação que geram os sintomas no paciente com artrite reumatoide.

FÁRMACOS NÃO BIOLÓGICOS (DMARD NÃO BIOLÓGICOS)

Os fármacos não biológicos compreendem o metotrexato (fármaco considerado como primeira opção no tratamento da fase inicial da artrite reumatoide), a sulfassalazina, os fármacos antimaláricos (especialmente a hidroxicloroquina), a leflunomida (inibidor da síntese de pirimidinas) e os inibidores das quinases Janus. Há outros fármacos não biológicos que foram utilizados no passado no tratamento da artrite reumatoide, como os sais de ouro (aurotiomalato sódico) e os imunossupressores d-penicilamina, azatioprina, ciclofosfamida e ciclosporina. Entretanto, eles não são mais utilizados ou o são raramente, portanto, sua farmacologia e sua eficácia clínica no tratamento da artrite reumatoide não serão abordadas.

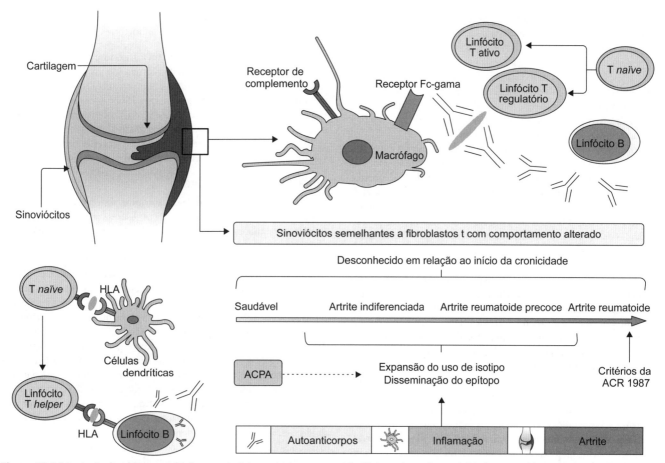

Figura 50.1 Principais alterações patológicas na sinóvia na artrite reumatoide. HLA: antígeno leucocitário humano (do inglês *human leukocyte antigen*). ACPA: peptídios citrulinados; ACR: American College of Rheumatology.

Metotrexato (Otrexup)

Na década de 1940, o desenho racional de fármacos levou ao desenvolvimento do metotrexato como inibidor da enzima diidrofolato redutase para tratamento de leucemias. No entanto, seu uso em doses muito mais baixas (15 a 25 mg) confirmou sua eficácia no tratamento da artrite reumatoide, sendo que o número de pacientes necessários para tratar (*number-needed-to-treat*) para demonstrar melhora de 50% dos parâmetros da doença é 7 (Lopez-Olivo *et al.*, 2014). O metotrexato tem custo baixo, um histórico longo de segurança, boa eficácia (ensaios clínicos comparando biológicos de primeira geração não identificaram superioridade consistente quando comparados com o metotrexato) e regime terapêutico de administração semanal, tornando-o excelente opção para tratamento inicial da artrite reumatoide (Salliot e van der Heijde, 2009). Entretanto, há algumas desvantagens: o lento início de ação e o fato de nem todos os pacientes tratados com metotrexato obterem uma resposta terapêutica adequada. A monoterapia com metotrexato em pacientes com artrite reumatoide costuma causar resposta terapêutica adequada (ACR50) em aproximadamente 40% dos pacientes, e não há, até o momento, biomarcadores para identificar esse subgrupo de pacientes (Brown *et al.*, 2016).

Apesar de seu longo uso no tratamento da artrite reumatoide, o mecanismo de ação responsável pelo seu efeito benéfico em doses baixas não é conhecido. Conforme visto na Figura 50.2, o metotrexato tem vários potenciais mecanismos de ação que poderiam ser responsáveis pelo efeito terapêutico observado na artrite reumatoide.

Antagonismo de folato. Embora o metotrexato cause depleção dos estoques de purina e pirimidina, a evidência clínica não condiz com esse mecanismo, visto que a administração de folato reduz a incidência de reações adversas induzidas pelo metotrexato sem, contudo, afetar seu efeito terapêutico na artrite reumatoide.

Sinalização da adenosina. A adenosina é um dos principais moduladores da *down regulation* da ativação e proliferação de linfócitos T. As células regulatórias T (T_{reg}) que expressam a proteína FOXP3 (*forkhead box protein P3*) são consideradas importantes como sendo um subtipo de células imunorregulatórias que reduzem a atividade dos linfócitos T *helper* subtipo 17. Essas células T_{reg} FOXP3+ estão potencialmente desreguladas em pacientes com artrite reumatoide (Komatsu *et al.*, 2014). Essas células expressam CD39 (ectonucleosídio trifosfato difosfo-hi-

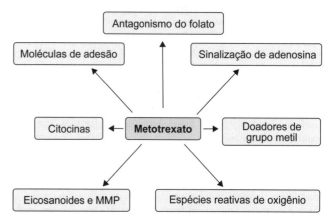

Figura 50.2 Mecanismo de ação do metotrexato em baixa dose na artrite reumatoide. Diversos mecanismos foram propostos para explicar o efeito benéfico do metotrexato no quadro clínico da artrite reumatoide, como o antagonismo dos processos dependentes de folato, estimulação da sinalização da adenosina, inibição da produção de doadores de grupo metil, geração de espécies reativas de oxigênio, redução da expressão de moléculas de adesão, modificação do perfil de citocinas e *downregulation* da produção de eicosanoides e de metaloproteinases (MMP).

drolase 1) – que metaboliza adenosina trifosfato (ATP) e adenosina fosfato (ADP) em adenosina monofosfato (AMP) – e CD37, que libera a adenosina do AMP. Os efeitos benéficos do metotrexato em baixas doses podem decorrer da potenciação da geração de adenosina pelos linfócitos T_{reg} FOXP3⁺, criando, assim, um microambiente imunotolerante. Entretanto, em ensaio clínico envolvendo 10 pacientes com doença inflamatória intestinal, a injeção de metotrexato não causou efeito significativo nas concentrações séricas de adenosina, tampouco nas concentrações de adenosina no reto (Egan et al., 1999).

Doação de grupo metil. Muitas funções metabólicas celulares envolvem a adição do grupo metil às biomoléculas, como DNA e proteínas. Vários derivados de folato são capazes de atuar como doadores de metil e estão envolvidos na regeneração da metionina a partir da homocisteína. A metionina é o substrato para a conversão em S-adenosil metionina, que é o principal doador de metil na célula. Esses processos são dependentes da diidrofolato redutase, enzima inibida pelo metotrexato. A via metabólica das poliaminas, a qual inclui a síntese de espermina e espermidina, depende de doação de grupo metil. Níveis de poliaminas no líquido sinovial estão aumentados em pacientes com artrite reumatoide quando comparados com pacientes com osteoartrite (Yukioka et al., 1992). Em experimentos in vitro e in vivo, o metotrexato reduziu os níveis de poliaminas, e essa inibição foi antagonizada por espermidina, espermina ou s-adenosilmetionina. A superexpressão da ornitina decarboxilase responsável pela síntese de poliaminas antagoniza o efeito do metotrexato em linfócitos T, indicando que uma *down regulation* da síntese de poliaminas via inibição da geração de doadores de grupo metil pode contribuir para a ação do metotrexato. Interessante ressaltar que pacientes com artrite reumatoide apresentam hipometilação global do DNA quando comparados com voluntários sadios e que a metilação do DNA é aumentada pelo tratamento com metotrexato (Kim et al., 1996).

Geração de espécies reativas do oxigênio. A terapia com metotrexato aumenta o nível de apoptose em células T transformadas; esse aumento depende da dose do fármaco e da duração do tratamento (Philips et al., 1996). Esse efeito é associado com aumento da geração de espécies reativas de oxigênio. Em sinoviócitos com características de fibroblastos, a IL-6 estimula a proliferação e a produção de espécies reativas de oxigênio, sendo que esses efeitos são inibidos por tratamento com metotrexato (Sung et al., 2000).

Expressão de moléculas de adesão. O antígeno linfocitário cutâneo encontrado em linfócitos T, que atua como um sinal de localização para a pele na psoríase, está *down regulated* no tratamento com metotrexato em doses baixas. Em biopsias de sinóvia de pacientes com artrite reumatoide e tratados com metotrexato por 16 semanas, a expressão de E-selectina e VCAM1 (*vascular cell adhesion protein 1*) estava reduzida quando comparada com os níveis pré-tratamento (Dolhain et al., 1998). Os níveis de IL-1 e TNF, assim como o número de células inflamatórias na articulação, também estavam reduzidos quando comparados com os níveis pré-tratamento. O metotrexato, portanto, pode reduzir a migração de células inflamatórias para a articulação ao reduzir a expressão de moléculas de adesão.

Modificação do perfil de citocinas. Após estimulação *ex vivo*, linfócitos T isolados de pacientes com artrite reumatoide e tratados com metotrexato têm capacidade reduzida de produzir citocinas tipo interferona-gama (IFN-gama), IL-4 e IL-13 quando comparados com linfócitos T de voluntários sadios virgens de tratamento com metotrexato (Gerards et al., 2003).

Eicosanoides e melatoproteinases. Produção de prostaglandina E2 em sangue total de pacientes com artrite reumatoide tratados com metotrexato é menor quando comparada com níveis obtidos em voluntários sadios (Mello et al., 2000). Em ensaio clínico com 8 pacientes com artrite reumatoide virgens de tratamento com metotrexato, a produção *ex vivo* de leucotrieno B4 por neutrófilos foi menor em amostras obtidas 24 h após tratamento com metotrexato quando comparada com amostras obtidas pré-tratamento (Leroux et al., 1992). Em pacientes com artrite reumatoide inicial, as concentrações séricas de metaloproteinases MMP1, MMP3, MMP9 e MMP13 caíram de maneira significativa após 6 meses de tratamento com metotrexato.

A dose inicial recomendada de metotrexato para tratamento é de 7,5 mg/semana. No caso de artrite reumatoide juvenil poliarticular, a dose recomendada é de 10 mg/m² 1 vez/semana. O metotrexato pode ser administrado VO ou via subcutânea (SC). A via SC apresenta excelente biodisponibilidade, com aumento proporcional à dose, sem a saturação que ocorre quando administrado VO (Tabela 50.1; Bianchi et al., 2016). Além da melhor biodisponibilidade, estudos indicam que a resposta clínica também é melhor com a administração SC (Tabela 50.2).

Sulfassalazina (Azulfidine®)

É formada pela combinação de sulfapiridina com mesalazina conectadas por uma ponte azo (Figura 50.3). Apesar da sulfassalazina ser utilizada no tratamento da artrite reumatoide há décadas, ainda não estão claros seu exato mecanismo de ação e mesmo se o efeito terapêutico se deve ao fármaco inalterado ou aos seus metabólitos sulfapiridina e mesalazina (Plosker e Croom, 2005). A sulfassalazina, a sulfapiridina e a mesalazina em concentrações clinicamente relevantes inibem *in vitro* a liberação de citocinas tipo IL-1, IL-2, IL-6, IL-12 e TNF, assim como a produção de IgM e IgG. Apesar do mecanismo de inibição não estar claro, alguns estudos demonstram que a inibição da expressão de TNF em macrófagos pela sulfassalazina ocorre pela indução de apoptose (Rodenburg et al., 2000). A sulfassalazina atualmente não é utilizada em monoterapia na artrite reumatoide, e sim associada na chamada tríplice terapia (metotrexato, hidroxicloroquina e sulfassalazina).

A biodisponibilidade absoluta VO da sulfassalazina é menor que 15% e ela é metabolizada por bactérias intestinais em sulfapiridina e ácido 5-aminossalicílico. É bem absorvida pelo intestino, enquanto o ácido 5-aminossalicílico é pouco absorvido. Concentrações detectáveis de sulfassalazina foram encontradas em voluntários sadios após 90 min da administração de 1 g VO, e o $T_{máx}$ variou entre 3 e 12 h. Os picos de sulfapridina e 5-aminossalicílico ocorreram aproximadamente 10 h após a administração oral, indicando o tempo de trânsito até o intestino grosso, onde a sulfassalazina é metabolizada pelas bactérias. A biodisponibilidade da sulfapiridina é de aproximadamente 60%, enquanto a do ácido 5-aminossalicílico varia entre 10 e 30%. Após a administração intravenosa (IV), o volume de distribuição da sulfassalazina é de 7,5 ± 1,6 ℓ, sendo altamente ligada às proteínas plasmáticas (> 99,3%). A meia-vida de eliminação da sulfassalazina após administração IV é de 7,6 ± 3,4 h e o *clearance* sistêmico de 1 ℓ/h, sendo que o *clearance* renal é responsável por 37% do *clearance* sistêmico.

A eficácia da sulfassalazina no tratamento da artrite reumatoide foi avaliada contra placebo em ensaios clínicos multicêntricos e duplo-cego

Tabela 50.1 Diferenças farmacocinéticas entre metotrexato (MTX) SC e VO.

Intervalo de doses de MTX testado	Biodisponibilidade média
7,5 a 17,5 mg/semana	MTX SC: 0,97 (IC 95% 0,83 a 1,12)*
	MTX VO: 0,85 (IC 95% 0,77 a 0,93)
25 a 40 mg/semana	MTX SC: 1
	MTX VO: 0,64 (0,21 a 0,96)**
10 a 25 mg/semana	Diferenças entre grupos (MTX SC *vs.* MTX VO)
	MTX 10 mg: +21%
	MTX 15 mg: +14%
	MTX 20 mg: +31%
	MTX 25 mg: +41%

IC: intervalo de confiança; SC: subcutâneo; VO: via oral.
*p = 0,002 *vs.* MTX VO.
**p = 0,001 *vs.* MTX SC.

Capítulo 50 • Artrite Reumatoide

Tabela 50.2 Diferenças na resposta clínica entre metotrexato (MTX) SC e VO.

Resultado	Duração do tratamento (meses)	MTX SC	MTX VO	Valor p	Referências
ACR20%	6	78%	70%	< 0,05	Braun *et al.*
ACR70%	6	41%	33%	< 0,05	
DAS28, média (DP)	3	3,49 (1,5)	3,92 (1,48)	0,002	Hazlewood *et al.*
DAS28, média (DP)	6	3,12 (1,46)	3,5 (1,51)	0,011	
DAS28, média (DP)	9	2,79 (1,37)	3,23 (1,53)	0,005	
Mudança de terapia (%)	12	49%	77%	< 0,001	Hazlewood *et al.*

ACR: American College of Rheumatology; DAS: escore de atividade da doença; VO: via oral; SC: subcutâneo; DP: desvio padrão.

(Figura 50.4). A dose inicial recomendada é de 3 a 4 g/dia a cada 6 ou 8 h. Em alguns casos, é interessante iniciar a terapia com dose mais baixa (1 a 2 g/dia) para reduzir a possibilidade de intolerância gastrintestinal. A dose de manutenção é de 2 g/dia. As reações adversas mais comuns associadas à sulfassalazina são anorexia, cefaleia, náuseas, vômitos, estresse gástrico e, aparentemente, oligospermia. Isso ocorre em cerca de um terço dos pacientes. Mais raramente, são observados *rash* cutâneo, prurido, urticária, febre, anemia hemolítica e cianose.

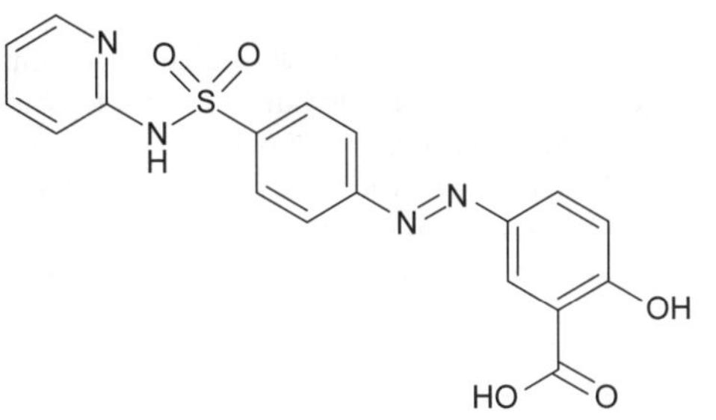

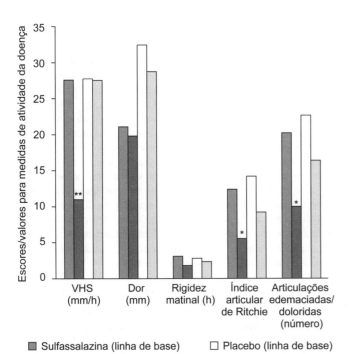

Figura 50.3 Sulfassalazina.

Figura 50.4 Medidas da atividade da doença em um estudo multicêntrico, duplo-cego, controlado por placebo e com sulfassalazina. Pacientes com artrite rematoide com duração < 12 meses foram randomizados para receber sulfassalazina 2 g/dia (n = 53) ou placebo (n = 52) por 6 meses. Um total de 65 pacientes completou o período de tratamento de 6 meses. VHS: velocidade de hemossedimentação.

Antimaláricos

A quinina foi o primeiro fármaco antimalárico utilizado no tratamento de doenças do colágeno, após a observação de que seu uso foi associado com melhora das lesões de pele em pacientes com lúpus eritematoso sistêmico (Payne, 1894). O uso dos antimaláricos quinina e quinacrina melhoraram os sintomas reumáticos em soldados da Segunda Guerra Mundial, que utilizaram esses fármacos para profilaxia da malária (Rynes, 1992). Os antimaláricos cloroquina e hidroxicloroquina foram produzidos em alta quantidade durante a Segunda Guerra Mundial e, depois dela, foram bastante utilizados no tratamento da artrite reumatoide, como será demonstrado a seguir.

As propriedades farmacocinéticas da cloroquina e da hidroxicloroquina são consideradas complexas e, como consequência, é difícil correlacioná-las com a sua eficácia nas diferentes patologias reumáticas, assim como relacioná-las ao mecanismo de ação e às reações adversas observadas (Rainsford *et al.*, 2015). A razão para a complexidade da análise farmacocinética é baseada nas seguintes observações:

- Propriedades físico-químicas intrínsecas, visto serem compostos básicos hidrossolúveis; a cloroquina tem 2 pKa (10,2 e 8,1)
- Existência de enantiômeros R e S com eliminação estéreo-seletiva variável
- Alta variabilidade dos perfis de concentração (Figura 50.5).

A Tabela 50.3 sumariza os parâmetros farmacocinéticos para a cloroquina e a hidroxicloroquina (Cutler *et al.*, 1988). Conforme mostrado na tabela, tanto a cloroquina como a hidroxicloroquina têm volumes de distribuição extremamente altos (cerca de 800 ℓ/kg), indicando sua distribuição em compartimentos hidrossolúveis (líquidos intersticiais, musculatura esquelética) e ligação a tecidos pigmentados, células mononucleares etc. A ligação à melanina, especialmente das células pigmentadas do olho, tem importância particular por causa da relação entre retinopatia e uso de cloroquina e hidroxicloroquina (Tehrani *et al.*, 2008). Há indicações clínicas de que o risco de retinopatia é menor com a hidroxicloroquina quando comparada com a cloroquina (Salton, 1987), e isso é apoiado por evidência experimental em animais que revelaram maior distribuição na córnea da cloroquina em relação à hidroxicloroquina (Easterbrook, 1990). Entretanto, outros estudos em animais também revelaram que a retinopatia é proporcional à dose utilizada e, portanto, a menor toxicidade da hidroxicloroquina na retina pode ser pela menor dose empregada na artrite reumatoide (250 mg/dia) quando comparada com a cloroquina (400 mg/dia). Tanto a cloroquina como a hidroxicloroquina são rapidamente dealquiladas por enzimas do CIP450 em metabólitos ativos como o desetil e bisdesetil cloroquina no caso da cloroquina, e em mono-hidroxil-hidroxicloroquina e desetil-hidroxicloroquina no caso da hidroxicloroquina (McChesney, 1983). As isoformas do CIP450 envolvidas são CIP2C8, CIP3A4 e CIP2D6, com menor participação do CIP1A1.

O mecanismo exato de ação dos antimaláricos no tratamento da artrite reumatoide não é conhecido, visto que esses fármacos apresentam múltiplos efeitos potencialmente anti-inflamatórios, como:

- Inflamação aguda:
  - Inibição da fosfolipase A2

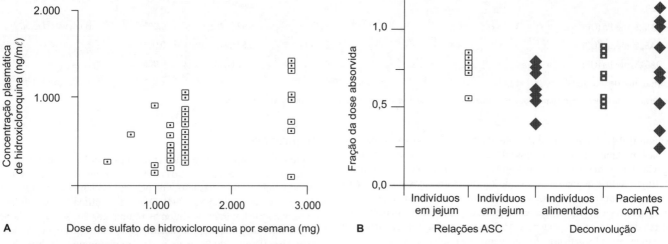

Figura 50.5 Concentrações em estado de equilíbrio para hidroxicloroquina (A) e sua biodisponibilidade absoluta (B).

Tabela 50.3 Parâmetros farmacocinéticos estimados.		
	Cloroquina	Hidroxicloroquina
Meia-vida terminal	45 ± 15 dias	41 ± 11 dias
Depuração total do plasma	1.099 ± 155 mℓ/min	667 ± 235 mℓ/min
Depuração total do sangue	129 ± 35 mℓ/min	96 ± 5 ℓ/min
Vd_{ss} (plasma)	65.000 ℓ	44,257 ℓ
(sangue)	15.000 ℓ	5.500 ℓ
Tempo médio de permanência	990 ± 293 h	1.311 ± h
Clearance renal (% do clearance sistêmico)	51%	21%

Adaptada de Cutler *et al*. (1988).

- Inibição da liberação de enzimas lisossomais
- Inibição da liberação de proteases e radicais livres de neutrófilos
- Redução da produção de fibronectina
• Reações imunoinflamatórias crônicas:
  - Reduz proliferação de linfócitos
  - Reduz atividade de célula *natural killer* (NK)
• Redução da produção de citocinas:
  - Intercalação e complexação com o DNA
  - Atividade antimicrobiana
  - Redução da função do aparelho de Golgi.

Entretanto, há duas observações clínicas de grande importância sobre a ação terapêutica da cloroquina e da hidroxicloroquina no tratamento da artrite reumatoide. A primeira é que os efeitos terapêuticos aparecem gradualmente em função do tempo e a melhora terapêutica costuma atingir seu máximo após 6 meses ou mais de tratamento. A segunda observação é que o efeito terapêutico permanece por vários meses mesmo após a interrupção do tratamento. Portanto, é provável que essa característica de melhora gradual com o tempo indique que a cloroquina e a hidroxicloroquina atuem primariamente nas células que modulam a resposta inflamatória crônica, como os linfócitos e macrófagos (Ben-Zvi *et al*., 2012).

Hidroxicloroquina (Plaquenil)

Conforme mencionado anteriormente, o efeito terapêutico da hidroxicloroquina é cumulativo e leva vários meses para atingir seu efeito máximo. As reações adversas causadas pela hidroxicloroquina incluem alterações psiquiátricas (alterações do humor), neurológicas (cefaleia, tontura), dermatológicas (erupções bolhosas, dermatite esfoliativa) e retinopatia. A retinopatia é a reação adversa mais importante e, na sua forma precoce, é reversível com a interrupção do uso do medicamento. A retinopatia aparece na forma de pigmentação e alterações da visão, sendo recomendado que o paciente faça um exame oftalmológico completo (incluindo fundoscopia) para avaliação da acuidade visual e da detecção de cores, além de campimetria.

A eficácia terapêutica da hidroxicloroquina foi reavaliada em ensaio clínico multicêntrico, duplo-cego, em pacientes com artrite reumatoide que foram tratados inicialmente com metotrexato e não obtiveram resposta adequada (Peper *et al*., 2017). Esses pacientes (n = 289) foram randomizados e submetidos a uma terapia tríplice (metotrexato, sulfassalazina e hidroxicloroquina; n = 145) ou metotrexato associado ao etanercept (n = 144) e acompanhados por 48 semanas. A porcentagem de pacientes que permaneceram com a terapia tríplice foi significativamente maior quando comparada com a associação metotrexato-etanercept (Figura 50.6).

A dose inicial recomendada de hidroxicloroquina para o tratamento de artrite reumatoide em adultos é de 400 a 600 mg/dia, sendo que a dose deve ser ingerida com uma refeição ou com um copo de leite. Em uma pequena porcentagem de pacientes, a dose inicial pode ser reduzida temporariamente em virtude das reações adversas, mas ela pode ser aumentada após 5 a 10 dias até se chegar na resposta ideal. Quando a resposta terapêutica satisfatória é atingida (geralmente entre 4 e 12 semanas após o início do tratamento), a dose deve ser reduzida em 50% e mantida (200 a 400 mg/dia). Glicocorticoides e AINE podem ser utilizados em associação com a hidroxicloroquina. Caso não ocorra efeito terapêutico positivo após 6 meses de tratamento, este deve ser descontinuado.

Inibidores da síntese de ribonucleotídios pirimidínicos

A síntese *de novo* de ribonucleotídios pirimidínicos é virtualmente indetectável em linfócitos quando se encontram na sua fase G_0, visto que essas células podem suprir suas necessidades metabólicas usando outras vias mais econômicas (p. ex., captando uridina ou citosina do plasma e fazendo subsequentemente a conversão intracelular para rUMP e rCMP). Após estimulação dos linfócitos por mitógenos ou por células apresentadoras de antígeno, os linfócitos passam da fase G_0 para a fase G_1 do ciclo celular e, subsequentemente, para a fase S com replicação do DNA. No início da fase G_1, ocorre mobilização do cálcio intracelular e ativação de fatores de transcrição, como o fator nuclear das células T (NFAT, do

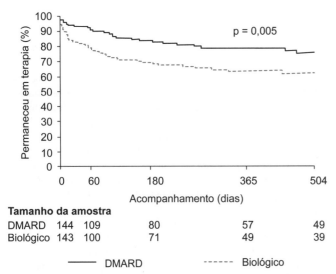

Figura 50.6 Porcentagem de pacientes que permaneceram em terapia com DMARD ou com fármaco biológico.

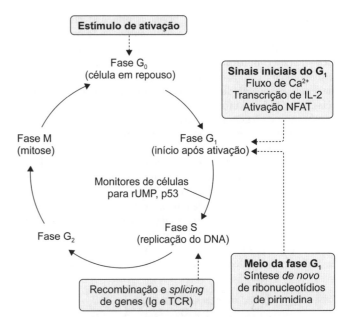

Figura 50.7 Progressão do ciclo celular de linfócitos ativados. Os receptores de membrana são estimulados para iniciar a fase de progressão a partir da fase G_0 (fase de repouso) para a fase G_1, seguido pelas fases S, M (mitose) e G_2 do ciclo celular. Durante o início da fase G_1, ocorre mobilização do cálcio intracelular e ativação de fatores de transcrição, como o NFAT (*nuclear factor of activated T-cells*). No meio da fase G_1, a síntese *de novo* de ribonucleotídios é regulada para suprir a expansão (aproximadamente de 8 vezes) do reservatório de pirimidina. Durante a fase S, ocorrem recombinação gênica e *splicing* de imunoglobulinas (Ig) e do receptor do antígeno da célula T (TCR, do inglês *T-cell antigen receptor*).

inglês *nuclear factor of activated T-cells*). No meio da fase G_1, as vias para a síntese *de novo* de ribonucleotídios são induzidas (Figura 50.7).

Os linfócitos ativados necessitam de uma expansão de 800% de seus reservatórios de ribonucleotídios pirimidínicos (Fairbanks *et al.*, 1995). Esse aumento dos reservatórios ocorre durante a fase G_1 por causa da indução da síntese de enzimas responsáveis pela síntese *de novo* de purinas e pirimidinas. Os passos básicos para a síntese de rUMP são mostrados na Figura 50.8.

A conversão inicial de glutamina e ATP em carbamoilfosfato é catalisada pela enzima carbamoilfosfato sintetase II, ponto suscetível à retroalimentação negativa pelo rUDP e rUTP. Um complexo multienzimático citoplasmático sintetiza o diidro-orotato, o qual se difunde para a mitocôndria onde a enzima diidro-orotato desidrogenase (DHODH) está localizada. Essa enzima usa quinona (coenzima Q) como cofator para produzir o orotato, o qual se difunde da mitocôndria para o citoplasma. O rUMP serve como fonte de deoxinucleotídios para a síntese de DNA, por causa de sua conversão em dUMP que subsequentemente forma dTMP e dTTP. Além de fornecer ribonucleotídios para a síntese de RNA, a via metabólica da síntese *de novo* gera um substrato (rUDP-glicose) para biossíntese de membranas e fonte de energia (rUTP, rGTPm rATP) para a célula ativada.

Os reservatórios de ribonucleotídios pirimidínicos são aumentados de maneira desproporcional em relação aos reservatórios de ribonucleotídios purínicos após a estimulação de linfócitos (ocorre um aumento de 7 a 8 vezes dos reservatórios dos ribonucleotídios pirimidínicos e apenas 1 a 2 vezes dos reservatórios dos ribonucleotídios purínicos). Portanto, os linfócitos ativos dependem do aumento da atividade da síntese *de novo* de ribonucleotídios pirimidínicos para poder progredir para a fase G1. Após a ativação, a progressão pelo ciclo celular é regulada por uma série de proteínas *sensórias*, incluindo o proto-oncogene p53 e as ciclinas D e E. A p53 é uma proteína com meia-vida extremamente curta, geralmente indetectável no citoplasma de células normais (Kubbutat *et al.*, 1997). Redução dos níveis citoplasmáticos de ribonucleotídios causa deslocamento do p53 do citoplasma para uma subsequente migração para o núcleo, onde pode causar interrupção do ciclo celular em G_1 (*cell arrest*) ou induzir apoptose. A Figura 50.9 mostra o efeito de um inibidor da diidro-orotato desidrogenase (DHODH), no caso, o metabólito ativo da leflunomida: a teriflunomida (Fox *et al.*, 1999).

Leflunomida (Arava®)

É um derivado isoxazólico que atua como profármaco, sendo convertido rapidamente após administração oral em uma malononitrilamida chamada teriflunomida. Embora essa conversão ocorra de maneira

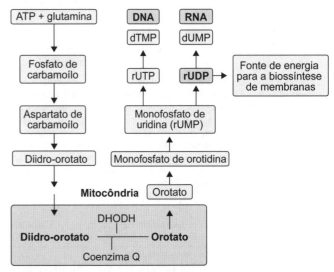

Figura 50.8 Via para a síntese *de novo* dos nucleotídios de pirimidina. A síntese da uridina se dá pela ação da carbamoilfosfato sintetase que usa como substratos ATP e glutamina. Um passo fundamental ocorre na mitocôndria, onde o diidro-orotato é convertido em orotato pela enzima diidro-orotato desidrogenase. O monofosfato de uridina (rUMP) serve como fonte para RNA e DNA e como fonte de energia para a biossíntese de membranas. rUDP: difosfato de uridina; rUTP: trifosfato de uridina.

não enzimática na mucosa intestinal e no plasma, estudos em animais indicam que a conversão pelo fígado durante o efeito de primeira passagem também contribui para a formação da teriflunomida (Fox *et al.*, 1999). A teriflunomida inibe a DHODH *in vitro* em concentrações clinicamente observadas (Cherwinski *et al.*, 1995).

Após a administração oral de leflunomida (Figura 50.10), o $T_{máx}$ para seu metabólito ativo teriflunomida varia entre 6 e 12 h. A teriflunomida é extensivamente ligada às proteínas plasmáticas (> 99%), com um volume aparente de distribuição de aproximadamente 11 ℓ, e o *clearance* sistêmico de 30,5 mℓ/h após administração IV. A meia-vida de eliminação é de 18 a 19 dias em voluntários sadios. A teriflunomida é eliminada diretamente pela via hepatobiliar de forma inalterada e, após 21 dias, 60,1% da dose administrada é eliminada pelas fezes (37,5%) e urina (22,6%). A teriflunomida não é dialisável.

A eficácia da leflunomida no tratamento de pacientes com artrite reumatoide foi avaliada por metanálise de ensaios clínicos randomizados (Golicki *et al.*, 2012). O tratamento com leflunomida foi superior ao placebo (ACR20) após 6 meses ou 1 ano de tratamento (Figura 50.11) e foi considerado não inferior ao metotrexato (ACR50) após 4 meses, 1 ano ou 2 anos de tratamento (Figura 50.12).

A dose recomendada de leflunomida para pacientes com artrite reumatoide é de 20 mg/dia. Para pacientes que apresentam risco baixo de toxicidade hepática ou de mielossupressão, pode ser utilizada uma dose de ataque de 100 mg por 3 dias, seguida de 20 mg/dia. Leflunomida pode ser ingerida com ou sem alimentos. As reações adversas mais comuns foram diarreia, infecções respiratórias, náuseas, cefaleia, *rash* cutâneo, alteração de enzimas hepáticas e dispepsia.

Inibidores das quinases Janus

A família das quinases Janus (JAK) consiste em quatro tirosinoquinases não acopladas a receptores: JAK1, JAK2, JAK3 e tirosinoquinase 2 (TYK2). Elas são responsáveis pela sinalização intracelular pela via JAK-STAT. Elas inicialmente foram chamadas de *just another kinase* 1 e 2 porque foram descobertas em rastreamento para quinases por reação em cadeia da polimerase (PCR), mas eventualmente foram publicadas como JAK, em homenagem ao deus romano que tinha duas faces (elas possuem dois domínios praticamente idênticos de transferência de fosfato: um é responsável pela atividade da quinase e o outro regula negativamente essa atividade).

As JAK estão envolvidas no crescimento, na sobrevivência, no desenvolvimento e na diferenciação de uma série de células, mas são especialmente importantes para as células hematopoéticas e células do sistema imunológico. Cada proteína JAK tem especificidade para um grupo diferente de receptores de citocinas: a função da proteína JAK é, portanto, associada à função das citocinas que se ligam aos seus receptores específicos. Cada receptor de citocina necessita de pelo menos duas JAK associadas para poder exercer sua função de sinalização. As JAK podem funcionar em pares idênticos (JAK2/JAK2) ou em pares diferentes (JAK1/JAK3). A JAK3 é mais específica, associando-se apenas à cadeia gama (gama-c) comum da subunidade do receptor e à JAK1. A subunidade gama-c combina-se com outras subunidades para formar os receptores para IL-2, IL-4, IL-7, IL-9, IL-15 e IL-21. A JAK2 está associada com muitos receptores, entre eles o da eritropoetina, trombopoetina, IFN-gama, IL-3, IL-5 e o fator estimulador de crescimento de granulócitos/macrófagos (GM-CSF). É frequentemente pareada com ela mesma (JAK2/JAK2). A JAK1 está associada com os receptores para IFN-gama e com as citocinas relacionadas com a IL-10, citocinas gama-c, IL-6 e outros receptores de citocinas contendo a subunidade gp130. Ela forma par com qualquer outra das três JAK. A TYK2 transmite a sinalização pelas interferonas do tipo I (IFN-alfa, IFN-beta), IL-12 e IL-23.

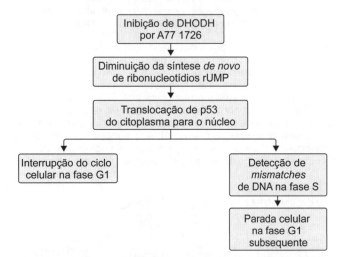

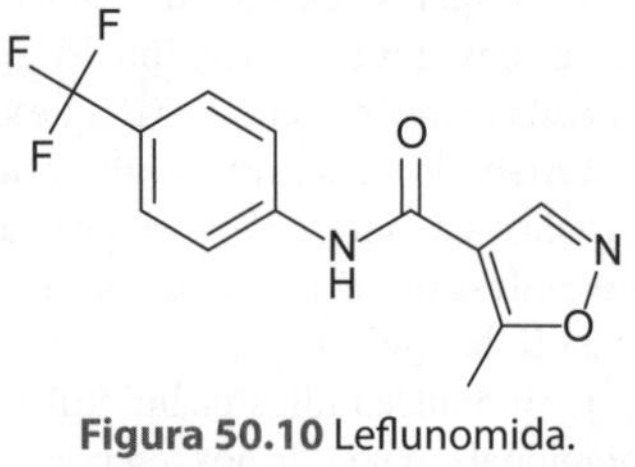

Figura 50.9 Modelo para o mecanismo de ação da leflunomida, a qual é convertida em A77 1726, seu metabólito ativo. Devido à inibição da DHODH, o nível dos ribonucleotídios de primidina está diminuído. Caso o nível de ribonucleotídio seja insuficiente, o sensor citoplasmático p53 é ativado e translocado para o núcleo. O p53 ativa o p21 e inibe a ativação das ciclinas D e E, levando à interrupção do ciclo celular na fase G₁. O p53 pode também detectar *mismatches* de DNA que ocorreram como resultado da recombinação dos genes de imunoglobulinas ou do receptor do antígeno das células T ativadas (TCAR).

Figura 50.10 Leflunomida.

Estudo clínico ou subgrupo	Leflunomida Eventos	Total	Placebo Eventos	Total	Peso (%)	Risco relativo M-H, fixo, IC 95%
ACR20 – após 6 meses de tratamento						
Mladenovic *et al.*	60	101	31	102	30,8	1,95 (1,40-2,73)
Smolen *et al.*	71	130	26	92	30,4	1,93 (1,35-2,77)
Subtotal (IC 95%)		**231**		**194**	**61,3**	**1,94 (1,52-2,49)**
Total de eventos	131		57			
Heterogeneidade: $\chi^2 = 0$, df = 1 (p = 0,96); $I^2 = 0\%$						
ACR20 – após 1 ano de tratamento						
Strand *et al.*	95	182	33	128	38,7	2,02 (1,46-2,80)
Subtotal (IC 95%)		**182**		**128**	**38,7**	**2,02 (1,46-2,80)**
Total de eventos	95		33			
Heterogeneidade: não aplicável						
Teste para o efeito geral: Z = 4,25 (p < 0,0001)						
Total (IC 95%)		**413**		**322**	**100,0**	**1,98 (1,62-2,40)**
Total de eventos	226		90			
Heterogeneidade: $\chi^2 = 0,04$, df = 2 (p = 0,98); $I^2 = 0\%$						
Teste para o efeito geral: Z = 6,78 (p < 0,00001)						
Teste para diferenças de subgrupos: não aplicável						

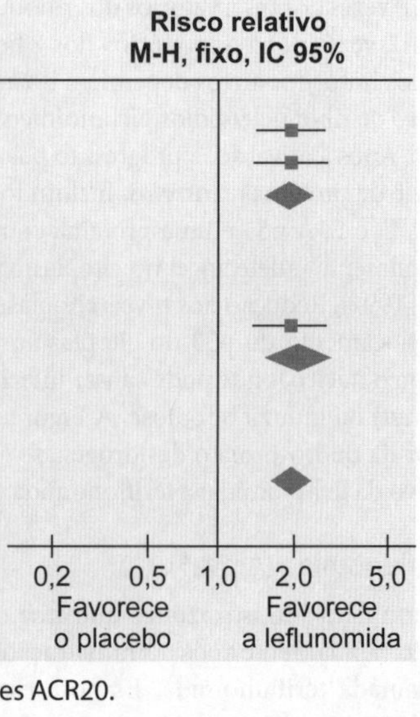

0,2 0,5 1,0 2,0 5,0
Favorece o placebo — Favorece a leflunomida

Figura 50.11 Metanálise da eficácia de leflunomida *versus* placebo: respondedores ACR20.

Estudo clínico ou subgrupo	Leflunomida Eventos	Total	Metotrexato Eventos	Total	Peso (%)	Risco relativo M-H, fixo, IC 95%	Risco relativo M-H, fixo, IC 95%
ACR20 – após 4 meses de tratamento							
Kraan et al.	3	7	2	8	100,0	1,71 (0,39-7,48)	
Subtotal (IC 95%)		7		8	100,0	1,71 (0,39-7,48)	
Total de eventos	3		2				
Heterogeneidade: não aplicável							
Teste para o efeito geral: Z = 0,72 (p = 0,47)							
ACR20 – após 1 ano de tratamento							
Kraan et al.	5	6	5	7	9,5	1,17 (0,65-2,10)	
Strand et al.	65	190	44	190	90,5	1,48 (1,07-2,05)	
Subtotal (IC 95%)		196		197	100,0	1,45 (1,07-1,96)	
Total de eventos	70		49				
Heterogeneidade: $\chi^2 = 0,53$, df = 1 (p = 0,47); $I^2 = 0\%$							
Teste para o efeito geral: Z = 2,4 (p = 0,02)							
ACR50 – após 2 anos de tratamento							
Strand et al.	65	190	53	190	100,0	1,23 (0,91-1,66)	
Subtotal (IC 95%)		190		190	100,0	1,23 (0,91-1,66)	
Total de eventos	65		53				
Heterogeneidade: não aplicável							
Teste para o efeito geral: Z = 1,33 (p = 0,19)							

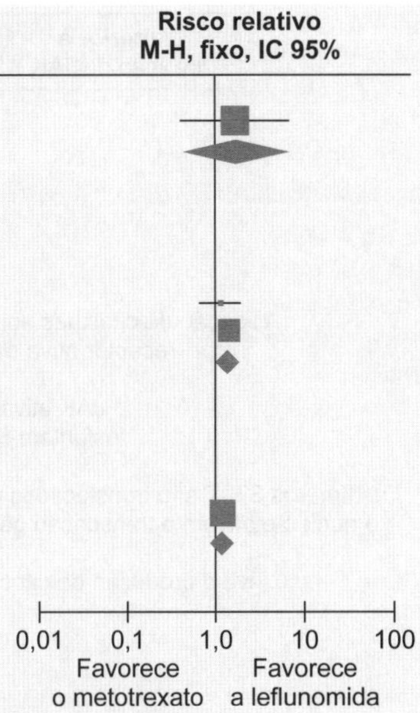

0,01   0,1   1,0   10   100
Favorece o metotrexato | Favorece a leflunomida

Figura 50.12 Metanálise da eficácia de leflunomida *versus* metotrexato: respondedores ACR50.

Ao ligar-se ao seu receptor, a citocina ativa a JAK associada a ele (Shuai e Liu, 2003). As JAK ativadas fosforilam resíduos específicos de tirosina localizados no domínio citoplasmático das subunidades dos receptores de citocinas, os quais agora funcionam como sítios de ligação para as proteínas envolvidas na transdução do sinal e ativação da transcrição (STAT, do inglês *signal transducer and activator of transcription*). A família STAT consiste em 7 proteínas: STAT1, STAT2, STAT3, STAT4, STAT5a, STAT5b e STAT6. Após as STAT ligarem-se à subunidade do receptor contendo a tirosina fosforilada, as tirosinas das STAT são agora fosforiladas pela JAK associada ao receptor. As STAT fosforiladas então se dissociam da subunidade do receptor, dimerizam-se uma com a outra e são translocadas para o núcleo da célula, onde atuam como fatores de transcrição e regulam a expressão gênica.

Na artrite reumatoide, os linfócitos T, os linfócitos B, os macrófagos e outros leucócitos infiltram-se na sinóvia em resposta às citocinas pró-inflamatórias, levando a inflamação e destruição da cartilagem. A sinalização das citocinas pela via das JAK leva ao aumento da expressão de genes responsáveis pela resposta inflamatória, perpetuando, dessa maneira, a inflamação. Inibição da via sinalizatória das JAK pode, portanto, interromper o ciclo de recrutamento de leucócitos e a ativação e expressão de citocinas pró-inflamatórias nos sítios onde o processo inflamatório está ocorrendo.

Tofacitinib (Xeljanz®)

É um inibidor oral das Janus quinases. Distintamente dos produtos biológicos utilizados no tratamento da artrite reumatoide, os quais são direcionados a alvos extracelulares como citocinas solúveis (TNF-alfa), receptores de citocinas (IL-1R, IL-6R) ou outros receptores de superfície de linfócitos (CD20, CD80 e CD86), o tofacitinib atua intracelularmente. A estrutura do tofacitinib é semelhante à da ATP sem o grupo trifosfato (Figura 50.13).

O tofacitinib tem alta permeabilidade passiva *in vitro*, é um inibidor reversível, competitivo, que se liga ao sítio de ligação da ATP na fenda catalítica do domínio da JAK. Ao ligar-se ao sítio do ATP, o tofacitinib inibe a fosforilação e a ativação da JAK, prevenindo a fosforilação e a ativação de STAT, e, portanto, a ativação da transcrição gênica (Figura 50.14).

A biodisponibilidade absoluta do tofacitinib após a administração oral é de aproximadamente 74% e ela não é alterada quando ingerido com alimentos. Após a administração IV, o volume de distribuição é de 87 ℓ e a ligação às proteínas plasmáticas é de aproximadamente 40%, ligando-se predominantemente à albumina. O metabolismo do tofacitinib é primariamente feito pelo CIP3A4, com contribuição discreta do CIP2C19. Em um estudo realizado com tofacitinib marcado com radioisótopo, 65% da radioatividade circulante se devia ao fármaco na forma inalterada e 35% era atribuída a oito metabólitos, sendo que a atividade farmacológica é atribuída somente ao fármaco inalterado. O *clearance* hepático é responsável aproximadamente por 70% do *clearance* sistêmico, e o *clearance* renal por 30%. Não é necessária dose suplementar em pacientes em procedimentos de diálise. Após a administração oral do tofacitinib na forma farmacêutica de comprimido de liberação imediata, o $T_{máx}$ foi de 0,5 a 1 h e a meia-vida de eliminação de aproximadamente 3 h. Após a administração do tofacitinib na forma farmacêutica de comprimido de liberação estendida (Xeljanz XR), o $T_{máx}$ foi de 4 h e a meia-vida de eliminação de aproximadamente 6 h (Dhillon, 2017).

A eficácia e segurança do tofacitinib foram avaliadas em ensaio clínico fase III em 958 pacientes com diagnóstico de artrite reumatoide que não foram tratados previamente com metotrexato (Lee et al., 2014). Tofacitinib foi administrado VO na dose de 5 mg 2 vezes/dia (n = 373), 10 mg 2 vezes/dia (n = 397) ou metotrexato 20 mg/dia (n = 186) por 2 anos. Os objetivos primários no mês 6 foram mudança da linha de base no escore Sharp modificado por van der Heijde (0 a 448, sendo que escores mais altos indicam maior dano articular) e a proporção de pacientes com melhora igual ou superior a 70% na escala do Colégio Americano de Reumatologia (ACR70) no número de articulações afetadas. A monoterapia com tofacitinib foi considerada superior ao metotrexato na redução de sinais e sintomas da artrite reumatoide e na inibição da progressão do dano articular (Figura 50.15).

A Tabela 50.4 apresenta as reações adversas observadas no estudo supramencionado. As reações adversas sérias mais comuns foram herpes-zóster (4%) no grupo tratado com tofacitinib, comparado com 1,1% no grupo tratado com metotrexato.

O tofacitinib está indicado no tratamento de artrite reumatoide em pacientes adultos que não tiveram resposta adequada com o metotrexato. Pode ser utilizado em monoterapia ou combinado com outros

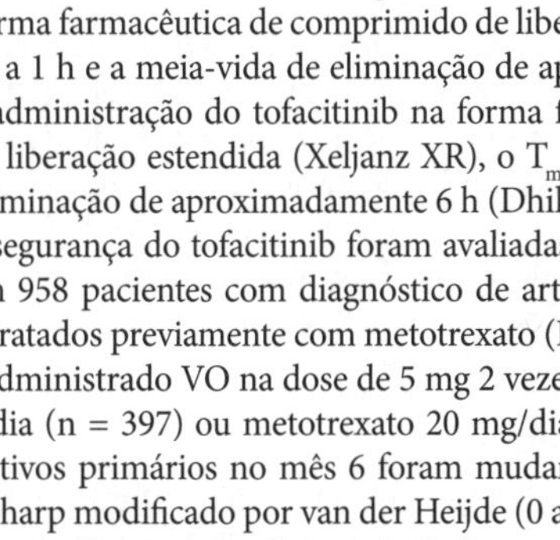

Figura 50.13 Tofacitinib.

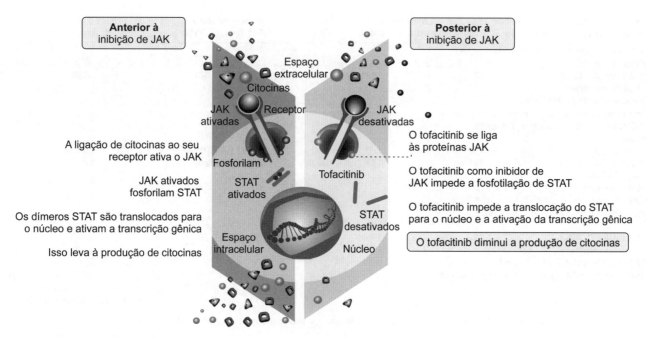

Figura 50.14 Mecanismo de ação do toracitinib. Em condições normais, a ligação de citocinas a sítios específicos de receptores da membrana celular causa polimerização das cadeias do receptor e ativação das JAK (do inglês *janus kinases*) associadas a ele. Anterior à inibição: as JAK ativadas fosforilam resíduos específicos dos domínios citoplasmáticos das cadeias dos receptores de citocinas, os quais funcionam como sítios de ligação para proteínas STAT (*signal transducer and activator of transcription*). Uma vez que os STAT se ligam a esses sítios, os mesmos são fosforilados pelas JAK associadas aos receptores. Os STAT fosforilados se dissociam das cadeias dos receptores, se dimerizam e são translocados para o núcleo celular, onde causam ativação da transcrição gênica. O tofacitinib se liga ao domínio da JAK. Posterior à inibição: o tofacitinib inibe a ativação da JAK e, portanto, a fosforilação dos STAT e a translocação dos mesmos para o núcleo, impedindo a ativação da transcrição gênica.

DMARD não biológicos. Não é recomendada a associação de tofacitinib a DMARD biológicos ou a imunossupressores potentes como azatioprina e ciclosporina. A dose recomendada de tofacitinib na forma farmacêutica de comprimido de liberação imediata é de 5 mg, 2 vezes/dia, e na forma farmacêutica de comprimido de liberação estendida (Xeljanz XR) é de 11 mg 1 vez/dia. As reações adversas observadas com mais frequência são infecções do trato respiratório superior, cefaleia, diarreia e nasofaringite.

Baracitinib (Olumiant®)

Inibidor potente da JAK1 e da JAK2 (IC_{50} 5,9 e 5,7 nM, respectivamente), mas com menor potência contra TYK2 e JAK3 (IC_{50} 53 e 560 nM, respectivamente). O baracitinib (Figura 50.16) inibiu *in vitro* a fosforilação da STAT3 e subsequente produção de MCP-1 (*monocyte chemoattractant protein-1*), assim como inibiu a fosforilação da STAT3 induzida pela IL-23 e subsequente produção de IL-17 e IL-22.

A farmacocinética do baracitinib após administração oral é linear entre as doses de 1 a 20 mg em voluntários sadios. O $T_{máx}$ é atingido entre 0,5 e 3 h e a biodisponibilidade absoluta é de aproximadamente 79%, sendo que ela não é alterada quando o fármaco é associado com alimentos. O volume de distribuição após administração IV é de 76 ℓ e a ligação às proteínas plasmáticas é de aproximadamente 50% (Markham, 2017). Menos de 10% do baracitinib é metabolizado, predominantemente pelo CIP3A4. Baracitinib é eliminado por via renal (75% da dose) e nas fezes (aproximadamente 20%) na forma de fármaco

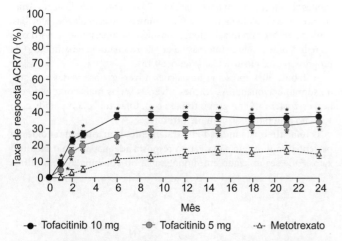

Figura 50.15 Resposta terapêutica em função do tempo. Resposta ACR70 é definida como redução de pelo menos 70% do número de articulações inflamadas ou doloridas, assim como melhora de pelo menos 70% de três de outros cinco critérios: avaliação da dor pelo paciente, nível de incapacidade funcional, nível de proteína C reativa ou da velocidade de hemossedimentação, avaliação pelo paciente do seu quadro clínico e avaliação do quadro clínico pelo médico.

Tabela 50.4 Dados de segurança dos meses 0 a 24.

Variável	Tofacitinib, 5 mg (n = 373)	Tofacitinib, 10 mg (n = 397)	Metotrexato (n = 186)
Reações adversas – número	1.097	1.435	561
Pacientes com reações adversas – número (%)	297 (79,6)	334 (84,1)	147 (79)
Pacientes com reações adversas graves – número (%)	40 (10,7)	43 (10,8)	22 (11,8)
Pacientes com infecção grave – número (%)	11 (3)	8 (2)	5 (2,7)
Descontinuação do medicamento por reação adversa – número (%)	40 (10,7)	41 (10,3)	25 (13,4)
Câncer confirmado – número	2	3	1
Morte – número	3	1	0

inalterado (84%) e na forma de metabólitos oxidados (6%). O *clearance* sistêmico do baricitinib em pacientes com artrite reumatoide foi de 9,42 ℓ/h e a meia-vida de eliminação de 12,5 h. Recomenda-se redução da dose em pacientes com insuficiência renal com *clearance* de creatinina entre 30 e 60 mℓ/min; baricitinib não é recomendado em pacientes com insuficiência renal com *clearance* < 30 mℓ/min.

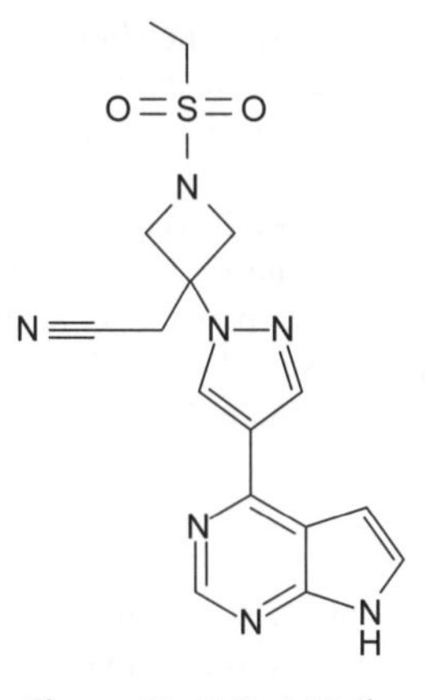

A eficácia e a segurança do baricitinib foram avaliadas em ensaio clínico fase III, duplo-cego, randomizado, controlado com placebo e com comparador ativo, em 1.307 pacientes com artrite reumatoide ativa que estavam recebendo metotrexato (Taylor *et al.*, 2017). Os pacientes foram tratados com placebo (até 24 semanas, quando então passaram a receber baricitinib), baricitinib 4 mg/dia VO e adalimumab 40 mg SC a cada 2 semanas. O tratamento foi feito por 52 semanas. O objetivo primário foi a porcentagem de pacientes que tiveram 20% de melhora segundo o Colégio Americano de Reumatologia (ACR20 – painel A), o escore da atividade da doença para 28 articulações (DAS28 – painel B), o índice de incapacidade feito pelo questionário de avaliação de saúde (painel C) e o índice simplificado de atividade da doença na semana 12 (painel D), além da progressão radiográfica medida pela modificação do escore Sharp por van der Heijde (mTSS que varia entre 0 e 488, sendo que escore maior significa maior dano articular) na semana 24 (Figura 50.17). O baricitinib foi considerado superior tanto ao placebo quanto ao adalimumab (Figura 50.18).

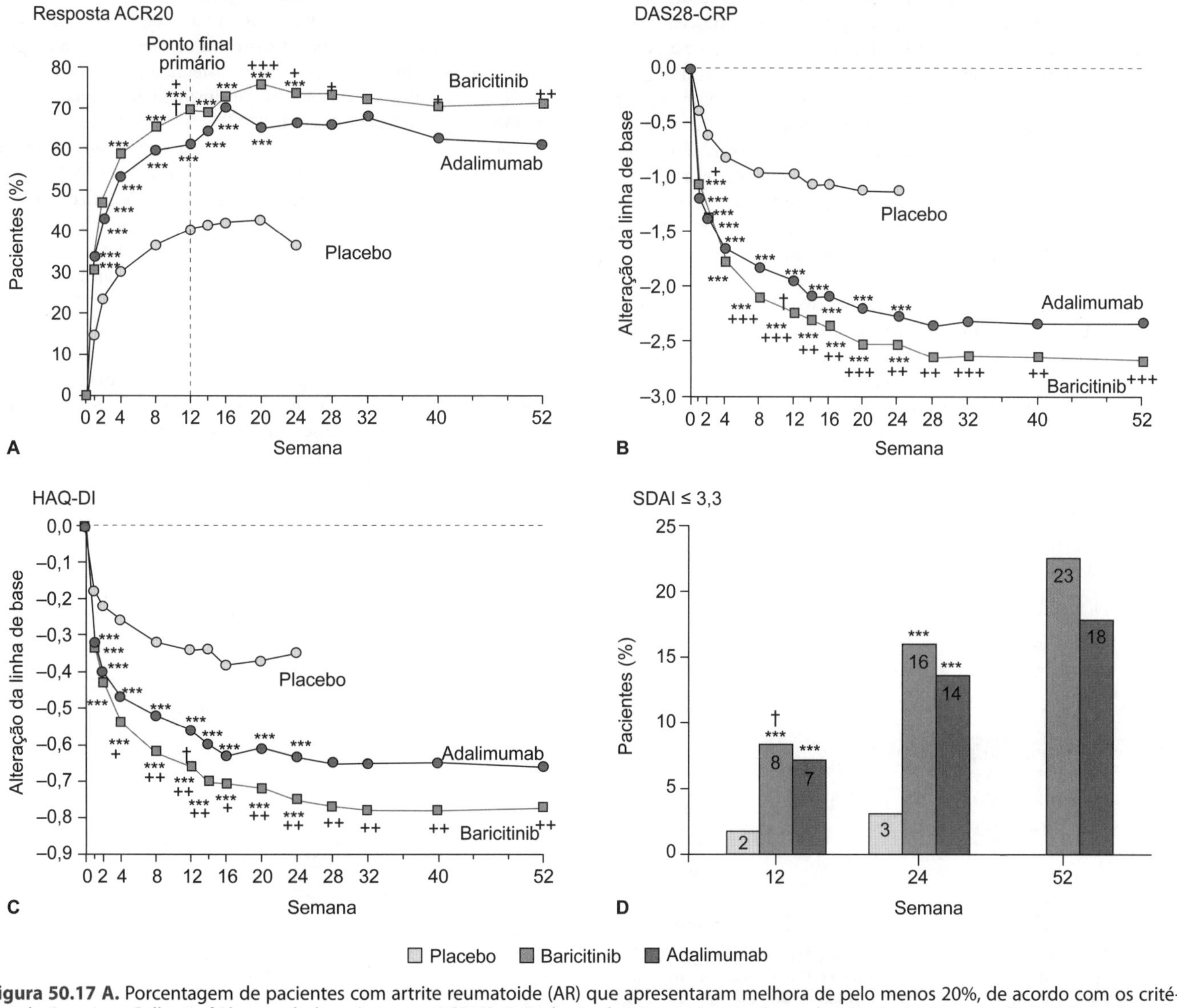

Figura 50.16 Baricitinib.

Figura 50.17 A. Porcentagem de pacientes com artrite reumatoide (AR) que apresentaram melhora de pelo menos 20%, de acordo com os critérios do American College of Rheumathology (resposta ACR20). **B.** Redução do Disease Activity Score de 28 articulações em relação à linha de base, utilizando os níveis de proteína C reativa ultrassensível (DAS28-CRP). **C.** Redução do *Health Assessment Questionnaire – Disability Index* (HAQ-DI) em relação à linha de base. **D.** Porcentagem de pacientes com *Simplified Disease Activity Index* (SDAI) com escore ≤ 3,3 (os escores variam de 0,1 a 86, e quanto maior o escore, maior a atividade da doença) nas semanas 12, 24 e 52. ***p < 0,001 comparando baricitinib com adalimumab com placebo; +p < 0,05; ++p < 0,01; +++p < 0,001 comparando baricitinib com adalimumab; †diferença significativa (alfa de 0,05) na comparação de baricitinib com placebo e baricitinib com adalimumab para o objetivo primário e objetivos secundários principais.

Reações adversas foram mais frequentes com o baracitinib e com o adalimumab quando comparados com placebo. Incidência de infecções sérias foi similar com placebo, baracitinib e adalimumab (1%, 1%, < 1%, respectivamente) até a semana 24 e similar entre baracitinib e adalimumab (2% cada) na semana 52. Incidência de herpes-zóster foi semelhante em todos os grupos (2%).

Baracitinib está indicado no tratamento de pacientes com artrite reumatoide moderada ou grave podendo ser utilizado em monoterapia ou associado ao metotrexato ou a outros DMARD não biológicos. Não se recomenda associar baracitinib a imunossupressores potentes como azatioprina ou ciclosporiona. A dose recomendada é de 2 mg/dia, entretanto, com base no ensaio clínico descrito, pode-se chegar à dose de 4 mg/dia. As reações adversas observadas com incidência superior a 1% foram infecções do trato respiratório superior, náuseas, herpes simples e herpes-zóster.

FÁRMACOS BIOLÓGICOS (DMARD BIOLÓGICOS)

Antagonistas do fator de necrose tumoral

A artrite reumatoide tornou-se o protótipo da doença inflamatória de característica autoimune na qual o papel de antagonistas do TNF é amplamente utilizado. A base fisiopatológica é que suas concentrações elevadas nos locais de inflamação estimulam a ampliação e a perpetuação do fenômeno inflamatório, e a remoção dessa citocina dos locais de inflamação torna-se um objetivo terapêutico (Brennan et al., 1989). Camundongos transgênicos que expressam altas concentrações de TNF desenvolvem espontaneamente quadro de artrite, com características clínicas e histopatológicas similares ao quadro de artrite reumatoide humana (Keffer et al., 1991). Em um modelo animal de artrite induzida por colágeno, o bloqueio do TNF foi eficaz para melhorar o quadro clínico (Thorbecke et al., 1992), e um ensaio clínico piloto em humanos utilizando um anticorpo monoclonal quimérico contra TNF (infliximab) teve resultado muito positivo (Elliot et al., 1993). A nomenclatura do TNF, linfotoxina e moléculas relacionadas, vem mudando com o passar do tempo e frequentemente é causa de confusão. Os fatores de necrose tumoral alfa e beta (TNF-alfa e TNF-beta) mudaram para TNF e LT-alfa, respectivamente. Entretanto, a nomenclatura TNF-alfa é ainda muito utilizada. TNF é um termo que inclui tanto o TNF solúvel (TNFs) no contexto de fluidos biológicos como o TNF transmembrânico (TNFtm) no contexto de tecidos e situações *in vivo*.

O TNF é liberado de células na forma de citocina solúvel (TNFs, um homotrímero de monômeros de 17-kDa) após ser enzimaticamente cortado do seu precursor preso à membrana (TNFtm, um homotrímero composto de monômeros de 26-kDa) pela enzima conversora de TNF-alfa (TACE, do inglês *TNF-alpha converting enzyme*). Muitas células imunes e não imunes podem produzir TNF, como macrófagos, células T, mastócitos, granulócitos, células NK, fibroblastos, queratinócitos, neurônios e células musculares lisas. Tanto o TNFs como o TNFtm são biologicamente ativos e a quantidade relativa de cada um é determinada por tipo de estímulo, tipo de células envolvidas, estado de ativação das células, quantidade de TACE ativa e quantidade de inibidores naturais desta.

Infliximab (Remicade®)

Anticorpo monoclonal contra o TNF, é uma proteína quimérica contendo 25% de aminoácidos derivados de camundongo dos domínios V_H e V_L e 75% de aminoácidos derivados de humano das regiões Fc e C_H1.

A farmacocinética do infliximab (Figura 50.19) foi considerada linear entre as doses de 3 a 20 mg/kg, com uma meia-vida de eliminação entre 7,7 e 9,5 dias. O volume de distribuição é entre 3 e 6 ℓ (compartimento intravascular) e o *clearance* sistêmico é de 11 a 15 mℓ/h, sendo que sua eliminação ocorre possivelmente pela degradação por proteases inespecíficas (Klotz et al., 2007).

A eficácia do infliximab no tratamento da artrite reumatoide foi avaliada em revisão sistemática e metanálise (Costa et al., 2015). Conforme pode ser apreciado a seguir, a combinação de infliximab com metotrexato revelou-se mais eficaz do que o tratamento com metotrexato em monoterapia ou associado a outros DMARD não biológicos. A Figura 50.20 mostra os efeitos da combinação na evolução radiográfica de acordo com o escore de Sharp modificado por van der Heijde.

A dose recomendada do infliximab para tratamento de artrite reumatoide é de 3 mg/kg, administrada por infusão IV em regime de indução nas semanas 0, 2 e 6, seguida de uma dose de manutenção de 3 mg/kg a cada 8 semanas. Infliximab deve ser utilizado junto com metotrexato. A infusão deve ser feita em período não inferior a 2 h. As reações adversas mais comuns são infecções do trato respiratório superior, sinusite, faringite, reações relacionadas à infusão, cefaleia e dor abdominal.

Adalimumab (Humira®)

Anticorpo monoclonal IgG1 recombinante humano para TNF-alfa humano (Figura 50.21), é por células de mamíferos. O adalimumab tem dois mecanismos de ação:

- Liga-se de maneira específica ao TNF-alfa e bloqueia sua interação com os receptores p55 e p75 na superfície celular

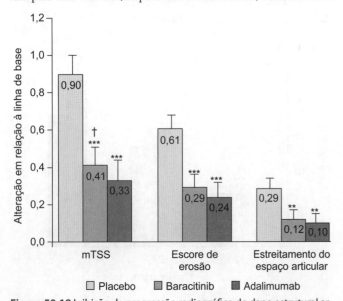

Figura 50.18 Inibição da progressão radiográfica do dano estrutural articular na semana 24. Redução em relação à linha de base no mTSS (*van der Heijde modification of the total Sharp score*) dos escores de erosão articular e de estreitamento do espaço articular após tratamento com placebo, baracitinib ou adalimumab. Barras verticais indicam erro padrão da média. **$p < 0,01$; ***$p < 0,001$ para baracitinib ou adalimumab *versus* placebo. †diferença significativa (alfa de 0,05) na comparação de baracitinib com placebo e baracitinib com adalimumab para o objetivo primário e objetivos secundários principais.

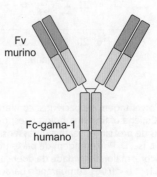

Figura 50.19 Infliximab.

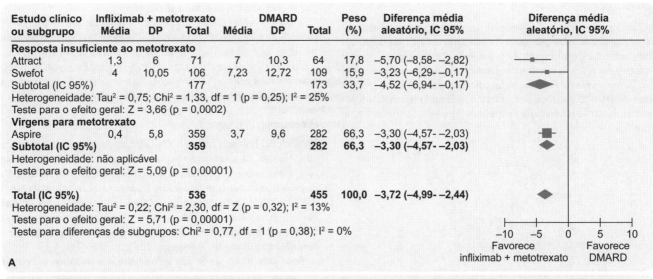
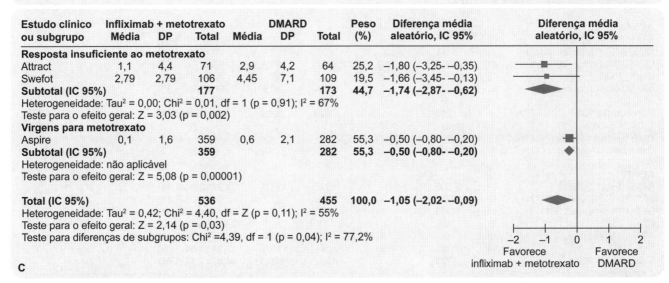

Figura 50.20 Efeitos da combinação na evolução radiográfica de acordo com o escore de Sharp modificado por van der Heijde. **A.** Escore total. **B.** Escore de erosão. **C.** Estreitamento do espaço articular. DMARD: fármacos antirreumáticos modificadores da doença.

- Liga-se ao TNF-alfa ligado à membrana celular (TNFtm) na presença de complemento, entretanto, outros mecanismos como reversão da sinalização podem contribuir para a supressão da citocina e início da apoptose.

A farmacocinética do adalimumab foi estabelecida em pacientes com artrite reumatoide por meio da administração IV de doses variando entre 0,25 e 10 mg/kg. O volume de distribuição foi estimado entre 4,7 e 6 ℓ, e o *clearance* sistêmico é de aproximadamente 12 mℓ/h. A meia-vida de eliminação foi calculada em aproximadamente 2 semanas (10 a 20 dias), e a concentração no líquido sinovial de 5 pacientes com artrite reumatoide variou entre 31 e 96% da concentração plasmática.

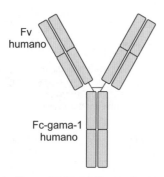

Figura 50.21 Adalimumab.

A eficácia e a segurança do adalimumab foram avaliadas por revisão sistemática e metanálise (Machado *et al.*, 2013). Conforme mostrado na Figura 50.22, a associação do metotrexato ao adalimumab é superior ao metotrexato associado ao placebo.

A dose recomendada para artrite reumatoide, artrite psoriásica e espondilite anquilosante é de 40 mg SC a cada 2 semanas. Para alguns pacientes que não se beneficiam da associação com metotrexato, o adalimumab pode ser aumentado para 40 mg toda semana. As reações adversas mais comuns são infecções do trato respiratório superior, sinusite, reações no local da injeção, cefaleia e *rash* cutâneo.

Golimumab (Simponi®)

Monoclonal humano contra o TNF-alfa, tem estrutura semelhante ao adalimumab. Essa interação previne a ligação do TNF-alfa aos seus receptores, inibindo, portanto, a atividade biológica do TNF-alfa. Não há evidência de que o golimumab se ligue a outros membros da família dos TNF. Ele é administrado via SC 1 vez/mês, podendo ser utilizado em monoterapia ou associado com metotrexato para o tratamento de artrites inflamatórias, como artrite reumatoide, artrite psoriásica e espondilite anquilosante (Frampton, 2017).

Após administração SC do golimumab a voluntários sadios ou a pacientes com artrite reumatoide ativa, o $T_{máx}$ variou entre 2 e 6 dias. A biodisponibilidade absoluta da SC comparada com a administração IV foi de aproximadamente 53%. Após a administração IV nas doses de 0,1 a 10 mg/kg em pacientes com artrite reumatoide ativa, o volume de distribuição variou entre 58 e 126 mℓ/kg, indicando que o golimumab

Estudo clínico ou subgrupo	Adalimumab + metotrexato (DMARD) Eventos	Total	Placebo + metotrexato (DMARD) Eventos	Total	Peso (%)	Risco relativo M-H, aleatório, IC 95%
ACR20						
STAR (Furst, 2003)	168	318	111	318	39,4	1,51 (1,26-1,82)
GUEPARD (Soubrier, 2009)	28	33	16	32	14,5	1,70 (1,17-2,47)
DE019 (Keystone, 2004)	131	207	59	200	28,7	2,15 (1,69-2,72)
Chen, 2009	19	35	4	12	3,2	1,83 (0,69-3,83)
ARMADA (Wenblatt, 2003)	45	67	9	62	0,0	4,63 (2,47-8,66)
Kim, 2007	40	85	23	63	14,3	1,69 (1,15-2,48)
Subtotal (IC 95%)		**658**		**625**	**100,0**	**1,73 (1,48-2,02)**
Total de eventos	386		213			
Heterogeneidade: Tau² = 0,01; Chi² = 5,23, df = 4 (p = 0,26); I² = 24%						
Teste para o efeito geral: Z = 6,86 (p < 0,00001)						
ACR50						
STAR (Furst, 2003)	92	318	36	318	31,2	2,56 (1,80-3,64)
GUEPARD (Soubrier, 2009)	22	33	9	32	17,9	2,37 (1,30-4,34)
DE019 (Keystone, 2004)	81	207	19	200	24,6	4,12 (2,60-6,53)
Chen, 2009	12	35	4	12	0,0	1,03 (0,41-2,59)
ARMADA (Wenblatt, 2003)	37	67	5	62	10,6	6,85 (2,88-16,31)
Kim, 2007	28	65	9	63	15,7	3,02 (1,55-5,87)
Subtotal (IC 95%)		**690**		**675**	**100,0**	**3,23 (2,35-4,44)**
Total de eventos	260		78			
Heterogeneidade: Tau² = 0,05; Chi² = 6,74, df = 4 (p = 0,15); I² = 41%						
Teste para o efeito geral: Z = 7,23 (p < 0,00001)						
ACR70						
STAR (Furst, 2003)	47	318	11	318	33,8	4,27 (2,26-8,09)
GUEPARD (Soubrier, 2009)	16	33	6	32	21,3	2,42 (1,08-5,46)
DE019 (Keystone, 2004)	43	207	5	200	17,3	8,31 (3,36-20,55)
Chen, 2009	5	35	0	12	1,8	3,97 (0,24-66,96)
ARMADA (Wenblatt, 2003)	18	67	3	62	10,4	5,55 (1,72-17,93)
Kim, 2007	14	65	5	63	15,4	2,71 (1,04-7,09)
Subtotal (IC 95%)		**725**		**687**	**100,0**	**4,07 (2,77-5,96)**
Total de eventos	142		30			
Heterogeneidade: Tau² = 0,01; Chi² = 5,14, df = 5 (p = 0,4); I² = 3%						
Teste para o efeito geral: Z = 7,2 (p < 0,00001)						
Teste para diferenças de subgrupos: Chi² = 24,32, df = 2 (p < 0,00001), I² = 91,8%						

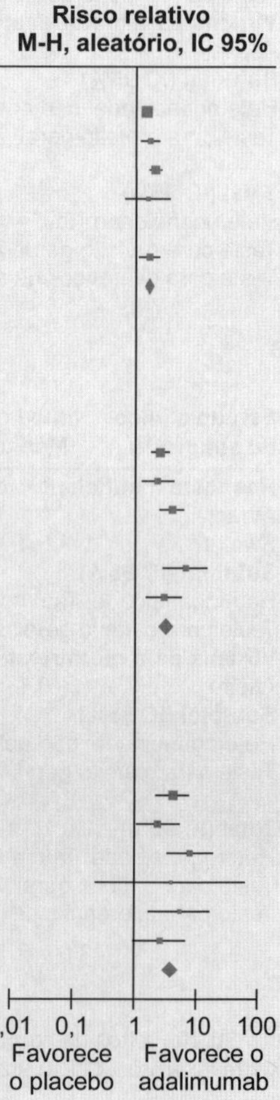

Favorece o placebo / Favorece o adalimumab

Figura 50.22 Metanálise de respostas ACR20, ACR50 e ACR70 em até 24 semanas. Adalimumab 40 mg a cada 2 semanas + fármaco antirreumático modificador da doença (DMARD) *versus* placebo + DMARD.

é distribuído essencialmente no sistema circulatório, com pouca distribuição extravascular. O *clearance* sistêmico variou entre 4,9 e 6,7 mℓ/dia/kg e a meia-vida de eliminação (Figura 50.23) foi estimada em aproximadamente 2 semanas em voluntários sadios ou em pacientes com artrite ativa. A farmacocinética do golimumab foi considerada linear entre as doses de 0,1 a 10 mg/kg após administração única IV e entre 50 e 400 mg após administração SC.

A eficácia e a segurança do golimumab foram demonstradas em ensaio clínico em pacientes (n = 637) com diagnóstico de artrite reumatoide recente e que não haviam sido tratados com metotrexato (Emery *et al.*, 2009). Os pacientes foram tratados com placebo + metotrexato (grupo 1), golimumab 100 mg + placebo (grupo 2), golimumab 50 mg + metotrexato (grupo 3) e golimumab 100 mg + metotrexato (grupo 4). Golimumab e placebo foram injetados por via SC a cada 4 semanas. O objetivo primário era a proporção de pacientes com melhora de 50% dos critérios do ACR após 24 semanas. Embora o objetivo primário não tenha sido alcançado (38,4% *vs.* 29,4%, grupo 3+4 *vs.* grupo 1, respectivamente, p = 0,053), a combinação do golimumab com metotrexato demonstrou uma resposta melhor que a combinação de placebo + golimumab na maioria dos parâmetros de eficácia (Figura 50.24).

A incidência de reações adversas sérias foi de 7%, 3%, 6% e 6% nos grupos 1, 2, 3 e 4, respectivamente.

A dose recomendada de golimumab para tratamento de artrite reumatoide é de 50 mg SC a cada 4 semanas, associado ao metotrexato. Para tratamento de artrite psoriásica e espondilite anquilosante, pode ser administrado em monoterapia ou associado ao metotrexato ou a outro DMARD não biológico. As reações adversas mais comuns são infecções do trato respiratório superior, nasofaringite e reações no local da injeção.

Certolizumab pegol (Cimzia®)

Fragmento Fab' recombinante, peguilado, do anticorpo monoclonal anti-TNF-alfa humanizado, que se liga seletivamente e com grande afinidade ao TNF-alfa, neutralizando tanto o TNF-alfa solúvel como aquele ligado à membrana celular (Deeks, 2016). Distintamente de outros fármacos anti-TNF-alfa, o certolizumab pegol (Figura 50.25) não tem a região contendo o fragmento IgG cristalizado (Fc) e, consequentemente, não causa citotoxicidade dependente de complemento ou citotoxicidade dependente de anticorpo *in vitro*. Outra diferença do certolizumab é que não induz degranulação de granulócitos ou apoptose de linfócitos ou monócitos de sangue periférico *in vitro*, entretanto, parece induzir morte não apoptótica.

As concentrações plasmáticas do certolizumab pegol são proporcionais à dose, sendo que o $T_{máx}$ ocorre entre 54 e 171 h após injeção SC, com biodisponibilidade absoluta estimada em aproximadamente 80% e volume de distribuição no estado de equilíbrio entre 6 e 8 ℓ. O fragmento Fab' sofre proteólise, formando peptídios, aminoácidos

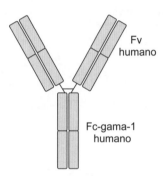

Figura 50.23 Golimumab.

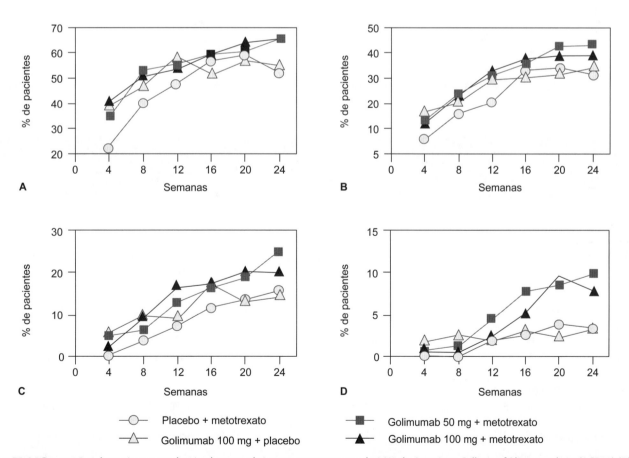

Figura 50.24 Proporções de pacientes randomizados que obtiveram uma resposta de 20% do American College of Rheumatology (ACR20) (**A**), de 50% (ACR50) (**B**), de 70% (ACR70) (**C**) ou de 90% (ACR90) (**D**), da linha de base até a semana 24.

livres e polietilenoglicol livre, que é rapidamente eliminado pela urina. O certolizumab pegol tem meia-vida de eliminação de aproximadamente 14 dias. A presença de anticorpos contra certolizumab pegol pode aumentar o *clearance* do fármaco em 3,6 vezes.

A eficácia e a segurança do certolizumab pegol foram comparadas em ensaio clínico de superioridade, randomizado e monocego em pacientes (n = 915) com diagnóstico de artrite reumatoide que apresentavam fatores de prognóstico de progressão grave da doença, incluindo fator reumatoide positivo, anticorpo contra peptídios citrulinados ou ambos (Smolen *et al.*, 2016). Certolizumab + metotrexato (n = 457) foi comparado com adalimumab + metotrexato (n = 458) por um período de 104 semanas. Certolizumab pegol 400 mg foi administrado via SC nas semanas 0, 2 e 4, seguido de certolizumab pegol 200 mg a cada 2 semanas. Adalimumab 40 mg foi administrado via SC a cada 2 semanas. Todos os pacientes foram tratados com metotrexato (15 a 25 mg/dia). Conforme mostrado na Figura 50.26, não houve diferença de eficácia da associação certolizumab pegol + metotrexato quando comparada com adalimumab + metotrexato. A Tabela 50.5 mostra que também não houve diferença de incidência de reações adversas entre ambos os grupos.

A dose recomendada para tratamento de artrite reumatoide é de 400 mg nas semanas 0, 2 e 4, seguida de 200 mg a cada 2 semanas; a dose de 400 mg a cada 4 semanas pode ser considerada no tratamento de manutenção. O esquema terapêutico é o mesmo para a artrite psoriásica e para a espondilite anquilosante. As reações adversas mais comuns são infecções do trato respiratório superior, *rash* cutâneo e infecções urinárias.

Etanercept (Enbrel®)

Proteína de fusão recombinante feita por engenharia genética, é composta de um dímero das porções extracelulares do receptor TNFR2 acoplado com a porção Fc da IgG1 humana (Figura 50.27). Por sua estrutura dimérica, o etanercept pode ligar-se a duas moléculas de TNF e, *in vitro*, é 50 mil a 100 mil vezes mais efetivo que o receptor do TNF solúvel monomérico em neutralizar a atividade do TNF (Culy e Keating, 2002). A ligação do etanercept ao TNF bloqueia a interação do TNF com os receptores da superfície da célula, prevenindo as respostas inflamatórias celulares moduladas pelo TNF. Anticorpos não neutralizados do etanercept foram identificados em aproximadamente 6% dos pacientes com artrite reumatoide, artrite psoriásica, espondilite anquilosante ou artrite idiopática juvenil poliarticular, entretanto,

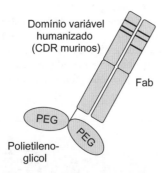

Figura 50.25 Certolizumab pegol. CDR: *complementarity region*; Fab: *fragment, antigen binding*.

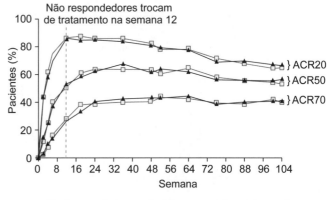

Figura 50.26 Porcentagem de pacientes que obtêm resposta ACR20, ACR50 e ACR70 em cada visita de estudo (conjunto completo de análises da semana 12).

Tabela 50.5 Visão geral da incidência de reações adversas associadas ao tratamento.					
Reações adversas	Certolizumab pegol + metotrexato (n = 516)		Adalimumab + metotrexato (n = 523)		Valor p nominal para diferença de tratamento
	n (%)	Incidência (IC 95%)	n (%)	Incidência (IC 95%)	
Quaisquer reações adversas emergentes do tratamento	389 (75%)	139,9 (126,4 a 154,5)	386 (74%)	134,8 (121,7 a 149)	0,569
Reações adversas graves emergentes do tratamento	67 (13%)	9,4 (7,3 a 11,9)	58 (11%)	7,7 (5,9 a 10)	0,391
Infecções e infestações graves	17 (3%)	2,2 (1,3 a 3,6)	16 (3%)	2 (1,2 a 3,3)	0,861
Cardiopatias graves	8 (2%)	1,1 (0,5 a 2,1)	9 (2%)	1,1 (0,5 a 2,2)	> 0,999
Distúrbios vasculares graves	4 (1%)	0,5 (0,1 a 1,3)	0	0	0,061
Descontinuação por reações adversas emergentes do tratamento	65 (13%)	8,7 (6,7 a 11)	63 (12%)	8,1 (6,2 a 10,3)	0,85
Todas as malignidades	8 (2%)	1,1 (0,5 a 2,1)	7 (1%)	0,9 (0,4 a 1,8)	0,801
Todas as doenças malignas (câncer de pele, excluindo melanoma)	5 (2%)	0,7 (0,2 a 1,5)	5 (1%)	0,6 (0,2 a 1,5)	> 0,999
Infecções oportunistas (excluindo tuberculose)	3 (1%)	0,4 (0,1 a 1,1)	3 (1%)	0,4 (0,1 a 1,1)	> 0,999
Tuberculose (confirmada)	0	0	1 (< 1%)	0,1 (0 a 0,7)	> 0,999
Mortes (reações adversas emergentes do tratamento que levam à morte)	3 (1%)	–	3 (1%)	–	> 0,999

esses anticorpos não afetaram a resposta clínica nem causaram aparecimento de reações adversas (Scott, 2014).

Etanercept é lentamente absorvido após injeção SC, atingindo máxima concentração plasmática após 48 h. A biodisponibilidade absoluta do etanercept SC é de aproximadamente 76%. Apresenta um volume de distribuição central de 7,6 ℓ, e o volume de distribuição em estado de equilíbrio é de 10,4 ℓ. O *clearance* sistêmico do etanercept em pacientes com artrite reumatoide é de aproximadamente 0,066 ℓ/h, com uma meia-vida de eliminação de 70 h (Scott, 2014).

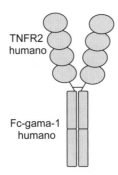

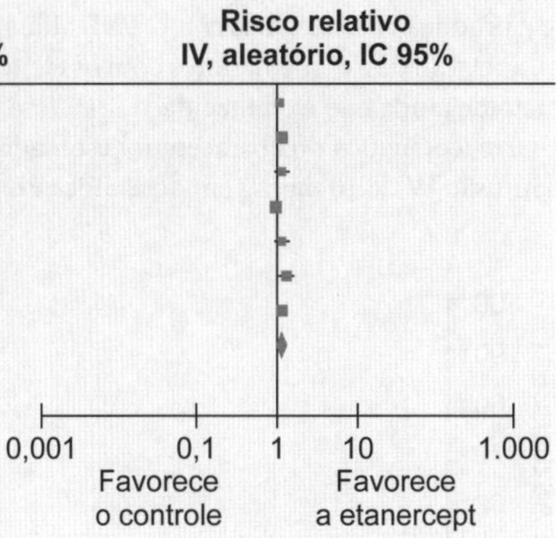

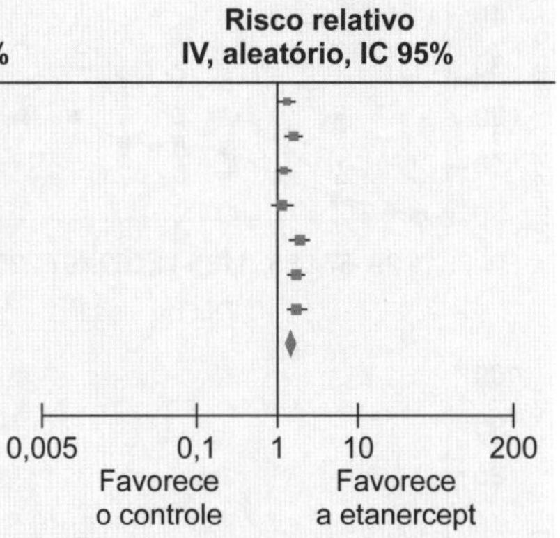

Figura 50.27 Etanercept.

A eficácia e a segurança do etanercept foram avaliadas em metanálise comparando seu efeito contra placebo ou contra metotrexato em pacientes com artrite reumatoide e tratados por 24 semanas (Chen *et al.*, 2016). A Figura 50.28 mostra o risco relativo (RR) de melhora em relação aos sintomas no ACR20, ACR50 e ACR70.

O etanercept está indicado para o tratamento de artrite reumatoide, artrite idiopática juvenil poliarticular, artrite psoriásica e espondilite anquilosante. É administrado na dose de 50 mg 1 vez/semana para pacientes com artrite reumatoide e artrite psoriásica, podendo ou não ser associado ao metotrexato. Para pacientes pediátricos com artrite idiopática juvenil poliarticular, a dose recomendada é de 0,8 mg/kg/semana, até o máximo de 50 mg/semana. As reações adversas mais comuns são infecções e reações no local da injeção.

Estudo clínico ou subgrupo	Etanercept Eventos	Etanercept Total	Controle Eventos	Controle Total	Peso (%)	Risco relativo IV, aleatório, IC 95%
Bathon (2000)	149	207	141	217	13,5	1,11 (0,97-1,26)
Emery (2008)	220	265	163	243	16,0	1,24 (1,12-1,37)
Genovese (2002)	149	207	128	217	12,5	1,22 (1,06-1,40)
Klareskog (2004)	170	223	171	228	15,9	1,02 (0,92-1,13)
Tsutomu (2012)	143	182	110	176	12,8	1,26 (1,10-1,44)
Van der Heijde (2006)	171	223	129	228	13,0	1,36 (1,18-1,55)
Van der Heijde (2007)	190	223	160	228	16,3	1,21 (1,10-1,34)
Total (IC 95%)		**1.530**		**1.537**	**100,0**	**1,19 (1,11-1,28)**
Total de eventos	1.192		1.002			

Heterogeneidade: $Tau^2 = 0,01$; $\chi^2 = 14,48$, df = 6 (p = 0,02); $I^2 = 60\%$
Teste para o efeito geral: Z = 4,84 (p < 0,00001)

A

Estudo clínico ou subgrupo	Etanercept Eventos	Etanercept Total	Controle Eventos	Controle Total	Peso (%)	Risco relativo IV, aleatório, IC 95%
Bathon (2000)	100	207	87	217	13,1	1,20 (0,97-1,49)
Emery (2008)	181	265	119	243	17,2	1,39 (1,20-1,62)
Genovese (2002)	101	207	91	217	13,4	1,16 (0,94-1,44)
Klareskog (2004)	107	223	98	228	13,8	1,12 (0,91-1,37)
Tsutomu (2012)	113	182	65	176	12,6	1,68 (1,34-2,10)
Van der Heijde (2006)	133	223	87	228	14,2	1,56 (1,28-1,90)
Van der Heijde (2007)	150	223	100	228	15,7	1,53 (1,29-1,82)
Total (IC 95%)		**1.530**		**1.537**	**100,0**	**1,37 (1,22-1,53)**
Total de eventos	885		647			

Heterogeneidade: $Tau^2 = 0,01$; $\chi^2 = 14,23$, df = 6 (p = 0,03); $I^2 = 58\%$
Teste para efeito geral: Z = 5,44 (p < 0,00001)

B

Estudo clínico ou subgrupo	Etanercept Eventos	Etanercept Total	Controle Eventos	Controle Total	Peso (%)	Risco relativo IV, aleatório, IC 95%
Bathon (2000)	52	207	48	217	13,6	1,14 (0,81-1,60)
Emery (2008)	124	263	69	243	17,1	1,66 (1,31-2,10)
Genovese (2002)	60	207	52	217	14,3	1,21 (0,88-1,66)
Klareskog (2004)	54	223	43	228	13,2	1,28 (0,90-1,83)
Tsutomu (2012)	66	182	28	176	12,1	2,28 (1,54-3,37)
Van der Heijde (2006)	71	223	47	228	14,3	1,54 (1,12-2,12)
Van der Heijde (2007)	105	223	48	228	15,4	2,24 (1,68-2,98)
Total (IC 95%)		**1.528**		**1.537**	**100,0**	**1,57 (1,28-1,92)**
Total de eventos	532		335			

Heterogeneidade: $Tau^2 = 0,05$; $\chi^2 = 16,76$, df = 6 (p = 0,01); $I^2 = 64\%$
Teste para efeito geral: Z = 4,42 (p <0,00001)

C

Figura 50.28 Risco relativo (RR) de melhora em relação aos sintomas de artrite reumatoide. **A.** ACR20. **B.** ACR50. **C.** ACR70.

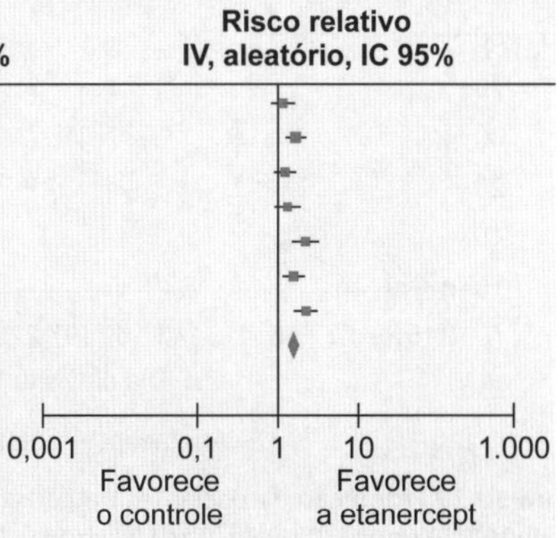

Abatacept (Orencia®)

O abatacept é uma proteína de fusão recombinante formada pelo domínio extracelular da proteína 4 associada à citotoxicidade do linfócito T (CTLA-4, do inglês *cytotoxic T-lymphocyte-associated protein 4*) e pela região modificada Fc da IgG1 humana, que inibe a proliferação e a ativação das células T *in vitro* e *in vivo*. A ativação dos linfócitos tem papel central na patogênese da artrite reumatoide. A ativação completa das células T necessita de dois sinais pelas células apresentadoras de antígeno: o reconhecimento inicial do antígeno específico pelo receptor da célula T, seguido de um sinal coestimulatório secundário, com a ligação do complexo de diferenciação (CD)80 e/ou CD86 na superfície das células apresentadoras de antígeno ao receptor CD29 das células T. Aproximadamente 2 dias após a ativação, as células T expressam CTLA-4, a qual se liga ao CD80 e CD86 com maior afinidade que ao CD28 e, portanto, funciona como um regulador negativo da resposta imune mediada pelos linfócitos T (Walker e Sansom, 2011). A ligação do CTLA-4 ao CD80 e CD86 também transmite sinal inibitório para suprimir a ativação das células T. A inibição da ativação da célula T pelo abatacept via CD80/CD86:CD28 tem o potencial de modular vários tipos de células e de mediadores inflamatórios envolvidos na cascata pró-inflamatória (Weisman *et al.*, 2006). *In vitro*, o abatacept inibe a produção de citocinas como TNF-alfa, IFN-gama e IL-2, entretanto, a relação desses mediadores com os efeitos observados na artrite reumatoide ainda não é conhecida.

A farmacocinética do abatacept foi estudada em voluntários sadios após infusão IV de 10 mg/kg em dose única e em pacientes com artrite reumatoide após múltiplas infusões na dose de 10 mg/kg. A meia-vida de eliminação foi de 16,7 (12 a 23) dias, o *clearance* sistêmico foi de 0,23 (0,16 a 0,30) mℓ/h/kg e o volume de distribuição foi de 0,09 (0,06 a 0,13) ℓ/kg. A farmacocinética do abatacept foi linear nas doses de 2 a 10 mg/kg. A biodisponibilidade absoluta do abatacept SC foi estimada em 78,6%.

A eficácia e a segurança do abatacept foram investigadas em ensaio clínico fase III em pacientes com diagnóstico de artrite reumatoide por período inferior a 2 anos e com prognóstico reservado (Westhovens *et al.*, 2009). Pacientes foram tratados com abatacept (n = 256; 10 mg/kg por infusão IV nos dias 1, 15 e 29 e a cada 4 semanas) junto com metotrexato na dose de 7,5 mg/semana, sendo subsequentemente aumentada para 15 mg/kg na semana 4 e 20 mg/kg na semana 8, dose mantida até o final do estudo. O outro grupo (n = 253) foi tratado com metotrexato (mesmo esquema terapêutico) associado a placebo. O objetivo primário foi remissão em 1 ano, definido pela avaliação do escore da atividade da doença em 28 articulações (DAS28) menor que 2,6 (Wells *et al.*, 2009). A combinação de abatacept e metotrexato foi significativamente melhor do ponto de vista clínico (Figura 50.29) e radiológico (Figura 50.30).

Conforme mostrado na Tabela 50.6, não houve diferenças entre as reações adversas entre os dois grupos.

O abatacept pode ser administrado via IV por meio de infusão de 30 min, sendo que, após a infusão inicial, esta deve ser repetida depois de 2 e 4 semanas e por fim a cada 4 semanas. A dose da infusão varia de

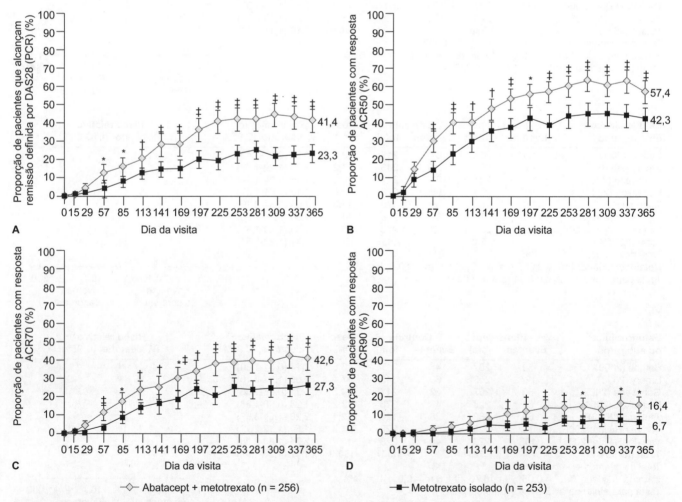

Figura 50.29 Proporção de pacientes tratados com abatacept associado ao metotrexato ou tratados com metotrexato em monoterapia por 1 ano que atingiram remissão pela DAS28 (*Disease Activity Score in 28 Joints*), definida pelos níveis de proteína C reativa (**A**), resposta terapêutica avaliada pela escala do ACR50 (**B**); ACR70 (**C**) e ACR90 (**D**). Barras verticais representam o IC 95%. *$p < 0,01$; †$p < 0,05$; ‡$p < 0,001$.

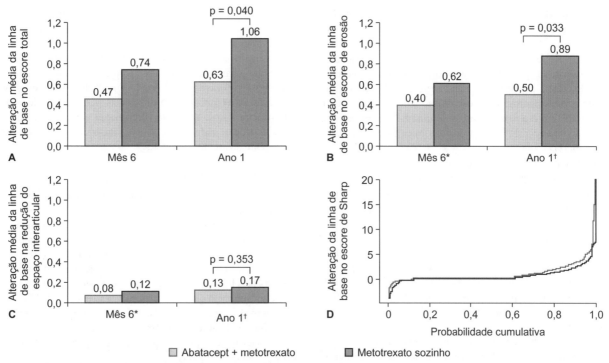

Figura 50.30 Inibição da progressão radiológica. Alteração média em relação à linha de base no mês 6 e ano 1 do escore total (**A**), escore de erosão (**B**), redução do espaço interarticular (**C**) e no escore de Sharp modificado por Genant (**D**).
*Baseado nos dados disponíveis. †Dados faltantes foram calculados por extrapolação linear.

acordo com o peso do paciente, sendo de 500 mg até 60 kg, 750 mg entre 60 e 100 kg e 1.000 mg para pacientes com peso superior a 100 kg.

Rituximab (Rituxan®)

Anticorpo monoclonal quimérico direcionado contra a molécula CD20 que fica na superfície de alguns, mas não todos, os linfócitos B. É uma molécula quimérica contendo aproximadamente 20% de proteína murina e 80% de proteína humana. Rituximab é composto de duas cadeias pesadas de 451 aminoácidos e duas cadeias leves de 213 aminoácidos, com peso de 145 kDa. CD20 é uma proteína transmembrânica hidrofóbica de aproximadamente 35 kDa localizada em linfócitos B maduros e pré-maduros (Figura 50.31).

Esse antígeno é expresso na maioria dos linfócitos B em linfomas não Hodgkin, mas não é encontrado em células-tronco, células pró-B, plasmócitos ou outros tecidos normais. Os plasmablastos e os plasmócitos estimulados podem expressar o CD20, que regula os passos iniciais do processo de ativação da iniciação e diferenciação do ciclo celular e possivelmente funciona como um canal de cálcio. O CD20 não é removido na membrana celular, tampouco é internalizado após ligação do anticorpo. O CD20 livre não é encontrado na circulação, portanto, o anticorpo contra o CD20 não será neutralizado na circulação antes de se ligar à célula-alvo (Pescovitz, 2006). A administração IV do rituximab em pacientes com artrite reumatoide causa quase completa depleção das células B periféricas e depleção

Tabela 50.6 Resumo de segurança no ano 1.		
Aspectos	Abatacept + metotrexato (n = 256)	Placebo + metotrexato (n = 253)
	n (%)	n (%)
Reações adversas	217 (84,8)	211 (83,4)
Interrupções por reações adversas	8 (3,1)	11 (4,3)
Reações adversas graves	20 (7,8)	20 (7,9)
Interrupções por reações adversas graves	3 (1,2)	3 (1,2)
Infecções	132 (51,6)	139 (54,9)
Infecções graves	5 (2)	5 (2)
Eventos autoimunes	6 (2,3)	5 (2)
Eventos infusionais agudos	16 (6,3)	5 (2)
Malignidades	1 (0,4)	0 (0)
Mortes	2 (0,8)	4 (1,6)

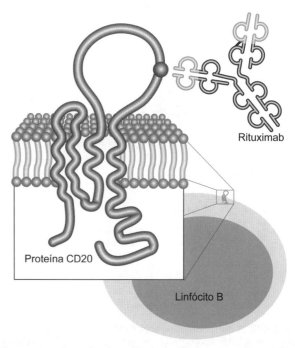

Figura 50.31 Desenho da molécula de CD20 expressa em células B.

variável de células B na sinóvia e em outros sítios, como tecido linfoide e medula óssea (Pescovitz, 2006). A resposta clínica correlaciona-se parcialmente com a depleção das células B da sinóvia e com a depleção das células B periféricas (Nakou *et al.*, 2009). O rituximab depleta os linfócitos B por vários mecanismos, como mediação da citotoxicidade celular dependente de anticorpo e citotoxicidade dependente de complemento e apoptose do linfócito B, sendo que o primeiro mecanismo é possivelmente o dominante e o mecanismo primário pode depender da localização anatômica específica da célula (Figura 50.32).

A farmacocinética do rituximab foi caracterizada em pacientes recebendo infusão IV na dose de 375 mg/m². Com base em análise farmacocinética populacional, a meia-vida de eliminação foi de 22 dias (6,1 a 52 dias), o *clearance* sistêmico de 0,335 ℓ/dia e o volume de distribuição de 3,1 ℓ.

A eficácia e a segurança do rituximab no tratamento da artrite reumatoide foram avaliadas por revisão sistemática e metanálise comparando com placebo (associado ou não a metotrexato). O rituximab foi superior ao placebo, e a associação rituximab + metotrexato foi considerada superior a metotrexato associado a placebo em pacientes com fator reumatoide positivo (Figuras 50.33 e 50.34; Lemos *et al.*, 2014).

A dose recomendada de rituximab em pacientes com artrite reumatoide é de 2 infusões IV de 1.000 mg separadas por 2 semanas. O tratamento pode ser repetido a cada 24 semanas de acordo com a avaliação clínica, mas não antes de pelo menos 16 semanas. Rituximab é utilizado em combinação com metotrexato. Metilprednisolona 100 mg IV ou equivalente deve ser administrado 30 min antes da infusão do rituximab para reduzir a incidência e a gravidade das reações causadas por essa via de administração. As reações adversas com incidência superior a 10% são infecção do trato respiratório superior, nasofaringite, infecção do trato urinário e bronquite. Outras reações adversas observadas foram reações à infusão, infecções graves e eventos cardiovasculares.

Metanálise comparou a dose de 1.000 mg 2 vezes, com intervalo de 2 semanas (chamada de dose alta), com a dose de 500 mg 2 vezes, também com intervalo de 2 semanas (chamada de dose baixa). Conforme mostrado na Figura 50.35, a dose baixa pode ser considerada como não inferior à dose mais alta (Bredemeier *et al.*, 2014), sugerindo a possibilidade de redução da dose (e consequentemente do custo) no tratamento da artrite reumatoide.

Tocilizumab (RoActemra)

Anticorpo monoclonal humanizado (*zumab*), ou seja, gerado a partir de espécie não humana, sua sequência de aminoácidos foi modificada para aumentar sua similaridade com o anticorpo gerado naturalmente em humanos. Atua como anticorpo ou antagonista dos receptores de IL-6 (Mihara *et al.*, 2005). Tocilizumab liga-se tanto ao receptor ligado à membrana como ao receptor solúvel, portanto, inibe a sinalização causada pela ligação da IL-6 aos seus receptores (IL-6Rs; Scott, 2017). O mecanismo pelo qual o tocilizumab exerce seu efeito clínico benéfico (por meio da inibição da ação da IL-6) inclui a indução e a expansão das células regulatórias B (Snir *et al.*, 2011) e a inibição das proteinoquinases ativadas por mitógeno, como a quinase do N-terminal do c-Jun (Kanbe *et al.*, 2011).

A farmacocinética do tocilizumab foi caracterizada em voluntários sadios e em pacientes com artrite reumatoide. Após a administração IV, o *clearance* sistêmico foi estimado em 0,29 ± 0,10 mℓ/kg/h, com uma meia-vida de eliminação de 151 ± 59 h na dose de 10 mg/h em pacientes com artrite reumatoide. A fase de eliminação é bifásica, sendo que o volume central de distribuição foi estimado em 3,5 ℓ e o volume periférico de distribuição foi de 2,9 ℓ, resultando em um volume de

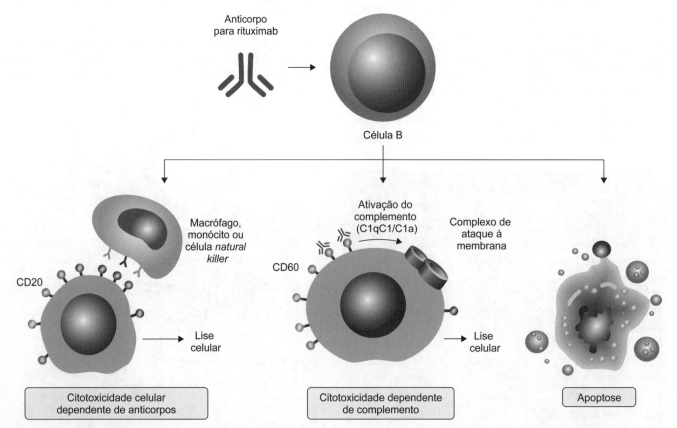

Figura 50.32 Os mecanismos de ação propostos para o rituximab são citotoxicidade mediada por complemento, citotoxicidade mediada por anticorpos e indução de apoptose. O primeiro mecanismo é provavelmente o mais relevante *in vivo*, sendo que o mecanismo primário pode depender da localização anatômica específica da célula B.

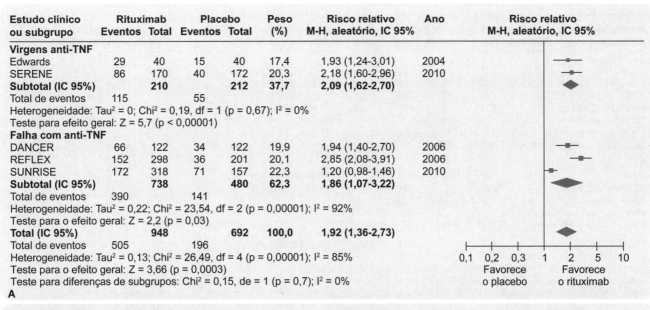

Figura 50.33 *Forest plot* mostrando as diferenças estatisticamente significativas entre tratamento com rituximab *versus* placebo nos critérios de resposta do ACR20 (**A**), ACR50 (**B**) e ACR70 (**C**) após 24 semanas de tratamento.

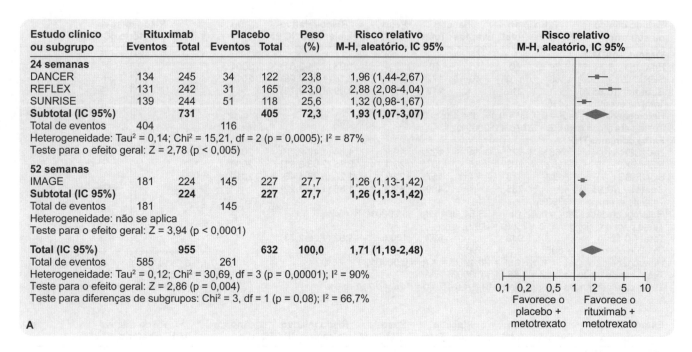

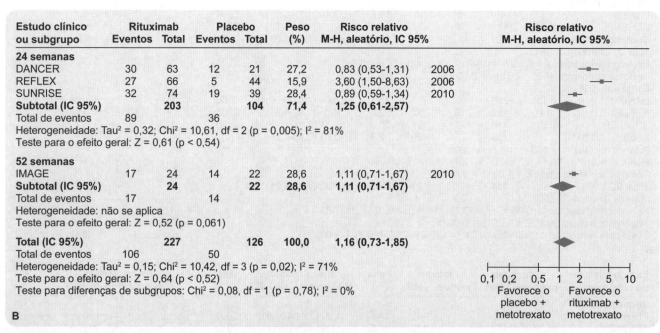

Figura 50.34 *Forest plot* comparando efeito da associação rituximab + metotrexato *versus* metotrexato + placebo na ACR20 em pacientes com fator reumatoide positivo (**A**) e negativo (**B**).

distribuição no estado de equilíbrio de 6,4 ℓ. Em pacientes pediátricos, com artrite idiopática juvenil sistêmica, o volume central de distribuição foi de 0,94 ℓ e o volume periférico de distribuição foi de 1,6 ℓ, resultando em um volume de distribuição no estado de equilíbrio de 2,54 ℓ. O *clearance* sistêmico do tocilizumab é dependente da concentração, isto é, a soma do *clearance* linear com o *clearance* não linear. O *clearance* linear estimado pela farmacocinética populacional foi de 12,5 mℓ/h em pacientes com artrite reumatoide, 5,8 mℓ/h em pacientes pediátricos com artrite idiopática poliarticular e 7,1 mℓ/h em pacientes pediátricos com artrite idiopática juvenil sistêmica. A meia-vida do tocilizumab é dependente da concentração (Dhillon, 2013). Após a administração do tocilizumab por via SC em pacientes com artrite reumatoide, a meia-vida de absorção foi estimada em 4 dias e a biodisponibilidade absoluta calculada em 0,8.

A eficácia e a segurança do tocilizumab no tratamento da artrite reumatoide foram comparadas com placebo em ensaio clínico randomizado e multicêntrico (Nishimoto *et al.*, 2004). Tolicizumab 4 mg/kg (n = 54), 8 mg/kg (n = 55) ou placebo (n = 53) foi administrado via IV a cada 4 semanas em um total de 3 meses. O objetivo primário foi a redução de pontos segundo os critérios do ACR. O uso de tocilizumab foi associado à redução da atividade da doença em pacientes com artrite reumatoide (Figura 50.36). A incidência de reações adversas foi de 56%, 59% e 51% nos grupos placebo, 4 mg e 8 mg, respectivamente. Foi observado aumento de colesterol total, colesterol HDL (*high density lipoprotein*) e triglicerídios (Figura 50.37).

A dose recomendada de tocilizumab em pacientes adultos com artrite reumatoide é de 4 mg/kg a cada 4 semanas, a qual deve ser administrada via IV em infusão de 60 min. A dose pode ser aumentada para 8 mg/kg dependendo da resposta clínica observada. A dose recomendada para artrite idiopática juvenil poliarticular em pacientes pediátricos com menos de 30 kg é de 10 mg/kg, e acima de 30 kg é de 8 mg/kg, administrada em infusão IV por 60 min. Em pacientes com artrite idiopática juvenil sistêmica, a dose recomendada em pacientes pediátricos com menos de 30 kg é de 12 mg/kg; e acima de 30 kg, de 8 mg/kg. O tocilizumab pode ser utilizado em monoterapia ou com outros DMARD não biológicos, sendo administrado por infusão IV ou injeção SC. As reações adversas sérias mais comuns são infecções do trato respiratório superior, nasofaringite, cefaleia e hipertensão arterial.

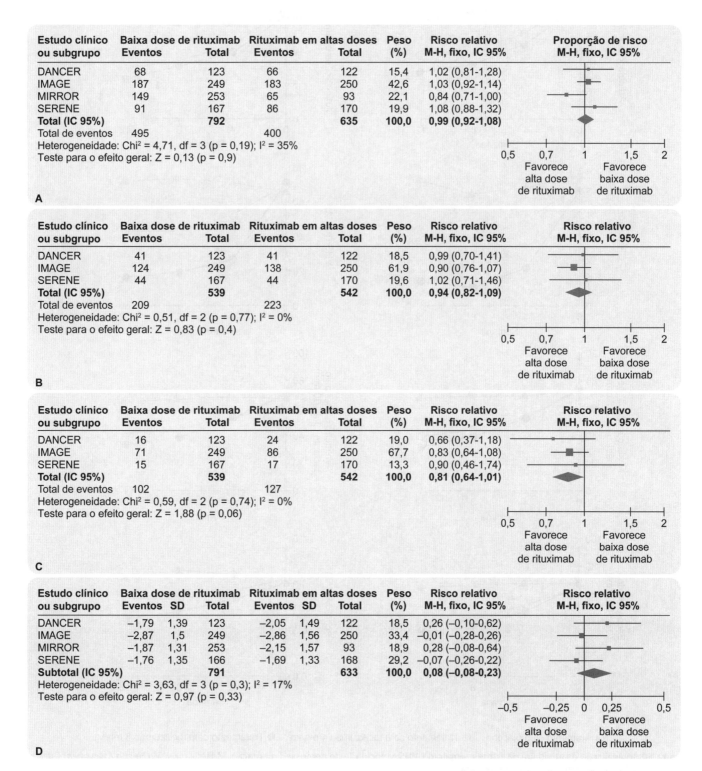

Figura 50.35 *Forest plot* da resposta ACR20 (**A**), ACR50 (**B**), ACR70 (**C**) e do DAS28 (**D**) na semana 24 comparando rituximab em dose baixa *versus* alta.

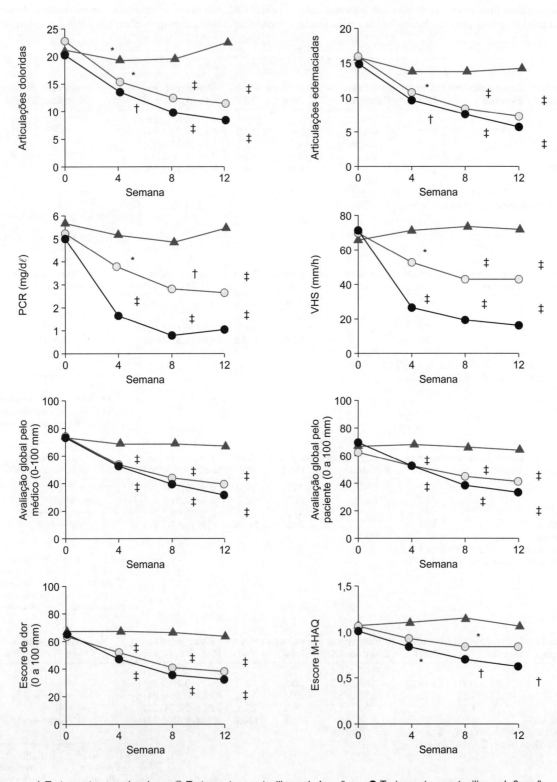

Figura 50.36 Avaliação da atividade da artrite reumatoide. VHS: velocidade de hemossedimentação; M-HAQ: *modified Health Assessment Questionnaire*. *p < 0,05; †p < 0,01; ‡p < 0,001 *versus* placebo.

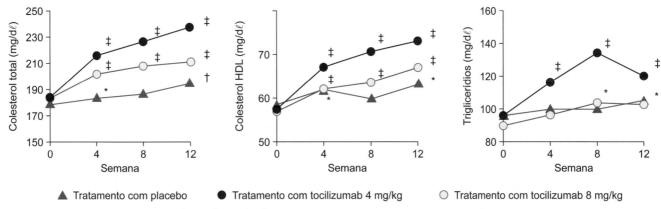

Figura 50.37 Alterações em relação à linha de base dos níveis de colesterol total, colesterol HDL e triglicerídios em pacientes com artrite reumatoide. *p < 0,05; †p < 0,01; ‡p < 0,001 *versus* a linha de base, teste T-pareado.

REFERÊNCIAS BIBLIOGRÁFICAS

Alarcón GS, Moreland LW, Jaffe K, Phillips RM, Bocanegra T, Russell IJ. The use of methotrexate perioperatively in patients with rheumatoid arthritis undergoing major joint replacement surgery: will we ever have consensus about its use? J Clin Rheumatol. 1996;2:6-8.

Ben-Zvi I, Kivity S, Langevitz P, Shoenfeld Y. Hydroxychloroquine: from malaria to autoimmunity. Clin Rev Allergy Immunol. 2012;42:145-53.

Bianchi G, Caporali R, Todoerti M, Mattana P. Methotrexate and rheumatoid arthritis: current evidence regarding subcutaneous versus oral routes of administration. Adv Ther. 2016;33:369-78.

Bredemeier M, de Oliveira FK, Rocha CM. Low- versus high-dose rituximab for rheumatoid arthritis: a systematic review and meta-analysis. Arthritis Care Res (Hoboken). 2014;66:228-35.

Brennan FM, Chantry D, Jackson A, Maini R, Feldmann M. Inhibitory effect of TNF alpha antibodies on synovial cell interleukin-1 production in rheumatoid arthritis. Lancet. 1989;2:244-7.

Brown PM, Pratt AG, Isaacs JD. Mechanism of action of methotrexate in rheumatoid arthritis, and the search for biomarkers. Nat Rev Rheumatol. 2016;12:731-42.

Chen M, Peng D, Zhang Z, Zjuo G, Zuo G. Efficacy of etanercept for treating the active rheumatoid arthritis: an updated meta-analysis. Int J Rheum Dis. 2016;19:1132-42.

Cherwinski HM, Cohn RG, Cheung P, Webster DJ, Xu YZ, Caulfield JP, et al. The immunosuppressant leflunomide inhibits lymphocyte proliferation by inhibiting pyrimidine biosynthesis. J Pharmacol Exp Ther. 1995;275:1043-9.

Choy EH, Isenberg DA, Garrood T, Farrow S, Ioannou Y, Bird H, et al. Therapeutic benefit of blocking interleukin-6 activity with an anti-interleukin-6 receptor monoclonal antibody in rheumatoid arthritis: a randomized, double-blind, placebo-controlled, dose-escalation trial. Arthritis Rheum. 2002;46:3143-50.

Cohen SB, Dore RK, Lane NE, Ory PA, Peterfy CG, Sharp JT, et al. Denosumab treatment effects on structural damage, bone mineral density, and bone turnover in rheumatoid arthritis: a twelve-month, multicenter, randomized, double-blind, placebo-controlled, phase II clinical trial. Arthritis Rheum. 2008;58:1299-309.

Costa JO, Lemos LLP, Machado MAA, Almeida AM, Kakehasi AM, Araújo VE, et al. Infliximabe, metotrexato e sua combinação no tratamento da artrite reumatoide: revisão sistemática e metanálise. Rev Bras Reumatol. 2015;55:146-58.

Culy CR, Keating GM. Etanercept: a review of its use in rheumatoid arthritis. Drugs. 1995;57:945-66.

Cutler DJ, MacIntyre AC, Tett SE. Pharmacokinetics and cellular uptake of 4-aminoquinoline antimalarials. Agents Actions. 1988;24:142-57.

Deeks ED. Certolizumab pegol: a review in inflammatory autoimmune diseases. BioDrugs. 2016;30:607-17.

Dhillon S. Intravenous tocilizmab: a review of its use in adults with rheumatoid arthritis. BioDrugs. 2013;28:75-106.

Dhillon S. Tofacitinib: a review in rheumatoid arthritis. Drugs. 2017;77:1987-2001.

Dolhain RJ, Tak PP, Dijkmans BA, De Kuiper P, Breedveld FC, Miltenburg AM. Methotrexate reduces inflammatory cell numbers, expression of monokines and of adhesion molecules in synovial tissue of patients with rheumatoid arthritis. Br J Rheumatol. 1998;37:502-8.

Easterbrook M. Is corneal disposition of anti-malarials any indication of retinal toxicity? Can J Ophtal. 1990;25:249-51.

Egan LJ, Sandborn WJ, Mays DC, Tremaine WJ, Lipsky JJ. Plasma and rectal adenosine in inflammatory bowel disease: effect of methotrexate. Inflamm Bowel Dis. 1999;5:167-73.

Elliott MJ, Maini RN, Feldmann M, Kalden JR, Antoni C, Smolen JS et al. Randomised double-blind comparison of chimeric monoclonal antibody to tumour necrosis factor alpha (cA2) versus placebo in rheumatoid arthritis. Lancet. 1994;344:1105-10.

Fairbanks LD, Bofill M, Ruckemann K, Simmonds HA. Importance of ribonucleotide availability to proliferating T-lymphocytes from healthy humans. Disproportionate expansion of pyrimidine pools and contrasting effects of de novo synthesis inhibitors. J Biol Chem. 1995;270:29682-9.

Fox RI, Herrmann ML, Frangou CG, Wahl GM, Morris RE, Strand V, et al. Mechanism of action for leflunomide in rheumatoid arthritis. Clin Immunol. 1999;93:198-208.

Frampton JE. Golimumab: a review in inflammatory arthritis. BioDrugs. 2017;31:263-74.

Gerards AH, de Lathouder S, de Groot ER, Dijkmans BA, Aarden LA. Inhibition of cytokine production by methotrexate. Studies in healthy volunteers and patients with rheumatoid arthritis. Rheumatology (Oxf). 2003;42:1189-96.

Golicki D, Newada M, Lis J, Pol K, Hermanowski T, Thustochowicz M. Leflunomide in monotherapy of rheumatoid arthritis: meta-analyses of randomized trials. Pol Arch Med Wewn. 2012;122:22-32.

Gubner R, August S, Ginsberg V. Therapeutic suppression of tissue reactivity. II. Effect of aminopterin in rheumatoid arthritis and psoriasis. Am J Med Sci. 1951;221:176-82.

Kanbe K, Chen Q, Nakamura A, Hobo K. Inhibition of MAP kinase in synovium by treatment with tocilizumab in rheumatoid arthritis. Clin Rheumatol. 2011;30:1407-13.

Keffer J, Probert L, Cazlaris H, Georgopoulos S, Kaslaris E, Kioussis D et al. Transgenic mice expressing human tumour necrosis factor: a predictive genetic model of arthritis. EMBO J. 1991;10:4025-31.

Kim YI, Logan JW, Mason JB, Roubenoff R. DNA hypomethylation in inflammatory arthritis: reversal with methotrexate. J Lab Clin Med. 1996;128:165-72.

Klotz U, Temi A, Schwab M. Clinical pharmacokinetics and use of infliximab. Clin Pharmacokinet. 2007;46:645-60.

Komatsu N, Okamoto K, Sawa S, Nakashima T, Oh-hora M, Kodama T, et al. Pathogenic conversion of Foxp3+ T cells into TH17 cells in autoimmune arthritis. Nat Med. 2014;20:62-8.

Kubbutat MH, Jones SN, Vousden KH. Regulation of p53 stability by Mdm2. Nature. 1997;387:299-303.

Lee EB, Fleischmann R, Hall S, Wilkinson B, Bradley JD, Gruben D et al. Tofacitinib versus methotrexate in rheumatoid arthritis. N Engl J Med. 2014;370(25):2377-86.

Lemos LLP, Costa JO, Machado MAA, Almeida AM, Barbosa MM, Kakehasi AM, et al. Rituximabe para o tratamento da artrite reumatoide: revisão sistemática. Rev Bras Reumatol. 2014;54:220-30.

Leroux JL, Damon M, Chavis C, Crastes De Paulet A, Blotman F. Effects of methotrexate on leukotriene and derivated lipoxygenase synthesis in polynuclear neutrophils in rheumatoid polyarthritis. Rev Rheum Mal Osteoartic. 1992;59:587-91.

Lopez-Olivo MA, Siddhanamatha HR, Shea B, Tugwell P, Wells GA, Suarez-Almazor ME. Methotrexate for treating rheumatoid arthritis. Cochrane Database Syst Rev. 2014;CD000957.

Machado MAA, Maciel AA, Lemos LLP, Costa JO, Kakehasi AM, Andrade EIG, et al. Adalimumabe no tratamento da artrite reumatoide: uma revisão sistemática e metanálise de ensaios clínicos randomizados. Rev Bras Reumatol. 2013;53:419-30.

Markham A. Baricitinib: first global approval. Drugs. 2017;77:697-704.

McChesney EW. Animal toxicity and pharmacokinetics of hydroxychloroquine sulphate. Am J Med. 1983;75:11-8.

Mello SB, Barros DM, Silva AS, Laurindo IM, Novaes GS. Methotrexate as a preferential cyclooxygenase 2 inhibitor in whole blood of patients with rheumatoid arthritis. Rheumatology. 2000;39:533-6.

Mihara M, Kasutani K, Okazaki M, Nakamura A, Kawai S, Sugimoto M, et al. Tocilizumab inhibits signal transduction mediated by both mIL-6R and sIL-6R, but not by the receptors of other members of IL-6 cytokine family. Int Immunopharmacol. 2005;5:1731-40.

Müller-Ladner U, Kriegsmann J, Franklin BN, Matsumoto S, Geiler T, Gay RE, et al. Synovial fibroblasts of patients with rheumatoid arthritis attach to and invade normal human cartilage when engrafted into SCID mice. Am J Pathol. 1996;149:1607-15.

Nakou M, Katsikas G, Sidiropoulos P, Bertsias G, Papadimitraki E, Raptopoulou A, et al. Rituximab therapy reduces activated B cells in both the peripheral blood and bone marrow of patients with rheumatoid arthritis: depletion of memory B cells correlates with clinical response. Arthritis Res Ther. 2009;11:R131.

Nishimoto N, Yoshizaki K, Miyasaka N, Yamamoto K, Kawai S, Takeuchi T, et al. Treatment of rheumatoid arthritis with humanized anti-interleukin-6 receptor antibody: a multicenter, double-blind, placebo-controlled trial. Arthritis Rheum. 2004;50:1761-9.

Payne JP. A lecture on lupus erythematosus. Clin I. 1894;IV:223.

Peper SM, Lew R, Mikkuls T, Brophy M, Rybin D, Wu H, et al. Rheumatoid arthritis treatment after methotrexate: the durability of triple therapy versus etanercept. Arthritis Care Res (Hoboken). 2017; 69:1467-72.

Pescovitz MD. Rituximab, an anti-CD20 monoclonal antibody: history and mechanism of action. Am J Transplant. 2006;6:859-66.

Phillips DC, Woollard KJ, Griffiths HR. The anti-inflammatory actions of methotrexate are critically dependent upon the production of reactive oxygen species. Br J Pharmacol. 2003;138:501-11.

Plosker GL, Croom KF. Sulfasalazine a review of its use in the management of rheumatoid arthritis. Drugs. 2005;65:1825-49.

Rainsford KD, Parke AL, Clifford-Rashotte M, Kean WF. Therapy and pharmacological properties of hydroxychloroquine and chloquine in treatment of systemic lupus erythematosus, rheumatoid arthritis and related diseases. Inflammopharmacol. 2015;23:231-69.

Rodenburg RJ, Ganga A, van Lent PL, van de Putte LB, van Venrooij WJ. The antiinflammatory drug sulfasalazine inhibits tumor necrosis factor alpha expression in macrophages by inducing apoptosis. Arthritis Rheum. 2000;43:1941-50.

Rynes RI. Antimalarials. In: Dixon JS, Furst DE, editors. Second-line agents in the treatment of rheumatic diseases. New York: Marcel Dekker; 1992.

Salliot C, van der Heijde D. Long-term safety of methotrexate monotherapy in patients with rheumatoid arthritis: a systematic literature research. Ann Rheum Dis. 2009;68:1100-4.

Salton DJ. Chloroquine and the eye. Br J Clin Pract. 1987;41:50-5.

Schett G, Firestein GS. Mr. Outside and Mr. Inside: classic and alternative views on the pathogenesis of rheumatoid arthritis. Ann Rheum Dis. 2010;69:787-9.

Scott DL, Wolfe F, Huizinga TWJ. Rheumatoid arthritis. Lancet. 2010;376:1094-108.

Scott LJ. Etanercept: a review of its use in autoimmune inflammatory diseases. Drugs. 2014;74:1379-410.

Scott LJ. Tocilizumab: a review in rheumatoid arthritis. Drugs. 2017;77:1865-79.

Shuai K, Liu B. Regulation of JAK-STAT signaling in the immune system. Nat Rev Immunol. 2003;3:900-11.

Smolen JS, Burmestei GR, Combe B, Curtis JR, Hall S, Haraoui B, et al. Head-to-head comparison of certolizumab pegol versus adalimumab in rheumatoid arthritis: 2-year efficacy and safety results from the randomised EXXELERATE study. Lancet. 2016;388:2763-74.

Snir A, Kessel A, Haj T, Rosner I, Slobodin G, Toubi E. Anti-IL-6 receptor antibody (tocilizumab): a B cell targeting therapy. Clin Exp Rheumatol. 2011;29:697-700.

Sung JY, Hong JH, Kang HS, Choi I, Lim SD, Lee JK, et al. Methotrexate suppresses the interleukin-6 induced generation of reactive oxygen species in the synoviocytes of rheumatoid arthritis. Immunopharmacology. 2000;47:35-44.

Taylor PC, Keystone EC, van der Heijde D, Weinblatt ME, Del Carmen Morales L, Reyes Gonzaga J, et al. Baricitinib versus placebo or adalimumab in rheumatoid arthritis. N Engl J Med. 2017;376:652-62.

Tehrani R, Ostrowski RA, Hariman R, Jay WM. Ocular toxicity of hydroxychloroquine. Semin Ophtalmol. 2008;23:201-9.

Thorbecke GJ, Shah R, Leu CH, Kuruvilla AP, Hardison AM, Palladino MA. Involvement of endogenous tumor necrosis factor alpha and transforming growth factor beta during induction of collagen type II arthritis in mice. Proc Natl Acad Sci USA. 1992;89:7375-9.

Tolboom TCA, van der Helm-Van Mil AHM, Nelissen RGHH, Breedveld FC, Toes REM, Huizinga TWJ. Invasiveness of fibroblast-like synoviocytes is an individual patient characteristic associated with the rate of joint destruction in patients with rheumatoid arthritis. Arthritis Rheum. 2005;52:1999-2002.

van der Helm-van Mil AHM, Verpoort KN, Breedveld FC, Toes REM, Huizinga TWJ. Antibodies to citrullinated proteins and differences in clinical progression of rheumatoid arthritis. Arthritis Res Ther. 2005;7:R949-R958.

van der Linden MP, van der Woude D, Ioan-Facsinay A, Levarht EW, Stoeken-Rijsbergen G, Huizinga TW, et al. Value of anti-modified citrullinated vimentin and third-generation anti-cyclic citrullinated peptide compared with second-generation anti-cyclic citrullinated peptide and rheumatoid factor in predicting disease outcome in undifferentiated arthritis and rheumatoid arthritis. Arthritis Rheum. 2009;60:2232-41.

Walker LS, Sansom DM. The emerging role of CTLA4 as a cell-extrinsic regulator of T cell responses. Nat Rev Immunol. 2011;11:852-63.

Weisman MH, Durez P, Hallegua D, Aranda R, Becker JC, Nuamah I, et al. Reduction of inflammatory biomarker response by abatacept in treatment of rheumatoid arthritis. J Rheumatol. 2006;33:2162-6.

Wells G, Becker J-C, Teng J, Dougados M, Schiff M, Smolen J, et al. Validation of the Disease Activity Score 28 (DAS28) and EULAR response criteria based on CRP against disease progression in patients with rheumatoid arthritis, and comparison with the DAS28 based on ESR. Ann Rheum Dis. 2009;68:954-60.

Westhovens R, Robles M, Ximenes AC, Nayiager S, Wollenhaupt J, Durez P, et al. Clinical efficacy and safety of abatacept in methotexate-naïve patients with early rheumatoid arthritis and poor prognostic factors. Ann Rheum Dis. 2009;68:1870-7.

Yukioka K, Wakitani S, Yukioka M, Furumitsu Y, Shichikawa K, Ochi T, et al. Polyamine levels in synovial tissues and synovial fluids of patients with rheumatoid arthritis. J. Rheumatol. 1992;19:689-92.

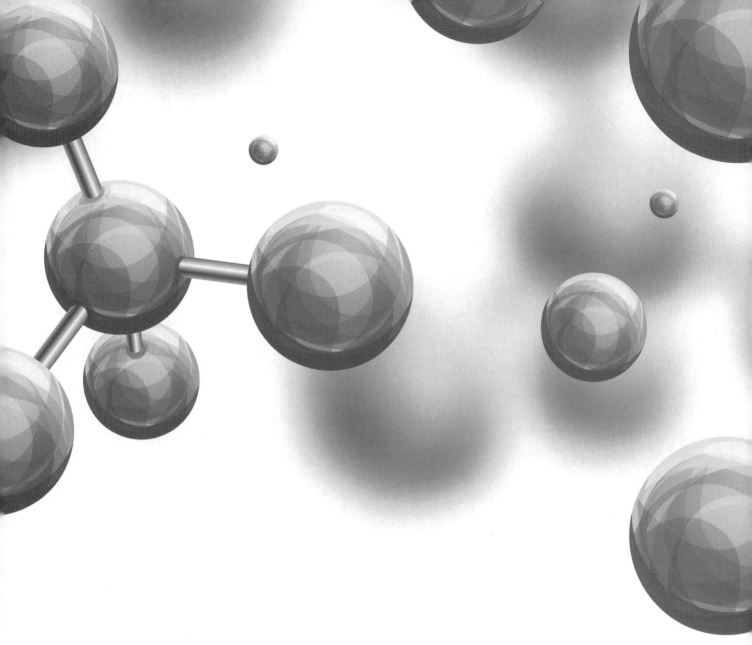

Parte 9

Fármacos em Ginecologia e Obstetrícia

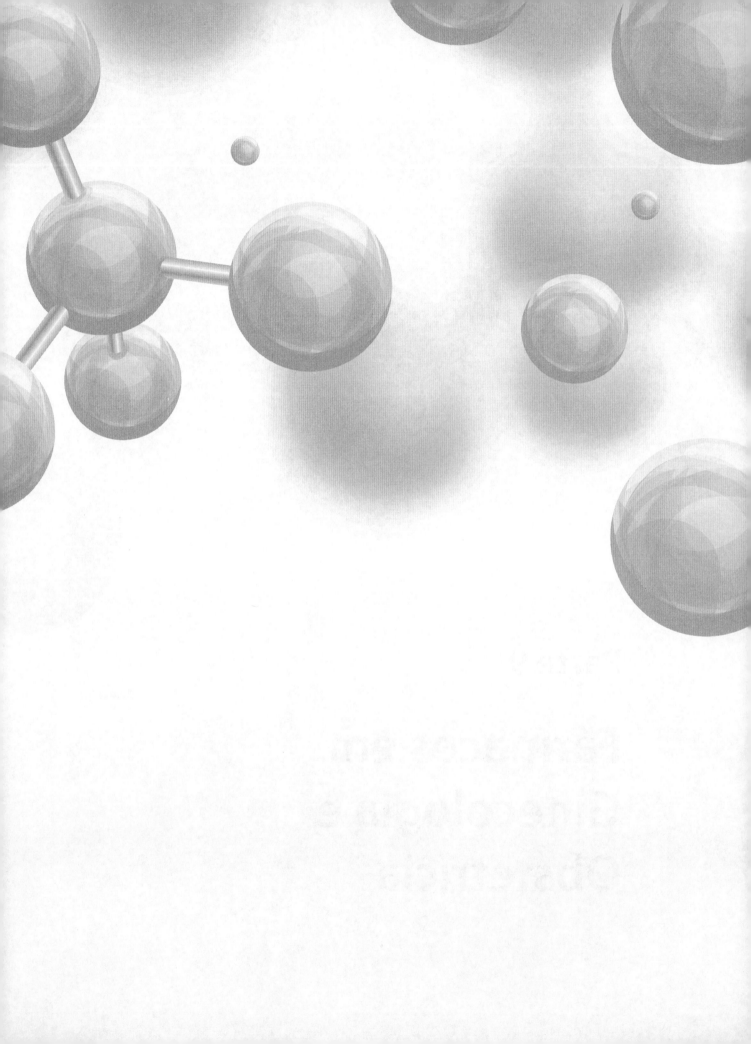

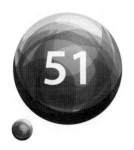

51 Antibióticos na Gravidez

INTRODUÇÃO

O mito de que a placenta protegia o feto dos fármacos administrados à gestante foi desconstruído na década de 1960, quando o uso de talidomida foi associado a graves malformações congênitas em milhares de crianças. Interessante ressaltar que, embora a incidência dessas malformações tenha sido extremamente alta (entre 20 e 30%) e apresentassem características únicas (focomelia), a teratogenicidade da talidomida não foi suspeitada por vários anos. Entretanto, após sua demonstração, houve uma reação exagerada, suspeitando-se que todos os fármacos eram agentes teratogênicos em potencial. Um exemplo disso é o caso do medicamento Bendectin, composto anti-histamínico de doxilamina e piridoxina que, nas décadas de 1950, era o medicamento mais utilizado para náuseas e vômitos associados à gravidez. Na década de 1970, vários processos judiciais acusando o medicamento de ser teratogênico foram apresentados às cortes judiciais norte-americanas, levando o fabricante a retirar o medicamento na década de 1980. Isso duplicou o número de hospitalizações de mulheres grávidas com náuseas e vômitos graves (Figura 51.1). O medicamento Diclectin (nome comercial do mesmo medicamento no Canadá) foi mantido no mercado canadense. A retirada do Bendectin do mercado norte-americano não reduziu a incidência de malformações congênitas, o que seria esperado caso o medicamento fosse, de fato, teratogênico (Koren et al., 1998).

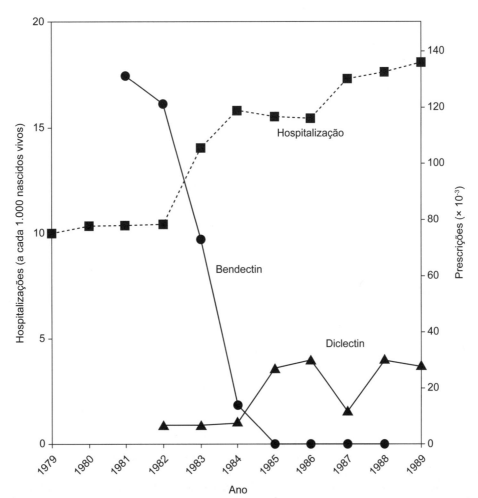

Figura 51.1 Taxas de hospitalização entre gestantes com náuseas e vômitos severos e número de prescrições de Bendectin e Diclectin na América do Norte (1979-1989).

Na maior parte dos fármacos associados com ação teratogênica em humanos, a incidência de malformações é bem mais baixa quando comparada com a talidomida, e as síndromes resultantes da ação teratogênica não são patognômicas, o que torna a demonstração do elo fármaco-malformação mais difícil. Atualmente, acredita-se que menos de 30 fármacos sejam teratogênicos em humanos quando utilizados nas doses terapêuticas.

Estudos indicam que 80% das prescrições médicas para gestantes são de antibióticos, e que aproximadamente 20 a 25% das mulheres recebem um antibiótico durante a gravidez (Bookstaver et al., 2015). As infecções mais comuns durante a gravidez são do trato urinário, incluindo pielonefrite e doenças sexualmente transmissíveis, e infecções do trato respiratório superior. Apesar do uso de medicamentos na gravidez ser uma decisão que envolve um balanço apurado entre risco e benefício, infecções do trato urinário não tratadas são associadas com importante risco fetal, como aborto espontâneo, parto prematuro e baixo peso ao nascimento (Harbison et al., 2015). A segurança e a eficácia geralmente não são avaliadas por meio de estudos clínicos randomizados, já que estudos desse tipo são considerados potencialmente antiéticos; gravidez geralmente é um critério de exclusão na maioria dos estudos clínicos. Calcula-se que apenas 10% dos medicamentos introduzidos na prática médica desde 1980 tenham dados a respeito do risco sobre o feto na gravidez (Adam et al., 2011). A exposição a antibióticos durante a gestação pode causar efeitos imediatos ou de longo prazo no peso do neonato. Estudo recente indicou que, após ajuste a certo número de fatores, a exposição a antibióticos durante a gestação resulta em perda ponderal de 138 g (Vidal et al., 2013). Exposição intraútero a antibióticos também está associada a obesidade infantil, entretanto, não está documentado se esse efeito está relacionado com categorias específicas de antibióticos. Como método para estabelecer potencial teratogênico de fármacos, a Food and Drug Administration (FDA) criou um sistema de classificação baseado no risco apresentado durante a gravidez:

- Categoria A: não apresenta risco em estudos realizados em humanos; ensaios clínicos bem controlados não demonstram risco ao feto quando o fármaco foi administrado durante o primeiro trimestre da gestação (não há evidência que apresente risco quando administrado no segundo ou terceiro trimestre)
- Categoria B: não apresenta risco em outros estudos; estudos pré-clínicos realizados em animais não demonstraram risco ao feto, entretanto, não há ensaios clínicos adequados e bem controlados realizados em mulheres grávidas
- Categoria C: o risco não pode ser excluído; estudos pré-clínicos realizados em animais demonstraram efeito adverso no feto, mas não há ensaios clínicos adequados e bem controlados realizados em mulheres grávidas. Entretanto, seu uso é indicado quando há benefício, apesar do potencial risco ao feto
- Categoria D: evidência positiva de risco; há evidência de risco para o feto humano com base em dados obtidos de reações adversas de estudos investigacionais em humanos, entretanto, o uso pode ser indicado quando há benefício, apesar do risco potencial ao feto
- Categoria X: contraindicado na gestação; estudos em animais ou em humanos demonstram anormalidades no feto, e há evidência de reação adversa em estudos investigacionais em humanos. O fármaco só deve ser utilizado caso o benefício realmente seja muito superior ao risco.

Além da questão de segurança materna e fetal, ocorrem importantes alterações fisiológicas que podem causar alterações farmacocinéticas e impactar a antibioticoterapia. Aumento da quantidade total de água no organismo, aumento da volemia (40 a 50%) e do volume plasmático (40 a 50%) contribuem para o aumento do volume de distribuição de vários antibióticos (Frederiksen, 2001). O fluxo renal aumenta em torno de 50%, possivelmente em razão da vasodilatação das arteríolas aferente e eferente causada pelo aumento dos níveis plasmáticos de progesterona. O aumento da taxa de filtração glomerular reduz a creatinina plasmática e aumenta o clearance renal dos antibióticos. Alterações na motilidade gastrintestinal podem resultar em alterações da absorção e, consequentemente, da biodisponibilidade de alguns antibióticos. Redução da albumina plasmática e alterações no pH plasmático materno podem causar decréscimo da ligação dos antibióticos às proteínas plasmáticas e, portanto, aumento da concentração livre destes.

PENICILINAS

Seus derivados são os antibióticos mais prescritos na gravidez. O uso de penicilina por via intravenosa (IV) é recomendado como profilaxia quando ocorre ruptura precoce da bolsa amniótica até o parto, para evitar colonização por Streptococcus do grupo B. As penicilinas cruzam a placenta em altas concentrações. Pelo aumento do volume plasmático e do clearance renal durante a gravidez, as concentrações plasmáticas de penicilina podem estar reduzidas em até 50%, o que pode exigir aumento da dose e/ou da frequência de administração (Einarson et al., 2001). Penicilinas e aminopenicilinas como amoxicilina e ampicilina apresentam dados robustos de segurança na gravidez. Todas as penicilinas e seus derivados, assim como as combinações de penicilinas com os inibidores de betalactamase, como ácido clavulânico ou sulbactam, podem ser utilizados na gravidez. São considerados pela FDA como categoria B.

CEFALOSPORINAS

Também são bastante usadas na gravidez. Constituem a primeira opção para pacientes alérgicos ou intolerantes às penicilinas. Cefalosporinas apresentam concentrações plasmáticas reduzidas na gravidez em razão do aumento do clearance renal, necessitando, portanto, de aumento de dose e/ou da frequência da administração. A ceftriaxona é o antibiótico de escolha para tratamento da blenorragia (gonorreia) durante a gravidez (CDC, 2015), entretanto, seu uso deve ser feito com cuidado no final da gestação, pelo risco de kernicterus. São consideradas categoria B pela FDA.

MACROLÍDIOS

Os antibióticos macrolídios, como eritromicina, azitromicina e claritromicina, são utilizados para tratamento de infecções por Staphylococcus e apresentam eficácia limitada contra bactérias Gram-negativas. As reações adversas mais comuns são de origem gastrintestinal, principalmente com a eritromicina. Os antibióticos macrolídios são considerados seguros na gravidez, não estando associados à teratogênese. São considerados categoria B pela FDA.

CLINDAMICINA

Antibiótico lincosamídico útil como opção terapêutica em pacientes alérgicos à penicilina para tratamento de infecções por Staphylococcus e Streptococcus do grupo B. Clidamicina não apresenta atividade contra Enterococcus e bactérias Gram-negativas aeróbicas. O uso de clindamicina está associado com diarreia em 10% das pacientes. Não há estudos associando clindamicina à teratogênese (Dashe e Gilstrap, 1997). Clindamicina é considerada categoria B pela FDA.

CARBAPENÉNS

Há pouco dados sobre uso de carbapenéns na gestação. Ertapeném e meropeném são considerados categoria B, enquanto a combinação imipeném-cilastatina é considerada categoria C. Alterações farmacocinéticas causadas pela gravidez estão associadas com redução dos níveis plasmáticos de imipeném (Briggs, 2014). Carbapenéns só devem ser utilizados em grávidas quando estas apresentarem infecções por bactérias resistentes a penicilinas e cefalosporinas.

MONOBACTAMS

O aztreonam é considerado um fármaco categoria B, entretanto, deve ser utilizado com cuidado no primeiro trimestre da gravidez, pois há poucos dados disponíveis para esse fármaco. Aztreonam deve ser utilizado em pacientes que apresentem alergia grave às penicilinas e nos quais há indicação de uso de betalactâmicos. Aztreonam é considerado categoria B pela FDA.

NITROFURANTOÍNA

Apresenta atividade específica para infecções do trato urinário inferior. Atinge concentrações terapêuticas na urina, mas não em tecidos, portanto, não deve ser utilizada no tratamento da pielonefrite. Vários patógenos do trato urinário apresentam limitada resistência contra a atividade bactericida da nitrofurantoína, como *Escherichia coli*, *Enterococcus faecalis*, *Klebsiella* spp., *Staphylococcus saprophyticus* e *Staphylococcus aureus*. Nitrofurantoína não tem atividade contra *Proteus*, *Serratia* ou *Pseudomonas* (Duff, 2002). Há dados conflitantes em relação à teratogênese. Há estudo demonstrando associação entre nitrofurantoína e malformações congênitas como anoftalmia, microftalmia, defeitos septais e fenda palatina (Crider et al., 2009). Dois estudos mais recentes não demonstraram aumento de teratogenicidade em pacientes expostas à nitrofurantoína (Glaeser e Schaeffer, 2015). Importante ressaltar que, além do potencial risco teratogênico, a nitrofurantoína está associada a reações adversas sérias, como toxicidade pulmonar e anemia hemolítica em pacientes com deficiência de glicose-6-fosfato desidrogenase. Nitrofurantoína é considerada categoria B pela FDA.

FOSFOMICINA

Derivado do ácido fosfórico, apresenta amplo espectro de ação. Não apresenta semelhança estrutural com outros antibióticos e é particularmente útil em bactérias com resistência a múltiplos fármacos, inclusive contra bactérias produtoras de betalactamase de amplo espectro, *Pseudomonas*, *Staphylococcus aureus* resistente à meticilina e *Enterococcus* resistente à vancomicina. É utilizada em dose única no tratamento de infecção urinária na gestante, sendo que as reações adversas mais frequentes são de origem gastrintestinal. Não há estudos adequados avaliando seu risco teratogênico; é classificada como categoria B pela FDA.

VANCOMICINA

Antibiótico glicopeptídico útil no tratamento de infecções por bactérias Gram-positivas resistentes, como *Enterococcus* e *Staphylococcus aureus* resistente à meticilina. Seu uso está associado com potencial nefrotoxicidade e ototoxicidade, embora esses efeitos não tenham sido demonstrados com o seu uso na gravidez (Reyes et al., 1989). É classificado como categoria B pela FDA.

FLUOROQUINOLONAS

Embora esses fármacos sejam classificados como categoria C, eles são geralmente contraindicados na gravidez. As fluoroquinolonas podem ser seguras no primeiro trimestre da gravidez, mas não são recomendadas, pois estão associadas a anormalidades fetais em estudos realizados em animais (Yefet et al., 2014). Suspeita-se de uma associação de fluoroquinolonas com toxicidade renal, defeitos cardíacos e toxicidade no sistema nervoso central do feto (Crider et al., 2009).

SULFONAMIDAS

Sulfonamidas em monoterapia ou associadas à trimetoprima não são indicadas na gravidez. As sulfonamidas inibem a síntese de folato e, portanto, estão associadas com a teratogênese induzida por antifolatos (Hernández-Díaz et al., 2000). Levantamento feito pelo *National Birth Defects Prevention Study* indicou que as sulfonamidas são a classe de antibióticos mais associada às malformações congênitas. Além do risco teratogênico, as sulfonamidas estão associadas com hiperbilirrubinemia e *kernicterus* quando utilizadas no terceiro trimestre da gravidez. Sulfonamidas associadas ou não à trimetoprima são classificadas como categoria C pela FDA.

AMINOGLICOSÍDIOS

Amicacina, gentamicina, estreptomicina e tobramicina são os aminoglicosídios mais prescritos na prática médica. Durante a gravidez, a meia-vida plasmática dos aminoglicosídios é reduzida por causa do *clearance* renal aumentado. Em virtude também do aumento do volume de distribuição observado na gravidez, os aminoglicosídios podem ter picos menores quando comparados com aqueles obtidos em mulheres não grávidas (Briggs, 2014). Aminoglicosídios cruzam a placenta e causam toxicidade ao feto, principalmente se administrados no primeiro trimestre da gravidez. Surdez congênita bilateral irreversível foi observada após uso materno de estreptomicina no primeiro trimestre da gravidez. Outros aminoglicosídios não foram associados com tal gravidade de perda auditiva; quando ocorreu, geralmente apresentava sintomas leves sem significado clínico (Lamont et al., 2014). Aminoglicosídios são considerados categoria D pela FDA, ou seja, só devem ser utilizados se o benefício é realmente maior que o risco, entretanto, estreptomicina deve ser evitada.

TETRACICLINAS

Assim como a doxiciclina, não devem ser utilizadas na gravidez em razão da associação com teratogênese, assim como descoloração de ossos e dentes (Porter et al., 1965). Tetraciclinas são classificadas como categoria D pela FDA.

LINEZOLIDA E DAPTOMICINA

Ainda há muito pouca informação sobre a teratogênese desses novos antibióticos, portanto, eles devem ser utilizados com muito cuidado na gravidez e somente quando não forem possíveis alternativas mais seguras.

INFECÇÃO URINÁRIA NA GRAVIDEZ

Segunda doença mais frequente, logo depois da anemia, é a infecção mais comum nas gestantes. Estima-se que aproximadamente 5 a 10% das gestantes apresentem algum tipo de infecção urinária durante a gravidez, representando 5% das internações. O trato urinário está anatomicamente e fisiologicamente alterado na grávida. Há um decréscimo da peristalse tanto do sistema coletor como dos ureteres, sendo que estes últimos podem sofrer obstrução mecânica. A bexiga apresenta aumento de capacidade em virtude do relaxamento da musculatura lisa e encontra-se mais anterior e superior. Uma discreta hidroureteronefrose é observada a partir da 7ª semana de gestação (Patterson e Andriole, 1997). Essa dilatação é causada pela redução da peristalse do sistema coletor e dos ureteres, possivelmente pelo efeito relaxante muscular da progesterona e pela obstrução mecânica causada pelo útero gravídico. Essas alterações acabam facilitando o aparecimento de infecções urinárias na grávida, as quais, a exemplo de outras infecções, estão associadas a eventos adversos tanto para a mãe como para o feto, incluindo nascimento prematuro (Kass, 1960). Importante ressaltar que bacteriúria assintomática na grávida é associada com risco aumentado em 20 a 30% de desenvolver pielonefrite. Portanto, investigação e tratamento de bacteriúria tornou-se rotina no acompanhamento pré-natal. Os patógenos são os mesmos da mulher não grávida, sendo que a *Escherichia coli* constitui aproximadamente 80% nas infecções urinárias. As mudanças adaptativas causadas pelo aumento do útero predispõem ao aparecimento de infecções urinárias, as quais podem ser assintomáticas, mas podem contribuir para risco aumentado de pielonefrite, assim como complicações materno-fetais, como parto prematuro, recém-nascido de baixo peso ou infecção sistêmica. Há três tipos de infecção urinária associada à gravidez:

- Bacteriúria assintomática
- Cistite aguda
- Pielonefrite aguda.

A bacteriúria assintomática é caracterizada pela presença de bactérias detectadas no exame de urocultura em uma mulher sem nenhuma manifestação clínica. A incidência de bacteriúria assintomática é a mesma em mulheres grávidas e não grávidas, variando entre 2 e 10% (Whalley, 1967). Os agentes etiológicos associados com bacteriúria assintomática são similares nas mulheres grávidas e não grávidas. A uretra curta da mulher é frequentemente colonizada por organismos do trato gastrintestinal, sendo que o *Escherichia coli* é o patógeno mais comumente associado à bacteriúria assintomática ou sintomática, representando 70 a 80% dos isolados. Outros microrganismos isolados são bactérias Gram-negativa e *Streptococcus* do grupo B, como o *Streptococcus agalactiae*. Estudo prospectivo realizado na Suécia avaliou o risco de aquisição de bacteriúria durante a gravidez e indicou que o risco aumenta de 0,8% na 12ª semana para 1,93% no final da gravidez. Nesse estudo, uma amostra única de urina coletada entre a 12ª e 16ª semanas de gravidez identificou 80% das mulheres com bacteriúria assintomática até o final da gravidez (Stenqvist *et al.*, 1989).

Ensaio clínico randomizado controlado com placebo realizado em mulheres grávidas com bacteriúria assintomática revelou que o tratamento com antibióticos preveniu o aparecimento de pielonefrite e reduziu em 20% a ocorrência de partos prematuros (Kass, 1960). Não há um consenso sobre a duração da terapia ou o tipo de antibiótico a ser utilizado. O antibiótico deve ser seguro tanto para a mãe como para o feto, apresentar eficácia excelente e baixa resistência na população a ser tratada. A duração do tratamento varia de 1 dia a 1 semana. A maior parte dos esquemas de 1 dia baseia-se nas características farmacocinéticas do antibiótico. A fosfomicina, por exemplo, atinge altas concentrações na urina durante 3 dias após administração em dose única de 3 g. Geralmente as recomendações variam entre 3 e 7 dias.

A infecção do trato urinário inferior sintomática (cistite) é caracterizada pela presença de sintomas como disúria, urgência miccional, polaciúria, hematúria e desconforto suprapúbico em combinação com bacteriúria. A incidência de cistite na gravidez não é tão bem caracterizada como a incidência de bacteriúria assintomática, entretanto, estima-se entre 1 e 2% (Mazor-Dray *et al.*, 2009). Assim como no caso de bacteriúria assintomática, não há evidências para apoiar um esquema antibiótico em particular, entretanto, recomenda-se que a duração do tratamento seja entre 3 e 7 dias.

A incidência de pielonefrite atualmente é menor do que 1%, por causa da detecção precoce de bacteriúria assintomática e do tratamento desta com antibióticos. Fatores de risco para pielonefrite são bacteriúria assintomática, paciente jovem, nuliparidade, antecedentes de pielonefrite, anemia falciforme, diabetes melito ou imunossupressão. A pielonefrite costuma ocorrer no segundo ou terceiro trimestre da gravidez, quando a estase e a hidronefrose são mais evidentes, sendo que apenas 10 a 20% das pielonefrites ocorrem no primeiro trimestre. Gestantes com diagnóstico de pielonefrite devem ser internadas e tratadas com antibioticoterapia IV e hidratação. A antibioticoterapia inicial deve ser feita de maneira empírica e deve ser modificada por ocasião do resultado dos exames laboratoriais. O tratamento empírico pode ser feito com a associação de ampicilina com gentamicina, ou ceftriaxona em monoterapia. Geralmente esses esquemas terapêuticos apresentam 95% de boa resposta clínica em 72 h, embora atualmente seja detectado 50% de resistência à ampicilina (Wing *et al.*, 2000). Recomenda-se que o tratamento com antibióticos seja feito por 7 a 14 dias, sendo esta a mesma recomendação para as pacientes não grávidas. Profilaxia com antibióticos para evitar reincidência em gestantes também é recomendada; em estudo clínico acompanhando 400 pacientes grávidas com pielonefrite, 2,7% das pacientes foram reinternadas por reincidência da pielonefritre, e todas elas foram não aderentes ao tratamento profilático com antibióticos (Hill *et al.*, 2005).

REFERÊNCIAS BIBLIOGRÁFICAS

Adam MP, Polifka JE, Friedman JM. Evolving knowledge of the teratogenicity of medications in human pregnancy. Am J Med Genet. 2011;Part C:175-82.

Bookstaver PB, Bland CM, Griffin B, Stover KR, Eiland LS, McLaughlin M. A review of antibiotic use in pregnancy. Pharmacotherapy. 2015;35:1052-62.

Briggs GGFR. Drugs in pregnancy and lactation. Baltimore: Williams and Wilkins; 2014.

Centers for Disease Control and Prevention (CDC). Update to CDC's Sexually Transmitted Diseases Treatment Guidelines. Available from: www.cdc.gov/mmwr/preview/mmwrhtml/rr6403a1.htm. Accessed: July 6, 2015.

Crider KS, Cleves MA, Reefhuis J, Berry RJ, Hobbs CA, Hu DJ. Antibacterial medication use during pregnancy and risk of birth defects: National Birth Defects Prevention Study. Arch Pediatr Adolesc Med. 2009;163:978-85.

Dashe JS, Gilstrap LC. Antibiotic use in pregnancy. Obstet Gynecol Clin North Am. 1997;24:617-29.

Duff P. Antibiotic selection in obstetrics: making cost-effective choices. Clin Obstet Gynecol. 2002;45:59-72.

Einarson A, Shuhaiber S, Koren G. Effects of antibacterials on the unborn child: what is known and how should this influence prescribing. Paediatr Drugs. 2001;11:803-16.

Frederiksen MC. Physiologic changes in pregnancy and their effect on drug disposition. Semin Perinatol. 2001;3:120-3.

Glaeser AP, Schaeffer AJ. Urinary tract infection and bacteriuria in pregnancy. Urol Clin N Am. 2015;42:547-560.

Harbison AF, Polly DM, Musselman ME. Antiinfective therapy for pregnant or lactating patients in the emergency department. Am J Health Syst Pharm. 2015;3:189-97.

Hernández-Díaz S, Werler MM, Walker AM, Mitchell AA. Folic acid antagonists during pregnancy and the risk of birth defects. N Engl J Med. 2000;343:1608-14.

Hill JB, Sheffield JS, McIntire DD, Wendel Jr. GD. Acute pyelonephritis in pregnancy. Obstet Gynecol. 2005;105:18-23.

Kass EH. Bacteriuria and pyelonephritis of pregnancy. Arch Intern Med. 1960;105:194-8.

Kass EH. The role of asymptomatic bacteriuria in the pathogenesis of pyelonephritis. In: Quinn EL, Kass EH, editors. Biology of pyelonephritis. Boston: Little, Brown and Co.; 1960. p.399-412.

Koren G, Pastuszak A, Ito S. Drugs in pregnancy. N Engl J Med. 1998;338:1128-37.

Lamont HF, Blogg HJ, Lamont RF. Safety of antimicrobial treatment during pregnancy: a current review of resistance, immunomodulation and teratogenicity. Expert Opin Drug Saf. 2014;12:1569-81.

Mazor-Dray E, Levy A, Schlaeffer F, Sheiner E. Maternal urinary tract infection: is it independently associated with adverse pregnancy outcome? J Matern Fetal Neonatal Med. 2009;22:124-28.

Patterson TF, Andriole VT. Detection, significance, and therapy of bacteriuria in pregnancy. Update in the managed health care era. Infect Dis Clin North Am. 1997;11:593-608.

Porter PJ, Sweeney EA, Golan H, Kass EH. Controlled study of the effect of prenatal tetracycline on primary dentition. Antimicrob Agents Chemother (Bethesda). 1965;5:668-71.

Reyes MP, Ostrea EM Jr., Cabinian AE, Schmitt C, Rintelmann W. Vancomycin during pregnancy: does it cause hearing loss or nephrotoxicity in the infant? Am J Obstet Gynecol. 1989;161:977-981.

Stenqvist K, Dahlen-Nilsson I, Lidin-Janson G, Lincoln K, Oden A, Rignell S, et al. Bacteriuria in pregnancy. Frequency and risk of acquisition. Am J Epidemiol. 1989;129:372-9.

Vidal AC, Murphy SK, Murtha AP, Schildkraut JM, Soubry A, Huang Z, et al. Associations between antibiotic exposure during pregnancy, birth weight and aberrant methylation at imprinted genes among offspring. Int J Obes (Lond). 2013;37:907-13.

Whalley P. Bacteriuria of pregnancy. Am J Obstet Gynecol. 1967;97:723-38.

Wing DA, Park AS, Debuque L, Millar LK. Limited clinical utility of acute pyelonephritis during pregnancy. Am J Obstet Gynecol. 2000;182:1437-40.

Yefet E, Salim R, Chazan B, Akel H, Romano S, Nachum Z. The safety of quinolones in pregnancy. Obstet Gynecol Surv. 2014;11:681-94.

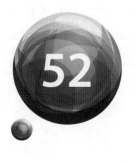

52 Hipertensão Arterial na Gravidez, Pré-eclâmpsia e Eclâmpsia

HIPERTENSÃO ARTERIAL NA GESTAÇÃO

Estudos epidemiológicos indicam que entre 7 e 9% das gestações são associadas a hipertensão arterial, definida como pressão diastólica acima de 90 mmHg e/ou sistólica acima de 140 mmHg (Saftlas *et al.*, 1990). Hipertensão arterial na gravidez é uma das principais causas de mortalidade e morbidade materna e perinatal (Lewis, 2007). A maior parte da morbidade concentra-se em gestações complicadas por pré-eclâmpsia ou eclâmpsia, que é a principal causa de mortalidade materna. A Tabela 52.1 ilustra a classificação da hipertensão arterial na gravidez.

Hipertensão arterial na gravidez é classificada em grave, no caso de pressão arterial acima de 160 a 170/110 mmHg, ou não grave, mas deve-se ressaltar que o grau de hipertensão não se correlaciona com a probabilidade de a paciente apresentar eclâmpsia.

Há certo grau de incerteza sobre qual seria o melhor tratamento para pacientes que apresentam hipertensão arterial crônica ou gestacional (Tabela 52.1). De uma maneira geral, pressão arterial sistólica acima de 150 mmHg e/ou diastólica acima de 100 mmHg deve ser tratada. O tratamento tem como objetivo reduzir danos no órgão materno e, para isso, o controle da pressão arterial sistólica é mais importante do que o da diastólica (Martin Jr. *et al.*, 2005).

A hipertensão crônica ou hipertensão gestacional de nível leve a moderado não está associada a danos para a paciente ou para o feto. O tratamento desse nível de hipertensão não foi associado à redução de pré-eclâmpsia nem a benefício perinatal. Uma revisão de 4.282 pacientes com aumentos modestos da pressão arterial não identificou redução da incidência de aborto, parto prematuro ou neonatos de baixo peso (Abalos *et al.*, 2007). Diminuição excessiva da pressão arterial causa prejuízo ao crescimento fetal por causa da hipoperfusão placentária. Conforme mencionado anteriormente, a hipertensão arterial grave é considerada quando a pressão arterial sistólica é igual ou superior a 160 mmHg e/ou a pressão arterial diastólica é igual ou superior a 110 mmHg. A pressão arterial pode ser controlada por administração intravenosa (IV) ou via oral (VO) de fármacos anti-hipertensivos. A administração IV requer mais recursos do que a administração VO em relação a equipamento necessário para a infusão do fármaco e pessoal qualificado. Além disso, a infusão IV requer monitoramento e supervisão médica, visto que fármacos que atuam rapidamente podem causar queda abrupta da pressão arterial e, consequentemente, hipotensão materna e comprometimento fetal. A administração do fármaco VO permite que o tratamento seja feito em nível ambulatorial e não requer a infraestrutura mencionada.

Fármacos anti-hipertensivos que apresentam efeito deletério no feto, como inibidores da enzima conversora da angiotensina (iECA) e antagonistas dos receptores AT1 da angiotensina II, devem ser interrompidos assim que o diagnóstico de gravidez for confirmado (Podymow e Joseph, 2015). Em relação a outros aspectos não farmacológicos de controle da pressão arterial, como mudança de estilo de vida (exercício físico, perda de peso, dieta hipossódica), esses medicamentos não são recomendados em pacientes grávidas. A pressão arterial geralmente cai no início da gestação mesmo em mulheres com hipertensão arterial crônica e, caso não haja dano a nenhum órgão-alvo, é possível interromper o tratamento anti-hipertensivo e apenas monitorar a pressão arterial. A estratégia utilizada de iniciar a terapia anti-hipertensiva com pressão acima de 140 a 150/90 a 100 mmHg (Magee, 2001) é controversa.

O ensaio clínico Control of Hypertension in Pregnancy Study (CHIPS), que foi o primeiro ensaio clínico randomizado, multicêntrico, não cego, avaliou 987 mulheres entre 14 e 33 semanas de gestação com hipertensão arterial crônica ou hipertensão gestacional. Mulheres com pressão arterial diastólica entre 90 e 105 mmHg (85 a 105 mmHg, caso já estivessem tomando fármaco anti-hipertensivo) foram randomizadas para terem controle de pressão arterial mais flexível (pressão diastólica alvo de 100 mmHg) ou mais estrito (pressão diastólica alvo de 85 mmHg), e os grupos foram analisados em relação à evolução materna e fetal (Magee *et al.*, 2015). Setenta e cinco por cento das

Tabela 52.1 Classificação dos distúrbios hipertensivos na gravidez.		
Distúrbio	**Características**	**Frequência estimada**
Hipertensão crônica	Pressão arterial ≥ 140/90 mmHg presente antes da gravidez, antes da 20ª semana de gestação ou persistindo além do 42º dia pós-parto	1 a 5% das gestações
Hipertensão gestacional	Hipertensão presente além das 20 semanas de gestação; pode estar com ou sem proteinúria, mas não está associada a outros recursos da pré-eclâmpsia; geralmente se resolve dentro de 42 dias após o parto	6 a 7% das gestações
Pré-eclâmpsia/eclâmpsia	Hipertensão presente além de 20 semanas de gestação com mais de 300 mg de proteína em uma coleta de urina de 24 h ou > 30 mg/mmol em uma amostra de urina local. Eclâmpsia é a ocorrência de convulsões em uma mulher grávida com pré-eclâmpsia	5 a 7% das gestações
Pré-eclâmpsia sobreposta à hipertensão crônica	Características diagnósticas de pré-eclâmpsia em mulher com hipertensão crônica além de 20 semanas de gestação	20 a 25% das gestações com hipertensão crônica

mulheres tinham hipertensão arterial crônica e 25% tinham hipertensão arterial gestacional. Mais de 50% das mulheres estavam utilizando fármaco anti-hipertensivo por ocasião da inclusão no ensaio clínico, aproximadamente um terço fazia monitoramento da pressão arterial em casa e um terço utilizava ácido acetilsalicílico antes da gravidez. Após a randomização, labetalol foi o fármaco anti-hipertensivo considerado como primeira escolha, apesar de não mandatório. Outros fármacos também frequentemente utilizados foram nifedipino e metildopa. Não houve diferença entre os grupos em relação a risco de interrupção da gestação, atendimento neonatal ou complicações maternas. A única diferença notada foi no grupo tratado de maneira mais flexível, que apresentou maior incidência de hipertensão arterial grave materna (Figura 52.1). Entretanto, isso não foi acompanhado por aumento de complicações sérias da hipertensão arterial ou acidente vascular cerebral. Importante ressaltar que o controle mais estrito da pressão arterial não resultou em danos para o feto nem para o neonato.

FÁRMACOS MAIS FREQUENTEMENTE UTILIZADOS NO TRATAMENTO DA HIPERTENSÃO ARTERIAL GRAVE GESTACIONAL E PÓS-PARTO

Nifedipino (Adalat®)

Derivado piridínico (Figura 52.2) que atua como bloqueador dos canais de cálcio sensíveis às di-hidropiridinas. Nifedipino causa queda da resistência vascular periférica e queda modesta da pressão arterial sistólica e diastólica (5 a 10 mmHg). Geralmente ocorre um discreto aumento da frequência cardíaca como resposta reflexa à vasodilatação.

O nifedipino é absorvido de modo rápido e completo após administração oral. O fármaco é detectado 10 min após a administração oral, sendo que o $T_{máx}$ costuma ocorrer em 30 min. A farmacocinética é linear entre as doses de 10 a 30 mg, e a biodisponibilidade não é alterada quando o fármaco é administrado na forma de cápsula ou por via sublingual. Nifedipino apresenta alta ligação às proteínas plasmáticas (92 a 98%) e é extensivamente metabolizado em metabólitos não ativos farmacologicamente; cerca de 80% do nifedipino e seus metabólitos são eliminados por via renal. A meia-vida de eliminação é de aproximadamente 2 h. No tratamento da hipertensão arterial crônica na gestação, recomenda-se o uso de nifedipino na forma farmacêutica de liberação prolongada, nas doses de 30 a 90 mg/dia. Em relação aos demais antagonistas de cálcio que atuam em canais de cálcio sensíveis a di-hidropiridina, a experiência clínica é menor, provavelmente porque eles são mais novos.

Labetalol (Trandate)

Derivado benzamídico de ação antagonista adrenérgica seletiva para receptores alfa-1 e não seletiva para receptores beta.

Após infusão IV, o *clearance* sistêmico do labetalol foi estimado em 33 mℓ/kg/min, com uma meia-vida de eliminação de aproximadamente 5,5 h. Quando administrado por VO, a meia-vida varia entre 6 e 8 h. O metabolismo do labetalol (Figura 52.3) se dá sobretudo pela conjugação com ácido glicurônico, sendo os metabólitos excretados por via hepática e renal. Aproximadamente 55 a 60% da dose administrada aparecem na urina, seja como conjugado ou como fármaco inalterado. O labetalol apresenta pouca ligação às proteínas plasmáticas (50%). Labetalol cruza a barreira placentária em humanos.

Ensaio clínico (n = 74) comparou labetalol (100 mg, 4 vezes/dia) com metildopa (250 mg 4 vezes/dia). Não houve diferença em relação ao controle da pressão arterial (47% *versus* 56%; IC 95% 0,56-1,30), ou incidência de cesarianas ou morte perinatal (Firoz *et al.*, 2014). Para controle da hipertensão arterial na gravidez, pode ser utilizado nas doses de 200 a 1.200 mg/dia VO, fracionadas em 2 a 3 administrações. É um dos fármacos mais utilizados no tratamento da hipertensão arterial crônica na gestação.

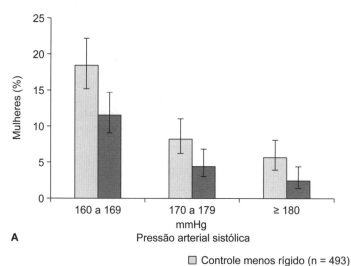
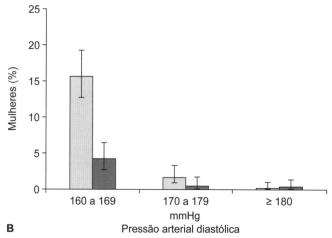

Figura 52.1 Valores da pressão arterial sistólica (**A**) e diastólica (**B**) em mulheres com hipertensão grave. Barras verticais representam IC 95%.

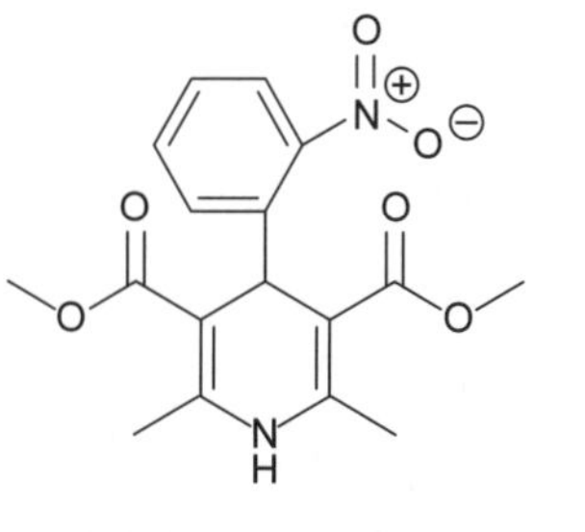

Figura 52.2 Nifedipino.

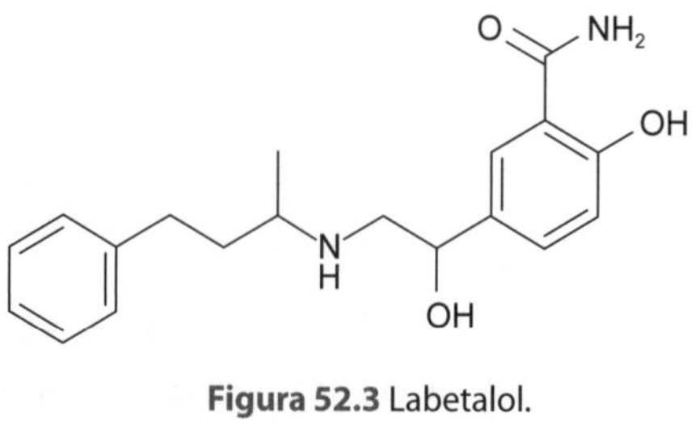

Figura 52.3 Labetalol.

Alfametildopa (Aldomet®)

Derivado da DOPA. O mecanismo de ação de seu efeito anti-hipertensivo inicialmente proposto foi a inibição da descarboxilase de aminoácido aromático, com consequente depleção das aminas biogênicas, mas esse mecanismo tem papel discreto no efeito hipotensor da alfametildopa (Sica, 2007). O mecanismo principal proposto é a sua conversão em alfametilnorepinefrina (um neurotransmissor falso), a qual desloca a norepinefrina de seu sítio ativo nos receptores alfa-adrenérgicos (Frohlich, 1980). Importante ressaltar que o efeito anti-hipertensivo da alfametildopa é de ação central.

A alfametildopa (Figura 52.4) não apresenta efeitos nocivos ao feto *in utero*, visto que mantém perfusão uterina e não apresenta ação teratogênica, além de não reduzir débito cardíaco materno, perfusão uterina ou fluxo renal (Khedun et al., 2000). As doses utilizadas por VO variam entre 250 mg e 3 g/dia, fracionadas em 2 a 3 administrações; alfametildopa é eficaz para reduzir a pressão arterial sem causar hipotensão ortostática.

FÁRMACOS ANTI-HIPERTENSIVOS E AMAMENTAÇÃO

Exposição do neonato a metildopa, labetalol, captopril, enalapril e nifedipino via amamentação é baixa, portanto, esses fármacos anti-hipertensivos são considerados seguros no tratamento da hipertensão arterial pós-parto (Beardmore et al., 2002). Atenolol e metoprolol concentram-se no leito materno, possivelmente em níveis que podem afetar o neonato, e, portanto, seu uso não é recomendado no tratamento da hipertensão arterial pós-parto. A concentração no leite materno de diuréticos tiazídicos é muito baixa, mas esses fármacos podem reduzir a produção de leite por causa da contração discreta de volume, o que pode dificultar a amamentação (Podymow e August, 2017).

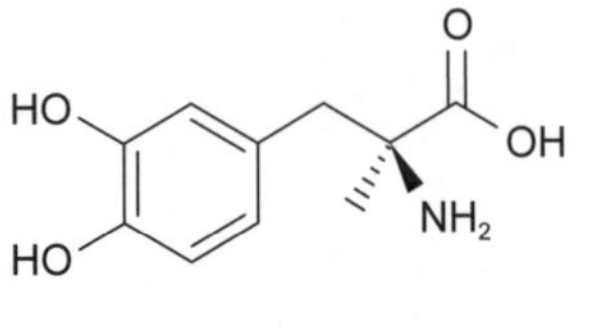

Figura 52.4 Alfametildopa.

PRÉ-ECLÂMPSIA

Trata-se de uma alteração hipertensiva que ocorre em 5 a 8% das gestações. A pré-eclâmpsia é definida como aparecimento de hipertensão arterial e proteinúria (> 0,3 g/24 h) após 20 semanas de gestação. Embora a hemorragia continue sendo a principal causa de morte materna no mundo, em algumas áreas geográficas como América Latina e Caribe, as doenças hipertensivas são as causas mais comuns de mortalidade materna (Khan et al., 2006). Evidências indicam que a morte por pré-eclâmpsia decorre sobretudo de hemorragia intracraniana, embora outras complicações fatais como edema agudo de pulmão, insuficiência respiratória e insuficiência hepática também possam ser responsáveis (Cantwell et al., 2011). Pré-eclâmpsia não afeta apenas a mãe, mas também é a causa principal de restrição de crescimento fetal, morte fetal intrauterina e parto prematuro. Outra definição utilizada para pré-eclâmpsia é hipertensão arterial que aparece após 20 semanas de gestação e envolve um ou mais órgãos (sistema nervoso central, cardiovascular, gastrintestinal, hematológico, renal ou circulação uteroplacental/fetal; Dennis, 2012).

A pré-eclâmpsia é uma alteração em duas fases. A primeira fase é assintomática, ocorre no início da gestação e corresponde ao período de placentação anormal. Algumas mulheres apresentam placentação anormal, mas não desenvolvem pré-eclâmpsia, por exemplo, aquelas em que o feto apresenta restrição de crescimento ou trabalho de parto prematuro. Outras, porém, desenvolvem a segunda fase da pré-eclâmpsia e apresentam síndrome de hipertensão arterial, proteinúria e envolvimento de múltiplos órgãos. A causa básica da síndrome materna é possivelmente disfunção endotelial. Acredita-se que a hipertensão arterial decorra do aumento da resistência vascular periférica com concomitante redução do débito cardíaco. Outra hipótese é que a hipertensão arterial observada na pré-eclâmpsia seja resultado de aumento do débito cardíaco com aumento discreto da resistência vascular periférica. Comparação feita nas alterações hemodinâmicas avaliadas por ecocardiograma transtorácico de pacientes com pré-eclâmpsia não tratada, parturientes saudáveis e controles não grávidas demonstrou que as pacientes com pré-eclâmpsia não tratada apresentavam aumento do débito cardíaco basicamente pelo aumento do inotropismo do ventrículo esquerdo, com discreta vasoconstrição periférica (Dennis et al., 2012; Figura 52.5).

Análise de 28 casos de pacientes que tiveram acidente vascular cerebral em associação com pré-eclâmpsia grave ou eclâmpsia em relação à pressão arterial revelou alguns aspectos interessantes quanto ao tratamento da hipertensão arterial. O acidente vascular cerebral

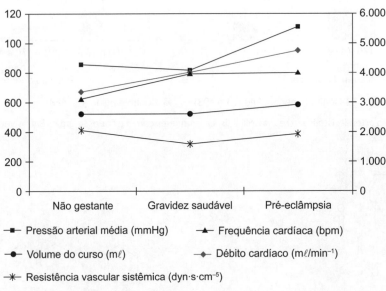

Figura 52.5 Alterações hemodinâmicas em mulheres com pré-eclâmpsia não tratada.

ocorreu em 12 pacientes pré-parto e 16 pacientes pós-parto. O acidente vascular cerebral foi classificado como hemorrágico em 92,6% e trombótico-arterial nos outros dois casos. Em 24 das pacientes tratadas imediatamente antes do acidente vascular cerebral, a pressão sistólica era igual ou superior a 160 mmHg em 23 casos e superior a 155 mmHg em 100% dos casos. A pressão diastólica era igual ou maior a 110 mmHg em apenas 3 de 24 pacientes (12,5%), e em apenas 5 de 28 pacientes atingiu 105 mmHg. Esse estudo indica que raramente a hipertensão grave diastólica ocorre antes do acidente vascular cerebral. É fundamental atentar para o tratamento da hipertensão arterial quando as pacientes apresentam pressão sistólica acima de 15 mmHg (Martin Jr. et al., 2005).

Fármacos anti-hipertensivos utilizados na pré-eclâmpsia

Nifedipino

Doze ensaios clínicos compararam nifedipino (5 a 10 mg; n = 724) administrado VO com outro fármaco. A maior parte dos estudos comparou nifedipino com a administração IV de hidralazina (5 a 20 mg; n = 350) ou administração IV de labetalol (20 mg; n = 100). Nos estudos comparando nifedipino com hidralazina, não foi detectada diferença de eficácia; a pressão arterial foi controlada em 84% (nifedipino) *versus* 79% (hidralazina). Também não foi detectada diferença no tempo para atingir o controle da pressão arterial (-1,36 h; IC 95% -6,64-4,14 h) ou necessidade de repetir a dose do anti-hipertensivo (51% *versus* 55%). Hipotensão materna foi rara e não foi diferente entre os grupos (1,6% *versus* 0%). Não houve mortes maternas nem alterações na evolução perinatal. A Figura 52.6 resume a comparação entre nifedipino VO e hidralazina IV.

Resultado semelhante foi observado na comparação entre nifedipino por VO e labetalol IV (Shekhar et al., 2016). Não houve diferença na evolução materna nem na evolução perinatal (Figura 52.7).

Nifedipino VO foi comparado com prazosina 1 mg VO (n = 150). O tratamento com nifedipino foi associado com menor incidência de cesarianas (64% *versus* 70%; IC 95% 0,07-0,53) e com uma redução não significativa estatisticamente em natimortos (6/75 no grupo tratado com nifedipino e 13/74 no grupo tratado com prazosina; Firoz et al., 2014).

Labetalol

A dose recomendada é de 20 mg (equivalente a 0,25 mg/kg em um paciente de 80 kg) IV de maneira lenta (2 min). Injeções adicionais de 40 ou 80 mg podem ser dadas em intervalos de 10 min até que a pressão arterial medida em decúbito dorsal seja controlada ou até que a dose máxima de 300 mg de labetalol seja atingida. O efeito máximo na pressão arterial ocorre 5 min após a injeção.

Alfametildopa

Também pode ser utilizada por via IV, sendo a dose recomendada entre 20 e 40 mg/kg/dia fracionada em administrações a cada 6 h. Entretanto, atualmente não se usa mais alfametildopa IV, que foi substituída por fármacos mais efetivos e de uso mais fácil, como labetalol.

Hidralazina (Apresolina®)

Derivado ptalazínico (Figura 52.8) utilizado no tratamento da hipertensão arterial há mais de 60 anos (Gross et al., 1950). O mecanismo de ação é dilatação das arteríolas, reduzindo, assim, a resistência vascular periférica (Cohn et al., 2011). Como a hidralazina não tem efeito vasodilatador no território venoso, ocorre uma vasoconstrição mediada pelo barorreflexo, que resulta em aumento do retorno venoso ao coração (Shepherd e Irvine, 1986). Este efeito, junto com os efeitos inotrópico e cronotrópico positivo das catecolaminas, resulta em aumento do débito cardíaco, o que prejudica o efeito anti-hipertensivo da hidralazina.

A hidralazina é rapidamente absorvida após administração oral, com $T_{máx}$ entre 1 e 2 h. A ligação às proteínas plasmáticas é de 87%, e a meia-vida de eliminação varia entre 3 e 7 h. Hidralazina é sujeita à acetilação polimórfica, portanto, apresenta importante variabilidade interindividual, sendo que os acetiladores lentos apresentam concentrações mais altas de hidralazina e, portanto, necessitam de doses menores. A hidralazina sofre extenso metabolismo hepático, primariamente por N-acetilação e também são formadas hidrazonas. A hidralazina é excretada na urina na forma de metabólitos.

Evidência epidemiológica utilizando modelo de análise por regressão logística (Derham e Robinson, 1990) indicou associação entre episódios de hipotensão arterial causada por administração de hidralazina em gestantes com hipertensão arterial grave e evolução perinatal prejudicada, com risco estimado em 5,95 (IC 95% 1,84-19,35).

ECLÂMPSIA

Ocorrência de crises convulsivas em mulheres com diagnóstico de pré-eclâmpsia sem histórico de crises convulsivas. Eclâmpsia pode

Nifedipino VO/SL *versus* hidralazina IV						
Brasil (1992)	0	20	0	17	16,8	0,00 (−0,10-0,10)
Irã (2002)	0	65	0	61	22,6	0,00 (−0,03-0,03)
Irã (2011)	1	25	0	25	16,4	0,04 (−0,06-0,14)
África do Sul (1989)	1	17	0	16	12,3	0,06 (−0,09-0,21)
Subtotal (IC 95%)		**127**		**119**	**68,2**	**0,00 (−0,02-0,03)**
Total de eventos	2		0			

Heterogeneidade: Tau² = 0; Chi² = 1,67, df = 3 (p = 0,64); I² = 0%
Teste para o efeito geral: Z = 0,34 (p = 0,73)

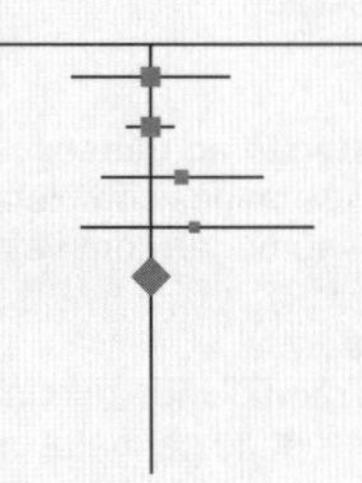

Figura 52.6 Comparação entre nifedipino VO/SL e hidralazina IV no tratamento de pré-eclâmpsia. SL: sublingual.

Nifedipino VO/SL *versus* labetalol IV						
Malásia (2011)	1	25	0	25	16,4	0,04 (−0,06-0,14)
EUA (1999)	0	6	0	6	6,0	0,00 (−0,27-0,27)
Subtotal (IC 95%)		**31**		**31**	**22,5**	**0,03 (−0,06-0,13)**
Total de eventos	1		0			

Heterogeneidade: Tau² = 0; Chi² = 0,08, df = 1 (p = 0,78); I² = 0%
Teste para o efeito geral: Z = 0,7 (p = 0,48)

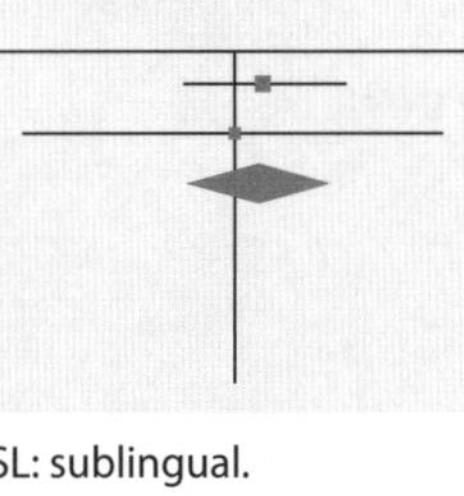

Figura 52.7 Comparação entre nifedipino VO/SL e labetalol IV no tratamento de pré-eclâmpsia. SL: sublingual.

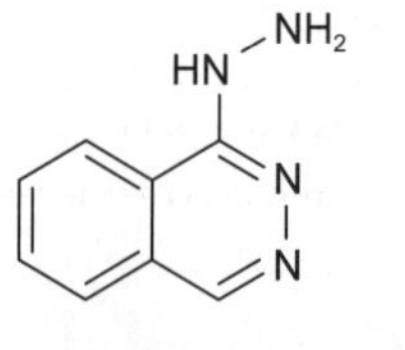

Figura 52.8 Hidralazina.

causar substancial morbidade e mortalidade maternas. As crises convulsivas podem ocorrer anteparto, intraparto, no puerpério imediato ou, mais raramente, entre 48 h e 1 mês (eclâmpsia pós-parto tardia). Interessante ressaltar que cerca de um terço ou mais das pacientes com diagnóstico de eclâmpsia pós-parto tardia relatam nunca ter manifestado sinais ou sintomas de pré-eclâmpsia (Karumanchi e Lindheimer, 2008).

Magnésio é um antagonista de cálcio com características únicas porque pode atuar na maioria dos canais de cálcio do músculo liso vascular (Altura et al., 1987). Redução do cálcio intracelular inibe a atividade da quinase dependente de calmodulina da cadeia leve de miosina, reduzindo a contração da musculatura lisa e causando relaxamento arterial com subsequente queda da resistência vascular periférica e cerebral, alívio de vasospasmo e queda da pressão arterial. Entretanto, a importância da vasodilatação induzida pelo sulfato de magnésio na prevenção e no tratamento da eclâmpsia não é completamente entendida.

Estudos com *doppler* transcraniano sugerem que o tratamento com sulfato de magnésio causa dilatação da circulação cerebral (Belfort e Moise Jr., 1992). Entretanto, um efeito vasodilatador causado pelo sulfato de magnésio seria um tratamento paradoxal para a encefalopatia causada pela eclâmpsia. A eclâmpsia é considerada como uma síndrome de encefalopatia reversível posterior e similar à encefalopatia hipertensiva, na qual a elevação aguda da pressão arterial causa dilatação forçada da vasoconstrição miogênica das arteríolas e artérias cerebrais, aumento da permeabilidade da barreira hematencefálica e formação de edema (Donaldson, 1988; Hinchey et al., 1996). O tratamento com sulfato de magnésio não causou mudança significativa no fluxo sanguíneo cerebral, diâmetro da carótida interna ou fluxo da artéria cerebral média determinado por ressonância magnética (Belfort et al., 1999). Essas observações sugerem que o efeito do sulfato de magnésio como fármaco profilático para as convulsões observadas na eclâmpsia seja mais relacionado ao seu efeito de reduzir a resistência vascular periférica e a pressão arterial do que o efeito no fluxo sanguíneo cerebral (Euser e Cipolla, 2009). O efeito do sulfato de magnésio na pressão arterial é controverso, e episódios de hipotensão foram observados principalmente quando o sulfato de magnésio é administrado na forma de *bolus* (Pritchard, 1955). Importante ressaltar que o sulfato de magnésio não deve ser utilizado como fármaco primário para controle da hipertensão arterial, visto que há outros fármacos melhores para essa indicação, como nifedipino e labetalol.

Acredita-se que o tratamento com sulfato de magnésio pode mascarar os sinais da convulsão por sua ação nas junções neuromusculares sem tratar a causa da convulsão no sistema nervoso central (Donaldson, 1986). Depressão da transmissão neuromuscular foi observada em pacientes com pré-eclâmpsia e tratadas com sulfato de magnésio (Ramanathan et al., 1988). Contudo, o tratamento com sulfato de magnésio reduziu morte materna em pacientes com eclâmpsia comparado com diazepam (RR 0,55; IC 95% 0,37-0,94; Duley e Henderson-Smart, 2003).

Em um ensaio clinico, 1.650 mulheres com diagnóstico de pré-eclâmpsia grave foram randomizadas para receberem nimodipino (60 mg VO a cada 4 h) ou sulfato de magnésio IV (Belfort et al., 2003). O grupo tratado com nimodipino teve incidência maior de convulsões no pós-parto (2,6%) comparado com o grupo tratado com sulfato de magnésio (0,8%). Não houve diferença em relação ao desfecho neonatal. Importante ressaltar que, no grupo tratado com sulfato de magnésio, foi mais frequente a necessidade de associação de hidralazina para efetivo controle da hipertensão arterial.

O sulfato de magnésio pode ser utilizado na pré-eclâmpsia para prevenir o aparecimento de eclâmpsia. Em ensaio clinico, 4.782 mulheres com diagnóstico de pré-eclâmpsia foram randomizadas para receber sulfato de magnésio (dose de ataque de 4 g seguida da administração IV de 1 g a cada hora) ou placebo. O objetivo primário composto foi morte ou morbidade materna, com acompanhamento por 2 anos (Magpie Trial Follow-Up Study Collaborative Group, 2007a). Sulfato de magnésio não causou redução significativa de morte ou morbidade séria quando comparado com placebo (Figura 52.9). Contudo, conforme pode ser observado, houve redução de aproximadamente 16% na ocorrência de eclâmpsia que, junto com a observação de que seu uso

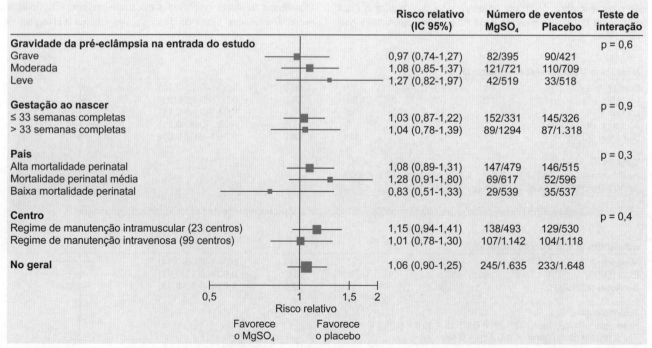

Figura 52.9 *Forest plot* mostrando efeitos do tratamento de pré-eclâmpsia em morte ou dano neurossensorial até a idade de 18 meses.

não foi associado a reações adversas inesperadas, indica que ele deva ser utilizado na profilaxia da eclâmpsia. Também não houve diferença entre mortalidade ou morbidade perinatal (Magpie Trial Follow-Up Study Collaborative Group, 2007b).

REFERÊNCIAS BIBLIOGRÁFICAS

Abalos E, Duley L, Steyn DW, Henderson-Smart DJ. Antihypertensive drug therapy for mild to moderate hypertension during pregnancy. Cochrane Database Syst Rev. 2007;24:CD002252.

Altura BM, Altura BT, Carella A, Gebrewold A, Murakawa T, Nishio A. Mg2+ –Ca2+ interaction in contractility of vascular smooth muscle: Mg2+ versus organic calcium channel blockers on myogenic tone and agonist-induced responsiveness of blood vessels. Can J Physiol Pharmacol. 1987;65:729-45.

Beardmore KS, Morris JM, Gallery ED. Excretion of antihypertensive medication into human breast milk: a systematic review. Hypertens Pregnancy. 2002;21:85-95.

Belfort MA, Moise Jr. KJ. Effect of magnesium sulfate on maternal brain blood flow in preeclampsia: a randomized, placebo-controlled study. Am J Obstet Gynecol. 1992;167:661-6.

Belfort MA, Anthony J, Saade GR, Allen JC; Nimodipine Study Group. A comparison of magnesium sulfate and nimodipine for the prevention of eclampsia. N Engl J Med. 2003;348:304-11.

Belfort MA, Saade GR, Yared M, Grunewald C, Herd JA, Varner MA, et al. Change in estimated cerebral perfusion pressure after treatment with nimodipine or magnesium sulfate in patients with preeclampsia. Am J Obstet Gynecol. 1999;181:402-7.

Cantwell R, Clutton-Brook T, Cooper G, Dawson A, Drife J, Garrod D, et al. Saving mothers' lives: reviewing maternal deaths to make motherhood safer: 2006-2008. The Eighth Report of the Confidential Enquiries into Maternal Deaths in the United Kingdom. Br J Obstet Gynaecol. 2011;118:1-203.

Cohn JN, McInnes GT, Shepherd AM. Direct-acting vasodilators. J Clin Hypertens. 2011;13:690-2.

Dennis AT, Castro J, Carr C, Simmons S, Permezel M, Royse C. Haemodynamics in women with untreated preeclampsia. Anaesthesia. 2012;67:1105-18.

Dennis AT. Management of pre-eclampsia: issue for anaesthetists. Anaesthesia. 2012;67:1009-20.

Derham RJ, Robinson J. Severe preeclampsia: is vasodilation therapy with hydralazine dangerous for the preterm fetus? Am J Perinatol. 1990;7:239-44.

Donaldson JO. Does magnesium sulfate treat eclamptic convulsions? Clin Neuropharmacol. 1986;9:37-45.

Donaldson JO. Eclamptic hypertensive encephalopathy. Semin Neurol. 1988;8:230-3.

Duley S, Henderson-Smart D. Magnesium sulphate versus diazepam for eclampsia. Cochrane Database Sys Rev. 2003;(4):CD000127.

Euser AG, Cipolla MJ. Magnesium sulfate treatment for the prevention of eclampsia: a brief review. Stroke. 2009;40:1169-75.

Firoz T, Magee LA, MacDonell K, Payne BA, Gordon R, Vidler M, et al. Oral antihypertensive therapy for severe hypertension in pregnancy and postpartum: a systematic review. BJOG. 2014;121:1210-8.

Frohlich ED. Methyldopa. Mechanisms and treatment 25 years later. Arch Intern Med. 1980;140:954-9.

Gross F, Druey J, Meier R. Eine neue Gruppe blutdrucksenkender Substanzen von besonderem Wirkungscharakter. Experientia. 1950;6:19-21.

Hinchey J, Chaves C, Appignani B, Breen J, Pao L, Wang A, et al. A reversible posterior leukoencephalopathy syndrome. N Engl J Med. 1996;334:494-500.

Karumanchi SA, Lindheimer MD. Advances in understanding of eclampsia. Curr Hypertens Rep. 2008;10:305-12.

Khan KS, Wojdyla D, Say L, Gülmezoglu AM, Van Look PF. WHO analysis of causes of maternal death: a systematic review. Lancet. 2006;367:1066-74.

Khedun S, Maharaj B, Moodley J. Effects of antihypertensive drugs on the unborn child. What is known, and how should this influence prescribing? Paediatr Drugs. 2000;2:419-36.

Lewis G, editor. The Confidential Enquiry into Maternal and Child Health (CEMACH). Saving mother's lives: reviewing maternal deaths to make motherhood safer - 2003-2005. The Seventh Report on Confidential Enquiries into Maternal Deaths in the United Kingdom. London: CEMACH; 2007.

Magee LA, Singer J, von Dadelszen P; CHIPS Study Group. Less-tight versus tight control of hypertension in pregnancy. N Engl J Med. 2015;372:407-17.

Magee LA. Drugs in pregnancy. Antihypertensives. Best Pract Res Clin Obstet Gynaecol. 2001;15:827-45.

Magpie Trial Follow-Up Study Collaborative Group. The Magpie Trial: a randomised trial comparing magnesium sulphate with placebo for pre-eclampsia. Outcome for women at 2 years. BJOG. 2007a;114:300-9.

Magpie Trial Follow-Up Study Collaborative Group. The Magpie Trial: a randomised trial comparing magnesium sulphate with placebo for pre-eclampsia. Outcome for children at 18 months. BJOG. 2007b;114:289-99.

Martin Jr. JN, Thigpen BD, Moore RC, Rose CH, Cushman J, May W. Stroke and severe preeclampsia and eclampsia: a paradigm shift focusing on systolic blood pressure. Obstet Gynecol. 2005;105:246-54.

National Collaborating Centre for Women's and Children's Health. Antenatal care: routine care for the healthy pregnant woman. London: RCOG Press; 2008.

Podymow T, August P. New evidence in the management of chronic hypertension in pregnancy. Semin Nephrol. 2017;37:398-403.

Podymow T, Joseph G. Preconception and pregnancy management of women with diabetic nephropathy on angiotensin converting enzyme inhibitors. Clin Nephrol. 2015;83:73-9.

Pritchard JA. The use of the magnesium ion in the management of eclamptogenic toxemias. Surg Gynecol Obstet. 1955;100:131-40.

Ramanathan J, Sibai BM, Pillai R, Angel JJ. Neuromuscular transmission studies in preeclamptic women receiving magnesium sulfate. Am J Obstet Gynecol. 1988;158:40-6.

Saftlas AF, Olson DR, Franks AL, Atrash HK, Pokras R. Epidemiology of preeclampsia and eclampsia in the United States, 1979-1986. Am J Obstet Gynecol. 1990;163:460-5.

Shekhar S, Gupta N, Kirubakaran R, Pareek P. Oral nifedipine versus intravenous labetalol for severe hypertension during pregnancy: a systematic review and meta-analysis. BKOG. 2016;123:40-7.

Shepherd AM, Irvine NA. Differential hemodynamic and sympathoadrenal effects of sodium nitroprusside and hydralazine in hypertensive subjects. J Cardiovasc Pharmacol. 1986;8:527-33.

Sica DA. Centrally acting antihypertensive agents: an update. J Clin Hypertens. 2007;9:399-405.

Reposição Hormonal Feminina

INTRODUÇÃO

Estrógenos são primariamente hormônios sexuais femininos, que atravessam facilmente a membrana celular e, no interior da célula, ligam-se aos receptores de estrógeno. Os receptores ER-alfa e ER-beta medeiam as ações dos estrógenos. Ambos os subtipos de receptores são expressos em vários tecidos e células e controlam uma variedade de funções em vários órgãos, como os sistemas reprodutor, esquelético, cardiovascular e nervoso central. O subtipo ER-alfa é expresso principalmente em tecido mamário, útero, ovário (células da teca), osso, órgãos reprodutivos masculinos (testículo e epidídimo), próstata (estroma), fígado e tecido adiposo; enquanto o subtipo ER-beta sobretudo no epitélio prostático, bexiga, ovário (células granulosas), cólon, tecido adiposo e sistema imune. Ambos os subtipos são marcadamente expressos nos sistemas cardiovascular e nervoso central. O estradiol e as terapias de reposição hormonal, geralmente, atuam nos dois receptores, o que com frequência pode causar aumento do risco do câncer de mama e do endométrio, bem como tromboembolismo (Figura 53.1). Os moduladores específicos de receptores de estrógeno (SERM, do inglês *selective estrogen receptor modulator*) são fármacos que interagem com os receptores intracelulares de estrógeno em diferentes tecidos atuando como antagonistas ou agonistas (Maximov *et al.*, 2013). Idealmente, os SERM teriam atividade antagonística na mama e no endométrio, e atividade agonística em outros tecidos que poderiam ser beneficiados por essa ação nos sistemas cardiovascular, esquelético e nervoso central.

A maioria das mulheres na menopausa apresenta manifestações vasomotoras como ondas de calor, alterações do sono e do humor, atrofia genital e outros sintomas e sinais que causam desconforto. Esses sintomas podem ser leves e transitórios em algumas mulheres, mas em outras acabam causando alterações importantes na qualidade de vida, grupo no qual a reposição hormonal pode ser útil. As ondas de calor melhoram espontaneamente em poucos meses em 30 a 50% das mulheres, desaparecendo na maioria em 4 a 5 anos. Em estudo realizado em mulheres menopausadas, mais da metade das pacientes apontaram alterações do sono e geniturinárias como os principais sintomas que influenciaram a decisão de iniciar reposição hormonal (Connelly *et al.*, 1999).

REPOSIÇÃO COM ESTRÓGENOS CONJUGADOS

Os estrógenos conjugados equinos foram aprovados para uso nos EUA em 1942 (Lobo, 2017). O emprego de estrógenos após a menopausa ficou popular no final da década de 1960 pelo conceito equivocado de que permitiria à mulher ficar feminina para sempre, e o uso aumentou ainda mais quando, em 1988, a Food and Drug Administration (FDA) aprovou sua indicação para prevenção de osteoporose. Com o aumento do uso, vários outros estudos foram realizados, e o uso de estrógenos aumentou ainda mais com as evidências de que estava associado não somente à redução do risco de osteoporose, mas também de doença coronariana (Stampfer e Colditz, 1997), mortalidade (Grodstein *et al.*, 1997) e doença de Alzheimer (Yaffe *et al.*, 1998). Na década de 1970, identificou-se que a reposição estrogênica em monoterapia estava associada a risco aumentado de câncer uterino, entretanto a associação de um progestágeno reduzia ou mesmo eliminava esse risco (Woodruff e Pickar, 1994). Aumento de risco de câncer de mama era uma possível reação adversa, mas nunca foi demonstrado de maneira conclusiva.

Reações adversas e efeitos benéficos pela reposição com estrógenos conjugados

Doença coronariana

Pelo fato de eventos cardiovasculares serem raros em mulheres jovens, vários ensaios clínicos randomizados foram realizados em mulheres com doença coronariana estabelecida (ensaios clínicos de prevenção secundária), visto que esse tipo de ensaio clínico seria apropriado para avaliar a eficácia da reposição hormonal. Esses ensaios clínicos randomizados eram de curta duração (média de 3 anos) e demonstraram que a reposição hormonal com estrógeno ou estrógeno/progestágeno, além de não causar benefício (Herrington *et al.*, 2000), poderia estar associada ao aumento de eventos tromboembólicos (Hulley *et al.*, 1998).

Devido aos efeitos aparentemente controversos, o ensaio clínico *Women's Health Initiative* procurou definir os riscos e benefícios da reposição hormonal em relação à incidência de doença cardiovascular, câncer de mama e colorretal e fraturas em mulheres menopausadas (Rossouw *et al.*, 2002). Nesse estudo, 16.608 mulheres menopausadas

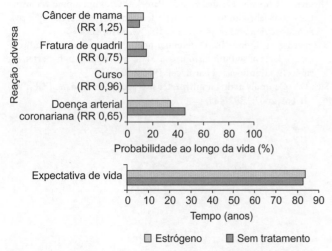

Figura 53.1 Reações adversas em mulheres tratadas com terapia de reposição hormonal.

com idade entre 50 e 79 anos foram randomizadas (1:1) para receber estrógenos conjugados equinos (0,625 mg/dia) associados a acetato de medroxiprogesterona (2,5 mg/dia) ou placebo e acompanhadas em média por 5,2 anos. A reposição hormonal aumentou o risco de doença coronariana, acidente vascular cerebral (AVC), embolia pulmonar e câncer invasivo de mama (Figura 53.2). Houve uma redução da incidência de câncer colorretal e fraturas (Figura 53.3).

A conclusão do estudo foi que os riscos de saúde excediam os possíveis benefícios, e que, portanto, não se justificava a indicação de reposição hormonal em mulheres menopausadas para prevenção primária de doença coronariana. Quando esse estudo foi divulgado na mídia (sem a participação dos pesquisadores principais), acabou causando pânico, e a maioria das mulheres naturalmente pararam, de maneira abrupta, o uso de qualquer reposição hormonal. Entretanto, nas publicações subsequentes em relação ao ensaio do *Women's Health Initiative*, os dados não eram tão claros quanto à primeira publicação. Análise feita em relação ao intervalo de tempo entre o aparecimento da menopausa e o início da reposição hormonal indicou que mulheres que iniciaram a reposição hormonal próxima à menopausa apresentaram redução significativa de risco de doença coronariana, seja com reposição com estrógeno apenas (RR 0,66, IC 95% 0,54 a 0,9), seja com estrógeno mais progestágeno (RR 0,72, IC

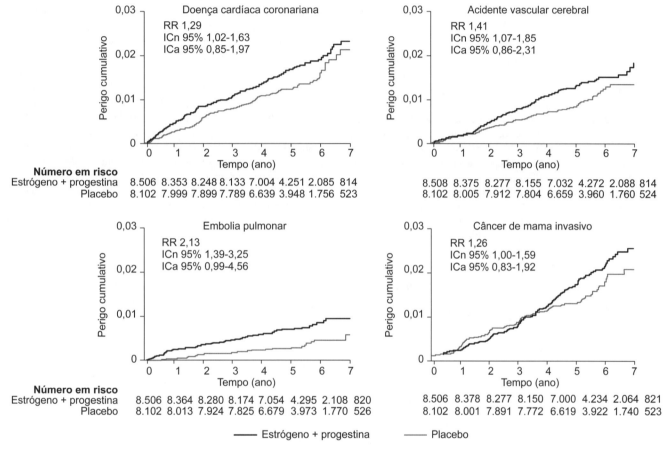

Figura 53.2 Curvas de Kaplan-Meier de risco relativo (RR) para resultados clínicos selecionados. ICn: intervalo de confiança nominal; ICa: intervalo de confiança ajustado.

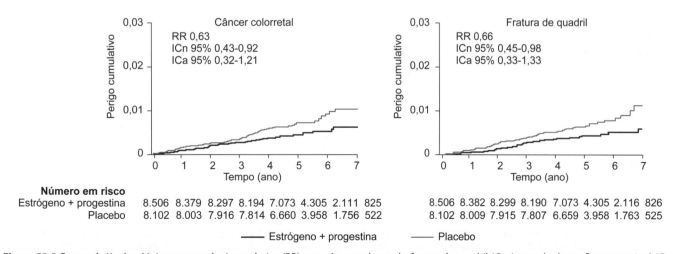

Figura 53.3 Curvas de Kaplan-Meier mostrando risco relativo (RR) para câncer colorretal e fratura de quadril. ICn: intervalo de confiança nominal; ICa: intervalo de confiança ajustado.

95% 0,56 a 0,92). No caso de mulheres que iniciaram a reposição hormonal em idade mais avançada, não houve ligação entre uso e doença coronariana, indicando que o início da reposição hormonal em relação à menopausa ou à idade pode influenciar o risco coronariano (Grodstein *et al.*, 2006). No que tange ao uso de estrógenos equinos combinados em monoterapia para pacientes na faixa etária entre 50 e 59 anos, o efeito benéfico era mais evidente do que em mulheres mais velhas (Hsia *et al.*, 2006):

- Doenças coronarianas: 0,65 (0,44 a 0,96)
- Infarto do miocárdio: 0,6 (0,39 a 0,91)
- Câncer de mama: 0,76 (0,52 a 1,11)
- Todos os cânceres: 0,8 (0,64 a 0,99)
- Índice global: 0,82 (0,82 a 0,98)
- Mortalidade total: 0,78 (0,59 a 1,03).

Essa observação foi confirmada em outro ensaio clínico que indicou tendência de redução de doença cardiovascular quando a terapia hormonal era iniciada logo após a menopausa, entretanto não foi estatisticamente significativa (Rossouw *et al.*, 2007). Em reanálise mais recente do ensaio *Women's Health Initiative*, a conclusão foi que a reposição hormonal tem um padrão complexo de benefícios e riscos (Manson *et al.*, 2013). Um exemplo da complexidade da interpretação dos benefícios/riscos cardiovasculares da reposição hormonal feminina é que a avaliação do risco de terapia hormonal com estradiol envolvendo 489.105 mulheres que utilizaram reposição hormonal entre 1994 e 2009 acusou redução média de 19 mortes por doença cardiovascular e de 7 mortes por AVC por 1.000 mulheres que utilizaram reposição hormonal por no mínimo 10 anos (Mikkola *et al.*, 2015). Nesse mesmo ano de 2015, uma revisão sistemática concluiu que terapia de reposição hormonal em mulheres menopausadas não causa prevenção primária ou secundária de doença cardiovascular e estava associada a aumento do risco de AVC (Boardman *et al.*, 2015).

Câncer

Apesar de a maioria das mulheres acreditar que o câncer de mama é a principal causa de mortalidade no sexo feminino, a doença cardiovascular é a maior responsável. Por sua vez, o câncer de pulmão é a principal causa de mortalidade oncológica. Vários estudos observacionais e metanálises indicam uma redução de aproximadamente 20% no risco de câncer de cólon em mulheres com terapia hormonal (Grodstein *et al.*, 1999). Um possível mecanismo é que o estrógeno atuando por meio dos seus receptores do subtipo ER-beta induza apoptose das lesões polipoides (Williams *et al.*, 2016). A associação entre reposição hormonal e câncer de mama é estudada há muitos anos. A maior parte dos estudos indica aumento do risco com estrógeno combinado com progestágenos, relacionado à dose e ao tempo de uso, embora seja pequeno e, portanto, não estatisticamente significativo em alguns estudos. É interessante ressaltar que o risco aparente é maior em estudos observacionais quando comparado com dados obtidos de ensaios clínicos randomizados, o que sugere a possibilidade de *confounders* quanto à duração da terapia. A monoterapia hormonal com estrógenos conjugados equinos na dose de 0,625 mg/dia durante 15 anos não foi associada a aumento de risco de câncer de mama (Chen *et al.*, 2006). Uso de estrógenos combinados associados a progestágenos, particularmente com medroxiprogesterona, aparenta estar relacionado com aumento do risco de câncer de mama (Figura 53.4; Fournier *et al.*, 2008).

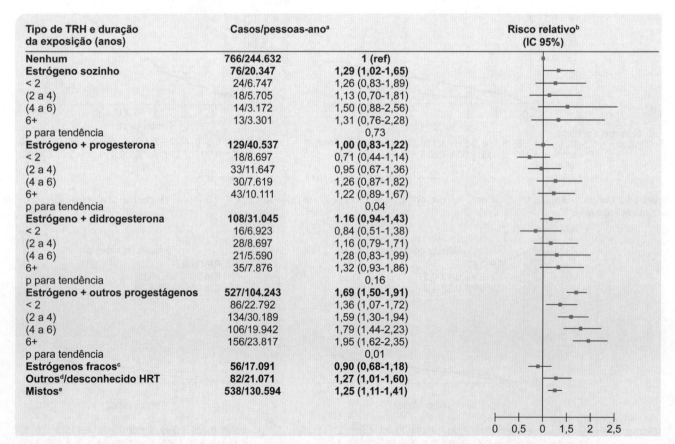

Figura 53.4 Riscos relativos ao câncer de mama invasivo por tipo de terapia de reposição hormonal (TRH) e duração da exposição em comparação com mulheres que nunca usaram TRH. [a]O número de casos e de pessoas-ano nos diferentes períodos de tratamento não está de acordo com o total inicial devido à perda de informações. [b]Foi ajustado para covariantes. [c]Foi administrado promestrieno ou estriol via oral ou vaginal. [d]Estrógenos ou progestágenos (administrados via intramuscular), andrógeno, estrógeno (administrado via nasal), progestágeno (administrado via transdérmica) e tibolona. [e]Mulheres que não usaram a mesma classe de terapia de reposição hormonal durante o período de acompanhamento.

Conforme visto anteriormente, a associação de estrógenos com progesterona natural aparentemente não causa aumento do risco de câncer de mama, o que levanta a possibilidade de que o tipo de progestágeno usado afete o risco. Uma possibilidade considerada, atualmente, é que a reposição hormonal atue em tumores ocultos, os quais são comuns e somente detectáveis clinicamente após 10 anos; no caso de reposição hormonal, eles se tornariam evidentes mais cedo. Seja como for, é importante ser colocado em perspectiva o risco de câncer de mama em relação à reposição hormonal; mas esse risco é muito menor do que outros fatores, como a obesidade, a gestação tardia, em mamas com alta densidade ou mesmo em certas atividades ocupacionais, como o de comissária de bordo (Bluming e Tavri, 2012).

Câncer de endométrio está associado a uso de estrógenos em monoterapia hormonal. O estrógeno na ausência de progestágeno leva à hiperplasia do endométrio e, em algumas mulheres, ao câncer de endométrio bem diferenciado (Ziel e Finkle, 1975). No ensaio clínico do *Women's Health Initiative*, estrógenos só foram utilizados em monoterapia em mulheres que haviam sido previamente histerectomizadas. Nas mulheres com útero, a reposição hormonal de estrógeno com progestágeno causou redução estatisticamente significativa de câncer de endométrio (RR 0,65; IC 95% 0,48 a 0,89; Cheblowski, 2015), possivelmente pela exposição contínua do endométrio à progesterona, o que o mantém atrófico em relação às mulheres com placebo, que apresentam produção hormonal.

Acidente vascular cerebral

Foi detectado aumento do risco de AVC em vários estudos, entretanto os dados não são consistentes (Henderson e Lobo, 2012). Supõe-se que o aumento do risco seja para AVC isquêmico, e não hemorrágico. Conforme mostrado na Tabela 53.1, o aumento do risco é entre 1,3 e 1,4 (Grodstein et al., 2008).

É importante ressaltar que o risco pode estar associado à dose de hormônio utilizada (Tabela 53.2), para as doses de estrógenos conjugados, mas também com outros fatores *confounders*, como hipertensão arterial e obesidade. AVC é raro em mulheres abaixo de 50 anos, o que dificulta ainda mais a interpretação dos dados nessa faixa etária.

Ondas de calor

Há várias formas farmacêuticas de estrógeno para controle dos sintomas da menopausa, como comprimidos para uso oral, formas transdérmicas e para uso tópico. Há certo interesse em avaliar a eficácia e a segurança dessas formas farmacêuticas devido aos dados controversos gerados com os estrógenos equinos combinados desenvolvidos no ensaio clínico *Women's Health Initiative*. Revisão sistemática de ensaios clínicos randomizados, duplo-cegos, comparou a eficácia e a segurança da reposição hormonal via oral com estrógeno ou estrógeno associado a progestágeno com placebo para redução de ondas de calor em mulheres menopausadas (Maclenan et al., 2004). A reposição hormonal foi associada à redução significativa dos sintomas comparados ao placebo (Figura 53.5).

Eficácia semelhante foi detectada em metanálise comparando a administração oral de 17-beta-estradiol com placebo (Figura 53.6) e comparando a formulação transdérmica de 17-beta-estradiol com placebo (Figura 53.7; Nelson, 2004).

Em ensaios clínicos comparando estrógenos equinos conjugados com 17-beta-estradiol, ambos administrados via oral, não houve diferença estatística entre os tratamentos em relação à eficácia; nos ensaios clínicos em que se compararam estrógenos conjugados de equinos administrados via oral com 17-beta-estradiol administrado via transdérmica, também não foram detectadas diferenças estatisticamente significativas.

Farmacogenômica e reposição hormonal

Em um ensaio prospectivo com 5.135 mulheres com idade superior a 65 anos e acompanhadas por 6 anos para obter informações sobre reposição hormonal, foram genotipados cinco polimorfismos para receptores de estrógeno das pacientes (Ryna et al., 2012). Durante esse período, 352 mulheres faleceram, sendo 36,4% por câncer e 19,3% por doença cardiovascular. Mulheres que tinham o alelo C do ESR1 rs2234694 tiveram redução significativa de mortalidade com reposição hormonal (RR 0,42; IC 95% de 0,18 a 0,97), enquanto as mulheres que eram homozigóticas para o alelo T tiveram amento significativo do risco de mortalidade associada ao câncer (RR 3,18; IC 95% de 1,23 a 8,20). Achados similares foram observados para os genes *ESR1 rs9340799* e *ESR2 rs1271572*. Esse estudo sugere que a mortalidade não esteja associada à duração da reposição hormonal, à idade ou mesmo ao período no qual foi iniciada. Aparentemente, algumas mulheres são mais vulneráveis geneticamente aos efeitos da reposição hormonal em termos do genótipo dos receptores de estrógenos.

FITOESTRÓGENOS

Ondas de calor constituem o principal sintoma que leva as mulheres na pós-menopausa a procurar atenção médica. Devido aos resultados controvertidos do ensaio clínico do *Women's Health Initiative*, houve uma procura de opções não hormonais para alívio dos sintomas da menopausa. Suplementos contendo isoflavonas derivadas da soja ou do trevo-violeta (*red clover*) são comercializados como tratamento alternativo para os sintomas da menopausa. Apenas 10 a 20% das mulheres asiáticas apresentam ondas de calor, comparadas com 70 a 80% das mulheres ocidentais (Boulet et al., 1994). Uma hipótese levantada para explicar essa diferença baseou-se na dieta asiática, na qual a isoflavona está presente na soja, um alimento bastante utilizado por essa

Tabela 53.1 Risco de acidente vascular cerebral entre usuárias atuais de hormônios na pós-menopausa em comparação com mulheres que nunca usaram hormônios.

	Casos	Pessoas-ano	Risco relativo ajustado à idade (IC 95%)	Risco relativo ajustado multivariado
AVC total				
Hormônios nunca usados	360	485.987	1 (referência)	
Uso atual de:				
Estrógeno sozinho	276	256.437	1,33 (1,13-1,55)	1,39 (1,18-1,63)
Estrógeno + progestina	138	153.192	1,17 (0,96-1,42)	1,27 (1,04-1,56)

Tabela 53.2 Risco de acidente vascular cerebral total entre as usuárias atuais de hormônios na pós-menopausa em comparação com mulheres que nunca usaram hormônios, por dose de estrógeno conjugado oral.*

Doses	Casos	Pessoas-ano	Risco relativo ajustado multivariado** (IC 95%)
Nunca usado			
Hormônios	349	452.957	1 (referência)
Estrógeno atual			
0,3 mg	25	33.391	0,93 (0,62-1,4)
0,625 mg	268	233.249	1,54 (1,31-1,81)
1,25 mg	60	59.373	1,62 (1,23-2,14)

*O acompanhamento é de 1980 a 2004, uma vez que os dados sobre a dose foram coletados pela primeira vez em 1980.
**Ajustado para idade, índice de massa corporal, colesterol alto, diabetes, pressão alta, educação do marido, tabagismo e infarto do miocárdio prematuro.

Ensaio clínico ou subgrupo	HRT N	Média (DP)	Placebo N	Média (DP)	Diferença média IV, aleatório, IC 95%	Peso (%)	Diferença média IV, aleatório, IC 95%
Baerug (1998)	73	3,7 (6,85)	33	33,5 (31)		10,7	−29,80 (−40,49- −19,11)
Conard (1995)	35	0,98 (2,87)	15	32,2 (35,56)		5,6	−31,22 (−49,24- −13,20)
Coope (1975)	15	2,87 (6,35)	15	21,93 (26,8)		7,9	−19,06 (−33,00- −5,12)
Coope (1981)	29	4,9 (14,4)	26	16,3 (26,9)		9,8	−11,40 (−22,99- 0,19)
Derman (1995)	34	0,85 (16,6)	36	12,64 (16,6)		14,0	−11,79 (−19,57- −4,01)
Notelovitz (2000)	225	13 (24)	55	28 (29)		13,4	−15,00 (−23,28- −6,72)
Symones (2000; Estudo 1)	149	7,6 (13,9)	38	25 (29)		12,0	−17,40 (−26,89- −7,91)
Symons (2000; Estudo 2)	199	14,1 (26,2)	67	39,4 (32,7)		13,0	−25,30 (−33,93- −16,67)
Vikhlyaeva (1997)	32	13,84 (15,3)	28	23,68 (16,5)		13,6	−9,84 (−17,93- −1,75)
Total (IC 95%)	791		313			100,0	−17,92 (−22,86- −12,99)

Heterogeneidade: Tau^2 = 29,47; Chi^2 = 17,38, df = 8 (p = 0,03); I^2 = 54%
Teste para o efeito geral: Z = 7,12 (p < 0,00001)

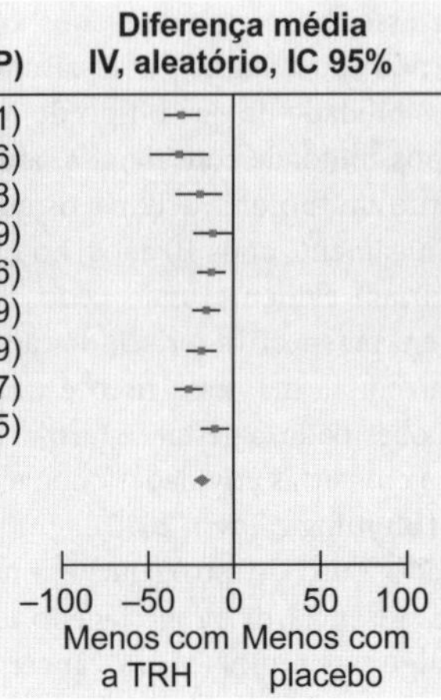

Figura 53.5 Comparação de qualquer terapia de reposição hormonal (TRH) *versus* placebo avaliando sintomas vasomotores (1 episódio/semana de ondas de calor).

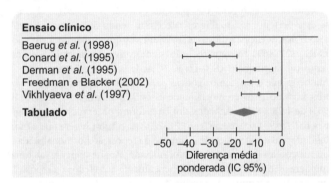

Figura 53.6 Ensaios de 17-beta-estradiol oral. Todos os ensaios indicam redução significativa de episódios de ondas de calor quando comparados ao placebo.

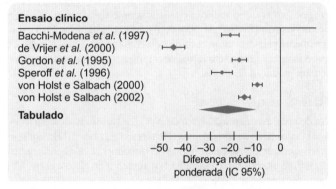

Figura 53.7 Ensaios de 17-beta-estradiol transdermal. Todos os ensaios indicam diferença significativa na redução de episódios de ondas de calor quando comparados ao placebo.

população, o que levaria às mudanças hormonais na menopausa (Adlercreutz, 1990). As isoflavonas são polifenóis com estrutura química relacionada aos estrógenos e podem ligar-se aos receptores estrogênicos (Martin *et al.*, 1978), atuando como agonista parcial em alguns tecidos e antagonista em outros. Eles apresentam maior afinidade pelos receptores estrogênicos do subtipo beta em relação aos receptores estrogênicos do subtipo alfa (Kuiper *et al.*, 1997).

A eficácia e a segurança desses fitoderivados, no caso do extrato do trevo-violeta, foram avaliadas em ensaio clínico randomizado, multicêntrico, controlado com placebo em mulheres menopausadas com queixas de ondas de calor (mínimo de 35 episódios por semana). As pacientes (n = 252) foram randomizadas 1:1:1 para receber isoflavona Promensil® (82 mg/dia de isoflavona; n = 84), Rimostil® (57 mg/dia de isoflavona; n = 83) ou placebo (n = 85). As pacientes foram acompanhadas por 12 semanas (Tice *et al.*, 2003). Não houve diferença estatísstica na redução dos episódios de ondas de calor causados pelos dois tratamentos com isoflavona em relação ao placebo (Figura 53.8). Também não foi observada diferença estatística em relação à incidência de reações adversas.

MODULADORES SELETIVOS DE RECEPTORES DE ESTRÓGENO

Estrógenos e moduladores seletivos de receptores de estrógenos apresentam perfis únicos e específicos para os tecidos, resultado das conformações diferentes que eles induzem no receptor de estrógeno. Os SERM atuam como agonistas ou antagonistas dependendo do tecido. Há também diferenças em relação aos vários estrógenos e SERM quanto ao recrutamento de proteínas coativadoras ou correpressoras que se

ligam ao receptor de estrógeno e regulam a sua função (Figura 53.9; Riggs e Hartman, 2003).

Tamoxifeno e toremifeno são SERM bem conhecidos e eficazes para redução do risco de recorrência de câncer de mama, entretanto seu uso foi associado a aumento da incidência de câncer do endométrio devido aos seus efeitos agonísticos nos receptores de estrógeno desse tecido. Raloxifeno foi aprovado para tratamento de câncer de mama,

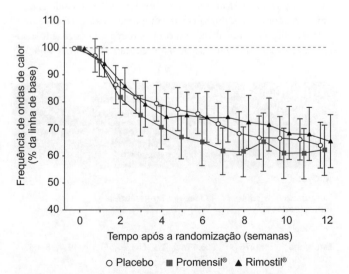

Figura 53.8 Frequência (expressa em porcentagem) de ondas de calor em relação à linha de base. Barras verticais representam IC 95%.

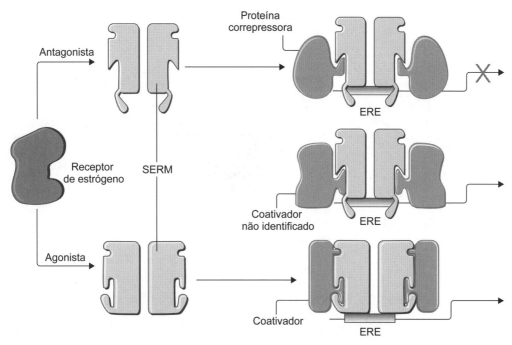

Figura 53.9 Ação do receptor de estrógeno. Após a ligação de um agonista ou de um antagonista, o receptor de estrógeno (isoforma alfa ou beta) sofre uma alteração conformacional que permite sua dimerização espontânea, o que facilita a interação subsequente do dímero com os elementos responsivos ao estrógeno (ERE). O estrógeno facilita a interação do receptor de estrógeno com coativadores. Já um antagonista do receptor de estrógeno facilita a interação com uma proteína correpressora. A ligação de diferentes modulares do receptor de estrógeno (SERM) permite que o mesmo adote estados conformacionais distintos daqueles induzidos por agonistas ou antagonistas clássicos.

mas não foi considerado superior ao tamoxifeno nessa indicação, ainda que tenha apresentado efeitos interessantes de aumento da densidade mineral óssea e sido desenvolvido para tratamento e prevenção da osteoporose na menopausa. Em 2007, esse fármaco também foi aprovado para a prevenção do câncer invasivo de mama em mulheres menopausadas com alto risco (Shin et al., 2017).

Tibolona (Livial®)

Tem a estrutura química de 3-ceto-Δ5 a 10 esteroide com um grupo 17-alfa-etinil e 7-alfa-metil (Figura 53.10) A tibolona é rapidamente metabolizada em 3-alfa-tibolona e 3-beta-tibolona por desidrogenases intestinais e hepáticas (Kloosterboer, 2004). Ambos os metabólitos hidroxilados têm uma meia-vida de eliminação de aproximadamente 7 h; entretanto, os níveis circulatórios da 3-alfa-tibolona são aproximadamente quatro vezes mais altos do que da 3-beta-tibolona. Esses dois metabólitos são os responsáveis pela ação estrogênica da tibolona. Um terceiro metabólito, o isômero Δ⁴ da tibolona, é formado diretamente da tibolona pela 3-beta-hidroxiesteroide desidrogenase (3β-HSD), e o metabólito 3-beta-tibolona também pode ser um potencial substrato. A exemplo da tibolona, o isômero Δ⁴ da tibolona é rapidamente removido da circulação. Esse metabólito pode ser formado localmente no endométrio a partir da tibolona, onde previne a estimulação estrogênica.

Aproximadamente 80% dos metabólitos da tibolona são inativos na forma de metabólitos mono ou disulfatados. Entretanto, eles podem servir como substratos para a sulfatase formar metabólitos 3-hidroxiativos (de Gooyer et al., 2001). Em estudos realizados em células transfectadas com o receptor humano de estrógeno, os dois metabólitos 3-alfa-tibolona e 3-beta-tibolona atuaram como agonistas plenos (de Gooyer et al., 2003). Embora sejam menos potentes que o estradiol, eles devem induzir resposta estrogênica máxima devido às altas concentrações circulantes. Os 3-hidroximetabólitos da tibolona apresentam seletividade para o receptor alfa em relação à isoforma beta. O isômero Δ⁴ da tibolona pode ativar os receptores de andrógenos e de progesterona, mas não tem atividade no receptor de estrógeno (Schoonen et al., 2000).

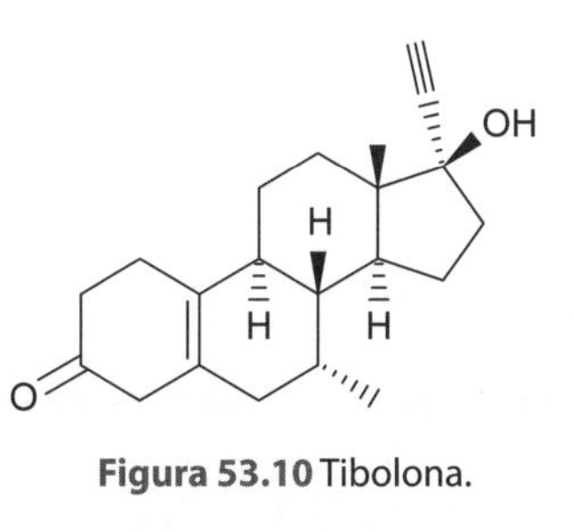

A tibolona é rapidamente absorvida após administração oral, com $T_{máx}$ de 4 h. É metabolizada predominantemente no fígado e excretada na urina e nas fezes. A meia-vida de eliminação é de 45 h (Modelska e Cummings, 2002).

A tibolona atua como agonista dos receptores de estrógeno no osso, ação antagonizada pelo antagonista de receptores de estrógeno ICI164384, mas não por flutamida (antagonista dos receptores de andrógeno) ou Org31710 (antagonista dos receptores de progesterona), indicando que o efeito da tibolona se dá por meio dos receptores de estrógeno (Ederveen e Kloosterboer, 2001). Ensaio clínico observacional, prospectivo de 5 anos, realizado com 420 mulheres menopausadas com idade média de 66,4 anos demonstrou que a tibolona na dose de 1,25 mg/dia aumentou a densidade mineral óssea da espinha (Figura 53.11) e da bacia (Figura 53.12) em comparação com o placebo (Lazovic et al., 2007).

Ensaio clínico randomizado, duplo-cego, controlado com placebo, multicêntrico, avaliou a eficácia de tibolona 1,25 mg/dia e 2,5 mg/dia no tratamento de mulheres menopausadas (n = 396) com sintomas moderados ou graves de síndrome vasomotora associada à atrofia vaginal com pelo menos sete episódios de ondas de calor/dia (Swanson et al., 2006). As pacientes foram tratadas com tibolona 1,25 mg/dia (n = 136), tibolona 2,5 mg/dia (n = 126) ou placebo (n = 134) por 12 semanas. A tibolona causou redução significativa do número de episódios de ondas de calor em relação ao placebo (Figura 53.13) e reduziu o escore de sintomas vasomotores (Figura 53.14).

Figura 53.10 Tibolona.

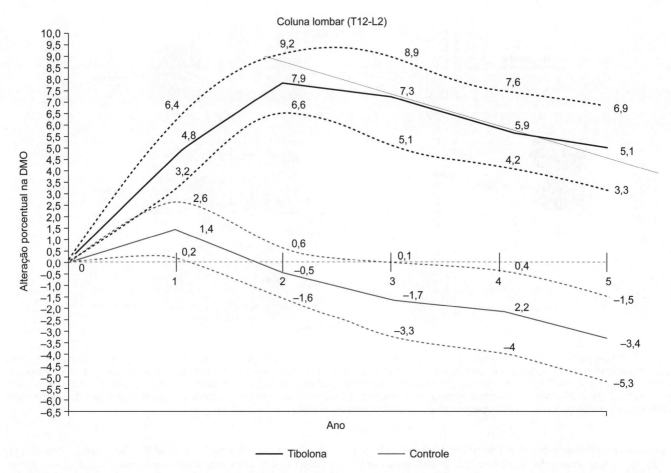

Figura 53.11 Alteração porcentual em relação à linha de base da densidade mineral óssea (DMO) da coluna lombar (T12-L2) em mulheres tratadas com tibolona e em mulheres-controle. Os dados estão expressos como média e desvio padrão da média.

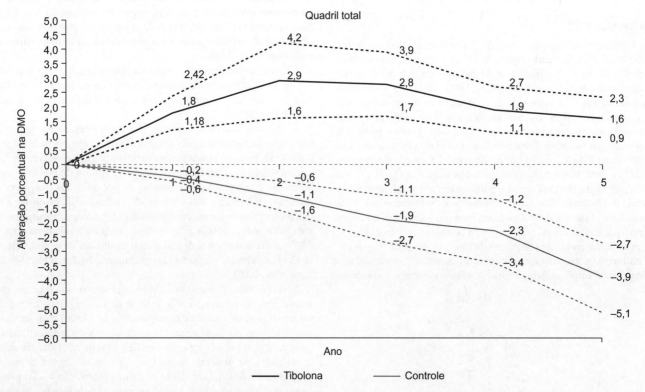

Figura 53.12 Alteração porcentual em relação à linha de base da densidade mineral óssea (DMO) do quadril em mulheres tratadas com tibolona e em mulheres-controle. Os dados estão expressos como média e desvio padrão da média.

A incidência de reações adversas foi similar no grupo tratado com tibolona 2,5 mg/dia (58,7%), tibolona 1,25 mg/dia (59,6%) ou placebo (59%). A Tabela 53.3 mostra as reações adversas que ocorreram com incidência superior a 5%.

Ao contrário do que acontece no osso, no cérebro e na vagina, a atividade estrogênica na mama e no endométrio é indesejável. A tibolona apresenta efeito antiproliferativo e proapoptótico em várias linhagens celulares de câncer de mama. Por sua vez, dois ensaios clínicos indicaram que o fármaco aumenta o risco de câncer de mama (Erel *et al.*, 2006). Entretanto, os ensaios clínicos não foram randomizados, e o tempo de seguimento foi pequeno para avaliar o aparecimento do câncer. É importante ressaltar que em ensaio clínico randomizado, multicêntrico, controlado com placebo, comparando tibolona 2,5 mg/dia no tratamento de síndrome vasomotora em pacientes que tiveram câncer de mama (n = 3.098), o tratamento com tibolona após acompanhamento médio de 3,1 anos foi associado à recidiva em 15,2% das pacientes comparado com 10,7% do grupo tratado com placebo (Kenemans *et al.*, 2009). Não houve diferença de incidência de câncer ginecológico no grupo tratado com tibolona em relação ao placebo. Com base no exposto, o uso de tibolona com história de câncer de mama ou suspeita de câncer de mama está contraindicado.

A respeito do câncer de endométrio, a análise é mais confusa. Em ensaio prospectivo em pacientes que tiveram câncer de endométrio, o uso de tibolona não foi associado à redução de sobrevivência nesses pacientes (Lee *et al.*, 2016). Ensaio prospectivo em mulheres dinamarquesas na faixa etária de 50 a 79 anos indicou que o uso de tibolona aumenta o risco de câncer de ovário e de endométrio (Løkkegaards e Mørch, 2018).

Ospemifeno (Osphena®)

Trata-se de trifeniletileno com estrutura química semelhante à do taxomifeno e à do toremifeno. Entretanto, diversamente dos dois outros fármacos, não contém o grupo amino. O ospemifeno (Figura 53.15) liga-se tanto aos receptores alfa (ER-alfa) quanto aos receptores beta (ER-beta) do estrógeno, com discreta maior afinidade pelo ER-alfa quando comparado ao ER-beta (Qu *et al.*, 2000). Tamoxifeno, raloxifeno e toremifeno são SERM que apresentam efeito antiestrogênico no tecido vaginal, não sendo, portanto, alternativas para tratamento da vulvovaginite atrófica da menopausa (Davies *et al.*, 1999). O ospemifeno apresenta atividade agonística estrogênica plena no tecido vaginal, com atividade neutra no endométrio.

Após a administração oral, o ospemifeno apresenta $T_{máx}$ de aproximadamente 2 h. A biodisponibilidade do ospemifeno é aumentada em 2 a 3 vezes quando administrado com alimentos, portanto recomenda-se que seja ingerido dessa forma. O ospemifeno é metabolizado pelo CIP450 hepático e tem meia-vida de eliminação estimada em 26 h (Godlstein *et al.*, 2014). Aproximadamente 75% e 7% da dose é eliminada nas fezes e na urina, respectivamente.

A eficácia e a segurança do ospemifeno no tratamento de dispareunia associada a vulvovaginite atrófica pós-menopausa foram avaliadas por meio de revisão sistemática e metanálise envolvendo 722 pacientes em seis ensaios clínicos randomizados comparados com placebo (Cui *et al.*, 2014). O ospemifeno causou aumento significativo de células superficiais vaginais comparado com o placebo (Figura 53.16).

O ospemifeno causou redução significativa do pH vaginal, reduziu a incidência de dispareunia e aumentou a espessura do endométrio em comparação com o placebo (Figura 53.17).

Em relação à segurança, não houve diferenças significativas entre ospemifeno e placebo em termos de incidência de reações adversas.

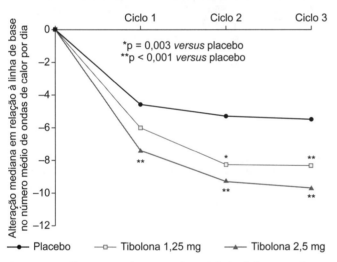

Figura 53.13 Alteração mediana em relação à linha de base no número médio de ondas de calor por dia, por um período de 4 semanas.

Tabela 53.3 Resumo das reações adversas que ocorreram em mais de 5% das mulheres em qualquer grupo.

	Placebo (n = 134)	Tibolona 1,25 mg (n = 136)	Tibolona 2,5 mg (n = 126)
Cefaleia	9%	13,2%	13,5%
Infecção do trato respiratório superior	6,7%	7,4%	6,3%
Náuseas	3%	5,9%	4,8%
Mastalgia	3,7%	5,1%	4,8%
Cólica do útero	0,7%	4,4%	6,3%
Abdome aumentado	2,2%	5,1%	1,6%
Prurido genital	0,7%	5,1%	3,2%

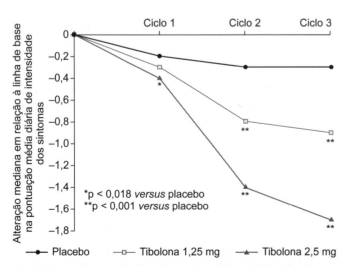

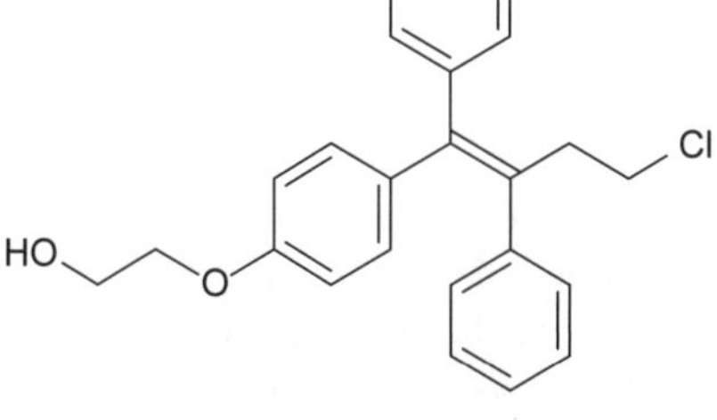

Figura 53.14 Alteração mediana em relação à linha de base na pontuação média diária de intensidade dos sintomas vasomotores durante 4 semanas.

Figura 53.15 Ospemifeno.

Ensaio clínico ou subgrupo	Ospemifeno Média	Ospemifeno DP	Ospemifeno Total	Controle Média	Controle DP	Controle Total	Peso (%)	Diferença média VI, fixo, IC 95%	Ano
Rutanen EM (2003)	–44,1	38,5	40	–2,9	38,8	39	6,4	–41,20 (–58,25- –24,15)	2003
Bachmann GA (2010)	–30,1	39	276	3,98	37,6	268	45,2	–34,08 (–40,52- –27,64)	2010
Portman DJ (2013)	–40,2	38,21	303	0	39,87	302	48,4	–40,20 (–46,42- –33,98)	2013
Total (IC 95%)			**619**			**609**	**100,0**	**–37,50 (–41,83- –33,17)**	

Heterogeneidade: $Chi^2 = 1,99$, df = 2 (p = 0,37); $I^2 = 0\%$
Teste para efeito geral: Z = 16,98 (p < 0,00001)

A

Ensaio clínico ou subgrupo	Ospemifeno Média	Ospemifeno DP	Ospemifeno Total	Placebo Média	Placebo DP	Placebo Total	Peso (%)	Diferença média VI, fixo, IC 95%	Ano
Rutanen EM (2003)	6,5	1,1	40	–2	1	39	33,2	8,50 (8,04- 8,96)	2003
Bachmann GA (2010)	10,8	3,4	276	2,2	2,6	268	33,0	8,60 (8,09- 9,11)	2010
Portman DJ (2013)	12,3	1,4	303	1,7	1,77	302	33,9	10,60 (10,35- 10,85)	2013
Total (IC 95%)			**619**			**609**	**100,0**	**9,2 (7,70- 10,79)**	

Heterogeneidade: $Tau^2 = 1,82$; $Chi^2 = 89,26$, df = 2 (p < 0,00001); $I^2 = 98\%$
Teste para efeito geral: Z = 11,73 (p < 0,00001)

B

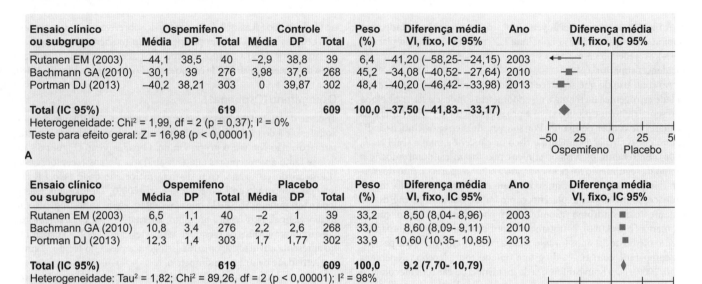

Figura 53.16 *Forest plots* mostrando alterações em células parabasais (**A**) ou superficiais (**B**). VI: variância inversa; DP: desvio padrão.

Ensaio clínico ou subgrupo	Ospemifeno Média	Ospemifeno DP	Ospemifeno Total	Placebo Média	Placebo DP	Placebo Total	Peso (%)	Diferença média VI, fixo, IC 95%	Ano
Bachmann GA (2010)	–1,01	0,8	276	–0,1	0,7	268	48,2	–0,91 (–1,04- –0,78)	2010
Portman DJ (2013)	–0,94	0,765	303	–0,07	0,764	302	51,8	–0,87 (–0,99- –0,75)	2013
Total (IC 95%)			**579**			**570**	**100,0**	**–0,89 (–0,98- –0,80)**	

Heterogeneidade: $Chi^2 = 0,2$, df = 1 (p = 0,65); $I^2 = 0\%$
Teste para efeito geral: Z = 19,88 (p < 0,00001)

A

Ensaio clínico ou subgrupo	Ospemifeno Média	Ospemifeno DP	Ospemifeno Total	Placebo Média	Placebo DP	Placebo Total	Peso (%)	Diferença média VI, fixo, IC 95%	Ano
Bachmann GA (2010)	–1,19	0,7	276	–0,89	0,6	268	32,8	–0,30 (–0,41- –0,19)	2010
Portman DJ (2013)	–1,6	0,47	303	–1,2	0,49	302	67,2	–0,40 (–0,48- –0,32)	2013
Total (IC 95%)			**579**			**570**	**100,0**	**–0,37 (–0,43- –0,30)**	

Heterogeneidade: $Chi^2 = 2,15$, df = 1 (p = 0,14); $I^2 = 54\%$
Teste para efeito geral: Z = 11,48 (p < 0,00001)

B

Ensaio clínico ou subgrupo	Ospemifeno Média	Ospemifeno DP	Ospemifeno Total	Placebo Média	Placebo DP	Placebo Total	Peso (%)	Diferença média VI, fixo, IC 95%	Ano
Rutanem EM (2003)	0,5	0,16	40	–0,01	0,11	39	43,1	0,51 (0,45-0,57)	2003
Bachmann GA (2010)	0,72	1,59	276	–0,02	1,03	268	27,4	0,74 (0,52-0,96)	2010
Portman DJ (2013)	0,4	1,25	303	0,1	1,29	302	29,5	0,30 (0,10-050)	2013
Total (IC 95%)			**619**			**609**	**100,0**	**0,51 (0,32-0,70)**	

Heterogeneidade: $Tau^2 = 0,02$; $Chi^2 = 8,16$, df = 2 (p = 0,02); $I^2 = 75\%$
Teste para efeito geral: Z = 5,35 (p < 0,00001)

C

Figura 53.17 *Forest plots* mostrando alterações do pH vaginal (**A**), dispaurenia (**B**) e espessura do endométrio (**C**). VI: variância inversa; DP: desvio padrão.

O ospemifeno está indicado no tratamento da dispareunia associada à vulvovaginite atrófica da menopausa. A dose recomendada é de 1 comprimido (60 mg) ao dia, ingerido com alimentos. Reações adversas com incidência ≥ 1% em relação ao placebo são ondas de calor, corrimento vaginal, espasmos musculares e hiperidrose.

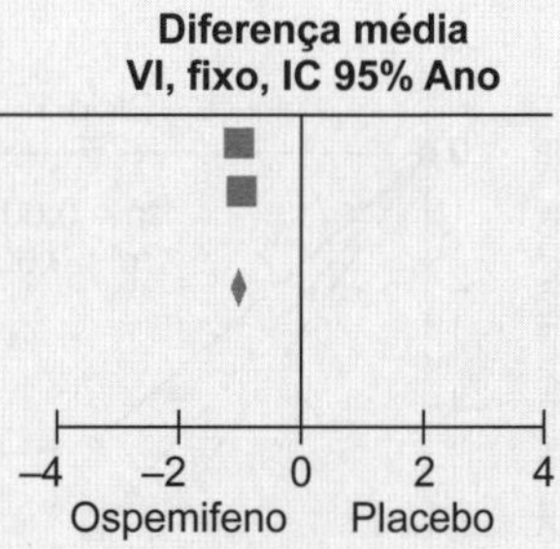

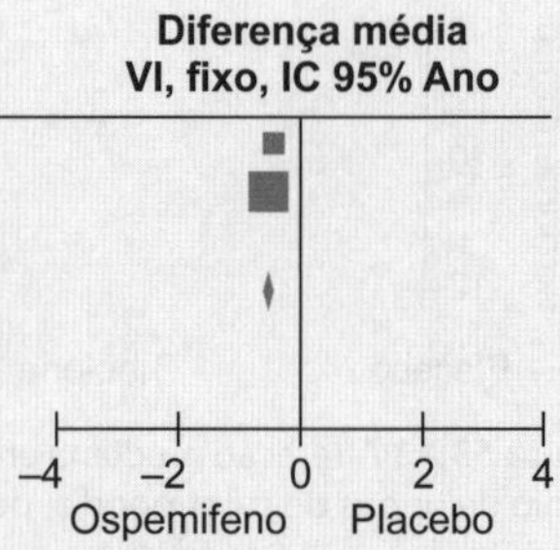

Complexos estrogênicos seletivos (Duavive®)

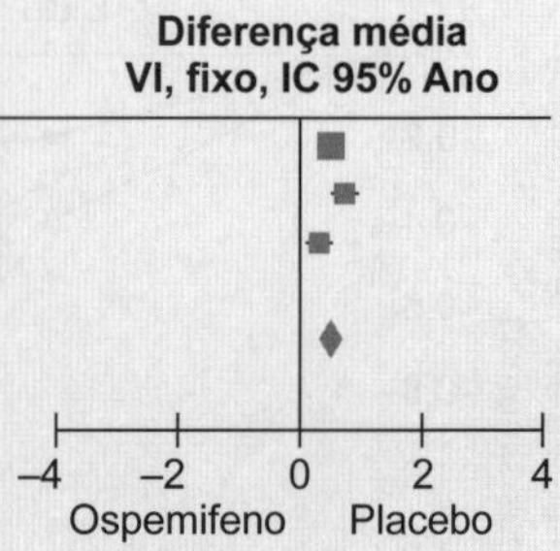

O complexo estrogênico seletivo tissular (TSEC, do inglês *Tissue Selective Estrogen Complex*) é feito pela associação de um SERM de terceira geração (bazedoxifeno 20 mg) com conjugados de estrógenos (0,45 mg). Bazedoxifeno é um derivado fenilindólico e apresenta atividade antagonística nos receptores estrogênicos do útero e da mama (Figura 53.18). Desse modo, o bazedoxifeno reduz o risco de hiperplasia do endométrio que pode ocorrer com terapia estrogênica de reposição. Os estrógenos conjugados e o bazedoxifeno são eliminados por via urinária e biliar. O bazedoxifeno sofre o ciclo êntero-hepático (Shen et al., 2010).

A eficácia e a segurança da associação de estrógenos conjugados (0,45 mg) com bazedoxifeno (20 mg) foram avaliadas por meio de ensaio clínico fase III randomizado, duplo-cego, controlado com placebo e com comparador ativo em mulheres menopausadas com atrofia vaginal moderada/grave (Kagan et al., 2010). Mulheres menopausadas saudáveis (n = 664, idade entre 40 e 65 anos) foram tratadas com BZA (20 mg)/CEE 0,625 mg, BZA (20 mg)/CEE 0,45 mg, BZA 20 mg ou placebo 1 vez/dia durante 12 semanas. Alterações da maturação vaginal, pH vaginal e intensidade dos sintomas da atrofia vaginal foram avaliados antes do início do tratamento e 4 e 12 semanas depois. O tratamento com BZA (20 mg)/CEE 0,625 mg e BZA (20 mg)/CEE 0,45 mg ampliou de maneira significativa o aumento de células superficiais (Figura 53.19 A) e reduziu o número de células parabasais (Figura 53.19 B) em relação ao tratamento com placebo. O tratamento com BZA (20 mg)/CEE 0,625 mg e BZA (20 mg)/CEE 0,45 mg aumentou a proporção de células intermediárias comparada com o tratamento com placebo (Figura 53.19 C).

O tratamento com BZA (20 mg)/CEE 0,625 mg e BZA (20 mg)/CEE 0,45 mg causou redução significativa do pH vaginal, assim como os sintomas causados pela atrofia vaginal. Incidência de reações adversas foi semelhante em todos os grupos [BZA (20 mg)/CEE 0,625 mg, BZA (20 mg)/CEE 0,45 mg e placebo].

A associação de estrógenos conjugados (0,45 mg) com bazedoxifeno (20 mg) está indicada no tratamento de sintomas vasomotores associados à menopausa e na prevenção da osteoporose. Os comprimidos CE/BZA podem ser ingeridos independentemente de alimentação, sendo a dose recomendada de 1 comprimido/dia. As reações adversas mais comuns associadas ao CE/BZA com incidência ≥ 5% são espasmos musculares, tontura, náuseas, diarreia, dispepsia, dor abdominal superior, dor no pescoço e dor na garganta. As reações adversas mais comuns relacionadas com interrupção do tratamento foram ondas de calor, dor abdominal e náuseas (Goldbert e Fidler, 2015).

REPOSIÇÃO HORMONAL DE TESTOSTERONA

Testosterona atua diretamente como um hormônio andrógeno, além de ser um precursor obrigatório para a biossíntese do estradiol. O controle da produção de testosterona na mulher não é bem conhecido porque a alça de retroalimentação que governa sua produção não está descrita (Davis e Wahlin-Jacobsen, 2015). A testosterona exerce efeitos fisiológicos em tecidos reprodutores e não reprodutores na mulher. As concentrações de testosterona são associadas positivamente à função sexual na mulher. Ensaio clínico investigando correlação entre níveis de andrógenos circulantes e desejo sexual em 560 mulheres saudáveis identificou correlação significativa entre níveis de testosterona livre e androstenediona com desejo sexual (Wahlin-Jacobsen et al., 2015).

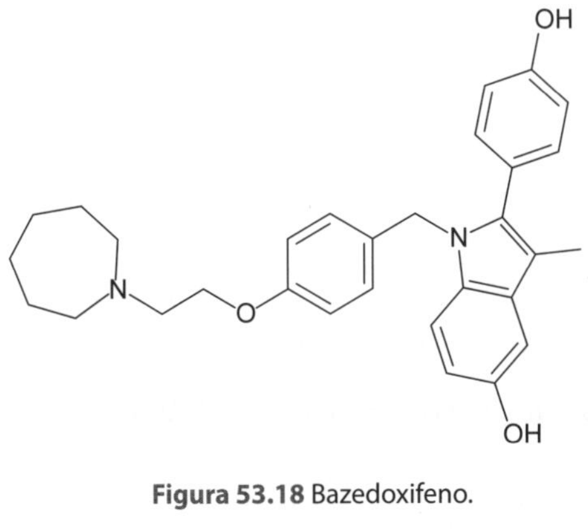

Durante os anos férteis, a testosterona em mulheres é produzida nos ovários e nas glândulas suprarrenais, a partir da conversão periférica de androstenediona em desidroepiandrosterona (DHEA), os quais são pré-andrógenos sintetizados nesses órgãos. Os pré-andrógenos contribuem com 50% da testosterona circulante nas mulheres pré-menopausadas (Davis et al., 2011). As concentrações de testosterona começam a aumentar em meninas na idade entre 6 e 8 anos, quando a maturação da zona reticular da suprarrenal aumenta a produção de DHEA e de seu sulfato, desidroepiandrosterona-sulfato (DHEAS). A produção cíclica de testosterona pelos ovários ocorre com o advento da ovulação, e as concentrações atingem um pico no meio do ciclo e se mantêm durante a fase lútea (Rothman et al., 2011). O ciclo circadiano é caracterizado por altas concentrações matinais. As concentrações máximas de testosterona são atingidas na terceira e quarta décadas, seguidas de um declínio gradual com o aumento da idade (Figura 53.20). É importante ressaltar que esse declínio natural dos níveis de testosterona e dos demais andrógenos não está associado à menopausa. O declínio possivelmente é resultado da redução de produção pelos ovários e pelas glândulas suprarrenais. A aromatização da testosterona em estradiol ocorre nos ovários e em tecidos extragonadais, sendo os tecidos extragonadais a fonte mais importante de produção de estrógeno em mulheres menopausadas.

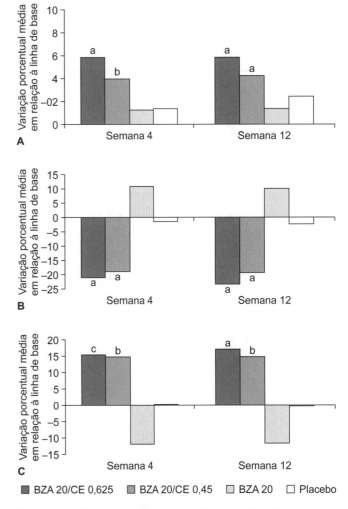

Figura 53.19 Alteração média porcentual em relação à linha de base das células vaginais superficiais (**A**), parabasais (**B**) e intermediárias (**C**) nas semanas 4 e 12. BZA: bazedoxifeno; CE: estrógenos conjugados. [a]p < 0,001; [b]p < 0,01; [c]p < 0,05 comparando BZA/CE versus placebo e versus BZA em monoterapia.

Figura 53.18 Bazedoxifeno.

860 Parte 9 • Fármacos em Ginecologia e Obstetrícia

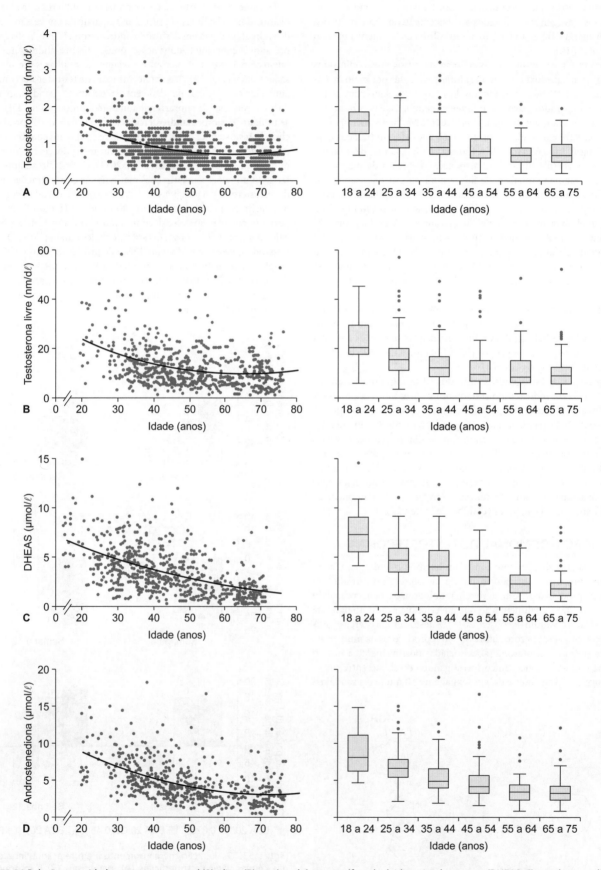

Figura 53.20 Relação entre idade e testosterona total (**A**) e livre (**B**) e pré-andrógenos sulfato de deidroepiandrosterona (DHEAS, **C**) e androstenediona (**D**).

Deve-se ressaltar que a maior parte das ações da testosterona é intracelular, portanto a medida dos níveis circulantes de testosterona não representa um bom índice de exposição tissular (Wierman *et al.*, 2014).

A síndrome conhecida como transtorno do desejo sexual hipoativo (HSDD, do inglês *hypoactive sexual desire disorder*) é caracterizada por ausência de fantasias sexuais e desejo de atividade sexual acompanhado de estresse causado por essa condição. O TDSH é diagnosticado por meio de questionários validados, também utilizados para diagnóstico clínico. Em ensaio clínico duplo-cego, randomizado, controlado com placebo, 814 mulheres com TDSH foram tratadas com testosterona *patch* 300 μg ou placebo por 52 semanas (Davis *et al.*, 2008). As pacientes não estavam utilizando estrógeno. A terapia com testosterona resultou em melhora significativa da função sexual (Figura 53.21).

Revisão sistemática e metanálise envolvendo 35 ensaios clínicos (n = 5.053) identificaram melhora significativa da função sexual em pacientes menopausadas na qual foi feita reposição hormonal com testosterona (Elraiyah *et al.*, 2014). Uso de testosterona também foi associado à redução de colesterol total, triglicerídios, HDL e com aumento de LDL. Houve também aumento de incidência de acne e hirsutismo.

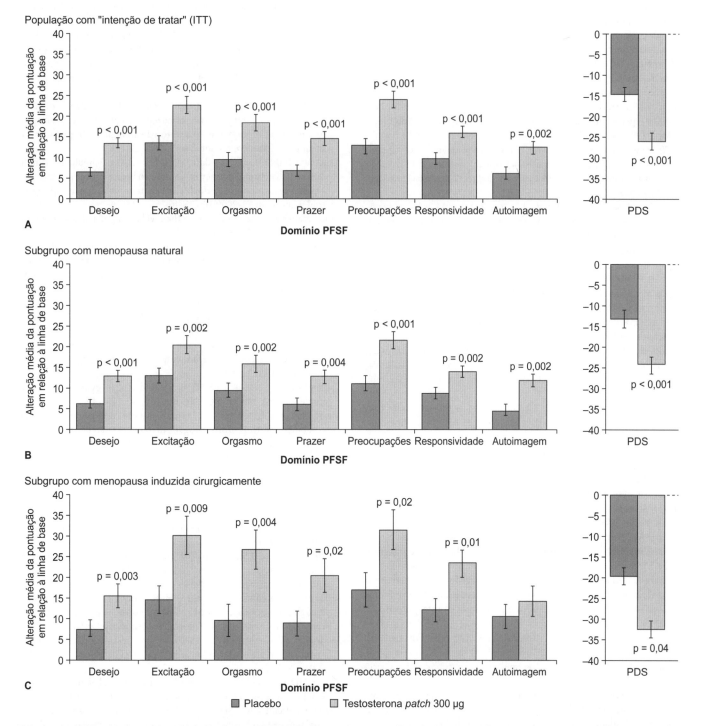

Figura 53.21 Alterações em relação à linha de base de escores que avaliam o perfil da função sexual feminina (PFSF) e escala de estresse pessoal (PDS). A avaliação foi feita na semana 24 após tratamento com testosterona ou placebo.

REFERÊNCIAS BIBLIOGRÁFICAS

Adlercreutz H. Western diet and Western diseases: some hormonal and biochemical mechanisms and associations. Scand J Clin Lab Invest Suppl. 1990;201:3-23.

Bluming AZ, Tavri C. What are the real risks for breast cancer? Climacteric. 2012;15:133-8.

Boardman HMP, Hartley L, Eisinga A et al. Hormone therapy for preventing cardiovascular disease in post-menopausal women (Review). Cochrane Database Syst Rev. 2015;CD002229.

Boulet MJ, Oddens BJ, Lehert P, Vemer HM, Visser A. Climacteric and menopause in seven South-east Asian countries. Maturitas. 1994;19:157-76.

Chen WY, Manson JE, Hankinson SE, Rosner B, Holmes MD, Willett WC, et al. Unopposed estrogen therapy and the risk of invasive breast cancer. Arch Intern Med. 2006;166:1027-32.

Chlebowski RT. Continuous combined estrogen plus progestin and endometrial cancer: The Women's Health Initiative randomized trial. J Natl Cancer Inst. 2015;108:djv350.

Connelly M, Ferrari N, Hagen N, Inui T. Patient-identified needs for hormone replacement therapy counseling: a qualitative study. Ann Intern Med. 1999;131:265-8.

Cui Y, Zong H, Yan H, Li N, Zhang Y. The efficacy and safety of ospemifene in treating dyspareunia associated with postmenopausal vulvar and vaginal atrophy: a systematic review and meta-analysis. J Sex Med. 2014;11:487-97.

Davies GC, Huster WJ, Lu Y, Plouffe L Jr., Lakshmanan M. Adverse events reported by postmenopausal women in controlled trials with raloxifene. Obstet Gynecol. 1999;93:558-65.

Davis SR, Moreau M, Kroll R et al. Testosterone for low libido in postmenopausal women not taking estrogen. N Engl J Med. 2008;359:2005-17.

Davis SR, Panjari M, Stanczyk FZ. Clinical review: DHEA replacement for postmenopausal women. J Clin Endocrinol Metab. 2011;96:1642-53.

de Gooyer ME, Deckers GH, Schoonen WGEJ, Verheul HAM, Kloosterboer HJ. Receptor profiling and endocrine interactions of tibolone. Steroids. 2003;68:21-30.

de Gooyer ME, Overklift Vaupel Kleyn GT, Smits KC, Ederveen AGH, Verheul HAM, Kloosterboer HJ. Tibolone: a compound with tissue specific inhibitory effects on sulfatase. Mol Cell Endocrinol. 2001;183:55-62.

Ederveen AG, Kloosterboer HJ. Tibolone exerts its protective effect on trabecular bone loss through the estrogen receptor. J Bone Miner Res. 2001;16:1651-7.

Elraiyah T, Sonbol MB, Wang Z, Khairalseed T, Asi N, Undavalli C, et al. The benefits and harms of systemic testosterone therapy in postmenopausal women with normal adrenal function: a systematic review and meta-analysis. J Clin Endocrinol Metab. 2014;99:3543-50.

Erel CT, Senturk LM, Kaleli S. Tibolone and breast cancer. Postgrad Med J. 2006;82:658-62.

Fournier A, Berrino F, Clavel-Chapelon F. Unequal risks for breast cancer associated with different hormone replacement therapies: results from the E3N cohort study. Breast Cancer Res Treat. 2008;107:103-11.

Goldberg T, Fidler B. Conjugated estrogens/bazedoxifene (Duavee): a novel agent for treatment of moderate-to-severe vasomotor symptoms associated with menopause and the prevention of osteoporosis. PY 2015;40:178-82.

Goldstein SR, Bachmann GA, Koninckx PR, Lin VH, Portman DJ, Ylikorkala O. Ospemifene 12-month safety and efficacy in postmenopausal women with vulvar and vaginal atrophy. Climacteric. 2014;17:173-82.

Grodstein F, Manson JAE, Stampfer MJ, Rexrode K. Postmenopausal hormone therapy and stroke: the role of time since menopause and age at hormone initiation. Arch Intern Med. 2008;168:861-66.

Grodstein F, Manson JAE, Stampfer MJ. Hormone therapy and coronary heart disease: the role of time since menopause and age at hormone initiation. J Womens Health (Larchmt). 2006;15:35-44.

Grodstein F, Newcomb PA, Stampfer MJ. Postmenopausal hormone therapy and the risk of colorectal cancer: a review and meta-analysis. Am J Med. 1999;106:574-82.

Grodstein F, Stampfer MJ, Colditz GA. Postmenopausal hormone therapy and mortality. N Engl J Med. 1997;336:1769-75.

Henderson VW, Lobo RA. Hormone therapy and the risk of stroke: perspectives 10 years after the Women's Health Initiative trials. Climacteric. 2012;15:229-34.

Herrington DM, Reboussin DM, Brosnihan KB, Sharp PC, Shumaker SA, Snyder TE, et al. Effects of estrogen replacement on the progression of coronary-artery atherosclerosis. N Engl J Med. 2000;343:522-9.

Hsia J, Langer RD, Manson JE, Kuller L, Johnson KC, Hendrix SL, et al. Conjugated equine estrogens and coronary heart disease: The Women's Health Initiative. Arch Intern Med. 2006;166:357-65.

Hulley S, Grady D, Bush T, Furberg C, Herrington D, Riggs B, et al. Randomized trial of estrogen plus progestin for secondary prevention of coronary heart disease in postmenopausal women. Heart and Estrogen/progestin Replacement Study (HERS) Research Group. JAMA. 1998;280:605-13.

Kagan R, Williams RS, Pan K, Mirkin S, Pickar JH. A randomized, placebo- and active-controlled trial of bazedoxifene/conjugated estrogens for treatment of moderate to severe vulvar/vaginal atrophy in postmenopausal women. Menopause. 2010;17:281-9.

Kenemans P, Bundred NJ, Foidart JM, Kubista E, von Schoultz B, Sismondi P, et al. Safety and efficacy of tibolone in breast-cancer patients with vasomotor symptoms: a double-blind, randomised, non-inferiority trial. Lancet Oncol. 2009;10:135-46.

Kloosterboer HJ. Tissue-selectivity: the mechanism of action of tibolone. Maturitas 2004;48:S30-S40.

Kuiper GG, Carlsson B, Grandien K, Enmark E, Häggblad J, Nilsson S, et al. Comparison of the ligand binding specificity and transcript tissue distribution of estrogen receptors alpha and beta. Endocrinology. 1997;138:863-70.

Lazovic G, Radivojevic U, Milosevic V, Lazovic A, Jeremic K, Glisic A. Tibolone and osteoporosis. Arch Gynecol Obstet. 2007; 276:577-81.

Lee KB, Lee JM, Leer JK, Cho CH. Endometrial cancer patients and tibolone: a matched case-control study. Maturitas. 2006;55:264-9.

Lobo RA. Hormone-replacement therapy: current thinking. Nat Rev Endocrinol. 2017;13:220-31.

Løkkegaards ECL, Mørch LS. Tibolone and risk of gynecological hormone sensitive cancer. Int J Cancer. 2018;142:2435-40.

Maclennan AH, Broadbent JL, Lester S, Moore V. Oral oestrogen and combined oestrogen/progestogen therapy versus placebo for hot flushes. Cochrane Database Syst Rev 2004;(4):CD002978.

Manson JAE, Chlebowski RT, Stefanick ML, Aragaki AK, Rossouw JE, Prentice RL, et al. The Women's Health Initiative hormone therapy trials: update and overview of health outcomes during the intervention and post-stopping phases. JAMA. 2013;310:1353-68.

Martin PM, Horwitz KB, Ryan DS, McGuire WL. Phytoestrogen interaction with estrogen receptors in human breast cancer cells. Endocrinology. 1978;103:1860-7.

Maximov PY, Lee TM, Jordan VC. The discovery and development of selective estrogen receptor modulators (SERMs) for clinical practice. Curr Clin Pharmacol. 2013;8:135.

Mikkola TZ, Tuomikoski P, Lyytinen H, Korhonen P, Hoti F, Vattulainen P, et al. Estradiol-based postmenopausal hormone therapy and risk of cardiovascular and all-cause mortality. Menopause. 201;22:976-83.

Modelska K, Cummings S. Tibolone for postmenopausal women: systematic review of randomized trial. J Clin Endocrinol Metab. 2002;87:16-23.

Nelson HD. Commonly used types of postmenopausal estrogen for treatment of hot flashes: scientific review. JAMA. 2004;291:1610-20.

Ossow JE, Prentice RL, Manson JE, Wu L, Barad D, Barnabei VM, et al. Postmenopausal hormone therapy and risk of cardiovascular disease by age and years since menopause. JAMA. 2007;297:1465-77.

Qu Q, Zheng H, Dahllund J, Laine A, Cockcroft N, Peng Z, et al. Selective estrogenic effects of a novel triphenylethylene compound, FC1271a, on bone, cholesterol level, and reproductive tissues in intact and ovariectomized rats. Endocrinology. 2000;141:809-20.

Riggs BL, Hartmann LC. Selective estrogen-receptor modulators – mechanisms of action and application to clinical practice. N Engl J Med. 2003;348:618-29.

Rossouw JE, Anderson GL, Prentice RL, LaCroix AZ, Kooperberg C, Stefanick ML, et al. Risks and benefits of estrogen plus progestin in healthy postmenopausal women: principal results from the Women's Health Initiative randomized controlled trial. JAMA. 2202;288:321-33.

Rothman MS, Carlson NE, Xu M, Wang C, Swerdloff R, Lee P, et al. Reexamination of testosterone, dihydrotestosterone, estradiol and estrone levels across the menstrual cycle and in postmenopausal women measured by liquid chromatography-tandem mass spectrometry. Steroids. 2011;76:177-82.

Ryan J, Canonico M, Carcaillon L, Carrière I, Scali J, Dartigues JF, et al. Hormone treatment, estrogen receptor polymorphisms and mortality: a prospective cohort study. PloS One. 2012;7:e34112.

Schoonen WG, Deckers GH, de Gooijer ME, de Ries, Kloosterboer HJ. Hormonal properties of norethisterone, 7alpha-methyl-norethisterone and their derivatives. J Steroid Biochem Mol Biol. 2000;74:213-22.

Shen Li, Ahmad S, Park S, DeMaio W, Oganesian A, Hultin T, et al. In vitro metabolism, permeability, and efflux of bazedoxifene in humans. Drug Metab Dispos. 2010;38:1471-9.

Shin JJ, Kim SK, Lee JR, Suh CS. Ospemifene: a novel option for the treatment of vulvovaginal atrophy. J Menopausal Med. 2017;23:79-84.

Stampfer MJ, Colditz GA. Estrogen replacement therapy and coronary heart disease: a quantitative assessment of the epidemiologic evidence. Prev Med. 1991;20:47-63.

Swanson SG, Drosman S, Helmond FA, Stathopoulos VM. Tibolone for the treatment of moderate to severe vasomotor symptoms and genital atrophy in postmenopausal women: a multicenter, randomized, double-blind, placebo-controlled trial. Menopause. 2006;13:917-25.

Tice JA, Ettinger B, Ensrud K, Wallace R, Blackwell T, Cummings SR. Phytoestrogen supplements for the treatment of hot flashes: the isoflavone clover extract (iCE) study. A randomized controlled trial. JAMA. 2003;290:207-14.

Wahlin-Jacobsen S, Pedersen AT, Kristensen E, Laessøe NC, Lundqvist M, Cohen AS, et al. Is there a correlation between androgens and sexual desire in women? J Sex Med. 2015;12:358-73.

Wierman ME, Arlt W, Basson R, Davis SR, Miller KK, Murad MH, et al. Androgen therapy in women: a reappraisal: an Endocrine Society clinical practice guideline. J Clin Endocrinol Metab. 2014;99:3489-510.

Williams C, DiLeo A, Niv Y, Gustafsson JA. Estrogen receptor β as target for colorectal cancer prevention. Cancer Lett. 2016;372:48-56.

Woodruff JD, Pickar JH. The Menopause Study Group. Am J Obstet Gynecol. 1994;170:1213-23.

Yaffe K, Sawaya G, Lieberburg I, Grady D. Estrogen therapy in postmenopausal women: effects on cognitive function and dementia. JAMA. 1998;279:688-95.

Ziel HK, Finkle WD. Increased risk of endometrial carcinoma among users of conjugated estrogens. N Engl J Med. 1975;293:1167-70.

Contraceptivos

HISTÓRICO

Na década de 1930, observou-se que a administração de progesterona causava inibição da ovulação tanto em coelhas quanto em ratas (Haberlandt, 1931). Entretanto, o uso de progesterona em humanos era complexo visto ter poucas fontes naturais (a única fonte provinha de ovários de animais) e também por sua muito baixa biodisponibilidade sistêmica quando administrado via oral (VO) e, consequentemente, pouco efeito. O químico Russel Marker solucionou a primeira dificuldade ao conseguir sintetizar progesterona e outros esteroides a partir de componentes químicos do inhame, por um processo hoje conhecido como degradação de Marker. O químico Carl Djerassi, posteriormente, conseguiu modificar a testosterona, sintetizando a noretisterona, o primeiro progestágeno ativo VO (a patente foi depositada pelos Laboratórios Syntex em 1952). Depois de 1 ano, o laboratório Searle depositou a patente de noretinodrel, um isômero da noretisterona, embora tenha sido concedida 5 meses antes da patente da noretisterona. Em razão de uma melhor infraestrutura, o laboratório Searle acabou lançando o etinodrel 3 anos antes de a noretisterona ser lançada pelos laboratórios Ortho (por meio de licenciamento dos laboratórios Syntex). A ideia de usar progestágenos como contraceptivos foi atribuída ao biólogo Gregory Pincus, consultor dos laboratórios Searle. Os primeiros ensaios clínicos foram realizados em Porto Rico com noretinodrel 10 mg administrado por 3 semanas, seguido de 1 semana sem medicamento. Esse tratamento foi considerado espetacular devido à inibição de ovulação e à capacidade de induzir sangramento após a interrupção da administração do hormônio. Entretanto, descobriu-se que, além do noretinodrel, havia um contaminante (1,5%) de um estrógeno, o mestranol. Quando os ensaios clínicos foram repetidos sem esse contaminante, verificou-se que o controle do ciclo ficou deteriorado e ocorreram algumas gestações. Assim, decidiu-se reintroduzir o mestranol na quantidade que ocorria como contaminante (150 µg).

Desde a introdução do primeiro contraceptivo hormonal em 1960, a pílula tornou-se o método mais utilizado no mundo como contracepção hormonal reversível. A pílula anticoncepcional é utilizada por 17% das mulheres nas regiões desenvolvidas e 7% naquelas em desenvolvimento (Melo, 2010). A primeira pílula contraceptiva foi disponibilizada comercialmente em 1960 (Enovid), composta de mestranol (150 µg) e noretinodrel (9,85 mg). O Enovid foi lançado inicialmente como medicamento para controlar distúrbios menstruais em 1957, e, somente 2 anos depois, o laboratório Searle solicitou o seu registro como pílula anticoncepcional (Christin-Maitre, 2013). É interessante ressaltar que nessa época não foram feitos estudos para descobrir qual seria a menor dose com a mesma eficácia. Esteroides sintéticos, quando administrados VO, apresentam menor eficácia em roedores (espécie utilizada para bioensaio) em comparação com humanos; a extrapolação dos dados de roedores acabou levando ao uso de dosagem excessiva em humanos.

MECANISMOS DE AÇÃO

Os dias mais férteis do ciclo menstrual são os 5 dias anteriores à ovulação e o próprio dia da ovulação (Wilcox et al., 1995). O esperma normalmente necessita sobreviver por 3 a 4 dias para atravessar a cavidade uterina e atingir as trompas. Entretanto, há indícios de que pode sobreviver por períodos mais prolongados. O óvulo, uma vez na tuba uterina, necessita encontrar com o espermatozoide em 12 a 24 h para que ocorra a fertilização. Caso haja a fertilização, o ovo fertilizado transforma-se em blastocisto, o qual atravessa a tuba uterina em aproximadamente 3 dias, atingindo a cavidade uterina por volta dos dias 17 e 18 do ciclo menstrual e iniciando sua implantação 3 dias depois. A implantação inicia-se com a adesão do blastocisto ao endométrio uterino. O endométrio sofre alterações estruturais e bioquímicas para que ocorra a implantação do blastocisto.

Os contraceptivos orais apresentam vários mecanismos de ação, como:

- Inibição da ovulação: os contraceptivos orais também são chamados de anovulatórios, implicando que apresentam como principal mecanismo de ação a inibição da ovulação. Uma revisão da literatura sobre incidência de ovulação em mulheres utilizando contraceptivos orais revelou que em pílulas que contêm etinilestradiol e progestágeno a incidência de ovulação varia de 1,1 a 4,6%. Entretanto, em mulheres que utilizam as pílulas contendo apenas progestágenos, a incidência de ovulação chega a 42,6% (Milsom e Korver, 2008). O etinilestradiol reduz a secreção do hormônio estimulante do folículo (FSH, do inglês *follicle stimulating hormone*), que, por sua vez, impede a elevação dos níveis do estradiol, o estímulo proposto para a liberação do hormônio luteinizante (LH). O LH em sinergia com o FSH atua nos folículos estimulados pelo FSH para manter o crescimento e é eventualmente responsável pelos processos de luteinização e ovulação
- Aumento da viscosidade do muco cervical: previne a penetração do esperma no útero (Rivera et al., 1999). O progestágeno reduz significativamente o volume do muco cervical, aumentando, portanto, sua viscosidade e seu conteúdo celular e alterando sua composição molecular. Essas modificações resultam em uma grande redução da capacidade de penetração do esperma. Mesmo nos casos em que essa penetração ocorre, a motilidade do esperma encontra-se reduzida, o que diminui a probabilidade de ocorrer fertilização (Kesseru-Koos, 1971)
- Alterações estruturais no endométrio: reduzem a probabilidade da implantação do blastocisto devido ao período menor de proliferação endometrial seguido da precoce atividade secretória do epitélio das glândulas endometriais (Goa et al., 2003). A resposta endometrial ao progestágeno varia desde atrofia e proliferação suprimida à secreção irregular ou mesmo atividade secretória normal. A análise morfométrica do endométrio revela redução do número e do diâmetro das glândulas endometriais; e, na maioria dos casos, o endométrio torna-se mais fino.

Há dois tipos de contraceptivos orais: as pílulas combinadas, que contêm um estrógeno (geralmente etinilestradiol) e um progestágeno, e as pílulas com apenas um progestágeno, também chamadas de minipílulas.

ESTRÓGENOS

Todos os esteroides hormonais originam-se a partir do colesterol. A principal fonte de colesterol necessária para a síntese de hormônios esteroidais é o colesterol LDL. O colesterol é metabolizado por várias vias metabólicas, sendo convertido em esteroides hormonais com 18, 19 e 21 carbonos, e os estrógenos apresentam como característica química única o fato de serem moléculas aromáticas compostas por 18 carbonos. Os estrógenos têm como precursores imediatos tanto a androstenediona quanto a testosterona, sintetizadas primariamente nos ovários, nas suprarrenais e nos testículos. O estradiol produzido pelos precursores androgênicos é o principal estrógeno secretado pelos ovários, e, uma vez secretado, é oxidado, de maneira reversível, em estrona, e ambos os estrógenos podem ser convertidos em estriol. Essas conversões ocorrem primariamente no fígado. No homem e em mulheres menopausadas, o principal local de secreção de estrógenos é o tecido adiposo, onde a estrona é formada a partir da desidroepiandrosterona (DHEA), secretada pelo córtex da suprarrenal. Os principais estrógenos circulantes em humanos são estrona (E1), estradiol (E2) e estriol (E3). Apesar de o estriol ser encontrado em maiores concentrações em gestantes e compreender o estrógeno mais abundante na urina, o estradiol é o mais importante biologicamente, sendo primariamente secretado pelas células granulosas do ovário e regulado pelo FSH. Estetrol (E4) é um estrógeno produzido pelo fígado do feto a partir do estriol materno, considerado um produto final do metabolismo dos estrógenos, não sendo, portanto, mais metabolizado; sua função biológica é ainda pouco conhecida (Thomas e Potter, 2013).

Os estrógenos interagem com seus receptores, membros da superfamília dos receptores nucleares. Há dois tipos de receptores de estrógenos, classificados em alfa [estrógeno receptor alfa (ER-alfa)] e beta [estrógeno receptor alfa (ER-beta)], expressos em vários tecidos. Ambos os tipos de receptores são expressos no mesmo tecido, mas sempre com preponderância de um sobre o outro. Os ER-alfa de estrógeno são expressos principalmente em útero, próstata, ovário, testículos, epidídimo, osso, mama, em várias regiões do cérebro, tecido adiposo e fígado, e os ER-beta em cólon, próstata, testículos, ovário, medula óssea, glândulas salivares, endotélio e certas regiões do cérebro. É importante ressaltar que um tecido pode expressar quantidades similares de ER-alfa e ER-beta, mas em células distintas. As vias de sinalização causada pela ativação dos receptores de estrógenos podem ser divididas em ação genômica e não genômica. A ligação do 17-beta-estradiol aos receptores ER-alfa e ER-beta causa alterações conformacionais no citoplasma das células alvo que levam à dimerização do receptor, sua translocação para o núcleo e ligação aos elementos responsivos ao estrógeno (Vrtacnik et al., 2014). Estrógenos também podem influenciar a expressão de genes que não apresentam elementos responsivos ao estrógeno (modulação genômica indireta). Algumas ações causadas pela administração de estrógenos são muito rápidas para serem associadas à transcrição genômica e à síntese proteica subsequente, e assim são classificadas como ações não genômicas e associadas à ativação de proteinoquinases. É interessante ressaltar que ligantes não esteroides também podem ativar os receptores de estrógeno, como a lipoxina A4, um eicosanoide produzido pelo endométrio (Russell et al., 2011). A seguir, são descritas as principais características dos estrógenos mais utilizados como contraceptivos.

Etinilestradiol

Estrógeno mais usado em todos os contraceptivos orais e transdérmicos desde quando substituiu o seu profármaco mestranol, em 1969. As únicas formulações farmacêuticas que ainda contêm mestranol são aquelas com 50 µg de mestranol, equivalentes a 35 a 40 µg nas formulações de etinilestradiol. O hormônio natural estradiol também é ativo na forma micronizada quando administrado VO, entretanto a introdução do grupo etinil no C17 do estradiol aumentou de maneira significativa a sua biodisponibilidade (a biodisponibilidade oral do estradiol é por volta de 10%; a do etinilestradiol de aproximadamente 70%) e a atividade estrogênica. O etinilestradiol é absorvido no intestino delgado e atinge o $C_{máx}$ após 2 h da administração. Devido ao círculo êntero-hepático, um segundo pico plasmático pode ser observado várias horas mais tarde. Comparado com o estradiol endógeno, o etinilestradiol é relativamente pouco afetado pelo metabolismo hepático pelo citocromo P450 (3A4), sendo metabolizado a partir da hidroxilação de seu anel aromático e excretado na urina e nas fezes como conjugados glucuronídeos e conjugados sulfatados. Na circulação, o etinilestradiol é 97% ligado à albumina e tem uma meia-vida de 36 + 13 h, o que permite manter ação endometrial constante, minimizando o sangramento característico dos primeiros progestágenos. Historicamente, o etinilestradiol é administrado para causar estimulação endometrial e garantir sangramento programado em cada ciclo (Nelson, 2015). Inicialmente, foi utilizado em doses altas de até 150 µg por pílula, sendo reduzido eventualmente para 50 µg, 30 µg e, atualmente, 20 µg. O etinilestradiol apresenta efeito mais pronunciado no fígado que os estrógenos naturais, como o estradiol (200 a 20.000 vezes), o que se reflete no aumento de globulinas ligadoras dos esteroides sexuais (SHBG, do inglês *steroid hormone binding globulins*), HDL-C, VLDL, angiotensinogênio e alguns fatores de coagulação. As Figuras 54.1 e 54.2 mostram a estrutura química do mestranol e do etinilestradiol, respectivamente.

Estradiol

Os estrógenos naturais 17-beta-estradiol (E2) e estrona (E1) são metabolizados com interconversão entre eles e a formação de conjugados sulfurados (Wild et al., 1993). O estradiol é o principal estrógeno secretado pelos ovários e o estrógeno natural mais potente (Speroff e Fritz, 2005). Quando administrado VO, apresenta meia-vida muito curta. Entretanto, essa meia-vida é aumentada significativamente quando se utilizam formulações com estradiol micronizado. Doses de 1 a 2 mg/dia são usadas para reposição hormonal e, também, mais recentemente, para contracepção, em associação naturalmente a um progestágeno. Distintamente do etinilestradiol, o 17-beta-estradiol tem menor efeito estimulatório nas proteínas hepáticas quando administrado VO, efeito abolido quando a administração é feita via transdérmica (De Lignieres et al., 1986). O estradiol é menos potente que o etinilestradiol, e

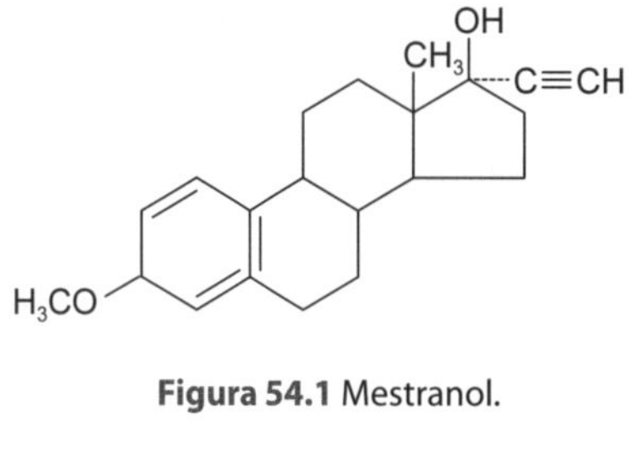

Figura 54.1 Mestranol.

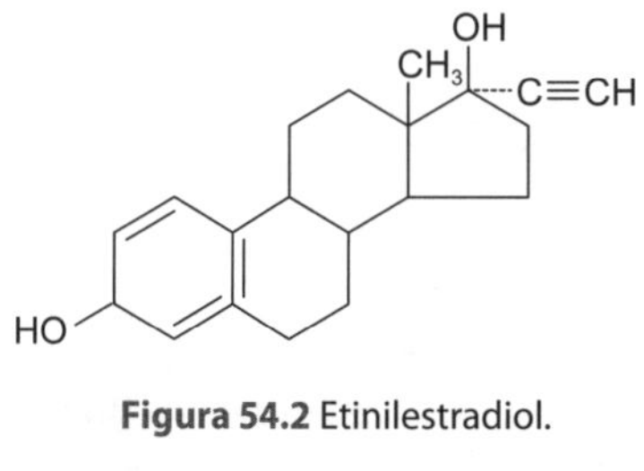

Figura 54.2 Etinilestradiol.

é sabido por décadas que a dose de estradiol para obter os mesmos efeitos biológicos que o etinilestradiol é necessariamente muito mais alta (Dickson e Eisenfeld, 1981). O estradiol também é administrado na forma de ésteres como valerato de estradiol e cipionato de estradiol, que funcionam como profármacos, ou seja, liberando estradiol *in vivo*. Esses ésteres não costumam apresentar diferença de biodisponibilidade quando administrados VO. Entretanto, podem apresentar diferenças farmacocinéticas quando administrados via intramuscular (Oriowo *et al.*, 1980). A Figura 54.3 mostra a estrutura química do estradiol.

O primeiro contraceptivo oral utilizando o valerato de estradiol consistiu no regime bifásico contendo combinação de valerato de estradiol (1 mg) e o progestágeno acetato de ciproterona (1 mg) por 10 dias, seguido de valerato de estradiol (2 mg) combinado com acetato de ciproterona (2 mg) por 11 dias. Esse produto foi comercializado na Finlândia em 1993 e apresentou boa eficácia, entretanto causou sangramentos irregulares quando comparado com aqueles provocados pelos contraceptivos orais contendo etinilestradiol (Fruzzetti e Bitzer, 2010). Há duas possíveis explicações para essa alteração do comportamento dos sangramentos:

- A enzima 17-beta-hidroxiesteroide-desidrogenase (17β-HSD) endometrial estimulada pelo progestágeno rapidamente converte o estradiol em estrona, a qual não consegue manter estável a proliferação endometrial
- O progestágeno causa uma redução da concentração dos receptores de estradiol no núcleo (*down-regulation*), que, portanto, diminuem a biodisponibilidade nuclear do estradiol, reduzindo a proliferação endometrial causada pelo estrógeno.

Assim, a impressão que se tem é que, quanto maior o efeito antiestrogênico do progestágeno, menor será a proliferação endometrial e consequentemente maior o risco de sangramento fora do período desejado (chamado sangramento de "escape"). Desse modo, foram desenvolvidas novas formulações contendo estradiol, mas agora combinado com progestágenos com menor atividade antiestrogênica, como o dienogeste e o acetato de nomogestrol.

Estetrol

De 18 a 20 vezes menos ativo que o etinilestradiol, apresenta boa biodisponibilidade oral e tem meia-vida superior a 24 h. Atua como agonista nos receptores estrogênicos de osso, cérebro, vagina, útero e endométrio (Coelingh *et al.*, 2008). O estetrol não se liga à SHBG, tem baixo impacto na produção destas pelos hepatócitos humanos e é excretado primariamente na urina, e não pela árvore biliar. Apresenta um efeito inibitório sobre a reabsorção óssea mais importante do que o efeito inibitório na formação óssea, indicando a possibilidade de ter efeito anabólico na fisiologia do sistema ósseo (Mawet *et al.*, 2015).

PROGESTÁGENOS

A progesterona permite a transição do endométrio da fase proliferativa para a fase secretória, facilitando a implantação do blastocisto; é essencial para a manutenção da gravidez, o que explica a etimologia de seu nome, vinda do latim *pro gestationem*. A progesterona também atua em vários outros tecidos não relacionados com o sistema reprodutor, como na preparação das glândulas mamárias para a lactação, no sistema nervoso central e nos ossos. Os receptores para progesterona apresentam duas isoformas, A e B, de estruturas idênticas, exceto pelo fato de que o receptor B contém uma sequência de 164 aminoácidos em seu N-terminal, a qual não existe no receptor A. A presença ou ausência dessa sequência no N-terminal aparenta ser a responsável pelas diferenças entre a ativação do receptor A e do receptor B (Young, 2013). Similarmente aos receptores de estrógeno, a ativação dos receptores de progesterona apresenta ação genômica e não genômica. Os progestágenos podem ter as seguintes características (Sitruk-Ware, 2008):

- Ação progestágena, ou seja, capacidade de manter a gravidez e transformar o endométrio da fase proliferativa para a fase secretória
- Ação antiestrogênica com capacidade de causar *down-regulation* dos receptores de estrógeno, diminuindo, dessa maneira, a espessura do endométrio estimulado pelo estrógeno
- Atividade antiandrogênica com capacidade de antagonizar a estimulação causada pelos andrógenos.

Todos os progestágenos são derivados da 17-afa-hidroxiprogesterona ou da 19-nortestosterona. Os derivados da 17-alfa-hidroxiprogesterona são chamados de pregnonas e se caracterizam pela presença nos anéis A e B de um grupo metil que reduz bastante os efeitos androgênicos (as Figuras 54.4 e 54.5 ilustram duas pregnonas utilizadas clinicamente).

Os derivados da 19-nortestosterona não dispõem do grupo metil no C19. A noretiltestosterona (Figura 54.6) tem um grupo etinil no C17, o qual retarda a inativação hepática (mesmo conceito observado no etinilestradiol). Ela representa o grupo das estranas.

A introdução de um grupo metil no C18 aumenta a atividade progestágena e dá origem aos derivados chamados gonanas, como o desogestrel (Figura 54.7).

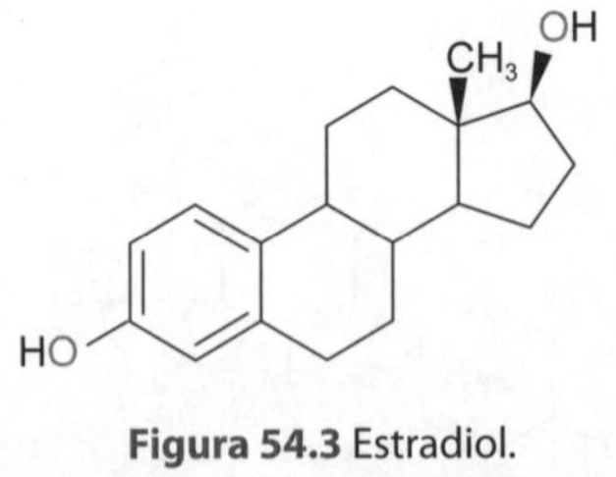

Figura 54.3 Estradiol.

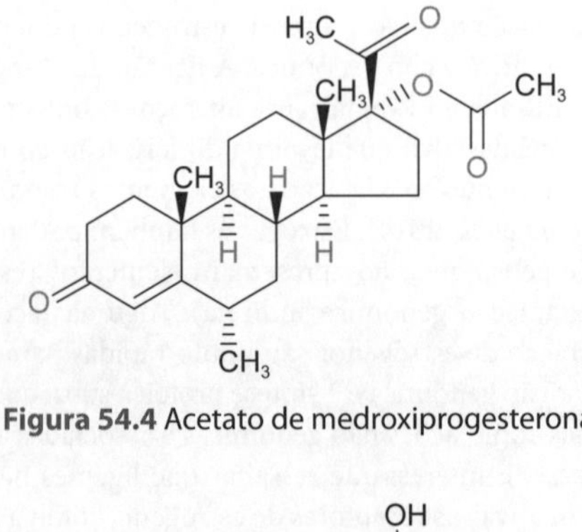

Figura 54.4 Acetato de medroxiprogesterona.

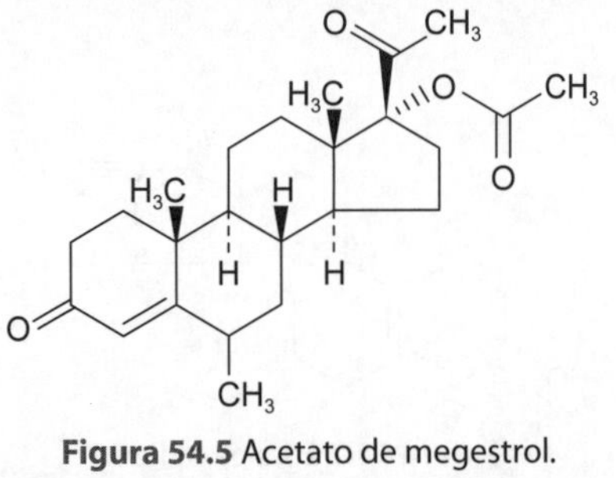

Figura 54.5 Acetato de megestrol.

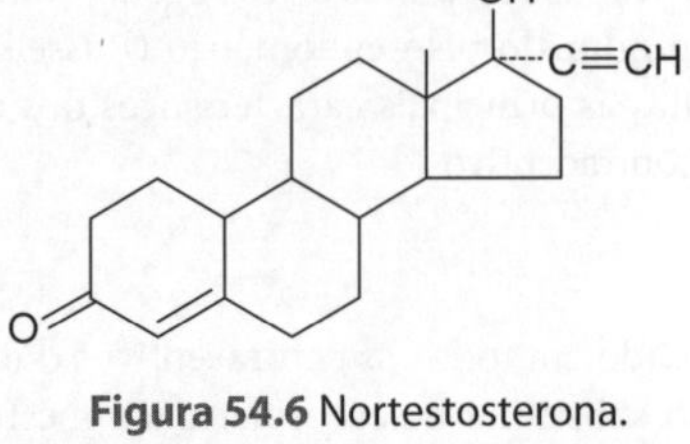

Figura 54.6 Nortestosterona.

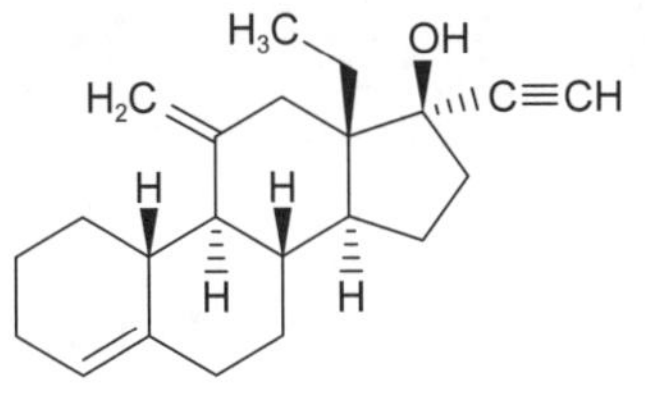

Figura 54.7 Desogestrel.

Os progestágenos podem ser classificados em quatro grupos:

- Primeira geração: estranas derivadas da testosterona – noretindrona, noretinodrel, acetato de noretindrona e diacetato de etinodiol; e pregnanas derivadas da 17-OH progesterona – acetato de medroxiprogesterona e acetato de clormadinona
- Segunda geração: gonanas derivadas da testosterona – levonorgestrel e norgestrel
- Terceira geração: derivados do levonorgestrel – desogestrel, gestodeno, norgestimato e etonorgestrel
- Quarta geração: estranas não etiladas – dienogeste e drospirenona; e pregnanas derivadas da 19-norprogesterona – nestorona, acetato de nomegestrol e trimegestona.

Outra classificação utilizada para os progestágenos baseia-se no esteroide do qual são derivados, ou seja, derivados de testosterona ou derivados de progesterona. A drospirenona nesse caso é única, visto ser relacionada estruturalmente com a espironolactona. A seguir, uma pequena descrição dos progestágenos mais utilizados clinicamente em contraceptivos.

Levonorgestrel

Etômero ativo do norgestrel (mistura racêmica), derivado da 19-nortestosterona, o levonorgestrel liga-se com alta afinidade ao receptor da progesterona, mas não aos receptores de estrógeno, portanto não apresenta atividade estrogênica intrínseca. O levonorgestrel inibe de maneira potente a secreção de gonadotrofinas. Liga-se aos receptores androgênicos, embora sua atividade anabólica como androgênio seja negligível. O levonorgestrel tem importante ação antiestrogênica, não apresenta efeitos mineralocorticoides ou antimineralocorticoides nem efeitos de glicocorticoides, sendo pouco afetado pelo efeito de primeira passagem. Apresenta 100% de biodisponibilidade, sendo hidrolisado no fígado e eliminado após conjugação com ácido glicurônico (Fotherby, 1995).

Gestodeno

Progestágeno de terceira geração, também derivado da 19-nortestosterona. Não apresenta efeitos androgênicos residuais e tem discreta ação mineralocorticoide e excelente ação antiestrogênica. Apresenta biodisponibilidade de 100% e não sofre efeito de primeira passagem. Atua como profármaco, sendo necessária sua metabolização em 3-ceto-desogestrel para ter ação (De Bastos et al., 2014).

Desogestrel

Altamente seletivo para os receptores de progesterona com baixa atividade androgênica, é rapidamente absorvido e metabolizado tanto na parede intestinal quanto no fígado no seu metabólito ativo, 3-ceto-desogestrel ou etonogestrel. Estudos de binding in vitro demonstram que o etonogestrel apresenta maior afinidade ao receptor de progesterona que a noretindrona (primeira geração) e o levonorgestrel (segunda geração) e menor afinidade para os receptores de andrógeno do que o levonorgestrel e o gestodeno (terceira geração); a afinidade do etonogestrel pelos receptores de estrógeno é negligível. O índice de seletividade (razão entre a afinidade ao receptor de progesterona e o receptor androgênico) do etonogestrel é 40, comparado com 26 para o gestodeno, 8,8 para o levonorgestrel e 5 para e noretindrona, demonstrando que o etonogestrel praticamente não apresenta atividade androgênica relevante nas doses necessárias para inibir a ovulação.

Drospirenona

Progestágeno derivado da espironolactona com atividade antimineralocorticoide, é rapidamente absorvido após administração oral e atinge pico plasmático em 1 a 2 h, apresentando boa biodisponibilidade (76%). Por seu efeito antimineralocorticoide, a drospirenona consegue controlar o aumento de angiotensinogênio induzido pelo etinilestradiol quando ambos os hormônios são administrados conjuntamente. Ao prevenir a transativação do receptor mineralocorticoide, a combinação de drospirenona/etinilestradiol resulta em aumento da excreção de água e sódio e discreta redução de peso quando comparado com os demais contraceptivos orais combinados clássicos (p. ex., etiniltradiol/levonorgestrel). Em mulheres menopausadas com hipertensão leve, a combinação de drospirenona com estradiol como terapia de reposição hormonal causa redução da pressão arterial (Archer, 2007). A drospirenona apresenta efeito antiandrogênico interessante, mas menor do que o acetato de ciproterona, com potência suficiente quando combinada com o etinilestradiol para ser útil em mulheres com acne.

Dienogeste

Apresenta excelente biodisponibilidade oral (> 90%), sendo metabolizado por meio de hidroxilação e aromatização. Não se liga às SHBG, de modo que os níveis plasmáticos de dienogeste livre costumam ser altos, enquanto os níveis de testosterona livre permanecem baixos. A atividade antiandrogênica do dienogeste é de 40% da atividade do acetato de ciproterona, o progestágeno com maior atividade antiandrogênica. Por seu potente efeito antiestrogênico no endométrio, o dienogeste pode ser utilizado na terapia de reposição hormonal (proliferação endometrial está associada ao aumento do risco de câncer de endométrio) e no tratamento da endometriose (Sitruk-Ware e Nath, 2010). Atualmente, o dienogeste combinado com valerato de estradiol em vez de etinilestradiol. O valerato de estradiol apresenta menor efeito estrogênico, causando menor efeito hepático sobre as proteínas dependentes de estrógeno.

Acetato de nomegestrol

Apresenta potente ação antigonadotrópica, sem ação estrogênica, androgênica ou de gicocorticoide, sendo neutro no metabolismo de carboidratos e lipídios. Sua potente ação antigonadotrópica causa supressão da ovulação e prevenção do desenvolvimento do folículo, assim como mudanças no muco cervical e da vascularização e da arquitetura endometrial. A Tabela 54.1 resume as diferentes ações hormonais dos vários progestágenos.

PÍLULAS COMBINADAS

As pílulas combinadas, também chamadas de monofásicas, contêm um componente estrogênico (geralmente etinilestradiol) e um componente progestágeno. O principal problema associado ao uso de estrógenos nos contraceptivos orais foi o aumento do risco de tromboembolismo arterial e venoso, que estava primariamente associado à dose e, possivelmente, também à potência do estrógeno (Lidegaard et al., 2009). Nas pílulas mais antigas que utilizavam etinilestradiol/mestranol nas doses de 50 a 150 μg, o risco era muito superior ao das formulações que apresentam dose de etinilestradiol abaixo de 50 μg (Rott, 2013). A redução da dose de etinilestradiol de 50 μg para 30 μg foi seguida de redução da incidência de tromboembolismo venoso e arterial (Bottiger et al., 1980). Com doses abaixo de 30 μg de etinilestradiol, não há evidências sólidas de que ocorra aumento de incidência de tromboembolismo venoso. Atualmente, há pílulas com

Tabela 54.1 Potência e atividade relativa de ligação ao receptor mais recente em comparação com progestinas mais antigas.				
Progestina	Potência (μg)	Atividade de ligação à progestina	Atividade de ligação ao androgênio	Atividade endometrial
Gestodeno	75	+++++	+++++	+++++
Desogestrel	150	++++	+++	++++
Levonorgestrel	150	+++	++++	+++
Norgestimato	250	++	++	++
Noretindrona	350 a 1.000	+	+	+

quantidades mais reduzidas de etinilestradiol (20 ou 15 μg), entretanto essas reduções são acompanhadas de maior desistência do uso desses contraceptivos em decorrência, primariamente, do sangramento irregular, ou, então, aumento de risco de alterações de sangramento, como amenorreia, sangramento infrequente, sangramento irregular, prolongado ou de escape. Os estrógenos aumentam a produção hepática de fatores extrínsecos da coagulação e reduzem a produção de antitrombina III e outros fatores que controlam a formação e a estabilidade do trombo. O impacto do estrógeno na produção de proteínas pelo fígado pode ser influenciado pelo progestágeno presente nas pílulas combinadas. De maneira geral, quanto maior for a atividade androgênica do progestágeno (norgestrel, levonogestrel), mais extensiva será a inibição da produção de proteínas pró-trombóticas quando comparado com os progestágenos menos androgênicos (norgestimato, desogestrel e gestodeno) ou os progestágenos antiandrogênicos (drospirenona).

Drospirenona adquiriu certa popularidade devido ao efeito favorável no controle da acne moderada, assim como certa eficácia nas disforias pré-menstruais. Em uma revisão sistemática incluindo 22 estudos clínicos, a incidência de tromboembolismo venoso em mulheres utilizando pílulas combinadas contendo drospirenona variou de 23 a 136,7 casos por 100 mil mulheres-ano, comparado com 6,64 a 92,1 casos por 100 mil mulheres-ano em pacientes utilizando contraceptivos orais combinados contendo levonorgestrel (Wu et al., 2013). Um estudo dinamarquês avaliando 8.020.290 mulheres-ano de observação (Lidegaard et al., 2011) indicou que o risco relativo de evento tromboembólico venoso em mulheres utilizando contraceptivos orais combinados com etinilestradiol (30 a 40 μg) e levonorgestrel foi de 2,9 (IC 95% 2,2 a 3,8); combinado com desogestrel foi de 6,6 (5,6 a 7,8); combinado com gestodeno foi de 6,2 (5,6 a 7) e com drospirenona 6,4 (5,4 a 7,5). É importante ressaltar que, apesar de a drospirenona apresentar um risco maior que o levonorgestrel, o tromboembolismo venoso é bastante raro em mulheres saudáveis e jovens e o risco de tromboembolismo associado a gravidez e pós-parto é muito mais alto (Jick, 2014).

PÍLULAS SOMENTE COM PROGESTÁGENOS

O uso frequente dos contraceptivos orais combinados demonstrou que estavam relacionados com aumento do risco de tromboembolismo venoso, associado de maneira dose-dependente ao componente estrogênico do contraceptivo oral. Apesar de a dose de estrógeno ter diminuído nas últimas décadas, esses eventos, ainda que raros, podem fazer com que os pacientes resistam a usá-lo. Outros eventos adversos raros ligados ao uso de contraceptivos orais combinados, como náuseas, cefaleia e mastodinia, são associados ao componente estrogênico. Assim, o interesse em desenvolver contraceptivos orais contendo apenas progestágenos nunca foi abandonado. O primeiro contraceptivo oral composto somente de progestágeno foi feito com o progestágeno de primeira geração noretindrona (também conhecido como noretisterona), na dose diária de 350 μg administrada continuamente, aprovado em 1973. As pílulas contendo somente progestágenos também são conhecidas como minipílulas, conforme dito anteriormente.

As minipílulas contendo noretindrona, diacetato de etinodiol e levonorgestrel são menos efetivas que os contraceptivos combinados para suprimir a ovulação; aproximadamente 50% das mulheres que usam minipílulas ovulam normalmente (Milsom e Korver, 2008). Desogestrel inibe ovulação em 99% dos ciclos, uma taxa similar à observada em contraceptivos combinados. Em ensaios clínicos, o uso das minipílulas foi associado a gravidez em 1 a 13% durante um período de uso de 12 meses. A taxa de insucesso foi considerada em torno de 8 a 9% por ano, e, com uso perfeito, de 0,3% ao ano (Trussell, 2004). Entretanto, até o momento não há evidência de que as minipílulas apresentam menor eficácia contraceptiva que os contraceptivos orais combinados (Grimes et al., 2010).

Conforme visto anteriormente, o uso de contraceptivos orais combinados por 21 dias seguido de 7 dias sem uso de contraceptivo oral produz um padrão de sangramento altamente regular e previsível, em virtude da descamação do endométrio causada pela interrupção da administração do hormônio. O uso contínuo das minipílulas evita essa interrupção da administração hormonal, o que acaba causando padrões de sangramento irregulares que dificultam a aderência ao tratamento. Alterações do ciclo menstrual, como ciclos curtos, amenorreia e sangramento de escape, são as maiores desvantagens do uso das chamadas minipílulas. É importante ressaltar que a supressão da menstruação não causa nenhum dano fisiológico (Altshuler e Hillard, 2014).

Desogestrel (Cerazette®)

Ensaios clínicos para avaliar a dose efetiva demonstraram que a administração diária de 60 μg de desogestrel inibe a ovulação em todas as mulheres tratadas; já ensaios clínicos comparando doses diárias de 30, 50 ou 75 μg demonstraram que a dose mais alta utilizada (75 μg) causou supressão satisfatória da função ovariana, com inibição consistente da ovulação (Viinikka et al., 1979). Outro ensaio clínico comparou a eficácia e a segurança do desogestrel 75 μg/dia (n = 989) e do levonorgestrel 30 μg/dia (n = 331) durante um período de 13 meses (Collaborative Study Group, 1998). O índice Pearl foi de 0,14 (uma gravidez em 727 mulheres/ano) no grupo tratado com desogestrel comparado com 1,17 (três gravidezes em 257 mulheres/ano) no grupo tratado com levonorgestrel. Desogestrel causou maior incidência de amenorreia, entretanto a frequência e o padrão das reações adversas foram similares em ambos os grupos.

ESQUEMAS TERAPÊUTICOS

Inicialmente, os contraceptivos orais combinados foram formulados com base em ciclos de 28 dias com o intuito de imitar o padrão de sangramento de mulheres que ovulavam e menstruavam regularmente. É importante ressaltar que o sangramento que ocorre quando o contraceptivo é interrompido, referido popularmente como *menstruação*, não se trata, na verdade, de menstruação, pois não é fisiológico. O esquema terapêutico clássico consiste no chamado 21/7, ou seja, 21 dias de hormônio seguidos de 7 dias sem hormônio, para permitir que ocorra o sangramento em decorrência da interrupção hormonal na 4ª semana. Outros esquemas terapêuticos são utilizados mais recentemente com o intuito de diminuir o período sem administração de hormônio para 4 dias (24/4) ou mesmo para 2 dias (26/2), os quais causam supressão ovariana mais prolongada, maior eficácia clínica e menor flutuação hormonal, embora ainda promovam sangramento quando a administração do hormônio é interrompida. Atualmente, há uma crescente percepção tanto na classe médica quanto em pacientes de que o ciclo de 28 dias proposto para os contraceptivos é arbitrário, e que, na verdade, não há necessidade de sangramento a cada 4 semanas (Han e Jensen, 2014). A percepção de que ciclos de tratamento mais prolongados poderiam reduzir o sangramento e sintomas relacionados à menstruação, como endometriose e dismenorreia, levou ao desenvolvimento dos chamados ciclos estendidos de contraceptivos orais, como 84/7 ou mesmo uso contínuo. Na verdade, qualquer contraceptivo oral pode ser administrado de maneira contínua, simplesmente pulando as pílulas de placebo e iniciando a cartela seguinte.

Uma das limitações do uso contínuo de contraceptivos hormonais é o chamado sangramento de escape. Embora os contraceptivos mistos contenham progestágeno e estrógeno, o efeito no endométrio é predominantemente devido ao progestágeno, e, especialmente nos primeiros ciclos, a ausência da interrupção do progestágeno pode resultar em um endométrio mais instável, com maior possibilidade de sangramento (Anderson et al., 2008). Isso pode causar, portanto, sangramento de escape mais frequente quando comparado com os esquemas terapêuticos tradicionais e levar à descontinuação do tratamento. Entretanto, muitas mulheres desejam reduzir a frequência de seu sangramento menstrual devido a múltiplas razões, como menor perda de sangue, melhor higiene e qualidade de vida (Andrist et al., 2004). Aproximadamente 80% das mulheres na faixa etária de 20 a 40 anos apresentam sintomas relacionados à menstruação, como alterações de humor, distensão abdominal, cefaleia e edema. Em um estudo de mulheres dinamarquesas, apenas um terço tinha preferência por ciclos menstruais mensais (den Tonkelaar e Oddens, 1999).

PÍLULAS MULTIFÁSICAS

Classicamente, as pílulas combinadas apresentam uma quantidade fixa tanto de estrógeno quanto de progestágeno, por isso são classificadas como pílulas monofásicas. Já as pílulas multifásicas apresentam quantidades variáveis de estrógeno e progestágeno durante o ciclo, sendo classificadas em bifásicas, trifásicas ou quadrifásicas.

As pílulas bifásicas atualmente disponíveis comercialmente apresentam composição de etinilestradiol e progestágeno na primeira fase, seguido de uma segunda fase contendo apenas etinilestradiol. No caso do produto Mircette, trata-se de uma pílula bifásica na qual nos primeiros 21 dias a paciente toma uma pílula composta de etinilestradiol 20 µg e desogestrel 150 µg, seguido de 2 dias de pílulas inertes, seguido de 5 dias de pílulas contendo etinilestradiol 10 µg. Já no caso do Necon 10/11, os 10 primeiros comprimidos são compostos de etinilestradiol 35 µg e noretindrona 500 µg, seguidos de 11 comprimidos com etinilestradiol 35 µg, e, depois, 7 comprimidos inertes. Outras combinações foram descontinuadas no mercado.

As pílulas trifásicas foram desenvolvidas com o objetivo de reduzir a dose total de hormônios esteroides, mas mantendo um controle adequado do ciclo na ausência de proliferação endometrial. Esse regime consiste em três fases, cada uma com uma dose diferente do progestágeno, e em algumas formulações a dose do estrógeno é aumentada na segunda fase. No ciclo normal, os níveis de progesterona começam a aumentar 1 a 2 dias após a ovulação, atingindo um pico nos dias 19 a 20 e, subsequentemente, chegando aos níveis basais no dia 28. Embora o objetivo não seja mimetizar o ciclo normal da progesterona, a dose de progesterona é aumentada gradualmente nas três fases do ciclo de 21 dias. A composição dos vários regimes disponíveis comercialmente é mostrada na Tabela 54.2 (Cedars, 2002).

Conforme pode ser observado na tabela, todos os regimes trifásicos apresentam etinilestradiol como componente estrogênico, com a dose diária variando de 25 a 40 µg e a dose total por ciclo de 525 a 735 µg. Em relação ao componente progestágeno, a dose varia de acordo com a potência do progestágeno, entretanto, quando comparado com a pílula monofásica do mesmo progestágeno, a dose total de progestágeno por ciclo é substancialmente menor no produto trifásico. Tipicamente as doses diárias de progestágenos, quando utilizados em pílulas monofásicas, são idênticas às doses de progestágenos utilizados na terceira fase do ciclo; assim, a dose total de progestágenos em um ciclo de uma pílula monofásica é 10 a 50% superior que a dose total da pílula trifásica. A dose total de estrógeno e a de progestágeno da pílula trifásica são diferentes nos vários produtos, com o intuito de otimizar o balanço entre um bom controle do ciclo, sem efeitos adversos. Quanto maior a dose do estrógeno, melhor a ação sobre o endométrio com menor incidência de episódios de sangramento fora de época. Aparentemente, o controle do ciclo é melhor com as pílulas trifásicas contendo progestágenos novos como o desogestrel, gestodeno e norgestimato quando comparado com levonorgestrel e noretindrona (Shoupe, 1994).

O valerato de estradiol foi associado ao dienogeste em um regime quadrifásico no qual a dose de estrógeno e do progestágeno obedecem a um padrão fisiológico do ciclo ovariano e endometrial por 26 dias, seguido de placebo por 2 dias. O predomínio inicial do estrógeno no regime quadrifásico assegura uma boa proliferação endometrial inicial e prepara a mucosa para a ação do progestágeno, enquanto a predominância do progestágeno a partir da metade do ciclo até o final, seguido pela modesta atividade estrogênica no final do ciclo permite uma estabilidade endometrial satisfatória (Kuhl, 2005).

Qlaira é uma pílula quadrifásica desenvolvida com o intuito de reduzir a dose de estrógeno no período de 1 a 26 e aumentar a dose progestágeno no período de 3 a 24, seguido de 2 dias de placebo, com a apresentação comercial de cartela com 28 comprimidos, conforme esquema detalhado a seguir:

- Valerato de estradiol 3 mg por 2 dias
- Valerato de estradiol 2 mg + dienogeste 2 mg por 5 dias
- Valerato de estradiol 2 mg + dienogeste 3 mg por 17 dias
- Valerato de estradiol 1 mg por 2 dias
- Placebo por 2 dias.

ADESIVO TRANSDÉRMICO

O adesivo transdérmico Evra® é composto de etinilestradiol (600 µg) e da gonana norelgestromina (6 mg, Figura 54.8). A apresentação consiste em uma embalagem com três adesivos embalados individualmente em sachês de papel aluminizado e polietileno, mantidos em geladeira. Cada adesivo apresenta área de 20 cm² e tem como objetivo liberar os dois hormônios de maneira contínua durante 1 semana, nas quantidades de 20 µg de etinilestradiol e 150 µg de norelgestromina por dia (Goa et al., 2003). O tratamento deve ser iniciado no primeiro dia da menstruação. A eficácia clínica foi avaliada em dois estudos clínicos randomizados em que se comparou o Evra® com contraceptivo administrado VO. O adesivo foi utilizado por 3 semanas, sendo que na quarta semana era retirado e as pacientes foram acompanhadas por 6 a 13 ciclos. Em um ensaio clínico, o Evra® foi comparado com pílula combinada monofásica contendo etinilestradiol 20 µg e desogestrel 150 µg (Hedon et al., 2000) e, em outro, com a pílula trifásica (Audet et al., 2001) contendo etinilestradiol/levonorgestrel nas seguintes doses em µg/dia: 30/50 (nos dias 1 a 6), 40 a 75 (nos dias 7 a 11), 30 a 125 (nos dias 12 a 21) e placebo nos dias 22 a 28. A eficácia obtida com o Evra® foi similar à dos dois contraceptivos orais utilizados como comparadores. A aderência ao adesivo foi significativamente maior que a dos contraceptivos orais (88,2% versus 79,2%, p < 0,01) independentemente da idade da paciente (Figura 54.9).

Reações adversas não menstruais ocorreram em incidência similar tanto nas mulheres que utilizaram o adesivo quanto naquelas que usaram o contraceptivo oral, com exceção de reações no local da aplicação e mastodinia. A incidência de mastodinia diminuiu após os primeiros ciclos, e após o terceiro ciclo não houve diferença significativa em comparação com a incidência nas pacientes que utilizavam o

Tabela 54.2 Regimes contraceptivos orais trifásicos classificados pela menor dose total de estrogênio.

Formulação trifásica (fabricante)	Etinilestradiol Dose (mg/dia)	N. de dias	Dose total por ciclo (mg)	Nome	Progestina (mg/d)	N. de dias	Dose total por ciclo (mg)
Cyclessa® (Organon)	0,025 0,025 0,025	7 7 7		Desogestrel	0,1 0,125 0,15	7 7 7	
			0,525				2,625
Etinilestradiol e gestodeno	0,03 0,04 0,03	6 5 10		Gestodene	0,05 0,07 0,1	6 5 10	
			0,68				1,65
Tri-Levlen® (Berlex)	0,03 0,04 0,03	6 5 10		Levonorgestrel	0,05 0,075 0,125	6 5 10	
			0,68				1,925
Triphasil® (Wyeth-Ayerst)	0,03 0,04 0,03	6 5 10		Levonorgestrel	0,05 0,075 0,125	6 5 10	
			0,68				1,925
Trivora® (Watson)	0,03 0,04 0,03	6 5 10		Levonorgestrel	0,05 0,075 0,125	6 5 10	
			0,68				1,925
Ortho-Novum 7/7/7 (Orth-McNeil)	0,035 0,035 0,035	7 7 7		Noretindrona	0,5 0,75 1	7 7 7	
			0,735				15,75
Ortho Tri-Cyclen® (Ortho-McNeil)	0,035 0,035 0,035	7 7 7		Norgestimate	0,18 0,215 0,25	7 7 7	
			0,735				4,515
Tri-Norinyl® (Searle)	0,035 0,035 0,035	7 7 7		Noretindrona	0,5 0,75 1	7 7 7	
			0,735				15,75

contraceptivo oral. A incidência de sangramento de escape reduziu em 10% após o sexto ciclo, tendo sido similar à observada nas mulheres que utilizavam a pílula trifásica. Aparentemente, há um aumento do risco de gravidez em mulheres que apresentam peso acima de 90 kg, população na qual seu uso não deve ser recomendado.

ANEL VAGINAL

O primeiro anel vaginal utilizado como contraceptivo foi descrito no final da década de 1960 (Dzuik e Cook, 1966). O anel era feito de borracha (Silastic®) e impregnado com medroxiprogesterona. O único anel vaginal contraceptivo disponível comercialmente é o Nuvar-Ring® (Figura 54.10), formado por um reservatório interno no qual os hormônios são dissolvidos e revestidos por uma membrana feita com

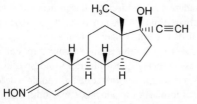

Figura 54.8 Adesivo transdérmico Evra®: composto de etinilestradiol (600 μg) e da gonana norelgerstromina (6 mg).

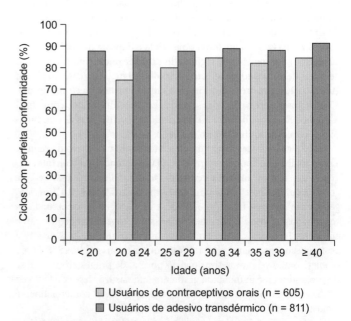

Figura 54.9 Eficácia com o Evra® em relação a dois contraceptivos orais utilizados como comparadores: a aderência ao adesivo foi significativamente maior que a dos contraceptivos orais, independentemente da idade da paciente.

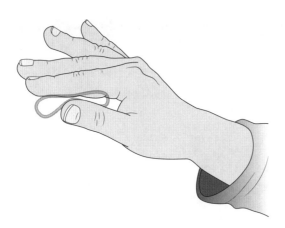

Figura 54.10 Anel vaginal.

o polímero etileno vinil-acetato, o qual é flexível, permite adesão e é resistente. Cada anel apresenta um diâmetro externo de 54 mm e diâmetro interno de 4 mm e contém etinilestradiol 2,7 mg e etonogestrel 11,7 mg, sendo programado para liberar diariamente 15 μg de etinilestradiol e 120 μg de etonogestrel (Herndon e Zieman, 2004). O anel é inserido pela paciente no primeiro dia do ciclo menstrual e mantido no interior da vagina por 3 semanas. Após esse período, a paciente deve ficar 1 semana sem utilizar o anel, para que ocorra o sangramento. O anel deve ser inserido após o intervalo de 1 semana, mesmo que o sangramento não tenha sido interrompido.

O conceito para o desenvolvimento dos anéis vaginais baseia-se na combinação de dois princípios: a capacidade dos esteroides de se difundirem lentamente em uma taxa constante por meio dos polímeros utilizados para confecção dos anéis vaginais e a capacidade do epitélio vaginal de absorver rapidamente os esteroides liberados na vagina e atingem a circulação, tornando a via vaginal uma excelente via de administração de esteroides (Widholm e Vartiainen, 1974). A via vaginal de administração de esteroides evita a absorção gastrintestinal, impedindo, assim, o efeito de primeira passagem, aumentando a biodisponibilidade e permitindo utilizar doses menores e exposição sistêmica menor para obter o mesmo efeito. Outra potencial vantagem reside no fato de que esteroides que não apresentam biodisponibilidade quando administrados VO podem ser administrados via vaginal. O local na vagina onde o anel é colocado é irrelevante, visto que o epitélio vaginal absorve bem o esteroide independentemente de sua localização. Entretanto, recomenda-se que se posicione o anel o mais alto possível, com o intuito de torná-lo confortável (Brache et al., 2013).

A presença do anel vaginal não causa modificações substanciais no ecossistema vaginal e o seu uso não está associado ao aumento de risco de lesões vaginais e/ou anomalias citológicas. Embora algumas mulheres sintam a presença do anel durante a relação sexual, a maioria não percebe. Em estudos envolvendo de 805 a 1.492 mulheres utilizando o anel vaginal por 6 e 13 ciclos, respectivamente, 87% e 85% das pacientes relataram que não sentiram o anel vaginal durante a relação sexual (Roumen et al., 2001). Em ensaio clínico realizado com 34 enfermeiras para avaliar a aceitabilidade do anel vaginal, apenas 4 (12%) descontinuaram o uso em virtude de desconforto (Vijayaletchumi et al., 2012). Sintomas vaginais relacionados com o uso do anel vaginal incluem vaginite, umidade vaginal e leucorreia (Ahrendt et al., 2006). O mecanismo de ação do anel vaginal se dá essencialmente por meio da inibição da ovulação. Em um ensaio clínico realizado em 40 voluntárias sadias, a ovulação foi inibida durante os dois ciclos de uso do anel e similar à inibição observada em pacientes utilizando pílulas combinadas por dois ciclos (Duijkers et al., 2004).

Em um ensaio randomizado com 280 mulheres em idade fértil, com ciclos menstruais regulares e com vida sexual ativa, portanto em necessidade de uso de contraceptivos, foi comparado o anel vaginal com dois esquemas de contraceptivos orais combinados, conforme mostra a Tabela 54.3 (Sabatini e Cagiano, 2006).

O grupo L era composto de 94 mulheres tratadas com contraceptivo oral combinado (20 μg de etinilestradiol e 100 μg de levonorgestrel), o grupo VL por 92 mulheres tratadas com contraceptivo oral combinado (15 μg de etinilestradiol e 60 μg de levonorgestrel) e o grupo VR por 94 mulheres tratadas com o anel vaginal Nuvaring® (15 μg de etinilestradiol e 120 μg de levonorgestrel).

Elas foram acompanhadas por 12 ciclos. A Tabela 54.4 ilustra a incidência de efeitos colaterais em cada grupo. Por sua vez, a Tabela 54.5 mostra as mudanças em relação a desejo sexual e satisfação.

Não ocorreu gravidez durante o período de acompanhamento. O máximo aumento de peso ocorreu no grupo L (2,8 kg), seguido dos grupos VL (1,6 kg) e VR (0,8 kg). Em relação ao desejo sexual, o mesmo foi considerado aumentado ou não alterado em 67,9% das mulheres do grupo L, 58,6% das mulheres do grupo VL e em 91,4% das mulheres do grupo VR. O tratamento foi descontinuado em 22,3% das mulheres do grupo L, 30,4% das mulheres do grupo VL e 11,7% daquelas do grupo VR.

DISPOSITIVOS INTRAUTERINOS HORMONAIS

Os dispositivos intrauterinos (DIU) contendo progestágenos foram desenvolvidos inicialmente para reduzir a contratilidade uterina e, portanto, prevenir a expulsão deles. Entretanto, observou-se que o progestágeno não influenciava a expulsão do DIU, mas aumentava a eficácia do DIU não hormonal e reduzia também a perda de sangue (Bergkvist e Rybo, 1983). O levonorgestrel não é metabolizado pelo endométrio tão rapidamente quanto a progesterona e tem um efeito mais uniforme e profundo localmente. Um DIU hormonal que libera levonorgestrel 20 μg/24 h (DIU-LNG) foi desenvolvido e comparado com um DIU de cobre não hormonal (Figura 54.11).

O DIU-LNG é feito por polietileno na forma de T contendo 52 mg de levonorgestrel, liberado em uma taxa de 20 μg/dia durante 5 anos, período após o qual a taxa de liberação cai para 10 μg/dia. O DIU não farmacológico também é feito de polietileno na forma de T, mas

Tabela 54.3 Características basais das 280 mulheres alocadas nos três grupos.

Características	Grupo L	Grupo VL	Grupo VR
Idade (anos)	31 ± 6,1	29,4 ± 5,7	30,2 ± 5,9
IMC (kg/m²)	22,5 ± 1,8	22,5 ± 2,4	22,7 ± 2,5
Duração do ciclo	28,4 ± 3,6	28,6 ± 3,2	29,2 ± 3,2
Duração do fluxo	5,4 ± 1,2	5,1 ± 1,4	5,3 ± 1,1

Nota: os dados são relatados como média ± DP (desvio padrão). IMC: índice de massa corporal.

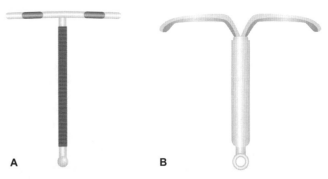

Figura 54.11 A. DIU hormonal que libera levonorgestrel 20 μg/24 h. **B.** DIU de cobre não hormonal.

Tabela 54.4 Incidência de reações adversas.

Reações adversas	Grupo L			Grupo VL			Grupo VR		
	Ciclo 3	Ciclo 6	Ciclo 12	Ciclo 3	Ciclo 6	Ciclo 12	Ciclo 3	Ciclo 6	Ciclo 12
Sangramento precoce ou tardio devido à retirada	18 (19,1) 1,61 ± 0,4	11 (11,7) 1,72 ± 0,3	7 (7,4) 1,55 ± 0,5	28 (30,4) 1,82 ± 0,3	16 (17,3) 1,62 ± 0,3	8 (8,6) 1,25 ± 0,5	4 (4,2) 1,25 ± 0,5	2 (2,1) 1 (–)	1 (1,1) 1 (–)
Sangramento irregular	21 (22,5) 2 ± 0,5	16 (17) 1,37 ± 0,4	12 (12,7) 1,25 ± 0,3	33 (35,8) 2,21 ± 0,6	22 (23,9) 1,9 ± 0,4	12 (13) 1,44 ± 0,6	9 (9,5) 1,33 ± 0,2	6 (6,3) 1,33 ± 0,2	4 (4,2) 1,25 ± 0,1
Náuseas	18 (19,1) 1,38 ± 0,4	9 (9,5) 1,44 ± 0,3	7 (7,4) 1,42 ± 0,2	13 (14,1) 1,53 ± 0,2	7 (7,6) 1,42 ± 0,3	5 (5,54) 1,4 ± 0,4	6 (6,3) 1,33 ± 0,2	4 (4,2) 1 (–)	2 (2,1) 1 (–)
Cefaleia	15 (15,9) 1,66 ± 0,3	11 (11,7) 1,63 ± 0,3	9 (9,5) 1,33 ± 0,5	13 (14,1) 1,46 ± 0,5	10 (10,8) 1,3 ± 0,2	9 (9,7) 1,33 ± 0,2	11 (11,7) 1,36 ± 0,3	9 (9,5) 1,33 ± 0,2	6 (6,3) 1,33 ± 0,2
Mastodinia	11 (11,7) 1,45 ± 0,4	8 (8,5) 1,25 ± 0,5	6 (6,3) 1,11 ± 0,2	9 (9,7) 1,22 ± 0,3	7 (7,6) 1,28 ± 0,2	6 (6,5) 1,16 ± 0,4	7 (7,4) 1,28 ± 0,2	5 (5,3) 1,2 ± 0,2	4 (4,2) 1,22 ± 0,2
Irritabilidade	15 (15,9) 1,46 ± 0,4	9 (9,5) 1,33 ± 0,3	8 (8,5) 1,36 ± 0,3	10 (10,8) 1,87 ± 0,3	8 (8,6) 1,25 ± 0,5	7 (7,6) 1,14 ± 0,6	4 (4,2) 1,25 ± 0,4	2 (2,1) 1 ( )	2 (2,1) 1 ( )
Depressão	8 (8,5) 1,62 ± 0,4	7 (7,4) 1,42 ± 0,6	6 (6,3) 1,33 ± 0,7	8 (8,6) 1,83 ± 0,5	6 (6,5) 1,16 ± 0,5	7 (7,6) 1,28 ± 0,3	4 (4,2) 1,33 ± 0,4	2 (2,1) 1 (–)	1 (–) 1 (–)
Secura vaginal	12 (12,7) 1,41 ± 0,5	9 (9,5) 1,33 ± 0,4	6 (6,3) 1,16 ± 0,4	28 (30,4) 1,57 ± 0,6	15 (16,3) 1,53 ± 0,7	8 (8,6) 1,25 ± 0,5	2 (2,1) 1 (–)	–	–

Nota: os dados são relatados como total e porcentagem. O grau de sintomas é relatado como média ± desvio padrão.

Tabela 54.5 Mudanças na libido e na satisfação sexual.

	Grupo L			Grupo VL			Grupo VR		
	Ciclo 3	Ciclo 6	Ciclo 12	Ciclo 3	Ciclo 6	Ciclo 12	Ciclo 3	Ciclo 6	Ciclo 12
Libido									
Diminuiu	40 (42,5)	39 (41,4)	30 (31,9)	45 (48,9)	42 (45,6)	39 (42,4)	15 (15,9)	11 (11,7)	8 (8,5)
Inalterado	35 (37,2)	39 (41,4)	39 (41,4)	32 (34,7)	35 (38)	26 (28,6)	17 (18)	16 (17)	15 (15,9)
Aumentou	19 (20,2)	16 (17)	25 (26,5)	15 (16,3)	16 (17,4)	28 (30,4)	62 (65,9)	67 (71,2)	71 (75,5)
Satisfação sexual									
Diminuiu	35 (37,2)	31 (32,9)	25 (26,5)	41 (44,5)	37 (40,2)	38 (41,3)	17 (18)	15 (15,9)	12 (12,7)
Inalterada	40 (42,5)	31 (32,9)	25 (26,5)	48 (52)	39 (42,4)	34 (36,9)	21 (22,3)	19 (20,2)	10 (10,6)
Aumentou	19 (20,2)	32 (34)	44 (46,8)	13 (14,1)	17 (18)	21 (22,8)	55 (58,5)	62 (65,9)	73 (77,6)

Nota: os dados são relatados como n (%).

revestido de fio de cobre – a superfície da área de cobre é de 380/mm² (ver Figura 54.11 A). É um método não hormonal e sua eficácia pode perdurar por até 10 anos. Entretanto, o DIU-LNG é mais interessante porque apresenta benefícios extras à contracepção, como redução do fluxo menstrual (90%), sendo que 20 a 40% das usuárias se tornam amenorreicas após 1 ano de uso. Outro benefício do DIU-LNG é redução das cólicas menstruais (dismenorreia). Esses benefícios não são notados com o DIU não hormonal; na verdade, com este os sintomas costumam piorar. Em ensaio clínico, 2.758 mulheres foram randomizadas – 937 receberam o DIU não hormonal e 1.821 o DIU-LNG – e foram observadas por 5 anos. A Figura 54.12 ilustra a incidência de gravidez em ambos os grupos.

A incidência de expulsão do DIU em 5 anos ocorreu em 6,7% das mulheres do grupo DIU não hormonal e 5,8% das mulheres do grupo DIU-LNG. A retirada do DIU em decorrência de sangramento ocorreu em 20,7% das pacientes do DIU não hormonal e 13,7% no grupo DIU-LNG. Não houve diferença em relação à dor. O DIU contendo levonorgestrel torna as glândulas endometriais atróficas, as células epiteliais inativas e o estroma decidualizado, tornando o endométrio insensível ao estradiol ovariano. Essas alterações são as principais responsáveis pelo desempenho clínico do DIU-LNG, pois este apresenta efeitos limitados na ovulação e na hipófise. A eficácia do DIU-LNG nesse estudo foi comparável com esterilização feminina (Andersson *et al.*, 1994). Os DIU não hormonais utilizam cobre em virtude de sua ação espermicida.

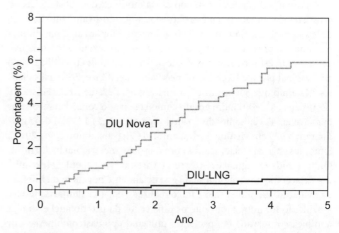

Figura 54.12 Porcentagem de gravidez avaliada em 5 anos em 937 mulheres utilizando DIU Nova T (não hormonal) e em 1.821 mulheres utilizando o DIU-LNG (hormonal, que libera 20 μg de levonorgestrel em 24 h).

CONTRACEPTIVOS INJETÁVEIS

Atualmente, mais de 40 milhões de mulheres utilizam contraceptivos injetáveis; dependendo da formulação, os contraceptivos injetáveis empregados são efetivos pelo período de 1 a 3 meses, o que obriga as mulheres a retornarem ao consultório ou ao posto de saúde mensal ou trimestralmente, uma desvantagem conhecida dessa opção de contracepção. A descontinuação do tratamento é maior quando o contraceptivo é injetado mensalmente em comparação com injeção trimestral (Ruminjo et al., 2005). A exemplo dos contraceptivos orais, a composição dos contraceptivos injetáveis pode ser de uma combinação de um estrógeno com um progestágeno ou somente um progestágeno.

Há três contraceptivos injetáveis compostos exclusivamente de progestágenos:

- Acetato de medroxiprogesterona 150 mg/mℓ, injetado intramuscularmente (DPMA-IM, cuja marca comercial é Depo-Provera)
- Acetato de medroxiprogesterona 104 mg/0,65 mℓ, uma dosagem 30% menor que a anterior, para injeção subcutânea
- Enantato de noretisterona 200 mg/mℓ, para injeção intramuscular.

Esses três contraceptivos injetáveis causam contracepção primariamente a partir da supressão da ovulação; mecanismos secundários possíveis são aumento da espessura do muco cervical e redução da espessura do endométrio. O acetato de medroxiprogesterona é administrado a cada 3 meses, enquanto o enantato de noretisterona a cada 2 meses (Jacobstein e Polis, 2014). Atualmente, nos EUA, cerca de 2,6% das adolescentes e 5,1% das mulheres (20 a 24 anos de idade) utilizam medroxiprogesterona injetável como contraceptivo. A medroxiprogesterona, além do efeito contraceptivo, apresenta outros benefícios como redução do fluxo menstrual, da dor secundária à endometriose e proteção endometrial no caso da síndrome do ovário policístico (Schivone et al., 2016). Uma das maiores dificuldades para as mulheres que utilizam a medroxiprogesterona injetável como contraceptivo consiste na necessidade de retornar à clínica para que o contraceptivo seja reinjetado após o intervalo de tempo previsto. A taxa de insucesso com a medroxiprogesterona injetável tipicamente é de 6% no primeiro ano e a porcentagem de aderência ao tratamento após 1 ano é de 54%. Para as mulheres que retornam à clínica com aderência de 100% (uso perfeito), a taxa de insucesso em 3 anos é de 0,7%. Um produto novo (Sayana Press, Figura 54.13) oferece a possibilidade de que o contraceptivo, no caso medroxiprogesterona injetável para uso subcutâneo, seja autoinjetável, facilitando, desse modo, a aderência ao tratamento (Upadhyay et al., 2016).

IMPLANTE SUBCUTÂNEO

Há atualmente somente dois implantes contraceptivos disponíveis comercialmente que liberam etonogestrel: o Implanon e o Implanon NXT®. O último é praticamente idêntico ao primeiro, mas apenas contém sulfato de bário para identificação radiográfica. O implante de etonogestrel é feito de um único cilindro, o qual mede cerca de 4 cm de comprimento por 2 mm de espessura e cujo efeito contraceptivo é de 3 anos (Figura 54.14). O implante é inserido na face medial do braço, 8 a 10 cm acima do epicôndilo do úmero, com anestesia local; isso evita a necessidade do exame pélvico e a inserção no caso do DIU, a qual provoca ansiedade e é potencialmente dolorosa (McNichollas e Peipert, 2012). Preferencialmente, deve ser implantado no braço não dominante; na posição descrita, o implante fica relativamente distante tanto de vasos sanguíneos quanto de estruturas nervosas. O etonogestrel é o metabólito ativo do levonorgestrel; após a inserção, a taxa de liberação é de 60 a 70 µg/dia durante 5 a 6 semanas, eventualmente decaindo para 25 a 30 µg/dia no final do terceiro ano. O efeito contraceptivo se dá em virtude da supressão da ovulação, da alteração do muco cervical dificultando a penetração pelo espermatozoide e das alterações do endométrio, o que dificulta a implantação caso ocorra a ovulação. Após a remoção do implante, há um rápido retorno da fertilidade; na maior parte das usuárias, os níveis de etonogestrel tornam-se indetectáveis após 1 semana da retirada e a ovulação retorna dentro de 6 semanas (Hatcher et al., 2011). Conforme mencionado anteriormente, há uma relação inversa entre níveis plasmáticos de etonogestrel e peso, e a eficácia do Implanon não foi avaliada em mulheres com peso acima de 130% do ideal. As taxas de insucesso com o Implanon são semelhantes às da esterilização feminina e do uso de DIU. O efeito colateral mais comum consiste em padrão irregular de sangramento – 33,6% das usuárias apresentam sangramento infrequente, 22,2% amenorreia e 17,7% sangramento prolongado (Prescott e Matthews, 2014).

As formas mais comuns de contracepção em adolescentes são contraceptivos orais e preservativos. Em 2012, a American College of Obstetricians and Gynecologists advogou o uso de contracepção de longa duração como primeira opção para adolescentes na faixa de 15 a 19 anos de idade pela alta taxa de falhas com contraceptivos orais, adesivos transdérmicos e anéis vaginais. Além das altas taxas de falha, 20% das mães adolescentes engravidam novamente em 2 anos e 15% de todos os abortos feitos nos EUA se dão na faixa etária de 15 a 19 anos (Pazol et al., 2009). Em um estudo prospectivo recente, 70% das mulheres preferem contracepção de longa duração, e as pacientes na faixa etária de 14 a 17 anos preferem o implante. A causa mais frequente de gravidez em pacientes que utilizam o implante é a falha do produto ou do procedimento, visto que a não inserção foi confirmada pela ausência de níveis detectáveis de etonogestrel em 50,3% das gestações (Espey e Ogburn, 2011). O implante de etonogestrel é considerado custo-eficaz, permitindo uma contracepção confiável pelo período de 3 anos e com baixo custo quando este é dividido pelo período de uso (Trussell et al., 1995). Benefícios observados com o implante não relacionados com a contracepção incluem melhora de sintomas de endometriose, melhora da dismenorreia e redução do sangramento.

CONTRACEPTIVOS E TROMBOSE

O primeiro ensaio clínico controlado sobre a relação entre uso de contraceptivos orais e trombose venosa revelou um aumento de 300% do risco no grupo de pacientes utilizando contraceptivo oral (Royal

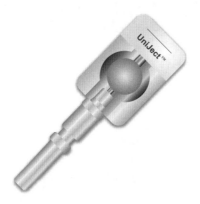

Figura 54.13 Sayana Press.

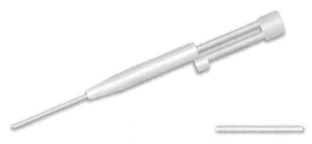

Figura 54.14 Implanon.

College of General Practioners, 1967). Estudos subsequentes confirmaram o aumento do risco, calculado entre 4 e 11 vezes dependendo do estudo (Rosendaal et al., 2003). Um achado importante nesses estudos foi que o risco não é cumulativo com o tempo de uso, ou seja, o risco de aumento de trombose venosa pelo contraceptivo oral é imediato e perdura somente pelo período que o contraceptivo está sendo utilizado. Apesar de o aumento do risco de trombose venosa ser significativo, conforme visto, o importante é o risco absoluto. Distintamente da reposição hormonal, os contraceptivos orais são utilizados em mulheres jovens, nas quais o risco de trombose venosa na população que não usa o medicamento é muito baixo, menos de 1 caso a cada 10 mil mulheres por ano (Vandenbroucke et al., 1994), ou seja, a incidência estimada com o aumento do risco pelo uso de contraceptivos orais seria de 2 a 3 casos a cada 10 mil mulheres por ano. Entretanto, devido ao grande número de mulheres que utilizam contraceptivos orais, a procura por produtos mais seguros é altamente relevante. O risco de trombose venosa é maior durante o primeiro ano de uso, atingindo um risco absoluto de 12 a cada dez mil mulheres por ano quando combinado com progestágenos de segunda geração, como levonorgestrel e norgestrel; entretanto, como mencionado anteriormente, o efeito é imediatamente reversível após a interrupção do uso. A maior parte dos contraceptivos combinados utiliza, atualmente, doses baixas de etinilestradiol (30 μg ou menos). É importante ressaltar que, apesar do aumento do risco de tromboembolismo venoso, não há evidências de que a mortalidade por qualquer causa seja diferente entre usuárias de pílulas contraceptivas e não usuárias (Charlton et al., 2014).

Os contraceptivos orais combinados produzem um estado de hipercoagulação com produção aumentada de fibrina, devido a mudanças nos níveis tanto de proteínas pró-coagulantes quanto de anticoagulantes endógenos. O efeito mais importante do estrógeno nos fatores de coagulação é a indução da resistência adquirida à proteína C ativada. Uso de minipílulas contendo acetato de clormadinona, acetato de megestrol, levonorgestrel, norgestrel, acetato de noretindrona ou etinodiol não causou alterações significativas no fibrinogênio, fatores de coagulação II, V, VII, VIII e IX, antitrombina III, tempo de coagulação e sangramento, plasminogênio ou atividade fibrinolítica (Winkler, 1998). O uso de levonorgestrel e desogestrel foi associado à redução da atividade de fator VII, assim como à redução da concentração plasmática dos fragmentos de protrombina, indicativos de um estado de hipocoagulabilidade. Embora os dados sejam menos robustos que aqueles obtidos com contraceptivos combinados, o uso das minipílulas não está aparentemente associado ao aumento de risco cardiovascular (Melo, 2010). Em um estudo organizado pela Organização Mundial da Saúde (OMS) sobre risco cardiovascular e uso de minipílulas, não foi notado aumento significativo na incidência de tromboembolismo venoso (RR: 1,8; IC 95% 0,8 a 4,2), infarto do miocárdio (RR: 1,0; IC 95% 0,2 a 6,0) ou acidente vascular cerebral (RR: 1,1; IC 95% 0,6 a 1,9) quando comparado com mulheres que não usavam contraceptivos (WHO, 1998).

Um ponto importante na ocorrência de fenômenos tromboembólicos é o tabagismo. Conforme ilustrado na Figura 54.15, ocorre aumento substancial da incidência com o hábito de fumar, bem como com o aumento da idade.

Trombofilia ou hipercoagulabilidade compreende um grupo de doenças de características genéticas que causam coagulação do sangue, promovendo um processo de aumento de fenômenos trombóticos e aumento de fatores de coagulação (I, II, VII, VIII, IX e XII), assim como redução da proteína S e da atividade da proteína C ativada (Lane et al., 1993). Umas das mutações mais importantes é a do fator V C1691A – chamada fator V de Leiden –, que está associada ao aumento do risco tromboembólico com o uso de contraceptivos orais (Tabela 54.6). Baseado no exposto anteriormente, constituem contraindicações absolutas para uso de contraceptivos pacientes que apresentam tromboflebite, doenças tromboembólicas ou histórico com esses quadros, assim como indivíduos com doença cerebrovascular ou doença coronariana. A Tabela 54.6 mostra os riscos

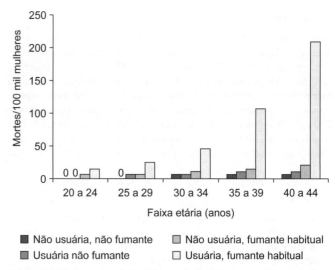

Figura 54.15 Aumento da incidência de fenômenos tromboembólicos com a associação de uso do método contraceptivo, hábito de fumar e idade.

de incidência do tromboembolismo venoso em diferentes populações de mulheres e a potencialização desses efeitos quando associados aos contraceptivos hormonais e às mutações genéticas.

BENEFÍCIOS NÃO RELACIONADOS À CONTRACEPÇÃO

Os estudos epidemiológicos que registraram os riscos à saúde das mulheres que utilizam os contraceptivos orais também documentaram alguns benefícios não relacionados com o seu efeito contraceptivo. Atualmente, foram identificadas oito doenças que podem ser prevenidas com o uso de contraceptivos orais. Em cinco dessas doenças, o efeito benéfico é bastante documentado, enquanto em três delas ainda é necessária maior investigação (Iversen et al., 2017). A Tabela 54.7 mostra a incidência de hospitalizações evitadas anualmente por 100 mil mulheres utilizando contraceptivo oral de acordo com a doença específica.

Doença mamária benigna

O benefício mais claramente observado com o uso de contraceptivos orais é a redução da incidência de doença mamária benigna, tanto a fibroadenomatosa quanto a fibrocística. Aproximadamente metade a três quartos de todos os casos de doença benigna mamária são evitados com o uso do contraceptivo oral. A incidência da doença benigna mamária diminui proporcionalmente quanto maior o período de uso e, também, quando a dose do progestágeno utilizado aumenta e a do estrógeno é mantida constante (Brinton et al., 1981).

Tabela 54.6 Risco relativo e incidência real de tromboembolismo venoso.

População	Risco relativo	Incidência
População geral de mulheres jovens	1	4 a 5 por 100.000 por ano
Gestantes	12	48 a 60
Contraceptivos orais em altas doses	6 a 10	24 a 50
Contraceptivos orais de baixa dose	3 a 4	12 a 20
Portador da mutação de Leiden	6 a 8	24 a 40
Portador da mutação de Leiden e contraceptivos orais	10 a 15	40 a 75
Mutação de Leiden – homozigótica	80	320 a 400

Tabela 54.7 Incidência de hospitalizações evitadas anualmente por 100 mil mulheres utilizando contraceptivo oral de acordo com a doença específica.

Doença	Taxa
Doença benigna da mama	235
Cistos de retenção ovariana	35
Anemia por deficiência de ferro	320
Doença inflamatória pélvica (primeiros episódios)	
Total de episódios	600
Hospitalizações	156
Gravidez ectópica	117
Artrite reumatoide	32
Câncer do endométrio	5
Câncer do ovário	4

Cistos de ovário

Outro efeito bastante claro consiste na redução da retenção de cistos ovarianos. Pelo fato de os contraceptivos orais suprimirem a atividade ovariana cíclica, seu uso diminui acentuadamente a necessidade de cirurgia para retirada de cistos do ovário. Esse benefício foi notado inicialmente em 1974 (Iversen et al., 2017) e confirmado em três grandes estudos prospectivos (RGCP, 1981).

Câncer de endométrio

O uso de contraceptivos orais está associado à redução de 50% na incidência de câncer de endométrio; o mecanismo proposto para essa redução seria atribuído ao efeito antiproliferativo do contraceptivo oral no endométrio, além de causar uma descamação mais efetiva do endométrio nos intervalos em que não se utilizam os hormônios contraceptivos durante o ciclo de 4 semanas. Essa redução do risco do câncer de endométrio perdura após a descontinuação do uso do contraceptivo oral (Bahamondes et al., 2015).

Câncer de ovário

Redução comparável do câncer epitelial do ovário também é observada com o uso de contraceptivos orais. O grau de redução é paralelo ao tempo de uso: quanto maior o tempo de uso, maior a redução da incidência de câncer de ovário (Risch et al., 1983). Uma metanálise demonstrou uma redução significativa e clinicamente relevante na incidência de câncer de ovário comparando usuárias de contraceptivos orais com mulheres que nunca utilizaram esse método contraceptivo; a redução de incidência foi maior que 50% em mulheres que fizeram uso de contraceptivos orais por 10 anos ou mais (Havrilesky et al., 2013).

Câncer colorretal

O uso de contraceptivos orais está associado à redução de 20% no risco de câncer colorretal (RR 0,81; IC 95% 0,72-0,92). Distintamente do efeito obtido no câncer do endométrio e do ovário, em que a redução é maior quanto maior o período, a redução do câncer colorretal somente é observada em pacientes durante o uso do contraceptivo oral (Bosetti et al., 2009).

CONTRACEPÇÃO E ALEITAMENTO

A contracepção para mulheres que estão amamentando é um tema importante em saúde pública. A ovulação pós-parto está suspensa em mulheres que estão em período de aleitamento exclusivo (ou seja, enquanto o neonato só recebe leite materno), que não apresentam sangramento menstrual e estão no período inferior a 6 meses após o parto. Quando essas condições ocorrem, o método da amenorreia por aleitamento pode ser um meio contraceptivo eficaz. Entretanto, aproximadamente 2 mulheres em 100 ficam grávidas durante os primeiros 6 meses do pós-parto apesar de apresentarem amenorreia durante o aleitamento exclusivo. Esse método torna-se menos efetivo após 6 meses do parto ou caso retorne a menstruação, ou, também, caso sejam introduzidas fórmulas de alimentação para o neonato. A prolactina é a responsável pela produção de leite no período de amamentação. Durante a gestação, os níveis altos de estrógeno e progesterona inibem o efeito da prolactina. Após o parto, os níveis de progesterona caem, permitindo a ação da prolactina em iniciar a produção de leite. A sucção pela criança causa a liberação de prolactina e ocitocina, que estimulam a produção de leite. Teoricamente, os contraceptivos hormonais, sobretudo aqueles que contém estrógeno, podem afetar a lactação devido ao seu efeito sobre a prolactina. Em razão de a queda de progesterona ter papel importante na estimulação para produção de prolactina, há uma preocupação teórica de que a introdução precoce de estrógeno ou progesterona possa impedir a ação da prolactina e, com isso, reduzir a possibilidade de amamentação. Esse efeito supressor da progesterona e do estrógeno na produção de leite levava a prescrição desses hormônios imediatamente após o parto para mulheres que não queriam amamentar, para reduzir o ingurgitamento das mamas (Truitt et al., 2003). Revisões recentes de múltiplos ensaios clínicos (de boa e má qualidade) observacionais indicam que aparentemente o uso de contraceptivos hormonais durante o pós-parto não compromete a capacidade de lactação da mulher (Espey et al., 2012; Phillips et al., 2016). Em relação ao neonato, as evidências são conflitantes no que diz respeito ao tempo para o contraceptivo ser introduzido; quando o contraceptivo é introduzido após a sexta semana do parto, não há evidência de que afete o desenvolvimento da criança (Tepper et al., 2016).

Devido às controvérsias sobre os diversos métodos contraceptivos, o Centers for Disease Control and Prevention (CDC) elaborou uma escala sobre critérios de elegibilidade para uso de contraceptivo em 2010: a categoria 1 estabelece uma condição na qual não há restrição para qualquer método contraceptivo; a categoria 2 é dada para a condição em que as vantagens de usar o método contraceptivo são superiores teoricamente aos riscos teóricos ou provados; a categoria 3 determina a condição em que os riscos teóricos ou provados são superiores às vantagens causadas pelo método contraceptivo; e a categoria 4 é quando a condição representa um risco inaceitável para uso do método contraceptivo. Com base nessa classificação, contraceptivos orais combinados, adesivos transdérmicos combinados e anéis vaginais são considerados categoria 4 (risco inaceitável) para uso em pacientes com até 21 dias de pós-parto, pelo risco trombogênico. Eles passam para categoria 3 (risco teórico maior que o benefício) no período de 21 e 30 dias de pós-parto e categoria 2 (risco menor que o benefício) após 30 dias no pós-parto de mulheres que não apresentem fatores de risco.

CONTRACEPÇÃO E PÓS-PARTO

Uma adequada contracepção no puerpério é interessante para prevenir morbidades materna e infantil. Curtos intervalos intergestacionais aumentam complicações maternais e fetais, portanto uma contracepção eficaz no puerpério é essencial. Espaçamento e planejamento da gravidez reduzem morbidade e mortalidade neonatal, infantil e materna. Intervalos de 27 a 32 meses reduzem a mortalidade materna, sangramento no terceiro trimestre da gravidez, endometrite e anemia (Conde-Agudelo et al., 2007). Um intervalo de 3 anos reduz a mortalidade neonatal, pós-natal e infantil da segunda criança. Em uma escala global, um espaçamento de 3 a 5 anos aumenta em 2,5 vezes a probabilidade de a mãe sobreviver ao parto e 1,5 vez de a criança sobreviver à primeira semana de vida e 2,5 vezes a probabilidade de chegar aos 5 anos de idade (Holder, 2015). A OMS recomenda um período de pelo menos 24 meses antes de ser tentada uma nova gravidez (WHO, 2007).

O puerpério inicia-se com a expulsão completa da placenta e das membranas ovulares, entretanto seu término não é bem definido, podendo variar desde a sexta semana pós-parto, quando o retorno à normalidade da maioria das modificações gravídicas do sistema genital, hormonal e hematológico já ocorreu, até após 1 ano, a partir de quando o organismo estaria apto para uma nova concepção (Viera *et al.*, 2008). Fisiologicamente, o retorno da ovulação após o parto ocorre em torno de 27 dias em mulheres que não estão amamentando. Entretanto, naquelas em aleitamento esse período pode se estender por vários meses, enquanto o recém-nascido estiver com aleitamento exclusivo. Portanto, a duração da infertilidade durante o período de aleitamento materno é imprevisível. Mais da metade das lactantes apresenta ovulação antes da primeira menstruação pós-parto, e, destas, de 32 a 47% tiveram fase lútea suficiente para evolução de uma nova gestação (Arévalo *et al.*, 2003).

Uma dificuldade na introdução imediata no puerpério de contraceptivos orais combinados é sua característica trombogênica. O risco de tromboembolismo venoso durante as primeiras 6 semanas do puerpério é de 21,5 a 84 vezes maior que nas mulheres de idade reprodutiva não grávidas ou que não estejam no puerpério (Jackson *et al.*, 2011). O risco é mais pronunciado próximo ao parto, declinando rapidamente durante as 3 primeiras semanas do puerpério, quando os fatores de coagulação retornam aos níveis prévios à gravidez, e normalizando após a sexta semana do puerpério (Jackson e Glasier, 2011). Assim, o ideal é a introdução de contraceptivos de característica hormonal contendo somente progestágenos, vias oral, intramuscular, implante ou dispositivo intrauterino. As minipílulas apresentam alta eficácia contraceptiva nas lactantes, com taxas de 0,5 a 1% de gravidez no primeiro ano de uso, se administradas corretamente (Hatcher *et al.*, 2004).

CONTRACEPÇÃO E TECIDO ÓSSEO

Os estrógenos apresentam papel fundamental como determinante da massa óssea, modulando a aquisição de massa óssea durante a adolescência e na idade adulta, controlando a densidade mineral óssea e o risco de osteoporose no idoso. Os efeitos dos estrógenos são mais importantes durante a adolescência e na menopausa. Os estrógenos são fundamentais para aquisição do pico de massa óssea na adolescência, e a queda dos níveis circulantes de estrógenos durante o período da menopausa induz uma rápida reabsorção do tecido ósseo. Conforme visto neste capítulo, o uso de contraceptivos combinados ou somente contendo progestágenos é bastante disseminado entre as mulheres na idade fértil. A contracepção hormonal induz uma redução da produção de estrógeno e supressão da produção de progesterona pelos ovários. Nas mulheres que utilizam os contraceptivos hormonais, os níveis dos esteroides sexuais são dependentes essencialmente da formulação do contraceptivo que estão utilizando. Se a formulação do contraceptivo é insuficiente para garantir níveis adequados de esteroides sexuais na circulação, o metabolismo ósseo pode ser afetado. Isso é particularmente relevante durante a adolescência, quando o eixo hipotálamo-hipófise-ovário não está completamente maduro, e, durante a menopausa, quando os níveis circulantes de estrógenos e progesterona estão reduzidos (Nappi *et al.*, 2012).

Osteoblastos, osteoclastos e osteócitos expressam receptores para estrógenos. Estudos imunológicos demonstram que os receptores de estrógeno do tipo ER-alfa são expressos preferencialmente no osso cortical, enquanto os do tipo ER-beta o são preferencialmente no osso trabecular (Bord *et al.*, 2001). Os estrógenos suprimem a osteoclastogênese e inibem a reabsorção óssea pelos osteoclastos, pela diminuição na expressão de enzimas lisossomais nos osteoclastos, reduzindo, com isso, a profundidade das lacunas de reabsorção. Os receptores nucleares para progesterona estão presentes em osteoclastos e osteoblastos humanos. Quando se considera um progestágeno, não está claro se sua ação no osso pode ser atribuída à sua ação progestágena ou à outra ação hormonal específica. Além das atividades progestágenas, a progesterona exerce ação androgênica, de glicocorticoide e mesmo ação estrogênica. A progesterona *per se* não tem atividade óssea, entretanto, em combinação com o estradiol, apresenta ação sinergística proliferativa em tecido ósseo (Slootweg *et al.*, 1992).

Não há evidência de que o uso de contraceptivos orais combinados apresente efeito significativo na densidade mineral óssea da população em geral. Entretanto, contraceptivos orais combinados utilizando doses baixas de etinilestradiol (20 mg) podem ser insuficientes para atingir o pico de massa óssea em adolescentes. Evidências pela OMS indicam que adolescentes que usam contraceptivos com doses de 20 mg de etinilestradiol apresentam menor densidade mineral óssea do que aquelas que não usam contraceptivos, enquanto adolescentes que utilizam contraceptivos com doses mais altas de etinilestradiol não apresentam diferença na densidade mineral óssea (WHO, 2009).

Em relação aos progestágenos, a situação é um pouco mais complexa. Injeção de medroxiprogesterona está associada à perda óssea provavelmente devido à baixa produção ovariana de estrógenos e à supressão da secreção de gonadotropinas. Essa perda óssea induzida pela medroxiprogesterona é maior em adolescentes na faixa de 12 a 18 anos de idade do que em adultos (Viola *et al.*, 2011). Em relação ao uso de minipílulas contendo baixas doses de progestágenos ou ao implante subcutâneo que libera levonorgestrel, uma revisão feita pela OMS indica que eles não afetam a densidade mineral óssea (WHO, 2005). Não foram observadas diferenças significativas na densidade mineral óssea entre mulheres que utilizavam o DIU hormonal (liberando levonorgestrel) e aquelas que usavam o DIU não hormonal (Bahamondes *et al.*, 2010).

CONTRACEPÇÃO DE EMERGÊNCIA

Gravidez não intencional é comum e pode ser evitada. A proporção de gravidez não intencional nos EUA é de aproximadamente 50%, e essa fração mudou muito pouco no período entre 1994 e 2001 (Finer e Henshaw, 2006). A contracepção de emergência apresenta importante potencial para reduzir o número de gravidezes não intencionais e a necessidade de realização de aborto ao oferecer à mulher e aos casais uma opção após o coito quando a contracepção não foi planejada anteriormente. É importante ressaltar que aproximadamente 50 milhões de gravidezes são terminadas no mundo a cada ano, acompanhadas de mortalidade materna (68 mil mulheres/ano) e morbidade por aborto não seguro (aproximadamente 5 milhões de internações/ano). A contracepção de emergência não é abortiva; a gravidez inicia quando o óvulo fertilizado é implantado no endométrio, e os contraceptivos não conseguem abortar uma gravidez (Langstom, 2010).

Considerando que o espermatozoide pode sobreviver até 5 dias (120 h), o oócito é viável e a fertilização é possível até 12 a 24 h após a ovulação, a janela de concepção tem aproximadamente 6 dias, iniciando-se 5 dias antes do pico do hormônio luteinizante (LH) e terminando 1 dia após o seu pico. A maior probabilidade de concepção ocorre quando a relação é feita entre os 2 dias precedentes da ovulação e no dia da ovulação, entretanto é importante ressaltar que mesmo mulheres que ciclam regularmente ovulam fora do período esperado. Possíveis alvos para contracepção de emergência são interferência com função e transporte do espermatozoide, desenvolvimento folicular, ovulação, fertilização, receptividade e implantação no endométrio.

O espermatozoide pode ser recuperado do endocérvice após 90 s e das tubas uterinas 5 min após uma relação sexual não protegida; assim, o mecanismo principal dos contraceptivos orais utilizados na contracepção de emergência não consiste na ação sobre os espermatozoides (Gemzell-Danielsson *et al.*, 2014). Um dos efeitos principais dos progestágenos é aumentar a viscosidade do muco cervical, embora seja apenas observado após 9 h da administração do levonorgestrel, portanto é improvável que seja relevante para a contracepção de emergência (Kesseru *et al.*, 1974). Estudos em mulheres pré-menopausadas, em idade jovem com fertilidade comprovada, monitoraram diariamente os níveis hormonais e o crescimento do folículo e demonstraram que a administração de levonorgestrel no esquema de contracepção de emergência interrompa o desenvolvimento do folículo se administrado previamente ao pico de LH. Dependendo de quando é feita a administração do levonorgestrel, os efeitos no folículo são diferentes, variando desde atraso em seu desenvolvimento e inibição do crescimento até mesmo a não ruptura do folículo. Entretanto, caso o levonorgestrel seja administrado após o pico do LH, torna-se inefetivo para inibir a ovulação (Hapangama et al., 2001).

Ulipristal

O acetato de ulipristal é um modulador seletivo dos receptores de progesterona, que atua prevenindo a gravidez primariamente por meio da inibição da ovulação. A administração do ulipristal no meio da fase folicular inibe ou retarda o crescimento do folículo e sua ruptura. Distintamente do levonorgestrel, o ulipristal administrado quando os níveis de LH começam a subir causa inibição da ruptura folicular. Se administrado no pico ou após o pico do LH, o ulipristal não impede a ovulação (Brache et al., 2010). Tanto o ulipristal quanto os esquemas terapêuticos envolvendo levonorgestrel ou levonorgestrel + etinilestradiol não demonstraram efeito significativo no endométrio, indicando que os contraceptivos utilizados na contracepção de emergência não evitam ou dificultam a implantação do blastocisto (Lalitkumar et al., 2007). O ulipristal 30 mg dose única deve ser considerado o tratamento de primeira opção, visto apresentar maior eficácia que os demais tratamentos mencionados anteriormente e a mesma baixa incidência de reações adversas. Ensaio clínico randomizado realizado com 2.221 mulheres demonstrou que o acetato de ulipristal é mais eficaz que o levonorgestrel para prevenir gravidez como contraceptivo de emergência (Figura 54.16; Glasier et al., 2010). Conforme mostrado na Figura 54.17, não houve diferença significativa nas reações adversas mais frequentes.

Esse estudo também demonstra que o acetato de ulipristal (Figura 54.18) pode ser utilizado até 5 dias após uma relação sexual desprotegida. Um ponto relevante a mencionar reside no fato de que o acetato de ulipristal é semelhante estruturalmente à mifepristona (Figura 54.19), a qual pode ser utilizada não somente como contraceptivo, mas também como contragestivo. Desse modo, não pode ser descartado um segundo mecanismo pós-ovulatório no efeito de contracepção de emergência pelo acetato de ulipristal (Keenan, 2011).

Mifepristona

Antiprogestágeno com alta afinidade pelo receptor de progesterona (2 a 10 vezes mais potente que a progesterona). Conforme mencionado anteriormente, a progesterona é essencial para o desenvolvimento e a manutenção da gestação. Após a ovulação, o corpo lúteo secreta progesterona para desenvolver um endométrio secretório apropriado para a implantação do embrião. Uma vez que ocorra a implantação, a progesterona inibe a contratilidade uterina. A continuação da gestação depende da progesterona secretada pelo corpo lúteo até que a secreção de progesterona pela placenta seja suficiente, o que ocorre por volta da sétima semana de gestação. Após a administração da mifepristona no início da gravidez, ocorre um aumento da contratilidade uterina em todas as mulheres, o que resulta no descolamento do embrião da parede uterina; a mifepristona também causa amolecimento e dilatação do colo uterino. Classicamente, a mifepristona é utilizada com o misoprostol como contragestivo para a interrupção farmacológica da gravidez.

A mifepristona pode ser utilizada também como contraceptivo de emergência, visto que seu efeito no ciclo menstrual depende tanto da dose administrada quanto do dia em que é administrada. A mifepristona quando administrada durante a fase pré-ovulatória em dose baixa (< 50 mg) acaba interferindo no desenvolvimento do folículo e causa atraso/inibição da ovulação. Caso ocorra a ovulação, a fase do folículo lúteo progride normalmente sem alterações do desenvolvimento do endométrio; quando administrada em dose única de 10 mg, gera atraso da ovulação, sem necessariamente inibi-la, mas sem causar alterações no endométrio (Sarkar, 2005). Quando uma dose única de 10 mg de mifepristona foi administrada a 6 mulheres que apresentavam diâmetro folicular acima de 15 mm ou aproximadamente 2 dias antes do pico do LH, o pico foi retardado ou inibido em todas as pacientes (Marions et al., 2002). Mifepristona como contraceptivo de emergência

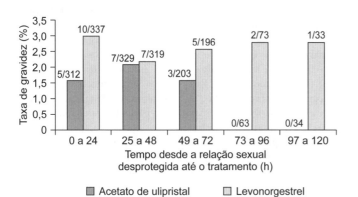

Figura 54.16 Taxas de gravidez após intercurso sexual não protegido e intervalo até a utilização da contracepção de emergência.

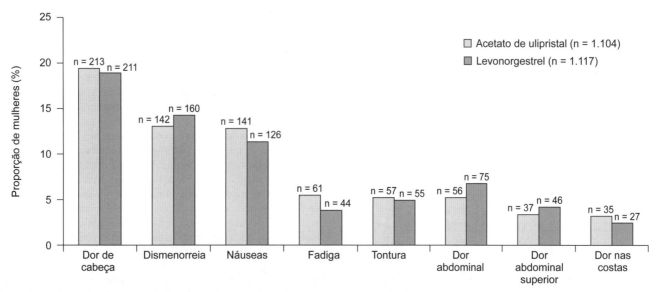

Figura 54.17 Reações adversas mais frequentes (população ITT), após uso de acetato de ulipristal e levonorgestrel para prevenir gravidez como uso de contraceptivo de emergência.

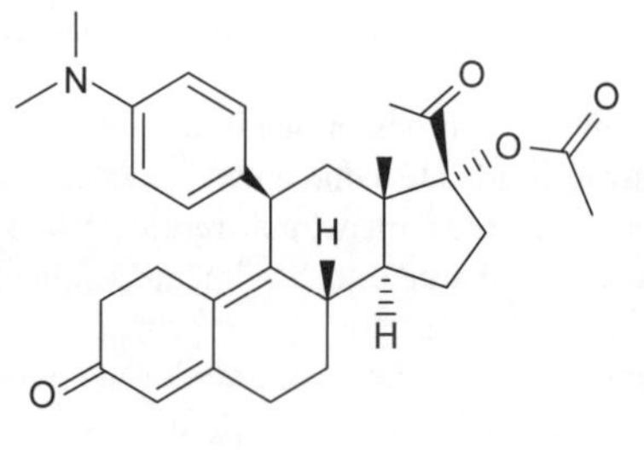

Figura 54.18 Acetato de ulipristal.

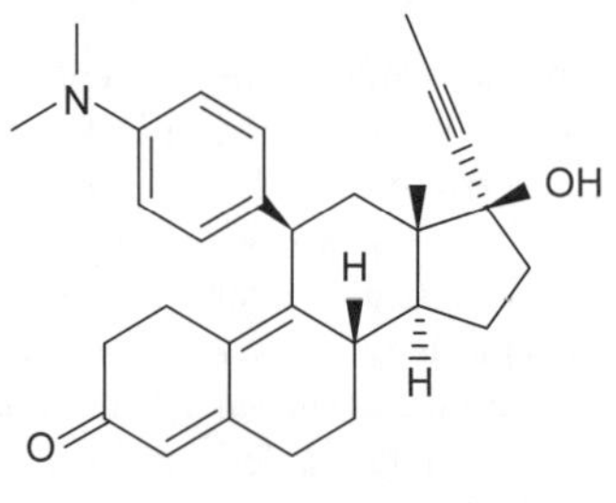

Figura 54.19 Mifepristona.

é utilizada atualmente somente na República Popular da China e na Rússia. A Figura 54.20 mostra os efeitos da mifepristona nos níveis de LH urinário.

A seguir, os vários esquemas terapêuticos que podem ser utilizados para a contracepção de emergência:

- Levonorgestrel 0,75 mg a cada 12 h (dois comprimidos no total)
- Levonorgestrel 1,5 mg em dose única
- Etinilestradiol 0,1 mg + levonorgestrel 0,5 mg a cada 12 h (duas doses no total)
- Etinilestradiol 0,1 mg + norgestrel 1 mg a cada 12 h (duas doses no total)
- Ulipristal 30 mg em dose única
- Mifepristona – 10 mg em dose única
- Introdução do dispositivo uterino de cobre, podendo ser feita até 120 h após o coito.

CONTRACEPÇÃO HORMONAL MASCULINA

A liberação pulsátil dos hormônios liberadores de gonadotropinas (GnRH, do inglês *gonadotropin releasing hormone*) do hipotálamo causa uma liberação pulsátil na hipófise do LH e do FSH. Em homens saudáveis, o LH liga-se aos receptores de andrógeno nas células de Leydig nos testículos e estimulam a esteroidogênese, ou seja, primariamente estimula a síntese de testosterona. O FSH liga-se às células de Sertoli nos túbulos seminíferos, estimulando a espermatogênese. A testosterona difunde-se dos testículos e atinge a circulação sistêmica, causando retroalimentação negativa tanto em nível do hipotálamo quanto de hipófise. Os contraceptivos hormonais masculinos atuam por meio da supressão da liberação de gonadotropinas da hipófise, levando a uma queda aguda da produção de espermatogônias do tipo B. Espermatogônias que passaram desse ponto de diferenciação completarão seu processo de maturação em espermátides alongadas. Portanto, a terapia hormonal para contracepção masculina necessita de várias semanas de tratamento, com ou sem uso de progestágenos, para uma supressão adequada da espermatogênese.

O objetivo da contracepção masculina consiste em obter uma inibição suficiente da espermatogênese que resulte em azoospermia; ensaios clínicos investigando a contracepção masculina demonstraram que uma concentração de espermatozoides menor que 1 milhão/mℓ, classificada como *oligospermia grave*, está associada a uma baixa taxa de gravidez (aproximadamente 1% ao ano), eficácia similar à obtida com os contraceptivos hormonais femininos (Chao e Anderson, 2014). Portanto, a oligospermia grave é considerada o padrão para um contraceptivo hormonal masculino, sendo atualmente utilizada como objetivo primário no desenvolvimento clínico desses fármacos. Um intervalo de 2 a 3 meses é necessário para que os contraceptivos hormonais masculinos atinjam seu efeito máximo, intervalo de tempo similar ao necessário para que a vasectomia também atinja seu efeito máximo.

Redução da concentração de espermatozoides é conhecida há muito tempo como uma reação adversa da terapia de suplementação de testosterona. Ensaios clínicos para desenvolver um contraceptivo hormonal masculino com base nos efeitos da testosterona começaram na década de 1970 e levaram a dois ensaios clínicos pivotais apoiados pela OMS (Roth e Amory, 2016). Esses ensaios demonstraram que o uso de injeções semanais de enantato de testosterona (200 mg) causa supressão da espermatogênese na maioria dos pacientes e poderia ser utilizado como contraceptivo hormonal eficaz; entretanto, apenas 65% dos homens que participaram do primeiro estudo tiveram supressão da espermatogênese (concentração de espermatozoides abaixo do limite de detecção). Apesar de a supressão ser efetiva, reversível e segura, um dos aspectos problemáticos consistia na necessidade de 4 meses de terapia para obter esse nível de supressão, o que não era atingido em 15 a 25% dos pacientes.

Ensaios clínicos subsequentes demonstraram que a adição de progesterona podia acelerar a supressão da espermatogênese e aumentar eficácia. Vários progestágenos foram utilizados com a testosterona, como acetato de ciproterona, levonorgestrel, etonogestrel, desogestrel, enantato de noretisterona e acetato de medroxiprogesterona. Apesar de o mecanismo pelo qual a progesterona atua na contracepção masculina não seja conhecido, esses agentes aparentemente agem tanto no nível da hipófise quanto dos testículos para suprimir a secreção de gonadotropinas e a espermatogênese. Apesar dos resultados promissores com os estudos descritos, nenhum deles chegou a ser aprovado para uso clínico. Uma dificuldade é a complexidade do regime, necessitando da administração de um andrógeno e de um progestágeno, geralmente por vias distintas e em tempos distintos. Outra possibilidade terapêutica consiste no uso de antagonistas/agonistas de GnRH com a reposição de testosterona: a administração do antagonista/agonista de GnRH bloqueará a liberação de LH e FSH e, consequentemente, a produção de espermátides e de testosterona nos testículos. Nesse caso, a associação com reposição de testosterona tem como intuito a manutenção das características sexuais secundárias.

O fato é que, apesar dos grandes avanços nessa área (financiados por agências como a OMS, entre outras) e do apoio da classe científica, não se atingiu o desenvolvimento de um contraceptivo hormonal masculino. Várias pesquisas mercadológicas indicam que um contraceptivo

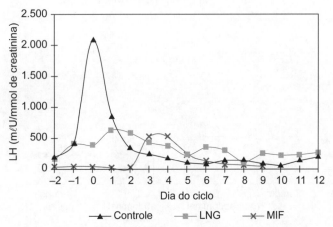

Figura 54.20 Efeitos da mifepristona (MIF) nos níveis do hormônio luteinizante (LH) urinário. LNG: levonorgestrel.

hormonal masculino injetável seria aceito para muitos homens com relação conjugal estável e mesmo para homens solteiros interessados em ter controle sobre a sua fertilidade. Entretanto, nenhuma indústria farmacêutica até o momento demonstrou interesse em desenvolver esse projeto, sendo, portanto, duvidoso que no futuro próximo haverá um contraceptivo hormonal masculino (Antonietta et al., 2014).

REFERÊNCIAS BIBLIOGRÁFICAS

Ahrendt HJ, Nisand I, Bastianelli C, Gómez MA, Gemzell-Danielsson K, Urdl W, et al. Efficacy, acceptability and tolerability of the combined contraceptive ring, NuvaRing®, compared with an oral contraceptive containing 30 mcg of ethinyl estradiol and 3 mg of drospirenone. Contraception. 2006;74:451-7.

Altshuler AL, Hillard PJA. Menstrual suppression for adolescents. Curr Opin Obstet Gynecol. 2014;26:323-31.

Anderson FD, Feldman R, Reape KZ. Endometrial effects of a 91-day extended-regimen oral contraceptive with low-dose estrogen in place of placebo. Contraception. 2008;77:91-6.

Andersson K, Odlind V, Rybo G. Levonorgestrel-releasing and cooper-releasing (Nova T) IUDs during five years of use: a randomized comparative trial. Contraception. 1994;49:56-72.

Andrist LC, Arias RD, Nucatola D, Kaunitz AM, Musselman BL, Reiter S, et al. Women's and providers' attitudes toward menstrual suppression with extended use of oral contraceptives. Contraception. 2004;70:359-63.

Antonietta C, Giulia G, Marta B, Cristina MM. Advances in male contraception. Indian J Med Res. 2014;140:S58-62.

Archer DF. Drospirenone and estradiol: a new option for the postmenopausal woman. Climacteric. 2007;10:3-10.

Arévalo M, Jennings V, Sinai I. Application of simple fertility awareness-based methods of family planning to breastfeeding women. Fertil Steril. 2003;80:1241-8.

Audet MC, Moreau M, Koltun WD, Waldbaum AS, Shangold G, Fisher AC, et al. Evaluation of contraceptive efficacy and cycle control of a transdermal contraceptive patch vs an oral contraceptive: a randomized controlled trial. JAMA. 2001;285:2347-54.

Bahamondes L, Bahamondes MV, Shulman LP. Non-contraceptive benefits of hormonal and intrauterine reversible contraceptive methods. Hum Reprod Update. 2015;21:640-51.

Bahamondes MV, Monteiro I, Castro S, Espejo-Arce X, Bahamondes L. Prospective study of the forearm bone mineral density of long-term users of the levonorgestrel-releasing intrauterine system. Hum Reprod. 2010;25:1158-64.

Bergkvist A, Rybo G. Treatment of menorrhagia with intrauterine release of progesterone. Br J Obstet Gynaecol. 1983;90:255-8.

Bord S, Horner A, Beavan S, Compston J. Estrogen receptors α and ß are differentially expressed in developing human bone. Endocrinology. 2001;86:2309-14.

Bosetti C, Bravi F, Negri E, La Vecchia C. Oral contraceptives and colorectal cancer risk: a systematic review and meta-analysis. Hum Reprod Update. 2009;15:489-98.

Bottiger LE, Boman G, Eklund G, Westerholm B. Oral contraceptives and thromboembolic disease: effects of lowering oestrogen content. Lancet. 1980;1:1097-101.

Brache V, Cochon L, Jesam C, Maldonado R, Salvatierra AM, Levy DP, et al. Immediate pre-ovulatory administration of 30 mg ulipristal acetate significantly delays follicular rupture. Hum Reprod. 2010;25:2256-63.

Brache V, Payán LJ, Faundes A. Current status of contraceptive vaginal rings. Contraception. 2013;87:264-72.

Brinton LA, Vessey MP, Flavel R, Yeates D. Risk factors for benign breast disease. Am J Epidemiol. 1981;113:203.

Cardiovascular disease and use of oral and injectable progestogen-only contraceptives and combined injectable contraceptives. Results of an international, multicenter, case–control study. World Health Organization Collaborative Study of Cardiovascular Disease and Steroid Hormone Contraception. Contraception. 1998;57:315-24.

Cedars MI. Triphasic oral contraceptives: review and comparison of various regimens. Fertil Steril. 2002;77:1-14.

Chao J, Anderson RA. Male contraception. Best Pract Res Clin Obstet Gynaecol. 2014;28:845-57.

Charlton BM, Rich-Edwards JW, Colditz GA, Missmer SA, Rosner BA, Hankinson SE, et al. Oral contraceptive use and mortality after 36 years of follow-up in the Nurses' Healthy Study: prospective cohort study. BMJ. 2014;349:g6356.

Christin-Maitre S. History of oral contraceptive drugs and their use worldwide. Best Pract Res Clin Endocrinol Metab. 2013;27:3-12.

Coelingh Bennink HJ, Skouby S, Bouchard P, et al. Ovulation inhibition by estetrol in an in vivo model. Contraception. 2008;77:186-90.

Collaborative Study Group on the Desogestrel-containing Progestogen-only Pill: A double-blind study comparing the contraceptive efficacy, acceptability and safety of two progestogen-only pills containing desogestrel 75 micrograms/day or levonorgestrel 30 micrograms/day. Eur J Contracept Reprod Health Care. 1998;3:169-78.

Conde-Agudelo A, Rosas-Rosas-Bermúdez A, Kafury-Goeta AC. Effects of birth spacing on maternal health: a systematic review. Am J Obstet Gynecol. 2007;196:297-308.

De Bastos M, Stegeman BH, Rosendaal FR, Van Hylckama Vlieg A, Helmerhorst FM, Stijnen T, Dekkers OM. Combined oral contraceptives: venous thrombosis. Cochrane Database Syst Rev. 2014;3:CD0108113.

De Lignieres B, Basdevant A, Thomas G, Thalabard JC, Mercier-Bodard C, Conard J, et al. Biological effects of estradiol-17 beta in postmenopausal women: oral versus percutaneous administration. J Clin Endocrinol Metab. 1986;62:536-41.

den Tonkelaar I, Oddens BJ. Preferred frequency and characteristics of menstrual bleeding in relation to reproductive status, oral contraceptive use, and hormone replacement therapy use. Contraception. 1999;59:357-62.

Dickson RB, Eisenfeld AJ. 17 Alpha-ethinyl estradiol is more potent than estradiol in receptor interactions with isolated hepatic parenchymal cells. Endocrinology. 1981;108:1511-8.

Duijkers IJ, Klipping C, Verhoeven CH, Dieben TO. Ovarian function with the contraceptive vaginal ring or an oral contraceptive: a randomized study. Hum Reprod. 2004;19:2668-73.

Dzuik P, Cook B. Passage of steroids through silicone rubber. Endocrinology 1966;78:208-11.

Espey E, Ogburn T, Leeman L, Singh R, Ostrom K, Schrader R. Effect of progestin compared with combined oral contraceptives pills on lactation: a randomized controlled trial. Obstet Gynecol. 2012;119:5-13.

Espey E, Ogburn T. Long-acting reversible contraceptives. Obstet Gynecol. 2011;117:705-19.

Finer LB, Henshaw SK. Disparities in rates of unintended pregnancy in the United States, 1994 and 2001. Perspect Sex Reprod Health. 2006;38:90-6.

Fotherby K. Levonorgestrel. Clinical pharmacokinetics. Clin Pharmacokinet. 1995;28:203-15.

Fruzzetti F, Bitzer J. Review of clinical experience with estradiol in combined oral contraceptives. Contraception. 2010;81:8-5.

Gemzell-Danielsson K, Berger C, Lalitkimar PG. Mechanisms of action of oral emergency contraception. Gynecol Endocrinol. 2014;30:685-7.

Glasier AF, Cameron ST, Fine PM, et al. Ulipristal acetate versus levonorgetrel for emergency contraception: a randomised non-inferiority trial and meta-analysis. Lancet. 2010;375:555-62.

Goa KL, Warner GT, Easthope SE. Transdermal ethinylestradiol/norelgestromin: a review of its use in hormonal contraception. Treat Endocrinol. 2003;2:191-206.

Gomez Ponce de León R, Wing D, Fiala C. Misoprostol for intrauterine fetal death. Int J Gynaecol Obstet .2007;99:S190-3.

Grimes DA, Lopez L, Obrien PA, Raymond EG. Progestin-only pills for contraception. Cochrane Database Syst Rev. 2010;1:CD007541.

Haberlandt L. Die hormonale Sterilisierung des weiblichen Organismus. Thesis. Jena, Germany: Fischer; 1931.

Han L, Jensen JT. Expert opinion on a flexible extended regimen of drospirenon/ethinyl estradiol contraceptive. Expert Opin Pharmacother. 2014;15:2071-9.

Hapangama D, Glasier AF, Baird DT. The effects of peri-ovulatory administration of levonorgestrel on the menstrual cycle. Contraception. 2001;63:123-9.

Hatcher RA, Trussell J, Nelson AL, Cates W, Kowal D, Policar MS. Contraceptive technology. 20. ed. New York: Ardent Media; 2011.

Hatcher RA, Trussell J, Stewart F, et al. Contraceptive technology. 18. ed. New York: Ardent Media; 2004.

Hedon B, Helmerhorst FM, Cronje HS, et al. Comparison of efficacy, cycle control, compliance, and safety in users of a contraceptive patch vs. an oral contraceptive [abstract no. FC2.30.06]. Int J Gynecol Obstet. 2000;70:78.

Herndon EJ, Zieman M. New contraceptive options. Am Fam Physician. 2004;69:853-60.

Hillard PJ. Oral contraception noncompliance: the extent of the problem. Adv Contracept. 1992;8:13-20.

Holder KLP. Contraception and breastfeeding. Clin Obstet Gynecol. 2015;58:928-35.

Iversen L, Sivasubramaniam S, Lee AJ, Fielding S, Hannaford PC. Lifetime cancer risk and combined oral contraceptives: the Royal College of General Practitioners' Oral Contraception Study. Am J Obstet Gynecol. 2017;216:580.e1-580.e9.

Jackson E, Curtis KM, Gaffield ME. Risk of venous thromboembolism during the postpartum period: a systematic review. Obstet Gynecol. 2011;117:691-703.

Jackson E, Glasier A. Return of ovulation and menses in postpartum nonlactating women. Obstet Gynecol. 2011;117:657-62.

Jacobstein R, Polis CB. Progestin-only contraception: injectables and implants. Best Pract Res Clin Obstet Gynaecol. 2014;28:795-806.

Jick SS. Drospirenone-containing oral contraceptives may increase the risk of venous thromboembolism. Evid Based Nurs. 2014;14:71.

Keenan JA. Ulipristal acetate: contraceptive or contragestive? An Pharmacotherp. 2011;45:813-5.

Kesseru E, Garmendia F, Westphal N, Parada J. The hormonal and peripheral effects of d-norgestrel in postcoital contraception. Contraception. 1974;10:411-24.

Kesseru-Koos E. Influence of various hormonal contraceptives on sperm migration in vivo. Fertil Steril. 1971;22:584-603.

Kuhl H. Pharmacology of estrogens and progestogens: influence of different routes of administration. Climateric. 2005;8:3-63.

Lalitkumar PG, Lalitkumar S, Meng CX, Stavreus-Evers A, Hambiliki F, Bentin-Ley U, et al. Mifepristone, but not levonorgestrel, inhibits human blastocyst attachment to an in vitro endometrial three-dimensional cell culture model. Hum Reprod. 2007;22:3031-7.

Lane DA, Olds RJ, Boisclair M, Chowdhury V, Thein SL, Cooper DN, et al. Antithrombin mutation database: first update. Thromb Haemost. 1993;70:361-9.

Langstom A. Emergency contraception: update and review. Semin Reprod Med. 2010;28:95-102.

Lidegaard Ø, Løkkegaard E, Svendsen AL, Agger C. Hormonal contraception and risk of venous thromboembolism: national follow-up study. BMJ. 2009;339:b2890.

Lidegaard O, Nielsen LH, Skovlund CW, Skjeldestad FE, Lokkegaard E. Risk of venous thromboembolism from use of oral contraceptives containing difference progestogens and oestrogen doses: Danish cohort study, 2001-9. BMJ. 2011;343:d6423.

Marions L, Hultenby K, Lindell I, Sun X, Stabi B, Gemzell DK. Emergency contraception with mifepristone and levonorgestrel: mechanism of action. Obstet Gynecol. 2002;100:65-71.

Mawet M, Maillard C, Klipping C, Zimmerman Y, Foidart JM, Coelingh Bennink HJ. Unique effects on hepatic function, lipid metabolism, bone and growth endocrine parameters of estetrol in combined oral contraceptives. Eur J Contracept Reprod Health Care. 2015;20:463-75.

Melo NR. Estrogen-free oral hormonal contraception: benefits of the progestin-only pill. Women's Health. 2010;6:721-35.

Milson I, Korver T. Ovulation incidence with oral contraceptives: a literature review. J Fam Plann Reprod Health Care. 2008;34:237-46.

Nappi C, Bkifjlco G, Tommaselli GA, Gargano V, Di Carlo C. Hormonal contraception and bone metabolism: a systematic review. Contraception. 2012;86:606-21.

Nelson AL. An update on new orally administered contraceptives for women. Expert Opinion on Pharmacotherapy. 2015;16:2759-72.

Oriowo HA, Landgren BM, Stenström B, Diczfalusy E. A comparison of the pharmacokinetic properties of three estradiol esters. Contraception. 1980;21:415-24.

Pazol K, Creanga AA, Zane SB, Burley KD, Jamieson DJ. Abortion surveillance–United States, 2009. MMWR Surveil Summ. 2012;8:1-44.

Phillips SJ, Tepper NK, Kapp N, Nanda K, Temmerman M, Curtis KM. Progestogen-only contraceptive among breastfeeding women: a systematic review. Contraception. 2016;94:226-52.

Prescott GM, Matthews CM. Long-acting reversible contraception: a review in special population. Pharmacotherapy. 2014;34:46-59.

Records Unit and Research Advisory Service of the Royal College of General Practitioners. Oral contraception and thromboembolic disease. J R Coll General Pract. 1967;13:267-79.

Risch HA, Weiss NS, Lyon JL, Daling JR, Liff JM. Events of reproductive life and the incidence of epithelial ovarian cancer. Am J Epidemiol. 1983;117:128-39.

Rivera R, Yacobsen I, Grimes D. The mechanism of action of hormonal contraceptives and intrauterine contraceptive devices. Am J Obstet Gynecol. 1999;181:1263-9.

Rosendaal FR, Vlieg AVH, Tanis BC, Helmerhorst FM. Estrogens, progestogens and thrombosis. J Thromb Haemost. 2003;1:1371-80.

Roth MY, Amory JK. Beyond the condom: frontiers in male contraception. Semin Reprod Med. 2016;34:183-90.

Rott H. Contraception, venous thrombosis and biological plausibility. Minerva Med. 2013;104:161-7.

Roumen FJME, Apter D, Mulders TMT, Dieben TOM. Efficacy, tolerability and acceptability of a novel contraceptive vaginal ring releasing etonogestrel and ethinyl oestradiol. Hum Reprod. 2001;16:469-75.

Ruminjo JK, Sekadde-Kigondu CB, Karanja JG, Rivera R, Nasution M, Nutley T. Comparative acceptability of combined and progestin-only injectable contraceptives in Kenya. Contraception. 2005;72:138-45.

Russell R, Gori I, Pellegrini C, Kumar R, Achtari C, Canny GO. Lipoxin A4 is a novel estrogen receptor modulator. FASEB J. 2011;25:4326-37.

Sabatini R, Cagiano R. Comparison profiles of cycle control, side effects and sexual satisfaction of three hormonal contraceptives. Contraception. 2006;74:220-3.

Sarkar NN. The potential of mifepristone (RU-486) as an emergency contraceptive drug. Acta Obstet Gynecol Scand. 2005;84:309-16.

Schivone G, Dorflinger L, Halpern V. Injectable contraception: updates and innovation. Curr Opin Obstet Gynecol. 2016;28:504-9.

Shoupe D. Multicenter randomized comparative trial of two low-dose triphasic combined oral contraceptives containing desogestrel or norethindrone. Obstet Gynecol. 1994;83:679-85.

Sitruk-Ware R, Nath A. The use of newer progestins for contraception. Contraception. 2010;82:410-7.

Sitruk-Ware R. Pharmacological profile of progestins. Maturitas. 2008;61:151-7.

Slootweg MC, Ederveen AG, Schot LP, Schoonen WG, Kloosterboer HJ. Oestrogen and progestogen synergistically stimulate human and rat osteoblast proliferation. J Endocrinol. 1992;133:R5-8.

Speroff L, Fritz MA. Clinical gynecologic endocrinology and infertility. 7. ed. Philadelphia, PA: Lippincott Williams & Wilkins; 2005.

Tepper NK, Phillips SJ, Kapp N, Gaffield ME, Curtis KM. Combined hormonal contraceptive use among breastfeeding women: an updated systematic review. Contraception. 2016;94:262-74.

Thomas MP, Potter BVL. The structural biology of oestrogen metabolism. J Steroid Biochem Mol Biol. 2013;137:27-49.

Truitt ST, Fraser AB, Grimes DA, Gallo MF, Schulz KF. Hormonal contraception during lactation: systematic review of randomized controlled trials. Contraception. 2003;68:233-8.

Trussell J, Leveque JA, Koenig JD, London R, Borden S, Henneberry J, et al. The economic value of contraception: a comparison of 15 methods. Am J Public Health. 1995;85:494-503.

Trussell J. Contraceptive failure in the United States. Contraception. 2004;70:89-96.

Upadhyay UD, Zlidar VM, Foster DG. Interest in self-administration of sub-cutaneous depot medroxyprogesterone acetate in the United States. Contraception. 2016;94:303-13.

Van Vliet HAAM, Grimes DA, Helmerhorst FM, Schulz KF. Biphasic versus triphasic oral contraceptives for contraception. Contraception. 2002;65:321-4.

Vandenbroucke JP, Koster T, Briët E, Reitsma PH, Bertina RM, Rosendaal FR. Increased risk of venous thrombosis in oral contraceptive users who are carriers of factor V Leiden mutation. Lancet. 1994;344:1453-7.

Viinikka L, Ylikorkala O, Vihko R, Wijnand HP, Booij M, van der Veen F. Metabolism of a new synthetic progestogen, Org 2969, in female volunteers. Pharmacokinetics after an oral dose. Eur J Clin Pharmacol. 1979;15:349-55.

Vijayaletchumi T, Siraj HH, Azmi MT, Jamil MA. Acceptability of contraceptive vaginal ring (NuvaRing®) amongst nurses in a Malaysian teaching hospital. BJOG. 2012;119:147.

Viola AS, Castro S, Bahamondes MV, Fernandes A, Viola CF, Bahamondes L. A cross-sectional study of the forearm bone mineral density in long-term current users of the injectable contraceptive depot medroxyprogesterone acetate. Contraception. 2011;84:e31-7.

Vrtačnik P, Ostanek B, Mencej-Bedrč S, Marc J. The many faces of estrogen signaling. Biochem Med (Zagreb). 2014;24:329-42.

Widholm O, Vartiainen E. The absorption of conjugated estrogens and sodium estrone sulfate from the vagina. Ann Chir Gynecol Fenn. 1974;63:186-90.

Wilcox AJ, Weinberg CR, Baird DD. Timing of sexual intercourse in relation to ovulation: effects on the probability of conception, survival of the pregnancy, and sex of the baby. N Engl J Med. 1995;333:1517-21.

Wild MJ, Rudland PS, Back DJ. Metabolism of the oral contraceptive steroids ethynylestradiol, norgestimate and 3-ketodesogestrel by a human endometrial cancer cell line (HEC-1A) and endometrial tissue in vitro. J Steroid Biochem Mol Biol. 1993;45:407-20.

Winkler UH. Effects on haemostatic variables of desogestrel and gestodene-containing oral contraceptives in comparison with levonorgestrel-containing oral contraceptives: A review. Am J Obstet Gynecol. 1998;179:41-61.

World Health Organization (WHO). Medical eligibility criteria for contraceptive use. 4. ed. Genebra: WHO; 2009.

World Health Organization (WHO). Report of a WHO technical consultation on birth spacing. Geneva, Switzerland: WHO Press, WHO/RHR/07.1 World Health Organization; 2007.

World Health Organization (WHO). WHO statement on hormonal contraception and bone health. Wkly Epidemiol Rec. 2005.

Wu CQ, Grandi SM, Filion KB, et al. Drospirenone-containing oral contraceptive pills and the risk of venous and arterial thrombosis: a systematic review. BJOG. 2013;120:801-11.

Young SL. Oestrogen and progesterone action on endometrium: a translational approach to understanding endometrial receptivity. Reprod Biomed Online. 2013;27:497-505.

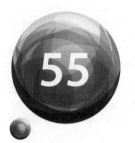

Síndrome do Ovário Policístico

INTRODUÇÃO

A síndrome do ovário policístico, também conhecida como síndrome de Stein-Leventhal, é a causa mais comum de anovulação crônica e hiperandrogenismo nas mulheres jovens e afeta de 5 a 10% da população feminina (Franks, 1995). Está associada a morbidade significativa como alteração da atividade reprodutora, disfunção psicossocial, síndrome metabólica e aumento do risco de câncer (Hart e Doherty, 2015). A síndrome do ovário policístico é um diagnóstico de exclusão, e é definida pela classificação de Rotterdam, em que duas características dentre um grupo de três devem ser preenchidas para fins de diagnóstico:

- Distúrbios de ovulação refletidos nas alterações de ciclo menstrual
- Sinais clínicos ou biológicos de hiperandrogenismo
- Excesso de folículos antrais na ultrassonografia com mais de 12 folículos entre 1 e 9 mm por ovário e com volume de ovário superior ou igual a 10 mℓ.

Com base nessa classificação, quatro fenótipos podem ser identificados:

- Clássico: hiperandrogenismo, distúrbios da ovulação e identificação de ovário policístico pela ultrassonografia
- Hiperandrogenismo com distúrbios de ovulação, mas com ultrassonografia normal dos ovários
- Hiperandrogenismo e identificação de ovário policístico pela ultrassonografia, mas sem distúrbios de ovulação
- Distúrbios de ovulação e identificação de ovário policístico pela ultrassonografia, mas sem sinais de hiperandrogenismo.

Apesar de os critérios serem bastante claros, a etiologia da síndrome do ovário policístico permanece obscura. Acredita-se que um defeito das células ovarianas (células da teca, mais provavelmente) é a causa principal da síndrome do ovário policístico, resultando em uma síntese excessiva de andrógenos e sintomas clínicos e laboratoriais da doença. No seu trabalho original descrevendo a síndrome, Stein e Leventhal enfatizaram a razão alterada entre o hormônio luteinizante (LH, do inglês *luteinizing hormone*) e o hormônio estimulante do folículo (FSH, do inglês *follicle-stimulating hormone*) como um dos mecanismos básicos da doença. Foi sugerido que uma das causas da síndrome do ovário policístico poderia ser aumento de frequência dos pulsos de hormônio liberador de gonadotrofina (GnRH, do inglês *gonadotropin-releasing hormone*), que estimula as células da teca a produzirem andrógenos. Outra possível causa seria níveis reduzidos do hormônio estimulante do folículo, e portanto, defeito na fase lútea e nas fases de folículos ou foliculares precoces. Resistência à insulina é observada em 50 a 70% das mulheres com síndrome do ovário policístico, independentemente da presença de obesidade (Dunaif *et al.*, 1989). A Tabela 55.1 ilustra a incidência das alterações presentes na síndrome do ovário policístico.

Na síndrome do ovário policístico, a esteroidogênese anormal manifesta-se primariamente pela produção aumentada de andrógenos e estradiol, e a perturbação do eixo hipotálamo-hipófise-gonadal manifesta-se pelo aumento da secreção de LH, do hormônio antimülleriano, pelo aumento da frequência dos pulsos do GnRH e pela redução da concentração do FSH (Bednarska e Siejka, 2017). Essas alterações hormonais estão associadas com as seguintes alterações do perfil lipídico: aumento da lipoproteína de densidade muito baixa (VLDL, do inglês *very low density lipoprotein*), de desnidade baixa (LDL, do inglês *low density lipoprotein*) e triglicerídios com redução da lipoproteína de alta densidade (HDL, do inglês *high density lipoprotein*) e do colesterol-LDL, independentemente do peso corporal.

O tratamento da síndrome do ovário policístico depende primariamente do efeito clínico desejado:

- Tratamento da infertilidade
- Resolução dos distúrbios da menstruação
- Alívio dos sintomas do hiperandrogenismo
- Tratamento da obesidade.

TRATAMENTO DA INFERTILIDADE

Para as mulheres com desejo de engravidar uma das opções terapêuticas é o citrato de clomifeno (modulador do receptor de estrógenos), que atua como antagonista do estradiol no hipotálamo e na hipófise.

Citrato de clomifeno

Ao antagonizar os efeitos inibitórios do estradiol na produção de gonadotrofinas, o citrato de clomifeno estimula a secreção tanto do LH como do FSH. Aproximadamente 75% das gravidezes em pacientes utilizando clomifeno ocorrem nos primeiros 3 meses de tratamento. O citrato de clomifeno é utilizado como fármaco indutor de ovulação desde 1967 (Costello *et al.*, 2012). Ele é administrado por 5 dias no início de qualquer ciclo menstrual, do dia 2 até o dia 5 na dose inicial de 50 mg/dia e aumentando até 150 mg/dia em caso de anovulação. Se a paciente não obtiver ovulação nas doses de 150 mg/dia, ela é classificada como resistente ao clomifeno. Caso a gravidez não seja obtida após seis ciclos, é considerado insucesso do citrato de clomifeno. Revisão sistemática e metanálise de três ensaios clínicos randomizados

Tabela 55.1 Incidência das alterações presentes na síndrome do ovário policístico.

Anormalidade	Incidência
Infertilidade	73 a 75%
Hirsutismo	85 a 90%
Síndrome metabólica	40%
Obesidade abdominal	30 a 70%
Diabetes melito tipo 2	10%
Hipertensão arterial	20%

envolvendo 133 mulheres com diagnóstico de anovulação de grupo 2 segundo a Organização Mundial de Saúde (OMS) comparou a eficácia do citrato de clomifeno com o placebo (Brown *et al.*, 2009). O clomifeno induziu melhora da taxa de ovulação (RR 7,5; IC 95% 3,24-17,23; p < 0,00001) e da taxa de gravidez (RR 5,8; IC 95% 1,55-21,48; p < 0,009). A associação de uma dose estimulante de gonadotrofina coriônica humana para induzir a ovulação não melhorou a eficácia do citrato de clomifeno em monoterapia.

Metformina

A metformina vem sendo utilizada como tratamento de síndrome do ovário policístico desde 1994 (Velazquez *et al.*, 1994). Clinicamente, a metformina é usada sozinha como primeira linha de tratamento ou combinada com o citrato de clomifeno. Metanálise de 11 ensaios clínicos avaliou a eficácia da metformina comparada com placebo na taxa de ovulação (Figura 55.1 A) e na incidência de gravidez (Figura 55.1 B).

Também foi realizada metanálise envolvendo 12 ensaios clínicos comparando a associação metformina-citrato de clomifeno com placebo na taxa de ovulação (Figura 55.2 A) e na incidência de gravidez (Figura 55.2 B; Creanga *et al.*, 2008).

Conforme demonstrado pela metanálise, a metformina comparada com placebo induziu ovulação em pacientes com síndrome de ovário policístico; o aumento da taxa de ovulação foi estatisticamente significativo. É importante ressaltar que a metanálise não apresentou evidência de que metformina aumenta de maneira significativa a incidência de gravidez comparada com placebo. Já a associação metformina-citrato de clomifeno foi considerada eficaz quando comparada com o placebo tanto para a indução de ovulação quanto de gravidez.

Inibidores de aromatase

O letrozol e o anastrozol foram propostos como indutores de ovulação em mulheres anovulatórias (Mitwally e Casper, 2001). No início houve certa preocupação em relação ao potencial teratogênico do letrozol para tratamento de infertilidade (Biljan *et al.*, 2005), mas duas publicações subsequentes não confirmaram esse aumento de risco de malformações congênitas (Tulandi *et al.*, 2006; Forman *et al.*, 2007). Os inibidores de aromatase atuam inibindo a conversão de testosterona e androstenediona em estradiol e estrona, respectivamente. O decréscimo de atividade estrogênica reduz a retroalimentação negativa exercida pelos estrógenos no hipotálamo, levando portanto ao aumento da liberação de FSH e LH. Letrozol é administrado nas doses entre 2,5 e 5 mg/dia durante 5 dias, começando no terceiro dia do ciclo menstrual, enquanto o anastrozol é administrado diariamente na dose de 1 mg por 5 dias (Sirmans e Pate, 2013). Metanálise de seis ensaios clínicos randomizados avaliou a eficácia do letrozol com o citrato de clomifeno na taxa de ovulação de pacientes com síndrome do ovário

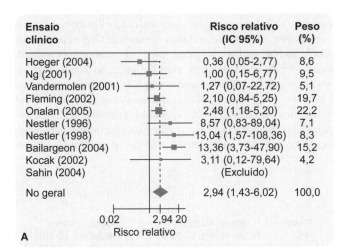
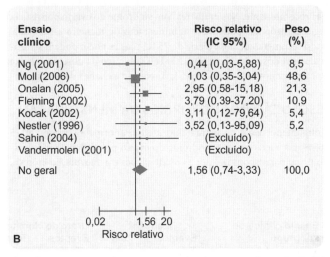

Figura 55.1 *Forest plot* mostrando efeito do tratamento da síndrome do ovário policístico com metformina *versus* placebo na taxa de ovulação (**A**) e na incidência de gravidez (**B**).

Figura 55.2 *Forest plot* mostrando o efeito do tratamento da síndrome do ovário policístico com metformina associada ao clomifeno *versus* placebo associado ao clomifeno na taxa de ovulação (**A**) e na incidência de gravidez (**B**).

policístico (Misso et al., 2012). O letrozol aumentou a taxa de ovulação por paciente de maneira significativa quando comparado com o clomifeno (Figura 55.3 A), mas não aumentou a taxa de ovulação por ciclo (Figura 55.3 B).

Em pacientes com síndrome do ovário policístico resistentes ao tratamento com citrato de clomifeno, letrozol aumentou de maneira significativa a taxa de ovulação por paciente (33,33%) quando comparado ao placebo (0%), mas não houve diferença entre os dois grupos em relação a gravidez (Kamath et al., 2010).

Gonadotropinas

A indução de ovulação com gonadotropinas começou na década de 1960. As gonadotropinas são consideradas fármacos de segunda linha empregados como protocolos de mono-ovulação em pacientes com síndrome do ovário policístico resistentes ao citrato de clomifeno ou quando abordagens terapêuticas alternativas, como associação de metformina ao citrato de clomifeno, não foram eficazes (Costello et al., 2012). Embora o objetivo da administração de FSH seja recrutar apenas um folículo para resultar em gravidez única de um feto, a resistência à insulina observada nas mulheres com síndrome do ovário policístico as tornam suscetíveis à resposta gonadotrópica excessiva, a gravidezes múltiplas e à síndrome de hiperestimulação ovariana. Estão disponíveis comercialmente gonadotropina urinária humana, gonadotropina humana da menopausa (HMG), FSH altamente purificado e FSH recombinante. Nas mulheres com síndrome do ovário policístico, as gonadotropinas podem ser administradas de maneira escalonada, sendo recomendada dose diária de 75 IU, mas também podem ser utilizadas em doses de 37,5 a 50 IU FSH. O objetivo da dose mais baixa é induzir uniovulação nos ciclos, favorecendo a chance de gravidez.

RESOLUÇÃO DOS DISTÚRBIOS DA MENSTRUAÇÃO

A oligomenorreia e o sangramento uterino anormal ocorrem em 75 a 85% das pacientes com síndrome do ovário policístico. O mecanismo principal responsável por essas alterações é a anovulação crônica, a qual prolonga a estimulação estrogênica do endométrio, visto não ocorrer a suspensão abrupta da progesterona.

Tratamento hormonal

Progestágenos são administrados para tratar as alterações menstruais em mulheres com síndrome do ovário policístico que apresentam oligomenorreia. Os progestágenos são utilizados na segunda metade do ciclo para induzir o sangramento menstrual, enquanto a contínua administração de progesterona é utilizada para induzir atrofia endometrial, prevenindo, portanto, a proliferação do endométrio estimulado pelo estrógeno (Hickey et al., 2012). Embora tenham efeito protetor no endométrio em relação ao câncer, foram descritas com seu uso algumas complicações cardiovasculares, assim como depressão e retenção hídrica. É interessante ressaltar que são particularmente úteis em mulheres com trombofilia. Os contraceptivos combinados são a primeira linha de fármacos utilizado para controle de distúrbios menstruais em mulheres com síndrome de ovário policístico que não querem engravidar. Todos eles são seguros para regular o sangramento, sendo que geralmente são prescritos contraceptivos combinados com doses baixas de etinilestradiol e progestágenos com atividade antiandrogênica (Diamanti-Kandarakis et al., 2003).

Sensibilizadores de insulina

As tiazolidinedionas, como pioglitazona e rosiglitazona, melhoram os distúrbios menstruais, entretanto seu uso clínico é restrito por causarem aumento de peso em pacientes obesas com síndrome do ovário policístico (Ortega-González et al., 2005). A metformina é usada no tratamento da oligomenorreia tanto em pacientes obesas com síndrome do ovário policístico quanto naquelas com resistência ou não à insulina. É importante ressaltar que ensaios clínicos comparando metformina com contraceptivos combinados demonstraram que a biguanida não é tão eficaz quanto os compostos hormonais para regular o ciclo menstrual em pacientes, sejam obesas ou não (Morin-Papunen et al., 2003).

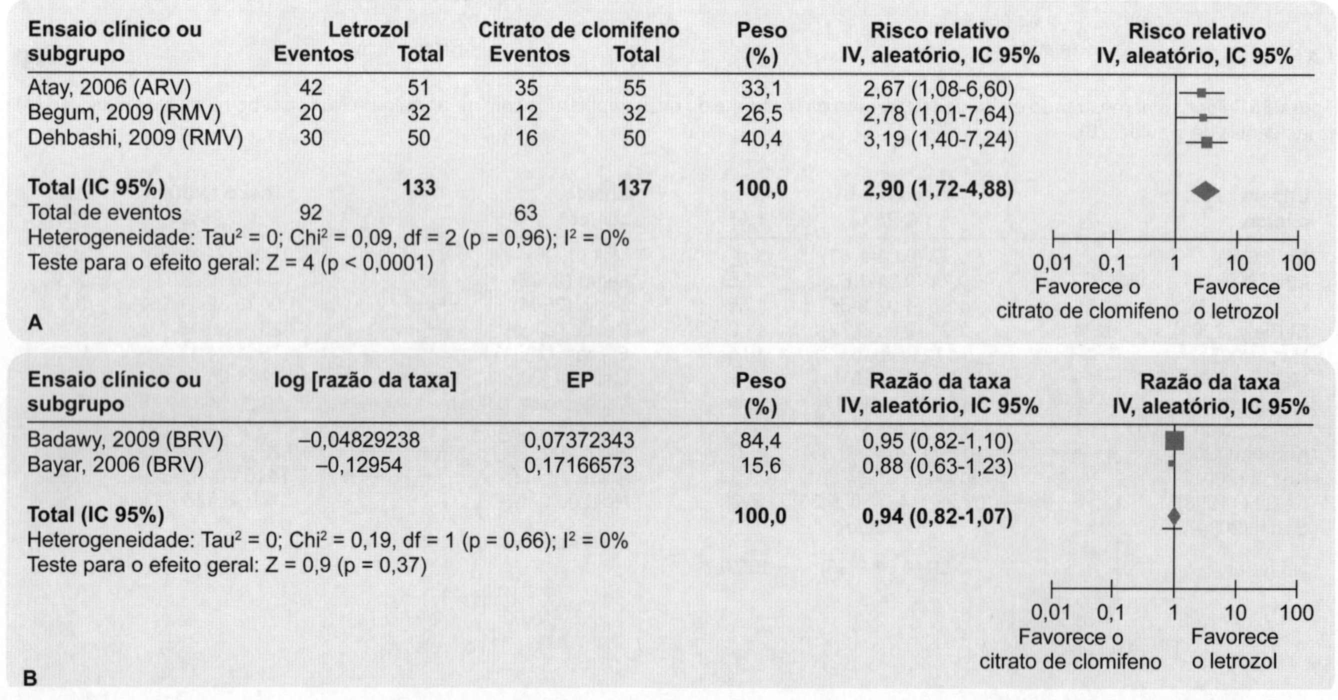

A

Ensaio clínico ou subgrupo	Letrozol Eventos	Total	Citrato de clomifeno Eventos	Total	Peso (%)	Risco relativo IV, aleatório, IC 95%
Atay, 2006 (ARV)	42	51	35	55	33,1	2,67 (1,08-6,60)
Begum, 2009 (RMV)	20	32	12	32	26,5	2,78 (1,01-7,64)
Dehbashi, 2009 (RMV)	30	50	16	50	40,4	3,19 (1,40-7,24)
Total (IC 95%)		133		137	100,0	2,90 (1,72-4,88)
Total de eventos	92		63			

Heterogeneidade: Tau² = 0; Chi² = 0,09, df = 2 (p = 0,96); I² = 0%
Teste para o efeito geral: Z = 4 (p < 0,0001)

Favorece o citrato de clomifeno / Favorece o letrozol

B

Ensaio clínico ou subgrupo	log [razão da taxa]	EP	Peso (%)	Razão da taxa IV, aleatório, IC 95%
Badawy, 2009 (BRV)	−0,04829238	0,07372343	84,4	0,95 (0,82-1,10)
Bayar, 2006 (BRV)	−0,12954	0,17166573	15,6	0,88 (0,63-1,23)
Total (IC 95%)			100,0	0,94 (0,82-1,07)

Heterogeneidade: Tau² = 0; Chi² = 0,19, df = 1 (p = 0,66); I² = 0%
Teste para o efeito geral: Z = 0,9 (p = 0,37)

Favorece o citrato de clomifeno / Favorece o letrozol

Figura 55.3 *Forest plot* mostrando efeito do letrozol *versus* citrato de clomifeno na taxa de ovulação. **A.** Taxa de ovulação por paciente. **B.** Taxa de ovulação por ciclo. ARV: alto risco de viés; BRV: baixo risco de viés; RMV: risco moderado de viés.

ALÍVIO DOS SINTOMAS DO HIPERANDROGENISMO

O hiperandrogenismo é definido como a condição clínica e bioquímica caracterizada por hirsutismo, acne ou alopecia, causada por hipersensibilidade dos receptores periféricos androgênicos ou altas concentrações circulantes de andrógenos. O hirsutismo é a manifestação mais comum de hiperandrogenismo, observada em aproximadamente 70% das mulheres com síndrome do ovário policístico (Azziz et al., 2004). Acne é observada em 20 a 40% e alopecia em 2% das mulheres com síndrome do ovário policístico. O tratamento do hirsutismo deve melhorar não somente as manifestações clínicas, mas também prevenir e/ou tratar as complicações metabólicas da síndrome. O tratamento farmacológico deve ser feito de maneira sistemática.

Tratamento hormonal

Contraceptivos combinados são frequentemente utilizados como primeira linha de tratamento para o hiperandrogenismo em mulheres com hirsutismo que não desejam engravidar. A eficácia é devida à ação hormonal tanto em nível central como periférico: os progestágenos e estrógenos suprimem a liberação do LH e subsequentemente reduzem a produção de andrógenos pelos ovários; os estrógenos aumentam a produção hepática das globulinas esteroidais que se ligam aos hormônios sexuais (SHBG, do inglês *sex hormone-binding globulin*), reduzindo dessa maneira a concentração livre de andrógenos (Vrbìkiovà e Cibula, 2005). A produção reduzida de andrógenos pela glândula adrenal e o bloqueio periférico dos receptores androgênicos são outras ações farmacológicas dos contraceptivos combinados que ajudam a combater o hiperandrogenismo. Tanto os contraceptivos contendo baixas ou altas doses de etinilestradiol quanto aqueles associados a progestágenos antiandrogênicos são eficazes no tratamento do hirsutismo em 60 a 100% das pacientes. Os mais frequentemente utilizados são os contraceptivos combinados contendo baixa dose de etinilestradiol associados aos progestágenos antiandrogênicos. Os progestágenos antiandrogênicos atuam antagonizando o receptor androgênico, como no caso do acetato de ciproterona, drospirenona e dienogeste, ou inibindo a enzima 5-alfarredutase, como acetato de ciproterona, acetato de clormadinona, progestágenos de terceira geração (desogestrel, gestodeno e norgestimato), drospirenona e dienogeste (Rocca et al., 2015).

A drospirenona é um progestágeno derivado da 17-alfaespirolactona. Diversamente de outros progestágenos, apresenta atividade antimineralocorticoide, visto que atua como antagonista da aldosterona, sendo farmacologicamente similar à progesterona endógena. A atividade antiandrogênica da drospirenona está associada ao bloqueio dos receptores androgênicos, evitando a ligação da testosterona (Rapkin e Winer, 2007). O bloqueio do receptor androgênico impede os efeitos androgênicos no pelo facial, lipídios e insulina. Ensaio clínico randomizado envolvendo 60 mulheres com diagnóstico de síndrome do ovário policístico foram randomizadas para receberem tratamento com etinilestradiol 30 μg mais drospirenona 3 mg ou etinilestradiol 30 μg mais desogestrel 150 μg (Kriplani et al., 2010). Os objetivos primários foram escores de acne e hirsutismo. Os tratamentos foram feitos por 6 meses com avaliação após 1, 3 e 6 meses do início do tratamento e 3 e 6 meses após o fim do mesmo. Ciclos menstruais regulares foram mantidos em 44,83% das pacientes tratadas com etinilestradiol-drospirenona comparadas com 17,24% das pacientes tratadas com etinilestradiol-desogestrel (Figura 55.4).

A associação com drospirenona causou queda significativa do peso corporal comparada com o desogestrel (Figura 55.5). Não houve diferença entre os grupos a respeito do escore de hirsutismo. Em relação a acne, 50% das pacientes que apresentavam acne (10) responderam ao tratamento com drospirenona e 30% ao tratamento com desogestrel (p = 0,87).

Em um ensaio clínico, 55 mulheres com manifestações hormonais de hiperandrogenismo, como seborreia, acne e hirsutismo, foram randomizadas para serem tratadas com etinilestradiol 30 μg associado à drospirenona 3 mg e comparadas com tratamento feito com etinilestradiol 30 μg associado a acetato de clormadinona 2 mg (Lello et al., 2008). Ambos os tratamentos reduziram a seborreia e o escore de acne e de hirsutismo, sendo que a drospirenona foi superior à clormadinona em relação a seborreia (Figura 55.6), acne (Figura 55.7) e hirsutismo avaliados pela escala de Ferriman-Gallwey (Figura 55.8).

O acetato de ciproterona é o progestágeno mais antigo com propriedades antiandrogênicas, sendo frequentemente associado ao etinilestradiol. Comparado com placebo, a ciproterona apresenta efeito significativo no tratamento do hirsutismo (Van der Spuy e le Roux, 2003). É importante ressaltar que não foram detectadas diferenças do acetato

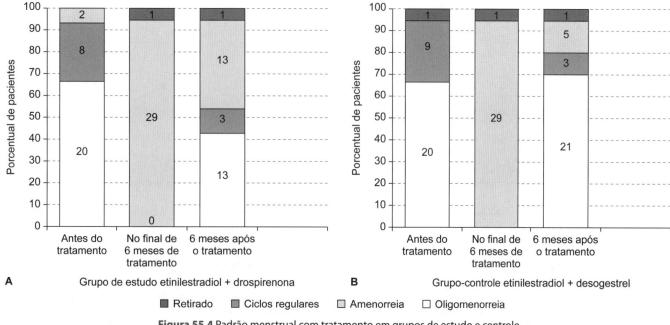

Figura 55.4 Padrão menstrual com tratamento em grupos de estudo e controle.

de ciproterona quando comparado com desogestrel ou drospirenona no tratamento de hirsutismo (Bhattacharya e Jha, 2012).

Antiandrógenos

De acordo com o mecanismo de ação, os antiandrógenos podem ser divididos em duas famílias: os bloqueadores de receptores de andrógenos, como a flutamida e a espironolactona, e os inibidores da 5-alfarredutase, como a finasterida. A espironolactona apresenta os seguintes mecanismos de ação:

- Bloqueio direto dos receptores de andrógenos, atuando como agonista parcial fraco com capacidade tanto de efeito agonista como antagonista
- Inibição da 17-alfa-hidroxilase e da 17,20-desmolase, que são enzimas que atuam na biossíntese dos andrógenos, resultando na redução dos níveis de testosterona e de di-hidrotestosterona
- Inibição da 5-alfarredutase
- Aceleração do *clearance* da testosterona ao aumentar a aromatização periférica da testosterona em estradiol.

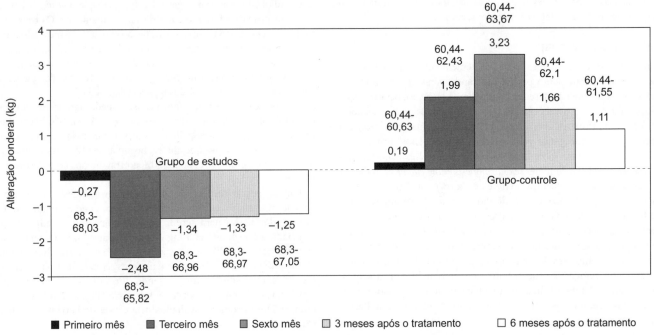

Figura 55.5 Alteração ponderal em ambos os grupos durante o estudo para tratamento hormonal do hiperandrogenismo.

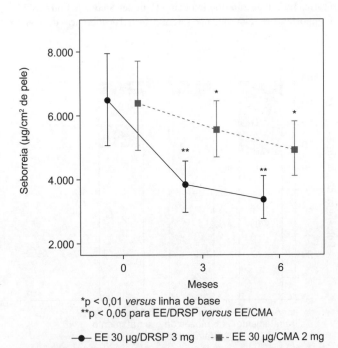

Figura 55.6 Níveis de seborreia durante o estudo para tratamento hormonal do hiperandrogenismo. Os valores são expressos como média e IC 95%. Barras verticais indicam IC 95%. EE/DRSP: etinilestradiol/drospirenona; EE/CMA: etinilestradiol/acetato de clormadinona.

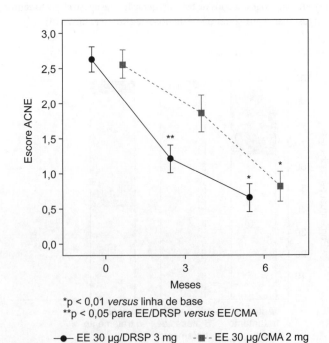

Figura 55.7 Escore ACNE durante o estudo para tratamento hormonal do hiperandrogenismo. Os valores são expressos como média e IC 95%. Barras verticais indicam IC 95%. EE/DRSP: etinilestradiol/drospirenona; EE/CMA: etinilestradiol/acetato de clormadinona.

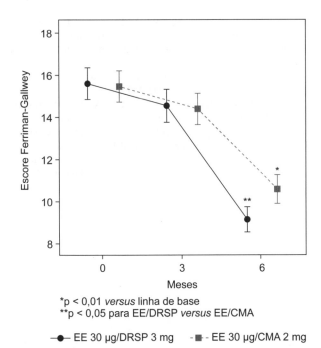

Figura 55.8 Hirsutismo avaliado pela escala de Ferryman-Gallwey durante estudo para tratamento de hiperandrogenismo. Os valores são expressos como média e IC 95%. Barras verticais indicam IC 95%. EE/DRSP: etilnilestradiol/drospirenona; EE/CMA: etinilestradiol/acetato de clormadinona.

A espironolactona tem eficácia dependendo da dose, sendo prescrita nas doses diárias de 100 a 200 mg. Devido à sua ação diurética são descritas frequentemente poliúria, nictúria, hiperpotassemia e hipotensão. Portanto, deve ser prescrita com atenção em mulheres com insuficiência renal (Pasquali e Gambineri, 2013). A finasterida é um inibidor da 5-alfarredutase, a qual previne a conversão da testosterona em di-hidrotestosterona. É geralmente prescrita na dose de 5 mg, embora a dose de 7,5 mg aparentemente seja mais eficaz que a dose de 5 mg. Evidências mostram que não há diferença entre as doses de 5 mg e 2,5 mg (Bayram *et al.*, 2002). A flutamida é um fármaco antiandrógeno não esteroide, atuando como antagonista dos receptores de andrógenos. É administrada nas doses de 250 a 500 mg/dia; as reações adversas mais comuns são mastalgia e pele seca, entretanto essas reações podem ser evitadas em adolescentes se prescrita em dose abaixo de 125 mg/dia (Pasquali e Gambineri, 2013). Ensaio clínico comparando a eficácia da flutamida com finasterida, espironolactona e placebo em mulheres com queixa de hirsutismo notou que os três fármacos apresentaram redução significativa semelhante no escore de Ferriman-Gallwey em relação ao placebo (Moghetti *et al.*, 2000).

Terapia combinada

Atualmente recomenda-se associação de antiandrógenos às pílulas combinadas caso a terapia com pílulas combinadas por 6 meses não resulte em benefício terapêutico. Vários ensaios clínicos randomizados demonstram que a associação de finasterida ou espironolactona a contraceptivos combinados é mais eficaz que os contraceptivos combinados em monoterapia (Hagag *et al.*, 2014).

REFERÊNCIAS BIBLIOGRÁFICAS

Azziz R, Sanchez LA, Knochenhauer ES, Moran C, Lazenby J, Stephens KC, et al. Androgen excess in women: experience with over 1000 consecutive patients. J Clin Endocrinol Metab. 2004;89:453-62.

Bayram F, Muderris II, Guven M, Kelestimur F. Comparison of high dose finasteride (5 mg/day) versus low-dose finasteride (2.5 mg/day) in the treatment of hirsutism. Eur J Endocrinol. 2002;147:467-71.

Bednarska S, Siejka A. The pathogenesis and treatment of polycystic ovary syndrome: What's new? Adv Clin Exp Med. 2017;26:359-67.

Bhattacharya SM, Jha A. Comparative study of the therapeutic effects of oral contraceptive pills containing desogestrel, cyproterone acetate, and drospirenone in patients with polycystic ovary syndrome. Fertil Steril. 2012;98:1053-9.

Biljan MM, Hemmings R, Brassard N. The outcome of 150 babies following the treatment with letrozole or letrozole and gonadotropins. Fertil Steril. 2005;84 (Suppl 1);O-231, Abstract 1033.

Brown J, Farquhar C, Beck J, Boothroyd C, Hughes E. Clomiphene and anti-oestrogens for ovulation induction in PCOS. Cochrane Database Syst Rev. 2009;CD002249.

Costello MF, Misso ML, Wong J, Hart R, Rombauts L, Melder A, et al. The treatment of infertility in polycystic ovary syndrome: a brief update. Aust N Z J Obstet Gynaecol. 2012;52:400-3.

Creanga AA, Bradley HM, McCormick C, Witkop CT. Use of metformin in polycystic ovary syndrome. Obstet Gynecol. 2008;111:959-68.

Diamanti-Kandarakis E, Baillargeon JP, Iuorno MJ, Jakubowicz DJ, Nestler JE. A modern medical quandary: polycystic ovary syndrome, insulin resistance, and oral contraceptive pills. J Clin Endocrinol Metab. 2003;88:1927-32.

Dunaif A, Segal KR, Futterweit W, Dobrjansky A. Profound peripheral insulin resistance, independent of obesity, in polycystic ovary syndrome. Diabetes. 1989;38:1165-74.

Forman R, Gill S, Moretti M, Tulandi T, Koren G, Casper R. Fetal safety of letrozole and clomiphene citrate for ovulation induction. J Obstet Gynaecol Can. 2007;29:668-71.

Franks S. Polycystic ovary syndrome. N Engl J Med. 1995;333:853-61.

Hagag P, Steinschneider M, Weiss M. Role of the combination spironolactone-norgestimate-estrogen in hirsute women with polycystic ovary syndrome. J Reprod Med. 2014;59:455-63.

Hart R, Doherty DA. The potential implications of a PCOS diagnosis on a woman's long-term health using data linkage. J Clin Endocrinol Metab. 2015;100:911-9.

Hickey M, Higham JM, Fraser I. Progestogens with or without oestrogen for irregular uterine bleeding associated with anovulation. Cochrane Database Syst Rev. 2012;CD001895.

Kamath M, Aleyamma T, Chandy A, George K. Aromatase inhibitors in women with clomiphene citrate resistance: a randomized, double-blind, placebo-controlled trial. Fertil Steril. 2010;94:2857-9.

Kriplani A, Periyasamy AJ, Agarwal N, Kulshrestha V, Kumar A, Ammini AC. Effect of oral contraceptive containing ethinyl estradiol combined with drospirenone vs. desogestrel on clinical and biochemical parameters in patients with polycystic ovary syndrome. Contraception. 2010;82:139-46.

Lello S, Primavera G, Colonna L, Vittori G, Guardianelli F, Sorge R, et al. Effects of two estroprogestins containing ethynilestradiol 30 microg and drospirenone 3 mg and ethynilestradiol 30 microg and chlormadinone 2 mg on skin and hormonal hyperandrogenic manifestations. Gynecol Endocrinol. 2008;24:718-23.

Misso ML, Wong JL, Teede HJ, Hart R, Rombauts L, Melder AM, et al. Aromatase inhibitors for PCOS: a systematic review and meta-analysis. Hum Reprod Update. 2012;18:301-12.

Mitwally MF, Casper RF. Use of an aromatase inhibitor for induction of ovulation in patients with an inadequate response to clomiphene citrate. Fertil Steril. 2001;75:305-9.

Moghetti P, Tosi F, Tosti A, Negri C, Misciali C, Perrone F, et al. Comparison of spironolactone, flutamide and finasteride efficacy in the treatment of hirsutism? A randomized, double-blind, placebo-controlled trial. J Clin Endocrinol Metab. 2000;85:89-94.

Morin-Papunen L, Vauhkonen I, Koivunen R, Ruokonen A, Martikainen H, Tapanainen JS, et al. Metformin versus ethinyl estradiol-cyproterone acetate in the treatment of nonobese women with polycystic ovary syndrome: a randomsized study. J Clin Endocrinol Metab. 2003;88:148-56.

Ortega-González C, Luna S, Hernández L, Crespo G, Aguayo P, Arteaga-Troncoso G, et al. Responses of serum androgen and insulin resistance to metformin and pioglitazone in obese, insulin-resistant women with polycystic ovary syndrome. J Clin Endocrinol Metab. 2005;90:1360-5.

Pasquali R, Gambineri A. Therapy in endocrine disease: treatment of hirsutism in the polycystic ovary syndrome. Eur J Endocrinol. 2013;170:R75-90.

Rapkin AJ, Winer SA. Drospirenone: a novel progestin. Expert Opin Pharmacother. 2007;8:989-99.

Rocca ML, Venturella R, Mocciaro R, Di Cello A, Sacchinelli A, Russo V, et al. Polycystic ovary syndrome: chemical pharmacotherapy. Expert Opin Pharmacother. 2015;16:1369-93.

Sirmans SM, Pate KA. Epidemiology, diagnosis, and management of polycystic ovary syndrome. Clin Epidemiol. 2013;6:1-13.

Tulandi T, Martin J, Al-Fadhli R, Kabli N, Forman R, Hitkari J, et al. Congenital malformations among 911 newborns conceived after infertility treatment with letrozole or clomiphene citrate. Fertil Steril. 2006;85:1761-5.

Van der Spuy ZM, le Roux PA. Cyproterone acetate for hirsutism. Cochrane Database Syst Rev. 2003;CD001125.

Velazquez EM, Mendoza S, Hamer T, Sosa F, Glueck CJ. Metformin therapy in polycystic ovary syndrome reduces hyperinsulinemia, insulin resistance, hyperandrogenemia, and systolic blood pressure, while facilitating normal menses and pregnancy. Metabolism. 1994;43:647-54.

Vrbìkiovà J, Cibula D. Combined oral contraceptives in the treatment of polycystic ovary syndrome. Hum Reprod Update. 2005;11:277-91.

56 Hormonioterapia do Câncer de Mama

RECEPTORES DE ESTRÓGENOS

A diversidade molecular observada no câncer de mama mostra de maneira objetiva a necessidade de uma abordagem terapêutica individualizada. Aproximadamente 70% das mulheres diagnosticadas com câncer de mama apresentam tumores com positividade para receptor hormonal, predominantemente o receptor para estrógeno. No final do século 19, observou-se que a ooferectomia em mulheres com câncer de mama avançado causava redução dos tumores mamários (Beatson, 1896). Eventualmente, demonstrou-se que a sensibilidade dos tumores de mama à manipulação hormonal só era observada em pacientes cujos tumores de mama expressavam o receptor alfa dos estrógenos (De Sombre et al., 1974).

Existem três subtipos de receptores de estrógenos conhecidos, a saber o ER-alfa, o ER-beta e o receptor acoplado à proteína G (GPR30), coexpressos em grande quantidade tanto em tecido mamário normal quanto em canceroso. O ER-alfa e ER-beta são receptores esteroides clássicos, localizados no citoplasma e/ou núcleo, cujos efeitos primários são tradicionalmente genômicos. Mais recentemente, foram descritos os receptores de estrógeno na membrana celular (GPR30), similares ou distintos dos receptores nucleares de estrógeno, acoplados à proteína G.

Quando se liga aos seus receptores (ER) citoplasmáticos/nucleares, o estrógeno promove dimerização e transativação destes. O dímero estrógeno-ER transloca-se para o núcleo da célula, onde se liga ao elemento responsivo ao estrógeno (ERE) e, juntamente com outros fatores de transcrição e coativadores, ativa os genes direcionados. Essa via genômica de ativação, também conhecida como clássica, leva geralmente de horas a dias para produzir efeitos na célula. Há, entretanto, algumas respostas bioquímicas que ocorrem imediatamente após a estimulação do ER (segundos a minutos), como aumento da concentração intracelular de cálcio e ativação de múltiplas quinases intracelulares, por exemplo, MAPK, proteinoquinase A, proteinoquinase C, entre outras. Esses rápidos eventos são considerados efeitos não genômicos da ativação dos ER, e há evidências que os associam à ativação dos receptores de estrógeno da membrana celular (Prossnitz et al., 2007), em particular ao GPR30. De maneira geral, a estimulação do ER-alfa aparenta ser responsável pelo crescimento celular e pela resposta à terapia endócrina, e também como prognóstico nos casos de câncer de mama ER-alfa+; o subtipo ER-beta aparenta agir como antagonista dos efeitos causados pelo ER-alfa.

As ações não genômicas e epigenéticas exercidas pela ligação do estrógeno ao seu receptor são mediadas por meio de interações com tirosinoquinases acopladas aos receptores de fatores de crescimento e a uma série de moléculas relacionadas com a sobrevivência das células, como proteína G, Ras, Src e a fosfoinositídio-3-quinase (PI3 K). A fosforilação por meio de mecanismos epigenéticos torna o receptor de estrógeno mais ativo ao nível genômico (Mohamed et al., 2013).

O 17-beta-estradiol é o estrógeno circulante predominante e controla o crescimento de muitos tumores mamários. O estradiol é secretado pelos ovários nas mulheres pré-menopausadas, mas também ocorre em níveis significativos em mulheres pós-menopausadas. Nestas, os estrógenos são produzidos pela conversão de andrógenos (produzidos pelas glândulas adrenais) feita pela enzima aromatase. Essa conversão ocorre em tecidos saudáveis (gordura, músculo, fígado e cérebro), mas também em tumores de mama (Budzar, 2001).

A terapia endócrina é, portanto, um aspecto importante no tratamento do câncer de mama sensível a hormônio. Isso pode ser feito por meio de várias estratégias para reduzir os níveis de estrógeno e/ou modular a expressão e a função dos receptores de estrógeno. A terapia endócrina no câncer de mama envolve o uso de modulares seletivos de receptores de estrógeno (SERM, do inglês *selective estrogen receptor modulators*), inibidores da expressão de receptores de estrógeno (SERD, do inglês *selective estrogen receptor downregulators*) e inibidores de aromatase (Yamamoto-Ibusuki et al., 2015).

AROMATASE

A enzima aromatase humana pertence à família do CIP450, o principal produto do gene *CIP19A1*, localizado no cromossomo 15 (Chen et al., 1988). Sua função consiste em catalisar o passo final na síntese do estrógeno, por meio da aromatização dos andrógenos em estrógenos. Isso ocorre a partir de três reações de oxidação do anel A da androstenediona, cada uma das quais consumindo uma molécula de oxigênio e de NADPH. Dessas três oxidações, a terceira somente é feita pela aromatase, podendo as duas primeiras ser feitas por outras enzimas do CIP450 (Akhtar et al., 2011). Os tumores de mama expressam aromatase (Harad, 1997) e produzem altos níveis de estrógenos quando comparados com tecidos não neoplásicos, observação que constitui o principal motivo para o desenvolvimento de inibidores de aromatase (Chumsri et al., 2011). É importante ressaltar que a aromatase é a única enzima em vertebrados capaz de aromatizar um anel de seis carbonos, portanto trata-se da única via para síntese de estrógeno no organismo (Amameh et al., 1993).

Inibidores de aromatase

Por sua especificidade para a enzima aromatase, os inibidores seletivos de aromatase utilizados clinicamente não interferem na síntese de outros esteroides. De maneira geral, os inibidores de aromatase são bem tolerados e apresentam baixa incidência de reações adversas. Por causa da ausência de agonismo parcial estrogênico, os inibidores de aromatase não aumentam o risco de câncer de endométrio nem de tromboembolismo, como o tamoxifeno. Entretanto, os inibidores de aromatase, diversamente do tamoxifeno, causam redução significativa da densidade mineral óssea (Litton et al., 2012).

Os inibidores de aromatase disponíveis atualmente para uso terapêutico podem ser divididos em dois grupos: esteroides e não esteroides. Os inibidores esteroides apresentam uma estrutura química semelhante à do substrato da aromatase: a androstenediona. Por essa similaridade, eles se ligam ao sítio onde a androstenediona se na aromatase; após a ligação, eles são convertidos em um intermediário reativo, o qual se liga de maneira covalente à enzima, causando inibição irreversível. Eles funcionam como substrato suicida. O inibidor esteroide disponível atualmente para o tratamento do câncer é o exemestane. Os inibidores não esteroides ligam-se à aromatase de maneira não covalente. Eles se ligam no grupo heme da aromatase e previnem, desse modo, a ligação da androstenediona ao saturarem esse sítio de ligação. Ao contrário dos inibidores esteroides, a inibição causada pelos inibidores não esteroides tem característica reversível e competitiva. Atualmente, há dois inibidores de aromatase não esteroides disponíveis para o tratamento do câncer de mama: o anastrozol e o letrozol.

PREVENÇÃO DO CÂNCER DE MAMA

A prevenção primária é definida como redução da mortalidade de câncer a partir da diminuição da incidência de câncer (Dunn e Ford, 2001). O racional para a prevenção do câncer de mama baseia-se na natureza progressiva da tumorigênese na mama. O câncer de mama se desenvolve a partir de unidades lobulares ductais da mama normal em vários estágios considerados pré-malignos, como hiperplasia ductal, hiperplasia ductal atípica, hiperplasia lobular atípica, carcinoma ductal *in situ* e carcinoma lobular *in situ*. Essas lesões pré-malignas são manifestações histológicas de uma progressão temporal de alterações biológicas, incluindo discretas alterações genéticas, as quais levam à evolução clonal de tecido normal para tecido maligno (CWG, 1999). A intervenção para prevenir o câncer de mama deve atuar na base do processo carcinogênico ao prevenir o desenvolvimento de uma lesão pré-maligna e prevenir que esta se torne um câncer invasivo ou mesmo reverter a lesão pré-maligna em tecido normal.

Um ensaio retrospectivo realizado em mulheres consideradas com alto risco de desenvolvimento de câncer de mama demonstrou que a mastectomia bilateral profilática foi associada à redução acima de 90% na incidência de câncer de mama (Hartmann *et al.*, 1999). Ensaio realizado em pacientes com mutações no gene *BRCA-1* demonstrou redução significativa do risco de câncer de mama após ooforectomia bilateral profilática (Rebbeck *et al.*, 1999). O sucesso dessas terapias radicais encorajou a possibilidade de fazer uma profilaxia química com o intuito de prevenir o câncer de mama.

FÁRMACOS UTILIZADOS NO TRATAMENTO HORMONAL DO CÂNCER DE MAMA

Moduladores de receptores de estrógeno

Tamoxifeno (Nolvadex®)

Derivado trifeniletileno que foi o primeiro modulador de receptor de estrógeno utilizado na terapia do câncer de mama ER+, o tamoxifeno (Figura 56.1) liga-se ao receptor de estrógeno bloqueando a dimerização causada pelo estrógeno e, dessa maneira, previne as alterações conformacionais do receptor de estrógeno essenciais para sua associação aos coativadores e suas ações genômicas (Dutertre e Smith, 2000). O tamoxifeno atua como antagonista dos receptores de estrógeno na mama, entretanto tem ação agonista nos receptores de estrógeno do útero; por isso, é considerado um modulador de receptores de estrógeno. O tamoxifeno causa *up-regulation* dos receptores de estrógeno e progesterona em câncer de mama.

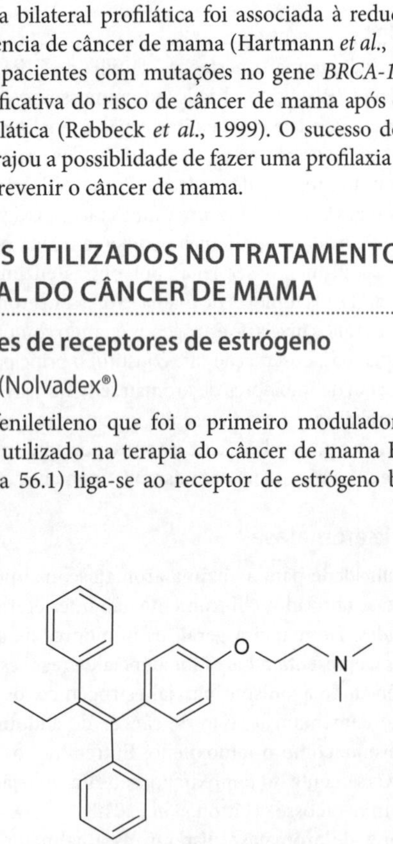

Após administração via oral (VO), o tamoxifeno apresenta $T_{máx}$ entre 4 e 7 h. Apresenta alta ligação às proteínas plasmáticas e é extensamente convertido no metabólito ativo N-desmetil-tamoxifeno pelo CIP3A4 (90% do metabolismo do tamoxifeno) ou no metabólito também ativo 4OH-tamoxifeno pelo CIP2D6 (10% do metabolismo do tamoxifeno). O 4OH-tamoxifeno apresenta atividade antiestrogênica 50 a 100 vezes maior que o tamoxifeno, entretanto, até o momento, não há evidência de que diferentes isoformas de CIP2D6 influenciem a sobrevivência em pacientes com câncer de mama que utilizam o tamoxifeno (van Schaik *et al.*, 2005). A potência do N-desmetil-tamoxifeno aparenta ser a mesma do tamoxifeno. Tanto o N-desmetil-tamoxifeno quanto o 4-hidroxitamoxifeno são metabolizados pelos CIP2D6 e CIP3A4, em 4-hidróxi-N-desmetil-tamoxifeno (endoxifeno). Esses outros metabólitos apresentam atividade farmacológica similar à da tamoxifeno, contudo a potência comparativa deles é controversa (Zembutsu, 2015). A queda da concentração plasmática do tamoxifeno obedece a um modelo bicompartimental, com uma meia-vida de eliminação de aproximadamente 1 semana. Estudos utilizando tamoxifeno marcado com C^{14} indicaram que 65% da dose é eliminada nas fezes, principalmente na forma de conjugados polares.

O tamoxifeno foi provavelmente o fármaco mais importante do arsenal terapêutico do câncer de mama. Em uma metanálise abrangendo 55 ensaios clínicos com um total superior a 37 mil pacientes com câncer de mama (EBCTCG, 1998), o tamoxifeno causou redução da recidiva do tumor dependendo da duração do tratamento, com redução de 21%, 29% e 47% para mulheres tratadas por 1 ano, 2 anos e 5 anos, respectivamente (Figura 56.2). Nessa metanálise também foi observada redução proporcional de mortalidade de 12%, 17% e 26% para mulheres tratadas por 1 ano, 2 anos e 5 anos, respectivamente (Figura 56.3).

Com a observação de que o tamoxifeno de fato reduzia a incidência de recidiva de câncer de mama, assim como a mortalidade, decidiu-se investigar a hipótese de que esse fármaco poderia ser utilizado na prevenção do câncer de mama. Em um ensaio clínico realizado em 13.388 pacientes com risco aumentado de desenvolver câncer de mama por terem mais de 60 anos, ou então na faixa de 35 a 59 anos, mas com um risco calculado de câncer de mama de 1,66% ou que tiveram carcinoma lobular *in situ*, foram randomizadas para serem tratadas com tamoxifeno 20 mg/dia ou placebo por 5 anos (Fisher *et al.*, 1998). O tamoxifeno demonstrou ser eficaz na redução da incidência de câncer de mama, invasivo ou não, quando comparado com o placebo (Figura 56.4).

Entretanto, as pacientes tratadas com tamoxifeno apresentaram um aumento significativo no risco de câncer de útero (2,53) comparado com aquelas tratadas com placebo (Figura 56.5).

A incidência de outros cânceres foi semelhante em ambos os grupos de pacientes. Os únicos sintomas no grupo tratado com tamoxifeno foram ondas de calor e corrimento vaginal. Esse ensaio demonstrou que o conceito de prevenção do câncer de mama por meio de fármaco em uma população de alto risco é possível. O tamoxifeno ainda é bastante utilizado no tratamento do câncer de mama, entretanto atualmente há opções mais seguras (p. ex., raloxifeno) e mais eficazes (inibidores de aromatase). Em 2002, o trabalho *Has tamoxifen had its day?* (Blum, 2002) já abordava a necessidade de uma reflexão sobre a importância terapêutica do tamoxifeno em virtude dos novos fármacos disponíveis no mercado.

Figura 56.1 Tamoxifeno.

Capítulo 56 • Hormonioterapia do Câncer de Mama

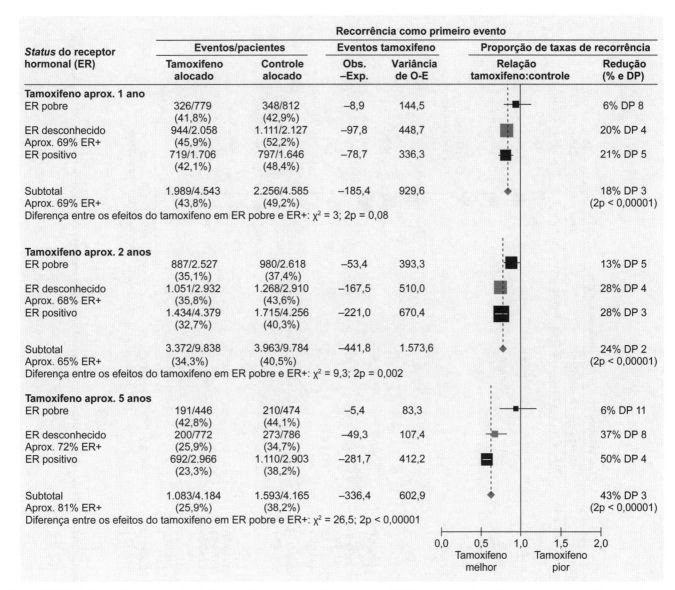

Figura 56.2 Redução do risco proporcional de recorrência de tumor de mama, subdividido pela duração de tratamento do tamoxifeno e pelo *status* do receptor de estrógeno.

Toremifeno (Fareston®)

Derivado trifeniletileno análogo estrutural do tamoxifeno, cuja diferença estrutural reside em um átomo de cloro. Diferentemente do tamoxifeno (Figura 56.6), que apresenta metabólitos ativos e, pela potência destes, é considerado por alguns um profármaco, o toremifeno não requer ativação enzimática pelas enzimas do CIP450 para a sua ação farmacológica (Kim *et al.*, 2012).

O toremifeno é bem absorvido após administração VO, apresentando farmacocinética linear entre as doses de 10 a 680 mg. O $T_{máx}$ é de 3 h, com alta ligação às proteínas plasmáticas (> 99,5%), predominantemente à albumina, com volume de distribuição aparente de 580 ℓ. É extensivamente metabolizado pelo CIP3A4 em N-desmetil-toremifeno, o qual também apresenta atividade antiestrogênica, mas com menor potência que o fármaco inalterado. A queda da concentração plasmática obedece a um modelo biexponencial com uma meia-vida de distribuição de 4 h e meia-vida de eliminação de 5 dias. O *clearance* sistêmico é calculado em 5 ℓ/h. O toremifeno é eliminado principalmente na forma de metabólitos por via hepatobiliar, e a eliminação é lenta devido à circulação êntero-hepática.

O toremifeno está disponível comercialmente há aproximadamente 25 anos; os vários ensaios clínicos realizados demonstraram eficácia e segurança similares às do tamoxifeno em mulheres menopausadas com tumor de mama metastático com receptor positivo para estrógeno (Vogel *et al.*, 2014). A dose recomendada é de 60 mg/dia. As reações adversas mais comuns são ondas de calor (35%), sudorese (20%), náuseas (14%), corrimento vaginal (13%), tontura (9%), edema (5%), vômitos (4%) e sangramento vaginal (2%).

Raloxifeno (Evista®)

Derivado benzotiofeno que atua como modulador dos receptores de estrógeno, atuando como agonista ou antagonista dependendo do tecido. O raloxifeno (Figura 56.7) tem atividade agonística nos receptores de estrógeno no tecido ósseo, sendo inclusive utilizado para tratamento de osteoporose e atividade antagonística nos receptores de estrógeno do tecido mamário e uterino.

O raloxifeno é rapidamente absorvido após administração VO e 60% da dose oral é absorvida, entretanto sofre extensa conjugação glicurônica pré-sistêmica, resultando em uma biodisponibilidade

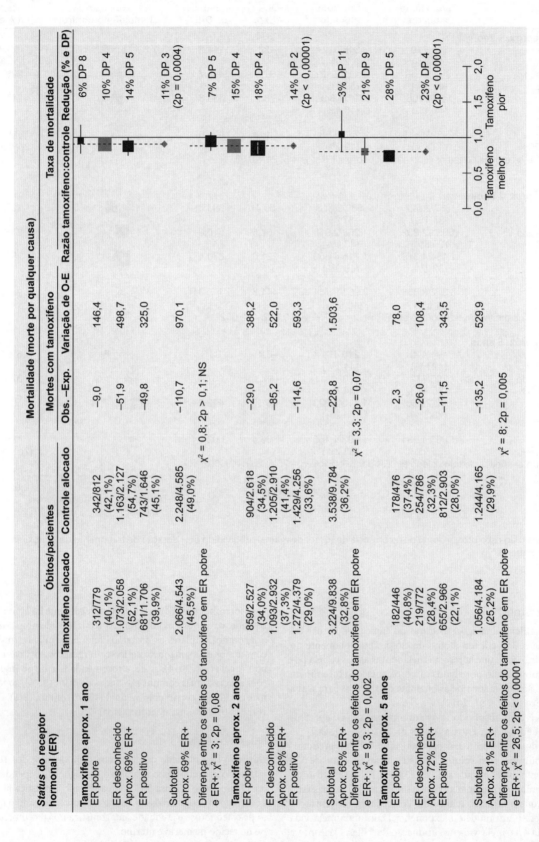

Figura 56.3 Redução do risco proporcional de morte por qualquer causa, subdividido pela duração de tratamento do tamoxifeno e pelo *status* do receptor de estrógeno. DP: desvio padrão.

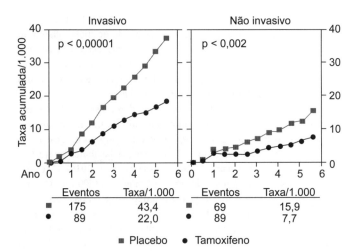

Figura 56.4 Taxas cumulativas de câncer de mama invasivo e não invasivo que ocorrem em pacientes tratadas com placebo ou tamoxifeno.

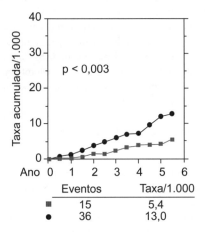

Figura 56.5 Taxas cumulativas de câncer endometrial invasivo que ocorrem em pacientes tratadas com placebo ou tamoxifeno.

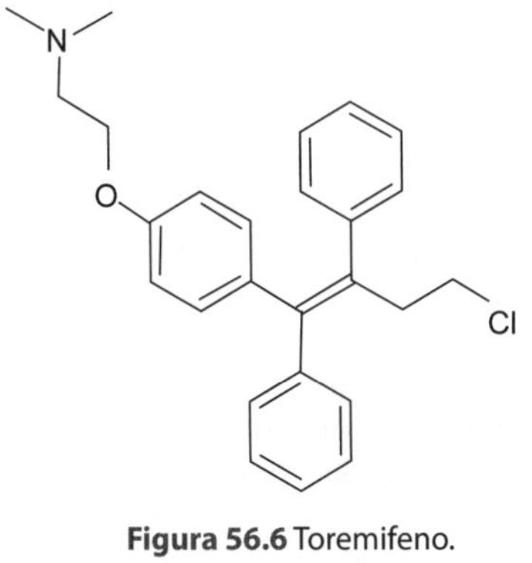

Figura 56.6 Toremifeno.

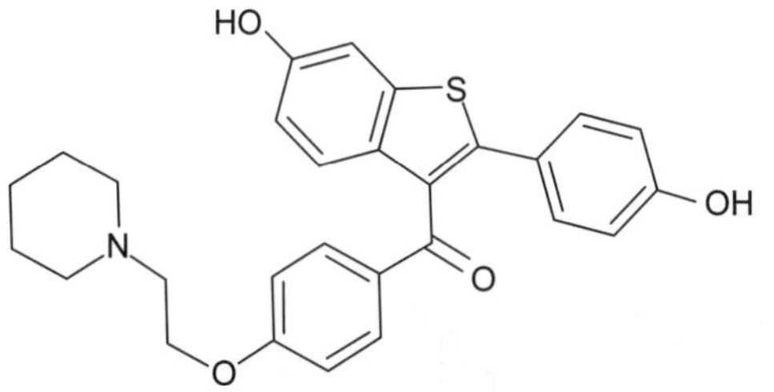

Figura 56.7 Raloxifeno.

absoluta de apenas 2%, a qual não é alterada quando ingerido com alimentos. O volume de distribuição é de 2,348 ℓ/kg e o fármaco inalterado, assim como seus metabólitos conjugados, apresenta alta ligação às proteínas plasmáticas (95%). O raloxifeno liga-se predominantemente à albumina e à alfa-1 glicoproteína ácida, mas não às globulinas, que têm afinidade pelos hormônios esteroides. O *clearance* sistêmico do raloxifeno é de 44,1 ℓ/kg/h; pelo fato de o raloxifeno e seus conjugados apresentarem circulação êntero-hepática e serem interconvertidos entre si, a meia-vida de eliminação do raloxifeno é de 27,7 h. A via de eliminação do raloxifeno é essencialmente a hepatobiliar, e 0,2% do fármaco inalterado é encontrado na urina e menos de 6% de seus metabólitos são encontrados na urina.

Em ensaio clínico multicêntrico, randomizado, duplo-cego, 7.705 mulheres menopausadas com diagnóstico de osteoporose foram tratadas com placebo (n = 2.576) ou com raloxifeno (n = 5.129), e as pacientes tratadas com raloxifeno foram divididas em dois grupos, um com 60 mg/dia e outro com 60 mg 2 vezes/dia (Cummings *et al.*, 1999). Conforme mostrado na Figura 56.8, o risco de câncer de mama em mulheres menopausadas foi reduzido em 76% em 3 anos de tratamento com raloxifeno quando comparado com o placebo.

Ensaio clínico multicêntrico, randomizado, duplo-cego comparou a eficácia do tamoxifeno e raloxifeno em 19.747 mulheres menopausadas com risco aumentado de câncer de mama no período de 5 anos (Vogel *et al.*, 2006). As pacientes foram tratadas com tamoxifeno (n = 9.872) na dose de 20 mg/dia ou raloxifeno (n = 9.875) na dose de 60 mg/dia pelo período de 5 anos. Conforme mostrado na Figura 56.9, não houve diferença significativa da incidência de câncer de mama em ambos os grupos. Entretanto, foram 36 casos de câncer de útero no grupo tratado com tamoxifeno e 23 no grupo tratado com raloxifeno (RR 0,62), sem diferença entre incidência de outros cânceres. A incidência de eventos tromboembólicos, catarata e cirurgia de catarata foi significativamente menor no grupo tratado com raloxifeno.

A dose recomendada é de 60 mg/dia, e as reações adversas mais comuns com incidência superior a 2% em relação ao placebo foram ondas de calor, câimbras nas pernas, edema periférico, síndrome gripal, artralgia e sudorese.

Antagonistas de receptores de estrógeno

Fulvestrant (Faslodex®)

O desenvolvimento do fulvestrant (Figura 56.10) foi baseado na observação de que a introdução de um grupo decametileno na posição 7-alfa do estradiol não alterava a ligação da nova molécula ao receptor de estrógeno (Bucourt *et al.*, 1978). A afinidade de ligação do fulvestrant ao receptor de estrógeno é de 0,89 quando comparada com a do estradiol (1). Na presença de fulvestrant, ocorre uma perda dos receptores de estrógeno e de progesterona da célula de câncer de mama

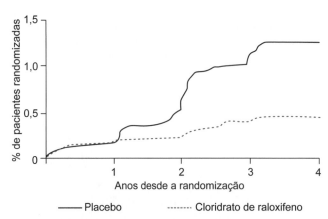

Figura 56.8 Incidência cumulativa de todos os cânceres de mama confirmados entre as participantes do ensaio clínico em cada grupo.

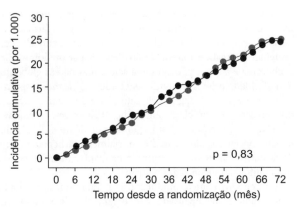

Figura 56.9 Incidência cumulativa de câncer de mama invasivo em pacientes menopausadas com alto risco de câncer de mama e tratadas com raloxifeno ou tamoxifeno.

(Wakeling, 2000), assim como da proteína Ki67 (índice de agressividade do tumor de mama).

O estrógeno liga-se com alta afinidade aos monômeros do receptor de estrógeno, resultando na dimerização desses monômeros, aumentando sua localização nuclear e permitindo a ligação dos dímeros estrógeno-receptor de estrógeno aos elementos responsivos ao estrógeno no DNA (Wakeling, 2000). Dois fatores de ativação (AF1 e AF2) dos receptores de estrógeno recrutam ativadores ou repressores da transcrição induzida pelo estrógeno. A atividade do AF1 é modulada pela via da MAPK (quinase ativada por mitógeno) e a do AF2 pelo estradiol. A ativação dos AF1 e AF2 são responsáveis pelos efeitos estrogênicos (Carlson, 2005). Por exemplo, o 4-hidroxitamoxifeno, um dos metabólitos ativos do tamoxifeno, liga-se e interage com o receptor de estrógeno de maneira semelhante ao estradiol, exceto que o AF2 não é ativado, enquanto o AF1 sim. Portanto, a transcrição dos genes responsivos ao AF2 encontra-se reduzida. A interação do fulvestrant, classificado como antiestrógeno puro, com o receptor de estrógeno é fundamentalmente diferente da interação do receptor de estrógeno com os moduladores de receptores de estrógeno como o tamoxifeno ou raloxifeno. Quando o fulvestrant se liga de maneira reversível aos monômeros do receptor de estrógeno, a dimerização é inibida e, então, tanto o AF1 quanto o AF2 ficam inativos e a translocação do receptor de estrógeno para o núcleo é reduzida, causando, portanto, uma degradação acelerada do receptor de estrógeno. O resultado é um efeito antiestrogênico puro com a inibição da expressão gênica dependente de estrógeno (Hyder et al., 1997).

Após a administração do fulvestrant via intraglútea, o volume aparente de distribuição variou entre 3 e 5 ℓ/kg. O fulvestrant é altamente ligado às proteínas plasmáticas (99%), principalmente pelas lipoproteínas VLDL, LDL e HDL. É extensamente metabolizado por várias vias metabólicas, como oxidação, hidroxilação aromática, conjugação com ácido glicurônico e sulfatação nas posições 2, 3 e 17 dos núcleos esteroides. A única enzima do CIP450 envolvida no metabolismo do fulvestrant é a CIP3A4, responsável por sua oxidação. O *clearance* sistêmico do fulvestrant é de 690 ± 226 mℓ/min, e sua eliminação se dá essencialmente pela via hepatobiliar (aproximadamente 90%) com uma meia-vida de eliminação em torno de 40 dias.

Em ensaio clínico fase III, randomizado, duplo-cego, realizado em mulheres com diagnóstico de mama avançado localmente ou metastático, com positividade para receptor de estrógeno ou progesterona, sem terem recebido terapia hormonal prévia, as pacientes foram tratadas com fulvestrant ou anastrozol (Robertson et al., 2016). O fulvestrant (n = 230) foi administrado por via intraglútea (500 mg nos dias 1, 15 e 29 do primeiro mês e 1 vez/mês depois); e o anastrozol (n = 232) foi administrado 1 mg 1 vez/dia VO. O tempo de sobrevida sem progressão da doença foi significativamente superior no grupo tratado com fulvestrant (16,6 meses) comparado com o grupo tratado com anastrozol (13,8 meses). As reações adversas mais comuns foram artralgia (17% fulvestrant *versus* 10% anastrozol) e ondas de calor (11% fulvestrant *versus* 10% anastrozol).

A dose recomendada é de 500 mg/dia, sendo administrado via intraglútea (250 mg em cada nádega) nos dias 1, 15 e 29 e, depois, uma vez por mês. No caso de pacientes com insuficiência hepática moderada (Child-Pugh B), recomenda-se a dose de 250 mg/dia. As reações adversas mais comuns com incidência maior de 5% foram dor no local da injeção, náuseas, dor óssea, artralgia, cefaleia, lombalgia, fadiga, ondas de calor, anorexia, vômitos, astenia, dor musculoesquelética, tosse, dispneia e constipação intestinal.

Inibidores não esteroides da aromatase

Anastrozol (Arimidex®)

Com um anel triazólico em sua estrutura, é um inibidor não esteroide seletivo da aromatase. Nas doses de 0,5, 1, 3, 5 e 10 mg em pacientes menopausadas com câncer de mama, causou supressão dos níveis de estradiol. Na dose recomendada de 1 mg/dia, provocou 70% de supressão dos níveis de estradiol após 24 h e 80% após 14 dias de administração diária. Mesmo quando administrado em doses de 10 mg, não alterou a secreção basal de cortisol ou aldosterona, nem a secreção estimulada por ACTH.

A inibição da aromatase se deve primariamente ao fármaco inalterado. O anastrozol (Figura 56.11) apresenta $T_{máx}$ de aproximadamente 2 h após administração VO e em jejum. A farmacocinética do anastrozol é linear entre as doses de 1 a 20 mg, sendo semelhante em voluntários sadios e em pacientes com câncer de mama. A ligação às proteínas plasmáticas é de 40%; o anastrozol é metabolizado por meio de N-dealquilação, hidroxilação e por gluconoridação, e os metabólitos não apresentam atividade farmacológica. O metabolismo hepático é responsável por 85% da eliminação do anastrozol, sendo o *clearance* renal responsável por menos de 10% do *clearance* sistêmico. A meia-vida de eliminação do anastrozol é de aproximadamente 50 h. Não há necessidade de ajuste de dose em pacientes com insuficiência hepática leve ou moderada, ou mesmo em pacientes com cirrose hepática.

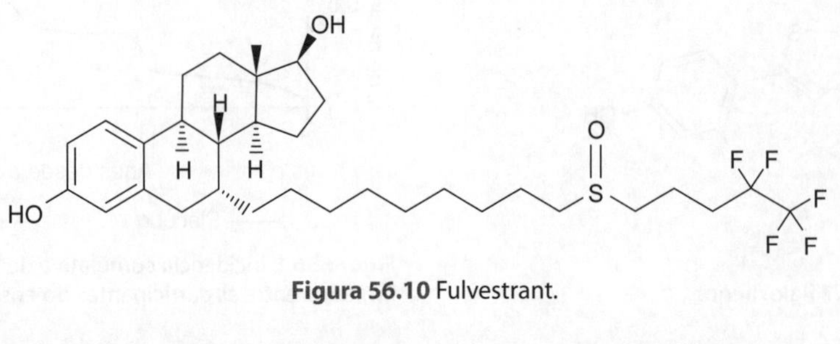

Figura 56.10 Fulvestrant.

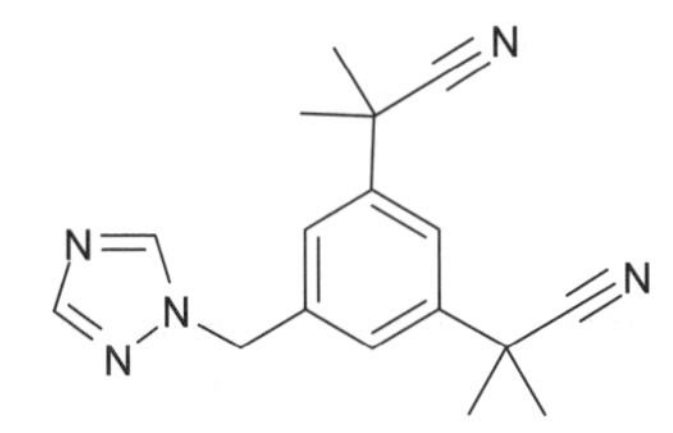

Figura 56.11 Anastrozol.

A eficácia clínica do anastrozol foi investigada em ensaio clínico multicêntrico, randomizado, realizado em 9.366 mulheres menopausadas com diagnóstico de câncer localizado com receptor hormonal positivo (Howell *et al.*, 2005). Após cirurgia (mastectomia ou quadrantectomia), as pacientes foram randomizadas para receber anastrozol 1 mg/dia (n = 3.125), ou tamoxifeno 20 mg/dia (n = 3.116) ou a associação anastrozol 1 mg/dia mais tamoxifeno 20 mg/dia (n = 3.125). Após um seguimento médio de 68 meses, o anastrozol aumentou de maneira significativa o período de sobrevida sem progressão da doença (Figura 56.12), assim como reduziu de maneira significativa o número de metástases a distância (324 com anastrozol *versus* 375 com tamoxifeno) e incidência de câncer de mama contralateral (35 com anastrozol *versus* 59 com tamoxifeno). O braço anastrozol associado ao tamoxifeno foi descontinuado após 33 meses por falta de evidência de benefício. Nesse ensaio clínico, a reação adversa mais comum (> 0,1%) que levou à descontinuação do tratamento em ambos os grupos de monoterapia foram ondas de calor, entretanto a incidência foi menor no grupo tratado com anastrozol. Nesse ensaio clínico, houve um aumento significativo de acidente vascular cerebral (2,1 *versus* 1%) e de eventos tromboembólicos venosos (3,5 *versus* 2,1%) no grupo tratado com tamoxifeno quando comparado com o grupo tratado com anastrozol.

A dose recomendada do anastrozol é de 1 mg/dia, podendo ser ingerido em jejum ou com alimentos. As reações adversas mais comuns (incidência > 10%) são ondas de calor, astenia, artrite, dor, artralgia, faringite, hipertensão, depressão, náuseas e vômitos, *rash* cutâneo, osteoporose, fraturas, insônia, edema periférico, tosse e linfedema.

Letrozol (Femara®)

Apresenta um anel triazólico como o anastrozol e é um inibidor não esteroide seletivo para a aromatase, inibindo a conversão de andrógenos em estrógenos. Mulheres tratadas com letrozol (Figura 56.13) apresentam níveis reduzidos de estrona, estradiol e sulfato de estrona, sem alterações nos níveis circulantes de cortisol, aldosterona ou hormônios tireoidianos.

O letrozol é rápida e completamente absorvido após administração VO, e sua biodisponibilidade não é alterada quando ingerido com alimentos. É metabolizado lentamente em 4,4'-metanol-bisbenzonitrilo, o qual é farmacologicamente inativo e sofre conjugação com o ácido glicurônico, sendo que 90% da dose do letrozol é recuperada na urina na forma desse conjugado. A meia-vida de eliminação é de aproximadamente 48 h e apresenta baixa ligação às proteínas plasmáticas, com volume de distribuição de 1,9 ℓ/kg. Não há necessidade de ajuste de dose em pacientes com insuficiência renal leve, moderada ou grave. Também não há necessidade de ajuste de dose em pacientes com insuficiência hepática leve ou moderada; em pacientes com insuficiência hepática grave (Child-Pugh C), observou-se uma redução de 47% do *clearance* sistêmico.

A eficácia clínica do letrozol foi investigada em ensaio clínico fase III, randomizado, duplo-cego, realizado em mulheres menopausadas com diagnóstico de câncer de mama localizado e tratado cirurgicamente (Regan *et al.*, 2011). Nesse ensaio clínico, 4.922 mulheres foram tratadas em monoterapia, com letrozol 2,5 mg/dia (n = 2.463) ou tamoxifeno 20 mg/dia (n = 2.459) por 5 anos. O letrozol causou aumento significativo do tempo de sobrevida sem progressão da doença (Figura 56.14), além de aumento da sobrevida (410 eventos com letrozol *versus* 463 com tamoxifeno) e redução da incidência de metástases a distância (309 com letrozol *versus* 339 com tamoxifeno).

A dose recomendada do letrozol é 2,5 mg/dia (em pacientes com insuficiência hepática grave ou cirrose, recomenda-se que a dose seja aplicada em dias alternados). As reações adversas mais comuns (incidência > 20%) são ondas de calor, artralgia, ruborização, astenia, edema, cefaleia, tontura, hipercolesterolemia, dor óssea e musculoesquelética.

Número de pacientes em risco

Meses	0	12	24	36	48	60	72	84	96	108	120
A	3.125	3.005	2.878	2.765	2.658	2.519	2.356	2.194	1.991	1.773	934
T	3.116	2.992	2.836	2.711	2.584	2.439	2.261	2.107	1.940	1.709	898

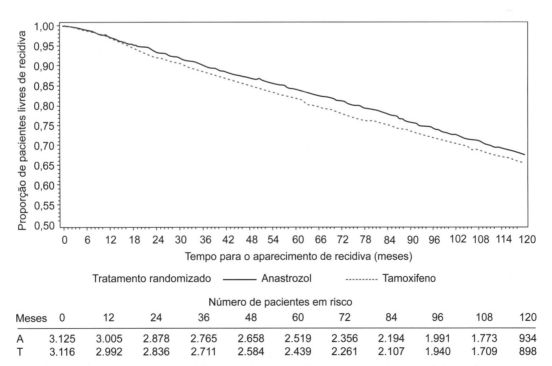

Figura 56.12 Curvas de Kaplan-Meier mostrando sobrevida livre de recidiva para todos os pacientes randomizados para ARIMIDEX ou tamoxifeno em monoterapia no ensaio clínico ATAC (intenção de tratar).

Inibidores esteroides da aromatase

Exemestane (Aromasin®)

Inibidor esteroide de característica irreversível da aromatase e estruturalmente relacionado à androstenediona.

Após a administração VO, a concentração plasmática do exemestane cai de maneira exponencial com uma meia-vida de eliminação de aproximadamente 24 h. A farmacocinética do exemestane é linear entre as doses de 10 a 200 mg. O $T_{máx}$ é de 1,2 h, e 42% do exemestane marcado com radioisótopo é absorvido pelo trato gastrintestinal. A ingestão com alimentos gordurosos aumenta em 59% a biodisponibilidade quando comparada com a ingestão feita em jejum. O exemestane (Figura 56.15) apresenta 90% de ligação às proteínas plasmáticas, ligando-se tanto à albumina quanto à alfa-1 glicoproteína ácida. É extensivamente metabolizado, e os níveis plasmáticos do fármaco inalterado são menores que 10%. Os passos iniciais do metabolismo são oxidação do grupo metileno na posição 6 e redução do grupo cetônico na posição 17, com formação de vários metabólitos secundários. Os metabólitos são inativos ou inibem a aromatase com potência inferior à do exemestane. O CIP3A4 é a principal enzima responsável pela oxidação do exemestane. Após a administração de exemestane marcado com radioisótopo em voluntárias sadias menopausadas, o total de radioatividade na urina (42%) e nas fezes (42%) foi semelhante, sendo menos de 1% eliminado na forma de fármaco inalterado.

Em ensaio clínico randomizado, duplo-cego, controlado com placebo realizado em pacientes (n = 4.560) menopausadas com idade acima de 35 anos que apresentavam aumento de risco de câncer de mama invasivo nos próximos 5 anos (RR 1,66%), as pacientes foram tratadas com exemestane (n = 2.285) 25 mg/dia ou com placebo (n = 2.275). O grupo tratado com exemestane teve redução significativa da incidência de câncer de mama invasivo (Figura 56.16). Não houve diferenças significativas da incidência de fraturas ósseas, eventos cardiovasculares, outros cânceres ou mortes relacionadas ao tratamento. A diferença observada de qualidade de vida foi considerada mínima (Goss *et al.*, 2011).

A dose recomendada de exemestane é de 25 mg/dia administrado com alimentos. As reações adversas mais comuns são ondas de calor (13%), náuseas (9%), fadiga (8%), sudorese (4%) e aumento de apetite (3%).

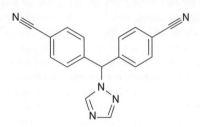

Figura 56.13 Letrozol.

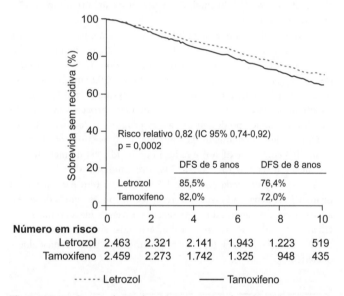

Figura 56.14 Curvas de Kaplan-Meier mostrando sobrevida sem recidiva (DFS, do inglês *disease-free survival*) em pacientes tratadas com letrozol ou tamoxifeno.

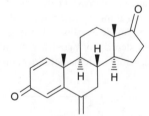

Figura 56.15 Exemestane.

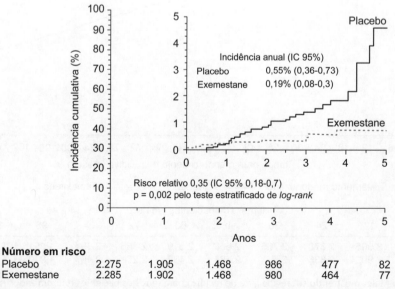

Figura 56.16 Incidência cumulativa de câncer de mama invasivo, para prevenção em mulheres menopausadas com alto risco de câncer de mama.

REFERÊNCIAS BIBLIOGRÁFICAS

Akhtar M, Wright JN, Lee-Robichaud P. A review of mechanistic studies on aromatase (CYP19) and 17α-hydroxylase-17,20-lyase (CYP17). J Steroid Biochem Mol Biol. 2011;125:2-12.

Amarneh B, Corbin CJ, Peterson JA, Simpson ER, Graham-Lorence S. Functional domains of human aromatase cytochrome P450 characterized by linear alignment and site-directed mutagenesis. Mol Endocrinol. 1993;7:1617-24.

Beatson GW. On the treatment of inoperable cases of carcinoma of the mamma: suggestions of a new method of treatment with illustrative cases. Lancet. 1896;2:162-5.

Blum M. Has tamoxifen had its day? Breat Cancer Research. 2002;4:213.

Bucourt R, Vignau M, Torelli V. New biospecific adsorbents for the purification of estradiol receptor. J Biol Chem. 1978;253:8221-8.

Buzdar AU. Endocrine therapy in the treatment of metastatic breast cancer. Semin Oncol. 2001;28:291-304.

Carlson RW. The history and mechanism of action of fulvestrant. Clin Breast Cancer. 2005;6:S5-8.

Chemoprevention Working Group (CWG). Prevention of cancer in the next millennium: report of the Chemoprevention Working Group to the American Association for Cancer Research. Cancer Res. 1999;59:4743-58.

Chen SA, Besman MJ, Sparkes RS, Zollman S, Klisak I, Mohandas T, et al. Human aromatase: cDNA cloning, Southern blot analysis, and assignment of the gene to chromosome 15. DNA. 1988;7:27-38.

Chumsri S, Howes T, Bao T, Sabnis G, Brodie A. Aromatase, aromatase inhibitors, and breast cancer. J Steroid Biochem Mol Biol. 2011;125:13-22.

Cummings SR, Eckert S, Krueger KA, Grady D, Powles TJ, Cauley JA, et al. The effect of raloxifene on risk of breast cancer in postmenopausal women. Results from the MORE randomized trial. JAMA. 1999;281:2189-97.

DeSombre ER, Smith S, Block GE, Ferguson DJ, Jensen EV. Prediction of breast cancer response to endocrine therapy. Cancer Chemotherapy Rep. 1974;58:513-9.

Dunn BK, Ford LG. From adjuvant therapy to breast cancer prevention: BCPT and STAR. Breast J. 2001;7:144-57.

Early Brest Cancer Trialists' Collaborative Group (EBCTCG). Tamoxifen for early breast cancer: an overview of the randomized trials. Lancet. 1998;351:1451-67.

Fisher B, Constatino JP, Wickerham DL, Redmond CK, Kavanah M, Cronin WM, et al. Tamoxifen for prevention of breast cancer: report of the national surgical adjuvant breast and bowel project P-1 study. J Natl Cancer Inst. 1998;90:1371-88.

Goss PE, Ingle JN, Alés-Martínez JE, Cheung AM, Chlebowski RT, Wactawski-Wende J, et al. Exemestane for breast-cancer prevention in postmenopausal women. N Engl J Med. 2011;364:2381-91.

Harada N. Aberrant expression of aromatase in breast cancer tissues. J Steroid Biochem Mol Biol. 1997;61:175-84.

Hartmann LC, Schaid DJ, Woods JE, Crotty TP, Myers JL, Arnold PG, et al. Efficacy of bilateral prophylactic mastectomy in women with a family history of breast cancer. N Engl J Med. 1999;340:77-84.

Howell A, Cuzick J, Baum M, Buzdar A, Dowsett M, Forbes JF, et al. Results of the ATAC (Arimidex, Tamoxifen, alone or in combination) trial after completion of 5 years' adjuvant treatment for breast cancer. Lancet. 2005;365:60-2.

Hyder SM, Chiappetta C, Murthy L, Stancel GM. Selective inhibition of estrogen-regulated gene expression in vivo by the pure antiestrogen ICI 182,780. Cancer Res. 1997;57:2547-9.

Kim J, Coss CC, Barrett CM, Mohler ML, Bohl CE, Li CM, et al. Role and pharmacologic significance of cytochrome P-450 2D6 in oxidative metabolism of toremifene and tamoxifen. Int J Cancer. 2012;132:1475-85.

Litton JK, Arun BK, Prown PH, Hortobagyi GN. Aromatase inhibitors and breast cancer prevention. Expert Opin Pharmacother. 2012;13:325-31.

Rebbeck TR, Levin AM, Eisen A, Snyder C, Watson P, Cannon-Albright L, et al. Breast cancer risk after bilateral prophylactic oophorectomy in BRCA1 mutation carriers. J Natl Cancer Inst. 1999;91:1475-9.

Regan MM, Neven P, Giobbie-Hurder A, Goldhirsch A, Ejlertsen B, Mauriac L, et al. Assessment of letrozole and tamoxifen alone and in sequence for postmenopausal women with steroid hormone receptor-positive breast cancer: the BIG 1-98 randomized clinical trial at 8.1 years median follow-up. Lancet Oncol. 2011;12:1101-8.

Robertson JFR, Bondarenko IM, Trishkina E, Dvorkin M, Panasci L, Manikhas A, et al. Fulvestrant 500 mg versus anastrozole 1 mg for hormone receptor-positive advanced breast cancer (FALCON): an international, randomised, double-blind, phase 3 trial. Lancet. 2016;388:2997-3005.

Vogel VG, Constantino JP, Wickerham DL, Cronin WM, Cecchini RS, Atkins JN, et al. Effects of tamoxifen vs raloxifen on the risk of developing invasive breast cancer and other disease outcomes. The NSABP study of tamoxifen and raloxifen (STAR) P-2 trial. JAMA. 2006;295:2727-41.

Vogel VG, Johnston MA, Capers C, Braccia D. Toremifene for breast cancer: a review of 20 years of data. Clin Breast Cancer. 2014;14:1-9.

Wakeling AE. Similarities and distinctions in the mode of action of different classes of antioestrogens. Endocr Relat Cancer. 2000;7:17-28.

Zembutsu H. Pharmacogenomics toward personalized tamoxifen therapy in breast cancer. Pharmagenomics. 2015;16:287-96.

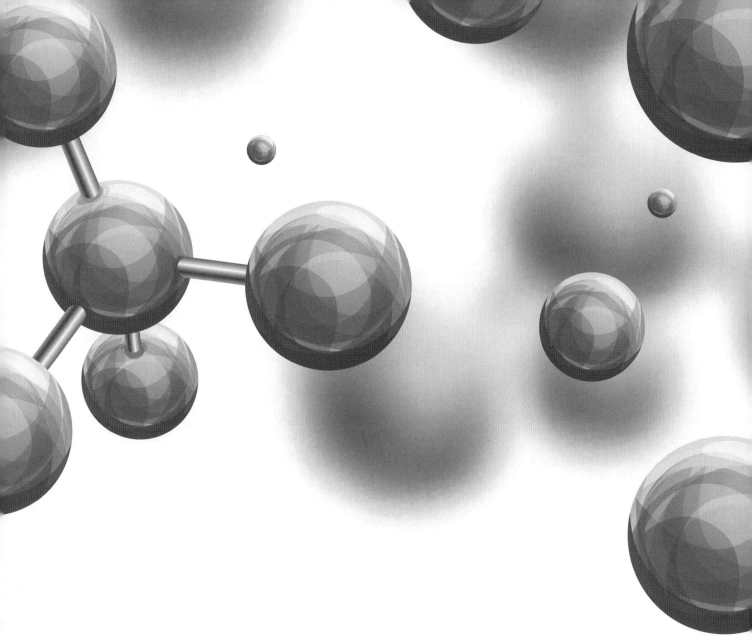

Parte 10

Fármacos em Urologia

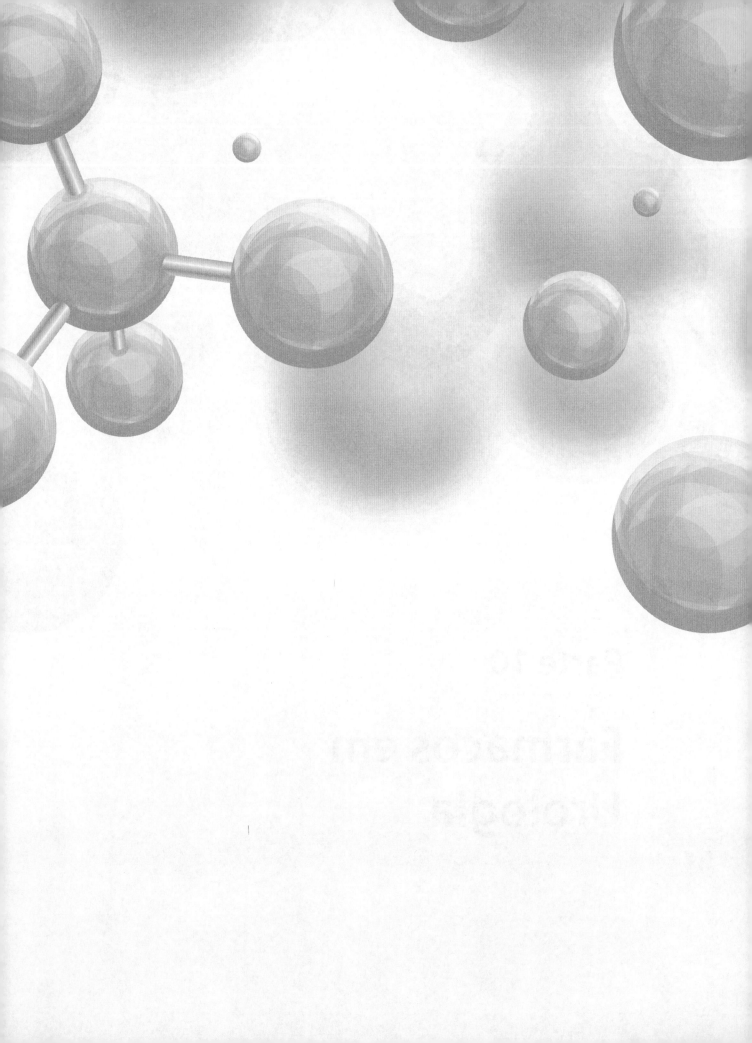

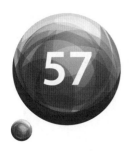

Bexiga Hiperativa

INTRODUÇÃO

A bexiga urinária tem duas funções principais: armazenagem da urina, para a qual o órgão precisa relaxar sem ou com aumento mínimo da pressão intravesical, e esvaziamento, que requer a contração do músculo liso detrusor com relaxamento simultâneo do colo e da uretra. O ciclo da micção que implica na armazenagem e no esvaziamento da bexiga é dependente da coordenação da atividade das vias aferentes e eferentes dos sistemas nervosos simpático e parassimpático, os quais regulam o tônus da musculatura lisa da bexiga, do colo e da uretra. O sistema nervoso somático controla o esfíncter externo da uretra por meio do nervo pudendo proporcionando, desse modo, certo controle sobre a micção e a continência urinária. Durante a fase de armazenagem da urina, o sistema nervoso simpático, por meio do nervo hipogástrico, relaxa a parede da bexiga (a partir de receptores adrenérgicos do tipo beta-1) e contrai o colo da bexiga (a partir de receptores adrenérgicos do tipo alfa-1) para manter a continência. Durante a fase de esvaziamento, o sistema nervoso parassimpático, pelo nervo pélvico, inicia e mantém a contração do músculo detrusor e relaxa o colo da bexiga. Além da acetilcolina, outros mediadores originados das fibras não adrenérgicas não colinérgicas são liberados, como o ATP (Burnstock, 2009). Acredita-se que o ATP inicie a contração do detrusor durante o esvaziamento e a acetilcolina, atuando em receptores muscarínicos, e mantenha a contração para permitir o esvaziamento completo da bexiga (Chancellor et al., 1992). No colo vesical, o óxido nítrico liberado induz o relaxamento durante a micção (Persson et al., 1992). Mais recentemente, observou-se que tanto o urotélio quanto o suburotélio também modulam a função vesical a partir de seu próprio sistema colinérgico e que células localizadas no suburotélio são importantes em regular a contração da bexiga (Hawthorn et al., 2000), assim como mecanismos sensórios (Birder, 2010).

A continência durante a fase de armazenamento da urina na bexiga é feita pela inibição do sistema nervoso parassimpático e pela ativação concomitante do sistema nervoso simpático, permitindo, desse modo, o relaxamento da musculatura lisa da bexiga com contração simultânea do esfíncter uretral. Quando se atinge a capacidade de armazenagem de urina da bexiga, o centro de micção pontina atua como um interruptor que alterna armazenamento e micção, causando inibição do sistema nervoso simpático e ativação do sistema nervoso parassimpático, resultando em relaxamento do esfíncter uretral e contração persistente da musculatura lisa da bexiga. As contrações espontâneas do detrusor durante o processo de armazenagem da urina são consideradas a origem dos sintomas que resultam em polaciúria e urgência, e, portanto, são o alvo da terapia à base de fármacos.

A bexiga hiperativa é uma doença crônica debilitante caracterizada por sintomas de urgência urinária com ou sem incontinência, geralmente acompanhada de polaciúria e noctúria na ausência de infecção ou outras patologias (Abrahms et al., 2002). Esses sintomas podem ser causados por aumento da atividade do músculo detrusor da bexiga, que pode ser espontânea, com contrações não provocadas do detrusor causando urgência, ou, alternativamente, em decorrência da disfunção uretrovesical (Ulahannan e Wagg, 2009). Alterações das vias sensitivas da bexiga e do urotélio também podem estar associadas à fisiopatologia da urgência miccional (Moore e Goldmanm, 2006). Embora essa condição possa afetar pessoas em qualquer idade, a prevalência aumenta de acordo com a idade. Segundo estudos europeus e canadenses, a prevalência da bexiga hiperativa foi estimada em 16,6% em pessoas acima de 40 anos de idade, sendo noctúria e urgência miccional os sintomas mais frequentemente relatados (Irwin et al., 2006). Para a maioria dos pacientes, a etiologia responsável pela bexiga hiperativa é desconhecida, mas várias associações são reconhecidas como agentes importantes, como lesão neurológica (esclerose múltipla, traumatismo medular), degeneração neurológica (doença de Parkinson) e obstrução do fluxo urinário vesical, comumente conhecido como LUTS (Andersson, 2004). A bexiga hiperativa afeta profundamente a qualidade de vida do paciente não só devido ao estresse causado pela incontinência urinária, mas também em razão da imprevisibilidade dos sintomas, sendo que a urgência urinária está associada ao aumento do número de quedas e fraturas em pacientes idosos (Brown et al., 2000). A Figura 57.1 mostra o funcionamento normal da bexiga e no caso da bexiga hiperativa (Ouslander, 2004). O tratamento de pacientes com bexiga hiperativa envolve intervenções comportamentais, farmacológicas e cirúrgicas, dependendo da gravidade e da resposta terapêutica. Neste capítulo, será revista a abordagem terapêutica por fármacos.

FÁRMACOS QUE ATUAM NO SISTEMA NERVOSO PARASSIMPÁTICO

Estudos moleculares de bexiga humana identificaram quantidades semelhantes de RNA mensageiro dos genes que codificam a expressão dos subtipos de receptores muscarínicos M_2 e M_3, entretanto não foi identificada expressão para os receptores muscarínicos dos subtipos M_1, M_4 e M_5 (Yamaguchi et al., 1996). Em nível proteico, estudos com imunoprecipitação e de ligação com radioisótopos confirmaram a presença dos receptores muscarínicos M_2 e M_3 em várias espécies animais, inclusive a humana (Yamanishi et al., 2000). Nesses estudos, notou-se uma preponderância do subtipo M_2 (aproximadamente 70%) quando comparado com o subtipo M_3 (aproximadamente 30%), contudo essa proporção pode variar de acordo com a espécie animal (Sellers e Chess-Williams, 2012). Apesar da preponderância dos receptores M_2, é a população dos receptores do subtipo M_3 que media a resposta contrátil in vitro em todas as espécies estudadas, inclusive a humana (Fetscher et al., 2002). No músculo detrusor da bexiga, a ativação dos receptores M_3 causa hidrólise do fosfatidilinositol, levando à formação de inositol trifosfato e diacilglicerol, com consequente liberação de cálcio de depósitos intracelulares como influxo de cálcio extracelular (Hegde e Eglen, 1999). O papel modulador dos receptores muscarínicos M_2 é

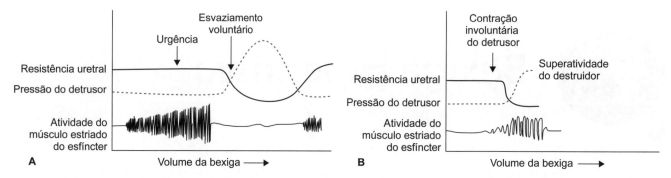

Figura 57.1 A. Normalmente, conforme o volume da bexiga aumenta, o músculo detrusor funciona como um balão complacente, mantendo, desse modo, a pressão intravesical baixa (em geral menor que 10 cm de água), sendo substancialmente menor que a pressão causada pela resistência uretral. Conforme o volume da bexiga aumenta, a atividade dos músculos estriados do esfíncter uretral aumenta. A vontade de urinar geralmente ocorre quando o volume urinário está entre 300 e 400 mℓ, quando cessa a atividade muscular do esfíncter, a resistência uretral cai e a contração fásica do detrusor esvazia a bexiga. **B.** Em pacientes com bexiga hiperativa, contrações involuntárias do detrusor causam urgência miccional e podem precipitar perda urinária dependendo da resposta do esfíncter. Contrações involuntárias do detrusor podem ocorrer com qualquer volume urinário; entretanto, geralmente se dá com volumes inferiores a 200 mℓ. A atividade dos músculos estriados do esfíncter é a resposta causada pelas contrações involuntárias do detrusor. A hiperatividade do detrusor pode ser neurogênica ou idiopática, acompanhada ou não de urgência miccional.

um pouco questionável e acredita-se que, em *in vitro*, não tenha papel relevante na contração da musculatura do detrusor. Os receptores M_2 são acoplados à proteína $G_{i/o}$ e inibem a adenilato ciclase; portanto, poderiam contribuir para a contração da bexiga por meio da inibição do relaxamento induzido pelo AMP cíclico (AMPc). Assim, a ativação dos receptores M_2 pode impedir o relaxamento causado pela ativação dos receptores adrenérgicos do tipo beta. É interessante observar que estudos realizados em camundongos *knock-out* para o receptor M_2 revelaram efeito discreto nos parâmetros cistométricos (Igawa *et al.*, 2004).

Os receptores muscarínicos também estão localizados nas varicosidades nervosas pré-juncionais simpáticas e parassimpáticas e modulam a liberação de neurotransmissores. De maneira geral, a estimulação dos receptores muscarínicos M_1 aumenta, enquanto a estimulação dos receptores muscarínicos M_2 diminui a liberação de acetilcolina (Chess-Williams, 2002). Na bexiga do camundongo, observou-se que o carbacol inibiu a liberação de norepinefrina de terminais simpáticos, resposta que foi reduzida em camundongos *knock-out* para o receptor M_2 e abolida em camundongos *knock-out* para os receptores M_2/M_4 (Trendelenburg *et al.*, 2005).

Conforme será revisto adiante, oito antagonistas muscarínicos estão atualmente disponíveis para o tratamento de bexiga hiperativa. Esses antagonistas muscarínicos apresentam diferença em estrutura, seletividade para os subtipos de receptores muscarínicos e seletividade vesical e têm, portanto, perfil distinto de reações adversas. Eles são considerados fármacos de primeira linha para o tratamento tanto da bexiga hiperativa quanto da incontinência urinária, entretanto apresentam reações adversas, como xerostomia, constipação intestinal, cefaleia e embaçamento da visão devido às suas ações nos receptores muscarínicos das glândulas salivares, na musculatura do trato gastrintestinal, no esfíncter da íris e na musculatura ciliar, principalmente nos receptores muscarínicos do subtipo M_3 (Hegde *et al.*, 2004). Entre as reações adversas mencionadas anteriormente, a xerostomia é de longe a mais frequente. A Tabela 57.1 mostra a afinidade dos oito antagonistas muscarínicos utilizados clinicamente para o tratamento da bexiga hiperativa pelos cinco subtipos de receptores muscarínicos.

Nota-se que a darifenacina, a soilfenacina e a imidafenacina apresentam discreta seletividade para o receptor M_3, o mais relevante em relação ao funcionamento da bexiga, sendo talvez essa seletividade responsável pela melhor tolerabilidade. A afinidade pelo receptor M_3 é essencial para a eficácia clínica, sendo que quanto maior a afinidade, como no caso da oxibutinina, maior a potência; entretanto, quanto maior a seletividade em relação ao receptor M_2, menores reações

Tabela 57.1 Afinidades de antagonistas dos receptores muscarínicos em uso clínico.

Antagonista	M_1	M_2	M_3	M_4	M_5
Tolterodina	7,8	8	8,3	8,6	8,6
Darifenacina	7,2	7	8,4	7,5	7,6
Solifenacina	7,6	6,8	7,9	7	7,5
Oxibutinina	8,6	8,2	9,2	8,7	8
Propiverina	6,6	5,8	6,4	6,5	6,4
Trospium	8,5	8,9	9	8,8	8,2
Fesoterodina	8	7,7	7,4	7,3	7,5
Imidafenacina	8,1	7,6	8,8	8	8,6

Nota: todos os valores são de dados de ligação de radioisótopos a receptores humanos expressos em células CHO.

adversas o fármaco poderá causar, pois terá menor efeito nos receptores M_2 cardíacos, um fato importante quando se observa que a incidência de bexiga hiperativa é maior nos idosos.

Propiverina (Detrunorm®)

Trata-se de um do ácido benzílico de ação mista, visto que atua como antagonista dos receptores colinérgicos muscarínicos e inibe os canais de cálcio do músculo detrusor (Zhu *et al.*, 2008).

A propiverina (Figura 57.2) é metabolizada no fígado em 1-metil-4-piperidil benzilato, em N-óxido 1-metil-4-piperidil difenilpropóxi-acetato e em N-óxido 1-metil-4-piperidil benzilato, os quais apresentam atividade farmacológica (Haustein e Hüller, 1988). É importante ressaltar que esses metabólitos, além da ação anticolinérgica, também apresentam efeito nos canais de cálcio da bexiga urinária de

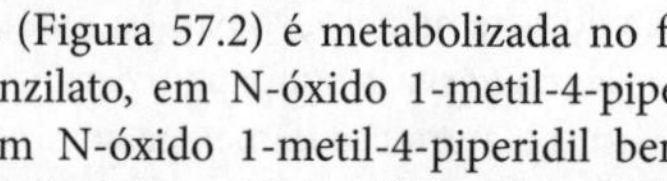

Figura 57.2 Propiverina.

ratos e cobaias, e é possível que essa atividade espasmolítica contribua para a ação terapêutica da propiverina. O metabólito N-óxido 1-metil-4-piperidil benzilato é equipotente à propiverina; após administração oral de propiverina, a bexiga apresenta alta concentração desse metabólito, o que pode contribuir para o efeito seletivo e de longa duração da propiverina (Yoshida et al., 2009).

A eficácia e a segurança da propiverina no tratamento da bexiga hiperativa foram avaliadas a partir de revisão sistemática e metanálise (Huang et al., 2015). A propiverina foi considerada superior ao placebo em relação à redução do número médio de micções/24 h, episódios de urgência/24 h, episódios de incontinência/24 h; entretanto, não causou redução dos episódios de noctúria/24 h (Figura 57.3).

A metanálise também revelou que, em relação ao placebo, a propiverina causa aumento da incidência de distúrbios da visão, xerostomia, constipação intestinal e disúria (Figura 57.4).

A propiverina está disponível em comprimidos de liberação imediata (15 mg) e em cápsulas de liberação estendida (30 mg). O comprimido de liberação imediata pode ser utilizado de 2 a 4 vezes/dia, dependendo da resposta e da tolerabilidade, enquanto a cápsula de liberação estendida 1 vez/dia. As reações adversas mais comuns são xerostomia, distúrbios da acomodação visual e constipação intestinal. Mais raramente, pode causar náuseas, vômitos, fadiga, tremor, ruborização e retenção urinária.

Tolterodina (Detrusitol®)

Derivado fenil-propanamínico (Figura 57.5), com atividade antimuscarínica (bloqueando receptores M_2 e M_3), foi o primeiro fármaco antimuscarínico desenvolvido especificamente para tratamento da bexiga hiperativa. Ele apresenta a mesma eficácia que a oxibutinina, entretanto é associado a uma redução significativa de xerostomia, reação adversa comum em pacientes que utilizam oxibutinina (Clemett e Jarvis, 2001). Esse perfil mais seletivo para a bexiga observado *in vivo* resulta do fato de seu efeito ser mais longo na bexiga quando comparado com o efeito exercido nas glândulas salivares (Stahl et al., 1995).

Em estudo farmacocinético realizado em voluntários sadios aos quais se administrou tolterodina marcada com radioisótopo por via oral (VO) na forma farmacêutica de solução, foi observada 77% de absorção. A farmacocinética da tolterodina é linear entre as doses de 1 a 4 mg e a biodisponibilidade aumenta em 53% quando administrada com alimentos. É altamente ligada às proteínas plasmáticas (fu = 3,7%), primariamente à alfa-1 glicoproteína ácida. O volume de distribuição da tolterodina após administração intravenosa (IV) é de 113 ± 26,7 ℓ. A tolterodina é extensivamente metabolizada pelo fígado após administração oral, predominantemente por oxidação pelo CIP2D6, formando o metabólito ativo 5-hidroximetil-tolterodina. Em pacientes que não expressam CIP2D6 (7% da população), ocorre dealquilação

Ensaio clínico ou subgrupo	Propiverina Média	Propiverina DP	Propiverina Total	Placebo Média	Placebo DP	Placebo Total	Peso (%)	Diferença média IV, fixo, IC 95%
Mudança de micções/24 h								
Gotoh M (2011)	1,86	1,86	284	1,36	1,67	270	27,8	0,50 (0,21-0,79)
Homma Y (2009)	1,8	1,86	305	1,08	1,62	143	21,1	0,72 (0,38-1,06)
Lee KS (2009)	3,56	3,218	142	2,58	4,182	79	2,1	0,98 (–0,08-2,04)
Yamaquchi O (2007)	1,87	2,7	384	0,94	2,29	395	19,4	0,93 (0,58-1,28)
Yamaquchi O (2013)	1,85	2,1	559	1,44	2,23	373	29,5	0,41 (0,12-0,70)
Total (IC 95%)			**1.674**			**1.260**	**100**	**0,61 (0,46-0,77)**
Heterogeneidade: Chi² = 6,47, df = 4 (p = 0,17); I² = 38%								
Teste para o efeito geral: Z = 7,75 (p < 0,00001)								
Mudança na urgência/24 h								
Gotoh M (2011)	2,84	2,52	284	1,99	2,59	270	25,7	0,85 (0,42-1,28)
Yamaquchi O (2007)	2,3	3,08	384	1,28	2,9	395	26,4	1,02 (0,60-1,44)
Yamaquchi O (2013)	1,94	2,45	559	1,51	2,33	373	47,9	0,43 (0,12-0,74)
Total (IC 95%)			**1.227**			**1.038**	**100**	**0,69 (0,48-0,91)**
Heterogeneidade: Chi² = 5,58, df = 2 (p = 0,06); I² = 64%								
Teste para efeito geral: Z = 6,3 (p < 0,00001)								
Mudança na incontinência de urgência/24 h								
Gotoh M (2011)	1,18	1,64	284	0,68	1,04	270	40,6	0,50 (0,27-0,73)
Yamaquchi O (2007)	1,19	2,2	262	0,69	2	260	16,2	0,50 (0,14-0,86)
Yamaquchi O (2013)	1,04	1,25	393	0,92	1,49	255	43,2	0,12 (–0,10-0,34)
Total (IC 95%)			**939**			**785**	**100**	**0,34 (0,19-0,48)**
Heterogeneidade: Chi² = 6,47, df = 2 (p = 0,04); I² = 69%								
Teste para o efeito geral: Z = 4,54 (p < 0,00001)								
Mudança na noctúria/24 h								
Gotoh M (2011)	0,29	0,61	284	0,25	0,69	270	35,8	0,04 (–0,07-0,15)
Lee KS (2009)	0,52	1,012	142	0,42	1,039	79	5,3	0,10 (–0,18-0,38)
Yamaquchi O (2007)	0,43	1,21	348	0,3	0,91	361	16,9	0,13 (–0,03-0,29)
Yamaquchi O (2013)	0,49	0,83	489	0,42	0,63	329	42,0	0,07 (–0,03-0,17)
Total (IC 95%)			**1.263**			**1.039**	**100**	**0,07 (0,01-0,14)**
Heterogeneidade: Chi² = 0,89, df = 3 (p = 0,83); I² = 0%								
Teste para o efeito geral: Z = 2,14 (p = 0,03)								

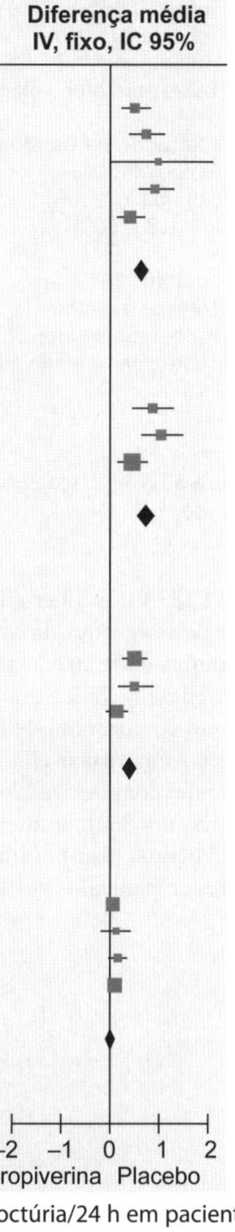

-2 -1 0 1 2
Propiverina   Placebo

Figura 57.3 Alteração no número médio de micções/24 h, urgência/24 h, incontinência urinária na urgência/24 h e da noctúria/24 h em pacientes tratados com propiverina ou placebo.

Ensaio clínico ou subgrupo	Propiverina Eventos	Propiverina Total	Placebo Eventos	Placebo Total	Peso (%)	Risco relativo M-H, fixo, IC 95%
Mudança de visão turva						
Gotoh M (2011)	1	291	0	274	3,5	2,83 (0,11-69,88)
Homma Y (2009)	12	306	3	145	26,7	1,93 (0,54-6,95)
Lee KS (2009)	1	142	2	79	17,4	0,27 (0,02-3,06)
Yamaquchi O (2007)	15	400	8	405	52,3	1,93 (0,81-4,61)
Total (IC 95%)		**1.139**		**903**	**100**	**1,67 (0,87-3,23)**
Total de eventos	29		13			
Heterogeneidade: $Chi^2 = 2,42$, df = 3 (p = 0,49); $I^2 = 0\%$						
Teste para o efeito geral: Z = 1,54 (p = 0,12)						
Alteração da incidência xerostomia						
Gotoh M (2011)	57	291	10	274	18,9	6,43 (3,21-12,88)
Homma Y (2009)	122	306	20	145	37,2	4,14 (2,45-7,00)
Lee KS (2009)	14	142	2	79	5,3	4,21 (0,93-19,03)
Yamaquchi O (2007)	103	400	23	405	38,7	5,76 (3,58-9,28)
Total (IC 95%)		**1.139**		**903**	**100**	**5,20 (3,83, 7,08)**
Total de eventos	296		55			
Heterogeneidade: $Chi^2 = 1,33$, df = 3 (p = 0,72); $I^2 = 0\%$						
Teste para o efeito geral: Z = 10,5 (p < 0,00001)						
Alteração na incidência na constipação						
Gotoh M (2011)	18	291	6	274	17,4	2,95 (1,15-7,53)
Homma Y (2009)	42	306	11	145	38,6	1,94 (0,97-3,89)
Lee KS (2009)	5	142	0	79	1,8	6,36 (0,35-116,54)
Yamaquchi O (2007)	45	400	16	405	42,2	3,08 (1,71-5,55)
Total (IC 95%)		**1.139**		**903**	**100**	**2,68 (1,79-4,00)**
Total de eventos	110		33			
Heterogeneidade: $Chi^2 = 1,43$, df = 3 (p = 0,7); $I^2 = 0\%$						
Teste para efeito global: Z = 4,81 (p < 0,00001)						
Alteração na incidência de disúria						
Gotoh M (2011)	2	291	0	274	20,9	4,74 (0,23-99,19)
Homma Y (2009)	6	306	1	145	54,3	2,88 (0,34-24,15)
Lee KS (2009)	7	142	0	79	24,8	8,80 (0,50-156,16)
Total (IC 95%)		**739**		**498**	**100**	**4,74 (1,08-20,76)**
Total de eventos	15		1			
Heterogeneidade: $Chi^2 = 0,39$, df = 2 (p = 0,82); $I^2 = 0\%$						
Teste para o efeito geral: Z = 2,06 (p = 0,04)						

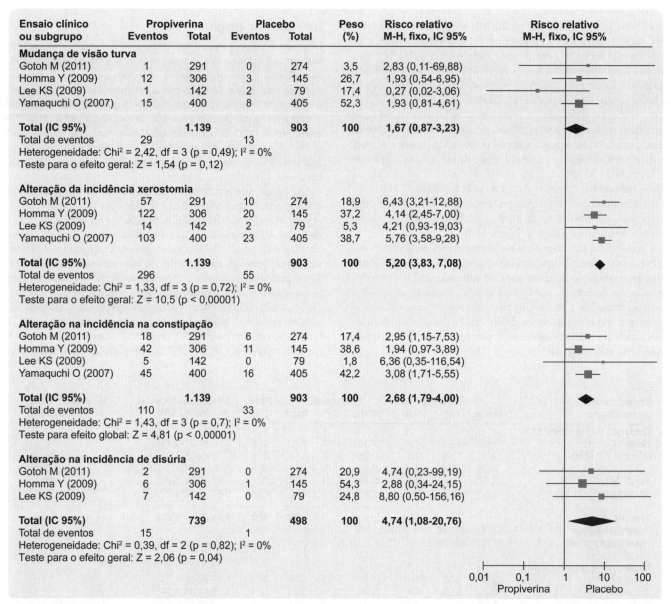

Figura 57.4 Alterações na incidência de xerostomia, constipação, visão turva e dificuldade de micção em pacientes tratados com propiverina ou placebo.

pelo CIP3A4. A tolterodina é eliminada essencialmente via renal, e a dose deve ser reduzida em pacientes que apresentam *clearance* renal de creatinina entre 10 e 30 mℓ/min.

A eficácia clínica e a tolerabilidade da tolterodina (administrada VO em comprimido de liberação estendida) foram comparadas com placebo em ensaio clínico randomizado, duplo-cego, realizado em pacientes com bexiga hiperativa e noctúria (Nitti *et al*., 2006). Os pacientes (n = 850) foram randomizados para receber tolterodina (4 mg 1 vez/dia) ou placebo, administrada 4 h antes de irem dormir. Eles foram acompanhados por 12 semanas e tinham de completar um diário

Figura 57.5 Tolterodina.

miccional no qual se relatava a gravidade da urgência miccional em uma escala de 5 pontos (1 = sem urgência, 5 = incontinência) durante 7 dias: os resultados foram estratificados em total (1 a 5), pacientes sem bexiga hiperativa (1 a 2), pacientes com bexiga hiperativa (3 a 4) e pacientes com bexiga hiperativa grave (5). A análise final incluiu 513 pacientes (243 placebo, 270 tolterodina). Conforme mostrado na Figura 57.6, a tolterodina não afetou a micção de pacientes sem bexiga hiperativa, entretanto reduziu de maneira significativa a taxa de urgência naqueles com bexiga hiperativa, inclusive nos casos graves. A única reação adversa mais frequente no grupo tratado com tolterodina quando comparado com placebo foi xerostomia (9 *versus* 2%).

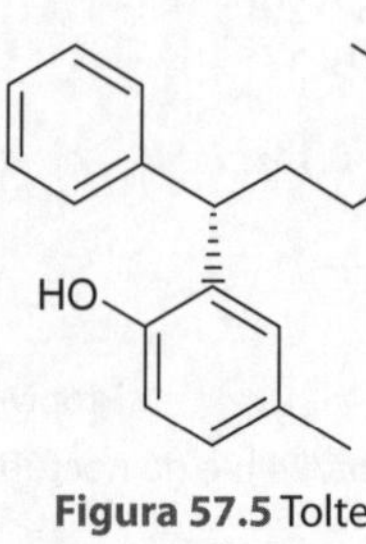

A dose recomendada é de 4 mg 1 vez/dia na forma farmacêutica de liberação estendida, a qual pode ser reduzida para 2 mg dependendo da eficácia e da tolerabilidade, embora essa dose apresente limitada eficácia quando comparada com a de 4 mg.

Oxibutinina (Ditropan®)

Amina terciária que atua como antagonista relativamente seletivo para os receptores muscarínicos M_1 e M_3 (Nilvebrant *et al*., 1997), apresenta, entretanto, maior afinidade para inibição de receptores muscarínicos

na glândula parótida do que na bexiga, causando, portanto, importante inibição da secreção salivar (Waldeck *et al.*, 1997). É interessante ressaltar que a oxibutinina (Figura 57.7) também inibe as contrações da musculatura lisa da bexiga humana *in vitro* induzida não apenas por carbacol (agonista muscarínico), mas também por KCl e CaCl2, as quais são resistentes à atropina. Esses resultados sugerem que a oxibutinina atue também como antagonista de canais de cálcio (Yamada *et al.*, 2018).

A oxibutinina quando administrada na forma farmacêutica de comprimido de liberação imediata apresenta biodisponibilidade absoluta de aproximadamente 6% em virtude do efeito de primeira passagem (MacDiarmid, 2009). O metabólito primário gerado pelas enzimas do CIP450 é a N-desetilóxi-butinina, que possivelmente é o principal responsável pela xerostomia observada entre 17 e 93% dos pacientes que utilizam essa formulação. Cabe enfatizar que a xerostomia está associada às concentrações plasmáticas altas do metabólito, e não do fármaco inalterado (Sathyan *et al.*, 2001).

A forma farmacêutica de oxibutinina transdérmica foi desenvolvida com o intuito de reduzir a formação de metabólitos produzidos pelo efeito de primeira passagem após a administração oral de oxibutinina, que são primariamente responsáveis pelos efeitos colaterais anticolinérgicos (Appell *et al.*, 2003). Além disso, a administração transdérmica de oxibutinina (TDS) limita o incômodo dos comprimidos diários, evita os lapsos de memória e reduz a intensidade das interações farmacocinéticas, vantagens particularmente interessantes na população mais idosa, que é a que apresenta maior risco de desenvolver bexiga hiperativa. Outra vantagem da TDS é que permite uma taxa constante de administração do fármaco e, portanto, facilita a estabilização dos níveis plasmáticos (cinética de ordem zero; Nitti *et al.* 2006).

A eficácia e a segurança da forma farmacêutica de TDS foram avaliadas em ensaio clínico randomizado, duplo-cego, controlado com placebo, em pacientes diagnosticados com bexiga hiperativa (Dmochowski *et al.*, 2002). Os pacientes foram tratados por 12 semanas com TDS 1,3, 2,6 e 3,9 mg ou placebo, administrado 2 vezes/semana. Conforme mostrado na Figura 57.8, a oxibutina TDS 3,9 mg causou redução significativa no número de episódios de incontinência urinária.

As reações adversas mais comuns foram aquelas no local da aplicação, como eritema (3,1%, 4,5% e 5,6% para 1,3, 2,6 e 3,9 mg, respectivamente, *versus* 2,3% com placebo) e prurido (10,8%, 13,5% e 16,8% para 1,3, 2,6 e 3,9 mg, respectivamente, *versus* 6,1% com placebo). A reação adversa de caráter colinérgico mais frequente foi a xerostomia, mas sua ocorrência foi similar entre os pacientes tratados com oxibutinina (7%) e placebo (8,3%).

Tróspio (Regurin®)

Diversamente dos demais antimuscarínicos que apresentam estrutura química de amina terciária, o tróspio tem um amônio quaternário (Figura 57.9), o que o torna particularmente benéfico em pacientes idosos. Por sua hidrofilicidade e a presença do amônio quaternário, é altamente improvável que atravesse a barreira hematoencefálica. Além disso, grande parte do fármaco é eliminada de forma inalterada na urina, reduzindo o risco de interações farmacocinéticas, particularmente importante em pacientes idosos que, com frequência, utilizam vários medicamentos (McFerren e Gomelsky, 2015). Essa via de eliminação também sugere a possibilidade de efeito local do tróspio no urotélio, um sítio onde se concentra a maior parte dos receptores muscarínicos.

A biodisponibilidade absoluta após administração oral de 20 mg de tróspio varia entre 4 e 16,1%, reduzida significativamente quando de sua ingestão com alimentos. Portanto, a recomendação é que o tróspio seja ingerido 1 h antes da refeição. O $T_{máx}$ ocorre entre 5 e 6 h, a ligação às proteínas plasmáticas varia entre 50 e 85% e o volume de distribuição aparente após administração oral de 20 mg (comprimido de liberação imediata) foi de 395 ± 140 ℓ. A meia-vida de eliminação após administração oral é de aproximadamente 20 h. Após administração oral do fármaco marcado com radioisótopo, 85,2% da radioatividade administrada foi recuperada nas fezes e 5,8% na urina, e 60% da

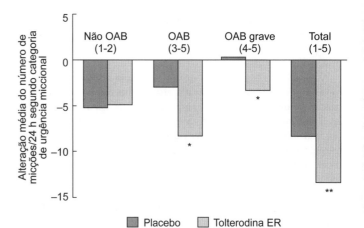

Figura 57.6 Alteração em relação à linha de base do número de micções em 24 h caracterizadas pela categoria de urgência urinária. A avaliação foi feita na semana 12 de tratamento com placebo ou tolterodina ER. *p < 0,05; **p < 0,01.

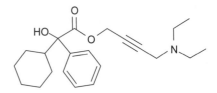

Figura 57.7 Oxibutinina.

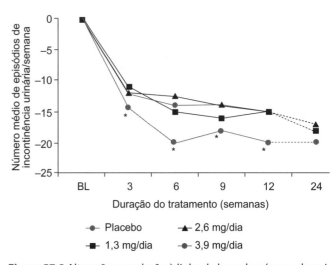

Figura 57.8 Alteração em relação à linha de base do número de episódios de incontinência urinária/semana durante o período de tratamento duplo-cego de 12 semanas com oxibutinina 1,3, 2,6 ou 3,9 mg 3 vezes/dia ou placebo. *Diferença significativa em relação ao placebo.

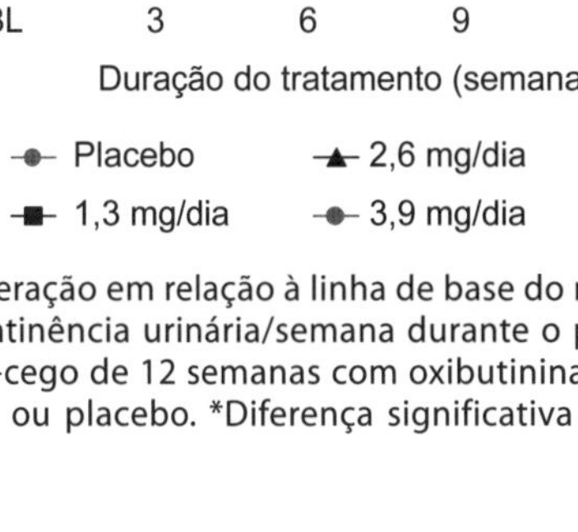

Figura 57.9 Tróspio.

radioatividade na urina era do fármaco na forma inalterada. O *clearance* renal do tróspio é de 29,07 ℓ/h, quatro vezes superior à taxa de filtração glomerular, indicando que a secreção tubular ativa constitui a principal via de eliminação do fármaco.

A eficácia e a segurança do tróspio no tratamento da bexiga hiperativa foram demonstradas em um ensaio clínico fase III, em que o tróspio 20 mg 2 vezes/dia foi comparado com placebo e os pacientes avaliados após 12 semanas. A avaliação foi feita por meio do questionário *Indevus Urgency Severity Scale* (IUSS), visto que a urgência miccional representa um sintoma-chave e que afeta de maneira negativa a qualidade de vida do paciente (Staskin, 2006). O tróspio causou redução significativa na pontuação quando comparado com a linha de base em relação ao placebo (Figura 57.10).

O tratamento com tróspio foi associado a maior incidência de xerostomia (20,1 *versus* 5,8%) e constipação intestinal (9,6 *versus* 4,6%) quando comparado com placebo. Não foram observadas reações adversas no sistema nervoso central quando comparado com placebo: alteração da acomodação visual (0% com tróspio e 0,8% com placebo), sonolência (0,3% com tróspio e 0,2% com placebo), tontura (1,5% com tróspio e 1% com placebo) e ansiedade (0,2% com tróspio e 0,1% com placebo). O tróspio também está disponível na forma farmacêutica de cápsula de liberação prolongada (Sanctura XR®) na dose de 60 mg/dia, ingerido 1 h antes da refeição. Não há estudos comparando uma formulação com a outra até o momento.

Solifenacina (Vesicare®)

Derivado do ácido butanedioico que em estudos de *binding* para receptores muscarínicos humanos M_1, M_2, M_3, M_4 e M_5 apresentou K_i de 26, 170, 12, 110 e 31 nM, respectivamente (Ohtake *et al.*, 2007). A solifenacina (Figura 57.11) bloqueia não somente os receptores muscarínicos pós-juncionais, como também modula a liberação de acetilcolina dos terminais nervosos colinérgicos no músculo detrusor humano (Masunga *et al.*, 2008).

A farmacocinética da solifenacina é linear entre as doses de 5 a 10 mg. Após a administração oral, o $T_{máx}$ é atingido entre 3 e 8 h. A biodisponibilidade absoluta da solifenacina é de aproximadamente 90%, a qual não é afetada de maneira significativa quando ingerida com alimentos. Solifenacina liga-se às proteínas plasmáticas (98%), principalmente à alfa-1 glicoproteína ácida e tem um volume de distribuição aparente de 600 ℓ, entretanto não se distribui no sistema nervoso central (Hoffstetter e Leong, 2009). É extensivamente metabolizada no fígado pelo CIP3A4 por meio da N-oxidação do anel quinuclidínico e da 4R-hidroxilação do anel tetrahidroisoquinolínico. A meia-vida de eliminação da solifenacina varia entre 45 e 68 h.

Em uma análise retrospectiva de quatro ensaios clínicos duplo-cegos, randomizados, grupos paralelos e controlados com placebo, pacientes idosos com diagnóstico de bexiga hiperativa foram tratados com solifenacina por 12 semanas e estendido para 40 semanas (Wagg *et al.*, 2005). A solifenacina (5 e 10 mg/dia) foi considerada superior ao placebo na redução de episódios de incontinência em 24 h (Figura 57.12 A), episódios de urgência miccional em 24 h (Figura 57.12 B), número de micções em 24 h (Figura 57.12 C) e provocou aumento significativo do volume urinário (Figura 57.12 D).

As reações adversas mais comuns associadas ao uso da solifenacina são xerostomia (10,9 *versus* 4,2% placebo), constipação intestinal (5,4 *versus* 2,9% placebo), alteração da visão (3,8 *versus* 1,8% placebo) e dispepsia (1,4 *versus* 1% placebo). A dose recomendada é de 5 mg/dia, podendo ser tomada em jejum ou com alimentos. Caso a dose de 5 mg/dia seja bem tolerada, dependendo da necessidade terapêutica, pode ser aumentada para 10 mg/dia.

Darifenacina (Enablex®)

Tem na estrutura uma amina terciária positiva e atua como um inibidor potente, competitivo e seletivo para o receptor muscarínico M_3. Em células de ovário de hamster chinês que expressam receptores muscarínicos M_1-M_5, as constantes de afinidade da darifenacina (pKi) foram 8,2, 7,4, 9,1, 7,3 e 8, demonstrando 9 a 59 vezes maior seletividade para os receptores M_3 quando comparado com os demais receptores muscarínicos (Zinner, 2007).

A darifenacina (Figura 57.13) é rápida e completamente absorvida no trato gastrintestinal após administração oral; na forma farmacêutica de liberação estendida, o $T_{máx}$ ocorre após 7 h, e a biodisponibilidade não é afetada por alimentos. Apresenta alta ligação às proteínas plasmáticas (98%) com volume aparente de distribuição de 163 ℓ. A biodisponibilidade absoluta varia entre 15 e 19%, e a meia-vida de eliminação entre 13 e 19 h. A darifenacina é extensivamente metabolizada no fígado pelo CIP3A4 e pelo CIP2D6, entretanto os metabólitos não contribuem para o efeito terapêutico da darifenacina. A administração do fármaco marcado com radioisótopo em voluntários sadios demonstrou que 60% da radioatividade é recuperada na urina e 40% nas fezes. O *clearance* sistêmico estimado para a darifenacina é de 40 ℓ/h.

A eficácia e a segurança da darifecina foram avaliadas em ensaio clínico duplo-cego, multicêntrico, randomizado, controlado com placebo, em 561 pacientes com diagnóstico de bexiga hiperativa (Haab *et al.*, 2004). Após duas semanas de observação, os pacientes foram tratados com darifenacina 3,75 mg/dia (n = 53), 7,5 mg/dia (n = 229), 15 mg/dia (n = 115) ou placebo (n = 164) por 12 semanas. Conforme mostrado na Figura 57.14, a darifenacina nas doses de 7,5 mg/dia e 15 mg/dia reduziu de maneira significativa o número de episódios de incontinência urinária na semana.

A darifenacina também reduziu nas doses de 7,5 mg/dia e 15 mg/dia de maneira significativa o número de micções/dia, número de episódios de urgência/dia e gravidade da urgência, entretanto não causou redução dos episódios de noctúria. A Tabela 57.2 mostra as reações adversas mais frequentes que tiveram incidência superior a 3% quando comparadas com as resultadas do placebo.

A dose inicial recomendada de darifenacina é de 7,5 mg/dia, mas, dependendo da resposta terapêutica e da tolerabilidade, pode ser

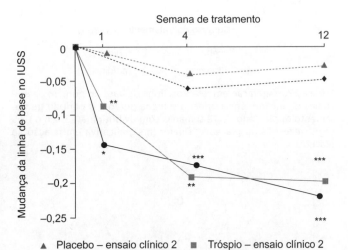

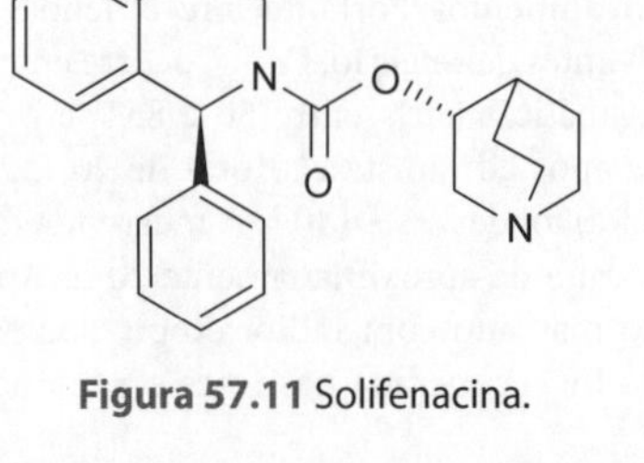

Figura 57.10 Alteração média em relação à linha de base do questionário *Indevus Urgency Severity Scale* (IUSS) em dois ensaios clínicos comparando tróspio e placebo em pacientes com diagnóstico de bexiga hiperativa. *p < 0,05, **p < 0,01, ***p < 0,001.

Figura 57.11 Solifenacina.

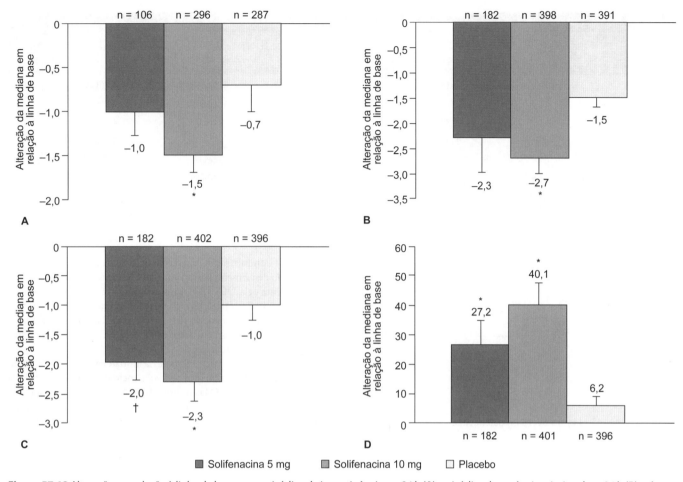

Figura 57.12 Alteração em relação à linha de base para episódios de incontinência em 24 h (**A**), episódios de urgência miccional em 24 h (**B**), número de micções em 24 h (**C**) e volume urinário (**D**) em pacientes idosos com diagnóstico de bexiga hiperativa e tratados por 12 semanas com solifenacina ou placebo. Barras verticais representam IC 95%. *p < 0,001 *versus* placebo.

aumentada para 15 mg/dia após 2 semanas de uso. Não há necessidade de ajuste de dose em pacientes nefropatas. Em pacientes com insuficiência hepática moderada, recomenda-se que a dose não seja maior que 7,5 mg/dia. As reações adversas mais comuns são constipação intestinal, xerostomia, cefaleia, dispepsia, náuseas, infecções do trato urinário inferior e sintomas de gripe.

Imidafenacina (Uritos®)

Derivado imidazólico que apresenta efeito antagonista nos receptores muscarínicos M_1 e M_3. Na bexiga, a imidafenacina (Figura 57.15) inibe a liberação de acetilcolina ao antagonizar o subtipo de receptor muscarínico pré-sináptico M_1 e a contração da musculatura lisa ao antagonizar o subtipo de receptor muscarínico pós-sináptico M_3. Comparando seu efeito inibitório na glândula salivar, a imidafenacina apresenta efeito mais potente na bexiga (Kobayashi *et al.*, 2007) sem demonstrar efeitos no sistema nervoso central mesmo em doses altas (Yoshida *et al.*, 2014).

Após a administração VO de imidafenacina 0,1 mg, o $T_{máx}$ foi atingido em 1,5 h e a meia-vida de eliminação foi de 2,9 h. A biodisponibilidade absoluta da imidafenacina quando administrada VO foi de

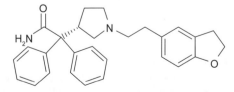

Figura 57.13 Darifenacina.

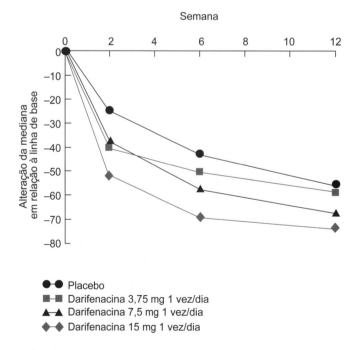

Figura 57.14 Alteração da mediana em relação à linha de base do número de episódios de incontinência urinária/semana nas semanas 2, 6 e 12 de pacientes com diagnóstico de bexiga hiperativa e tratados com darifenacina ou placebo.

Tabela 57.2 Reações adversas mais frequentes relacionadas ao tratamento (≥ 3% para qualquer grupo).				
	Darifenacina 3,75 mg 1 vez/dia (n = 53)	Darifenacina 7,5 mg 1 vez/dia (n = 229)	Darifenacina 15 mg 1 vez/dia (n = 115)	Placebo (n = 164)
Xerostomia	7 (13,2%)	43 (18,8%)	36 (31,3%)	14 (8,5%)
Constipação intestinal	2 (3,8%)	33 (14,4%)	16 (13,9%)	11 (6,7%)
Dispepsia	2 (3,8%)	4 (1,7%)	9 (7,8%)	4 (2,4%)
Gastrite	2 (3,8%)	1 (0,4%)	0	1 (0,6%)
Cefaleia	1 (1,9%)	2 (0,9%)	4 (3,5%)	4 (2,4%)
Abandonos devido ao tratamento	0	3 (1,3%)*	3 (2,6%)**	2 (1,2%)***

* 2 constipação intestinal, 1 erupção cutânea.
** 1 constipação intestinal, 1 urticária e edema da língua, 1 flatulência e insônia.
*** 1 distúrbio do trato urinário (dificuldade de micção), 1 constipação intestinal.

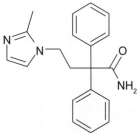

Figura 57.15 Imidafenacina.

57,8%. Após administração oral, cerca de 40% da imidafenacina sofre metabolismo de primeira passagem, primariamente pelo CIP3A4 e secundariamente pela UGT1A4. Após a administração oral do fármaco marcado com radioisótopo, 95% da dose foi recuperada: 65,6% na urina e 29,4% nas fezes, menos de 10% na forma de fármaco inalterado. A ligação às proteínas plasmáticas é de 88,8%, tanto à albumina quanto à alfa-1 glicoproteína ácida.

Eficácia, segurança e tolerabilidade da imidafenacina no tratamento da bexiga hiperativa foram avaliadas por meio de revisão sistemática de trabalhos publicados (Masumori, 2013). A imidafenacina foi eficaz em reduzir a frequência dos episódios de incontinência por semana (Figura 57.16 A), a urgência urinária por semana (Figura 57.16 B), o

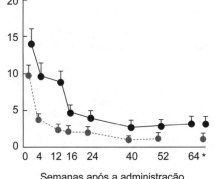

A

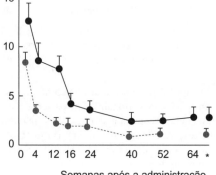

B

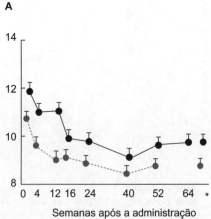

C

D

● Imidafenacina 0,2 mg/dia   ● Imidafenacina 0,4 mg/dia

Figura 57.16 Alteração em relação à linha de base de episódios de incontinência urinária/semana (**A**), incontinência urinária de urgência/semana (**B**), micções/dia (**C**) e urgência/dia (**D**) em pacientes tratados com imidafenacina 0,2 ou 0,4 mg/dia. Os círculos representam a média e as barras verticais o limite superior do IC 95%.

número de micções por dia (Figura 57.16 C) e os episódios de urgência urinária por dia (Figura 57.16 D), tanto na dose de 0,2 mg/dia (círculos fechados) quanto na de 0,4 mg/dia (círculos abertos), em relação à linha de base.

A reação adversa mais comum foi xerostomia, entretanto em estudo paralelo comparando incidência de xerostomia em pacientes tratados com imidafenacina e solifenacina por 52 semanas verificou que não houve diferença estatística entre os grupos (71,4 *versus* 90%, p = 0,2379), porém a gravidade da xerostomia foi significativamente menor no grupo tratado com imidafenacina (Zaitsu *et al.*, 2011).

A imidafenacina é indicada para tratamento de sintomas causados por bexiga hiperativa e a dose recomendada é de 0,1 mg 2 vezes/dia, podendo ser aumentada, se necessário, para 0,2 mg 2 vezes/dia.

Fesoterodina (Toviaz®)

Profármaco que a partir da ação de esterases plasmáticas forma o metabólito ativo 5-hidroximetil-tolterodina, o mesmo metabólito ativo da tolterodina (Mock e Dmochowski, 2013). A vantagem nesse caso é que, contrariamente à tolterodina, não é necessária a expressão do CIP2D6. A fesoterodina (Figura 57.17) e a 5-hidroximetil-tolterodina atuam como antagonistas muscarínicos, mas o metabólito é bem mais potente e responsável pela ação antimuscarínica *in vivo*.

O metabolismo de fesoterodina é bastante rápido e total, sendo que no plasma somente é detectado o metabólito. O fármaco inalterado não é detectado na circulação nem na urina ou nas fezes após administração oral. O metabolismo inicia-se no intestino e tem uma biodisponibilidade absoluta de 52%. Uma vez absorvido, 70% da dose absorvida é eliminada via renal, sendo que uma pequena quantidade (7%) é eliminada nas fezes. O restante é metabolizado pelos CIP2D6 e CIP3A4 em metabólitos inativos (Malhotra *et al.*, 2011).

A eficácia clínica da fesoterodina 4 mg e 8 mg foi avaliada em ensaio clínico multicêntrico, duplo-cego, controlado com placebo, em pacientes com diagnóstico de bexiga hiperativa (Chapple *et al.*, 2014). Os pacientes foram tratados com fesoterodina 4 mg (n = 790), fesoterodina 8 mg (n = 779) e placebo (n = 386) por 12 semanas. A fesoterodina reduziu de maneira significativa o número de episódios semanais de urgência urinária em relação ao placebo e houve também diferença significativa entre as doses de 4 e 8 mg (Figura 57.18).

Xerostomia foi a reação adversa mais comum, sendo a maioria desses eventos de intensidade leve ou moderada. A incidência de interrupção do tratamento por reações adversas foi de 3,4% no grupo placebo, 3,4% no grupo fesoterodina 4 mg e 5,4% no grupo fesoterodina 8 mg.

A dose recomendada é de 4 mg/dia, podendo ser administrado em jejum ou com alimentos. Dependendo da resposta terapêutica e da tolerabilidade, a dose pode ser aumentada para 8 mg/dia. Conforme mencionado anteriormente, a reação adversa mais comum é xerostomia, seguida de constipação intestinal.

FÁRMACOS QUE ATUAM NO SISTEMA NERVOSO SIMPÁTICO

O nervo hipogástrico tem como origem o núcleo da medula toracolombar (T10-L2), responsável por conduzir os impulsos que causam contração da musculatura lisa uretral durante a fase de armazenagem da urina (Chai e Steers, 1996). As vias toracolombares utilizam acetilcolina na primeira sinapse ganglionar na cadeia simpática e o neurotransmissor norepinefrina nas fibras pós-ganglionares, enviando estímulos inibitórios (receptores beta) ou excitatórios (receptores alfa) para a uretra. Essas vias passam pelo nervo hipogástrico e parcialmente pelos nervos pélvicos e pudendos após saírem do tronco simpático (Bortolini *et al.*, 2014). De maneira geral, a estimulação dos receptores adrenérgicos alfa causa vasoconstrição e contração da musculatura lisa vascular, enquanto a estimulação dos receptores beta-adrenérgicos aumenta a contratilidade do miocárdio e causa relaxamento da musculatura lisa vascular. Há vários subtipos de receptores alfa-adrenérgicos, sendo os receptores alfa-1 e alfa-2 os mais importantes para controle das vias urinárias inferiores. O receptor alfa-1 adrenérgico é o subtipo predominante na uretra, onde modula a contração do colo da bexiga (Clemens, 2010). Há três subtipos de receptores beta-adrenérgicos. Em humanos, a estimulação tanto de receptores beta-2 quanto de beta-3 causa relaxamento do detrusor, entretanto a ação se deve predominantemente ao receptor beta-3 (Takeda *et al.*, 1999). É importante ressaltar que 97% do total do RNA mensageiro de receptor beta-adrenérgico do músculo detrusor e urotélio é do subtipo beta-3 (Yamaguchi, 2002). Com base no exposto anteriormente, o desenvolvimento de agonistas beta-3 adrenérgicos tornou-se um alvo interessante para o tratamento da bexiga hiperativa pela possibilidade de oferecer menor incidência de reações adversas sistêmicas. A Figura 57.19 resume as principais vias neurais da medula espinal para o trato urinário inferior (Yoshimura *et al.*, 2008).

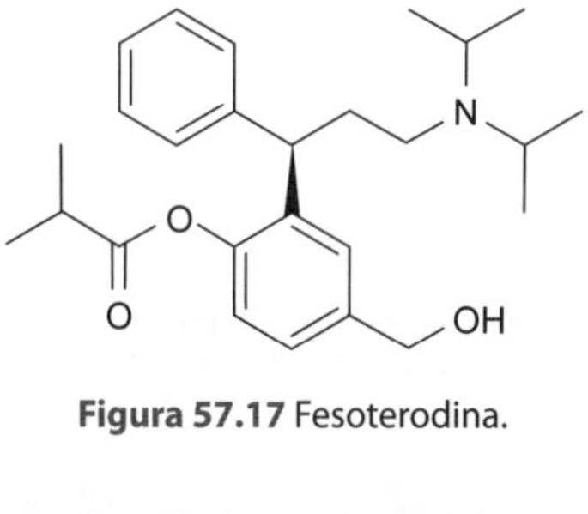

Mirabegron (Myrbetriq®)

Derivado amino-tiazólico (Figura 57.20), é o primeiro agonista beta-3 adrenérgicos aprovado para uso clínico (Chapple *et al.*, 2014). Ele apresenta alta atividade intrínseca para os receptores beta-3 e muito baixa atividade intrínseca para os receptores beta-1 e beta-2. O mirabegron melhora a capacidade de armazenagem da bexiga sem interferir em seu esvaziamento durante a micção (Tyagi e Tyagi, 2010).

Após a administração oral, o $T_{máx}$ é atingido em aproximadamente 3,5 h. A biodisponibilidade absoluta após administração de 25 mg e 50 mg é de 29% e 35%, respectivamente. A biodisponibilidade é reduzida com ingestão de alimentos, entretanto, nos ensaios clínicos, o mirabegron foi ingerido tanto em jejum quanto com alimentos, portanto não há restrição de utilizá-lo com alimentos. O mirabegron é extensamente distribuído no organismo, com volume aparente de distribuição de 1.670 ℓ após administração IV. É metabolizado por múltiplas

Figura 57.17 Fesoterodina.

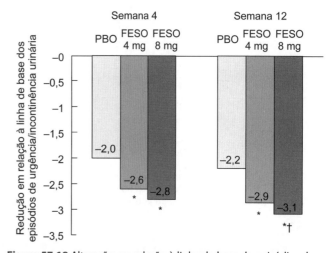

Figura 57.18 Alteração em relação à linha de base de episódios de urgência/incontinência urinária em 24 h avaliada nas semanas 4 e 12 em pacientes com diagnóstico de bexiga hiperativa e tratados com fesoterodina (FESO) 4 ou 8 mg ou placebo (PBO). *p < 0,05; †p < 0,01.

vias, como dealcilação, oxidação, gluconoridação e hidrólise amínica. O mirabegron é a principal molécula circulante e seus metabólitos não apresentam atividade farmacológica em relação ao receptor beta-3 adrenérgico. Apresenta moderada ligação às proteínas plasmáticas (71%) e o *clearance* sistêmico é de 57 ℓ/h após administração IV, com uma meia-vida de eliminação de aproximadamente 50 h. O *clearance* renal é de 13 ℓ/h (25% do *clearance* sistêmico), sendo que a eliminação ocorre por secreção tubular ativa e filtração glomerular. Após a administração do fármaco marcado com radioisótopo, 55% da radioatividade foi recuperada na urina e 34% nas fezes, e 25% do fármaco inalterado foi recuperado na urina (Takusagawa *et al.*, 2012).

O mirabegron foi estudado em mais de 10.500 pacientes em aproximadamente 10 anos. Mais de 5.500 pacientes com bexiga hiperativa foram tratados com mirabegron em ensaios clínicos fase II e fase III. As Figuras 57.21 e 57.22 mostram, respectivamente, a redução do número

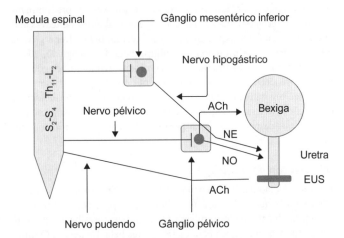

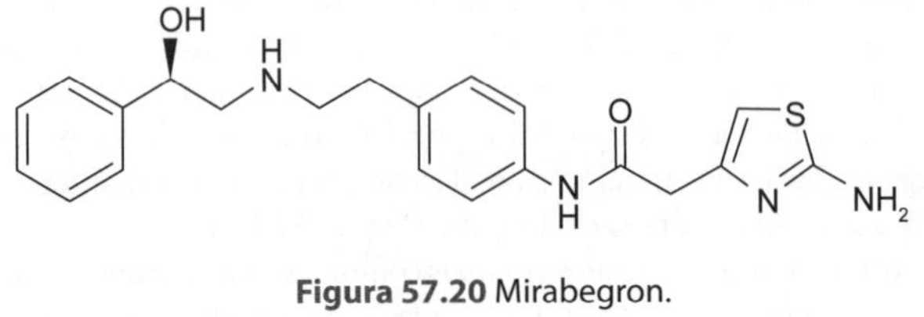

Figura 57.19 O nervo simpático hipogástrico emerge do gânglio mesentérico inferior e estimula a musculatura lisa uretral. O nervo parassimpático pélvico, ao fazer sinapses com os neurônios pós-ganglionares no gânglio pélvico, estimula a musculatura lisa do detrusor e inibe a contração da musculatura lisa uretral. O nervo somático pudendo estimula a musculatura estriada do esfíncter externo da uretra (EUS). ACh: acetilcolina; NE: norepinefrina; NO: óxido nítrico; S_2-S_4: segmentos sacrais da medula espinal; T_{11}-L_2: segmento toracolombar da medula espinal.

de micções e de episódios de incontinência comparando mirabegron nas doses de 25, 50 e 100 mg/dia com placebo.

O mirabegron não causa aumento do intervalo QTc. A incidência de reações adversas foi similar nas doses de 25 mg (48,6%), 50 mg (47,1%) e 100 mg (43,3%) e não diferente da do grupo placebo (47,7%). As reações adversas que tiveram incidência superior a 3% em relação ao grupo placebo foram hipertensão arterial (7,3%), nasofaringite (3,4%) e infecção do trato urinário inferior (3%). A dose recomendada é de 25 mg/dia, devendo-se avaliar a eficácia após 8 semanas. A dose pode ser incrementada para 50 mg/dia com base na eficácia e na tolerabilidade.

TOXINA BOTULÍNICA

Cepas diferentes da bactéria *Clostridium botulinum* produzem sete toxinas distintas sorologicamente designadas A, B, C, D, E, F e G (Simpson, 1981). Apesar de serem sorologicamente distintas, elas apresentam peso molecular semelhante e têm uma subunidade estrutural comum. A toxina ativa tem uma massa molecular de 150.000 daltons e é composta de duas cadeias, uma cadeia pesada de 100.000 daltons ligada por uma ponte dissulfeto a uma cadeia leve de 50.000 daltons, associada a um único átomo de zinco. Apenas os tipos A e B estão disponíveis para uso terapêutico. Essas toxinas apresentam uma dose letal de 0,1 a 1 ng/kg, o que as tornam o mais potente agente venenoso para o homem (Schiavo *et al.*, 1994).

As toxinas botulínicas interferem intracelularmente no processo de exocitose das vesículas sinápticas reguladas pelo cálcio, portanto inibem a liberação de seus conteúdos para a fenda sináptica. Um passo crítico para a liberação do neurotransmissor é a fusão das vesículas sinápticas com a membrana plasmática pré-sináptica. As diferentes toxinas botulínicas interferem especificamente em distintas proteínas responsáveis pelo processo de acoplamento/fusão das vesículas

Figura 57.20 Mirabegron.

Número por período					
Placebo	1.328	1.327	1.234	1.200	1.328
Mirabegron 25 mg	410	410	395	387	410
Mirabegron 50 mg	1.324	1.317	1.243	1.202	1.324
Mirabegron 100 mg	890	886	846	823	890

Placebo
Mirabegron 25 mg
Mirabegron 50 mg
Mirabegron 100 mg

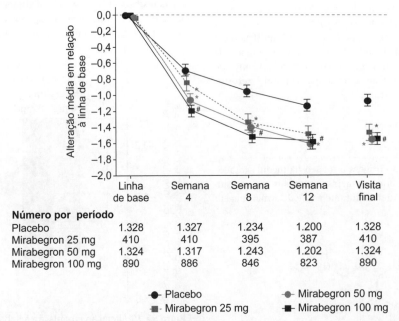

Figura 57.21 Alteração média em relação à linha de base do número médio de micções/24 h em pacientes com diagnóstico de bexiga hiperativa e tratados com placebo ou mirabegron. Barras verticais representam o erro padrão da média. *p < 0,05 *versus* placebo com ajuste para multiplicidade; #p < 0,05 *versus* placebo sem ajuste de multiplicidade.

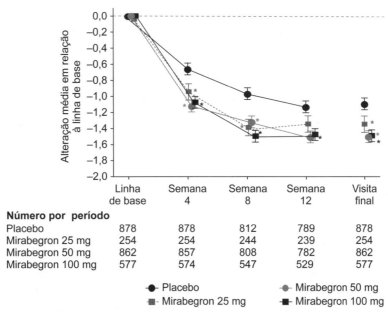

Figura 57.22 Alteração média em relação à linha de base do número de episódios de incontinência urinária em 24 h em pacientes com diagnóstico de bexiga hiperativa e tratados com placebo ou mirabegron. Barras verticais representam o erro padrão da média. *p < 0,05 versus placebo com ajuste para multiplicidade; #p < 0,05 versus placebo sem ajuste de multiplicidade.

sinápticas com a membrana plasmática pré-sináptica. As toxinas botulínicas exercem seu efeito na junção neuromuscular a partir da inibição da liberação de acetilcolina, o que consequentemente causa relaxamento muscular. Esse processo ocorre em três etapas: ligação da toxina à membrana pré-sináptica, internalização dessa membrana e inibição da liberação do neurotransmissor. A cadeia pesada é a responsável pela ligação à membrana plasmática pré-sináptica, a internalização ocorre por endocitose e, uma vez internalizada, a cadeia leve da toxina é translocada para o citoplasma. A cadeia leve é uma protease dependente de zinco cujo substrato é uma proteína responsável pelo acoplamento/fusão e, eventualmente, pela exocitose do conteúdo (acetilcolina) das vesículas. A toxina botulínica causa uma desnervação atrófica reversível, mas não acompanhada de fibrose.

O mecanismo de ação da toxina botulínica do sorotipo A (BoNT/A) na bexiga hiperativa inicialmente proposto era baseado na ligação da sua cadeia pesada no receptor da proteína SV2 dos terminais axonais, com posterior internalização dessa proteína por endocitose. Subsequentemente, a cadeia leve clivava de forma proteolítica a proteína associada ao sinaptossoma (SNAP-25) e, como resultado, a fusão das vesículas neurossecretórias e a liberação de acetilcolina dos terminais nervosos pré-sinápticos ficavam bloqueadas (Hsieh et al., 2016). Com a inibição da liberação de acetilcolina, o efeito nos terminais nervosos aferentes suburoteliais e nos terminais parassimpáticos do músculo detrusor era abolido, gerando, portanto, um efeito muito semelhante ao dos antagonistas muscarínicos (Yoshida et al., 2004). Entretanto, estudos mais recentes indicam que a toxina botulínica tem mecanismos inibitórios mais complexos de outros neurotransmissores, neuropeptídios e de receptores que modulam a neurotransmissão. Pacientes com hiper-reatividade do detrusor apresentam aumento de expressão do receptor de capsaicina TRPV1 e do receptor purinérgico P2X3 nas fibras nervosas suburoteliais, e a injeção intradetrusor da BoNT/A causa uma redução da expressão desses receptores; a mudança da imunorreatividade para o receptor P2X3 foi correlacionada com melhora da sensação de urgência miccional em pacientes com bexiga hiperativa (Apostilidis et al., 2005). É interessante ressaltar que um estudo realizado com injeção intravesical de BoNT/A marcada com radioisótopos em ratos causou um acúmulo da toxina nos gânglios da raiz dorsal lombossacral, ou seja, o mecanismo de ação da BoNT/A não está restrito apenas a um efeito local na bexiga, mas também pode envolver um efeito no sistema nervoso central ao ser transportada por transporte retrógrado axonal, causando uma atenuação da sensibilização central e levando, subsequentemente, a uma dessensibilização periférica (Papagiannopoulou et al., 2016).

Toxina botulínica A (botox)

Produzida pela fermentação da cepa do *Clostridium botulinum* tipo A, purificada a partir da solução de cultura por meio de diálise e de uma série de precipitações, sendo isolado um complexo formado pela neurotoxina e por várias proteínas acessórias. O complexo é dissolvido em solução estéril de NaCl contendo albumina humana e filtrado (0,2 mícrons) antes de ser liofilizado.

Em revisão sistemática e metanálise de 12 ensaios clínicos randomizados, verificou-se a eficácia do uso da toxina botulínica do tipo A em 1.020 pacientes com diagnóstico de bexiga hiperativa idiopática (Cui et al., 2013). O uso da toxina botulínica tipo A, aplicada via intravesical no músculo detrusor (100 a 300 UI), foi associado à significativa redução da incontinência (Figura 57.23) e da frequência miccional (Figura 57.24) em relação ao tratamento com placebo.

A retenção urinária caracterizada pela necessidade de cateterização devido a volume residual pós-miccional (Figura 57.25) e incidência de infecções urinárias (Figura 57.26) foi mais frequente de maneira significativa nos pacientes tratados com toxina botulínica tipo A, em relação ao grupo placebo.

Conforme discutido anteriormente, bexiga hiperativa é uma condição altamente prevalente, e os fármacos antimuscarínicos constituem a primeira linha de tratamento farmacológico. Infelizmente muitos pacientes não respondem a esse tratamento ou apresentam reações adversas de tal intensidade que o tratamento é descontinuado (Asimakopoulos et al., 2012). O uso da toxina botulínica tipo A causa redução significativa de episódios de urgência miccional, incontinência, frequência miccional e melhora da qualidade de vida, entretanto seu uso é acompanhado de aumento do volume residual pós-miccional. Aumento significativo do volume residual pós-miccional em muitos casos não apresenta relevância clínica, contudo o procedimento de cateterização está associado a aumento de infecções urinárias. É interessante ressaltar que as doses mais baixas utilizadas de toxina botulínica tipo A apresentaram eficácia comparável com as doses mais altas, mas com menor incidência de reações adversas.

Ensaio clínico ou subgrupo	Toxina botulínica A Média	DP	Total	Placebo Média	DP	Total	Peso (%)	Diferença média IV, fixo, IC 95%
Flynn (2009)	−3,1	2,92	15	0,4	2,92	7	13	−3,50 (−6,12- −0,88)
Sahai (2009)	−3,5	2,85	16	−0,71	2,85	18	24,2	−2,79 (−4,71- −0,87)
Tincello (2012)	−4,53	4,29	100	−0,2	4,29	99	62,8	−4,33 (−5,52- −3,14)
Total (IC 95%)			**131**			**124**	**100**	**−3,85 (−4,79- −2,90)**

Heterogeneidade: χ^2 = 1,86, df = 2 (p = 0,39), I^2 = 0%
Teste para o efeito geral: Z = 7,99 (p < 0,00001)

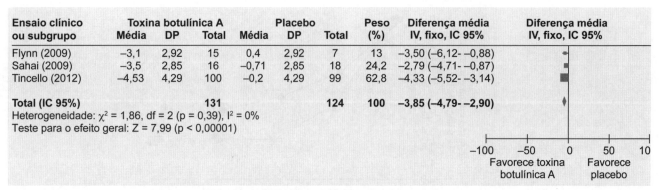

Figura 57.23 *Forest plot* mostrando a alteração da incidência de episódios de incontinência após injeção de toxina botulínica A ou placebo.

Ensaio clínico ou subgrupo	Toxina botulínica A Média	DP	Total	Placebo Média	DP	Total	Peso (%)	Diferença média IV, fixo, IC 95%
Flynn (2009)	−12,2	6,4	15	−6,8	6,4	7	22,7	−5,40 (−11,14- −0,34)
Sahai (2009)	−6,19	4,62	16	−1,14	4,62	18	77,3	−5,05 (−8,16- −1,94)
Total (IC 95%)			**31**			**25**	**100**	**−5,13 (−7,86- −2,39)**

Heterogeneidade: χ^2 = 0, x2 = 0,01, df = 1 (p = 0,92), I^2 = 0%
Teste para o efeito geral: Z = 3,68 (p = 0,0002)

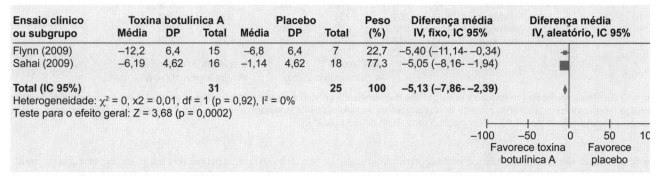

Figura 57.24 *Forest plot* mostrando alteração na frequência miccional após injeção de toxina botulínica A ou placebo.

Ensaio clínico ou subgrupo	Toxina botulínica A Eventos	Total	Placebo Eventos	Total	Peso (%)	Proporção de risco M-H, fixo, IC 95%
Brubaker (2008)	12	28	0	15	7,0	13,79 (0,87-217,93)
Denys (2012)	8	76	1	31	15,5	3,26 (0,43-25,01)
Flynn (2009)	1	15	0	7	7,3	1,50 (0,07-32,84)
Fowler (2012)	39	268	0	43	9,4	12,92 (0,81-206,43)
Sahai (2009)	6	16	0	18	5,1	14,53 (0,88-239,18)
Tincello (2012)	16	118	5	113	55,7	3,06 (1,16-8,09)
Total (IC 95%)		**521**		**227**	**100**	**5,25 (2,47-11,16)**
Total de eventos	82		6			

Heterogeneidade: χ^2 = 3,41, df = 5 (p = 0,64), I^2 = 0%
Teste para o efeito geral: Z = 4,31 (p < 0,0001)

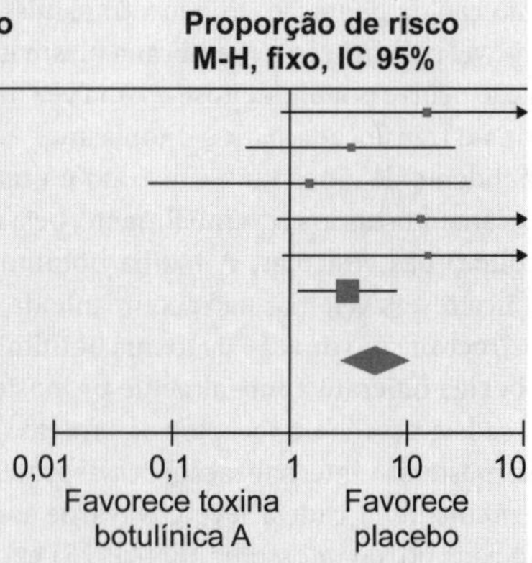

Figura 57.25 *Forest plot* mostrando a incidência da necessidade de cateterização vesical após micção (PVR, do inglês *post-void residual urine volume*) depois da injeção de toxina botulínica A ou placebo.

Ensaio clínico ou subgrupo	Toxina botulínica A Eventos	Total	Placebo Eventos	Total	Peso (%)	Risco Relativo M-H, fixo, IC 95%
Brubaker (2008)	12	28	3	15	12,3	2,14 (0,71-6,43)
Denys (2012)	4	59	2	23	9,1	0,78 (0,15-3,97)
Flynn (2009)	2	15	2	7	8,6	0,47 (0,08-2,67)
Fowler (2012)	105	268	7	43	37,9	2,41 (1,20-4,82)
Tincello (2012)	35	118	10	113	32,1	3,35 (1,74-6,44)
Total (IC 95%)		**488**		**201**	**100**	**2,36 (1,58-3,53)**
Total de eventos	158		24			

Heterogeneidade: χ^2 = 6,24, df = 4 (p = 0,18), I^2 = 36%
Teste para o efeito geral: Z = 4,2 (p < 0,0001)

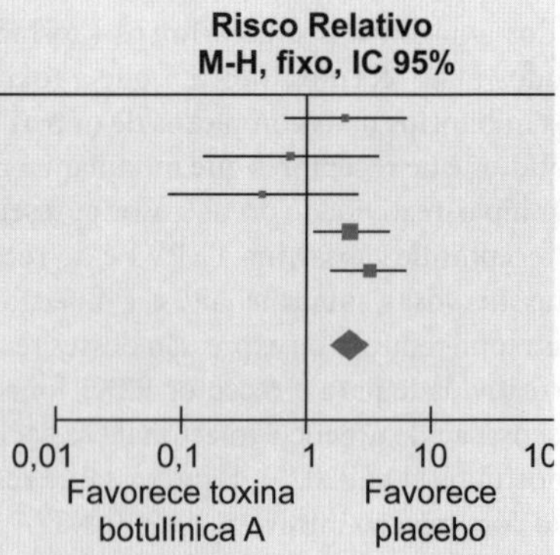

Figura 57.26 Avaliação da eficácia do uso da toxina botulínica do tipo A no tratamento de bexiga hiperativa idiopática. A retenção urinária caracterizada pela incidência de infecções urinárias foi mais frequente com o uso do fármaco.

REFERÊNCIAS BIBLIOGRÁFICAS

Abrams PH, Cardozo L, Fall M, Griffiths D, Rosier P, Ulmsten U, et al. The standardization of terminology of lower urinary tract function: Report from the standardization sub-committee of the International Continence Society. Neurourol Urodyn. 2002;21:167-78.

Andersson KE. Mechanisms of disease: central nervous system involvement in overactive bladder syndrome. Nat Clin Pract Urol. 2004;1:103-8.

Apostolidis A, Popat R, Yiangou Y, Cockayne D, Ford AP, Davis JB, et al. Decreased sensory receptors P2X3 and TRPV1 in suburothelial nerve fibers following intradetrusor injections of Botulinum toxin for human detrusor overactivity. J Urol. 2005;174:977-83.

Appell R, Chancellor M, Zobrist R, Thomas H, Sanders S. Pharmacokinetics, metabolism, and saliva output during transdermal and extended-release oral oxybutynin administration in healthy subjects. Mayo Clin Proc. 2003;78:696-702.

Asimakopoulos AD, Cerruto MA, Del Popolo G, La Martina M, Artibani W, Carone R, et al. An overview on mixed action drugs for the treatment of overactive bladder and detrusor overactivity. Urol Int. 2012;89:259-69.

Birder LA. Urothelial signaling. Auton Neurosci. 2010;153:33-40.

Bortolini MA, Bilhar AP, Castro RA. Neural control of lower urinary tract and targets for pharmacological therapy. Int J Urogynecol. 2014;25:1453-62.

Brown JS, McGhan WF, Chokroverty S. Comorbidities associated with overactive bladder. Am J Manag Care. 2000;6:S574-9.

Burnstock G. Purinergic cotransmission. Exp Physiol. 2009;94:20-4.

Chai TC, Steers WD. Neurophysiology of micturition and continence. Urol Clin N Am. 1996;23:221-36.

Chancellor MB, Kaplan SA, Blavias JG. The cholinergic and purinergic components of detrusor contractility in a whole rabbit bladder model. J Urol. 1992;148:906-9.

Chapple C, Schneider T, Haab F, Sun F, Whelan L, Scholfield D, et al. Superiority of fesoterodine 8 mg vs 4 mg in reducing urgency urinary incontinence episodes in patients with overactive bladder: results of the randomised, double-blind, placebo-controlled EIGHT trial. BJU Int. 2014;114:418-26.

Chapple CR, Cardozo L, Nitti VW, Siddiqui E, Michel MC. Mirabegron in overactive bladder: a review of efficacy, safety, and tolerability. Neurourol Urodynam. 2014;33:17-30.

Chapple CR, Montorsi F, Tamela TL, Wirth M, Koldewijn E, Fernández Fernández E, et al. Silodosin therapy for lower urinary tract symptoms in men with suspected benign prostatic hyperplasia: results of an international, randomized, double-blind, placebo- and active-controlled clinical trial performed in Europe. Eur Urol. 2011;59:342-52.

Chess-Williams R. Muscarinic receptors of the urinary bladder: detrusor, urothelial and prejunctional. Auton Autacoid Pharmacol. 2002;22:133-45.

Clemens JQ. Basic bladder neurophysiology. Urol Clin N Am. 2010;37:487-94.

Clemett D, Jarvis B. Tolterodine. A review of its use in the treatment of overactive bladder. Drugs Aging. 2001;18:277-304.

Cui Y, Wang L, Liu L, Zeng F, Niu J, Qi L, et al. Botulinum toxin-A injections for idiopathic overactive bladder: a systematic review and meta-analysis. Urol Int. 2013;91:429-38.

Dmochowski RR, Davila GW, Zinner NR, Gittelman MC, Saltzstein DR, Lyttle S, et al. Efficacy and safety of transdermal oxybutynin in patients with urge and mixed urinary incontinence. J Urol. 2002;168:580-6.

Fetscher C, Fleichman M, Schmidt M, Krege S, Michel MC. M3 muscarinic receptors mediate contraction of human urinary bladder. Br J Pharmacol. 2002;136:641-3.

Haab F, Stewart L, Dwyer P. Darifenacin, an M3 selective receptor antagonist, is an effective and well-tolerated once-daily treatment for overactive bladder. Eur Urol. 2004;45:420-9.

Haustein KO, Hüller G. On the pharmacokinetics and metabolism of propiverine in man. Eur J Drug Metab Pharmacokinet. 1988;13:81-90.

Hawthorn MH, Chapple CR, Cock M, Chess-Williams R. Urothelium-derived inhibitory factor(s) influence detrusor muscle contractility in vitro. Br J Pharmacol. 2000;129:416-9.

Hegde SS, Eglen R. Muscarinic receptor subtypes modulating smooth muscle contractility on the urinary bladder. Life Sci. 1999;64:419-28.

Hegde SS, Mammen M, Jasper JR. Antimuscarinics for the treatment of overactive bladder: current options and emerging therapies. Curr Opin Investig Drugs. 2004;5:40-9.

Hoffstetter S, Leong FC. Solifenacin succinate for the treatment of overactive bladder. Expert Opin Drug Metab Toxicol. 2009;5:345-50.

Hsieh PF, Chiu HC, Chen KC, Chang CH, Chou EC. Botulinum toxin A for the treatment of overactive bladder. Toxins (Basel). 2016;8:59.

Huang W, Zong H, Zhou X, Wang T, Zhang Y. Efficacy and safety of propiverine hydrochloride for overactive bladder in adult: a systematic review and meta-analysis. Indian J Surg. 2015;77:S1369-77.

Igawa Y, Zhang X, Nishizawa O, Umeda M, Iwata A, Taketo MM, et al. Population-based survey of urinary incontinence, overactive bladder, and other lower urinary tract symptoms in five countries: results of the EPIC study. Eur Urol. 2006;50:1306-14; discussion 1314-1315.

Kobayashi F, Yageta Y, Segawa M, Matsuzawa S. Effects of imidafenacin (IMIDAFENACIN-197/ONO-8025), a new anti-cholinergic agent, on muscarinic acetylcholine receptors. High afinities for M3 and M1 receptor subtypes and selectivity for urinary bladder over salivary gland. Arzneimittelforschung. 2007;57:92-100.

MacDiarmid S. The evolution of transdermal/topical overactive bladder therapy and its benefits over oral therapy. Rev Urol. 2009;11:1-6.

Malhotra M, Darsey E, Crownover P, Fang J, Glue P. Comparison of pharmacokinetic variability of fesoterodine vs. tolterodine extended release in cytochrome P450 2D6 extensive and poor metabolizers. Br J Clin Pharmacol. 2011;72:226-34.

Masumori N. Long-term safety, efficacy, and tolerability of imidafenacin in the treatment of overactive bladder: a review of the Japanese literature. Patient Prefer Adherence. 2013;7:111-20.

Masunga K, Yoshida M, Inadome A, Murakami S, Sugiyama Y, Satoji Y, et al. Phamacological effects of Solifenacin on human isolated urinary bladder. Pharmacology. 2008;82:43-52.

Matsui M, Andersson KE. Cystometric findings in mice lacking muscarinic M2 or M3 receptors. J Urol. 2004;172:2460-4.

McFerren SC, Gomelsky A. Treatment of overactive bladder in the elderly female: the case for trospium, oxybutinin, fesoterodine and darifenacin. Drugs Aging. 2015;32:809-19.

Mock S, Dmochowski RR. Evaluation of fesoterodine fumarate for the treatment of an overactive bladder. Expert Opin Drug Metab Toxicol. 2013;9:1659-66.

Moore CK, Goldman HB. The bladder epithelium and overactive bladder: what we know. Curr Urol Rep. 2006;7:447-9.

Nilvebrant L, Andersson K, Gillberg P, Stahl M, Sparf B. Tolterodine– a new bladder- selective antimuscarinic agent. Eur J Pharmacol. 1997;327:195-207.

Nitti V, Sanders S, Staskin D Dmochowski R, Sand P, MacDiarmid S, et al. Transdermal delivery of drugs for urologic applications: basic principles and applications. Urology. 2006;67:657-64.

Nitti VW, Dmochowski R, Appell RA et al. Efficacy and tolerability of tolterodine extended-release in continent patients with overactive bladder and nocturia. BJU Int. 2006;97:1262-6.

Ohtake A, Saitoh C, Yuyama H, Ukai M, Okutsu H, Noguchi Y, et al. Pharmacological characteristics of a new antimuscarinic agent, Solifenacin succinate, in comparison with other antimuscarinic agents. Biol Pharm Bull. 2007;30:54-8.

Ouslander JG. Management of overactive bladder. N Engl J Med. 2004;350:786-99.

Papagiannopoulou D, Vardouli L, Dimitriadis F, Apostolidis A. Retrograde transport of radiolabelled botulinum neurotoxin type A to the CNS after intradetrusor injection in rats. BJU Int. 2016;117:697-704.

Persson K, Igawa Y, Mattiasson A, Andersson KE. Effects of inhibition of the L-arginine/nitric oxide pathway in the rat lower urinary tract in vivo and in vitro. Br J Pharmacol. 1992;107:178-84.

Sathyan G, Chancellor M, Gupta S. Effect of OROS® controlled-release delivery on the pharmacokinetics and pharmacodynamics of oxybutynin chloride. Br J Clin Pharmacol. 2001;52:409-17.

Schiavo G, Rossetto O, Montecucco C. Clostridial neurotoxins as tools to investigate the molecular events of neurotransmitter release. Semin Cell Biol. 1994;5:221-9.

Sellers DJ, Chess-Williams R. Muscarinic agonists and antagonists: effects on the urinary bladder. Handb Exp Pharmacol. 2012;208:375-400.

Stahl MMS, Eckström B, Sparf A, Mattiasson A, Andersson KE. Urodynamic and other effects of tolterodine: a novel antimuscarinic drug for the treatment of detrusor overactivity. Neurourol Urodyn. 1995;14:647-55.

Staskin DR. Trospium chloride: Distinct among other anticholinergic agents available for the treatment of overactive bladder. Urol Clin North Am. 2006;33(4):465-73.

Takeda M, Obara K, Mizusawa T, Tomita Y, Arai K, Tsutsui T, et al. Evidence for beta3-adrenoceptor subtypes in relaxation of the human urinary bladder detrusor: analysis by molecular biological and pharmacological methods. J Pharmacol Exp Ther. 1999;288:1367-73.

Takusagawa S, van Lier JJ, Suzuki K, Nagata M, Meijer J, Krauwinkel W, et al. Absorption, metabolism and excretion of [14C]mirabegron (YM178), a potent and selective β3-adrenoceptor agonist, after oral administration to healthy male volunteers. Drug Metab Dispos. 2012;40:815-24.

Tatemichi S, Kobayashi K, Maezawa A, Kobayashi M, Yamazaki Y, Shibata N. Alpha1-adenoceptor subtype selectivity and organ specificity of silodosin (KMD-3213). Yakugaku Zasshi 2006;126:209-16.

Trendelenburg AU, Meyer A, Wess J, Starke K. Distinct mixtures of muscarinic receptor subtypes mediate inhibition of noradrenaline release in different mouse peripheral tissues, as studied with receptor knockout mice. Br J Pharmacol. 2005;145(8):1153-9.

Tyagi P, Tyagi V. Mirabegron, a β3-adrenoceptor agonist for the potential treatment of urinary frequency, urinary incontinence or urgency associated with overactive bladder. Drugs. 2010;13:713-22.

Ulahannan D, Wagg A. The safety and efficacy of tolterodine extended release in the treatment of overactive bladder in the elderly. Clin Interv Aging. 2009;4:191-6.

Wagg A, Wyndaele JJ, Sieber P. Efficacy and tolerability of solifenacin in elderly subjects with overactive bladder syndrome: a pooled analysis. Am J Geriatr Pharmacother. 2006;4:14-24.

Waldeck K, Larsson B, Andersson K. Comparison of oxybutynin and its active metabolite, N-desethyl-oxybutynin, in the human detrusor and parotid gland. J Urol. 1997;157:1093-7.

Yamada S, Ito Y, Nishijima S, Kadekawa K, Sugaya K. Basic and clinical aspects of antimuscarinic agents used to treat overactive bladder. Pharmacol Ther. 2018;189:130-48.

Yamada S, Ito Y, Taki Y, Seki M, Nanri M, Yamashita F et al. The N-oxide metabolite contributes to bladder selectivity resulting from oral propiverine: muscarinic receptor binding and pharmacokinetics. Drug Metab Dispos. 2010;38:1314-21.

Yamaguchi O, Shishido K, Tamura K, Ogawa T, Fujimura T, Ohtsuka M. Evaluation of mRNAs encoding muscarinic receptor subtypes in human detrusor muscle. J Urol. 1996;156:1208-13.

Yamaguchi O. β3-adrenoceptors in human detrusor muscle. Urology. 2002;59:25-9.

Yamanishi T, Yasuda K, Chapple CR, Chess-Williams R. The role of M2-muscarinic receptors in mediating contraction of the pig urinary bladder in vitro. Br J Pharmacol. 2000;131:1482-8.

Yoshida A, Fujino T, Maruyama S, Ito Y, Taki Y, Yamada S. The forefront for novel therapeutic agents based on the pathophysiology of lower urinary tract dysfunction: bladder selectivity based on in vivo drug-receptor binding characteristics of antimuscarinic agents for treatment of overactive bladder. J Pharmacol Sci. 2010;112:142-50.

Yoshida A, Kuraoka S, Ito Y, Okura T, Deguchi Y, Otsuka A, et al. Muscarinic receptor binding of the novel radioligand, [3 H]Imidafenacin in the human bladder and parotid gland. J Pharmacol Sci. 2014;124:40-6.

Yoshida M, Miyamae K, Iwashita H, Otani M, Inadome A. Management of detrusor dysfunction in the elderly: Changes in acetylcholine and adenosine triphosphate release during aging. Urology. 2004;63:17-23.

Yoshimura N, Kaiho Y, Miyazato M, Yunoki T, Tai C, Chancellor MB, et al. Therapeutic receptor targets for lower urinary tract dysfunction. Naunyn Schmiedebergs Arch Pharmacol. 2008;377:437-48.

Zaitsu M, Mikami K, Takeuchi T. Comparative evaluation of the safety and efficacy of long-term use of imidafenacin and solifenacin in patients with overactive bladder: a prospective, open, randomized, parallel-group trial (the LIST study). Adv Urol. 2011;2011:854697.

Zhu HL, Brain KL, Aishima M, Shibata A, Young JS, Sueishi K, et al. Actions of two main metabolites of propiverine (M-1 and M-2) on voltage-dependent L-type Ca2+ currents and Ca2+ transients in murine urinary bladder myocytes. J Pharmacol Exp Ther. 1008;324:118-27.

Zinner N. Darifenacin: a muscarinic M3-selective receptor antagonist for the treatment of overactive bladder. Expert Opin Pharmacother. 2007;8:511-23.

58 Hiperplasia Benigna da Próstata

INTRODUÇÃO

A hiperplasia benigna da próstata (BPH, do inglês *benign prostatic hyperplasia*) é uma das doenças mais comuns no homem com o avançar da idade, e pode levar a sintomas do trato urinário inferior (LUTS, do inglês *lower urinary tract symptoms*). A relação entre hiperplasia benigna da próstata e sintomas do LUTS é complexa, porque nem todos os homens que têm BPH desenvolvem LUTS e nem todos os homens que apresentam LUTS têm clínica de BPH (Lim, 2017). A hiperplasia benigna da próstata apresenta prevalência crescente com o envelhecimento, atingindo mais de 80% dos homens na oitava década de vida. Está associada a sintomas miccionais irritativos e/ou obstrutivos, podendo causar retenção urinária aguda ou crônica, hematúria macroscópica, infeções urinárias de repetição, cálculos e divertículos vesicais e insuficiência renal em situações mais avançadas (Ribeiro et al., 2006). O volume prostático aparenta ser o maior fator de risco na hiperplasia benigna da próstata, visto que pacientes com volume prostático de 30 mℓ ou mais têm probabilidade muito maior de apresentar sintomas do trato urinário inferior, inclusive obstrução urinária aguda (Anderson et al., 2001).

A próstata é controlada predominantemente pelo sistema nervoso autônomo, a partir de seus receptores adrenérgicos e colinérgicos. A estimulação parassimpática estimula o crescimento e a secreção do epitélio prostático, enquanto a estimulação simpática causa contração da musculatura lisa e também modula o crescimento da próstata (Marinese et al., 2003). A próstata é um órgão-alvo para os andrógenos e requer a transformação da testosterona em di-hidrotestosterona (DHT) para o seu desenvolvimento, crescimento e função. No adulto jovem, uma vez que a próstata atinge seu tamanho normal, seu crescimento se estabiliza e seu tamanho permanece constante, mesmo na presença de um meio com níveis normais de andrógenos. Paradoxalmente, com o avanço da idade os níveis de andrógeno caem, entretanto desenvolve-se a hiperplasia benigna da próstata, indicando que a patogênese da hiperplasia benigna de próstata não depende apenas dos níveis de andrógenos.

Há três classes de fármacos que podem ser utilizados no tratamento dos sintomas do trato urinário inferior associados à hiperplasia benigna da próstata:

- Inibidores da 5-alfarredutase
- Bloqueadores dos receptores alfa-adrenérgicos
- Inibidores da fosfodiesterase tipo 5.

É importante ressaltar que fármacos com mecanismos de ação distintos podem ser associados com o intuito de aumentar a eficácia e reduzir a intensidade das reações adversas.

INIBIDORES DE 5-ALFARREDUTASE

Conforme mencionado anteriormente, o desenvolvimento normal da próstata e a progressão da hiperplasia benigna prostática resultam da ação da DHT, que tem afinidade maior que a testosterona para o receptor de andrógeno (Deslypere et al., 1992). A conversão de testosterona em DHT é feita pela enzima 5-alfarredutase. As 5-alfarredutases são uma família de enzimas distribuídas em muitos tecidos, inclusive o sistema nervoso central, que transformam os precursores esteroides em metabólitos ativos e em neuroesteroides. Além de converter testosterona em 5-alfa-DHT, elas convertem a progesterona em 5-alfaprogesterona, deoxicorticosterona em 5-alfadi-hidrodeoxicorticosterona, cortisol em 5-alfadi-hidrocortisol e aldosterona em 5-alfadi-hidro-aldosterona. Os esteroides metabolizados pela 5-alfarredutase podem ser metabolizados pela 3-alfa-hidroxiesteroide desidrogenase (3-alfa-HSD) gerando uma série de neuroesteroides ativos com importantes funções fisiológicas em vários tecidos, inclusive o sistema nervoso central (Figura 58.1).

Existem três isoenzimas identificadas e codificadas por genes diferentes (*SRD5A1*, *SRD5A2* e *SRD5A3*) para a 5-alfarredutase. A 5-alfarredutase tipo 1 é localizada predominantemente na pele, no fígado e no cérebro e tem expressão e atividade discretas na próstata; a 5-alfarredutase tipo 2 é expressa na próstata, nas vesículas seminais e na pele que recobre o genital (Iehlé et al., 1995), enquanto a 5-alfarredutase tipo 3 é expressa no câncer prostático (Uemura et al., 2008).

Há dois inibidores de 5-alfarredutase disponíveis comercialmente: a finasterida, que inibe a 5-alfarredutase do tipo 2, e a dutasterida, que inibe tanto a 5-alfarredutase do tipo 1 quanto a do tipo 2. A ação dos inibidores da 5-alfarredutase reduzem tanto a concentração sérica de DHT quanto a concentração intraprostática, causando involução do epitélio prostático e redução da progressão da hiperplasia benigna da próstata (Marks et al., 1999).

Finasterida

Sintetizada em 1984 e aprovada pela Food and Drug Administration (FDA) em 1992, pertence à classe dos 4-azaesteroides (Figura 58.2) e tem como mecanismo de ação a inibição da 5-alfarredutase do tipo 2.

É bem absorvida via oral (VO; f = 63%) e sofre extenso metabolismo hepático predominantemente pelo CIP3A4, formando metabólitos inativos eliminados pela bile e pela urina. A meia-vida da finasterida é de 6 h, e ela é altamente ligada às proteínas plasmáticas (Kumar e Wahave, 2008). O efeito da finasterida nos níveis de DHT no plasma e na próstata de pacientes com BPH é dependente da dose e resulta em uma redução da razão DHT/T na glândula prostática. A redução plasmática e prostática da DHT causada pela finasterida é de aproximadamente 70% e 85 a 90%, respectivamente. A DHT restante é produzida pela ação da 5-alfarredutase tipo 1, a qual não é inibida pela finasterida (Rittmaster et al., 2008).

A eficácia e a segurança da finasterida em pacientes com hiperplasia benigna da próstata foram avaliadas por meio de ensaio clínico fase III, multicêntrico, randomizado, controlado com placebo (Gormley et al., 1992). Os pacientes foram tratados com placebo (n

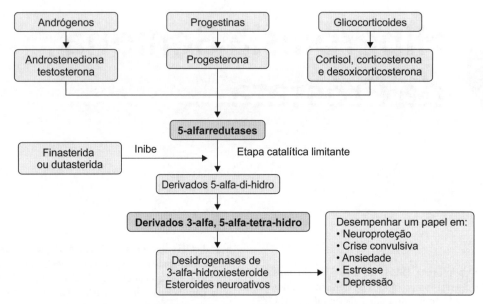

Figura 58.1 Vias metabólicas moduladas pelas 5-alfarredutases.

= 300), finasterida 1 mg/dia (n = 298) e finasterida 5 mg/dia (n = 297) e acompanhados por 12 meses. O objetivo primário foi avaliar a redução de sintomas urinários. Fluxo urinário máximo, volume prostático, concentração plasmática de DHT e do antígeno específico prostático (PSA) também foram determinados. A finasterida na dose de 5 mg/dia foi eficaz em reduzir os sintomas urinários (Figura 58.3). Além disso, houve um aumento de 1,6 mℓ/s (22%) no fluxo urinário máximo e uma redução de 19% do volume prostático. A incidência de reações adversas foi semelhante nos três grupos, exceto por redução de libido, impotência e alterações da ejaculação, mais comuns nos grupos tratados com finasterida.

A finasterida é administrada VO na dose de 5 mg/dia para tratamento da BPH. É interessante ressaltar que o tratamento pode evitar o risco de cirurgia de próstata. Como mostra a Figura 58.4, o uso de finasterida reduz essa probabilidade de maneira significativa (McConnell et al., 1998).

Dutasterida (Avodart®)

Trata-se de um 4-azaesteroide sintético (Figura 58.5) que atua como potente inibidor competitivo seletivo das 5-alfarredutases de tipos 1 e 2. A dutasterida forma um complexo enzimático com as 5-alfarredutases de tipos 1 e 2, cuja dissociação tanto in vitro quanto in vivo é bastante lenta. Em relação à finasterida, a dutasterida é 2,5 vezes mais potente para inibir a 5-alfarredutases de tipo 2 (Evans e Goa, 2003). A dutasterida representa um avanço incremental sobre a finasterida, devido ao fato de inibir tanto as 5-alfarredutases de tipo 1 quanto as de tipo 2, resultando, portanto, em redução maior dos níveis plasmáticos de DHT. Além disso, há evidências de que tanto as 5-alfarredutases de tipo 1 quanto as de tipo 2 estejam localizadas na próstata, indicando que nesse caso a dutasterida causaria redução também superior à finasterida no tecido prostático.

É bem absorvida VO (f = 60%), sendo primariamente metabolizada pelo CIP3A4 e eliminada pelas fezes. Apresenta meia-vida mais longa que a finasterida (5 semanas) e é quase completamente ligada às proteínas plasmáticas (99,5%). Na dose de 0,5 mg/dia, a dutasterida reduziu as concentrações plasmáticas de DHT em 90% (Roehrborn et al., 2002). Esse fármaco apresenta alto volume de distribuição, entre 300 e 500 ℓ (Bramson et al., 1997).

A eficácia e a tolerabilidade da dutasterida foram avaliadas em ensaio clínico fase III, multicêntrico, randomizado, controlado com placebo, realizado em pacientes (n = 4.325) com hiperplasia benigna da próstata (n = 2.591 completaram o estudo), com sintomas de intensidade moderada ou grave com escore de sintomas da Associação Urológica Americana (AUA) igual ou acima de 12 pontos (Roehrborn et al., 2002). Os pacientes foram tratados com dutasterida 0,5 mg/dia (n = 1.510) ou placebo (n = 1.441) e acompanhados por 24 meses. Conforme mostra a Figura 58.6, dutasterida foi significativamente superior ao placebo na redução de sintomas pelo AUA-SI (American Urological

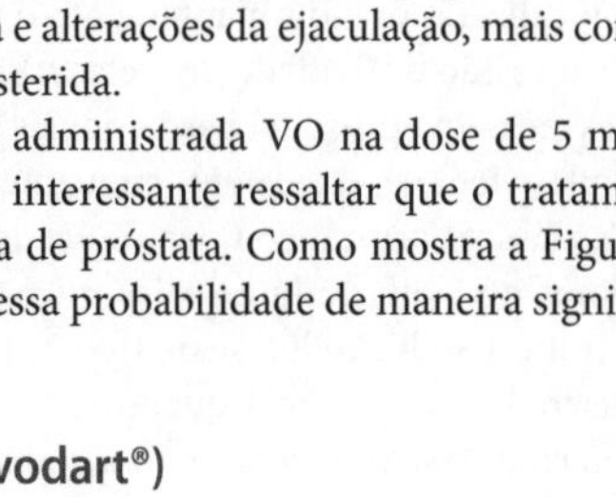

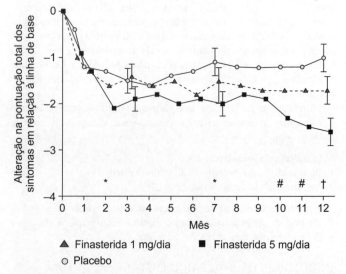

Figura 58.2 Finasterida.

Figura 58.3 Alteração dos sintomas urinários em homens com hiperplasia benigna de próstata tratados com placebo ou finasterida 1 mg/dia ou 5 mg/dia. *p < 0,05; #p < 0,01; †p < 0,001.

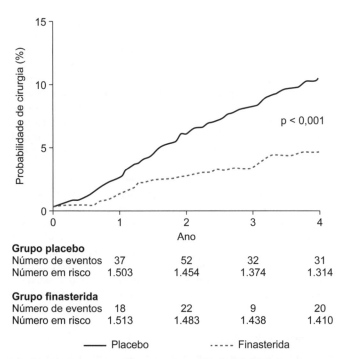

Figura 58.4 Curvas de Kaplan-Meier indicando a probabilidade da necessidade de cirurgia em pacientes com hiperplasia benigna da próstata tratados com placebo ou finasterida por 4 anos.

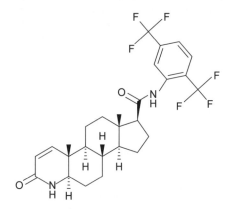

Figura 58.5 Dutasterida.

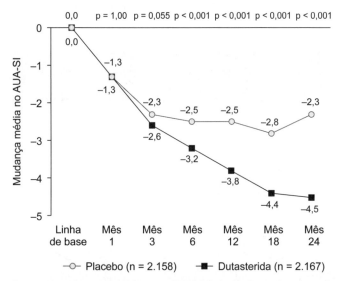

Figura 58.6 Alteração média em relação à linha de base do escore da AUA-SI (*American Urological Association-Symptom Index*) em pacientes com hipertrofia benigna de próstata tratados com placebo ou dutasterida.

Association Symptom Index) de aumento do fluxo urinário máximo (Figura 58.7) e redução do volume prostático total (Figura 58.8).

A indicação terapêutica da dutasterida se dá no tratamento da BPH para melhorar os sintomas do trato urinário inferior, diminuir o risco de retenção urinária aguda e reduzir a necessidade de ressecção cirúrgica da próstata. A dose recomendada é de 0,5 mg/dia, podendo ser associada a bloqueadores alfa-1 adrenérgicos ou inibidores da fosfodiesterase tipo 5. As reações adversas mais comuns com incidência superior a 1% quando comparada com placebo são impotência, decréscimo da libido, doenças de ejaculação e ginecomastia.

Comparação entre finasterida e dutasterida em BPH

Em ensaio clínico comparativo controlado com placebo investigando a supressão de DHT em pacientes com BPH tratados com finasterida e dutasterida por 6 meses, a dutasterida reduziu os níveis de DHT em 94% em comparação com uma redução de 70% pela finasterida (Clark *et al.*, 2004). O ensaio clínico EPICS comparou a eficácia e a segurança da finasterida com as da dutasterida em 1.630 pacientes com diagnóstico clínico de BPH. O ensaio foi feito de maneira randomizada, duplo-cego, em que 813 pacientes foram tratados com dutasterida 0,5 mg/dia e 817 com finasterida 5 mg/dia, acompanhados por 48 semanas. Ambos os fármacos foram considerados igualmente eficazes para reduzir o volume prostático e causaram redução semelhante na pontuação no índice de sintomas da AUA. As reações adversas foram semelhantes e consistiram em disfunção erétil, queda de libido e disfunção ejaculatória (Nickel *et al.*, 2011). Esse foi o único ensaio clínico no qual finasterida e dutasterida foram comparadas. As demais comparações foram feitas a partir de análises retrospectivas, as quais indicam aparentemente que a dutasterida pode ser mais eficaz em reduzir o risco de cirurgia prostática e obstrução urinária aguda (Pirozzi *et al.*, 2015).

BLOQUEADORES ALFA-ADRENÉRGICOS

Os receptores adrenérgicos foram originalmente divididos em receptores alfa e beta por meio dos métodos de biologia molecular, tendo sido confirmada a existência de nove subtipos de receptores adrenérgicos: alfa-1a (previamente denominado alfa-1c), alfa-1b, alfa-1d, alfa-2a, alfa-2b, alfa-2c, beta-1, beta-2 e beta-3. Em relação aos sintomas do trato urinário inferior observados no sexo masculino, a expressão de receptores alfa-1 adrenérgicos na próstata, na uretra, na medula espinal e na bexiga é significativa. Estudos moleculares com tecido prostático demonstram que o subtipo alfa-1a predomina (70 a 100%)

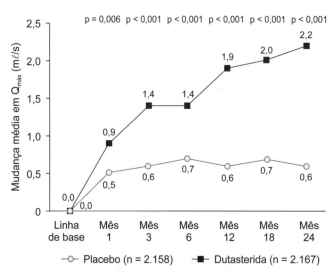

Figura 58.7 Alteração média em relação à linha de base do Q_{max} (fluxo urinário máximo) em pacientes com hipertrofia benigna da próstata tratados com placebo ou dutasterida.

no estroma prostático (Andersson et al., 1997). Há um tônus basal presente no músculo liso prostático (por sua rica inervação simpática), e, consequentemente, o bloqueio dos receptores alfa-1 adrenérgicos prostáticos resulta no relaxamento da musculatura lisa. A BPH causa obstrução urinária por dois mecanismos: compressão mecânica pelo adenoma da uretra e obstrução dinâmica da bexiga pela compressão da musculatura lisa prostática. O uso de bloqueadores alfa-adrenérgicos para tratamento da hiperplasia benigna da próstata baseia-se na interrupção da estimulação adrenérgica na próstata, reduzindo a pressão na uretra. A predominância de receptores alfa-1 adrenérgicos na musculatura lisa prostática humana (Caine e Raz, 1975) constitui a base para o uso terapêutico de antagonistas alfa-1 adrenérgicos para alívio dos sintomas urinários.

Contudo, a expressão de receptores alfa-1 adrenérgicos na bexiga humana é significativamente menor do que na próstata humana, entretanto é três vezes superior à densidade desses receptores em comparação com a artéria coronária humana (Rudner et al., 1999). Em relação aos subtipos, a expressão do receptor adrenérgico do subtipo alfa-1d é duas vezes mais abundante do que o subtipo alfa-1a no músculo detrusor humano, tanto no nível de RNA mensageiro (mRNA) quanto no de proteínas; o subtipo alfa-1b não foi encontrado no músculo detrusor humano. O subtipo de receptor alfa-1d adrenérgico apresenta afinidade 10 a 100 vezes para os neurotransmissores endógenos norepinefrina e epinefrina quando comparado com os subtipos alfa-1a e alfa-1b (Schwinn et al., 1995). De maneira geral, a expressão do subtipo alfa-1d em tecidos humanos é mais limitada que os demais subtipos (Price et al., 1994).

É importante lembrar que os antagonistas alfa-1 adrenérgicos causam vasodilatação, portanto um efeito colateral importante ao utilizá-los terapeuticamente para os sintomas do LUTS observados em pacientes com hiperplasia benigna da próstata é a hipotensão arterial. Embora o principal subtipo de receptor adrenérgico nos grandes vasos seja o alfa-1b, os receptores alfa-1a predominam nas artérias de resistência mesentérica, esplênica e hepática. A expressão de receptores alfa-1 adrenérgicos dobra nas artérias mamárias com o processo de envelhecimento, aumentando a razão alfa-1b:alfa-1a, sem alteração concomitante nas veias (Rudner et al., 1999). Levantamentos realizados em bancos de dados europeus sugerem que a administração de antagonistas alfa-1 adrenérgicos aumenta a incidência de fraturas de colo de fêmur, utilizado no caso como marcador de hipotensão ortostática clinicamente relevante (Souverein et al., 2003). Há algumas evidências que o não uso de antagonistas alfa-1b adrenérgicos esteja associado à redução de fraturas de colo de fêmur (Thorpe e Neal, 2003).

Seletividade farmacológica é resultado de diferença na afinidade do fármaco pelo receptor, ou seja, um fármaco seletivo (dentro de determinada concentração) liga-se a um subtipo de receptor com maior afinidade comparado com o outro subtipo. A seletividade dos antagonistas alfa-1 adrenérgicos é mais bem expressa verificando a afinidade pelos adrenorreceptores alfa-1a em relação aos adrenorreceptores alfa-1b ou aos adrenorreceptores alfa-1d (Tabela 58.1). A tansulosina, por exemplo, liga-se com afinidade 15,8 vezes maior pelo receptor alfa-1a em relação ao alfa-1b, já alfuzosina, doxazosina e terazosina não apresentam seletividade farmacológica em relação aos receptores alfa-1a e alfa-1d (de Mey, 1999).

A seletividade clínica para os antagonistas alfa-1 adrenérgicos no tratamento da PBH é definida pela capacidade de melhorar os sintomas do trato urinário inferior de maneira segura e eficaz sem causar reações adversas. Não há evidência de que os antagonistas alfa-1 utilizados no tratamento dos sintomas urinários da PBH sejam diferentes em relação à eficácia (Cooper et al., 1999). Há, entretanto, algumas indicações de que esses antagonistas alfa-1 possam apresentar diferenças qualitativas em relação à segurança cardiovascular e à tolerabilidade, apesar de a quantificação dessas diferenças estar sujeita a uma série de restrições.

Tansulosina (Flomax®)

Derivado sulfamoil-fenetilamínico que atua como antagonista dos receptores alfa-1 adrenérgicos pós-sinápticos, com seletividade para os subtipos alfa-1a e alfa-1d, os quais estão localizados predominantemente na próstata, na cápsula prostática, na uretra prostática e na bexiga (Lyseng-Williamson et al., 2002). A tansulosina (Figura 58.9) foi o primeiro antagonista com seletividade para o subtipo alfa-1a introduzido comercialmente para tratamento do LUTS associado à hiperplasia benigna da próstata (Wilde e McTavish, 1996).

Ela apresenta 100% de biodisponibilidade absoluta e a administração deve ser feita em jejum, visto que os alimentos reduzem tanto a taxa quanto a extensão da biodisponibilidade (Figura 58.10). Apresenta alta ligação às proteínas plasmáticas (99%) e um pequeno volume de distribuição (0,2 ℓ/kg). A tansulosina sofre metabolismo hepático e tanto a tansulosina quanto seus metabólitos são eliminados essencialmente pela urina, sendo 14% da dose eliminada de maneira não modificada.

A eficácia da tansulosina (0,4 mg/dia; n = 382) foi comparada com placebo (n = 193) em metanálise de dois ensaios clínicos randomizados realizados em pacientes com sintomas de trato urinário inferior associados à hiperplasia benigna da próstata (Chapple et al., 1996). Conforme mostrado na Figura 58.11, a tansulosina foi superior ao placebo.

Tabela 58.1 Afinidade estimada pelo subtipo de receptor (seletividade) baseado em experimentos *in vitro*.

Bloqueador alfa-1	Alfa-1a *versus* alfa-1b	Alfa-1a *versus* alfa-1d
Alfuzosina	0,3	0,7
Doxazosina	0,2	0,5
Prazosina	0,3	1
Tansulosina	15,8	2,7
Terazosina	0,2	0,6

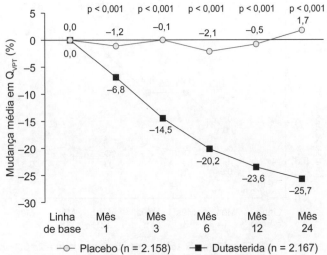

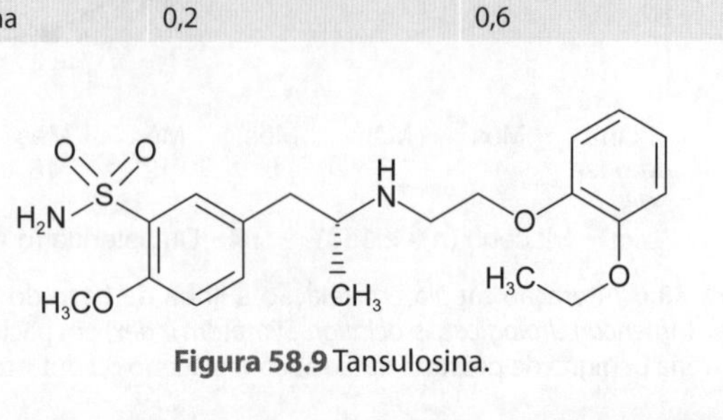

Figura 58.8 Alteração média em relação à linha de base do volume prostático total (VPT) em pacientes com hipertrofia benigna de próstata tratados com placebo ou dutasterida.

Figura 58.9 Tansulosina.

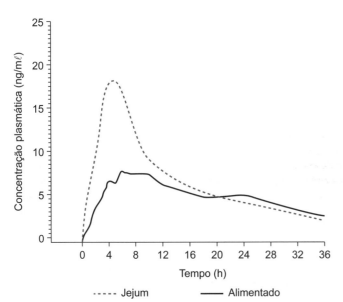

Figura 58.10 Efeito da alimentação na biodisponibilidade de tansulosina em voluntários sadios.

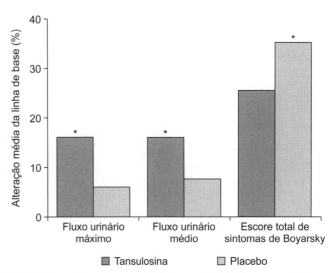

Figura 58.11 Alterações dos parâmetros de eficácia causadas pelo tratamento com tansulosina 0,4 mg/dia (n = 382) *versus* placebo (n = 193). *p < 0,005 *versus* placebo.

A tansulosina está comercialmente disponível na forma farmacêutica de comprimido de liberação controlada com administração de 1 vez/dia, na dose de 0,4 mg. Os eventos adversos mais comuns são ejaculação retrógrada ou redução do volume da ejaculação (4,5%), tontura (3,4%), infecção (3,1%), cefaleia (2,1%) e sintomas de gripe (1,6%). A incidência de hipotensão postural foi similar à do placebo (Wilde e McTavish, 1996).

Doxazosina (Carduran®)

Derivado quinazolínico que atua como antagonista dos receptores alfa-1 adrenérgicos pós-sinápticos. É interessante ressaltar que os derivados quinozolínicos como a doxazosina (Figura 58.12) e a terazosina induzem apoptose em cultura de células epiteliais e de células musculares lisas da próstata (Kyprianou e Benning, 2000). Esse efeito diferencial sobre os demais antagonistas alfa-1 adrenérgicos pode resultar da capacidade de inibirem a tirosinoquinase, efeito demonstrado para outros derivados aniloquinazolínicos que inibem a tirosinoquinase e induzem apoptose (Rewcastle *et al.*, 1995).

A eficácia e a tolerabilidade da doxazosina tanto na forma farmacêutica de comprimido de liberação imediata (2 a 8 mg/dia) quanto na forma farmacêutica do GITS (*Gastrintestinal Therapeutic System*; 4 a 8 mg/dia) comparada com placebo foram avaliadas em dois ensaios clínicos randomizados no tratamento de pacientes (n = 1.473) com hiperplasia benigna da próstata (Goldsmith e Plosker, 2006). A Figura 58.13 mostra a superioridade da doxazosina em relação ao placebo na redução (> 30%) dos sintomas avaliados pelo IPSS (*International Prostate Symptom Score*, Figura 58.13 A) e aumento (> 3 mℓ/s) no fluxo urinário máximo (Figura 58.13 B).

Pacientes tratados com GITS e placebo tiveram menor incidência de reações adversas (41,4% e 39,1%, respectivamente) quando comparados com doxazosina na forma de comprimido de liberação imediata (53,6%). A Figura 58.14 mostra a proporção de pacientes que apresentaram as reações adversas mais comuns com os três tratamentos.

A dose recomendada é de 4 ou 8 mg/dia da doxazosina GITS, pela manhã, com o desjejum. As reações adversas mais comuns são astenia, cefaleia, hipotensão e tontura.

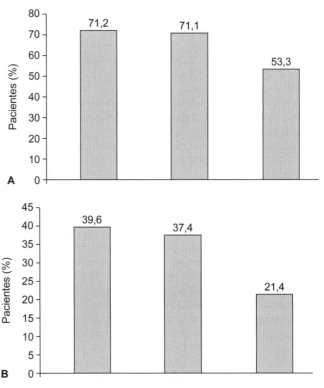

Figura 58.13 Avaliação da eficácia terapêutica do sistema gastrintestinal de doxasozina Dox-GITS *versus* doxasozina em forma farmacêutica de liberação imediata (Dox-S) ou placebo em pacientes com hiperplasia benigna prostática. O Dox-GITS foi administrado nas doses de 4 a 7 mg/dia (dose média final de 6,3 mg/dia; n = 666), o Dox-S nas doses de 2 a 8 mg/dia (6,0 mg/dia; n = 651) e o placebo (n = 156) por 13 semanas. **A.** Porcentagem de pacientes que tiveram uma redução igual ou maior que 30% do IPSS (*International Prostate Symptom Score*) em relação à linha de base. **B.** Porcentagem de pacientes com aumento igual ou superior a 3 mℓ/s no fluxo urinário máximo.

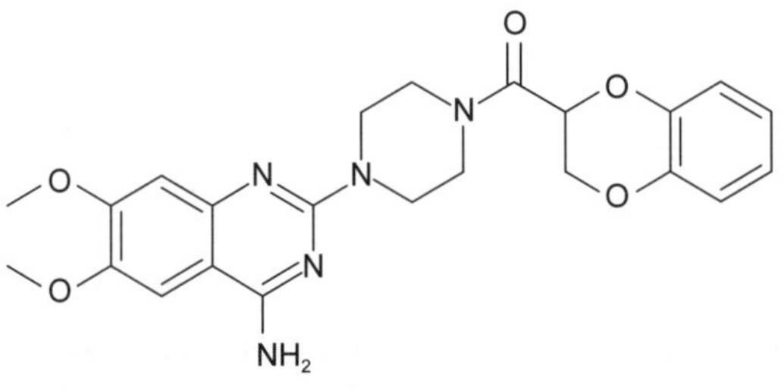

Figura 58.12 Doxazosina.

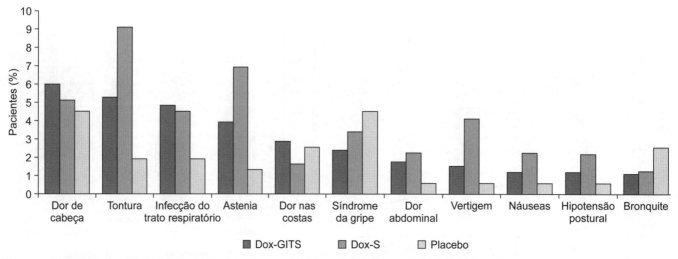

Figura 58.14 Perfil de tolerabilidade do sistema gastrintestinal de doxasozina (Dox-GITS), da doxasozina administrada na forma farmacêutica de liberação imediata (Dox-S) e do placebo em pacientes com hipertrofia benigna prostática tratados por 13 semanas. As barras representam a porcentagem de pacientes que apresentaram as reações adversas mais comuns.

Alfuzosina (Uroxatral®)

Derivado quinazolínico que atua como antagonista seletivo e competitivo dos receptores alfa-1 adrenérgicos, reduzindo, portanto, o tônus contrátil na próstata, na cápsula prostática, no colo da bexiga e na uretra proximal, sendo indicado no tratamento dos sintomas do trato urinário em pacientes com hiperplasia benigna da próstata (Wilde et al., 1993). A alfuzosina (Figura 58.15) demonstra afinidade igual para os três subtipos de receptores alfa-1 adrenérgicos na próstata (Fogler et al., 1995), e sua seletividade urológica se deve ao fato de ter distribuição preferencial na glândula próstata em relação ao sangue (Martin et al., 1997).

A farmacocinética do comprimido de liberação estendida de alfuzosina 10 mg (Uroxatral®) foi avaliada em voluntários sadios do sexo masculino após administração em dose única ou dose múltipla na faixa de 7,5 a 30 mg e em pacientes com hiperplasia benigna da próstata entre as doses de 7,5 e 15 mg. A biodisponibilidade absoluta após administração VO com alimentos foi de 49%, e o $T_{máx}$ nessas condições de aproximadamente 8 h. Conforme mostrado na Figura 58.16, a biodisponibilidade do Uroxatral® é reduzida quando administrado em jejum, portanto o comprimido deve ser sempre ingerido com alimentos.

O volume de distribuição da alfuzosina após administração intravenosa (IV) foi de 3,2 ℓ/kg, apresentando moderada ligação às proteínas plasmáticas (82 a 90%). A alfuzosina é extensamente metabolizada no fígado, e apenas 11% da dose é encontrada na urina na forma de fármaco inalterado. A CIP3A4 é a principal via metabólica. Após administração do fármaco marcado com radioisótopo, 69% da radioatividade foi recuperada nas fezes e 24% na urina. A meia-vida da alfuzosina após administração oral do comprimido uroxatral® foi de aproximadamente 10 h. Não há necessidade de ajuste de dose em pacientes com insuficiência renal leve, moderada ou grave (Marbury et al., 2002). A alfuzosina tem baixa biodisponibilidade no sistema nervoso central (Kirby, 1998).

A eficácia e a segurança do alfuzosino (10 mg/dia, em dose única) foram demonstradas em vários ensaios clínicos controlados com placebo. A Figura 58.17 mostra o efeito superior da alfuzosina em uma análise de três ensaios clínicos randomizados, duplo-cegos, controlados com placebo (Roehrborn et al., 2003). A alfuzosina foi bem tolerada e o número de pacientes que interromperam o estudo por reações adversas foi similar em ambos os grupos (8,7% placebo e 9,5% alfuzosina). No grupo tratado com alfuzosina, 41,6% dos pacientes tiveram pelo menos uma reação adversa, comparado com 35,9% dos pacientes tratados com placebo. Tontura foi a reação adversa mais frequente (5,3% alfuzosina versus 2,9% placebo), e astenia e fadiga foram similares em ambos os grupos. Dois pacientes (0,4%) tiveram hipotensão e um paciente (0,2%) teve síncope, todos do grupo tratado com alfuzosina. Reações adversas sexuais aconteceram raramente no grupo tratado com alfuzosina (impotência 1,5% e ejaculação retrógrada 0,6%) e no grupo tratado com placebo (impotência em 0,6%).

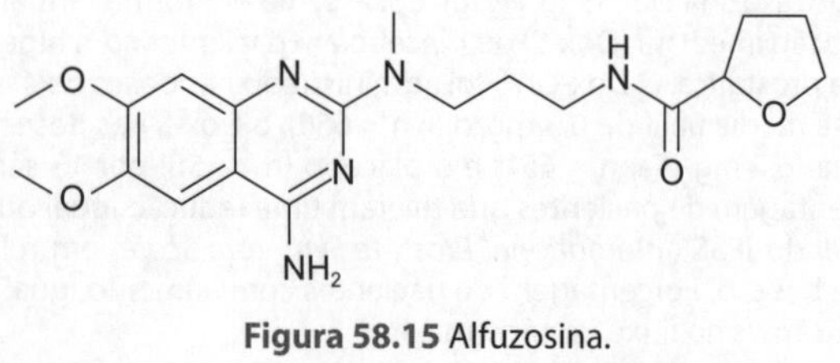

O Uroxatral® é indicado no tratamento de sintomas urinários associados à hiperplasia benigna prostática na dose de 10 mdia, mas não para o tratamento da hipertensão arterial.

Terazosina (Hytrin®)

Derivado quinazolínico relacionado à prazosina (Figura 58.18) que atua como antagonista dos receptores alfa-1 adrenérgicos pós-sinápticos. É um fármaco utilizado para tratamento de hipertensão arterial

Figura 58.15 Alfuzosina.

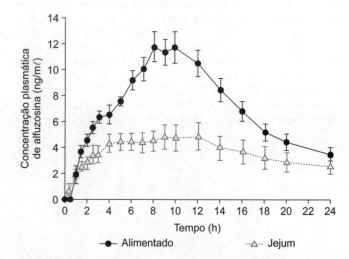

Figura 58.16 Efeito da alimentação na biodisponibilidade da alfuzosina 10 mg administrada na forma farmacêutica de liberação estendida (Uroxatral®) em voluntários sadios do sexo masculino.

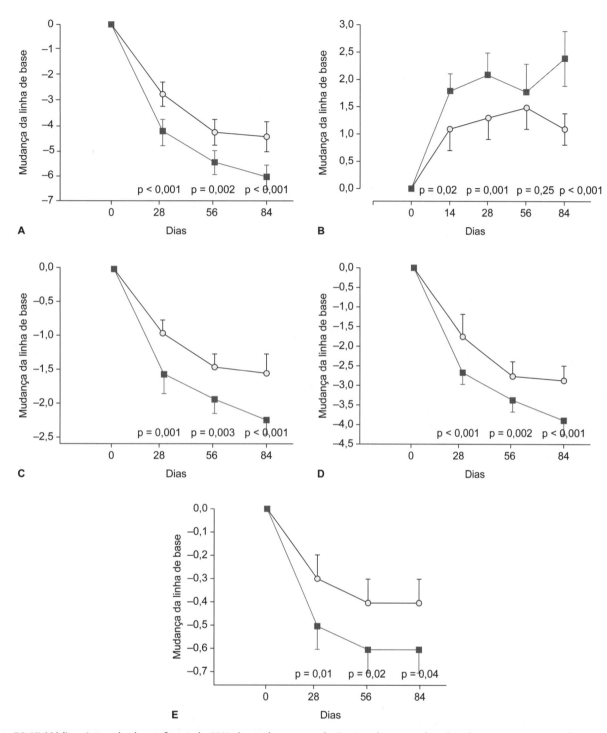

Figura 58.17 Média e intervalo de confiança de 95% da mudança em relação ao valor antes do início do tratamento para alfuzosina (quadrados) e placebo (círculos) para os seguintes parâmetros: **A**: escala do IPSS (*International Prostate Symptom Score*) nos dias 0, 28, 56 e 84; **B**: pico máximo de fluxo urinário (PFR, do inglês *Peak Urinary Flow Rate*); **C**: valores para sintomas irritativos; **D**: valores para sintomas obstrutivos; **E**: valores para noctúria, nos dias 0, 28, 56 e 84 de tratamento.

quando administrado em monoterapia ou em combinação com outros fármacos anti-hipertensivos, e, em pacientes com hipertensão leve ou moderada, a terazosina causa significativa redução da pressão arterial com aumento discreto da frequência cardíaca (Titmarsh e Monk, 1987).

A terazosina apresenta farmacocinética linear após administração oral de doses até 5 mg, sendo o modelo farmacocinético mais apropriado o de um compartimento, com meia-vida de eliminação entre 6 e 12,4 h. É rapidamente absorvida após administração oral com $T_{máx}$ variando entre 1 e 2 h. A biodisponibilidade absoluta da terazosina é de aproximadamente 90%, e a ligação às proteínas plasmáticas varia entre 90 e 94%. A terazosina é extensamente metabolizada pelo fígado e o trato biliar representa a principal via de eliminação. O volume de distribuição após administração oral foi de 39,1 ± 4,1 ℓ e o *clearance* sistêmico de 4,4 ± 8,1 ℓ/h (Campanero *et al.*, 2008).

A eficácia e a tolerabilidade da terazosina foram avaliadas em ensaio clínico multicêntrico, randomizado, controlado com placebo, realizado em pacientes com diagnóstico de PBH e com um dos sintomas classificados como obstrutivos na escala de Boyarsky (Boyasky *et al.*, 1976), um pico urinário menor que 15 mℓ/s e um volume

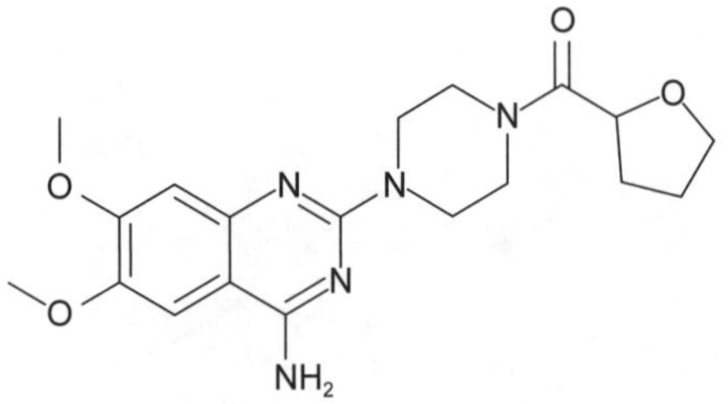

Figura 58.18 Terazosina.

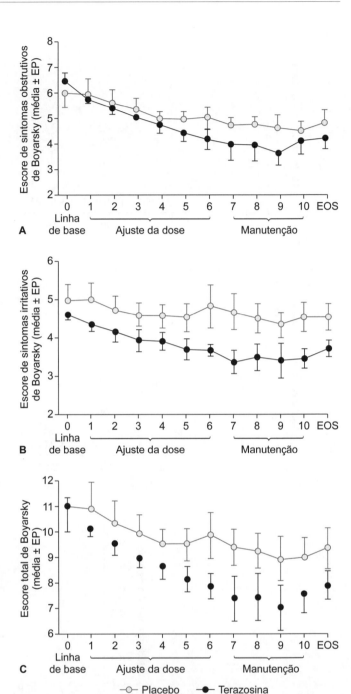

Figura 58.19 Escore da escala de Boyarsky para sintomas urinários obstrutivos (**A**), irritativos (**B**) e escore total (**C**) comparando tratamento por 10 semanas com terazosina *versus* placebo em pacientes com hiperplasia benigna prostática. EP: erro padrão; EOS: *end of study*.

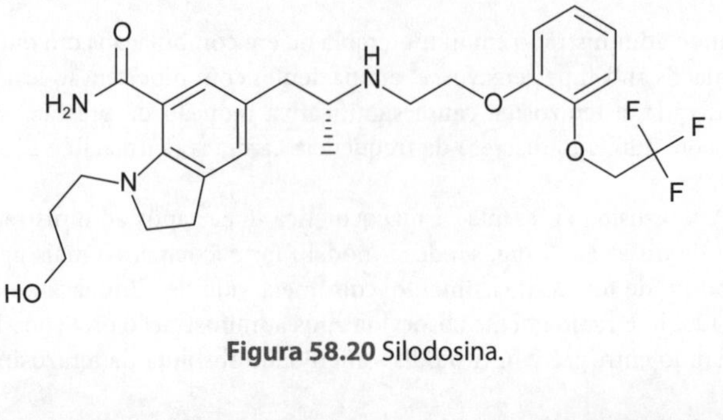

Figura 58.20 Silodosina.

pós-miccional menor que 250 ml (Elhilali *et al.*, 1996). Os pacientes foram acompanhados pelo período de 24 semanas. Conforme mostrado na Figura 58.19, a terazosina foi considerada superior ao placebo.

A dose inicial recomendada para terazosina é de 1 mg/dia, geralmente administrada na hora em que o paciente vai se deitar para minimizar o risco de hipotensão postural. A dose pode ser aumentada gradativamente (2,5 até 10 mg/dia), se necessário. As seguintes reações adversas foram observadas em ensaios clínicos com incidência significativa: astenia, hipotensão postural, tontura, sonolência, congestão nasal/rinite e impotência. Incidência de infecção urinária foi menor nos pacientes tratados com terazosina quando comparados com pacientes tratados com placebo.

Silodosina (Rapaflo®)

Derivado indolínico que atua como antagonista seletivo dos receptores alfa-1 adrenérgicos pós-sinápticos, os quais estão localizados na próstata humana, na base e no colo da bexiga e na uretra prostática. O bloqueio desses receptores alfa-1 pós-sinápticos causa relaxamento da musculatura lisa desses tecidos, resultando em melhora do fluxo urinário e redução dos sintomas da PBH. Estudos *in vitro* indicam que a silodosina (Figura 58.20) tem alta afinidade pelos receptores do subtipo alfa-1a (162 e 55 vezes maior quando comparado com os subtipos alfa-1b e alfa-1d, respectivamente), sendo o antagonista com maior seletividade para alfa-1a entre os antagonistas alfa-1 adrenérgicos utilizados clinicamente (Yoshida *et al.*, 2011).

A farmacocinética da silodosina é linear entre as doses de 0,1 a 24 mg/dia, administrada VO. A biodisponibilidade absoluta após administração por essa via é de 32%, apresentando redução discreta quando ingerida com alimentos. Entretanto, todos os ensaios clínicos foram feitos com administração de silodosina com alimentos, portanto se recomenda sua ingestão dessa maneira. A ligação às proteínas plasmáticas é de 97%, com volume de distribuição aparente de 49,5 ℓ. Após a administração IV, o *clearance* sistêmico foi estimado em 10 ℓ/h. A silodosina é extensivamente metabolizada por glucoronidação, desidrogenase alcoólica e desidrogenase aldeídica e pelo CIP3A4. O principal metabólito é o conjugado glicurônico (KMD-3213 G), formado pela conjugação da silodosina pela UDP-glucoronosiltransferase 2B7 (UGT2B7). Coadministração com inibidores de UGT2B7 como probenecida, ácido valproico ou fluconazol pode aumentar a meia-vida da silodosina. A meia-vida de eliminação da silodosina é de 13 ± 8 h.

A eficácia e a tolerabilidade da silodosina foram avaliadas em ensaio clínico fase III multicêntrico, randomizado, controlado com placebo, em pacientes com a escala de sintomas prostáticos internacional (IPSS) com valor igual ou acima de 3, um fluxo urinário máximo < 15 ml/s, um volume prostático > 20 ml e um resíduo urinário pós-miccional < 100 ml (Kawabe *et al.*, 2006). Os pacientes (n = 457) foram tratados com placebo (n = 89), tansulosina 0,2 mg/dia (n = 192) e silodosina 4 mg 2 vezes/dia (n = 176), e acompanhados por 12 semanas. O resultado do objetivo primário aparece na Figura 58.21, demonstrando a maior eficácia da silodosina comparada tanto com o placebo quanto com a tansulosina.

A incidência de reações adversas atribuídas aos fármacos foi de 88,6%, 82,3% e 71,6% para silodosina, tansulosina e placebo, respectivamente. Já a incidência de eventos adversos atribuídos aos fármacos foi de 69,7%, 47,4% e 36,4% também para silodosina, tansulosina e placebo, respectivamente. A reação adversa mais comum no grupo tratado com silodosina consistiu em ejaculação retrógrada (22,3%) comparado com 1,6% no grupo tratado com tansulosina. Entretanto, somente cinco pacientes (2,9%) descontinuaram o tratamento por esse problema.

A dose recomendada é de 8 mg/dia, ingerido com alimentos. As reações adversas mais frequentes com incidência superior a 2% em relação ao placebo são ejaculação retrógrada, tontura, diarreia, hipotensão ortostática, cefaleia, nasofaringite e congestão nasal.

Naftopidil (Flivas™)

Derivado fenilpiperazínico que atua como antagonista alfa-1 adrenérgico com alta afinidade pelo subtipo alfa-1d (Fogler *et al.*, 1995), o naftopidil (Figura 58.22) sofre extenso metabolismo hepático, com um *clearance* sistêmico entre 9 e 11 mℓ/min/kg, indicando uma relação muito próxima com o fluxo plasmático hepático (Farthing *et al.*, 1994). A meia-vida de eliminação do naftopidil após administração IV em voluntários sadios foi de 3,3 ± 2,1 h e 3,6 ± 3,4 h em pacientes com insuficiência hepática. Entretanto, após administração VO, a meia-vida de eliminação em voluntários sadios foi de 5,4 ± 3,2 h, enquanto em pacientes com insuficiência hepática foi de 16,6± 19.3 h. A biodisponibilidade absoluta após administração oral em voluntários sadios foi de 17% (6,7 a 29,6%), enquanto em pacientes com insuficiência hepática foi bem mais alta, de 75% (13,4 a 211%).

A eficácia e a tolerabilidade do naftopidil nas doses de 25 mg/dia e 75 mg/dia foram demonstradas em pacientes com sintomas de trato urinário inferior associados à hiperplasia benigna prostática (Yokoyama *et al.*, 2006). No total, 153 pacientes foram randomizados para receber 25 mg/dia (LD, do inglês *low dose*) ou 75 mg/dia (HD, do inglês *high dose*) por 4 semanas e avaliados por meio das tabelas LUTDSS (*Lower Urinary Tract Disease Symptom Score*), IPSS (*International Prostate Symptom Score*), qualidade de vida (QOL), fluxo máximo urinário ($Q_{máx}$) e volume urinário residual. As Figuras 58.23 a 58.25 mostram os resultados obtidos para ambas as doses, também subdivididos de acordo com a gravidade do quadro clínico dos pacientes [os resultados são apresentados como mediana com quartis 25% e 75%; a comparação entre os grupos HD e LD foi feita pelo teste de Mann-Whitney, †p < 0,05; e a comparação entre a linha de base e o final do tratamento (*endpoint*) foi feita pelo teste de Wilcoxon, sendo *p < 0,01 e **p < 0,001]. Dos 153 pacientes, 5 apresentaram reações adversas: 3 no grupo LD, com alteração da marcha, tremor e diarreia, e 2 no grupo HD, que apresentaram desconforto gástrico e *rash* cutâneo, em que os sintomas desapareceram com a interrupção do tratamento.

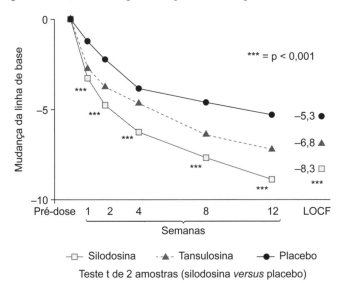

Figura 58.21 Alteração do IPSS total em ensaio clínico fase 3, randomizado, controlado com placebo. ***Teste t comparando silodosina *versus* placebo. LOCF: *Last Observation Carried Forward*.

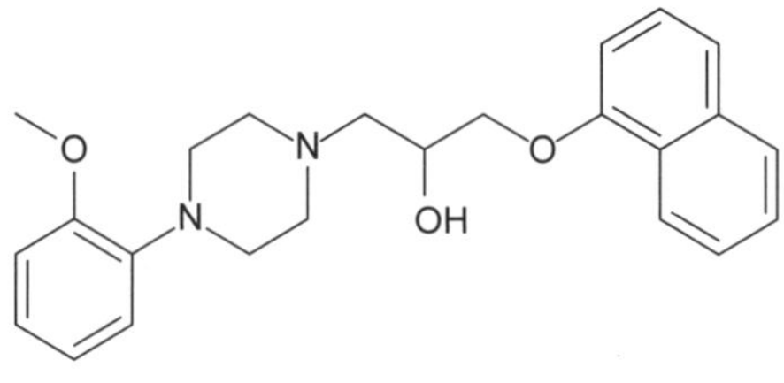

Figura 58.22 Naftopidil.

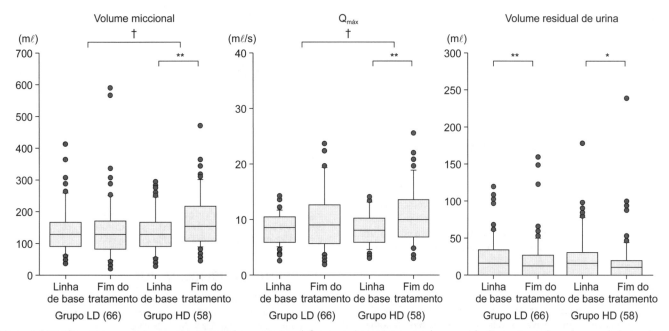

Figura 58.23 Alterações nos sintomas objetivos (volume miccional, fluxo urinário máximo e volume residual) comparando os grupos de baixa dose (LD) e alta dose (HD) de naftopidil usando o teste U de Mann-Whitney (†p < 0,5). A comparação entre o fim do tratamento e a linha de base foi feita com o teste de Wilcoxon. *p < 0,01; **p < 0,001.

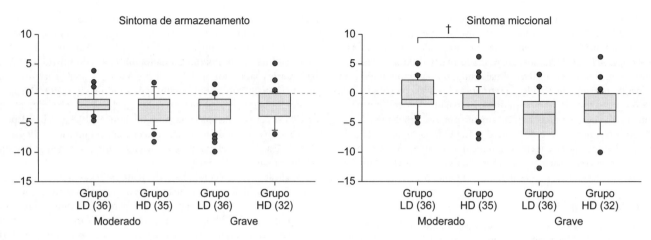

Figura 58.24 Alterações dos sintomas subjetivos (sintomas de armazenamento e miccionais) em pacientes tratados com baixa dose (LD) ou alta dose (HD) de naftopidil. Teste U de Mann-Whitney. †p < 0,05.

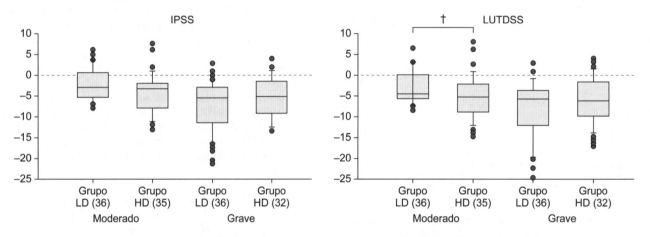

Figura 58.25 Alterações de sintomas subjetivos (*International Prostate Symptom Score* e *Lower Urinary Disease Symptom Score*) em pacientes tratados com baixa dose (LD) ou alta dose (HD) de naftopidil. Teste U de Mann-Whitney. †p < 0,05.

INIBIDORES DE FOSFODIESTERASE TIPO 5 (PDE5)

Os inibidores de PDE5 constituem a primeira linha de tratamento por sua excelência, eficácia, segurança e tolerabilidade (Hatzimouratidis et al., 2010). Apesar de ensaios clínicos iniciais terem demonstrado que todos os inibidores de PDE5 apresentam efeito benéfico no tratamento dos sintomas do trato urinário inferior associados à hiperplasia benigna da próstata (McVary et al., 2007a, 2007b; Stief et al., 2008), apenas o tadalafila 5 mg/dia está aprovado para essa indicação (Hatzimouratidis et al., 2014). Embora a fisiopatologia comum entre a disfunção erétil e os sintomas do trato urinário inferior associados à hiperplasia benigna da próstata não seja clara, uma *upregulation* da via NO-GMPc aparenta ser um mecanismo importante da ação dos inibidores de PDE5 nessa última patologia. Estudos pré-clínicos indicam reversão parcial da contração do tecido prostático pela norepinefrina e pela endotelina-1 (Kedia et al., 2009) e uma ação antiproliferativa em cultura de células musculares lisas da próstata e da bexiga por inibidores da fosfodiesterase (Filippi et al., 2007).

Tadalafila (Cialis®)

Conforme mostra a Figura 58.26, o tadalafila na dose de 5 mg/dia reduziu de maneira significativa em relação ao placebo os sintomas do IPSS tanto em pacientes sem disfunção erétil (Brock et al., 2013) quanto nos que apresentavam essa disfunção (Porst et al., 2009).

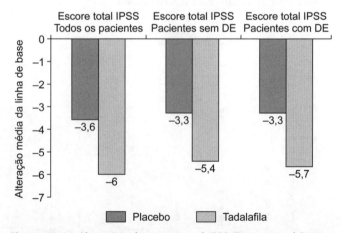

Figura 58.26 Alterações do escore total IPSS (*International Prostate Symptom Score*) em pacientes com ou sem disfunção erétil (DE). Os pacientes foram tratados com tadalafila ou placebo.

REFERÊNCIAS BIBLIOGRÁFICAS

Anderson JB, Roehrborn CG, Schalken JA, Emberton M. The progression of benign prostatic hyperplasia: examining the evidence and determining the risk. Eur Urol. 2001;39:390e9.

Andersson KE, Lepor H, Wyllie MG. Prostatic alpha 1-adrenoceptores and uroselectivity. Prostate. 1997;30:202-15.

Boyarsky S, Jones G, Paulson DF, Prout GR Jr. A new look at bladder neck obstruction by the Food and Drug Administration regulators: guidelines for investigation of benign prostatic hypertrophy. Trans Am Assoc Genitourin Surg. 1976;68:29-32.

Bramson HN, Hermann D, Batchelor KW, Lee FW, James MK, Frye SV. Unique preclinical characteristics of GG745, a potent dual inhibitor of 5AR. J Pharmacol Exp Ther. 1997;282:1496-502.

Brock G, Broderick G, Roehrborn C, Xu L, Wong D, Viktrup L. Tadalafil once daily in the treatment of lower urinary tract symptoms (LUTS) suggestive of benign prostatic hyperplasia (BPH) in men without erectile dysfunction. BJU Int. 2013;112:990-7.

Caine M, Raz S. Some clinical implications of adrenergic receptors in the urinary tract. Arch Surg. 1975;110:247-50.

Campanero MA, Sádaba B, Muñoz-Juarez MJ, Quetglas EG, Azanza JR. Pharmacokinetic and pharmacodynamic modelling of arterial haemodynamics effects of terazosin in healthy volunteers. Clin Drug Invest. 2008;28:139-47.

Chapple CR, Wyndaele JJ, Nordling J, Boeminghaus F, Ypma AF, Abrams P. Tamsulosin, the first prostate-selective alpha 1A-adrenoceptor antagonist. A meta-analysis of two randomized, placebo-controlled, multicentre studies in patients with benign prostatic obstruction (symptomatic BPH). European Tamsulosin Study Group. Eur Urol. 1996;29:155-67.

Clark RV, Hermann DJ, Cunningham GR, Wilson TH, Morrill BB, Hobbs S. Marked suppression of dihydrotestosterone in men with benign prostatic hyperplasia by dutasteride, a dual 5alpha-reductase inhibitor. J Clin Endocrinol Metab. 2004;89:2179-84.

Cooper KL, McKiernan JM, Kaplan SA. Alpha-adrenoceptor antagonists in the treatment of benign prostatic hyperplasia. Drugs. 1999;57:9-17.

de Mey C. α_1-blockers for BPH: are there differences? Eur Urol. 1999;36:52-63.

Deslypere JP, Young M, Wilson JD, McPhaul MJ. Testosterone and 5 alpha-dihydrotestosterone interact differently with the androgen receptor to enhance transcription of the MMTV-CAT reporter gene. Mol Cell Endocrinol. 1992;88:15e22.

Elhilali MM, Ramsey EW, Barkin J, Casey RW, Boake RC, Beland G, et al. A multicenter, randomized, double-blind, placebo-controlled study to evaluate the safety and efficacy of terazosin in the treatment of benign prostatic hyperplasia. Urology. 1996;47:335-42.

Evans HC, Goa KL. Dutasteride. Drugs Aging. 2003;20:905-16.

Farthing MJG, Alstead EM, Abrams SML, Haug G, Johnston A, Hermann R, et al. Pharmacokinetics of naftopidil, a novel anti-hypertensive drug, in patients with hepatic dysfunction. Postgrad Med J. 1994;70:363-6.

Filippi S, Morelli A, Sandner P, Fibbi B, Mancina R, Marini M, et al. Characterization and functional role of androgen- dependent PDE5 activity in the bladder. Endocrinology. 2007;148:1019-29.

Fogler R, Shibata K, Horie K, Hirasawa A, Tsujimoto G. Use of recombinant alpha 1-adrenoceptors to characterize subtype selectivity of drugs for the treatment of prostatic hypertrophy. Eur J Pharmacol. 1995;288:201-17.

Goldsmith DR, Plosker GL. Doxazosin gastrointestinal therapeutic system: a review of its use in benign prostatic hyperplasia. Drugs. 2005;65(14):2037-47.

Gormley GJ, Stoner E, Bruskewitz RC, Imperato-McGinley J, Walsh PC, McConnell JD, et al. The effect of finasteride in men with benign prostatic hyperplasia. N Engl J Med. 1992;327:1185-91.

Hatzimouratidis K, Amar E, Eardley I, Giuliano F, Hatzichristou D, Montorsi F, et al. Guidelines on male sexual dysfunction: erectile dysfunction and premature ejaculation. Eur Urol. 2010;57:804-14.

Hatzimouratidis K. A review of the use of tadalafil in the treatment of benign prostatic hyperplasia in men with and without erectile dysfunction. Ther Adv Urol. 2014;6:135-47.

Iehlé C, Délos S, Guirou O et al. Human prostatic steroid 5 alpha-reductase isoforms-a comparative study of selective inhibitors. J Steroid Biochem Mol Biol. 1995;54:273-9.

Kawabe K, Yoshida M, Homma Y. Silodosin, a new alpha1A-adrenoceptor-selective antagonist for treating benign prostatic hyperplasia: results of a phase III randomized, placebo-controlled, double-blind study in Japanese men. BJU Int. 2006;98:1019-24.

Kedia G, Uckert S, Kedia M, Kuczyk M. Effects of phosphodiesterase inhibitors on contraction induced by endothelin-1 of isolated human prostatic tissue. Urology. 2009;73:1397-401.

Kirby RS. Clinical uroselectivity of alfuzosin in the treatment of benign prostatic hyperplasia. Eur Urol. 1998;33:19-27.

Kumar VL, Wahane VD. Current status of 5alpha-reductase inhibitors in the treatment of benign hyperplasia of prostate. Indian J Med Sci. 2008;62:167-75.

Kyprianou N, Benning CM. Suppression of human prostate cancer cell growth by alpha 1-adrenoreceptor antagonists doxazosin and terazosin via induction of apoptosis. Cancer Res. 2000;60:4550-5.

Lim KB. Epidemiology of clinical benign prostatic hyperplasia. Asian Journal of Urology. 2017;4:148-51.

Lyseng-Williamson KA, Jarvis B, Wagstaff AJ. Tamsulosin. An update of its role in the management of lower urinary tract symptoms. Drugs. 2002;62:135-67.

Marbury TC, Blum RA, Rauch C, Pinquier JL. Pharmacokinetics and safety of a single oral dose of once-daily alfuzosin 10 mg, in male subjects with mild to severe renal impairment. J Clin Pharmacol. 2002;42:1311-7.

Marinese D, Patel R, Walden PD. Mechanistic investigation of the adrenergic induction of ventral prostate hyperplasia in mice. Prostate. 2003;54:230e7.

Marks LS, Partin AW, Dorey FJ, Gormley GJ, Epstein JI, Garris JB, et al. Long-term effects of finasteride of prostate tissue composition. Urology. 1999;53:574-80.

Martin DJ, Lluel P, Guillot E, Coste A, Jammes D, Angel I. Comparative alpha-1 adrenoceptor subtype selectivity and functional uroselectivity of alpha-1 adrenoceptor antagonists. J Pharmacol Exp Ther. 1997;282:228-35.

McConnell JD, Bruskewitz R, Walsh P, Andriole G, Lieber M, Holtgrewe HL, et al. The effect of finasteride on the risk of acute urinary retention and the need for surgical treatment among men with benign prostatic hyperplasia. Finasteride Long-Term Efficacy and Safety Study Group. N Engl J Med. 1998;338:557-63.

McVary K, Monnig W, Camps J, Young JM, Tseng LJ, van den Ende G. Sildenafil citrate improves erectile function and urinary symptoms in men with erectile dysfunction and lower urinary tract symptoms associated with benign prostatic hyperplasia: a randomized, double-blind trial. J Urol. 2007a;177:1071-7.

McVary K, Roehrborn C, Kaminetsky J, Auerbach SM, Wachs B, Young JM, et al. Tadalafil relieves lower urinary tract symptoms secondary to benign prostatic hyperplasia. J Urol. 2007b;177:1401-7.

Nickel JC, Gilling P, Tammela TL, Morrill B, Wilson TH, Rittmaster RS. Comparison of dutasteride and finasteride for treating benign prostatic hyperplasia: The enlarged prostate international comparator study. BJU Int. 2011;108:388-94.

Pirozzi L, Sountoulides P, Castellan P, Presicce F, Lombardo R, Romero M, et al. Current pharmacological treatment for male LUTS due to BPH: duasteride or finasteride? Current Drug Targets. 2015;16:1165-71.

Porst H, McVary K, Montorsi F, Sutherlan P, Sutherland P, Elion-Mboussa A, Wolka AM, Viktrup L. Effects of once-daily tadalafil on erectile function in men with erectile dysfunction and signs and symptoms of benign prostatic hyperplasia. Eur Urol. 2009;56:727-35.

Price DT, Lefkowitz RJ, Caron MG, Berkowitz D, Schwinn DA. Localization of mRNA for three distinct alpha1-adrenergic receptor subtypes in human tissues: implications for human alpha-adrenergic physiology. Mol Pharmacol. 1994;45:171-5.

Rewcastle GW, Denny WA, Bridges AJ, Zhou H, Cody DR, McMichael A, Fry DW. Tyrosine kinase inhibitors. 5. Synthesis and structure-activity relationships for 4-[(phenylmethyl)amino]- and 4-(phenylamino) quinazolines as potent adenosine 5 -tripho- sphate binding site inhibitors of the tyrosine kinase domain of the epidermal growth factor receptor. J Med Chem. 1995;38:3482-7.

Ribeiro JC, Carvalho AP, dos Santos AR. Terapêutica actual da hipertrofia benigna da próstata. Acta Urológica. 2006;23:93-9.

Rittmaster R, Hahn RG, Ray P, Shannon JB, Wurzel R. Effect of dutasteride on intraprostatic androgen levels in men with benign prostatic hyperplasia or prostate cancer. Urology. 2008;72:808-12.

Roehrborn CG, Boyle P, Nickel JC, Hoefner K, Andriole G; ARIA3001 ARIA3002 and ARIA3003 Study Investigators. Efficacy and safety of a dual inhibitor of 5-alpha-reductase types 1 and 2 (dutasteride) in men with benign prostatic hyperplasia. Urology. 2002;60:434-41.

Roehrborn CG, Kerrebroeck V, Nordling J. Safety and efficacy of alfuzosin 10 mg once-daily in the treatment of lower urinary tract symptoms and clinical benign prostatic hyperplasia: a pooled analysis of three double-blind, placebo-controlled studies. BJU Int. 2003;92:257-61.

Roehrbron CG, Boyle P, Nickel JC, Hoefner K, Andriole G; ARIA3001 ARIA3002 and ARIA3003 Study Investigators. Efficacy and safety of a dual inhibitor of 5-alpha-reductase types 1 and 2 (dutasteride) in men with benign prostatic hyperplasia. Urology. 2002;60:434-41.

Rudner XL, Berkowitz DE, Booth JV, Funk BL, Cozart KL, D'Amico EB, et al. Subtype specific regulation of human vascular alpha(1)-adrenergic receptors by vessel bed and age. Circulation. 1999;100:2336-43.

Schwinn DA, Johnston GI, Page SO, Mosley MJ, Wilson KH, Worman NP, et al. Cloning and pharmacological characterization of human a1 adrenergic receptors: sequence corrections and direct comparison with other species homologues. J Pharmacol Exp Ther. 1995;272:134-42.

Souverein PC, Van Staa TP, Egberts ACG, De la Rosette JJMH, Cooper C, Leufkens HG. Use of α-blockers and the risk of hip/femur fractures. J Int Med. 2003;254:548-54.

Stief C, Porst H, Neuser D, Beneke M, Ulbrich E. A randomised, placebo-controlled study to assess the efficacy of twice-daily vardenafil in the treatment of lower urinary tract symptoms secondary to benign prostatic hyperplasia. Eur Urol. 2008;53:1236-44.

Thorpe A, Neal D. Benign prostatic hyperplasia. Lancet. 2003;361:1359-67.

Titmarsh S, Monk JP. Terazosin. A review of its pharmacodynamic and pharmacokinetic properties, and therapeutic efficacy in essential hypertension. Drugs. 1987;33:461-77.

Uemura M, Tamura K, Chung S, Honma S, Okuyama A, Nakamura Y, Nakagawa H. Novel 5 alpha-steroid reductase (SRD5A3, type-3) is overexpressed in hormone-refractory prostate cancer. Cancer Sci. 2008;99:81-6.

Wilde MI, Fitton A, McTavish D. Alfuzosin. A review of its pharmacodynamic and pharmacokinetic properties, and therapeutic potential in benign prostatic hyperplasia. Drugs. 1993;45:410-29.

Wilde ML, McTavish D. Tamsulosin. A review of its pharmacological properties and therapeutic potential in the management of symptomatic benign prostatic hyperplasia. Drugs. 1996;52:883-98.

Yokoyama T, Kumon H, Nasu Y, Takamoto H, Watanabe T. Comparison of 25 and 75 mg/day naftopidil for lower urinary tract symptoms associated with benign prostatic hyperplasia: a prospective, randomized controlled study. Int J Urol. 2006;13:932-8.

Yoshida M, Kudoh J, Homma Y, Kawabe K. Safety and efficacy of silodosin for the treatment of benign prostatic hyperplasia. Clin Interv Aging. 2011;6:161-72.

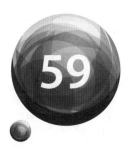

Terapia Hormonal do Câncer de Próstata

INTRODUÇÃO

O câncer de próstata é o câncer mais frequente em homens do mundo ocidental, cujo estágio terminal denomina-se câncer de próstata metastático resistente à castração. A maioria dos cânceres de próstata depende de andrógeno e do receptor de andrógeno para seu crescimento e sobrevivência. Andrógenos são sintetizados primariamente nos testículos, podendo-se sintetizar 5 a 10% na suprarrenal.

A secreção de testosterona pelos testículos é controlada pelo eixo hipotalâmico-hipofisário-gonadal (Figura 59.1).

O hormônio liberador de gonadotropinas (GnRH, do inglês *gonadotropin releasing hormone*), também conhecido como hormônio liberador do hormônio luteinizante (LHRH, do inglês *luteinising hormone releasing hormone*) estimula a hipófise anterior a liberar o hormônio luteinizante (LH), o qual, por sua vez, estimula a liberação da testosterona pelos testículos. A liberação do GnRH pelo hipotálamo é pulsátil, levando consequentemente à liberação pulsátil tanto do LH quanto do hormônio foliculoestimulante (FSH, do inglês *follicle stimulating hormone*). O LH liga-se aos seus receptores nas células de Leydig nos testículos, promovendo a produção de testosterona. Na próstata, a testosterona promove a proliferação de células prostáticas pela ação de seu metabólito ativo, a di-hidrotestosterona (DHT), que atua nos receptores de andrógenos da próstata. Uma alça de retroalimentação negativa regula a liberação da secreção hipotalâmica do GnRH e hipofisário do LH, impedindo o crescimento anormal das células da próstata.

O receptor de andrógeno é um fator de transcrição que regula a expressão de centenas de genes em resposta à estimulação pela testosterona e por seu metabólito ativo DHT. A injeção de testosterona estimula o crescimento de células cancerosas da próstata e tem papel essencial para a evolução do tumor nesse órgão (Huggins e Hodges, 1941; Huggins *et al.*, 1941). A castração cirúrgica foi proposta inicialmente por Huggins (1942) após uma série na qual se realizou orquiectomia bilateral em 45 pacientes com câncer de próstata metastático, da qual 31 pacientes tiveram melhora clínica mantida por no mínimo 30 meses. Charles Huggins recebeu o prêmio Nobel de Medicina em 1966 por demonstrar a importância da testosterona no desenvolvimento desse tipo de câncer. É importante ressaltar que em sua conferência por ocasião do prêmio Nobel, Huggins ressaltou que as células do câncer de próstata eram totalmente diferentes da célula prostática normal (Huggins, 1967). Portanto, a terapia hormonal não é muito eficaz no tratamento da hiperplasia benigna da próstata. Já as células cancerosas da próstata entram em apoptose se são privadas da estimulação androgênica (Tombal e Berges, 2008).

A castração cirúrgica causa redução acima de 90% dos níveis circulantes de andrógeno nas primeiras 24 h (Maatman *et al.*, 1985). A castração abole a produção de testosterona e de 5-alfa-di-hidrotestosterona pelos testículos. Entretanto, isso não suprime os níveis de testosterona devido à síntese em tecidos extragonadais, e esses níveis de andrógenos são suficientes para ativar o receptor de andrógeno nas células de câncer de próstata (Mohler *et al.*, 2004). Níveis elevados de

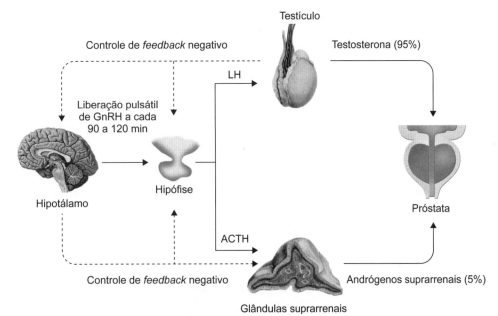

Figura 59.1 Secreção de testosterona pelos testículos e pelo eixo hipotalâmico-hipofisário-gonadal. ACTH: hormônio adrenocorticotrófico; GnRH: hormônio liberador de gonadotrofina; LH: hormônio luteinizante.

testosterona são detectados em metástases de câncer de próstata resistente à castração quando se compara com níveis de testosterona de tumores primários de pacientes não castrados, indicando que a síntese extragonadal de andrógenos ocorre não somente na suprarrenal, mas também nas células de câncer de próstata (Locke *et al.*, 2008). As células de câncer de próstata podem desenvolver resistência à castração a partir de vários mecanismos, como:

- Alterações da captação de andrógeno pelas células cancerosas
- Aumento da expressão de enzimas envolvidas na síntese de andrógenos
- Aumento da expressão de receptores de andrógenos
- Ocorrência de mutações nos receptores de andrógenos que aumentam a sua atividade.

Apesar de a orquiectomia bilateral resultar em redução rápida e efetiva dos níveis de testosterona, ela apresenta sérias limitações, como disfunção sexual irreversível, complicações pós-operatórias ocasionais e efeitos psicológicos negativos causados pela castração (Brawer, 2001). A "castração farmacológica" por outro lado causa supressão dos níveis e/ou dos efeitos da testosterona e apresenta a vantagem de ser reversível. Há duas abordagens terapêuticas para obter-se uma "castração farmacológica": redução dos níveis de andrógenos circulantes a partir da inibição de sua síntese e/ou liberação; e prevenção da ligação dos andrógenos aos seus receptores por meio de um antagonista.

O primeiro tratamento hormonal utilizado no câncer de próstata se deu com os estrógenos, visto que esses hormônios inibem a secreção de testosterona. Entre as décadas de 1940 e 1960, a privação androgênica foi realizada utilizando estrógenos sintéticos, como o clorotrianiseno e o dietilbestrol. Apesar de esses agentes reduzirem eficazmente os níveis de testosterona, seu uso tornou-se limitado pelo risco potencial de toxicidade cardiovascular e tromboembólica (Hellerstadt e Pienta, 2002).

AGONISTAS E ANTAGONISTAS DE GnRH

Conforme mencionado anteriormente, a liberação do GnRH é pulsátil, causando, portanto, uma liberação pulsátil tanto do LH quanto do FSH. Entretanto, a estimulação causada pela presença constante do GnRH, como no caso de administração exógena, causa subregulação (*downregulation*) dos receptores hipofisários. A Figura 59.2 mostra a diferença do mecanismo de ação responsável pelo efeito antiandrogênico dos agonistas e dos antagonistas do GnRH (Tombal e Berges, 2008).

Agonistas de GnRH

O decapeptídio LHRH (*luteinizing hormone-releasing hormone*) foi descoberto em 1971 por Andzej Schally, que demonstrou que análogos sintéticos ligam-se aos seus receptores na hipófise anterior e causam liberação de LH e FSH (Schally *et al.*, 1971). Schally recebeu o Prêmio Nobel de Medicina em 1977 por essa descoberta. A introdução dos agonistas de GnRH (também conhecidos como agonistas de LHRH), como a leuprorrelina e a goserelina, revolucionou o tratamento do câncer de próstata, visto que tornava a orquiectomia desnecessária, um benefício importante tanto física quanto psicologicamente. No início do tratamento com um agonista do GnRH, ocorre um aumento da liberação do LH, com um correspondente aumento da produção de testosterona. Essa maior produção de testosterona pode causar um aumento transitório do crescimento do tumor prostático. Alguns pacientes apresentam piora da dor óssea, obstrução urinária ou outros sintomas causados pelo aumento do tumor prostático, fenômeno chamado de resposta *flare*. Dependendo do tamanho do tumor e da localização das metástases, esse *flare* pode causar repercussões clínicas sérias, como compressão medular e eventos cardiovasculares fatais devido ao estado de hipercoagulação (Drudge-Coates, 2009). Em uma segunda fase, a administração dos agonistas de GnRH causa bloqueio na liberação de LH e, consequentemente, redução nos níveis de testosterona e supressão do crescimento do tumor. Os agonistas do GnRH disponível comercialmente são peptídios análogos do GnRH com pequenas modificações estruturais (Tabela 59.1).

Os agonistas do GnRH, como leuprorrelina, goserelina e triptorrelina, todos como acetato, estão disponíveis em várias formas farmacêuticas para uso injetável, subcutâneo (SC) ou intramuscular (IM), com frequência variável de administração (Tabela 59.2).

Histrelina é um nonapeptídio análogo do GnRH administrado na forma de implante subcutâneo e causa supressão dos níveis de testosterona, do LH e do antígeno específico prostático por 1 ano após a administração (Figura 59.3). A dose administrada anualmente é de 50 mg na forma de implante subcutâneo, causando uma liberação de 50 a 60 µg de histrelina diário (Deeks, 2010).

A resposta clínica aos agonistas do GnRH é avaliada pela supressão dos níveis de testosterona, que, durante muito tempo, foi definido como menor que 0,5 ng/mℓ, e atualmente é recomendado que seja menor que 0,2 ng/mℓ (Meani *et al.*, 2018).

Os análogos do GnRH apresentam outras aplicações clínicas além do tratamento do câncer de próstata (Tabela 59.3; Wilson *et al.*, 2007).

Antagonistas de GnRH

Fisiologicamente, os agonistas de GnRH causam constante supraestimulação hipofisária, abolindo a liberação pulsátil do LH pelo GnRH natural, levando, portanto, a uma hiporregulação (*downregulation*) dos receptores de GnRH e dessensibilização da hipófise. Com a consequente inibição da produção de LH, os testículos não são mais estimulados a produzir testosterona. Contudo, os antagonistas de GnRH ligam-se diretamente aos receptores hipofisários do GnRH bloqueando sua ação na hipófise, o que causa inibição da liberação de LH e FSH, inibindo, dessa maneira, a produção de testosterona. A ação direta dos antagonistas de GnRH na hipófise gera uma rápida redução dos níveis de testosterona, quando comparado com a ação dos agonistas de GnRH. A maior parte dos antagonistas do GnRH é formada por decapeptídios lineares contendo vários aminoácidos não naturais, geralmente do estereoisômero D (Tabela 59.4).

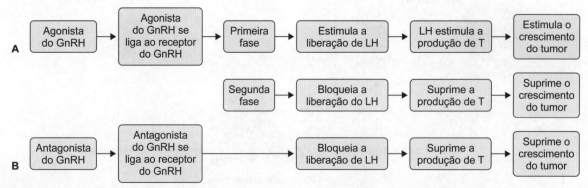

Figura 59.2 Mecanismo de ação responsável pelo efeito antiandrogênico dos agonistas (**A**) e antagonistas (**B**) do hormônio liberador de gonadotrofina (GnRH). LH: hormônio luteinizante.

Tabela 59.1 Estrutura do GnRG e seus análogos.

GnRH	pGlu	His	Trp	Ser	Tyr	Gly	Leu	Arg	Pro	Gly	NH$_2$
	1	2	3	4	5	6	7	8	9	10	
Leuprorrelina	pGlu	His	Trp	Ser	Tyr	DLeu	Leu	Arg	Pro	Gly	NEt
Goserelina	pGlu	His	Trp	Ser	Tyr	DSer (tBu)	Leu	Arg	Pro	Gly	NH$_2$
Nafarrelina	pGlu	His	Trp	Ser	Tyr	DNal (2)	Leu	Arg	Pro	Gly	NH$_2$
Triptorrelina	pGlu	His	Trp	Ser	Tyr	DTrp	Leu	Arg	Pro	Gly	NH$_2$
Histrelina	pGlu	His	Trp	Ser	Tyr	DHis (ImBzl)	Leu	Arg	Pro	Gly	NH$_2$
Buserelina	pGlu	His	Trp	Ser	Tyr	DSer (tBu)	Leu	Arg	Pro	Gly	NEt
Deslorelina	pGlu	His	Trp	Ser	Tyr	DSer	Leu	Arg	Pro	Gly	NEt

GnRH: hormônio liberador de gonadotrofina.

Tabela 59.2 Preparações de agonista de LNRH comumente usadas para o tratamento de câncer de próstata.

Aspectos	Acetato de leuprorrelina*			Implante de acetato de goserelina (Zoladex®)	Acetato de triptorrelina em pó (Decapeptyl® SR)
	Implante (Leuprorelin Sandoz®)	Microesferas (Lupron Depot®)	Pó (Eligard®)		
Preparação	Pronto para usar	Requer reconstituição	Requer reconstituição	Pronto para usar	Requer reconstituição
Administração	SC: a qualquer momento	SC/IM: imediatamente após a reconstituição	SC: para atingir a temperatura ambiente; administrar dentro de 30 min após a reconstituição	SC: a qualquer momento	IM: imediatamente após a reconstituição
Frequência de dosagem	A cada 1 ou 3 meses	A cada 1, 3, 4 ou 6 meses	A cada 1, 3, 4 ou 6 meses	A cada 1 ou 3 meses	A cada 1, 3 ou 6 meses
Condições de armazenamento	< 30 °C: sem necessidade de refrigeração	< 30 °C: proteger da luz após reconstituição, refrigeração por no máximo 24 h	Geladeira (2 a 8 °C); na embalagem original para proteger da umidade	< 25 °C	< 25 °C
Validade	1 mês: 3 anos 3 meses: 4 anos	3 anos	2 anos	3 anos	3 anos
Tipo de aplicador	PFS para implantes	PFS 2 câmaras	2 PFS que precisam ser montados e misturados	PFS para implantes	Frasco de vidro (pó) + ampola de vidro (solvente)
Características da agulha	Calibre 14	SC: calibre 21 ou 23 IM: calibre 21	Calibre 18 a 20	Calibre 14 ou 16	Calibre 19 a 21

IM: intramuscular; LHRH: hormônio liberador de hormônio luteinizante; PFS: seringa pré-cheia; SC: subcutâneo.
* Os nomes dos produtos podem variar de acordo com o país.

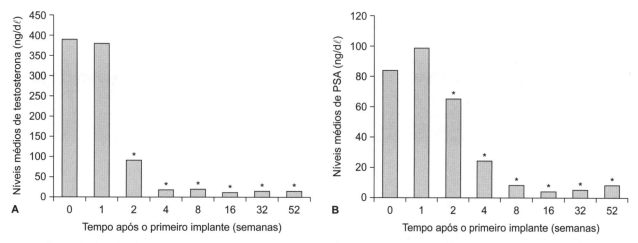

Figura 59.3 Eficácia do implante subcutâneo do acetato de histrelina (HIS) em pacientes com câncer de próstata metastático. Níveis médios de testosterona (**A**) e de PSA (**B**) de pacientes (n = 138) tratados com implante subcutâneo contendo 50 mg de HIS (dose média diária de 50 μg) em ensaio clínico fase 3, multicêntrico, não comparativo, de duração de 1 ano. *Significância em relação aos valores do início do tratamento (p < 0,0001 para níveis de testosterona e p < 0,0017 para níveis de antígeno específico prostático – PSA).

Tabela 59.3 Agonistas de GnRH: aplicações clínicas comparativas.	
GnRH	Aplicações clínicas
Leuprorrelina	Câncer de próstata, câncer de mama, endometriose, miomas uterinos, CPP, fertilização *in vitro*
Goserelina	Câncer de próstata, câncer de mama, endometriose, miomas uterinos, reprodução assistida, afinamento endometrial, CPP
Buserelina	Câncer de próstata, endometriose, miomas uterinos, reprodução assistida
Histerelina	Câncer de próstata, miomas uterinos, CPP
Nafarrelina	Endometriose, miomas uterinos, CPP, fertilização *in vitro*
Triptorrelina	Câncer de próstata, câncer de mama, endometriose, miomas uterinos, reprodução assistida, afinamento endometrial, CPP

CPP: puberdade precoce central; GnRH: hormônio liberador de gonadotrofina.

Tabela 59.4 Sequência de aminoácidos de decapeptídios antagonistas de GnRH selecionados.	
Antagonista de GnRH	Sequência de aminoácido
Abarelix	Ac-DNal^1-DCpa^2-DPal^3-**Ser^4**-N$^\alpha$MeTyr^5-DAsp^6-**Leu^7**-Ilys^8-**Pro^9**-DAla^{10}
Teverelix	Ac-DNal^1-DCpa^2-DPa^{1,3}-**Ser^4**-Tyr^5-DHci^6-**Leu^7**-Ilys^8-**Pro^9**-DAla^{10}
Cetrorelix	Ac-DNal^1-DCpa^2-DPal^3-**Ser^4**-Tyr^5-DCit^6-**Leu^7**-Arg^8-**Pro^9**-DAla^{10}
Ganirelix	Ac-DNal^1-DCpa^2-DPal^3-**Ser^4**-Tyr^5-DHar(Et2)^6-**Leu^7**-Har(Et2)^8-**Pro^9**-DAla^{10}
Iturelix	Ac-DNal^1-DCpa^2-DPal^3-**Ser^4**-NicLys^5-DNicLys^6-**Leu^7**-Ilys^8-**Pro^9**-DAla^{10}
Acyline	Ac-DNal^1-DCpa^2-DPal^3-**Ser^4**-Aph(Ac)^5-DAph(Ac)^6-**Leu^7**-Ilys^8-**Pro^9**-DAla^{10}
Degarelix	Ac-DNal^1-DCpa^2-DPal^3-**Ser^4**-Aph(Hor)^5-D4Aph(Cbm)^6-**Leu^7**-Ilys^8-**Pro^9**-DAla^{10}
Ornirelix	Ac-DNal^1-DCpa^2-DPal^3-**Ser^4**-PicLys^5-D (6Anic)Orn^6-**Leu^7**-Ilys^8-**Pro^9**-DAla^{10}

Abarelix

Decapeptídio gerado a partir de modificações químicas do GnRH que apresenta atividade antagonística no seu receptor, utilizado no tratamento do câncer de próstata. Distintamente dos agonistas do GnRH, o abarelix não causa aumento inicial dos níveis de testosterona, DHT, LH e FSH. Ensaios clínicos fases 1 e 2 demonstraram que o abarelix reduziu de maneira significativa os níveis de testosterona. Em estudo clínico fase 3, pacientes com câncer de próstata (n = 269) foram randomizados para receber abarelix (100 mg 1 vez/mês IM) ou o agonista dos receptores de gonadotropinas acetato de leuprorrelina (7,5 mg 1 vez/mês IM) por 6 meses. As Tabelas 59.5 e 59.6 mostram, respectivamente, as principais diferenças do efeito inicial de ambos sobre os níveis de testosterona e DHT, LH e FSH. Conforme pode ser observado, o abarelix não causa o aumento inicial das concentrações hormonais característico dos agonistas do GnRH.

Essa diferença sobre os níveis hormonais reflete-se em uma queda mais rápida dos níveis do antígeno específico prostático (PSA), conforme mostrado na Figura 59.4 (McLeod *et al.*, 2001). Uma limitação importante do abarelix é a ocorrência de reações alérgicas imediatas causadas por liberação local de histamina (Huirne e Lambalk, 2001).

Degarelix

Antagonista dos receptores de GnRH introduzido no mercado em 2009, trata-se de um decapeptídio linear formado por sete aminoácidos não naturais, sendo cinco deles D-aminoácidos, com uma meia-vida de aproximadamente 53 dias devido à liberação lenta após administração via subcutânea. Ele apresenta baixa capacidade de liberar histamina, entretanto, em estudos clínicos, notou-se que a administração subcutânea do degarelix foi associada ao aumento de reações locais (40% *versus* 1% quando comparado com injeção do agonista de GnRH: leuprorrelina). As reações locais foram de pequena intensidade e apenas 1% dos pacientes descontinuaram o tratamento (Drug-Coartes, 2009). Em ensaio clínico randomizado de 610 pacientes com câncer de próstata e indicação de privação de andrógenos, a eficácia e a segurança do degarelix foram comparadas com as da leuprorrelina avaliando-se a supressão dos níveis de testosterona por 1 ano (Klotz *et al.*, 2008). Pacientes receberam dose de degarelix, 240 mg SC por 1 mês, seguido de doses de 160 mg ou 80 mg SC mensalmente e a leuprorrelina 7,5 mg mensalmente IM. No início do tratamento com leuprorrelina, a bicalutamida poderia ser utilizada pelo investigador para prevenir/tratar a reação de *flare*. Degarelix foi considerado não inferior à leuprorrelina em relação à supressão de testosterona durante 1 ano de tratamento. Como mostra a Figura 59.5, a queda dos níveis de testosterona ocorreu mais rapidamente com o degarelix.

Agonistas *versus* antagonistas de GnRH para o câncer de próstata

Metanálise comparando agonistas do GnRH com o antagonista degarelix concluiu que ambos os tratamentos foram eficazes na supressão dos níveis de testosterona por 1 ano. Tampouco houve diferença de

Tabela 59.5 Valores medianos de testosterona e rapidez da castração química.										
Dia de estudo	Abarelix (n = 180)				Acetato de leuprorrelina (n = 89)				Valor p*	Valor p*
	n	Mediana T (ng/dℓ)	T ≤ 20 ng/dℓ (n)	T ≤ 50 ng/dℓ (n)	n	Mediana T (ng/dℓ)	T ≤ 20 ng/dℓ (n)	T ≤ 50 ng/dℓ (n)		
Linha de base	180	350	–	–	89	338	–	–	–	–
2	178	59	5 (3)	43 (24)	87	529	0	0	NS	< 0,001
4	173	37	31 (18)	99 (57)	84	578	0	0	< 0,001	< 0,001
8	180	29	60 (33)	129 (72)	89	406	0	0	< 0,001	< 0,001
15	179	20	92 (51)	134 (75)	88	94	0	9 (10)	< 0,001	< 0,001
29	179	11	136 (76)	167 (93)	88	15	58 (66)	86 (98)	NS	NS

*Comparação de abarelix *versus* acetato de leuprorrelina para porcentagem de castração para T ≤ 20 ng/dl (teste de Fisher). **Comparação de abarelix *versus* acetato de leuprorrelina para porcentagem de castração para T ≤ 50 ng/dl (teste de Fisher). T: testosterona; NS: não significativo.

Tabela 59.6 Mediana dos níveis de di-hidrotestoterona (DHT), hormônio luteinizante (LH) e hormônio folículo-estimulante (FSH).

Dia de estudo	DHT (pg/mℓ) Abarelix Depot	DHT (pg/mℓ) Acetato de leuprorrelina	LH (UI/ℓ) Abarelix Depot	LH (UI/ℓ) Acetato de leuprorrelina	FSH (UI/ℓ) Abarelix Depot	FSH (UI/ℓ) Acetato de leuprorrelina
Linha de base	337,0	393,0	6,0	7,0	8,0	9,0
2	93,5	471,0	1,0	30,0	5,0	21,0
4	64,0	510,0	1,8	14,0	3,0	10,0
8	50,0	404,5	1,0	7,0	3,0	4,0
15	37,0	102,0	1,0	2,0	2,0	2,5
29	25,0	29,5	1,0	1,0	1,0	3,0

eficácia entre os dois tratamentos em relação aos níveis de antígeno prostático específico. Os eventos adversos foram de pouca ou média intensidade e a interrupção do tratamento devido aos eventos adversos foi baixa e não divergiu entre os grupos. Os sintomas urinários tiveram uma redução significativa no grupo do degarelix em relação ao grupo de pacientes tratados com agonistas do GnRH (Figura 59.6).

A avaliação da eficácia oncológica ficou prejudicada, visto que, na maior parte dos estudos com degarelix, o acompanhamento foi feito por apenas um ano (Sciarra *et al.*, 2016).

Doença cardiovascular é um dos eventos adversos sérios associados à terapia com agonistas do GnRH. Aterosclerose é uma doença cardio-inflamatória na qual macrófagos e linfócitos T têm papel importante. Os linfócitos T e os macrófagos expressam receptores para GnRH e a ligação desses agonistas causa aumento da proliferação e ativação dessas células (Dong *et al.*, 2011). Antagonistas do GnRH não causam proliferação de linfócitos T e, portanto, teoricamente podem ser mais seguros do ponto de vista cardiovascular. Uma análise sistemática indicou que a incidência de doença cardiovascular é menor em pacientes utilizando antagonista do GnRH em comparação com o uso de agonistas (Albertsen *et al.*, 2014; Figura 59.7). Entretanto, a análise desses dados é considerada controversa (Kimura *et al.*, 2015).

ANTAGONISTAS DE RECEPTORES DE ANDRÓGENOS

Acetato de ciproterona

O desenvolvimento de fármacos com atividade antiandrogênica teve início em 1962, logo após a evolução da síntese de esteroides a partir do inhame. Vários progestágenos, como o acetato de ciproterona, acetato de megestrol e o dienogeste, todos utilizados como progestágenos em contraceptivos orais, apresentam efeito antiandrogênico. Desses três, o acetato de ciproterona é o que apresenta maior atividade antiandrogênica, pois apresenta maior afinidade pelo receptor de andrógenos quando comparado com os demais progestágenos de primeira geração. Entretanto, ele não é um antagonista puro, e sim um agonista parcial. Essa é uma diferença importante entre os antiandrogênicos esteroides e os não esteroides. Diferentemente dos antiandrogênicos não esteroides, o acetato de ciproterona não aumenta a sobrevida de pacientes com câncer de próstata metastático castratados (Robinson *et al.*, 1995). A ciproterona é eficaz na prevenção da resposta *flare* que ocorre em pacientes tratados com agonistas LHRH.

Flutamida

Primeiro fármaco antiandrogênico não esteroide aprovado pela Food and Drug Administration (FDA) para tratamento de câncer de próstata, sua estrutura química serviu como base para o desenvolvimento de vários outros fármacos antiandrogênicos não esteroides (Figura 59.8).

A flutamida é um antagonista puro dos receptores de andrógeno, sem atividade de agonista parcial. O mecanismo de ação envolve o bloqueio da ligação dos andrógenos ao seu receptor, assim como reduz a translocação nuclear do complexo andrógeno-receptor (Callaway *et al.*, 1982). A flutamida sofre efeito de primeira passagem, gerando o metabólito 2-hidroxiflutamida (mais potente) e um produto de hidrólise

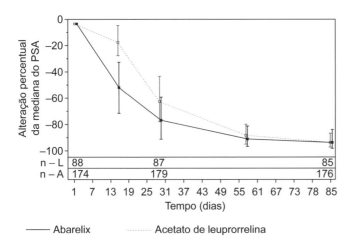

Figura 59.4 Alteração da porcentagem da mediana dos níveis de PSA após 85 dias de tratamento do câncer de próstata.

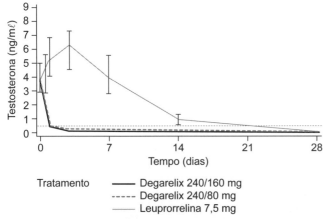

Figura 59.5 Mediana dos níveis séricos de testosterona durante o primeiro mês de tratamento do câncer de próstata.

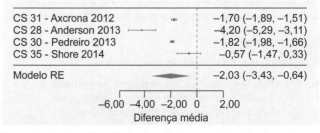

Figura 59.6 Metanálise de ensaios clínicos comparando degarelix *versus* agonistas de GnRH na redução de sintomas do trato urinário inferior. A metanálise mostrou resultado favorável ao degarelix.

Nome do ensaio clínico	Estatísticas para cada ensaio clínico					Taxa de risco e IC 95%
	Relação de perigo	Limite inferior	Limite superior	Valor Z	Valor p	
CS21 (n = 192)	0,772	0,253	2.358	–0,454	0,650	
CS35 (n = 285)	0,634	0,250	1.608	–0,960	0,337	
CS37 (n = 143)	0,173	0,048	0,627	–2,671	0,008	
	0,497	0,266	0,928	–2,196	0,028	

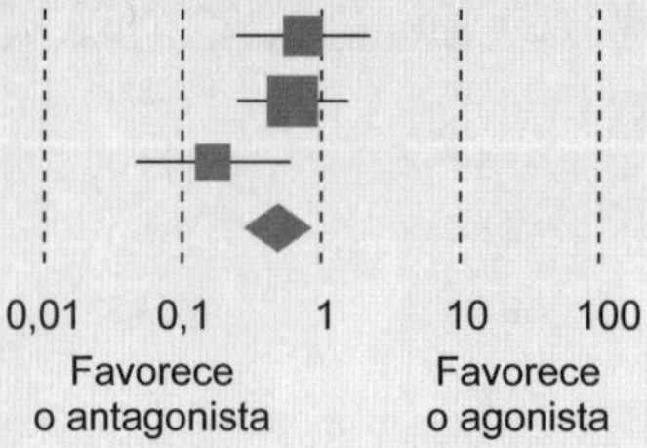

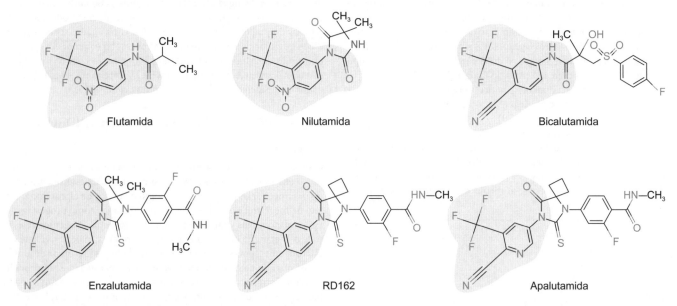

Figura 59.7 *Forest plot* demonstrando o risco relativo de reações adversas cardiovasculares em cada ensaio clínico.

Figura 59.8 Fármacos antiandrogênicos não esteroides desenvolvidos com base na estrutura da flutamida.

potencialmente tóxico, a 3-trifluorometil-4-anilina. Os metabólitos ativos são eliminados pelo rim, sendo a toxicidade hepática o evento adverso mais comum. Apresenta meia-vida de 6 h, o que limita seu uso em comparação com os demais fármacos antiandrogênicos não esteroides (Schulz *et al.*, 1988). A dose recomendada é de 250 mg a cada 8 h.

Nilutamida

Apresenta meia-vida de aproximadamente 56 h. É administrada na dose de 300 mg/dia durante 30 dias iniciando-se no dia após a orquiectomia.

Bicalutamida

Antiandrogênico não esteroide mais utilizado no tratamento do câncer de próstata, é aprovada pela FDA na dose de 50 mg/dia em combinação com análogos de LHRH. Em comparação com flutamida e nilutamida, a bicalutamida apresenta menor hepatotoxicidade e meia-vida mais longa (aproximadamente 6 dias). A bicalutamida também é um potente antagonista do receptor de progesterona (Poujol *et al.*, 2000).

Enzalutamida

Tem os seguintes mecanismos de ação (Tran *et al.*, 2009):

- Inibe a ligação dos andrógenos ao receptor de andrógenos
- Inibe a translocação nuclear do receptor de andrógenos
- Inibe a ligação do receptor de andrógeno ao DNA
- Inibe a interação do receptor de andrógeno com coativadores.

A enzalutamida apresenta maior afinidade (5 a 8 vezes) ao receptor de andrógeno do que a bicalutamida e, distintamente desta, não apresenta efeito agonístico na atividade transcricional do receptor de andrógenos. O principal mecanismo de resistência é o aparecimento de receptores de andrógeno que não apresentam o domínio para ligação dos andrógenos. A enzalutamida é eliminada primariamente pelo metabolismo hepático por meio dos CIP 3A4 e 2C8, e o metabólito N-desmetil-enzalutamida apresenta atividade farmacológica *in vitro* similar à da enzalutamida. A meia-vida da enzalutamida e da N-desmetil-enzalutamida é de 5,8 e 8,6 dias, respectivamente, quando administrado na dose de 160 mg/dia em combinação com análogos LHRH. A administração da enzalutamida pode ser feita de modo independente de alimentos e a hepatotoxicidade é leve.

INIBIDORES DA SÍNTESE DE ANDRÓGENOS

O CIP17 é uma enzima localizada no retículo endoplasmático de testículos, placenta, ovários e suprarrenais, aumentando a produção de hormônios sexuais e glicocorticoides. A atividade da CIP17,20-liase é regulada pelo citocromo b5, tendo sido encontrada principalmente nos testículos, além de estimular a produção de andrógenos, mas em quantidades baixas, enquanto na suprarrenal ela atua na produção do cortisol. Tanto a produção de cortisol quanto de andrógenos ocorre no organismo quando o colesterol é transformado em pregnenolona, transformada em progesterona na presença da 3-beta-hidroxiesteroide desidrogenase. A progesterona é então convertida em 17-alfa-hidroxiprogesterona pela 17-alfa-hidroxilase, enquanto a pregnenolona é convertida em 17-alfa-hidroxipregnenolona. Tanto a 17-alfa-hidroxiprogesterona quanto a 17-alfa-hidroxipregnenolona são metabolizadas em desidroepiandrosterona (DHEA) e androstenediona na presença da CIP17,20-liase. A DHEA e a androstenediona são convertidas metabolicamente em testosterona e a enzima 5-alfarredutase é responsável pela conversão de testosterona em DHT.

Abiraterona

Metabólito ativo do acetato de abiraterona formado por hidrólise e que se liga de modo irreversível ao CIP17. Assim, a produção de andrógenos é inibida pela interferência com as enzimas C17,20-liase e C17-alfa-hidroxilase. As enzimas do CIP2D6 e CIP1A2 também são inibidas, o que pode causar interação da abiraterona com outros fármacos substratos para esses dois CIP. O complexo da enzima CIP17 tem um papel significativo na formação de cortisol e de andrógenos a partir do colesterol (Thakur et al., 2018). Portanto, a abiraterona causa inibição da síntese de testosterona de todos os tecidos e, simultaneamente, reduz a síntese de cortisol (Figura 59.9).

A alça de retroalimentação negativa dos esteroides promove, assim, aumento da produção de ACTH na hipófise, o que resulta em uma onda hormonal. Isso leva a uma síndrome de excesso de mineralocorticoide, caracterizado por hipopotassemia, edema periférico e hipertensão. Essa síndrome pode ser evitada administrando-se dose baixa de prednisona com o acetato de abiraterona.

O acetato de abiraterona é rapidamente absorvido e convertido no seu metabólito ativo abiraterona, atingindo um $C_{máx}$ em aproximadamente 2 h quando administrado em jejum. A biodisponibilidade sistêmica é aumentada de maneira clinicamente relevante quando o acetato de abiraterona é administrado com alimento; assim, recomenda-se que a administração seja feita 2 h após ou 1 h antes da alimentação. O metabolismo é predominantemente hepático e não envolve enzimas do CIP450, sendo 55% do acetato de abiraterona eliminado de maneira não modificada pelas fezes (Janssen, 2016) e sua meia-vida plasmática de 12 h. Em estudos clínicos fases 1 e 2, o acetato de abiraterona nas doses de 250 a 2.000 mg/dia foi associado a efeitos antitumorais com redução dos níveis do PSA, utilizado como biomarcador em pacientes com tumores de próstata metastático resistentes à castração e do número de células tumorais circulantes (Scott, 2017). O tratamento com acetato de abiraterona deve ser feito com administração de prednisona VO (5 mg 2 vezes/dia).

Conceito de saturação hormonal do receptor

Os aspectos da terapia hormonal do câncer de próstata são baseados no princípio de que a testosterona aumenta o crescimento de células tumorais da próstata. Entretanto, apesar de esse argumento ser utilizado há aproximadamente 80 anos, existem controvérsias sobre essa hipótese. Um dos aspectos interessantes reside no fato de que o câncer de próstata raramente é visto nos pacientes jovens que apresentam altos níveis de testosterona; na verdade, ele se torna mais prevalente em pacientes idosos, nos quais os níveis de testosterona são reduzidos (Figura 59.10).

Evidência que suplementação de testosterona em pacientes com câncer de próstata cause piora da evolução da doença é discreta e bastante controversa (Morgentaler, 2006). Assim, há um paradoxo: redução dos níveis de testosterona causa regressão do câncer de próstata; entretanto, o aumento dos níveis de testosterona não causa, aparentemente, aumento do crescimento do tumor. Uma possível explicação pode ser o conceito de saturação do receptor de testosterona, na qual o máximo efeito de estimulação do crescimento do câncer de próstata ocorre com baixas concentrações de testosterona (Fowler e Whitmore, 1981).

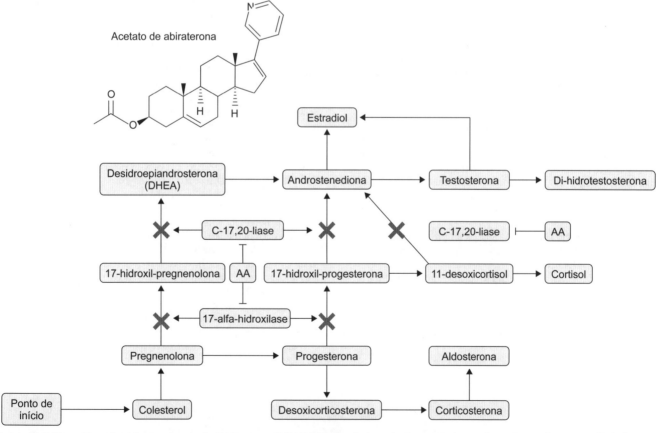

Figura 59.9 Mecanismo de ação do acetato de abiratenona (AA). O AA inibe de maneira irreversível as enzimas C17,20-liase e 17-alfa-hidroxilase, reduzindo a síntese de andrógenos na glândula adrenal de pacientes com câncer de próstata.

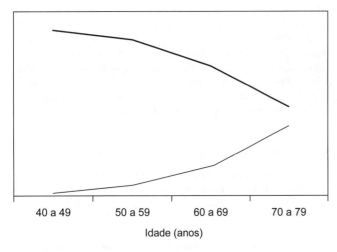

Figura 59.10 Prevalência de câncer de próstata e níveis de testosterona com o envelhecimento.

REFERÊNCIAS BIBLIOGRÁFICAS

Albertsen PC, Klotz L, Tombal B, Grady J, Olesen TK, Nilsson J. Cardiovascular morbidity associated with gonadotropin releasing hormone agonists and an antagonist. Eur Urol. 2014;65:565-73.

Brawer MK. The evolution of hormonal therapy for prostatic carcinoma. Rev Urol. 2001;3:S1-S9.

Cai C, Balk SP. Intratumoral androgen biosynthesis in prostate cancer pathogenesis and response to therapy. Endocr Relat Cancer. 2011;18:R175-R182.

Callaway TW, Bruchovsky N, Rennie PS, Comeau T. Mechanisms of action of androgens and antiandrogens: effects of antiandrogens on translocation of cytoplasmic androgen receptor and nuclear abundance of dihydrotestosterone. Prostate. 1982;3:599-610.

Deeks EED. Histrelin in advanced prostate cancer. Drugs. 2010;70:623-30.

Dong F, Skinner DC, Wu TJ, Ren J. The heart: a novel gonadotrophin-releasing hormone target. J Neuroendocrinol. 2011;23:456-63.

Drudge-Coates L. GnRH blockers: a changing paradigm in the management of prostate cancer. Int J Urol Nurs. 2009;3:85-92.

Fowler JE, Whitmore Jr WF. The response of metastatic adenocarcinoma of the prostate to exogenous testosterone. J Urol. 1981;126:372-5.

Hellerstedt BA, Pienta KJ. The current state of hormonal therapy for prostate cancer. CA Cancer J Clin. 2002;52:154-79.

Huggins C, Hodges CV. Studies on prostatic cancer. I. The effect of castration, of estrogen and of androgen injection on serum phosphatases in metastatic carcinoma of the prostate. Cancer Res. 1941;1:293-7.

Huggins C, Stevens RE, Hodges CV. Studies on prostatic cancer. II. The effects of castration on advanced carcinoma of the prostate cancer. Arch Surg. 1941;43:209-23.

Huggins C. Effect of orchietctomy and irradiation on cancer of the prostate. Ann Surg. 1942;115:1192-200.

Huggins C. Endocrine-induced regression of cancers. Cancer Res. 1967;27:1925-30.

Huirne JAF, Lambalk CB. Gonadotropin-releasing- hormone-receptor antagonists. Lancet. 2001;358:1793-803.

Janssen Biotech Inc. Zytiga® (abiraterone acetate) tablets: US prescribing information. 2016. [Acesso em: 20 mar 2018] Disponível em: https://www.zytiga.com/.

Kimura T, Sasaki H, Azakawa K, Egawa S. Gonadotropin-releasing hormone antagonist: a real advantage? Urol Oncon. 2015;33:322-8.

Klotz L, Boccon-Gibod L, Shore ND, Andreou C, Persson B-E, Cantor P, et al. The efficacy and safety of degarelix: a 12-month, comparative, randomized, open-label, parallel-group phase III study in prostate cancer patients. BJU Int. 2008;102:1531-8.

Locke JA, Guns ES, Lubik AA, et al. Androgen levels increaseby intratumoral de novo steroidogenesis during progression of castration-resistant prostate cancer. Cancer Res. 2008;68:6407-15.

Maatman TJ, Gupta MK, Montie JE. Effectiveness of castration versus intravenous estrogen therapy in producing rapid endocrine control of metastatic cancer of the prostate. J Urol. 1985;133:620-1.

McLeod D, Zinner N, Tomera K, et al. A phase 3, multicenter, open-label, randomized study of abarelix versus leuprolide acetate in men with prostate cancer. Urology. 2001;58:756-61.

Meani D, Solaric M, Visapää H et al. Practical differences between luteinizing hormone-releasing hormone agonists in prostate cancer: perspectives across the spectrum of care. Ther Adv Urol. 2018;10:51-63.

Mohler JL, Gregory CW, Ford OH 3rd, et al. The androgen axis in recurrent prostate cancer. Clin Cancer Res. 2004;10:440-8.

Morgentaler A. Testosterone and prostate cancer: an historical perspective on a modern myth. Eur Urol. 2006;50:935-9.

Mowa CN, Jesmin S, Miyauchi T. The penis: a new target and source of estrogen in male reproduction. Histol Histopathol. 2006;21:53.

Poujol N, Wurtz JM, Tahiri B, et al. Specific recognition of androgens by their nuclear receptor. A structure-function study. J Biol Chem. 2000;275:24022-31.

Robinson MR, Smith PH, Richards B, Newling DW, de Pauw M, Sylvester R. The final analysis of the EORTC genito-urinary tract cancer co-operative group phase III clinical trial (protocol 30805) comparing orchiectomy, orchiectomy plus cyproterone acetate and low dose stilboestrol in the management of metastatic carcinoma of the prostate. Eur Urol. 1995;28:273-83.

Schally AV, Arimura A, Baba Y, et al. Isolation and properties of the FSH and LH-releasing hormone. Biochem Biophys Res Commun. 1971;43:393-9.

Schulz M, Schmoldt A, Donn F, Becker H. The pharmacokinetics of flutamide and its major metabolites after a single oral dose and during chronic treatment. Eur J Clin Pharmacol. 1988;34:633-6.

Sciarra A, Fasulo A, Ciardi A, et al. A meta-analysis and systematic review of randomized controlled trials with degarelix versus gonadotropin-releasing hormone agonists for advanced prostate cancer. Medicine. 2016;95:27(e3845).

Scott LJ. Abiraterone acetate: a review in metastatic castration-resistant prostate cancer. Drugs. 2017;77:1565-76.

Thakur A, Roy A, Gosh A, et al. Abiraterone acetate in the treatment of prostate cancer. Biomed Pharmacother. 2018;101:211-218.

Tombal B, Berges R. Optimal control of testosterone: a clinical case-based approach of modern androgen-deprivation therapy. European Urology Supplements. 2008;7:15-21.

Tran C, Ouk S, Clegg NJ, et al. Development of a second-generation antiandrogen for treatment of advanced prostate cancer. Science. 2009;324:787-90.

van Poppel H, Nilsson S. Testosterone surge: rationale for gonadotropin-releasing hormone blockers? Urology. 2008;71:1001-6.

Wilson AC, Meethal SV, Bowen RL, Atwood CS. Leuprolide acetate: a drug of diverse clinical applications. Expert Opin Investig Drugs. 2007;16:1851-63.

Disfunção Erétil Masculina

INTRODUÇÃO

A disfunção erétil masculina é definida como a incapacidade consistente ou recorrente do homem em manter uma ereção peniana rígida suficiente para o coito (Lue *et al.*, 2004), correspondendo à disfunção sexual masculina mais comum (McCabe *et al.*, 2016). No passado, essa condição era considerada na maioria dos casos uma doença psicogênica, porém evidências atuais indicam que em mais de 80% dos casos uma etiologia orgânica pode ser identificada. As causas da disfunção erétil masculina podem ser divididas basicamente em causas endócrinas e não endócrinas. Nas etiologias não endócrinas, as causas vasculogênicas (que afetam o suprimento sanguíneo) são as mais comuns e atingem tanto o suprimento arterial quanto as alterações na drenagem venosa. Ainda entre as causas não endócrinas, há as neurogênicas (afetando a inervação e a função de terminais nervosos) e as iatrogênicas, relacionadas com tratamento médico ou cirúrgico. Em relação às causas endócrinas, observou-se a redução dos níveis plasmáticos de testosterona, entretanto o mecanismo exato da relação entre os níveis baixos de andrógenos e a disfunção erétil ainda não foi esclarecido (Yafi *et al.*, 2016). É importante ressaltar que a disfunção erétil masculina não está confinada às atividades sexuais, sendo considerada um indicador sensível da disfunção endotelial sistêmica (Virag *et al.*, 1981). Do ponto de vista clínico, a disfunção erétil masculina geralmente precede os eventos cardiovasculares e, portanto, pode ser utilizada como marcador precoce para identificar pacientes com alto risco de doença cardiovascular (Gandaglia *et al.*, 2014).

Dados epidemiológicos indicam uma forte associação entre disfunção erétil masculina e sintomas do trato urinário inferior (LUTS, do inglês *lower urinary tract symptoms*) em homens com hiperplasia benigna da próstata, relação mantida mesmo após ajuste para fatores como idade e comorbidades (Rosen *et al.*, 2003). Tanto a disfunção erétil quanto o LUTS têm maior incidência de acordo com a idade do homem (Figura 60.1) e apresentam fatores de risco comuns, como hipertensão arterial e doenças cardiovasculares, tabagismo, obesidade, dislipidemia, diabetes melito, síndrome metabólica, estresse, ansiedade e depressão (Gacci *et al.*, 2011).

O pênis é mantido em seu estado fisiológico de flacidez devido ao tônus contrátil da musculatura lisa do corpo cavernoso. Esse tônus é regulado pelo sistema nervoso simpático, pelo controle miogênico intrínseco e pelos fatores contráteis derivados do endotélio, como prostaglandinas e endotelinas. O tônus simpático tem papel fundamental, visto que a administração intracavernosa de bloqueadores simpáticos (p. ex., fentolamina) induz ereção peniana prolongada (Brindley, 1983). Contudo, a ereção ocorre pela ativação da via NO-GMPc. Após estimulação sexual, a ereção se dá depois da liberação do óxido nítrico de terminais nitrérgicos e de acetilcolina de fibras colinérgicas, o que resulta em aumento da concentração intracelular de GMP cíclico (GMPc), redução dos níveis intracelulares de cálcio e relaxamento da musculatura lisa vascular (Figura 60.2).

Com o relaxamento da musculatura lisa, ocorre o preenchimento dos espaços lacunares do corpo cavernoso, causando compressão das vênulas subtúnicas e impedindo o retorno venoso (veno-oclusão). Esse processo é revertido quando o GMPc é hidrolisado pela fosfodiesterase tipo 5 (PDE5).

Na ausência de uma etiologia específica e corrigível (p. ex., níveis baixos de testosterona), o tratamento da disfunção erétil masculina é empírico e feito de maneira gradual, constituindo a primeira opção o uso via oral (VO) dos inibidores da PDE5. Outra opção farmacológica é a injeção intracavernosa de fármacos vasoativos como prostaglandina E1 e papaverina ou associação de fármacos vasoativos.

INIBIDORES DE FOSFODIESTERASE TIPO 5

A via de sinalização do GMPc e da proteinoquinase dependente do GMPc tem papel importante em muitos processos fisiológicos nos sistemas cardiovascular, imune e nervoso (Hofmann *et al.*, 2009). Os componentes dessa via regulatória são bem conhecidos e incluem o óxido nítrico (NO) e os peptídios natriuréticos que estimulam a síntese de GMPc pela guanilato ciclase, seguido da ativação da proteinoquinase dependente de GMPc e a fosforilação de uma série de proteínas-alvo (Schlossmann e Deasch, 2009). Os níveis intracelulares de GMPc são controlados pelas fosfodiesterases que hidrolisam o GMPc, sendo a PDE5, expressa em todos os tipos de células musculares lisas e plaquetas, a principal fosfodiesterase que hidrolisa o GMPc. Os inibidores de PDE5 são utilizados em várias doenças, e o primeiro inibidor dessa enzima comercializado foi a sildenafila (Viagra®) para tratamento da disfunção erétil masculina. Vários outros inibidores de PDE5 foram desenvolvidos para a mesma indicação, entretanto essa classe de fármacos vem sendo utilizada para outras indicações.

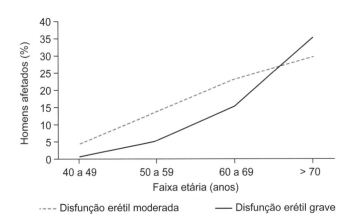

Figura 60.1 Aumento da prevalência de disfunção erétil com a idade.

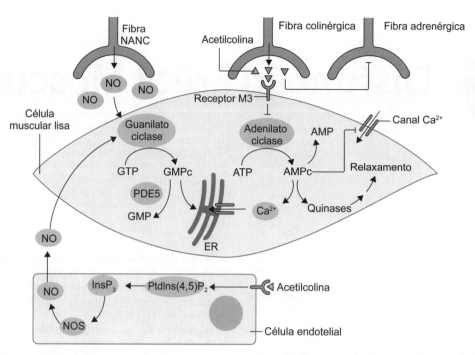

Figura 60.2 Relaxamento da célula muscular lisa do corpo cavernoso. NO: óxido nítrico; NOS: sintase de óxido nítrico; NANC: não adrenérgica, não colinérgica; PDE5: fosfodiesterase 5; ER: retículo endoplasmático; InsP$_3$: inositol trifosfato; PtdIns(4,5)P$_2$: fosfatidilinositol bifosfato.

A PDE5 contém dois domínios GAF homólogos no N-terminal, chamados de GAF-A e GAF-B, que pertencem a um grupo de proteínas diversas do ponto de visto funcional e evolutivo e são encontrados em procariotas e eucariotas. Os domínios GAF foram descritos originariamente nas fosfodiestereases reguladas por **G**MPc, nas **a**denilato ciclases da cianobactéria *Anabaena* e no fator de transcrição bacteriano **F**hlA (Aravind e Ponting, 1997). Apesar de os domínios GAF-A e GAF-B apresentarem uma significativa homologia sequencial, eles parecem ter afinidades distintas. Por exemplo, o domínio GAF-A, mas não o domínio GAF-B da PDE5, liga-se ao GMPc, enquanto na fosfodiesterase tipo 2 o domínio GAF-B é o único que se liga ao GMPc (Rybalkina *et al.*, 2010). Apesar da sua ampla diversidade, todos os domínios GAF em procariotas e eucariotas obedecem à mesma arquitetura, sendo o domínio GAF-A sempre seguido do domínio GAF-B no N-terminal da proteína. Essa organização preservada sugere que ambos os domínios sejam essenciais para o funcionamento normal da proteína, o qual pode não ser limitado às propriedades de afinidade pelos nucleotídios. Os domínios GAF-A e GAF-B são acompanhados do domínio catalítico no C-terminal. O GMPc liga-se ao domínio GAF-A da PDE5 e ativa de maneira alostérica o domínio catalítico ao aumentar tanto a afinidade quanto a V$_{máx}$ da PDE5 pelo GMPc, resultando na hidrólise deste (Biswas e Visweswariah, 2011).

Sildenafila (Viagra®)

Foi o primeiro inibidor de PDE5 aprovado para uso clínico no tratamento da disfunção erétil. A estrutura da sildenafila mimetiza do ponto de vista estérico a molécula do GMPc e, ao se ligar ortostericamente ao domínio catalítico da PDE5, inibe a hidrólise do GMPc. Entretanto, a sildenafila aumenta de maneira alostérica a afinidade do domínio GAF-A pelo GMPc (Turko *et al.*, 1999), gerando, na verdade, uma nova função do domínio GAF-A ao induzi-lo a sequestrar o GMPc (Biswas e Visweswariah, 2011). A fosfodiesterase tipo 6 (PDE6) é muito próxima estruturalmente da PDE5, visto que ambas apresentam sequências altamente conservadas de aminoácidos e organização molecular (Cahill *et al.*, 2012). A sildenafila na verdade é equipotente em inibir tanto a PDE6 quanto a PDE5, sendo essa falta de especificidade farmacológica responsável pelos distúrbios visuais causados por esse fármaco (a PDE6 é localizada nas células fotorreceptoras da retina).

A sildenafila (Figura 60.3) é rapidamente absorvida após administração oral (T$_{máx}$ entre 0,5 e 2 h) com uma biodisponibilidade absoluta de 41% (variando entre 25 e 63%). É eliminada predominantemente por metabolismo hepático pelo CIP3A4, sendo convertida em um metabólito ativo (N-desmetil sildenafila) com propriedades farmacológicas similares às do fármaco inalterado. A meia-vida da sildenafila e de seu metabólito ativo é de cerca de 4 h. Quando a sildenafila é ingerida com alimentos, ocorrem redução de aproximadamente 30% do C$_{máx}$ e um retardo no T$_{máx}$ de cerca de 1 h. A sildenafila e seu metabólito ativo ligam-se às proteínas plasmáticas (96%), e a porcentagem de ligação independe da concentração dos fármacos. A volume de distribuição aparente no estado de equilíbrio é de 105 ℓ. Sildenafila é metabolizada secundariamente pelo CIP2C9. As concentrações plasmáticas do metabólito ativo são aproximadamente 40% das concentrações da sildenafila; levando-se em conta que o metabólito apresenta 50% da potência *in vitro* da sildenafila, conclui-se que o metabólito é responsável por 20% do efeito farmacológico da sildenafila *in vivo*. Aproximadamente 80% da dose administrada é eliminada nas fezes e 13% na urina.

A Figura 60.4 mostra a frequência dos pacientes que relataram melhora da função erétil (avaliada a partir de questionário) em quatro ensaios clínicos randomizados, duplo-cego, controlados com placebo e com desenho paralelo (1.797 pacientes) acompanhados entre 12 e 24 semanas.

A dose recomendada é de 50 mg, tomada aproximadamente 1 h antes da relação sexual. Entretanto, considera-se que a sildenafila apresente uma *janela de oportunidade* de 4 h após sua ingestão. A

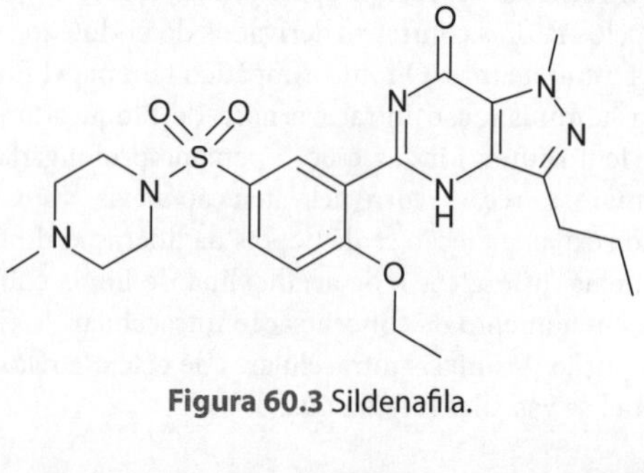

Figura 60.3 Sildenafila.

sildenafila é formalmente contraindicada em pacientes que estejam utilizando nitrovasodilatadores (nitratos ou nitritos orgânicos), pelo fato de potencializar o efeito hipotensor desses fármacos. Atenção deve ser dada a pacientes que estejam utilizando inibidores potentes do CiP3A4, como ritonavir, cetoconazol ou eritromicina. As reações adversas mais comuns são cefaleia, ruborização, dispepsia, alteração da visão, congestão nasal, dor lombar, mialgia, náuseas, tontura e *rash* cutâneo.

Vardenafila (Levitra®)

Derivado piperazínico equipotente em inibir tanto a PDE6 quanto a PDE5, sendo essa falta de especificidade farmacológica responsável pelos distúrbios visuais causados por esse fármaco (a PDE6 está localizada nas células fotorreceptoras da retina).

A biodisponibilidade absoluta da vardenafila após administração VO é de aproximadamente 15%. O $T_{máx}$ varia entre 0,5 e 2 h e, quando ingerido com alimentos, ocorre uma redução do $C_{máx}$ entre 18 e 50%. A vardenafila (Figura 60.5) é altamente ligada às proteínas plasmáticas, com volume de distribuição de 208 ℓ. É metabolizado primariamente pelo CIP3A4, mas com contribuição das isoformas CiP3A5 e CIP2C. O principal metabólito é resultado da desetilação do anel piperazínico, e sua concentração plasmática representa 26% da do fármaco inalterado, e sua potência *in vitro* é 28% quando comparado com a vardenafila. O *clearance* sistêmico da vardenafila é de 56 ℓ/h, com meia-vida de eliminação dele e de seu metabólito ativo de aproximadamente 4 a 5 h. Após a administração oral, 91 a 95% da dose é recuperada nas fezes e apenas 2 a 6% na urina. Não há necessidade de ajuste de dose em pacientes com insuficiência renal leve ou moderada.

A eficácia e a segurança da vardenafila foram avaliadas em ensaio clínico randomizado, multicêntrico, controlado com placebo, realizado em 601 pacientes com disfunção erétil de intensidade leve a grave (Porst *et al.*, 2001). Os pacientes foram tratados com placebo ou vardenafila nas doses de 5, 10 ou 20 mg/dia durante um período de 12 semanas. O objetivo primário foi avaliação de Q3 (penetração vaginal) e Q4 (manutenção da ereção) calculados pelo índice internacional de função erétil (IIEF). Como mostrado na Figura 60.6, todas as doses da vardenafila foram superiores ao placebo (p < 0,0001) de acordo com avaliação feita pelo IIEF.

A Tabela 60.1 mostra a porcentagem de pacientes que apresentaram taxa de sucesso de intercurso sexual acima de 75%.

As reações adversas observadas nesse estudo foram típicas de inibidores de PDE5, sendo as mais frequentes cefaleia (7 a 15%), ruborização (10 a 11%), dispepsia (1 a 7%) e rinite (3 a 7%). Não foram observadas alterações da percepção entre verde/azul, o que poderia ser resultante da inibição da PDE6. A dose recomendada é de 10 mg 60 min antes do intercurso sexual; entretanto, considera-se que a vardenafila apresenta uma *janela de oportunidade* de 4 h após sua ingestão. A dose pode ser aumentada para 20 mg ou reduzida para 5 mg dependendo da eficácia e das reações adversas.

Tadalafila (Cialis®)

Apresenta em sua estrutura um grupo benzodioxol e é 700 vezes mais seletivo para a PDE5 em relação a PDE6, portanto seu uso não costuma ser associado a distúrbios visuais. Essa diferença de seletividade indica diferenças estruturais importantes no sítio catalítico dessas duas fosfodiesterases. A tadalafila (Figura 60.7) é acima de 10.000 vezes mais potente para PDE5 em comparação com PDE3 (fosfodiesterase encontrada em vasos sanguíneos e coração), acima de 9.000 vezes mais potente em relação a PDE8, PDE9 e PDE10, e 14 e 40 vezes mais potente em relação a $PDE11A_1$ e $PDE11A_4$, respectivamente. O papel fisiológico e as consequências clínicas da inibição *in vivo* em humanos da PDE11 ainda não foram esclarecidos.

A biodisponibilidade absoluta da tadalafila após a administração oral não é conhecida, entretanto não é afetada por alimentos. O $T_{máx}$ pode variar entre 0,5 e 6 h (mediana de 2 h). A tadalafila liga-se às proteínas plasmáticas (94%) e apresenta um volume de distribuição de 63 ℓ.

Tabela 60.1 Pacientes que apresentaram taxa de sucesso de intercurso sexual acima de 75% após tratamento com placebo ou vardenafila.

Parâmetros	Placebo	5 mg	10 mg	20 mg
Linha de base	12,6%	13,9%	12,3%	14,1%
8 a 12 semanas	27%	61,9%	57,4%	65,3%

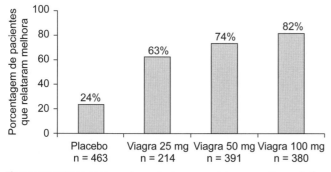

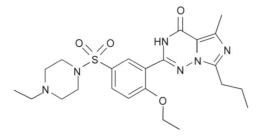

Figura 60.4 Porcentagem de pacientes que relataram melhora da função sexual após tratamento com sildenafila (Viagra) ou placebo.

Figura 60.5 Vardenafila.

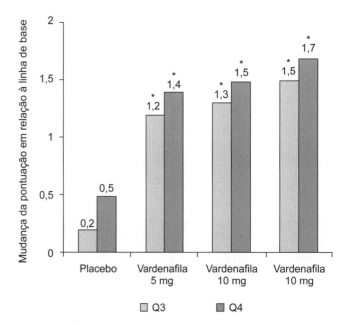

Figura 60.6 A mudança em relação à linha de base para Q3 (frequência de penetração) e Q4 (frequência de manutenção da ereção) do Índice Internacional de Função Erétil. *p < 0,001 para grupos de vardenafila em comparação com placebo, população com "intenção de tratar" (ITT).

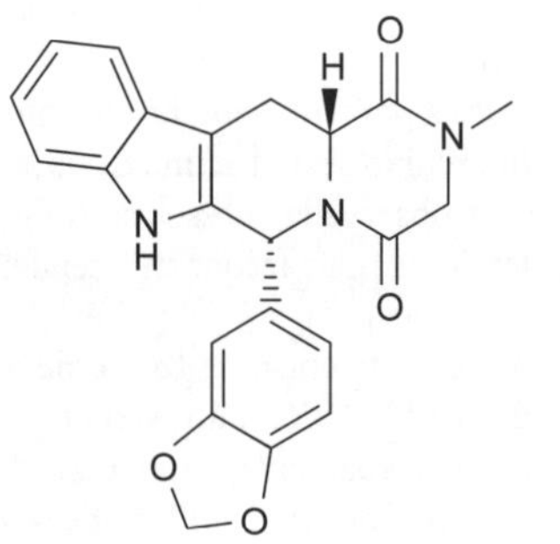

Figura 60.7 Tadalafila.

A tadalafila é predominantemente metabolizada pelo CIP3A4 em metabólitos catecóis, os quais não apresentam atividade farmacológica. O *clearance* oral da tadalafila após administração oral é de 2,5 ℓ/h, com uma meia-vida de eliminação de 17,5, permitindo uma *janela de oportunidade* de 24 h.

Em ensaio clínico randomizado, duplo-cego, controlado com placebo, realizado em pacientes (n = 216) com diabetes melito e disfunção erétil com queixa superior a 3 meses, a tadalafila (10 e 20 mg) foi comparada com placebo e os pacientes acompanhados por 12 semanas (Porst, 2002). Conforme mostra a Figura 60.8, a tadalafila foi significativamente superior ao placebo (p < 0,01).

A Tabela 60.2 mostra a incidência de reações adversas observadas no estudo descrito anteriormente.

A dose recomendada para disfunção erétil é de 10 mg antes da relação sexual, podendo ser aumentada para 20 mg ou reduzida para 5 mg dependendo da eficácia/tolerabilidade. As reações adversas mais frequentes são dispepsia, cefaleia, dor lombar, mialgia, congestão nasal e ruborização.

Carbonato de lodenafila (Helleva®)

Dímero de lodenafila que atua como um profármaco, ao liberar lodenafila *in vivo* após administração oral (Mendes *et al.*, 2012). O perfil farmacológico da lodenafila é semelhante ao da sildenafila (Toque *et al.*, 2008).

O carbonato de lodenafila (Figura 60.9) é rapidamente absorvido após administração oral, com $T_{máx}$ de 1,6 (± 0,4) h e a meia-vida de eliminação de 3,3 (± 1,1) h. A dose recomendada é de 80 mg, podendo ser reduzida à metade de acordo com a eficácia/tolerabilidade. As reações adversas mais comuns (com incidência superior a 10%) são ruborização, dispepsia e cefaleia.

Udenafila (Zydena®)

Derivado pirazolo-pirimidínico com estrutura química análoga à da sildenafila. Seu perfil de inibição enzimática sobre as várias fosfodiesterases é semelhante ao da sildenafila (Cho e Paick, 2014).

A udenafila (Figura 60.10) é rapidamente absorvida após administração VO ($T_{máx}$ entre 0,8 e 1,3 h), e a queda da concentração plasmática obedece um modelo monoexponencial com meia-vida de eliminação variando entre 9,9 e 12,1 h. O $T_{máx}$ é retardado quando ingerido com alimentos, entretanto a biodisponibilidade não é afetada. A udenafila é metabolizada predominantemente pelos CIP3A4 e CIP3A5, gerando três metabólitos, um deles apresentando importante atividade farmacológica (Ji *et al.*, 2004), com potência e meia-vida de eliminação semelhantes às do fármaco inalterado (Amakye *et al.*, 2004). A udenafila é eliminada predominantemente pela via hepatobiliar, e a excreção urinária é < 12% e do metabólito ativo < 0,2%.

A eficácia terapêutica da udenafila foi avaliada em ensaio clínico randomizado, controlado com placebo em pacientes com queixa de disfunção erétil e tratados por 12 semanas diariamente (Zhao *et al.*, 2011). Os pacientes foram medicados com placebo (n = 60), udenafila 25 mg (n = 59), udenafila 50 mg (n = 60) e udenafila 75 mg (n = 60).

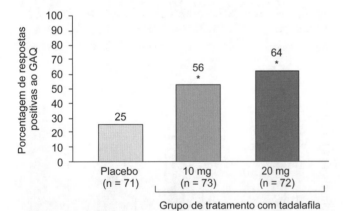

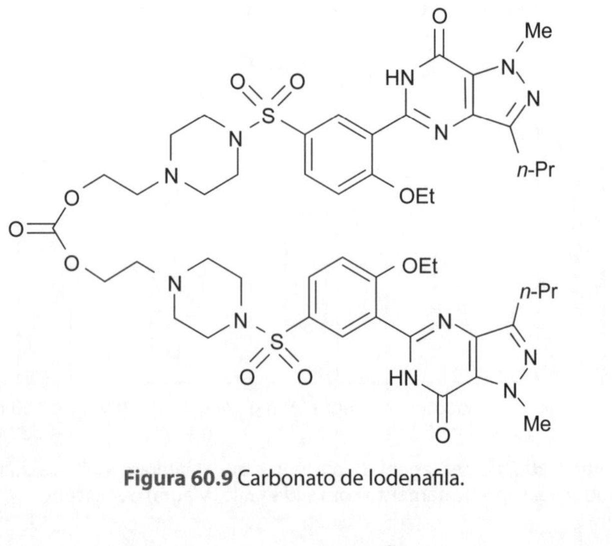

Figura 60.8 Resultados do ensaio clínico em pacientes diabéticos comparando tadalafila (quando necessário) ou placebo. *p < 0,01 *versus* placebo. GAQ: *Global Assessment Question*.

Tabela 60.2 Reações adversas no estudo espanhol da Fase 3A IC351 (tomado conforme necessário) em pacientes diabéticos.

Reação adversa	Placebo (%)	Tadalafila, 10 mg (%)	Tadalafila, 20 mg (%)
Dispepsia	0	11	8,3
Cefaleia	1,4	8,2	6,9
Mialgia	0	4,1	4,2
Rubor	0	2,7	4,2
Lombalgia	0	0	4,2

Figura 60.9 Carbonato de lodenafila.

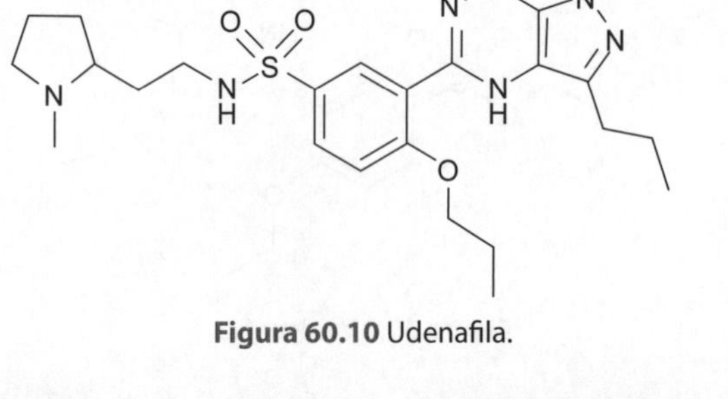

Figura 60.10 Udenafila.

Conforme mostra a Figura 60.11, a udenafila causou melhora dependente da dose, detectada pela avaliação da tabela do IIEF.

A dose recomendada é de 100 mg, podendo ser tomada 30 min ou até 12 h antes da atividade sexual. A dose pode ser aumentada para 200 mg se necessário, após consideração cuidadosa em relação a eficácia e reações adversas. As reações adversas mais frequentes em comparação com placebo são ruborização (5,6% *versus* 1,8%) e cefaleia (3,1% *versus* 0%) (Ding *et al.*, 2012).

Avanafila (Stendra™)

Derivado pirimidínico que existe como um único enatiômero com a habilidade de fazer rotação da luz polarizada para a esquerda (S-estereoisômero). Essa característica única da avanafila (diferentemente dos diésteres sildenafila, vardenafila e tadalafila) permite que se ligue ao sítio catalítico da PDE5 independentemente da orientação espacial da molécula (Kedia *et al.*, 2013).

A avanafila administrada VO nas doses entre 50 e 200 mg é rapidamente absorvida ($T_{máx}$ de 30 a 45 min em jejum, e 80 min quando ingerido com alimentos). A avanafila (Figura 60.12) é metabolizada em dois principais metabólitos, M4 e M16, e o M4 responde por aproximadamente 23% da concentração do fármaco inalterado e 4% de sua atividade, visto que sua potência *in vitro* é de 18% da potência da avanafila. O M16 responde por 29% da concentração do fármaco inalterado e é inativo contra a PDE5. A meia-vida de eliminação varia entre 70 min e 5 h.

A eficácia da avanafila foi avaliada em revisão sistemática e metanálise (Figura 60.13; Cui *et al.*, 2014).

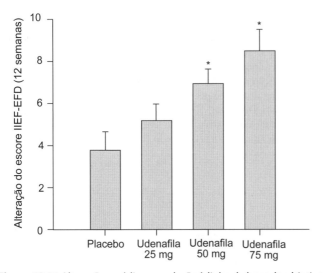

Figura 60.11 Alterações médias em relação à linha de base do objetivo primário na semana 12 para o Índice Internacional de Função Erétil – escores no domínio da função erétil (*p < 0,01 *versus* placebo).

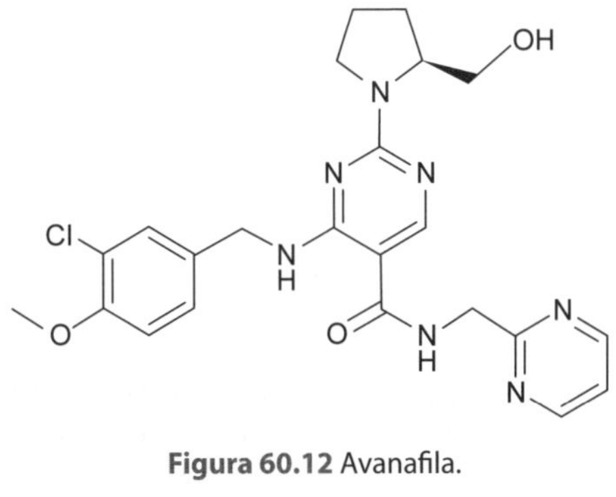

Figura 60.12 Avanafila.

A dose recomendada é 100 mg tomada 30 min antes da relação sexual, podendo ser aumentada para 200 mg ou reduzida para 50 mg dependendo da eficácia/tolerabilidade. As reações adversas mais frequentes são cefaleia, ruborização, congestão nasal, nasofaringite e dor lombar.

USO DIÁRIO DE INIBIDORES DE PDE5

Os inibidores de PDE5 são fármacos eficazes e seguros no tratamento da disfunção erétil masculina, inclusive em pacientes que apresentam comorbidades importantes, como hipertensão arterial, dislipidemia e diabetes (Hatzichristou *et al.*, 2015). Um aspecto interessante no uso diário refere-se ao fato de que a dose pode ser reduzida, como no caso da tadalafila, em que a dose de 5 mg/dia demonstrou eficácia semelhante à de 20 mg utilizada quando necessário (Porst *et al.*, 2012). Em ensaio clínico randomizado, controlado com placebo, realizado em pacientes que foram submetidos à prostatectomia radical, mas com preservação de nervo bilateral (Moncada *et al.*, 2015), a tadalafila 5 mg diário foi superior ao placebo e à tadalafila 20 mg, quando necessário, em relação à redução do tempo para recuperação da função erétil (Figura 60.14).

É importante ressaltar que os inibidores de PDE5 que apresentam meia-vida longa são também utilizados em doses baixas diárias para tratamento de sintomas relacionados com a hiperplasia benigna da próstata.

FÁRMACOS INJETÁVEIS VIA INTRACAVERNOSA

A injeção intracavernosa de fármacos vasoativos é feita pelo uso de uma pequena agulha. Os fármacos vasoativos mais utilizados são prostaglandina E1, fentolamina e papaverina, em monoterapia ou associados, e causam ereção sexual independentemente de estímulo sexual, uma diferença importante em relação aos inibidores de PDE5 revistos anteriormente. Esses fármacos são utilizados no caso de insucesso terapêutico com os inibidores de PDE5.

Um efeito colateral importante com o uso de fármacos vasoativos via intracavernosa é o aparecimento de priapismo, que consiste em uma ereção prolongada que persiste por período maior que 4 h, independentemente de qualquer estimulação sexual e mantida mesmo após o orgasmo ter sido atingido. Pode ser classificado em três categorias principais:

- Priapismo não isquêmico, também chamado priapismo arterial ou priapismo de alto fluxo
- Priapismo isquêmico, também conhecido como priapismo veno-oclusivo ou priapismo de baixo fluxo
- Priapismo recorrente, caracterizado por episódios repetitivos e dolorosos de priapismo isquêmico.

O priapismo isquêmico é o tipo mais comum, tornando-se responsável por mais de 95% de todos os casos de priapismo (Broderick *et al.*, 2010). O mecanismo patológico responsável por esse fenômeno é a obstrução do fluxo venoso, levando a uma estase de sangue hipóxico no corpo cavernoso e causando hipoxia, hipercapnia, acidose e glicopenia nesse compartimento (Bivalacqua *et al.*, 2012). Há várias causas para o priapismo isquêmico, entretanto as mais comuns são doenças hematológicas, como anemia falciforme, injeção intracavernosa de fármacos vasoativos, doença neurológica e câncer. É uma condição rara com uma incidência de 1,5 caso por 100.000 pessoas/ano, entretanto é uma condição urológica importante, dado que esse sintoma pode estar mascarando uma hemoglobinopatia, como anemia falciforme, talassemia ou neoplasias hematológicas, as quais causam obstruções nas pequenas veias emissárias no espaço subtúnico e levam a um episódio isquêmico (Eland *et al.*, 2001). Do ponto de vista molecular, o priapismo isquêmico é considerado uma redução da atividade da PDE5 e do sistema da RhoA/Rho quinase, com aumento dos níveis de adenosina. O sistema da RhoA/Rho quinase é a via de transdução

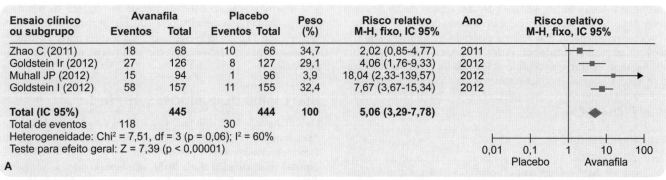

Figura 60.13 *Forest plots* mostrando alterações na frequência de penetrações vaginais (**A**) e intercurso sexual (**B**).

responsável pela atividade vasoconstritora que mantém o pênis em seu estado fisiológico de flacidez.

Priapismo isquêmico é considerado uma emergência médica, visto que o ambiente acidótico e hipóxico resulta em um decréscimo significativo da contratilidade e apoptose (Broderick *et al.*, 1994). Durante as primeiras horas do priapismo isquêmico (< 12 h), a pO_2 cai como resultado da compartimentalização fechada, a qual previne substituição do sangue hipóxico por sangue oxigenado, iniciando-se alterações ultraestruturais no tecido, como aumento da espessura do tecido erétil e edema intersticial. A necrose do músculo liso do corpo cavernoso fica evidente após 24 h, quando se inicia o recrutamento de fibroblastos. Nesse ponto, o risco de fibrose peniana e disfunção erétil completa é maior que 90%. Após 72 h, ocorre disfunção erétil completa e a necrose da musculatura lisa do corpo cavernoso torna-se inevitável (Spycher e Hauri, 1986). O tratamento do priapismo causado por injeção de fármaco vasoativo pode envolver desde aspiração de sangue do corpo cavernoso e formação de uma anastomose cirúrgica tipo *shunt* até a administração via intracavernosa de fármacos que causem vasoconstrição no corpo cavernoso, como a fenilefrina. Dor é outro efeito colateral relatado por 50% dos pacientes que utilizam principalmente prostaglandina E1 (PGE1), mas ela geralmente costuma reduzir de intensidade com o decorrer do tempo. Equimose pode ocorrer por trauma mecânico da injeção, sendo independente do mecanismo de ação do fármaco.

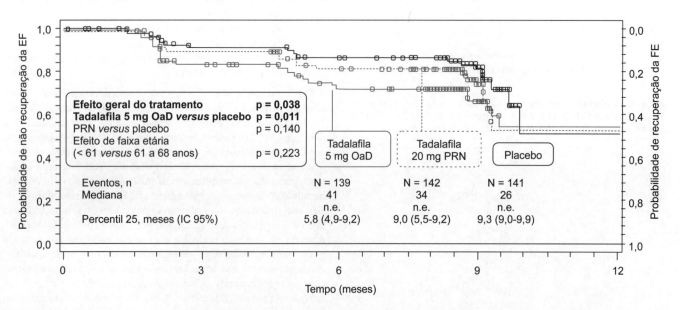

Figura 60.14 Recuperação da função erétil (FE) durante tratamento duplo-cego com placebo, tadalafila 5 mg OaD (*once a day*) e tadalafila 20 mg PRN (*pro-renata*, quando necessário). A recuperação da FE foi definida como alteração da escala IIEF-EF de < 22 na linha de base para ≥ 22. n.e.: não estimado.

Prostagladina E₁ (alprostadil)

A PGE1 tem uma série de efeitos farmacológicos, como vasodilatação sistêmica, inibição da agregação plaquetária e estimulação da motilidade intestinal. A PGE1 (Figura 60.15) relaxa o músculo liso vascular contraído pela norepinefrina, assim como preparações isoladas de corpo cavernoso humano, passando a ser bastante utilizada no tratamento da disfunção erétil masculina (Thomas, 2002). O alprostadil pode ser administrado vias intracavernosa ou intrauretral. A incubação de plaquetas humanas com PGE1 aumenta os níveis intracelulares de AMP cíclico (AMPc), entretanto não está claro se este é o mecanismo responsável por sua ação eretogênica.

Após administração de 20 µg via intracavernosa, a concentração plasmática da PGE1 após 30 a 60 min não difere das concentrações observadas previamente à injeção. A PGE1 liga-se primariamente à albumina (81%). Após a injeção intravenosa, aproximadamente 80% da PGE1 é metabolizada no pulmão por beta-oxidação e gama-oxidação. Portanto, a PGE1 após administração intracavernosa é rapidamente eliminada pela circulação pulmonar. Os metabólitos da PGE1 são eliminados primariamente pelos rins, e 90% da dose de PGE1 administrada por via intravenosa é recuperada na urina em 24 h.

A eficácia e a segurança da injeção intracavernosa de PGE1 foram verificadas em ensaio clínico multicêntrico, randomizado, controlado com placebo, realizado em pacientes (n = 296) com diagnóstico de disfunção erétil de origem vasculogênica, neurogênica, psicogênica ou de causas mistas (Linet et al., 1996). A dose inicial do alprostadil foi de 0,5 µg, seguido de 1, 2, 3, 4, 5, 7,5, 10, 15, 20, 25 e 30 µg em intervalos de 2 a 14 dias, até se obter uma dose efetiva mínima. A administração foi feita na clínica e avaliou-se a qualidade da ereção clinicamente pelo responsável da injeção ou pelo uso do Rigiscan®. A Figura 60.16 mostra a eficácia das várias doses de PGE1. É importante ressaltar que nenhum paciente tratado com placebo (n = 59) teve resposta erétil.

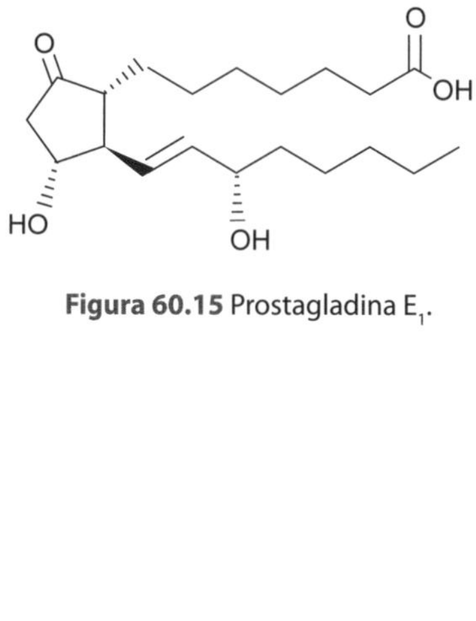

Conforme mostrado na Figura 60.17, a duração da resposta erétil também foi dependente da dose.

Dor peniana foi observada em 343 pacientes entre os 683 (aproximadamente 50%), entretanto a dor ocorreu após 1.873 injeções de um total de 16.575 injeções (11%), indicando que muitos pacientes tiveram dor após algumas injeções. Na maioria dos casos, a dor foi definida como de intensidade leve, entretanto em 43 deles (6%) foi considerada grande o suficiente para abandonar o tratamento. Ereção prolongada (4 a 6 h) foi observada em 35 pacientes (5%), três dos quais optaram por descontinuar o tratamento.

A dose inicial recomendada é de 2,5 µg, podendo ser incrementada para 5 µg e, depois, em 5 ou 10 µg, até alcançar uma ereção rígida suficiente para o intercurso sexual e com uma duração menor que 1 h. A primeira administração deve ser feita sob supervisão médica e o paciente somente deve utilizar o fármaco depois de estar suficientemente treinado e confiante para fazer a autoadministração. Não se recomenda utilizar o fármaco em frequência maior que 3 vezes/semana.

Conforme mencionado anteriormente, a PGE1 também pode ser administrada via intrauretral (Muse®). A dose utilizada é bem mais alta (125 a 1.000 µg) quando comparado com a injeção intracavernosa, a eficácia é bem menor e a incidência de reações adversas, como sangramento uretral e irritação uretral muito alta, chega a 57% dos pacientes (Khan et al., 2002).

Papaverina

Alcaloide opiáceo extraído da *Papaver somniferum* que atua como inibidor não específico de fosfodiesterases, levando ao acúmulo intracelular de GMPc e AMPc (Truss et al., 1997). A papaverina (Figura 60.18) foi utilizada via oral ou intravenosa por décadas para tratamento de cólicas intestinais e doenças circulatórias periféricas ou cerebrais. A primeira injeção intracavernosa de papaverina ocorreu de maneira inadvertida durante uma cirurgia de revascularização peniana (Zentgraf et al., 1988). A ereção plena obtida após essa injeção, a qual durou aproximadamente 2 h, abriu caminho ao uso terapêutico da papaverina por essa via para disfunção erétil masculina (Virag, 1982).

Após a injeção intracavernosa de papaverina, ocorre um aumento significativo do fluxo arterial associado a um aumento da pressão intracavernosa (Virag, 1982). Injeção intracavernosa de papaverina (80 mg) causou ereção plena em 26% de 227 pacientes, e a ereção ocorreu 10 min após a injeção e teve a duração de pouco mais de 1 h (Virag, 1985). Injeção intracavernosa de uma dose baixa de papaverina (8 mg) associada à estimulação visual permitiu fazer diagnóstico diferencial entre impotência orgânica e impotência de origem psicogênica (Virag et al., 1984), visto que pacientes que apresentam disfunção arterial

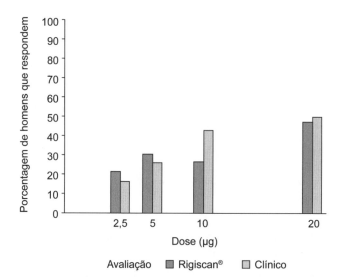

Figura 60.16 Porcentagens de 296 homens com respostas eréteis a injeções únicas de placebo ou alprostadil, avaliadas clinicamente ("rigidez total") e pelo Rigiscan® (≥ 70% de rigidez por ≥ 10 min).

Figura 60.15 Prostagladina E₁.

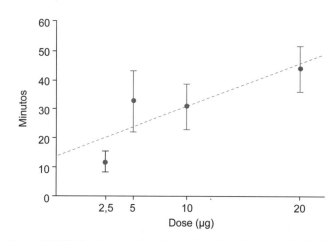

Figura 60.17 Relação entre doses de alprostadil e a duração média (± EP) da ereção, medida pelo Rigiscan® (≥ 70% de rigidez por ≥ 10 min) em 296 homens com disfunção erétil.

grave ou escape venoso importante não conseguem obter ereções após injeção intracavernosa de papaverina (10 a 160 mg).

Injeção intracavernosa de papaverina geralmente é acompanhada de sensação de queimação no local da injeção (Brindley, 1986). Lesão de uretra associada à hematúria foi descrita em sete casos (2,5%) mas não resultou em complicações no longo prazo (Padma-Nathan et al., 1987). Cavernite ou infecções são raramente observadas. Ereções prolongadas e priapismo constituem, conforme mencionado anteriormente, as reações adversas mais comuns; a incidência varia entre 5 e 15% dependendo do estudo, sendo o mais frequente ocorrer no início do tratamento – conforme o paciente consegue eventualmente estabilizar a dose, a incidência de ereções prolongadas com autoaplicação apresenta uma incidência de menos de 1%. É importante ressaltar que ereções prolongadas distintamente de priapismo não estão relacionadas com dor (Sidi et al., 1986). Fármacos alfa-adrenérgicos em monoterapia ou associados à aspiração do sangue rapidamente induzem detumescência peniana (Jünemann et al., 1988). Papaverina usada em monoterapia é administrada via intracavernosa nas doses de 25 a 80 mg, entretanto, quando associada à fentolamina, a dose pode ser reduzida para 7,5 a 45 mg. Devido ao potencial hepatotóxico da papaverina, é interessante que o paciente utilize a associação em vez da monoterapia, porém alguns autores consideram que, com o uso da associação, há aumento do risco de ereção prolongada (Porst, 1987). Por outro lado, conforme apresentado na Tabela 60.3, a evidência não é clara.

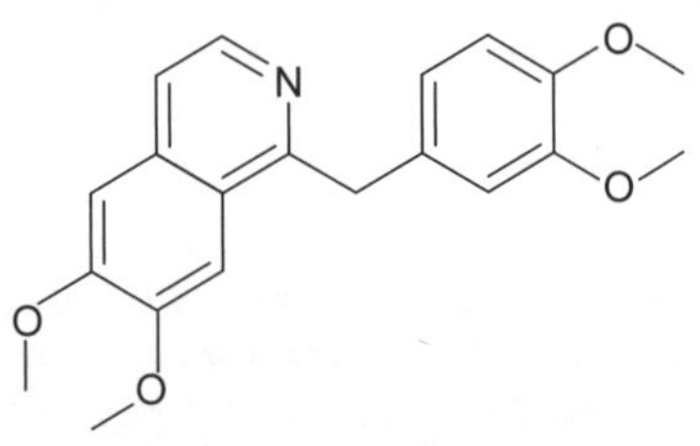

Fentolamina

Trata-se de um antagonista não seletivo dos receptores alfa-1 e alfa-2 adrenérgicos com curta duração de ação. Após injeção intravenosa, o início de ação é rápido, e a resposta hipotensora máxima ocorre 5 min depois e dura aproximadamente 15 a 30 min. A administração de fentolamina via intracavernosa (5 mg) resulta em tumescência peniana, mas não causa ereção (Blum et al., 1985). O uso de fentolamina como monoterapia para tratamento da disfunção erétil não é apropriado (Dinsmore e Wyllie, 2008).

Uma associação conhecida pelo nome comercial de Tri-Mix® é também utilizada para o tratamento da disfunção erétil masculina. Trata-se de uma associação de papaverina (30 mg/mℓ), mesilato de fentolamina (1 mg/mℓ) e PGE1 (10 μg/mℓ), em frascos de 5 mℓ, liofilizado. Não compreende um produto industrializado, e sim manipulado. Não há estudos clínicos randomizados comparando a eficácia e a segurança dessa associação com associações mais simples (papaverina/fentolamina) ou mesmo comparando com PGE1 em monoterapia (Khera e Goldstein, 2011).

Figura 60.18 Papaverina.

Tabela 60.3 Frequência de ereções prolongadas comparando aplicações intracavernosas de papaverina em monoterapia ou associada com a fentolamina (ensaios clínicos com 100 ou mais pacientes).

Referência	Número de pacientes	Pacientes com ereções prolongadas n	%
Papaverina			
Luc e Tanagho	650	65	10
Virag	227	42	18,5
Porst e von Ahlen	141	9	6
Strachan e Pryor	129	4	3
Virag et al.	109	18	10,5
Buvat-Herbaut et al.	100	10	10
Pettirossi e Serenelli	144	12	8,3
Brindley	127	11	8,6
Total	Cerca de 1.627	171	10,5
Papaverina e fentolamina			
Trapp	700	16	2,3
Sidi e Chen	336	11	3
Padma-Nathan et al.	201	32	16
Nellans et al.	200	16	8
Stief et al.	186	19	10
Robinette e Moffat	144	7	4,9
Zorgniotti	250	4	1,6
Molnar e Dolce	111	9	8
Total	Cerca de 2.128	114	5,4

REFERÊNCIAS BIBLIOGRÁFICAS

Amakye D, Ward J, Bryson S, Han K. DA-8159-phase I studies to investigate the safety and pharmacokinetics in healthy male Caucasian subjects. Clin Pharmacol Ther. 2004;75:86.

Aravind L, Ponting CP. The GAF domain: an evolutionary link between diverse phototransducing proteins. Trends Biochem Sci. 1997;22:458-9.

Biswas KH, Visweswariah SS. Distinct allostery induced in the cyclic GMP-binding, cyclic GMP-specific phosphodiesterase (PDE5) by byclic GMP, sildenafil, and metal ions. J Biol Chem. 2011;286:8545-54.

Bivalacqua TJ, Musicki B, Kutlu O, Burnett AL. New insights into the pathophysiology of sickle cell disease-associated priapism. J Sex Med. 2012;9:79-87.

Blum MD, Bahnson RR, Porter TN, Carter MF. Effect of local alpha-adrenergic blockade on human penile erection. J Urol. 1985;134:479-81.

Brindley GS. Cavernosal alpha-blockade: a new technique for investigating and treating erectile impotence. Br J Psychiatry. 1983;143:332-7.

Brindley GS. Maintenance treatment of erectile impotence by cavernosal unstriated muscle relaxant injection. Br J Psychiat. 1986;149:210-5.

Broderick GA, Gordon D, Hypolite J, Levin RM. Anoxia and corporal smooth muscle dysfunction: a model for ischemic priapism. J Urol. 1994;151:259-62.

Broderick GA, Kadioglu A, Bivalacqua TJ, Ghanem H, Nehra A, Shamloul R. Priapism: pathogenesis, epidemiology, and management. J Sex Med. 2010;7:476-500.

Cahill KB, Quade JH, Carleton KL, Cote RH. Identification of amino acid residues responsible for the selectivity of tadalafil binding to two closely related phosphodiesterases, PDE5 and PDE6. J Biol Chem. 2012;287:41406-16.

Cho MC, Paick JS. Udenafil for treatment of erectile dysfunction. Ther Clin Risk Manag. 2014;10:341-54.

Cui YS, Li N, Zong HT, Yan HL, Zhang Y. Avanafil for male erectile dysfunction: a systematic review and meta-analysis. Asian J Androl. 2014;16:472-7.

Ding H, Du W, Wang H, et al. Efficacy and safety of udenafil for erectile dysfunction: a meta-analysis of randomized controlled trials. Urology. 2012;80:134-9.

Dinsmore WW, Wyllie MG. Vasoactive intestinal polypeptide/phentolamine for intracavernosal injection in erectile dysfunction. BJU Int. 2008;102:933-7.

Eland IA, Van der Lei J, Stricker BH, Sturkenboom MJ. Incidence of priapism in the general population. Urology. 2001;57:970-2.

Gacci M, Eardley M, Frosali F, Hatzichristou D, Kaplan SA, Maggi M, et al. Critical analysis of the relationship between sexual dysfunctions and lower urinary tract symptoms due to benign prostatic hyperplasia. Eur Urol. 2011;60:809-25.

Gandaglia G, Briganti A, Jackson G, Kloner RA, Montorsi F, Montorsi P, Vlachopoulos C. A systematic review of the association between erectile dysfunction and cardiovascular disease. Eur Urol. 2014;65:968-78.

Hatzichristou D, dÁnzeo G, Porst H, et al. Tadalafil 5 mg once daily for the treatment of erectile dysfunction during a 6-month observational study (EDATE): impacto of patient characteristics and comorbidities. BMC Urol. 2015;15:111. doi: 10.1186/s12894-015-0107-5.

Hofmann F, Bernhard D, Lukowski R, Weinmeister P. cGMP regulated protein kinases (cGK). Handb Exp Pharmacol. 2009;191:137-62.

Ji HY, Lee HW, Kim HH, Kim DS, Yoo M, Kim WB, Lee HS. Role of human cytochrome P450 3A4 in the metabolism of DA-8159, a new erectogenic. Xenobiotica. 2004;34:973-82.

Jünemann KP, Jecht E, Müller-Mattheis V, Weiske WH, Wetterauer U, Baccouche M, et al. Offene Multizenterstudie zur Differentialdiagnostik der erektilen Dysfunktion mit einer Papaverin- Phentolamin-Kombination (BY023). Urologe A 1988;27:2-7.

Kedia GT, Ückert S, Assadi-Pour F, Kuczyk MA, Albrecht K. Avanafil for the treatment of erectile dysfunction: initial data and clinical key properties. Ther Adv Urol. 2013;5:35-41.

Khan MA, Raistrick M, Mikhailidis DP, Morgan RJ. MUSE: clinical experience. Curr Med Res Opin. 2002;18:64-7.

Khera M, Goldstein I. Erectile dysfunction. BMJ Clin Evid. 2011 Jun 29; 2011. pii:1803.

Linet OI, Ogrinc FG. Efficacy and safety of intracavernosal alprostadil in men with erectile dysfunction. The Alprostadil Study Group. N Engl J Med. 1996; 334:873-7.

Lue TF, Giuliano F, Montorsi F, Giuliano F, Khoury S, Lue TF, et al. Summary of the recommendations on sexual dysfunctions in men. J Sex Med. 2004;1:6-23.

McCabe MP, Sharlip ID, Lewis R, Atalla E, Balon R5, Fisher AD, et al. Incidence and prevalence of sexual dysfunction in women and men: a consensus statement from the Fourth International Consultation on Sexual Medicine 2015. J Sex Med. 2016;13:144-52.

Mendes GD, dos Santos Filho HO, dos Santos Pereira A, Mendes FD, Ilha JO, Alkharfy KM, De Nucci G. A phase I clinical trial of lodenafil carbonate, a new phosphodiesterase type 5 (PDE5) inhibitor, in healthy male volunteers. Int J Clin Pharmacol Ther. 2012;50:896-906.

Moncada I, de Bethencourt FR, Lledó-García E, Romero-Otero J, Turbi C, Büttner H et al. Effects of tadalafil once daily or on demand versus placebo on time to recovery of erectile function in patients after bilateral nerve-sparing radical prostatectomy. World J Urol. 2015;33(7):1031-8.

Padma-Nathan H, Goldstein I, Payton T, Krane RJ. Intra-cavernosal pharmacotherapy: the pharmacologic erection program. Wld J Urol. 1987;5:160-5.

Porst H, Hell-Momeni K, Büttner H. Chronic PDE-5 inhibition in patients with erectile dysfunction – a treatment approach using tadalafil once-daily. Expert Opin Pharmacother. 2012;13:1481-94.

Porst H, Rosen R, Padma-Nathan H, Goldstein I, Giuliano F, Ulbrich E, Bandel T. The efficacy and tolerability of vardenafil, a new, oral, selective phosphodiesterase type 5 inhibitor, in patients swith erectile dysfunction: the first at-home clinical trial. Int J Impot Res. 2001;13:192-9.

Porst H. Erektile Impotenz: Ätiologie, Diagnostik, Therapie. Stuttgart: Enke; 1987.

Porst H. IC351 (tadalafil, Cialis): update on clinical experience. Int J Impot Res. 2002;14:S57-S64.

Rosen R, Altwein J, Boyle P, Kirby RS, Lukacs B, Meuleman E, et al. Lower urinary tract symptoms and male sexual dysfunction: the multinational survey of the aging male (MSAM-7). Eur Urol. 2003; 44:637-49.

Rybalkina IG, Tang XB, Rybalkin SD. Multiple affinity states of cGMP-specific phosphodiesterase for sildenafil inhibition defined by cGMP-dependent and cGMP-independent mechanisms. Mol Pharmacol. 2010;77:670-7.

Schlossmann J, Desch M. cGK substrates. Handb Exp Pharmacol. 2009;191:163-93.

Sidi AA, Cameron JS, Duffy LM, Lange PH. Intracavernous drug-induced erections in the management of male erectile dysfunction: experience with 100 patients. J Urol. 1986;135:704-6.

Spycher MA, Hauri D. The ultrastructure of the erectile tissue in priapism. J Urol. 1986;135:142-7.

Thomas JA. Pharmacological aspects of erectile dysfunction. Jpn J Pharmacol. 2002;89:101-12.

Toque HA, Teixeira CE, Lorenzetti R, Ikuyama CE, Antunes E, De Nucci G. Pharmacological characterization of a novel phosphodiesterase type 5 (PDE5) inhibitor lodenafil carbonate on human and rabbit corpus cavernosum. Eur J Pharmacol. 2008;59:189-95.

Truss MC, Becker AJ, Schultheiss D, Jonas U. Intracavernous pharmacotherapy. World J Urol. 1997;15:71-7.

Turko IV, Ballard SA, Francis SH, Corbin JD. Inhibition of cyclic GMP-binding cyclic GMP-specific phosphodiesterase (Type 5) by sildenafil and related compounds. Mol Pharmacol. 1999;56:124-30.

Virag R, Bouilly P, Daniel C, Virag H. Intracavernous injection of papaverine and other vasoactive drugs: a new era in the diagnosis and treatment of impotence. In: Virag R, Virag H, editors. Proceedings of the first world meeting on impotence. Paris: Les editions du Ceri; 1984. pp. 187-194.

Virag R, Zwang G, Dermange H, Legman M. Vasculogenic impotence: a review of 92 cases with 54 surgical operations. Vasc Surg. 1981;15:9-17.

Virag R. About pharmacologically induced prolonged erection. Lancet. 1985;i:519-20.

Virag R. Intracavernous injection of papaverine for erectile failure. Lancet. 1982;i:938.

Yafi FA, Jenkins L, Albersen M, Corona G, Isidori AM, Goldfarb S, et al. Erectile dysfunction. Nat Rev Dis Primers. 2016;2:16003.

Zentgraf M, Baccouche M, Jünemann KP. Diagnosis and therapy of erectile dysfunction using papaverine and phentolamine. Urol Int. 1988;43:65-75.

Zhao C, Sim SW, Yang DY, Kim JJ, Park NC, Lee SW, et al. Efficacy and safety of once-daily dosing of udenafil in the treatment of erectile dysfunction: results of a multicenter, randomized, double-blind, placebo controlled trial. Eur Urol. 2011;60:380-7.

Reposição Hormonal Masculina

INTRODUÇÃO

A testosterona é o principal andrógeno natural no corpo humano. Nos tecidos-alvos, a testosterona (Figura 61.1) cruza a membrana celular devido à sua natureza altamente lipofílica por meio de difusão passiva, podendo ativar diretamente o receptor ou ser metabolizada antes em di-hidrotestosterona (DHT) pela enzima 5-alfarredutase. A testosterona ou a DHT liga-se aos receptores citoplasmáticos, cruza a membrana nuclear e modula a transcrição do DNA. Cerca de 98% da testosterona é ligada às proteínas plasmáticas, e apenas 2% circula na forma livre, que é a forma ativa. Dos 98% que se ligam às proteínas plasmáticas, aproximadamente 40% o faz com globulinas esteroidais sexuais (SHBG, do inglês *sexual hormone bindings globulins*) e 60% com a albumina. A afinidade da testosterona pela SHBG é 1.000 vezes maior do que a pela albumina. A ligação da testosterona à albumina é fraca e facilmente disponível para os tecidos. A testosterona livre juntamente com a testosterona ligada à albumina é denominada testosterona biologicamente disponível (Harle *et al.*, 2005).

No homem, a maior parte da secreção de testosterona vem das células intersticiais do testículo, como resultado da ação do eixo hipotálamo-hipófise-testículo, onde a secreção de testosterona é controlada por uma alça de retroalimentação negativa (Figura 61.2). O hormônio liberador de gonadotropinas secretado pelo hipotálamo atinge a porção anterior da hipófise, onde estimula a secreção de duas gonadotropinas: o hormônio estimulante do folículo (FSH, do inglês *follicle-stimulating hormone*) e o hormônio luteinizante (LH, do inglês *luteinizing hormone*). O FSH é o responsável pela produção de esperma e o LH pela secreção de testosterona. Alguns dos efeitos da testosterona estão relacionados com o desenvolvimento dos caracteres sexuais secundários, assim como aumento da massa muscular, eritropoese e libido (Elsherbiny *et al.*, 2017).

O hipogonadismo é uma doença endócrina em que o organismo não consegue produzir níveis fisiológicos de testosterona. As etiologias dessa condição podem ser primárias, secundárias ou mistas. No hipogonadismo primário, o testículo não responde às gonadotropinas, enquanto, no secundário, ocorre uma produção insuficiente delas. A recomendação de diagnóstico de hipogonadismo é de que seja feito somente em pacientes com níveis baixos de testosterona endógena juntamente com sintomas de deficiência de testosterona. Alguns desses sintomas incluem perda de força muscular, anemia, depressão, fadiga, disfunção erétil e redução da libido. Há certa controvérsia na literatura sobre o limite inferior da concentração fisiológica da testosterona (300 a 400 ng/dℓ). A maior parte da testosterona circulante é ligada às SHBG, que são inativas. A fração livre, também denominada fração não ligada (*unbound*), é responsável pelas ações da testosterona, sendo que os níveis recomendados de testosterona livre devem variar entre 65 e 100 pg/mℓ (esses níveis também são controversos porque há discussões em relação ao método analítico utilizado para a quantificação).

Os níveis plasmáticos de testosterona declinam gradual e progressivamente com a idade nos homens, possivelmente pela disfunção testicular primária ou disfunção secundária do eixo hipotálamo-hipófise (Tenover, 1998; Sverdloff e Wang, 1993). Uma proporção substancial de homens idosos (variando de 20% em pacientes com 60 anos de idade e chegando a 50% naqueles com 80 anos de idade) apresenta concentrações séricas de testosterona abaixo dos níveis normais para jovens. Isso se soma ao achado de que as concentrações séricas da globulina que se liga aos hormônios sexuais aumentam com a idade, reduzindo, assim, a concentração, em pacientes idosos, de testosterona livre (não ligada às proteínas), também chamada de testosterona biodisponível. Níveis baixos de testosterona estão associados a disfunção erétil, perda da libido e fraqueza muscular. Os níveis de testosterona também estão reduzidos em algumas doenças crônicas, como insuficiência renal e câncer, e com o uso de certos medicamentos (glicocorticoides, opioides) em pacientes idosos.

Em pacientes jovens com hipogonadismo, as manifestações de deficiência androgênica são parcial ou totalmente revertidas com reposição de testosterona. Essas manifestações de hipoandrogenismo

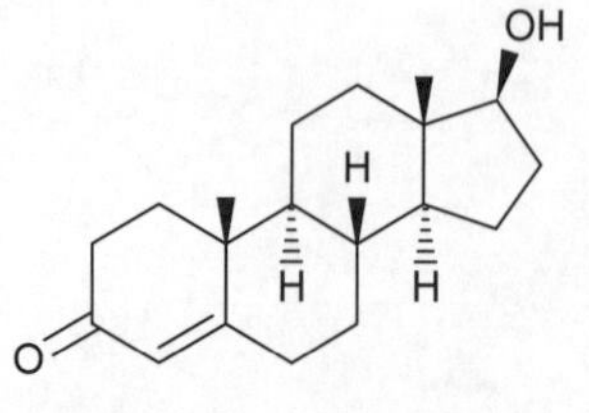

Figura 61.1 Testosterona.

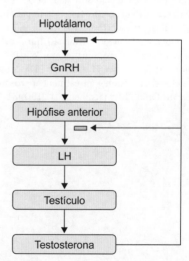

Figura 61.2 Modulação da produção de testosterona pelo eixo hipotálamo-hipófise-testículo.

ocorrem aparentemente em pessoas saudáveis com o decorrer da idade, e suplementação hormonal é utilizada para prevenir ou reverter essa condição. Por exemplo, o envelhecimento está associado a alterações da composição do corpo, como perda de massa e força musculares, aumento de tecido adiposo e redução da densidade mineral óssea. Essas alterações contribuem para a fragilidade geral e o aumento no risco de quedas e fraturas. Os efeitos anabólicos da testosterona são bem conhecidos. Em jovens, a suplementação de testosterona aumenta a massa e força musculares não somente em pacientes com hipogonadismo, mas também naqueles com níveis normais de testosterona que recebem doses suprafisiológicas desse andrógeno (Bhasin et al., 1996). Além disso, estudos clínicos não controlados com placebo demonstraram que a suplementação de testosterona está associada ao aumento da densidade mineral óssea em pacientes com hipogonadismo (Snyder et al., 2000), e também em homens de meia-idade ou idosos com níveis normais de testosterona (Anderson et al., 1996).

A reposição de testosterona nos EUA aumentou 300% entre os anos de 2000 e 2011. As formas farmacêuticas mais utilizadas são adesivos, géis e injeções intramusculares (IM) de ésteres de longa duração (enantato, cipionato e undecanoato). As doses transdérmicas visam tipicamente à reposição diária, e as doses nos adesivos transdérmicos variam entre 5 e 10 mg de testosterona/dia, enquanto as utilizadas na forma de gel são um pouco mais altas devido à baixa biodisponibilidade. A injeção IM de ésteres de longa duração costuma ter doses maiores de testosterona, entre 50 e 1.000 mg a cada 2 ou 8 semanas. Ésteres como enantato, cipionato e undecanoato não apresentam solubilidade aquosa e permanecem depositados no músculo até que a atividade de esterase libere a testosterona e esta entre na circulação. A testosterona administrada pode ser convertida em estradiol por meio da ação da aromatase e em DHT pela ação da 5-alfarredutase, hormônios que atuam nos receptores de estrógenos e andrógenos, respectivamente. Assim, a testosterona pode ser considerada tanto um hormônio (porque se liga aos receptores andrógenos) quanto um pró-hormônio, devido à síntese de estradiol e DHT. É interessante ressaltar que a via de administração da testosterona aparenta alterar o seu metabolismo; quando ela é administrada via transdérmica, na forma de adesivos ou géis, o aumento da DHT é de aproximadamente 5,5 vezes, enquanto sua administração IM causa aumento da DHT em apenas 2,2 vezes. Embora os níveis atingidos de testosterona sérica sejam similares independentemente da via de administração, é possível que a diferença observada seja relacionada à concentração maior de 5-alfarredutase na pele (Inui e Itami, 2013) quando comparada com a expressão na musculatura esquelética (Yarrow et al., 2012). Quando administrada via oral (VO), a testosterona é sujeita a metabolismo importante no trato gastrintestinal e no fígado. Após administração intravenosa (IV), a meia-vida de eliminação da testosterona varia entre 10 e 100 min. A testosterona é metabolizada em vários derivados cetônicos por meio da oxidação do grupo OH na posição 17, assim como em DHT e estradiol. É também metabolizada no tecido adiposo e na pele, pela 5-alfarredutase e pela aromatase em DHT e estradiol, respectivamente (Chen et al., 2002). Níveis altos de 5-alfarredutase são encontrados na pele perianal e no escroto, o que explica os altos níveis atingidos de DHT quando da utilização de adesivos escrotais (Bals-Pratsch et al., 1986). Exposição prolongada à testosterona aumenta os níveis de 5-alfarredutase em homens com hipogonadismo (Korenman et al., 1987). Homens acima de 65 anos de idade estão sujeitos a maior incidência de osteoporose e também a quedas e fraturas, causas que contribuem para o aumento da mortalidade (Bliuc et al., 2015). Em pacientes idosos, níveis séricos de testosterona estão associados à osteopenia (Laurent et al., 2013) e ao aumento do risco de fratura (Meier et al., 2008). A administração de testosterona promove aumento da densidade mineral óssea, primariamente por suprimir a reabsorção óssea. Essa ação pode se dar por efeito direto nos receptores de andrógenos ou indireto ao sofrer a conversão para estradiol (Yarrow et al., 2015). É interessante ressaltar que níveis baixos de estradiol estão mais associados à osteopenia em homens que níveis baixos de testosterona; assim, os efeitos indiretos da testosterona aparentam ser mais importantes que os diretos (Laurent et al., 2013). O aumento dos marcadores de reabsorção óssea em pacientes tratados com agonistas de GnRH e inibidor de aromatase com o objetivo de inibir a produção de testosterona e estradiol, respectivamente, é antagonizado fisiologicamente pela administração transdérmica de estradiol, mas não pela administração transdérmica de testosterona (Falahati-Nini et al., 2000).

EFICÁCIA

Uma metanálise envolvendo 87 ensaios clínicos randomizados e 53 ensaios clínicos não randomizados avaliou a eficácia da reposição de testosterona em homens com hipogonadismo (Elliott et al., 2017). O efeito da testosterona na qualidade de vida foi avaliado em 23 ensaios clínicos randomizados envolvendo 3.090 pacientes. A reposição de testosterona causou aumento significativo da qualidade de vida (Figura 61.3). O efeito da administração de testosterona undecanoato (1.000 mg a cada 12 semanas IM) foi superior ao do placebo e ao da administração oral de testosterona undecanoato.

O efeito da testosterona na depressão foi avaliado em 12 ensaios clínicos randomizados envolvendo 852 pacientes; a administração de testosterona por qualquer via causou melhora significativa da depressão. Resultado similar foi obtido em relação à libido e à disfunção erétil. Nessa metanálise, não foi detectada diferença da incidência de reações adversas entre os grupos tratados com testosterona ou com placebo, e também não houve diferença em relação à morte de origem cardiovascular (Figura 61.4).

A reposição hormonal com testosterona promove benefícios claros na função sexual, no aumento de massa magra e na força muscular, além de melhora da função cognitiva e redução do risco de fraturas e osteoporose (Hackett, 2016).

SEGURANÇA

O crescimento prostático é dependente da presença de testosterona. A orquiectomia e a terapia antiandrogênica causa redução do tamanho da próstata em pacientes com hiperplasia benigna prostática (Roehrborn et al., 2010). Entretanto, conforme será visto adiante, não há evidência de que a reposição hormonal com testosterona esteja associada a aumento de câncer de próstata ou mesmo piora de sintomas causada por hiperplasia benigna de próstata.

Análise sistemática e metanálise avaliaram o efeito da reposição hormonal de testosterona nos níveis de antígeno prostático específico (PSA) em pacientes tratados para hipogonadismo (Kang e Li, 2015). Conforme ilustrado na Figura 61.5, a reposição hormonal não aumentou os níveis de PSA quando administrada por via transdérmica, e o aumento notado quando administrada IM foi considerado mínimo.

Metanálise envolvendo cinco ensaios clínicos randomizados (n = 1.168), com pacientes tratados com testosterona por menos de 12 meses (n = 778) ou placebo (n = 390), avaliou a incidência de câncer de próstata (Cui et al., 2014). A testosterona foi aplicada via intramuscular em um ensaio clínico e via transdérmica em quatro ensaios clínicos. Houve sete casos de câncer no grupo tratado com testosterona (0,90%) e cinco no grupo tratado com placebo (1,28%). Conforme mostrado na Figura 61.6, a reposição de testosterona por período inferior a 12 meses não causou aumento da incidência de câncer de próstata.

Metanálise de três ensaios clínicos randomizados (n = 379) na qual a testosterona (n = 191) foi administrada por período prolongado e comparada com placebo (n = 188) avaliou a incidência de câncer de próstata. No grupo tratado com testosterona, ocorreram três casos de câncer de próstata (1,57%) e, no grupo tratado com placebo, também ocorreram três casos (1,6%). Não houve heterogeneidade nos estudos (Figura 61.7).

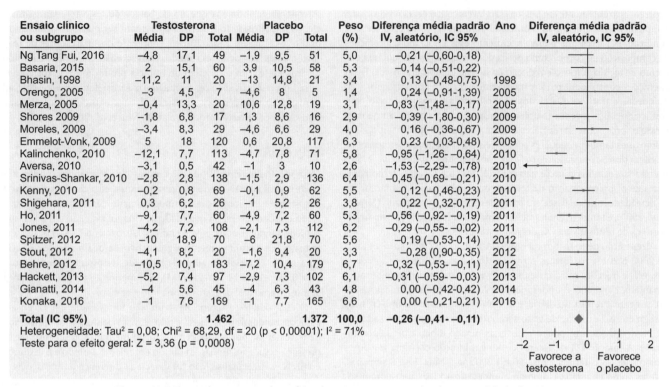

Figura 61.3 *Forest plot* comparando o efeito da testosterona com placebo na qualidade de vida.

O papel da testosterona no desenvolvimento da doença coronariana no homem é controverso. A incidência de doença coronariana é maior em homens em comparação com mulheres da mesma faixa etária, indicando que a testosterona possa facilitar o desenvolvimento dessa condição. Entretanto, em homens submetidos à cineangiocoronariografia, níveis baixos de testosterona foram associados a maior risco de aterosclerose coronariana (Philipps *et al.*, 1994). A maior parte dos estudos epidemiológicos indica um efeito favorável ou neutro em relação aos níveis de testosterona e doença coronariana (Alexandersen *et al.*, 1996). Testosterona induz relaxamento das artérias coronárias *in vitro* (Yuet *et al.*, 1995) e aumenta o fluxo coronariano em modelos animais (Chou *et al.*, 1996), além de aumentar a expressão de óxido nítrico sintase em corpo cavernoso (Park *et al.*, 1999).

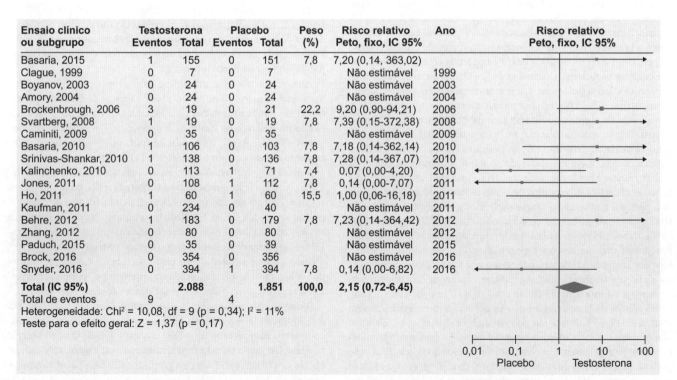

Figura 61.4 *Forest plot* mostrando o risco relativo de morte cardiovascular em pacientes tratados com testosterona ou placebo.

Capítulo 61 • Reposição Hormonal Masculina 947

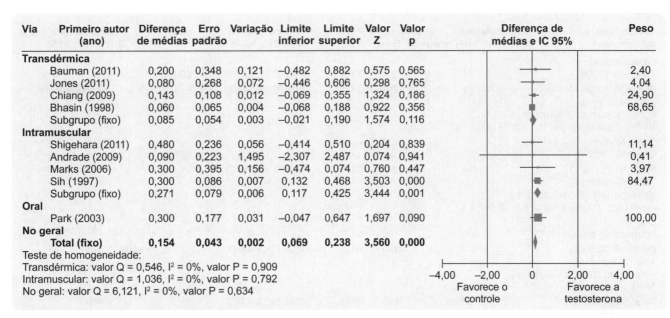

Figura 61.5 *Forest plot* mostrando alterações dos níveis do PSA (*prostate specific antigen*) em pacientes tratados com testosterona ou placebo.

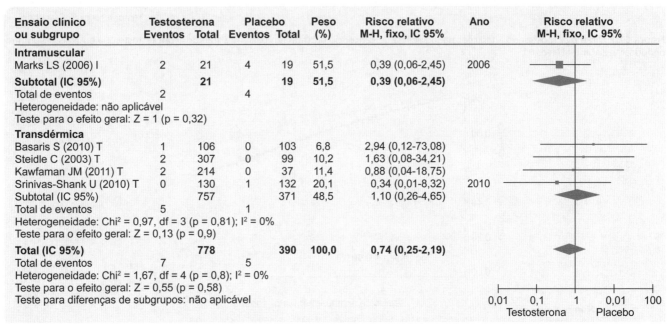

Figura 61.6 *Forest plot* mostrando alterações na incidência de câncer de próstata em pacientes tratados com testosterona ou placebo por curto período.

Análise sistemática examinou o efeito da reposição de testosterona em 83.010 pacientes com diagnóstico de hipogonadismo (Sharma *et al.*, 2015), dos quais 13.378 não foram tratados com reposição normal de testosterona. Após a reposição hormonal, 25.701 pacientes continuaram com níveis baixos de testosterona e 43.931 apresentaram níveis normais.

A Figura 61.8 mostra que a normalização dos níveis de testosterona com sua reposição hormonal reduziu significativamente a mortalidade de qualquer causa em comparação com pacientes não tratados com testosterona.

Na Figura 61.9, foi comparada a mortalidade observada em pacientes tratados com reposição hormonal de testosterona, mas que não alcançaram níveis normais de testosterona, com a mortalidade em pacientes tratados com testosterona e que atingiram níveis normais. Pode-se observar que a mortalidade dos pacientes tratados com testosterona que atingiram os níveis normais foi significativamente menor que aquela dos pacientes que não atingiram os níveis esperados.

É interessante notar que a mortalidade também foi significativamente menor no grupo tratado com testosterona que não atingiram níveis normais quando comparada com a mortalidade do grupo não tratado com testosterona (Figura 61.10).

FORMAS FARMACÊUTICAS

Há um grande número de formulações de testosterona utilizadas para tratamento de hipogonadismo em homens, como injeção de ésteres de testosterona, adesivos transdérmicos, géis e soluções transdérmicas, adesivos bucais, testosterona via nasal e *pellets* de testosterona (Bhasin *et al.*, 2018).

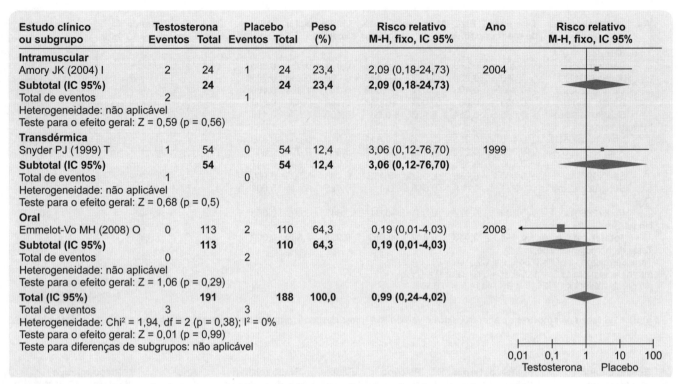

Figura 61.7 *Forest plot* mostrando alterações na incidência de câncer de próstata em pacientes tratados com testosterona ou placebo por longo período. M-H: Mantel-Haenszel.

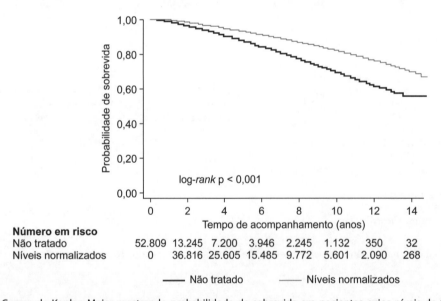

Figura 61.8 Curvas de Kaplan-Meier mostrando probabilidade de sobrevida em pacientes cujos níveis de testosterona foram normalizados em comparação com aqueles não tratados.

Aplicação transdérmica

A testosterona é metabolizada no tecido adiposo e na pele pelas enzimas 5-alfarredutase e aromatase em DHT e estradiol, respectivamente. Adesivo transdérmico para aplicação no escroto foi desenvolvido com tamanho de 20, 40 e 60 cm², contendo 5, 10 e 15 mg de testosterona, respectivamente (Hadgraft e Lane, 2015). Ensaio clínico realizado em seis pacientes avaliou o efeito de adesivo transdérmico escrotal com placebo por 1 semana, seguido da aplicação de 5, 10 e 15 mg de testosterona via adesivo transdérmico escrotal, sendo cada dose aplicada por 1 semana (Findlay *et al.*, 1987). A concentração média de testosterona após uso do placebo foi de 135 ± 38 ng/dℓ e após 5, 10 e 15 mg/dia durante a semana foi de 348 ± 66 ng/dℓ, 455 ± 77 ng/dℓ e 624 ± 65 ng/dℓ, respectivamente.

AndroGel®

Foram desenvolvidas várias formulações de testosterona na forma farmacêutica de gel para uso transdérmico não escrotal disponíveis comercialmente. AndroGel® foi a primeira formulação de gel de testosterona lançada no mercado e rapidamente superou o uso de adesivos transdérmicos. AndroGel® é uma formulação hidroalcoólica contendo miristato de isopropila para ser aplicada em ombros/braços e/ou abdome. A formulação original do AndroGel® contém 1% de

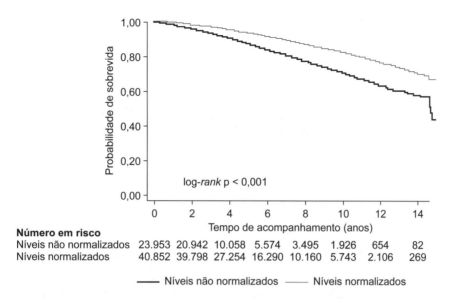

Figura 61.9 Curvas de Kaplan-Meier mostrando probabilidade de sobrevida em pacientes cujos níveis de testosterona foram normalizados em comparação com aqueles cujos níveis não foram normalizados com o tratamento.

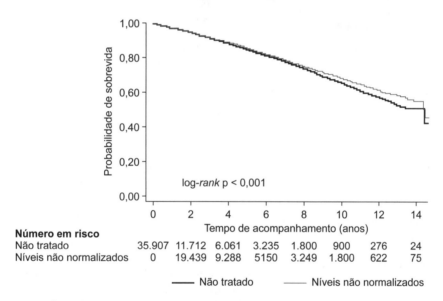

Figura 61.10 Curvas de Kaplan-Meier mostrando probabilidade de sobrevida em pacientes cujos níveis de testosterona não foram normalizados com o tratamento em comparação com aqueles não tratados.

testosterona (w/w), e, mais recentemente, uma formulação contendo 1,62% de testosterona tornou-se disponível comercialmente. A dose inicial recomendada é de 50 mg/dia, sendo indicado 2 mg/cm². A aplicação do gel transdérmico de testosterona causou aumento significativo dos níveis plasmáticos de testosterona no período de 6 meses (Figura 61.11; Swerdloff et al., 2000).

O uso de gel transdérmico de testosterona está associado a melhora da função sexual, humor, força muscular e redução da gordura corporal em pacientes com hipogonadismo (Wang et al., 2000).

Testim®

Segundo gel disponível comercialmente para uso transdérmico, contém pentadecalactona que supostamente aumenta a penetração da testosterona. O gel é aplicado nos ombros e/ou braços, sendo a dose inicial recomendada de 50 mg. Ensaio clínico comparando duas doses do gel 50 e 100 mg com o adesivo transdérmico (Andropatch®) demonstrou que o gel apresenta perfil farmacocinético mais favorável e causou redução significativa da gordura corporal e melhora da função sexual em comparação com o adesivo transdérmico (McNicholas et al., 2003). É interessante ressaltar que o gel foi mais bem tolerado do que o adesivo transdérmico em razão da menor incidência de reações adversas locais, possivelmente pela natureza não oclusiva do gel.

Fortesta®

Terceiro gel disponível comercialmente para uso transdérmico, trata-se de uma formulação contendo 2% de testosterona e ácido oleico, que supostamente aumenta a penetração da testosterona. A recomendação é que esse gel seja aplicado na porção anterior e interna da coxa. A dose inicial sugerida é de 40 mg/dia, ajustada conforme os níveis de testosterona atingidos na circulação. Ensaio clínico multicêntrico, aberto, realizado em pacientes com hipogonadismo (n = 138), avaliou a eficácia e a segurança do Fortesta® aplicado pela manhã durante 90 dias (Dobs et al., 2012). A Figura 61.12 ilustra o perfil farmacocinético da testosterona sérica no dia 90.

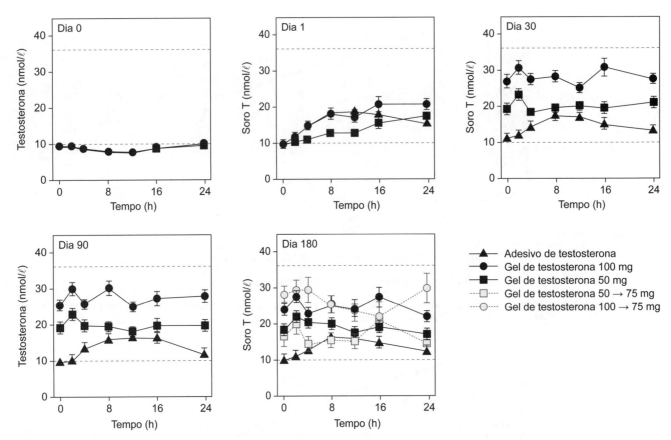

Figura 61.11 Média das concentrações séricas de testosterona antes (0) e após aplicação transdérmica de testosterona nos dias 1, 30, 90 e 180. As linhas tracejadas indicam a faixa de normalidade da testosterona sérica. Barras verticais representam o erro padrão da média.

Vogelxo®

O mais recente gel de testosterona lançado no mercado, contém uma série de substâncias que supostamente aumentam a penetração de testosterona, como o adipato di-isopropila, o laurato metil e o álcool etílico. A dose inicial recomendada é de 50 mg/dia aplicada nos ombros ou braços. Em um ensaio clínico multicêntrico, 74% dos pacientes com hipogonadismo atingiram níveis normais de testosterona após 3 meses de uso (Hadgraft e Lane, 2015).

Axiron®

Formulação líquida de testosterona para ser aplicada nas axilas. O produto é uma solução contendo salicilato octil, etano, isopropanol e povidona. Nos ensaios clínicos iniciais, a aplicação de Axiron® nas axilas causou aumento maior dos níveis de testosterona quando comparado com aplicação na face interna do antebraço. Ensaio clínico multicêntrico, aberto, avaliou a eficácia de solução tópica de testosterona 2% aplicado por 120 dias em pacientes com diagnóstico de hipogonadismo (Wang et al., 2011). O objetivo primário foi avaliar os níveis hormonais, a função sexual e o humor a partir do questionário psicossexual diário (PDQ, do inglês *psychosexual daily questionnaire*). A administração da solução de testosterona 2% causou aumento dos níveis de testosterona total (Figura 61.13 A), DHT (Figura 61.13 B) e testosterona livre (Figura 61.13 C).

Houve aumento significativo dos escores do PDQ avaliando tanto componentes físicos quanto mentais após 120 dias de tratamento. Reações adversas observadas em mais de 2% dos 155 pacientes foram irritação no local da aplicação (7,1%), eritema no local da aplicação (5,2%), cefaleia (5,2%), aumento do hematócrito (3,9%), nasofaringite (3,9%), diarreia (2,6%) e vômitos (2,6%).

Testosterona VO

Andriol® Testocaps

Formulação oral de testosterona undecanoato para administração oral com alimentos. Após sua absorção pelo intestino, o undecanoato de testosterona é incorporado nos quilomícrons e transportado para a circulação sistêmica pelo sistema linfático intestinal, evitando, portanto, a circulação porta do fígado e, consequentemente, o rápido metabolismo e a potencial hepatotoxicidade relacionados com a terapia de reposição hormonal de testosterona VO (Horst et al., 1976). Após a sua liberação dos quilomícrons circulantes, o undecanoato de testosterona é rapidamente hidrolisado por esterases plasmáticas, liberando testosterona.

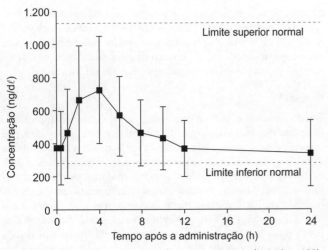

Figura 61.12 Concentração sérica de testosterona no dia 90 (n = 129).

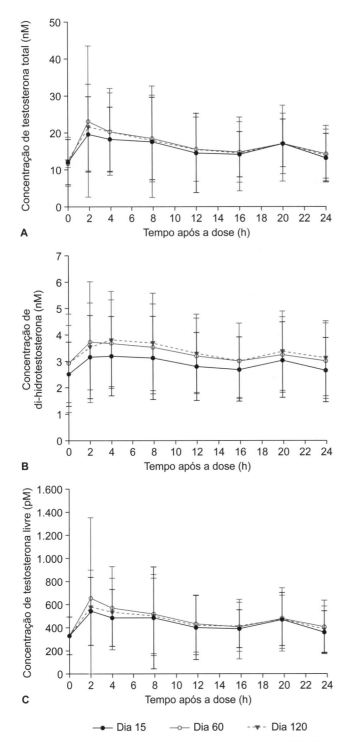

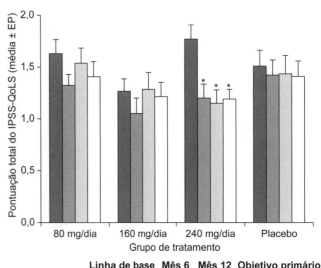

Figura 61.13 Perfil farmacocinético de testosterona total, di-hidrotestosterona e testosterona livre após aplicação de 60 mg de testosterona em solução tópica pela manhã. Barras verticais representam o desvio-padrão da média.

Ensaio clínico multicêntrico, duplo-cego, controlado com placebo, avaliou a segurança e a eficácia do Andriol® Testocaps nas doses de 80 mg/dia, 160 mg/dia e 240 mg/dia em pacientes com diagnóstico de hipogonadismo (Meuleman et al., 2015). Os objetivos primários consistiram em avaliar alterações de sintomas urinários de acordo com a escala IPSS (*International Prostate Symptom Score*) e a qualidade de vida. O tratamento com 240 mg/dia de undecanoato de testosterona levou a uma redução significativa do IPSS quando comparado com o grupo tratado com placebo (Figura 61.14) e também causou aumento

Figura 61.14 Alteração em relação à linha de base da pontuação total do IPSS-QoL (International Prostate Symptom Score – Quality of Life) em pacientes tratados com testosterona ou placebo. * Mudança em relação à linha de base com diferença significativa quando comparado com o placebo (p < 0,05).

significativo do escore de qualidade de vida. Uma limitação do uso do Andriol® Testocaps reside no fato de ser administrado 3 vezes/dia.

Testosterona IM

Como a testosterona é rapidamente inativada, foram desenvolvidos análogos para obter um perfil farmacocinético mais adequado. Esterificação do grupo 17beta-hidroxila produz derivados que são menos polares e absorvidos mais lentamente quando comparados com a testosterona. Enantato de testosterona e cipionato de testosterona são frequentemente utilizados no tratamento do hipogonadismo masculino. Eles costumam ser administrados nas doses de 150 a 200 mg a cada 2 a 4 semanas. Após a injeção, as concentrações de testosterona atingem níveis no limite superior ou mesmo suprafisiológicos, decaindo para níveis característicos de hipogonadismo em 2 semanas. Essa variação ampla dos níveis séricos de testosterona provoca flutuações não desejáveis de humor, energia, libido e função sexual. A necessidade de frequentes injeções (26 por ano) também constitui um aspecto a ser considerado com esses dois produtos farmacêuticos. Outro derivado de testosterona utilizado via intramuscular é o propionato de testosterona, embora tenha meia-vida mais curta e exija três injeções IM por semana.

Nebido®

Undecanoato de testosterona é administrado IM (Nebido®) em formulação de depósito com óleo de rícino (*castor oil*). O undecanoato de testosterona tem uma cadeia alifática maior comparada com a de outros ésteres de testosterona (11 *versus* 7 carbonos), reduzindo ainda mais a sua absorção e, consequentemente, aumentando sua meia-vida de eliminação. Ensaio clínico fase III, multicêntrico, avaliou a segurança e a eficácia do undecanoato de testosterona 750 mg aplicado IM nas semanas 0, 4 e a cada 10 semanas por 84 semanas em 130 pacientes com testosterona total < 300 ng/dℓ (Wang et al., 2011). O objetivo primário foi avaliar os níveis de testosterona total (Figura 61.15), testosterona livre, DHT, estradiol e segurança.

A administração do undecanoato de testosterona também promoveu aumento significativo dos níveis de testosterona livre, DHT e estradiol e não alterou os níveis da SHBG (Figura 61.16).

As reações adversas com incidência maior que 2% foram acne (6,2%), dor no local da injeção (5,4%), aumento do PSA (5,4%), fadiga (3,1%), aumento da hemoglobina (2,3%), aumento do hematócrito (2,3%), insônia (2,3%), irritabilidade (2,3%) e alterações do humor (2,3%).

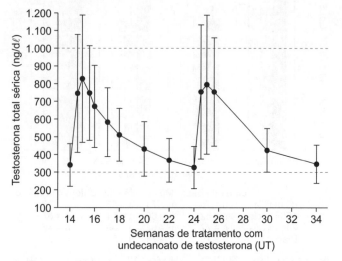

Figura 61.15 Média das concentrações séricas de testosterona após a terceira e a quarta aplicação IM de undecanoato de testosterona nas semanas 14 e 24. Barras verticais representam o desvio-padrão da média. As linhas horizontais paralelas ao eixo *x* indicam a faixa de normalidade da testosterona total sérica.

ALTERNATIVAS À TESTOSTERONA

Há quatro alternativas à reposição hormonal com testosterona. Três são fármacos que aumentam de maneira indireta os níveis de testosterona, como a gonadotropina coriônica humana (hCG), os inibidores de aromatase, como anastrozol ou letrozol, e os moduladores de receptores de estrógeno, como o citrato de clomifeno (Figura 61.17; Lo *et al.*, 2018). A quarta alternativa seria o uso da DHT.

Gonadotropina coriônica humana

Hormônio produzido pela placenta, homólogo ao hormônio luteinizante encontrado na urina de mulheres grávidas ou produzido *in vitro* por tecnologia de recombinação de DNA. Por sua similaridade com o LH, a gonadotropina coriônica humana estimula a produção de testosterona pelas células de Leydig. Em um ensaio clínico realizado em 17 homens com hipogonadismo hipogonadotrópico, os pacientes foram tratados com gonadotropina coriônica humana 1.500 UI 3 vezes/semana. Os homens foram subdivididos em grupo de testículo com volume menor que 4 mℓ e grupo de testículos com volume maior que 4 mℓ (Vicari *et al.*, 1992). Os níveis basais de testosterona eram de 0,05 e 0,5 ± 0,05 ng/mℓ, respectivamente, e aumentaram com o tratamento para 5,5 ± 0,4 e 7,6 ± 1,3 ng/mℓ, respectivamente, após 24 meses de tratamento. Apesar de o estudo não avaliar os efeitos na escala EMAS (redução de libido, ereções matinais e disfunção erétil), foi observado que dez pacientes com hipogonadismo hipogonadotrópico tiveram desejo de engravidar as parceiras e sete obtiveram sucesso. A gonadotropina coriônica humana também pode recuperar a espermatogênese em pacientes que foram

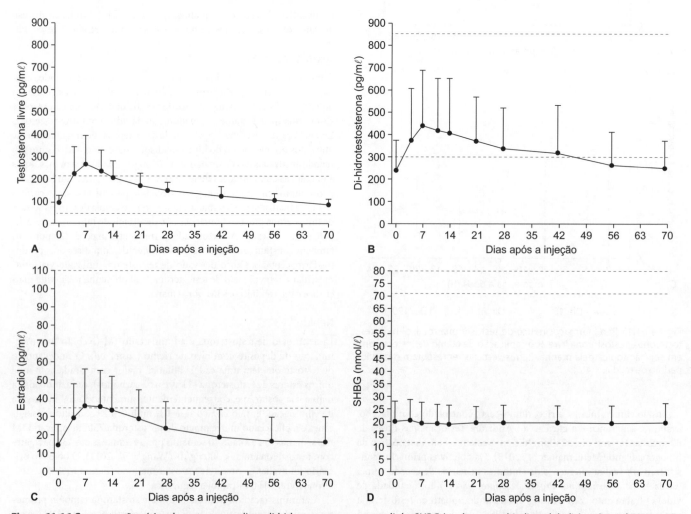

Figura 61.16 Concentração sérica de testosterona livre, di-hidrotestosterona, estradiol e SHBG (*sex hormone-binding globulin*) após a administração IM de 750 mg de undecanoato de testosterona na semana 14.

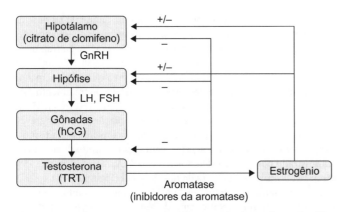

Figura 61.17 Alvos para terapias médicas no eixo hipotálamo-hipófise-gonadal. FSH: hormônio foliculoestimulante; GnRH: hormônio liberador de gonadotropina; hCG: gonadotropina coriônica humana; LH: hormônio luteinizante; TRT: terapia de reposição de testosterona.

submetidos a reposição hormonal com testosterona (Kohn *et al.*, 2017). Reações adversas observadas foram fadiga e cefaleia.

Inibidores de aromatase

Os inibidores de aromatase bloqueiam a conversão de testosterona em estradiol, consequentemente inibindo a retroalimentação negativa do estradiol no eixo hipotálamo-hipófise-gonadal. Os inibidores de aromatase causam aumento dos níveis de testosterona tanto por via direta quanto indireta. A inibição da aromatase promove aumento dos níveis de hormônios liberadores de gonatropina, do LH e do FSH, causando subsequentemente aumento dos níveis de testosterona. Em um ensaio clínico realizado em 43 pacientes com diagnóstico de hipogonadismo (testosterona total < 350 ng/dℓ) randomizados em três grupos – testosterona gel transdérmico 5 g (n = 16), anastrozol 1 mg (n = 13) ou placebo (n = 13) – por 1 ano (Dias *et al.*, 2016), tanto a testosterona quanto o inibidor de aromatase aumentaram os níveis de testosterona (Figura 61.18). É interessante ressaltar que a melhora da densidade

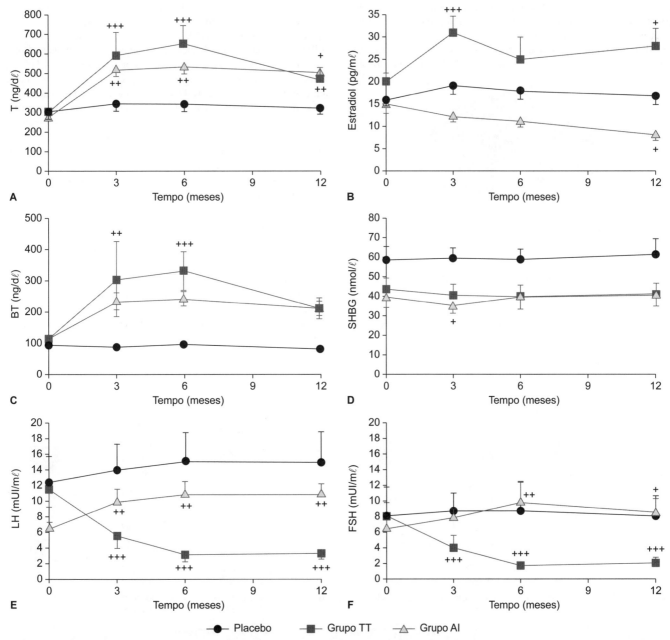

Figura 61.18 Alteração da concentração de testosterona total, testosterona biodisponível (BT), estradiol, LH, FSH e SHBG em pacientes idosos com níveis baixos de testosterona sérica e tratados com inibidor de aromatase, testosterona transdérmica ou placebo. Barras verticais representam o erro padrão da média. $^+p < 0{,}05$; $^{++}p < 0{,}01$; $^{+++}p < 0{,}001$ quando comparados com os valores da linha de base.

mineral óssea da espinha só ocorreu no grupo tratado com testosterona, confirmando a importância da aromatização para manutenção da densidade mineral óssea. Massa muscular (massa magra) aumentou tanto no grupo tratado com testosterona quanto no tratado com o inibidor de aromatase, entretanto só atingiu significância estatística neste último (1,2 ± 0,6 kg). A força muscular aumentou significativamente nos dois grupos em relação ao grupo placebo.

Moduladores de receptores de estrógenos

Atuam como agonistas ou antagonistas dos receptores de estrógenos dependendo do tecido. O citrato de clomifeno é um modulador de receptor de estrógeno que atua como antagonista desse receptor no hipotálamo e na hipófise. Ao antagonizar os efeitos inibitórios do estradiol na produção de gonadotropinas, o citrato de clomifeno estimula a secreção tanto do LH quanto do FSH, estimulando a função espermatogênica e esteroidogênica dos testículos (Rambhatla et al., 2016). É interessante ressaltar que, ao estimular a produção tanto de LH quanto de FSH, o citrato de clomifeno tem a capacidade de restaurar o eixo hipotálamo-hipófise-gonadal, enquanto a administração exógena de testosterona leva à inibição da produção de LH, o que pode perturbar ainda mais esse eixo. Ensaio clínico prospectivo avaliou 86 homens com diagnóstico de hipogonadismo confirmado por duas dosagens consecutivas de testosterona com resultado < 300 ng/dℓ (Katz et al., 2012). Citrato de clomifeno foi administrado inicialmente na dose de 25 mg em dias alternados, e posteriormente aumentado, quando necessário, para 50 mg em dias alternados; a duração média do tratamento foi de 19 meses. O nível alvo de testosterona era 550 ± 50 ng/dℓ. A idade dos pacientes era entre 22 e 37 anos, com a queixa principal de infertilidade. Todos os pacientes responderam bem ao tratamento com aumento dos níveis de testosterona e gonadotropinas (70% com 25 mg em dias alternados) e não houve incidência de reações adversas graves.

Ensaio clínico realizado em 173 pacientes com hipogonadismo e disfunção erétil avaliou a eficácia e a segurança do citrato de clomifeno administrado por 4 meses (Guay et al., 2003). Aproximadamente 75% dos pacientes tiveram melhora da função erétil (Figura 61.19).

O tratamento com citrato de clomifeno aumentou tanto a concentração de testosterona total quanto de testosterona livre em todos os pacientes (Figura 61.20).

Gel de di-hidrotestosterona

Como visto anteriormente, a testosterona é metabolizada em DHT pela enzima 5-alfarredutase, e sua afinidade é maior do que a testosterona pelos receptores androgênicos de certos tecidos, como a próstata, a pele e a genitália externa. A DHT na forma farmacêutica de gel é utilizada na França e na Bélgica para tratamento de hipogonadismo (Thirumalai et al., 2017). As vantagens teóricas do uso da DHT em relação à testosterona no homem são: no caso da DHT, não ocorre aumento intraprostático de DHT, o que leva a um risco de reações adversas prostáticas menor (Page et al., 2011); e o risco de ginecomastia também é menor, pelo fato de não ocorrer aromatização aumentada. A eficácia e a segurança do gel de DHT 70 mg/dia (n = 17) foram avaliadas por ensaio clínico duplo-cego, controlado com placebo (n = 18), em pacientes acima de 60 anos e com deficiência androgênica parcial (testosterona total < 435 ng/mℓ). O ensaio clínico teve duração de 3 meses, e, além da avaliação hormonal, foram avaliados força muscular, função cognitiva, qualidade de vida e volume prostático (Ly et al., 2001). A aplicação transdérmica de DHT causou aumento das concentrações plasmáticas de DHT e queda das concentrações de testosterona total e testosterona livre, LH e FSH (Figura 61.21). Todos os hormônios retornaram aos seus valores basais após 1 mês da interrupção do tratamento.

Houve aumento da força muscular avaliado por meio da flexão do joelho dominante (Figura 61.22) e não aconteceu alteração significativa do volume prostático quando comparado com o grupo tratado com placebo.

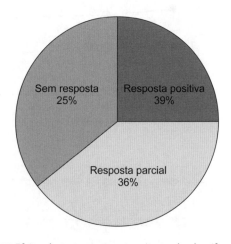

Figura 61.19 Efeito do tratamento com citrato de clomifeno em homens com disfunção erétil (n = 173).

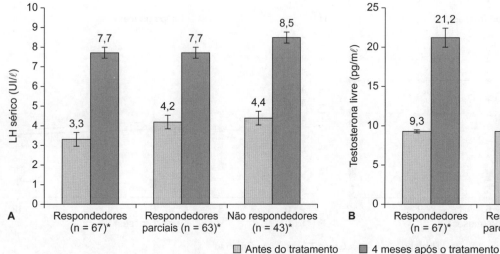

Figura 61.20 Efeito do citrato de clomifeno nas concentrações séricas de LH (**A**) e testosterona livre (**B**). * p < 0,01 (teste t pareado).

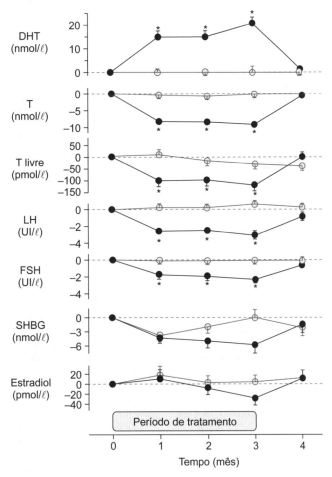

Figura 61.21 Alterações das concentrações plasmáticas hormonais (di-hidrotestosterona, testosterona total, testosterona livre, LH, FSH, SHBG e estradiol) em 37 homens antes, durante e após tratamento diário com 70 mg gel de di-hidrotestosterona, por 3 meses. Barras verticais representam o erro padrão da média. As linhas entrecortadas indicam ausência de alteração em relação à linha de base. * Diferença significativa causada pelo tratamento com di-hidrotestosterona.

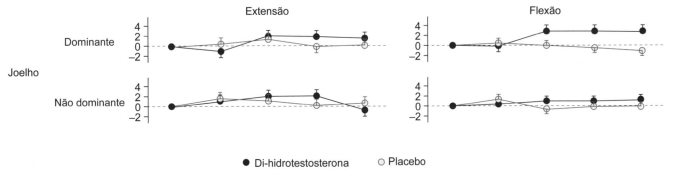

Figura 61.22 Alteração da força muscular (N-m/m²) avaliada pela dinamometria isocinética (Cybex II Norm) com tratamento de di-hidrotestosterona ou placebo. Barras verticais representam o erro padrão da média.

REFERÊNCIAS BIBLIOGRÁFICAS

Alexandersen P, Haarbo J, Christiansen C. The relationship of natural androgens to coronary heart disease in males: a review. Atherosclerosis. 1996;125:1-13.

Anderson FH, Francis RM, Faulkner K. Androgen supplementation in eugonadal men with osteoporosis: effects of 6 months of treatment on bone mineral density and cardiovascular risk factors. Bone. 1996;18:171-7.

Bals-Pratsch M, Knuth UA, Yoon YD, Nieschlag E. Transdermal testosterone substitution therapy for male hypogonadism. Lancet. 1986;2:943-6.

Bhasin S, Storer TW, Berman N, Callegari C, Clevenger B, Phillips J, et al. The effects of supraphysiologic doses of testosterone on muscle size and strength in normal men. N Engl J Med. 1996;335:1-7.

Bhasin S, Travison TG, O'Brien L, MacKrell J, Krishnan V, Ouyang H, et al. Contributors to the substantial variation in on-treatment testosterone levels in men receiving transdermal testosterone gels in randomized trial. Andrology. 2018;6:151-7.

Bliuc D, Nguyen ND, Alarkawi D, Nguyen TV, Eisman JA, Center JR. Accelerated bone loss and increased post-fracture mortality in elderly women and men. Osteoporos Int. 2015;26:1331-9.

Chen WC, Thiboutout D, Zouboulis CC. Cutaneous androgen metabolism: basic research and clinical perspective. J Invest Dermatol. 2002;119:992-1007.

Chou TM, Sudhir K, Hutchison SJ, Ko E, Amidon TM, Collins P, et al. Testosterone induces dilation of canine coronary conductance and resistance arteries in vivo. Circulation. 1996;94:2614-9.

Cui Y, Zong H, Yan H, Zhang Y. The effect of testosterone replacement therapy on prostate cancer: a systematic review and meta-analysis. Prostate Cancer Prostatic Dis. 2014;17:132-43.

Dias JP, Melvin D, Simonsick EM, Carlson O, Shardell MD, Ferrucci L, et al. Effect of aromatase inhibition vs testosterone in older men with low testosterone: randomized-controlled trial. Andrology. 2016;4:33-40.

Dobs AS, McGettigan J, Norwood P, Howell J, Waldie E, Chen Y. A novel testosterone 2% gel for the treatment of hypogonadal males. J Androl. 2012;33:601-7.

Elliott J, Kelly SE, Millar AC, Peterson J, Chen L, Johnston A, et al. Testosterone therapy in hypogonadal men: a systematic review and network meta-analysis. BMJ Open. 2017;7:e015284.

Elsherbiny A, Tricomi M, Bhatt D, Dandapantula HK. State-of-the-art: a review of cardiovascular effects of testosterone replacement therapy in adult males. Curr Cardiol Rep. 2017;19-35.

Falahati-Nini A, Riggs BL, Atkinson EJ, O'Fallon WM, Eastell R, Khosla S. Relative contributions of testosterone and estrogen in regulating bone resorption and formation in normal elderly men. J Clin Invest. 2000;106:1553-60.

Findlay JC, Place VA, Snyder PJ. Transdermal delivery of testosterone. J Clin Endocrinol Metab. 1987;64:266-8.

Guay AT, Jacobson J, Perez JB, Hodge MB, Velasquez E. Clomiphene increases free testosterone levels in men with both secondary hypogonadism and erectile dysfunction: who does and who does not benefit? Int J Impot Res. 2003;15:156-65.

Hackett GI. Testosterone replacement therapy and mortality in older men. Drug Saf. 2016;39:117-30.

Hadgraft J, Lane ME. Transdermal delivery of testosterone. Eur J Pharm Biopharm. 2015;92:42-8.

Harle L, Basaria S, Dobs AS. Nebido: a long-acting injectable testosterone for the treatment of male hypogonadism. Expert Opin Pharmacother. 2005;6:1751-9.

Horst HJ, Holtje WJ, Dennis M, Coert A, Geelen J, Voigt KD. Lymphatic absorption and metabolism of orally administered testosterone undecanoate in man. Klin Wochenschr. 1976;54:875-9.

Inui S, Itami S. Androgen actions on the human hair follicle: perspectives. Exp Dermato. 2013;22:168-71.

Kang DY, Li HJ. The effect of testosterone replacement therapy on prostate specific antigen (PSA) levels in men being treated for hypogonadism. Medicine (Baltimore). 2015;94:e410.

Katz DJ, Nabulsi O, Tal R, Mulhall JP. Outcomes of clomiphene citrate treatment in young hypogonadal men. BJU Int. 2012;110:573-8.

Kohn TP, Louis MR, Pickett SM, Lindgren MC, Kohn JR, Pastuszak AW, et al. Age and duration of testosterone therapy predict time to return of sperm count after human chorionic gonadotropin therapy. Fertil Steril. 2017;107:351-7.e1.

Korenman SG, Viosca S, Garza D, Guralnik M, Place V, Campbell P, et al. Androgen therapy of hypogonadal men with transscrotal testosterone systems. Am J Med. 1987;83:471-8.

Laurent M, Gielen E, Claessens F, Boonen S, Vanderschueren D. Osteoporosis in older men: recent advances in pathophysiology and treatment. Best Pract Res Clin Endocrinol Metab. 2013;27:527-39.

Lo EM, Rodriguez KM, Pattuszak AW, Khera M. Alternatives to testosterone therapy: a review. Sex Med Rev. 2018;6:106-13.

Ly LP, Jimenez M, Zhuang TN, Celermajer DS, Conway AJ, Handelsman DJ. A double-blind, placebo-controlled, randomized clinical trial of transdermal dihydrotestosterone gel on muscular strenght, mobility, and quality of life in older men with partial androgen deficiency. J Clin Endocrinol Metab. 2001;86;4078-88.

McNicholas TA, Dean JD, Mulder H, Carnegie C, Jones NA. A novel testosterone gel formulation normalizes androgen levels in hypogonadal men, with improvements in body composition and sexual function. BJU Int. 2003;91:69-74.

Meier C, Nguyen TV, Handelsman DJ, Schindler C, Kushnir MM, Rockwood AL, et al. Endogenous sex hormones and incident fracture risk in older men: the Dubbo Osteoporosis Epidemiology Study. Arch Intern Med. 2008;168:47-54.

Meuleman EJH, Legros JJ, Bouloux PM, Johnson-Levonas AO, Kaspers MJ, Elbers JM, et al. Effects of long-term oral testosterone undecanoate therapy on urinary symptoms: data from a 1-year, placebo-controlled, dose-ranging trial in aging men with symptomatic hypogonadism. Aging Male. 2015;18:157-63.

Page ST, Lin DW, Mostaghel EA, Marck BT, Wright JL, Wu J, et al. Dihydrotestosterone administration does not increase intraprostatic androgen concentrations or alter prostate androgen action in healthy men: a randomized-controlled trial. J Clin Endocrinol Metab. 2011;96:430-7.

Park KH, Kim SW, Kim PD, Paick JS. Effects of androgens on the expression of nitric oxide synthase mRNAs in rat corpus cavernosum. BJU Int. 1999;83:327-33.

Phillips GB, Pinkernell BH, Jing TY. The association of hypotestosteronemia with coronary artery disease in men. Arterioscler Thromb. 1994;14:701-6.

Rambhatla A, Mills JN, Rajfer J. The role of estrogen modulators in male hypogonadism and infertility. Rev Urol. 2016;18:66.

Roehrborn CG, Siami P, Barkin J, Damiao R, Major-Walker K, Nandy I, et al. The effects of combination therapy with dutasteride and tamsulosin on clinical outcomes in men with symptomatic benign prostatic hyperplasia: 4-year results from the CombAT Study. Eur Urol. 2010;57:123-31.

Sharma R, Oni OA, Gupta K, Chen G, Sharma M, Dawn B, et al. Normalization of testosterone level is associated with reduced incidence of myocardial infarction and mortality in men. Eur Heart J. 2015;36:2706-15.

Snyder PJ, Peachey H, Berlin JA, Hannoush P, Haddad G, Dlewati A, et al. Effects of testosterone replacement in hypogonadal men. J Clin Endocrinol Metab. 2000;85:2670-7.

Swerdloff RS, Wang C, Cunningham G, Dobs A, Iranmanesh A, Matsumoto AM, et al. Long-term pharmacokinetics of transdermal testosterone gel in hypogonadal men. J Clin Endocrinol Metab. 2000;85:4500-10.

Swerdloff RS, Wang C. Androgen deficiency and aging in men. West J Med. 1993;159:579-85.

Tenover JL. Male hormone replacement therapy including "andropause". Endocrinol Metab Clin North Am. 1998;27:969-87.

Thirumalai A, Berkseth KE, Amory JK. Treatment of hypogonadism: current and future therapies. F1000Res. 2017;6:68.

Vicari E, Mongioì A, Calogero AE, Moncada ML, Sidoti G, Polosa P, et al. Therapy with human chorionic gonadotrophin alone induces spermatogenesis in men with isolated hypogonadotrophic hypogonadism-long-term follow-up. Int J Androl. 1992;15:320-9.

Wang C, Ilani N, Arver S, McLachlan RI, Soulis T, Watkinson A. Efficacy and safety of the 2% formulation of testosterone topical solution applied to the axillae in androgen-deficient men. Clin Endocrinol (Oxf). 2011;75:836-43.

Wang C, Swerdloff RS, Iranmanesh A, Dobs A, Snyder PJ, Cunningham G, et al. Transdermal testosterone gel improves sexual function, muscle strength, and body composition parameters in hypogonadal men. J Clin Endocrinol Metab. 2000;85:2839-53.

Yarrow JF, McCoy SC, Borst SE. Intracrine and myotrophic roles of 5alpha-reductase and androgens: a review. Med Sci Sports Exerc. 2012;44:818-26.

Yarrow JF, Wronski TJ, Borts SE. Testosterone and adult male bone: actions independent of 5α-reductase and aromatase. Exerc Sport Sci Rev. 2015;43:222-30.

Yue P, Chatterjee K, Beale C, Poole-Wilson PA, Collins P. Testosterone relaxes rabbit coronary arteries and aorta. Circulation. 1995;91:1154-60.

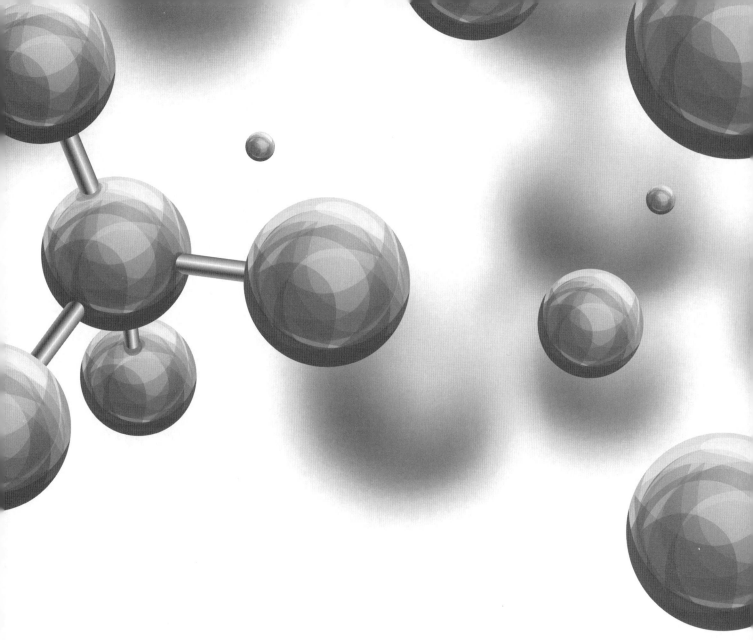

Parte 11

Fármacos em Oftalmologia

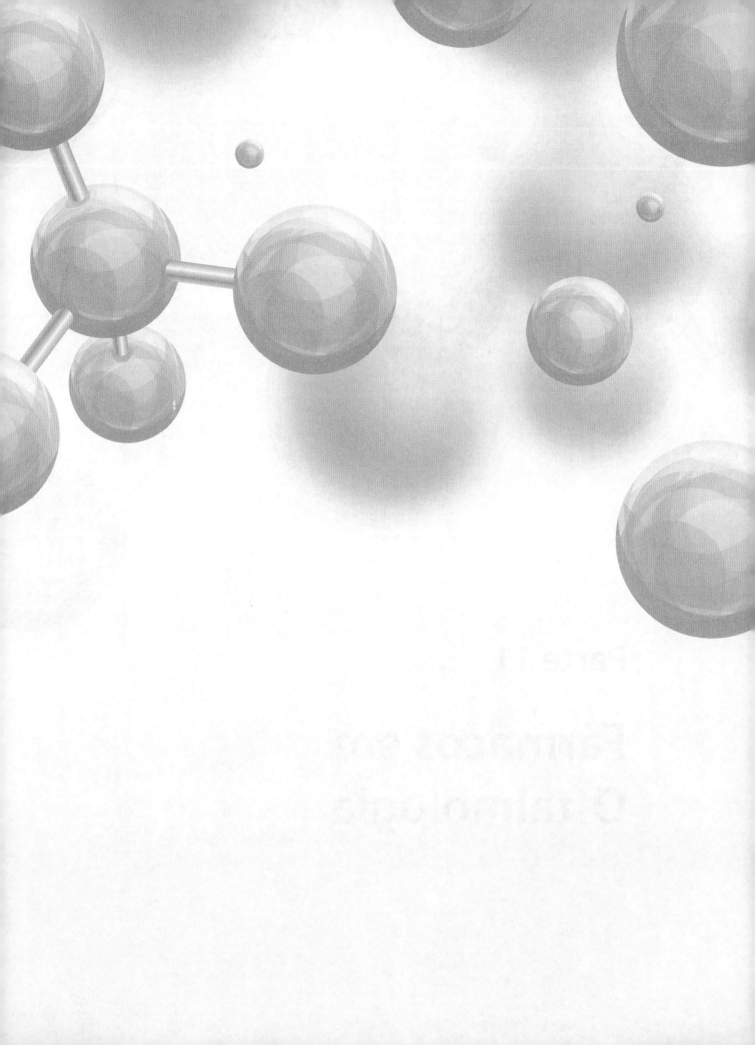

Farmacologia Oftalmológica

INTRODUÇÃO

O olho é o único órgão no corpo humano dividido em dois segmentos, um anterior, formado por córnea, humor aquoso e corpo ciliar, e um posterior, composto por esclera, coroide, retina, humor vítreo e cristalino. Dada a sua delicada natureza, o olho exige a manutenção de uma homeostase no ambiente ocular para que funcione de maneira efetiva. As barreiras hemato-oculares, compostas pela barreira hematoaquosa e hematorretina, separam o olho do resto do corpo humano por meio da expressão local de *tight junctions* e de proteínas de efluxo (Duvvuri et al., 2003). A barreira hematoaquosa é formada pelas células epiteliais do corpo ciliar e do epitélio pigmentado da retina, enquanto os vasos da retina formam a barreira hematorretina. As barreiras hemato-oculares evitam efetivamente que a maioria dos fármacos que chegam à circulação entre no olho. Várias enzimas metabolizadoras de fármacos, como esterases, peptidases, redutases alcoólicas ou aldeídicas, e enzimas da família do citocromo P450 são expressas nos tecidos oculares, constituindo uma barreira metabólica que limita a entrada e a meia-vida dos fármacos nesse ambiente. A maior expressão dessas enzimas ocorre no corpo ciliar e na retina-coroide, visto serem a porta de entrada principal do sangue para o olho (Duvvuri et al., 2004).

CÓRNEA

Parte transparente do olho contínua com a esclera; pode ser dividida em cinco regiões bem diferenciadas:

- Camada epitelial
- Lâmina basal
- Estroma hidrofílico
- Membrana de Descemet
- Endotélio.

O tecido da córnea é avascular, obtendo seu suprimento calórico das lágrimas e do humor aquoso. As lágrimas atuam como fonte de oxigênio atmosférico, enquanto o humor aquoso fornece glicose para as necessidades metabólicas. A córnea tem um papel importante na administração de medicamentos por via ocular para o segmento anterior do olho. Em virtude da drenagem pré-corneal e da resistência tissular, a córnea limita a entrada de fármacos administrados topicamente no humor aquoso. É uma barreira efetiva à permeação de fármacos hidrofílicos, como os antivirais ganciclovir e aciclovir, resultando em uma baixa biodisponibilidade ocular após administração tópica. Essas propriedades de barreira são atribuídas às *tight junctions* do epitélio mais externo da córnea, às proteínas de efluxo como a glicoproteína-P e à sua natureza lipídica. A administração tópica é a via de administração favorita de fármacos para tratamento de várias doenças da câmara anterior, como glaucoma, infecções bacterianas ou virais e ceratite (Vadlapatla et al., 2014). A córnea expressa também uma série de enzimas que metabolizam fármacos, tanto enzimas envolvidas em reações de funcionalização (antigamente chamadas de reações de fase I) quanto de conjugação (antigamente chamadas de reações de fase II).

COMPLEXO CORPO CILIAR-ÍRIS E HUMOR AQUOSO

O corpo ciliar é difícil de ser separado da íris, pois ambos os tecidos são bastante vascularizados, constituindo, junto com os vasos, a barreira hematoaquosa. As principais funções do complexo corpo ciliar-íris são controlar a quantidade de luz que entra no olho, por meio do ajuste da abertura da pupila conforme a luminosidade, e a secreção do humor aquoso na câmara anterior. Pela extensa vascularização do complexo corpo-ciliar e pela ausência de fenestrações no endotélio vascular, as enzimas de detoxificação funcionam em conjunto com essa barreira hematoaquosa para limitar a entrada de compostos no olho via circulação sistêmica. Aqui também ocorre a expressão tanto de enzimas de funcionalização (citocromo P450) quanto de conjugação.

CRISTALINO

Tecido avascular do olho, composto principalmente por fibras estruturais e proteínas que lhe permitem apresentar um índice de refração adequado para focalização da imagem na retina. O cristalino é revestido por uma membrana chamada cápsula do cristalino, composta por dois tipos de células:

- Células epiteliais na superfície anterior
- Células fibrosas no resto do cristalino.

A superfície anterior do cristalino é banhada pelo humor aquoso, e a parte posterior está em contato com o humor vítreo. O cristalino é completamente avascular, e suas necessidades de glicose são fornecidas pelo humor aquoso. Metabólitos gerados no cristalino são eliminados pelo humor aquoso. A exemplo dos demais tecidos mencionados anteriormente, o cristalino expressa tanto enzimas de reação de funcionalização quanto de conjugação. Uma observação interessante é o aparecimento de catarata em animais de laboratório após administração de certos fármacos, como o analgésico paracetamol.

VÍTREO

O humor vítreo é um líquido gelatinoso que preenche o espaço entre o cristalino e a retina. Trata-se de um fluido semissólido composto principalmente por colágeno, ácido hialurônico, água, eletrólitos e com pequenas quantidades de enzimas, como esterases e peptidases. O conteúdo celular do vítreo é bastante esparso, apresentando apenas alguns macrófagos na superfície periférica. A presença de esterases e peptidases permite a administração de profármacos diretamente na câmara posterior. Terapia intravítrea é o principal tratamento para infecções na câmara posterior, como retinite por citomegalovírus, neovascularização coroidal, degeneração macular, endoftalmite e neoplasias oculares (Duvvuri et al., 2003). Por meio da modificação do fármaco em profármaco, a manutenção prolongada do fármaco de níveis terapêuticos é alcançada com poucas injeções; no tratamento da retinite por citomegalovírus, a terapia com um éster do antiviral ganciclovir apresentou resultados comparáveis com a administração do ganciclovir não modificado, entretanto com redução substancial (2 a 3 vezes menos) da frequência de injeções (Macha e Mitra, 2002).

RETINA

Órgão multilamelar que recobre dois terços da superfície interna do segmento posterior do olho, é composta de sete camadas distintas, divididas em duas categorias:

- Retina neural: as células nessa camada estão envolvidas na formação e na transmissão da imagem. A retina neural é composta de seis tipos distintos de células, como fotorreceptores (cones e bastonetes), células horizontais, amácrinas, interplexiformes, bipolares e ganglionares
- Epitélio pigmentado da retina: uma camada única de células hexagonais pigmentadas que ficam sobre a membrana de Bruch.

A retina também apresenta capacidade metabólica de fármacos (reações de funcionalização e conjugação, assim como esterases e peptidases) e proteínas de efluxo, como a glicoproteína P.

GLAUCOMA

Glaucomas são um grupo de neuropatias ópticas caracterizadas por uma degeneração progressiva das células ganglionares da retina. Essas células são neurônios do sistema nervoso central e têm seus corpos celulares na retina interna e seus axônios no nervo óptico. A degeneração desses nervos resulta em uma escavação com aparência característica no disco óptico e com perda visual (Weinreb e Khaw, 2004). O glaucoma afeta 70 milhões de pessoas no mundo e cerca de 10% tornam-se cegas bilateralmente, sendo, portanto, a causa mais importante de cegueira irreversível no mundo. Considerando que o glaucoma permanece assintomático até tornar-se grave, é possível que o número de pessoas afetadas seja muito maior. Estudos populacionais estimam que apenas 10 a 50% dos pacientes com glaucoma têm ciência de que portam a doença (Leite et al., 2011). Os glaucomas podem ser divididos em duas grandes categorias: glaucoma de ângulo aberto e glaucoma de ângulo fechado. Aproximadamente 80% dos glaucomas são de ângulo aberto, mas a incidência de perda grave de visão é muito maior nos pacientes com glaucoma de ângulo estreito. Tanto o glaucoma de ângulo aberto quanto o de ângulo fechado são considerados doenças primárias. No glaucoma de ângulo aberto, há um aumento da resistência à saída do fluxo do humor aquoso pela rede trabecular; já no glaucoma de ângulo fechado, a via de drenagem está obstruída geralmente pela íris (Figura 62.1).

Glaucomas podem ser secundários a trauma, medicamentos como glicocorticoides, inflamação, tumor etc. Apesar de a patogênese do glaucoma não ser bem conhecida, o aumento da pressão intraocular está relacionado com a morte das células ganglionares na retina.

Glaucoma primário de ângulo aberto

Afeta aproximadamente 45 milhões de pessoas no mundo, pacientes que sofrem de perda progressiva de campo visual em virtude da deterioração do nervo óptico. Apesar de a causa do glaucoma primário de ângulo aberto ser multifatorial, o aumento da pressão intraocular permanece como o maior e único fator de risco tratável clinicamente. A redução da pressão intraocular é o principal mecanismo terapêutico para reduzir a progressão da doença em pacientes com glaucoma de ângulo aberto e o risco de desenvolvimento de glaucoma em pacientes que apresentam pressão intraocular maior que o normal (> 21 mmHg) em olhos não glaucomatosos (Kass et al., 2002). O balanço entre a secreção de humor aquoso pelo corpo ciliar e sua drenagem pelas duas vias independentes – o trabéculo e a via de efluxo uveoscleral – determina a pressão intraocular. O fluido é secretado posteriormente à íris pelo corpo ciliar e move-se para a câmara anterior (Figura 62.2). O humor aquoso fornece nutrientes para íris, cristalino e córnea, sendo drenado do olho para a circulação sistêmica por meio da rede trabecular e pela via de efluxo uveoscleral.

O tratamento do glaucoma primário de ângulo aberto destina-se a manter uma pressão intraocular que evite o dano causado pelo glaucoma. Entretanto, é difícil calcular corretamente qual a pressão ideal para cada caso. Além disso, não se sabe qual pressão intraocular pode ser considerada segura para todos os pacientes. O objetivo inicial consiste em reduzir a pressão em 20 a 50% da pressão inicial responsável pelo dano observado. Quanto maior o dano observado antes do tratamento, maior será o alvo de redução da pressão intraocular.

Tratamento farmacológico

O tratamento inicial para redução da pressão intraocular se dá com uso de fármacos administrados na forma de colírio. Caso o tratamento farmacológico não seja suficiente, procedimentos cirúrgicos com *laser* ou trabeculectomia, implantes para drenagem ou cirurgias microinvasivas podem ser realizados (Burr et al., 2012). Para entender os alvos farmacológicos responsáveis pela redução da pressão intraocular, é necessário entender a dinâmica do humor aquoso. A pressão intraocular é um processo homeostático complexo, mas pode ser simplificado comparando-se a formação do humor aquoso na câmara posterior e sua drenagem pela câmara anterior. O humor aquoso é formado no epitélio ciliar que recobre os processos ciliares do corpo ciliar, por meio da combinação de difusão passiva e hiperfiltração, sendo que a maior parte do humor aquoso se forma por secreção ativa por movimento transcelular de moléculas transportadoras de proteínas (Goel et al., 2010). O modo como os olhos detectam a pressão para modular a produção de humor aquoso não é conhecido, mas sim a variação circadiana da pressão intraocular, os controles ajustáveis tanto de produção quanto de drenagem ou mesmo se estes são afetados por doenças (Nau et al., 2013).

Uma vez produzido, o humor aquoso sai da câmara posterior para a câmara anterior e é drenado dos olhos, seja pela via convencional da rede trabecular, seja pela via uveoscleral. A via final convencional é a drenagem para o canal de Schlemm, os canais coletores e, eventualmente, sistema venoso episcleral. Resistência à drenagem está associada classicamente à porção justacanalicular da rede trabecular e é mediada pela matriz extracelular; entretanto, a resistência também pode surgir pela alteração da permeabilidade das células endoteliais que recobrem o canal de Schlemm (Keller e Acott, 2013). A via uveoscleral drena nos espaços do músculo ciliar dentro do espaço supracoroidal. Mais recentemente, uma nova via de drenagem, a via uveolinfática, foi identificada em animais. Estudos *in vivo* indicam que a drenagem do humor aquoso pela rede trabecular para o sistema venoso não é contínua, e sim de característica pulsátil, sincronizada com o pulso cardíaco, o movimento de piscar os olhos e o movimento ocular (Li et al., 2013).

As seguintes classes de fármacos são utilizadas no tratamento do glaucoma:

- Antagonistas beta-adrenérgicos
- Agonistas adrenérgicos alfa-2
- Agonistas colinérgicos
- Inibidores da anidrase carbônica
- Análogos de prostaglandinas
- Inibidores de Rho quinase
- Associações em doses fixas.

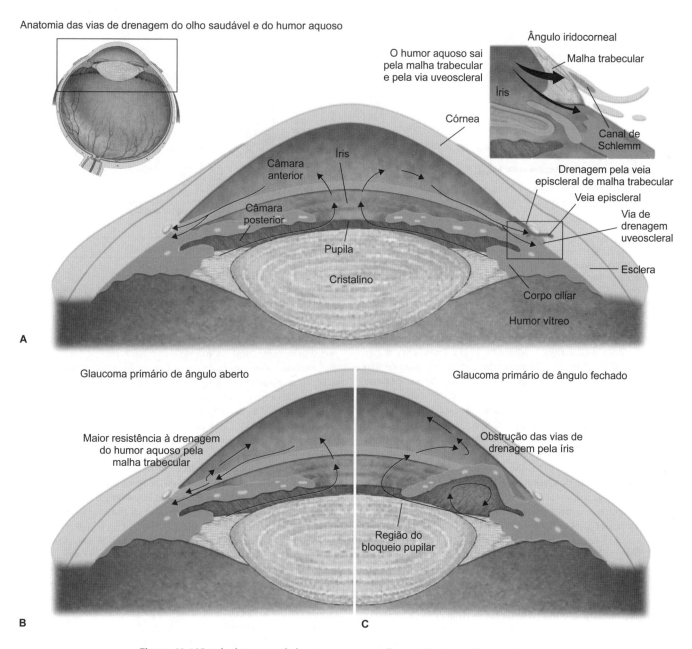

Figura 62.1 Vias de drenagem do humor aquoso no olho saudável e no olho com glaucoma.

Uma nova opção em desenvolvimento são os agonistas dos receptores de adenosina, que reduzem a pressão intraocular ao aumentarem o efluxo do humor aquoso por meio da rede trabecular. A ação da adenosina em muitos processos fisiológicos no corpo humano é mediada por quatro subtipos de receptores, A_1, A_{2A}, A_{2B} e A_3 (Fishman et al., 2013). O mecanismo da redução de pressão intraocular causada pelo agonistas dos receptores de adenosina se dá pela estimulação do receptor A_1, o qual aumenta a secreção da metaloproteinase-2 matricial (MMP-2), que promove digestão do colágeno tipo IV, um dos componentes da rede trabecular (Zhong et al., 2013). Com o aumento dos níveis de MMP-2, ocorre aumento do *turnover* da matriz extracelular resultando em remoção de proteínas da via de efluxo da rede trabecular, reduzindo, portanto, a resistência e, consequentemente, a pressão intraocular (Bradley et al., 1998). Entretanto, recentemente o desenvolvimento do agonista de adenosina trabodenosona foi descontinuado, dada a falta de eficácia em relação ao placebo em ensaio clínico fase 3.

Fármacos betabloqueadores adrenérgicos

Propranolol foi o primeiro dos fármacos betabloqueadores associados à redução da pressão intraocular (Phillips et al., 1967). Inicialmente, o propranolol foi administrado via intravenosa (IV) e, depois via oral (VO). Subsequentemente, foram observados resultados interessantes com o uso tópico do propranolol (Bucci et al., 1968), embora essa administração causasse discreta ação anestésica. Além do propranolol, outros fármacos betabloqueadores, como practolol, pindolol, oxprenolol e atenolol, foram capazes de reduzir a pressão intraocular (Boger, 1979).

O mecanismo exato pelo qual os fármacos betabloqueadores causam redução da pressão intraocular não é conhecido. Os receptores beta-adrenérgicos, sobretudo os receptores beta-2 (75 a 90%), estão localizados nos processos ciliares, o sítio ativo responsável pela produção do humor aquoso. Apesar de sua relativa seletividade para os receptores beta-1, o betaxolol 0,5% instilado em olhos de coelho atinge

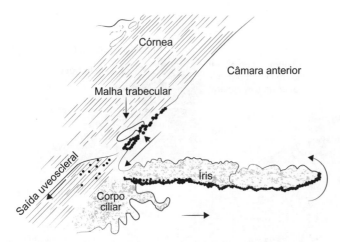

Figura 62.2 Fisiologia do humor aquoso. A pressão intraocular é determinada pelo balanço entre secreção e drenagem do humor aquoso. As setas indicam a direção do fluxo. O humor aquoso é secretado no corpo ciliar da câmara posterior, passa posteriormente à íris e através da pupila para a câmara anterior e drena através da rede trabecular ou da saída uveoscleral.

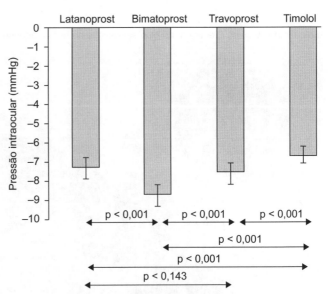

Figura 62.4 Reduções médias da pressão intraocular na semana 12 em cada grupo de estudo.

concentração suficiente no humor aquoso para bloquear os receptores adrenérgicos beta-2 (Polansky e Alvarado, 1985). Entretanto, o mecanismo pelo qual ocorrem o bloqueio dos receptores adrenérgicos beta-2 e a redução da pressão intraocular não é claro. Apesar de haver inervação simpática nos corpos ciliares, não há relação entre a inibição da síntese de AMP cíclico e a facilitação para redução da pressão intraocular (Buckley et al., 1990). Os receptores beta-adrenérgicos foram identificados no leito da câmara anterior, uma área densamente inervada por terminais adrenérgicos, na qual se origina o ultrafiltrado, um componente passivo da produção do humor aquoso. Interessante ressaltar que o bloqueio dos receptores adrenérgicos beta-2 não causa redução da pressão intraocular em voluntários sadios (Mekki et al., 1985), indicando que o mecanismo responsável pela redução da pressão intraocular por esses fármacos não envolve os receptores beta-2.

Timolol (Timoptic®)

Derivado tiadiazólico com atividade betabloqueadora adrenérgica não seletiva (antagoniza receptores beta-1 e beta-2), sem atividade simpaticomimética intrínseca, particularmente útil quando administrado na forma de colírio, pois não apresenta atividade anestésica local. Em termos de potência como betabloqueador, é entre 5 e 10 vezes mais potente que o propranolol. O mecanismo de ação responsável pela redução da pressão intraocular não é completamente conhecido, mas parece envolver redução da secreção do humor aquoso. O local de ação deve ser nos processos ciliares. Dois componentes fisiológicos contribuem para a formação do humor aquoso: secreção, responsável pelo movimento do fluido em razão do transporte ativo de íons pelo epitélio não pigmentado dos processos ciliares, e ultrafiltração, que representa o fluxo de fluido dependente de pressão do capilar fenestrado para o estroma dos processos ciliares e, subsequentemente, para a câmara posterior dependendo das diferenças de pressão oncótica (Neufeld et al., 1983). Portanto, o timolol (Figura 62.3) pode atuar diretamente no epitélio não pigmentado, reduzindo a secreção, e/ou diretamente na perfusão vascular local, reduzindo a ultrafiltração.

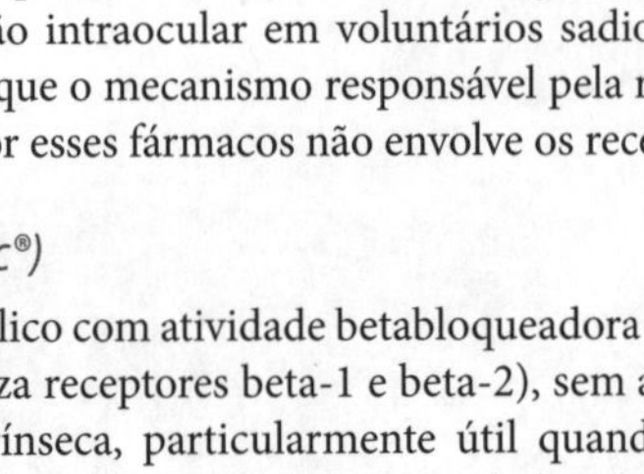

A eficácia e a segurança do timolol (solução oftálmica 0,5%) no tratamento do glaucoma de ângulo aberto foram avaliadas em pacientes com glaucoma (n = 140) e comparadas com latanoprost (0,005%), bimatoprost (0,003%) e travoprost (0,004%) pelo período de 12 semanas (Mishra et al., 2014). Conforme ilustrado na Figura 62.4, o timolol (0,5%) provocou redução significativa da pressão intraocular (cerca de 26,6%).

O bimatoprost foi o mais eficaz em reduzir a pressão intraocular; entretanto, como mostra a Tabela 62.1, apresentou, similarmente ao travoprost, maior incidência de reações adversas (41,4% e 41,9%, respectivamente), quando comparados com os grupos tratados com timolol (21,2%) e latanoprost (16%).

A redução da pressão intraocular ocorre após 30 min da administração do timolol, na forma farmacêutica de colírio. O efeito máximo se dá entre 1 e 2 h após a administração e pode ser mantido por 24 h, de modo que pode ser administrado 1 a 2 vezes/dia. O uso do timolol não está relacionado com taquifilaxia e pode ser associado, se necessário, a outros fármacos que reduzem a pressão intraocular. O timolol, na forma farmacêutica de colírio, é bem tolerado. As reações adversas com o timolol são geralmente mínimas, visto que os fármacos betabloqueadores não afetam a pupila e não induzem espasmo de acomodação. Eventualmente, eles podem causar bradicardia.

Betaxolol (Betoptic®)

Derivado ciclopropílico, altamente lipofílico, que atua como antagonista seletivo para os receptores beta-1 adrenérgicos com pouca atividade contra receptores beta-2-adrenégicos (Boudot et al., 1979), sem atividade simpaticomimética intrínseca e sem atividade anestésica local (Cavero e Lefèvre-Borg, 1983). Acredita-se que o mecanismo responsável pela redução da pressão intraocular causada pelo betaxolol e pelos demais antagonistas beta-adrenérgicos seja pela redução da produção de humor aquoso pelo corpo ciliar, sem efeito aparente na drenagem do humor aquoso (Reiss e Brubaker, 1983).

Após instilação no olho, o betaxolol (Figura 62.5) é absorvido pela córnea para o humor aquoso (Lesar, 1987). Subsequentemente, ele pode ser absorvido pelas veias conjuntivais e atingir a circulação sistêmica. Não há dados farmacocinéticos do betaxolol após administração na forma de colírio em humanos. Importante ressaltar que se observa queda da pressão intraocular no olho contralateral após a instilação (Wright et al., 1988).

Figura 62.3 Timolol.

Tabela 62.1 Reações adversas relacionadas com fármacos.

Reações	Latanoprost (n = 31)	Bimatoprost (n = 29)	Travoprost (n = 31)	Timolol (n = 33)
Hiperemia	2 (6,4)	7 (24,1)	4 (12,9)	3 (9,1)
Secura ocular	1 (3,2)	2 (6,9)	5 (16,1)	1 (3)
Desconforto	2 (6,4)	3 (10,3)	4 (12,9)	1 (3)
Ceratite pontilhada superficial	0 (0)	0 (0)	0 (0)	1 (3)
Total	5 (16)	12 (41,3)*	13 (41,9)	7 (21,2)

Os valores são apresentados em n (%).
*Teste exato de Fisher: p entre bimatoprost e latanoprost < 0,05.

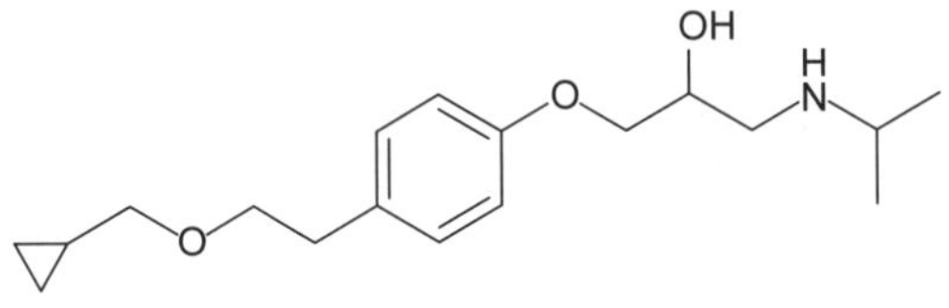

Figura 62.5 Betaxolol.

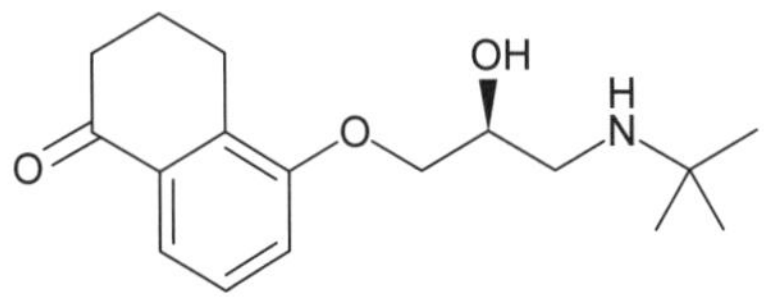

Figura 62.7 Levobunolol.

Um ensaio clínico randomizado, duplo-cego, controlado com placebo, avaliou a eficácia da solução oftálmica de betaxolol 0,25% em 10 pacientes com hipertensão ocular por 6 semanas (Caldwell *et al.*, 1984). O tratamento com betaxolol causou redução significativa da pressão intraocular comparado com o placebo (Figura 62.6).

A dose recomendada de betaxolol no tratamento do glaucoma é 1 gota da solução oftálmica de 0,5% em cada olho afetado 2 vezes/dia. A reação adversa associada à instilação do betaxolol consiste em irritação local transitória, que ocorre em 25 a 40% dos pacientes (Goldberg, 1989).

Levobunolol (Betagan®)

Derivado naftalênico que atua como antagonista adrenérgico não seletivo dos receptores adrenérgicos beta-1 e beta-2, sendo seu metabólito di-hidrolevobunolol também eficaz na redução da pressão intraocular (Hoyng e van Beek, 2000). O levobunolol (Figura 62.7) não tem atividade anestésica local nem atividade simpática intrínseca. Seu mecanismo de ação responsável pela redução da pressão intraocular é semelhante ao do timolol, ou seja, inibe a formação do humor aquoso.

A queda da pressão intraocular inicia após 1 h da instilação da solução oftálmica de levobunolol 0,5%, sendo o efeito máximo observado entre 2 e 6 h. Ocorre manutenção significativa da queda pelo período de 24 h.

A eficácia e a segurança da solução oftálmica de levobunolol 0,5% e 1% foram avaliadas em ensaio clínico randomizado, duplo-cego, com comparador ativo (solução oftálmica de timolol 0,5%) em pacientes (n = 141) com diagnóstico de glaucoma de ângulo aberto ou hipertensão ocular (Berson *et al.*, 1985). Os pacientes foram tratados com solução oftálmica de levobunolol 0,5% (n = 48), com solução oftálmica de levobunolol 1% (n = 51) ou com solução oftálmica de timolol 0,5% (n = 42) por 15 meses. O objetivo primário foi redução da pressão intraocular em relação à pressão antes do início do tratamento. Conforme ilustrado na Figura 62.8, os três tratamentos causaram redução significativa da pressão intraocular (em média de 6,3 a 8,3 mmHg). Entretanto, não houve diferença entre os grupos tratados com levobunolol e timolol, nem entre as duas doses de levobunolol. O timolol e o levobunolol causaram redução da frequência cardíaca de aproximadamente 5 a 10 bpm. Solução oftálmica de levobunolol 1% foi associada a maior

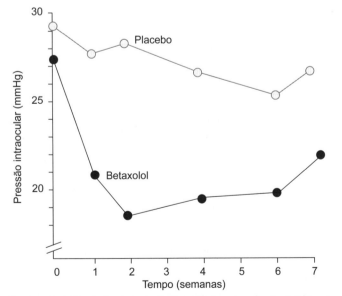

Figura 62.6 Alteração da pressão intraocular em relação à linha de base em pacientes com hipertensão ocular e tratados com betaxolol ou placebo.

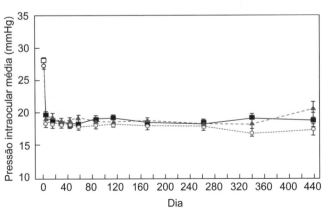

Figura 62.8 Redução da pressão intraocular média em relação à linha de base em pacientes com hipertensão ocular ou com glaucoma crônico de ângulo aberto e tratados com levobunolol 0,5%, levobunolol 1% ou maleato de timolol 0,5%.

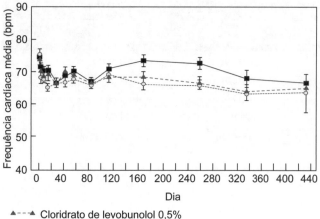

▲---▲ Cloridrato de levobunolol 0,5%
o-----o Cloridrato de levobunolol 1%
■——■ Maleato de timolol 0,5%

Figura 62.9 Alterações da frequência cardíaca em pacientes com hipertensão ocular ou com glaucoma crônico de ângulo aberto e tratados com levobunolol 0,5%, levobunolol 1% ou maleato de timolol 0,5%.

redução de frequência cardíaca em relação aos demais tratamentos (Figura 62.9).

A solução oftálmica de levobunolol 0,5% está indicada para redução da pressão intraocular em pacientes com glaucoma de ângulo aberto ou hipertensão ocular. A dose recomendada é de 1 a 2 gotas 1 vez/dia. Em pacientes com graus mais graves de glaucoma ou nos casos de glaucoma não controlado, a solução oftálmica de levobunolol 0,5% pode ser administrada 2 vezes/dia. Reações adversas observadas em ensaios clínicos incluem sensação de queimação ocular transitória ou de picada na córnea em 1 de cada 3 pacientes e blefaroconjuntivite em 1 de cada 20 pacientes.

Metipranolol (OptiPranolol®)

Derivado trimetilfenilóxico que atua como antagonista não seletivo dos receptores adrenérgicos beta-1 e beta-2, sem apresentar atividade simpaticomimética intrínseca e com discreta ação anestésica local (Battershill e Sorkin, 1988). A redução da pressão intraocular causada por betabloqueadores dos receptores adrenérgicos como o metipranolol (Figura 62.10) e o timolol está associada à redução da produção do humor aquoso pelo corpo ciliar (Dausch et al., 1983).

Após instilação ocular, o metipranolol causou uma redução significativa da pressão intraocular em voluntários sadios e em pacientes com glaucoma do ângulo aberto. O efeito máximo observado após instilação de solução oftálmica de metipranolol 0,6% ocorre aproximadamente 2 h após a instilação, e a redução da pressão intraocular persiste por 24 h.

A eficácia e a segurança da solução oftálmica de metipranolol 0,6% foram avaliadas em ensaio clínico randomizado, com comparador ativo, desenho paralelo, em pacientes com glaucoma de ângulo aberto ou hipertensão ocular (Krieglstein et al., 1987). Os pacientes foram tratados com solução oftálmica de metipranolol 0,6%, 1 gota em cada olho afetado 2 vezes/dia (n = 25), ou com solução oftálmica de levobunolol 0,5%, 1 gota em cada olho afetado 2 vezes/dia (n = 21) por 3 meses. O objetivo primário foi redução da pressão intraocular. Conforme ilustrado na

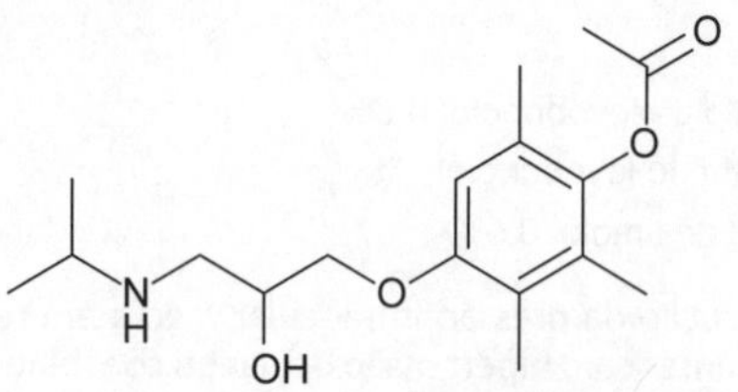

Figura 62.10 Metipranolol.

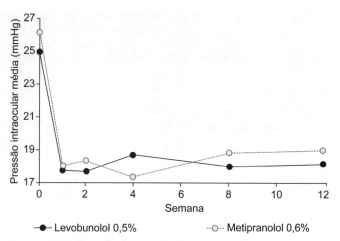

—●— Levobunolol 0,5%   --o-- Metipranolol 0,6%

Figura 62.11 Redução da pressão intraocular média em relação à linha de base em pacientes com hipertensão ocular e tratados com levobunolol 0,5% ou metipranolol 0,5%.

Figura 62.11, tanto o metipranolol quanto o levobunolol causaram redução semelhante da pressão intraocular. Não houve diferença significativa entre os grupos em relação às reações adversas oculares ou sistêmicas.

A solução oftálmica de metipranolol 0,3% está indicada para redução da pressão intraocular de pacientes com glaucoma de ângulo aberto e pacientes com hipertensão ocular. A dose recomendada é 1 gota 2 vezes/dia em cada olho afetado. Reações adversas oculares, como visão anormal, blefarite, visão embaçada, conjuntivite, edema, dermatite palpebral, fotofobia e uveíte, foram observadas em um pequeno número de pacientes.

Agonistas adrenérgicos alfa-2

A estimulação dos receptores alfa-adrenérgicos causa contração do músculo radial da íris (produzindo dilatação pupilar), contração da vasculatura da íris e da conjuntiva e consequente redução da produção de humor aquoso. A epinefrina (adrenalina) é o principal representante dessa classe de fármacos, atuando como agonista dos receptores adrenérgicos alfa-1 e alfa-2 e dos receptores adrenérgicos beta-2. A redução da pressão intraocular obtida pelo tratamento por período prolongado é resultado do aumento da drenagem do humor aquoso pela rede trabecular (Townsend e Brubaker, 1980) e pela via uveoscleral (Schenker et al., 1981). Ocorre um discreto aumento da produção de humor aquoso após as primeiras horas da aplicação, e, em pacientes com glaucoma de ângulo aberto ou hipertensão ocular, a aplicação de doses < 1% não afetou a drenagem do humor aquoso (Obstbaum et al., 1974). O mecanismo farmacológico pelo qual a epinefrina dilata a pupila por via intraocular é a ativação dos receptores adrenérgicos alfa-1 (van Alphen, 1976). Após instilação da epinefrina, a visão pode se tornar embaçada, por causa da midríase transitória. Por esse motivo, a epinefrina não deve ser usada em pacientes com glaucoma de ângulo fechado, mas somente em pacientes com glaucoma de ângulo aberto. A epinefrina causa vasoconstrição dos vasos conjuntivos, seguida de uma vasodilatação rebote com hiperemia reativa. A epinefrina pode causar formação de depósitos adrenocrômicos nas conjuntivas das pálpebras superiores e inferiores (Corwin e Spencer, 1963). A instilação de epinefrina pode causar reações adversas sistêmicas principalmente em pacientes idosos, como taquicardia, arritmia, hipertensão arterial, ansiedade e nervosismo. Dado o seu baixo índice terapêutico e o aparecimento de fármacos mais novos, eficazes e seguros, a epinefrina não é mais utilizada no tratamento do glaucoma.

Brimonidina (Alphagan® P)

Derivado quinoxalínico relacionado estruturalmente com a clonidina (Figura 62.12) que atua como agonista altamente seletivo para os receptores adrenérgicos alfa-2, apresenta menor lipofilicidade que

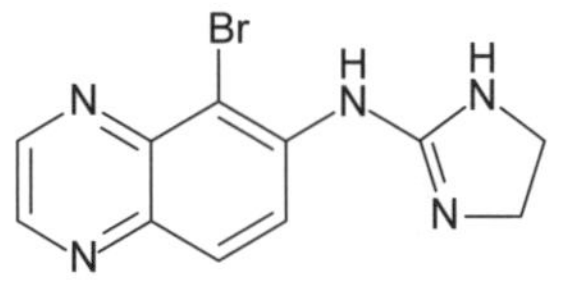

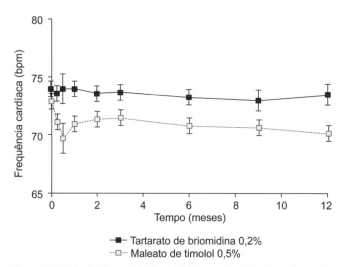

Figura 62.12 Brimonidina.

a clonidina e, portanto, acredita-se que tenha menor potencial para atravessar a barreira hematencefálica (Adkins e Balfou, 1998). A brimonidina reduz a pressão intraocular por meio de dois mecanismos de ação: redução da produção de humor aquoso e aumento da drenagem do humor aquoso pela via uveoscleral (Toris et al., 1995). O decréscimo da produção de humor aquoso ocorre pela inibição da adenilato ciclase, com subsequente redução dos níveis de AMP cíclico, enquanto o aumento da drenagem pela via uveoscleral pode ser decorrente do aumento da liberação de prostaglandina por estimulação alfa-adrenérgica (Toris et al., 1999).

A eficácia e a segurança da solução oftálmica de brimonidina 0,2% foram avaliadas em ensaio clínico randomizado, duplo-cego, com comparador ativo em desenho paralelo em pacientes (n = 374) com diagnóstico de glaucoma de ângulo estreito ou hipertensão ocular (Schuman et al., 1997). Os pacientes foram tratados com solução oftálmica de brimonidina 0,2%, 1 gota 2 vezes/dia (n = 186), ou com solução oftálmica de timolol 0,5%, 1 gota 2 vezes/dia (n = 188) por 12 meses. O objetivo primário era redução da pressão intraocular avaliada antes do início do tratamento e na semana 1, e nos meses 1, 2, 3, 6, 9 e 12. Conforme ilustrado na Figura 62.13, o tratamento com brimonidina causou redução média de 6,5 mmHg da pressão intraocular comparado com 6,1 mmHg no grupo tratado com timolol.

Não foi observada evidência de taquifilaxia em nenhum dos dois grupos. Alergia ocorreu em 9% dos pacientes tratados com brimonidina, entretanto, queixas de sensação de queimação ou picada na córnea foram maiores no grupo tratado com timolol (41,9%) em comparação com o grupo tratado com brimonidina (28,1%). Xerostomia foi mais frequente no grupo tratado com brimonidina (33%) comparado ao grupo tratado com timolol (19,4%). Não houve alteração da frequência cardíaca no grupo tratado com brimonidina, mas houve uma redução significativa da frequência cardíaca no grupo tratado com timolol (Figura 62.14).

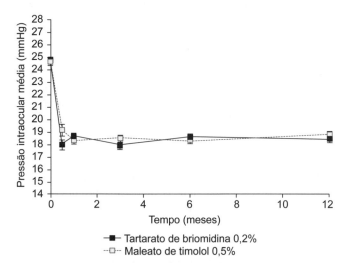

Figura 62.13 O pico da alteração média da pressão intraocular em relação à linha de base ocorre na hora 2 após a administração nos grupos tratados com brimonidina e timolol. No geral, no pico, não se observou diferença significativa na eficácia de redução da pressão intraocular média entre brimonidina e timolol. Não houve evidência de taquifilaxia durante o período de 1 ano do estudo.

Figura 62.14 Redução média estatisticamente significativa da frequência cardíaca é observada no grupo tratado com timolol, variando de 1,7 a 3 bpm em comparação com a linha de base. Nenhuma mudança significativa foi observada com a brimonidina. Barras verticais representam o erro padrão da média.

A solução oftálmica de brimonidina 0,2% é indicada para redução da pressão intraocular em pacientes com glaucoma de ângulo aberto ou hipertensão ocular. A dose recomendada é 1 gota 3 vezes/dia no olho afetado em monoterapia. As reações adversas mais comuns, com incidência entre 10 e 30% dos pacientes, são xerostomia, hiperemia ocular, sensação de queimação no olho, cefaleia, sensação de corpo estranho, folículos conjuntivais, reações alérgicas e prurido.

Agonistas colinérgicos

A estimulação parassimpática causa contração do esfíncter muscular da pupila (miose), contração dos corpos ciliares (acomodação), dilatação da vasculatura da íris e da conjuntiva e facilita a drenagem do humor aquoso. Esse último efeito se deve às forças mecânicas exercidas pelos músculos ciliares para abrir a lâmina da rede trabecular, facilitando a passagem do humor aquoso para as vias de drenagem (Kaufman, 1979). Os fármacos parassimpaticomiméticos incluem os agonistas colinérgicos diretos, como a pilocarpina e o carbacol, e os fármacos que atuam indiretamente, como os inibidores da acetilcolinesterase. O efeito ocular dos fármacos parassimpaticomiméticos é semelhante, mas varia em relação à duração e à intensidade. A miose resultante causa prejuízo à visão noturna, e os espasmos acomodativos embaralham a visão e provocam sensação dolorosa oftálmica. Os agonistas colinérgicos reduzem a pressão intraocular ao aumentarem a drenagem trabecular. Eles contraem o músculo ciliar que contém os receptores colinérgicos muscarínicos pós-sinápticos e, com isso, facilitam a drenagem do humor aquoso ao abrirem os canais de fluido da rede trabecular. Reações adversas decorrentes dos efeitos anticolinérgicos sistêmicos são infrequentes nas doses utilizadas normalmente na clínica.

Pilocarpina (Isopto® Carpine)

Alcaloide extraído das folhas do arbusto *Pilocarpus jaborandi* ou *Pilocarpous microphyllus* (Zimmerman, 1981), a pilocarpina (Figura 62.15) atua como agonista dos receptores colinérgicos muscarínicos, contraindo o músculo ciliar, aumentando a tensão do esporão escleral

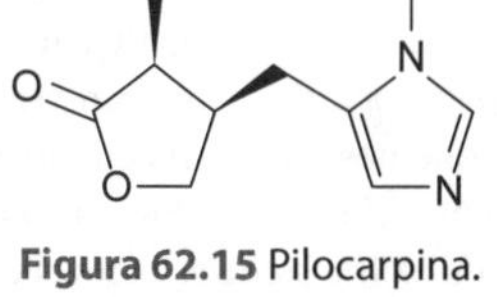

Figura 62.15 Pilocarpina.

e abrindo os espaços da rede trabecular, facilitando a drenagem do humor aquoso e, consequentemente, reduzindo a pressão intraocular. A pilocarpina é o principal representante da classe de fármacos denominada mióticos, por seu efeito constritor na pupila. A pilocarpina não afeta a produção do humor aquoso (Bill, 1967).

A redução da pressão intraocular inicia aproximadamente após 60 min da aplicação tópica, atingindo um efeito máximo em 75 min, com duração de 4 a 8 h, dependendo da dose. A pilocarpina não mimetiza os efeitos nicotínicos da acetilcolina, portanto, não tem efeito nos músculos estriados. Por sua ação muscarínica, a pilocarpina estimula a musculatura lisa e as glândulas de secreção. Comparada com a acetilcolina, a pilocarpina é relativamente resistente à ação hidrolítica da acetilcolinesterase e, portanto, tem uma duração de ação maior.

A pilocarpina é utilizada no tratamento do glaucoma há mais de um século (Weber, 1877), sendo o fármaco miótico mais frequentemente prescrito (Remis e Epstein, 1984). Deve ser instilada a cada 6 h para se obter redução contínua da pressão intraocular, o que torna a adesão ao tratamento um requisito fundamental para o sucesso da terapia. A avaliação da adesão ao tratamento com pilocarpina foi feita utilizando um aparelho no qual eram registrados eletronicamente o dia e o horário de cada administração em pacientes (n = 205) que estavam utilizando solução oftálmica de pilocarpina (0,5 a 10%) 4 vezes/dia para redução da pressão intraocular (Kass *et al.*, 1986). Dos pacientes, 6% aplicavam < 25% das doses recomendadas e 15,2% aplicavam < 50% das doses recomendadas. Aproximadamente 24,5% dos pacientes tinham pelo menos 1 dia no qual não utilizavam o colírio, e 30,4% reduziam o intervalo das doses durante o dia, deixando um intervalo longo (> 12 h) entre a última aplicação do dia e a primeira do dia seguinte. Interessante ressaltar que a adesão aumentava significativamente na véspera do retorno da consulta médica.

A solução oftálmica de pilocarpina (1%, 2% ou 4%) está indicada para reduzir a pressão intraocular em pacientes com glaucoma de ângulo aberto ou hipertensão ocular. A dose recomendada é de 1 gota a cada 6 h. As reações adversas mais comuns são cefaleia, distúrbios de acomodação, irritação ocular, embaralhamento visual e redução da acuidade visual. Também está indicada no tratamento de glaucoma agudo de ângulo fechado para evitar o aumento da pressão intraocular associada à cirurgia com *laser* e para induzir miose no final de procedimento de implante de lentes. Pilocarpina também está disponível na forma de gel para aplicação 1 vez/dia e na forma de sistema de liberação de fármaco ocular, que necessita ser trocada 1 vez/semana (Hoyng e van Beek, 2000).

Outros fármacos parassimpaticomiméticos

O carbacol estimula diretamente os receptores muscarínicos, mas também tem efeito indireto ao inibir a acetilcolinesterase (O'Brien e Swan, 1942). O carbacol é menos lipofílico que a pilocarpina, portanto, apresenta maior dificuldade para atravessar a córnea. Algumas soluções oftálmicas de carbacol contêm cloreto de benzalcônio para promover sua penetração na córnea visando a atingir concentrações farmacologicamente ativas na câmara anterior do olho. N-desmetilcarbacol é um derivado sintético do carbacol com um nitrogênio terciário que aumenta a lipofilicidade do composto em relação ao carbacol, permitindo, desse modo, melhor permeabilidade através da córnea (Hung *et al.*, 1982). Conforme ilustrado na Figura 62.16, as soluções oftálmicas de N-desmetilcarbacol 6% e 9% reduzem a pressão intraocular em pacientes com glaucoma de ângulo aberto, mas são menos potentes quando comparados com a de pilocarpina 1%.

As reações adversas observadas com carbacol são de natureza similar àquelas verificadas com pilocarpina, mas costumam ser mais sérias e causam descontinuação do tratamento (Reichert *et al.*, 1988). Terapia com carbacol pode estar associada à uveíte anterior. As reações adversas sistêmicas são mais frequentes com carbacol quando comparadas com pilocarpina, e, atualmente, ele não é mais utilizado no tratamento do glaucoma. Inibidores da colinesterase, como ecotiopato, brometo de

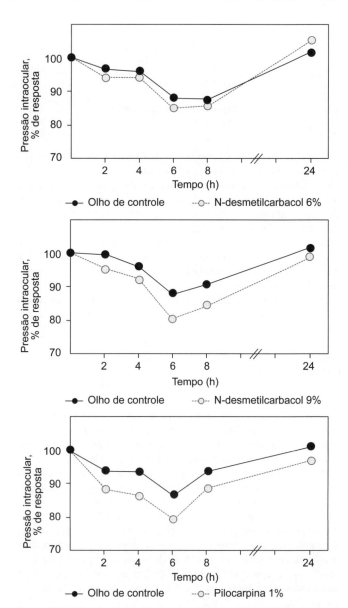

Figura 62.16 Queda da pressão intraocular causada por N-desmetil carbacol ou pilocarpina. A ação dos fármacos nos olhos foi comparada com a pressão intraocular do olho contralateral (controle) do mesmo paciente e que não recebeu o tratamento. Cada ponto representa a média de 20 experimentos.

demecário e di-isopropilfumarato, já foram utilizados em pacientes com afacia ou pseudoafacia, mas não são mais empregados no tratamento do glaucoma, em virtude do aparecimento de novos fármacos que apresentam menor incidência de reações adversas oculares e sistêmicas.

Inibidores da anidrase carbônica

A anidrase carbônica está presente no organismo em muitas isoformas, catalisando a hidratação reversível do dióxido de carbono em bicarbonato (Figura 62.17). A inibição da anidrase carbônica nos processos ciliares oculares reduz a produção local de bicarbonato, diminuindo,

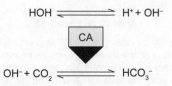

Figura 62.17 Formação de bicarbonato a partir de dióxido de carbono e água e catálise por anidrase carbônica (CA).

consequentemente, o transporte de sódio e fluidos. Isso leva à redução da produção de humor aquoso, o mecanismo básico pelo qual os inibidores de anidrase carbônica reduzem a pressão intraocular. A anidrase carbônica II, a isoenzima responsável pela produção de humor aquoso e manutenção da pressão intraocular, localiza-se principalmente nos eritrócitos (> 90%), assim como em outras células responsáveis pela secreção de íons H+, ácido carbônico e OH−, como processos ciliares, rins, pâncreas, sistema nervoso central e pulmões (Maren, 1967). É necessário que ocorra inibição ≥ 99,8% para obter efeitos farmacológicos, por exemplo, redução da pressão intraocular.

Dorzolamida (Trusopt®)

Derivado sulfonamídico que foi o primeiro inibidor de anidrase carbônica disponível clinicamente para uso tópico (Balfour e Wilde, 1997). A dorzolamida (Figura 62.18) se liga preferencialmente à anidrase carbônica tipo II *in vitro* com afinidade 4.000 vezes maior em relação à anidrase carbônica tipo I. A administração oral de inibidores da anidrase carbônica, como a acetazolamida, inibe a secreção de bicarbonato pelos processos ciliares da câmara posterior e reduz a pressão intraocular (Maren, 1983). Apesar de o efeito da administração oral de acetazolamida sódica ser comparável com o da administração tópica de timolol (Berson e Epstein, 1981), o uso de inibidores de anidrase carbônica VO é muito raro, em razão da alta incidência de reações adversas (30 a 50%) observada nos pacientes.

A eficácia e a segurança da dorzolamida (solução oftálmica de 2%) aplicada 3 vezes/dia foram comparadas com timolol (solução oftálmica de 0,5%) e betaxolol (solução oftálmica de 0,5%), ambos administrados 2 vezes/dia em pacientes (n = 523) com glaucoma de ângulo aberto ou hipertensão ocular em ensaio clínico multicêntrico, randomizado, duplo-cego, com desenho paralelo (Strahlman *et al*., 1995). Os pacientes foram acompanhados por 1 ano. Conforme mostra a Figura 62.19, a redução média da pressão intraocular após 1 ano de tratamento foi de 23%, 25% e 21% para os grupos tratados com dorzolamida, timolol e betaxolol, respectivamente.

A dose recomendada de dorzolamida (solução oftálmica de 2%) para o tratamento de glaucoma e hipertensão ocular é de 1 gota no saco conjuntival 3 vezes/dia quando utilizado em monoterapia ou 2 vezes/dia quando associado a antagonistas beta-adrenérgicos. As reações adversas mais comuns relacionadas com dorzolamida são gosto ruim e sensação transitória de queimação ou picada. Em estudo observando 1 ano de uso de dorzolamida (n = 313), a sensação de gosto ruim foi relatada por 37% dos pacientes. Ainda como reações adversas, houve alterações digestivas em 7%, cefaleia em 5%, eventos cardiovasculares (angina, hipertensão arterial e taquicardia) em 3% e reações adversas oculares, como queimação em 12%, embarlhamento visual, desconforto palpebral, sensação de corpo estranho entre 6 e 9% e conjuntivite em 4%.

Brinzolamida (Azopt®)

Derivado sulfonamídico com maior lipofilicidade e menor hidrossolubilidade que dorzolamida em pH fisiológico. Como consequência, brinzolamida forma uma suspensão em pH 7,4, que é mais confortável ao olho que a solução acídica de dorzolamida, com pH 5,6 (Cvetkovic e Perry, 2003). A brinzolamida (Figura 62.20) atua como inibidor altamente específico, não competitivo, reversível da anidrase carbônica II,

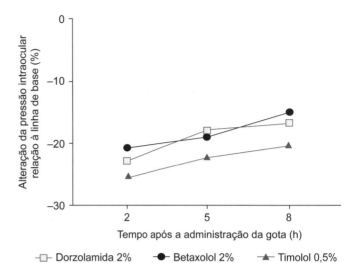

Figura 62.19 Variação percentual média da pressão intraocular no mês 12 em pacientes com hipertensão ocular ou glaucoma de ângulo aberto e tratados com dorzolamida, betaxolol ou timolol.

com afinidade quatro vezes maior quando comparado com dorzolamida. Estudos *in vitro* indicaram que a afinidade e a potência inibitória da brinzolamida são 246 e 428 vezes maiores para a anidrase carbônica do tipo II em relação à anidrase carbônica do tipo I (DeSantis, 2000).

A brinzolamida aplicada topicamente, ao atingir a circulação sistêmica, liga-se preferencialmente à anidrase carbônica de eritrócitos, e a concentração de brinzolamida livre fica em níveis abaixo do limite de detecção. Consequentemente, as concentrações de brinzolamida que atingem o rim não são suficientes para inibir a anidrase carbônica dos túbulos convolutos proximais e a anidrase carbônica luminal; portanto, não causam acidose metabólica sistêmica. A atividade da anidrase carbônica eritrocitária em pacientes com glaucoma primário de ângulo aberto ou hipertensão ocular que foram tratados com brinzolamida (solução oftálmica de 1%) 2 vezes/dia (n = 18) ou 3 vezes/dia (n = 12) por 18 meses foi reduzida em 18,3% e 23,3%, respectivamente (isoforma II) e 45% e 49,1% (total) em relação à atividade antes do início do tratamento (March e Ochsner, 2000). Essa observação, somada ao fato de que baixas concentrações sistêmicas de brinzolamida atingem o rim e à baixa afinidade da brinzolamida por outras isoformas de anidrase carbônica, pode explicar a ausência de reações adversas sistêmicas após a administração tópica de brinzolamida.

A solução oftálmica de brinzolamida 1% está indicada para redução da pressão intraocular em pacientes com glaucoma de ângulo aberto ou hipertensão ocular. A dose recomendada é de 1 gota em cada olho afetado 3 vezes/dia. As reações adversas mais frequentes, com incidência ≥ 1%, foram visão embaçada, gosto ruim, blefarite, olho seco, sensação de corpo estranho, cefaleia, hiperemia, desconforto ocular, ceratite, dor ocular e prurido ocular.

Prostanoides

A ideia de usar prostanoides como fármacos para tratar hipertensão ocular no tratamento do glaucoma foi proposta inicialmente por

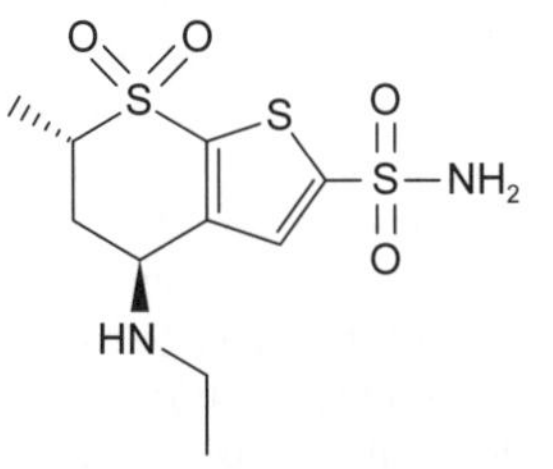

Figura 62.18 Dorzolamida.

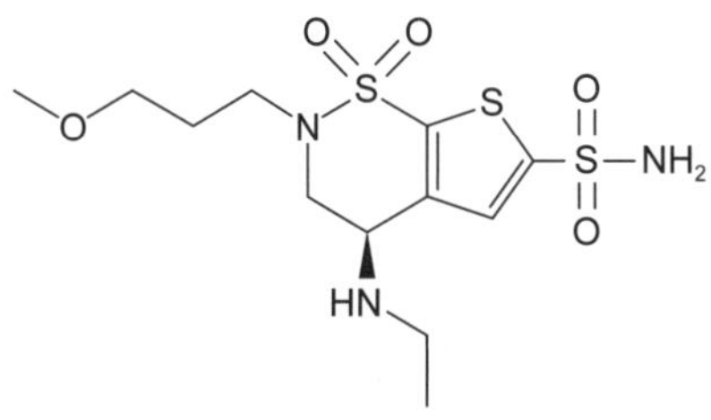

Figura 62.20 Brinzolamida.

Camras e Bito (1981). Subsequentemente, agonistas de receptores prostanoides do tipo FP (sensíveis à prostaglandina F_{2-alfa}), representados por latanoprost e travoprost, passaram a estar clinicamente disponíveis, seguidos pelo prostamídico bimatoprost. Esses prostanoides são muito potentes e eficazes em reduzir a pressão intraocular (Ishida et al., 2006). Sua atividade é geralmente superior a dos betabloqueadores em reduzir a pressão intraocular em pacientes com glaucoma de ângulo aberto ou hipertensão ocular (Aim, Stjernschantz e the Scandinavian Latanoprost Study Group, 1995). Atualmente, são utilizados como fármacos de primeira linha no tratamento do glaucoma.

Cada prostaglandina primária, como PGD_2, PGE_2, PGF_{2-alfa}, prostaciclina e tromboxano, atua em receptores específicos (DP, EP1-4, FP, IP e TP, respectivamente), nos quais os segundos mensageiros já foram identificados (Kennedy et al., 1982). Os análogos de prostaglandinas latanoprost, unoprostona, bimaprost e travoprost são todos fármacos lipofílicos. Eles também são conhecidos como lipídios oculares hipotensores. Embora seu exato mecanismo de ação não seja totalmente conhecido, eles parecem reduzir a pressão intraocular ao aumentarem a drenagem do humor aquoso. Latanoprost foi introduzida nos EUA em 1996. A unoprostona foi introduzida no Japão em 1994 e nos EUA em 2000. A estrutura química da unoprostona é diferente da dos demais análogos de prostaglandinas porque é formada por 22 carbonos (docosanoide) em vez de 20 (eicosanoide). Bimatoprost e travoprost foram introduzidos nos EUA em 2001 (Whitson, 2002).

Latanoprost (Xalatan®)

Análogo estrutural da prostaglandina F_{2-alfa} (Figura 62.21), atua como agonista seletivo dos receptores FP, e o mecanismo responsável pela redução da pressão intraocular consiste no aumento da drenagem uveoscleral do humor aquoso. A queda da pressão intraocular inicia-se após 3 a 4 h da instilação do latanoprost, atinge um máximo entre 8 e 12 h e é mantida pelo período de 24 h. Latanoprost é absorvido pela córnea, onde o éster isopropílico é hidrolisado por esterases, liberando o ácido latanoprost, que é o metabólito ativo.

A eficácia e a segurança da latanoprost no tratamento de pacientes com glaucoma de ângulo aberto foram avaliadas em ensaio clínico multicêntrico, randomizado, triplo-cego, controlado com placebo (Garway-Heath et al., 2015). Os pacientes (n = 516) foram tratados (1:1) com solução oftálmica de latanoprost 0,005% ou placebo 1 gota 1 vez/dia em cada olho durante 24 meses. O objetivo primário foi tempo necessário para a deterioração do campo visual. Conforme ilustrado na Figura 62.22, a preservação do campo visual foi maior com latanoprost em comparação com placebo.

Após 24 meses de tratamento, a redução média da pressão intraocular foi de 3,8 mmHg no grupo tratado com latanoprost comparado com 0,9 mmHg no grupo tratado com placebo (Figura 62.23). Não houve diferença da incidência de reações adversas entre os dois grupos.

Solução oftálmica de latanoprost isopropil éster 0,005% é indicada para reduzir a pressão intraocular em pacientes com glaucoma de ângulo aberto ou hipertensão ocular. A dose recomendada é de 1 gota aplicada no saco conjuntival, 1 vez/dia no início da noite. As reações adversas mais comuns, com incidência ≥ 4% relatadas em ensaios clínicos, foram embaralhamento visual, sensação de queimação ou

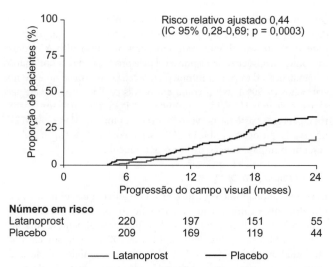

Figura 62.22 Curvas de Kaplan-Meier mostrando tempo para deterioração do campo visual em pacientes com glaucoma de ângulo aberto, tratados com latanoprost ou placebo.

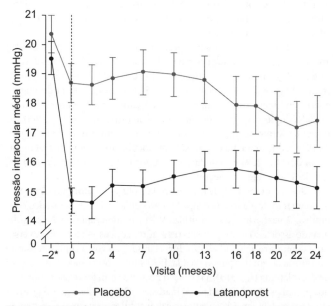

Figura 62.23 Redução da pressão intraocular média em pacientes com glaucoma de ângulo aberto e tratados com latanoprost ou placebo. Barras verticais representam o IC 95%.

picada na instilação do fármaco, hiperemia conjuntival, sensação de corpo estranho, prurido, aumento da pigmentação da íris, ceratopatia epitelial e infecções do trato respiratório superior.

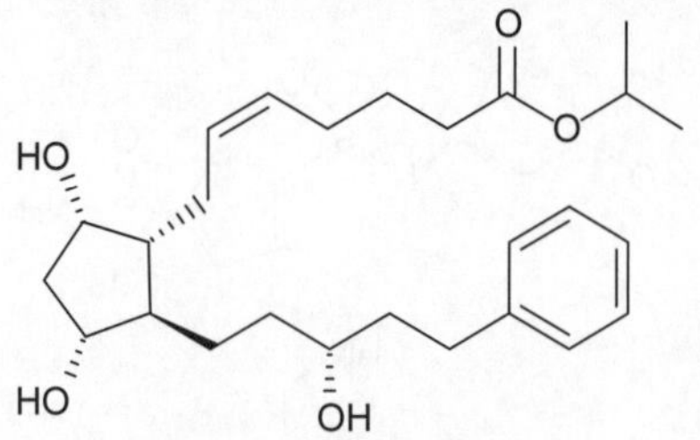

Travoprost (Travatan Z®)

Análogo sintético fluorado da prostaglandina F_{2-alfa} (Figura 62.24). O mecanismo de ação responsável pela redução da pressão intraocular é o aumento da drenagem uveoscleral do humor aquoso. O travoprost é metabolizado por esterases da córnea em ácido travoprost, que é seu metabólito ativo. Este ácido é considerado um agonista pleno altamente seletivo dos receptores FP e sua constante de afinidade é de 52 nM, 1,8 e 2,5 vezes maior quando comparada com o ácido latanoprost e com a prostaglandina F_{2-alfa}, respectivamente (Sharif et al., 1998).

Ensaio clínico randomizado e multicêntrico comparou a eficácia da solução oftálmica de travoprost 0,0015% ou 0,004% (1 gota 1 vez/dia) com solução oftálmica de latanoprost 0,005% (1 gota 1 vez/dia) ou com solução oftálmica de timolol 0,5% (1 gota 2 vezes/dia) em pacientes (n = 181) com diagnóstico de glaucoma de ângulo aberto ou

Figura 62.21 Latanoprost.

hipertensão ocular (Netland *et al.*, 2001). Os pacientes foram tratados pelo período de 12 meses. O objetivo primário consistiu na redução da pressão intraocular. A eficácia em reduzir a pressão intraocular da solução oftálmica da travoprost 0,0015% ou 0,004% foi significativamente superior à da solução oftálmica de timolol 0,5% (Figura 62.25).

A diferença em eficácia da redução da pressão intraocular entre as soluções oftálmicas de travoprost 0,0015% ou 0,004% comparada com a solução oftálmica de latanoprost 0,005% foi mais discreta, entretanto, acusou certa superioridade da travoprost em relação à latanoprost (Figura 62.26).

Interessante ressaltar que pacientes negros apresentaram pressão intraocular mais baixa quando tratados com travoprost (16,7 a 18,4 mmHg) quando comparados com o tratamento com latanoprost (18 a 19,7 mmHg); a redução da pressão intraocular em pacientes negros foi significativamente maior com a solução oftálmica de travoprost 0,004% em comparação com a de travoprost 0,0015% (Figura 62.27).

Em análise comparando a porcentagem de pacientes que tiveram uma redução ≥ 30% da pressão intraocular, a solução oftálmica de travoprost 0,004% foi considerada significativamente superior à dos demais tratamentos (Figura 62.28).

A solução oftálmica do éster isopropílico da travoprost 0,004% está indicada para reduzir a pressão intraocular em pacientes com glaucoma de ângulo aberto ou hipertensão ocular. A dose recomendada é de 1 gota em cada olho afetado 1 vez/dia, à noite. A reação adversa mais comum (30 a 50%) é hiperemia conjuntival. Travoprost pode causar aumento da pigmentação da íris, do tecido periorbital (pálpebras) e dos cílios, com pigmentação da íris provavelmente permanente. Travoprost pode causar aumento do tamanho, da espessura e do número dos cílios.

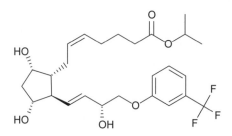

Figura 62.24 Travoprost.

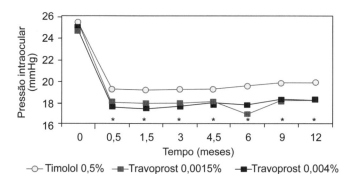

Figura 62.25 Pressão intraocular média às 10 h após administração de travoprost 0,0015%, travoprost 0,004% e timolol 0,5%. A pressão intraocular foi significativamente menor após o travopost em comparação com o timolol em cada consulta e em todos os momentos. * Diferenças estatisticamente significativas entre os grupos timolol e travoprost.

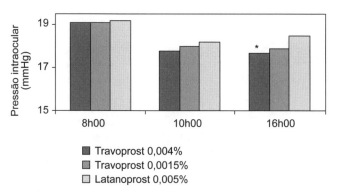

Figura 62.26 Pressão intraocular média após travoprost 0,0015%, travoprost 0,004% e latanoprost 0,5% em diferentes horários (8 h, 10 h e 16 h). Os valores da linha de base dos grupos travoprost 0,004% e latanoprost 0,005% não apresentaram diferença estatística significativa. * Pressão intraocular média significativamente menor às 16 h para o travoprost 0,004% em comparação com a latanoprost 0,005% (p = 0,0191).

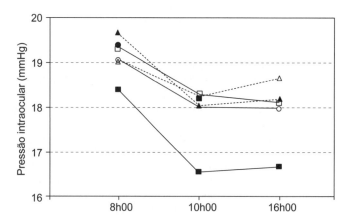

Figura 62.27 Pressão intraocular média em diferentes momentos (agrupados em todas as visitas) para pacientes negros e não negros após a administração de travoprost e latanoprost. A travoprost 0,004% causou redução significativamente maior da pressão intraocular em pacientes negros em comparação com a latanoprost (p = 0,0356).

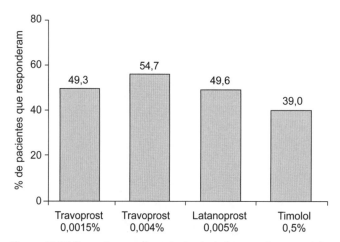

Figura 62.28 Porcentagem de pacientes tratados com travoprost, latanoprost ou timolol que tiveram 30% ou mais de redução de pressão intraocular média. As diferenças entre travoprost 0,004% em comparação com latanoprost 0,005% e timolol 0,5% foram estatisticamente significativas (p = 0,0430 e p < 0,0001, respectivamente).

Unoprostona (Rescula®)

Docosanoide sintético (Figura 62.29). O mecanismo de ação responsável pela redução da pressão intraocular causada pela unoprostona é via aumento da drenagem do humor aquoso pela rede trabecular. A unoprostona pode ter efeito local também nos canais de potássio tipo BK (*big potassium*) e nos canais de cloro tipo ClC-2.

Solução oftálmica de unoprostona isopropil 0,15% é indicada para redução da pressão intraocular em pacientes com glaucoma de ângulo aberto ou hipertensão ocular. A dose recomendada é de 1 gota em cada olho afetado 2 vezes/dia. As reações adversas oculares mais comuns são sensação de queimação/picada durante a instilação, olhos secos, prurido e aumento do tamanho dos cílios.

A unoprostona pode causar aumento da pigmentação da íris, alteração decorrente do aumento do conteúdo de melanina nos melanócitos, e não do aumento do número de melanócitos. Ainda, é capaz de aumentar a pigmentação no tecido periorbital (pálpebras) e nos cílios.

Tafluprost (Zioptan®)

Análogo fluorado da prostaglandina F$_{2\text{-alfa}}$ (Figura 62.30). O mecanismo proposto para a redução da pressão intraocular é o aumento da drenagem uveoscleral (Keating, 2016). Após instilação, a tafluprost é absorvida pela córnea e hidrolisada no seu metabólito ativo, o ácido tafluprost. A afinidade do ácido tafluprost pelo receptor FP é 12 vezes maior comparado com a do ácido latanoprost (Takagi *et al.*, 2004).

Após instilação de 1 gota da solução oftálmica de tafluprost 0,0015% em cada olho de voluntários sadios, o T$_{máx}$ do ácido tafluprost na circulação sistêmica ocorreu em 10 min, sendo indetectável após 30 min. A redução da pressão intraocular inicia-se em aproximadamente 2 a 4 h após a aplicação, e o efeito máximo é atingido em 12 h (Mochizuki *et al.*, 2010).

A eficácia e a segurança do tafluprost foram avaliadas em ensaio clínico fase III, randomizado, duplo-cego, multicêntrico, com comparador ativo, em pacientes (n = 402) com diagnóstico de glaucoma de ângulo aberto ou hipertensão ocular (Uusitalo *et al.*, 2010). Os pacientes foram randomizados e tratados com tafluprost (n = 185) 1 gota 1 vez/dia às 20 h ou latanoprost (n = 217) 1 gota 1 vez/dia às 20 h, e seguidos por 24 meses. Conforme ilustrado na Figura 62.31, tanto o tafluprost quanto o latanoprost provocaram redução significativa da pressão intraocular (em média, 6 a 8 mmHg e 7 a 9 mmHg, respectivamente) no período de 24 meses. Uma análise estatística revelou não inferioridade entre tafluprost e latanoprost.

Não houve diferença significativa da incidência de reações adversas entre os grupos tratados com tafluprost e latanoprost (66,7% e 61,4%, respectivamente). Houve mais casos de pigmentação grave da íris no grupo tratado com latanoprost (Figura 62.32), mas não ocorreu diferença estatística de pigmentação entre os grupos (p = 0,848).

Solução oftálmica de tafluprost 0,0015% é indicada para reduzir a pressão intraocular em pacientes com glaucoma de ângulo aberto ou hipertensão ocular. A dose recomendada é de 1 gota aplicada no saco conjuntival 1 vez/dia no início da noite. A reação adversa mais comum é hiperemia conjuntival, que ocorre entre 4 e 20% dos pacientes. Pigmentação da íris, do tecido periorbital (pálpebras) e dos cílios pode ocorrer, e a pigmentação da íris ser permanente. Os cílios podem aumentar de tamanho, espessura e número, alterações que costumam ser reversíveis com a interrupção do tratamento.

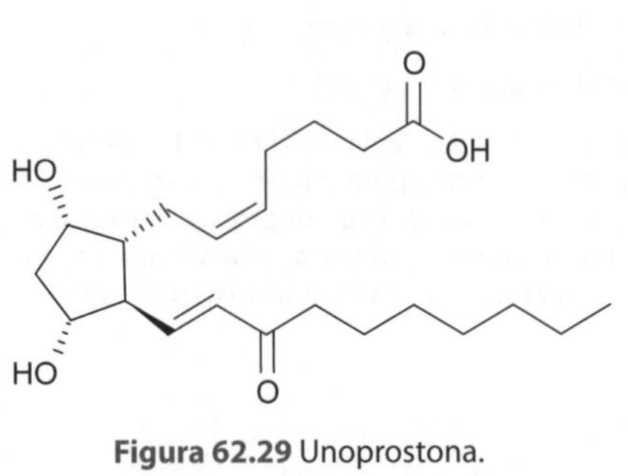

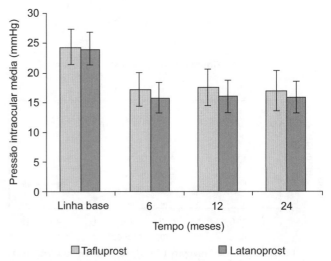

Figura 62.29 Unoprostona.

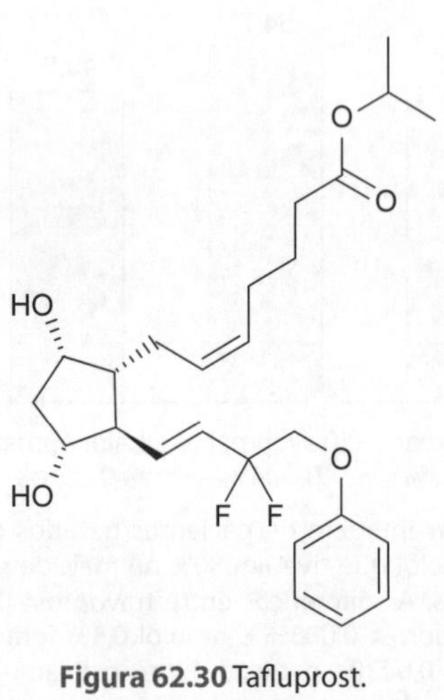

Figura 62.30 Tafluprost.

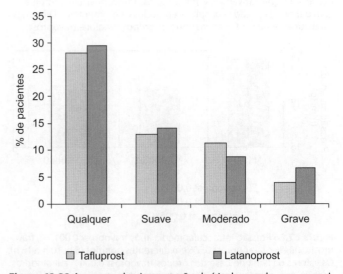

Figura 62.31 Pressão intraocular média diurna na linha de base e nos meses 6, 12 e 24. Barras indicam desvio-padrão.

Figura 62.32 Aumento da pigmentação da íris de acordo com a gravidade em pacientes virgens de tratamento com prostalgnadinas após tratamento por 24 meses com tafluprost ou latanoprost.

Bimatoprost (Lumigan®)

Análogo prostamídico (Figura 62.33). Estudos em primatas sugerem que o aumento do efluxo do humor aquoso ocorre pelo aumento de mecanismos sensíveis à pressão (drenagem trabecular) e insensíveis à pressão (drenagem uveoscleral; Christiansen *et al.*, 2004). Dos fármacos que reduzem a pressão intraocular utilizados clinicamente, a bimatoprost é um dos mais eficazes em relação à drenagem do humor aquoso, apresentando magnitude similar à epinefrina (37% a 42%; Townsend e Brubaker, 1980) e à pilocarpina (41% a 66%; Barsam, 1972).

A adesão não adequada ao tratamento está associada à progressão da perda de visão (Sleath *et al.*, 2011). Fatores que contribuem para a baixa adesão são esquecimento, custo dos medicamentos, baixa compreensão do glaucoma, dificuldade na autoadministração do fármaco e dificuldades com o esquema terapêutico de administração (Newman-Casey *et al.*, 2015). Mesmo nos casos de boa adesão do paciente, pode ocorrer autoadministração ineficiente do fármaco (várias gotas ou gotas fora do olho), levando a flutuações não desejáveis da pressão intraocular (Brandt *et al.*, 2016). Ensaio clínico fase II, multicêntrico, duplo-cego, com comparador ativo, comparou a eficácia de um implante ocular de bimatoprost (Figura 62.34) com timolol (solução de 0,5%) aplicado 2 vezes/dia durante 6 meses em pacientes (n = 130) com glaucoma de ângulo aberto ou hipertensão ocular (Brandt *et al.*, 2016).

O implante libera bimatoprost na taxa de 35 µg/dia nos primeiros dias, chegando a 6 µg/dia após 180 dias. O uso tópico de bimatoprost (solução oftálmica de 0,03%) é aprovado para uso diário (1 aplicação/dia) na dose de 9 µg/dia. O *insert* é colocado após anestesia local nos fórnices superior e inferior. Os resultados demonstram que o *insert* ocular de bimatoprost causa uma redução clinicamente relevante de 4 a 6 mmHg (≥ 20% de redução em relação à linha de base) por 6 meses (Figura 62.35).

Outra possibilidade é a colocação do implante dentro da câmara anterior. O implante Bimatoprost SR® (Allergan) é um implante biodegradável desenhado para injeção dentro da câmara anterior. O fármaco é liberado de maneira contínua por 4 a 6 meses (Aref, 2017). Uma das vantagens do implante na câmara anterior em relação ao implante tópico nos fórnices é que, neste último, podem ocorrer deslocamento ou perda do implante sem que o paciente perceba.

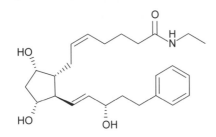

Figura 62.33 Bimatoprost.

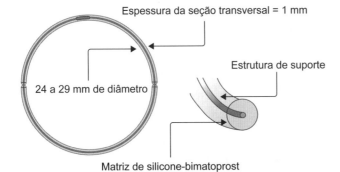

Figura 62.34 Esquema de uma inserção ocular de bimatoprost. A pastilha macia em forma de anel é construída com um polímero de bimatoprost e matriz de silicone, sendo colocada no topo da superfície ocular. À direita, a pastilha mantém sua integridade radial devido à sua estrutura interna de suporte de polipropileno.

A bimatoprost é indicada no tratamento de glaucoma de ângulo aberto para reduzir a pressão intraocular. A dose recomendada é de 1 gota da solução oftálmica 0,01% ou 0,03% 1 vez/dia no olha afetado. A redução da pressão intraocular inicia-se após 4 h da aplicação, atingindo um efeito máximo entre 8 e 12 h depois. Bimatoprost pode causar alterações de pigmentação em tecidos. As alterações mais frequentes são aumento de pigmentação na íris, no tecido periorbital (pálpebras) e nos cílios. A pigmentação aumenta de acordo com o uso do bimatoprost, pelo aumento do conteúdo de melanina nos melanócitos e pelo aumento do número de melanócitos. A pigmentação da íris é possivelmente permanente, mesmo após a suspensão do uso, e a pigmentação nos cílios e no tecido periorbital costuma ser reversível.

Inibidores de Rho quinase

Novas opções farmacológicas em desenvolvimento incluem os inibidores da Rho quinase e os agonistas dos receptores de adenosina. Os inibidores de Rho quinase atuam modulando o citoesqueleto, reduzindo a pressão intraocular por meio da alteração da estrutura do citoesqueleto e das adesões focais nas células presentes na rede trabecular (Honjo *et al.*, 2001). O citoesqueleto tem papel importante na regulação do efluxo do humor aquoso; ao alterarem os componentes celulares da rede celular e do ducto de Schlemm, os inibidores de Rho quinase diminuem a resistência na via de drenagem trabecular e causam redução da pressão intraocular (Tanihara *et al.*, 2015).

A família Rho é formada por três proteínas (RhoA, RhoB e RhoC) que se ligam à guanosina trifosfato (GTP), formando as Rho GTPases, e regulam vários aspectos de formação celular, motilidade, proliferação e apoptose (Riento e Ridley, 2003). Ao ligar-se ao GTP, a proteína Rho ativa suas moléculas efetoras (Rho quinase ROCK1 e ROCK2), as quais estimulam moléculas para polimerizar fibras de actina nos sistemas cardiovascular, pulmonar e renal (Wettschureck e Offermanns, 2002). As Rho-GTPases são expressas também na rede trabecular, induzindo a sensibilização ao cálcio e aumentando a contração do músculo liso em olhos de coelho. Níveis elevados de RhoA foram detectados no nervo óptico por meio de imuno-histoquímica em olhos de pacientes glaucomatosos em relação aos controles normais, indicando a possível associação de proteínas Rho na fisiopatologia do glaucoma (Goldhagen *et al.*, 2012).

As ROCK são quinases de serina/treonina que regulam a contração do músculo liso. Em humanos, tanto a ROCK1 quanto a ROCK2 são expressas na maioria dos tecidos, incluindo a rede trabecular e as células musculares ciliares (Ishizaki *et al.*, 1996). As ROCK quinases são formadas por três domínios: o domínio N-terminal, responsável pela atividade quinase, ou seja, que fosforila os alvos proteicos; o domínio C-terminal autorregulatório, que limita a atividade da quinase por meio de interações intramoleculares; e o domínio onde se liga à Rho, a qual aparentemente facilitaria a mudança da conformação inativa em conformação ativa (Liao *et al.*, 2007). Uma vez ligada a Rho, a atividade catalítica da ROCK é aumentada, embora ela também possa sê-lo em resposta a lipídios, como o ácido araquidônico, indicando um possível mecanismo pelos quais fármacos que reduzem o colesterol estão associados a menor risco de desenvolvimento de glaucoma (Wang e Chang, 2014).

As ROCK inibem a fosfatase da cadeia leve da miosina ao fosforilar a subunidade onde se liga à miosina, causando, portanto, alterações no citoesqueleto e vasoconstrição (Uehata *et al.*, 1997). De maneira análoga, as ROCK ativam as quinases LIM por meio da fosforilação destas, as quais estabilizam os filamentos da actina e reduzem a ocorrência de migração celular. Outros alvos das ROCK são o CIP-17 (inibidor de fosfatase fosfoproteico), a proteína de troca sódio/hidrogênio, aducina e a família de proteínas que se ligam à actina (ezrina/radixina/moesina). Como mostrado na Figura 62.36, as ROCK têm vários alvos na actina do citoesqueleto que afetam diretamente a contratilidade da rede trabecular.

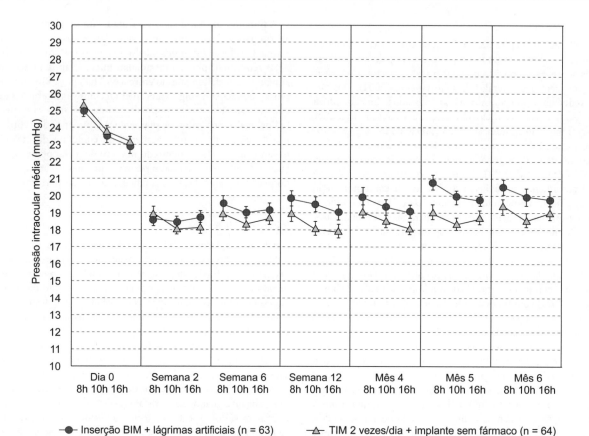

Figura 62.35 Gráfico da pressão intraocular média em cada ponto do tempo em estudo de um implante de bimatoprost (BIM) com lágrimas artificiais em comparação com solução oftálmica de timolol 0,5% (TIM) e implante sem fármaco.

Netarsudil (Rhopressa®)

Derivado aminoisoquinolínico (Figura 62.37) que atua como inibidor de Rho quinase (ROCK) e, também, do transportador de norepinefrina (Lin *et al.*, 2018). Inibidores da Rho quinase reduzem a contração celular, a expressão de proteínas relacionadas com a fibrose e a rigidez celular em cultura de células da rede trabecular e de células do canal de Schlemm. Em modelos animais, inibidores de ROCK aumentam a drenagem do humor aquoso pela rede trabecular e causam redução da pressão intraocular (Rao *et al.*, 2016).

A eficácia e a segurança da solução oftálmica de netarsudil 0,02% foram avaliadas em ensaio clínico fase III, randomizado, multicêntrico, duplo-cego, mascarado, com comparador ativo em desenho paralelo, com avaliação estatística de não inferioridade, em pacientes com glaucoma de ângulo aberto ou com hipertensão ocular (Serle *et al.*, 2018). Os pacientes (n = 1.167) foram randomizados para receber solução oftálmica de netarsudil 0,02% 1 gota em cada olho afetado 1 vez/dia (n = 453), netarsudil 0,02% 1 gota em cada olho afetado 2 vezes/dia (n = 254) ou solução oftálmica de timolol 0,5% 2 vezes/dia (n =

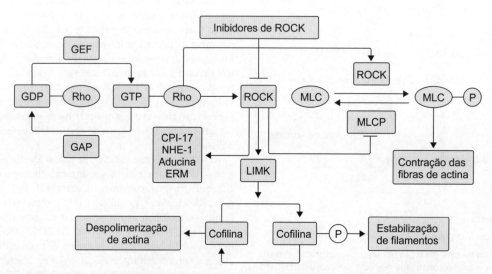

Figura 62.36 Papel e regulação da Rho quinase (ROCK). MLC: cadeia leve da miosina; MLCP: fosfatase de cadeia leve da miosina; LIMK: LIM quinase; ROCK: Rho quinase; GTP: trifosfato de guanosina; GDP: difosfato de guanosina; GEF: fator de troca de nucleotídios de guanina; GAP: proteína ativadora de GTPase.

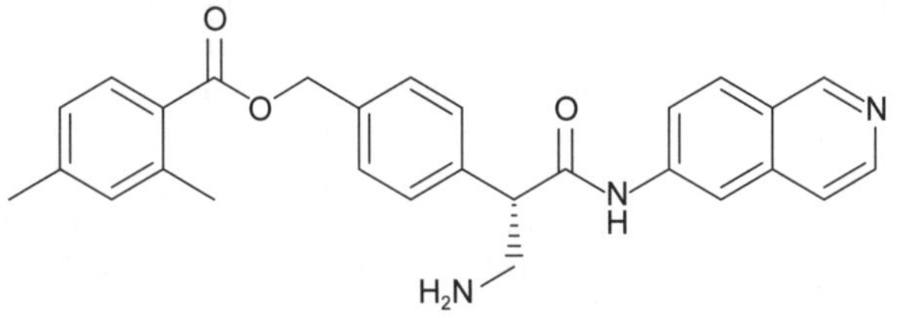

Figura 62.37 Netarsudil.

460) por 3 meses. O objetivo primário foi reduzir a pressão intraocular. Conforme ilustrado na Figura 62.38, a solução oftálmica de netarsudil 0,02% instilado 1 gota/dia promoveu redução significativa da pressão intraocular, similar àquela causada pelo timolol. A reação adversa mais comum foi hiperemia conjuntival, que ocorreu em 53% dos pacientes tratados com netarsudil e entre 8 e 11% daqueles tratados com timolol.

A solução oftálmica de netarsudil 0,02% está indicada para redução da pressão intraocular em pacientes com glaucoma de ângulo aberto ou hipertensão ocular. A dose recomendada é instilação de 1 gota em cada olho afetado 1 vez/dia, ao final da tarde. A reação adversa mais comum é hiperemia conjuntival (aproximadamente 53% dos pacientes). Outras reações adversas com incidência de aproximadamente 20% são dor no local da instilação, hemorragia conjuntival e córnea verticilata.

Ripasudil (Glanatec®)

Derivado fluoroisoquinolínico (Figura 62.39) que atua como inibidor da Rho quinase humana ROCK-1 (IC_{50} de 0,051 µM) e ROCK-2 (0,019 µM). A inibição da ROCK reduz a pressão intraocular e aumenta a drenagem do humor aquoso pela rede trabecular ao alterar sua morfologia celular e a permeabilidade das células endoteliais do canal de Schlemm (Inoue e Tanihara, 2017).

O ripasudil é metabolizado em M1, o principal metabólito formado pela aldeído-oxigenase em humanos. Embora M1 tenha efeito inibitório tanto na ROCK-1 quanto na ROCK-2, sua potência é de 10 a 15% comparada com a do fármaco inalterado (Isobe *et al.*, 2016).

A eficácia e a segurança da solução oftálmica de ripasudil 0,4% foram avaliadas em dois ensaios clínicos randomizados, duplo-cegos, multicêntricos, mascarados, com comparador ativo em desenho paralelo, controlados com placebo, em pacientes com glaucoma de ângulo aberto ou hipertensão ocular (Tanihara *et al.*, 2015). Em um ensaio clínico, a solução oftálmica de ripasudil 0,4% 1 gota 2 vezes/dia (n = 104) ou placebo (n = 104) foi adicionada ao tratamento com solução oftálmica de timolol 0,5% (2 vezes/dia). No outro grupo, a solução oftálmica de ripasudil 0,4% 1 gota 2 vezes/dia (n = 102) ou placebo (n = 103) foi adicionada ao tratamento com solução oftálmica de latanoprost 0,005% (1 vez/dia). O tratamento foi feito por 8 semanas, e o objetivo primário foi redução da pressão intraocular.

Conforme mostrado na Figura 62.40, a solução oftálmica de ripasudil 0,4% reduziu a pressão intraocular em relação ao placebo quando associada à solução oftálmica de timolol 0,5% (Figuras 62.40 A e B) ou à solução oftálmica de latanoprost 0,005% (Figuras 62.40 C e D). As reações adversas mais comuns foram hiperemia conjuntival, cuja incidência foi de 65,4% e 5,9% nos grupos tratados com timolol e latanoprost, respectivamente. A hiperemia foi leve em ambos os casos.

A solução oftálmica de ripasudil 0,4% está indicada para redução da pressão intraocular em pacientes com glaucoma de ângulo aberto ou hipertensão ocular. A dose recomendada é instilação de 1 gota em cada olho afetado 2 vezes/dia. As reações adversas mais comuns são congestão conjuntival, inflamação conjuntival, blefarite e irritação ocular.

Associações em doses fixas

Conforme visto neste capítulo, há uma série de fármacos que causam redução da pressão intraocular por meio de vários mecanismos distintos, como betabloqueadores adrenérgicos, agonistas adrenérgicos alfa-2, análogos de prostaglandinas, inibidores de anidrase carbônica e fármacos parassimpaticomiméticos, como a pilocarpina. A recomendação para tratamento do glaucoma de ângulo aberto ou da hipertensão ocular é a utilização de um fármaco em monoterapia para redução da pressão intraocular (EGS, 2014). Entretanto, há evidências de que aproximadamente 40% dos pacientes necessitam de mais de

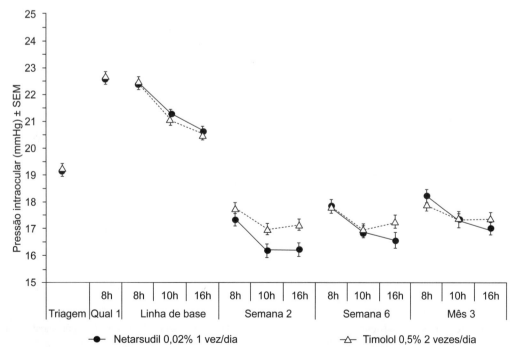

Figura 62.38 Alteração da pressão intraocular em pacientes com pressão intraocular elevada e tratados com netasurdil 0,02% 1 vez/dia ou timolol 0,5% 2 vezes/dia. Qual 1: qualificação 1 (avaliação após washout, se necessário, da medicação anterior).

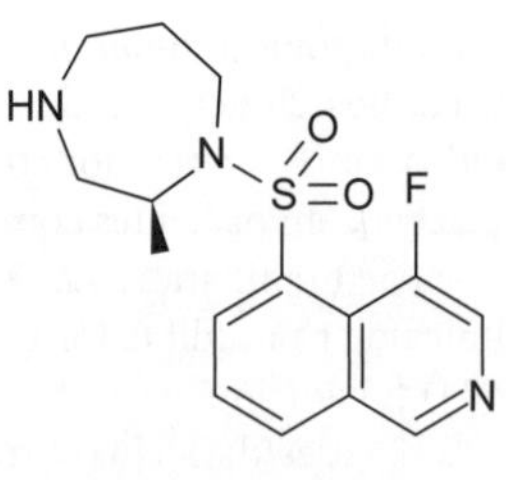

Figura 62.39 Ripasudil.

um fármaco para atingir a redução ideal da pressão intraocular, sendo que 9% podem necessitar de mais de três fármacos para atingi-la (Kass *et al.*, 2002). O uso de múltiplos fármacos em uma doença crônica e frequentemente assintomática leva a uma redução considerável da adesão, o que, consequentemente, causa uma redução significativa da eficácia do tratamento (Vorwerk *et al.*, 2008). Aproximadamente 50% dos pacientes não aderem ao esquema terapêutico em mais de 75% do tempo (Okeke *et al.*, 2009). Esquemas terapêuticos que necessitam de administração separada de vários fármacos costumam apresentar menor adesão (Higginbotham *et al.*, 2009).

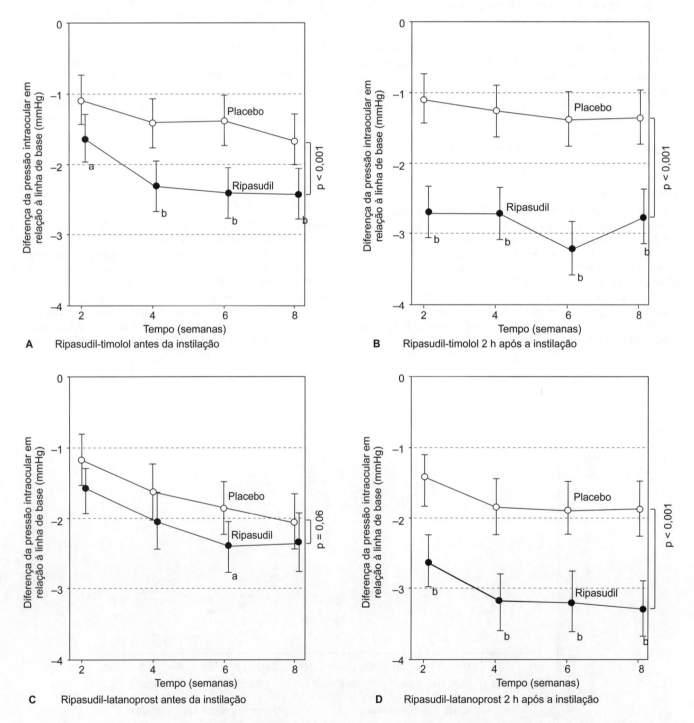

Figura 62.40 Redução da pressão intraocular em relação à linha de base do ripasudil e placebo em cada estudo. [a] $p < 0,05$; [b] $p < 0,01$.

Uma estratégia para melhorar a adesão ao tratamento do glaucoma com soluções oftálmicas consiste no uso de associações em doses fixas, as quais permitem a instilação de dois fármacos a partir de uma solução oftálmica única. Associações em doses fixas reduzem o número de frascos contendo fármacos, diminuem os custos e simplificam o esquema terapêutico, fatores que ajudam a melhorar a adesão do paciente ao tratamento (Hommer *et al.*, 2008).

Dorzolamida 2%/timolol 0,5% (Cosopt®)

Conforme visto anteriormente, tanto o antagonista beta-adrenérgico não seletivo timolol quanto o inibidor de anidrase carbônica dorzolamida reduzem a pressão intraocular. Considerando que os mecanismos de ação são diferentes, a associação de ambos os fármacos deve causar efeitos aditivos. A associação de ambos os fármacos em um único produto farmacêutico facilita a adesão ao tratamento, pois reduz a necessidade de administrar timolol 2 vezes/dia e dorzolamida 3 vezes/dia (5 a 6 gotas/dia) para 1 gota 2 vezes/dia (Ormrod e McClellan, 2000).

A eficácia e a segurança da solução oftálmica dorzolamida 2%/timolol 0,5% administrada 2 vezes/dia foram comparadas em ensaio clínico randomizado (1:1:1), duplo-cego, com solução oftálmica de timolol 0,5% administrada 2 vezes/dia ou solução oftálmica de dorzolamida 2% administrada 3 vezes/dia em pacientes (n = 335) com diagnóstico de glaucoma de ângulo aberto ou hipertensão ocular (Boyle *et al.*, 1999). O objetivo primário consistia na redução da pressão intraocular medida na manhã e 2 h após administração da dose no dia 1, na semana 2 e nos meses 1, 2 e 3. Conforme ilustrado na Figura 62.41, a redução da pressão intraocular foi, em média, superior no grupo tratado com a associação dorzolamida/timolol quando comparada com monoterapia com qualquer um dos dois fármacos.

A incidência de reações adversas foi semelhante nos três grupos tratados, mas a proporção de pacientes que descontinuaram o tratamento por causa de reações adversas foi significativamente maior no grupo tratado com a associação (7%) em relação ao grupos tratados com monoterapia (1%; p = 0,035).

A solução oftálmica dorzolamida 2%/timolol 0,5% está indicada para redução da pressão intraocular em pacientes com glaucoma de ângulo aberto ou hipertensão ocular. A dose recomendada é de 1 gota em cada olho afetado 2 vezes/dia. Aproximadamente 5% dos pacientes descontinuam o tratamento em razão das reações adversas, sendo as mais frequentes (aproximadamente 30% dos pacientes) as alterações do paladar (gosto amargo, azedo ou incomum) ou sensação de queimação ou picada na córnea. Hiperemia conjuntival, embaçamento visual, ceratite e prurido ocorrem entre 5 e 15% dos pacientes.

Brinzolamida 1%/brimonidina 0,2% (Simbrinza®)

Associação disponível comercialmente para redução da pressão intraocular em pacientes com glaucoma de ângulo aberto ou hipertensão ocular que não contém um betabloqueador (geralmente timolol).

A eficácia e a segurança da associação em dose fixa da solução oftálmica brinzolamida 1%/brimonidina 0,2% foram avaliadas em ensaio clínico fase III, multicêntrico, duplo-cego, com comparador ativo com desenho paralelo, em pacientes com glaucoma de ângulo aberto ou hipertensão ocular (Gandolfi *et al.*, 2014). Os pacientes foram randomizados (1:1) para serem tratados com a associação em dose fixa da solução oftálmica brinzolamida 1%/brimonidina 0,2% 1 gota 2 vezes/dia (n = 384) ou com a solução oftálmica brinzolamida 1% junto com a solução oftálmica brimonidina 0,2% (1 gota de cada solução oftálmica 2 vezes/dia; n = 361) por 6 meses. O objetivo primário consistiu na redução da pressão intraocular avaliada na semana 2, na semana 6, no mês 3 e no mês 6. O desenho do estudo foi de não inferioridade. A redução média da pressão intraocular no grupo tratado com associação em dose fixa da solução oftálmica brinzolamida 1%/brimonidina 0,2% foi de 8,5 ± 0,16 mmHg, e, no grupo tratado com a solução oftálmica brinzolamida 1%, junto com a solução oftálmica brimonidina 0,2%, de 8,3 ± 0,16 mmHg (Figura 62.42). As reações adversas oculares mais comuns foram hiperemia conjuntival, alterações visuais, reações alérgicas oculares e desconforto ocular. Não houve diferença na porcentagem de reações adversas no grupo tratado com a associação em dose fixa (23,5%) em relação ao tratamento com as duas soluções (26,8%).

A solução oftálmica de brinzolamida 1%/brimonidina 0,2% é indicada para redução da pressão intraocular em pacientes com glaucoma de ângulo aberto ou hipertensão ocular. A dose recomendada é de 1 gota em cada olho afetado 3 vezes/dia. As reações adversas mais frequentes, ocorrendo em 3 a 5% dos pacientes, foram embaçamento visual, irritação ocular, disgeusia (gosto ruim), xerostomia e alergia ocular.

Latanoprosteno bunode (Vyzulta®)

Análogo da prostaglandina $F_{2\text{-alfa}}$ com um radical doador de óxido nítrico (Figura 62.43), ou seja, uma única molécula com dois metabólitos ativos. Após instilação ocular, o latanoprosteno bunode é metabolizado em ácido latanoprost e butanediol mononitrato, o qual é subsequentemente metabolizado em 1,4-butenodiol e óxido nítrico (NO). O ácido latanoprost e o óxido nítrico reduzem a pressão intraocular por mecanismos independentes. O ácido latanoprost, metabólito ativo do latanoprosteno reduz a pressão intraocular sobretudo por aumentar a drenagem do humor aquoso pela via uveoscleral por meio do remodelamento da matriz extracelular e do relaxamento do músculo ciliar

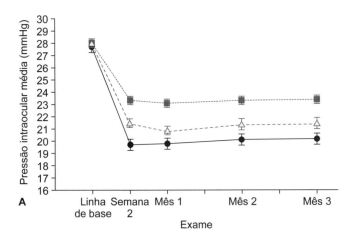
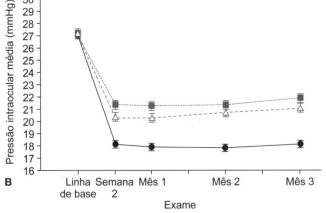

Figura 62.41 Redução da pressão intraocular média na hora 0 da manhã (antes da instilação do fármaco; A) e na hora 2 (2 h após a instilação do fármaco; B) em pacientes com com hipertensão ocular ou glaucoma de ângulo aberto, tratados com dorzolamida 2,05%, timolol 0,5% ou associação de ambos. Barras verticais representam erro padrão da média.

(Schachtschabel *et al.*, 2000). O óxido nítrico reduz a pressão intraocular por meio da rede trabecular e do canal de Schlemm via ativação da guanilato ciclase solúvel com aumento da produção de GMP cíclico, o qual inibe a via da Rho quinase, culminando no relaxamento do citoesqueleto (Ellis *et al.*, 2009).

A eficácia e a segurança do latanoprosteno bunode foram avaliadas em ensaio clínico randomizado, multicêntrico, duplo-cego, mascarado, em desenho paralelo, com comparador ativo em desenho paralelo, realizado em pacientes com glaucoma de ângulo aberto ou hipertensão ocular (Weinreb *et al.*, 2016). Os pacientes (n = 387) foram randomizados (2:1) para receber solução oftálmica de latanoprosteno bunode 0,024% 1 vez/dia (n = 264) ou solução oftálmica de timolol 0,5% 2 vezes/dia (n = 123), e a pressão intraocular foi avaliada após 8, 12 e 14 h e nas semanas 2 e 6 e no mês 3. O objetivo primário referia-se à redução da pressão intraocular. Conforme ilustrado na Figura 62.44, o tratamento com latanoprosteno bunode provocou redução significativa em comparação com o grupo tratado com timolol.

O número de pacientes com pressão intraocular ≤ 18 mmHg em todas as medidas de pressão intraocular ou com queda ≥ 25% da pressão intraocular antes do início do tratamento foi significativamente maior com o tratamento do latanoprosteno bunode comparado com o timolol (Figura 62.45). A incidência de reações adversas foi semelhante em ambos os grupos.

A solução oftálmica de latanoprosteno bunode 0,024% está indicada para reduzir a pressão intraocular em pacientes com glaucoma de ângulo aberto ou hipertensão ocular. A dose recomendada é de 1 gota aplicada no saco conjuntival em cada olho afetado 1 vez/dia. As reações adversas mais comuns, com incidência ≥ 2%, são hiperemia

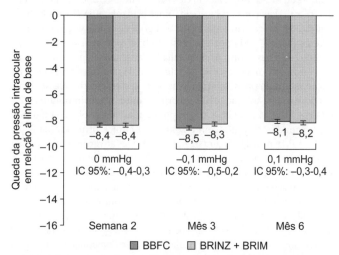

Figura 62.42 Queda da pressão intraocular diurna em pacientes com hipertensão ocular ou com glaucoma de ângulo aberto e tratados com associação fixa brinzolamida 1%/brimonidina 0,2% (BBFC) ou administração concomitante de brinzolamida 1% e brimonidina 0,2%.

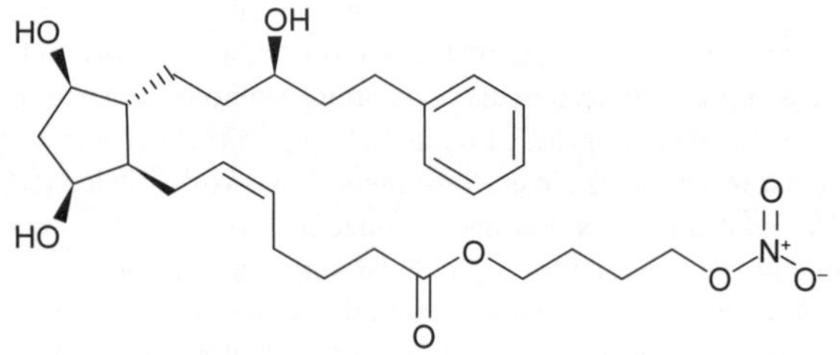

Figura 62.43 Latanoprosteno bunode.

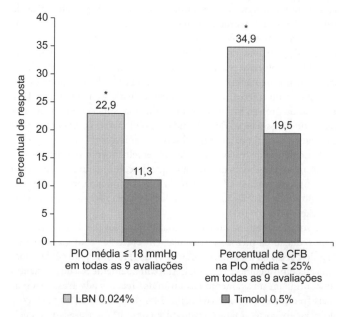

Figura 62.45 Taxas de resposta para os principais pontos finais de eficácia secundária após 3 meses de tratamento com latanoprosteno bunode (LBN) 0,024% ou timolol 0,5%. CFB: alteração da linha de base; PIO: pressão intraocular. * p ≤ 0,005 *versus* timolol.

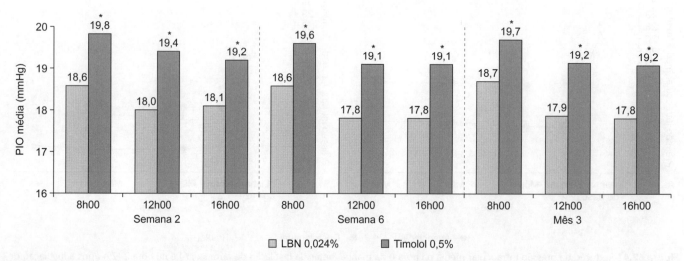

Figura 62.44 Pressão intraocular média em pacientes com hipertensão ocular ou glaucoma de ângulo aberto e tratados com latanoprosteno bunode (LBN) 0,024% 1 vez/dia ou timolol 0,5% 2 vezes/dia. * p < 0,002 *versus* timolol.

conjuntival (6%), irritação ocular (4%), dor ocular (3%) e dor no local da instilação (2%). O uso da solução oftálmica de latanoprosteno bunode 0,024% pode aumentar a pigmentação da íris e das pálpebras, e a pigmentação da íris pode ser permanente. O latanoprosteno bunode pode aumentar o comprimento, a espessura e o número dos cílios, o que costuma ser reversível com a interrupção do tratamento.

REFERÊNCIAS BIBLIOGRÁFICAS

Adkins JC, Balfour JA. Brimonidicine. A review of its pharmacological properties and clinical potential in the management of open-angle glaucoma and ocular hypertension. Drugs & Aging. 1998;12:225-41.

Aim A, Stjernschantz J, the Scandinavian Latanoprost Study Group. Effects on intraocular pressure and side effects of 0.005% latanoprost applied once daily, evening or morning: a comparison with timolol. Ophthalmology. 1995;102:1743-52.

Anand BS, Dey S, Mitra AK. Current prodrug strategies via membrane transporter-receptors. Expert Opin Biol Ther. 2002;2:607-20.

Aref AA. Sustained drug delivery for glaucoma: current data and future trends. Curr Opin Ophthalmol. 2017;28:169-74.

Bradley JM, Vranka J, Colvis CM, Conger DM, Alexander JP, Fisk AS et al. Effect of matrix metalloproteinases activity on outflow in perfused human organ culture. Invest Ophthalmol Vis Sci. 1998;39:2649-58.

Balfour JA, Wilde MI. Dorzolamide. A review of its pharmacology and therapeutic potential in the management of glaucoma and ocular hypertension. Drugs & Aging. 1997;10:384-403.

Barsam PC. Comparison of the effect of pilocarpine and echothiophate on intraocular pressure and outflow facility. Am J Ophthalmol. 1972;73:742-9.

Battershill PE, Sorkin EM. Ocular metipranolol. A preliminary review of its pharmacodynamic and pharmacokinetic properties, and therapeutic efficacy in glaucoma and ocular hypertension. Drugs. 1988;36:601-15.

Berson FG, Cohen HH, Foersgter RJ, Lass JH, Novack GD, Duzman E. Levobunolol compared with timolol for the long-term control of elevated intraocular pressure. Arch Ophthalmol. 1985;103:379-82.

Berson FG, Epstein DL. Separate and combined effects of timolol maleate and acetazolamide in open-angle glaucoma. Am J Ophthalmol. 1981;92:788-91.

Bill A. Effects of atropine and pilocarpine on aqueous humour dynamics in cynomolgus monkeys (Macaca irus). Exp Eye Res. 1967;6:120-5.

Boger WP. The treatment of glaucoma: role of β-blocking agent. Drugs. 1979;18:25-32.

Boudot J, Cavero I, Fénard S, Lefèvre-Borg F, Manoury P, Roach AG. Preliminary studies on SL 75212. a new potent cardioselective beta-adrenoceptor antagonist. Br J Pharmacol. 1979;66:445 P.

Boyle JE, Ghosh D, Gieser DK, Adamsons IA. A randomized trial comparing the dorzolamide-timolol combination given twice daily to monotherapy with timolol and dorzolamide. Ophthalmology. 1999;106:10-6.

Brandt JD, Sall K, DuBiner H, Benza R, Alster Y, Walker G, et al. Six-month intraocular pressure reduction with a topical bimatoprost ocular insert: results of a phase II randomized controlled study. Ophthalmology. 2016;123:1685-94.

Bucci MG, Giraldi JP, Missiroli A, Virno M. La somministrazione locale del propranololo nella terapia del glaucoma. Bolletino d'Oculistica. 1968;47:S1-60.

Buckley MMT, Goa KL, Clissold SP. Ocular betaxolol. A review of its pharmacological properties, and therapeutic efficacy in glaucoma and ocular hypertension. Drugs. 1990;40:75-90.

Burr J, Azuara-Blanco A, Avenell A, Tuulonen A. Medical versus surgical interventions for open angle glaucoma. Cochrane Database Syst Rev. 2012;CD004399.

Caldwell DR, Salisbury CR, Guzek JP. Effects of topical betaxolol in ocular hypertensive patients. Arch Ophthalmol. 1984;102:539-40.

Camras CB, Bito LZ. Reduction of intraocular pressure in normal and glaucomatous primate (Aotus trivirgatus) eyes by topically applied prostaglandin F2α. Curr Eye Res. 1981;1:205-9.

Cavero I, Lefèvre-Borg F. Antihypertensive activity of betaxolol in conscious spontaneously hypertensive rats. British Journal of Pharmacology. 1983;78:28 P.

Christiansen GA, Nau CB, McLaren JW, Johnson DH. Mechanism of ocular hypotensive action of bimatoprost (Lumigan) in patients with ocular hypertension or glaucoma. Ophthalmology. 2004;111:1658-62.

Corwin ME, Spencer WH. Conjunctival melanin depositions: a side effect of topical epinephrine therapy. Arch Ophthalmol. 1963;69:73.

Cvetkovic RS, Perry CM. Brinzolamide. A review of its use in the management of primary open-angle glaucoma and ocular hypertension. Drugs & Agin. 2003;20:919-47.

Dausch D, Brewitt H, Edelhoff R. Metipranolol eye drops: clinical suitability in the treatment of chronic open angle glaucoma. In: Merte HJ, editor. Metipranolol. Pharmacology of beta-blocking agents and use of metipranolol in ophthalmology. New York: Springer-Verlag Wien; 1983. p.132-47.

DeSantis L. Preclinical overview of brinzolamide. Surv Ophthalmol. 2000;44:S119-29.

Duvvuri S, Majumdar S, Mitra AK. Durg delivery to the retina: challenges and opportunities. Expert Opin Bil Ther. 2003;3:45-56.

Duvvuri S, Majumdar S, Mitra AL. Role of metabolism in ocular drug delivery. 2004;5:505-15.

Ellis DZ, Dismuke WM, Chokshi BM. Characterization of soluble guanylate cyclase in NO-induced increases in aqueous humor outflow facility and in the trabecular meshwork. Invest Ophthalmol Vis Sci. 2009;50:1808-13.

European Glaucoma Society (EGS). Terminology and guidelines for glaucoma. 3. ed. Bern: EGS; 2014.

Fishman P, Cohen S, Bar-Yehuda S. Targeting the A3 adenosine receptor for glaucoma treatment (review). Mol Med Rep. 2013;7:1723-5.

Gandolfi SA, Lim J, Sanseau AC, Restrepo JCP, Hamacher T. Randomized trial of brinzolamide/brimonidine versus brinzolamide plus brimonidine for open-angle glaucoma or ocular hypertension. Adv Ther. 2014;31:1213-27.

Garway-Heatb DF, Crabb DP, Bunce C, Lascaratos G, Amalfitano F, Anand N, et al. Latanoprost for open-angle glaucoma (UKGTS): a randomised, multicentre, placebo-controlled trial. Lancet. 2015;385:1295-304.

Goel M, Picciani RG, Lee RK, Bhattacharya SK. Aqueous humor dynamics: a review. Open Ophthalmol J. 2010;4:52-9.

Goldberg I. Betaxolol. Australian and New Zealand Journal of Ophthalmology. 1989;17:9-13.

Goldhagen B, Proia AD, Epstein DL, Rao PV. Elevated levels of RhoA in the optic nerve head of human eyes with glaucoma. J Glaucoma. 2012;21:530-8.

Higginbotham EJ, Hansen J, Davis EJ, Walt JG, Guckian A. Glaucoma medication persistence with a fixed combination versus multiple bottles. Curr Med Res Opin. 2009;25:2543-7.

Hommer A, Thygesen J, Ferreras A, Wickstrom J, Friis MM, Buchholz P, et al. A European perspective on costs and cost effectiveness of ophthalmic combinations in the treatment of open-angle glaucoma. Eur J Ophthalmol. 2008;18:778-86.

Honjo M, Tanihara H, Inatani M, Kido N, Sawamura T, Yue BY et al. Effects of Rho-associated protein kinase inhibitor Y-27632 on intraocular pressure and outflow facility. Invest Ophthalmol Vis Sci. 2001;42:137-44.

Hoyng PFJ, van Beek LM. Pharmacology therapy for glaucoma – a review. Drugs. 2000;59:411-34.

Hung T, Hsieh JW, Chiou GCY. Ocular hypotensive effects of N-demethylated carbachol on open angle glaucoma. Arch Ophthalmol. 1982;100:262-4.

Inoue T, Tanihara H. Ripasudil hydrochloride hydrate: targeting Rho kinase in the treatment of glaucoma. Expert Opin Pharmacother. 2017;18:1669-73.

Ishida N, Odani-Kawabata N, Shimazaki A, Hara H. Prostanoids in the therapy of glaucoma. Cardiovascular Drug Reviews. 2006;24:1-10.

Ishizaki T, Maekawa M, Fujisawa K, Okawa K, Iwamatsu A, Fujita A, et al. The small GTP-binding protein Rho binds to and activates a 160 kDa Ser/Thr protein kinase homologous to myotonic dystrophy kinase. EMBO J. 1996;15:1885-93.

Isobe T, Ohta M, Kaneko Y, Kawai H. Species differences in metabolism of ripasudil (K-115) are attributed to aldehyde oxidase. Xenobiotica. 2016;46:579-90.

Kass MA, Heuer DK, Higginbotham EJ, Johnson CA, Keltner JL, Miller JP, et al. The Ocular Hypertension Treatment Study: a randomized trial determines that topical ocular hypotensive medication delays or prevents the onset of primary open-angle glaucoma. Archives of Ophthalmology. 2002;120:701-713; discussion 729-30.

Kass MA, Meltzer DW, Gordon M, Cooper D, Goldberg J. Compliance with topical pilocarpine treatment. American Journal of Ophthalmology. 1986;101:515-23.

Kaufman PL. Glaucoma editorial: pilocarpine update. Ann Ophthalmol. 1979;11:631-2.

Keating GM. Tafluprost ophthalmic solution 0.0015%: a review in glaucoma and ocular hypertension. Clin Drug Investig. 2016;36:499-508.

Keller KE, Acott TS. The Juxtacanalicular Region of Ocular Trabecular Meshwork: a tissue with a unique extracellular matrix and specialized function. J Ocul Biol. 2013;1:3.

Kennedy I, Coleman Ram Humphrey PP, Levy GP, Lumley P. Studies on the characterization of prostanoid receptors: a proposed classification. Prostaglandins. 1982;24:667-89.

Krieglstein GK, Novack GD, Voepel E, Schwarzbach G, Lange U, Schunck KP, et al. Levobunolol and metipranolol: comparative ocular hypotensive efficacy, safety, and comfort. Br J Ophthalmol. 1987;71:250-3.

Leite MT, Sakata LM, Medeiros FA. Managing glaucoma in developing countries. Arq Bras Oftalmol. 2011;74:83-4.

Lesar TS. Comparison of ophthalmic β-blocking agents. Clinical Pharmacy. 1987;6:451-63.

Li P, Shen TT, Johnstone M, Wang RK. Pulsatile motion of the trabecular meshwork in healthy human subjects quantified by phase-sensitive optical coherence tomography. Biomed Opt Express. 2013;4:2051-65.

Liao JK, Seto M, Noma K. Rho kinase (ROCK) inhibitors. J Cardiovasc Pharmacol. 2007;50:17-24.

Lin CW, Sherman B, Moore LA. Discovery and preclinical development of netarsudil, a novel ocular hypotensive agent for the treatment of glaucoma. J Ocul Pharmacol Ther. 2018;34:40-51.

Macha S, Mitra AK. Ocular disposition of ganciclovir and its monoester prodrugs following intravitreal administration using microdialysis. Drug Metab Dispos. 2002;30:670-5.

March WF, Ochsner KI. The long-term safety and efficacy of brinzolamide 1.0% (Azopt) in patients with primary open-angle glaucoma or ocular hypertension. Brinzolamide Long-Term Therapy Study Group. Am J Ophthalmol. 2000;129:136-43.

Maren TH. Carbonic anhydrase: chemistry, physiology, and inhibition. Physiol Rev. 1967;47:595-781.

Maren TH. The rates of movement of Na+, Cl- and HCO3- from plasma to posterior chamber; effect of acetazolamide and relation to the treatment of glaucoma. Invest Ophthalmol. 1983;28:280-4.

Mekki QA, Davies IB, Sinclair AJ, Turner P. Effect of β-2-selective adrenoceptor blockers on intraocular pressure in man. Abstract. British Journal of Clinical Pharmacology. 1985;21:596P-7P.

Mishra D, Sinha BP, Kumar MS. Comparing the efficacy of latanoprost (0.005%), bimatoprost (0.03%), travoprost (0.004%), and timolol (0.5%) in the treatment of primary open angle glaucoma. Korean J Ophthalmol. 2014;28:399-407.

Mochizuki H, Itakura H, Yokoyama T, Takamatsu M, Kiuchi Y. Twenty-four-hour ocular hypotensive effects of 0.0015 % tafluprost and 0.005 % latanoprost in healthy subjects. Jpn J Ophthalmol. 2010; 54:286-90.

Nau CB, Malihi M, McLaren JW, Hodge DO, Sit AJ. Circadian variation of aqueous humor dynamics in older healthy adults. Invest Ophthalmol Vis Sci. 2013;54:7623-9.

Netland PA, Lnadry T, Sullivan EK, Andrew R, Silver L, Weiner A, et al. Travoprost compared with latanoprost and timolol in patients with open-angle glaucoma or ocular hypertension. Am J Ophthalmol. 2001;132:472-84.

Neufeld AH, Bartels SP, Liu JHK. Laboratory and clinical studies on the mechanism of action of timolol. Surv Ophthalmol. 1983;28:286-92.

Newman-Casey PA, Robin AL, Blachley T, Farris K, Heisler M, Resnicow K, et al. The most common barriers to glaucoma medication adherence. Ophthalmology. 2015;122:1308-16.

O'Brien CS, Swan KD. Carbaminoylcholinechloride in the treatment of glaucoma simplex. Arch Ophthalmol. 1942;27:253-7.

Obstbaum SA, Kolker AE, Phelps CD. Low-dose epinephrine. Arch Ophthalmol. 1974;92:118-20.

Okeke CO, Quigley HA, Jampel HD, Ying GS, Plyler RJ, Jiang Y, et al. Adherence with topical glaucoma medication monitored electronically: the travatan dosing aid study. Ophthalmology. 2009;116:191-9.

Ormrod D, McClellan K. Topical dorzolamide 2%/timolol 0.5%. A review of its use in the treatment of open-angle glaucoma. Drugs & Aging. 2000;17:477-96.

Phillips CI, Howitt G, Rowlands DJ. Propranolol as ocular hypotensive agents. British Journal of Ophthalmology. 1967;51:222-6.

Polansky JR, Alvarado JA. Isolation and evaluation of target cells in glaucoma research: hormone receptors and drug responses. Curr Eye Res. 1985;4:267-79.

Rao PV, Pattabiraman PP, Kopczynski C. Role of the Rho GTPase/Rho kinase signaling pathway in pathogenesis and treatment of glaucoma: bench to bedside research. Exp Eye Res. 2016;pii:S0014-483530240-8.

Reichert RW, Shields MB, Stewart WC. Intraocular pressure response to replacing pilocarpine with carbachol. Am J Ophthalmol. 1988;106:747-8.

Reiss GR, Brubaker RF. The mechanism of betaxolol: a new ocular hypotensive agent. Ophthalmology. 1983;90:1369-72.

Remis LL, Epstein DL. Treatment of glaucoma. Ann Rev Med. 1984;35:195-205.

Riento K, Ridley AJ. Rocks: multifunctional kinases in cell behavior. Nat Rev Mol Cell Biol. 2003;4:446-56.

Schachtschabel U, Lindsey JD, Weinreb RN. The mechanism of action of prostaglandins on uveoscleral outflow. Curr Opin Ophthalmol. 2000;11:112-5.

Schenker HI, Yablonski ME, Podos SM, Linder L. Fluorophotometric study of epinephrine and timolol in human subjects. Arch Ophthalmol. 1981;99:1212-6.

Schuman JS, Horwitz B, Choplin NT, David R, Albracht D, Chen K. A 1-year study of brimonidine twice daily in glaucoma and ocular hypertension. Arch Ophthalmol. 1997;115:847-52.

Serle JB, Katz LG, McLaurin E, Heah T, Ramirez-Davis N, Usner DW, et al. Two phase 3 clinical trials comparing the safety and efficacy of netarsudil to timolol in patients with elevated intraocular pressure: Rho kinase elevated IOP treatment trial 1 and 2 (ROCKET-1 and ROCKET-2). Am J Ophthalmol. 2018;186:116-27.

Sharif NA, Xu SX, Williams GW, Crider JY, Griffin BW, Davis TL. Pharmacology of [3H]prostaglandin E1/[3H]prostaglandin E2 and [3H]prostaglandin F2α binding do EP3 and FP prostaglandin receptor binding sites in bovine corpus luteum: characterization and correlation with functional data. J Pharmacol Exp They. 1998;286:1094-102.

Sleath B, Blalock S, Covert D, Stone JL, Skinner AC, Muir K, et al. The relationship between glaucoma medication adherence, eye drop technique, and visual field defect severity. Ophthalmology. 2011;118:2398-402.

Strahlman E, Tipping R, Vogel R. A double-masked, randomized 1-year study comparing dorzolamide (Trusopt), timolol and betaxolol. Arch Ophthalmol. 1995;113:1009-16.

Takagi Y, Nakajima T, Shimazaki A, Kageyama M, Matsugi T, Matsumura Y, et al. Pharmacological characteristics of AFP-168 (tafluprost), a new prostanoid FP receptor agonist, as an ocular hypotensive drug. Exp Eye Res. 2004;78:767-76.

Tanihara H, Inoue T, Yamamoto T. Additive intraocular pressure-lowering effects of the Rho kinase inhibitor Ripasudil (K-115) combined with timolol or latanoprost. A report of 2 randomized clinical trials. JAMA Ophthalmol. 2015;133:755-61.

Toris CB, Camras CB, Yablonski ME. Acute versus chronic effects of brimonidine on aqueous humor dynamics in ocular hypertensive patients. Am J Ophthalmol. 1999;128:8-14.

Toris CB, Gleason ML, Camras CB, Yablonski ME. Effects of brimonidine on aqueous humor dynamics in human eyes. Arch Ophthalmol. 1995;113:1514-7.

Townsend DJ, Brubaker RF. Immediate effect of epinephrine on aqueous formation in the normal human eye as measured by fluorophotometry. Invest Ophthalmol Vis Sci. 1980;19:256-66.

Uehata M, Ishizaki T, Satoh H, Ono T, Kawahara T, Morishita T, et al. Calcium sensitization of smooth muscle mediated by a Rho-associated protein kinase in hypertension. Nature. 1997;389:990-4.

Uusitalo H, Pillunat LE, Ropo A. Efficacy and safety of tafluprost 0.0015% versus latanoprost 0.005% eye drops in lopen-angle glaucoma and ocular hypertension: 24-month results of a randomized, double-masked phase III study. Acta Ophthalmol. 2010;88:12-9.

Vadlapatla RK, Vadlapudi AD, Pal D, Mitra AK. Role of membrane transporters and metabolizing enzymes in ocular drug delivery. Drug Metab. 2014;15:680-93.

van Alphen GW. The adrenergic receptors of the intraocular muscles of the human eye. Invest Ophthalmol. 1976;15:502-5.

Vorwerk C, Thelen U, Buchholz P, Kimmich F. Treatment of glaucoma patients with insufficient intraocular pressure control: a survey of German ophthalmologists in private practice. Curr Med Res Opin. 2008;24:1295-301.

Wang SK, Chang RT. An emerging treatment option for glaucoma: Rho kinase inhibitors. Clinical Ophthalmology. 2014;8:883-90.

Weber A. Die Ursache des Glaucoms. Albrecht von Graetes Arch Ophthalmol. 1877;23:1-91.

Weinreb RN, Khaw PT. Primary open-angle glaucoma. Lancet. 2004; 363:1711-20.

Weinreb RN, Sforzolini BS, Vittitow J, Liebmann J. Latanoprostene Bunod 0.024% versus timolol maleate 0.5% in subjects with open-angle glaucoma or ocular hypertension: The APOLLO Study. Ophthalmology. 2016;123:965-73.

Wettschureck N, Offermanns S. Rho/Rho-kinase mediated signaling in physiology and pathophysiology. J Mol Med (Berl). 2002;80:629-38.

Whitson JT. Travoprost – a new prostaglandin analogue for the treatment of glaucoma. Expert Opin Pharmacother. 2002;3:967-77.

Wright S, Edgar DF. Stewart-Jones JH, Turner P. Comparison of topical betaxolol, carteolol, metipranolol and saline on intra-ocular pressure in normal volunteers. British Journal of Clinical Pharmacology. 1988;27:696P-7P.

Zhang Y, Mao X, Schwend T, Littlechild S, Conrad GW. Resistance of corneal RFUVA–cross-linked collagens and small leucine-rich proteoglycans to degradation by matrix metalloproteinases. Invest Ophthalmol Vis Sci. 2013;54:1014-25.

Zimmerman TJ. Pilocarpine. Ophthalmology. 1981;88:85-8.

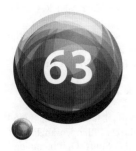

63 Degeneração Macular

INTRODUÇÃO

Degeneração macular é uma doença que afeta a região macular da retina. Degeneração macular relacionada à idade é uma doença comum, crônica, progressiva, que afeta pacientes idosos e é caracterizada por perda da visão central como resultado de anormalidades do epitélio pigmentar da retina, de fotorreceptores, da membrana de Bruch e do complexo coroidal, podendo ocorrer neovascularização com frequência. A degeneração macular relacionada à idade pode ser dividida basicamente em dois grupos: degeneração não neovascular ou não exsudativa (seca) ou degeneração neovascular ou exsudativa (úmida). Embora a maior parte dos casos seja de degeneração macular não neovascular, a degeneração macular exsudativa é a maior responsável pela perda grave de visão e geralmente ocorre em semanas ou meses. Embora a neovascularização seja a causa mais comum da perda grave de visão, a atrofia geográfica observada nas formas mais avançadas da degeneração macular seca também pode causar perda da visão. Do ponto de visto epidemiológico, a degeneração macular relacionada à idade ocupa o terceiro lugar como causa de cegueira, após a catarata e o glaucoma. A degeneração macular relacionada à idade é rara antes dos 55 anos de idade e é mais comum em pacientes acima de 75 anos.

Degeneração macular não neovascular. Caracterizada pela formação precoce de drusas. As drusas apresentam-se como depósitos focais, de coloração esbranquiçada ou amarelada na região profunda da retina. Estão tipicamente localizadas abaixo do epitélio pigmentar da retina e dentro da membrana de Bruch e podem variar em número, forma, tamanho e distribuição. A maior parte das drusas apresenta tamanho entre 20 e 100 μm, e elas são caracterizadas como sólidas ou moles. A atrofia geográfica é reconhecida clinicamente de maneira fácil, pois é caracterizada por uma área bem delimitada de redução da espessura da retina, comparada com a retina circundante, que apresenta uma alteração relativa da cor que permite a visualização aumentada dos vasos coroidais. Também podem ocorrer alterações da pigmentação, tanto hipo como hiperpigmentação (Schmitz-Valckenberg *et al.*, 2010).

Degeneração macular exsudativa. Caracterizada pela presença de neovascularização na mácula. As manifestações clínicas da neovascularização da degeneração macular úmida são fluido sub-retiniano ou intrarretiniano, hemorragia sub-retiniano, retinal ou subepitélio pigmentar da retina, exsudato lipídico e descolamento do epitélio pigmentar da retina. Nos estágios finais da doença, a neovascularização resulta em uma cicatriz fibrótica ou atrófica, com perda permanente da visão central (Zayit-Soudry *et al.*, 2007).

Os fatores angiogênicos – fator de crescimento endotelial (VEGF, do inglês *vascular endothelial growth factor*) e fator de crescimento placentário (PlGF) – são potentes agentes mitogênicos, quimiotáticos e funcionam como fatores de permeabilidade nas células endoteliais. Na década de 1940, resultados obtidos de modo experimental e clínico levaram à proposição de que uma substância difusível hipotética produzida pela retina, denominada fator X, poderia ser a causa da neovascularização patológica ocular (Michaelson, 1948). Na década de 1990, várias linhas de investigação identificaram o denominado fator X como VEGF-A. O VEGF-A atua por meio dos receptores VEGFR-1 e VEGFR-2, e o PlGF apresenta efeito angiogênico sinérgico com o VEGF-A no VEGFR-1. O VEGF-A é o principal fator responsável pela angiogênese patológica e pelo aumento da permeabilidade vascular observada em pacientes com retinopatia ou com edema macular diabético (Keating, 2015). A isquemia da retina é frequentemente associada com neovascularização patológica, com subsequente edema e hemorragia que levam à perda da visão (Garner, 1994). O VEGF-A é sintetizado pela retina de humanos e primatas não humanos, e seus níveis aumentam quando a retina torna-se isquêmica (Miller *et al.*, 1994). Os níveis de VEGF-A nos fluidos oculares são temporal e espacialmente associados com neovascularização experimental, e o bloqueio do VEGF-A suprime o crescimento vascular patológico em primatas não humanos (Adamis *et al.*, 1996). Em pacientes com isquemia de retina, os olhos que apresentavam neovascularização tinham níveis aumentados de VEGF-A nos fluidos oculares e o VEGF-A, quando injetado experimentalmente em olhos normais de primatas não humanos, causava alterações vasculares patológicas na retina, como neovascularização similar àquelas observadas na doença humana (Tolentino *et al.*, 1996).

Pelo exposto, a terapia farmacológica da degeneração macular relacionada à idade é baseada sobretudo em antagonizar os efeitos do VEGF-A, entretanto, a estratégia utilizada para desenvolver os medicamentos é diversa.

APTÂMEROS

São ácidos nucleicos de fita única e pequeno tamanho que se dobram em estruturas tridimensionais bem definidas. Eles têm alta afinidade e especificidade por moléculas-alvo e inibem a função biológica destas. Podem ser sintetizados química ou enzimaticamente ou pela combinação dos dois métodos, podendo, portanto, ser considerados como produto químico ou biológico. Aptâmeros ligam-se a uma ampla gama de moléculas, como nucleotídios, cofatores, aminoácidos, peptídios, polissacarídios, proteínas, células, vírus e organismos unicelulares, exibindo afinidades na faixa entre pM-nM e apresentando especificidade para a molécula-alvo em relação a moléculas similares (Sakamoto *et al.*, 2018).

Interações entre o DNA e as proteínas têm papel vital em processos celulares como transcrição, empacotamento de cromatina, recombinação genética, replicação e reparação do DNA (Essers *et al.*, 2006). As proteínas que se ligam às sequências de DNA são proteínas que se ligam de maneira sequência específica ou de maneira sequência não específica dependendo de sua função. As proteínas estruturais como histonas ligam-se ao DNA de maneira sequência não específica, enquanto outras proteínas, como fatores de transcrição geralmente interagem com o DNA de maneira sequência específica (Dervan, 1986).

Embora não haja um código universal de reconhecimento, como por uma base de DNA com um resíduo de aminoácido, foram identificadas algumas sequências, por exemplo da E-box (CANNTG) para o regulador bHLH e a W-box (ttGACC/T) para os fatores de transcrição WRKY, indicando como as proteínas com domínios de ligação homólogos reconhecem sequências similares de DNA (Chai et al., 2011).

O conceito de modular a função de proteínas por meio de ácidos nucleicos que ocorrem naturalmente surgiu em estudos de interação vírus-hospedeiro. Por exemplo, um pequeno RNA viral produzido durante infecção por adenovírus liga e inibe a função de quinases celulares, bloqueando de maneira eficaz as defesas antivirais da célula (Kitajewski et al., 1986). Outro exemplo é o elemento da 5'-transativação de resposta (TAR) do HIV-1. Um passo essencial para a transcrição viral requer a interação entre o TAR, a proteína viral Tat e a ciclina celular T1 (CycT1); quando o TAR se liga à CycT1, ele aumenta muito a interação proteína-proteína entre a CycT1 e a Tat (Zhang et al., 2000).

Interações entre oligonucleotídios e proteínas ocorrem de maneira disseminada em biologia e atualmente vêm sendo exploradas para o desenvolvimento de uma nova classe terapêutica, denominada aptâmeros, do latim *aptus* (encaixado) e do grego *meros* (região). Aptâmeros são oligonucleotídios de DNA ou RNA selecionados em razão de sua alta afinidade e seletividade para proteínas (Ng et al., 2006). Esse termo foi recentemente estendido para incluir peptídios que se ligam às proteínas (Buerger e Groner, 2003).

Ácidos nucleicos não modificados são facilmente metabolizados por nucleases e, portanto, geralmente não são apropriados como fármacos para uso terapêutico. Um oligonucleotídio antissenso tem uma meia-vida em plasma menor que 1 min (de Smidt et al., 1991), sendo que um aptâmero também não modificado contra trombina apresentou meia-vida *in vivo* de 108 s (Griffin et al., 1993). Entretanto, a substituição do grupo 2'-hidroxila da ribose das pirimidinas por flúor ou um grupo amino aumentou a resistência para as nucleases das ribozimas em várias ordens de magnitude (Pieken et al., 1991).

Pegaptanib (Macugen®)

Conjugado formado por um oligonucleotídio com 28 nucleotídios de extensão que termina com um *linker* pentilamino (Figura 63.1) no qual duas unidades de polietilenoglicol monometóxi de 20 kDa são ligadas de maneira covalente por meio de dois grupos aminos com resíduo de lisina.

Pegaptanib é um aptâmero resistente à nuclease que se liga com alta afinidade à isoforma do VEGF (VEGF165), que, conforme já mencionado, é um regulador chave nos processos de angiogênese fisiológica e patológica. Pegaptanib é um antagonista seletivo do fator de crescimento endotelial (VEGF).

O $C_{máx}$ de 80 ng/mℓ ocorre após 1 a 4 dias da administração de 3 mg (10 vezes a dose recomendada) por via intravítrea. Pegaptanib é metabolizado por nucleases e não é afetado pelas enzimas do CIP450. Após administração da dose de 3 mg, a meia-vida de eliminação é de 10 ± 4 dias.

A eficácia e a segurança do pegaptanib foram avaliadas em ensaio clínico multicêntrico, duplo-cego, controlado com placebo em pacientes com degeneração macular relacionada à idade (Gragoudas et al., 2004). Pacientes (n = 1.186) foram tratados com injeção intravítrea de pegaptanib (0,3 mg, 1 mg e 3 mg) ou placebo a cada 6 semanas por 48 semanas. O objetivo primário foi a proporção de pacientes que perderam menos de 15 letras de acuidade visual na semana 54. Conforme ilustrado nas Figuras 63.2 e 63.3, todas as doses utilizadas do pegaptanib tiveram efeito benéfico em relação ao tratamento com placebo, sendo o objetivo primário atingido conforme ilustrado na Figura 63.3 e os objetivos secundários, na Figura 63.2. A maior parte das reações adversas observadas foi de natureza leve ou moderada, sendo atribuídas ao procedimento de administração do fármaco e não ao fármaco em si. As reações adversas com incidência superior ao placebo foram dor ocular (34% *vs.* 28%), ceratite puntata (20% *vs.* 18%), opacidade vítrea (18% *vs.* 10%), inflamação na câmera anterior (14% *vs.* 6%) e edema de córnea (10% *vs.* 7%).

Pegaptanib é indicado para o tratamento da neovascularização observada na degeneração macular associada à idade de característica

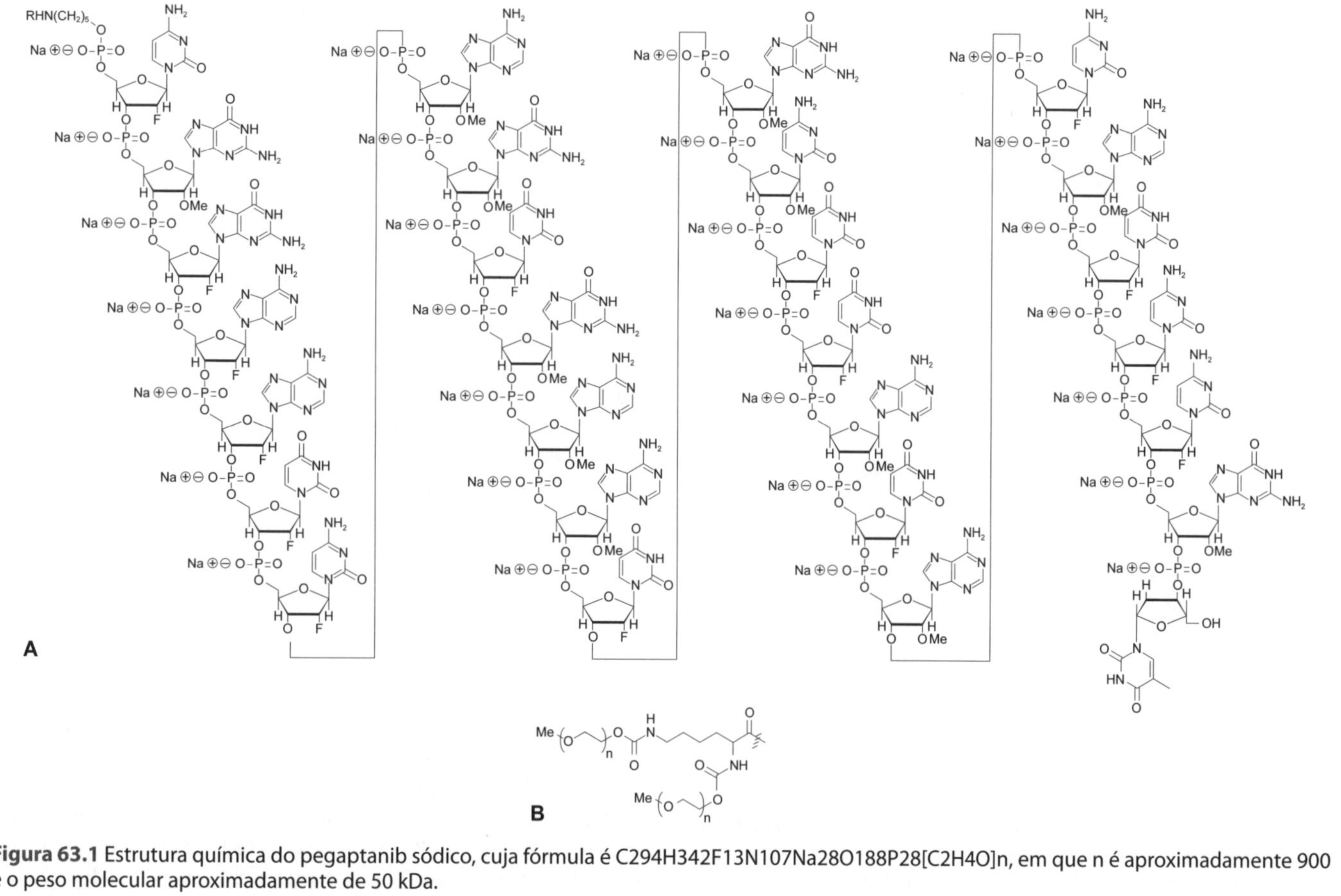

Figura 63.1 Estrutura química do pegaptanib sódico, cuja fórmula é C294H342F13N107Na28O188P28[C2H4O]n, em que n é aproximadamente 900 e o peso molecular aproximadamente de 50 kDa.

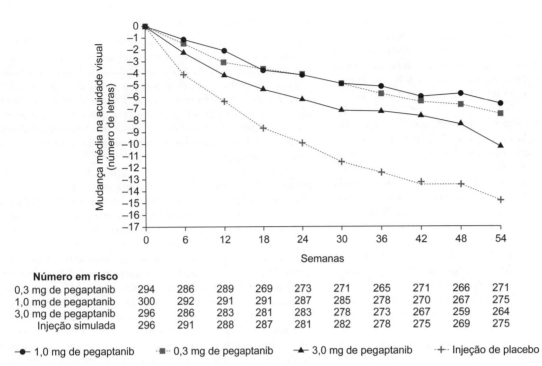

Figura 63.2 Média das alterações da acuidade visual na semana 54 em relação à linha de base (p < 0,002 para todos os pontos de pegaptanib 0,3 mg e 1,0 mg versus injeção placebo e p < 0,05 para todos os pontos comparando pegaptanib 3,0 mg versus injeção placebo).

úmida. A dose recomendada é de 0,3 mg, administrada a cada 6 semanas por via intravítrea em cada olho afetado. A administração deve ser feita em condições assépticas, com anestesia e antibioticoterapia adequada. As reações adversas mais comuns foram inflamação da câmera anterior, embaralhamento visual, catarata, hemorragia conjuntival, edema de córnea, irritação ocular, dor ocular, hipertensão arterial, aumento da pressão intraocular, redução da acuidade visual e opacidade do vítreo. Essas reações ocorrem entre 10 e 40% dos pacientes.

DARPINS

Anticorpos são secretados por plasmócitos e são desenhados para atuar em líquidos extracelulares, onde eles podem explorar o efeito estabilizante das pontes dissulfeto. Essa necessidade de estabilidade manteve uma pressão evolutiva nos domínios das imunoglobulinas para reter um intradomínio de pontes dissulfeto em todas as linhas germinais. Há grande interesse de usar anticorpos em ambientes intracelulares, entretanto, nesse ambiente, as pontes dissulfeto não conseguem ser formadas, em virtude das condições redutoras da maioria dos compartimentos intracelulares. Portanto, é fundamental o desenvolvimento de anticorpos que sejam estáveis na ausência de pontes dissulfeto para uso intracelular (Ewert et al., 2004).

Os *ankyrin repeat* são *motifs* de 33 resíduos de proteínas que consistem em duas alfa-hélices separadas por alças. Esses *motifs* são características estruturais extremamente comuns em proteínas e são responsáveis pela interação entre as proteínas. Os DARPins (*designed ankyrin repeat proteins*) tornaram-se um novo paradigma para criar proteínas que se ligam aos alvos desejados baseado na tecnologia de desenvolvimento de anticorpos. Atualmente, essa tecnologia tornou-se tão eficaz que é independente de anticorpos. Na maioria dos processos de engenharia responsável pela produção de anticorpos, ou mesmo para proteínas de fusão, fragmentos de anticorpos como Fab e scFv são utilizados, entretanto, esses fragmentos apresentam uma alta tendência de agregação, especialmente quando são ligados juntos ou quando utilizados em condições de redução como em compartimentos intracelulares (Plückthun, 2015).

Abicipar pegol

DARPin são pequenas moléculas proteicas estáveis e, nesse caso, ligam-se com alta afinidade ao VEGF-A. O abicipar pegol é uma molécula proteica de 14 kDa acoplada a uma subunidade de polietilenoglicol de 20 kDa, formando uma molécula de 34 kDa. Liga-se a todas as isoformas solúveis do VEGF-A com alta afinidade e neutraliza de maneira potente a isoforma VEGF-A$_{165}$, com afinidade e potência similares ao aflibercept, porém maiores quando comparadas com as do bevacizumab e do ranibizumab (Rodrigues et al., 2018).

A eficácia e a segurança do abicipar pegol foram avaliadas em dois ensaios clínicos fase II (BAMBOO and CYPRESS Study Groups), multicêntricos, randomizados, duplos-cegos, em pacientes com degeneração

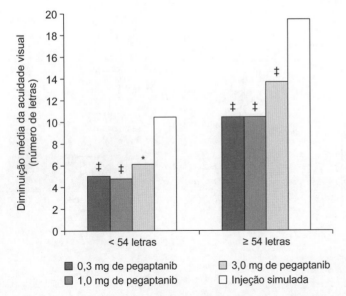

Figura 63.3 Média das alterações da acuidade visual na semana 54 em relação à linha de base. * p < 0,05 comparando pegaptanib versus placebo; ‡ p < 0,01 comparando pegaptanib versus placebo.

macular relacionada à idade e neovascularização (Kunimoto *et al.*, 2019). Os pacientes foram tratados com injeção intravítrea de abicipar pegol 1 mg (n = 25) ou abicipar pegol 2 mg (n = 25) a cada 4 semanas por 12 semanas e comparados com tratamento feito com ranibizumab (n = 25) administrado por injeção intravítrea 0,5 mg a cada 4 semanas por 20 semanas. Conforme ilustrado na Figura 63.4, o abicipar pegol foi eficaz em causar melhora da acuidade visual em ambos os estudos.

A redução da espessura central da retina em relação à linha de base foi de −187,3 μm, −196,5 μm e −230,3 μm (BAMBOO) e −106,5 μm, −112,8 μm e −124,4 μm (CYPRESS), para o abicipar pegol 1 mg, 2 mg e ranibizumab 0,5 mg, respectivamente (Figura 63.5).

Uveíte ou vitreíte foi observada em três pacientes tratados com abicipar pegol. Esses dados foram confirmados por apresentação de dois ensaios clínicos fase III (SEQUOIA e CEDAR) realizados em mais de 1.800 pacientes com degeneração macular relacionada à idade e neovascularização. Importante ressaltar que a incidência total de reações adversas foi semelhante entre os três grupos nos estudos fase III (abicipar pegol foi administrado na dose de 2 mg a cada 8 semanas ou a cada 12 semanas e comparado com ranibizumab 0,5 mg a cada 4 semanas), sendo a duração do tratamento de 52 semanas. Abicipar pegol foi associado a maior incidência de desenvolvimento de inflamação intraocular quando comparado com pacientes tratados com ranibizumab, entretanto, a maioria dessas reações inflamatórias foi de intensidade leve ou moderada, tratadas com corticosteroides tópicos. Por ocasião da redação deste capítulo, o abicipar pegol estava em processo de registro junto à Food and Drug Administration (FDA).

Aflibercept (Eylea®)

Proteína de fusão produzida por tecnologia de DNA recombinante, que apresenta os domínios de ligação dos receptores 1 e 2 do VEGF

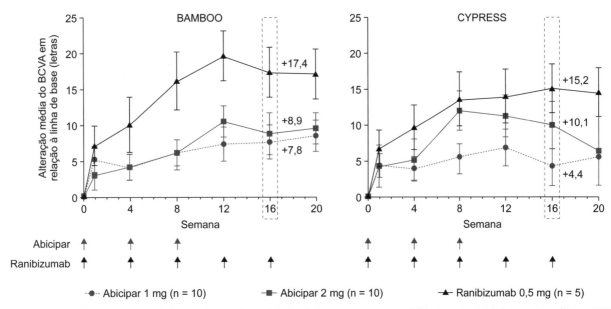

Figura 63.4 Média da alteração da acuidade visual em relação à linha de base na semana 16 (objetivo primário) dos ensaios clínicos BAMBOO e CYPRESS. Barras verticais indicam o erro padrão da média. BCVA: *best-corrected visual acuity*.

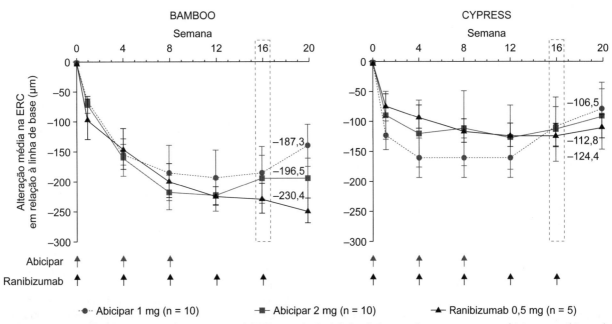

Figura 63.5 Alteração média da espessura da retina central (ERC) em relação à linha de base após tratamento com abicipar e ranibizumab. Barras verticais indicam erro padrão da média.

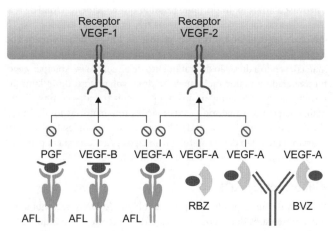

Figura 63.6 O aflibercept (AFL) pode se ligar tanto ao VEGF-A quanto ao VEGF-B, assim como ao PGF (placental growth factor). O ranibizumab (RBZ) e o bevacizumab (BVZ) ligam-se somente ao VEG-A. O AFL também pode impedir a ligação do VEGF aos seus receptores VEGF-1 e VEGF-2. O RBZ e o BVZ somente podem impedir a ligação do VEGF-A ao VEGFR-2.

(VEGFR-1 e VEGFR-2) fundidos na região constante (Fc) da imunoglobulina G1 (IgG1) humana (Holash et al., 2002). Aflibercept atua como um receptor solúvel falso e liga-se ao VEGF-A, VEGF-B e PGF com alta afinidade, enquanto o bevacizumab e o ranibizumab se ligam apenas ao VEGF-A (Figura 63.6; Hassan et al., 2016). Na verdade, o aflibercept apresenta mais afinidade pelo VEGF-A do que os próprios receptores humanos VEGFR-1 e VEGFR-2 (Papadopoulos et al., 2012).

Após a administração intravítrea de 2 mg em pacientes com degeneração macular relacionada à idade de característica úmida, foi detectado um $C_{máx}$ de 20 ng/mℓ em 1 a 3 dias. A concentração de aflibercept livre foi considerada indetectável em todos os pacientes após 2 semanas da aplicação. O volume de distribuição do aflibercept após administração IV foi estimado em 6 ℓ.

A eficácia e a segurança do aflibercept foram avaliadas em revisão sistemática e metanálise de 18 estudos, incluindo 6.779 pacientes tratados com aflibercept e 6.054 pacientes tratados com ranibizumab (Zhang et al., 2017). Conforme ilustrado na Figura 63.7, não houve diferença entre os tratamentos com aflibercept ou ranibizumab nos meses 3 (Figura 63.7 A), 6 (Figura 63.7 B), 12 (Figura 63.7 C) e 24 (Figura 63.7 D) em relação à acuidade visual. Também não foi observada diferença significativa entre os dois tratamentos quanto à espessura da retina.

Aflibercept é indicado para o tratamento de pacientes com degeneração macular úmida relacionada à idade. A dose recomendada é de 2 mg administrados por via intravítrea a cada 4 semanas por 3 meses, seguidos de uma injeção intravítrea de 2 mg a cada 8 semanas. As reações adversas mais frequentes, com incidência de 5% ou mais, foram hemorragia conjuntival, dor ocular, catarata, descolamento do vítreo, manchas flutuantes no vítreo e aumento da pressão intraocular. Aflibercept é uma proteína; portanto, espera-se que sua eliminação seja feita juntamente com o VEGF endógeno por meio de proteólise. A meia-vida de eliminação do aflibercept após a administração IV de 2 a 4 mg/kg foi de 5 a 6 dias. Não há necessidade de ajustar a dose em pacientes nefropatas. O aflibercept é eliminado do olho via circulação coroidal e rede trabecular; ele não sofre metabolismo intraocular e sua eliminação no olho humano é estimada em aproximadamente 7 dias (Stewart, 2011).

Ranibizumab (Lucentis®)

Anticorpo monoclonal murínico humanizado (zumab) recombinante, no qual a porção Fab do anticorpo neutraliza todas as formas ativas do VEGF-A.

A eficácia e a segurança do rabinizumab foram avaliadas em ensaio clínico multicêntrico, controlado com placebo, realizado em pacientes com degeneração macular relacionada à idade com neovascularização coroidal mínima ou oculta (Rosenfeld et al., 2006). Os pacientes (n = 716) foram tratados com injeção intravítrea mensal de ranibizumab 0,3 mg ou 0,5 mg ou placebo por 24 meses. O objetivo primário foi a proporção de pacientes com perda menor que 15 letras a partir da linha de base após 12 meses de tratamento. Conforme ilustrado na Figura 63.8, tratamento com ranibizumab causou melhora da acuidade visual (aumento de 6,5 e 7,2 letras nos grupos tratados com 0,3 e 0,5 mg, respectivamente), sendo o benefício mantido pelo período de 24 meses, enquanto no grupo sham ocorreu perda de 10,4 letras. Endoftalmite foi observada em 5 pacientes (1%) e uveíte grave em 6 pacientes (1,3%) tratados com ranibizumab.

Ranibizumab é indicado para tratamento da degeneração macular úmida relacionada à idade, para edema macular após oclusão da veia retiniana, edema macular diabético, retinopatia diabética e neovascularização coroidal miópica. Para a primeira indicação, a dose recomendada é injeção intravítrea de 0,5 mg a cada 4 semanas. As reações adversas mais comuns são hemorragia conjuntival, dor ocular, manchas flutuantes vítreas e aumento da pressão intraocular.

Bevacizumab (Avastin®)

Anticorpo monoclonal recombinante humanizado de 149 kDa direcionado a todas as isoformas do VEGF-A (Los et al., 2007). Bevacizumab foi aprovado inicialmente pela FDA para tratamento de câncer metastático do cólon, sendo utilizado posteriormente off-label para tratamento de degeneração macular relacionada à idade (Rosenfeld et al., 2005).

A eficácia e a segurança do bevacizumab para o tratamento de degeneração macular relacionada à idade com neovascularização foram avaliadas em ensaio clínico multicêntrico, monocego, com desenho de não inferioridade, sendo o comparador o ranibizumab (The CATT Research Group, 2011). Os pacientes (n = 1.208) foram divididos em quatro grupos: dois grupos tratados com injeção intravítrea do bevacizumab (1,25 mg/50 µℓ) ou do ranibizumab (0,5 mg/50 µℓ) a cada 4 semanas por 12 meses ou, após a primeira injeção do bevacizumab ou do ranibizumab, as injeções eram administradas somente se houvesse sinais de revascularização ativa.

Conforme ilustrado na Figura 63.9, a acuidade visual melhorou nos quatro grupos em comparação com a linha de base, sendo evidente após 6 meses de uso. Após 1 ano, não foi detectada diferença em relação à acuidade visual entre os grupos tratados com bevacizumab ou ranibizumab, mesmo quando os fármacos foram administrados somente quando necessário (Figura 63.10). Após um ano de tratamento, a proporção dos pacientes que não tiverem decréscimo da acuidade visual de 15 ou mais letras foi de 94,4% no grupo tratado mensalmente com ranibizumab, 94% no grupo tratado mensalmente com bevacizumab, 95,4% no grupo tratado com ranibizumab quando necessário e 91,5% no grupo tratado com bevacizumab quando necessário (Figura 63.11). Não houve diferença na incidência de reações adversas.

Importante ressaltar que esse trabalho fez uma análise de custo com os fármacos no primeiro ano de uso. O custo do esquema terapêutico de ranibizumab administrado mensalmente foi de US$ 23.400; para ranibizumab administrado quando necessário, US$ 13.800; bevacizumab administrado mensalmente, US$ 595; e no grupo tratado com bevacizumab somente quando necessário, US$ 385. Essa diferença de custo é considerada relevante (Moreno e Kim, 2016), embora haja opiniões contrárias em relação ao custo-benefício (Prescrire, 2015).

Brolucizumab

Fragmento de anticorpo de cadeia única, humanizado, que inibe todas as formas do VEGF-A. É o menor dos anticorpos contra VEGF, tendo peso molecular de 26 kDa, comparado com 149 kDa do bevacizumab, 115 kDa do aflibercept e 48 kDa do ranibizumab. Em virtude da tecnologia empregada no seu desenho, foi possível concentrar a solução de brolucizumab em até 120 mg/mℓ, permitindo a administração de 6 mg em injeção intravítrea única de 50 µℓ.

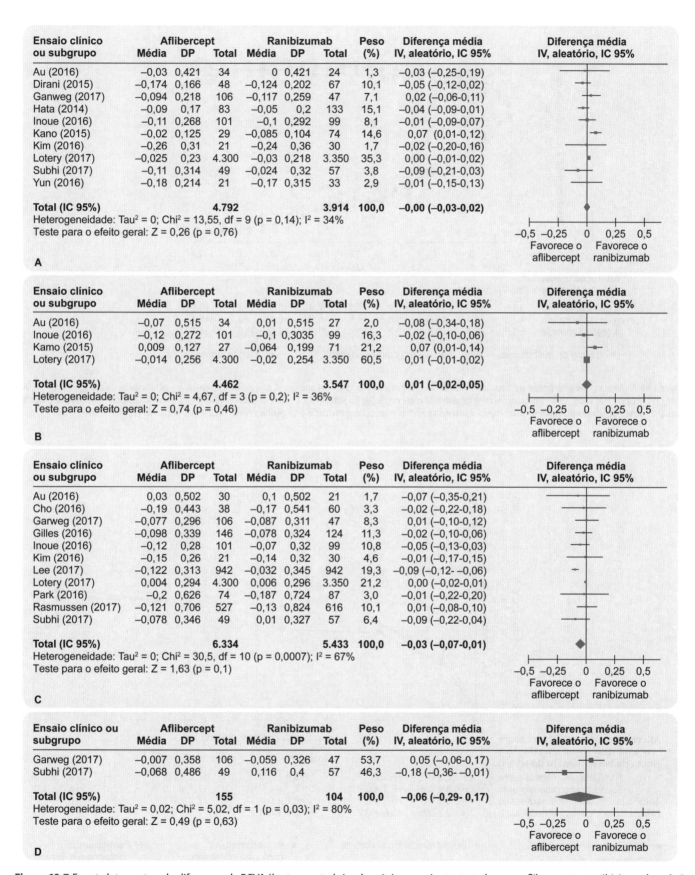

Figura 63.7 *Forest plots* mostrando diferenças da BCVA (*best-corrected visual acuity*) em pacientes tratados com aflibercept ou ranibicizumab após 3 (**A**), 6 (**B**), 12 (**C**) e 24 (**D**) meses.

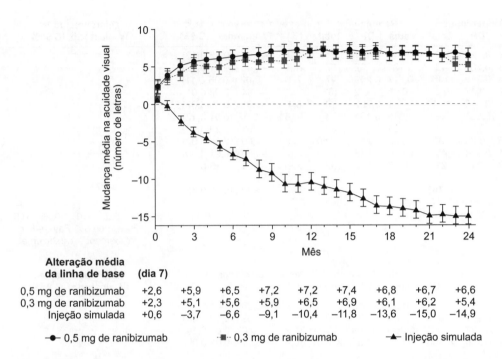

Figura 63.8 Médias das alterações da acuidade visual durante um período de 24 meses. A cada visita mensal, foi observada diferença de p < 0,001 entre os grupos tratados com rabinizumab e o grupo tratado com injeção simulada. Cabe destacar que injeção simulada não é injeção de placebo, mas sim um procedimento para simular injeção intravítrea, mas não ocorre entrada da agulha no vítreo. Barras verticais representam IC 95%.

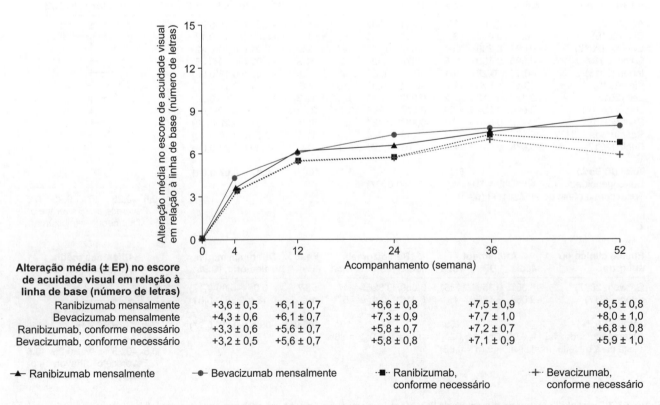

Figura 63.9 Média da alteração do escore da acuidade visual no primeiro ano de tratamento.

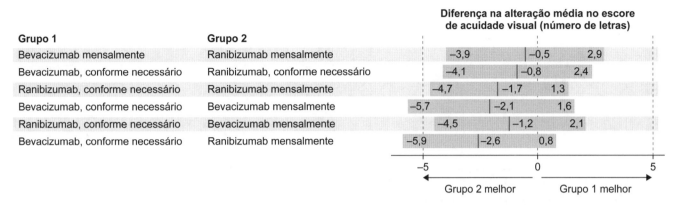

Figura 63.10 Diferença entre pares de grupos de estudo na média da alteração do escore da acuidade visual durante o primeiro ano de tratamento.

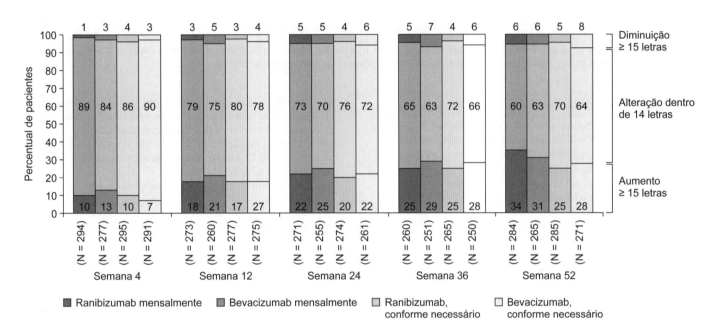

Figura 63.11 Proporção de pacientes em cada grupo com redução de 15 ou mais letras, mudança dentro de 14 letras ou aumento de 15 ou mais letras durante o primeiro ano de tratamento.

Eficácia e segurança do brolucizumab foram avaliadas em ensaio clínico fase II, dois braços, desenho de não inferioridade, comparando com o aflibercept em pacientes com degeneração macular relacionada à idade e neovascularização (Dugel et al., 2017). O estudo foi realizado em 89 pacientes randomizados 1:1 para receberem injeção intravítrea de brolucizumab (6 mg/50 μℓ) ou aflibercept (2 mg/50 μℓ) a cada 8 semanas por 40 semanas. O objetivo primário foi não inferioridade para melhor acuidade visual corrigida (BCVA, do inglês *best-corrected visual acuity*), e o secundário foi redução da espessura do subcampo central.

A alteração da acuidade visual em relação à linha de base causada pelo brolucizumab foi considerada não inferior ao aflibercept na semana 12 (5,75 e 6,89; IC 80% −4,19−1,93), sem diferença notável até a semana 40 (Figura 63.12 A). Também não houve diferença significativa na redução da espessura central entre os dois tratamentos e na espessura do subcampo central (Figura 63.12 B). Não houve diferença significativa entre os dois grupos de tratamento quanto à incidência de reações adversas. Os resultados obtidos nesse ensaio clínico fase II foram confirmados em ensaio clínico fase III, multicêntrico, randomizado, duplo-cego, com desenho de não inferioridade comparado com aflibercept, em pacientes (n = 1.817) com degeneração macular relacionada à idade e neovascularização (Dugel et al., 2019). Nesse estudo, a maioria dos pacientes foi tratada com injeção intravítrea de brolucizumab a cada 12 semanas, enquanto o aflibercept foi administrado a cada 8 semanas. Esse fármaco foi registrado pela FDA em outubro de 2019.

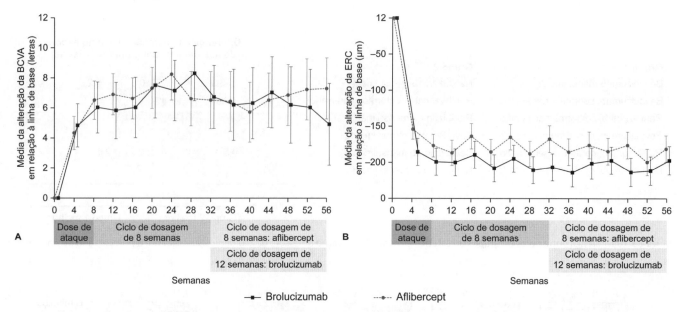

Figura 63.12 Média da alteração da BCVA (*best-corrected visual acuity*; A) e da ERC (espessura da retina central; B) em relação à linha de base em pacientes tratados com aflibercept ou brolucizumab. Barras verticais representam o erro padrão da média.

REFERÊNCIAS BIBLIOGRÁFICAS

Adamis AP, Shima DT, Tolentino MJ, Gragoudas ES, Ferrara N, Folkman J, et al. Inhibition of vascular endothelial growth factor prevents retinal ischemia-associated iris neovascularization in a nonhuman primate. Arch Ophthalmol. 1996;114:66-71.

Bevacizumab (AVASTIN) and age-related macular degeneration. Lower cost does not justify taking risks. Prescrire Int. 2015;24:201-4.

Buerger C, Groner B. Bifunctional recombinant proteins in cancer therapy: cell penetrating peptide aptamers as inhibitors of growth factor signaling. J Cancer Res Clin Oncol. 2003;129:669-75.

Chai C, Xie Z, Grotewold E. SELEX (Systematic Evolution of Ligands by EXponential Enrichment), as a powerful tool for deciphering the protein-DNA interaction space. Methods Mol Biol. 2011;754:249-58.

de Smidt PC, Le Doan T, de Falco S, van Berkel TJ. Association of antisense oligonucleotides with lipoproteins prolongs the plasma half-life and modifies the tissue distribution. Nucleic Acids Res. 1991;19:4695-700.

Dervan PB. Design of sequence-specific DNA-binding molecules. Science. 1986;232:464-71.

Dugel PU, Jafe GJ, Sallstig P, Warburton J, Weichselberger A, Wieland M, et al. Brolucizumab versus aflibercept in participants with neovascular age-related macular degeneration: a randomized trial. Ophthalmology. 2017;124:1296-304.

Dugel PY, Koh A, Ogura Y, Jaffe GJ, Schmidt-Erfurth U, Brown DM, et al. HAWL and HARRIER: phase 3, multicenter, randomized, double-masked trials of brolucizumab for neovascular age-related macular degeneration. Ophthalmology. 2019;S0161-6420(33018-5.

Essers J, Houtsmuller AB, Kanaar R. Analysis of DNA recombination and repair proteins in living cells by photobleaching microscopy. Methods Enzymol. 2006;408:463-85.

Ewert S, Honegger A, Plückthun A. Stability improvement of antibodies for extracelular and intracelular applications: CDR grafting to stable frameworks and structure-based framework engineering. Methods. 2004;34:194-9.

Garner A, Klintworth GK, editors. Pathobiology of ocular disease: a dynamic approach. New York: Marcel Dekker; 1994. p.1625-710.

Gragoudas ES, Adamis AP, Cunningham Jr ET, Feinsod M, Guyer DR. VEGF Inhibition Study in Ocular Neovascularization Clinical Trial Group. N Engl J Med. 2004;351(27):2805-16.

Griffin LC, Toole JJ, Leung LL. The discovery and characterization of a novel nucleotide-based thrombin inhibitor. Gene. 1993;137:25-31.

Hassan M, Afridi R, Sadiq MA, Soliman MK, Agarwal A, Sepah YJ, et al. The role of aflibercept in the management of age-related macular degeneration. Expert Opin Biol Ther. 2016;16:699-709.

Holash J, Davis S, Papadopoulos N, Croll SD, Ho L, Russell M, et al. VEGF-trap: a VEGF blocker with potent antitumor effects. Proc Natl Acad Sci USA. 2002;99:11393-8.

Keating GM. Aflibercept: a review of its use in diabetic macular oedema. Drugs. 2015;75:1153-60.

Kitajewski J, Schneider RJ, Safer B, Munemitsu SM, Samuel CE, Thimmappaya B, Shenk T. Adenovirus VAI RNA antagonizes the antiviral action of interferon by preventing activation of the interferon-induced eIF-2 alpha kinase. Cell. 1986;45:195-200.

Kunimoto D, Ohji M, Maturi RK, Sekiryu T, Wang Y, Pan G, et al. Evaluation of abicipal pegol (an anti-VGF DARPin in Therapeutic) in patients with neovascular age-related macular degeneration: studies in Japan and the United States. Ophthalmic Surg Lasers Imaging Retina. 2019;50:e10-22.

Los M, Roodhart JM, Voest EE. Target practice: lessons from phase III trials with bevacizumab and vatalanib in the treatment of advanced colorectal cancer. Oncologist. 2007;12:443-50.

Michaelson IC. The mode of development of the vascular system of the retina with some observations on its significance for certain retinal disorders. Trans Ophthalmol Soc UK. 1948;68:137-80.

Miller JW, Adamis AP, Shima DT, D'Amore PA, Moulton RS, O'Reilly MS, et al. Vascular endothelial growth factor/vascular permeability factor is temporally and spatially correlated with ocular angiogenesis in a primate model. Am J Pathol. 1994;145:574-84.

Moreno TA, Kim SJ. Ranibizumab (Lucentis) versus bevacizumab (Avastin) for the treatment of age-related macular degeneration: an economic disparity of eye health. Semin Ophthalmol. 2016;31:378-84.

Ng EW, Shima DT, Calias P, Cunningham ET Jr, Guyer DR, Adamis AP. Pegaptanib, a targeted anti-VEGF aptamer for ocular vascular disease. Nat Rev Drug Discov. 2006;5:123-32.

Papadopoulos N, Martin J, Ruan Q, Rafique A, Rosconi MP, Shi E, et al. Binding and neutralization of vascular endothelial growth factor (VEGF) and related ligands by VEGF Trap, ranibizumab and bevacizumab. Angiogenesis. 2012;15:171-85.

Pieken WA, Olsen DB, Benseler F, Aurup H, Eckstein F. Kinetic characterization of ribonuclease-resistant 2'-modified hammerhead ribozymes. Science. 1991;253:314-7.

Plückthun A. Designed ankyrin repeat proteins (DARPins): binding proteins for research, diagnostics, and therapy. Annu Rev Pharmacol Toxicol. 2015;55:489-511.

Rodrigues GA, Mason M, Christie LA, Hansen C, Hernandez LM, Burke J, et al. Functional characterization of abicipar-pegol, an anti-VEGF DARPin therapeutic that potently inhibits angiogenesis and vascular permeability. Invest Ophthalmol Vis Sci. 2018;59:5836-46.

Rosenfeld PJ, Brown DM, Heier JS, Boyer DS, Kaiser PK, Chung CY, et al. Ranibizumab for neovascular age-related macular degeneration. N Engl J Med. 2006;355:1419-31.

Rosenfeld PJ, Moshfeghi AA, Puliafito CA. Optical coherence tomography findings after an intravitreal injection of bevacizumab (Avastin) for neovascular age-related macular degeneration. Ophthalmic Surg Lasers Imaging. 2005;36:331-5.

Sakamoto T, Ennifar E, Nakamura Y. Thermodynamic study of aptamers binding to their target proteins. Biochimie. 2018;145:91-97.

Schmitz-Valckenberg S, Steinberg JS, Fleckenstein M, Visvalingam S, Brinkmann CK, Holz FG. Combined confocal scanning laser ophthalmoscopy and spectral-domain optical coherence tomography imaging of reticular drusen associated with age-related macular degeneration. Ophthalmology. 2010;117:1169-76.

Stewart MW. What are the half-lives of ranbizumab and aflibercept (VEGF Trap-eye) in human eyes? Calculations with a mathematical model. Eye Rep. 2011;1:e5.

The CATT Research Group. Ranibizumab and bevacizumab for neovascular age-related macular degeneration. N Engl J Med. 2011;364:1897-908.

Tolentino MJ, Miller JW, Gragoudas ES, Jakobiec FA, Flynn E, Chatzistefanou K, et al. Intravitreous injections of vascular endothelial growth factor produce retinal ischemia and microangiopathy in an adult primate. Ophthalmology 1996;103:1820-8.

Zayit-Soudry S, Moroz I, Loewenstein A. Retinal pigment epithelial detachment. Surv Ophthalmol. 2007;52:227-43.

Zhang J, Tamilarasu N, Hwang S, Garber ME, Huq I, Jones KA, Rana TM. HIV-1 TAR RNA enhances the interaction between Tat and cyclin T1. J Biol Chem. 2000;275:34314-9.

Zhang Y, Chioreso C, Schweizer ML, Abramoff MD. Effects of aflibercept for neovascular age-related macular degeneration: a systematic review and meta-analysis of observational comparative studies. Invest Ophthalmol Vis Sci. 2017;58:5616-27.

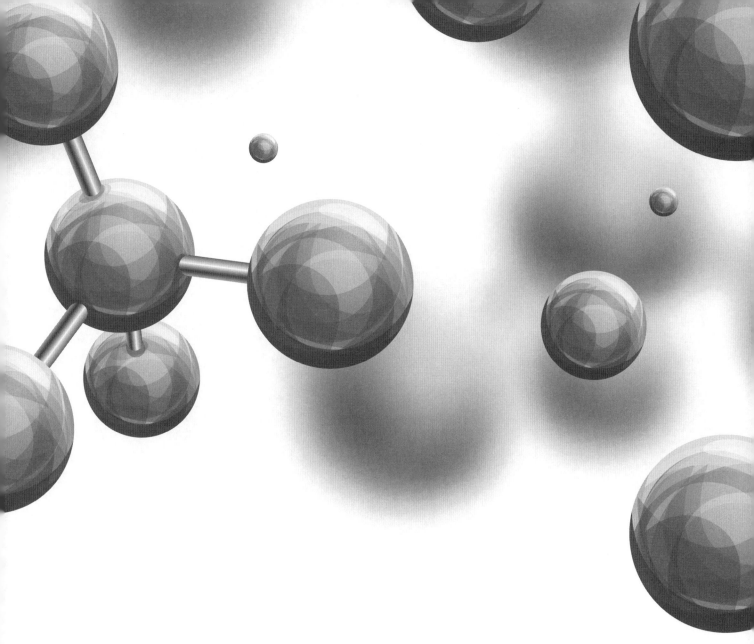

Parte 12

Fármacos em Pediatria e Hebiatria

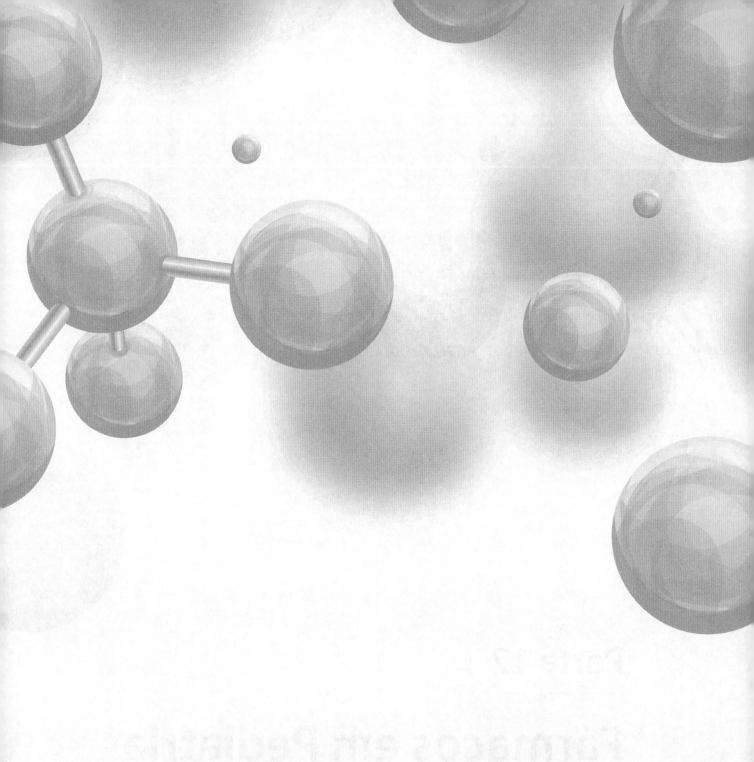

Parte 2

Fármacos em Pediatria

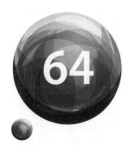

Febre e Antitérmicos

INTRODUÇÃO

A temperatura normal do corpo humano é considerada como sendo 37°C, mas pode variar em torno de 1°C em indivíduos saudáveis. Aumento da temperatura é um achado frequente em pacientes em unidades de terapia intensiva, afetando aproximadamente 70% deles (Circiumaru et al., 1999). O termo febre tem origem no latim e significa calor, enquanto pirexia se origina do grego e significa fogo. Esses termos são utilizados de maneira intercambiável, mas alguns livros conceituam febre como aumento de temperatura causada por ação de pirógenos termorreguladores no hipotálamo, como ocorre na sepse e em condições inflamatórias (Zimmerman e Hanania, 2005). A Infectious Diseases Society of America (IDSA) considera febre quando a temperatura corporal é igual ou superior a 38,3°C, independentemente da causa (Walter et al., 2016). Hipertermia é outro termo utilizado para o aumento da temperatura corporal; alguns livros reservam esse termo para causas que excluem a febre induzida por pirógenos, podendo ser causada por excesso de exposição ao calor ou produção desregulada de calor em razão de perda excessiva de calor. Causas comuns são *heatstroke* causado por esforço e doenças relacionadas com fármacos, como hipertermia maligna e síndrome neuroléptica.

A febre causada por pirógenos é uma resposta comum em pacientes com sepse em estado crítico, e a geração da febre ocorre por vários mecanismos. A interação de pirógenos exógenos (como microrganismos) ou pirógenos endógenos (como interleucina-1, interleucina-6, fator de necrose tumoral – TNF-alfa) com o *organum vasculosum* da *lamina terminalis* (OVLT) leva à produção de febre. Os pirógenos exógenos podem estimular a produção de citocinas ou atuar diretamente no OVLT. O OVLT é uma das sete estruturas predominantemente celulares no hipotálamo anterior dentro da *lamina terminalis*, localizado no recesso óptico na parede anteroventral do terceiro ventrículo. Sua estimulação causa aumento da síntese de prostanoides, incluindo a prostaglandina E_2 (PGE_2), a qual atua no núcleo pré-óptico do hipotálamo, reduzindo a taxa de estimulação dos neurônios sensíveis ao calor e resultando consequentemente no aumento da temperatura corporal. A ceramida – um derivado lipídico que tem papel pró-apoptótico e também de sinalização – pode atuar como um segundo mensageiro independente da PGE_2 e pode ser particularmente importante nos estágios iniciais da geração da febre (Sanchez-Alavez et al., 2006). Os lipopolissacarídios (LPS) das bactérias Gram-negativas estimulam a produção periférica de PGE_2 das células hepáticas de Kupffer, sendo que a febre induzida por LPS pode ser mediada neuralmente (Launey et al., 2011). As vias neurais podem ser as responsáveis pelo rápido aparecimento da febre, e a produção de citocinas pode ser a responsável pela manutenção do quadro febril (Roth e de Souza, 2001). A febre também pode ocorrer via sinalização da cascata do receptor tipo Toll, a qual pode ser independente da cascata das citocinas (Figura 64.1).

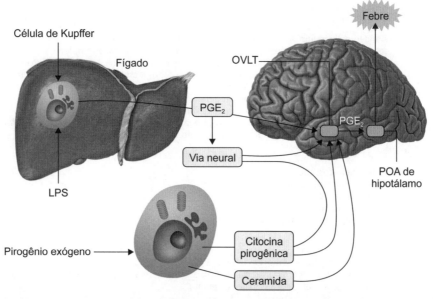

Figura 64.1 Mecanismos propostos para a geração da febre na sepse. Estimulação de células sentinelas por pirógenos exógenos produz pirógenos endógenos que estimulam a produção de PGE2 e de ceramida pela área pré-óptica do hipotálamo. A PGE2 também é produzida pelas células de Kupffer no fígado em resposta aos lipossacarídios, os quais, por sua vez, estimulam adicionalmente a área pré-óptica do hipotálamo através do nervo vago. OVLT: *organum vasculosum* da *lamina terminalis*. POA: área pré-óptica.

FEBRE ASSOCIADA A SEPSE

Há algumas evidências de que a febre pode ser benéfica na resposta à infecção. Análise retrospectiva demonstrou que a temperatura elevada em pacientes com infecção nas primeiras 24 h após admissão na unidade de terapia intensiva é associada com melhor evolução quando comparado com normotermia ou hipertermia (temperaturas acima de 40°C) (Young et al., 2012), e que temperaturas entre 37,5 e 39,4°C estão associadas com melhor prognóstico comparado com pacientes com normotermia (Lee et al., 2012). Em pacientes idosos com pneumonia comunitária, a mortalidade foi maior em pacientes que apresentavam normotermia (29%) quando comparada com pacientes que apresentavam febre (4%). Foi associado um efeito protetor entre temperatura acima de 38,2°C e infecções por fungos invasivos em unidades de terapia intensiva (Leroy et al., 2009). A temperatura elevada pode promover proteção por vários mecanismos. Os patógenos infecciosos de humanos geralmente apresentam replicação ótima abaixo de 37°C (Small et al., 1986). Aumentar a temperatura in vitro de 35 para 41,5°C aumenta a atividade antimicrobiana de muitas classes de antibióticos (Mackowiak et al., 1982). O aumento de temperatura também está associado com aumento da imunidade inata com destruição microbiana, porém, temperatura por volta de 40°C é associada com aumento de mortalidade, sugerindo que efeitos deletérios da hipertermia em células e órgãos podem contrabalançar os efeitos benéficos causados pela hiperpirexia em sepse aguda. Distintamente da febre observada na sepse, a febre não pirogênica não está associada a nenhum benefício.

FEBRE ASSOCIADA À INFLAMAÇÃO

Em pacientes em estado crítico, é muito comum ocorrer resposta inflamatória para reparar danos traumáticos ou infecciosos. Vários mediadores derivados de células ou do plasma associados com inflamação são pirogênicos, e a febre associada com a inflamação possivelmente apresenta a mesma mediação descrita para a sepse. A febre em pacientes com neoplasias malignas está associada com sepse em 2/3 dos casos (Toussaint et al., 2006). O tumor é causa da febre em menos de 10% dos casos, sendo que a produção do TNF-alfa e citocinas costumam ser a causa predominante da febre.

FEBRE INDUZIDA POR FÁRMACOS

Decorre de múltiplos mecanismos patofisiológicos, como interferência em mecanismos fisiológicos periféricos envolvidos com a perda de calor, interferência em mecanismos regulatórios centrais da temperatura, dano tissular direto, estimulação da resposta imune ou propriedades pirogênicas do fármaco utilizado. Um mecanismo comum observado em muitos desses fármacos é a estimulação da termogênese não acompanhada de tremores (NST, do inglês *non-shivering thermogenesis*), primariamente no tecido adiposo marrom e do músculo esquelético. Em condições normais, a fosforilação oxidativa celular promove a síntese de adenosina trifosfato (ATP) a partir de adenosina difosfato (ADP) nas mitocôndrias. A termogênese não acompanhada de tremores desacopla o movimento do próton dessa via, permitindo que a energia seja dissipada na forma de calor, sob o controle de proteínas desacopladoras (UCP) presentes no tecido adiposo marrom e na musculatura esquelética, sendo influenciada pelos hormônios tireoidianos e pelas catecolaminas. A Tabela 64.1 mostra as classes de fármacos associadas a esse tipo de febre (Walter e Carraretto, 2015).

FEBRE ASSOCIADA A DANO CEREBRAL

É independentemente associada a prognóstico reservado. Os mecanismos são multifatoriais, sendo que 41% das mortes após dano cerebral de origem traumática apresentavam lesões hipotalâmicas, sugerindo desregulação térmica (Crompton, 1971).

Tabela 64.1 Hipertermia induzida por fármacos.

Classe	Exemplos
Agentes antimicrobianos	Antibióticos betalactâmicos: piperacilina, cefotaxima Sulfonamidas
Hipertermia maligna	Suxametônio Fármacos anestésicos voláteis
Síndrome maligna dos neurolépticos	Antagonistas da dopamina: clorpromazina, haloperidol Antagonistas atípicos de serotonina e dopamina: olanzapina, risperidona, paliperidona, aripiprazol, quetiapina
Síndrome serotoninérgica	Antidepressivos: inibidores da monoamina-oxidase, antidepressivos tricíclicos, inibidores seletivos da recaptação da serotonina, inibidores da recaptação da serotonina-norepinefrina, bupropiona Opioides: tramadol, petidina, fentanila, pentazocina, buprenorfina, oxicodona, hidrocodona Estimulantes do sistema nervoso central: metilenodioximetanfetamina (MDMA), anfetaminas, sibutramina, metilfenidato, metanfetamina, cocaína Psicodélicos: 5-metoxidi-hisopropultriptamina, lisergida Ervas: erva-de-São-João, *Peganum harmala*, *Panax ginseng*, noz-moscada, ioimbina Outros: triptofano, L-dopa, valproato, buspirona, lítio, linezolida, clorfeniramina, risperidona, olanzapina, antieméticos (ondansetrona, granisetrona, metoclopramida), ritonavir, sumatriptana
Síndrome da infusão de propofol	Propofol
Fármacos anticolinérgicos	Anticolinérgicos: atropina, glicopirrolato Anti-histamínicos: clorfeniramina Antipsicóticos: olanzapina, quetiapina Antiespasmódicos: oxibutinina Antidepressivos cíclicos: amitriptilina, doxepina Midriáticos: tropicamida
Fármacos simpaticomiméticos	Medicamentos vendidos sob prescrição médica: broncodilatadores Medicamentos OTC: efedrina em remédios para resfriado Fármacos envolvidos em transtorno de uso: cocaína, anfetaminas, metanfetamina (*ecstasy*), mefedrona Suplementos alimentares: alcaloides da efedra
Derivados piperazínicos	Antiemético: ciclizina Anti-helmintos
Cationas sintéticas	Mefedrona mefedrona (4-metil metcatinona, conhecida popularmente como meow-meow), bupropiona

FEBRE DE ORIGEM ENDÓCRINA

Os hormônios tireoidianos são essenciais para regulação do metabolismo energético. O hipertireoidismo está associado com hipertermia; pacientes com aumento da atividade tireoidiana apresentam temperatura de 38°C em média, porém, temperaturas acima de 41°C também foram observadas (Akamizu et al., 2012).

TRATAMENTO DA FEBRE

Apesar da atenção dada pela classe médica em reduzir a febre, é interessante lembrar que o Prêmio Nobel de Medicina em 1927 foi dado a Julius Wagner-Jauregg, com base em sua terapia utilizando indução de malária para tratamento da sífilis terciária. Essa terapia foi eventualmente substituída por antibióticos. Entretanto, do ponto de vista terapêutico, ainda permanece a questão se a redução da febre é benéfica ou não (Bartfai e Conti, 2010). A febre é a razão mais comum para pais trazerem seus filhos para atendimento médico em serviços de emergência; geralmente é a queixa principal ou queixa secundária em mais de 50% das visitas pediátricas em hospitais (Betz e Grunfeld, 2006). Aproximadamente 95% dos pais costumam administrar antipiréticos antes da consulta com um médico; o conceito de que febre é uma resposta fisiológica e benéfica que ajuda o sistema imune a combater os microrganismos é desconhecida pelos pais e também por parte substancial dos agentes de saúde. Um dos problemas da administração de antipiréticos pelos pais é que aproximadamente 15% deles administram doses supraterapêuticas, seja de paracetamol ou de ibuprofeno (Li et al., 2000). Importante ressaltar que não há evidência de que a redução da febre leve à menor morbidade ou mortalidade em pacientes pediátricos (Section of Clinical Pharmacology and Therapeutics et al., 2011). Tampouco há evidências de que o uso de antipiréticos reduza a incidência de convulsões associadas com febre. Convulsões associadas com febre são um problema frequente em pediatria. É fundamental diferenciar as convulsões associadas com febre de convulsões secundárias à infecção do sistema nervoso central ou de convulsões iniciadas por febre em pacientes pediátricos que apresentam epilepsia. A prevalência de convulsões associadas com febre varia entre 3 e 8% em crianças de até 7 anos (Nelson e Ellenberg, 1976). Convulsões associadas com febre são geralmente definidas quando o paciente apresenta temperatura de, no mínimo, 38°C. Não há evidência de que aumentos maiores de temperatura aumentem a incidência de convulsões, embora esse mito seja frequentemente mencionado (Sadleir e Scheffer, 2007). As convulsões associadas com febre são geralmente de característica tônico-clônica, e em 87% das crianças, a duração é menor que 10 min, sendo que em cerca de 9% dos pacientes pode durar mais que 15 min (Berg e Shinnar, 1996). O estado epiléptico (convulsões com duração superior a 30 min) pode ocorrer em 5% das crianças, entretanto, está provavelmente associado a características focais. As convulsões associadas com febre têm excelente prognóstico: estudos populacionais demonstram comportamento e intelecto normal, mesmo em crianças que apresentam convulsões associadas com febre complexas (Shinnar e Glauser, 2002). Não há evidências de que a utilização contínua de fármacos antiepilépticos reduza o risco de desenvolvimento de epilepsia, e o uso contínuo está associado a reações adversas consideráveis. Em virtude das características benignas das convulsões associadas com febre, não se recomenda tratamento profilático (Gordon et al., 2001). Fármacos com atividade antipirética são frequentemente utilizados para reduzir a temperatura nesses casos, mas não há evidência de que eles tenham efeito benéfico nas convulsões ou na reincidência delas. A indicação para uso de antipiréticos em pacientes pediátricos com febre reside somente em potencial alívio do desconforto; conforme mencionado, a febre é uma resposta fisiológica do organismo que beneficia o combate às infecções, sendo que a maioria das febres é de duração curta, benignas e protegem os pacientes (Nizet et al., 1994).

Por causa do hábito frequente de prescrever antitérmicos apesar da ausência de benefício, as características dos fármacos mais utilizados nessa indicação serão revisadas a seguir.

O principal mecanismo de ação responsável pela ação dos fármacos antipiréticos é o bloqueio da síntese de prostaglandinas (Vane, 1971). Com base nesse mecanismo, pode-se deduzir que todo anti-inflamatório não esteroide possui atividade antipirética, o que deve ser levado em conta quanto ao seu uso no pós-operatório imediato, pois eles podem mascarar esse importante sinal clínico de infecção. Quatro fármacos são usados mais frequentemente como antitérmicos: paracetamol, ibuprofeno, dipirona e ácido acetilsalicílico.

Paracetamol (Tylenol®)

Também conhecido como acetaminofeno, é um derivado da acetanilida (Figura 64.2) que foi sintetizado em 1878 (Berolini et al., 2006); apresenta atividade analgésica e antitérmica, mas não apresenta atividade anti-inflamatória. O mecanismo de ação do paracetamol não é completamente esclarecido; uma possibilidade aventada foi uma maior afinidade do paracetamol com a ciclo-oxigenase (COX) cerebral (Flower e Vane, 1972). Posteriormente, identificou-se em cérebros de cães uma terceira isoforma da COX, a COX-3, a qual era particularmente sensível ao paracetamol (Chandrasekharan et al., 2002). Entretanto, o equivalente humano à COX-3, que ocorre em alguns tecidos do sistema nervoso central, não apresenta sensibilidade aumentada ao paracetamol. Outros mecanismos propostos são antagonismo dos receptores 5-HT$_3$ e ativação dos receptores vaniloides do subtipo I (Jóźwiak-Benenista e Nowak, 2014). Distintamente do ácido acetilsalicílico, o paracetamol não inibe a agregação plaquetária.

É um ácido fraco com pKa de aproximadamente 0,5. Portanto, em pH fisiológico, é praticamente neutro, sendo rapidamente absorvido no duodeno. A medida dos níveis plasmáticos de paracetamol costuma ser utilizada como medida do tempo de esvaziamento gástrico em ensaios clínicos (Heading et al., 1973). O volume de distribuição é de 1 a 2 ℓ/kg em adultos e 0,7 a 1 ℓ/kg em pacientes pediátricos. Ele distribui-se uniformemente nos líquidos corporais, atravessa a placenta e penetra no sistema nervoso central, atingindo picos após 2 a 3 h da administração oral. A meia-vida de eliminação é entre 1,5 e 3 h quando administrado nas doses terapêuticas, mas ela aumenta quando administrado em doses tóxicas e em pacientes com lesão hepática (Schiødt et al., 2002). A eliminação ocorre por via hepática, onde a maior parte do fármaco administrado é glucuronizada ou sulfatada e, posteriormente, eliminada na urina. O glucoronídeo do paracetamol é responsável por 50 a 70% do fármaco administrado após uma dose terapêutica em humanos. A glucuronidação é catalisada pela UDP-glucoroniltransferase (UGT). Essas enzimas transferem o grupo glucoronosil do ácido 5'-difosfo-glucorônico uridínico para as moléculas-alvo, tornando-as mais hidrossolúveis. Aproximadamente 25 a 35% da dose terapêutica de paracetamol são recuperados na forma de sulfato de paracetamol. A sulfatação é catalisada pelas enzimas sulfotransferases (SULT) que costumam transferir um grupo sulfato do 5'-fosfossulfato-3'-fosfoadenosina para um aceptor como o paracetamol (McGill e Haeschke, 2013). Importante ressaltar que cerca de 5% do paracetamol sofre N-hidroxilação no fígado com o envolvimento do CIP2E1 para formar um metabólito tóxico, N-acetil-p-benzoquinona-imina, o qual é rapidamente inativado pelos grupos sulfidril da glutationa e excretado na urina como ácido mercaptúrico. Nas doses consideradas terapeuticamente seguras, os estoques de glutationa são mais do que suficientes para detoxificar o N-acetil-p-benzoquinona-imina. Doses

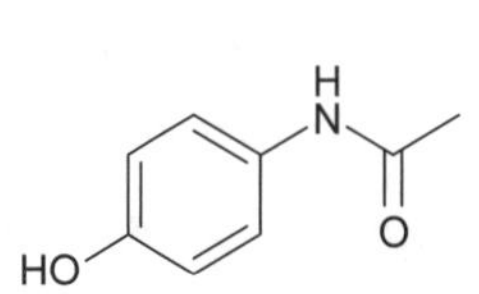

Figura 64.2 Paracetamol.

de 7,5 g no adulto ou 150 mg/kg em crianças são associadas com início de toxicidade hepática. Quando ocorre superdosagem, a quantidade de N-acetil-p-benzoquinona-imina formada ultrapassa os estoques e a capacidade de regeneração da glutationa, permitindo que a N-acetil-p-benzoquinona-imina livre se ligue de maneira covalente às proteínas celulares, resultando em morte celular (Mitchell *et al.*, 1973). Esse processo pode ser evitado, interrompido e mesmo revertido após a ligação da N-acetil-p-benzoquinona-imina às proteínas, com suplementação de glutationa (Berolini *et al.*, 2006).

O paracetamol está disponível em várias formas farmacêuticas (comprimido, cápsula, suspensão, supositórios e ampolas para uso intramuscular e intravenoso – IV), sendo indicado como analgésico e antipirético. Para pacientes pediátricos com peso acima de 50 kg, a dose recomendada de paracetamol IV é de 1.000 mg a cada 6 h ou 650 mg a cada 4 h, com uma dose máxima diária de 4.000 mg. Para pacientes pediátricos com peso menor que 50 kg, a dose recomendada IV é de 15 mg/kg a cada 6 h ou 12,5 mg/kg a cada 4 h, sendo que a dose máxima diária é de 75 mg/kg/dia. O paracetamol IV deve ser administrado na forma de infusão durante 15 min. As reações adversas mais comuns (incidência > 5%) são náuseas, vômitos, constipação intestinal, prurido, agitação e atelectasia. A administração IV evita o efeito de primeira passagem da via oral (VO) e estima-se que produza concentração de 50% no fígado quando comparada com a VO. Portanto, é improvável que produza mais metabólito tóxico IV do que VO. Um problema do uso de paracetamol IV é o erro no cálculo da dose (calcula-se na base de 15 mg/kg, mas prescreve-se depois na base de mℓ, não se atentando que a concentração na ampola é de 10 mg/mℓ (Shastri, 2015).

Ibuprofeno (Motrin®)

Derivado do ácido fenilpropriônico que apresenta efeitos anti-inflamatório, analgésico e antipirético. O principal mecanismo de ação responsável por esses efeitos é a inibição não seletiva da COX-1 e da COX-2.

A eficácia e a segurança do ibuprofeno como fármaco antipirético em pacientes pediátricos foram avaliadas em ensaio clínico multicêntrico, duplo-cego, randomizado, em pacientes hospitalizados (< 16 anos de idade; n = 100) com temperatura igual ou superior a 38,3°C (Khalil *et al.*, 2017). Pacientes foram randomizados para receberem ibuprofeno (10 mg/kg IV) ou paracetamol (10 mg/kg VO ou retal). O ibuprofeno causou redução significativamente maior de temperatura quando comparado ao paracetamol (Figura 64.3).

Reações adversas foram observadas em 54 dos 100 pacientes, sendo que 97% foram consideradas de intensidade leve ou moderada, sem diferença em relação ao grupo de tratamento. Um cuidado na extrapolação desses resultados é que a dose de paracetamol utilizada foi de 10 mg/kg e, conforme visto no item anterior, a dose recomendada do paracetamol como antitérmico para crianças é de 15 mg/kg.

A dose recomendada de ibuprofeno como antitérmico em pacientes pediátricos é de 10 mg/kg IV em 10 min até o máximo de 400 mg a cada 4 ou 6 h, se necessário. Para febre em adultos, a dose recomendada é de 400 mg IV, administrada em 30 min, seguida de 400 mg a cada 4 ou 6 h. No caso de forma farmacêutica VO, o ibuprofeno pode ser administrado em pacientes pediátricos de idade entre 6 meses e 12 anos na dose de 5 a 10 mg/kg/dose a cada 6 ou 8 h, não excedendo 40 mg/kg/dia.

Dipirona (Novalgina®)

Também denominada metamizol, é um derivado antipirínico (Figura 64.4) e atua como potente fármaco analgésico e antipirético, usada clinicamente há aproximadamente um século. Em solução aquosa, é imediatamente hidrolisada em 4-metilaminoantipirina, que pode ser subsequentemente metabolizada em 4-aminoantipirina, 4-formilaminoantipirina e 4-acetilaminoantipirina, sendo que somente a 4-metilaminoantipirina apresenta atividade farmacológica (Pierre *et al.*, 2007). O mecanismo de ação está relacionado aparentemente à inibição da COX, por meio de um mecanismo dependente de ferro, resultando no sequestro de radicais que são necessários para o início da atividade catalítica da COX.

A dipirona inibe a febre induzida em animais de laboratório pela interleucina-1-beta (Figura 64.5), que é dependente da síntese de PGE$_2$, mas não a febre induzida por PGE$_2$ no OVLT (Figura 64.6), reforçando a hipótese de que seu mecanismo seja por inibição da síntese de prostaglandinas (Shimada *et al.*, 1994).

A eficácia da dipirona foi avaliada em ensaio clínico realizado em pacientes pediátricos (idade de 6 meses a 6 anos) com temperatura entre 38,3 e 39,8°C e que podiam permanecer na unidade de emergência

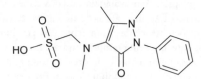

Figura 64.4 Dipirona.

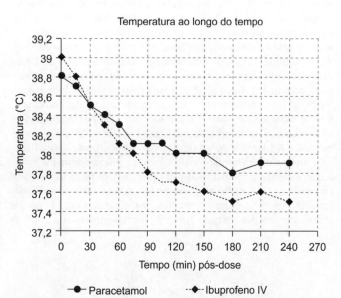

Figura 64.3 Queda da temperatura induzida por paracetamol oral ou retal *versus* ibuprofeno IV.

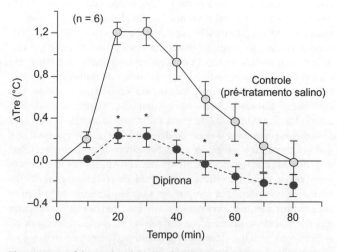

Figura 64.5 A febre induzida pela administração de 0,1 mcg/kg IL-1beta em ratos é atenuada por dipirona 50 mg/kg IV. Os animais receberam dipirona (círculos fechados) ou veículo (círculos abertos) 45 min antes da injeção da IL-1beta (tempo zero). * p < 0,001.

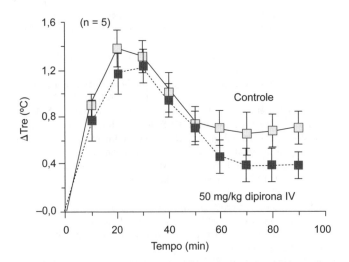

Figura 64.6 Dipirona (50 mg/kg IV) não teve efeito na febre induzida pela injeção de 20 ng PGE2 na OVLT em ratos. A PGE2 foi injetada no tempo zero, 45 min após a injeção de dipirona. Não houve diferença significativa entre os grupos tratados com dipirona ou veículo.

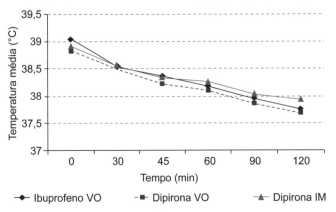

Figura 64.7 Temperatura média em diferentes momentos após administração de ibuprofeno VO (10 mg/kg), dipirona VO (15 mg/kg) e dipirona IM (15 mg/kg). Não houve diferença estatística entre os grupos.

por 2 h (Prado *et al.*, 2006). Os pacientes foram tratados com ibuprofeno VO (10 mg/kg; n = 25), dipirona VO (15 mg/kg; n = 24) ou dipirona IM (15 mg/kg; n = 26). Não houve diferença na temperatura média dos três grupos (Figura 64.7) nem em relação à incidência de reações adversas.

A dipirona é muito utilizada como antipirético e também como analgésico em países latino-americanos e europeus. Seu uso nos EUA e em outros países é restrito, em razão do suposto aumento de incidência de agranulocitose. Estudo sobre o risco de agranulocitose e outras discrasias sanguíneas causadas pela dipirona (Hedenmalm e Spigset, 2002) concluiu que a incidência de agranulocitose causada por dipirona na Suécia – país que apresenta boa farmacovigilância – foi de, no mínimo, 1:1.439 prescrições, sendo que 92% das discrasias sanguíneas ocorreram durante os dois primeiros meses de tratamento. Entretanto, a interpretação desse achado é controversa, visto que o número de casos é muito baixo e, portanto, torna o cálculo do risco de agranulocitose por dipirona impossível de ser estimado (Edwards e McQuay, 2002).

Ácido acetilsalicílico (aspirina)

Trata-se de um derivado do ácido salicílico que é um tipo de ácido fenólico. O ácido acetilsalicílico é o fármaco mais utilizado no mundo. A dose de ácido acetilsalicílico recomendada para redução da temperatura em pacientes pediátricos é de 10 a 15 mg/kg VO a cada 4 ou 6 h, podendo chegar no máximo a 60 a 80 mg/kg/dia. A dificuldade do uso do ácido acetilsalicílico em pacientes pediátricos é a inexistência de uma forma farmacêutica para uso IV, assim como de uma forma farmacêutica líquida, a qual facilita o ajuste de dose. Outro aspecto importante em relação ao uso do ácido acetilsalicílico é o fato de a inibição na COX ser irreversível e, no caso das plaquetas, permanece até o fim da vida útil delas. Como a febre induzida pela dengue pode ter complicações hemorrágicas e o diagnóstico da dengue é complexo, seu uso como antitérmico é problemático. Por isso, o ácido acetilsalicílico está mais restrito ao uso na profilaxia antitrombótica e como analgésico em adultos para uso ocasional.

REFERÊNCIAS BIBLIOGRÁFICAS

Akamizu T, Satoh T, Isozaki O, Suzuki A, Wakino S, Iburi T, et al. Diagnostic criteria, clinical features, and incidence of thyroid storm based on nationwide surveys. Thyroid. 2012;22:661-79.

Bartfai T, Conti B. Fever. The Scientific World Journal. 2010;10:490-503.

Berg AT, Shinnar S. Unprovoked seizures in children with febrile seizures: short-term outcome. Neurology. 1996;47:562-8.

Berolini A, Ferrari A, Ottani A, Guerzoni S, Tacchi R, Leone S. Paracetamol: new vistas of an old drug. CNS Drug Rev. 2006;12:250-75.

Betz MG, Grunfeld AF. "Fever phobia" in the emergency department: a survey of children's caregivers. Eur J Emerg Med. 2006;13:129-33.

Chandrasekharan NV, Dai H, Roos KL, Evanson NK, Tomsik J, Elton TS, et al. COX-3, a cyclooxygenase-1 variant inhibited by acetaminophen and other analgesic/antipyretic drugs: cloning, structure, and expression. Proc Natl Acad Sci USA. 2002;99:13926-31.

Circiumaru B, Baldock G, Cohen J. A prospective study of fever in the intensive care unit. Intens Care Med. 1999;25:668-73.

Crompton MR. Hypothalamic lesions following closed head injury. Brain. 1971;94:165-72.

Edwards JE, McQuay HJ. Dipyrone and agranulocytosis: what is the risk? Lancet. 2002;360:1438.

Flower RJ, Vane JR. Inhibition of prostaglandin synthetase in brain explains the anti-pyretic activituy of paracetamol (4-acetamidophenol). Nature. 1972;240:410-1.

Gordon KE, Dooley JM, Camfield PR, Camfield CS, MacSween J. Treatment of febrile seizures: the influence of treatment efficacy and side-effect profile on value to parents. Pediatrics. 2001;108:1080-8.

Heading RC, Nimmo J, Prescott LF, Tothill P. The dependence of paracetamol absorption on the rate of gastric emptying. Br J Pharmacol. 1973;47:415-21.

Hedenmalm K, Spigset O. Agranulocytosis and other blood dyscrasias associated with dipyrone (metamizole). Eur J Clin Pharmacol. 2002;58:265-74.

Jóźwiak-Bennenista M, Nowak JZ. Paracetamol: mechanism of action, applications and safety concern. Acta Pol Pharm. 2014;71:11-23.

Khalil SN, Hahn BJ, Chumpitazi CE, Roc AD, Kaelin BA, Macias CG. A multicenter, randomized, open-label, active-comparator trial to determine the efficacy, safety, and pharmacokinetics of intravenous ibuprofen for treatment of fever in hospitalized pediatric patients. BCM Pediatrics. 2017;17:42.

Launey Y, Nesseler N, Mallédant Y, Seguin P. Clinical review: fever in septic ICU patients – friend or foe? Crit Care. 2011;15:222. doi: 10.1186/cc10097.

Lee BH, Inui D, Suh GY, Kim JY, Kwon JY, Park J, et al. Association of body temperature and antipyretic treatments with mortality of critically ill patients with and without sepsis: multi-centered prospective observational study. Crit Care. 2012;16:R33.

Leroy O, Gangneux J, Montravers P, Mira J, Gouin F, Sollet J, et al. Epidemiology, management, and risk factors for death of invasive Candida infections in critical care: a multicenter, prospective, observational study in France (2005–2006). Crit Care Med. 2009;37:1612-8.

Li SF, Lacher B, Crain EF. Acetaminophen and ibuprofen dosing by parents. Pediatr Emerg Care. 2000;16:394-7.

Mackowiak PA, Marling-Cason M, Cohen RL. Effects of temperature on antimicrobial susceptibility of bacteria. J Infect Dis. 1982;145:5503.

McGill MR, Jaeschke H. Metabolism and disposition of acetaminophen: recent advances in relation to hepatotoxicity and diagnosis. Pharm Res. 2013;30:2174-87.

Mitchell JR, Jollow DJ, Potter WZ, Gillette JR, Brodie BB. Acetaminophen-induced hepatic necrosis. IV. Protective role of glutathione. J Pharmacol Exp Ther. 1973;187:211-7.

Nelson KB, Ellenberg JH. Predictors of epilepsy in children who have experienced febrile seizures. N Engl J Med. 1976;295:1029-33.

Nizet V, Vinci RJ, Lovejoy Jr FH. Fever in children. Pediatr Rev. 1994;15:127-35.

Pierre SC, Schmidt R, Brenneis C, Michaelis M, Geisslinger G, Scholich K. Inhibition of cyclooxygenases by dipyrone. Br J Pharmacol. 2007;151:494-503.

Prado J, Daza R, Chumbes O, Loayza I, Huicho L. Antipyretic efficacy and tolerability of oral ibuprofen, oral dipyrone and intramuscular dipyrone in children: a randomized controlled trial. Sao Paulo Med J. 2006;124:135-40.

Roth J, de Souza GEP. Fever induction pathways: evidence from responses to systemic or local cytokine formation. Braz J Med Biol Res. 2001;34:301-14.

Sadleir LG, Scheffer IE. Febrile seizures. BMJ. 2007;334:307-11.

Sanchez-Alavez M, Tabarean IV, Behrens MM, Bartfai T. Ceramide mediates the rapid phase of febrile response to IL-1β. Proc Natl Acad Sci USA. 2006;103:2904-8.

Schiødt FV, Ott P, Christensen E, Bondesen S. The value of plasma acetaminophen half-live in antidote-treated acetaminophen overdosage. Clin Pharmacol Ther. 2002;71:221-5.

Section of Clinical Pharmacology and Therapeutics; Committee on Drugs, Sullivan JE, Farrar HC. Fever and antipyretic use in children. Pediatrics. 2011;127:580-7.

Shastri N. Intravenous acetaminophen use in pediatrics. Pediatr Emer Care. 2015;31:444-50.

Shimada SG, Otterness IG, Stitt JT. A study of the mechanism of action of the mild analgesic dipyrone. Agents Actions. 1994;41:188-92.

Shinnar S, Glauser TA. Febrile seizures. J Child Neurol. 2002;17: S44-S52.

Small PM, Täuber MG, Hackbarth CJ, Sande MA. Influence of body temperature on bacterial growth rates in experimental pneumococcal meningitis in rabbits. Infect Immun. 1986;52:484-7.

Toussaint E, Bahel-Ball E, Vekemans M, Georgala A, Al-Hakak L, Paesmans M, et al. Causes of fever in cancer patients. Support Care Cancer. 2006;14:763.

Vane JR. Inhibition of prostaglandin synthesis as a mechanism of action for aspirin-like drugs. Nat New Biol. 1971;231:232-5.

Walter EJ, Carraretto M. Drug-induced hyperthermia in critical care. JICS. 2015;16:306-11.

Walter EJ, Hanna-Jumma S, Carraretto M, Forni L. The pathophysiological basis and consequences of fever. Crit Care. 2016;20:200.

Young PJ, Saxena M, Beasley R, Bellomo R, Bailey M, Pilcher D, et al. Early peak temperature and mortality in critically ill patients with or without infection. Intensive Care Med. 2012;38:437-44.

Zimmerman JL, Hanania NA. Hyperthermia. In: Hall JB, Schmidt GA, Wood LDH, editors. Principles of critical care. 3. ed. New York: McGraw-Hill; 2005. p.1678.

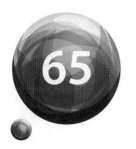

65 Otite Média

INTRODUÇÃO

Otite média é o nome que se dá à inflamação da cavidade do ouvido médio. Esse termo engloba a otite média aguda (OMA), a otite média com efusão e a otite média crônica supurativa. Tais condições costumam apresentar sintomas e sinais muito próximos. A otite média é uma das doenças mais comuns em crianças jovens, sendo uma das principais causas de consulta médica, antibioticoterapia e cirurgia (Schilder et al., 2016). A OMA é caracterizada pela presença de líquido na cavidade do ouvido médio juntamente com sintomas e sinais de infecção. É causada por uma infecção da mucosa do ouvido médio. Tanto as infecções virais como as bacterianas podem causar OMA: os vírus mais comuns são vírus sincicial respiratório e vírus influenza do tipo A, enquanto as bactérias mais comuns são *Haemophilus influenzae* e *Moxarella catarrhalis* (Cheong e Hussain, 2012). Quando os microrganismos invadem a mucosa, eles causam inflamação com exsudação e, eventualmente, secreção de pus. Importante ressaltar que a OMA ocorre concomitantemente com infecção do trato respiratório superior ou imediatamente após; mais de 90% dos pacientes pediátricos que apresentam OMA apresentam também sintomas de infecção do trato respiratório superior (Nokso-Koivisto et al., 2015). As bactérias otopatogênicas mais comuns – *Streptococcus pneumoniae*, *Haemophilus influenzae* não tipável e *Moxarella catarrhalis* – colonizam a nasofaringe da criança desde idade precoce, entretanto não infectam o trato respiratório ou causam sintomas até que ocorra uma infecção viral do trato respiratório superior, responsável por alterações morfofuncionais da nasofaringe. Os vírus respiratórios causam inflamação da nasofaringe e das tubas auditivas, gerando resposta imune e inflamatória do hospedeiro, como geração de citocinas e outros mediadores da inflamação aguda. As infecções virais aumentam a colonização e a aderência das bactérias às células epiteliais. As citocinas e os mediadores da inflamação aguda liberados alteram as propriedades do muco e reduzem a capacidade de *clearance* mucociliar pelas células mucosas da nasofaringe e da região tímpano-mastóidea. A perturbação e a eventual obstrução da tuba auditiva geram pressão negativa no ouvido médio, facilitando a entrada tanto de bactérias como de vírus respiratório na cavidade do ouvido médio. Isso leva à inflamação do ouvido médio, seguida de acúmulo de líquido, aumento da pressão interna e sintomas e sinais de otite aguda média. Uma evidência importante é que os vírus respiratórios têm papel preponderante no desenvolvimento da OMA e são detectados em até 70% das amostras do fluido do ouvido médio (Ruohola et al., 2006).

Ensaio clínico randomizado, duplo-cego, controlado com placebo e multicêntrico avaliou a eficácia do oseltamivir, um inibidor de neuraminidase, na incidência e na evolução da OMA em pacientes pediátricos com gripe (Winther et al., 2010). Pacientes pediátricos com idades entre 1 e 12 anos que apresentavam quadro gripal nas primeiras 48 h, caracterizado por temperatura acima de 37,8 °C acompanhada de tosse ou coriza, foram randomizados para receberem oseltamivir (2 mg/kg; n = 217) ou placebo (n = 235) por 5 dias. Todos os pacientes podiam tomar paracetamol para alívio dos sintomas. Diagnosticou-se OMA em 12,4% dos pacientes tratados com oseltamivir e em 21,7% dos pacientes tratados com placebo. O efeito do oseltamivir foi mais evidente em pacientes na faixa etária entre 1 e 2 anos e 3 a 5 anos, cuja incidência de OMA foi maior. Oseltamivir foi bem tolerado, sendo que as reações adversas mais frequentes foram vômitos e diarreia. A eficácia do oseltamivir é controversa; esse ensaio clínico foi incluído para corroborar a importância da infecção viral das vias respiratórias superiores na incidência da OMA.

OTITE MÉDIA AGUDA

A OMA é a infecção bacteriana mais comum na infância. Antibióticos são utilizados como tratamento primário desde a década de 1950, quando os primeiros estudos indicaram que a antibioticoterapia melhorava a evolução da doença. Entretanto, as recomendações para uso de antibióticos orientam um período de observação do paciente antes que a antibioticoterapia seja introduzida (Appelman et al., 1990; Forgie et al., 2009).

Ensaio clínico randomizado, duplo-cego e controlado com placebo randomizou crianças com idades entre 6 e 35 meses diagnosticadas com OMA, com critérios rigorosos para serem tratadas com a associação amoxicilina-ácido clavulânico (n = 161) ou placebo (n = 158) por 1 semana (Tähtinem et al., 2011). A dose de amoxicilina foi de 40 mg/kg/dia e do ácido clavulânico de 5,7 mg/kg/dia, fracionada em duas administrações. Insucesso terapêutico ocorreu em 18,6% das crianças tratadas com amoxicilina-ácido clavulânico e em 44,9% das crianças tratadas com placebo (Figura 65.1). Essa diferença de insucesso terapêutico já estava aparente no terceiro dia de tratamento, quando a taxa de insucesso terapêutico foi de 13,7% no grupo tratado com amoxicilina-ácido clavulânico e de 25,3% no grupo tratado com placebo. A necessidade de medicação de resgate foi de 6,8% no grupo tratado com amoxicilina-ácido clavulânico e 33,5% no grupo tratado com placebo. Reações adversas ocorreram em 52,8% das crianças tratadas com amoxicilina-ácido clavulânico e em 36,1% das crianças tratadas com placebo. Dois pacientes tratados com placebo tiveram infecção grave, bacteriemia pneumocócica e pneumonia comprovada radiologicamente. A reação adversa mais comum foi diarreia (47,8% no grupo amoxicilina-ácido clavulânico e 26,6% no grupo tratado com placebo), porém, ela não causou interrupção do tratamento.

Essa diferença de eficácia entre amoxicilina-ácido clavulânico e placebo não é comum. Ensaio clínico randomizado (n = 291) em pacientes pediátricos com idades entre 6 e 23 meses e diagnóstico de OMA segundo critérios rigorosos comparou a eficácia entre amoxicilina-ácido clavulânico com placebo em tratamento com duração de 10 dias (Hoberman et al., 2011; vale notar que esse ensaio clínico foi publicado na mesma revista e no mesmo número que o ensaio anterior). A dose de amoxicilina utilizada nesse ensaio foi de 90 mg/kg/dia e a de ácido clavulânico, 6,4 mg/kg/dia, fracionada em duas administrações. Foi utilizada a escala de gravidade de sintomas da OMA (AOM-SOS, do inglês *Acute Otitis Media Severity of Symptoms Scale*), que vai de 0 a 14, sendo que escore mais alto indica sintoma mais grave. No grupo tratado com a associação amoxicilina-ácido clavulânico, 35% dos pacientes tiveram resolução dos sintomas no dia 2, 61% no dia 4 e 80% no dia 7; no grupo tratado com placebo, 28% dos pacientes tiveram resolução dos sintomas no dia 2, 54% no dia 4 e 74% no dia 7 (Figura 65.2).

A média do escore dos sintomas nos primeiros 7 dias foi significativamente menor no grupo tratado com a associação amoxicilina-ácido clavulânico em comparação com o grupo tratado com placebo (Figura 65.3).

A taxa de insucesso terapêutico, definida como persistência dos sinais agudos de infecção ao exame otoscópico, foi menor no grupo tratado com a associação amoxicilina-ácido clavulânico (4% nos dias 4 a 5 e 16% nos dias 10 a 12) em comparação com o grupo tratado com

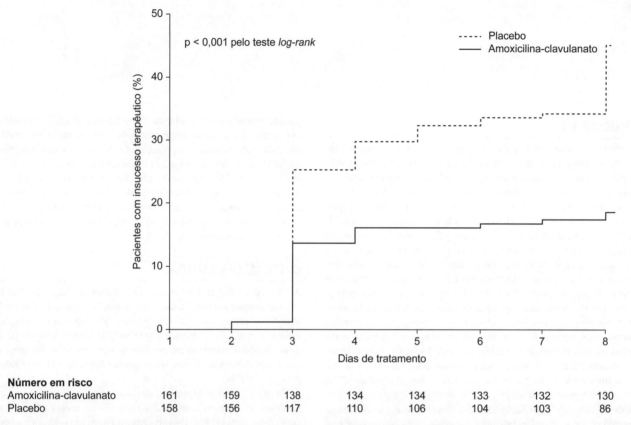

Figura 65.1 Curvas de Kaplan-Meier mostrando o tempo para insucesso terapêutico comparando amoxicilina-ácido clavulânico com placebo.

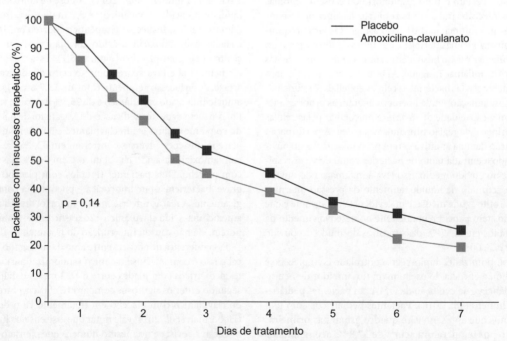

Figura 65.2 Curvas de Kaplan-Meier mostrando a porcentagem de pacientes que não apresentaram resolução dos sintomas medida pela escala AOM-SOS, durante o período de 7 dias de tratamento com amoxicilina-ácido clavulânico ou placebo.

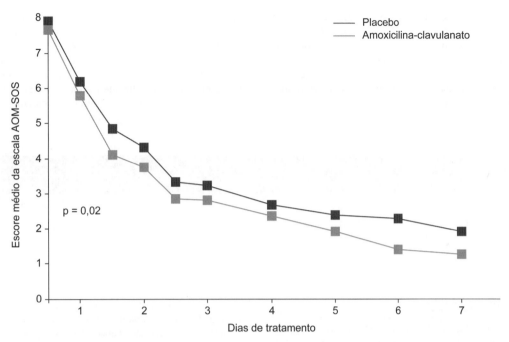

Figura 65.3 Curvas de Kaplan-Meier mostrando evolução dos escores médio da escala AOM-SOS durante os 7 dias de tratamento com amoxicilina-ácido clavulânico ou placebo.

placebo (16% e 51%, respectivamente; p < 0,0001). Diarreia e dermatite das fraldas foram mais frequentes no grupo tratado com a associação amoxicilina-ácido clavulânico. Em conclusão, o tratamento com amoxicilina-ácido clavulânico em pacientes com OMA diagnosticada corretamente é benéfico; contudo, a diferença em relação ao placebo é variável, indicando a necessidade de se identificar de maneira mais precisa qual o tipo de paciente que realmente se beneficiará com a antibioticoterapia. Ensaio clínico indicou que a taxa de insucesso terapêutico no grupo placebo foi de 8% em pacientes nos quais o quadro clínico não era grave (comparado com 4% no grupo tratado com antibiótico) e 24% quando o quadro clínico era grave (comparado com 12% no grupo tratado com antibiótico), sugerindo a possibilidade de estratificação de acordo com o quadro clínico (Kaleida et al., 1991).

Em metanálise de 13 ensaios clínicos randomizados envolvendo 3.938 episódios de OMA em pacientes considerados de baixo risco, demonstrou-se que 60% dos pacientes se recuperaram nas primeiras 24 h independentemente do tratamento, se com antibiótico ou com placebo (Venekamp et al., 2015). O uso de antibióticos reduziu o número de pacientes com timpanometria anormal após 2 e 4 semanas de tratamento, mas não após 3 meses de tratamento. A antibioticoterapia não reduziu a recidiva do quadro de OMA em comparação com o placebo. Os benefícios da antibioticoterapia devem ser avaliados em relação ao risco de reações adversas; para cada 14 crianças tratadas com antibiótico, uma apresenta reação adversa como vômito, diarreia ou *rash* cutâneo, o que não teria ocorrido se o antibiótico não tivesse sido administrado.

Metanálise de seis ensaios clínicos randomizados, envolvendo 1.643 pacientes pediátricos com idades entre 6 meses e 12 anos, avaliou a importância da idade, de OMA bilateral e da presença de otorreia na eficácia de tratamento com antibiótico em comparação com placebo (Rovers et al., 2006). A metanálise demonstrou que o uso de antibiótico está indicado em pacientes pediátricos que apresentam OMA bilateral e que tenham idade igual ou inferior a 2 anos; 55% desses pacientes apresentaram dor, febre ou ambos após 3 a 7 dias de tratamento com placebo, em comparação com 30% dos pacientes tratados com antibióticos. Outro subgrupo de interesse para o uso de antibióticos são os pacientes pediátricos que apresentam OMA e otorreia. Para os demais pacientes, a recomendação é observação clínica. Caso se decida pela antibioticoterapia, o antibiótico de primeira escolha é a amoxicilina, que pode ser dada por via oral (VO) na dose entre 45 e 60 mg/kg/dia, dividida em 3 doses; caso seja administrada em 2 doses diárias, a dose deve ser mais alta, entre 75 e 90 mg/kg/dia. A amoxicilina pode ser associada ao ácido clavulânico caso o paciente apresente concomitantemente conjuntivite purulenta, história de tratamento com amoxicilina nos últimos 30 dias, recaída de infecção recente ou insucesso no tratamento com amoxicilina. Outra possibilidade a ser considerada são as cefalosporinas de segunda geração, como cefprozila ou cefuroxima, ou mesmo de terceira geração (ceftriaxona por via intramuscular – IM) em pacientes que apresentam reação alérgica à penicilina ou à amoxicilina (Sakulchit e Goldman, 2017). Caso o paciente não melhore em 48 a 72 h, a mudança de antibiótico deve ser considerada. Nesse caso, a associação de amoxicilina com ácido clavulânico ou ceftriaxona IM ou intravenosa (IV) deve ser considerada como de primeira linha; a clindamicina em monoterapia ou associada às cefalosporinas de terceira geração é uma alternativa (Rettig e Tunkel, 2014).

Uma possibilidade interessante é a chamada prescrição retardada. Ensaio clínico prospectivo avaliou a prescrição retardada em 1.099 crianças que apresentavam OMA não complicada (Marchetti et al., 2005). Dessas crianças, 84 pacientes (7,6%) receberam antibiótico no primeiro contato, 82 pacientes receberam antibiótico nas primeiras 48 h e 190 pacientes entre 48 e 72 h. Nos primeiros 30 dias, 27 pacientes receberam antibiótico por recaída da OMA e 42 pacientes receberam antibiótico em virtude de um novo episódio de OMA. Concluindo, 716 pacientes (65,1%) das 1.099 crianças se recuperaram sem necessidade de antibioticoterapia.

OTITE MÉDIA AGUDA RECORRENTE

Conforme visto anteriormente, a OMA costuma ser autolimitante, sendo que mais de dois terços dos pacientes apresentam alívio da dor e da febre em 4 a 7 dias do início dos sintomas sem utilizar antibióticos. Muitos pacientes apresentam quadro de OMA recorrente; aproximadamente 46% das crianças costumam apresentar mais de três episódios de OMA até os 3 anos de idade (Teele et al., 1989). A definição atual de OMA recorrente é o paciente que apresenta no mínimo três episódios de OMA em 6 meses ou no mínimo quatro episódios em 12 meses (Granath, 2017). Essa condição implica que os pacientes apresentam infecções do ouvido médio causados por bactérias.

Ensaio clínico randomizado, duplo-cego e controlado com placebo avaliou a eficácia e a segurança do amoxicilina e do sulfisoxazol em relação ao placebo como profilaxia para crianças com risco de OMA recorrente (Teele et al., 2001). Para serem incluídos, era necessário que os pacientes tivessem apresentado um episódio de OMA antes dos 6 meses de idade ou dois episódios de OMA antes de completar 1 ano de idade. Os pacientes foram tratados com sulfisoxazol na dose de 50 mg/kg/dia (n = 36), amoxicilina na dose de 20 mg/kg/dia (n = 40) ou placebo (n = 41). Os pacientes foram avaliados nas semanas 0, 2, 4, 14 e 26. A Tabela 65.1 ilustra a incidência de OMA nos 6 meses de tratamento.

A amoxicilina foi eficaz em reduzir a incidência de OMA nessa população. O sulfisoxazol não apresentou diferença significativa em relação ao placebo, possivelmente por causa do número baixo de pacientes; entretanto, sua eficácia foi inferior à da amoxicilina. Não foram observadas reações adversas graves.

Tabela 65.1 Experiência com OMA 6 meses após a entrada no estudo.

Fármaco	Número	Sem OMA (%)	1 + OMA (%)	2 + OMA (%)	3 + OMA (%)
Amoxicilina	40	70	30	10	5
Sulfisoxazol	36	47	53	22	17
Placebo	41	32	68	29	12

REFERÊNCIAS BIBLIOGRÁFICAS

Appelman CL, van Balen FA, van de Lisdonk EH, van Weert HC, Eizenga WH. NHG Practice Guideline: acute otitis media. Huisarts Wet. 1990;33:242-5.

Cheong KH, Hussain SSM. Management of recurrent acute otitis media in children: systematic review of the effect of different interventions on otitis media recurrence, recurrence frequency and total recurrence time. J Laryngol Otol. 2012;126:874-85.

Forgie S, Zhanel G, Robinson J. Management of acute otitis media. Paediatr Child Health. 2009;14:457-64.

Granath A. Recurrent acute otitis media: what are the options for treatment and prevention? Curr Otorhinolaryngol Rep. 2017;5:93-100.

Hoberman A, Paradise JL, Rockette HE, Shaikh N, Wald ER, Kearney DH, et al. Treatment of acute otitis media in children under 2 years or age. N Engl J Med. 2011;364:105-15.

Kaleida PH, Casselbrant ML, Rockette HE, Paradise JL, Bluestone CD, Blatter MM, et al. Amoxicillin or myringotomy or both for acute otitis media: results of a randomized clinical trial. Pediatrics. 1991;87:466-74.

Marchetti F, Ronfani L, Nibali SC, Tamburlini G. Delayed prescription may reduce the use of antibiotics for acute otitis media. Arch Pediatr Adolesc Med. 2005;159:679-84.

Nokso-Koivisto J, Marom T, Chonmaitree T. Importance of viruses in acute otitis media. Curr Opin Pediatr. 2015;27:110-5.

Rettig E, Tunkel DE. Contemporary concepts in management of acute otitis media in children. Otolaryngol Clin North Am. 2014;47:651-72.

Rovers MM, Glasziou P, Appelman CL, Burke P, McCormick DP, Damoiseaux RA, et al. Antibiotics for acute otitis media: a meta-analysis with individual pattern data. Lancet. 2006;368:1429-35.

Ruohola A, Meurman O, Nikkari S, Skottman T, Salmi A, Waris M, et al. Microbiology of acute otitis media in children with tympanostomy tubes: prevalences of bacteria and viruses. Clin Infect Dis. 2006;43:1417-22.

Sakulchit T, Goldman RD. Antibiotic therapy for children with acute otitis media. Can Fam Physician. 2017;63:685-7.

Schilder AGM, Chonmaitree T, Cripps AW, Rosenfeld RM, Casselbrant ML, Haggard MP, et al. Otitis media. Nat Rev Dis Primers. 2016;2:16063.

Tähtinem PA, Laine MK, Huovinen P, Jalava J, Ruuskanen O, Ruohola A. A placebo-controlled trial of antimicrobial treatment for acute otitis media. N Engl J Med. 2011;364:116-26.

Teele DW, Klein JO, Rosner B. Epidemiology of otitis media using the first seven years of life in children in Greater Boston: a prospective, cohort study. J Infect Dis. 1989;160:83-94.

Teele DW, Klein JO, Word BM, Rosner BA, Starobin S, Earle R Jr., et al. Antimicrobial prophylaxis for infants at risk for recurrent acute otitis media. Vaccine. 2001;19:S140-3.

Venekamp RP, Sanders SL, Glasziou PP, Del Mar CB, Robers MM. Antibiotics for acute otitis media in children. Cochrane Database Syst Rev. 2015;(6):CD000219.

Winther B, Block SL, Reisinger K, Dutkowski R. Impact of oseltamivir treatment on the incidence and course of acute otitis media in children with influenza. Int J Pediatr Otorhinolaryngol. 2010;74:684-8.

66 Amigdalite

INTRODUÇÃO

Dor de garganta associada à amigdalite é geralmente causada por infecções virais ou bacterianas. Infecções fúngicas também podem causar dor de garganta, mas elas são associadas à antibioticoterapia prévia ou a condições que afetam a imunidade, como o diabetes melito. As infecções virais são, de longe, a causa mais comum da dor de garganta. Os vírus respiratórios que causam sintomas de resfriado e gripe geralmente causam também dor de garganta.

Bactérias comumente envolvidas na dor de garganta incluem vários tipos de *Streptococcus*, *Corynebacterium diphteriae*, *Neisseria gonorrhoeae*, *Chlamydia pneumoniae* e *Mycoplasma pneumoniae* (Chan, 2010). Os *Streptococcus* do grupo A representam os agentes bacterianos mais comuns de dor de garganta, estando presentes em 15 a 30% dos casos em crianças e em 5 a 10% em adultos. Importante ressaltar que esses números se referem à incidência de infecção bacteriana em pacientes que procuram assistência médica, visto que a incidência de infecção bacteriana como causa de dor de garganta na comunidade é muito menor, pois a causa mais frequente nesse caso é de origem viral. A presença de *Streptococcus* do grupo A na garganta não significa que ele seja a causa da dor de garganta; os *Streptococcus* do grupo A são comensais na flora da orofaringe, estando presentes em 25% das crianças assintomáticas (Ozturk *et al*., 2004). A flora normal da orofaringe e das amígdalas é constituída por bactérias como *Streptococcus salivarius*, *Streptococcus mitis*, *Streptococcus parvulus*, *Streptococcus constelattus*, *Streptococcus intermedius*, além de outras bactérias como enterobactérias, *Pseudomonas* e *Klebsiella*. Essa flora normal das vias respiratórias superiores é descrita como um importante mecanismo de defesa e apresenta como racional terapêutico o uso de probióticos, como será revisto na seção de tratamento de amigdalites crônicas recidivantes.

Amigdalite aguda é uma doença comum que leva os pacientes a consultar clínico geral, pediatra, internista, otorrinolaringologista e outros médicos de primeiro atendimento. Essa doença é responsável por alto absenteísmo na escola e no trabalho. A maior incidência de amigdalite ocorre durante o inverno e em indivíduos com idades entre 5 e 15 anos (Glezen *et al*., 1967). Os vírus são responsáveis por mais de 50% dos casos de amigdalite. Dos patógenos bacterianos, *Streptococcus* beta-hemolítico do grupo A, como o *Streptococcus pyogenes*, são responsáveis por 15 a 30% de todos os casos de faringoamigdalite. Pacientes que apresentam amigdalite causada por *Streptococcus* beta-hemolítico do grupo A são candidatos à antibioticoterapia. Importante ressaltar que a amigdalectomia é uma das cirurgias ainda mais frequentes durante a infância, porém, em virtude de fatalidades decorrentes de hemorragias, a indicação vem se tornando mais estrita. Amigdalectomia em crianças menores de 6 anos de idade somente deve ser feita caso o paciente sofra de amigdalite aguda bacteriana recorrente. Em todos os demais casos, como na hiperplasia das amígdalas, uma amigdalectomia parcial está indicada. É caracterizada por um quadro inflamatório agudo de origem viral ou bacteriana com odinofagia, com hiperemia e aumento de volume das amígdalas, podendo apresentar ou não exsudato, linfadenopatia cervical e temperatura retal acima de 38,3 °C (Stelter, 2014). Importante ressaltar que odinofagia de 24 a 48 h como parte de um quadro prodrômico de um resfriado comum decorrente de infecção viral do trato respiratório superior é excluída da definição de amigdalite aguda (Georgalas *et al*., 2009).

Em outubro de 2017, a Organização Mundial da Saúde (OMS) alertou que a resistência bacteriana aos antibióticos é um dos problemas mais importantes em nível mundial, visto que aumenta o período de internação hospitalar, os custos e a mortalidade relacionada às doenças infecciosas (Harbarth *et al*., 2015). Conforme mencionado anteriormente, a vasta maioria dos casos de orofaringite ou amigdalite são de origem viral, não havendo, portanto, indicação para uso de antibióticos. O uso racional de antibióticos nos casos de orofaringite ou amigdalite de origem bacteriana apresenta como um dos objetivos evitar o aparecimento de complicações, as quais podem ser classificadas como supurativas e não supurativas.

COMPLICAÇÕES SUPURATIVAS

Abscesso retrofaríngeo e abscesso periamigdaliano são complicações raras, mas temidas no caso de orofaringite/amigdalite causada por *Streptococcus* do grupo A não tratada. Foi observado que a internação por amigdalite e abscessos de cabeça/pescoço aumentou entre os anos de 1991 e 2011 em 31% e 39%, respectivamente (Lau *et al*., 2014). Esse aumento pode ser atribuído a redução de amigdalectomias, redução da prescrição de antibióticos ou aumento de cepas mais virulentas dos *Streptococcus* do grupo A (Abdel-Haq *et al*., 2006). Nos EUA, foi observado aumento da incidência de abscesso retrofaríngeo pediátrico de 0,1 caso/10.000 no ano 2000 para 0,22 caso/10.000 em 2009 (Novis *et al*., 2014).

COMPLICAÇÕES NÃO SUPURATIVAS

A febre reumática aguda é a principal complicação não supurativa da faringite causada pelo *Streptococcus* do grupo A (Langois e Andreae, 2011). Anualmente, cerca de 500 mil pessoas desenvolvem febre reumática aguda, cerca de 300 mil evoluem para a doença reumática cardíaca e estimam-se 223 mil mortes/ano em decorrência de doença reumática cardíaca (Carapetis *et al*., 2005). A incidência de febre reumática aguda no ocidente é < 1/100.000 crianças, enquanto a incidência em países em desenvolvimento é de aproximadamente 50/100.000 crianças. Essa drástica diferença de complicações não supurativas das faringites causadas por *Streptococcus* do grupo A se deve possivelmente às melhores condições de vida, mas também pode refletir maior uso de antibióticos no tratamento dessas infecções.

TRATAMENTO

Os antibióticos mais utilizados no tratamento da amigdalite bacteriana aguda são penicilina, amoxicilina e cefalosporinas de segunda geração (Salatino e Gray, 2016).

Ensaio clínico comparou a eficácia da cefalosporina cefditoreno pivoxila (3 mg/kg 3 vezes/dia durante 5 dias) com a do betalactâmico amoxicilina (10 mg/kg 3 vezes/dia durante 10 dias) em pacientes pediátricos com faringoamigdalite causada por *Streptococcus* do grupo A (Ozaki et al., 2008). O diagnóstico foi baseado na identificação da bactéria após *swab* de orofaringe e foi realizada cultura para confirmação da erradicação. Dos 258 pacientes, 103 (idade de 5,5 ± 2,3 anos) foram tratados com cefditoreno pivoxila e 155 (idade de 5,2 ± 2 anos) foram tratados com amoxicilina. A erradicação foi confirmada em 99% dos casos tratados com cefditoreno pivoxila (102/103) e 100% dos casos tratados com amoxicilina. Reincidência da infecção dentro do período de 4 semanas ocorreu em 8 pacientes do grupo tratado com cefditoreno pivoxila e em 15 do grupo tratado com amoxicilina, sendo que todos os isolados apresentavam o mesmo sorotipo anterior. Não houve reações adversas ou complicações clinicamente significativas em ambos os grupos. Esse ensaio clínico indica que o tratamento por período mais curto (5 dias em vez de 10 dias) apresenta a mesma eficácia e segurança.

Apesar do ensaio clínico citado, é importante ressaltar a questão sobre se antibióticos devem ser utilizados no tratamento da amigdalite bacteriana aguda causada por *Streptococcus* do grupo A, que também são conhecidos como *Streptococcus pyogenes*. Ensaio clínico randomizado, duplo-cego, controlado com placebo, comparou a eficácia de penicilina V administrada por 7 dias, por 3 dias ou placebo no tratamento de orofaringite em pacientes pediátricos com idades entre 4 e 15 anos (Zwart et al., 2003). Os pacientes (n = 156) foram randomizados para receberem penicilina V por 7 dias (n = 46), penicilina V por 3 dias (n = 54) ou placebo por 7 dias (n = 56). A dose de penicilina V foi de 250 mg 3 vezes/dia para crianças com idades entre 4 e 10 anos e 500 mg 3 vezes/dia para crianças acima de 10 anos de idade. *Swab* de orofaringe foi coletado após a randomização e 2 semanas depois. Vale notar que não houve diferença em relação ao absenteísmo escolar entre os três grupos, mesmo os grupos sendo subdivididos de acordo com a presença ou não de *Streptococcus* do grupo A (Tabela 66.1). Também não foi notada diferença quanto à duração do quadro clínico de orofaringite (Tabela 66.2). Os autores concluíram que o uso de penicilina não traz benefício terapêutico em pacientes pediátricos com diagnóstico de orofaringite.

Conforme mencionado antes, o uso de antibióticos é uma questão complexa. Tratamento empírico com antibióticos em crianças com quadro de orofaringite com alta suspeita de infecção por *Streptococcus* do grupo A resultará em uma proporção significativa de tratamento de orofaringite não estreptocócica, levando a aumento de custo para o sistema de saúde, além de propiciar o aparecimento de cepas resistentes (van Brusselen et al., 2014). Além disso, devem ser ressaltadas as reações adversas causadas pelo uso de antibióticos.

AMIGDALITE CRÔNICA

Definida como mais de sete episódios de amigdalite em 1 ano, mais de cinco episódios de amigdalite anualmente por mais de 2 anos, mais de 3 episódios de amigdalite anualmente por mais de 3 anos, ou 2 semanas ou mais de absenteísmo escolar em 1 ano decorrente de amigdalite (Kalaiarasi et al., 2018). Amigdalite recorrente é definida como 4 ou mais episódios por ano, com infecção por *Streptococcus* do grupo A identificada em pelo menos um episódio (Alho et al., 2007).

Ensaio clínico comparou a eficácia de azitromicina e penicilina benzatina, ambas administradas por 6 meses, com amigdalectomia para tratamento de amigdalite recorrente (El Hennawi et al., 2017). Crianças com diagnóstico de amigdalite recorrente (n = 284) foram divididas em: amigdalectomia (n = 162), grupo tratado com penicilina benzatina intramuscular (600.000 U se peso < 27 kg ou 1.200.000 U se peso > 27 kg) a cada 2 semanas por 6 meses (n = 61) e grupo tratado com azitromicina VO (250 mg se peso < 27 kg ou 500 mg se peso > 27 kg) 1 vez/semana por 6 meses (n = 61). Os dois grupos tratados com antibióticos apresentaram redução importante comparável com o resultado da amigdalectomia.

BACTERIOTERAPIA

Estudos realizados em animais *germ-free* demonstram que microrganismos comensais são necessários para o desenvolvimento e o amadurecimento do epitélio intestinal e sistema imune (Thompson-Chagoyán et al., 2005). A microbiota intestinal contribui para a defesa contra patógenos por mecanismo de resistência à colonização e fermentação de carboidratos não digeríveis, ocorrendo principalmente no cólon proximal. Os principais produtos gerados pelos ácidos graxos de cadeia curta são acetato, propionato e butirato. O butirato é uma fonte importante de energia para as células epiteliais, afetando a proliferação celular, a diferenciação celular, a secreção de muco e a função de barreira, além de ter potencial anti-inflamatório e antioxidante (Hamer et al., 2008). A administração de probióticos, prebióticos e simbióticos podem alterar a microbiota intestinal.

Probióticos são definidos como bactérias ou fungos vivos, os quais conferem um benefício para o hospedeiro. Prebióticos são compostos não digeríveis que causam mudanças favoráveis na microbiota intestinal. E simbióticos são produtos que contêm probióticos e prebióticos.

Os probióticos apresentam três mecanismos pelos quais exercem efeitos benéficos, como: efeito antibacteriano, aumento da integridade da mucosa e modulação imunológica (Patel e Du Pont, 2015). O efeito antimicrobiano dos probióticos decorre da liberação, no intestino, de moléculas antimicrobianas e também da ocupação de espaço, limitando, portanto, o crescimento de outras bactérias. Os benefícios importantes dos probióticos são sua capacidade de metabolizar carboidratos complexos e produzir ácido láctico e ácidos graxos de cadeira curta (Wong e Jenkins, 2007). O butirato reduz a translocação bacteriana, melhora a organização das *tight junctions* e estimula a síntese de

Tabela 66.1 Duração média de absenteísmo escolar em dias (IC 95%) nos três grupos de tratamento.

Grupo de tratamento	Duração do tratamento com penicilina		
	0 dia	3 dias	7 dias
Todos (n = 156)	2,4 (1,8-3)	2,3 (1,7-2,9)	2,8 (2,2-3,5)
Crianças com estreptococos do grupo A (n = 96)	2,2 (1,6-2,8)	2,2 (1,3-3)	2,5 (1,8-3,1)
Crianças sem estreptococos do grupo A (n = 60)	3,2 (1,6-4,7)	2,4 (1,6-3,3)	3,3 (2-4,6)

Tabela 66.2 Duração média da dor de garganta (em dias, com IC 95%) nos três grupos de tratamento.

Cultura	Número de pacientes	Duração do tratamento com penicilina por grupo		
		7 dias	3 dias	Grupo placebo
Todos	156	3,8 (3,2-4,4)	4,6 (4-5,2)	3,8 (3,3-4,3)
Positivo para estreptococos do grupo A	96	3 (2,4-3,6)	4,8 (4-5,6)	3,5 (2,9-4,1)
Outro ou negativo	60	4,9 (4,1-5,7)	4,4 (3,6-5,4)	4,7 (3,5-5,9)

mucina, uma glicoproteína importante para a integridade do epitélio intestinal. Os probióticos alteram o meio do lúmen intestinal, reduzem adesão e invasão celular e podem gerar produtos antibacterianos, como bacteriocinas, peróxido de hidrogênio e ácidos orgânicos, os quais inibem o crescimento de patógenos. Vários lactobacilos são responsáveis pela produção de bacteriocinas (Klaenhammer, 1988). A ação inibitória desses lactobacilos varia ao inibir tanto outros lactobacilos como também uma ampla gama de bactérias Gram-positivas, Gram-negativas, vírus e certos fungos. Por exemplo, o probiótico *Lactobacillus salivarius* subespécie *salivarius* UCC118 produz uma bacteriocina peptídica ABP-118 que inibe o crescimento de vários patógenos, como *Enterococcus, Bacillus, Listeria, Staphylococcus* e *Salmonella* (Flynn *et al.*, 2002). Enzimas hidrolíticas produzidas por alguns probióticos contribuem para o aumento da concentração dos ácidos láctico, propiônico, butírico e outros ácidos graxos de cadeia curta no lúmen intestinal, reduzindo o pH luminal. Manter um pH baixo cria um meio restritivo que inibe o crescimento e a colonização por bactérias patogênicas. Esse conceito foi demonstrado no estudo com camundongos infectados com *Escherichia coli* cepa O157:H7 produtora de toxina Shiga. Camundongos tratados com o probiótico *Bifidobacterium breve* tiveram pH luminal intestinal mais baixo, em razão da alta concentração de ácido acético, e tiveram aumento de sobrevivência (Asahara *et al.*, 2004).

Os probióticos também competem com patógenos e previnem que estes invadam o epitélio intestinal, pela sua habilidade de se aderir ao epitélio intestinal e ao muco. Esse mecanismo inibe a adesão ao muco e ao epitélio intestinal pelos patógenos (Servin e Coconnier, 2003). Outro mecanismo é limitar as fontes alimentícias para outras bactérias. O probiótico *Escherichia coli,* isolado por Nissle em 1917, tem múltiplos mecanismos para captação de ferro, que é um elemento necessário para quase todos os microrganismos (Groβe *et al.*, 2006). A integridade da função de barreira é mantida pela produção de muco, cloro e secreção de água e pelas *tight junctions*, que se ligam na porção apical das células epiteliais. Alterações na barreira epitelial ocorrem em várias condições, como diarreia infecciosa, doença inflamatória intestinal e doenças autoimunes, como o diabetes melito tipo 1. Em camundongos deficientes de interleucina-10, a adição de *Lactobacillus* melhorou a integridade da barreira, prevenindo o desenvolvimento de colite (Madsen *et al.*, 1999).

Os probióticos podem alterar consideravelmente a imunidade da mucosa ao afetarem vários tipos celulares envolvidos nas respostas imunes locais e sistêmicas, como células epiteliais, células dendríticas, linfócitos T, linfócitos T reguladores, macrófagos ou monócitos, linfócitos T produtores de imunoglobulinas A, células *natural killer*, e também ao induzir apoptose de linfócitos T (Zhang *et al.*, 2007).

Ensaio clínico realizado em pacientes pediátricos com faringoamigdalite recorrente (n = 84) avaliou o tratamento com *Streptococcus salivarius* 24SMB e *Streptococcus oralis* 89a, administrados na forma de *spray* (n = 42), comparando com placebo (n = 42) no período de 90 dias (Andaloro *et al.*, 2019). O tratamento com probiótico reduziu o número de infecções por faringoamigdalite causada por *Streptococcus* beta-hemolítico do grupo A, a duração do tratamento com antibióticos e o número de dias de ausência na escola (Tabela 66.3).

Um aspecto interessante sobre o *Streptococcus salivarius* é sua relação próxima com o *Streptococcus termophilus*, o qual está envolvido na produção de queijos e iogurtes, portanto, apresentando um *status* seguro (Burton *et al.*, 2006). Crianças que apresentam risco maior de desenvolver otite média aguda apresentam menor concentração de

Tabela 66.3 Comparação dos resultados entre os grupos probiótico e controle.			
Características	Probiótico (n = 41)	Controle (n = 41)	Valor p
Número médio (± DP) de episódios de infecção por GABHS			
Período inteiro do estudo	1 ± 0,92	2,39 ± 1,05	< 0,00001
Período de tratamento de 90 dias	0,39 ± 0,49	1,02 ± 0,61	< 0,00001
Período de acompanhamento de 6 meses	0,61 ± 0,67	1,37 ± 0,80	< 0,00001
Duração mediana (IQR) da infecção por GABHS (dias)*			
Período de tratamento de 90 dias	0 (0-3)	3 (4-4,5)	< 0,00001
Período de acompanhamento de 6 meses	3 (0-3,5)	4 (3-4)	0,0001
Duração média da infecção por GABHS (IQR), ≥ 1 episódio (dias)*			
Período de tratamento de 90 dias	3 (3-4)	4 (4-4,5)	0,0009
Período de acompanhamento de 6 meses	3,5 (3-4)	4 (3,5-4,5)	0,018
Número médio (± DP) de dias sob antibioticoterapia			
Período de tratamento de 90 dias	3,9 ± 4,94	10,24 ± 6,12	< 0,00001
Período de acompanhamento de 6 meses	6,1 ± 6,66	13,66 ± 7,99	< 0,00001
Número médio (± IQR) de ciclos de antibioticoterapia			
Período de tratamento de 90 dias	0 (0-1)	1 (1-1)	< 0,0001
Período de acompanhamento de 6 meses	1 (0-1)	2 (1-2)	< 0,0001
Número médio (± DP) de dias de ausência na escola			
Período de tratamento de 90 dias	1,49 ± 1,91	3,66 ± 2,08	< 0,00001
Período de acompanhamento de 6 meses	2,24 ± 2,49	4,61 ± 2,64	0,0001
EQ-VAS médio (± DP)			
Período de tratamento de 90 dias	83,41 ± 4,65	77,39 ± 5,54	< 0,00001
Período de acompanhamento de 6 meses	82,44 ± 4,57	77,9 ± 4,66	< 0,00001

GABHS: Group A beta-hemolytic Streptococcus; IQR: *interquatile range*; EQ-VAS: EuroQol Visual Analogue Scales; DP: desvio-padrão.
Valores estatisticamente significantes estão em negrito (p < 0,05).
*Grupo probiótico (n = 16), grupo controle (n = 34).

Streptococcus oralis, Streptococcus mitis, Streptococcus sanguis e *Lactobacillus rhamnosus* quando comparadas com outras crianças (Marchisio *et al.*, 2015). Outro aspecto importante é que o *Streptococcus oralis* 89a interfere com infecções causadas por *Streptococcus* beta-hemolítico do grupo A em otites e amigdalites, por apresentar colicina V, um antibiótico peptídico (Sidjabat *et al.*, 2016).

REFERÊNCIAS BIBLIOGRÁFICAS

Abdel-Haq NM, Harahsheh A, Asmar BL. Retropharyngeal abscess in children: the emerging role of group A beta hemolytic streptococcus. South Med J. 2006;99:927-31.

Alho OP, Koivunen P, Penna T, Teppo H, Koskela M, Luotonen J. Tonsillectomy versus watchful waiting in recurrent streptococcal pharyngitis in adults: randomised controlled trial. BMJ. 2007;334:939.

Andaloro C, Santagati M, Stefani S, La Mantia I. Bacteriotherapy with Streptococcus salivarius 24SMB and Streptococcus oralis 89a oral spray for children with recurrent streptococcal pharyngotonsillitis: a randomized placebo-controlled clinical study. Eur Arch Otorhinolaryngol. 2019;276:879-87.

Asahara T, Shimizu K, Nomoto K, Hamabata T, Ozawa A, Takeda Y. Probiotic bifidobacteria protect mice from lethal infection with Shiga toxin-producing *Escherichia coli* O157: H7. Infect Immun. 2004;72:2240-7.

Burton JP, Chilcott CN, Moore CJ, Speiser G, Tagg JR. A preliminary study of the effect of probiotic *Streptococcus salivarius* K12 on oral malodour parameters. J Appl Microbiol. 2006;100:754-64.

Carapetis RC, McDonald M, Wilson NJ. Acute rheumatic fever. Lancet. 2005;366:155-68.

Chan TV. The patient with sore throat. Med Clin North Am. 2010;94:923-43.

El Hennawi DED, Geneid A, Zaher S, Ahmed MR. Management of recurrent tonsilitis in children. Am J Otolaryngol. 2017;38:371-4.

Flynn S, van Sinderen D, Thornton GM, Holo H, Nes IF, Collins JK. Characterization of the genetic locus responsible for the production of ABP-118, a novel bacteriocin produced by the probiotic bacterium *Lactobacillus salivarius* subsp. *salivarius* UCC118. Microbiology. 2002;148:973-84.

Kalaiarasi R, Subramanian KS, Vijayakumar C, Venkataramanan R. Microbiological profile of chronic tonsillitis in the pediatric age group. Cureus. 2018;10:e3343.

Georgalas CC, Tolley NS, Narula A. Tonsillitis. BMJ Clin Evid. 2009;2009;pii:0503.

Glezen WP, Clyde WA Jr., Senior RJ, Sheaffer CI, Denny FW. Group A streptococci, mycoplasmas, and viruses associated with acute pharyngitis. JAMA. 1967:202:119-24.

Große C, Scherer J, Koch D, Otto M, Taudte N, Grass G. A new ferrous iron uptake transporter, EfeU (YcdN), from *Escherichia coli*. Mol Microbiol. 2006;62:120-31.

Hamer HM, Jonkers D, Venema K, Vanhoutvin S, Troost F, Brummer RJ. Review article: the role of butyrate on colonic function. Aliment Pharmacol Ther. 2008;27:1104-19.

Harbarth S, Balkhy HH, Goossens H, Jarlier V, Kluytmans J, Laxminarayan R, et al. Antimicrobial resistance: one world, one fight! Antimicrob Resist Infect Control. 2015;4:49.

Klaenhammer TR. Bacteriocins of lactic acid bacteria. Biochimie. 1988;70:337-49.

Langois DM, Andreae M. Group A streptococcal infections. Pediatr Rev. 2011;32:423.

Lau AS, Upile NS, Wilkie MD, Leong SC, Swift AC. The rising rate of admission for tonsillitis and neck space abscesses in England, 1991-2011. Ann R Colle Surg Engl. 2014;96:307-31.

Madsen KL, Doyle JS, Jewell LD, Tavernini MM, Fedorak RN. Lactobacillus species prevents colitis in interleukin 10 gene-deficient mice. Gastroenterology. 1999;116:1107-14.

Marchisio P, Santagati M, Scillato M, Baggi E, Fattizzo M, Rosazza C, et al. Streptococcus salivarius 24SMB administered by nasal spray for the prevention of acute otitis media in otitis-prone children. Eur J Clin Microbiol Infect Dis. 2015;34:2377-83.

Novis SJ, Pritchett CV, Thorne MC, Sun GH. Pediatric deep space neck infections in US children, 2000-2009. Int J Pediatr Otorhinolaryngol. 2014;78:832-6.

Ozaki T, Nishimura N, Suzuki M, Narita A, Watanabe N, Ahn J, et al. Five-day oral cefditoren pivoxil versus 10-day oral amoxicilin for pediatric group A streptococcal pharyngotonsillitis. J Infect Chemother. 2008;14:213-8.

Ozturk CE, Yavuz T, Kaya D, Yucel M. The rate of asymptomatic throat carriage of group A *Streptococcus* in school children and associated ASO titers in Duzce, Turkey. Jpn J Infect Dis. 2004;57:271-2.

Patel R, DuPont HL. New approaches for bacteriotherapy: prebiotics, new-generation probiotics, and symbiotics. Clin Infect Dis. 2015;60:S108-S121.

Salatino S, Gray A. Integrative management of pediatric tonsillopharyngitis: an international survey. Complement Ther Clin Pract. 2016;22:29-32.

Servin AL, Coconnier M-H. Adhesion of probiotic strains to the intestinal mucosa and interaction with pathogens. Best Pract Res Clin Gastroenterol. 2003;17:741-54.

Sidjabat HE, Håkansson EG, Cervin A. Draft genome sequence of the oral commensal Streptococcus oralis 89a with interference activity against respiratory pathogens. Genome Announc. 2016;4:e01546-e01515.

Stelter K. Tonsillitis and sore throat in children. GMS Curr Top Otorhinolaryngol Head Neck Surg. 2014;13:Doc07.

Thompson-Chagoyán OC, Maldonado J, Gil A. Aetiology of inflammatory bowel disease (IBD): role of intestinal microbiota and gut-associated lymphoid tissue immune response. Clin Nutr. 2005;24:339-52.

van Brusselen D, Vlieghe E, Schelstraete P, De Meulder F, Vandeputte C, Garmyn K, et al. Streptococcal pharyngitis in children: to treat or not to treat? Eur J Pediatr. 2014;173:1275-84.

Wong JM, Jenkins DJ. Carbohydrate digestibility and metabolic effects. J Nutr. 2007;137:2539S-46.

Zhang Z, Hinrichs DJ, Lu H, Chen H, Zhong W, Kolls JK. After interleukin-12 p40, are interleukin-23 and interleukin-17 the next therapeutic targets for inflammatory bowel disease? Int Immunopharmacol. 2007;7:409-16.

Zwart S, Rovers MM, de Melker RA, Hoes AW. Penicillin for acute core throat in children: randomised, double blind trial. BMJ. 2003;327:1324.

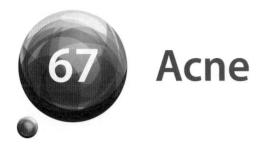

Acne

INTRODUÇÃO

Hebra, um dos principais líderes da dermatologia europeia do século 19, notou que, na literatura helenística, não havia descrição de acne nos escritos de Hipócrates (Hebra, 1869). Considerando a sua frequência, Hebra deduziu que os gregos não consideravam a acne uma doença. Celsus, seguido por Galeno, foi o primeiro a dar uma descrição da doença cutânea, caracterizando-a como lesões localizadas na face de pessoas jovens, a que deu o nome de *varus* ou *variues* para ressaltar a variedade das lesões. A palavra "acne" surgiu, possivelmente, em virtude do médico de Constantinopla que, no século 6, criou a alcunha de *acnae*, já que as lesões ocorriam no clímax (*acme*) da vida, ou seja, na puberdade (Tilles, 2014).

A acne é uma doença dermatológica comum caracterizada por comedões, pápulas, pústulas ou nódulos em face, peito ou costas. É uma doença da unidade pilossebácea, que são os folículos pilosos da pele associados a uma glândula sebácea. As características clínicas da acne incluem seborreia (excesso de gordura), lesões não inflamatórias como os comedões, lesões inflamatórias como as pústulas e pápulas, e vários graus de cicatrização. Sua distribuição corresponde a maior densidade de unidades pilossebáceas (face, pescoço, peito, ombros e dorso). Algum grau de acne afeta quase todos os adolescentes entre 15 e 17 anos de idade (Rademaker *et al.*, 1989), sendo de intensidade moderada ou grave em 15 a 20% deles (Ghodsi *et al.*, 2009). Embora a maioria dos casos de acne se resolva clinicamente entre 20 e 25 anos de idade, há evidências de aumento da incidência de acne pós-adolescência (Goulden *et al.*, 1997).

Há dois grupos distintos de microrganismos presentes na pele e em anexos. Um deles consiste em microrganismos residentes ou comensais, os quais, na maior parte do tempo, são inofensivos e não patogênicos e, algumas vezes, causam benefícios para o hospedeiro. E o segundo é composto de microrganismos transitórios, os quais podem ser patogênicos e causar dano ao colonizar a pele após ferimento ou trauma, levando à infecção ou à inflamação. O avanço de ferramentas de bioinformática permitiu o uso de análises metagenômicas e sequenciamento do gene do RNA ribossômico 16S para investigar a composição das comunidades microbióticas. Características fisiológicas de diferentes locais da pele estão associadas a distintos níveis de diversidade bacteriana, incluindo o grupo das Actinobacteria, como as *Propionibacteria*, atualmente denominadas *Cutibacteria* (compreendendo *Cutibacterium acnes*, *Cutibacterium granulosum* e *Cutibacterium avidum*), das Proteoacteria, das Bacteroides e das Firmicutes, como o *Staphylococcus epidermidis*. Dessas, o *C. acne* e o *S. epidermidis* são as duas das principais bactérias comensais (Claudel *et al.*, 2019).

A interação entre a pele e seu sistema imunológico permite diferenciar entre os microrganismos comensais, como *Corynebacterium* sp., *Staphylococcus* sp. (exceto *Staphylococcus aureus*), *Cutibacterium* sp. e *Malassezia furfur*, e os microrganismos patogênicos transitórios como o *Staphylococcus aureus*, o *Streptococcus pyogenes* e a *Enterobacteriaceae*. Entretanto, ainda não é bem compreendido como isso ocorre. Os receptores *Toll-like* (TLR) aparentemente tornam-se dessensibilizados pela exposição prolongada aos comensais, seja pela redução da expressão dos TLR na superfície celular, seja pela ativação de vias inibitórias do TLR, como a quinase 3 associada ao receptor da interleucina 1 (IRAK3, do inglês *interleukin-1 receptor-associated quinase 3*) e da supressão da sinalização 1 de citocina (SOCSW1; Strober, 2004). Além disso, a especificidade pode ser aumentada pelo reconhecimento de padrões moleculares associados a patógenos via reconhecimento pelos receptores (Grice e Segre, 2011). Portanto, tanto o *C. acnes* quanto o *S. epidermidis* interagem com o hospedeiro para manter a pele saudável, evitando que ela seja colonizada por patógenos (Figura 67.1).

Costuma ocorrer tipicamente em adolescentes e pode se estender a grupos mais velhos. Acredita-se que a acne decorra de quatro fatores principais: excesso de produção de sebo, hiperproliferação folicular, proliferação do *Cutibacterium acnes* dentro do folículo e processo inflamatório.

A acne geralmente inicia-se por ocasião do aumento brusco dos hormônios androgênicos que ocorre na adolescência. Ela começa quando os ductos das glândulas pilossebáceas ficam entupidos com os queratinócitos, formando os comedões. Com isso, ocorre aumento da concentração de sebo, com distensão dos folículos e eventual proliferação da bactéria anaeróbica *Cutibacterium acnes*. Se o comedão se rompe na derme, acontece uma reação inflamatória que resulta na formação de pápulas e/ou pústulas. No seu estágio inicial (antes dos 12 anos de idade), caracteriza-se mais por comedões do que resposta inflamatória, possivelmente porque esses indivíduos ainda não conseguiram produzir sebo suficiente para permitir a proliferação do *Propionibacterium acnes* (Friedlander *et al.*, 2010).

O tratamento farmacológico da acne pode ser feito com uso tópico ou sistêmicos de fármacos. A seguir, serão revistas as principais classes de fármacos utilizados no tratamento da acne. Importante ressaltar que aproximadamente 80% dos adolescentes e adultos jovens apresentam acne vulgar (Sevimli Dikicier, 2019), cujo tratamento é prolongado para que se obtenha resultado terapêutico satisfatório, além de sua adesão constituir um dos maiores problemas, por causa das reações adversas e da cronicidade do tratamento. A adesão ao tratamento da acne pode chegar a 11,74% (Tan *et al.*, 2013).

RETINOIDES

Representam uma classe importante de agonistas de receptores nucleares utilizados em dermatologia. Wolbach e Howe (1925) observaram que a deficiência da vitamina A (retinol) induzia queratinização alterada na pele de ratos; em 1993, a deficiência de vitamina A em humanos foi associada ao desenvolvimento de frinoderma com hiperqueratose folicular, hiperpigmentação e xerose da pele (Nicholls, 1933). Com base nesses achados, houve interesse no desenvolvimento do uso clínico de vitamina A para tratamento farmacológico de várias doenças

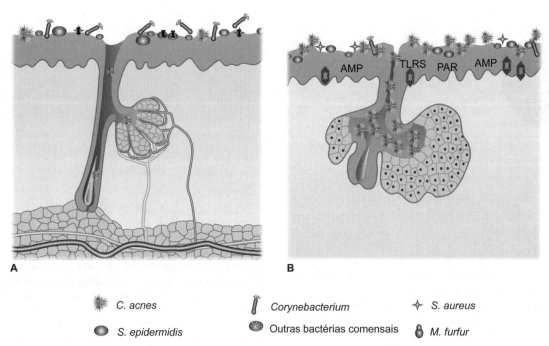

Figura 67.1 A. Pele saudável, na qual o *S. epidermidis* controla a proliferação do *C. acnes*. **B.** Formação de um microcomedão após uma supracolonização da pele pelo *C. acnes* levando a uma disbiose. A supracolonização pelo *C. acnes* durante a puberdade promove disbiose e acne. AMP: peptídios antimicrobianos; TLR: receptores *toll-like*; PAR: receptores ativados por proteases.

de queratinização da pele, ainda que os ensaios clínicos realizados nas décadas de 1940 e 1950 tenham demonstrado que a dose oral necessária de vitamina A para apresentar efeitos terapêuticos era acompanhada de reações adversas inaceitáveis (Leitner e Moore, 1946). Com o intuito de aumentar a segurança da vitamina A, foram desenvolvidos fármacos com estrutura química semelhante à da vitamina A, chamados de retinoides (Bollag, 1983). Na década de 1960, houve avanços com o uso tópico de tretinoína para tratamento dermatológico (Stuettgen, 1962). Entretanto, a tragédia causada pelo efeito teratogênico da talidomida acabou retardando o desenvolvimento dos retinoides, de modo que a isotretinoína só foi aprovada pela Food and Drug Administration (FDA) para tratamento de acne em 1982 (Khalil et al., 2017).

Os retinoides são classificados em quatro gerações. A primeira geração se caracteriza por retinoides não aromáticos; a segunda geração por retinoides monoaromáticos; a terceira e a quarta geração, pelos retinoides poliaromáticos. Retinol, tretinoína (*all-trans* ácido retinoico) e isotretinoína (13-*cis* ácido retinoico) pertencem à primeira geração. O etretinato e seu metabólito acitretina pertencem à segunda geração. O tazaroteno, por meio de seu metabólito ácido tazarotênico, e o adapaleno pertencem à terceira geração. E a quarta geração é representada pelo trifaroteno, que também é um retinoide poliaromático. Os retinoides de primeira e terceira geração são os principais retinoides utilizados topicamente para tratamento da acne, atuando em comedões e microcomedões (Aubert et al., 2018). Os retinoides de segunda geração são utilizados no tratamento da psoríase (Orfanos et al., 1997).

Os retinoides interagem com proteínas citosólicas e receptores nucleares específicos. Duas classes de receptores nucleares são associadas à atividade de retinoides em nível molecular, os RAR e os RXR. A expressão dos receptores para retinoides é específica de acordo com os tecidos; a pele expressa primariamente RAR-gama e RXR-alfa. Conforme será visto adiante, os retinoides afetam o crescimento e a diferenciação das células epidérmicas, assim como a atividade da glândula sebácea, apresentando propriedades imunomoduladoras e anti-inflamatórias. O adapaleno é um agonista seletivo dos receptores nucleares do ácido retinoico RAR-beta e RAR-gama com baixa afinidade para o RAR-alfa. Sua ação na proliferação e na diferenciação pode ser bloqueada por um antagonista dos receptores RAR-beta (Michel et al., 1998).

A exemplo do adapaleno, o ácido teratozênico também é um agonista seletivo dos RAR-beta e RAR-gama (Nagpal et al., 1996). Tanto o adapaleno quanto o ácido teratozênico modulam a diferenciação anormal dos queratinócitos, a hiperproliferação e a expressão de marcadores inflamatórios, resultando em baixa exposição sistêmica após administração tópica (Attar et al., 2005). Um dos problemas do uso de retinoides tópicos reside no fato de causarem irritação da pele, possivelmente pela ativação dos receptores RAR-beta. Caso essa hipótese seja verdadeira, um agonista seletivo dos receptores RAR-gama poderia evitar essas reações adversas locais. O trifaroteno é um retinoide de quarta geração altamente seletivo para o RAR-gama (Thoreau et al., 2018). A Figura 67.2 ilustra o mecanismo de ação dos retinoides.

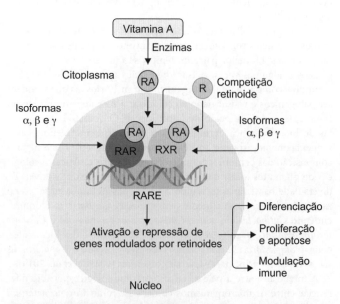

Figura 67.2 Modo de ação dos retinoides. R: retinoide; RA: ácido retinoico; RAR: receptor de ácido retinoico; RARO: elemento de resposta ao ácido retinoico; RXR: receptor retinoide X.

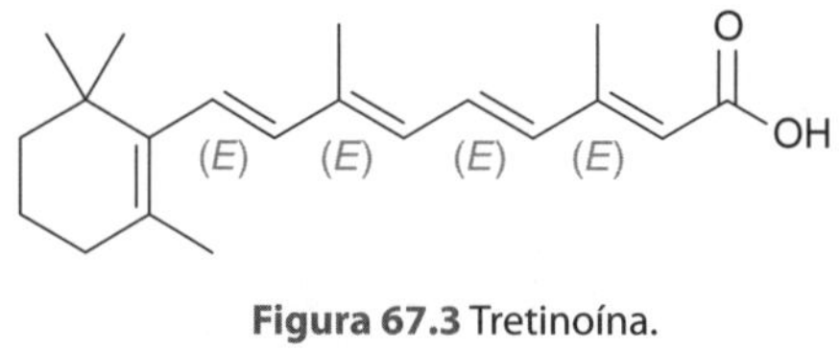

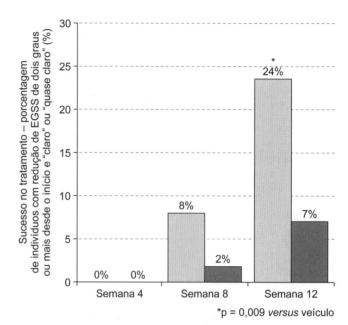

Figura 67.3 Tretinoína.

Os retinoides tópicos são utilizados como monoterapia em pacientes com comedões não inflamatórios ou em combinação com outros fármacos tópicos ou sistêmicos no tratamento da acne leve, moderada ou grave, ou como manutenção de tratamento após o término do tratamento oral. Os seguintes retinoides são utilizados topicamente: tretinoína, isotretinoína, adapaleno, tazaroteno, retinaldeído e trifaroteno (Akhavan e Bershad, 2003).

Tretinoína

Nome genérico para o ácido retinoide, é comumente referido como vitamina A ácida, representando a forma ativa do metabolismo da vitamina A. Com a isotretinoína, pertence à primeira geração de retinoides. Tanto a tretinoína (Figura 67.3) quanto a isotretinoína apresentam alta afinidade pelos receptores retinoides nucleares e pelas proteínas citosólicas CRABR (do inglês *cellular retinoic acid binding receptor*) (Lowenstein, 2002). A tretinoína atua aumentado o *turnover* das células epiteliais foliculares e acelerando a descamação dos corneócitos. Esses mecanismos ajudam a normalizar o processo de queratinização, levando à drenagem dos comedões e inibindo a formação de novos comedões. Os folículos desentupidos tornam-se menos anaeróbicos e mais acessíveis aos fármacos antimicrobianos (Leyden, 1995). Portanto, é provável que a proliferação e a função do *C. acnes* sejam reduzidas com a produção de mediadores pró-inflamatórios. Um dos maiores problemas observados no início do uso da tretinoína foi a irritação excessiva da pele, decorrente do veículo hidroalcoólico e também das altas concentrações utilizadas nas formulações iniciais. Para corrigi-lo, vários veículos cremosos com propriedades emolientes são atualmente utilizados com concentrações diversas (0,0025%, 0,05% e 0,01%). Outros problemas associados ao uso da tretinoína tópica envolvem possível ocorrência de exacerbação da acne após 2 a 4 semanas de uso, resposta terapêutica lenta e variável, além de fotossensibilidade (transitória).

A eficácia e a segurança de uma nova formulação de tretinoína loção 0,05% foram avaliadas em pacientes pediátricos pré-adolescentes (< 13 anos de idade) com diagnóstico de acne moderada ou grave (Eichenfield *et al.*, 2019). Os pacientes (n = 154) foram tratados com tretinoína loção 0,05% (n = 74) ou veículo (n = 80) aplicado 1 vez/dia durante 12 semanas. Tretinoína foi significativamente mais eficaz em proporcionar melhora de grau 2 (pele limpa ou quase limpa) conforme mostrado na Figura 67.4. As reações adversas observadas em ≥ 1% dos pacientes tratados com loção de tretinoína a 0,05% foram dor no sítio de aplicação (5,6%), pele seca (2,8%), irritação (1,4%), esfoliação (1,4%) e prurido (1,4%).

Adapaleno

Derivado do ácido naftoico que apresenta atividade retinoide e com alta afinidade pelos receptores RAR-beta e RAR-gama, ativando-os, porém sem se ligar às proteínas citosólicas CRABR. Estudos *in vitro* demonstraram que não há necessidade de os retinoides se ligarem às CRABR para ter efeito biológico, como no caso da diferenciação dos queratinócitos (Rigopoulos *et al.*, 2004). O adapaleno (Figura 67.5) tem algumas das mesmas características da tretinoína, mas apresenta propriedades físico-químicas distintas, como fotoestabilidade e alta lipofilicidade (Cunliffe *et al.*, 1997). Ele modula a queratinização apresentando importante atividade comedolítica e anti-inflamatória, sendo esta última associada à inibição de lipo-oxigenase e do metabolismo oxidativo do ácido araquidônico. Esses mecanismos podem contribuir para o risco reduzido de eritema e da irritação da pele. O adapaleno

Figura 67.4 Resposta terapêutica eficaz. Pacientes com pelo menos dois graus de melhora com pele limpa ou quase limpa em cada consulta. EGSS: Evalutor's Global Severity Score.

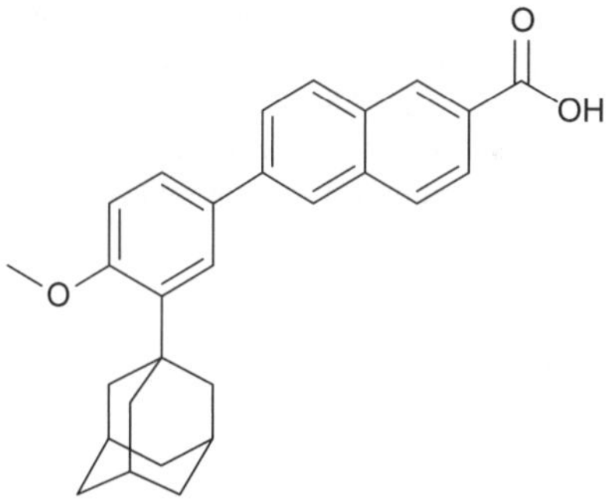

Figura 67.5 Adapaleno.

apresenta baixa biodisponibilidade sistêmica, e, uma vez que o fármaco atravessa o *stratum corneum*, ele fica aprisionado na epiderme e no folículo piloso, que representam a área-alvo (Millikan, 2000).

A eficácia e a segurança do adapaleno 0,3% em gel associado a peróxido de benzoíla (2,5%) foram avaliadas em pacientes com diagnóstico de acne inflamatória moderada ou grave em ensaio clínico multicêntrico, randomizado, controlado com veículo, em desenho paralelo (Gold *et al.*, 2016). Os pacientes (n = 503) foram randomizados para serem tratados com adapaleno/peróxido de benzoíla 0,3%/2,5%, adapaleno/peróxido de benzoíla 0,1%/2,5% ou veículos aplicados 1 vez/dia durante 12 semanas. O objetivo primário foi a porcentagem de pacientes com pele limpa ou quase limpa. Adapaleno/peróxido de benzoíla 0,3%/2,5% causou melhora significativa em 33,7% dos pacientes quando comparado com veículo (11%). Houve redução tanto das lesões inflamatórias (Figura 67.6 A) quanto das não inflamatórias (Figura 67.8 B). As reações adversas mais frequentes no grupo tratado com adapaleno/peróxido de benzoíla 0,3%/2,5% foram irritação da pele (2,8%) e sensação de queimação na pele (0,9%).

Tazaroteno (Tazorac®)

Retinoide acetilênico cujo metabólito ativo é o ácido tazarotênico. A exemplo de outros retinoides, está disponível na forma de gel ou creme, atuando contra vários fatores que causam as lesões da acne. Ele normaliza o padrão de queratinização e reduz a coesão dos queratinócitos

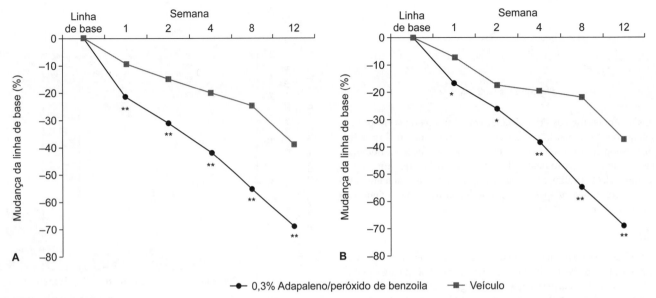

Figura 67.6 Comparação da eficácia da associação adapaleno/peróxido de benzoila *versus* veículo em pacientes com diagnóstico de acne inflamatória moderada ou grave. *p < 0,05; **p < 0,01.

foliculares, resultando na destruição dos comedões e na prevenção da formação de novos comedões. O tazaroteno (Figura 67.7) tem efeito anti-inflamatório direto ao inibir a expressão do fator inibitório de migração relacionado com a proteína de tipo 8 em pele transplantada. O ácido tazarotênico liga-se aos três membros da família dos receptores do ácido retinoico, RAR-alfa, RAR-beta e RAR-gama, mas apresenta maior seletividade para os receptores RAR-beta e RAR-gama, podendo modificar a expressão genômica (Gregoriou *et al.*, 2014).

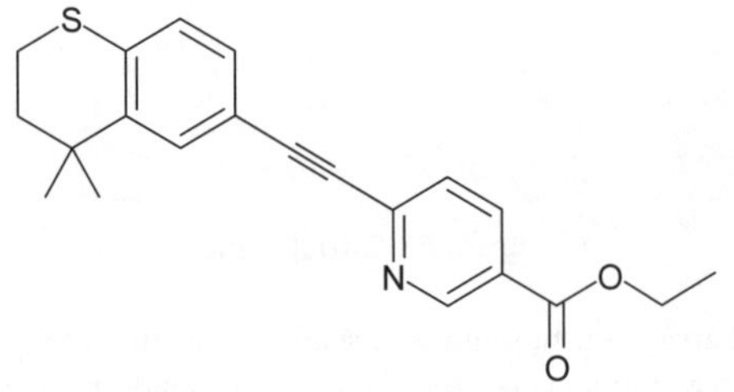

Figura 67.7 Tazaroteno.

A eficácia do gel de tazaroteno 0,1% foi comparada com a do gel de adapaleno 0,1%, da microesponja de tretinoína 0,1%, do gel de tretinoína 0,25% e do veículo de tazaroteno 0,1% em pacientes com acne inflamatória (Leyden *et al.*, 2005). Os pacientes foram tratados por 12 a 15 semanas. Cinco investigadores avaliaram 577 pacientes com idade média entre 18 e 20 anos em um total de 2.885 avaliações. O tazaroteno foi utilizado em 252 pacientes (1.260 avaliações), adapaleno em 178 (890 avaliações), tretinoína em 47 (235 avaliações), gel de tretinoína em 39 (195 avaliações) e veículo em 61 (305 avaliações). Como mostrado na Figura 67.8, o uso de retinoides tópicos melhorou as lesões causadas por acne inflamatória de maneira significativa em relação ao veículo.

Trifaroteno

Retinoide com ação agonística nos receptores RAR-gama, sendo metabolicamente estável em queratinócitos, mas rapidamente degradado pelos microssomas de hepatócitos, apresentando, portanto, um perfil de segurança sistêmico interessante. Além de seu efeito nos comedões, o trifaroteno (Figura 67.9) apresenta propriedades anti-inflamatórias e antipigmentares.

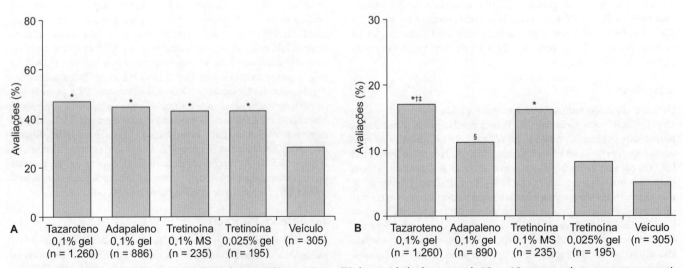

Figura 67.8 Avaliações demonstrando melhora discreta (**A**) ou marcante (**B**) da gravidade da acne após 12 ou 15 semanas de tratamento com retinoide ou com veículo. *p < 0,001 *versus* veículo; †p < 0,001 *versus* adapaleno 0,1% gel; ‡p < 0,01 *versus* tretinoína 0,025% gel; §p < 0,01 *versus* veículo.

Sua eficácia e sua segurança foram avaliadas em dois ensaios clínicos fase III (PERFECT 1 e PERFECT 2) em pacientes com acne moderada facial e/ou no tronco, com idade superior a 9 anos (Tan et al., 2019). Os pacientes foram tratados com creme de trifaroteno tópico 50 µg/g ou veículo 1 vez/dia durante 12 semanas. No estudo PERFECT 1, foram tratados 612 pacientes com trifaroteno e 596 com veículo, e, no PERFECT 2, 602 pacientes com trifaroteno e 610 com veículo. O objetivo primário consistiu em melhorar as lesões de acne, segundo o IGA (*Investigator's Global Assessment*) ou o PGA (*Physician's Global Assessment*), o que significa lesões limpas ou quase limpas. Conforme ilustrado na Figura 67.10, o tratamento com trifaroteno foi superior ao

Figura 67.9 Trifaroteno.

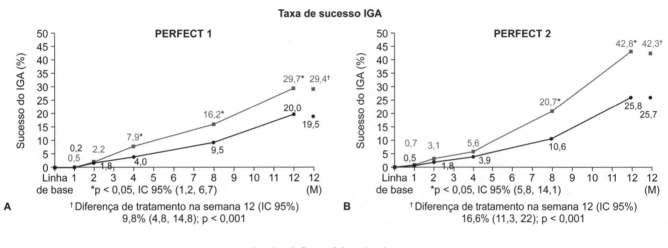

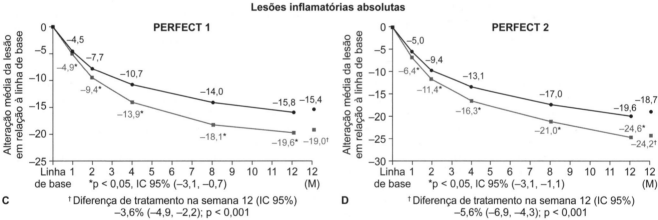

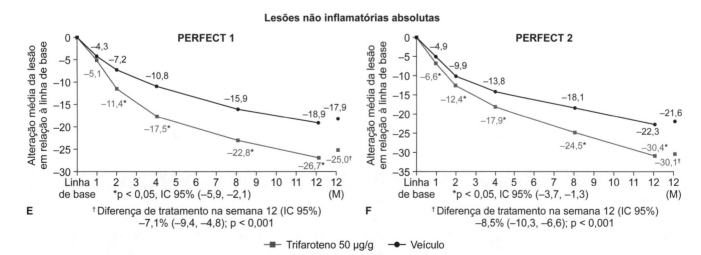

Figura 67.10 Acne facial vulgar: objetivo coprimário da linha de base à semana 12. O sucesso de acordo com o *Investigator's Global Assessment* (IGA) é definido como claro ou quase claro e pelo menos uma melhora de 2 graus (população ITT).

placebo tanto nas lesões totais quanto naquelas de característica inflamatória e não inflamatória.

A tolerabilidade local com o creme de trifaroteno foi transitória e consistente com o padrão de irritabilidade de retinoides tópicos, além de menor no tronco em comparação com a face. As reações adversas foram responsáveis pela interrupção do tratamento em 1,9% e 1,2% dos casos nos estudos PERFECT 1 e PERFECT 2, respectivamente. O trifaroteno não estava registrado para uso clínico por ocasião da redação deste capítulo.

Retinaldeído

Tretinoína transformada, de modo que, na concentração de 0,05%, induz efeitos similares aos da tretinoína na concentração de 0,025% (Sorg et al., 1999). O retinaldeído (Figura 67.11) é um metabólito natural da vitamina A com habilidade para se converter tanto em retinol quanto em ácido retinoico. O retinaldeído não se liga aos receptores retinoides nucleares e sua atividade biológica se assemelha à da tretinoína, resultante da conversão enzimática em ácido retinoide em queratinócitos da epiderme (Saurat, 1999). Estudos in vitro indicam que o retinaldeído inibe diretamente a proliferação do C. acnes, possivelmente pela presença do grupo aldeído na cadeia isoprenoica lateral (Didierjean et al., 1999).

A eficácia e a segurança do retinaldeído associado ao ácido glicólico foram avaliadas em ensaio clínico multicêntrico, randomizado, duplo-cego, controlado com veículo em pacientes caucasoides entre 12 e 25 anos de idade com acne vulgar leve ou moderada (Poli et al., 2005). A associação retinaldeído 0,1%/ácido glicólico 6% foi aplicada 1 vez/dia durante 3 meses. Pacientes (n = 85) foram randomizados para receber a associação retinaldeído/ácido glicólico (n = 45) ou veículo (n = 42). A associação causou redução significativa de lesões inflamatórias e não inflamatórias, com melhora da eficácia global para as visitas após 2 e 3 meses de tratamento (Tabela 67.1).

Isotretinoína (Accutane®)

Metabólito da vitamina A, também denominada ácido 13-cis-retinoico, é um fármaco retinoide que, quando administrado nas doses de 0,5 a 1 mg/kg/dia VO, inibe a produção de sebo e queratinização. A isotretinoína (Figura 67.12) tem como alvo todos os mecanismos envolvidos na patogênese da acne, como aumento da produção de sebo pelas glândulas sebáceas, proliferação de queratinócitos, crescimento do Propionibacterium acnes e inflamação. Ainda, é o inibidor mais potente da secreção de sebo quando comparado com todos os outros tratamentos empregados na acne. A isotretinoína é isomerizada em ácido transretinoico nas glândulas sebáceas, o qual se liga aos receptores do ácido retinoico. O mecanismo farmacológico de ação da isotretinoína na acne consiste na supressão da produção do sebo, causada primariamente por induzir apoptose dos sebócitos (Nelson et al., 2006).

Contribuem para esse efeito a lipocalina associada à gelatinase do neutrófilo e a proteína denominada TRAIL (tumor necrosis factor-related apoptosis inducing ligand); a expressão destas aumenta na pele de pacientes com acne tratados com isotretinoína (Kelhälä et al., 2016). A expressão da TRAIL ocorre por fatores de transcrição nucleares do tipo FoxO, especialmente pelo FoxO3a, sendo que, em pacientes com acne, a atividade da FoxO está inibida pelo aumento da sinalização do fator de crescimento (Agamia et al., 2016). A expressão de insulina e do IGF-1 (insulin growth factor-1) está aumentada na puberdade e também em razão de dieta rica em carboidratos hiperglicêmicos e leite, os quais estimulam a quinase Akt, que causa fosforilação da FoxO, levando à inativação da FoxO nuclear via sequestro citoplasmático pela ligação 14-3-3 (Wang et al., 2014). A isotretinoína também inibe a atividade oxidativa da 3-alfa-hidroxisterol desidrogenase da retinol desidrogenase-4, responsável pela conversão de 3-alfa-androstanediol e androsterona em di-hidrotestosterona e androstenediona, que estimulam a produção de sebo (Karlsson et al., 2003). Esse último mecanismo é único da isotretinoína e não é observado com tretinoína ou adapaleno, de modo que o efeito supressor da produção de sebo somente ocorre com a administração oral de isotretinoína.

Nos sebócitos, o profármaco isotretinoína é isomerizado em ácido all-trans retinoico (ATRA), o qual aumenta a expressão de FoxO3a e TRAIL. FoxO3a é um fator de transcrição chave no processo de apoptose; elementos da FoxO3a que se ligam ao DNA ocorrem no promotor da TRAIL, indicando que a TRAIL é um alvo direto da FoxO3a induzida pelo ATRA, ou seja, o aumento da sinalização TRAIL/FoxO3a causado pelo ATRA em pacientes com acne resulta em apoptose dos sebócitos (Figura 67.13; Melnik, 2017).

Em virtude de sua alta lipofilicidade, a absorção da isotretinoína é aumentada quando administrada com refeição com alto conteúdo lipídico. A isotretinoína é altamente ligada às proteínas plasmáticas (> 99,9%), e, após administração oral, formam-se pelo menos três metabólitos: 4-oxoisotretinoína, ácido retinoico e ácido 4-oxorretinoico. O ácido retinoico e o ácido 13-cis-retinoico são isômeros geométricos e sofrem interconversão reversível. Os metabólitos têm ação retinoide em modelos in vitro, entretanto a relevância clínica desses modelos não é conhecida. A meia-vida de eliminação da isotretinoína e da 4-oxoisotretinoína é de 21 ± 8,2 e 24 ± 5,3 h, respectivamente. A eliminação da isotretinoína e de seus metabólitos é feita via urina e fezes, em proporção semelhante.

A eficácia e a segurança da isotretinoína foram inicialmente demonstradas em ensaio clínico realizado em pacientes com acne conglobata/cística resistente ao tratamento com antibióticos (Peck et al., 1979). A administração de isotretinoína causou redução significativa do número de nódulos e cistos durante o período de tratamento, assim como remissão prolongada após o término deste (Figura 67.14).

Importante ressaltar que o tratamento com isotretinoína durante a gestação está associado ao aumento do risco de teratogenicidade (Nau,

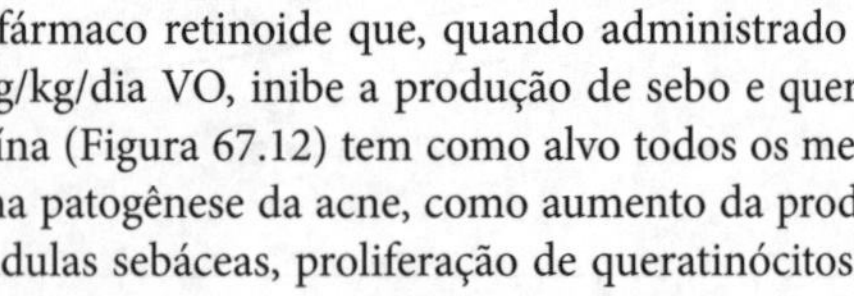

Figura 67.11 Tretinoína transformada.

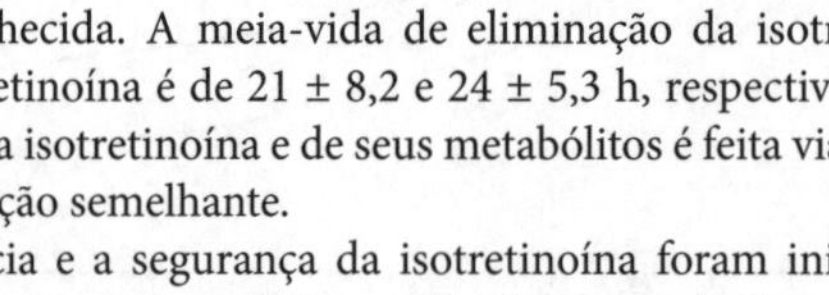

Figura 67.12 Isotretinoína.

Tabela 67.1 Eficácia global (melhoria).								
Nenhum	–	–	4 (10)	9 (23,7)		3 (7,9)	8 (23,5)	
Suave		–	8 (20)	13 (34,2)		8 (21,1)	9 (26,5)	
Moderado		–	8 (20)	6 (15,8)	0,007	6 (15,8)	4 (11,8)	0,031
Importante			17 (42,5)	10 (26,3)		16 (42,1)	12 (35,3)	
Muito importante			3 (7,5)	–		5 (13,2)	1 (2,9)	

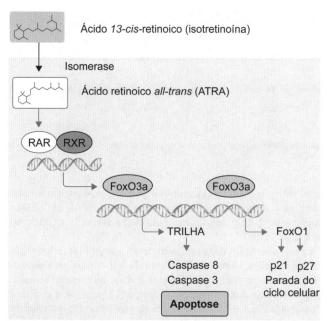

Figura 67.13 Hipótese da sinalização apoptótica induzida por isotretinoína, explicando os seus efeitos farmacológicos e adversos.

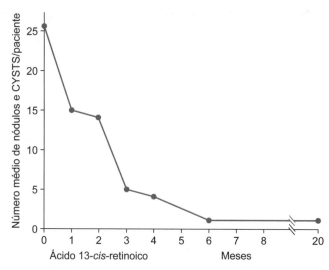

Figura 67.14 Efeito de um tratamento de 4 meses de ácido 13-*cis*-retinoico (dose média de 2 mg/kg/dia) em 14 pacientes com acne cística e conglobata. Havia 359 nódulos e cistos de acne antes e 9 após o tratamento.

2001), cujo mecanismo responsável parece ser apoptose das células da crista neural (Lammer e Armstrong, 1991). Reações adversas cutâneas causadas pelo tratamento com isotretinoína são dose-dependentes e decorrem sobretudo de inibição da produção de sebo, redução da espessura do *stratum corneum* e alteração da ação de barreira da pele com aumento da perda transepidermal de água (Shalita, 1987). Xerose (secura da pele), principalmente nas áreas de pele expostas, e quelite são as reações adversas mais frequentes e precoces que ocorrem em todos os pacientes tratados com isotretinoína. Tratamento oral com isotretinoína está associado a aumento discreto ou moderado de ALT, AST e VLDL; o aumento de enzimas hepáticas pode refletir apoptose dos hepatócitos, entretanto não há evidência direta de que a isotretinoína cause tal efeito (Arce *et al.*, 2005).

ANTIBIÓTICOS

Antibióticos orais são prescritos rotineiramente para o tratamento de acne inflamatória moderada ou grave, visto terem eficácia tanto nas bactérias quanto na inflamação associada. Os antibióticos utilizados na acne pertencem às classes dos macrolídios, tetraciclinas, clindamicina e sulfametoxazol/trimetoprima. Entretanto, apesar da sua eficácia, o uso prolongado de antibióticos VO pode alterar o microbioma da pele e do intestino e contribuir para o desenvolvimento de resistência (Bienenfeld *et al.*, 2017). A eficácia do antibiótico oral na acne se deve provavelmente a mecanismos multifatoriais. Os antibióticos têm como alvo o *C. acnes* e o processo inflamatório adjacente que contribui para o desenvolvimento da acne. Tetraciclinas, macrolídios e clindamicina inibem a síntese proteica bacteriana, enquanto sulfametoxazol/trimetoprima interferem no metabolismo bacteriano de folato. Além disso, as tetraciclinas e os macrolídios inibem a quimiotaxia dos neutrófilos, a produção de citocinas e a função do macrófago (Gollnick *et al.*, 2003).

O impacto de antibióticos na *C. acnes* na pele é controverso. Testes *in vitro* indicam que *C. acnes* é sensível a tetraciclina, doxiciclina, minociclina, oxitetracilina, eritromicina e penicilina, assim como a outros antibióticos ativos contra bactérias Gram-positivas (Chow *et al.*, 1975). Entretanto, os dados obtidos *in vivo* são inconsistentes. Redução da população de *C. acnes* foi observada após tratamento por 3 semanas com tetraciclina, minociclina e clindamicina, mas não com penicilina ou ampicilina (Marples e Kligman, 1971). Interessante ressaltar que outros ensaios clínicos não observaram mudanças significativas na flora bacteriana da pele após tratamento com tetraciclina ou doxiciclina, embora os pacientes apresentem melhora clínica (Skidmore *et al.*, 2003). Melhora clínica observada na acne com tratamento com antibióticos sistêmicos pode ocorrer sem redução simultânea do *C. acnes*. Embora a concentração do *C. acnes* se correlacione bem com a produção de sebo, não se correlaciona com o grau de inflamação ou gravidade da acne. Na verdade, a resposta inflamatória causada pelo *C. acnes* tem boa correlação com a gravidade da acne (Dreno *et al.*, 2004). Acredita-se que antibióticos de ação antibacteriana e anti-inflamatória sejam mais eficazes no tratamento da acne.

Tetraciclinas

Tetraciclina, oxitetraciclina, minociclina, limeciclina, doxiciclina e sareciclina podem ser utilizadas no tratamento da acne, visto serem eficazes na remoção do *C. acnes* e na redução de lesões inflamatórias. As tetraciclinas são contraindicadas em crianças menores de 12 anos de idade em razão do efeito de causar manchas nos dentes em desenvolvimento (Ravenscroft, 2005). Resistência do *C. acnes* às tetraciclinas é um problema crescente, observando-se que 20% das cepas atualmente são resistentes à tetraciclina, o que pode ser responsável pelo insucesso terapêutico. Para tentar reduzir a ocorrência de resistência, atualmente recomenda-se que os antibióticos não sejam usados por períodos superiores a 6 meses, e que o emprego concomitante de peróxido de benzoíla se dê sempre que possível.

Tetraciclina

Ensaio clínico duplo-cego comparou a eficácia de tetraciclina (250 mg 2 vezes/dia) ou placebo administrado por 3 meses em 51 pacientes com diagnóstico de acne vulgar (Lane e Williamson, 1969). O tratamento com tetraciclina foi considerado superior ao placebo (Tabela 67.2). Não foram observadas reações adversas, como náuseas e prurido anal, nos pacientes.

Tabela 67.2 Resultados de 51 pacientes após 3 meses de terapia.

Resultados	Cloridrato de tetraciclina		Placebo	
	N. de pacientes	%	N. de pacientes	%
Melhora	23	96	15	55
Sem alteração	0	0	4	15
Piora	1	4	8	30
Total	24	100	27	100

Tabela 67.3 Efeito da doxiciclina e do placebo no número médio de lesões inflamatórias nas fases 1 e 2.

Fase	Substância	N. de pacientes	Contagem média de lesões no início do tratamento	Contagem média de lesões no final do tratamento	Valor p*
1	Doxiciclina	28	13,5	8,6	p < 0,001
	Placebo	34	12,9	14,4	Não significativo
2	Doxiciclina	34	11,7	8,9	p < 0,05
	Placebo	28	11,6	11,8	Não significativo

*Cada valor de probabilidade (valor p) foi obtido a partir de um Teste t de Student pareado aplicado às diferenças na contagem de lesões por paciente no início e na conclusão de uma fase. Isso foi feito para determinar se a alteração média se diferenciava significativamente de zero.

Doxiciclina (Vibramicina®)

A eficácia e a segurança da doxiciclina foram avaliadas em ensaio clínico com 62 pacientes tratados com doxiciclina 100 mg/dia dose única ou placebo por 4 semanas em pacientes com acne predominantemente inflamatória (Plewig et al., 1970). Conforme mostra a Tabela 67.3, a doxiciclina causou redução significativa das lesões inflamatórias em 33% dos pacientes, comparado com 22% dos pacientes tratados com placebo.

Minociclina (Solodyn®)

Apesar de muitos antibióticos serem utilizados para o tratamento da acne, a minociclina na forma farmacêutica de comprimido de liberação prolongada, administrada na dose de 1 mg/kg/dia, compreende o único antibiótico aprovado pela FDA para tratamento de acne inflamatória moderada ou grave (Eichenfield et al., 2013).

A eficácia e a segurança da forma farmacêutica de comprimido de liberação prolongada foram avaliadas em dois ensaios clínicos fase III, randomizado, duplo-cego, controlado com placebo em pacientes (n = 1038) com diagnóstico de acne moderada ou grave (Fleischer et al., 2006). A minociclina foi administrada na dose de 1 mg/kg/dia pelo período de 12 semanas. A Tabela 67.4 mostra como a minociclina causou redução significativa quando comparada com o placebo.

A minociclina na forma farmacêutica de comprimido de liberação prolongada é indicada para o tratamento das lesões inflamatórias de acne vulgar moderada ou grave em pacientes acima de 12 anos de idade. A dose recomendada é de aproximadamente 1 mg/kg 1 vez/dia durante 12 semanas. As reações adversas mais comuns com incidência ≥ 5% são cefaleia, fadiga, tontura e prurido.

Limeciclina (Tetralysal®)

É 5 mil vezes mais solúvel que a tetraciclina, compreendendo a única tetraciclina absorvida no intestino por meio de um transportador, permitindo, portanto, uma menor dosagem diária (Figura 67.15). Especificamente, 400 mg de limeciclina equivalem à ação de 500 mg de tetraciclina; outros benefícios da limeciclina incluem menor potencial para formação de úlceras quando comparada com doxiciclina e oxitetraciclina (Carlborg et al., 1983) e maior tolerabilidade em relação à fotossensibilidade quando comparada com a doxiciclina (Bjellerup e Ljunggrem, 1994).

Um ensaio clínico comparou a eficácia e a segurança da limeciclina com as da minociclina no tratamento de lesões inflamatórias e não inflamatórias em pacientes com acne leve ou moderada (Bossuyt et al., 2003). Os pacientes foram tratados por 12 semanas; a eficácia foi considerada similar e o uso da limeciclina foi associado a menor incidência de reações adversas dermatológicas e gastrintestinais.

Um ensaio clínico randomizado, duplo-cego, em pacientes com acne vulgar moderada ou grave comparou a eficácia e a segurança da associação limeciclina 300 mg/dia VO com gel tópico de adapaleno 0,1% (n = 188) por 12 semanas com tratamento somente com limeciclina 300 mg/dia associado ao gel do veículo (Cunliffe et al., 2003). O objetivo primário consistiu nos números totais de lesões, de lesões inflamatórias e de lesões não inflamatórias. Aproximadamente 75,5% dos pacientes tratados com a associação tiveram melhora completa ou quase completa das lesões em comparação com 51,8% daqueles tratados apenas com limeciclina (Figura 67.16). Incidência de reações

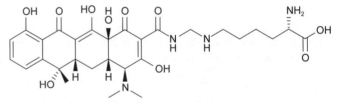

Figura 67.15 Limeciclina.

Tabela 67.4 Eficácia da administração de minociclina na forma farmacêutica de comprimido de liberação prolongada (Solodyn®) versus placebo em pacientes com diagnóstico de acne moderada ou grave.

Parâmetros	Estudo 1		Estudo 2	
	Solodyn® (1 mg/kg) n = 300	Placebo n = 151	Solodyn® (1 mg/kg) n = 315	Placebo n = 158
Melhora percentual média das lesões inflamatórias	43,1%	31,7%	45,8%	30,8%
Número (%) de sujeitos claros ou quase claros no EGSA	52 (17,3%)	12 (7,9%)	50 (15,9%)	15 (9,5%)

EGSA: Evaluator's Global Severity Assessment.

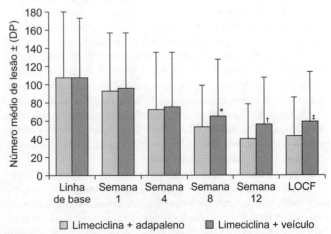

Figura 67.16 Efeito da associação limeciclina com adapaleno versus limeciclina com veículo em pacientes com acne vulgar moderada ou grave. LOCF: Last Observation Carried Forward. * p = 0,01; † p = 0,0003; ‡ p = 0,0001.

adversas foi baixa em ambos os grupos, sendo o tratamento bem tolerado.

A indicação principal da limeciclina é no tratamento da acne. A dose recomendada é de 300 mg 1 vez/dia pela manhã. Reações adversas mais frequentes são náuseas, dor abdominal, diarreia e cefaleia.

Sareciclina (Seysara®)

Antibiótico da classe das tetraciclinas aprovado pela FDA em outubro de 2018 para tratamento das lesões inflamatórias causadas pela acne não nodular de intensidade moderada ou grave em pacientes com idade ≥ 9 anos (Deeks, 2019), a sareciclina (Figura 67.17) atua como inibidora de proteínas ribossomais com potente atividade contra *C. acnes* e outras bactérias Gram-positivas *in vitro*, além de apresentar efeitos anti-inflamatórios. A exemplo de outras tetraciclinas, a sareciclina pode afetar o efeito bactericida das penicilinas e, portanto, a coadministração deve ser evitada.

Sareciclina apresenta farmacocinética linear entre as doses de 60 a 150 mg, com $T_{máx}$ entre 1,5 e 2 h. A ligação às proteínas plasmáticas varia entre 62,5 e 74,7%, o volume de distribuição aparente é estimado entre 91,4 e 97 ℓ, com *clearance* sistêmico de aproximadamente 3 ℓ/h e meia-vida de eliminação entre 21 e 22 h. Após a administração do fármaco marcado com radioisótopo, 42,6% da dose foi recuperada nas fezes e 44,1% na urina, dos quais 24,7% de forma inalterada.

A eficácia e a segurança da sareciclina foram avaliadas em dois ensaios clínicos fase III, randomizados, controlados com placebo em pacientes entre 9 e 45 anos de idade com acne facial moderada ou grave (Moore *et al.*, 2018). Os pacientes foram tratados com sareciclina 1,5 mg/kg/dia (n = 483 e 519) ou placebo (n = 485 e 515) por 12 semanas. Melhora do IGA (*Investigator's Global Assessment*) ≥ 2 graus ou escore 0 (limpo) ou 1 (quase limpo) foram observados em 21,9% e 22,6% dos pacientes tratados com sareciclina e em 10,5% e 15,3% daqueles tratados com placebo. As reações adversas mais comuns comparadas com placebo foram náuseas (4,6% *vs.* 2,5%), nasofaringite (3,1% *vs.* 1,7%), cefaleia (2,7% *vs.* 2,7%) e vômitos (2,1% *vs.* 1,4%).

Sareciclina é indicada para tratamento das lesões inflamatórias causadas pela acne não nodular de intensidade moderada ou grave em pacientes com idade ≥ 9 anos. A dose recomendada é de 60 mg/dia, administrada uma única vez, para paciente com peso corporal entre 33 e 54 kg, 100 mg/dia para pacientes com peso corporal entre 55 e 84 kg e 150 mg/dia para aqueles com peso corporal entre 85 e 136 kg.

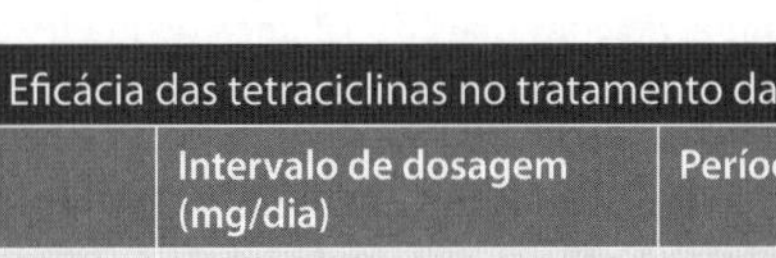

Figura 67.17 Sareciclina.

A cápsula pode ser ingerida com ou sem alimentos, e o tratamento é mantido por 12 semanas. Náuseas compreendem a reação adversa com incidência ≥ 1%.

Dose de tetraciclinas

Há vários estudos clínicos avaliando diferentes doses de tetraciclinas para tratamento da acne. Uma revisão sistemática do uso de tetraciclinas em acne revelou que a dose média varia entre 375 e 1.000 mg/dia para a primeira geração de tetraciclinas, entre 40 e 200 mg/dia para doxiciclina, entre 50 e 100 mg para minociclina e entre 150 e 300 mg/dia para limeciclina (Simonart *et al.*, 2008). Tetraciclina oral é prescrita geralmente na dose de 500 mg 2 vezes/dia; entretanto, a ingestão de alimentos e derivados do leite reduz a sua biodisponibilidade. Doxiciclina é geralmente prescrita nas doses de 50 a 100 mg 2 vezes/dia, podendo ser ingerida com alimentos. Minociclina é prescrita nas doses de 50 a 100 mg/dia 1 ou 2 vezes/dia e limeciclina 300 mg/dia (Bienenfeld *et al.*, 2017). Importante ressaltar que a revisão sistemática de ensaios clínicos randomizados comparando a eficácia de várias tetraciclinas no tratamento da acne vulgar não encontrou evidência de superioridade de uma tetraciclina em relação à outra (Simonart *et al.*, 2008), seja na redução de lesões inflamatórias (32 ensaios clínicos, p = 0,898) ou lesões não inflamatórias (23 ensaios clínicos, p = 0,429). Nessa revisão sistemática, também verificou-se que a dose da tetraciclina utilizada não teve impacto na eficácia sobre lesões inflamatórias (p = 0,609) ou não inflamatórias (p = 0,654). A Tabela 67.5 resume a eficácia dos ensaios clínicos revisados e aqui citados.

Esses resultados mostrando ausência de dose-resposta podem indicar que o efeito antiacne das tetraciclinas é, de fato, muito discreto. Há evidências de que, quando o acompanhamento da lesões é feito por período prolongado (meses de administração do fármaco e do placebo), o efeito do placebo aumenta com o tempo, tornando-se próximo ao efeito terapêutico observado com minociclina e/ou doxiciclina (Chiou, 2012).

Macrolídios

Eritromicina, claritromicina, roxitromicina e azitromicina são utilizadas no tratamento da acne. Entretanto, o uso prolongado de macrolídios para tratamento da acne facilita o aparecimento de cepas resistentes (Walsh *et al.*, 2016). Em alguns países, a resistência do *C. acnes* para eritromicina é superior a 50%, e a resistência à azitromicina atinge entre 82 e 100% (Sardana *et al.*, 2016). Frequentemente, a resistência à eritromicina também é cruzada com o lincosamídio clindamicina (Ross *et al.*, 2003). Resistência cruzada de eritromicina e clindamicina em isolados clínicos de *C. acnes* de pacientes com acne varia entre 11,6 e 100% (Schafer *et al.*, 2013).

Roxitromicina

Derivada da eritromicina; é estável no suco gástrico, facilmente absorvida e com boa distribuição tissular. Os antibióticos macrolídios apresentam amplo espectro contra um número importante de patógenos bacterianos. Eritromicina apresenta meia-vida de eliminação

Tabela 67.5 Eficácia das tetraciclinas no tratamento da acne vulgar.

Fármaco	Intervalo de dosagem (mg/dia)	Período (semanas)	Média ± redução de DP em lesões inflamatórias (%)	Média ± redução de DP em lesões não inflamatórias (%)
Tetraciclina	500 a 1.000	8 a 24	54,3 ± 19,5 (n = 14)	44,7 ± 13,5 (n = 8)
Doxiciclina	40 a 200	4 a 24	52,5 ± 17,7 (n = 6)	47 ± 5,8 (n = 4)
Minociclina	50 a 200	6 a 20	56 ± 12,2 (n = 12)	41,4 ± 17,6 (n = 10)
Limeciclina	150 a 300	Todas as 12	54,3 ± 8,2 (n = 4)	46,7 ± 6,5 (n = 3)
Média ± DP			54,3 ± 1,4	45 ± 2,6

DP: desvio-padrão.

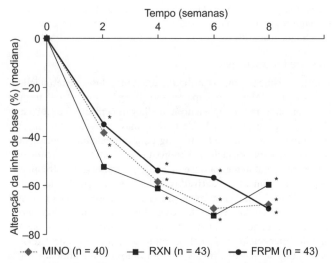

Figura 67.18 Alteração percentual das lesões inflamatórias. Não foi observada diferença significativa entre os três grupos de tratamento. * p < 0,05 (teste Wilcoxon *versus* linha de base). MINO: minociclina; RXM: roxitromicina; FRPM: faropeném.

curta, sendo necessária a administração várias vezes ao dia, portanto, não constitui um macrolídio indicado para o tratamento da acne, visto que este tem duração prolongada e a adesão a ele é fundamental para o sucesso. Roxitromicina apresenta espectro de ação semelhante ao da eritromicina, entretanto seu perfil farmacocinético permite sua administração 1 ou 2 vezes/dia (Akamatsu *et al.*, 1996).

Ensaio clínico multicêntrico, randomizado, aberto, com desenho paralelo, comparou a eficácia de roxitromicina com eritromicina e faropeném no tratamento de acne inflamatória moderada ou grave (Hayashi e Kawashima, 2011). Pacientes (n = 150) foram tratados com minociclina (n = 49) 100 mg/dia 1 vez/dia ou 50 mg 2 vezes/dia, roxitromicina (n = 50) 150 mg 2 vezes/dia ou faropeném 200 mg 2 vezes/dia durante 4 semanas, com seguimento por mais 4 semanas. Os três tratamentos provocaram redução significativa do número de lesões inflamatórias (Figura 67.18), não havendo diferenças entre eles.

OUTROS PRODUTOS TÓPICOS

Peróxido de benzoíla

Fármaco seguro e eficaz que apresenta vários mecanismos de ação e que deve ser aplicado em toda a área afetada (Garner, 2003). O principal mecanismo químico consiste na clivagem das ligações oxigênio-oxigênio com a produção de radicais livres do benzoil (Figura 67.19). Isso leva a uma cascata de eventos com formação de mais radicais livres que atuam como agentes esfoliantes, os quais limpam os poros e aumentam o *turnover* da pele, melhorando o tratamento dos comedões não inflamatórios da acne. Os radicais livres também destroem as bactérias tanto em condições aeróbicas quanto anaeróbicas, um fator importante considerando que o patógeno primário responsável pela acne é o *C. acnes*, uma bactéria anaeróbica aerotolerante (James *et al.*, 2009).

A eficácia e a segurança do peróxido de benzoíla no tratamento de acne foram avaliadas em metanálise de 23 ensaios clínicos incluindo 7.309 pacientes (Seidler e Kimball, 2010). A associação de peróxido de benzoíla 5% com ácido salicílico causou redução significativa de lesões inflamatórias em comparação com os outros grupos (peróxido de benzoíla apenas 33,4%; clindamicina apenas 21,5%; peróxido de benzoíla associado à clindamicina 40,7%; peróxido de benzoíla associado a ácido salicílico 55,2%; placebo 7,35%) (Figura 67.20).

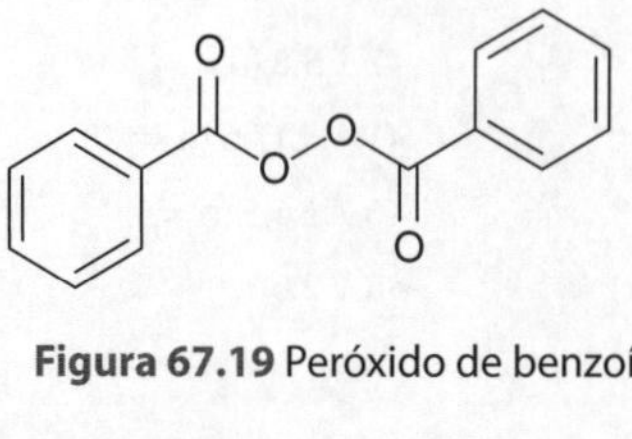

O peróxido de benzoíla está disponível em várias concentrações entre 1 e 10%, devendo ser aplicado na área afetada 1 a 2 vezes/dia. As principais reações adversas são irritação e secura da pele, as quais podem ser de intensidade grave a ponto de se tornar necessário interromper o tratamento. Interessante ressaltar que a associação peróxido de benzoíla 2,5% com clindamicina parece ter resultados superiores quando comparada com a associação peróxido de benzoíla 5% com clindamicina (25,37% *vs.* 14,81% em redução de lesões inflamatórias e 20,83% *vs.* 16,83% em redução de lesões não inflamatórias), o que pode ter ligação com questões relacionadas com formulações diferentes ou talvez melhor adesão por causa da menor incidência de reações adversas locais (Seidler e Kimball, 2011).

Ácido azelaico

Ácido dicarboxílico saturado, apresenta ação antibacteriana e afeta diferentes microrganismos cutâneos, como o *C. acnes* e o *Staphylococcus epidermidis*. O ácido azelaico (Figura 67.21) reduz a concentração de *C. acnes* na superfície da pele e nos folículos. O mecanismo exato ainda não foi esclarecido, mas pode envolver interferência com o gradiente de pH transmembrânico causando inibição da síntese proteica de microrganismos suscetíveis (Bojar *et al.*, 1991). A redução da população intrafolicular de *C. acnes* causa, subsequentemente, redução da produção de ácidos graxos livres gerados a partir dos triglicerídios por lipases bacterianas (Cunliffe e Holland, 1989). O ácido azelaico pode reduzir a resposta inflamatória por meio da *downregulation* da calicreína 5 em queratinócitos epidermais, porém esse último efeito parece ser mais relevante com a eficácia terapêutica na rosácea do que na acne (Coda *et al.*, 2013).

A eficácia do ácido azelaico foi avaliada em ensaio clínico duplo cego comparado com tetraciclina via oral (VO) em pacientes com diagnóstico de acne (Bladon *et al.*, 1986). Os pacientes (n = 45) foram tratados com creme de ácido azelaico 20% + comprimidos de placebo (n = 23) ou com tetraciclina oral (250 mg 4 vezes/dia) + creme placebo (n = 22) por 6 meses. Houve redução significativa de lesões inflamatórias após 2 meses de tratamento com tetraciclina ou ácido azelaico (Figura 67.22) e de lesões não inflamatórias (Figura 67.23) após 2 meses de tratamento com tetraciclina oral e 4 meses de tratamento com ácido azelaico.

Dapsona (Aczone®)

É a diaminodifenil sulfona, classificada como fármaco antibacteriano por sua ação inibitória na síntese de DNA bacteriano; também apresenta propriedades anti-inflamatórias (Figura 67.24; Kosmadaki e Katsambas, 2017).

A eficácia e a segurança do creme de dapsona 7,5% para tratamento de acne foram avaliadas em dois ensaios clínicos fase III, randomizados, multicêntricos, controlados com veículo em desenho paralelo em pacientes com acne com mais de 12 anos de idade (Stein Gold *et al.*, 2016). O creme de dapsona 7,5% foi aplicado 1 vez/dia durante 12 semanas e considerado estatisticamente superior (p < 0,004) em todos os pontos quando comparado com o veículo. A Tabela 67.6 resume os dados para objetivos primários e secundários.

CONTRACEPTIVOS E ACNE

Todos os contraceptivos orais combinados (ou seja, contendo estrógeno e progestágeno) apresentam o potencial de melhorar acne e hirsutismo, embora nem todos tenham essa indicação terapêutica aprovada. Todos os contraceptivos orais combinados inibem a produção

Figura 67.19 Peróxido de benzoíla.

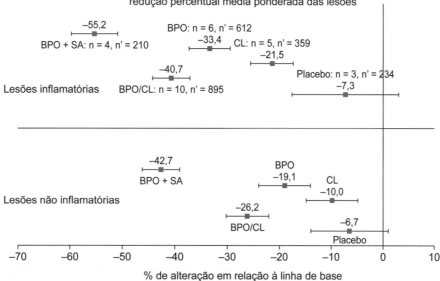

Figura 67.20 Redução média ponderada percentual em lesões inflamatórias e não inflamatórias em 2 a 4 semanas com intervalos de confiança de 95%. BPO: peróxido de benzoíla; CL: clindamicina; n: número de estudos; n': número de sujeitos; SA: ácido salicílico.

de andrógeno induzida pelo hormônio luteinizante (LH) e aumentam a produção da globulina que se liga aos hormônios sexuais (SHBG, do inglês *sexual hormone binding globulin*), resultando em redução dos níveis de andrógenos livres com consequente melhora da acne. A globulina que se liga aos hormônios sexuais é produzida pelo fígado, e métodos hormonais não orais, como o anel vaginal ou adesivo transdérmico, evitam o efeito de primeira passagem que ocorre quando os contraceptivos são administrados VO. Os contraceptivos combinados são compostos por um estrógeno e um progestágeno. Os progestágenos de primeira e segunda geração, como a noretindrona e o levonorgestrel, podem ativar os receptores androgênicos e teoricamente apresentam uma redução do efeito benéfico para acne e hirsutismo (Thibouto, 2000). Os progestágenos de terceira geração, como as gonanas desogestrel e norgestimato, apresentam menor atividade no receptor de andrógeno, e o progestágeno de quarta geração, como a

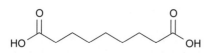

Figura 67.21 Ácido azelaico.

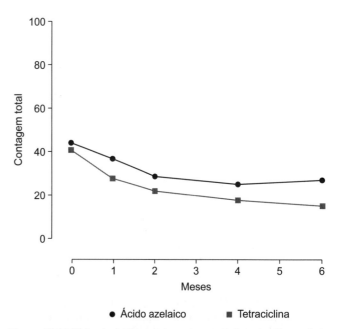

Figura 67.22 Efeito do ácido azelaico e da tetraciclina no número de lesões não inflamatórias (pápulas, pústulas profundas e nódulos) durante 6 meses de tratamento. Pontos representam medianas.

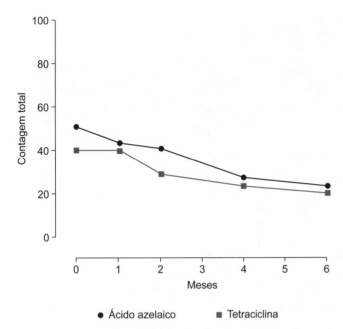

Figura 67.23 Efeito do ácido azelaico e da tetraciclina no número de lesões não inflamatórias (cravos e espinhas) durante 6 meses de tratamento. Pontos representam medianas.

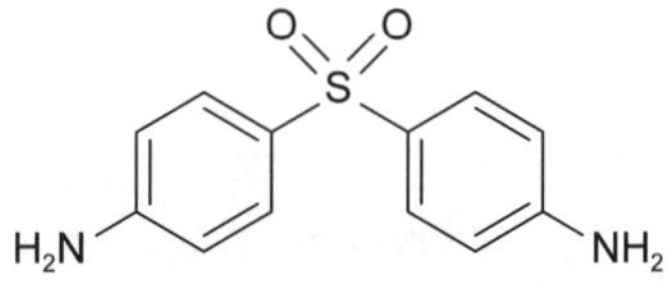

Figura 67.24 Dapsona.

drospirenona, bloqueia o receptor de andrógeno, sendo, portanto, mais interessante para tratamento de acne. Independentemente do progestágeno, em todos os contraceptivos combinados, o efeito do estrógeno é maior que o do progestágeno e, portanto, os níveis de andrógeno diminuem (Salvaggio e Zaenglein, 2010). Contraceptivos hormonais contendo apenas progestágenos podem potencialmente piorar o quadro de acne, visto que progestágenos como medroxiprogesterona, etonogestrel e levonorgestrel apresentam efeitos androgênicos (Brache *et al.*, 2002). Em dois estudos realizados com o implante de etonogestrel, 14,5% e 18,5% das pacientes queixaram-se de acne, entretanto queda de cabelo e hirsutismo não foram mencionados como reações adversas (Tyler e Zirwas, 2012). Acne foi relacionada como reação adversa transitória nos primeiros meses após inserção do dispositivo intrauterino contendo levonorgestrel, causando desistência de seu uso em 2,3% das pacientes (Andersson *et al.*, 1994).

Tabela 67.6 Resultados para os objetivos de eficácia coprimários e secundários na semana 12.

Objetivos	Teste 006		Teste 007	
	Aczone® (n = 1.044)	Veículo (n = 1.058)	Aczone® (n = 1.118)	Veículo (n = 1.120)
Coprimário				
GAAS (nenhum ou mínimo): n (%)	30%	21%	30%	21%
Mudança absoluta em: • Lesões inflamatórias: média • Lesões não inflamatórias: média	16,1 20,7	14,3 18	15,6 20,8	14 18,7
Secundário				
Variação percentual em: • Lesões inflamatórias: média • Lesões não inflamatórias: média	56% 45%	49% 39%	54% 46%	48% 41%

REFERÊNCIAS BIBLIOGRÁFICAS

Agamia NF, Abdallah DM, Sorour O, Morad B, Younan DY. Skin expression of mammalian target of rapamycin (mTOR), forkhead box transcription factor O1 (FoxO1) and serum insulin-like growth factor-1 (IGF-1) in patients with acne vulgaris and their relationship with diet. Br J Dermatol. 2016;174:1299-307.

Akamatsu H, Nishijima S, Akamatsu M, Kurokawa I, Asada Y. Clinical evaluation of roxithromycin in patients with acne, J Int Med Res. 1996;24:109-14.

Akhavan A, Bershad S. Topical acne drugs: review of clinical properties, systemic exposure, and safety. Am J Clin Dermatol. 2003;4:473-92.

Andersson K, Odlind V, Rybo G. Levonorgestrel-releasing and copper-releasing (Nova T) IUDs during five years of use: a randomized comparative trial. Contraception. 1994;49:56-72.

Arce F, Gätjens-Boniche O, Vargas E, Valverde B, Díaz C. Apoptotic events induced by naturally occurring retinoids ATRA and 13-cis retinoic acid on human hepatoma cell lines Hep3B and HepG2. Cancer Lett. 2005;229:271-81.

Attar M, Yu D, Ni J, Yu Z, Ling KH, Tang-Liu DD. Disposition and biotransformation of the acetylenic retinoid tazarotene in humans. J Pharm Sci. 2005;94:2246-55.

Aubert J, Piwnica D, Bertino B, Blanchet-Réthoré S, Carlavan I, Déret S, et al. Nonclinical and human pharmacology of the potent and selective topical retinoic acid receptor-γ agonist trifarotene. Br J Dermatol. 2018;179:442-56.

Bienenfeld A, Nagler AR, Orlow SJ. Oral antibacterial therapy for acne vulgaris: an evidence-based review. Am J Clin Dermatol. 2017;18:469-90.

Bjellerup M, Ljunggren B. Differences in phototoxic potency should be considered when tetracyclines are prescribed during summer-time. A study on doxycycline and lymecycline in human volunteers, using an objective method for recording erythema. Br J Dermatol. 1994;130:356-60.

Bladon PT, Burke BM, Cunliffe WJ, Forster RA, Holland KT, King K. Topical azelaic acid and the treatment of acne: a clinical and laboratory comparison with oral tetracycline. Brit J Dermatol. 1986;114:493-9.

Bojar RA, Holland KT, Cunliffe WJ. The in-vitro antimicrobial effects of azelaic acid upon Propionibacterium acnes strain P37. The Journal of Antimicrobial Chemotherapy. 1991;28:843-53.

Bollag W. Vitamin A and retinoids: from nutrition to pharmacotherapy in dermatology and oncology. Lancet. 1983;1:860-3.

Bossuyt L, Bosschaert J, Richert B, Cromphaut P, Mitchell T, Al Abadie M, et al. Lymecycline in the treatment of acne: an efficacious, safe and cost-effective alternative to minocycline. Eur J Dermatol. 2003;13:130-5.

Brache V, Faundes A, Alvarez F, Cochon L. Nonmenstrual adverse events during use of implantable contraceptives for women: data from clinical trials. Contraception. 2002;65:63-74.

Carlborg B, Densert O, Lindqvist C. Tetracycline induced esophageal ulcers. A clinical and experimental study. Laryngoscope. 1983;93:184-7.

Chiou WL. Oral tetracyclines may not be effective in treating acne: dominance of the placebo effect. Int J Clin Pharmacol Ther. 2012;50:157-61.

Chow AW, Patten V, Guze LB. Comparative susceptibility of anaerobic bacteria to minocycline, doxycycline, and tetracycline. Antimicrob Agents Chemother. 1975;7:46-9.

Claudel JP, Auffret N, Leccia MT, Poli F, Corvec S, Dréno B. Staphylococcus epidermidis: a potential new player in the physiopathology of acne? Dermatology. 2019;235:287-94.

Coda AB, Hata T, Miller J, Audish D, Kotol P, Two A, et al. Cathelicidin, kallikrein 5, and serine protease activity is inhibited during treatment of rosacea with azelaic acid 15% gel. J Am Acad Dermatol. 2013;69:570-7.

Cunliffe WJ, Holland KT. Clinical and laboratory studies on treatment with 20% azelaic acid cream for acne. Acta Dermato-venereologica Supplementum. 1989;143:31-4.

Cunliffe WJ, Caputo R, Dreno B, Förström L, Heenen M, Orfanos CE, et al. Clinical efficacy and safety comparison of adapalene gel and tretinoin gel in the treatment of acne vulgaris. Europe and U.S. multicenter trials. J Am Acad Dermatol. 1997;36:S126-34.

Cunliffe WJ, Meynadier J, Alirezai M, George SA, Coutts I, Roseeuw DI, et al. Is combined oral and topical therapy better than oral therapy alone in patients with moderate to moderately severe acne vulgaris? A comparison of the efficacy and safety of lymecycline plus adapalene gel 0.1% versus lymecycline plus gel vehicle. J Am Acad Dermatol. 2003;49:S218-26.

Deeks ED. Sarecycline: first global approval. Drugs. 2019;79:325-9.

Didierjean L, Tran C, Sorg O, Saurat JH. Biological activities of topical retinaldehyde. Dermatology. 1999;199:19-24.

Dreno B, Bettoli V, Ochsendorf F, Layton A, Mobacken H, Degreef H. European recommendations on the use of oral antibiotics for acne. Eur J Dermatol. 2004;14:391-9.

Eichenfield LF, Krakowski AC, Piggott C, Del Rosso J, Baldwin H, Friedlander SF, et al. Evidence-based recommendations for the diagnosis and treatment of pediatric acne. Pediatrics. 2013;131:S163-86.

Eichenfield LF, Sugarman JL, Guenin E, Harris S, Bhatt V. Novel tretinoin 0.05% lotion for the once-daily treatment of moderate-to-severe acne vulgaris in a preadolescent population. Pediatr Dermatol. 2019;36:193-9.

Fleischer Jr AB, Dinehart S, Stough D, Plott RT, Solodyn Phase 2 Study Group, Solodyn Phase 3 Study Group. Safety and efficacy of a new extended-release formulation of minocycline. Cutis. 2006;78:21-31.

Friedlander SF, Eichenfield LF, Fowler JF Jr., Fried RG, Levy ML, Webster GF. Acne epidemiology and pathophysiology. Semin Cutan Med Surg. 2010;29:2-4.

Garner S. Acne vulgaris. In: Williams H, editor. Evidence-based dermatology. London: BMJ Books; 2003. p.87-114.

Ghodsi SZ, Orawa H, Zouboulis CC. Prevalence, severity, and severity risk factors of acne in high school pupils: a community-based study. J Invest Dermatol. 2009;129:2136-41.

Gold LS, Weiss J, Rueda MJ, Liu H, Tanghetti E. Moderate and severe inflammatory acne vulgaris effectively treated with single-agent therapy by a new fixed-dose combination adapalene 0.3%/benzoyl peroxide 2.5% gel: a randomized, double-blind, parallel-group, controlled study. Am J Clin. 2016;17:293-303.

Gollnick H, Cunliffe W, Berson D, Dreno B, Finlay A, Leyden JJ, et al. Management of acne: a report from a global alliance to improve outcomes in acne. J Am Acad Dermatol. 2003;49:S1-37.

Goulden V, Clark SM, Cunliffe WJ. Post-adolescent acne: a review of clinical features. Br J Dermatol. 1997;136:66-70.

Gregoriou S, Kritsotaki E, Katoulis A, Rigopoulos D. Use of tazarotene foam for the treatment of acne vulgaris. Clin Cosmet Investig Dermatol. 2014;7:165-70.

Grice EA, Segre JA. The skin microbiome. Nat Rev Microbiol. 2011;9:244-53.

Hayashi N, Kawashima M. Efficacy of oral antibiotics on acne vulgaris and their effects on quality of life: a multicenter randomized controlled trial using minocycline, roxithromycin and faropenem. J Dermatol. 2011;38:111-9.

Hebra F. Traité des maladies de la peau (transl A. Doyon). Paris: Masson, 1869; tome 1, p.709.

James KA, Burkhart CN, Morrell DS. Emerging drugs for acne. Expert Opin Emerging Drugs. 2009;14:649-59.

Karlsson T, Vahlquist A, Kedishvili N, Törmä H.13-cis-retinoic acid competitively inhibits 3 α-hydroxysteoxidation by retinol dehydrogenase RoDH-4: a mechanism for anti-androgenic effects in sebaceous glands? Biochem Biophys Res Commun. 2003;303:273-8.

Kelhälä HL, Fyhrquist N, Palatsi R, Lehtimäki S, Väyrynen JP, Kubin ME, et al. Isotretinoin treatment reduces acne lesions but not directly lesional acne inflammation. Exp Dermatol. 2016;25:477-8.

Khalil S, Bardawil T, Stephan C, Darwiche N, Abbas O, Kibbi AG, et al. Retinoids: a journey from the molecular structures and mechanisms of action to clinical uses in dermatology and adverse effects. J Dermatolog Treat. 2017;28:684-96.

Kosmadaki M, Katsambas A. Topical treatment for acne. Clin Dermatol. 2017;35:173-8.

Lammer EJ, Armstrong DL. Malformations in hindbrain structures among humans exposed to isotretinoin (13-cis-retinoic acid) during early embryogenesis. In: Morriss-Kay G, editor. Retinoids in normal development and teratogenesis. New York: Oxford University Press; 1991. p.281-95.

Lane P, Williamson DM. Treatment of acne vulgaris with tetracycline hydrochloride: a double-blind trial with 51 patients. British Med Journal. 1969;2:76-9.

Leitner ZA, Moore T. Vitamin A and skin disease. Lancet. 1946;2:262-5.

Leyden JJ, Shalita A, Thiboutot D, Washenik K, Webster G. Topical retinoids in inflammatory acne: a retrospective, investigator-blinded, vehicle-controlled, photographic assessment. Clin Ther. 2005;27:216-24.

Leyden JL. Newer understanding of the pathogenesis of acne. J Am Acad Dermatol. 1995;32:S15-51.

Lowenstein EJ. Isotretinoin made SMART and simple. Cutis. 2002;70:115-20.

Marples RR, Kligman AM. Ecological effects of oral antibiotics on the microflora of human skin. Arch Dermatol. 1971;103:148-53.

Melnik BC. Apoptosis may explain the pharmacological mode of action and adverse effects of isotretinoin, including teratogenecity. Acta Derm Venereol. 2017;97:173-81.

Michel S, Jomard A, Demarchez M. Pharmacology of adapalene. Br J Dermatol. 1998;139:3-7.

Millikan LE. Adapalen: an update on newer comparative studies between the various retinoids. Int J Dermatol. 2000;39:784-8.

Moore A, Green LJ, Bruce S, Sadick N, Tschen E, Werschler P, et al. Once-daily oral sarecycline 1.5 mg/kg/day is effective for moderate to severe acne vulgaris: results from two identically designed, phase 3, randomized, double-blind clinical trials. J Drugs Dermatol. 2018;17:987-96.

Nagpal S, Thacher SM, Patel S, Friant S, Malhotra M, Shafer J, et al. Negative regulation of two hyperproliferative keratinocyte differentiation markers by a retinoic acid receptor-specific retinoid: insight into the mechanism of retinoid action in psoriasis. Cell Growth Differ. 1996;7:1783-91.

Nau H. Teratogenicity of isotretinoin revisited: species variation and the role of all-trans-retinoic acid. J Am Acad Dermatol. 2001;45:S183-S187.

Nelson AM, Gilliland KL, Cong Z, Thiboutot DM. 13-cis retinoic acid induces apoptosis and cell cycle arrest in human SEB-1 sebocytes. J Invest Dermatol. 2006;126:2178-89.

Nicholls L. Phrynoderma: a condition due to vitamin deficiency. Ind Med Gaz. 1933;68:681-7.

Orfanos CE, Zouboulis CC, Almond-Roesler B, Geilen CG. Current use and future potential role of retinoides in dermatology. Drugs. 1997;53:358-88.

Peck GL, Olsen TG, Yoder FW, Strauss JS, Downing DT, Pandya M, et al. Prolonged remissions of cystic and conglobate acne with 13-cis-retinoic acid. N Engl J Med. 1979;300:329-33.

Plewig G, Petrozzi JW, Berendes U. Double-blind study of doxycycline in acne vulgaris. Arch Dermatol. 1970;101:435-8.

Poli F, Ribet V, Lauze C, Adhoute H, Morinet P. Efficacy and safety of 0.1% retinaldehyde/6% glycolic acid (Diacnéal®) for mild to moderate acne vulgaris. Dermatology. 2005;210:14-21.

Rademaker M, Garioch JJ, Simpson NB. Acne in schoolchildren: no longer a concern for dermatologists. Br Med J. 1989;298:1217-9.

Ravenscroft J. Evidence based update on the management of acne. Arch Dis Child Educ Pract Ed. 2005;90:ep98-101.

Rigopoulos D, Ioannides D, Kalogeromitros D, Katsambas AD. Comparison of topical retinoides in the treatment of acne. Clinics in Dermatology. 2004;22:408-11.

Ross JI, Snelling AM, Carnegie E, Coates P, Cunliffe WJ, Bettoli V, et al. Antibiotic-resistant acne: lessons from Europe. Br J Dermatol. 2003;148:467-78.

Salvaggio HL, Zaenglein AL. Examining the use of oral contraceptives in the management of acne. Int J Womens Health. 2010;2:69-76.

Sardana K, Gupta T, Kumar B, Gautam HK, Garg VK. Cross-sectional pilot study of antibiotic resistance in Propionibacterium acnes strains in Indian acne patients using 16S-RNA polymerase chain reaction: a comparison among treatment modalities including antibiotics, benzoyl peroxide, and isotretinoin. Indian J Dermatol. 2016;61:45-52.

Saurat JH. Topical natural retinoids. Dermatology. 1999;199:1-2.

Schafer F, Fich F, Lam M, Garate C, Wozniak A, Garcia P. Antimicrobial susceptibility and genetic characteristics of Propionibacterium acnes isolated from patients with acne. Int J Dermatol. 2013;52:418-25.

Seidler EM, Kimball AB. Meta-analysis comparing efficacy of benzoyl peroxide, clindamycin, benzoyl peroxide with salicylic acid, and combination benzoyl peroxide/clindamycin in acne. J Am Acad Dermatol. 2010;63:52-62.

Seidler EM, Kimball AB. Meta-analysis of randomized controlled trials using 5% benzoyl peroxide and clindamycin versus 2.5% benzoyl peroxide and clindamycin topical treatments in acne. J Am Acad Dermatol. 2011;65:e117-118.

Sevimli Dikicier B. Topical treatment of acne vulgaris: efficiency, side effects, and adherence rate. J Int Med Res. 2019;47:2987-92.

Shalita AR. Mucocutaneous and systemic toxicity of retinoids: monitoring and management. Dermatologica. 1987;175:151-7.

Simonart T, Dramaix M, De Maertelaer V. Efficacy of tetracyclines in the treatment of acne vulgaris: a review. Br J Dermatol. 2008;158:208-16.

Skidmore R, Kovach R, Walker C, Thomas J, Bradshaw M, Leyden J, et al. Effects of subantimicrobial-dose doxycycline in the treatment of moderate acne. Arch Dermatol. 2003;139:459-64.

Sorg O, Didierjean L, Saurat JH. Metabolism of topical retinaldehyde. Dermatology. 1999;199:13-7.

Stein Gold LF, Jarratt MT, Bucko AD, Grekin SK, Berlin JM, Bukhalo M, et al. Efficacy and safety of once-daily dapsone gel, 7.5% for treatment of adolescents and adults with acne vulgaris: first of two identically designed, large, multicenter, randomized, vehicle-controlled trials. J Drugs Dermatol. 2016;15:553-61.

Strober W. Epithelial cells pay a Toll for protection. Nat Med. 2004;10:898-900.

Stuettgen G. On the local therapy of keratosis with vitamin A acid. Dermatologica. 1962;124:65-80.

Tan K, Thiboutot D, Popp G, Gooderham M, Lynde C, Del Rosso J, et al. Randomized phase 3 evaluation of trifarotene 50 µG/G cream treatment of moderate facial and truncal acne. J Am Acad Dermatol. 2019;80:1691-9.

Tan X, Al-Dabagh A, Davis SA, Lin HC, Balkrishnan R, Chang J, et al. Medication adherence, healthcare costs and utilization associated with acne drugs in Medicaid enrollees with acne vulgaris. Am J Clin Dermatol. 2013;14:243-51.

Thibouto D. Acne and rosacea: new and emerging therapies. Dermatol Clin. 2000;18:63-71.

Thoreau E, Arlabosse JM, Bouix-Peter C, Chambon S, Chantalat L, Daver S, et al. Structure-based design of trifarotene (CD5789), a potent and selective RARc agonist for the treatment of acne. Bioorg Med Chem Lett. 2018;28:1736-41.

Tilles G. Acne pathogenesis: history of concepts. Dermatology. 2014;229:1-46.

Tyler KH, Zirwas MJ. Contraception and the dermatologist. J Am Acad Dermatol. 2012;68:1022-9.

Walsh TR, Efthimiou J, Dreno B. Systematic review of antibiotic resistance in acne: an increasing topical and oral threat. Lancet Infect Dis. 2016;16:e23-33.

Wang Y, Zhou Y, Graves DT. FOXO transcription factors: their clinical significance and regulation. Biomed Res Int. 2014;2014:925350.

Wolbach SB, Howe PR. Tissue changes following deprivation of fat-soluble vitamin. J Exp Med. 1925;42:753-77.

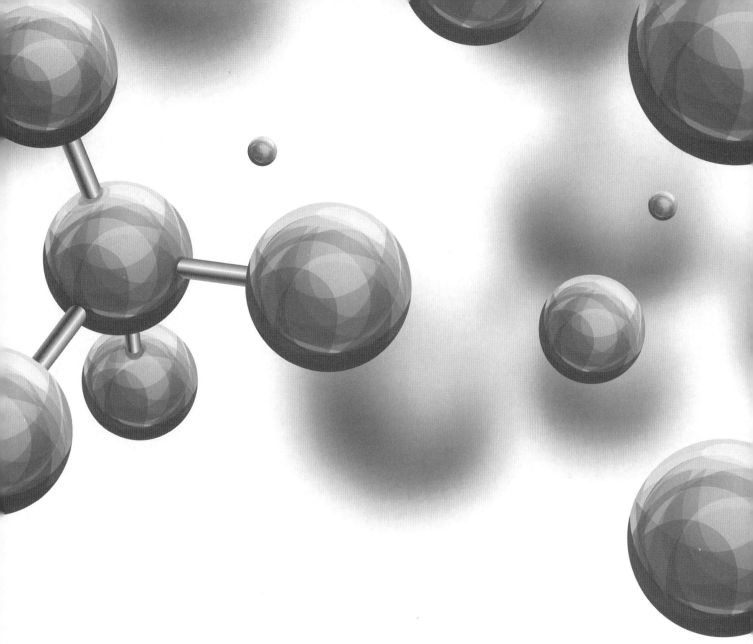

Parte 13

Fármacos em Endocrinologia

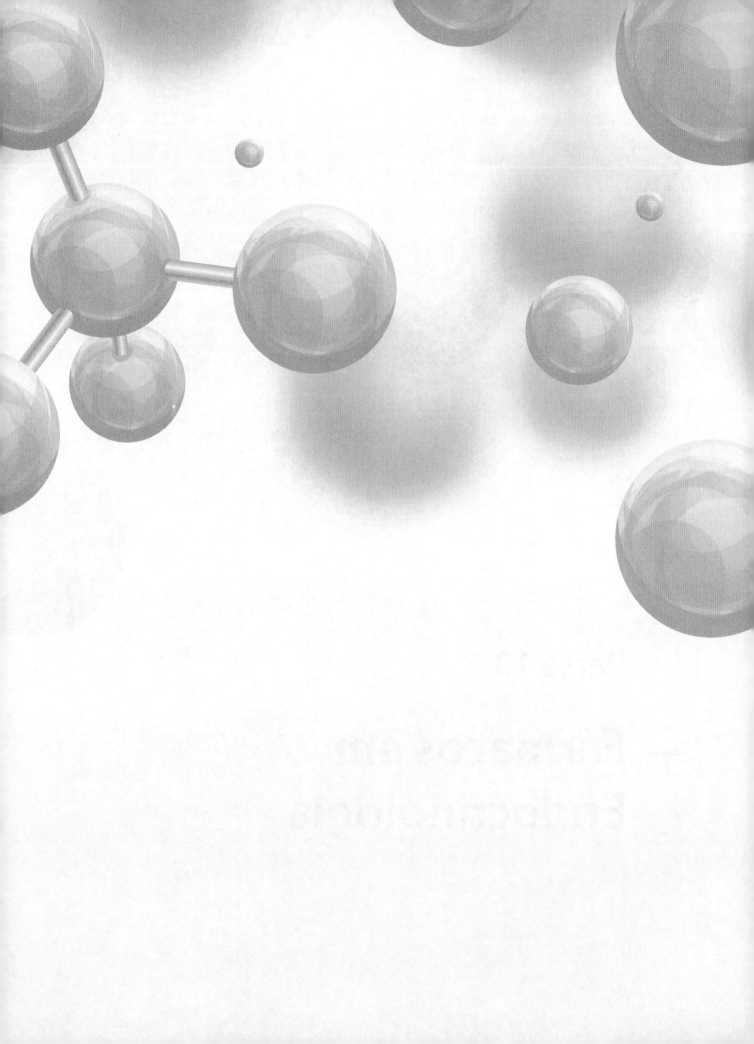

68 Acromegalia

INTRODUÇÃO

Acromegalia é uma doença rara caracterizada por excesso de produção do hormônio de crescimento (GH, do inglês *growth hormone*) e do IGF-1 (*insulih-like growth factor*) atribuído na vasta maioria dos casos a um adenoma hipofisário. Raramente pode decorrer de um tumor hipotalâmico secretando GnRH, da secreção ectópica de GnRH ou, mais raramente, da secreção ectópica de GH (Melmed *et al.*, 1983). A Figura 68.1 mostra o ciclo circadiano do GH em voluntário sadio comparado com o de um paciente com acromegalia não tratado, na qual se pode notar a diferença de escala no eixo Y (Roelfsema *et al.*, 2008).

A estimada prevalência é de 36 a 60 casos por milhão com incidência anual de 3 a 4 por milhão (Mestron *et al.*, 2004). A mortalidade é alta em doença não tratada e controle bioquímico adequado pode restaurar as condições normais no paciente (Ntali e Karavitaki, 2015). As manifestações clínicas incluem crescimento ósseo nas extremidades e na face principalmente, crescimento de partes moles, cefaleia, artrite e hipertensão arterial (Melmed, 2016). A retirada cirúrgica do adenoma constitui a primeira opção terapêutica, entretanto nem sempre é eficaz, visto que a maioria dos pacientes apresenta um macroadenoma frequentemente invasivo. Intolerância à glicose e diabetes melito são associados com frequência à acromegalia, visto que o excesso de produção de GH promove resistência à insulina em diversos tecidos. A hiperinsulinemia e o aumento da gluconeogênese são observados em pacientes com acromegalia (Møller *et al.*, 1991). A exata prevalência de diabetes melito em pacientes com acromegalia é desconhecida, entretanto varia entre 19 e 52% (Dreval *et al.*, 2014).

Tumores hipofisários são adenomas monoclonais que costumam responder por 10% das neoplasias intracranianas primárias (Jagannathan *et al.*, 2005). O GH é sintetizado nas células somatotróficas, que são as responsáveis por mais de 50% das células hipofisárias secretoras de GH (Zhu *et al.*, 2005). A produção e a secreção de GH são reguladas pelo hipotálamo por meio do hormônio hipotalâmico liberador de GH (GnRH), grelina e somatostatina. O IGF-1 inibe a secreção de GH a partir de efeitos diretos nas células somatotróficas e indireto pela estimulação de somatostatina, a qual inibe a secreção de GH.

O GH é secretado em pulsos esporádicos com secreção basal mínima determinada por sexo, idade, neurotransmissores, exercícios e estresse. A ação do GH se dá por meio de sua interação com seu receptor transmembrânico, GHR. A molécula do GH interage com o dímero pré-formado de um par de GHR idênticos, causando internalização do receptor para iniciar a sinalização. Como consequência, duas moléculas da tirosinoquinase Janus do tipo 2 sofrem autofosforilação e, por sua vez, fosforilam o domínio citoplasmático do GHR, causando ativação de proteínas intracelulares envolvidas na transdução e na transcrição do sinal (proteínas STAT). O gene responsável pela expressão do GHR é expresso em vários tecidos, predominantemente no fígado, no tecido adiposo e nos músculos. A ativação da molécula intracelular STAT5b induz a transcrição do IGF-1, um polipeptídio pertencente à mesma família de fatores de crescimento como a insulina. O IGF-1 sistêmico é sintetizado primariamente no fígado, mas também em tecidos extra-hepáticos, como ossos, músculos, rins e a própria hipófise. O IGF-1 circula no sangue ligado à proteína que se liga ao IGF-1 (IGFBP-3) ou ao IGFBP-5, que são complexos ácido-lábeis de 150 kDa; menos de 1% do IGF-1 circula como hormônio livre. Os efeitos celulares do IGF-1 são mediados pelo receptor de IGF-1 (IGF-1R), uma proteína heterotetramérica estruturalmente similar ao receptor da insulina. O IGF-1 modula o crescimento tissular e, quando produzido localmente, atua de maneira parácrina para regular o efeito do crescimento tissular do GH (Colao *et al.*, 2004).

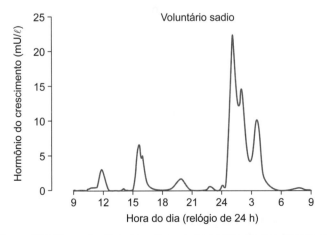 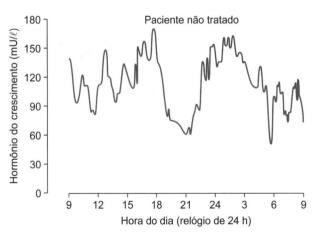

Figura 68.1 Concentrações plasmáticas do hormônio de crescimento em um voluntário sadio e em um paciente com acromegalia. Nota-se a diferença na escala do eixo Y.

Há três classes de fármacos que podem ser utilizados no tratamento de acromegalia em pacientes que não responderam à cirurgia ou não puderam ser operados:

- Agonistas dopaminérgicos
- Ligantes de receptores de somatostatina
- Antagonistas dos receptores de GH.

AGONISTAS DOPAMINÉRGICOS

A dopamina estimula a secreção de GH fisiologicamente (Giustina e Veldhuis, 1998), entretanto agonistas de dopamina paradoxalmente suprimem a hipersecreção de GH em pacientes com acromegalia (Chiodini et al., 1974). Há sítios de ligação de dopamina nos adenomas secretórios de GH (Bression et al., 1982), sendo o receptor D_2 o subtipo predominante de receptor dopaminérgico nos somatotropinomas, embora outros subtipos de receptores dopaminérgicos também possam ter papel no efeito inibitório da dopamina (Neto et al., 2009). É importante ressaltar que os receptores D_2 de dopamina e receptores do tipo 5 da somatostatina podem heterodimerizar, aumentando a atividade funcional de ambos os agonistas (Rocheville et al., 2000). Os agonistas dopaminérgicos foram os primeiros fármacos utilizados no tratamento da acromegalia.

Bromocriptina (Parlodel®)

Reduz de maneira eficaz a secreção de GH, mas em uma minoria dos adenomas secretores de GH (< 20%; Roelfsema et al., 1979). Portanto, seu uso é mais histórico, visto ter sido suplantado por agonistas de duração mais longa, como a cabergolina, ou pelas outras classes de fármacos utilizadas atualmente no tratamento da acromegalia.

Cabergolina (Dostinex®)

Derivado do ergot que atua de maneira seletiva (mas não exclusiva) no subtipo D_2 dos receptores dopaminérgicos. Por sua ação duradoura, pode ser administrada 1 a 2 vezes/semana. Essa duração prolongada é resultado de sua lenta eliminação da hipófise, de sua alta afinidade pelos receptores dopaminérgicos hipofisários e também por sofrer extenso ciclo êntero-hepático. A cabergolina é utilizada no tratamento da doença de Parkinson há mais de 30 anos e no tratamento da hiperprolactinemia, sendo mais eficaz e segura que a bromocriptina (Kuhn e Chanson, 2017). As propriedades farmacocinéticas e farmacodinâmicas da cabergolina foram revisadas no Capítulo 31 | Doença de Parkinson. Aqui serão abordadas as evidências clínicas de seu uso na acromegalia. Uma metanálise avaliou a eficácia da cabergolina em monoterapia ou associada à terapia com análogos de somatostatina (Sandret et al., 2011). Quando utilizada em monoterapia, 34% dos pacientes atingiram níveis normais de IGF-1 (Figura 68.2), e os níveis de GH foram < 2,5 ng/mℓ em 48% dos pacientes.

Em cinco ensaios clínicos, a cabergolina foi adicionada a análogos de somatostatina que não foram eficazes para normalizar os níveis de IGF-1. Nesse contexto, a cabergolina normalizou os níveis de IGF-1 em 5% dos pacientes (Figura 68.3), e as quedas das concentrações médias do IGF-1 e do GH foram de 30 e 19%, respectivamente.

A cabergolina é bem tolerada. A Tabela 68.1 ilustra a incidência de reações adversas observadas em monoterapia ou com a cabergolina associada a análogos de somatostatina.

A dose de cabergolina utilizada nos ensaios clínicos varia entre 0,5 e 7 mg/semana; a sensibilidade à cabergolina parece ser variável e independente da dose administrada; alguns pacientes respondem bem com baixas doses, outros são resistentes inclusive a doses elevadas. Nos pacientes que tiveram resposta eficaz e atingiram níveis normais de IGF-1, a dose média de cabergolina foi de 2,5 mg/semana, uma dose 2 a 5 vezes maior que a recomendada para hiperprolactinemia, entretanto a incidência de reações adversas relatadas com essas doses foi semelhante à de pacientes com hiperprolactinemia. É importante ressaltar que mesmo essas doses mais altas utilizadas no tratamento de acromegalia são bem mais baixas que aquelas empregadas no tratamento da doença de Parkinson.

LIGANTES DE RECEPTORES DE SOMATOSTATINA

Em condições fisiológicas, o controle inibitório da secreção de GH é primariamente mediado pelo hormônio somatostatina, um peptídio cíclico presente em mamíferos em duas isoformas biologicamente ativas, uma de 14 aminoácidos (SST-14) e outra de 28 aminoácidos (SST-28), exercendo seus efeitos inibitórios na secreção do GH e na diferenciação celular por meio de receptores específicos de membrana, chamados de SST. A liberação do GH é estimulada pelo GHRH

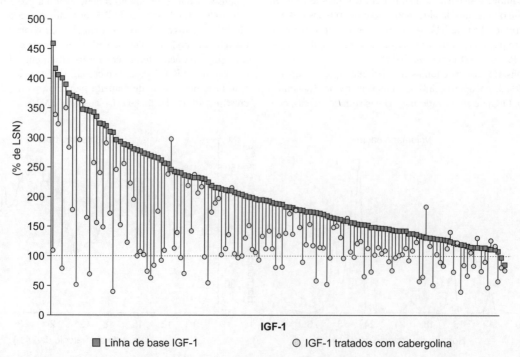

Figura 68.2 Níveis individuais de IGF-1 (*insulin-like growth factor 1*) expressos como porcentagem do limite superior de normalidade (LSN) antes (quadrados) e após (círculos) o tratamento com cabergolina em pacientes com acromegalia.

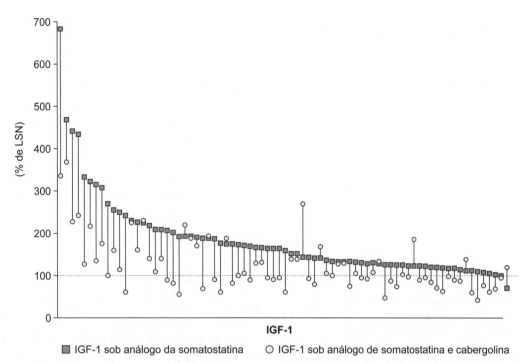

Figura 68.3 Níveis individuais de IGF-1 (*insulin-like growth factor 1*) expresso como porcentagem do limite superior de normalidade (LSN) tratados com análogos de somatostatina (quadrados) e após associação com carbegolina (círculos) em pacientes com acromegalia.

(*growth hormone releasing hormone*) e inibida pela somatostatina. O GH exerce retroalimentação negativa na sua própria secreção por vários mecanismos, como a estimulação da liberação de somatostatina do hipotálamo e a estimulação da liberação de somatomedina C do fígado. A somatomedina C estimula a liberação de somatostatina do hipotálamo e também atua diretamente na hipófise para inibir a secreção do GH (Figura 68.4).

O receptor SST pertence à superfamília dos receptores acoplados à proteína G. Cinco subtipos de receptores SST humanos foram clonados e caracterizados (Patel, 1999), e o transcrito do gene *SST2* apresenta duas isoformas (SST2$_A$ e SST2$_B$). Além disso, duas formas truncadas do *SST5* foram descritas com quatro (SST5TMD4) ou cinco (SST-5TMD5) domínios transmembrânicos. Como a somatostatina endógena não pode ser utilizada na prática clínica por sua meia-vida muito curta, foram desenhados análogos sintéticos chamados de ligantes dos receptores de somatostatina (SRL, do inglês *somatostatin receptor ligands*) para uso clínico.

O principal efeito dos análogos de somatostatina consiste na inibição da secreção hipofisária do GH e do crescimento tumoral. Os análogos foram desenvolvidos para aumentar a meia-vida farmacocinética e farmacodinâmica, reduzir as ações múltiplas e simultâneas

Tabela 68.1 Reações adversas causadas pela cabergolina em monoterapia ou associada a análogos de somatostatina (SA).			
Reações adversas	Cabergolina	Cabergolina e SA	Total
Náuseas	7	13	20
Cefaleia	4	7	11
Hipotensão		7	7
Tontura		6	6
Constipação intestinal	5	1	6
Transtornos do humor	5		5
Resíduos vesiculares		3	3
Síndrome de Raynaud	1	1	2
Edema	2		2
Congestão nasal		2	2
Cólicas	2		2
Outros ou não especificados	14	1	15
Total	40	41	81

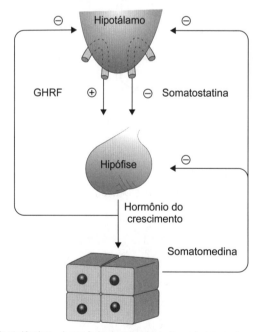

Hipotalâmico – hormônio do crescimento – eixo somatomedina

Figura 68.4 Fatores hipotalâmicos moduladores da secreção de hormônio de crescimento. A liberação do hormônio de crescimento é estimulada pelo GHRF (*growth hormone releasing factor*) e inibida pela somatostatina. O GH atua como alça de retroalimentação negativa por vários mecanismos (setas), como estimulação da liberação de somatostatina do hipotálamo e estimulação da liberação de somatomedina do fígado. A somatomedina estimula a secreção de somatostatina do hipotálamo e também atua na hipófise a fim de inibir a secreção de GH.

em vários órgãos, e diminuir o efeito rebote que ocorre pós-infusão da somatostatina no GH, da insulina e do glucagon. Os análogos de somatostatina utilizados clinicamente são divididos em primeira geração, que atuam predominantemente nos SSTR$_2$, como a octreotida e o lanreotide, e os de segunda geração, que atuam em vários SSTR, como o pasireotide (Cuevas-Ramos e Fleseriu, 2016).

Octreotida (Sandostatin®)

Primeiro ligante de receptor de somatostatina utilizado clinicamente, a octreotida (Figura 68.5) se liga preferencialmente ao receptor SST2.

Após a administração subcutânea (SC), a octreotida é rápida e completamente absorvida do sítio de injeção e o C$_{máx}$ é atingido em 0,4 h. O volume de distribuição é estimado em 13,6 ℓ, a meia-vida de distribuição em 0,2 h, o *clearance* sistêmico entre 7 e 10 ℓ/h e a meia-vida de eliminação entre 1,7 a 1,9 h (bem mais longa que a meia-vida da somatostatina, que se dá entre 1 e 3 min). A duração de ação da octreotida é de aproximadamente 12 h dependendo do tipo de tumor, e 32% da dose é eliminada na forma de fármaco inalterado na urina.

Octreotida LAR (*long-acting release*) é uma formulação de octreotida que utiliza microesferas biodegradáveis, onde a octreotida se distribui uniformemente. A administração intramuscular da octreotida LAR apresenta considerável vantagem em relação à formulação subcutânea, visto que a octreotida LAR pode ser administrada uma vez a cada 4 semanas, enquanto a octreotida subcutânea necessita ser administrada 2 a 3 vezes/dia (Yang e Keating, 2010). A Figura 68.6 ilustra as concentrações plasmáticas de octreotida após injeção única intramuscular de 30 mg de octreotida LAR em paciente acromegálico (Grass *et al.*, 1996). Pode-se observar que a administração da octreotida LAR em paciente acromegálico causou redução substancial e prolongada dos níveis de GH (Figura 68.7).

A octreotida está indicada para redução de níveis plasmáticos de GH e de IHGF-1 (somatomedina C) em pacientes com acromegalia que não tiveram resposta adequada ou não puderam ser tratados com ressecção cirúrgica. O objetivo do tratamento é atingir a normalização dos níveis plasmáticos de GH e iGF-1. A octreotida pode ser administrada SC ou intravenosa (IV). A dose inicial recomendada é de 50 µg 3 vezes/dia. A dose eficaz mais comum é de 100 µg 3 vezes/dia, entretanto alguns pacientes necessitam de doses mais altas, como 500 µg 3 vezes/dia. A octreotida LAR deve ser administrada inicialmente na dose de 20 mg IM a cada 4 semanas por 3 meses. Após esse período, a dose pode ser ajustada para 30 mg a cada 4 semanas, nos casos de GH > 2,5 ng/mℓ, IGF-1 elevado e sintomas clínicos não controlados. Caso não ocorra controle com 30 mg a cada 4 semanas, a dose pode ser ajustada após 3 meses para 40 mg IM a cada 4 semanas. Caso após o tratamento inicial de 20 mg IM a cada 4 semanas estiver GH < 1 ng/mℓ, IGF-1 normal e o paciente não apresentar sintomas clínicos, a dose pode ser reduzida para 10 mg IM a cada 4 semanas. As reações adversas mais frequentes observadas em pacientes com acromegalia são diarreia, colelitíase, dor abdominal e flatulência.

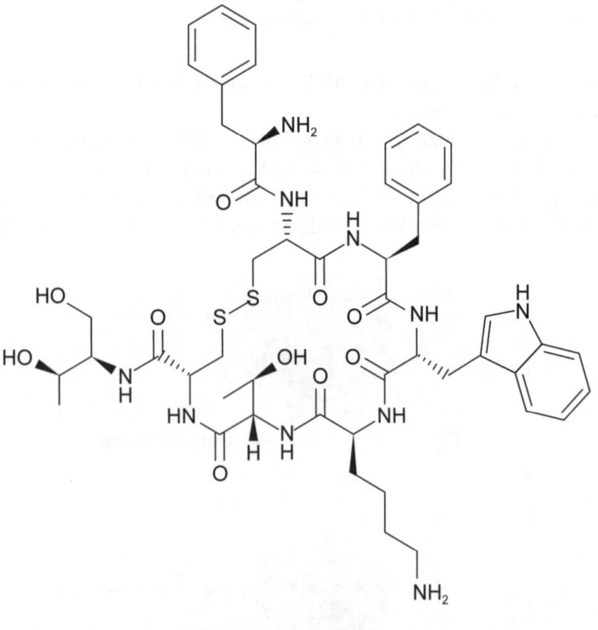

Lanreotide (Somatuline®)

Análogo octapeptídico da somatostatina, em que a formulação autogel apresenta uma meia-vida de eliminação de 23 a 30 dias. O lanreotide (Figura 68.8) se liga com alta afinidade ao receptor SSTR2 (IC$_{50}$ de 0,8 nM) com menor afinidade pelo SSTR5 (IC$_{50}$ de 5,2 nM). Tanto o SSTR2 quanto o SSTR5 regulam a liberação de GH das células somatotrópicas da hipófise e são predominantemente expressos em tumores hipofisários secretores de GH e de tumores do trato gastrintestinal. Portanto, o efeito primário do lanreotide no tratamento da acromegalia consiste em reduzir a secreção de GH e de IGF-1 (Burness *et al.*, 2014).

Lanreotide é liberado da formulação ATG obedecendo a uma cinética de pseudo primeira ordem. A Figura 68.9 ilustra o perfil farmacocinético do lanreotide ATG aplicado via subcutânea profunda nas doses de 60, 90 e 120 mg após aplicação da primeira injeção e da quarta injeção (Bronstein *et al.*, 2005).

Após administração IV em voluntários sadios, o lanreotide apresentou volume de distribuição de 16,1 ℓ, *clearance* sistêmico de 23,7 ℓ/h, com meia-vida de eliminação de 1,14 h e tempo de residência média de 0,68 h. Menos de 5% foi encontrado na urina e < 0,5% encontrado não metabolizado nas fezes.

A eficácia e a segurança do lanreotide ATG foram avaliadas em 90 pacientes com macroadenomas hipofisários secretores de GH (Caron

Figura 68.5 Octreotida.

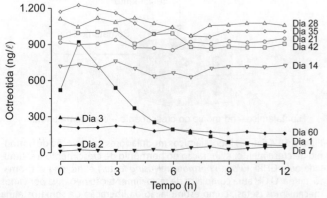

Figura 68.6 Concentração plasmática da octreotida em dias diferentes após uma única injeção IM de 30 mg de Sandostatin em um paciente acromegálico.

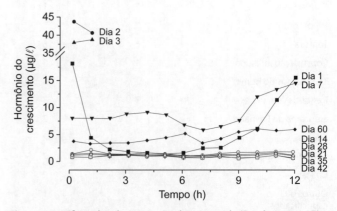

Figura 68.7 Efeito da administração da octreotida (Sandostatin LAR) na inibição do hormônio de crescimento em um paciente acromegálico.

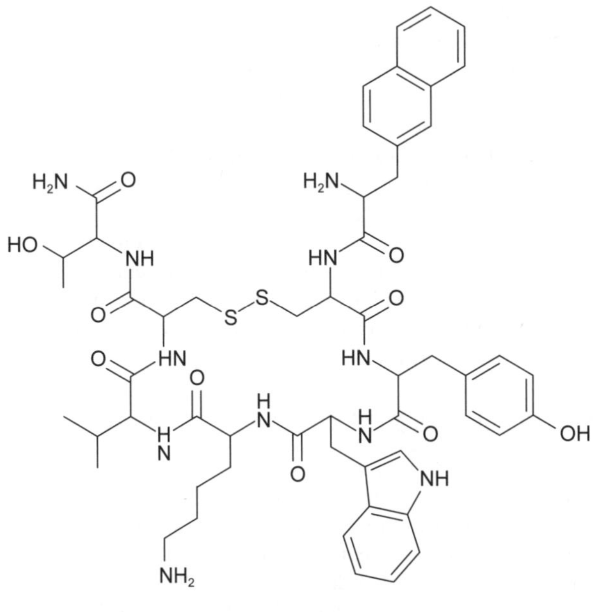

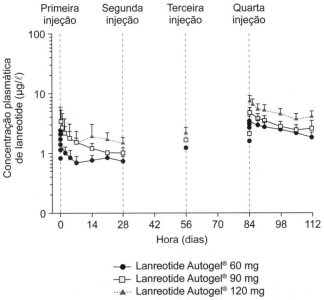

Figura 68.8 Lanreotide.

Pasireotide (Signifor®)

Representa a segunda geração dos ligantes dos receptores de somatostatina. Trata-se de um agonista multirreceptor formado pela inclusão de quatro aminoácidos sintéticos e dois aminoácidos essenciais da somatomedina em uma estrutura ciclo-hexapeptídica. Quando comparado com a octreotida, o pasireotide (Figura 68.11) apresenta afinidade 40, 30 e 5 vezes maior para o SSTR5, o SSTR1 e o SSTR3, respectivamente, e 2,5 vezes menor pelo SSTR2 (Bruns *et al.*, 2002). O pasireotide tem afinidade 106 vezes maior pelo SSTR5 quando comparado com o lanreotide. O pasireotide LAT foi desenvolvido utilizando-se polímeros biodegradáveis em um método semelhante ao da octreotida LAR. Como os adenomas hipofisários expressam altos níveis de SSTR2 e SSTR5, o perfil farmacológico do pasireotide adiciona efeitos potencialmente benéficos quando comparado com os ligantes mais específicos para o SSTR2, como a octreotida e o lanreotide.

O pasireotide LAR administrado por via intramuscular é amplamente distribuído no organismo, primariamente pelo plasma, sendo 88% ligado às proteínas plasmáticas. A Figura 68.12 ilustra o perfil farmacocinético da administração SC da formulação normal do pasireotide.

A Figura 68.13 A mostra o perfil farmacocinético do pasireotide LAR 20 mg/SC a cada 4 semanas, e a Figura 68.13 B o perfil farmacocinético do pasireotide LAR nas primeiras 24 h, nas doses de 20, 40 e 60 mg/SC (Petersenn *et al.*, 2014).

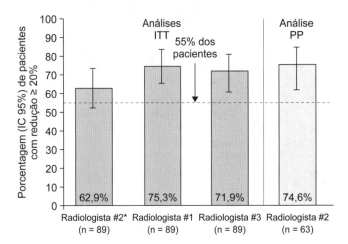

Figura 68.10 Proporção de pacientes que apresentaram redução igual ou maior que 20% do volume do tumor na semana 48 em relação à linha de base.

et al., 2014). O lanreotide ATAD foi administrado por via subcutânea profunda 120 mg a cada 4 semanas por 2 anos. O objetivo primário consistiu na redução do volume do macroadenoma. Redução significativa do tumor foi atingida por 62,9% dos pacientes (Figura 68.10).

A maioria dos pacientes (81,1%) apresentou reações adversas de intensidade leve ou moderada, sendo a mais comum a diarreia (38,9%). Não houve alterações significativas de exames laboratoriais.

O lanreotide AutogelR é indicado para o tratamento de acromegalia em pacientes que não tiveram resposta adequada à cirurgia ou à radioterapia ou nos quais a cirurgia e/ou radioterapia não estão indicadas. A dose inicial recomendada é de 90 mg aplicada via subcutânea profunda a cada 4 semanas por 3 meses. Após esse período, a dose deve ser ajustada para 120 mg a cada 4 semanas se o GH for maior que 2,5 ng/mℓ, o IGF-1 estiver elevado e/ou o paciente apresentar sintomas clínicos não controlados. As reações adversas mais comuns são diarreia, colelitíase, dor abdominal, náuseas e reações no local da injeção.

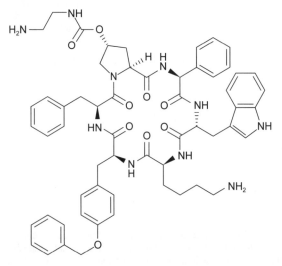

Figura 68.11 Pasireotide.

Figura 68.9 Níveis plasmáticos de lanreotide após administração de uma e de quatro injeções de lanreotide Autogel® nas doses de 60, 90 e 120 mg.

Em um ensaio clínico de superioridade, 358 pacientes com acromegalia virgem de tratamento farmacológico (GH > 5 μg/ℓ e níveis de IGF-1 acima do limite superior de normalidade) foram tratados com pasireotide LAR 40 mg/28 dias (n = 176) ou octreotida LAR 20 mg/28 dias por 12 meses (Colao et al., 2014). Conforme ilustrado na Figura 68.14, o pasireotide LAR foi mais eficaz que a octreotida LAR para normalizar os níveis de GH e IGF-1. Reações adversas relacionadas com a hiperglicemia foram mais frequentes no grupo tratado com pasireotide LAR.

O pasireotide é indicado para tratamento de acromegalia em pacientes que não tiveram resposta adequada ou não puderam ser tratados com ressecção cirúrgica. A dose recomendada é de 40 mg administrados via intramuscular a cada 4 semanas. A dose pode ser aumentada para 60 mg em pacientes que não obtiveram normalização dos níveis de GH ou de IGF-1 após 3 meses de tratamento. Reações adversas com incidência acima de 20% são diarreia, colelitíase, hiperglicemia e diabetes melito.

ANTAGONISTAS DOS RECEPTORES DE GH

Em vez de diminuir ou normalizar a secreção excessiva de GH, outra possibilidade terapêutica é procurar neutralizar ou diminuir a sinalização periférica do GH. Isso pode ser obtido pela construção de um antagonista de receptor ou utilizando técnicas de RNA *antisense*, prevenindo a síntese do receptor de GH. É interessante notar que o oligonucleotídio *antisense* ATL 227446 inibiu de maneira eficaz a expressão hepática do receptor de GH e, consequentemente, a produção de IGF-1, com redução do peso corporal de camundongos (Tachas et al., 2006). O receptor do GH pertence à superfamília dos receptores de citocinas-hemopoietinas. Ele contém 620 aminoácidos e não apresenta atividade intrínseca de quinase. Estudos cristalográficos demonstraram que cada molécula de GH se liga a dois receptores de GH, indicando dimerização do receptor (Figura 68.15).

O receptor de GH é sintetizado e degradado de maneira contínua, com uma meia-vida de eliminação menor que 60 min. Um exemplo de *downregulation* ocorre no jejum, quando há aumento dos níveis de GH e redução dos níveis de IGF-1, visto que o aumento dos níveis de GH é causado pelo aumento da degradação dos receptores de GH (Strous et al., 2004).

Pegvisomant (Somavert®)

Análogo recombinante do GH humano ao qual foram incorporadas nove mutações de aminoácidos para aumentar sua afinidade pelo receptor de GH e introduzidas 4 a 6 moléculas de polietilenoglicol para aumentar a sua meia-vida de eliminação (Figura 68.16).

A peguilação aumenta a meia-vida do análogo ao reduzir o *clearance* renal. As mutações introduzidas elevam a afinidade do análogo

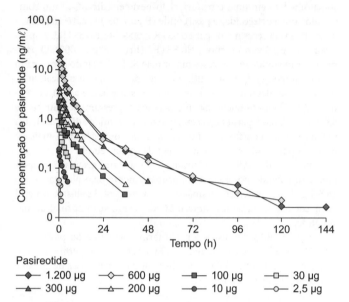

Figura 68.12 Concentração plasmática do pasireotide após aplicação de doses distintas IM em voluntários sadios.

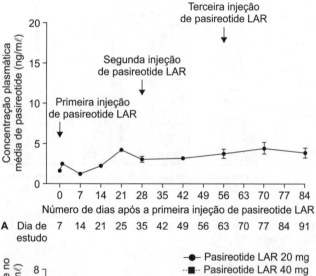

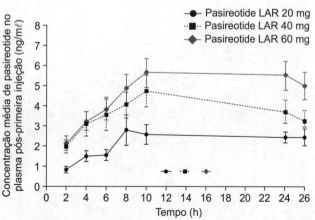

Figura 68.13 Concentração plasmática de pasireotide após injeção IM de pasireotide LAR 20, 40 ou 60 mg (**A**) e após a primeira injeção IM de 20, 40 ou 60 mg de pasireotide LAR (**B**) em pacientes com acromegalia. Barras verticais representam o EPM.

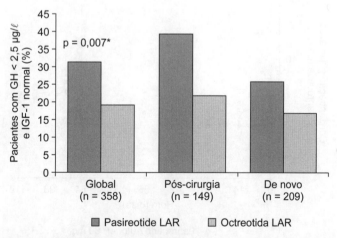

Figura 68.14 Proporção de pacientes na população global, na população submetida a cirurgia para adenoma de hipófise (pós-cirurgia) e na população que teve novo adenoma depois da cirurgia (*de novo*) que apresentarem níveis de GH < 2,5 μg/ℓ e níveis normais de IGF-1 após 12 meses de tratamento com pasireotide LAR ou octreotida LAR.

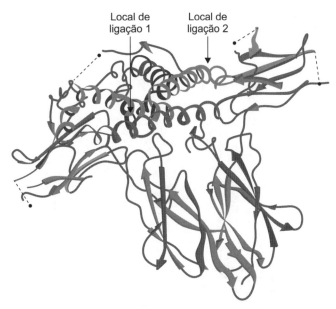

Figura 68.15 Estrutura do cristal da molécula de GH ligada aos domínios extracelulares de seu receptor dimérico. Os sítios de ligação estão indicados pelas setas.

pelo receptor do GH, além de bloquearem o sítio secundário de ligação do GH ao receptor, prevenindo a dimerização do receptor do GH e a transdução do sinal. A hipersecreção de GH continua, visto que o análogo não visa a atuar sobre o tumor secretor de GH; portanto, medidas das concentrações de GH não podem ser utilizadas para monitoramento da doença, e o IGF-1 torna-se o único marcador bioquímico para avaliar a resposta terapêutica. Após a administração SC, o $T_{máx}$ do pegvisomant ocorre entre 33 e 77 h. A biodisponibilidade de 20 mg / SC foi de 57% relativa à dose de 10 mg/IV. O volume de distribuição é de aproximadamente 7 ℓ. A molécula do pegvisomant contém polímeros de polietilenoglicol ligados covalentemente a ela com o intuito de reduzir o *clearance* sistêmico. O *clearance* sistêmico é estimado entre 28 e 36 mℓ/h, com uma meia-vida de eliminação entre 74 e 192 h. Menos de 1% da dose administrada é recuperada na urina.

A eficácia e a segurança do pegvisomant foram avaliadas em 16 pacientes japoneses com acromegalia, acompanhados por 168 semanas, sendo que a dose de pegvisomant foi ajustada entre 10 e 30 mg/dia de acordo com os níveis de IGF-1 (Shimatsu *et al.*, 2016). A normalização dos níveis de IGF-1 ocorreu em 81,3% dos pacientes (Figura 68.17). Não foram observadas mudanças do tamanho do tumor hipofisário e dos níveis de anticorpos anti-GH. Pegvisomant foi bem tolerado e a maioria das reações adversas teve intensidade leve, sendo dor no local da injeção a queixa mais frequente (22,2%).

O pegvisomant é indicado para o tratamento de pacientes com acromegalia que não tiveram resposta adequada ou não puderam ser tratados com ressecção cirúrgica. A dose de ataque inicial é de 40 mg SC, seguido de 10 mg/dia a partir do dia seguinte da dose de ataque. Conforme mencionado anteriormente, o ajuste de dose não deve ser

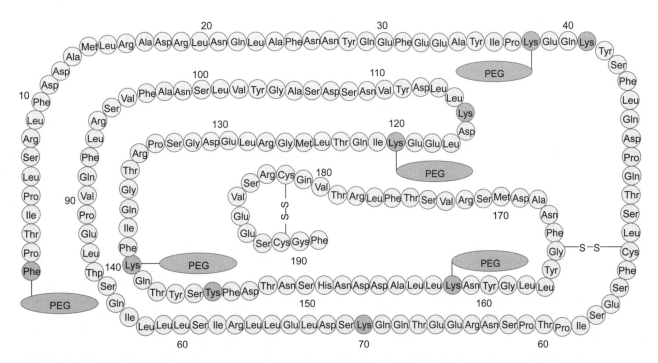

Figura 68.16 Desenho esquemático dos 191 aminoácidos da proteína pegvisomant e seus sítios de ligação covalente ao polietilenoglicol.

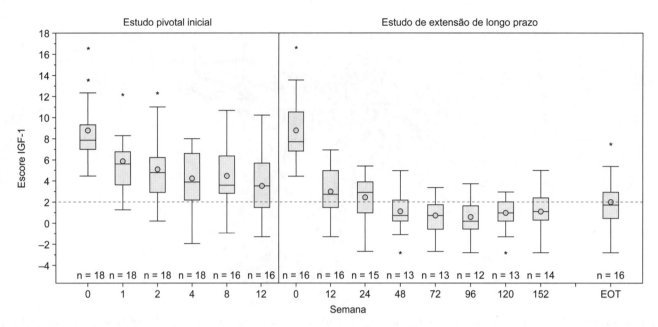

Figura 68.17 Escore da concentração plasmática do IGF-1 em pacientes acromegálicos tratados com pevisomant em monoterapia. As linhas inferior, central e superior do *plot* representam os percentis 25, 50 e 75, respectivamente. As linhas verticais se estendem ao valor mais extremo dentro da faixa de 1,5 interquartil. *Valores fora da faixa acima estipulada. EOT: fim do tratamento.

feito com base nas concentrações de GH, mas sim de IGF-1. Caso as concentrações de IGF-1 permaneçam altas, a dose de pegvisomant pode ser aumentada em 5 mg a cada 4 a 6 semanas. As reações adversas mais comuns com incidência acima de 6% em relação ao placebo foram infecções, dor, náuseas, diarreia, alterações de enzimas hepáticas, síndrome gripal e reações no local da injeção.

REFERÊNCIAS BIBLIOGRÁFICAS

Bression D, Brandi AM, Nousbaum A, Le Dafniet M, Racadot J, Peillon F. Evidence of dopamine receptors in human growth hormone (GH)-secreting adenomas with concomitant study of dopamine inhibition of GH secretion in a perifusion system. J Clin Endocrinol Metab. 1982;55:589-93.

Bronstein M, Musolino N, Jallad R, Cendros JM, Ramis J, Obach R et al. Pharmacokinetic profile of lanreotide Autogel in patients with acromegaly after four deep subcutaneous injections of 60, 90 or 120 mg every 28 days. Clin Endocrinol (Oxf). 2005;63:514-9.

Bruns C, Lewis I, Briner U, Meno-Tetang G, Weckbecker G. SOM230: a novel somatostatin peptidomimetic with broad somatotropin release inhibiting factor (SRIF) receptor binding and a unique antisecretory profile. Eur J Endocrinol. 2002;146:707-16.

Burness CB, Dhillon S, Keam SJ. Lanreotide Autogel® – a review of its use in the treatment of patients with acromegaly. Drugs. 2014;74: 1673-91.

Caron PJ, Bevan JS, Petersenn S, Flanagan D, Tabarin A, Prévost G, et al. Tumor shrinkage with lanreotide Autogel 120 mg as primary therapy in acromegaly: results of a prospective multicenter clinical trial. J Clin Endocrinol Metab. 2014;99:1282-90.

Chiodini PG, Liuzzi A, Botalla L, Cremascoli G, Silvestrini F. Inhibitory effect of dopaminergic stimulation on GH release in acromegaly. J Clin Endocrinol Metab. 1974;38:200-6.

Colao A, Bronstein MD, Freda P, Gu F, Shen CC, Gadelha M, et al. Pasireotide versus octreotide in acromegalyt: a head-to-head superiority study. J Clin Endocrinol Metab. 2014;99:791-9.

Colao A, Ferone D, Marzullo P, Lombardi G. Systemic complications of acromegaly: epidemiology, pathogenesis, and management. Endocr Rev. 2004;25:102-52.

Cuevas-Ramos D, Fleseriu M. Pasireotide: a novel treatment for patients with acromegaly. Drug Des Devel Ther. 2016;10:227-39.

Dreval AV, Trigolosova IV, Misnikova IV, Kovalyova YA, Tishenina RS, Barsukov IA, et al. Prevalence of diabetes mellitus in patients with acromegaly. Endocr Connect. 2014;3:93-8.

Giustina A, Veldhuis JD. Pathophysiology of the neuroregulation of growth hormone secretion in experimental ani- mals and the human. Endocr Rev. 1998;19:717-97.

Golor G, Hu K, Ruffin M, Buchelt A, Bouillaud E, Wang Y, et al. A first-in-man study to evaluate the safety, tolerability, and pharmacokinetics of pasireotide (SOM230), a multireceptor-targeted somatostatin analog in healthy volunteers. Drug Des Devel Ther. 2012;6:71-9.

Grass P, Marbach P, Bruns C, Lancranjan I. Sandostatin®LAR® (microencapsulated octreotide acetate) in acromegaly: pharmacokinetic and pharmacodynamic relationships. Metabolism. 1996;45:27-30.

Jagannathan J, Dumont AS, Prevedello DM, Lopes B, Oskouian RJ, Jane JA Jr, et al. Genetics of pituitary adenomas: current theories and future implications. Neurosurg Focus. 2005;19:E4.

Kuhn E, Chanson P. Cabergoline in acromegaly. Pituitary. 2017;20:121-8.

Melmed S, Braunstein GD, Horvath E, Ezrin C, Kovacs K. Pathophysiology of acromegaly. Endocr Rev. 1983;4:271-90.

Melmed S. New therapeutic agents for acromegaly. Nat Rev Endocrinol. 2016;12:90-8.

Mestron A, Webb SM, Astorga R, Benito P, Catala M, Gaztambide S, et al. Epidemiology, clinical characteristics, outcome, morbidity and mortality in acromegaly based on the Spanish Acromegaly Registry (Registro Espanol de Acromegalia, REA). Eur J Endocrinol. 2004;151:439-46.

Møller N, Jørgensen JO, Abildgard N, Orskov L, Schmitz O, Christiansen JS. Effects of growth hormone on glucose metabolism. Horm Res. 1991;36:32-5.

Neto LV, Machado EO, Luque RM, Taboada GF, Marcondes JB, Chimelli LM, et al. Expression analysis of dopamine receptor subtypes in normal human pituitaries, non-functioning pituitary adenomas and somatotropinomas, and the association between dopamine and somatostatin receptors with clinical response to octreotide-LAR in acromegaly. J Clin Endocrinol Metab. 2009;94:1931-7.

Ntali G, Karavitaki N. Recent advances in the management of acromegaly. F1000Res. 2015;4:1426.

Patel YC. Somatostatin and its receptor family. Front Neuroendocrinol. 1999;20:157-98.

Petersenn S, Bollerslev J, Arafat AM, Schopohl J, Serri O, Katznelson L, et al. Pharmacokinetics, pharmacodynamics, and safety of pasireotide LAR in patients with acrometaly: a randomized, multicenter, open-label, phase I study. J Clin Pharmacol. 2014;54:1308-17.

Rocheville M, Lange DC, Kumar U, Patel SC, Patel RC, Patel YC. Receptors for dopamine and somatostatin: formation of hetero-oligomers with enhanced functional activity. Science. 2000;288:154-7.

Roelfsema F, Biermasz NR, Pereira AM, Romijin JA. The role of pegvisomant in the treatment of acromegaly. Expert Opin Biol Ther. 2008;8:691-704.

Roelfsema F, Goslings BM, Frolich M, Moolenaar AJ, Seters AP, Van Slooten H. The influence of bromocriptine on serum levels and other pituitary hormones and its metabolic effects in active acromegaly. Clin Endocrinol. 1979;11:235-44.

Sandret L, Maison P, Chanson P. Place of cabergoline in acromegaly: a meta-analysis. J Clin Endocrinol Metab. 2011;96:1327-35.

Shimatsu A, Nagashima M, Hashigaki S, Ohki N, Chihara K. Efficacy and safety of monotherapy by pegvisomant, a growth hormone receptor antagonist, in Japanese patients with acromegaly. Endocr J. 2016;63:337-47.

Strous GJ, Alves Dos Santos C, Gent J, Govers R, Sachse M, Schantl J, et al. Ubiquitin system-dependent regulation of growth hormone receptor signal transduction. Curr Top Microbiol Immunol. 2004;286:81-118.

Tachas G, Lofthouse S, Wraight CJ, Baker BF, Sioufi NB, Jarres RA, et al. A GH-receptor antisense oligonucleotide inhibits hepatic GH expression, IGF-1 production and body weight gain in normal mice. J Endocrinol. 2006;189:147-54.

Yang LPH, Keating GM. Octreotide long-acting release (LAR) – a review of its use in the management of acromegaly. Drugs. 2010;70:1745-69.

Zhu X, Lin CR, Prefontaine CG, Tollkuhn J, Rosenfeld MG. Genetic control of pituitary development and hypopituitarism. Curr Opin Genet Dev. 2005;15:332-40.

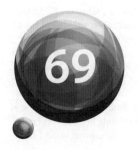

Afecções da Tireoide

HIPERTIREOIDISMO

O hipertireoidismo é caracterizado pela produção em excesso do hormônio tireoidiano, que é sintetizado e secretado pela tireoide; sua detecção é feita pela captação normal ou aumentada de iodo radioativo pela tireoide (tirotoxicose com hipertireoidismo ou hipertireoidismo verdadeiro). A tirotoxicose sem hipertireoidismo é causada por fontes ectópicas secretoras de hormônio tireoidiano ou por liberação de hormônios tireoidianos na circulação, com baixa captação de iodo radioativo pela tireoide (De Leo et al., 2016). O hipertireoidismo é caracterizado por concentrações plasmáticas baixas do hormônio estimulador da tireoide (TSH), com concentrações plasmáticas altas dos hormônios tireoidianos, como tiroxina (T4), tri-iodotironina (T3) ou ambos. O hipertireoidismo subclínico, também conhecido como doença de Plummer, é caracterizado por níveis baixos de TSH com níveis normais de T3 e T4.

O hormônio tireoidiano é produzido na tireoide na forma do precursor biologicamente inativo, a T4. A principal forma bioativa do hormônio tireoidiano é a T3, sendo que em humanos apenas 20% do T3 circulante é secretado pela tireoide, enquanto a maioria do T3 circulante é obtido pela deiodinação do anel externo do T4 em tecidos periféricos (a Figura 69.1 ilustra as estruturas do T4 e do T3).

Tanto os hormônios T4 como os T3 sofrem metabolismo, formando produtos inativos como a tri-iodotironina reversa e a 3,3'-di-iodotironina, respectivamente. No caso dos metabólitos inativos, o processo de deiodinação ocorre no anel interno. Três deiodinases são responsáveis pela deiodinação das iodotironinas, classificadas como D1, D2 e D3. A D1 está localizada primariamente no fígado, rins e tireoide. Embora a D1 tenha atividade de deiodinase tanto no anel interno como no anel externo, aparentemente sua principal função seria a geração do T3 e o *clearance* da tri-iodotironina reversa. A ação das deiodinases sobre o anel interno é catalisada quando tanto o T4 como o T3 se encontram sulfatados. A D2 promove deiodinação somente no anel externo, tendo maior afinidade pelo T4 em relação à tri-iodotironina reversa. A D3 reduz a biodisponibilidade de T3 ao converter o T4 em tri-iodotironina reversa e o T3 em 3,3'-di-iodotironina (Figura 69.1).

A doença de Basedow-Graves é a causa mais comum de hipertireoidismo, com uma incidência anual de 25 a 50 casos por 100 mil habitantes (Zimmermann e Boelaert, 2015). Ela foi inicialmente descrita no início do século 19 como uma síndrome composta de uma glândula tireoide aumentada e hiperativa, aumento da frequência cardíaca e anormalidades oculares, como a exoftalmia (Smith e Hegedüs, 2016). O pico de incidência ocorre entre 30 e 50 anos de idade, mas pode ocorrer em qualquer idade, sendo que o risco é maior no sexo feminino em comparação com o masculino (3 *versus* 0,5%). Autoanticorpos da subclasse de IgG1 direcionados contra os receptores do TSH são específicos para a doença de Basedow-Graves. Esses autoanticorpos estimulam a produção de hormônio tireoidiano, que não é mais controlada pelo eixo hipotalâmico-hipofisário. Esses autoanticorpos mimetizam as ações do TSH a partir da iniciação de processo de sinalização similar, mas não idêntico ao TSH (Morshed et al., 2009). É importante ressaltar que pode ocorrer a formação de autoanticorpos contra o receptor de TSH que funcionam como antagonistas, de modo a causar hipotireoidismo. O balanço entre autoanticorpos estimuladores e antagonistas determinam o nível de função da glândula tireoide nesses pacientes.

Os fármacos antitireoidianos são utilizados geralmente de dois modos: como tratamento primário do hipertireoidismo ou como terapia preparativa para radioterapia ou cirurgia. Os fármacos antitireoidianos são utilizados frequentemente no tratamento primário da doença de Basedow-Graves, na qual a remissão é definida como eutireoidismo bioquímico após 1 ano da interrupção do tratamento, quando possível. Esses também são usados no tratamento de hipertireoidismo em crianças, adolescentes e grávidas, mas não são utilizados como tratamento primário em pacientes com bócio nodular tóxico ou nódulos solitários autônomos, visto raramente serem observadas remissões nesses casos.

O T4 é sintetizado nos folículos tireoidianos, que representam as unidades funcionais da glândula tireoide madura. Os folículos esféricos são cobertos por uma camada de células epiteliais polarizadas, com as superfícies basolaterais e apicais com face para a corrente sanguínea e a luz do folículo, respectivamente. A luz folicular é ocupada por um coloide, formado principalmente por uma proteína chamada

Figura 69.1 Reações catalisadas por isoformas específicas da deiodinases. IDI: deiodinase tipo I; IDII: deiodinase tipo II; IDIII: deiodinase tipo III.

tiroglobulina, que se encontra em alta concentração (100 a 750 mg/mℓ). A biossíntese do T4 ocorre em cinco etapas (Figura 69.2):

- Transferência do iodo inorgânico do sangue para os folículos tireoidianos por meio do transportador de iodo/sódio
- Geração de peróxido de hidrogênio pelas peroxidases DUOX1 e DUOX2
- Iodinação dos resíduos de tirosina da tireoglobulina pela tireoide peroxidase na presença do peróxido de hidrogênio e iodo
- Acoplamento fenólico dos resíduos de iodotirosil na tireoglobulina pela tireoide peroxidase para formar T4
- Liberação proteolítica dos hormônios tireoidianos da tireoglobulina, processo em que uma fração do T3 biologicamente ativo também é formado.

Após a biossíntese na glândula da tireoide, os hormônios tireoidianos entram na circulação sistêmica e associam-se às proteínas, como a globulina ligadora de tiroxina (TBG, do inglês *thyroxine-binding globulin*), à transtiretina e à albumina sérica. Os hormônios tireoidianos são altamente hidrofóbicos: caso não fossem ligados às proteínas plasmáticas, seriam depositados nas paredes dos vasos. Eles são derivados de aminoácidos com grupos carboxila e amínico, e, portanto, necessitam de transportadores para cruzar as membranas celulares, tanto para entrar nas células quanto também para sair delas.

O hipertireoidismo é tratado com fármacos derivados da tioureia (Figura 69.3) como carbimazol, tiamazol e 6-n-propiltiouracila. Como o carbimazol é convertido rapidamente em tiamazol, as doses e efeitos desses dois fármacos são muito similares.

Há vários mecanismos moleculares propostos para a ação antitireoidiana dos fármacos derivados da tioureia. Eles podem competir com a tireoglobulina pela iodinação, visto que o grupo tio é alvo preferencial de iodinação quando comparado com os resíduos de tirosina da tireoglobulina. A iodinação do tiamazol resulta na formação de um iodeto sulfurado instável, o qual pode formar o dissulfeto correspondente. O dissulfeto de tiamazol pode sofrer degradação espontânea, formando uma molécula sem enxofre, o N-metilimidazol. Outro mecanismo proposto para a ação antitireoidiana é a inibição competitiva da tireoide peroxidase. A tireoide peroxidase é um membro da família das hemeperoxidases de mamíferos, onde são incluídas a lactoperoxidase, a mieloperoxidase e a peroxidase eosinofílica (Mondal *et al.*, 2016). A tireoide peroxidase tem papel essencial na organificação do iodo, permitindo a iodinação da tirosina de tireoglobulina para formar a 3-iodotirosina e a 3,5-di-iodotirosina e o acoplamento fenólico dos resíduos iodados de tirosina na tireoglobulina, passos fundamentais para a produção do T4 e T3. Mutações que reduzem a expressão da tirosina peroxidase causam decréscimo da produção de hormônios tireoidianos, levando ao quadro de hipotireoidismo congênito (Grüters *et al.*, 1996). Entretanto, esse segundo mecanismo de ação é considerado controverso, visto que a propiltiouracila pode também competir com os resíduos de tirosina pela iodinação (Taurog e Dorris, 1989).

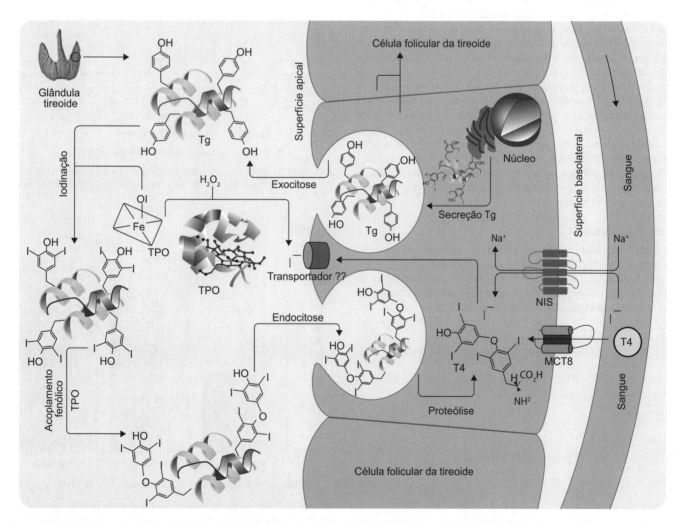

Figura 69.2 Biossíntese de tiroxina (T4) nas células foliculares da tireoide. Uma pequena quantidade de T3 também é produzida nesse processo. A natureza da proteína responsável pelo transporte de iodetos através da membrana apical do tireócito ainda não está esclarecida, suspeitando-se que pendrina e acotamina 1 sejam as responsáveis. MCT8: *monocarboxylate transporter 8*; TPO: *thyroid peroxidase*; NIS: *sodium/iodide symporter*; Tg: *thyroglobulin*.

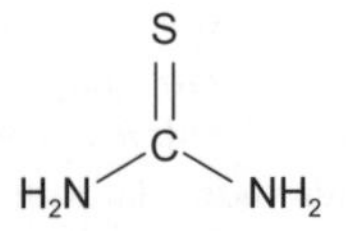

Figura 69.3 Tioureia.

Carbimazol

Utilizado no tratamento do hipertireoidismo, sua meia-vida curta requer que a dose seja fracionada em 3 ou 4 administrações/dia. O carbimazol (Figura 69.4) é rapidamente absorvido pelo trato gastrintestinal, sendo completa e rapidamente metabolizado em metimazol, que é o princípio ativo responsável pela atividade antitireoidiana do carbimazol. O $T_{máx}$ do metimazol após a administração oral do carbimazol ocorre em 1 h, sendo que a meia-vida do metimazol varia entre 3 e 6 h. A maior parte da dose do carbimazol administrada é eliminada na urina, sendo que até 12% na forma de metimazol.

Ensaio clínico avaliou a eficácia e a segurança do carbimazol 30 mg/dia administrado 1 vez/dia ou fracionado em 2 ou 3 doses por 6 semanas em pacientes com hipertireoidismo (Mafauzy et al., 1993). Após 6 semanas de tratamento houve redução significativa dos níveis de T3 e T4 quando comparados ao início do tratamento, sendo que não foi observada diferença de potência entre os esquemas terapêuticos utilizados. Também não houve diferença significativa no número de leucócitos e níveis de alanina aminotransferase (ALT) e aspartato aminotransferase (AST) entre os três grupos de tratamento.

O carbimazol é indicado no tratamento da doença de Basedow-Graves com hipertireoidismo e do bócio multinodular tóxico para quem a cirurgia ou terapia com iodo radioativo não é uma opção apropriada de tratamento. Também está indicado para melhorar os sintomas de hipertireoidismo em preparação para tireoidectomia ou terapia com iodo radioativo. As reações adversas mais comuns são rash cutâneo, artralgia, distúrbios gastrintestinais e alterações do paladar e olfato (Cooper, 2005). A dose inicial do carbimazol varia entre 10 e 40 mg/dia, sendo que a concentração do T4 livre deve ser medida a cada 4 a 6 semanas, com titulação da dose até que a dose de manutenção de 5 a 10 mg/dia seja mantida. Após isso, o intervalo para quantificação do T4 livre pode ser estendido. O tratamento é feito por aproximadamente 12 a 18 meses (Abraham et al., 2005).

Tiamazol (Tapazol®)

Também denominado metimazol, é o fármaco mais utilizado para tratamento do hipertireoidismo devido ao seu perfil de segurança (Figura 69.5; Burch et al., 2012). A Figura 69.6 ilustra a farmacocinética do tiamazol após administração oral em voluntário sadio comparado com paciente com hipertireoidismo (Okamura et al., 1986).

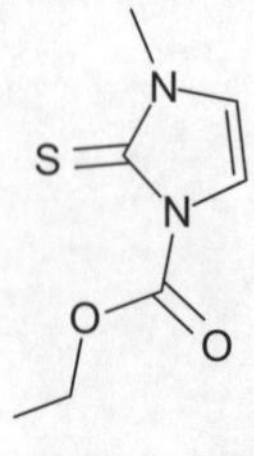

Figura 69.4 Carbimazol.

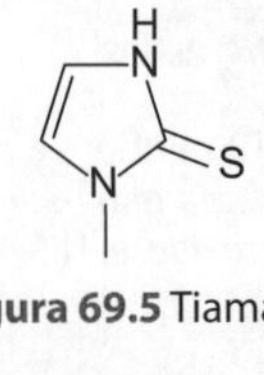

Figura 69.5 Tiamazol.

A eficácia e a segurança do tiamazol foram comparadas com a da propiltiouracila em pacientes com diagnóstico de doença de Basedow-Graves (Nakamura et al., 2007). O ensaio clínico foi randomizado, aberto, com duração de 12 semanas. Os pacientes foram tratados com tiamazol 30 mg/dia (n = 135), tiamazol 15 mg/dia (n = 147) ou propiltiouracila 300 mg/dia (n = 114). Tiamazol 30 mg/dia normalizou T4 quando comparado com tiamazol 15 mg/dia ou propiltiouracila 300 mg/dia (Figura 69.7). Reações adversas como hepatotoxicidade foram mais recorrentes com propiltiouracila em comparação com tiamazol, sendo mais frequentes na dose de 30 mg/dia quando comparada com 15 mg/dia.

O tiamazol é indicado no tratamento da doença de Basedow-Graves com hipertireoidismo e do bócio multinodular tóxico para quem a cirurgia ou terapia com iodo radioativo não é uma opção apropriada de tratamento. Também está indicado para melhorar os sintomas de hipertireoidismo em preparação para tireoidectomia ou terapia com

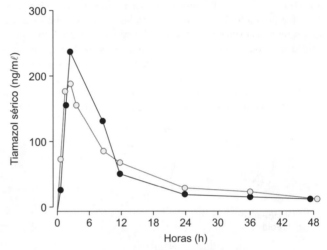

Figura 69.6 Curvas de concentração sérica de tiamazol em um indivíduo normal e em um paciente hipertireoidiano após dose única de 10 mg VO.

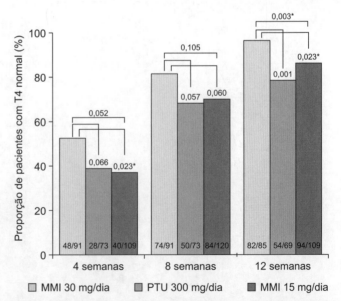

Figura 69.7 Avaliação da eficácia do tratamento com tiamazol (MMI) ou propiltiouracila (PTU) na normalização dos níveis de T4 em pacientes com doença de Basedow-Graves. Os números no interior das colunas mostram os pacientes com níveis normais/número total de pacientes. # Diferença significativa entre os três grupos de tratamento; * Diferença significativa entre MMI 30 mg/dia e PTU 300 mg/dia ou MMI 15 mg/dia.

iodo radioativo. A dose recomendada em adultos é de 15 mg para hipertireoidismo leve, 30 a 40 mg para hipertireoidismo moderado e 60 mg para hipertireoidismo grave, sendo que a mesma deve ser fracionada em 3 administrações; a dose de manutenção varia entre 5 e 15 mg/dia. Para pacientes pediátricos a dose diária é de 0,4 mg/kg, fracionada em 3 administrações, sendo que a dose de manutenção costuma ser metade da dose inicial. As reações adversas mais frequentes são *rash* cutâneo, urticária, náuseas, vômitos, incômodo epigástrico, artralgia, parestesia, perda de cabelo, cefaleia e mialgia. Podem ocorrer reações adversas sérias como aplasia medular, hepatite, periarterite e síndrome semelhante ao lúpus eritematoso sistêmico, mas são raras.

Propiltiouracila (Propilracil®)

Além do mecanismo de ação descrito anteriormente dos fármacos antitireoidianos, a propiltiouracila também inibe a deiodinação periférica da tiroxina em tri-iodotironina. Tanto o carbimazol quanto tiamazol e propiltiouracila estão associados com alto risco de recorrência do quadro de hipertireoidismo após interrupção do tratamento.

A propiltiouracila (Figura 69.8) é rapidamente absorvida e extensivamente metabolizada. Aproximadamente 35% do fármaco é excretado na urina, na forma inalterada ou conjugada nas primeiras 24 h após a administração. O $T_{máx}$ após administração oral é de 57 ± 22 min, o volume de distribuição é de 21,9 ± 6 ℓ e o *clearance* sistêmico de 122 ± 24 mℓ/min/m² (Kampmann e Skovsted, 1974).

A propiltiouracila é indicada no tratamento da doença de Basedow-Graves com hipertireoidismo e do bócio multinodular tóxico para quem a cirurgia ou terapia com iodo radioativo não é uma opção apropriada de tratamento. A propiltiouracila também está indicada para melhorar os sintomas de hipertireoidismo em preparação para tireoidectomia ou terapia com iodo radioativo. A dose inicial em adultos é de 300 mg/dia, fracionada em 3 administrações. Em pacientes com hipertireoidismo grave, a dose inicial pode ser aumentada para 400 mg/dia; há pacientes, entretanto, que inicialmente necessitam de doses entre 600 e 900 mg/dia. A dose de manutenção varia entre 100 e 150 mg/dia. A propiltiouracila não é recomendada para uso em pacientes pediátricos. Podem ocorrer reações adversas sérias como aplasia medular, hepatite, periarterite e síndrome semelhante ao lúpus eritematoso sistêmico, mas sua ocorrência é rara.

Iodo radioativo (^{131}I)

Em 1895 foi descoberto que o iodo era um dos constituintes da glândula tireoide e, 20 anos depois, foi mostrado que a glândula captava iodo ativamente (Bonema e Hegedüs, 2012). A terapia com iodo radioativo é utilizada em pacientes com doença de Basedow-Graves há mais de 70 anos. O isótopo ^{123}I apresenta meia-vida de aproximadamente 13 h e é utilizado para diagnóstico por imagem devido à sua capacidade de emitir radiação gama, a qual se apresenta como ideal para registro em câmaras gama. Já o isótopo ^{131}I emite partículas beta (90%) e gama (10%) e apresenta meia-vida de 8 dias, sendo apropriado para o uso terapêutico. O efeito nas células da tireoide é devido primariamente às partículas beta.

A taxa de recorrência de hipertireoidismo após uso de iodo radioativo varia entre 10 e 40% dos pacientes, sendo que nos casos em que o hipertireoidismo é mais grave, a taxa de insucesso também é maior (Torring *et al.*, 1996). São poucas as contraindicações absolutas para o uso de iodo radioativo, como gravidez, lactação e incapacidade de aderir às normas de segurança de radiação (Bahn *et al.*, 2011). Revisão

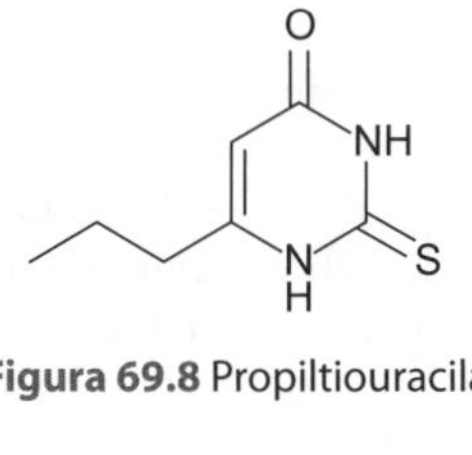

Figura 69.8 Propiltiouracila

retrospectiva realizada em pacientes tratados com iodo radioativo notou que a porcentagem de insucesso terapêutico é inversamente proporcional à dose utilizada; doses menores que 12,5 mCi foram associadas com insucesso terapêutico, assim como níveis iniciais de T3 e T4 acima de 4,5 pg/mℓ e 2,3 ng/dℓ, respectivamente (Schneider *et al.*, 2014).

Uma abordagem farmacológica para reduzir a porcentagem de insucesso obtida na terapia com iodo radioativo é a associação com lítio. O lítio aumenta a retenção do ^{131}I dentro da tireoide ao bloquear a liberação do hormônio tireoidiano (Berens *et al.*, 1970), sem contudo afetar a captação de iodo pela tireoide, aumentando portanto a dose de irradiação especificamente na tireoide (Robbins, 1984). Metanálise de estudos observacionais (n = 851) indicou melhora significativa com a associação do lítio (Figura 69.9); metanálise dos ensaios clínicos intervencionistas junto com os estudos observacionais também indicou melhora, entretanto a diferença não atingiu diferença significativa (Figura 69.9 A) devido a um ensaio clínico com alto peso na metanálise cujo resultado foi negativo (Kessler *et al.*, 2014).

Não é possível até o momento calcular a dose correta do iodo radioativo a partir da estimativa do tamanho da tireoide ou da captação do mesmo para curar a doença e evitar o hipotireoidismo (Gilbert, 2017). Muitos serviços administram doses fixas de ^{131}I (370 a 740 MBq). É importante ressaltar que foi observado aumento de mortalidade cardiovascular e cerebrovascular após tratamento com iodo radioativo em doses que não causaram hipotiroidismo (Boelaert *et al.*, 2013). O tratamento com os derivados da tioureia deve ser interrompido pelo menos 4 dias antes da administração do iodo radioativo (Burch *et al.*, 2001).

Reações adversas associadas à terapia com iodo radioativo incluem dor transitória no pescoço devido à tiroidite causada pela irradiação e piora do quadro de tirotoxicose. Ensaio clínico realizado em 168 pacientes com doença de Basedow-Graves avaliou a ocorrência de oftalmopatia após tratamento do hipertireoidismo com tiamizol ou tireoidectomia subtotal, ou uso de terapia com ^{131}I (Tallstedt *et al.*, 1992). O tratamento com ^{131}I foi associado com maior incidência e/ou exacerbação de oftalmopatia (Figura 69.10).

HIPOTIREOIDISMO

A faixa estreita da concentração plasmática dos hormônios da tireoide T4 e T3 é crítica para a regulação do desenvolvimento intrauterino e pós-natal, assim como para manutenção do metabolismo após desenvolvimento (Cheng *et al.*, 2010). O controle é feito pela alça de retroalimentação negativa que inibe a liberação hipofisária de TSH e a alça hipotalâmica do hormônio liberador de tirotropina (TRH). Após a conversão do pró-hormônio inativo T4 em sua forma ativa T3, tanto a retroalimentação negativa quanto outras importantes ações dos hormônios tireoidianos são mediadas por receptores hormonais nucleares específicos que funcionam como moduladores de expressão gênica (Gereben *et al.*, 2008). Foram descritos dois subtipos de receptores de hormônio da tireoide, o THR-alfa e THR-beta, os quais são codificados pelos genes *THRA* e *THRB*, respectivamente (Ortiga-Carvalho *et al.*, 2014). As regiões promotoras (*promoter*) dos genes são reguladas pelos elementos responsivos ligados ao T3, os quais fornecem os sítios de ligações para os receptores do hormônio tireoidiano. O hormônio da tireoide (T3) entra na célula via transportador de hormônio da tireoide, ou então é gerado localmente por deiodinases citoplasmáticas. No núcleo, o hormônio T3 liga-se aos dímeros que contêm os receptores do hormônio da tireoide, os quais se ligam aos elementos responsivos (Figura 69.11).

As principais isoformas de receptores do hormônio da tireoide THR-alfa-1, THR-beta-1 e THR-beta-2 são predominantemente responsáveis por mediar a ação do hormônio tireoidiano, que é crítico para o desenvolvimento normal, crescimento e metabolismo. Os receptores dos hormônios tireoidianos são membros da superfamília dos receptores nucleares na qual se encontram os receptores de estrógeno, vitamina D, ácido retinoico e receptor retinoide X e dos *peroxisome proliferator-activated receptors* (PPAR). Esses receptores são formados por

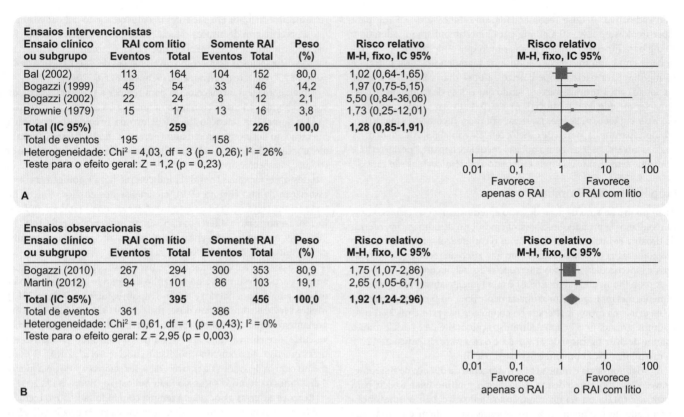

Figura 69.9 Relação entre a associação de lítio ao tratamento com iodo radioativo (RAI, do inglês *radioactive iodine*) e a cura do hipertireoidismo.

peptídeo único, o qual está dobrado em três domínios modulares funcionais: domínio aminoterminal (domínio A-B), domínio do sítio central de ligação do DNA (DBD) e domínio carboxílico terminal (LBD). Os receptores dos hormônios da tireoide foram isolados em 1986 (Sap *et al.*, 1986) e várias mutações foram identificadas nas décadas de 2000 e 2010 no THRB que se apresentam com a forma clássica de resistência ao hormônio tireoidiano. Essa doença é caracterizada por níveis elevados de hormônio tireoidiano e concentrações de TSH que estão dentro da faixa de normalidade ou levemente aumentadas (Brent, 2012).

O hipotireoidismo é uma condição patológica na qual há uma produção insuficiente de hormônio tireoidiano e o hipotiroidismo primário causado por reduzida função da tireoide representa 99% dos casos.

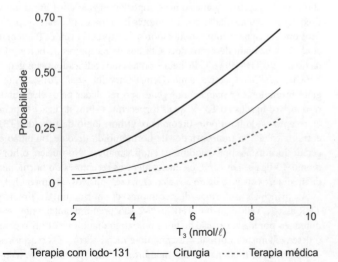

Figura 69.10 Probabilidade de desenvolvimento ou agravamento da oftalmopatia em pacientes com hipertireoidismo causado pela doença de Basedow-Graves.

O hipotireoidismo secundário, também denominado hipotireoidismo central, é causado por estimulação insuficiente da glândula tireoide, geralmente devido a uma deficiência de TSH como resultado de doença hipofisária ou hipotalâmica. O hipotireoidismo pode ser também classificado de acordo com o tempo de aparecimento, podendo ser congênito ou adquirido, e de acordo com a gravidade do quadro clínico.

No período compreendido entre 1890 até metade da década de 1970, extrato seco de tireoide era o tratamento mais comum para hipotireoidismo, em razão da sua habilidade de restaurar níveis normais séricos de PBI (*protein-bound iodine*). Os médicos apresentavam resistência em utilizar a levotiroxina devido ao fato que isso poderia resultar em uma deficiência de T3, entretanto a descoberta da conversão de T4 em T3 em pacientes submetidos à tireoidectomia total reduziu bastante esse receio (Braverman *et al.*, 1970).

A terapia de reposição hormonal com hormônios tireoidianos é indicada como tratamento para toda a vida quando o diagnóstico de deficiência persistente de hormônio tireoidiano é confirmada. O L-T4 é considerado o tratamento de escolha para os pacientes com hipotireoidismo e também é utilizado para a manutenção da supressão do TSH em pacientes com bócio uninodular ou multinodular ou em pacientes com câncer tireoidiano diferenciado para melhorar seu prognóstico. O L-T4 é um dos fármacos mais prescritos no mundo, sendo o segundo fármaco mais prescrito nos EUA (Biondi e Wartofsky, 2014). O tratamento com L-T4 é monitorado por meio da medida das concentrações plasmáticas de T4 e TSH. Embora isso aparente ser relativamente simples, vários estudos desde os anos 2000 indicam complexidades no manejo de pacientes com hipotireoidismo, apesar das medidas de TSH e T4. Estudos epidemiológicos indicam que, apesar de frequente monitoramento dos níveis de TSH e T4, a terapia de reposição hormonal tireoidiana é inadequada em aproximadamente um terço dos pacientes (Parle *et al.*, 1993), levando portanto a quadros tanto de hipo como de hipertireoidismo. Outras possibilidades terapêuticas são a combinação de L-T4 com L-T3 e o uso de análogos dos hormônios tireoidianos.

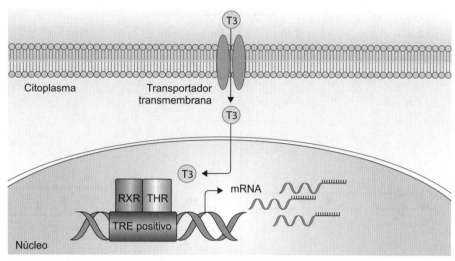

Figura 69.11 Mecanismo de ação do hormônio tireoidiano. O T3 entra na célula através dos transportadores de hormônio tireoidiano ou é gerado localmente pelas deiodinases citoplasmáticas. No núcleo o T3 se liga ao dímeros de THR, os quais se ligam aos TRE genômicos para modular a transcrição gênica. RXR: receptor do ácido retinoico; THR: receptor do hormônio tireoidiano; TRE: elemento responsivo ao hormônio tireoidiano.

Levotiroxina (Synthroid®)

A estrutura química da levotiroxina (Figura 69.12) foi identificada por Edward Kendal em 1914 e sua síntese foi feita por Harington e Barger em 1927. Entretanto, a molécula sintetizada tinha uma característica ácida e sua biodisponibilidade absoluta oral não era eficaz, limitando assim sua utilidade clínica até que, na década de 1950, um sal sódico da levotiroxina tornou-se disponível (Chalmer *et al.*, 1949; Hennessey, 2017).

A absorção oral do sal sódico da levotiroxina varia entre 40 e 80%, sendo que a maior parte da dose é absorvida no jejuno e íleo proximal. A absorção do T4 é aumentada quando ingerida em jejum e reduzida com a ingestão junto a certos alimentos, como soja e fibras dietéticas. Os hormônios tireoidianos são altamente ligados às proteínas plasmáticas (> 99%), como a TBG, a pré-albumina que se liga à tiroxina (TBPA) e albumina. A alta afinidade da TBG e da TBPA pelo T4 explica os altos níveis plasmáticos, *clearance* reduzido e meia-vida aumentada do T4 quando comparado com o T3. O T4 é eliminado lentamente a partir de metabolismo por deiodinação sequencial. Os hormônios tireoidianos são eliminados primariamente pelos rins, sendo que 20% do T4 é eliminado nas fezes.

O sal sódico de levotiroxina é indicando no tratamento do hipotireoidismo congênito ou adquirido de qualquer etiologia, exceto hipotireoidismos transitórios durante fase de recuperação de tireoidite subaguda. Também está indicado no tratamento ou prevenção de certos bócios eutireóideos ou associadas a cirurgia ou terapia com iodo radioativo no tratamento de câncer de tireoide bem diferenciado dependente de tirotropina. Em pacientes adultos ou adolescentes com puberdade completa e diagnóstico de hipotireoidismo primário, a dose recomendada é de 1,6 µg/kg (100 a 125 µg para um adulto de 70 kg). A dose deve ser ajustada com incrementos de 12,5 a 25 µg a cada 4 a 6 semanas até que o paciente esteja clinicamente eutireóideo e as concentrações do TSH tenham retornado aos níveis normais. Doses acima de 200 µg/dia são raramente necessárias. Para pacientes idosos ou com doença cardiovascular associada recomenda-se iniciar o tratamento com doses de 12,5 a 25 µg dia, sendo que os incrementos devem ser feitos a cada 6 a 8 semanas até que o paciente esteja clinicamente eutireóideo e as concentrações do TSH tenham retornado aos níveis normais. As reações adversas associadas à terapia de reposição com levotiroxina são primariamente relacionadas com sinais e sintomas de hipertireoidismo devido a dosagem excessiva, como arritmias, infarto do miocárdio, dispneia, espasmo muscular, cefaleia, nervosismo, irritabilidade, insônia, tremores, fraqueza muscular, aumento do apetite, perda de peso, diarreia, intolerância ao calor, dismenorreias e *rash* cutâneo.

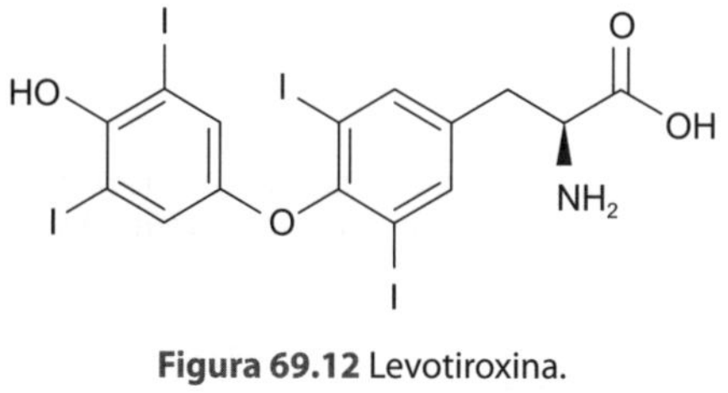

Em pacientes idosos, a dose de manutenção pode ser abaixo de 1 µg/kg/dia. A dose para pacientes pediátricos com hipotireoidismo congênito ou adquirido depende do peso e da idade do paciente, conforme ilustrado na Tabela 69.1.

A levotiroxina sódica também pode ser administrada por via intravenosa (IV) no tratamento do coma causado por mixedema. A dose inicial de ataque varia entre 300 e 500 µg IV, 1 vez/dia, seguida de doses de manutenção entre 50 e 100 µg, até que o paciente consiga tolerar a terapia oral. É importante ressaltar que a administração de levotiroxina sódica IV está associada à toxicidade cardíaca, como arritmias, taquicardia, isquemia miocárdica e infarto do miocárdio, com piora da insuficiência cardíaca congestiva e morte, principalmente em idosos e pacientes com doença cardiovascular associada; portanto, a administração deve ser feita de maneira cuidadosa (*bolus,* mas com doses mais baixas nesses pacientes).

COMBINAÇÃO T4+T3

Trabalho seminal experimental realizado por Escobar-Morreale *et al.* (1996) em ratos tireoidectomizados demonstrou que somente tratamento combinado de T4 + T3 levou a eutireoidismo em todos os tecidos (Figura 69.13).

Tabela 69.1 Dose recomendada de levotiroxina sódica em pacientes pediátricos com hipotireoidismo congênito.

Idade	Dose
0 a 3 meses	10 a 15 µg/kg/dia
3 a 6 meses	8 a 10 µg/kg/dia
6 a 12 meses	6 a 8 µg/kg/dia
1 a 5 anos	5 a 6 µg/kg/dia
6 a 12 anos	4 a 5 µg/kg/dia
> 12 anos, mas puberdade incompleta	2 a 3 µg/kg/dia
Crescimento e puberdade completa	1,6 µg/kg/dia

Figura 69.12 Levotiroxina.

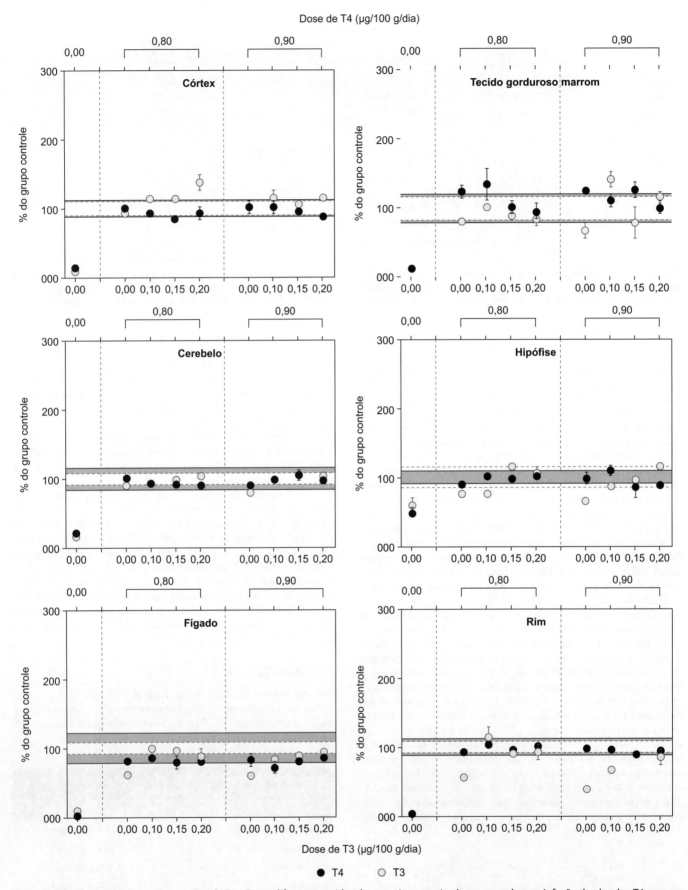

Figura 69.13 Alterações das concentrações de T4 e T3 em diferentes tecidos de ratos tireoctomizados que receberam infusão de placebo, T4 em monoterapia ou T4 associado com T3 em doses distintas. Os valores representam média +/- EPM e são expressos em porcentagem dos valores médios encontrados em animais controle intactos.

A reposição hormonal utilizando levotiroxina sódica em monoterapia não necessariamente controla todos os sintomas de hipotireoidismo em uma porcentagem de pacientes (5 a 10%), apesar de manter os níveis de T4 adequados (Wiersinga, 2017). Revisão sistemática de cinco ensaios clínicos comparando monoterapia com T4 e associação de T4 + T3 com *crossover* demonstrou que 48% de todos os pacientes com hipotireoidismo preferiram a combinação T4+T3; 27% preferiram monoterapia com T4 e 25% não detectaram diferença (Wiersinga *et al.*, 2012). Entretanto, conforme mostrado nas Figuras 69.14 e 69.15, uma metanálise avaliando escore de sintomas e perfis lipídicos comparando monoterapia com L-T4 com associação de LT-4 + L-T3 não detectou diferença significativa de eficácia nem de segurança (Grozinsky-Glasberg *et al.*, 2006).

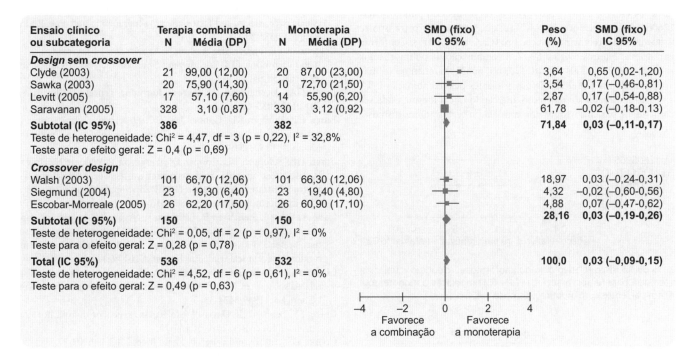

Figura 69.14 Efeito da terapia combinada *versus* monoterapia na qualidade de vida.

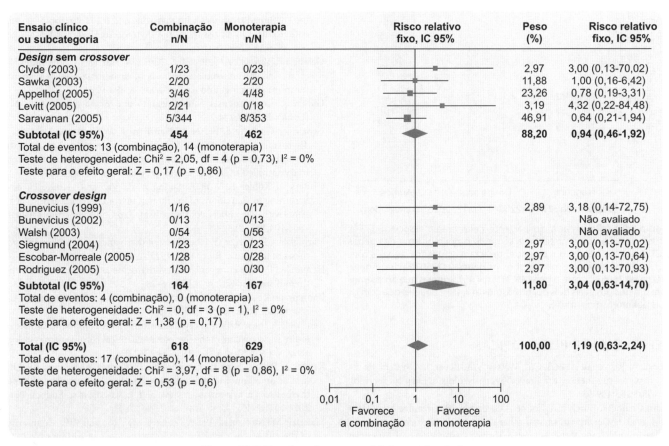

Figura 69.15 Reações adversas nos dois braços do estudo.

A expressão local e/ou a atividade diferente das deiodinases da di-iodotrironina ou dos transportadores transmembrânicos dos hormônios tireoidianos podem ser uma possível explicação para a controvérsia mencionada anteriormente. Ensaio clínico randomizado e duplo-cego investigou três polimorfismos do gene *DIO2*, responsável pela expressão das deiodinases do tipo II da iodotironina: rs225014, conhecido como Thr92Ala, rs225015 e rs12885300, originalmente denominado D2 ORFa-Gly3Asp, a qual pode afetar a conversão intracerebral de T4 em T3. Também foi investigado o papel do polimorfismo rs17606253 do transportador MCT10, que pode afetar o transporte dos hormônios tireoidianos no cérebro (Carlé et al., 2017). Conforme ilustrado nas Figuras 69.16 e 69.17, a combinação de polimorfismos dos genes *DIO2* (rs225014) e *MCT10* (rs17606253) aumentou de maneira significativa a preferência dos pacientes pela combinação L-T4 + L-T3 como terapia de reposição, indicando que a mesma pode ser recomendada para indivíduos que apresentam certos polimorfismos.

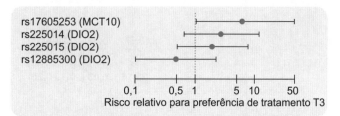

Figura 69.16 Risco relativo para polimorfismos nucleotídicos únicos e preferência para terapia associada (T4 + T3) em relação à monoterapia (T4) em pacientes com hipotireoidismo (n = 45).

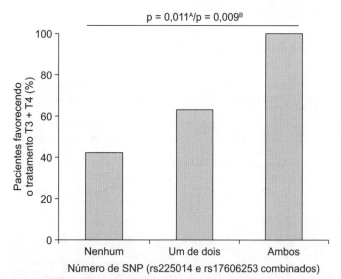

Figura 69.17 Preferência do paciente pela terapia associada (T3 + T4) em relação à não preferência segundo o polimorfismo dos genes *MCT10* e *DIO2*. Três grupos de pacientes foram estudados: aqueles com nucleotídeos selvagens para ambos os genes (rs225014 para o gene *DIO2* e rs17606253 para o gene *MCT10*; n = 19), aqueles que apresentavam um dos possíveis dois polimorfismos (n = 19) e aqueles que com os dois polimorfismos (n = 7).

REFERÊNCIAS BIBLIOGRÁFICAS

Abraham P, Avenall A, Park CM, Watson WA, Bevan J. A systematic review of drug therapy for Graves' hyperthyroidism. Eur J Endocrinol. 2005;153:489-98.

Bahn Chair RS, Burch HB, Cooper DS, Garber JR, Greenlee MC, Klein I, et al. Hyperthyroidism and other causes of thyrotoxicosis: management guidelines of the American Thyroid Association and American Association of Clinical Endocrinologists. Thyroid. 2011;21:593-646.

Berens SC, Bernstein RS, Robbins J, Wolff J. Antithyroid effects of lithium. J Clin Invest. 1970;49:1357-67.

Biondi B, Wartofsky L. Treatment with thyroid hormone. Endocr Rev. 2014;35:433-512.

Boelaert K, Maisonneuve P, Torlinska B, Franklyn JA. Comparison of mortality in hyperthyroidism during periods of treatment with thionamides and after radioiodine. J Clin Endocrinol Metab. 2013;98:1869-82.

Bonema SJ, Hegedüs L. Radioiodine therapy in benign thyroid diseases: effects, side effects, and factor affecting therapeutic outcome. Endocr Rev. 2012;33:920-80.

Braverman LE, Ingbar SH, Sterling K. Conversion of thyroxine (T4) to triiodothyronine (T3) in athyreotic human subjects. J Clin Invest. 1970;49:855-64.

Brent GA. Mechanisms of thyroid hormone action. J Clin Invest. 2012;122:3035-43.

Burch HB, Burman KD, Cooper DS. A 2011 survey of clinical practice patterns in the management of Graves' disease. J Clin Endocrinol Metab. 2012;97:4549-58.

Burch HB, Solomon BL, Cooper DS, Ferguson P, Walpert N, Howard R. The effect of antithyroid drug pretreatment on acute changes in thyroid hormone levels after (131)I ablation for Graves' disease. J Clin Endocrinol Metab. 2001;86:3016-21.

Carlé A, Faber J, Steffensen R, Laurberg P, Nygaard B. Hypothyroid patients encoding combined MCT10 and DIO2 gene polymorphisms may prefer L-T3 + L-T4 combination therapy – data using a blind, randomized, clinical trial. Eur Thyroid J. 2017;6:143-51.

Chalmer J, Dickson G, Elkds J, Harris BA. The synthesis of thyroxine and related substances. Part V. A synthesis of L-thyroxine from L-tyrosine. J Chem Soc. 1949;3424-33.

Cheng SY, Leonard JL, Davis PJ. Molecular aspects of thyroid hormone actions. Endocr Rev. 2010;31:139-70.

Cooper DS. Antithyroid drugs. N Engl J Med. 2005;352:905-17.

De Leo S, Lee SY, Braverman LE. Hyperthyroidism. Lancet. 2016;388:906-18.

Escobar-Morreale HF, del Rey FE, Obregón MG, de Escobar GM. Only the combined treatment with thyroxine and triiodothyronine ensures euthyroidism in all tissues of the thyroidectomized rat. Endocrinology. 1996;137:2490-502.

Gereben B, Zavacki AM, Ribich S, Kim BW, Huang SA, Simonides WS, et al. Cellular and molecular basis of deiodinase-regulated thyroid hormone signaling. Endocr Rev. 2008;29:898-938.

Gilbert J. Thyrotoxicosis – investigation and management. Clin Med (Lond). 2017;17:274-7.

Grozinsky-Glasberg S, Fraser A, Nahshoni E, Weizman A, Leibovici L. Thyroxine-triiodothyronine combination therapy versys thyroxine monotherapy for clinical hypothyroidism: meta-analysis of randomized controlled trials. J Clin Endocrinol Metab. 2006;91:2592-9.

Grüters A, Köhler B, Wolf A, Söling A, de Vijlder L, Krude H, et al. Screening for mutations of the human thyroid peroxidase gene in patients with congenital hypothyroidism. Exp Clin Endocrinol Diabetes. 1996;104:117-20.

Harington CR, Barger G. Chemistry of thyroxine: constitution and synthesis of thyroxine. Biochem J. 1927;21:169-83.

Hennessey JV. The emergence of levothyroxine as a treatment for hypothyroidism. Endocrine. 2017;55:6-18.

Kampmann J, Skovsted L. The pharmacokinetics of propylthiouracil. Acta Pharmacol Toxicol. 1974;35:361-9.

Kendall EC. The isolation in crystalline form of the compound containing iodin, which occurs in the thyroid: its chemical nature and physiologic activity. J Am Med Assoc. 1915;64:2042-3.

Kessler L, Palla J, Baru JS, Onyenwenyi C, George AM, Lucas BP. Lithium as an adjunct to radioactive iodine for the treatment of hyperthyroidism: a systematic review and meta-analysis. Endocr Pract. 2014;20:737-45.

Mafauzy M, Mohamad WBW, Zahary MK, Mustafa BE. Comparison of the efficacy of single and multiple regimens of carbimazole in the treatment of thyrotoxicosis. Med J Malaysia. 1993;48:71-5.

Mondal S, Raja K, Schweizer U, Mugesh G. Chemistry and biology in the biosynthesis and actions of thyroid hormones. Angew Chem Int Ed Engl. 2016;55:7606-30.

Morshed SA, Latif R, Davies TF. Characterization of thyrotropin receptor antibody-induced signaling cascades. Endocrinology. 2009;150:519-29.

Nakamura H, Noh JY, Itoh K, Fukata S, Miyauchi A, Hamada N. Comparison of methimazole and propylthiouracil in patients with hyperthyroidism caused by Graves' disease. J Clin Endocrinol Metab. 2007;92:2157-62.

Okamura Y, Shigemasa C, Tatsuhara T. Pharemacokinetics of methimazole in normal subjects and hyperthyroid patients. Endocrinol Japon. 1986;33:605-15.

Ortiga-Carvalho TM, Sidhaye AR, Wondisford FE. Thyroid hormone receptors and resistance to thyroid hormone disorders. Nat Rev Endocrinol. 2014;10:582-91.

Parle JV, Franklyn JA, Cross KW, Jones SR, Sheppard MC. Thyroxine prescription in the community: serum thyroid stimulating hormone level assays as an indicator of under-treatment or over-treatment. Br J Gen Pract. 1993;43:107-9.

Robbins J. Perturbations of iodine metabolism by lithium. Math Biosci. 1984;72:337-47.

Sap J, Muñoz A, Damm K, Goldberg Y, Ghysdael J, Leutz A, et al. The c-erb-A protein is a high-affinity receptor for thyroid hormone. Nature. 1986;324:635-40.

Schneider DF, Sonderman PE, Jones MF, Ojomo KA, Chen H, Jaume JC, et al. Failure of radioactive iodine in treatment of hyperthyroidism. Ann Surg Oncol. 2014;21:4174-80.

Smith TJ, Hegedüs L. Grave's disease. N Engl J Med. 2016;375:1552-65.

Tallstedt L, Lundell G, Tørring O, Wallin G, Ljunggren JG, Blomgren H, et al. Occurrence of ophthalmopathy after treatment for Graves' hyperthyroidism. The Thyroid Study Group. N Engl J Med. 1992;326:1733-8.

Taurog A, Dorris ML. A reexamination of the proposed inactivation of thyroid peroxidase in the rat thyroid by propylthiouracil. Endocrinology. 1989;124:3038-42.

Torring O, Tallstedt L, Wallin G, Lundell G, Ljunggren JG, Taube A, et al. Graves' hyperthyroidism: treatment with antithyroid drugs, surgery, or radioiodine – a prospective, randomized study. Thyroid Study Group. J Clin Endocrinol Metab. 1996;81:2986-93.

Wiersinga WM, Duntas L, Fadeyev V, Nygaard B, Vanderpump MP. 2012 ETA Guidelines: the use of L-T4 + L-T3 in the treatment of hypothyroidism. Eur Thyroid J. 2012;1:55-71.

Wiersinga WM. T4 + T3 combination therapy: is there a true effect? Eur J Endocrinol. 2017;177:R287-96.

Zimmermann MB, Boelaert K. Iodine deficiency and thyroid disorders. Lancet Diabetes Endocrinol. 2015;3:286-95.

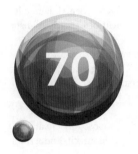

70 Diabetes Melito

INTRODUÇÃO

Estima-se que no mundo haja mais de 284 milhões de pessoas com diabetes melito, e a previsão é de que chegue a 440 milhões até 2030 (Farag e Gaballa, 2011). Classicamente, consideram-se dois tipos de diabetes melito: o tipo 1 e o tipo 2.

O diabetes melito tipo 1 (T1DM) é também chamado de insulinodependência, visto que os portadores perdem a capacidade de sintetizar insulina pela destruição das células beta das ilhotas de Langerhans, necessitando, portanto, de administração de insulina exógena para sobreviver. O T1DM é considerado uma doença autoimune, crônica, caracterizada por níveis altos de glicose no sangue (hiperglicemia) pela deficiência de insulina (Eisenbarth, 1986). Trata-se de uma das mais frequentes doenças metabólicas que ocorrem na infância. Na vasta maioria dos pacientes com T1DM (70 a 90%), a perda das células beta é consequência da resposta autoimune, com formação de autoanticorpos associados (conhecido como diabetes melito tipo 1a). Em um pequeno subgrupo de pacientes, não se detecta resposta autoimune ou produção de autoanticorpos, portanto a causa da destruição das células beta não é identificada (conhecido como diabetes melito idiopático ou tipo 1b); esse tipo apresenta alto componente genético (ADA, 2015).

No diabetes melito tipo 2 (T2DM), ocorre produção de insulina (os níveis podem estar inclusive aumentados). Em geral, o T2DM está relacionado com obesidade – responsável por mais de 90% dos casos de diabetes melito –, sendo associado a aumento da morbidade e mortalidade, visto que o risco de desenvolver doenças cardiovasculares é o dobro em pacientes diabéticos quando comparados com não diabéticos (Sarwar et al., 2010). O paciente diabético apresenta glicemia de jejum aumentada, assim como hiperglicemia pós-prandial, com uma excursão glicêmica significativamente maior que a pessoa saudável (Figura 70.1).

Além do monitoramento da glicemia de jejum e da glicemia pós-prandial, outro exame muito utilizado como marcador da eficácia do tratamento consiste na quantificação da hemoglobina glicada. A concentração plasmática de hemoglobina glicada reflete de maneira geral os níveis de glicemia dos 2 meses anteriores. Trata-se de um marcador interessante por ter papel validado no prognóstico do paciente (Figura 70.2).

Uma das maiores dificuldades na reposição de insulina em pacientes diabéticos é mimetizar a liberação endógena das células beta, ou seja, manter seus níveis basais e atingir níveis adequados por ocasião da ingestão de alimentos. Duas dificuldades grandes que a reposição de insulina encontra é que geralmente são administradas perifericamente, enquanto as células beta secretam insulina no sistema porta (tendo como alvo primário o fígado), e até o momento não há mecanismo de *feedback* para suprimir a insulina exógena quando os níveis glicêmicos caem, aumentando, portanto, o risco de hipoglicemia (Atkinson et al., 2014).

INSULINA HUMANA

O grupo das insulinas humanas é composto pela insulina regular, que age rapidamente, e pelas insulinas que atuam mais lentamente, como a protamina neutra de Hagedorn, mais conhecida como NPH, ou as insulinas formuladas com zinco. Até a década de 1980, a maioria dos pacientes diabéticos tipo 1 utilizava misturas de insulina regular com NPH ou com zinco (feitas pelo paciente ou em produtos comercializados pela indústria farmacêutica), administradas geralmente 2 vezes/dia (antes do café da manhã e do jantar). Atualmente, há uma ampla gama de insulinas quiméricas que apresentam perfis farmacocinéticos distintos da insulina humana, mas com a mesma eficácia (Figura 70.3) e que reduzem o risco de hipoglicemia nos pacientes diabéticos. Hipoglicemia é uma reação adversa grave e, infelizmente, muito frequente do tratamento do diabetes melito. Redução do risco de hipoglicemia está associada à diminuição de complicações a curto, médio e longo prazo, assim como aumento substancial da qualidade de vida.

Insulina regular

Apresenta a mesma estrutura que a insulina produzida pelas células beta: seis monômeros de insulina, cada um consistindo de uma cadeia A e uma cadeia B conectadas por duas pontes dissulfeto (com uma ponte adicional dissulfeto conectando dois aminoácidos na cadeia A), as quais se encontram posicionadas em torno de um íon de zinco e formam um hexâmero. Quando a insulina é injetada na corrente venosa, esses hexâmeros rapidamente se dissociam em monômeros, os quais interagem com os receptores de insulina nos tecidos, permitindo a absorção da glicose para dentro da célula. Quando a insulina humana é

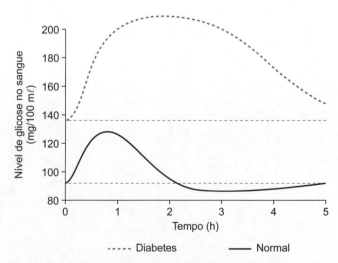

Figura 70.1 Excursão glicêmica pós-prandial em paciente com diabetes melito e em voluntário sadio.

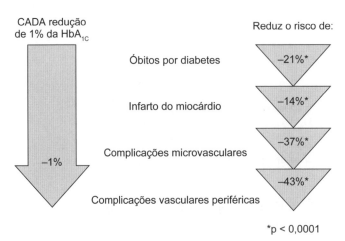

Figura 70.2 Relação entre o nível de hemoglobina glicada e complicações cardiovasculares em pacientes diabéticos.

injetada na corrente venosa, seu efeito é praticamente imediato. Entretanto, quando é injetada no subcutâneo, os hexâmeros precisam se dissociar em monômeros para que possam entrar na corrente sanguínea. Portanto, um retardo no início da ação da insulina ocorre quando da sua administração via subcutânea (dependendo de vários fatores, como local da injeção, fluxo sanguíneo e temperatura). Por esse atraso, recomenda-se ao paciente injetar insulina regular 30 min antes do início da refeição.

Insulina NPH e insulina com zinco

As insulinas NPH e zinco são formadas pela adição de protamina ou zinco, respectivamente, à insulina regular, resultando na formação de agregados nas quais as moléculas de insulina ficam ligadas a essas substâncias, criando uma suspensão não homogênea nos frascos de injeção. Quando tais insulinas são injetadas, esses agregados precisam ser dissolvidos, o que ocorre lentamente, permitindo que essas insulinas tenham um período de ação prolongado. A dificuldade no uso dessas insulinas consiste na variabilidade na sua absorção, parcialmente devido à necessidade de ressuspendê-las no frasco antes da injeção. Uma vez injetado no tecido subcutâneo, a dissociação desses agregados ocorre de maneira estocástica (aleatória e irregular), podendo ter períodos de ação de poucas horas até mais de 24 h (Heise e Pieber, 2007). Essa variabilidade pode causar hipoglicemias; outra limitação no uso dessas insulinas é que elas não cobrem as necessidades de insulina basal para o período de 24 h na maioria dos pacientes (Lucidi et al., 2011).

ANÁLOGOS DE INSULINA HUMANA (INSULINAS QUIMÉRICAS)

A partir de meados da década de 1990, análogos de insulina com ação ultrarrápida e ultralonga foram desenvolvidos com o intuito de facilitar a mimetização do perfil da insulina liberado pelas células beta.

A introdução dos análogos de insulina com ação ultrarrápida e ultralonga causou melhora substancial da qualidade de vida dos pacientes com diabetes melito. Em um ensaio clínico, comparando um tratamento feito com análogos ultrarrápido + ultralento com insulina humana regular + insulina NPH, demonstrou-se uma redução de 22,1 episódios de hipoglicemia por paciente-ano (Hermansen et al., 2009). Nesse ensaio, 349 pacientes com T1DM ou T2DM foram seguidos por 6 meses e a hemoglobina glicada foi reduzida de 8,13 para 7,42%.

Análogos de insulina com ação ultrarrápida

Foram desenhados para criar hexâmeros de insulinas menos estáveis, promovendo, assim, insulinas que mais rapidamente adquiriam a forma monomérica ou mesmo seriam monômeros de insulina em solução, permitindo desse modo atingirem a circulação sistêmica mais rapidamente que a insulina regular. Essa ação mais rápida possibilitou a redução do tempo de injeção da insulina prévio ao início da refeição, possibilitando uma redução da excursão da curva glicêmica causada pela refeição (Brange et al., 1990). Há três insulinas ultrarrápidas no mercado atualmente: insulina lispro, insulina aspart e insulina glulisina.

Insulina lispro

A molécula da insulina lispro se diferencia da insulina humana regular por uma troca na ordem da prolina e da lisina nas posições 28 e 29 da cadeia B (Figura 70.3). Essa inversão desestabiliza a hexamerização, tornando a formação de dímeros e monômeros mais fácil e rápida, o que reduz o tempo para que entre na circulação. Estudos farmacocinéticos mostram que o pico da concentração plasmática da insulina lispro após 1 h da injeção é o dobro do pico da insulina humana regular e o tempo que a insulina lispro necessita para atingir sua máxima concentração é a metade do tempo que a insulina humana regular leva para atingir sua máxima concentração. Os dados farmacodinâmicos mostram que, quando comparada com a insulina humana regular administrada no mesmo tempo prévio à refeição, a insulina lispro reduz o pico glicêmico pós-prandial e a excursão glicêmica no período de 0 a 4 h. Essas características permitem que a insulina lispro seja injetada 15 min antes das refeições (Heinemann et al., 1996). Contrariamente à insulina humana regular, o sítio de injeção é menos importante no que tange ao início da ação. Entretanto, recomenda-se injetar a insulina lispro no subcutâneo da parede abdominal, já que a absorção nesse local ocorre de maneira mais rápida quando comparada com injeção administrada no subcutâneo do deltoide ou da coxa (ter Braak et al., 1996).

Insulina aspart

A molécula da insulina aspart se diferencia da molécula da insulina humana regular pela substituição da prolina localizada no resíduo 28 da cadeia B por ácido aspártico. Os dados farmacocinéticos e farmacodinâmicos da insulina aspart são muito semelhantes aos da insulina lispro, portanto também pode ser injetada 15 min antes da ingestão de alimentos (Plank et al., 2002).

Insulina glulisina

A molécula da insulina glulisina difere da molécula da insulina humana regular pela substituição da asparagina da posição 3 por lisina e da lisina da posição 29 por ácido glutâmico, ambas substituições na cadeia B. Enquanto as insulinas lispro e aspart são estáveis em cateteres utilizados por bombas de infusão de insulina, a insulina glulisina forma alguns grumos que acabam causando obstrução dos cateteres; assim, seu uso não é recomendado para bombas de infusão (Kerr et al., 2013). Na maioria dos estudos farmacocinéticos-farmacodinâmicos comparando a insulina glulisina com as insulinas lispro e aspart, a insulina glulisina teve um início de ação mais rápido, principalmente em pacientes obesos (Bolli et al., 2011).

Análogos de insulina de ultralonga duração

Os primeiros análogos de insulina de ultralonga duração, a insulina glargina e a insulina detemir, foram desenhados para permitir um perfil de cobertura de 24 h das necessidades basais de insulina do paciente diabético. Apesar de esses dois análogos serem bastante distintos, eles causaram uma melhora dramática no perfil e na duração da ação da insulina em comparação com a insulina NPH. Clinicamente isso foi traduzido em uma diminuição importante do risco de hipoglicemia noturna, com consequente melhora da qualidade de vida dos pacientes.

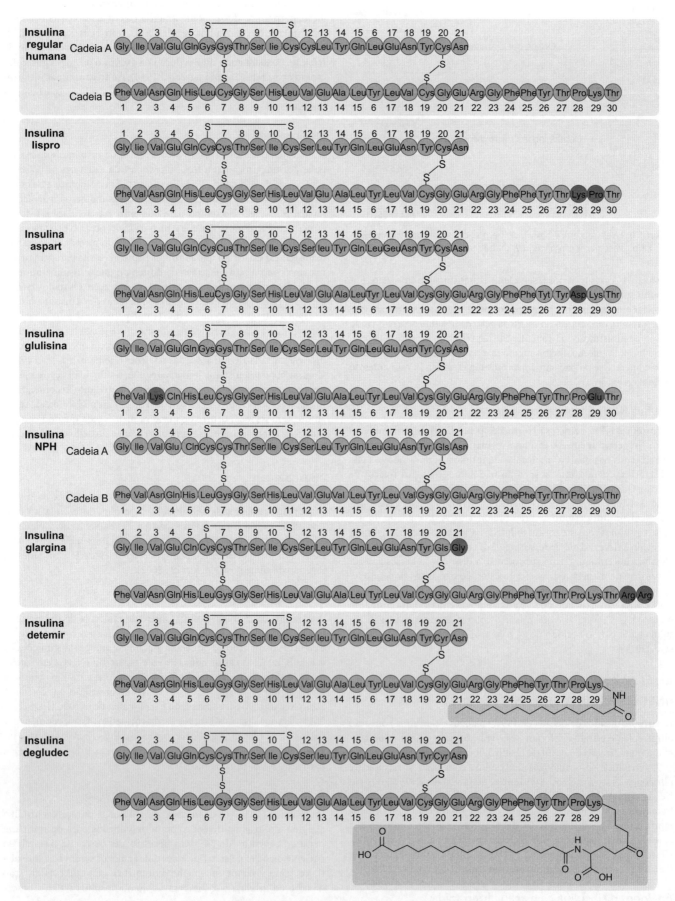

Figura 70.3 Insulina humana e seus análogos.

Insulina glargina

Atualmente, é a mais prescrita das insulinas de ultralonga duração. O mecanismo pelo qual a insulina glargina tem uma ação mais prolongada se dá a partir da formação de agregados, quando é injetada no tecido subcutâneo. Esses agregados só ocorrem em pH neutro; em pH ácido (como no frasco de injeção), a insulina glargina é totalmente solúvel. Isso acontece pela adição de duas argininas ao terminal amínico da cadeia B da insulina. Clinicamente, a insulina glargina tem um perfil de ação mais longo do que a insulina NPH, e também mais achatado, permitindo um nível basal de aproximadamente 24 h, podendo ser utilizada na frequência de 1 vez/dia na maioria dos pacientes (Rosenstock et al., 2000). Ensaio clínico realizado em 534 pacientes com T1DM comparando insulina glargina com insulina NPH por 28 semanas demonstrou superioridade da primeira em reduzir a incidência de hipoglicemia noturna e a mesma eficácia no controle da hemoglobina glicada (Ratner et al., 2000).

Insulina detemir

A molécula da insulina detemir se diferencia da molécula da insulina humana pela substituição da treonina na posição 30 da cadeia B pelo ácido tetradecaenoico (ácido mirístico), o qual facilita a autoassociação das moléculas da insulina detemir em di-hexâmeros no local da injeção, permitindo uma ligação reversível à albumina na circulação. A formação desses di-hexâmeros e a ligação à albumina explicam parcialmente a ação prolongada da insulina detemir (Havelund et al., 2004). A duração da ação da insulina detemir é de aproximadamente 21 a 22 h, ou seja, discretamente menor do que a duração da insulina glargina. Assim, uma proporção maior de pacientes acaba utilizando insulina detemir 2 vezes/dia quando comparado com a insulina glargina (Dornhost et al., 2007). Nos ensaios clínicos comparando insulina detemir com insulina NPH, a primeira causou redução significativa da incidência de episódios de hipoglicemia, sem demonstrar diferença de eficácia na redução da hemoglobina glicada.

Insulina degludec

Insulina que tem ação ultraprolongada por meio da formação de cadeias de multi-hexâmeros após sua injeção no tecido subcutâneo. Nesse caso, a substituição da treonina da posição 30 da cadeia B se deu por ácido glutâmico acoplado ao ácido deca-hexaenoico. Isso permite que a insulina degludec se ligue à albumina e tenha um perfil ultralongo de ação e com pouca variabilidade. Ensaios clínicos comparando insulina degludec com a insulina glargina demonstram uma menor incidência de hipoglicemia noturna com a primeira (Heller et al., 2016). Outro fator importante reside no fato de que, por sua meia-vida ser mais alta do que a da insulina glargina ou da insulina detemir, seu esquema de aplicação é mais flexível, o que influencia positivamente na qualidade de vida do paciente. A insulina glargina e a insulina detemir são aplicadas 1 vez/dia, devendo ser feita basicamente no mesmo horário. Com a insulina degludec, o intervalo entre as aplicações pode ser desde curto (como 8 h) até longo (como 40 h), conquanto que seja aplicada 1 vez/dia (Mathieu et al., 2013).

Bomba de infusão contínua de insulina

Introduzida para uso em crianças e adolescentes no início da década de 1980, seu emprego reduz significativamente a incidência de hipoglicemia e a excursão glicêmica pós-prandial, além de possibilitar uma melhor flexibilidade em relação a refeições e exercícios. As opções variam desde bombas que mantêm a infusão de insulina para mimetizar a liberação basal de insulina, que administram *bolus* durante as refeições, até bombas com programação mais avançada, em que se oferecem redução da taxa de infusão para evitar hipoglicemia durante exercício e *bolus* em duas ondas para alimentações ricas em gordura. As bombas de infusão contínua de insulina são utilizadas primariamente com pacientes que apresentam T1DM, mas também naqueles com T2DM com controle inadequado da glicemia (Landau et al., 2017). Análises em pacientes com T1DM concluíram que o uso da bomba de infusão contínua é custo-efetiva levando-se em conta o melhor controle glicêmico e o consequente benefício da redução das complicações a longo prazo (Roze et al., 2005; Scuffham e Carr, 2003).

Insulina inalável

Trata-se de uma nova forma de administrar insulina a pacientes diabéticos. Atualmente, há uma medicação comercial disponível (Afrezza®). A insulina inalável apresenta baixa biodisponibilidade sistêmica quando comparada com a insulina aplicada via subcutânea, porém atinge a circulação sistêmica muito mais rapidamente e apresenta efeito de menor duração (Figura 70.4).

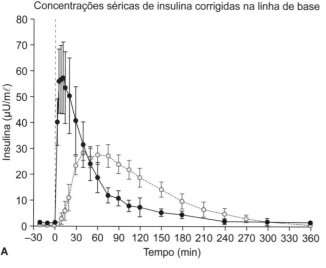
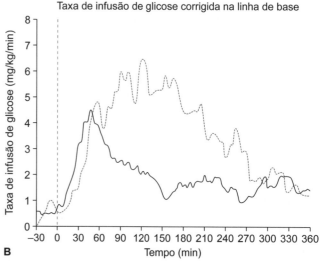

Figura 70.4 Concentrações séricas de insulina (**A**) e taxa de infusão de glicose (**B**) em pacientes com diabetes melito tipo 1 tratados com insulina inalável ou com insulina lispro.

Ensaios clínicos comparando a insulina inalável com análogos de insulina de rápida duração demonstram efeitos na glicemia semelhantes, porém com um risco menor de hipoglicemia no caso da insulina inalável (Kugler *et al.*, 2015). Esta não deve ser administrada em pacientes que apresentam doenças pulmonares crônicas, como asma e doença pulmonar obstrutiva crônica (DPOC). A Tabela 70.1 compara os parâmetros farmacocinéticos e farmacodinâmicos das insulinas mencionadas nesta seção.

INCRETINAS

São hormônios secretados pelo intestino delgado pertencentes à superfamília do glucagon em resposta a nutrientes. Os hormônios GLP-1 (*glucagon like peptide*) e GIP (*glucose-dependente insulinotropic polypeptide*) são as mais importantes incretinas fisiológicas. Eles exercem seu efeito biológico a partir de receptores específicos – GLP-1R e GIP-R –, que são acoplados à proteína G (Seino *et al.*, 2010). A ligação das incretinas a esses receptores na célula betapancreática leva à ativação da adenilato ciclase e ao aumento dos níveis intracelulares de AMPcíclico, que ativará a proteinoquinase A, a qual estimula a exocitose dos grânulos que contêm insulina (Joao *et al.*, 2016). Tanto o GIP quanto o GLP-1 são responsáveis por 50 a 70% da secreção de insulina dependente de glucose que ocorre após ingestão de alimentos. Entretanto, esses peptídios têm ação oposta no efeito da secreção do glucagon pelas células alfa pancreáticas. O GIP (produzido pelas células K) estimula a secreção de glucagon a partir do aumento de AMP cíclico; essa ação do GIP é o motivo de essa incretina não poder ser utilizada no tratamento do diabetes melito. O GLP-1 (produzido pelas células L) inibe a secreção de glucagon pelas células alfa quando os níveis de glicose estão acima dos níveis registrados em jejum. Isso também tem importância clínica relevante, pois indica que o GLP-1 perde seu efeito inibitório sobre a secreção do glucagon quando o paciente começa a apresentar sinais de hipoglicemia e não interfere nas respostas do organismo para combater a hipoglicemia (Nauck *et al.*, 2002). A Figura 70.5 mostra as similaridades e dissimilaridades dessas duas incretinas.

O hormônio GLP-1 é derivado do processamento do pró-glucagon que ocorre nas células ileais L e no trato do núcleo solitário. Durante as refeições, o GLP-1 é secretado em duas fases: o primeiro pico ocorre 15 min após o início das refeições, quando o alimento, no estômago e nas porções iniciais do intestino delgado, estimula a liberação do hormônio e do GIP, o qual atua por meio de vias vagais para estimular as células L. Um segundo pico se dá quando o alimento atinge as células L, imediatamente após ser secretado: o GLP-1 entra nos capilares e é rapidamente metabolizado pela enzima dipeptidil-peptidase-4 (DPP-4), responsável por sua meia-vida curta na circulação (< 2 min). Os agonistas do receptor do GLP-1 são resistentes à degradação pela enzima DPP-4, apresentam meia-vida longa e foram desenvolvidos para o tratamento de pacientes com T2DM (Verspohl, 2009) e obesidade (Pi-Sunyer *et al.*, 2015). O GLP-1 apresenta várias ações relevantes para o tratamento do diabetes melito. Inicialmente, o GLP-1 aumenta a expressão do transportador 2 da glicose (GLUT2) nas células betapancreáticas; e essa molécula modula o movimento da glicose por meio da membrana. Outras ações importantes são a liberação de insulina das células pancreáticas beta e a inibição da secreção de glucagon pelas células alfapancreáticas. Esse efeito inibidor do GLP-1 sobre a secreção de glucagon é mediado pela somatostatina; o GLP-1 estimula a secreção pancreática de somatostatina, e o bloqueio da somatostatina abole o efeito inibitório do GLP-1 na secreção de glucagon (De Heer *et al.*, 2008). Os principais efeitos fisiológicos do GLP-1 estão resumidos a seguir, e a Figura 70.6 mostra as estruturas de seus principais análogos.

- Estômago:
  - Esvaziamento gástrico ↓
  - Motilidade gástrica ↓
- Cólon:
  - Tempo de trânsito da comida ↓
- Tecido adiposo:
  - Termogênese do tecido adiposo marrom ↑
  - Escurecimento do tecido adiposo branco ↑
  - Gasto energético ↑
- Cérebro:
  - Absorção de alimentos ↓
  - Peso corporal ↓
- Pâncreas:
  - Biossíntese de insulina ↑
  - Secreção de glucagon ↓
  - Apoptose de células beta ↓
  - Sobrevivência de células beta ↑
  - Gene transportador de glicose ↑.

Agonistas dos receptores de GLP-1

Exenatide

Versão sintética da exendine-4, um hormônio obtido da saliva do monstro-de-gila (*Heloderma suspectum*), lagarto venenoso encontrado nos EUA e no México. É um peptídio de 39 aminoácidos com 53% de homologia com o GLP-1 e que apresenta uma meia-vida de 2 a 4 h; sua administração é feita por injeção subcutânea na frequência de 2 vezes/dia, antes das refeições. Assim como o GLP-1, o exenatide liga-se ao receptor do GLP-1 e tem vários efeitos anti-hiperglicemiantes, como aumentar a liberação de insulina e inibir a liberação de glucagon. A eficácia do exenatide foi avaliada em vários ensaios clínicos. No ensaio clínico AMIGO-1, pacientes com T2DM tratados com metformina (1500 mg/dia) receberam exenatide 2 vezes/dia 5 μg ou 2 vezes/dia 10 μg ou placebo e foram acompanhados por 30 semanas. Aqueles que receberam dose mais alta tiveram redução da hemoglina glicada em 0,78%, enquanto nos que receberam 2 vezes/dia 5 μg a redução foi de 0,4%; em ambos os casos, a redução observada foi significativa quando comparada com o placebo. Os pacientes que tomaram exenatide apresentaram também perda ponderal significativa (DeFronzo *et al.*, 2005). Em outro ensaio clínico, a administração 2 vezes/dia do exenatide apresentou melhor controle glicêmico quando comparado

Tabela 70.1 Propriedades farmacocinéticas e farmacodinâmicas de insulinas selecionadas.

Insulina	Início de ação	Concentração máxima	Duração de ação
Ação rápida			
Insulina inalável Technosphere (Afrezza)	10 a 20 min	12 a 15 min	3 h
Aspart (NovoLog)	10 a 20 min	30 a 90 min	3 a 5 h
Glulisine (Apidra)	10 a 20 min	30 a 90 min	3 a 5 h
Lispro (Humalog)	25 min	30 a 90 min	3 a 5 h
Curta ação			
Regular (Novolin R; Humulin R)	30 a 60 min	2 a 4 h	5 a 8 h
Ação intermediária			
NPH (Humulin N; Novolin N)	1 a 3 h	8 h	12 a 16 h
Ação longa			
Detemir (Levemir)	3 a 4 h	–	6 a 23 h
Glargine (Lantus)	3 a 4 h	–	24 h
Ação ultralonga			
Glargine (Toujeo)	6 h	–	36 h

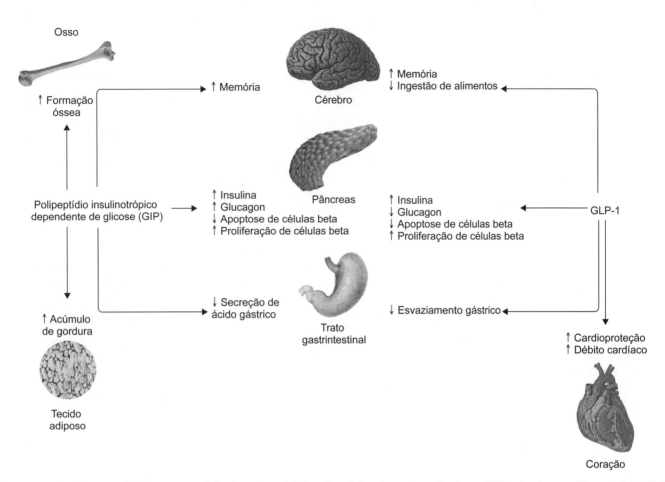

Figura 70.5 Função pancreática e exopancreática do polipeptídio insulinotrópico dependente de glicose (GIP) e do *glucagon-like peptide* (GLP) -1. O GIP atua diretamente no pâncreas endócrino, no osso, na gordura, no trato gastrintestinal e no cérebro. O GLP-1 atua diretamente no pâncreas endócrino, no trato gastrintestinal, no coração e no cérebro.

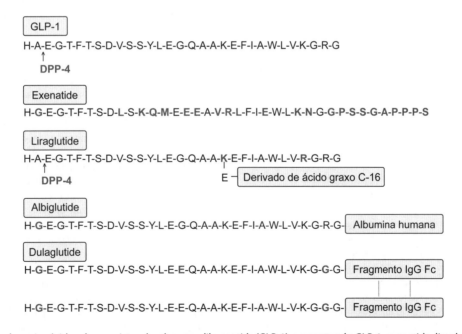

Figura 70.6 Sequência de aminoácidos de agonistas do *glucagon-like peptide* (GLP-1) e receptor de GLP-1, exenatide, liraglutide, abiglutide e dulaglutide. Os aminoácidos modificados são destacados em cinza.

com um inibidor da dipeptidil-peptidase 4, a sitagliptina (DeFronzo et al., 2008).

Há uma formulação de exenatide com um carregador de polimicrosferas que consegue liberar o exenatide no sangue por 10 dias, resultando em um efeito longo. Esse produto, cujo nome comercial é Bydureon®, é administrado 1 vez/semana via subcutânea (SC) na dose de 2 mg. Sua eficácia clínica foi avaliada no ensaio clínico DURATION (*Diabetes Therapy Utilization: Research changes in A1C, Weight and Other Factors Through Intervention with Exenatide Once Weekly*), que demonstrou que essa formulação do exenatide dada 1 vez/semana (2 mg) foi superior em comparação com exenatide administrado 2 vezes/dia (10 µg) – em relação ao controle da hemoglobina glicada e da excursão glicêmica, sem aumentar o risco de hipoglicemia (Drucker et al., 2008). Esse ensaio foi realizado em 295 pacientes com diagnóstico de T2DM acompanhados por 30 semanas.

Liraglutide

Segundo ativador dos receptores de GLP-1 introduzido no mercado, o liraglutide (Victoza®) tem 97% de homologia com o GLP-1 e exibe uma meia-vida de 13 h. Essa longa vida foi obtida a partir de uma acilação peptídica com um ácido graxo no aminoácido lisina da posição 26 via um espaçador glutamoil, formando uma estrutura lipofílica na forma de uma micela (Dharmalingam et al., 2011). Após a injeção subcutânea, o liraglutide acilado liga-se à albumina, fenômeno que permite uma liberação lenta do fármaco, com uma degradação retardada e com *clearance* renal reduzido em comparação com o GLP-1. O liraglutide atenua a apoptose da célula beta e estimula a secreção de insulina dependente de glicose das células betapancreáticas. O liraglutide não deve ser utilizado como medicamento de primeira linha no tratamento do T2DM, mas pode sê-lo como monoterapia como adjunto ao exercício e ao controle dietético. Inicialmente, administrá-lo na dose de 0,6 mg/dia durante 1 semana para aumentar a sua tolerabilidade. A dose pode então ser ajustada para 1,2 mg/dia e, caso não tenha ocorrido controle glicêmico adequado, aumentada para 1,8 mg/dia. A eficácia clínica do liraglutide foi determinada em ensaios clínicos do chamado LEAD (*Liraglutide Effect and Action in Diabetes*), em que pacientes com T2DM que tomavam metformina e/ou sulfonilureia foram randomizados para receber liraglutide (1,8 mg/dia após esquema mencionado anteriormente; n = 233) ou exenatide (5 µg 2 vezes/dia; n = 231) e seguidos por 26 semanas. O grupo tratado com liraglutide exibiu significativa redução da hemoglobina glicada de 1,12%, enquanto no grupo do exenatide a redução foi de 0,79%. Ambos os grupos apresentaram perda ponderal similar (3 kg aproximadamente) e as reações adversas, como náuseas, ocorreram em ambos os grupos, sem diferença de incidência. Entretanto, no grupo do liraglutide os sintomas desapareceram após 6 semanas, enquanto no do exenatide perduraram por até 22 semanas (Buse et al., 2009).

Albiglutide

Apresenta uma meia-vida longa (5 dias) devido à substituição de dois aminoácidos alanina por glicinas, permitindo que se ligue à albumina *in vivo* (Bush et al., 2009). O albiglutide aumenta a secreção de insulina dependente de glicose e retarda o esvaziamento gástrico. É administrado na dose de 30 mg/semana por injeção subcutânea; caso o paciente não atinja um controle glicêmico satisfatório, essa dose pode ser aumentada para 50 mg/semana. Similarmente a outros agonistas dos receptores do GLP-1, o albiglutide não é considerado um medicamento de primeira linha no tratamento do T2DM. Estudos clínicos utilizando 779 pacientes com T2DM não controlados adequadamente com metformina compararam a administração de albiglutide (30 a 50 mg/semana) com insulina glargina (10 UI/dia); os pacientes foram seguidos por 52 semanas. Ao final do tratamento, a queda da hemoglobina glicada nos pacientes com albiglutide foi de 0,66%, enquanto no grupo da insulina glargina foi de 0,81% – a diferença não foi estatisticamente significativa, portanto o albiglutide foi considerado não inferior à insulina glargina. Entretanto, o grupo tratado com insulina glargina teve ganho de peso, e, no grupo do albiglutide, houve queda ponderal (Weissman et al., 2014).

Dulaglutide

É formado por duas cadeias contendo sequências análogas às do GLP-1 ligadas por duas pontes dissulfetos. Especificamente, a sequência é aproximadamente 90% homóloga ao GLP-1. Essas cadeias são ligadas de maneira covalente a um fragmento da cadeia pesada de uma imunoglobulina G4 modificada a partir de pequeno peptídio que serve como ligante. Essa estrutura otimiza o efeito do dulaglutide por protegê-lo da degradação pela dipeptidil-peptidase 4. Além disso, o aumento do tamanho da molécula reduz seu *clearance*. Dulaglutide tem uma meia-vida de aproximadamente 5 dias, permitindo que seja administrado 1 vez/semana. Pode ser prescrito junto com exercícios ou dieta para melhorar o controle glicêmico de pacientes com T2DM. A dose inicial é 0,75 mg/semana, por injeção subcutânea, administrado em horário independente de refeições. Essa dose pode ser eventualmente aumentada para 1,5 mg/semana, caso seja necessário, para melhor controle glicêmico. No ensaio clínico AWARD (*The Assessment of Weekly Administration*), o dulaglutide foi comparado com exenatide 2 vezes/dia, insulina glargina, metformina e liraglutide em combinação com outras medicações, dependendo do estudo. Pacientes que receberam dulaglutide 1,5 mg/dia tiveram redução da hemoglobina glicada de 1,51%, enquanto aqueles que receberam exenatide 2 vezes/dia apresentaram redução da hemoglobina glicada de 0,99%. Os dois grupos tiveram a mesma perda ponderal e não houve diferença na incidência de reações adversas (Wysham et al., 2014).

Semaglutide

Apresenta 94% de homologia com o GLP-1 e tem três importantes modificações: substituição na posição 8 e na posição 34, onde a alanina e a lisina foram trocadas por ácido alfa-aminoisobutírico e arginina, respectivamente; e acilação na lisina da posição 26 com introdução de um espaçador e uma cadeia de ácido graxo com 18 carbonos. Essa última modificação permite uma ligação mais forte com a albumina, enquanto a substituição na posição 8 reduz a suscetibilidade à degradação pela DPP-4 (Lau et al., 2015). Semaglutide é a primeira incretina utilizada clinicamente por via oral (Cowart, 2020).

Lixisenatide

Também é um agonista dos receptores do GLP-1 com uma afinidade por ele quatro vezes maior que a do hormônio endógeno, GLP-1. Apresenta meia-vida de 3 h, mas estudos clínicos verificaram que na dose de 20 µg não houve diferença quando aplicado 1 vez/dia ou 2 vezes/dia (Ratner et al., 2010). A dose de lixisenatide deve ser iniciada com 10 µg/dia durante 2 semanas e, depois, aumentada para 20 µg/dia, administrada via subcutânea 1 h antes da refeição. Não há necessidade de ajustar a dose em pacientes com insuficiência renal leve ou moderada, porém esse medicamento não deve ser utilizado em pacientes em estágio final de doença renal. No primeiro ensaio clínico, lixisenatide foi comparado com placebo em 361 pacientes acompanhados por 12 semanas. Lixisenatide (20 mg/dia) provocou queda significativa da hemoglobina glicada (0,85%) em relação ao placebo (0,19%). Verificou-se redução importante da excursão da curva glicêmica pós-prandial. Não houve diferenças de ganho ponderal entre o grupo do lixisenatide e do placebo (Fonseca et al., 2012). Lixisenatide foi comparado também com liraglutide em pacientes com T2DM acompanhados por 26 semanas. Os pacientes receberam liraglutide 1,8 mg/dia (sem horário fixo) ou lixisenatide 20 µg/dia (1 h antes das refeições). Liraglutide promoveu maior redução da hemoglobina glicada quando comparado com o lixisenatide (diferença de 0,62%) e maior redução da excursão da curva glicêmica pós-prandial. Ambos os grupos tiveram a mesma incidência de reações adversas (Nauck *et al.*, 2016). Quando comparado com exenatide 10 μg 2 vezes/dia, a incidência de hipoglicemia foi menor com lixisenatide (2,5% *versus* 7,9%; Rosenstock *et al.*, 2013).

Como visto anteriormente, os agonistas do GLP-1R atuam ao aumentar a secreção de insulina dependente de glicose, inibir a secreção de glucagon, retardar o esvaziamento gástrico e aumentar a sensação de saciedade. Em uma metanálise recente (Figura 70.7), quando comparado com outras farmacoterapias para o T2DM, mostrou-se tão ou mais eficaz que as demais (Levin *et al.*, 2017).

Risco cardiovascular

Os agonistas de GLP-1R têm o potencial de reduzir eventos cardiovasculares por meio de vários efeitos suplementares à redução da glicose, como redução de peso, da pressão arterial, da inflamação vascular e miocárdica, da agregação plaquetária.

No ensaio clínico ELIXA (*Evaluation of LIXisenatide in Acute Coronary Syndrome*), 6.068 pacientes com T2DM e com história recente de síndrome coronariana aguda foram randomizados para receber lixisenatide (10 a 20 μg/dia) ou placebo SC. Após um seguimento de aproximadamente 2,1 anos, lixisenatide foi considerado não inferior ao placebo em relação ao objetivo primário de um evento cardiovascular grave e hospitalização (13,4% *versus* 13,2%); e aos objetivos secundários (evento cardiovascular grave, hospitalização para insuficiência cardíaca, com ou sem revascularização coronariana; Pfeffer *et al.*, 2015).

No ensaio clínico LEADER (*Liraglutide Effect and Action in Diabetes: Evaluation of Cardiovascular Outcome*), 9.340 pacientes com T2DM e história prévia de doença cardiovascular receberam liraglutide (1,8 mg/dia) ou placebo via subcutânea. Após um acompanhamento médio de 3,8 anos, o liraglutide não foi considerado apenas não inferior ao placebo, mas superior a este, ao reduzir a incidência de eventos cardiovasculares graves (13% *versus* 14,9%). Houve também redução importante da mortalidade cardiovascular (4,7% *versus* 6%; Marso *et al.*, 2016). Embora não significativo, nesse estudo foi detectado um aumento do aparecimento de retinopatia diabética (RR: 1,15; 95% IC: 0,87 a 1,52).

No ensaio clínico SUSTAIN-6, 3.297 pacientes com T2DM com diagnóstico de doença cardiovascular ou doença renal crônica ou ambos foram randomizados para receber semaglutide (0,5 ou 1,0 mg/semana) ou placebo e acompanhados por 104 semanas (Marso *et al.*, 2016). Novamente, observou-se efeito superior do agonista de GLP-1R. O evento primário (ocorrência de morte cardiovascular, infarto do miocárdio não fatal ou acidente vascular cerebral não fatal) ocorreu em 108 dos 1.648 pacientes do grupo do semaglutide (6,6%) e em 146 de 1.649 pacientes do grupo placebo (8,9%). É interessante ressaltar que complicações da retinopatia (hemorragia do vítreo, cegueira, situações que necessitaram de tratamento com um agente intravítreo ou fotocoagulação) foram significativamente mais altas no grupo do semaglutide (RR: 1,76; IC 95% 1,11-2,78, p = 0,02). Uma associação entre queda rápida da glicemia e piora de retinopatia foi descrita anteriormente em pacientes com T1DM (Dahl-Jørgensen *et al.*, 1985). Piora da retinopatia influencia bastante a qualidade de vida em pacientes com diabetes melito; e, se essa piora está relacionada com um efeito deletério do semaglutide (ou mesmo do liraglutide) na microcirculação, merece uma investigação mais profunda.

AMILINA E SEUS ANÁLOGOS

Amilina, também chamada de IAPP (*islet amyloid polypeptide*) ou peptídio associado ao diabetes, é produzida pelas células betapancreáticas e cossecretada com a insulina. A razão amilina/insulina nas ilhotas de Langerhans de pacientes diabéticos é de 1:100. Tanto a amilina quanto a beta-amilina estão associadas a doença de Alzheimer e podem induzir apoptose na célula betapancreática (Lorenzo *et al.*, 1994). A amilina humana tem uma ponte dissulfeto entre as cisteínas nas posições 2 e 7, a qual precisa estar intacta para que a amilina e seus análogos apresentem atividade biológica (Roberts *et al.*, 1989). Pramlintide apresenta três modificações na estrutura da amilina, feitas por substituições com o aminoácido prolina nas posições 25, 28 e 29, para evitar a formação da forma fibrilar de amiloide (Figura 70.8).

Amilina e seus análogos reduzem a ingestão de alimentos pela ação de retardar o esvaziamento gástrico. Alguns estudos indicam que ocorre também redução de várias enzimas digestivas e de ácido biliar. Essas propriedades levam a um atraso no aparecimento dos nutrientes na circulação, o que facilita o controle glicêmico. Além disso, amilina e seus análogos inibem a secreção de glucagon, o qual está envolvido na regulação da gliconeogênese. Redução da secreção de glucagon causa diminuição da produção de glicose pelo fígado (Young, 2005). Esse efeito contribui também para a redução da dose de insulina para manter níveis euglicêmicos.

Pramlintide

O acetato de pramlintide, um análogo solúvel da amilina, é usado como suplemento no tratamento do T1DM. A coadministração do análogo de amilina com insulina em um pequeno grupo de adolescentes com T1DM induziu uma maior redução da hiperglicemia pós-prandial, com a concomitante redução dos níveis de glucagon em comparação com monoterapia com insulina (Hassan *et al.*, 2009). As ações da amilina e de seu análogo aparentam ser sinergísticas à insulina, visto que são coliberados das células betapancreáticas após a ingestão de alimentos. Pramlintide administrado na dose de 30 μg/SC a cada refeição causa redução significativa de peso, redução dos níveis de hemoglobina glicada (HbA1c) e redução da dose de insulina

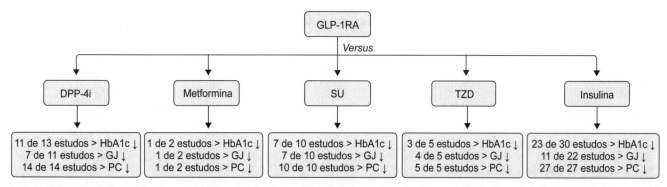

Figura 70.7 Comparação da eficácia de GLP-IRA com outros tratamentos para diminuir a glicose no diabetes tipo 2. Tendências gerais nos parâmetros glicêmicos e peso corporal (PC) em ensaios clínicos comparativos de agonistas do receptor do *glucagon-like peptide* (GLP-IRA) e outras terapias para reduzir a glicose. O número total de estudos inclui análises que relataram esses parâmetros. DPP-4i: inibidor de dipeptidil peptidase-4; GJ: glicemia de jejum; HbA1c: hemoglobina glicada; SU: sulfonilureia; TZD: tiazolidinediona.

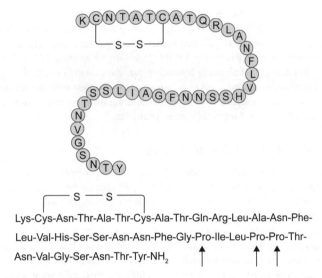

Figura 70.8 Sequência de aminoácidos da amilina com ponte dissulfeto nas posições 2 e 7. A ponte dissulfeto deve estar intacta para que a amilina seja biologicamente ativa.

(Kishiyama *et al.*, 2009). Pramlintide pode ser utilizado para perda de peso em pacientes obesos não diabéticos (Dunican *et al.*, 2010). Ele induz efeito anorético a partir de uma ação direta na área postrema e no trato do núcleo solitário. Também inibe a liberação de grelina, que é um peptídio orexigênico (Hollander *et al.*, 2004). Metanálise sobre associação de pramlintide no tratamento com insulina em pacientes com T1DM mostrou melhora no controle glicêmico (Figura 70.9) e redução tanto na dose de insulina (Figura 70.10) quanto no peso dos pacientes (Figura 70.11) – entretanto com episódios transitórios de hipoglicemia (Qiao *et al.*, 2017). As reações adversas mais frequentes com o pramlintide são náuseas e vômitos, possivelmente devido à excitação na área postrema (Day, 2005).

Os fármacos mencionados anteriormente são todos, com exceção da insulina inalável, administrados via subcutânea. A insulina humana regular pode também ser administrada via intravenosa no caso de tratamento da cetoacidose diabética. Entretanto, há uma série de outros fármacos administrados via oral, com distintos mecanismos de ação. Todos são utilizados no tratamento do T2DM, porém vários deles podem ser associados ao tratamento com insulina em pacientes com T1DM. É importante ressaltar que tanto as insulinas quanto as incretinas podem ser associadas ao tratamento do T2DM.

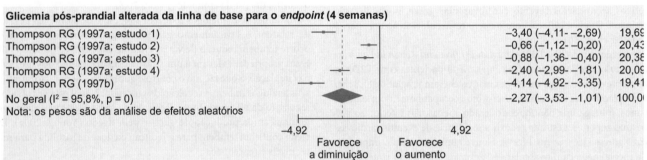

Figura 70.9 *Forest plot* comparando o efeito na glicemia pós-prandial da associação de pramlintide ou placebo no tratamento com insulina em pacientes com T1DM.

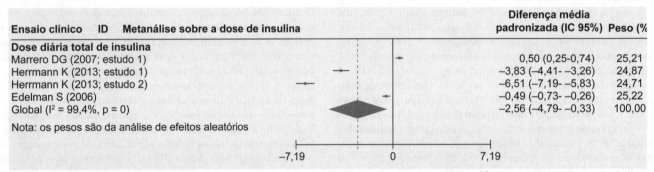

Figura 70.10 *Forest plot* comparando o efeito da associação de pramlintide ou placebo no tratamento na diferença média padronizada da dose de insulina em pacientes com T1DM.

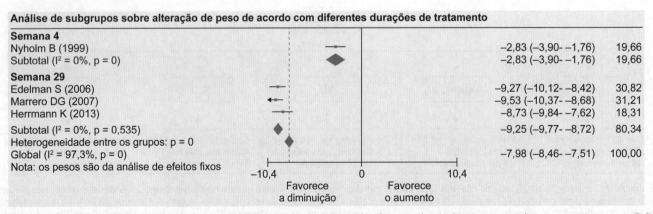

Figura 70.11 *Forest plot* comparando o efeito da associação de pramlintide ou placebo na redução do peso corporal em em pacientes com T1DM tratados com insulina.

BIGUANIDAS

Metformina

Fármaco mais utilizado para tratamento do T2DM, por sua eficácia em reduzir a glicemia, seu baixo custo, por não causar aumento de peso, ser bem tolerável (não costuma causar hipoglicemia como as sulfonilureias) e ter uma discreta evidência de ser cardioprotetor. A metformina é absorvida, predominantemente, no intestino delgado. A biodisponibilidade de 0,5 a 1,5 g de metformina é cerca de 50 a 60% e o $T_{máx}$ é de 2 a 3 h após a administração. A meia-vida da metformina é de 6,2 h e seu efeito perdura por 8 a 12 h. É rapidamente distribuída após a absorção e não se liga a proteínas plasmáticas. Não sofre metabolismo hepático e é excretada na urina na forma inalterada. A principal via de excreção da metformina é secreção tubular ativa (o *clearance* renal médio populacional da metformina é de 510 ± 130 mℓ/min).

O mecanismo de ação da metformina é distinto dos demais agentes euglicemiantes. Ela atua suprimindo tanto a gliconeogênese hepática quanto a biossíntese de colesterol e lipídios, parcialmente devido à inibição transitória da cadeia respiratória mitocondrial e à ativação indireta da via da proteinoquinase ativada pelo AMP (AMPK; Shaw *et al.*, 2005). O alvo primário da metformina é a mitocôndria, onde causa uma redução da fosforilação oxidativa que leva a uma redução da síntese de ATP (Sanders *et al.*, 2007). Além de ativar a AMPK, o aumento intracelular de AMP inibe a frutose-1,6-bifosfatase, a qual acarreta diminuição da gliconeogênese (Figura 70.12).

Mais recentemente, uma série de ensaios clínicos tem enfatizado o papel do intestino no mecanismo de ação da metformina. Esse fármaco aumenta a recaptação de glicose e produção de lactato e do GLP-1, assim como dos ácidos biliares no intestino. A metformina altera a composição do microbioma intestinal, aspecto que tem papel importante no efeito terapêutico da metformina (Wu *et al.*, 2017). É interessante ressaltar que uma formulação de liberação prolongada de metformina apresentou melhora dos níveis glicêmicos semelhantes àquela observada com formulações de liberação imediata, entretanto com menor exposição sistêmica (Buse *et al.*, 2106). Além de inibir a gliconeogênese e seu efeito no microbioma intestinal, a metformina aumenta a recaptação da glicose pelas células musculares e reduz os níveis plasmáticos de glicose e de insulina nos pacientes com T2DM (Shaw *et al.*, 2005).

A eficácia terapêutica da metformina foi demonstrada inicialmente em um ensaio clínico no qual 289 pacientes diabéticos obesos, tratados apenas com dieta, foram randomizados para receber placebo ou metformina (850 mg até 3 vezes/dia se possível). Após 29 semanas, houve redução da glicemia de 2,9 mmol/ℓ no grupo tratado com metformina e aumento de 0,3 mmol/ℓ naquele tratado com placebo (Figura 70.13). O valor médio da hemoglobina glicada caiu de 8,4% para 7,1% no grupo tratado com metformina e aumentou de 8,2% para 8,6% no grupo tratado com placebo (DeFronzo *et al.*, 1995).

A combinação da metformina com sulfonilureia é uma das mais frequentemente prescritas. Em um ensaio clínico, 632 pacientes com T2DM que estavam sendo tratados com a sulfonilureia glibenclamida foram randomizados em três grupos: um grupo (n = 209) continuou com a terapia de glibenclamida, outro grupo (n = 210) passou a utilizar metformina no lugar da glibenclamida e, o terceiro, teve associação da metformina ao tratamento de glibenclamida (n = 213). Conforme ilustrado na Figura 70.14, a troca de glibenclamida por metformina não trouxe alterações da glicemia ou da hemoglobina glicada clinicamente relevantes, entretanto a combinação dos dois agentes apresentou boa eficácia (DeFronzo *et al.*, 1995).

As reações adversas mais comuns com o uso da metformina são de natureza gastrintestinal, como diarreia, náuseas e/ou desconforto abdominal, geralmente de leve intensidade, transitórios e dependentes da dose, e ocorrem em cerca de 50% dos pacientes. Aproximadamente 5% dos

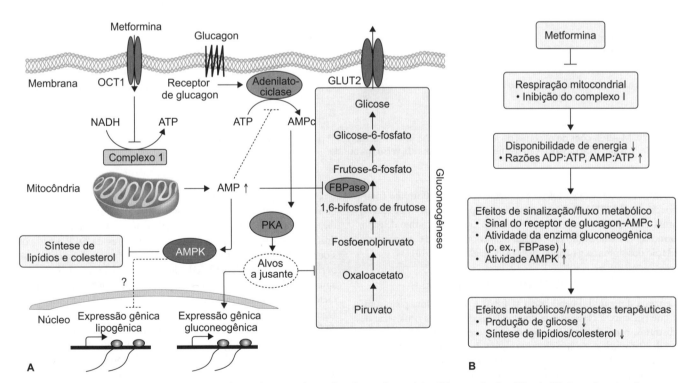

Figura 70.12 Diagrama completo da ação anti-hiperglicêmica da metformina no hepatócito (**A**) e versão simplificada (**B**). A metformina é transportada pelos hepatócitos via OCT1, resultando na inibição da cadeia respiratória mitocondrial (complexo I) por meio de mecanismo desconhecido. O déficit resultante da produção de energia é contrabalanceado pela redução do consumo energético celular, particularmente pela diminuição da gliconeogênese hepática. Inicialmente, ocorre redução de ATP e aumento concomitante do AMP, o qual contribui para a inibição direta da gliconeogênese. Outro mecanismo é que o aumento dos níveis de AMP funciona como modular da sinalização para: (1) inibição alostérica através da supressão da adenilato ciclase; (2) inibição alostérica da FBPase, que é uma enzima chave na gliconeogênese; (3) ativação da AMPK. Isso leva à inibição da gliconeogênese (1 e 2) e da síntese de lipídios e colesterol (3), o que pode contribuir para as respostas terapêuticas prolongadas observadas no metabolismo. FBPase: frutose-1,6-bifosfatase.

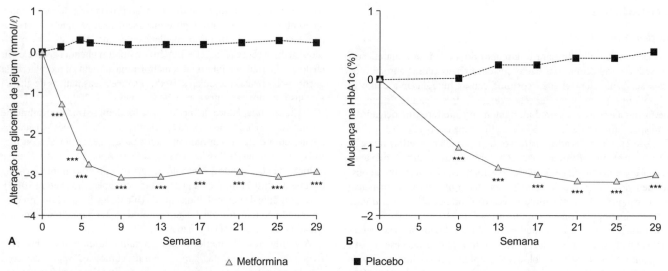

Figura 70.13 Alterações médias de glicemia em jejum (**A**) HbA1c (**B**) no no estudo multicêntrico com metformina, Protocolo 1. Os participantes (n = 143) com diabetes melito tipo 2 não controlada receberam aleatoriamente metformina ou placebo. *** $p < 0,001$ *versus* placebo.

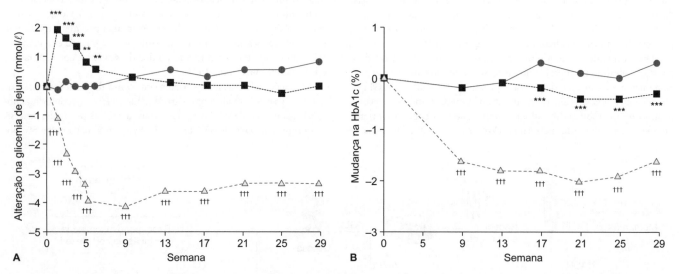

Figura 70.14 Alterações de glicemia de jejum (**A**) e HbA1c (**B**), Protocolo 2. *** $p < 0,001$ metformina *versus* gliburide; ** $p < 0,01$ metformina *versus* gliburida; ††† $p < 0,001$ associação de metformina e gliburida *versus* gliburida.

pacientes não conseguem tolerar o tratamento com metformina (Bouchoucha *et al.*, 2011). Essas reações adversas podem estar relacionadas com a acumulação de metformina nos enterócitos do intestino delgado. Formulações de liberação prolongada de metformina estão associadas à redução dos sintomas gastrintestinais (McCreight *et al.*, 2016).

INIBIDORES DA DIPEPTIDIL-DIPEPTIDASE

A enzima dipeptidil-dipeptidase 4 (DPP-4) é uma enzima pleiotrópica que pertence à classe das endopeptidases. Ela inativa uma série de substratos, como hormônios peptídicos (incretinas, peptídio ativador da adenilato ciclase da hipófise, hormônio de liberação do hormônio de crescimento), neuropeptídios (neuropeptídio Y, substância P), citocinas e quimiocinas (fator-1 derivado do estroma, quimiocina derivada do macrófago). Em relação ao diabetes melito, sua relevância reside na inativação do GLP-1 e do GIP, cujas ações foram revisadas anteriormente (Figura 70.15). Os inibidores de DPP-4 têm um mecanismo de ação comum, mas apresentam estruturas químicas heterogêneas, tendo, portanto, características farmacocinéticas e farmacodinâmicas distintas. Essas diferenças levam a regimes terapêuticos distintos, ajustes de dose em caso de insuficiência renal e interações com outros medicamentos.

Os inibidores da DPP-4 são recomendados tanto em monoterapia quanto em combinações duplas ou triplas com outras classes de medicamentos euglicemiantes, como metformina, sulfonilureias, tiazolidinedionas ou mesmo insulinas. Os inibidores da DPP-4 são considerados uma classe fundamental por sua eficácia terapêutica, seu perfil favorável de tolerabilidade devido ao baixo risco de o paciente apresentar hipoglicemia ou ganho ponderal, e, também, por suas características farmacocinéticas-farmacodinâmicas, que permitem a dosagem de 1 vez/dia (Chen *et al.*, 2015). Há atualmente oito inibidores de DPP-4 disponíveis para o tratamento do diabetes melito: alogliptina, anagliptina, gemigliptina, saxagliptina, sitagliptina, teneligliptina, vildagliptina e linagliptina. Todos esses inibidores têm basicamente o mesmo mecanismo de ação e perfil de segurança.

A DPP-4 apresenta cinco sítios para ligação dos inibidores nomeados como S1, S2, S1', S2', e S2 extenso. A interação com os sítios S1 e S2 é considerada fundamental para a inibição da DPP-4 (Nabeno *et al.*, 2013). Interação adicional com os demais sítios pode aumentar o grau de inibição da DPP-4. Os inibidores da DPP-4 são classificados em três classes, dependendo da seletividade para os sítios mencionados anteriormente (Figura 70.16).

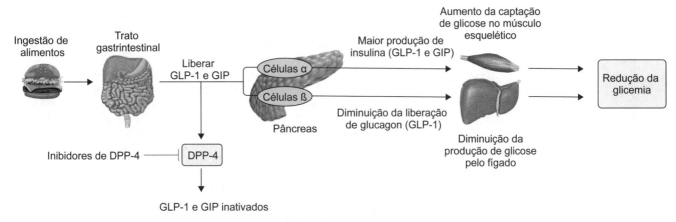

Figura 70.15 Mecanismo de ação dos inibidores da dipeptidil peptidase-4 (DPP-4). Os inibidores de DPP-4 suprimem a atividade enzimática do DPP-4, resultando em um aumento nos níveis de incretina (GLP-1 e GIP), que subsequentemente inibem a liberação de glucagon e a produção de glicose no fígado e aumentam a secreção de insulina e a captação de glicose no músculo esquelético. Consequentemente, isso leva a uma diminuição no nível da glicemia. GLP-1: *glucagon-like peptide 1*; GIP: polipeptídio inibidor gástrico.

Sitagliptina

Primeiro inibidor de DPP-4 aprovado nos EUA, é seletivo para a DDP-4, sem inibir as DPP-8 ou DPP-9 *in vitro* em concentrações próximas às atingidas terapeuticamente. Ensaios clínicos realizados em voluntários sadios mostraram que sitagliptina inibe de maneira dependente da dose aproximadamente 80% da atividade da DPP-4 plasmática por um período acima de 24 h (Figura 70.17), além de causar aumento de 2 a 3 vezes nos níveis plasmáticos de GLP-1 e GIP quando comparado com placebo (Subbarayan e Kipnes, 2011). Está disponível em comprimidos de 25, 50 e 100 mg, sendo a dose recomendada em monoterapia 100 mg/dia. Pode ser ingerido em jejum ou com alimentos. Em pacientes com T2DM tratados com sitagliptina (100 mg/dia), observou-se redução significativa dos níveis de hemoglobina glicada, glicemia de jejum e glicemia pós-prandial em comparação com placebo. Sitagliptina foi bem tolerada e não foi associada a episódios de hipoglicemia. Sitagliptina não é extensivamente ligada a proteínas plasmáticas e 79% da sitagliptina é eliminada na urina de forma inalterada. Não se recomenda ajuste de dose em pacientes que apresentam insuficiência renal leve (*clearance* de creatinina > 50 mℓ/min). Entretanto, em pacientes com insuficiência renal moderada (30 a 50 mℓ/min) ou grave (< 30 mℓ/min) a dose diária deve ser reduzida para 50 e 25 mg, respectivamente.

Vildagliptina

Segundo inibidor de DPP-4 a ser lançado no mercado, apresenta alta biodisponibilidade oral (> 90%), podendo ser administrada em jejum ou com alimentos. Apresenta baixa ligação a proteínas plasmáticas (9,3%) e 23% da dose é eliminada de forma inalterada na urina. Está disponível em comprimidos de 50 mg, recomendando-se que o paciente tome um comprimido de 12/12 h. A pacientes que apresentam insuficiência renal moderada ou grave (*clearance* de creatinina < 50 mℓ/min), recomenda-se a dose de 50 mg 1 vez/dia. Metabolismo hepático é a maior via de eliminação da vildagliptina, responsável por 69% da dose (Villhauer *et al.*, 2003), não sendo recomendado seu uso em pacientes hepatopatas.

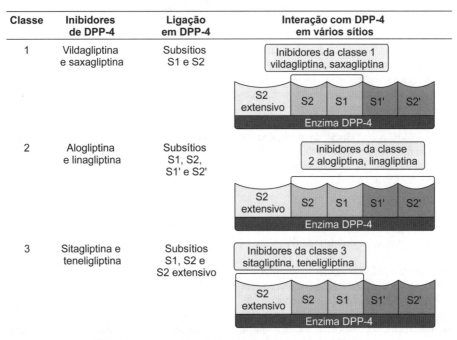

Figura 70.16 Subsítios de ligação dos inibidores da DPP-4.

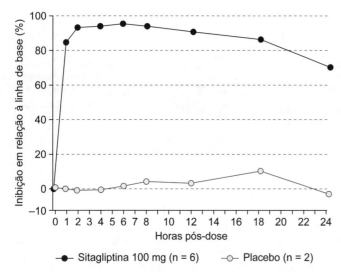

Figura 70.17 Inibição de DPP-4 em voluntários sadios após administração de sitagliptina ou placebo.

Saxagliptina

Apesar de apresentar meia-vida curta (2,2 a 3,8 h), a dissociação com a DPP-4 ocorre de maneira lenta e bifásica, o que explica a manutenção da inibição da enzima mesmo após a eliminação do fármaco da circulação, o que permite sua administração 1 vez/dia. Ela é altamente seletiva para DPP-4, sendo 10 vezes mais potente que a sitagliptina e a vildagliptina. Apresenta boa biodisponibilidade absoluta (75%), sendo bem tolerada e com incidência de reações adversas semelhante à do placebo. Em uma análise de 20 estudos clínicos, a frequência de hipoglicemia foi de 6,8% no grupo placebo, 7,6% no grupo saxagliptina 2,5 mg/dia e 7,8% no grupo saxagliptina 5 mg/dia (Hirshberg et al., 2014).

Alogliptina

É rapidamente absorvida após administração oral, com um $T_{máx}$ médio de 2 h e meia-vida de 12 a 21 h. A administração de alimentos não afeta a sua biodisponibilidade. Quando uma dose única de 50 mg de aloglipina foi administrada a pacientes com insuficiência renal leve, moderada ou grave, notou-se um aumento de, respectivamente, 1,7, 2,1 e 3,2 vezes da área sob curva (ASC), quando comparados com voluntários sadios (White, 2011), indicando que a dose deve ser reduzida nesses pacientes. Não é necessário ajuste de dose em pacientes hepatopatas. Ensaios clínicos demonstraram a eficácia da alogliptina comparada com placebo ou associada a outros medicamentos euglicemiantes. A incidência de hipoglicemia relatada para o tratamento com alogliptina é a mesma que a observada com placebo ou com metformina (DeFronzo et al., 2008), mas menor do que aquela causada por sulfonilureias (Rosenstock et al., 2011). A introdução da alogliptina em pacientes que utilizam insulina resultou em redução da hemoglobina glicada, sem, entretanto, causar aumento da incidência de hipoglicemia ou ganho ponderal (Rosenstock et al., 2009).

Omarigliptina

Primeiro inibidor reversível da DPP-4 para uso semanal em vez de diário, é mais potente que a sitagliptina, administrada na forma de comprimidos na dose de 12,5 ou 25 mg/semana. Apresenta rápida absorção ($T_{máx}$ de 1,5 h) e sua biodisponibilidade não sofre influência de alimentos (Burness, 2015). Sua meia-vida é de aproximadamente 132 h, sofre pouco metabolismo e é eliminada essencialmente por *clearance* renal.

Ensaios clínicos farmacocinéticos populacionais indicam que o efeito da omarigliptina independe de sexo, idade, peso ou etnia. A omarigliptina pode ser utilizada como monoterapia ou associada a outros fármacos euglicemiantes. Em um estudo realizado em pacientes com T2DM e acompanhados por 12 semanas, a omarigliptina 25 mg/semana causou redução significativa da hemoglobina glicada (0,725) quando comparada com placebo, assim como um número maior de pacientes atingiu níveis desejados de hemoglobina glicada (< 7% e < 6,5%) no grupo da omarigliptina (33,6 e 13,6%) quando comparados com o grupo placebo (21,8 e 4,5%; Sheu et al., 2015). Omarigliptina adicionada à metformina e comparada com glimepirida + metformina foi considerada não inferior à glimepirida, atingindo reduções semelhantes da hemoglobina glicada. Entretanto, a porcentagem de pacientes que tiveram hipoglicemia foi significativamente menor no grupo da omarigliptina (5,3 versus 26,7%) quando comparado com o da glimepirida (NCT01682759).

Risco cardiovascular

O uso dos inibidores de DPP-4 tornou-se comum no tratamento do diabetes melito por sua eficácia em reduzir a glicemia sem aumentar o risco de hipoglicemia e ganho ponderal. Pelo fato de a insuficiência cardíaca ser uma complicação frequente no diabetes melito e estar associada a um prognóstico reservado a longo prazo, a avaliação do risco de insuficiência cardíaca com esses novos agentes euglicemiantes torna-se fundamental.

No ensaio clínico SAVOR-TIMI 53 (*Saxagliptin Assessment of Vascular Outcomers Recorded in Patients with Diabetes Mellitus – Trombolysis in Myocardial Infarction*), em que 16.492 pacientes com história ou risco de eventos cardiovasculares foram randomizados com saxagliptina ou placebo, observou-se um aumento inesperado (27%) do risco de hospitalização por insuficiência cardíaca no grupo de pacientes tratados com saxagliptina (Scirica et al., 2013).

No ensaio clínico EXAMINE (*Examination of Cardiovascular Outcomes with Alogliptin versus Stancar of Care*), em que foram avaliados 5.380 pacientes que apresentaram síndrome coronariana aguda anteriormente, encontrou-se também um aumento, mas não significativo, de pacientes internados por insuficiência cardíaca no grupo da alogliptina quando comparado com placebo.

No ensaio clínico TECOS (*Trial to Evaluate Cardiovascular Outcomes after Treatment with Sitagliptin*), em que 14.735 pacientes foram estudados e acompanhados por um período mais longo (mediana de 3 anos, comparado com 1,5 e 2,1 dos ensaios EXAMINE e SAVOR-TIMI, respectivamente), a incidência de internação hospitalar por insuficiência cardíaca foi quase idêntica no grupo da sitagliptina e no grupo placebo (Green et al., 2015).

Reações adversas

O uso dos inibidores de DPP-4 pode estar associado a reações adversas de intensidade leve ou moderada, como nasofaringite, cefaleia, infecção do trato urinário, náuseas e vômitos. Mais raramente, foram observadas reação de hipersensibilidade (angioedema e síndrome de Stevens-Johnson) e pancreatite aguda. De maneira geral, apresentam menor incidência de reações adversas quando comparados com outras classes de medicamentos utilizados no tratamento do diabetes melito. Como não causam ganho de peso, podem ser utilizados no tratamento de diabetes melito em pacientes com sobrepeso e obesos, e, pelo fato de a incidência de hipoglicemia ser muito baixa, seu uso é seguro em pacientes idosos.

INIBIDORES DO COTRANSPORTADOR 2 SÓDIO-GLICOSE

Rins de adultos saudáveis filtram a glicose plasmática em uma taxa de aproximadamente 100 mg/min (144 g/24 h), e mais de 99% da glicose filtrada é reabsorvida, resultando no fato de menos de 1% da glicose filtrada ser excretada na urina. Os cotransportadores de glicose (SGLT) são responsáveis pela reabsorção da glicose nos rins, assim como no intestino e no coração (Wright e Turk, 2004). Há sete SGLT codificados pela família do gene *SLC5A2*, sendo os mais conhecidos o cotransportador 1 de sódio-glicose (SGLT1) e o cotransportador 2 de sódio-glicose (SGLT2). Pacientes que apresentam mutações no SGLT2 têm quadro clínico de glicosúria persistente, confirmando o papel fundamental do SGLT2 na reabsorção da glicose filtrada (van den Heuvel *et al.*, 2002). Os inibidores do SGLT2 apresentam estrutura química similar com baixa afinidade e alta capacidade inibitória específica para esses cotransportadores localizados na superfície apical da porção S1 do túbulo renal proximal. Esse cotransportador tem um papel específico na reabsorção tubular de 90% da glicose filtrada no glomérulo. Portanto, a inibição completa dos SGLT2 resulta em uma sobrecarga de glicose para a porção S3 do túbulo renal proximal (Wright *et al.*, 2011) e cerca de 60 a 100 g de glicose não absorvida é excretada diariamente na urina de pessoas saudáveis ou diabéticas com o uso desses inibidores (Abdul-Ghani *et al.*, 2013). No segmento S3, ocorre a reabsorção dos 10% restantes pelo SGLT1 (Figura 70.18).

Como os SGLT2 são responsáveis por aproximadamente 90% da reabsorção da glicose filtrada, o uso dos inibidores de SGLT2 deveria causar excreção renal de 90% da glicose filtrada. Entretanto, embora todos os inibidores de SGLT2 causem glicosúria dose-dependente, eles inibem em torno de 30 a 50% da reabsorção de glicose em voluntários sadios, com uma excreção urinária de aproximadamente 50 a 90 g/dia. Não está claro por que os inibidores de SGLT2 não inibem totalmente a reabsorção de glicose. A principal hipótese é de que a inibição do SGLT2 estimula uma capacidade de reserva do SGLT1. Outra possibilidade seria que o local de secreção no túbulo renal dos inibidores de SGLT2 não seja proximal o suficiente para inibir todos os SGLT2. Devido à promoção da glicosúria e da diurese osmótica, assim como da perda calórica, o uso dos inibidores de SGLT2 está associado também à perda ponderal. Isso permite um bom controle da glicemia plasmática com praticamente ausência de risco de hipoglicemia. Como o mecanismo de ação desses inibidores está baseado na inibição da reabsorção de glicose, eles são menos eficazes em pacientes nefropatas com taxa de filtração glomerular baixa (< 45 a 60 mℓ/min). Os inibidores de SGLT2 disponíveis no mercado não devem ser utilizados em nefropatas graves. Em relação à química farmacêutica, é conhecido há mais de um século que um glucosídeo botânico causa glicosúria em humanos e em animais (Ehrenkranz *et al.*, 2005). O princípio ativo foi eventualmente identificado como florizina e os atuais inibidores de SGLT2 são relacionados estruturalmente com a florizina.

Dapagliflozina

Primeiro inibidor do SGLT2 aprovado no mundo, é administrado na dose de 5 ou 10 mg 1 vez/dia pela manhã, podendo ser ingerido com ou sem alimentos. É metabolizado pela UGT1A9 em dapagliflozin-3-O-glucoronídeo no fígado e no rim. Sua metabolização pelo citocromo P450 é muito discreto em humanos. A excreção urinária de dapagliflozina é muito baixa (1%); dapagliflozina é bem tolerada em pacientes com insuficiência renal leve.

Canagliflozina

Inibe a reabsorção de glicose no túbulo proximal, levando a um aumento da excreção de glicose na urina e, subsequentemente, à redução da concentração plasmática de glicose em indivíduos com hiperglicemia (Polidori *et al.*, 2013). Ela reduz o limiar de reabsorção de glicose para 80 mg/dℓ. A canagliflozina apresenta $T_{máx}$ de 102 h, atingindo estado de equilíbrio em 4 a 5 dias; apresenta biodisponibilidade de 65% e é altamente ligada às proteínas plasmáticas (99%), principalmente à albumina. Após a administração oral em dose única, a meia-vida foi calculada em 10,6 e 13,1 h para as doses de 100 mg e 300 mg, respectivamente. O metabolismo é feito principalmente pelas UGT1A9 e UGT2B4; ela é muito pouco metabolizada pelas enzimas do citocromo P450.

Empagliflozina

É rapidamente absorvida após administração oral. Em ensaio clínico realizado em voluntários sadios, nos quais foi administrada empagliflozina nas doses de 0,5 a 800 mg, houve aumento da quantidade de glicose eliminada na urina de maneira dose-dependente até a dose de 50 mg, quando, então, se atingiu um platô. Empagliflozina é mais seletiva para SGLT2 em relação a SGLT1 do que a canagliflozina (2.500 *versus* 250 vezes). A quantidade de glicose eliminada na urina foi similar quando a empagliflozina foi administrada em jejum ou com alimentos. Nesse ensaio, a empagliflozina foi considerada bem tolerada, sem diferença de reações adversas em comparação com o placebo. A Tabela 70.2 resume os principais dados farmacocinéticos da empagliflozina.

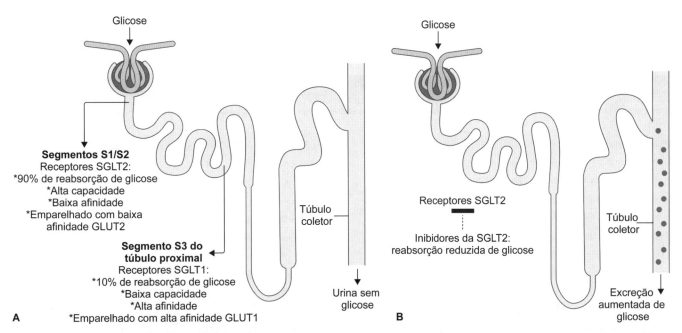

Figura 70.18 A. Visão geral esquemática da distribuição dos receptores SGLT1 e SGLT2 e reabsorção de glicose ao longo de um néfron. **B.** Efeito do uso de inibidor de SGLT2 na reabsorção renal de glicose no diabetes.

Tabela 70.2 Principais parâmetros farmacocinéticos da empagliflozina 10 mg e 25 mg no estado de equilíbrio após administração oral.

Parâmetros farmacocinéticos	Dose de empagliflozina	
	10 mg 1 vez/dia (n = 8)	25 mg 1 vez/dia (n = 9)
$AUC_{0-t,ss}$ (nmol h/ℓ)	2.030 (362)	4.990 (1.080)
$C_{máx,ss}$ (nmol h/ℓ)	283 (90,1)	630 (106)
$t_{máx}$ (h)	1,5 (1 a 2)	2 (0,7 a 4,2)
$t_{1/2,ss}$ (h)	14,3 (2,4)	10,7 (2,1)
$Fe_{0-24,ss}$ (%)	18,7 (4,5)	12,7 (6,4)
$CL_{R,t,ss}$ (mℓ/min)	34,4 (7,9)	23,5 (8,7)

A eficácia da empagliflozina para redução de hemoglobina glicada em pacientes com T2DM foi demonstrada em: monoterapia comparada com placebo (Roden et al., 2013), adicionada à terapia com metformina (Häring et al., 2013a), adicionada à terapia com metformina + sulfonilureia (Häring et al., 2013b) ou adicionada à terapia com pioglitazona + metformina (Kovacs et al., 2014), conforme ilustrado na Tabela 70.3.

Risco cardiovascular

No estudo EMPA-REG, duplo-cego e randomizado, foram avaliados 7.020 pacientes com T2DM que apresentavam alto risco de eventos cardiovasculares (Zinman et al., 2015), divididos em três grupos: dois grupos foram tratados com empagliflozina 10 e 25 mg/dia, enquanto o terceiro com placebo. Os pacientes continuaram tomando os medicamentos utilizados previamente ao início do estudo para diabetes melito. Os pacientes tratados com empagliflozina tiveram redução de incidência do objetivo primário composto (morte de causa cardiovascular, infarto do miocárdio não fatal ou acidente vascular cerebral não fatal), assim como de mortalidade por qualquer causa, quando comparado com o grupo tratado com placebo (Figura 70.19).

A proporção de pacientes que tiveram reações adversas, reações adversas sérias ou que levaram à interrupção do tratamento foi similar no grupo tratado com empagliflozina e com placebo. Infecção genital foi maior no grupo tratado com empagliflozina, porém não houve diferença da incidência de infecção urinária. Não houve também diferença em relação à incidência de hipoglicemia. Um ensaio clínico com características similares realizado com a canagliflozina (CANVAS; Neal et al., 2017) confirmou parcialmente os resultados obtidos no estudo EMPA-REG. Tratamento com canagliflozina (100 a 300 mg) causou redução significativa do objetivo primário composto (morte de causa cardiovascular, infarto do miocárdio não fatal ou acidente vascular cerebral não fatal) e da taxa de hospitalização por insuficiência cardíaca. Contudo, notaram-se alguns resultados discordantes: no EMPA-REG houve uma tendência ao aumento da incidência de acidente vascular cerebral, enquanto no CANVAS o contrário foi observado. O efeito dos inibidores de SGLT2 na incidência de acidente vascular cerebral possivelmente tornar-se-á mais claro quando o estudo DECLARE (no qual dapagliflozina está sendo avaliada) terminar.

Reações adversas

A reação adversa mais comum observada em pacientes utilizando os inibidores de SGLT2 é a infecção genital (na mulher, vulvovaginite, e, no homem, balanite), ocorrendo 4 a 6 vezes mais no grupo tratado com inibidores de SGLT2 em comparação com o grupo tratado com placebo, mais frequente na mulher do que no homem e geralmente não grave. Infecções urinárias são raras e não apresentam diferença significativa com o grupo placebo.

AGENTES INSULINOTRÓPICOS

Os níveis de glicose no sangue são rigorosamente controlados pela liberação rápida e pulsátil de insulina das células betapancreáticas. A glicose plasmática entra na célula beta a partir do transportador de glucose, GLUT-2, localizado em sua membrana plasmática. Ela é rapidamente fosforilada em glicose-6-fosfato pela glucoquinase, a qual funciona como sensor de glicose e geração de piruvato, que será utilizado no ciclo do ácido tricarboxílico na mitocôndria. O metabolismo oxidativo subsequente da glicose é o responsável pela relação entre o metabolismo da glicose e a secreção de insulina. O aumento da razão entre adenosina trifosfato (ATP) e adenosina difosfato (ADP) no citoplasma da célula beta causa despolarização da membrana pelo fechamento dos canais de potássio sensíveis ao ATP. Esse fechamento permite a abertura dos canais de cálcio voltagem-dependente com consequente aumento do cálcio citosólico, o qual desencadeia a fusão das vesículas secretórias que armazenam insulina com a membrana plasmática, seguido da exocitose da insulina. Os agentes insulinotrópicos podem atuar pela estimulação direta da secreção de insulina ou a partir da amplificação da secreção de insulina por outros meios.

Tabela 70.3 Alterações na HbA1c com empagliflozina nos ensaios clínicos de fase 3.

Tratamento	Média da linha de base	Alteração média ajustada (IC 95%) versus placebo em 24 semanas
Monoterapia		
Empagliflozina 10 mg 1 vez/dia (n = 224)	7,9 (0,9)	−0,74% (−0,88, −0,59; p < 0,0001)
Empagliflozina 25 mg 1 vez/dia (n = 224)	7,9 (0,9)	−0,85% (−0,99, −0,71; p < 0,0001)
Sitagliptina 100 mg 1 vez/dia (n = 223)	7,9 (0,8)	−0,73% (−0,88, −0,59; p < 0,0001)
Associado à metformina		
Empagliflozina 10 mg 1 vez/dia (n = 217)	7,9 (0,1)	−0,57% (−0,70, −0,73; p < 0,001)
Empagliflozina 25 mg 1 vez/dia (n = 213)	7,9 (0,1)	−0,64% (−0,77, −0,50; p < 0,001)
Associado a metformina + sulfonilureia		
Empagliflozina 10 mg 1 vez/dia (n = 225)	8,1 (0,8)	−0,64% (−0,77, −0,51; p < 0,001)
Empagliflozina 25 mg 1 vez/dia (n = 216)	8,1 (0,8)	−0,59% (−0,73, −0,46; p < 0,001)
Associado a pioglitazona ± metformina		
Empagliflozina 10 mg 1 vez/dia (n = 165)	8,1 (0,9)	−0,48% (−0,66, −0,29; p < 0,001)
Empagliflozina 25 mg 1 vez/dia (n = 168)	8,1 (0,8)	−0,61% (−0,79, −0,42; p < 0,001)

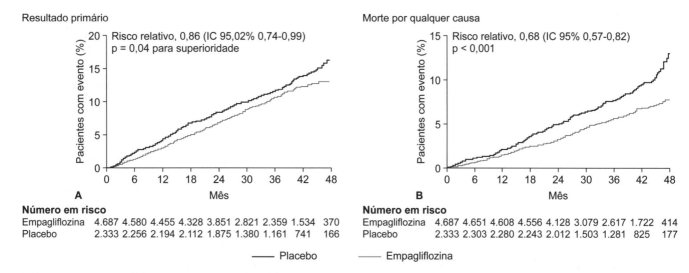

Figura 70.19 Curvas de Kaplan-Meier mostrando a incidência dos eventos do objetivo primário composto (morte por causa cardiovascular, infarto do miocárdio não fatal, acidente vascular cerebral não fatal; **A**) ou incidência de morte por qualquer causa (**B**) em pacientes tratados com empagliflozina ou placebo.

Estimuladores diretos da insulina são a glicose e as sulfonilureias, as quais causam o fechamento dos canais de potássio sensíveis a ATP. A estimulação da secreção de insulina pela glicose é permissiva, ou seja, vários outros agentes insulinotrópicos podem aumentar a capacidade da glicose em liberar insulina. Isso faz sentido, pois, do contrário, o risco de ocorrer hipoglicemia seria alto (ou seja, só há aumento da liberação de insulina quando existir aumento dos níveis da glicemia). Esse segundo mecanismo é o observado com os hormônios intestinais (incretinas). Há duas classes de fármacos insulinotrópicos: sulfonilureias e glinidas.

Sulfonilureias

As sulfonilureias são utilizadas no tratamento do T2DM porque reduzem efetivamente os níveis de glicemia e diminuem o risco de complicações microvasculares como nefropatia e retinopatia (UKPDS, 1998). O mecanismo de ação desses fármacos consiste na sua ligação aos receptores de sulfonilureia nas células beta do pâncreas (RSU1) de modo a inibir os canais de potássio sensíveis ao ATP, promovendo a liberação de insulina e reduzindo a glicemia (Ashcroft e Gribble, 2000). As sulfonilureias também estimulam a abertura dos canais de cálcio voltagem-dependente nas células beta (Doyle e Egan, 2003). A Tabela 70.4 resume as características farmacocinéticas e as doses utilizadas das várias gerações de sulfonilureias disponíveis no mercado.

Risco cardiovascular e reações adversas

Vários ensaios clínicos e metanálises sugerem que as sulfonilureias estão associadas a maior risco de morte e eventos cardiovasculares do que a metformina e outros medicamentos utilizados no tratamento do diabetes (Powel et al., 2018). Em um estudo, foram comparados 40.076 pacientes com T2DM tratados com metformina + sulfonilureia com 12.024 pacientes tratados com metformina + inibidores de DPP-4 e acompanhados no período de 2006 a 2013. Os resultados indicam que o tratamento com metformina + sulfonilureia foi associado a maior risco de hipoglicemia grave, reações adversas cardiovasculares e mortalidade por qualquer causa, quando comparados com o tratamento de metformina + inibidores de DPP-4 (Figura 70.20).

Dois mecanismos foram propostos para explicar esse risco maior. O primeiro está relacionado com a ligação desses fármacos aos receptores de sulfonilureia nas células miocárdicas (RSU2A) e no músculo liso vascular (RSU2B), causando inibição dos canais de potássio sensíveis ao ATP cardíacos. A ligação das sulfonilureias aos receptores RSU2A e RSU2B pode interferir no condicionamento isquêmico, que é um mecanismo endógeno de proteção ao miocárdio e, possivelmente, com a condução cardíaca. A afinidade por esses receptores varia entre as sulfonilureias; a glicazida liga-se seletivamente ao RSU1 quando administrada em doses terapêuticas, enquanto a glibenclamida liga-se tanto aos receptores pancreáticos quanto cardíacos nas doses terapeuticamente utilizadas (Abdelmoneim et al., 2012). O segundo mecanismo

Tabela 70.4 Características farmacocinéticas das sulfonilureias.

Moléculas	Garação	Dose (mg)	Duração de ação (T1/2)	Atividade dos metabólitos (T1/2)	Eliminação
Tolbutamida	I	500 a 2.000	Curto 4,5 a 6,5 h	Inativa	Urina aprox. 100%
Glibenclamida	II	2,5 a 15	Intermediária a longa 5 a 7 h	Ativa 10 h	Bile aprox. 50%
Glimepirida	II	1 a 6	Intermediária 5 a 8 h	Ativa 3 a 6 h	Urina aprox. 80%
Glipizida	II	2,5 a 20	Curta a intermediária 2 a 4 h	Inativa	Urina aprox. 70%
Gliclazida	II	40 a 320	Intermediária 10 h	Inativa	Urina aprox. 65%
Gliquidona	II	15 a 180	Curta a intermediária 3 a 4 h	Inativa	Bile aprox. 95%

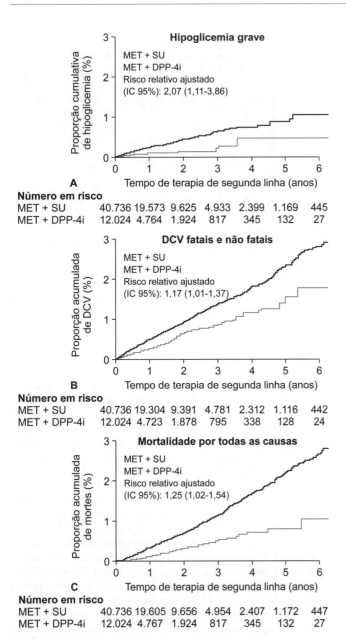

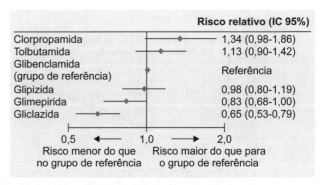

Figura 70.20 Curvas de Kaplan-Meier mostrando risco relativo ajustado para para hipoglicemia grave (**A**), DCV fatal e não fatal (**B**) e mortalidade por todas as causas (**C**). Essas análises foram realizadas nos pacientes que permaneceram no tratamento de segunda linha iniciado. DCV: doença cardiovascular; DPP-4i: inibidor de dipeptidil peptidase-4; MET: metformina: SU: sulfonilureia.

Figura 70.21 *Forest plot* mostrando mortalidade por todas as causas entre sulfonilureias usando evidências diretas e indiretas.

causa e mortalidade cardiovascular, em comparação com glibenclamida (Simpson *et al.*, 2014).

Outros mecanismos que podem explicar o maior risco de eventos cardiovasculares das sulfonilureias quando comparadas com outros fármacos antidiabéticos seriam o aumento da secreção de proinsulina, o aumento do tecido adiposo visceral e o ganho ponderal (Gallwitz *et al.*, 2010).

Glinidas

Constituem uma classe de agentes insulinotrópicos (secretagogos) distinta das sulfonilureias. O mecanismo de ação é similar ao das sulfonilureias; as glinidas estimulam a liberação de insulina ao se ligarem aos canais de potássio sensíveis ao ATP e causam ativação dos canais de cálcio voltagem-dependentes. As glinidas foram desenvolvidas a partir da estrutura química da sulfonilureia glibenclamida. Elas apresentam uma estrutura distinta da glibenclamida, mas têm uma semelhança estrutural da parte não sulfonilureia da glibenclamida. Ao contrário das sulfonilureias, as glinidas estimulam a liberação de insulina apenas na presença de nutrientes. Em relação às sulfonilureias, as glinidas apresentam algumas vantagens, como melhor controle da hiperglicemia pós-prandial, menor risco de hipoglicemia e maior segurança no uso, principalmente em pacientes com insuficiência renal.

Repaglinida

Assim como as sulfonilureias, a ação insulinotrópica da repaglinida é mediada pelo fechamento dos canais de potássio sensíveis ao ATP na célula beta do pâncreas. Ela se liga aos receptores RSU1, mas em um sítio distinto das sulfonilureias. O local de ligação da repaglinida é distinto do local de ligação da glibenclamida e da nateglinida. Ela é rapidamente absorvida após administração oral, tendo um $T_{máx}$ de 30 a 60 min. A biodisponibilidade não é afetada por alimentação e sua meia-vida é de 1 h (Hatorp *et al.*, 1999). Apresenta alta ligação às

proposto para o maior risco observado de eventos cardiovasculares está associado à incidência de hipoglicemia, uma reação comum nos pacientes tratados com sulfonilureia (Figura 70.21). Episódios de hipoglicemia aumentam o intervalo QT e estão associados à isquemia miocárdica (Landstedt-Hallin *et al.*, 1999; Desouza *et al.*, 2003). Um prolongamento do intervalo QT e isquemia cardíaca aumentam o risco de reações adversas cardiovasculares, como arritmia ventricular, infarto do miocárdio e morte súbita. Diferenças na afinidade pelo receptor RSU1 e de propriedades farmacocinéticas podem criar distinções no risco de hipoglicemia entre as sulfonilureias; de fato, a glibenclamida que apresenta maior afinidade para o RSU1 é a que apresenta a maior incidência de hipoglicemia entre as sulfonilureias (Gangji *et al.*, 2007). Em metanálise recente (Figura 70.22) as sulfonilureias gliclazida e glimepirida foram associadas a menor risco de mortalidade por qualquer

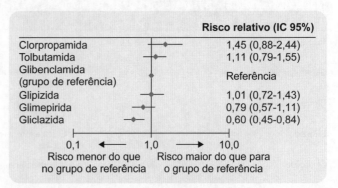

Figura 70.22 *Forest plot* mostrando mortalidade cardiovascular entre sulfonilureias usando evidências diretas e indiretas.

proteínas plasmáticas (98%) e é metabolizada pelo fígado por enzimas do citocromo P450 (CIP3A4), sendo rapidamente eliminada pelo trato biliar. Aproximadamente 90% dos metabólitos são excretados na bile e apenas 8% na urina. Seus metabólitos não apresentam atividade farmacológica. Estudos *in vitro* indicam que substâncias que inibem o CIP3A4, como cetoconazol, esteroides e ciclosporina, reduzem o metabolismo da repaglinida e aumentam sua concentração, enquanto substâncias que induzem o CIP3A4, como rifampicina, carbamazepina e barbitúricos, aceleram o metabolismo da repaglinida (Hatorp, 2002). A dose recomendada é de 0,5 a 4 mg antes de cada refeição (3 vezes/dia). Metanálise de 22 estudos clínicos comparando metformina com metformina + repaglinida concluiu que a associação é segura e melhora o controle glicêmico em pacientes com T2DM (Figuras 70.23 a 70.26; Yin *et al.*, 2014).

Nateglinida

É rapidamente absorvida após administração oral ($T_{máx} < 1$ h), e sua absorção é mais rápida se tomada 30 min antes da refeição. É altamente ligada às proteínas (98%) e apresenta meia-vida de 1,5 a 1,7 h. Insuficiência renal leve ou moderada não influencia a farmacocinética da nateglinida. Reações adversas incluem sintomas semelhantes a gripe, dor lombar, dor articular, tontura e hipoglicemia, e a última

Ensaio clínico ou subgrupo	R+M Média	DP	Total	M Média	DP	Total	Peso (%)	Diferença média IV, aleatório, IC 95%	Ano
Liugh, 2005	6,4	2	20	7,1	1	20	4,5	−0,70 (−1,68-0,28)	2005
Davies, 2007	8,1	1,5	25	9,2	1,4	26	5,1	−1,10 (−1,90- −0,30)	2007
Chenqs, 2007	6,6	1,1	40	8,1	1,6	38	5,8	−1,50 (−2,11- −0,89)	2007
Liml, 2008	6,64	0,72	18	6,96	0,91	18	6,1	−0,32 (−0,86-0,22)	2008
Civera, 2008	7,2	0,7	12	8,8	1	12	5,5	−1,60 (−2,29- −0,91)	2008
Chenyp, 2010	6,56	1,57	32	7,41	1,78	30	5,0	−0,85 (−1,69- −0,01)	2010
Jinsl, 2011	6,32	1,98	52	8,89	1,23	52	5,8	−2,57 (−3,20- −1,94)	2011
Weis, 2011	6,5	1,2	25	7,1	1,4	25	5,4	−0,60 (−1,32-0,12)	2011
Chaby, 2011	6,4	2	20	7,2	1	20	4,5	−0,80 (−1,78-0,18)	2011
Donghp, 2012	6,7	1,1	47	6,8	1,2	47	6,3	−0,10 (−0,57-0,37)	2012
Baim, 2012	6,4	2	30	7,2	1	30	5,1	−0,80 (−1,60-0,00)	2012
Jiny, 2012	7,11	1,95	32	8,82	1,63	33	4,8	−1,71 (−2,59- −0,83)	2012
Zhuaq, 2012	4,1	1,37	30	7,67	2,56	30	4,3	−3,57 (−4,61- −2,53)	2012
Zhaohy, 2012	7,3	1,6	45	8,9	1,5	45	5,7	−1,60 (−2,24- −0,96)	2012
Xusl, 2013	7,2	1,4	280	7,7	1,9	280	6,9	−0,50 (−0,78- −0,22)	2013
Hem, 2013	7,54	0,83	74	8,36	1,13	74	6,8	−0,82 (−1,14- −0,50)	2013
Licy, 2013	6,2	0,7	62	7,7	1,4	62	6,6	−1,50 (−1,89- −1,11)	2013
Linxy, 2013	6,3	1,5	32	7,3	1,1	32	5,7	−1,00 (−1,68- −0,36)	2013
Total (IC 95%)			**876**			**874**	**100,0**	**−1,16 (−1,50- −0,83)**	

Heterogeneidade: Tau^2 = 0,4; Chi^2 = 101, df = 17 (p < 0,00001); I^2 = 83%
Teste para o efeito geral: Z = 6,79 (p < 0,00001)

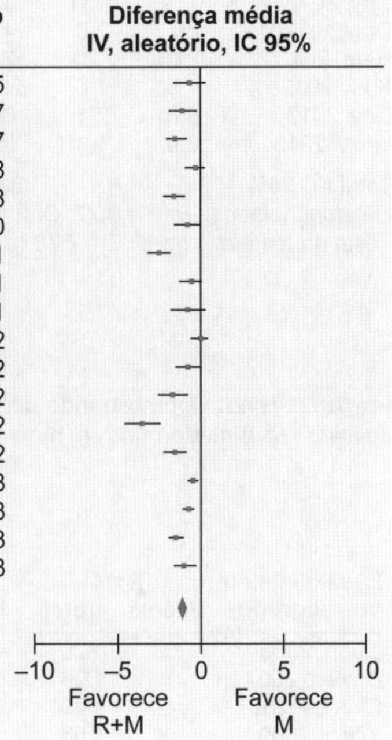

Figura 70.23 *Forest plot* mostrando diferença média padronizada na HbA1c em pacienrtes tratados com associação metformina + repaglinida *versus* metformina em monoterapia.

Ensaio clínico ou subgrupo	R+M Média	DP	Total	M Média	DP	Total	Peso (%)	Diferença média IV, aleatório, IC 95%	Ano
Mawf, 2003	5,44	1,25	27	7,31	0,58	25	5,2	−1,87 (−2,39- −1,35)	2003
Liugh, 2005	7,7	1,5	20	9,3	2,3	20	4,3	−1,60 (−2,80- −0,40)	2005
Chenzq, 2006	5,44	1,25	26	7,31	0,58	26	5,2	−1,87 (−2,40- −1,34)	2006
Chenqs, 2007	6,78	1,3	40	6,98	1,32	38	5,2	−0,20 (−0,78-0,38)	2007
Limi, 2008	5,87	1,49	18	6,03	0,89	18	4,9	−0,18 (−0,96-0,64)	2008
Zhangbt, 2008	5	1,5	26	6,9	1,6	26	4,8	−1,90 (−2,74- −1,06)	2008
Xuwth, 2009	5,6	1,23	68	6,15	1,2	52	5,3	−0,55 (−0,99- −0,11)	2009
Chenyp, 2010	5,1	1,23	32	6,14	1,21	30	5,1	−1,04 (−1,65- −0,43)	2010
Jinsl, 2011	6,5	0,58	52	9,63	0,52	52	5,5	−3,13 (−3,34- −2,92)	2011
Weis, 2011	6,61	1,27	25	6,78	1,31	25	5,0	−0,17 (−0,89-0,55)	2011
Chaby, 2011	7,7	1,5	20	9,3	2,5	20	4,2	−1,60 (−2,88- −0,32)	2011
Baim, 2012	7,7	1,5	30	9,3	2,5	30	4,5	−1,60 (−2,64- −0,56)	2012
Donghp, 2012	6,5	1,3	47	6,9	1,4	47	5,2	−0,40 (−0,95-0,15)	2012
Jiny, 2012	6,09	0,73	32	8,79	1,41	33	5,2	−2,70 (−3,24- −2,16)	2012
Zhuaq, 2012	6,13	2,2	30	8,21	2,35	30	4,4	−2,08 (−3,23- −0,93)	2012
Zhaohy, 2012	5,3	1,2	45	7,8	1,9	45	5,1	−2,50 (−3,16- −1,84)	2012
Hem, 2013	7,9	1,55	74	8,87	1,69	74	5,2	−0,97 (−1,49- −0,45)	2013
Linxy, 2013	6,5	0,8	32	9,4	2,4	32	4,8	−2,90 (−3,78- −2,02)	2013
Xusl, 2013	7,2	1	280	7,9	1,3	280	5,5	−0,70 (−0,89- −0,51)	2013
Licy, 2013	6,3	1,2	62	7,8	1,8	62	5,2	−1,50 (−2,04- −0,98)	2013
Total (IC 95%)			**986**			**965**	**100,0**	**−1,46 (−1,99- −0,93)**	

Heterogeneidade: Tau^2 = 1,33; Chi^2 = 418,75, df = 19 (p < 0,00001); I^2 = 95%
Teste para o efeito geral: Z = 5,4 (p < 0,00001)

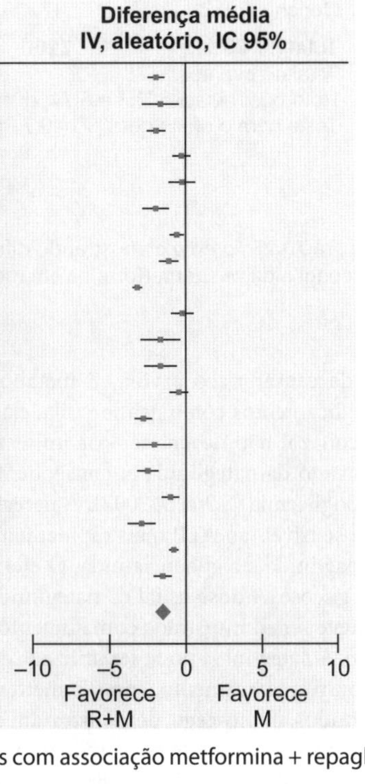

Figura 70.24 *Forest plot* mostrando diferença média padronizada na glicemia de jejum em pacientes tratados com associação metformina + repaglinida *versus* metformina em monoterapia.

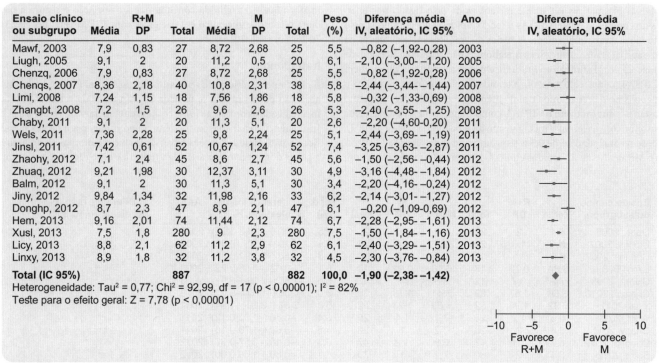

Figura 70.25 *Forest plot* mostrando diferença média padronizada na glicemia pós-prandial em pacientes tratados com associação metformina + repaglinida *versus* metformina em monoterapia.

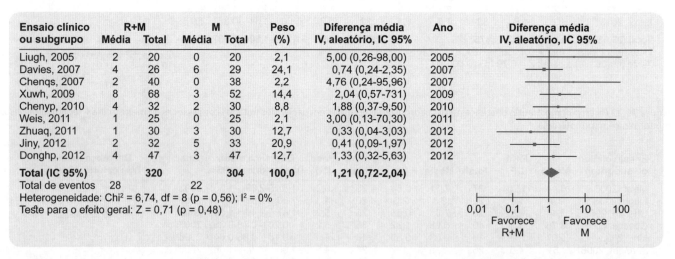

Figura 70.26 *Forest plot* mostrando diferença média padronizada na incidência de hipoglicemia em pacientes tratados com associação metformina + repaglinida *versus* metformina em monoterapia.

pode causar risco à vida. É metabolizada pelo CIP2C9, portanto medicamentos como genfibrozila, claritromicina, itraconazol ou cetoconazol não devem ser coadministrados porque inibem o metabolismo da nateglinida e, consequentemente, aumentam o risco de hipoglicemia (Scheen, 2007). A nateglinida inibe os canais de potássio sensíveis ao ATP mais rapidamente e com menor duração que a repaglinida e a glibenclamida. O efeito da nateglinida é dependente de glicose. A dose usual da nateglinida é de 60 a 120 mg 3 vezes/dia e deve ser administrada com alimentos ou 30 min antes da alimentação. A nateglinida pode ser utilizada como monoterapia ou associada a outro medicamento, como a metformina. Ensaios clínicos randomizados, duplo-cego, demonstraram que a nateglinida (120 mg 3 vezes/dia antes das refeições) reduzia a hemoglobina glicada de pacientes com T2DM em 0,4 a 0,8% (Horton *et al.*, 2000; Hollander *et al.*, 2001). Outros ensaios clínicos indicam que a nateglinida apresenta a mesma potência que a metformina, portanto pode ser uma boa opção terapêutica à metformina em pacientes intolerantes a esse fármaco, ou naqueles em que está contraindicado. Nateglinida pode ser associada à metformina.

Risco cardiovascular

Em um estudo retrospectivo realizado em Taiwan, foram incluídos com diagnóstico de T2DM tratados com glinidas (25.638), sulfonilureias (272.140) e acarbose (29.736; Lee *et al.*, 2017). Aqueles tratados com glinidas apresentaram risco maior de hospitalização por insuficiência cardíaca (HR 1,53; IC 95% 1,24-1,88) quando comparados com sulfonilureias e acarbose.

Reações adversas

Hipoglicemia é a reação adversa mais comum com o uso de glinidas, especialmente com a repaglinida. Hipoglicemia foi observada em 11, 27 e 35% de pacientes com T2DM tratados com placebo, repaglinida 1 mg e repaglinida 4 mg, respectivamente (Jovanovic et al., 2000). As glinidas aparentam ser neutras em relação ao ganho ponderal.

AGONISTAS DOS RECEPTORES ATIVADOS PELO PROLIFERADOR DE PEROXISSOMA GAMA

Há mais duas classes de fármacos que ainda podem ser utilizadas no tratamento do diabetes melito: as tiazolidinedionas e os inibidores da alfaglicosidase. Elas são pouco utilizadas atualmente – no caso das glitazonas, por questões relativas à sua segurança cardiovascular e, no dos inibidores da alfaglicosidase, devido a dúvidas sobre sua eficácia a longo prazo, assim como a aderência ao tratamento, pelo fato de precisarem ser tomados 3 vezes/dia, juntamente com as refeições, e causarem aumento significativo de flatulência e distensão abdominal. Não se sabe qual o melhor tratamento para o diabetes melito, visto que há muitas possibilidades de combinações de fármacos e ainda não existem ensaios clínicos suficientes para avaliar todas as possíveis combinações. Entretanto, as complicações cardiovasculares causadas pelo diabetes melito são as principais responsáveis pela mortalidade dos pacientes. Na opinião deste autor, medicamentos que, além de controlar os parâmetros laboratoriais do diabetes melito, podem minimizar o risco de hipoglicemia e têm eficácia na redução de eventos cardiovasculares devem ser a primeira opção terapêutica.

Tiazolidinedionas (glitazonas)

Foram introduzidas no tratamento do T2DM no final da década de 1990, principalmente como agentes de segunda linha, geralmente em combinação com metformina. Três tiazolidinedionas foram utilizadas para tratamento do diabetes melito nos últimos 15 anos: troglitazona, rosiglitazona e pioglitazona. A troglitazona, a primeira a ser lançada no mercado, em 1997, foi retirada 3 anos depois devido a relatos de lesão hepática grave em alguns pacientes (Watkins, 2005). A rosiglitazona e a pioglitazona foram bastante empregadas, até que, em 2010, metanálises sugeriram aumento do risco cardiovascular com rosiglitazona, tendo sido retirada do mercado brasileiro e europeu. A pioglitazona ainda continua sendo comercializada. As glitazonas são agonistas dos receptores ativados pelo proliferador de peroxissoma gama (PPAR-gama). O PPAR-gama é predominantemente expresso no tecido adiposo de humanos e roedores, bem como no músculo esquelético, no fígado, nos tecidos epiteliais e nos macrófagos. Entretanto, os níveis de RNA mensageiro encontrados no tecido adiposo é 50 vezes maior que nos demais tecidos. Os PPAR sofrem transativação ou transrepressão por mecanismos distintos que causam indução ou repressão gênica, respectivamente (Oyekan, 2011). A transativação é dependente de DNA e a ligação requer dimerização com membros da família dos receptores retinoides X (RXR). A heterodimerização entre os PPAR-gama e os RXR são independentes do ligante (Figura 70.27). O heterodímero PPAR-gama/RXR liga-se, por sua vez, aos elementos regulatórios responsivos na região promotora (*promoter region*) dos genes-alvos (Willson et al., 2001), incluindo aqueles envolvidos em adipogênese, metabolismo lipídico, inflamação e manutenção da homeostase metabólica (Barish et al., 2006). A ativação desses genes por ligantes naturais ou pelas tiazolidinedionas se traduz clinicamente em efeitos interessantes, como redução da glicemia e dos lipídios plasmáticos, redução da resistência à insulina, aumento da sensibilidade à insulina e redução da inflamação (Davidson et al., 2018).

A estimulação dos PPAR pode reprimir a expressão gênica por meio de mecanismo de transrepressão gênica. A transrepressão pode ocorrer de maneira independente da ligação ao DNA ao interferir em outras vias de sinalização, ou a partir de ligação ao DNA com o recrutamento de fatores correpressores (Yki-Järvinen, 2004).

Pioglitazona

Além de ativar o PPAR-gama, apresenta baixa afinidade pelo subtipo alfa de PPAR. A ativação do PPAR-gama aumenta a sensibilidade à insulina no fígado e no músculo esquelético (Perfetti e D'Amico, 2005) e causa adipogênese, levando a uma redução da produção endógena de glicose e da gliconeogênese pós-prandial, redução dos níveis plasmáticos de glicose e insulina, além de alterações na função das células beta (Inzucchi et al., 2012). A pioglitazona reduz a hemoglobina glicada (A1C) aproximadamente 1% quando comparada com placebo (Gorter et al., 2012). Pioglitazona, quando prescrita em associação a outros fármacos euglicemiantes, como metformina ou sulfonilureias, está relacionada com aumento dos níveis plasmáticos do colesterol HDL e redução dos níveis de triglicerídeos (Rodríguez et al., 2011).

Risco cardiovascular

Vários ensaios clínicos randomizados investigando o efeito do tratamento com pioglitazona em pacientes que apresentavam alto risco de doença coronariana ou macrovascular não demonstraram evidência de aumento de reações adversas cardiovasculares (Erdmann et al., 2010; Abe et al., 2010; Davidson et al., 2018). Entretanto, ensaios clínicos comparando pioglitazona com gliburida em pacientes com doença cardíaca leve ou insuficiência cardíaca sintomática (Giles et al., 2008; 2010) identificaram aumento da incidência de insuficiência cardíaca e hospitalização após 6 meses e 1 ano, respectivamente, no grupo tratado com pioglitazona.

Reações adversas

A reação adversa mais comum com o uso da pioglitazona é aumento de peso, que varia entre 2 e 6 kg (Yau et al., 2013). No ensaio clínico PROactive, tratamento de pacientes com pioglitazona foi associado a ganho ponderal de 3,8 kg em comparação com perda de 0,6 kg no grupo placebo (Dormandy et al., 2009). Esse aumento de peso, possivelmente, é devido à alteração na distribuição do tecido adiposo no compartimento subcutâneo em conjunto com uma redução da razão de gordura subcutânea com gordura visceral (Bailey, 2005). Como os PPAR-gama são expressos primariamente em tecido adiposo, este pode ser o mecanismo fundamental responsável pelo ganho de peso observado nos pacientes. Outra reação adversa observada com pioglitazona é aumento do risco de fraturas.

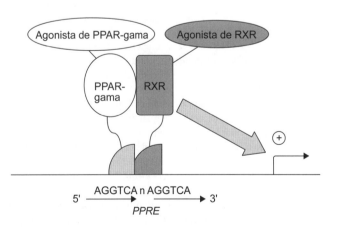

Figura 70.27 Representação esquemática da ligação do heterodímero PPAR-gama/RXR ao PPRE no DNA. PPAR: receptor ativado por proliferador de peroxissoma; RXR: receptor retinoide X; PPRE: elemento de resposta PPAR.

No ensaio clínico PERISCOPE (*Pioglitazone Effect on Regression of Intravascular Sonographic Coronary Obstruction Prospective Evaluation*), 543 pacientes com T2DM foram tratados por 18 meses com pioglitazona (15 a 45 mg) ou glimepirida (1 a 4 mg). Foram observadas fraturas em 3% dos pacientes tratados com pioglitazona (seis mulheres e dois homens) em comparação com nenhuma no grupo tratado com glimeripirida (Nissen *et al.*, 2008).

INIBIDORES DA ALFAGLICOSIDASE

Carboidratos digeríveis constituem quantitativamente a maior parte da dieta humana em países ocidentais, sendo responsáveis por 50 a 60% do total de energia gerada pela alimentação. Entre os carboidratos digeríveis, 60% são constituídos por polissacarídeos (amido), 35% por dissacarídeos (sacarose e lactose) e 5 a 7% por monossacarídeos (frutose e glicose). Tanto os polissacarídeos quanto os dissacarídeos precisam ser metabolizados para serem absorvidos; apenas monossacarídeos conseguem ser absorvidos no intestino delgado sem prévia digestão. Em condições fisiológicas, a amilose (que representa 20% dos polissacarídeos) é parcialmente digerida pela alfa-amilase produzida na saliva e no pâncreas, gerando dissacarídeos como a maltose, os trissacarídeos (maltotriose) e os oligossacarídeos (dextrinas) contendo de 4 a 9 monômeros de glicose. Diferentemente da alfa-amilase pancreática que atua na luz do intestino delgado, as demais enzimas que atuam no metabolismo desses carboidratos estão localizadas na membrana apical dos enterócitos. Esse passo terminal é feito por duas classes de oligossacaridase: as alfaglicosidases (sucrase-isomaltase, maltase, glucoamilase e trealase) e as betagalactosidases (lactase).

Conforme mencionado anteriormente, o passo final da digestão de carboidratos é a sua absorção na forma de monossacarídios. Os inibidores da alfaglicosidase não são muito utilizados no tratamento do diabetes melito, apesar de apresentarem efeitos semelhantes nos níveis de hemoglobina glicada aos alcançados com metformina e tiazolidinedionas. Há três inibidores disponíveis comercialmente (acarbose, miglitol e voglibose), de origem bacteriana: a acarbose foi isolada do *Actinoplanes*; o miglitol é um derivado semissintético da 1-deoxijirimicina, obtida do *Bacillus* e do *Streptomyces* sp.; e a voglibose é um derivado semissintético da validamicina A, obtida do *Streptomyces hygroscopicus* var. *limoneus* (Hanefel e Schaper, 2007). Conforme pode ser observado pela estrutura desses inibidores, eles atuam como falsos carboidratos para a alfaglicosidase.

Acarbose

Acabose tem a estrutura semelhante à de um tetrassacarídeo e, portanto, não cruza a membrana do enterócito. Como consequência, é minimamente absorvida (< 2%) após a ingestão. Devido a essa baixa absorção, ela é transportada por meio do intestino delgado para o intestino grosso. A acarbose (Figura 70.28) funciona como um falso substrato para a alfaglicosidase, causando importante inibição dessa enzima, uma ação que depende da dose – quando pacientes diabéticos se submeteram à dieta com 25 g de amido com 50, 100 ou 200 mg de acarbose ou placebo, uma redução marcante da hiperglicemia pós-prandial foi notada com 50 mg de acarbose quando comparada com placebo. É importante ressaltar que esse efeito dependente da dose pode ser influenciado pelo tipo de atividade de dissacaridases intestinais que o paciente apresenta. Alguns indivíduos podem necessitar de 200 mg de acarbose para ter o efeito terapêutico adequado, enquanto outros apenas de 50 mg (Toeller, 1991). Por seu mecanismo de ação, os carboidratos não digeridos no intestino delgado proximal serão transportados para o íleo. Se a dose de acarbose for suficiente para inibir totalmente a capacidade de digerir carboidratos, esses carboidratos não digeridos serão metabolizados por bactérias do intestino grosso responsáveis por desconfortos gastrintestinais, como distensão abdominal e flatulência. O efeito mais importante do retardamento da absorção de carboidratos é a atenuação do aumento da glicemia plasmática após as refeições. O efeito da acarbose é dependente obviamente da composição de carboidratos da refeição.

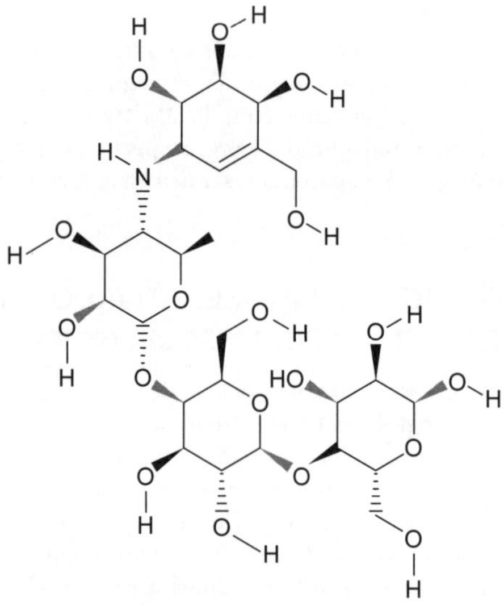

Figura 70.28 Acarbose.

Miglitol

Representa a segunda geração dos inibidores da alfaglicosidase. Liga-se de maneira reversível às enzimas alfaglicosidases do epitélio intestinal. Distintamente da acarbose, o miglitol é completamente absorvido no intestino delgado. Deve ser tomado com as refeições e, por seu efeito inibitório na digestão dos carboidratos, reduz significativamente a glicemia pós-prandial. Tanto o miglitol (Figura 70.29) quanto a acarbose não têm efeito na glicemia basal. Após ingestão oral de 2 mg/kg, a $C_{máx}$ atingida foi de 1,1 mg/ℓ, com meia-vida de 2,4 (2 a 4 h). Apresenta baixo volume de distribuição, indicando baixa penetração em tecidos. A ligação às proteínas plasmáticas é mínima (< 4%). Miglitol é eliminado de maneira inalterada na urina (Ahr *et al.*, 1997); ademais, apresenta afinidade pelas seguintes dissacaridases, em ordem decrescente: sucrase, glicoamilase, maltase e muito pouca afinidade para isomaltase e lactase (Lembcke *et al.*, 1985).

Voglibose

Apresenta mínima biodisponibilidade oral e é o terceiro inibidor de alfaglicosidase lançado no mercado, estando disponível na Ásia (Figura 70.30). Em estudo realizado em pacientes com T2DM, a voglibose (0,2 mg 3 vezes/dia) causou aumento de flatulência para 56,7% dos pacientes, enquanto na acarbose (100 mg 3 vezes/dia) esse aumento se deu em 90% dos casos (Vichayanrat *et al.*, 2002).

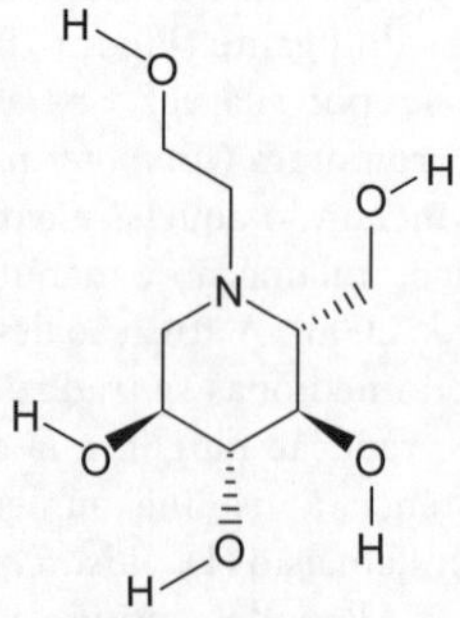

Figura 70.29 Miglitol.

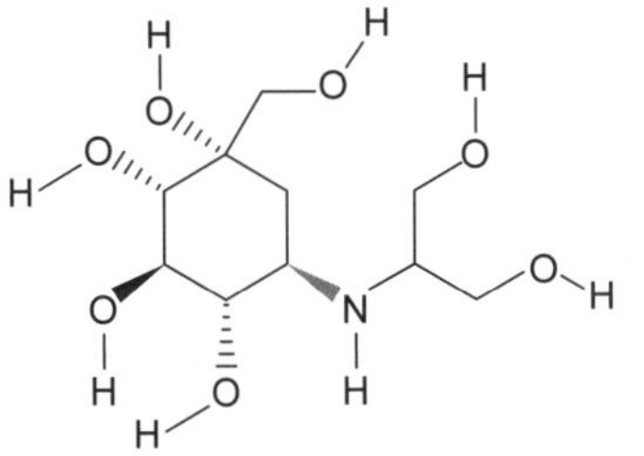

Figura 70.30 Voglibose.

Risco cardiovascular e reações adversas

Não há evidências de que os inibidores de alfaglicosidase aumentem o risco cardiovascular. Podem ser considerados neutros tanto no risco cardiovascular quanto no ganho ponderal. Conforme mencionado anteriormente, a maior dificuldade em utilizá-los reside no fato de precisarem ser tomados juntamente com refeições e apresentarem altíssima incidência de aumento de flatulência (50 a 90%), assim como outros sintomas abdominais (p. ex., distensão).

REFERÊNCIAS BIBLIOGRÁFICAS

Abdelmoneim AS, Hasenbank SE, Seubert JM, Brocks DR, Light PE, Simpson SH. Variations in tissue selectivity amongst insulin secretagogues: a systematic review. Diabetes Obes Metab 2012;14:130-8.

Abdul-Ghani M, DeFronzo, R, Norton L. Novel hypothesis to explain why SGLT2 inhibitors inhibit only 30-50% of filtered glucose load in humans. Diabetes 2013;62:3324-8.

Abe M, Okada K, Maruyama T, Maruyama N, Soma M, Matsumoto K. Clinical effectiveness and safety evaluation of long-term pioglitazone treatment for erythropoietin responsiveness and insulin resistance in type 2 diabetic patients on hemodialysis. Expert Opin Pharmacother. 2010;11:1611-20.

Ahr HJ, Boberg M, Brendel E, Krause HP, Steinke W. Pharmacokinetics of miglitol. Arzneim- Forschung/Drug Res. 1997;47:734-45.

American Diabetes Association (ADA). 2. Classification and diagnosis of diabetes. Diabetes Care. 2015;38:S8-16.

Ashcroft FM, Gribble FM. Tissue-specific effects of sulfonylureas: lessons from studies of cloned K(ATP) channels. J Diabetes Complications. 2000;14:192-6.

Atkinson MA, Eisenbarth GS, Michels AW. Type 1 diabetes. Lancet. 2014;383:69-82.

Bailey CJ. Treating insulin resistance in type 2 diabetes with metformin and thiazolidinediones. Diabetes Obes Metab. 2005;7:675-91.

Barish GD, Narkar VA, Evans RM. PPAR delta: a dagger in the heart of the metabolic syndrome. J Clin Invest. 2006;116:590-7.

Bentley-Lewis R, Aguilar D, Riddle MC, et al. Rationale, design, and baseline characteristics in Evaluation of LIXisenatide in Acute Coronary Syndrome, a long-term cardiovascular end point trial of Lixisenatide versus placebo. Am Heart J. 2015;169:631-8.

Bolli GB, Luzio S, Marzotti S, Porcellati F, Sert-Langeron C, Charbonnel B, et al. Comparative pharmacodynamic and pharmacokinetic characteristics of subcutaneous insulin glulisine and insulin aspart prior to a standard meal in obese subjects with type 2 diabetes. Diabetes Obes Metab. 2011;13:251-7.

Bouchoucha M, Uzzan B, Cohen R. Metformin and digestive disorders. Diabetes Metab. 2011;37:90-6.

Brange J, Owens DR, Kang S, Volund A. Monomeric insulins and their experimental and clinical implications. Diabetes Care. 1990;13:923-54.

Burness CB. Omarigliptin: first global approval. Drugs. 2015;75:1947-52.

Buse JB, DeFronzo RA, Rosenstock J, Kim T, Burns C, Skare S, et al. The primary glucose-lowering effect of metformin resides in the gut, not the circulation. Results from short-term pharmacokinetic and 12-week dose-ranging studies. Diabetes Care. 2016;39:198-205.

Buse JB, Rosenstock J, Sesti G, Schmidt WE, Montanya E, Brett JH, et al. Liraglutide once a day versus exenatide twice a day for type 2 diabetes: a 26-week randomised, parallel- group, multinational, open-label trial (LEAD-6). Lancet. 2009;374:39-47.

Bush MA, Matthews JE, De Boever EH, Dobbins RL, Hodge RJ, Walker SE, et al. Safety, tolerability, pharmacodynamics and pharmacokinetics of albiglutide, a long-acting glucagon-like peptide-1 mimetic, in healthy subjects. Diabetes Obes Metab. 2009;11:498-505.

Chen XW, He ZX, Zhou ZW, Yang T, Zhang X, Yang YX, et al. Clinical pharmacology of dipeptidyl peptidase 4 inhibitors indicated for the treatment of type 2 diabetes mellitus. Clin Exp Pharmacol Physiol. 2015;42:999-1024.

Cowart K. Oral semaglutide: first-in-class oral GLP-1 receptor agonist for the treatment of type 2 diabetes mellitus. Ann Pharmacother. 2020;54:478-85.

Dahl-Jørgensen K, Brinchmann-Hansen O, Hanssen KF, Sandvik L, Aagenaes O. Rapid tightening of blood glucose control leads to transient deterioration of retinopathy in insulin dependent diabetes mellitus: the Oslo study. Br Med J (Clin Res Ed). 1985;290:811-5.

Davidson MA, Mattison RA, Azoulay L, Krewski D. Thiazolidinediones drugs in the treatment of type 2 diabetes mellitus: past, present and future. Crit Rev Toxicol. 2018;48:52-108.

Day C. Amylin analogue as an antidiabetic agent. Br J Diabetes Vasc Dis. 2005;5:151-4.

De Heer J, Rasmussen C, Coy DH, Holst JJ. Glucagon-like peptide-1, but not glucose-dependent insulinotropic peptide, inhibits glucagon secretion via somatostatin (receptor subtype 2) in the perfused rat pancreas. Diabetologia. 2008;51:2263-70.

DeFronzo RA, Fleck PR, Wilson CA, Mekki Q. Efficacy and safety of the dipeptidyl peptidase-4 inhibitor alogliptin in patients with type 2 diabetes and inadequate glycemic control: a randomized, double-blind, placebo-controlled study. Diabetes Care. 2008;31: 2315-7.

DeFronzo RA, Goodman AM; The Multicenter Metformin Study Group. Efficacy of metformin in patients with non-insulin-dependent diabetes mellitus. N Engl J Med. 1995;333:541-9.

DeFronzo RA, Okerson T, Viswanathan P, Guan X, Holcombe JH, MacConell L. Effects of exenatide versus sitagliptin on postprandial glucose, insulin and glucagon secretion, gastric emptying, and caloric intake: a randomized, cross-over study. Curr Med Res Opin. 2008;24:2943-52.

DeFronzo RA, Ratner RE, Han J, Kim DD, Fineman MS, Baron AD. Effects of exenatide (exendin-4) on glycemic control and weight over 30 weeks in metformin-treated patients with type 2 diabetes. Diabetes Care. 2005;28:1092-100.

Desouza C, Salazar H, Cheong B, Murgo J, Fonseca V. Association of hypoglycemia and cardiac ischemia: a study based on continuous monitoring. Diabetes Care. 2003;26:1485-9.

Dharmalingam M, Sriram U, Baruah MP. Liraglutide: a review of its therapeutic use as a once daily GLP-1 analog for the management of type 2 diabetes mellitus. Indian J Endocrinol Metab. 2011;15:9-17.

Dormandy J, Bhattacharya M, van Troostenburg de Bruyn AR. Safety and tolerability of pioglitazone in high-risk patients with type 2 diabetes: an overview of data from PROactive. Drug Saf. 2009;32:187-202.

Dornhorst A, Lüddeke HJ, Sreenan S, Koenen C, Hansen JB, Tsur A, Landstedt-Hallin L. Safety and efficacy of insulin detemir in clinical practice: 14-week follow-up data from type 1 and type 2 diabetes patients in the PREDICTIVE European cohort. Int J Clin Pract. 2007;61:523-8.

Doyle ME, Egan JM. Pharmacological agents that directly modulate insulin secretion. Pharmacol Rev. 2003;55:105-31.

Drucker DJ, Buse JB, Taylor K, Kendall DM, Trautmann M, Zhuang D, et al. Exenatide once weekly versus twice daily for the treatment of type 2 diabetes: a randomised, open-label, non-inferiority study. Lancet. 2008;372:1240-50.

Dunican KC, Adams NM, Desilets AR. The role of pramlintide for weight loss. Ann Pharmacother. 2010;44:538-45.

Ehrenkranz JR, Lewis NG, Kahn CR, Roth J. Phlorizin: a review. Diabetes Metab Res Rev. 2005;21:31-8.

Eisenbarth GS. Type I diabetes mellitus. A chronic autoimmune disease. N Engl J Med. 1986;314:1360-8.

Erdmann E, Spanheimer R, Charbonnel B. Pioglitazone and the risk of cardiovascular events in patients with type 2 diabetes receiving concomitant treatment with nitrates, renin–angiotensin system blockers, or insulin: results from the PROactive study (PROactive 20). J Diabetes. 2010;2:212-20.

Farag YM, Gaballa MR. Diabesity: an overview of a rising epidemic. Nephrol Dial Transplant. 2011;26:28-35.

Fonseca VA, Alvarado-Ruiz R, Raccah D, Boka G, Miossec P, Gerich JE. Efficacy and safety of the once-daily GLP-1 receptor agonist lixisenatide in monotherapy: a randomized, double-blind, placebo-controlled trial in patients with type 2 diabetes (GetGoal-Mono). Diabetes Care. 2012;35:1225-31.

Gallwitz B, Haupt A, Kraus P, Peters N, Petto H, Dotta F, et al. Changes in body composition after 9 months of treatment with exenatide twice daily versus glimepiride: comment letter on Jendle et al. Diabetes Obes Metab. 2010;12:1127–8.

Gangji AS, Cukierman T, Gerstein HC, Goldsmith CH, Clase CM. A systematic review and meta-analysis of hypoglycemia and cardiovascular events: a comparison of glyburide with other secretagogues and with insulin. Diabetes Care. 2007;30:389-94.

Giles TD, Elkayam U, Bhattacharya M, Perez A, Miller AB. Comparison of pioglitazone vs glyburide in early heart failure: insights from a randomized controlled study of patients with type 2 diabetes and mild cardiac disease. Congest Heart Fail. 2010;16:111-7.

Giles TD, Miller AB, Elkayam U, Bhattacharya M, Perez A. Pioglitazone and heart failure: results from a controlled study in patients with type 2 diabetes mellitus and systolic dysfunction. J Card Fail. 2008;14:445-52.

Gorter KJ, van de Laar FA, Janssen PG, Houweling ST, Rutten GE. Diabetes: glycaemic control in type 2 (drug treatments). BMJ Clin Evid. 2012;2012:0609.

Green JB, Bethel MA, Armstrong PW, Buse JB, Engel SS, Garg J, et al.; TECOS Study Group. Effect of sitagliptin on cardiovascular outcomes in type 2 diabetes [published erratum in N Engl J Med 2015;373:586]. N Engl J Med 2015;373:232-42.

Hanefeld M, Schaper F. The role of alpha-glucosidase inhibitors (acarbose). In: Pharmacotherapy of Diabetes: New Developments. Diabetes: Endocrinology. Part 2. New York: Springer; 20017.

Häring HU, Merker L, Seewaldt-Becker E, Weimer M, Meinicke T, Broedl UC, et al. Empagliflozin as add-on to metformin for 24 weeks improves glycemic control in patients with type 2 diabetes (T2DM) [abstract 1092-P]. Diabetes. 2013a;62:A282.

Häring HU, Merker L, Seewaldt-Becker E, Weimer M, Meinicke T, Woerle HJ, et al. Empagliflozin as add-on to metformin plus sulfonylurea in patients with type 2 diabetes: a 24-week, randomized, double-blind, placebo-controlled trial. Diabetes Care. 2013b;36:3396-404.

Hassan K, Heptulla RA. Reducing postprandial hyperglycemia with adjuvant premeal pramlintide and postmeal insulin in children with type 1 diabetes mellitus. Pediatr Diabetes. 2009;10: 264-8.

Hatorp V, Huang WC, Strange P. Repaglinide pharmacokinetics in healthy young adult and elderly subjects. Clin Ther. 1999;21:702-10.

Hatorp V. Clinical pharmacokinetics and pharmacodynamics of repaglinide. Clin Pharmacokinet. 2002;41:471-83.

Havelund S, Plum A, Ribel U, Jonassen I, Vølund A, Markussen J, Kurtzhals P. The mechanism of protraction of insulin detemir, a long-acting, acylated analog of human insulin. Pharm Res. 2004;21:1498-504.

Heinemann L, Heise T, Wahl LC, Trautmann M, Ampudia J, Starke AAR, Berger M. Prandial glycaemia after a carbohydrate-rich meal in type I diabetic patients: using the rapid acting insulin analogue [Lys(B28), Pro(B29)] human insulin. Diabet Med. 1996;13:625-9.

Heise T, Pieber TR. Towards peakless, reproducible and long-acting insulins. An assessment of the basal analogues based on isoglycaemic clamp studies. Diabetes Obes Metab. 2007;9:648-59.

Heller S, Mathieu C, Kapur R, Wolden ML, Zinman B. A meta-analysis of rate ratios for nocturnal confirmed hypoglycaemia with insulin degludec vs. insulin glargine using different definitions for hypoglycaemia. Diabet Med. 2016;33:478-87.

Hermansen K, Dornhorst A, Sreenan S. Observational, open-label study of type 1 and type 2 diabetes patients switching from human insulin to insulin analogue basal-bolus regimens: insights from the PREDICTIVE study. Curr Med Res Opin. 2009;25:2601-8.

Hirshberg B, Parker A, Edelberg H, Donovan M, Iqbal N. Safety of saxagliptin: events of special interest in 9156 patients with type 2 diabetes mellitus. Diabetes Metab Res Rev. 2014;30:556-69.

Hollander P, Maggs DG, Ruggles JA, Fineman M, Shen L, Kolterman O, Weyer C. Effect of pramlintide on weight in overweight and obese insulin-treated type 2 diabetes patients. Obes Res. 2004;12:661-8.

Hollander PA, Schwartz SL, Gatlin MR, Haas SJ, Zheng H, Foley JE, Dunning BE. Importance of early insulin secretion: comparison of nateglinide and glyburide in previously diet-treated patients with type 2 diabetes. Diabetes Care. 2001;24:983-8.

Horton E, Clinkingbeard C, Gatlin M, Gatlin M, Foley J, Mallows S, Shen S. Nateglinide alone and in combination with metformin improves glycemic control by reducing mealtime glucose levels in type 2 diabetes. Diabetes Care. 2000;23:1660-5.

Inzucchi SE, Bergenstal RM, Buse JB, Kernan WN, Mathieu C, Mingrone G, et al. Management of hyperglycaemia in type 2 diabetes: a patient-centered approach. Position statement of the American Diabetes Association (ADA) and the European Association for the Study of Diabetes (EASD). Diabetologia. 2012;55:1577-96.

Joao AL, Reis F, Fernandes R. The incretin system ABCs in obesity and diabetes-novel therapeutic strategies for weight loss and beyond. Obes Rev Off J Int Assoc Study Obes. 2016;17:553-72.

Jovanovic L, Dailey G III, Huang WC, Strange P, Goldstein BJ. Repaglinide in type 2 diabetes: a 24-week, fixed-dose efficacy and safety study. J Clin Pharmacol. 2000;40:49-57.

Kerr D, Wizemann E, Senstius J, Zacho M, Ampudia-Blasco FJ. Stability and performance of rapid-acting insulin analogs used for continuous subcutaneous insulin infusion: a systematic review. J Diabetes Sci Technol. 2013;7:1595-606.

Kishiyama CM, Burdick PL, Cobry EC, Gage VL, Messer LH, McFann K, Chase HP. A pilot trial of pramlintide home usage in adolescents with type 1 diabetes. Pediatrics. 2009;124:1344-7.

Kovacs CS, Seshiah V, Swallow R, Jones R, Rattunde H, Woerle HJ, et al. Empagliflozin improves glycaemic and weight control as add-on therapy to pioglitazone or pioglitazone plus metformin in patients with type 2 diabetes: a 24-week, randomized, placebo-controlled trial. Diabetes Obes Metab. 2014;16(2):147-58.

Kugler AJ, Fabbio KL, Pham DQ, Nadeau DA. Inhaled technosphere insulin: a novel delivery system and formulation for the treatment of types 1 and 2 diabetes mellitus. Pharmacotherapy. 2015;35:298-314.

Landau Z, Raz I, Wainstein J, Bar-Dayan Y, Cahn A. The role of insulin pump therapy for type 2 diabetes mellitus. Diabetes Metab Res Rev. 2017;33.

Landstedt-Hallin L, Englund A, Adamson U, Lins PE. Increased QT dispersion during hypoglycaemia in patients with type 2 diabetes mellitus. J Intern Med. 1999;246:299-307.

Lau J, Bloch P, Schäffer L, Pettersson I, Spetzler J, Kofoed J, et al. Discovery of the once-weekly glucagon-like peptide-1 (GLP-1) analogue semaglutide. J Med Chem. 2015;58:7370-80.

Lee YC, Chang CH, Dpong YH, Lin JW, Wu LC, Hwang JS, Chuang LM. Comparing the risk of hospitalized heart failure associated with glinide, sulfonylurea and acarbose in type 2 diabetes: a nationwide study. Int J Cardiol. 2017;228:1007-14.

Lembcke B, Fölsch VR, Creutzfeldt W. Effect of 1-deoxynojirimycin derivatives on small intestinal disaccharidase activities and on active transport in vitro. Digestion. 1985;31:120-7.

Levin PA, Nguyen H, Wittbrodt ET, Kim SC. Glucagon-like peptide-I receptor agonists: a systematic review of comparative effectiveness research. Diabetes Metab Syndr Obes. 2017;10:123-9.

Lorenzo A, Razzaboni B, Weir GC, Yankner BA. Pancreatic islet cell toxicity of amylin associated with type-2 diabetes mellitus. Nature. 1994;368:756-60.

Lucidi P, Porcellati F, Rossetti P, Candeloro P, Cioli P, Marzotti S, et al. Pharmacokinetics and pharmacodynamics of therapeutic doses of basal insulins NPH, glargine, and detemir after 1 week of daily administration at bedtime in type 2 diabetic subjects: a randomized cross-over study. Diabetes Care. 2011;34: 1312-14.

Marso SP, Bain SC, Consoli A, Eliaschewitz FG, Jódar E, Leiter LA, et al. Semaglutide and cardiovascular outcomes in patients with type 2 diabetes. N Engl J Med. 2016;375:1834-44.

Marso SP, Daniels GH, Brown-Frandsen K, Kristensen P, Mann JFE, Nauck MA, et al. Liraglutide and cardiovascular outcomes in type 2 diabetes. N Engl J Med. 2016;375:311-22.

Mathieu C, Hollander P, Miranda-Palma B, Cooper J, Franek E, Russell-Jones D, et al. Efficacy and safety of insulin degludec in a flexible dosing regimen versus insulin glargine in patients with type 1 diabetes (BEGIN: Flex T1): a 26-week randomized, treat-to-target trial with a 26-week extension. J Clin Endocrinol Metab. 2013;98:1154-62.

McCreight LJ, Bailey CJ, Pearson ER. Metformin and the gastrointestinal tract. Diabetologia. 2016;59:426-35.

Nabeno M, Akahoshi F, Kishida H, Miyaguchi I, Tanaka Y, Ishii S, Kadowaki T. A comparative study of the binding modes of recently launched dipeptidyl peptidase IV inhibitors in the active site. Biochem Biophys Res Commun. 2013;434:191-6.

Nauck M, Rizzo M, Johnson A, Bosch-Traberg H, Madsen J, Cariou B. Once-daily liraglutide versus lixisenatide as add- on to metformin in type 2 diabetes: a 26-week randomized controlled clinical trial. Diabetes Care. 2016;39:1501-9.

NCT01682759. A study of the safety and efficacy of MK-3102 compared with glimepiride in participants with type 2 diabetes mellitus with inadequate glycemic control on metformin (MK-3102-016). 2012. [Acesso em 22 jan 2020] Disponível em: https://clinicaltrials.gov/ct2/show/NCT01682759.

Neal B, Perkovic V, Mahaffey KW, de Zeeuw D, Fulcher G, Erondu N, et al. Canagliflozin and cardiovascular and renal events in type 2 diabetes. N Engl J Med. 2017;377:644-57.

Nissen SE, Nicholls SJ, Wolski K, Nesto R, Kupfer S, Perez A, et al. Comparison of pioglitazone vs glimepiride on progression of coronary atherosclerosis in patients with type 2 diabetes: the PERISCOPE randomized controlled trial. JAMA. 2008;299:1561-73.

Oyekan A. PPARs and their effects on the cardiovascular system. Clin Exp Hypertens. 2011;33:287-93.

Perfetti R, D'Amico E. Rational drug design and PPAR agonists. Curr Diab Rep. 2005;5:340-5.

Pfeffer MA, Claggett B, Diaz R, Dickstein K, Gerstein HC, Køber LV, et al. Lixisenatide in patients with type 2 diabetes and acute coronary syndrome. N Engl J Med. 2015;373:2247-57.

Pi-Sunyer X, Astrup A, Fujioka K, Greenway F, Halpern A, Krempf M, et al. A randomized, controlled trial of 3.0 mg of liraglutide in weight management. N Engl J Med. 2015;373:11-22.

Plank J, Wutte A, Brunner G, Siebenhofer A, Semlitsch B, Sommer R, et al. A direct comparison of insulin aspart and insulin lispro in patients with type 1 diabetes. Diabetes Care. 2002;25:2053-7.

Polidori D, Sha S, Ghosh A, Plum-Morschel L, Heise T, Rothenberg P. Validation of a novel method for determining the renal threshold for glucose excretion in untreated and canagliflozin-treated subjects with type 2 diabetes mellitus. J Clin Endocrinol Metab. 2013;98:E867-71.

Powell WR, Christiansen CL, Miller DR. Meta-analysis of sulfonylurea therapy on long-term risk of mortality and cardiovascular events compared to other oral glucose-lowering treatments. Diabetes Ther. 2018;9:1431-40.

Qiao YC, Ling W, Pan, YH, Chen Y-L, Zhou D, Huang Y-M, et al. Efficacy and safety of pramlintide injection adjunct to insulin therapy in patients with type 1 diabetes mellitus: a systematic review and meta-analysis. Oncotarget. 2017;8:66504-15.

Ratner RE, Hirsch IB, Neifing JL, Garg SK, Mecca TE, Wilson CA. Less hypoglycemia with insulin glargine in intensive insulin therapy for type 1 diabetes. U.S. study group of insulin glargine in type 1 diabetes. Diabetes Care. 2000;23:639-43.

Ratner RE, Rosenstock J, Boka G. Dose-dependent effects of the once-daily GLP-1 receptor agonist lixisenatide in patients with type 2 diabetes inadequately controlled with metformin: a randomized, double-blind, placebo-controlled trial. Diabetes Med. 2010;27:1024-32.

Roberts AN, Leighton B, Todd JA, Cockburn D, Schofield PN, Sutton R, et al. Molecular and functional characterization of amylin, a peptide associated with type 2 diabetes mellitus. Proc Natl Acad Sci USA. 1989;86:9662-6.

Roden M, Weng J, Eilbracht J, Delafont B, Kim G, Woerle HJ, et al. Empagliflozin monotherapy with sitagliptin as an active comparator in patients with type 2 diabetes: a randomised, double-blind placebo-controlled, phase 3 trial. Lancet Diabetes Endocrinol. 2013;1:208-19.

Rodríguez A, Reviriego J, Karamanos V, del Cañizo FJ, Vlachogiannis N, Drossinos V. Management of cardiovascular risk factors with pioglitazone combination therapies in type 2 diabetes: an observational cohort study. Cardiovasc Diabetol. 2011;10:18.

Rosenstock J, Park G, Zimmerman J; U.S. Insulin Glargine (HOE 901) Type 1 Diabetes Investigator Group. Basal insulin glargine (HOE 901) versus NPH insulin in patients with type 1 diabetes on multiple daily insulin regimens. Diabetes Care. 2000;23:1137-42.

Rosenstock J, Raccah D, Koranyi L, Maffei L, Boka G, Miossec P, Gerich JE. Efficacy and safety of lixisenatide once daily versus exenatide twice daily in type 2 diabetes inadequately controlled on metformin: a 24-week, randomized, open-label, active-controlled study (GetGoal-X). Diabetes Care. 2013;36:2945-51.

Rosenstock J, Rendell MS, Gross JL, Fleck PR, Wilson CA, Mekki Q. Alogliptin added to insulin therapy in patients with type 2 diabetes reduces HbA(1C) without causing weight gain or increased hypoglycaemia. Diabetes Obes Metab. 2009;11:1145-52.

Rosenstock J, Wilson C, Fleck P. Alogliptin versus glipizide monotherapy in elderly type 2 diabetes mellitus patients with mild hyperglycaemia: a prospective, double-blind, randomized, 1-year study. Diabetes Obes Metab. 2013;15:906-14.

Roze S, Valentine WJ, Zakrzewska KE, Palmer AJ. Health-economic comparison of continuous subcutaneous insulin infusion with multiple daily injection for the treatment of Type 1 diabetes in the UK. Diabet Med. 2005;22:1239-45.

Sanders MJ, Grondin PO, Hegarty BD, Snowden MA, Carling D. Investigating the mechanism for AMP activation of the AMP-activated protein kinase cascade. Biochem J. 2007;403:139-48.

Sarwar N, Gao P, Sarwar N, Sarwar N, Gao P, Seshasai SR, et al.; Emerging Risk Factors Collaboration. Diabetes mellitus, fasting blood glucose concentration, and risk of vascular disease: a collaborative meta-analysis of 102 prospective studies. Lancet. 2010;375:2215-22.

Scheen AJ. Drug-drug and food-drug pharmacokinetic interactions with new insulinotropic agents repaglinide and nateglinide. Clin Pharmacokinet. 2007;46:93-108.

Scirica BM, Bhatt DL, Braunwald E, Steg PG, Davidson J, Hirshberg B, et al.; SAVOR-TIMI 53 Steering Committee and Investigators. Saxagliptin and cardiovascular outcomes in patients with type 2 diabetes mellitus. N Engl J Med. 2013;369:1317-26.

Scuffham P, Carr L. The cost-effectiveness of continuous subcutaneous insulin infusion compared with multiple daily injections for the management of diabetes. Diabet Med. 2003;20:586-93.

Seino Y, Fukushima M, Yabe D. GIP and GLP-1, the two incretin hormones: similarities and differences. J Diabetes Investig. 2010;1:8-23.

Shaw RJ, Lamia KA, Vasquez D, et al. The kinase LKB1 mediates glucose homeostasis in liver and therapeutic effects of metformin. Science. 2005;310:1642-6.

Sheu WH, Gantz I, Chen M, Suryawanshi S, Mirza A, Goldstein BJ, et al. Safety and efficacy of omarigliptin (MK-3102), a novel once-weekly DPP-4 inhibitor for the treatment of patients with type 2 diabetes. Diabetes Care. 2015;38:2106-14.

Simpson SH, Lee J, Choi S, Vandermeer B, Abdelmoneim AS, Featherstone TR. Mortality risk among sulfonylureas: a systematic review and network meta-analysis. Lancet Diabetes Endocrinol. 2015;3:43-51.

Subbarayan S, Kipnes M. Sitagliptin: a review. Expert Opin. Pharmacother. 2011;12:1613-22.

ter Braak EW, Woodworth JR, Bianchi R, Cerimele B, Erkelens DW, Thijssen JH, Kurtz D. Injection site effects on the pharmacokinetics and glucodynamics of insulin lispro and regular insulin. Diabetes Care. 1996;19:1437-40.

Toeller M. Inhibiteurs de l'α-glucosidase. J Hotel-Dieu Annu Diabetol. 1991;203-12.

UK Prospective Diabetes Study Group (UKPDS). Intensive blood-glucose control with sulphonylureas or insulin compared with conventional treatment and risk of complications in patients with type 2 diabetes (UKPDS 33). Lancet. 1998;352:837-53.

van den Heuvel LP, Assink K, Willemsen M, Monnens L. Autosomal recessive renal glucosuria attributable to a mutation in the sodium glucose cotransporter (SGLT2). Hum Genet. 2002;111:544-7.

Verspohl EJ. Novel therapeutics for type 2 diabetes: incretin hormone mimetics (glucagon-like peptide-1 receptor agonists) and dipeptidyl peptidase-4 inhibitors. Pharmacol Ther. 2009;124:113-38.

Vichayanrat A, Ploybutr S, Tuniakit M, Watanakejorn P. Efficacy and safety of voglibose in comparison with acarbose in type 2 diabetic patients. Diabetes Res Clin Pract. 2002;55:99-103.

Villhauer EB, Brinkman JA, Naderi GB, Cirkel DT, Stewart M, Perry C, Pratley R, et al. 1-[[(3-Hydroxy- 1-adamantyl)amino]acetyl]-2-cyano-(S)-pyrrolidine: A potent, selective, and orally bioavailable dipeptidyl peptidase IV inhibitor with antihyperglycemic properties. J Med Chem. 2003;46:2774-89.

Watkins PB. Idiosyncratic liver injury: challenges and approaches. Toxicol Pathol. 2005;33:1-5.

Weissman ON, Carr MC, Ye J, Cirkel DT, Stewart M, Perry C, Pratley R, et al. HARMONY 4: randomised clinical trial comparing once-weekly albiglutide and insulin glargine in patients with type 2 diabetes inadequately controlled with metformin with or without sulfonylurea. Diabetologia. 2104;57:2475-84.

White JR. Alogliptin for the treatment of type 2 diabetes. Drugs Today (Barc). 2011;47:99-107.

Willson TM, Lambert MH, Kliewer SA. Peroxisome proliferator-activated receptor gamma and metabolic disease. Annu Rev Biochem. 2001;70:341-67.

Wright EM, Loo DD, Hirayama BA. Biology of human sodium glucose transporters. Physiol Rev. 2011;91:733-94.

Wright EM, Turk E. The sodium/glucose cotransport family SLC5. Eur J Physiol. 2004;447:510-8.

Wu H, Esteve E, Tremaroli V, Khan MT, Caesar R, Mannerås-Holm L, et al. Metformin alters the gut microbiome of individuals with treatment-naive type 2 diabetes, contributing to the therapeutic effects of the drug. Nat Med. 2017;23:850-8.

Wysham C, Blevins T, Arakaki R, Colon G, Garcia P, Atisso C, et al. Erratum. Efficacy and safety of dulaglutide added onto pioglitazone and metformin versus exenatide in type 2 diabetes in a randomized controlled trial (AWARD-1). Diabetes Care. 2014;37:2159-67.

Yau H, Rivera K, Lomonaco R, Cusi K. The future of thiazolidinedione therapy in the management of type 2 diabetes mellitus. Curr Diab Rep. 2013;13:329-41.

Yki-Järvinen H. Thiazolidinediones. N Engl J Med. 2004;351:1106-18.

Yin J, Deng H, Qin S, Tang W, Zeng L, Zhou B. Comparison of repaglinide and metformin versus metformin alone for type 2 diabetes: a meta-analysis of randomized controlled trials. Diabetes Res Clin Pract. 2014;105(3):e10-5.

Young A. Inhibition of food intake by amylin. Adv Pharmacol. 2005;52:79-98.

Zinmam B, Wanner C, Lachin J, Fitchett D, Bluhmki E, Hantel S, et al. Empagliflozin, cardiovascular outcomes and mortality in type 2 diabetes. N Engl J Med. 2015;373:2117-28.

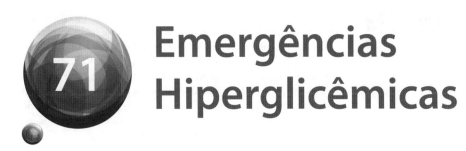

Emergências Hiperglicêmicas

INTRODUÇÃO

A cetoacidose diabética e o estado hiperosmolar hiperglicêmico são as complicações mais sérias e constituem emergências em pacientes diabéticos. Elas representam pontos no espectro de emergências hiperglicêmicas devido ao controle ineficiente do diabetes melito. Ambas ocorrem tanto em pacientes com diabetes melito tipo 1 (T1DM) como com tipo 2 (T2DM); entretanto, a cetoacidose é mais frequente em pacientes jovens com T1DM e o estado hiperosmolar hiperglicêmico mais comum em pacientes adultos ou idosos com T2DM. Os sinais clínicos para ambas as doenças são insulinopenia, hiperglicemia, desidratação e hipotensão; contudo, no estado hiperosmolar hiperglicêmico não é observada cetoacidose.

A Tabela 71.1 ilustra os critérios diagnósticos das emergências hiperglicêmicas (Kitabchi et al., 2009). Entretanto, a cetoacidose diabética e o estado hiperosmolar hiperglicêmico podem coexistir em até um terço dos casos (Cardoso et al., 2017).

A cetoacidose diabética é uma complicação potencialmente fatal do diabetes melito não controlado. Sua primeira descrição ocorreu no século 2 d.C. por Arateus (Tattersall, 2010); entretanto, foi o patologista alemão Julius Dreschfeld em 1886 que caracterizou o quadro da cetoacidose diabética com determinação química de corpos cetônicos, acetoacetato e beta-hidroxibutirato.

A incidência de cetoacidose diabética varia de 13 a 15 por mil pacientes com T1DM e era uma complicação fatal até a descoberta da insulina, sendo que a mortalidade atual é menor que 1% (Dave et al., 2004), podendo chegar a 5% em pacientes idosos ou com comorbidades importantes. A cetoacidose diabética é caracterizada pela tríade bioquímica de hiperglicemia, cetonemia e acidose metabólica (Tabela 71.2) resultante de deficiência absoluta ou relativa de insulina na presença de aumento de hormônios contrarregulatórios (glucagon, catecolaminas, cortisol e hormônio do crescimento).

Apesar de a cetoacidose diabética ser mais comum em pacientes com T1DM, pode ocorrer também em pacientes com T2DM. De fato, nos EUA 35% dos casos de cetoacidose diabética se dão em pacientes com T2DM.

A cetoacidose diabética é causada pelo metabolismo anormal de carboidratos, proteínas, gordura e alteração da homeostase de fluidos e eletrólitos. O mecanismo patogênico fundamental é uma redução da ação efetiva da insulina circulante na presença de hormônios contrarregulatórios, como glucagon, catecolaminas, cortisol e hormônio do crescimento. Apesar de os níveis aumentados de glucagon terem um papel importante na fisiopatologia da cetoacidose diabética, não é essencial, visto que pacientes que foram pancreatomizados podem desenvolver cetoacidose quando não utilizam insulina (Barnes et al., 1977).

METABOLISMO DE CARBOIDRATOS

Devido à redução ou ausência da ação da insulina, a hiperglicemia decorre do aumento de gliconeogênese, glicogenólise e redução da captação da glicose em tecidos periféricos. Há também um aumento: dos precursores gliconeogênicos, como os aminoácidos alanina e glutamina, resultantes do catabolismo proteico; do lactato, devido a aumento da glicogenólise muscular; e do glicerol pelo aumento da lipólise. A gliconeogênese hepática é o principal mecanismo da hiperglicemia na cetoacidose diabética, entretanto a gliconeogênese renal também tem papel importante (Meyer et al., 1998). A hiperglicemia pode ser discreta em pacientes que apresentam boa função renal responsável por uma glicosúria eficiente, entretanto, conforme a cetoacidose progride, a diurese osmótica causada pela glicose leva a uma depleção de volume, com eventual redução da taxa de filtração glomerular, reduzindo a capacidade do rim de eliminar a glicose.

Tabela 71.1 Critérios de diagnóstico de emergências hiperglicêmicas.

Critérios	Cetoacidose diabética			Estado hiperglicêmico hiperosmolar
	Leve (glicose no plasma > 13,9 mmol/ℓ)	Moderada (glicose no plasma > 13,9 mmol/ℓ)	Grave (glicose no plasma > 13,9 mmol/ℓ)	Glicemia no plasma > 33,3 mmol/ℓ
pH arterial	7,25-7,30	7,00-7,24	< 7,00	> 7,30
Bicarbonato sérico (mEq/ℓ)	15-18	10-14	< 10	> 18
Corpos cetônicos na urina	Positivo	Positivo	Positivo	Pequena
Corpos cetônicos no soro	Positivo	Positivo	Positivo	Pequena
Osmolalidade efetiva	Variável	Variável	Variável	> 320 mOsm/kg
Ânion *gap*	> 10	> 12	> 12	Variável
Estado mental	Alerta	Alerta/sonolento	Estupor/coma	Estupor/coma

Tabela 71.2 Características da cetoacidose diabética.			
Critérios de diagnóstico e classificação	Suave	Moderado	Grave
Glicose plasmática (mg/dℓ)	> 250	> 250	> 250
pH arterial	7,25-7,30	7,00-7,24	< 7,00
Bicarbonato sérico (mEq/ℓ)	15-18	10-15	< 10
Corpos cetônicos na urina	Positivo	Positivo	Positivo
Corpos cetônicos no soro	Positivo	Positivo	Positivo
Osmolalidade sérica efetiva	Variável	Variável	Variável
Ânion *gap*	> 10	> 12	> 12
Estado mental	Alerta	Alerta/sonolento	Estupor/coma

METABOLISMO DE CETONA E LIPÍDIOS

A redução efetiva da ação da insulina acoplada ao aumento da concentração de epinefrina leva à ativação da lipase hormônio-sensível (LHS) no tecido orgânico, causando aumento da produção de ácidos graxos não esterificados e de glicerol devido ao metabolismo de triglicerídios. O glicerol é utilizado como substrato para a gliconeogênese, mas a liberação de ácidos graxos não esterificados tem papel fisiopatológico proeminente no fígado, visto que são oxidados em corpos cetônicos, processo esse estimulado pelo hormônio glucagon. O mecanismo pelo qual a hiperglucagonemia causa cetogênese é a partir do aumento das concentrações hepáticas de carnitina e redução das concentrações hepáticas de malonil-CoA, causando dessa maneira estimulação da enzima carnitina aciltransferase, que é a enzima reguladora do processo de cetogênese. O *clearance* dos corpos cetônicos também está diminuído no paciente em cetoacidose diabética devido às baixas concentrações de insulina, aumento dos níveis de glicocorticoides e redução da utilização periférica da glicose (Balasse e Fery, 1989). O hormônio de crescimento também tem papel proeminente no cetogênese, visto que doses fisiológicas desse hormônio aumentam os níveis circulatórios de ácidos graxos não esterificados e de corpos cetônicos. Os cetoácidos são tamponados com tampões celulares e extracelulares, resultando em uma acidose metabólica com *gap* aniônico.

ALTERAÇÕES HIDROELETROLÍTICAS

A diurese osmótica causada pela glicosúria leva a perda de múltiplos minerais e eletrólitos como sódio, potássio, cálcio, magnésio, cloro e fosfato. Alguns desses eletrólitos (sódio, potássio e cloro) podem ser repostos durante o tratamento da cetoacidose diabética, enquanto os outros podem levar dias ou semanas para voltarem aos níveis normais. Anormalidades no potássio sérico são frequentes na cetoacidose diabética devido ao aumento da tonicidade plasmática, resultando em transferência de água e potássio intracelular para o espaço extracelular. Catabolismo proteico também resulta em aumento do potássio extracelular. A insulinopenia dificulta a entrada do potássio nas células e a diurese osmótica leva a uma perda acentuada de potássio, contribuindo para as alterações mencionadas. Depleção progressiva de volume leva a uma redução da taxa de filtração glomerular e a uma maior retenção da glicose e cetoânions no intravascular, aumentando a tonicidade plasmática. A Figura 71.1 ilustra um resumo da fisiopatologia da cetoacidose diabética.

Os objetivos no tratamento da cetoacidose diabética são:

- Melhora do volume circulatório e perfusão tecidual
- Correção gradual da hiperglicemia e da hiperosmolalidade

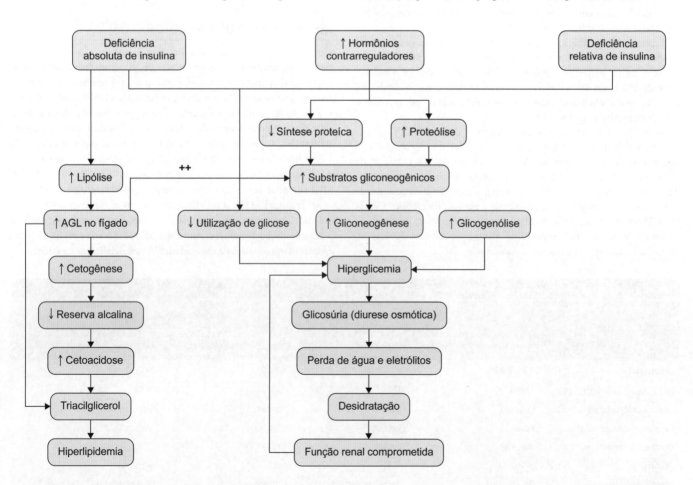

Figura 71.1 Patogênese da cetoacidose diabética desencadeada por estresse, infecção e/ou insulina insuficiente. AGL: ácidos graxos livres.

- Correção do distúrbio eletrolítico e da cetose
- Identificação e tratamento de comorbidades.

FLUIDOS

A cetoacidose diabética é um estado de depleção de volume; o deficit de água pode chegar a 6 ℓ, e a terapia com fluidos tem como objetivo expandir o volume intersticial e intravascular para restabelecer uma perfusão renal adequada. Apesar de os benefícios da reidratação serem inequívocos, o tipo de fluido é ainda motivo de controvérsia. Não há evidências que soluções hipotônicas ou hipertônicas sejam superiores à salina isotônica. Cristaloides são soluções iônicas isotônicas ou hipertônicas, sendo as mais comumente utilizadas a solução salina a 0,9% (isotônica) e o lactato de Ringer (também isotônico). Os coloides são soluções de alto peso molecular capazes de exercer pressão oncótica, como albumina, dextrana, gelatinas e amido hidroxietílico. Uso de soluções coloides como repositor de fluidos em pacientes graves é associado a aumento de mortalidade e lesão renal aguda (Myburgh et al., 2012). Assim sendo, recomenda-se o uso de salina isotônica na taxa de 15 a 20 mℓ/kg/h. De acordo com avaliação clínica e laboratorial, a taxa de infusão pode eventualmente ser reduzida para 4 mℓ/kg/h, sendo que o objetivo é repor metade do deficit de água nas primeiras 12 a 24 h. A hidratação deve preceder o uso da insulina; em pacientes com quadro de hipotensão arterial, a reposição com salina isotônica deve ser feita de maneira agressiva até a pressão arterial ficar estável. Uso de insulina sem reposição de volume em pacientes hipotensos pode precipitar colapso circulatório. Hidratação na primeira hora antes da administração de insulina apresenta as seguintes vantagens:

- Permite avaliar a potassemia antes da administração de insulina
- Previne deterioração da hipotensão
- Melhora a ação da insulina, podendo reduzir a concentração dos hormônios contrarregulatórios
- Hidratação reduz hiperglicemia, hemoconcentração e potassemia sem afetar o pH ou a concentração de bicarbonato.

Energia é necessária para metabolizar os corpos cetônicos, portanto, a partir do momento que a glicemia esteja abaixo de 200 mg/dℓ, a solução de cloreto de sódio deve ser substituída por solução salina contendo 5% de glicose e a taxa de infusão de insulina deve ser reduzida até que a acidose metabólica e a cetose sejam resolvidas.

Outro cuidado a ser tomado na reposição de fluidos é em relação à mudança rápida da osmolalidade plasmática, devido ao risco de edema cerebral. Pacientes em cetoacidose diabética apresentam alto risco de desenvolver edema cerebral devido a alta osmolalidade intracelular, a qual pode precipitar o edema se a osmolalidade plasmática cair muito rapidamente sem tempo suficiente para adaptação neuronal. Em crianças com cetoacidose diabética e que desenvolveram edema cerebral foi observada uma redução mais acentuada da osmolalidade plasmática efetiva, independentemente de apresentarem ou não hipernatremia (Hoorn et al., 2007). Até o momento não há estudos clínicos randomizados avaliando a taxa de reposição fluida em pacientes com cetoacidose diabética, entretanto, recomenda-se que a osmolalidade não caia mais do que 3 mOsm/kg H_2O/h, com o intuito de evitar deslocamento de água para o intracelular (Kitabchi et al., 2004).

INSULINA

A cetoacidose diabética era invariavelmente fatal antes da descoberta da insulina. No início de sua utilização, eram aplicadas doses baixas. Quando ela se tornou mais disponível, passaram a ser utilizadas doses mais altas, entretanto, estudos realizados na década de 1970 demonstraram que a dose baixa de insulina (dose fisiológica) oferece o melhor tratamento para a cetoacidose diabética (Alberti et al., 1973). Em ensaio clínico realizado em 48 pacientes com cetoacidose diabética e características bioquímicas semelhantes em ambos os braços do estudo, dose baixa de insulina foi comparada com dose alta (Kitabchi et al., 1976). O resultado bioquímico foi o mesmo; entretanto, hipoglicemia e hipopotassemia foram mais frequentes nos pacientes tratados com dose alta do que naqueles tratados com dose baixa (25 versus 0% e 30 versus 4%, respectivamente). A administração de insulina não deve ser iniciada até serem verificados os níveis de eletrólitos no plasma, para evitar o risco de hipopotassemia potencialmente fatal. Atualmente não é recomendado bolus de insulina; a mesma deve ser infundida por via intravenosa na taxa de 0,14 U/kg/h, o que deve causar uma redução da glicemia por volta de 50 a 75 mg/dℓ/h. Quando a glicemia for inferior a 200 mg/dℓ, a taxa de infusão de insulina deve ser reduzida para 0,02 a 0,05 U/kg/h e a salina isotônica substituída por salina isotônica contendo 5% dextrose. A taxa de infusão de insulina ou a administração de dextrose deve ser ajustada para manter a glicemia entre 150 e 200 mg/dℓ até a cetoacidose ser resolvida.

Critérios para a resolução da cetoacidose diabética incluem glicemia < 200 mg/dℓ, bicarbonato sérico > 15 mEq/ℓ, pH venoso > 7,3 ou ânion gap < 12 mEq/ℓ. O uso de análogos de insulina de longa duração durante o início do tratamento da cetoacidose diabética pode facilitar a transição da insulina intravenosa para a subcutânea, evitando hiperglicemia de rebote e cetogênese, que pode ocorrer quando da suspensão da insulina intravenosa. A cetonemia pode levar mais tempo para resolver do que a hiperglicemia e é mais bem avaliada a partir da medida do beta-hidroxibutirato.

POTÁSSIO

A hipopotassemia é uma complicação importante no tratamento da cetoacidose diabética. As causas da hipopotassemia são múltiplas, incluindo a diurese osmótica induzida pela hiperglicemia e consequente glicosúria, causando perda de potássio na urina e perdas gastrintestinais (vômitos principalmente) em alguns pacientes. A insulinopenia dificulta a entrada do potássio na célula, resultando que em muitos pacientes com cetoacidose diabética os níveis plasmáticos de potássio inicialmente podem ser normais ou mesmo altos apesar de haver um déficit de potássio no organismo. O uso de fluidos intravenosos e a infusão de insulina como parte do tratamento da cetoacidose diabética acaba causando um aumento da perda urinária de potássio, além de promover a entrada do potássio nas células, agravando dessa maneira ainda mais a hipopotassemia. Sem suplementação adequada de potássio no início do tratamento o risco de hipopotassemia aumenta e isso apresenta implicações clínicas críticas, tais como fraqueza da musculatura respiratória, arritmias cardíacas e mesmo morte (Beigelman, 1973). A incidência de hipopotassemia no tratamento da cetoacidose diabética varia de 24 a 81% (Singh et al., 1997).

Quatro falhas foram identificadas como problemáticas nessa situação (Wong et al., 2016):

- Em prevenir a hipopotassemia durante o tratamento da cetoacidose diabética
- Na identificação de hipopotassemia, uma vez que o tratamento da cetoacidose diabética já tinha se iniciado
- No diagnóstico de hipopotassemia
- No tratamento da hipopotassemia.

A reposição de potássio deve ser feita quando a concentração plasmática de potássio for menor que 5,2 mEq/ℓ, com o intuito de manter a potassemia entre 4 e 5 mEq/ℓ. A administração de 20 a 30 mEq de potássio por litro de fluido é suficiente para a maioria dos pacientes, entretanto doses mais baixas podem ser necessárias em pacientes que apresentam insuficiência renal aguda ou crônica. Em pacientes com cetoacidose diabética e potassemia menor que 3,3 mEq/ℓ, a administração de insulina pode causar importante hipopotassemia. Nesses pacientes o potássio deve ser reposto na taxa de 10 a 20 mEq/h e a administração de insulina iniciada só quando o potássio estiver em concentrações acima de 3,3 mEq/ℓ (Fayfman et al., 2017).

BICARBONATO

A reposição de bicarbonato na cetoacidose diabética é controversa. Alguns grupos defendem sua reposição com o intuito de proteger a hemodinâmica cardiovascular dos efeitos nocivos da acidose metabólica, enquanto outros grupos são contra devido ao risco de acidose cerebrospinal (induzida paradoxalmente pela administração de bicarbonato) e consequente desvio à direita da curva da oxi-hemoglobina (Kibatchi et al., 2008). Estudo clínico randomizado investigando 21 pacientes com cetoacidose diabética de grau moderado ou grave não revelou efeito benéfico da administração de bicarbonato (Morris et al., 1876). Entretanto, a reposição de bicarbonato pode estar associada a hipopotassemia, hipoxia do sistema nervoso central e edema. Revisão sistemática sobre reposição de bicarbonato em pacientes pediátricos com cetoacidose diabética não revelou efeito benéfico com o bicarbonato, e sim aumento do risco de edema cerebral e prolongamento do tempo de internação com piora paradoxal da cetose e aumento da necessidade de suplementação de potássio (Chua et al., 2011). Atualmente recomenda-se reposição de bicarbonato somente se o paciente apresentar um pH abaixo de 6,9, entretanto não há evidência experimental para justificar essa recomendação.

Durante o tratamento da cetoacidose diabética é importante fazer a transição para a insulina subcutânea. Essa transição é associada com maior risco de hipoglicemia e de hiperglicemia de rebote. Os análogos de insulina utilizados por via intravenosa apresentam geralmente meia-vida menor que 10 min. A administração de insulina por via subcutânea antes da interrupção da infusão de insulina é necessária para prevenir hiperglicemia de rebote e cetose. A Associação Americana de Diabetes recomenda a administração de insulina subcutânea entre 15 e 120 min antes de interromper a infusão de insulina (Wolfsdorf et al., 2006). A duração da coadministração depende basicamente da farmacocinética do análogo de insulina que será administrado (Wolfsdorf et al., 2014).

Ensaio clínico randomizado realizado em pacientes com cetoacidose diabética comparou 31 pacientes tratados com infusão de insulina regular e 30 tratados com infusão de insulina regular associada com administração subcutânea diária de 0,25 U/kg do análogo de insulina glargina (Hsia et al., 2012). A duração da infusão de insulina foi menor nos pacientes que receberam glargina (35 h versus 42 h), embora estatisticamente não significativa, e a infusão de insulina nas primeiras 24 h antes da interrupção foi similar em ambos os grupos. Entretanto, um episódio de hiperglicemia de rebote ocorreu em 94% do grupo que recebeu apenas infusão de insulina regular, enquanto no grupo que recebeu a infusão de insulina regular mais glargina, a incidência foi de 33% durante as primeiras 12 h após a interrupção da infusão de insulina. Em outro ensaio clínico (Shankar et al., 2007), o uso da insulina glargina nas primeiras 6 h do tratamento em adição ao tratamento normal da cetoacidose diabética resultou em redução do tempo de infusão de insulina (14,8 ± 6 h versus 24,4 ± 9 h), menor dose de insulina utilizada (43 ± 31,6 U versus 89,4 ± 68,8 U) e redução do período de internação (3,2 ± 1 dias versus 3,72 ± 1,06 dias).

REFERÊNCIAS BIBLIOGRÁFICAS

Alberti KG, Hockaday TD, Turner RC. Small doses of intramuscular insulin in the treatment of diabetic "coma". Lancet. 1973;II:515-22.

Balasse EO, Fery F. Ketone body production and disposal: effects of fasting, diabetes, and exercise. Diabetes Metab Rev. 1989;5:247-70.

Barnes AJ, Bloom SR, George K, Alberti GM, Smythe P, Alford FP, et al. Ketoacidosis in pancreatectomized man. N Engl J Med. 1977;296:1250-3.

Beigelman PM. Potassium in severe diabetic ketoacidosis (editorial). Am J Med. 1973;54:419-20.

Cardoso L, Vicente N, Rodrigues D, Gomes L, Carrilho F. Controversies in the management of hyperglycaemic emergencies in adults with diabetes. Metabolism. 2017;68:43-54.

Chua HR, Schneider A, Bellomo R. Bicarbonate therapy in diabetic ketoacidosis – a systematic review. Ann Intensive Care. 2011;1:23-34.

Dave J, Chatterjee S, Davies M, Higgins K, Morjaria H, McNally P, et al. Evaluation of admissions and management of diabetic ketoacidosis in a large teaching hospital. Pract Diab Int. 2004;21:149-53.

Dreschfeld J. The Bradshawe lecture on diabetic coma. Br Med J. 1886;2:358-63.

Fayfman M, Pasquel FJ, Umpierrez GE. Management of hyperglicemic crises: diabetic ketoacidosis and hyperglycemic hyperosmolar state. Med Clin N Am. 2017;101:587-606.

Hoorn EJ, Carlotti AP, Costa LA, MacMahon B, Bohn G, Zietse R, et al. Preventing a drop in effective plasma osmolality to minimize the likelihood of cerebral edema during treatment of children with diabetic ketoacidosis. J Pediatr. 2007;150:467-73.

Hsia E, Seggelke S, Gibbs J, Hawkins RM, Cohlmia E, Rasouli N, et al. Subcutaneous administration of glargine to diabetic patients receiving insulin infusion prevents rebound hyperglycemia. J Clin Endocrinol Metab. 2012;97:3132-7.

Kitabchi AE, Ayyagari V, Guerra SMO, Medical House Staff. The efficacy of low-dose versus conventional therapy of insulin for treatment of diabetic ketoacidosis. Ann Int Med. 1976;84:633-8.

Kitabchi AE, Umpierrez GE, Fisher JN, Murphy MB, Stentz FB. Thirty years of personal experience in hyperglycemic crises: diabetic ketoacidosis and hyperglycemic hyperosmolar state. J Clin Endocrinol Metab. 2008;93:1541-52.

Kitabchi AE, Umpierrez GE, Miles JM, Fisher JN. Hyperglycemic crises in adult patients with diabetes. Diabetes Care. 2009;32:1335-43.

Kitabchi AE, Umpierrez GE, Murphy MB, Barrett EJ, Kreisberg RA, Malone JI, et al. Hyperglycemic crises in diabetes. Diabetes Care. 2004;27:S94-102.

Meyer C, Stumvoll M, Nadkarni V, Dostou J, Mitrakou A, Gerich J. Abnormal renal and hepatic glucose metabolism in type 2 diabetes mellitus. J Clin Invest. 1998;102:619-24.

Morris LR, Murphy MB, Kitabchi AE. Bicarbonate therapy in severe diabetic ketoacidosis. Ann Intern Med. 1986;105:836-40.

Myburgh JA, Finfer S, Bellomo R Billot L, Cass A, Gattas D, et al. Hydroxyethyl starch or saline for fluid resuscitation in intensive care. N Engl J Med. 2012;367:1901-11.

Shankar V, Haque A, Churchwell KB, Russell W. Insulin glargine supplementation during early management phase of diabetic ketoacidosis in children. Intensive Care Med. 2007;33:1173-8.

Singh RK, Perros P, Frier BM. Hospital management of diabetic ketoacidosis: are clinical guidelines implemented effectively? Diabet Med. 1997;14:482-6.

Tattersall RB. The history of diabetes mellitus. In: Holt RIG, Cockram SC, Flyvbjerg A, Goldstein BJ, editors. Textbook of diabetes. 4. ed. West Sussex, UK: Wiley-Blackwell; 2010. pp. 3-23.

Wolfsdorf J, Glaser N, Sperling MA. Diabetic ketoacidosis in infants, children, and adolescents: a consensus statement from the American Diabetes Association. Diabetes Care. 2006;29:1150-9.

Wolfsdorf JI, Allgrove J, Craig ME, Edge J, Glaser N, Jain V, et al. ISPAD Clinical Practice Consensus Guidelines 2014. Diabetic ketoacidosis and hyperglycemic hyperosmolar state. Pediatr Diabetes. 2014;15:154-79.

Wong B, Cheng A, Yu C, Goguen J. Examining the "Killer K" of diabetic ketoacidosis at a tertiary hospital: an exploratory study. Can J Diabetes. 2016;40:204-9.

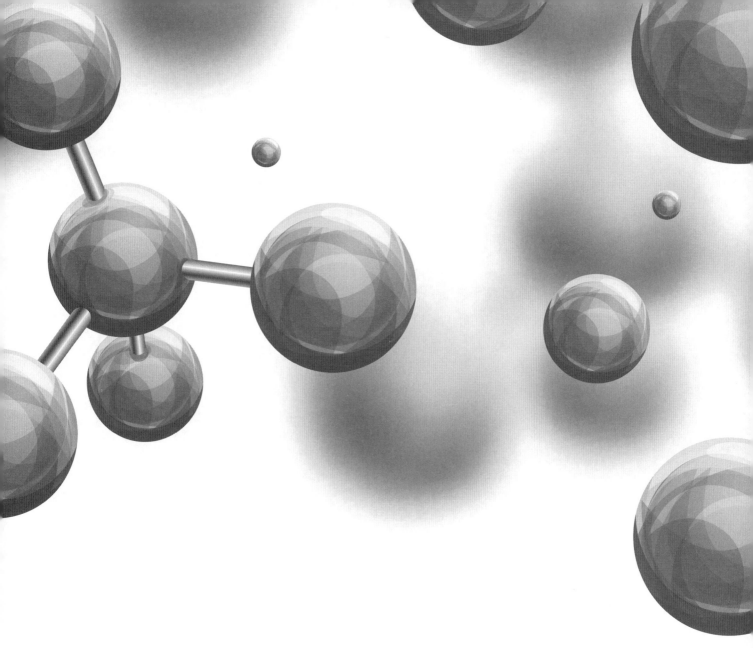

Parte 14

Fármacos em Oncologia

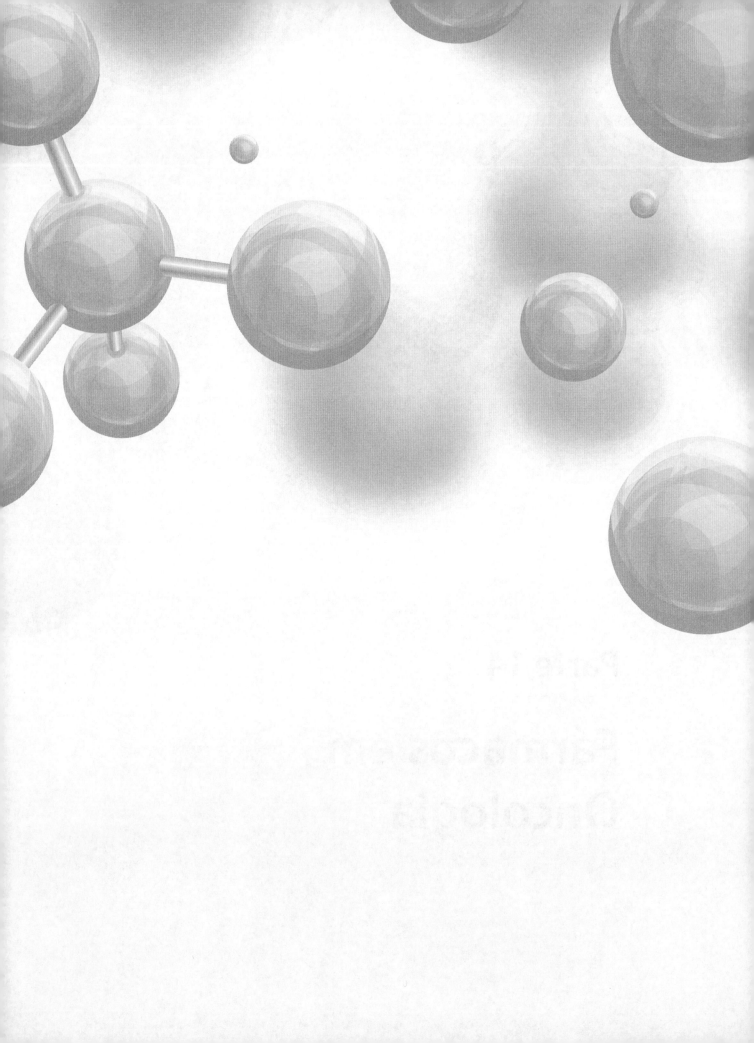

72 Fármacos que Atuam na Síntese e Função dos Ácidos Nucleicos

INIBIDORES DA SÍNTESE DE FOLATOS

O ácido fólico (Figura 72.1) – também conhecido como vitamina B9 ou folato fólico – não é um folato fisiológico, mas uma fonte importante de folatos ingeridos por ser adicionado como suplemento aos alimentos, configurando a forma predominante de folatos nos suplementos vitamínicos. O maior folato dietético *in natura* é o ácido levomefólico, também conhecido como 5-metiltetra-hidrofolato (5-metilTHF), o qual é absorvido no intestino proximal por um sistema de transporte altamente específico, o transportador de folato acoplado a prótons, chegando ao fígado via sistema porta, onde se acumula na forma de derivados poliglutâmicos.

Os fármacos conhecidos como antifolatos foram a primeira classe de fármacos chamados classicamente de *antimetabólitos* a entrar na clínica, há cerca de 70 anos, com a introdução da aminopterina, responsável por causar pela primeira vez melhora da leucemia linfoblástica aguda em pacientes pediátricos (Farber *et al.*, 1948). Apesar das remissões serem temporárias, a atividade desse fármaco tornou a doença tratável e trouxe a esperança de que essa e outras doenças neoplásicas eventualmente poderiam ser curadas por meio da quimioterapia. Por motivos não completamente esclarecidos, mas relacionados com uma imprevisível toxicidade da aminopterina (Figura 72.2), esse fármaco foi substituído no início da década de 1950 pelo metotrexato, um antifolato menos potente que a aminopterina, e que apresentou um índice terapêutico mais favorável (Visentin *et al.*, 2013). A estrutura da aminopterina é muito semelhante à do ácido fólico: basicamente, ocorre a substituição do OH da posição 4 por um grupo amino.

O ácido fólico é bioquimicamente inativo e é reduzido inicialmente ao ácido di-hidrofólico (di-hidrofolato), sendo que este é reduzido em ácido tetra-hidrofólico e em 5-metilTHF pela enzima di-hidrofolato redutase. Os folatos, assim como os antifolatos, são compostos hidrofílicos que consequentemente têm baixa permeabilidade através de membranas. Os níveis de folato na dieta e no plasma são relativamente baixos, portanto processos de transporte eficazes são necessários. O transporte através da membrana das células epiteliais é feito pelo transportador de folato acoplado a prótons, o qual tem funcionamento ótimo em pH baixo, que é o pH encontrado nas microvilosidades do intestino proximal. Esse transportador é expresso em muitos tecidos, entretanto, devido ao pH neutro, sua função é muito limitada. O transporte nesses tecidos é feito por meio do transportador de folato reduzido, processo este que funciona bem em pH neutro. O transportador de folato reduzido é expresso em todas as células normais e células neoplásicas, sendo a principal via de transporte para o 5-metilTHF. O metotrexato e outros fármacos antifolatos também são transportados pelo transportador de folato reduzido. Ambos os transportadores modulam tanto a entrada do folato e de antifolatos na célula como a saída dos mesmos.

O 5-metilTHF é transportado no sangue por meio do transportador de folato reduzido e chega aos tecidos periféricos, onde fornece o grupo metil para a homocisteína, sendo a mesma utilizada na síntese de metionina pela enzima metionina sintase. O tetra-hidrofolato formado nessa reação sofre uma série de reações nas quais adquire outro carbono no N^5 e N^{10} para formar uma família de cofatores de tetra-hidrofolato. Esses cofatores são essenciais para as reações biossintéticas nas células, como adição de um carbono na síntese do timidilato e dois carbonos na síntese das purinas, ambos necessários para a síntese de DNA e RNA. A metionina forma a S-adenosil metionina, a qual modula uma série de reações de metilação, como a metilação de citosinas da molécula do DNA, regulando desse modo a transcrição e as atividades de oncogenes e genes supressores de tumores (Stokstad, 1990). Na síntese da metionina e das purinas, a molécula do tetra-hidrofolato é fundamental para a síntese da metionina, entretanto, na síntese do timidilato a partir do deoxiuridilato, em que necessita de 5,10-metileno tetra-hidrofolato, o tetra-hidrofolato é oxidado em di-hidrofolato. Em células em fase de proliferação, essa reação é muito rápida e depletaria os cofatores de tetra-hidrofolato se não fosse pela ação da enzima di-hidrofolato redutase, a qual reduz o di-hidrofolato à forma de tetra-hidrofolato, mantendo dessa maneira os estoques de cofatores de tetra-hidrofolato.

Os folatos fisiológicos são estocados em altas concentrações na forma de derivados poliglutâmicos, que são os substratos preferidos para as enzimas que necessitam do tetra-hidrofolato como cofator. Em uma série de reações mediada pela polipoliglutamato sintetase, as moléculas de glutamato são adicionadas ao grupo gama-carboxil, formando

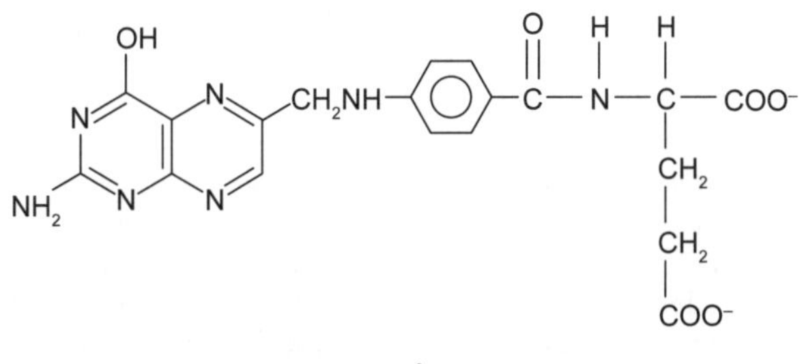

Figura 72.1 Ácido fólico.

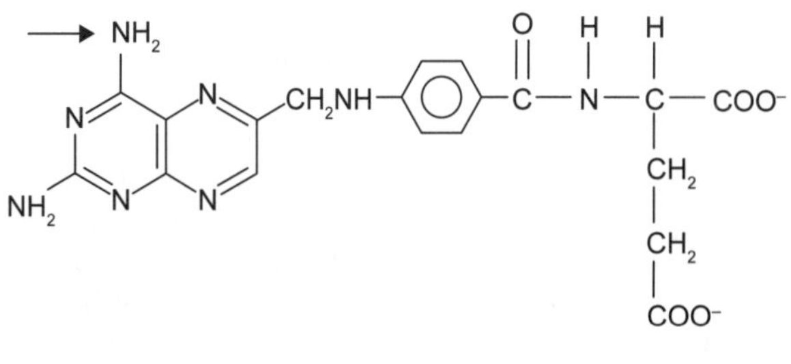

Figura 72.2 Aminopterina.

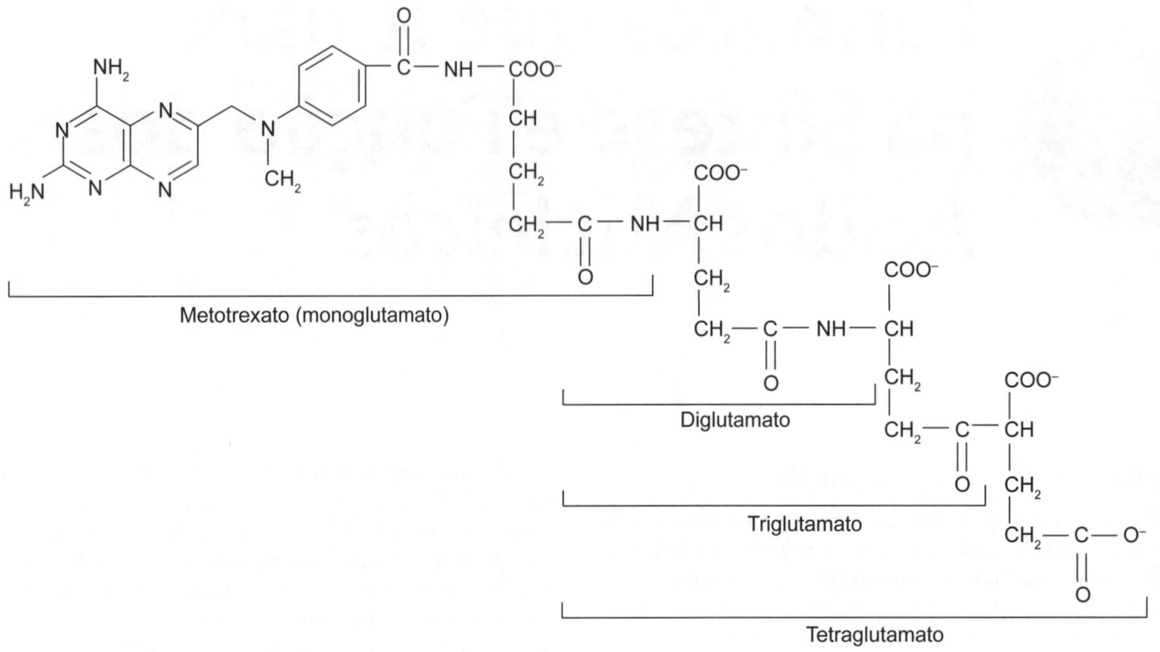

Figura 72.3 Estrutura química dos derivados poliglutamatos do metotrexato. Os glutamos são adicionados ao grupo gama-carboxil da molécula do metotrexato e cada derivado poliglumatamo sucessivo.

uma cadeia peptídica com seis a oito resíduos de glutamato. Os antifolatos sofrem o mesmo processo, conforme ilustrado para o metotrexato na Figura 72.3.

Os antifolatos são substratos também para a família de transportadores formada pelas proteínas associadas a resistência a fármacos (MRP, do inglês *multidrug resistant associated proteins*) e pela proteína resistente do câncer de mama (BCRP, do inglês *breast cancer resistant protein*). Esses transportadores de efluxo dependentes de trifosfato de adenosina (ATP, do inglês *adenosine triphosphate*) exportam os antifolatos, antagonizam o efeito concentrador dos transportadores de folato vistos anteriormente e, portanto, reduzem a formação dos derivados poliglutâmicos. Quando esses transportadores dependentes de ATP estão inibidos, a concentração intracelular de metotrexato aumenta. Entretanto, os derivados poliglutâmicos não são substratos para os transportadores dependentes de ATP. Não está claro se a hiperexpressão desses transportadores de ATP está envolvida na resistência ao tratamento observada clinicamente (Assaraf, 2006).

Metotrexato (Ametopterina)

A estrutura do metotrexato difere da do ácido fólico pela substituição do grupo OH por um grupo amino no N^4 do anel pteridínico e pela introdução de um grupo metil no N^{10} (Figura 72.4). Conforme mencionado anteriormente, o metotrexato inibe a enzima di-hidrofolato redutase. Os di-hidrofolatos necessitam ser reduzidos a tetra-hidrofolatos para que sejam transportados para a síntese dos nucleotídios purínicos e do timidilato. Portanto, o metotrexato interfere na síntese e reparação do DNA e na replicação celular.

Conforme mencionado anteriormente, os folatos fisiológicos, do mesmo modo que os antifolatos, como o metotrexato, são estocados em altas concentrações na forma de derivados poliglutâmicos, que são os substratos preferidos para as enzimas que necessitam do tetra-hidrofolato como cofator. No caso do metotrexato, esses derivados poliglutâmicos também são potentes inibidores da di-hidrofolato redutase, impedindo assim a formação do tetra-hidrofolato e, consequentemente, a síntese de purinas e metionina e a reparação do DNA celular. A retenção dos derivados poliglutâmicos do metotrexato no interior da célula mesmo após a queda da concentração plasmática do antifolato resulta na inibição da enzima por períodos prolongados.

A absorção oral do metotrexato é dose-dependente, sendo que a biodisponibilidade absoluta após administração de 30 mg/m² ou menos é por volta de 60%. A biodisponibilidade absoluta após administração oral de doses maiores que 80 mg/m² é significativamente menor, possivelmente devido a um efeito de saturação. Após a administração intravenosa (IV), o volume de distribuição no estado de equilíbrio varia de 0,4 a 0,8 ℓ/kg e a ligação às proteínas plasmáticas é de 50%. O metotrexato não atravessa a barreira hematencefálica, portanto, para que atinja altas concentrações no liquor é necessário que a administração seja feita por via intratecal. O metotrexato sofre metabolismo hepático e intracelular, gerando formas poliglutamadas as quais podem ser convertidas *de novo* em metotrexato por hidrolases. Esses poliglutâmicos atuam como inibidores da di-hidrofolato redutase e da timidilato sintetase. Pequenas quantidades de poliglutamatos do metotrexato podem permanecer nos tecidos por períodos prolongados. A meia-vida de eliminação do metotrexato varia entre 3 e 10 h quando administrado em doses menores que 30 mg/m². Em pacientes recebendo doses mais altas, a meia-vida de eliminação é entre 8 e 15 h. Após administração IV, 80 a 90% da dose é eliminada na urina na forma inalterada do fármaco, sendo que a excreção renal ocorre por filtração glomerular e secreção tubular ativa. Há excelente correlação entre o *clearance* do metotrexato e o *clearance* da creatinina.

O metotrexato pode ser administrado tanto por via oral (VO) como por via parenteral. Em oncologia, o metotrexato é indicado no tratamento de coriocarcinoma gestacional, corioadenoma *destruens* e da mola hidatiforme. A dose utilizada é de 15 a 30 mg/dia durante 5 dias, administrada por via intramuscular (IM) ou VO, sendo os ciclos repetidos 3 a 5 vezes se necessário, com intervalo de 1 semana ou mais dependendo da redução dos sintomas e sinais de toxicidade. A eficácia da terapia é avaliada por meio da medida da gonadotropina coriônica urinária, em que se espera o retorno aos níveis iguais ou menores que 50 UI/24 h após o terceiro ou quarto ciclo, que é acompanhado geralmente de resolução completa das lesões em 4 a 6 semanas. A administração de 1 a 2 ciclos é recomendada após a normalização dos níveis de gonadotropina coriônica urinária. O metotrexato também é utilizado na profilaxia da leucemia meníngea, sendo que nesse caso o fármaco é administrado via intratecal e a dose de 12 mg/m² resulta em concentrações baixas no liquor de pacientes pediátricos e concentrações altas em pacientes adultos. O metotrexato nessa indicação deve

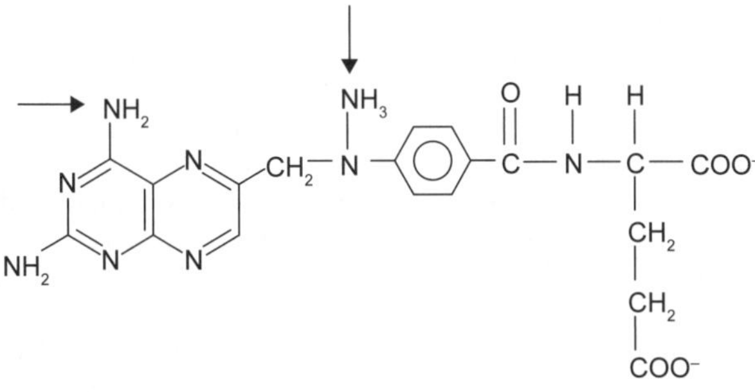

Figura 72.4 Metotrexato.

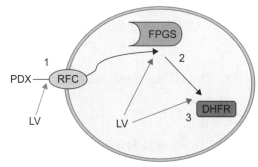

Figura 72.6 O leucovorin (LV) pode anular a atividade do pralatrexato (PDX) por meio de três mecanismos: (1) concorrência pelo transporte para o interior da célula do carregador tipo 1 de folato reduzido (RFC, do inglês *reduced folate carrier*); (2) competição por poliglutamilação pela folipoliglutamato sintase (FPGS); e (3) fornecimento de uma fonte alternativa de tetra-hidrofolato, contornando a inibição causada pelo PDX da di-hidrofolato redutase (DHFR).

ser administrado com intervalos de 2 a 5 dias, até que a celularidade no liquor retorne à normalidade. O metotrexato também pode ser utilizado no tratamento de osteossarcoma não metastático, sendo que nesse caso doses altas são administradas seguidas de resgate leucovorínico.

As reações adversas mais comuns são estomatite ulcerativa, neutropenia, náuseas e estresse abdominal. Outras reações adversas frequentemente relatadas são fadiga, febre e calafrios, tontura e resistência diminuída à infecção. O ácido folínico é indicado para diminuir a toxicidade do metotrexato e reverter os efeitos de superdosagens inadvertidas de metotrexato, sendo que a administração do ácido folínico deve ser feita o mais rápido possível. O monitoramento das concentrações plasmáticas de metotrexato é essencial para determinar a dose e duração do tratamento com ácido folínico.

Um fator importante na eficácia de qualquer agente antineoplásico é a sua seletividade, ou seja, o quanto ele mata as células cancerosas sem causar danos aos tecidos normais. No caso do metotrexato, as toxicidades mais importantes ocorrem devido ao seu efeito no epitélio intestinal e nas células da medula óssea. A base para essa seletividade é em parte devida à menor acumulação desses derivados poliglutâmicos nos tecidos com replicação normal quando comparado às células tumorais suscetíveis. Quando o metotrexato é administrado via IV, ele é transportado para as células tumorais onde os derivados poliglutâmicos são sintetizados e estocados. Quando a concentração plasmática do metotrexato cai, cessa a formação dos derivados poliglutâmicos, entretanto a inibição da di-hidrofolato redutase permanece devido à presença dos derivados poliglutâmicos já sintetizados. Já no caso das células normais, a concentração do monoglutamato de metotrexato é alta quando os níveis plasmáticos são altos; quando os níveis plasmáticos caem, o monoglutamato de metotrexato sai da célula, a qual, na ausência de derivados poliglutâmicos, reativa a di-hidrofolato redutase.

O ácido folínico (leucovorin) é o derivado 5-formil do ácido tetra-hidrofólico (Figura 72.5). É importante ressaltar que o ácido folínico não é um antifolato, mas vem sendo utilizado há décadas seja para *prevenir* a citotoxicidade causada pelo metotrexato no chamado resgate leucovorínico, seja para *modular* a atividade citotóxica da 5-fluoruracila.

A resistência ao metotrexato em tumores experimentais foi frequentemente associada à redução da atividade do transportador do folato reduzido e também pelo conhecimento de que a chegada do fármaco nas células no interior de tumores sólidos é limitada devido à vasculatura do tumor. O objetivo de se administrar altas doses de metotrexato é que as altas concentrações atingidas no plasma e no líquido extracelular facilitariam a difusão para o interior dos tumores sólidos e o fármaco atingiria o interior das células a partir de difusão passiva, já que a atividade do transportador está reduzida. O resgate leucovorínico é baseado no princípio de promover proteção do tecido normal após a administração de altas doses de metotrexato com a administração de baixas doses de 5-metilTHF/ácido folínico. O ácido folínico é uma forma reduzida do folato que é convertido em tetra-hidrofolato sem a necessidade da ação enzimática da di-hidrofolato redutase, portanto, circunavegando a inibição da di-hidrofolato redutase causada pelo metotrexato. O ácido folínico também compete com os antifolatos pelo transportador de folatos reduzidos e, quando em tetra-hidrofolato, compete com os antifolatos pela poliglutamação (Figura 72.6).

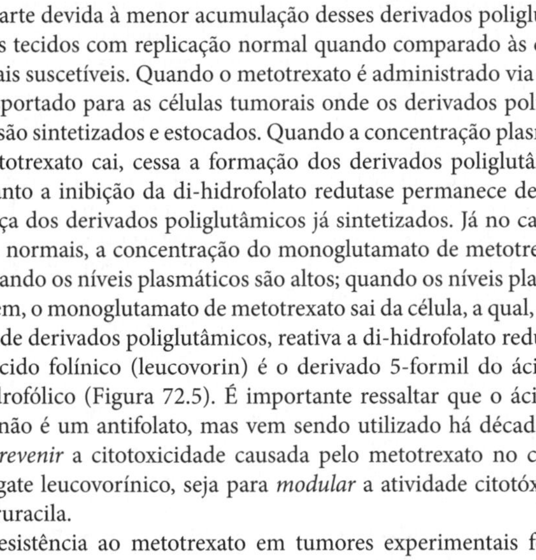

Presumidamente, o leucovorin teria acesso às células intestinais e da medula óssea por meio do aporte sanguíneo normal nesses tecidos normais e também devido à função normal do transportador reduzido de folatos dessas células, enquanto a biodisponibilidade do ácido folínico para as células neoplásicas estaria diminuída devido às alterações do suprimento sanguíneo em tumores sólidos e da redução da atividade do transportador reduzido de folatos. Além disso, quando as concentrações plasmáticas de metotrexato caem, as concentrações plasmáticas de leucovorin são suficientes para inibir o transporte do metotrexato para o interior da célula, visto que ambas as moléculas utilizam o mesmo transportador de folatos reduzidos, permitindo que as bombas de efluxo exportem o metotrexato das células normais.

A identificação de que os derivados poliglutâmicos do metotrexato atuavam por meio da inibição direta da di-hidrofolato redutase e da fosfo-ribosilamino-imidazo-carboxamina(AICAR) transformilase, enzima responsável pela catálise da reação 10-formiltetra-hidrofolato + AICAR, resultando em tetra-hidrofolato + 1'-[5-formilamino)-4-(aminocarbonil)-1-imidazolil]-beta-D-ribofuranosil 5'-monofosfato (FAICAR), levou à identificação de novos fármacos antifolatos, os quais, na forma de derivados poliglutâmicos, inibem essas enzimas. Essas diferenças estruturais conferem a esses fármacos alta afinidade pela enzima di-hidrofolato redutase. A ação primária desses antifolatos clássicos é a inibição da enzima di-hidrofolato redutase. Os 4-amino folatos são os inibidores mais potentes da di-hidrofolato redutase.

Pralatrexato (Folotyn®)

Antifolato de segunda geração aprovado para tratamento de linfoma refratário (ou recidivante) de células T periféricas (Visentin *et al.*, 2013). É um análogo estrutural do metotrexato, sendo que o nitrogênio da posição 10 acoplado ao grupo metil no metotrexato é substituído por um propargil em cadeia lateral (Figura 72.7). O pralatrexato foi desenhado para ser mais facilmente levado pelo transportador de

Figura 72.5 Ácido folínico.

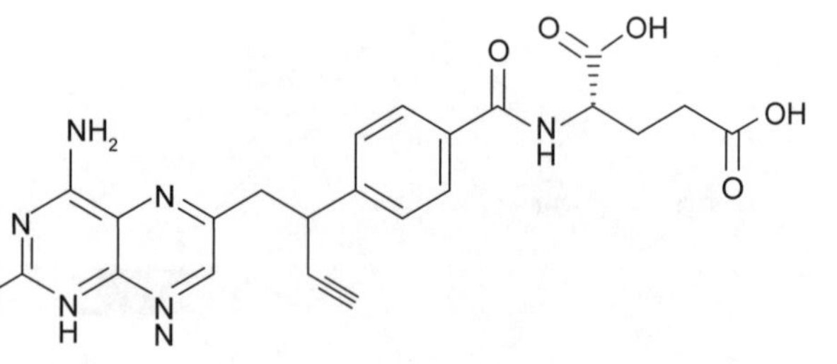

Figura 72.7 Pralatrexato.

folato reduzido e apresentar maior retenção intracelular devido ao aumento de formação de conjugados poliglutamados (Sirotnak *et al.*, 1984). Quanto maior a meia-vida intracelular desses conjugados poliglutamados, maior a ação nas células neoplásicas devido à maior inibição causada na di-hidrofolato redutase. A concentração intracelular dos conjugados poliglutamados é crítica para a ação farmacológica dos antifolatos, sendo que o grau de poliglutamação é determinante para a atividade citotóxica desses fármacos (Assaraf, 2007). O mecanismo de ação principal do pralatrexato é por meio da inibição da di-hidrofolato redutase, sendo que a diferença relativa de poliglutamação que ele sofre em células neoplásicas e normais pode justificar sua melhor ação farmacodinâmica (Izbicka *et al.*, 2009).

O pralatrexato apresenta farmacocinética linear e, após administração IV de 30 mg/m² na forma de *bolus*, a meia-vida de eliminação foi calculada entre 12 e 18 h, com *clearance* sistêmico de 417 mℓ/min e 191 mℓ/min para os diastereômeros S e R, respectivamente. A ligação às proteínas plasmáticas é de 67% e o volume aparente de distribuição é 105 ℓ e 37 ℓ para os diastereômeros S e R, respectivamente. O pralatrexato não é substrato para enzimas do CIP450, tampouco inibe ou é substrato para a glicoproteína P. Aproximadamente 34% da dose administrada do pralatrexato é eliminada na urina na forma inalterada.

O pralatrexato tem um perfil de toxicidade similar ao metotrexato, entretanto, nas doses utilizadas as reações adversas ao pralatrexato tendem a ter maior incidência e gravidade (Wood e Wu, 2015). As reações adversas mais comuns são mucosite, leucopenia, fadiga, náuseas, vômitos, anorexia, toxicidade cutânea, epistaxe e anemia (Horwitz *et al.*, 2012). O uso associado de ácido folínico aumenta o índice terapêutico do pralatrexato, principalmente quando este último é utilizado em altas doses (Tedeschi *et al.*, 2014).

Raltitrexed (Tomudex®)

Derivado quinazolínico do ácido fólico (Figura 72.8). Na sua forma de derivado poliglutâmico apresenta alta afinidade pela timidilato sintase, além de ser melhor substrato para a AICAR transformilase que o metotrexato, com afinidade comparável pelo transportador de folato reduzido. É utilizado primariamente para o tratamento do câncer colorretal (Cocconi *et al.*, 1998), sendo administrado IV. Apresenta *clearance* sistêmico de 51,6 mℓ/min, volume aparente de distribuição de 548 ℓ e meia-vida de eliminação de 198 h. Além da esperada poliglutamação intracelular, o raltitrexed é eliminado essencialmente pela urina na forma não modificada (aproximadamente 50%). Ocorre também excreção via hepatobiliar, sendo que 15% da dose administrada é encontrada nas fezes. Insuficiência renal leve ou moderada (*clearance* de creatinina entre 25 e 65 mℓ/min) leva a uma redução significativa do *clearance* sistêmico (aproximadamente 50%).

A dose recomendada é de 3 mg/m² IV a cada 3 semanas. As reações adversas mais frequentes são observadas no sistema gastrintestinal: náuseas (58%), vômito (37%), diarreia (38%) e anorexia (28%), geralmente de graus 1 ou 2. Neutropenia, anemia e trombocitopenia ocorrem em 22%, 18% e 5% dos pacientes, respectivamente. Aumento de enzimas hepáticas [aspartato aminotransferase (AST) e alanina aminotransferase (ALT)] ocorre em 16% e 14% dos pacientes, respectivamente.

Pemetrexed (Alimta®)

O segundo inibidor das enzimas que requerem folato como cofator a ser aprovado para uso clínico foi o pemetrexed, que possui estrutura análoga ao ácido fólico (Figura 72.9). É um potente inibidor tanto da timidilato sintase como da AICAR transformilase, sendo 300 vezes mais potente que o metotrexato. A exemplo do raltitrexed, o pemetrexed é administrado via IV. No caso do pemetrexed (Alimta®) a poliglutamação resulta em derivados com afinidade muito maior pelas enzimas que o monoglutamato, além da retenção prolongada pelas células tumorais, permitindo regimes terapêuticos no qual o fármaco pode ser administrado a cada 3 semanas.

É interessante ressaltar que o pemetrexed tem afinidade muito maior que o metotrexato pelo transportador de folato acoplado a prótons, tanto em pH neutro como ácido. Essa alta afinidade por esse transportador resulta na preservação da atividade do pemetrexed mesmo quando o transporte via transportador de folato reduzido está abolido. Portanto, células tumorais que sejam resistentes ao metotrexato e ao raltitrexed devido à inibição do transportador de folato reduzido continuam sensíveis ao pemetrexed, uma vantagem considerável para esse fármaco (Chattopadhyay *et al.*, 2006).

O pemetrexed apresenta volume de distribuição de 16,1 ℓ, e ligação às proteínas plasmáticas de 81%. Pemetrexed não sofre metabolismo, sendo que entre 70 e 90% da dose é eliminada na urina na forma inalterada. O *clearance* sistêmico é de 91,8 mℓ/min e a meia-vida de eliminação é de aproximadamente 3,5 h.

O pemetrexed é indicado no tratamento de câncer de pulmão de células não pequenas avançado localmente ou metastático, sendo a dose recomendada de 500 mg/m² IV a cada 3 semanas. Os pacientes tratados com pemetrexed devem ser profilaticamente tratados com ácido fólico e vitamina B12 para reduzir a toxicidade no trato gastrintestinal e hematológica. A mielossupressão (anemia, neutropenia e trombocitopenia) é em geral o fator tóxico limitante no tratamento com pemetrexed. *Rash* cutâneo pode ocorrer com a administração de pemetrexed, entretanto profilaxia com glicocorticoide reduz tanto sua incidência quanto gravidade.

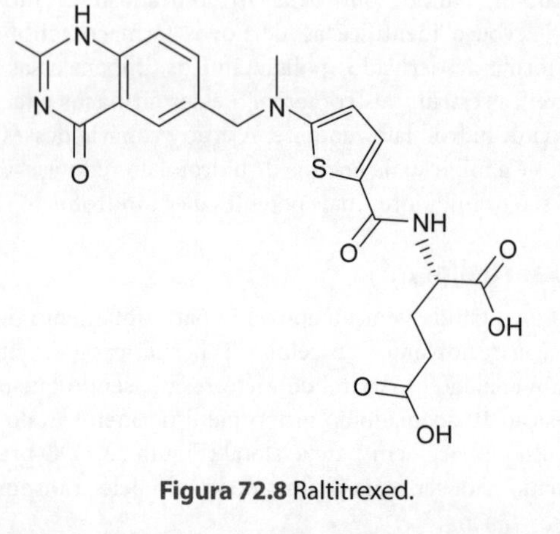

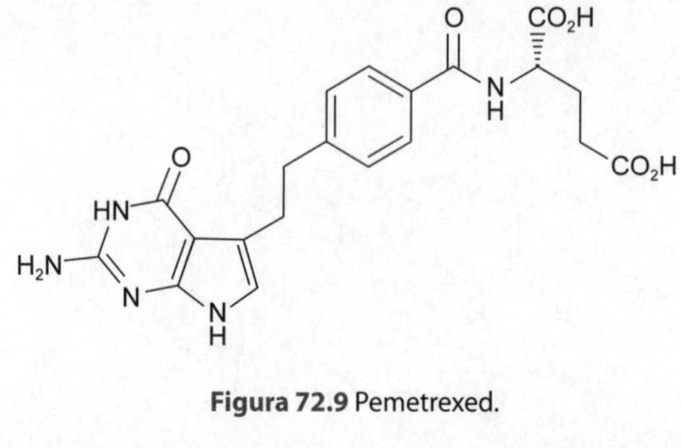

Figura 72.8 Raltitrexed.

Figura 72.9 Pemetrexed.

INIBIDORES DE TOPOISOMERASE

As topoisomerases do DNA são enzimas essenciais que regulam as modificações topológicas do DNA superenovelado (*supercoiled DNA*) durante os processos celulares como transcrição, replicação, recombinação e reparo. A atividade da topoisomerase é feita a partir da quebra momentânea da tirosina nucleofílica da enzima na ligação fosfodiéster, formando um resíduo catalítico tirosil (da banda de DNA) (Alagoz *et al.*, 2012). Ela catalisa uma quebra nas moléculas de DNA, mas usa ligações covalentes reversíveis para segurar os fragmentos de DNA que foram gerados pela quebra. Na ausência das topoisomerases, o desenovelamento rápido da dupla hélice do DNA durante a replicação do DNA causaria um aumento do enovelamento da hélice à frente do garfo (*fork*) de replicação (Kollmannsberger *et al.*, 1999). Isso resultaria em aumento da tensão de torção, a qual impossibilitaria os processos de transcrição e replicação. As topoisomerases aliviam essa tensão de torção ao formar complexos reversíveis com o DNA e ao introduzir transitoriamente fragmentos ligados à enzima, sejam esses de fita única (topoisomerase I) ou de dupla fita (topoisomerase II). Depois que a tensão de torção é diminuída, a própria enzima liga o fragmento de volta ao DNA e se dissocia dele (Huang e Treat, 2001; Figura 72.10). A topoisomerase I forma uma ligação com a fosfotirosina do DNA, catalisando uma reação na qual o DNA é cortado para permitir seu desenrolamento e uma reação reversa na qual o DNA é religado.

Tanto a topoisomerase I como a topoisomerase II são alvos interessantes para terapia antineoplásica. Entretanto, alguns aspectos indicam que a topoisomerase I seja um alvo mais vantajoso para quimioterapia (Sinha, 1995). Embora a topoisomerase I seja mais ativa na fase S, ela não é específica para o ciclo celular, enquanto a atividade da topoisomerase II é mais alta na fase de crescimento exponencial da célula e em tumores de crescimento rápido. A topoisomerase I não necessita de cofatores energéticos como a topoisomerase II, que precisa de ATP para sua atividade. A topoisomerase I está *up-regulated* nas células tumorais quando comparada com as células normais, indicando uma vantagem terapêutica para os ligantes de topoisomerase I para tumores tanto de crescimento lento como de crescimento rápido (Wang, 1996).

Inibidores de topoisomerase I

A topoisomerase I é uma proteína monomérica de 100 kDa codificada por um único gene localizado no cromossomo 20 (Juan *et al.*, 1988). Na década de 1970, a atividade antineoplásica da 20(S)-camptotecina, um produto natural isolado da planta *Camptotheca acuminate*, foi demonstrada em ensaios clínicos (Muggia *et al.*, 1972). A camptotecina interfere no passo enzimático da religação feito pela topoisomerase I ao ligar-se de maneira reversível ao complexo topoisomerase-DNA, formando um complexo terciário, estabilizando essa ligação (Hsiang *et al.*, 1985). Uma vez que a molécula de camptotecina fica intercalada no complexo topoisomerase I-DNA, ocorre uma colisão entre esse complexo e a polimerase responsável pela replicação do DNA durante a fase S, resultando em quebras do DNA de cadeia dupla e, eventualmente, morte celular. Entretanto, o desenvolvimento clínico desse fármaco foi interrompido devido a reações adversas imprevisíveis, entre eles cistite hemorrágica (Moertel *et al.*, 1972). Com a eventual descoberta de que o mecanismo de ação da camptotecina envolvia a inibição da topoisomerase I, e com o conhecimento de que os inibidores da topoisomerase II apresentavam significativa atividade antitumoral, foi estimulado o desenvolvimento de derivados mais solúveis da camptotecina que apresentassem toxicidade aceitável e boa atividade antitumoral. Essa pesquisa levou à descoberta e desenvolvimento da topotecana e do irinotecano, ambos tendo sido aprovados pela Food and Drug Administration (FDA) na década de 1990.

Topotecana (Hycamtin®)

Derivado semissintético da camptotecina com um grupo funcional N,B-dimetil-aminometil no C9 que aumenta a hidrossolubilidade da molécula (Figura 72.11). Atua inibindo a topoisomerase I. A topotecana em meio fisiológico fica em equilíbrio entre a sua forma inativa (carboxílica) e a ativa (lactona). Apesar de a expressão da topoisomerase I ser independente do ciclo celular, a inibição da topoisomerase I pela topotecana é mais efetiva na fase S (DelBino *et al.*, 1991). A lactona liga-se às bases do DNA no complexo DNA-topoisomerase I. Ao formar um complexo de clivagem do DNA estável, isso impede o relaxamento do DNA e bloqueia, portanto, o processo de replicação. A topotecana é substrato para bombas de efluxo como a glicoproteína P.

A topotecana apresenta farmacocinética linear entre as doses de 2,5 e 22,5 mg/m^2 e é administrada por infusão por 30 min. A ligação às proteínas plasmáticas é de 35% e o volume de distribuição é de aproximadamente 75 ℓ/m^2 (Verweij *et al.*, 1993), sendo que a meia-vida de eliminação é de aproximadamente 2 a 3 h. Conforme mencionado anteriormente, sua forma ativa é a lactona. A topotecana sofre N-desmetilação por enzimas hepáticas. *Clearance* renal é a principal via de eliminação, sendo que aproximadamente 75% da dose administrada

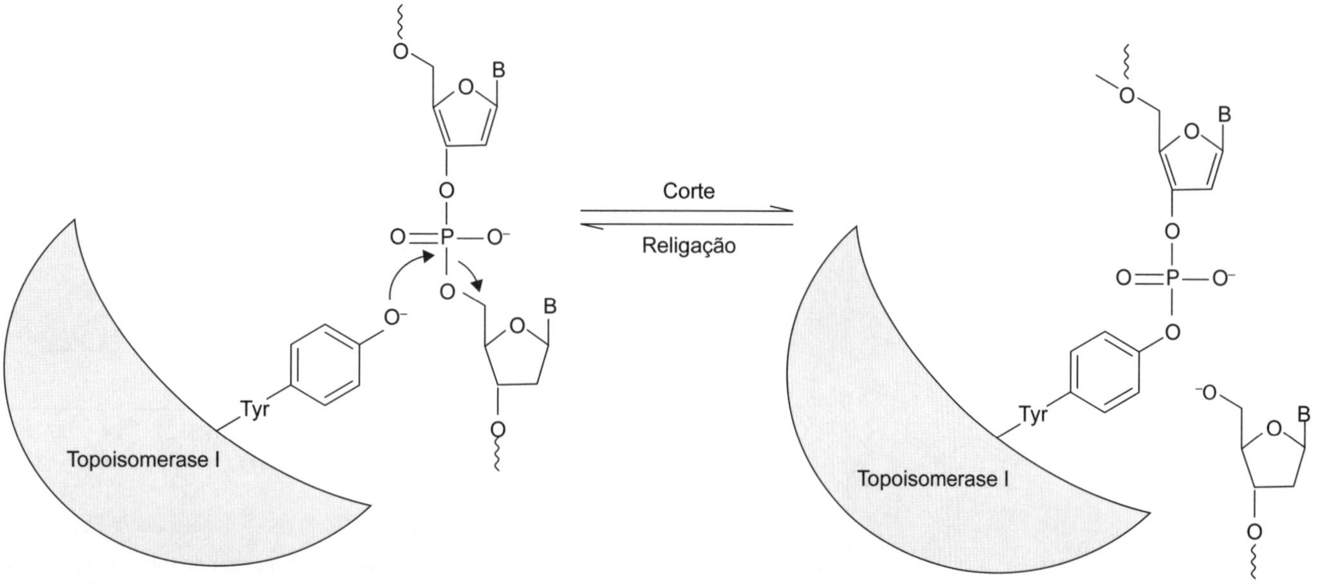

Figura 72.10 Topoisomerase I/DNA intermediário. Durante a catálise enzimática, a topoisomerase I forma uma ligação covalente reversível com a extremidade 3' do DNA clivado. Tyr: tirosina.

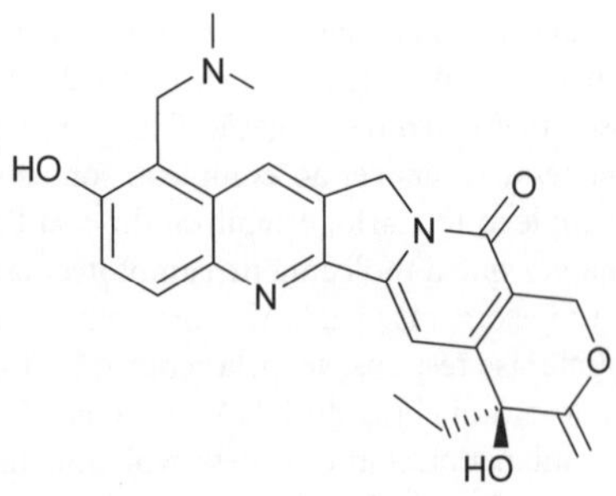

Figura 72.11 Topotecana.

foi recuperada na urina na forma de topotecana e de seu N-desmetil metabólito. O *clearance* da topotecana encontra-se reduzido em 33% em pacientes com insuficiência renal leve (*clearance* de creatinina entre 40 e 60 mℓ/min) e em 6% em pacientes com insuficiência renal moderada (*clearance* de creatinina entre 20 e 39 mℓ/min), sendo necessário ajuste de dose nesse último caso. A topotecana atravessa a barreira hematencefálica, sendo que 30% da concentração plasmática é encontrada no liquor (Herben *et al.*, 1996).

A indicação primária da topotecana é no tratamento de segunda linha para tumores de ovário em estadiamento avançado em pacientes que foram tratados previamente com complexos platínicos ou paclitaxel. Ele também está indicado no tratamento de carcinoma de pulmão de células pequenas em pacientes que foram tratados com quimioterapia de primeira linha. Ele é geralmente administrado em infusão por 30 min, sendo a disposição em pacientes pediátricos similar a do adulto. O tratamento clássico geralmente é de infusão por 30 min (1,5 mg/m^2), repetida por 5 dias consecutivos e com um novo ciclo a cada 3 semanas. A principal toxicidade da topotecana quando administrada em doses convencionais é neutropenia, entretanto trombocitopenia e anemia também podem ocorrer (Kollmannsberger *et al.*, 1999). Ela também pode causar náuseas (64%), alopecia (49%), vômitos (45%), diarreia (32%), constipação intestinal (29%), fadiga (29%) e febre (28%).

Irinotecano (Camptosar®)

Apresenta maior hidrossolubilidade que a camptotecina e é o único de seus análogos que deve ser inicialmente convertido por uma carboxilesterase em 7-etil-10-hidroxicamptotecina (SN-38). O SN-38 é o principal metabólito do irinotecano, sendo o grande responsável pelas ações biológicas do irinotecano, tanto em relação à eficácia como à toxicidade. O anel E contém uma lactona e um grupo hidroxila na posição alfa (Figura 72.12), ambos essenciais para a estabilização do complexo DNA-topoisomerase I (Chabot, 1997). O irinotecano é frequentemente classificado como profármaco porque a atividade citotóxica de seu metabólito SN-36 é de 100 a 1000 vezes maior que do fármaco inalterado (Kawato *et al.*, 1991), entretanto estudos *in vitro* demonstraram que o irinotecano *per se* inibe o crescimento celular (Takeda *et al.*, 1992). O irinotecano e os demais análogos da camptotecina

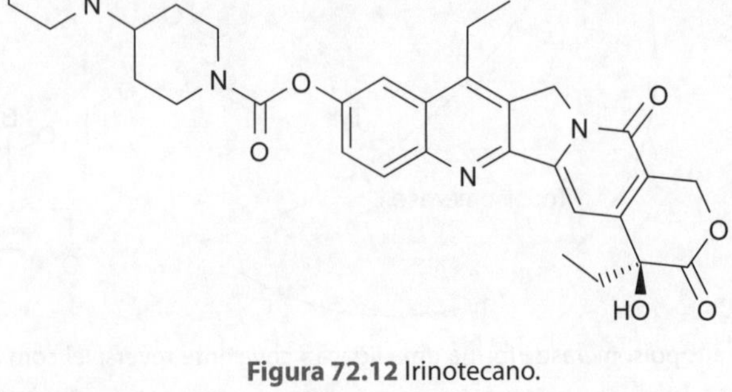

Figura 72.12 Irinotecano.

apresentam como mecanismo de ação a inibição da enzima topoisomerase I. Eles estabilizam de maneira reversível o complexo da topoisomerase I com o DNA, resultando em quebras do DNA de cadeia única e inibição da religação do DNA. O irinotecano é substrato para bombas de efluxo como a glicoproteína P.

Após administração IV, a queda da concentração plasmática do irinotecano cai de maneira multiexponencial, com uma meia-vida de eliminação entre 6 e 12 h. A meia-vida de eliminação do metabólito ativo SN-38 é entre 10 e 20 h. Tanto as lactonas do irinotecano como o SN-38 (formas ativas de ambos os fármacos) apresentam meia-vida de eliminação semelhante, visto que a forma lactona e a forma do hidroxiácido estão em equilíbrio. O irinotecano apresenta farmacocinética linear entre as doses de 50 a 350 mg/m^2, com moderada ligação às proteínas plasmáticas (30 a 68%), sendo que o SN-38 é altamente ligado às proteínas plasmáticas (95%), predominantemente à albumina. O SN-38 é eventualmente metabolizado em SN-38 glicuronídio pela UDP-glicuronosiltransferase 1A1 (UGT1A1), que é a enzima primariamente envolvida na glicuronidação da bilirrubina endógena no fígado. O volume de distribuição varia entre 110 e 234 ℓ/m^2 e o *clearance* sistêmico é de 13,3 ± 6,01 ℓ/h/m^2. *Clearance* renal é responsável por 11% e 20% da eliminação do irinotecano e do SN-38, respectivamente. A variabilidade interindividual do *clearance* do irinotecano é de aproximadamente 30%, enquanto a do *clearance* do SN-38 é de 80%. A variabilidade da farmacocinética do SN-38 resultante da formação do glicuronídio é uma das principais causas de toxicidade grave induzida pelo irinotecano (Gupta *et al.*, 1994).

O irinotecano é indicado no tratamento do câncer colorretal metastático, sendo associado a 5-fluoruracila e leucovorin (Figura 72.13), entretanto sua eficácia é limitada por aspectos farmacocinéticos, visto ser rapidamente distribuído no organismo e rapidamente se separar dos complexos de quebra com a topoisomerase I. Assim sendo, apresenta potencial de dano a tecidos saudáveis, mas devido à sua meia-vida baixa acaba não expondo o tumor a concentrações efetivas nem mantém os complexos de quebra da topoisomerase I inibidos por tempo suficiente para causar dano ao DNA.

A dose recomendada é de 125 mg/m^2 através de infusão IV por 90 min nos dias 1, 8, 15 e 22 a cada 6 semanas, associada com 5-fluoruracila e leucovorin. As reações adversas mais comuns são náuseas, vômito, dor abdominal, constipação intestinal, anorexia, mucosite, neutropenia, anemia, trombocitopenia, astenia, dor, febre, infecção e alopecia.

Irinotecano lipossomal (Onivyde®)

É uma formulação de encapsulamento lipossomal do irinotecano, inibidor da topoisomerase I, desenvolvida para superar as limitações

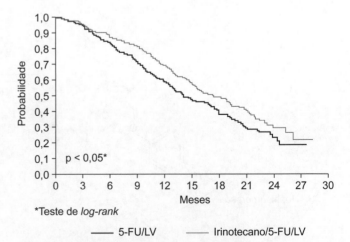

Figura 72.13 Curvas de Kaplan-Meier mostrando sobrevida em pacientes com câncer colorretal metastático e tratados com 5-FU/LV (5-fluoracil associado a leucovorin) ou irinotecano associado a 5-FU/LV.

farmacológicas e clínicas do irinotecano não lipossomal. O irinotecano não lipossomal existe em equilíbrio dependendo do pH tanto na forma de lactona (que é a forma ativa) quanto na forma carboxilada (inativa). No pH fisiológico a forma de lactona é rapidamente hidrolisada e inativada (Drummond *et al.*, 2006). Encapsulação do irinotecano em lipossomas (membranas duplas lipídicas unilamelares de 110 nm de diâmetro) apresentam alta estabilidade *in vivo*, estabilizando a pró-droga na sua forma ativa dentro do interior do lipossoma, prolongando sua circulação sistêmica e melhorando sua biodistribuição. Em estudos realizados em camundongos transplantados com tumores humanos, uma dose de irinotecano lipossomal 5 vezes menor que o equivalente de irinotecano atingiu concentrações intratumorais similares ao SN-38, mas com atividade antitumoral superior (Kaira *et al.*, 2014). A eficácia clínica do irinotecano lipossomal foi confirmada em ensaio clínico fase III, randomizado, aberto, realizado em pacientes com adenocarcinoma ductal pancreático metastático previamente tratados com gencitabina (Figura 72.14; Wang-Gillam *et al.*, 2016). Os pacientes foram tratados com irinotecano lipossomal em monoterapia (120 mg/m², equivalente a 100 mg/m² da base livre do irinotecano) a cada 3 semanas (n = 151) ou 5-fluoruracila associado com ácido folínico (n = 149) ou irinotecano nanolipossomal (80 mg/m²) associado a 5-fluoruracila e ácido folínico (n = 117). O objetivo primário foi sobrevida total.

Conforme ilustrado na Figura 72.14, a associação do irinotecano lipossomal com 5-fluoruracila e ácido folínico aumentou de maneira significativa a sobrevida total. As reações adversas graus 3 ou 4 que ocorreram com mais frequência no grupo tratado com irinotecano lipossomal associado à 5-fluoruracila e ácido folínico foram neutropenia (27%), diarreia (13%), vômitos (11%) e fadiga (14%). O irinotecano lipossomal é indicado para tratamento de adenocarcinoma pancreático metastático em pacientes previamente tratados com esquemas terapêuticos contendo gencitabina, sendo a dose recomendada de 70 mg/m² administrada por infusão de 90 min a cada 2 semanas. Caso o paciente apresente homozigose para o alelo UGT1A1*28 a dose recomendada é de 50 mg/m², pois estudos mostram que a menor expressão da enzima UDP-glicuronosiltransferase (UGT), mais especificamente a isoforma UGT1A1, levaria ao aparecimento de eventos adversos mais graves, uma vez que essa enzima é responsável pela degradação do metabólito ativo, o SN-38.

Etirinotecan pegol (Onzeald)

O polietilenoglicol (PEG) é um polímero conhecido por sua habilidade em aumentar a solubilidade, prolongar o tempo de circulação, minimizar a captação não específica e promover o direcionamento aos tecidos tumorais a partir do aumento de permeabilidade e efeito de retenção, tendo se tornado um dos polímeros mais utilizados para a administração de agentes citotóxicos. O etirinotecan pegol é um conjugado do irinotecano com o PEG que atua como inibidor da topoisomerase I. No estudo fase III BEACON (*BrEAst Cancer Outcomes with NKTR-102*) pacientes com recorrência local ou metástase de câncer de mama foram randomizados para receberem etirinotecan pegol ou o tratamento preferido pelo médico (Perez *et al.*, 2015). O grupo tratado com etirinotecan teve maior sobrevida (embora não tenha atingido significância estatística) e melhor qualidade de vida devido à significante redução de eventos adversos. Por outro lado, a análise de um subgrupo de pacientes com câncer metastático de mama e metástase cerebral (n = 67) que foram tratados com etirinotecan pegol (n = 36) ou quimioterapia preferida do oncologista (n = 31) demonstrou aumento significativo de sobrevida no grupo tratado com etirinotecan pegol (Figura 72.15; Cortés *et al.*, 2017). Até o momento da redação deste capítulo, o etirinotecan pegol ainda não havia sido aceito para registro pelo órgão regulatório europeu.

Inibidores de topoisomerase II

As topoisomerases II são enzimas onipresentes que regulam a atividade de enovelação e desenovelação do DNA, assim como removem nós e emaranhados do material genético (Deweese e Osheroff, 2009). Essas enzimas são fundamentais para a sobrevivência da célula e têm papel essencial em quase todos os processos do ácido nucleico, como replicação, transcrição e recombinação. Elas também são necessárias para a organização e segregação dos cromossomos (Vos *et al.*, 2011). Seres humanos expressam dois subtipos de topoisomerase II: alfa (TopoIIα) e beta (TopoIIβ). Essas isoformas apresentam grande identidade na sequência de aminoácidos (70%), mas são codificados por genes separados (localizados nas bandas cromossômicos 17q-21-22 e 3p24, respectivamente). Ambas isoformas são homodímeros e apresentam atividades enzimáticas praticamente idênticas, exceto que a TopoIIα

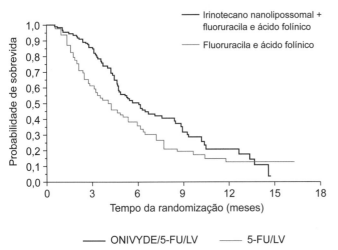

Figura 72.14 Curvas de Kaplan-Meier mostrando sobrevida total em pacientes com adenocarcinoma ductal pancreático metastático e tratados com 5-fluoracil associado a leucovorin (5-FU/LV) ou ONIVYDE associado a 5-FU/LV. O risco relativo foi de 0,67, com IC 95% 0,49-0,92.

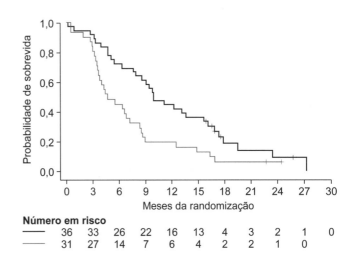

Figura 72.15 Curvas de Kaplan-Meier mostrando sobrevida total em pacientes com câncer de mama e metástases cerebrais tratados com etirinotecan pegol (EP) ou tratamento preferido pelo médico (TPC, do inglês *treatment of physician's choice*), que inclui eribulin, vinorelbina, gemcitabina, nab-paclitaxel, paclitaxel, ixabepilone ou docetaxel.

pode distinguir a orientação do DNA superenovelado (*DNA supercoil*) durante as reações de relaxamento (Pendleton et al., 2014).

Antraciclinas

As antraciclinas pertencem a uma classe de fármacos extraídos de *Streptomyces bacterium* e *Streptomyces peucetis* var. *caesius* e são utilizadas no tratamento de vários tipos de câncer, tais como leucemias, linfomas, mama, estômago, útero, ovário, bexiga e pulmão. As quatro antraciclinas mais comumente utilizadas são doxorrubicina, daunorrubicina, epirrubicina e idarrubicina. A daunorrubicina e a doxorrubicina foram as primeiras utilizadas clinicamente. Todas as antraciclinas apresentam em sua estrutura um anel aglicona ligado a uma molécula de açúcar na qual o radical hidroxila foi substituído por um radical NH_2 (amino açúcar; Hortobágyi, 1997).

O mecanismo de ação básico das antraciclinas ocorre pela intercalação do anel de aglicona entre os pares de bases adjacentes do DNA, resultando em uma deformação do DNA e uma estabilização do complexo DNA-topoisomerase II, o qual é normalmente reversível. Essa estabilização leva à produção de fraturas no DNA de cadeia dupla. Apesar de algumas evidências mostrarem que as antraciclinas inibem a topoisomerase I, aparentemente não há correlação entre a constante de ligação e a inibição da enzima (Crow e Crother, 1994). O fato de as antraciclinas não estabilizarem os complexos covalentes das reações da topoisomerase II sugere que a inibição observada é inespecífica, resultante somente da ligação ao DNA e não da interação entre o fármaco e o complexo covalente enzima-DNA. A ligação ao DNA é suficiente para causar inibição da topoisomerase II (Fogelsong et al., 1992).

A formação de radicais livres é outro mecanismo importante de ação das antraciclinas. A redução enzimática do anel da antraciclina produz o radical livre semiquinona, o qual por sua vez gera o radical livre hidroxila. A conjugação da porção hidroquinona da molécula da antraciclina com íons férricos resulta também na produção não enzimática de radicais livres. O dano causado pelos radicais livres tanto nas células normais como nas células tumorais é devido provavelmente à peroxidação de lipídios da membrana celular (Dorr, 1996). As lesões causadas por radicais livres estão mais associadas aos efeitos cardiotóxicos das antraciclinas do que a seus efeitos antineoplásicos. Muitos tecidos contêm enzimas para sequestrar os radicais livres, detoxificando a célula dos mesmos e prevenindo ou limitando seu dano. O miocárdio é relativamente deficiente dessas enzimas, e, portanto, apresenta maior suscetibilidade ao dano causado pelos radicais livres.

Doxorrubicina (adriamicina)

É constituída pelo anel da aglicona acoplado a partir de uma ligação glicosídica ao átomo 7 do amino açúcar daunosamina (Figura 72.16). A citotoxicidade da doxorrubicina é atribuída à inibição da síntese e função do DNA causada pela sua intercalação na cadeia do DNA e sua interação com a enzima topoisomerase II (Tewey et al., 1984). A farmacocinética da doxorrubicina é linear entre as doses de 30 a 70 mg/m². Apresenta meia-vida de distribuição de aproximadamente 5 min, indicando uma rápida captação pelos tecidos, enquanto a eliminação lenta dos mesmos é refletida pela meia-vida de eliminação que varia entre 20 e 48 h. O volume de distribuição no estado de equilíbrio é entre 809 e 121 ℓ/m² e o *clearance* sistêmico varia entre 324 e 809 mℓ/min/m², resultante principalmente do metabolismo hepático e excreção hepatobiliar. A redução enzimática na posição 7 e remoção do amino açúcar daunosamina resulta na aglicona responsável pela formação de radicais livres que, conforme visto anteriormente, podem contribuir para a cardiotoxicidade da doxorrubicina. O risco de desenvolvimento de cardiotoxicidade depende da dose, sendo que em pacientes que recebem doses altas de doxorrubicina o risco de desenvolver cardiomiopatia é de aproximadamente 50 a 60% (Singal e Iliskovic, 1998). O doxorrubicinol é um metabólito alcoólico da doxorrubicina e tem sido implicado na cardiomiopatia induzida pela doxorrubicina (Schaupp et al., 2015). Ele é formado pela redução de dois elétrons da doxorrubicina pela enzima carbonil redutase (Figura 72.17), que tem como alvo a inibição dos canais de sódio/potássio presentes no sarcolema cardíaco (Boucek et al. 1987).

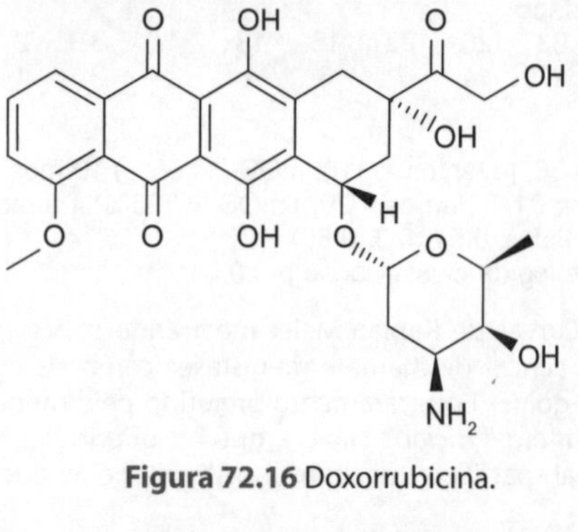

A doxorrubicina é indicada como fármaco acessório no tratamento do câncer de mama com comprometimento ganglionar axilar após ressecção cirúrgica do tumor primário. Para essa indicação, o esquema terapêutico recomendado é a administração IV de 60 mg/m² em *bolus* no dia 1 de cada ciclo de 21 dias, em combinação geralmente com ciclofosfamida, no total de 4 ciclos. Ela também é indicada no tratamento de leucemias, linfomas, câncer de pulmão, tumores pediátricos (câncer testicular) e sarcomas (Rivankar, 2014). Reações adversas mais frequentes são mielossupressão (leucopenia, anemia e trombocitopenia) e sintomas gastrintestinais (náuseas e vômitos), eventos esses comuns a outros fármacos citotóxicos. Entretanto, a maior limitação no uso da doxorrubicina é a sua capacidade de induzir cardiotoxicidade, podendo esta ser aguda ou crônica (Piekarski e Jelinska, 2013). A toxicidade aguda aparece geralmente horas após a administração do fármaco, manifestando-se como alterações transitórias do ritmo cardíaco, hipotensão e vasodilatação, e costuma ser totalmente reversível. Atualmente, a cardiotoxicidade aguda é rara de ser observada devido ao uso de doses menores de doxorrubicina. O aparecimento de cardiotoxicidade aguda não indica que o paciente irá apresentar cardiotoxicidade crônica e, portanto, não é razão para suspender o tratamento com doxorrubicina. A cardiotoxicidade crônica aparece mais tardiamente durante o tratamento ou mesmo 2 a 3 meses após o término do mesmo, caracterizada por sintomas e sinais clínicos de insuficiência cardíaca congestiva. A probabilidade é de 1 a 2% no caso de dose total acumulada de 300 mg/m², 3 a 5% na dose de 400 mg/m², 5 a 8% na dose de 450 mg/m² e de 6 a 20% na dose de 500 mg/m². Doença cardiovascular preexistente é um cofator que aumenta o risco do desenvolvimento da cardiotoxicidade, assim como uso concomitante de antagonistas de canais de cálcio.

Doxorrubicina lipossomal (Doxil®)

Lipossomas são compostos de fosfolipídios naturais misturados com quantidades variáveis de colesterol, sendo removidos da circulação pelo sistema reticuloendotelial após alguns minutos ou horas de sua administração, devido à opsonização dos mesmos. Devido à sua curta meia-vida de eliminação, os lipossomas apresentam uso terapêutico restrito. Alguns polímeros como PEG, gangliosídio e sulfato de cerebrosídeo são capazes de inibir a opsonização dos lipossomas pelas proteínas plasmáticas e consequentemente aumentam a meia-vida dos mesmos. O aumento do tempo de circulação dos lipossomas pode estar associado ao aumento de sua eficácia, permitindo maior acúmulo de lipossomas contendo fármacos dentro dos tumores. O Doxil® é o primeiro medicamento aprovado pela FDA que contém doxorrubicina na forma de lipossomas, sendo que os mesmos estão cobertos por PEG, processo esse conhecido como peguilação.

Inicialmente o tratamento de mieloma múltiplo era feito com associação de melfalana com prednisona, o qual produzia resposta terapêutica satisfatória em 50 a 60% dos pacientes, mas, devido à toxicidade causada em células progenitoras, impedia um posterior transplante de

Figura 72.16 Doxorrubicina.

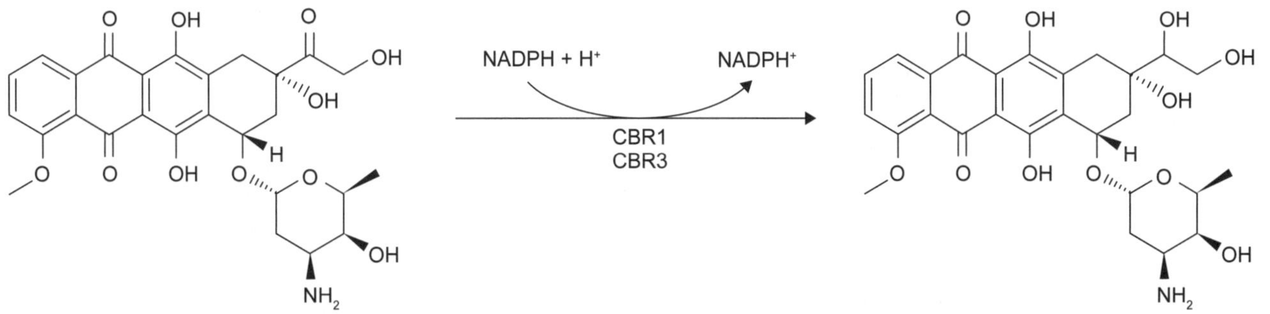

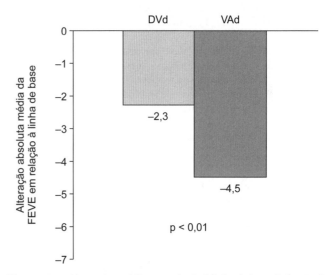

Figura 72.17 Redução da doxorrubicina em seu metabólito alcoólico supostamente cardiotóxico, doxorrubicinol (a redução ocorre no C13). CBR1: carbonil redutase 1; CBR3: carbonil redutase 3; NADPH: forma reduzida do fosfato de dinucleotídeo de adenina e nicotinamida.

medula (Munshi et al., 2001). Subsequentemente, demonstrou-se que a associação de vincristina com doxorrubicina (ambos administrados IV central por infusão, com duração de 96 h) com doses altas e intermitentes de dexametasona (regime VAD) apresentava melhor resposta, com remissão em 55 a 84% dos pacientes e com duração de aproximadamente 18 meses (Alexanian et al., 1990). O regime VAD tornou-se o tratamento de eleição para mieloma múltiplo, seguido de transplante autólogo de medula. Entretanto, esse tratamento apresenta sérias limitações devido à necessidade de se manter uma linha IV central por 96 h (com risco de infecção e limitações de fazer a aplicação ambulatorialmente), além dos riscos de neutropenia, alopecia, cardiotoxicidade induzida pela doxorrubicina e toxicidade causada pelas altas doses de esteroides (Lokhorst et al., 1989). Ensaio clínico fase III de não inferioridade randomizou 192 pacientes com diagnóstico recente de mieloma múltiplo para serem tratados com doxorrubicina lipossomal peguilada (40 mg/m^2) e vincristina (1,4 mg/m^2, sendo que 2 mg foi a dose máxima permitida), com infusão IV no dia 1 mais dexametasona (40 mg) VO (tratamento DVd; n = 97) ou doxorrubicina convencional (9 mg/m^2/dia) combinada com vincristina (0,4 mg/dia) como infusão contínua por 96 h mais dexametasona (VAD; n = 95) por no mínimo 4 ciclos (Rifkin et al., 2006). Os tratamentos foram repetidos em ciclos de 4 semanas até os pacientes atingirem remissão completa ou sinais de progressão da doença; ou toxicidade inaceitável ou transplante. Os objetivos primários eram resposta terapêutica e toxicidade. Não houve diferença nas respostas terapêuticas (seja na sobrevida total ou no tempo de sobrevida sem progressão da doença). Entretanto, o tratamento DVd apresentou redução significativa de neutropenia graus 3 e 4 (10% versus 24%), sepse e menor uso de antibiótico. Houve aumento importante da incidência de síndrome palmar-plantar (25% versus 1%), mas de grau 1 ou 2. A redução da fração de ejeção do ventrículo esquerdo (FEVE) foi menor também no grupo DVd (Figura 72.18).

Análise farmacoeconômica sugere que a menor toxicidade causada pela doxorrubicina peguilada justificaria seu maior custo no tratamento do mieloma múltiplo (Porter e Rifkin, 2007).

Epirrubicina (Ellence®)

Epímero da doxorrubicina (Figura 72.19), é utilizado no tratamento de pacientes com câncer de mama e linfonodo positivo após ressecção do tumor primário.

A farmacocinética da epirrubicina é linear entre as doses de 60 a 150 mg/m^2, sendo que a concentração plasmática é compatível com modelo tricompartimental, com meia-vida de eliminação de aproximadamente 33 h. Epirrubicina distribui-se rapidamente nos tecidos e apresenta ligação às proteínas plasmáticas de 77%. É extensivamente metabolizada pelo fígado e outras células em quatro vias principais:

- Redução do grupo ceto do C13 com a formação de epirrubicinol
- Conjugação tanto do fármaco inalterado como do epirrubicinol com ácido glicurônico
- Perda do amino açúcar por hidrólise, gerando as agliconas da doxorrubicina e da epirrubicina
- Perda do amino açúcar por processo redox, com a formação das agliconas 7-deoxidoxorrubicina e 7-deoxidoxorrubicinol.

O epirrubicinol, metabólito da epirrubicina, apresenta atividade citotóxica de 10% quando comparado com a epirrubicina e os níveis plasmáticos de epirrubicinol são menores que os do fármaco inalterado, portanto é improvável que tenha atividade citotóxica in vivo. Os outros metabólitos não apresentam atividade citotóxica. A epirrubicina e seus metabólitos são eliminados predominantemente pela via hepatobiliar. Ensaios clínicos demonstram que a combinação epirrubicina-docetaxel causa menor cardiotoxicidade do que a combinação doxorrubicina-docetaxel em pacientes com câncer de mama avançado

Figura 72.18 Alterações médias em relação à linha de base da fração de ejeção do ventrículo esquerdo (FEVE) em pacientes tratados com DVd ou VAd. DVd: doxorrubicina lipossômica peguilada, vincristina e dose reduzida de dexametasona; VAd: doxorrubicina convencional, vincristina e dose reduzida de dexametasona.

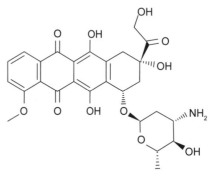

Figura 72.19 Epirrubicina.

(Conte *et al.*, 2001). É interessante ressaltar que a coadministração de epirrubicina e paclitaxel induz aumento da glicuronidação da epirrubicina, aumento do *clearance* renal e redução das concentrações plasmáticas de epirrubicinol, que é o metabólito cardiotóxico da epirrubicina. Já a coadministração doxorrubicina-paclitaxel causa uma distribuição não linear da primeira, resultando em aumento da concentração plasmática de doxorrubicina e de doxorrubicinol, que é um determinante importante da cardiotoxicidade (Gianni *et al.*, 1997).

Idarrubicina (Idamicina)

Análogo da daunorrubicina (4-demetoxidaunorrubicina), tem por característica a ausência do grupo metóxi, o que aumenta sua lipossolubilidade e, consequentemente, sua captação celular (Figura 72.20); é considerada uma antraciclina de segunda geração. Devido à sua atividade citotóxica *in vitro* em células leucêmicas, os ensaios clínicos da idarrubicina foram concentrados no tratamento de pacientes com leucemia linfocítica aguda e leucemia não linfocítica aguda (Fields e Koeller, 1991).

A queda da concentração plasmática da idarrubicina após administração IV obedece modelo tricompartimental, com meia-vida de eliminação de 22 h (variando entre 4 e 48 h) quando administrada como monofármaco e de 20 h (variando entre 7 e 38 h) quando associada à citarabina. A meia-vida de eliminação do metabólito ativo idarrubicinol é de 45 h. A ligação às proteínas plasmáticas da idarrubicina e do idarrubicinol é de 97% e 94%, respectivamente. A eliminação ocorre predominantemente por via hepatobiliar, mas também apresenta *clearance* renal, sendo a maior parte na forma de idarrubicinol.

A idarrubicina é indicada no tratamento da leucemia mieloide aguda na dose de 12 mg/m² IV (infusão de 10 a 15 min) por 3 dias em combinação com citarabina (100 mg/m²/dia através de infusão contínua por 7 dias). Em pacientes que apresentam sinais inequívocos de leucemia após o primeiro tratamento, o mesmo pode ser repetido uma segunda vez. Mielossupressão é a reação adversa mais séria, porém necessário para a erradicação do clone leucêmico. Durante o período de mielossupressão, o risco de infecção e sangramento é alto e ambos podem ser fatais. Outras reações adversas comuns são náuseas, vômitos, alopecia, diarreia, hemorragia, mucosite e alterações cutâneas.

Daunorrubicina

Antraciclina citotóxica extraída do *Streptomyces coeruleorubidus* (Figura 72.21), é utilizada IV na indução da remissão das leucemias agudas não linfocíticas (mielogênica, monocítica e eritroide) de adultos e na indução da remissão da leucemia linfocítica aguda em adultos e pacientes pediátricos. O mecanismo de ação é semelhante ao da doxorrubicina, inibindo a topoisomerase II.

Após a administração IV, os níveis plasmáticos de daunorrubicina caem rapidamente, indicando captação tissular rápida. A meia-vida de eliminação é por volta de 18,5 h, enquanto a do seu metabólito ativo daunorrubicinol é de aproximadamente 26,7 h. A daunorrubicina não cruza a barreira hematencefálica; ela é metabolizada no fígado, mas também em outros tecidos principalmente por aldo-ceto redutases, produzindo

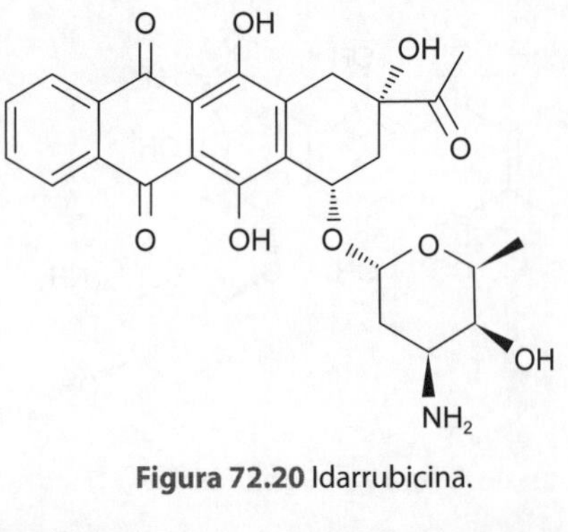

Figura 72.20 Idarrubicina.

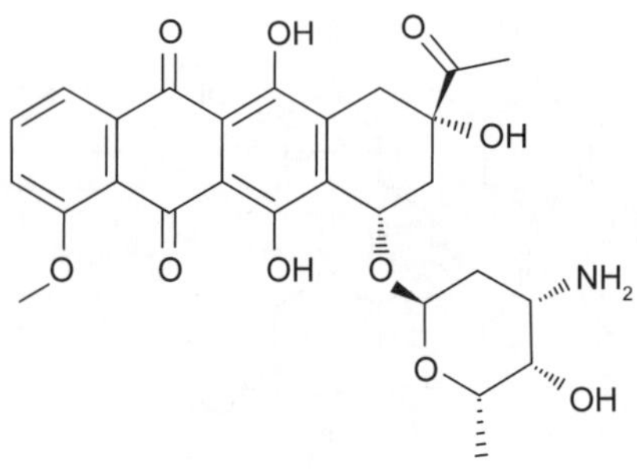

Figura 72.21 Daunorrubicina.

o daunorrubicinol, que é o principal metabólito que apresenta atividade citotóxica. Aproximadamente 25% da dose de daunorrubicina administrada é eliminada em forma ativa na urina e 40% por via hepatobiliar.

O esquema clássico do tratamento da leucemia mieloide aguda é feito com quimioterapia intensa "7+3", com citarabina nos dias 1 a 7 e daunorrubicina nos dias 1 a 3. A dose atualmente recomendada é de 90 mg/m² por 3 dias (dose cumulativa total de 270 mg/m²) associada à citarabina, considerada a dose mais eficaz para atingir a remissão completa, assim como o aumento da sobrevida dos pacientes, principalmente naqueles até 65 anos de idade, independentemente de risco citogenético ou mutações moleculares (Pophali e Litzow, 2017).

Cardiotoxicidade das antraciclinas

Conforme visto anteriormente, todas as quatro antraciclinas utilizadas no tratamento de neoplasias podem causar insuficiência cardíaca, sendo que a incidência, dependendo do critério utilizado, pode chegar a 50% dos pacientes (Deng *et al.*, 2014). A redução da dose da antraciclina utilizada, assim como alterações do esquema de tratamento podem causar certa redução, entretanto pacientes pediátricos e idosos apresentam alto risco: o primeiro grupo pela longa expectativa de vida e o segundo devido a comorbidades. Morte de origem cardiovascular é a causa principal de óbito em mulheres com câncer de mama recidivante (15,9% *versus* 15,1%), após acompanhamento por 9 anos (Patnaik *et al.*, 2011). O exato mecanismo pelo qual as antraciclinas induzem cardiotoxicidade não é conhecido, entretanto é provável que seja multifatorial. A hipótese mais provável é que as antraciclinas interfiram com o ciclo redox, resultando em dano ao DNA pela produção de espécies reativas de oxigênio (Singal e Iliskovic, 1998), causado pela redução univalente do núcleo quinônico para o radical semiquinônico a partir de oxirredutases celulares. Nas células miocárdicas isso ocorre via nicotinamida adenina dinucleotídio (NADH) desidrogenase da cadeia mitocondrial de transporte de elétrons; na presença de oxigênio molecular, a semiquinona auto-oxida para gerar a antraciclina inicial e um ânion superóxido (Berthiaume e Wallace, 2007). As espécies reativas de oxigênio podem aumentar devido à presença de ferro molecular intracelular e com isso potencializar o ciclo ferroso-férrico. O complexo antraciclina-ferro forma radicais tóxicos e espécies reativas de nitrogênio, resultando em um estresse nitrosativo e disfunção mitocondrial (Hahn *et al.*, 2014).

Em humanos, como citado anteriormente, a topoisomerase II apresenta duas isoenzimas, a TopoIIalfa e TopoIIbeta, sendo que a primeira é a mais prevalente em células proliferativas (neoplásicas ou não) e a segunda mais abundante em células quiescentes, como os cardiomiócitos adultos. Quando a antraciclina liga-se à TopoIIbeta, causa uma disfunção mitocondrial por inibição do receptor ativado por proliferadores do peroxissomo, o qual regula o metabolismo oxidativo (Finck e Kelly, 2007). Estudos realizados em camundongos *knock-out* demonstraram que a ausência da TopoIIβ protegeu os animais da cardiotoxicidade induzida pelas antraciclinas (Zhang *et al.*, 2012).

O dexrazoxano (Zinecard®) é um derivado do EDTA ácido etilenodiamina tetra-acético (EDTA; Figura 72.22) que atravessa a membrana celular e é um potente inibidor da topoisomerase II (Hasinoff

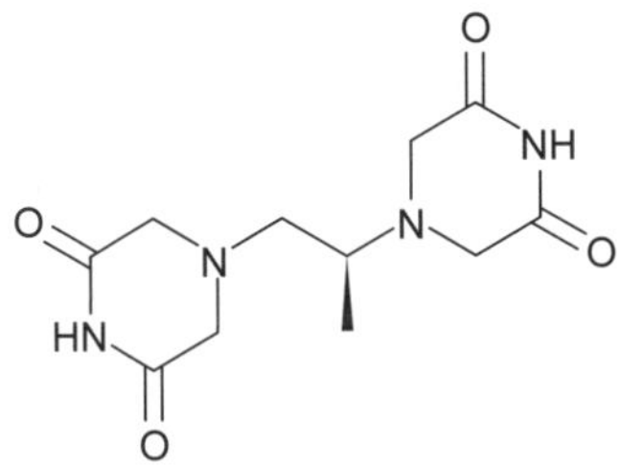

Figura 72.22 Dexrazoxano.

e Herman, 2007). Estudos laboratoriais indicam que o dexrazoxano é convertido intracelularmente em um fármaco quelante ao abrir os anéis; portanto, interfere na geração de radicais livres mediados pelo ferro.

Em estudo retrospectivo, 108 pacientes (63 masculinos, 45 femininos) com idade entre 5 e 29 anos de idade, em remissão por período prolongado de neoplasia, foram avaliados sobre o potencial efeito protetor de dexrazoxano (Elbl et al., 2006). O dexrazoxano foi administrado em 68 pacientes e o tratamento clássico em 40 pacientes. O dexrazoxano foi dado na razão 20:1 para antraciclina. A cardiomiopatia por antraciclina foi detectada em apenas um paciente que recebeu o esquema de tratamento clássico. Nenhum dos pacientes tratados com dexrazoxano apresentou queda da FEVE, entretanto, 4 pacientes tratados com o esquema clássico (10%) apresentaram redução da FEVE. Esse estudo indica que o dexrazoxano reduz o risco de cardiotoxicidade subclínica tardia, sendo que seu uso não afeta as respostas à quimioterapia nem a sobrevida total após seguimentos de 7 anos.

Outra complicação do uso das antraciclinas é o extravasamento de antraciclinas acidental na sua infusão, o qual, apesar de raro, pode causar necrose tissular que necessita de reconstrução cirúrgica. A detecção do extravasamento é difícil porque os sintomas são variados e demoram para aparecer. Geralmente o extravasamento é notado quando ocorre edema, dor e vermelhidão no local da infusão. Subsequentemente, o edema aumenta e ocorre formação de bolhas, seguido de ulceração e necrose tissular. O dexrazoxano também está aprovado pela FDA como antídoto de extravasamento de antraciclinas, eliminando a necessidade de cirurgia em 98% dos pacientes em ensaios clínicos (Mouridsen et al., 2007).

Antraquinonas

Mitoxantrona (Novantrone®)

Antracenediona (antraquinona) sintética (Figura 72.23) aprovada pela FDA em 1987 para tratamento de leucemia mieloide aguda. É um potente inibidor da topoisomerase II, apresentando efeito citotóxico tanto em células humanas como em cultura em estado proliferativo e não proliferativo, indicando ausência de especificidade para ciclo celular. É utilizada no tratamento de câncer de mama e de próstata, leucemias e linfomas (Evison et al., 2016).

Após a administração IV, a queda da concentração plasmática da mitoxantrona obedece um modelo tricompartimental com uma meia-vida de distribuição de 6 a 12 min e uma meia-vida de eliminação que varia entre 23 e 215 h, com mediana de aproximadamente 75 h. O volume de distribuição no estado de equilíbrio é de 2,248 ℓ/m^2 (Faulds et al., 1991). A farmacocinética é linear entre as doses de 15 a 90 mg/m^2. Apresenta moderada ligação às proteínas plasmáticas (78%). É eliminada por via renal e hepatobiliar, sendo que 65% na forma de fármaco inalterado.

A mitoxantrona é administrada IV na forma de infusão de curta duração (3 a 30 min), sendo que a dose varia de acordo com o tipo de tumor e a idade do paciente. Em pacientes adultos com tumores sólidos, a dose utilizada varia entre 12 e 14 mg/m^2 a cada 3 a 4 semanas (Faulds et al., 1991), entretanto doses mais altas de 8 a 20 mg/m^2 podem ser administradas por 5 dias em pacientes com leucemia aguda (Weiss et al., 1996). Em ensaios clínicos realizados em pacientes com câncer de mama avançado nos quais a mitoxantrona foi utilizada em monoterapia, a resposta terapêutica foi de 33% em pacientes que não tiveram exposição prévia à quimioterapia (Shenkenberg e Von Hoff, 1986). Na maioria dos ensaios clínicos realizados em pacientes com câncer de mama avançado, a mitoxantrona demonstrou eficácia semelhante à doxorrubicina, entretanto pacientes apresentaram menor toxicidade com menor incidência de náuseas, vômitos e estomatite quando comparados com pacientes que foram tratados com doxorrubicina (Henderson et al., 1989).

As reações adversas causadas pela mitoxantrona são semelhantes aos gerados pelas antraciclinas, sendo que os efeitos tóxicos primários são de natureza hematológica e gástrica. A mielossupressão é frequente e geralmente é considerada a principal limitante em relação à dose associada com a terapia com mitoxantrona (Wiseman e Spencer, 1997). A granulocitopenia é o evento mais frequente, sendo que o pico ocorre após 10 a 14 dias da administração do fármaco. Náuseas, vômito e estomatite ocorrem mais raramente e, quando presentes, esses sintomas são de intensidade leve ou moderada. O risco de cardiotoxicidade é baixo, sendo que quando utilizada em doses cumulativas menores que 100 mg/m^2, a frequência é de 3% em adultos e 6% em pacientes pediátricos (Posner et al., 1985).

Pixantrona (Pixuvri®)

Derivado da mitoxantrona (Figura 72.24), foi aprovado para o tratamento de linfomas não Hodgkin refratários ao tratamento (Minotti et al., 2017). A pixantrona inibe a TopoIIα e apresenta cerca de 10 a 12 vezes menos toxicidade aos cardiomiócitos neonatais de rato quando comparada com a doxorrubicina e a mitoxantrona (Hasinoff et al., 2016).

A farmacocinética da pixantrona foi linear entre as doses de 3 a 105 mg/m^2. Apresenta volume de distribuição de 25,8 ℓ, com moderada ligação às proteínas plasmáticas (50% aproximadamente). O *clearance* sistêmico é de 72,2 ℓ/h, sendo que o *clearance* renal é responsável por menos de 10% da eliminação da dose administrada (Péan et al., 2013). A meia-vida de eliminação varia entre 14,5 e 44,8 h, com média de 23,3 h. A via hepatobiliar aparenta ser a maior via de eliminação da pixantrona, assim sendo, seu uso está contraindicado em pacientes com grau grave de insuficiência hepática. A eficácia clínica da pixantrona foi estabelecida em ensaio clínico fase III, multicêntrico, randomizado, aberto com comparador realizado em pacientes com linfoma

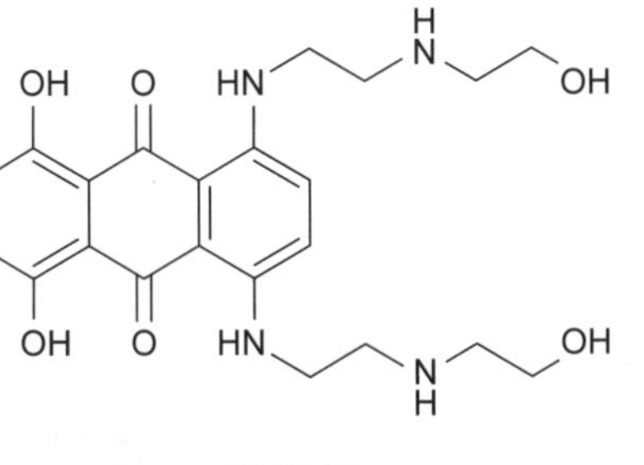

Figura 72.23 Mitoxantrona.

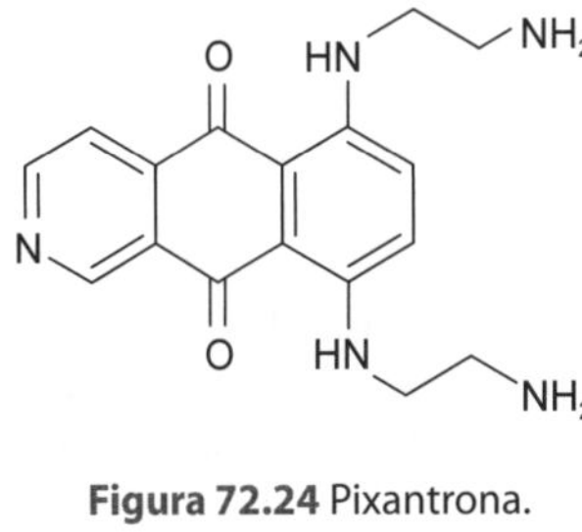

Figura 72.24 Pixantrona.

	Pixantrona	Fármacos comparadores
	n = 70	n = 70
Evento (progressão da doença ou morte)	58 (83%)	64 (91%)
Sobrevida média livre de progressão, meses (intervalo)	5,3 (2,3-6,2)	2,6 (1,9-3,5)

—— Pixantrona —— Comparador

Log rank: p = 0,005
RR = 0,6 (IC 95% 0,42-0,86)

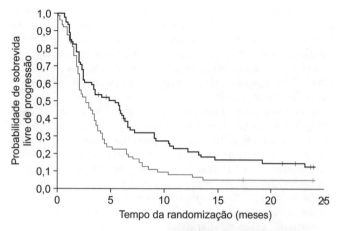

Figura 72.25 Curvas de Kaplan-Meier mostrando tempo de sobrevida sem progressão da doença em pacientes linfoma não Hodgkin agressivo refratário ou recidivante tratados com pixantrona ou com fármacos comparadores (vinorelbina, oxaliplatina, ifosfamida, etoposídio, mitoxantrona ou gencitabina).

não Hodgkin agressivo refratário ou recidivante (Pettengell *et al.*, 2012). Os pacientes foram tratados com pixantrona 85 mg/m² IV na forma de infusão nos dias 1, 8 e 15 de ciclos de 4 semanas, até o máximo de 6 ciclos. No grupo comparador, os médicos puderam optar pelos seguintes fármacos em monoterapia: vinorelbina, oxaliplatina, ifosfamida, etoposídeo, mitoxantrona ou gencitabina ou rituximabe. Conforme ilustrado na Figura 72.25, tratamento com pixantrona foi associado com aumento do tempo de sobrevida sem doença, assim como aumento do índice e duração de remissão completa.

As reações adversas mais comuns associadas ao tratamento com pixantrona foram neutropenia (50%), leucopenia (25%), anemia (31%), trombocitopenia (21%), astenia (23%), febre (23%), tosse (22%), redução da FEVE (19%) e náuseas (18%). A neutropenia foi geralmente transitória, atingindo o pico entre os dias 15 e 22 e geralmente desaparecendo por volta do dia 18. Apenas nove eventos cardíacos foram relacionados à pixantrona (13%), sendo todos eles redução assintomática da FEVE.

A dose recomendada é de 50 mg/m² administrado na forma de infusão IV por 1 h nos dias 1, 8 e 15 de um ciclo de 28 dias, podendo o tratamento ser repetido por 6 ciclos.

Podofilotoxinas

Etoposídeo (Vepesid®)

Derivado semissintético do rizoma da mandrágora selvagem *Podophyllum peltatum*. Mais especificamente, é um glicosídio da podofilotoxina, com um derivado feito a partir da D-glicose (Figura 72.26). Também é conhecido como VP-16. As podofilotoxinas são utilizadas como medicamentos por várias culturas há mais de mil anos (Slevin, 1991). No século 19, foi demonstrada sua eficácia contra cânceres da pele e em 1946 suas propriedades antimitóticas foram estabelecidas. O mecanismo de ação do etoposídeo é a partir da inibição da topoisomerase II (Hande, 1998).

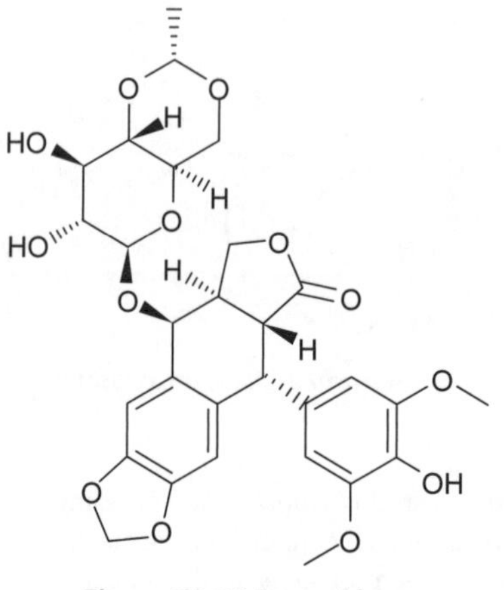

Figura 72.26 Etoposídeo.

Após a administração IV, a concentração plasmática de etoposídeo cai de maneira biexponencial, com uma meia-vida de distribuição de 1,5 h e uma meia-vida de eliminação de 4 a 11 h. O *clearance* sistêmico varia entre 33 e 48 mℓ/min (16 a 36 mℓ/min/m²), sendo constante na faixa de 100 a 600 mg/m². O volume de distribuição no estado de equilíbrio varia entre 18 e 29 ℓ (7 a 17 ℓ/m²). O etoposídeo apresenta baixa biodisponibilidade no sistema nervoso central. É altamente ligado às proteínas plasmáticas (97%). Após a administração IV, cerca de 56% da dose foi recuperada na urina, sendo que metade na forma inalterada do fármaco. O *clearance* renal do etoposídeo varia entre 7 e 10 mℓ/min/m² em pacientes pediátricos, sendo responsável por 35% do *clearance* sistêmico. A biodisponibilidade absoluta do etoposídeo após administração oral varia entre 25 e 75%, sendo linear em doses de até 250 mg/m².

Em ensaio clínico fase III realizado em pacientes com tumor testicular de células germinativas em estágio I (n = 382), eles foram randomizados para receberem um ciclo de quimioterapia com etoposídeo, bleomicina e cisplatina (n = 191) em comparação com ressecção retroperitoneal de linfonodos (n = 191). Ambos os grupos de pacientes sofreram orquiectomia previamente (Albers *et al.*, 2008). O objetivo primário foi recidiva da doença. Ambos os grupos foram acompanhados por 4,7 anos, período no qual foram observadas duas recidivas no grupo tratado com quimioterapia e quinze recidivas no grupo tratado com ressecção retroperitoneal dos linfonodos (p = 0,0011).

O etoposídeo associado aos complexos platinados é indicado no tratamento de tumores testiculares refratários à quimioterapia/radioterapia e também está aprovado para tratamento de câncer de pulmão de pequenas células (Tsoukalas *et al.*, 2018). A mielossupressão é dependente da dose, sendo que a recuperação da medula se dá geralmente após o vigésimo dia da administração do fármaco. Náuseas e vômitos são as principais reações adversas gastrintestinais, sendo que a hipotensão arterial e reações anafilactoides foram observadas em 1% e 2% dos pacientes que receberam etoposídeo IV, respectivamente. Alopecia reversível foi observada em 66% dos pacientes. A dose recomendada no câncer testicular combinada com outros fármacos varia entre 50 e 100 mg/m²/dia nos dias 1 a 5, sendo que no tratamento do câncer de pulmão de células pequenas a dose varia entre 35 mg/m²/dia durante 4 dias e 50 mg/m²/dia durante 5 dias. Esses ciclos de quimioterapia são repetidos a cada 3 a 4 semanas dependendo da recuperação da toxicidade pelo paciente. É importante ressaltar que o uso do etoposídeo em pacientes pediátricos e adultos com câncer pode causar frequentemente rearranjo envolvendo o gene da leucemia de linhagem mista localizado no cromossomo 11q23, o qual está associado à leucemia secundária (Ratain *et al.*, 1987). O prognóstico das leucemias associadas ao rearranjo desse gene é bastante reservado (Ezoe, 2012).

Etoposídeo fosfato (Etopophos)

O etoposídeo é muito pouco hidrossolúvel e, quando é necessário administrar doses altas desse composto, é preciso significativo volume de fluidos. Essa sobrecarga hídrica pode precipitar insuficiência cardíaca em alguns pacientes e também se torna um obstáculo para a administração rápida do etoposídeo. Reações de hipersensibilidade e hipotensão podem acontecer quando são utilizados agentes solubilizantes. O etoposídeo fosfato representa uma tentativa de superar as dificuldades mencionadas. O etoposídeo fosfato é um profármaco para uso IV em concentrações de até 20 mg/mℓ. Ele apresenta as seguintes características:

- É rápida e completamente convertido em etoposídeo devido à ação das fosfatases alcalinas presentes na circulação
- Pode ser administrado de maneira segura em curtos períodos de tempo (5 a 30 min)
- É equivalente do ponto de vista farmacológico ao etoposídeo
- Apresenta toxicidade igual ao etoposídeo.

Ensaio clínico fase II em pacientes com câncer de pulmão de células pequenas demonstraram a mesma eficácia terapêutica da associação etoposídeo fosfato/cisplatina quando comparada com a associação etoposídeo/cisplatina (Hainsworth *et al.*, 1995).

Teniposídeo (Vumon®)

Análogo do etoposídeo (Figura 72.27), foi aprovado pela FDA em 1993, 10 anos após a aprovação do etoposídeo. É utilizado primariamente no tratamento de leucemias e linfomas, principalmente em pacientes pediátricos. O teniposídeo é 10 vezes mais potente que o etoposídeo em matar células cancerosas *in vitro*. Considerando que o etoposídeo e o teniposídeo apresentam a mesma habilidade de inibir a enzima topoisomerase II, essa maior potência citotóxica provavelmente está relacionada à melhor captação do teniposídeo pela célula (Stahelin e von Wartburg, 1991).

Após a administração IV por infusão (1 a 2,5 h) de 155 mg/m^2 em oito pacientes pediátricos com leucemia linfoblástica aguda, a queda da concentração plasmática obedeceu modelo biexponencial, com meia-vida de eliminação de aproximadamente 5 h (44%), *clearance* sistêmico de 10,3 mℓ/min/m^2 (25%) e volume de distribuição em estado de equilíbrio de 3,1 ℓ/m^2 (44%). O teniposídeo apresenta alta ligação às proteínas plasmáticas (> 99%), portanto o monitoramento de pacientes pediátricos com hipoalbuminemia é necessário. Em relação ao etoposídeo, o teniposídeo apresenta maior ligação às proteínas plasmáticas, sua captação celular é maior e apresenta menor *clearance* sistêmico.

A maior parte dos ensaios clínicos com teniposídeo foi realizada em pacientes com leucemia linfoblástica aguda, enquanto os ensaios clínicos feitos com etoposídeo foram realizados em pacientes com leucemia aguda não linfocítica. Isso ocorreu mais por motivos tradicionais do que embasamento científico, devido, em grande parte, à ausência de estudos comparativos (Björkholm, 1990). Em pacientes pediátricos com leucemia linfoblástica aguda que foram tratados previamente com quimioterapia contendo citarabina, o teniposídeo foi utilizado na dose de 165 mg/m^2 associado a citarabina 300 mg/m^2, administrado 2 vezes/semana no total de 8 a 9 doses. Em outro estudo em pacientes pediátricos previamente tratados com quimioterapia com vincristina e prednisona, o teniposídeo foi administrado na dose de 250 mg/m^2 associado à vincristina 1,5 mg/m^2 IV semanalmente por 4 a 8 semanas, com prednisona 40 mg/m^2 VO por 28 dias. O teniposídeo é administrado por infusão IV lenta (30 a 60 min) devido à hipotensão causada pela administração rápida, possivelmente relacionada à presença do óleo de rícino polioxil 35 utilizado como solubilizante. As reações adversas mais frequentes são, conforme esperado, de origem hematológica, representada por mielossupressão (leucopenia, anemia e trombocitopenia). Foram o tipo e a incidência de reações adversas não hematológicas em 303 pacientes pediátricos para quem o teniposídeo foi administrado em monoterapia: mucosite (76%), diarreia (33%), náuseas/vômitos (29%), infecção (12%), alopecia (5%) e reações de hipersensibilidade (5%). A exemplo do etoposídeo, o uso do teniposídeo está associado ao aparecimento de leucemia secundária.

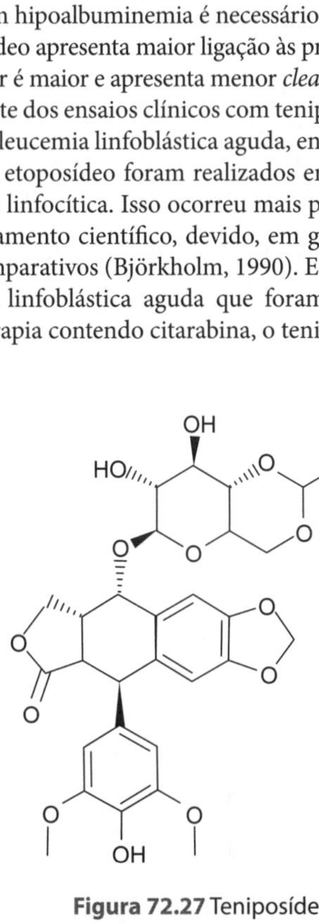

Quinolonas

Vosaroxina (Qinprezo™)

É um derivado quinolônico com um núcleo naftiridínico que possui estrutura química similar a antibióticos como o ciprofloxacino, entretanto não apresenta atividade antibiótica (Figura 72.28). É um fármaco que se intercala na molécula de DNA com ação inibitória sobre a enzima topoisomerase II, levando à quebra no DNA de cadeia dupla em lugares específicos no processo de replicação do DNA. A vosaroxina não é um substrato para a bomba de efluxo glicoproteína P, que representa um importante mecanismo de resistência para múltiplos fármacos antineoplásicos. Esse composto pode induzir também apoptose da célula tumoral por um mecanismo independente da p53 que envolve a caspase 3 (Walsby *et al.*, 2011). Diferentemente do grupo das antraciclinas, que também são inibidoras da topoisomerase II, a vosaroxina apresenta baixo potencial de cardiotoxicidade porque não causa produção de espécies reativas de oxigênio, as quais são aparentemente responsáveis pelos efeitos cardiotóxicos cumulativos dessa classe de moléculas.

Em ensaios clínicos controlados com placebo, analisou-se a associação da vosaroxina (90 mg/m^2 IV no primeiro ciclo e 70 mg/m^2 nos ciclos subsequentes) com doses intermediárias de citarabina (1 g/m^2/dia IV por 5 dias) em pacientes com leucemia mieloide aguda (Ravandi *et al.*, 2015). Todos os pacientes haviam sido tratados previamente com uma associação de antraciclina e citarabina. Remissão completa ou parcial foi atingida em 38% e 19% dos pacientes tratados com vosaroxina ou placebo, respectivamente. Não houve diferença significativa na sobrevida total (7,5 *versus* 6,1 meses para vosaroxina e placebo, respectivamente). Reações adversas como febre neutropênica, infecção e toxicidade de mucosa gastrintestinal foram mais comuns no grupo tratado com vosaroxina (33%) em comparação com placebo (17%). A toxicidade cardíaca foi semelhante em ambos os grupos. Até o momento da redação deste capítulo, a vosaroxina não está aprovada para uso clínico pelos órgãos regulatórios americano (FDA) e europeu (EMA), aguardando resultados de novos ensaios clínicos (Sayar e Bashardoust, 2017).

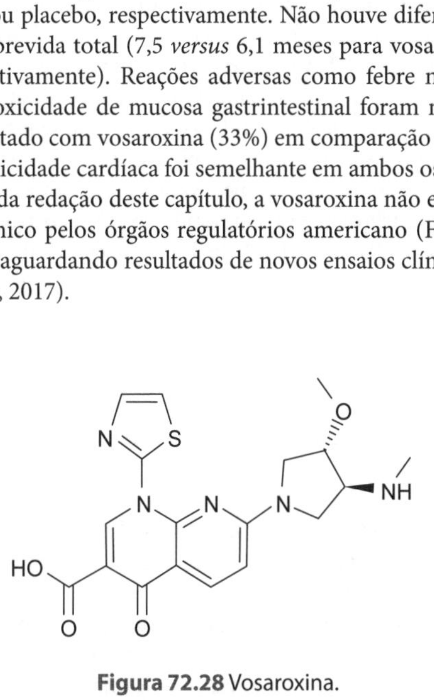

Figura 72.27 Teniposídeo.

Figura 72.28 Vosaroxina.

INIBIDORES DA METILAÇÃO DO DNA

A história dos inibidores de metilação do DNA como fármacos antineoplásicos é longa. Esses análogos de nucleosídios chamados azanucleosídios foram sintetizados na década de 1960 (Sorm et al., 1964) e logo depois foram testados como fármacos citostáticos em vários ensaios clínicos, entretanto com pouco sucesso (Von Hoff et al., 1976). Na década de 1980, foi descoberto o efeito desses azanucleosídios na regulação epigenética (Jones e Taylor, 1980). Entretanto, levou 40 anos para que ocorresse a otimização da dose para uso clínico que permitisse a hipometilação em relação à citotoxicidade, sendo que em 2004 a FDA aprovou a 5-azacitadina como o primeiro azanucleosídio para tratamento de síndrome mielodisplásica, leucemia mielomonocítica crônica e leucemia mieloide aguda (Ørskov e Grønboek, 2017). O efeito citotóxico dos azanucleosídios é devido à incorporação dos mesmos na molécula do DNA durante a replicação, causando portanto dano a esse processo. Entretanto, quando administrados em doses mais baixas sua função principal é a inibição da metilação do DNA após a divisão celular ao aprisionar as metiltransferases do DNA junto ao DNA. Por isso que os fármacos hipometilantes do DNA também são conhecidos como inibidores de metiltransferases do DNA. Há dois fármacos hipometilantes utilizados na clínica atualmente: azacitidina e decitabina. A principal diferença entre eles é que a maior parte da azacitidina é incorporada ao RNA e uma pequena fração incorporada ao DNA, enquanto a decitabina se incorpora apenas ao DNA. As neoplasias mieloides tipo síndrome mielodisplásica, leucemia mielomonocítica crônica e leucemia mieloide aguda são todas caracterizadas por alterações substanciais nos níveis de metilação do DNA, com mutações frequentes nas enzimas que regulam a metilação do DNA, sendo essa a razão biológica para o uso desses fármacos nessas doenças. A metilação do DNA, catalisada pela ação da DNA metiltransferase, é uma das mais importantes modificações epigenéticas. Em células normais e neoplásicas, a metilação do DNA regula a expressão de genes ao modificar a citosina. O silenciamento de genes supressores de tumores está também associado à metilação aberrante de promotor do DNA.

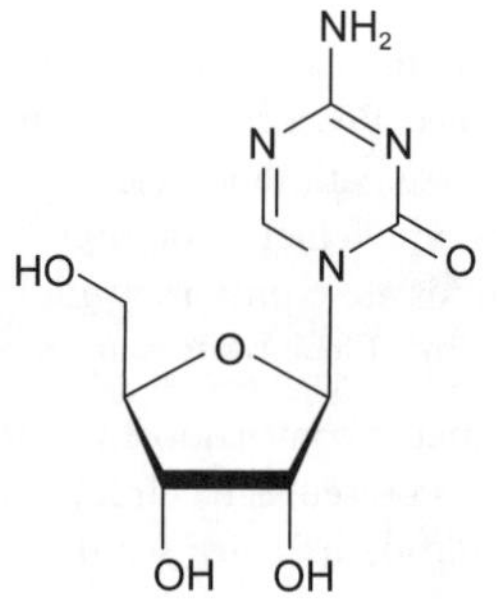

Azacitidina (Vidaza®)

Análogo nucleosídico pirimidínico do nucleosídio citidina. Quimicamente é um análogo da citidina com a substituição do carbono na posição 5 por um nitrogênio, prevenindo dessa maneira a metilação ao se ligar covalentemente às metiltransferases do DNA (Figura 72.29). A azacitidina apresenta dois mecanismos de ação antineoplásica, sendo uma relacionada à incorporação da azacitidina nas moléculas de DNA e RNA e a outra por meio da hipometilação do DNA ao se ligar de maneira estequiométrica à DNA metiltransferase 1 (Jones et al., 1983). Após captação pelas células, a azacitidina é fosforilada em 5-azacitidina monofosfato pela enzima uridina-citidina quinase e subsequentemente fosforilada em difosfato e trifosfato pela pimiridina monofosfato quinase e pirimidina difosfato quinase, respectivamente (Kaminskas et al., 2005). A 5-azacitidina trifosfato é incorporada ao RNA, perturbando dessa maneira o metabolismo do RNA nuclear e citoplasmático e inibindo a síntese proteica (Glover e Leyland-Jones, 1987). A 5-azacitidina difosfato é reduzida pela ribonucleotídio redutase em 5-azadeoxicitidina difosfato, a qual por sua vez é fosforilada pela nucleosídio difosfato quinase em 5-azadeoxicitidina trifosfato, que é incorporado ao DNA, inibindo a síntese de DNA. A azacitidina apresenta maior toxicidade durante a fase S do ciclo celular, entretanto, o mecanismo predominante responsável pelo seu efeito citotóxico ainda não está esclarecido (Li et al., 1970). Aproximadamente 85% da dose administrada via IV e 50% da dose administrada via subcutânea (SC) são eliminadas via renal, na forma de azacitidina e de seus metabólitos. Menos de 1% da dose administrada é eliminada pela via hepatobiliar.

A azacitidina é rapidamente absorvida após administração SC, com $T_{máx}$ de 30 min. A biodisponibilidade absoluta da azacitidina SC é 89% da obtida após administração IV. A meia-vida de distribuição da azacitidina é de aproximadamente 22 min após administração IV e 41 min após administração SC. O volume de distribuição após administração IV é de 76 ℓ. A azacitidina sofre rápida hidrólise em meio aquoso, assim como deaminação rápida pela ação da citidina deaminase (Chabner et al., 1973). A meia-vida de eliminação da azacitidina IV ou SC é de 4 h.

A síndrome mielodisplásica, leucemias agudas e outros cânceres apresentam hipermetilação das ilhas de CpG do DNA (ilhas de CpG são regiões com alta frequência de sítios com o dinucleotídio 5'-citosina-fosfato-guanosina-3'). A azacitidina é indicada primariamente para o tratamento da leucemia mieloide aguda e da síndrome mielodisplásica (Von Hoff et al., 1976). A indução da hipometilação do DNA aparenta necessitar doses menores de azacitidina em comparação com as doses necessárias para efeito citotóxico, visto que a concentração necessária de azacitidina para causar máxima inibição da metilação do DNA in vitro não suprime a síntese do DNA (Glover e Leyland-Jones, 1987). A dose recomendada é de 75 mg/m² administrados SC ou IV por 7 dias, sendo o ciclo repetido a cada 4 semanas. A dose pode ser aumentada para 100 mg/m² caso não se note benefício após 2 ciclos de tratamento, dependendo da toxicidade exibida pelo paciente. As reações adversas mais frequentes associadas ao uso de azacitidina IV ou SC são náuseas, anemia, trombocitopenia, leucopenia, vômitos, febre, diarreia, fadiga, constipação intestinal, equimose e eritema no local da injeção.

Decitabina (Dacogen®)

Análogo nucleosídico pirimidínico do nucleosídio 2-deoxicitidina (Figura 72.30). Devido à deaminação, a meia-vida plasmática é de aproximadamente 35 min (Rivard et al., 1981). Após a captação celular por meio de mecanismo de transporte específico para nucleosídios (Hubeek et al., 2005), a decitabina é fosforilada pela deoxicitidina quinase e metabolicamente convertida em 5-za-2'-deoxicitidina-5'-trifosfato, que é o nucleotídio ativo responsável pela inibição da metilação do DNA. Após sua incorporação ao DNA, a decitabina forma um complexo covalente com a DNA metiltransferase 1, depletando as células dessa atividade enzimática (Santi et al., 1983). Em concentrações

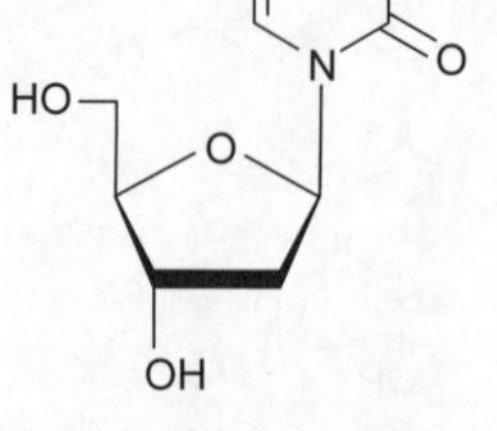

Figura 72.29 Azacitidina.

Figura 72.30 Decitabina.

equimolares, a decitabina é 2 vezes mais potente que a azacitidina em inibir a metilação.

A farmacocinética da decitabina apresenta uma disposição bifásica com um *clearance* sistêmico de 124 ± 19 $\ell/h/m^2$, com meia-vida de eliminação de 0,51 ± 0,31 h. A decitabina apresenta ligação às proteínas plasmáticas (< 1%) negligível. A principal via de eliminação aparente ser a deaminação pela citidina deaminase encontrada principalmente no fígado, mas também em granulócitos, epitélio intestinal e sangue.

A dose recomendada costuma ser 15 mg/m², administrada por infusão IV de 3 h, repetida a cada 8 h por 3 dias, sendo que esse ciclo deve ser repetido a cada 6 semanas, com um tratamento mínimo de 4 ciclos. As reações adversas mais comuns após o uso da decitabina são neutropenia, trombocitopenia, anemia, fadiga, febre, náuseas, tosse, petéquias, constipação intestinal, diarreia e hiperglicemia. Conforme mencionado anteriormente, a questão da dose ainda está sob otimização. Ensaio clínico indicou que dose mais baixa de decitabina (6 mg/m²/dia IV por 7 dias, repetida a cada 4 semanas) também foi efetiva no tratamento de síndromes mielodisplásicas (Li *et al.*, 2017).

REFERÊNCIAS BIBLIOGRÁFICAS

Alagoz M, Gilbert DC, El-Khamisy S, Chalmers AJ. DNA repair and resistance to topoisomerase I inhibitors: mechanisms, biomarkers and therapeutic targets. Curr Med Chem. 2012;19:3874-85.

Albers R, Krege S, Schmelz HU, Dieckmann KP, Heidenreich A, Kwasny P, et al. Randomized phase III trial comparing retroperitoneal lymph node dissection with one course of bleomycin and etoposide plus cisplatin chemotherapy in the adjuvant treatment of clinical stage I Non-semiknomatous testicular germ cell tumors: AUO trial AH 01/94 by German Testicular Cancer Study Group. J Clin Oncol 2008;26:2966-72.

Alexanian R, Barlogie B, Tucker S. VAD-based regimens as primary treatment for multiple myeloma. Am J Hematol. 1990;33:86-9.

Assaraf YG. Molecular basis of antifolate resistance. Cancer Metastasis Rev. 2007;26:153-81.

Assaraf YG. The role of multidrug resistance efflux transporters in antifolate resistance and folate homeostasis. Drug Resist Updat. 2006;9:227-46.

Berthiaume JM, Wallace KB. Adriamycin-induced oxidative mitochondrial cardiotoxicity. Cell Biol Toxicol. 2007;23:15-25.

Björkholm M. Etoposide and teniposide in the treatment of acute leukemia. Med Oncol Tumor Pharmacother. 1990;7:3-10.

Boucek RJ, Olson RD, Brenner DE, Ogunbunmi EM, Inui M, Fleischer S. The major metabolite of doxorubicin is a potent inhibitor of membrane-associated ion pumps. A correlative study of cardiac muscle with isolated membrane fractions. J Biol Chem. 1987;262:15851-6.

Brody T, Stokstad EL. Associativo of folic acid with rat liver microsomes. Mol Cell Biochem. 1990;97:67-73.

Chabner BA, Drake JC, Johns DG. Deamination of 5-azacytidine by a human leukemia cell cytidine deaminase. Biochem Pharmacol. 1973;22:2763-5.

Chabot GC. Clinical pharmacokinetics of irinotecan. Clin Pharmacokinet. 1997;33:245-59.

Chattopadhyay S, Zhao R, Krupenko SA, Krupenko N, Goldman ID. The inverse relationship between reduced folate carrier function and pemetrexed activity in a human colon cancer cell line. Mol Cancer Ther. 2006;5:438-49.

Cocconi G, Cunningham D, Van Cutsem E, Francois E, Gustavsson B, van Hazel G et al. Open, randomized, multicenter trial of raltitrexed versus fluorouracil plus high-dose leucovorin in patients with advanced colorectal cancer. Tomudex Colorectal Cancer Study Group. J Clin Oncol. 1998;16:2943-52.

Conte P, Gennari A, Guarneri V, Landucci E, Donati S, Salvadori B, et al. Epirubicin/taxane combinations in breast cancer: experience from several Italian Trials. Oncology (Williston Park). 2001;15:21-3.

Cortés J, Rugo HS, Awada A, Twelves C, Perez EA, Im SA, et al. Prolonged survival in patients with breast cancer and a history of brain metastases: results of a preplanned subgroup analysis from the randomized phase III BEACON trial. Breast Cancer Res Treat. 2017;165:329-41.

Crow RT, Crothers DM. Inhibition of topoisomerase I by anthracycline antibiotics: evidence for general inhibition of topoisomerase I by DNA-binding agents. Med Chem. 1994;37:3191-4.

DelBino G, Lassota P, Darzynkiewicz Z. The S-phase cytotoxicity of topotecan. Exp Cell Res. 1991;193:27-35.

Deng S, Yan T, Jendrny C, Nemecek A, Vincetic M, Gödtel-Armbrust U et al. Dexrazoxane may prevent doxorubicin-induced DNA damage via depleting both topoisomerase II isoforms. MC Cancer. 2014;14:842.

Deweese JE, Osheroff N. The DNA cleavage reaction of topoisomerase II: wolf in sheep's clothing. Nucleic Acids Res. 2009;37:738-48.

Dorr RT. Cytoprotective agents for anthracyclines. Semin Oncol. 1996;23:23-34.

Drummond DC, Noble CO, Guo Z, Hong K, Park JW, Kirpotin DB. Development of a highly active nanoliposomal irinotecan using a novel intraliposomal stabilization strategy. Cancer Res. 2006;66:3271-7.

Elbl L, Hrstkova H, Tomaskova I, Michalek J. Late anthracycline cardiotoxicity protection by dexrazoxane (ICRF-187) in pediatric patients: echocardiographic follow-up. Support Care Cancer. 2006;14:128-36.

Evison BJ, Sleebs BE, Watson KG, Philipps DR, Cutts SM. Mitoxantrone, more than just another topoisomerase II poison. Med Res Rev. 2016;36:248-99.

Ezoe S. Secondary leukemia associated with the anti-cancer agent, etoposide, a topoisomerase II inhibitor. Int J Environ Res Public Health. 2012:9:2444-53.

Farber S, Diamond LK. Temporary remissions in acute leukemia in children produced by folic acid antagonist, 4-aminopteroyl-glutamic acid. N Engl J Med. 1948;238:787-93.

Faulds D, Balfour JA, Chrisp P, Langtry HD. Mitoxantrone – a review of its pharmacodynamic and pharmacokinetic properties, and therapeutic potential in the chemotherapy of cancer. Drugs. 1991;41:400-49.

Fields SM, Koeller JM. Idarubicin: a second-generation anthracycline. DICP. 1991;25:505-17.

Finck BN, Kelly DP. Peroxisome proliferator-activated receptor gamma coactivator-1 (PGC-1) regulatory cascade in cardiac physiology and disease. Circulation. 2007;115:2540-8.

Fogelsong PD, Reckford C, Swink S. Doxorubicin inhibits human DNA topoisomerase I. Cancer Chemother Pharmacol. 1992;30:123-5.

Gianni L, Vigano L, Locatelli A, Capri G, Giani A, Tarenzi E, et al. Human pharmacokinetic characterization and in vitro study of the interaction between doxorubicin and paclitaxel in patients with breast cancer. J Clin Oncol. 1997;15:1906-15.

Glover AB, Leyland-Jones B. Biochemistry of azacitidine: a review. Cancer Treat Rep. 1987;71:959-64.

Gupta E, Lestingi TM, Mick R, Ramirez J, Vokes EE, Ratain MJ. Metabolic fate of irinotecan in humans: correlation of glucuronidation with diarrhea. Cancer Res. 1994;54:3723-5.

Hahn VS, Lenihan DJ, Ky B. Cancer therapy-induced cardiotoxicity: basic mechanisms and potential cardioprotective therapies. J Am Heart Assoc. 2014;3:e000665.

Hainsworth JD, Levitan N, Wampler GL, Belani CP, Seyedsadr MS, Randolph J, et al. Phase II randomized study of cisplatin plus etoposide phosphate or etoposide in the treatment of small-cell lung cancer. J Clin Oncol. 1995;13:1436-42.

Hande KR. Etoposide: four decades of development of a topoisomerase II inhibitor. Eur J Cancer. 1998;34:1514-21.

Hasinoff BB, Herman EH. Dexrazoxane: how it works in cardiac and tumor cells. Is it a prodrug or is it a drug? Cardiovasc Toxicol. 2007;7:14-144.

Hasinoff BB, Wu X, Patel D, Kanagasabai R, Karmahapatra S, Yalowich JC. Mechanisms of action and reduced cardiotoxicity of pixantrone; a topoisomerase II targeting agent with cellular selectivity for the topoisomerase IIα isoform. J Pharmacol Exp Ther. 2016;356:397-409.

Henderson IC, Allegra JC, Woodcock T, Wolff S, Bryan S, Cartwright K, et al. Randomized clinical trial comparing mitoxantrone with doxorubicin in previously treated patients with metastatic breast cancer. J Clin Oncol. 1989;7:560-71.

Herben VM, ten Bokkel Huinink WW, Beijnen JH. Clinical pharmacokinetics of topotecan. Clin Pharmacokinet. 1996;31:85-102.

Hortobágyi GN. Anthracyclines in the treatment of cancer – an overview. Drugs. 1997;54:1-7.

Horwitz SM, Kim YH, Foss F. Identification of an active, well-tolerated dose of pralatrexate in patients with relapsed or refractory cutaneous T-cell lymphoma. Blood. 2012;119:4115-22.

Hsiang YH, Hertzberg R, Hecht S, Liu LF. Camptothecin induces protein-linked DNA breaks via mammalian DNA topoisomerase I. J Biol Chem. 1985;260:14873-8.

Huang CH, Treat J. New advances in lung cancer chemotherapy: topotecan and the role of topoisomerase I inhibitors. Oncology. 2001;61:14-24.

Hubeek I, Stam RW, Peters GJ, Broekhuizen R, Meijerink JP, van Wering ER, et al. The human equilibrative nucleoside transporter 1 mediates in vitro cytarabine sensitivity in childhood acute myeloid leukaemia. Br J Cancer. 2005;93:1388-94.

Izbicka E, Diaz A, Streeper R, Wick M, Campos D, Steffen R, et al. Distinct mechanistic activity profile of pralatrexate in comparison to other antifolates in in vitro and in vivo models of human cancer. Cancer Chemother Pharmacol. 2009;64:993-9.

Jones PA, Taylor SM, Wilson VL. Inhibition of DNA methylation by 5-azacytidine. Recent Results Cancer Res. 1983;84:202-11.

Jones PA, Taylor SM. Cellular differentiation, cytidine analogs and DNA methylation. Cell. 1980;20:85-93.

Juan CC, Hwang JL, Liu AA, Whang-Peng J, Knutsen T, Huebner K, et al. Human DNA topoisomerase I is encoded by a single-copy gene that maps to chromosome region 20q12-13.2. Proc Natl Acad Sci USA. 1988;85:8910-3.

Kaira AV, Kim J, Klinz SG, Paz N, Cain J, Drummond DC, et al. Preclinical activity of nanoliposomal irinotecan is governed by tumor deposition and intratumor prodrug conversion. Cancer Res. 2014;74:7003-13.

Kaminskas E, Farrell AT, Wang YC, Sridhara R, Pazdur R. FDA drug approval summary: azacitidine (5-azacytidine, VidazaTM) for injectable suspension. Oncologist. 2005;10:176-82.

Kawato Y, Aonuma M, Hirota Y, Kuga H, Sato K. Intracellular roles of SN-38, a metabolite of the camptothecin derivative, CPT-11, in the antitumor effect of CPT-11. Cancer Res. 1991;51:4187-91.

Kollmannsberger C, Mross K, Jakob A, Kanz L, Bokemeyer C. Topotecan – a novel topoisomerase I inhibitor: pharmacology and clinical experience. Oncology. 1999;56:1-12.

Li H, Wang L, Wu Y, Su L, Zhao H, Zhang Y, et al. Very-low-dose decitabine is effective in treating intermediate- or high-risk meylodysplastic syndrome. Acta Haematol. 2017;138:168-74.

Li LH, Olin EJ, Fraser TJ, Bhuyan BK. Phase specificity of 5-azacytidine against mammalian cells in tissue culture. Cancer Res. 1970;30:2770-5.

Lokhorst HM, Meuwissen OJ, Bast EJ, Dekker AW. VAD chemotherapy for refractory multiple myeloma. Br J Haematol. 1989;71:25-30.

Minotti G, Menna P, Salvatorelli E. Do you know pixantrone? Chemotherapy. 2017;62:192-3.

Moertel CG, Schutt AJ, Reitemeier RJ, Hahn R. Phase II study of camptothecin (NSC-100880) in the treatment of advanced gastrointestinal cancer. Cancer Chemother Rep. 1972;56:95-101.

Mouridsen HT, Langer SW, Buter J, Eidtmann H, Rosti G, de Wit M, et al. Treatment of anthracycline extravasation with Savene (dexrazoxane): results from two prospective clinical multicentre studies. Ann Oncol. 2007;18:546-50.

Muggia FM, Creaven PJ, Hansen HH, Cohen MH, Selawry OS. Phase I clinical trial of weekly and daily treatment with camptothecin (NSC-100880): correlation with preclinical studies. Cancer Chemother Rep. 1972;56:515-21.

Munshi NC, Tricot G, Barlogie B. Plasma cell neoplasms. In: DeVita VT Jr, Helmann S, Rosenberg SA, editors. Cancer: principles and practice of oncology. 6th ed. Philadelphia: Lippincott Williams & Wilkins, 2001. p. 2465-99.

Ørskov AD, Grønboek K. DNA methyltransferase inhibitors in myeloid cancer: clonal eradication or clonal differentiation? Cancer J. 2017;23:277-85.

Patnaik JL, Byers T, DiGuiseppi C, Dabelea D, Denberg TD. Cardiovascular disease competes with breast cancer as the leading cause of death for older females diagnosed with breast cancer: a retrospective cohort study. Breast Cancer Res. 2011;13:R64.

Péan E, Flores B, Hudson I, Sjöberg J, Dunder K, Salmonson T, Gisselbrecht C et al. The European Medicines Agency review of pixantrone for the treatment of adult patients with multiply relapsed or refractory aggressive non-Hodgkin's B-cell lymphomas: summary of the scientific assessment of the committee for medicinal products for human use. Oncologist. 2013;18:625-33.

Pendleton MJ, Lindsey JR RH, Felix CA, Grimwade D, Osheroff N. Topoisomerase II and leukemia. Ann N Y Acad Sci. 2014;1310:98-110.

Perez EA, Awada A, O'Shaughnessy J, Rugo HS, Twelves C, Im SA et al. Etirinotecan pegol (NKTR-102) versus treatment of physician's choice in women with advanced breast cancer previously treated with an anthracycline, a taxane, and capecitabine (BEACON): a randomised, open-label, multicentre, phase 3 trial. Lancet Oncol. 2015;16:1556-68.

Pettengell R, Coiffier B, Narayanan G, de Mendoza FH, Digumarti R, Gomez H, et al. Pixantrone dimaleate versus other chemotherapeutic agents as a single-agent salvage treatment in patients with relapsed or refractory aggressive non-Hodgkin lymphoma: a phase 3, multicentre, open-label, randomised trial. Lancet Oncol. 2012;13:696-706.

Piekarski M, Jelinska A. Anthracyclines still prove effective in anticancer therapy. Mini Rev Med Chem. 2013;13:627-34.

Pophali P, Litzow M. What is the best daunorubicin dose and schedule for acute myeloid leukemia induction? Curr Treat Options Oncol. 2017;18:3.

Porter CA, Rifkin RM. Clinical benefits and economic analysis of pegylated liposomal doxorubicin/vincristine/dexamethasone versus doxorubicin/vincristine/dexamethasone in patients newly diagnosed multiple myeloma. Clin Lymphoma Myeloma. 2007;7:S150-5.

Posner LE, Dukart G, Goldberg J, Bernstein T, Cartwright K. Mitoxantrone: an overview of safety and toxicity. Invest New Drugs. 1985;3:123-32.

Ratain MJ, Kaminer LS, Bitran JD, Larson RA, Le Beau MM, Skosey C, et al. Acute nonlymphocytic leukemia following etoposide and cisplatin combination chemotherapy for advanced non-small-cell carcinoma of the lung. Blood .1987;70:1412-7.

Ravandi F, Ritchie EK, Sayar H, Lancet JE, Craig MD, Vey N, et al. Vosaroxin plus cytarabine versus placebo plus cytarabine in patients with first relapsed or refractory acute myeloid leukaemia (VALOR): a randomised, controlled, double-blind, multinational, phase 3 study. Lancet Oncol. 2015;16:1025-36.

Rifkin RM, Gregory SA, Mohrbacher A, Hussein MA. Pegylated liposomal doxorubicin, vincristine, and dexamethasone provide significant reduction in toxicity compared with doxorubicin, vincristine, and dexamethasone in patients with newly diagnosed multiple myeloma. Cancer. 2006;106:848-58.

Rivankar S. An overview of doxorubicin formulations in cancer therapy. J Cancer Res Ther. 2014;10:853-8.

Rivard GE, Momparler RL, Demers J, Benoit P, Raymond R, Lin K, Momparler LF. Phase I study on 5-aza-20-deoxycytidine in children with acute leukemia. Leuk Res. 1981;5:453-62.

Santi DV, Garret CD, Barr PJ. On the mechanism of inhibition of DNA-cytosine methyltransferase by cytidine analogs. Cell. 1983;83:83-9.

Sayar H, Bashardoust P. Therapies for acute myeloid leukemia: vosaroxin. Onco Targets Ther. 2017;10:3957-63.

Schaupp CM, White CC, Merrill GF, Kavanagh TJ. Metabolism of doxorubicin to the cardiotoxic metabolite doxorubicinol is increased in a mouse model of chronic glutathione deficiency: a potential role for carbonyl reductase 3. Chem Biol Interact. 2015;234:154-61.

Shenkenberg TD, Von Hoff DD. Mitoxantrone: a new anticancer drug with significant clinical activity. Ann Intern Med. 1986;105:67-81.

Singal PK, Iliskovic N. Doxorubicin-induced cardiomyopathy. N Engl J Med. 1998;339:900-5.

Sinha BK. Topoisomerase inhibitors. A review of their therapeutic potential in cancer. Drugs. 1995;49:11-9.

Sirotnak FM, DeGraw JI, Moccio DM, Samuels LL, Goutas LJ. New folate analogs of the 10-deaza-aminopterin series. Basis for structural design and biochemical and pharmacologic properties. Cancer Chemother Pharmacol. 1984;12:18-25.

Slevin M. The clinical pharmacology of etoposide. Cancer. 1991;67:319-29.

Sorm F, Pískala A, Cihák A, Veselý J. 5-Azacytidine, a new, highly effective cancerostatic. Experientia. 1964;20:202-3.

Stahelin HF, von Wartburg A. The chemical and biological route from podophyllotoxin glucoside to etoposide: Ninth Cain Memorial Award Lecture. Cancer Res. 1991;51:5-15.

Takeda S, Shimazoe T, Kuga H, Sato K, Kono A. Camptothecin analog (CPT-11)-sensitive human pancreatic tumor cell line QGP- IN shows resistance to SN-38. an active metabolite of CPT- 11. Biochem Biophys Res Commun. 1992;188:70-7.

Tedeschi PM, Kathari YK, Farooqi IN, Bertino JR. Leucovorin rescue allows effective high-dose pralatrexate treatment and an increase in therapeutic index in mesothelioma xenografts. Cancer Chemother Pharmacol. 2014;74:1029-32.

Tewey KM, Rowe TC, Yang L, Halligan BD, Liu LF. Adriamycin-induced DNA damage mediated by mammalian DNA topoisomerase II. Science. 1984;226:466-8.

Tsoukalas N, Aravantinou-Fatorou E, Baxevanos P, Tolia M, Tsapakidis K, Galanopoulos M, et al. Advanced small cell lung cancer (SLCL): new challenges and new expectations. An Transl Med. 2018;6:145.

Verweij J, Lund B, Beijnen J, Planting A, de Boer-Dennert M, Koier I, et al. Phase I and pharmacokinetic study of topotecan, a new topoisomerase I inhibitor. Ann Oncol. 1993;4:673-8.

Visentin M, Unal ES, Zhao R, Goldman ID. The membrane transport and polyglutamation of pralatrexate: a new-generation dihydrofolate reductase inhibitor. Cancer Chemother Pharmacol. 2013;72:597-606.

Von Hoff DD, Slavik M, Muggia FM. 5-Azacytidine. A new anticancer drug with effectiveness in acute myelogenous leukemia. Ann Intern Med. 1976;85:237-45.

Vos SM, Tretter EM, Schmidt BH, Berger JM. All tangled up: how cells direct, manage and exploit topoisomerase function. Nat Rev Mol Cell Biol. 2011;12:827-41.

Walsby EJ, Coles SJ, Knapper S, Burnett AK. The topoisomerase II inhibitor voreloxin causes cell cycle arrest and apoptosis in myeloid leukemia cells and acts in synergy with cytarabine. Haematologica. 2011;96:393-9.

Wang JC. DNA topoisomerases. Annu Rev Biochem. 1996;65:635-92.

Wang JC. Interaction between DNA and an Escherichia coli protein omega. J Mol Biol. 1971;55:523-33.

Wang-Gillam A, Li CP, Bodoky G, Dean A, Shan YS, Jameson G, et al. Nanoliposomal irinotecan with fluorouraciland folinic acid in metastatic pancreatic cancer after previous gemcitabine-based therapy (NAPOLI-1): a global, randomised, open-label, phase 3 trial. Lancet. 2016;387:545-57.

Weiss M, Maslak P, Feldman E, Berman E, Bertino J, Gee T, et al. Cytarabine with high-dose mitoxantrone induces rapid complete remissions in adult acute lymphoblastic leukemia without the use of vincristine or prednisone. J Clin Oncol. 1996;14:2480-5.

Wiseman LR, Spencer CM. Mitoxantrone. A review of its pharmacology and clinical efficacy in the management of hormone-resistant advanced prostate cancer. Drugs Aging. 1997;10:473-85.

Wood GS, Wu J. Methotrexate and pralatrexate. Dermatol Clinc. 2015;33:747-55.

Zhang S, Liu X, Bawa-Khalfe T, Lu LS, Lyu YL, Liu LF, et al. Identification of the molecular basis of doxorubicin-induced cardiotoxicity. Nat Med. 2012;18:1639-42.

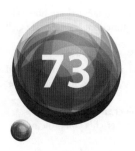

Fármacos que Atuam nas Moléculas de Ácidos Nucleicos

FÁRMACOS ALQUILANTES

Pertencem a uma família de moléculas reativas que transferem grupos alquil para uma grande variedade de biomoléculas, alterando, portanto, sua estrutura e potencialmente prejudicando a sua função. Em virtude de seus efeitos citotóxicos, teratogênicos e carcinogênicos causados pela alquilação, os fármacos alquilantes apresentam risco para a saúde humana. Entretanto, alguns fármacos alquilantes são frequentemente utilizados no tratamento do câncer, com o objetivo de matar as células neoplásicas. Os fármacos alquilantes reagem com os nitrogênios dos anéis e com os oxigênios extracíclicos das bases de DNA, gerando uma variedade de adutos, como grupos metil até adições complexas de grupo alquil. O padrão de lesão do DNA causado por fármacos alquilantes depende do número de sítios reativos do fármaco alquilante (monofuncional ou bifuncional), sua reatividade química (substituição nucleofílica S_N1 versus S_N2), o grupo adicionado (p. ex., metil ou coroetil) e a molécula de DNA (cadeia simples ou dupla). Os fármacos alquilantes monofuncionais contêm um grupo reativo para a modificação de um sítio único na molécula do DNA, enquanto os bifuncionais apresentam dois grupos reativos que podem ligar-se a bases distintas do DNA e formar ligações entre elas (*crosslinks*). Enquanto os fármacos S_N2 atuam essencialmente nos átomos de nitrogênio das bases de DNA, os fármacos S_N1 atuam tanto nos nitrogênios quanto nos oxigênios extracíclicos (Fu et al., 2012). Quase todos os fármacos alquilantes utilizados clinicamente são do tipo S_N1 e podem ser tanto mono (Figura 73.1) quanto bifuncional (Figura 73.2). Assim, os fármacos alquilantes são conhecidos por modificar as bases nitrogenadas do DNA por meio de ligações covalentes, formando adutos e eventualmente levando a célula à apoptose.

De modo similar ao que acontece com outros fármacos antineoplásicos citotóxicos não específicos, os fármacos alquilantes têm importantes limitações. A capacidade de induzir ligações cruzadas no DNA é consideravelmente reduzida na presença de enzima reparadora de DNA O^6-metilguanina-DNA metiltransferase. É interessante ressaltar que a capacidade de rápida excisão de nucleotídios modificados está bem presente em um número expressivo de diferentes tipos de cânceres. Isso é bem exemplificado no carcinoma pulmonar de células não pequenas que apresentam um prognóstico bastante reservado devido à sua habilidade de mitigar os efeitos dos fármacos à base de complexos platínicos e outros citotóxicos tradicionais, além de biológicos. A capacidade da célula neoplásica em reparar a lesão no DNA é uma limitação importante no uso dos fármacos alquilantes aprovados atualmente. A seguir, uma revisão das principais características desse grupo de fármacos.

Monofuncionais triazênicos

Dacarbazina (DTIC-Dome®)

A exemplo da temozolomida, é um derivado triazênico de uma carboxamida imidazólica, estruturalmente relacionada com as purinas

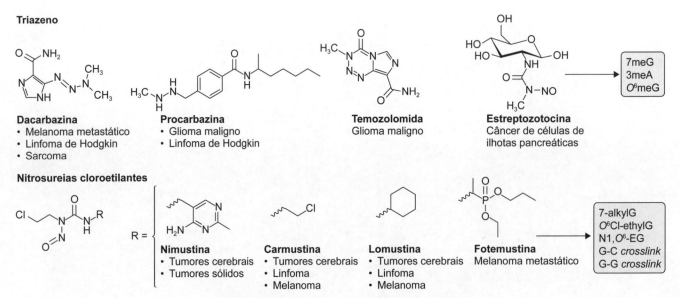

Figura 73.1 Fármacos alquilantes monofuncionais.

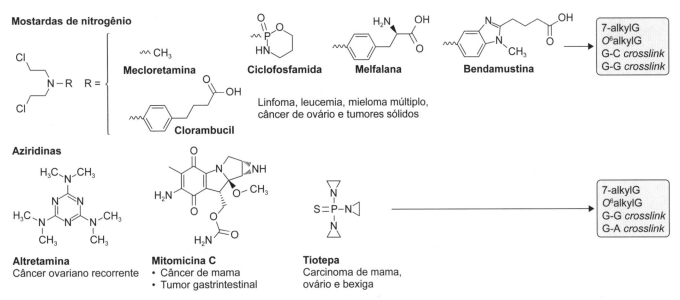

Figura 73.2 Fármacos alquilantes bifuncionais.

(Figura 73.3). A síntese desse fármaco baseou-se no objetivo de produzir fármacos que tivessem atividade de antifolatos, entretanto, o mecanismo de ação da dacarbazina não está relacionado com a síntese das purinas (Marchesi et al., 2007). A dacarbazina é um profármaco, não apresentando atividade citotóxica in vitro.

Os CIP1A1, CIP1A2 e CIP2E1 são as isoformas responsáveis pela N-demetilação da dacarbazina, formando a hidroximetil-3-meti-triazeno-imidazol-carboxamida, molécula que é posteriormente transformada, após a eliminação do formaldeído, em monometil-triazeno-imidazol-carboxamida (MTIC). O MTIC tem meia-vida rápida e tautomeriza em um derivado inativo, o 5-amino-imidazol-4-carboxamida, que é um intermediário da síntese de novo das purinas, e constitui o principal metabólito encontrado no plasma e na urina após a administração da dacarbazina. O MTIC decompõe-se espontaneamente em meio aquoso gerando o diazometano, composto este que produz nitrogênio molecular e o cátion metil-diazônio, espécie química altamente reativa (Audette et al., 1973), e possivelmente responsável pela formação dos adutos metilados de DNA, especialmente a N^7-guanina e a O^6-guanina (Figura 73.4).

A dacarbazina apresenta modesta biodisponibilidade via oral (VO), motivo pelo qual é administrada apenas via intravenosa (IV). A queda da concentração plasmática obedece a um modelo biexponencial, sendo a meia-vida de eliminação de aproximadamente 40 min. O fármaco não cruza a barreira hematencefálica, portanto não é utilizado no tratamento de tumores do sistema nervoso central. Aproximadamente 40% da dose é eliminada na urina por meio de secreção tubular.

A dose recomendada para tratamento da doença de Hodgkin é de 150 mg/m² por 5 dias, combinado com outros fármacos, com o ciclo repetido a cada 4 semanas e a administração feita em infusão. As reações adversas mais frequentes são náuseas, vômitos, mielossupressão, toxicidade cardíaca e hepática, imunodepressão e toxicidade mucocutânea (D'Incalci e Souteyrand, 2001).

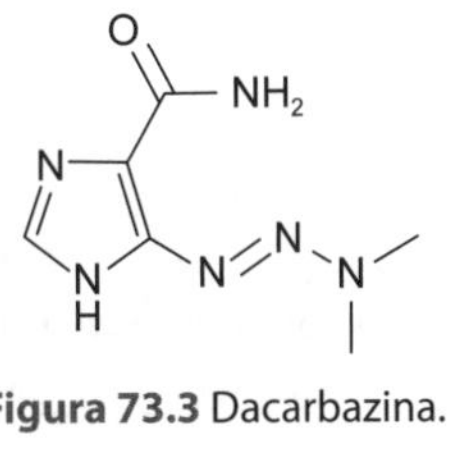

Figura 73.3 Dacarbazina.

Procarbazina (Matulane®)

Derivado metil-hidrazínico (Figura 73.5) administrado VO como fármaco antineoplásico utilizado no tratamento dos linfomas de Hodgkin e de neoplasias do sistema nervoso central. A atividade antineoplásica da procarbazina resulta da formação de intermediários reativos (Swaffar et al., 1989).

Após a administração sistêmica, a procarbazina é inicialmente oxidada em azo-procarbazina e peróxido de hidrogênio pelas enzimas do CIP450. A azo-procarbazina é subsequentemente metabolizada (provavelmente pelo fígado) em derivados azóxi, como o metilazóxi e o benzilazóxi, que circulam no sangue e apresentam potente atividade citotóxica. A conversão da azo-procarbazina nos derivados azóxi também é feita pelo CIP450 (Oliverio et al., 1964). A procarbazina também é metabolizada in vivo em produtos gerados por reações de radical livre, como o metano e o N-isopropil-p-toluamida (Dewald et al., 1969). A via metabólica que leva à formação dos intermediários alquilantes está ilustrada na Figura 73.6.

A procarbazina é absorvida extensivamente quando administrada VO, com $T_{máx}$ de aproximadamente 1 h. Após injeção IV, a meia-vida da procarbazina é cerca de 10 min, sendo que 70% do fármaco é excretado na urina na forma de ácido N-isopropil-tereftalâmico. A procarbazina cruza a barreira hematencefálica, atingindo rápido equilíbrio entre o plasma e o líquido cerebrospinal após administração oral.

A dose recomendada em monoterapia para doença de Hodgkin é de 100 mg/m² por 2 semanas, entretanto a dose inicial pode ser dividida em 2 a 4 mg/kg/dia na primeira semana para minimizar náuseas e vômitos. Quando combinado com outros fármacos antineoplásicos, a dose da procarbazina deve ser reduzida. As reações adversas mais comuns com seu uso são mielossupressão (leucopenia, anemia e trombocitopenia), náuseas e vômitos.

Temozolomida (Temodar®)

Pertence a uma nova classe de agentes alquilantes que contém um anel imidazólico, e é estrutural e funcionalmente similar à dacarbazina (Figura 73.7). É um profármaco altamente estável no pH ácido do estômago, mas que, na presença de pH ligeiramente alcalino como o de sangue e tecidos, sofre hidrólise formando o composto ativo 5-(3-metiltraizeno-1-yl)imidazol-4-carboxamida (MTIC), o qual é degradado posteriormente a íons metildiazônios reativos. O benefício terapêutico da temozolomida (TMZ) depende de sua habilidade de alquilar/

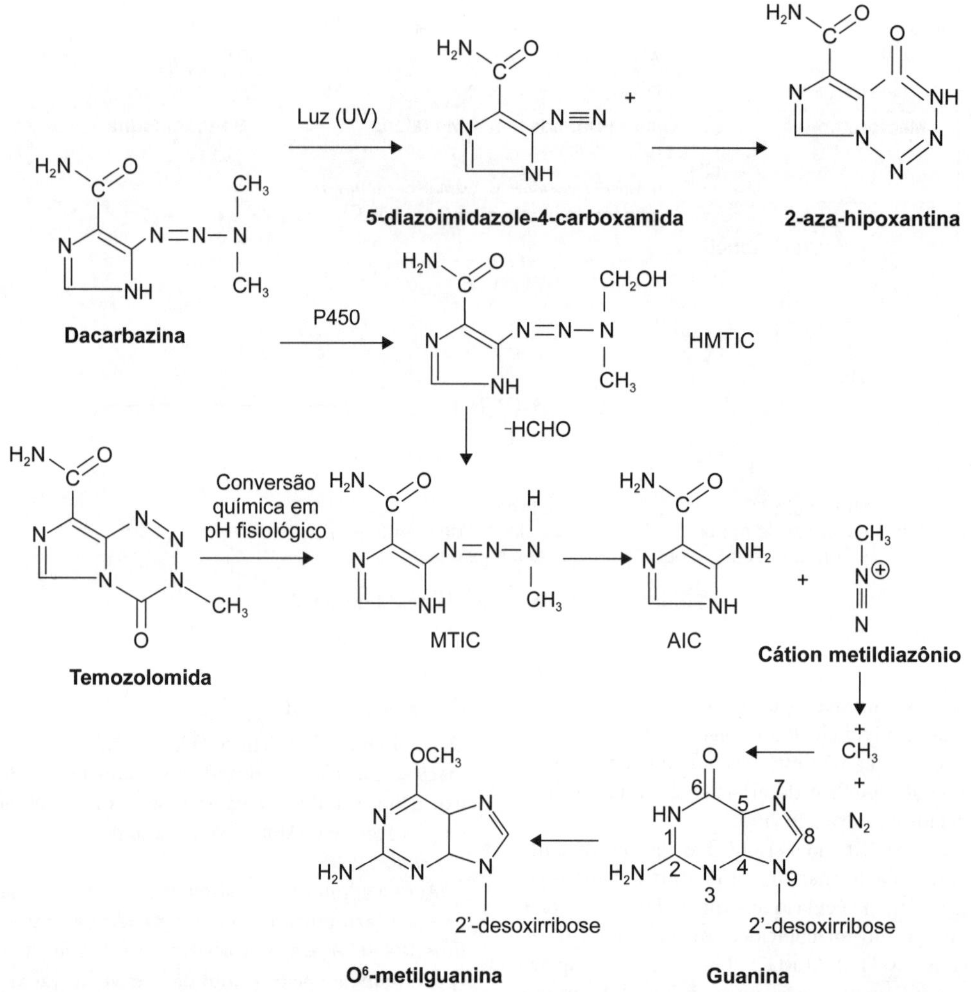

Figura 73.4 Mecanismos de ativação e de ação da dacarbazina e da temozolomida. A ativação da dacarbazina depende da formação do hidroximetil-triazeno-imidazol-carboxamida (HMTIC) pelo CIP450, o qual é subsequentemente convertido em MTIC. A temozolomida é espontaneamente convertida em MTIC em solução aquosa em pH fisiológico sem ativação hepática. Após isso, as vias de ativação da dacarbazina e da temozolomida são idênticas. A MTIC rapidamente tautomeriza em seu derivado inativo AIC (5-aminoimidazole-4-carboxamida), que espontaneamente produz nitrogênio molecular e cátion metilldiazônio, um íon eletrofílico altamente reativo.

metilar o DNA, o que geralmente ocorre nas posições N7 e O6 dos resíduos de guanina, causando uma alteração no pareamento das bases.

A TMZ é absorvida de maneira completa e rápida após administração VO, apresentando $T_{máx}$ de 1 h. Administração com alimentos reduz a biodisponibilidade e retarda sua absorção ($T_{máx}$ de 2,25 h). Apresenta pouca ligação às proteínas plasmáticas com volume de distribuição de 0,4 ℓ/kg. Conforme mencionado anteriormente, a TMZ é espontaneamente hidrolisada em pH fisiológico em MTIC, sendo este hidrolisado em 5-amino-imidazol-4-carboxamida, um intermediário na biossíntese de purinas e de ácidos nucleicos e em metil-hidrazina, responsável pela ação alquilante da TMZ. O *clearance* da TMZ é 5,5 ℓ/h/m², com meia-vida de eliminação de 1,8 h. Aproximadamente 40% da dose recuperada após administração oral de TMZ é encontrada na urina, principalmente na forma de fármaco inalterado. Não há necessidade de ajuste de dose em pacientes com insuficiência renal leve ou moderada.

A eficácia terapêutica da TMZ foi demonstrada em ensaio clínico randomizado multicêntrico realizado em pacientes com diagnóstico

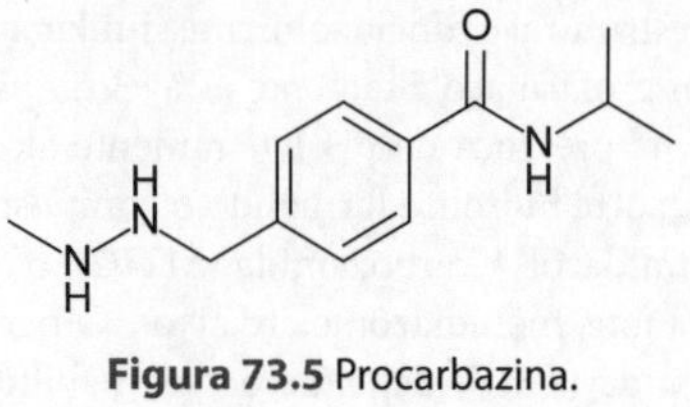

Figura 73.5 Procarbazina.

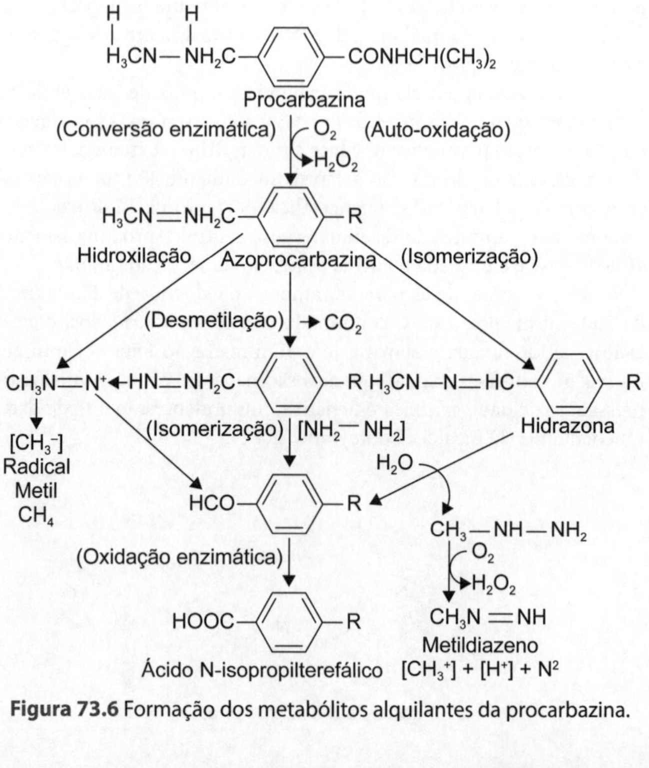

Figura 73.6 Formação dos metabólitos alquilantes da procarbazina.

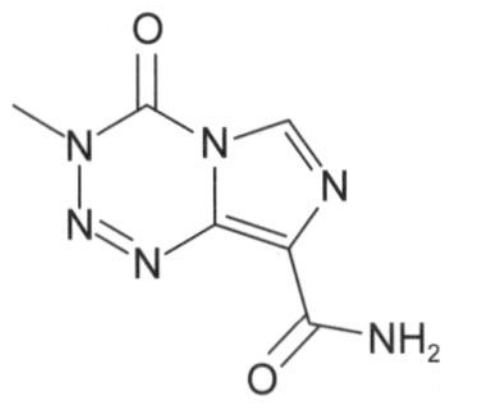

Figura 73.7 Temozolomida.

confirmado de glioblastoma tratados cirurgicamente ou não para redução do tumor (Stupp *et al.*, 2005). Os pacientes receberam radioterapia (n = 286) ou radioterapia e TMZ (75 mg/m² por dia durante a radioterapia seguido de 6 ciclos de 150 a 200 mg/m² por 5 dias durante ciclos de 28 dias). TMZ foi associada a aumento significativo da sobrevida quando comparado com tratamento apenas com radioterapia. Não houve aumento significativo da toxicidade (Figura 73.8).

Três sistemas de reparação do DNA estão envolvidos no mecanismo de resistência do tumor a TMZ: o sistema de reparo de bases não pareadas corretamente (MMR, do inglês *mismatch repair*), níveis de O^6-metilguanina-metiltransferase (MGMT) e a via do poli(ADP)-ribose polimerase, responsável pela excisão da base alterada (Figura 73.9). A resistência primária a TMZ está associada à expressão alta da MGMT, enquanto o mecanismo do MMR está relacionado células que não expressam MGMT (Figura 73.9).

A TMZ é indicada para o tratamento de glioblastoma (75 mg/m² por 42 dias concomitante com radioterapia focal) seguido de dose de 150 mg/m² por dia nos dias 1 a 5 de cada ciclo de 28 dias (no máximo 6 ciclos). Pode ser administrada VO ou IV na forma de infusão em 90 min. As reações adversas mais comuns (incidência > 10%) são alopecia, fadiga, náuseas, vômitos, cefaleia, constipação intestinal, anorexia, convulsões, *rash* cutâneo, hemiparesia, diarreia, astenia, febre, tontura, amnésia e insônia. As anormalidades laboratoriais mais graves (graus 3 ou 4) com incidência superior a 10% são linfopenia, trombocitopenia, neutropenia e leucopenia.

Monofuncionais nitrosureias cloroetilantes

Carmustina

Cloroetil-nitrosureia (Figura 73.10) que apresenta atividade contra vários tumores, porém seu uso terapêutico é limitado devido à sua toxicidade cumulativa (Mitchell e Schein, 1992). O mecanismo de ação da carmustina é a alquilação do DNA e do RNA, não apresentando

Número em risco

Radioterapia	286	240	144	59	23	2	0
Radioterapia com temozolomida	287	246	174	109	57	27	4

—— Radioterapia com temozolomida —— Radioterapia

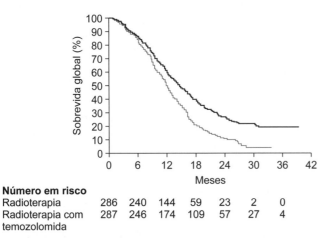

Figura 73.8 Curvas de Kaplan-Meier de sobrevida global em pacientes com diagnóstico de glioblastoma tratados cirurgicamente ou não e que receberam radioterapia ou radioterapia associada à temozolomida.

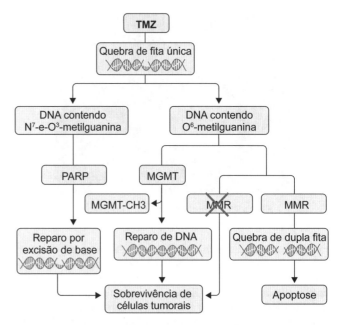

Figura 73.9 Mecanismo de resistência à temozolomida. MGMT: O^6-metilguanina metiltransferase; MMR: *mismatch repair*; PARP: poli(ADP) ribose polimerase.

resistência cruzada com outros fármacos alquilantes. A exemplo de outras nitrosureias, pode inibir várias enzimas pelo processo de carbamilação devido à degradação da ureia.

É rapidamente degradada após administração IV, com desaparecimento do fármaco inalterado em menos de 15 min. Os metabólitos perduram por período prolongado, sendo 60 a 70% da dose administrada eliminada na urina em 96 h, e 10% como CO_2 exalado. Por sua alta lipofilicidade e ausência de ionização significativa em pH fisiológico, apresenta boa biodisponibilidade no sistema nervoso central.

A carmustina é recomendada em monoterapia ou associada a outros fármacos no tratamento de tumores cerebrais (glioblastoma, astrocitoma e metástases cerebrais de outros tumores), mieloma múltiplo associado à prednisona, linfomas de Hodgkin e não Hodgkin. Sua principal toxicidade consiste na supressão medular, e o paciente deve ser monitorado por 6 semanas após a dose. A carmustina não deve ser administrada em intervalos menores que 6 semanas. Sua administração causa náuseas e vômitos frequentemente e pode ocasionar também pneumotoxicidade (fibrose) e nefrotoxicidade. A dose recomendada é de 150 a 200 mg/m² IV a cada 6 semanas, em infusão por no mínimo 2 h.

Carmustina em discos (Gliadel®)

A administração tópica de carmustina pelo sistema de liberação controlada (discos – *wafers*) é utilizada como tratamento adjunto à ressecção cirúrgica do glioblastoma recidivante multiforme (Fleming e Saltzman, 2002). Os discos, formados por polímeros biodegradáveis, são bem tolerados e eficazes (Figura 73.11).

Os discos liberam carmustina *in vivo* durante um período de aproximadamente 5 dias, permanecendo em contato direto com o fluido intersticial. Sua degradação completa ocorre em 6 a 8 semanas. A

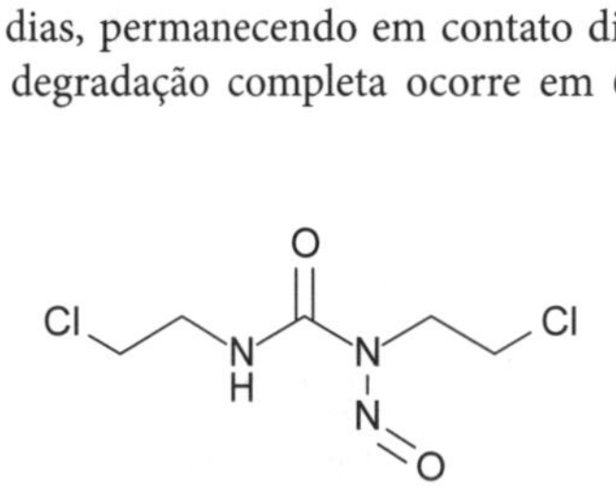

Figura 73.10 Carmustina.

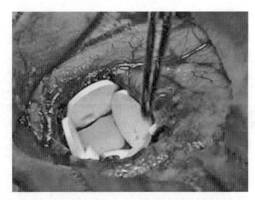

Figura 73.11 Implante cirúrgico do Gliadel®.

grande vantagem da administração com os discos reside no fato de que os pacientes não apresentaram redução significativa das células sanguíneas, além de não ter havido evidência de toxicidade renal ou hepática (Brem et al., 1991). Em ensaio clínico fase III (n = 240), pacientes que sofreram ressecção cirúrgica primária de glioma maligno foram tratados com placebo ou com discos de carmustina (Westphal et al., 2003). Conforme ilustrado na Figura 73.12, a taxa de sobrevida foi maior no grupo tratado com os discos de carmustina, além de terem sido bem tolerados pelos pacientes.

Lomustina (Gleostine®)

Nitrosureia que, distintamente da carmustina, é administrada VO (Figura 73.13). É um fármaco alquilante monofuncional, capaz de alquilar tanto o DNA quanto o RNA, além de poder inibir enzimas por meio da carbamilação de aminoácidos das proteínas. A Figura 73.14 ilustra o mecanismo de ação de lomustina e nimustina (Nikolova et al., 2017).

O^6-cloroetilguanina é um aduto de DNA instável. Por meio de rearranjo intramolecular, o O^6-cloroetilguanina forma N^1-O^6-etanoguanina que se liga de maneira covalente a uma citosina na fita complementar do DNA e gera uma lesão estável do DNA, uma ligação entre as fitas (ICL, do inglês *inter stand lesion*) com a N^1-guanina-N^3-citosina (Figura 73.15). Esse tipo de lesão representa uma pequena fração (1 a 5%) de todos os adutos formados; entretanto, são extremamente tóxicos pela inibição tanto da transcrição quanto da replicação do DNA (Dronket e Kanaar, 2001). Estima-se que entre 20 e 40 lesões desse tipo sejam fatais para uma célula, caso ela não tenha condições de repará-las.

A meia-vida de eliminação dos metabólitos da lomustina varia entre 16 e 48 h, e aproximadamente 50% deles são eliminados na urina nas primeiras 24 h após a administração oral. A lomustina atravessa a

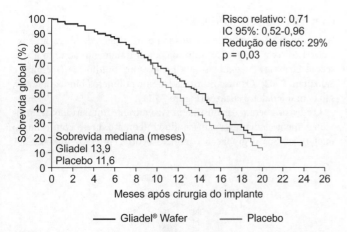

Figura 73.12 Curvas de Kaplan-Meier mostrando sobrevida global em pacientes com diagnóstico de glioma maligno tratados cirurgicamente com implante de Gliadel® ou placebo.

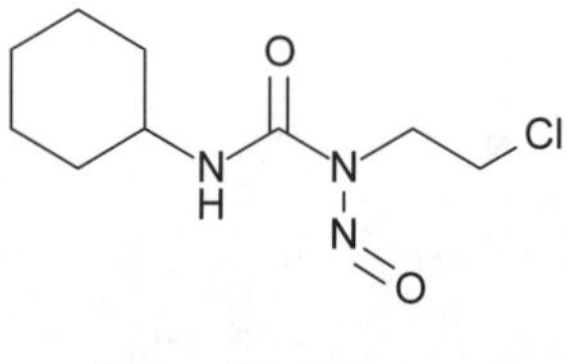

Figura 73.13 Lomustina.

barreira hematencefálica, sendo indicada no tratamento de tumores cerebrais primários ou metástases cerebrais após ressecção cirúrgica e/ou radioterapia. Ela também está indicada no tratamento dos linfomas de Hodgkin nos pacientes em que ocorreu progresso da doença após quimioterapia inicial. A dose recomendada em pacientes adultos ou pediátricos é de 130 mg/m² VO em dose única a cada 6 semanas. A lomustina causa mielossupressão que pode resultar em infecções tardias e sangramentos importantes. A mielossupressão causada pela lomustina é tardia, relacionada com a dose e cumulativa. Geralmente ocorre 4 a 6 semanas após a administração do fármaco e perdura por 1 a 2 semanas, sendo que a trombocitopenia costuma ser mais grave que a leucopenia. Apresenta toxicidade pulmonar caracterizada por infiltrado e fibrose. Pode causar também hepatotoxicidade (aumento de enzimas hepáticas) e nefrotoxicidade (insuficiência renal progressiva).

Fotemustina (Muphoran®)

Nitrosureia de terceira geração (Figura 73.16) que apresenta certa eficácia no tratamento de melanoma, alguns tumores hematológicos e gliomas (Lombardi et al., 2014). Apresenta alta lipofilicidade e baixo peso molecular, o que facilita a sua passagem através da barreira hematencefálica (de Rossi et al., 2006). Além disso, a fotemustina apresenta excelente difusão nas células neuronais e na glia. A atividade antitumoral da fotemustina está relacionada à sua habilidade em alquilar o DNA. A fotemustina decompõe-se rapidamente em solução aquosa gerando dois compostos que causam dano citotóxico por meio da alquilação da base (O^6-guanina). Níveis altos da enzima O^6-metil-guanina-DNA-metiltransferase, uma enzima capaz de remover os adutos alquiladores do O^6 da guanina, conferem resistência à fotemustina.

Após infusão IV, a concentração plasmática atinge estado de equilíbrio em 45 min, desaparecendo do sangue em aproximadamente 3 h. A concentração da fotemustina no líquido cerebrospinal atinge 23% dos níveis plasmáticos, sendo eliminada principalmente via urinária (Tranchand et al., 1993). A dose recomendada costuma ser de 100 mg/m²/dia nos dias 1 e 8 na fase de indução, sendo que a dose de manutenção só deve ser iniciada 8 semanas após a indução. Em relação às reações adversas, as mielossupressão (trombocitopenia, anemia e leucopenia) e moderada toxicidade hepática e renal (Laquerriere et al., 1991). A fotemustina pode ser utilizada como monoterapia ou associada ao bevacizumabe no tratamento de gliomas cerebrais.

Monofuncionais isoquilínicos

Trabectedina (Yondelis®)

Isoquinolina isolada inicialmente do animal marinho *Ecteinascidia turbinate*, atualmente preparada de maneira sintética. A trabectedina (Figura 73.17) inibe a transcrição ativa, liga-se ao DNA gerando quebras nas cadeias duplas de DNA. Esses efeitos decorrem da ligação covalente da trabectedina com os grupos aminos do DNA localizados nos espaços pequenos entre as cadeias de DNA. A trabectedina liga-se à N^2-guanina, causando uma distorção da estrutura da dupla hélice do DNA (Brodowicz, 2014).

Atualmente, considera-se que a trabectedina não é somente um ligante à molécula do DNA, mas também apresenta um outro mecanismo mais complexo que afeta de maneira fundamental processos nas células tumorais e no microambiente tumoral (Galmarini et al., 2014). A inibição da transcrição ativa é restrita à transcrição de genes

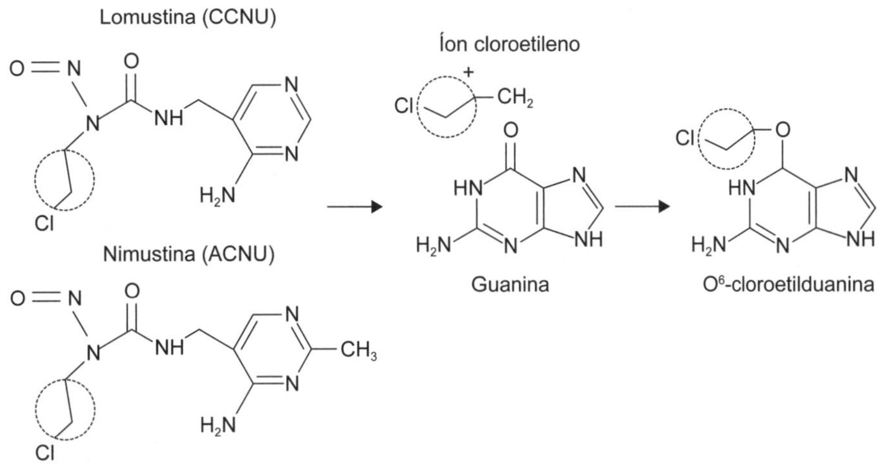

Figura 73.14 Alquilação do DNA pela nitrosureias cloroetilantes (CNU). A O⁶-cloroetilguanina é o primeiro aduto de DNA formado após tratamento com lomustina ou nimustina.

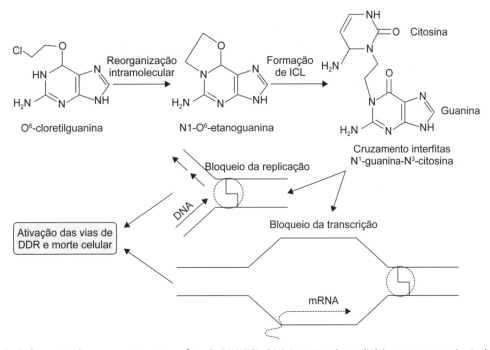

Figura 73.15 Modelo de formação de cruzamento entre as fitas de DNA (ICL, *DNA-interstrand cross links*) como consequência da reorganização intramolecular da O⁶-cloroetilguanina. A reorganização intramolecular do aduto instável O⁶-cloroetilguanina causa a formação do N¹-O⁶-etanoguanina. Por meio da reação intermolecular da citosina com a fita complementar de DNA, forma-se um lesão terciária estável no DNA, a N¹-guanina-N³-citosina. A formação desse ICL causa bloqueio importante na replicação e transcrição do DNA. DDR: *DNA-damage response*.

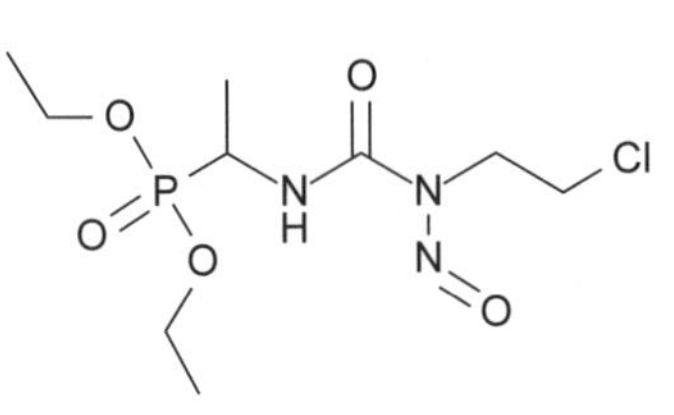

Figura 73.16 Fotemustina.

ativados, mas não influencia a transcrição constitutiva. A inibição causada pela trabectedina da transcrição ativa ocorre por mecanismos direto e indireto. O mecanismo inicial é o bloqueio da atividade transcritora da RNA polimerase II (Pol II) durante a elongação, induzindo degradação rápida e massiva pelo proteassoma. A Pol II colide diretamente com a trabectedina, prevenindo a continuação de seu movimento na cadeia do DNA. Assim, a transcrição para RNA é finalizada

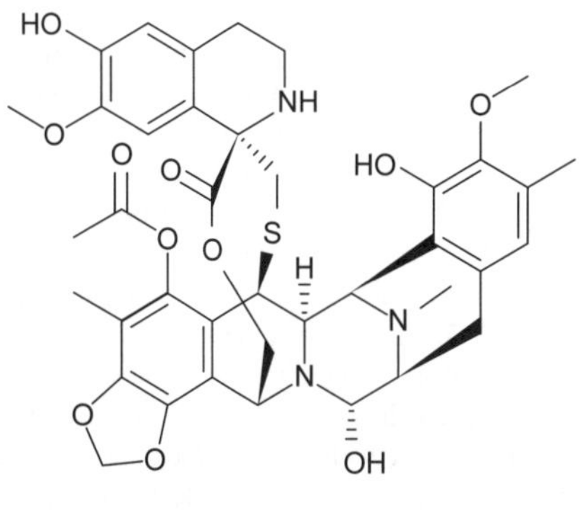

Figura 73.17 Trabectedina.

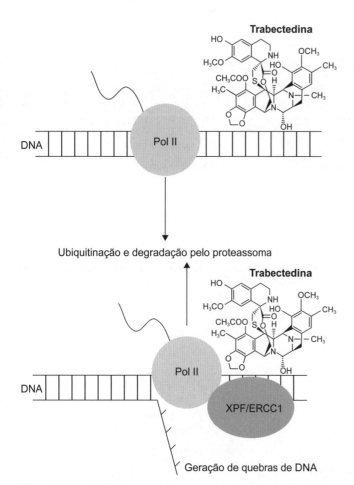

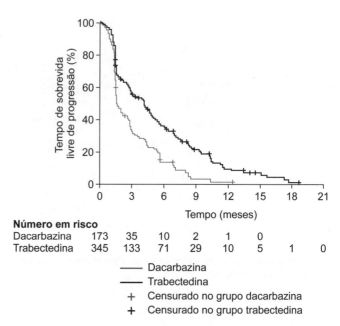

Figura 73.18 Inibição da transcrição ativada pela trabectedina. Após a ligação a *triplets* específicos de DNA, a trabectedina induz uma degradação rápida, dependente do tempo e da concentração do RNA polimerase II (Pol II), um participante chave na expressão gênica. A Pol II hiperfosforiladA, já engajada no alongamento da transcrição, é submetida especificamente ao processo de degradação da ubiquitina/proteassoma; simultaneamente, ocorre a formação de quebras de DNA. XPF/ERCC1 é responsável por induzir quebras de DNA de fita única na fita oposta ao aduto de DNA, as quais são posteriormente transformadas em quebras de DNA de dupla fita.

Figura 73.19 Curvas de Kaplan-Meier mostrando tempo de sobrevida livre de progressão da doença em pacientes com lipossarcoma ou leiomiossarcoma avançado e tratados com trabectedina ou dacarbazina.

prematuramente. Em geral, a célula tenta resolver a parada da transcrição de duas maneiras: continuar com a atividade de transcrição retrógrada ou então por meio da ubiquitinação da Pol II com consequente degradação pelo proteassoma. Esse segundo processo se dá de maneira predominante após exposição da célula à trabectedina (Figura 73.18).

A farmacocinética da trabectedina é linear entre as doses de 0,024 a 1,8 mg/m². Ela liga-se às proteínas plasmáticas (97%) e seu volume de distribuição é superior a 5.000 ℓ. O *clearance* sistêmico é de 31,5 ℓ/h com meia-vida de eliminação de aproximadamente 175 h. Por ser altamente hidrofóbica, a trabectedina é administrada somente IV, por infusão por 24 h, pela veia central. Sofre metabolismo hepático pelo CIP3A, sendo que 58% da dose administrada é recuperada nas fezes na forma de metabólitos e 6% na urina, também na forma de metabólitos.

A eficácia clínica da trabectedina foi demonstrada em ensaio clínico fase III randomizado 2:1 (trabectedina/dacarbazina), no qual pacientes (n = 518) com lipossarcoma ou leiomiossarcoma avançados, após terem recebido quimioterapia com antraciclina, foram tratados com trabectedina (n = 345) ou dacarbazina (n = 173). A trabectedina foi administrada por infusão IV central (24 h) na dose de 1,5 mg/m² no dia 1 de cada ciclo de 21 dias, e a dexametasona (20 mg) foi administrada IV previamente à trabectedina. A dacarbazina foi administrada IV por infusão (20 a 120 min) na dose de 1 g/m², no dia 1 de cada ciclo de 21 dias. Conforme ilustrado na Figura 73.19, a trabectedina foi superior à dacarbazina em relação ao tempo de sobrevida sem progressão da doença (Demetri *et al.*, 2016).

As reações adversas mais comuns foram de graus 1 e 2, consistindo basicamente de náuseas, vômitos, constipação intestinal, fadiga, neutropenia, anemia, trombocitopenia, dispneia, edema periférico e tosse. Reações adversas de graus 3 e 4 foram basicamente sinais laboratoriais de mielossupressão em ambos os grupos e aumento de enzimas hepáticas no grupo tratado com trabectedina.

A trabectedina é utilizada em monoterapia para tratamento de pacientes com sarcoma de tecidos moles após o uso de doxorrubicina ou ifosfamida ou em pacientes intolerantes ao uso desses dois outros agentes citotóxicos. Também pode ser utilizada em pacientes com câncer de ovário recidivante sensível a complexos platínicos em combinação com doxorrubicina peguilada lipossomal.

Bifuncionais mostardas nitrogenadas

As mostardas nitrogenadas são fármacos citotóxicos derivados do gás mostarda (Figura 73.20). Apesar de o gás mostarda não ter sido utilizado na Segunda Guerra Mundial como arma, o bombardeio da Luftwaffe, no porto da cidade italiana de Bari, a um navio de guerra norte-americano que estava carregado com o gás, resultou em uma explosão que espalhou a substância sobre as tropas norte-americanas e na população local.

A observação de que ocorreu uma diminuição acentuada de linfonodos e da medula óssea, feita por Milton Winternitz, que havia trabalhado com derivados do gás mostarda na Primeira Guerra Mundial, despertou o interesse de Alfred Gilman e Louis Goodman para examinar o potencial terapêutico desses derivados. Após a avaliação feita com mostarda nitrogenada em camundongos transplantados com um tumor linfoide, Gilman e Goodman convenceram o cirurgião torácico Gustav Lindskog a administrar esse composto (clormetina) em um paciente com linfoma não Hodgkin, em 1943. O tratamento foi um sucesso, entretanto, só foi publicado em 1946 devido ao sigilo de guerra associado ao programa de derivados do gás mostarda (Gilman, 1946). A Figura 73.21 ilustra o mecanismo de alquilação induzido pelo clormetina.

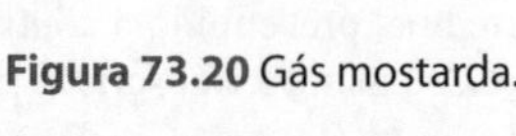

Figura 73.20 Gás mostarda.

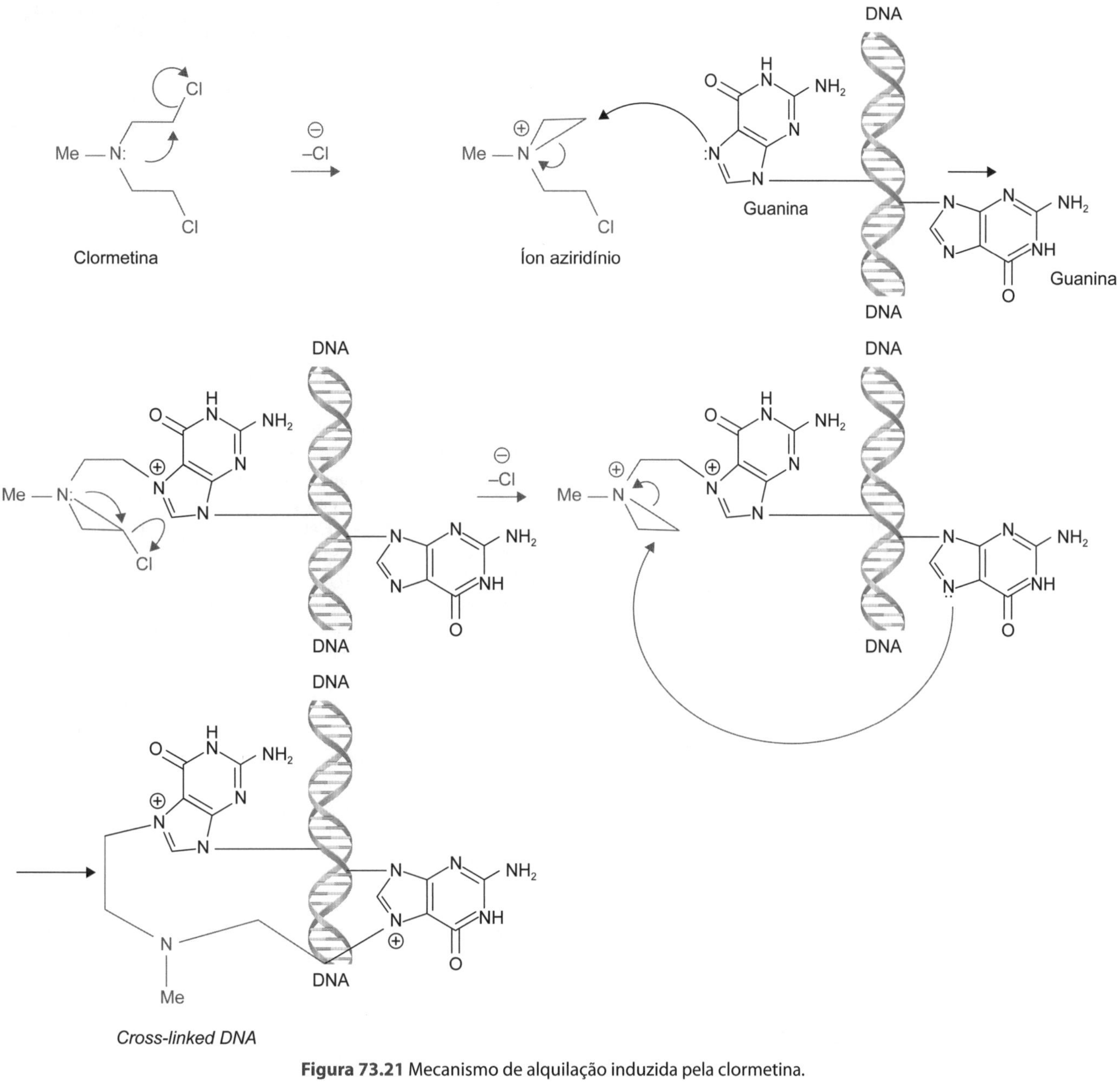

Figura 73.21 Mecanismo de alquilação induzida pela clormetina.

Clorambucila (Leukeran®)

Fármaco alquilante bifuncional derivado de mostarda nitrogenada aromática (Figura 73.22), a clorambucila foi considerada o melhor fármaco para o tratamento da leucemia linfocítica crônica por várias décadas (CLL, 1999). Atualmente, ainda é considerada uma ótima opção, particularmente em pacientes idosos ou fragilizados. As vantagens são baixa toxicidade, baixo custo e administração oral. Sua maior desvantagem é a baixa incidência de remissão completa e as reações adversas que ocorrem após uso prolongado, como citopenia, mielodisplasia e leucemia aguda secundária (Hallek, 2015).

A clorambucila é rapidamente absorvida (f = 0,7) após administração VO, com $T_{máx}$ de aproximadamente 1 h. Sua biodisponibilidade é reduzida quando administrada com alimentos. A clorambucila e seus metabólitos apresentam alta ligação às proteínas plasmáticas (99%), predominantemente à albumina, sendo o volume aparente de distribuição de 0,31 ℓ/kg. É extensivamente metabolizada no fígado, primariamente em mostarda fenilacética (a clorambucila é uma mostarda butanoacética), a qual apresenta atividade citotóxica. Aproximadamente 20 a 60% da dose é eliminada na urina na forma de metabólitos.

A dose geralmente recomendada é de 0,1 a 0,2 mg/kg/dia durante 3 a 6 semanas, o que, em geral, corresponde a 4 a 10 mg/dia para a maioria dos pacientes, podendo-se administrar a dose total uma única vez. Pacientes com linfomas de Hodgkin necessitam de 0,2 mg/kg/dia, enquanto pacientes com outras formas de linfomas apenas de 0,1 mg/kg/dia. Atualmente considera-se mais seguro fazer um tratamento curto do que manter um tratamento contínuo, mas ambos os esquemas terapêuticos são eficazes. As reações adversas mais comuns são anemia, leucopenia, trombocitopenia, náuseas, vômitos e ulceração oral. Toxicidade neurológica (mioclonia, confusão) e dermatológica (urticária e edema angioneurótico) também foram observadas.

Melfalana (Alkeran®)

Foi sintetizada inicialmente em 1953 substituindo o grupo metil da mostarda nitrogenada por uma fenilalanina (Figura 73.23; Bergel e Stock, 1953). É um fármaco dialquilante com dois grupos alquilas, sendo transportado para dentro da célula pelo sistema de transporte de aminoácidos (Vistica, 1979). A citotoxicidade está relacionada com

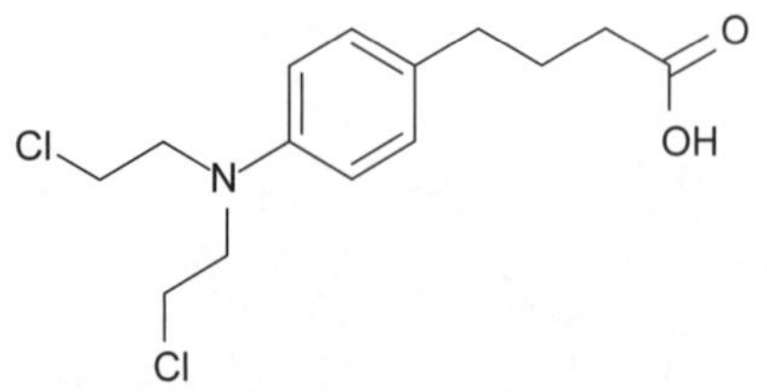

Figura 73.22 Clorambucila.

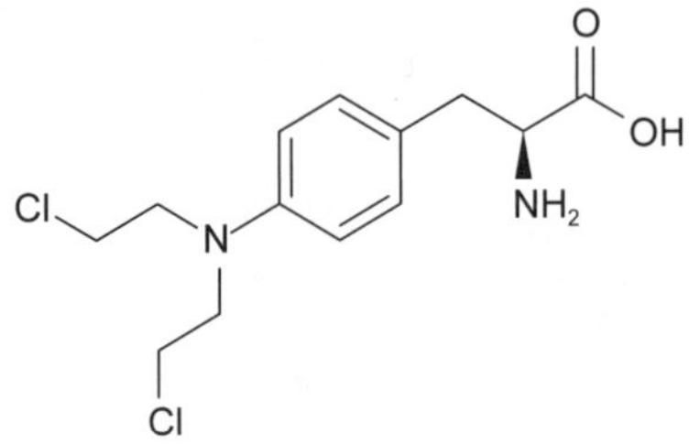

Figura 73.23 Melfalana.

a sua habilidade de se ligar ao N^7 da guanina, causando novas ligações nas cadeias do DNA.

Após administração IV, a concentração plasmática da melfalana cai rapidamente de maneira biexponencial com uma meia-vida de eliminação de 75 min. O *clearance* sistêmico varia entre 7 e 9 mℓ/min/kg (250 a 325 mℓ/min/m²) e o volume aparente de distribuição é de 0,5 ℓ/kg. A ligação às proteínas plasmáticas é bastante variável (53 a 92%), sendo predominantemente ligada à albumina. O melfalana é eliminado do plasma primariamente por hidrólise química em monohidroximelfalan e di-hidroximelfalan.

A melfalana associada à prednisona é indicada no tratamento paliativo do mieloma múltiplo em pacientes nos quais o transplante autólogo não está indicado (Harousseau, 2010). Atualmente, a associação de um imunomodulador com a talidomida ou a lenalidomida demonstrou aumento da sobrevida, conforme ilustra os vários esquemas terapêuticos realizados em ensaios clínicos (Tabela 73.1) e os resultados obtidos (Tabela 73.2).

A reação adversa mais comum da melfalana é a supressão medular. Alterações intestinais (náuseas, vômitos, diarreia e ulceração oral) ocorrem raramente. Reações de hipersensibilidade incluindo anafilaxia foram observadas em 2,4% dos pacientes, bem controladas com anti-histamínicos e glucocorticoides.

Tabela 73.2 Avaliação da eficácia da associação de talidomida (MPT) ao esquema melfalana + prednisona (MP) em pacientes com mieloma múltiplo.

Estudo	Taxa de resposta geral (≥ PR) no braço MP	Taxa de resposta geral (≥ PR) no braço MPT
GINEMA	48%	69%
IFM 99-06	35%	76%
IFM 01-01	31%	62%
HOVON	45%	66%
NMSG	40%	57%

Ciclofosfamida (Endoxan®)

Representa a família das oxazafosforinas dos fármacos derivados das mostardas nitrogenadas (Figura 73.24). A ciclofosfamida é inerte, funcionando como profármaco. Após administração VO ou IV, ela é hidrolisada no fígado a partir de enzimas do CIP450 em 4-hidroxiciclofosfamida e em seu tautômero, aldofosfamida, os quais existem em equilíbrio e se difundem para a circulação por meio de difusão passiva e também pelo transporte ativo pelas glicoproteínas P (Zhang *et al.*, 2005). As oxazafosforinas danificam o DNA em qualquer fase do ciclo celular (Liang *et al.*, 2007).

No citosol das células-alvo, a aldofosfamida é convertida por meio de eliminação beta espontânea em acroleína ou mostarda fosforamida (Figura 73.25), que são os produtos de fato citotóxicos. Esses metabólitos podem ser detoxificados em produtos inativos a partir da ação da desidrogenase alcoólica, da desidrogenase aldeídica e da glutationa-S-transferase usando glutationa como cofator (Madondo *et al.*, 2016).

Tanto a acroleína quanto a mostarda fosforamida são fármacos alquilantes, e a mostarda fosforamida pode causar também ligações cruzadas do DNA (*DNA cross-links*), que ocorrem quando são formadas ligações covalentes entre os grupos alquil da mostarda fosforamida e os grupos nucleofílicos nas fitas do DNA (Springer *et al.*, 1998).

A ciclofosfamida apresenta excelente biodisponibilidade absoluta após administração VO (87 a 96%), com $T_{máx}$ de 1 h. Após administração IV, tem meia-vida entre 3 e 12 h com *clearance* sistêmico entre 4 e 5,6 ℓ/h. A farmacocinética da ciclofosfamida obedece à primeira ordem nas doses administradas clinicamente. Cerca de 20% da ciclofosfamida é ligada às proteínas plasmáticas; o volume aparente de distribuição varia entre 30 e 50 ℓ. A ciclofosfamida é eliminada primariamente na forma de metabólitos, sendo 10 a 20% eliminada na urina de forma inalterada e 4% na bile. O *clearance* sistêmico da ciclofosfamida decresce tanto em pacientes com insuficiência hepática quanto naqueles com insuficiência renal.

Tabela 73.1 Ensaios clínicos randomizados comparando esquemas MP e MPT: características do paciente em esquemas MPT.

Ensaio clínico	Número total de pacientes	Número de pacientes no braço MPT	Idade mediana (anos)	Faixa etária (anos)	OMS PS 3/4	Número de ciclos no regime MPT	Dosagem de melfalana	Dosagem de talidomida	Manutenção
GIMEMA	331	167	72	60 a 85	5%	6	4 mg/m² nos dias 1 a 7	100 mg/d continuamente	+
IFM 99 a 06	447	113	69	65 a 75	8%	12	0,25 mg/kg nos dias 1 a 4	Acima de 400 mg/d continuamente	–
IFM 01 a 01	232	113	78,5	75 a 89	7%	12	0,2 mg/kg nos dias 1 a 4	100	–
HOVON	333	165	72	NA	4%	Até o platô	0,25 mg/kg nos dias 1 a 5	200	+
NMSG	357	182	74,5 (média)	49 a 92	30%	Até o platô	0,25 mg/kg nos dias 1 a 4	Acima de 400	+

MP: melfalana e prednisona; MPT: melfalana e prednisona mais talidomida; SO: *status* de desempenho; GIMEMA: rede italiana de mieloma; IFM: Intergroupe Francophone du Myélome; HOVON: Fundação de Hemato-oncologia para Adultos na Holanda; NMSG: Grupo de Estudo sobre Mieloma Nórdico; NA: não aplicável.

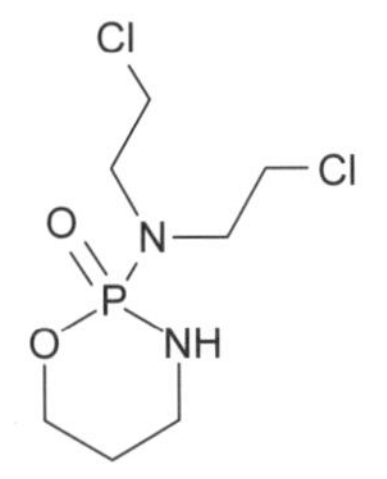

Figura 73.24 Ciclofosfamida.

Há vários esquemas terapêuticos utilizando a ciclofosfamida, variando entre 40 e 50 mg/kg IV divididos em doses, em períodos de 2 a 5 dias, ou 10 a 15 mg/kg IV a cada 7 a 10 dias. Quando administrada VO, os esquemas terapêuticos variam entre 1 e 5 mg/dia como dose inicial e também de manutenção. Geralmente, a ciclofosfamida é associada a outros fármacos no tratamento de linfomas, leucemias, carcinoma de mama e ovário. A ciclofosfamida causa supressão da medula óssea (leucopenia, anemia e trombocitopenia), toxicidade renal e do trato urinário (cistite hemorrágica, pielite e ureterite), cardiotoxicidade e pneumotoxicidade (pneumonite e fibrose pulmonar).

Ifosfamida (Ifex®)

Análogo sintético da ciclofosfamida (Figura 73.26), a ifosfamida é inerte, atuando como profármaco. A ativação ocorre por hidroxilação do átomo de carbono do anel formando o intermediário 4-hidroxifosfamida e seu tautômero aldoifosfamida, os quais se decompõem formando os compostos citotóxicos acroleína e a mostarda isofosforamida, que atuam como fármacos alquilantes do DNA.

A ifosfamida apresenta farmacocinética linear dose-dependente em humanos, com decaimento plasmático bifásico apresentando meia-vida de eliminação de aproximadamente 15 h. Apresenta baixa ligação às proteínas plasmáticas, com volume de distribuição de 0,64 ℓ/kg. A ifosfamida é extensivamente metabolizada por meio de duas vias: oxidação do anel, gerando as espécies reativas, e a oxidação da cadeia lateral que resulta na formação de metabólitos inativos. Aproximadamente 86% da dose administrada é eliminada na urina na forma de metabólitos.

Metanálise demonstrou a eficácia de ifosfamida no tratamento de osteossarcoma quando associada a etoposídio (Figura 73.27; Fan *et al.*, 2015). O esquema terapêutico geralmente utilizado é de 1,2 g/m²/dia durante 5 dias consecutivos, sendo o ciclo repetido a cada 3 semanas dependendo da toxicidade hematológica. As reações adversas mais comuns são supressão da medula óssea (leucopenia, anemia e trombocitopenia), toxicidade no sistema nervoso central (sonolência, confusão,

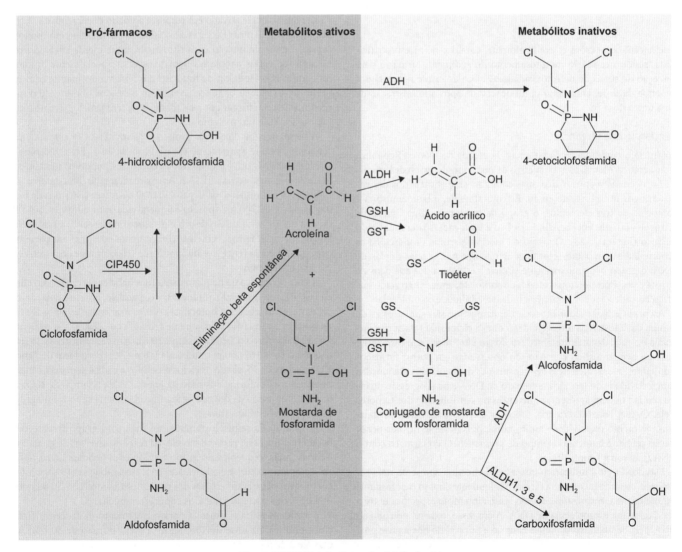

Figura 73.25 Metabolismo da ciclofosfamida.

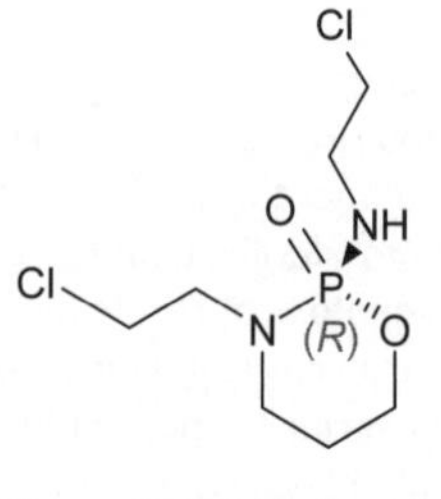

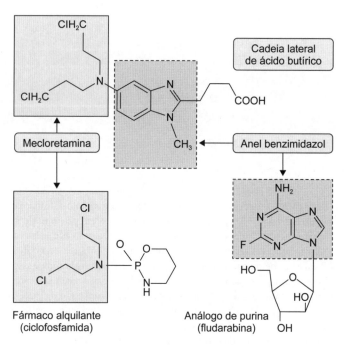

Figura 73.26 Ifosfamida.

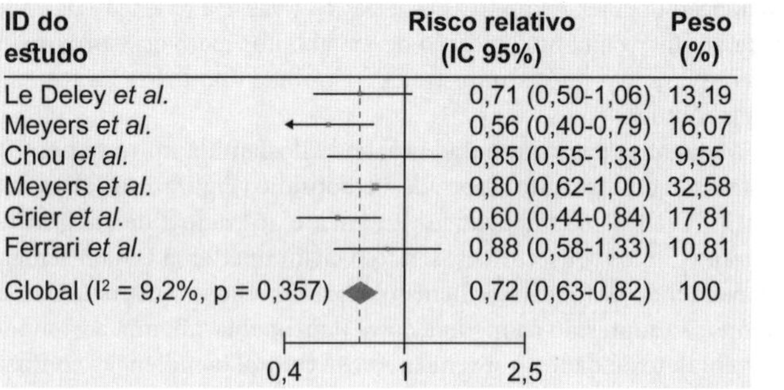

Figura 73.27 *Forest plot* mostrando o risco relativo do tempo de sobrevida livre de progressão da doença em pacientes com osteossarcoma tratados com esquemas terapêuticos contendo ifosfamida (esquerda) ou não.

Figura 73.28 Bendamustina.

alucinação, convulsões e, eventualmente, coma) e nefro e urotoxicidade, sendo necessário monitoramento do sedimento urinário para detecção de sinais de nefrotoxicidade. O risco de cistite hemorrágica depende da dose, entretanto já foi observada após administração de uma única dose.

Bendamustina (Treanda®)

Foi inicialmente sintetizada no início da década de 1960 na República Democrática Alemã, com o objetivo de obter um derivado de mostarda nitrogenada menos tóxico, mas com a mesma eficácia dos derivados antigos utilizados até então. Estruturalmente, a bendamustina é composta de três elementos, o grupo da mecloroetamina (mostarda nitrogenada), um anel benzimidazólico e uma cadeia lateral de ácido burítico (Figura 73.28). O grupo da mecloroetamina proporciona as propriedades alquilantes e produz as quebras nas cadeias duplas de DNA, o grupo benzimidazólico é similar à estrutura dos análogos de purina e pode proporcionar atividade antifolato, enquanto o ácido butírico na cadeia lateral aumenta a hidrossolubilidade da molécula.

As propriedades alquilantes da bendamustina são similares às da família das mostardas nitrogenadas, como a ciclofosfamida, a clorambucila e a melfalana. Entretanto, estudos *in vitro* revelaram características da bendamustina que não são observadas em outros fármacos alquilantes. Essas diferenças de mecanismos moleculares, relacionadas com a atividade do fármaco no reparo do DNA e na progressão do ciclo celular, podem apresentar diferenças na sensibilidade dos tumores a ele. O anel benzimidazólico, único na estrutura da bendamustina, causa aumento da atividade antitumoral, pois permite melhor penetração celular e aumenta o tempo de permanência do fármaco com o DNA (Cheson e Leoni, 2011).

Estudos *in vitro* indicaram que a bendamustina apresenta uma resistência cruzada incompleta fármacos alquilantes, como ciclofosfamida, melfalana e carmustina, devido a uma interação específica entre a bendamustina e a molécula de DNA. Além disso, o dano induzido ao DNA pela bendamustina é mais extenso e durável do que aquele produzido por outros fármacos alquilantes, e o mecanismo celular de reparo ao DNA ativado em resposta ao dano causado pela bendamustina é diferente daquele ativado em resposta ao dano decorrente de outros fármacos alquilantes (Leoni *et al.*, 2008). Bendamustina em monoterapia ou em combinação com rituximabe é altamente eficaz no tratamento de várias neoplasias hematológicas, especialmente linfomas indolentes não Hodgkin de linfócito B e linfoma do manto, com um perfil de toxicidade bem aceitável. Com os dados obtidos até o momento, pode-se afirmar que a bendamustina tem papel-chave no tratamento dos linfomas malignos.

A bendamustina liga-se às proteínas plasmáticas (94 a 96%), apresentando volume aparente de distribuição de 25 ℓ. Ela é hidrolisada em metabólitos com baixa atividade citotóxica, sendo os metabólitos M1 e M3 formados via CIP1A2. Aproximadamente 90% da dose administrada é eliminada via hepatobiliar. O *clearance* sistêmico da bendamustina é de 700 mℓ/minuto e a meia-vida após administração IV de 120 mg/m^2 em infusão de 1 h é de aproximadamente 40 min. Não houve alteração farmacocinética clinicamente relevante em pacientes com insuficiência renal leve ou moderada (*clearance* de creatinina entre 40 e 80 mℓ/min).

A eficácia clínica da bendamustina foi estabelecida em ensaio clínico fase III, randomizado, multicêntrico, paralelo, aberto realizado em pacientes com leucemia linfocítica crônica avançada (estágios B ou C de Binet) não tratados previamente (Knauf *et al.*, 2009). Os pacientes foram tratados com bendamustina 100 mg/m^2 administrada IV nos dias 1 e 2 (n = 162) ou clorambucila 0,8 mg/kg (peso ideal de Broca) VO nos dias 1 e 15, sendo os ciclos repetidos a cada 4 semanas, 6 ciclos no máximo. Conforme ilustrado na Figura 73.29, o tempo de sobrevida sem progressão da doença foi significativamente superior no grupo tratado com bendamustina.

A duração da remissão também foi maior no grupo tratado com bendamustina (21,8 *versus* 8 meses). As reações adversas de graus 3 ou 4 foram mais frequentes no grupo tratado com bendamustina (40%) em comparação com aquele tratado com clorambucila (19%), e infecções graves ocorreram em 8% dos pacientes tratados com bendamustina e 3% dos pacientes tratados com clorambucila.

A bendamustina é indicada para o tratamento da leucemia linfocítica crônica, na dose de 100 mg/m^2 IV em infusão de 30 min nos dias 1 e 2 de um ciclo de 4 semanas, com número máximo de 6 ciclos. Ela também está recomendada no tratamento de linfomas de células

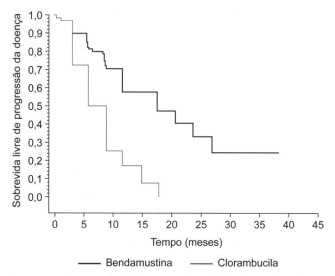

Figura 73.29 Curvas de Kaplan-Meier mostrando tempo de sobrevida livre de progressão da doença em pacientes com leucemia linfocítica crônica avançada e tratados com bendamustina ou clorambucila.

B indolentes não Hodgkin (120 mg/m² infundido IV por 60 min) nos dias 1 e 2 de um ciclo de 21 dias, máximo de 8 ciclos, associado ao rituximabe. As reações adversas mais frequentes, não de origem hematológica, foram febre (15%), náuseas (24%) e vômitos (16%). Outras reações adversas foram astenia, fadiga, mal-estar, fraqueza, xerostomia, sonolência, constipação intestinal, cefaleia e estomatite. Pacientes tratados com bendamustina apresentam sinais de mielossupressão (neutropenia, anemia e trombocitopenia); nos ensaios clínicos realizados, a mielossupressão de grau 3 ou 4 foi observada em 98% dos pacientes tratados com bendamustina.

Bifuncionais alquil-sulfonados

Bussulfano (Myleran®)

Também conhecido como 1,4-butanediol-dimetilsulfonato, é um fármaco alquilante bifuncional capaz de reagir tanto com o DNA quanto com proteínas nucleares. O bussulfano não é um análogo estrutural das mostardas nitrogenadas (Figura 73.30). Sua reação com o DNA ocorre nos resíduos de guanina (N⁷) por meio de substituição nucleofílica tipo-2 (SN_2), e a reação que causa ligação entre o DNA e as proteínas nucleares se dá a partir da reação do DNA com a cisteína 114 da histona 3. Essas reações de DNA com DNA e DNA com proteínas nucleares alteram drasticamente a replicação celular, o reparo do DNA e a transcrição gênica. O bussulfano tem um efeito citotóxico nas células-tronco hematopoéticas.

De maneira distinta dos demais fármacos alquilantes, o bussulfano aparentemente apresenta efeito mais pronunciado em células que se proliferam de modo lento do que em células que se proliferam rapidamente. A ação citotóxica do bussulfano ocorre nas células-tronco e nas células na fase G_0, incluindo células-tronco hematopoéticas, causando parada da hematopoese. O bussulfano em combinação com outros fármacos alquilantes ou com análogos nucleosídicos é um dos pilares da quimioterapia com doses altas, sendo utilizado no tratamento de várias neoplasias hematológicas e imunodeficiências.

Após a administração de ³⁵S-bussulfano IV, houve um desaparecimento rápido de sangue, 3 a 5 min após a injeção. Após a administração de ³⁵S-bussulfano VO, deu-se um período que variou entre 0,5 e 2 h para o aparecimento da radioatividade no plasma, entretanto os níveis circulantes de radioatividade foram comparáveis com aqueles atingidos após a administração IV. Entre 45 e 60% da radioatividade foi recuperada na urina em 48 h. O bussulfano VO é indicado no tratamento paliativo da leucemia mielocítica crônica, e o evento adverso mais grave do tratamento com bussulfano é a mielossupressão. A dose para indução de remissão é de 4 a 8 mg/dia; a queda do número de leucócitos está relacionada com a dose, e doses diárias acima de 4 mg/dia devem ser utilizadas somente para pacientes com sintomas importantes devido ao risco de indução de aplasia medular. A queda de leucócitos não ocorre nos primeiros 1 a 15 dias de tratamento – inclusive, nesse período o número de leucócitos pode aumentar, o que não deve ser interpretado como resistência ao fármaco, nem sua dose ser aumentada. É importante ressaltar que a queda de leucócitos pode continuar por mais de 1 mês após a interrupção do tratamento, ou seja, o tratamento deve ser interrompido antes de o número de leucócitos atingir a normalidade. Geralmente, recomenda-se a interrupção do tratamento quando o número de leucócitos chega a 15.000/mm³.

Treosulfan (Ovastat®)

Análogo do bussulfano (também conhecido como di-hidroxibussulfano), diferenciando-se dele pela presença de dois grupos hidroxila nas posições 2 e 3, conferindo à molécula maior hidrossolubilidade (Figura 73.31).

O treosulfan não tem atividade citotóxica *per se*, sendo necessário sua transformação em metabólitos epóxidos, os quais apresentam citotoxicidade. Esses epóxidos se formam quando o treosulfan é mantido em solução aquosa em pH 7,5 a 37 °C. A alquilação do DNA e as ligações cruzadas com o DNA causadas pelos derivados epóxidos do treosulfan são semelhantes àquelas causadas pelas mostardas nitrogenadas (Hartley *et al.*, 1986). O treosulfan foi o primeiro dimetanosulfonato registrado para tratamento de câncer de ovário, e atualmente também é utilizado para tratamento de neoplasias hematológicas. Apresenta completa biodisponibilidade absoluta quando administrado VO, distribuindo-se rapidamente no organismo. O treosulfan não se liga às proteínas plasmáticas. Em condições fisiológicas (pH 7,4, temperatura a 37 °C), o treosulfan é convertido espontaneamente (de forma não enzimática) no intermediário ativo monoepóxido e, finalmente, em L-diepoxibutano. A meia-vida de eliminação quando administrado IV (8 g/m²) é 1,94 ± 0,99 h, e a eliminação renal do treosulfan inalterado é de aproximadamente 25%.

O treosulfan é recomendado para o tratamento paliativo do câncer epitelial de ovário; a dose recomendada é de 8 g/m² IV em infusão de 15 a 30 min. As reações adversas mais comuns são mielossupressão e sintomas gastrintestinais.

Bifuncionais azínicos e aziridínicos

Altretamina (Hexalen®)

Também conhecida como hexametilmelamina, é um fármaco citotóxico s-triazínico (Figura 73.32) estruturalmente relacionado com os fármacos alquilantes. Seu mecanismo de ação não é totalmente conhecido: altretamina e seu metabólito N-desmetil não apresentam atividade alquilante *in vitro*, entretanto seus intermediários hidroximetil

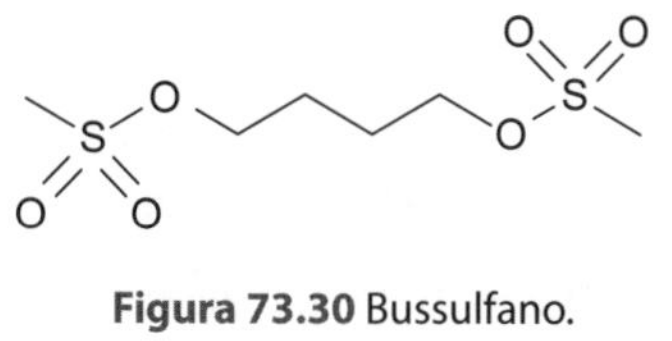

Figura 73.30 Bussulfano.

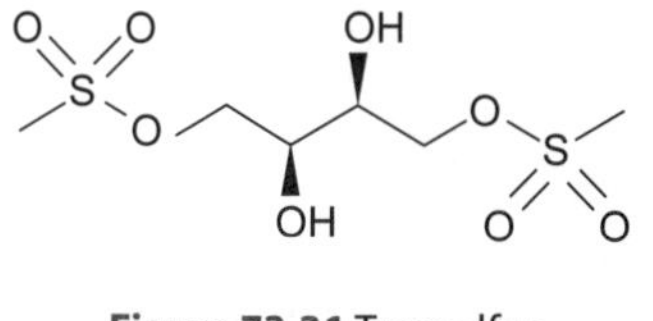

Figura 73.31 Treosulfan.

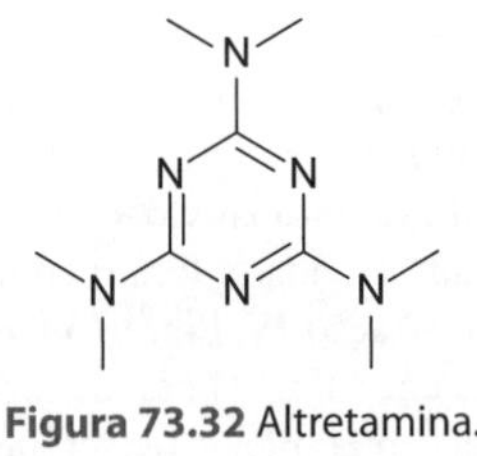

Figura 73.32 Altretamina.

apresentam atividade citotóxica e possivelmente agem como fármacos alquilantes. A atividade da altretamina em algumas linhagens celulares de tumores humanos aumenta dramaticamente quando se adicionam enzimas hepáticas de rato (Miller et al., 1985). A altretamina não apresenta resistência cruzada com os fármacos alquilantes clássicos.

Após administração de altretamina 120 a 300 mg/m² VO a pacientes com câncer de ovário, o $T_{máx}$ observado foi de 0,5 a 3 h. A altretamina sofre N-desmetilação no fígado, formando formaldeído que é oxidado a dióxido de carbono; os produtos triazínicos remanescentes são excretados na urina. A meia-vida de eliminação da altretamina varia de 2,3 a 13,7 h (Lee e Faulds, 1995). O uso atual da altretamina no câncer de ovário recidivante é mais de característica paliativa. A altretamina não apresenta eficácia terapêutica no câncer de ovário resistente a derivados de platina (Manetta et al., 1997).

A grande vantagem do uso da altretamina consiste no fato de poder ser administrada VO, evitando, portanto, o incômodo da hospitalização e o desconforto físico e psicológico em associação a terapias injetáveis. Outra vantagem está relacionada com reações adversas, as quais são limitadas basicamente ao trato gastrintestinal e de baixa incidência (Malik, 2001). É importante ressaltar que os ensaios clínicos de altretamina de maneira geral não foram randomizados e vários deles apresentam somente um braço, o que dificulta a avaliação da eficácia da substância com outros fármacos.

O esquema terapêutico mais apropriado ainda não é conhecido. Alguns autores utilizam 200 mg/m² por 21 dias a cada 4 semanas, outros 260 mg/m² por 14 dias em ciclos também de 4 semanas. Esses esquemas, conforme mencionado anteriormente, são bem tolerados, sem mielossupressão significativa, e as náuseas e vômitos associados ao tratamento são facilmente administráveis com antieméticos.

Tiotepa (Tepadina®)

Trata-se de um derivado aziridínico alquilante polifuncional (Figura 73.33), capaz de causar ligações cruzadas do DNA ao se ligar aos sítios nucleofílicos no N⁷-guanina (Musser et al., 1992).

A ligação às proteínas plasmática varia entre 10 e 20%. Após infusão IV (5 mg/kg) em pacientes pediátricos, o volume aparente de distribuição foi de 1,2 ℓ/kg (47%) ou 30 ℓ/m² (44%) e o *clearance* sistêmico de 0,58 ℓ/h/kg (60%) ou 13,8 ℓ/h/m² (52%), com meia-vida de eliminação de 1,7 h para a tiotepa e 4 h para seu principal metabólito ativo, o N,N',N''-trietilenefosforamida. Em adultos, em administração de 20 a 250 mg/m² como *bolus* ou infusão por 4 h, o *clearance* sistêmico variou entre 14,6 e 27,9 ℓ/h/m², e a meia-vida de eliminação de 1,4 a 3,7 h para a tiotepa é de 4,9 a 17,6 h para seu metabólito ativo. A tiotepa sofre metabolismo hepático pelos CIP3A4 e CiP2B6, responsáveis pela formação do metabólito ativo.

A tiotepa é atualmente indicada no tratamento de adenocarcinomas de mama ou de ovário avançados (0,3 a 0,4 mg/kg IV) em ciclos de 1 a 4 semanas. Para efusões malignas, a dose intracavitária é de 0,6 a 0,8 mg/kg, também em ciclos de 1 a 4 semanas. Também pode ser utilizada no tratamento de carcinoma papilar de bexiga, sendo nesse caso administrada por via intravesical (60 mg em 30 mℓ de NaCl), devendo a solução ser retida por 2 h, com o tratamento feito semanalmente por 4 semanas. As reações adversas mais sérias são mielossupressão e toxicidade cutânea, visto que a tiotepa e seu metabólito podem ser eliminados também pela pele, causando prurido, descoloração, descamação e esfoliação.

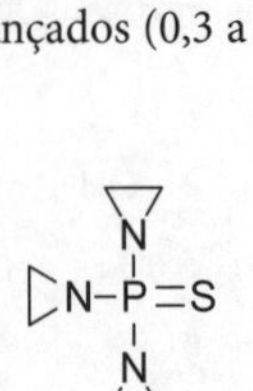

Mitomicina C (Mutamycin®)

Antibiótico natural isolado de *Streptomyces caespitosis* (Hata et al., 1956) apresentando amplo espectro contra bactérias Gram-positivas (Figura 73.34). Seu interesse em oncologia surgiu com a observação da sua eficácia no tratamento de tumores experimentais em roedores (Serretta et al., 2016).

Pertence a uma classe de fármacos antineoplásicos denominados fármacos biorredutíveis, da qual é reconhecida como o protótipo. Os fármacos biorredutíveis são moléculas que requerem ativação metabólica por redutases celulares para gerar metabólitos que lesam o DNA. Eles são inicialmente desenvolvidos para células hipóxicas e essa seletividade é determinada pela habilidade do oxigênio de reverter a ativação do processo. Entretanto, alguns fármacos biorreduzíveis também podem atuar em células aeróbicas. Nesse caso, a seletividade dá-se pela alta concentração da atividade redutase no tecido tumoral (Workman, 1994). O processo inicial e crítico da bioativação da mitomicina C começa com a redução da 1,4-benzoquinona presente na molécula da mitomicina C para semiquinona ou hidroquinona por meio de redutase de 1 ou 2 elétrons, respectivamente. Em condições hipóxicas, o radical livre semiquinona se rearranja quimicamente na forma mais estável de hidroquinona, a qual, após uma série de reações químicas, leva finalmente à alquilação do DNA. Os adutos covalentes produzidos são formados predominantemente nas posições N² e N⁷ da guanina, formando *crosslinks* dentro da mesma cadeia (*intrastrand*) ou juntando duas cadeias (*interstrand*), ou, ainda, formando apenas monoadutos. Entretanto, são os *interstrand crosslinks* que são críticos para determinar a morte celular (Figura 73.35).

A mitomicina é utilizada via intravesical no tratamento do câncer de bexiga não invasivo da camada muscular com o intuito de reduzir a recidiva dessa doença. É considerado o fármaco mais eficaz para esse tipo de doença. Administração por essa via causa limitada toxicidade local e sistêmica devido ao seu alto peso molecular e à sua propriedade hidrofóbica (Volpe et al., 2010). Para maximizar seu efeito terapêutico, a urina deve ser alcalinizada (1,3 g de bicarbonato de sódio VO na noite anterior ao procedimento ou pela manhã 30 min antes do procedimento) e o paciente instruído a evitar beber água 8 h antes do procedimento (Zargar et al., 2014).

PURINAS E PIRIMIDINAS MODIFICADAS

As bases purínicas ou pirimidínicas modificadas agem inibindo processos biossintéticos essenciais ou sendo incorporadas a macromoléculas

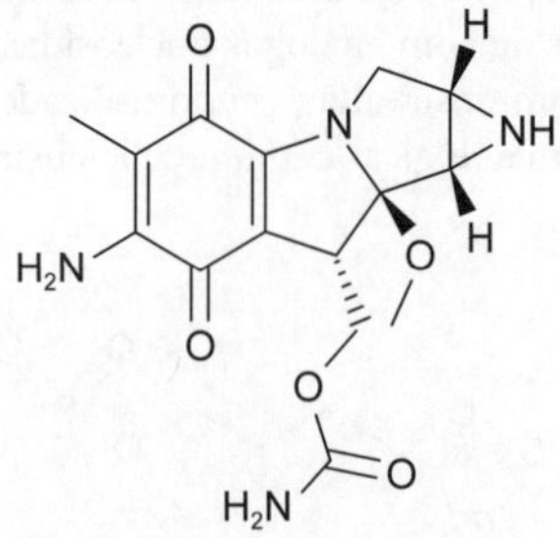

Figura 73.33 Tiotepa.

Figura 73.34 Mitomicina C.

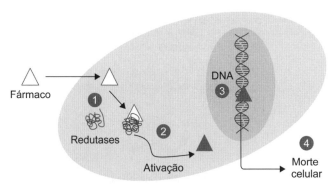

Figura 73.35 Principais etapas necessárias para a resposta celular à mitomicina C. 1: presença de redutases/proteína alvo; 2: metabolismo da mitomicina C ou interação fármaco/alvo; 3: danos no DNA ou efeito de perturbação no alvo; 4: indução de morte celular.

como o DNA e RNA, inibindo a função normal desses ácidos nucleicos. Por exemplo, a 6-mercaptopurina e a 6-tioguanina foram desenvolvidas por Gertrude Elion e George Hitchings, que receberam o Nobel de Medicina em 1988. Elas foram sintetizadas por meio da substituição do oxigênio por enxofre no carbono 6 da hipoxantina e da guanina, enquanto a azatioprina corresponde a uma modificação da 6-mercaptopurina e funciona como profármaco, sendo transformada *in vivo* em 6-mercaptopurina. As bases purínicas e pirimidínicas modificadas também são classificadas como antimetabólitos.

Tiopurinas

As tiopurinas 6-mercaptopurina, 6-tioguanina e azatioprina são utilizadas no tratamento de neoplasias, doenças inflamatórias e como fármacos imunossupressores (Karran, 2006). A 6-mercaptopurina e a 6-tioguanina são enzimaticamente convertidas pela hipoxantina-guanina fosforibosil transferase em nucleotídios citotóxicos. A conversão da 6-mercaptopurina em nucleotídios com tioguanina envolve dois passos enzimáticos adicionais realizados pela inosina monofosfato desidrogenase e pela guanosina monofosfato sintetase. O primeiro intermediário nessa via metabólica, a 6-tioinosina 5'-monofosfato, pode também ser convertido pela tiopurina metiltransferase em metil-tioinosina 5'-monofosfato, metabólito que inibe fortemente a síntese *de novo* de purinas e provavelmente contribui para o efeito citotóxico da 6-mercaptopurina, além da formação de nucleotídios tóxicos. Acredita-se que a maior parte do efeito citotóxico da 6-mercaptopurina resulte da inibição da biossíntese de purinas, enquanto o efeito citotóxico da 6-tioguanina decorra da incorporação dos nucleotídios com 6-tioguanina no DNA. Esses nucleotídios incorporados à cadeia do DNA resultam em dano e término da replicação do DNA. Todas as tiopurinas são profármacos e convertidas em formas metabólicas ativas *in vivo*.

Como mencionado anteriormente, as bases purínicas ou pirimidínicas modificadas agem inibindo processos biossintéticos essenciais ou ao serem incorporadas a macromoléculas como o DNA e RNA, inibindo, assim, a função normal desses ácidos nucleicos. A fluoropirimidina 5-fluoruracila (5-FU) tem ambas as ações. As fluoropirimidinas foram desenvolvidas na década de 1950 após a observação de que hepatomas de rato usavam a base pirimidínica uracila mais rapidamente que os tecidos normais, indicando que o metabolismo da uracila seria um potencial alvo terapêutico para a quimioterapia antimetabólica (Rutman *et al.*, 1954). As fluoropirimidinas são um componente essencial no tratamento do câncer colorretal, entretanto também são utilizadas no tratamento de outros cânceres gastrintestinais, de mama, de cabeça e pescoço, geralmente incluídas em regimes quimioterápicos combinados.

6-mercaptopurina (Purinethol®)

Análogo das bases purínicas adenina e hipoxantina, a 6-mercaptopurina (Figura 73.36) compete com a hipoxantina e a guanina pela enzima

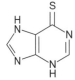

Figura 73.36 Mercaptopurina.

hipoxantina-guanina fosforibosiltransferase, sendo convertida em ácido tioinosínico. Esse nucleotídio intracelular inibe várias reações envolvendo o ácido inosínico, incluindo sua conversão em ácido xantílico e ácido adenílico. O ácido tioinosínico é metilado em 6-metil-tioinosinato e ambos inibem a glutamina-5-fosforibosilpirofosfato amidotransferase, a primeira enzima na síntese *de novo* dos ribonucleotídios purínicos. Experimentos utilizando a 6-mercaptopurina marcada com radioisótopo demonstram que ela pode ser recuperada do DNA na forma de deoxitioguanosina.

A biodisponibilidade absoluta da 6-mercaptopurina após administração VO é incompleta e variável, em média aproximadamente 50% da dose administrada. A ligação às proteínas plasmáticas é de 19% e a meia-vida de eliminação de aproximadamente 90 min. A variação do metabolismo da 6-mercaptopurina constitui uma das maiores causas das diferenças observadas na exposição desse fármaco e de seus metabólitos ativos. A ativação da 6-mercaptopurina ocorre via hipoxantina-guanina fosforibosil transferase e várias outras enzimas que geram os nucleotídios 6-tioguanina. Uma parte da citotoxicidade da 6-mercaptopurina decorre da incorporação desses nucleotídios 6-tioguanina no DNA. A inativação da 6-mercaptopurina ocorre por duas vias metabólicas, sendo uma a da metilação do grupo tiol, catalisada pela enzima tiopurina S-metiltransferase, responsável pela formação do metabólito inativo metil-6-mercaptopurina. A atividade da enzima tiopurina S-metiltransferase é altamente variável devido ao polimorfismo genético do gene responsável pela enzima. Em pacientes de etnia caucasoide ou negroide, aproximadamente 0,3% (1/300) apresenta dois alelos não funcionais (deficiência homozigótica) e tem pouca ou nenhuma atividade enzimática detectável. Esses pacientes, se tratados com a dose habitual de 6-mercaptopurina, acumularão concentrações excessivas dos nucleotídios 6-tioguanina, ficando predispostos à toxicidade exagerada. Aproximadamente 10% dos pacientes apresentam um alelo não funcional, o que se traduz em uma atividade baixa ou intermediária da enzima tiopurina S-metiltransferase, além de poder apresentar toxicidade importante dependendo da dose e da atividade enzimática. O uso de genotipagem ou fenotipagem (avaliação da atividade da enzima tiopurina S-metiltransferase em eritrócitos) permite a identificação desses pacientes e uma adequação da dose. Outra via de inativação da 6-mercaptopurina é a oxidação feita pela enzima xantina-oxidase, gerando o ácido 6-tiourico. O alopurinol, fármaco utilizado no tratamento da gota, é um inibidor da xantina-oxidase. O uso concomitante de alopurinol em pacientes utilizando 6-mercaptopurina causa decréscimo do seu catabolismo e de seus metabólitos ativos, aumentando o risco de toxicidade excessiva. Portanto, é necessário reduzir a dose da 6-mercaptopurina no caso de associação ao alopurinol.

A 6-mercaptopurina é indicada no tratamento de leucemia linfoblástica aguda e leucemia mieloide aguda, podendo também ser utilizada no tratamento da leucemia granulocítica crônica. A dose recomendada para adultos e pacientes pediátricos é de 2,5 mg/kg/dia, entretanto tanto a dose quanto a duração do tratamento dependem da natureza e da dose de outros fármacos dados em associação à 6-mercaptopurina. As reações adversas mais comuns causadas pelo tratamento com 6-mercaptopurina é a mielossupressão, levando à leucopenia e à trombocitopenia. A 6-mercaptopurina é hepatotóxica em humanos, causando necrose hepática e estase biliar. A incidência de hepatotoxicidade é bastante variável e pode ocorrer com qualquer dose, entretanto é mais frequente nas maiores que 2,5 mg/kg/dia. O monitoramento das enzimas hepáticas permite detecção precoce da hepatotoxicidade, a qual costuma ser reversível quando a terapia é interrompida precocemente. Anorexia, náuseas e vômitos podem ocorrer ocasionalmente.

6-tioguanina (Tabloid®)

Análogo da base purínica guanina, é estruturalmente bastante relacionado com a 6-mercaptopurina. A tioguanina (Figura 73.37) compete com a guanina e a hipoxantina pela enzima hipoxantina-guanina fosforibosiltransferase, sendo convertida em ácido 6-tioguanílico monofosfato. Esse nucleotídio atinge altas concentrações intracelulares em doses terapêuticas, interferindo na síntese dos nucleotídios guanínicos. Ele inibe a síntese *de novo* a partir da inibição da glutamina-5-fosforibosilpirofosfato amidotransferase, enzima envolvida na síntese de ribonucleotídios purínicos. Ele também inibe a conversão do ácido inosínico em ácido xantílico por meio da competição pela enzima inosina-5'-monofosfato desidrogenase. O ácido 6-tioguanílico monofosfato é metabolizado em tioguanosina difosfato e tioguanosina trifosfato pelas mesmas enzimas que metabolizam os nucleotídios guanínicos. Os nucleotídios tioguanínicos são incorporados tanto ao DNA quanto ao RNA, colaborando com o efeito citotóxico da 6-tioguanina.

A biodisponibilidade oral é aproximadamente 30% da dose administrada, variando entre 14 e 46%. A administração oral de tioguanina marcada com radioisótopo revelou quantidades ínfimas do fármaco inalterado na urina. Entretanto, um metabólito metilado, 2-amino-6-metiltiourina, é encontrado na urina. A administração de 6-tioguanina IV marcada com radioisótopo demonstrou uma meia-vida de eliminação de aproximadamente 80 min (faixa de 25 a 240 min). A tioguanina é incorporada aos ácidos nucleicos das células da medula óssea. Estudos realizados com tioguanina marcada com radioisótopo revelaram que a quantidade de tioguanina incorporada aos ácidos nucleicos é 100 vezes maior após cinco doses diárias do que após uma única dose. Com o esquema terapêutico de cinco doses, praticamente todas as guaninas do DNA são substituídas por tioguaninas. A 6-tioguanina não atravessa a barreira hematencefálica. É indicada na indução da remissão em pacientes com leucemias agudas não linfocíticas. A administração é feita VO, e, a exemplo da 6-mercaptopurina, a inativação da 6-tioguanina também ocorre a partir da metilação do grupo tiol, catalisada pela enzima tiopurina S-metiltransferase, responsável pela formação do metabólito inativo metil-6-tioguanina. Conforme visto anteriormente, poliformismos do gene responsável pela expressão dessa enzima podem aumentar a toxicidade da 6-tioguanina. O uso de genotipagem ou fenotipagem (avaliação da atividade da enzima tiopurina S-metiltransferase em eritrócitos) permite identificação desses pacientes e, com isso, adequado ajuste da dose. As reações adversas mais comuns estão relacionadas com a supressão medular (anemia, leucopenia e trombocitopenia). Hiperuricemia também ocorre com frequência devido à rápida lise celular pelo efeito antineoplásico, podendo ser minimizada por aumento de hidratação, alcalinização da urina e administração profilática do inibidor da xantina oxidase, alopurinol. Náuseas, vômitos, anorexia e estomatite podem ocorrer, mas com frequência menor.

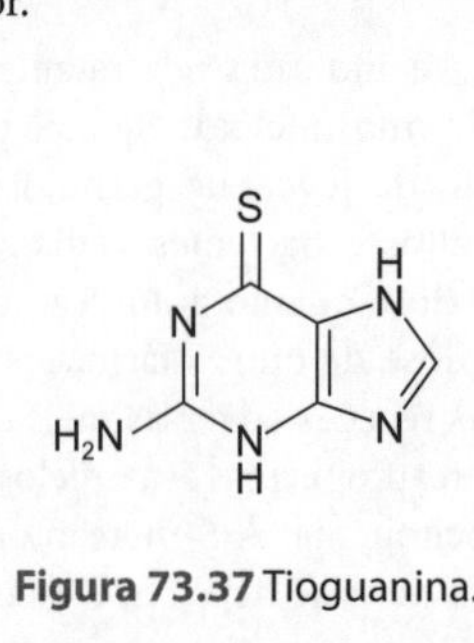

Figura 73.37 Tioguanina.

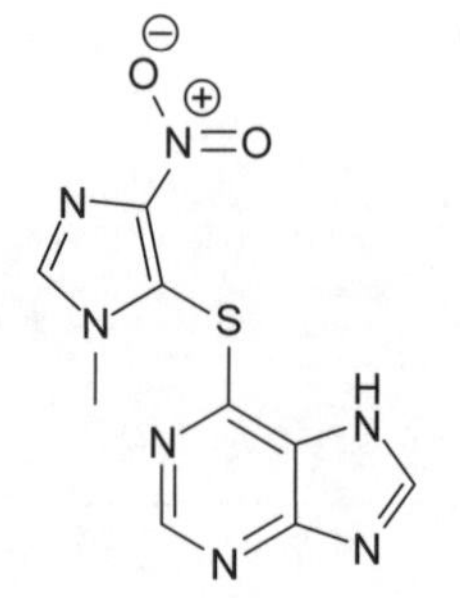

Figura 73.38 Azatioprina.

Azatioprina (Imuran®)

Derivado imidazólico da 6-mercaptopurina convertido rapidamente *in vivo* em 6-mercaptopurina e em metilnitroimidazol (Figura 73.38).

A azatioprina é bem absorvida após administração oral, sendo metabolizada em 6-mercaptopurina. Ambos os compostos são rapidamente eliminados do sangue por oxidação ou metilação em eritrócitos e hepatócitos. Os mecanismos de ação e inativação da azatioprina foram descritos em detalhes no item "6-mercaptopurina". Diversamente da 6-mercaptopurina e da 6-tioguanina, fármacos utilizados no tratamento de neoplasias, conforme visto anteriormente, o uso atual mais frequente da azatioprina é como fármaco imunossupressor (Coulthard e Hogarth, 2005). Entretanto, é importante ressaltar que ela pode ser utilizada no tratamento de neoplasias, tendo as mesmas indicações que a 6-mercaptopurina. A respeito do uso da azatioprina, ela apresenta os mesmos riscos já vistos anteriormente em relação ao polimorfismo do gene que codifica a S-metiltransferase. É interessante destacar que o uso dessas tiopurinas como fármacos imunossupressores aumenta o risco de o paciente desenvolver neoplasias, como leucemia mieloblástica aguda (Heizer e Peterson, 1998).

Fluoropirimidinas

Uma característica importante do metabolismo de nucleotídios consiste na duplicação das vias metabólicas, ou seja, a inibição de qualquer enzima pode ser superada por meio de uma ou mais alternativas metabólicas. Uma exceção à regra é a enzima timidilato sintase, que funciona como uma enzima "gargalo", visto ser a única capaz de adicionar um grupo metil à posição 5 do anel pirimidínico na síntese *de novo* da timidina. A timidilato sintase é também a única enzima da via metabólica de síntese da timidina que, em vez de metabolizar o derivado do 5-fluoruracila para seu substrato natural, é inibida por ele. Visto que a timidina é o único nucleotídio precursor específico para o DNA, a timidilato sintase é um alvo excelente para fármacos citotóxicos.

A atividade da enzima pode ser dividida em duas etapas, sendo que na primeira a deoxiuridina monofosfato liga-se à enzima, causando uma alteração conformacional que permite então a ligação em um sítio adjacente do N-5,10-metileno-tetradi-hidrofolato (CH_2FH_4), permitindo a transferência de um grupo carbono do folato para o anel uridínico, gerando a deoxitimidina monofosfato e di-hidrofolato.

A deoxitimidina monofosfato é subsequentemente fosforilada em deoxitimidina difosfato e deoxitimidina trifosfato por quinases específicas, formando uma das bases necessárias para a síntese do DNA (Figura 73.39).

É bem conhecido que a fluorodeoxiuridina monofosfato, metabólito do 5-fluoruracila, é um potente inibidor da timidilato sintase, sendo esse um dos principais mecanismos de ação do 5-fluoruracila (Santi *et al.*, 1974). A fluorodeoxiuridina monofosfato liga-se no mesmo sítio e com a mesma afinidade que a deoxiuridina monofosfato, mas, diversamente do hidrogênio, o átomo de flúor localizado na posição não pode ser mais deslocado. Subsequentemente, a fluorodeoxiuridina monofosfato e o folato reduzido ligam-se de maneira covalente à timidilato sintase, formando um complexo ternário (Figura 73.40).

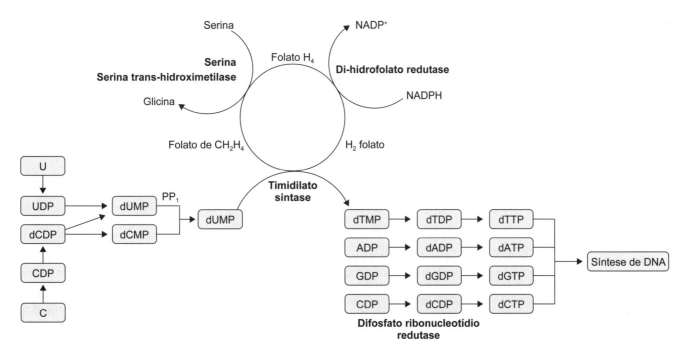

Figura 73.39 Metabolismo de nucleotídios e síntese de DNA. Papel da timidilato sintase.

5-fluoruracila (Adrucil®)

O 5-fluoruracila (5-FU) é um análogo da uracila com um átomo de flúor na posição C5 no lugar do hidrogênio (Figura 73.41). Ele entra rapidamente na célula usando o mesmo transportador que a uracila. Estudos feitos por Charles e Heidelberger, em 1957, mostraram que tumores de cólon utilizavam preferencialmente uracila para a biossíntese de ácidos nucleicos, postulando corretamente que um análogo fluoro-uracila poderia bloquear a conversão da deoxiuridina monofosfato (dUMP) em deoxitimidina monofosfato (timidilato; Gustavsson et al., 2015).

O 5-FU é convertido intracelularmente em vários metabólitos ativos, entre eles o monofosfato de fluorodeoxiuridina (FdUMP), o trifosfato de fluorodeoxiuridina (FdUTP) e o trifosfato de fluorouridina (FUTP), os quais interferem na síntese de RNA e na ação da enzima timidilato sintase (TS). A limitação do catabolismo do 5-FU é feita pela enzima di-hidropirimidina desidrogenase, a qual converte 5-FU em di-hidrofluorouracil. Mais de 80% do 5-FU administrado é normalmente metabolizado em di-hidrofluorouracil no fígado, onde a di-hidropirimidina desidrogenase é expressa de maneira abundante. É interessante ressaltar que o aumento do RNA mensageiro da di-hidropirimidina desidrogenase em tecido tumoral está associado à resistência ao 5-FU (Salonga et al., 2000). A Figura 73.42 ilustra o mecanismo molecular pelo qual o 5-FU inibe a timidilato sintase. O metabólito trifosfato de fluorouridina é extensivamente incorporado ao RNA, alterando o seu processamento normal e sua função. Ele inibe o processamento do pré-rRNA (RNA ribossômico) em rRNA maduro, prejudica as modificações pós-translacionais do tRNA (RNA de transferência) e a atividade dos complexos proteína/snRNA (RNA nuclear pequeno), inibindo, portanto, o *splicing* (processo de maturação) do pré-mRNA (RNA mensageiro). Essas modificações têm efeitos profundos no metabolismo e na viabilidade celular.

O 5-FU distribui-se por todo o organismo, incluindo mucosa intestinal, medula óssea, fígado e sistema nervoso central. Após injeção IV, cerca de 5 a 20% do fármaco inalterado é eliminado na urina e o restante metabolizado primariamente pelo fígado, e os metabólitos ureia e alfafluoro-beta-alanina são eliminados pela urina. A meia-vida de eliminação varia entre 8 e 20 min.

O 5-FU é utilizando principalmente no tratamento do câncer colorretal. É administrado IV, entretanto, a resposta terapêutica em monoterapia é bastante limitada (aproximadamente 1 a 15%). O esquema terapêutico utilizado quando combinado apenas com leucovorin, ou então leucovorin e oxaliplatina, é de 400 mg/m² por *bolus* IV no

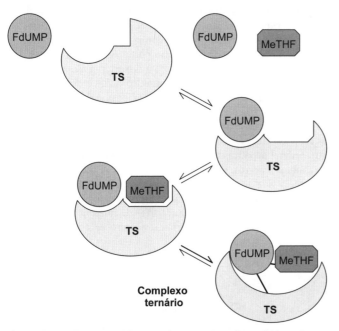

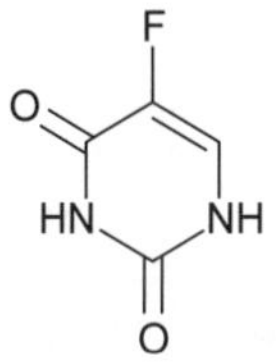

Figura 73.40 Formação do complexo ternário da timidilato sintase. FdUMP: fluorodeoxiuridina monofosfato; TS: timidilato sintase; MeTHF: 5,10-metileno tetra-hidrofolato.

Figura 73.41 Fluoruracila.

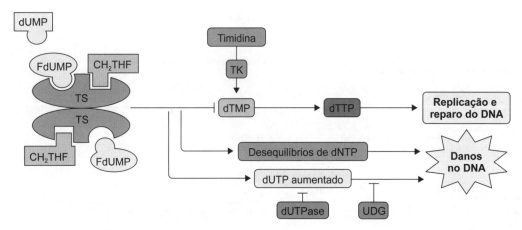

Figura 73.42 Mecanismo de inibição da timidilato sintase pelo 5-fluorouracil. A timidilato sintase (TS) catalisa a conversão do monofosfato de desoxiuridina (dUMP) em monofosfato de desoxitimidina (dTMP) com 5,10-tetra-hidrofolato de metileno (CH$_2$THF) como doador de metila. O metabólito ativo do 5-fluorouracil (5-FU), o monofosfato de fluorodeoxiuridina (FdUMP), liga-se ao local de ligação de nucleotídio de TS e forma um complexo ternário estável com TS e CH$_2$THF (5,10-metileno tetra-hidrofolato), bloqueando o acesso de dUMP ao local de ligação ao nucleotídio e inibindo a síntese de dTMP. Isso resulta em desequilíbrios no conjunto de desoxinucleotídios (dNTP) e em aumento dos níveis de trifosfato de desoxiuridina (dUTP), causando danos ao DNA. A extensão do dano no DNA causado pela dUTP depende dos níveis da pirofosfatase dUTPase e da uracil-DNA glicosilase (UDG). O dTMP pode ser recuperado da timidina por meio da ação da timidina quinase (TK).

primeiro dia, seguido de 2.400 a 3.000 mg/m² IV em infusão por 46 h a cada 2 semanas. Outra possibilidade é o *bolus* IV de 500 mg/m² nos dias 1, 8, 15, 22, 29 e 36, repetindo-se o ciclo a cada 8 semanas. Pacientes que apresentam mutações homozigóticas ou certas mutações heterozigóticas para o gene da di-hidropirimidina desidrogenase apresentam alto risco de toxicidade pelo 5-FU. Reações adversas incluem cardiotoxicidade, diarreia, síndrome palmar-plantar, mielossupressão, mucosite e aumento do INR.

Há três maneiras de potencializar a ação do 5-FU:

- Manipulação da dose ou do esquema de tratamento
- Adição de outros fármacos que possam modular a atividade do 5-FU causando interações funcionais ou metabólicas
- Uso de análogos ou profármacos.

Esquema terapêutico

5-FU administrado na forma de *bolus* intravenoso atua possivelmente por ação no RNA, enquanto a infusão de 5-FU, mais provavelmente, atue por inibição da timidilato sintase. Metanálise comparando os dois esquemas terapêuticos demonstrou que infusão contínua apresenta melhor resposta terapêutica (22%) comparado com *bolus* (14%), oferecendo significativo aumento na taxa de sobrevida total (The Meta-analysis Group, 1998).

Moduladores do 5-fluoruracila

Fármacos que aumentam a atividade do 5-FU são amplamente empregados terapeuticamente. A associação mais frequente é do 5-FU com o ácido folínico (leucovorin). Metanálise demonstrou que a resposta da combinação, comparada com o uso do 5-FU em monoterapia, foi de 23% *versus* 11%, respectivamente (Advanced Colorectal Cancer Meta-analysis, 1992). O mecanismo proposto para explicar o aumento da eficácia do 5-FU baseia-se na conversão do ácido folínico em [6R]-5,10-metileno-tetra-hidrofolato, o qual, por sua vez, estabiliza o complexo ternário formado com o 5-fluoro2'-deóxi-uridina-5'-monofosfato e a timidilato sintase, levando à depleção do timidilato necessário para a síntese de DNA (Danenberg *et al.*, 2016). Embora sugerido na literatura que o ácido fólico poderia também atuar como modulador do 5-FU, isso é altamente improvável, visto que o ácido fólico não aumenta a concentração do [6R]-5,10-metileno-tetra-hidrofolato para estabilizar o complexo ternário mencionado há pouco nas concentrações atingidas fisiologicamente (Houghton *et al.*, 1994). A administração de doses mais altas de ácido fólico (1 mg/kg) leva ao acúmulo de ácido fólico não metabolizado no plasma, ineficiente, portanto, para aumentar as concentrações plasmáticas de tetra-hidrofolato e de 5-metil-tetra-hidrofolato. Modufolin® é o [6R]-5,10-metileno-tetra-hidrofolato, a molécula que pode diretamente aumentar a citotoxicidade tumoral do 5-FU, visto que não necessita da ativação metabólica necessária do ácido folínico. Administrado em doses equimolares em *bolus* IV ao levoleucovorin, o Modufolin® produziu altos níveis circulantes de [6R]-5,10-metileno-tetra-hidrofolato até 2 h após a injeção, enquanto o levoleucovorin produziu níveis plasmáticos apenas detectáveis (Wettergreen *et al.*, 2015).

Floxuridina (FUDR®)

Profármaco derivado deóxi-ribonucleosídio do 5-FU (Figura 73.43), que, quando administrado rapidamente, via intra-arterial, é rapidamente catabolizado em 5-FU.

A doença metastática do fígado apresenta aspectos fisiológicos únicos que justificam a administração de fármacos via intra-arterial. Quando as metástases hepáticas crescem acima de 2 a 3 mm em tamanho, o suprimento sanguíneo para elas vem da artéria hepática. O suprimento sanguíneo do parênquima hepático normal se origina predominantemente da circulação porta (Breedis e Young, 1954). As fluoropirimidinas como o 5-FU e a floxuridina são utilizadas no tratamento do câncer de cólon metastático desde a década de 1960. Fármacos extraídos pelo fígado pelo metabolismo de primeira passagem permitem sua alta concentração no fígado com baixas concentrações sistêmicas, o que reduz a sua toxicidade sistêmica. As melhores características farmacocinéticas para uso de um fármaco por via intra-arterial hepática são alta extração hepática com conversão para metabólitos inativos, alto *clearance* sistêmico e, consequentemente, curta meia-vida de eliminação (Power e Kemeny, 2009). Se o fármaco não é metabolizado rapidamente pelo fígado, a vantagem é perdida em virtude de sua recirculação sistêmica. O 5-FU apresenta uma farmacocinética não linear, saturável; portanto, o *clearance* sistêmico do 5-FU

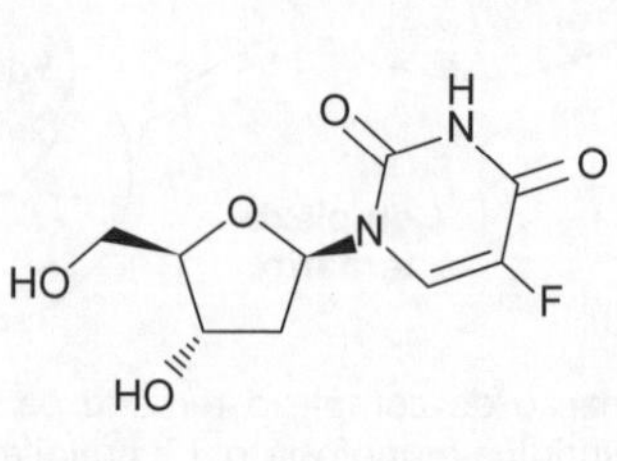

Figura 73.43 Floxuridina.

diminui com a administração de doses altas (Wagner *et al.*, 1986). A farmacocinética da floxuridina é linear e estudo utilizando floxuridina marcada com radioisótopo demonstrou concentrações no tumor 15 vezes maior quando administrada via intra-arterial hepática em comparação com a infusão pela veia porta (Sigurdson *et al.*, 1987).

Em ensaio clínico realizado em pacientes com metástases hepáticas de câncer de cólon, previamente tratados, demonstrou-se que no grupo tratado com floxuridina através de infusão intra-arterial hepática houve resposta em 33% dos pacientes, enquanto no grupo tratado com floxuridina administrada por infusão na veia porta não houve resposta terapêutica (Daly *et al.*, 1987). Quando os pacientes previamente tratados com floxuridina pela veia porta foram tratados com floxuridina administrada pela artéria hepática, houve resposta terapêutica, indicando que o mesmo fármaco produz resposta terapêutica distinta apenas ao se mudar a via de administração. A existência de bombas de infusão controlada implantáveis facilitou muito a administração de fármacos via intra-arterial hepática, permitindo que a bomba permaneça por anos, facilitando ciclos de 2 semanas com o fármaco e 2 semanas com salina heparinizada.

Um ensaio clínico comparou a administração intra-arterial hepática de floxuridina/dexametasona e quimioterapia sistêmica com 5-FU e leucovorin (n = 74) com apenas quimioterapia sistêmica de 5-FU e leucovorin (n = 82) em pacientes com metástases hepáticas de câncer de cólon após ressecção cirúrgica das metástases (Kemeny *et al.*, 1999). A sobrevida de 5 e 10 anos foi superior no grupo tratado com infusão intra-arterial hepática (Figura 73.44).

Doxifluridina (Carcidox)

Análogo fluoropirimidínico de segunda geração, conhecido também como 5'-deóxi-5'-fluoridina (Figura 73.45), que pode ser administrado VO e atua como profármaco, sendo convertido em 5-FU pela enzima fosforilase do nucleosídio pirimidínico (timidina fosforilase), a qual é expressa em altas concentrações em tecidos tumorais se comparada com tecidos normais (Hiroyasu *et al.*, 2001). Transfecção do gene da fosforilase do nucleosídio pirimidínico em células tumorais aumenta a sensibilidade à doxifluridina e, portanto, reduz a toxicidade desse fármaco (Nagata *et al.*, 2002).

Em um ensaio clínico realizado, 166 pacientes com câncer de cólon metastático foram randomizados para receber 5-FU IV (450 mg/m²/dia) ou doxifluridina VO (900 mg/m²/dia) associados em ambos os casos com leucovorin (20 mg/m²/dia). O 5-FU foi administrado por infusão IV contínua por 5 dias a cada mês, em um total de 12 ciclos (n = 74) e a doxifluridina VO por 3 semanas, com 1 semana de descanso, em um total de 12 ciclos (n = 92). Não houve diferença de eficácia terapêutica, entretanto leucopenia (30/74 *versus* 17/92) e alopecia (21/74 *versus* 13/92) foram mais frequentes no grupo tratado com 5-FU. Diarreia foi mais frequente no grupo tratado com doxifluridina. O escore sobre qualidade de vida foi superior no grupo tratado com doxifluridina (72% *versus* 47%), indicando que esse tratamento oral apresenta eficácia similar e melhor tolerabilidade do que o tratamento intravenoso (Min *et al.*, 2000).

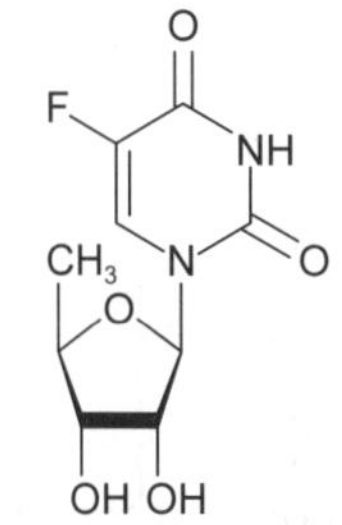

Figura 73.45 Doxifluridina.

Tegafur

Fluoropirimidina oral inativa que funciona como profármaco do 5-FU, sendo absorvida de forma inalterada pela mucosa gastrintestinal e convertida em 5-FU por vários sistemas enzimáticos. Sua estrutura química é formada pela molécula do 5-FU acoplada a um tetra-hidrofurano (Figura 73.46). O tegafur pode ser convertido em 5-FU pelo CIP2A6, sendo inicialmente hidroxilado em 5'-hidroxitegafur e, depois, transformado em 5-FU (El-Sayed e Sadee, 1982). Vários alelos do gene do CIP2A6 apresentam pouca ou nenhuma atividade enzimática, com incidência de 9,1%, 21,9%, 42,9% e 50,5% em caucasoides, afro-americanos, coreanos e japoneses, respectivamente (Nakajima *et al.*, 2006). A população japonesa também apresenta menor expressão de CIP2A6 quando comparada com caucasoides (Shimada *et al.*, 1996). Essa maior eficiência do CIP2A6 em caucasoides é possivelmente a responsável pela conversão mais rápida do tegafur em 5-FU nos pacientes dessa etnia, que apresentam uma área sob a curva maior que a dos pacientes asiáticos.

O tegafur é administrado em países asiáticos conjuntamente com dois outros fármacos, a gimeracila e o oteracil potássico (Kobayakawa e Kojima, 2011). A gimeracila é um inibidor da enzima di-hidropirimidina desidrogenase, responsável pela transformação do 5-FU em 5-fluoro-di-hidrouracil, um metabólito inativo. A enzima di-hidropirimidina desidrogenase também é um fator determinante da variabilidade farmacocinética do 5-FU (Hirose *et al.*, 2010). O oteracil potássico inibe a enzima orotato fosforibosiltransferase, localizada no intestino e responsável pela fosforilação do 5-FU em fluorouridina-monofosfato, que é um intermediário ativo, mecanismo pelo qual reduz a toxicidade do tegafur no trato gastrintestinal. A Figura 73.47 resume a ação metabólica desses fármacos.

Estudos realizados no Japão demonstraram que o medicamento S-1 (comprimido contendo tegafur, gimeracila e oteracil potássico) apresentou boa eficácia no tratamento do câncer gástrico avançado e, dada a sua conveniência de permitir administração oral, tornou-se uma alternativa atrativa à infusão de 5-FU (Kobayakawa e Kojima, 2011).

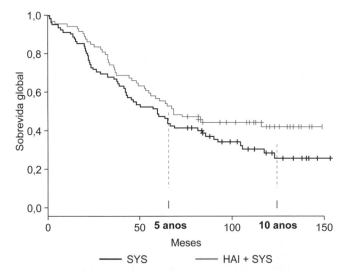

Figura 73.44 Curvas de Kaplan-Meier mostrando sobrevida global em pacientes com metástases hepáticas de câncer de cólon tratados com administração intra-arterial hepática (HAI) de floxuridina/dexametasona e quimioterapia sistêmica (SYS) ou tratados apenas com SYS.

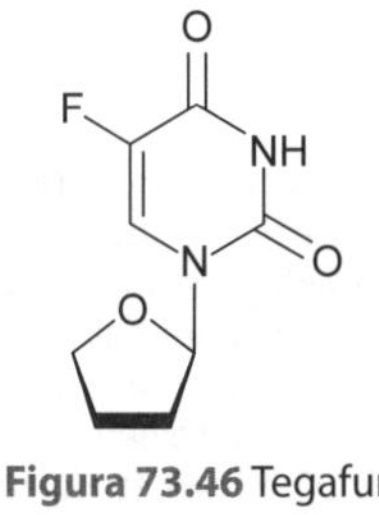

Figura 73.46 Tegafur.

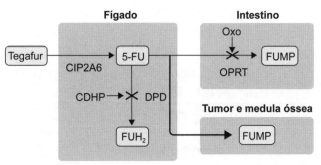

Figura 73.47 Mecanismo de ação do tegafur. 5-FU: 5-fluorouracil; CHDP: gimeracil; DPD: di-hidropirimidina desidrogenase; FUH2: 5-fluorodi-hidrouracil; FUMP: fluouridina monofosfato; OPRT: orotato fosforibosiltransferase; Oxo: oteracil potássico.

Capecitabina (Xeloda®)

O 5-FU apresenta baixa biodisponibilidade absoluta devido à sua rápida degradação em di-hidrofluorouracil pela di-hidropirimidina desidrogenase. A capecitabina é uma fluoropimidina (Figura 73.48) oral absorvida de maneira não modificada pela parede gastrintestinal e transformada em 5'-deóxi-5-fluorouridina no fígado pela ação da carboxilesterase e da citidina deaminase.

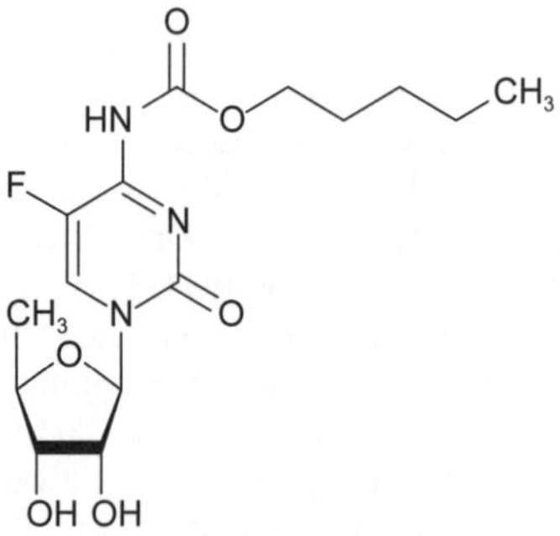

A 5'-deóxi-5-fluorouridina é transformada em 5-FU pela timidina fosforilase e/ou pela uridina fosforilase, ambas apresentando expressão aumentada em tecido tumoral em comparação com o tecido normal, tornando a capecitabina mais específica para o tumor que o 5-FU. Em estudos clínicos, capecitabina demonstrou efeito superior ao 5-FU e um perfil de toxicidade mais favorável com menor incidência de reações adversas sérias e hospitalizações. A Figura 73.49 resume os vários mecanismos de modulação da atividade do 5-FU.

A capecitabina apresenta $T_{máx}$ 1,5 h após administração oral, com biodisponibilidade reduzida quando ingerida com alimentos. A ligação às proteínas plasmáticas é de aproximadamente 60% e é extensivamente metabolizada em 5-FU. No fígado, a carboxilesterase hidrolisa o 5-FU em 5'-deóxi-5-fluorocitidina (5'-DFCR). A citidina deaminase, subsequentemente, converte a 5'-DFCR em 5'-DFUR. A enzima timidina fosforilase hidrolisa o 5'-DFUR em 5-FU. Muitos tecidos expressam a enzima timidina fosforilase, entretanto, alguns carcinomas humanos a expressam em altas concentrações, permitindo uma concentração maior do 5-FU no tecido neoplásico comparado com o tecido adjacente. A enzima di-hidropirimidina desidrogenase hidrogeniza o 5-FU em 5-fluoro-5, 6-di-hidro-fluoruracila, que apresenta toxicidade bem menor que o 5-FU. Pacientes que apresentam mutações homozigóticas ou certas mutações heterozigóticas para o gene da di-hidropirimidina desidrogenase apresentam alto risco de toxicidade pela capecitabina. A capecitabina e seus metabólitos são excretados essencialmente na urina (99,5%). A meia-vida de eliminação de capecitabina e do 5-FU é de aproximadamente 0,75 h.

O esquema terapêutico é de 1.250 mg/m² VO em duas tomadas (2.500 mg/m² dia) por 2 semanas, com 1 semana de descanso (ciclo de 3 semanas). Reações adversas incluem cardiotoxicidade, diarreia, síndrome palmoplantar, mielossupressão, mucosite e alteração de enzimas hepáticas.

Figura 73.48 Capecitabina.

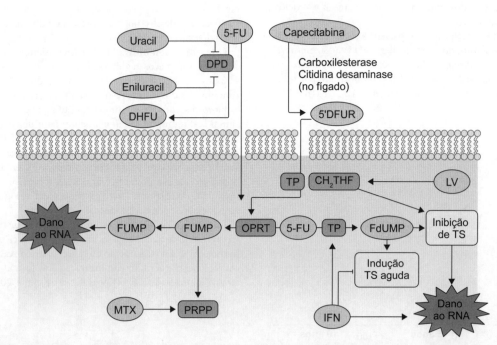

Figura 73.49 Resumo de algumas das estratégias investigadas para aumentar a atividade anticâncer do 5-fluorouracil (5-FU). A leucovorina (LV) aumenta o *pool* intracelular de 5, 10-metileno tetra-hidrofolato (CH2THF), terapia que aumenta a inibição da timidilato sintase (TS) pelo monofosfato de fluorodeoxiuridina (FdUMP). O eniluracil e o uracil inibem a degradação do 5-FU mediada por DPD. O metotrexato (MTX) aumenta a ativação de 5-FU aumentando os níveis de fosforibosil pirofosfato (PRPP). Foi relatado que os interferons (IFN) aumentam a atividade da timidina fosforilase (TP), revogam a indução aguda de TS causada pelo tratamento com 5-FU e aumentam os danos ao DNA mediados por 5-FU. A capecitabina é um pró-fármaco 5-FU convertido em 5'-desoxi-5-fluorouridina (5'DFUR) no fígado pela ação sequencial da carboxilesterase e citidina-desaminase. 5'DFUR é convertido em 5-FU por TP. OPRT: orotato fosforibosiltransferase; DPD: di-hidropiridina desidrogenase.

Gencitabina (Gemzar®)

Entre os análogos pirimidínicos, a gencitabina (2',2'-difluoro-deóxi-citidina; Figura 73.50) é um dos fármacos mais utilizados na oncologia clínica, tornando-se o terceiro agente mais prescrito no mundo para o tratamento de câncer. Trata-se de um análogo da citidina, em que dois átomos de flúor substituíram o grupo hidroxila na ribose, sendo utilizado no tratamento do adenocarcinoma pancreático e de vários outros tumores sólidos, como mama, ovário, bexiga e carcinoma pulmonar de células não pequenas (Burris et al., 1997).

Além de ser utilizada em tumores sólidos, a gencitabina também é indicada no tratamento de doenças hematológicas, como leucemia aguda (Kim et al., 2014). E além do uso em adultos, é empregada em pacientes pediátricos devido ao seu perfil tóxico ser considerado leve quando comparado com as demais terapias citotóxicas. Devido à sua natureza hidrofílica, a gencitabina não cruza facilmente a membrana celular por difusão, sendo transportada para dentro da célula por transportadores de nucleosídios localizados na membrana celular. Após a entrada na célula, a gencitabina é fosforilada pela deoxicitidina quinase em formas ativas, como gencitabina difosfato e gencitabina trifosfato, as quais inibem a ribonucleotídio redutase e a síntese de DNA, respectivamente. A deoxicitidina quinase é a enzima limitante na biotransformação dos análogos de nucleosídios, constituindo o fator limitante para a ação da gencitabina, visto que deficiência ou modulação de sua atividade é criticamente envolvida no desenvolvimento de resistência em diferentes modelos in vitro. Níveis de expressão da deoxicitidina antes do tratamento são utilizados como parâmetro preditivo de sensibilidade do tumor à gencitabina (Kroep et al., 2002). A gencitabina é rápida e extensivamente inativada pela citidina deaminase em 2'-2'-difluoro-deoxiuridina; essa enzima é altamente expressa tanto no fígado quanto no plasma. A Figura 73.51 resume os mecanismos de ação e aspectos farmacocinéticos da gencitabina.

A gencitabina trifosfato é incorporada ao DNA seguida da incorporação de um ou mais deoxinucleotídios, mascarando, desse modo, a gencitabina trifosfato e prevenindo a reparação do DNA pela 3'5'-exonuclease, um processo chamado de "terminação da cadeia de DNA mascarada". Isso causa uma parada específica do ciclo celular na fase S e provoca morte celular. A gencitabina trifosfato também é incorporada ao RNA, inibindo, portanto, a síntese de RNA, enquanto a gencitabina difosfato inibe a ribonucleotídio redutase induzindo a depleção dos reservatórios dos deoxinucleosídios trifosfatos e o bloqueio da síntese de novo DNA. A gencitabina apresenta farmacocinética linear com modelo biexponencial, revelando meia-vida de eliminação entre 40 e 80 min, com clearance sistêmico entre 40,7 e 92,2 ℓ/h/m². O volume de distribuição é de 50 ℓ/m² quando administrada em infusões curtas; com infusões longas, o volume de distribuição aumenta para 370 ℓ/m², indicando um equilíbrio lento com o compartimento tissular. É eliminada essencialmente via renal, sendo 10% na forma inalterada e 90% na forma do metabólito inativo 2'-deóxi-2',2'-difluorouridina.

A dose recomendada de gencitabina é de 1.250 mg/m² nos dias 1 e 8 de ciclos de 3 semanas, sendo associada a outros fármacos dependendo da indicação. Conforme mostrado na Figura 73.52, associação de gencitabina ao paclitaxel causou aumento significativo do tempo de sobrevida sem progressão da doença em pacientes com câncer de

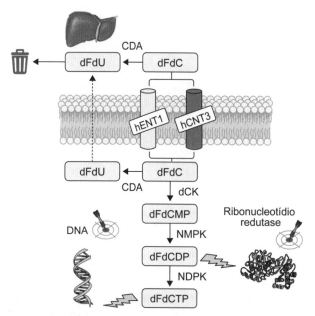

Figura 73.51 Padrões e mecanismos de ação da gencitabina (dFdC). Nas células cancerígenas, polimorfismos genéticos que afetam transportadores de membrana, enzimas de ativação e desativação e alvos farmacológicos, como a ribonucleotídio redutase, estão associados à eficácia do tratamento. CDA: citidina desaminase; dCK: desoxicitidina cinase; NMPK: nucleotídio monofosfato cinase; NDPK: nucleotídio difosfato cinase: hENT1: *human equiligrative nucleoside transporter-1*; hCNT3: *human concentrative nucleoside trasnporter-3*.

mama tratados previamente com antraciclinas. As reações adversas incluem mielossupressão (leucopenia, anemia e trombocitopenia), toxicidade pulmonar, renal e hepática.

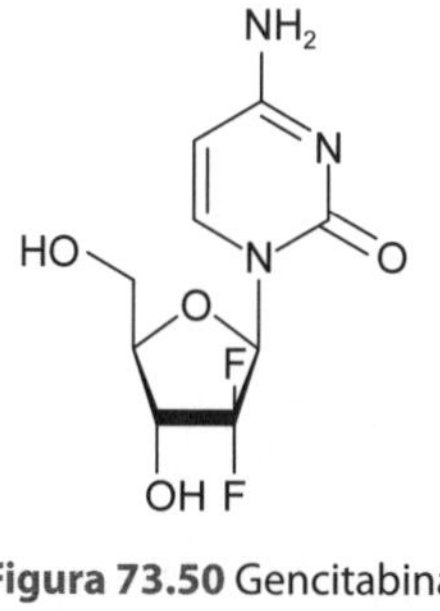

Outros análogos pirimidínicos

Citarabina

Também conhecida como citosina arabinosídio (ara-C), é formada pela combinação de citosina (derivado pirimidínico) com a arabinose (monossacarídio contendo 5 átomos de carbono e um grupo aldeído), apresentando similaridade estrutural com a citosina desoxirribose (desoxicitidina), derivada do nucleosídio citidina, conforme ilustrado na Figura 73.53. Seu efeito antileucêmico resulta da captação da citarabina

Figura 73.50 Gencitabina.

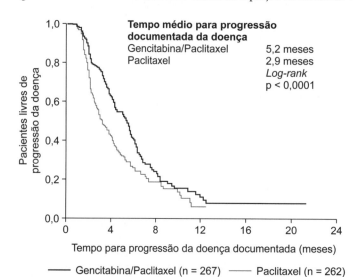

Figura 73.52 Curvas de Kaplan-Meier mostrando tempo de sobrevida livre de progressão da doença em pacientes com câncer de mama previamente tratadas com antraciclinas e com paclitaxel em monoterapia ou paclitaxel associado a gencitabina.

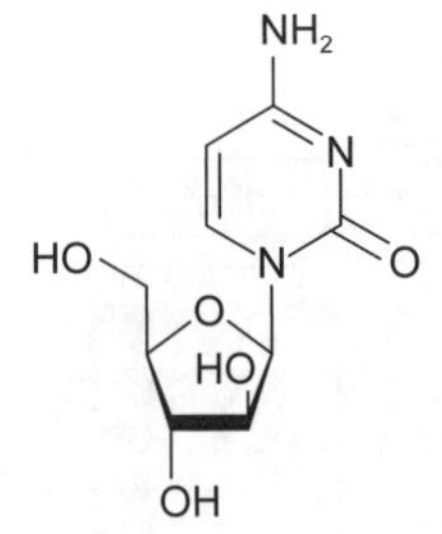

Figura 73.53 Citarabina.

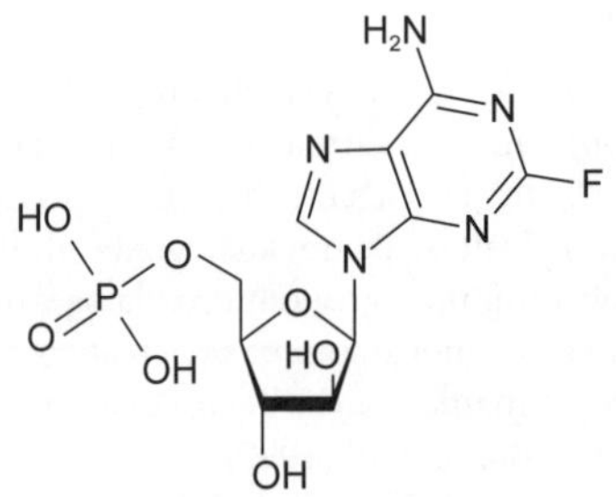

Figura 73.54 Fludarabina.

pela célula leucêmica e seu subsequente metabolismo em metabólito ativo. Uma vez dentro da célula, a citarabina é fosforilada pela deoxicitidina quinase no metabólito ativo citarabina-trifosfato, o qual inibe de maneira competitiva a DNA polimerase (Reese e Schiller, 2013). Uma vez que a citarabina-trifosfato é incorporada ao DNA, ela causa término do processo de alongamento, formação de DNA nascente e, eventualmente, morte celular (Ho, 1973). Uma vez introduzida na circulação, a citarabina pode ser rapidamente inativada pela deoxicitidina deaminase, apresentando, portanto, meia-vida curta, o que justifica a necessidade da administração por infusão IV contínua ou infusões com doses altas com duração de 1 a 3 h.

Apresenta baixa biodisponibilidade VO (f < 0,2) e, após injeção IV, a queda da concentração plasmática obedece a uma cinética biexponencial, com meia-vida de distribuição de 10 min e meia-vida de eliminação entre 1 e 3 h. É rapidamente metabolizada em 1-beta-D-arabinofuranosiluracil (ara-U), sendo 80% da dose administrada eliminada pela urina na forma desse metabólito inativo. Apresenta baixa permeabilidade pela barreira hematencefálica. Após administração intratecal, a meia-vida de eliminação da citarabina é de aproximadamente 2 h; devido aos baixos níveis de deaminase no líquido cefalorraquidiano, ocorre pouca conversão para ara-U.

A citarabina é indicada em associação com outros fármacos para indução de remissão de leucemia não linfocítica aguda em adultos ou pacientes pediátricos, sendo também útil no tratamento da leucemia linfocítica aguda e da fase blástica da leucemia mieloide crônica. A administração intratecal é indicada para profilaxia de leucemia meníngea.

Há dois mecanismos de resistência demonstrado em linhagens celulares humanas:

- Limitação no transportador para dentro da célula
- Redução na atividade da deoxicitidina quinase.

A difusão passiva de nucleosídios é muito baixa; os nucleosídios e nucleotídios entram nas células normais e leucêmicas por transportadores específicos, sendo o hENT1 o responsável pelo transporte da citarabina. A perda de função desse transportador em células leucêmicas humanas resulta em resistência à citarabina. Conforme mencionado anteriormente, após sua entrada na célula, a citarabina é fosforilada pela deoxicitidina quinase em citarabina-trifosfato, o metabólito responsável pela citotoxicidade da citarabina. Mutações da deoxicitidina quinase que reduzam sua atividade enzimática resultam em resistência das células leucêmicas à citarabina (Cai et al., 2008).

Outros análogos purínicos

Fludarabina 5'-monofosfato (Fludara®)

Análogo purínico (Figura 73.54) altamente eficaz no tratamento da leucemia linfocítica crônica e de outras neoplasias linfoides indolentes (Robak e Robak, 2012). Por sua baixa hidrossolubilidade e suas dificuldades na formulação da fludarabina, foi desenvolvido um profármaco, fludarabina 5'-monofosfato, que está disponível comercialmente na forma injetável (Fludara®) e na forma de comprimidos (Oforta®). A fludarabina 5'-monofosfato é convertida rapidamente na circulação em fludarabina, sendo convertida em fludarabina-monofosfato, di-fosfato e trifosfato pela deoxicitidina quinase e/ou pela deoxiguanosina quinase mitocondrial. A forma trifosfato é a responsável pela atividade citotóxica (Rodriguez et al., 2002).

Conforme mencionado, a fludarabina monofosfato é rapidamente convertida em fludarabina. O *clearance* sistêmico da fludarabina é de 67,98 ± 19,58 mℓ/min/m² e o volume de distribuição no estado de equilíbrio, de 44,17 ± 10,82 ℓ/m². A queda da concentração plasmática da fludarabina obedece a um modelo tricompartimental com uma meia-vida de eliminação de 10,41 h. Aproximadamente 60% da dose é eliminada na urina em 24 h (Mackey et al., 2005). A biodisponibilidade absoluta da formulação para uso oral é de 50 a 75%, não sendo afetada quando administrada com alimentos.

A fludarabina 5'-monofosfato é administrada geralmente na dose de 25 mg/m² IV na forma de infusão por 30 min ou mesmo por *bolus*, por 3 a 5 dias em ciclos repetidos a cada 3 a 5 semanas (Adkins et al., 1997). A dose oral é de aproximadamente 40 a 50 mg/m²/dia, sendo mais fácil de administrar em esquema ambulatorial (Boogaerts, 2004). A dose deve ser reduzida em pacientes com *clearance* de creatinina entre 30 e 70 mℓ/min. Fludarabina 5'-monofosfato é altamente eficaz no tratamento de leucemia linfocítica crônica e linfomas não Hodgkin de células B ou células T, incluindo a macroglobulinemia de Waldenström. As reações adversas mais comuns são mielossupressão (leucopenia, anemia e trombocitopenia), febre, calafrios, infecção, náuseas e vômitos.

Cladribina (Leustatin®)

Análogo purínico da desoxiadenosina na qual foi feita a substituição do hidrogênio pelo átomo de cloro na posição 2 do anel purínico (Figura 73.55) o que confere resistência à deaminação pela adenosina deaminase. A fosforilação intracelular da cladribina é necessária para a sua atividade citotóxica, mecanismo comum aos demais análogos purínicos (Beutler, 1992).

A concentração plasmática de cladribina após infusão IV cai de maneira multiexponencial, com uma meia-vida de eliminação de 6,7 ± 2,5 h. O volume aparente de distribuição é de 9 ℓ/kg, indicando extensa distribuição pelos tecidos. O *clearance* sistêmico é de 978 ± 422 mℓ/h/kg e a ligação às proteínas plasmáticas é de 20%. A concentração de cladribina no sistema nervoso central é de aproximadamente 25% da concentração plasmática.

A cladribina é indicada no tratamento da leucemia linfocítica crônica, na leucemia de células pilosas (*hairy cell leukemia*), linfomas não

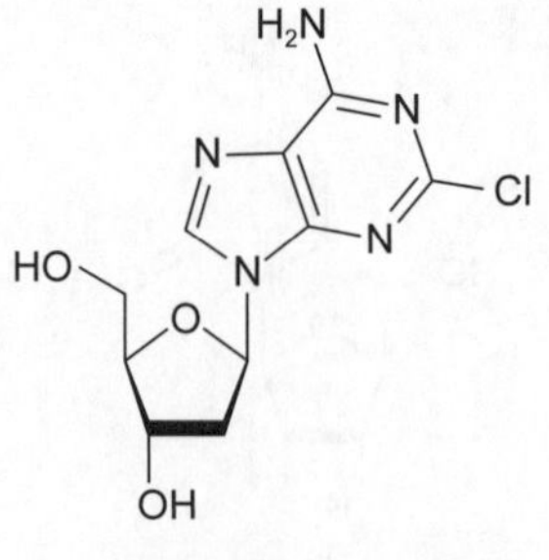

Figura 73.55 Cladribina.

Hodgkin, macroglobulinemia de Waldenström, linfoma cutâneo de células T e mastocitose sistêmica. A dose geralmente utilizada é de 0,12 a 0,14 mg/kg/dia durante 5 dias, administrada em infusão de 2 h, sendo o tratamento repetido mensalmente (Robak *et al.*, 1996); também pode ser administrada via subcutânea (SC) ou VO. As reações adversas mais comuns foram mielossupressão, infecção, neutropenia febril, cefaleia, tontura, náuseas, vômitos, constipação intestinal, anorexia, *rash* cutâneo e prurido.

Clofarabina (Clolar®)

Nucleosídio purínico modificado de segunda geração (Figura 73.56) indicado no tratamento de leucemia linfoblástica aguda refratária a tratamentos, podendo ser administrado VO ou IV. A história dos análogos nucleosídicos no tratamento do câncer data dos anos 1950, quando a citarabina foi sintetizada. O sucesso da citarabina no tratamento das leucemias levou ao desenvolvimento de outros nucleosídicos purínicos ou pirimidínicos, como a fludarabina e a cladribina (Grant, 1998). Conforme visto anteriormente, as maiores limitações para o uso da fludarabina e da cladribina eram a baixa biodisponibilidade oral devido à instabilidade química dessas moléculas em solução ácida e sua suscetibilidade ao metabolismo por bactérias. Além disso, a ação terapêutica desses fármacos foi associada a moderada mielossupressão e profunda e prolongada imunossupressão, gerando riscos de infecção e neoplasias secundárias (Majda *et al.*, 2011). Ademais, altas doses de fludarabina e de cladribina foram relacionadas com toxicidade neurológica grave.

De maneira similar aos 2'-deóxi-nucleotídios purínicos, a clofarabina atravessa a membrana celular por meio de transportadores ativos de nucleosídios. Além disso, por suas propriedades lipofílicas, ela também pode entrar na célula por difusão passiva. Há dois tipos de transportadores pelos quais a clofarabina é transportada para dentro da célula:

- Os transportadores hENT1 e hENT2, chamados de transportadores equilibrantes
- O transportador hCNT3, chamado de transportador concentrante.

Os hENT são transportadores bidirecionais de nucleosídios independentes de sódio e dependentes do gradiente de concentração dos nucleosídios ao longo da membrana celular. Já o hCNT3 é um transportador ativo dependente de sódio (funciona contra o gradiente de concentração) para nucleosídios purínicos e uridina e necessita de ATP como cofator. Todos os análogos halogenados da 2'-deóxi-adenosina são transportados para o interior das células pelos mesmos mecanismos. Nas células, a clofarabina é fosforilada em clofarabina-monofosfato, assim como ocorre com a 2'-deóxi-adenosina, a cladribina e a fludarabina, pela deoxicitidina quinase citosólica e/ou pela deoxiguanosina quinase mitocondrial, a qual está presente em linfoblastos. A especificidade da deoxicitidina quinase pela clofarabina é igual à deoxicitidina (substrato natural) e significativamente maior do que pela cladribina e pela fludarabina (Bonate *et al.*, 2006). Essa maior especificidade da quinase pela clofarabina é resultado do complexo formado pela enzima, o ADP e a clofarabina. A deficiência da deoxicitidina quinase em linhagens de células leucêmicas resulta em resistência das células à clofarabina. A

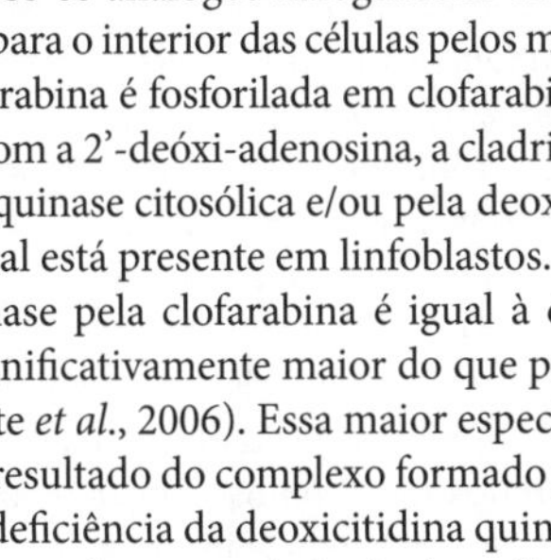

Figura 73.56 Clofarabina.

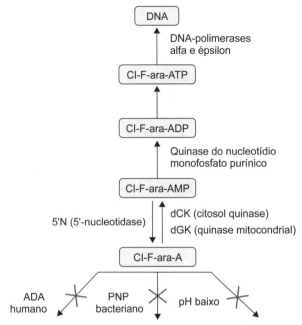

Figura 73.57 Metabolismo da clofarabina em células de mamíferos. PNP: *purine nucleoside phosphorylase*; ADA: *adenosine deaminase*.

clorafabina-monofosfato é subsequentemente convertida em difosfato e trifosfato por quinases específicas (Figura 73.57). Os nucleotídios monofosfato, difosfato e trifosfato não são substratos para os transportadores de nucleosídios e devem ser transformados em nucleosídios para serem transportados para fora da célula.

A clofarabina adenosina-trifosfato é um bom substrato para as polimerases alfa e épsilon, que participam do processo de elongação e reparação do DNA (Xie e Plunkett, 1996). A clofarabina também é incorporada ao RNA, entretanto, é necessária uma concentração mais alta para inibir a síntese do RNA e de proteínas do que a exigida para inibir a síntese de DNA (Parker *et al.*, 1999).

A clofarabina apresenta moderada ligação às proteínas plasmáticas (47%), predominantemente à albumina. O *clearance* sistêmico é de 28,8 ℓ/h/m² e o volume de distribuição no estado de equilíbrio é de 172 ℓ/m², com uma meia-vida de eliminação de 5,2 h. Cerca de 49 a 60% da dose administrada é eliminada na urina na forma inalterada do fármaco, e o estudo *in vitro* realizado em hepatócitos humanos indica muito pouco metabolismo (0,2%).

A clofarabina é indicada no tratamento de pacientes pediátricos com leucemia linfoblástica aguda refratária ou recidivante que já foram submetidos a dois tratamentos prévios. A dose recomendada é de 52 mg/m² administrada IV na forma de infusão (2 h) por 5 dias consecutivos, podendo ser repetido uma vez, se necessário. A dose deve ser reduzida em 50% em pacientes com *clearance* renal de creatinina entre 30 e 60 mℓ/min. As reações adversas mais comuns (incidência < 10%) observados no tratamento com clofarabina foram náuseas, vômitos, diarreia, neutropenia febril, cefaleia, *rash* cutâneo, prurido, febre, fadiga, síndrome palmoplantar, ansiedade, rubor facial e mucosite.

Nelarabina (Arranon®)

Análogo da guanosina no qual o oxigênio da posição 6 do anel da guanina é substituído por um grupo metóxi (Figura 73.58). A nelarabina foi desenvolvida a partir da observação de que o acúmulo intracelular de deoxiguanosina trifosfato era tóxico de maneira específica para células T em pacientes deficientes da fosforilase do nucleosídio purínico (Markert, 1991).

Essa enzima atua na ligação glicosídica da deoxiguanosina resultando no catabolismo da base livre. A ausência dessa enzima resulta no acúmulo de deoxiguanosina no plasma e no acúmulo seletivo intracelular da

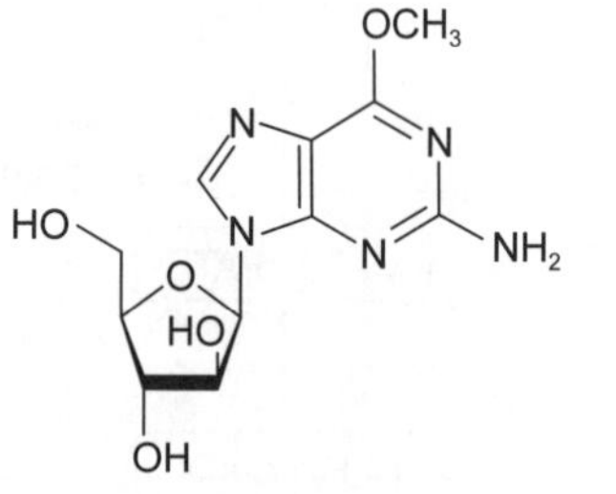

Figura 73.58 Nelarabina.

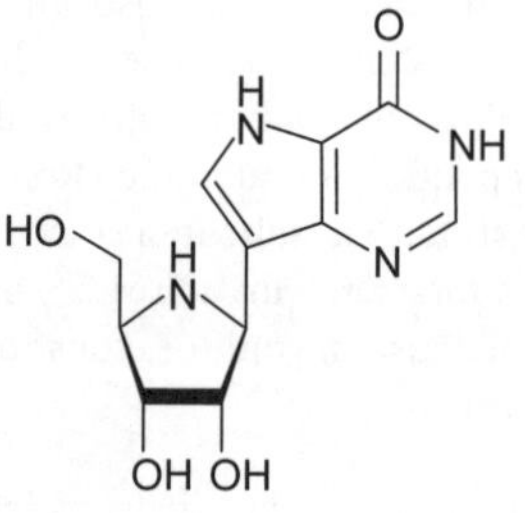

Figura 73.60 Forodesina.

deoxiguanosina trifosfato nas células T, resultando em ação citotóxica (Mitchell *et al.*, 1978). Isso levou ao desenvolvimento de análogos da deoxiguanosina trifosfato que fossem resistentes à fosforilase do nucleosídico purínico, gerando a arabinofuranosilguanina (ara-G).

Estudos pré-clínicos confirmaram a toxicidade seletiva da ara-G para células T (Ullman e Martin, 1984). Entretanto, o fármaco ara-G apresentava problemas sérios de solubilidade, o que levou ao desenvolvimento de um profármaco mais hidrossolúvel: a nelarabina, rapidamente demetoxilada em ara-G após administração IV pela ação da enzima adenosina-deaminase (Figura 73.59).

Diversamente dos demais análogos de purinas e pirimidinas, o metabólito ativo da nelarabina não é nelarabina-trifosfato, e sim a ara-G-trifosfato, que compete com os deóxi-nucleosídios nativos como substrato para incorporação ao DNA pela DNA-polimerase, resultando na inibição da síntese de DNA e no início do processo de apoptose (Ghandi e Plunkett, 2006).

Após infusão IV em pacientes com leucemias ou linfomas refratários, os níveis de ara-G foram superiores aos de nelarabina ao final da infusão, indicando uma conversão extensa e rápida da nelarabina em ara-G. Nelarabina e ara-G apresentam baixa ligação às proteínas plasmáticas (< 25%). O volume aparente de distribuição em estado de equilíbrio da ara-G foi de 50 ± 24 ℓ/m^2 em pacientes adultos. A principal via metabólica da nelarabina é a O-desmetilação pela adenosina deaminase, o que gera a ara-G, metabólito que pode sofrer hidrólise, gerando guanina. A própria nelarabina pode sofrer hidrólise, gerando metilguanina, e a última pode sofrer O-desmetilação, resultando na formação de guanina. O *clearance* sistêmico da nelarabina é de 197 ± 189 $\ell/h/m^2$ e o da ara-G de 10,5 ± 4,5 $\ell/h/m^2$. A nelarabina e a ara-G têm meia-vida de eliminação de 18 min e 3,2 h, respectivamente. A excreção renal é de aproximadamente 6,6 ± 4,7% da dose de nelarabina administrada e 27 ± 15% da dose de ara-G.

A indicação da nelarabina se dá no tratamento de leucemia linfoblástica aguda de células T e linfoma linfoblástico de células T que não responderam a tratamentos prévios. A dose recomendada é de 1.500 mg/m² IV na forma de infusão por 2 h nos dias 1, 3 e 5, repetida em ciclos de 21 dias. As reações adversas mais frequentes foram fadiga, náuseas, diarreia, vômito, constipação intestinal, mielossupressão (anemia, neutropenia e trombocitopenia), tosse, dispneia, sonolência, tontura e febre.

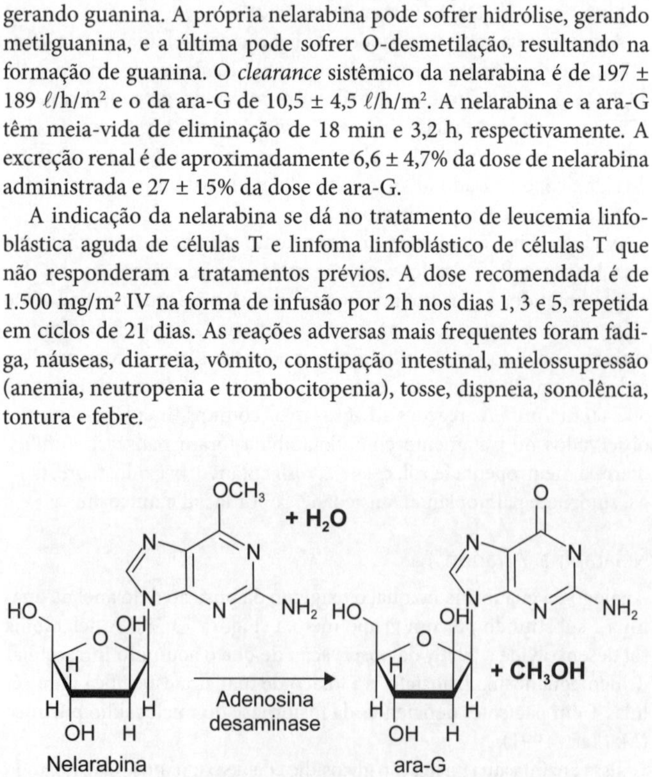

Figura 73.59 Conversão de nelarabina em 9-beta-D-arabinofuranosil guanina (ara-G) por adenosina desaminase (ADA).

Forodesina

Análogo nucleosídico purínico (Figura 73.60) que tem como mecanismo de ação a inibição da enzima fosforilase do nucleosídio purínico (Robak e Robak, 2012). Essa enzima catalisa a fosforilação da 2'-desoxiguanosina em 2'-desoxirribose-1-fosfato e guanina. Essa enzima é considerada um alvo interessante para a terapia antineoplásica de cânceres de células T, visto que crianças que nascem com deficiência dessa enzima apresentam redução grave dos linfócitos T, com imunidade normal dos linfócitos B (Giblett *et al.*, 1975). A inibição da fosforilase do nucleosídio purínico causa aumento da concentração intracelular da deoxiguanosina que resultará em acúmulo de deoxiguanosina trifosfato, levando a uma redução da atividade da ribonucleotídio-redutase com consequente apoptose da célula T (Carson *et al.*, 1979).

Ensaio clínico fase I/II com administração de forodesina VO (300 mg de 12/12 h) foi realizado em pacientes com linfoma periférico de células T refratário a tratamento, no Japão (Shibayama *et al.*, 2017). Aproximadamente 24% dos pacientes tiveram resposta positiva (10/41), incluindo quatro que apresentaram remissão completa. Reações adversas sérias foram observados em 46% (22/48) dos pacientes, sendo os mais comuns pneumonia por *Pneumocystis jirovecii* (4%, 2/48), febre (6%, 3/48) e anemia (4%, 2/48). Linfopenia grau 4 foi observada em 81% dos pacientes, sendo considerada a causa principal das infecções oportunísticas durante o tratamento. A forodesina está registrada no Japão. Por ocasião da redação deste capítulo, ainda não tinha sido aprovada para registro na Food and Drug Administration (FDA) e na European Medicines Agency (EMEA).

Pentostatina

Também conhecida como 2'-deóxi-coformicina, foi isolada de cultura de *Streptomyces antibioticus* ou *Aspergillus nidulans*. Sua estrutura é de um anel tetraimidazo-4,5-diazepínico ligado a desoxirribose (Figura 73.61). Atua como inibidor irreversível da adenosina deaminase, causando intensa conversão da adenosina e da deoxiadenosina em derivados nucleosídicos inosínicos, como a inosina e a deóxi-inosina (Brogden e Sorkin, 1993). A adenosina deaminase previne o acúmulo da deoxiadenosina trifosfato que é citotóxica em altas concentrações (Robak *et al.*, 2009). Ao inibir a deoxiadenosina deaminase, a pentostatina causa acúmulo dos metabólitos trifosfatos no citosol e inibe a síntese e a reparação do DNA e da transcrição do RNA. Atualmente, é considerada o fármaco de escolha para o tratamento da leucemia de células pilosas (do inglês *hairy cell leukemia*).

A queda da concentração plasmática da pentostatina obedece a um modelo bicompartimental com uma meia-vida de distribuição entre 8,72 e 60 min e uma meia-vida de eliminação entre 4,93 e 10 h (Staubus *et al.*, 1984). O *clearance* sistêmico é de 68 mℓ/min/m², sendo 90% da dose administrada excretada na urina na forma de fármaco inalterado ou de metabólitos. Apresenta excelente correlação com o *clearance* de creatinina nos pacientes em que o *clearance* de creatina varia entre 60 e 130 mℓ/min. Em pacientes com *clearance* de creatinina < 50 mℓ/min, a meia-vida de eliminação foi de 18 h. A ligação às proteínas plasmáticas é baixa, aproximadamente 4%.

A dose recomendada de pentostatina no tratamento da leucemia de células pilosas é de 4 mg/m² IV na forma de *bolus* ou infusão rápida

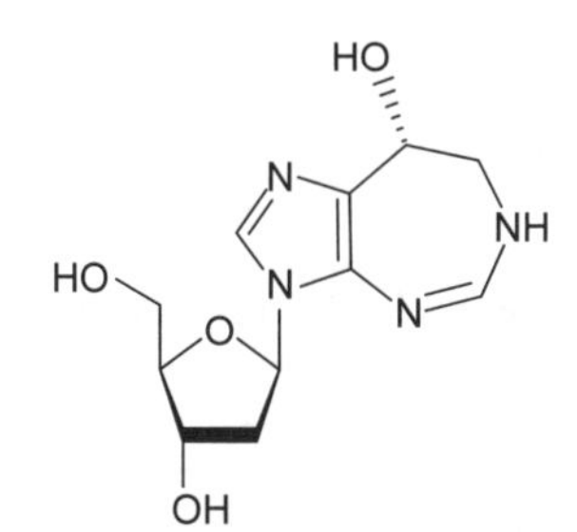

Figura 73.61 Pentostatina.

(20 a 30 min) a cada 2 semanas. As reações adversas mais frequentes são náuseas e vômitos (63%), febre (46%), *rash* cutâneo (43%), fadiga (42%), leucopenia (22%), prurido (21%), tosse (20%), mialgia (19%), calafrios (19%), cefaleia (17%), diarreia (17%), dor abdominal (16%) e anorexia (13%).

COMPLEXOS METÁLICOS

De maneira geral, metais são componentes essenciais das células, frequentemente encontrados nos domínios catalíticos de enzimas e envolvidos em múltiplos processos biológicos, desde a troca de elétrons até em funções catalíticas ou estruturais. Metais como gálio, zinco, cobalto, prata, vanádio, estrôncio, manganês e cobre são necessários em pequenas quantidades para disparar processos catalíticos. Contudo, metais como níquel, cádmio, crômio e arsênico podem induzir carcinogênese e são, portanto, pouco benéficos para o organismo. A cisplatina foi sintetizada em 1844 por M. Peyrone e sua estrutura química elucidada em 1893 por Alfred Werner. A descoberta "acidental" da ação anticâncer da cisplatina (Figura 73.62) por Barnett Rosenberg, em 1965, teve um papel fundamental na história do uso de complexos de metal para tratamento do câncer.

Rosenberg verificou que, ao passarem uma corrente elétrica através de eletrodos de platina em uma solução contendo bactérias, estas paravam de se dividir. Concluiu-se assim, inicialmente, que a corrente elétrica controla a divisão celular das bactérias. Após 2 anos de pesquisa procurando entender o mecanismo pelo qual a corrente elétrica tinha esse efeito, constatou-se que na verdade o efeito não dependia da corrente elétrica, e sim de um composto de platina liberado dos eletrodos. A identificação do cis-dicloro-diamino-platino (II), também conhecido como cisplatina r, como o fármaco responsável por essa atividade despertou grande interesse na atividade dos complexos coordenados de platina, assim como de outros metais nobres, no câncer. A cisplatina, a carboplatina e a oxaliplatina são três fármacos que contêm platina utilizados no tratamento do câncer e aprovados no mundo inteiro. Apesar de terem sido introduzidos no mercado na década de 1970, eles continuam sendo um dos tratamentos quimioterápicos mais utilizados no combate ao câncer (Dasari e Tchounwou, 2014). Um marco importante desse sucesso reside no fato de que, desde a introdução da cisplatina no tratamento de câncer testicular, as taxas de cura para essa doença ultrapassaram 95% (Howlader *et al.*, 2011).

A cisplatina apresenta atividade anticâncer em vários tumores, como de ovário, testículo e tumores sólidos de cabeça e pescoço. Suas propriedades citotóxicas foram identificadas na década de 1960 e, no final da década de 1970, já tinha se tornado um fármaco essencial no tratamento de cânceres de células germinativas. A cisplatina foi o primeiro complexo de coordenação de platina aprovado para o tratamento do câncer pela FDA, que ocorreu em 1978. O complexo de coordenação é formado por um átomo ou íon central, geralmente metálico, que recebe o nome de centro de coordenação, cercado de moléculas ou íons ligados a esse centro, chamados de ligantes ou agentes de complexação. Um centro de coordenação cuja molécula central é um átomo metálico denomina-se complexo metálico.

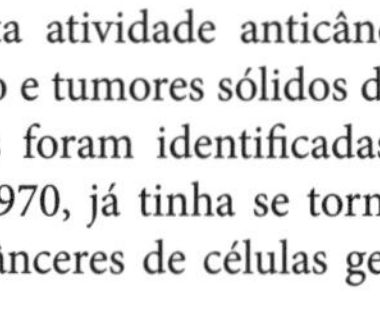

A cisplatina é um complexo neutro e plano, com ligantes amônia (NH_3) em posição cis e ligantes aniônicos também em posição cis. Os ligantes amônia podem ser queladores ou não queladores, mas são considerados ligantes fixos porque permanecem ligados ao metal no mecanismo de ação. Já os ligantes aniônicos são considerados não fixos, visto que saem do centro metálico.

O mecanismo geral dos complexos de platina envolve quatro passos fundamentais, a saber:

- Entrada na célula
- Aquação
- Ligação ao DNA
- Processamento celular das lesões do DNA, levando à apoptose.

A entrada na célula dá-se por dois mecanismos: difusão passiva e transporte ativo mediado por proteínas da membrana celular. Uma vez dentro da célula, a cisplatina sofre uma modificação estrutural por uma substituição do ligante cloro por uma molécula de água, um processo chamado de "aquação". A cisplatina com a molécula de água entra então no núcleo e sofre uma nova alteração química: a molécula de água é substituída por uma base heterocíclica de DNA. A molécula de DNA é o alvo primário dos complexos de platina, apesar de outras interações com proteínas e moléculas de RNA também poderem ocorrer. Os resíduos de deoxiguanosina são os preferencialmente platinados principalmente nos sítios N7. Estudos espectroscópicos revelam que inicialmente a cisplatina forma adutos monofuncionais na molécula do DNA, ou seja, forma apenas uma ligação covalente com o polímero genômico. Em uma reação secundária distinta, o ligante cloro do complexo platínico é substituído por uma segunda base de guanina, formando uma ligação cruzada na molécula de DNA. Essas ligações cruzadas podem ocorrer entre desoxiguanosinas da mesma cadeia ou de cadeias diferentes de DNA. Esses adutos da molécula do DNA distorcem a estrutura da molécula do DNA de maneira drástica e característica (Figura 73.63).

Células cujas moléculas de DNA sofreram esse tipo de alteração param o ciclo celular na transição G2/M e tentam reparar o dano. As lesões causadas pela cisplatina são eficazmente removidas pela excisão do nucleotídio platinado, atividade que, quando aumentada, pode levar as células cancerosas a apresentarem resistência ao tratamento com cisplatina. Se a célula não é capaz de reparar o dano causado na molécula de DNA pelo complexo platínico, a expressão de proteínas

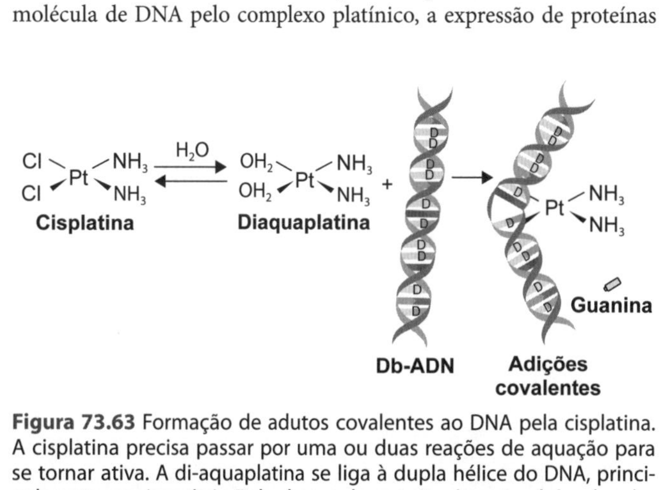

Figura 73.62 Cisplatina.

Figura 73.63 Formação de adutos covalentes ao DNA pela cisplatina. A cisplatina precisa passar por uma ou duas reações de aquação para se tornar ativa. A di-aquaplatina se liga à dupla hélice do DNA, principalmente ao nitrogênio 7 das bases de guanina (mas também da adenosina), criando ligações intra e interfitas, permitindo que os adutos formem uma curvatura na dupla-hélice do DNA.

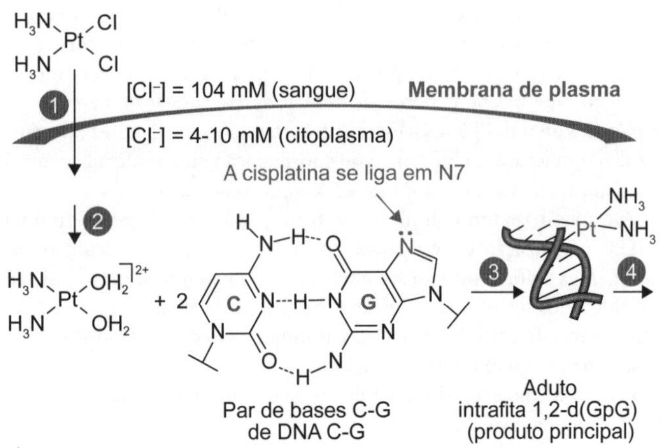

Figura 73.64 As quatro etapas do mecanismo da cisplatina e, por extensão, dos demais complexos platínicos utilizados no câncer. 1: captação celular; 2: aquação/ativação; 3: ligação ao DNA; 4: processamento celular de lesões de DNA levando à apoptose.

apoptóticas aumenta, promovendo a liberação do citocromo c e a ativação de caspases intracelulares (Wang e Lippard, 2005).

A habilidade dos complexos platínicos de induzirem a morte celular depende da condução eficiente desses quatro passos (Figura 73.64). Na realidade, há um número de vias de desativação que podem sequestrar os complexos platínicos e, dessa maneira, prevenir a ação apoptótica delas.

Todos os complexos platínicos são administrados IV, e os componentes do sangue podem interagir com o núcleo metálico. A albumina sérica contém um resíduo de cisteína capaz de interagir com os complexos platínicos administrados IV. O centro metálico dos medicamentos platínicos formará complexos estáveis com ligantes que apresentem enxofre. A principal interação da cisplatina com a albumina humana dá-se a partir de átomos de enxofre não de tióis cisteínicos, mas sim de cadeias laterais de tioéster presentes em resíduos de metionina. Uma vez dentro da célula, as metalotioneínas ricas em enxofre podem sequestrar os complexos platínicos, assim como a glutationa. Como parte do programa de detoxificação celular, bombas de efluxo removem os adutos de glutationa do citoplasma. A superexpressão dessas bombas de efluxo, tais como a ATP7B, foi implicada na resistência ao tratamento com cisplatina (Figura 73.65).

Para fins didáticos (Figura 73.66), podem-se considerar seis os principais mecanismos de resistência para os compostos (Gateley e Howell, 1993):

- Redução do acúmulo do fármaco
- Aumento de efluxo
- Aumento da inativação intracelular
- Aumento do sequestro dos adutos formados
- Aumento da capacidade de reparação por meio da excisão do resíduo platinado
- Aumento da capacidade de reparação pós-replicação.

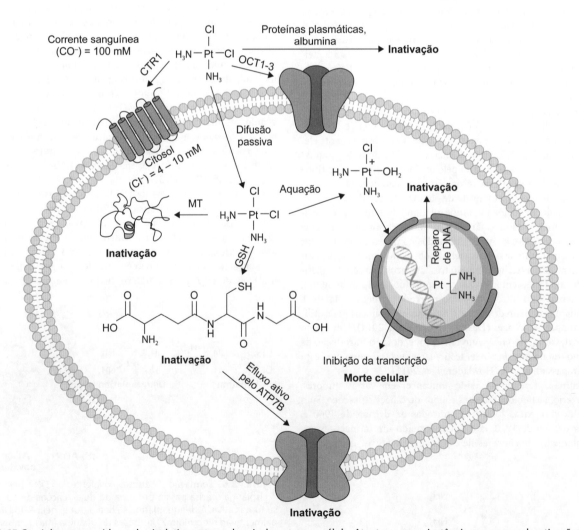

Figura 73.65 Caminhos percorridos pela cisplatina antes e depois de entrar na célula. Atentar para as instâncias em que a desativação/sequestro pode ocorrer.

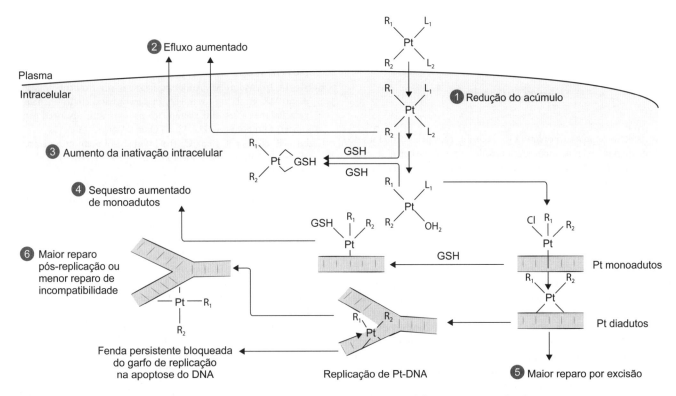

Figura 73.66 Os possíveis mecanismos de resistência de uma célula aos compostos de platina.

Cisplatina (Platinol)

Está indicada no tratamento de tumores metastáticos de testículo e de ovário, bem como de tumores avançados de bexiga. A dose recomendada de cisplatina para o tratamento de câncer de testículo combinado com outros agentes citotóxicos é de 20 mg/m^2 IV por 5 dias cada ciclo. Já no caso de tumores metastáticos de ovário, a dose recomendada é de 75 a 100 mg/m^2 IV uma vez a cada 4 semanas, combinado com ciclofosfamida (a dose de ciclofosfamida recomendada é de 600 mg/m^2 IV a cada 4 semanas). Os pacientes devem ser hidratados com líquidos (1 a 2 ℓ) de fluido infundido 8 a 12 h antes da administração da cisplatina. O fármaco é diluído em 2 ℓ contendo dextrose (5%) em salina com matinol (37,5 g) e infundido durante um período de 6 a 8 h. Cuidado deve ser tomado para que a agulha não seja de alumínio, visto que este forma complexo com cisplatina, causando sua precipitação e perda de potência.

A concentração plasmática da cisplatina tem queda monoexponencial com meia-vida de 20 a 30 min após administração IV em *bolus*. Meia-vida de eliminação de 30 min também foi observada após infusão de 2 ou 7 h de 100 mg/m^2. O *clearance* sistêmico e o volume aparente de distribuição para a cisplatina são 16 ℓ/h/m^2 e 12 ℓ/m^2. A cisplatina não se liga às proteínas plasmáticas. Entretanto, a platina da cisplatina liga-se a várias proteínas plasmáticas, como a albumina, a transferrina e as gamaglobulinas. Os complexos formados pela platina e pela albumina não se dissociam e são eliminados lentamente com meia-vida de no mínimo 5 dias. Após administração de cisplatina nas doses de 40 a 140 mg/m^2, aproximadamente entre 10 e 40% é excretada na urina nas primeiras 24 h.

A cisplatina causa nefrotoxicidade cumulativa, potencializada se associada a aminoglicosídios. A função renal deve ser monitorada durante o tratamento com cisplatina, que não deve ser utilizada em pacientes com insuficiência renal. A função renal deve retornar ao normal antes da administração de uma nova dose de cisplatina. Ela pode causar também neuropatias irreversíveis (parestesias, arreflexias) e ototoxicidade (31% dos pacientes) acumulativa. A cisplatina causa náuseas e vômitos importantes em todos os pacientes.

Carboplatina (Paraplatin®)

Representa a segunda geração de complexos platínicos, tendo sido desenvolvida para reduzir a toxicidade dose-limitante da cisplatina. O mecanismo de ação da carboplatina é semelhante ao da cisplatina, mas tem uma taxa de aquação menor que a cisplatina devido à substituição dos dois ligantes cloros por ácido dicarboxílico ciclobutano (Figura 73.67).

Apesar dessas diferenças, a carboplatina e a cisplatina apresentam essencialmente lesões e efeitos biológicos similares. Do ponto de vista terapêutico, a carboplatina tem eficácia clínica inferior à da cisplatina no tratamento de tumores de cabeça e pescoço, células germinativas e câncer de esôfago (Go e Adjei, 1999).

Oxaliplatina (Eloxatin®)

Foi o primeiro fármaco aprovado para tratamento de tumores resistentes à cisplatina e à carboplatina, sendo que o mecanismo responsável, possivelmente, envolve a formação de diferentes adutos de DNA (Ali *et al.*, 2013). A oxaliplatina é mais potente que a cisplatina, necessitando formar um número menor de adutos do DNA para apresentar o mesmo nível de citotoxicidade. A oxaliplatina também apresenta centro metálico plano, mas, distintamente da cisplatina e da carboplatina, os dois ligantes amônia foram substituídos por um ligante 1,2-diamino-ciclohexano e os ligantes não fixos são constituídos por um grupo oxalato (Figura 73.68).

Apesar de apresentar o mesmo mecanismo de ação da cisplatina e da carboplatina, seus mecanismos de resistência têm eficácia distinta. Estudos farmacológicos indicam que os adutos platinados formados

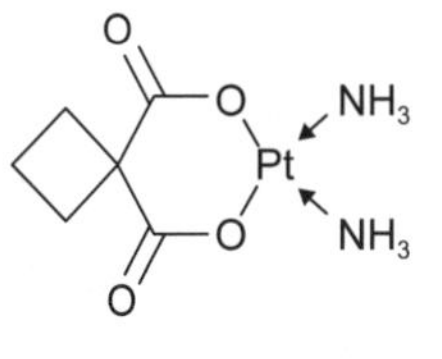

Figura 73.67 Carboplatina.

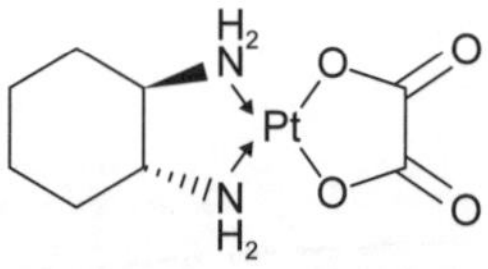

Figura 73.68 Oxaliplatina.

pela cisplatina e pela carboplatina são reconhecidos pelas proteínas do sistema de reparação de incompatibilidade, incluindo os produtos dos genes *hMLH1* e *hMSH2*. Em contraste, os adutos formados pela oxaliplatina, aparentemente, não são reconhecidos por esse complexo de reparação proteico.

Após uma infusão de 2 h de oxaliplatina, aproximadamente 15% do fármaco é encontrada no plasma, e os 85% restantes rapidamente distribuídos nos tecidos ou eliminados na urina. Aproximadamente 54% da platina é eliminada na urina, e a eliminação pela via hepatobiliar representa menos de 2%. A oxaliplatina sofre biotransformação não enzimática, tendo sido identificados 17 derivados contendo platina no ultrafiltrado plasmático de pacientes. É indicada para tratamento de câncer de cólon estágio 3, em pacientes no qual o tumor foi ressecado ou no tratamento de câncer de cólon avançado, em combinação com 5-FU e leucovorin. A dose recomendada é de 85 mg/m^2 em *bolus* com duração de 2 a 4 min. As reações adversas mais comuns são neuropatia sensorial periférica, neutropenia, trombocitopenia, anemia, náuseas, aumento de enzimas hepáticas, diarreia, fadiga e estomatite. Em revisão sistemática comparando oxaliplatina com cisplatina/carboplatina para tratamento de câncer de pulmão de células não pequenas, não houve diferença de eficácia clínica, entretanto o grupo de pacientes tratados com oxaliplatina apresentou menor incidência de reações adversas graus 3 e 4 (Yu *et al.*, 2015).

REFERÊNCIAS BIBLIOGRÁFICAS

Adkins JC, Peters DH, Markham A. Fludarabine. An update of its pharmacology and use in the treatment of haematological malignancies. Drugs. 1997;53:1005-37.

Advanced Colorectal Cancer Meta-Analysis Project. Meta-analysis of randomized trials testing the biochemical modulation of fluorouracil by methotrexate in metastatic colorectal cancer. J Clin Oncol. 1994;12:960-9.

Advanced Colorectal Cancer Meta-analysis Project. Modulation of fluorouracil by leucovorin in patients with advanced colorectal cancer: evidence in terms of response rate. J Clin Oncol. 1992;10:896-903.

Ali I, Wani WA, Saleem K, Haque A. Platinum compounds: a hope for future cancer chemotherapy. Anticancer Agents Med Chem. 2013;13:296-306.

Audette RC, Connors TA, Mandel HG, Merai K, Ross WC. Studies on the mechanism of action of the tumor inhibitory triazenes. Biochem Pharmacol. 1973;22:1855-64.

Aur RJA, Simone JV, Huslu HU, Walters T, Borella L, Pratt C, Pinkel D. Central nervous system prophylaxis and combination chemotherapy of childhood lymphocytic leukemia. Blood. 1971;37:272-81.

Bergel F, Stock JA. Cytotoxic alpha amino acids and endopeptidase. Br Emp Cancer Comp Annu. 1953;31:6-21.

Beutler E. Cladribine (2-chlorodeoxyadenosine). Lancet. 1992;340:952-6.

Bonate PL, Arthand L, Cantrell Jr WR, Stephenson K, Secrist III JA, Weitman S. Discovery and development of clofarabine: a nucleoside analogue for treating cancer. Nature Rev. 2006;5:855-63.

Boogaerts MA. Oral fludarabine therapy in chronic lymphocytic leukemia – increased convenience. Hematology J. 2004;5:31-7.

Breedis C, Young G. The blood supply of neoplasms in the liver. Am J Pathol. 1954;30:969-77.

Brem H, Mahaley S, Vick NA, Black KL, Schold SC Jr, Burger PC, et al. Interstitial chemotherapy with drug polymer implants for the treatment of recurrent gliomas. J Neurosurg. 1991;74:441-6.

Brodowicz T. Trabectedin in soft tissue sarcomas. Future Oncol. 2014;10:S1-5.

Brogden RN, Sorkin EM. Pentostatin: a review of its pharmacodynamic and pharmacokinetic properties, and therapeutic potential in lymphoproliferative disorders. Drugs. 1993;4:652-77.

Burris HA 3rd, Moore MJ, Andersen J, Green MR, Rothenberg ML, Modiano MR, et al. Improvements in survival and clinical benefit with gemcitabine as first-line therapy for patients with advanced pancreas cancer: a randomized trial. J Clin Oncol. 1997;15:2403-13.

Cadman E, Heimer R, Benz C. The influence of methotrexate pretreatment on 5-fluorouracil metabolism in L1210 cells. J Biol Chem. 1981;256:1695-704.

Cai J, Damaraju VL, Groulx N, Mowles D, Peng Y, Robins MJ, et al. Two distinct molecular mechanisms underlying cytarabine resistance in human leukemic cells. Cancer Res. 2008;68:2349-57.

Carson DA, Kaye J, Matsumoto S, Seegmiller JE, Thompson L. Biochemical basis for the enhanced toxicity of deoxyribonucleosides toward malignant human T cell lines. Proc Natl Acad Sci U S A. 1979;76:2430-3.

Cheson BD, Leoni L. Bendamustine: mechanism of action and clinical data. Clin Adv Hematol Oncol. 2011;9:1-11.

CLL trailists' collaborative group. Chemotherapeutic options in chronic lymphocytic leukemia. J Natl Cancer Inst. 1999;91:861-8.

Cortes J, Saura C. Nanoparticle albumin-bound (nabTM)-paclitaxel: improving efficacy and tolerability by targeted drug delivery in metastatic breast cancer. Eur J Cancer. 2010;8:1-10.

Coulthard S, Hogarth L. The thiopurines: an update. Invest New Drugs. 2005;23:523-32.

D'Incalci M, Souteyrand P. Dacarbazine. Ann Dermatol Venereol. 2001;128:517-25.

Daly JM, Kemeny N, Sigurdson E, Oderman P, Thom A. Regional infusion for colorectal hepatic metastases. A randomized trial comparing the hepatic artery with the portal vein. Arch Surg. 1987;122:1273-7.

Danenberg PV, Gustavsson B, Johnston P, et al. Folates as adjuvants to anticancer agents: chemical rationale and mechanism of action. Crit Rev Oncol Hematol. 2016;106:118-31.

Dasari S, Tchounwou PB. Cisplatin in cancer therapy: molecular mechanisms of action. Eur J Pharmacol. 2014;5:364-78.

Demetri GD, von Mehren M, Jones RL, Hensley ML, Schuetze SM, Staddon A et al. Efficacy and safety of trabectedin or dacarbazine for metastatic liposarcoma or leiomyosarcoma after failure of conventional chemotherapy: results of a phase III randomized multicenter clinical trial. J Clin Oncol. 2016;34:786-93.

de Rossi A, Rossi L, Laudisi A, Sini V, Toppo L, Marchesi F, et al. Focus on fotemustine. J Exp Clin Cancer Res. 2006;25:461-8.

de Weger VA, Beijnen JH, Schellens JHM. Cellular and clinical pharmacology of the taxanes docetaxel and paclitaxel – a review. Anticancer Drugs. 2014;25:488-94.

Dewald B, Babbiolini M, Aebi H. N-demethylation of p-(N1-methylhidrazion methyl)-N-isopropyl benzamide (procarbazine), a cytostatically active methylhydrazine derivative, in the intact rat and in the isolated perfused rat liver. Biochem Pharmacol. 1969;18:2179-86.

Dronkert ML, Kanaar R. Repair of DNA interstrand cross-links. Mutat Res. 2001;486:217-47.

Drummond DC, Noble CO, Guo Z, Hong K, Park JW, Kirpotin DB. Development of a highly active nanoliposomal irinotecan using a novel intraliposomal stabilization strategy. Cancer Res. 2006;66:3271-7.

Edith A, Perez EA, Awada A, O'Shaughnessy J et al. Etirinotecan pegol (NKTR-102) versus treatment of physician's choice in women with anthracycline-, taxane-, and capecitabine-treated advanced breast cancer: a randomised, open-label, multicentre, phase 3 trial. Lancet Oncol. 2015;16:1556-68.

El-Sayed YM, Sadee W. Metabolic activation of ftorafur [R,S-1- (tetrahyro-2-furanyl)-5-fluorouracil]: the microsomal oxidative path- way. Biochem Pharmacol. 1982;31:3006-8.

Fan XL, Cai GP, Zhu LL, Ding GM. Efficacy and safety of ifosfamide-based chemotherapy for osteosarcoma: a meta-analysis. Drug Des Devel Ther. 2015;9:5925-32.

Farber S, Diamond LK. Temporary remission in acute leukemia in children produced by folic acid antagonist, 4-aminopteroyl glutamic acid (aminopterin). N Engl J Med. 1948;238:87-93.

Fleming AB, Saltzman WM. Pharmacokinetics of the carmustine implant. Clin Pharmacokinet. 2002;41:403-19.

Fu D, Calvo JA, Samson LD. Balancing repair and tolerance of DNA damage caused by alkylating agents. Nat Rev Cancer. 2012;12:104-20.

Galmarini CM, D'Incalci M, Allavena P. Trabectedin and plitidepsin: drugs from the sea that strike the tumor microenvironment. Mar Drugs. 2014;12:719-33.

Gately DP, Howell SB. Cellular accumulation of the anticancer agent cisplatin: a review. J Cancer. 1993; 67:1171-6.

Gelderblom H, Verweij J, Nooter K, Sparreboom A, Cremophor EL. The drawbacks and advantages of vehicle selection for drug formulation. Eur J Cancer. 2001;37:1590-8.

Gerrits CJ, de Jonge MJ, Schellens JH, Stoter G, Verweij J. Topoisomerase I inhibitors: the relevance of prolonged exposure for present clinical development. Br J Cancer. 1997;76:952-62.

Ghandi V, Plunkett W. Clofarabine and nelarabine: two new purine nucleoside analogs. Curr Opini Oncol. 2006;18:584-90.

Giblett ER, Ammann AJ, Wara DW, Sandman R, Diamond LK. Nucleoside-phosphorylase deficiency in a child with severely defective T-cell immunity and normal B-cell immunity. Lancet. 1975;1:1010-3.

Gilman A. Symposium on advances in pharmacology resulting from war research: therapeutic applications of chemical warfare agents. Fed Proc. 1946;5:285-92.

Go RS, Adjei AA. Review of the comparative pharmacology and clinical activity of cisplatin and carboplatin. J Clin Oncol. 1999;17:409-22.

Grant S. Ara-C: cellular and molecular pharmacology. Adv Cancer Res. 1998;72:197-233.

Gupta E, Lestingi TM, Mick R, Ramirez J, Vokes EE, Ratain MJ. Metabolic fate of irinotecan in humans: correlation of glucuronidation with diarrhea. Cancer Res. 1994;54:3723-5.

Gustavsson B, Carlsson G, Machover D, Petrelli N, Roth A, Schmoll HJ, et al. A review of the evolution of systemic chemotherapy in the management of colorectal cancer. Clin Colorectal Cancer. 2015;14:1-10.

Hallek M. Chronic lymphocytic leukemia: 2015 update on diagnosis, risk stratification, and treatment. Am J Hematol. 2015;90:446-60.

Hamel E. Antimitotic natural products and their interactions with tubulin. Med Res Rev. 1996;16:207-31.

Harousseau JL. Multiple myeloma in the elderly: when to treat, when to go to transplant. Oncology. 2010;24:992-8.

Harper JV, Brooks G. The mammalian cell cycle: an overview. Methods Mol Biol. 2005;296:113-53.

Hartley JA, Fox BW. Cross-linking between histones and DNA following treatment with a series of dimethane sulphonate esters. Cancer Chemother Pharmacol. 1986;17:56-62.

Hata T, Sano Y, Sugawara R, Matsumae A, Kanamerei K, Shima T, et al. Mitomycin, a new antibiotic from Streptomyces. I J Antibiot Ser. 1956;A9:141-6.

Heizer WD, Peterson JL. Acute myeloblastic leukemia following prolonged treatment of Crohn's disease with 6-mercaptopurine. Dig Dis Sci. 1998;43:1791-3.

Hirose T, Fujita K, Nishimura K, Ishida H, Yamashita K, Sunakawa Y, et al. Pharmacokinetics of S-1 and CYP2A6 genotype in Japanese patients with advanced cancer. Oncol Rep. 2010;24:529-36.

Hiroyasu S, Shiraishi M, Samura H, Tokashiki H, Shimoji H, Isa T, et al. Clinical relevance of the concentrations of both pyrimidine nucleoside phosphorylase (PyNPase) and dihydropyrimidine dehydrogenase (DPD) in colorectal cancer. Jpn J Clin Oncol. 2001;31:65-8.

Ho DHW. Distribution of kinase and deaminase of 1-β-D-Arabinofuranosylcytosine in tissues of man and mouse. Cancer Res. 1973;33:2816-20.

Houghton JA, Williams LG, Adkins SA, Loftin S, Houghton PJ. Comparative efficacy of folate species in expanding reduced folate pools and potentiating 5-fluorouracil cytotoxicity in colon adenocarcinoma cells. Cell Pharmacol. 1994;1:53-62.

Howlader N, Noone AM, Krapcho M, Neyman N, Aminou R, Waldron W, et al. SEER Cancer Statistics Review, 1975-2008. National Cancer Institute; 2011.

Hsiang Y-H, Hertzberg R, Hecht S, Liu LF. Camptothecin induces protein-linked DNA breaks via mammalian DNA topoisomerase I. J Biol Chem. 1985;260:14873-8.

Hsiang YH, Lihou MG, Liu LF. Arrest of replication forks by drug-stabilized topoisomerase I-DNA cleavable complexes as a mechanism of cell killing by camptothecin. Cancer Res. 1989;49:5077-82.

Karran P. Thiopurines, DNA damage, DNA repair and therapy-related cancer. Br Med Bull. 2006;79-80:153-70.

Kemeny N, Huang Y, Cohen AM, Shi W, Conti JA, Brennan MF, et al. Hepatic arterial infusion of chemotherapy after resection of hepatic metastases from colorectal cancer. N Engl J Med. 1999;341:2039-48.

Kim TM, Kim S, Ahn YO, Lee SH, Kim DW, Heo DS. Anti-cancer activity of gemcitabine against natural killer cell leukemia/lymphoma. Leuk Lymphoma. 2014;55:940-43.

Knauf WU, Lissichkov Y, Aldaoud A, Liberati A, Loscertales J, Herbrecht R, et al. Phase III randomized study of bendamustine compared with chlorambucil in previously untreated patients with chronic lymphocytic leukemia. J Clin Oncol. 2009;27:4378-84.

Kobayakawa M, Kojima Y. Tegafur/gimeracil/oteracil (S-1) approved for the treatment of advanced gastric cancer in adults when given in combination with cisplatin: a review comparing it with other fluoropyrimidine-based therapies. Onco Targets and Therapy. 2011;4:193-201.

Kroep JR, Loves WJ, van der Wilt CL, Alvarez E, Talianidis I, Boven E, et al. Pretreatment deoxycytidine kinase levels predict in vivo gemcitabine sensitivity. Mol Cancer Ther. 2002;1:371-6.

Laquerriere A, Raguenez-Viotte G, Paraire M, Bizzari JP, Paresy M, Fillastre JP, Hemet J. Nitrosoureas lomustine, carmustine and fotemustine induced hepatotoxic perturbations in rats: biochemical, morphological and flow cytometry studies. Eur J Cancer. 1991;27:630-8.

Lee CR, Faulds D. Altretamine – a review of its pharmacodynamic and pharmacokinetic properties, and therapeutic potential in cancer chemotherapy. Drugs. 1995;49:932-53.

Leoni LM, Bailey B, Reifert J, Zeller RW, Corbeil J, Elliott G, Niemeyer CC. Bendamustine (Treanda) displays a distinct pattern of cytotoxicity and unique mechanistic features compared with other alkylating agents. Clin Cancer Res. 2008;14:309-17.

Liang J, Huang M, Duan W, Yu XQ, Zhou S. Design of new oxazaphosphorine anticancer drugs. Curr Pharm Des. 2007;13:963-78.

Lombardi G, Farina P, Della Puppa A, Pambuku A, Bellu L, Zagonel V. An overview of fotemustine in high-grade gliomas: from single agent to association with bevacizumab. Biomed Res Int. 2014;2014:698542.

Mackey JR, Galmarini CM, Graham KA, Joy AA, Delmer A, Dabbagh L, et al. Quantitative analysis of nucleoside transporter and metabolism gene expression in chronic lymphocytic leukemia (CLL): identification of fludarabine-sensitive and -insensitive populations. Blood. 2005;105:767-74.

Madondo MT, Quiinn M, Plebanski M. Low dose cyclophosphamide: mechanism of T cell modulation. Cancer Treat Rev. 2016;42:3-9.

Majda K, Lubecka K, Kaufman-Szymczyk A, Fabianowska-Majewska K. Clofarabine (2-chloro-2'-fluoro-2'-deoxyarabinosyladenine)- biochemical aspects of anticancer activity. Acta Pol Pharm. 2011;68:459-68.

Malik IA. Altretamine is an effective palliative therapy of patients with recurrent epithelial ovarian cancer. Jpn J Clin Oncol. 2001;31:69-73.

Malumbres M, Barbacid M. Cell cycle, CDKs and cancer: a changing paradigm. Nat Rev Cancer. 2009;9:153-66.

Manetta A, Tewari K, Podczaski ES. Hexamethylmelamine as a single second-line agent in ovarian cancer: follow-up report and review of the literature. Gynecol Oncol. 1997;66:20-5.

Marchesi F, Turriziani M, Tortorelli G G, Avvisati G, Torino F, De Vecchis L. Triazene compounds: mechanism of action and related DNA repair systems. Pharmacol Res. 2007;56:275-87.

Markert ML. Purine nucleoside phosphorylase deficiency. Immunodefic Rev. 1991;3:45-81.

Miller KJ, McGovern RM, Ames MM. Effect of a hepatic activation system on the antiproliferative activity of hexamethyl-melamine against human tumour cell lines. Cancer Chemother Pharmacol. 1985;15:49-53.

Min JS, Kim NK, Park JK, Yun SH, Noh JK. A prospective randomized trial comparing intravenous 5-fluorouracil and oral doxifluridine as postoperative adjuvant treatment for advanced rectal cancer. Ann Surg Oncol. 2000;7:674-9.

Mitchell BS, Mejias E, Daddona PE, Kelley WN. Purinogenic immunodeficiency diseases: selective toxicity of deoxyribonucleosides for T cells. Proc Natl Acad Sci U S A. 1978;75:5011-4.

Mitchell EP, Schein PS. Nitrosureas. In: Perry MC, editor. The chemotherapy source book. Baltimore: Williams and Wilkins, 1992. p. 384.

Musser SM, Pan S-S, Egorin MJ, Kyle DJ, Callery PS. Alkylation of DNA with aziridine produced during hydrolysis of N,N',N"-triethylenethiophosphoramide. Chem. Res. Toxicol. 1992;5:95-9.

Nagata T, Nakamori M, Iwahashi M, Yamaue H. Overexpression of pyrimidine nucleoside phosphorylase enhances the sensitivity to 5'-deoxy-5-fluorouridine in tumour cells in vitro and in vivo. Eur J Cancer. 2002;38:712-7.

Nakajima M, Fukami T, Yamanaka H, Higashi E, Sakai H, Yoshida R, et al. Comprehensive evaluation of variability in nicotine metabolism and CYP2A6 polymorphic alleles in four ethnic populations. Clin Pharmacol Ther. 2006;80:282-97.

Nepali K, Ojha R, Sharma S, Bedi PMS, Dhar KL. Tubulin inhibitors: a patent survey. Recent Pat Anticancer Drug Discov. 2014;9:176-220.

Nikolova T, Roos WP, Krämer OH, Strik HM, Kaina B. Chloroethylating nitrosureas in cancer therapy: DNA damage, repair and cell death signaling. Biochim Biophys Acta. 2017;1868:29-39.

O'Brien MN, Wigler M, Inbar R, Rosso E, Grischke A, Santoro R, et al. Reduced cardiotoxicity and comparable efficacy in a phase III trial of PEGylated liposomal doxorubicin HCl (CAELYXTM/Doxil(R)) versus conventional doxorubicin for first-line treatment of metastatic breast cancer. Ann Oncol. 2004;15:440-9.

Oliverio VT, Denham C, Devita VT, Kelly MG. Some pharmacologic properties of a new antitumor agent, N-isopropyl-alpha-(2-methylhydrazino)-p-toluamide, hydrochloride (NSC-77213). Cancer Chemother Rep. 1964;42:1-7.

Parker WB, Shaddix SC, Rose LM, Shewach DS, Hertel LW, Secrist JA 3rd, et al. Comparison of the mechanism of cytotoxicity of 2-chloro-9(2-deoxy-2-fluoro-beta-D-ribofuranosyl)adenine, and 2-chloro-9(2-deoxy-2,2-difluoro-beta-D-ribofuranosyl)adenine in CEM cells. Mol Pharmacol. 1999;55:515-20.

Power DG, Kemeny NE. The role of fluxuridine in metastatic liver disease. Mol Cancer Ther. 2009;8:1015-25.

Radparvar S, Houghton PJ, Houghton JA. Effect of polyglutamylation of 5,10-methylenetetrahydrofolate on the binding of 5-fluoro-2'-deoxyuridylate to thymidylate synthase purified from a human colon adenocarcinoma xenograft. Biochem Pharmacol. 1989;38:335-42.

Reese ND, Schiller GJ. High-dose cytarabine (HD araC) in the treatment of leukiemias: a review. Curr Hematol Malig Rep. 2013;8:141-8.

Robak T, Basiska-Morawiec M, Krykowski E, Hansz J, Komarnicki M, Kazimierczak M, et al. 2-chloro-deoxyadenosine (2-CdA) in 2-hour versus 24-hour intravenous infusion in the treatment of patients with hairy cell leukemia. Leuk Lymphoma. 1996;22:107-11.

Robak T, Korycka A, Lech-Maranda E, Robak P. Current status of older and new purine nucleoside analogues in the treatment of lymphoproliferative diseases. Molecules. 2009;14:1183-226.

Robak T, Robak P. Purine nucleoside analogs in the treatment of rarer chronic lymphoid leukemias. Curr Pharm Des. 2012;18:3373-88.

Rodriguez CO, Mitchell BS, Ayres M, Eriksson S, Gandhi V. Arabinosylguanine is phosphorylated by both cytoplasmic deoxy- cytidine kinase and mitochondrial deoxyguanosine kinase. Cancer Res. 2002;62:3100-5.

Rosenberg B, Vancamp l, Krigas T. Inhibition of cell division in escherichia coli by electrolysis products from a platinum electrode. Nature. 1965;205:698-9.

Rutman RJ, Cantarow A, Paschkis KE. Studies on 2- acetylaminofluorene carcinogenesis: III. The utilization of uracil- 2-C14 by pre–neoplastic rat liver. Cancer Res. 1954;14:119.

Salonga D, Danenberg KD, Johnson M, Metzger R, Groshen S, Tsao-Wei DD, et al. Colorectal tumors responding to 5-fluorouracil have low gene expression levels of dihydropyrimidine dehydrogenase, thymidylate synthase, and thymidine phosphorylase. Clin Cancer Res. 2000;6:1322-7.

Santi DV, McHenry CS, Sommer H. Mechanism of interaction of thymidylate synthetase with 5-fluorodeoxyuridylate. Biochemistry. 1974;13:471-81.

Serretta V, Gesolfo CS, Alonge V, Di Maida F, Caruana G. Mitomycin C from birth to adulthood. Urologia. 2016;83:S2-6.

Shibayama H, Tobinai K, Tsukasaki K, Uchida T, Maeda Y, Nagai H, et al. Updated report of a phase I/II multicenter study of forodesine, a purine nucleoside phosphorylase inhibitor, in Japanese patients with relapsed peripheral T-cell lymphoma. In: ASH 59th Annual Meeting and Exposition; December 9–12, 2017; Atlanta, GA. Abstract#4075.

Shimada T, Yamazaki H, Guengerich FP. Ethnic-related differences in coumarin 7-hydroxylation activities catalyzed by cytochrome P450 2A6 in liver microsomes of Japanese and Caucasian populations. Xenobiotica. 1996;26:395-403.

Sigurdson ER, Ridge JA, Kemeny N, Daly JM. Tumor and liver drug uptake following hepatic artery and portal vein infusion. J Clin Oncol. 1987;5:1836-40.

Springer JB, Colvin ME, Colvin OM, Ludeman SM. Isophosphoramide mustard and its mechanism of bisalkylation. J Org Chem. 1998;63:7218-22.

Staubus AE, Weinrib AB, Malspeis L. An enzymatic kinetic method for the determination of 2'-deoxycoformycin in biological fluids. Biochem Pharmacol. 1984;33:1633-7.

Stupp R, Maason WP, van den Bent MJ, Weller M, Fisher B, Taphoorn MJB, et al. Radiotherapy plus concomitant and adjuvant temozolomide for glioblastoma. N Engl J Med. 2005;352;10:987-96.

Swaffar DS, Horstman MG, Jaw JY, Thrall BD, Meadows GG, Harker WG, Yost GS. Methylazoxyprocarbazine, the active metabolite responsible for the anticancer activity of procarbazine agains L1210 leukemia. Cancer Research. 1989;49:2442-7.

The Meta-analysis Group in Cancer. Efficacy of intravenous continuous infusion of fluorouracil compared with bolus administration in advanced colorectal cancer. J Clin Oncol. 1998;16:301-8.

Tranchand B, Lucas C, Biron P, Giroux B, Gordon B, Richards R, et al. Phase I pharmacokinetics study of high-dose fotemustine and its metabolite 2-chloroethanol in patients with high-grade gliomas. Cancer Chemother Pharmacol. 1993;32:46-52.

Ullman B, Martin DW Jr. Specific cytotoxicity of arabinosylguanine toward cultured T lymphoblasts. J Clin Invest. 1984;74:951-5.

Visentin M, Zhao R, Goldman D. The antifolates. Hematol Oncol Clin North Am. 2012;26:629-48.

Vistica DT. Cytotoxicity as an indicator for transport mechanism: evidence that melphalan is transported by two leucine-preferring carrier systems in the L1210 murine leukemia cell. Biochim Biophys Acta. 1979;550:309-17.

Volpe A, Racioppi M, D'Agostino D, Cappa E, Filianoti A, Bassi PF. Mitomycin C for the treatment of bladder cancer. Minerva Urol Nefrol. 2010;62:133-44.

Wagner JG, Gyves JW, Stetson PL, Walker-Andrews SC, Wollner IS, Cochran MK, Ensminger WD. Steady-state nonlinear pharmacokinetics of 5-fluorouracil during hepatic arterial and intravenous infusions in cancer patients. Cancer Res. 1986;46:1499-506.

Walsby EJ, Coles SJ, Knapper S, Burnett AK. The topoisomerase II inhibitor voreloxin causes cell cycle arrest and apoptosis in myeloid leukemia cells and acts in synergy with cytarabine. Haematologica. 2011;96:393-9.

Wang D, Lippard SJ. Cellular processing of platinum anticancer drugs. Nat Rev Drug Discov. 2005;4:307-20.

Westphal M, Hilt DC, Bortey E, Delavault P, Olivares R, Warnke PC, et al. A phase 3 trial of local chemotherapy with biodegradable carmustine

(BCNU) wafers (Gliadel wafers) in patients with primary malignant glioma. Neuro Oncol. 2003;5:79-88.

Wettergren Y, Taflin H, Odin E, Kodeda K, Derwinger K. A pharmacokinetic and pharmacodynamic investigation of Modufolin® compared to Isovorin® after single dose intravenous administration to patients with colon cancer: a randomized study. Cancer Chemother Pharmacol. 2015;75:37-47.

White CT. Vinca rosea: a reputed cure for diabetes. Qld Agric J. 1925;23:143-4.

Workman P. Enzyme-directed bioreductive drug development revisited: a commentary on recent progress and future prospects with emphasis on quinone anticancer agents and quinone metabolizing enzymes, particularly DT-diaphorase. Oncol Res. 1994;6:461-75.

Xie KC, Plunkett W. Deoxynucleotide pool depletion and sustained inhibition of ribonucletide reductase and DNA synthesis after treatment of human lymphoblastoid cells with 2-chloro-9-(2-deoxy-2-fluoro-beta-D-arabinofuranosyl) adenine. Cancer Res. 1996;56:3030-7.

Yu J, Xiao J, Yang Y, Cao B. Oxaliplatin-based doublets versus cisplatin or carboplatin-based doublets in the first line treatment of advanced nonsmall cell lung cancer. Medicine (Baltimore). 2015;94:e1072.

Zargar H, Aning J, Ischia J, Si A, Black P. Optimizing intravesical mitomycin C therapy in non-muscle-invasive bladder cancer. Nat Rev Urol. 2014;11:220-30.

Zhang J, Tian Q, Yung Chan S, Chuen Li S, Zhou S, Duan W, et al. Metabolism and transport of oxazaphosphorines and the clinical implications. Drug Metab Rev. 2005;37:611-703.

Fármacos Oncológicos com Outros Mecanismos de Ação

FÁRMACOS QUE ATUAM EM MICROTÚBULOS

Microtúbulos são componentes essenciais do citoesqueleto das células e têm um papel crítico em vários processos, como divisão celular, motilidade celular, tráfego interno e manutenção da forma da célula. Os microtúbulos são formados por uma rede de heterodímeros de tubulina, de subunidades alfa e beta, e estão envolvidos em vários processos celulares importantes, como na formação das fibras do fuso mitótico necessário para a metáfase da divisão celular (Wilson, 1975). Os microtúbulos são polímeros intrinsicamente dinâmicos e seu dinamismo é crucial para a montagem do fuso mitótico e da ligação e movimentação dos cromossomos ao longo desse fuso (Hayden et al., 1990). A tubulina é uma proteína que contém duas subunidades: alfa e beta. Os microtúbulos e os dímeros de tubulina estão envolvidos em um equilíbrio dinâmico. Uma estrutura muito importante gerada pelos microtúbulos é o fuso mitótico, usado pelas células eucarióticas para segregar seus cromossomos corretamente durante a divisão celular e permitir a transferência de cromossomos da célula original para as células filhas. Durante a divisão celular, os microtúbulos na rede citoplasmática se despolimerizam e a tubulina é então liberada e novamente polimerizada para gerar o fuso mitótico. A dinâmica intracelular dos microtúbulos é regulada pelo balanço de atividades de proteínas que estabilizam os microtúbulos e proteínas que os desestabilizam, chamadas de proteínas associadas aos microtúbulos (MAP, do inglês *microtubule-associated proteins*) e incluem tau, survivina, proteína inibidora da apoptose, entre outras. Essas proteínas que não são estruturalmente relacionadas têm uma característica comum: um domínio para ligação às tubulinas. Enquanto alterações na fosforilação dessas proteínas são responsáveis por alterações específicas no ciclo celular, mudanças nos níveis de expressão aparentemente estão correlacionadas com a agressividade de vários tipos de tumores e/ou sensibilidade a fármacos cujo alvo são os microtúbulos.

Vários fármacos antineoplásicos atuam pela ligação à tubulina e inibição de sua polimerização ou pela ligação aos microtúbulos e inibição de sua despolimerização via estabilização destes (Hamel, 1996). Os primeiros fármacos com mecanismo baseado nos microtúbulos foram a colchicina e os alcaloides da *vinca*; eles induzem o desmonte dos microtúbulos. Os taxanos ligam-se à tubulina e, contrariamente aos fármacos anteriores, estabilizam-na, impedindo o seu desmonte (Barbuti e Chen, 2015).

Os fármacos antineoplásicos que atuam em microtúbulos são classificados em dois grupos: fármacos que destabilizam os microtúbulos e fármacos que estabilizam os microtúbulos. Esses fármacos que atuam nos microtúbulos, seja desestabilizando ou estabilizando a tubulina, alteram a dinâmica deles, interrompendo a mitose e, consequentemente, a divisão celular, causando a apoptose da célula. Esses fármacos são amplamente utilizados no tratamento do câncer e geralmente se ligam a um sítio das duas classes de sítios da tubulina: o sítio vinca e o sítio paclitaxel.

Derivados da vinca

Vincristina (Oncovin®)

Trata-se de um alcaloide presente em quantidades pequenas nas folhas da planta *Catharanthus roseus*, conhecida anteriormente como *Vinca rosea*, denominação dada por Linnaeus. Extratos dessa planta, chamada popularmente de pervinca de Madagascar, foram utilizados para tratamento de hemorragias, cicatrização de ferimentos, cicatrização de lesões causadas por diabetes melito e analgésico para dor de dente desde o século 17 (White, 1925). Por meio de modelos animais, foi possível isolar, prinicipalmente das folhas, vários compostos com importante atividade antileucêmica, como vincristina, vimblastina, vinleurosina e vinrosidina. A estrutura molecular da vincristina é assimétrica e dimérica, composta de um núcleo di-hidroindólico, chamado de vindolino, com uma ligação carbono-carbono a um núcleo indólico, chamado catarantino (Figura 74.1). O mecanismo de ação envolve a ligação à tubulina, causando despolimerização do microtúbulo com inibição da formação do fuso mitótico, resultando em uma interrupção da replicação celular na fase de metáfase e, consequentemente, apoptose das células que estavam no processo de mitose (Gidding et al., 1999).

Apesar de sua potente atividade antineoplásica, a vincristina apresenta importantes limitações farmacológicas causadas por alta variabilidade interindividual na meia-vida de eliminação, volume de distribuição e *clearance* e baixo índice terapêutico e capacidade de induzir neurotoxicidade (Said e Tsimberidou, 2014). A neuropatia periférica induzida pela vincristina é caracterizada por uma perda progressiva sensória e motora e também por lesão no sistema nervoso autônomo, geralmente manifestada por uma redução da motilidade intestinal, resultando em constipação intestinal. A neuropatia periférica é predominantemente sensorial. Os sintomas iniciais são dormência e formigamento das mãos e dos pés, acompanhado por hiporreflexia ou arreflexia dos tendões profundos. Outras manifestações incluem

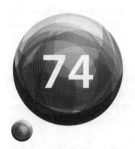

Figura 74.1 Vincristina.

câimbras, paralisia ocular e rouquidão. A neuropatia autonômica pode se manifestar também na forma de hipotensão arterial e atonia da bexiga. A neurotoxicidade causada pela vincristina é dependente da dose e acumulativa, o que impede o uso de doses mais altas de vincristina no tratamento da leucemia linfocítica aguda. A alta afinidade da vincristina pelos microtúbulos mitóticos, mas também pelos microtúbulos neuronais, torna difícil prevenir a neurotoxicidade sem afetar a sua eficácia. A dose usual para os pacientes com leucemia linfoblástica aguda é de 1,4 mg/m², pois doses superiores a 2 mg podem provocar neurotoxicidade grave. Assim, todos os pacientes que apresentam área de superfície corporal que necessitariam de doses superiores a 2 mg acabam sendo tratados com doses subótimas (Douer, 2014).

A injeção de vincristina lipossomal demonstrou maior atividade antitumoral *in vitro* e *in vivo* comparada com a injeção de vincristina convencional em doses equivalentes de mg/kg em modelos animais. A formulação de vincristina lipossomal apresenta diferenças farmacocinéticas importantes quanto à formulação convencional. O *clearance* sistêmico da vincristina lipossomal é de 345 mℓ/h na dose de 2,25 mg/m², enquanto o da vincristina convencional é de 11.340 mℓ/h. O *clearance* reduzido da vincristina lipossomal permite uma área sob a curva (AUC) muito maior em comparação com a vincristina convencional.

Ensaio clínico realizado em 65 pacientes com leucemia linfoblástica aguda (cromossomo Filadélfia negativo), que apresentavam recidiva da doença após tratamentos prévios, receberam vincristina lipossomal na dose de 2,25 mg/m² IV (sem limite de dose máxima) 1 vez/semana (O'Brien *et al.*, 2013). O objetivo primário foi de resposta completa ou resposta completa com recuperação hematológica incompleta. A vincristina lipossomal causou resposta completa em 35% dos pacientes com toxicidade similar à do tratamento padrão com vincristina convencional. A vincristina lipossomal é superior em relação à convencional, visto poder ser administrada em doses mais altas que as normalmente utilizadas com a vincristina convencional. A dose recomendada de vincristina lipossomal para tratamento de leucemia linfoblástica aguda é de 2,25 mg/m², administrada por via intravenosa (IV) em infusão por 1 h a cada 7 dias.

Vimblastina

Alcaloide extraído da *vinca* que contém grupos indólicos e di-hidroindólicos (Figura 74.2). A vimblastina afeta a tubulina de maneira distinta dependente da concentração: abaixo de 1 mM, ela diminui a dinâmica do microtúbulo; em concentrações intermediárias (< 10 mM), a vimblastina inibe a formação de microtúbulos; e em concentrações acima de 10 mM, ela promove polimerização e agregação dos microtúbulos (Bensch e Malawista, 1968).

A vimblastina apresenta farmacocinética com decaimento multiexponencial (três compartimentos), com meia-vida de eliminação de 28,8 h, volume de distribuição aparente de 27,3 ℓ/kg e *clearance* sistêmico de 0,7 ℓ/kg/h (Nelson, 1982). Ela é extensivamente metabolizada no fígado pela CIP3A4, gerando o metabólito ativo desacetilvimblastina, que é mais potente que a própria vimblastina. A vimblastina não atravessa a barreira hematencefálica.

A vimblastina deve ser administrada 1 vez/semana IV, na dose inicial de 3,7 mg/m², podendo ser aumentada semanalmente para até 18,5 mg/m². O aumento da dose deve ser feito tendo como controle o monitoramento da quantidade de leucócitos (o mínimo mantido deve ser 4.000/mm³). Pode ser utilizada em monoterapia ou associada com outros fármacos. É indicada no tratamento de linfoma de Hodgkin e também de carcinoma testicular avançado. As reações adversas da vimblastina costumam ser dose-dependentes. A mais frequente é a leucopenia, mas também podem ocorrer anemia e trombocitopenia. Reações adversas neurológicas como dormência, parestesia, neurite periférica e depressão podem ocorrer, mas não são comuns, podendo durar mais do que 24 h. Náuseas e vômitos também são observados, e fármacos antieméticos podem ser utilizados para seu controle.

Vinorelbina (Navelbine®)

É um derivado semissintético de um alcaloide extraído da *vinca*. Sua estrutura molecular difere dos demais alcaloides da *vinca* pelo fato de o núcleo catarantino ser composto de oito, em vez de nove membros (Figura 74.3). A vinorelbina é provavelmente o representante ideal dos alcaloides da *vinca*. A vinorelbina apresenta índice terapêutico superior à vincristina e à vimblastina, possivelmente por causa de sua maior afinidade para os microtúbulos mitóticos, apresentando maior eficácia no tratamento do câncer pulmonar de células não pequenas e no câncer de mama. A inibição da proliferação celular pela vinorelbina está relacionada com a interrupção do ciclo celular na metáfase, confirmando que a ação antiproliferativa decorre, de maneira predominante, se não completa, da inibição do fuso mitótico. A desorganização da estrutura dos microtúbulos causa uma série de efeitos, como a indução da expressão do gene supressor de tumores p53 e ativação e inativação de várias proteinoquinases envolvidas na sinalização celular (Wang *et al.*, 1999).

A farmacocinética da vinorelbina foi estudada em pacientes tratados com dose de 30 mg/m² administrada IV em infusão com duração de 15 a 20 min. A concentração plasmática cai de maneira trifásica, com uma meia-vida de eliminação variando entre 27,7 e 43,6 h e *clearance* sistêmico de 0,97 a 1,26 ℓ/h/kg. O volume aparente de distribuição varia entre 25,4 e 40,1 ℓ/kg. A vinorelbina liga-se fortemente a plaquetas e linfócitos e a principal via de eliminação é hepatobiliar, sendo que apenas 11% do fármaco é eliminado por via renal (Bore *et al.*, 1989).

A eficácia da vinorelbina foi estabelecida em ensaio clinico randomizado, multicêntrico, aberto, realizado em pacientes com derrame pleural oncológico ou com múltiplas lesões em mais de um lobo do pulmão ipsilateral, que não haviam recebido quimioterapia previamente. Os pacientes foram tratados com cisplatina 100 mg/m² administrada no dia 1 de cada ciclo de 28 dias ou com cisplatina 100 mg/m² junto com a vinorelbina 26 mg/m² no dia 1 de cada ciclo de 28 dias. Conforme ilustrado na Figura 74.4, a sobrevida foi significativamente maior nos pacientes tratados com a associação.

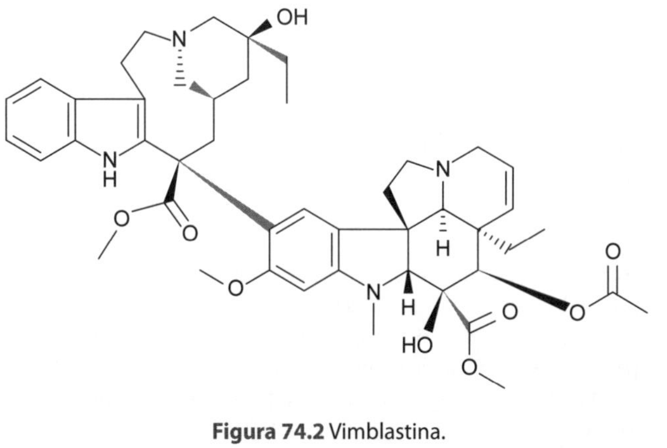

Figura 74.2 Vimblastina.

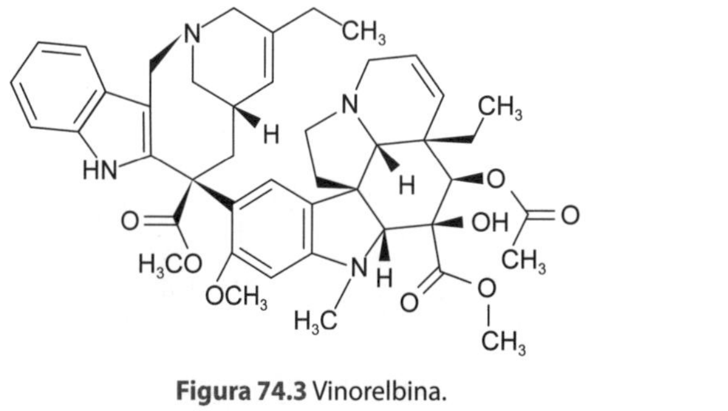

Figura 74.3 Vinorelbina.

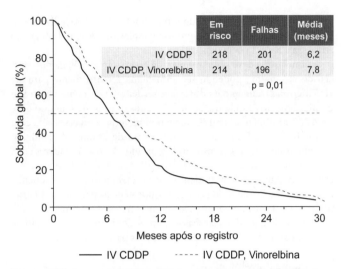

Figura 74.4 Curvas de Kaplan-Meier mostrando sobrevida global em pacientes com derrame pleural oncológico tratados com cisplatina (CDDP) em monoterapia ou cisplatina associada à vinorelbina.

Em relação à segurança, a vinorelbina é bem tolerada como agente citotóxico. A toxicidade dose-limitante é a neutropenia, visto que ocorre em 14 a 52% dos pacientes tratados com vinorelbina IV semanalmente. Entretanto, essa neutropenia é reversível e não costuma ser cumulativa; o ajuste de dose costuma ser necessário em 70% dos pacientes (Cvittovic e Izzo, 1992). A trombocitopenia é evento raro nos tratamentos com vinorelbina. Conforme foi visto anteriormente, a toxicidade neurológica é uma característica importante dos alcaloides da *vinca*. A vinorelbina induz neurotoxicidade em aproximadamente 30% dos pacientes; entretanto, graus mais graves (3 ou 4) só foram observados em 1% dos pacientes. Essa porcentagem é bem menor quando comparada com a neuropatia periférica induzida pela vincristina, que chega a até 57% dos pacientes (Gregory e Smith, 2000).

A vinorelbina é indicada no tratamento de câncer de pulmão de células não pequenas avançado localmente ou metastático na dose de 25 a 30 mg/m² IV (infusão de 5 a 10 min) nos dias 1, 8, 15, 21 e 28 do ciclo, associada a cisplatina 100 mg/m² no dia 1 de cada ciclo de 28 dias. Ela também pode ser utilizada como monoterapia. A vinorelbina também pode ser utilizada no tratamento do câncer de mama metastático (Nistico *et al.*, 1997).

Vinflunina (Javlor®)

Trata-se de outro inibidor de microtúbulos obtido por meio de semissíntese usando química superácida para modificar de maneira seletiva o anel catarantino da molécula alcaloide da *vinca*, com a introdução de dois átomos de flúor na posição 20 (Jacquesy e Fahy, 2000; Figura 74.5). O mecanismo de ação é similar aos demais alcaloides extraídos da *vinca*, entretanto, comparado com os demais alcaloides, a vinflunina exibe afinidade mais baixa pela tubulina, o que resulta na formação de menor número de filamentos espirais, efeito que pode estar associado a sua reduzida neurotoxicidade (Kruczynski e Hill, 2001).

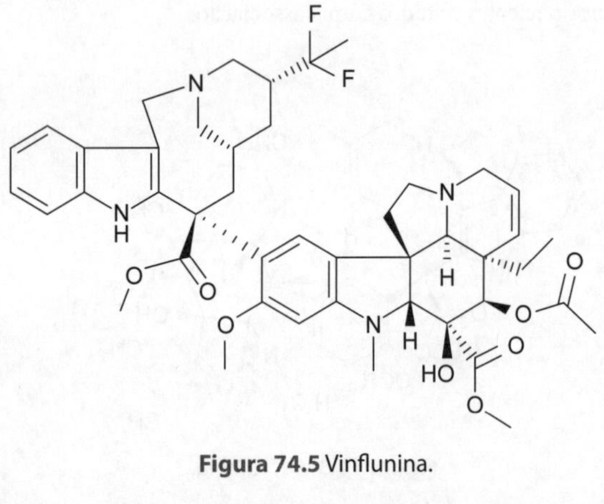

Após administração IV, a concentração plasmática cai de maneira multiexponencial, com uma meia-vida de eliminação de aproximadamente 40 h. O volume de distribuição é de 35,1 ℓ/kg, indicando distribuição importante e captação pelos tecidos. O *clearance* sistêmico é de 43,9 ℓ/h e a vinflunina apresenta moderada ligação às proteínas plasmáticas (53%). Aproximadamente dois terços da vinflunina são eliminados pela via hepatobiliar, e um terço pela via renal (Bennouna *et al.*, 2003).

A vinflunina é indicada para o tratamento de pacientes com carcinoma transicional urotelial avançado ou metastático que foram tratados previamente com quimioterapia contendo compostos com platina. A dose recomendada é de 320 mg/m² IV em infusão de 20 min a cada 3 semanas; essa dose é considerada como limite para toxicidade. Em um ensaio clínico realizado em 880 pacientes avaliando a dose de 320 mg/m² a cada 3 semanas, foi observado, em 49,2% dos pacientes, neutropenia graus 3 e 4, reversível e não cumulativa. Fadiga acentuada (graus 3 e 4) foi observada em 12,4% dos pacientes e constipação intestinal foi frequentemente observada (54,1%), entretanto, somente 10,4% de graus 3 e 4 (Bennouna *et al.*, 2008).

Taxanos

Pertencem à classe química dos diterpenos e são estruturalmente muito similares, sendo que o docetaxel e o paclitaxel diferem em dois lugares conforme ilustrado nas Figuras 74.6 e 74.12, mais adiante. Eles têm o mesmo mecanismo de ação.

O paclitaxel foi descoberto na década de 1970. O extrato da casca da árvore *Taxus brevifolia* (popularmente conhecida como teixo) demonstrou atividade em tumores murinos, sendo que o princípio ativo foi identificado por Wani *et al.* (1971). Em virtude da restrita disponibilidade do teixo ocidental e também por problemas com a formulação do paclitaxel (Taxol®), especialmente quanto a reações de hipersensibilidade, seu desenvolvimento foi suspenso por aproximadamente uma década, o que estimulou a procura de novos taxanos.

O docetaxel é um fármaco semissintético produzido pela esterificação da 10-deacetilbacatina III, a qual *per se* não tem atividade citotóxica. Ela é isolada das agulhas do teixo europeu *Taxus baccata*, uma fonte mais renovável. Os problemas de formulação com o paclitaxel foram resolvidos e sua síntese desenvolvida, assim o fármaco foi reintroduzido na clínica (de Weger *et al.*, 2014).

As reações adversas mais comuns após a administração IV dos taxanos são reação de hipersensibilidade e neutropenia. Reações de hipersensibilidade, algumas vezes com potencial letal, ocorrem raramente após a primeira ou segunda administração e surgem logo após o início da infusão. Com uma pré-medicação adequada (glicocorticoides e antagonistas H_1 e H_2 de histamina), a frequência e a gravidade das reações de hipersenbilidade diminuem de modo considerável, e geralmente a interrupção da administração do fármaco resolve o problema. Essas reaçoes não ocorrem após reinfusão do fármaco se a taxa de infusão for reduzida. Os fatores que precipitam as reações de hipersensibilidade não são conhecidos, mas possivelmente os excipientes farmacêuticos também contribuem (Gelderblom *et al.*, 2001).

Paclitaxel (Taxol®)

Apesar de seu principal mecanismo para induzir apoptose ser via estabilização da tubulina, o paclitaxel também atua na mitocôndria e inibe a função da proteína inibidora de apoptose Bcl-2 (Ferlini *et al.*, 2003). O paclitaxel é uma molécula bastante hidrofóbica (Figura 74.6), que necessita de veículos especiais para que possa ser efetivamente distribuída nos tumores.

Figura 74.5 Vinflunina.

Figura 74.6 Paclitaxel.

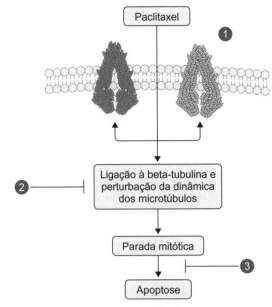

Figura 74.8 Principais mecanismos de resistência ao paclitaxel. 1: aumento da expressão das bombas de efluxo; 2: mutação da alfatubulina ou da betatubulina, impedindo a ligação do paclitaxel; 3: redução da função das proteínas apoptóticas, como Bcl-2 e p53.

Por sua baixa hidrossolubilidade, o paclitaxel é formulado em uma mistura de trirricinoleato de polioxietilenoglicerol (Cremophor® EL) e etanol desidratado (1:1, v/v; Taxol®). Antes da administração IV, essa solução deve ser diluída 5 a 20 vezes em salina ou dextrose 5% (van Telligen et al., 1999). Os pacientes que recebem a dose terapêutica de paclitaxel (175 mg/m^2) recebem aproximadamente 25 mℓ do solvente Cremophor® EL. A farmacocinética do paclitaxel não é linear; com o aumento da dose, ocorre decréscimo do *clearance* sistêmico e, portanto, aumento da concentração plasmática, possivelmente pela presença do Cremophor® EL.

A eficácia clínica do paclitaxel ficou estabelecida em dois ensaios clínicos fase III em pacientes com câncer de ovário avançado (Piccart et al., 2000). Um grupo de pacientes foi tratado com paclitaxel 175 mg/m^2 IV seguido de cisplatina 75 mg/m^2. O outro grupo foi tratado com ciclofosfamida 750 mg/m^2 seguido de cisplatina 75 mg/m^2. Em ambos os estudos, a associação com paclitaxel foi superior à associação com ciclofosfamida (Figura 74.7).

As reações adversas mais comuns são mielossupressão (neutropenia, trombocitopenia e anemia), neurotoxicidade periférica sensorial, náuseas, vômitos, mialgia/artralgia, diarreia, astenia e alopecia. A mielossupressão foi considerada dose-dependente. O paclitaxel é indicado atualmente no tratamento de sarcoma associado a AIDS, câncer de mama, câncer de pulmão de células não pequenas e câncer de ovário. Uma das dificuldades no tratamento do câncer é o aparecimento de resistência ao fármaco. No caso do paclitaxel, três mecanismos principais são responsáveis por essa resistência (Yusuf et al., 2003), conforme ilustrado na Figura 74.8:

- Aumento da expressão das bombas de efluxo
- Mutações tanto da alfatubulina como betatubulina impedindo a ligação do paclitaxel ou alteração da estabilidade da rede de microtúbulos
- Redução da função das proteínas apoptóticas, como Bcl-2 e p53.

Nab-paclitaxel (Abraxane®)

Formulação com nanopartículas de paclitaxel ligado à albumina, sem a presença de solvente. O nab-paclitaxel foi desenvolvido para melhorar os efeitos quimioterápicos do paclitaxel e reduzir a toxicidade causada pelas reações de hipersensibilidade, as quais estão associadas ao uso do solvente (Desai et al., 2006). Uma das vantagens do paclitaxel em nanopartículas (nab-paclitaxel) em relação à formulação paclitaxel-cremofor é sua capacidade de se ligar aos receptores de albumina, presentes nas células endoteliais, e assim ser transportado para dentro das células tumorais, permitindo maior exposição do tumor ao composto e, consequentemente, maior eficácia.

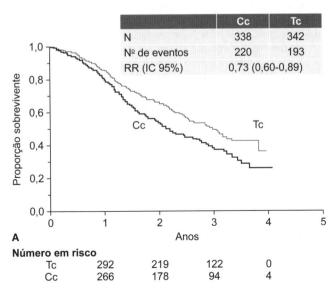

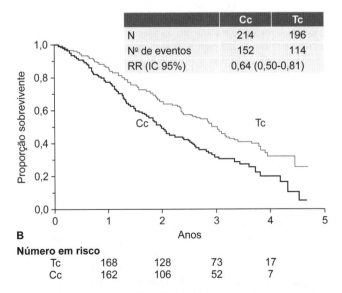

Figura 74.7 Curvas de Kaplan-Meier mostrando tempo de sobrevida sem progressão da doença (**A**) e sobrevida global (**B**) em pacientes com câncer ovariano avançado e tratadas com ciclofosfamida associada à cisplatina (CC) ou paclitaxel associado à cisplatina (Tc).

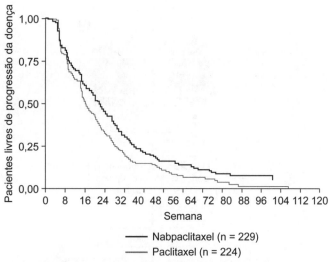

Figura 74.9 Curvas de Kaplan-Meier mostrando tempo de sobrevida sem progressão da doença em pacientes com câncer avançado de pulmão de células não pequenas e tratados com paclitaxel ou nabpaclitaxel.

Em ensaio clínico fase III, foram comparadas a eficácia e a segurança do nab-paclitaxel (Abraxane®) com o paclitaxel normal (Taxol®) em pacientes com câncer de pulmão de células não pequenas em estado avançado (Sockinski et al., 2012). Um total de 1.052 pacientes foram randomizados para receberem o nab-paclitaxel 100 mg/m² semanalmente e carboplatina a cada 3 semanas ou paclitaxel 200 mg/m² associado a cada 3 semanas, sendo que o objetivo primário foi resposta total (Figura 74.9).

O grupo tratado com nab-paclitaxel teve resposta total superior ao grupo tratado com paclitaxel (33% vs. 25%, p = 0,005). Além disso, o grupo tratado com nab-paclitaxel apresentou redução significativa de neuropatia, neutropenia, artralgia, mialgia, anemia e trombocitopenia quando comparado com o grupo tratado com paclitaxel. Em conclusão, o nab-paclitaxel demonstrou ser superior e mais seguro do que o paclitaxel. Conforme mostrado na Figura 74.9, o nab-paclitaxel também demonstrou eficácia superior ao paclitaxel em pacientes com câncer de mama metastático (Gradishar et al., 2005).

O nab-paclitaxel é indicado no tratamento do câncer metastático de mama, sendo que a dose recomendada é de 260 mg/m² IV em infusão de 30 min a cada 3 semanas. Ele também é indicado no tratamento do câncer de pulmão de células não pequenas na dose de 100 mg/m² IV em infusão de 30 min nos dias 1, 8 e 15 de um ciclo de 21 dias, sendo associado com carboplatina nos dias 1 e 21 de cada ciclo. Outra indicação terapêutica é no tratamento do adenocarcinoma metastático de pâncreas, na dose de 125 mg/m² IV em infusão de 30 min nos dias 1, 8 e 15 de um ciclo de 28 dias, associado à gencitabina nos dias 1, 8 e 15 de um ciclo de 28 dias.

Cabazitaxel (Jetvana®)

O cabazitaxel é outro taxano utilizado na clínica e obtido por via semissintética relacionado estruturalmente ao docetaxel, visto que ambos são derivados da 10-desacetilbacatina III (Figura 74.10). Em um ensaio de polimerização de tubulina, o cabazitaxel promoveu a montagem dos microtúbulos in vitro e impediu sua despolimerização induzida pelo frio (Bouchet e Galmarini, 2010).

A farmacocinética do cabazitaxel foi estudada em 17 pacientes após sua administração IV (1,5 a 12 mg/m²) em infusão por 1 h nos dias 1, 8, 15 e 22 de ciclos de 5 semanas (Fumoleau, 2001). Na dose de 8,4 mg/m², o clearance sistêmico foi de 50 ℓ/h/m², volume de distribuição de 1.424 ℓ/m² e meia-vida de eliminação de aproximadamente 31 h. Esses parâmetros justificam a administração de cabazitaxel a cada 3 semanas. O cabazitaxel apresenta ligação às proteínas plasmáticas (89 a 92%), sendo ligado principalmente à albumina (82%) e lipoproteínas

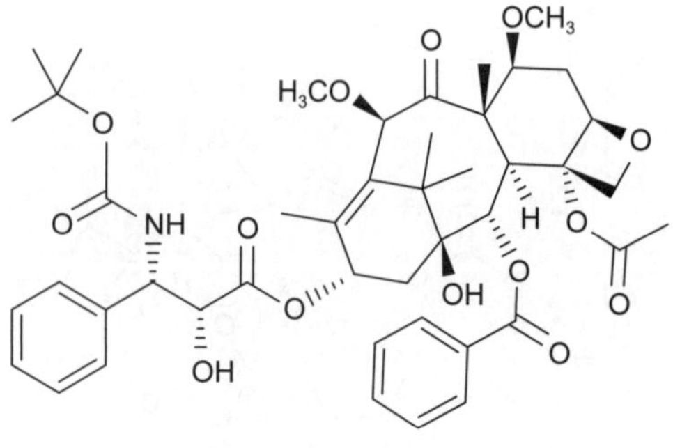

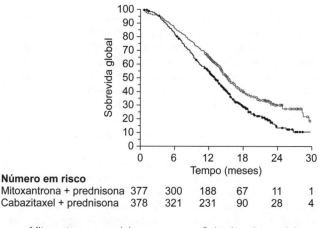

Figura 74.10 Cabazitaxel.

Figura 74.11 Curvas de Kaplan-Meier mostrando sobrevida global em pacientes com carcinoma de próstata avançado e tratados com prednisona associada a metixantrona ou a cabazitaxel.

(88% em HDL, 70% em LDL e 56% em VLDL). É extensivamente (< 95%) metabolizado pelo fígado pelo CIP3A4/5 (80 a 90%) e também pelo CIP2C8. O cabazitaxel é eliminado principalmente nas fezes (76%) na forma de metabólitos, enquanto a eliminação renal é responsável por 3,7% da dose administrada (2,3% na forma inalterada do fármaco).

A eficácia do cabazitaxel foi estabelecida em ensaio clínico fase III em pacientes com carcinoma de próstata metastático resistente à castração que receberam tratamento hormonal prévio e nos quais a doença progrediu durante ou após tratamento feito com docetaxel (de Bono et al., 2010). Os pacientes foram randomizados para receber prednisona (10 mg/dia) e cabazitaxel (25 mg/m² IV por infusão de 1 h a cada 3 semanas; n = 378); ou prednisona (10 mg/dia) e mitoxantrona (25 mg/m² IV por infusão de 15 a 30 min a cada 3 semanas; n = 377). O cabazitaxel associado a prednisona demonstrou sobrevida global superior à mitoxantrona associada a prednisona (Figura 74.11). A reação adversa grau 3 ou 4 mais comum foi neutropenia (82% dos pacientes no grupo de cabazitaxel e 58% no grupo da mitoxantrona).

O cabazitaxel está indicado no tratamento do carcinoma de próstata metastático resistente ao tratamento hormonal em pacientes que foram tratados previamente com docetaxel. A dose recomendada é de 25 mg/m² IV em infusão de 1 h a cada 3 semanas. As reações adversas mais comuns são supressão medular (leucopenia, anemia e trombocitopenia), diarreia, fadiga, náuseas, vômitos, constipação intestinal, astenia, artralgia e alopecia.

Docetaxel (Taxotere®)

É obtido por via semissintética por meio da esterificação da 10-desacetilbacatina III isolada da árvore Taxus baccata (Figura 74.12). Em base

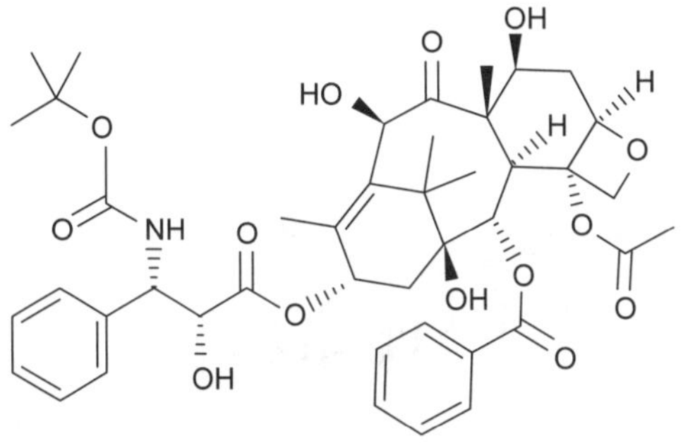

Figura 74.12 Docetaxel.

molar, o docetaxel é mais potente que o paclitaxel em induzir citotoxicidade tanto *in vitro* como *in vivo* (de Weger *et al.*, 2014). A afinidade pelo sítio de ligação na tubulina é 2 vezes maior do docetaxel quando comparado com a do paclitaxel. Os níveis intracelulares são mais altos e o efluxo celular é menor para o docetaxel comparado com o paclitaxel em modelos *in vitro* utilizando concentrações similares (Bissery *et al.*, 1995).

A farmacocinética do docetaxel foi estudada em pacientes com câncer em ensaios clínicos fase I, sendo o docetaxel administrado nas doses entre 20 e 115 mg/m² em infusão de 1 a 2 h. A queda da concentração plasmática obedece a um modelo triexponencial com meia-vida de eliminação de 11,1 h e *clearance* sistêmico de 21 ℓ/h/m². O volume de distribuição é de 113 ℓ, sendo que o docetaxel apresenta alta ligação às proteínas plasmáticas (94%). É metabolizado pelo CIP3A4 e a sua principal via de eliminação é a fecal (75%), sobretudo na forma de metabólitos.

A eficácia clínica do docetaxel foi estabelecida em ensaio clínico fase III, randomizado, multicêntrico, realizado em pacientes com câncer de mama linfonodo positivo que receberam tratamento com docetaxel 75 mg/m², administrado 1 h após doxorrubicina 50 mg/m², e ciclofosfamida 500 mg/m² (n = 745) ou doxorrubicina 50 mg/m² seguidas de ciclofosfamida 500 mg/m² e fluoruracila 500 mg/m² (n = 746). Ambos os regimes terapêuticos foram administrados IV, 1 vez a cada 3 semanas, e os pacientes foram acompanhados por 10 anos (Mackey *et al.*, 2013). A sobrevida total foi maior no braço tratado com docetaxel, confirmada no seguimento de 10 anos (a Figura 74.13 ilustra o gráfico para 5 anos).

As reações adversas mais comuns com o docetaxel são infecções, neutropenia, anemia, neutropenia febril, reações de hipersensibilidade, trombocitopenia, neuropatia, constipação intestinal, náuseas, vômitos, mialgia, alopecia e reações cutâneas.

O docetaxel é indicado, no momento, para tratamento de câncer de mama avançado ou metastático, carcinoma de pulmão de células não pequenas, carcinoma de próstata metastático resistente à hormonioterapia, adenocarcinoma gástrico e carcinoma de células escamosas de cabeça e pescoço.

Epotilonas

São compostos naturais formados por lactonas macrocíclicas contendo anéis com 16 membros. As epotilonas A e B (Figura 74.14) foram isoladas da mixobactéria *Sorangium cellulosum* e apresentam atividade citotóxica *in vitro* em linhas tumorais de câncer de mama e cólon. Elas inibem de maneira competitiva a ligação do paclitaxel à tubulina, indicando um sítio comum de ligação. A cinética de inibição é semelhante, entretanto, as epotilonas são mais potentes que o paclitaxel e retêm atividade em células resistentes a múltiplos fármacos (Kowalski *et al.*, 1997).

A atividade das epotilonas se deve à ligação a sítios específicos na superfície da tubulina, promovendo sua polimerização (Giannakakou *et al.*, 2000). Os microtúbulos estabilizados são mais densamente empacotados, formando apenas 12 protofilamentos, com um diâmetro de apenas 22 nm. As epotilonas previnem a despolimerização dos microtúbulos induzida pelo cálcio, resultando em microtúbulos hiperestáveis que interrompem a mitose na fase de metáfase (G2/M), causando o início do processo de apoptose (Forli, 2014). As epotilonas apresentam potência 2.000 a 5.000 vezes maior que o paclitaxel em linhagens celulares resistentes a taxanos, possivelmente porque elas não são substratos para a glicoproteína-P (Bollag *et al.*, 1995).

Ixabepilona (Ixempra®)

Trata-se de um análogo semissintético da epotilona B, indicado no tratamento do câncer de mama avançado ou metastático. A ixabepilona (Figura 74.15) suprime a instabilidade dinâmica dos microtúbulos alfa-beta-II e alfa-beta-III. Interessante ressaltar que o isótipo beta-III da tubulina está associado a resistência a fármacos e maior agressividade do tumor; expressão desse isótipo suprime o efeito antitumoral da ixabepilona (Lopus *et al.*, 2015).

A ixabepilona apresenta farmacocinética linear entre as doses de 15 a 75 mg/m², sendo administrada IV na forma de infusão. O volume de distribuição é superior a 1.000 ℓ, sendo que a ligação às proteínas plasmáticas varia entre 67 e 77%. A ixabepilona é extensivamente metabolizada pelo fígado, predominantemente pela via CIP3A4, sendo que os metabólitos não apresentam atividade antineoplásica. Após administração por via IV, 65% da dose é eliminada por via hepatobiliar e 21% por via renal, apresentando uma meia-vida de eliminação de aproximadamente 52 h.

Em ensaio clínico fase III, 1.221 pacientes com câncer de mama avançado ou metastático, previamente tratados com antraciclinas e taxanos, foram randomizados para receberem por VO capecitabina 2.000 mg/m² por 14 dias a cada 3 semanas (n = 612) ou capecitabina (mesmo esquema terapêutico) associada a ixabepilona (40 mg/m² IV no dia 1; n = 609) a cada 3 semanas (Sparano *et al.*, 2010). A ixabepilona aumentou o período de sobrevida sem progressão da doença, conforme ilustrado na Figura 74.16.

No grupo de pacientes tratados com a associação, as reações adversas foram predominantemente de graus 1 e 2 em gravidade; as de graus 3 e 4 mais frequentemente observadas foram neuropatia sensória periférica, síndrome palmoplantar, fadiga, mialgia, artralgia e estomatite. As reações adversas de graus 3 e 4 observadas no grupo tratado apenas com capecitabina foram síndrome palmoplantar, diarreia e estomatite. A mielossupressão foi comum nos pacientes tratados com a combinação, consistindo essencialmente de neutropenia, sendo que o filgrastim foi utilizado em 7% dos pacientes tratados com combinação e em 3% dos pacientes tratados apenas com capecitabina.

A dose recomendada de ixabepilona é de 40 mg/m², administrada IV na forma de infusão, com duração de 3 h, a cada 3 semanas. Em pacientes que apresentam área de superfície corporal superior a 2,2 m², a dose deve ser calculada com base em 2,2 m².

FÁRMACOS QUE ATUAM NO CICLO CELULAR

Inibidores das quinases dependentes de ciclinas CDK4/CK6

A divisão celular em mamíferos é similar à de outros eucariotas e consiste em cinco fases distintas: três fases de lacuna (ou *gap phases*) – G0, quando as células ficam em estado quiescente, e fases G1 e G2, nas quais ocorre a síntese de RNA e de proteínas – uma fase S (síntese), quando ocorre a duplicação do DNA e uma fase M (mitose), quando a célula sofre mitose e citocinese. As fases G0, G1, G2 e S são chamadas coletivamente de interfase (entre as mitoses). Algumas células no organismo permanecem em estado quiescente e nunca sofrem divisão celular, mas a estimulação da célula por fatores externos, como mitógenos, levam essas células quiescentes a sofrerem divisões. A ligação de um fator de crescimento celular no receptor da superfície de uma célula pode estimular uma série de vias de transdução, por exemplo, a ativação da proteinoquinase ativada pelo mitógeno dependente do

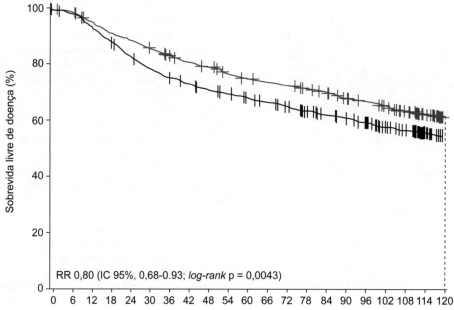

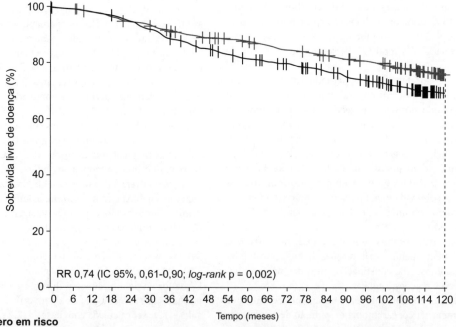

Figura 74.13 Curvas de Kaplan-Meier mostrando tempo de sobrevida livre de progressão da doença (**A**) e sobrevida global (**B**) em pacientes com diagnóstico de câncer de mama com linfonodo positivo e tratadas com docexatel, doxorrubicina e ciclofosfamida (TAC) ou fluorouracil, doxorrubicina e ciclofosfamida (FAC).

Figura 74.14 Efotilonas A (R = H) e B (R = CH$_3$).

Figura 74.15 Ixabepilona.

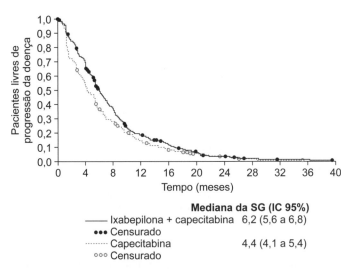

Figura 74.16 Curvas de Kaplan-Meier mostrando tempo de sobrevida sem progressão da doença em pacientes com câncer de mama metastático (previamente tratadas com antraciclina e taxano) tratados com capecitabina em monoterapia ou associada à ixabepilona. SG: sobrevida global.

Ras, a qual tem papel importante para que a célula entre na fase G1. Uma vez que a célula entra na fase G1, ocorre a síntese dos RNA mensageiros e de proteínas necessárias para que ocorra a síntese de DNA, permitindo às células entrarem na fase S. O tempo que a célula de mamífero leva para cumprir todo o ciclo celular varia dependendo da célula, mas dura, em média, 24 h. O tempo para a célula passar da fase S para a fase M é bastante constante entre os vários tipos de células e costuma levar aproximadamente 6 h na fase S, 4 h na fase G2 e 1,2 h para mitose e citocinese (Figura 74.17).

A transição de uma fase para outra é controlada por uma série de quinases dependentes de ciclinas (CDK, do inglês *cyclin dependent kinase*). As CDK pertencem à família das serina-treonina-quinases e sua atividade depende de sua ligação com as ciclinas, levando à progressão do ciclo celular. Esse complexo quinase/ciclina é fundamental para o controle de qualidade da divisão celular (*checkpoint*) e possíveis danos ao material genético. De acordo com o modelo clássico, a entrada na fase G1 é controlada por um complexo CDK4/6 com a ciclina D, as quais fosforilam a proteína supressora do tumor retinoblastoma e liberam o fator de transcrição E_2, o qual ativa a expressão das ciclinas E e A. A transição de G_1 para a fase S é controlada pela CDK2 complexada com a ciclina E, a qual é posteriormente substituída pela ciclina A para iniciar a fase S. A transição de S para G_2 e para a fase M é controlada pela CDK1 complexada com as ciclinas A e B, respectivamente. A atividade de cada CDK complexada pode ser modulada em cada fase por uma série de inibidores específicos, como p15, p21, p27 ou WEE1 (Malumbres e Barbacid, 2009). A Figura 74.18 ilustra as cinco fases distintas do ciclo celular, assim como os complexos CDK/ciclinas específicos para cada fase (Harper e Brooks, 2005).

Desse modo, distintas CDK e ciclinas específicas operam durante as diferentes fases do ciclo celular. Na fase G1, as CDK4 e CD6 interagem com um dos três tipos de ciclinas D (D1, D2 ou D3), dependendo do contexto tissular (Sicinski *et al.*, 1995). Mais tardiamente na fase G1, a CDK2 e as ciclinas do tipo E modulam a entrada na fase S (Ingham e Schwartz, 2017; Figura 74.19).

Distintamente das demais ciclinas, que atuam mais tarde, as ciclinas do tipo D são bastante responsivas aos mitógenos extracelulares (Cooper e Hausman, 2013). A expressão da ciclina D1 aumenta após sinalização por meio do receptor de estrógeno ou do receptor do fator de crescimento epidérmico (EGF, do inglês *epidermal growth factor*) e da quinase ativada por Ras/mitógeno (Filmus *et al.*, 1994). Durante a fase G1, a proteína retinoblastoma está acoplada ao fator de transcrição E2, formando um complexo inativo, prevenindo, desse modo, a expressão gênica necessária para a entrada na fase S. Essa etapa é considerada um ponto de restrição e, caso seja superado, a célula entrará em mitose independentemente de sinais externos (Johnson e Skotheim, 2013). Nessa transição G_1-S, as vias de sinalização mitogênicas causam a expressão da ciclina D1, a qual, conforme visto anteriormente, se associa e ativa as quinases CD4 e CD6. Esse complexo vai fosforilar a proteína supressora de tumor retinoblastoma, a qual, na sua forma fosforilada, é incapaz de interagir com o fator de transcrição E2, tornando-o agora ativo e capaz de estimular a expressão gênica necessária para a entrada da célula na fase S (Choi e Anders, 2014). Outra ação do complexo CDK4/6 e ciclina D é a fosforilação do fator de transcrição

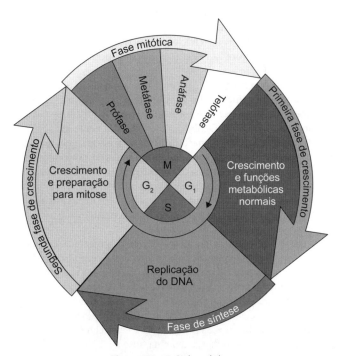

Figura 74.17 Ciclo celular.

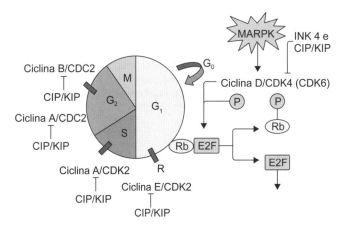

Figura 74.18 As cinco fases distintas do ciclo celular são controladas por complexos específicos ciclina/CDK. Esses complexos, por sua vez, são regulados negativamente pelos membros da família CIP/KIP e INK4 CDKI. Os fatores de transcrição de E2F funcionam no ponto de restrição (Ponto-R), levando à ativação de genes essenciais para a síntese de DNA e progressão do ciclo celular. O E2F complexado com Rb hipofosforilado não consegue ativar a transcrição. A hiperfosforilação de Rb causa dissociação de E2F. Os pontos de verificação do ciclo celular são mostrados como barras sombreadas. Cdk: quinase dependente de ciclina; CIP: proteína que interage com Cdk; INK4: inibidor de Cdk4; KIP: proteína inibidora de quinase; MAPK: proteinoquinase ativada por mitógeno.

1128 Parte 14 • Fármacos em Oncologia

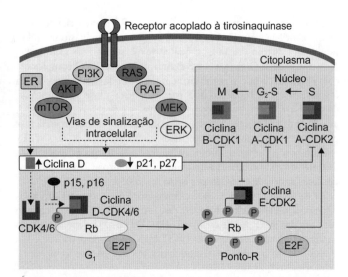

Figura 74.19 Na visão clássica da progressão do ciclo celular, as vias de sinalização mitogênicas aumentam os níveis de ciclinas do tipo D, as quais formam complexos com quinases dependentes de ciclinas (CDKs) 4 e 6, que hipofosforilam a proteína do retinoblastoma (Rb) na fase G1. Uma fez hipofosforilatada, a Rb é preparada para hiperfosforilação pelos complexos ciclina E-CDK2, resultando na liberação dos fatores de transcrição E2F, críticos para o início da fase S. As fases tardias do ciclo celular (S, G2 e M) estão sob o controle de vários outros complexos ciclinas-CDK, mas não respondem mais aos estímulos externos. As proteínas INK4, incluindo a p15 e a p16, inibem a ação da ciclina D-CDK4/6, enquanto as proteínas da família CIP/KIP, incluindo a p21 e p27, inibem os demais complexos ciclinas-CDK em estágios mais tardios do ciclo celular. ER: *estrogen receptor*; ERK: *extracellular signal-regulated kinase*; MEK: *mitogen-activated protein kinase*; mTOR: *mammalian target of rapamycin*; P: *phosphate*; PI3K: *phosphatidylinositol 3-kinase*.

específico para proliferação celular FOXM1 (*Forkhead Box M1*), o qual suprime a senescência celular e induz a expressão de genes necessários para a divisão celular (VanArsdale *et al.*, 2015). A hipofosforilação da proteína retinoblastoma impede a ativação dos fatores de transcrição necessária para a entrada na fase S, estacionando a célula na fase G1 e prevenindo a síntese de DNA essencial para a replicação celular e proliferação irrestrita das células malignas (Finn *et al.*, 2009). A ativação da via CDK4/6 está associada à disfunção celular característica das células neoplásicas dos tumores de mama (Rocca *et al.*, 2014). Importante ressaltar que aproximadamente 75% dos adenocarcinomas de mama são positivos para receptor de estrógeno ou de progesterona (Setiawan *et al.*, 2009).

Palbociclib (Ibrance®)

Inibidor oral reversível das serina-treonina-quinases CDK4 e CDK6, responsáveis pela fosforilação dos resíduos de serina 780 e 795 nas células que expressam a proteína supressora do tumor retinoblastoma (Rocca *et al.*, 2014). Conforme visto anteriormente, quando as CDK4 e CDK6 se ligam à ciclina D1, o complexo fosforila a proteína supressora do tumor retinoblastoma. O palbociclib separa o complexo CDK4-CDK6, bloqueia a fosforilação da proteína do retinoblastoma e previne a liberação do fator de transcrição E2, levando ao estacionamento da célula na fase G1 e suprimindo o crescimento do tumor (Liu *et al.*, 2018). Estruturalmente, o palbociclib apresenta um núcleo bicíclico constituído de uma piridopirimidina (Figura 74.20).

O palbociclib exibe $T_{máx}$ entre 6 e 12 h após administração oral, sendo que a farmacocinética é linear entre as doses de 25 a 225 mg. Apresenta baixa biodisponibilidade absoluta por VO e a administração com alimentos aumenta discretamente a biodisponibilidade e reduz a variabilidade intersujeitos. A ligação às proteínas plasmáticas é de aproximadamente 85%, com volume de distribuição aparente (V/F) de

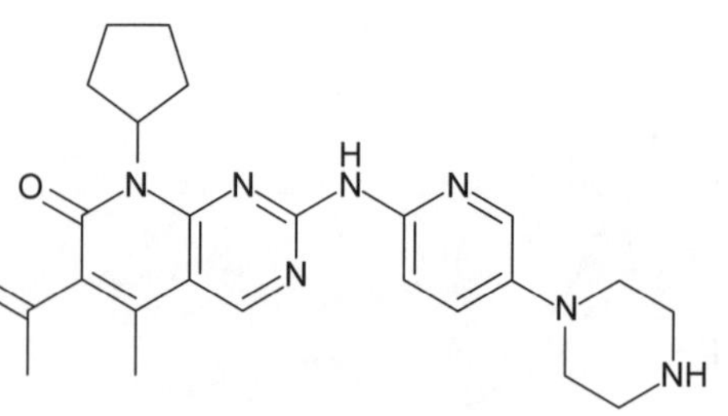

Figura 74.20 Palbociclib.

2.583 ℓ (CV = 26%). O *clearance* sistêmico é de 63,1 ℓ/h (CV = 29%), com uma meia-vida de eliminação de 29 ± 5 h. Em estudo realizado em voluntários sadios, 74,1% da dose administrada foi recuperada nas fezes, indicando que a via hepatobiliar é a via predominante para eliminação do fármaco e seus metabólitos. O palbociclib é metabolizado primariamente por oxidação (CIP3A) e sulfonação (SULT), sendo a acetilação e a glicuronidação as vias metabólicas secundárias.

A eficácia e a segurança do palbociclib foram demonstradas em ensaio clínico fase III, randomizado, controlado com placebo, realizado em pacientes com câncer de mama avançado cujo tumor apresentava receptor hormonal positivo e receptor-2 para o EGF negativo, em que foi constatada a progressão da doença apesar de terapia endócrina (Turner *et al.*, 2018). As pacientes foram randomizadas em proporção 2:1 para receberem fulvestranto + palbociclib (n = 347) ou fulvestranto + placebo (n = 174). O fulvestranto foi administrado por via intramuscular (IM; 500 mg) nos dias 1 e 15 do primeiro ciclo e no dia 1 dos ciclos subsequentes (ciclos de 28 dias). Foi administrado palbociclib 125 mg/dia VO durante 3 semanas em ciclos de 4 semanas. O palbociclib causou aumento significativo do tempo de sobrevida sem progressão da doença (Figura 74.21).

O esquema terapêutico recomendado do palbociclib é de 125 mg/dia ingeridos com alimentos por 21 dias, seguidos de 7 dias de descanso. As reações adversas mais comuns (incidência > 10%) são neutropenia (incidência > 80%), infecções, leucopenia, fadiga, náuseas, estomatite, anemia, alopecia, diarreia, *rash* cutâneo, vômitos, anorexia, astenia e febre.

Ribociclib (Kisqali®)

Inibidor oral reversível das serina-treonina-quinases ligadas às ciclinas, CDK4 e CDK6, com estrutura química semelhante ao palbociclib, a diferença principal é que o núcleo bicíclico é composto por uma pirrolopirimidina (Figura 74.22) em vez da piridopirimidina no caso do palbociclib.

O ribociclib apresenta $T_{máx}$ entre 1 e 4 h após administração oral e farmacocinética linear entre as doses de 50 a 1.200 mg. A ligação às proteínas plasmáticas é de aproximadamente 70%, com volume de distribuição de 1.090 ℓ. O ribociclib é extensivamente metabolizado e apenas 17% e 12% do fármaco inalterado é excretado nas fezes e na urina, respectivamente. A meia-vida de eliminação varia entre 29,7 a 54,7 h, e o *clearance* sistêmico (CL/F) entre 39,9 a 77,5 ℓ/h. A principal via de eliminação do ribociclib é pelas fezes (69% da dose administrada) e o restante (23%) é recuperado na urina. Não há necesssidade de ajuste de dose em pacientes com insuficiência renal leve ou moderada (*clearance* de creatinina > 30 mℓ/min).

A eficácia terapêutica do ribociclib foi demonstrada em ensaio clínico fase III, randomizado, controlado com placebo, realizado em pacientes com câncer de mama avançado cujo tumor apresentava receptor hormonal positivo e receptor-2 para EGF negativo e que não receberam tratamento prévio para o câncer avançado (Hortobagyi *et al.*, 2016). As pacientes foram randomizadas em proporção 1:1 para letrozol + ribociclib (n = 334) ou letrozol + placebo (n = 334). O letrozol foi administrado diariamente na dose de 2,5 mg e o ribociclib (600 mg) foi administrado por 3 semanas em cada ciclo de 4 semanas.

	Número de pacientes	Média de sobrevida geral p (IC 95%)
Palbociclib + fulvestrant	347	34,9 (28,8-40,0)
Placebo+ fulvestrant	174	28,0 (23,6-34,6)

Número em risco

Palbociclib + fulvestrant	347	321	286	247	209	165	148	126	17	—
Placebo + fulvestrant	174	155	135	115	86	68	57	43	57	—

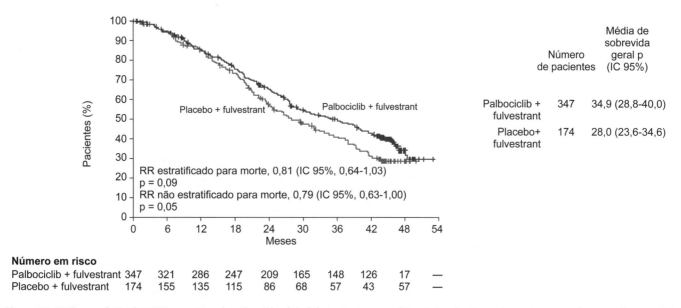

Figura 74.21 Curvas de Kaplan-Meier mostrando sobrevida global de pacientes com diagnóstico de câncer de mama avançado e tratados com fulvestranto associado a palbociclib ou a placebo.

O ribociclib causou aumento significativo do tempo de sobrevida sem progressão da doença (Figura 74.23).

Diferentemente dos ensaios clínicos ilustrados neste capítulo com palbociclib e abemaciclib, esse ensaio foi feito utilizando o ribociclib como primeira linha de tratamento do adenocarcinoma de mama avançado.

O tratamento recomendado é de 600 mg VO 1 vez/dia, ingerido com ou sem alimentos por 21 dias, com 7 dias de descanso. As reações adversas mais comuns (incidência > 20%) são neutropenia, náuseas, infecções, fadiga, diarreia, leucopenia, alopecia, cefaleia, constipação intestinal, *rash* cutâneo e tosse. O ribociclib pode aumentar o intervalo QT, sendo que uma redução da dose pode ser necessária (deve ser evitado em pacientes com síndrome do QT longo).

Abemaciclib (Verzenio®)

Pertence à classe dos benzila-imidazólicos (Figura 74.24) e é um potente inibidor reversível dos complexos CDK4/ciclina 1 e CDK6/ciclina 1, sem atividade em outros complexos CDK/ciclinas ou mesmo em outras quinases associadas ao ciclo celular (Corona e Generali, 2018). O abemaciclib atua como inibidor competitivo no sítio de ligação do trifosfato de adenosina (ATP) das quinases CDK4 e CDK6, sendo 14 vezes mais potente contra a CDK4 em comparação com a CDK6 (Lallena *et al.*, 2015). Em relação ao palbociclib e ao ribociclib, sua IC50 para inibir a CDK4/ciclina D1 é 5 vezes menor. O abemaciclib previne a fosforilação das proteínas supressoras do tumor retinoblastoma, induzindo a parada do ciclo celular na fase G1 e bloqueando o crescimento celular (Gelbert *et al.*, 2014).

A biodisponibilidade absoluta do abemaciclib após administração oral é de 45% (CV = 19%), e ela não é alterada de maneira significativa por alimentos (Kim, 2017). O $T_{máx}$ é de aproximadamente 8 h (4,1 a 24 h). O abemaciclib e seus metabólitos apresentam alta ligação às proteínas plasmáticas, variando entre 96,3 e 97,8%, com volume de distribuição de aproximadamente 690,3 ℓ (CV = 49%). O *clearance* sistêmico do abemaciclib é de 26 ℓ/h (CV = 51%), com meia-vida de eliminação de 18,3 h (CV = 72%). É extensamente metabolizado pelo CIP3A4, sendo a via hepatobiliar a principal via de eliminação; 81% da dose administrada são recuperados nas fezes, principalmente na forma de metabólitos, e 3% na urina. Não há necessidade de ajuste de dose do abemaciclib em pacientes com insuficiência renal leve ou moderada (*clearance* de creatinina > 30 mℓ/min).

A eficácia e a segurança do abemaciclib foram estabelecidas em ensaio clínico fase III, randomizado, duplo cego, em pacientes com câncer de mama avançado cujo tumor apresentava receptor hormonal positivo e receptor-2 para o EGF negativo, em que foi constatada progressão da doença apesar de terapia endócrina (Sledge *et al.*, 2017). As pacientes foram randomizadas em proporção 2:1 para receberem fulvestranto + abemaciclib (n = 446) ou fulvestranto + placebo (n = 223). O fulvestranto foi administrado por via IM (500 mg) nos dias 1 e 15

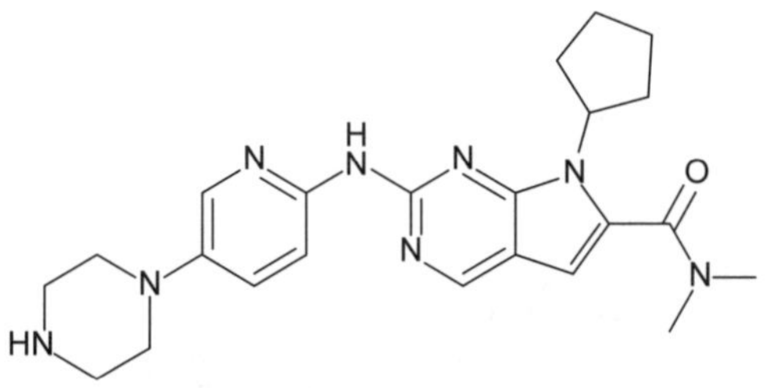

Figura 74.22 Ribociclib.

Número em risco

Ribociclib	334	294	277	257	240	226	164	119	68	20	6	1	0
Placebo	334	279	264	237	217	192	143	88	44	23	5	0	0

—•— Grupo ribociclib —▽— Grupo placebo

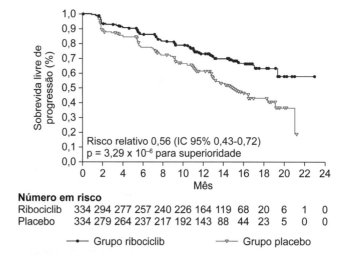

Figura 74.23 Curvas de Kaplan-Meier mostrando tempo de sobrevida livre de progressão da doença em pacientes com câncer de mama avançado, com receptor positivo para HER2 e tratadas com letrozole associado a ribociclib ou a placebo.

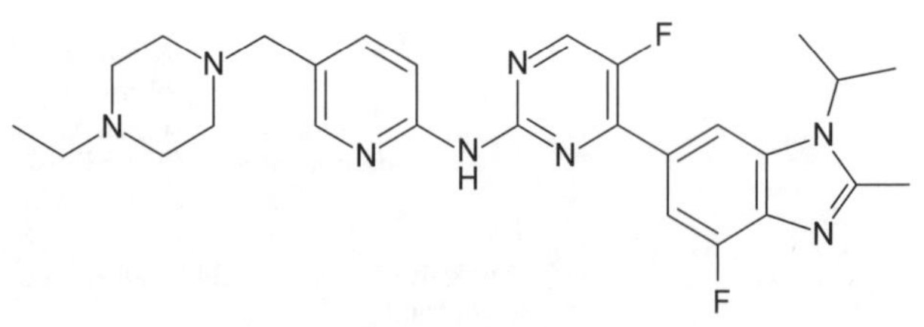

Figura 74.24 Abemaciclib.

do primeiro ciclo e no dia 1 dos ciclos subsequentes (ciclos de 28 dias). O abemaciclib foi administrado por VO, 200 mg a cada 12 h todos os dias; após revisão dos dados de segurança, o abemaciclib foi reduzido para 150 mg 2 vezes/dia. O abemaciclib causou aumento significativo do tempo de sobrevida sem progressão da doença (Figura 74.25).

A dose recomendada em monoterapia é de 200 mg 2 vezes/dia; quando associado ao fulvestranto, a dose recomendada é de 150 mg, 2 vezes/dia, podendo ser ingerido com ou sem alimentos. Os eventos adversos mais comuns (incidência > 20%) são diarreia, neutropenia, náuseas, dor abdominal, infecções, fadiga, anemia, leucopenia, anorexia, vômitos, cefaleia e trombocitopenia.

O abemaciclib parece ser mais bem tolerado quando comparado com o palbociclib e o ribociclib, visto que reações adversas importantes são observadas em 55% dos pacientes tratados com abemaciclib e 70 a 80% dos pacientes tratados com o palbociclib ou ribociclib (Klein *et al.*, 2018). Neutropenia graus 3 e 4 ocorrem em aproximadamente 60% dos pacientes em uso de palbociclib ou ribociclib (Asghar *et al.*, 2015), em comparação com 21% dos pacientes tratados com abemaciclib. Por outro lado, 10% dos pacientes tratados com abemaciclib apresentam diarreia grau 3, o que é raramente observado com os outros dois inibidores de CDK4/6 (Hortobagyi *et al.*, 2016).

INIBIDORES DA HISTONA DEACETILASE

Histona deacetilases

As histonas são proteínas altamente alcalinas encontradas no núcleo de células eucarióticas que empacotam e organizam o DNA em unidades estruturais chamadas nucleossomos. Elas constituem os principais componentes proteicos da cromatina e têm importante papel na regulação gênica. As histonas são modificadas por processos epigenéticos como metilação, acetilação, fosforilação e ubiquitinação (Wan *et al.*, 2018).

A carcinogênese não pode ser explicada somente por alterações genéticas, mas também envolve processos epigenéticos (metilação do DNA, modificações de histonas e desregulação do RNA não codificante). Algumas modificações de histonas, como a deacetilação da lisina das histonas H3 e H4, causam descondensação da cromatina (Li *et al.*, 2010). Essas alterações influenciam a transcrição gênica, como a *up-regulation* de vários antioncogenes e de genes envolvidos no reparo do DNA (Perri *et al.*, 2017). Portanto, os processos epigenéticos tornaram-se alvo terapêutico para várias doenças, inclusive o câncer (Eckschlager *et al.*, 2017).

Há 18 histonas deacetilases (HDAC) em humanos, as quais são classificadas em três grupos principais baseados em sua homologia com as proteínas de leveduras. A classe I inclui HDAC1, HDAC2, HDAC3 e HDAC8 e apresentam homologia com a RPD3 das leveduras. A classe IIa é constituída pelas HDAC4, HDAC5, HDAC7 e HDAC9 e apresenta homologia com a HDA1 das leveduras. As histonas deacetilases HDAC6 e HDAC10 têm dois sítios catalíticos e são classificadas como pertencentes à classe IIb, enquanto a HDAC11 tem resíduos conservados no seu centro catalítico, que são comuns às deacetilases tanto da classe I como da classe II e, algumas vezes, é classificada como sendo pertencente à classe IV. Essas HDAC têm zinco no seu sítio catalítico e são inibidas por fármacos tipo tricostatina A e vorinostate (Dokmanovic *et al.*, 2007). A classe III das HDAC inclui sirtuínas, que apresentam homologia com a Sir2 das leveduras, têm necessidade absoluta de NAD$^+$, não contêm zinco no seu sítio catalítico e não são inibidas por fármacos como a tricostatina A e o vorinostate.

As HDAC são conhecidas como histonas deacetilases porque as histonas foram consideradas o alvo mais importante das HDAC, entretanto, estudos filogenéticos indicam que as HDAC precederam as histonas no processo evolutivo (Gregoretti *et al.*, 2004). Atualmente, há mais de 50 proteínas não histonas que foram identificadas como substratos para uma ou outra HDAC. Esses substratos incluem proteínas com papel regulatório na proliferação, migração e morte celular. Essas enzimas deveriam ser classificadas como lisina deacetilases. As HDAC catalisam a deacetilação dos resíduos de alfa-acetil lisina localizados no aminoterminal das histonas.

As HDAC da classe I estão localizadas no núcleo, enquanto as da classe II movem-se entre o núcleo e o citoplasma. Estudos feitos com *knock-out* de diferentes HDAC da classe I ou da classe II indicam que as HDAC da classe I estão envolvidas na sobrevivência e na proliferação celular, enquanto as HDAC da classe II apresentam papéis mais específicos segundo o tecido.

Alterações tanto de acetiltransferases como de histonas deacetilases são encontradas em vários tipos de câncer em humanos (Dokmanovic

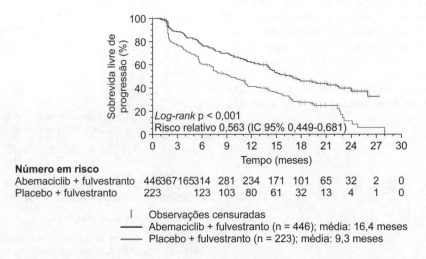

Figura 74.25 Curvas de Kaplan-Meier mostrando tempo de sobrevida livre de progressão da doença em pacientes com diagnóstico de câncer de mama avançado (que progrediu apesar de terapia endócrina) e tratadas com fulvestranto associado a abemaciclib ou a placebo.

e Marks, 2005), porém, mutações estruturais nas HDAC raramente são observadas em câncer. Por outro lado, alterações da expressão de HDAC foram observadas em vários tipos de câncer, por exemplo as expressões da HDAC3 e da HDAC3 estão aumentadas no câncer de cólon (Wilson *et al.*, 2006) e a expressão da HDAC1 está aumentada no câncer gástrico, enquanto a reduzida expressão da HDAC5 e da HDAC10 está associada a prognóstico reservado em pacientes com câncer de pulmão. A acetilação de histonas está geralmente associada ao aumento da transcrição gênica, enquanto a deacetilação de histonas está geralmente associada à repressão gênica (West e Johnstone, 2014).

Inibidores de histonas deacetilases

A acetilação de histonas é um importante mecanismo regulatório que controla a transcrição de aproximadamente 2 a 10% dos genes (Mariadason *et al.*, 2000). A deacetilação de histonas causa condensação da cromatina, enquanto a descondensação é resultado do aumento da acetilação (Li *et al.*, 2010). A atividade aberrante das HDAC está associada a eventos oncogênicos críticos. O *knock-down* de HDAC individuais, como HDAC1, HDAC2, HDAC3 e HDAC6, em uma ampla gama de tumores de cólon, mama, pulmão e de leucemia pró-mielocítica aguda causa apoptose e inibição do ciclo celular, fazendo a atividade das HDAC ter papel essencial na sobrevivência de células tumorais. A deacetilação direta da proteína supressora de tumor, a proteína p53, pelas HDAC leva a uma redução da atividade transcricional (Luo *et al.*, 2000),

Os inibidores de HDAC podem atuar especificamente em apenas alguns tipos de HDAC (inibidores seletivos para isoformas) ou atuar contra todas as HDAC (pan-inibidores). Atualmente, os inibidores de HDAC podem ser classificados em cinco grupos:

- Ácidos hidroxâmicos (hidroxamatos)
- Ácidos graxos de cadeias curtas (alifáticos)
- Benzamidas
- Tetrapeptídios cíclicos
- Inibidores de sirtuínas.

Vorinostate (Zolinza®)

É um derivado suberoilanilídico do ácido hidroxâmico (Figura 74.26). Foi o primeiro inibidor de HDAC a ser aprovado pela FDA para tratamento de linfoma cutâneo de células T (CTCL) recidivantes ou refratários a tratamento (Eckschlager *et al.*, 2017). O vorinostate inibe as HDAC das classes I e II (Mann *et al.*, 2007a).

Após a administração oral de vorinostate 400 mg em pacientes com câncer avançado, o T$_{máx}$ variou entre 0,5 e 1,5 h quando administrado em jejum e aproximadamente 2,5 h quando ingerido com alimentos gordurosos, sendo que, nesse caso, houve aumento de 33% da biodisponibilidade, o que não é considerado clinicamente significativo. O vorinostate é ligado às proteínas plasmáticas (71%) e é metabolizado por glucoronidação e betaoxidação, sendo que ambos os metabólitos (O-glucoronídeo e o ácido 4-anilino-4-oxobutanoico) são farmacologicamente inativos. É eliminado essencialmente por metabolização, sendo que menos de 1% da dose administrada é encontrada na urina como fármaco inalterado. Aproximadamente 52 ± 13,3% da dose administrada é recuperada na urina na forma de metabólitos. A meia-vida de eliminação do vorinostate e de seu metabólito glucoronídeo é de aproximadamente 2 h, sendo a do ácido 4-anilino-4-oxobutanoico de aproximadamente 11 h.

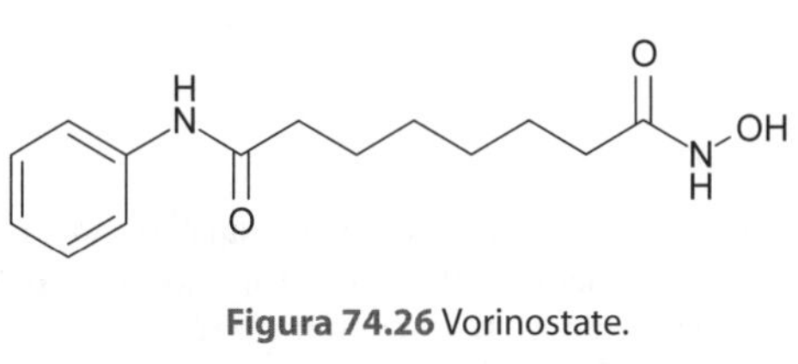

Tabela 74.1 Reações adversas relatadas por mais de 0% dos pacientes.

Reações adversas	Todas as reações adversas relatadas – n (%)	
	Todos os graus	Graus 3 a 5
Diarreia	38 (51)	0
Fadiga	38 (51)	5 (7)
Náuseas	32 (43)	3 (4)
Anorexia	20 (27)	2 (3)
Disgeusia	20 (27)	0
Perda de peso	15 (20)	1 (1)
Alopecia	14 (19)	0
Calafrios	13 (18)	1 (1)
Constipação intestinal	12 (16)	0
Espasmos musculares	12 (16)	2 (3)
Tontura	11 (15)	1 (1)
Vômito	11 (15)	1 (1)
Prurido	10 (14)	1 (1)
Cefaleia	9 (12)	0
Edema periférico	9 (12)	0
Infecção do trato respiratório superior	9 (12)	0
Xerostomia	8 (11)	0

A eficácia do vorinostate foi estabelecida em ensaio clínico aberto, braço-único, em pacientes acima de 18 anos de idade com diagnóstico confirmado de linfoma cutâneo de células T avançado (estadiamento IB ou superior), com sinais de progressão da doença após terapias sistêmicas, na qual uma delas deveria conter bexaroteno (exceto pacientes intolerantes a esse fármaco). O tratamento foi iniciado com a dose diária de 400 mg, administrada 1 vez/dia com alimentos. A dose poderia ser reduzida para 300 mg/dia dependendo da toxicidade observada. O tratamento foi mantido até que ocorressem sinais de progressão da doença, toxicidade inaceitável ou retiro do consentimento pelo paciente (Mann *et al.*, 2007b). O objetivo primário foi avaliação da taxa de resposta da doença de pele utilizando o SWAT (do inglês *severity-weighted assessment tool*). O vorinostate causou 30% de melhora do SWAT em relação à linha de base (IC 95% 18,5-42,6%) nos pacientes com estadiamento IB ou superior. A Tabela 74.1 ilustra os eventos adversos com incidência maior que 10% dos 74 pacientes que participaram do estudo.

O linfoma cutâneo de células T é uma doença rara com evolução clínica prolongada, sendo que a sobrevida de 5 anos pode chegar a 65% dos pacientes com diagnóstico de estadiamento IIB e 15% nos pacientes com estadiamento IVB, o que torna impraticável a realização de estudos randomizados com poder estatístico adequado. A resposta obtida nesse estudo (30%) foi considerada benéfica para os pacientes e, portanto, o fármaco foi aprovado pela FDA para essa indicação.

Belinostate (Beleodaq®)

Trata-se de um derivado sulfonamídico do ácido hidroxâmico que atua em todas as HDAC (pan-inibidor) dependentes de zinco, apresentando alta afinidade pelas HDAC da classe I (HDAC 1, 2 e 3), mas também pelas HDAC da classe II (HDAC 6, 9 e 10) e também pela HDAC 11 da classe IV (Miller *et al.*, 2003). Embora não esteja claro qual histona deacetilase deva ser inibida para ter resposta terapêutica favorável no linfoma de células T periféricas, acredita-se que quanto mais amplo for o espectro de inibição, maior a eficácia terapêutica (O'Connor *et al.*, 2015).

Os dados farmacocinéticos foram obtidos após administração de doses variando entre 150 e 1.200 mg/m² em pacientes com câncer. O

Figura 74.26 Vorinostate.

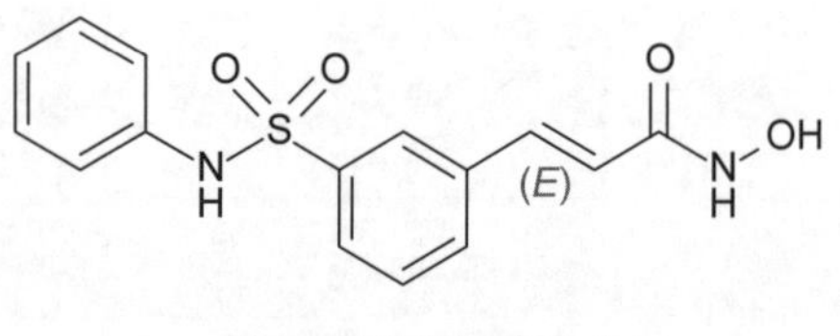

Figura 74.27 Belinostate.

clearance sistêmico foi calculado em 1.240 mℓ/min, com uma meia-vida de eliminação de 1,1 h. O volume de distribuição do belinostate aproxima-se do volume de água total no organismo (0,7 ℓ/kg); o belinostate apresenta alta ligação às proteínas plasmáticas (92,9 a 95,8%). É primariamente metabolizado pelo fígado pela UGT1A1, mas também é substrato para CIP2A6, CIP2C9 e CIP3A4, responsáveis pela formação do ácido belinostático e da amida belinostática. As enzimas responsáveis pela formação do metilbelinostate e do ácido 3-(anilinosulfonil)-benzenecarboxílico ainda não foram identificadas. O belinostate (Figura 74.27) é eliminado predominantemente por metabolismo, sendo que menos de 2% da dose é recuperada na urina na forma de fármaco inalterado. Todos os metabólitos são geralmente eliminados na urina nas primeiras 24 h.

A eficácia do belinostate foi demonstrada em ensaio clínico fase II em pacientes com diagnóstico confirmado de linfoma de células T periféricas (PTCL, do inglês *peripheral T-cell lymphoma*), que apresentaram progressão da doença após tratamento prévio e que, portanto, apresentavam prognóstico reservado. Um total de 129 pacientes foi admitido no estudo e eles haviam recebido previamente, em média, duas terapias sistêmicas. O belinostate foi administrado na dose de 1.000 mg/m² em infusão IV de 30 min nos dias 1 e 5, a cada 21 dias. A Figura 74.28 mostra o efeito do belinostate na sobrevida global.

As reações adversas de graus 3 e 4 mais comuns foram anemia (10,8%), trombocitopenia (7%), dispneia (6,2%) e neutropenia (6,2%). As reações adversas mais comuns foram náuseas (42%), fadiga (37%), febre (35%), anemia (32%) e vômitos (29%). Os dados desse estudo levaram a FDA a aprovar a monoterapia com belinostate para tratamento de PTCL refratário ou recidivante.

Panobinostate (Farydak®)

É um derivado do ácido hidroxâmico que inibe as HDAC das classes I, II e IV (Garnock-Jones, 2015). O panobinostate (Figura 74.29) apresenta acentuada atividade citotóxica em células tumorais com mínima toxicidade em células saudáveis. Em estudos pré-clínicos, o panobinostate demonstrou atividade em células de leucemia mieloide aguda, linfoma cutâneo de células T, leucemia mieloide crônica, mieloma múltiplo e também em tumores sólidos como tumores de próstata, mama e pâncreas (Andreu-Vieyra e Berenson, 2014).

O panobinostate é rapidamente absorvido após administração oral, com T_máx de aproximadamente 2 h em pacientes com câncer avançado. Apresenta biodisponibilidade absoluta de 21%, com farmacocinética linear entre as doses de 10 a 30 mg (Greig, 2016). A ligação às proteínas plasmáticas é de aproximadamente 90% e o volume aparente de distribuição calculado é em torno de 1.000 ℓ. É extensivamente metabolizado, sendo que 40% é oxidado pelo CIP3A4, com menor contribuição dos CIP2C19 e CIP2D6. O fármaco inalterado é o responsável pela atividade terapêutica do panobinostate. Foi recuperada na urina cerca de 29 a 51% de uma dose de panobinostate marcada com radioisótipo e de 44 a 77% nas fezes, sendo que o fármaco inalterado foi responsável por < 2,5 e < 3,5% da dose recuperada na urina e nas fezes, respectivamente. O *clearance* estimado foi de 160 ℓ/h, com uma meia-vida de eliminação de aproximadamente 37 h. A biodisponibilidade do panobinostate não foi afetada em pacientes com insuficiência renal leve, moderada ou grave. Em pacientes com insuficiência hepática leve ou moderada, a dose deve ser reduzida e o paciente monitorado em relação a reações adversas.

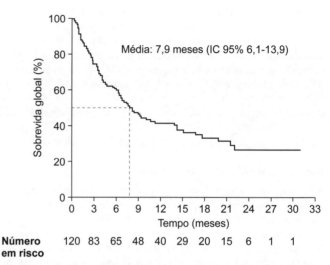

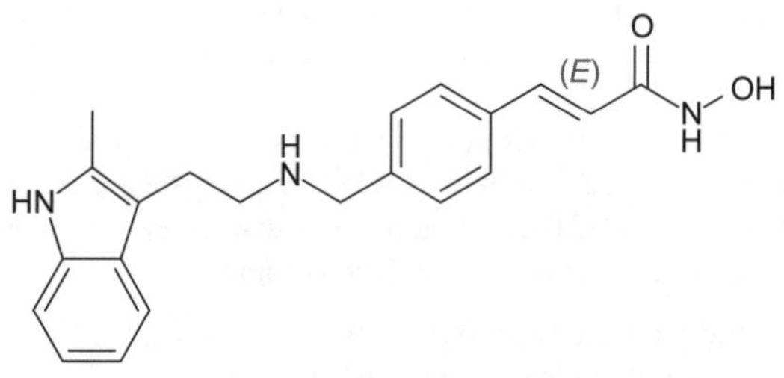

Figura 74.28 Curva de Kaplan-Meier mostrando sobrevida global em pacientes com diagnóstico de linfoma de células T periféricas e tratados com belinostate.

Figura 74.29 Panobinostate.

A eficácia clínica do panobinostate foi demonstrada em ensaio clínico fase III, duplo-cego, multicêntrico, controlado com placebo, realizado em pacientes com diagnóstico de mieloma múltiplo recidivante ou refratário a tratamento e que foram submetidos previamente entre um e três tratamentos (San-Miguel *et al.*, 2014). Os pacientes (n = 768) foram randomizados para serem tratados com panobinostate + bortezomib + dexametasona (n = 387) ou com placebo + bortezomib + dexametasona (n = 381). O objetivo primário foi tempo de sobrevida sem progressão da doença. O panobinostate foi administrado VO, na dose de 20 mg 3 vezes/semana. O bortezomib foi administrado IV (1,3 mg/m²) nos dias 1, 4, 8 e 11 de cada ciclo de 3 semanas, enquanto a dexametasona (20 mg) foi administrada VO 4 vezes/semana. Na terceira semana de cada ciclo, o paciente não recebia medicação. Conforme ilustrado na Figura 74.30, o panobinostate aumentou o tempo de sobrevida sem progressão da doença quando comparado ao braço placebo.

Reações adversas sérias foram observadas em 60% e 42% dos pacientes tratados com panobinostate e placebo, respectivamente. As reações adversas e as alterações laboratoriais de graus 3 e 4 observadas foram trombocitopenia (67% *vs.* 31%), linfopenia (53% *vs.* 40%), diarreia (26% *vs.* 8%), astenia (24% *vs.* 12%) e neuropatia periférica (18% *vs.* 15%) nos grupos tratados com panobinostate ou placebo, respectivamente.

A recomendação terapêutica do panobinostate para tal indicação é de 20 mg VO nos dias 1, 3, 5, 8, 10 e 12 de cada ciclo de 21 dias, no máximo de 8 ciclos.

Romidepsina (Istodax®)

Trata-se de um depsipeptídio bicíclico que atua como inibidor de HDAC. As HDAC catalisam a remoção do grupo acetil dos resíduos de lisina acetilados das histonas, resultando na modulação da expressão

Número em risco

Panobinostate, bortezomib e dexametasona	387	288	241	202	171	143	113	89	69	52	44	35	26	18	13	10	5	3	0
Placebo, bortezomib e dexametasona	381	296	235	185	143	114	89	64	42	32	24	18	12	5	5	3	2	0	0

—■— Panobinostate, bortezomib e dexametasona
—△— Placebo, bortezomib e dexametasona
Risco relativo 0,63, IC 95% 0,52-0,76; p < 0,0001

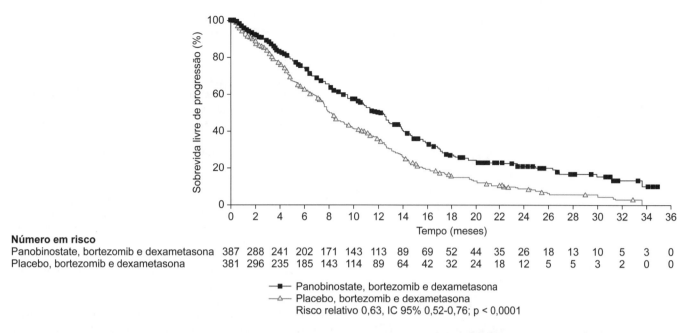

Figura 74.30 Curvas de Kaplan-Meier mostrando tempo de sobrevida livre de progressão da doença em pacientes com mieloma múltiplo recidivante ou refratário e tratados com bortezomib e dexametasona associados a panobistate ou a placebo.

gênica. A romidepsina (Figura 74.31) exerce seu efeito antitumoral por meio da inibição das histonas deacetilases. A romidepsina é um pró-fármaco que é reduzido ao seu metabólito ativo por meio da glutationa. O metabólito ativo inibe as enzimas HDAC da classe I e apresenta baixa atividade em relação às da classe II (Bertino e Otterson, 2011).

A romidepsina tem farmacocinética linear entre as doses de 1 a 24,9 mg/m^2 quando administrada por infusão IV durante 4 h em pacientes com câncer avançado. Liga-se às proteínas plasmáticas (92 a 94%), predominantemente à glicoproteína ácida alfa-1. Ela sofre extenso metabolismo primariamente pelo CIP3A4, mas CIP3A5, CIP1A1, CIP2B6 e CIP2C19 também podem contribuir. A meia-vida de eliminação é de aproximadamente 3 h. Estudos farmacocinéticos populacionais indicam que a farmacocinética da romidepsina não está alterada em pacientes com insuficiência renal leve, moderada ou grave (Kim *et al.*, 2012).

O marcador farmacodinâmico primário da romidepsina é a acetilação de histonas. Aumento de 1,46 a 3 vezes de histonas acetiladas (H3/H4) foi detectado em células mononucleares de sangue periférico de pacientes tratados com romidepsina (Bates *et al.*, 2010). Esse efeito farmacodinâmico persiste por 4 a 48 h após a administração do fármaco, apesar de sua meia-vida de eliminação ser curta. O aumento da concentração de histonas acetiladas parece ser dependente da dose e inversalmente proporcional ao *clearance*.

A eficácia terapêutica da romidepsina foi avaliada em pacientes com linfoma cutâneo de células T. Ensaio clínico fase II, multicêntrico, braço único e aberto foi realizado em pacientes com diagnóstico de linfoma cutâneo de células T, com estadiamento IB-IVA, com experiência de insucesso anterior com terapia sistêmica (Kim *et al.*, 2015). Os pacientes foram tratados com romidepsina 14 mg/m^2 IV por 4 h nos dias 1, 8 e 15 em cada ciclo de 28 dias, por no máximo 6 ciclos. O objetivo primário foi a taxa de resposta ao tratamento, calculada somando-se a incidência de remissão completa (CR) e de remissão parcial (PR), conforme ilustrado na Tabela 74.2.

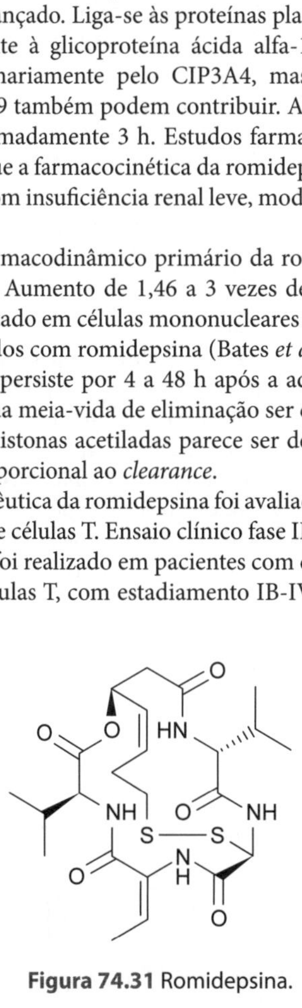

Figura 74.31 Romidepsina.

Tabela 74.2 Taxa de resposta em pacientes com linfoma cutâneo de células T tratados com romidepsina.

Respostas	Todos os pacientes (n = 96)
Resposta global, n (%)	33 (34)
Remissão completa, n (%)	6 (6)
Remissão parcial, n (%)	27 (28)
Tempo para resposta em meses, mediana (intervalo)	1,9 (0,9-4,8)
Duração da resposta em meses, mediana (variação)	15 (< 0,1+ –19,8+) 1

As reações adversas mais comuns (incidência > 10%) relacionadas ao tratamento foram náuseas (54%), astenia (43%), vômito (27%), anorexia (19%), trombocitopenia (14%), diarreia (13%), cefaleia (13%) e anemia (10%).

INIBIDORES DA VIA UBIQUITINA-PROTEASSOMA

Proteassoma

A destruição organizada das proteínas regulatórias do ciclo celular é crítica para o controle de processos celulares associado ao câncer. A via ubiquitina-proteassoma, responsável pelo processamento de mais de 80% das proteínas, é o principal mecanismo para degradação de proteínas, incluindo aquelas envolvidas no processo de regulação do ciclo celular (Adams, 2002). As proteínas são selecionadas para serem destruídas pelo proteassoma por meio da introdução de múltiplas moléculas de ubiquitina (Figura 74.32).

O proteassoma 26S é um complexo cilíndrico de 2.000 kDa com um componente central catalítico (proteassoma 20S) no qual um componente regulatório 19S está acoplado em cada extremidade (Figura 74.33).

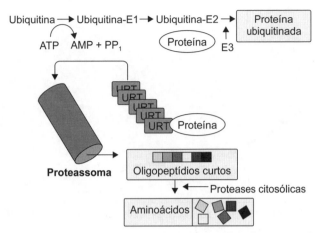

Figura 74.32 Via ubiquitina-proteassoma dependente de ATP. UBI: ubiquitina; E1: enzima ativadora da ubiquitina; E2: enzima conjugadora da ubiquitina; E3: ligase da ubiquitina.

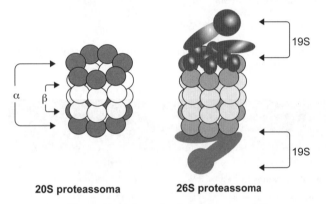

Figura 74.33 Estrutura do proteassoma 26S.

Essa subunidade 19S reconhece e liga-se à proteína poliubiquitinada e cliva a cadeia de poliubiquitina da proteína a ser degradada. A proteína, então, é desdobrada e transportada para o proteassoma 20S, onde será degradada em peptídios contendo de 3 a 25 aminoácidos (Adams, 2004). Após o transporte das proteínas até o proteassoma, as moléculas de ubiquitina são recicladas. O proteassoma 20S é composto de quatro anéis empilhados, sendo dois anéis externos (anéis alfa) e dois anéis internos (anéis beta), nos quais ocorre a proteólise. Cada anel beta é formado por sete subunidades contendo três sitios enzimáticos ativos (beta-1, beta-2 e beta-5), com atividade próximas de tripsina (preferência por resíduos de arginina ou lisina), quimiotripsina (preferência por tirosina ou fenilalanina na posição P1) e hidrolase peptídica pós-acídica (preferência por aspartato, glutamato ou demais resíduos ácidos). A função das outras quatro subunidades beta ainda é desconhecida.

Os proteassomas são encontrados tanto no núcleo como no citoplasma de células eucarióticas, e essa distribuição varia de acordo com o tipo de célula e tecido. Até a descoberta dos proteassomas, acreditava-se que os lisossomas constituíam o principal mecanismo de degradação de proteínas no citoplasma. Atualmente, considera-se que os proteassomas sejam o mecanismo intracelular chave para a degradação proteica e que essa função é essencial para a manutenção da fisiologia celular.

Inibidores do proteassoma

Os inibidores mais importantes do proteassoma são agrupados em cinco classes:

- Aldeídos peptídicos
- Sulfonas vinilpeptídicas
- Boronatos peptídicos
- Epoxicetonas peptídicas
- Betalactonas.

Todos esses grupos de fármacos reagem com o resíduo de treonina no sítio ativo do proteassoma. Para efeito de desenvolvimento de novos inibidores para uso clínico, algumas características devem ser evitadas, como instabilidade metabólica, ausência de especificidade enzimática e ligação irreversível ao proteassoma (Almond e Cohen, 2002). Entretanto, conforme será visto a seguir, o carfilzomib foi aprovado pela FDA e causa ligação irreversível ao proteassoma.

Bortezomib (Velcade®)

Trata-se de um dipeptídio borônico que causa uma inibição reversível com a subunidade catalítica beta-5 do proteassoma 20S (Arastu-Kapur et al., 2011). O ácido borônico da molécula do bortezomib liga-se ao grupo hidroxila da treonina formando um complexo no sítio ativo da subunidade beta-5, inibindo desse modo a atividade de quimiotripsina do proteassoma (Chen et al., 2011). Foi o primeiro inibidor de proteassoma aprovado para uso clínico.

A eficácia clínica do bortezomib (Figura 74.34) foi avaliada em ensaio clínico fase III, aberto, multicêntrico, em 669 pacientes com diagnóstico de mieloma múltiplo progressivo já submetidos anteriormente entre uma e três terapias sistêmicas. Pacientes no grupo do bortezomib (n = 333) receberam oito ciclos de 3 semanas, no qual o bortezomib foi administrado via IV 1,3 mg/m^2 2 vezes/semana nos dias 1, 4, 8 e 11, seguido de descanso por 10 dias. Após os oito ciclos de 3 semanas, os pacientes foram tratados com três ciclos de 5 semanas, nos quais o bortezomib foi administrado IV (1,3 mg/m^2), 1 vez/semana, nos dias 1, 8, 15 e 22, seguido de 13 dias de descanso. Os pacientes no grupo da dexametasona (n = 336) foram tratados com quatro ciclos de 5 semanas, com dexametasona 40 mg/dia VO, administrada nos períodos 1 a 4, 9 a 12 e 17 a 20, seguidos de 15 dias de descanso e depois 5 ciclos de 4 semanas, quando a dexametasona 40 mg/dia VO foi administrada no período 1 a 4, seguida de 24 dias de descanso. O bortezomib foi superior à dexametasona (Figura 74.35).

As reações adversas mais comuns foram astenia (61%), náuseas e diarreia (57%), constipação intestinal (42%), neuropatia periférica (36%), vômitos, febre, trombocitopenia e alterações psiquiátricas (35%), anorexia (34%), anemia e cefaleia (26%) e tosse (21%). As reações adversas sérias foram febre (6%), diarreia (5%), dispneia e pneumonia (4%) e vômitos (3%).

Carfilzomib (Kyprolis®)

Inibidor seletivo do proteassoma aprovado para tratamento de mieloma múltiplo recidivante ou refratário ao tratamento. Sua estrutura difere da do bortezomib, visto ser um tetrapeptídio com uma epoxicetona na extremidade (Figura 74.36) e liga-se de maneira irreversível à atividade de quimotripsina do proteassoma, causando uma inibição mais prolongada que a inibição reversível do bortezomib e também com aumento de especificidade, o que pode explicar a habilidade do carfilzomib de superar a resistência ao bortezomib observada *in vitro* e *in vivo* (Redic, 2013).

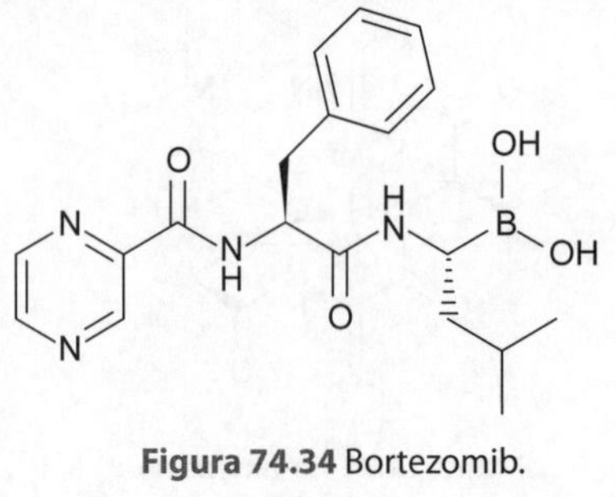

Figura 74.34 Bortezomib.

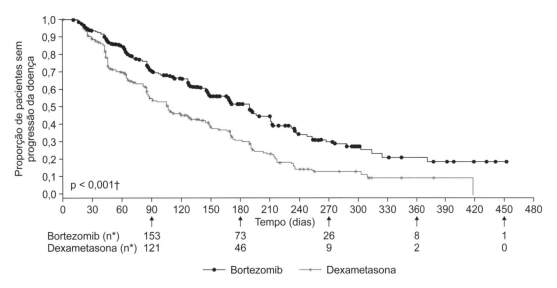

Figura 74.35 Curvas de Kaplan-Meier mostrando tempo de sobrevida sem progressão da doença em pacientes com mieloma múltiplo progressivo tratados com bortezomib ou dexametasona. * Pacientes restantes após o tempo indicado. † Valor p do teste *log-rank*.

O carfilzomib apresenta farmacocinética linear entre as doses de 20 a 56 mg/m² quando administrado por infusão IV com duração entre 2 e 10 min. Apresenta alta ligação às proteínas plasmáticas (97%), com volume de distribuição de 28 ℓ, sendo extensivamente metabolizado por peptidases, sem envolvimento das enzimas do CIP450. O *clearance* sistêmico do carfilzomib varia entre 151 e 263 ℓ/h, excedendo o fluxo hepático, indicando que é extra-hepático. A meia-vida de eliminação é menor que 1 h e 25% da dose administrada é eliminada na urina como metabólitos. Não há necessidade de ajuste de dose em pacientes com insuficiência renal leve, moderada ou grave.

A eficácia clínica do carfilzomib foi avaliada em ensaio clínico realizado em 792 pacientes com diagnóstico de mieloma múltiplo recidivante. Pacientes foram randomizados para receber carfilzomib administrado por infusão IV de 10 min (inicialmente 20 mg/m², aumentando posteriormente para 27 mg/m²) nos dias 1, 2, 8, 9, 15 e 16 em ciclos de 3 semanas, associado com lenalidomida 25 mg/dia VO, administrada diariamente, e dexametasona 40 mg VO, administrada nos dias 1, 8, 15 e 22 (n = 396). O grupo controle foi tratado com lenalidomida e dexametasona conforme mencionado (n = 396). O objetivo primário foi tempo de sobrevida sem progressão da doença (Stewart *et al.*, 2015). A associação de carfilzomib ao tratamento clássico realizado com lenalidomida e dexametasona causou aumento significativo do tempo de sobrevida sem progressão da doença (Figura 74.37).

As reações adversas de graus 3 e 4 foram observadas em 83,7 e 80,7% dos pacientes tratados com carfilzomib e do grupo controle. Reações adversas observadas no grupo tratado com carfilzomib e com incidência superior a 5% quando comparado com o grupo controle foram hipopotassemia, tosse, infecções do trato respiratório superior, diarreia, febre, hipertensão, trombocitopenia, nasofaringite e espasmos musculares.

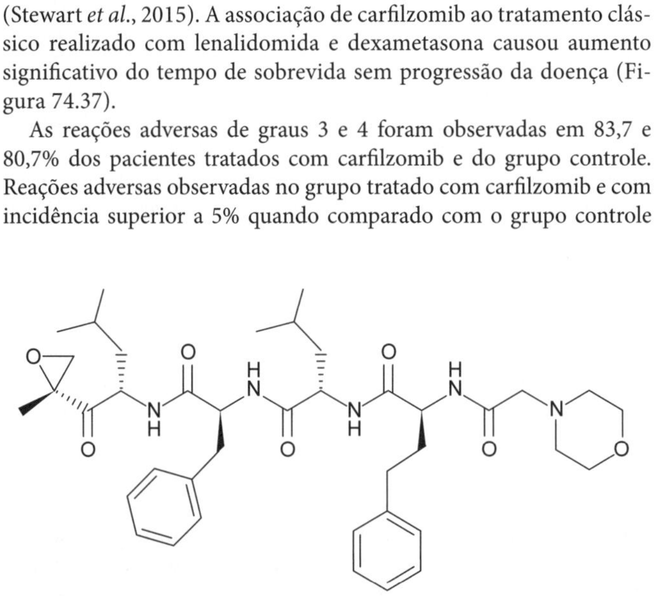

Moduladores de cereblon

Conforme mencionado anteriormente, a homeostase das proteínas é regulada sobretudo pela ação da via ubiquitina-proteassoma, a qual foi inicialmente descrita ao se estudar a degradação da globina em lisados de reticulócitos (Ciehanover *et al.*, 1978). Esses pesquisadores demonstraram que as proteínas eram degradadas de uma maneira dependente de ATP por meio da conjugação covalente de um fator proteolítico (APF-1), identificado posteriormente como ubiquitina (Collins *et al.*, 2017). Eventualmente, demonstrou-se que a degradação mediada pela ubiquitina ocorre por uma cascata enzimática que se inicia com a ativação da ubiquitina pela enzimas ligase de ubiquitina E1 (UBE) e pelas enzimas ativadoras-modificadoras de ubiquitina (UBA) 1 a 6. A ubiquitina ativada é então transferida para a enzima conjugadora de ubiquitina E2, que apresenta 30 exemplos. Subsequentemente, os membros da família ligase 3 (formada por aproximadamente 600 enzimas) transferem a ubiquitina para o substrato proteico, o alvo do processo de degradação (Bett, 2016). A poliubiquitinação ocorre pela criação de pontes isopeptídicas entre o C-terminal da glicina da ubiquitina e o N-terminal da metionina ou um dos vários resíduos de lisina da proteína-substrato da ubiquitina. Assim, a ligação de várias moléculas de ubiquitina pela conjugação com resíduos de lisina 48 está associada à degradação de proteínas via proteassoma. Poliubiquitinação via resíduos de lisina 73 está associada à criação de base (*scaffold*) para sinalização celular e outros processos biológicos críticos (Komander e Rape, 2012). A ubiquitinação é revertida pelas enzimas deubiquitinases (há aproximadamente 100 delas) que são proteases (McClurg e Robson, 2015).

A ligase 3 de ubiquitina é uma proteína que identifica a enzima conjugadora de ubiquitina E2 que foi carregada com ubiquitina e catalisa a transferência da ubiquitina da enzima E2 para a proteína alvo, a qual será destruída subsequentemente pelo proteassoma. As ligases E são constituídas de quatro diferentes classes de enzimas. Essas classes incluem as E3, que apresentam, por exemplo, o domínio RING (do inglês *really interesting new gene*), este que reconhece as proteínas alvo e modula a transferência da ubiquitina da enzima conjugadora de ubiquitina E2. A maior família das ligases E3 são as ligases CUL-RING (CRL), as quais participam de muitos processos celulares (Sang *et al.*,

Figura 74.36 Carfilzomib.

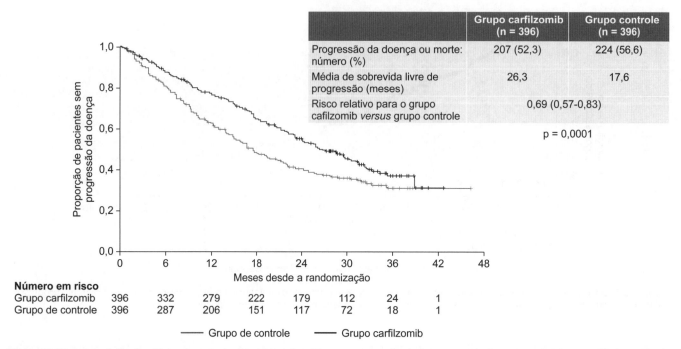

Figura 74.37 Curvas de Kaplan-Meier mostrando tempo de sobrevida sem progressão da doença em pacientes com mieloma múltiplo recidivante tratados com lenalidomida e dexametasona associadas a carfilzomib ou a placebo.

2015). A maior parte das ligases E3 CRL é montada de uma forma modular, em que a proteína culina (CUL) atua como base (*scaffold*) para a montagem dos complexos multissubunitários CRL. Esses complexos funcionais consistem nas seguintes subunidades: a proteína CUL responsável pelo reconhecimento do substrato; uma proteína adaptadora (*adaptor protein*); uma ligase E3 RING que se liga à enzima conjugadora de ubiquitina E2 e catalisa a transferência da ubiquitina para os substratos específicos. A Figura 74.38 mostra os componentes principais desse complexo da ligase E3. Nesse exemplo, a proteína 1 que se liga ao DNA danificado (DDB1, do inglês *DNA damage-binding protein 1*) está ilustrada como proteína adaptadora e CUL4 serve como base (*scaffold*). Substratos que interagem com a DDB1 são chamados de fatores associados à DDB1 ou à CUL4 (ilustrados como DCAF na Figura 74.38). Há um grande número de DCAF, incluindo cereblon, que estão envolvidos na seleção de vários substratos para ubiquitinação, resultando na regulação de uma ampla gama de processos celulares essenciais, como reparação ao DNA, replicação do DNA e remodelamento da cromatina (Lee e Zhou, 2007). A proteína ROC1 é o *dedo* da ligase E3 RING (Figura 74.38). O cereblon é uma proteína com 442 aminoácidos localizada no citoplasma, núcleo e membrana celular em cérebro humano e outros tecidos (Wada *et al*, 2016).

A talidomida, a lenalidomida e a pomalidomida são fármacos utilizados por VO para tratamento de várias neoplasias, como mieloma múltiplo, linfoma linfocítico crônico e linfoma de células B-grandes (Shi e Chen, 2017). A talidomida foi inicialmente introduzida como sedativo na década de 1950 para prevenir êmese matinal gravídica, mas foi verificado que esse fármaco induzia teratogênese, sendo retirado do mercado na década de 1960. O alvo molecular da talidomida permaneceu obscuro até 2010, quando então foi demonstrado que ela se liga diretamente à proteína cereblon e inibe a sua ubiquitinação (Ito *et al*., 2010). Esse grupo demonstrou que o cereblon era a proteína alvo da talidomida, responsável pela sua ação teratogênica no peixe-zebra (*Danio rerio*). A Figura 74.39 mostra esse mecanismo para o fármaco talidomida, mostrando que o anel glutarimídico da talidomida se liga no cereblon ao sítio hidrofóbico formado por três triptofanos (W). Esse sítio hidrofóbico é altamente conservado evolutivamente, desde *Archea* até mamíferos (Bhogaraju e Dikic, 2014). Vale notar que a porção talimídica não está ligada ao cereblon,

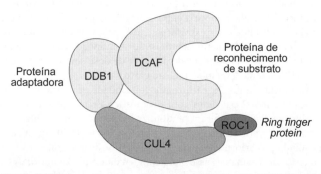

Figura 74.38 Exemplo de um complexo de ligase E3. CUL4: proteína culina 4; DDB1: *DNA binding protein*. DECAF, DDB1 e CUL4-são fatores asssociados.

ficando exposta na superfície dessa proteína e alterando, assim, sua interação com os substratos.

Essa ação da talidomida e de seus análogos estruturais lenalidomida e pomalidomida altera a ubiquitinação e a degradação de fatores de transcrição como Ikaros (IKZF1) e Aiolos (IKZF3). A degradação desses fatores de transcrição depende da presença da talidomida ou de seus análogos, visto que estes são substratos do complexo ligase E3 cereblon (Licht *et al*., 2014). A degradação proteossomal de Ikaros e Aiolos em mieloma múltiplo gera uma *down-regulation* do *c-MYC* seguida por uma redução da expressão do fator 4 regulatório da interferona (IRF4), que está associada à inibição do crescimento e apoptose. Esses resultados indicam um nexo funcional entre Ikaros e Aiolos com a desregulação patológica de *c-MYC* e IRF4 no mieloma múltiplo, capaz de explicar o efeito terapêutico benéfico da talidomida e seus análogos nessa neoplasia (Bjorklund *et al*., 2015).

Talidomida (Thalomid®)

O mecanismo de ação da talidomida é o aumento da degradação dos fatores de transcrição como IKZF1 e IKZF3, que ocorre após a ligação da talidomida ao cereblon. A absorção da talidomida após administração oral é lenta ($T_{máx}$ entre 2 e 5 h); estudos realizados com

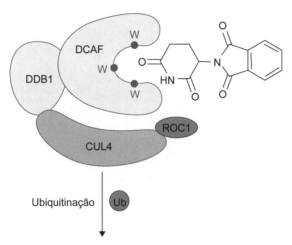

Figura 74.39 Ligação do anel glutaramídico da talidomida ao sítio hidrofóbico do cereblon.

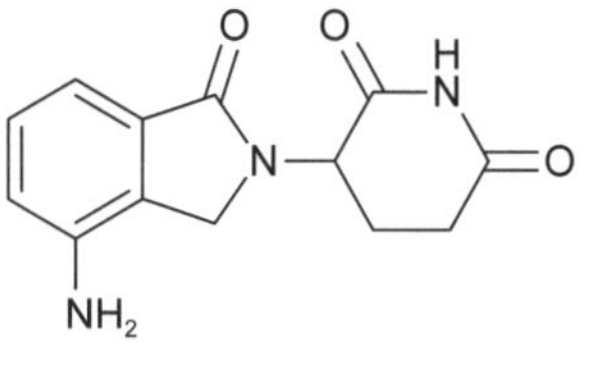

Figura 74.41 Lenalidomida.

administração de talidomida marcada com radioisótopo demonstrou que 90% da radioatividade é recuperada na urina, indicando boa biodisponibilidade, a qual não é influenciada por alimentos. A ligação às proteínas plasmáticas varia entre 55 e 66% e a forma inalterada do fármaco é a principal molécula encontrada na circulação sistêmica. A talidomida não é substrato, indutor ou inibidor das enzimas do CIP450. A meia-vida de eliminação varia entre 5,5 e 7,3 h, sendo que o *clearance* sistêmico varia entre 6 e 12 ℓ/h.

Metanálise realizada comparando a associação de talidomida em pacientes idosos com mieloma múltiplo com melfalana e prednisona demonstrou que a associação é superior ao tratamento realizado com prednisona e melfalana apenas (Fayers *et al.*, 2011) (Figura 74.40).

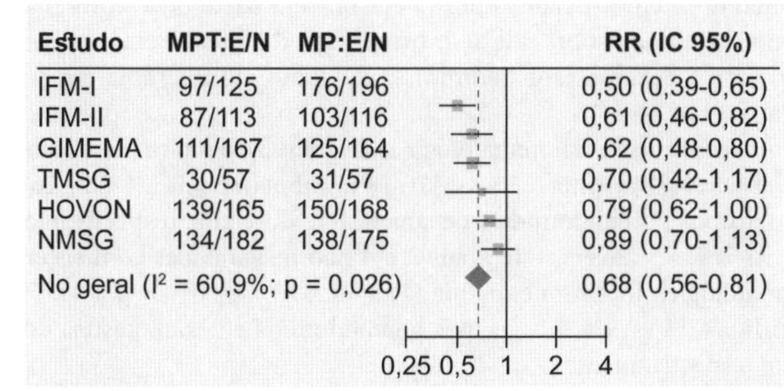

Estudo	MPT:E/N	MP:E/N	RR (IC 95%)
IFM-I	97/125	176/196	0,50 (0,39-0,65)
IFM-II	87/113	103/116	0,61 (0,46-0,82)
GIMEMA	111/167	125/164	0,62 (0,48-0,80)
TMSG	30/57	31/57	0,70 (0,42-1,17)
HOVON	139/165	150/168	0,79 (0,62-1,00)
NMSG	134/182	138/175	0,89 (0,70-1,13)
No geral (I^2 = 60,9%; p = 0,026)			0,68 (0,56-0,81)

Figura 74.40 *Forest plot* mostrando sobrevida livre de doença em pacientes com mieloma múltiplo virgens de tratamento ou tratados com melfalana associada a prednisona ou melfalana associada a prednisona e talidomida. Para cada tratamento e grupo, o número de eventos (E) e de pacientes (N) está indicado.

A dose recomendada para mieloma múltiplo é 200 mg/dia, associada à dexametasona 40 mg/dia nos dias 1 a 4, 9 a 12 e 17 a 20 em cada ciclo de 28 dias. As reações adversas mais comuns (incidência > 20%) são fadiga, hipocalcemia, edema, constipação intestinal, neuropatia sensória, dispneia, fraqueza muscular, leucopenia, neutropenia, *rash* cutâneo, confusão, anorexia, náuseas, ansiedade/agitação, astenia, tremor, febre, perda de peso, tromboembolismo e pele seca.

Lenalidomida (Revlimid®)

É um análogo estrutural da talidomida cujo mecanismo de ação se dá pela interação com a proteína cereblon, um componente do complexo enzimático ligase E3 ubiquitina e culina. A lenalidomida (Figura 74.41) liga-se tanto na DDB1 como no cereblon, causando alteração da ubiquinitinação de proteínas. A lenalidomida causou potente redução da abundância de Ikaros e Aiolos em linhagens celulares de mieloma múltiplo, assim como em amostras tumorais de mieloma múltiplo (Krönke *et al.*, 2014). Importante ressaltar que os níveis de RNA mensageiro de Ikaros e Aiolos não foram alterados com o tratamento da lenalidomida, confirmando a hipótese de que a lenalidomida aumenta a degradação desses fatores por meio de indução da ubiquitinação do IKZF1 e IKZF3, via alteração da ligação dessas proteínas ao cereblon. Esses fatores de transcrição são essenciais para a diferenciação terminal das linhagens de linfócitos B e C. Estudos feitos com silenciamento dos genes (utilizando RNA de interferência) que expressam IKZF1 e IKZF3 demonstraram que o silenciamento inibe o crescimento de linhas tumorais de mieloma múltiplo que eram sensíveis à lenalidomida, mas não das linhas resistentes à lenalidomida. A lenalidomida inibe a proliferação e induz apoptose *in vitro* de alguns tumores hematopoéticos, como o mieloma múltiplo, o linfoma de células do manto e síndromes mielodisplásicas com del(5q).

A lenalidomida é rapidamente absorvida após administração oral, com $T_{máx}$ entre 0,5 e 6 h. Tem farmacocinética linear e a biodisponibilidade não sofre influência importante de alimentação, podendo ser administrada com ou sem alimentos. A ligação às proteínas plasmáticas é baixa (30%), com meia-vida de eliminação de 3 h em voluntários sadios e entre 3 e 5 h em pacientes com mieloma múltiplo, linfoma de células do manto e mielodisplasia. Lenalidomida sofre pouco metabolismo, sendo que os dois metabólitos identificados (5-hidroxilenalidomida e N-acetil-lenalidomida) correspondem a menos de 5% dos níveis de fármaco inalterado na circulação. A eliminação é essencialmente por via renal, sendo que 90% da dose administrada é recuperada na urina e 82% na forma de fármaco inalterado. Em pacientes com insuficiência renal, a dose pode ser ajustada de acordo com o *clearance* de creatinina dos pacientes.

A eficácia clínica da lenalidomida foi avaliada em ensaio clínico fase III em pacientes com diagnóstico de mieloma múltiplo inelegíveis para transplante de medula (Hulin *et al.*, 2016). Os pacientes foram randomizados (n = 1.623) em três grupos (1:1:1):

- Grupo Rdcontínuo (n = 535): lenalidomida (25 mg/dia) por 3 semanas em ciclos de 4 semanas, associada a dexametasona 40 mg nos dias 1, 8, 15 e 22 de cada ciclo, até que fosse observada progressão da doença
- Grupo Rd18 (n = 541): o mesmo tratamento descrito anteriormente, entretanto somente por 18 ciclos (72 semanas)
- Grupo MPT (n = 547): pacientes tratados com melfalana, prednisona e talidomida administradas por 12 ciclos de 42 dias (72 semanas).

O grupo Rdcontínuo apresentou aumento significativo do tempo de sobrevida sem progressão da doença. As reações adversas mais comuns foram diarreia, anemia, constipação intestinal, edema periférico, neutropenia, fadiga, dor lombar, náuseas, astenia e insônia (Figura 74.42). A frequência de infecções foi maior no grupo Rdcontínuo (75%) quando comparado com o grupo MPT (56%).

Pomalidomida (Pomalyst®)

Análogo da talidomida indicado em combinação com dexametasona no tratamento do mieloma múltiplo. O mecanismo de ação se dá pela interação com a proteína cereblon, que é um componente do complexo enzimático ligase E3 ubiquitina e culina. A pomalidomida

	RR (IC 95%)	Valor de p
Rd contínuo *versus* MPT	0,72 (0,61-0,85)	< 0,0001
Rd contínuo *versus* Rd18	0,70 (0,60-0,82)	
Rd18 *versus* MPT	1,03 (0,89-1,20)	

—— 1: Rd contínuo —— 2: Rd18 ········ 3: MPT

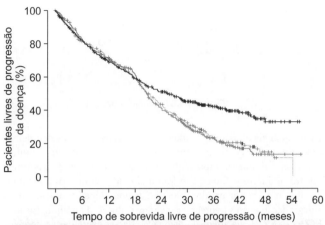

Figura 74.42 Curvas de Kaplan-Meier mostrando tempo de sobrevida livre de progressão da doença em pacientes com diagnóstico de mieloma múltiplo e tratados com lenalidomida associada à dexametasona até detecção de progressão da doença (Rd contínuo), lenalidomida associada à dexametasona por 18 ciclos (Rd18) ou melfalana associada à prednisona e talidomida (MPT).

(Figura 74.43) inibe a proliferação e induz a apoptose de células tumorais hematopoéticas, inclusive em linhagens celulares resistentes à lenalidomida, sendo que esse efeito é potencializado pela associação com dexametasona.

Após a administração de pomalidomida VO, o $T_{máx}$ variou entre 2 e 3 h, sendo que a biodisponibilidade da pomalidomida não é afetada quando ingerida com alimentos. Apresenta ligação às proteínas plasmáticas (12 a 44%), com volume de distribuição aparente variando entre 62 e 138 ℓ. A pomalidomida é metabolizada primariamente pelos CIP1A2 e CIP3A4, com menor contribuição das CIP2C19 e CIP2D6. O *clearance* sistêmico da pomalidomida é de 7 a 10 ℓ/h, com uma meia-vida de eliminação de aproximadamente 9,5 h em voluntários sadios e 7,5 h em pacientes com mieloma múltiplo. Após a administração oral de pomalidomida marcada com radioisótopo, cerca de 73% e 15% da radioatividade foi eliminada na urina e nas fezes, respectivamente, sendo que apenas 2% e 8% na forma de fármaco inalterado. Não há necessidade de ajuste de dose em pacientes com insuficiência renal moderada ou grave. A pomalidomida é substrato para a glicoproteína P (Gay *et al.*, 2013).

A eficácia terapêutica da pomalidomida foi avaliada em ensaio clínico fase III, randomizado, multicêntrico, aberto em pacientes com diagnóstico de mieloma múltiplo recidivante ou refratário, que já tinham sido tratados previamente com bortezomib e lenalidomida (Miguel *et al.*, 2013). Os pacientes foram tratados com pomalidomida (4 mg/dia durante 3 semanas em ciclos de 4 semanas) associada à dose

Figura 74.43 Pomalidomida.

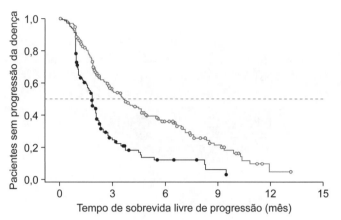

Figura 74.44 Curvas de Kaplan-Meier mostrando tempo de sobrevida livre de progressão da doença em pacientes com diagnóstico de mieloma múltiplo recidivante ou refratário tratados com pomalidomida associada a dose baixa de dexametasona (POM + LD-DEX) ou tratados com dose alta de dexametasona (HD-DEX).

baixa de dexametasona (40 mg/dia nos dias 1, 8, 15 e 22); ambos os fármacos foram administrados por VO (n = 302) ou somente com dose alta de dexametasona (40 mg/dia, nos dias 1 a 4, 9 a 12 e 17 a 20), avaliando a progressão da doença ou toxicidade inaceitável. O objetivo primário foi tempo de sobrevida sem progressão da doença. A pomalidomida associada à dexametasona em baixa dose apresentou maior tempo de sobrevida sem progressão da doença em comparação com a dexametasona administrada como monoterapia em dose alta (Figura 74.44).

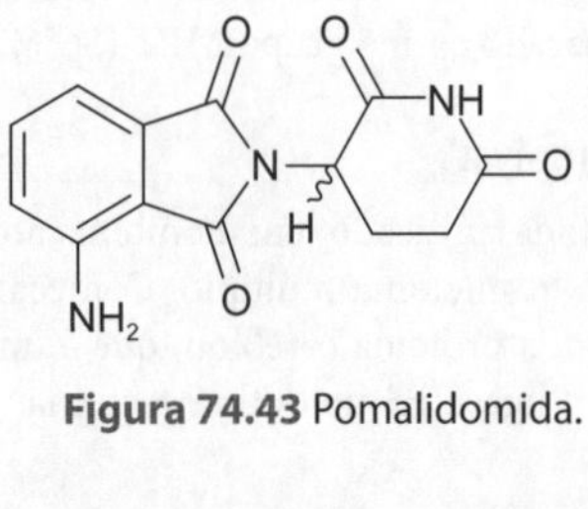

As reações adversas hematológicas de graus 3 e 4 foram neutropenia (48% *vs.* 16%), anemia (33% *vs.* 37%) e trombocitopenia (22% *vs.* 26%) nos grupos pomalidomida e dexametasona dose alta, respectivamente. As reações adversas de graus 3 e 4 não relacionadas com sistema hematológico foram pneumonia (13% *vs.* 8%), dor óssea (7% *vs.* 5%) e fadiga (5% *vs.* 9%) nos grupos pomalidomida e dexametasona dose alta, respectivamente.

RETINOIDES

A vitamina A é obtida de fontes animais e vegetais e tem muitas funções críticas em vários aspectos da biologia humana. Seus derivados naturais e metabólitos (retinoides), como betacaroteno, retinol, retinal, isotretinoína, ácido *all-trans* retinoico (ATRA), ácido 9-cis retinoico e ácido 13-cis retinoico, têm papéis importantes nos processos de crescimento e diferenciação celular e apoptose (Theodosiou *et al.*, 2010).

Os ácidos retinoicos exercem sua função por meio de receptores específicos. Há duas classes de receptores: os receptores dos ácidos retinoicos (RAR) e os receptores retinoicos X (RXR). Cada classe de receptor apresenta três subtipos distintos: alfa, beta e gama. Os retinoides ATRA e fenretinida ligam-se aos receptores RAR, enquanto o betacaroteno e o ácido 13-cis retinoico ligam-se aos receptores RXR. Por outro lado, o ácido 9-cis retinoico liga-se às duas classes de receptores (Connolly *et al.*, 2013). A expressão desses receptores está regulada seja por eles mesmos seja por outros receptores nucleares, como o receptor alfa de estrógeno, ou outros subtipos da mesma família (Ross-Innes *et al.*, 2010). Após a ocupação dos receptores pelos

seus ligantes, os receptores RAR e RXR formam heterodímeros e funcionam como fatores de transcrição dependente de ligantes para ativar seus efetores pela ligação aos elementos responsivos ao ácido retinoico localizado na região 5' do gene do ácido retinoico. A ativação dessa via de sinalização causa diferenciação celular, parada do ciclo celular e, eventualmente, apoptose (Tang e Gudas, 2011).

A função do ácido retinoico e seus receptores envolve não somente essa via de sinalização clásssica, mas também outras vias sinalizadoras. Os ácidos retinoides regulam a expressão de NF-kappa-B, gamainterferona, VEGDF, MAPK e regulação da remodelagem da cromatina (Dilworth e Chambon, 2001). Além disso, os receptores RAR e RXR podem formar heterodímeros com outros tipos de receptores, por exemplo, o receptor alfa do estrógeno, com os receptores X hepáticos e com os receptores da vitamina D (Wang et al., 2001). Quando os receptores RAR e RXR heterodimerizam com esses receptores, eles estão envolvidos na regulação das vias sinalizatórias desses outros receptores, que são chamadas vias regulatórias não clássicas ou não genômicas (Bushue e Wan, 2010). É importante ressaltar que geralmente essas vias regulatórias acabam modulando esses processos em função oposta das vias clássicas.

Retinoides e câncer

Os retinoides estão sendo extensivamente investigados para a prevenção e o tratamento do câncer, sobretudo por causa da sua habilidade de induzir a diferenciação celular e bloquear a proliferação celular. Os genes supressores de tumor regulados por ácido retinoico, quando expressos, podem inibir o crescimento tumoral (Houle et al., 1993). Entre os três subtipos de RAR, o RAR-beta são mediados por seus efeitos supressores de tumor em células epiteliais (Freemantle et al., 2003). A expressão exógena do gene RAR-beta causa apoptose e interrupção do ciclo celular dependente e independente do ácido retinoico. Esses dois fenômenos induzidos pelo RAR-beta são mediados pelo RAR-alfa (Chambon, 1996). Após a ocupação dos RAR-alfa pelo ácido retinoico, o RAR-beta liga-se aos elementos responsivos do ácido retinoico no promotor do RAR-beta e multiplica a montagem de proteínas ativadoras nesse sítio, resultando na *up-regulation* do gene RAR-beta. A expressão do RAR-beta resulta na transativação e na expressão de uma série de genes alvo que modularam diferenciação celular e morte (Tang e Gudas, 2011). A capacidade do ATRA de iniciar a diferenciação de células pró-mielocíticas leucêmicas em granulócitos é a base do sucesso drástico da terapia com ácido retinoico no tratamento da leucemia pró-mielocítica aguda, que apresenta translocação RAR/PML, confirmando, assim, o papel importante do RAR-beta na inibição do crescimento tumoral. Está cada vez mais evidente que a expressão do RAR-beta é perdida de maneira precoce na carcinogênse ou é silenciada de maneira epigenética (Sirchia et al., 2000) em muitos tumores sólidos.

Fármacos retinoides

Bexaroteno (Targretin®)

Derivado do ácido benzoico que atua de maneira seletiva nos RXR. Esses receptores retinoides têm atividade biológica distinta dos RAR. O bexaroteno (Figura 74.45) liga-se seletivamente e ativa os subtipos dos receptores retinoides X (RXR-alfa, RXR-beta e RXR-gama). Conforme visto anteriormente, esses RXR podem formar heterodímeros com outros receptores, funcionando como fatores de transcrição que regulam a expressão de genes que controlam a diferenciação celular e a proliferação. O bexaroteno inibe *in vitro* o crescimento de algumas linhas tumorais hematopoéticas e também induz a regressão de tumores em alguns modelos animais. O bexaroteno é indicado no tratamento das manifestações cutâneas do linfoma cutâneo de células T (Väkevä et al., 2012).

Após a administração oral, o bexaroteno apresenta $T_{máx}$ de aproximadamente 2 h. É altamente ligado às proteínas plasmáticas (> 99%) e é oxidado por enzimas da CIP3A4, formando os metabólitos 6-hidroxibexaroteno, 7-hidroxibexaroteno e 7-oxobexaroteno. Esses metabólitos são ativos em ensaios *in vitro*, entretanto, a contribuição relativa do fármaco inalterado e de seus metabólitos para a eficácia e a toxicidade do bexaroteno *in vivo* é desconhecida. O bexaroteno é eliminado essencialmente pelo sistema hepatobiliar.

A dose recomendada é de 300 mg/m²/dia, administrada uma única vez com alimentos. Essa dose pode ser reduzida para 200 mg/m²/dia, para 100 mg/m²/dia ou mesmo suspensa temporariamente caso tenha surgido toxicidade grave. Caso não tenha ocorrido resposta terapêutica após 8 semanas de tratamento com a dose de 300 mg/m²/dia, esta pode ser aumentada para 400 mg/m²/dia. O tratamento deve ser mantido enquanto se nota resposta terapêutica no paciente (Gniadecki et al., 2007). Nos ensaios clínicos, o bexaroteno foi administrado por até 97 semanas.

Ácido retinoico *all-trans* (Vesanoid®)

Também conhecido como tretinoína (Figura 74.46), é um retinoide que induz a maturação em cultura de células de leucemia pró-mielocítica aguda. A tretinoína não é um fármaco citolítico. Ela induz citodiferenciação e reduz a proliferação das células de leucemia pró-mielocítica aguda tanto em cultura como *in vivo*. Nos pacientes com leucemia pró-mielocítica aguda, o tratamento com tretinoína produz inicialmente amadurecimento dos promieolócitos derivados do clone leucêmico, seguido por uma repopulação da medula óssea e do sangue periférico com células hematopoéticas normais policlonais em pacientes que atingem a remissão completa. A tretinoína está indicada na remissão da leucemia pró-mielocítica aguda, que é um subtipo de leucemia mieloide aguda caracterizada por leucopenia, cogualopatia e alta taxa de cura (Cull e Altman, 2014). Os pacientes geralmente apresentam pancitopenia e complicações de coagulopatia. Em 95% dos casos, essa leucemia é caracterizada por uma translocação do gene PML no cromossomo 15 e do gene RARA localizado no cromossomo 17, 7)15;15). Isso resulta em uma proteína de fusão PML-RARA, a qual inibe a transcrição dos genes necessários para a diferenciação.

A atividade terapêutica da tretinoína deve-se primariamente ao fármaco não modificado. Aproximadamente dois terços da dose de tretinoína VO é recuperada na urina, sendo que a meia-vida de eliminação varia entre 0,5 e 2 h e a $T_{máx}$ entre 1 e 2 h. A tretinoína liga-se às proteínas plasmáticas (95%), predominantemente à albumina. Sofre metabolismo oxidativo formando ácido 13-cis retinoico, ácido 4-oxotrans retinoico, ácido 4-oxocis retinoico e o glucoronídeo do ácido 4-oxotrans retinoico. Após a administração oral de doses de 2,75 e 50 mg, mais de 90% da radioatividade foi recuperada na urina e nas fezes, sendo que aproximadamente 63% são recuperados na urina em 72 h e 31% nas fezes dentro de 6 dias.

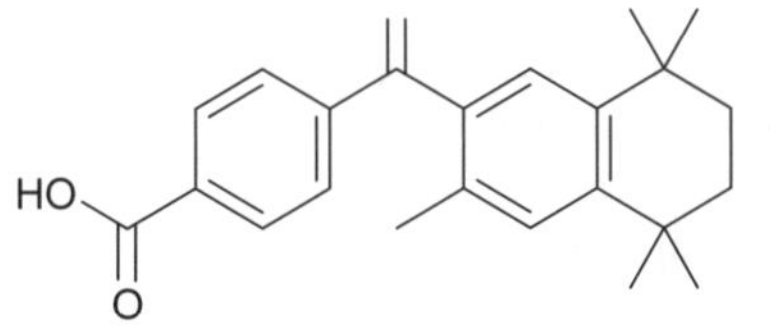

Figura 74.45 Bexaroteno.

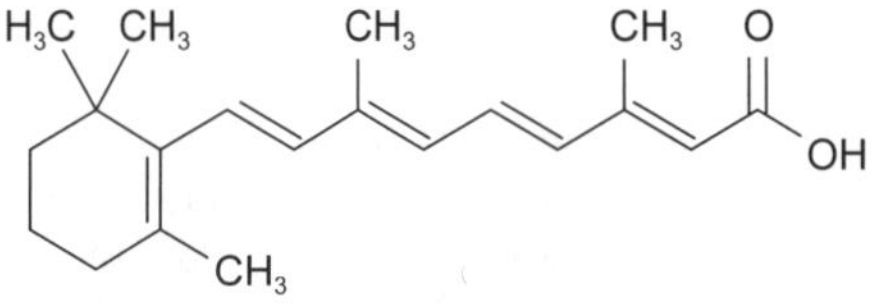

Figura 74.46 Acido retinoico *all-trans*.

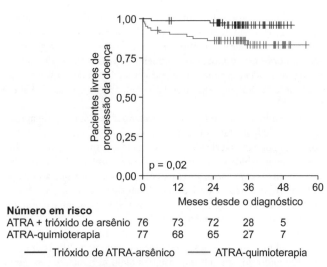

Figura 74.47 Curvas de Kaplan-Meier mostrando tempo de sobrevida livre de progressão da doença em pacientes com diagnóstico de leucemia pró-mielocítica aguda e tratados com ácido *all-trans* retinoico (ATRA) associado a trióxido de arsênio ou tratados com ácido *all-trans* retinoico (ATRA) associado a quimioterapia.

A tretinoína associada com fármacos quimioterápicos atingiu cura em 80 a 90% dos pacientes (Tallman *et al.*, 2002). Entretanto, ensaios clínicos mais recentes indicam que o uso de fármacos quimioterápicos pode ser eliminado em pacientes de risco baixo e intermediário (Lo-Coco *et al.*, 2013). Nesse ensaio clínico fase III, randomizado, multicêntrico, a tretinoína associada à quimioterapia foi comparada com a associação tretinoína com trióxido de arsênio em pacientes com leucemia pró-mielocítica aguda de risco baixo ou intermediário. Foi obtida remissão completa em 100% dos pacientes (n = 77) tratados com tretinoína e trióxido de arsênio e em 95% dos pacientes (n = 75 de 79) tratados com tretinoína e quimioterapia (Figura 74.47).

A associação tretinoína com trióxido de arsênio causou menos toxicidade hematológica e menos infecção, mas houve mais toxicidade hepática. A dose recomendada de tretinoína é de 45 mg/m²/dia fracionada em duas administrações, até que a remissão completa seja documentada. A terapia deve ser descontinuada 30 dias após a obtenção da remissão completa ou após 90 dias do tratamento. Durante tratamento com tretinoína, 40% dos pacientes podem desenvolver leucocitose. Quase todos os pacientes apresentam algum tipo de toxicidade relacionada ao fármaco, sobretudo cefaleia, febre, fraqueza e fadiga, mas raramente são permanentes e geralmente não requerem suspensão do tratamento.

TRIÓXIDO DE ARSÊNIO

Compostos derivados de arsênio são utilizados em humanos há mais de 2.400 anos, tanto como veneno metálico quanto por suas propriedades terapêuticas (Kritharis *et al.*, 2013). No início do século 20, Paul Ehrlich sintetizou a arsfenamina (Salvarsan®), que foi utilizada no tratamento da sífilis, porém esse fármaco causava sérias reações adversas (Thorburn, 1983). Na década de 1970, uma combinação de arsênio com extratos de ervas foi utilizada na China para tratamento de leucemia pró-mielocítica aguda, visto que reduzia o número de células brancas. Esses dados levaram à realização de ensaios clínicos para confirmar o efeito do trióxido de arsênio (Niu *et al.*, 1999). Interessante ressaltar que já havia evidência de que o arsênio era eficaz no tratamento de leucemias (Doyle, 1882).

O trióxido de arsênio (Figura 74.48) foi aprovado pela FDA para uso em leucemia pró-mielocítica aguda recidivante ou refratária a tratamento. O arsênio tem uma série de efeitos nos sistemas celulares, dependendo da dose e do tempo de exposição. A inibição de blastos leucêmicos, possivelmente decorrente da formação de radicais livres, é

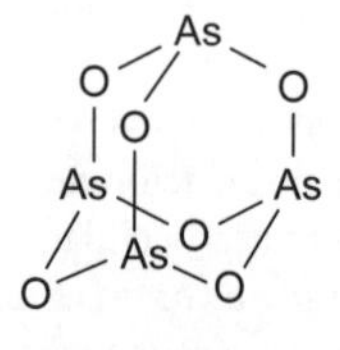

Figura 74.48 Trióxido de arsênio.

considerada atualmente o mecanismo de ação principal pela atividade antitumoral do trióxido de arsênio. Essa hipótese foi reforçada pela observação de que o aumento de espécie reativas de oxigênio também aumenta a morte de células tumorais na presença de trióxido de arsênio (Li *et al.*, 2006). Outro mecanismo de ação proposto é em relação à proteína de fusão PML-RAR-alfa, cuja mutação tem papel crítico na proliferação da leucemia pró-mielocítica aguda. Quando essas células são expostas ao trióxido de arsênio, há uma redução da proteína PML-RARA-alfa (Chen *et al.*, 1996).

O trióxido de arsênio, quando colocado em solução, forma imediatamente o ácido arsenioso, que é a espécie farmacologicamente ativa do trióxido de arsênio. Os ácidos monometilarsônico e dimetilarsínico são metabólitos pentavalentes formados primariamente por metiltransferases hepáticas, além do ácido arsênico. Os metabólitos são menos citotóxicos que o ácido arsenioso. O trióxido de arsênio apresenta farmacocinética linear entre as doses de 7 a 32 mg administradas por infusão IV. A queda da concentração plasmática do ácido arsenioso obedece a modelo bicompartimental, com uma meia-vida de eliminação entre 10 e 14 h. Os metabólitos pentavalentes (ácidos monometilarsônico e dimetilarsínico) demoram para aparecer no plasma (10 a 24 h após a infusão de trióxido de arsênio) e apresentam uma meia-vida de eliminação muito mais lenta (32 h e 72 h, respectivamente). O volume aparente de distribuição do ácido arsenioso é grande, 562 ℓ, indicando grande distribuição nos tecidos do organismo. O *clearance* sistêmico do ácido arsenioso é de 49 ℓ/h e o *clearance* renal é de 9 ℓ/h. Não há necessidade de ajuste de dose em pacientes com insuficiência renal leve ou moderada. O arsênio tende a se acumular em cabelo, unhas, fígado, pulmão, coração e rins (Falchi *et al.*, 2016).

Ensaios clínicos conduzidos na Ásia demonstraram que a administração IV de trióxido de arsênio em pacientes com leucemia pró-mielocítica aguda causou remissão completa em aproximadamente 60% dos pacientes, com sobrevida de 5 anos maior que 90% (Zhang *et al.*, 2000). Nesses ensaios clínicos, o trióxido de arsênio foi administrado IV (10 mg/dia ou 0,15 mg/kg/dia até remissão completa ou até 60 dias). As antraciclinas foram adicionadas ao esquema terapêutico para prevenir e tratar a leucocitose.

O trióxido de arsênio é indicado para o tratamento de leucemia pró-mielocítica aguda recidivante ou refratária a tratamento em que ocorre expressão da PML-RAR-alfa. A dose recomendada é de 0,15 mg/kg/dia até remissão completa, sendo recomendado não exceder 60 dias (Bachleitner-Hofmann *et al.*, 2002). A administração deve ser feita na forma de infusão com duração de 1 a 2 h, entretanto, ela pode ser estendida até 4 h caso sejam observadas reações vasomotoras agudas. A administração pode ser feita por veia periférica. As reações adversas mais frequentes são leucocitose, náuseas, vômitos, diarreia, dor abdominal, fadiga, edema, hiperglicemia, dispneia, tosse, *rash* cutâneo, prurido, cefaleia e tontura. Essas reações adversas foram consideradas reversíveis, sem necessidade de interromper a terapia. Taquicardia sinusal, taquicardia ventricular, aumento do intervalo QT e bloqueio atrioventricular podem ocorrer após administração do trióxido de arsênio (Ohnishi *et al.*, 2000).

L-ASPARAGINASE

Após sua descoberta (Lang, 1904), a presença da L-asparaginase foi observada no soro de cobaia (Clementi, 1922). Na década de 1950, foi verificado que em camundongos que haviam sido inoculados com linfossarcoma por via subcutânea (SC), o tumor não crescia quando os animais eram tratados com soro de cobaia (Kidd, 1953). Foi demonstrado que essa atividade do soro de cobaia se devia à presença da L-asparaginase (Broome, 1961). A asparagina é um aminoácido essencial para o carcinoma de Walker (McCoy et al., 1956) e a L-asparaginase é detectada tanto em soro de cobaia como de roedores, entretanto é ausente no soro de humanos (Batool et al., 2016). A L-asparaginase catalisa a hidrólise da L-asparagina em ácido L-aspártico e amônia.

Há duas isoenzimas da L-asparaginase, classificadas como tipos I e II (Ohnuma et al., 1967). Ambas as isoformas têm atividade catalítica sobre a L-asparagina e a L-glutamina, entretanto, o tipo II apresenta maior atividade específica contra a L-asparagina. A enzima L-asparaginase (ASNASE) do tipo II é utilizada no tratamento de leucemia linfoblástica aguda e de linfomas não Hodgkin há mais de 40 anos (Lanver-Kaminsky, 2017).

As células normais, assim como as células leucêmicas, necessitam de L-asparagina para seu metabolismo. As células normais sintetizam L-asparagina para seu crescimento por meio da enzima transaminase, que transforma o oxaloacetato em um intermediário do aspartato e subsequentemente transfere o grupo amino da glutamina para o oxaloacetato, produzindo alfacetoglutarato e aspartato. As células normais convertem, então, o aspartato em asparagina por meio da enzima asparagina sintetase. As células neoplásicas não conseguem sintetizar asparagina porque não possuem a enzima asparagina sintetase, por isso necessitam de asparagina exógena para sua existência e reprodução. Consequentemente, a administração de L-asparaginase metaboliza a asparagina circulante e, portanto, depriva as células neoplásicas desse aminoácido, levando à sua destruição.

Distintamente de outros fármacos citotóxicos, a terapia com L-asparaginase é bastante seletiva para as células neoplásicas. As principais restrições ao uso da L-asparaginase são:

- Inativação prematura
- Alto *clearance* plasmático
- Curta duração do efeito
- Grande número de injeções para manter nível adequado
- Eventos adversos variando desde alergias até choque anafilático.

As reações adversas podem estar relacionadas à atividade de glutaminase da L-asparaginase, resultando em redução dos níveis de L-glutamina na circulação (Distasio et al., 1982). A L-asparaginase é ativa enzimaticamente contra a L-glutamina, mas com uma afinidade bem menor do que pela L-asparagina. Conforme visto, a glutamina atua como doadora do grupo amino para a enzima L-asparagina sintetase, para que esta possa fazer a síntese de novo da L-asparagina, portanto, o decréscimo dos níveis de glutamina causado pela L-asparaginase ajuda a manter os níveis baixos de L-asparagina, contribuindo para o efeito terapêutico da L-asparaginase (Zeidan et al., 2009). Apesar do mecanismo de ação responsável pelo efeito terapêutico da L-asparaginase não estar completamente esclarecido, sabe-se que a redução dos níveis de L-asparagina e de L-glutamina causada pela L-asparaginase está associada com a inibição da via sinalizatória do mTOR.

A L-asparaginase é encontrada não somente em mamíferos, mas também em pássaros, plantas, bactérias (*Escherichia coli*, *Erwinia*, *Salmonella*, *Mycobacteria*, *Pseudomonas* e *Actinobacter*) e fungos (*Aspergillus*, *Fusarium spp* etc.). Atualmente, há três formulações de L-asparaginase disponíveis terapeuticamente:

- *E. coli*: 6.000 UI/m², administrada 3 vezes/semana, com meia-vida de eliminação de 26 a 30 h
- *Erwinia*: 6.000 UI/m² diário por 10 doses, seguidos de 3 doses semanais, com meia-vida de eliminação de 16 h
- PEG-asparaginase: 2.000 a 2.500 UI/m² a cada 2 ou 4 semanas, com meia-vida de eliminação entre 5,5 e 7 dias.

A PEG-asparaginase é uma asparaginase de *E. coli* com uma conjugação covalente com monometóxi-politetilenoglicol (PEG), que causa aumento importante da sua meia-vida sem alterar sua atividade biológica. Isso apresenta uma melhora considerável por reduzir, de maneira significativa, o número de injeções que o paciente necessita tomar. Outra vantagem é a via de administração; no caso da PEG-asparaginase, ela pode ser feita por via IV, visto que deprime os níveis de L-asparagina e L-glutamina rapidamente, além de evitar o uso da IM, que é bastante dolorosa (Douer et al., 2007). A resistência ao tratamento com L-asparaginase pode ocorrer tanto pela produção de anticorpos contra L-asparaginase, que neutralizam a atividade enzimática desta, quanto pelo aumento de expressão da enzima L-asparagina sintetase pelas células tumorais ou pelas células mesenquimais da medula óssea, que constituem o microambiente onde as células leucêmicas amadurecem (Iwamoto et al., 2007).

REFERÊNCIAS BIBLIOGRÁFICAS

Adams J. Development of the proteasome inhibitor PS-41. Oncologist. 2002;7: 9-16.

Adams J. The development of proteasome inhibitors as anticancer drugs. Cancer Cell. 2004;5:417-421.

Almond JB, Cohen GM. The proteasome: a novel target for cancer chemotherapy. Leukemia. 2002;16:433-43.

Andreu-Vieyra CV, Berenson JR. The potential of panobinostat as a treatment option in patients with relapsed and refractory multiple myeloma. Ther Adv Hematol. 2014;5:197-210.

Arastu-Kapur S, Anderl JL, Kraus M, Parlati F, Shenk KD, Lee SJ, et al. Nonproteasomal targets of the proteasome inhibitors bortezomib and carfilzomib: a link to clinical adverse events. Clin Cancer Res. 2011;17:2734-43.

Asghar U, Witkiewicz AK, Turner NC, Knudsen ES. The history and future of targeting cyclin-dependent kinases in cancer therapy. Nat Rev Drug Discov. 2015;14:130-46.

Aur RJA, Simone JV, Hustu HU, Walters T, Borella L, Pratt C, et al. Central nervous system prophylaxis and combination chemotherapy of childhood lymphocytic leukemia. Blood. 1971;37:272-81.

Bachleitner-Hofmann T, Kees M, Gisslinger H. Arsenic trioxide: acute promyelocytic leukemia and beyond. Leuk Lymphoma. 2002;43:1535-40.

Barbuti AM, Chen ZS. Paclitaxel through the ages of anticancer therapy: exploring its role in chemoresistance and radiation therapy. Cancers. 2015;7:2360-71.

Bates SE, Zhan Z, Steadman K, Obrzut T, Luchenko V, Frye R, et al. Laboratory correlates for a phase II trial of romidepsin in cutaneous and peripheral T-cell lymphoma. Br J Haematol. 2010;148:256-67.

Batool T, Makky E, Jalal M, Yusoff MM. A comprehensive review on L-asparaginase and its applications. Appl Biochem Biotechnol. 2016;178:900-23.

Bennouna J, Delord JP, Campone M, Nguyen L. Vinflunine: a new microtubule inhibitor agent. Clin Cancer Res. 2008;14:1625-32.

Bennouna J, Fumoleau P, Armand JP, Raymond E, Campone M, Delgado FM, et al. Phase I and pharmacokinetic study of the new Vinca alkaloid vinflunine administered as a 10-min infusion every 3 weeks in patients with advanced solid tumors. Ann Oncol. 2003;14:630-7.

Bensch K, Malawista SE. Microtubules crystals: a new biophysical phenomenon induced by vinca alkaloids. Nature. 1968;218:1176-7.

Bertino EM, Otterson GA. Romidepsin: a novel histone deacetylase inhibitor for cancer. Expert Opin Investig Drugs. 2011;20:1151-8.

Bett JS. Proteostasis regulation by the ubiquitin system. Essays Biochem. 2016;60:143-51.

Bhogaraju S, Dikic I. A peek into the atomic details of thalidomide's clinical effects. Nat Struct Mol Biol. 2014;21:739-40.

Bissery MC, Nohynek G, Sanderink GJ, Lavelle F. Docetaxel (Taxotere): a review of preclinical and clinical experience. Part I: preclinical experience. Anticancer Drugs. 1995;6:339-55, 363-8.

Bjorklund CC, Lu L, Kang J, Hagner PR, Havens CG, Amatangelo M, et al. Rate of CRL4(CRBN) substrate Ikaros and Aiolos degradation underlies differential activity of lenalidomide and pomalidomide in multiple myeloma cells by regulation of c-MYC and IRF4. Blood Cancer J. 2015;5:e354.

Bollag DM, McQueney PA, Zhu J, Hensens O, Koupal L, Liesch J, et al. Epothilones, a new class of microtubule-stabilizing agents with a taxol-like mechanism of action. Cancer Research. 1995;55:2325-33.

Bore P, Rahmani R, Van Cantfort J, Focan C, Cano JP. Pharmacokinetics of a new anticancer drug, navelbine in patients. Cancer Chemother Pharmacol. 1989;23:247-51.

Bouchet BP, Galmarini CM. Cabazitaxel, a new taxane with favorable properties. Drugs Today. 2010;46:735-42.

Broome JD. Evidence that the L-asparaginase activity of guinea pig serum is responsible for its anti-lymphoma effects. Nature. 1961;191:1114-5.

Burris HA 3rd, Moore MJ, Andersen J, Green MR, Rothenberg ML, Modiano MR, et al. Improvements in survival and clinical benefit with gemcitabine as first-line therapy for patients with advanced pancreas cancer: a randomized trial. J Clin Oncol. 1997;15:2403-13.

Bushue N, Wan YJ. Retinoid pathway and cancer therapeutics. Adv Drug Deliv Rev. 2010;62:1285-98.

Cadman E, Heimer R, Benz C. The influence of methotrexate pretreatment on 5-fluorouracil metabolism in L1210 cells. J Biol Chem. 1981;256:1695-704.

Chambon P. A decade of molecular biology of retinoic acid receptors. FASEB J. 1996;10:940-54.

Chen D, Frezza M, Schmitt S, Kanwar J, Dou QP. Bortezomib as the first proteasome inhibitor anticancer drug: current status and future perspectives. Curr Cancer Drug Targets. 2011;11:239-53.

Chen GQ, Zhu J, Shi XG, Ni JH, Zhong HJ, Si GY, et al. In vitro studies on cellular and molecular mechanisms of arsenic trioxide (As2O3) in the treatment of acute promyelocytic leukemia: As2O3 induces NB4 cell apoptosis with downregulation of Bcl-2 expression and modulation of PML-RAR alpha/PML proteins. Blood. 1996;88:1052-61.

Choi YJ, Anders L. Signaling through cyclin D-dependent kinases. Oncogene. 2014;33:1890-903.

Ciehanover A, Hod Y, Hershko A. A heat-stable polypeptide component of an ATP-dependent proteolytic system from reticulocytes. Biochem Biophys Res Commun. 1978;81:1100-5.

Clementi A. La désamidation enzymatique de l'asparagine chez les différentes espèces animales et la signification physiologique de sa présence dans l'organisme. Arch Int Physiol. 1922;19:369-98.

Collins I, Wang H, Caldwell JJ, Chopra R. Chemical approaches to targeted protein degradation through modulation of the ubiquitin-proteasome pathway. Biochem J. 2017;474:1127-47.

Connolly RM, Nguyen NK, Sukumar S. Molecular pathways: current role and future directions of the retinoic acid pathway in cancer prevention and treatment. Clin Cancer Res. 2013;19:1651-9.

Cooper GM, Hausman RE. The cell: a molecular approach. 6. ed. Sunderland: Sinauer Associates; 2013.

Corona SP, Generali D. Abemaciclib: a CDK4/6 inhibitor for the treatment of HR+/HER2-advanced breast cancer. Drug Des Devel Ther. 2018;12:321-30.

Cortes J, Saura C. Nanoparticle albumin-bound (nabTM)-paclitaxel: improving efficacy and tolerability by targeted drug delivery in metastatic breast cancer. Eur J Cancer. 2010;8:1-10.

Cull EH, Altman JK. Contemporary treatment of APL. Curr Hematol Malig Rep. 2014;9:193-201.

Cvittovic E, Izzo J. The current and future place of vinorelbine in cancer therapy. Drugs. 1992;44:36-45.

Dasari S, Tchounwou PB. Cisplatin in cancer therapy: molecular mechanisms of action. Eur J Pharmacol. 2014;5:364-78.

De Bono JS, Oudard S, Ozguroglu M, Hansen S, Machiels JP, Kocak I, et al. Prednisone plus cabazitaxel or mitoxantrone for metastatic castration-resistant prostate cancer progressing after docetaxel treatment: a randomised open-label trial. Lancet. 2010;376:1147-54.

de Weger VA, Beijnen JH, Schellens JHM. Cellular and clinical pharmacology of the taxanes docetaxel and paclitaxel – a review. Anti-Cancer Drugs. 2014;25:488-94.

Desai N, Trieu V, Yao Z, Louie L, Ci S, Yang A, et al. Increased antitumor activity, intratumor paclitaxel concentrations, and endothelial cell transport of Cremophor-free, albumin-bound paclitaxel, ABI-007, compared with Cremophor-based paclitaxel. Clin Cancer Res. 2006;12:1317-24.

Dilworth FJ, Chambon P. Nuclear receptors coordinate the activities of chromatin remodeling complexes and coactivators to facilitate initiation of transcription. Oncogene. 2001;20:3047-54.

Distasio JA, Salazar AM, Nadji M, Durden DL. Glutaminase-free asparaginase from vibrio succinogenes: an antilymphoma enzyme lacking hepatotoxicity. Int J Cancer. 1982;30:343-47.

Dokmanovic M, Clarke C, Marks PA. Histone deacetylase inhibitors: overview and perspectives. Mol Cancer Res. 2007;5:981-9.

Dokmanovic M, Marks PA. Prospects: histone deacetylase inhibitors. J Cell Biochem. 2005;96:293-304.

Douer D, Yampolsky H, Cohen LJ, Watkins K, Levine AM, Periclou AP, et al. Pharmacodynamics and safety of intravenous pegaspargase during remission induction in adults aged 55 years or younger with newly diagnosed acute lymphoblastic leukemia. Blood. 2007;109:2744-50.

Douer D. Advances in the treatment of relapsed/refractory ALL: Introduction to a case study compendium. Clin Adv Hematol Oncol. 2014;12:8-18.

Doyle AC. Notes of a case of leukocythaemia. Lancet. 1882;11:490.

Drummond DC, Noble CO, Guo Z, Hong K, Park JW, Kirpotin DB. Development of a highly active nanoliposomal irinotecan using a novel intraliposomal stabilization strategy. Cancer Res. 2006;66:3271-7.

Eckschlager T, Plch J, Stiborova M, Hrabeta J. Histone deacetylase inhibitors as anticancer drugs. Int J Mol Sci. 2017;18:E1414.

Falchi L, Verstovsek S, Ravandi-Kashani F, Kantarjian H. The evolution of arsenic in the treatment of acute promyelocytic leukemia and other myeloid neoplasms. Cancer. 2016;122:1160-8.

Farber S, Diamond LK. Temporary remission in acute leukemia in children produced by folic acid antagonist, 4-aminopteroyl glutamic acid (aminopterin). N Engl J Med. 1948;238:787-93.

Fayers PM, Palumbo A, Hulin C, Waage A, Wijermans P, Beksaç M, et al. Thalidomide for previously untreated elderly patients with multiple myeloma: meta-analysis of 1685 individual patient data from 6 randomized clinical trials. Blood. 2011;118:1239-47.

Ferlini C, Raspaglio G, Mozzetti S, Distefano M, Filippetti F, Martinelli E, et al. Bcl-2 down-regulation is a novel mechanism of paclitaxel resistance. Mol Pharmacol. 2003;64:51-8.

Filmus J, Robles AI, Shi W, Wong MJ, Colombo LL, Conti CJ. Induction of cyclin D1 overexpression by activated ras. Oncogene. 1994;9:3627-33.

Finn R, Dering J, Conklin D, Kalous O, Cohen DJ, Desai AJ, et al. PD 0332991, a selective cyclin D kinase 4/6 inhibitor, preferentially inhibits proliferation of luminal estrogen receptor-positive human breast cancer cell lines in vitro. Breast Cancer Res. 2009;11:1-13.

Forli S. Epothilones: from discovery to clinical trials. Curr Top Med Chem. 2014;14:2312-21.

Freemantle SJ, Spinella MJ, Dmitrovsky E. Retinoids in cancer therapy and chemoprevention: promise meets resistance. Oncogene. 2003;22:7305-15.

Fu D, Calvo JA, Samson LD. Balancing repair and tolerance of DNA damage caused by alkylating agents. Nat Rev Cancer. 2012;12:104-20.

Fumoleau P. Phase I and pharmacokinetic studies of RPR116258A given as a weekly 1-h infusion at day 1, day 8, day 15 and day 22 every 5 weeks in patients with advanced solid tumors. AACR-NCI-EORTC Int Conf Mol Target Cancer Ther. 2001;A282.

Galmarini CM, D'Incalci M, Allavena P. Trabectedin and plitidepsin: drugs from the sea that strike the tumor microenvironment. Mar Drugs. 2014;12:719-33.

Garnock-Jones KP. Panobinostat: first global approval. Drugs. 2015;75:695-704.

Gay F, Mina R, Troia R, Bringhen S. Pharmacokinetic evaluation of pomalidomide for the treatment of myeloma. Expert Opin Drug Metab Toxicol. 2013;9:1517-27.

Gelbert LM, Cai S, Lin X, Sanchez-Martinez C, Del Prado M, Lallena MJ, et al. Preclinical characterization of the CDK4/6 inhibitor LY2835219:

In-vivo cell cycle-dependent/independent anti-tumor activities alone/ in combination with gemcitabine. Invest New Drugs. 2014;32:825-37.

Gelderblom H, Verweij J, Nooter K, Sparreboom A. Cremophor EL: the drawbacks and advantages of vehicle selection for drug formulation. Eur J Cancer. 2001;37:1590-8.

Gerrits CJ, de Jonge MJ, Schellens JH, Stoter G, Verweij J. Topoisomerase I inhibitors: the relevance of prolonged exposure for present clinical development. Br J Cancer. 1997;76:952-62.

Giannakakou P, Gussio R, Nogales E, Downing KH, Zaharevitz D, Bollbuck B, et al. A common pharmacophore for epothilone and taxanes: molecular basis for drug resistance conferred by tubulin mutations in human cancer cells. Proc Natl Acad Sci USA. 2000;97:2904-9.

Gidding CE, Kellie SJ, Kamps WA, de Graaf SS. Vincristine revisited. Crit Rev Oncol Hematol. 1999;29:267-87.

Gilman A. Symposium on advances in pharmacology resulting from war research: therapeutic applications of chemical warfare agents. Fed Proc. 1946;5:285-92.

Gniadecki R, Assaf C, Bagot M, Dummer R, Duvic M, Knobler R, et al. The optimal use of bexarotene in cutaneous T-cell lymphoma. Br J Dermatol. 2007;157:433-40.

Gradishar WJ, Tjulandin S, Davidson N, Shaw H, Desai N, Bhar P, et al. Phase III trial of nanoparticle albumin-bound paclitaxel compared with polyethylated castor oil-based paclitaxel in women with breast cancer. J Clin Oncol. 2005;23:7794-803.

Gregoretti IV, Lee YM, Goodson HV. Molecular evolution of the histone deacetylase family: functional implications of phylogenetic analysis. J Mol Biol. 2004;338:17-31.

Gregory RK, Smith IE. Vinorelbine – a clinical review. Br J Cancer. 2000;82:1907-13.

Greig SL. Panobinostat: a review in relapsed or refractory multiple myeloma. Targ Oncol. 2016;11:107-14.

Gupta E, Lestingi TM, Mick R, Ramirez J, Vokes EE, Ratain MJ. Metabolic fate of irinotecan in humans: correlation of glucuronidation with diarrhea. Cancer Res. 1994;54:3723-5.

Gustavsson B, Carlsson G, Machover D, Petrelli N, Roth A, Schmoll HJ, et al. A review of the evolution of systemic chemotherapy in the management of colorectal cancer. Clin Colorectal Cancer. 2015;14:1-10.

Hamel E. Antimitotic natural products and their interactions with tubulin. Med Res Rev. 1996;16:207-31.

Harper JV, Brooks G. The mammalian cell cycle: an overview. Methods Mol Biol. 2005;296:113-53.

Hartley JA, Fox BW. Cross-linking between histones and DNA following treatment with a series of dimethane sulphonate esters. Cancer Chemother Pharmacol. 1986;17:56-62.

Hata T, Hoshi T, Kanamori K, Matsumae A, Sano Y, Shima T, et al. Mitomycin, a new antibiotic from Streptomyces. I. J Antibiot (Tokyo). 1956;9:141-6.

Hayden JH, Bowser SS, Rieder CL. Kinetochores capture astral microtubules during chromosome attachment to the mitotic spindle: direct visualization in live newt lung cells. J Cell Biol. 1990;111:1039-45.

Hortobagyi GN, Stemmer SM, Burris HA, Yap YS, Sonke GS, Paluch-Shimon S, et al. Ribociclib as first-line therapy for HR-positive, advanced breast cancer. N Engl J Med. 2016;375:1738-48.

Houle B, Rochette-Egly C, Bradley WE. Tumor-suppressive effect of the retinoic acid receptor beta in human epidermoid lung cancer cells. Proc Natl Acad Sci USA. 1993;90:985-9.

Howlader N, Noone AM, Krapcho M, Neyman N, Aminou R, Waldron W, et al. SEER Cancer Statistics Review, 1975-2008, Bethesda: National Cancer Institute; 2011.

Hsiang Y-H, Hertzberg R, Hecht S, Liu LF: Camptothecin induces protein-linked DNA breaks via mammalian DNA topoisomerase I. J Biol Chem. 1985;260:14873-8.

Hsiang YH, Lihou MG, Liu LF. Arrest of replication forks by drug-stabilized topoisomerase I-DNA cleavable complexes as a mechanism of cell killing by camptothecin. Cancer Res. 1989;49:5077-82.

Hulin C, Belch A, Shustik C, Petrucci MT, Dührsen U, Lu J, et al. Updated outcomes and impact of age with lenalidomide and low-dose dexamethasone or melphalan, prednisone, and thalidomide in the randomized, phase III FIRST Trial. J Clin Oncol. 2016;34:3609-17.

Ingham M, Schwartz GK. Cell-cycle therapeutics come of age. J Clin Oncol. 2017;35:2949-59.

Ito T, Ando H, Suzuki T, Ogura T, Hotta K, Imamura Y, et al. Identification of a primary target of thalidomide teratogenicity. Science. 2010;327:1345-50.

Iwamoto S, Mihara K, Downing JR, Pui CH, Campana D. Mesenchymal cells regulate the response of acute lymphoblastic leukemia cells to asparaginase. J Clin Invest. 2007;117:1049-57.

Jacquesy JC, Fahy J. Cancer: superacid generation of new antitumor agents. In: Torrence PF, editor. Biomedical chemistry: applying chemical principles to the understanding and treatment of disease. New York: John Wiley & Sons; 2000.

Johnson A, Skotheim JM. Start and the restriction point. Curr Opin Cell Biol. 2013;25:717-23.

Kidd JG. Regression of transplanted lymphomas induced in vivo by means of normal guinea pig serum. I. Course of transplanted cancers of various kinds in mice and rats given guinea pig serum, horse serum or rabbit serum. J Exp Med. 1953;98:565-82.

Kim EJ, Kim YH, Rook AH, Lerner A, Duvic M, Reddy S, et al. Clinically significant responses achieved with romidepsin across disease compartments in patients with cutaneous T-cell lymphoma. Leuk Lymphoma. 2015;56:2847-54.

Kim ES. Abemaciclib: first global approval. Drugs. 2017;77:2063-70.

Kim M, Thompson LA, Wenger SD, O'Bryant CL. Romidepsin: a histone deacetylase ihnhibitor for refractory cutaneous T-cell lymphoma. Ann Pharmacother. 2012;46:1340-48.

Kim TM, Kim S, Ahn YO, Lee SH, Kim DW, Heo DS. Anti-cancer activity of gemcitabine against natural killer cell leukemia/lymphoma. Leuk Lymphoma. 2014;55:940-3.

Klein ME, Kovatcheva M, Davis LE, Tap WD, Koff A. CDK4/6 inhibitors: the mechanism of action may not be as simple as once thought. Cancer Cell. 2018;34:9-20.

Komander D, Rape M. The ubiquitin code. Ann Rev Biochem. 2012;81:203-29.

Kowalski RJ, Giannakakou P, Hamel E. Activities of the microtubule-stabilizing agents epothilones A and B with purified tubulin and in cells resistant to paclitaxel (Taxol®). J Biol Chem. 1997;272:2534-41.

Kritharis A, Bradley TP, Budman DR. The evolving use of arsenic in pharmacotherapy of malignant disease. Ann Hematol. 2013;92:719-30.

Kroep JR, Loves WJ, van der Wilt CL, Alvarez E, Talianidis I, Boven E, et al. Pretreatment deoxycytidine kinase levels predict in vivo gemcitabine sensitivity. Mol Cancer Ther. 2002;1:371-6.

Krönke J, Udeshi ND, Naria A, Grauman P, Hurst SN, McConkey M, et al. Lenalidomide causes selective degradation of IKZF1 and IKZF3 in multiple myeloma cells. Science. 2014;343:301-5.

Kruczynski A, Hill BT. Vinflunine, the latest Vinca alkaloid in clinical development. A review of its preclinical anticancer properties. Crit Rev Oncol Hematol. 2001;40:159-73.

Lallena MJ, Boehnke K, Torres R, Hermoso A, Amat J, Calsina B, et al. Abstract 3101: In-vitro characterization of Abemaciclib pharmacology in ER+ breast cancer cell lines. Cancer Res. 2015;75:Abstract 3101.

Lang S, Über Desamidierung im Tierkörper. Beitr Chem Physiol Path. 1904;5:321-45.

Lanver-Kaminsky C. Asparaginase pharmacology: challenges still to be faced. Cancer Chemother Pharmacol. 2017;79:439-50.

Lee J, Zhou P. DCAFs, the missing link of the CUL4-DDB1 ubiquitin ligase. Mol Cell. 2007;26:775-80.

Leoni LM, Bailey B, Reifert J, Bendall HH, Zeller RW, Corbeil J, et al. Bendamustine (Treanda) displays a distinct pattern of cytotoxicity and unique mechanistic features compared with other alkylating agents. Clin Cancer Res. 2008;14:309-17.

Li G, Margueron R, Hu G, Stokes D, Wang YH, Reinberg D. Highly compacted chromatin formed in vitro reflects the dynamics of transcription activation in vivo. Mol Cell. 2010;38:41-53.

Li JJ, Tang Q, Li Y, Hu BR, Ming ZY, Fu Q, et al. Role of oxidative stress in the apoptosis of hepatocellular carcinoma induced by combination of arsenic trioxide and ascorbic acid. Acta Pharmacol Sin. 2006;27:1078-84.

Licht JD, Shortt J, Johnstone R. From anecdote to targeted therapy: the curious case of thalidomide in multiple myeloma. Cancer Cell. 2014;25:9-11.

Liu M, Liu H, Chen J. Mechanisms of the CDK4/6 inhibitor palbociclib (PD 0332991) and its future application in cancer treatment (Review). Oncol Rep. 2018;39:901-11.

Lo-Coco F, Avvisati G, Vignetti M, Thiede C, Orlando SM, Iacobelli S, et al. Retinoic acid and arsenic trioxide for acute promyelocytic leukemia. N Engl J Med. 2013;369:111-21.

Lopus M, Smiyun G, Miller H, Oroudjev E, Wilson L, Jordan MA. Mechanism of action of ixabepilone and its interactions with the βIII-tubulin isotype. Cancer Chemother Pharmacol. 2015;76:1013-24.

Luo JY, Su F, Chen DL, Shiloh A, Gu W. Deacetylation of p53 modulates its effect on cell growth and apoptosis. Nature. 2000;408:377-81.

Mackey JR, Martin M, Pienkowski T, Rolski J, Guastalla JP, Sami A, et al. Adjuvant docetaxel, doxorubicin, and cyclophosphamide in node-positive breast cancer: 10-year follow-up of the phase 3 randomised BCIRG 001 trial. Lancet Oncol. 2013;14:72-80.

Malumbres M, Barbacid M. Cell cycle, CDKs and cancer: a changing paradigm. Nat Rev Cancer. 2009;9:153-66.

Mann BS, Johnson JR, Cohen MH, Justice R, Pazdur R. FDA approval summary: vorinostat for treatment of advanced primary cutaneous T-cell lymphoma. Oncologist. 2007b;12:1247-52.

Mann BS, Johnson JR, He K, Sridhara R, Abraham S, Booth BP, et al. Vorinostat for treatment of cutaneous manifestations of advanced primary cutaneous T-cell lymphoma. Clin Cancer Res. 2007a;13:2318-22.

Mariadason JM, Corner GA, Augenlicht LH. Genetic reprogramming in pathways of colonic cell maturation induced by short chain fatty acids: comparison with trichostatin A, sulindac, and curcumin and implications for chemoprevention of colon cancer. Cancer Res. 2000;60:4561-72.

McClurg UL, Robson CN. Deubiquitinating enzymes as oncotargets. Oncotarget. 2015;6:9657-68.

McCoy TA, Maxwell M, Neuman RE. The amino acid requirements of the Walker carcinosarcoma 256 in vitro. Cancer Res. 1956;16:979-84.

Meta-analysis of randomized trials testing the biochemical modulation of fluorouracil by methotrexate in metastatic colorectal cancer. Advanced Colorectal Cancer Meta-Analysis Project. J Clin Oncol. 1994;12:960-9.

Miguel JS, Weisel K, Moreau P, Lacy M, Song K, Delforge M, et al. Pomalidomide plus low-dose dexamethasone versus high-dose dexamethasone alone for patients with relapsed and refractory multiple myeloma (MM-033): a randomised, open-label phase 3 trial. Lancet Oncol. 2013;14:1055-106.

Miller TA, Witter DJ, Belvedere S. Histone deacetylase inhibitors. J Med Chem. 2003;46:5097-5116.

Nelson RL. The comparative clinical pharmacology and pharmacokinetics of vindesine, vincristine, and vinblastine in human patients with cancer. Med Pediatr Oncol. 1982;1:115-27.

Nepali K, Ojha R, Sharma S, Bedi PMS, Dhar KL. Tubulin inhibitors: a patent survey. Recent Pat Anti cancer Drug Discov. 2014;9:176-220.

Nistico G, Garufi C, Pace R, Galla DPG, Barni S, Frontini L, et al. Weekly epirubicin and vinorelbine plus GCSF in metastatic breast cancer: high activity with 75% survival rate at 2 years. Proc Am Soc Clin Oncol. 1997;16:Abstract 647.

Niu C, Yan H, Yu T, Sun HP, Liu JX, Li XS, et al. Studies on treatment of acute promyelocytic leukemia with arsenic trioxide: remission induction, follow-up, and molecular monitoring in 11 newly diagnosed and 47 relapsed acute promyelocytic leukemia patients. Blood. 1999;94:3315-24.

O'Brien M, Wigler N, Inbar M, Rosso R, Grischke E, Santoro A, et al. Reduced cardiotoxicity and comparable efficacy in a phase III trial of PEGylated liposomal doxorubicin HCl (CAELYXTM/Doxil(R)) versus conventional doxorubicin for first-line treatment of metastatic breast cancer. Ann Oncol. 2004;15:440-9.

O'Brien S, Schiller G, Lister J, Damon L, Goldberg S, Aulitzky W, et al. High-dose vincristine sulfate liposome injection for advanced, relapsed, and refractory adult Philadelphia chromosome-negative acute lymphoblastic leukemia. J Clin Oncol. 2013;31:676-83.

O'Connor OA, Horwitz S, Masszi T, Van Hoof A, Brown P, Doorduijn J, et al. Belinostat in patients with relapsed or refractory peripheral T-cell lymphoma: results of the pivotal phase II BELIEF (CLN-19) study. J Clin Oncol. 2015;33:2492-9.

Ohnishi K, Yoshida H, Shigeno K, Nakamura S, Fujisawa S, Naito K, et al. Prolongation of the QT interval and ventricular tachycardia in patients treated with arsenic trioxide for acute promyelocytic leukemia. Ann Intern Med. 2000;133:881-5.

Ohnuma T, Bergel F, Bray RC. Enzymes in cancer asparaginase from chicken liver. Biochem J. 1967;103:238-45.

Perez EA, Awada A, O'Shaughnessy J, Rugo HS, Twelves C, Im SA, et al. Etirinotecan pegol (NKTR-102) versus treatment of physician's choice in women with anthracycline-, taxane-, and capecitabine-treated advanced breast cancer: a randomised, open-label, multicentre, phase 3 trial. Lancet Oncol. 2015;16:1556-68.

Perri F, Longo F, Giuliano M, Sabbatino F, Favia G, Ionna F, et al. Epigenetic control of gene expression: potential implications for cancer treatment. Crit Rev Oncol Hematol. 2017;111:166-72.

Piccart MJ, Bertelsen K, James K, Cassidy J, Mangioni C, Simonsen E, et al. Randomized intergroup trial of cisplatin-paclitaxel versus cisplatin-cyclophosphamide in women with advanced epithelial ovarian cancer: three-year results. J Natl Cancer Inst. 2000;92:699-708.

Radparvar S, Houghton PJ, Houghton JA. Effect of polyglutamylation of 5,10-methylenetetrahydrofolate on the binding of 5-fluoro-2'-deoxyuridylate to thymidylate synthase purified from a human colon adenocarcinoma xenograft. Biochem Pharmacol. 1989;38:335-42.

Redic K. Carfilzomib: a novel agent for multiple myeloma. J Pharm Pharmacol. 2013;65:1095-106.

Rocca A, Farolfi A, Bravaccini S, Schirone A, Amadori D. et al. Palbociclib (PD 0332991): targeting the cell cycle machinery in breast cancer. Expert Opin Pharmacother. 2014;15:407-20.

Rosenberg B, Vancamp I, Krigas T. Inhibition of cell division in *Escherichia coli* by electrolysis products from a platinum electrode. Nature. 1965;205:698-9.

Ross-Innes CS, Stark R, Holmes KA, Schmidt D, Spyrou C, Russell R, et al. Cooperative interaction between retinoic acid receptor-alpha and estrogen receptor in breast cancer. Genes Dev. 2010;24:171-82.

Rutman RJ, Cantarow A, Paschki KE. Studies on 2-acetylaminofluorene carcinogenesis. III. The utilization of uracil-2-C14 by preneoplastic rat liver and rat hepatoma. Cancer Res. 1954;14:119.

Said R, Tsimberidou AM. Pharmacokinetic evaluation of vincristine for the treatment of lymphoid malignancies. Expert Opin Drug Metab Toxicol. 2014;10:483-94.

Salonga D, Danenberg KD, Johnson M, Metzger R, Groshen S, Tsao-Wei DD, et al. Colorectal tumors responding to 5-fluorouracil have low gene expression levels of dihydropyrimidine dehydrogenase, thymidylate synthase, and thymidine phosphorylase. Clin Cancer Res. 2000;6:1322-7.

Sang Y, Yan F, Ren X. The role and mechanism of CRL4 E3 ubiquitin ligase in cancer and its potential therapy implications. Oncotarget. 2015;6:42590-602.

San-Miguel JF, Hungria VTM, Yoon SS, Beksac M, Dimopoulos MA, Elghandour A, et al. Panobinostat plus bortezomib and dexamethasone versus placebo plus bortezomib and dexamethasone in patients with relapsed or relapsed and refractory multiple myeloma: a multicentre, randomised, doulbe-blind phase 3 trial. Lancet Oncol. 2014;15:1195-206.

Setiawan VW, Monroe KR, Wilkens LR, Kolonel LN, Pike MC, Henderson BE. Breast cancer risk factors defined by estrogen and progesterone receptor status: the Multiethnic Cohort Study. Am J Epidemiol. 2009;169:1251-9.

Shi Q, Chen L. Cereblon: a protein crucial to the multiple functions of immunomodulatory drugs as well as cell metabolism and disease generation. J Immunol Res. 2017;2017:9130608.

Sicinski P, Donaher JL, Parker SB, Li T, Fazeli A, Gardner H, et al. Cyclin D1 provides a link between development and oncogenesis in the retina and breast. Cell. 1995;82:621-30.

Sirchia SM, Ferguson AT, Sironi E, Subramanyan S, Orlandi R, Sukumar S, et al. Evidence of epigenetic changes affecting the chromatin state of the retinoic acid receptor beta2 promoter in breast cancer cells. Oncogene. 2000;19:1556-63.

Sledge Jr. HW, Toi M, Neven P, Sohn J, Inoue K, Pivot X, et al. MONARCH 2: Abemaciclib in combination with fulvestrant in women with HR+/HER2 advanced breast cancer who had progressed while receiving endocrine therapy. J Clin Oncol. 2017;35:2875-84.

Socinski MA, Bondarenko I, Karaseva NA, Makhson AM, Vynnychenko I, Okamoto I et al. Weekly nab-paclitaxel in combination with carboplatin versus solvent-based paclitaxel plus carboplatin as first-line therapy in patients with advanced non-small-cell lung cancer: final results of a phase III trial. Clin Oncol. 2012;30:2055-62.

Sparano JA, Vrdoljak E, Rixe O, Xu B, Manikhas A, Medina C, et al. Randomized phase III trial of ixabepilone plus capecitabine versus capecitabine in patients with metastatic breast cancer previously treated with an anthracycline and a taxane. J Clin Oncol. 2010;28:3256-63.

Stewart AK, Rajkumar SV, Dimopoulos MA, Masszi T, Špička I, Oriol A et al. Carfilzomib, lenalidomide, and dexamethasone for relapsed multiple myeloma. N Engl J Med. 2015;372:142-52.

Tallman MS, Nabhan C, Feusner JH, Rowe JM. Acute promyelocytic leukemia: evolving therapeutic strategies. Blood. 2002;99:759-67.

Tang XH, Gudas LJ. Retinoids, retinoic acid receptors, and cancer. Ann Rev Pathol. 2011;6:345-64.

Theodosiou M, Laudet V, Schubert M. From carrot to clinic: an overview of the retinoic acid signaling pathway. Cell Mol Life Sci. 2010;67:1423-45.

Thorburn AL. Paul Ehrlich: pioneer of chemotherapy and cure by arsenic (1854–1915). Brit J Vener Dis. 1983;59:404-5.

Turner NC, Slamon DJ, Ro J, Bondarenko I, Im SA, Masuda N et al. Overall survival with palbociclib and fulvestrant in advanced breast cancer. N Engl J Med. 2018;379:1926-36.

Väkevä L, Ranki A, Hahtola S. Ten-year experience of bexarotene therapy for cutaneous T-cell lymphoma in Finland. Acta Derm Venereol. 2012;92:258-63.

Van Telligen O, Huizing MT, Panday VRN, Schellens JH, Nooijen WJ, Beijnen JH. Chemophor ELK causes (pseudo-) non-linear pharmacokinetics of paclitaxel in patients. Clin Cancer Res. 1999;5:2918-24.

VanArsdale T, Boshoff C, Arndt KT, Abraham RT. Molecular pathways: targeting the cyclin D-CDK4/6 axis for cancer treatment. Clin Cancer Res. 2015;21:2905-10.

Visentin M, Zhao R, Goldman D. The antifolates. Hematol Oncol Clin North Am. 2012;26:629-48.

Wada T, Asahi T, Sawamura N. Nuclear cereblon modulates transcriptional activity of Ikaros and regulates its downstream target, enkephalin, in human neuroblastoma cells. Biochem Biophys Res Commun. 2016;477:388-94.

Walsby EJ, Coles SJ, Knapper S, Burnett AK. The topoisomerase II inhibitor voreloxin causes cell cycle arrest and apoptosis in myeloid leukemia cells and acts in synergy with cytarabine. Haematologica. 2011;96:393-9.

Wan YCE, Liu J, Chan KM. Histone H3 mutations in cancer. Curr Pharmacol Res. 2018;4:292-300.

Wang D, Lippard SJ. Cellular processing of platinum anticancer drugs. Nat Rev Drug Discov. 2005;4:307-20.

Wang LG, Liu XM, Kreis W, Budman DR. The effect of antimicrotubule agents on signal transduction pathways of apoptosis: a review. Cancer Chemother Pharmacol. 1999;44:355-61.

Wang Q, Lee D, Sysounthone V, Chandraratna RAS, Christakos S, Korah R, et al. 1,25- dihydroxyvitamin D3 and retonic acid analogues induce differentiation in breast cancer cells with function- and cell-specific additive effects. Breast Cancer Res Treat. 2001;67:157-68.

Wani MC, Taylor HL, Wall MR, Coggon P, McPhail AT. Plant antitumor agents. VI. The isolation and structure of taxol, a novel antileukemic and antitumor agent from taxus brevifolia. J Am Chem Soc. 1971;93:2325-7.

West AC, Johnstone RW. New and emerging HDAC inhibitors for cancer treatment. J Clin Invest. 2014;124:30-9.

White CT. Vinca rosea; a reputed cure for diabetes. Qld Agric J. 1925;143-4.

Wilson AJ, Byun DS, Popova N, Murray LB, L'Italien K, Sowa Y, et al. Histone deacetylase 3 (HDAC3) and other class I HDACs regulate colon cell maturation and p21 expression and are deregulated in human colon cancer. J Biol Chem. 2006;281:13548-58.

Wilson L. Microtubules as drug receptors: pharmacological properties of microtubule protein. Ann N Y Acad Sci. 1975;253:213-31.

Workman P. Enzyme-directed bioreductive drug development revisited: a commentary on recent progress and future prospects with emphasis on quinone anticancer agents and quinone metabolizing enzymes, particularly DT-diaphorase. Oncol Res. 1994;6:461-75.

Yusuf RZ, Duan Z, Lamendola DE, Penson RT, Seiden MV. Paclitaxel resistance: molecular mechanisms and pharmacologic manipulation. Curr Cancer Drug Targets. 2003;3:1-19.

Zeidan A, Wang ES, Wetzler M. Pegasparaginase: where do we stand? Expert Opin Biol Ther. 2009;9:111-9.

Zhang P, Wang S, Hu L, Qui F, Yang H, Xiao Y et al. Seven years' summary report on the treatment of acute promyelocytic leukemia with arsenic trioxide – an analysis of 242 cases. Zhonghua Xue Ye Xue Za Zhi. 2000;21:67-70.

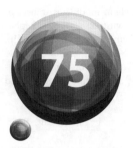

75 Inibidores de Vias de Sinalização

INTRODUÇÃO

A pesquisa sobre fatores de crescimento teve início com Rita Levi-Montalcini, que, em 1953, identificou um fator secretado de células tumorais de camundongo que potencializava o crescimento de processos neuronais em embriões de frango. Essa proteína purificada a partir de veneno de cobra e de extratos de glândulas salivares de camundongo foi denominada fator de crescimento neural (NGF, do inglês *nerve growth factor*) pelos pesquisadores Levi-Montalcini e Cohen. Este último isolou e caracterizou outra proteína secretada de glândulas salivares que induziam abertura precoce de pálpebra e erupção precoce de dente quando injetado em camundongo recém-nascido (Cohen, 1962). Essa nova proteína foi chamada de fator de crescimento epidermal (EGF, do inglês *epidermal growth factor*), visto que estimulava a proliferação de células epiteliais. Em 1986, Rita Levi-Montalcini e Stanley Cohen ganharam o prêmio Nobel em Fisiologia e Medicina. Em 1975, utilizando EGF marcado com ^{125}I, Graham Carpenter confirmou a presença de sítios de ligação (receptores) para o EGF na superfície de várias células. Três anos depois, Cohen et al. demonstraram que o receptor de EGF era uma proteína de 170 kD que apresenta aumento de incorporação de ^{32}P em resposta ao tratamento com EGF. Essa fosforilação foi identificada como ocorrendo no resíduo tirosina. O conceito de geração de sinal por meio de fosforilação de tirosina ficou estabelecido quando verificou-se que não somente o EGFR, mas também o receptor de insulina e o receptor do fator de crescimento derivado de plaqueta (PDGFR) eram tirosinoquinases que podiam ser ativadas pelos seus respectivos ligantes. A família do EGFR é composta de quatro membros: EGFR, HER2 (*Human Egfr related*), também conhecido como neu/ERBB2 e os receptores com quinase alterada HER3 e HER4. Na década de 1980, muitos trabalhos demonstraram a superexpressão do EGFR em vários tumores epiteliais e confirmaram a hipótese de que alterações da regulação da via do EGFR teriam um papel importante no câncer.

Moléculas sintéticas (referidas em inglês como *small molecules*, em contraposição aos produtos biológicos com alto peso molecular) que inibem vias de sinalização de oncogenes estão redefinindo o tratamento do câncer. Particularmente, as vias de sinalização que envolvem tirosinoquinase e serina/treonina quinase são alvos de muita atenção por causa de seu papel fundamental na modulação celular eucariótica (Lopez-Otin e Hunter, 2010). Conforme mencionado, mutações nessas quinases foram identificadas em muitos tipos de câncer e associadas a um fenótipo maligno, oferecendo, portanto, um forte racional terapêutico para o desenvolvimento de inibidores, sendo o de maior sucesso o inibidor da BCR-ABL tirosinoquinase, o mesilato de imatinib.

A análise da sequência do genoma humano identificou 90 genes que codificam tirosinoquinases, sendo 58 acopladas a receptores e 32 não acopladas a receptores (Manning et al., 2002). Com base nas sequências de seus domínios não catalíticos e extracelulares, as tirosinoquinases acopladas ou não a receptores foram divididas em 20 e 10 subfamílias, respectivamente (Robinson et al., 2000). As Tabelas 75.1 e 75.2 detalham as tirosinoquinases acopladas e não acopladas a receptores e alguns cânceres associados às suas mutações (Madhusudan e Ganesan, 2007).

As quinases são responsáveis por reações de fosforilação ao transferirem o fosfato gama do ATP para grupos hidroxilas de vários substratos, incluindo lipídios, açúcares ou aminoácidos, processo revertido pelas fosfatases. As quinases de proteínas e lipídios, a exemplo de receptores acoplados a proteína G e proteases, representam um dos alvos mais importante para tratamento de doenças humanas. Um grupo diferente de quinases tem papel essencial na sinalização de células eucarióticas incluindo proteinoquinases tipo BRAF, ABL (*Abelson Kinase*) e ALK (*Anaplastic Lymphoma Kinase*), assim como quinases capazes de fosforilar fosfatidilinositol (PI), como PI3 K e PI4 K. Muitas neoplasias humanas estão associadas à ativação alterada de quinases de proteínas ou lipídios decorrente de mutações, rearranjos cromossômicos e/ou amplificação gênica. O quinoma humano contém proteinoquinases típicas, atípicas e pseudoquinases; estas últimas representam aproximadamente 10% das proteinoquinases humanas e são inativas ou pouco ativas, dada a falta de pelo menos um dos três *motifs* que compõem o domínio catalítico que é essencial para a catálise (Boudeau et al., 2006). Apesar de não apresentarem, portanto, capacidade de fosforilar substratos, pseudoquinases são importantes por regularem diversos processos celulares. A maioria das células tumorais apresenta aproximadamente 150 genes dominantes, os quais, quando alterados por mutação, induzem tumorigênese ao afetarem uma dúzia de vias sinalizadoras que regulam o destino da célula, a sobrevivência celular e a manutenção do genoma (Vogelstein et al., 2014). A alteração da regulação da atividade de proteinoquinase por mutações associadas a ganho de função é essencial para manter o estado oncogênico, refletindo-se no fato de que 30 inibidores de quinase são utilizados atualmente no tratamento de vários tipos de câncer. Em muitos casos, essas mutações podem estar associadas a tumores específicos. Entretanto, a maior dificuldade encontra-se na heterogeneidade intrínseca das formas mais tardias de câncer relacionadas com múltiplas mutações e aberrações cromossômicas e que apresentam instabilidade genômica.

As tirosinoquinases acopladas a receptores apresentam um domínio no qual existe o sítio ligante, que fica no N-terminal extracelular (geralmente glicosilado), uma hélice hidrofóbica transmembrânica e um domínio citoplasmático, onde está localizado o domínio conservado da tirosinoquinase com algumas sequências regulatórias adicionais (que contêm os resíduos de tirosina cruciais do C-terminal e os *motifs* regulatórios do receptor; Figura 75.1). Quando ocorre a ligação do ligante (EGF ou outros) no domínio extracelular, há também uma dimerização/oligomerização levando à ativação da tirosinoquinase citoplasmática e à fosforilação dos resíduos de tirosina. Esses resíduos autofosforilados servem como plataforma para o reconhecimento e o recrutamento de um grupo específico de proteínas envolvidas com transdução de sinal que modulam vários processos na célula. As

Tabela 75.1 Receptores acoplados à tirosinaquinases e câncer.

Tirosinoquinase		Associações de câncer
Família EGFR	EGFR (HER-1)	Mama, ovário, pulmão, glioblastoma multiforme e outros
	ERBB2 (HER-2)	Mama, ovário, estômago, pulmão, cólon e outros
	ERBB3 (HER-3)	Mama
	ERBB4 (HER-4)	Mama, tumores de células da granulosa
Família dos receptores da insulina	IGF-1R	Colo do útero, rim (célula clara), sarcomas e outros
	IRR, INSR	–
Família PDGFR	PDGFR-alfa	Glioma, glioblastoma, ovário
	PDGFR-beta	LMMC, glioma
	CSF-1R	LMMC, histiocitose maligna, glioma, endométrio
	KIT/SCFR	GIST, LMA, mielodisplasia, mastocitose, seminoma, pulmão
	FLK2/FLT3	LMA
Família VEGFR	VEGFR1	Angiogênese tumoral
	VEBFR2	Angiogênese tumoral
	VEGFR3	Angiogênese tumoral, sarcoma de Kaposi, hemangiossarcoma
Família FGFR	FGFR-1	LMA, linfoma, vários tumores sólidos
	FGFR-2	Estômago, mama, próstata
	FGFR-3	Mieloma múltiplo
	FGFR-4	–
Família KLG/CCK (CCK4)		–
Família NGFR	TRKA	Câncer de tireoide papilar, neuroblastoma
	TRKB	–
	TRKC	Fibrossarcoma congênito, LMA
Família HGFR	MET	Tireoide papilar, rabdomiossarcoma, fígado, rim
	RON	Cólon, fígado
Família EPHR	EPHA2	Melanoma
	EPHA1, 3, 4, 5, 6, 7, 8	–
	EPHB2	Estômago, esôfago, cólon
	EPHB4	Mama
	EPHB1, 3, 5&6	–
Família AXL	AXL	LMA
	MER, TYRO3	–
Família TIE	TIE	Estômago, hemagioblastoma capilar
	TEK	Angiogênese tumoral
Família RYK (RYK)		Câncer de ovário
Família DDR (DDR1&DDR2)		Mama, câncer de ovário
Família RET (RET)		Tireoide (papilar e medular), neoplasia endócrina múltipla
Família ROS (ROS)		Glioblastoma, astrocitoma
Família LTK	ALK	Linfoma não Hodgkin
	LTK	–
Família ROR (ROR1&ROR2)		–
Família MUSK (MUSK)		–
Família LMR (AATYK, AATYK 2&3)		–
RTK106		–

LMA: leucemia mieloide aguda; LMMC: leucemia mielomonocítica crônica; GIST: tumores avançados de estroma gastrintestinal (do inglês *gastrintestinal stromal tumors*).

Tabela 75.2 Tirosinoquinases não acopladas a receptores e câncer.		
Tirosinoquinase		Associações de câncer
Família ABL	ABL1	LMC, LMA, LLA, LMMC
	ARG	LMA
Família FRK	BRK	Mama
	FRK	–
	SRMS	–
Família JAK	JAK1	Leucemias
	JAK2	LMA, LLA, LLA na infância com células T, LMC atípica
	JAK3	Leucemia, malignidades de células B
	JAK4	–
Família SRC-A	FGR	LMA, LLC, linfoma associado ao vírus Epstein-Barr
	FYN	–
	SRC	Cólon, mama, pâncreas, neuroblastoma
	YES1	Cólon, melanoma
Família SRC-B	BLK	–
	HCK	–
	LCK	LLA por células T, LLC
	LYN	–
Família SYK	SYK	Mama
	ZAP70	–
Família FAK	FAK	Adesão, invasão e metástase de vários tumores
	PYK2	Adesão, invasão e metástase de vários tumores
Família ACK	ACK1	–
	TNK1	–
Família CSK	CSK	–
	MATK	–
Família FES	FER	–
	FES	–
Família TEC	BMX	–
	BTK	–
	ITK	–

LLA: leucemia linfoide aguda; LLC: leucemia linfoide crônica; LMA: leucemia mieloide aguda; LMC: leucemia mieloide crônica; LMMC: leucemia mielomonocítica crônica.

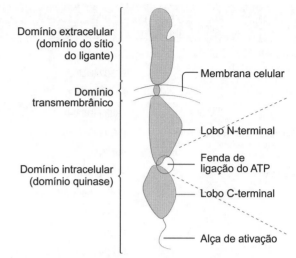

Figura 75.1 Estrutura de um receptor acoplado à tirosinoquinase.

tirosinoquinases não acopladas a receptores têm um sítio catalítico conservado comum (semelhante ao das tirosinoquinases acopladas a receptores) com um N-terminal que apresenta *motifs* diferentes para proteínas adaptadoras.

Os inibidores de tirosinoquinase podem ser subdivididos em categorias de acordo com o mecanismo molecular responsável pela inibição:

- Os inibidores de tirosinoquinase do tipo I reconhecem a conformação ativa da quinase. Eles ligam-se ao sítio onde se liga o ATP apresentando de 1 a 3 pontes de hidrogênio, as quais mimetizam as pontes de hidrogênio formadas pelo ATP (Zhang *et al.*, 2009). Um exemplo de inibidor de tirosinoquinase tipo I é o sunitinib
- Os inibidores de tirosinoquinase do tipo II reconhecem a conformação inativa da quinase. Eles competem indiretamente com o ATP ao ocupar um sítio hidrofóbico localizado adjacente ao sítio onde se liga o ATP. Esse sítio hidrofóbico é criado pela conformação DFG-*out* da alça de ativação. Essa conformação DFG-*out* única é também conhecida como sítio alostérico, e os inibidores da tirosinoquinase do tipo II modulam a atividade desta por um mecanismo alostérico. Alguns inibidores do tipo II conseguem também formar pontes de hidrogênio com o sítio onde se liga o ATP, mas isso não é necessário para sua função. O sorafenibe é um inibidor de tirosinoquinase do tipo II que bloqueia a fosforilação do VEGFR ao usar o sítio hidrofóbico para competir indiretamente com o ATP
- Uma terceira classe conhecida de inibidores de tirosinoquinase são os inibidores covalentes, desenvolvidos para fazer uma ligação covalente com cisteínas presentes em sítios específicos da quinase. O enxofre, presente no resíduo de cisteína, é um átomo rico em elétrons, os quais reagem com o grupo eletrofílico do inibidor. Como resultado, o inibidor e o resíduo de cisteína ligam-se por meio desse compartilhamento de elétrons. Isso permite que o inibidor bloqueie o sítio de ligação do ATP e previna a ativação da quinase (Kwak *et al.*, 2005). Exemplos de inibidores covalentes da tirosinoquinase são os derivados quinazolínicos, como o vandetanib.

As regiões onde os inibidores do tipo I ou do tipo II se ligam na fenda de ligação do ATP estão ilustradas na Figura 74.2. Como os inibidores covalentes ligam-se a um resíduo de cisteína que pode ter localização variável no domínio da quinase, o sítio de ligação dos inibidores do tipo III não é exibido na Figura 75.2 (Gotink e Verheul, 2010).

Os inibidores de quinase são desenhados para bloquear especificamente alelos de quinase com ganho de função (Fabro e García-Echeverría, 2002). Apesar do sucesso terapêutico em pacientes tratados por esses inibidores de quinases, é importante ressaltar que a maioria desses pacientes geralmente apresenta recaída após a resposta inicial. Desse modo, a emergência de resistência ao medicamento não está limitada aos fármacos citotóxicos convencionais, mas também se estende aos medicamentos com alvos específicos no seu mecanismo de ação. A resistência desenvolvida pela célula neoplásica para inibidores de quinase pode envolver tanto mecanismos compensatórios quanto reduzir a afinidade da quinase para seu inibidor (Fabbro *et al.*, 2011). De maneira simplista, as proteinoquinases tornam-se resistentes aos inibidores ao mutarem resíduos fundamentais no seu domínio catalítico.

INIBIDORES DE TIROSINOQUINASE NÃO ACOPLADAS A RECEPTORES

Inibidores da BCR-ABL tirosinoquinase

Imatinib (Gleevec®)

Derivado benzamídico utilizado no tratamento da leucemia mieloide crônica (Figura 75.3). A translocação do cromossomo Filadélfia é uma

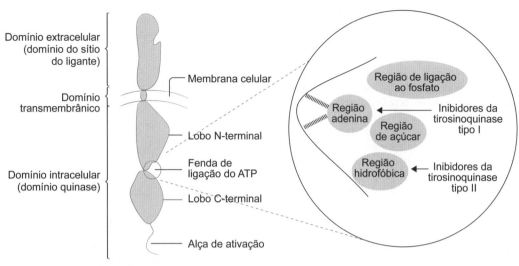

Figura 75.2 O domínio extracelular do receptor acoplado à tirosinoquinase pode ser ocupado por fatores de crescimento, enquanto o domínio intracelular pode sofre (auto)fosforilação da quinase. O sítio de ligação do ATP é ilustrado no lado direito da imagem.

anormalidade citogenética característica vista em 95% dos pacientes com leucemia mieloide crônica e entre 15 e 30% daqueles com leucemia linfoblástica aguda (Faderl et al., 1999). Essa translocação resulta na formação do oncogene BCR-ABL, pela fusão do gene *BCR* do cromossomo 22 com o gene da tirosinoquinase ABL localizada no cromossomo 9. Essa fusão resulta na expressão de duas formas de proteína tirosinoquinase: p190 e p210. Há uma subsequente alteração da sinalização intracelular com aumento da capacidade proliferativa e resistência à apoptose das células-tronco, levando a um aumento massivo das células mieloides. A presença desse defeito patogenético permitiu, em nível molecular, o desenvolvimento do imatinib, o qual inibe ambas as tirosinoquinases, p190 e p210 (Druker et al., 1996).

A proteína BCR-ABL é considerada o alvo ideal para o imatinib, visto que essa mutação está presente em quase todos os pacientes diagnosticados com leucemia mieloide crônica. O imatinib especificamente mata todas as células proliferativas contendo a proteína BCR-ABL e apresenta toxicidade mínima para as células normais. A proteína BCR-ABL é única nas células leucêmicas, expressa em níveis altos e sua atividade tirosinoquinase é essencial para a habilidade de induzir leucemia (Savage e Antman, 2002). O imatinib é utilizado para tratamento dos pacientes com leucemia mieloide crônica Ph+ e daqueles com diagnóstico de leucemia linfoblástica aguda com BCR-ABL positivo. A maioria dos pacientes com leucemia mieloide crônica tratados com imatinib atinge rápida e durável remissão, com sobrevida livre de recidivas em 5 anos de aproximadamente 90% (Eide e O'Hare, 2015). Em alguns pacientes, os leucócitos tornam-se resistentes ao imatinib, permitindo o retorno do câncer; em outros casos, os pacientes já são resistentes por ocasião do diagnóstico. O mecanismo mais comum de resistência envolve mutações no domínio da BCR-ABL-quinase, que causam graus variáveis de insensibilidade ao fármaco (Gorre et al., 2001). O imatinib é bem tolerado, com reações adversas mínimas, quando comparado com outros fármacos citotóxicos. Neutropenia, trombocitopenia e anemia ocorrem em 45, 20 e 10% dos pacientes, respectivamente, que estejam utilizando imatinib cronicamente para tratamento de leucemia mieloide crônica. Reações adversas não hematológicas incluem náuseas, *rash* cutâneo, edema periférico, cãibras musculares e aumento de transaminases (Kantarjian et al., 2002).

Apresenta excelente biodisponibilidade absoluta quando administrado via oral (VO) (98%), sendo metabolizado pelo fígado, predominantemente pelo CIP3A4, gerando o N-desmetilimatinib, o principal metabólito ativo. É eliminado essencialmente nas fezes, com meia-vida de eliminação entre 18 e 27 h para o imatinib e 40 a 74 h para o N-desmetilimatinib, respectivamente. Não são necessários ajustes de dose em pacientes nefropatas. A dose recomendada é de 400 mg/dia para pacientes com leucemia mieloide crônica, podendo ser utilizados 600 mg/dia nos casos de crise blástica. O fármaco deve ser administrado 1 vez/dia com alimentos (Hartmann et al., 2009).

Dasatinib (Sprycel®)

Trata-se de um derivado carboximídico tiazólico (Figura 75.4), estruturalmente relacionado com o imatinib. Representa a segunda geração dos inibidores da BCR-ABL tirosinoquinase e foi desenhado para ser eficaz nos pacientes em que a tirosinoquinase tenha se tornado resistente ao imatinib. É um potente inibidor não só da BCR-ABL tirosinoquinase, mas também da família das quinases SRC (SRC, LCK, HCK, YES, FYN, FGR, BLK, LYN, FRK), assim como das quinases c-KIT, PDGFR-a e PDGFR-b e da quinase do receptor efrin (Chen e Chen, 2015). Com base em estudos de modelagem, o dasatinib deve se ligar às múltiplas configurações da quinase ABL.

Vários ensaios clínicos demonstraram que as respostas hematológicas e citogenéticas com o dasatinib são mais completas e duradouras

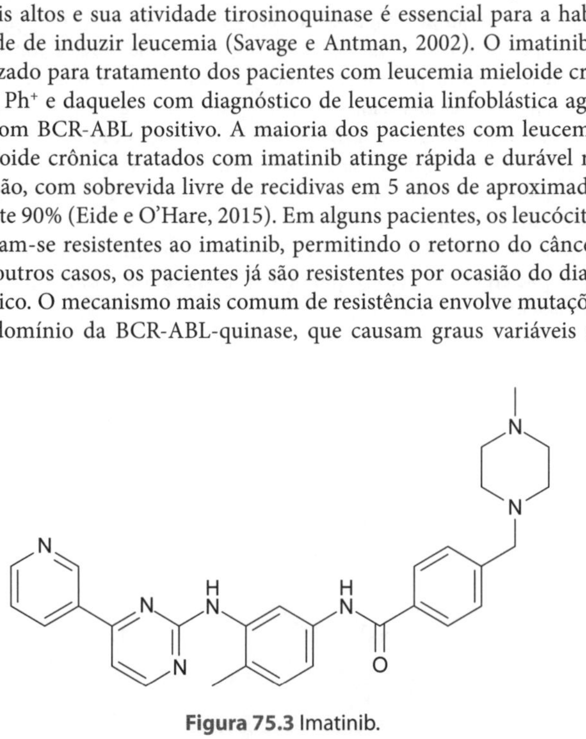

Figura 75.3 Imatinib.

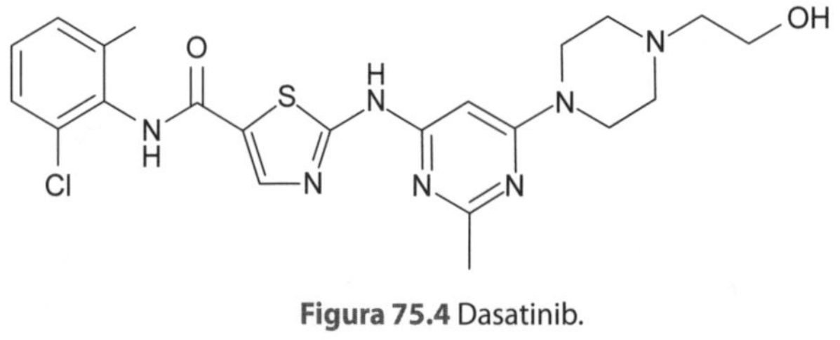

Figura 75.4 Dasatinib.

e que o dasatinib é 325 vezes mais potente que o imatinib (Guilhot et al., 2007). O dasatinib está indicado para tratamento de leucemia mieloide crônica recém-diagnosticada ou para leucemia mieloide crônica resistente ao tratamento com imatinib. Apresenta farmacocinética linear entre as doses de 15 a 240 mg/dia, com um volume aparente de distribuição de 2.505 ℓ, indicando que esse fármaco é largamente distribuído no organismo. O dasatinib é extensamente metabolizado pelo fígado, sobretudo pelo CIP3A34, formando um metabólito ativo, que apresenta a mesma potência que o dasatinib. Entretanto, visto que tem apenas 5% da exposição do dasatinib, é improvável que seu metabólito tenha papel relevante nos efeitos terapêuticos. Como o imatinib, o dasatinib é eliminado predominantemente pelas fezes, com meia-vida de eliminação entre 3 e 5 h. A dose recomendada é de 100 mg/dia administrado apenas 1 vez/dia; no caso de crise blástica, a dose recomendada é de 140 mg/dia, também somente 1 vez/dia. As reações adversas mais comuns observadas observados foram mielossupressão, retenção de fluidos, diarreia, cefaleia, dispneia, *rash* cutâneo, fadiga, náuseas e hemorragia.

Nilotinib (Tasigna®)

A exemplo dos inibidores de tirosinoquinase anteriores, o nilotinib foi desenhado com base em estudos cristalográficos obtidos com a interação do imatinib e da ABL tirosinoquinase (Manley et al., 2004). É um derivado benzamídico, como o imatinib, e representante da segunda geração dos inibidores da BCR-ABL tirosinoquinase (Figura 75.5). O nilotinib liga-se à conformação inativa da BCR-ABL tirosinoquinase e impede que esta adote a conformação cataliticamente ativa, além de inibir as tirosinoquinases da BCR-ABL, KIT e PDGFR. A atividade inibitória do nilotinib contra a forma selvagem da BCL-ABL tirosinoquinase foi mantida mesmo nas 32 mutações mais comuns, o que a tornam resistente ao imatinib (Weisberg et al., 2006). É importante ressaltar que a mutação T3151 torna a BCL-ABL tirosinoquinase resistente ao imatinib e aos inibidores de segunda geração, como nilotinib, dasatinib e bosutinib.

Revisão sistemática evidenciou que o nilotinib e o dasatinib são mais eficazes em obter uma resposta citogenética completa quando comparados com o imatinib no tratamento de leucemia mieloide crônica recém-diagnosticada (Figura 75.6; Pavey et al., 2012).

A biodisponibilidade do nilotinib está aumentada em aproximadamente 82% quando administrado 30 min após uma refeição com alto teor de gordura. A ligação às proteínas plasmáticas é de 98%, com meia-vida de eliminação de 17 h. Os metabólitos principais são obtidos por oxidação pelo CIP3A4, mas não contribuem para a atividade biológica do nilotinib (Jabbour et al., 2015); são eliminados essencialmente nas fezes. A dose recomendada é de 400 mg administrados 2 vezes/dia com intervalo de 12 h, e a administração não deve ser feita com alimentos (os alimentos devem ser evitados 2 h antes e 1 h após a administração desse fármaco). As reações adversas mais comuns observadas foram *rash* cutâneo, prurido, náuseas, fadiga, cefaleia, constipação intestinal, diarreia e vômitos.

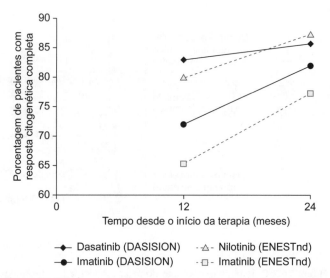

Figura 75.6 Todos os pacientes com resposta citogenética completa (24 meses).

Bosutinib (Bosulif®)

É um derivado quinolínico que, a exemplo do dasatinib, inibe tanto a BCR-ABL tirosinoquinase quanto a SRC tirosinoquinase (a SRC tirosinoquinase não é acoplada a receptores; Figura 75.7). É um representante da segunda geração de inibidores da BCR-ABL tirosinoquinase. O dasatinib foi aprovado em junho de 2006, o nilotinib em outubro de 2007 e o bosutinib em setembro de 2012.

O bosutinib apresenta farmacocinética linear entre as doses de 200 a 800 mg/dia, com $T_{máx}$ entre 4 e 6 h. É altamente ligado às proteínas plasmáticas, com volume aparente de distribuição de 6.080 ± 1.230 ℓ. É metabolizado no fígado primariamente pelo CIP3A4, mas não apresenta metabólitos ativos, devendo-se reduzir a dose em pacientes hepatopatas. *Clearance* sistêmico é de 189 ± 48 ℓ/h, com meia-vida de eliminação de 22,5 ± 1,7 h. Aproximadamente 91,3% da dose administrada é recuperada nas fezes, não sendo necessário ajuste de dose em pacientes nefropatas. Alimentos aumentam sua biodisponibilidade (70 a 80%). A dose recomendada é de 500 mg/dia, administrados uma única vez com alimentos, podendo ser aumentada em até 600 mg/dia, caso o paciente não tenha tido uma resposta hematológica completa. Em pacientes com graus leve, moderado ou grave de insuficiência hepática, a dose recomendada é de 200 mg/dia. As reações adversas mais comuns observadas foram diarreia (82%), náuseas (46%), trombocitopenia (41%), vômitos (39%), dor abdominal (37%), *rash* cutâneo (35%), anemia (27%), pirexia (26%) e fadiga (24%). Tem um perfil de toxicidade bem distinto dos demais inibidores de BCR-ABL tirosinoquinase, sendo indicado para tratamento de leucemia mieloide crônica de pacientes que não respondem a imatinib, dasatinib e nilotinib (Stansfield et al., 2013).

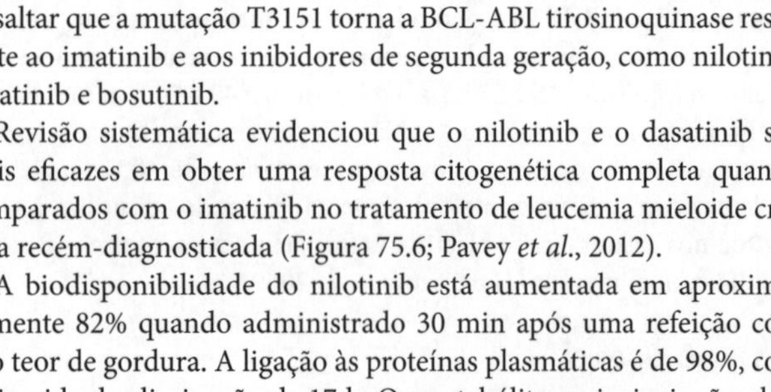

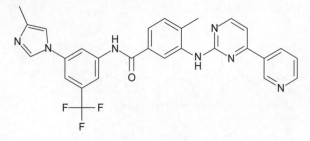

Figura 75.5 Nilotinib.

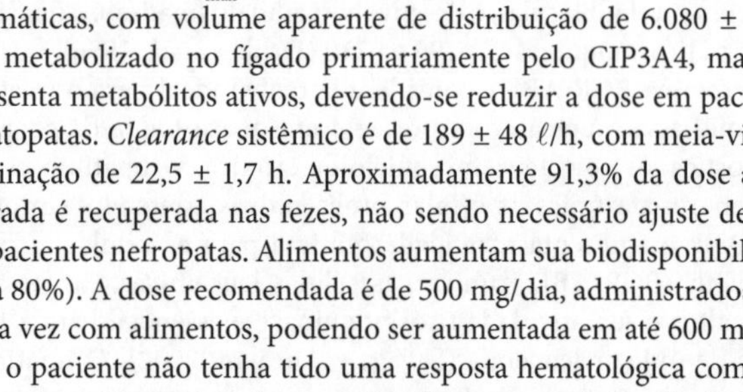

Figura 75.7 Bosutinib.

Ponatinib (Iclusig®)

Trata-se de um inibidor de múltiplas isoformas da BCR-ABL tirosinoquinase e também de outras tirosinoquinases acopladas aos receptores de VEGF, FGF, PDGF, efrin, SRC, KIT, RET e FLT3 (Figura 75.8; Shamroe e Comeau, 2013). De maneira similar ao imatinib e ao nilotinib, o ponatinib compete com o ATP no sítio de ligação da conformação inativa da BCR-ABL, sendo 520 vezes mais potente que o imatinib. É o representante da terceira geração dos inibidores da BCR-ABL tirosinoquinase e, distintamente dos anteriores, consegue superar a resistência induzida pela mutação no T315I. As alterações estruturais feitas no ponatinib (grupo etinil e a ligação tripla no carbono; Figura 75.8) permitiram a superação dessa mutação. A incidência dessa mutação em pacientes tratados com imatinib é de aproximadamente 16% (Deininger, 2007).

A história regulatória do ponatinib é interessante. Foi aprovado de maneira acelerada pela Food and Drug Administration (FDA) em dezembro de 2012 para tratamento de pacientes com leucemia mieloide crônica e leucemia linfoblástica aguda (Ph+) que eram resistentes ou intolerantes ao imatinib e aos inibidores de segunda geração. O ponatinib é extremamente eficaz, sobretudo nos casos em que ocorre a mutação T315I. Não foram observados fenômenos trombóticos no estudo fase I, mas, no estudo fase II, foi observada incidência de 8% de eventos trombóticos arteriais sérios, levando a FDA a colocar um aviso *black box*. Entretanto, seguimentos mais prolongados dos pacientes que participaram dos estudos fases I e II identificaram uma frequência mais alta (48% e 24%, respectivamente) de reações adversas vasculares sérias. Isso levou a FDA e a indústria farmacêutica responsável a retirarem o produto do mercado em outubro de 2013, inclusive com a interrupção de um estudo fase III. Entretanto, a retirada do ponatinib do mercado causou problemas sérios para os pacientes que estavam tendo uma boa resposta terapêutica com o fármaco, visto que não havia outra opção de tratamento. Em janeiro de 2014, a FDA reintroduziu o ponatinib no mercado, mas com a restrição de que só deve ser utilizado em pacientes adultos com leucemia mieloide crônica ou leucemia linfoblástica aguda que apresentem a mutação no T315I, um caso único do ponto de vista regulatório de aprovação, desaprovação e reaprovação acelerada (Gainor e Chabner, 2015).

A biodisponibilidade absoluta do ponatinib não é conhecida, mas sua biodisponibilidade, quando administrado via oral (VO), não sofre ação de alimentos. O $T_{máx}$ é de aproximadamente 6 h, é altamente ligado às proteínas plasmáticas (> 99%), apresenta um volume aparente de distribuição de 1.223 ℓ, com meia-vida de eliminação de 24 h (12 a 66 h). É metabolizado predominantemente pelo CIP3A4, mas também pelos CIP2C8, CIP2D6 e CIP3A5, e por esterases e/ou amidases. Após administração única de posatinib, 87% da dose é recuperada nas fezes e 5% na urina. A dose recomendada é de 45 mg/dia, tomada uma só vez com ou sem alimentos. No estudo fase II, 68% dos pacientes necessitaram de redução da dose, para 30 ou 15 mg/dia. A Figura 75.9 mostra os diferentes inibidores da BCR-ABL tirosinoquinase.

Inibidores da tirosinoquinase de Bruton

A tirosinoquinase de Bruton é uma tirosinoquinase citoplasmática não acoplada a receptores, codificada pelo gene *BTK* (*Bruton's Tyrosine Kinase*), e que pertence à família das quinases TEC, a segunda maior família das tirosinoquinases não acopladas a receptores (Smith *et al.*, 2001). As quinases TEC têm quatro módulos estruturais: o domínio PH no seu N-terminal, que é uma característica dessas quinases, e os domínios SH3, SH2 e quinase. Em humanos, os membros dessa família de proteínas são expressos primariamente em células hematopoéticas, e a sua ativação é um dos primeiros passos na sinalização antígeno-receptor (Berg *et al.*, 2005). A tirosinoquinase de Bruton é um componente essencial do receptor da célula B e está envolvida na diferenciação celular, proliferação e sobrevivência do linfócito (Lindvall *et al.*, 2005). Vários estudos revelaram papel fundamental das vias sinalizatórias do receptor da célula B na patogênese de várias neoplasias dos linfócitos B (Seda e Mraz, 2015).

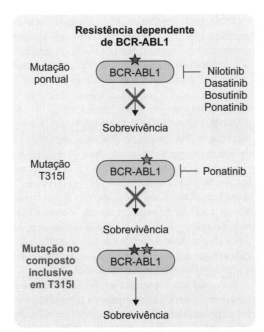

Figura 75.8 Ponatinib.

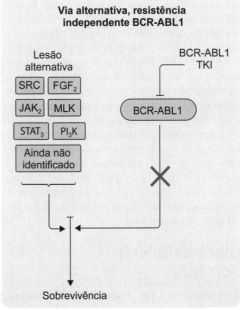

Figura 75.9 Sítio de ação dos diferentes inibidores da BCR-ABL tirosinoquinase e mecanismos de resistência.

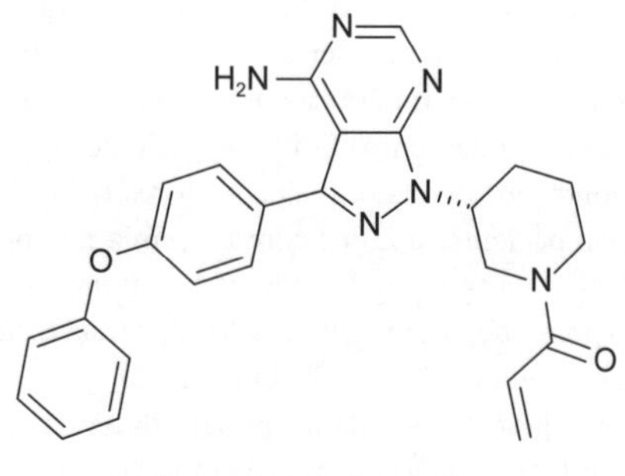

Figura 75.10 Ibrutinib.

Ibrutinib (Imbruvica®)

Inibidor potente, irreversível da tirosinoquinase de Bruton, que se liga de maneira covalente à cisteína 481 no sítio de ligação do ATP, inibindo subsequentemente a fosforilação da BTK, fosfolipase C-gama-2 (PCL-gama-2), AKT e ERK, e abolindo a sinalização da BTK tanto *in vitro* como *in vivo* (Figura 75.10; Aalipour e Advani, 2014). A inibição da BTK prejudica a sua proliferação e sobrevivência, assim como induz apoptose das células B neoplásicas.

Conforme visto anteriormente, a seletividade é uma característica importante tanto para a eficácia quanto para a segurança do fármaco. O ibrutinib apresenta marcada seletividade para a BTK. Entretanto, nove outras quinases têm o mesmo resíduo de cisteína no sítio de ligação do ATP (Figura 75.11).

A afinidade do ibrutinib pela BTK é de IC$_{50}$ –0,5 nM; já pelas outras quinases, a afinidade varia entre 1 e 10 nM, exceto pela BLK, que é uma tirosinoquinase citoplasmática não acoplada a receptor da família SRC, envolvida também no desenvolvimento, na diferenciação e na sinalização das células B (Samuelson *et al.*, 2014). O ibrutinib apresenta T$_{máx}$ entre 1 e 2 h após administração oral, e sua biodisponibilidade aumenta entre 200 e 400% se administrado com alimentos. A ligação às proteínas plasmáticas é de 97,3%, com volume aparente de distribuição de 683 ℓ, *clearance* intravenoso (IV) de 62 ℓ/h e meia-vida de eliminação entre 4 e 6 h. O metabolismo hepático é a principal via de eliminação do ibrutinib, sendo primariamente metabolizado pelo CIP3A e em menor proporção pelo CIP2D6. Quase o total da dose administrada do ibrutinib (90%) é eliminada em 168 h, sendo 80% nas fezes e menos de 10% na urina, e 99% na forma de metabólitos.

Em um ensaio clínico fase III, aberto, randomizado, os pacientes (n = 269) com no mínimo 65 anos de idade com diagnóstico de leucemia linfocítica crônica ou linfoma linfocítico de pequenas células foram tratados com ibrutinib (420 mg/dia) ou clorambucila (0,5 mg/kg nos dias 1 e 15 do ciclo de 28 dias, tratamento feito por 12 ciclos). Conforme mostrado na Figura 75.12, o ibrutinib demonstrou ser superior à clorambucila tanto no tempo de sobrevivência sem progressão da doença quanto na sobrevivência total (Burger *et al.*, 2015).

O ibrutinib é geralmente bem tolerado e seu uso por período prolongado é associado à toxicidade modesta. A maior parte das reações adversas é de grau 1 ou 2 em gravidade, resolvidos sem necessidade de terapia adicional. As reações adversas mais comuns são diarreia, fadiga, sangramento e infecções. O aumento do risco de sangramento parece estar relacionado com a disfunção plaquetária causada pela inibição da BTK e das quinases da família TEC (Berglöf *et al.*, 2015). Atualmente, o ibrutinib é indicado para tratamento de leucemia linfocítica crônica, linfoma linfocítico de pequenas células, linfoma de células do manto e macroglobulinemia de Waldenström.

INIBIDORES DE TIROSINOQUINASE ACOPLADA A RECEPTORES

Trata-se de inibidores desenvolvidos com base em duas tecnologias diferentes, uma delas a mesma empregada para o desenvolvimento de inibidores de tirosinoquinase não acoplada a receptores. Essa

BTK	T	E	Y	M	A	N	G	C	L	L	L
ITK	F	E	F	M	E	H	G	C	L	S	S
TEC	T	E	F	M	E	R	G	C	L	L	L
BMX	T	E	Y	I	S	N	G	C	L	L	L
RLK/TXK	T	E	F	M	E	N	G	C	L	L	L
BLK	T	E	Y	M	A	R	G	C	L	L	L
JAK3	N	E	Y	L	P	S	G	C	L	R	R
EGFR	T	Q	L	M	P	F	G	C	L	L	L
ErbB2/HER2	T	Q	L	M	P	Y	G	C	L	L	L
ErbB4/HER4	T	Q	L	M	P	H	G	C	L	L	L

Figura 75.11 Alinhamento de quinases com um resíduo de cisteína no sítio de ligação do ATP correspondente à cisteína 481 na tirosinoquinase de Bruton.

tecnologia focou no domínio catalítico (sítio de ligação do complexo ATP-Mg) das tirosinoquinases, e a maioria das pequenas moléculas sintetizadas liga-se nesse sítio. Esses fármacos que atuam como mimetizadores do ATP são inibidores competitivos nos sítios de ligação do complexo ATP-Mg dentro do domínio catalítico (Stamos *et al.*, 2002). A segunda tecnologia empregada baseou-se no desenvolvimento de anticorpos monoclonais que se ligam aos receptores das tirosinoquinases (Mendelsohn, 2002).

Inibidores da tirosinoquinase do VEGF

Angiogênese é um processo complexo no qual há crescimento de novos vasos, após o processo embrionário de vasculogênese. Trata-se de um fenômeno essencial para o crescimento e a sobrevivência de neoplasmas sólidos. A angiogênese tumoral refere-se à proliferação de vasos sanguíneos que penetram no tumor para aportar oxigênio e nutrientes. Considerando que a resposta vascular adequada é crítica para o desenvolvimento inicial, assim como para o crescimento tumoral, agentes antiangiogênicos têm um papel importante e efetivo no tratamento de vários tipos de câncer, por exemplo o câncer de pulmão de células não pequenas (NSCLC, do inglês *non-small cell lung cancer*). Os mecanismos que permitem a formação de novos vasos incluem as vias do fator de crescimento endotelial vascular (VEGF), do fator de crescimento de fibroblasto (FGF), do fator de crescimento derivado de plaquetas (PDGF), do fator de crescimento epidermal (EGF), do fator de crescimento transformador (TGF), da matriz das metaloproteinases, do fator de necrose tumoral e das angiopoetinas.

O VEGF é uma família de proteínas secretadas que promove angiogênese em tumores, na inflamação crônica e na cicatrização de ferimentos, composta por oito membros: VEGF-A e suas várias isoformas, VEGF-B, VEGF-C, VEGF-D, VEGF-E, VEGF-F e fator de crescimento placentário (PIG, do inglês *placental growth factor*) 1 e 2. A família do VEGF tem pelo menos três tipos de receptores de tirosinoquinase, chamados VEGF R1, VEGF R2 e VEGF R3. Como todos os receptores acoplados a tirosinoquinase, os receptores do VEGF são proteínas transmembrânicas com um domínio único transmembrânico. A região extracelular é formada por sete domínios semelhantes aos domínios de imunoglobulinas. A região intracelular apresenta a atividade de tirosinoquinase separada em dois fragmentos. O VEGF R2 está localizado nas células endoteliais e é o principal receptor para os efeitos vasculogênicos e angiogênicos do VEGF.

A angiogênese representa um dos fatores principais do câncer, visto ser essencial para o crescimento, a progressão e a metástase de muitos tumores sólidos, como o câncer de pulmão, de mama, de estômago, de próstata e colorretal (Wells, 1999). Os inibidores de angiogênese podem ser tanto endógenos como sintéticos. A interferona, as

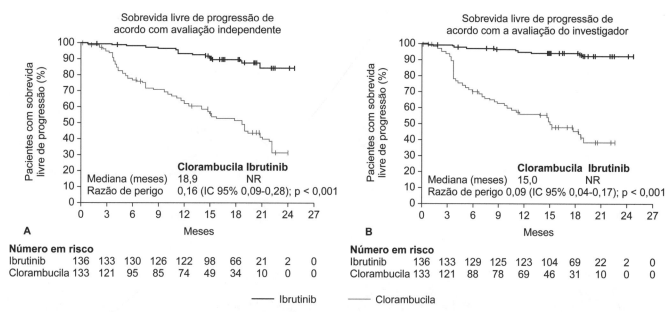

Figura 75.12 Curvas de Kaplan-Meier mostrando sobrevida livre de progressão da doença de acordo com a avaliação pelo comitê de revisão (**A**) ou pelos investigadores (**B**) em pacientes com diagnóstico de leucemia linfocítica crônica tratados com clorambucila ou ibrutinib.

interleucinas, os inibidores tissulares de metaloproteinases, a angiostatina e a endostatina são os inibidores endógenos de angiogênese.

Vandetanib (Caprelsa®)

Trata-se de um inibidor de várias tirosinoquinases, como o VEGFR-2 (*vascular endothelial growth factor receptor*), a tirosinoquinase acoplada ao receptor do fator de crescimento epidermal (EGFR, do inglês *epidermal growth factor receptor*) e a tirosinoquinase RET (*rearranged during transfection*), ação que bloqueia múltiplas vias de sinalização intracelular envolvidas no crescimento e progressão do tumor, assim como na angiogênese (Figura 75.13).

A via de sinalização do VEGF é crítica para a proliferação, a migração e a sobrevivência da célula endotelial, assim como para a indução da permeabilidade vascular. O vandetanib causa uma inibição mais significativa da neoangiogênese em comparação com outros agentes mais seletivos para o receptor do VEGF em virtude de seu efeito inibitório sobre a tirosinoquinase acoplada ao receptor do VEGF.

O papel do oncogene RET no desenvolvimento do câncer medular de tireoide é bem caracterizado. O gene *RET* codifica uma tirosinoquinase transmembrânica, e a ativação de mutações da RET foi identificada como a causa primária das síndromes hereditárias de câncer medular de tireoide (Morabito *et al.*, 2009). Não há tratamento eficaz para pacientes com carcinoma medular de tireoide avançado, mas, em um ensaio clínico fase III em que pacientes com esse diagnóstico foram randomizados para receber vandetanib (300 mg/dia, n = 231) ou placebo (n = 100), o vandetanib demonstrou eficácia (Figura 75.14), e as reações adversas mais frequentes (30% dos pacientes) foram diarreia, *rash* cutâneo, náuseas e hipertensão arterial (Wells Jr. *et al.*, 2012).

O vandetanib é altamente lipofílico, praticamente insolúvel em água (Figura 75.15). A absorção VO é lenta, com $T_{máx}$ entre 4 e 10 h, e a biodisponibilidade não é afetada por alimentos. Liga-se às proteínas plasmáticas (90%), tanto à albumina quanto à glicoproteína ácida alfa-1, com volume aparente de distribuição de 7.450 ℓ. O *clearance* é de 13,2 ℓ/h com uma meia-vida de eliminação de aproximadamente 19 dias. Sofre metabolismo hepático, e o metabólito N-desmetilvandetanib é primariamente produzido pelo CIP3A4.

Vandetanib é indicado para o tratamento do câncer medular da tireoide irressecável ou metastático. A dose recomendada é de 300 mg administrados 1 vez/dia, com ou sem alimentos, podendo ser reduzida para 200 ou 100 mg dependendo dos eventos adversos. As reações adversas mais comuns observadas foram diarreia, colite, *rash* cutâneo, dermatite acneiforme, hipertensão, náuseas, cefaleia, infecções do trato respiratório superior, anorexia e dor abdominal. Como todos os inibidores de sinalização do receptor do VEGF, o vandetanib pode causar perfuração intestinal (observado em 0,4% dos pacientes tratados com esse fármaco).

Regorafenib (Stivarga®)

Apresenta estrutura de uma difenilureia e atua como inibidor de múltiplas tirosinoquinases. Inibe as tirosinoquinases acopladas aos VEGFR-1, VEGFR-2 e VEGFR-3, responsáveis por sua ação antiangiogênica. O regorafenib (Figura 75.16) também inibe outras tirosinoquinases acopladas a receptores, como PDGF, c-KIT, RET, RAF-1 e MAP-38 (Thangaraju *et al.*, 2015). O regorafenib é mais potente que o estruturalmente relacionado sorafenibe, por causa da introdução de um átomo de flúor no grupo fenil.

A biodisponibilidade absoluta do regorafenib não é conhecida. Apresenta $T_{máx}$ de aproximadamente 4 h e sua biodisponibilidade oral é aumentada em aproximadamente 50% com uma dieta rica em gorduras. O regorafenib apresenta ciclo êntero-hepático com múltiplos picos de concentrações plasmáticas, além de ser altamente ligado às proteínas plasmáticas (99,5%). É metabolizado pelo CIP3A4 e pela UGT1A9. Os principais metabólitos circulantes são o M-2 (N-óxido) e o M-5 (N-óxido e N-desmetil), ambos apresentando a mesma atividade *in vitro* que o fármaco inalterado. A meia-vida de eliminação do regorafenib é de 28 h (14 a 58 h) e de seus metabólitos M-2 e M5 de 25 h (14 a 32 h) e 51 h (32 a 70 h), respectivamente. Cerca de 71% da dose marcada com C^{14} é eliminada nas fezes, sendo 47% na forma de fármaco inalterado, 24% como metabólitos e 19% na urina, sendo 17% na forma de conjugados glicuronídios.

Em ensaio clínico fase III, randomizado (2:1), duplo-cego, controlado com placebo, foram avaliados 760 pacientes com câncer colorretal metastático, que haviam recebido tratamento prévio com quimioterapia baseada em fármacos derivados de platina, antimetabólitos e irinotecan e também tratados com o monoclonal anti-VEGF bevacizumab (Grothey *et al.*, 2012). Os pacientes foram tratados com regorafenib 160 mg administrados 1 vez/dia em ciclos de 3 semanas. Os objetivos primários eram sobrevida global e sobrevida sem a progressão da doença. O tempo médio de sobrevida no grupo regorafenib foi de 6,4 meses comparado com 5 meses do grupo placebo. As reações adversas mais frequentes foram síndrome palmoplantar, *rash* cutâneo, mucosite, fadiga e diarreia. As reações adversas mais sérias foram hepatotoxicidade, perfuração intestinal e hemorragia.

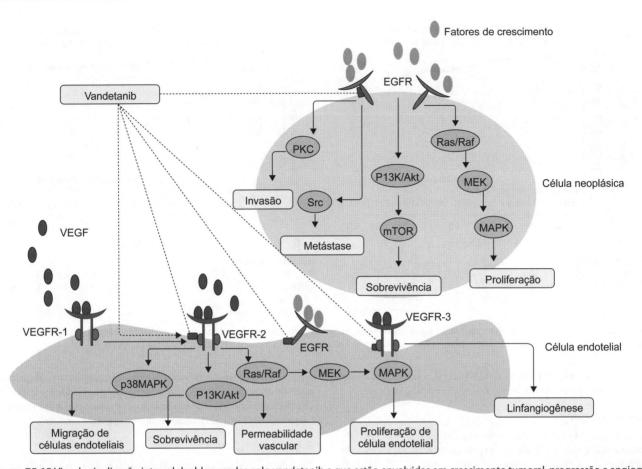

Figura 75.13 Vias de sinalização intracelular bloqueadas pelo vandetanib e que estão envolvidas em crescimento tumoral, progressão e angiogênese. O vandetanib é um potente inibidor (linha sólida) do VEGFR-2 (IC50 40 nM) e também inibe com menor afinidade (linhas tracejadas) a tirosinoquinase do VEGFR-3 (IC50 108 nM) e do EGFR (IC50 500 nM). EGFR: *epidermal growth factor receptor*; MApk: *mitogen-activated protein kinases*; mTOR: *mammalian target of rapamycin*; PI3K: *phosphatidylinositol 3' kinase*; PKC: *protein kinase C*; VEGFR: *vascular endothelial growth factor receptor*; MEK: *extracellular signal-relateed kinase*.

O regorafenib também foi avaliado nos tumores avançados de estroma gastrintestinal (GIST, do inglês *gastrintestinal stromal tumors*), oriundos de células mesenquimais do trato gastrintestinal desenvolvidas a partir das células de Cajal, que constituem o marca-passo das células musculares lisas do intestino. Essa neoplasia é rara, representando 1% das neoplasias do trato gastrintestinal. As mutações mais comuns nos GIST (85 a 95%) são as ativas da via c-KIT, e, mais raramente, mutações do PDGFR-alfa (5%). O imatinib – inibidor da BCR-ABL tirosinoquinase, mas que também inibe as tirosinoquinases da c-KIT e do PDGFR-alfa, apresenta efeito benéfico nesses tumores (Melichar *et al.*, 2005). Um ensaio clínico fase III, randomizado, duplo-cego, controlado com placebo avaliou 199 pacientes com tumor irressecável com progressão da doença mesmo após tratamento com imatinib. Os pacientes receberam regorafenib 160 mg/dia (n = 133) ou placebo (n = 66) em

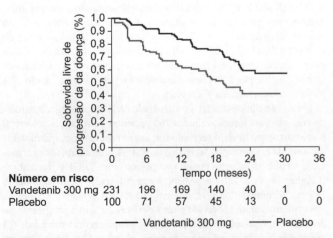

Figura 75.14 Curvas de Kaplan-Meier mostrando porcentagem do tempo de sobrevida sem progressão da doença em pacientes diagnosticados com câncer medular de tireoide metastático ou avançado localmente e tratados com vandetanib ou placebo.

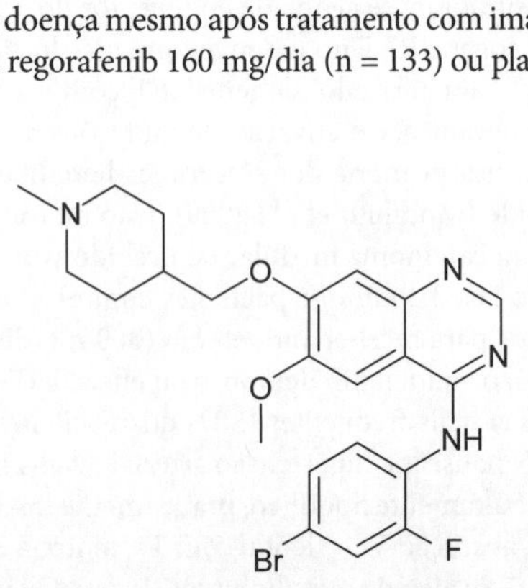

Figura 75.15 Vandetanib.

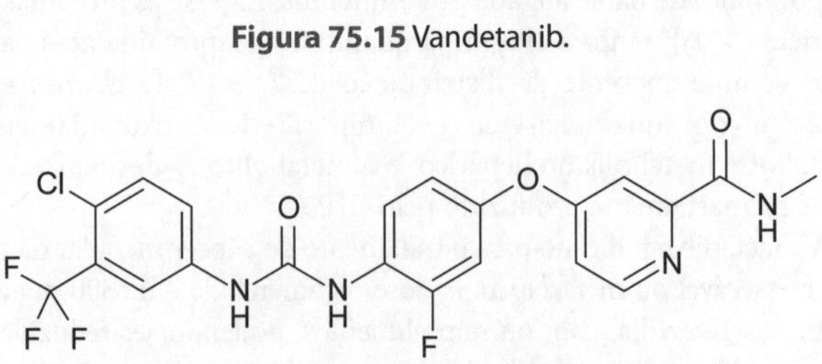

Figura 75.16 Regorafenib.

um ciclo de 3 semanas. O tempo médio de sobrevida sem progressão da doença foi de 4,8 meses no grupo tratado com regorafenib e 0,9 meses no grupo tratado com placebo. As reações adversas mais comuns foram síndrome palmoplantar, hipertensão arterial e diarreia. Reações adversas sérias, como perfuração intestinal, dano hepático e infarto do miocárdio, ocorreram em menos de 1% dos pacientes.

Sorafenib (Nexavar®)

Apresenta também um *core* de difenilureia e atua como inibidor de múltiplas tirosinoquinases acopladas aos receptores VEGFR-1, VEGFR-2, VEGFR-3, PDGRF-b, c-KIT, FLT-3, RET, RET/PTC) e algumas tirosinoquinases intracelulares (C-RAF, BRAF e BRAF mutante). É indicado no tratamento de carcinoma hepatocelular irressecável, carcinoma renal avançado e carcinoma diferenciado recidivante ou metastático da tireoide.

Após a administração oral de comprimidos de sorafenib (Figura 75.17), o $T_{máx}$ ocorreu em aproximadamente 3 h. A administração com alimentos com alto teor de gordura (50%) causou uma redução de 29% da biodisponibilidade em comparação com a ingestão em jejum. O sorafenibe apresenta alta ligação às proteínas plasmáticas (99,5%) e sofre metabolismo hepático oxidado pelo CIP3A4 e glicuronidação pelo UHG1A9. A forma inalterada do fármaco é responsável por 85% dos níveis circulantes dos analitos em estado de equilíbrio; 77% da dose administrada é recuperada nas fezes (51% na forma inalterada do fármaco) e 19% na urina na forma de glicuronídeos. A meia-vida de eliminação do sorafenibe varia entre 25 e 48 h. Sua eficácia foi avaliada em vários ensaios clínicos fase III, em pacientes com carcinoma hepatocelular irressecável (Figura 75.18; Llovet *et al.*, 2008), carcinoma renal avançado em pacientes tratados previamente (Figura 75.19; Escudier *et al.*, 2009) e carcinoma diferenciado de tireoide recidivante ou metastático de tireoide (Figura 75.20; Brose *et al.*, 2014).

A dose recomendada de sorafenib é de 400 mg/dia fracionada em duas tomadas em jejum (1 h antes ou 2 h após a refeição). As reações adversas mais comuns com incidência > 20% superior à do placebo e considerados relacionados com o uso do sorafenibe foram fadiga, perda de peso, *rash* cutâneo, síndrome palmoplantar, alopecia, diarreia, anorexia, náuseas e dor abdominal.

Sunitinib (Sutent®)

Trata-se de um inibidor de múltiplas tirosinoquinases acopladas a receptor, como VEGFR1, VEGFR2, VEGFR3, PDGFR-alfa e PDGFR-beta, c-KIT, RET e FLT3.

A biodisponibilidade do sunitinib não é afetada por alimentos, apresentando um $T_{máx}$ entre 6 e 12 h após a administração oral. O sunitinib (Figura 75.21) apresenta alta ligação às proteínas plasmáticas (95%), com volume aparente de distribuição de 2.230 ℓ e *clearance* sistêmico oral entre 34 e 62 ℓ/h. A farmacocinética é linear entre as doses de 25 a 100 mg. O sunitinib é metabolizado primariamente pelo CIP3A4 e eliminado pelas fezes. A meia-vida de eliminação do sunitinib varia entre 40 e 60 h. Sua eficácia foi avaliada em ensaio clínico fase III, randomizado, duplo-cego, controlado com placebo (2:1) em pacientes com tumor de estroma gastrintestinal tratados previamente com imatinib ou que apresentarem intolerância ao imatinib (Figura 75.22; Demetri *et al.*, 2006).

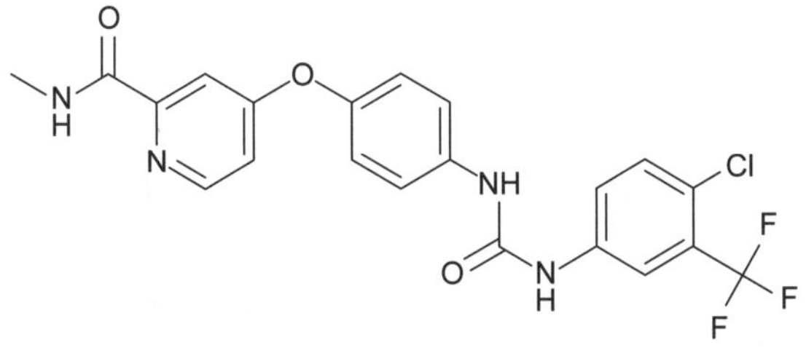

Figura 75.17 Sorafenib.

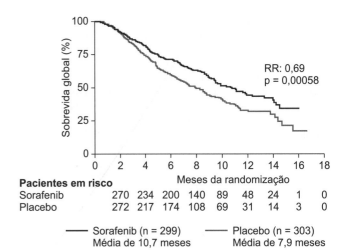

Figura 75.18 Curvas de Kaplan-Meier mostrando sobrevida global em pacientes com diagnóstico de carcinoma hepatocelular irressecável e tratados com sorafenib ou placebo (análise ITT).

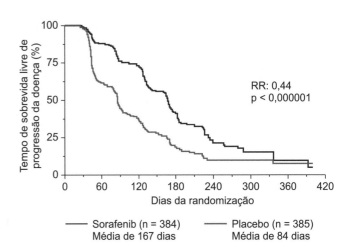

Figura 75.19 Curvas de Kaplan-Meier mostrando tempo de sobrevida livre de progressão da doença em pacientes com diagnóstico de carcinoma renal avançado e tratados com sorafenib ou placebo.

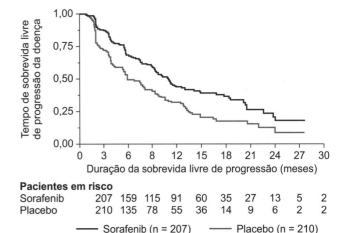

Figura 75.20 Curvas de Kaplan-Meier mostrando tempo de sobrevida livre de progressão da doença em pacientes com diagnóstico de carcinoma diferenciado metastático ou diferenciado de tireoide e tratados com sorafenib ou placebo.

Ensaio clínico multicêntrico comparou a eficácia do sunitinib *versus* interferona-alfa em pacientes com carcinoma renal avançado ou metastático sem tratamento prévio (Motzer et al., 2007). Foram randomizados 750 pacientes para serem tratados com sunitinib (esquema 4/2, ver esquema terapêutico mais adiante; n = 375) ou interferon-alfa 9 MIU 3 vezes/semana SC (n = 375). O sunitinib causou aumento significativo do tempo de sobrevivência sem progressão da doença (Figura 75.23).

Ensaio clínico fase III, multicêntrico, randomizado, duplo-cego controlado com placebo avaliou a eficácia do sunitinib em pacientes com tumor neuroendócrino irressecável do pâncreas (Raymond et al., 2011). O objetivo primário foi avaliar tempo de sobrevida sem progressão da doença (Figura 75.24).

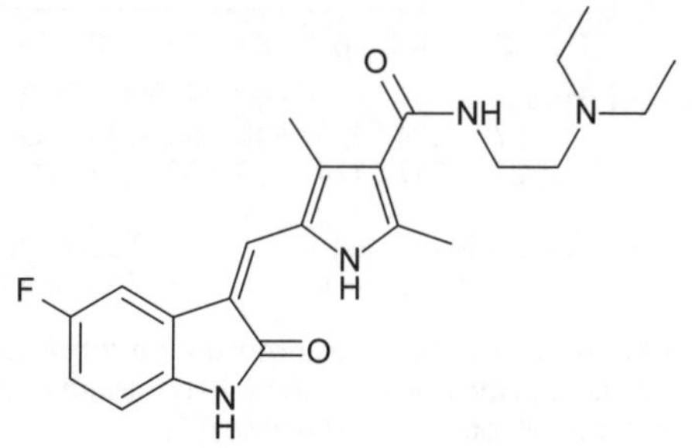

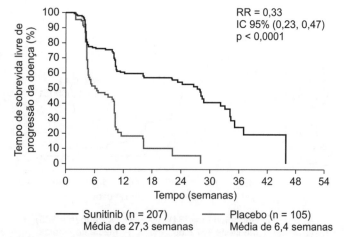

Figura 75.21 Sunitinib.

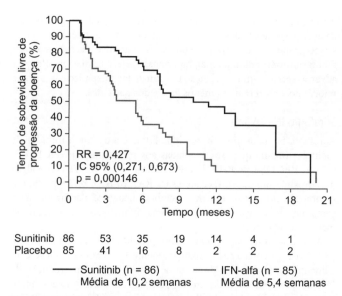

Figura 75.24 Curvas de Kaplan-Meier mostrando tempo de sobrevida livre de progressão da doença em pacientes com tumor neuroendócrino irressecável de pâncreas e tratados com sunitinib ou IFN-alfa.

O esquema terapêutico para tratamento de carcinoma renal avançado ou GIST é de 50 mg/dia, tomado em uma só vez, com ou sem alimentos, em ciclos de 4 semanas, intervalados por 2 semanas de descanso. No caso de tumores neuroendócrinos pancreáticos, a recomendação é de 37,5 mg/dia de maneira contínua. As reações adversas mais comuns com incidência igual ou superior ao placebo foram fadiga, astenia, febre, diarreia, náuseas, mucosite, estomatite, vômitos, dor abdominal, constipação intestinal, hipertensão, edema periférico, *rash* cutâneo e síndrome palmoplantar.

Axitinib (Inlyta®)

Derivado indazólico que tem efeito inibitório sobre as tirosinoquinases acopladas aos receptores VEGFR-1, VEGFR-2 e VEGFR-3 nas concentrações plasmáticas atingidas. Inibe também as tirosinoquinases acopladas a pDGFR e c-KIT, mas em concentrações 10 vezes mais altas. É indicado para o tratamento do carcinoma renal avançado após insucesso de um tratamento anterior.

A biodisponibilidade absoluta do axitinib (Figura 75.25) após ingestão oral é de 58%, sendo pouco alterada com ingestão de alimentos; assim, pode ser administrado com alimentos ou em jejum. Ele apresenta um $T_{máx}$ entre 2,5 a 4,1 h, sendo altamente ligado às proteínas plasmáticas (> 99%), preferencialmente à albumina e, de maneira mais discreta, à glicoproteína ácida alfa. Sofre metabolismo hepático primariamente pelo CIP3A4 e CIP3A5, e em menor extensão pelo XIP2C19 e UGT1A1. A via hepatobiliar é a principal via de eliminação; aproximadamente 20% da dose administrada é eliminada na urina na forma de metabólitos. Após administração oral de 5 mg de axitinib marcado com C^{14}, 41% da radioatividade foi recuperada nas fezes e 23% na urina. A meia-vida de eliminação do axitinib varia entre 2,5 e 6,1 h.

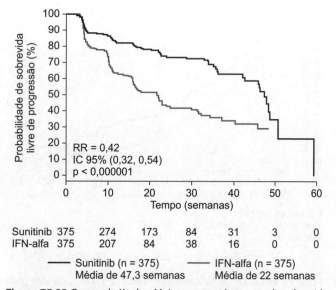

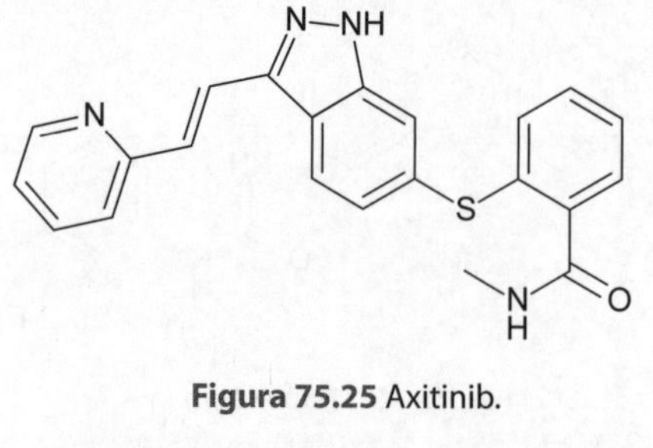

Figura 75.22 Curvas de Kaplan-Meier mostrando tempo de sobrevida sem progressão da doença em pacientes com tumor de estroma gastrintestinal tratados previamente com imatinib ou intolerantes ao imatinib e tratados com sunitinib ou placebo.

Figura 75.23 Curvas de Kaplan-Meier mostrando tempo de sobrevida livre de progressão da doença em pacientes com carcinoma renal avançado ou metastático e tratados com sunitinib ou interferon-alfa.

Figura 75.25 Axitinib.

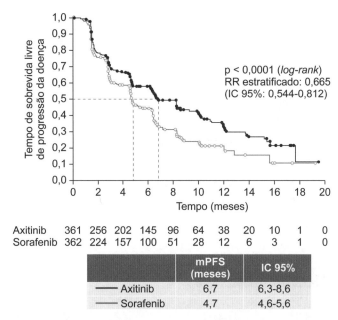

Figura 75.26 Curvas de Kaplan-Meier mostrando tempo de sobrevida livre de progressão da doença em pacientes com câncer renal metastático e tratados com sorafenib ou axitinib. mPFS: *mean Progression-Free Survival*.

Ensaio clínico fase III aberto, multicêntrico, randomizado, comparou axitinib com sorafenib em pacientes com carcinoma renal avançado após insucesso terapêutico com uma terapia prévia utilizando sunitinib, bevacizumab associado a interferon-alfa, tensirolimo, citocina ou a combinação destes (Rini *et al.*, 2011). Um total de 723 pacientes foi admitido no ensaio, sendo 361 tratados com axitinib e 362 com sorafenib. O axitinib foi mais eficaz que o sorafenib para prolongar o tempo de sobrevida sem progressão da doença (Figura 75.26).

As reações adversas mais comuns (> 20% dos pacientes no grupo do axitinib) foram diarreia, hipertensão, fadiga, disfonia, náuseas, anorexia e síndrome palmoplantar, a maioria deles de gradação 1 e 2. As reações adversas mais sérias no grupo de pacientes tratados com axitinib foram eventos tromboembólicos, hemorragia, perfuração gastrintestinal e formação de fístula, crise hipertensiva e síndrome da encefalopatia posterior reversível (Tzogani *et al.*, 2015).

O axitinib é indicado para tratamento de carcinoma renal avançado ou metastático após insucesso terapêutico de tratamento prévio. A dose recomendada é de 5 mg administrado 2 vezes/dia, com intervalo de 12 h, podendo ser ingerido com ou sem alimentos. Não há necessidade de ajuste de dose em pacientes com insuficiência renal ou insuficiência hepática leve (Child-Pugh A). Com base em estudos farmacocinéticos, a dose deve ser reduzida em 50% em pacientes com insuficiência hepática moderada (Child-Pugh B), podendo ser aumentada ou diminuída de acordo com a tolerabilidade e a segurança para o paciente.

Cabozantinib (Cometriq®)

Derivado quinolínico que atua como inibidor da tirosinoquinase acoplada aos receptores VEGFR-1, VEGFR-2, VEGFR-3, c-KIT, TKRB, FLT-3, AXL, ROS1, TYRO3, MER e TIE-2. O cabozantinib (Figura 75.27) foi aprovado para tratamento de câncer medular de tireoide avançado ou metastático e, mais recentemente, teve sua indicação expandida para tratamento de câncer renal avançado.

O cabozantinib é absorvido VO com $T_{máx}$ entre 2 e 5 h, e sua biodisponibilidade é aumentada com alimentos gordurosos. Apresenta alta ligação às proteínas plasmáticas (> 99,7%) com volume aparente de distribuição (V/F) de 349 ℓ. O *clearance* foi estimado em 4,4 ℓ/h e a meia-vida de eliminação é de aproximadamente 55 h; é metabolizado pelo CIP3A4, tendo sido 54% da dose administrada recuperada nas fezes, 43% na forma de fármaco inalterado e 27% na urina (a forma inalterada do fármaco não foi detectada na urina). A biodisponibilidade do cabozantinib aumentou em 81% em pacientes com insuficiência hepática leve (Child-Pough A) e em 63% naqueles com insuficiência hepática moderada (Child-Pough B).

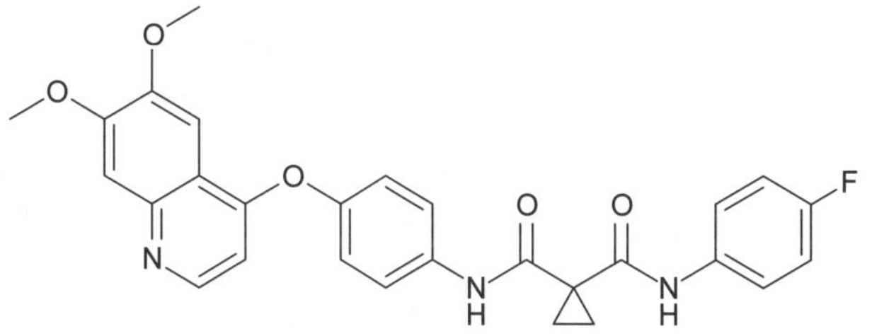

Figura 75.27 Cabozantinib.

A eficácia clínica do cabozantinib foi avaliada em ensaio clínico fase III, randomizado, duplo-cego, controlado com placebo em 330 pacientes com diagnóstico de câncer medular de tireoide metastático. Os pacientes foram tratados com cabozantinib (140 mg/dia; n = 219) ou placebo (n = 111) e o objetivo primário foi tempo de sobrevida sem progressão da doença (Elisei *et al.*, 2013). O cabozantinib causou aumento significativo (11,2 meses) do tempo de sobrevida sem progressão da doença quando comparado com o placebo (4 meses), conforme ilustrado na Figura 75.28.

Reações adversas de graus 3 ou 4 foram observadas em 69% e 33% dos pacientes tratados com cabozantinib ou placebo, respectivamente. As reações adversas de graus 3 e 4 mais frequentes no grupo de pacientes tratados com cabozantinib foram diarreia (15,9%), síndrome palmoplantar (12,6%) e fadiga (9,3%). Reações adversas tipicamente associadas à inibição da via de sinalização do VEGF, como hipertensão arterial, hemorragia, formação de fístula e perfuração no trato gastrintestinal, foram mais frequentes no grupo tratado com cabozantinib quando comparado com o grupo placebo.

Ensaio clínico fase III, aberto, randomizado, comparou a eficácia de cabozantinib (60 mg/dia) com everolimo (10 mg/dia) em pacientes com carcinoma renal avançado que tiveram progressão da doença após tratamento com uma terapia visando ao VEGFR (Choueiri *et al.*, 2015). O cabozantinib causou aumento significativo do tempo de sobrevida sem progressão da doença quando comparado com o everolimo (Figura 75.29).

As reações adversas graus 3 ou 4 mais frequentes no grupo cabozantinib foram hipertensão arterial (15%), diarreia (11%) e fadiga (9%), e, no grupo tratado com everolimo, anemia (16%), fadiga (7%) e hiperglicemia (5%). A dose recomendada para tratamento de câncer medular de tireoide metastático é de 140 mg/dia, administrada uma única vez, em jejum (1 h antes ou 2 h após a refeição). Em pacientes com graus de insuficiência hepática leve ou moderada, a dose recomendada é de 80 mg/dia. Para tratamento de carcinoma renal avançado, a dose recomendada de cabozantinib é de 60 mg/dia.

Pazopanib (Votrient®)

Inibidor de tirosinoquinase com estrutura heteroaromática com um grupo indazólico, o pazopanib (Figura 75.30) inibe as tirosinoquinases acopladas aos receptores VEGFR-1, VEGFR-2, VEGFR-3, PDGFR-a, PDGFR-b, FGFR-1, FGFR-3, c-KIT, Itk (*interleukin-2 receptor inducible T-cell kinase*), Lck (*leukocyte-specific protein tyrosine kinase*) e c-FMS. Está indicado no tratamento do carcinoma renal avançado. É absorvido oralmente com $T_{máx}$ entre 2 e 4 h, e sua biodisponibilidade é aumentada em 200% quando ingerido com alimentos. Apresenta alta ligação às proteínas plasmáticas (> 99%), sendo substrato para glicoproteína P e BCRP (*breast cancer resistant protein*). O pazopanib sofre metabolismo hepático predominantemente pelo CIP3A4, com menor contribuição dos CIP1A2 e CiP2C8. Sua eliminação se dá essencialmente por via hepatobiliar, sendo que < 4% é recuperado na urina. A meia-vida de eliminação do pazopanib é de 30,9 h.

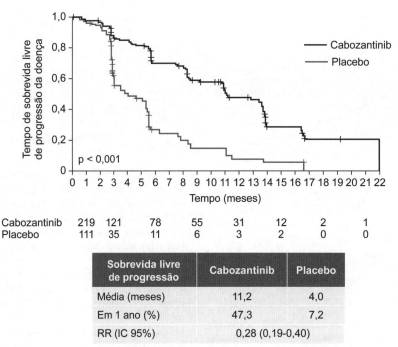

Figura 75.28 Curvas de Kaplan-Meier mostrando tempo de sobrevida livre de progressão da doença em pacientes com carcinoma renal avançado e tratados com cabozantinib ou placebo.

A eficácia clínica do pazopanib foi estabelecida em ensaio clínico fase III, randomizado, duplo-cego, controlado com placebo, em pacientes com carcinoma renal avançado, sem tratamento prévio ou já tratados com uma citocina. Os pacientes foram randomizados (n = 435) para receber pazopanib (n = 290) ou placebo (n = 145), sendo o objetivo primário o tempo de sobrevida sem progressão da doença. Conforme mostrado na Figura 75.31, pazopanib aumentou

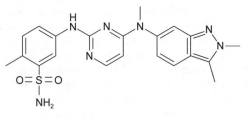

Figura 75.30 Pazopanib.

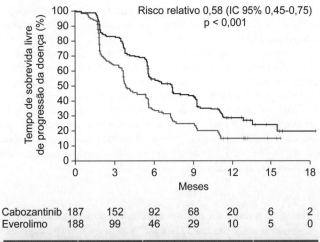

Figura 75.29 Curvas de Kaplan-Meier mostrando tempo de sobrevida livre de progressão da doença em pacientes com carcinoma renal avançado e previamente tratados com terapia VEGFR e com cabozantinib ou everolimo.

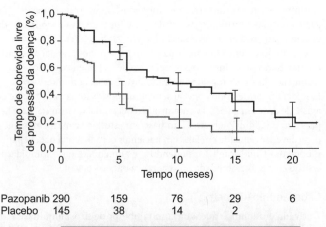

Figura 75.31 Curvas de Kaplan-Meier mostrando tempo de sobrevida livre de progressão da doença em pacientes com carcinoma renal avançado (sem tratamento prévio ou tratado com uma citocina) e tratados com pazopanib ou placebo.

significativamente (9,2 vs. 4,2 meses) o tempo de sobrevida sem progressão da doença (Sternberg et al., 2010).

A maior parte das reações adversas observadas foi de graus 1 e 2, sendo os mais frequentes no grupo de pacientes tratados com pazopanib diarreia (52%), hipertensão arterial (40%), alterações da cor do cabelo (38%), náuseas (26%), anorexia (22%) e vômitos (21%). A proporção de pacientes que apresentaram reações adversas graus 3 ou 4 no grupo tratado com pazopanib foi de 33% e 7%, e, no grupo placebo, de 14% e 6%. A dose recomendada de pazopanib é de 800 mg/dia, administrado uma só vez em jejum (1 h antes ou 2 h depois da refeição). Em pacientes com insuficiência hepática moderada, a dose deve ser reduzida para 200 mg/dia.

INIBIDORES DA TIROSINOQUINASE DO EGFR

A família das tirosinoquinases acopladas aos receptores do fator de crescimento epidermal humano é composta pelo receptor 1 desse fator (HER1: também conhecido como receptor do fator de crescimento epidermal [EGFR]), do HER2, HER3 e HER4. A maioria desses receptores pode ser ativada pela dimerização induzida por ligantes. Dimerização é o nome que se dá ao pareamento de dois receptores. Podem ser receptores do mesmo tipo, caso em que se dá o nome de homodimerização, ou de tipos diferentes, quando se chama heterodimerização. Apesar de não serem conhecidos os ligantes para o HER2, quando este é superexpressado (*overexpressed*), ele pode ser ativado independentemente de ligantes, por meio de uma homodimerização espontânea e autoativação, além de facilitar a heterodimerização com HER1 e HER3, resultando na ativação de múltiplas vias sinalizadoras de transdução (Eroglu et al., 2014). A superexpressão dos HER2 (positividade para HER2) no câncer de mama está associada ao prognóstico reservado quando comparado com câncer de mama HER2-negativo (Slamon et al., 1987). O HER2 (também conhecido como ErbB2) é uma oncoproteína transmembrânica de 185 kDa codificada pelo gene *HER2/neu* e que ocorre em 20 a 25% dos cânceres de mama. As duas vias sinalizatórias mais estudadas após a ativação do HER2 são a RAS/Raf/MAPD e a via PI3 K/Akt.

O câncer brônquico, não de pequenas células, é o tipo de câncer brônquico mais frequente. Na maioria das vezes, quando o diagnóstico é feito, o tumor já se encontra em estado avançado. Aproximadamente 1 a 15% dos casos apresentam uma mutação do éxon 19 (deleção) ou do éxon 21 (mutação L858R), as quais induzem uma ativação constitutiva do domínio da tirosinoquinase do EFGR, e, portanto, são sensíveis aos inibidores da tirosinoquinase acopladas ao EGFR. Os inibidores de primeira geração, gefitinib e erlotinib, mostraram eficácia no tratamento desses tumores quando comparados com a quimioterapia citotóxica (tempo de sobrevida sem progressão da doença 9 a 13 meses, comparado com 5 a 6 meses com quimioterapia). Entretanto, após um período médio de 10 meses, o tumor volta a se manifestar, pelo aparecimento de uma resistência, causada por uma mutação agora no éxon 20 (mutação 790 M). O afatinib é um inibidor irreversível de tirosinoquinase acoplada ao EFG de segunda geração, desenvolvido para tratamento do câncer metastático de pulmão de células não pequenas que apresentam mutação de EFGR e virgens de tratamento. O afatinib não foi eficaz nos pacientes com mutação 790 M (Kim et al., 2012). O osimertinib é um inibidor de terceira geração indicado para tratamento de pacientes com a mutação 790 M.

Gefitinib (Iressa®)

Derivado quinazolínico aprovado para o tratamento de tumor metastático de pulmão de células não pequenas nas quais foi demonstrada a presença de mutação do EGFR no éxon 19 (deleção) ou no éxon 21 (mutação L858R).

A biodisponibilidade absoluta do gefitinib (Figura 75.32) é de aproximadamente 60%, a qual não se altera com alimentos. O $T_{máx}$ varia entre 3 e 7 h; é extensamente distribuído no organismo, liga-se às proteínas plasmáticas (90%) e tem volume aparente de distribuição de aproximadamente 1.400 ℓ. O gefitinib é substrato para a glicoproteína P, sofre extenso metabolismo hepático, sobretudo pelo CIP3A4, sendo eliminado essencialmente pelo fígado, com meia-vida de eliminação de cerca de 48 h. Pacientes com insuficiência hepática leve, moderada ou grave apresentam aumento de biodisponibilidade de 40%, 263% e 166%, respectivamente. Não há necessidade de reduzir a dose *a priori*, mas deve ser feito monitoramento cuidadoso para detectar eventos adversos. A dose recomendada de gefitinib é de 250 mg/dia administrada uma única vez, em jejum ou com alimentos. As reações adversas mais frequentes notadas nos ensaios clínicos com incidência superior (> 20%) ao placebo foram reações na pele (47%) e diarreia (29%). Outras reações adversas foram náuseas (18%), astenia (17%), pirexia (9%), alopecia (4,7%), hemorragia (incluindo epistaxe e hematúria; 4,3%), boca seca (2%), desidratação (1,8%), reações alérgicas incluindo angioedema e urticária (1,1%), elevação da creatinina (1,5%) e pancreatite (0,1%). As reações adversas fatais mais frequentes foram insuficiência respiratória (0,9%), pneumonia (0,8%) e embolismo pulmonar (0,5%).

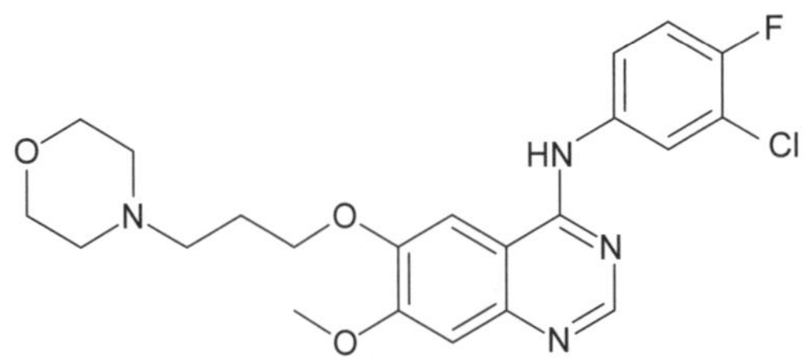

Figura 75.32 Gefitinib.

Erlotinib (Tarceva®)

Também é uma quinazolinamina com estrutura similar à do gefitinib, aprovada para o tratamento de tumor metastático de pulmão de células não pequenas nas quais foi demonstrada a presença de mutação do EGFR no éxon 19 (deleção) ou no éxon 21 (mutação L858R). Ele também é indicado para tratamento do câncer de pâncreas (Moore et al., 2007) com a gencitabina.

Cerca de 60% da dose do erlotinib é absorvida após ingestão oral, com $T_{máx}$ de aproximadamente 4 h. A alimentação aumenta sobremaneira a biodisponibilidade do erlotinib (Figura 75.33), que apresenta alta ligação às proteínas plasmáticas (93%) com volume aparente de distribuição de 232 ℓ. Apresenta metabolismo hepático sobretudo pelo CIP2A4 e menos pelo CiP1A2; 91% da dose é recuperada nas fezes. O erlotinib tem uma meia-vida de eliminação de 36,2 h. Não há necessidade de ajuste da dose em pacientes hepatopatas. Pacientes com hábito de tabagismo têm *clearance* aumentado para o erlotinib em virtude da indução do CIP1A2.

Ensaio clínico realizado em pacientes com câncer metastático de pulmão, de células não pequenas apresentando mutação para o éxon 19 ou 21, comparou a eficácia do tratamento do erlotinib dado em monoterapia (150 mg 1 vez/dia; n = 86) com 4 ciclos padrões de quimioterapia com derivados de platina (n = 88) em associação à gencitabina

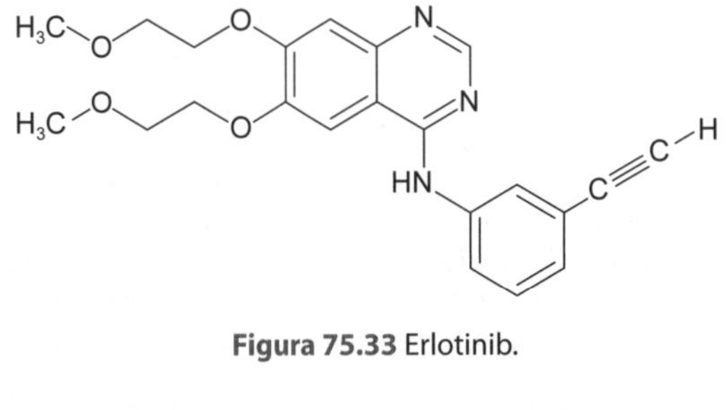

Figura 75.33 Erlotinib.

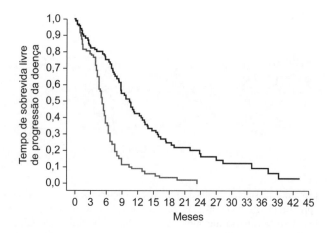

Quimioterapia 88 53 22 8 5 3 2 1 0 0 0 0 0 0 0
Erlotinib   88 69 62 43 33 25 19 14 8 7 6 4 3 2 1 0

Figura 75.34 Curvas de Kaplan-Meier mostrando tempo de sobrevida livre de progressão da doença em pacientes com câncer metastático de pulmão de células não pequenas que apresentavam mutação para o éxon 19 ou 21 e tratados com erlotinib em monoterapia com ciclos de quimioterapia com derivados de platina *versus* tratamento com gencitabina associada ao docetaxel.

ou ao docetaxel. O erlotinib causou um aumento significativo no tempo de sobrevida livre de doença (Figura 75.34).

A dose recomendada de erlotinib para tratamento de câncer metastático de pulmão de células não pequenas é de 150 mg/dia, com administração em jejum. Para câncer de pâncreas, a dose recomendada é de 100 mg/dia. As reações adversas com incidência maior que 30% em relação ao placebo foram diarreia, astenia, *rash* cutâneo, tosse, dispneia e anorexia.

Afatinib (Giotrif®)

Também é uma quinazolinamina com estrutura similar à do gefitinib com introdução de uma acrilamida, que permite formar uma ligação covalente com os resíduos de cisteína no sítio ativo da tirosinoquinase (Solca *et al.*, 2012). Ele está aprovado para o tratamento de tumor metastático de pulmão de células não pequenas nas quais foi demonstrada a presença de mutação do EGFR no éxon 19 (deleção) ou no éxon 21 (mutação L858R). Em 2014, a FDA expandiu a indicação para outras mutações mais raras do EGFR, como L861Q, G719X e S7681. Ele liga-se de maneira covalente aos domínios da tirosinoquinase do EGFR, HER2 e HER4. Trata-se de um representante da segunda geração de inibidores de tirosinoquinase acoplada ao EGFR.

Após a administração oral, apresenta T_{max} entre 2 e 5 h, sendo a sua biodisponibilidade reduzida quando ingerida com alimentos gordurosos. É eliminado essencialmente pelas fezes (85%), sendo 4% recuperado na urina. Entretanto, um ensaio clínico feito em voluntários com função renal normal (*clearance* de creatinina > 90 mℓ/min), comparados com pacientes com insuficiência renal moderada (*clearance* de creatinina entre 30 e 59 mℓ/min) e insuficiência renal grave (*clearance* de creatinina entre 15 e 29 mℓ/min), revelou aumento da biodisponibilidade sistêmica de 22% e 50% nos pacientes com insuficiência renal moderada ou grave, respectivamente. O afatinib (Figura 75.35) não sofre metabolismo hepático e tem uma meia-vida de eliminação de 37 h. A dose recomendada do afatinib é de 40 mg/dia, administrada uma única vez. Em pacientes com insuficiência renal grave, recomenda-se reduzir a dose para 30 mg/dia. O afatinib deve ser administrado em jejum (1 h antes ou 2 h após a refeição). Reações adversas sérias foram observadas em 44% dos pacientes tratados com afatinib, sendo as mais frequentes pneumonia (6,6%), diarreia (4,6%), desidratação (3,1%) e dispneia (3,1%). Das reações adversas não sérias, as mais comuns foram

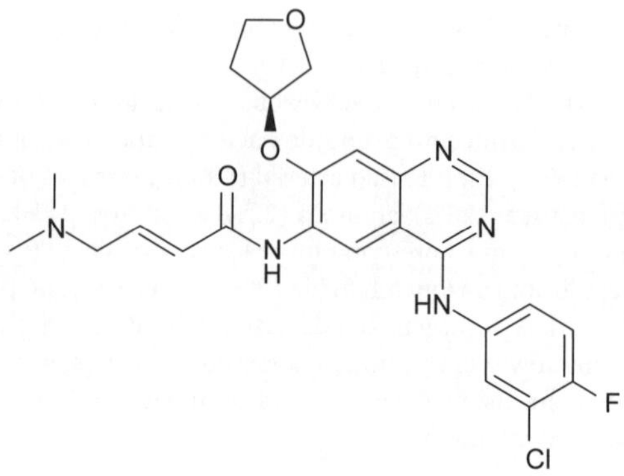

Figura 75.35 Afatinib.

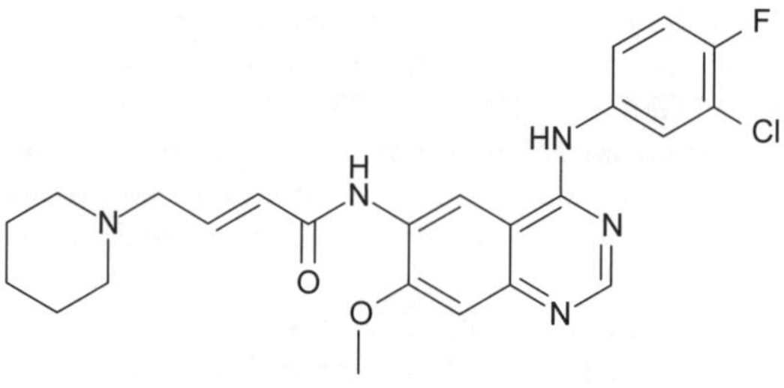

Figura 75.36 Dacomitinib.

diarreia (75%), *rash* cutâneo (70%) estomatite (30%), anorexia (25%), náuseas (21%), vômitos (13%), paroníquia (11%) e prurido (10%).

Dacomitinib

Além do *core* quinazolínico, o dacomitinib (Figura 75.36) tem uma cadeia lateral 3-clor-4-fluoranilina que mimetiza o gefitinib. Trata-se de um inibidor das tirosinoquinases acopladas ao EGFR, HER2 e HER4 (os inibidores da primeira geração gefitinib e erlotinib inibem apenas a tirosinoquinase acoplada ao EGFR). Além de inibir as mutações mais comuns (deleção do éxon 19 e a mutação L858R), o dacomitinib também a inibe a mutação associada à resistência dos inibidores de primeira geração, a 790 M (Ou e Soo, 2015). Apesar de ser um inibidor de múltiplas tirosinoquinases, é mais potente inibindo a do EGFR comparado com as demais.

Ensaio clínico fase III, duplo-cego, randomizado, comparando dacomitinib com erlotinib em pacientes com câncer de pulmão de células não pequenas, não demonstrou superioridade do primeiro sobre o segundo (Ramalingam *et al.*, 2014). A incidência de reações adversas foi significativamente maior no grupo do dacomitinib (94%) comparado com o grupo do erlotinib (90%), principalmente pela maior incidência de diarreia (72% *versus* 47%), estomatite (37% *versus* 20%) e paroníquia (21% *versus* 11%). O dacomitinib foi registrado pela FDA em 27 de setembro de 2018.

Osimertinib (Tagrisso®)

Inibidor da tirosinoquinase do EGFR, mas com afinidade 200 vezes maior pela tirosinoquinase com a mutação L858R/T790 M do que pela tirosinoquinase selvagem. Conforme mencionado anteriormente, a mutação 790 M é a responsável mais comum pela resistência aos inibidores de tirosinoquinase, de primeira e segunda geração (50 a 60% dos casos). Os inibidores de terceira geração foram desenvolvidos para inibir as tirosinoquinases com essa mutação sem inibir a forma selvagem (Greig, 2016). Acredita-se que parte da toxicidade observada com os inibidores de segunda geração (diarreia e *rash* cutâneo) esteja relacionada com a inibição da forma selvagem (Tan *et al.*, 2015). O osimertinib (Figura 75.37) tem estrutura química não relacionada com os inibidores de tirosinoquinase vistos anteriormente.

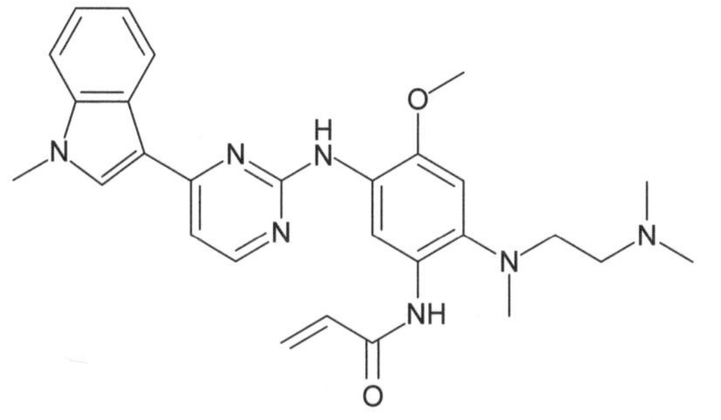

Figura 75.37 Osimertinib.

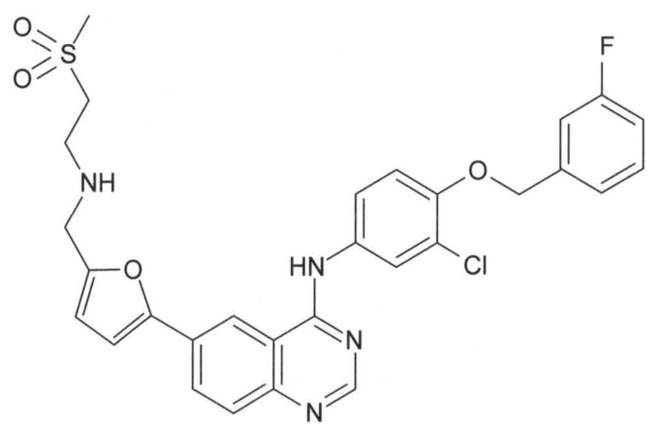

Figura 75.38 Lapatinib.

O osimertinib apresenta farmacocinética linear entre as doses de 20 a 240 mg, com $T_{máx}$ de 6 h (faixa de 3 a 24 h). O volume aparente de distribuição é de 986 ℓ, com *clearance* sistêmico calculado após administração oral de 15,2 ℓ/h e meia-vida de eliminação de aproximadamente 48 h. As vias metabólicas do osimertinib são: primeira oxidação (CIP3A) e deacilação, sendo 68% da dose absorvida eliminada pelas fezes e 14% na urina. Somente 2% são eliminados na forma inalterada do fármaco. A administração do osimertinib com dieta rica em alimentos gordurosos causou mínimo aumento da biodisponibilidade (Planchard *et al.*, 2014).

A eficácia do osimertinib em pacientes com câncer de pulmão não de células claras com a mutação T790 M é baseada em várias análises combinadas. Em uma população de 397 pacientes, o tratamento com osimertinib foi associado a ORR (porcentagem de pacientes com pelo menos 1 resposta terapêutica confirmada sem progressão da doença) de 61% e de controle da doença de 91% (Goss *et al.*, 2015). A dose recomendada de osimertinib é de 70 mg/dia, administrada em uma única vez, com ou sem alimentos. Não há necessidade de ajuste de dose em pacientes com insuficiência renal leve ou moderada, bem como para aqueles com insuficiência hepática leve. Nos ensaios clínicos realizados, as reações adversas com incidência superior (> 20%) ao placebo foram diarreia (42%), *rash* cutâneo (41%), pele seca (31%) e toxicidade ungueal (25%). Reações adversas sérias foram observadas em 2% dos pacientes, sendo pneumonia e embolismo pulmonar as principais.

Lapatinib (Tykerb®)

Inibidor das tirosinoquinases acopladas aos receptores do EGF (EGFR também chamado de HER1) e HER2. Ao inibir a tirosinoquinase desses receptores, o lapatinib causa uma marcante redução da autofosforilação do EGFR e do HER2, o que, por sua vez, bloqueia a fosforilação e a ativação das vias sinalizadoras de seus efetores intracelulares jusantes (*downstream*), como a via da MAPK, que está envolvida nas vias de proliferação das células, e a PI3/AKT, envolvida nas vias de sobrevivência da célula. As células tumorais que apresentam hiperexpressão desses receptores – e, portanto, são dependentes deles para proliferação e sobrevivência – entram em processo de apoptose com o lapatinib (Frampton, 2009). A estrutura química do lapatinib (Figura 75.38) apresenta um *core* quinazolínico comum aos vários outros inibidores das tirosinoquinases da família do EGFR. O lapatinib compete no sítio de ligação do ATP no domínio intracelular das tirosinoquinases do HER1 e HER2, impedindo, portanto, o uso do ATP como cofator para a fosforilação do aminoácido tirosina, passo fundamental para a ativação do receptor (Montemurro *et al.*, 2007).

A absorção oral do lapatinib é incompleta e variável, visto ter baixa solubilidade, e sofre metabolismo de primeira passagem pelos CIP3A4 e CIP3A5; sua biodisponibilidade absoluta não é conhecida. O $T_{máx}$ é de aproximadamente 4 h após administração oral, e sua biodisponibilidade aumenta substancialmente (300 a 400%) quando administrado com dieta com baixo ou alto conteúdo de gordura. O lapatinib é altamente ligado às proteínas plasmáticas (> 99%), sobretudo à albumina e à glicoproteína ácida alfa-1. É excretado essencialmente pelas fezes (27% da dose é recuperada nas fezes na forma de fármaco inalterado), sendo a eliminação renal negligível (< 2%). A meia-vida de eliminação do lapatinib é de aproximadamente 24 h. O lapatinib é substrato para os transportadores de efluxo glicoproteína P e BCRP (*breast cancer resistance protein*) e do transportador hepático de captação, o polipeptídio transportador de ânions orgânicos (OATP) 1B1 (Alam *et al.*, 2008). A administração do lapatinib com fármacos que aumentam o pH gástrico deve ser evitada, pois isso reduz a solubilidade desse fármaco e, portanto, sua absorção.

Ensaio clínico fase III comparou a eficácia do lapatinib combinado com capecitabina *versus* tratamento somente com capecitabina em mulheres com câncer de mama avançado ou metastático com hiperexpressão do HER-2 (positividade para HER-2) tratadas anteriormente com esquemas terapêuticos contendo antracilina, taxano e trastuzumab (Geyer *et al.*, 2006). O objetivo primário foi tempo para progressão da doença (TTP). Conforme mostrado na Figura 75.39, o lapatinib em combinação com capecitabina causou aumento significativo do TTP. As reações adversas mais comuns foram diarreia, síndrome palmoplantar, *rash* cutâneo e vômitos.

O lapatinib está indicado para o tratamento de câncer de mama avançado ou metastático que apresenta hiperexpressão da tirosinoquinase do HER-2, podendo ser administrado conjuntamente com capecitabina ou inibidores de aromatase, como o letrozol. A dose recomendada é de 1.250 mg/dia, administrados uma única vez e em jejum (1 h antes ou 2 h após a refeição).

INIBIDORES DA VIA PI3 K

A via PI3 K/AKT/mTOR é uma via reguladora central não só na fisiologia da célula saudável, mas também na proliferação neoplásica,

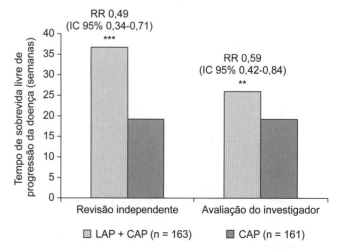

Figura 75.39 Tempo de sobrevida livre de progressão da doença em pacientes com câncer de mama avançado ou metastático tratados com capecitabina em monoterapia ou capecitabina associada ao lapatinib.

na tumorigênese e na metástase. A via é composta por três moléculas principais: a fosfatidilinositol 3 quinase (PI3 K), a proteinoquinase B (AKT) e a mTOR (alvo do mecanismo da rapamicina ou *mammalian Target of Rapamycin*). Há três classes que compõem a família da PI3 K – classes I, II e III –, e a p110 apresenta três isoformas: alfa, beta e delta. A combinação da subunidade p85 com uma das subunidades p110 compõe o grupo da classe PI3 K IA, envolvida em proliferação celular, sinalização de insulina, função imune e inflamação (Cantley, 2002). A classe PI3 K IA é a que está primariamente envolvida com câncer e tem sido alvo de inúmeros produtos farmacêuticos avaliados em ensaios clínicos. A ativação da via de sinalização da PI3 K contribui para a proliferação celular e também para a angiogênese, fundamentais na tumorigênese. A ativação da PI3 K por EGRF, ERbb2 ou RTK leva à fosforilação da AKT, que, por sua vez, ativará a proteinoquinase mTOR, responsável pela regulação do crescimento e da proliferação celular, além de seu importante papel na regulação dos nutrientes energéticos necessários para o crescimento do tumor (Liu et al., 2009).

A PI3 K é uma família de quinases lipídicas que fosforilam o grupo 3-hidroxila dos fosfoinositídios, convertendo o substrato fosfatidilinositol 4,5-bifosfato (PIP2) em fosfatidilinositol 3,4,5-trifosfato (PIP3). Há oito enzimas PI3 K em mamíferos, agrupadas em três classes. A mais importante no câncer é a das enzimas da classe I, chamadas de PI3 K-alfa, PI3 K-beta, PI3 K-gama e PI3 K-delta. Classe I são heterodímeros da PI3 K compostos por uma subunidade catalítica de 110 kDa (p110-alfa, p110-beta, p110-gama e p110-delta) e uma subunidade reguladora de 85 kDa (p85). As isoformas catalíticas compartilham razoável homologia e produzem o mesmo produto lipídico, o fosfatidilinositol-trifosfato (PIP$_3$), e cada uma pode ser ativada tanto por tirosinoquinases quanto por GTPases (Vanhaesebroeck et al., 2010), entretanto há diferenças entre esses estímulos (Figura 75.40).

Cada isoforma catalítica da classe I tem um segmento conhecido como domínio de ligação do Ras (RBD, do inglês *Ras-binding domain*). Evidências mostram que tanto a p110-gama quanto a p110-alfa interagem com o Ras. A p110-beta não permite ligação do Ras, mas interage com o Rac/cdc42 ligado às GTPases. O RBD da p110-delta interage com a GTPase Tc21. As tirosinoquinases ativam p110-alfa, p110-beta e p110-delta via interação com a subunidade reguladora p85. Os receptores acoplados à proteína G estimulam diretamente a p110-beta e p110-gama por meio das subunidades betagama das proteínas G heterotriméricas, além de poderem ativar a p110-delta em linfócitos B por mecanismos ainda não esclarecidos. A classe PI3 K II é composta por isoformas catalíticas monoméricas envolvidas na regulação de tráfico nas membranas, enquanto a classe III é feita somente de Vps34, a qual apresenta um papel em autofagia.

A PI3 K-delta é a principal isoforma nos linfócitos B, e sua expressão é restrita às células hematopoéticas, nas quais está envolvida na função e na homeostase dos linfócitos B. As células neoplásicas de pacientes com leucemia linfocítica crônica ou de linfomas não Hodgkin indolentes não apresentam mutação da PI3 K-delta. Entretanto, a atividade está aumentada, em virtude das interações celulares e moleculares com o microambiente tumoral. A PI3 K-delta tem papel essencial na sinalização causada pela ativação do receptor do linfócito B (BCR, do inglês *B cell receptor*).

Idelalisib (Zydelig®)

Trata-se de um inibidor específico da PI3 K-delta indicado no tratamento de leucemia linfocítica crônica e nos linfomas não Hodgkin indolentes. É um derivado 5-fluoroquinazolínico e sua estrutura química está ilustrada na Figura 75.41.

A farmacocinética do idelalisib não apresenta biodisponibilidade linear entre as doses de 50 a 350 quando administrado VO, um aumento menor do que seria esperado em relação ao aumento da dose. A biodisponibilidade, entretanto, é pouco alterada com ingestão de alimentos, permitindo que o idelalisib possa ser administrado com ou sem alimentos. O T$_{máx}$ é de 1,5 h, e a ligação às proteínas plasmáticas de 84%, com volume aparente de distribuição de 23 ℓ. O *clearance* sistêmico aparente foi estimado em 14,9 ℓ/h, com uma meia-vida de eliminação de 8,2 h. O metabolismo do idelalisib é feito pela aldeído-oxidase e pelo CIP3A, com pequena participação do HGT1A4. A eliminação dá-se principalmente via hepatobiliar (78% recuperado nas fezes), sendo 14% da dose recuperada na urina. O idelalisib é substrato para a glicoproteína P e para a BCRP.

A eficácia clínica do idelalisib foi estabelecida em estudo fase III, randomizado, duplo-cego, controlado com placebo, realizado em pacientes com leucemia linfocítica crônica com comorbidades importantes que limitavam a possibilidade de tratamento quimioterápico (Furman et al., 2014). Pacientes (n = 220) foram randomizados para receber rituximab + idelalisib (150 mg 2 vezes/dia; n = 110) ou rituximab + placebo (n = 110). O objetivo primário consistiu no tempo de sobrevida sem progressão da doença. Conforme mostrado na Figura 75.42, associação de rituximab ao idelalisib causou aumento significativo do tempo de sobrevida sem progressão da doença.

No grupo tratado com idelalisib, as cinco reações adversas mais frequentes foram pirexia, fadiga, náuseas, tremores e diarreia, sendo que a maioria delas foi de graus 1 ou 2. A dose recomendada é de 150 mg administrados VO 2 vezes/dia, com ou sem alimentos. O idelalisib está indicado no tratamento de leucemia linfocítica crônica em combinação com o rituximab, nos pacientes nos quais este isolado seria a opção em razão das comorbidades. Também está indicado no tratamento de recidiva de linfoma folicular não Hodgkin de células B em pacientes que já foram submetidos a dois tratamentos sistêmicos previamente.

INIBIDORES DA FLT3 TIROSINOQUINASE

A leucemia mieloide aguda é uma doença clonal das células-tronco hematopoéticas causada por alterações genéticas adquiridas e ocasionalmente herdadas (Komblau et al., 2006). O FLT3 (*FMS-like tyrosine quinase 3*) é um receptor acoplado à tirosinoquinase que tem papel na

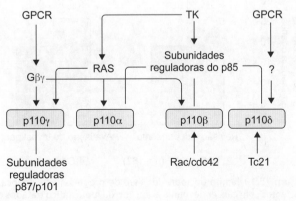

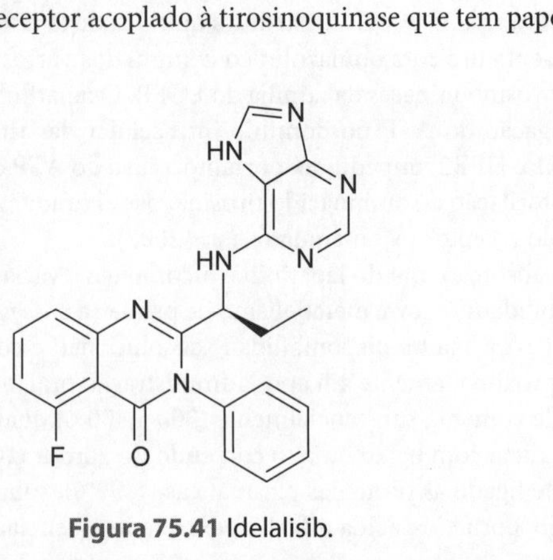

Figura 75.40 Sinalização da PI3 K (quinase).

Figura 75.41 Idelalisib.

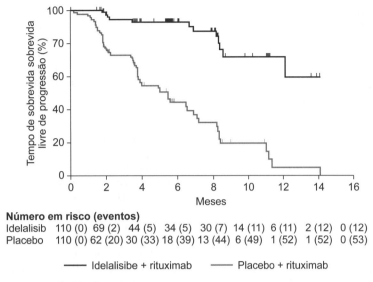

Figura 75.42 Curvas de Kaplan-Meier mostrando tempo de sobrevida livre de progressão da doença em pacientes leucemia linfocítica crônica que foram tratados com rituximab associado a idelalisib ou rituximab associado a placebo.

proliferação e na diferenciação das células-tronco hematopoéticas. A ativação constitutiva do FLT3, em razão das mutações internas do tipo *tandem* (denominação dada quando um conjunto de nucleotídios é repetido e essas repetições estão diretamente adjacentes umas às outras, por exemplo ATTCG ATTCG ATTCG), é uma alteração molecular comum na leucemia mieloide aguda, ocorrendo em aproximadamente 20 a 30% dos pacientes, indicando uma evolução clínica não favorável com alto índice de recidiva (Hassanein *et al.*, 2016). As mutações FLT3 podem ser divididas em duas categorias: FLT3/ITD e FLT3/TKD. As mutações FLT3/ITD ocorrem no domínio justamembrânico do receptor ou próximo a ele. As mutações FLT3/TKD são mutações pontuais (uma única substituição de aminoácido) na alça ativadora do domínio da tirosinoquinase. As mutações FLT3/TKD não são comuns (7%) e não apresentam valor prognóstico; entretanto, podem ter importância terapêutica significativa, pois representam um mecanismo de resistência aos inibidores da tirosinoquinase do FLT3 (Smith *et al.*, 2012). As mutações FLT3/ITD modulam a proliferação celular, a sobrevivência e a diferenciação por meio das vias canônicas constitutivas de ativação, como PI3 K/AKT, RAS/RAF/MEK, e a via do sinal transdutor e ativador de transcrição 5 (STAT, do inglês *signal transducer and activator of transcription*), cooperando com outras anormalidades moleculares para induzir leucemia (Figura 75.43). As mutações FLT3/ITD estão associadas à evolução mais complexa (leucocitose e medula óssea hipercelular).

Midostaurina (Rydapt®)

Trata-se de um derivado benzoil da estaurosporina que age como inibidor da atividade da tirosinoquinase acoplada ao receptor FLT3, tanto na sua forma selvagem quanto nas formas mutantes (FLT3/ITD e FLT3/TKD). Inibe também outras tirosinoquinases, como KIT (tanto a forma selvagem como a mutação D816V), PDGFRalfa/beta, VEGFR2 e serina/treoninaquinases da família da proteinoquinase C (Kim, 2017). Midostaurina (Figura 75.44) está indicada como fármaco acessório à quimioterapia com citarabina e/ou daunorrubicina para tratamento de leucemia mieloide aguda que apresente mutação da FLT3.

Apresenta $T_{máx}$ entre 1 e 3 h; tem alta ligação às proteínas plasmáticas (> 99,8%), predominantemente à glicoproteína ácida alfa-1, com volume aparente de distribuição de 95,2 ℓ (variabilidade de 31%). A midostaurina é metabolizada sobretudo pelo CIP3A4; sua eliminação ocorre pela via hepatobiliar com 95% da dose recuperada nas fezes, sendo 91% na forma de metabólitos. Apenas 5% da dose é recuperada na urina. A meia-vida de eliminação da midostaurina é de 21 h (19%).

A eficácia clínica da midostaurina foi estabelecida em ensaio clínico randomizado, duplo-cego, controlado com placebo, em 717 pacientes recém-diagnosticados com leucemia mieloide aguda com mutação FLT3. Os pacientes foram tratados com midostaurina (50 mg 2 vezes/dia; n = 360) ou placebo (n = 357) com alimentos entre os dias 8 e 21 em combinação com daunorrubicina (60 mg/m² nos dias 1, 2 e 3) e citarabina (200 mg/m² nos dias 1, 2, 3, 4, 5, 6 e 7) nos dois ciclos de indução e dose mais alta de citarabina (3 g/m² nos dias 1, 3 e 5) nos quatro ciclos de consolidação (Stone *et al.*, 2015). Como mostrado na Figura 75.45, o tratamento com midostaurina causou aumento da sobrevivência. Os dois grupos não tiveram diferença significativa em

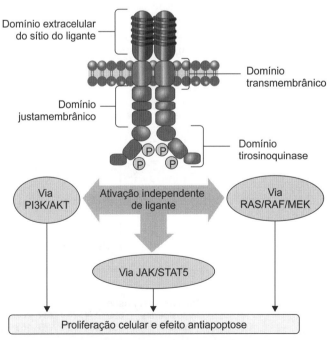

Figura 75.43 Mutação do FLT3-ITD leva a autofosforilação e ativação constitutiva do receptor FLT3 independente de ligantes, com consequente ativação das vias sinalizatórias PI3K/AKT, RAS/RAF/MEK e JAK/STAT5, que colaboram para proliferação celular e imortalização.

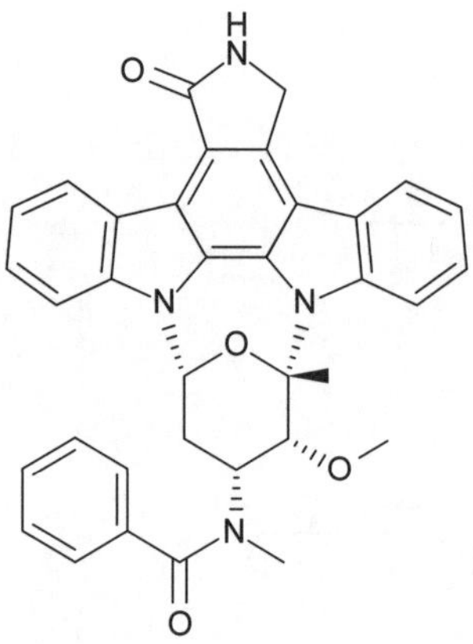

1164 Parte 14 • Fármacos em Oncologia

Figura 75.44 Midostaurina.

eventos adversos hematológicos de graus 3 e 4, nem da taxa de remissão completa (59% *vs.* 54%; Tvedt *et al.*, 2017).

A dose recomendada de midostaurina para tratamento de leucemia mieloide aguda com mutação do FLT3 é de 50 mg administrado 2 vezes/dia com alimentos, associado à indução padrão com daunorrubicina e citarabina e consolidação com citarabina. Os eventos adversos mais comuns (> 20% dos pacientes), não incluindo alterações laboratoriais, foram náuseas, vômitos, diarreia, edema, dor musculoesquelética, dor abdominal, fadiga, infecções do trato respiratório superior, constipação, pirexia, cefaleia e dispneia.

INIBIDORES DA PROTEÍNA BCL-2

Apoptose é um processo fisiológico vital no qual a célula reduz seu volume, fragmenta seu DNA e se esfacela em fragmentos apoptóticos que são englobados pelos fagócitos (Kerr *et al.*, 1972). Pelo fato de a membrana plasmática permanecer intacta, a apoptose não provoca a resposta inflamatória observada no processo necrótico. A apoptose contribui na escultura do embrião e assegura a homeostase celular em tecidos adultos, particularmente naqueles com alto *turnover*, como no caso dos tecidos hematopoéticos. Assim, mecanismos de controle estrito são necessários, pois o aumento do processo de apoptose pode gerar doenças degenerativas, e pouca apoptose é capaz de acarretar doenças como neoplasias e autoimunes (Cory *et al.*, 2016). A apoptose implica a ativação de certas caspases (uma classe de cisteína-proteases) para clivar proteínas celulares vitais. Em mamíferos, essas caspases podem ser ativadas por duas vias: uma via extrínseca, disparada pela estimulação dos receptores de morte na membrana celular como a família dos receptores do fator de necrose tumoral; e uma via intrínseca, iniciada por vários estresses celulares, como deprivação de citocinas, dano no DNA ou ativação de oncogenes. A família das proteínas BCL-2 regula a atividade da via intrínseca, mediando as respostas das terapias citotóxicas ao controlar a integridade da membrana mitocondrial externa.

O ponto de *no return* na cascada da apoptose consiste na permeabilização da membrana externa da mitocôndria; uma vez ocorrendo a permeabilização, isso leva à formação do apoptossoma, que facilita a ativação de caspases e, subsequentemente, dispara as vias de sinalização da morte celular apoptótica. A decisão celular de iniciar a permeabilização da membrana externa é controlada por um balanço delicado de molécula pró e antiapoptóticas pertencentes à família do linfoma-2/leucemia das células B (BCL-2, do inglês *B-cell leukemia/lymphoma-2*). Um achado característico (> 85%) no linfoma folicular humano é uma translocação invariante (14;18) (q32:q21) que envolve o proto-oncogene do linfoma 2 dos linfócitos B (BCL-2) localizado no cromossomo 18 e o alelo IGH não expresso localizado no cromossomo 14 (Kuppers, 2005). Células que foram forçadas a expressar altos níveis de BLC-2 resistiram à apoptose quando deprivadas de sua necessidade de citocinas, permanecendo quiescentes. A proteína BCL-2 coopera com *myc* para imortalizar as células linfoides (Vaux *et al.*, 1988). A proteína BCL-2 é considerada o protótipo de inibidor da apoptose, e a inibição da apoptose contribui para a transformação maligna. Estudos feitos em camundongos transgênicos reforçaram esse conceito; os camundongos acumularam excesso de linfócitos e estes não eram sensíveis a diversos agentes citotóxicos, inclusive fármacos quimioterápicos (McDonnell *et al.*, 1989). A superexpressão de BLC-2 *per se* não é um potente estímulo oncogênico; populações de linfócitos B de pessoas sadias contêm concentrações detectáveis de translocação (14;18). Portanto, a translocação apenas não é suficiente para causar linfoma folicular, sendo necessárias mutações adicionais e, possivelmente, estimulação crônica das células T.

A família das proteínas BCL-2 é formada por proteínas pró-apoptóticas e antiapoptóticas que apresentam homologia em domínios da BCL-2 (BH). A homologia é maior para as proteínas pró-sobrevivência (ou seja, antiapoptóticas como: BLC-2, BLC-X_L, BCL-W, MCL-1, A1/BFL-1 e, em humanos, a BCL-B), as quais apresentam quatro domínios BH. As proteínas efetoras pró-apoptóticas BAX, BAK e BOK também apresentam quatro domínios BH. Entretanto, o outro grupo

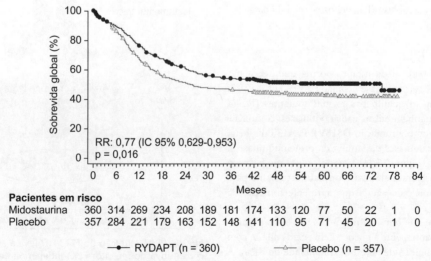

Figura 75.45 Curvas de Kaplan-Meier mostrando sobrevida global em pacientes recém-diagnosticados com leucemia mieloide aguda com mutação FLT3 e tratados com midostaurina ou placebo, associados à quimioterapia.

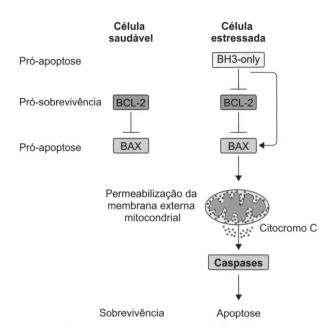

Figura 75.46 Via intrínseca da apoptose. Após ativação causada por estresse celular, as proteínas BH3 ligam-se à proteína BLC-2. Em células saudáveis, a BCL-2 previne a ativação da BAX (proteína efetora pró-apoptótica). Em células estressadas, a ligação da BH3 a BCL-2 impede a ação inibitória da mesma sobre a BAX, facilitando sua homo-oligomerização e permeabilização da membrana externa da mitocôndria. O citocromo C extravasado forma um complexo com a procaspase 9 e com o fator de ativação da protease da apopose (APAF1), levando à ativação da caspase 9, que ativa procaspase 3 e procaspase 7, resultando em morte celular.

de proteínas pró-apoptóticas que iniciam a sinalização para apoptose tem homologia apenas com o domínio BH3, sendo chamadas, portanto, proteínas BH3. Em células saudáveis, as proteínas antiapoptóticas, como a BCL-2, previnem a ativação da BAX e da BAK (Figura 75.46). Entretanto, quando estimuladas por sinais de estresse, as proteínas BH-3 ligam-se avidamente às proteínas antiapoptóticas, prevenindo a ação inibitória delas na BAX e na BAK. Além disso, algumas proteínas BH-3, particularmente BiM e BID, podem ativar diretamente a BAX e a BAK, facilitando a sua homo-oligomerização e a permeabilização da membrana externa da mitocôndria (Figura 75.46). Subsequentemente, ocorre extravasamento de citocromo c para o citoplasma, o qual serve como cofator para a formação do apoptossoma, que, por sua vez, ativa a caspase-9, assegurando a destruição da célula por apoptose.

Venetoclax (Venclexta®)

Molécula sintética que apresenta alta afinidade para a proteína BLC-2, tendo três ordens de magnitude e maior afinidade pela BCL-2 do que pela BCL-X_L ou BCL-W (Souers et al., 2013). Ao se ligar à BCL-2, o fármaco desloca as proteínas pró-apoptóticas que estão acopladas à BCL-2 (como a BiM), resultando na permeabilização da membrana externa da mitocôndria e na ativação das caspases e restaurando a apoptose nas células neoplásicas. A eficácia do venetoclax (Figura 75.47) correlaciona-se com maior nível de expressão da BCL-2 (Deeks, 2016).

O venetoclax apresenta farmacocinética linear entre as doses 150 a 800 mg. A ingestão de alimentos pouco gordurosos aumenta a biodisponibilidade do venetoclax administrado VO em 3 a 4 vezes; com a ingestão de alimentos altamente gordurosos, o aumento é de 5,1 a 5,3 vezes. O venetoclax deve ser ingerido com alimentos. Venetoclax é altamente ligado às proteínas plasmáticas (> 99%) com volume aparente de distribuição variando entre 256 e 321 ℓ. É metabolizado essencialmente por CIP3A4 e CIP3A5. Após ingestão oral de 200 mg de venetoclax marcado com C[14], 99,9% da dose foi recuperada nas fezes. A meia-vida de eliminação do venetoclax é de 26 h.

A eficácia do venetoclax foi estabelecida em ensaio clínico aberto, de braço único, multicêntrico com 106 pacientes com leucemia linfocítica crônica com deleção 17 p que haviam sido previamente tratados. Os pacientes receberam venetoclax inicialmente na dose de 20 mg, subindo para 50, 100 e 200, e, finalmente, 400 mg 1 vez/dia, mantida até a progressão da doença ou toxicidade inaceitável (Roberts et al., 2016). O tempo médio de sobrevida sem progressão da doença foi de 22 meses. As reações adversas mais comuns (com incidência maior de 20% dos pacientes) foram neutropenia (45%), diarreia (35%), náuseas (33%), anemia (29%), trombocitopenia (22%), infecção do trato respiratório superior (22%) e fadiga (21%). As reações adversas sérias mais comuns (> 2%) foram pneumonia, neutropenia febril, pirexia, anemia hemolítica autoimune, anemia e síndrome da lise tumoral. Essa síndrome é um risco com o tratamento do venetoclax, por causa da capacidade do fármaco de reduzir o tumor rapidamente. A dose recomendada inicial é de 20 mg na primeira semana, 50 mg na segunda, 100 mg na terceira, 200 mg na quarta e 400 mg a partir da quinta semana. A administração é feita 1 vez/dia com alimentos. Venetoclax é indicado para tratamento de leucemia linfocítica crônica que apresenta deleção 17 p.

INIBIDORES DA IDH2

As células neoplásicas têm várias alterações metabólicas, mas talvez a mais característica seja a reprogramação do metabolismo celular de fosforilação oxidativa para glicólise, mesmo em condições normais de oxigênio, um fenômeno é conhecido como efeito Warburg. Entretanto, a dúvida residia no fato de a alteração do metabolismo ser a causa do câncer ou uma resposta adaptativa do tumor para suprir sua demanda de energia em razão do alto ritmo proliferativo. Interessante ressaltar que as mutações em enzimas metabólicas são suficientes para iniciar o processo de tumorigênese. A identificação de mutações genômicas na fumarato hidratase, succinato desidrogenase, piruvato quinase M2 e isocitrato desidrogenase (IDH) em vários cânceres despertou o interesse de que essas enzimas pudessem ser alvos terapêuticos por causa de sua função metabólica anormal. A succinato desidrogenase e a fumarato hidratase atuam no ciclo do ácido tricarboxílico (mais conhecido como ciclo de Krebs), catalisando a conversão de succinato em fumarato e do fumarato em maleato, respectivamente. A succinato desidrogenase e a fumarato hidratase atuam como supressores de tumor, e mutações que geram perda de função destas foram identificadas em paraganglioma/feocromocitoma hereditário, leiomiomatose e carcinoma de células renais (Selak et al., 2005). Em pacientes com câncer colorretal, foram identificadas mutações genômicas que causavam ganho de função da IDH (Sjoblom et al., 2006). A IDH é a enzima responsável pela catálise da descarboxilação oxidativa do isocitrato, produzindo alfacetoglutarato e CO_2. Essa reação tem dois passos: o primeiro envolve a oxidação do isocitrato (um álcool secundário) em oxalossuccinato (uma cetona), seguido da descarboxilação do grupo carboxílico beta, formando o alfacetoglutarato. Em humanos, há três isoformas de IDH, sendo que a IDH3 catalisa o terceiro passo do ciclo do ácido cítrico ao converter NAD^+ a NADH na mitocôndria. As isoformas IDH1 e IDH2 catalisam a mesma reação, mas fora do ciclo do ácido cítrico, e utilizam $NADP^+$ como cofator em vez do NAD^+. Os genes da IDH1 e da IDH2 estão mutados em mais de 75% dos gliomas de baixo grau e glioblastomas multiformes secundários, e em aproximadamente 20% dos pacientes com leucemia mieloide aguda (Mardis et al., 2009). As mutações da IDH1 e IDH2 também foram implicadas na patogênese de vários outros cânceres, como síndrome mielodisplásica, condrossarcomas e câncer de pulmão (Shama, 2018). As mutações estão associadas à perda da atividade catalítica normal, mas apresentam ganhos de função na redução do alfacetoglutarato no oncometabólito D-2-hidroxiglutarato, resultando no acúmulo deste oncometabólito nos gliomas e na leucemia mieloide aguda (Dang et al., 2009). O acúmulo de um enantiômero diferente, o L-2-hidroxiglutarato, está associado ao aumento na eliminação do ácido L-2-hidroxiglutárico na urina, uma doença metabólica rara causada por um

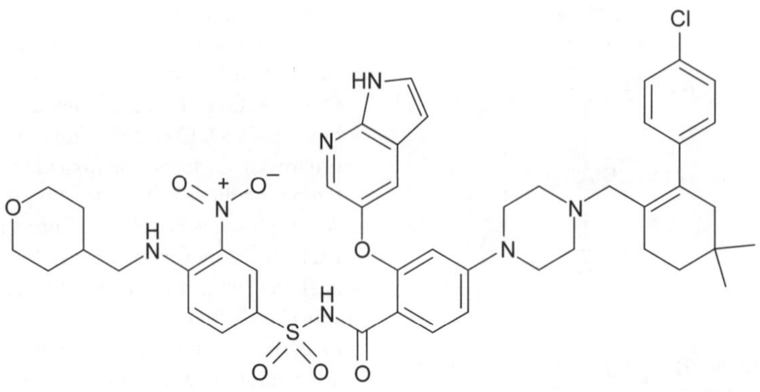

Figura 75.47 Venetoclax.

defeito na L-2-HG desidrogenase da mitocôndria e associada a retardo psicomotor, ataxia progressiva e leucodistrofia (Rzem *et al.*, 2004). O D-2-hidroxiglutarato atua como inibidor competitivo de uma série de reações enzimáticas dependentes da presença do alfacetoglutarato, como a hidrometilação do DNA dependente de TET2, a modificação da cromatina, a ativação da resposta hipóxica e a inibição da oxidase do citocromo C. Consistentemente com a alteração epigenética, os mutantes da IDH2 na leucemia mieloide aguda apresentam uma característica distinta: a hipermetilação do DNA (Figueroa *et al.*, 2010).

Enasidenib (Idhifa®)

Inibidor de primeira geração da enzima isocitrato desidrogenase 2 (IDH2), ele inibe as IDH2 mutantes R140Q, R172S e R172-lambda em concentrações 40 vezes mais baixas do que a necessária para inibir a forma selvagem. O enasidenib (Figura 75.48) se liga ao sítio alostérico da enzima mutante prevenindo sua alteração conformacional, inibindo, portanto, a conversão do alfacetoglutarato no oncometabólito D-2-hidroxiglutarato.

O enasidenib apresenta farmacocinética linear entre as doses de 50 a 450 mg, com biodisponibilidade absoluta de 57% e $T_{máx}$ de 4 h. É altamente ligado às proteínas plasmáticas (98,5% com volume de distribuição de 55,8 ℓ e meia-vida de eliminação de 137 h. É altamente metabolizado por múltiplas enzimas do CIP450 e UGT; 89% da dose administrada é recuperada nas fezes, sendo 34% na forma inalterada do fármaco. Não foram observadas alterações da farmacocinética do enasidenib em pacientes com insuficiência renal moderada (*clearance* de creatinina > 30 mℓ/min) ou insuficiência hepática leve.

Ensaio clínico aberto, braço único, multicêntrico realizado em pacientes com leucemia mieloide aguda refratária ou relapso com mutação no IDH2 avaliou a eficácia do enasidenib 100 mg administrado 1 vez/dia. A resposta positiva do ponto de vista terapêutico aconteceu em 40,3% dos pacientes, sendo observada remissão completa em 34 (19,3%) pacientes, remissão completa com recuperação hematológica parcial em 12 (6,8%) pacientes, remissão parcial em 11 (6,3%) pacientes e estado morfológico livre de leucemia em 14 (8%) dos pacientes (Dalle e DiNardo, 2018). As reações adversas mais comuns (> 20% dos pacientes) foram náuseas, vômitos, diarreia, hiperbilirrubinemia e anorexia. Reações adversas sérias, como síndrome da lise tumoral e síndrome da diferenciação, ocorreram em 5% e 8% dos pacientes, respectivamente. A dose recomendada do enasidenib é de 100 mg 1 vez/dia com ou sem alimentos.

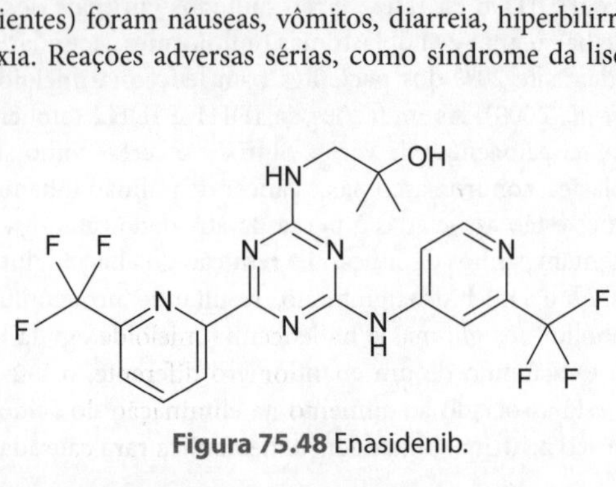

INIBIDORES DO MTOR

O alvo da rapamicina (TOR, do inglês *target of rapamycin*) foi descoberto originalmente na levedura de brotamento *Saccharomyces cerevisiae*, como o alvo do fungicida macrolídeo rapamicina, embora mutantes tenham demonstrado resistência à rapamicina. O equivalente em mamíferos (mTOR, do inglês *mammalian TOR*) foi descoberto subsequentemente por meio de experimentos bioquímicos baseados nas propriedades inibitórias da rapamicina (Pópulo *et al.*, 2012). Todo o genoma de eucarioto examinado até o presente momento tem um gene *TOR*.

A proteína mTOR é uma serina-treonina quinase de 289 kDa que pertence à família das proteinoquinases relacionadas com PI3 K, pois o seu C-terminal compartilha forte homologia com o domínio catalítico da PI3 K. A mTOR tem dois complexos proteicos funcionalmente distintos: o complexo 1 (mTORC1) e o complexo 2 (mTORC2). O mTORC1 é formado pelo mTOR, raptor, mLS78 e dois reguladores negativos, PRAS40 e DEPTOR (Figura 75.49).

O raptor regula a atividade da mTOR e funciona como uma armação de apoio (*scaffolding*) para recrutar substratos para a mTOR (Kim *et al.*, 2002). A modulação da atividade da mTORC1 dá-se pela fosforilação de raptor. O mLST8, outra subunidade de mTORC1, liga-se ao domínio da quinase da mTOR e regula de maneira positiva a atividade de quinase. A subunidade PRAS40 associa-se a mTORC1 por meio de raptor e inibe a sua atividade. A subunidade DEPTOR interage tanto com mTORC1 quanto com mTORC2, regulando de maneira negativa as suas atividades. A proteína mTORC2 é formada por mTOR, rictor, mLST8, mSin1, protor, Hs70 e deptor (Figura 75.50).

A subunidade rictor é uma proteína associada a mTOR exclusiva do mTORC2. O mLST8 é um componente estável comum aos dois complexos (mTORC1 e mTORC2). A subunidade mSin1 é importante para a integridade do complexo e para a atividade da mTOR no processo de fosforilação da AKT na posição da Ser473. A subunidade protor-1 (proteína associada ao rictor) interage com a subunidade rictor, embora não seja essencial para a formação do complexo. A proteína

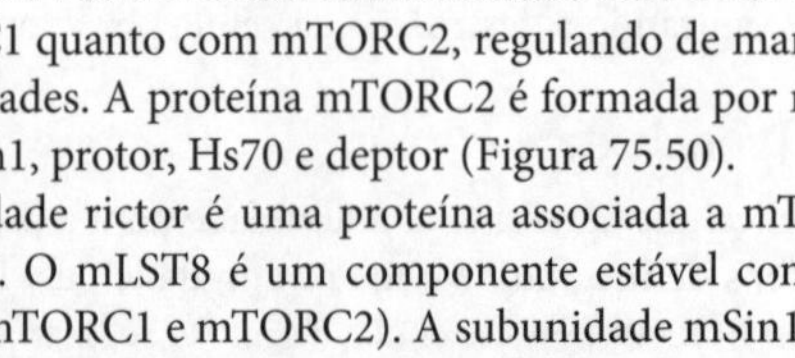

Figura 75.48 Enasidenib.

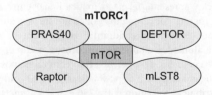

Figura 75.49 Esquema ilustrando os componentes do complexo mTORC1, formado por mTOR, duas subunidades regulatórias positivas (raptor e mLST8) e duas regulatórias negativas (PRAS40 e DEPTOR).

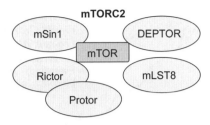

Figura 75.50 Esquema ilustrando os componentes do complexo mTORC2, que contém mTOR, rictor, mSin1, Protor, mLST8 e DEPTOR.

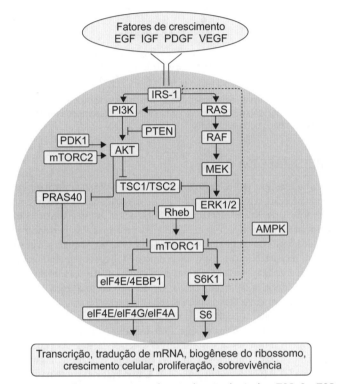

Figura 75.51 Diagrama mostrando a sinalização da via do mTOR. O mTOR é um regulador central do crescimento e da proliferação celular em resposta às condições ambientais e nutricionais. A via do mTOR é regulada por fatores de crescimento, aminoácidos e níveis de ATP e oxigênio. A sinalização por meio do mTOR modula várias vias ajudantes que regulam a progressão do ciclo celular, o início da tradução, as respostas ao estresse transcripcional, a estabilidade de proteínas e a sobrevivência das células.

Hsp70 (*heat shock protein*) é necessária para a atividade de quinase do mTORC2, e o deptor é um regulador negativo tanto para mTORC1 quanto para mTORC2. A Figura 75.51 mostra as vias de sinalização da mTOR. Conforme pode ser observado, a mTOR tem papel regulador central no crescimento e na proliferação celular em resposta às condições ambientais e nutricionais.

A mTORC2 é ativada por fatores de crescimento e causa fosforilação da PCK-1, AKT (Ser473) e paxilina, e regula a atividade das pequenas GTPases Rac e RHO relacionadas com sobrevivência celular, migração e regulação do citoesqueleto de actina. Portanto, as mTORC1 e mTORC1 apresentam funções fisiológicas distintas. O fungicida macrolídeo rapamicina inibe o mTORC1, mas não tem efeito no mTORC2.

Tensirolimo (Torisel®)

É uma serina-treonina quinase inibidora da mTOR que regula o crescimento e a proliferação celular. O tensirolimo (Figura 75.52) é um profármaco de sirolimo (rapamicina; Rapamiune®), utilizado na profilaxia de rejeição de transplante de órgãos em pacientes submetidos a transplante renal (Kwitkowski *et al.*, 2010). Os inibidores da mTOR são conhecidos como rapalogs (*Rapamycin analogs*).

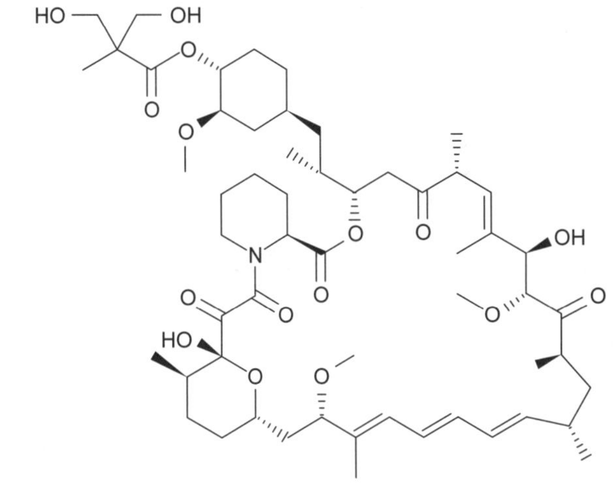

Figura 75.52 Tensirolimo.

O tensirolimo é administrado somente via IV por meio de infusão, apresentando volume de distribuição de 172 ℓ. O CiP3A4 é a principal enzima responsável pela metabolização de tensirolimo em cinco metabólitos, sendo o sirolimo é o principal metabólito após administração IV em humanos. O restante dos metabólitos é responsável por menos de 10% de tensirolimo. A eliminação do tensirolimo é primariamente via hepatobiliar, sendo que 78% de tensirolimo radioativo é recuperado nas fezes. O *clearance* sistêmico do tensirolimo é de 16,2 (± 22%) ℓ/h, e a meia-vida de eliminação do tensirolimo e do sirolimo é de aproximadamente 17,3 e 54,6 h, respectivamente. O tensirolimo é substrato para a glicoproteína P.

Ensaio clínico fase III, randomizado, de três braços (interferona-alfa, tensirolimo e interferona-alfa + tensirolimo), foi conduzido em pacientes não tratados previamente com carcinoma renal avançado de prognóstico reservado (n = 626). Na Tabela 75.3, é apresentado o esquema terapêutico utilizado em cada braço.

O tratamento com tensirolimo promoveu aumento de sobrevivência quando comparado com interferona-alfa ou com interferona-alfa + tensirolimo (Figura 75.53).

As reações adversas mais comuns observadas no grupo tratado com tensirolimo foram astenia (51%), *rash* (47%) e mucosite (41%). Associação de tensirolimo com interferona-alfa causou aumento de toxicidade sem diferença de eficácia. O tensirolimo é indicado atualmente como monoterapia para tratamento de carcinoma renal avançado.

Everolimo (Afinitor®)

Inibidor oral da mTOR, o everolimo (Figura 75.54) é um derivado do sirolimo e, assim como os demais rapalogs, tem como mecanismo de ação a inibição da mTORC1, sem atividade na mTORC2 (Saran *et al.*, 2015). Os rapalogs são inibidores alostéricos irreversíveis que se ligam ao raptor do mTORC1 (Saran *et al.*, 2015).

Em pacientes com tumores sólidos, o $T_{máx}$ do everolimo após administração oral variou entre 1 e 2 h. O everolimo liga-se às proteínas

Tabela 75.3 Esquemas terapêuticos do ensaio clínico fase III.

Braço (n)	Regime
IFN-alfa (207)	3 MU SC 3 vezes/semana, para a 1ª semana → 9 MU SC 3 vezes/semana, para a 2ª semana → 18 MU SC 3 vezes/semana a partir de então
Tensirolimo (209)	25 mg IV semanalmente
IFN-alfa + tensirolimo (210)	3 MU SC 3 vezes/semana, para a 1ª semana → 6 MU SC 3 vezes; 15 mg IV semanalmente

IFN: interferon; MU: milhões de unidades.

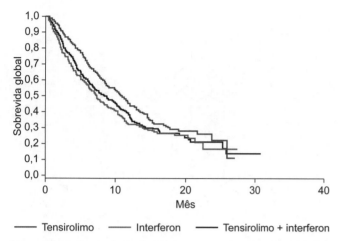

Figura 75.53 Curvas de Kaplan-Meier mostrando sobrevida global de pacientes com carcinoma renal avançado tratados com tensirolimo em monoterapia, interferon em monoterapia ou com associação de tensirolimo e interferon.

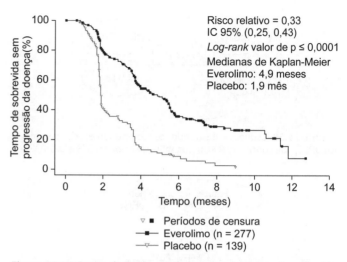

Figura 75.55 Curvas de Kaplan-Meier mostrando tempo de sobrevida livre de progressão da doença em pacientes com carcinoma renal avançado e tratados com everolimo ou placebo.

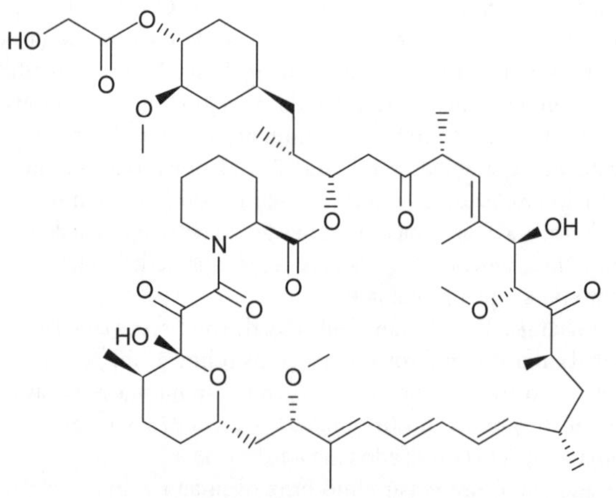

Figura 75.54 Everolimo.

plasmáticas (74%) e sofre metabolismo hepático pelo CIP3A4. A meia-vida de eliminação é de aproximadamente 30 h, sendo que 80% da dose é recuperada nas fezes na forma de metabólitos. Não há necessidade de ajuste de dose em pacientes nefropatas, mas indica-se a redução da dose em pacientes com insuficiência hepática moderada (Child-Pugh B), sendo seu uso não recomendado em pacientes com insuficiência hepática grave (Child-Pugh C). O everolimo é substrato para a glicoproteína-P. A eficácia do everolimo foi comparada com placebo no tratamento do carcinoma renal de células claras avançado em ensaio clínico fase III, randomizado, controlado com placebo (2:1), no qual 410 pacientes foram randomizados para receber everolimo 10 mg/dia (n = 272) ou placebo (n = 138). Muitos pacientes foram tratados previamente à randomização com quimioterapia citotóxica ou imunoterapia (Motzer et al., 2008). Conforme ilustrado na Figura 75.55, o everolimo causou aumento significativo do tempo de sobrevida sem progressão da doença quando comparado com o placebo (4,9 vs. 1,9 meses, respectivamente).

As reações adversas mais comuns foram estomatite (44%), infecções (37%), astenia (33%), *rash* cutâneo (29%), fadiga (31%), diarreia (30%) e anorexia (25%). Atualmente, a indicação de everolimo é como fármaco de segunda ou terceira linha no tratamento do carcinoma renal de células claras metastático e carcinoma renal metastático em pacientes que foram previamente tratados com inibidores da tirosinoquinase do VEGFR. A dose recomendada é de 10 mg/dia, administrada 1 vez/dia, com alimentos ou em jejum.

INIBIDORES DA B-RAF

As proteínas Ras (RAS, do inglês *RAt Sarcoma virus*) controlam vias de sinalização celular responsáveis por aspectos como crescimento, migração, adesão, integridade do citoesqueleto, sobrevivência e diferenciação (Rajalingam et al., 2007). As proteínas Ras pertencem à grande família das pequenas GTPases (20 a 29 kDa), as quais são ativadas em resposta a vários estímulos como o EGF e, subsequentemente, se ligam a várias proteínas efetoras resultando em ativação de diversas vias sinalizatórias dentro da célula. Os defeitos da sinalização modulada pelas proteínas Ras podem resultar em transformação maligna, motivo pelo qual o controle da ativação das proteínas Ras é importante. Atualmente, estima-se que 20% de todos os tumores humanos apresentem mutações ativas em um dos genes da Ras. As proteínas Ras também são conhecidas como GTPases tipo Ras, proteínas que se ligam ao GTP (*GTP-binding proteins*). A atividade das proteínas Ras é estritamente controlada pela alteração da ligação de GDP e de GTP a elas. Apesar de as proteínas Ras terem atividade intrínseca de GTPase, proteínas regulatórias, como os fatores de troca do nucletídeo guanina (GEF, do inglês *guanine nucleotide exchange factors*) e as proteínas ativadoras de GTPase (GAP, do inglês *GTPase activating proteins*), influenciam profundamente a ativação das proteínas Ras. A concentração celular de GTP é 10 vezes superior à de GDP; os GEF promovem a formação da GTP-Ras ativa, enquanto os GAP estimulam a hidrólise do GTP, formando a GDP-Ras inativa. As mutações oncogênicas nos resíduos G12, G13 e Q61 tornam constitutivamente ativas as proteínas Ras ao impedirem sua atividade intrínseca de GTPase e a hidrólise do GTP pelas GAPs. Efetores da Ras são proteínas com forte ligação a GTP-Ras e cuja ligação pode estar impedida por causa das mutações no domínio efetor. A ligação das proteínas efetoras de Ras à GTP-Ras inicia distintas vias sinalizatórias (Figura 75.56).

As serina/treonina quinases Raf [do inglês *rapid activating fibrosarcoma*; A-Raf, B-Raf e C-Raf (Raf-1)] são as proteínas efetoras da Ras mais bem caracterizadas (Schreck e Rapp, 2006). As Raf selvagens funcionam formando homodímeros ou heterodímeros com as isoformas A, B ou C. A ativação da Raf pela Ras resulta da ativação das quinases com dupla especifidade da MEK1 e MEK2, as quais, por sua vez, ativam as quinases ativadas pelos mitógenos (MADK) ERK1 e ERK2. Outras proteínas efetoras bem caracterizadas da Ras são as subunidades catalíticas p110 (alfa, beta, gama e delta) das quinases (PI3 K, do inglês *phosphoinositide 3-kinase*) da classe I. O papel crítico dessas duas classes de proteínas efetoras na oncogênese mediada pela Ras está demonstrado na frequente mutação ativa dos genes que codificam a B-Raf (BRAF) e a p110-alfa (PIK3CA).

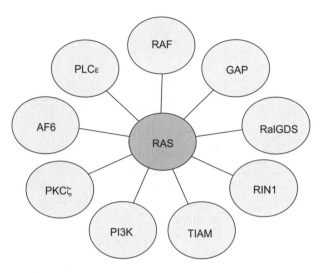

Figura 75.56 RAS e vias efetoras RAS. O GTP-RAS se liga a numerosos efetores para acionar várias cascatas de sinalização que, por sua vez, modulam diferentes processos celulares, como crescimento celular, sobrevivência, migração celular, diferenciação e morte.

As mutações na A-Raf e na C-Raf são raras; entretanto, mutações que levam a ganho de atividade da B-Raf foram encontradas em vários tipos de neoplasias, como melanoma, câncer papilar da tireoide, câncer colorretal, tumores cerebrais, tumores de ovário, câncer de pulmão e leucemia de células pilosas (Johansson e Brage, 2014). Várias mutações foram detectadas, porém a mais comum é a substituição da valina por ácido glutâmico no códon 600 do éxon 15 (T1799A), V600E, levando a uma ativação constitutiva da via sinalizatória MAPK (Davies et al., 2002). A V600E é a segunda mutação mais comum e corresponde à maioria das mutações observadas na B-Raf.

Vemurafenib (Zelboraf®)

Inibidor da B-Raf quinase que apresenta a mutação V600E e se liga ao domínio de ligação do ATP do monômero mutante da B-Raf (Poulikalos et al., 2010). A maior parte dos ensaios clínicos conduzidos com inibidores da B-Raf foi realizada em pacientes com melanoma metastático. O vemurafenib (Figura 75.57) inibe também outras quinases, como C-Raf, A-Raf e B-Raf selvagem, em concentrações similares.

O vemurafenib apresenta farmacocinética linear entre as doses de 240 a 960 mg, com alta ligação às proteínas plasmáticas (> 99%) e volume aparente de distribuição de 106 ℓ. O metabolismo é discreto e os metabólitos representam < 5% da concentração do vemurafenib encontrada na circulação após 48 h. O clearance sistêmico aparente é de 31 ℓ/dia, com meia-vida de eliminação de aproximadamente 57 h. Não há necessidade de ajuste de dose em pacientes nefropatas ou hepatopatas de intensidade leve ou moderada. O vemurafenib pode ser administrado com ou sem alimentação.

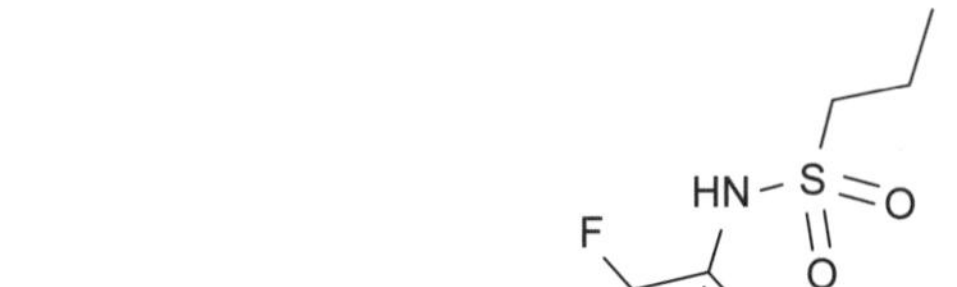

A eficácia clínica do vemurafenib foi estabelecida em ensaio clínico randomizado, aberto, controlado, realizado em pacientes com melanoma metastático ou irressecável com identificação de mutação V600E do B-Raf (Kim et al., 2014). Os pacientes foram randomizados para receber vemurafenib 960 mg 2 vezes/dia VO (n = 337) ou dacarbazina 1 g/m² IV a cada 3 semanas (n = 338). A sobrevida global induzida por vemurafenib foi significativamente superior àquela obtida com dacarbazina (Figura 75.58).

A interrupção do tratamento em virtude de reações adversas se deu em 7% dos pacientes tratados com vemurafenib e 4% daqueles tratados com dacarbazina. As reações adversas mais comuns foram náuseas, diarreia, vômitos, constipação intestinal, fadiga, febre, edema periférico, astenia e aumento de enzimas hepáticas. As reações adversas mais frequentes responsáveis pela interrupção do tratamento foram artralgia, disfagia e pneumonia.

Dabrafenib (Tafinlar®)

Inibidor das B-Raf quinases, cujos valores de IC50 in vitro foram de 0,65, 0,5 e 1,84 nM para B-Raf^{V600E}, B-RafV$^{600\,K}$ e B-Raf^{V600D}, respectivamente (Figura 75.59). O dabrafenib também inibe C-Raf e B-Raf na forma selvagem, mas com concentrações discretamente maiores (5,0 e 3,2 nM, respectivamente).

A biodisponibilidade absoluta do dabrafenib é de 95% e apresenta farmacocinética linear na faixa entre 12 e 300 mg/dia. A ligação às proteínas plasmáticas é de 99,7%, com volume de distribuição de 70,3 ℓ, clearance sistêmico aparente de 17 ℓ/h e meia-vida de eliminação de aproximadamente 8 h após administração oral. O metabolismo do dabrafenib é feito primariamente pelos CIP2C8 e CIP3A4 gerando hidroxidabrafenib. Esse metabólito é oxidado em carboxidabrafenib e excretado na bile e na urina. O carboxidabrafenib pode ser descarboxilado em desmetildabrafenib e este ser reabsorvido no intestino. Tanto o hidroxidabrafenib quanto o desmetildabrafenib contribuem para a atividade clínica do dabrafenib. A via hepatobiliar representa a principal via de eliminação (71%), enquanto a via urinária é responsável por 23%, sempre na forma de metabólitos.

A eficácia clínica do dabrafenib foi avaliada em ensaio clínico fase III, aberto, randomizado, em pacientes com melanoma metastático com identificação da mutação BRAF^{V600E} (Hauschild et al., 2012), randomizados (3:1) para receber dabrafenib (150 mg, 2 vezes/dia VO; n = 187) ou dacarbazina (1 g/m² IV, a cada 3 semanas; n = 63). O dabrafenib foi considerado significativamente superior à dacarbazina em relação ao tempo de sobrevida sem progressão da doença (Figura 75.60).

Reações adversas (grau 2 ou superior) ocorrem em 57% dos pacientes tratados com dabrafenib e 44% dos pacientes tratados com dacarbazina. As reações adversas mais comuns com dabrafenib foram efeitos tóxicos na pele, febre, fadiga, artralgia e cefaleia, e, no grupo tratado com dacarbazina, náuseas, vômitos, neutropenia, fadiga e astenia. O dabrafenib é indicado para tratamento de melanoma metastático com identificação da mutação BRAFV^{600E}, na dose de 150 mg 2 vezes/dia. A administração deve ser feita em jejum (1 h antes ou 2 h após a refeição).

INIBIDORES DA ALK TIROSINOQUINASE

O gene *ALK* (*Anaplastic Lymphoma Kinase*) codifica a enzima tirosinoquinase do receptor ALK, estando localizado no braço pequeno do cromossomo 2 (2 p33) e pertencendo à superfamília dos receptores de insulina. Como outras tirosinoquinases acopladas a receptores, ela apresenta um domínio extracelular, um segmento transmembrânico e um segmento citoplasmático da quinase do receptor. Mutação do gene *ALK* pode causar tumores (Iwahara et al., 1997). A maioria das mutações do gene *ALK* é na forma de translocação com outro gene parceiro levando a uma fusão oncogênica que se torna hiperexpressada em cânceres (Wu et al., 2016). A primeira mutação descrita do gene *ALK* foi a fusão do gene *nucleofosmim* (*NPM*) com o gene *ALK*

Figura 75.57 Vemurafenib.

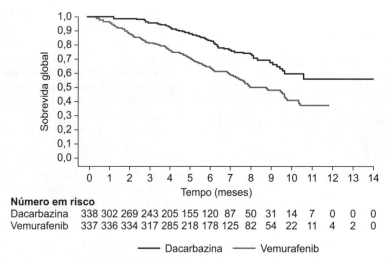

Figura 75.58 Curvas de Kaplan-Meier mostrando sobrevida global em pacientes com diagnóstico de melanoma metastático ou irressecável e tratados com dacarbazina ou vemurafenib.

como resultado da translocação t(2; 5) (p23; q35) em um linfoma não Hodgkin (Morris *et al*., 1994). Eventualmente, outras mutações foram identificadas em outros cânceres, como carcinoma renal, carcinoma de mama etc. As mutações do gene *AKL* foram identificadas em um subgrupo de pacientes japoneses (7%) com câncer de pulmão de células não pequenas. Essa mutação se devia à fusão do gene *EML4* com o gene *ALK* levando à fusão do oncogene EML4-ALK (Soda *et al*., 2007).

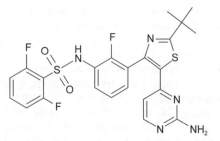

Figura 75.59 Dabrafenib.

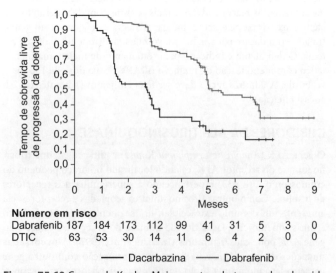

Figura 75.60 Curvas de Kaplan-Meier mostrando tempo de sobrevida livre de doença em pacientes com diagnóstico de melanoma metastático com mutação BRAF e tratados com dabrafenib ou dacarbazina.

Crizotinib (Xalkori®)

Inibidor da tirosinoquinase acoplada ao receptor ALK, mas que também inibe outras tirosinoquinases acopladas ao receptor do fator de crescimento do hepatócito (HGFR) e do receptor *d'originine nantais* (Christensen *et al*., 2007). A biodisponibilidade absoluta do crizotinib é de 43% (32% a 66%) após administração de uma dose única VO de 250 mg, a qual não é alterada de maneira significativa quando administrada com alimentos. O volume aparente de distribuição é de 1.772 ℓ. O crizotinib (Figura 75.61) se liga às proteínas plasmáticas (91%) e é metabolizado predominantemente pelos CIP3A4 e CIP3A5. O *clearance* sistêmico aparente do crizotinib é de 60 ℓ/h, com $T_{máx}$ entre 4 e 6 h e meia-vida de eliminação de aproximadamente 42 h. Cerca de 63% da dose do crizotinib é eliminada via hepatobiliar e 22% via renal.

A eficácia do crizotinib foi avaliada em pacientes com carcinoma pulmonar de células não pequenas positivo para a tirosinoquinase do linfoma anaplásico (ALK). Aproximadamente 3 a 5% dos pacientes com carcinoma pulmonar de células não pequenas apresentaram essa alteração. Nesse estudo fase III, aberto, 343 pacientes que não receberam tratamento prévio foram randomizados para receber crizotinib na dose oral de 250 mg 2 vezes/dia ou quimioterapia IV com pemetrexede (500 mg/m^2) associado à cisplatina (75 mg/m^2) ou carboplatina (5 a 6 mg/m^2 na área sob a curva-alvo) IV a cada 3 semanas por 6 ciclos (Solomon *et al*., 2014). O objetivo primário foi tempo de sobrevida sem progressão da doença. Conforme mostrado na Figura 75.62, crizotinib foi superior à quimioterapia.

As reações adversas mais comuns observadas no grupo tratado com crizotinib foram alterações da visão, diarreia, náuseas e edema, enquanto no grupo tratado com quimioterapia IV foram náuseas, fadiga, vômitos e perda de apetite. Quando comparado com a quimioterapia, o crizotinib foi associado a maior redução de sintomas relacionados com câncer de pulmão e melhor qualidade de vida.

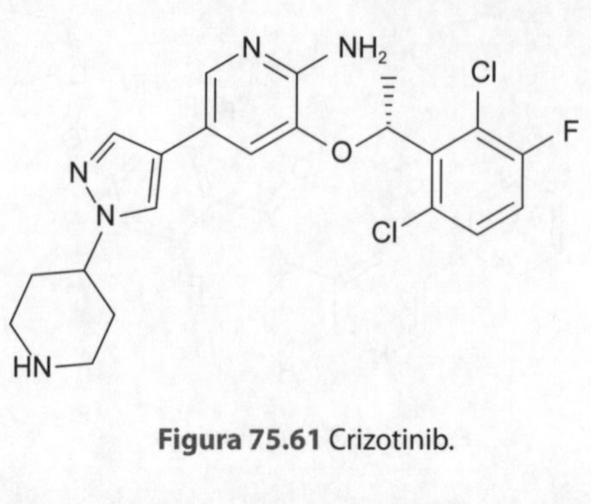

Figura 75.61 Crizotinib.

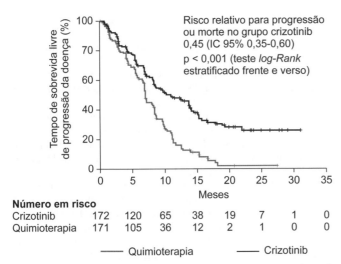

Figura 75.62 Curvas de Kaplan-Meier mostrando tempo de sobrevida livre de progressão da doença em pacientes com diagnóstico de carcinoma pulmonar de células não pequenas positivo para a tirosinoquinase do linfoma anaplásico e tratados com crizotinib ou quimioterapia (pemetrexed associado a derivados de platina).

REFERÊNCIAS BIBLIOGRÁFICAS

Aalipour A, Advani RH. Bruton's tyrosine kinase inhibitors and their clinical potential in the treatment of B-cell malignancies: focus on ibrutinib. Ther Adv Hematol. 2014;5:121-33.

Alam K, Crowe A, Wang X, Zhang P, Ding K, Li L et al. Regulation of organic anion transporting polypeptides (OATP) 1B1- and OATP1B3-mediated transport: an updated review in the context of OATP-mediated drug-drug interactions. Int J Mol Sci. 2018;19(3).

Berg LJ, Finkelstein LD, Lucas JA, Schwartzberg PL. Tec family kinases in T lymphocyte development and function. Annu Rev Immunol. 2005;23:549-600.

Berglöf A, Hamasy A, Meinke S, Palma M, Krstic A, Månsson R, et al. Targets for ibrutinibe beyond B cell malignancies. Scand J Immunol. 2015;82:208-17.

Brose MS, Nutting CM, Jarzab B, Elisei R, Siena S, Bastholt L, et al. Sorafenib in radioactive iodine-refractory, locally advanced or metastatic differentiated thyroid cancer: a randomised, double-blind, phase 3 trial. Lancet. 2014;384:319-28.

Boudeau J, Miranda-Saavedra D, Barton GJ, Alessi DR. Emerging roles of pseudokinases. Trends Cell Biol. 2006;16:443-52.

Burger JA, Tedeschi A, Barr PM, Robak T, Owen C, Ghia P, et al. Ibrutinibe as initial therapy for patients with chronic lymphocytic leukemia. N Engl J Med. 2015;373:2425-37.

Cantley LC. The phosphoinositide 3-kinase pathway. Science. 2002;296:1655-7.

Chen R, Chen B. The role of dasatinib in the management of chronic myeloid leukemia. Drug Des Devel Ther. 2015;9:773-9.

Choueiri TK, Escudier B, Powles T, Mainwaring PN, Rini BI, Donskov F, et al. Cabozantinib versus everolimo in advanced renal carcinoma. N Engl J Med. 2015;373:1814-23.

Christensen JG, Zou HY, Arango ME, Li Q, Lee JH, McDonnell SR, et al. Cytoreductive antitumor activity of PF-2341066, a novel inhibitor of anaplastic lymphoma kinase and c-Met, in experimental models of anaplastic large-cell lymphoma. Mol Cancer Ther. 2007;6:3314-22.

Clynes RA, Towers TL, Presta LG, Ravetch JV. Inhibitory Fc receptors modulate in vivo cytotoxicity against tumor targets. Nat Med. 2000;6:443-46.

Cohen S. Isolation of a mouse submaxillary gland protein accelerating incisor eruption and eyelid opening in the new-born animal. J Biol Chem 1962;237:1555–62.

Cory S, Roberts AW, Colman PM, Adams JM. Targeting BCL-2-like proteins to kill cancer cells. Trends Cancer. 2016;2:443-60.

Dalle IA, DiNardo CD. The role of enasidenib in the treatment of mutant IDH2 acute myeloid leukemia. Ther Adv Hematol. 2018;9:163-73.

Dang L, White DW, Gross S, Bennett BD, Bittinger MA, Driggers EM, et al. Cancer-associated IDH1 mutations produce 2-hydroxyglutarate. Nature. 2009;462:739-44.

Davies H, Bignell GR, Cox C, Stephens P, Edkins S, Clegg S, et al. Mutations of the BRAF gene in human cancer. Nature. 2002;417:949-54.

Deeks ED. Venetoclax: first global approval. Drugs. 2016;76:979-87.

Deininger M. Optimizing therapy of chronic myeloid leukemia. Exp Hematol. 2007;35:144-54.

Demetri GD, van Oosterom AT, Garrett CR, Blackstein ME, Shah MH, Verweij J, et al. Efficacy and safety of sunitinib in patients with advanced gastrointestinal stromal tumour after failure of imatinib: a randomized controlled trial. Lancet. 2006;368:1329-38.

Druker BJ, Tamura S, Buchdunger E, Ohno S, Segal GM, Fanning S, et al. Effects of a selective inhibitor of the Abl tyrosine kinase on the growth of Bcr-Abl positive cells. Nat Med. 1996;5:561-6.

Eide CA, O'Hare T. Chronic myeloid leukemia: advances in understanding disease biology and mechanisms of resistance to tyrosine kinase inhibitors. Curr Hematol Malig Rep. 2015;10:158-66.

Elisei R, Schlumberger MG, Müller SP, Schöffski P, Brose MS, Licitra MHS, et al. Cabozantinib in progressive medullary thyroid cancer. J Clin Oncol. 2013;31:3639-46.

Eroglu Z, Tagawa T, Somlo G. Human epidermal growth factor receptor family-targeted therapies in the treatment of HER2-overexpressing breast cancer. Oncologist. 2014;19:135-50.

Escudier B, Eisen T, Stadler WM, Szczylik C, Oudard S, Staehler M, et al. Sorafenib for treatment of renal cell carcinoma: Final efficacy and safety results of the phase III treatment approaches in renal cancer global evaluation trial. J Clin Oncol. 2009;27:3312-8.

Fabbro D, García-Echeverría C. Targeting protein kinases in cancer therapy. Opin Drug Discov Devel. 2002;5:701-12.

Faderl S, Talaz M, Estrov Z, O'Brien S, Kurzrock R, Kantarjian HM. The biology of chronic myeloid leukemia. N Engl J Med. 1999;341:164-72.

Figueroa ME, Abdel-Wahab O, Lu C, Ward PS, Patel J, Shih A, et al. Leukemic IDH1 and IDH2 mutations result in a hypermethylation phenotype, disrupt TET2 function, and impair hematopoietic differentiation. Cancer Cell. 2010;18:553-67.

Frampton JE. Lapatinib – a review of its use in the treatment of HER2-overexpressing, trastuzumab-refrctory, advanced or metastic breast cancer. Drugs. 2009;69:2125-48.

Franklin MC, Carey KD, Vajdos FF, Leahy DJ, de Vos AM, Sliwkowski MX. Insights into ErbB signaling from the structure of the ErbB2-pertuzumab complex. Cancer Cell. 2004;5:317-28.

Furman RR, Sharman JP, Coutre SE, Cheson BD, Pagel JM, Hillmen P, et al. Idelalisib and rituximab in relapsed chronic lymphocytic leukemia. N Engl J Med. 2014;370:997-1007.

Gainor JF, Charbner BA. Ponatinib: accelerated disapproval. Oncologist. 2015;20:847-8.

Geyer CE, Forster J, Lindquist D, Chan S, Romieu CG, Pienkowski T, et al. Lapatinib plus capecitabine for HER2-positive advanced breast cancer. N Engl J Med. 2006;355:2733-43.

Gorre ME, Mohammed M, Ellwood K, Hsu N, Paquette R, Rao PN, et al. Clinical resistance to STI-571 cancer therapy caused by BCR-ABL gene mutation or amplification. Science. 2001;293:876-80.

Goss GD, Yang JCH, Ahn M, Tsai CM, Bazhenova L, Sequist LV, et al. AZD9291 in pre-treated patients with T790 M positive advanced non-small cell lung cancer (NSCLC): pooled analysis from two phase II studies [abstract no. 3113 plus poster]. European Journal of Cancer. 2015;51:640.

Gotink KJ, Verheul HMW. Anti-angiogenic tyrosine kinase inhibitors: what is their mechanism of action? Angiogenesis. 2010;13:1-14.

Greig SL. Osimertinib: first global approval. Drugs. 2016;76:263-73.

Grothey A, Sobrero AF, Siena S, Lenz HJ, Falcone A, Ychou M, et al. Results of a phase III randomized, double-blind, placebo-controlled, multicenter trial (CORRECT) of regorafenib plus best supportive care versus placebo plus BSC in patients with metastatic colorectal cancer who have progressed after standard therapies. J Clin Oncol. 2012;30:385.

Guilhot F, Apperley J, Kim DW, Bullorsky EO, Baccarani M, Roboz GJ, et al. Dasatinib induces significant hematologic and cytogenetic responses in patients with imatinib-resistant or intolerant chronic myeloid leukemia in accelerated phase. Blood. 2007;109:4143-50.

Hartmann JT, Haap M, Kopp HG, Lipp HP. Tyrosine kinase inhibitors - a review on pharmacology, metabolism and side effects. Drug Metab. 2009;10:470-81.

Hassanein M, Almahayni MH, Ahmed SO, Gaballa S, El Fakih R. FLT3 inhibitors for treating acute myeloid leukemia. Clin Lymphoma Myeloma Leuk. 2016;16:543-9.

Hauschild A, Grob JJ, Demidov LV, Jouary T, Gutzmer R, Millward M, et al. Dabrafenib in BRAF-mutated metastatic melanoma: a multi-centre, open-label, phase 3 randomised controlled trial. Lancet. 2012;380:358-65.

Iwahara T, Fujimoto J, Wen D, Cupples R, Bucay N, Arakawa T, et al. Molecular characterization of ALK, a receptor tyrosine kinase expressed specifically in the nervous system. Oncogene. 1997;14:439-49.

Jabbour E, Hagop K. Cortes J. Use of second- and third-generation tyrosine Kinase inhibitors in the treatment of chronic myeloid leukemia: an evolving treatment paradigm. Lymphoma Myeloma Leuk. 2015;15:323-34.

Jabbout E, Kantarjian H, Cortes J. Use of second- and third-generation tyrosine kinase inhibitors in the treatment of chronic myeloid leukemia: an evolving treatment paradigm. Clinical Lymphoma, Myeloma & Leukemia. 2015;15:323-34.

Johansson CH, Brage SE. BRAF inhibitors in cancer therapy. Pharmacol Ther. 2014;142:176-82.

Kantarjian H, Sawyers C, Hochhaus A, Guilhot F, Schiffer C, Gambacorti-Passerini C, et al. Hematologic and cytogenetic responses to imatinib mesylate in chronic myelogenous leukemia. N Engl J Med. 2002;346:645-52.

Kerr JFR, Wyllie AH, Currie AR. Apoptosis: a basic biological phenomenon with wide-ranging implications in tissue kinetics. Br J Cancer. 1972;26:239-57.

Kim DH, Sarbassov DD, Ali SM, King JE, Latek RR, Erdjument-Bromage H, et al. mTOR interacts with raptor to form a nutrient-sensitive complex that signals to the cell growth machinery. Cell. 2002;110:163-75.

Kim ES. Midostaurin: first global approval. Drugs. 2017;77:1251-9.

Kim G, McKee AE, Ning YM, Hazarika M, Theoret M, Johnson JR, et al. FDA approval summary: vemurafenib for treatment of unresectable or metastatic melanoma with the BRAFV600E mutation. Clin Cancer Res. 2014;20:4994-5000.

Kim Y, Ko J, Cui Z, Abolhoda A, Ahn JS, Ou SH, et al. The EGFR T790 M mutation in acquired resistance to an irreversible second-generation EGFR inhibitor. Mol Cancer Ther. 2012;11:784-91.

Kornblau SM, Womble M, Qiu YH, Jackson CE, Chen W, Konopleva M, et al. Simultaneous activation of multiple signal transduction pathways confers poor prognosis in acute myelogenous leukemia. Blood. 2006;108:2358-65.

Kuppers R. Mechanisms of B-cell lymphoma pathogenesis. Nat Rev Cancer. 2005;5:251-62.

Kwak EL, Sordella R, Bell DW, Godin-Heymann N, Okimoto RA, Brannigan BW, et al. Irreversible inhibitors of the EGF receptor may circumvent acquired resistance to gefitinib. Proc Natl Acad Sci USA. 2005;102:7665-70.

Kwitkowski VE, Prowell TM, Ibrahim A, Farrell AT, Justice R, Mitchell SS, et al. FDA approval summary: tensirolimosirolimo as treatment for advance renal cell carcinoma. Oncologist. 2010;15:428-35.

Lindvall JM, Blomberg KE, Väliaho J, Vargas L, Heinonen JE, Berglöf A, et al. Bruton's tyrosine kinase: cell biology, sequence conservation, mutation spectrum, siRNA modifications, and expression profiling. Immunol Rev. 2005;203:200-15.

Liu P, Cheng H, Roberts TM, Zhao JJ. Targeting the phosphoinositide 3-kinase (PI3K) pathway in cancer. Nature Reviews Drug Discovery. 2009;8:627-44.

Llovet JM, Ricci S, Mazzaferro V, Hilgard P, Gane E, Blanc J-F, et al. Sorafenib in advanced hepatocellular carcinoma. N Engl J Med. 2008;359:378-90.

Lopez-Otin C, Hunter T. The regulatory crosstalk between kinases and proteases in cancer. Nat Rev Cancer. 2010;10:278-92.

Madhusudan S, Ganesan TS. Tyrosine kinase inhibitors and cancer therapy. Cancer Res. 2007;172:25-44.

Manley PW, Breitenstein W, Brüggen J, Cowan-Jacob SJ, Furet P, Mestan T et al. Urea derivatives of STI571 as inhibitors of Bcr-Abl and PDGFR kinases. Bioorg Med Chem Lett. 2004;14:5793-7.

Manning G, Whyte DB, Martinez R, Hunter T, Sudarsanam S. The protein kinase complement of the human genome. Science. 2002;298:1912-34.

Mardis ER, Ding L, Dooling DJ, Larson DE, McLellan MD, Chen K, et al. Recurring mutations found by sequencing an acute myeloid leukemia genome. N Engl J Med. 2009;361:1058-66.

McDonnell TJ, Deane N, Platt FM, Nunez G, Jaeger U, McKearn JP, et al. bcl-2-immunoglobulin transgenic mice demonstrate extended B cell survival and follicular lymphoproliferation. Cell. 1989;57:79-88.

Melichar B, Voboril Z, Nozicka J, Ryska A, Urminská H, Vanecek T, et al. Pathological complete response in advanced gastrointestinal stromal tumor after imatinib therapy. Intern Med. 2005;44:1163-8.

Mendelsohn J. Targeting the epidermal growth factor receptor for cancer therapy. J Clin Oncol. 2002;20:1S-13.

Moja L, Tagliabue L, Balduzzi S, Parmelli E, Pistotti V, Guarneri V, et al. Trastuzumab containing regimens for early breast cancer. Cochrane Database Sys Rev. 2012;CD006243.

Montemurro F, Valabrega G, Aglietta M. Lapatinib: a dual inhibitor of EGFR and HER2 tyrosine kinase activity. Expert Opin Biol Ther. 2007;7:257-68.

Moore MJ, Goldstein D, Hamm J, Figer A, Hecht JR, Gallinger S, et al. Erlotinib plus gemcitabine compared with gemcitabine alone in patients with advanced pancreatic cancer: a phase III trial of the National Cancer Institute of Canada Clinical Trials Group. J Clin Oncol. 2007;25:1960-6.

Morabito A, Piccirilo MC, Falasconi F, De Feo G, Del Giudice A, Bryce J, et al. Vandetanib (ZD6474), a dual inhibitor of vascular endothelial growth factor receptor (VEGFR) and epidermal growth factor receptor (EGFR) tyrosine kinases: current status and future directions. Oncologist. 2009;14:378-90.

Morris SW, Kirstein MN, Valentine MB, Dittmer KG, Shapiro DN, Saltman DL, et al. Fusion of a kinase gene, ALK, to a nucleolar protein gene, NPM, in non-Hodgkin's lymphoma. Science. 1994;263:1281-4.

Motzer RJ, Escudier B, Oudard S, Hutson TE, Porta C, Bracarda S, et al. Efficacy of everolimo in advanced renal cell carcinoma: a double-blind, randomised, placebo-controlled phase III trial. Lancet. 2008;372:449-56.

Motzer RJ, Hutson TE, Pharm D, Tomczak P, Michaelson D, Bukowski RM, et al. Sunitinib versus interferon alfa in metastatic renal-cell carcinoma. N Engl J Med. 2007;356:115-24.

Ou SH, Soo RA. Dacomitinib in lung cancer: a "lost generation" EGFR tyrosine-kinase inhibitor from a bygone era? Drug Des Devel Ther. 2015;9:5641-53.

Pavey T, Hoyle M, Ciani O, Crathorne L, Jones-Hughes T, Cooper C, et al. Dasatinib, nilotinib and standard-dose imatinib for the first-line treatment of chronic myeloid leukaemia: systematic reviews and economic analyses. Health Technol Assess. 2012;16:iii-iv, 1-277.

Planchard D, Dickinson PA, Brown KH, Kim D, Kim S, Ohe Y, et al. Preliminary AZD9291 Western and Asian clinical pharmacokinetics (PK) in patients (PTS) and healthy volunteers (HV): implications for formulation, dose and dosing frequency in pivotal clinical studies [abstract no. 464 P plus poster]. Ann Oncol. 2014;25: iv154-iv155.

Polli JW, Humphreys JE, Harmon KA, Castellino S, O'Mara MJ, Olson KL, et al. The role of efflux and uptake transporters in N-{3-chloro-4-[(3-fluoro benzyl)oxy]phenyl}-6-[5-({[2-(methylsulfonyl)ethyl]amino} methyl)-2-furyl]-4-quinazolinamine (GW572016, lapatinib) disposition and drug interactions. Drug Metab Dispos. 2008;36:695-701.

Pópulo H, Lopes JM, Soares P. The mTor signalling pathway in human cancer. Int J Mol Sci. 2012;13:1886-918.

Poulikakos PI, Zhang C, Bollag G, Shokat KM, Rosen N. RAF inhibitors transactivate RAF dimers and ERK signalling in cells with wild-type BRAF. Nature. 2010;464;427-30.

Rajalingam K, Schreck R, Rapp UR, Albert S. Ras oncogenes and their downstream targets. Biochim Biophys Acta. 2007;1773:1177-95.

Ramalingam SS, Jänne PA, Mok TS, O'Byrne K, Boyer MJ, Von Pawel J, et al. Dacomitinib versus erlotinib in patients with advanced-stage, previously treated non-small-cell lung cancer (ARCHER 1009): a randomised, double-blind, phase 3 trial. Lancet Oncol. 2014;15:1369-78.

Raymond E, Dahan L, Raoul J-L, Bang Y-J, Borbath I, Lombard-Bohas C, et al. Sunitinib maleate for the treatment of pancreatic neuroendocrine tumors. N Engl J Med. 2011;364:510-3.

Reese DM, Slamon DJ. HER-2/neu signal transduction in human breast and ovarian cancer. Stem Cells. 1997;15:1-8.

Rini BI, Escudier B, Tomczak P, Kaprin A, Szczylik C, Hutson TE, et al. Comparative effectiveness of axitinib versus sorafenib in advanced renal cell carcinoma (AXIS): A randomised phase 3 trial. Lancet. 2011;378:1931-9.

Roberts AW, Davids MS, Pagel JM, Kahl BS, Puvvada SD, Gerecitano JF, et al. Targeting BCL2 with venetoclax in relapsed chronic lymphocytic leukemia. N Engl J Med. 2016;374:311-22.

Robinson DR, Wu YM, Lin SF. The protein tyrosine Kinase family of the human genome. Oncogene. 2000;19:5548-57.

Rzem R, Veiga-da-Cunha M, Noel G, Goffette S, Nassogne MC, Tabarki B, et al. A gene encoding a putative FAD-dependent L-2-hydroxyglutarate dehydrogenase is mutated in L-2-hydroxyglutaric aciduria. Proc Natl Acad Sci USA. 2004;101:16849-54.

Samuelson EM, Laird RM, Papillion AM, Tatum AH, Princiotta MF, Hayes SM. Reduced B lymphoid kinase (Blk) expression enhances proinflammatory cytokine production and induces nephro- sis in C57BL/6-lpr/lpr mice. PLoS One. 2014;9:e92054.

Saran U, Foti M, Dufour JF. Cellular and molecular effects of the mTOR inhibitor everolimo. Clin Sci. 2015;129:895-914.

Savage DG, Antman KH. Imatinib mesylate – A new oral targeted therapy. N Engl J Med. 2002;346:683-93.

Schreck R, Rapp UR. Raf kinases: oncogenesis and drug discovery. Int J Cancer. 2006;119:2261-71.

Seda V, Mraz M. B-cell receptor signalling and its crosstalk with other pathways in normal and malignant cells. Eur J Haematol. 2015;94:193-205.

Selak MA, Armour SM, MacKenzie ED, Boulahbel H, Watson DG, Mansfield KD, et al. Succinate links TCA cycle dysfunction to oncogenesis by inhibiting HIF-alpha prolyl hydroxylase. Cancer Cell. 2005;7:77-85.

Shama H. Development of novel therapeutic targeting isocitrate dehydrogenase mutations in cancer. Curr Top Med Chem. 2018;18:505-24.

Shamroe CL, Comeau JM. Ponatinib: a new tyrosine kinase inhibitor for the treatment of chronic myeloid leukemia and Philadelphia chromosome-positive acute lymphoblastic leukemia. Ann Pharmacother. 2013;47:1540-6.

Sjoblom T, Jones S, Wood LD, Parsons DW, Lin J, Barber TD, et al. The consensus coding sequences of human breast and colorectal cancers. Science. 2006;314:268-74.

Slamon DJ, Clark GM, Wong SG, Levin WJ, Ullrich A, McGuire WL. Human breast cancer: Correlation of relapse and survival with amplification of the HER-2/neu oncogene. Science. 1987;235:177-82.

Smith CC, Wang Q, Chin CS, Salerno S, Damon LE, Levis MJ, et al. Validation of ITD mutations in FLT3 as a therapeutic target in human acute myeloid leukaemia. Nature. 2012;485:260-3.

Smith CI, Islam TC, Mattsson PT, Mohamed AJ, Nore BF, Vihinen M. The Tec family of cytoplasmic tyrosine kinases: Mammalian Btk, Bmx, Itk, Tec, Txk and homologs in other species. Bioessays. 2001;23:436-46.

Soda M, Choi YL, Enomoto M, Takada S, Yamashita Y, Ishikawa S, et al. Identification of the transforming EML4-ALK fusion gene in non-small-cell lung cancer. Nature. 2007;448:561-6.

Solca F, Dahl G, Zoephel A, Bader G, Sanderson M, Klein C, et al. Target binding properties and cellular activity of afatinib (BIBW 2992), an irreversible ErbB family blocker. J Pharmacol Exp Ther. 2012;343:342-50.

Solomon BJ, Mok T, Kim DW, Wu YL, Nakagawa K, Mekhail T, et al. First-line crizotinib versus chemotherapy in ALK-positive lung cancer. N Engl J Med. 2014;371:2167-77.

Souers AJ, Leverson JD, Boghaert ER, Ackler SL, Catron ND, Chen J, et al. ABT-199, a potent and selective BCL-2 inhibitor, achieves antitumor activity while sparing platelets. Nat Med. 2013;19:202-8.

Stamos J, Sliwkowski MX, Eigenbrot C. Structure of the epidermal growth factor receptor kinase domain alone and in complex with a 4-anilinoquinazoline inhibitor. J Biol Chem. 2002;277:46265-72.

Stanfield L, Hughes TE, Walsh-Chocolaad TL. Bosutinib: a second-generation tyrose kinase inhibitor for chronic myelogenous leukemia. Ann Pharmacother. 2013;47:1703-11.

Sternberg CN, Davis ID, Mardiak J, Szczylik C, Lee E, Wagstaff J et al. Pazopanib in locally advanced or metastatic renal cell carcinoma: results of a randomized phase III prial. Clin Oncol. 2010;28:1061-8.

Stone RM, Mandrekar S, Sanford BL, Geyer S, Bloomfield CD, Dohner K, et al. The multi-kinase inhibitor midostaurin (M) prolongs survival compared with placebo (P) in combination with daunorubicin (D)/cytarabine (C) induction (ind), high-dose C consolidation (consol), and as maintenance (maint) therapy in newly diagnosed acute myeloid leukemia (AML) patients (pts) age 18-60 with FLT3 mutations (muts): An International Prospective Randomized (rand) P-Controlled Double-Blind Trial (CALGB 10603/RATIFY [Alliance]). Blood. 2015;126:6.

Swain SM, Baselga J, Kim SB, Ro J, Semiglazov V, Campone M, et al. Pertuzumab, trastuzumab, and docetaxel in HER2-positive metastatic breast cancer. N Engl J Med. 2015;372: 724-34.

Swain SM, Kim SB, Cortés J, Ro J, Semiglazov V, Campone M, et al. Pertuzumab, trastuzumab, and docetaxel for HER2-positive metastatic breast cancer (CLEOPATRA study): overall survival results from a randomised, double-blind, placebo-controlled, phase 3 study. Lancet Oncol. 2013;14:461-71.

Tan CS, Gilligan D, Pacey S. Treatment approaches for EGFR- inhibitor-resistant patients with non-small-cell lung cancer. Lancet Oncol. 2015;16:e447-59.

Thangaraju P, Singh H, Chakrabarti A. Regorafenib: a novel tyrosine kinase inhibitor: a brief review of its therapeutic potential in the treatment of metastatic colorectal carcinoma and advanced gastrointestinal stromal tumors. Indian J Cancer. 2015;52:257-60.

Tvedt TH, Nepstad I, Bruserud Ø. Antileukemic effects of midostaurin in acute myeloid leukemia – the possible importance of multikinase inhibition in leukemic as well as nonleukemic stromal cells. Expert Opin Investig Drugs. 2017;26:343-55.

Tzogani K, Skibeli V, Westgaard I, Dalhus M, Thoresen H, Slot KB, et al. The European Medicines Agency Approva of Axitinib (Inlyta) for the treatment of advanced renal cell carcinoma after failure of prior treatment with sunitinib or a cytokine: summary of the scientific assessment of the committee for medicina products for human use. Oncologist. 2015;20:196-201.

Vanhaesebroeck B, Guillermet-Guibert J, Graupera M, Bilanges B. The emerging mechanisms of isoform-specific PI3 K signalling. Nat Rev Mol Cell Biol. 2010;11:329-41.

Vaux DL, Cory S, Adams JM. Bcl-2 gene promotes haemopoietic cell survival and cooperates with c-myc to immortalize pre-B cells. Nature. 1988;335:440-2.

Vogelstein B, Papadopoulos N, Velculescu VE, Zhou S, Diaz Jr LA, Kinzler KW. Cancer genome landscapes. Science. 2013;339:1546-58.

Weisberg E, Manley P, Mestan J, Cowan-Jacob S, Ray A, Grifin JD. AMN107 (nilotinib): a novel and selective inhibitor of BCR-ABL. Br J Cancer. 2006;94:1765-9.

Wells A. EGF receptor. Int J Biochem Cell Biol. 1999;31:637-43.

Wells SA Jr., Robinson BG, Gagel RF, Dralle H, Fagin JA, Santoro M, et al. Vandetanib in patients with locally advanced or metastatic medullary thyroid cancer: a randomized, double-blind phase III trial. J Clin Oncol. 2012;30:134-41.

Wu J, Savooji J, Liu D. Second- and third-generation ALK inhibitors for non-small cell lung cancer. J Hematol Oncol. 2016;9:19.

Zhang J, Yang PL, Gray NS. Targeting cancer with small molecule kinase inhibitors. Nat Rev Cancer. 2009;9:28-39.

Anticorpos Citotóxicos

INTRODUÇÃO

A ideia de que anticorpos poderiam servir como "balas mágicas" no diagnóstico e na terapia do câncer é bastante antiga, entretanto, durante várias décadas, essa abordagem foi bastante infrutífera, com exceção da descoberta do antígeno carcinoembrionário como marcador do câncer de cólon e da alfafetoproteína como marcador do câncer hepatocelular (Rettig e Old, 1989).

Os anticorpos monoclonais utilizados clinicamente no tratamento do câncer apresentam vários mecanismos para causar efeitos citotóxicos na célula tumoral. A maioria deles interage com os componentes do sistema imune por meio da denominada citotoxicidade celular dependente de anticorpo (ADCC, do inglês *antibody-dependent cellular cytotoxicity*) ou da citotoxicidade dependente do complemento (CDC, do inglês *complement dependent cytotoxicity*), e outros atuam alterando a transdução do sinal dentro da célula tumoral ou eliminando um antígeno crítico na superfície da célula tumoral.

CITOTOXICIDADE CELULAR DEPENDENTE DE ANTICORPO

Ocorre quando o anticorpo se liga ao antígeno na célula tumoral e o domínio Fc do anticorpo aos receptores Fc das células imunológicas efetoras (Figura 76.1).

Apesar de muitos anticorpos monoclonais apresentarem ADCC *in vitro*, a relevância desse mecanismo de ação para sua eficácia clínica ainda não foi comprovada. Avaliação da eficácia clínica de anticorpos monoclonais contra xenoenxerto em camundongos selvagens ou em camundongos *knock-out* para o receptor FC-gama-RII/III verificou que tal eficácia foi preservada ou aumentada somente quando a isoforma inibitória FC-gama do receptor foi deletada (Clynes *et al.*, 2000). Esses resultados indicam que a interação com o receptor Fc é importante para a atividade dos anticorpos monoclonais. Compatível com essa hipótese é a observação de que a resposta terapêutica induzida pelo rituximab em pacientes com linfoma é substancialmente maior em pacientes que expressam polimorfismos do receptor Fc considerados grandes respondedores (Weng e Levy, 2003).

CITOTOXICIDADE DEPENDENTE DE COMPLEMENTO

Trata-se de outro mecanismo pelo qual o anticorpo pode matar a célula tumoral. A exemplo da ADCC, as diferentes subclasses de anticorpos podem ter capacidades diferentes para induzir a resposta dependente do complemento. Embora a IgM represente o isótipo mais eficaz para causar ativação do complemento, é pouca utilizada clinicamente em oncologia porque não costuma extravasar do meio intravascular. As IgG1 e IgG3 são mais eficazes para causar ativação do complemento por meio da via clássica de ativação do complemento (Janeway e

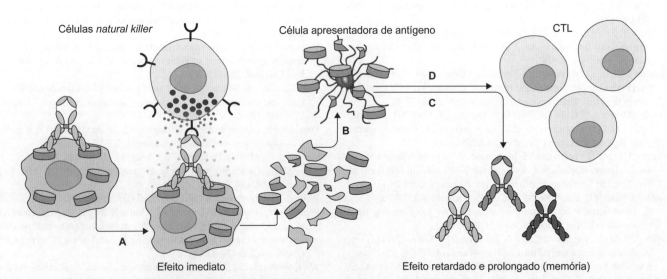

Figura 76.1 Os anticorpos ligam-se a antígenos presentes na superfície da célula tumoral, fornecendo o alvo para os receptores Fc que estão localizados na superfície das células NK (*natural killer*). A ligação causa a liberação de perforina e granzimas, que lisam a célula tumoral (**A**). Os debris celulares são coletados pelas células apresentadoras de antígeno, as quais apresentam esses antígenos tumorais às células B, causando a formação de anticorpos com numerosos epítopos específicos para os antígenos-alvo (**B**). Os linfócitos T citotóxicos (CTL, do inglês *cytotoxic T lymphocytes*) são capazes de reconhecer e matar as células que expressam esses antígenos-alvo (**C** e **D**).

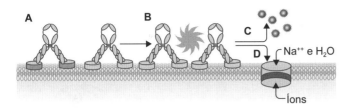

Figura 76.2 A ligação dos anticorpos nos antígenos expressos na superfície celular expõe os sítios de ligação dos anticorpos monoclonais para as proteínas iniciarem a cascata do complemento (**A**), liberando fatores quimiotáticos (**B**), formando o complexo de ataque à membrana (**C**) e levando à lise celular (**D**).

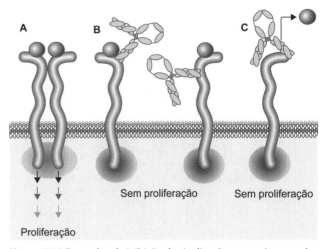

Figura 76.3 Exemplos de inibição de sinalização por anticorpos. A presença do ligante no receptor do fator de crescimento causa sua dimerização e ativação da cascata de sinalização, levando à proliferação celular e à resistência aos fármacos citotóxicos (**A**). A inibição pelo anticorpo monoclonal pode ocorrer por meio do bloqueio da dimerização (**B**) ou da ocupação do sítio do ligante pelo anticorpo monoclonal (**C**).

Travers, 1997). A cascata do complemento termina na formação do complexo de ataque à membrana, o qual cria um poro de 100 Å na membrana celular, que facilita a passagem de água e solutos para dentro e para fora da célula (Figura 76.2).

O rituximab curou 100% de camundongos imunocompetentes infectados com linfoma murínico de células EL4 transfectadas com CD20 humano. Entretanto, esse efeito terapêutico é abolido quando o mesmo estudo foi feito em camundongos *knock-out* para C1q. Aceita-se que a citotoxicidade dependente de complemento tem um papel relevante *in vivo* na eficácia do rituximab e do alentuzumab, entretanto seu envolvimento nas propriedades antitumorais de outros anticorpos não é claro e pode resultar mais do alvo tumoral que do anticorpo. A capacidade do anticorpo monoclonal de causar citotoxicidade dependente de complemento depende do número de cópias do antígeno na superfície da célula ou mesmo da densidade local do antígeno em uma porção seletiva da superfície celular. Embora a citotoxicidade dependente de complemento não seja o principal mecanismo de ação antitumoral dos anticorpos monoclonais, acredita-se que ela gere vários fatores, como liberação de agentes como C3a e C5a, que aumentam a citotoxicidade celular dependente de anticorpo.

PERTURBAÇÃO DAS VIAS DE SINALIZAÇÃO DA CÉLULA NEOPLÁSICA

Um dos alvos mais comuns dos anticorpos monoclonais em células neoplásicas são os antígenos associados a fatores de crescimento, hiperexpressados em um grande número de neoplasias. A ativação desses fatores em condições normais induz uma resposta mitogênica e promove a sobrevivência celular, e, em condições nas quais ocorre sua hiperexpressão, sua ativação promove crescimento celular tumoral e insensibilidade aos fármacos quimioterápicos. Ao diminuírem a sinalização desses receptores, os anticorpos monoclonais têm o potencial de normalizar o crescimento dessas células e restabelecer a sensibilidade destas aos fármacos quimioterápicos. Os anticorpos monoclonais cujo alvo são a família do EGFR (do inglês *epidermal growth factor receptor*) são os mais potentes inibidores de vias de sinalização. O cetuximab e o panitumumab bloqueiam fisicamente a interação entre o receptor e seu ligante ativo, além de evitarem que o receptor assuma uma conformação estendida necessária para que ocorra a dimerização (Figura 76.3).

A terapia com anticorpos monoclonais frequentemente reduz a densidade da expressão do antígeno-alvo. Pode ocorrer a redução da concentração do EGFR da superfície da célula tumoral ou o *clearance* de um ligante, como o fator de crescimento endotelial (VEGF, do inglês *vascular endothelial growth factor*), que promove crescimento vascular e tumoral. Entretanto, alguns monoclonais, como o trastuzumab, entram no interior da célula e são passivamente reciclados de volta à superfície celular juntamente com seu antígeno-alvo (Austin *et al.*, 2004), cujo resultado não está claro.

A seguir, são descritos alguns fármacos monoclonais e suas ações terapêuticas nos diferentes tumores.

ANTICORPOS ANTI-EGFR

A família EGFR é composta pelo EGFR (HER1 e também conhecido como c-erbB-1), pelo HER2/*neu* (c-erbB-2), pelo HER3 (c-erbB-3) e pelo HER4 (c-erbB-4). O HER3 não apresenta domínios funcionais intracelulares e o HER2/*neu* não tem seu ligante conhecido. Esses receptores são transmembrânicos acoplados à tirosinoquinase e regulam normalmente o crescimento e a sobrevivência celular, assim como a adesão, a migração, a diferenciação e outras respostas celulares (Figura 76.4). Tanto a homodimerização quanto a heterodimerização entre os membros dessa família promovem proliferação celular e resistência à apoptose.

Os EGFR estão hiperexpressados em uma variedade de tumores humanos, como tumores de cabeça e pescoço, mama, pulmão, intestino grosso, próstata, rim, pâncreas, ovários, cérebro e bexiga. Os ligantes naturais do EFGR são o próprio fator de crescimento epidermal (EGF), o TGF-alfa (*transforming growth factor alpha*) e a anfirregulina ou neurorregulina. A ligação desses ligantes resulta em mudanças conformacionais que permitem a ativação das tirosinoquinases acopladas aos receptores do EGF, com a consequente fosforilação de resíduos tirosínicos no domínio localizado no terminal carboxílico intracelular. Os resíduos de tirosina fosforilados servem como sítios para a ancoragem de várias proteínas sinalizatórias que estimulam proliferação celular, perda de diferenciação, invasão, angiogênese e bloqueio da apoptose. Após algumas horas da ativação, esses receptores são internalizados no citoplasma, onde são degradados ou reciclados de volta à membrana (Martinelli *et al.*, 2009).

Há duas abordagens farmacológicas para inibir a função dos receptores de EGF no câncer: o uso de pequenas moléculas inibidoras da tirosinoquinase e os anticorpos monoclonais que se ligam nos domínios extracelulares do EGFR, os quais serão revistos neste capítulo.

Os anticorpos monoclonais ligam-se no domínio extracelular do EGFR em seu estado inativo, competem pela ligação ao receptor ocluindo a região ocupada pelo ligante natural e, portanto, bloqueiam a ativação da tirosinoquinase acoplada a esse receptor.

Trastuzumab (Herceptin®)

O HER2 promove proliferação celular pela via RAS-MAPK e inibe a morte celular pela via alvo da rapamicina fosfatidilinositol 3'-quinase-AKT. Apesar de o HER2 estar hiperexpressado em várias neoplasias, a amplificação genômica é rara, observada apenas no câncer de mama; portanto, terapia utilizando trastuzumab só é indicada para o tratamento de câncer de mama. A hiperexpressão de HER2 é observada em

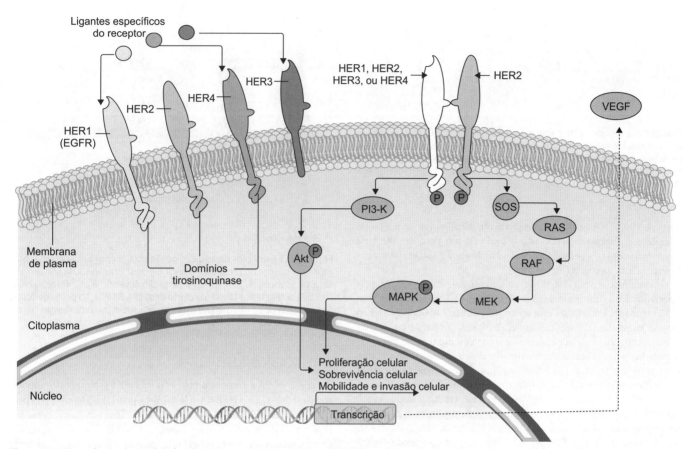

Figura 76.4 Transdução do sinal da família HER, composta por HER1, HER2, HER3 e HER4. Há ligantes específicos para os receptores do HER1, HER3 e HER4. Um domínio intracelular de tirosinoquinase existe para HER1, HER2 e HER4. A fosforilação do domínio da tirosinoquinase por meio de homodimerização ou heterodimerização induz proliferação e sobrevivência celular. O HER2 é o receptor preferido como parceiro de dimerização para os demais HER. Os resíduos fosforilados do domínio intracelular do HER2 ativam a PI3-K, a qual fosforila o fosfatidilinositol, que se liga à enzima Akt e causa sua fosforilação, aumentando a sobrevivência celular. Paralelamente, o fator de troca de nucleotídio de guanina (SOS) ativa a enzima RAS, a qual ativa a RAF e as quinases MAPK e MEK. A MEK fosforila, entre outras, a MAPK, aumentando a proliferação celular. Um dos principais efeitos é a produção de VEGF, que estimula a angiogênese. SOS: *son of sevenless*; PI3-K: *phosphoinositide 3-kinase*; Akt: *enzyme Ak transforming factor*; MAPK: *mitogen-activated protein kinase*; RAS: *rat sarcoma*; RAF: *receptor activation factor*; MEK: *mitogen extracellular kinase*; VEGF: *vascular endothelial growth factor*.

20 a 30% dos carcinomas invasivos de mama, e a amplificação de seu gene detectada por hibridização *in situ* ocorre na mesma proporção (Colomer *et al.*, 2000).

O trastuzumab é um anticorpo monoclonal formado por dois sítios de ligação específicos que se ligam na porção extracelular do receptor HER2 e, desse modo, previnem a ativação da tirosinoquinase intracelular; a porção restante do anticorpo é formada por IgG humana com a porção Fc conservada (Figura 76.5).

Há vários mecanismos pelos quais o trastuzumab pode reduzir a sinalização do HER2 (Figura 76.6), como prevenção da dimerização, aumento da destruição endocítica do receptor, inibição da remoção do domínio extracelular e citotoxicidade dependente do anticorpo.

A farmacocinética do trastuzumab é linear entre as doses de 10 a 500 mg; o volume de distribuição aparente é de 44 mℓ/kg, com meia-vida de eliminação entre 2 e 12 dias para as doses de 10 e 500 mg, respectivamente.

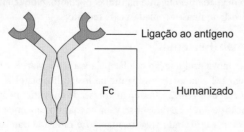

Figura 76.5 Trastuzumab.

A eficácia e a segurança do trastuzumab foram avaliadas em ensaio clínico fase III, multicêntrico, duplo-cego, aberto, realizado em pacientes com câncer de mama com positividade para HER2 (Gianni *et al.*, 2011). Os pacientes foram tratados com esquema quimioterápico tradicional (n = 1.698) ou com esquema quimioterápico tradicional associado ao trastuzumab (n = 1.703) por 1 ano. O seguimento pelo período de 4 anos demonstrou que, no grupo tratado com trastuzumab, a taxa de sobrevida foi de 78,6% comparada ao grupo observacional de 72,2%, p < 0,0001 (Figura 76.7).

O trastuzumab está indicado no tratamento de tumores de mama que apresentam hiperexpressão do HER2, sendo utilizado como fármaco adjuvante a esquemas quimioterápicos de doxorrubicina, ciclofosfamida e paclitaxel ou docetaxel, ou como monoterapia após terapia feita com antraciclinas. A dose inicial recomendada é de 4 mg/kg via intravenosa (IV) em infusão de 90 min seguido de 2 mg/kg IV em infusão de 30 min semanalmente por 12 a 18 semanas, seguido de 6 mg/kg IV em infusão de 30 min a cada 3 semanas. As reações adversas mais comuns, com incidência ≥ 10%, são cefaleia, diarreia, náuseas e calafrios.

Pertuzumab (Perjeta®)

É um anticorpo monoclonal desenvolvido especificamente para se ligar a um epítopo separado do domínio extracelular do HER2, em um local mais longe da membrana celular quando comparado com o trastuzumab (Gleeson *et al.*, 2018). O pertuzumab tem como alvo o papel de correceptor do HER2 e, portanto, inibe o processo de dimerização

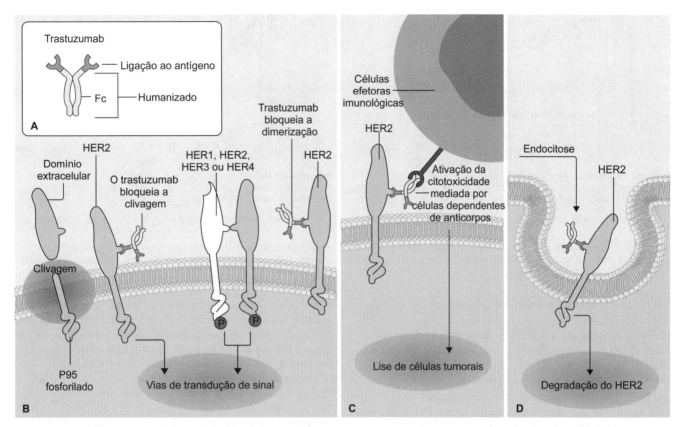

Figura 76.6 A. A clivagem do domínio extracelular do HER2 deixa um fragmento p95 fosforilado ligado à membrana, o qual ativa vias de transdução do sinal. **B.** A ligação do trastuzumab bloqueia tanto a homodimerização quanto a heterodimerização, além de inibir a clivagem. **C.** O trastuzumab pode recrutar células efetoras imunonológicas e outros componentes envolvidos na ativação da citotoxicidade mediada por células dependentes de anticorpos. **D.** É possível que o trastuzumab possa também causar endocitose do receptor e, consequentemente, *down-regulation*.

entre os membros dos HER que levam à ativação das vias sinalizatórias intracelulares (Figura 76.8).

O pertuzumab apresenta farmacocinética linear entre as doses de 2 a 25 mg/kg. O *clearance* sistêmico médio é de 0,24 ℓ/dia e a meia-vida de eliminação de 18 dias.

Em monoterapia, o pertuzumab tem atividade limitada no câncer de mama metastático (Gleeson *et al.*, 2018). Entretanto, em um ensaio clínico realizado em pacientes com câncer de mama metastático com receptor positivo para HER2 que não foram tratados previamente com terapia anti-HER2 randomizados (n = 808) para receber trastuzumab e docetaxel associado com placebo (n = 406) ou a pertuzumab

(n = 402; Swain *et al.*, 2015) tratados até que surgissem progressão da doença ou reações adversas graves, a média de sobrevivência do grupo tratado com pertuzumab foi de 56,5 meses e do placebo de 40,8 meses (Figura 76.9). O tempo de sobrevida sem progressão da doença também foi estatisticamente maior (6,3 meses) no grupo tratado com

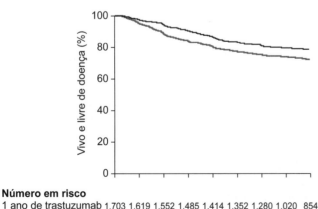

Figura 76.7 Curva de Kaplan Meier mostrando proporção de pacientes sem progressão da doença (análise ITT).

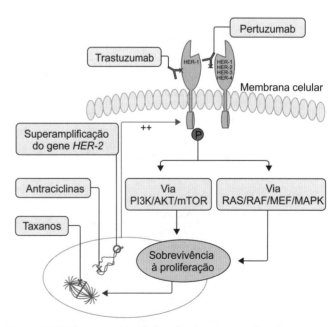

Figura 76.8 Diferentes sítios de ligação do trastuzumab e do pertuzumab na proteína transmembrânica do HER2. A figura também ilustra as vias metabólicas intracelulares e o sítio de ação de vários fármacos quimioterápicos.

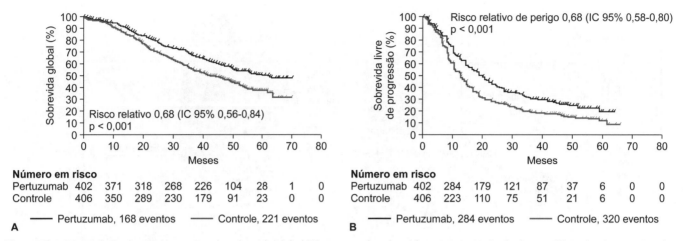

Figura 76.9 Curvas de Kaplan-Meier mostrando sobrevida global (**A**) e tempo de sobrevida sem progressão da doença (**B**) em pacientes com câncer de mama metastático HER2-positivo e tratados pertuzumab, trastuzumab e docetaxel em comparação com placebo, trastuzumab e docetaxel (controle).

pertuzumab. Não houve diferença estatisticamente significativa na incidência das reações adversas entre os dois grupos, as quais ocorreram primariamente durante a administração do docetaxel.

O pertuzumab está indicado no tratamento do câncer de mama em pacientes com HER2 positivo e em associação ao trastuzumab e ao docetaxel em pacientes que não foram tratados previamente com terapia anti-HER2. A dose inicial recomendada é de 840 mg por infusão IV de 60 min seguido de 420 mg administrados por infusão IV de 3 a 60 min a cada 3 semanas. As reações adversas mais comuns com incidência > 30% em combinação com trastuzumab e docetaxel foram diarreia, alopecia, neutropenia, náuseas, fadiga, *rash* cutâneo e neuropatia periférica.

Cetuximab (Erbitux®)

Trata-se de uma imunoglobulina tipo IgG1 quimérica humana-camundongo que se liga ao EGFR (HER1) com afinidade 100 vezes superior comparada aos ligantes naturais do TGF-alfa e do EGF (Kim *et al.*, 2001). A ligação do cetuximab ao EGFR promove a internalização e a subsequente degradação do receptor sem que ocorram fosforilação e ativação do receptor (Hadari *et al.*, 2004). Isso resulta em *down-regulation* do receptor, reduzindo a disponibilidade de EGFR na superfície celular, evitando, assim, a ativação associada ao acoplamento dos ligantes naturais ao EGFR. *In vitro*, o cetuximab causa toxicidade dependente de anticorpo em certos tipos de tumores humanos.

Esse fármaco apresenta farmacocinética não linear, e seu o *clearance* sistêmico reduziu de 0,08 para 0,02 ℓ/h/m² quando a dose foi aumentada de 20 para 200 mg/m². O volume de distribuição do cetuximab independe da dose, estimado em 2 a 3 ℓ/m². Sua meia-vida de eliminação varia entre 63 e 230 h.

A eficácia e a segurança do cetuximab no tratamento do câncer de intestino grosso metastático foram comparadas com as do bevacizumab em metanálise em pacientes sem mutações BRAF ou RAS (Zheng *et al.*, 2019). Ensaios clínicos randomizados e prospectivos envolvendo 2.576 pacientes foram incluídos na metanálise. O uso de cetuximab foi associado a aumento significativo da sobrevida total (mediana variou entre 28,3 e 37,8 meses) comparado ao grupo tratado com bevacizumab (mediana entre 25 e 31,04 meses; Figura 76.10 A). Não houve diferença em relação ao tempo de sobrevida sem progressão da doença

Ensaio clínico ou subgrupo	log[risco relativo]	SE	Peso (%)	Risco relativo IV, fixo, IC 95%
Bai L (2016)	0,0748	0,1584	9,4	1,08 (0,79-1,47)
FIRE-3	−0,2614	0,1105	19,4	0,77 (0,62-0,96)
Houts AC (2017)	0,0296	0,1226	15,8	1,03 (0,81-1,31)
Venook AP (2017)	−0,1165	0,0673	52,3	0,89 (0,78-1,02)
Yang YH (2014)	−0,5108	0,275	3,1	0,60 (0,35-1,03)
Total (IC 95%)			**100,0**	**0,89 (0,81-0,98)**

Heterogeneidade: Chi² = 6,65, df = 4 (p = 0,16); I² = 40%
Teste para o efeito geral: Z = 2,38 (p = 0,02)

A

Ensaio clínico ou subgrupo	log[risco relativo]	SE	Peso (%)	Risco relativo IV, fixo, IC 95%
Bai L (2016)	0,1133	0,1116	11,2	1,12 (0,90-1,39)
FIRE-3	0,0583	0,095	15,5	1,06 (0,88-1,28)
Houts AC (2017)	0,0198	0,0991	14,2	1,02 (0,84-1,24)
Venook AP (2017)	−0,0619	0,0513	53,1	0,94 (0,85-1,04)
Yang YH (2014)	−0,3147	0,1538	5,9	0,73 (0,54-0,99)
Total (IC 95%)			**100,0**	**0,97 (0,90-1,05)**

Heterogeneidade: Chi² = 6,57, df = 4 (p = 0,16); I² = 39%
Teste para o efeito geral: Z = 0,72 (p = 0,47)

B

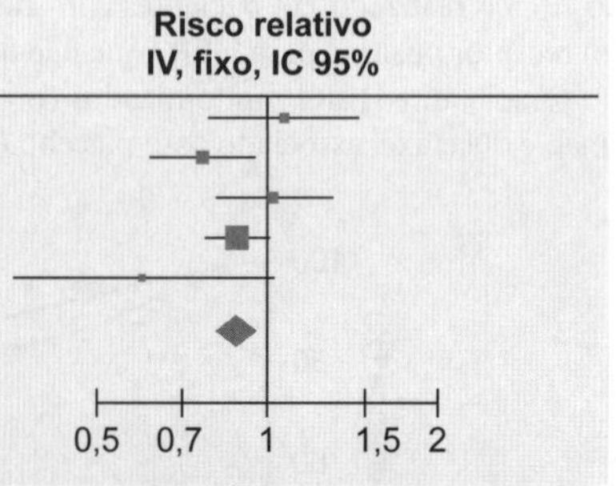

Figura 76.10 *Forest plot* mostrando sobrevida global (**A**) e tempo de sobrevida sem progressão da doença (**B**) em pacientes com câncer colorretal metastático sem mutações BRAF ou RAS.

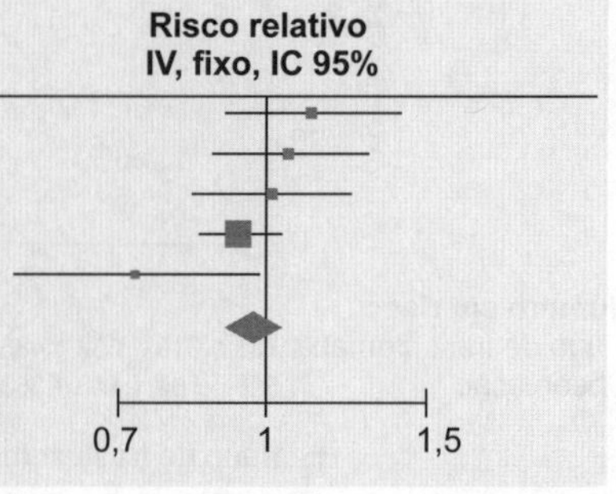

(8,7 a 12,4 *vs.* 8,7 a 10,82 meses, para o cetuximab e o bevacizumab respectivamente; Figura 76.10 B). O risco de reações adversas hematológicas ou não hematológicas de grau 3 ou maior foi comparável entre os dois grupos (IC 95% do RR 0,85-1,16).

O cetuximab está indicado no tratamento do carcinoma de células escamosas de cabeça e pescoço e do câncer do intestino grosso nos tumores em que ocorre expressão de EGFR. No caso dos tumores de cabeça e pescoço, o cetuximab pode ser associado à radioterapia ou à terapia com derivados de platina. Nesse caso, a dose inicial recomendada é de 400 mg/min administrada por infusão IV (120 min com taxa máxima de 10 mg/min) 1 semana antes da radioterapia ou 1 h antes da terapia com derivados de platina. As doses subsequentes são de 250 mg/m² por semana administradas por infusão IV de 60 min durante a duração da radioterapia (6 a 7 semanas) ou até a progressão da doença ou o aparecimento de toxicidade inaceitável. O cetuximab também pode ser utilizado em monoterapia (o esquema terapêutico recomendado é o mesmo descrito anteriormente). As reações adversas mais frequentes, com incidência ≥ 25%, são reações cutâneas (*rash*, prurido e alterações nas unhas), cefaleia, diarreia e infecções.

Panitumumab (Vectibix®)

Anticorpo monoclonal humano tipo IgG$_2$ que se liga ao domínio extracelular do EGFR (HER1). Ao competir com os ligantes endógenos panitumumab, inibe a fosforilação do receptor e a ativação das vias sinalizatórias associadas a ele (Yang *et al.*, 2010).

O panitumumab apresenta farmacocinética não linear. O *clearance* sistêmico reduz de 30,6 para 4,6 mℓ/dia/kg, quando a dose é aumentada de 0,75 para 9 mg/kg. A meia-vida de eliminação varia entre 3,6 e 10,9 dias.

A eficácia e a segurança do panitumumab foram avaliadas em ensaio clínico fase III, em 463 pacientes com câncer metastático de intestino grosso refratário à quimioterapia e que expressavam HER-1, e 1% ou mais das células tumorais (Van Cutsem *et al.*, 2007). O objetivo primário consistiu no tempo de sobrevivência sem progressão da doença. O panitumumab causou aumento prolongado da sobrevivência comparado ao melhor tratamento paliativo (Figura 76.11). O tratamento com panitumumab foi bem tolerado, e as toxicidades mais comuns observadas foram hipomagnesemia e diarreia.

O panitumumab é indicado no tratamento do câncer de intestino grosso metastático que expressa HER-1, seja como monoterapia, seja após regimes quimioterápicos contendo fluoropirimidinas, oxaliplatina e irinotecano. A dose recomendada é de 6 mg/kg, administrada via IV em infusão de 60 min a cada 2 semanas; doses acima de 1.000 mg devem ser administradas em infusão de 90 min. O tratamento é mantido até a progressão da doença ou o aparecimento de toxicidade intolerável. As reações adversas mais comuns, com incidência ≥ 20%, são toxicidades dermatológicas (eritema, dermatite acneiforme, prurido, esfoliação, *rash* e fissuras), paroníquia, hipomagnesemia, fadiga, dor abdominal, náuseas, diarreia e constipação intestinal.

Necitumumab (Portrazza®)

Anticorpo monoclonal humano tipo IgG1 de isótipo kappa que se liga de maneira específica na porção extracelular do HER-1.

O necitumumab apresenta farmacocinética linear, com volume de distribuição aparente estimado em 7 ℓ e meia-vida de eliminação de aproximadamente 14 dias.

A eficácia e a segurança do necitumumab foram avaliadas em ensaio clínico, randomizado, fase III, aberto, realizado em pacientes com câncer de pulmão escamoso de células não pequenas em estágio IV (Thatcher *et al.*, 2015). Os pacientes (n = 1.093) foram randomizados para receber necitumumab associado a gencitabina e cisplatina (n = 545) ou gencitabina e cisplatina (n = 548). O tratamento foi mantido até a progressão da doença ou o aparecimento de toxicidade inaceitável. O objetivo primário consistiu na sobrevivência total. O grupo tratado com necitumumab teve sobrevida significativamente maior (11,5 meses) em comparação com o grupo controle (9,9 meses; Figura 76.12 A), assim como o período de sobrevivência sem progressão da doença (Figura 76.12 B). Em relação à segurança, mais pacientes no grupo tratado com necitumumab tiveram hipomagnesemia grau 3 a 4 (9%) em comparação com o grupo controle (1%); reações adversas que culminaram em morte ocorreram em 12% dos pacientes tratados com necitumumab comparado com 11% do grupo controle.

O necitumumab está indicado em combinação com gencitabina e cisplatina no tratamento do câncer de pulmão metastático escamoso de células não pequenas. A dose recomendada é de 800 mg administrados por infusão IV em 60 min nos dias 1 e 8 de cada ciclo de 3 semanas, antes da infusão da gencitabina e da cisplatina. O tratamento é repetido até que ocorra progressão da doença ou toxicidade inaceitável. As reações adversas mais comuns, com incidência ≥ 30% e ≥ 2% do que o tratamento com gencitabina e cisplatina apenas, foram *rash* cutâneo e hipomagnesemia. A indicação para câncer escamoso de células não pequenas se deve ao fato de a alta expressão do HER-1 ocorrer mais comumente nesse tipo de tumor quando comparado com tumores não escamosos (Lopez-Malpartida *et al.*, 2009).

ANTICORPOS ANTI-CD20

CD20 é uma fosfoproteína da família MS4A formada por 297 aminoácidos, 33-kDa, com 4 domínios de membrana, que apresenta duas alças extracelulares, sendo que o N-terminal e o C-terminal se encontram no interior da célula (Figura 76.13; Pierpont *et al.*, 2018). A CD20 é expressa quase exclusivamente em linfócitos B após o estádio celular pré-B, mas é perdida quando as células pós-germinais se diferenciam em plasmócitos. A função do CD20 é desconhecida, mas suspeita-se de que contribua para a formação de canais iônicos em todas as células B (malignas e não malignas). O antígeno CD20 não é removido ou internalizado nas células B em repouso, tornando-se, portanto, um antígeno ideal para alvo de anticorpos monoclonais terapêuticos (Feugier, 2015).

Os anticorpos anti-CD20 apresentam três mecanismos de ação distintos:

- Efeito direto antitumoral causando apoptose ou ativando outras vias responsáveis por morte celular
- Podem causar citotoxicidade dependente do complemento
- Citotoxicidade celular dependente do anticorpo.

Esses três mecanismos de ação permitem classificar os anticorpos monoclonais anti-CD20 em tipos I e II.

Os anticorpos monoclonais do tipo I estabilizam o CD20 nas balsas lipídicas (*lipid rafts*), permitindo, assim, uma ligação eficiente do C1q,

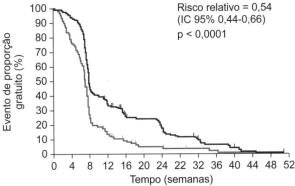

Figura 76.11 Curvas de Kaplan-Meier mostrando tempo de sobrevida sem progressão da doença em pacientes com câncer colorretal metastático refratários à quimioterapia e tratados com panitunumab ou com o melhor tratamento paliativo (BSC, do inglês *best supportive care*).

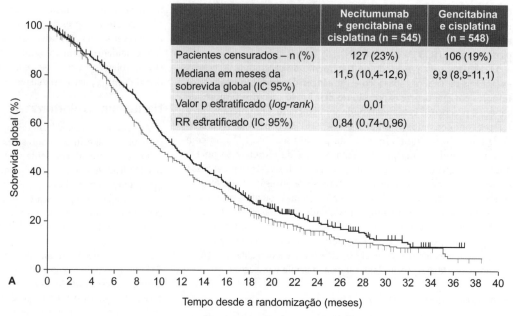

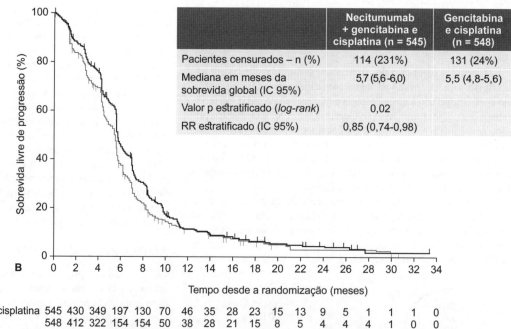

Figura 76.12 Curvas de Kaplan-Meier mostrando a sobrevida global (**A**) ou o tempo de sobrevida sem progressão da doença (**B**) em pacientes com câncer de pulmão de células não pequenas escamosas estágio IV tratados com necitumumab associado a gemcitabina *versus* gemcitabina associada a cisplatina (análise ITT).

promovendo a toxicidade dependente de complemento e a toxicidade celular dependente de anticorpo. Já os anticorpos monoclonais do tipo II não estabilizam o CD20 nas balsas lipídicas e exibem baixo nível de toxicidade dependente de complemento, embora sejam potentes indutores de morte celular. A maioria dos anticorpos monoclonais anti-CD20, como o rituximab e o ofatumumab, é do tipo I, e os anticorpos monoclonais tositumomab e obinutuzumab são do tipo II. A Figura 76.14 resume as principais diferenças entre os três anticorpos monoclonais anti-CD20 utilizados atualmente no tratamento do câncer.

Rituximab (Rituxan®)

Em 1997, esse anticorpo monoclonal direcionado ao CD20 tornou-se o primeiro anticorpo monoclonal aprovado para tratamento de linfoma, após ser demonstrado sua atividade significativa como fármaco único no tratamento de linfoma indolente de linfócito B (McLaughlin *et al.*, 1998). O rituximab é um anticorpo monoclonal quimérico (humano-murino) anti-CD20, indicado no tratamento de quase todos os linfomas não Hodgkin de células B, sendo frequentemente administrado com outras combinações quimioterápicas, como terapia de pequenas moléculas, como monoterapia ou como terapia de manutenção.

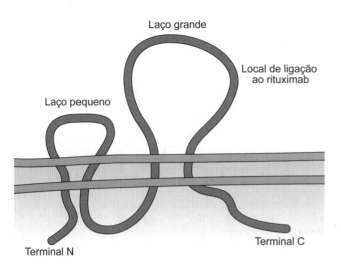

Figura 76.13 Alça grande, alça pequena e sítio de ligação do rituximab.

O CD20 é expresso em > 90% das células B dos linfomas não Hodgkin. O rituximab foi o primeiro anticorpo monoclonal anti-CD20 e representa a classe dos anticorpos monoclonais do tipo I. Esses anticorpos monoclonais causam morte celular por efeito apoptótico direto; o mecanismo ocorre pela citotoxicidade dependente de complemento, na qual a ligação do anticorpo monoclonal ao antígeno ativa a cascata do complemento, e por meio de ADCC, na qual as células imunes que expressam receptores Fc-gama atacam as células que estão recobertas de anticorpos monoclonais (Suresh et al., 2014). Alguns polimorfismos na proteína Fc-gama-RIIIa alteram a ativação das células efetoras causando menor ADCC e resultando em uma resposta terapêutica mais discreta após monoterapia com rituximab (Cartron et al., 2002).

Com base em uma análise de farmacocinética populacional de 2.005 pacientes com artrite reumatoide tratados com rituximab, o *clearance* sistêmico estimado para o fármaco foi de 0,335 ℓ/dia, o volume de distribuição de 3,1 ℓ e a meia-vida de eliminação de 18 dias (5,17 a 77,5 dias).

A eficácia e a segurança do rituximab foram avaliadas em ensaio clínico multicêntrico, fase III, realizado em pacientes (n = 399) com diagnóstico de linfoma de células B grande (Coiffier et al., 2002). Os pacientes foram randomizados para receber quimioterapia (n = 197) ou rituximab associado à quimioterapia (n = 202). A quimioterapia consistia em ciclofosfamida 750 mg/m² no dia 1, doxorrubicina 50 mg/m² no dia 1, vincristina 1,4 mg/m² e prednisona 40 mg/m² por 5 dias. A quimioterapia era repetida em ciclos de 3 semanas, em um total de 8 ciclos. Os pacientes tratados com rituximab receberam a mesma quimioterapia associada ao fármaco na dose de 375 mg/m² no dia 1 de cada ciclo. O tratamento com rituximab causou aumento significativo no tempo de sobrevida sem progressão da doença (Figura 76.15), assim como da sobrevida total (Figura 76.16). As reações adversas de graus 3 e 4 observadas foram consistentes com a toxicidade esperada pela quimioterapia e ocorreram em frequência similar em ambos os grupos.

O rituximab é indicado no tratamento dos linfomas não Hodgkin (CD20-positivo) e em combinação com fludarabina e ciclofosfamida no tratamento da leucemia linfocítica crônica CD20-positivo. A dose recomendada para o tratamento de linfoma não Hodgkin é de 375 mg/m² IV 1 vez/semana por 4 ou 8 semanas. No caso do tratamento de leucemia linfocítica crônica, a dose recomendada é de 375 mg/m² no dia prévio à iniciação da quimioterapia, e depois 500 mg/m² no dia 1 dos ciclos 2 a 6 de 28 dias. As reações adversas com incidência ≥ 25% são reações à infusão, febre, linfopenia, calafrios, infecção e astenia.

Ofatumumab (Arzerra®)

Anticorpo monoclonal completamente humanizado do tipo IgG1 que se liga a dois antígenos nas alças curta e longa do CD20 (Payandeh et al., 2019), sendo classificado como de segunda geração. Foi o primeiro anticorpo monoclonal humanizado anti-CD20 (o rituximab é humano-murino), e acredita-se que seja menos antigênico e com risco teórico menor de causar sensibilização e produção de autoanticorpos (Soe e Allsup, 2017). A exemplo do rituximab, o ofatumumab é um anticorpo do tipo I (estabiliza o CD20 nas balsas lipídicas), causando citotoxicidade dependente do complemento. A Figura 76.17 mostra a diferença dos sítios de ligação entre o rituximab e o ofatumumab.

A farmacocinética do ofatumumab é linear entre as doses de 100 a 2.000 mg. O volume aparente de distribuição varia de 1,7 a 5,1 ℓ, o *clearance* sistêmico é estimado em 0,01 ℓ/h e a meia-vida de eliminação média é de 14 dias (2,3 a 61,5 dias).

A eficácia e a segurança do ofatumumab foram avaliadas em ensaio clínico fase III, multicêntrico, aberto, randomizado, em pacientes com leucemia linfocítica crônica virgens de tratamento (Hillmen et al., 2015). Os pacientes (n = 447) foram tratados com clorambucila (n = 221; 10 mg/m² nos dias 1 a 7 de cada ciclo de 4 semanas) ou

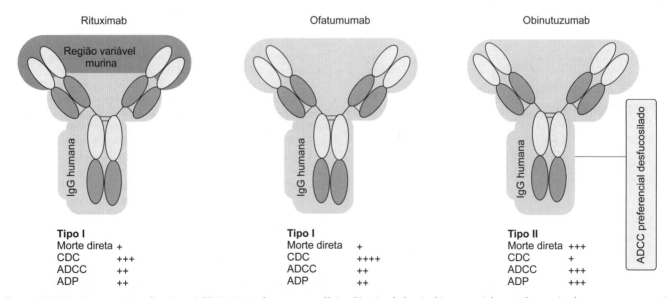

Figura 76.14 Anticorpos monoclonais anti-CD20 aprovados para uso clínico. Rituximab é quimérico e parcialmente humanizado; apresenta a porção Fc humana, mas retém a porção variável de origem murina que reconhece o CD20. O ofatumubab e o obinutuzumab são anticorpos monoclonais humanizados. O ofatumuab apresenta uma região Fc glicodesenhada que resulta em melhor ligação com as células imunológicas efetoras.

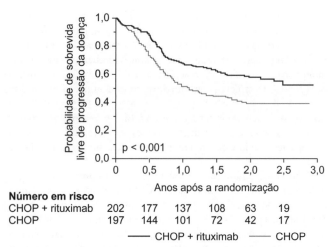

Figura 76.15 Curvas de Kaplan-Meier mostrando sobrevida livre de progressão da doença em 399 pacientes idosos com diagnóstico de linfoma de células B grande designados para quimioterapia com ciclofosfamida, doxorrubicina, vincristina e prednisona (CHOP) ou com CHOP mais rituximab.

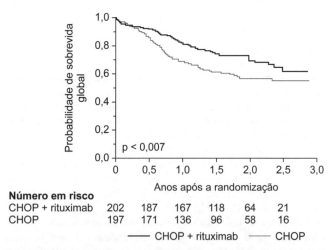

Figura 76.16 Curvas de Kaplan-Meier mostrando sobrevida pacientes idosos com diagnóstico de linfoma de células B grande designados para quimioterapia com ciclofosfamida, doxorrubicina, vincristina e prednisona (CHOP) ou com CHOP mais rituximab.

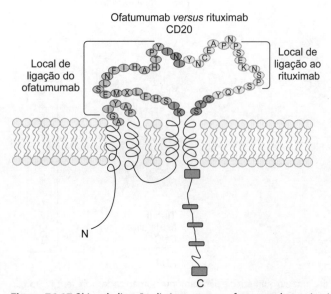

Figura 76.17 Sítios de ligação distintos para o ofatumumab e o rituximab no antígeno CD20.

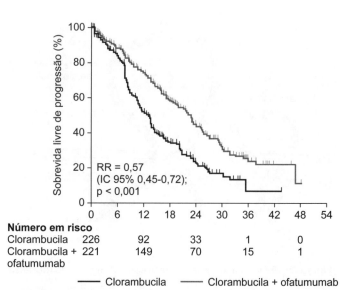

Figura 76.18 Curvas de Kaplan-Meier mostrando tempo de sobrevida sem progressão da doença em pacientes com diagnóstico leucemia linfocítica crônica e tratados com clorambucila em monoterapia ou clorambucila associada ao ofatumumab.

ofatumumab (n = 226; esquema terapêutico descrito a seguir) associado à clorambucila. O ofatumumab causou aumento significativo do tempo de sobrevida sem progressão da doença (Figura 76.18). Reações adversas de grau 3 ou maior foram mais comuns no grupo tratado com a associação ofatumumab-clorambucila.

O ofatumumab está indicado no tratamento da leucemia linfocítica crônica refratária a fludarabina e alentuzumab. O esquema terapêutico recomendado é de doses administradas via IV da seguinte maneira: 300 mg no dia 1 seguido de 7 doses de 2.000 mg/semana (doses 2 a 8); 4 semanas depois, doses de 2.000 mg a cada 4 semanas no total de 4 doses (doses 9 a 12). Na primeira dose, a taxa de infusão recomendada é de 3,6 mg/h, no segundo esquema de 24 mg/h e, no terceiro, de 50 mg/h. Os pacientes devem ser medicados 30 a 120 min antes com paracetamol oral (1.000 mg), cetirizina (10 mg) e prednisolona (100 mg). As reações adversas mais comuns com incidência ≥ 10% são neutropenia, pneumonia, febre, tosse, diarreia, anemia, fadiga, dispneia, *rash*, náuseas, bronquite e infecções do trato respiratório superior.

Obinutuzumab (Gazyva®)

Primeiro anticorpo monoclonal anti-CD20 do tipo II, é formado por uma IgG1 com o fragmento Fc otimizado; como consequência, o obinutuzumab não apresenta citotoxicidade dependente de complemento, como o rituximab (Cartron e Watier, 2017).

Com base em análise de farmacocinética populacional em pacientes com leucemia linfocítica crônica, o volume de distribuição do obinutuzumab em estado de equilíbrio é de 4,1 ℓ, o *clearance* sistêmico de 0,11 ℓ/dia e a meia-vida de eliminação de 26,4 dias, e os coeficientes de variabilidade foram de 20%, 53% e 48%, respectivamente.

A eficácia e a segurança do obinutuzumab associada à clorambucila foram avaliadas em ensaio clínico fase III, multicêntrico, aberto, com três grupos, realizado em pacientes com leucemia linfocítica crônica (Goede *et al.*, 2014). Um grupo comparou a associação obinutuzumab-clorambucila (n = 238) com clorambucila em monoterapia (n = 118). O segundo grupo comparou a associação rituximab-clorambucila (n = 233) com clorambucila em monoterapia (n = 118). E o terceiro comparou a associação obinutuzumab-clorambucila (n = 333) com a associação rituximab-clorambucila (n = 330). A resposta após 3 meses de tratamento foi significativamente maior nos grupos nos quais houve associação do anticorpo monoclonal à clorambucila, e resposta completa só foi observada nos grupos tratados com a associação (Figura 76.19).

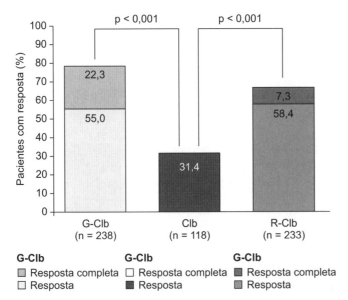

Figura 76.19 Taxa de resposta observada 3 meses após o final do tratamento em pacientes com diagnóstico de leucemia linfocítica crônica e tratados com clorambucila em monoterapia ou associada a obinutuzumab ou a rituximab. Resposta completa foi definida como resposta completa com recuperação incompleta da medula óssea, e resposta parcial como resposta nodular parcial. G-Clb: obimutuzumab-clorambucila; Clb: clorambucila em monoterapia; R-Clb: rituximab-clorambucila.

O tratamento com a associação obinutuzumab-clorambucila comparada com a associação rituximab-clorambucila resultou em maiores taxas de resposta total clínica e molecular (Figuras 76.20 A e B), assim como aumento do tempo de sobrevivência sem progressão da doença (mediana de 26,7 vs. 15,2 meses, Figura 76.20 C).

A incidência de reações adversas de graus 3 e 4 foi mais frequente no grupo tratado com a associação obinutuzumab-clorambucila e foram menos frequentes no grupo tratado com clorambucila em monoterapia. A porcentagem de pacientes que morreram em decorrência de reação adversa foi menor no grupo tratado com a associação obinutuzumab-clorambucila (4%) quando comparado com os grupos tratados com a associação rituximab-clorambucila (6%) ou clorambucila em monoterapia (9%).

O obinutuzumab é indicado para tratamento de leucemia linfocítica crônica em combinação com clorambucila em pacientes não previamente tratados. O obinutuzumab também é indicado no tratamento de linfoma folicular em combinação com bendamustina em pacientes que tiveram reincidência ou são refratários aos esquemas terapêuticos contendo rituximab. A dose recomendada para leucemia linfocítica crônica é de 1.000 mg administrados via IV, exceto na primeira infusão do primeiro ciclo, quando se recomenda a administração de 100 mg no dia 1 e de 900 mg no dia 2. A taxa de infusão na primeira administração é de 25 mg/h, e, na segunda, de 50 mg/h, podendo ser aumentada em 50 mg/h a cada 30 min até uma taxa máxima de 400 mg/h. Se nas duas infusões prévias não forem observadas reações à infusão, a taxa recomendada a partir da terceira administração é de 100 mg/h com incremento a cada 30 min de 100 mg/h até uma taxa máxima de 400 mg/h. As reações adversa mais comuns, com incidência ≥ 10%, são reações à infusão, neutropenia, trombocitopenia, anemia, febre, tosse, náuseas e diarreia.

INIBIDORES DA ANGIOGÊNESE

Angiogênese é um processo fisiológico no qual novos vasos são formados a partir de vasos preexistentes. Ocorre durante o processo de crescimento e desenvolvimento normal, assim como em processo de cicatrização de ferimentos. Em condições fisiológicas, a angiogênese é cuidadosamente regulada por ações complexas e coordenadas de fatores pró e antiangiogênicos de acordo com a necessidade temporal de células e tecidos (Potente et al., 2011). A angiogênese tumoral é um fenômeno importante no câncer, pois tem papel crucial no fornecimento de oxigênio e nutrientes para as células tumorais durante a progressão do câncer e de metástase (Hanahan e Weinberg, 2011). A Figura 76.21 ilustra o efeito dos fatores angiogênicoxs (Kong et al., 2017).

O fator de crescimento derivado do endotélio (VEGF, do inglês vascular endothelial growth factor) foi inicialmente identificado na década de 1980 como um fator que promove permeabilidade vascular e mitose das células endoteliais (Ferrara e Henzel, 1989); entretanto, tem um papel fundamental na angiogênese, assim como na proliferação endotelial, na migração e na liberação de óxido nítrico. Os VEGF de mamíferos são glicoproteínas diméricas com um peso molecular de aproximadamente 40 kDa. A família dos VEGF é composta por cinco isoformas: VEGF-A, VEGF-B, VEGF-C, VEGF-D e o fator de crescimento placentário (PIGF). As funções celulares mediadas pelo VEGF ocorrem por meio da ativação de três receptores: VEGFR-1, VEGFR-2 e VEGFR-3. Os VEGFR pertencem à superfamília dos receptores acoplados à tirosina e são compostos por um domínio extracelular com sete domínios tipo IgG, um domínio transmembrânico, um domínio justamembrânico e um domínio intracelular, que, por sua vez, tem um domínio da tirosinoquinase e o C-terminal (Smith et al., 2015). A Figura 76.22 ilustra o mecanismo dos três anticorpos monoclonais aprovados que atuam como inibidores da angiogênese no tratamento de câncer em humanos (Kanat e Ertas, 2019).

Bevacizumab (Avastin®)

Anticorpo humanizado que inibe a ligação de todas as isoformas do VEGF-A circulante ao seu receptor. A porção humana do anticorpo (correspondente a 93%) constitui a base do anticorpo, enquanto a porção murina (7%) compõe as regiões que determinam a complementaridade que se liga ao VEGF. A inibição do VEGF-A resulta na regressão da vascularização do tumor e na inibição de formação de novos vasos no tumor, reduzindo, portanto, seu crescimento (Keating, 2014).

A farmacocinética do bevacizumab é linear nas doses de 1 a 20 mg/kg administrada a cada semana, ou a cada 2 semanas, ou a cada 3 semanas. O volume de distribuição aparente é de 2,9 ℓ, o clearance sistêmico é de 0,23 ℓ/dia e a meia-vida de eliminação é de 20 dias (11 a 50 dias).

A eficácia e a segurança do bevacizumab foram avaliadas por metanálise de ensaios clínicos randomizados (Roviello et al., 2017). O uso do bevacizumab demonstrou aumento de sobrevida total e da sobrevida sem progressão da doença (Figura 76.23) quando comparado com o controle em pacientes com tumores sólidos, incluindo tumores de intestino grosso, pulmão, ovário e câncer. Importante ressaltar que não houve aumento de sobrevida em pacientes com tumores de mama.

O bevacizumab em combinação com quimioterapia contendo fluoruracila é indicado como primeira ou segunda linha de tratamento no câncer metastático do intestino grosso. Quando administrado em esquemas contendo fluoruracila, as doses recomendadas são:

- 5 mg/kg IV a cada 2 semanas em combinação com bolus de IFL (irinotecano, fluoruracila e leucovorina)
- 10 mg/kg IV a cada 2 semanas em combinação com FOLFOX4 (fluoruracila, oxaliplatina e leucovorina) por 12 ciclos
- 5 mg/kg IV a cada 2 semanas ou 7,5 mg/kg IV a cada 3 semanas em combinação com quimioterapia baseada em fluoropirimidina-irinotecano ou em fluoropirimidina-oxaliplatina em pacientes cuja doença progrediu com tratamento inicial com bevacizumab.

As reações adversas mais frequentes, com incidência ≥ 10%, são epistaxe, cefaleia, hipertensão, rinite, proteinúria, alteração do paladar, pele seca, hemorragia retal, lacrimejamento, lombalgia e dermatite esfoliativa.

Aflibercept (Zaltrap®)

Também conhecido como VEGF-trap ou ziv-aflibercept, é uma proteína recombinante (PM 97 kDa) de fusão das porções dos domínios

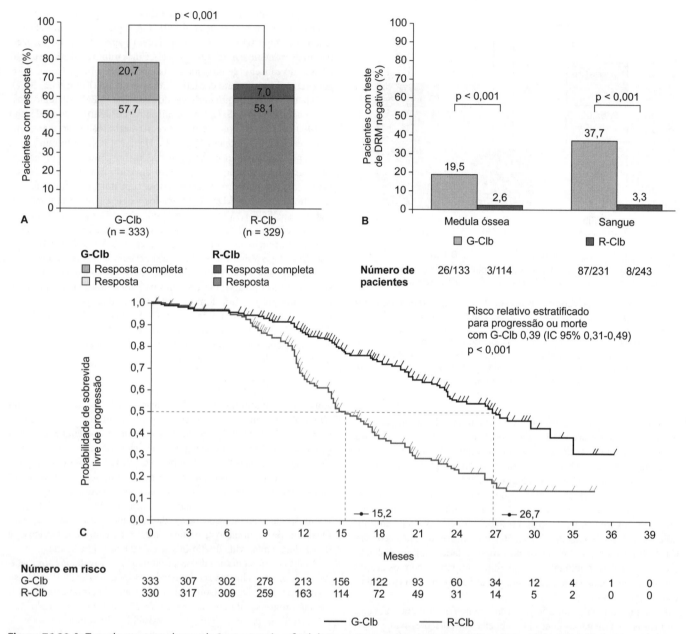

Figura 76.20 A. Taxa de resposta observada 3 meses após o final do tratamento em pacientes com diagnóstico de leucemia linfocítica crônica e tratados com clorambucila associada ao obinutuzumab ou ao rituximab. Resposta completa foi definida como resposta completa com recuperação incompleta da medula óssea, e resposta parcial como resposta nodular parcial. **B.** Taxas de resposta molecular. **C.** Curvas de Kaplan-Meier mostrando tempo de sobrevida sem progressão da doença. DRM: doença residual mínima; G-Clb: obimutuzumab-clorambucila; R-Clb: rituximab-clorambucila.

extracelulares dos receptores do VEGFR-1 e do VEGFR-2, distintamente do bevacizumab, que se liga somente ao VEGF-A. O aflibercepte liga-se ao VEGF-A (K_D 0,5 pM para o VEGF-A$_{165}$ e 0,36 pM para o VEGF-A$_{121}$), VEGF-B (K_D 1,02 pM) e ao PlGF humano (K_D 39 pM para o PlGF-2), bloqueando dessa maneira seus mecanismos sinalizatórios (Denda et al., 2019).

O aflibercept apresenta farmacocinética linear entre 2 e 9 mg/kg, sendo a meia-vida de eliminação de aproximadamente 6 dias (4 a 7 dias). O *clearance* sistêmico do ziv-aflibercept varia entre 0,5 e 3,5 mℓ/h/kg, e o volume de distribuição é de aproximadamente 8 ℓ. Estudos realizados em pacientes com insuficiência renal leve (*clearance* de creatinina 50 a 80 mℓ/min; n = 549), moderada (*clearance* de creatinina 30 a 50 mℓ/min; n = 96) ou grave (*clearance* de creatinina < 30 mℓ/min; n = 5) não identificaram diferenças no *clearance* do aflibercept livre.

A eficácia e a segurança do aflibercept foram avaliadas em ensaio clínico fase III, em pacientes com tumor de intestino grosso metastático tratados previamente com quimioterapia com oxaliplatina (Van Cutsem et al., 2012). Os pacientes foram tratados com aflibercept 4 mg/kg (n = 612) ou placebo (n = 614) a cada 2 semanas associado ao FOLFIRI (ácido folínico, 5-fluorouracila e iritonitecano). O tratamento foi mantido até

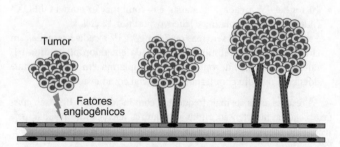

Figura 76.21 Em condições patológicas, incluindo a hipóxia, a maior das células tumorais causa aumento da expressão de fatores angiogênicos, como VEGF, PDGF, HGF e Ang. Quando essas moléculas se ligam aos seus receptores, causam crescimento tumoral e angiogênese.

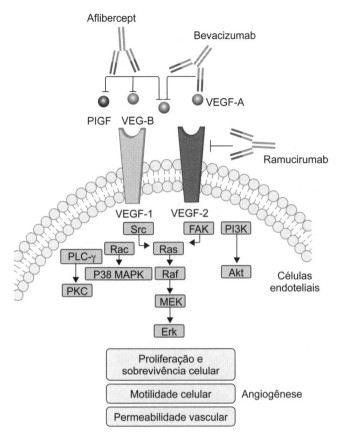

Figura 76.22 Anticorpos monoclonais contra o fator de crescimento endotelial (VEGF) aprovados no tratamento de câncer colorretal metastático e seus mecanismos de ação. VEGF: fator de crescimento endotelial vascular; PlGF: fator de crescimento placentário; FAK: quinase da adesão focal; PI3K: fosfoinositida 3-quinase; PLC-gama: fosfolipase C gama; PKC: proteína C quinase; MPAK: proteínas quinases ativada por mitógeno; Erk: quinase regulada por sinal extracelular.

a progressão da doença ou a toxicidade inaceitável. O objetivo primário foi tempo de sobrevivência. A associação de aflibercept ao FOLFIRI causou aumento significativo do tempo de sobrevivência total (13,5 I 12,06 meses; Figura 76.24 A) e também do tempo de sobrevivência sem progressão da doença (6,9 vs. 4,67 meses; Figura 76.24 B). Reações adversas associadas ao tratamento ocorreram em 99,2% e 97,9% dos pacientes tratados com aflibercept ou placebo-FOLFIRI, respectivamente, sendo reações adversas de graus 3 e 4 observadas em 83,5% e 62,5%, respectivamente. As reações de graus 3 e 4 mais observadas no grupo aflibercept foram hemorragia (2,9% vs. 1,7%), eventos tromboembólicos arteriais (1,8% vs. 0,5%) e venosos (7,9% vs. 6,3%). Hipertensão arterial de graus 3 e 4 foi observada em 19,1% dos pacientes tratados com aflibercept e em 1,5% dos pacientes do grupo controle.

O aflibercept está indicado no tratamento do câncer de intestino grosso metastático em combinação com FOLFIRI. A dose recomendada é de 4 mg/kg IV a cada 2 semanas, usado em associação com FOLFIRI. As reações adversas mais comuns são neutropenia, diarreia, proteinúria, aumento de enzimas hepáticas, plaquetopenia, fadiga, hipertensão arterial, epistaxe, dor abdominal, cefaleia e anorexia.

Ramucirumab (Cyramza®)

Trata-se de um anticorpo monoclonal humano tipo IgG1 que se liga de maneira específica ao domínio extracelular do VEGFR-2, bloqueando, dessa maneira, a ligação dos ligantes VEGF-A, VEGF-C e VEGF-D a esse receptor (Arnold et al., 2017). Como resultado, o ramucirumab inibe a ativação das vias sinalizatórias desse receptor, inibindo a indução causada pelos ligantes da proliferação e a migração de células endoteliais humanas.

Com base em análise de farmacocinética populacional, o volume de distribuição do ramucirumab foi estimado em 5,15 ℓ, o *clearance* sistêmico em 0,014 ℓ/h e a meia-vida de eliminação em 15 dias.

A eficácia e a segurança do ramucirumab foram avaliadas em dois ensaios clínicos, o RAINBOW (Wilke et al., 2014) e o REGARD (Fuchs et al., 2014), realizados em pacientes com adenocarcinoma gástrico avançado ou metastático que tiveram progressão da doença após quimioterapia com fluoropirimidina, ou com platina, ou com ambos. No ensaio clínico REGARD, os pacientes foram randomizados e tratados com ramucirumab (8 mg/kg) a cada 2 semanas ou placebo. No RAINBOW, os pacientes foram tratados com ramucirumab (8 mg/kg) a cada 2 semanas associado ao paclitaxel (80 mg/m^2) nos dias 1, 8 e 15 de cada ciclo de 28 dias ou somente com paclitaxel (80 mg/m^2). O tratamento foi mantido até a progressão da doença ou o aparecimento de toxicidade inaceitável. O tratamento com ramucirumab causou aumento significativo (apesar de modesto) da sobrevida total e do tempo de sobrevida sem progressão da doença (Tabela 76.1). Houve seis mortes associadas ao uso de ramucirumab + paclitaxel e cinco com ramucirumab em monoterapia. As reações adversas foram mais frequentes nos grupos tratados com ramucirumab.

O ramucirumab está indicado em monoterapia ou associado ao paclitaxel no tratamento do adenocarcinoma gástrico ou da junção gastresofágica avançado ou metastático com progressão da doença após tratamento com quimioterapia contendo fluoropirimidina ou derivados de platina. A dose recomendada é de 8 mg/kg a cada 2 semanas administrada na forma de infusão IV por 60 min. O tratamento é repetido até a progressão da doença ou o desenvolvimento de toxicidade inaceitável. Quando o ramucirumab for utilizado em associação com paclitaxel, a dose é a mesma e ele deve ser administrado antes do paclitaxel. Antes da administração do ramucirumab, os pacientes devem ser medicados com administração IV do antagonista de receptores H1 da histamina, a difenidramina, e pacientes que apresentaram reações à infusão graus 1 ou 2 devem ser pré-medicados com paracetamol e dexametasona (ou glicocorticoide equivalente). As reações adversas mais comuns observadas com o ramucirumab utilizado em monoterapia, com incidência ≥ 10% e ≥ 2% maior que o placebo, foram hipertensão e diarreia. Quando associado ao paclitaxel, as reações adversas mais comuns, observadas com incidência ≥ 30% e ≥ 2% maior que o placebo associado ao paclitaxel, foram fadiga, neutropenia, diarreia e epistaxe.

ANTICORPOS POLIESPECÍFICOS

O conceito de usar uma molécula com mais de um sítio de ligação para aumentar a sua ação biológica foi inicialmente desenvolvido quando dois fragmentos que se ligavam a dois antígenos isolados de dois soros policlonais foram combinados para formar moléculas biespecíficas (Nisonoff e Rivers, 1961). Apesar de esses anticorpos primitivos apresentarem efeito em neoplasias, o índice terapêutico era extremamente baixo (Runcie et al., 2018). Anticorpos monoclonais poliespecíficos são proteínas geneticamente desenhadas que podem se ligar simultaneamente em dois ou mais epítopos diferentes. Eles apresentam várias vantagens sobre os monoclonais monoespecíficos (Figura 76.25), visto poderem:

- Redirecionar células policlonais específicas do sistema imune, como células T e células NK para as células tumorais, e aumentar a sua eliminação
- Bloquear simultaneamente duas vias distintas com funções únicas ou comuns na patogênese
- Aumentar potencialmente a especificidade de sua ligação ao se ligar em dois antígenos diferentes da membrana celular em vez de somente um
- Reduzir custo em termos de desenvolvimento.

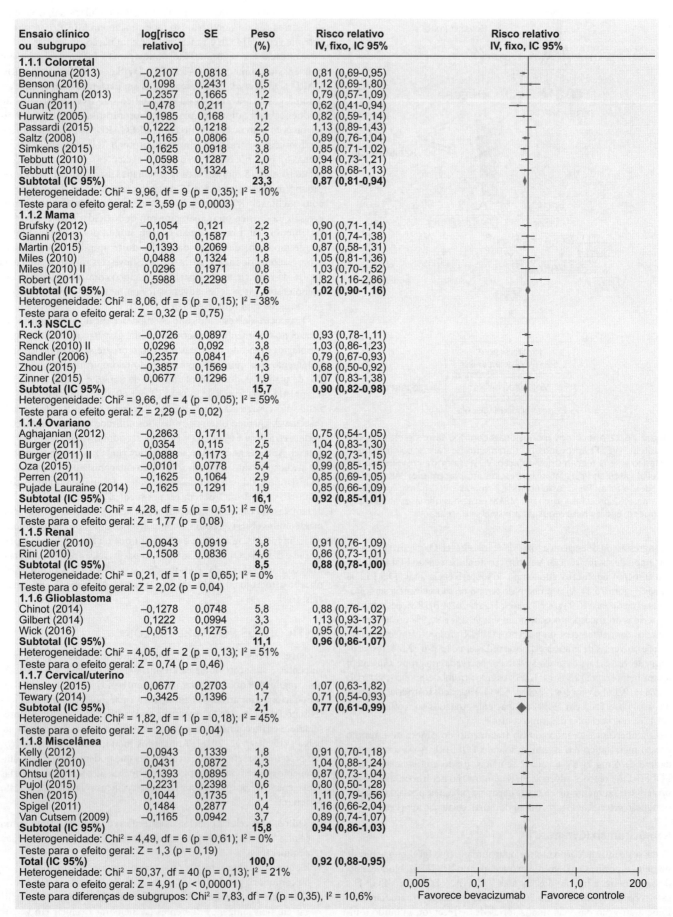

Figura 76.23 *Forest plot* mostrando risco relativo de sobrevida global comparando os regimes baseados em bevacizumab e o controle.

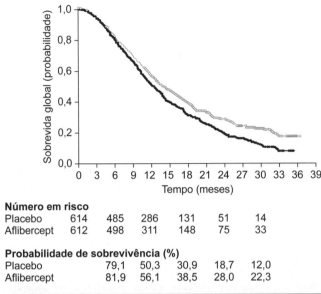

Figura 76.24 Curvas de Kaplan-Meier mostrando sobrevida global (SG) e tempo de progressão livre de doença (TPLD) em pacientes com diagnóstico de câncer colorretal metastático e previamente tratados com esquema baseado em oxaliplatina nos grupos tratados com FOLFIRI associado a placebo ou a aflibercept. FOLFIRI: fluorouracil, leucovorin e irinotecano.

Blinatumomab (Blincyto®)

Anticorpo monoclonal murínico biespecífico, que se liga ao CD19, uma proteína expressa na superfície de células B (incluindo linhagens leucêmicas e linfomas), e na subunidade épsilon do CD3, que constitui parte do complexo receptor da célula T e é encontrado em células T maduras (Nagorsen *et al.*, 2012). O termo é derivado da expressão *B lineage-specific antitumor mouse monoclonal antibody*. O blinatumomab é uma proteína de fusão de 55 kDa composta de dois anticorpos por cadeia única (Figura 76.26).

A farmacocinética do blinatumomab é linear entre as doses de 5 a 90 μg/m²/dia, aproximadamente equivalente a 9 a 162 μg/dia em pacientes adultos. O volume de distribuição aparente foi estimado em 4,35 ℓ, o *clearance* sistêmico em 3,11 ℓ/h e a meia-vida de eliminação em 2,1 h.

A eficácia e a segurança do blinatumomab foram avaliadas em ensaio clínico fase II, braço único, multicêntrico, em pacientes com leucemia linfoblástica aguda de precursores de célula B refratária ou recidivante (Topp *et al.*, 2015). Os pacientes (n = 189) foram tratados com blinatumomab 9 μg/dia nos primeiros 7 dias e, depois, 28 μg/dia por infusão IV contínua por 4 semanas a cada 6 semanas (até 5 ciclos). O objetivo primário foi remissão completa (CR) ou remissão completa com recuperação parcial hematológica de sangue periférico (CRh) nos dois primeiros ciclos. Após dois ciclos, 81 pacientes tiveram CR ou CRh, sendo que 63 tiveram CR e 18 CRh (Figura 76.27) As reações adversas de grau 3 ou mais alta foram neutropenia febril

Tabela 76.1 Eficácia do ramucirumab isolado e em combinação com paclitaxel para câncer gástrico.		
Ensaio clínico RAINBOW	**Ramucirumab + paclitaxel**	**Placebo + paclitaxel**
Número de pacientes	330	335
Duração média do tratamento	18 semanas	12 semanas
Duração mediana da sobrevida global	9,6 meses	7,4 meses
Sobrevida global aos 12 meses	40%	30%
Sobrevida livre de progressão mediana	4,4 meses	2,9 meses
Ensaio clínico REGARD	**Ramucirumab**	**Placebo**
Número de pacientes	238	117
Duração média do tratamento	8 semanas	6 semanas
Duração mediana da sobrevida global	5,2 meses	3,8 semanas
Sobrevida global aos 12 meses	17,6%	11,8%
Sobrevida livre de progressão mediana	2,1 meses	1,3 mês

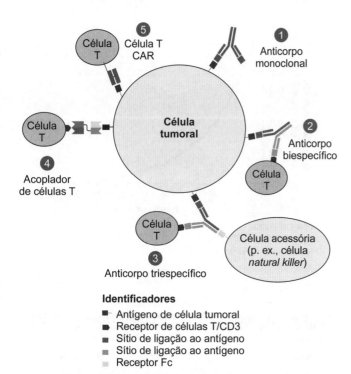

Figura 76.25 Esquema mostrando diferentes formatos de imunoterapia que se ligam ao antígeno na célula tumoral: (1) anticorpo monoclonal; (2) anticorpo biespecífico; (3) anticorpo triespecífico; (4) acoplador de células T biespecífico feito a partir de dois fragmentos de anticorpo de cadeia única; e (5) terapia de células T CAR, composta por fragmentos variáveis de cadeia leve e cadeia pesada unidos por um *linker* flexível.

(25%), neutropenia (16%) e anemia (14%). Três pacientes faleceram em decorrência de sepse (infecção por *Escherichia coli* ou *Candida*).

O blinatumomab está indicado no tratamento de leucemia linfocítica aguda de precursores de célula B de característica refratária ou recidivante, em adultos ou pacientes pediátricos. O tratamento consiste em dois ciclos de indução seguido de três ciclos de consolidação e de até quatro ciclos de terapia continuada. A dose recomendada depende do peso do paciente; em pacientes com peso acima de 45 kg, a dose é fixa, enquanto em pacientes com peso < 45 kg, é calculada pela superfície de área corporal. A Tabela 76.2 resume os esquemas terapêuticos propostos.

A hospitalização é recomendada nos primeiros 9 dias do primeiro ciclo e nos primeiros 2 dias do segundo ciclo. Pacientes adultos devem ser medicados com dexametasona 20 mg 1 h antes da primeira dose de blinatumomab (no caso de pacientes pediátricos, a dose de dexametasona recomendada é de 5 mg/m² até o máximo de 20 mg). O blinatumomab deve ser administrado via IV na forma de infusão por 24 ou 48 h. As reações adversas mais frequentes com incidência ≥ 20% são infecções (bacterianas ou de patógenos não especificados), febre, cefaleia, reações à infusão, anemia, neutropenia febril, trombocitopenia e neutropenia. O blinatumomab pode causar síndrome de liberação de citocinas, a qual pode levar a febre, hipotensão, hepatotoxicidade, coagulação intravascular disseminada e extravasamento capilar.

Catumaxomab (Removab®)

Anticorpo monoclonal híbrido (rato/camundongo) tipo IgG2 considerado trifuncional (trAb) por causa de sua capacidade de ligar-se a três tipos diferentes de células: tumorais, T e acessórias (Seimetz *et al.*, 2010). Ele tem dois sítios de ligação: um para a molécula de adesão epitelial (EpCAM, do inglês *epithelial cell adhesion molecule*) nas células tumorais e o outro para o antígeno CD3 expresso nas células T (Figura 76.28). O catumaxomab também se liga aos receptores Fc-gama tipos I, IIa e III das células acessórias como macrófagos, células dendríticas e células NK (*natural killers*) por meio da região Fc intacta dessas células. O efeito antitumoral do catumaxomab resulta da lise causada pela ação das células T, da citotoxicidade dependente de anticorpo e da fagocitose promovida pela ativação das células acessórias positivas para o receptor FC-gama (Zeidler *et al.*, 1999). A indução da secreção de citocinas, como o fator de necrose tumoral alfa e a interferon-gama, pelas células T aumenta a atividade antitumoral (Schmitt *et al.*, 2004). Além de seu efeito citotóxico nas células tumorais, os trAbs induzem uma resposta antitumoral de longa duração (Ruf e Lindhofer, 2001).

A farmacocinética do catumaxomab foi investigada após infusão intraperitoneal nas doses de 10, 20, 50 e 150 mg em 13 pacientes com ascite maligna sintomática, em virtude de carcinomas EpCAM positivos. A meia-vida de eliminação foi de aproximadamente 2,5 dias (0,7 a 17 dias).

A eficácia e a segurança do catumaxomab foram avaliadas em ensaio clínico prospectivo fase II/III em pacientes com ascite neoplásica secundária a neoplasias epiteliais resistentes à quimioterapia convencional (Heiss *et al.*, 2010). Os pacientes (n = 258) foram randomizados para paracentese associada a catumaxomab ou paracentese apenas (grupo controle) e estratificados de acordo com o tipo de câncer primário (129 ovarianos e 129 não ovarianos). O catumaxomab foi administrado por infusão intraperitoneal nos dias 0, 3, 7 e 10, nas doses de 10, 20, 50 e 150 μg, respectivamente. O objetivo primário consistiu no tempo de sobrevivência sem necessidade de paracentese. E os objetivos secundários foram tempo para a paracentese seguinte, sintomas e sinais de ascite e sobrevivência total. Sobrevivência sem necessidade de paracentese foi significativamente maior no grupo tratado com catumaxomab (46 dias) comparado com o controle (11 dias); os pacientes tratados com catumaxomab apresentaram menor incidência de sintomas e sinais de ascite que os pacientes do grupo controle (Figura 76.29). Foi observada tendência de aumento da sobrevivência total nos pacientes tratados com catumaxomab, a qual foi significativamente maior nos pacientes com câncer gástrico (71 *versus* 44 dias, p = 0,0313). As reações adversas mais comuns nos pacientes tratados com catumaxomab foram relacionadas com sintomas causados por liberação de citocinas (febre, náusea e vômitos) e dor abdominal, de intensidade leve ou moderada.

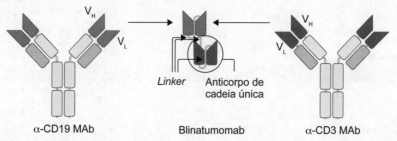

Figura 76.26 Geração e estrutura do blinatumomab. Os domínios variáveis (VH e VL) de um anticorpo monoclonal específico para CD1-19 e de outro específico para CD-3 são convertidos em um anticorpo recombinante de cadeia única (círculo) conectado por um *linker* não imunogênico. O anticorpo biespecífico resultante tem 55 kDa, que representa aproximadamente um terço do peso de um anticorpo monoclonal regular.

Capítulo 76 • Anticorpos Citotóxicos   1189

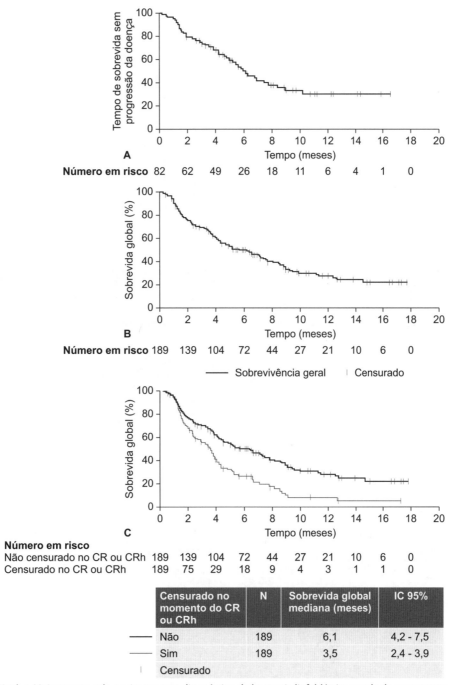

Figura 76.27 Curvas de Kaplan-Meier mostrando pacientes com diagnóstico de leucemia linfoblástica aguda de precursores de células B refratária ou recidivante tratados com blinatumomab. **A.** Tempo de sobrevida sem progressão da doença. **B.** Sobrevida global. **C.** Sobrevida com ou sem censura por ocasião do tempo do primeiro desfecho CR (remissão completa) ou CRh (remissão completa com recuperação parcial das células periféricas).

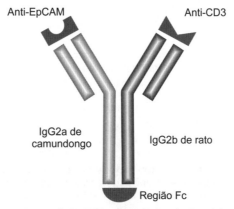

Figura 76.28 Estrutura do catumaxomab. EpCAM: molécula de adesão celular epitelial; Ig: imunoglobulina.

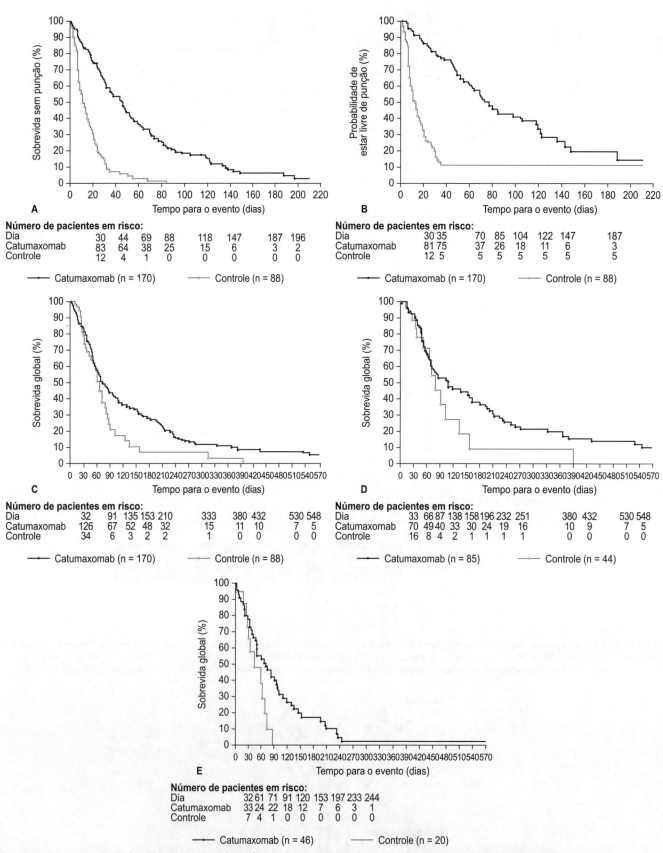

Figura 76.29 Curvas de Kaplan-Meier comparando a eficácia do catumaxomab ao placebo no tratamento de ascite maligna causada por câncer epitelial. **A.** Tempo de sobrevida sem necessidade de punção. **B.** Tempo para que ocorra a próxima paracentese. **C** a **E.** Tempo de sobrevida global de todos os pacientes, das pacientes com câncer de ovário e daqueles com câncer gástrico, respectivamente. Análise ITT.

Tabela 76.2 Esquemas terapêuticos propostos para o blinatumomab.

Ciclo	Peso do paciente	
	≥ 45 kg (dose fixa)	< 45 kg (dose baseada em BSA)
Ciclo 1 de indução		
Dias 1 a 7	9 μg/dia	5 μg/m²/dia (não exceder 9 μg/dia)
Dias 8 a 28	28 μg/dia	15 μg/m²/dia (não exceder 28 μg/dia)
Dias 29 a 42	14 dias sem tratamento	14 dias sem tratamento
Ciclo 2 de indução		
Dias 1 a 28	28 μg/dia	15 μg/m²/dia (não exceder 28 μg/dia)
Dias 29 a 42	14 dias sem tratamento	14 dias sem tratamento
Ciclos 3 a 5 de consolidação		
Dias 1 a 28	28 μg/dia	15 μg/m²/dia (não exceder 28 μg/dia)
Dias 29 a 42	14 dias sem tratamento	14 dias sem tratamento
Ciclos 6 a 9 de consolidação		
Dias 1 a 28	28 μg/dia	15 μg/m²/dia (não exceder 28 μg/dia)
Dias 29 a 84	56 dias sem tratamento	56 dias sem tratamento

REFERÊNCIAS BIBLIOGRÁFICAS

Arnold S, Fuchs CS, Tabernero J, Ohtsu A, Zhu AX, Garon EB, et al. Meta-analysis of individual patient safety from six randomized, placebo-controlled trials with the antiangiogenic VEGFR2-binding monoclonal antibody ramicirumab. Ann Oncol. 2017;28:2932-42.

Austin CD, De Mazière AM, Pisacane PI, van Dijk SM, Eigenbrot C, Sliwkowski MX, et al. Endocytosis and sorting of ErbB2 and the site of action of cancer therapeutics trastuzumab and geldanamycin. Mol Biol Cell. 2004;15:5268-82.

Cartron G, Dacheux L, Salles G, Solal-Celigny P, Bardos P, Colombat P, et al. Therapeutic activity of humanized anti-CD20 monoclonal antibody and polymorphism in IgG Fc receptor FcgammaRIIIa gene. Blood. 2002;99:754-8.

Cartron G, Watier H. Obinutuzumab: what is there to learn from clinical trials? Blood. 2017;130:581-9.

Clynes RA, Towers TL, Presta LG, Ravetch JV. Inhibitory Fc receptors 57. modulate in vivo cytoxicity against tumor targets. Nat Med. 2000;6:443-6.

Coiffier B, Lepage E, Brière J, Herbrecht R, Tilly H, Bouabdallah R, et al. CHOP chemotherapy plus rituximab compared with CHOP alone in elderly patients with diffuse large-B-cell lymphoma. N Engl J Med. 2002;346:235-42.

Colomer R, Montero S, Lluch A, Ojeda B, Barnadas A, Casado A, et al. Circulating HER2 extracellular domain and resistance to chemotherapy in advanced breast cancer. Clin Cancer Res. 2000;6:2356-62.

Denda T, Sakai D, Hamaguchi T, Sugimoto N, Ura T, Yamazaki K, et al. Phase II trial of aflibercept with FOLFIRI as a second-line treatment for Japanese patients with metastatic colorectal cancer. Cancer Sci. 2019;110:1032-43.

Ferrara N, Henzel WJ. Pituitary follicular cells secrete a novel heparin-binding growth factor specific for vascular endothelial cells. Biochem Biophys Res Commun. 1989;161:851-8.

Feugier P. A review of rituximab, the first anti-CD20 monoclonal antibody used in the treatment of B non-Hodgkin's lymphomas. Future Oncol. 2015;11:1327-42.

Fuchs CS, Tomasek J, Yong CJ, Dumitru F, Passalacqua R, Goswami C, et al. REGARD Trial Investigators. Ramucirumab monotherapy for previously treated advanced gastric or gastro-oesophageal junction adenocarcinoma (REGARD): an international, randomised, multicentre, placebo-controlled, phase 3 trial. Lancet. 2014;383:31-9.

Gianni L, Dafni U, Gelber RD, Azambuja E, Muehlbauer S, Goldhirsch A, et al. Treatment with trastuzumab for 1 year after adjuvant chemotherapy in patients with HER2-positive early breast cancer: a 4-year follow-up of a randomised controlled trial. Lancet Oncol. 2011;12:236-44.

Gleeson JP, Keegan NM, Morris PG. Adding pertuzumab to trastuzumab and taxanes in HER2 positive breast cancer. Expert Opin Biol Ther. 2018;18:251-62.

Goede V, Fischer K, Busch R, Engelke A, Eichhorst B, Wendtner CM, et al. Obinutuzumab plus chlorambucil in patients with CLL and coexisting conditions. N Engl J Med. 2014;370:1101-10.

Hadari YR, Doody JF, Wang Y, et al. The IgG1 monoclonal antibody cetuximab induces degradation of the epidermal growth factor receptor. J Clin Oncol. 2004;22 (abstract 234).

Hanahan D, Weinberg RA. Hallmarks of cancer: the next generation. Cell. 2011;144:646-74.

Heiss MM, Murawa P, Koralewski P, Kutarska E, Kolesnik OO, Ivanchenko VV, et al. The trifunctional antibody catumaxomab for the treatment of malignant ascites due to epithelial cancer: results of a prospective randomized phase II/III trial. Int J Cancer. 2010;127:2209-21.

Hillmen P, Robak T, Janssens A, Babu KG, Kloczko J, Grosicki S, et al. Chlorambucil plus ofatumumab versus chlorambucil alone in previously untreated chronic lymphocytic leukaemia (COMPLEMENT 1): a randomised, multicentre, open-label phase 3 trial. Lancet. 2015;385:1873-83.

Janeway C, Travers P. Immunobiology. vol. 3. London: Current Biology; 1997.

Kanat O, Ertas H. Existing anti-angiogenic therapeutic strategies for patients with metastatic colorectal cancer progressing following first-line bevacizumab-based therapy. World J Clin Oncol. 2019;10:52-61.

Keating GM. Bevacizumab: a review of its use in advanced cancer. Drugs. 2014;74:1891-925.

Kim ES, Khuri FR, Herbst RS. Epidermal growth factor receptor biology (IMC-C225). Curr Opin Oncol. 2001;13:506-13.

Kong DH, Kim MR, Jang JH, Na HJ, Lee S. A review of anti-angiogenic targets for monoclonal antibody cancer therapy. Int J Mol Sci. 2017;18.

Lopez-Malpartida AV, Ludena MD, Varela G, García Pichel J. Differential ErbB receptor expression and intracellular signaling activity in lung adenocarcinomas and squamous cell carcinomas. Lung Cancer. 2009;65:25-33.

Martinelli E, De Palma R, Orditura M, De Vita F, Ciardiello F. Anti-epidermal growth factor receptor monoclonal antibodies in cancer therapy. Clin Exp Immunol. 2009;158:1-9.

McLaughlin P, Grillo-Lopez AJ, Link BK, Levy R, Czuczman MS, Williams ME, et al. Rituximab chimeric anti-CD20 monoclonal antibody therapy for relapsed indolent lymphoma: half of patients respond to a four-dose treatment program. J Clin Oncol. 1998;16:2825-33.

Nagorsen D, Kufer P, Baeuerle P, Bargou R. Blinatumomab: a historical perspective. Pharmacol Ther. 2012;136:334-42.

Nisonoff A, Rivers MM. Recombination of a mixture of univalent antibody fragments of different specificity. Arch Biochem Biophys. 1961;93:460-62.

Payandeh Z, Rajabizazi M, Mortazavi Y, Rahimpour A, Taromchi AH, Dastmalchi S. Affinity maturaion and characterization of the ofatumumab monoclonal antibody. J Cell Biochem. 2019;120:940-50.

Pierpont TM, Limper CB, Richards KL. Past, present, and future of rituximab-ther world's first oncology monoclonal antibody therapy. Front Oncol. 2018;8:163.

Potente M, Gerhardt H, Carmeliet P. Basic and therapeutic aspects of angiogenesis. Cell. 2011;146:873-87.

Rettig WJ, Old LJ. Immunogenetics of human cell surface differentiation. Annu Rev Immunol. 1989;7:481-511.

Roviello G, Bachelot T, Hudis CA, Curigliano G, Reynolds AR, Petrioli R, et al. The role of bevacizumab in solid tumors: a literature based meta-analysis of randomised trials. Eur J Cancer. 2017;75:245-58.

Ruf P, Lindhofer H. Induction of a long-lasting antitumor immunity by a trifunctional bispecific antibody. Blood. 2001;98:2526-34.

Runcie K, Budman DR, John V, Seetharamu N. Bi-specific and tri-specific antibodies – the next big thing in solid tumor therapeutics. Mol Med. 2018;24:50.

Schmitt M, Schmitt A, Reinhardt P, Thess B, Manfras B, Lindhofer H, et al. Opsonization with a trifunctional bispecific (aCD3 × aEpCAM) antibody results in efficient lysis in vitro and in vivo of EpCAM positive tumour cells by cytotoxic T lymphocytes. Int J Oncol. 2004;25:841-8.

Seimetz D, Lindhofer H, Bokemeyer C. Development and approval of the trifunctional antibody catumaxomab (anti-EpCam x anti-CD3) as a targeted cancer immunotherapy. Cancer Treat Rev. 2010;36:458-67.

Smith GA, Fearnley GW, Tomlinson DC, Harrison MA, Ponnambalam S. The cellular response to vascular endothelial growth factors requires co-ordinated signal transduction, trafficking and proteolysis. Biosci Rep. 2015;35.

Soe ZN, Allsup D. The use of ofatumumab in the treatment of B-cell malignancies. Future Oncol. 2017;13:2611-28.

Suresh T, Lee LX, Joshi J, Barta SK. New antibody approaches to lymphoma therapy. J Hematol Oncol. 2014;7:58.

Swain SM, Baselga J, Kim SB, Ro J, Semiglazov V, Campne M, et al. Pertuzumab, trastuzumaqb, and docetaxel in HER2-positive metastatic breast cancer. N Engl J Med. 2015;372:724-34.

Thatcher N, Hirsch F, Luft AV, Szczesna A, Ciuleanu TE, Dediu M, et al. Necitumumab plus gemcitabine and cisplatin versus gemcitabine and cisplatin alone as first-line therapy in patients with stage IV squamous non-small lung cancer (SQUIRE): an open-label, randomised, controlled phase 3 trial. Lancet Oncol. 2015;16:763-74.

Topp MS, Gökbuget N, Stein AS, Zugmaier G, O'Brien S, Bargou RC, et al. Safety and activity of blinatumomab for adult patients with relapsed or refractory B-precursor acute lymphoblastic leukaemia: a multicentre, single-arm, phase 2 study. Lancet Oncol. 2015;16:57-66.

Van Cutsem E, Peeters M, Siena S, Humblet Y, Hendlisz A, Neyns B, et al. Open-label phase III trial of panitumumab plus best supportive care compared with best supportive care alone in patients with chemotherapy-refractory metastatic colorectal cancer. J Clin Oncol. 2007;25:1658-64.

Van Cutsem E, Tabernero J, Lakomy R, Prenen H, Prausová J, Macarulla T, et al. Addition of aflibercept to fluorouracil, leucovorin, and irinotecan improves survival in a phase III randomized trial in patients with metastatic colorectal cancer previously treated with an oxaliplatin-based regimen. J Clin Oncol. 2012;30:3499-506.

Weng WK, Levy R. Two immunoglobulin G fragment C receptor polymorphisms independently predict response to rituximab in patients with follicular lymphoma. J Clin Oncol. 2003;21:3940-7.

Wilke H, Muro K, Van Cutsem E, Oh SC, Bodoky G, Shimada Y, et al. RAINBOW Study Group. Ramucirumab plus paclitaxel versus placebo plus paclitaxel in patients with previously treated advanced gastric or gastro-oesophageal junction adenocarcinoma (RAINBOW): a double-blind, randomised phase 3 trial. Lancet Oncol. 2014;15:1224-35.

Yang B, Lum P, Chen A, Arends R, Roskos L, Smith B, et al. Pharmacokinetic and pharmacodynamic perspectives on the clinical drug development of panitumumab. Clin Pharmacokinet. 2010;49:729-40.

Zeidler R, Reisbach G, Wollenberg B, Lang S, Chaubal S, Schmitt B, et al. Simultaneous activation of T-cells and accessory cells by a new class of intact bispecific antibody results in efficient tumour cell killing. J Immunol. 1999;163:1246-52.

Zheng B, Wang X, Wei M, Wang Q, Li J, Bi L et al. First-line cetuximab versus bevacizumab for RAS and BRAF wild-type metastatic colorectal cancer: a systematic review and meta-analysis. BMC Cancer. 2019;19:280.

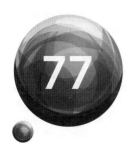

77 Anticorpos Monoclonais Conjugados com Fármacos ou Toxinas

ANTICORPOS CONJUGADOS COM FÁRMACOS

Quimioterapia com fármacos citotóxicos foi o principal tratamento do câncer por mais de meio século. Conforme visto em capítulos anteriores, a combinação de fármacos citotóxicos com diferentes mecanismos de ação foi desenvolvida para maximizar a atividade antitumoral. Entretanto, esses tratamentos são, em geral, parcialmente eficazes em tumores sólidos porque, em parte, as doses máximas que podem ser administradas são limitadas pela toxicidade sistêmica. Desse modo, remissões por período prolongado são raramente observadas em pacientes com doenças metastáticas (Lambert e Morris, 2017). O desenvolvimento de anticorpos monoclonais com o fármaco citotóxico possibilitou atingir seletivamente as células cancerosas, por meio da criação de um anticorpo conjugado com fármaco citotóxico.

O anticorpo conjugado com fármaco citotóxico tem três componentes: o anticorpo, o fármaco citotóxico e o *linker*, que liga os dois (Figura 77.1; Tang et al., 2019). O anticorpo deve ser específico para a molécula seletivamente expressa na superfície das células neoplásicas, ou pelo menos com expressão aumentada nas células neoplásicas em relação às células saudáveis (Chari et al., 2014). A carga de fármaco citotóxico ligado ao anticorpo deve ser altamente citotóxica, ou seja, capaz de matar a célula tumoral nas concentrações intracelulares atingidas após a distribuição do anticorpo no tecido tumoral; geralmente apenas 3 a 4 moléculas do fármaco citotóxico conseguem ser *linkadas* ao anticorpo sem comprometer as propriedades biofísicas e farmacocinéticas do anticorpo (Lambert e Chari, 2014). Estudos demonstram que os fármacos citotóxicos que podem ser *linkados* aos anticorpos precisam ter potência na faixa de picomolar para que apresentem efeitos terapêuticos benéficos. As classes de fármacos atualmente aprovadas e comercializadas para uso na forma de anticorpo conjugado com fármaco citotóxico são os derivados da caliqueamicina, uma classe de antibióticos que lesam a célula por meio de quebras na dupla hélice do DNA; são derivados da dolastatina e da maitansina e atuam como potente agente antimitótico, alterando os microtúbulos. O terceiro componente fundamental do anticorpo conjugado com fármaco citotóxico é o *linker*, que deve ser suficientemente estável para que o fármaco citotóxico permaneça ligado ao anticorpo na circulação; contudo, precisa permitir a liberação do fármaco citotóxico do anticorpo quando este é internalizado pela célula tumoral. Os *linkers* podem ser metabolizáveis, ou seja, removidos por ação enzimática do anticorpo (geralmente são ligados ao anticorpo por meio de um aminoácido), ou não metabolizáveis, sendo liberados apenas quando ocorre a degradação proteolítica do anticorpo conjugado com fármaco citotóxico pelo lisossomo.

Gentuzumab ozogamicina (Mylotarg®)

Primeiro anticorpo conjugado com fármaco citotóxico aprovado pela Food and Drug Administration (FDA), é composto de um anticorpo monoclonal recombinante humanizado (IgG4) contra o CD33, no qual foi ligado de maneira covalente ao fármaco N-acetilgamacalique-amicina (Fostvedt et al., 2019). O anticorpo liga-se especificamente ao antígeno CD33, o qual é expresso em > 90% das células leucêmicas da leucemia mieloide aguda, não sendo expresso em células saudáveis. Interessante ressaltar que esse anticorpo conjugado com fármaco citotóxico foi introduzido no mercado em 2000 para tratamento de leucemia mieloide aguda em monoterapia (9 mg/m^2 nos dias 1 e 15) e para o tratamento de recidiva de leucemia mieloide aguda em pacientes com mais de 60 anos e com diagnóstico de leucemia mieloide aguda positiva para CD33. Além disso, esse anticorpo conjugado com

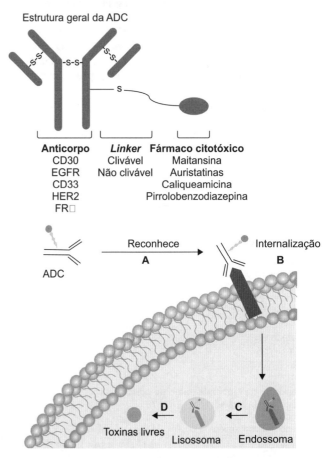

Figura 77.1 Mecanismo de ação dos anticorpos conjugados com fármacos citotóxicos (ADC, do inglês *antibody-drug conjugates*). Os ADC reconhecem de maneira específica os antígenos associados com células neoplásicas na circulação (**A**). São internalizados pelas células tumorais durante a formação do complexo antígeno-anticorpo (**B**). Os ADC são transportadores do endossoma para o lisossoma (**C**). O *linker* dos ADC é rompido pelas condições do lisossoma e libera o fármaco citotóxico ou toxinas (**D**).

fármaco citotóxico foi retirado espontaneamente pela indústria farmacêutica em 2010, por ausência de benefício terapêutico em ensaio clínico confirmatório fase III (Petersdorf et al., 2013). Entretanto, a dose utilizada no ensaio clínico confirmatório fase III foi baseada na saturação do sítio-alvo após uma dose única (van der Velden et al., 2004). Posteriormente, verificou-se que o antígeno CD33 é reexpresso de maneira rápida e contínua na superfície das células leucêmicas após a administração de dose única do gentuzumab ozogamicina. Portanto, criou-se a hipótese de que a administração mais frequente do gentuzumab ozogamicina poderia saturar os receptores CD33 das novas células leucêmicas e aumentar a internalização desse fármaco nas células neoplásicas (van der Velden et al., 2001).

A N-acetilgamacaliqueamicina apresenta alta ligação às proteínas plasmáticas (97%). Farmacocinética populacional estima que o volume de distribuição do anticorpo seja de 21,4 ℓ, com *clearance* sistêmico de 0,35 ℓ/h e meia-vida de eliminação entre 60 e 90 h. Não foram observadas alterações farmacocinéticas em pacientes com insuficiência renal moderada (*clearance* de creatinina entre 30 e 89 mℓ/min) ou insuficiência hepática leve.

A eficácia e a segurança do gentuzumab ozogamicina administrado nesse novo conceito foram avaliadas em ensaio clínico fase III aberto, multicêntrico, em pacientes (n = 280) com 50 a 70 anos de idade com recidiva não tratada de leucemia mieloide aguda, randomizados 1:1 para tratamento padrão (n = 140) ou com gentuzumab ozogamicina (n = 140) via intravenosa (IV) na dose de 3 mg/m² nos dias 1, 4 e 7 da fase de indução e no dia 1 dos ciclos seguintes de consolidação (Castaigne et al., 2012). O tratamento com gentuzumab ozogamicina aumentou de maneira significativa o tempo de sobrevida sem eventos (Figura 77.2), o tempo total de sobrevida (Figura 77.3 A) e o tempo de sobrevida sem progressão da doença (Figura 77.3 B). O tratamento com esse fármaco aumentou o tempo da neutropenia induzida pelo tratamento quando comparado com o tratamento padrão, assim como da trombocitopenia. Trombocitopenia de graus 3 e 4 ocorreu em 3% dos pacientes no grupo do tratamento padrão e em 16% daqueles tratados com gentuzumab ozogamicina. A incidência de reações adversas cardiovasculares, infecciosas, internações em unidade de terapia intensiva ou morte causada por efeitos tóxicos do tratamento não foi estatisticamente diferente nos dois grupos. O gentuzumab ozogamicina foi reintroduzido no mercado em 2017.

O gentuzumab ozogamicina está indicado para o tratamento de leucemia mieloide aguda positiva para CD33. A dose recomendada é de 3 mg/m² nos dias 1, 4 e 7 associado à daunorrubicina e à citarabina. Nos ciclos de consolidação, a dose recomendada é de 3 mg/m² no dia 1. As reações adversas mais frequentes com incidência ≥ 15% foram hemorragia, infecção, febre, náuseas, vômitos, constipação intestinal, cefaleia, aumento de ALT e AST, *rash* cutâneo e mucosite.

Brentruximab vedotina (Adcetris®)

Anticorpo monoclonal contra o CD30 conjugado com o fármaco citotóxico auristatina E por meio de um *linker* clivado por proteases. O CD30 é um antígeno de superfície expresso nas células Reed-Stenberg em linfoma de Hodgkin clássico (Schwab et al., 1982).

A farmacocinética do brentuximab vedotina foi avaliada em ensaio clínico fase I e pela farmacocinética populacional obtida de dados de 314 pacientes. O anticorpo apresenta uma queda multiexponencial, com meia-vida de eliminação de aproximadamente 4 a 6 dias. A ligação da auristatina E às proteínas plasmáticas varia entre 68 e 82%. O volume de distribuição para o anticorpo conjugado é de aproximadamente 6 a 10 ℓ.

A eficácia e a segurança do brentuximab vedotina foram avaliadas em ensaio clínico fase III, multicêntrico, aberto, randomizado, realizado em pacientes com linfoma de Hodgkin grau III ou IV não tratados previamente (Connors et al., 2018). Os pacientes foram tratados com brentuximab vedotina, doxorrubicina, vimblastina e dacarbazina (A + AVD; n = 664) ou doxorrubicina, bleomicina, vimblastina e dacarbazina (ABVD; n = 670). A dose empregada de brentuximab vedotina foi de 1,2 mg/kg nos dias 1 e 15 de um ciclo de 28 dias, por 6 ciclos. Foi administrado por infusão IV de 30 min, 1 h após a infusão dos demais quimioterápicos. O objetivo primário foi tempo de sobrevida sem progressão da doença. Após um seguimento médio de 24,6 meses, as taxas com sobrevida de 2 anos sem progressão da doença foram de 82,1% e 77,2% para os grupos A + AVD e ABVD, respectivamente (p = 0,04;

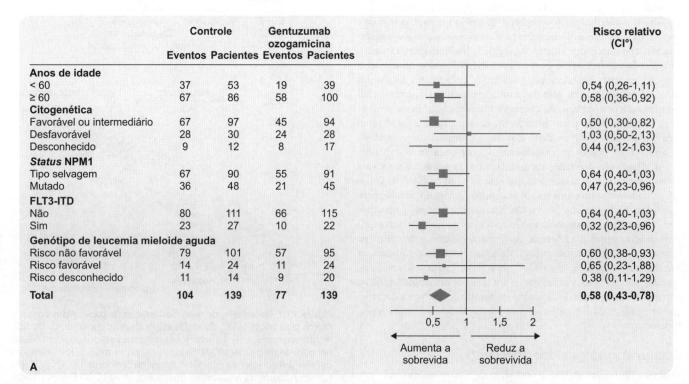

Figura 77.2 *Forest plot* mostrando o risco relativo de tempo de sobrevida sem eventos comparando associação de ozogamicina gemtuzumab ao tratamento padrão *versus* tratamento padrão em pacientes com leucemia mieloide aguda.

Figura 77.4). Ocorreram 28 mortes no grupo A + AVD e 39 no grupo ABVD, e todos os objetivos secundários revelaram tendência superior para o grupo A + AVD.

Neutropenia ocorreu em 58% dos pacientes que receberam A + AVD e em 45% daqueles tratados com ABVD; neuropatia periférica surgiu em 67% dos pacientes tratados com A + AVD e em 43% daqueles tratados com ABVD. Importante ressaltar que toxicidade pulmonar grau 3 ou mais alto ocorreu em < 1% dos pacientes tratados com A + AVD e em 3% daqueles tratados com ABVD, revelando a toxicidade pulmonar associada ao uso da bleomicina.

Brentuximab vedotina está indicado no tratamento do linfoma de Hodgkin após insucesso de transplante autólogo de células-tronco ou insucesso de dois regimes quimioterápicos em pacientes não candidatos ao transplante autólogo de células-tronco. Também está indicado para o tratamento de linfoma anaplásico de células grandes, nas mesmas condições mencionadas anteriormente. A dose recomendada é 1,8 mg/kg (até 180 mg) administrado em infusão IV por 30 min a cada 3 semanas até que ocorra progressão da doença ou toxicidade inaceitável. Em pacientes com insuficiência hepática leve (Child-Pugh A), a dose recomendada é de 1,2 mg/kg (até 120 mg), e seu uso não está

	Controle Eventos	Controle Pacientes	Gentuzumab ozogamicina Eventos	Gentuzumab ozogamicina Pacientes	Risco relativo (IC)
Anos de idade					
< 60	28	53	14	39	0,51 (0,22-1,20)
≥ 60	44	86	45	100	0,76 (0,44-1,31)
Citogenética					
Favorável ou intermediário	43	97	32	94	0,59 (0,32-1,09)
Desfavorável	23	30	22	28	1,44 (0,65-3,18)
Desconhecido	6	12	5	17	0,51 (0,10-2,43)
***Status* NPM1**					
Tipo selvagem	48	90	44	91	0,79 (0,46-1,36)
Mutado	24	48	14	45	0,50 (0,21-1,20)
FLT3-ITD					
Não	53	111	51	115	0,82 (0,50-1,37)
Sim	19	27	7	22	0,30 (0,10-0,97)
Genótipo de leucemia mieloide aguda					
Risco não favorável	59	101	45	95	0,68 (0,40-1,13)
Risco favorável	6	24	8	24	1,23 (0,30-4,99)
Risco desconhecido	7	14	6	20	0,47 (0,11-2,03)
Total	**72**	**139**	**59**	**139**	**0,69 (0,49-0,98)**

	Controle Eventos	Controle Pacientes	Gentuzumab ozogamicina Eventos	Gentuzumab ozogamicina Pacientes	Risco relativo (IC)
Anos de idade					
< 60	25	41	15	35	0,59 (0,25-1,36)
≥ 60	44	63	36	78	0,47 (0,26-0,85)
Citogenética					
Favorável ou intermediário	50	80	37	86	0,51 (0,29-0,90)
Desfavorável	13	15	10	14	0,92 (0,30-2,77)
Desconhecido	6	9	4	13	0,23 (0,04-1,49)
***Status* NPM1**					
Tipo selvagem	40	63	35	71	0,62 (0,34-1,12)
Mutado	28	40	16	40	0,45 (0,19-1,03)
FLT3-ITD					
Não	49	80	42	91	0,60 (0,35-1,04)
Sim	19	23	9	21	0,32 (0,11-0,93)
Genótipo de leucemia mieloide aguda					
Risco não favorável	50	72	37	75	0,54 (0,31-0,94)
Risco favorável	12	22	9	22	0,60 (0,19-1,92)
Risco desconhecido	7	10	5	16	0,25 (0,05-1,29)
Total	**69**	**104**	**51**	**113**	**0,52 (0,36-0,75)**

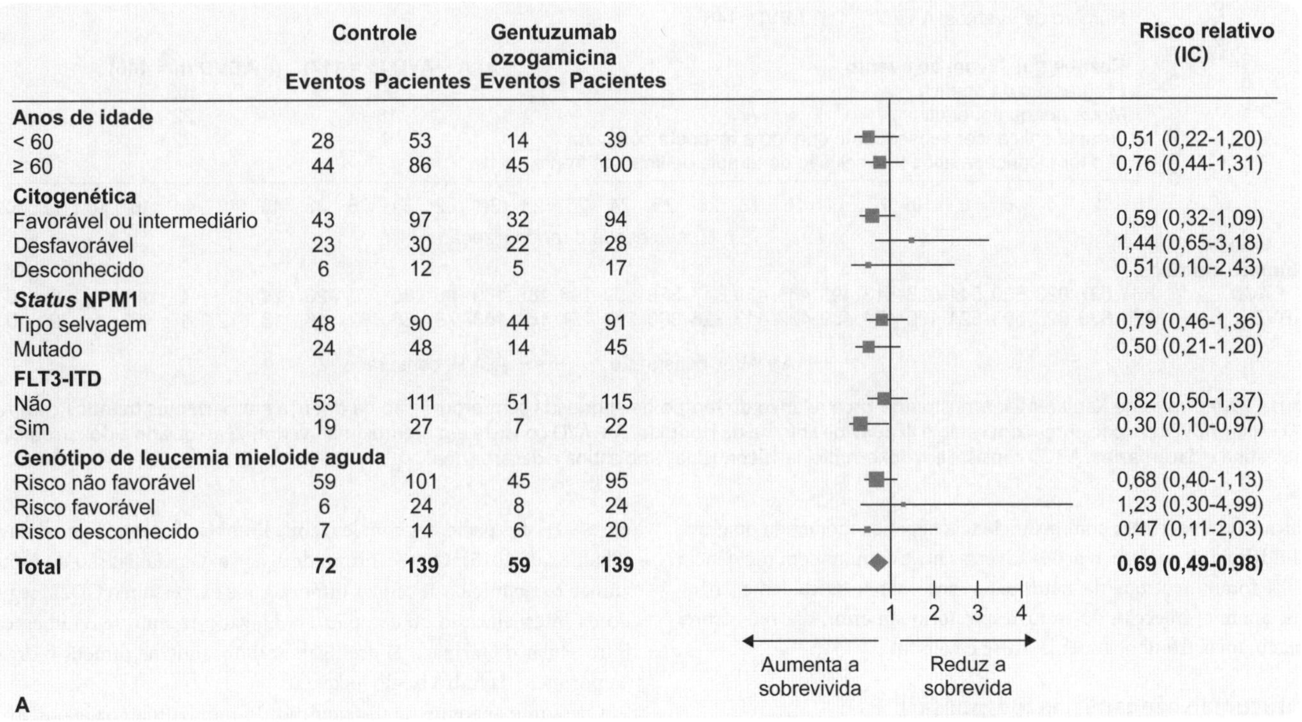

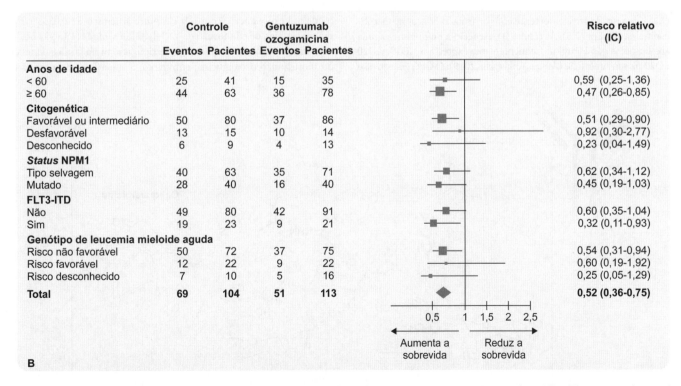

Figura 77.3 *Forest plot* mostrando o risco relativo de tempo de sobrevida total (**A**) e tempo para aparecimento de recidiva (**B**) comparando associação de ozogamicina gemtuzumab ao tratamento padrão *versus* tratamento padrão em pacientes com leucemia mieloide aguda.

Número em risco

A + AVD	664	637	623	600	541	528	513	493	463	439	347	328	309	196	185	169	96	85	77	26	24	21	4	4	4	0	0
ABVD	670	636	626	593	521	490	474	459	432	413	326	306	292	177	164	153	76	66	62	16	13	12	1	1	1	0	0

—•— A + AVD, censurado —○— ABVD, censurado

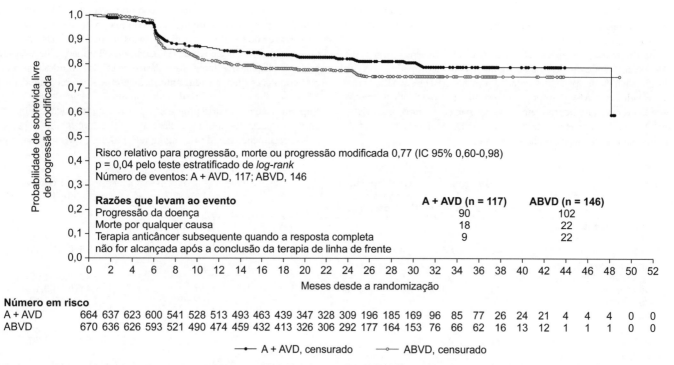

Figura 77.4 Curvas de Kaplan-Meier mostrando risco relativo do tempo de sobrevida sem progressão da doença em pacientes tratados com A + AVD *versus* ABVD, em pacientes com estágio III ou IV de linfoma de Hodgkin. A + AVD consiste em brentuximab vedotina associado a doxorrubicina, vinblastina e dacarbazina. ABVD consiste em doxorrubicina, bleomicina, vinblastina e dacarbazina.

indicado em pacientes com insuficiência hepática moderada ou grave (Child-Pugh B e C). As reações adversas mais comuns com incidência ≥ 20% foram neutropenia, neuropatia sensória periférica, fadiga, náuseas, anemia, infecção do trato respiratório superior, diarreia, febre, *rash* cutâneo, trombocitopenia, tosse e vômitos.

Inotuzumab ozogamicina (Besponsa®)

Anticorpo monoclonal recombinante humanizado (tipo IgG4) contra o CD22 conjugado covalentemente com o fármaco N-acetilgamacaliqueamicina (Figura 77.5). As células B na leucemia linfoblástica aguda e nos linfomas não Hodgkin frequentemente expressam CD19, CD20 e CD22 na sua superfície (Aujla, Aujla e Liu, 2019). O CD22 é expresso em > 90% dos pacientes com leucemia linfoblástica aguda de células B (Shah *et al.*, 2015). O mecanismo de ação se dá pela ligação do inotuzumab ozogamicina às células tumorais que expressam o CD22, seguido da internalização do complexo conjugado-receptor e da liberação intracelular do fármaco N-acetilgamacaliqueamicina dimetil-hidrazida por meio da hidrólise do *linker*.

O volume aparente de distribuição do inotuzumab ozogamicina é de aproximadamente 12 ℓ. A queda plasmática se caracteriza por um modelo biexponencial, com um *clearance* sistêmico de 0,0333 ℓ/h e uma meia-vida de eliminação de 12,3 dias. Raça, idade (18 a 92 anos) e sexo não têm influência clinicamente significativa na farmacocinética do inotuzumab ozogamicina; entretanto, a superfície corpórea afeta

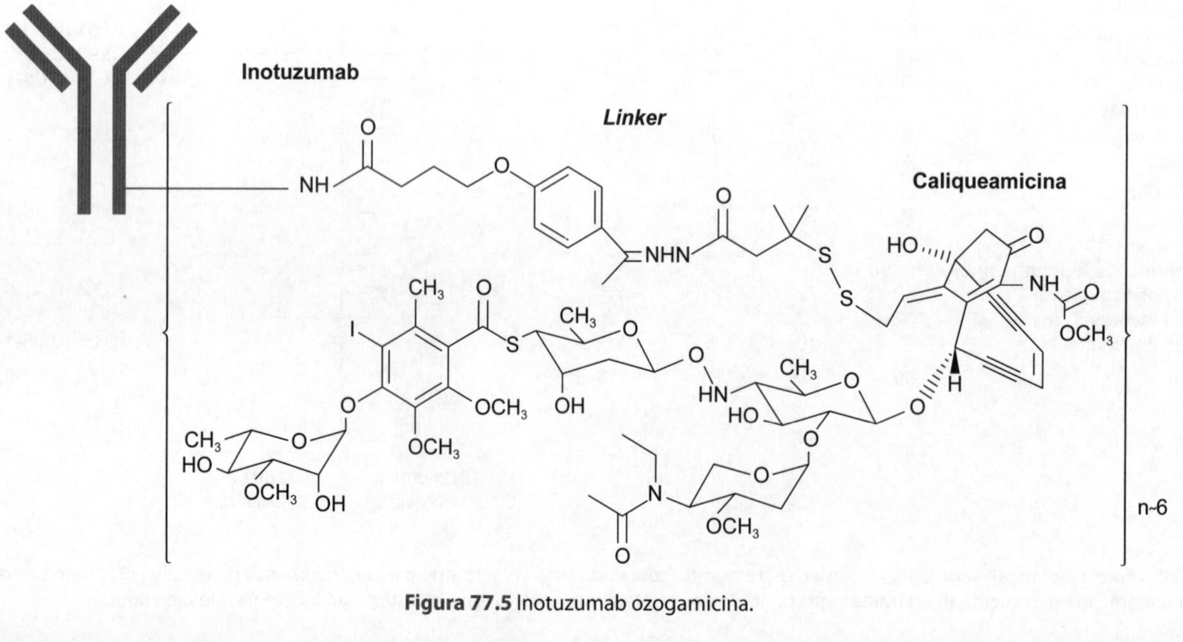

Figura 77.5 Inotuzumab ozogamicina.

de maneira significativa. Por essa razão, a dose de inotuzumab ozogamicina é calculada com base na superfície corpórea. Não houve diferença clinicamente significativa na farmacocinética do inotuzumab ozogamicina em pacientes com insuficiência renal leve, moderada ou grave (*clearance* de creatinina entre 15 e 29 mℓ/min). Também não foi observada alteração farmacocinética em pacientes com insuficiência hepática leve.

A eficácia e a segurança do inotuzumab ozogamicina foram avaliadas em ensaio clínico fase III multicêntrico, randomizado, em pacientes (n = 218) com diagnóstico de leucemia linfoblástica aguda (Karntarjian *et al.*, 2016). Eles foram tratados com inotuzumab ozogamicina na dose de 1,8 mg/m^2 em ciclos de 4 semanas por 6 ciclos (n = 109) ou com esquemas quimioterápicos clássicos para essa patologia (n = 109). Os objetivos primários foram remissão completa (incluindo remissão completa com recuperação hematológica incompleta) e tempo de sobrevida. Remissão completa foi observada em 80,7% dos pacientes tratados com inotuzumab ozogamicina e em 29,4% dos pacientes tratados com quimioterapia clássica, e a duração da remissão foi significativamente maior no grupo tratado com inotuzumab em comparação com quimioterapia (4,6 *vs.* 3,1 meses; Figura 77.6 A). O tempo de sobrevida sem progressão da doença foi maior no grupo tratado com inotuzumab ozogamicina (5 meses) comparado com o grupo tratado com quimioterapia (1,8 meses; Figura 77.6 B). O tempo de sobrevida total foi significativamente maior no grupo tratado com inotuzumab ozogamicina (mediana de 7,7 meses) comparado com o tratamento quimioterápico (mediana de 6,7 meses; Figura 77.6 C). As reações adversas mais frequentes de graus 3 e 4 não hematológicas foram associadas à doença hepática, e doença veno-oclusiva hepática ocorreu em 15 pacientes (11%) dos pacientes tratados com inotuzumab ozogamicina e somente em 1 paciente (1%) tratado com quimioterapia.

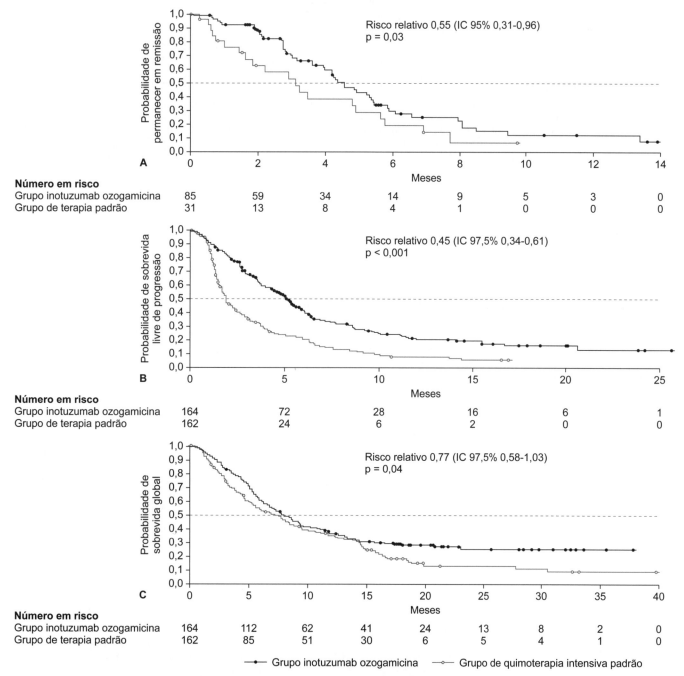

Figura 77.6 Curvas de Kaplan-Meier mostrando a probabilidade de permanecer em remissão (A), de progressão livre de doença (B) e de sobrevida global (C) em pacientes leucemia linfoblástica aguda tratados com inotuzumab ozogamicina ou quimioterapia intensiva padrão.

O inotuzumab ozogamicina está indicado para o tratamento de adultos com diagnóstico de leucemia linfoblástica aguda de precursores de células B. A dose recomendada para o primeiro ciclo é de 1,8 mg/m², dividida em três doses nos dias 1 (0,8 mg/m²), 8 (0,5 mg/m²) e 15 (0,5 mg/m²). O primeiro ciclo tem 3 semanas de duração, mas pode ser estendido para 4 semanas, caso tenha sido obtida completa remissão ou completa remissão com recuperação hematológica incompleta para permitir melhor recuperação da toxicidade. Nos pacientes nos quais a remissão tenha sido completa, os próximos ciclos costumam ser feitos a cada 4 semanas (na mesma dose e esquema do primeiro ciclo). As reações adversas mais comuns com incidência ≥ 20% foram trombocitopenia, neutropenia, infecção, anemia, leucopenia, fadiga, hemorragia, febre, náuseas, cefaleia, neutropenia febril, dor abdominal, aumento de ALT, AST, gama-GT e bilirrubinas.

Ado-trastuzumab entansina (Kadcyla®)

Foi o primeiro (e único até o momento) anticorpo monoclonal conjugado com fármaco citotóxico a ser aprovado para tratamento de tumores sólidos. Compõe-se pela conjugação do grupo sulfidril do maitansinoide DM1 com os grupos aminos da lisina do anticorpo contra o receptor 2 do fator de crescimento epidermal (EGF) trastuzumab. A conjugação é feita com o *linker* succinimidil-4-(N-maleimidometil)ciclohexano-1-carboxilato (Figura 77.7; Lambert e Morris, 2017). O DM1 é um fármaco citotóxico inibidor de microtúbulos. Após o ado-trastuzumab entansina se ligar ao subdomínio IV do receptor HER2, ele sofre internalização mediada pelo receptor e subsequente degradação lisossomal, resultando na liberação intracelular do DM1 e de seus catabólitos citotóxicos. Ligação do DM1 à tubulina altera a formação da rede de microtúbulos na célula, levando-a à apoptose.

A farmacocinética do ado-trastuzumab entansina foi estudada em ensaio clínico fase I e em farmacocinética populacional em pacientes com câncer de mama. A queda da concentração plasmática obedece a um modelo bicompartimental. O volume de distribuição do ado-trastuzumab entansina foi estimado em 3,13 ℓ, com *clearance* sistêmico de 0,68 ℓ/dia e meia-vida de eliminação de aproximadamente 4 dias. A farmacocinética do ado-trastuzumab entansina não é afetada em pacientes com insuficiência renal leve ou moderada (*clearance* de creatinina > 30 mℓ/min). Estudos *in vitro* indicam que o DM1 apresenta ligação a proteínas plasmáticas (93%), é substrato para a glicoproteína-P e sofre metabolismo pelo CIP3A4/5.

A eficácia e a segurança do ado-trastuzumab entansina foram avaliadas em ensaio clínico fase III em pacientes com diagnóstico de câncer de mama metastático positivo para receptores HER-2 (Verma *et al.*, 2012). Os pacientes (n = 991) foram tratados com a associação lapatinibe-capecitabina (n = 496) ou com ado-trastuzumab entansina (n = 495); os objetivos primários foram tempo de sobrevida sem progressão da doença, tempo total de sobrevida e segurança. O tempo de sobrevida sem progressão da doença foi de 9,6 meses no grupo tratado com ado-trastuzumab entansina e de 6,4 meses naquele tratado com a associação lapatinib-capecitabina (Figura 77.8).

O tempo médio de sobrevida calculado por análise interina foi de 30,9 meses para o grupo tratado com ado-trastuzumab entansina e de 25,1 meses para aquele tratado com lapatinib-capecitabina (Figura 77.9). Reações adversas de graus 3 e 4 foram maiores no grupo tratado com a associação lapatinib-capecitabina (57%) em relação ao grupo tratado com ado-trastuzumab entansina (41%).

O ado-trastuzumab entansina é indicado para o tratamento de pacientes com diagnóstico de câncer de mama metastático positivo para HER-2 tratados previamente com trastuzumab e um taxano, separadamente ou em combinação. A dose recomendada é de 3,6 mg/kg IV a cada 3 semanas até que ocorra progressão da doença ou aparecimento de toxicidade inaceitável. As reações adversas mais comuns com incidência ≥ 25% foram fadiga, náuseas, dor musculoesquelética, trombocitopenia, cefaleia, aumento de transaminases, constipação intestinal e epistaxe.

ANTICORPOS CONJUGADOS COM TOXINAS

Toxinas produzidas por bactérias, fungos e plantas são extremamente citotóxicas e podem matar a célula quando uma ou poucas moléculas atingem o citoplasma. Esses agentes atuam inibindo a síntese proteica e induzindo apoptose. Toxinas bacterianas, como a exotoxina de *Pseudomonas aeruginosa* e a toxina diftérica, inativam cataliticamente o fator 2 de elongação por ribosilação de ADP (Kreitman e Pastan, 2011). As toxinas bacterianas diferentes das toxinas de plantas são constituídas de proteínas de cadeia única, tornando-as mais viáveis para a construção de proteínas quiméricas recombinantes (Kreitman, 1997). As imunotoxinas recombinantes são produzidas pela substituição do domínio de ligação da toxina pela porção Fv do anticorpo que direcionará a toxina para a célula cancerosa. A escolha do alvo celular é de fundamental importância para prevenir a morte das células saudáveis. O antígeno CD22 é um alvo excelente, como visto anteriormente, pois não é expresso em tecidos saudáveis como fígado e pele, e a ausência de sua expressão nas células precursoras de linfócito B permite que as células normais expressando CD22 sejam rapidamente regeneradas após o término do tratamento. O CD22 é um receptor expresso em

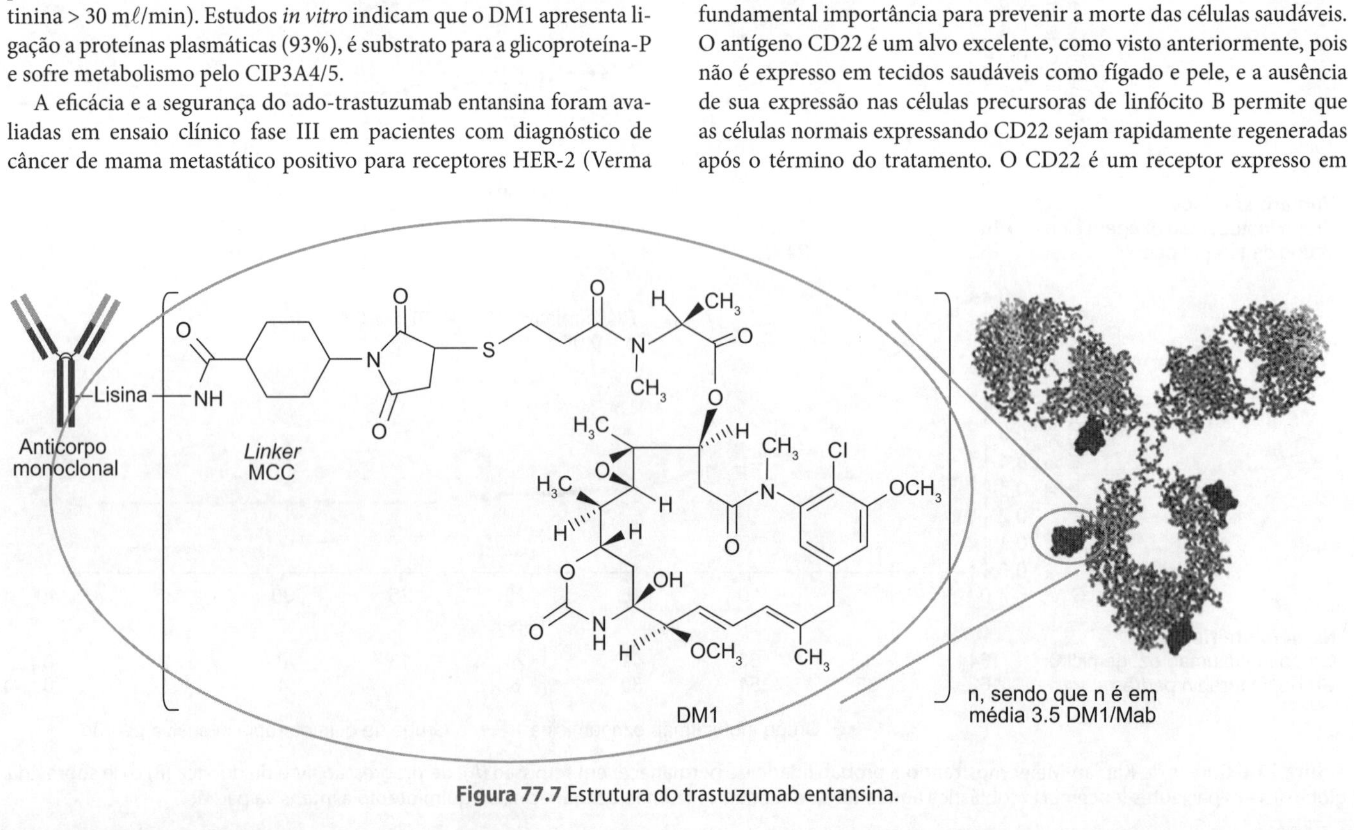

Figura 77.7 Estrutura do trastuzumab entansina.

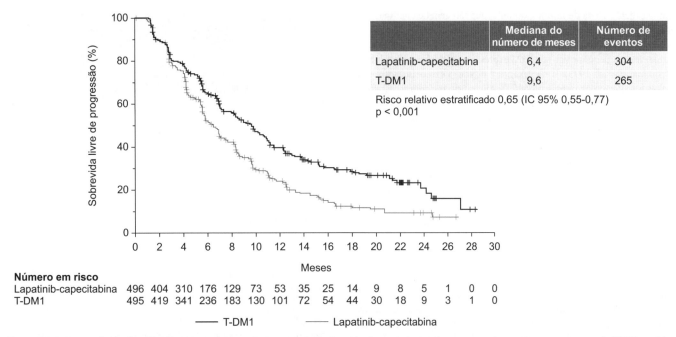

Figura 77.8 Curvas de Kaplan-Meier mostrando tempo de progressão livre de doença em pacientes com câncer de mama avançado HER2-positivo tratados com trastuzumab emtansina (T-DM1) ou lapatinib associado à capecitabina.

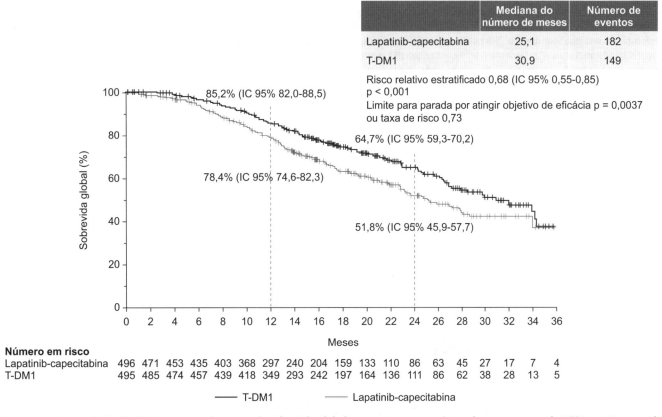

Figura 77.9 Curvas de Kaplan-Meier mostrando tempo de sobrevida global em pacientes com câncer de mama avançado HER2-positivo tratados com trastuzumab emtansina (T-DM1) ou lapatinib associado à capecitabina.

muitas neoplasias de células B, incluindo leucemia de células pilosas (*hairy cells*), leucemia linfocítica crônica, linfoma não Hodgkin de células B e leucemia linfoblástica aguda (Nitschke, 2009).

Uma das limitações para manter a atividade citotóxica das imunotoxinas reside no fato de que muitas das moléculas de imunotoxinas que entram nas células não atingem o retículo endoplasmático e o citoplasma, porque são transferidas para compartimentos como lisossomos, onde são inativadas por proteólise. No caso particular da exotoxina da *Pseudomonas aeruginosa*, ela foi tratada previamente com enzimas lisossomais para identificar os sítios de ação das proteases; os estudos revelaram que a maior parte dos sítios de protease estava agrupada no domínio II, e este poderia ser removido, levando a uma toxina resistente à protease.

Moxetumomab pasudotox (Lumoxiti®)

É um anticorpo monoclonal recombinante murino dirigido contra o CD22 conjugado com uma imunotoxina, composto por uma cadeia leve e uma cadeia pesada de imunoglobulina, que são geneticamente fundidas com uma forma truncada da exotoxina de *Pseudomonas aeruginosa*, que inibe a síntese proteica (Kreitman *et al.*, 1993). O fármaco, portanto, é uma citotoxina que se liga ao CD22 expresso na superfície das células B (Brinkmann *et al.*, 1995). Uma vez internalizada, a exotoxina sofre proteólise e redução das pontes dissulfeto, separando o domínio catalítico III do domínio de ligação Ia, resultando em um fragmento da toxina de 37 kDa, o qual é transportado de modo intracelular pelo receptor KDEL do aparelho de Golgi para o retículo endoplasmático, de onde se transloca para o citosol, causando a ADP-ribosilação do fator 2 de elongação, levando à apoptose celular (Figura 77.10).

O volume aparente de distribuição é de 6,5 ℓ. A meia-vida de eliminação do moxetumomab pasudotox é de 1,4 h; o *clearance* sistêmico é de 25 ℓ/h, porém é reduzido para 4 ℓ/h após dosagens múltiplas. Seu uso não é recomendado em pacientes com insuficiência renal grave (*clearance* de creatinina < 29 mℓ/min).

A eficácia e a segurança do moxetumomab pasudotox foram avaliadas em ensaio clínico fase III, multicêntrico, aberto, realizado em pacientes com diagnóstico de leucemia de células pilosas, um tumor raro de linfócitos B com alta expressão de CD22 (Kreitman *et al.*, 2018). Os pacientes eram refratários a mais de dois tratamentos sistêmicos anteriores. Eles (n = 80) foram tratados com moxetumomab pasudotox 40 μg/kg administrado por via IV em infusão de 30 min nos dias 1, 3 e 5 de ciclos de 28 dias, sendo submetidos no máximo a 6 ciclos, ou, então, quando houvesse sinal de progressão da doença ou toxicidade inaceitável. O objetivo primário consistia na duração da remissão completa. Como mostrado na Tabela 77.1, 30% dos pacientes apresentaram remissão completa e 75% remissão parcial e/ou remissão completa, indicando que o tratamento com moxetumomab pasudotox apresentou alta taxa de remissão e de doença mínima residual em pacientes tratados previamente para tricoleucemia (leucemia de células pilosas), com toxicidade aceitável.

As reações adversas mais frequentes foram edema periférico (38,8%), náuseas (35%) e fadiga (33,8%), e as mais frequentemente associadas ao tratamento foram náuseas (27,5%), edema periférico (26,3%), cefaleia (21,3%) e febre (20%).

O moxetumomab pasudotox é indicado para o tratamento de pacientes adultos com leucemia de células pilosas refratária ao tratamento com nucleosídicos purínicos (Fancher e Lally-Montgomery, 2019). A dose recomendada é de 0,04 mg/kg administrada por infusão IV com duração de 30 min nos dias 1, 3 e 5 de cada ciclo de 28 dias, com o tratamento recomendado de no máximo 6 ciclos ou interrompido caso surja progressão da doença ou toxicidade inaceitável. As reações adversas mais frequentes com incidência ≥ 20% relacionavam-se com infusão, náuseas, fadiga, cefaleia, febre, constipação e diarreia. Anormalidades laboratoriais com incidência ≥ 50% foram aumento de creatinina, aumento de ALT, AST, hipoalbuminemia, hipocalcemia e hipofosfatemia.

Tabela 77.1 Resposta terapêutica e *status* de doença residual mínima avaliada por imuno-histoquímica.

Parâmetro	Valor (n = 80)	
	Revisão central independente cega	Avaliação do investigador
Resposta completa durável (ponto final primário), n (%)*	24 (30)	38 (47,5)
IC 95%	20,3-41,3	36,2-59
Melhor resposta geral*		
Resposta completa, n (%)	33 (41,3)	41 (51,3)
IC 95%	30,4-52,8	39,8-62,6
Resposta completa, doença residual negativa, n (%)	27 (33,8)	26 (32,5)
IC 95%	23,6-45,2	22,4-43,9
Resposta parcial, n (%)	27 (33,8)	27 (33,8)
Taxa de resposta objetiva (resposta completa ou parcial), n (%)*	60 (75)	63 (78,8)
IC 95%	64,1-84	68,2-87,1

*O intervalo de confiança bilateral foi calculado usando o método de probabilidade exata, com base na distribuição binomial.

RESISTÊNCIA AOS ANTICORPOS CONJUGADOS COM FÁRMACOS CITOTÓXICOS

Em virtude da pressão terapêutica seletiva em uma população heterogênea de células tumorais, podem ocorrer o aparecimento e a expansão de uma população de células malignas resistentes ao tratamento com anticorpos conjugados com fármacos/toxinas citotóxicas. Os

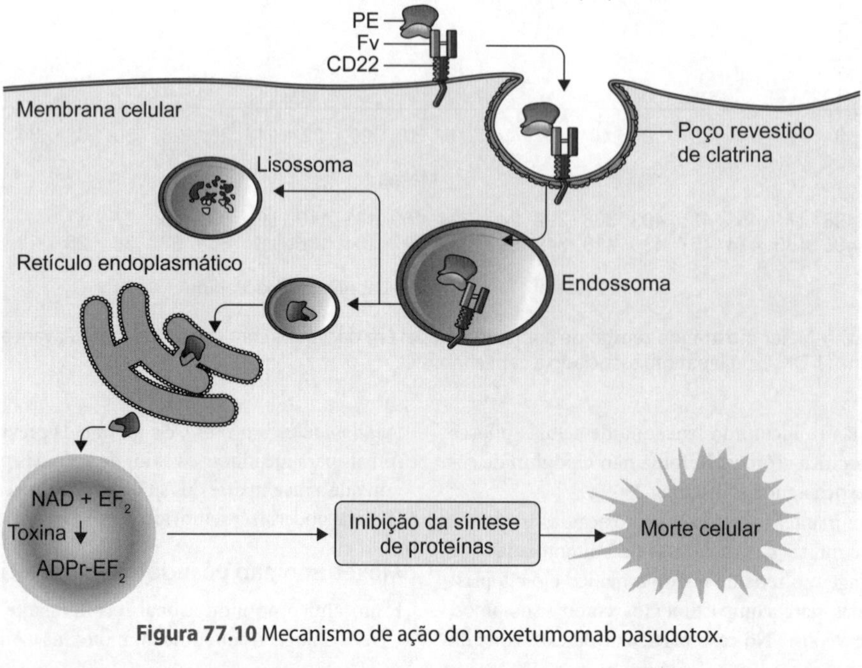

Figura 77.10 Mecanismo de ação do moxetumomab pasudotox.

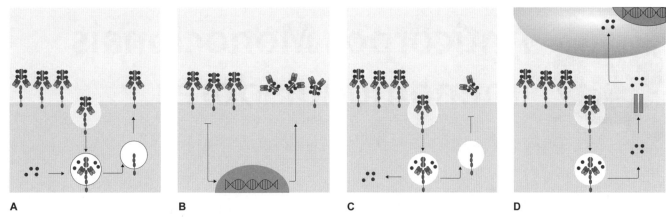

Figura 77.11 Mecanismos de resistência conhecidos. Conforme apresentado em **A**, o sucesso da terapia com anticorpos conjugados com fármacos citotóxicos depende da obtenção de níveis adequados intracelulares do fármaco citotóxico. Caso ocorra uma redução da expressão do antígeno na superfície celular, como ilustrado em **B**, em virtude de redução da expressão gênica ou presença ou aumento de mutações do antígeno, o anticorpo conjugado ao fármaco citotóxico não consegue se ligar à célula neoplásica. Outro mecanismo possível é a redução do tráfego de receptores expressos na superfície para o interior da célula, como se nota em **C**. Outro mecanismo conhecido é quando o fármaco citotóxico é substrato para bombas de efluxo, como a glicoproteína P, o que adiciona um fator potencial de citotoxicidade às células próximas à célula neoplásica, como observado em **D**.

mecanismos de resistência são complexos e podem ser influenciados por múltiplos fatores. Há eventual resistência primária, mas mesmo os pacientes que respondem inicialmente à terapia podem desenvolver resistência ao tratamento posteriormente (Parslow et al., 2016). A Figura 77.11 ilustra os principais mecanismos conhecidos.

Conforme ilustrado na Figura 77.11 A, o sucesso da terapia com anticorpos conjugados com fármacos citotóxicos depende de se obter níveis adequados intracelulares do fármaco citotóxico. Caso ocorra uma redução da expressão do antígeno na superfície celular (Figura 77.11 B), por causa da redução da expressão gênica ou pela presença ou aumento de mutações do antígeno, o anticorpo conjugado ao fármaco citotóxico não consegue se ligar à célula neoplásica. Outro mecanismo possível é a redução do tráfego de receptores expressos na superfície para o interior da célula. Outro mecanismo conhecido se dá quando o fármaco citotóxico é substrato para bombas de efluxo, como a glicoproteína P, o que, entretanto, adiciona um fator potencial de citotoxicidade às células próximas à célula neoplásica.

REFERÊNCIAS BIBLIOGRÁFICAS

Aujla A, Aujla R, Liu D. Inotuzumab ozogamicin in clinical development for acute lymphoblastic leukemia and non-Hogdkin lymphoma. Biomark Res. 2019;7:9.

Brinkmann U, Brinkmann E, Gallo M, Pastan I. Cloning and characterization of a cellular apoptosis susceptibility gene, the human homologue to the yeast chromosome segregation gene CSE1. Proc Natl Acad Sci USA. 1995;92:10427-31.

Castaigne S, Pautas C, Terré C, Raffoux E, Bordessoule D, Bastie JN, et al. Effect of gentuzumab ozogamicin on survival of adult patients with de-novo acute meyloid leukaemia (ALFA-0701): a randomised, open-label, phase 3 study. Lancet. 2012;379:1508-16.

Chari RVJ, Miller ML, Widdison WC. Antibody-drug conjugates: an emerging concept in cancer therapy. Angew Chem Int Ed. 2014;53:3796-827.

Connors JM, Jurczak W, Straus DJ, Ansell SM, Kim WS, Gallamini A, et al. Brentuximabe vedotina with chemotherapy for stage III or IV Hodgkin's lymphoma. N Engl J Med. 2018;378:331-44.

Fancher KM, Lally-Montgomery ZC. Moxetumomab pasudotox: a first-in-class treatment of hairly cell leukemia. J Oncol Pharm Pract. 2019;25:1467-72.

Fostvedt LK, Hibma JE, Masters JC, Vandendries E, Ruiz-Garcia A. Pharmacokinetic/pharmacodynamic modeling to support the re-approval of gentuzumab ozogamicin. Clin Pharmacol Ther. 2019;106:1006-1017.

Kantarjian HM, DeAngelo DJ, Stelljes M, Martinelli G, Liedtke M, Stock W, et al. Inotuzumab ozogamicin versus standard care for acute lymphoblastic leukemia. N Engl J Med. 2016;375:740-53.

Kreitman RJ, Dearden C, Zinzani PL, Delgado J, Karlin L, Robak T, et al. Moxetumomab pasudotox in relapsed/refractory hairy cell leukemia. Leukemia. 2018;32:1768-77.

Kreitman RJ, Hansen HJ, Jones AL, FitzGerald DJP, Goldenberg DM, Pastan I. Pseudomonas exotoxin-based immunotoxins containing the antibody LL2 or LL2-Fab' induce regression of subcutaneous human B-cell lymphoma in mice. Cancer Res. 1993;53:819-25.

Kreitman RJ, Pastan I. Antibody-fusion proteins anti-CD22 recombinant immunotoxin moxetumomab pasudotox. Clin Cancer Res. 2011;17:6398-6405.

Kreitman RJ. Getting plant toxins to fuse. Leukemia Res. 1997;21:997-9.

Lambert JM, Chari RVJ. Ado-trastuzumab entansine (T-DM1): an antibody-drug conjugate for HER2-positive breast cancer. J Med Chem. 2014;57:6949-64.

Lambert JM, Morris CQ. Antibody-drug conjugates (ADC) for personalized treatment of solid tumors: a review. Adv Ther. 2017;34:1015-35.

Nitschke L. CD22 and Siglec-G: B-cell inhibitory receptors with distinct functions. Immunol Rev. 2009;230:128-43.

Parslow AC, Parakh S, Lee FT, Gan HK, Scott AM. Antigody-drug conjugates for cancer therapy. Biomedicines. 2016; pii: E14.

Petersdorf SH, Kopecky KJ, Slovak M, Willman C, Nevill T, Brandwein J, et al. A phase 3 study of gemtuzumab ozogamicin during induction and postconsolidation therapy in younger patients with acute myeloid leukemia. Blood. 2013;121:4854-60.

Schwab U, Stein H, Gerdes J, Lemke H, Kirchner H, Schaadt M, et al. Production of a monoclonal antibody specific for Hodgkin and Sternberg-Reed cells of Hodgkin's disease and a subset of normal lymphoid cells. Nature. 1982;299:65-7.

Shah NN, Stevenson MS, Yuan CM, Richards K, Delbrook C, Kreitman RJ, et al. Characterization of CD22 expression in acute lymphoblastic leukemia. Pediatr Blood Cancer. 2015;62:964-9.

Tang H, Liu Y, Yu Z, Sun M, Lin L, Liu W, et al. The analysis of key factors related to ADCs structural design. Front Pharmacol. 2019;10:373.

van der Velden VH, Boeckx N, Jedema I, te Marvelde JG, Hoogeveen PG, Boogaerts M, et al. High CD33-antigen loads in peripheral blood limit the efficacy of gemtuzumab ozogamicin (mylotarg) treatment in acute myeloid leukemia patients. Leukemia. 2004;18:983-8.

van der Velden VH, te Marvelde JG, Hoogeveen PG, Bernstein ID, Houtsmuller AB, Berger MS, et al. Targeting of the CD33-calicheamicin immunoconjugate mylotarg (CMA-676) in acute myeloid leukemia: In vivo and in vitro saturation and internalization by leukemic and normal myeloid cells. Blood. 2001;97:3197-204.

Verma S, Miles D, Gianni L, Krop IE, Welslau M, Baselga J, et al. Trastuzumab emtansine for Her2-positive advanced breast cancer. N Engl J Med. 2012;367:1783-91.

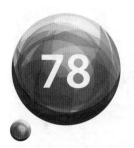

Anticorpos Monoclonais Imunomoduladores

INTRODUÇÃO

Considerados ferramentas terapêuticas importantes no tratamento do câncer, os anticorpos monoclonais são proteínas modificadas direcionadas a uma parte específica da via alterada de transdução da célula tumoral. Ainda, foram desenvolvidos anticorpos monoclonais que interferem na resposta imunológica do organismo. A seguir, será revista essa classe de anticorpos monoclonais.

O sistema imune se caracteriza por um complexo sistema de checagens para proteger o hospedeiro de patógenos externos, ao distinguir estruturas próprias (*self*) de não próprias (*non self*). O sistema envolve tanto componentes inibitórios quanto estimulatórios, além de mecanismos múltiplos de tolerância periférica. Sem esses mecanismos, o corpo rapidamente sucumbiria a um ataque autoimune. Pelo fato de o câncer se desenvolver a partir de células *self*, distinguir células malignas de células não malignas é particularmente difícil para o sistema imune. Embora haja evidência de que o organismo protege o hospedeiro de desenvolver tumores por meio de vigilância imunológica, alguns cânceres desenvolvem mecanismos para se evadir dessa vigilância, possivelmente por meio de pressão seletiva, assim como fazem alguns patógenos. As células T podem atacar e destruir células cancerosas, mas alguns tumores frequentemente inibem a ativação da célula T e escapam da vigilância imunológica.

Há basicamente dois tipos de células T: as células T citotóxicas, capazes de matar células infectadas, e as células T *helper*, que ajudam os linfócitos B a combater as infecções ao liberarem citocinas específicas. Os linfócitos apresentam receptores para ligantes, e a sequência do processo de ativação depende de quantos desses ligantes se tornam disponíveis durante o processo de ativação. O ligante primário responsável pela ativação da célula T é o próprio antígeno, e as células desenvolvem um sofisticado mecanismo para apresentar antígenos para a célula T. Pequenos fragmentos dos antígenos (8 a 15 aminoácidos) são ligados a uma molécula especial (MHC – complexo maior de histocompatibilidade), apresentada na superfície da célula de modo que se torne *visível* para o linfócito T. Há dois tipos de moléculas MCH. Todas as células nucleadas têm MHC de classe I na sua superfície para apresentar peptídios antigênicos para as células T citotóxicas, enquanto as moléculas da classe II do MHC são expressas nas células apresentadoras de antígeno encontradas em tecidos linfoides (macrófagos, células dendríticas e células B) que ativam os linfócitos T *helper*. O pequeno antígeno que fica ligado de maneira específica na molécula do MHC acaba funcionando como um ligante específico, equivalente a um hormônio ou fator de crescimento, responsável pela iniciação do processo de ativação da célula T.

A estrutura desse peptídio tem efeito profundo no tipo de ativação do linfócito T, visto que a mudança de somente um aminoácido pode mudar a célula de um estado ativo para um estado anérgico. Alguns dos aminoácidos ligam-se ao MHC, enquanto outros interagem com o receptor da célula T. O estímulo resultante do peptídio/MHC inicia o processo de ativação, mas não é suficiente para induzir a proliferação. A estimulação requer outros ligantes, como o B7.1/CD80 ou o B7.2/CD86 localizados na superfície das células apresentadoras de antígeno que atuam pelo receptor CD28 (June *et al.*, 1994). O receptor da célula é formado por proteínas transmembrânicas (alfa, beta e zeta) associadas ao complexo CD3 (CD3 gama, delta e épsilon). Esse receptor interage com correceptores acessórios (CD4 e CD8) para formar um complexo de proteínas transmembrânicas que atuam com funções diferentes.

CTLA-4

O antígeno 4 do linfócito T citotóxico (CTLA-4, do inglês *cytotoxic T-lymphocyte antigen 4*) pertence à superfamília das imunoglobulinas e regula a amplitude dos estágios iniciais da ativação da célula T e aumenta a atividade imunossupressora celular das células T reguladoras (Jago *et al.*, 2004). Embora tumores expressem antígenos reconhecidos pelo sistema imune, a apresentação do antígeno por si só não é suficiente para iniciar uma resposta eficaz contra o câncer ou mesmo para qualquer outra entidade patogênica (Leach *et al.*, 1996). A ativação da célula T é modulada por sinais estimulatórios e inibitórios que coordenam a resposta do sistema imunológico. As moléculas de superfície CD28 e o antígeno-4 citotóxico para o linfócito T (CTLA-4) estimulam e inibem, respectivamente, a ativação do linfócito T. O CD28 facilita e mantém a resposta do linfócito T, parcialmente pelo aumento da expressão de citocinas mediada pela interação com seus ligantes primários B7.1 (CD80) e B7.2 (CD86), localizados na superfície das células apresentadoras de antígeno. De maneira oposta, a ligação no CTLA-4 inibe a ativação da célula T; a inibição do CTLA-4 pode causar ativação do linfócito T e, com isso, facilitar a rejeição do tumor pelo hospedeiro.

A interação dos linfócitos T com as células apresentadoras de antígeno é fundamental para o desenvolvimento de imunidade antitumoral, resultando em um balanço entre moléculas estimulatórias e inibitórias (Wolchok e Saenger, 2008). Embora o primeiro sinal da ativação da célula T ocorra com a ligação do antígeno no complexo do receptor da célula T, é necessário um segundo estímulo para que a célula T se prolifere (Baxter e Hodkin, 2002). Esse segundo estímulo é dado pelo CD28. CTLA-4 é homólogo ao CD28, e ambas as moléculas estão localizadas na superfície dos linfócitos T, onde estes competem para se ligar às moléculas B7 das células apresentadoras de antígeno (Thompson e Allison, 1997). Comparado com o CD28, o CTLA-4 se liga ao B7.1 e ao B7.2 com afinidade de 500 a 2.500 vezes maior que o CD28. Os papéis antagônicos do CTLA-4 e do CD28 são essenciais não só para o funcionamento adequado do sistema imune, mas principalmente para determinar se as células T ficarão ativadas ou inativadas. Em estudos com camundongos *knock-out* para CTLA-4, houve sobrevida de 3 a 4 semanas em razão da resposta autoimune exacerbada (Waterhouse *et al.*, 1995).

Considerando que o CTLA-4 apresenta muito maior afinidade pelos ligantes B7.1 e B7.2 quando comparado com o CD28, como o sistema imune consegue ser ativado? Parte da resposta reside no fato de o CD28 ser expresso de maneira constitutiva tanto em linfócitos T não ativados quanto ativados, estando presente em 90% dos linfócitos CD4 e 50% dos linfócitos CD8; já o CTLA-4 só é expresso em linfócitos T ativados, e seu pico de expressão ocorre 2 a 3 dias depois do início da resposta imunológica (Egen *et al.*, 2002). Outro aspecto a ser considerado é que o CD28 está localizado na membrana plasmática do linfócito T, distribuído de maneira uniforme, enquanto o CTLA-4 está presente no compartimento endossômico, sendo a expressão dessa proteína bastante restrita, indicando um possível ponto regulatório para controle de sua função inibitória. Outro ponto é que a localização do CD28 facilita sua interação com as moléculas B localizadas na superfície das membranas das células apresentadoras de antígeno. CD28 é uma proteína com maior estabilidade que o CTLA-4 e apresenta uma meia-vida de aproximadamente 2 h. A molécula B7.2 parece ser o principal ligante do CD28, enquanto a B7.1 o principal ligante do CTLA-4.

O bloqueio do CTLA-4 com anticorpo monoclonal anti-CTLA-4 aumenta o efeito antitumoral das células T efetoras, as quais podem migrar e atacar o tumor (Figura 78.1). O bloqueio do CTLA-4 induz redução das células T reguladoras. Dois anticorpos contra CTLA-4 foram desenvolvidos para uso clínico, o ipilimumab e o tremelimumab, entretanto somente o primeiro demonstrou eficácia em relação ao placebo.

Ipilimumab (Yervoy®)

Primeiro monoclonal com atividade de *check point inhibitor* a ser aprovado para uso clínico, registrado em 2011 pela Food and Drug Administration (FDA) para tratamento de melanoma metastático, o ipilimumab é um anticorpo monoclonal humano que se liga ao CLTA-4.

Conforme mencionado anteriormente, o linfócito T necessita de dois sinais para ficar ativado: o primeiro é a ligação do MHC ao complexo do receptor do linfócito T; o segundo é a ligação das moléculas B7, presentes na superfície das células apresentadoras de antígeno, com o CD28, presente na superfície do linfócito T (Figura 78.1 A). O CTLA-4 compete com o CD28 para se ligar às moléculas B7, e quando isso acontece, ocorrem *downregulation* e inativação do linfócito T (Figura 78.1 B). O ipilimumab liga-se ao CTLA-4 impedindo, portanto, a ligação das moléculas B7 a esse receptor e a inativação do linfócito T (Figura 78.1 C).

A farmacocinética do ipilimumab foi estudada em 489 pacientes com melanoma avançado, participantes de quatro ensaios clínicos fase II. Eles foram tratados com ipilimumabe nas doses de 0,3 a 10 mg/kg administradas uma vez a cada 3 semanas, no total de quatro doses. O $C_{máx}$, o $C_{mín}$ e a área sob a curva apresentaram incrementos proporcionais ao aumento da dose. A meia-vida de eliminação foi de aproximadamente 15 dias (± 4,62), e o *clearance* aumentou com o aumento do peso e da desidrogenase láctica basal. O *clearance* não foi afetado por idade (26 a 86 anos), sexo, função hepática (avaliada por meio de albumina e fosfatase alcalina), uso concomitante de budesonida, função renal (*clearance* de creatinina > 22 mℓ/min), *status* HLA-A2*0201 e terapia antineoplásica prévia (Specenier, 2016).

A eficácia e a segurança do ipilimumab foram avaliadas em ensaio clínico fase III em pacientes diagnosticados com melanoma metastático irressecável em estádios III e IV (Hodi *et al.*, 2010). Os pacientes (n = 676) foram randomizados 3:1:1 para receber ipilimumab com vacina de glicoproteína 100 (gp100; n = 403), ipilimumab apenas (n = 137) e vacina de gp100 apenas (n = 136). O ipilimumab na dose de 3 mg/kg foi administrado a cada 3 semanas por 12 semanas. O objetivo primário foi tempo de sobrevida. A média de sobrevida no grupo tratado com ipilimumab 3 mg/kg + gp100 foi de 10 meses, e, naquele tratado com gp100 apenas, de 6,4 meses (p < 0,001). A média de sobrevivência no grupo tratado apenas com ipilimumab 3 mg/kg foi de 10,1 meses. Não houve diferença do tempo de sobrevida entre os grupos tratados com ipilimumab. O efeito de aumento de sobrevida foi observado em todos os subgrupos de pacientes (Figura 78.2). As reações adversas mais comuns foram relacionadas com eventos imunológicos, que ocorreram em aproximadamente 60% dos pacientes tratados com ipilimumab e 32% daqueles tratados com gp100. A reação adversa relacionada com evento imunológico mais frequente foi diarreia, que ocorreu em 27 a 31% dos pacientes tratados com ipilimumab. Após a administração de glicocorticoides, o tempo médio de resolução das diarreias de grau 2 ou superior foi de 2 semanas.

O ipilimumab está indicado no tratamento de melanoma metastático irressecável. A dose recomendada é de 3 mg/kg administrado via intravenosa (IV) em infusão por 90 min a cada 3 semanas, em um total de 4 doses. As reações adversas mais comuns com incidência ≥ 5% são fadiga, diarreia, prurido, *rash* cutâneo e colite.

PD-1

Trata-se de uma molécula que pertence à superfamília das imunoglobulinas (Ig) que se localiza na superfície da membrana de linfócitos T ativados que apresenta homologia com o CTLA-4 e com o CD28 (Ishida *et al.*, 1992). Nesse caso, sua expressão também ocorre em células NK e linfócitos B quando estes se encontram ativados. O cDNA dessa molécula foi originalmente clonado de células T que estavam em processo de morte programada (*programmed cell death*-1), o que motivou o seu nome, embora ele não cause apoptose. Camundongos *knock-out* para PD-1 desenvolvem-se normalmente, mas apresentam quadros compatíveis com doença autoimune nos quais autoanticorpos aparentemente estão envolvidos (Okazaki *et al.*, 2003). Foram identificados dois contrarreceptores, o PD-L1 (B7-H1) e o PD-L2 (B7-DC), os quais apresentam homologia com o CD80 e o CD86, respectivamente. O PD-L1 tem ampla distribuição em compartimentos hematopoéticos e não hematopoéticos, sendo sua expressão fortemente induzida por interferona-gama e outras interferonas do tipo I. O PD-L2 é expresso quase exclusivamente nas células dendríticas ativadas e, dessa maneira, reduz a ativação da célula T via PD-1 (Latchman *et al.*, 2001).

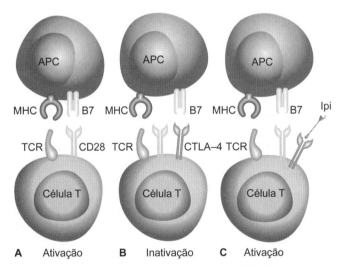

Figura 78.1 Mecanismo de ação. **A.** A ativação da célula T necessita dois sinais: sinal 1 entre o MHC e o receptor da célula T (TCR) e sinal 2 entre as moléculas B7 da célula apresentadora do antígeno (APC) e o CD28 da célula T. **B.** A ativação causa *up-regulation* e translocação do CTLA-4 para a superfície celular. O CTLA-4 liga-se de maneira competitiva às moléculas B7 da célula apresentadora de antígeno, levando a *down-regulation* e inativação da célula T. **C.** O ipilimumab impede a ligação do CTLA-4 com as moléculas B7, permitindo que a ativação seja mantida e, com isso, ocorra o efeito antitumoral. APC: *antigen presenting cell*; Ipi: *ipilimumab*; MHC: *major histocompatibility complex*; TCR: *T-cell receptor*.

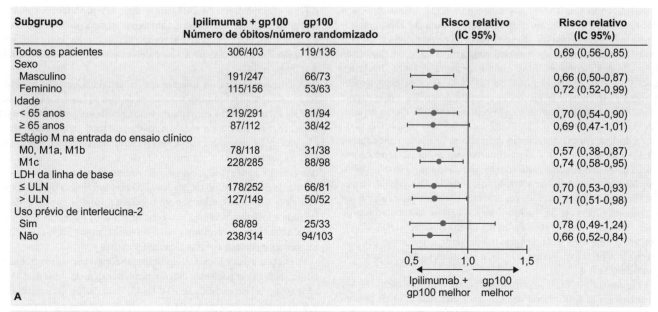

Figura 78.2 *Forest plot* mostrando risco relativo de sobrevida global comparando ipilimumab associado a gp100 *versus* gp100 (**A**) ou ipilimumab *versus* gp100 (**B**). As linhas horizontais representam o IC 95%.

No câncer, a expressão de PD-1 está aumentada nos linfócitos que infiltram os tumores (LIT) em comparação com os linfócitos da circulação ou com linfócitos infiltrados nos tecidos saudáveis, portanto esses LIT apresentam uma resposta imunológica antitumoral prejudicada. Comparados com linfócitos PD-1⁻, os LIT PD-1⁺ exibem um fenótipo exausto por meio da redução de sinalização dos receptores da célula T, do fluxo de cálcio prejudicado e da produção de citocinas como interleucina-2, interferona-gama e fator de necrose tumoral alfa (Nomi *et al.*, 2007). Expressão de PD-L1 é encontrada em uma grande variedade de tumores, como pulmão, mama, cólon, pele, ovário, estômago, pâncreas e em distintas linhagens hematológicas. A expressão do ligante está aumentada na superfície da célula tumoral, macrófagos intratumorais e células apresentadoras de antígeno encontradas no microambiente tumoral. A expressão do PD-L1 parece estar associada à atividade antiapoptótica na célula tumoral, e sua expressão está fortemente associada à tumorigênese *in vivo* e invasão, assim como resistência *in vitro* à lise mediada por células T. A ativação da via PD-1-PD-L1 nas células tumorais é considerada um mecanismo adaptativo de resistência usada pelas células tumorais contra os LIT.

Estudos *in vitro* demonstraram que bloqueio do PD-1 ou do PD-L1 com anticorpos monoclonais restaura a capacidade citotóxica da célula T, assim como a produção de interferona-gama.

Nivolumab (Opdivo®)

Trata-se de um anticorpo monoclonal humano tipo IgG4 contra o receptor PD-1 e que, portanto, impede a ligação do PDL-1 e do PDL-2. Inibição de PD-1 causa redução do tamanho de crescimento de tumores.

A farmacocinética do nivolumab foi estudada em pacientes nas doses de 0,1 a 20 mg/kg administrado como dose única ou em doses múltiplas IV de 60 min a cada 2 a 3 semanas. Seu *clearance* é de 8,2 mℓ/h, com volume aparente de distribuição de aproximadamente 6,8 ℓ e meia-vida de eliminação de 25 dias. Concentrações atingem o estado de equilíbrio após cerca de 12 semanas, e a farmacocinética apresenta características lineares entre 0,1 e 10 mg/kg quando administrado a cada 2 semanas. O *clearance* do nivolumab foi avaliado em pacientes com insuficiência renal leve, moderada ou grave (taxa de filtração glomerular entre 15 e 29 mℓ/min), não apresentando diferenças clinicamente relevantes em relação a pacientes com função renal normal. Também não foi notada diferença do *clearance* do nivolumab em pacientes com insuficiência hepática leve ou moderada.

A eficácia e a segurança do nivolumab foram avaliadas em ensaio clínico randomizado realizado em pacientes com melanoma avançado (Wolchok *et al.*, 2017). Os pacientes (n = 945) foram randomizados 1:1:1 para receber tratamento com nivolumab 1 mg/kg + ipilimumab 3 mg/kg a cada 3 semanas no total de 4 doses, seguido de nivolumab 3 mg/kg a cada 2 semanas (n = 314); outro grupo foi tratado com nivolumab 3 mg/kg a cada 2 semanas + placebo (n = 316); e o outro grupo com ipilimumab 3 mg/kg a cada 3 semanas por 4 doses seguido de placebo (n = 315). Os objetivos primários foram sobrevida e tempo de sobrevida sem progressão da doença comparando os grupos nivolumab + ipilimumab e nivolumab + placebo com o grupo ipilimumab + placebo. A associação de nivolumab + ipilimumab, assim como nivolumab em monoterapia, causou aumento significativo da sobrevida sem progressão da doença (Figura 78.3 A) ou tempo de sobrevida total (Figura 78.3 B) quando comparado com o grupo tratado com ipilimumab em monoterapia. Reações adversas de grau 3 e 4 ocorreram em 59% dos pacientes tratados com a associação nivolumab + ipilimumab,

21% com nivolumab em monoterapia e 28% com ipilimumab em monoterapia. As reações adversas de graus 3 e 4 mais comuns foram eventos gastrintestinais que ocorreram em 15% dos pacientes tratados com nivolumab + ipilimumab, 4% dos pacientes tratados com nivolumab em monoterapia e em 12% dos pacientes tratados com ipilimumab em monoterapia (diarreia ocorreu em 9%, 3% e 6%, respectivamente). A maioria das reações adversas se resolveu em 3 a 4 semanas.

O nivolumab está indicado no tratamento do melanoma metastático ou irressecável como monoterapia ou como terapia adjuvante. Também é recomendado no tratamento do câncer de pulmão de células não pequenas metastático, no carcinoma renal avançado, no carcinoescamoso de cabeça e pescoço, no carcinoma urotelial, no câncer de cólon metastático com alta instabilidade de microssatélite e no carcinoma hepatocelular. A dose recomendada é de 240 mg a cada 2 semanas ou 480 mg a cada 4 semanas, aplicados IV em infusão com duração de 30 min, sendo o tratamento mantido até se notar progressão da doença ou toxicidade inaceitável. Quando administrado com ipilimumab, a dose recomendada é de 1 mg/kg por 30 min seguido de ipilimumab 3 mg/kg IV em infusão por 90 min a cada 3 semanas, sendo o tratamento conjunto feito até completar 4 doses. Após isso,

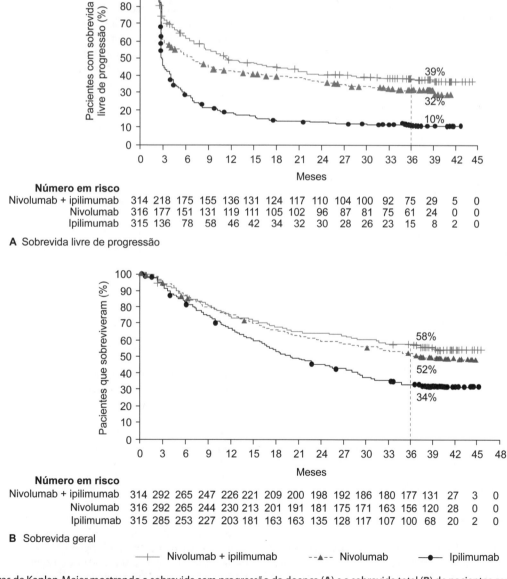

Figura 78.3 Curvas de Kaplan-Meier mostrando a sobrevida sem progressão da doença (**A**) e a sobrevida total (**B**) de pacientes com melanoma avançado e tratados com nivolumab, ipilimumab ou nivolumab associado ao ipilimumab.

o nivolumab é administrado na dose de 240 mg a cada 2 semanas ou 480 mg a cada 4 semanas, aplicados IV em infusão com duração de 30 min, sendo o tratamento mantido até ser notada progressão da doença ou toxicidade inaceitável. As reações adversas mais comuns com incidência ≥ 20% são fadiga, *rash* cutâneo, dor musculoesquelética, prurido, diarreia, náuseas, astenia, tosse, dispneia, constipação intestinal, anorexia, dor lombar, artralgia, infecção do trato respiratório superior, febre, cefaleia e dor abdominal.

Pembrolizumab (Keytruda®)

Anticorpo monoclonal humano do tipo IgG4 que se liga ao receptor PD-1, e, portanto, impede a interação do PD-L1 e do PD-L2 com o receptor PD-1. Em tumores experimentais em camundongos, o bloqueio do receptor PD-1 resulta em redução do crescimento tumoral.

A farmacocinética do pembrolizumab foi caracterizada utilizando farmacocinética populacional em pacientes (n = 2.993) com vários tipos de câncer tratados com doses de 1 a 10 mg/kg a cada 2 semanas, 2 a 10 mg/kg a cada 3 semanas ou 200 mg a cada 3 semanas. O *clearance* do pembrolizumab foi estimado em 252 mℓ/dia, com volume aparente de distribuição de 6 ℓ e meia-vida de eliminação de 22 dias. As concentrações de equilíbrio foram atingidas após 16 semanas de tratamento. Idade (15 a 94 anos), sexo, raça, insuficiência renal (taxa de filtração glomerular > 15 mℓ/min), insuficiência hepática leve ou tamanho do tumor não influenciaram de maneira clinicamente significativa a farmacocinética do pembrolizumab.

A eficácia e a segurança do pembrolizumab foram avaliadas em ensaio clínico randomizado, duplo-cego, fase III em pacientes com carcinoma pulmonar metastático escamoso de células não pequenas (Paz-Ares *et al.*, 2018). Pacientes (n = 559) foram randomizados 1:1 para receber pembrolizumab 200 mg a cada 3 semanas (n = 278) ou placebo (n = 281); os pacientes foram tratados (ambos os grupos) com carboplatina + paclitaxel (ou nab-paclitaxel). O tempo médio de sobrevida no grupo tratado com pembrolizumab foi de 15,9 meses e naquele tratado com placebo de 11,3 meses (Figura 78.4 A). O benefício de se adicionar pembrolizumab ao esquema quimioterápico foi observado em todos os subgrupos de pacientes (Figura 78.4 B). Reações adversas de grau 3 e 4 ocorreram em 69,8% dos pacientes tratados com pembrolizumab + quimioterapia e em 68,2% dos pacientes tratados com placebo + quimioterapia. As reações adversas mais comuns em ambos os grupos foram anemia, alopecia e neutropenia.

O pembrolizumab está indicado no tratamento de melanoma irressecável ou metastático, carcinoma pulmonar metastático de células não pequenas, tumores metastáticos de cabeça e pescoço, doença de Hodgkin refratária ao tratamento, carcinoma urotelial metastático, carcinoma de cólon metastático com alta instabilidade de microssatélites e tumores gástricos metastáticos. A dose recomendada é de 200 mg IV em infusão de 30 min a cada 3 semanas até progressão da doença ou surgimento de toxicidade inaceitável. As reações adversas mais comuns com incidência de ≥ 20% foram fadiga, dor musculoesquelética, anorexia, prurido, diarreia, náuseas, *rash* cutâneo, febre, tosse, dispneia, constipação intestinal, dor e dor abdominal.

Atezolizumab (Tecentriq®)

Anticorpo monoclonal IgG1 humanizado direcionado contra PD-L1. Conforme visto anteriormente, PD-L1 pode causar supressão da vigilância imunológica ao se ligar aos receptores PD-1 e CD80 (B7-1) do linfócito T. Ao se ligar somente a PD-L1, o atezolizumab não se liga a PD-L2, podendo, portanto, ocorrer a interação entre a PD-L2 e o receptor PD-1, minimizando-se, assim, o risco de doença autoimune (Herbst *et al.*, 2014).

O atezolizumab apresenta farmacocinética linear entre as doses de 1 a 20 mg/kg, incluindo a dose de 1.200 mg administrada a cada 3 semanas. O *clearance* sistêmico é de 0,20 ℓ/dia, o volume de distribuição é de 6,9 ℓ e a meia-vida de eliminação de 27 dias, e o estado de equilíbrio é atingido após 6 a 9 semanas (2 a 3 ciclos). A farmacocinética do atezolizumab não é afetada por idade (21 a 89 anos), peso, sexo, nível de albumina, tamanho do tumor, etnia, insuficiência renal leve ou moderada (taxa de filtração glomerular estimada entre 30 e 89 mℓ/min), insuficiência hepática leve ou expressão de PD-L1.

A eficácia e a segurança do atezolizumab foram avaliadas em ensaio clínico fase III, randomizado, aberto em pacientes previamente tratados para carcinoma de pulmão de células não pequenas (Rittmeyer *et al.*, 2017). Pacientes foram randomizados para ser tratados com atezolizumab (n = 425) 1.200 mg IV a cada 3 semanas ou docetaxel (n = 425) na dose de 75 mg/m² a cada 3 semanas. O objetivo primário foi tempo de sobrevida entre os dois grupos. O tempo de sobrevida foi significativamente maior no grupo tratado com atezolizumab (13,8 *vs.* 9,6 meses para atezolizumab e docetaxel, respectivamente; Figura 78.5). Reações adversas de graus 3 e 4 foram observadas em 37% dos pacientes tratados com atezolizumab e 54% daqueles tratados com docetaxel. As reações adversas de característica imunológica no grupo tratado com atezolizumab foram pneumonite (6 pacientes), hepatite (2 pacientes) e colite (2 pacientes).

O atezolizumab está indicado no tratamento de carcinoma urotelial avançado localmente ou metastático nos pacientes que não são elegíveis para quimioterapia com cisplatina e cujos tumores apresentam ≥ 5% de células contendo PD-L1. Ele também está indicado para tratamento de pacientes com câncer de pulmão de células não pequenas metastático. A dose recomendada é de 1.200 mg administrada por infusão em 60 min a cada 3 semanas até que ocorra progressão da doença ou toxicidade inaceitável. Caso a primeira infusão seja bem tolerada, as demais infusões podem ser feitas em 30 min. As reações adversas mais frequentes, ≥ 20% em pacientes com carcinoma urotelial avançado localmente ou metastático, foram fadiga, anorexia, náuseas, constipação intestinal, infecção do trato urinário, diarreia e febre. As reações adversas mais frequentes, ≥ 20% em pacientes com carcinoma pulmonar de células não pequenas, foram fadiga, anorexia, dispneia e tosse.

Durvalumab (Imfinzi®)

Anticorpo monoclonal humano que se liga ao PD-L1, impedindo, desse modo, a ligação do PD-L1 nos receptores PD-1 e CD80, que causa inativação do linfócito T. Uma ampla gama de tumores humanos apresenta *up-regulation* do PD-L1, escapando, assim, da vigilância imunológica. Tumores que expressam altos níveis de PD-L1 estão associados a prognóstico reservado. Ao bloquear a ligação do PD-L1 aos receptores do linfócito T, o durvalumab ativa esses linfócitos. Durvalumab não se liga ao PD-L2 (Stewart *et al.*, 2015).

O durvalumab apresenta farmacocinética linear até 3 mg/kg em pacientes com câncer, sendo o estado de equilíbrio atingido com 16 semanas. O volume de distribuição é estimado em 5,6 ℓ, com uma meia-vida de eliminação de aproximadamente 17 dias (Syed, 2017). A farmacocinética do durvalumab não é afetada de maneira clinicamente significativa por idade (19 a 96 anos), peso (34 a 149 kg), sexo, etnia, tipo de tumor, insuficiência renal leve ou moderada (*clearance* de creatinina entre 60 e 89 e 30,59 mℓ/min, respectivamente) ou insuficiência hepática leve. Não foi observada interação farmacocinética relevante do ponto de vista clínico entre durvalumab e tremelimumab (Antonia *et al.*, 2016) ou durvalumab e gefitinib (Gibbons *et al.*, 2016) em pacientes com carcinoma pulmonar de células não pequenas.

A eficácia e a segurança do durvalumab foram avaliadas em ensaio clínico fase III, controlado com placebo em pacientes com câncer de pulmão de células não pequenas inoperável (Antonia *et al.*, 2018). Os pacientes (n = 709) foram randomizados 2:1 para receber durvalumab 10 mg/kg IV a cada 2 semanas por 12 meses (n = 473) ou placebo (n = 236). O objetivo primário foi tempo de sobrevida sem progressão da doença e tempo total de sobrevida. A porcentagem de pacientes que estavam vivos após 24 meses do início de tratamento foi de 66,3% no grupo tratado com durvalumab e 55,6% no grupo tratado com placebo

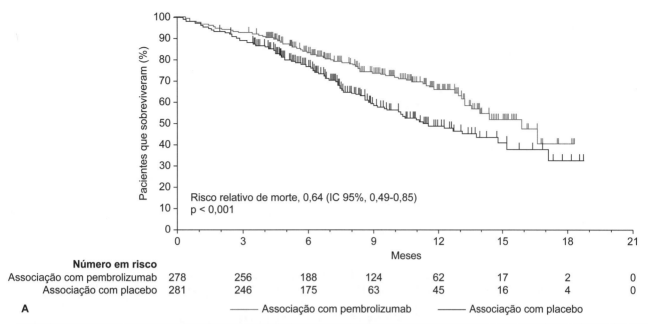

Figura 78.4 A. Curvas de Kaplan-Meier de sobrevida total em pacientes com câncer de pulmão de células escamosas não pequenas metastático tratados com quimioterapia associada ao pembrolizumab ou quimioterapia associada a placebo. **B.** *Forest plot* da sobrevida total em subgrupos em pacientes com câncer de pulmão de células escamosas não pequenas metastático tratados com quimioterapia associada ao pembrolizumab ou quimioterapia associada a placebo.

(p = 0,005; Figura 78.6). Um total de 30,5% dos pacientes tratados com durvalumab e 26,1% do grupo placebo tiveram reações adversas de graus 3 e 4. As reações adversas mais frequentes responsáveis pela interrupção do tratamento foram pneumonite (4,8% no grupo tratado com durvalumab e 2,6% no grupo placebo), pneumonite induzida por radiação (1,3% e 1,3%) e pneumonia (1,1% e 1,3%).

O durvalumab está indicado para o tratamento de pacientes com carcinoma urotelial localizado avançado ou metastático. A dose recomendada é de 10 mg/kg aplicado IV em infusão por 60 min a cada 2 semanas até que ocorra progressão da doença ou toxicidade inaceitável. As reações adversas mais frequentes são fadiga, dor musculoesquelética, constipação intestinal, anorexia, náuseas, edema periférico e infecção das vias urinárias.

Avelumab (Bavencio®)

Anticorpo monoclonal humano do tipo IgG1-lambda direcionado contra o PLD-L1, com peso molecular de 147 kDa (Figura 78.7; Collins e Gulley, 2019).

A farmacocinética do avelumab foi estudada em 1.629 pacientes com doses variando entre 1 e 20 mg/kg administrado a cada 2 semanas. A farmacocinética do avelumab é linear entre as doses de 10 a 20 mg/kg.

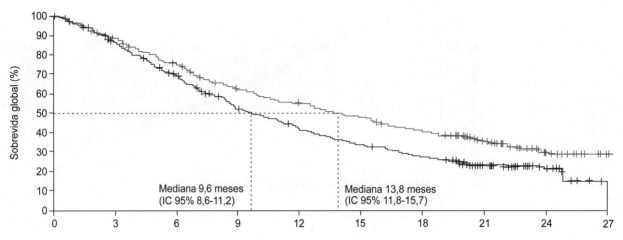

Figura 78.5 Curvas de Kaplan-Meier mostrando a sobrevida global com câncer de pulmão de células não pequenas previamente tratados com quimioterapia e agora tratados com atezolizumab ou docetaxel.

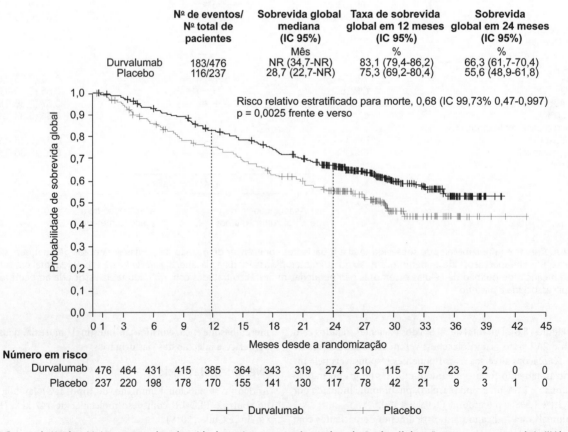

Figura 78.6 Curvas de Kaplan-Meier mostrando sobrevida de pacientes com câncer de pulmão de células não pequenas em estágio III já submetidos à quimioradioterapia e agora tratados com durvalumab ou placebo.

Capítulo 78 • Anticorpos Monoclonais Imunomoduladores 1209

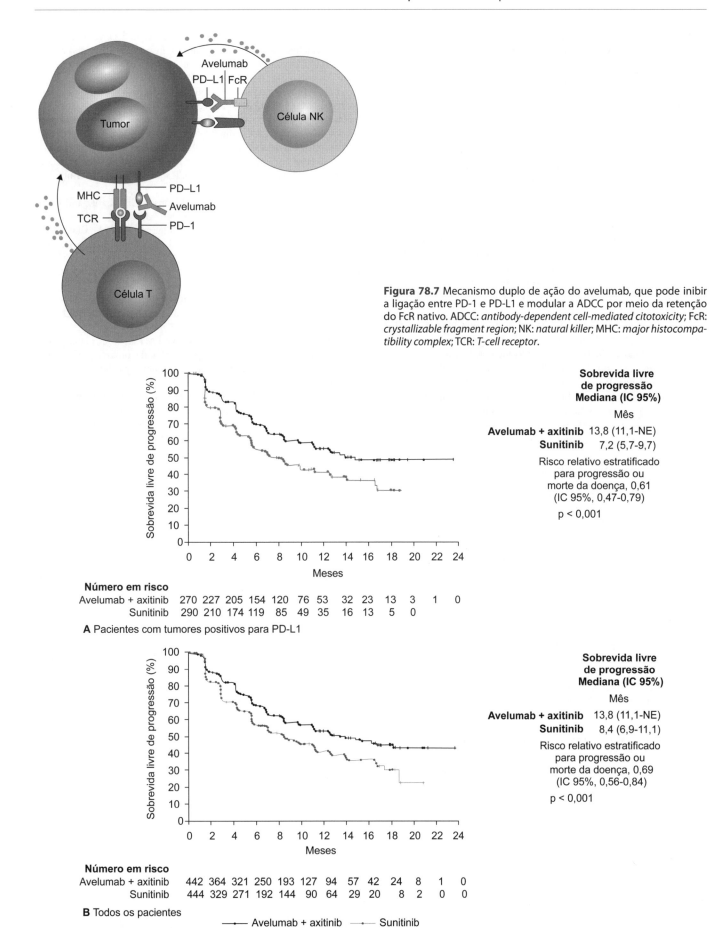

Figura 78.7 Mecanismo duplo de ação do avelumab, que pode inibir a ligação entre PD-1 e PD-L1 e modular a ADCC por meio da retenção do FcR nativo. ADCC: *antibody-dependent cell-mediated citotoxicity*; FcR: *crystallizable fragment region*; NK: *natural killer*; MHC: *major histocompatibility complex*; TCR: *T-cell receptor*.

Figura 78.8 Curvas de Kaplan-Meier mostrando risco relativo de sobrevida total em pacientes com carcinoma renal avançado e tratados com avelumab associado ao axitinib *versus* sunitinib em monoterapia. A. Resultados obtidos em pacientes que apresentavam tumor com positividade para PD-L1. B. Todos os pacientes.

A média geométrica do volume aparente de distribuição do avelumab é de 4,72 ℓ, com um *clearance* sistêmico estimado em 0,59 ℓ/dia e uma meia-vida de eliminação de 6,1 dias. O estado de equilíbrio é atingido após 4 a 6 semanas (2 a 3 ciclos). Não foram observadas diferenças clinicamente significativas na farmacocinética do avelumab em relação a peso, idade, etnia, *status* PD-L1, tamanho do tumor, insuficiência renal leve, moderada ou grave (*clearance* de creatinina > 15 mℓ/min) ou insuficiência hepática leve ou moderada.

A eficácia e a segurança do avelumab foram avaliadas em ensaio clínico fase III em pacientes com carcinoma renal avançado (Motzer *et al.*, 2019). Pacientes (n = 886) foram randomizados 1:1 para ser tratados com avelumab (10 mg/kg a cada 2 semanas) mais axitinib (5 mg 2 vezes/dia VO) ou sunitinib (50 mg 1 vez/dia VO) por 4 semanas (ciclos de 6 semanas). O objetivo primário foi tempo de sobrevida ou tempo de sobrevida sem progressão da doença. Conforme mostrado na Figura 78.8, o uso do avelumab + axitinib causou aumento do tempo de sobrevida (independentemente do *status* do PD-L1 do tumor). Reações adversas de grau 3 ou superior ocorreram em 71,2% dos pacientes tratados com avelumab + axitinib e em 71,5% dos pacientes tratados com sunitinib.

O avelumab está indicado para o tratamento de pacientes adultos ou pediátricos (com 12 ou mais anos de idade) com diagnóstico de carcinoma celular de Merkel. A dose recomendada de avelumab é de 10 mg/kg administrado via IV em infusão de 60 min a cada 2 semanas até a progressão da doença ou toxicidade inaceitável. Os pacientes devem ser medicados com anti-histamínico e paracetamol antes da infusão. As reações adversas mais frequentes com incidência ≥ 20% foram fadiga, dor musculoesquelética, diarreia, náuseas, reação relacionada com a infusão, *rash* cutâneo, queda de apetite e edema periférico.

REFERÊNCIAS BIBLIOGRÁFICAS

Antonia S, Goldberg SB, Balmanoukian A, Chaft JE, Sanborn RE, Gupta A, et al. Safety and antitumour activity of durvalumab plus tremelimumab in non-small cell lung cancer: a multicentre, phase 1b study. Lancet Oncol. 2016;17:299-308.

Antonia SJ, Villegas A, Daniel D, Vicente D, Murakami S, Hui R, et al. Overall survival with durvalumab after chemoradiotherapy in stage III NSCLC. N Engl J Med. 2018;379:2342-50.

Baxter AG, Hodkin PD. Activation rules: the two-signal theories of immune activation. Nat Rev Immunol. 2002;2:439-46.

Collins JM, Gulley JL. Product review: avelumab, an anti-PD-L1 antibody. Hum Vaccin Immunother. 2019;15:891-908.

Egen JG, Kuhns MS, Allison JP. CTLA-4: New insights into its biological function and use in tumor immunotherapy. Nat Immunol. 2002;3:611-8.

Gibbons DL, Chow LQ, Kim DW, Kim SW, Yeh T, Song X, et al. Efficacy, safety and tolerability of MEDI4736 (durvalumab [D]), a human IgG1 anti- programmed cell death-ligand-1 (PD-L1) antibody, combined with gefitinib (G): a phase I expansion in TKI-naive patients (pts) with EGFR mutant NSCLC. J Thorac Oncol. 2016;11:S79.

Herbst RS, Soria JC, Kowanetz M, Fine GD, Hamid O, Gordon MS, et al. Predictive correlates of response to the anti-PD-L1 antibody MPDL3280A in cancer patients. Nature. 2014;515:563-7.

Hodi FS, O'Dat SJ, McDermott DF, Weber RW, Sosman JA, Haanen JB, et al. Improved survival with ipilimumab in patients with metastatic melanoma. N Engl J Med. 2010;363:711-23.

Ishida Y, Agata Y, Shibahara K, Honjo T. Induced expression of PD-1, a novel member of the immunoglobulin gene superfamily, upon programmed cell death. EMBO J. 1992;11:3887-95.

Jago CB, Yates J, Câmara NO, Lechler RI, Lombardi G. Differential expression of CTLA-4 among T cell subsets. Clin Exp Immunol. 2004;136:463-71.

June CH, Bluestone JA, Nadler LM, Thompson CB. The B7 and CD28 receptor families. Immunol Today. 1994;15:321.

Latchman Y, Wood CR, Chernova T, Chaudhary D, Borde M, Chernova I, et al. PD-L2 is a second ligand for PD-1 and inhibits T cell activation. Nat Immunol. 2001;2:261-8.

Leach DR, Krummel MF, Allison JP. Enhancement of antitumor immunity by CTLA-4 blockade. Science. 1996;271:1734-6.

Motzer RJ, Penkov K, Haanen J, Rini B, Albiges L, Campbell MT, et al. Avelumab plus axitinib versus sunitinib for advanced renal-cell carcinoma. N Engl J Med. 2019;380:1103-15.

Nomi T, Sho M, Akahori T, Hamada K, Kubo A, Kanehiro H et al. Clinical significance and therapeutic potential of the programmed death-1 ligand/programmed death-1 pathway in human pancreatic cancer. lin Cancer Res. 2007;13:2151-7.

Okazaki T, Tanaka Y, Nishio R, Mitsuiye T, Mizoguchi A, Wang J, et al. Autoantibodies against cardiac troponin I are responsible for dilated cardiomyopathy in PD-1-deficient mice. Nat Med. 2003;9:1477-83.

Paz-Ares L, Luft A, Vicente D, Tafreshi A, Gümüş M, Mazières J, et al. Pembrolizumab plus chemotherapy for squamous non-small-cell lung cancer. N Engl J Med. 2018;379:2040-51.

Rittmeyer A, Barlesi F, Waterkamp D, Park K, Ciardiello F, von Pawel J, et al. Atezolizumab versus docetaxel in patients with previously treated non-small-cell lung cancer (OAK): a phase 3, open-label, multicentre randomised controlled trial. Lancet. 2017;389:255-65.

Specenier P. Expert review of cancer therapy. Expert Rev Anticancer Ther. 2016;16:811-26.

Stewart R, Morrow M, Hammond SA, Mulgrew K, Marcus D, Poon E, et al. Identification and characterization of MEDI4736, an antagonistic anti-PD-L1 monoclonal antibody. Cancer Immunol Res. 2015;3:1052-62.

Syed YY. Durvalumab: first global approval. Drugs. 2017;77:1369-76.

Thompson CB, Allison JP. The emerging role of CTLA-4 as an immune attenuator. Immunity. 1997;7:445-50.

Waterhouse P, Penninger JM, Timms E, Wakeham A, Shahinian A, Lee KP, et al. Lymphoproliferative disorders with early 32. lethality in mice deficient in CTLA-4. Science. 1995;270:985-8.

Wolchok JD, Chiarion-Sileni V, Gonzalez R, Rutkowski P, Grob JJ, Cowey CL, et al. Overall survival with combined nivolumab and ipilimumab in advanced melanoma. N Engl J Med. 2017;377:1345-56.

Wolchok JD, Saenger Y. The mechanism of anti-CTLA-4 activity and the negative regulation of T-cell activation. Oncologist. 2008;13 Suppl 4:2-9.

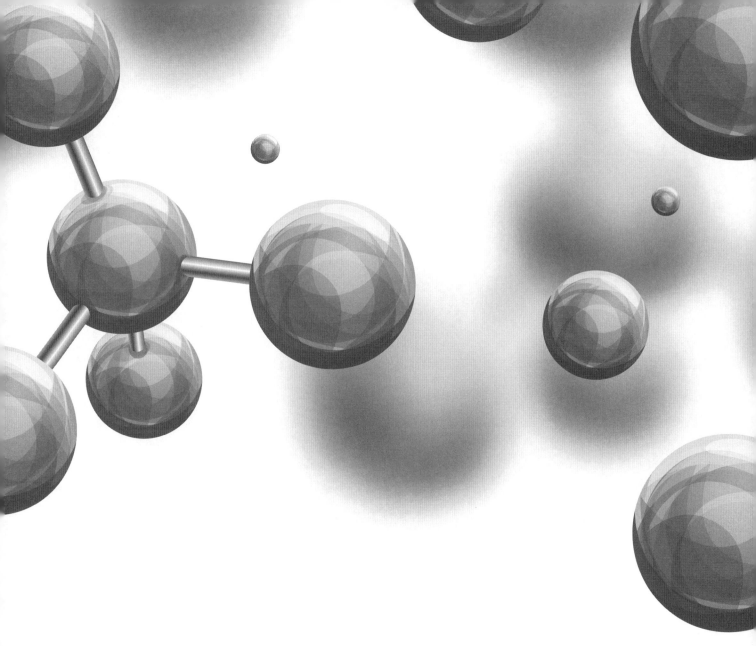

Parte 15

Fármacos em Anestesiologia

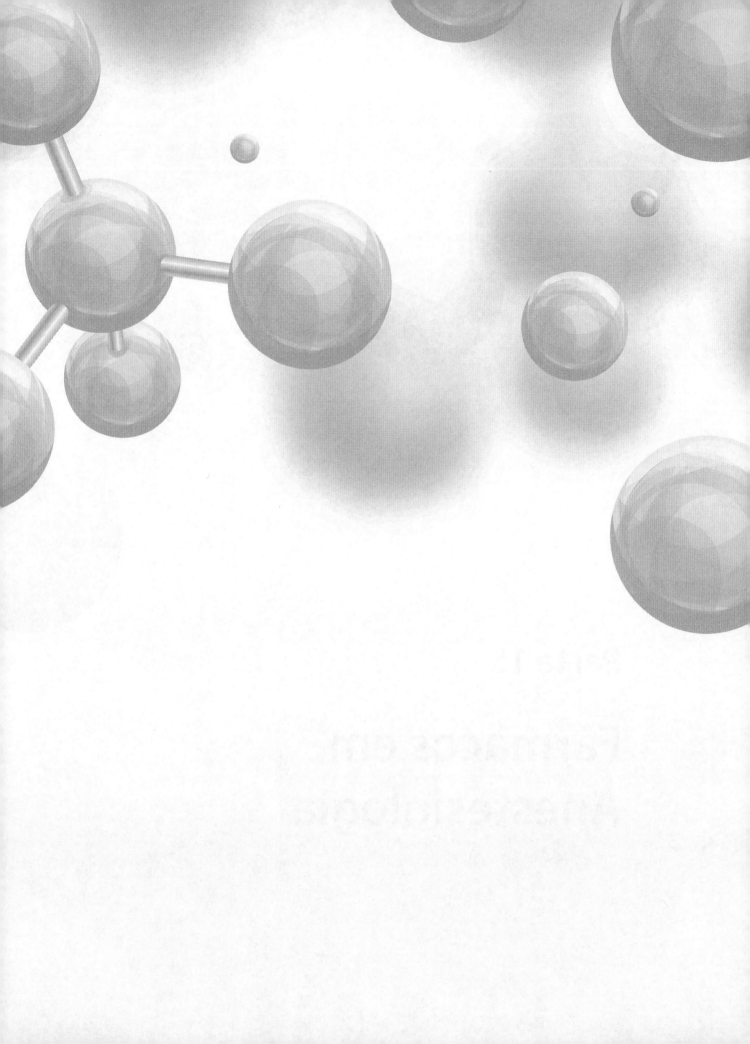

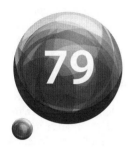

Bloqueio Neuromuscular

INTRODUÇÃO

A transmissão do nervo para o músculo esquelético é mediada pela acetilcolina, a qual é sintetizada e armazenada nos axônios terminais. A acetilcolina é liberada por impulsos nervosos, difunde-se através da fenda sináptica e estimula as fibras musculares ao atuar em receptores específicos localizados na membrana pós-juncional da placa motora. A meia-vida da acetilcolina é muito curta, visto ser rapidamente hidrolisada em metabólitos inativos pela enzima acetilcolinesterase presente na junção neuromuscular. Esses receptores nos quais a acetilcolina age são chamados receptores nicotínicos, pois o alcaloide nicotina é capaz de mimetizar sua ação. A ativação dos receptores nicotínicos, um canal iônico de característica catiônica não específica formado por cinco subunidades organizadas ao redor de um poro central, leva à contração muscular esquelética.

O bloqueio neuromuscular refere-se especificamente ao bloqueio da transmissão por fármacos que interferem nos receptores da acetilcolina localizados na membrana pós-juncional da placa motora dos músculos estriados. A introdução dos bloqueadores neuromusculares revolucionou a prática da anestesiologia. Antes do seu advento, a anestesia era induzida e mantida por agentes inalatórios ou intravenosos (IV). A intubação traqueal era incomum, e, se fosse necessário relaxamento da musculatura esquelética, isso era conseguido com o aprofundamento do nível de anestesia inalatória, com os riscos associados à depressão respiratória e cardíaca. Em 1912, um cirurgião alemão utilizou curarina, um extrato parcialmente purificado da planta calabash curare (*Strychnos toxifera*), na anestesia. Ele observou que a segurança da anestesia era melhorada se o anestésico fosse administrado para causar apenas perda da consciência, e a curarina era administrada para paralisar as ações reflexas. Depois de 28 anos, dois anestesistas canadenses utilizaram intocostrin, um extrato padronizado de *Calophyllum tomentosum* (conhecida popularmente como bintangur) como relaxante muscular para anestesia cirúrgica (Bowman, 2006). Após essa experiência, o uso de bloqueadores neuromusculares tornou-se padrão em anestesiologia. Assim, a anestesia foi redefinida como uma tríade composta de narcose, analgesia e relaxamento muscular, efeitos para os quais são utilizados fármacos específicos (Raghavendra, 2002).

O bloqueio neuromuscular em anestesiologia refere-se ao fenômeno pelo qual os chamados fármacos não despolarizantes da junção neuromuscular bloqueiam a ligação do neurotransmissor (acetilcolina) à subunidade do receptor nicotínico da acetilcolina na placa motora. A administração terapêutica de bloqueadores neuromusculares na anestesiologia é empregada em procedimentos com durações variáveis, como:

- Poucos minutos, como no caso da intubação traqueal na indução da anestesia ou durante a reanimação cardiopulmonar, ou prevenindo espasmos musculares danosos durante a eletroconvulsoterapia, como o laringospasmo
- De 30 a 60 min para pequenas cirurgias ou procedimentos (p. ex., broncoscopia)
- Várias horas no caso de cirurgias complexas
- Vários dias ou semanas nos casos de pacientes sedados em unidades de terapia intensiva.

O bloqueador neuromuscular ideal deve ter um início rápido e de curta duração, não apresentar efeitos colaterais no sistema cardiovascular, não se acumular no organismo, não apresentar metabólitos ativos, ter *clearance* com órgão definido e ter disponível um antagonista adequado (Moore e Hunter, 2001).

O primeiro agente neuromuscular introduzido clinicamente foi a d-tubocurarina (isolada do curare), seguido de seu derivado semissintético, a metocurina, e, depois, pelo primeiro agente curarizante sintético, a galamina. O curare foi utilizado por séculos pelos indígenas da América do Sul para caça, que o passavam em suas flechas. Em 1846, Claude Bernard publicou seus experimentos clássicos com a ação do curare no sapo. Ele demonstrou que, quando o curare era administrado no membro do sapo, prevenia a contração da musculatura esquelética induzida pela estimulação do nervo. Entretanto, o músculo continuava a contrair quando estimulado diretamente. Quando o curare era aplicado diretamente no nervo, ele não causava bloqueio da contração muscular causada tanto pela estimulação do nervo quanto pela estimulação direta do músculo, demonstrando, dessa maneira, que o curare atuava na junção neuromuscular.

Os bloqueadores neuromusculares podem ser classificados em dois grupos: despolarizantes e não despolarizantes.

Os bloqueadores despolarizantes mimetizam o efeito da acetilcolina na junção neuromuscular, inicialmente causando contrações musculares (fasciculações) e, depois, paralisando a musculatura. Bacq e Brown (1937) demonstraram que, quando a acetilcolinesterase da junção neuromuscular era inibida, a própria acetilcolina, quer injetada, quer liberada na junção neuromuscular por estimulação de alta frequência, causava bloqueio neuromuscular. Atualmente, apenas a succinilcolina, descoberta em 1949 (Bovet *et al.*, 1949), também conhecida como suxametônio, é utilizada clinicamente; apresenta como vantagem o fato de agir em 60 s e o relaxamento muscular dura aproximadamente 5 min. Seu efeito não é revertido por anticolinesterásicos como a neostigmina.

Os bloqueadores não despolarizantes apresentam início de ação mais lento (2 a 3 min) e também podem ser utilizados para controle rápido das vias respiratórias, como no caso da intubação endotraqueal. Bovet recebeu o Prêmio Nobel de Medicina em Fisiologia em 1957 pelo seu trabalho nos derivados do curare. Eles atuam promovendo bloqueio competitivo na junção neuromuscular, e seus efeitos são revertidos por inibidores da colinesterase, como a neostigmina.

No final da década de 1950, a d-tubocurarina, a galamina e o suxametônio eram utilizados clinicamente; os dois primeiros como bloqueadores neuromusculares não despolarizantes e a succinilcolina como bloqueador neuromuscular despolarizante. Os bloqueadores neuromusculares não despolarizantes têm duração de ação de aproximadamente 25 min a 2 h, dependendo da dose. Distintamente da succinilcolina, o bloqueio neuromuscular induzido pelos bloqueadores neuromusculares não despolarizantes é revertido por anticolinesterásicos como a neostigmina. O uso de bloqueadores neuromusculares está associado a maior morbidade e mortalidade comparada com técnicas que evitam o uso de bloqueadores neuromusculares (Arbous *et al.*, 2005), sendo a principal causa dessas complicações a chamada curarização pós-operatória residual (CPOR). Uma das dificuldades em anestesiologia consiste em evitar a CPOR e reduzir sua incidência monitorando a recuperação eficaz do bloqueio neuromuscular ou induzindo sua reversão.

O grau de bloqueio neuromuscular pode ser avaliado por estimulação do nervo periférico causando uma pequena contração (*twitch*), permitindo um monitoramento qualitativo e quantitativo do bloqueio. Apesar do monitoramento cuidadoso, a reversão do bloqueio neuromuscular é considerada inefetiva, visto que o bloqueio residual da junção neuromuscular é ocasionalmente observado no pós-operatório. Esse bloqueio residual da junção neuromuscular decorre dos fármacos utilizados, os inibidores da acetilcolinesterase, que atuam indiretamente, causando um aumento da concentração de acetilcolina. A reversão rápida do bloqueio da junção neuromuscular não é possível com esses inibidores de acetilcolinesterase utilizados atualmente (neostigmina, piridostigmina e edrofônio). Efeitos colaterais cardiovasculares e autonômicos também podem ocorrer (Bevan *et al.*, 1992). A seguir, são revistas as principais características dos bloqueadores neuromusculares despolarizantes e não despolarizantes (também chamados de adespolarizantes).

BLOQUEADORES NEUROMUSCULARES DESPOLARIZANTES

Succinilcolina

É formada por duas moléculas de acetilcolina ligadas por seus grupos acetil formando um succinildiéster de colina (Figura 79.1). Seus metabólitos são a succinilmonocolina, que tem aproximadamente 1/6 a 1/10 da potência da succinilcolina, e a colina, que existe no organismo como um metabólito da acetilcolina.

A succinilcolina, também conhecida como suxametônio, foi introduzida na prática clínica em 1951. Por sua semelhança estrutural com a acetilcolina, ela atua como um agonista dos receptores nicotínicos. A succinilcolina é rapidamente hidrolisada pela butirilcolinesterase (BHCE), também conhecida como colinesterase plasmática ou pseudocolinesterase, a qual é sintetizada no fígado e está presente no plasma. A duração do bloqueio neuromuscular causado pela succinilcolina é determinada pela taxa de dissociação da succinilcolina do receptor nicotínico e pela taxa de metabolização pela BHCE no plasma. Como a succinilcolina é hidrolisada mais lentamente e permanece ligada mais tempo ao receptor nicotínico do que a acetilcolina, esse agente mantém o potencial de membrana acima do limiar para a repolarização e, portanto, a acetilcolina não consegue causar despolarização do sarcolema até que ocorra a repolarização. A dose média para produzir bloqueio neuromuscular com o intuito de facilitar a intubação traqueal é 0,6 mg/kg administrado via IV, e a dose ótima pode variar de 0,3 a 1,1 mg/kg em adultos. O bloqueio neuromuscular ocorre em cerca de 1 min, o bloqueio máximo é atingido em 2 min e a reversão ocorre entre 4 e 6 min. Para procedimentos cirúrgicos longos, a succinilcolina pode ser infundida na taxa de 2,5 a 4,3 mg/min. No caso de pacientes pediátricos, a dose IV de succinilcolina é de 2 mg/kg para crianças pequenas e 1 mg/kg para adolescentes. A succinilcolina pode ser administrada via intramuscular (IM) caso não seja possível fazer uma administração IV; nesse caso, a dose utilizada é de 3 a 4 mg/kg, com início do efeito de 2 a 3 min.

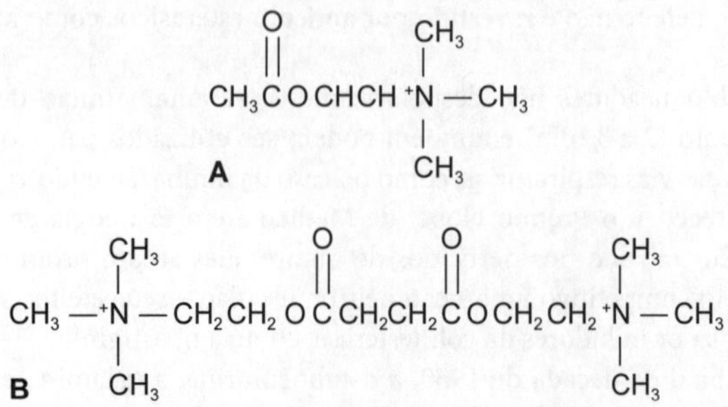

As seguintes reações adversas foram observadas com o uso clínico da succinilcolina (Book *et al.*, 1994):

Mialgia. Após a administração de suxametônio, de 5 a 83% dos pacientes relatam mialgia no pós-operatório. A maior incidência é observada em pacientes que sofreram pequena cirurgia ginecológica, nos quais o estímulo para deambulação precoce supostamente contribui para a mialgia (Chestnutt *et al.*, 1985). O mecanismo responsável pela mialgia não é totalmente conhecido, mas observou-se que, nos pacientes que apresentam mialgia, há uma queda significativa do cálcio sérico, em contraste com aumento ou não alteração nos pacientes que não apresentam mialgia.

Aumento da pressão intraocular. Administração de suxametônio em voluntários sadios causa aumento de 5 a 15 mmHg na pressão intraocular, possivelmente pelo efeito tônico do suxametônio nos músculos extraoculares.

Hiperpotassemia. Geralmente, o aumento é discreto, transitório e não traz consequências aos pacientes. Esse aumento costuma ser de 0,5 a 1 mmol/ℓ e perdura por 10 a 15 min após a administração do suxametônio. O mecanismo possivelmente envolve a liberação de potássio da musculatura esquelética pela despolarização causada pelo suxametônio na placa motora ou por lesão celular causada pelas contrações não coordenadas estimuladas pelo suxametônio.

Hiperpirexia maligna. Doença metabólica muscular de origem genética, ocorre em 1/14.000 crianças e 1/50.000 adultos. O suxametônio pode disparar uma resposta hipermetabólica nesses pacientes, caracterizada por hipercapnia, acidose metabólica, hipoxemia, rigidez muscular, rabdomiólise, arritmia cardíaca, hiperpirexia e hiperpotassemia. Essa síndrome pode ser letal se não tratada.

Espasmo do músculo masseter. Também conhecido como trismo, ocorre com mais frequência em crianças do que em adultos após administração da succinilcolina. A frequência de trismo na população pediátrica após uso de succinilcolina com halotano varia entre 3 e 10 por mil pacientes (Schwartz *et al.*, 1984).

Bloqueio neuromuscular prolongado. O suxametônio é normalmente hidrolisado pela colinesterase sérica. O gene que codifica essa enzima apresenta quatro alelos importantes, conhecidos como alelo usual (U), alelo atípico (A), alelo resistente ao flúor (F) e alelo silencioso (S). O gene atípico é o mais comum das variantes, e a homozigose está estimada em 1 a cada 2.000 pacientes. Reversão do bloqueio neuromuscular após administração de suxametônio em pacientes em homozigose para o gene A ocorre geralmente após 1 h, enquanto, em heterozigose, após 10 a 30 min. A incidência do gene silencioso e do gene resistente ao flúor é muito baixa e o quadro clínico é semelhante aos do gene atípico. Importante ressaltar que pode haver outras causas pelo bloqueio neuromuscular prolongado além da pseudocolinesterase atípica, por exemplo, níveis baixos da pseudocolinesterase normal, ou também em razão da administração de suxametônio por dose e/ou tempo excessivo.

Resistência aparente. Pacientes com miastenia *gravis* apresentam resistência ao suxametônio, mas o mecanismo não é conhecido; suspeita-se

Figura 79.1 A. Acetilcolina. **B.** Succinilcolina.

que o decréscimo do número de receptores de acetilcolina seja o responsável (Martyn *et al.*, 1992).

Arritmias cardíacas. Em virtude da sua semelhança estrutural com a acetilcolina, o suxametônio estimula os receptores colinérgicos nicotínicos e muscarínicos, de modo que a bradicardia induzida pelo suxametônio é possivelmente causada pela estimulação dos receptores muscarínicos. Às vezes, taquiarritmias e extrassistolia bigeminadas são observadas após administração de suxametônio. Anestesistas geralmente injetam atropina antes de administrar uma segunda dose de succinilcolina para prevenir bradicardia. Pacientes pediátricos frequentemente são tratados com atropina antes ou concomitantemente ao uso da succinilcolina. Importante ressaltar que é mais frequente o suxametônio causar taquicardia e hipertensão após uma bradicardia inicial (Lee, 2009).

Rabdomiólise. Na ausência de hiperpirexia maligna, a rabdomiólise geralmente é benigna, mais comum em crianças do que em adultos. Mioglobinemia não acompanhada de rabdomiólise é detectada em até 40% das crianças após dose única de suxametônio, enquanto somente 1 em cada 30 adultos desenvolve mioglobinemia na ausência de doença neuromuscular.

Reações anafiláticas e anafilactoides. Degranulação de mastócitos com liberação de histamina foi observada após administração da succinilcolina, sendo mais frequente hiperemia na pele, embora urticária, broncospasmo e hipotensão arterial também ocorram, com incidência menor. A anafilaxia é uma liberação maciça de substâncias vasoativas causadas por IgE, levando ao colapso circulatório. O suxametônio é o bloqueador neuromuscular mais associado a reações anafilactoides e anafilaxia. Em 821 casos descritos de anafilaxia causada por anestésicos, 80% foram provocados por bloqueadores neuromusculares, sendo o suxametônio responsável por 54% desses casos (Laxenaire *et al.*, 1990).

Atualmente, a succinilcolina é pouco utilizada, sendo substituída por bloqueadores neuromusculares não despolarizantes. Por sua ação de aumentar o tônus do esfíncter inferior do esôfago, a succinilcolina é utilizada em pacientes com estômago cheio ou com alto risco de refluxo gastresofágico e, portanto, de aspiração. A succinilcolina também é utilizada na dose de 0,1 a 3 mg/kg conjuntamente com atropina na dose de 0,02 mg/kg para tratamento do laringospasmo, principalmente em pacientes pediátricos; nessa condição, é importante ressaltar que a succinilcolina pode ser administrada por via sublingual, intramuscular ou mesmo intraóssea, caso não haja acesso venoso disponível (Rose e Cohen, 1996).

BLOQUEADORES NEUROMUSCULARES NÃO DESPOLARIZANTES

Os bloqueadores neuromusculares são desenhados com o objetivo de mimetizar a estrutura da acetilcolina para que interaja com os receptores colinérgicos nicotínicos da junção neuromuscular. No caso dos bloqueadores neuromusculares não despolarizantes, eles apresentam uma estrutura química mais volumosa quando comparada com a molécula da acetilcolina, o que os leva a interagirem com o receptor como antagonistas, em vez de agonistas. Os bloqueadores neuromusculares não despolarizantes podem ser divididos segundo a sua estrutura molecular básica em fármacos esteroidais e não esteroidais. Os bloqueadores musculares não esteroidais incluem fármacos derivados do benzilisoquinolínio. Pancurônio, vecurônio, pipecurônio e rocurônio são classificados como bloqueadores neuromusculares esteroidais; já d-tubocurarina, atracúrio e cisatracúrio, como bloqueadores neuromusculares derivados do benzilisoquinolínio. Uma propriedade ideal para o bloqueador neuromuscular é a especificidade para o receptor nicotínico da junção neuromuscular. Esses fármacos, entretanto, podem se ligar também aos receptores colinérgicos autonômicos, causando reações hemodinâmicas adversas. Alguns bloqueadores neuromusculares não despolarizantes exercem tais reações em concentrações clinicamente relevantes, enquanto outros requerem concentrações em excesso daquelas atingidas clinicamente para causar reações adversas autonômicas. A razão entre a dose para causar uma reação adversa autonômica e a dose necessária para bloquear o receptor nicotínico da junção neuromuscular é chamada de razão ou índice de segurança.

Bloqueadores neuromusculares não despolarizantes esteroidais

Vecurônio

O brometo de vecurônio (Figura 79.2) é indicado como bloqueador neuromuscular para anestesia geral, intubação endotraqueal e paralisia na unidade de terapia intensiva em pacientes sedados que necessitam de ventilação mecânica. Em geral, é usado conjuntamente com isoflurano ou enflurano. É administrado IV, e a dose varia conforme a indicação:

- Intubação endotraqueal: 0,08 a 0,1 mg/kg durante 1 min ou de 0,04 a 0,06 mg/kg caso tenha sido utilizado succinilcolina
- Manutenção de relaxamento muscular durante a cirurgia: 0,01 a 0,015 mg/kg administrado 20 a 45 min após a dose inicial e a cada 15 min conforme necessário
- Infusão contínua: *bolus* inicial de 0,08 a 0,1 mg/kg seguido de infusão 20 min depois com 0,05 a 0,07 mg/kg/h.

Seu efeito é revertido pelos inibidores de colinesterase e também pelo sugammadex, visto se tratar de um bloqueador neuromuscular esteroide.

As seguintes reações adversas foram observadas (< 1% dos casos): broncospasmo, hipotensão, edema, taquicardia sinusal, eritema, urticária, rubor facial, prurido e *rash* cutâneo. De todos os bloqueadores musculares, o vecurônio é o que apresenta menor incidência de liberação de histamina (Ramzy e Pellegrini, 2018). O efeito do vecurônio pode ser revertido por inibidores da acetilcolinesterase e pelo sugammadex. Uma das desvantagens do uso do vecurônio consiste na presença de metabólitos ativos.

Pancurônio

O brometo de pancurônio é um bloqueador neuromuscular não despolarizante com estrutura esteroide similar à do vecurônio (Figura 79.3), sendo aproximadamente um terço menos potente que o vecurônio e cinco vezes mais potente que a d-tubocurarina. A diferença estrutural do pancurônio para o vecurônio reside apenas em um grupo metil no nitrogênio piperidínico do anel A. A duração do bloqueio neuromuscular causado pelo pancurônio é maior em comparação com doses equipotentes com vecurônio, e a dose recomendada para produzir 95% de inibição da contração muscular causada por estimulador de nervo é de 50 μg/kg em anestesia balanceada. É considerado um bloqueador neuromuscular não despolarizante de ação prolongada.

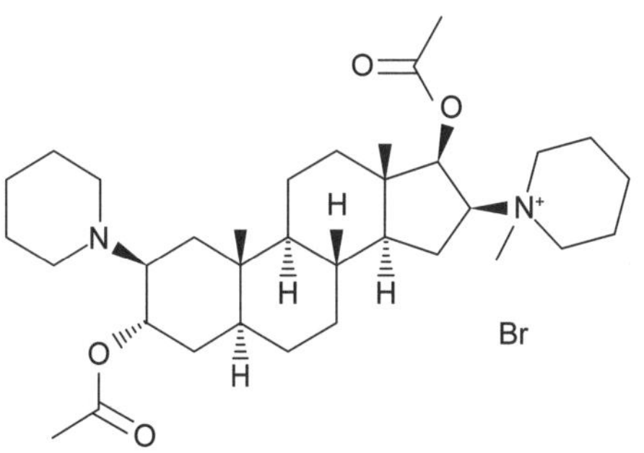

Figura 79.2 Brometo de vecurônio.

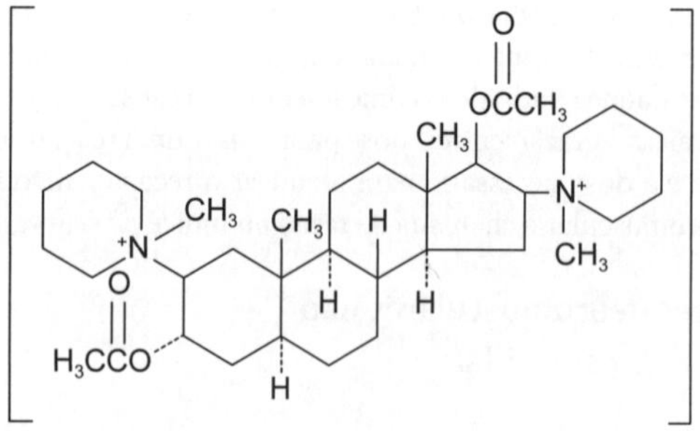

Figura 79.3 Brometo de pancurônio.

Pancurônio pode causar discreto aumento da frequência cardíaca por ação antagonística nos receptores muscarínicos cardíacos, observado nas doses utilizadas terapeuticamente. Quando administrado IV na dose de 60 μg/kg, demora de 2 a 3 min para que se atinja relaxamento muscular ideal para intubação endotraqueal, e a duração da resposta varia de 35 a 45 min. Apresenta metabolismo hepático, mas os metabólitos têm pouca atividade farmacológica, sendo a eliminação renal a principal via de eliminação do fármaco e de seus metabólitos. A dose utilizada para intubação endotraqueal varia de 50 a 150 μg/kg, seguido de dose 10 μg/kg para manutenção, administrada em intervalos de 25 a 60 min. Em pacientes pediátricos (1 mês a 12 anos de idade), a dose inicial varia de 60 a 80 μg/kg, e as doses de manutenção e intervalo são as mesmas de adultos. Neonatos são particularmente sensíveis a bloqueadores neuromusculares não despolarizantes; portanto, a dose deve ser administrada com atenção, recomendando-se dose de 30 a 40 μg/kg, ou até mesmo uma dose inicial mais baixa (20 μg/kg) para determinar a sensibilidade do neonato.

Pipecurônio

O brometo de pipecurônio é um bloqueador neuromuscular esteroide com estrutura semelhante à do pancurônio e à do vecurônio, sendo a maior diferença a distância dos amônios quaternários (Figura 79.4).

É considerado um bloqueador neuromuscular de ação prolongada. Quando associado à anestesia utilizando óxido nitroso, fentanila e droperidol, o efeito clínico (tempo para que a contração muscular retorne 25% ao valor basal determinado por um estimulador de nervo periférico) é de aproximadamente 30 min após uma dose de 50 μg/kg. Quando utilizado em uma anestesia balanceada (propofol, analgésico opioide e anestésico inalatório), doses de 70 a 85 μg/kg causam relaxamento muscular por 1 a 2 h, mas alguns grupos demonstram que a dose de 50 μg/kg também pode ser suficiente nesse caso (Braga et al., 2008). Quando utilizado para intubação endotraqueal, a dose recomendada é de 70 a 100 μg/kg, sendo as condições para intubação atingidas após 2 a 3 min. Uma das vantagens do pipecurônio é a ausência de efeitos colaterais sobre o sistema cardiovascular quando comparado com o pancurônio (Mirakhur, 1992).

Rocurônio

O brometo de rocurônio é um análogo estrutural do vecurônio (Figura 79.5), sendo menos potente que este. De modo geral, para os derivados esteroidais, quanto mais rápida a ação induzida pelo fármaco, menor sua potência. Seu início de ação é rápido, e o tempo para atingir o efeito máximo é de 40 a 180 s. Em uma metanálise que comparou o tempo para atingir o efeito máximo por meio de monitoramento com estimulador de nervo periférico induzida pelo rocurônio (600 μg/kg) com o vecurônio (100 μg/kg), o resultado foi uma diferença de −57,9 s para o rocurônio (IC 95% −71,4 a −44,3 s; Nava-Ocampo et al., 2006). Não causa reações adversas cardiovasculares nem liberação de histamina (Khuenl-Brady e Sparr, 1996) e é considerado um bloqueador neuromuscular de duração de ação intermédia, além do fato de que o tempo para a contração muscular retornar 25% ao valor basal (determinado por um estimulador de nervo periférico) na dose de 0,6 mg/kg é de 30 a 40 min. A duração total (tempo para retornar a 90% do valor basal) é de 50 min. Em doses menores, o início de ação é mais lento e a duração de ação mais curta. Em doses mais altas, como 2 mg/kg, a duração de ação é de aproximadamente 2 h.

As seguintes reações adversas foram observadas com o uso clínico dos bloqueadores neuromusculares não despolarizantes:

Efeitos cardiovasculares. Os bloqueadores neuromusculares não despolarizantes podem causar efeitos cardiovasculares, por sua ação no sistema nervoso autônomo ou pela liberação de histamina. Os receptores colinérgicos existem tanto no sistema nervoso autônomo simpático quanto parassimpático e são classificados em muscarínicos e nicotínicos. Todos os receptores muscarínicos são estimulados por muscarina e inibidos pela atropina. Os receptores muscarínicos são heterogêneos e classificados em cinco subtipos (M1, M2, M3, M4 e M5), presentes tanto em nível pré quanto pós-sináptico. Os receptores muscarínicos pré-sinápticos modulam a liberação de neurotransmissores, incluindo a norepinefrina, e inibem a liberação de norepinefrina de terminais simpáticos. Os receptores muscarínicos pós-sinápticos existem em células efetoras, como o nódulo sinoatrial e outras células nodais do coração, no músculo liso de arteríolas e do trato gastrintestinal, no olho e nos corpos celulares neuronais. Pelo fato de os receptores muscarínicos serem heterogêneos, os bloqueadores neuromusculares não despolarizantes que apresentam baixa seletividade para receptores nicotínicos, em comparação com os muscarínicos, não apresentam reações uniformes, em razão do bloqueio heterogêneo nos sítios muscarínicos. A ligação dos bloqueadores neuromusculares não despolarizantes aos receptores muscarínicos pode causar taquicardia decorrente de um efeito vagolítico ou pela liberação de norepinefrina pelo terminais nervosos simpáticos (desinibição), ou uma combinação de ambos.

Liberação de histamina. As reações adversas cardiovasculares dos bloqueadores musculares não despolarizantes também podem decorrer da liberação de histamina. Compostos básicos, como os bloqueadores neuromusculares não despolarizantes, causam degranulação de mastócitos e basófilos por um mecanismo não imunológico, sendo esta transitória e autolimitada, raramente necessitando de algum tipo de tratamento.

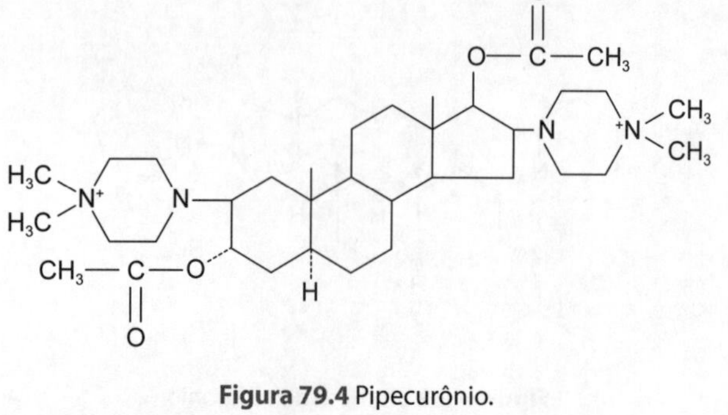

Figura 79.4 Pipecurônio.

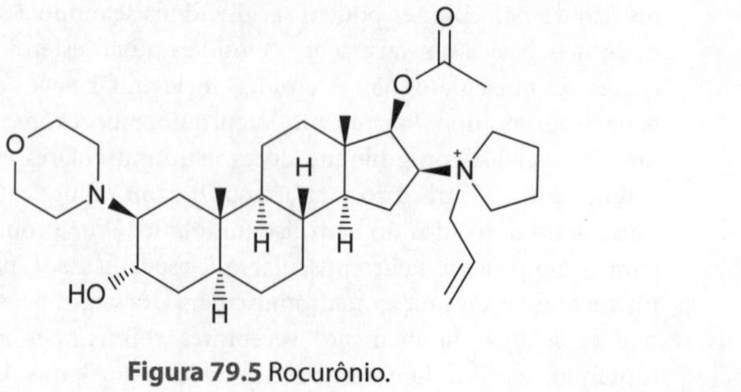

Figura 79.5 Rocurônio.

Bradiarritmias. Provavelmente resultam da falta de ação vagolítica e/ou de propriedades simpaticomiméticas dos bloqueadores neuromusculares não despolarizantes.

Os inibidores da acetilcolinesterase (neostigmina, piridostigmina e edrofônio) são utilizados para reverter o bloqueio neuromuscular induzido pelos bloqueadores neuromusculares não despolarizantes. Ao inibirem a inativação da acetilcolina, os inibidores da acetilcolinesterase aumentam a concentração de acetilcolina na junção neuromuscular, facilitando a competição pela ligação ao receptor nicotínico, levando a uma aceleração da reversão do bloqueio neuromuscular. Entretanto, os inibidores da acetilcolinesterase apresentam eficácia limitada para reverter o bloqueio neuromuscular profundo, o que se demonstra pela observação de que a velocidade da reversão do bloqueio neuromuscular, nesse caso, é imprevisível, e o efeito máximo é alcançado quando a inibição da acetilcolinesterase atinge 100% (Keating, 2016). Além disso, pode ocorrer um bloqueio neuromuscular residual. Um ensaio clínico realizado com estimulação dos nervos na sala de recuperação identificou que 60 a 80% dos pacientes que saem da anestesia apresentam curarização residual (Viby-Mogensen *et al.*, 1979). Outra complicação possível é a frequente necessidade da administração de anticolinérgicos para minimizar as reações adversas, como bradicardia e hipersalivação, causados pela ativação dos receptores muscarínicos. Portanto, é necessário desenvolver outros tipos de fármacos que possam reverter o quadro do bloqueio neuromuscular não despolarizante sem as limitações dos inibidores de colinesterase. Fármacos encapsuladores representam um novo conceito farmacológico para reverter rapidamente todos os níveis de bloqueio neuromuscular, permitindo ao anestesista fornecer um bloqueio neuromuscular profundo até o fechamento da sutura da pele. Os fármacos encapsuladores não influenciam a concentração de acetilcolina, e sim ligam-se aos fármacos que se ligam aos receptores, evitando que eles se liguem aos receptores, facilitando a eliminação renal destes sem a necessidade de metabolismo. Em razão dessa característica de eliminação renal, os agentes encapsuladores devem ser utilizados com cuidado em paciente com insuficiência renal (Haerter e Eikermann, 2016).

Sugammadex (Bridion®)

Trata-se de uma gamaciclodextrina modificada, desenhada para formar um complexo de inclusão com os bloqueadores neuromusculares não despolarizantes esteroidais (rocurônio, vecurônio, pancurônio e pipecurônio). A Figura 79.6 ilustra a estrutura do sugammadex com o rocurônio encapsulado.

Ciclodextrinas são oligossacarídeos cíclicos com uma cavidade lipofílica e alta hidrossolubilidade em sua superfície externa, utilizadas para facilitar a biodisponibilidade de fármacos que apresentam alta lipofilicidade ou baixa estabilidade (Brewster e Loftson, 2002). Como as ciclodextrinas interagem com esteroides formando um complexo

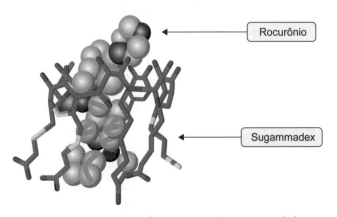

Figura 79.6 Sugammadex com o rocurônio encapsulado.

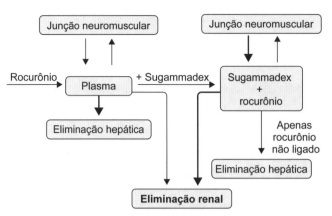

Figura 79.7 Distribuição e *clearance* do rocurônio e do rocurônio encapsulado no sugammadex.

de inclusão (esteroides são moléculas lipofílicas), a estrutura do sugammadex foi modificada de tal maneira para que todos os quatro anéis hidrofóbicos dos bloqueadores neuromusculares esteroides da junção neuromuscular se encaixassem dentro da forma concêntrica do composto. O sugammadex atua como um receptor sintético, formando um complexo e encapsulando o bloqueador esteroide da junção neuromuscular dentro de sua cavidade lipofílica, promovendo a sua dissociação do receptor nicotínico. Em um bloqueio neuromuscular induzido por rocurônio, o sugammadex causa uma rápida remoção das moléculas de rocurônio que estão no plasma, criando, assim, um gradiente de difusão que favorece a difusão das moléculas de rocurônio da junção neuromuscular para o plasma, onde serão encapsuladas por outras moléculas livres de sugammadex. A redução da concentração de rocurônio na junção neuromuscular permite que os receptores nicotínicos fiquem disponíveis para a acetilcolina, o que resulta em uma reversão rápida do bloqueio neuromuscular (Figura 79.7). Por seu único mecanismo de ação, o sugammadex não interage com o sistema colinérgico e, portanto, não é acompanhado de efeitos cardiovasculares adversos que ocorrem quando inibidores da enzima acetilcolinesterase são utilizados.

Após a administração IV do sugammadex em humanos, o *clearance* plasmático é de 120 mℓ/min, o volume de distribuição é de 18 ℓ e a meia-vida de eliminação é de aproximadamente 100 min, eliminado principalmente via renal. Importante ressaltar que o sugammadex não reverte o bloqueio neuromuscular induzido por bloqueadores neuromusculares não despolarizantes que não tenham estrutura esteroide, como no caso dos fármacos derivados do benzilisoquinolínio, como atracúrio, doxacúrio etc.

O sugammadex é administrado via IV, cuja dose recomendada varia de 2 a 4 mg/kg dependendo da profundidade do bloqueio neuromuscular. Caso haja necessidade de reverter o bloqueio rapidamente, pode ser utilizada a dose de 16 mg/kg (geralmente a reversão ocorre em 3 min). Algumas vezes, pode haver recorrência do bloqueio neuromuscular após o uso do sugammadex, também conhecida como recurarização. Isso pode decorrer de dose insuficiente do composto, principalmente no caso de pacientes obesos ou redistribuição do bloqueador neuromuscular de um sítio periférico para a junção neuromuscular (Iwasaki *et al.*, 2017).

Bloqueadores neuromusculares não despolarizantes derivados do benzilisoquinolínio

Os bloqueadores neuromusculares não despolarizantes derivados do benzilisoquinolínio (Figura 79.8) apresentam cadeia longa e flexível.

Doxacúrio

O cloreto de doxacúrio é um bloqueador neuromuscular não despolarizante derivado do benzilisoquinolínio bisquaternário (Figura 79.9).

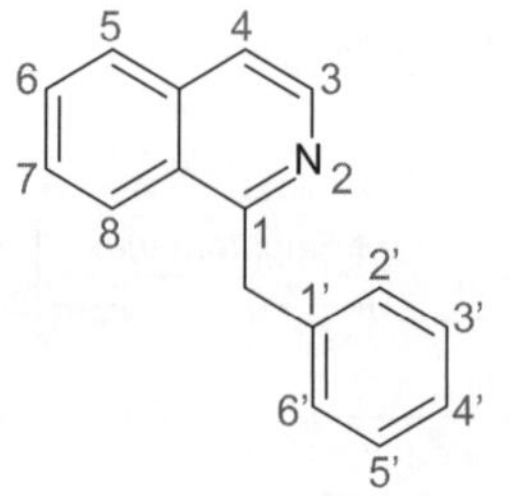

Figura 79.8 Benzilisoquinolínio.

Tabela 79.1 Resposta farmacodinâmica induzida pelo doxacúrio.			
	Dose inicial de doxacúrio (mg/kg)		
	0,025 (n = 34)	0,05 (n = 27)	0,08 (n = 9)
Tempo até o bloqueio máximo (min)	9,3 (5,4 a 16)	5,2 (2,5 a 13)	3,5 (2,4 a 5)
Duração clínica (min)	55	100	160
Tempo para 25% de recuperação (min)	9-145	39-232	110-338

Apresenta início de ação lento mantido por período prolongado. É, possivelmente, o bloqueador neuromuscular mais potente disponível comercialmente.

A Tabela 79.1 ilustra a resposta farmacodinâmica induzida pela administração IV do doxacúrio segundo a dose administrada, demonstrando o tempo para atingir o bloqueio máximo, a duração deste e o tempo para reversão de 25% do efeito.

Uma das desvantagens do uso de bloqueadores neuromusculares de longa duração consiste na grande intervariabilidade observada entre pacientes (Tabela 79.1). O doxacúrio não é metabolizado em humanos, sendo eliminado via renal (24 a 38% da dose) ou biliar.

Mivacúrio

O cloreto de mivacúrio é um bloqueador neuromuscular não despolarizante derivado do benzilisoquinolínio com estrutura semelhante à do atracúrio e do doxacúrio (Figura 79.10). O tempo para atingir o bloqueio máximo depende da dose, variando entre 4 min após administração de 0,1 mg/kg e chegando a 2 a 3 min após administração IV de 0,25 mg/kg (Savarese *et al.*, 1988), similarmente ao observado com o atracúrio, mas bem maior que o tempo necessário para a succinilcolina atingir o bloqueio máximo (1,1 min) após administração de 1 mg/kg. Trata-se de um bloqueador neuromuscular de ação curta, e o tempo para que a contração muscular retorne 25% ao valor basal (determinado por um estimulador de nervo periférico) é de 15 a 20 min após doses de 0,1 a 0,2 mg/kg, aproximadamente 1/3 da duração de ação de doses semelhantes de atracúrio e vecurônio (Caldwell *et al.*, 1989). Hidrólise enzimática por meio de colinesterase plasmática representa o mecanismo principal de inativação do mivacúrio, gerando como metabólitos um monoéster quaternário e um álcool quaternário, ambos inativos farmacologicamente.

Atracúrio

O besilato de atracúrio é um bloqueador neuromuscular não despolarizante de duração intermediária, desenhado especificamente para sofrer uma degradação espontânea em pH e temperatura fisiológica por um mecanismo de autodestruição conhecido como degradação de Hoffman, gerando laudanosina e um monocrilato quaternário como metabólitos (Stenlake, 1979). O atracúrio representa uma abordagem interessante, pois desenvolve um bloqueador neuromuscular não despolarizante não dependente de inativação enzimática hepática ou plasmática nem de eliminação renal para terminar a sua ação (Figura 79.11). O atracúrio também pode ser hidrolisado por esterases plasmáticas, mas não pela pseudocolinesterase, podendo ser administrado em pacientes que apresentem deficiência dos níveis ou atividade da pseudocolinesterase.

Na maioria dos pacientes anestesiados, não ocorreu mudança significativa da frequência cardíaca e da pressão arterial quando o atracúrio foi administrado nas doses de 0,3 a 0,6 mg/kg. O atracúrio pode causar a liberação de histamina acompanhado de rubor na pele, mas geralmente sem reações adversas cardiovasculares (Hughes, 1986). Dose inicial de 0,4 a 0,5 mg/kg de atracúrio causa excelente relaxamento muscular em 3 a 5 min, com condições excelentes para intubação em 2 a 2,5 min, e a reversão espontânea começa a ser notada 20 a 35 min após a injeção. Doses de 0,08 a 0,10 mg/kg são recomendadas para manutenção do bloqueio neuromuscular e geralmente administradas 20 a 45 min após a injeção inicial. O bloqueio neuromuscular promovido pelo atracúrio é reforçado na presença de anestésicos inalatórios potentes, como isoflurano e enflurano, com a possibilidade de prolongar o tempo de ação do atracúrio em 35%. Não é necessário ajuste de dose em pacientes com graus distintos de insuficiência renal. Quando administrado por infusão contínua, a taxa recomendada varia de 5 a 9 µg/kg/min.

Cisatracúrio

O besilato de cisatracúrio é um bloqueador neuromuscular não despolarizante derivado do benzilisoquinolínio que apresenta duração de ação intermediária e é um dos 10 isômeros que constituem o besilato de atracúrio (isômero *R-cis,R'-cis*). Similarmente ao atracúrio, o cisatracúrio sofre degradação espontânea em pH fisiológico e à temperatura ambiente. A dose do besilato de atracúrio para causar 95% de supressão da contração muscular induzida por estimulador de nervo é de 0,05 mg/kg em adultos; o besilato de cisatracúrio é de 3,2 a 3,5 vezes mais potente que o besilato de atracúrio (Bryson e Faulds, 1997). A duração clínica do bloqueio neuromuscular oscila entre 33 e 45 min após uma dose única de 0,1 mg/kg durante anestesia feita com propofol/óxido nitroso/oxigênio, similar ao bloqueio neuromuscular induzido

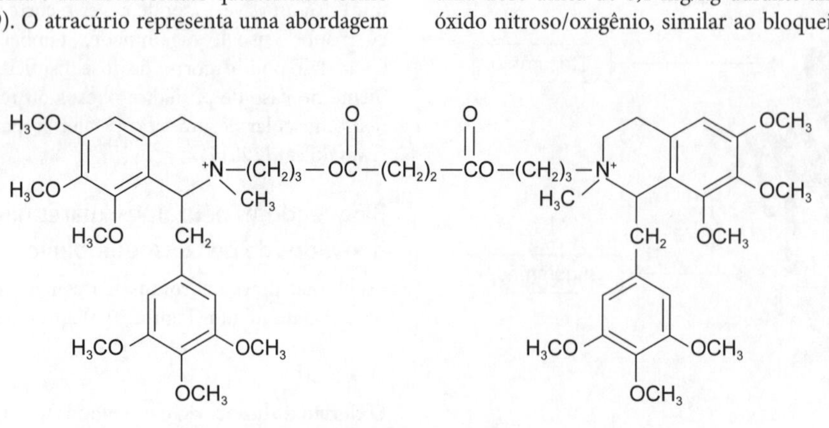

Figura 79.9 Doxacúrio.

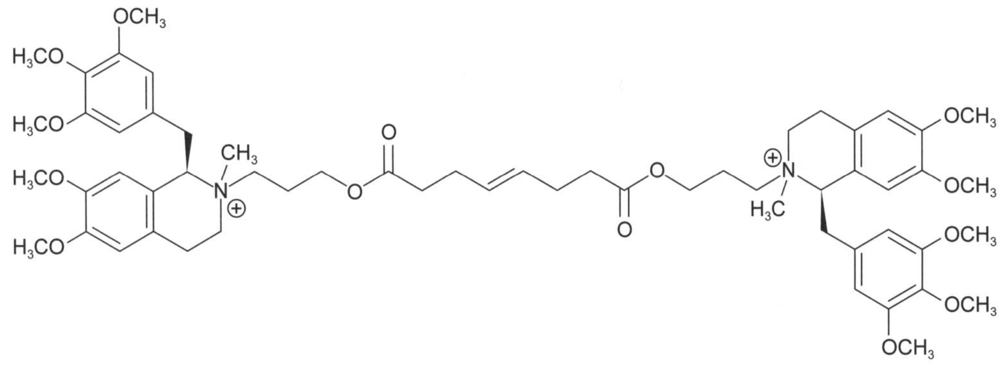

Figura 79.10 Mivacúrio.

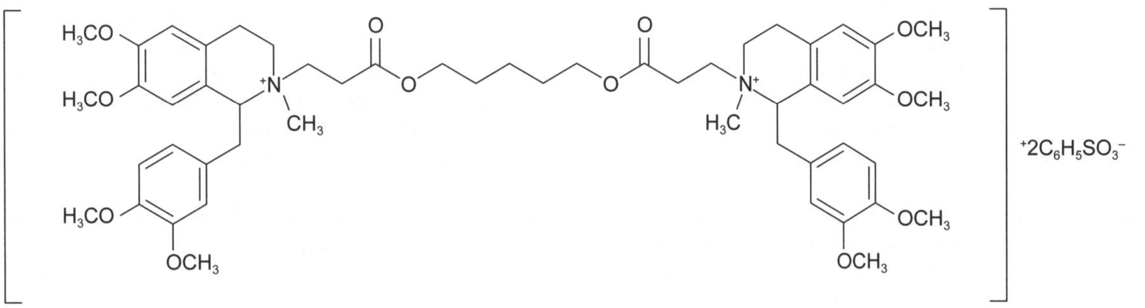

Figura 79.11 Atracúrio.

por atracúrio quando administrado em dose equipotente. Dobrada a dose de 0,1 mg/kg para 0,2 mg/kg, aumenta a duração do bloqueio por 16 a 23 min. A recuperação espontânea não é alterada em pacientes idosos, nefropatas ou com doença hepática grave. A exemplo de outros bloqueadores não despolarizantes, a reversão do bloqueio neuromuscular pode ser acelerada com a administração de um inibidor de acetilcolinesterase. O uso de cisatracúrio não está associado a alterações significativas da pressão arterial ou frequência cardíaca em pacientes saudáveis anestesiados com tiopental sódico/óxido nitroso/fentanila/midazolam/oxigênio (Lepage *et al.*, 1996). Para intubação endotraqueal, a dose de 0,15 a 0,20 mg/kg combinada com propofol/óxido nitroso/oxigênio permite condições excelentes em 1,5 a 2 min; para cirurgias prolongadas, recomenda-se a dose de 0,03 mg/kg; cada dose mantém o bloqueio neuromuscular por aproximadamente 20 min. Em geral, as doses de manutenção são necessárias após 40 a 50 min ou 50 a 60 min quando a dose inicial é de 0,15 ou 0,20 mg/kg, respectivamente. Em pacientes internados em unidades de terapia intensiva, o cisatracúrio pode ser administrado na forma de infusão (0,5 a 10,2 μg/kg/min) para se obter bloqueio neuromuscular desejável. A infusão também pode ser utilizada para manutenção do bloqueio neuromuscular em pacientes anestesiados quando há evidência de reversão espontânea do bloqueio após a dose inicial em *bolus*. A administração de cisatracúrio não está associada à liberação de histamina.

Gantacúrio

Semelhante ao cisatracúrio, o cloreto de gantacúrio também é composto de apenas um enantiômero. É um bloqueador neuromuscular não despolarizante derivado do benzilisoquinolínio (Figura 79.12), de ação rápida e duração curta; em voluntários anestesiados com propofol/fentanila/óxido nitroso, a dose de 0,19 mg/kg provocou bloqueio de 95% da contração muscular com estimulador de nervo, com ação em 2 min e duração de 12 a 14 min (Heerdt *et al.*, 2015). Um aspecto único do gantacúrio consiste na sua capacidade de interagir com cisteína endógena, formando um aduto com muito pouca afinidade para o receptor nicotínico da placa motora. Essa inativação molecular causada pela L-cisteína decorre de uma reação química não enzimática, onde o grupo tiol da L-cisteína liga-se à molécula do gantacúrio. A administração de L-cisteína acelera a reversão do bloqueio neuromuscular causado pelo gantacúrio (Savarese *et al.*, 2010); além disso, o fato de a inativação ser irreversível e L-cisteína encontrada de maneira endógena praticamente anula o risco de paralisia residual ou recurarização. O gantacúrio não estava registrado até o momento da redação deste capítulo.

A reversão do bloqueio neuromuscular é a melhor estratégia para facilitar uma recuperação rápida e completa da cirurgia, reduzindo, assim, a incidência de morbidade grave e mortalidade associada à anestesia. A reversão geralmente é feita com uso de inibidores da acetilcolinesterase (no caso dos bloqueadores neuromusculares não despolarizantes com estrutura esteroide, a reversão também pode ser feita com o sugammadex, conforme visto anteriormente).

Inibidores de colinesterase

As colinesterases constituem uma família de enzimas que catalisam a hidrólise da acetilcolina em colina e ácido acético, sendo divididas em dois grupos: a acetilcolinesterase e a butirilcolinesterase. A acetilcolinesterase participa da neurotransmissão colinérgica hidrolisando a acetilcolina e é expressa no nervo e em células sanguíneas. Comparada com a acetilcolinesterase, a função da butirilcolinesterase não é bem conhecida. A butirilcolinesterase também é conhecida como colinesterase plasmática ou pseudocolinesterase. Indivíduos que apresentam deficiência dos níveis de buritilcolinesterase são geralmente saudáveis e não costumam apresentar sintomas ou sinais de doenças (Manoharan *et al.*, 2007). Contudo, indivíduos deficientes em butirilcolinesterase apresentam sensibilidade aumentada aos relaxantes musculares despolarizantes, como a succinilcolina, resultando em paralisia respiratória prolongada (Yen *et al.*, 2003). Em comparação com a

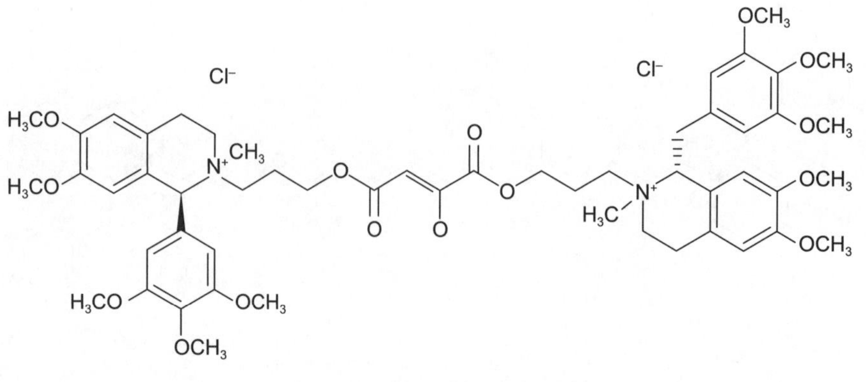

Figura 79.12 Gantacúrio.

acetilcolinesterase, a butirilcolinesterase não é sintetizada *in situ*, mas em vários órgãos, predominantemente no fígado, tanto que o ensaio da atividade plasmática de butirilcolinesterase pode ser utilizado como marcador de função hepática. Essa enzima pode metabolizar várias substâncias exógenas tóxicas, como procaína, succinilcolina, cocaína, heroína e ácido acetilsalicílico, e proteger o organismo do impacto dos inibidores colinesterásicos organofosforados. A acetilcolinesterase e a butirilcolinesterase apresentam 50% de homologia. Quando se fala de inibidores de colinesterase, refere-se aos inibidores da acetilcolinesterase; não houve interesse até o momento em se desenvolver inibidores da butirilcolinesterase em razão de seu papel aparentemente redundante (Pohanka, 2011).

Os inibidores de colinesterase agem indiretamente ao inativarem a enzima acetilcolinatransferase na fenda sináptica da junção neuromuscular. As concentrações de acetilcolina aumentam drasticamente e competem com os bloqueadores neuromusculares não despolarizantes pelos receptores nicotínicos. A atividade da acetilcolinatransferase volta ao normal conforme a concentração plasmática e, na fenda sináptica do inibidor de colinesterase, decai em virtude de distribuição, metabolismo e eliminação. Os bloqueadores neuromusculares não despolarizantes não são inativados pelos inibidores da colinesterase. Os inibidores de colinesterase utilizados clinicamente são a neostigmina (a mais empregada atualmente), a piridostigmina e o edrofônio. Todos eles apresentam um amônio quaternário em sua estrutura, o que limita sua biodisponibilidade no sistema nervoso central; eles causam inibição reversível da colinesterase, diferentemente dos inseticidas organofosforados, que causam inibição irreversível da colinesterase.

Neostigmina

O metilsulfato de neostigmina é o anticolinesterásico mais utilizado para reverter o bloqueio neuromuscular (Figura 79.13). Derivado da fisostigmina, trata-se de alcaloide parassimpaticomimético altamente tóxico que atua como inibidor reversível da acetilcolinesterase; foi sintetizado em 1931. É administrado IV, injetado lentamente durante 1 min; sua administração deve ser precedida ou feita de maneira concomitante com um antagonista muscarínico, como sulfato de atropina ou glicopirrolato. A dose administrada para reversão do bloqueio neuromuscular causado pelo bloqueador neuromuscular não despolarizante depende do bloqueador utilizado, variando entre 0,3 e 0,7 µg/kg (as doses mais baixas são geralmente utilizadas para bloqueadores de ação mais curta, como o rocurônio, e as mais altas para os bloqueadores de ação mais prolongada, como o vecurônio ou o pancurônio). As doses utilizadas em pacientes pediátricos são iguais às de pacientes adultos. Caso o paciente apresente bradicardia, o fármaco anticolinérgico deve ser administrado previamente à administração da neostigmina. O volume de distribuição da neostigmina é de 0,12 a 1,4 ℓ/kg, e sua ligação às proteínas plasmáticas varia entre 15 e 25%. Após injeção IV, a meia-vida foi estimada entre 24 e 113 min.

A neostigmina é mais extensivamente metabolizada do que a piridostigmina, sendo aproximadamente 50% da dose eliminada na urina de forma inalterada; seu principal metabólito é o 3-hidroxifeniltrimetilamônio. A razão de potência entre a neostigmina e a piridostigmina varia entre 4,35 a 5,8 em vários ensaios clínicos, dependendo do tipo de anestésico utilizado (Eriksen *et al.*, 1978).

Piridostigmina

O brometo de piridostigmina é um inibidor de colinesterase com maior duração de ação que a da neostigmina (Figura 79.14). Foi sintetizado em 1945 e faz parte da lista de medicamentos essenciais elaborada pela Organização Mundial da Saúde. A piridostigmina e a neostigmina, diversamente do edrofônio, apresentam o grupo funcional éster de carbamato em sua estrutura química.

A piridostigmina apresenta volume aparente de distribuição de 1,03 ± 0,35 ℓ/kg, com *clearance* de 0,63 ± 0,20 ℓ/h/kg e meia-vida de 0,14 ± 0,09 h (Aquilonius e Hartvig, 1986). Pela presença de colinesterases plasmáticas, a hidrólise dos inibidores reversíveis de colinesterase no sangue é considerável. O principal metabólito da hidrólise da piridostigmina é o 3-hidróxi-N-metilpiridínio, rapidamente conjugado com o ácido glicurônico. Piridostigmina é eliminada na urina de maneira inalterada na proporção de 4:1 em relação ao seu metabólito principal (Nowell *et al.*, 1962). O início de ação da piridostigmina é mais lento quando comparado com o da neostigmina, sendo calculado entre 5 e 7 min. Não há evidências de que exista diferença na incidência de efeitos muscarínicos causados pela neostigmina e pela piridostigmina.

Edrofônio

Os efeitos parassimpaticomiméticos dos inibidores da acetilcolinesterase como a neostigmina e o edrofônio, por exemplo, bradicardia, broncoconstrição e hipermotilidade gástrica, ocorrem quando eles

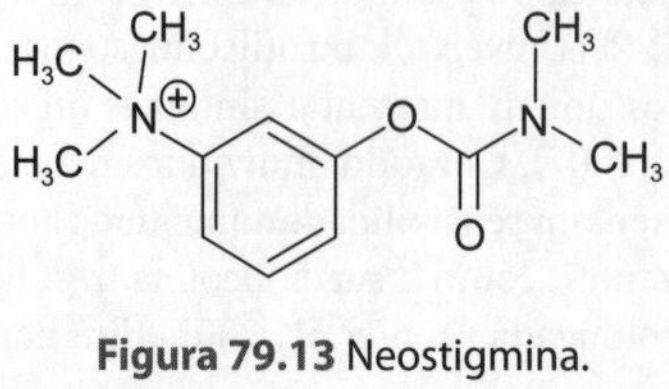

Figura 79.13 Neostigmina.

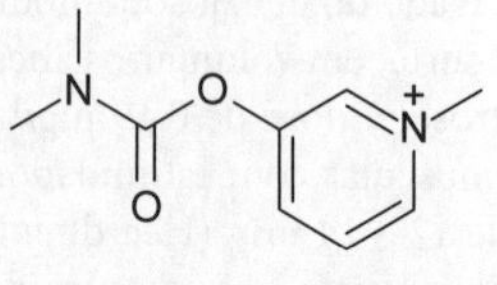

Figura 79.14 Piridostigmina.

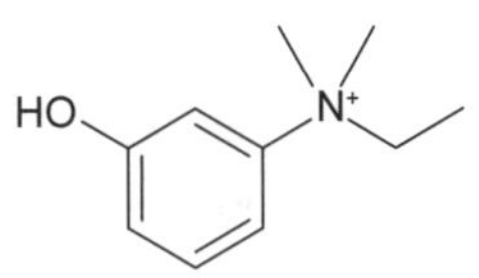

Figura 79.15 Edrofônio.

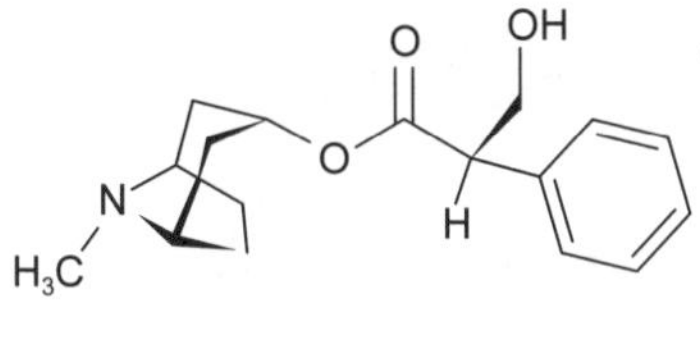

Figura 79.16 Atropina.

são utilizados para reverter a flacidez muscular causada pelos bloqueadores neuromusculares não despolarizantes. Entretanto, o efeito bradicárdico do edrofônio é menos potente que o da neostigmina, embora, nas doses utilizadas, esses fármacos causem o mesmo grau de bloqueio neuromuscular (Cronnelly et al., 1982). Essa diferença pode ser causada pela ação agonística da neostigmina nos receptores colinérgicos do sistema parassimpático cardíaco (Backman et al., 1996) ou pelo efeito antagonístico nos receptores muscarínicos dos subtipos M_1 e M_2 pelo edrofônio (Tanito et al., 2001). A dose em adultos para reversão do bloqueio é de 250 a 500 μg/kg, e, em pacientes pediátricos, de 300 a 600 μg/kg (Fisher et al., 1984). Por seu efeito rápido e discreto, doses de 0,5 a 1 mg/kg também são utilizadas com o edrofônio para antagonizar bloqueio neuromuscular induzido por atracúrio (Mirakhur, 1986). Há certa percepção de que o edrofônio não seja um antagonista tão confiável quanto a neostigmina quando o bloqueio neuromuscular atinge um nível médio ou profundo (Figura 79.15; Kopman, 1991).

Antagonistas muscarínicos

Inibidores de colinesterase para reverter o bloqueio neuromuscular induzido por bloqueador neuromuscular não despolarizante devem ser usados sempre precedidos ou associados ao uso de antagonistas muscarínicos, para evitar efeitos colaterais muscarínicos. Há dois antagonistas muscarínicos utilizados rotineiramente com inibidores de colinesterase: o sulfato de atropina e o brometo de glicopirrolato.

Atropina

O sulfato de atropina (Figura 79.16) é um antagonista muscarínico também utilizado conjuntamente com os inibidores de colinesterase na reversão do bloqueio neuromuscular para antagonizar os sintomas muscarínicos, como broncorreia, broncospasmo, bradicardia e hipermotilidade intestinal. A atropina é metabolizada por hidrólise enzimática, principalmente no fígado, e cerca de 13 a 50% são eliminados de maneira inalterada na urina. Em um ensaio clínico para determinar qual a melhor razão da dose de neostigmina e a dose de atropina para prevenir redução da frequência cardíaca induzida pela neostigmina, 70 pacientes foram tratados com neostigmina 40 μg/kg (grupo A, n = 35) e 60 μg/kg (grupo B, n = 35). As doses de atropina variaram de 14 a 40 μg/kg. A dose calculada para prevenir queda de frequência cardíaca em 95% dos pacientes foi de 60 μg/kg para ambos os grupos, confirmando a potência menor da atropina em comparação com o glicopirrolato (Naguib e Gomaa, 1989).

Glicopirrolato

O brometo de glicopirrolato é um sal de amônio quaternário (Figura 79.17) que atua como antagonista muscarínico, utilizado

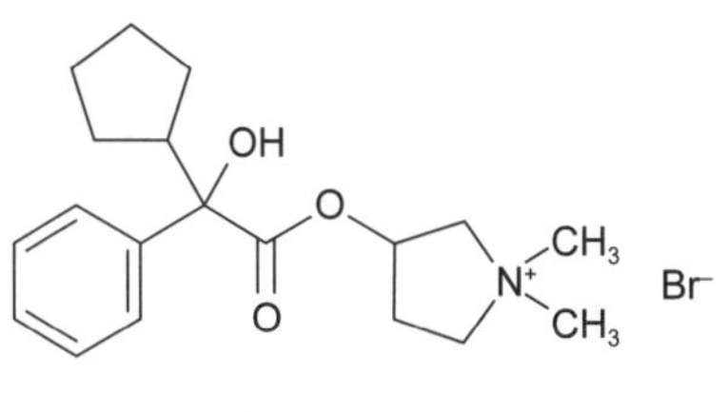

Figura 79.17 Glicopirrolato.

conjuntamente com os inibidores de colinesterase na reversão do bloqueio neuromuscular para antagonizar os sintomas muscarínicos, como broncorreia, broncospasmo, bradicardia e hipermotilidade intestinal. A presença do amônio quaternário em sua estrutura química limita sua passagem através de membranas lipídicas celulares como a barreira hematencefálica, característica que o distingue de outros antagonistas muscarínicos, como a atropina e a escopolamina, que são aminas terciárias e, portanto, atravessam essas barreiras facilmente. Logo, é menos eficaz que a atropina (que é um sal terciário). Contudo, não produz sinais no sistema nervoso central quando administrados em doses superiores às doses terapêuticas (Franko et al., 1962).

Após injeção IV, seu início de ação é evidente após 1 min. Em produtos farmacêuticos nos quais a neostigmina e o glicopirrolato já vêm misturados na mesma ampola, a razão das doses de neostigmina metilsulfato e brometo de glicopirrolato é de 5/1. Uma metanálise de ensaios clínicos realizados no período de 1972-1986 indicou que 0,2 mg de glicopirrolato para 1 mg de neostigmina, administrados concomitantemente (máximo de 1 mg de glicopirrolato e 5 mg de neostigmina), tem grande eficácia com a menor incidência de efeitos colaterais ou adversos (Howard et al., 2016). Em ensaio clínico duplo-cego, comparando a administração de glicopirrolato com atropina administrados conjuntamente com neostigmina para reversão de bloqueio neuromuscular em pacientes com doença cardíaca, o uso da atropina foi associado a maior aumento de frequência cardíaca, que foi mais prolongada. A incidência de depressão do segmento ST avaliado por meio de eletrocardiograma também foi maior na população tratada com atropina (Mustafa e Vucevic, 1984). Glicopirrônio é tido como um anticolinérgico superior à atropina em razão de sua maior estabilidade na frequência cardíaca, menor incidência de arritmias e recuperação mais rápida das funções cognitivas após anestesia geral (Goldhill et al., 1988).

Reversor universal

Calabadions

Derivados acíclicos da família do cucurbituril, eles apresentam estrutura química flexível que permite aumentar o tamanho de sua cavidade interior e, com isso, encapsular moléculas maiores. A estrutura aumenta a solubilidade e a afinidade em relação a cátions em virtude das interações eletrostáticas adicionais. Semelhantemente ao sugammadex, os calabadions reduzem a concentração dos bloqueadores neuromusculares não despolarizantes esteroidais, mas apresentam a vantagem de reduzir também a concentração dos bloqueadores neuromusculares não despolarizantes derivados do benzilisoquinolínio, como o cisatracúrio, além de reduzir a concentração de anestésicos como a quetamina e o etomidato. Calabadion 2 representa a segunda geração dessa família de fármacos, tendo afinidade 89 vezes maior pelo rocurônio que o sugammadex e apresenta reversão mais rápida do bloqueio neuromuscular quando comparado com o calabadion 1. A Figura 79.18 ilustra a estrutura do calabadion 2 com o rocurônio encapsulado. Os calabadions ainda não estão registrados para uso clínico (Haerter e Eikermann, 2016).

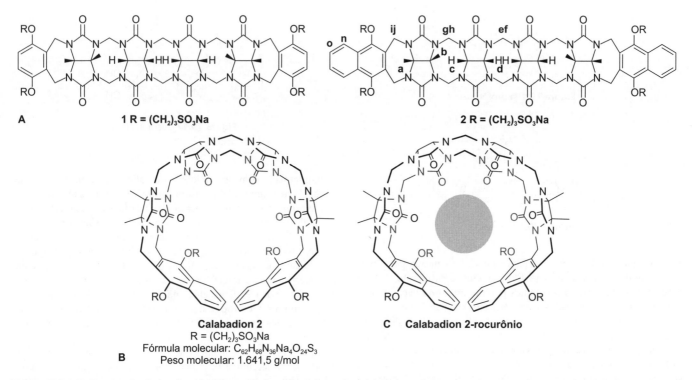

Figura 79.18 A. Estrutura química do calabidion 1. **B.** Estrutra química do calabidion 2. **C.** Processo de encapsulamento do calabidion 2 e com o rocurônio no seu interior.

REFERÊNCIAS BIBLIOGRÁFICAS

Aquilonius SM, Hartvig P. Clinical pharmacokinetics of cholinesterase inhibitors. Clinical Pharmacokinetics. 1986;11:236-49.

Arbous MS, Meursing AEE, van Kleef JW, de Lange JJ, Spoormans HH, Touw P, et al. Impact of anesthesia management characteristics on severe morbidity and mortality. Anesthesiology. 2005;102:257-68.

Backman SB, Stein RD, Blank DW, Collier B, Polosa C. Different properties of the bradycardia produced by neostigmine and edrophonium in the cat. Can J Anaesth. 1996;43:731-40.

Bacq ZM, Brown GL. Pharmacological experiments on mammalian voluntary muscle, in relation to the theory of chemical transmission. J Physiol. 1937;89:45-60.

Bevan DR, Donati F, Kopman AF. Reversal of neuromuscular blockade. Anesthesiology. 1992;77:785-805.

Book WJ, Abel M, Eisenkraft JB. Adverses effects of depolarising neuromuscular blocking agents. Drug Safety. 1994;10:331-49.

Bovet D, Bovet-Nitti FM, Guarino S, Longo VG, Marotta M. Proprieta farmacodinamiche di alcuni derivati succinilcholina dotate di azione curarica. Rend Ist Super Sanita. 1949;12:106-37.

Bowman WC. Neuromuscular block. Brit J of Pharmacol. 2006;147:S277-86.

Braga Ade F, Yoshioka L, Braga FS, Potério GM, Frias JA, Rodrigues R de C. Neuromuscular and cardiovascular effects of pipecuronium. A comparative study between different doses. Rev Bras Anestesiol. 2008;58:582-92.

Brewster ME, Loftson T. The use of chemically modified cyclodextrines in the development of formulations for chemical delivery systems. Pharmazie. 2002;57:94-101.

Bryson HM, Faulds D. Cisatracurium besilate. A review of its pharmacology and clinical potential in anaesthetic practice. Drugs. 1997;53:848-66.

Caldwell JE, Hieir T, Kitts IB, Lynam DP, Fahey MR, Miller RD. Comparison of the neuromuscular block induced by mivacurium, suxamethonium or atrilcurium during nitrous oxide-fentanyl anaesthesia. British Journal of Anaesthesia. 1989;63:393-9.

Chestnutt WN, Lowry KG, Dundee JW, Pandit SK. Mirakhur RK. Failure of two benzodiazepines to prevent suxamethonium-induced muscle pain. Anaesthesia. 1985;40:263-9.

Cronnelly R, Morris RB, Miller RD. Edrophonium: duration of action and atropine requirement in humans during halothane anesthesia. Anesthesiology. 1982;57:261-6.

Eriksen S, Hansen EK, Hasselstrom L. Effects of muscarinic receptors of various agents in reversal of neuro-muscular blockade: a study evaluating atropine, glycopyrroniun, neostigmine and pyridostigmine. Acta Anaesthesiol Scand. 1978;22:447-57.

Fisher DM, Cronnelly R, Sharna M, Miller RD. Clinical pharmacology of edrophonium in infants and children. Anesthesiology. 1984;61:428-33.

Franko BV, Alphin RS, Ward JW, Lunsford CD. Pharmacodynamic evaluation of glycopyrrolate in animals. Ann N Y Acad Sci. 1962;99:131-49.

Goldhill DR, Pyne A, Jones CJ. Antagonism of neuromuscular blockade. The cardiovascular effects in children on the combination of edrophonium and glycopyrronium. Anaesthesia. 1988;43:930-4.

Haerter F, Eikermann M. Reversing neuromuscular blockade: inhibitors of acetylcholinesterase versus the encapsulating agents sugammadex and calabadion. Expert Opin Pharmacother. 2016;17:819-33.

Heerds PM, Sunaga H, Savarese JJ. Novel neuromuscular blocking drugs and antagonists. Curr Opin Anesthesiol. 2015;28:403-10.

Howard J, Wigley J, Rosen G, D'mello J. Glycopyrrolate: it's time to review. Journal of Clinical Anesthesia. 2016;36:51-3.

Hughes R. Atracurium: an overview. Br J Anaesth. 1986;58:S2-5.

Iwasaki H, Renew JR, Kunisawa T, Brull SJ. Preparing for the unexpected: special considerations and complications after sugammadex administration. Anesthesiology. 2017;17:140.

Keating GM. Sugammadex: a review of neuromuscular blockade reversal. Drugs. 2016;76:1041-52.

Khuenl-Brady KS, Sparr H. Clinical pharmacokinetifcs of rocuronium bromide. Clin Pharmacokinet. 1996;31:174-83.

Kopman AF. The current status of edrophoniu: have we come "full circle"? Can J Anaesth. 1991;38:145-50.

Laxenaire MC, Moneret-Vautrin DA, Widmer S, Mouton C, Gueant JL, Bonnet M. Anesthetics responsible for anaphylactic shock. A French multicenter study. In French. Annales Françaises d' Anesthesie et de Reanimation. 1990;9:501-6.

Lee C. Goodbye suxamethonium! Anaesthesia. 2009;64:73-81.

Lepage J-Y, Malinovsky J-M, Malinge M, Lechevalier T, Dupuch C, Cozian A, et al. Pharmacodynamic dose-response and safety study of cisatracurium (51W89) in adult surgical patients during N20-0 2-opioid anesthesia. Anesth Analg. 1996;83:823-9.

Manoharan I, Boopathy R, DArvesh S, Lockridge O. A medial health report on individuals with silent butyrylcholinesterase in Vysya community of India. Clin Chim Acta. 2007;378:128-35.

Martyn JA, White DA, Gronert GA, Jaffe RS, Ward JM. Up-and-down regulation of skeletal muscle acetylcholine receptors. Anesthesiology. 1992;76:822-43.

Mirakhur RK. Edrophonium and plasma cholinesterase. Can Anaesth Soc J. 1986;33:588-90.

Mirakhur RK. Newer neuromuscular blocking drugs – an overview of their clinical pharmacology and therapeutic use. Drugs. 1992;44:182-99.

Moore EW, Hunter JM. The new neuromuscular blocking agents: do they offer any advantages? Br J Anaesth. 2001;87:912-25.

Mustafa S, Vucevic M. Comparison of atropine and glycopyrronium in patients with pre-existing disease. Anaesthesia. 1984;39:1207-13.

Naguib M, Gomaa M. Atropine-neostigmine mixture: a dose-response study. Can J Anaesth. 1989;36:412-7.

Nava-Ocampo AA, Velázquez-Armenta Y, Moyao-García D, Salmerón J. Meta-analysis of the differences in the time of onset of action between rocuronium and vecuronium. Clin Exp Pharmacol Physiol. 2006;33:125-30.

Neil EAM, Chappie DJ. Metabolic studies in the cat with atracurium: a neuromuscular blocking agent designed for non-enzymic inactivation at physiological pH. Xenobiotica. 1982;12:203.

Nowell PT, Scott CA, Wilson A. Determination of neostigmine and pyridostigmine in the urine of patients with myasthenia gravis. British Journal of Pharmacology. 1962;18: 617.

Pohanka M. Cholinesterases, a target of pharmacology and toxicology. Biomed Pap Med Gac Univ Palacky Olomouc Czech Repub. 2011;155:219-30.

Raghavendra T. Neuromuscular blocking drugs: discovery and development. J R Soc Med. 2002;95:363-7.

Ramzy M, Pellegrini MV. Vecuronium. StatPearls [Internet]. Treasure Island (FL): StatPearls Publishing; 2018.

Rose DK, Cohen MM. The incidence of airway problems depends on the definition used. Canadian Journal of Anaesthesia. 1996;43:30-4.

Savarese JJ, Ali HH, Basta SJ, Embree PB, Scott RP, Sunder N, et al. The clinical neuromuscular pharmacology of mivacurium chloride (BW B1090 U) a short-acting non-depolarising ester neuromuscular blocking drug. Anesthesiology. 1988;68:723-32.

Savarese JJ, McGilvra JD, Sunaga H, Belmont MR, Van Ornum SG, Savard PM, et al. Rapid chemical antagonism of neuromuscular blockade by L-cysteine adduction to and inactivation of the olefinic (double-bonded) isoquinolinium diester compounds gantacurium (AV430A), CW 002, and CW 011. Anesthesiology. 2010;113:58-73.

Schwartz L, Rockoff MA, Koka BV. Masseter spasm with anesthesia: incidence and implications. Anesthesiology. 1984;61:772-5.

Stenlake JB. Molecular interactions at the cholinergic receptor in neuromuscular blockade. Prog Med Chem. 1979;16:257-86.

Tanito Y, Miwa T, Endou M, Hirose Y, Gamoh M, Nakaya H, et al. Interaction of edrophonium with muscarinic acetylcholine M2 and M3 receptors. Anesthesiology. 2001;94:804-14.

Viby-Mogensen J, Jorgensen BC, Ording H. Residual curarization in the recovery room. Anesthesiology. 1979;50:539-41.

Yen T, Nightingale BN, Burns JC, Sullivan DR, Stewart PM. Butyrylcholinesterase (BCHE) genotyping for post-succinylcholine apnea in an Australian population. Clin Chem. 2003;49:1297-308.

80 Analgésicos Opioides

RECEPTORES OPIOIDES

A dor pode ser dividida em duas grandes categorias: dor fisiológica e dor patológica. A dor fisiológica, também chamada de nociceptiva, é um aviso precoce essencial que frequentemente gera o impulso de retirada e, portanto, evita a ampliação da lesão. Esse tipo de dor não é alvo de intervenções terapêuticas. A dor patológica, como a dor neuropática e a dor crônica, é uma expressão de adaptação do organismo à lesão tecidual. As condições mais dolorosas envolvem inicialmente a ativação dos neurônios ganglionares da raiz dorsal, os quais estão conectados às fibras A delta e C de alto limiar que inervam tecidos periféricos como pele, ossos, articulações e vísceras. Os neurônios aferentes primários convertem os estímulos dolorosos e os transforma em potenciais de ação que são conduzidos para a medula espinal. A transmissão dos estímulos dos nociceptores para os neurônios medulares e para o cérebro é modulada por contatos monossinápticos e/ou pelos interneurônios.

Além dos estímulos excitatórios descritos, há mecanismos endógenos poderosos para contrabalançar o estímulo doloroso tanto na periferia como no sistema nervoso central (SNC). No tecido lesado, eles incluem interações entre os peptídios opioides liberados por leucócitos e os terminais nociceptores periféricos que expressam os receptores opioides, assim como outros mediadores anti-inflamatórios. Na medula espinal, a inibição é modulada por liberação de opioides endógenos ou do ácido gama-aminobutírico (GABA) pelos interneurônios, os quais ativam receptores pré-sinápticos opioides ou receptores pré-sinápticos do GABA nos terminais nociceptores centrais para reduzir a liberação de neurotransmissores. A abertura pós-sináptica de canais de potássio e de cloro pelos opioides ou pelo GABA causa potenciais inibitórios hiperpolarizantes no corno posterior da medula. Durante uma estimulação nociceptiva, os interneurônios da medula aumentam a expressão gênica e a produção de opioides (Cheng et al., 2002). As vias inibitórias descendentes noradrenérgica, serotoninérgica e opioide ficam ativadas. A integração central dos sinais gerados pelos neurotransmissores excitatórios e inibitórios, juntamente com fatores cognitivos, emocionais e ambientais, resultam na percepção da dor. Quando esse equilíbrio complexo entre fatores biológicos (neuronais), psicológicos (memória, distração) e sociais (atenção, recompensa) está alterado, pode ocorrer o desenvolvimento da dor crônica.

A papoula do ópio era cultivada na Mesopotâmia já por volta do ano 3.400 a.C. O termo ópio refere-se a uma mistura de alcaloides obtidos da semente da papoula; assim, opioides são alcaloides naturais, como a morfina e a codeína. Opioide é o termo empregado para todas as substâncias que atuam em receptores opioides. Apesar dos opioides serem utilizados como analgésicos há milênios, seus alvos terapêuticos, os receptores opioides, só foram identificados há 45 anos (Pert e Snyder, 1973). Os receptores opioides pertencem à grande superfamília dos receptores acoplados à proteína G, caracterizados pelas sete alças transmembrânicas. Três tipos de receptores opioides foram identificados: mi (μ), delta (δ) e kappa (κ). Atualmente eles são conhecidos pela nomenclatura dos receptores como MOP, DOP e KOP. Eles apresentam-se ligados a uma proteína Gi/o heterotrimérica e inibem alguns tipos de adenilato ciclase, atenuam influxo de cálcio e suprimem a despolarização do potencial de membrana, prevenindo a liberação de neurotransmissores (Law et al., 2000). Experimentos feitos em camundongos knock-out para o gene que expressa o receptor mi demonstraram que ele é essencial para o efeito analgésico da morfina, assim como para a dependência física e psicológica (Matthes et al., 1996).

Após a ligação do agonista ao receptor, ocorrem mudanças conformacionais que permitem o acoplamento das proteínas heterotriméricas Gi/o com o C-terminal do receptor. Na subunidade G-alfa, o trifosfato de guanosina (GTP) toma o lugar do difosfato de guanosina (GDP) e, com isso, ocorre a dissociação do complexo proteico trimérico da proteína G em subunidades G-alfa e G-beta-gama. A subunidade G-alfa inibe a adenilato ciclase e a produção de adenosina monofosfato cíclico (AMPc), enquanto as subunidades G-beta-gama interagem com os diferentes canais iônicos da membrana celular (Figura 80.1 A). A ativação dos receptores opioides mi, delta e kappa modulam canais de cálcio pré e pós-sinápticos, inibem o influxo de cálcio e, portanto, atenuam a excitabilidade dos neurônios e a liberação de neuropeptídios pró-nociceptivos. A ativação dos receptores opioides causa abertura dos canais de potássio retificadores de corrente (são canais que passam corrente positiva mais facilmente para o interior da célula do que para o exterior) acoplados à proteína G, prevenindo excitação neuronal ou propagação dos potenciais de ação (Luscher e Slesinger, 2010). Os opioides também inibem os canais de sódio, canais I_h, canais TRPV-1 (transient receptor potential vanilloid) e canais iônicos ácido-sensíveis (acid-sensing ionic channel) nos neurônios ganglionares da raiz dorsal da medula, assim como correntes pós-sinápticas excitatórias causadas pelos receptores de glutamato na medula espinal. O resultado é a inibição da transmissão do estímulo nociceptivo em todos os níveis do eixo neural, causando uma profunda redução da percepção da dor.

Várias quinases podem fosforilar as regiões intracelulares dos receptores opioides e as quinases que atuam nos receptores acoplados à proteína G promovem a ligação das arrestinas. A formação do complexo arrestina-receptor de opioide leva a dessensibilização do receptor de opioide e sua internalização por via dependente de clatrina. A reciclagem dos receptores de opioides defosforilados e sua reintegração na membrana plasmática restabelecem sua função de transdução, enquanto a migração do receptor para os lisossomos causa sua degradação (Figura 80.1). Estudos in vitro demonstram boa correlação entre a ativação da proteína G, o recrutamento de arrestinas, a fosforilação e a internalização dos receptores mi (McPherson et al., 2010).

Os ligantes endógenos dos receptores opioides são derivados dos precursores pró-opiomelanocortina (que codifica a betaendorfina), pro-encefalina (que codifica metencefalina e leuencefalina) e prodinorfina (que codifica as dinorfinas). Esses peptídios contêm uma sequência comum no N-terminal, que é Tyr-Gly-Gly-Phe-Met/Leu, conhecida

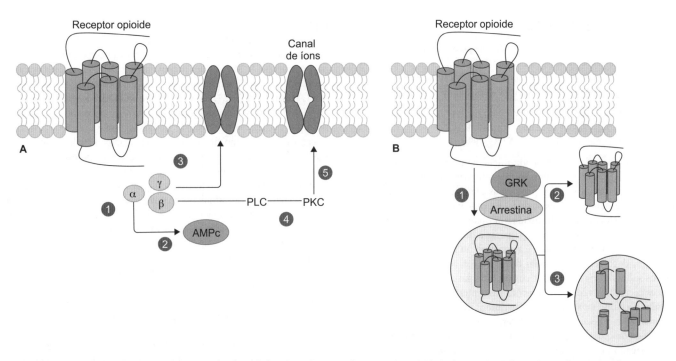

Figura 80.1 Sinalização e reciclagem de receptores opioides. **A.** Os ligantes do receptor opioide induzem uma alteração conformacional no receptor que permite o acoplamento das proteínas G ao receptor. A proteína G heterotrimérica se dissocia em subunidades G_α e $G_{\beta\gamma}$ ativas (1), que inibem a adenilato ciclase e reduzem a AMPc (2), diminuem a condutância dos canais Ca^{2+} dependentes de voltagem ou abrem canais K^+ retificadores (3). Além disso, as vias da fosfolipase C/fosfoquinase C são ativadas (4) para modular a atividade do canal Ca^{2+} na membrana plasmática (5). **B.** A dessensibilização e o tráfego de receptores opioides são ativados pela quinase do receptor acoplado à proteína G (GRK). Após a ligação à arrestina, o receptor está em estado dessensibilizado na membrana plasmática (1). Os receptores ligados à arrestina podem ser internalizados por uma via dependente de clatrina e reciclados para a superfície celular (2) ou degradados em lisossomos (3).

como *motif* opioide. A betaendorfina e as encefalinas são agentes antinociceptivos que atuam nos receptores mi e delta. As dinorfinas podem causar tantos efeitos antinociceptivos como pró-nociceptivos por meio da ativação dos receptores kappa e do N-metil-D-aspartato (NMDA). Outro grupo de tetrapeptídios (endomorfinas), cujos precursores são desconhecidos, pode ligar-se com alta seletividade aos receptores mi, apesar de não apresentarem o *motif* opioide (Stein, 2016). Os receptores e peptídios opioides são expressos no sistema nervoso central e periférico e também em células neuroendócrinas e do sistema imunológico. Interações entre peptídios opioides secretados por células do sistema imunológico e receptores periféricos opioides podem gerar analgesia. Os peptídios opioides extracelulares são suscetíveis à degradação enzimática pela aminopeptidase N e pela endopeptidase neutra (conhecidas como encefalinases). Ambas as enzimas são expressas no SNC, nervos periféricos e leucócitos. A inibição da degradação enzimática extracelular dos peptídios opioides endógenos por inibidores de encefalinases está associada à analgesia em modelos animais e em alguns ensaios clínicos. Essa estratégia evita altas concentrações de opioides exógenos no receptor e, portanto, diminui o risco de dessensibilização, *down-regulation* e tolerância do receptor opioide.

Os agonistas opioides têm efeito analgésico potente após administração periférica (tópica, intra-articular), neuroaxial (intratecal, epidural, intracerebroventricular) ou sistêmica [intravenosa (IV), oral (VO), subcutânea (SC), sublingual (SL) e transdérmica]. Os agonistas opioides frequentemente utilizados, como morfina, codeína, metadona, fentanila e derivados, atuam nos receptores mi. A escolha de um agonista em particular é baseada em considerações farmacocinéticas e reações adversas. Todos os receptores opioides causam analgesia quando ativados, entretanto, apresentam reações adversas distintas (Tabela 80.1).

Tolerância e dependência física podem ocorrer com a administração prolongada de agonistas puros e a interrupção abrupta ou o uso de antagonistas pode precipitar a síndrome de abstinência. O uso de agonistas dos receptores opioides delta e kappa como analgésicos não teve sucesso em razão de reações adversas como convulsão e disforia observados com a sua administração sistêmica (Kivell e Prisinzano, 2010). Ensaios clínicos demonstraram que receptores opioides periféricos modulam uma parte substancial da analgesia induzida por aplicação sistêmica de agonistas opioides. O bloqueio de receptores periféricos com metilnaltrexona causou aumento de 55% da dose de morfina para analgesia pós-operatória durante cirurgia de prótese de joelho (Jagla *et al.*, 2014).

Tabela 80.1 Receptores opioides: tipos, locais de ação, efeitos terapêuticos e reações adversas.

Receptor	Local de ação	Efeito
Mi (μ)	Central	Analgesia, euforia, constipação intestinal e depressão respiratória
	Periférico	Analgesia, constipação intestinal e redução da inflamação
Delta (δ)	Central	Analgesia, convulsões, ansiólise
	Periférico	Analgesia, constipação intestinal
Kappa (κ)	Central	Analgesia, diurese, disforia
	Periférico	Analgesia e redução da inflamação

ANALGÉSICOS OPIOIDES

Os opioides constituem uma classe de fármacos fundamental para o controle da dor, oferecendo um tratamento eficaz seja para quadros agudos ou para condições de dor crônica. A Organização Mundial da Saúde (OMS) indica três passos para o controle de dor:

- Uso de analgésicos não opioides
- Uso de opioides como codeína e tramadol
- Uso de morfina ou oxicodona (WHO, 1996).

Essa estratégia foi desenvolvida inicialmente para controle da dor em pacientes neoplásicos, mas agora é utilizada também para pacientes com dor crônica. Um dos problemas causados pelo uso de analgésicos opioides são as reações adversas no trato gastrintestinal, referidas como disfunção intestinal induzida por opioides, que podem se tornar particularmente desagradáveis e superar a dor como queixa primária (Fallon, 1999). O mais comum é a constipação intestinal induzida por opioides, decorrente da ligação dos opioides aos receptores mi dos plexos submucosos e mioentéricos do trato gastrintestinal. A ativação desses receptores reduz as secreções gastrintestinais e a atividade peristáltica e aumenta a reabsorção de fluidos, resultando em fezes secas e duras (Kurz e Sessler, 2003). Diferentemente de outros efeitos causados pelos opioides, os pacientes raramente desenvolvem tolerância à constipação intestinal induzida por opioides, ou seja, essa reação adversa não se resolve com a continuação do tratamento (Walsh, 1990).

Os fármacos analgésicos opioides podem ser classificados em cinco classes segundo sua estrutura química (Figura 80.2):

- Fenantrenos: morfina, codeína, hidromorfona, levorfanol, oxicodona, hidrocodona, oximorfona, nalbufina e butorfanol. Os fenantrenos são os opioides mais prescritos na atualidade
- Benzomorfanos: pentazocina
- Difenil-heptilaminas: propoxifeno e metadona, sendo que o propoxifeno foi retirado dos mercados norte-americano, europeu e australiano em 2009 e do mercado brasileiro em 2010
- Benzenoides: tapentadol, tramadol, meptazinol
- Fenilpiperidinas: fentanila, alfentanila, sufentanila, remifentanila e petidina.

Morfina

É considerada o arquétipo dos opioides; apresenta um anel benzeno em sua estrutura (Figura 80.3) com um grupo hidroxila-fenólico na posição 3 e um grupo hidroxila-alcoólico na posição 6. A codeína é uma morfina metilada na posição 3, enquanto a heroína é uma morfina acetilada nas posições 3 e 6 (diacil morfina). O nitrogênio terciário é fundamental para a analgesia causada pela morfina; caso seja modificado em nitrogênio quaternário, a analgesia é reduzida, visto que o nitrogênio quaternário impede a passagem pela barreira hematencefálica. Modificações no grupo metil também reduzem a analgesia, criando inclusive antagonistas como a naloxona.

A morfina é metabolizada em morfina-3-glucoronídeo (M3 G; 57,3%) e em morfina-6-glucoronídeo (M6 G; 10,4%) pela UGT2B7 no fígado. Ambos os metabólitos são eliminados pelo rim e acumulam caso o paciente apresente insuficiência renal. A ligação da morfina às proteínas plasmáticas é de 35%, enquanto ao M3 G e ao M6 G é de 10% e 15%, respectivamente (van Dongen et al., 1994). Ambos os metabólitos cruzam a barreira hematencefálica, porém a permeabilidade é maior para a morfina. O M6 G é um potente agonista dos receptores opioides mi e 85% do efeito analgésico da morfina é, na verdade, dependente do M6 G (Hand et al., 1987). Já o metabólito M3 G apresenta menor afinidade (200 vezes) pelos receptores mi em comparação com a morfina e, portanto, não apresenta atividade analgésica. Revisão dos ensaios clínicos realizados com morfina concluiu que, de fato, o efeito analgésico da morfina é dependente principalmente de seu metabólito M6 G, independentemente da via de administração (Klimas e Mikus, 2014).

Aproximadamente dois terços da morfina administrada VO é absorvida no trato gastrintestinal, sendo que a biodisponibilidade absoluta é inferior a 40% e apresenta alta variabilidade individual, em virtude do extenso metabolismo pré-sistêmico. O máximo efeito analgésico ocorre aproximadamente 1 h após a administração. A biodisponibilidade da morfina não é alterada com alimentos. O volume de distribuição da morfina varia entre 1 e 6 ℓ/kg, sendo que a ligação a proteínas plasmáticas é baixa (20 a 35%). A maior parte da morfina administrada é excretada na urina na forma de M3 G e M6 G. O *clearance* plasmático é estimado em 20 a 30 mℓ/min/kg, com uma meia-vida de eliminação após administração IV de 2 h.

A eficácia da morfina administrada em comprimidos de liberação prolongada foi avaliada em dez ensaios clínicos em pacientes com dor neoplásica (Warfield, 1998). O comprimido de liberação prolongada foi administrado a cada 12 h e a dose diária utilizada variou entre 90 e 330 mg, dependendo do estudo. O comprimido de liberação prolongada causou analgesia conveniente e segura e foi considerado não inferior ao comprimido de liberação imediata, com a vantagem de poder ser administrado 2 vezes/dia em vez de 6 vezes/dia. A eficácia da morfina administrada por VO no controle da dor neoplásica também foi confirmada por dezenas de revisões sistemáticas e de metanálises (Wiffen et al., 2016).

Em ensaio clínico realizado em pacientes pediátricos com distúrbios do sono que necessitavam de tonsilectomia, os indivíduos foram randomizados para receberem morfina (0,2 a 0,5 mg/kg a cada 4 h) ou ibuprofeno (10 mg/kg a cada 6 h), ambos por VO. Ambos os grupos foram tratados também com paracetamol (10 a 15 mg/kg a cada 4 h). Não houve diferença de eficácia analgésica, sangramento tonsilar ou reações adversas entre os dois grupos. Entretanto, no grupo tratado com morfina, 86% das crianças apresentaram episódios de dessaturação de oxigênio em comparação com 32% no grupo tratado com ibuprofeno. Os autores concluíram que a combinação ibuprofeno + paracetamol é mais segura do que o uso de morfina, pois apresenta a mesma eficácia e menor incidência de dessaturação de oxigênio. (Kelly et al., 2015).

A dose inicial em pacientes que não utilizaram opioides previamente é de 15 a 30 mg a cada 4 h conforme o efeito analgésico observado. As reações adversas mais comuns são constipação intestinal, náuseas, sonolência, tontura, sedação, vômito e sudorese. Há uma forma de liberação prolongada de morfina (Embeda®) contendo morfina (20 a 100 mg) junto com o antagonista naltrexona (0,8 a 4 mg), sendo que este último está sequestrado dentro de um polímero, o qual não se dissolve com a administração oral. O objetivo dessa formulação é evitar abuso (o dependente químico moer a formulação, filtrá-la e injetá-la

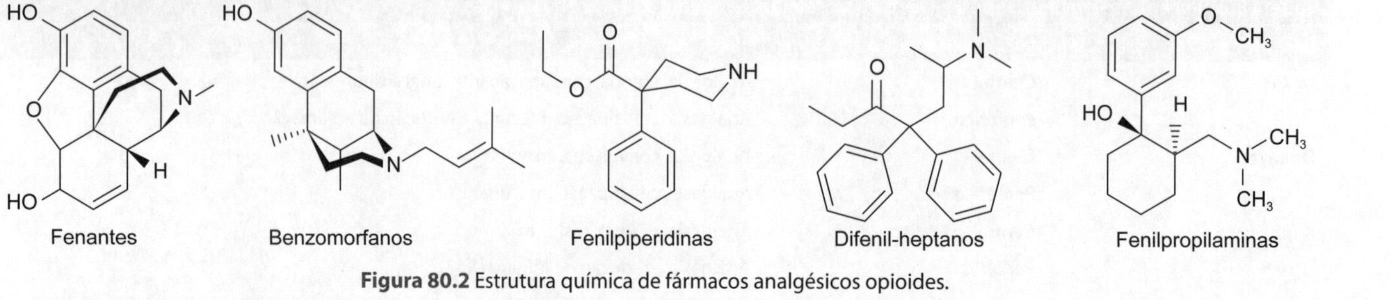

Fenantes   Benzomorfanos   Fenilpiperidinas   Difenil-heptanos   Fenilpropilaminas

Figura 80.2 Estrutura química de fármacos analgésicos opioides.

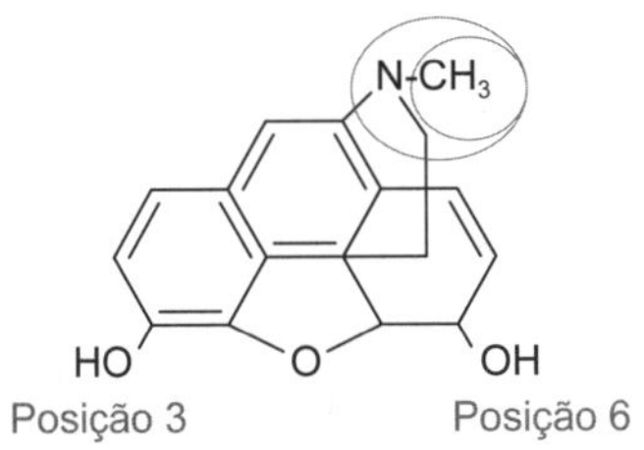

Figura 80.3 Morfina.

ou mesmo moê-la e tomar por VO), pois, caso o faça, estará injetando ou ingerindo, junto com a morfina, o antagonista naltrexona. Ensaio clínico em voluntários sadios demonstrou que não foram detectados níveis plasmáticos de naltrexona após administração de Embeda® intacto por VO (Johnson e Setnik, 2011). Embeda® está indicado para pacientes com dor crônica de intensidade moderada a grave que necessitam de analgesia contínua.

Codeína

Fármaco opioide indicado para tratamento de dor leve ou moderada em pacientes pediátricos ou adultos. A codeína é uma morfina metilada (3-metilmorfina; Figura 80.4) e *per se* não tem atividade analgésica importante, mas é metabolizada no fígado em morfina, que apresenta 600 vezes mais afinidade pelo receptor opioide mi que a codeína.

A enzima responsável pela transformação de codeína em morfina é a CIP2D6, a qual é altamente polimórfica, apresentando mais de cem variantes genéticas (Madadi *et al.*, 2013). Pacientes com três ou mais cópias funcionais do gene *CIP2D6* são classificados como metabolizadores ultrarrápidos e rapidamente convertem codeína a níveis tóxicos de morfina, mesmo em baixas doses. Como resultado, várias reações adversas sérias com risco de morte, como depressão respiratória ou mesmo morte, foram descritas em indivíduos com essa característica genética (Lee *et al.*, 2014). Por outro lado, pacientes que apresentam baixa atividade metabólica da CIP2D6 por causa de deleções do gene *2D6* não conseguem converter codeína em morfina, resultando em mínima atividade analgésica. Consequentemente, a quantidade de morfina gerada por uma dose de codeína é altamente variável de 0 a 75%. Assim sendo, é complexo prescrever codeína sem conhecer as características genéticas do paciente (a FDA colocou aviso sobre o risco do uso de codeína em pacientes com características metabólicas ultrarrápidas).

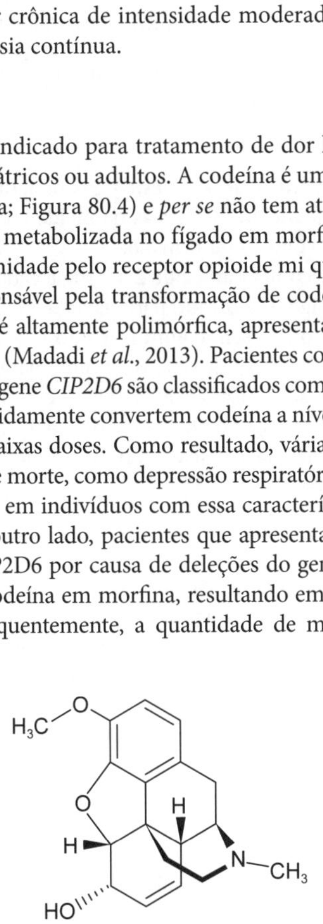

A codeína administrada por VO apresenta $T_{máx}$ de 1 h e tem volume de distribuição entre 3 e 6 ℓ/kg, com ligação às proteínas plasmáticas entre 7 e 25%. Aproximadamente 80% da dose de codeína é metabolizada por conjugação com o ácido glicurônico em codeína-6-glicuronídeo, sendo esta transformação feita predominantemente pelas UDP-glicuroniltransferases UGT2B7 e UGT2B4. Dez por cento da dose administrada é transformada em morfina pela O-demetilação pelo CIP2D6 e 10% são transformados em norcodeína pela CIP3A4. Aproximadamente 90% da dose total de codeína são eliminados pelos rins, sendo 10% na forma de codeína inalterada. A meia-vida da codeína e de seus metabólitos é de aproximadamente 3 h.

Metanálise (Figura 80.5) demonstrou que codeína 60 mg administrada por VO foi superior ao placebo em reduzir mais de 50% da dor após 4 a 6 h, entretanto, seu uso isolado não é considerado interessante quando comparado com alternativas como paracetamol, anti-inflamatórios não esteroides ou mesmo com a combinação deles com codeína (Sheena *et al.*, 2010).

A codeína é frequentemente formulada junto com paracetamol em combinações de 7,5/500, 15/500 e 30/500 mg (Tylex®; codeína-paracetamol), mas pode ser associada a outros anti-inflamatórios esteroides, como ácido acetilsalicílico e ibuprofeno. Em ensaio clínico, comparou-se codeína-paracetamol com adesivo de buprenorfina associado a paracetamol por VO em pacientes com osteoartrite do joelho ou da articulação coxofemoral na redução da intensidade da dor por 12 semanas (Conaghan *et al.*, 2011). Conforme ilustrado na Tabela 80.2 (dados *per protocol*), a associação codeína-paracetamol pode ser considerada não inferior ao adesivo de buprenorfina associado a paracetamol VO.

Interessante ressaltar que, nesse estudo, a combinação codeína-paracetamol foi discretamente mais bem tolerada que a associação buprenorfina-paracetamol (Tabela 80.3).

Hidromorfona

Análogo estrutural da morfina, cujas diferenças são um grupo cetônico na posição 6 e uma saturação entre os carbonos 7 e 8 (Figura 80.6). Foi o segundo derivado da morfina a ser comercializado, sendo introduzido no mercado em 1921 (o primeiro foi a diacilmorfina, cujo nome comercial é heroína, que foi introduzida no mercado pelos Laboratórios Bayer em 1898). Atua como agonista dos receptores opioides mi, mas também tem afinidade (menor) pelos receptores delta.

A hidromorfona apresenta baixa ligação às proteínas plasmáticas (8 a 19%), resultando em volume de distribuição de aproximadamente 302 ℓ. É metabolizada extensivamente em hidromorfona-3-glucoronídeo (95%) e hidromorfona-6-glucoronídeo. O *clearance* sistêmico é de 1,96 ℓ/min e a meia-vida de eliminação da hidromorfona é de

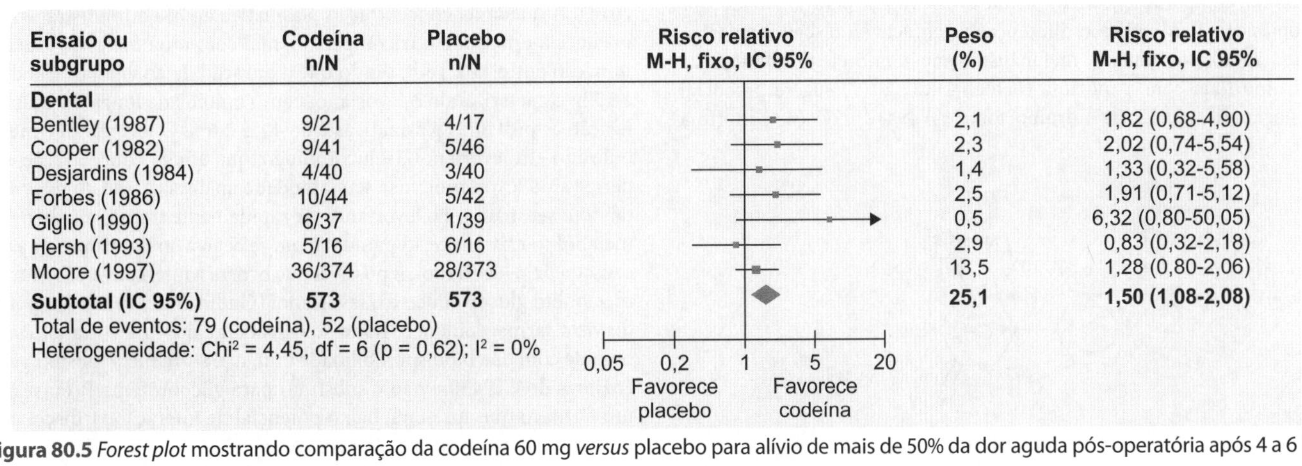

Figura 80.4 Codeína.

Ensaio ou subgrupo	Codeína n/N	Placebo n/N	Risco relativo M-H, fixo, IC 95%	Peso (%)	Risco relativo M-H, fixo, IC 95%
Dental					
Bentley (1987)	9/21	4/17		2,1	1,82 (0,68-4,90)
Cooper (1982)	9/41	5/46		2,3	2,02 (0,74-5,54)
Desjardins (1984)	4/40	3/40		1,4	1,33 (0,32-5,58)
Forbes (1986)	10/44	5/42		2,5	1,91 (0,71-5,12)
Giglio (1990)	6/37	1/39		0,5	6,32 (0,80-50,05)
Hersh (1993)	5/16	6/16		2,9	0,83 (0,32-2,18)
Moore (1997)	36/374	28/373		13,5	1,28 (0,80-2,06)
Subtotal (IC 95%)	**573**	**573**		**25,1**	**1,50 (1,08-2,08)**
Total de eventos: 79 (codeína), 52 (placebo)					
Heterogeneidade: Chi² = 4,45, df = 6 (p = 0,62); I² = 0%			0,05 0,2 1 5 20 Favorece placebo Favorece codeína		

Figura 80.5 *Forest plot* mostrando comparação da codeína 60 mg *versus* placebo para alívio de mais de 50% da dor aguda pós-operatória após 4 a 6 h.

Tabela 80.2 Escores de dor no BS-11 no início, no final do período de ajuste de dose e durante o período de avaliação.

	Média dos escores de dor no BS-11 (DP)	
	População (*per protocol*)	
	Adesivo de buprenorfina por 7 dias mais paracetamol oral (n = 61)	Comprimidos de codeína/paracetamol (n = 56)
Linha de base	7,0 (1,31)	7,0 (1,11)
Fim do período de ajuste de dose	3,4 (1,44)	3,7 (1,66)
Período de avaliação:		
Semanas 1 e 2	2,9 (1,71)	3,2 (2,00)
Semanas 3 e 4	3,0 (1,80)	3,0 (2,02)
Semanas 5 e 6	2,9 (1,65)	2,9 (1,99)
Semanas 7 e 8	2,9 (1,74)	2,9 (1,96)
Semanas 9 e 10	2,8 (1,71)	3,0 (1,99)
Semanas 11 e 12	3,0 (1,85)	3,0 (2,12)

BS-11: *Box Scale-11 Pain Scale*.

Tabela 80.3 Reações adversas mais comumente relatadas.

	Número (%) de pacientes	
	Adesivo de buprenorfina por 7 dias mais paracetamol oral (n = 110)	Comprimidos de codeína/paracetamol (n = 109)
Constipação intestinal	28 (26)	35 (32)
Náuseas	44 (40)	27 (25)
Vômito	12 (11)	9 (8)
Eritema no local da aplicação	30 (27)	0 (0)
Prurido no local da aplicação	19 (17)	0 (0)
Tontura	15 (14)	6 (6)

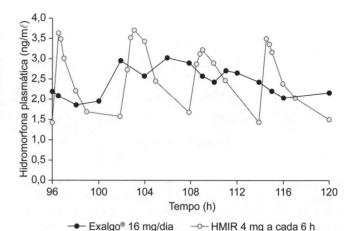

Figura 80.7 Níveis plasmáticos da hidromorfona após administração oral de uma formulação de liberação prolongada de hidromorfona (Exalgo™, 16 mg 1 vez/dia) *versus* uma formulação de liberação imediata de hidromorfona (HMIR, 4 mg a cada 6 h). HMIR: *hydromorphone immediate release formulation*.

aproximadamente 2,3 h. Pelo fato de a meia-vida ser curta, é utilizada por VO na forma de comprimidos de liberação prolongada (Exalgo®), utilizando a tecnologia de sistema de liberação osmótica oral (Gray, 2010). A Figura 80.7 ilustra a diferença farmacocinética do comprimido de liberação imediata (IR) de 4 mg VO a cada 6 h comparado com Exalgo® 16 mg 1 vez/dia.

A indicação do uso do Exalgo® é para pacientes com dor de intensidade moderada ou grave que necessitam de analgesia por 24 h ou por períodos prolongados. Revisão sistemática do uso de hidromorfona em comparação com morfina e oxicodona para alívio de dor neoplásica não identificou diferenças de eficácia e/ou segurança (Bao *et al*., 2016). No entanto, metanálise comparando efeitos clínicos da hidromorfona com a morfina (Felden *et al*., 2011) sugere potencial vantagem (p = 0,012) da hidromorfona (n = 494) em relação à morfina (n = 510) quanto a seu efeito analgésico na dor aguda (Figura 80.8). A metanálise não evidenciou diferenças na incidência de reações adversas como náuseas, vômitos ou prurido.

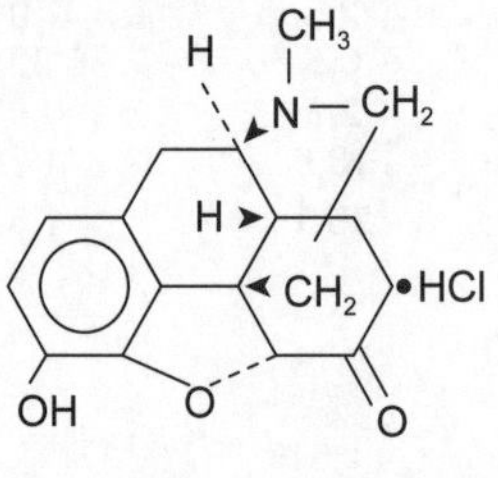

A dose inicial recomendada é de 2 a 4 mg a cada 4 ou 6 h do comprimido IR. O Exalgo® é indicado para pacientes com dor crônica que são tolerantes a opioides, sendo administrado 1 vez/dia. A Tabela 80.4 indica a razão de conversão de outros opioides para Exalgo®.

As reações adversas causadas por Exalgo®, com incidência igual ou superior a 10% em relação ao placebo, são constipação intestinal, náuseas, vômitos, sonolência, cefaleia e tontura. A hidromorfona também pode ser administrada por via IV.

Levorfanol

Derivado fenantrênico desidroxilado, tem estrutura química similar à da morfina, mas sem a dupla ligação 7,8 e o grupo hidroxila no C6 (Figura 80.9). Atua como agonista dos receptores opioides mi (0,21 nM), delta (4,2 nM) e kappa (2,3 nM). Além disso, levorfanol atua como antagonista dos receptores NMDA e inibe a recaptação de serotonina e norepinefrina (Codd *et al*., 1995). Essa última ação farmacológica confere um potencial terapêutico na dor neuropática (Rowbotham *et al*., 2003).

A farmacocinética do levorfanol após administração IV, IM e VO foi estudada em 13 pacientes com dor crônica. O levorfanol aparece rapidamente na circulação após administração oral ($T_{máx}$ de aproximadamente 1 h). Embora a biodisponibilidade absoluta do levorfanol não tenha sido estabelecida, a razão de conversão da dose administrada por VO para IV é de 2:1, sugerindo que levorfanol apresenta razoável biodisponibilidade absoluta quando administrado por VO (Prommer, 2014). A queda da concentração plasmática após a administração IV obedece a um modelo tricompartimental com uma meia-vida de eliminação entre 11 e 16 h, sendo que a duração da analgesia varia de 6 a 15 h, caracterizando o levorfanol como opioide de longa duração. A ligação às proteínas plasmáticas é de 40 ± 2,6%. O levorfanol é metabolizado em levorfanol-3-glucoronídeo, que atinge concentração superior à do levorfanol, mas sem atividade analgésica. O fato de o metabólito ser inativo e o levorfanol ser rapidamente transformado nesse metabólito cria um certo paradoxo em relação à analgesia prolongada causada pelo levorfanol. É possível que ocorra a interconversão entre o metabólito glucoronídeo e o levorfanol (Gudin *et al*., 2016). Do ponto de vista farmacocinético, pode-se considerar que o levorfanol é um opioide com boa biodisponibilidade oral, não sofre metabolismo pelas enzimas do CIP450 e não é substrato para glicoproteína P, ou seja, é um fármaco que apresenta baixo potencial de interação farmacocinética com outros fármacos e/ou com alimentos.

Figura 80.6 Hidromorfona.

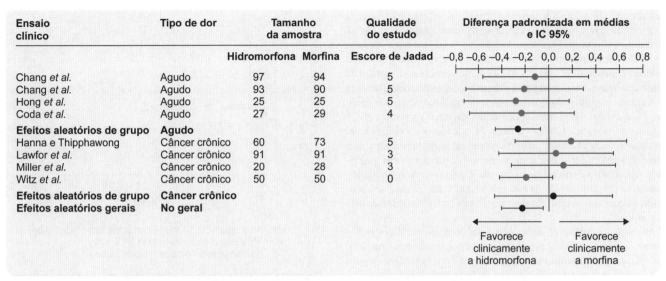

Figura 80.8 *Forest plot* comparando os efeitos analgésicos da hidromorfona *versus* morfina.

Tabela 80.4 Razão de conversão da dose de outros opioides para Exalgo®.		
Opioide	**Dose diária (mg)**	**Fator de conversão**
Hidromorfona	12	1
Codeína	200	0,06
Hidrocodona	30	0,4
Metadona	20	0,6
Morfina	60	0,2
Oxicodona	30	0,4
Oximorfona	20	0,6

Ensaio clínico realizado em 200 pacientes com dor crônica demonstrou que levorfanol em doses de até 4 mg produziu analgesia adequada em 159 (79,5%) deles (Glazebrook, 1952). A duração média da analgesia foi de 8 h para a dose de 1,3 mg, 10 h para a dose de 2 mg, 11 h para a dose de 2,6 mg e 14 h para a dose de 4 mg. Depressão respiratória (redução da frequência respiratória para 2 movimentos respiratórios/min) foi observada em 5% (dois casos de pacientes com a dose inicial de 2,6 mg) e 33% dos pacientes tratados com a dose de 4 mg. Interessante ressaltar que dor neuropática é frequentemente refratária ao tratamento, sendo que a ativação prolongada dos receptores NMDA parece ser a responsável e que o levorfanol e a metadona são os únicos opioides que apresentam atividade antagonística nesses receptores (Zorn e Fudin, 2011).

O levorfanol é indicado para controle da dor crônica de intensidade moderada ou grave. A dose inicial recomendada é de 2 mg, a qual pode ser repetida a cada 6, 8 ou 12 h dependendo da necessidade para se obter analgesia adequada. Por sua longa meia-vida e pelo acúmulo com doses múltiplas, o levorfanol atinge estado de equilíbrio após 75 a 80 h, portanto, é mais recomendado para controle de dor crônica, mas não de dor aguda. A dose pode ser aumentada para 3 mg a cada 6 ou 8 h, não sendo recomendado ultrapassar 12 mg em pacientes não resistentes a opioides. Em relação à potência analgésica, uma dose oral de 2 mg de levorfanol é equivalente a 10 mg de oxicodona e de 15 mg de morfina (Opioid Calculator, 2012). As reações adversas são semelhantes aos demais analgésicos opioides e consistem em náuseas, vômitos, constipação intestinal, alterações do humor, prurido, ruborização, dificuldades na micção e espasmo biliar.

Oxicodona (Tylox®)

É um potente fármaco opioide que, distintamente da morfina, apresenta uma afinidade significativa para os receptores kappa, além do efeito agonístico mediado pelos receptores mi. A ativação dos receptores kappa coativa os receptores mi e delta (*cross-talk*), que medeiam as respostas para a analgesia. Entretanto, há evidências de que somente a ativação dos receptores mi seja a responsável pelo efeito analgésico da oxicodona, com possível envolvimento de metabólitos (Lemberg *et al.*, 2006). A oxicodona apresenta a mesma lipossolubilidade da morfina (estrutura ilustrada na Figura 80.10), apresentando alta biodisponibilidade absoluta quando administrada por VO (60 a 87%) em virtude do reduzido metabolismo hepático de primeira passagem.

Essa alta biodisponibilidade é a principal diferença farmacocinética em relação à morfina, que apresenta biodisponibilidade absoluta após administração VO entre 20 e 30% (Säwe, 1986). A administração de oxicodona com refeição gordurosa retarda sua absorção, mas aumenta sua biodisponibilidade quando administrada na forma farmacêutica de elixir de liberação imediata. O volume de distribuição da oxicodona é de 2 a 3 ℓ/kg, semelhante ao da morfina, com meia-vida de 2 a 3 h após administração IV, 3 h após administração de solução oral

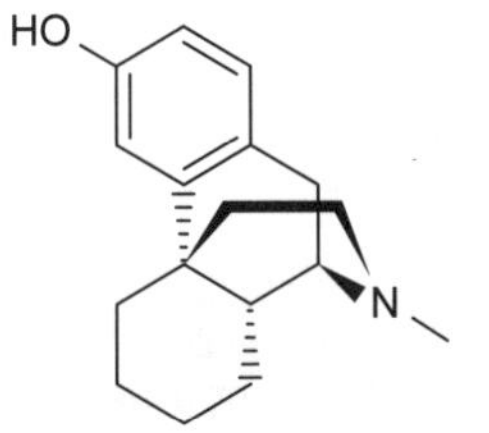

Figura 80.9 Levorfanol.

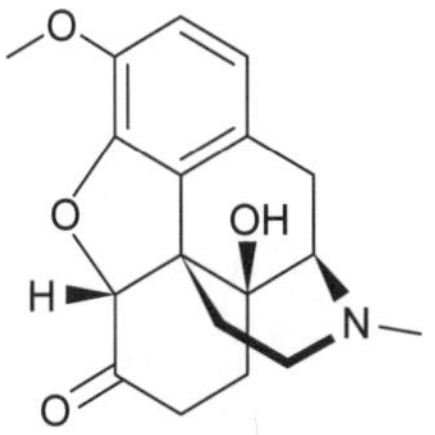

Figura 80.10 Oxicodona.

e de aproximadamente 8 h após comprimido de liberação controlada (Leppert, 2010). A oxicodona liga-se às proteínas plasmáticas (45%), sobretudo à albumina. Ela é metabolizada no fígado em noroxicodona pela CIP3A4, e esta em oximorfona pela CIP2D6, sendo que a oximorfona é metabolizada pela CIP3A4 em noroximorfona. A analgesia observada após administração da oxicodona depende principalmente do fármaco não alterado, entretanto, os metabólitos primários noroxicodona e oximorfona apresentam afinidade pelos receptores mi. A noroxicodona possui 17% da potência da oxicodona e a oximorfona, apesar de sua alta afinidade pelos receptores mi, é produzida em pouca quantidade. Por outro lado, a noroximorfona é produzida em quantidade significativa e tem relevante afinidade pelos receptores opioides, mas baixa permeabilidade na barreira hematencefálica, não apresentando, portanto, contribuição relevante para a analgesia induzida pela oxicodona.

As reações adversas causadas pela oxicodona são similares às dos demais opioides e incluem xerostomia, constipação intestinal, náuseas, vômitos, prurido, tontura, sonolência e confusão. Entretanto, alguns estudos indicam que a incidência de reações adversas de origem central com a oxicodona é menor do que com os demais opioides. Em um estudo no qual a morfina foi substituída por uma infusão contínua de oxicodona em 13 pacientes sofrendo de sintomas de delírio agudo, houve melhora do quadro mental, das náuseas e dos vômitos (Maddocks et al., 1996). A superdosagem de oxicodona causa sonolência, estupor, miose, flacidez muscular, convulsões, bradicardia, depressão respiratória e hipotonia. Em casos graves de intoxicação por oxicodona, podem ocorrer coma, edema pulmonar e insuficiência circulatória, podendo levar à morte do paciente. Nesses casos, a administração de naloxona IV deve ser feita em *bolus* repetidos ou infusão.

Hidrocodona (Vicodin®, Hysingla® ER)

É um derivado fenantrênico semissintético da codeína (Figura 80.11) com atividade analgésica e antitussígena. É um agonista dos receptores opioides mi, apesar de, em concentrações mais altas, se ligar aos receptores delta e kappa.

A farmacocinética da hidrocodona após administração oral de uma formulação de liberação prolongada (Hysingla® ER) é linear entre 20 e 120 mg; a mediana do $T_{máx}$ é entre 14 e 16 h, mas pode variar entre 6 e 30 h. A meia-vida de eliminação é independente da dose e varia entre 7 e 9 h. A Figura 80.12 compara o perfil farmacocinético do comprimido de Hysingla® ER 30 mg por 3 dias com o perfil farmacocinético do comprimido de liberação imediata de hidrocona (Vicodin®) 7,5 mg administrado a cada 6 h durante 3 dias.

Após administração de Hysingla® ER, o volume de distribuição aparente foi de 402 ℓ, indicando distribuição tissular extensa. A hidrocodona liga-se pouco às proteínas plasmáticas (36%). É metabolizada primariamente pela CIP3A4 em nor-hidrocodona (N-demetilação) que é inativa farmacologicamente. Hidromorfona é formada pela ação da CIP2D6 (O-demetilação), representa menos de 3% dos níveis circulantes de hidrocodona, mas é ativa e contribui para a ação analgésica da hidrocodona. A hidrocodona e seus metabólitos são eliminados por via renal, sendo 6,5% na forma inalterada em pacientes com função renal normal e 5%, 4,8% e 2,3% em pacientes com insuficiência renal leve, moderada ou grave, respectivamente. O *clearance* renal da

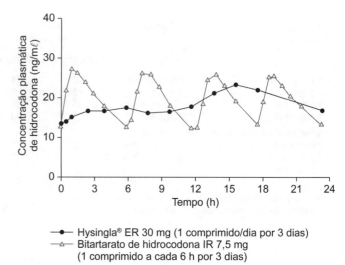

Figura 80.12 Níveis plasmáticos de hidrocodona após administração oral de uma formulação de liberação prolongada de hidrocodona (Hysingla® ER 30 mg, 1 comprimido/dia, por 3 dias) ou de uma formulação de liberação imediata de hidrocodona (7,5 mg a cada 6 h, por 3 dias).

hidrocodona em voluntários sadios é 5,3 ℓ/h, mas o *clearance* sistêmico é de 83 ℓ/h, indicando que o *clearance* não renal é a principal via de eliminação da hidrocodona.

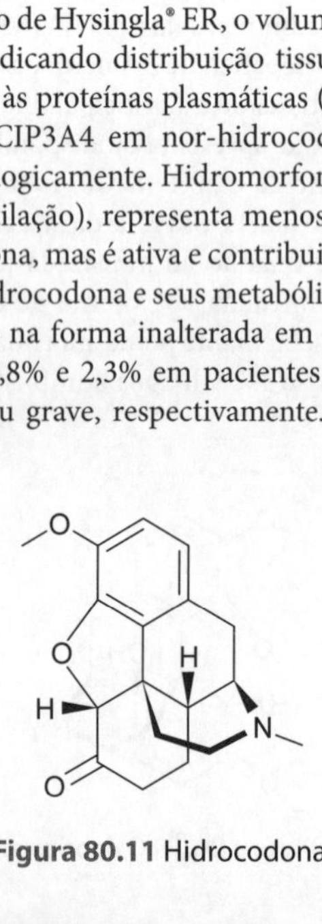

A eficácia e a segurança da hidrocodona (Hysingla® ER) foram avaliadas em ensaio clínico randomizado, multicêntrico, duplo-cego, controlado com placebo em pacientes com dor lombar crônica de intensidade moderada ou grave (Wen et al., 2015). O objetivo primário foi avaliação da intensidade da dor por meio de escala analógico-visual após 12 semanas de tratamento (escala de 11 pontos, com 0 representando ausência de dor). Hysingla® ER (20 a 120 mg/dia) foi administrado a 296 pacientes e placebo em 292 pacientes. Conforme ilustrado na Figura 80.13, Hysingla® ER causou redução significativa da intensidade de dor quando comparado com o placebo.

A dose recomendada de Hysingla® ER em pacientes virgens de tratamento com opioide é de 20 mg 1 vez/dia, podendo ser administrada em jejum ou com alimentos. A dose pode ser aumentada em 10 a 20 mg a cada 3 a 5 dias, até que um nível adequado de analgesia seja atingido. Caso o paciente esteja tomando outro opioide, a Tabela 80.5 ilustra como converter a dose diária do outro opioide na dose diária de hidrocodona.

As reações adversas mais comuns, com incidência igual ou superior a 5% em comparação com placebo, são constipação intestinal, náuseas, vômitos, fadiga, infecção do trato respiratório superior, tontura, cefaleia e sonolência.

Figura 80.11 Hidrocodona.

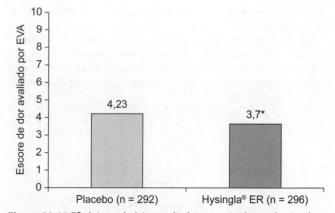

Figura 80.13 Eficácia analgésica avaliada por meio de escala visual analógica (EVA) após 12 semanas de tratamento com Hysingla® ER ou placebo em pacientes com dor lombar crônica de intensidade moderada ou grave. p = 0,0016.

Tabela 80.5 Razão de conversão da dose de outros opioides para hidrocodona.

Opioide	Dose diária (mg)	Fator de conversão
Codeína	133	0,15
Hidromorfona	5	4
Metadona	30	1,5
Morfina	40	0,5
Oxicodona	20	1
Oximorfona	10	2
Tramadol	200	0,1

Oximorfona (Numorphan®)

Ela se diferencia da morfina por ter substituição do grupo cetônico no C6 e saturação das ligações duplas. Atua como analgésico opioide semissintético. A oximorfona (Figura 80.14) é o metabólito da oxicodona formado pela 3-O-demetilação catalisada pela CIP2D6. Seu efeito analgésico é baseado na sua afinidade pelos receptores mi e delta: a afinidade pelo receptor mi é 4 vezes maior que a da morfina e 1 a 45 vezes maior que a da oxicodona (Sadiq *et al.*, 2013). A oximorfona é aproximadamente 9 vezes mais potente que a morfina com base na dose, quando comparadas duração e intensidade da analgesia em humanos (Beaver *et al.*, 1977) e produz analgesia equivalente à oxicodona com a metade da dose oral (Hale *et al.*, 2005).

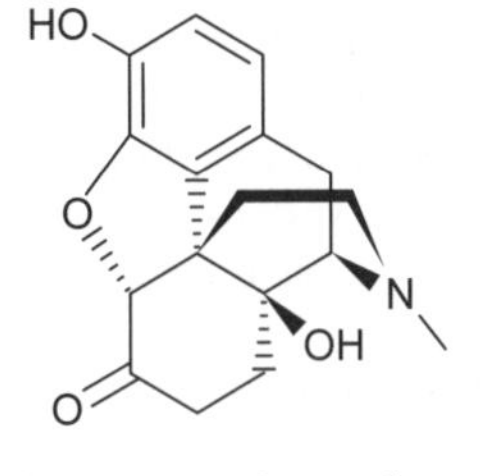

O início da ação após administração de oximorfona por via injetável é rápido, sendo percebido nos primeiros 5 a 10 min, e a duração da ação é de aproximadamente 3 a 6 h. O volume de distribuição após dose IV é de 3,08 ± 1,14 ℓ/kg. A oximorfona é altamente metabolizada principalmente no fígado, onde sofre redução e conjugação com o ácido glicurônico para formar a oximorfona-3-glucoronídeo e a 6-hidroxioximorfona, sendo que a última apresenta atividade analgésica. Menos de 1% da dose administrada é eliminada na urina de forma inalterada; 33 a 38% da dose administrada é eliminada na urina como oximorfona-3-glucoronídeo.

A eficácia da oximorfona foi confirmada em revisão sistemática sobre seu uso no tratamento da dor crônica (Mayyas *et al.*, 2010). A oximorfona nas doses de 40 a 100 mg/dia reduz de maneira significativa a intensidade da dor comparada com o placebo (Figura 80.15).

A oximorfona tem várias formas farmacêuticas: comprimido de liberação imediata (5 mg), comprimido de liberação prolongada (20 mg), ampolas para uso injetável e supositório (5 mg). Os comprimidos de liberação imediata apresentam farmacocinética linear entre 5 e 20 mg, sendo que a biodisponibilidade absoluta é de aproximadamente 10%, com meia-vida entre 7,2 e 9,4 h (Adams e Ahdieh, 2005). A meia-vida da oximorfona, quando administrada por VO em comprimido de liberação imediata é maior que as de morfina, hidromorfona e oxicodona. Recomenda-se que seja administrada a cada 6 h. A oximorfona em comprimido de liberação prolongada apresenta um $T_{máx}$

Figura 80.14 Oximorfona.

Ensaio clínico ou subgrupo	Diferença média	Oximorfona SE	Total	Placebo Total	Diferença média IV, aleatório, IC 95%
20 mg					
Kivitz (2006)	−4,3	4,3622	92	87	−4,30 (−12,85-4,25)
Subtotal (IC 95%)			**92**	**87**	**−4,30 (−12,85-4,25)**
Heterogeneidade: não aplicável					
Teste para o efeito geral: Z = 0,99 (p = 0,32)					
40 mg					
Katz (2007)	−16,9	3,4515	105	100	−16,90 (−23,66- −10,14)
Matsumoto (2005)	−7,7	3,7245	114	119	−7,70 (−15,00- −0,40)
Subtotal (IC 95%)			**219**	**219**	**−12,41 (−21,42- −3,39)**
Heterogeneidade: Tau² = 29,43; Chi² = 3,28, df = 1 (p = 0,07); I² = 70%					
Teste para o efeito geral: Z = 2,7 (p = 0,007)					
80 mg					
Hale (2005)	−18,2	3,7551	71	67	−18,20 (−25,56- −10,84)
Hale (2007)	−23	4,1774	70	73	−23,00 (−31,19- −14,81)
Kivitz (2006)	−11,1	4,3878	91	87	−11,10 (−19,70- −2,50)
Matsumoto (2005)	−9	3,6735	114	119	−9,00 (−16,20- −1,80)
Subtotal (IC 95%)			**346**	**346**	**−15,27 (−21,59- −8,95)**
Heterogeneidade: Tau² = 25,59; Chi² = 7,85, df = 3 (p = 0,05); I² = 62%					
Teste para o efeito geral: Z = 4,74 (p < 0,00001)					
100 mg					
Kivitz (2006)	−12,2	4,4388	87	87	−12,20 (−20,90- −3,50)
Subtotal (IC 95%)			**87**	**87**	**−12,20 (−20,90- −3,50)**
Heterogeneidade: não aplicável					
Teste para o efeito geral: Z = 2,75 (p = 0,006)					
Total (IC 95%)			**744**	**739**	**−12,88 (−17,08- −8,68)**
Heterogeneidade: Tau² = 20,87; Chi² = 16,33, df = 7 (p = 0,02); I² = 57%					
Teste para o efeito geral: Z = 6,01 (p < 0,00001)					

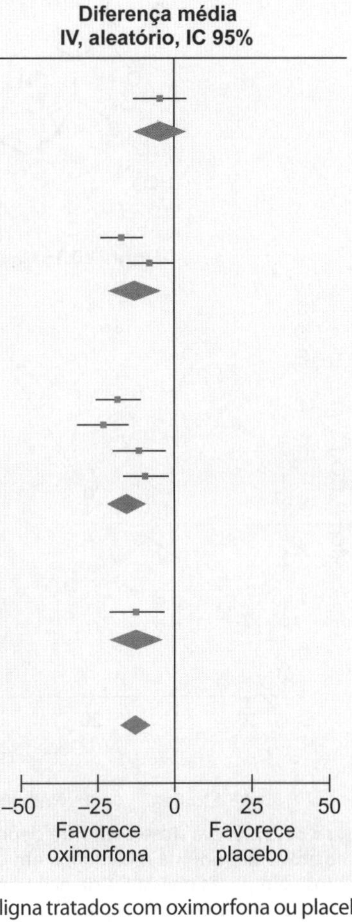

Figura 80.15 *Forest plot* comparando os escores de intensidade de dor em pacientes com dor crônica não maligna tratados com oximorfona ou placebo.

de 3 h e pode ser administrada 1 a 2 vezes/dia. As reações adversas com incidência igual ou superior a 2% em comparação com placebo são náuseas, constipação intestinal, tontura, sonolência, vômito, prurido, cefaleia, sudorese, xerostomia, sedação, diarreia, insônia, fadiga, redução do apetite e dor abdominal.

Nalbufina (Nubain®)

É um opioide analgésico sintético derivado do fenantreno que tem característica agonista/antagonista, visto ser um agonista ou antagonista dos receptores opioides kappa e delta (dependendo da dose) e antagonista dos receptores opioides mi (Arnould e Pinaud, 1992). É um derivado do fenantreno, relacionado estruturalmente com o antagonista naloxona e com o potente agonista oxidocona (Figura 80.16). Pode ser administrado por via IV, intramuscular (IM) e SC.

Apresenta baixa ligação às proteínas plasmáticas (25 a 50%), com volume aparente de distribuição de 5 ℓ/kg e *clearance* sistêmico de 1,8 ℓ/kg/h, com meia-vida de eliminação de 120 a 162 min no adulto, sendo menor em pacientes pediátricos (42 a 66 min). Sofre metabolismo hepático (glicurono e sulfoconjugação), sendo que o metabólito glicurônico é inativo farmacologicamente. A eliminação ocorre principalmente por via hepatobiliar na forma de fármaco inalterado e de seus metabólitos; o *clearance* renal é discreto, apenas 7% da dose é recuperada na urina.

É um potente fármaco analgésico com potência equivalente à da morfina. A nalbufina produz o mesmo grau de depressão respiratória que a morfina, mas tem um efeito limite, ou seja, atinge o máximo de depressão respiratória com 30 mg. Após essa dose, ela não causa maior depressão respiratória, diversamente da morfina. A Figura 80.17 ilustra a depressão respiratória em oito voluntários sadios após doses IV cumulativas de morfina e nalbufina, ilustrando a dose máxima que causa efeito depressor respiratório (Romagnoli e Keats, 1980).

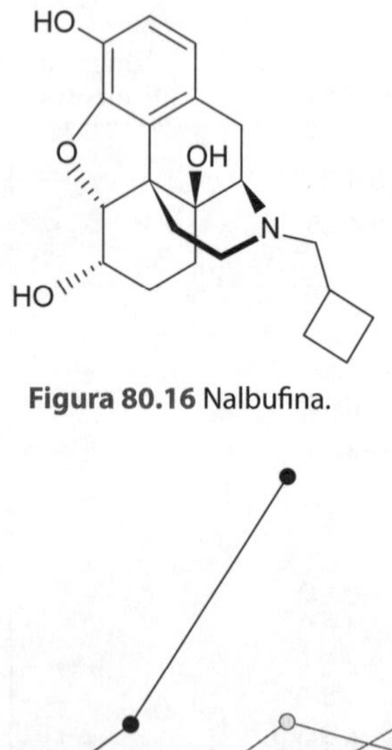

Ensaios clínicos compararam nalbufina administrada por via IV ou IM com morfina, pentazocina e petidina em pacientes com dor moderada ou grave. De maneira geral, os efeitos analgésicos foram semelhantes para nalbufina, morfina, pentazocina e petidina, sendo que o efeito analgésico da nalbufina apresenta duração discretamente mais longa quando comparado com o da morfina (Errick e Heel, 1983). A dose recomendada de nalbufina é de 10 mg por 70 kg de peso, podendo ser repetida a cada 3 a 6 h. A máxima dose em uma única administração é de 20 mg, e a dose diária total não deve exceder 160 mg. O início de ação ocorre 2 a 3 min após administração IV e aproximadamente 15 min após administração SC ou IM. Nalbufina pode causar precipitação de crise de abstinência em pacientes dependentes de opioides.

Butorfanol (Stadol®)

É um derivado fenantrênico sintético (Figura 80.18) com mecanismo misto agonista/antagonista e afinidade para os receptores opioides mi, delta e kappa, com uma razão de afinidade 1:4:25 (Chang *et al.*, 1981) e com 3, 10 e 30 vezes menor IC$_{50}$ para os receptores mi, delta e kappa, respectivamente, em comparação com morfina. Vários estudos indicam que o butorfanol atua com baixa atividade intrínseca (agonista parcial) nos receptores opioides mi e como agonista puro nos receptores opioides kappa, com atividade antagonística preponderante nos receptores delta (Abdelhamid *et al.*, 1991). Pode ser administrado por via IV ou IM, mas há também uma formulação comercial para uso por via nasal (Stadol® NS). Nas doses empregadas terapeuticamente, o butorfanol apresenta potencial de abuso e dependência menor que a morfina (Gillis *et al.*, 1995).

A ligação às proteínas plasmáticas é de aproximadamente 80%, sendo que o volume aparente de distribuição varia entre 305 e 901 ℓ e o *clearance* sistêmico entre 52 e 154 ℓ/h. Após a administração nasal, o T$_{máx}$ varia entre 0,15 a 1,50 h e a biodisponibilidade absoluta é de 69%. A meia-vida de eliminação após administração IV ou nasal varia entre 2,89 a 8,79 h. O efeito analgésico é influenciado pela via de administração, ocorrendo entre 2 e 3 min após administração IV e 15 min após administração IM ou nasal. O butorfanol é extensamente metabolizado por meio de hidroxilação, O-dealquilação e conjugação, e menos de 5% da dose é eliminada na forma de fármaco inalterado. Aproximadamente 80% da dose administrada por VO sofre efeito de primeira passagem (Heel *et al.*, 1978).

A eficácia e a segurança do butorfanol nasal (n = 30) foram comparadas com petidina IM (n = 30) em pacientes submetidos à fistulectomia (Mai *et al.*, 2009). A dor foi avaliada por uma escala analógica-visual após 6 h da cirurgia, antes de receber a primeira dose do analgésico, 60 min após a analgesia e na manhã seguinte. Conforme ilustrado na Figura 80.19, butorfanol por via nasal foi considerado equivalente à petidina IM.

Em relação às reações adversas, não houve diferença entre os dois grupos de tratamento conforme ilustrado na Tabela 80.6.

Pentazocina

É um derivado benzomorfânico que atua como agonista parcial, ou seja, tem ação agonista e antagonista nos receptores opioides mi e

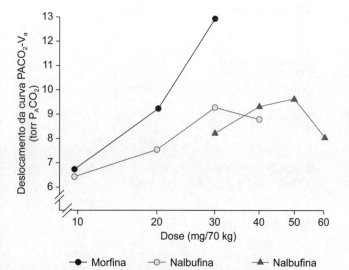

Figura 80.17 Curva dose-efeito de depressão respiratória para doses cumulativas de morfina e nalbufina em oito voluntários sadios. Dados obtidos com doses mais altas de nalbufina (triângulos) foram de sujeitos que não receberam morfina. A abscissa está em escala log.

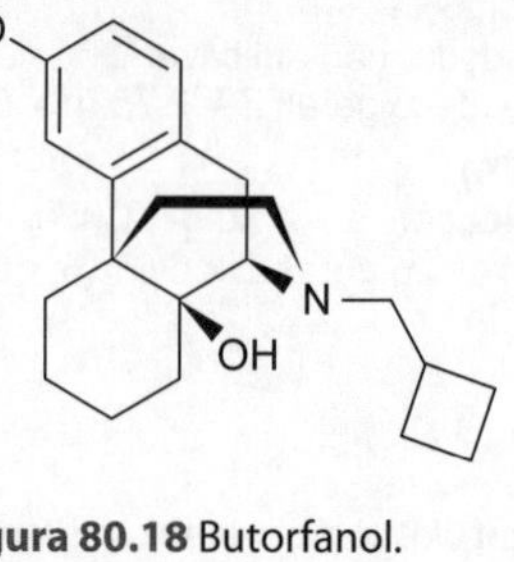

Figura 80.18 Butorfanol.

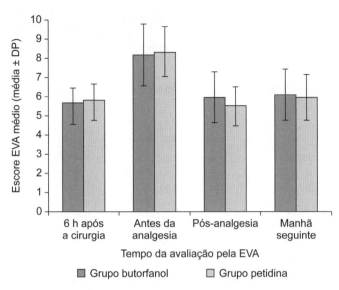

Figura 80.19 Escore de dor de 0 a 10 pela escala visual analógica em pacientes submetidos à cirurgia anal (fistulectomia) e tratados com butornafol *spray* nasal ou petidina IM. EVA: escala visual analógica; DP: desvio-padrão.

agonista nos receptores opioides kappa (Figura 80.20). O desenvolvimento da pentazocina teve origem nas observações feitas na década de 1950, quando pesquisadores verificaram que o antagonista da morfina nalorfina apresentava efeito analgésico em humanos (Lasagna e Beecher, 1954). O uso da nalorfina como analgésico foi abandonado logo depois, em virtude de sua capacidade de induzir alucinações violentas e imprevisíveis nos pacientes; contudo, a pesquisa nessa área continuou e levou à síntese da pentazocina em 1961 (Chambers *et al.*, 1971).

A pentazocina é bem absorvida após administração pelas vias comuns de administração de fármacos, entretanto os níveis plasmáticos apresentam alta variabilidade interindividual. A absorção é mais lenta após administração VO ($T_{máx}$ varia entre 1 e 3 h). A pentazocina é um potente analgésico e, na dose de 30 mg, causa analgesia equivalente à morfina 10 mg ou à petidina 75 a 100 mg. A analgesia ocorre após 15 a 20 min da administração IM ou SC e 2 a 3 min após administração IV. A meia-vida de eliminação após administração de pentazocina 30 mg IV ou IM é de aproximadamente 2 h (Agurell *et al.*, 1974). É extensivamente metabolizada no fígado, sendo que apenas entre 2 e 12% do fármaco é eliminado na forma inalterada. O metabolismo hepático se dá pela oxidação dos grupos metil, formando metabólitos alcoólicos-cis e ácidos-trans. Há considerável diferença interindividual na capacidade de metabolizar a pentazocina, e isso resulta em níveis plasmáticos mais altos do fármaco inalterado em alguns indivíduos, levando a um maior efeito farmacológico. Isso explica a diferença interindividual da eficácia terapêutica e da incidência diferente de reações adversas (Brogden *et al.*, 1973).

A pentazocina é indicada para controle de dor cuja intensidade requer o uso de um opioide analgésico e também como medicação pré-anestésica ou como medicação anestésica suplementar. A dose

Tabela 80.6 Reações adversas, n (%) (n = 30).

Reações adversas	Grupo butorfanol	Grupo petidina	Valor p
Qualquer efeito colateral	16 (53,3)	10 (33,3)	0,192
Sonolência	10 (33,3)	5 (16,7)	0,23
Tontura	6 (20)	4 (13,3)	0,73
Náuseas	5 (16,7)	4 (13,3)	1
Vômito	2 (6,7)	2 (6,7)	1

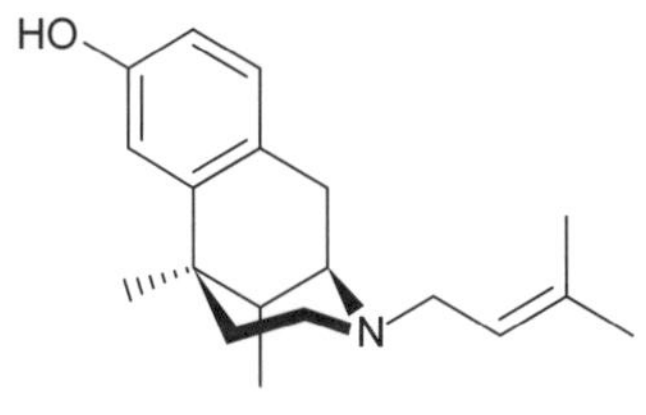

Figura 80.20 Pentazocina.

recomendada é de 30 mg IM, SC ou IV, podendo ser repetida a cada 3 ou 4 vezes, se necessário. As reações adversas mais comuns são náuseas, tontura, vômito e euforia.

Na década de 1970, surgiu uma epidemia do uso de pentazocina junto com o anti-histamínico tripelenamina como droga de abuso; basicamente, o comprimido de pentazocina e o de tripelenamina eram esmagados, filtrados e injetados por via IV, causando um efeito eufórico similar ao da heroína. Isso levou o laboratório responsável pela fabricação dos comprimidos de pentazocina a desenvolver uma nova formulação, chamada Talxin® Nx, na qual foi introduzido o antagonista opioide naloxona na dose de 0,5 mg. Nessa dose, a naloxona não atua como antagonista opioide quando administrado por VO, mas essa dose é ativada quando administrada por via IV. Essa nova formulação reduziu a incidência de abuso da pentazocina e a formulação oral antiga (sem naloxona) foi descontinuada (Baum *et al.*, 1987).

Metadona (Dolophine®)

É um derivado heptilamínico que atua como agonista mi dos receptores opioides. Algumas evidências apontam que a metadona pode atuar também como antagonista dos receptores NMDA, entretanto a contribuição desse efeito antagonista na eficácia terapêutica da metadona (Figura 80.21) é desconhecida. Apresenta ações múltiplas similares à morfina; suas indicações principais são como fármaco analgésico ou fármaco para tratamento da desintoxicação e manutenção da dependência por opioides.

Após a administração oral, a biodisponibilidade absoluta da metadona varia entre 36 e 100% e o $T_{máx}$ entre 1 e 7,5 h. Não se sabe se a farmacocinética da metadona é linear, tampouco se a biodisponibilidade é afetada quando ingerida com alimentos. O volume de distribuição da metadona varia entre 1 e 8 ℓ/kg, e a ligação às proteínas plasmáticas entre 85 e 90%, sobretudo ligada à glicoproteína ácida alfa-1. É metabolizada pelo CIP450 no metabólito 2-etilideno-1,5-dimetil-3,3-difenilpirrilidina. A isoforma envolvida no metabolismo da metadona é CIP3A4, mas também ocorre participação das CIP2B6, CIP2D6 e CIP2B19 (Somogyi *et al.*, 2007). A eliminação da metadona é feita pela biotransformação hepática seguida de excreção renal e fecal. A meia-vida de eliminação é altamente variável (8 a 59 h) e, pelo fato de ser altamente lipofílica, persiste no fígado e em outros tecidos por períodos prolongados, sendo que a liberação lenta desses tecidos contribui para a duração de sua ação, apesar dos níveis plasmáticos estarem baixos.

Quando a metadona é utilizada como primeiro analgésico opioide no paciente, a dose inicial recomendada varia entre 2,5 a 10 mg a cada 8 ou 12 h. Por sua meia-vida de eliminação prolongada, o aumento da dose ou a redução do intervalo deve ser feito com muito cuidado para

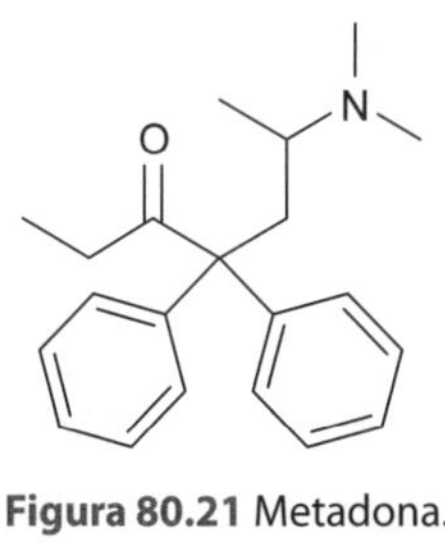

Figura 80.21 Metadona.

evitar o risco de superdosagem. Se o paciente estiver utilizando metadona por via parenteral e o objetivo for substituí-la por metadona VO, deve ser empregada a razão 1:2 (5 mg de metadona parenteral deve ser substituída por 10 mg de metadona VO).

Tramadol (Tramal®)

Apresenta um mecanismo analgésico duplo, atuando como agonista opioide central e também como inibidor da recaptação de norepinefrina e serotonina no SNC (Beakley et al., 2015). O tramadol tem dois enantiômeros com propriedades analgésicas (Figura 80.22), mas com mecanismos de ação distintos. O (+)-tramadol (1R,2R-tramadol) e seu metabólito O-desmetiltramadol (M1) atuam como agonistas seletivos dos receptores opioides mi, reduzindo a liberação dos neurotransmissores nociceptivos. O (+)-tramadol inibe também a recaptação da serotonina, enquanto o (–)-tramadol (1S,2S-tramadol) inibe a recaptação da norepinefrina; a inibição da recaptação da norepinefrina e da serotonina aumenta a inibição das vias descendentes associadas com a transmissão da dor ao SNC (Grond e Sablotzki, 2004).

O tramadol pode ser administrado VO, via retal, IM e IV. A administração oral apresenta rápida absorção, com $T_{máx}$ de 2 h. O tramadol é capaz de atravessar a placenta e pequenas quantidades de tramadol foram detectadas no leite materno. A biodisponibilidade absoluta do tramadol após administração oral é de aproximadamente 75%, apresentando $T_{máx}$ de 2 e 3 h para o tramadol e de seu metabólito M1. Administração de alimentos não altera a biodisponibilidade do tramadol. O volume de distribuição é de 2,6 a 2,9 ℓ/kg, sendo que a ligação a proteínas plasmáticas é de aproximadamente 20%. Tramadol sofre extenso metabolismo hepático de primeira passagem por meio de reações de desmetilação e conjugação. A reação de desmetilação é catalisada pelos citocromos CIP2D6 e CIP3A4/CIP2B6 para formar os metabólitos O-desmetilados e N-desmetilados, respectivamente. A meia-vida do tramadol é de 5 a 6 h, enquanto a de seu metabólito M1 (o único que apresenta atividade analgésica) é de 8 h. Em pacientes com grau avançado de insuficiência hepática, a meia-vida do tramadol e de seu metabólito M1 encontra-se aumentada para 13 e 19 h, respectivamente. A eliminação renal é responsável por 90% da excreção do tramadol e de seus metabólitos, sendo que 10% são eliminados pelas fezes. Em pacientes com insuficiência renal grave (clearance de creatinina < 30 mℓ/min), recomenda-se que o intervalo entre as doses seja a cada 12 h.

A dose recomendada de tramadol VO é de 25 mg 4 vezes/dia, podendo ser aumentada até 100 mg 4 vezes/dia, se necessário. No entanto, alguns grupos recomendam que a dose máxima pode ser de 600 mg/dia (Leppert e Luczak, 2005). Caso a analgesia não seja adequada com essa dose, outro opioide deve ser considerado. A Tabela 80.7 ilustra a potência analgésica do tramadol relativa à de outros opioides (Leppert, 2009).

Síndrome serotoninérgica geralmente é associada ao uso de inibidores de recaptação de serotonina; porém, o tramadol pode causar essa síndrome quando utilizado em superdosagem intencional ou não intencional. A associação de inibidores de recaptação de serotonina ou antidepressivos tricíclicos com tramadol aumenta substancialmente o risco do aparecimento da síndrome serotoninérgica (Houlihan, 2004).

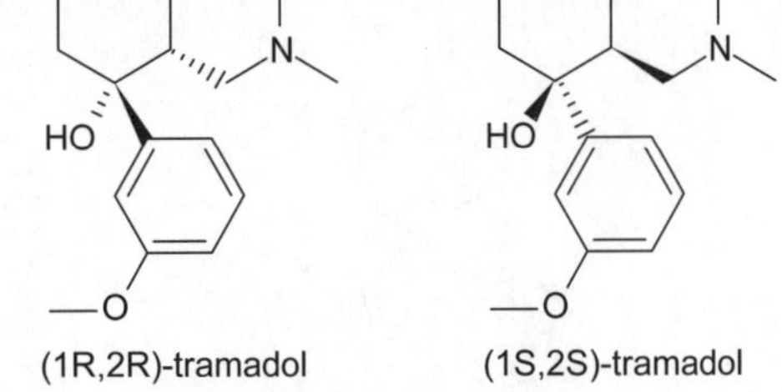

Tabela 80.7 Potência de fármacos opioides em relação ao tramadol.

Analgésico	Relação de potência para tramadol	Duração da ação (h)
Codeína	1:1	3 a 6
Di-hidrocodeína	10:6	3 a 6
Petidina	1:1	2 a 4
Morfina	10:1 (VO) 20:1 (SC, IV)	3 a 6
Oxicodona	20:1 (VO) 40:1 (SC, IV)	4 a 5
Metadona	50:1	8 a 12
Hidromorfona	75:1	4 a 5
Buprenorfina (sublingual)	800:1	6 a 12
Buprenorfina TTS (transdérmico)	1.000:1	72 a 96
Fentanila TTS (transdérmico)	1.000:1	48 a 72

IV: via intravenosa; SC: via subcutânea; TTS: sistema terapêutico transdérmico; VO: via oral.

Tapentadol (Nucynta®)

É um analgésico central que se liga aos receptores opioides mi, delta e kappa, além de ser um inibidor de recaptação de norepinefrina (Figura 80.23). Foi desenvolvido para explorar a interação sinérgica entre os opioides e o sistema noradrenérgico central. Esperava-se que o mecanismo de ação combinado melhorasse a utilidade terapêutica dos analgésicos opioides, particularmente no tratamento da dor neuropática. Ao adicionar a atividade de inibição da recaptação de norepinefrina, o objetivo era não só aumentar a atividade analgésica do tapentadol, mas também reduzir as reações adversas dos opioides ao permitir uma redução da dose (Tzschentke et al., 2006). O tapentadol é 18 vezes menos potente que a morfina para se ligar aos receptores mi e 2 a 3 vezes menos potente para produzir analgesia em animais.

A biodisponibilidade absoluta após administração oral é de 32%, por causa do extenso metabolismo hepático de primeira passagem, apresentando $T_{máx}$ de 1,25 h. Apresenta baixa ligação às proteínas plasmáticas (20%) e alto volume de distribuição (540 ± 89 ℓ), com meia-vida de eliminação de aproximadamente 4 h. É altamente metabolizado (97%), sobretudo pela conjugação com ácido glicurônico, o qual é excretado na urina. Os metabólitos não apresentam atividade analgésica, uma diferença clinicamente importante em relação ao tramadol, que apresenta metabólitos ativos.

A exemplo de outros opioides, o tapentadol também tem forma farmacêutica de comprimido de liberação prolongada (Nucynta® ER), o qual é administrado 2 vezes/dia. A eficácia do Nucynta® ER foi demonstrada em estudos randomizados, duplos-cegos, controlados com placebo e com comparador ativo (oxicodona CR) em pacientes com dor grave causada por osteoartrite, dor lombar crônica e dor neuropática (Afilalo e Morlion, 2013). Conforme ilustrado na Figura 80.24, o tapentadol ER foi considerado similar à oxicodona ER para alívio da dor e superior ao placebo. O tapentadol ER nesses estudos foi associado com melhor tolerabilidade gastrintestinal em comparação com oxicodona CR.

A dose recomendada varia entre 50 e 100 mg a cada 4 ou 6 h dependendo da intensidade da dor, podendo ser administrado em jejum ou com alimentos, não sendo necessário ajuste de dose em pacientes

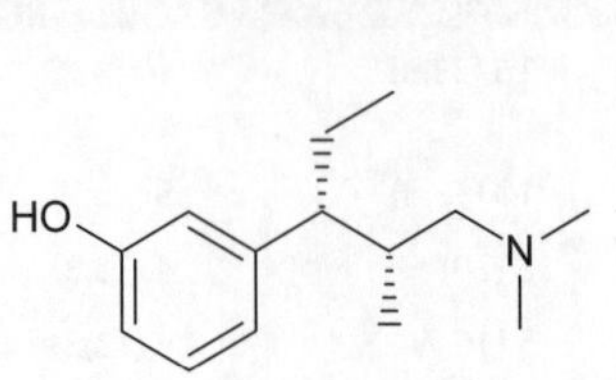

Figura 80.22 Tramadol.

Figura 80.23 Tapentadol.

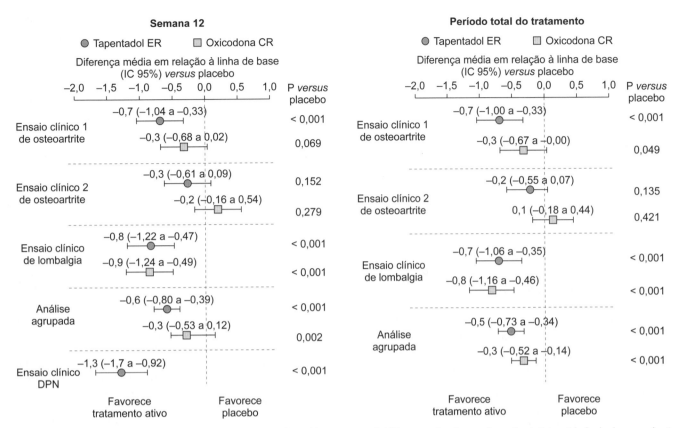

Figura 80.24 *Forest plots* comparando tratamento com oxicodona CR ou tapentadol ER *versus* placebo na alteração da intensidade da dor em relação à linha de base em pacientes com osteoartrite, lombalgia ou neuropatia periférica diabética na semana 12 ou no período total do tratamento. IC: intervalo de confiança; ITT: intenção de tratar; ER: liberação estendida; CR: liberação controlada; DPN: neuropatia periférica diabética.

nefropatas leves ou moderados ou com insuficiência hepática leve. Está contraindicado em pacientes que estejam utilizando inibidores da enzima monoaminoxidase.

Meptazinol

É um derivado hexa-hidroazepínico com propriedades mistas de agonista/antagonista nos receptores opioides. Seu efeito analgésico se deve à ação agonista nos receptores opioides mi e, em parte, na transmissão colinérgica central. Em ensaios de analgesia em animais, o meptazinol (Figura 80.25) é 2 a 5 vezes menos potente que a morfina e equipotente à pentazocina. A ação antagonística foi demonstrada pela indução de sintomas de abstinência em macacos tratados cronicamente com morfina. A analgesia induzida pelo meptazinol é completamente revertida pela naloxona, mas são necessárias doses mais altas do antagonista quando comparadas com as doses utilizadas para reversão de um agonista mi puro, como a morfina.

Após administração por VO, o $T_{máx}$ é atingido em 0,5 a 2 h, entretanto, a exemplo de outros derivados fenólicos, a biodisponibilidade absoluta é baixa (8,69%), em razão do extenso efeito de primeira passagem (Holmes e Ward, 1985). A ligação a proteínas plasmáticas é baixa (27,1%) e, conforme mencionado, é extensamente metabolizado por glicuronidação, sendo que menos de 5% do fármaco é eliminado inalterado na urina. O *clearance* sistêmico é estimado em 2,2 ℓ/min e a meia-vida de eliminação em aproximadamente 2 h, aumentando em pacientes idosos (3,39 a 4,97 h).

Ensaio clínico duplo-cego realizado em pacientes idosos com dor de intensidade moderada ou crônica comparou a eficácia do meptazinol (100 mg VO) com pentazocina (25 mg VO) ou placebo nos mesmos pacientes (Pearce e Robson, 1980). O meptazinol e a pentazocina foram superiores ao placebo em relação ao alívio da dor, e o meptazinol foi mais eficaz que a pentazocina nas primeiras 2 h (Figura 80.26).

A dose recomendada para adultos é de 200 mg VO a cada 3 a 6 h, sendo o intervalo mais comum de 4 h. Doses de 75 a 100 mg IM podem ser repetidas a cada 2 a 4 h dependendo da necessidade. Doses mais altas podem ser utilizadas no contexto obstétrico, calculado na base de 2 mg/kg. A administração IV deve ser feita lentamente na dose de 50 a 100 mg, repetida a cada 2 a 4 h se necessário. As reações adversas mais comuns com o meptazinol são de origem gastrintestinal, como náuseas e vômitos. Tontura também pode ser frequente, mas a incidência de outras reações adversas de origem central é comparativamente baixa.

TOLERÂNCIA

Tolerância é definida como redução de efeito após administração prolongada do fármaco, resultando em perda de potência indicada por um desvio para a direita da curva dose-efeito. O desenvolvimento e a extensão da tolerância no caso dos fármacos opioides dependem da interação destes com os receptores opioides, a dose e a frequência da administração. Vários mecanismos podem contribuir para a tolerância aos opioides no nível de comportamento, incluindo aumento do metabolismo do fármaco opioide (tolerância metabólica), dessensibilização do mecanismo de transdução, diminuição da expressão dos receptores (*down-regulation*), assim como processos compensatórios ou de oposição. A tolerância aos analgésicos nem sempre é valorizada, visto

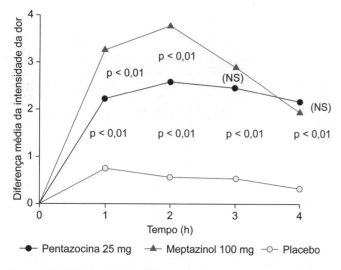

Figura 80.26 Diferença média da intensidade de dor em pacientes idosos tratados com pentazocina, meptazinol ou placebo. NS: não significante.

que muitos médicos acreditam que a tolerância aos analgésicos pode ser facilmente superada com o aumento terapêutico da dose do analgésico ou pela implementação de rotação de analgésicos. Entretanto, isso nem sempre é possível, pois há outros efeitos farmacológicos dos opioides, constipação intestinal por exemplo, que podem limitar a satisfação/adesão ao tratamento. Importante ressaltar que o desenvolvimento de tolerância ao efeito constipante dos opioides é bem mais raro e de menor intensidade em comparação com o efeito sedativo. Outra complicação relacionada ao aumento da dose é o risco do aparecimento da hiperalgesia induzida por opioides, a qual, por sua vez, contribui para o quadro comportamental de tolerância ao analgésico e pode ser confundida com sinais de progressão da doença responsável pela dor do paciente. A FDA define tolerância como dose diária superior a 60 mg de morfina ou equivalente de morfina, sendo que prescrições com doses superiores a 100 mg são investigadas em relação a abuso (Volkow e McLellan, 2016). Os opioides induzem depressão respiratória e a tolerância a esse efeito pode ser considerada benéfica, mas pode causar aumento de mortalidade quando os dependentes de opioides utilizam essa dose em outro ambiente ou contexto, ou mesmo no caso de relapso de uma abstinência (Siegel et al., 1982). Todos os efeitos causados pelos opioides (analgesia, náuseas, depressão respiratória, sedação etc.) podem ser sujeitos ao fenômeno da tolerância, mas em graus distintos. Tolerância a depressão respiratória, náuseas e sedação aparece mais rapidamente que tolerância a constipação intestinal e miose. Outro aspecto na tolerância é a alostasia, ou seja, modificações adaptativas do sistema nervoso após exposição crônica aos opioides, criando um novo estado dependente, agora na presença do opioide (Cahill et al., 2016).

CONSTIPAÇÃO INTESTINAL

A razão pela qual os opioides causam constipação intestinal é multifatorial. Os opioides interferem com a motilidade gastrintestinal normal ao retardar o trânsito, estimulando a motilidade não propulsiva e os esfíncteres, como o piloro e a válvula ileocecal, por meio de seus efeitos nos neurônios entéricos (Wood e Galligan, 2004). Os opioides estimulam a absorção de fluidos sobretudo por retardar o trânsito, o que causa um aumento do tempo de contato para absorção, e também por estimular receptores sensórios da mucosa, que ativam um arco reflexo que facilita a absorção de fluidos (Kurz e Sessler, 2003). Tradicionalmente, a constipação intestinal induzida por opioides é tratada com laxantes, como amolecedores fecais ou estimulantes. Entretanto, os laxantes não impedem a ligação dos opioides aos receptores do trato gastrintestinal e, portanto, não resolvem o mecanismo básico responsável pela constipação intestinal. Muitos pacientes não têm alívio da constipação intestinal após tratamento com vários laxantes (Pappagallo, 2001). O medicamento Targinact® é uma forma farmacêutica sólida (comprimido) de liberação prolongada com dose fixa de oxicodona e naloxona. A oxicodona é um agonista opioide mi, enquanto a naloxona é um antagonista opioide mi. A naloxona impede a ação da oxicodona nos receptores mi do trato gastrintestinal. Por sua baixíssima biodisponibilidade absoluta (< 3%) quando administrada por VO, em razão do extenso metabolismo hepático da primeira passagem, os níveis plasmáticos de naloxona são muito baixos e, portanto, não interferem com o efeito analgésico da oxicodona no SNC (Bantel et al., 2018). Essa combinação é eficaz para reduzir os quadros de constipação intestinal induzida por opioide e causa melhora de vida, de acordo com os questionários apropriados (Figura 80.27).

DEPRESSÃO RESPIRATÓRIA

A depressão respiratória causada pelo uso de opioides é o evento adverso mais temido pelos anestesiologistas. A visão clássica era de que a depressão respiratória era proporcional ao quadro de analgesia. Entretanto, agonistas opioides kappa produzem analgesia causando mínima ou nenhuma depressão respiratória, indicando a possibilidade de a depressão respiratória poder ser totalmente evitada (Bowdle, 1998). Por outro lado, o desenvolvimento de agonistas kappa para uso clínico é complexo, visto que eles causam disforia. Existem vários agonistas parciais para o receptor mi e para o receptor kappa que apresentam efeito menor de depressão respiratória. Eles são chamados de agonistas/

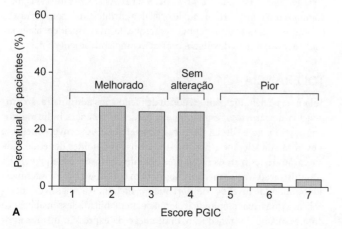
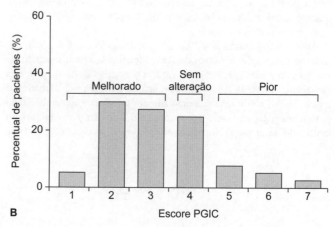

Figura 80.27 Melhora na constipação intestinal (**A**) e na qualidade de vida (**B**) na última avaliação (n = 81). PGIC: Patients' Global Impression of Change.

Tabela 80.8 Formulações de opioides com dosagem menos frequente.	
Fármaco	Dose
Fentanila	12,5, 25, 50, 75 e 100 μg/h, adesivo transdérmico
Hidromorfona	8, 12 e 16 mg ER (VO)
Levorfanol	2 mg (VO)
Metadona	5 e 10 mg (VO) 1, 2 e 10 mg/mℓ (VO)
Morfina	15, 30, 60 e 100 mg CR (VO) 200 mg CR (VO) 15, 30, 60, 100 e 200 mg ER (VO) 30, 60, 90 e 120 mg CR (VO) 20, 30, 50, 60, 80, 100 e 200 mg CR (VO) 20, 30, 50, 60, 80 e 100 ER (VO)
Oxicodona	10, 20, 40 e 80 mg CR (VO)
Oximorfona	5, 7,5, 10, 15, 20, 30 e 40 mg ER (VO)
Tramadol	100, 200 e 300 mg CR (VO)

VO: via oral.

antagonistas ou de opioides semelhantes à nalorfina, como pentazocina, butorfanol e nalbufina. O efeito máximo de depressão respiratória induzida por esses opioides é menor do que aquele causado pelos agonistas plenos do receptor mi. Aparentemente, esses agonistas/antagonistas teriam um efeito limite na depressão respiratória quando comparados com os agonistas plenos do receptor mi.

A Tabela 80.8 ilustra várias formulações de opioides que permitem dosagem menos frequente.

ANTAGONISTAS OPIOIDES CENTRAIS

Naloxona e naltrexona são antagonistas competitivos de receptores opioides. Interessante mencionar que concentrações baixas do antagonista naloxona em modelos experimentais de dor em camundongos induziram analgesia ao bloquear a autoinibição pré-sináptica da liberação de encefalina, causando, portanto, uma liberação exagerada de opioides endógenos (Ueda *et al.*, 1986). A naloxona e a naltrexona atuam de modo central e periférico, mas apresentam perfis farmacocinéticos distintos que favorecem aplicações terapêuticas distintas. A naltrexona é efetiva quando administrada por VO e apresenta longa duração de ação, sendo útil no tratamento de desintoxicação e para evitar abuso. O nalmefeno é um antagonista dos receptores mi e é um derivado hidrossolúvel da naltrexona; é utilizado para reverter os efeitos de fármacos opioides. A naloxona e a naltrexona podem ser combinadas com agonistas mi ou agonistas parciais mi. Por exemplo, a naloxona é utilizada junto com a buprenorfina SL (Suboxone®) para evitar uso ilícito IV. A buprenorfina sublingual sem a naltrexona é comercializada com o nome de Subutex®. Tanto o Suboxone® como o Subutex® são utilizados no tratamento da dependência por opioides.

ANTAGONISTAS OPIOIDES PERIFÉRICOS

Metilnaltrexona (Relistor®)

Derivado da naltrexona que apresenta um amônio quaternário em sua estrutura (Figura 80.28), o que reduz a sua capacidade de atravessar a barreira hematencefálica. Tem menor lipossolubilidade que a naloxona, o que reduz a sua biodisponibilidade absoluta quando administrada por VO.

A eficácia e a segurança da metilnaltrexona no tratamento de constipação intestinal induzida por opioides foram avaliadas em ensaio clínico randomizado, controlado com placebo, em pacientes que utilizavam morfina 50 mg/dia ou mais (Viscusi *et al.*, 2016). Os pacientes foram

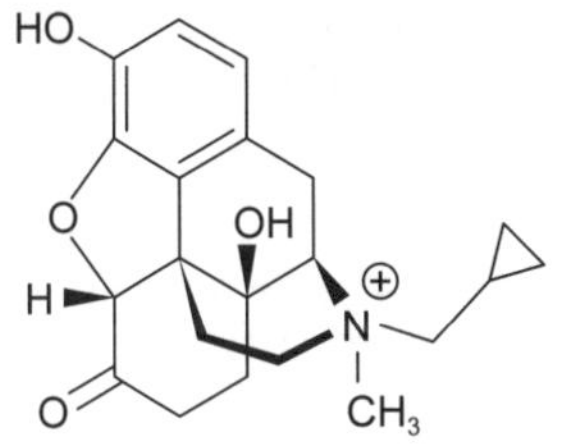

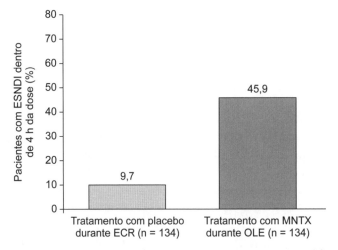

Figura 80.28 Metilnaltrexona.

Figura 80.29 Porcentagem de pacientes que apresentaram episódio de evacuação sem necessidade de intervenção (ESNDI) no período de 4 h após a administração de placebo ou metilnaltrexona. ECR: ensaio clínico randomizado; MTNX: metilnaltrexona; OLE: *open-label extension*.

tratados com metilnaltrexona (12 mg/dia injetável SC) ou placebo por 4 semanas, seguido de um período aberto adicional de 12 semanas. Conforme ilustrado na Figura 80.29, a metilnaltrexona foi eficaz no tratamento da constipação intestinal induzida por opioides ao aumentar o número de evacuações nas 4 h seguintes à injeção. A Tabela 80.9 sumariza as reações adversas observadas em ambos os grupos.

A metilnaltrexona é indicada no tratamento da constipação intestinal induzida por opioides. A dose oral recomendada é de 450 mg 1 vez/dia, ingeridos pela manhã. A dose de metilnaltrexona injetável é de 12 mg por via SC, 1 vez/dia.

Alvimopan (Entereg®)

Derivado piperidínico (Figura 80.30) que atua de maneira seletiva como antagonista nos receptores opioides mi periféricos. Ele apresenta alta afinidade pelos receptores mi, mas também se liga aos receptores kappa (afinidade 50 vezes menor) e delta (afinidade 6 vezes menor; Zimmerman *et al.*, 1994). Não apresenta afinidade biologicamente relevante para os receptores não opioides, como adrenérgicos, benzodiazepínicos, serotoninérgicos etc.

A seletividade para os receptores periféricos dá-se por uma questão de biodisponibilidade. A molécula do alvimopam tem a característica de *zwitterion* (híbrido em alemão), ou seja, é uma molécula neutra eletricamente, mas, na verdade, apresenta um dipolo. Isso reduz muito a sua biodisponibilidade absoluta quando administrado por VO (ou seja, o efeito fica restrito à parede do intestino), assim como a sua biodisponibilidade no SNC. O alvimopam antagoniza os efeitos periféricos dos opioides agonistas dos receptores, ou seja, reduz a constipação intestinal, sem afetar a analgesia induzida por eles.

Outra indicação do alvimopam é na prevenção da síndrome do íleo paralítico, uma complicação que afeta quase todos os pacientes submetidos a cirurgias extensas do intestino (Maron e Fry, 2008). É caracterizada por desconforto abdominal, náuseas e vômitos, sendo a

1238 Parte 15 • Fármacos em Anestesiologia

Tabela 80.9 Resumo das reações adversas na fase controlada com placebo e na fase de extensão aberta.

Número de reações adversas (%)	Tratamento com placebo durante ECR (n = 134)	Tratamento com metilnaltrexona durante OLE (n = 134)
Reações adversas no geral	44 (32,8)	58 (43,3)
Reações adversas graves	1 (0,7)	4 (3,0)
Mortes	0	0
Reações adversas mais comuns		
Náuseas	9 (6,7)	7 (5,2)
Dor abdominal	2 (1,5)	13 (9,7)
Diarreia	4 (3,0)	6 (4,5)
Dor abdominal superior	5 (3,7)	4 (3,0)
Infecção do trato urinário	2 (1,5)	7 (5,2)
Hiperidrose	1 (0,7)	6 (4,5)
Dor nas costas	1 (0,7)	4 (3,0)
Hipertensão	0	5 (3,7)
Rinorreia	1 (0,7)	4 (3,0)
Gripe	0	4 (3,0)
Sinusite	0	4 (3,0)

ECR: ensaio clínico randomizado; OLE: *open-label extension*.

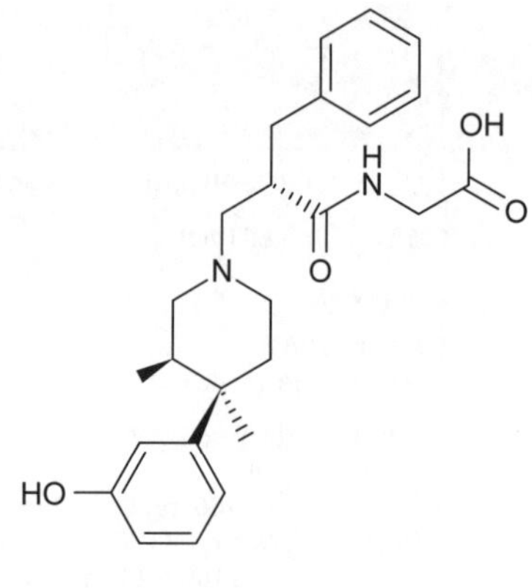

Figura 80.30 Alvimopan.

maior causa da hospitalização prolongada desses pacientes (nos EUA, pacientes submetidos a cirurgia intestinal permanecem 11 dias internados, em média). Revisão sistemática e metanálise confirmaram que o uso do alvimopam (6 ou 12 mg/dia, 2 h antes da cirurgia e 2 vezes/dia até que ocorra a primeira evacuação) reduziu de maneira significativa o tempo para que ocorresse a primeira evacuação ou a aceitação de alimentos (Figura 80.31; Drake e Ward, 2016).

Ensaio clínico ou subgrupo	Peso (%)	Risco relativo IV, aleatório, IC 95%
GI-2 (12 mg)		
Buchler *et al.* (2008)	26,0	1,30 (1,07-1,58)
Delaney *et al.* (2005)	12,6	1,31 (0,99-1,73)
Ludwig *et al.* (2008)	28,0	1,50 (1,25-1,82)
Viscusi *et al.* (2006)	17,6	1,33 (1,05-1,68)
Woff *et al.* (2004)	15,7	1,67 (1,30-2,15)
Total (IC 95%)	100,0	**1,42 (1,28-1,56)**
Heterogeneidade: Tau² = 0; Chi² = 3,38, df = 4 (p = 0,5); I² = 0%		
Teste para o efeito geral: Z = 6,86 (p < 0,00001)		
GI-3 (12 mg)		
Buchler *et al.* (2008)	21,1	1,13 (0,94-1,37)
Delaney *et al.* (2005)	15,1	1,28 (0,99-1,64)
Ludwig *et al.* (2008)	28,3	1,50 (1,31-1,71)
Viscusi *et al.* (2006)	19,4	1,24 (1,01-1,52)
Woff *et al.* (2004)	16,1	1,54 (1,21-1,96)
Total (IC 95%)	100,0	**1,33 (1,18-1,51)**
Heterogeneidade: Tau² = 0,01; Chi² = 7,81, df = 4 (p = 0,1); I² = 49%		
Teste para o efeito geral: Z = 4,58 (p < 0,00001)		
GI-2 (6 mg)		
Buchler *et al.* (2008)	36,7	1,39 (1,15-1,69)
Delaney *et al.* (2005)	17,9	1,46 (1,11-1,93)
Viscusi *et al.* (2006)	24,6	1,37 (1,08-1,73)
Woff *et al.* (2004)	20,7	1,38 (1,07-1,79)
Total (IC 95%)	100,0	**1,40 (1,24-1,57)**
Heterogeneidade: Tau² = 0; Chi² = 0,13, df = 3 (p = 0,99); I² = 0%		
Teste para o efeito geral: Z = 5,57 (p < 0,00001)		
GI-3 (6 mg)		
Buchler *et al.* (2008)	32,8	1,22 (1,01-1,47)
Delaney *et al.* (2005)	19,5	1,45 (1,13-1,85)
Viscusi *et al.* (2006)	28,6	1,20 (0,98-1,47)
Woff *et al.* (2004)	19,2	1,28 (1,00-1,64)
Total (IC 95%)	100,0	**1,27 (1,14-1,41)**
Heterogeneidade: Tau² = 0; Chi² = 1,6, df = 3 (p = 0,66); I² = 0%		
Teste para efeito geral: Z = 4,29 (p < 0,0001)		

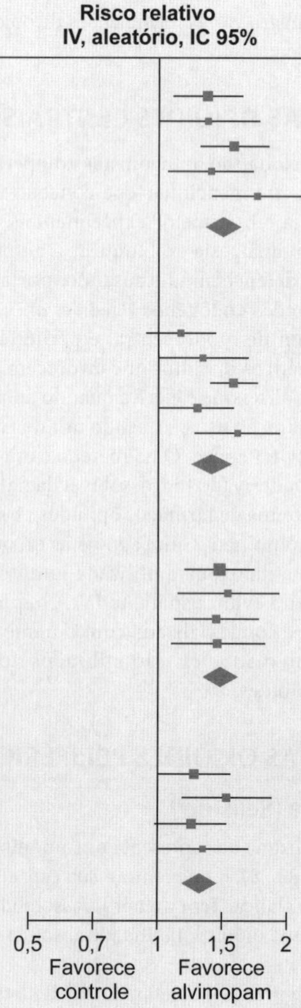

Favorece controle ← → Favorece alvimopam (escala: 0,5 0,7 1 1,5 2)

Figura 80.31 *Forest plot* comparando a eficácia do alvimopam em relação ao controle. Essa foi uma estimativa teórica. Por exemplo, uma população que sofreu cirurgia abdominal e foi tratada com alvimopam 12 mg deve ser capaz de ingerir alimentação sólida e ter defecação mais rapidamente (1,42) em comparação com outra população não tratada com esse fármaco.

REFERÊNCIAS BIBLIOGRÁFICAS

Abdelhamid EE, Sultana M, Portoghese PS, Takemori AE. Selective blockage of delta opioid receptors prevents the development of morphine tolerance and dependence in mice. J Pharmacol Exp Ther. 1991;258:299-303.

Adams MP, Ahdieh H. Single- and multiple-dose pharmacokinetic and dose-proportionality study of oxymorphone immediate-release tablets. Drugs R D. 2005;6:91-9.

Afilalo M, Morlion B. Efficacy of tapentadol ER for managing moderate to severe chronic pain. Pain Physician. 2013;16:27-40.

Agurell S, Boréus LO, Gordon E, Lindgren JE, Ehrnebo M, Lönroth U. Plasma and cerebrospinal fluid concentrations of pentazocine in patients: assay by mass fragmentography. J Pharm Pharmacol. 1974;26:1-8.

Arnould JF, Pinaud M. Pharmacologie de la nalbuphine. Ann Fr Anesth Réanim. 1992;11:221-8.

Bantel C, Tripathi SS, Molony D, Heffernan T, Oomman S, Mehta V et al. Prolonged-release oxycodone/naloxone reduces opioid-induced constipation and improves quality of life in laxative-refractory patients: results of an observational study. Clin Exp Gastroenterol. 2018;11:57-67.

Bao YJ, Hou W, Kong XY, Yang L, Xia J, Hua BJ, et al. Hydromorphone for cancer pain. Cochrane Database Syst Rev. 2016;CD011108.

Baum C, Hsu JP, Nelson RC. The impact of the addition of naloxone on the use and abuse of pentazocine. Public Health Rep. 1987;102:426-9.

Beakley BD, Kaye AM, Kaye AD. Tramadol, pharmacology, side effects, and serotonin syndrome: a review. Pain Physician. 2015;18:395-400.

Beaver WT, Wallenstein SL, Houde RW, Rogers A. Comparisons of the analgesic effects of oral and intramuscular oxymorphone and of intramuscular oxymorphone and morphine in patients with cancer. J Clin Pharmacol. 1977;17:186-98.

Bowdle TA. Adverse effects of opioid agonists and agonist-antagonists in anaesthesia. Drug Saf. 1998;19:173-89.

Brogden RN, Speight TM, Avery GS. Pentazocina: a review of its pharmacological properties, therapeutic efficacy and dependence liability. Drugs. 1973;5:6-91.

Cahill CM, Walwyn W, Taylor AMW, Pradhan AAA, Evans CJ. Allostatic mechanisms of opioid tolerance beyond desensitization and downregulation. Trends Pharmacol Sci. 2016;37:963-76.

Chambers CD, Inciardi JA, Stephens RC. A critical review of pentazocine abuse. HSMHA Health Rep. 1971;86:627-36.

Chang K-J, Hazum E, Cuatrecasas P. Novel opiate binding sites selective for benzomorphan drugs. Proc Natl Acad Sci USA. 1981;78:4141-5.

Cheng HY, Pitcher GM, Laviolette SR, Whishaw IQ, Tong KI, Kockeritz LK, et al. DREAM is a critical transcriptional repressor for pain modulation. Cell. 2002;108:31-43.

Codd E, Shank RP, Schupsky JJ, Raffa RB. Serotonin and norepinephrine uptake inhibiting activity of central acting analgesics. J Pharmacol Exp Ther. 1995;274:1263-70.

Conaghan PG, O'Brien CM, Wilson M, Schofield JP. Transdermal buprenorphine plus oral paracetamol vs an oral codeine-paracetamol combination for osteoarthritis of hip and/or knee: a randomised trial. Osteoarthritis Cartilage. 2011;19:930-8.

Drake TM, Ward AE. Pharmacological management to prevent ileus in major abdominal surgery: a systematic review and meta-analysis. J Gastrointest Surg. 2016;20:1253-64.

Errick JK, Heel RC. Nalbuphine a preliminary review of its pharmacological properties and therapeutic efficacy. Drugs. 1983;26:191-211.

Fallon MT. Constipation in cancer patients: prevalence, pathogenesis, and cost-related issues. Eur J Pain. 1999;3:3-7.

Felden L, Walter C, Harder S, Treede RD, Kayser H, Drover D, et al. Comparative clinical effects of hydromorphone and morphine: a meta-analysis. Brit J Anaesth. 2011;107:319-28.

Gillis JC, Benfield P, Goa KL. Transnasal butorphanol. A review of its pharmacodynamic and pharmacokinetic properties, and therapeutic potential in acute pain management. Drugs. 1995;50:157-75.

Glazebrook A. Actions and uses of methorphinan. Br Med J. 1952;2:1328-30.

Gray DRP. Oral hydromorphone extended-release. Consult Pharm. 2010;25:816-28.

Grond S, Sablotzki A. Clinical pharmacology of tramadol. Clin Pharmacokinet. 2004;43:879-923.

Grond S, Radbruch L, Lehmann KA. Clinical pharmacokinetics of transdermal opioids: focus on transdermal fentanyl. Clin Pharmacol Ther. 2000;38:59-89.

Gudin J, Fudin J, Nalamachu S. Levorphanol use: past, present and future. Postgrad Med. 2016;128:46-53.

Hale ME, Dvergsten C, Gimbel J. Efficacy and safety of oxymorphone extended release in chronic low back pain: Results of a randomized, double-blind, placebo- and active-controlled phase III study. J Pain. 2005;6:21-8.

Hand CW, Blunnie WP, Claffey LP, McShane AJ, McQuay HJ, Moore RA. Potential analgesic contribution from morphine-6-glucuronide in CSF. Lancet. 1987;2:1207-8.

Heel RC, Brogden RN, Speight TM, Avery GS. Butorphanol: a review of its pharmacological properties and therapeutic efficacy. Drugs. 1978;16:473-505.

Holmes B, Ward A. Meptazinol a review of its pharmacodynamic and pharmacokinetic properties and therapeutic efficacy. Drugs. 1985;30:285-312.

Houlihan DJ. Serotonin syndrome resulting from coadministration of tramadol, venlafaxine, and mirtazapine. Ann Pharmacotherapy. 2004;38:411-3.

Jagla CA, Martus P, Stein C. Peripheral opioid receptor blockade increases postoperative morphine demands – a randomized, double-blind, placebo-controlled trial. Pain. 2014;155:2056-62.

Johnson F, Setnik B. Morphine sulfate and naltrexone hydrochloride extended-release capsules: naltrexone release, pharmacodynamics, and tolerability. Pain Physician. 2011;14:391-406.

Kelly LE, Sommer DD, Ramakrishna J, Hoffbauer S, Arbab-Tafti S, Reid D, et al. Morphine or ibuprofen for post-tonsillectomy analgesia: a randomized trial. Pediatrics. 2015;135:307-13.

Kivell B, Prisinzano TE. Kappa opioids and the modulation of pain. Psychopharmacology. 2010;210:109-19.

Klimas R, Mikus G. Morphine-g-glucuronide is responsible for the analgesic effect after morphine administration: a quantitative review of morphine, morphine-6-glucuronide and morphine-3-glucuronide. Br J Anaesth. 2014;113:935-44.

Kurz A, Sessler DI. Opioid-induced bowel dysfunction: pathophysiology and potential new therapies. Drugs. 2003;63:649-71.

Lasagna L, Beecher HK. The analgesic effectiveness of nalorphine and nalorphine-morphine combinations in man. J Pharmacol Exp Ther. 1954;112:356-63.

Law PY, Wong YH, Loh HH. Molecular mechanisms and regulation of opioid receptor signaling. Annu Rev Pharmacol Toxicol. 2000;40:389-30.

Lee JW, Aminkeng F, Bhavsar AP, Shaw K, Carleton BC, Hayden MR, et al. The emerging era of pharmacogenomics: current success, future potential, and challenges. Clin Genet. 2014;86:21-8.

Lemberg KK, Kontinen VK, Sisskonen AO, Vijakka KM, Yli-Kauhaluoma JT, Korpi ER, et al. Antinociception by spinal and systemic oxycodone: why does the route make a difference? Anesthesiology. 2006;105:801-2.

Leppert W, Luczak J. The role of tramadol in cancer pain treatment – a review. Support Care Cancer. 2005;13:5-17.

Leppert W. Role of oxycodone and oxycodone/naloxone in cancer pain management. Pharmacol Rep. 2010;62:578-91.

Leppert W. Tramadol as an analgesic for mild to moderate cancer pain. Pharmacol Rep. 2009;61:978-92.

Luscher C, Slesinger PA. Emerging roles for G protein-gated inwardly rectifying potassium (GIRK) channels in health and disease. Nat Rev Neurosci. 2010;11:301-15.

Lutfy K, Cowan A. Buprenorphine: a unique drug with complex pharmacology. Curr Neuropharmacol. 2004;2:395-402.

Madadi P, Amstutz U, Rieder M, Ito S, Fung V, Hwang S, et al. Clinical practice guideline: CYP2D6 genotyping for safe and efficacious codeine therapy. J Popul Ther Clin Pharmacol 2013;20:e369-96.

Maddocks I, Somogyi A, Abbott F, Hayball P, Parker D. Attenuation of morphine-induced delirium in palliative care by substitution with infusion of oxycodone. J Pain Symptom Manage. 1996;12:182-9.

Mai CM, Wan LT, Chou YC, Yang HY, Wu CC, Jao SW, et al. Efficacy and safety of transnasal butorphanol for pain relief after anal surgery. World J Gastroenterol. 2009;15:4829-32.

Maron DJ, Fry RD. New therapies in the treatment of postoperative ileus after gastrointestinal surgery. Am J Ther. 2008;15:59-65.

Matthes HW, Maldonado R, Simonin F, Valverde O, Slowe S, Kitchen I, et al. Loss of morphine induced analgesia, reward effect and withdrawal symptoms in mice lacking the λ opioid receptor gene. Nature. 1996;383:819-23.

Mayyas F, Fayers P, Kaasa S, Dale O. A systematic review of oxymorphone in the management of chronic pain. J Pain Symptom Manage. 2010;39:296-308.

McPherson J, Rivero G, Baptist M, Llorente J, Al-Sabah S, Krasel C, et al. Mu-opioid receptors: correlation of agonist efficacy for signalling with ability to activate internalization. Mol Pharmacol. 2010;78:756-66.

Opioid Calculator. Conversion data and methods. Practical Pain Management. 2012. Disponível em: http://opioidcalculator.practicalpainmanagement.com/methods.php.

Pappagallo M. Incidence, prevalence, and management of opioid bowel dysfunction. Am J Surg. 2001;182:11S-18.

Pearce V, Robson PJ. Double-blind crossover trial of oral meptazinol, pentazocine and placebo in the treatment of pain in the elderly. Postgrad Med J. 1980;56:474-7.

Pert CB, Snyder SH. Opiate receptor: demonstration in nervous tissue. Science. 1973;179:1011-4.

Prommer E. Levorphanol: revisiting an underutilized analgesic. Palliat Care. 2014;8:7-10.

Romagnoli A, Keats AS. Ceiling effect for respiratory depression by nalbuphine. Clin Pharmacol Ther. 1980;27:478-85.

Rowbotham R, Twilling L, Davies PS, Reisner L, Taylor K, Mohr D. Oral opioid therapy for chronic peripheral and central neuropathic pain. N Engl J Med. 2003;348:1223-32.

Sadiq MW, Boström E, Keizer R, Björkman S, Hammarlund-Udenaes M. Oxymorphone active uptake at the blood-brain barrier and population modeling of its pharmacokinetic-pharmacodynamic relationship. J Pharm Sci. 2013;102:3320-31.

Säwe J. High-dose morphine and methadone in cancer patients, clinical pharmacokinetic considerations of oral treatment. Clin Pharmacokin. 1986;11:87-106.

Sheena D, Moore RA, McQuay HJ. Single oral dose codeine, as a single agent, for acute postoperative pain in adults. Cochrane Database Syst Rev. 2010;CD008099.

Siegel S, Hinson RE, Krank MD, McCully J. Heroin "overdose" death: contribution of drug-associated environmental cues. Science. 1982;216:436-7.

Somogyi AA, Barratt DT, Coller JK. Pharmacogenetics of opioids. Clin Pharmacol Ther. 2007;81:429-44.

Stein C. Opioid receptors. Annu Rev Med. 2016;67:433-51.

Tzschentke TM, De Vry J, Terlinden R. Tapentadol hydrochloride: analgesic mu-opioid receptor agonist noradrenaline reuptake inhibitor. Drugs Future. 2006;31:1053-61.

Ueda H, Fukushima N, Kitao T, Ge M, Takagi H. Low doses of naloxone produce analgesia in the mouse brain by blocking presynaptic autoinhibition of enkephalin release. Neurosci Lett. 1986;65:247-52.

van Dongen RT, Crul BJ, Koopman-Kimenai PM, Vree TB. Morphine and morphine-glucuronide concentrations in plasma and CSF during long-term administration of oral morphine. Br J Clin Pharmacol. 1994;38:271-3.

Viscusi ER, Barrett AC, Paterson C, Forbes WP. Efficacy and safety of metylnaltrexone for opioid-induced constipation in patients with chronic noncancer pain. Reg Anesth Pain Med. 2016;41:93-8.

Volkow ND, McLellan AT. Opioid abuse in chronic pain – misconceptions and mitigation strategies. N Engl J Med. 2016;374:1253-63.

Walsh DT. Prevention of opioid side effects. J Pain Symptom Manage. 1990;5:362-7.

Warfield CA. Controlled-release morphine tablets in patients with chronic cancer pain: a narrative review of controlled clinical trials. Cancer. 1998;82:2299-306.

Wen W, Sitar S, Lynch SY, He E, Ripa SR. A multicenter, randomized, double-blind, placebo-controlled trial to assess the efficacy and safety of single-entity, once-daily hydrocodone tablets in patients with uncontrolled moderate to severe chronic low back pain. Expert Opin Pharmacother. 2015;16:1593-606.

Wiffen PJ, Wee B, Moore RA. Oral morphine for cancer pain. Cochrane Database Syst Rev. 2016;CD003868.

Wood JD, Galligan JJ. Function of opioids in the enteric nervous system. Neurogastroenterol Motil. 2004;16:17-28.

World Health Organization (WHO). Cancer pain relief: with a guide to opioid availability. 2. ed. Geneva: WHO; 1996 [Acesso em 3 mar 2020] Disponível em: https://apps.who.int/iris/bitstream/handle/10665/37896/9241544821.pdf?sequence=1&isAllowed=y

Zimmerman DM, Gidda JS, Cantrell BE, Schoepp DD, Johnson BG, Leander JD. Discovery of a potent, peripherally selective trans-3,4-dimethyl-4-(3-hydroxyphenyl)piperidine opioid antagonist for the treatment of gastrointestinal motility disorders. J Med Chem. 1994;37:2262-5.

Zorn K, Fudin J. Treatment of neuropathic pain – The role of unique opioids. Pract Pain Manag. 2011;11:26-33.

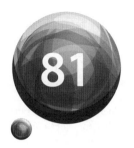

Fármacos Utilizados em Anestesia Geral

INTRODUÇÃO

Considera-se 16 de outubro de 1846 a data da descoberta da anestesia, pois foi nesse dia que o dentista norte-americano William T. G. Morton demonstrou as propriedades anestésicas do dietiléter no Massachusetts General Hospital (Bigelow, 1846). Outros pesquisadores que antecederam Morton foram Horace Wells, com o uso de óxido nitroso em 1845 (Menczer e Jacobsohn, 1992), Crawford Long, com o uso de éter em 1842 (Buxton, 1912), e Elton Romeu Smillie, com o emprego de tintura de ópio em éter em 1846 (Stone *et al.*, 2010). Após a demonstração de Simpson sobre os efeitos anestésicos do clorofórmio (Simpson, 1947), o uso de fármacos inalatórios para indução e manutenção de anestesia era a única forma disponível. A popularidade do éter só começou a desaparecer com a introdução do halotano em 1956 (Bovill, 2008).

Historicamente, a anestesia era feita somente com um fármaco, inicialmente com um gás volátil e, depois, com um fármaco intravenoso (IV; tiopental por ocasião da Segunda Guerra Mundial). A qualidade da anestesia não era perfeita e nenhum fármaco conseguia dar imobilidade e estabilidade hemodinâmica durante os estímulos causados pela cirurgia, mesmo em pacientes inconscientes. A ideia de *anestesia balanceada* foi introduzida em 1926 com a combinação de anestésicos regionais e fármacos hipnóticos (indutores de sono), mas um grande salto qualitativo foi dado em 1947, com a introdução do opioide analgésico meperidina na combinação. Agonistas opioides puros do receptor mi (µ), como fentanila, sufentanila, alfentanila e remifentanila, foram introduzidos, em razão de sua maior potência, menor incidência de efeitos colaterais e aumento do índice terapêutico (Servin e Billard, 2008).

A anestesia geral visa a obter analgesia (antinocicepção adequada), amnésia (perda da memória), imobilidade (perda dos reflexos motores), hipnose (perda da consciência) e paralisia (relaxamento da musculatura esquelética). Ela pode ser utilizada com respiração normal, mas costuma ser associada a intubação endotraqueal e ventilação. A anestesia geral está relacionada com efeitos colaterais como náuseas, vômitos, tremores, inflamação da garganta, cefaleia, hipertermia maligna e retardo ao retorno à normalidade das funções mentais. Ela pode afetar a função cognitiva no idoso (Mandal *et al.*, 2011). Os anestésicos gerais formam um grupo de fármacos com estruturas químicas muito distintas, tendo em comum apenas o fato de serem altamente hidrofóbicos. Desse modo, a identificação de alvos moleculares comuns com base na relação estrutura-atividade é bastante difícil, especialmente para os anestésicos inalatórios, os quais são voláteis, não apresentam cargas e não têm capacidade de formar pontes de hidrogênio (Eckenhoff e Johansson, 1997).

Uma das hipóteses para explicar o mecanismo de ação dos anestésicos gerais foi proposta há mais de um século e baseia-se em interações não específicas dos anestésicos com a membrana bilipídica, levando a alterações na função neuronal. Esse mecanismo foi reforçado pelos experimentos de Meyer-Overton, nos quais se correlacionou a potência do anestésico com a sua lipofilicidade (Meyer, 1899; Overton, 1901). Entretanto, o mecanismo pelo qual os anestésicos alteravam a membrana bilipídica neuronal não era conhecido. O mecanismo de ação proposto para os anestésicos inalatórios é distinto do mecanismo de ação da maioria dos fármacos, que tipicamente alteram a função de proteínas ao ligarem-se a sítios específicos (receptores) das proteínas (Howard *et al.*, 2014). Contudo, nas concentrações atingidas durante seu uso terapêutico, nenhum dos anestésicos gerais causa alterações significativas nas propriedades da camada bilipídica. Esse achado tem uma implicação importante, já que esclarece que qualquer alteração observada em canais iônicos, causada por concentrações terapêuticas de anestésicos gerais, não se deve às alterações das propriedades da camada bilipídica. Alguns anestésicos causam alterações na camada bilipídica em concentrações supraterapêuticas (tóxicas), indicando que perturbações das propriedades na camada bilipídica podem contribuir para efeitos adversos dos anestésicos (Herold *et al.*, 2017). Interessante ressaltar que a maioria dos fármacos lipofílicos/anfifílicos modifica a função das proteínas de membrana em concentrações que alteram as propriedades da camada bilipídica (Ingólfsson *et al.*, 2014). Portanto, os efeitos dos anestésicos gerais (nas concentrações atingidas clinicamente) devem resultar de interações específicas com proteínas de membrana por meio de receptores específicos.

Neste capítulo, os fármacos utilizados em anestesia geral foram classificados em quatro grupos de acordo com o seu mecanismo de ação principal:

- Agonistas dos receptores do ácido gama-aminobutírico (GABA)
- Antagonistas dos receptores adrenérgicos alfa-2
- Antagonistas dos receptores NMDA do glutamato
- Agonistas dos receptores opioides mi.

A anestesia geral pode ser feita com várias combinações de fármacos, desde o uso de anestésicos inalatórios combinados com fármacos IV ou pela chamada anestesia IV total, na qual se utilizam somente fármacos injetáveis (IV, epidural e/ou intradural). Essa combinação de fármacos varia de acordo com diversos fatores, como tipo de cirurgia, *status* funcional do paciente, disponibilidade de pessoal especializado e equipamento adequado e considerações fármaco-econômicas. Os fármacos mais utilizados para anestesia IV total são propofol, remifentanila, alfentanila, sufentanila, cetamina, midazolam e, mais recentemente, dexmedetomidina. Esses fármacos podem ser administrados usando infusões manuais ou bombas programadas que aplicam *bolus* seguido de infusão para atingir determinada concentração, incorporando modelos com parâmetros farmacocinéticos-farmacodinâmicos associados à idade do paciente. A combinação de vários fármacos para indução e manutenção da anestesia geral é conhecida como anestesia balanceada.

AGONISTAS DO RECEPTOR DO ÁCIDO GAMA-AMINOBUTÍRICO

Há dois tipos de receptores do ácido gama-aminobutírico (GABA) no sistema nervoso central: os receptores GABA$_A$ e os receptores GABA$_B$. Os primeiros são membros da família dos receptores alça-cis (*Cys-loop*), que recebem este nome porque todos apresentam uma alça característica formada por 13 aminoácidos altamente conservados entre dois resíduos de cisteína (Cis) que formam uma ponte dissulfeto, próximo do N-terminal localizado no domínio extracelular. Os receptores GABA$_A$ estão ligados a canais iônicos transmembrânicos de característica pentamérica e são expressos em áreas do sistema nervoso central que processam funções cognitivas e influenciam a regulação da transmissão sináptica e a integração dos sinais sinápticos envolvidos na memória, no estado de alerta e na consciência. O tipo mais comum de receptor GABA$_A$ no cérebro é formado por duas subunidades alfa, duas subunidades beta e uma subunidade gama (Figura 81.1).

A ativação dos receptores GABA$_A$ causa abertura dos canais iônicos, permitindo a entrada no neurônio de íons Cl$^-$ predominantemente, causando uma hiperpolarização da membrana do neurônio e consequente inibição da transmissão do sinal (Sivilotti e Nistri, 1991). Os canais iônicos são proteínas de membranas com papel crítico na regulação da comunicação intercelular. Os anestésicos gerais alteram a função neuronal ao deprimir a transmissão sináptica excitatória ou aumentar a transmissão sináptica inibitória (Rudolph e Antkowiak, 2004). A maioria dos anestésicos gerais modifica as funções dos receptores GABA$_A$, dos receptores glutamatérgicos do tipo NMDA, dos canais de potássio e dos canais de sódio dependentes de voltagem (Herold *et al.*, 2017). Os receptores GABA$_A$ estão envolvidos na mediação de três componentes principais da anestesia geral: hipnose, depressão dos reflexos espinais e amnésia. Muito dos fármacos anestésicos e sedativos ligam-se a subtipos distintos de receptores GABA$_A$ – pelo menos seis subtipos foram descritos (Rudolph e Mohller, 2014) para modular a ação do GABA, aumentando a atividade inibitória dos receptores GABA$_A$ no sistema nervoso central (Whiting, 2003). A sedação provocada pelos benzodiazepínicos está associada à ativação de receptores GABA$_A$ que contêm uma subunidade alfa (McKernan *et al.*, 2000), enquanto a ansiólise induzida pelos benzodiazepínicos está associada à ativação dos receptores GABA$_A$ com duas subunidades alfa e estão localizados no sistema límbico (Löw *et al.*, 2000). Os receptores GABA$_A$ têm papel central na anestesia e na sedação, visto que uma grande proporção de fármacos atuam via ativação desses receptores. Dos dez fármacos utilizados tradicionalmente para induzir ou manter anestesia geral (óxido nitroso, isoflurano, sevoflurano, desflurano, xenônio, propofol, etomidato, cetamina, metro-hexital e tiopental), sete atuam via receptores GABA$_A$. A cetamina, o óxido nitroso e o xenônio inibem os receptores inotrópicos do glutamato, sobretudo os receptores de N-metil-D-aspartato (NDMA). Além dos fármacos que induzem anestesia geral, os benzodiazepínicos causam efeito hipnótico e induzem amnésia por meio da ativação dos receptores GABA$_A$. Os receptores GABA$_B$ são receptores transmembrânicos ligados via proteína G aos canais de potássio (Chen *et al.*, 2005). A resultante entrada de íons K$^+$ causa hiperpolarização da célula pré-sináptica e um decréscimo do influxo de Ca^{2+}, reduzindo, assim, a liberação de neurotransmissores. Os receptores GABA$_B$ estão envolvidos em ações comportamentais do ácido gama-hidroxibutírico, do etanol e da transmissão da dor.

Anestésicos inalatórios

Os gases inalatórios foram os primeiros fármacos a serem utilizados como anestésicos no século 19. Destes, somente o óxido nitroso continua sendo utilizado atualmente. Apesar de muitos gases inalatórios terem sido desenvolvidos no início do século 20, a introdução do halotano em 1956 foi considerada um grande avanço no desenvolvimento dos anestésicos inalatórios voláteis (Johnstone, 1956). Os fármacos anestésicos inalatórios são gases ou vapores de líquidos voláteis. Uma substância é um gás quando se encontra acima da sua temperatura crítica (a temperatura crítica é aquela acima da qual o gás não pode ser liquefeito, independentemente da pressão aplicada a ele) ou um vapor quando se encontra abaixo da temperatura crítica. O óxido nitroso tem uma temperatura crítica de 36,4°C; ele é um vapor quando inalado a 20°C e um gás quando exalado a 37°C.

O efeito anestésico dos gases inalatórios é predominantemente mediado pela interação com a subunidade alfa-1 dos receptores GABA$_A$ (Garcia *et al.*, 2010). Isoflurano, desflurano e sevoflurano aumentam a resposta dos receptores GABA$_A$ ao GABA, prolongando, assim, a duração da inibição da transmissão sináptica mediada por esse neurotransmissor. Em concentrações supraterapêuticas, ocorre uma ativação direta dos receptores GABA$_A$, com abertura do canal iônico de Cl$^-$ na ausência do GABA (Garcia *et al.*, 2010). A concentração alveolar mínima (MAC, do inglês *minimum alveolar concentration*) é o parâmetro aceito para avaliar a potência clínica dos anestésicos inalatórios. A MAC é definida como a concentração alveolar mínima de um fármaco anestésico a pressão ambiente de uma atmosfera capaz de suprimir um movimento muscular em resposta a um estímulo doloroso em 50% dos sujeitos. A MAC equivale à EC$_{50}$ de fármacos IV. É importante ressaltar que a MAC avalia a capacidade de um fármaco anestésico de suprimir uma resposta motora a um estímulo doloroso, o qual é mediado pela medula espinal, e não pelo cérebro (Sonner *et al.*, 2003).

A solubilidade é medida pelo coeficiente de solubilidade (de partição) sangue/gás, que expressa a razão da concentração do gás (ou vapor) dissolvido no sangue ou no tecido em relação à concentração na fase gasosa no equilíbrio (ou seja, quando a pressão parcial em ambos os compartimentos é a mesma). A concentração do anestésico no sangue é a soma da parte que não está dissolvida no plasma com a parte que está dissolvida no plasma (ligada às proteínas plasmáticas). Quanto maior a solubilidade de um anestésico no sangue comparado com o ar, mais ele ficará ligado às proteínas plasmáticas e maior será o seu coeficiente sangue/gás (Tabela 81.1).

Essa solubilidade é inversamente proporcional à sua taxa de indução anestésica (Figura 81.2). A potência de um anestésico é dada por outro coeficiente, o de partição óleo/gás (Figura 81.3).

Óxido nitroso

Gás estável, sem cor. Em virtude de sua baixa solubilidade no sangue, rapidamente atinge equilíbrio entre alvéolo e sangue e entre sangue e cérebro. A maior parte do óxido nitroso é exalada de maneira não modificada, podendo uma pequena parte ser eliminada via renal. Por ser 34 vezes mais solúvel no sangue que o nitrogênio, o óxido nitroso

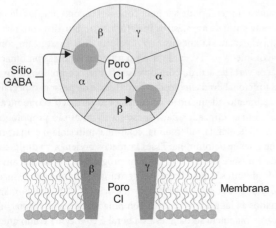

Figura 81.1 Receptor GABA$_A$.

Tabela 81.1 Concentração alveolar mínima (MAC) e coeficiente sangue/gás de anestésicos inalatórios.

Anestésico	MAC (%)	Sangue/gás
Óxido nitroso	105	0,47
Halotano	0,74	2,4
Isoflurano	1,15	1,4
Sevoflurano	2	0,65
Desflurano	5,8	0,42

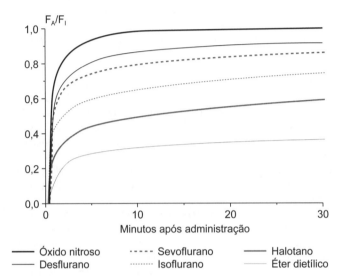

Figura 81.2 Gráfico mostrando que a razão entre as concentrações inspiradas (F_I) e alveolares (F_A) de anestésicos inalatórios muda com o tempo de administração. Os anestésicos inalatórios menos solúveis se aproximam do equilíbrio (F_A/F_I) mais rapidamente.

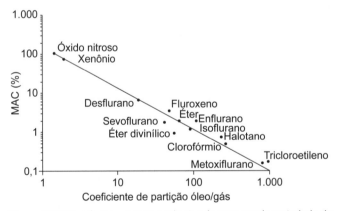

Figura 81.3 Correlação entre as potências de uma ampla variedade de anestésicos inalatórios e sua solubilidade em óleo/gás.

pode se difundir para cavidades que contêm ar mais rapidamente que o nitrogênio. Portanto, durante anestesia com óxido nitroso, cavidades que contêm ar, como bula pulmonar e cavidade da orelha média, podem se expandir com risco de ruptura e pneumotórax. O óxido nitroso é um potente analgésico: 20% de N_2O é equivalente a 15 mg de morfina via subcutânea (SC); é amplamente utilizado para analgesia durante trabalho de parto, para vítimas de trauma e outras emergências.

Xenônio

Um dos quatro gases nobres, é quatro vezes mais denso que o ar. Sua densidade e viscosidade são significativamente mais altas que as dos demais fármacos anestésicos inalatórios. Ele ocorre em quantidade extremamente baixa na atmosfera (0,0875 ppm), por isso tem o nome grego de *Xenos* (que significa estranho). O xenônio apresenta muitas das propriedades ideais de um fármaco anestésico. Seu coeficiente de partição sangue/gás é menor (0,12) do que os demais fármacos anestésicos inalatórios, apresentando, portanto, rápida indução. Ele não é metabolizado e não causa alterações significativas na contração miocárdica, pressão arterial ou resistência vascular periférica, mesmo na presença de doença cardiovascular grave (Sanders *et al.*, 2005). Essa combinação única de analgesia, hipnose e ausência de depressão hemodinâmica torna o xenônio uma opção bastante atraente, sobretudo para pacientes que apresentam reserva cardiovascular limitada. Distintamente dos demais fármacos anestésicos inalatórios, o xenônio reduz a frequência respiratória e aumenta o volume corrente, mantendo constante a ventilação-minuto. A pressão nas vias respiratórias é aumentada durante a anestesia com o xenônio em razão de sua maior densidade e viscosidade, e não pelas alterações da resistência dessas vias (Baumert *et al.*, 2002). A ação anestésica do xenônio se deve primariamente à inibição não competitiva nos receptores do N-metil-d-aspartato (De Sousa *et al.*, 2000), semelhante à ação do óxido nitroso. Esse mecanismo de ação confere ao xenônio propriedades neuroprotetoras e uma excelente ação analgésica. O xenônio também altera a bomba de cálcio da membrana plasmática, alterando a excitabilidade neuronal e inibindo a reatividade nociceptiva dos neurônios do corno dorsal da medula. Por ser um componente normal da atmosfera, o xenônio não contribui para a poluição atmosférica quando liberado do circuito anestésico, distintamente dos demais fármacos anestésicos inalatórios, que têm ação depletora na camada de ozônio (Marx *et al.*, 2001).

Hidrocarbonetos fluorados

Nesses hidrocarbonetos, os átomos de flúor formam uma ligação química forte com os átomos de carbono, tornando o átomo de flúor muito pouco reativo, particularmente quando inserido nos grupos CF_2 e CF_3. Esses grupos são bastante estáveis, voláteis e não inflamáveis em condições de uso terapêutico. Atualmente, há cinco gases halogenados utilizados em anestesiologia: isoflurano, enflurano, metoxiflurano, desflurano e sevoflurano.

Isoflurano

Isômero estrutural do enflurano, considerado não inflamável na presença de oxigênio, ar e óxido nitroso em condições normais. Toxicidade hepática é incomum e parece estar relacionada com a quantidade de fármaco anestésico metabolizada pelo fígado. No caso do isoflurano, menos que 0,2% é metabolizado, portanto, não surpreende que apresente efeitos negligentes em relação à toxicidade hepática.

Enflurano

Sintetizado em 1963 e introduzido na clínica em 1966. Por seu baixo metabolismo hepático (2,5%), foi utilizado como alternativa ao halotano, particularmente nos casos de administrações múltiplas. Enflurano pode induzir crises convulsivas complexas no encefalograma; entretanto, pacientes que apresentam epilepsia não têm risco maior de desenvolver crises convulsivas durante a anestesia com enflurano. É metabolizado pelo CIP2E1, mas, conforme mencionado anteriormente, menos que o halotano (com metabolismo hepático de 20 a 50%).

Desflurano

É o hidrocarboneto que apresenta menor solubilidade de todos os anestésicos inalatórios, apresentando o mesmo coeficiente de solubilidade sangue/gás que o óxido nitroso (0,42). O desflurano se diferencia do isoflurano apenas por um átomo. O átomo de cloro é substituído por um átomo de flúor no grupo alfaetil, diminuindo, assim, a solubilidade no sangue e no tecido, assim como a potência.

Sevoflurano

É um metilisopropiléter fluorado. A baixa solubilidade (coeficiente de solubilidade sangue/gás é de 0,68), a ausência de irritabilidade nas vias aéreas e a potência moderada tornam-no particularmente útil para indução anestésica em pacientes pediátricos. Aproximadamente 5% da dose administrada de sevoflurano é metabolizada, uma proporção maior que aquela observada com isoflurano ou enflurano. Assim como com outros agentes voláteis, CIP2A1 é a enzima específica, metabolizando o sevoflurano em fluoretos orgânicos e inorgânicos e hexafluoroisopropanol. Esses compostos são excretados como íons, em associação ao flúor, na urina e conjugados na bile. Apesar da sua alta proporção de fármaco metabolizado, o sevoflurano não causa hepatite, pois não forma metabólito reativo com potencial para ligar-se a proteínas ou a lipídios.

A administração IV de fármacos anestésicos inalatórios geralmente é letal. Há relatos de vários casos de administração acidental ou autoadministração IV de halotano resultando em síndrome da angústia respiratória do adulto com evolução letal (Berman e Tattersall, 1982).

Anestésicos injetáveis

Propofol

Desde a sua introdução em 1977, compreende o fármaco mais utilizado para indução de anestesia e sedação por anestesiologistas (Eger, 2004). A sedação é definida como uma depressão do nível de consciência induzida por um fármaco, a qual pode ser dividida em quatro níveis, variando desde sedação mínima, moderada, profunda até anestesia geral. A Tabela 81.2 ilustra os vários estágios de sedação.

O propofol (Figura 81.4) é um fármaco altamente lipofílico e induz rápida sedação por distribuir-se rapidamente no sistema nervoso central e em outros tecidos, agindo no receptor GABA$_A$. O propofol é um diacilfenol que potencializa a ação do GABA nos receptores GABA$_A$ e também ativa diretamente a função dos receptores GABA$_A$. O propofol é administrado somente via IV.

Após sua distribuição, o propofol é rapidamente redistribuído para compartimentos periféricos e metabolizado primariamente no fígado, assim como outros sítios extra-hepáticos. A farmacocinética do propofol é descrita de maneira imprecisa em um modelo linear tricompartimental. As velocidades de equilíbrio e de metabolismo dependem da taxa e da duração da infusão; a meia-vida para a concentração plasmática do propofol ser reduzida em 50% é de 3 min no caso de uma infusão de curta duração e de 35 min no caso de uma infusão de 8 h (Reves et al., 2010). Quando os tecidos ficam saturados, o propofol se acumula, resultando em um tempo maior para que o paciente recobre a consciência. Depressão cardiorrespiratória é a reação adversa responsável pela classificação do propofol como fármaco de índice terapêutico estreito. A sua farmacocinética pode ser afetada por fatores como sexo, peso, idade, medicamentos concomitantes e doenças. A administração de *bolus* IV pode causar bradicardia significativa e hipotensão, resultante da queda profunda do débito cardíaco. A depressão respiratória depende da dose de propofol; porém, o risco é aumentado com o uso simultâneo de outros sedativos e analgésicos. Há algumas evidências de que a farmacocinética do propofol pode ser

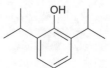

Figura 81.4 Propofol.

não linear; em virtude da redução do *clearance* causada pela queda do débito cardíaco e do fluxo hepático, a administração de doses altas de propofol pode resultar em concentrações plasmáticas mais altas do que a esperada (Upton et al., 1999).

A síndrome da infusão do propofol é uma complicação potencialmente letal após uso prolongado de doses altas, que se caracteriza por insuficiência cardíaca e renal, acidose metabólica, rabdomiólise, hiperpotassemia, hipertrigliceridemia e hepatomegalia (Wesolowski et al., 2016). O mecanismo proposto para a síndrome de infusão do propofol seria a inibição direta da cadeia respiratória mitocondrial ou a redução do metabolismo mitocondrial de ácidos graxos. O uso do propofol deve ser evitado em pacientes com alergia a ovo e soja, porque a formulação da emulsão utilizada comercialmente para a aplicação do propofol é feita com óleo de soja (10%), lecitina de gema de ovo (1,2%) e glicerol (2,25%). O propofol causa perda de consciência rapidamente.

A dose de propofol necessária para induzir anestesia geral em adultos é entre 1,5 e 2,5 mg/kg. A anestesia com o propofol pode ser mantida com uma infusão contínua (6 a 12 mg/kg/h) ou com injeções intermitentes (20 a 50 mg). O exato mecanismo de ação do propofol não está elucidado, mas ele apresenta vários efeitos farmacológicos:

- Ativa diretamente os receptores GABA, interagindo especificamente com as subunidades, resultando na endocitose do receptor por diminuir a associação deste com os complexos AP2 da adaptina (Ito et al., 1998)
- Inibe os receptores de glutamato
- Reduz os níveis extracelulares de glutamato ao inibir a liberação de glutamato dependente de canais de sódio ou ao aumentar sua recaptação na fenda sináptica.

O propofol também reduz o fluxo sanguíneo cerebral, o metabolismo cerebral e a pressão intracraniana. Ele causa uma depressão metabólica e vascular global no cérebro humano, com uma redução especial da atividade na rede tálamo-cortical e frontoparietal (Song e Yu, 2015).

Tiopental

O tiopental sódico é um tiobarbitúrico (análogo sulfúrico do pentobarbital sódico) e o primeiro fármaco anestésico utilizado via IV nos EUA, sendo administrado somente por esta via (Figura 81.5). O tiopental ainda pode ser utilizado em indução da anestesia, porém vem sendo substituído pelo propofol. Pode ser utilizado ainda como fármaco anticonvulsivante, como fármaco sedativo em unidade de terapia intensiva em pacientes com traumatismo cranioencefálico e pressão

Tabela 81.2 Níveis de sedação e anestesia.

Aspectos	Sedação mínima	Sedação moderada	Sedação profunda	Anestesia geral
Responsividade	Resposta normal à estimulação verbal	Resposta após estimulação tátil ou verbal repetida	Resposta após estimulação repetida ou dolorosa	Ausente, mesmo com estímulos dolorosos
Vias respiratórias	Não afetadas	Nenhuma intervenção necessária	Pode ser necessária intervenção	Intervenção frequentemente necessária
Ventilação espontânea	Não afetada	Adequada	Pode ser inadequada	Frequentemente inadequada
Função cardiovascular	Não afetada	Normalmente mantida	Normalmente mantida	Pode estar comprometida

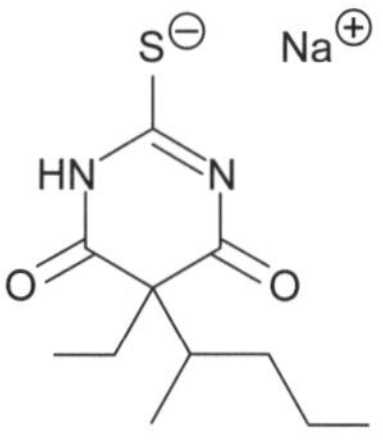

Figura 81.5 Tiopental.

intracranial aumentada. Os efeitos protetores do tiopental no sistema nervoso central tornam-no um fármaco atraente para uso em neurocirurgias, principalmente em pacientes que apresentam pressão intracraniana aumentada (Oddo *et al.*, 2016). Há várias desvantagens no uso do tiopental; ele provoca indução de enzimas hepáticas, alterando o metabolismo de fármacos coadministrados. O metabólito ativo do tiopental é o pentobarbital, que pode se acumular em insuficiência renal e atuar como gatilho em crises de porfiria. O tiopental causa hipnose e anestesia, mas não analgesia. Ele induz hipnose 30 a 40 s após a injeção, e a anestesia é prolongada porque que o tecido gorduroso atua como reservatório (o acúmulo do tiopental no tecido adiposo é de 6 a 12 vezes maior que no plasma), causando uma meia-vida de eliminação entre 3 e 8 h. Ele é utilizado como agente anestésico para procedimentos rápidos (15 min) tipo curetagem e para indução de anestesia antes da administração de outro fármaco anestésico.

A dose para anestesia em adultos é de 100 a 150 mg administrado via IV em 10 a 15 s. Uma vez atingida a anestesia, injeções adicionais de 25 a 50 mg pode ser dadas toda vez que ocorrer movimento por parte do paciente. Em pacientes pediátricos, a dose recomendada é entre 2 e 7 mg/kg.

O metoexital foi desenvolvido subsequentemente com uma modificação no tiopental, utilizado sobretudo em anestesia para eletroconvulsoterapia (Hooten e Rasmussen, 2008).

Etomidato

Sintetizado em 1964 e introduzido na prática anestésica em 1972, esse fármaco foi desenvolvido inicialmente como antifúngico, porém, em experimentos animais, observou-se uma potente atividade hipnótica. O anel imidazólico (Figura 81.6) é um anel característico nos antifúngicos, como cetononazol, miconazol e dapaconazol. Etomidato é administrado somente via IV.

O etomidato é considerado um fármaco anestésico sem atividade analgésica, mas de ação rápida quando administrado via IV para indução de anestesia por meio da ativação dos receptores GABA$_A$. O etomidato liga-se ao sítio de ligação do GABA entre as subunidades alfa e beta do receptor, com grande seletividade para os receptores GABA$_A$ quando comparado com outros fármacos anestésicos. Uma das principais vantagens do uso do etomidato refere-se à sua habilidade em manter a estabilidade hemodinâmica, mesmo em caso de doença cardiovascular. O etomidato não inibe o tônus simpático nem a função miocárdica, sendo considerado um fármaco anestésico excelente para indução de anestesia em pacientes com doenças cardiovasculares ou com hipovolemia. O aspecto negativo no uso do etomidato é a chamada supressão adrenocortical. Após alguns relatos de aumento de mortalidade em pacientes de unidades de terapia intensiva que receberam etomidato para sedação (Ledingham e Watt, 1983), demonstrou-se que o etomidato suprime os aumentos normais de cortisol e aldosterona após cirurgia (Wagner e White, 1984). Além de inibir várias enzimas envolvidas na esteroidogênese, o etomidato inibe de maneira potente a 11-beta-hidroxilase mitocondrial da suprarrenal, uma enzima limitante na conversão final do 11-deoxicortisol em cortisol. A dose para indução de anestesia em pacientes adultos e pediátricos com idade acima de 10 anos varia de 0,2 a 0,6 mg/kg injetada em um período de 30 a 60 s. As reações adversas mais comuns são dor no local da injeção (20% dos pacientes), movimentos da musculatura esquelética (32%), geralmente de leve à moderada intensidade. Pode ser administrado na forma de infusão (100 μg/kg/min) juntamente com um opioide e um relaxante muscular para cirurgia geral (Scorgie, 1983), como parte de uma anestesia geral balanceada IV total.

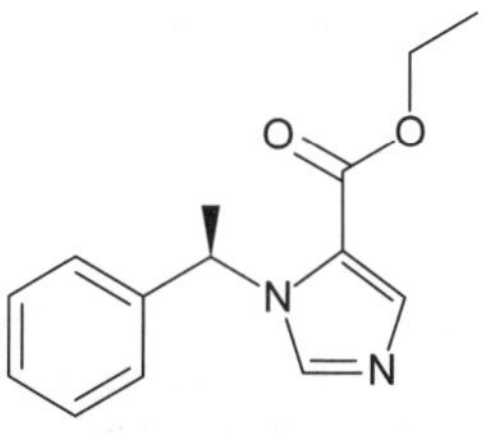

Benzodiazepínicos

Os dois fármacos principais dessa classe utilizados em anestesiologia são o midazolam e o remimazolam, embora o último ainda esteja em fase de registro por ocasião da redação deste capítulo.

Midazolam

Também atua como agonista dos receptores GABA$_A$ e causa uma sedação dependente da dose, além de apresentar efeito ansiolítico. O midazolam pode ser administrado IV ou IM. Apresenta ação após 3 a 5 min da administração, e seu efeito dura entre 20 e 80 min após uma dose única; trata-se do benzodiazepínico com menor meia-vida terapeuticamente disponível. Sua acumulação pode ocorrer em tecidos periféricos durante infusão prolongada ou em *bolus* frequentes, reduzindo o *clearance* de eliminação. A duração da ação aumenta com o aumento da idade e em pacientes com insuficiência hepática ou renal (Greenblatt *et al.*, 1984). A atividade do midazolam está restrita à molécula inalterada; a eliminação do fármaco ocorre por metabolismo hepático, sendo conjugado e eliminado via renal. O volume de distribuição é de 1 a 3,1 ℓ/kg, com *clearance* sistêmico de 0,25 a 0,54 ℓ/kg/h e meia-vida de eliminação variando entre 1,8 e 6,4 h. Apresenta alta ligação a proteínas plasmáticas (97%), sobretudo a albumina. As concentrações plasmáticas do midazolam podem ser estar aumentadas em pacientes que utilizam concomitantemente inibidores do CYP3A4, como o fluconazol. Entretanto, o aumento das concentrações plasmáticas do midazolam nesse caso é muito maior quando administrado via oral (VO), em comparação com administração IV (Figura 81.7).

Quando comparado com o propofol, o midazolam causa menor depressão da atividade elétrica cerebral, assim como menor depressão respiratória e hipotensão, sendo, portanto, uma alternativa interessante tanto para anestesistas quanto para médicos não anestesistas que fazem procedimentos envolvendo a sedação do paciente. A ação do midazolam pode ser rapidamente revertida com a administração do antagonista dos receptores GABA$_A$ flumazenil. O midazolam pode ser administrado via IM para sedação pré-operatória (0,07 a 0,08 mg/kg, administrado 1 h antes da cirurgia) ou IV para manutenção de anestesia, como componente de uma anestesia balanceada (taxa de infusão recomendada de 0,02 a 0,1 mg/kg/h).

Remimazolam

Derivado do midazolam, como o próprio nome indica, é um novo midazolam incorporando algumas propriedades farmacocinéticas da remifentanila (Figuras 81.8 e 81.9).

Trata-se de um sedativo-hipnótico com tempo de ação ultracurto. Distintamente do midazolam e do propofol, sofre metabolismo independente de órgãos, visto que é metabolizado por esterases tissulares em metabólito inativo. A extensão e a duração da sedação dependem

Figura 81.6 Etomidato.

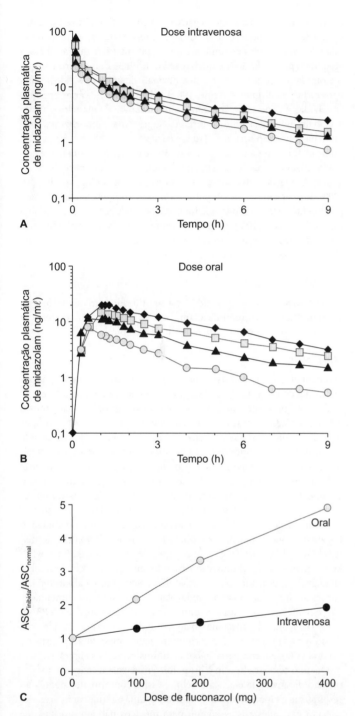

Figura 81.7 Efeito da administração VO de fluconazol na concentração plasmática de midazolam administrado VO ou IV.

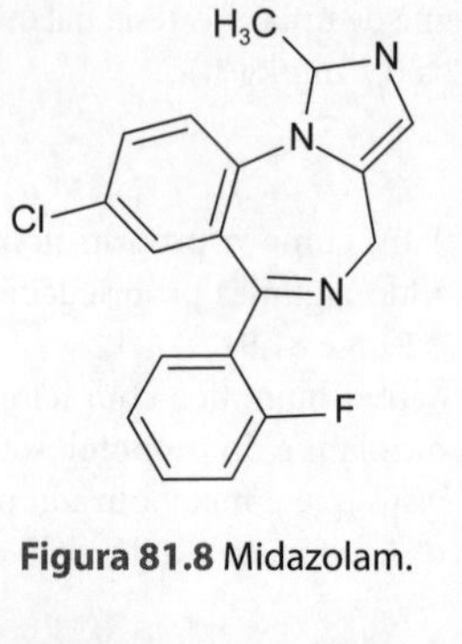

Figura 81.8 Midazolam.

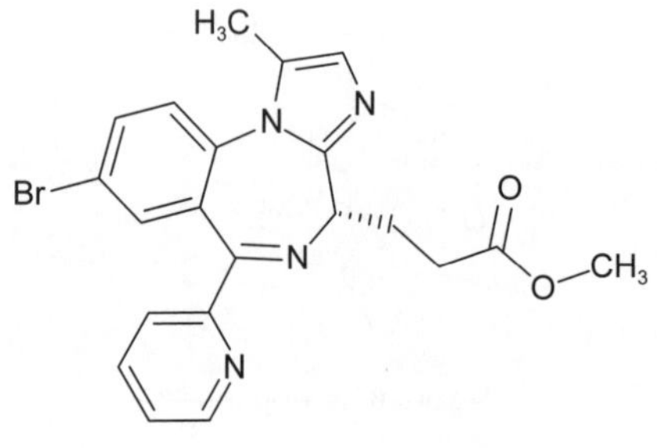

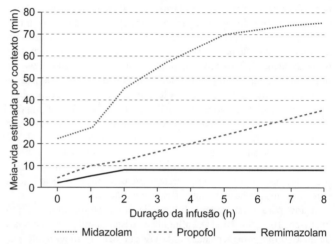

Figura 81.9 Remimazolam.

Figura 81.10 Meia-vida estimada por contexto para os fármacos sedativos midazolam, propofol e remimazolam. Meia-vida estimada por contexto é o tempo necessário para que a concentração plasmática do fármaco caia 50% após o término da infusão.

da dose, e o remimazolam é eliminado obedecendo à farmacocinética de primeira ordem, sem interferência do peso no *clearance* de eliminação. Portanto, infusões prolongadas com altas doses não resultam em acumulação e efeito prolongado, fazendo do remimazolam um fármaco interessante para uso como anestésico IV e como sedativo em unidades de terapia intensiva. Em ensaios clínicos fase I (Antonik *et al.*, 2012), o remimazolam apresentou início de ação em 1 a 3 min e uma meia-vida em estado de equilíbrio de 7 a 8 min após 2 h de infusão, ou seja, uma meia-vida muito mais curta que o midazolam e o propofol (Figura 81.10).

Em relação a reações adversas, ensaios clínicos recentes indicam que o uso de remimazolam em anestesia geral reduz a necessidade de tratamento com agentes vasopressores ou tratamento para bradicardia comparado o propofol. Outras reações adversas relatadas foram cefaleia (7%), sonolência (6%), hipoxia e aumento do intervalo QT_c (Antonik *et al.*, 2012).

AGONISTAS ADRENÉRGICOS ALFA-2

Os dois principais fármacos dessa classe utilizados em anestesiologia são a clonidina e a dexmedetomidina.

Clonidina

Agonista alfa-2, mais conhecido pelo seu efeito anti-hipertensivo. Ainda, tem efeitos sedativos e analgésicos, que apresentam interesse particular em anestesiologia. Por seu efeito sedativo, a clonidina (Figura 81.11) é utilizada como fármaco adjuvante a outros fármacos anestésicos. Também pode ser utilizada como pré-medicação para sedar crianças antes de cirurgia ou como sedativo em unidade de terapia intensiva pediátrica (Wang *et al.*, 2017). Por sua ação no sistema cardiovascular, o uso da clonidina pode ser benéfico em pacientes nos quais o controle da hipertensão arterial é desejável.

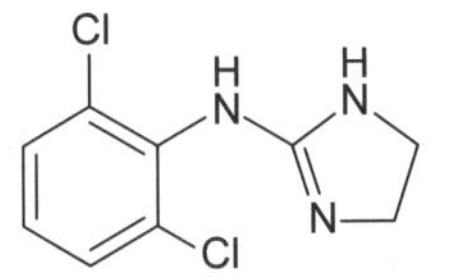

Figura 81.11 Clonidina.

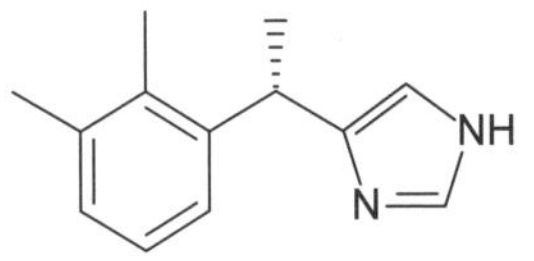

Figura 81.12 Dexmedetomidina.

A clonidina produz seu efeito via estimulação dos receptores alfa-2 adrenérgicos no sistema nervoso central. Essa estimulação ativa neurônios inibitórios, resultando em um decréscimo do efluxo simpático, o qual, por sua vez, reduz a resistência vascular periférica, a resistência vascular renal, o débito cardíaco e a pressão arterial. Há três subtipos de receptores alfa-2 adrenérgicos (Basker et al., 2009):

- Alfa-2$_a$: produz sedação, analgesia e simpatólise
- Alfa-2$_b$: causa vasoconstrição e estimula mecanismos antitremores
- Alfa-2$_c$: causa reação de espanto, com contração de músculos, piscar de olhos e variação da pressão arterial e do ritmo respiratório.

O *locus coeruleus* é uma das áreas centrais onde estão localizados os receptores alfa-2 nos quais a clonidina tem efeito. Essa área é responsável principalmente pelas inervações do sistema nervoso simpático do encéfalo frontal, o qual é responsável pelo estado de vigília. Os efeitos sedativos da clonidina resultam da estimulação dos receptores alfa-2 nessa área. A clonidina também ativa receptores no centro motor medular, causando decréscimo do efluxo simpático da medula para os nervos periféricos. Outro mecanismo de ação da clonidina consiste em alterar os canais de potássio nos neurônios do sistema nervoso central, causando hiperpolarização das membranas celulares. Acredita-se que este seja o mecanismo pelo qual a clonidina permite a redução de fármacos anestésicos. Quando administrada no espaço epidural, a clonidina distribui-se no plasma através das veias epidurais, atingindo concentrações plasmáticas clinicamente significativas (Nguyen et al., 2017). O *clearance* da clonidina em neonatos é 1/3 do *clearance* de adultos, até atingirem a idade de 1 ano, quando então aumenta para 82% do *clearance* de adultos. A meia-vida da clonidina no líquido cefalorraquidiano é de 1,3 h. Após infusão IV de clonidina em voluntários sadios, observaram-se meia-vida de distribuição de 11 ± 9 min e meia-vida de eliminação de 9 ± 2 h, com *clearance* sistêmico e 219 ± 92 mℓ/min.

A clonidina reduz o efluxo simpático e os reflexos somatossimpáticos mediados pelas fibras C e A-delta, resultando em sedação, analgesia e redução das doses de outros agentes anestésicos. Como consequência dessas ações, ocorre também redução do consumo metabólico cerebral de oxigênio, do fluxo sanguíneo cerebral e da pressão intraocular. A sedação causada pelos agonistas alfa-2 difere da sedação causada por fármacos como o midazolam, que atua nos receptores do GABA$_A$. O efeito da clonidina é diminuir a atividade do sistema nervoso simpático e o nível de consciência. Essa ação da clonidina resulta em sedação sem o risco de depressão respiratória e os pacientes recuperam-se rapidamente. Não há efeitos negativos na cognição, agitação paradoxal, memória ou alteração de comportamento, fazendo da clonidina uma opção interessante para sedação em pacientes ambulatoriais (Grecu, 2013).

A clonidina pode ser administrada vias IV, VO, neuroaxial e transdérmica. As reações adversas mais comuns são sonolência, xerostomia, bradicardia, hipotensão ortostática, impotência e hipertensão de rebote mais observada quando da interrupção abrupta da clonidina antes da cirurgia. Para infusão epidural, a recomendação é de 30 μg/h; para uso IV, a dose indicada é de 1 μg/kg em infusão por 10 min (Reddy et al., 2013).

Dexmedetomidina

Agonista do receptor adrenérgico alfa-2 altamente seletivo cujo uso causa sedação, ansiólise, analgesia e simpatólise, com apresenta estrutura similar à da clonidina (Figura 81.12). Importante ressaltar que esses efeitos são atingidos com pouca ou nenhuma depressão respiratória nas doses clinicamente relevantes (Maze e Tranquilli, 1991). Outra característica interessante é que a sedação induzida pela dexmedetomidina produz um alto nível de conforto e de fácil despertar que permite a avaliação contínua dos pacientes.

A dexmedetomidina tem 8 vezes mais afinidade pelo receptor alfa-2 adrenérgico que a clonidina, a qual apresenta 1.600 vezes mais afinidade pelo receptor alfa-2 adrenérgico em relação ao receptor alfa-1 adrenérgico. Os receptores alfa-2 adrenérgicos estão distribuídos em todo o organismo com sítios de atividade pré-sináptico, pós-sináptico e extrassináptico, mas a maior parte dos efeitos da dexmedetomidina decorre da interação com os receptores alfa-2 localizados no *locus coeruleus*, concentrados na ponte e no bulbo do tronco encefálico (Nguyen et al., 2017). A ação agonística pré-sináptica da dexmedetomidina nessas áreas leva a uma redução do efluxo de norepinefrina para o sistema nervoso autônomo, onde estimularia os receptores alfa-2 pós-sinápticos causando hiperpolarização das membranas neuronais. A dexmedetomidina também atua nos sítios espinais e supraespinais para modular a transmissão de impulsos nociceptivos e, portanto, causa analgesia, enquanto, na periferia, a ativação dos receptores alfa-2 adrenérgicos modula a vasoconstrição, mediada pela ativação dos receptores alfa-1 adrenérgicos.

A dexmedetomidina deve ser administrada por infusão IV, com dose de ataque de 0,5 a 1 μg/kg infundidos durante 10 min; a taxa de infusão para manutenção é de 0,6 μg/kg/h até atingir o efeito desejado, variando depois entre 0,2 e 1 μg/kg/h. Após infusão IV, a dexmedetomidina apresenta meia-vida de distribuição de 6 min e meia-vida de eliminação de aproximadamente 2 h, com volume de distribuição de 118 ℓ e alta ligação às proteínas plasmáticas (94%). O *clearance* sistêmico é de aproximadamente 39 ℓ/h. É altamente metabolizada por glicuronidação e ação do CIP450, principalmente CIP2A6. Não há necessidade de ajuste de dose em pacientes com insuficiência renal, e sua farmacocinética não é alterada pela idade. A Tabela 81.3 ilustra as reações adversas com dexmedetomidina e placebo em sedação de adultos.

ANTAGONISTAS DOS RECEPTORES NMDA DO GLUTAMATO

Cetamina

Trata-se de um derivado da fenciclidina e da ciclo-hexamina introduzido na prática clínica na década de 1960. Produz um estado característico de anestesia dissociativa promovida pela dissociação entre os circuitos tálamo-corticais e límbicos. Os pacientes ficam inconscientes

Tabela 81.3 Reações adversas causadas por dexmedetomidina ou placebo.

Reação adversa	Dexmedetomidina HCl (n = 318)	Placebo (n = 113)
Hipotensão	54%	30%
Depressão respiratória	37%	32%
Bradicardia	14%	4%
Náuseas	3%	2%
Boca seca	3%	1%

ou parcialmente conscientes, mas incapazes de responder à estimulação física ou verbal, dependendo da dose. Os reflexos vitais permanecem geralmente intactos, mas podem se encontrar deprimidos. Por definição, considera-se que a cetamina (Figura 81.13) induz a um estado único entre sedação profunda e anestesia geral (Bergman, 1999).

As sinapses excitatórias no cérebro de mamíferos são moduladas primariamente pelo aminoácido glutamato, ativando dois grupos distintos de receptores, os ionotrópicos e os metabotrópicos. Os receptores ionotrópicos do glutamato são canais iônicos ativados por ligantes e divididos de acordo com suas propriedades farmacológicas em:

- GluA: AMPA (2-amino-3-3-hidróxi-5-metilisoxazol-4il; ácido propanoico)
- GluK: kainate
- GluN: NMDA (N-metil-D-ácido aspártico)
- GluD.

A maior parte dos efeitos da cetamina é mediada aparentemente por interação com os receptores NMDA do glutamato. A cetamina é um antagonista não competitivo do receptor NMDA. Conforme será visto a seguir, o uso de cetamina está associado ao aparecimento de manifestações psicológicas, cujo mecanismo provável é hipofunção do receptor NMDA, que pode causar disfunção e lesão aos neurônios corticolímbicos pelo princípio da desinibição, levando a uma hiperestimulação desses neurônios e promovendo sintomas e sinais semelhantes aos observados em pacientes com esquizofrenia (Olney et al., 1995). Algumas evidências indicam que a cetamina também pode interagir com receptores opioides, assim como os sistemas monoaminérgico, colinérgico e purinérgico (Persson, 2010).

A cetamina é hidrossolúvel com pKa de 7,5, o que permite administração IV, IM, intranasal, retal ou VO sem causar irritação. Ela é 10 vezes mais lipossolúvel que o tiopental e, portanto, pode atravessar a barreira hematencefálica rapidamente. Apresenta efeito de ação muito rápido, cuja recuperação tem as mesmas características do tiopental por causa do fenômeno de redistribuição. O início de ação se dá após 45 s da administração IV (2 mg/kg) ou 4 min após injeção IM (3 mg/kg). Após injeção IV, a meia-vida de distribuição é de 24 s, a meia-vida de redistribuição de 4,7 min e a meia-vida de eliminação de 2,2 h (Domino et al., 1984). A biotransformação ocorre primariamente no fígado, sendo a nor-cetamina o principal metabólito formado pelo CIP450. A nor-cetamina apresenta atividade anestésica, porém menos potente que a da cetamina (1/3 da atividade). A cetamina provoca depressão respiratória de leve intensidade. A dose inicial para indução anestésica IV varia entre 1 e 4,5 mg/kg. A dose média para produzir anestesia por 5 a 10 min é de 2 mg/kg. Na taxa de infusão de 20 μg/kg/min para manutenção, é possível manter o paciente intubado sem necessidade de suporte mecânico ventilatório (Mankikian et al., 1986). A cetamina apresenta um amplo índice terapêutico e pode ser utilizada como anestésico único em procedimentos que não necessitem de relaxamento da musculatura esquelética. Pode causar manifestações psicológicas que variam desde sensação de sonhos agradáveis até alucinações, pesadelos e delírio. Em alguns casos, essas manifestações são acompanhadas de confusão mental, excitação e comportamento irracional, com duração em geral de poucas horas; entretanto, em alguns casos, recidivas ocorreram até 24 h após a administração da cetamina. Caso a reação seja muito grave, recomenda-se o uso de um barbitúrico de ação ultrarrápida (tiopental) ou um benzodiazepínico. Uso de diazepam associado à cetamina reduz a incidência de manifestações psicológicas. A cetamina já foi considerada o anestésico ideal, mas seus efeitos colaterais psicomiméticos limitaram seu uso. Ainda é bastante utilizada na prática anestésica em pacientes com doenças cardiovasculares e pulmonares e é considerada uma excelente alternativa para pacientes pediátricos e também em grandes queimados (Aroni et al., 2009). Outro aspecto interessante da cetamina consiste na preservação do débito cardíaco, sendo uma opção interessante em pacientes com hipovolemia ou hemodinamicamente instáveis (Peltoniemi et al., 2016).

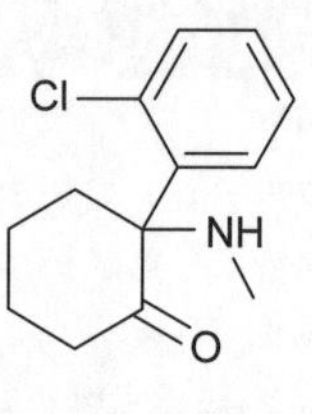

OPIOIDES

A anestesia total IV apenas com propofol ou em combinação com os opioides morfina, fentanila, sufentanila, alfentanila ou remifentanila é uma técnica utilizada para anestesia geral. Os opioides atuam como agonistas do receptor mi (μ) e suas reações adversas incluem bradicardia, hipotensão, depressão respiratória, prurido, rigidez laríngea, náuseas, vômito, tolerância e dependência decorrente do uso contínuo. Embora a maior parte desses efeitos colaterais esteja associada à morfina, os opioides de curta duração, como opioides e seus análogos, têm vantagens por sua maior potência e capacidade de liberar histamina (Mandel, 2014).

A vantagem em usar opioides de curta duração é que permitem reduzir a dose do agente inalatório no caso de anestesia inalatória ou do agente anestésico hipnótico, reduzindo a incidência de reações adversas e permitindo uma recuperação mais rápida. Os opioides de curta duração apresentam características farmacocinéticas e farmacodinâmicas associadas a um rápido início de ação e rápido desaparecimento, permitindo uma indução mais rápida (Tabela 81.4).

Enquanto a fentanila e a sufentanila têm início de ação com 6,6 e 6,2 min, respectivamente, o início de ação da alfentanila e da remifentanila é de 0,96 e 1,6 min, respectivamente.

Meperidina

Também chamada de petidina, é um opioide sintético derivado da fenilpiperidina (Figura 81.14), com lipossolubilidade intermediária entre a morfina e outros opioides utilizados clinicamente. Atua como agonista dos receptores opioides mi, causando analgesia tanto espinal quanto supraespinal. A meperidina é metabolizada no fígado, onde sofre N-desmetilação formando a normeperidina, seguida de hidrólise em ácido meperidínico. A meia-vida de eliminação é entre 3 e 6 h. A meperidina é menos potente que a morfina; administração de 75 a 100 mg de meperidina causa analgesia equivalente a 10 mg de morfina. Tem início de ação mais rápido do que a morfina, e seu efeito analgésico apresenta menor duração.

Para administração epidural para cirurgias ginecológicas e ortopédicas, recomenda-se a dose entre 2,6 e 3,8 mg/kg. A meperidina também pode ser infundida via epidural (14 a 20 mg/h), com resultados superiores quando comparados com os da infusão IV. Revisão sistemática comparando meperidina e remifentanila em efeito analgésico em trabalho de parto indicou que a remifentanila é superior à meperidina (Figura 81.15; Leong et al., 2011).

Fentanila

Opioide sintético que atua principalmente como agonista dos receptores mi (Figura 81.16). É 50 a 100 vezes mais potente que a morfina; uma dose de 100 μg de fentanila produz analgesia equivalente a 10 mg de morfina ou de 75 mg de meperidina. Apresenta meia-vida de distribuição de 1,7 min, meia-vida de redistribuição de 13 min e meia-vida de eliminação de 219 min, sendo seu volume de distribuição de 4 ℓ/kg. A fentanila acumula-se no tecido muscular esquelético e no tecido adiposo, sendo liberada lentamente para a circulação sistêmica. Apresenta alto *clearance* hepático; 75% da dose administrada via IV

Figura 81.13 Cetamina.

Tabela 81.4 Início e término do efeito analgésico de opioides de curta duração.

Farmacocinética	Alfentanila	Fentanila	Remifentanila	Sufentanila
Início: distribuição do sangue para o local de ação (média)	0,96 min	6,6 min	1,6 min	6,2 min
Eliminação independente de órgãos	Não	Não	Sim	Não
Metabolismo inespecífico da esterase	Não	Não	Sim	Não
Meia-vida de eliminação (média)*	50 a 55 min**	> 100 min**	3 a 6 min	30 min**

*O tempo necessário para que as concentrações de fármacos no sangue ou no local de ação diminuam 50%. Com base em uma infusão de 3 h.
**Eleva-se com o aumento da duração da infusão em virtude da acumulação.

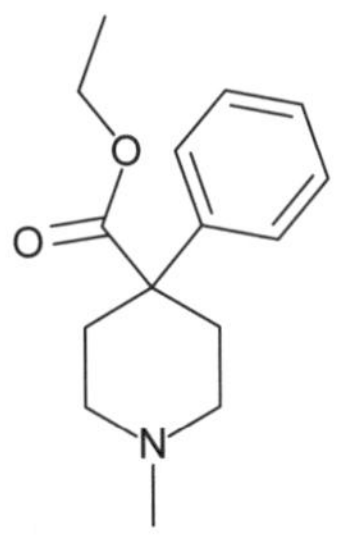

Figura 81.14 Meperidina.

são eliminados na urina na forma de metabólitos e 10% na forma de fármaco inalterado.

O início da ação da fentanila é quase imediato quando administrada via IV; entretanto, o máximo efeito analgésico e o máximo efeito de depressão respiratória só são notados após vários minutos. A duração usual do efeito analgésico é entre 30 e 60 min após uma dose IV de 100 μg. Como ocorre com os analgésicos de ação prolongada, a duração do efeito de depressão respiratória pode ser mais longa que a do efeito analgésico. Isso se traduz em uma redução da sensibilidade ao CO_2. As reações adversas mais comuns são as mesmas observadas com outros opioides, como depressão respiratória, apneia, rigidez da musculatura esquelética e bradicardia. A dose em anestesia depende do tipo de cirurgia, utilizando-se desde uma dose baixa de 2 μg/kg, moderada entre 2 e 20 μg/kg até alta, variando entre 20 e 50 μg/kg, utilizando-se as mesmas doses para manutenção de acordo com a necessidade. Quando utilizado como anestésico geral único, associado a relaxante muscular e ventilação com oxigênio, a dose recomendada é de 50 a 100 μg/kg, podendo chegar até 150 μg/kg.

Sufentanila

O citrato de sufentanila é um potente agonista opioide dos receptores mi sintéticos com baixa toxicidade cardiovascular. A sufentanila (Figura 81.17) é um derivado da fentanila contendo um substituto tiofeno; entretanto, ela é mais lipofílica, mais potente e tem menor meia-vida de eliminação comparada com a fentanila.

Trata-se de um fármaco altamente lipofílico e extensivamente distribuído no organismo. Liga-se às proteínas plasmáticas, sobretudo a alfa-ácido glicoproteína (93%), com meia-vida de eliminação em adultos de 164 min, sendo menor em pacientes pediátricos (97 ± 42 min) e maior em neonatos (434 ± 160 min). Aproximadamente 80% da dose administrada é eliminada em 24 h e apenas 2% na forma inalterada. É 10 vezes mais potente que a fentanila. Em anestesia, pode ser administrada via epidural ou IV. Administrada IV até a dose de 8 μg/kg, a sufentanila atua como um componente analgésico em uma anestesia balanceada; em doses maiores, produz níveis anestésicos mais profundos. A resposta catecolaminérgica é bastante atenuada nas doses de 25 a 30 μg/kg, com estabilidade hemodinâmica e preservação do consumo miocárdico de oxigênio. Comumente aos demais opioides, as reações adversas mais frequentes são depressão respiratória e rigidez da musculatura esquelética.

Alfentanila

Derivado tetrazólico da fentanila, é 4 a 10 vezes menos potente que esta, porém apresenta início de ação 3 vezes mais rápido, com duração de ação de aproximadamente 1/3 da fentanila (Reitz, 1986). Atua como agonista dos receptores opioides mi.

A alfentanila (Figura 81.18) apresenta menor volume de distribuição (0,23 a 2,27 ℓ/kg), menor *clearance* (1,67 a 17,64 mℓ/min/kg) e menor meia-vida de eliminação (46 a 213 min) do que a fentanila e a sufentanila. Em relação à ligação às proteínas plasmáticas, assemelha-se aos demais opioides (81 a 92%). A alfentanila é quase completamente metabolizada por meio de dealquilação oxidativa, sendo o fígado o maior sítio responsável pelo metabolismo (Mather, 1983). Pode ser utilizada como analgésico em anestesia balanceada ou como anestésico primário. Para indução de anestesia, recomenda-se 130 a 245 μg/kg administrados lentamente (3 min), e, para manutenção, taxa de infusão de 0,5 a 1,5 μg/kg/min. A infusão deve ser interrompida 10 a 15 min antes do término previsto da cirurgia no caso de anestesia geral.

Ensaio clínico ou subgrupo	Remifentanila Média	DP	Total	Meperidina Média	DP	Total	Peso (%)	Diferença média IV, aleatório, IC 95%
Douma et al.	45,6	24	52	66,1	23	53	23,8	−20,50 (−29,49- −11,51)
Shahriari e Khooshideh	23,5	8,7	20	54	7,2	20	37,9	−30,50 (−35,45- −25,55)
Evron et al.	35,8	10,2	43	58,8	12,8	45	38,4	−23,00 (−27,83- −18,17)
Total (IC 95%)			115			118	100,0	−25,25 (−31,24- −19,25)

Heterogeneidade: Tau^2 = 18,35; Chi^2 = 6,09, df = 2 (p = 0,05); I^2 = 67%
Teste para o efeito geral: Z = 8,25 (p < 0,00001)

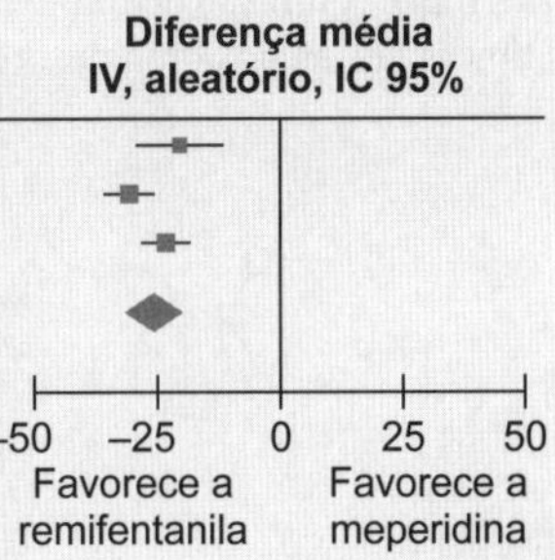

Favorece a remifentanila / Favorece a meperidina

Figura 81.15 *Forest plot* mostrando efeito analgésico avaliado por meio da escala visual analógica 1 h após a administração de remifentanila ou meperidina.

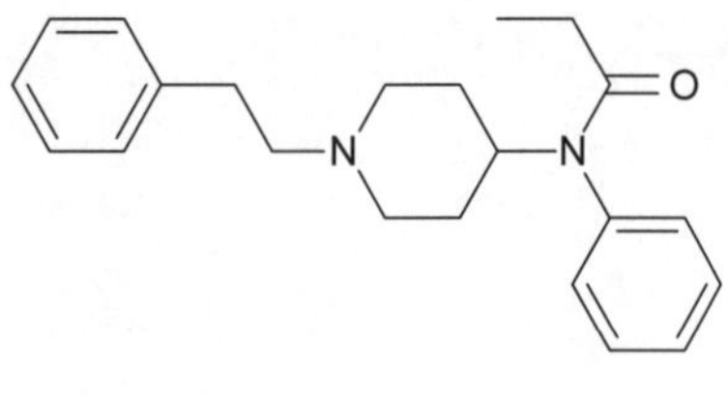

Figura 81.16 Fentanila.

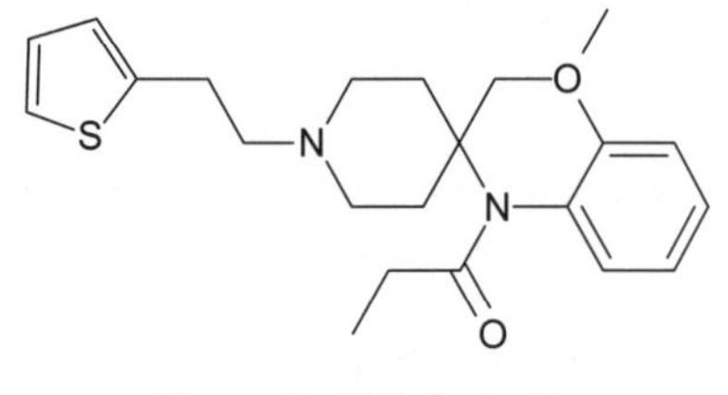

Figura 81.17 Sufentanila.

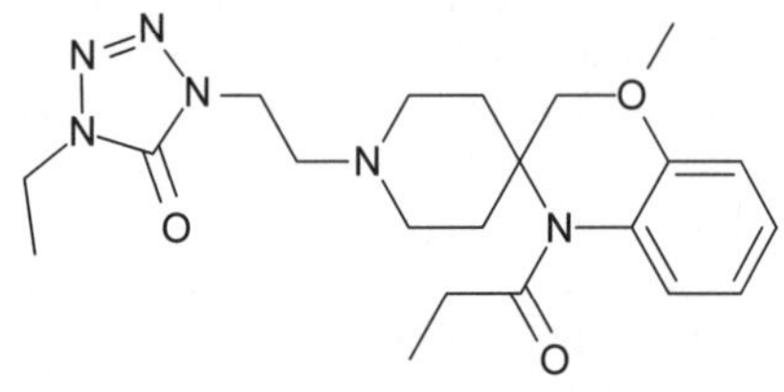

Figura 81.18 Alfentanila.

Remifentanila

Trata-se de um derivado da fentanila contendo um ligação tipo éster com o ácido propanoico. É um agonista dos receptores opioides mi com ação ultracurta. A presença da ligação éster dá à remifentanila (Figura 81.19) uma característica farmacocinética única nessa classe de fármacos, por seu rápido metabolismo e *clearance*, prevenindo, desse modo, a acumulação mesmo após uso prolongado ou doses altas (Cohen e Royston, 2001).

Em termos de eficácia analgésica, o remifentanila exibe a mesma potência que o fentanila e parece ser entre 16 e 70 vezes mais potente do que a alfentanila em voluntários sadios e pacientes cirúrgicos. O fármaco tem rápido início de ação (1 min) e curta duração quando da interrupção de sua administração (3 a 10 min), em comparação com alfentanila (5 a 20 min), fentanila (20 a 30 min) e morfina (180 a 240 min). Ela é rápida e extensamente metabolizada por esterases tissulares e plasmáticas (meia-vida de eliminação de 10 min) em metabólitos inativos. Não há diferenças clinicamente relevantes no seu perfil farmacocinético em pacientes com insuficiência renal ou hepática (Scott e Perry, 2006). A recomendação terapêutica é de *bolus* (0,5 a 1 µg/kg) com taxa de infusão entre 0,2 e 0,5 µg/kg/min; contudo, taxas de infusão mais altas podem ser utilizadas dependendo da cirurgia (1 a 2 µg/kg/min). A infusão de remifentanila causa respostas hemodinâmicas típicas dos efeitos opioides, como redução da frequência cardíaca

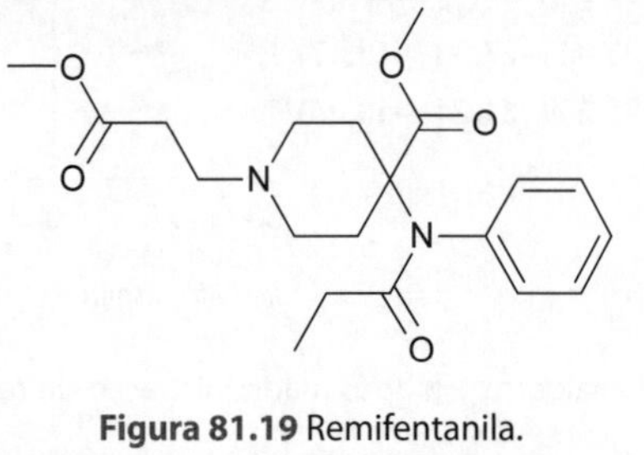

Figura 81.19 Remifentanila.

e da pressão arterial, mas esses efeitos não estão associados à liberação de histamina (morfina libera histamina e esta potencializa os efeitos hemodinâmicos da morfina). Remifentanila não tem efeitos clínicos relevantes na pressão intraocular ou intracerebral, demonstrando constituir uma opção interessante para neurocirurgias e cirurgias oftálmicas. A vantagem primária da remifentanila administrada por infusão é o retorno rápido à respiração espontânea assim que a infusão é interrompida.

REFERÊNCIAS BIBLIOGRÁFICAS

Antonik L, Goldwater D, Kilpatrick G, Tilbrook G, Borkett K. A placebo- and midazolam-controlled phase I single ascending-dose study evaluating the safety, pharmacokinetics, and pharmacodynamics of remimazolam (CNS 7056): part I. Safety, efficacy, and basic pharmacokinetics. Anesth Analg. 2012;115:274-83.

Aroni F, Iacovidou N, Dontas I, Pourzitaki C, Xanthos T. Pharmacological aspects and potential new clinical applications of ketamine: re-evaluation of an old drug. J Clin Pharmacol. 2009;49:957-64.

Basker S, Singh G, Jacob R. Clonidine in paediatrics – a review. Indian J Anaesth. 2009;53:270-80.

Baumert JH, Reyle-Hahn M, Hecker K, Tenbrinck T, Kuhlen R, Rossaint R. Increased airway resistance during xenon anaesthesia in pigs is attributed to physical properties of the gas. Br J Anaesth. 2002;88:540-5.

Bergman SA. Ketamine: review of its pharmacology and use in pediatric anesthesia. Anesth Prog. 1999;46:10-20.

Berman P, Tattersall M. Self-poisoning with intravenous halothane. Lancet. 1982;1:340.

Bigelow HJ. Insensibility during surgical operations induced by inhalation. Boston Med Surg J. 1846;35:309-17.

Bovill JG. Inhalation anaesthesia: from diethyleter to xenon. In: Schüttler J, Schwilden H, editors. Modern anesthetics. Handbook of experimental pharmacology. Heidelberg: Springer; 2008. p.121-42.

Bowdle TA. Adverse effects of opioid agonists and agonist-antagonists in anaesthesia. Drug-Safety. 1998;19:173-89.

Buxton DW. Crawford Williamson Long (1815 – 1879): the pioneer of anaesthesia and the first to suggest and employ ether inhalation during surgical operations. Proc R Soc Med. 1912;5:19-45.

Chen K, Li HZ, Ye N, Zhang J, Wang JJ. Role of GABAB receptors in GABA and baclofen-induced inhibition of adult rat cerebellar interpositus nucleus neurons in vitro. Brain Res Bull. 2005;67:310-8.

Cohen J, Royston D. Remifentanil. Curr Opin Crit Care. 2001;7:227-31.

de Sousa SL, Dickinson R, Lieb WR, Franks NP. Contrasting synaptic actions of the inhalational general anesthetics isoflurane and xenon. Anesthesiology. 2000;92:1055-66.

Domino EF, Domino SE, Smith RE. Ketamine kinetics in unmedicated and diazepam premedicated subjects. Clin Pharmacol Ther. 1984;36:645-53.

Eckenhoff, RG, Johansson JS. Molecular interactions between inhaled anesthetics and proteins. Pharmacol Rev. 1997;49:343-67.

Eger E. Characteristics of anesthetic agents used for induction and maintenance of general anesthesia. Am J Health Syst Pharm. 2004;61Suppl 4:S3-10.

Garcia PS, Kolesky SE, Jenkins A. General anesthetic actions on GABAA receptors. Curr Neuropharmacol. 2010;8:2-9.

Grecu L. Autonomic nervous system physiology and pharmacology. In: Barash PG, Cullen BF, Stoelting RK, Cahalan MK, Stock MC, Ortega R. Clinical anesthesia. 7. ed. Philadelphia: Lippincott Williams & Wilkins; 2013. p. 362-407.

Greenblatt DJ, Abernethy DR, Locniskar A, Harmatz JS, Limiuco RA, Shader RI. Effect of age, gender and obesity on midazolam kinetics. Anesthesiology. 1984;61:27-35.

Herold KF, Andersen OS, Hemmings Jr. HC. Divergent effects of anesthetics on lipid bilayer properties and sodium channel function. Eur J Biophys. 2017;46:617-26.

Herold KF, Sanford RL, Lee W, Andersen OS, Hemmings HC Jr. Clinical concentrations of chemically diverse general anesthetics minimally affect lipid bilayer properties. Proc Natl Acad Sci USA. 2017;114:3109-14.

Hooten WM, Rasmussen KG. Effects of general anesthetic agents in adults receiving electroconvulsive therapy: a systematic review. J ECT. 2008;24:208-23.

Howard RJ, Trudell JR, Harris RA. Seeking structural specificity: direct modulation of pentameric ligand-gated ion channels by alcohols and general anesthetics. Pharmacol Rev. 2014;66:396-412.

Ingólfsson HI, Thakur P, Herold KF, Hobart EA, Ramsey NB, Periole X, et al. Phytochemicals perturb membranes and promiscuously alter protein function. ACS Chem Biol. 2014;9:1788-98.

Ito Y, Izumi H, Sato M, Karita K, Iwatsuki N. Suppression of parasympathetic reflex vasodilatation in the lower lip of the cat by isoflurane, propofol, ketamine and pentobarbital: Implications for mechanisms underlying the production of anesthesia. Br J Anaesth. 1998;81:563-8.

Johnstone M. The human cardiovascular response to fluothane anaesthesia. Br J Anaesth. 1956;28:392.

Ledingham IM, Watt I. Influence of sedation on mortality in critically ill multiple trauma patients. Lancet. 1983;321:1270.

Leong WL, Leong B, Sia ATH. A comparison between remifentanil and meperidine for labor analgesia: a systematic review. Anesth Analg. 2011;113:818-25.

Löw K, Crestani F, Keist R, Benke D, Brünig I, Benson JA, et al. Molecular and neuronal substrate for the selective attenuation of anxiety. Science. 2000;290:131-4.

Mandal S, Basu M, Kirtania J, Sarbapalli D, Pal R, Kar S, et al. Impact of general versus epidural anesthesia on early post-operative cognitive dysfunction following hip and knee surgery. J Emerg Trauma Shock. 2011;4:23-8.

Mandel JE. Considerations for the use of short-acting opioids in general anesthesia. J Clin Anesth. 2014;26:S1-7.

Mankikian B, Cantineau JP, Sartene R. Ventilatory pattern of chest wall mechanics during ketamine anesthesia in humans. Anesthesiology. 1986;65:492-9.

Marx T, Schmidt M, Schirmer U, Reinelt H. Pollution of the environment and the workplace with anesthetic gases. Int Anesthesiol Clin. 2001;39:15-27.

Mather LE. Clinical pharmacokinetics of fentanyl and its newer derivatives. Clin Pharmacokinet. 1983;8:422-46.

Maze M, Tranquilli W. Alpha-2 adrenoceptor agonists: defining the role in clinical anesthesia. Anesthesiology. 1991;74:581-605.

McKernan RM, Rosahl TW, Reynolds DS, Sur C, Wafford KA, Atack JR, et al. Sedative but not anxiolytic properties of benzodiazepines are mediated by the GABA(A) receptor alpha1 subtype. Nat Neurosci. 2000;3:587-92.

Menczer LF, Jacobsohn PH. Dr Horace Wells: the discoverer of general anesthesia. J Oral Maxillofac Surg. 1992;50:506-9.

Meyer H. Zur theorie der alkoholnarkose. Arch Exp Pathol Pharmakol. 1899;42:109-18.

Nguyen V, Tiemann D, Park E, Salehi A. Alpha-2 agonists. Anesthesiology Clin. 2017;35:233-45.

Oddo M, Crippa I, Mehta S, Menon D, Payen J-F, Taccone FS, et al. Optimizing sedation in patients with acute brain injury. Crit Care. 2016;20:128.

Olney JW, Farber MD, Nuri B. Glutamate receptor dysfunction and schizophrenia. Arch Gen Psychiatry. 1995;52:998-1007.

Overton C. Studien über die Narkose zugleich ein Beitrag zur allgemeinen Pharmakologie. Jena: Verlag von Gustav Fischer; 1901.

Peltoniemi MA, Hagelberg NM, Olkkola KT, Saari TJ. Ketamine: a review of clinical pharmacokinetics and pharmacodynamics in anesthesia and pain therapy. Clin Pharmacokinet. 2016;55:1059-77.

Persson J. Wherefore ketamine? Curr Opin Anasthesiol. 2010;23:455-60.

Reddy VS, Shaik NA, Donthu B, Reddy Sannala VK, Jangam V. Intravenous dexmedetomidine versus clonidine for prolongation of bupivacaine spinal anesthesia and analgesia: a randomized double-blind study. J Anaesthesiol Clin Pharmacol. 2013;29:342-7.

Reitz JA. Alfentanil in anesthesia and analgesia. Drug Intell Clin Pharm. 1986;20:335-41.

Reves JG, Glass P, Lubarsky DA, McEvoy MD, Martinez-Ruiz R. Intravenous anesthetics. In: Miller RD, Eriksson LI, Fleischer LA, Wiener-Kronish JP, Young WL, editors. Miller's anesthesia. 7. ed. Philadelphia: Churchill Livingstone; 2010. p.719-68.

Rudolph U, Antkowiak B. Molecular and neuronal substrates for general anaesthetics. Nat Rev Neurosci. 2004;5:709-20.

Sanders RD, Ma D, Maze M. Xenon: elemental anaesthesia in clinical practice. Br Med Bull. 2005;71:115-35.

Scorgie B. Etomidate infusion. Its use in anaesthesia for general surgert. Anaesthesia. 1983;38:63-5.

Scotty LJ, Perry CM. Remifentanil – A review of its use during the induction and maintenance of general anaesthesia. Drugs. 2006;66:1793-823.

Servin FS, Billard V. Remifentanil and other opioids. Handb Exp Pharmacol. 2008;182:283-311.

Simpson JY. Anaesthetic and other therapeutic properties of chloroform. Gesnerus. 1947;4:166-75.

Sivilotti L, Nistri A. GABA receptor mechanisms in the central nervous system. Prog Neurobiol. 1991;36:35-92.

Song XX, Yu BW. Anesthetic effects of propofol in the healthy human brain: Functional imaging evidence. J Anesth. 2015;29:279-88.

Sonner JM, Antognini JF, Dutton RC, Flood P, Gray AT, Harris RA, et al. Inhaled anesthetics and immobility: mechanisms, mysteries, and minimum alveolar anesthetic concentration. Anesth Analg. 2003;97:718-40.

Stone ME, Meyer MR, Alston TA. Elton Romeo Smilie, the not-quite discoverer of ether anesthesia. Anesth Analg. 2010;110:195-7.

Upton RN, Ludbrook GL, Grant C, Martinez AM. Cardiac output is a determinant of the initial concentrations of propofol after short-infusion administration. Anesth Analg. 1999;89:545-52.

Wagner RL, White PF. Etomidate inhibits adrenocortical function in surgical patients. Anesthesiology. 1984;61:647-51.

Wang JG, Belley-Coté E, Burry L, Duffett M, Karachi T, Perri D, et al. Clonidine for sedation in the critically ill: a systematic review and meta-analysis. Crit Care. 2017;21:75.

Wesolowski AM, Zaccagnino MP, Malapero RJ, Kaye AD, Urman RD. Remimazolam: pharmacologic considerations and clinical role in anesthesiology. Pharmacotherapy. 2016;36:1021-7.

Whiting PJ. GABA-A receptor subtypes in the brain: a paradigm for CNS drug discovery? Drug Discov Today. 2003;8:445-50.

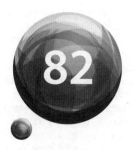

Anestésicos Regionais

INTRODUÇÃO

Os anestésicos regionais, também conhecidos como anestésicos locais, foram desenvolvidos a partir das folhas de coca utilizadas pelos incas. A cocaína foi isolada pelo químico alemão Albert Niemann em 1860 e utilizada pela primeira vez como anestésico local em cirurgia de glaucoma em Viena em 1884 (Koller, 1884) após sugestão de Sigmund Freud. Embora esse relato tenha gerado grande popularidade do uso da cocaína, a curta duração da sua ação anestésica apresentava grande limitação para seu uso clínico. A descoberta da cocaína como anestésico tópico despertou grande interesse na busca por minimizar suas reações adversas cardiovasculares e neuronais e aumentar a duração do efeito anestésico. O primeiro avanço ocorreu com a síntese de procaína (Einhorn 1904), seguido de tetracaína em 1932 e de lidocaína em 1943 (Tobe et al., 2018). A lidocaína apresentava ação mais prolongada e menor potencial alergênico, sendo utilizada para analgesia epidural. Outros anestésicos regionais foram sintetizados a seguir, como mepivacaína e bupivacaína em 1957 (Ekenstam et al., 1957), prilocaína em 1959 (Löfgren e Tegner, 1960) e etidocaína em 1972 (Adams et al., 1972). Outro avanço nessa área ocorreu na década de 1990, quando foram sintetizados de maneira seletiva estereoisômeros da bupivacaína e da ropivacaína, sendo que os enantiômeros S supostamente apresentavam menor cardiotoxicidade; a levobupivacaína foi introduzida no mercado em 1994.

Além da síntese de novos fármacos, outra estratégia utilizada para aumentar a duração do efeito anestésico foi tentar reduzir o *clearance* local do anestésico, seja mecanicamente com uso de torniquete, conforme demonstrado por Corning (1885), seja pela associação com fármacos vasoconstritores. A associação de epinefrina à cocaína aumentou a duração anestésica e reduziu sua toxicidade (Braun, 1903). Uma terceira estratégia foi a introdução de cateteres para aplicação contínua do anestésico; atualmente, o uso de cateteres acoplados a bombas de infusão é considerado como o sistema ideal para oferecer analgesia. Importante ressaltar que a introdução de cateteres requer mão de obra especializada, tem custo alto e risco de infecção. Além disso, a introdução de cateteres epidurais tornou-se mais complexa atualmente, em razão do grande número de pacientes idosos que utilizam outros fármacos, como anticoagulantes ou antiagregantes plaquetários, os quais facilitam a ocorrência de sangramento.

Os anestésicos regionais difundem-se na membrana plasmática e inibem de maneira reversível os canais de sódio dependentes de voltagem. Esse mecanismo está diretamente relacionado à comunicação do impulso nervoso. A excitação neuronal elétrica conduz o estímulo despolarizante a partir do axônio, ativando e permitindo a passagem dos íons de sódio pela membrana por causa do gradiente eletroquímico. Os anestésicos regionais interrompem o potencial de ação e, portanto, o influxo dos íons de sódio, reduzindo, assim, a excitabilidade dos nervos que conduzem o estímulo álgico. Dessa maneira, obtém-se bloqueio tanto sensório como motor. Essa inibição é reversível, prevenindo a transmissão da informação sensória ao sistema nervoso central (SNC) sem que ocorra a perda da consciência. Os anestésicos regionais podem ser utilizados sozinhos ou em combinação com anestésicos gerais para prevenir a dor e atenuar a resposta ao estresse gerado pelo ato cirúrgico, e também para aliviar a dor no período pós-operatório (McCaughey e Mirakhur, 1997).

Os axônios mielinizados são facilmente bloqueados pelos anestésicos regionais, seguidos pelos axônios não mielinizados.

Para bloquear os canais de sódio dependentes de voltagem, os anestésicos regionais precisam ligar-se a sítios específicos na superfície interna do canal. Entretanto, eles não podem acessar essa superfície pelo lado externo do axônio através do canal de sódio; eles necessitam difundir-se na membrana celular do axônio como moléculas não ionizadas, conjugar-se com os íons hidrogênio e atingir o sítio de ligação a partir do citoplasma. Essa via é a chamada via hidrofóbica. Outro modo de atingir o sítio de ligação na face interna do canal é pela via hidrofílica, utilizando benzocaína, um anestésico regional permanentemente ionizável em razão de seu baixo valor de pKa (2,51) que é utilizado sobretudo para anestesia tópica (Nusstein e Beck, 2003). A benzocaína atinge o canal de sódio após difusão na membrana do nervo através de fenestrações laterais presentes no canal de sódio, conforme identificado em estudos cristalográficos (Payandeh et al., 2011). Há outra via, chamada de via hidrofílica alternativa, observada com o derivado da lidocaína, o QX-314, o qual está permanentemente ionizado. Ele atravessa a membrana celular muito lentamente ao ser ativado o canal TRPV-1 (*transient receptor potential vanilloid*); nesse ponto, ocorre a formação de um poro com tamanho suficiente para permitir o influxo do QX-314 (Binshtok et al., 2007).

Além do bloqueio dos canais de sódio dependentes de voltagem, os anestésicos regionais também interagem com várias outras estruturas, por exemplo, canais de sódio resistentes à tetrodotoxina, canais de potássio, canais de cálcio, receptores do N-metil-D-aspartato e receptores acoplados à proteína G. Um exemplo é o uso, apesar de limitado, da lidocaína no tratamento de taquicardia ventricular (Mizzi et al., 2011).

A molécula do anestésico regional é composta de três partes: um anel aromático lipofílico, uma ligação éster ou amídica e uma amina terminal (Figura 82.1). Uma cadeia de hidrocarbonos é ligada ao anel aromático, via conexão éster ou amídica, a qual determina o mecanismo de metabolismo para aquele anestésico regional em particular. Os anestésicos regionais que apresentam ligações amídicas são geralmente mais estáveis e têm menor potencial alergênico em comparação com os anestésicos regionais com ligação de éster. Anestésicos regionais podem causar alergia, principalmente os que apresentam ligação éster. Hidrólise dessa ligação pela colinesterase resulta na liberação de ácido para-aminobenzoico, que tem propriedades alergênicas. Ésteres amídicos são metabolizados primariamente por colinesterases plasmáticas, também conhecidas como pseudocolinesterases, sendo que a degradação é bastante rápida. Já os anestésicos regionais amídicos sofrem degradação hepática e apresentam meia-vida mais longa (Shah et al., 2018).

Os anestésicos regionais são geralmente bases fracas (exceto a benzocaína), formulados em uma solução ácida. Um pKa mais básico está associado a um início de ação mais lento. As substituições feitas no anel aromático correlacionam com a lipossolubilidade; quanto mais lipofílico, maior a difusão através da membrana plasmática do nervo e, portanto, maior costuma ser a potência.

Os anestésicos regionais podem ser classificados de acordo com a duração do efeito anestésico:

- Longa duração: bupivacaína, ropivacaína e levobupivacaína
- Duração intermediária: lidocaína, prilocaína e mepivacaína
- Curta duração: articaína e cloroprocaína.

A potência dos anestésicos regionais é variável, permitindo que sua concentração esteja na faixa de 0,5 a 4%. Isso se deve às diferenças de lipossolubilidade, que permitem a difusão através das bainhas nervosas e membranas neurais. Essa propriedade é determinada pelo anel aromático e seus substituintes, assim como substituintes adicionados à amina terciária. A bupivacaína apresenta maior solubilidade e potência que a articaína, podendo ser formulada com concentração de 0,5% (5 mg/mℓ) comparada com 4% (40 mg/mℓ). A amina terciária ilustrada na Figura 82.1 pode existir tanto como amina terciária (com três ligações), que é lipossolúvel, ou como amina quaternária (com quatro ligações), a qual é carregada positivamente e torna a molécula hidrossolúvel. Para que a solução de anestésico regional apresente estabilidade em prateleira, ele é formulado como hidrocloreto. Assim, as moléculas existem em solução na forma de amina quaternária e não conseguem, nesse caso, penetrar no neurônio. Desse modo, o tempo de início da ação analgésica é diretamente proporcional ao tempo que as moléculas levam para se converter em aminas terciárias no pH fisiológico 7,4. Essa proporção é determinada pela constante de ionização (pKa), e é calculada pela equação de Henderson-Hasselbach:

Log(forma catiônica/forma não ionizada) = pKa – pH

Por exemplo, se um anestésico regional tem um pKa de 7,4 e é injetado em tecidos que estejam em pH fisiológico de 7,4, 50% de suas moléculas existem na forma de amina terciária (não ionizada) e 50% na forma quaternária (catiônica); apenas 50% das moléculas, portanto, são lipossolúveis e permitem penetração no neurônio. Infelizmente, a grande maioria dos anestésicos regionais apresenta pKa > 7,4 e, portanto, grande parte das moléculas encontram-se na forma catiônica (hidrossolúvel), retardando o início de ação. Interessante ressaltar que tecidos inflamados costumam estar associados a meios ácidos, o que favorece a configuração quaternária. Esse fato foi sugerido como o responsável pela dificuldade de se anestesiar tecidos inflamados; em um caso como esse, a bupivacaína (pKa 8,1) seria menos indicada que a mepivacaína (pKa 7,6).

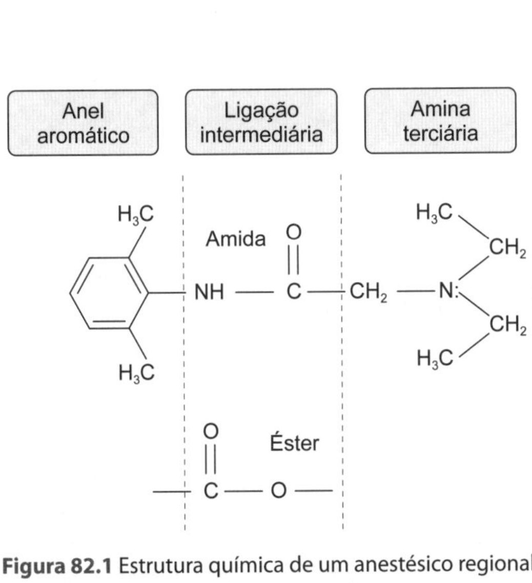

A duração de ação do anestésico regional varia de acordo com as diferenças de afinidade por proteínas plasmáticas. Assim como outros fármacos, os anestésicos regionais ligam-se de maneira reversível às proteínas plasmáticas circulantes. Quanto maior a ligação às proteínas plasmáticas, maior a duração da ação anestésica.

Conforme mencionado, a bupivacaína é considerada um anestésico regional de longa duração e apresenta 95% de ligação às proteínas plasmáticas. Já a mepivacaína é considerada um anestésico regional de duração intermediária (ligação às proteínas plasmáticas de 55%). A remoção do anestésico próximo ao nervo pela circulação reduz a duração do efeito anestésico; isso é importante porque alguns anestésicos regionais apresentam também atividade vasodilatadora; por esse motivo, várias formulações de anestésicos regionais contêm fármacos vasoconstritores, para prolongar o efeito anestésico (Becker e Reed, 2012).

O tipo de ligação permite uma base útil para classificar os anestésicos regionais e também determina seu padrão de eliminação. Amidas como lidocaína, bupivacaína, articaína, mepicavacaína, prilocaína e levobupivacaína são biotransformadas no fígado, enquanto os ésteres como procaína, proparacaína, benzocaína, cloroprocaína, tetracaína e cocaína são hidrolisados na circulação por esterases plasmáticas. O metabolismo dos ésteres produz o ácido para-aminobenzoico, metabólito associado com reações alérgicas (Park e Sharon, 2017).

ANESTÉSICOS REGIONAIS DE LONGA DURAÇÃO

Bupivacaína (Marcaine®)

Anestésico regional do tipo amino-amida que pertence à família das n-alquil-pipecolil xilidinas. No caso da bupivacaína (Figura 82.2), o substituto alquílico é uma cadeia de quatro carbonos (butílico); no caso da mepivacaína, um grupo metal; e no caso da ropivacaína, um grupo propil, todos pertencentes à mesma família. Essas três moléculas apresentam um centro quiral, ou seja, um carbono que se liga a quatro moléculas distintas. A bupivacaína e a mepivacaína são comercializadas como soluções racêmicas, com quantidade igual de ambos os enantiômeros, enquanto a levobupivacaína e a ropivacaína são comercializadas como isômero S puro. A bupivacaína também é comercializada em uma mistura racêmica com diferente proporção de enantiômeros (S75%-R25%), também conhecida como simocaína, em homenagem à responsável pelo seu desenvolvimento (Simonetti, 2014).

A bupivacaína racêmica é um dos anestésicos regionais mais utilizados para anestesia raquidiana. Ela foi utilizada durante décadas como um anestésico regional de ação prolongada, entretanto, após relato de seis casos clínicos de convulsões com parada cardíaca e um número alto de mortes após injeção intravenosa (IV) acidental (Albright, 1979), ficou claro que a bupivacaína apresentava índice terapêutico mais estreito em relação aos demais anestésicos regionais (Morishima et al., 1985).

Levobupivacaína

Isômero L da bupivacaína. Como os demais anestésicos regionais, a levobupivacaína atua bloqueando os canais de sódio sensíveis à voltagem nas membranas neuronais, prevenindo a transmissão dos impulsos

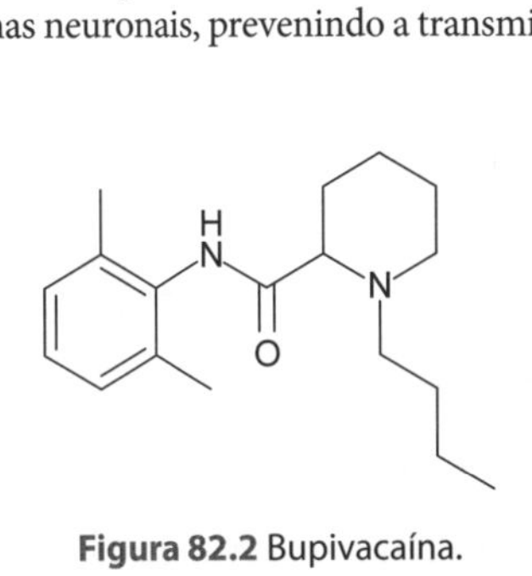

Figura 82.1 Estrutura química de um anestésico regional.

Figura 82.2 Bupivacaína.

nervosos. A anestesia é causada pela interferência com a abertura dos canais de sódio, inibindo a condução do potencial de ação nos nervos envolvidos com atividade motora, sensória e simpática (Foster e Markham, 2000). A levobupivacaína é menos tóxica que a bupivacaína em modelos animais, sendo que a dose letal de levobupivacaína é de 1,3 a 1,6 mais alta que a da bupivacaína. Em ensaios clínicos realizados em voluntários sadios, a administração IV de levobupivacaína (56 mg) causou menor efeito inotrópico negativo do que administração de bupivacaína (48 mg). Em outro ensaio realizado em voluntários sadios, a administração IV de levobupivacaína causou menor aumento do intervalo QT_c (3 ms) quando comparada com a bupivacaína (24 ms) administrada na mesma dose. A levobupivacaína também é mais segura em relação à toxicidade no SNC; em ensaio realizado em voluntários sadios, 64% dos que receberam bupivacaína (65,5 mg) apresentaram sinais de alterações do sistema nervoso central ou periférico, comparados com 36% dos voluntários que receberam levobupivacaína (67,7 mg).

A levobupivacaína está indicada para anestesia de cirurgias maiores quando administrada por via epidural, intratecal e para bloqueio nervoso periférico. Também está indicada para cirurgias menores, administrada via infiltração local, infiltração gengival ou por bloqueio peribulbar para cirurgias oftalmológicas. Ela também pode ser administrada na forma de infusão epidural contínua no pós-operatório para analgesia durante o parto. Importante ressaltar que, ao se administrar a levobupivacaína para bloqueios nervosos, pode ocorrer injeção IV não intencional, a qual pode causar parada cardíaca.

Bupivacaína lipossômica (Exparel®)

É composta de bupivacaína encapsulada em lipossomos multivesiculares de diâmetro entre 10 e 30 mcm. Esses lipossomos permitem uma liberação lenta, responsável pela maior duração de ação em comparação com outros anestésicos regionais, como a lidocaína e a mepivacaína. A ação analgésica da bupivacaína lipossômica dura aproximadamente 72 h. Importante ressaltar que metanálise avaliando a eficácia da administração periarticular de bupivacaína lipossômica em pacientes submetidos a artroplastia total de joelho não revelou diferença em relação ao tratamento padrão de injeção periarticular em termos de analgesia avaliada por escala visual analógica (EVA) depois de 24, 48 e 72 h (Figura 82.3) ou diferença em relação ao consumo de opioides (Figura 82.4; Kuang et al., 2017).

Ropivacaína (Naropin®)

Anestésico regional tipo amino-amídico estereosseletivo (isômero L) que representa uma excelente opção em relação à bupivacaína como anestésico regional de longa duração para bloqueio nervoso periférico. É um análogo estrutural da bupivacaína (Figura 82.5). Em doses equivalentes, a ropivacaína produz menor bloqueio motor quando comparada com a bupivacaína, mas causando igual bloqueio sensório. Em

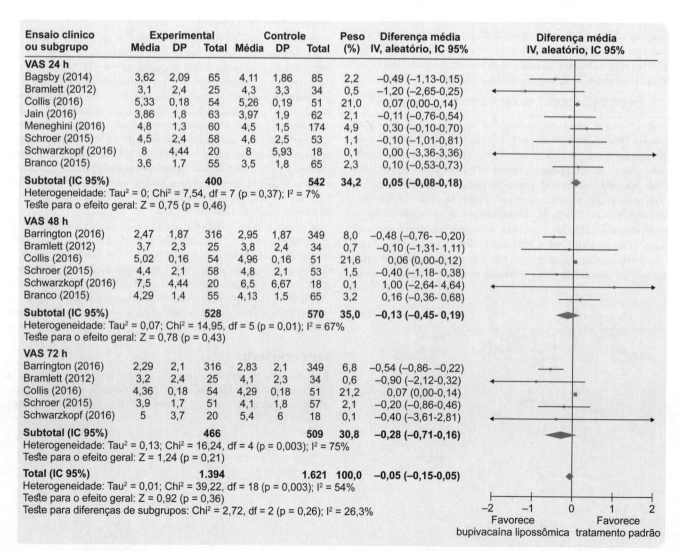

Figura 82.3 Forest plot mostrando o escore de dor avaliado pelo VAS (visual analogue scale) nos tempos 24, 48 e 72 h.

Ensaio clínico ou subgrupo	Experimental Média	DP	Total	Controle Média	DP	Total	Peso (%)	Diferença média IV, fixo, IC 95%
Bagsby (2014)	79,4	63	65	65,53	65	85	14,3	13,87 (–6,76-34,50)
Collis (2016)	141,65	53,4	54	121,12	67	51	11,2	20,53 (–2,73-43,79)
Jain (2016)	98,9	41,6	63	100,1	42,2	62	28,1	–1,20 (–15,89-13,49)
Kulg (2016)	79,4	46,3	53	89,2	41,2	50	21,2	–9,80 (–26,71-7,11)
Meneghini (2016)	76,8	67,2	60	60	56,2	174	16,9	16,80 (–2,14-35,74)
Schroer (2015)	155,4	96	58	162,6	98,4	53	4,6	–7,20 (–43,42-29,02)
Schwarzkopf (2016)	113,5	105	20	116,8	141	18	1,0	–3,30 (–83,05-76,45)
White (2015)	239,2	133,1	55	229,1	133,1	65	2,7	10,10 (–37,69-57,89)
Total (IC 95%)			**428**			**558**	**100,0**	**4,61 (–3,18-12,40)**

Heterogeneidade: $Chi^2 = 8{,}05$, df = 7 (p = 0,33); $I^2 = 13\%$
Teste para o efeito geral: Z = 1,16 (p = 0,25)

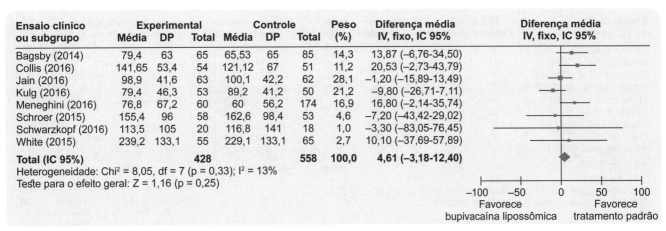

Figura 82.4 *Forest plot* mostrando consumo total de opioides durante as 72 h após o procedimento. Foram utilizados equivalentes de morfina para medir o consumo de opioides.

ensaio clínico avaliando analgesia pós-operatória, a ropivacaína produziu analgesia equivalente à bupivacaína, mas com menor bloqueio motor (potência relativa de 0,72; Nader *et al.*, 2013). Ropivacaína também é menos cardiotóxica que a bupivacaína (Knudsen *et al.*, 1997). Ropivacaína foi o primeiro anestésico regional introduzido na prática clínica após extensos estudos toxicológicos pré-clínicos.

A eficácia e a segurança da ropivacaína foram comparadas com a da bupivacaína em anestesia raquidiana para cesariana por meio de metanálise de 13 ensaios clínicos envolvendo 743 pacientes (Malhotra *et al.*, 2016). Não houve diferença em relação ao tempo para atingir o bloqueio sensório; mas a duração do bloqueio motor foi significativamente maior no grupo tratado com bupivacaína (Figura 82.6).

Resultado semelhante foi observado quando ropivacaína foi comparada com bupivacaína em analgesia epidural, em metanálise de nove ensaios clínicos envolvendo 556 parturientes (Li *et al.*, 2015). A duração

Figura 82.5 Ropivacaína.

do bloqueio motor foi significativamente menor no grupo tratado com ropivacaína (Figura 82.7). Não houve diferença em relação à eficácia e à segurança entre os dois tratamentos.

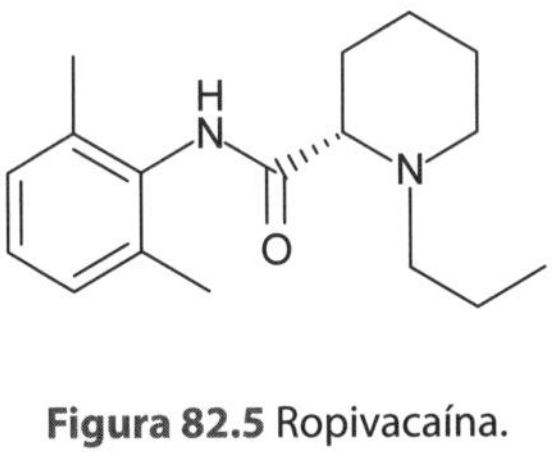

ANESTÉSICOS REGIONAIS DE DURAÇÃO INTERMEDIÁRIA

Lidocaína

Representa o protótipo dos anestésicos regionais amino-amídicos. A lidocaína (Figura 82.8) é uma base fraca (pKa 7,9) e com baixa hidrossolubilidade. Um aspecto interessante a ser discutido em relação à lidocaína é a questão do pH da formulação utilizada. As formulações comerciais de anestésicos regionais associados à epinefrina costumam apresentar pH baixo, por volta de 3,5, para prolongar a meia-vida de prateleira da epinefrina. Uma vez que o fármaco é injetado, ele se encontra tamponado pelo líquido extracelular em pH neutro. Somente a forma não ionizada do fármaco é capaz de penetrar na membrana da célula. Portanto, o fármaco está em sua forma mais ativa quanto mais próximo o pH do meio estiver do pKa do fármaco. O pKa da lidocaína é de aproximadamente 8. Ensaio clínico comparando ação analgésica de duas soluções de lidocaína, sendo uma tamponada (lidocaína 1% associada a epinefrina 1:200.000) e outra não tamponada (lidocaína 2% associada a epinefrina 1:200.000) demonstrou que a tamponada apresentou o mesmo efeito analgésico que a não tamponada, apesar

Ensaio clínico ou subgrupo	Bupivacaína Média	DP	Total	Ropivacaína Média	DP	Total	Peso (%)	Diferença média padrão IV, aleatório, IC 95%
Al-Abdulhadi	159	15	33	85	7,7	33	7,3	6,13 (4,95-7,32)
Aydin	106,9	28,5	20	78	20,5	20	9,0	1,14 (0,47-1,81)
Camgoz Eryilmaz	165,8	32,5	26	135,2	45,7	26	9,3	0,76 (0,20-1,32)
Chung	158,7	31	30	113,7	18,6	30	9,2	1,74 (1,14-2,34)
Danelli	254	74	30	213	47	30	9,4	0,65 (0,13-1,17)
Gautier	142	30	30	116	19	30	9,4	1,02 (0,48-1,56)
Gunaydin Heavy	140,2	33,3	28	90,6	17,3	25	9,1	1,81 (1,16-2,46)
Gunaydin Plain	149,7	46	25	121,6	33,7	25	9,3	0,69 (0,11-1,26)
Hayti	171	34	30	120,8	34,9	30	9,3	1,44 (0,87-2,01)
Kasza	78	17	39	79	13	36	9,6	–0,07 (–0,52-0,39)
Ogun	220	32,4	25	200,2	34,9	25	9,3	0,58 (0,01-1,15)
Total (IC 95%)			**316**			**310**	**100,0**	**1,34 (0,74-1,94)**

Heterogeneidade: $Tau^2 = 0{,}92$; $Chi^2 = 113{,}64$, df = 10 (p < 0,00001); $I^2 = 91\%$
Teste para o efeito geral: Z = 4,39 (p < 0,0001)

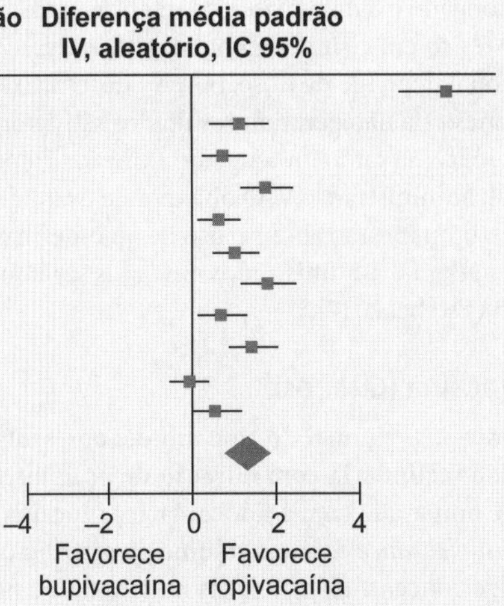

Figura 82.6 *Forest plot* comparando a duração do bloqueio motor em pacientes tratados com bupivacaína ou ropivacaína.

Ensaio clínico ou subgrupo	ROPI-FEN Eventos	Total	BUPI-FEN Eventos	Total	Peso (%)	Diferença média M-H, aleatório, IC 95%
Asik et al. (2002)	3	25	13	28	10,1	0,16 (0,04-0,62)
Atienzar et al. (2008)	13	34	18	31	16,6	0,45 (0,17-1,21)
Bolukbasi et al. (2005)	0	20	2	20	2,6	0,18 (0,01-4,01)
Fernandez-Gul et al. (2001)	4	47	4	51	9,8	1,09 (0,26-4,64)
Finegold et al. (2000)	6	50	28	50	16,1	0,11 (0,04-0,30)
Girard et al. (2006)	10	27	18	33	15,7	0,49 (0,17-1,39)
Meister et al. (1999)	8	25	18	25	12,8	0,18 (0,05-0,61)
Owen et al. (2001)	8	25	12	25	13,7	0,51 (0,16-1,61)
Pirbudak et al. (2002)	0	20	0	20	2,6	0,18 (0,01-4,01)
Total (IC 95%)		273			100,0	**0,31 (0,18-0,51)**
Total de eventos	52		115			

Heterogeneidade: Tau^2 = 0,16; Chi^2 = 10,93, df = 8 (p = 0,21); I^2 = 27%
Teste para o efeito geral: Z = 4,49 (p < 0,0001)

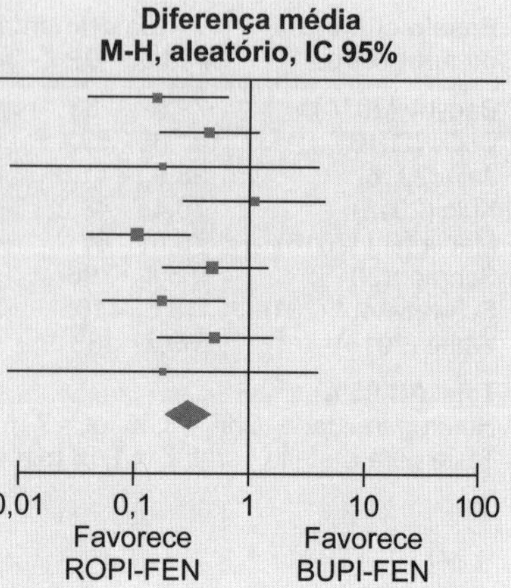

Favorece ROPI-FEN ← → Favorece BUPI-FEN

Figura 82.7 *Forest plot* mostrando a incidência de bloqueio motor em pacientes tratados com a associação ropivacaína-fentanil (ROPI-FEN) ou a associação bupivacaína-fentantil (BUPI-FEN) administradas via epidural.

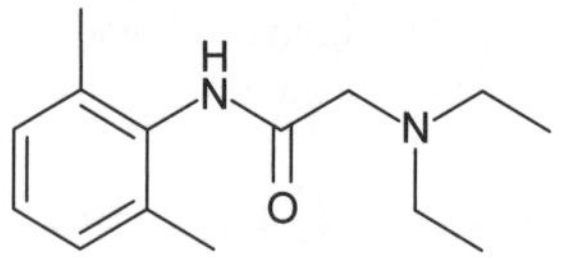

Figura 82.8 Lidocaína.

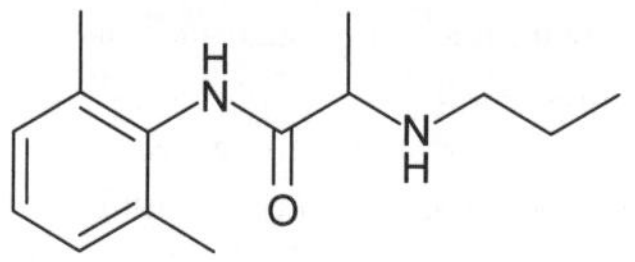

Figura 82.9 Prilocaína.

de a concentração do anestésico regional ter sido a metade (Warrant et al., 2017). A dose máxima recomendada de lidocaína é de 4,5 mg/kg, podendo ser aumentada para 7 mg/kg quando associada à epinefrina; com doses mais altas, há risco de toxicidade cardiovascular e do SNC (Klein e Kassarjdian, 1997).

Lidocaína, prilocaína e mepivacaína são consideradas anestésicos regionais de duração intermediária, com perfil farmacodinâmico similar, exceto para a mepivacaína, que apresenta um tempo de duração de ação discretamente maior que o da lidocaína. A maior preocupação com esses fármacos é o risco de sintomas neurológicos transitórios, pois, aparentemente, a lidocaína apresenta o maior risco, embora a incidência seja bastante variável (0 a 40%). Revisão sistemática de ensaios clínicos randomizados comparando a incidência de sintomas neurológicos transitórios após anestesia raquidiana com lidocaína, bupivacaína, prilocaína, procaína e mepivacaína demonstrou que o risco é maior com a lidocaína (Zaric et al., 2005). A prilocaína supostamente seria o mais seguro nesse caso. A incidência de sintomas neurológicos transitórios com bupivacaína é menor; entretanto, o bloqueio motor prolongado e o maior risco de retenção urinária limitam seu uso como anestésico em cirurgia ambulatorial. A duração da ação do anestésico regional depende da dose, porém, doses baixas de bupivacaína em raquianestesia não geraram resultados satisfatórios (Fanelli et al., 2000).

Lidocaína também tem sido utilizada como adjuvante de anestesia geral, administrada IV. O objetivo de usar lidocaína nessa indicação é reduzir ou mesmo abolir o uso de opioides; a dose recomendada é de 1 a 2 mg/kg IV administrados em *bolus* seguido de infusão de 1 a 2 mg/kg/h (Estebe, 2017).

Prilocaína (Citanest®)

Anestésico regional do tipo amida, apresenta em sua estrutura uma amina secundária com duração de ação intermediária e início rápido. Comparada com a lidocaína, a prilocaína (Figura 82.9) apresenta maior *clearance* e maior volume de distribuição, portanto, raramente atinge concentrações tóxicas na circulação nas doses frequentemente utilizadas. No fígado, a prilocaína é metabolizada por hidrólise amídica em sigma toluidina e N-propilamina, sendo que a sigma toluidina é subsequentemente hidrolisada em 2-amino-3-hidroxitolueno e 2-amino-5-hidroxitolueno, sendo estes metabólitos responsáveis pela ocorrência de metemoglobinemia (Boublik et al., 2016). Importante ressaltar que somente doses altas (> 6 mg/kg) podem causar metemoglobinemia clinicamente aparente em voluntários sadios (Nolte et al., 1968).

A prilocaína tem duração de ação bastante curta (apesar de também ser classificada como de ação intermediária) e está associada com poucos casos de sintomas neurológicos transitórios quando comparada com lidocaína ou mepivacaína (Hampl et al., 1998). A prilocaína está disponível em formulação com 4% e associada à epinefrina 1:200.000 para utilização em bloqueio nervoso periférico. Também está disponível em formulação hiperbárica de 2% para administração intratecal, para procedimentos com duração entre 60 e 90 min. Soluções hiperbáricas de prilocaína para uso intratecal são vantajosas em relação às formulações isobáricas, pois costumam apresentar menor tempo de latência para bloqueio motor e sensório, menor tempo para recuperação do bloqueio motor e para recuperação da capacidade de urinar (Camponovo et al., 2010).

A duração da anestesia conforme visto não depende somente do anestésico empregado, mas também da dose utilizada. Ensaio clínico randomizado, duplo-cego, comparou a eficácia da anestesia raquidiana induzida por bupivacaína 4 mg associada à fentanila 25 µg, com prilocaína 50 mg associada à fentanila 25 µg, em pacientes geriátricos submetidos a cirurgia prostática transuretral (Akcaboy et al., 2012). Conforme ilustrado na Tabela 82.1, a duração do bloqueio motor no grupo tratado com bupivacaína foi menor em comparação com o grupo tratado com prilocaína.

Mepivacaína

Anestésico regional do tipo amídico que apresenta algumas características interessantes, como baixo efeito vasodilatador e ligação às proteínas plasmáticas de 75%, responsável pela maior duração de sua ação (Brockmann, 2014). A mepivacaína (Figura 82.10) foi introduzida na prática odontológica em 1960 em solução de 2% associada ao vasoconstritor levenordefrina, e em 1961 em solução de 3% sem nenhum vasoconstritor. A mepivacaína tem a mesma potência anestésica que a lidocaína, mas seu discreto efeito vasodilatador propicia duração mais

Tabela 82.1 Qualidade do bloqueio, duração do bloqueio e permanência na sala de recuperação pós-anestésica (SRPA) em grupos.

	Grupo bupivacaína (n = 30)	Grupo prilocaína (n = 30)
Nível dermatomal mais alto de bloqueio sensorial	T10 (T8-T10)	T8 (T6-T10)
Tempo para atingir o maior bloqueio sensorial (min)	7,6 ± 1,3	7,1 ± 1,9
Bloqueio motor no momento de atingir o bloqueio sensitivo mais alto	1 (0 a 3)	2 (1 a 3)*
Duração do bloqueio (min)	110,8 ± 14,7	158,5 ± 12,7*
Duração da permanência na SRPA (min)	168,3 ± 19	8 ± 21,3*

* $p < 0,5$; bupivacaína *versus* grupo prilocaína.

Tabela 82.2 Características do bloqueio.

Tempo para (min)	Mepivacaína + fentanila	Mepivacaína	Diferença	IC 95%	Valor p
Estabilização da altura do bloqueio sensorial de pico	9,9 (1,1)	10,5 (1,4)	0,6	−0,3 a 1,5	0,180
Conclusão da recuperação da fase I	104,6 (28,4)	129,1 (30,4)	24,5	4,0 a 45,1	0,023
Regressão do bloqueio sensorial para S1	118,4 (53,5)	169,7 (38,9)	51,3	18,6 a 84,0	0,003
Primeira solicitação de analgésico	122,1 (70,8)	127,3 (52,8)	5,2	−38,4 a 48,8	0,855
Conclusão da recuperação da fase II	157,2 (69,9)	169,4 (63,3)	12,2	−34,3 a 58,9	0,599
Primeira deambulação	176,4 (40,3)	205,6 (31,4)	29,2	4 a 54,4	0,025
Primeira micção	192,2 (36,4)	213,5 (34,3)	21,3	−3,4 a 46,0	0,089
Alta hospitalar	226,4 (37,4)	242,5 (39,3)	16,1	−10,7 a 42,9	0,229

Os valores são apresentados como média (desvio-padrão) e representam o tempo em minutos decorridos desde a injeção intratecal até o marco especificado.

longa da anestesia sem a necessidade de se associar um vasoconstritor (Sadove *et al.*, 1962).

Em ensaio clínico, a eficácia da anestesia raquidiana feita com mepivacaína associada à fentanila foi comparada com mepivacaína isolada em procedimento ambulatorial de artroscopia de joelho (O'Donnell *et al.*, 2010). Os pacientes (n = 34) foram randomizados para receberem mepivacaína 1,5% (30 mg) associada com fentanila 10 μg ou mepivacaína 1,5% (45 mg). Conforme ilustrado na Tabela 82.2, a associação apresentou a mesma eficácia que a mepivacaína em dose mais alta, com a vantagem de permitir recuperação mais rápida do bloqueio motor.

ANESTÉSICOS REGIONAIS DE DURAÇÃO CURTA

Articaína (Septocaine®)

Anestésico regional do tipo amida que se diferencia dos demais por apresentar um anel tiofênico, o qual tem maior lipossolubilidade e facilita sua difusão na membrana plasmática dos nervos. Além disso, a articaína (Figura 82.11) tem em sua molécula um grupo éster, o que

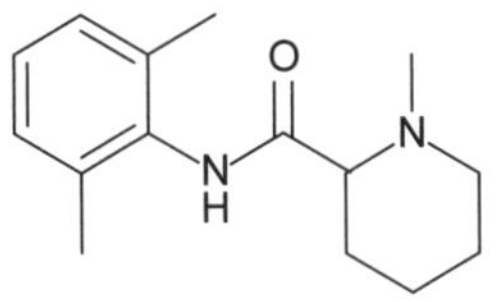

Figura 82.10 Mepivacaína.

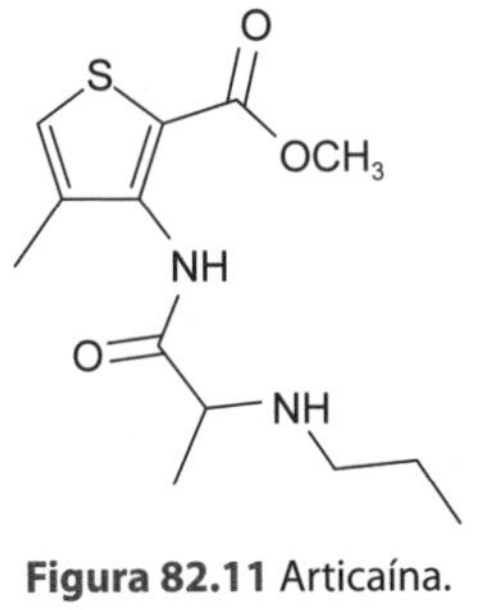

Figura 82.11 Articaína.

permite que seja metabolizada por colinesterases plasmáticas não específicas; sua excreção ocorre primariamente por via renal (Snoeck, 2012). A exemplo dos demais anestésicos regionais, a articaína bloqueia a condução nervosa ao se ligar à subunidade alfa dos canais de sódio dependentes de voltagem, reduzindo, dessa maneira, o influxo de sódio e, portanto, não permitindo que ocorra o surgimento do potencial de ação. A ação bloqueadora da articaína depende do estado em que se encontra o canal de sódio; ela apresenta alta afinidade pelo estado aberto, afinidade intermediária pelo estado inativado e baixa afinidade pelo estado de repouso (Wang *et al.*, 2009).

Em cirurgia ambulatorial, anestesia raquidiana com um anestésico regional de curta duração é o mais recomendado. Além de reduzir o tempo do bloqueio motor e da disfunção vesical, a ação rápida e a baixa toxicidade também são características desejáveis. A articaína, a exemplo de lidocaína, prilocaína e cloroprocaína, tem todas essas qualidades (Kallio *et al.*, 2006). Entretanto, a comparação entre esses quatro anestésicos não demonstrou diferenças clinicamente relevantes entre eles. Por exemplo, a eficácia e a segurança da articaína foram avaliadas em ensaio clínico duplo-cego, comparada com lidocaína, em pacientes submetidos à analgesia epidural para procedimento urológico (Brinkløv, 1977). Pacientes do sexo masculino (n = 116) receberam injeção epidural de articaína 2% associada à epinefrina 1:200.000 ou de lidocaína 2% associada à epinefrina. Não houve diferença estatisticamente significativa entre os dois tratamentos em relação a duração de ação, latência, área anestesiada (número de dermátomos) e bloqueio motor das extremidades.

Importante ressaltar que a duração da anestesia raquidiana pode variar dependendo do desenho do ensaio clínico e também das doses ou associações de fármacos utilizadas. Por exemplo, a regressão do bloqueio motor foi mais lenta quando se comparou articaína 84 mg com a associação bupivacaína 7 mg e fentanila 10 μg (Bachmann *et al.*, 2012).

Cloroprocaína (Nesacaine®)

Anestésico regional de ligação éster (Figura 82.12), é considerada, portanto, de curta duração. Ensaio clínico prospectivo, duplo-cego, randomizado, comparou a eficácia de cloroprocaína 40 mg com articaína 40 mg em anestesia raquidiana para artroscopia ambulatorial em pacientes

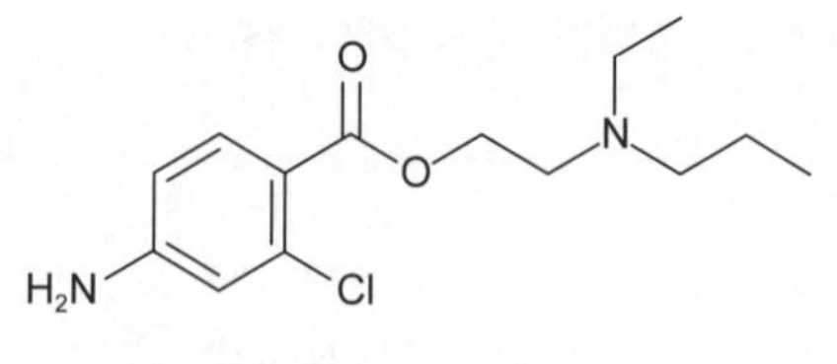

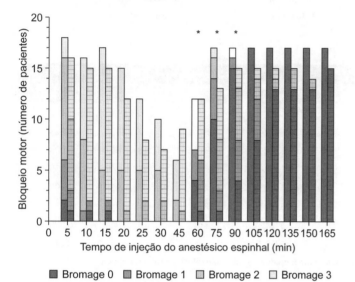

Figura 82.12 Clorprocaína.

Figura 82.13 Tempo de ocorrência e duração do bloqueio motor em procedimento de artroscopia em pacientes tratados com articaína ou clorprocaína. As barras sólidas representam os pacientes tratados com clorprocaína; as barras com traços representam os pacientes tratados com articaína. A escala de Bromagem foi descrita no texto. * Diferença significativa p < 0,05 (teste de Mann-Whitney).

Tabela 82.3 Relação entre dose de cloprocaína aplicada via raquidiana e duração do bloqueio motor.

Cloroprocaína (mg)	Duração prevista do bloqueio cirúrgico efetivo (min)
30	40 a 60
40 a 45	45 a 75
60	60 a 90

de 18 a 70 anos de idade, classes I-III da American Society of Anestesiology (ASA) (Förster *et al.*, 2013). A Figura 82.13 ilustra o curso de tempo causado pelo bloqueio motor. As barras cheias correspondem a cloroprocaína e as barras hachuradas à articaína. A avaliação do bloqueio motor foi feita pela escala de Bromage modificada, na qual:

- 0 = levanta o membro inferior completamente
- 1 = incapaz de levantar o membro inferior completamente, mas capaz de fletir o joelho
- 2 = incapaz de fletir o joelho, mas consegue movimentar o pé
- 3 = incapaz de movimentar o joelho ou o pé.

Vale notar que, nos tempos de 60, 75 e 90 min, há uma diferença significativa da recuperação do bloqueio motor nos pacientes tratados com cloroprocaína em comparação com a articaína. Não houve diferença no tempo para ocorrer o bloqueio (p > 0,13 para 5 e 10 min, conforme ilustrado na Figura 82.13). Não houve diferença estatisticamente significativa na incidência de reações adversas entre ambos os grupos. A Tabela 82.3 ilustra a relação entre dose de cloroprocaína aplicada por via raquidiana e a duração do bloqueio motor (Goldblum e Atchabahian, 2013).

Sua principal aplicação era em anestesia epidural para procedimentos rápidos, porém, caiu em desuso após relatos, na década de 1980, de bloqueio sensoriomotor prolongado decorrente de administração subaracnoide não intencional em administração epidural (Ruetsch *et al.*, 2001).

TOXICIDADE SISTÊMICA DOS ANESTÉSICOS REGIONAIS

Em virtude de acidentes ocorridos com o uso dessa classe de fármacos, várias medidas de segurança foram introduzidas, como administração incremental da dose, uso de doses testes, aspirações repetidas, monitoramento compulsório do paciente e recomendações estritas em relação à dose máxima permitida. A incidência de sinais leves de toxicidade sistêmica em uma série de mais de 20.000 pacientes foi de aproximadamente 1:1.000, sendo que essa incidência caiu para 1:1.600 quando foi utilizada injeção guiada por ultrassonografia; nessa série, houve somente um incidente de parada cardíaca (Barrington e Kluger, 2013). A administração guiada por ultrassonografia propiciou redução dos volumes de anestésico administrado, o que resulta em concentrações plasmáticas menores, reduzindo a incidência e a gravidade da toxicidade sistêmica (Barrington e Kluger, 2013). Importante ressaltar que o mecanismo responsável pela toxicidade não é tão bem entendido quando comparado aos seus efeitos anestésicos (Wofe e Butterworth, 2011).

De uma maneira geral, podem ser observados três tipos de toxicidade sistêmica com anestésicos regionais. A primeira é instantânea, resultado de administração IV equivocada de grandes quantidades do anestésico regional, causando colapso cardiovascular e convulsões no tempo de poucas circulações. Uma segunda possibilidade que pode causar toxicidade instantânea é a injeção intra-arterial acidental do anestésico regional durante bloqueios realizados no pescoço. Nesse caso, o resultado imediato é caracterizado por convulsões, as quais raramente são associadas com colapso cardiovascular, por causa do pequeno volume geralmente administrado. Um terceiro tipo de toxicidade é a lenta, que resulta geralmente de concentrações plasmáticas excessivas causadas por superdosagem, absorção excessiva, metabolismo reduzido ou redução da ligação às proteínas plasmáticas. Esse terceiro tipo de toxicidade pode ocorrer até 30 min após a administração do anestésico regional (Mulroy, 2002). A Figura 82.14 ilustra a sequência de eventos que caracterizam a toxicidade sistêmica dos anestésicos regionais (Lirk *et al.*, 2014). Os sintomas iniciais são do SNC, aumentando de gravidade, começando com excitação e evoluindo para coma. A excitação do SNC causa inicialmente taquicardia e hipertensão arterial; na sequência, os efeitos cardiovasculares predominam e levam ao colapso circulatório. Entretanto, apenas 60% dos casos

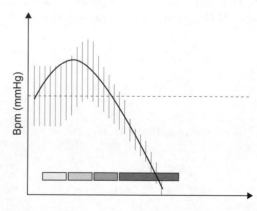

Figura 82.14 Sequência de eventos causados por toxicidade sistêmica induzida por anestésico regional. O aumento da concentração livre do anestésico regional leva a uma cascata de sintomas cardiovasculares e do SNC.

de toxicidade sistêmica causada por anestésicos regionais seguem essa sequência, havendo, portanto, variabilidade interindividual considerável (Di Gregorio et al., 2010). Importante ressaltar que anestésicos regionais distintos apresentam cardiotoxicidade diversa. Há dúvidas se essa toxicidade se deve à disfunção eletrofisiológica, traduzida por arritmias e/ou distúrbios de condução elétrica no coração e/ou por alterações de contratilidade. Mesmo em altas concentrações, certos anestésicos regionais, como a lidocaína, quase nunca estão associados com distúrbios de condução ou arritmias ventriculares. Já anestésicos regionais mais potentes, como a bupivacaína, apresentam sinais de cardiotoxicidade relacionada a distúrbios de condução e arritmias ventriculares. A suspeita é que, quando a toxicidade decorre de distúrbios eletrofisiológicos, isso seja por causa da ligação do anestésico regional aos canais de sódio cardíacos; quando a cardiotoxicidade está associada à depressão da contratilidade ventricular, é possível que outros alvos moleculares estejam envolvidos. Lidocaína e mepivacaína afetam sobretudo a contratilidade miocárdica, enquanto ropivacaína, levobupivacaína e bupivacaína têm atividade inotrópica negativa e altamente arritmogênica.

Caso as manifestações do SNC não sejam graves, como vertigem e/ou zumbido, geralmente não é necessário tratamento, visto que os sintomas devem desaparecer com a eliminação do anestésico regional, caso não seja administrado mais anestésico. Caso ocorram convulsões, estas podem ser terminadas com midazolam (1 a 5 mg), propofol (50 a 100 mg) ou qualquer outro fármaco sedativo hipnótico, como barbitúricos ou benzodiazepínicos. Uso de benzodiazepínicos é interessante para tratamento de qualquer sintoma de toxicidade do SNC causado por anestésico regional, visto que eles são eficazes em suprimir a atividade convulsiva, são facilmente disponíveis e não causam depressão cardíaca. Mais recentemente, foi introduzida a administração de emulsões lipídicas para tratamento da toxicidade sistêmica de anestésicos regionais. A ideia seria que a emulsão atuaria como um removedor dos fármacos lipossolúveis, como a bupivacaína, na circulação; as micelas seriam gradualmente removidas e metabolizadas juntamente com o anestésico regional. Já outro mecanismo proposto é que a emulsão lipídica atuaria nas mitocôndrias cardíacas.

Metemoglobinemia

Cada molécula de hemoglobina contém quatro átomos de ferro; normalmente eles apresentam valência de +2, sendo denominados íons ferrosos. Caso a hemoglobina seja exposta a um agente ou fármaco que seja capaz de extrair um ou mais elétrons dos íons ferrosos da hemoglobina, o ferro adota uma valência +3, denominada íon férrico. A molécula de hemoglobina que tem pelo menos 1 íon férrico é chamada de metemoglobina. O processo pelo qual a valência do íon ferro passa de +2 para +3 é chamado de oxidação, e o fármaco responsável por esse processo é chamado de oxidante. As moléculas de oxigênio ligam-se aos íons ferrosos da hemoglobina quando esta passa pela circulação pulmonar e são transportadas para os tecidos periféricos. Na periferia, o gradiente de oxigênio e o meio ácido reduzem a afinidade da hemoglobina pelo oxigênio, o qual é liberado para os tecidos. Uma vez que o oxigênio é liberado, ocorre aumento da afinidade da hemoglobina pelo dióxido de carbono, o qual é transportado e liberado nos alvéolos. Quando ocorre oxidação de um íon ferroso para férrico da molécula de hemoglobina, a molécula de metemoglobina apresenta uma afinidade maior pela molécula de oxigênio ligada a ela e menor afinidade pelo oxigênio não ligado. Portanto, menos oxigênio é transportado pela metemoglobina, e essa menor quantidade não é liberada nos tecidos periféricos. Níveis fisiológicos circulantes de metemoglobina variam entre 0 e 2%. Esse nível existe porque o organismo usa e é dependente de oxigênio, que é um agente oxidante. A Tabela 82.4 ilustra os sintomas e sinais que aparecem quando o nível de metemoglobina aumenta na circulação sistêmica (Trapp e Will, 2010).

O uso de prilocaína está associado à formação de metemoglobina, mas é importante ressaltar que a prilocaína não causa oxidação

Tabela 82.4 Sintomas e sinais de metemoglobinemia.

Nível de metemoglobina (%)	Sintomas e sinais
≤ 2	Nenhum (fisiológico)
2 a 15	Nenhum
15 a 20	Cianose
20 a 30	Alterações mentais (dor de cabeça, fadiga, tontura), intolerância ao exercício, síncope, taquicardia
30 a 50	Fadiga, confusão, taquipneia, taquicardia
50 a 70	Disritmias, convulsões, coma, acidose
> 70	Morte

da hemoglobina, e sim seus metabólitos sigmatoluidina e nitrosotoluidina, que são responsáveis pela oxidação da hemoglobina em metemoglobina (Vasters et al., 2006). Uma vez identificada, a metemoglobinemia deve ser tratada agressivamente, sobretudo se os níveis de metemoglobina forem maiores que 20% ou se o paciente apresentar sintomas. Há dois fármacos disponíveis para tratamento da metemoglobinemia: azul de metileno e ácido ascórbico. Em pacientes que apresentam sintomas ou níveis de metemoglobina acima de 20%, dose única de azul de metileno 1 a 2 mg/kg deve ser administrada em infusão de 5 min nos primeiros 10 a 60 min do início dos sintomas. A resposta terapêutica costuma ser bastante rápida, raramente exigindo uma segunda dose, exceto em casos graves (D'sa et al., 2014). Importante ressaltar que metemoglobinemia rebote com valores de até 59,9% pode ocorrer tardiamente, até 18 h após a administração de azul de metileno. A concentração de metemoglobina é mantida normalmente baixa (< 2%) por causa da citocromo b5 metemoglobina redutase, a qual é dependente de adenina nicotina reduzida (NADH). A citocromo b5 metemoglobina redutase também é dependente, em menor grau, da presença de FAD (*flavine adenine dinucleotide*), dinucleotídio fosfatodiaforase, enzima que reduz a flavina e, subsequentemente, a metemoglobina em deoxiemoglobina. Essa reação costuma ser responsável por < 5% da redução da metemoglobina em deoxiemoglobina, porém, sua atividade pode ser muito aumentada pelo azul de metileno, o qual é reduzido em azul leucometileno pela adenina dinucleotídio fosfatodiaforase. O azul leucometileno reduz a metemoglobina em deoxiemoglobina (Bloom e Brandt, 2001).

O ácido ascórbico é indicado em pacientes nos quais o uso de azul de metileno é contraindicado ou se o azul de metileno não estiver disponível. Doses terapêuticas de azul de metileno podem causar hemólise grave em pacientes com deficiência de glicose-6-fosfato desidrogenase (Rios et al., 2019). A dose total de ácido ascórbico varia de 7,6 a 10 mg/kg VO e de 3,1 a 253,2 mg/kg IV.

Os anestésicos regionais injetáveis citados na literatura como oxidantes de hemoglobina são prilocaína, lidocaína, tetracaína e cocaína (Guay, 2009). A Tabela 82.5 ilustra 242 episódios de metemoglobinemia associada ao uso de anestésicos regionais ou tópicos (Guay, 2009). Não há evidência na literatura de que mepivacaína, bupivacaína e articaína causem metemoglobinemia.

USO TÓPICO DE ANESTÉSICOS REGIONAIS

Apresentam eficácia e segurança, são fáceis de serem administrados e particularmente importantes em pacientes que têm fobia à agulha. Em alguns casos, a aplicação pode ser feita pelo paciente antes de ir ao consultório/clínica, reduzindo o tempo da consulta. Quando aplicado topicamente, os anestésicos atuam nas fibras nervosas localizadas na derme; portanto, a eficácia é dependente do sucesso da penetração do anestésico através do *stratum corneum* e da epiderme. Para aumentar

Tabela 82.5 Número de casos de metemoglobinemia relacionados com o anestésico regional, divididos por cenário clínico e tipo de paciente.

Cenário clínico	Crianças	Adultos	Gestantes	Não especificado	Total n (%)
Uso pré ou intraoperatório pelo anestesiologista	14	28			42 (17,4%)
Benzocaína	6	14			
Prilocaína	8	12			
Lidocaína		2			
Uso pré ou intraoperatório pelo cirurgião	2	5		1	8 (3,3%)
Benzocaína	1	1			
Prilocaína	1	3		1	
Lidocaína		1			
Procedimento médico ou odontológico fora da sala de cirurgia	33	105	8	1	147 (60,7%)
Benzocaína	4	93		1	
Prilocaína	28	6	7		
Lidocaína		6	1		
Cocaína misturada com anilina	1				
Fármacos vendidos sem receita médica	11	3			14 (5,8%)
Benzocaína	11	2			
Tetracaína		1			
Ingestão acidental	7				7 (2,9%)
Benzocaína	6				
Formulações odontológicas	1				
Outros	13	11			24 (9,9%)
Benzocaína	13	7			
Prilocaína		2			
Lidocaína		2			

a penetração, alguns fármacos são aplicados com um adesivo oclusivo (Hashim *et al.*, 2017).

Lidocaína

Anestésico tópico mais utilizado na prática dermatológica, geralmente aplicado nas formas farmacêuticas de gel, adesivo ou emplastro na concentração de 5%, ou como *spray*, na concentração de 8% (Coderre, 2018). As formulações tópicas de lidocaína a 5% são indicadas no tratamento da dor neuropática, neuropatias após cirurgias, como amputação, toracotomia e mastectomia, síndrome do túnel do carpo, polineuropatia sensória idiopática, neuralgia intercostal, ilioinguinal e miofascial, neuromas, neuropatia diabética e neuropatia relacionada a câncer (Casale *et al.*, 2017). Apenas 3% da lidocaína contida no adesivo transdérmico de 5% chegam à circulação sistêmica, indicando que seu uso é seguro e seu mecanismo de ação é periférico (Baron *et al.*, 2016).

Após 60 min da aplicação de uma mistura eutética na forma farmacêutica de creme de lidocaína 2,5% e prilocaína 2,5% (EMLA®), uma analgesia de profundidade de 3 mm é atingida, e após 120 min, uma analgesia de profundidade de 4,5 mm é atingida (Wahlgren e Quiding, 2000). A aplicação causa uma resposta vascular bifásica, caracterizada inicialmente por vasoconstrição e branqueamento da pele, seguidas de vasodilatação e eritema (Bjerring *et al.*, 1989). A maior parte das reações adversas é de intensidade leve e transitória; contudo, há relatos de dermatite alérgica de contato e urticária de contato (Ismail e Goldsmith, 2005). Em crianças maiores e adultos, a área máxima de aplicação recomendada é de 200 cm², e a dose máxima recomendada é de 20 g por período não superior a 4 h. Lidocaína também está disponível na forma farmacêutica de creme nas concentrações de 4 e 5%, utilizando um sistema lipossomal desenhado para melhorar a penetração cutânea e proporcionar duração mais longa da anestesia; a aplicação deve ser feita 30 a 60 min antes do procedimento (Bucalo *et al.*, 1998).

Tetracaína (Ametop®)

Também denominada ametocaína, pertence à classe dos anestésicos regionais com ligação éster (Figura 82.15). O pKa é de 8,5, um coeficiente de partição octanol:água de 4:1 e com ligação às proteínas plasmáticas de 76% (O'Brien *et al.*, 2005). Tetracaína é rapidamente metabolizada na pele e na circulação por esterases não específicas; o principal metabólito é o ácido parabutilaminobenzoico. Foi o último anestésico regional de ligação éster desenvolvido.

A aplicação da tetracaína na pele intacta é bastante segura, visto que a biodisponibilidade sistêmica é baixa. Tetracaína é aplicada na pele na forma de gel 4% (Ametop®) com curativo oclusivo, 30 a 45 min antes do procedimento. Ensaio clínico realizado em voluntários sadios comparou a eficácia analgésica da mistura eutética lidocaína 2,5% e prilocaína 2,5% (EMLA®) com uma formulação tópica de tetracaína 4% (McCafferty *et al.*, 1989). Conforme ilustrado na Tabela 82.6, a aplicação de tetracaína 4% apresentou efeito analgésico mais rápido e mais prolongado em comparação com a mistura eutética de lidocaína-prilocaína.

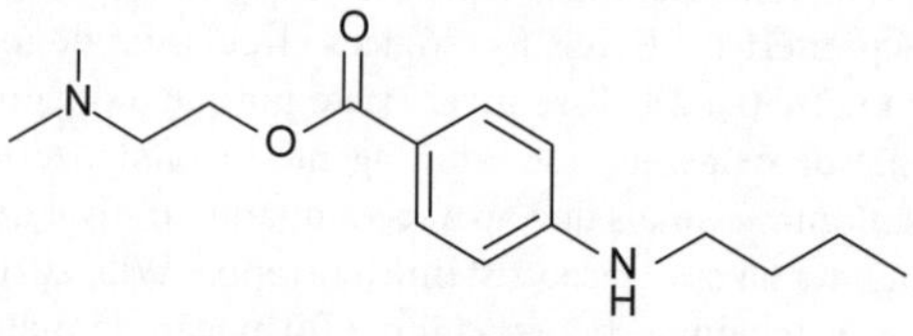

Figura 82.15 Tetracaína.

Tabela 82.6 Formulações contendo associação de prilocaína/lidocaína (EMLA®) ou ametocaína avaliadas *in vivo* contra placebo.

Número do voluntário	EMLA®		Formulação de ametocaína	
	Início da anestesia (min)	Duração da anestesia (h)	Início da anestesia (min)	Duração da anestesia (h)
1	60	1,0	40	3,0
2	70	0,5	45	4,0
3	60	0,5	30	3,5
4	75	1,5	35	2,5
5	60	1,0	30	5,0
6	80	1,5	45	4,0
7	–	–	40	3,0
8	60	2,0	35	5,5
9	70	0,5	40	2,5
10	65	1,0	35	4,0
11	60	1,5	30	3,0
12	60	0,5	35	4,0
13	90	0,5	40	7,0
14	60	2,0	45	3,0
15	75	1,0	30	5,0
16	60	0,5	35	2,5
17	70	0,5	30	4,0
18	60	1,0	40	3,5
19	85	0,5	40	5,0
20	60	1,5	30	3,0

Nota: nenhum voluntário exibiu efeito anestésico com placebo.

Tetracaína e seus metabólitos não foram associados com reações adversas sistêmicas quando aplicados na pele intacta, em contraste com a associação lidocaína-prilocaína, a qual pode causar metemoglobinemia em neonatos e crianças jovens (Jakobson e Nilsson, 1985). As reações adversas no sítio de aplicação são eritema transitório e prurido discreto; interessante ressaltar que o eritema nunca foi relatado em neonatos. Apesar de ser citada como fármaco com atividade oxidante de hemoglobina, a evidência é inadequada.

Procaína (Novocaine®)

Anestésico que apresenta ligação éster e amídica em sua estrutura (Figura 82.16). Foi utilizada durante muito tempo para anestesia regional infiltrativa, inclusive raquianestesia. Raramente tem sido utilizada para bloqueio nervoso periférico ou bloqueio epidural em virtude de sua baixa potência, lento início de ação, rápida duração do efeito anestésico e limitada penetração tissular. É mais indicada atualmente como anestésico tópico e também para uso associado à penicilina benzatina para injeção intramuscular (IM). A introdução do cloro no anel aromático deu origem à cloroprocaína, que apresenta rápido início de ação e também rápida duração do efeito analgésico.

Benzocaína

Anestésico do tipo éster, sendo um etiléster do ácido para-aminobenzoico. Foi sintetizada em 1890 pelo químico alemão Eduare Ritsert e introduzida na prática médica em 1902 (Ritsert, 1925).

Há várias formas farmacêuticas de benzocaína (Figura 82.17) como anestésico tópico. Benzocaína *spray* intraoral é frequentemente utilizada para facilitar procedimentos intraorais, sendo que as formas farmacêuticas de géis e líquidos são vendidas sem necessidade de prescrição médica (OTC, do inglês *over the counter*) para dores associadas a aftas. Benzocaína em solução pode ser utilizada para reduzir a dor observada na otite média. Importante ressaltar que os produtos que contêm benzocaína estão associados com maior risco de metemoglobinemia (Young, 2015).

A razão desse maior risco não está clara, entretanto, os ésteres do ácido benzoico são hidrolisados por mecanismos semelhantes aos das anilidas (McLean *et al.*, 1967). Por não ser possível prever qual indivíduo é mais suscetível a desenvolver metemoglobinemia com benzocaína, e também por não existir uma janela terapêutica, ou seja, doses que causem efeito terapêutico sem risco de causar metemoglobinemia, o uso clínico de benzocaína deve ser desencorajado.

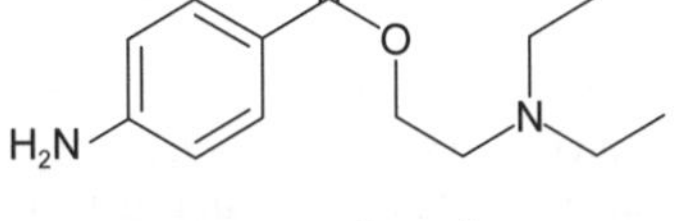

Figura 82.16 Procaína.

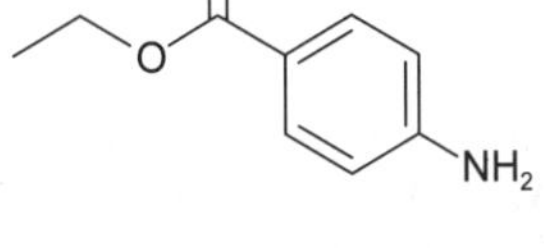

Figura 82.17 Benzocaína.

REFERÊNCIAS BIBLIOGRÁFICAS

Adams HJ, Kronberg GH, Takman BH. Local anesthetic activity and acute toxicity of (±)-2-(N-ethylpropylamino)-2', 6'-butyroxylidide, a new long-acting agent. J Pharm Sci. 1972;61:1829-31.

Akcaboy ZN, Ackaboy EY, Mutlu NM, Serger N, Aksu C, Gogus N. Spinal anesthesia with low-dose bupicavacaine-fentanyl combination: a good alternative for day case transurethral resection of prostate surgery in geriatric patients. Rev Bras Anestesiol. 2012;62:753-61.

Albright GA. Cardiac arrest following regional anesthesia with etidocaine and bupivacaine. Anesthesiology. 1979;51:285-7.

Bachmann M, Pere P, Kairaluoma P, Rosenberg PH, Kallio H. Randomised comparison of hyperbaric articaine and hyperbaric low-dose bupivacaine along with fentanyl in spinal anaesthesia for day-case inguinal herniorrhaphy. Eur J Anaesthesiol. 2012;29:22-7.

Baron R, Allegri M, Correa-Illanes G, Hans G, Serpell M, Mick G, et al. The 5% lidocaine-medicated plaster: its inclusion in international treatment guidelines for treating localized neuropathic pain, and clinical evidence supporting its use. Pain Ther. 2016;5:149-69.

Barrington MJ, Kluger R. Ultrasound guidance reduces the risk of local anesthetic systemic toxicity following peripheral nerve blockade. Reg Anesth Pain Med. 2013;38:289-97.

Becker DE, Reed KL. Local anesthetics: review of pharmacological considerations. Anesth Prog. 2012;59:90-102.

Binshtok AM, Bean BP, Woolf CJ. Inhibition of nociceptors by TRPV1-mediated entry of impermeant sodium channel blockers. Nature. 2007;449:607-10.

Bjerring P, Andersen PH, Arendt-Nielsen L. Vascular response of human skin after analgesia with EMLA cream. Br J Anaesth. 1989;63:655-60.

Bloom JC, Brandt JT. Toxic responses of the blood. In: Klaassen CD, editor. Casarett and Doull's toxicology: the basic science of poisons online. 6. ed. New York: McGraw-Hill; 2001. p.527-58.

Boublik J, Gupta R, Bhar S, Atchabahian A. Prilocaine spinal anesthesia for ambulatory surgery: a review of the available studies. Anaesth Crit Care Pain Med. 2016;35:417-21.

Braun H. Über den Einfluss der Vitalität der Gewebe auf die ortlichen und allgemeinen Giftwirkungen localanasthesirender Mittel und über die Bedeutung des Adrenalins fur die Localanasthesie. Arch Klin Chir. 1903;69:541-91.

Brinkløv MM. Clinical effects of carticaine, a new local anesthetic. A survey and a double-blind investigation comparing carticaine with lidocaine in epidural analgesia. Acta Anaesth Scan. 1977;21:5-16.

Brockmann WG. Mepivacaine: a closer look at its properties and current utility. Gen Dent. 2014;62:70-5.

Bucalo BD, Mirikitani EJ, Moy RL. Comparison of skin anesthetic effect of liposomal lidocaine, nonliposomal lidocaine, and EMLA using 30-minute application time. Dermatol Surg. 1998;24:537-41.

Camponovo C, Fanelli A, Ghisi D, Cristina D, Fanelli G. A prospective, double-blinded, randomized, clinical trial comparing the efficacy of 40 mg and 60 mg hyperbaric 2% prilocaine versus 60 mg plain 2% prilocaine for intrathecal anesthesia in ambulatory surgery. Anesth Analg. 2010;111:568-72.

Casale R, Symeonidou Z, Bartolo M. Topical treatments for localized neuropathic pain. Curr Pain Headache Rep. 2017;21:15.

Coderre TJ. Topical drug therapeutics for neuropathic pain. Expert Opin Pharmacother. 2018;19:1211-20.

Corning JL. On the prolongation of the anaesthetic effect of the hydrochlorate of cocaine, when subcutaneously injected. An experimental study. NY Med J. 1885;42:317-9.

D'sa SR, Victor P, Jagannati M, Sudarsan TI, Carey RA, Peter JV. Severe methemoglobinemia due to ingestion of toxicants. Clin Toxicol (Phila). 2014;52:897-900.

Di Gregorio G, Neal JM, Rosenquist RW, Weinberg GL. Clinical presentation of local anesthetic systemic toxicity: a review of published cases, 1979 to 2009. Reg Anesth Pain Med. 2010;35:181-7.

Einhorn A, Prettner A. Ueber anormale Salzbildung bei den Trialkyltrimethylentriaminen. Justus Liebig's Annalen der Chemie. 1904;334:210-33.

Ekenstam B, Egner B, Pettersson G. Local anaesthetics: I. N-alkyl pyrrolidine and N-alkyl piperidine carboxylic acid amides. Acta Chem Scand. 1957;11:1183-90.

Estebe J. Intravenous lidocaine. Best Pract Res Clin Anaesthesiol. 2017;31:513-21.

Fanelli G, Borghi B, Casati A, Bertini L, Montebugnoli M, Torri G. Unilateral bupivacaine spinal anesthesia for outpatient knee arthroscopy. Italian Study Group on Unilateral Spinal Anesthesia. Can J Anesth. 2000;47:746-51.

Förster JG, Rosenberg PH, Harilainen A, Sandelin J, Pitkänen MT. Chloroprocaine 40 mg produces shorter spinal block than articaine 40 mg in day-case knee arthroscopy patients. Acta Anaesthesiol Scand. 2013;57:911-9.

Foster RH, Markham A. Levobupivacaine – a review of its pharmacology and use as a local anaesthetic. Drugs. 2000;59:551-79.

Goldblum E, Atchabahian A. The use of 2-chloroprocaine for spinal anaesthesia. Acta Anaesthesiol Scand. 2013;57:545-52.

Guay J. Methemoglobinemia related to local anesthetics: a summary of 242 episodes. Anesth Analg. 2009;108:837-45.

Hampl KF, Heinzmann-Wiedmer S, Luginbuehl I, Harms C, Seeberger M, Schneider MC, et al. Transient neurologic symptoms after spinal anesthesia: a lower incidence with prilocaine and bupivacaine than with lidocaine. Anesthesiology. 1998;88:629-33.

Hashim PW, Nia JK, Taliercio M, Goldenberg G. Local anesthetics in cosmetic dermatology. Cutis. 2017;99:393-7.

Ismail F, Goldsmith PC. EMLA cream-induced allergic contact dermatitis in a child with thalassaemia major. Contact Dermatitis. 2005;52:111.

Jakobson B, Nilsson A. Methemoglobinemia associated with a prilocaine-lidocaine cream and trimetoprim-sulphamethoxazole: a case report. Acta Anaesthiol Scand. 1985;29:453-5.

Kallio H, Snall EV, Luode T, Rosenberg PH. Hyperbaric articaine for day-case spinal anaesthesia. Br J Anaesth. 2006;97:704-9.

Klein JA, Kassarjdian N. Lidocaine toxicity with tumescent liposuction. A case report of probable drug interactions. Dermatol Surg. 1997;23:1169-74.

Knudsen K, Beckman Suurkula M, Blomberg S, Sjövall J, Edvardsson N. Central nervous and cardiovascular effects of i.v. infusions of ropivacaine, bupivacaine and placebo in volunteers. Br J Anaesth. 1997;78:507-14.

Koller C. On the use of cocaine for producing anesthesia on the eye. Lancet. 1884;2:990-2.

Kuang MJ, Du Y, Ma JX, He W, Fu L, Ma XL. The efficacy of liposomal bupivacaine using periarticular injection in total knee arthroplasty: a systematic review and meta-analysis. J Arthroplasty. 2017;32:1395-402.

Li Y, Hu C, Fan Y, Wang H, Xu H. Epidural analgesia with amide local anesthetics, bupivacaine, and ropivacaine in combination with fentanyl for labor pain relief: a meta-analysis. Med Sci Monit. 2015;21:921-8.

Lirk P, Picardi S, Hollmann MW. Local anaesthetics: 10 essentials. Eur J Anesthesiol. 2014;31:575-85.

Löfgren N, Tegner C. Studies on local anesthetics: XX. Synthesis of some α-monoalkylamino-2-methylpropionanilides: a new useful local anesthetic. Acta Chem Scand. 1960;14:486-90.

Malhotra R, Johnstone C, Halpern S, Hunter J, Banerjee A. Duration of motor block with intrathecal ropivacaine versus bupivacaine for caesarean section: a meta-analysis. Int J Obstet Anesth. 2016;27:9-16.

McCafferty DF, Woolfson AD, Boston V. In vivo assessment of percutaneous local anesthetic preparations. Br J Anaesth. 1989;62:17-21.

McCaughey W, Mirakhur RK. Drugs in anaesthetic practice and analgesia. In: Speight TM, Holford NHG, editors. Avery's drug treatment. 4. ed. Auckland: Adis International; 1997. p.451-514.

McLean S, Murphy BP, Starmer GA, Thomas J. Methemoglobin formation induced by aromatic amines and amides. J Pharm Pharmacol. 1967;19:146-54.

Mizzi A, Tran T, Mangar D, Camporesi EM. Amiodarone supplants lidocaine in ACLS and CPR protocols. Anesthesiol Clin. 2011;29:535-45.

Morishima HO, Pedersen H, Finster M, Hiraoka H, Tsuji A, Feldman HS, et al. Bupivacaine toxicity in pregnant and nonpregnant ewes. Anesthesiology. 1985;63:134-9.

Mulroy MF. Systemic toxicity and cardiotoxicity from local anesthetics: incidence and preventive measures. Reg Anesth Pain Med. 2002;27:556-61.

Nader A, Kendall MC, De Oliveira GS Jr., Puri L, Tureanu L, Brodskaia A, et al. A dose-ranging study of 0.5% bupivacaine or ropivacaine on the success and duration of the ultrasound-guided, nerve-stimulator-assisted sciatic nerve block: a double-blind, randomized clinical trial. Reg Anesth Pain Med. 2013;38:492-502.

Nolte H, Dudeck J, Hultzsch B. Untersuchungen über die Dosisabhängigkeit der Methämoglobinbildung bei Anwendung von Prilocain (Citanest). Anaesthesist. 1968;17:343-6.

Nusstein JM, Beck M. Effectiveness of 20% benzocaine as a topical anesthetic for intraoral injections. Anesth Prog. 2003;50:159-63.

O'Brien L, Taddio A, Lyszkiewicz DA, Koren G. A critical review of the topical local anesthetic amethocaine (AmetopTM) for pediatric pain. Pediatr Drugs. 2005;7:41-54.

O'Donnell D, Manickam B, Perlas A, Karkhanis R, Chan VW, Syed K, et al. Spinal mepivacaine with fentanyl for outpatient knee arthroscopy surgery: a randomized controlled trial. Can J Anesth. 2010;57:32-8.

Park KK, Sharon VR. A review of local anesthetics: minimizing risk and side effects in cutaneous surgery. Dermatol Surg. 2017;43:173-87.

Payandeh J, Scheuer T, Zheng N, Catterall WA. The crystal structure of a voltage-gated sodium channel. Nature. 2011;475:353-8.

Rios JDP, Yong R, Calner P. Code blue: life-threatening methemoglobinemia. Clin Pract Cases Emerg Med. 2019;3:95-9.

Ritsert E. Über den Werdegang des Anästhesins. Pharmazeutische Zeitung. 1925;60:1006-8.

Ruetsch YA, Böni T, Borgeat A. From cocaine to ropivacaine: the history of local anesthetic drugs. Curr Top Med Chem. 2001;1:175-82.

Sadove MS, Vernino D, Lock F, Kolodny S. An evaluation of mepivacaine hydrochloride. J Oral Surg Anesth Hosp Dent Serv. 1962;20:399-404.

Shah J, Votta-Velis EG, Borgeat A. New local anesthetics. Best Pract Res Clin Anaesthesiol. 2018;32:179-85.

Simonetti MPB. Comparative study between bupivacaine (S75-R25) and ropivacaine to evaluate cardiovascular safety in brachial plexus block: Hamaji et al.: Rev Bras Anestesiol, 2013;63:322-326. Rev Bras Anestesiol. 2014;64:218-20.

Snoeck M. Articaine: a review of its use for local and regional anesthesia. Local Reg Anesth. 2012;5:23-33.

Tobe M, Suto T, Saito S. The history and progress of local anesthesia: multiple approaches to elongate action. J Anesth. 2018;32:632-6.

Trapp L, Will J. Acquired methemoglobinemia revisited. Dent Clin N Am. 2010;54:665-75.

Vasters FG, Eberhart LH, Koch T, Kranke P, Wulf H, Morin AM. Risk factors for prilocaine-induced methaemoglobinaemia following peripheral regional anaesthesia. Eur J Anaesthesiol. 2006;23:760-5.

Wahlgren CF, Quiding H. Depth of cutaneous analgesia after application of a eutectic mixture of the local anesthetics lidocaine and prilocaine (EMLA cream). J Am Acad Dermatol. 2000;42:584-8.

Wang GK, Calderon J, Jaw SJ, Wang SY. State-dependent block of Na+ channels by articaine via the local anesthetic receptor. J Membr Biol. 2009;229:1-9.

Warrant VT, Fisher AG, Rivera EM, Saha PT, Turner B, Reside G, et al. Buffered 1% lidocaine with epinephrine is as effective as non-buffered 2% lidocaine with epinephrine for mandibular nerve block. J Oral Maxillofac Surg. 2017;75:1363-6.

Wofe JW, Butterworth JF. Local anesthetic systemic toxicity: update on mechanism and treatment. Curr Opin Anesthesiol. 2011;24:561-6.

Young KD. Topical anesthetics: what's new? Arch Dis Child Educ Pract Ed. 2015;100:105-10.

Zaric D, Christiansen C, Pace NL, Punjasawadwong Y. Transient neurologic symptoms after spinal anesthesia with lidocaine versus other local anesthetics: a systematic review of randomized, controlled trials. Anesthe Analg. 2005;100:1811-6.

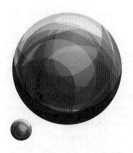

Índice Alfabético

A

AAS (ácido acetilsalicílico), 107, 120, 782, 784, 997
Abacavir, 491
Abaloparatida, 779
Abarelix, 930
Abatacept, 828
Abciximab, 115
Abelcet®, 457
Abemaciclib, 1129
Abicipar pegol, 982
Abilify®, 679, 722
Abiraterona, 933
Abraxane®, 1123
Abscesso
- hepático amebiano, 363
- periamigdaliano, 1003
- retrofaríngeo, 1003
Absorção, 19, 42
Abstinência, 680
Acamprosato, 733
Acarbose, 1062
Accutane®, 1012
Aceclofenaco, 785
Acetato
- de ciproterona, 885, 931
- de eslicarbazepina, 582
- de medroxiprogesterona, 873
- de nomegestrol, 867
- de pramlintide, 1049
- de ulipristal, 877
Acetilcoenzima, 599
Acetilcolina, 599
Acetilcolinesterase, 599
Aciclovir, 508
Acidente vascular
- cerebral, 853
- isquêmico, 150
Ácido(s)
- acetilsalicílico, 107, 120, 782, 784, 997
- - na prevenção primária, 108
- 5-aminossalicílico, 380, 382
- ascórbico, 1259
- azelaico, 1016
- biliares, 213
- fíbrico, 207
- fólico, 1073
- folínico, 1075
- fosfórico, 841
- graxos
- - não esterificados, 198
- - ômega 3, 218
- hialurônico, 768
- mefenâmico, 791
- nalidíxico, 438
- nicotínico, 215

- retinoico *all-trans*, 1139
- retinoide, 1009
- úrico, 757
- valproico, 586, 727
Aciphex®, 317
Acne, 1007
- contraceptivos e, 1016
Acromegalia, 1023
Aczone®, 1016
Adalat®, 845
Adalimumab, 374, 748, 822
Adapaleno, 1009
Adcetris®, 1194
Adcirca®, 277
Adderall®, 716
Adefovir dipivoxila, 397
Adempas®, 278
Adenilato ciclase, 231
Adenosina, 813
Adesivo(s)
- com fármaco dissolvido ou suspenso no polímero da matriz, 34
- transdérmico, 34, 869
Ado-trastuzumab entansina, 1198
Adriamicina, 1080
Adrucil®, 1105
Afatinib, 1160
Afecções da tireoide, 1032
Afinidade, 46
Afinitor®, 1167
Aflibercept, 983, 1183
Agentes
- anti-hipertensivos, 136
- antimicrobianos, 994
- insulinotrópicos, 1056
Agomelatina, 686
Agonismo
- inverso, 51
- tendencioso, 50
Agonista(s)
- adrenérgicos alfa-2, 251, 964, 1246
- - SABA
- - - inalatório, 241
- - - intravenoso, 241
- colinérgicos, 965
- de GnRH, 928
- de receptor(es)
- - ativados pelo proliferador de peroxissoma gama, 1061
- - beta-2 adrenérgicos, 231
- - canabinoides, 570
- - de GLP-1, 1046
- - do ácido gama-aminobutírico, 1242
- - 5-HT, 330
- - melatoninérgicos, 661

- dopaminérgicos, 545, 1024
- e antagonistas de receptores serotoninérgicos, 655
- em sítios benzodiazepínicos, 691
- endógenos, 58
- exógenos, 58
- moduladores de sítios alostéricos, 58
- opioides, 1225
- parcial, 46
- plenos, 46
- *versus* antagonistas de GnRH para o câncer de próstata, 930
Aimovig™, 631
AINE, 798
- não seletivos para COX-1 e COX-2, 798
Ajov®, 630
Albendazol, 362
Albenza®, 362
Albiglutide, 1048
Álcool, 732
Alcoolismo, 732
Aldara™, 516
Aldomet®, 846
Aldosterona, 186
Aleitamento, contracepção e, 875
Alergia a penicilinas, 430, 431
Alfametildopa, 846, 847
Alfentanila, 1249
Alfuzosina, 920
Alilaminas, 454, 462
Alimta®, 1076
Alirocumab, 217
Alisquireno, 135
Alkeran®, 1097
All-trans ácido retinoico, 1008
Almotriptana, 627
Alodinia, 563
Aloe, 343
Alogliptina, 1054
Alopurinol, 758
Alphagan® P, 964
Alprostadil, 941
Alteplase, 149
Alterações
- do pH urinário, 11
- estruturais no endométrio, 864
- hidroeletrolíticas, 1068
Altretamina, 1101
Alvimopan, 1237
Alvo(s)
- da rapamicina, 1166
- terapêuticos do vírus da hepatite C, 404
Amamentação, 846
Ambenônio, 615
Ambien®, 695
Ambrisentana, 274

Amebíase, 363
Ametocaína, 1260
Ametop®, 1260
Ametopterina, 1074
Amicacina, 298, 841
Amigdalite, 1003
- crônica, 1004
Amilina e análogos, 1049
Amilorida, 138
Aminofilina, 238
- intravenosa, 242
Aminoglicosídios, 298, 431, 432, 841
Aminopenicilinas, 421
Amiodarona, 157, 159
Amira, 639
Amitiza®, 330
Amitriptilina, 566, 644, 704
Amorolfina, 481
Amoxapina, 647
Amoxicilina, 421
AMP cíclico (AMPc), 253
Ampicilina, 421
Anafilactoides, 1215
Anafranil®, 644
Anakinra, 756
Analgésicos opioides, 1224, 1226
Análogos
- de insulina
- - com ação ultrarrápida, 1043
- - de ultralonga duração, 1043
- - humana, 1043
- do hormônio da paratireoide, 778
- pirimidínicos, 1109
- purínicos, 1110
Anastrozol, 883, 894
Ancobon, 480
Androgel®, 948
Anel vaginal, 870
Anestesia
- balanceada, 1241
- geral, 1241
- raquidiana, 27
Anestésicos
- inalatórios, 1242
- injetáveis, 1244
- locais, 1252
- regionais, 1252, 1253
- - de duração curta, 1257
- - de duração intermediária, 1255
- - de longa duração, 1253
Anfetamina, 716
Anfotericina
- B, 454
- - em complexo lipídico, 457
- - lipossomal, 456
- - desoxicolato, 456
- em formulações lipídicas, 456
Angiogênese, 1152, 1183
Angiotensina II, 133
Anidulafungina, 461
Anistreplase, 148
Ankyrin repeat, 982
Anlodipino, 139
Annita®, 362
ANP humano, 175
Ansaid®, 789
Antabuse, 732
Antagonismo, 49
- alostérico, 50
- competitivo, 49
- de folato, 813
- reversível competitivo, 49
Antagonistas
- colinérgicos

- - muscarínicos, 602
- - nicotínicos, 605
- da integrina IIb/IIIa, 114
- da vitamina K, 124, 125
- de canais de cálcio, 139
- - di-hidropiridínicos, 139
- - não di-hidropiridínicos, 140, 164
- de GnRH, 928
- do fator de necrose tumoral, 822
- dos receptores
- - AT1 da angiotensina II, 134, 184, 185
- - ativados por protease, 110
- - de andrógenos, 931
- - de CGRP, 630
- - de estrógeno, 893
- - de GH, 1028
- - de leucotrienos, 236, 242
- - ET-1 da endotelina, 273
- - H$_2$ da histamina, 312, 319
- - mineralocorticoides, 186
- - muscarínicos, 247
- - NMDA, 529
- - - do glutamato, 1247
- - muscarínicos, 1221
- - opioides
- - centrais, 1237
- - periféricos, 345, 1237
- purinérgicos, 108
- seletivos de receptores alfa-1 adrenérgicos pós-sinápticos, 132
Antak™, 313
Anti-hipertensivos, 129, 141
Anti-inflamatórios
- esteroides, 755, 804
- não esteroides, 747, 755, 782
- - não seletivos, 784
- - seletivos para COX-2, 796
Antiagregantes plaquetários, 107
Antiandrógenos, 886
Antiarrítmicos, 157
Antibióticos, 419, 1013
- macrolídios, 259, 840
- na gravidez, 839
Anticoagulantes, 119
- injetáveis heparina não fracionada, 120
- orais, 123
Anticorpos
- anti-CD20, 1179
- anti-EGFR, 1175
- citotóxicos, 1174
- conjugados
- - com fármacos, 1193
- - com toxinas, 1198
- monoclonais, 40-42, 630, 1174
- - conjugados com fármacos ou toxinas, 1193
- - humanizados, 86
- - imunomoduladores, 1202
- - para imunoglobulina, 240
- - poliespecíficos, 1185
Antidepressivos
- de segunda geração, 637
- de terceira geração, 637
- tricíclicos, 565, 637, 641, 702
Antiepilépticos, 97, 704, 727
Antifolatos, 1074
Antígeno 4 do linfócito T citotóxico, 1202
Antígeno-S, 53
Antimaláricos, 815
Antimetabólitos, 268, 433, 1073
Antineoplásicos, 1120
Antiplasmina, 147
Antipsicóticos, 722
- atípicos, 704
Antitérmicos, 993

Antitrombina III, 119
Antraciclinas, 1080
Antraquinonas, 1083
Apixabana, 124
Aplicação transdérmica, 948
Apokyn, 549
Apomorfina, 549
Apoptose, 1164
Apresolina®, 847
Aptâmeros, 980
Aptivus®, 498
Aqualax, 345
Aquaréticos, 178
ARA-C, 1109
Arava, 817
Arcoxia™, 797
Argatrobana, 123
Arginina vasopressina, 178
Aricept®, 525
Arimidex®, 894
Aripiprazol, 679, 722
Armodafinila, 713
Aromasin®, 896
Aromatase, 889
Arquitetura do sono, 684
Arranon®, 1111
Arrestina, 61
Arritmias
- cardíacas, 152, 153, 1215
- supraventriculares, 156
- ventriculares, 165, 166
Arrow®, 361
Artane™, 557
Articaína, 1257
Artrite reumatoide, 812
Arzerra®, 1181
Asacol®, 383
Asenapina, 673, 722
Asendin, 647
Asma, 229, 235
- não complicada persistente, 236
- potencialmente fatal, 242
- resistente ou grave, 238
Aspirina, 107, 784, 997
Associação
- de fármacos, 530
- LAMA + LABA, 260
Atazanavir, 497
Atenolol, 130, 166
Aterosclerose, 198, 221
Atezolizumab, 1206
Ativação autócrina, 57
Ativador(es)
- da guanilato ciclase-C, 327
- de canais de cloro tipo 2, 330
- tecidual do plasminogênio, 147
Atividade
- de revisão (*proofreading activity*), 391
- intrínseca, 46
Atorvastatina, 202
Atracúrio, 1218
Atropina, 602, 1221
Automaticidade anormal, 154
Avanafila, 939
Avastin®, 984, 1183
Avelumab, 1207
Avibactam, 430
Avodart®, 916
Axert®, 627
Axid®, 313
Axiron®, 950
Axitinib, 1156
Azacitidina, 1086
Azatioprina, 268, 371, 619, 1104

Azidotimidina, 489
Azilect®, 543
Azitromicina, 282, 435, 436, 513, 1015
Azopt®, 967
Aztreonam, 428, 841
Azulfidine®, 384, 814

B

Baclofeno, 738
Bactrim®, 434
Balsalazida, 384
Baracitinib, 820
Baraclude, 400
Barreira(s)
- biológicas, 19
- hematencefálica, 9
Bartonella, 432
Bavencio®, 1207
BDDCS (*biopharmaceutics drug disposition classification system*), 85
Beclometasona, 235
Bedaquilina, 297, 299
Beleodaq®, 1131
Belinostate, 1131
Belsomra®, 690
Bendamustina, 1100
Benralizumab, 239
Benserazida-levodopa, 536
Benzatropina, 556
Benzbromarona, 760
Benzenoides, 1226
Benzilpenicilina, 419
Benzocaína, 1261
Benzodiazepínicos, 1245
Benzomorfanos, 1226
Besilato
- de atracúrio, 1218
- de cisatracúrio, 1218
Besponsa®, 1196
17 beta estradiol, 889
Beta-arrestinas, 50, 53
Betabloqueadores, 130, 162, 186
Betagan®, 963
Betalactamase e inibidores, 429
Betalactâmicos, 282, 419
Betapace AF®, 160
Betaxolol, 962
Betoptic®, 962
Bevacizumab, 984, 1183
Bexaroteno, 1139
Bexiga, 38
- hiperativa, 901
Bezafibrato, 208
Bezalip®, 208
Bicalutamida, 932
Bicarbonato, 1070
- de sódio, 605
Bifonazol, 468
Bifosfonatos, 774
Bifuncionais
- alquil-sulfonados, 1101
- azínicos e aziridínicos, 1101
- mostardas nitrogenadas, 1096
Biguanidas, 1051
Bimatoprost, 971
Biobetter, 86
Biodisponibilidade, 20
- relativa, 20, 84
- sistêmica, 24
Bioequivalência, 82
Bisacodil, 343
Blenorragia, 515
Blinatumomab, 1187

Blincyto®, 1187
Bloqueadores
- alfa-1, 132
- alfa-adrenérgicos, 917
- da cascata do complemento, 619
- de receptores
- - adrenérgicos beta, 129
- - alfa-1 adrenérgicos, 132
- despolarizantes, 1213
- não despolarizantes, 1213
- neuromusculares, 1213
- - despolarizantes, 1214
- - não despolarizantes, 1215
- - - derivados do benzilisoquinolínio, 1217
- - - esteroidais, 1215
Bloqueio neuromuscular, 1213
- prolongado, 1214
Bomba
- cálcio-ATPase, 67
- - da membrana plasmática, 67
- de infusão contínua de insulina, 1045
Bortezomib, 1134
Bosentana, 273
Bosulif®, 1150
Bosutinib, 1150
Botox, 911
Bouba, 507
Bradiarritmias, 1217
Brentruximab vedotina, 1194
Brevibloc®, 163
Bridion®, 1217
Brimonidina, 964
Brinavess®, 157
Brinzolamida, 967
- 1%/brimonidina 0,2%, 975
Brivaracetam, 587
Brolucizumab, 984
Brometo
- de aclidínio, 248
- de glicopirrolato, 1221
- de glicopirrônio, 250
- de pancurônio, 1215
- de pipecurônio, 1216
- de piridostigmina, 606, 1220
- de rocurônio, 1216
- de tiotrópio
- de umeclidínio, 249
- de vecurônio, 1215
Bromocriptina, 548, 1024
Brotamento (*budding*), 391
Brucella, 432
Budesonida, 235, 385
Bupivacaína, 1253
- lipossômica, 1253
Buprenorfina, 741
Bupropiona, 736
Bussulfano, 1101
Butenafina, 465
Butoconazol, 468
Butorfanol, 1232

C

Cabazitaxel, 1124
Cabergolina, 549, 1024
Cabozantinib, 1157
Cálcio, 774
Calcort®, 809
Campral, 733
Camptosar®, 1078
Canabidiol, 593
Canagliflozina, 1055
Canais
- de baixa voltagem, 65

- de cálcio
- - dependentes de voltagem, 65, 139, 576
- - do tipo L, 65
- - do tipo T, 65
- de membranas, 60
- de potássio, 64
- - dependentes de voltagem, 63, 576
- de sódio dependentes de voltagem, 61-63, 575
- iônicos, 58, 575
- - acoplados a ligantes, 58
- - dependentes de voltagem, 60, 575
- - modulados por ligantes, 576
Canakimumab, 221, 756
Canamicina, 298
Câncer, 852
- colorretal, 335, 875
- de endométrio, 853, 875
- de mama, 852
- - hormonioterapia do, 889
- - prevenção do, 890
- de ovário, 875
- de próstata, 927
- retinoides e, 1139
Cancidas®, 459
Cancro mole, 511
Candida albicans, 453, 457, 458
Canespor®, 468
Canesten®, 467
Cangrelor, 110
Cannabis sativa, 565, 593
Capecitabina, 1108
Caprelsa®, 1153
Capreomicina, 299
Captopril, 133
Carbacol, 966
Carbamatos, 602
Carbamazepina, 581, 727
Carbapenéns, 427, 840
Carbimazol, 1034
Carbocisteína, 257
Carbonato de lodenafila, 938
Carboplatina, 1115
Carboxicilinas, 421
Carcidox, 1107
Cardiotônicos digoxina, 193
Cardiotoxicidade das antraciclinas, 1082
Cardizem®, 164
Carduran®, 919
Carfilzomib, 1134
Cariprazina, 725
Carmustina, 1093
- em discos, 1093
Carperitida, 175
Carregadores de soluto, 10
Carvedilol, 167
Cascada amiloide, 523
Cáscara sagrada, 342
Caspofungina, 459
Cassia
- *acutifolia*, 341
- *augustfolia*, 341
- *senna*, 341
Castração cirúrgica, 927
Catecolamina, 176, 637
Categoria
- A, 840
- B, 840
- C, 840
- D, 840
- X, 840
Cationas sintéticas, 994
Catumaxomab, 1188
Cefaclor, 425
Cefafirina, 424

Índice Alfabético **1267**

Cefalexina, 424
Cefaloglicina, 424
Cefalosporinas, 423
- de primeira geração, 423
- de quarta geração, 427
- de quinta geração, 427
- de segunda geração, 424
- de terceira geração, 425
Cefalotina, 424
Cefamandol, 424
Cefazolina, 424
Cefepima, 427, 610
Cefetamete pivoxila, 426
Cefonicida, 425
Ceforanida, 425
Cefotaxima, 426
Cefpodoxima proxetila, 427
Ceftarolina fosamila, 427
Ceftazidima, 426
Ceftobiprol medocaril, 427
Ceftriaxona, 426
Cefuroxima, 425
- axetil, 425
Cegamento, 72
Celebra®, 796
Celecoxib, 796
Celexa, 649
Cellcept®, 618
Células
- de His-Purkinje, 152
- marca-passo, 152
- miocárdicas, 152
Cenderitide, 175
Cephalosporium acremonium, 423
Ceramida, 993
Cerazette®, 868
Certolizumab pegol, 825
Cetamina, 242, 1247
Cetoacidose diabética, 1067, 1069
Cetoconazol, 469
Cetoprofeno, 787, 788
- tópico, 768
Cetuximab, 1178
Cetylev™, 255
Chantix, 736
Chlamydia pneumoniae, 1003
Chromobacterium violaceum, 428
Cialis®, 924, 937
Ciclesonida, 235
Ciclo
- do HCV, 403
- êntero-hepático, 21
- sono-vigília, 684, 711
Ciclofosfamida, 1098
Ciclopentanos, 109
Ciclopirox, 478
Cicloserina/terizidona, 297
Ciclosporina, 97, 387, 617
Cimetidina, 312
Cimzia®, 825
Ciprofibrato, 209
Circadin, 686
13-*cis* ácido retinoico, 1008
Cisatracúrio, 1218
Cisplatina, 1115
Cistos de ovário, 875
Citalopram, 649
Citanest®, 1256
Citarabina, 1109
Citisina, 736
Citocromo p450, 13
Citosina arabinosídio, 1109
Citotoxicidade
- celular dependente de anticorpo, 1174

- dependente de complemento, 1174
Citrato de clomifeno, 882
Citrucel®, 337
Cladribina, 1110
Clamídia, 511
Claritromicina, 282, 436, 1015
Clatrina, 53
Clearance, 9
- de creatinina, 11
- metabólico, 11
- mucociliar, 31
- renal, 10
- sistêmico, 457
Clindamicina, 447, 840
Clinoril®, 789
Clitophilus scyphoides, 449
Clobazam, 588
Clofarabina, 1111
Clolar®, 1111
Clomipramina, 644
Clonidina, 605, 1246, 1247
Clopidogrel, 108, 109
Clorambucila, 1097
Cloranfenicol, 359, 448
Cloreto
- de doxacúrio, 1217
- de gantacúrio, 1219
- de mivacúrio, 1218
Clorofluorocarbono, 230
Cloroprocaína, 1257
Clorpromazina, 668
Clortalidona, 136, 137
Clostridium
- *botulinum*, 910
- *difficile*, 364, 438
Clotrimazol, 467
Cloxacilina, 422
Clozapina, 669
Clozaril, 669
Coagulação do sangue, 119
Cocaína, 738
Codeína, 1227
Códons terminais, 93
Cogentin®, 556
Colchicina, 754
Cólera, infecção por *Vibrio cholerae*, 356
Colesevelam, 214
Colesterol, 198, 199
Colestid®, 215
Colestipol, 215
Colestiramina, 213
Colinesterase(s), 1219
- plasmática, 1214
Colistimetato, 446
Colite ulcerativa, 368, 379
- grave, 386
Cólon, 327
Combinação
- de antagonistas de receptores AT1 de angiotensina II com inibidores de neprilisina, 190
- T4+T3, 1037
Cometriq®, 1157
Complexo(s)
- corpo ciliar-íris e humor aquoso, 959
- estrogênicos seletivos, 858
- metálicos, 1113
- ternário estendido, 48
- ventriculares prematuros, 166
Composto 606, 433
Comtan®, 540
Concentração
- do fármaco, 46, 67
- plasmática, 3
Condroitina, 767

Constante
- de associação, 6
- de eliminação, 3
Constella®, 328
Constipação intestinal, 327, 1236
Contracepção
- de emergência, 876
- e aleitamento, 875
- e pós-parto, 875
- e tecido ósseo, 876
- hormonal masculina, 878
Contraceptivos, 864
- e acne, 1016
- e trombose, 873
- injetáveis, 873
Controle
- da frequência ventricular, 157
- histórico, 72
- Sham, 72
Cordarone®, 157
Coreg®, 167
Corlanor®, 168
Córnea, 959
Cortef, 808
Corticotropina, 756
Cortisol, 809
Corynebacterium diphtheriae, 1003
Cosentyx®, 748
Cosopt®, 975
Cotransportadores, 7
Coxibs, 798
Cresemba™, 474
Crestor®, 203
Crise de asma, 240
Cristalino, 959
Cristalúria, 139
Critério MABEL, 89
Crizotinib, 1170
Cryptococcus neoformans, 453
Curanail®, 481
Cutibacterium acnes, 1007
Cymbalta®, 567, 653
Cyramza®, 1185

D

Dabrafenib, 1169
Dacarbazina, 1090
Daclatasvir, 406
Dacogen®, 1086
Dacomitinib, 1160
Dactylosporangium aurantiacum hamdenesis, 438
Daklinza™, 406
Daktarin®, 465
Dalbavancina, 440
Daliresp®, 254
Dalmane, 693
Dapagliflozina, 1055
Dapsona, 1016
Daptomicina, 441, 841
Darifenacina, 906
Darpins (*designed ankyrin repeat proteins*), 982
Darunavir, 498
Dasabuvir, 407
Dasatinib, 1149
Daunorrubicina, 1082
Decadron®, 806
Decitabina, 1086
Defecação dissinérgica, 327
Deficiência de alfa-1 antitripsina, 246
Deflazacorte, 809
Degarelix, 930
Degeneração macular, 980
- exsudativa, 980

- não neovascular, 980
Delaminida, 297
Delavirdina, 494
Denosumab, 773
Dependência física, 1225
Depressão, 637
- respiratória, 1236
Derivados
- da vinca vincristina, 1120
- piperazínicos, 994
Desflurano, 1243
Desipramina, 566, 643
Desirudina, 123
Desmetilimipramina, 643
Desmodus rotundus, 150
Desmoteplase, 150
Desogestrel, 867, 868
Dessensibilização, 52
Desvenlafaxina, 652
Desyrel, 659, 701
Detrunorm®, 902
Detrusitol®, 903
Dexametasona, 806
Dexilant®, 317
Dexlansoprazol, 317
Dexmedetomidina, 1247
Diabetes melito, 1042
- anti-hipertensivos e, 141
- tipo 1, 1042
- tipo 2, 1042
Diarreia(s), 352
- associada a antibióticos, 364
- causadas por bactérias, 355
- causadas por protozoários, 360
- causadas por vírus, 353
- infecciosa, 352
Diátese hemorrágica, 114
Diclofenaco, 785
- tópico, 768
Diclorodifeniltricloroetano, 600
Dicloxacilina, 423
Didanosina, 490
Dienogeste, 867
Difenil-heptilaminas, 1226
Difenil-hidantoína, 580
Diflucan™, 470
Difosfato de uridina, 16
Difusão
- passiva
- - facilitada, 19
- - paracelular, 19
- - transcelular, 19
- transcelular mediada por transportadores de fármacos, 19
Digitálicos, 165
Digitalis lanata, 193
Digoxina, 176, 194
Diltiazem, 140, 164
Dinitrato de isossorbida, 174
Dipentum®, 384
Dipiridamol, 116
Dipirona, 996
Dipropionato de beclometasona, 386
Disfunção erétil masculina, 935
Dislipidemia, 76
Dispositivos intrauterinos hormonais, 871
Dissincronia da onda de pulso, 131
Dissulfiram, 732
Distúrbios da menstruação, 884
Ditropan®, 904
Diurese osmótica, 1068
Diuréticos, 135, 136
- de alça, 173
- poupadores de potássio, 138

- tiazídicos, 136
DMARD
- biológicos, 822
- não biológicos, 812
Dobutamina, 176
Docetaxel, 1124
Docusato sódico, 345
Doença(s)
- cardiovasculares, 129
- coronariana, 850
- crônica renal, 134
- de Alzheimer, 523
- de Basedow-Graves, 1032
- de Crohn, 368
- de Parkinson, 535
- inflamatórias intestinais, 368
- intersticial pulmonar, 263
- mamária benigna, 874
- pulmonar obstrutiva crônica, 229, 246
Dofetilida, 160
Dolophine®, 741, 1233
Dolutegravir, 500
Donepezila, 525
Donovanose, 515
Dopamina, 176, 637, 1024
- e atividade motora, 667
- e estresse, 667
Dor
- de garganta associada à amigdalite, 1003
- fisiológica, 1224
- neuropática, 563, 565
- no precórdio, 108
- nociceptiva, 1224
- patológica, 1224
Doral, 693
Doripeném, 427
Dorzolamida, 967
- 2%/timolol 0,5%, 975
Dose
- de tetraciclinas, 1015
- máxima tolerada, 88
Dostinex®, 549, 1024
Down regulation, 54
Doxacúrio, 1217
Doxazosina, 132, 919
Doxepina, 647, 689
Doxiciclina, 442, 513, 841, 1014
Doxifluridina, 1107
Doxil®, 1080
Doxofilina, 238
Doxorrubicina, 1080
- lipossomal, 1080
Dronedarona, 159
Drospirenona, 867
DTIC-Dome®, 1090
Duavive®, 858
Dulaglutide, 1048
Dulcolax®, 343
Duloxetina, 567, 653
Duplicação parcial intragênica, 57
Durvalumab, 1206
Dutasterida, 916, 917

E

Eclâmpsia, 844, 847
Econazol, 466
Ecostatin®, 466
Eculizumab, 621
Edluar, 697
Edoxabana, 124
Edrofônio, 1220
Edronax, 655
Edurant®, 495

Efavirenz, 494
Efeito(s)
- analgésico da codeína, 94
- antiapoptótico, 719
- antioxidante, 719
- biológico, 46
- da ingestão de queijo, 542, 545
- de primeira passagem uterina, 38
- farmacológico, 67
- nocebo, 80
- placebo, 80
Effexor®, 568, 652
Eficácia, 46, 47
- terapêutica do lítio, 720
Efinaconazol, 476
Eicosanoides, 814
Elavil, 566, 644
Eletriptana, 626
Eletrofisiologia do potencial de ação, 152
Eletroporação, 34
Ellence®, 1081
Elobixibat, 334
Eloxatin®, 1115
Elvitegravir, 499
Emergências hiperglicêmicas, 1067
Emgality®, 630
Empagliflozina, 1055
Emsam®, 639
Emtriva®, 491
Enablex®, 906
Enantato de noretisterona, 873
Enasidenib, 1166
Enbrel®, 826
Endocanabinoides, 565
Endocrinologia, 1021
Endossomos
- nascentes, 54
- tardios, 54
Endotelina-1, 270
Endoxan®, 1098
Enflurano, 1243
Enfuvirtide, 500
Enoxaparina, 122
Ensaio(s)
- clínico, 71
- - com controle histórico, 72
- - com desenho adaptativo, 75
- - comparativo, 71
- - de desenvolvimento de fármacos, 88
- - de não inferioridade, 74
- - de superioridade, 73
- - fase
- - - 0, 91
- - - I, 88
- - - II, 90
- - - III, 90
- - - IV, 91
- - randomizado
- - - controlado com placebo, 72
- - - duplos-cegos controlados com placebo, 71, 72
- - - multicêntrico, 72
- - tipos, 71
- de uso terapêutico, 91
- pós-marketing, 91
Entacapona, 540
Entamoeba histolytica, 363
Entecavir, 400
Entereg®, 1237
Entocort® EC, 369
Entricitabina, 491
Entyvio®, 377
Enxaqueca, 623
Enzalutamida, 932
Enzima dipeptidil-dipeptidase 4, 1052

Enzodiazepínicos, 603
Epanova®, 219
Epclusa®, 409
Epilepsia(s), 574, 594, 727
- focais, 574
- generalizadas, 574
Epinefrina, 46
Epirrubicina, 1081
Epitélio
- bucal, 35
- pigmentado da retina, 960
Epivir®, 394, 490
Eplerenona, 189
Epotilonas, 1125
Eptifibatida, 115
Equação de Cockcroft-Gault, 11
Equinocandinas, 454, 459
Eraxis®, 461
Erbitux®, 1178
Erdomed®, 256
Erdosteína, 256
Erenumab, 631
Eritromicina, 282, 435, 513, 1015
Erlotinib, 1159
Erro
- tipo I, 76
- tipo II, 76
Ertaczo®, 466
Ertapeném, 427
Esbriet®, 264
Escherichia coli, 424, 355
- êntero-hemorrágica, 355
- enteroagregante, 356
- enteroinvasiva, 356
- enteropatogênica, 355
- enterotoxigênica, 355
Escitalopram, 650
Esclerostina, 772
Esmirtazapina, 703
Esmolol, 163, 164
Esomeprazol, 315
Espironolactona, 188, 887
Espondilite anquilosante, 747
Esquizofrenia, 667, 668, 680
Estabilizadores de humor, 728
Estado
- de equilíbrio, 4
- hiperosmolar hiperglicêmico, 1067
Estatinas, 200
Estatística do qui-quadrado, 73
Estavudina, 492
Estazolam, 692
Éster de colesterol, 198
Esteroides, 58
- elementos responsivos dos, 58
Estetrol, 866
Estimulação
- elétrica normal do coração, 152
- farmacológica de receptores imunes, 99
- imunológica alérgica, 98
Estiripentol, 592
Estradiol, 865
Estreptococos do grupo B, 608
Estreptograminas, 447
Estreptomicina, 71, 298, 841
Estreptoquinase, 148
Estresse, dopamina e, 667
Estrógenos, 777, 850, 865
Estroma gastrintestinal, 1154
Estrôncio, 780
Eszopiclona, 699
Etambutol, 296
Etanercept, 826
Etanol, 100, 732

Etexilato de dabigatrana, 123
Etinilestradiol, 865
Etionamida, 298
Etirinotecan pegol, 1079
Etodolaco, 791
Etomidato, 1245
Etopophos, 1084
Etoposídeo, 1084
- fosfato, 1084
Etoricoxib, 797
Etossuximida, 581
Etravirina, 494
Everolimo, 1167
Evidence based medicine, 79
Evista®, 891
Evolocumab, 218
Exacerbações agudas da DPOC, 259
Excreção renal de urato, 753
Exelon®, 525
Exemestane, 896
Exenatide, 1046
Exparel®, 1254
Expressão de moléculas de adesão, 814
Extrassístoles, 166
Eylea®, 983
Ezetimiba, 210, 213

F

Famotidina, 313
Fanapt, 674
Farelo de trigo, 336
Fareston®, 891
Farmacocinética, 3, 46
- básica, 3
- clínica, 19
- de ordem zero, 99
- dos anticorpos monoclonais, 40
- populacional, 94, 95
Farmacodinâmica, 46
Farmacogenética, 93
Farmacogenômica, 93
- e reposição hormonal, 853
Farmacologia
- clínica, 71
- oftalmológica, 959
Fármaco(s)
- alquilantes, 1090
- altamente
- - permeável, 85
- - solúvel, 85
- anti-hipertensivos, 844
- - e amamentação, 846
- - na pré-eclâmpsia, 847
- anti-HIV, 489
- anti-IL-1, 756
- antiarrítmicos, 155
- anticolinérgicos, 994
- antidepressivos
- - com efeito hipnótico, 700
- - tricíclicos, 702
- antiepilépticos, 704
- - em outras doenças, 595
- antifúngicos, 453
- antineoplásicos, 1120
- antipsicóticos atípicos, 704
- antitireoidianos, 1032
- benzodiazepínicos não indicados
    para insônia, 699
- betabloqueadores adrenérgicos, 961
- biológicos, 82, 822
- com ação
- - anabólica, 778
- - antirreabsortiva, 773

- em anestesiologia, 1211
- em cardiologia, 105
- em endocrinologia, 1021
- em gastrenterologia, 309
- em ginecologia e obstetrícia, 837
- em moléstias infecciosas, 417
- em neurologia, 521
- em oftalmologia, 957
- em oncologia, 1071
- em ortopedia e reumatologia, 745
- em pediatria e hebiatria, 991
- em pneumologia, 227
- em psiquiatria, 635
- em urologia, 899
- histaminérgicos, 688
- imunomoduladores
- - biológicos, 373
- - sintéticos, 369
- imunossupressores, 616
- inibidores da colinesterase, 524
- injetáveis, 298
- - via intracavernosa, 939
- inotrópicos, 176
- melatoninérgicos, 685
- mucoativos, 255
- não biológicos, 812
- neurotóxicos, 602
- no tratamento da hipertensão arterial grave
    gestacional e pós-parto, 845
- oncológicos com outros mecanismos
    de ação, 1120
- orexinérgicos, 689
- organofosforados, 602
- parassimpaticomiméticos, 966
- que atuam
- - em microtúbulos, 1120
- - na síntese e função dos ácidos nucleicos, 1073
- - nas moléculas de ácidos nucleicos, 1090
- - no ciclo celular, 1125
- - no sistema nervoso
- - - parassimpático, 901
- - - simpático, 909
- que aumentam a meia-vida do GMP cíclico, 275
- que estimulam a guanilato ciclase solúvel, 277
- redutores da uricemia, 757
- retinoides, 1139
- simpaticomiméticos, 994
- trombolíticos, 148
- uricosúricos, 760
- utilizados
- - em anestesia geral, 1241
- - em infecções por fungos, 453
- - na hepatite C, 403
- - no tratamento
- - - da crise de gota, 754
- - - da insuficiência cardíaca sistólica, 183
- - - das arritmias
- - - - supraventriculares, 156
- - - - ventriculares, 165
Farydak®, 1132
Faslodex®, 893
Fator(es)
- angiogênicos, 980
- de crescimento
- - endotelial, 980
- - placentário, 980
- de transformação de crescimento, 51
- reumatoide, 812
- VIII, 85
Febre, 993
- associada
- - a dano cerebral, 994
- - à inflamação, 994
- - a sepse, 994

- de origem endócrina, 995
- induzida por fármacos, 994
- paratifoide, 359
- reumática aguda, 1003
- tifoide, 359
Febuxostate, 758
Felbamato, 591
Feldene®, 791
Femara®, 895
Fenantrenos, 1226
Fenelzina, 638
Fenicóis, 448
Fenilpiperidinas, 1226
Fenitoína, 9, 100, 580
Fenobarbital, 9, 579
Fenofibrato, 207, 208
Fenômeno
- da dessensibilização, 52
- de *up-regulation*, 129
- *on-off*, 536, 539
Fenoximetilpenicilina, 421
Fentanila, 1248
Fentolamina, 942
Fesoterodina, 909
Fetzima, 653
Fibercon®, 337
Fibratos agonistas dos receptores nucleares do PPAR-alfa, 207
Fibrilação atrial, 156
- isolada, 156
Fibrinolisina, 147
Fibrose pulmonar idiopática, 263
Fidaxomicina, 438
Filmes orais, 35
Finasterida, 915, 917
Finerenona, 190
Fitoestrógenos, 853
Flagentyl®, 361
Flagyl®, 362
Fleroxacino, 512
Flivas™, 923
Flolan®, 270
Flomax®, 918
Floxuridina, 1106
Flucitosina, 480
Flucloxacilina, 423
Fluconazol, 470
Fludara®, 1110
Fludarabina 5'-monofosfato, 1110
Fluidos, 1069
5-fluorocitosina, 480
Fluoropirimidinas, 1104
Fluoroquinolonas, 23, 298, 438, 514, 841
- respiratórias, 282
5-fluoruracila, 1105
Fluoxetina, 649
Flurazepam, 692
Flurbiprofeno, 789
Flutamida, 931
Fluticasona, 235
Flutuações no humor, 719
Fluvastatina, 205
Fluvoxamina, 648
Folatos
- fisiológicos, 1073
- fólico, 1073
Folotyn®, 1075
Fondaparinux, 122
- sódico, 120
Forlax®, 340
Formação óssea, 771
Formadores de volume, 335
Fórmula de Cockcroft-Gault, 11
Forodesina, 1112

Fortesta®, 949
Fosamprenavir, 497
Fosfolipídios, 198
Fosfomicina, 841
Fosforotiolatos, 600, 601
Fosfotriésteres, 600
Fotemustina, 1094
Fração do fármaco não ligada às proteínas, 6
Francisella tularensis, 432
Frângula, 343
Fremanezumab, 630
Frova™, 627
Frovatriptana, 627
Fudr®, 1106
Fulvestrant, 893
Fumarato de tenofovir desoproxila, 397, 492
Fungisome™, 456
Fungos, 453
Funnel plot, 80
Furazolidona, 363
Furoxone®, 363
Fuzeon®, 500

G

Gabaérgicos, 691
Gabapentina, 569, 585, 704
Gabapentinoides, 569
Galantamina, 526
Galanthus woronowii, 526
Galcanezumab, 630
Gamaglutamil carboxilase, 125
Gambito siciliano, 156
Gantacúrio, 1219
Gastrenterologia, 309
Gastrina, 311
Gatifloxacino, 298
Gazyva®, 1182
Gefitinib, 1159
Gel de di-hidrotestosterona, 954
Gemifloxacino, 282
Gemzar®, 1109
Gencitabina, 1109
Gene da APP (*amyloid precursor protein*), 523
Genfibrozila, 208
Gentamicina, 841
Gentuzumab, 1193
Genvoya®, 502
Geodon®, 675
Gepants, 630
Geração
- de espécies reativas do oxigênio, 814
- de sinal por meio de fosforilação de tirosina, 1146
Gestodeno, 867
Giardíase, 361
Giazo®, 384
Ginecologia, 837
Giotrif®, 1160
Glanatec®, 973
Glaucoma, 960
- primário de ângulo aberto, 960
Glecaprevir/pibrentasvir, 407
Gleevec®, 1148
Gleostine®, 1094
Gliadel®, 1093
Glicocorticoides, 233, 241, 267, 284, 369, 616, 804
- inalatórios, 234, 252
- - e osteoporose, 236
- - e traqueobroncopatia, 236
- sistêmicos, 805, 806
- tópicos, 385
Glicolipopeptídios, 439
Glicopirrolato, 250, 603, 1221
Glicoproteínas-P, 8

Glinidas, 1058
Glitazonas, 1061
Globulina, 1017
- ligadora de tiroxina, 1033
Glucosamina, 767
Glutamato, 529, 577
GnRH, 927
Golimumab, 748, 824
Golytely®, 340
Gonadotropina, 884
- coriônica humana, 952
Goofice®, 334
Gota, 134, 753, 754
GPCR, 52
Gráfico do efeito do ensaio contra o tamanho amostral, 80
Gravidez, 839
Grazoprevir/elbasvir, 408
Grifulvin v®, 477
Gripe, 302
- do porco, 302
Griseofulvina, 477
GSK-3-beta, 719
Guanilato ciclase-C, 327
Guttalax®, 344
Gynazole-1®, 468

H

Haemophilus influenzae, 281, 424, 608
- não tipável, 285 l, 999
- tipo B, 285
Halcion®, 694
Haldol®, 669
Haloperidol, 669
Harvoni®, 408
HDL (HDL-C), 198
Hebiatria, 991
Helicobacter pylori, 311, 321
Helleva®, 938
Heparinas fracionadas, 120
Hepatite B, 391
Hepsera®, 397
Herceptin®, 1175
Herpes genital, 507
Heteromultimerização, 63
Hetlioz®, 687
Hexalen®, 1101
Hidralazina, 847
Hidrocarbonetos fluorados, 1243
Hidroclorotiazida, 136, 137
Hidrocodona, 1230
Hidrocortisona, 808
Hidrofluoroalcano, 230
Hidromorfona, 1227
Hidroxicloroquina, 816
Hidróxido de magnésio, 338
Hiperalgesia, 563
Hiperandrogenismo, 885
- alívio dos sintomas do, 885
Hipercoagulabilidade, 874
Hiperlipidemias, 198
Hiperlipoproteinemias, 198
Hiperpirexia maligna, 1214
Hiperplasia benigna da próstata, 915
Hiperpotassemia, 139, 1214
Hipertensão
- arterial, 129, 130, 133, 134, 137
- - na gestação, 844
- - pulmonar, 270
- crônica, 844
- gestacional, 844
- - de nível leve, 844
Hipertermia

Índice Alfabético

- induzida por fármacos, 994
- maligna, 994
Hipertireoidismo, 1032, 1033
Hiperuricemia, 134, 139
- patológica, 753
Hipogonadismo, 944
Hipopotassemia, 138, 1069
Hipótese
- colinérgica da doença de Alzheimer, 524
- dopaminérgica para a esquizofrenia, 668
Hipotireoidismo, 1035
- central, 1036
- secundário, 1036
Hirudina recombinante, 123
Hirudo medicinalis, 123
Histamina, 312, 688
Histona deacetilases, 1130
Hivid®, 490
Hormônio(s)
- adrenocorticotrófico, 804
- antidiurético, 179
- de crescimento, 1023
- estimulante do folículo, 882, 944
- GIP, 1046
- GLP-1, 1046
- liberador
- - de corticotrofina, 804
- - de gonadotropinas, 927
- - do hormônio luteinizante, 927
- luteinizante, 882, 944, 1032
- T3, 1032
- T4, 1032
Hormonioterapia do câncer de mama, 889
5-HT, 623, 658
5-HT$_{1B/D}$, 658
5-HT$_{2A}$, 659
5-HT$_{2B}$, 660
5-HT$_{2C}$, 660
5-HT$_3$, 661
5-HT$_4$, 661
5-HT$_5$, 661
5-HT$_6$, 661
5-HT$_7$, 661
Humira®, 374, 748, 822
Humor vítreo, 959
Hycamtin®, 1077
Hysingla® ER, 1230
Hytrin®, 920

I

Ibalizumab, 501
Ibrance®, 1128
Ibrutinib, 1152
Ibuprofeno, 787, 996
Iclaprim, 434
Iclusig®, 1151
Idamicina, 1082
Idarrubicina, 1082
Idelalisib, 1162
Idhifa®, 1166
Ifex®, 1099
IFN-alfa, 391
IFN-alfa-2a, 394
Ifosfamida, 1099
IgE, 240
IgG, 41
Ilacare™, 319
Ilaprazol, 319
Iloperidona, 674
Iloprost, 271
Imatinib, 1148
Imbruvica®, 1152
Imfinzi®, 1206

Imidafenacina, 907
Imidazólicos, 454, 465
Imipeném, 427
Imipramina, 642
Imiquimode, 516
Imitrex, 624
Implante subcutâneo, 873
Imunoglobulina(s), 615
- E, 240
Imunoterapia específica para alergênios, 35
Imuran®, 619, 1104
Inavir®, 305
Incretinas, 1046
Incruse-Ellipta™, 249
Indacaterol, 232
Indapamida, 137
Indocid®, 784
Indometacina, 784
Infarto agudo do miocárdio, 107, 147, 150
Infecção(ões)
- com *Mycoplasma genitalium*, 514
- por *Clostridium difficile*, 364
- por fungos, 453
- sexualmente transmissíveis, 507
- urinária na gravidez, 841
Infertilidade, 882
Inflamação, 782
Inflamassoma, 753
Infliximab, 374, 822
Influenza, 302
Inibição da ovulação, 864
Inibidor(es)
- covalentes, 1148
- da absorção do colesterol, 210
- da acetilcolinesterase, 614
- da alfaglicosidase, 1062
- da ALK tirosinoquinase, 1169
- da angiogênese, 1183
- da anidrase carbônica, 966
- da ATPase, 314
- da B-RAF, 1168
- da BCR-ABL, 1148
- da catecol-O-metiltransferase, 538
- da ciclo-oxigenase, 107
- da colinesterase, 599
- da decarboxilase de aminoácido aromático, 536
- da dipeptidil-dipeptidase, 1052
- da DNA polimerase viral, 508
- da ECA, 133, 134
- da entrada, 500
- da enzima conversora de angiotensina, 133
- - II, 183
- da FLT3 tirosinoquinase, 1162
- da fosfodiesterase 4, 253
- da hidroximetilglutaril coenzima A redutase, 200
- da histona deacetilase, 1130
- da IDH2, 1165
- da integrase, 498
- da interleucina-5, 238
- da interleucina-17, 748
- da interleucina-23, 748
- da MAO, 638
- da metilação do DNA, 1086
- da monoamina oxidase, 541, 637
- da protease, 495
- da proteína BCL-2, 1164
- da recaptação de norepinefrina-serotonina, 565, 651
- da síntese
- - de andrógenos, 932
- - de folatos, 1073
- - de ribonucleotídios pirimidínicos, 816
- da tirosinoquinase
- - de Bruton, 1151

- - do EGFR, 1159
- - do VEGF, 1152
- da transcriptase reversa, 489
- da via
- - PI3K, 1161
- - ubiquitina-proteassoma, 1133
- da xantina oxidase, 758
- das quinases
- - dependentes de ciclinas CDK4/CK6, 1125
- - janus, 818
- de 5-alfarredutase, 915
- de aromatase, 883, 889, 953
- de betalactamase, 430
- de bomba de prótons, 319
- de CETP, 221
- de colinesterase, 1219
- de fosfodiesterase
- - cilostazol, 115
- - tipo 5, 924, 935
- de helicase/primase, 511
- de histonas deacetilases, 1131
- de PDE5, 939
- de renina, 135
- de Rho quinase, 971
- de tirosinoquinase, 1148
- - acoplada a receptores, 1152
- - do tipo I, 1148
- - do tipo II, 1148
- - não acopladas a receptores, 1148
- de topoisomerase, 1077
- - I, 1077
- - II, 1079
- de vias de sinalização, 1146
- diretos da trombina, 122, 123
- do cotransportador 2 sódio-glicose, 1054
- do fator
- - de necrose tumoral alfa, 747
- - Xa, 124
- do MTOR, 1166
- do PCSK9, 216
- do proteassoma, 1134
- do SGLT2, 193
- do transportador
- - 2 de sódio-glicose no túbulo renal, 193
- - ileal de ácidos biliares, 333
- endógenos do processo de coagulação, 119
- esteroides da aromatase, 896
- não esteroides de aromatase, 894
- não nucleosídicos/nucleotídicos da transcriptase reversa, 493
- nucleosídicos da transcriptase reversa, 489
- nucleosídicos/nucleotídicos da HBV DNA polimerase, 394
- nucleotídicos da transcriptase reversa, 492
- reversíveis, 600
- - da colinesterase, 606
- seletivos da recaptação
- - de norepinefrina, 654
- - de serotonina, 647
- - - e norepinefrina, 567
- - neuronal de serotonina, 657
Injeção
- de fármacos via intracavernosa, 26
- subcutânea, 23
Injetor intradérmico, 29
Inlyta®, 1156
Inotuzumab ozogamicina, 1196
Inseticidas organofosforados, 600, 601
Insônia, 684
Insuficiência
- cardíaca
- - aguda, 173
- - com fração de ejeção preservada, 195
- - crônica, 183

- - - diastólica, 195
- - - sistólica, 183
- renal aguda, 139
Insulina(s), 1069
- Aspart, 1043
- com zinco, 1043
- Degludec, 1045
- Detemir, 1045
- Glargina, 1045
- Glulisina, 1043
- humana, 1042
- inalável, 1045
- Lispro, 1043
- NPH, 1043
- quiméricas, 1043
- regular, 1042
Integrinas, 374
Intelence®, 494
Interações com outros fármacos, 641
Interferona, 391, 393
- alfapeguilado, 393
- alfapeguilado-2-a, 393
Interleucina-1, 221
Interleucina-17, 748
Interleucina-23, 748
Interleucinas 12-23, 378
Internalização, 53
Intervalos de confiança, 77
Intoxicação por anticolinesterásicos, 599
Invega®, 673
Invirase®, 495
Iodo radioativo, 1035
Iontoforese, 33
Ipatrópio, 603
Ipilimumab, 1203
Ipratrópio, 241
Iressa®, 1159
Irinotecano, 1078
- lipossomal, 1078
Isocarboxazida, 639
Isoconazol, 467
Isoflurano, 1243
Isoniazida, 294
Isopto® Carpine, 965
Isotretinoína, 1008, 1012
Istaroxima, 178
Istodax®, 1132
Istradefilina, 558
Itraconazol, 472
Ivabradina, 168
Ixabepilona, 1125
Ixel, 653
Ixempra®, 1125

J

Javlor®, 1122
Jetvana®, 1124
Jublia®, 476
Junção neuromuscular, 613

K

Kadcyla®, 1198
Kaletra®, 496
Kengreal™, 110
Kerydin®, 479
Kevopril, 647
Keytruda®, 1206
Kisqali®, 1128
Klebsiella, 424
Kyprolis®, 1134

L

L-asparaginase, 1140
L-dopa, 535
L-histidina decarboxilase, 688
LABA, 241
Labetalol, 845, 847
Lacosamida, 592
Lactulose, 339
Lamictal®, 728
Lamisil®, 463
Lamivudina, 394, 490
Lamotrigina, 588, 728
Landiolol, 164
Laninamivir, 305
Lanoteplase, 150
Lanreotide, 1026
Lansoprazol, 316
Lapatinib, 1161
Largactil, 668
Latanoprost, 968
Latanoprosteno bunode, 975
Latuda®, 678, 725
Laxantes, 335
- antranoides, 341
- emolientes, 345
- estimulantes, 341
- irritantes, 341
- lubrificantes, 344
- osmóticos, 338
LDL (LDL-C), 198
Ledipasvir, 408
Lefamulina, 449
Leflunomida, 268, 817
Lenalidomida, 1137
Lepirudina, 123
Lercanidipino, 140
Lescol®, 205
Lesinurad, 761
Letairis®, 274
Letrozol, 883, 895
Leucemia mieloide aguda, 1162
Leucovorin, 1075
Leukeran®, 1097
Leustatin®, 1110
Levetiracetam, 587
Levitra®, 937
Levobunolol, 963
Levobupivacaína, 1253
Levofloxacino, 282, 298
Levomilnaciprana, 653
Levonorgestrel, 867
Levorfanol, 1228
Levosimendana, 177
Lexapro®, 650
Lexiva®, 497
Liberação
- de histamina, 1216
- rápida de neurotransmissores, 67
Lidocaína, 1255, 1260
Ligação às proteínas plasmáticas, 6
Ligante(s)
- da subunidade alfa-2/delta-1 dos canais de cálcio dependentes de voltagem, 569
- de receptor(es)
- - ativador do fator nuclear kappa B (RANKL), 771
- - de somatostatina, 1024
Limeciclina, 1014
Linaclotide, 328
Lincosamidas, 446
Linezolida, 297, 299, 444, 841
Linfogranuloma venéreo, 513
Linfoma

- de tecido linfoide associado à mucosa gástrica, 322
- MALT, 322
Lioresal®, 738
Lipídios plasmáticos, 198
Lipitor®, 202
Lipoproteínas, 198
Liraglutide, 1048
Lise espontânea de coágulos sanguíneos, 147
Listeria monocytogenes, 608
Litíase renal, 139
Lítio, 719
Livalo®, 204
Livial®, 855
Lixisenatide, 1048
Locus coeruleus, 564, 1247
Lodine®, 791
Lomustina, 1094
Lopid®, 208
Lopinavir, 496
Lopressor®, 166
Loprox®, 478
Lornoxicam, 793
Losartana, 130, 134
Losec®, 315
Lovastatina, 200
Lovaza®, 218
Lubiprostona, 330
Lucentis®, 984
Ludiomil®, 646
Luliconazol, 470
Lumigan®, 971
Lumoxiti®, 1199
Lunesta, 699
Lurasidona, 678, 725
Luvox®, 648
Luzu™, 470

M

MABEL (*minimum anticipated biological effect level*), 89
Macitentana, 275
Macrogol 4000, 340
Macrolídios, 282, 434, 514, 840, 1015
Macugen®, 981
Magnésio, 848
Maleato de esmirtazapina, 703
Maprotilina, 646
Maraviroc, 501
Marcadores substitutos, 76
Marcaine®, 1253
Marplan, 639
Matulane®, 1091
Mavyret™, 407
Maxalt®, 625
Mazindol, 717
Medicamentos
- antiarrítmicos, 157
- biossimilares, 85
- de referência, 82
- genéricos, 82, 83
- para tratamento da insuficiência cardíaca aguda, 173
- que atuam no sistema
- - nervoso simpático, 129
- - renina-angiotensina, 133
- similar, 83
Medicina
- baseada em evidência, 72
- personalizada, 94
Meia-vida, 6
Melatonina, 685, 686
Melatoproteinases, 814

Melfalana, 1097
Meloxicam, 793
Memantina, 529
Membrana
- por captação pelo transportador aniônico orgânico, 21
- por difusão, 21
Meningite, 608
- bacteriana, 608
- - aguda, 608
- viral, 611
Mentax®, 465
Meperidina, 1248
Mepivacaína, 1256
Mepolizumab, 238
Meptazinol, 1235
6-mercaptopurina, 371, 1103
Meropeném, 427, 611
Mesalazina, 380
Mestinon®, 615
Metabolismo
- de carboidratos, 1067
- de cetona e lipídios, 1068
Metadona, 741, 1233
Metamucil®, 335
Metanálise, 79
Metemoglobinemia, 1259
Metformina, 883, 1051
Metilcelulose, 337
Metilfenidato, 716
Metilnaltrexona, 346, 1237
Metilprednisolona, 809
Metilsulfato de neostigmina, 1220
5-metilTHF, 1073
Metimazol, 1034
Metipranolol, 964
Método de regressão dos mínimos quadrados, 96
Metoprolol, 166
Metotrexato, 268, 372, 813, 1074
Metronidazol, 362, 446
Mevacor®, 200
Mevinolina, 200
Mezavant® XL, 383
Mialgia, 1214
Mianserina, 703
Miastenia grave, 613
Micafungina, 461
Micofenolato mofetila, 618
Miconazol, 465
Microagulhas, 33
Microdose, 92
Microtúbulos, 1120
Midazolam, 604, 1245
Midostaurina, 1163
Mifepristona, 877
Miglitol, 1062
Migrânea, 623
Milnaciprana, 653
Milrinona, 177
- bipiridina, 176
Minociclina, 443, 513, 1014
Mirabegron, 909
Mirapex, 554
Mirtazapina, 660, 702
Mitomicina C, 1102
Mitoxantrona, 1083
Mivacúrio, 1218
Mobic®, 793
Mobiflex®, 792
Moclobemida, 639
Modafinila, 712, 738
Modelo(s)
- de efeitos

- - aleatórios, 79
- - fixos, 79
- descritivos, 95
- do complexo ternário estendido, 48
- farmacométrico, 95
- preditivos, 95
Modificação(ões)
- do perfil de citocinas, 814
- pós-translacionais, 64
Moduladores
- de cereblon, 1135
- de receptores de estrógeno, 890, 954
- do 5-fluoruracila, 1106
- específicos de receptores de estrógeno, 850
- seletivos de receptores de estrógenos, 777, 854
Moléculas
- de síntese, 84
- pequenas, 84
Monitoramento
- de fármacos imunossupressores, 97
- terapêutico, 97
Monobactans, 428, 841
Monofuncionais
- isoquilínicos, 1094
- nitrosureias cloroetilantes, 1093
- triazênicos, 1090
Mononitrato de isossorbida, 174
Monorresistência, 296
Montelucaste, 237
Moraxella catarrhalis, 281, 285
Morfina, 31, 51, 1226
Morte programada, 719
Motifs, 982
Motrin®, 787, 996
Movantik®, 346
Moxarella catarrhalis, 999
Moxetumomab pasudotox, 1199
Moxifloxacino, 282, 298, 513
Muco, 31
Mucolíticos, 255
Multaq®, 159
Muphoran®, 1094
Mutamycin®, 1102
Mycamine®, 461
Mycobacterium tuberculosis, 294
Mycoplasma
- *genitalium*, 514
- *pneumoniae*, 281, 287, 1003
Mycostatin®, 457
Myleran®, 1101
Mylotarg®, 1193
Myrbetriq®, 909
Mytelase, 615

N

N-acetilcisteína, 255
Nab-paclitaxel, 1123
Nabiximols, 570
Nabumetona, 794
Nafcilina, 422
Naftifina, 463
Naftin®, 463
Naftopidil, 923
Nalbufina, 1232
Naldemedina, 348
Nalmefeno, 733
Naloxegol, 346
Naloxona, 1237
Naltrexona, 733, 1237
Namenda, 529
Naprosyn®, 789
Naproxeno, 789

Naramig®, 626
Naratriptana, 626
Narcolepsia, 711
- do tipo 1, 711
Nardil, 638
Naropin®, 1254
Natalizumab, 377
Nateglinida, 1059
Navelbine®, 1121
Nebido®, 951
Necitumumab, 1179
Nefazodona, 637, 702
Neisseria
- *gonorrhoeae*, 426, 449, 1003
- *meningitidis*, 608, 610
Nelarabina, 1111
Nelfinavir, 496
Neohaler™, 250
Neoral®, 617
Neostigmina, 1220
Neprilisina, 190
Nesacaine®, 1257
Nesiritida, 174, 175
Netarsudil, 972
Neupro®, 555
Neurologia, 521
Neurônios
- dopaminérgicos, 547
- histaminérgicos, 688
- serotoninérgicos, 656
- - dos núcleos dorsais da rafe, 700
Neuropatia tardia induzida pelo organofosforado, 605
Neurotransmissão
- adenosínica, 557
- gabaérgica e esquizofrenia, 668
- glutamatérgica e esquizofrenia, 667
- serotoninérgica e esquizofrenia, 668
Neutropenia, 221
Nevirapina, 493
Nexavar®, 1155
Nexium®, 315
Niacina, 215
Niacor®, 215
Nicotina, 667, 735
Nifedipino, 845, 847
Nilotinib, 1150
Nilutamida, 932
Nimesulida, 795
Nintedanib, 263
Nistatina, 457
Nisulid®, 795
Nitazoxanida, 354, 362
Nitrofurantoína, 841
Nitroglicerina, 174
Nitroimidazólicos, 361, 446
Nitroprusseto de sódio, 174, 175
Nitrovasodilatadores, 174
Nivalin, 526
Nivolumab, 1204
Nizatidina, 313
Nizoral®, 469
NOAEL (*no observed adverse effect level*), 89
Nódulo
- atrioventricular, 152
- sinoatrial, 152
Nolvadex®, 890
NONMEM (*nonlinear mixed effects models*), 96
Norepinefrina, 176, 637
Norovírus, 354
Norpramin, 566, 643
Nortriptilina, 13, 567, 645
Norvir®, 496
Nouriast®, 558

Novalgina®, 996
Novantrone®, 1083
Novocaine®, 1261
Novos anticoagulantes orais, 124
Nubain®, 1232
Nucynta®, 1234
Número necessário
- de pacientes que necessitam ser tratados para que ocorra uma reação adversa, 78
- de pessoas a serem tratadas para se salvar uma vida, 78
Numorphan®, 1231
Nuvigil®, 713

O

Obinutuzumab, 1182
Obstetrícia, 837
Octreotida, 1026
Ofatumumab, 1181
Ofev®, 263
Oftalmologia, 957
Olanzapina, 670, 726
Óleo
- de rícino, 344
- mineral, 345
Olho, 39, 959
Oligomenorreia, 884
Olodaterol, 232
Olsalazina, 384
Olumiant®, 820
Omadaciclina, 443
Omalizumab, 240
Omarigliptina, 1054
Ombitasvir, 407
Omecamtiv mecarbil, 178
Omeprazol, 315
Oncologia, 1071
Oncovin®, 1120
Ondas de calor, 853
Ongentys, 540
Onivyde®, 1078
Onoact®, 164
Onzeald, 1079
Opdivo®, 1204
Opicapona, 540
Opioides, 740, 1224, 1248
Opsumit®, 275
Optipranolol®, 964
Orencia®, 828
Oritavancina, 440
Ornidazol, 361
Ortopedia, 745
Orudis®, 787
Oseltamivir, 303
Osimertinib, 1160
Ospemifeno, 857
Osphena®, 857
Osteoartrite, 764
Osteoblastos, 771
Osteócitos, 772
Osteoclastos, 772
Osteoporose, 236, 771
Otite média, 999
- aguda, 999
- - recorrente, 1001
Otrexup, 813
Ovastat®, 1101
Oxacilina, 422
Oxaliplatina, 1115
Oxazolidinonas, 443
Oxcarbazepina, 582
Oxibato sódico, 714
Oxibutinina, 904

Oxicodona, 1129
Oxiconazol, 469
Óxido
- nítrico, 270
- nitroso, 1242
Oximas, 603
Oximorfona, 1231
Oxistat®, 469
Ozogamicina, 1193

P

Paclitaxel, 1122
Padrões de eletroencefalograma, 574
Paenibacillus polymyxa colistinus, 445
Palbociclib, 1128
Paliperidona, 673
Pamelor®, 567, 645
Pancurônio, 606, 1215
Panitumumab, 1179
Panobinostate, 1132
Pantoprazol, 318
Papaver somniferum, 941
Papaverina, 942
Papilomavírus humano, 515
Papoula do ópio, 1224
Paracetamol, 76, 995
Parâmetro vulnerável, 156
Paraplatin®, 1115
Paritaprevir, 407
Parlodel®, 548, 1024
Parnate®, 638
Paroxetina, 651
Pasireotide, 1027
Patches orais, 35
Paxil®, 651
Pazopanib, 1157
PCSK9, 216
PD-1, 1203
PDE5, 924
Pediatria, 991
PEG3350, 340
PEG4000, 340
Pegaptanib, 981
Pegasys®, 393
Pegloticase, 759
Pegvisomant, 1028
Pembrolizumab, 1206
Pemetrexed, 1076
Penicilina, 419, 840
- G, 419
- naturais, 419
- resistentes às betalactamases, 421
- V, 421
Pentalac®, 339
Pentazocina, 1232
Pentostatina, 1112
Pepcid®, 313
Peptídios
- citrulinados, 812
- natriuréticos
- - atriais, 175
- - do tipo B, 175
- relacionado com o gene da calcitonina, 629
Peramivir, 305
Perampanel, 591
Peritônio, 28
Perjeta®, 1176
Permeabilidade da membrana celular ao fármaco, 6
Permeação de xenobióticos por barreiras biológicas, 19
Peróxido de benzoíla, 1016
Pertuzumab, 1176
Pesticidas

- carbamatos, 602
- orgânicos, 601
- organofosforados, 600
Petidina, 1248
Picossulfato de sódio, 344
Pilocarpina, 965
Pílulas
- combinadas, 867
- multifásicas, 869
- somente com progestágenos, 868
Pioglitazona, 884, 1061
Pipecurônio, 1216
Pirazinamida, 296
Pirfenidona, 264
Piribedil, 550
Piridostigmina, 615, 1220
Pirimidinas modificadas, 1102
Pirógenos
- endógenos, 993
- exógenos, 993
Piroxicam, 791
Pitavastatina, 204
Pitolisant, 713
Pixantrona, 1083
Pixuvri®, 1083
Placebo, 72
Plantaben®, 335
Plantago ovata, 335
Plaquenil, 816
Plaquetas, 107
Plasmina, 147
Plasminogênio, 147
Platinol, 1115
Plecanatide, 328
Pleuromutilinas, 449
Pleurotus mutilus, 449
Pneumocandinas naturais, 459
Pneumologia, 227
Pneumonia, 281
- associada à(s)
- - clínicas de idosos, 290
- - hospitalização, 288
- - ventilação mecânica, 289
- comunitária
- - em adultos, 281
- - em crianças, 285
- intersticial
- - não específica, 263
- - usual, 263
- princípios da antibioticoterapia na, 281
Podofilotoxina, 516, 1084
Podofilox, 516
Policarbofila cálcica, 337
Polienos, 454
Polietilenoglicol, 339
Polimixina(s), 445
- B, 446
Polirresistência, 296
Pomalidomida, 1137
Pomalyst®, 1137
Ponatinib, 1151
Ponstan®, 791
Portrazza®, 1179
Pós-despolarização, 153
- atrasada, 154
- precoce, 153
Pós-parto, contracepção e, 875
Posaconazol, 475
Posanol®, 475
Potássio, 1069
Potencial de ação, 152
Pralatrexato, 1075
Praluent®, 217
Pramipexol, 554

Pramlintide, 1049
Prasugrel, 108, 109
Pravacol®, 205
Pravastatina, 205
Pré-eclâmpsia, 844, 846
- sobreposta à hipertensão crônica, 844
Prednisona, 370, 808
Pregabalina, 569, 583, 705
Prescrição de medicamentos, 82
Pressair®, 248
Pretomanida, 299
Pressão intraocular, aumento da, 1214
Prevacid®, 316
Prezista®, 498
Priapismo, 939
- isquêmico, 939, 940
Prilocaína, 1256, 1259
Primidona, 580
Pristinamicina, 448
Pristiq®, 652
Pritelivir, 511
Probenecida, 760
Probióticos, 1004, 1005
Procaína, 1261
Procarbazina, 1091
Processo homeostático, 684
Produto(s)
- biológicos, 85, 86
- biossimilares, 86
- medicinal biológico similar, 85
Profármacos, 12
Progestágenos, 866, 884
Prograf®, 617
Prolopa®, 537
Pronoran®, 550
Prontosil, 433
Propafenona, 161
Propilracil®, 1035
Propiltiouracila
Propiverina, 902
Propofol, 1244
Propranolol, 961
Prosom, 692
Prostaciclina, 270
- e análogos, 270
- e óxido nítrico, 270
Prostagladina E1, 941
Prostanoides, 967
Próstata, 915
Proteassoma, 1133
Proteína 2α das vesículas sinápticas, 578
Proteína(s)
- acessórias, 64
- BCR-ABL, 1149
- de transferência de triglicerídios microssomal, 198
- dos canais de potássio, 64
- M2, 303
- não estrutural
- - NS3, 404
- - NS5A, 405
- - NS5B, 405
- precursora amiloide, 523
- SNARE, 54
- TRAIL, 1012
Protonix®, 318
Provigil, 738
Prozac®, 649
Prucaloprida, 332
Pseudoalergia, 99
Pseudocolinesterase, 1214
Pseudomonas aeruginosa, 281, 421, 426
Psiquiatria, 635
Psyllium, 335
Pulmão, 29

Pulsoterapia, 806
Purinas modificadas, 1102
Purinethol®, 1103

Q

Qinprezo™, 1085
Quazepam, 693
Questran®, 213
Quetiapina, 671, 722
Quimioterapia, 1193
Quinases, 1146
Quinidina, 167
Quinina, 815
Quinolonas, 1085
Quinupramina, 647
Quitaxon, 647

R

Rabdomiólise, 1215
Rabeprazol, 317
Raloxifeno, 891
Raltegravir, 498
Raltitrexed, 1076
Ramelteona, 686
Ramucirumab, 1185
Randomização, 72
Ranelato de estrôncio, 780
Ranexa®, 169
Ranibizumab, 984
Ranitidina, 313
Ranolazina, 169
Rapaflo®, 922
Rapivab™, 305
Rasagilina, 543
Rayos, 808
Reabsorção óssea, 772
Reações
- adversas
- - a medicamentos, 98
- - dos diuréticos tiazídicos, 137
- anafiláticas, 1215
- de hipersensibilidade, 431
Rearranjo cromossômico, 57
Reativação de hepatite B, 411
Reativadores da colinesterase, 603
Reboxetina, 655
Recaída, 668
Receptor(es), 51
- 1 do hormônio da paratireoide, 779
- 5-HT$_{1B/D}$, 658
- 5-HT$_{1A}$, 658
- acoplados à proteína G, 52
- ativados por protease 1, 110, 119
- beta-1 adrenérgicos, 129
- beta-2 adrenérgicos, 231
- beta-adrenérgicos, 129
- colinérgicos nicotínicos, 606
- de arginina vasopressina, 179
- de estrógenos, 889
- de glicocorticoide, 804
- de neurotransmissores, 60
- de tirosinoquinases, 55
- do ácido gama-aminobutírico, 576
- do glutamato, 577
- dos fatores de crescimento de fibroblasto, 56
- gama ativado por proliferador de peroxissomo, 382
- nicotínico da acetilcolina, 60
- nucleares, 57, 58
- opioides, 1124
Reentrada, 154
Regorafenib, 1153, 1154
Regurin®, 905

Relafen, 794
Relaxina, 178
Relenza®, 303
Relistor®, 346, 1237
Relpax®, 626
Remeron, 660, 702
Remicade®, 86, 374, 822
Remifentanila, 1250
Remimazolam, 1245
Remodulin®, 272
Removab®, 1188
Repaglinida, 1058
Repatha®, 218
Reposição hormonal
- com estrógenos conjugados, 850
- de testosterona, 859
- feminina, 850
- masculina, 944
Requip®, 552
Rescriptor®, 494
Rescula®, 970
Reserva de receptores, 47
Reservatório, 34
Resistência, 234
- a fármacos, 401
- a múltiplo fármacos, 296
- à rifampicina, 296
- aos anticorpos conjugados com fármacos citotóxicos, 1200
- aos DAA, 413
- aparente, 1214
- às fluoroquinolonas, 439
- em derivados azólicos, 476
- extensiva, 296
Reslizumab, 239
Resolor®, 332
Restoril, 694
Retapamulina, 449
Reteplase, 149
Retículo sarcoplasmático, 67
Retina, 960
- neural, 960
Retinaldeído, 1012
Retinoides, 1007, 1008, 1138
- e câncer, 1139
Retinol, 1008
Reto, 36
Retrovir, 489
Reumatologia, 745
Revatio™, 276
Reversão do efeito anticoagulante, 126
Reversor universal Calabadions, 1221
Revia®, 733
Revlimid®, 1137
Reyataz, 497
Rhamnus purshiana, 342
Rhopressa®, 972
Ribavirina, 411
Ribociclib, 1128
Ricinus communis, 344
Rifabutina, 295, 296
Rifampicina, 295
Rifapentina, 295
Rilonacept, 756
Rilpivirina, 495
Rinite alérgica, 235
Riociguat, 278
Ripasudil, 973
Risco
- apresentado durante a gravidez, 840
- relativo, 78
Risperdal®, 673, 723
Risperidona, 673, 723
Ritalina®, 716

Ritmo circadiano, 684
Ritmo sinusal, restabelecimento do, 157
Ritonavir, 496
Rituxan®, 829, 1180
Rituximab, 829, 1175, 1180
Rivaroxabana, 124
Rivastigmina, 525
Rizatriptana, 625
Roactemra, 830
Rocurônio, 1216
Roflumilaste, 254, 255
Romidepsina, 1132
Ropinirol, 552
Ropivacaína, 1254
Rosiglitazona, 884
Rosuvastatina, 203
Rotavírus, 353
Rotigotina, 555
Roxitromicina, 437, 1015
Rozerem, 686
Rufinamida, 589
Ruibarbo, 343
Rydapt®, 1163
Rythmol SR®, 160

S

S-carboximetilcisteína, 257
SABA, 241
- inalatório, 241
- intravenoso, 241
- nebulizador, 241
- spray, 241
Saccharopolyspora erythraea, 434
Safinamida, 545
Salmonella, 358
- não tifoide, 359
Salvarsan, 433
Sandostatin®, 1026
Sangramento uterino anormal, 884
Sanorex, 717
Saphris®, 673, 722
Saquinavir, 495
Sarcoidose, 266
- pulmonar, 267
Sareciclina, 1015
Sativex®, 570
Saturação hormonal do receptor, 933
Saxagliptina, 1054
Secnidazol, 361
Secreção
- de ácido clorídrico, 311
- gástrica, 311
Secukinumab, 748
Seebri™, 250
Segmento S4, 61
Segurança
- cardiovascular, 800
- gastrintestinal, 798
- renal, 798
Selegilina, 542
Selexipag, 272
Selincro, 733
Selzentry™, 501
Semaglutida, 90
Semaglutide, 1048
Sena, 341
Senosídeos, 342
Sensibilizadores de insulina, 884
Septocaine®, 1257
Sequestradores de ácidos biliares, 213
Serelaxina, 178
Seroquel®, 671, 722
Serotonina, 623, 637

- protonada, 657
Sertaconazol, 466
Sertralina, 648
Serzone®, 702
Sevoflurano, 1244
Seysara®, 1015
SGLT2, 193
Shigella, 358, 421
Sífilis, 507
- congênita, 507
- não venérea, 507
- primária, 507
- secundária, 507
- terciária, 507
Signifor®, 1027
Sildenafila, 276, 936
Silodosina, 922
Simbrinza®, 975
Simponi®, 748, 824
Sinalização
- da adenosina, 813
- fisiológica ou aberrante da dor, 564
Síndrome
- colinérgica aguda, 605
- coronariana aguda, 108, 122
- da infusão de propofol, 994
- da repolarização precoce, 167
- de Brugada, 167
- de Stein-Leventhal, 882
- do intestino irritável com constipação intestinal, 327
- do ovário policístico, 882
- intermediária, 605
- isquêmicas, 26
- maligna dos neurolépticos, 994
- mielodisplásica, 1086
- serotoninérgica, 994, 1234
Sinemet®, 536
Sinequan®, 689
Sinvastatina, 201
Sistema
- balístico, 29
- colinérgico, 555
- de classificação biofarmacêutica, 85
- de *clearance* da glicoproteína-P, 21
- de microagulhas, 29
- de segundo mensageiro e neurotransmissão, 719
- dopaminérgico, 535
- endocanabinoide, 565, 578
- imune, 1202
- nervoso
- - parassimpático, 901
- - simpático, 129, 909
- renina-angiotensina, 133
- somatossensorial, 563
- transdérmico de selegilina, 639
Sitagliptina, 1053
Sofosbuvir, 406, 408, 409, 410
Solifenacina, 906
Soliris, 621
Solodyn®, 1014
Solu-medrol®, 809
Somatuline®, 1026
Somavert®, 1028
Sonata, 698
Sono
- leve, 684
- não REM, 574
- profundo, 684
- REM, 684
Sonoforese, 33
Sorafenib, 1155
Sorbitol, 339
Sotalol, 160

Sovaldi™, 406
Spiriva®, 248
Splicing alternativo, 64
Sporanox®, 472
Spray dosimetrado
- de isoprenalina, 231
- de salbutamol, 231
Spreptomyces aureofaciens, 442
Sprycel®, 1149
Stadol®, 1232
Staphylococcus aureus, 285, 421
- resistentes à meticilina, 421
Status epilepticus, 600, 603
Stavigile®, 712
Stelara®, 378, 751
Stendra™, 939
Stivarga®, 1153
Stop codons, 93
Streptococcus, 1003
- *pneumoniae*, 281, 285, 287, 435, 608, 610, 999
Streptomyces
- *clavuligerus*, 430
- *noursei*, 457
- *roseosporus*, 441
- *venezuela*, 448
Stribild®, 503
Strips orais, 35
Sublinox, 697
Suboxone, 741
Substâncias receptivas, 46
Substantia nigra, 535
- *pars compacta*, 545
- *pars reticulata*, 545
Subunidades
- alfa, 62
- beta-4, 62
Subutex, 741
Succinilcolina, 1214
Sugammadex, 1217
Sulfanilamida, 433
Sulfas, 433
Sulfassalazina, 814
Sulfato
- de atropina, 1221
- de isavuconazônio, 474
- de magnésio, 242, 604, 605, 848
- de protamina, 120
Sulfinpirazona, 761
Sulfonamidas, 841
Sulfonilureias, 1057
Sulindaco, 789
Sumatriptana, 624
Sunitinib, 1155
Superfamília(s)
- ABC, 10
- UDP-glucoronosiltransferase, 16
Supressão da secreção ácida e câncer, 321
Sustiva®, 494
Sutent®, 1155
Suvorexanto, 690
Suxametônio, 1214
Swine flu, 302
Symproic®, 348
Synercid®, 447
Synthroid®, 1037

T

Tabagismo, 735
Tabloid®, 1104
Tacrolimo, 617
Tadalafila, 277, 924, 937
Tafinlar®, 1169
Tafluprost, 970

Tagamet®, 312
Tagrisso®, 1160
Talidomida, 1136
Tamiflu®, 303
Tamoxifeno, 58, 890
Tansulosina, 918
Tapazol®, 1034
Tapentadol, 1234
Tarceva®, 1159
Targretin®, 1139
Tasigna®, 1150
Tasimelteona, 687
Tasmar®, 539
Tau hiperfosforilada, 523
Tavaborol, 479
Taxa de liberação do fármaco, 34
Taxanos, 1122
Taxol®, 1122
Taxotere®, 1124
Tazaroteno, 1008, 1009
Tazorac®, 1009
Tecentriq®, 1206
Tecido ósseo, contracepção e, 876
Tedizolida, 444
Tegafur, 1107
Tegaserode, 332
Tegretol®, 727
Telbivudina, 399
Telitromicina, 437
Temazepam, 694
Temodar®, 1091
Temozolomida, 1091
Temperatura normal, 993
Tempestade elétrica, 167
Tempo
- de meia-vida, 4
- de permanência, 5
- médio de residência, 4, 5
Tenecteplase
Teniposídeo, 1085
Tenofovir alafenamida, 398, 492
Tenormin®, 166
Tenoxicam, 792
Tensirolimo, 1167
Teofilina, 237
Teoria
- da interação fármaco-receptor, 46
- da ocupação do receptor, 46
- da partição do pH, 19
- da perturbação macromolecular, 47
- da taxa de ocupação do receptor de Paton, 47
- dos receptores, 47
- paralela de receptor, 46
Tepadina®, 1102
Terapia
- de reposição hormonal com hormônios tireoidianos, 1036
- dupla antiplaquetária, 116
- hormonal do câncer de próstata, 927
- trombolítica, 147
Teratogênese dos fármacos, 594
Terazosina, 920
Terbinafina, 463
Teriparatida, 779
Teste(s)
- de bioequivalência, 83, 84
- de equivalência farmacêutica, 83
- do qui-quadrado, 73
- estatísticos clássicos, 73
Testim®, 949
Testocaps, 950
Testosterona, 944, 948, 950, 951
- alternativas à, 952
Tetracaína, 1260

Tetraciclinas, 442, 513, 514, 841, 1013
Tetralysal®, 1014
Thalomid®, 1136
Tiagabina, 585
Tiamazol, 1034
Tianfenicol, 449
Tiazídicos, 136
Tiazolidinedionas, 884, 1061
Tibolona, 855
Ticlopidina, 108
Tienopiridinas, 108
Tigeciclina, 443
Tight junctions, 9, 19, 24
Timolol, 962
Timoptic®, 962
Tinactin®, 481
Tindamax®, 362
Tinea
- *corporis*, 453
- *cruris*, 453
- *pedis*, 453
Tinidazol, 362, 446, 514
Tiofosfatos, 600, 601
6-tioguanina, 1104
Tiopental, 1244
Tiopurinas, 1103
Tiotepa, 1102
Tipranavir, 498
Tirofibana, 115
Tirosinoquinase(s), 613, 1148
- acopladas a receptores, 1146
- de Bruton, 1151
TNF-alfa, 373
TNKase, 150
Tobramicina, 841
Tocilizumab, 830
Tofacitinib, 819
Tofranil®, 642
Tolcapona, 539
Tolerância, 1225, 1235
Tolnaftato, 481
Tolterodina, 903
Tolvon®, 703
Tomudex®, 1076
Topiramato, 590
Topoisomerase
- I, 1077
- II, 1079
Topotecana, 1077
Torcetrapib, 221
Toremifeno, 891
Torisel®, 1167
Torsade de pointes, 160, 601
Toviaz®, 909
Toxicidade
- do lítio, 720
- sistêmica dos anestésicos regionais, 1258
Toxicologia pré-clínica, 87
Toxina botulínica, 910, 911
Trabectedina, 1094
Tracleer™, 273
Tramadol, 1234
Tramal®, 1234
Trandate, 845
Tranilcipromina
Trânsito lento, 327
Transmissão
- glutamatérgica, 564
- noradrenérgica, 564
Transportadores, 7, 60
- ativos, 7
- de ânions orgânicos, 7

- de cátions orgânicos, 7
- de serotonina, 656
- dependentes de ATP, 7
- facilitadores, 7
- passivos, 7
Transporte
- ativo, 19
- paracelular, 31
- reverso, 198
- - do colesterol, 198
Transtorno(s)
- bipolar, 719, 727
- - tipo I, 719
- depressivo maior, 637
- do desejo sexual hipoativo, 861
- por uso
- - da cocaína, 738
- - de fármacos, 732
- - de opioides, 740
Traqueobroncopatia, 236
Trastuzumab, 1175, 1176
Tratamento
- da febre, 995
- do HIV, 502
- hormonal, 884
- - do câncer de mama, 890
Trato urinário inferior, 915
Travatan Z®, 968
Travoprost, 968
Trazodona, 659, 701
Treanda®, 1100
Tremixet, 628
Treosulfan, 1101
Treponema pallidum, 507
- *carateum*, 507
- *endemicum*, 507
Treprostinila, 272
Tretinoína, 1008, 1009
Triantereno, 139
Triazolam, 694
Triazólicos, 454, 470
Trichomonas vaginalis, 513, 514
Tricomoníase, 513
Tricor®, 207
Triexifenidil, 557
Trifaroteno, 1010
Triglicerídios, 198, 200
Trimetoprim, 433
Trintellix, 659
Trióxido de arsênio, 1140
Triptanos, 624
Triumeq®, 502
Trogarzo®, 501
Trombina, 110
Tromboastenia de Glanzmann, 114
Trombócitos, 107
Trombofilia, 874
Trombolíticos, 147, 150
Trombomodulina, 119
Trombose, 873
Tróspio, 905
Trulance®, 328
Trusopt®, 967
Tuberculose, 294
- resistente, 296
Tudorza®, 248
Tumores hipofisários, 1023
Tykerb®, 1161
Tykosin®, 160
Tylenol®, 995
Tylox®, 1229
Tysabri®, 377
Tyzeka®, 399

U

Uceris®, 386
Udenafila, 938
UDP-glucoronosiltransferase, 13
Ularitide, 175
Ulipristal, 877
Unoprostona, 970
Uptravi®, 272
Uritos®, 907
Urodilatina, 175
Urologia, 899
Uroquinase, 147, 148
Uroxatral®, 920
Uso tópico de anestésicos regionais, 1259
Ustekinumab, 378, 379, 751

V

Vacina, 29
- para cocaína, 739
Valaciclovir, 510
Valdoxan®, 661, 686
Valeriana officinalis, 705
Valor de *p*, 77
Valtrex®, 510
Vancomicina, 97, 440, 841
Vandetanib, 1153
Vardenafila, 937
Vareniclina, 736
Varfarina, 124, 125
Variação antigênica, 302
Vascepa®, 219
Vasodilatadores, 174
Vasopressina, 178
Vectibix®, 1179
Vecurônio, 1215
Vedolizumab, 377
Velcade®, 1134
Velpatasvir, 409, 410
Vemlidy®, 398, 492
Vemurafenib, 1169
Venclexta®, 1165
Venetoclax, 1165
Venlafaxina, 568, 652
Ventavis®, 271
Vento cardiovascular, 78
Vepesid®, 1084
Verapamil, 140
Vernacalanto, 157
Verzenio®, 1129
Vesanoid®, 1139
Vesicare®, 906
Vesículas carregadoras de endossomo, 54
Vfend®, 473
Via(s) de administração de medicamentos, 19
- bucal, 34
- epidural, 26
- extradural, 26
- inalatória, 30, 229
- injetáveis, 23
- intra-arterial, 25, 26
- intracavernosa, 26
- intradérmica, 29
- intradural, 27
- intramuscular, 24
- intraóssea, 28
- intravenosa, 23
- intravesical, 38
- nasal, 31
- ocular, 39
- oral, 19
- peridural, 26
- peritoneal, 28
- pulmonar, 29
- raquidiana, 27
- retal, 36
- subcutânea, 23
- sublingual, 35
- transdérmica, 32
- uretral, 39
- vaginal, 36
Viagra®, 936
Vibramicina®, 1014
Vibrio cholerae, 356
Vicodin®, 1230
Vidaza®, 1086
Videx® EC, 490
Viekira Pak, 407
Vigabatrina, 584
Viibryd®, 658
Vilanterol + fluticasona, 233
Vilazodona, 658
Vildagliptina, 1053
Vimblastina, 1121
Vinflunina, 1122
Vinorelbina, 1121
Viracept®, 496
Viramune®, 493
Virazole®, 411
Viread®, 397, 492
Vírus
- da gripe, 302
- - do tipo A, 302
- da hepatite
- - B, 391
- - C, 403
- da imunodeficiência humana, 488
- H5N1, 302
Viscosidade do muco cervical, 864
Vitamina
- A, 1138
- B3, 215
- B9, 1073
- D, 775
- K, 124
Vítreo, 959
VLDL (VLDL-C), 198
Voandriol®, 950
Vogelxo®, 950
Voglibose, 1062
Voltaren®, 785
Volume
- aparente de distribuição, 5
- de distribuição, 5
- expiratório forçado, 229

Vorapaxar, 110, 114
Voriconazol, 473
Vorinostate, 1131
Vortioxetina, 659
Vosaroxina, 1085
Vosevi, 410
Votrient®, 1157
Voxilaprevir, 410
Vraylar®, 725
Vumon®, 1085
Vyzulta®, 975

W

Wakix, 713
Welcho®, 214

X

Xadago, 545
Xalatan®, 968
Xalkori®, 1170
Xantinas, 237
Xefo®, 793
Xeljanz®, 819
Xeloda®, 1108
Xenobióticos, 30
Xenônio, 1243
Xolair®, 240
Xyrem®, 714

Y

Yersinia, 360
- *pestis*, 432
Yervoy®, 1203
Yondelis®, 1094

Z

Zalcitabina, 490
Zaleplona, 698
Zaltrap®, 1183
Zanamivir, 303
Zelapar®, 542
Zelboraf®, 1169
Zelnorm®, 332
Zentiva, 209
Zerit®, 492
Zetia®, 210
Ziagen®, 491
Zioptan®, 970
Ziprasidona, 675
Zocor®, 201
Zolfin®, 785
Zolinza®, 1131
Zoloft®, 648
Zolpidem, 695
Zolpimist, 697
Zomig®, 628
Zonisamida, 593
Zovirax®, 508
Zyban®, 736
Zydelig®, 1162
Zydena®, 938
Zyprexa®, 670, 726